*P*ractice of
Stomatology
4ᵗʰ **Edition**   第 **4** 版

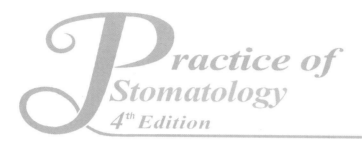

第4版

实用口腔科学

主　　编　张震康　俞光岩　徐　韬

主编助理　刘宏伟　刘云松

人民卫生出版社

图书在版编目（CIP）数据

实用口腔科学 / 张震康, 俞光岩, 徐韬主编. —4 版. —北京：
人民卫生出版社, 2016

ISBN 978-7-117-22975-3

Ⅰ. ①实… Ⅱ. ①张…②俞…③徐… Ⅲ. ①口腔科学
Ⅳ. ①R78

中国版本图书馆 CIP 数据核字（2016）第 176748 号

| 人卫智网 | www.ipmph.com | 医学教育、学术、考试、健康，购书智慧智能综合服务平台 |
| 人卫官网 | www.pmph.com | 人卫官方资讯发布平台 |

ISBN 978-7-117-22975-3

实用口腔科学

第 4 版

主　　编：张震康　俞光岩　徐　韬
出版发行：人民卫生出版社（中继线 010-59780011）
地　　址：北京市朝阳区潘家园南里 19 号
邮　　编：100021
E - mail: pmph @ pmph.com
购书热线：010-59787592　010-59787584　010-65264830
印　　刷：三河市宏达印刷有限公司（胜利）
经　　销：新华书店
开　　本：889×1194　1/16　印张：78　插页：32
字　　数：2641 千字
版　　次：1993 年 6 月第 1 版　　2016 年 9 月第 4 版
　　　　　2020 年 7 月第 4 版第 2 次印刷（总第 12 次印刷）
标准书号：ISBN 978-7-117-22975-3/R · 22976
定　　价：238.00 元

编写委员会

（以姓氏笔画为序）

于世凤　马　莲　马大权　马文利　马绪臣　王　兴　王文辉　王光和　王伟健　王祖华　王晓燕　王晓霞
王恩博　王鸿颖　王满恩　王嘉德　毛　驰　方彭年　邓旭亮　冯　琳　冯海兰　司　燕　华　红　伊　彪
刘　宇　刘　峰　刘玉华　刘克英　刘宏伟　刘晓松　刘筱菁　刘翠梅　安金刚　许天民　孙志鹏　孙勇刚
孙晓平　严　红　李　刚　李文秀　李自力　李秀娥　李彤彤　李珠瑜　李健慧　李巍然　杨　是　杨亚东
肖先镇　邱立新　余志杰　谷　岩　邸　萍　沙月琴　沈曙铭　张　立　张　伟　张　宇　张　杰　张　筝
张　益　张　清　张　雷　张长江　张建国　张祖燕　张震康　陈　永　陈　波　陈　洁　范宝林　林　红
林　野　林久祥　欧阳翔英　罗　奕　罗桂云　罗海燕　岳　林　和　璐　周书敏　周永胜　周彦恒　周爽英
郑　刚　郑　睿　郑利光　郑树国　孟娟红　孟焕新　赵国栋　荣文笙　胡　炜　胡文杰　胡秀莲　胡碧琼
柳登高　俞光岩　洪　流　秦　满　耿温琦　贾倚林　徐　军　徐　莉　徐　韬　徐岩英　徐治鸿　栾庆先
高　岩　高学军　高雪梅　郭传瑸　曹采方　崔念辉　康　军　章魁华　梁宇红　彭　歆　葛立宏　董艳梅
傅开元　傅民魁　曾　艳　曾祥龙　谢秋菲　谢毓秀　蔡志刚　谭建国　翟新利　樊　聪　潘韶霞

特邀编写人员

栾文民　刘洪臣　刘荣森

3

主编简介

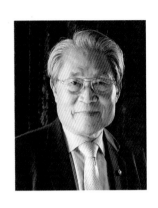

张震康，北京大学口腔医学院口腔颌面外科教授，主任医师，博士生导师。北京大学口腔医学院名誉院长、院务委员会主任委员。原卫生部口腔计算机应用工程技术研究中心主任。口腔颌面外科研究室主任。几十年来从事颞下颌关节病和正颌外科研究工作，曾获国家科技进步奖，原卫生部和北京市科技进步奖共 12 项。发表论文 200 余篇。主编专著 10 本。曾获国家级有突出贡献中青年专家称号、光华科技基金一等奖，享受国务院政府特殊津贴。获美国西北大学牙科学院杰出访问学者证书、国际牙医师学院院士、香港牙科医学院名誉院士、英国爱丁堡皇家外科医师学院名誉院士。社会兼职：现任中华口腔医学会名誉会长、全国牙病防治基金会名誉理事长、首届国家临床重点专科建设项目管理委员会专家顾问组成员等。

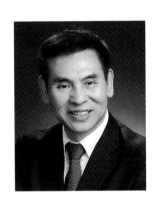

俞光岩，北京大学口腔医学院口腔颌面外科教授，主任医师，博士生导师。亚洲口腔颌面外科医师协会前任主席，中国医师协会口腔医师分会名誉会长，中华口腔医学会副会长，口腔颌面外科专业委员会前任主任委员。主要研究方向为唾液腺疾病、口腔颌面部肿瘤及下颌下腺移植治疗重症干眼症，发表论文 430 余篇，其中 SCI 收录 130 余篇。以第一完成人获国家科技进步二等奖 1 项，省部级科技一等奖 2 项。指导研究生和博士后 70 余名。先后由香港牙医师学院、英国爱丁堡皇家外科医师学院、英格兰皇家外科医师学院授予 Honorary Fellowship。

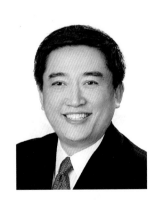

徐韬，国家"千人计划"特聘专家，北京大学讲席教授，北京大学口腔医学院教授、主任医师、博士生导师。曾任北京大学口腔医（学）院院长。毕业于原北京医学院口腔医学系，获得口腔专业医学学士学位，后出国深造，获得美国波士顿大学口腔生物学博士学位和牙医学博士学位。曾任职于美国波士顿大学，承担美国国立卫生研究院科研项目，指导硕士、博士研究生、博士后多名。从事全科临床工作。曾任职于美国高露洁棕榈公司，负责新技术研发和临床研究。持有专利几十项，发表学术论文综述专著等数十篇。主要社会兼职包括：中华口腔医学会副会长、世界卫生组织中国牙科预防教育与培训中心主任、世界牙科联盟教育委员会委员、亚洲口腔预防医学会前任主席等。

第 4 版 前 言

《实用口腔科学》是由以北京大学口腔医学院专家为主撰写的综合性口腔医学专业临床实用参考书。自1993年第1版问世以来，已连续修订出版3版，深受广大口腔医务工作者和其他读者欢迎，长期作为我国口腔住院医师培训参考教材，口腔全科医师的必读教材，口腔主治医师的全面参考教材，成为国内口腔医学领域最为畅销的大型专业参考书之一。

《实用口腔科学》第3版于2009年6月出版，至今已有7年。在知识爆炸的今天，医学科学和技术的发展日新月异，口腔医学的研究和临床实践中涌现出许多新理论、新概念、新知识、新方法和新技艺，为了适时反映口腔医学的快速发展，我们组织了第4版的修订工作。

第4版的编写原则基本不变：①体现临床实用性。疾病篇中，理论性的内容对临床有直接指导意义，淡化分子机制等基础理论。充分叙述临床诊断和鉴别诊断，介绍治疗原则、方法以及疾病的预防。对于较为复杂的疾病，提出疾病治疗的设计原则，以起到"临床路径"的作用。技术篇中，介绍具体操作，反映出作者自己的经验体会。阐述并发症的预防、医患沟通及风险防范的要点。②体现内容的新颖性。力求反映出近些年涌现出的新理论、新概念和新技术，而对于陈旧过时的内容进行删减。如随着社会的进步，对于残障人士的关怀越来越受到重视，因而增加了"残障患者的口腔疾病诊疗特点"一章。③体现医学的人文精神。介绍口腔疾病诊治中的医患沟通和服务艺术等，增加了一章专门介绍医学的人文社会性与医患沟通技能，并增加了"儿童口腔科行为管理"的内容。④注重读者对象，"量体裁衣"。本书读者重点对象为住院医师、全科医师、主治医师，重点介绍主要读者能用得上的内容，复杂的大手术以及应用面很窄的高精尖技术则不写或简写。

第4版的编写体例保留了原有的特色，分为疾病篇、技术篇，另加附录。附录部分介绍口腔科常用药物、材料、设备及医院感染控制。每章节增列了参考文献，书末索引中增加了医学术语的英文，成为中英文名词对照的方式，以便读者查阅。

编写人员以北京大学口腔医学院的专家为主，特别邀请了国家卫生和计划生育委员会北京医院栾文民教授、解放军总医院刘洪臣教授、刘荣森教授等参加编写。编写队伍中增加了一些活跃在医疗、教学和科研工作第一线的年轻专家，形成了老中青相结合的编写梯队，以保证编写队伍的连续性和本书内容的先进性，努力使本书成为真正的传世之作。

由于各种原因，一些参与第3版书编写的老专家未能参与第4版书的编写工作，对于这些老专家为《实用口腔科学》作出的贡献，在此表示衷心的感谢！这些老专家包括：王勤、王毓英、孙广熙、孙开华、孙廉、李国珍、吴奇光、邹兆菊、朱世卿、张丁、张筱林、林琼光、郑麟番、孟宪中、赵士杰、高勳、梁丽芬、韩科、谢红霞、徐樱华。本书编写过程中，得到北京大学口腔医学院领导、相关职能部门的大力支持，图片编辑工作得到了绘图室林冠华老师和王迪老师的大力帮助，还有不少同志在编务上做了大量工作，一并致以衷心感谢。

本书参编人员多，编写风格不尽一致；为了进一步提高本书的质量，以供再版时修改，诚恳地希望各位读者、专家提出宝贵意见。

2016年7月

第 3 版 前 言

1993 年,《实用口腔科学》第 1 版问世,1999 年再版。10 多年来,作为人民卫生出版社"临床实用系列"之一的《实用口腔科学》,深受广大口腔医务工作者和其他读者的厚爱,成为国内口腔医学领域最为畅销的大型专业参考书之一。

第 2 版至今,相隔 9 年。随着科学技术的进步,医学科学的发展,口腔医学领域涌现出许多新理论、新概念、新知识、新方法和新技艺("五新")。反映口腔医学的发展是本书的追求。为此,第 3 版在第 2 版的基础上进行了一些修改。

第 3 版的编写原则不变,着重于临床的实用性,同时反映口腔医学的"五新"。编写格式保持原有风格,分疾病篇和技术篇,另加附录。将临床与基础相互关联的诊治内容统一在某一类疾病中叙述,便于读者查阅。单列技术篇。附录部分介绍相关的口腔药物、材料、设备及医院感染控制。

编写内容删去了一些已经过时、陈旧的概念和治疗方法,增加了相应的新概念和新方法,特别是近几年开展的确有成效的新技术和新疗法。

编写人员进行了适当调整,补充了一些年轻专家,编写人员形成了良好的梯队,以保证编写队伍的连续性和本书内容的先进性,努力使本书成为真正的传世之作。

本书修订过程中,得到北京大学口腔医学院领导及相关职能部门的大力支持,不少同志在编务上做了大量工作,一并致谢。

本书参编人员较多,编写风格不尽一致;书中的某些观点,因受作者知识面的限制,难免有错误和不足之处,诚恳地希望读者不吝指正。

张震康　俞光岩

2009 年 4 月

第 2 版 前 言

《实用口腔科学》自 1993 年第 1 版问世以来，已经 4 次印刷，深受广大口腔医务工作者和其他读者欢迎。不仅基层口腔科各级医师、口腔科专科医师、口腔医学专业大学生、研究生喜爱，还有开业口腔科医师、口腔修复科技师也是必备的书籍，甚至其他医务人员也作为自己参考文献而购买，主要是本书突出了实用性。

6 年来口腔医学和其他临床医学一样有了长足的发展。因此第 2 版在第 1 版基础上作了一些修改，基本章节不变，在内容上删去一些旧的概念和治疗方法，增加了一些新的概念和治疗方法。对发展比较快的技术增加了篇幅如口腔种植技术。在附录中增加了"附录 4 口腔医疗中医院感染控制"，以引起广大口腔医务工作者的重视。最后编写了索引以方便读者查阅。第 2 版编写人员基本不变，但增加了一些年轻专家。

虽然再次修订，也难免有错误和不足之处，热切希望读者批评指正。

张震康

1999 年 7 月

第 1 版 前 言

口腔科的三类主要疾病即龋齿、牙周病和错殆畸形，其患病率占人体各器官疾病之冠。据统计，我国龋齿患病率为 38%，牙周病为 93%，错殆畸形为 49%。龋齿和糖的消耗量呈正相关关系。近几年来，我国每人每年平均糖消耗量为 7.3kg，比 20 世纪 60 年代增长 2.4 倍。可以预料，随着人们生活水平的提高，龋齿患病率还将增长。龋齿已被世界卫生组织列为在心血管病和癌症之后的三大非传染性重点防治疾病之一。牙周病是人类牙齿丧失的重要原因，在有的地区已是缺牙的第 1 位原因，严重时可导致 32 颗牙齿全部丧失。世界卫生组织已将牙周的健康状况列为人类保健水平的一项重要指标。没有健康的牙齿，不可能有健康的体魄。口腔疾病越来越受到政府和全社会的重视。

本书的内容着重于临床实用性，反映了目前国内外口腔科学的新理论、新概念、新知识、新方法和新技艺。本书的特点：①以疾病为主题分章编写，把口腔专业中的口腔内科、口腔颌面外科、口腔修复科和口腔正畸科等诸学科相互关联的诊治内容统一在一类疾病中著述，使原来分科的内容有机而完整地结合在一起，以便于广大读者查阅。本书共收集了上百种口腔科疾病。②第 27～42 章是技术篇，占本书内容的 1/3。口腔科学是医学科学和技术艺术相结合的学科，也是一门操作性很强的临床学科。临床工作几乎离不开操作技术、雕塑技术、工艺技术和美学艺术。因此也以每一类技术手段分章编写。③口腔科许多疾病与全身疾病有密切联系。口腔疾病可引起其他器官的疾病和全身机体反应，而其他器官的疾病也常常在口腔器官中有表征或首先在口腔中表现，故另立第 24 章阐明系统病在口腔中的表征。④为反映公共卫生概念，强调口腔预防保健，设立第 26 章。⑤为反映儿童和老年口腔疾病的特点，分别在第 22 章和第 23 章中叙述。⑥口腔科有许多专用的设备、器械、材料和药物，其使用、维修、保养都有特点，故另设附录。

本书的对象是口腔科医师和其他各专业临床医师。

本书由北京医科大学口腔医学院的专家和教授组成的编写委员会编著，并特邀周树夏、徐樱华、黄宗仁和栾文民四位教授编写了有关章节。本书的绘图由王收年、林冠华、张濒、贾玲玲和魏子慧等完成，在此一并致谢。

编写中难免有错误和不足之处，热切希望读者批评指正。

张震康

1992 年 12 月

目　　录

下篇 技 术 篇

绪　论

口腔医学（stomatology）作为医学的一个分支，是以维护、促进口腔健康以及防治口腔器官和口颌系统（包括牙、牙槽骨、唇、颊、舌、咽、面部软组织、颌面诸骨、颞下颌关节、唾液腺和相关的颈部组织等）疾病为主要内容的一门专门医学，世界上多数国家称之为牙医学（dentistry, odontology）。

口腔医学是在牙医学的基础上发展起来的。口腔医学的英语（stomatology）的构词成分 stoma 或 stomat 来源于希腊语，表示口，是指口腔（mouth）。从事牙医学的专业人员称牙医师（dentist）。早期的牙医学不属于医科，而是类似手艺技术职业，主要防治牙齿疾病，例如拔牙、补牙、镶牙和矫正牙齿等。而从事口腔医学的专业人员口腔医师（stomatologist），是临床医学中的一个专科。当今的口腔医师不仅防治牙齿疾病，还扩大到防治整个口腔器官和口颌系统的疾病，例如颞下颌关节疾病、唾液腺疾病、口腔颌面部肿瘤以及口腔颌面部整形等。

人民卫生出版社把口腔医学的几乎全部内容作为一个卷出版，并且纳入"临床实用"系列。毫无疑义，此举定会受到众多口腔医务工作者的欢迎。因为，在此一卷之中能够基本包括一位临床口腔科医师所需要的全部内容。这也正是人民卫生出版社将此书列为"骨干工程"，要求其成为"传世之作"的理由。为此，各位编著者就必须摒弃口腔医学中各个分支学科的界限，而将对口腔医师有用的理论知识和技术方法以疾病或技术名称为主题，分别纳入上、下两篇之中，并作综合性的介绍，以使这本书既能符合"实用"的精神，又能反映现代口腔医学的水平和最新进展。

现代的口腔医学已经远远不同于古代的甚至一个世纪前的口腔医学。虽然对口腔疾病防治的知识起源很早，但是在过去既缺乏科学的理论基础，又没有现代化的器材设备，不能切割坚硬的牙体组织，也不能很好地修复缺失的牙齿，更不用说矫正错位畸形的牙齿和进行颌面部各种精细的手术了。口腔医学特点之一，也是它有别于大医学者，就是在它与大医学除了具有相同的生物科学的基础之外，还要求具备理工学的基础。它时时都在使用金属材料、高分子材料、陶瓷材料等来进行牙体和牙列的修复。口腔医务人员是人体工学最早的开拓者。

在绪论里着重简述口腔医学发展的历史和现代口腔医学的进展，我们可以对口腔医学作一次纵观古今和横览中外之举，以此作为这本巨著的开端。

一、口腔医学发展的历史回顾

口腔医学的发展，从巫医不分的时代，经过对疾病的观察与治疗的实践，不断深入，而达到建筑在生物科学、医学科学和理工材料学科基础之上的现代口腔医学的时代。

口腔医学的发展经历了 4 个阶段：①牙匠：正像早期的外科医师也是理发师一样，在人类漫长的古代，治疗牙病的是牙匠。早在 5000 年前，中国和埃及已有人工牙种植修复缺失牙的记录。据文物考证，早在新石器时代即 4000～10000 年前中国就有拔牙的习俗。2000 年前秦汉时代就用榆皮和白芷研磨成的粉作为补牙材料并用来止痛。②牙匠向牙医的发展：法国的外科医师后来专心于牙医学的研究和开拓的福夏尔（Pierre Fauchard, 1678—1761）著写了世界上第一本牙科专著，名为《外科牙医学》（*Le Chirurgien Dentists*）。该书于 1728 年出版，详细阐述了牙齿的解剖、生理、胚胎和口腔病理，列举了 103 种牙病的诊断和治疗，这标志着牙匠向牙医的发展。这一时期的牙医逐渐从外科医师中分化出来，成为一种独立的职业，称为牙外科医师（Surgeon-dentist）。由于对牙医学发展的杰出贡献，福夏尔被后人称为现代牙科之父。③牙医学的迅速发展：19 世纪开始，由于在欧美等国家龋齿猖獗，社会对牙医的需求猛增。1840 年，美国创办了第一所独立的牙科学院（Baltimore College of Dental Surgery），牙科从医学院分化出来。由于这一创举遵循了牙医学发展趋势，世界各国纷纷成立与医学院平行的独立的牙医学院，从此培养出大批训练有素的牙科医师，推动了牙医学的发展。1917 年，在中国成都成立了我国第一所牙科学院即华西协和医科大学牙医学院，也是这一大背景的产物，不过晚了半个多世纪。④牙医学的成熟和开拓：独立于医学院的牙科学院培养出大量有职业学位的牙科博士（Doctor of Dental Surgery，DDS）。从这个英文称谓可知，牙医师是从外科中分化出来的。比牙匠水平高出很多的牙医师在满足社会需求中不断完善和发展。从1840年美国第一所牙科学院建立到20世纪中叶一百多年间，奠定了现代牙医学的理论知识体系，规范了专业的教学体系和职业范围。牙医学被社会广泛认可并走向成熟。可以说没有牙医学院的独立就没有牙医学的今天。20世纪中叶后，随着自然科学、生物学和医学的发展，医学专业又分化出许多专科医师。这些专科医师大多数以某一器官或以同一解剖生理单位的系统为诊治目标和业务范围，如妇产科医师诊治女性生殖器官疾病，泌尿外科诊治泌尿系统疾病，神经科医师诊治神经系统疾病。牙医师也在单纯诊治牙齿本身疾病的同时，逐渐发展成诊治整个口腔器官的疾病。牙医师逐渐扩宽了执业范围。有些国家改称牙医学、牙医学院为口腔医学、口腔医学院。在20世纪末，美国国立牙科研究院（National Institute of Dental Research，NIDR）更名为美国国立牙和颅面研究院（National Institute of Dental and Craniofacial Research，NIDCR），也扩大了研究业务范围。

牙医学诊治水平的发展，也经历了四个时期：①医巫不分时期：自远古以来很长一个时期，人们对于牙病无可奈何、放任不治、听从巫师处置。这种情况在当今社会的不发达地区仍有遗留。②以拔牙和镶牙为主的时期：所谓血（blood，即拔牙）和橡胶时期（vulcanite，即镶牙用的硬橡胶材料）。因为没有治疗牙齿的工具，主要指没有能切割人体最硬的釉质、牙本质的器械。牙痛就只能拔除患牙，再镶义齿。③以治疗牙体病为主的时期：所谓机械外科和黏着牙科（Mechanical Surgery and Adhesive Dentistry）时期。这一阶段，因为发明了电动牙钻，可以切割牙体硬组织，牙痛或龋病就不只是拔牙后再镶义齿，牙科治疗技术和工具的发展已经可以通过充填、牙髓治疗和根管治疗来大量保存病牙，也称之为保存牙齿时期。这标志着牙医学走向成熟。④预防牙病时期：由于对健康和疾病防治理念的转变，20世纪中叶起，经济发达国家对牙病不仅仅停留在拔牙、治牙、保存牙齿和修复，而是进一步发展到预防阶段。饮水加氟、推广使用含氟牙膏、窝沟封闭、定期洁治等适宜技术广泛应用，明显地改善了口腔卫生和牙齿健康。从此，人类的口腔健康牙病防治进入新阶段。

二、中国口腔医学发展的历史回顾

古代中国口腔医学有过值得自豪的成果，以有文字记载和考古实物为证，时间以1000年前为界，至少有13桩引人注目的大事：①约在3000年前（公元前16世纪～公元前11世纪）的殷商时代，在龟甲或兽骨上，已有可清楚辨认的甲骨文字"齿"字。齿字写为 等，是一种象形文字，表示口腔里长了牙齿的形象。那时已有龋字，把龋字写作为 。表示齿字上面有一个小虫，因为在那时认为龋齿是虫蚀造成的。直至今日民间仍把龋齿叫虫牙。②约在3000年前（公元前11世纪）的西周时代，《礼记》有"鸡初鸣，咸盥漱"的记载。可见当时已有早起漱口的卫生习惯。《礼记》曰："年少称幼齿，成年称壮齿。"即已认识到有乳牙和恒牙的两副牙齿。③约2000年前（公元前3世纪）的秦汉时代，根据出土文物《五十二病方》一书记载，用榆皮和白芷研磨成粉充填龋齿。榆皮有黏性，白芷有止痛作用。这是我国最早的充填龋齿的记载。④约2000年前的东汉时代，《金丹全书》记载"今人漱齿每以早晨是倒置也，凡一日饮食之毒，积于齿缝，当于夜晚洗刷，则污垢尽与，齿自不坏，故元晨漱不如夜漱，此善于养齿者"。这也符合现代口腔卫生概念。⑤约1900年前（公元100年）的东汉时代，王充著《论衡》记有"周公背偻，孔子反羽"。据曲阜碑帖拓片证实孔子反羽这一事实，即孔子有下颌前突反𬌗畸形。这是我国最早报道错𬌗畸形病例。⑥约1800年前（公元158年）的后汉时代，张仲景著《金匮要略》中记载"小儿病虫齿方一雄黄，葶苈，二味末之，取腊月猪脂溶，以槐枝裹头，四五枚，点药烙之"。雄黄含有砷化合物即三硫化砷。这是最早的应用砷剂失活牙髓的记载。⑦约1700年前（公元260年）的三国时代，魏国文学家嵇康著《养生论》中已有"齿居晋而黄"的论述，即居住在山西的人牙齿是黄的。这是我国也是世界上最早的关于地方性氟牙症的记载，比世界上被认为最早发现氟牙症（1901年）的美国检疫官伊格（Eager）早1600年。⑧约1600年前的晋代，《晋书·魏咏之传》一书中已有唇裂修复术的记载"对兔缺可割而补之，但须百日进粥，不得笑语……"在《曾诗记事》一书中记录了方干曾为十余名患者成功地进行了唇裂手术，故称之为"唇裂医生"。这是世界上第一位有姓名记载的行唇裂手术的医师。⑨约1400年前（公元581年）的唐朝，孙思邈著《千金翼方》中，齿病第七记载颞下颌关节脱位复位方法："以一人提头，两手指牵其颐，以渐推之，令复入口中，安竹简如指许大，不尔啮伤人指"。其复位方法基本和现代应用的方法相同。⑩约1300年前（公元659年）的唐朝，《唐本草》一书中已叙述了应用汞合金充填牙齿的情况。公元1108年，在《大观经史证类备急本草》一书中有"银汞味辛，其法以白锡和银薄及水银合成之，亦堪补牙齿脱落，又当凝硬如银，合炼有法"的记载，说明银汞合金充填是中国发明的。

⑪约 1300 年前（公元 600 年）的晚唐时代，在甘肃省敦煌莫高窟第 196 窟，有一幅 4m 高、10m 宽的大型壁画，称之为揩齿图和漱口图，说明那时民众已有良好口腔卫生习惯。推测尚没有牙刷。⑫ 1953 年，在内蒙古赤峰县发掘辽驸马都蔚墓出土文物中有两把骨质牙刷柄。牙刷头部植毛部有 8 个植毛孔，分两排，每排4 孔，孔部上下相通，植毛部的孔略大些，背面孔部渐小，孔旁可见有金属丝结扎过的锈痕。柄是圆的，植毛部是扁平长方形。制法极似现代牙刷，说明植毛牙刷是中国发明的。⑬约 1000 年前（公元 978～992 年）的宋朝，《太平圣惠方》叙述了"治牙齿非时脱落，令牢铜末散封齿上，日夜三度，三五日后牢，一月内不得咬着硬物"。这是我国最早牙再植的记录。

有关口腔医学教育，早在唐朝已有文献记载。①唐贞观三年，公元 629 年，设太医署，相当于医学校，并将医学分 5 科：体疗（内科）、疮疡（外科）、少儿（儿科）、耳目口齿（五官科）、角法（理疗），即 5 个专业。耳目口齿为 4 年制，这是历史上第一次有口腔科，但这时和眼、耳科合在一起。②宋仁宗时代，无论中央或者地方，都已建立了初具规模的医学教育制度。嘉祐五年（1060 年），太医局（相当于大学院）规定医学生人数为 120 人，年龄在 15 岁以上，试读一年后，考试合格方为正式学生。医学分为 9 科，有大方脉科（内科）40 人、风科（神经精神科）、小方脉（儿科）30 人、产科4 人、眼科 6 人、疮肿科 9 人、口齿兼咽喉科 4 人、金镞兼禁科（战伤外科）1 人、疮肿兼折伤科 1 人。到元丰中（公元 1078～1085 年），太医局的口齿兼咽喉科学生增至 10 人。说明宋代分科更细，学生增加，医科在进步。③元朝（公元 1288 年）医学的最高机构是太医院（太医局升级为太医院），院长是二品官职，共有 13 科：大方脉科、杂医科、小方脉科、风科、产科、眼科、口齿科、咽喉科、正骨科、金疮科、针灸科、视由科和禁科。这是最早看到的口齿独立为一科的记载。④明朝（公元 1421 年）设太医院分 13 科：大方脉、小方脉、妇人、疮疡、针灸、眼、口齿、接骨、伤寒、咽喉、金镞、按摩和视由科。这时口齿仍为独立的一科。⑤清朝康熙 47年（公元 1708 年）设太医院分 11 科：大方脉、小方脉、伤寒、妇人、疮疡、针灸、眼、口齿、咽喉、正骨、痘疹。以后又改为 9 科，咽喉科并入口齿科，痘疹科并入小方科。可见学科的分和合在历史上常可见到。以上可见，从中国古代直至清朝多应用口齿称谓。

三、现代口腔医学的突出成就

19 世纪，西方制糖工业化生产使糖成为大众食品后，民众耗糖量剧增，随之而来的是龋齿发病率直线上升。牙痛和龋齿使百姓苦不堪言，社会急需治疗牙病的专业人员，迫切的社会需求促进了牙医学的迅速发展。一百余年来，现代牙医学的发展也主要环绕着补牙、治牙、拔牙和镶牙的理论和技术以及牙科材料等诸方面的不断发展完善。至今，已经发展到没有什么坏牙不能补、没有什么坏牙不能治、没有什么缺牙不能镶，被民众感叹修复后的义齿真假难辨的局面。在这一过程中，20 世纪牙医学领域有 5 个重要发明和2 个重要发现，作出了历史性的贡献。

5 个重要发明：① 20 世纪 30 年代，人工合成高分子材料聚甲基丙烯酸甲酯（poly methyl methacrylate，PMMA）的牙科材料（俗称塑料牙）的问世，很快受到牙医师的欢迎和广泛应用，迅速淘汰了以往所用的不理想的义齿修复材料，改变了牙科医师无米之炊的困境，极大地推动了口腔修复学的发展，成为牙科材料发展史上第一个里程碑。② 20 世纪 40 年代，依据人体工程学原理制造出了既符合人体生理曲线，又可随意调整患者体位的机电一体化和人机一体化的口腔综合治疗台（dental unit）。这种综合治疗台对过去的座式牙椅仅仅作为患者治牙的一个座椅进行了革命性的改变。既可以满足口腔医师得心应手地完成切削牙体坚硬组织精细到 0.1～0.2mm 的要求，又可以把患者调节到最舒适和最佳耐受力体位，使患者心脑供血在最安全位时接受牙科治疗。口腔综合治疗台一改过去似乎没有医学意义的一张椅子，而成为一台牙科手术台的概念。口腔综合治疗台的问世迅速地淘汰了以往牙科座椅而得到广泛应用，成为当今临床口腔治疗工作必备的主体设备。③ 20 世纪 50 年代发明了气动涡轮牙科手机（hand piece），其转速从过去脚踏式手机 700r/min 左右、电动手机 4000r/min 左右，提速到 30 万～45 万 r/min。极大地增强了切削力度和强度，使口腔医师对人体最硬牙体组织的钻、切、削、割等达到随心所欲的地步，推动了牙体、牙髓等学科的迅速发展，是牙科手机发展史上一个重大发明。④ 20世纪 60 年代，全景的 X 线口腔曲面体层机研制成功，其拍摄的全口牙位全面体层 X 线片的图像（panoramic radiograph）可以在一张 X 线片上显示出：上下颌全部牙齿、牙列、双侧上下颌骨、上颌窦、双侧颞下颌关节和喙突，还可以显示硬腭、颧骨和颧弓等组织。满足了口腔医师在一张 X 线片上了解牙齿、牙周、颌骨疾病和颞下颌关节疾病等整体全貌的要求，有力地促进了口腔医学诊断学的发展，成为每一位口腔科患者必照的常规 X 线片。⑤ 20 世纪 70 年代后，瑞典人Branemark 首创了牙种植技术，临床应用成功，并在世界范围内广泛推广。这种以人工牙根和骨牢固结合基础上修复的义齿使咀嚼功能从过去传统的义齿的20%～30%，提高到自然牙列咀嚼功能的 90% 以上。

种植牙 10 年存留率高达 96% 以上。由此拥有被称为人类第三副牙齿的美誉，是口腔修复技术上一次革命性创新发明，为人类众多缺牙患者带来福祉。

20 世纪中叶，在牙医学研究领域中有 2 项重要发现，对口腔健康和全身健康将产生深远影响：①被称之为全人类疾病的龋病和牙周病的病因研究有了突破性进展。大量实验和临床研究证实，这两类疾病均以致病菌的存在为发病的先决条件，其实质是慢性感染性疾病。其中牙周疾病可谓是一种悄无声息的感染，是一种安静的流行病，发病初期没有足够能引起注意的预警症状，因此其危害性更大。同时也证实这两类疾病是可以预防的，也是完全可以治愈的。②百年来传统的观念认为口腔牙病和其他医学之间和全身疾病之间似乎没有什么关系。然而，随着研究的深入，越来越多的资料发现口腔疾病和全身系统性疾病之间存在着某种关联；口腔健康和全身健康的紧密关系渐趋清楚。有些口腔疾病症状，其实是某些全身性疾病的首发体征，是全身性疾病的一个早期信号。口腔状况反映全身健康。例如，牙周感染可能是心血管疾病（动脉硬化、心肌梗死、脑卒中等）、妊娠并发症、早产、低出生体重儿、呼吸道感染等疾病的危险因素。大量研究表明牙周炎与糖尿病存在双向关联，牙周炎是糖尿病第六并发症。以上新发现激发了世界医学界极大兴趣，使医学界重新认识口腔健康、口腔疾病和全身健康、全身疾病的整体相关性。由此引出了全身各器官的疾病（包括牙病）没有限定的界限的新概念。

四、中国口腔医学的特色

1949 年新中国成立后，百废待兴，从旧中国走过来的知识分子被长期禁锢的思想和智慧奔涌而出，憧憬着医科事业灿烂的未来。那时在牙医学界发生了一次非比寻常的变革，即由时任北京大学医学院牙医学系主任毛燮均教授提出："革新牙医学教育是发展牙科为口腔医学专门。"并提出书面申请把牙医学系更名为口腔医学系，获得国家原卫生部和教育部批准。从此中国与西方大多数国家不完全相同，而是走有中国特色的口腔医学发展道路。60 多年来的实践以及近年口腔医学研究的重大发现愈来愈证实，这不仅仅是一个学科名称的变更，而是超前的牙医学教育思想的一次飞跃、一次重要的口腔医学体制创新。与当今世界大多数国家牙医学体制不同，中国口腔医学具有以下特色：

与牙医学不同，口腔医学必须建立在生物医学基础上——从一百多年前，1840 年世界第一所牙医学院成立起开创了世界牙医学高等教育。牙医学创办早期仅仅是一门以技艺诊治牙病为主的专业，更类似高等职业技术学校的范畴，牙医学院与医学院完全分开而独立办学。牙医学院的学生基本上不学习生物学、基础医学和临床医学。牙医师基本不开处方，不像内科医师用药物治病。也不像外科那样用开刀手术治病。牙医师被认为属于医师的另一类。至今，世界上还有国家把牙医学（dentistry）和足病学（podiatry）归在一类，牙医师（dentist）与足疗师（podiatrist）相提并论。中国自 1950 年起牙医学系更名为口腔医学系，不仅仅是名称的更改，而是把口腔医学发展成为属于医学一类的专业。就像医学中内科、外科、儿科一样，口腔医学专业是在生物学、基础医学和临床医学基础上发展起来的一个分支。这就必然要强调口腔医学学科和医学其他学科的联系，也必然要强调口腔疾病与全身疾病的联系。迄今为止，还没有哪一类现代医学分支专业不是建立在生物学和医学基础上的。换言之，不建立在生物学和医学基础上的学科怎么能成为现代医学一个分支。牙医学不能停留在起始阶段只发展技术和手艺，而忽视基础理论研究。正像蔡元培说过："治学者方可为大学，治术者足不过是高等专门学校而已。"

1. 口腔医学的培养目标和内容与牙医学不完全相同。1952 年起，全国高等医学教育会议明确提出的培养目标是使受教育者具有全面的系统的现代医学基础理论知识和口腔专业知识。这一培养目标说明中国的口腔医学生和医学生一样必须接受现代大医学教育培训，然后才是口腔医学的培训。明确大学培养的内容是医学基础、临床医学和口腔医学专业培训三个阶段。口腔医学生毕业后成为口腔医师与医科领域里的内科医师、外科医师、妇科医师一样，是医学中的一个专科，因此中国的口腔医学不译为 dentistry 而译为 stomatology，中国口腔医师不称为 dentist 而称为 stomatologist。英语的 stomatology 的构词成分的字首是 stoma 或 stomat 来源于希腊语，意示口，指口腔（mouth），而口腔是消化系统胃的最上部分，而胃（stomach）的字首也是 stoma，在历史上治疗胃病的内科医师被称为医师（physician），而治牙病的医师不被称为医师（physician），只称为牙医。早期也不称 doctor，而是牙外科医师（surgeon-dentist），是外科医师的下属。改革开放后，中国的口腔医师走出国门，开始融入世界牙科大家庭。由于中国口腔医师具有大医学培训的知识和技能的背景，在与牙医学界相互交流和合作中更为自信自尊，并受到国际同行的重视。

2. 口腔医学是我国高等医药院校 4 个最早确定的一级专业之一。新中国成立前，大多数牙科专业附属在医科专业之下，是医科专业下的亚专业。1952年，全国高校进行院系调整，在医药院校设立 4 个一级专业即医疗系、口腔系、公卫系和药学系，都可以在全国高中毕业生中通过高考统一招生。口腔医学成为全国4个最早的一级专业之一，本科的年制也逐渐和医疗专业同长。这为大量培养口腔医师和发展口腔医学事业奠定了人力资源的基础。可以说没有口腔医学作为一级医学专业的确立，就没有当今值得自豪的中国口腔医学的业绩。传统的观念都认为口腔科比起内科、外科弱小得多，为什么在高等医药院校中不设内、外科系为一级专业，这是因为医疗系培养的目标是医师，不是专科医师。内、外科医师是专科医师，属于大学毕业后继续教育和专科医师培训范畴的目标任务。不能混淆这两个不同的逻辑概念。口腔医师对于医师来说已是专科医师，那为什么大学本科要设立口腔系作为一级专业来培养口腔医师，其科学的根据是：①大学的医学基础课可以包括目前分化出来的几十个临床专科应具备的全部医学基础理论和知识，却只能涵盖口腔医学的部分医学基础理论和知识。②大学的临床医学的诊断、检测、治疗原则和治疗手段对其几十个专科都是适用的，如内科治疗用药、外科治疗手术、检查化验等，但对口腔医学不能全部适用。其中牙体硬组织疾病的检查、诊断、治疗原则和治疗手术与临床医学截然不同，既不用药，也不开刀，而是用牙钻机械切割、用牙科材料治疗修复。③牙齿患病率高，为全身之最，几乎人人都有，被称为全人类的疾病。牙齿的疾患在各个年龄段都可以发生，可以说人从出生后6个月乳牙萌出开始到寿终需要终生防治。而且一颗患牙治疗需要多次就诊，有的甚至要反复治疗，有些患者终其一生看牙多达几十次。因此需要一支经过特别培训而又庞大的专业队伍，才能维护大众口腔健康。④牙病的需求与一个社会的经济发达程度和文明进步的程度正相关。据资料分析，目前世界各国经济发达、社会文明的国家，口腔医师和医师之比约1:4，其需要口腔医师的数量超过大医科中任何一个亚专科。

3. 口腔外科更名为口腔颌面外科。根据1954年全国高等医学教育会议的精神，把原来的口腔外科的学科范围扩大并更名为口腔颌面外科，口腔颌面外科学成为口腔医学系三个主要骨干课程之一[其他两个为口腔内科学和口腔矫形学（包括正畸学）]。如同前述，由于口腔医学教育体制不同于牙医学者在于口腔医学教育，口腔医学生首先是接受基础医学和临床医学教育，因此口腔医学的毕业生完全有资质从事西方牙科医师不能从事的口腔颌面部整形手术和口腔颌面部肿瘤手术等。换言之，中国口腔医学教育的特色在于医科和牙科一次完成，可称之为一元化教育体制。而西方的牙科医师，如果要从事口腔颌面整形和肿瘤手术必须在牙医学院毕业后，再接受一次医科培训，

这可称之为二元化教育体制。中国的口腔外科更名为口腔颌面外科比美国还早几年。尽管口腔颌面外科也是临床医学专业范畴内的大外科的一个分支，但是中国的口腔颌面外科没有在临床医学领域里成长，而是在口腔医学领域内壮大。在30多年的国际学术交流合作中，这一情况被西方同行专家赞赏为有中国特色的口腔颌面外科。

4. 与传统的牙科诊所不同，设立口腔专科医院。从1954年起就成立了我国第一所口腔专科医院，是全国发展最早的几类专科医院之一，至今已有300余所。这对传统以牙科诊所为主体的防治机构来说是一次体制创新。设立口腔专科医院有力地促进了中国口腔颌面外科的发展。因此，中国的口腔颌面外科肿瘤和整形手术大部分是由口腔医师和口腔颌面外科医师完成，而在西方大多数国家是在大医科的综合医院里完成。口腔专科医院的设立和发展同时也有力地促进了各口腔医学分支学科的发展。从20世纪50年代初开始设立口腔颌面外科、口腔内科、口腔修复科、口腔正畸科、口腔病理科、口腔材料室、口腔X线科和儿童口腔科等到至今设有近20个成熟的分支学科，组成完整的口腔医学和口腔医院临床学科体系，有力地推动了专科医疗教学和科研的发展，促进中国口腔医学的成熟并较快与国际接轨。

5. 口腔医学院和医学院不完全分离，又有自己的独立性。由于口腔医学教育体制，口腔医学生必须接受基础医学和临床医学培训，因此中国口腔医学院不同于西方许多牙学院，走和医学院分离而成立独立的牙医学院发展的道路，中国口腔医学院或口腔系不是完全独立的，而是大学或医学院二级单位，这有利于口腔医学生更顺利地完成基础医学和临床医学的培训。另一方面，中国大多数口腔医学院和口腔医学系都有自己的口腔医院，具有独立法人地位，拥有人事和财务支配权，这种体制更有利于中国口腔医学事业顺利发展。

五、口腔医学是一个朝阳专业

几百年来，近代牙科医学和口腔医学发展的规律显示，口腔医学事业的需求与三个因素呈正相关。首先是国家经济发达水平和国民家庭富裕程度；其次是社会文明程度和国民文化水平；第三是国民口腔健康保健意识。

第一个因素至关重要。如果国民生活贫困，就不可能有条件去顾及口腔牙齿；只有民众生活富裕了，才有经济实力来关注自己的口腔健康保健。据2012年公布的资料，我国人均GDP达6100美元，已经进入小康社会，成为世界第二大经济体。按国家发展规划

目标，到 2020 年将实现全面建成小康社会，预计人均 GDP 将达到 10 000 多美元，进入较富裕的中等发达国家。与此相关的第二个因素，全国已普及 9 年制义务教育，全国职工平均教育年限已达 12.95 年，高等教育进入大众化阶段，国民文化水平将显著提高。国家正在加紧精神文明建设，努力提升社会文明和进步。第三个因素，自从 1989 年全国第一个爱牙日开展以来，全民的口腔健康促进运动持续地蓬勃发展，国民口腔保健意识和口腔健康知晓率普遍明显提高。因此，我国口腔医学事业自改革开放后快速发展的趋势还将继续，口腔医学事业正处在朝阳时期。这一情景可以从口腔医师和人口比例的改变得到验证：

1. ①1949 年全国牙科医师总数约 500 名，牙医人口比为 1∶100 万。②1963 年口腔医师为 3106 名，口腔医师人口比约 1∶20 万。③1985 年口腔医师为 11 044 名，口腔医师人口比约 1∶10 万。④2000 年口腔医师为 36 378 名，口腔医师人口比约 1∶4 万。⑤2010 年口腔医师总数估计为 13 万，口腔医师人口比约 1∶1 万。⑥2013 年口腔医师总数为 22 万，口腔医师人口比约 1∶6000。从以上数据可见口腔医师数在成倍快速增长。那么现在中国口腔医师是否多了呢？在此，可以和世界各国作一比较。据原卫生部公布资料，古巴牙医人口比例为 1∶560（以下均用比表示），美国为 1∶630，澳大利亚为 1∶630，墨西哥为 1∶720，韩国为 1∶720。在 193 个国家中，古巴排名第一，美国第二，中国在第 94～119 位，与中国排位在这一层面的还有蒙古、伊拉克和南非。如果中国口腔医师人口比和世界牙医人口比平均数相比，世界的比为 1∶3500，中国也远低于全球水平。中国的口腔医师是多还是少，应该是很清楚的。口腔医师的需求还将增加。

2. 其次，还可以从另一个指标来衡量中国口腔医师是多还是少，那就是口腔医师和医师比。根据 120 个国家资料，经济发达国家平均为 1∶4.5，即 4.5 个医师中有一个口腔医师，而经济欠发达国家平均为 1∶8.3，即 8.3 个医师中只有一个口腔医师。如：菲律宾、朝鲜、巴基斯坦和利比亚，而中国是 1∶9，还低于上述国家。当然，中国已经有很大的进步，1949 年为 1∶500；1978 年为 1∶106；2000 年为 1∶34。很显然，将来口腔医师的需求量仍然会增加。

随着国民家庭收入的增长、社会文化和精神文明的进步以及民众对全身健康和口腔卫生保健意识的提高，也随着我国医疗改革进一步落实，全民基本医疗制度的不断完善，和农村、城镇社区卫生服务体系的建成，可以预测未来口腔医疗保健潜在市场将是巨大的，口腔医疗保健需求还将迅速增长。中国口腔医学事业必将迎来大发展，口腔医学是一个蒸蒸日上的朝阳专业。

六、口腔全科医师是口腔队伍的主体

根据中国人口预测资料，到 2030 年，中国人口将达 16 亿多。如果以国际口腔医师人口比的均数为 1∶3500 来预测，那么届时中国口腔医师总数应约 40 万；如果以国际口腔医师和医师比的均数为 1∶8 来预测，那么届时中国口腔医师总数也应约 40 万。两种指标预测结果基本吻合。在这支庞大的队伍中估计应有约 5%～10% 的口腔医师将在口腔教学和科研机构从事教学和科研工作，而绝大部分约 90%～95% 的口腔医师将在口腔临床第一线，为广大民众口腔医疗、预防和保健服务。正在实施的中国专科医师培训制度预测，口腔分支学科的专科医师与口腔全科医师的比应为 3∶7 或 4∶6。专科医师大多数将在口腔专科医院，三级综合医院口腔科服务，而绝大多数应为口腔全科医师服务于农村、城镇基层口腔医疗机构和社区口腔诊所，这和国际上大多数国家服务于广大民众的 general practitioner 相似。因此，大多数口腔医师应精通从如何接诊、问诊、沟通到全面口腔颌面部检查，以及全口腔疾病（包括牙齿疾患）的治疗方案的制订（理想方案、适宜方案等），然后按照医患双方制订的治疗方案，符合程序地完成高水平诊治。换言之，要求每一位口腔医师能独立处置一般拔牙及牙槽外科手术；能独立处置充填和一般根管治疗；能独立处置各种类型的修复治疗；以及对一般错𬌗畸形进行矫治。与此同时，非常重要的是能对自己的业务水平作出客观准确的判断，对那些复杂的自己不能胜任的诊治工作及时转到口腔专科医师或上级口腔专科医院。除了牙齿疾病外，对口腔医学范围内的其他疾病，例如口腔黏膜病、唾液腺疾病、颞下颌关节病、神经疾患、口腔颌面部肿瘤和畸形等理应能做一般处置并及时转诊。目前，不少在基层口腔科或口腔诊所工作的口腔医师，以自己已能把根管治疗做得完美无缺而满足，以自己已能把烤瓷冠修复得以假乱真而自喜，以为自己的业务已经炉火纯青，而不自觉地把自己的应有的处置口腔疾病的业务知识和技能缩小到了非常狭窄的程度。殊不知口腔医学作为一级专业比起大医学来说，知识和技能范畴窄得多，口腔临床亚专业主要的不足 10 个，而临床医学则多达几十个。大多数基层口腔医师要向"一专多能"方向努力。如果只会一专的一技之长，作为医师的专业知识技能显得瘦骨嶙峋，容易倾倒。既一专又多能使自己的专业知识技能丰满健硕，不容易倾倒。简言之，口腔医师应全面掌握《实用口腔科学》所包括的知识和技能，使自己适应当今社会转型期间的变动，成为一名优秀的口腔全科医师。

（张震康）

开 篇

医学的人文社会性与医患沟通技能

我国中学教育体系有一时期实行文科和理科分班制,如果中学生将来有兴趣学医学,就选择上理科班。因为医学属理科,不属文科。在自然科学和人文社会科学两大类学科体系里,医学属生物学科,而生物学科归类于自然科学而不属人文社会科学。事实上,现代医学是随着自然科学尤其是生物学的发展而发展起来,也随着自然科学一次又一次辉煌成果创造了现代医学一个又一个奇迹。显微镜的发明推动了微生物学的发展,发现了细菌——疾病的病因,而使感染性疾病得到治愈和控制;也推动了病理学的发展,发现了器官上的病灶找到了病根,而使器质性疾病得到根治和治愈;X 射线的发现直接导致医学影像学的创立,出现了 X 线机、B 超机、CT 和 MR 等,使器官上的病变变得直观形象……短短的几个世纪把古代的经验医学经过机械论医学发展到了医学的高峰——生物医学的形成,从此医学和自然科学中其他学科并驾齐驱,在传统的数学、物理、化学和天文、地理、生物等六大类自然科学之后拥有了自己的位置,生物医学和医学科学逐渐形成了生物医学模式。

事物总有两面性,生物医学模式在创造了医学的辉煌的同时也显露了它的局限性。在生物医学模式观念指导下,人们在很多疾病面前仍然无可奈何而停滞不前。找不到细菌和病原体的疾病被视为找不到病因,称之为病因不明,找不到特异性致病因子就没有特异性疗法,治疗效果仍然不确定,也就无法治愈。找不到病灶就不认为有疾病这种想法把人类的疾病截然分为两大类:一类是器官性疾病或器质性疾病、躯体性疾病(organic diseases somatic diseases);找不到病

灶和病理改变的就是另一类精神性疾病(psychogenic diseases)(图 0-1)。结果是躯体性疾病和精神性疾病两者极端偏离。

以生物医学模式为指导思想去诊治像心脑血管病、糖尿病、癌症和肥胖病等非传染性、非感染性重大慢性疾病时就感到束手无策,从而使一些科学家陷入反思。在医学专家将自然科学大量成果成功地引入医学的同时,也使得现代医学深深地打上了自然科学思维逻辑和研究方法的烙印。自然科学的机械唯物论,一维的因果关系,非此即彼的线性思维,实证、分析、还原等研究方法揭示不了许多重大疾病的发生和发展规律,而使诊治陷入困境。1977 年,美国罗切斯特大学医学院,精神病学和内科教授恩格尔(G.L.Engel)在《科学》杂志发表的题为《需要新的医学模式对生物医学的挑战》一文中指出:生物医学模式认为疾病是可以用偏离正常的可测量的生物学(躯体)变量来说明,但在它的框架内没有给疾病的社会、心理和行为因素留下余地,导致很多融合心理、社会因素的疾病都被排除在生物模式之外,成为无法解释的医学问题,因此,医学已迫切地需要新的生物、心理、社会医学模式作为指引。这是医学发展史上一个伟大的转折,一个新的里程碑,解开了禁锢思维的传统理论而把人体疾病放在心理、社会、环境因素中去考察。从生物医学模式的单一生物致病因素的单因单果、近因近果转变为多因单果、多因多果、单因多果和远因远果的三维健康观、四维疾病观,把医学科学推到了更高层次。显然,生物、心理、社会医学模式并不排斥生物医学模式,不是一个否定另一个,而是包含了生物医学模式

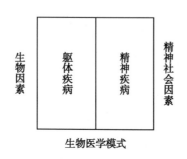

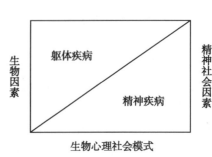

图 0-1　不同医学模式对疾病认识示意图

（事实上人的生物学本性还在深入），更深化了对疾病以及对医学自身的认识。

牙医学在早期发展的历史上就是手艺技巧和工艺，并没有归属于医学类。当时牙医学教育并没有完全建立在生物学和医学基础上。直到20世纪左右，牙医学才逐渐建立在生物学和医学的基础上，形成生物医学模式，从此才和医学的其他分支学科并驾齐驱。在我国，自1950年起教育部和原卫生部尊重专家意见决定将牙医学改制为口腔医学，把口腔医学的发展建立在生物学和医学的基础上，在我国长达半个多世纪的医学教育和口腔医学教育中几乎没有人文学科课程，医学生几乎没有接受医学人文性的培训，百万医务人员并不理解医学的人文性和社会性。这是我国医学教育的缺陷。当前，医师和口腔医师接受医学人文社会性的教育和培训已是刻不容缓。

第1节　医学的人文社会性

一、医学发展过程中人文性的演变

1. 古代对医学人文性论述　我国古代早已称医乃仁术，医者要有仁爱之心。仁的内涵就是爱人，爱他人。医者就是要爱患者，医者的治疗就是施仁术。隋唐时代名医孙思邈（公元581—682年）提出"若有疾厄来求救者，不得问其贵贱贫富、长幼妍媸、怨亲善友、华夷愚智，普同一等，皆如至亲之想"。他的名著《千金要方》序中指出"人命至贵，贵于千金，一方济之，德逾于此"。南宋医书《小儿卫生总微论方》记载"凡为医者，性存温雅，志必谦恭，动须礼节，举乃和要，无自妄尊，不可骄饰……贫富用心皆一，贵贱使药无别"。明代外科医家陈实功（公元1555—1636年）指出"遇贫难者，当量力微赠，方为仁术"，所谓"医本仁术，大医精诚，贫贱博爱，童叟无欺"。所有古代论述医学的性质都不是单纯的技术。在西方被称为医学之父希波克拉底（Hippocrates，公元前460～公元前377年）提出著名的希波克拉底誓言："吾将竭尽吾之能力与智慧，以己之才帮助病患；戒用医术对任何人等以毒害与妄为……吾都将以患者安危为念，逃避不善之举，无论遇自由人或奴隶，吾都将戒绝滥用职权……将终生治病救人……""我愿尽余之能力与判断力所及，遵守为病家谋利益之信条……我愿以此纯洁与神圣之精神，终生执行我职务……"可见在古代中外早已十分朴实地阐明了医学的人文社会属性。

2. 早期的医师诊治内容　主要是对患者进行人文关怀现代医学的早期，医师尚未成为一个正式职业，没有什么诊断手段，也几乎没有什么治疗方法。

得病的人感到痛苦和无助，医师被召唤到家里，因为没有什么诊治器械，可以说是赤手空拳地来到患者家里。患者见到医师来就像看到了希望，于是带着病痛的呻吟和无奈的哭泣向医师倾诉。医师只是仔细倾听患者的倾诉以及进行一些生活起居护理或者提上一杯水，送上一块热毛巾。治疗的武器，除了一些民间偏方草药之类的，主要是通过体贴的语言来安慰、开导和鼓励患者。当时医师和患者几乎没有什么区别。医师不像现在穿白大褂、挂听诊器等具有身份标志，看上去医师也是百姓模样，患者当然也是百姓，医师的语言也没有多少难懂的医学术语，医师和患者的对话就像老百姓之间说话和亲人之间聊事。两者似乎没有什么区别，也不会有什么隔阂，更没有什么信息不对称。在诊治过程中还可能患者讲得多，医师说得少，患者有很多的参与，甚至医师还顺从患者，满足可能的要求，医患关系是平等融洽的。这种医患关系可以在一些名医的名句中意会到，如希波克拉底的医师三大法宝：语言、药物和手术刀，把语言放在首位；又如美国特鲁多医师的墓志铭：有时治愈，常常帮助，总是安慰。医学的人文性在医师身上得到充分体现。

3. 现代医学进步的同时悄悄地改变着医患关系　听诊器的发明，体温计以及后来血压计的使用，各种化验检查的出现，在显微镜下能查到病原菌……随着一个又一个诊断手段的使用，使过去医师对患者充满关怀的目光慢慢转移到了体温计、血压计和听诊器上；使过去医师观察患者的全神贯注的表情、神态和举止，慢慢地转到体温计、血压计和听诊器上。此时似乎有一双看不见的手，一步又一步地把医师和患者分离。随着各种有效的化学合成药的问世，立竿见影的手术疗法的出现，医师创造了一个又一个奇迹，被看成为手到病除的恩人，医师的社会地位日益提高，由过去被视为耍手艺的下等人成为被人尊敬的名流和精英。一时间患者召唤医师改成为求医，医师看病居高临下成为恩赐而不可一世。医学突飞猛进，创立了一个又一个理论，发现了一个又一个病因机制，医学术语愈来愈专业，医师满嘴医学术语，相当晦涩难懂，有时还夹杂着外来语，治疗过程中患者的话语权不知不觉地丧失，医师的倾听和关注也逐渐消失，像过去那种患者参与的医患互动已经被视为无用而逐渐消失。医师和患者之间的信息逐渐不对称，地位变得不平等。医师是居高临下的权威，患者只是听从和被治疗。医学每一项奇迹的出现推动着医学的进步，引导医师的兴奋点转向疾病而不是患者，关注疾病而忽视了患者。

4. 现代医院的创建在空间上悄悄地改变医患关系　现代医院的创建、普及和完善有力地促进医学的发展，使患者能在专门的机构里接受诊治和得到医护人员全天连续的治疗和护理，而医师也能更完整地观察病情的改变和发展过程，掌握疾病规律而及时诊治。然而，医院的出现同时也使医师和患者的关系发生了质的改变：医院的主宰是医师，医院是医师的天下；患者从有亲人陪伴的家里转移到医院居住和生活，一切都很陌生，无疑在心理上感到孤单寂寞，甚至缺乏安全感。不像过去医师被召唤到患者家里诊治，家是患者的天下，患者是家的主人，一切都是熟悉和温暖的。患者是无奈到医院求医，在医院里，穿着白大褂的医师成为权威，手术室医师的衣着和颜色更是怪异。在客观上医师和患者的身份已经显得十分分明。医学的迅速发展使得患者成为医盲和药盲，只能听从摆布，服从医令。患者的话语权几乎丧失，患者渐渐地被边缘化，医患关系从以患者为中心演变成以医师为中心。更为突出的是，近年来医院里不完全是病房和病床，分化出名目繁多的特殊检查室、观察室、手术室、抢救室和ICU，患者进入的这些空间有的光线暗淡，有的漆黑一团，从地面到四周墙体到处是仪器、银屏、管线和电表，甚至天花板上也挂满各种零件。像磁共振成像仪这样形状古怪的庞然大物，在人进入这么狭小又昏暗像笼子般的检查舱后发出震耳声响，令患者恐惧和惊慌，如果没有思想准备，有可能还没有治病就得了幽闭综合征。所有这些是自然科学和医学科学发达的产物，也是医学巨大进步的产物，但也无情地使医学的人文性逐渐淡化。

5. 医学的分科愈来愈细，患者的整体性被碎片化。医学的早期只有几个科如内科、外科、儿科、妇科等称之为二级学科。以后按人体的系统分化出消化系统消化内科、呼吸系统的呼吸内科以及泌尿系统、神经系统、心血管系统等诸多三级学科。有的分化为4级学科，这种分科在20世纪中叶达到高峰，各种科、室多达几十上百。医学的分科愈分愈细，治愈了过去无法医治的疾病，造就了一个又一个顶级专家，创造了医学史上一个又一个奇迹，无疑是医学进步的标志之一。医师的分工和分化从专攻某一个系统、分化专攻某一个器官进而专门化在某一些组织，例如消化系统从内科分化出来后，又有专门的肠胃门诊和相应的专家，专门的肝脏门诊和相应的专家，胆道门诊和相应的专家，胰腺门诊和相应的专家，肛门门诊和相应的专家。凡之种种，患者被拆得七零八落，人的整体性被碎片化。得了系统疾病的患者，从一个专门医师到另一个专门医师，又到其他专科医师，专科医师间意见又常常不同甚至相反，用药常常发生矛盾，几个专科医师医治范围常常出现空白区，医师告诉患者这个病不属于我×科范围，到另外××科，到了××科患

者被告知应到×科……使得患者无所适从，抱怨、惊叹和怒气就很难避免，"我到底找哪一位专家看病？"现代医学的进步另一个标志就是各种诊断手段和方法层出不穷，琳琅满目，从几种、十几种到几十种，各种检测从定性到定量。X线片、B超、CT片、MRI等图形逼真到一目了然，检测数据准确到1/100。患者往往还没有治疗就要穿梭在各种检查、检测的科室。如果大型医院建筑结构设计不合理，有腿脚疾患的患者很难完成诊治过程。

多达几十个临床科室和几十个检查检测科室，使得医院的空间成倍扩展，像三级甲等这样的医院结构房套房，拐弯又拐弯，向左再向右，上楼再下楼，患者像走进迷宫和八卦阵，在各楼层楼道和诊室中穿梭寻找目的地。正像一个现代化国际机场，如果没有现代化的设计，没有精细化的管理和清晰的路标、引道线，顾客无法找到登机口一样。医学愈发达，分科愈多；医学愈发达，诊断检查的手段方法愈多，在医师和患者间不知不觉建起一道又一道屏障，不知不觉中患者和医师的距离愈拉愈远，医师和患者的关注点也随之分离。医师努力关注化验单、报告单上的数据，努力关注寻找片子上的影像变化，患者因病患所造成的精神痛苦，带来的家庭不幸，巨大的精神负担以及工作困难和对前途的担忧，这只是患者关注的，似乎与医师无关。简而言之，医师关注病，忽视患者；医师关注躯体病变，忽视人的精神改变；医师关注病患的器官组织，忽视人的整体；医师关注单子、片子，忽视患者的人文社会性。医学的人文社会性走到低谷，医学的人文性经历了一个"V"字形发展路径（图0-2），医学原本具有的人文社会性被异化。

二、近代医学的进步和反思

医学的进步并没有把人类的健康和疾病解决得很好。医学的无可奈何总是像影子样伴随着医学的进步：①疾病的误诊率仍然居高不下，据中国医学误诊文献数据库资料，国际上误诊率高达30%，我国误诊率也有27.8%。②美国作为医学发达国家，每年医疗差错伤害约100万人，其中死亡12万人，位于5种意外死亡之首（其他4种为交通事故、摔伤或坠落、溺死和空难）。③卫生费用急剧上涨，如美国1950—2000年期间，卫生费用占GDP的百分率逐渐上涨，到2010年将达20%（2004年资料）（表0-1）。④医学的进步没有使一些重大疾病得到遏制反而呈上升趋势，全球慢性病流行率、发生率和死亡率不断升高，如癌症、心血管病、高血压、糖尿病、慢性阻塞性肺病、老年性痴呆以及精神类疾病等。这些疾病占疾病死亡的70%并且还在上升。2002年全球死亡的4500万成年人中，

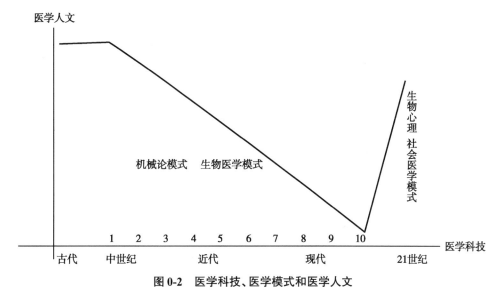

图 0-2 医学科技、医学模式和医学人文

重要发现和发明：① 1652 年，显微镜 ② 1816 年，听诊器 ③ 1846 年，麻醉术 ④ 1867 年，体温计 ⑤ 1895 年，X 射线 ⑥ 1896 年，血压计 ⑦ 1928 年，青霉素 ⑧ 1957 年，B 超 ⑨ 1967 年，CT ⑩ 1977 年，MRI 仪。随着市场经济的介入，医患关系进一步扭曲，医学到了不得不反思的时候了

近 3/4 是由于非传染性疾病引起，我国情况也大致相同。⑤从生物医学模式的观念对以上疾病找不到病原体，甚至也找不到病理改变和相应病灶，因此只能告诉患者原因不明。⑥医学的进步并没有使患者感到满意，据调查，在医疗纠纷中，因技术原因引起的不到20%，其他的 80% 都是由于服务原因、语言沟通不足以及医德医风引起的。⑦医源性疾病仍然高居不下。近年，美国波士顿大学医学中心研究 800 位住院患者中 290 位有一种或一种以上医源性疾病（大多数为药物所致），其中 16 人死亡。以上这些情况促使人们对当代医学进行反思。

表 0-1 美国不同年代卫生费用占 GDP 的百分比

	1950	1970	1980	1990	2000	2010
占 GDP%	4.4	7.5	9.4	12	15	20

1. 医学不完全是自然科学 在《辞海》里，医学被界定为自然科学，传统观念医学属生物学范畴归类为理科。这是十分容易理解的，因为医学是随着自然科学和生物科学发展而发展起来的。然而，人们通过反思逐渐发现，以往对医学的观念不全面。研究疾病的方法出现了偏差，忽略了医学的人文性和社会性。医学不完全是自然科学，社会的文化、经济、教育、观念、宗教、习俗等不仅仅对患者以及疾病的发生、发展、预后这个客体密切相关，而且也对医师自己、为医治疾病和患者所进行的观察、判断、治疗方法选择的这个主体也有着深刻的影响。再之，在医师和患者互动

中，患者的个性、心理、情绪、感受、精神和生活方式等也同样深刻地影响着疾病的发生、发展和预后。所有这些无不浸润在医学之中。医师面对一个科学家和面对一个农民，虽然罹患同一种疾病，在处置上应该不完全相同；同理，一个有人文修养和素质的医师治疗患者和一个缺乏人文修养的医师治疗患者，也会显现出不完全相同的效果。因此，科学家大声疾呼：没有人文性的医学只是非人的医学！医学是人学！医学脱离了人学就不能称之为医学！要回归医学的人文社会性！在 20 世纪 80 年代，全世界医学教育家反思以往的医学教育，提出要加强人文社会科学的教育。并强调医学与自然科学、人文社会科学相互渗透；医师要重视患者的人文背景和文化价值的差异；医师要掌握与疾病发生、发展、持续和复发有关的非生物因素的知识；医师应以某种实践方式表明自己能理解患有疾病的人的精神和躯体两方面改变；医师能熟悉和掌握与疾病表现和患者反应相关的、社会的、文化的和个人因素。所以，自 20 世纪 80 年代后，美国医学院校课程中人文社会学科占总学时约 20%；德国为 26%；前苏联为 22.3%；英国和日本约 10%～15%；我国大多数学院在 7%～8%，急待加强和补课。

2. 医学的人文性和社会性 医学的人文社会性可以从两方面理解。患者方面：患有疾病的人或出现健康问题的人即患者，各自的文化、教育、职业、信念、宗教习俗、道德观、价值观不会完全相同；患者对自己患有的疾病的情绪反应、心理感受、抱有的态度以及对医师给予的诊断和治疗后的反应，也会有很大的

个体差异；患者不仅仅是自然人，更是社会人，生活在家庭，工作在单位，交往在社会的群体中，社会的意识形态、经济水平、政治宗教、风俗习俗无不影响患者家庭的成员，亲朋好友也都会在不同的程度上影响患者对疾病的看法、对疾病的态度以及治疗方案的选择。这是患者一方的人文社会性。医师方面：其一，由于生命科学和医学的高度复杂性，至今医学还不完全是精密的科学，对疾病预期有着不确性；诊治患者相当程度上取决于医师的经验，医师的实践活动大多数情况是独立判断、独立处置的个人行为；医学的高度发展，医师分工愈来愈细，专业愈来愈深奥，医疗风险也愈来愈大，有的医疗手段的能量大到可以操纵生命、掌控生命，所有这些使医患之间的信息愈来愈不对称。可以说，医师除了技术水平外是一种特别依赖于个人人文修养的职业，特别依赖于道德的职业，特别需要敢于勇于担当风险和责任的职业，医师的工作经常穿梭于最珍贵的生命和死亡之间。医学是一门需要博学多才的人道职业（《希氏内科学》19版）。其二，医师在执业中不能认为只面对患者，其实常常还面对患者亲属，甚至患者单位领导及同事，由此要求医师在医患沟通、人际交往中充当多重角色。在1993年世界医药教育高峰会议上，明确规定医师应该是出色的交际家，在处置这些关系中常常与伦理、法律、法规、医疗政策因素密切相关。而这些已经不是医学技术问题，是属于人文社会范畴。其三，医师应具备领导力（leadership in medicine）。领导力这个概念首先由美国Texas A&M大学System Health Science Center College Medicine从事医学教学和科研工作的Jannice C.Edward教授提出。目前的医疗水平，许多疾病仍然靠患者自身的能力去战胜，尤其是一些慢性疾病。WHO指出，在慢性疾病的病因及防治中，遗传因素占15%，社会因素占10%，医疗占8%，气候地理因素占7%，而患者的生活方式、行为方式占60%。医师的目的就是让患者成为防病治病的主体，成为自己健康的主宰。让患者能听从你的正确治疗，当患者不理解或不谅解时，用医师的真诚去唤醒患者对你的真诚和信任，从而服从你的正确治疗。其实，医师就有责任对患者唤醒、引导、教会他自己对生命和健康负有责任的意识，而不单纯是医师承担诊疗就算尽责。要完成以上工作需要医师有领导力的才能，研究已经证明一些慢性疾病的患者的依从性（compliance）对治疗有无效果有十分重要的作用。要使患者有良好的依从性，尤其是对待一些特殊患者的诊治，依从性显得格外重要，医师必须具有这种领导力；在制订治疗方案，尤其是手术方案时，应该让患者、家属，有时还有单位有关负责人知情，要充分解释手术的利弊、风险，帮助患者

选择好最适宜方案。这些能力已经不单纯是医术、技术问题，是属于医师的人文社会道德范畴，但又至关重要，更何况医师在治疗复杂疾病时需要有助手、护士、技术员以及相关的其他学科专家共同参与的一个团队的力量。有时还要有行政领导、后勤人员的参与协助和支持，组织好、发挥好团队力量也是一种领导力。有经验的医师应将所具备的领导力努力升华为领导艺术。最后，必须强调指出，人类已经进入高度文明的时代，人们对健康的要求愈来愈高，不仅仅祈求没有疾病，还要心理健康及良好的社会适宜性，盼望长寿还要有良好的生活质量。口腔颌面部肿瘤切除后，虽然治愈，还要恢复良好的咀嚼功能；切除肿瘤后造成的毁容，还要恢复容貌，重新回到社会；牙颌面畸形患者更是要求塑造美貌。脑卒中患者抢救成功后，也不仅仅满足于能活着，还要做瘫痪的肢体康复，重新走上工作岗位。肠道手术后饮食管理、肛瘘造成的不便也不是小事，要求医师处置。有的疾病虽然被医术高明的医师治愈，但如果在治疗过程中，医师的冷漠、不恰当的语言，居高临下的态度，家长式的医嘱，都会使患者感到自己的尊严、人格受到伤害而感到不愉快、不舒服。19世纪思想家康德指出"人本身就是尊严"。疾病带来的病痛、呻吟、愁容、憔悴使人损失了最宝贵的东西——尊严。当诱发剧痛时发出尖叫而不顾及风度，当开口困难时龇牙咧嘴而失去原来的尊容和美貌。医师除了治疗疾病，理所当然地应为患者丧失的尊严给予安慰和补偿，为他找回人的尊严。这对医师的人文修养提出了更高的要求。美国医学人文之父佩里格利诺说："医学的一端是科学和技术，另一端是苦难中的人类需求，医学决策联系技术和道德命题，因此医学既要客观，又要充满同情"。

三、医学的伦理原则和医师职业道德

（一）医学伦理原则

1. 不伤害原则和伤害最小化原则 近代医学的绝大多数检查手段，包括常用X线检查、CT、造影、内镜甚至取血化验，或多或少都会对患者有一定伤害。近代医学的绝大多数治疗手段和方法包括手术、介入治疗、放射治疗、化学治疗甚至药物治疗也或多或少对患者有一定伤害，有的带来痛苦，有的可以致残，甚至有致命的风险。造成的伤害可以是精神方面的，也可以是躯体方面的；有的是即刻，有的是久远，甚至是终生的。关于这一点，医师要有充分的认识，所以在选择检查手段时，能用无创的就不用有创的，如能用B超，就不用X射线检查；能用一般造影就不用增强剂；能不做活体检查就可以诊断的，就不取活检……选择治疗手段时，能保守治疗的就不用手术治疗；能

用可逆性治疗的就不用不可逆性治疗；能用介入治疗、微创治疗就不用开放性手术治疗；能用副作用小的就不用副作用大的药物。所有这一切必须把不伤害原则放在首位，把伤害最小化放在首位。选择两难时，两害取其轻，两利取其重。换言之，治疗效果与伤害比愈大愈好，伤害与获益比愈小愈好。每位医师在治疗患者结束后，都要经得起业内专家对这个首要医学伦理原则的审查。

2. 有利原则　除了对患者不伤害、患者伤害最小化原则外，医师的一切行为都应该时时刻刻为患者着想，时时刻刻想着是否对患者有利。有利原则是医师的出发点，医师只能为患者谋利而不是别的。有利原则是医师道德的最高准绳。要更为广泛、更为全面考虑你做的一切是否对患者有利，能少花钱的就不用多花钱的，能少花时间的就尽量节省就诊时间和疗次。能自我治疗的就不必来医院，并详细介绍切实可行的方法和措施。总之，让患者为治病付出最小、风险最小，而获益最大化，这种以价值为取向的理念称之为价值医学（value-based medicine）。希波克拉底的誓言明确提出"我之唯一目的为病家谋利益并检点吾身"。

3. 尊重原则　尊重他人是现代文明社会里人与人相处的基本原则。人人平等、相互尊重已成为广泛接受和认可的社会准则。在医学伦理中，尊重原则还有其特有的涵义。医师和患者除了一般人与人应该相互尊重的原则外，医师对患者的行为都直接影响患者的健康、生活、工作甚至生命。按照中国求医传统观念，患者有病，有求于医师，患者就应听从于医师，这是讲患者尊重医师的。然而，这里讲的是指医师在诊治全过程中，自始至终要尊重患者即尊重患者自主选择的原则。更为熟知的提法为患者有知情同意权。患者作为社会自然法人和自由意志的主体，就有选择的自由、自己决策的权力。当然也同时有对自己的选择和决策的后果负有责任的义务。关键的问题在于医师和患者的关系中，信息极大地不对称，怎么来实施患者知情权，关键在医师。医师一方确实把诊治过程中有关医学信息、诊治的利弊、可能的风险如实而详尽地告知了，同时医师又确认患者对告知的内容已完全理解，并已给出足够的时间让患者思考，提出疑问，也已负责任地解答了。患者一方也确认自己完全知情和理解了，并且对诊治的利弊、风险可能的意外已做了认真的评估。此后还要给出足够的时间，让患者斟酌后作出负责任的选择。知情同意就是在上述的内容知情后，患者自愿、自主和理性地同意。在中国还有特殊的国情，有时还必须有家属（主事的亲属）的参与和认可。有的还应有单位相关人员参与认同。知情同意后患者的签字不能歪曲，是减轻或规避医师的责任的

一种手段，但也不意味着完全无原则地听从或迁就患者的一切要求，也不能理解为只要患者同意，医师就可以做的错误理解。

4. 公正原则　公正原则和尊重原则一样是当今世界处理人际事物的普遍认同原则。健康是人的基本权利，WHO 早就提出"人人享有医疗卫生保健"即人人同样得到公正的、正当的享有的原则。人人享有公正的原则，是不论信仰、宗教、民族、贫富的不同而都应公正对待，医师应一视同仁，平等对待。希布拉克底誓言"无论置于何处，遇男或女，贵人及奴婢，我唯一的目的就是为病家谋幸福"。我国古代孙思邈在《大医相诚》一书中记载有"若有疾厄来求救者，不得问其贵贱贫富，长幼妍媸，怨亲善友，华夷愚智，普同一等，皆如至亲之想"。当然，当今无论哪一个国家事实上医疗的不公正是客观存在的。特殊要求的医疗保健，也是客观存在的。要做到绝对公正，是人类追求的理想目标。我们应该缩小差距，做到相对公正。

（二）医师的职业道德规范

1. 1998 年 6 月 26 日第九届全国人民代表大会常务委员会第三次会议通过了《中华人民共和国执业医师法》（1999 年 5 月 1 日起施行）。这是新中国成立以来第一部医师法。该法详细地制定医师执业道德规范以及执业医师行为准则。其中，第一章"总则"的第三条明确规定医师应当具备良好的职业道德和医疗执业水平，发扬人道主义精神，履行防病治病、救死扶伤、保护人民健康的神圣职责。第三章"执业规则"的第二十二条也明确"医师必须树立敬业精神，遵守职业道德，履行医师职责，尽职尽责，为患者服务；关心、爱护、尊重患者，保护患者的隐私"。第二十六条"医师应当如实向患者或家属介绍病情，但应注意避免对患者产生不利后果"。第二十七条"医师不得利用职务之便，索取、非法收受患者财物或者牟取其他不正常利益"。在第四章"考核和培训"中的第三十一条强调对职业道德进行定期考核……。

2. 国家原卫生部于 1988 年 12 月 15 日颁发了现行《中华人民共和国医务人员医德规范及实施办法[卫生部文件：(88)卫医字第 40 号]以下简称"规范"。"规范"第三条医德规范如下：

（1）救死扶伤，实行社会主义的人道主义，时刻为患者着想，千方百计为患者解除病痛。

（2）尊重患者的人格和权力，对待患者，不分民族、性别、职业、地位、财产状况，都应一视同仁。

（3）文明礼貌服务。举止端庄、语言文明、态度和蔼，同情和体贴患者。

（4）廉洁奉公。自觉遵纪守法，不以医谋私。

（5）为患者保守医密，实行保护性治疗，不泄露患

者的隐私和秘密。

（6）互学互尊，团结协作。正确处理同行同事间的关系。

（7）严谨求实，奋发进取，钻研医术，精益求精。不断更新知识，提高技术水平。

"规范"第四条为使本规范切实得到贯彻落实，必须促进医德教育，加强医德医风建设，认真进行医德考核与评价。

3. 国家原卫生部于 2012 年 6 月 26 日公布《医疗机构从业人员行为规范》中第四章医师行为规范：

（1）遵循医学科学规律，不断更新医学理念和知识，保证医疗技术应用的科学性、合理性。

（2）规范行医，严格遵循临床诊疗和技术规范，使用适宜诊疗技术和药物，因病施治，合理医疗，不隐瞒、误导或夸大病情，不过度医疗。

（3）学习掌握人文医学知识，提高人文素质，对患者实行人文关怀，真诚、耐心与患者沟通。

（4）认真执行医疗文书书写与管理制度，规范书写、妥善保存病历资料，不隐匿、伪造或违规涂改、销毁医学文书及有关资料，不违规签署医学证明文件。

（5）依法履行医疗质量安全事件、传染病疫情、药品不良反应、食源性疾病和涉嫌伤害事件或非正常死亡等法定报告职责。

（6）认真履行医师职责，积极救治，尽职尽责为患者服务，增强责任安全意识，努力防范和控制医疗责任差错事件。

（7）严格遵守医疗技术临床应用管理规范和单位内部规定的医师执业等级权限，不违规临床应用新的医疗技术。

（8）严格遵守药物和医疗技术临床试验有关规定，进行实验性临床医疗，应充分保障患者本人或其家属的知情同意权。

4.《中国医师宣言》（2011 年 6 月 26 日）健康是人全面发展的基础。作为健康的守护者，医师应遵循患者利益至上的基本原则，弘扬人道主义的职业精神，恪守预防为主和救死扶伤的社会责任。我们深知，医学知识和技术的局限性与人类生命的有限性是我们所面临的永久难题。我们应以人为本、敬畏生命、善待患者，自觉维护医学职业的真诚、高尚与荣耀，努力担当社会赋予的增进人类健康的崇高职责。为此，我们承诺：

（1）平等仁爱：坚守医乃仁术的宗旨和济世救人的使命。关爱患者，无论患者民族、性别、贫富、宗教信仰和社会地位如何，一视同仁。

（2）患者至上：尊重患者的权力，维护患者的利益。尊重患者及其家属在充分知情条件下对诊疗决策的决定权。

（3）真诚守信：诚实正直，实事求是，敢于担当救治风险。有效沟通，使患者知晓医疗风险，不因其他因素隐瞒或诱导患者，保守患者私密。

（4）精进审慎：积极创新，探索促进健康与防治疾病的理论和方法。宽厚包容，博采众长，发扬协作与团队精神。严格遵循临床诊疗规范，审慎行医，避免疏忽和草率。

（5）廉洁公正：保持清正廉洁，勿用非礼之心，不取不义之财。正确处理各种利益关系，努力消除不利于医疗公平的各种障碍。充分利用有限医疗资源，为患者提供有效适宜的医疗保健服务。

（6）终生学习：持续追踪现代医学进展，不断更新医学知识和理念，努力提高医疗质量。保证医学知识的科学性和医疗技术应用的合理性，反对伪科学，积极向社会传播正确的健康知识。

守护健康、促进和谐，是中国医师担负的神圣使命。我们不仅收获职业的成功，还将收获职业的幸福。我们坚信，我们的承诺将铸就医学职业的崇高与至善，确保人类的尊严与安康。

5. 中国科学院和中国工程院 28 位院士于 1996 年 9 月联名倡议并制定了《临床医师公约》内容如下：

（1）全心全意为人民服务，为我国社会主义医疗卫生事业服务。

（2）医术上精益求精，团结协作，保证医疗质量，努力进取创新。

（3）维护严肃严格严密的医德医风，廉洁行医，抵制一切不正之风。

（4）积极开展卫生科普工作，提高群众防治疾病知识和自我保健意识。

6. 中国医师协会于 2008 年推行《新世纪的医师职业精神 - 医师宣言》（Medical professionalism in th new millennium: a physicians charter），该宣言首次发表于 2002 年《美国内科学年刊》和柳叶刀杂志，由美国内科基金会、ACP 基金会和欧洲内科联盟共同发起的倡议。已有美国、英国、法国、德国、加拿大等几十个国家认可和签署该宣言，并被翻译成 10 余种语言。主要内容摘录如下：该宣言包括三项基本原则：①将患者利益放在首位的原则；②患者自主的原则；③社会公平原则。其中对职业责任提出要求：①提高业务能力的责任；②对患者诚实的责任；③为患者保密的责任；④和患者保持适当关系的责任；⑤提高医疗质量的责任；⑥促进享有医疗的责任；⑦对有限的资源进行公平分配的责任；⑧对科学知识负有责任；⑨通过解决利益冲突而维护信任的责任；⑩对职责负有责任。

7. 1948 年世界医学全体大会对希波克拉底誓言

修改后定名为《日内瓦宣言》。此后,通过决议把它作为国际医务道德规范。《日内瓦宣言》发表后,国际牙科联盟制定了《牙科专业伦理学国际原则》作为每一位牙科医师的行为指导准则。规定牙科医师应设身处地为患者着想,责任是保护患者的健康而不受患者的国籍、性别、种族、宗教、政治观点或社会经济地位的影响。为了患者要采取一切可能采取的治疗方法。牙科医师在提供服务时,必须对此服务承担全部责任,绝对不能向任何人提供超出他能力的服务。牙科医师有义务服从专业组织的伦理学规范。

8. 美国牙科学会制定的美国牙科学会伦理学原则和专业行为规范[ADA Principles of Ethics and Code of Professional Conduct（ADA Code）]最为详细和具体（2000 年 4 月修订其指导意见）长达万余字。总纲明确规定:牙科专业向社会作出庄严承诺:其成员将严格遵守高标准的伦理学行为规范,并视之为参加学会的先决条件,若有逆反,将受到惩处。在前言中指出,牙科医师不仅要有高超的专业知识、技能和技巧,还应该具有良好的伦理学素质——同情、友善、正直、公平和仁爱。牙科医师必须遵守以下原则:①患者的人身自由（自决权）——牙科医师有责任尊重患者的自决权和保密权;②患者的非伤害性（无伤害）——牙科医师有责任控制对患者的伤害;③仁慈（做好事）——牙科医师有责任促进患者的利益;④公平（平等）——牙科医师有责任平等对待人们;⑤真实性（真实）——牙科医师有责任在沟通中保持真实。

9. 北京大学医学部医学誓言

（1）我庄严宣誓把我的一生献给人道主义服务。

（2）我给我的老师尊重和感谢,这些都是他们应该赢得的。

（3）我凭着良心和尊严行使我的职业。

（4）我首先考虑的是我的患者的健康。

（5）凡是信托我的秘密我均予以尊重。

（6）我将尽我的一切能力维护医务职业的荣誉和高尚传统。

（7）我的同仁均为我的兄弟。

（8）在我的职责和我的患者之间,不允许把对宗教、国籍、种族、政党和社会党派的考虑掺杂进去。

（9）即使受到威胁,我也将以最大的努力尊重从胎儿开始的人的生命,决不利用我的医学知识违背人道法则。

（10）我庄严地、自主地并以我的名誉作出上述保证。

以上有关权威机构所倡议的医师职业道德规范,充分体现了医学的人文社会性以及作为医师必须具备的人文素养。

第 2 节　医患沟通技能和沟通艺术

在以往长达半个世纪的我国高等医学教育中,没有讲授医患沟通的课程,当然也没有使用过医患沟通的术语。因此,几十年来毕业的众多医学生以及后来成为技术专家甚至教授也就没有有关医患沟通的概念和内容的系统知识,也就不熟悉应用医患沟通的技能。更没有有关的研究和召开过医患沟通的学术会议。在医患纠纷中,真正构成医疗事故的仅 3% 左右。绝大多数是医患沟通不够或医疗服务问题,可见医患沟通的重要性。

一、医患沟通应该成为医学生的必修课

1988 年世界医学教育大会通过了"爱丁堡宣言"提出"医师培养成一个专心的倾听者、仔细的观察者、敏锐的交流者"。世界教育联合会于 1989 年 3 月在《福冈宣言》中指出:"所有医师必须学会交流和处理人际关系的技能……"1998 年 6 月在荷兰阿姆斯特丹分别举行过 2 次有关医患沟通的国际学术会议,形成了牛津 - 阿姆斯特丹宣言。其中有关医患沟通的要点如下:①医患沟通不仅仅是一系列技能,更是对医患关系的本质、背景和伦理问题的宏观思考。医患沟通不只局限于临床医师与患者,包括患者家属与医疗同道,并且以文字、语言、电话等多种形式为载体中进行。②沟通教育与既往的教育有所区别,需要与医学教育体系相融合。③沟通教育的核心是帮助医学生学习以患者为中心的诊疗模式。④沟通教育需要整合进学生的医学专业学习与个人成长过程之中。1999 年 6 月国际医学教育专门委员会制定本科医学教育"全球最低基本要求"中将沟通技能列为核心要求。具体要求:①会运用沟通技巧对患者及他们的家属有深入了解,并被他们能以平等的合作者的身份接受医疗方案;②能有效地与同事、教师、社区其他部门以及公共媒体进行沟通和交流;③能有效地进行口头和书面沟通;④能向听众介绍适合他们需要的信息,与他们讨论关于解决个人和社会重要问题的、可达到的和可接受的行动计划……。美国自 20 世纪 90 年代已经把医患关系、沟通技能作为教学课程安排,美国的资料 95% 的医学院校有沟通技能课,其中 85% 在第一年讲。美国哈佛大学医学院把"患者与医师"课程贯穿在 4 年之中。2008 年中华口腔医学会教育专业委员会受教育部委托制定了《中国口腔医学本科教育标准》,该标准在课程设置中规定口腔医学院校（系、专业）必须在课程计划中适当安排行为科学、社会科学和医学伦理课程以及人文素质教育,课程包括医患沟通技

巧。综上所述，有必要明确提出将医患沟通技艺作为口腔医学本科教育的必修课和口腔医学继续教育的必修课以弥补以往医学教育的缺陷。

二、医患沟通就是医事活动

医患沟通是诊疗过程中重要环节，是诊疗过程中的组成部分。沟通最常见的方式是谈话。医患沟通之间的谈话，不是同行之间医学讨论，也不是一般亲友或同事之间的闲聊。医患双方之间的谈话本身就是医师和患者之间的医事活动，是医学谈话。应该认识到当患者首次进入你的诊室，医师开始接诊的一刻，无论医师的一句问候"您好！"或说一声请进、请坐之类的接诊礼貌用语；或者医师第一句问诊"您哪儿不适？"而患者第一句回应的话"我牙痛"。像这样医师和患者之间的对话实质上已经开始了医事活动。因此，医师是否有问候、问候的口气、语言语调；询问主诉时的目光是否慈祥、面部表情是否和善、是否显露出仁爱的微笑等等，对于刚走进诊室的患者和陪同的亲属来说，他们也许已经非常敏锐地审视刚才医师的一切，还可能同时已经很快打量着你的穿着神态，也许即时正在心理评估着医师：我今天是否走运气好。这是不是一位好医师；是不是一位有经验的医师；是否可信任这位医师。也许在瞬间，患者已经作出了判断：今天我幸运遇到了好大夫，或是相反今天运气不好，今天怎么遇见这样一位医师。所谓第一印象（first impression）起作用，这种第一印象甚至可以影响到以后患者是否顺利地听从医师的建议，是否顺利地接受医师提出的治疗方案等。所以医师要重视自己给予患者的第一印象。按照社会心理学的解释，第一印象有先入为主的定势效应，有先入为重和晕轮效应。患者对医师第一印象良好，可能会认为一切都好。反过来，当患者一进入诊室，医师在第一句问候后患者对主诉第一句回应"我牙痛"、"我张不开嘴"等，患者的着装、表情、语调……也一定向医师提供了该患者的病痛、病情、文化、教育、职业等背景的信息。事实上，患者给医师的第一印象也可以影响医师作出适合的选择；如何问诊、如何检查、如何处置……可以说医师从接诊开始到治疗结束整个过程都是医患沟通的过程。医师会不会沟通，沟通的技能发挥得如何，都会直接、间接地影响整个诊治过程和诊治效果。每一位医师都要不断学习沟通技能，追求这一技能应用自如升华到沟通艺术。

1. 接诊、问诊的医患沟通　在接诊后问诊的沟通时，医师的上身不应后仰，这种坐姿可被认为趾高气扬，不尊重对方，更不能翘着腿抖动着问病史，可被认为漫不经心和轻浮。医师始终要将上身微微前倾，目光总是表示出关注的眼神，并和患者自然地进行眼神

交流。切忌目光游移不定，左顾右盼。也不能注视他处，更不能闭眼，这些都是不尊重患者、不真诚的表现。所以，医师总是带着轻轻的微笑，怀着一种尊敬、同情、关怀的表情和目光在凝神聆听而使患者有信任感。医师的微笑和商业有关的公关小姐被训练出来的微笑有所不同，那种微笑只是笑肌在收缩，出现快而瞬间消失。医师的微笑是一种自身人文修养综合的体现，是出自于医师内心对患者的同情、关心、坦诚和尊敬的微笑。这样的微笑不单纯是笑肌的活动，而是以笑肌和眼轮匝肌为中心的整个表情肌的综合的持久性细微运动。当然，这种微笑也不是一成不变的。患者申述到痛苦时，医师自然不再微笑，而是随着患者的感情变化共鸣地同喜同悲。当患者说到悲伤时，医师应插上一句"对不起，让您伤心了"。有时可掌握时机有分寸地在患者肩上轻轻拍拍，也会体现安慰之情。在问病史中，即使患者有错误或过激的言词，也不能直接批评，要用婉转的语言把话题引开。不少医师嫌患者啰嗦怕耽误时间，常常喜欢打断患者叙述病情，以为这些陈述和医师无关，其实有时有价值的诊断线索就可能隐藏在患者唠唠叨叨的讲述中。如果有的患者确实漫无边际地讲，医师也不能有不耐烦的表情，应巧妙地转移话锋，如说一声"对不起我随便问一个问题"或请患者漱漱口等引导患者进入正题。在一些复杂的慢性病病史陈述时很长，医师在倾听时不要完全静默，而要有积极的反应，如微微点头或说一声"我理解""我知道了"。如果讲到有关诊断重要之处，应用鼓励用语："后来呢？""请继续"，让患者向你敞开心扉，增强医患关系的信任度。有时需要讲一句"还有什么？""还有别的吗？"使患者有一个再思索过程，把可能一时遗漏的也回忆起来，从而使医师掌握患者全部信息，有利于作出正确的诊断。

由于患者文化、教育背景不同，医学知识的知晓度不同，加之口音、方言不同，医师常常有误听，因此有必要对关键症状进行核对。医师把自己理解的意思复述后，可以客气地问"我理解得对吗？""是否这样？"，必要时可再请患者复述一遍。尤其对主诉一定要弄明白，患者的主诉有的很直白，有的模棱两可，有时隐晦而用另一种方式表达。医师要确认对患者的主诉和叙述的病史已理解无误，反之亦然。由于医师的口音、声调对病人也会有一定影响，所以重要的嘱咐也一定要确认患者没有误听，必要时应让患者复述一遍，以免造成本应完全可以避免的纠纷。据报道，一位患慢性心衰的农民，医师嘱他每天每次服地高辛0.5片，该农民回家一次服了5片，结果出现中毒症状，进而进行抢救。农民把0.5片误听5片，如果医师说半片或核对一遍就可以避免。在医患沟通中切忌用不

耐烦的口吻。例如，患者结束了治疗走出诊室，而医师正接待下一个患者之际，那位患者又突然回到诊室说"我忘了一个问题……"此时医师不应用责备的口气反问"怎么你刚才不说呀？""我刚才已经给你交代过了，怎么还不懂？"要明白患者对于医师交代的问题虽然频频点头似乎已明白，其实常常只明白一半，有的一天后大部分忘掉，所以患者返回诊室再问一次，有时可返回再次询问是十分正常的现象。有时对拔牙后的患者虽然已告知拔牙后注意事项，患者走出诊室又有了另一个疑问而又返回诊室，医师不要不耐烦地说"这是拔牙后需知，你拿着自己看吧！上面都写着呢！"。当患者对医师的告知未理解而医师又讲了一遍后，很多医师习惯用"你懂不懂？""你懂得我说的吗？"的口气反问，其实用这样的反问，不如用"不知道我讲清楚了没有？"显得更有素养。

2. 制订治疗方案时的医患沟通 制订治疗计划、治疗方案时的医患沟通是非常重要的，对能否顺利实施治疗及其结果起着决定性作用。医师应该改变过去在生物医学模式观念指导下的做法：医师想好了一个治疗计划、治疗方案告诉患者，自认为我总是为患者好，患者只是服从就可以。医师处在权威地位，似乎在恩赐。医师主动，患者被动，这样处置是以疾病为中心，以医师为中心，忽视了在整个治疗过程中患者始终是主体地位，忽视了患者在听到治疗方案时会产生怎样的感受和想法。其实这种忽视对医师来说是有害的，所以这种方式已经逐渐被放弃。医师应该在生物-心理-社会医学模式观念的指导下，在当代医学伦理思想的规范下与患者沟通：①要充分告知患者有关这一治疗方案的全部信息，包括治疗方案的依据、理由、利弊、疗效、预后、风险、所需要的时间、经费等，有的医师要准备几个方案，说明优缺点进行比较，供患者选择。②要促使患者共同参与的方式进行讨论。这种讨论不是为了一种不得不进行的形式，而是要给出足够的时间双方自由沟通和询问。解答患者的疑问要有科学依据，要循证，有翔实的资料或数据……。③要引导患者自主决策，不要医师包办。在上述医患充分沟通后，最后应由患者理性选择、自主决定。有时还需要有家属甚至单位有关人参与，知情同意。很显然这种方式是以患者为中心，讨论过程也以患者为中心，决策过程还是以患者为中心。当然，医师要充分认识到，这种方式不能片面理解为医师是被动的，患者说什么、要求什么医师照办。事实上，这种决策沟通的实质是掌握了深奥医学理论、知识和复杂医疗技术的医师一方，深知这一方案的利弊、风险、预后的医师一方和因为疾病顿时改变了生活、工作以及家庭的平衡，造成痛苦、焦虑、困惑、恐惧甚至绝望的患者

为另一方，这两方面在沟通中进行研究、讨论、切磋和交融：医师的一方走进患者一方的世界里，去感受因疾病给患者所带来的精神和躯体的痛苦。同时通过沟通使患者一方一步一步地走进医师为他讲述的医学世界里，逐渐了解难懂的医学术语、深奥的医学知识和技术，理会到了自己原本不知晓的全部信息，评估出了自己所患疾病的状态，为理性作出选择决策有了充分准备。在临床实践中，医师应该深刻认识到在患者叙述病史中的人文社会性。当医师倾听患者叙述病史过程中，除了确定他的客观的疾病症状外，也必须识别其中的人文社会因素来加以鉴别，这是一方面。另一方面，我们还应该深刻认识到，作为医师本人，除了医疗技术和知识外，渗透于其中的人文社会性也影响自己对病史中的症状进行挑选。此时的挑选是决不能遗漏作为诊断依据的重要线索的。因此，治疗方案决策中的医患沟通也可以说是在医师作为主体的医学知识和诊疗经验以及医师的人文社会素养与患者作为客体的客观疾病症状和患者的人文社会性两者之间反复来回穿梭、理性思考。在反复换位思考过程中医师始终是主导，指导患者作出最适宜的理性决策。有时在两个方案最终决策时，会面临两难的境地，常常只能两害取其轻、两利取其重的衡量中作出决策。这是优秀医师高尚的非机械的智力创造。

3. 促进依从性的医患沟通 依从性（compliance）是指患者遵从医师的治疗方案和医嘱的程度。治疗效果和预后很大程度上与患者的依从性呈正相关。有人提出治疗效果＝医师的临床知识与技能×患者的依从性。有调查报告患者不遵医嘱的主要原因是患者对医师不满意。对医师满意的患者有54%完全服从治疗，不满意的仅有16%。在生物医学模式理念里是没有依从性概念的。以医师为中心，医师赐诊，患者听大夫的。患者虽然说"大夫我知道了"，患者已回应"好！好！"，其实患者回家后并没有完全按医师的嘱咐去做。因为患者有自己的思想，自己的认识，自己对疾病的领悟态度以及其他各种影响患者的因素，所以患者不一定会完全按照医嘱执行。有时治疗效果不佳，可能是患者的依从性在起作用。影响患者依从性有来自本人的，来自家庭的，也可来自与患者亲近的人和其他社会因素：①首先是在决策治疗方案时医患沟通不充分，如治疗过程中可能产生的副作用，如何防范交代得不透彻；又如医师没有用通俗易懂的话来解释难懂的医学术语，使患者似懂非懂；也可能用药多，药物之间的配伍太复杂而难执行。②其次是患者对医嘱错误理解或疗程太长难以坚持，或有时疾病症状消失以为治愈而自行中断治疗又导致复发。有的患者是好了伤疤忘了痛，没有维持疗效而最终没有达到预期目

标。有的对终生性疾病必须终生性维护认识不足，自行中断治疗，使症状反复。③来自家庭社会的因素。一些慢性疾病需要家庭辅助和支持遇到困难。有时家属一句话"我看这药不行……"影响患者的依从性。有的患者受报刊、电视、广播各种健康讲座的一些不完整不全面医学信息而怀疑自己的大夫的治疗方案导致影响了依从性。④最后，当然关键还是医师是主导因素。患者对医师的信任和威望有决定性意义。尤其在当今社会，医师要通过各种方式取信于患者，才能促进患者的依从性。即使有时医师无意失误有错，及时说一声"对不起""真不好意思""伤着您了吧！"，及时说一声"抱歉""向您道歉"，会消除误会，更增加患者对医师的信任度。

三、医患沟通技艺

1. 语言沟通　希波克拉底称医师有三大法宝：语言、药物和手术刀。他把语言放在首位，如果语言不当不仅不能起到治疗作用，反而可产生负面影响。据天津某医院统计医疗纠纷中因语言不当造成的占95%左右。可见医师语言的重要性。医师的语言可以治病，也可以致病。医师高超的语言水平可以使患者增加信心，把对疾病的失望转为希望，由沮丧转为乐观，由此增强个体免疫力、抵抗力和康复力。医师的每一句话都具有能量，有很高的专业性和艺术性。把深奥难懂的医学知识和艰深晦涩的术语能进行通俗表达，也需要很强的技巧性。有的话不能说或暂时不能说；有的话一定要说，不能耽误；有的话不能直白地说，要委婉地说；有的话当面暂时不能对个人说，但一定要对家属说。这真可以说是语言表达的艺术。

医学知识和技能是当今世界上更新最快的学科，然而又是发展速度最慢的学科。医学学科不像物理、数学、化学等自然科学那样可以运用数学定律公式，建立物理数学模型，进行逻辑推理。数学推导和表达精确得分毫不差，并可以预料其结果正确无误。医学还不是很精密的科学，在医疗过程中，出现偶然性、不确定性的情况常常发生。因此，医学也可以说是概率科学，通常只能用统计概率来表达。迄今为止，人体是自然界最复杂的研究客体，尽管医学已很发达，但是绝大多数疾病的病因尚未阐明，绝大多数疾病的发病机制也未完全弄清。也许医学科学不可能完全彻底地解决它所面临的所有问题。例外、突然、从未见过、意外、没有料到、非常罕见等常常会伴随医师终生。永远不存在神医，不存在妙手回春。那种对患者说"保证能好""绝对可靠""百分之百没问题"是不科学的。有的患者问医师"这种手术能根治吗？""这种疗法风险大吗？"，最好的回答是有循证依据的告诉一个概率。譬如拔下颌智牙后会感染吗？可以说根据统计拔牙后发生干槽症约10%。患者常常问手术危险性大吗？如果根据大数量可靠统计，手术死亡率为0.1%，当然不能说一千个患者要死一个。积极的回答是手术的成功率为99.9%，更容易被患者接受。又如，有的患者问正颌外科手术有风险吗？也可以模糊表达（不是模棱两可，含糊其辞），即较为宽泛的说法：手术都有一定风险的，不过这样的手术都是有经验的高资历的医师主刀，除非意外手术都是顺利的。有的可以用类比、比喻的方式说明。

在语言沟通中要注意以下使用的技能：①多用安慰性、鼓励性、称赞性、保护性和积极性的语言。②忌用伤害性、教训式、审问式和消极沮丧泄气的口气。③多用善意、建议和规劝性的话语，譬如："如果是我就怎么怎么办"，"如果是我，我就选择这个而不是那个"，而不用命令式、强制性的口吻。④在语言沟通中要经常适时停顿，给患者留出时间来作出思考和反应。可使医师及时了解患者的想法。譬如插问"您感到怎样？""您觉得这样好吗？"⑤中国的传统文化总是把生病看作一件不好的事，尤其是精神性疾病、某些器官的病痛以及某些诱因总是持保留态度而隐瞒不说，这对医师作出正确的判断不利。遇到这种情况，要用婉转的语言或间接询问的方式交流，或采取旁敲侧击方式交流，此时语调应放低，语速要慢，说话要轻柔，让患者感到医师像亲人和自己谈话，是不会让第三者知道的，绝对会对隐私保密的，也许患者才能吐露真情。⑥当医师已预知某种诊疗方法可能会产生某些并发症，应使用预防性告知，以免产生误解。这种预防性告知比发生了并发症事后告知强百倍。譬如颞下颌关节周围封闭术，术前告知注射后几分钟可能出现闭眼困难。又如与下牙槽神经接触紧密的下颌智牙拔除后可能出现下唇麻木。⑦告诉坏消息是一件特别困难的事，要遵循因人而异，逐渐透露，先轻后重，鼓励信心，给予希望的原则。对于疗效不能让患者产生满额的期望值而转为弹性期望值。有时对患者要善意掩饰，而对家属要说透。⑧语言沟通有时也可以交流疾病以外的事，使患者产生共鸣和亲切感。譬如在治疗颞下颌关节紊乱病夜磨牙症，医师建议可用𬌗垫治疗。医师虽然作了详细解释，但患者仍然不懂而犹豫不决，这时加上一句"其实我本人也戴用了好几年……"此时患者会欣然接受。⑨在语言沟通中最重要的是要体现出医师的真诚，让患者感到医师确实是为他着想。语言沟通要把忠言逆耳说成忠言不逆耳，在医患交流中一时气氛紧张，医师要会巧用幽默语言顿时转而轻松起来。语言沟通实在是一门要终生学习的艺术。

2. 非语言沟通　非语言沟通可以增强语言效果，有时会起到事半功倍的作用。在医患治疗过程中，非语言沟通是丰富多彩的。医师的表情、眼神、微笑、点头、摇头、手势以及和患者位置的改变都是无声的语言。在非语言沟通中，医师的眼睛应保持与患者的眼睛在相同的高度，慈祥、同情的眼神就是目光语言。这一切都不是在表演，而是医师善良、同情、真诚、关爱的情感的自然体现，也是医师人文修养的自然流露。当患者口水外流时，顺手递上一张手巾纸；咳痰困难时轻轻地在背部拍一拍；干咳时，倒上一杯热水；老年人治疗完毕从平卧位在牙椅上起身艰难时，轻轻地在腰背上助推一下，下牙椅走步困难时扶上一把；看到患者治疗后被躺皱了的上衣，轻轻地平整一下；走出诊室穿衣有困难时帮上一手。虽然这是一些细小琐事，但有时会起到意想不到的效果。非语言沟通不只是技巧，更是关爱艺术。

3. 倾听技能　医师必须学会倾听。医师一定要耐心倾听患者叙述病史，患者叙述病情要理解为是倾诉，是患者的一种对疾病痛苦而自我泻泄，对患者是有益的行为。很多医师很不重视，也不耐烦倾听。1979 年，Stewart 等人研究表明 54% 患者诉求和 45% 患者担忧没有被引述出来。1984 年，Beakman 和 Franked 指出医师经常在患者刚开始开放式陈述后不久（平均只有 18 秒！）就打断其谈话，从而导致患者不能充分陈述。临床研究证明病史资料在诊断证据中占 60%～80%。1994 年 6 月成立的国际医药教育学会对高等医药教育提出全球最低要求中指出："为了提高医疗决定的准确性和患者满意度，毕业生必须能够注意倾听、收集和综合同问题有关的信息，并理解这些内容"。1993 年英国总医学委员会为医学生制定了 24 个具体目标中的第 9 条："以某种实践方式表明自己能理解精神和躯体疾病过程，以及同疾病表现和患者反应相关的社会的、文化的和个人的因素，在倾听中不漏掉为你诊断治疗有用的信息，在倾听中不要随意打断患者的讲话"。倾听和听朋友聊天的听不是同一个概念。倾听的英文是 listening，而听是 hearing。听是仅仅用耳朵被动地接收对方的语言过程。倾听是主动的过程，有目的地专心地听，全神贯注，一面听一面在思考同时还注意对方的语调、表情及肢体语言。倾听是一种选择而听不是，倾听是关心地听，一面听一面有感情反应。这样的听是表达医师对患者重视和尊敬的行为方式。对医师来讲，倾听是从事治疗活动的一部分，是准确获取患者的信息，捕捉重要线索的医疗行为方式。倾听时医师一定要用善意、关心的目光注视患者，这时医师的注意力是集中的。一面听一面时而点头，时而一丝微笑，时而连声"嗯……嗯……""噢！

是这样"，时而插一两个短句"我这么理解您的意思对吗？"这不是打断患者叙述，这种及时的回应，可以缩短问诊时间，不会错过有用的线索。这说明医师不仅在听，还很专心，在思考。细心的患者是完全可以察觉到的，会暗暗地在心里称赞。相反，如果医师在听患者讲述病史时漫不经心，目光漂移不定或注视他处，一面听一面在摆弄手中的笔头，一面听一面又突然转向护士说话，或听到患者冗长的病史时，医师表现出不耐烦时而皱眉，时而看自己的手表……。细心的患者也会看在眼里，想在心里。这一切都是与倾听的要求不相容的。

4. 提问技艺　提问在医患沟通中必不可少。因为医师没有听清楚患者的话要提问；要核实是否听得对、理解是否准确要提问；对病史中重要线索进一步让患者确认要提问；对某些细节想进一步了解要提问；医师提出进一步检查项目、治疗方法征求意见要提问；涉及患者敏感的话题或隐私，而对确定诊断又十分关键也非问不可……。医师的提问应站在患者的感情上，走进患者此刻的精神世界里，体验到因病痛所造成的性格脾气和情绪改变。所以，医师的提问要遵循尊重、体贴、礼貌的原则，使用委婉同情、关心的口吻。一般可以用"请讲具体点""请举一个例子""对不起""您的意见是……""还有什么要求""这样行不行？"；讲到关键而又隐私和敏感处，可用"请接着讲""后来又怎么样了"这样鼓励的语气提问。目前各三级甲等医院都开专科门诊，有的已经细化到三、四级专科门诊。在提问和问诊中，不要采取封闭式提问。所谓封闭式提问，问得太窄，容易误诊。例如：颞下颌关节病门诊，患者挂这个专科，自以为一定是关节病，而专科问诊的专家也以为来看病的患者是患有颞下颌关节病，于是就问"您关节痛不痛？"，患者回答似乎只能是痛与不痛。其实患者可能是颌面深部一个恶性肿瘤，而反应在面颊区痛，不一定在颞下颌关节处痛。因此宜采用开放式提问，问得面宽，而不是医师指定什么。可以这样问："您怎么不好？""您哪里不舒服？"等。让患者真实地说出症状。当然，先采用开放式提问，再用封闭式提问，可使者叙述的症状逐渐具体。总之，通过你的提问会使患者自愿地、真实地说出对诊治有用的全部信息。而提问又不会使患者尴尬、窘困和反感。与其说提问是技能倒不如说是一门艺术。

口腔医学临床专业比起临床医学其他众多的专业，有十分独特的特点，使得口腔医师在临床诊治过程中比其他学科临床医师更有条件做好医患沟通，更有条件体现口腔医疗的人文性和人文服务：①口腔疾病诊治绝大多数在门诊，在一个比较私密的单独诊室，患者坐卧在口腔综合治疗椅，而医师端坐在患者的右侧位，两者距离很近，处在亲密接触条件。按照社会学理学的说法，这样会产生接近性吸引，空间上距离越小双方越接近，彼此往往更易有熟悉感、亲密感，好像彼此已成知己，进行医患沟通也就很自然。也正是由于口腔医师和患者是如此近距离接触，有时患者可以感受到医师的呼吸、气味甚至体温，医师的仪容（面貌）、仪态（语言举止）、仪表（言谈举止）、气质风度，以至面部一丝表情都会因为如此亲密接触而尽收眼底。口腔医师的仪表端庄、面带微笑、和蔼可亲、慈祥和善形成的职业形象是给患者最直观、最直白、最鲜明的表达。好的职业形象让患者容易产生好感，让患者对医师肃然起敬，产生信任感、安全感而减少防卫心理。所有这一切都是为了患者的利益，以便使其很好地配合医治。千万不要忽视微笑的力量，人类的表情是亿万年演化出来最成功的语言，要比讲话复杂千倍，比讲话精练和细腻百倍，一个好的口腔医师要善于应用表情。口腔医师的白大褂应该洁白挺括，男医师绝不应穿着汗衫、短裤，胡须总是刮净，头发梳理整齐，衬衫领平整，西服裤线笔直，皮鞋也总不会沾上泥巴。女医师也不会穿奇装异服、浓妆厚粉。过分浓烈的香水也会使患者不快甚至过敏。口腔医师的仪表等吸引更容易和患者交流。②口腔医疗中大多数少有破坏性，多数是积极性治疗或修复性治疗。缺损的牙体被恢复，缺失的牙齿被修复，治疗方案较为容易被患者接受。③口腔治疗中相当一部分属于美容性质、预防保健性质，不整齐的牙齿被矫正得整齐优美；褐黄的氟斑牙被处理得洁白漂亮，犹如焕然一新，可谓愉快医学，舒适医疗。④口腔诊治时间平均约有30分钟亲密接触，有的可以在一小时以上。大多数需要多次复诊，正畸治疗长达1～2年多达几十次复诊。接触频率产生接近性吸引而彼此相容。我国和世界上也不乏一个口腔医师为三代人矫正治疗的案例。医患关系融洽亲密成为朋友、世交。培根的名言"知识就是力量"，在医学中可以套用"技术就是力量"。然而，医学中人文关怀、人文服务也是力量；医疗技术发展无止境，人文服务也无止境；高超的医学技术激动人心，至上的人文服务和关怀也可以激动人心。人是有丰富情感、复杂思想和聪明智慧的社会群体的人；人是生物性和社会性结合、躯体与精神统一、机体内部与外界环境相协调的社会动物。医学在发展过程中理应回归它的人文社会性，医学是最具人文性的科学，同时也是最具科学性的人文学科。

（张震康）

参 考 文 献

1. Roy Portey. 剑桥插图医学史. 张大庆，译. 济南：山东画报出版社，2007

2. 钟明华，吴素香. 医学与人文. 广州：广东人民出版社，2006

3. 王锦帆. 医患沟通学. 第2版. 北京：人民卫生出版社，2012

4. 张大庆. 医学史十五讲. 北京：北京大学出版社，2007

5. 刘慧军. 医学人文素质与医患沟通技能教程. 北京：北京大学医学出版社，2011

6. 于秦曦，张震康. 社区口腔诊所开设和经营管理. 北京：人民卫生出版社，2002

7. 中华人民共和国教育部高等教育司. 中国高等医药教育改革与发展. 北京：人民卫生出版社，2004

8. 中华口腔医学会口腔医学教育专业委员会，等. 中国口腔医学本科教育标准（讨论稿）. 中华口腔医学杂志，2008，43（3）：392-397

9. 王文侠. 改变世界的100大医学发现. 武汉：武汉出版社，2008

10. 乔纳森•希尔费曼，苏珊•库尔茨，朱丽叶•德雷柏. 医患沟通技巧. 第2版（原著）. 杨雪松，译. 北京：化学工业出版社，2009

11. 王效道. 医学心理学. 第2版. 南京：江苏科学技术出版社，1988

12. 王一方. 画布上的医学. 健康报人文讲坛2010年12月17日6版

13. 陈勇. 患者话语权消失的历史审视. 健康报人文讲坛2012年3月23日6版

14. RoyPonten. 剑桥医学史. 张大庆，译. 长春：吉林人民出版社，2000

注：在编写本章参阅的大量文献资料不能一一列出，尤其是《健康报》一些内部资料、报刊文章，虽然不能列出，然而给作者启发、受益，在此致谢！如王一方的《画布上的医学》、陈勇的《病人话语权消失的历史审视》

上篇
疾 病 篇

第 1 章

龋 病

第1节 概 述

龋病是一种以细菌为主要病原体,多因素作用下,导致牙齿硬组织发生慢性、进行性破坏的疾病。遭龋病破坏的牙齿即龋齿,可以单发于一个牙,也可同时累及多个牙;可以在儿童期发病,也可以在老年期发病,没有人对龋终生免疫。龋的疾病过程涉及多种因素,现代研究已经证明牙菌斑中的致龋细菌是龋的主要病原体。致龋细菌在牙菌斑中代谢从饮食中获得的糖或碳水化合物生成以乳酸为主的有机酸,导致牙齿中的磷灰石结构脱矿溶解。在蛋白酶进一步的作用下,牙体结构中的有机物支架遭到破坏,临床上表现为牙齿出现不能为自体所修复的龋洞。如果龋洞得不到及时的人工修复,病变进一步向深层发展,可以感染牙齿内部的牙髓组织,甚至进入根尖周组织,引起更为严重的机体的炎症性病变。

根据近代对龋病病因学的研究成果,有学者将龋病定义为一种与饮食有关的细菌感染性疾病。这一定义强调了细菌和糖在龋病发病中的独特地位。然而,从发病机制和机体的反应过程来看,龋病又不完全等同于发生在身体内部的其他感染性疾病。

概括地说,龋病是一种人类的慢性疾病,可以累及各个牙齿、各个年龄和各种人群。龋病的直接结果是牙齿的破坏,称为龋齿。治疗龋病,不仅要修复龋洞,更要针对具体患者具体病因采取防控结合的方式,防止复发、防止更多龋的发生和防止继发更严重的病症。

龋齿治疗不及时或不恰当可导致一系列继发病症。由龋齿所引发的一系列口腔和全身问题以及由此对人类社会和经济生活产生的严重与长远影响是无论如何都不应该忽略的。

人患龋病,最初可没有症状,自己也不会发现牙齿上明显的缺损。当继续发展时,可出现轻微的症状包括食物嵌塞或遇冷遇热时的敏感症状。及至主要症状变为持续的疼痛感觉时,感染多已波及牙髓。多数患者是在牙齿发生炎症、疼痛难忍时,才不得不求医的。这时候已经不是单纯的龋病了,而可能是已继发牙髓或根尖周围组织感染的病变了。在口腔科临床工作中,由龋病导致牙髓炎和根尖周炎而就诊的患者占了很大的比例,有人统计可占综合口腔科就诊患者的50%以上,也有人报告可占因牙痛就诊的口腔急诊患者人数的70%以上。急性牙髓炎和根尖周炎可以给患者机体造成很大痛苦,除了常说的牙痛或牙敏感症状外,严重的根尖周组织感染若得不到及时控制,还可继发颌面部的严重感染,甚至危及生命。慢性的根尖周组织的感染实际上是一种存在于牙槽骨中的感染病灶,也可以成为引起全身感染的病灶。

龋病及其继发病症得不到治疗,最终的结果必然是牙齿的丧失。要恢复功能则必须进行义齿或种植体的修复。如果对早期丧失的牙齿不及时修复还会形成剩余牙齿的排列紊乱或咬合的问题,严重时影响美观和功能,不得不通过正畸的方法予以矫正。

另一方面,不适当的口腔治疗可能造成新的龋病危险因素。在龋齿有关的后续系列治疗中(如义齿修复、正畸治疗),口腔环境可能发生一些更加有利于龋病发生的改变,如各种装置可能破坏正常的口腔微生态环境,增加菌斑聚集的机会,增加清除有机酸的困难,进一步增加患者患龋病和牙周病的危险性。

龋及其有关疾病对身体健康的影响虽然显而易见,但对人类社会生活和经济生活的长远影响却往往被忽略。由于龋的慢性发病特征,早期常不被注意。一旦发生症状,则需要较复杂的治疗过程和较多的治疗费用。人有28~32颗恒牙,相关治疗的费用在任何时候、任何地点都是很大的。如果将社会和个人花在龋病及其继发病症的预防和治疗的费用总量与任何一种单一全身疾病的费用相比较,人们就会发现,龋病不仅是一个严重影响人类健康的卫生问题,还可能是一个重要的经济问题或社会问题。或许这就是世界卫生组织曾将龋病列在肿瘤和心血管疾病之后,作为影响人类健康的第三大慢性疾病的理由之一。

第2节 龋 的 病 因

尽管迄今尚不能宣布龋病的病原已经完全清楚,

但已有的科学证据和临床实践越来越支持化学细菌致龋的理论。

一、化学细菌致龋理论

很早就有人提出："酸致牙齿脱矿与龋形成有关。"但在相当一段时间内并没有实验依据证明这种推测。直至100多年前，W.D. Miller通过一系列微生物学实验，证明了细菌代谢碳水化合物（或糖）产酸，酸使矿物质溶解，并形成类似临床上早期釉质龋的白垩样变，提出了著名的"化学细菌学理论"，又称"化学寄生学说"。Miller提出上述学说主要依据的是体外的脱矿实验，包括以下几点：

1. 将牙齿放在混有糖或面包和唾液的培养基中孵育，观察到牙齿脱矿。

2. 将牙齿放在混有脂肪和唾液，不含糖的培养基中孵育，未见牙齿脱矿。

3. 将牙齿放在混有糖或面包和唾液中的培养基中，煮沸后再孵育，未见牙齿脱矿。

与此同时，Miller从唾液和龋损部位中分离出多种产酸菌。Miller认为，龋可分为两个阶段：第一阶段是细菌代谢糖产酸，酸使牙齿硬组织溶解；第二阶段是细菌产生的蛋白酶溶解牙齿中的有机物。目前，已有多种方法可以在体内或体外形成类似早期龋脱矿的龋样病损。

Miller的学说基本主导了过去100年来的龋病病因和预防研究。甚至可以说，近代龋病病因学的发展尚没有超出这一学说所涉及的范围。近代龋病学的主要发展即对致龋微生物的认定，确定了龋是一种细菌感染性疾病。这一认识形成于20世纪50年代。1955年，Orland等学者的经典无菌和定菌动物实验，一方面证实了龋只有在微生物存在的情况下才能发生，同时也证明了一些特定的微生物具有致龋的特征。在随后的研究中，研究者进一步证明了只有那些易于在牙面集聚生长并具有产酸和耐酸特性的细菌才可称为致龋菌。进而，一系列研究表明变形链球菌是非常重要的致龋菌。但是近代的研究表明，龋病形成的微生态环境十分复杂，很难用单一菌种解释龋发生的过程。更为重要的是，人们已经发现，所有的已知致龋菌总体来讲又都是口腔或牙面上的常驻菌群，在产酸致龋的同时，还可能担负维持口腔生态平衡的任务。

从病原学的角度来看，将龋病定义为细菌感染性疾病是正确的，但龋病的感染过程和由此激发的机体反应并不完全等同于发生在身体其他部位的细菌感染性疾病。首先，细菌的致龋过程是通过代谢糖产生的有机酸实现的，而不是由细菌直接作用于机体或机体的防御体制。其次，龋病发生时或发生后并没有足够

的证据表明机体的免疫防御系统有相应的抗病原反应。因此，通过抗感染或免疫的方法治疗或预防龋病还有许多未知的领域和障碍。

另外，在龋病研究中有一个重要的生态现象不容忽视，即细菌的致龋作用不是直接作用或孤立发生的，而必须是通过附着在牙表面的牙菌斑的微生态环境才能实现。甚至可以说，没有牙菌斑，微生物并不能致龋。

二、龋病病因的现代理论

现代主要的龋病病因理论有三联因素或四联因素理论，后者是前者的补充，两者都可以认为是化学细菌致龋理论的继续和发展。

（一）三联因素论

1960年代，Keyes作为一个微生物学家首先提出了龋病的三联因素论，又称"三环学说"。三联因素指致龋细菌、适宜的底物（糖）和易感宿主（牙齿和唾液）。三环因素论的核心是三个导致龋病的必需因素，缺少任何一方都不足以致龋。而其他因素都是次要因素，必须通过对三联因素的影响发挥致龋作用（图1-1）。

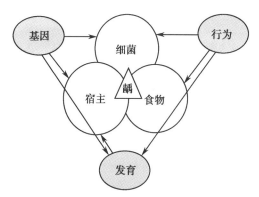

图1-1 龋是多因素相关的疾病

1. 致龋细菌 黏附在牙面上，参与牙菌斑的形成并具有产生有机酸和其他致龋物质的能力，同时又具有能够在较低pH条件下生存和继续产酸的能力（耐酸）。细菌的代谢产物是造成牙齿硬组织破坏的因素，所以可以认为细菌是病原因素。目前研究最多的是变形链球菌族，因为它能够合成多聚糖（主要是葡聚糖）。葡聚糖作为菌斑的基质，在牙菌斑的形成中起重要作用。而牙菌斑是细菌在牙面上赖以生存的生态环境，没有这样的环境，龋同样是不能发生的。研究较多的致龋细菌还有乳酸杆菌和放线菌。前者具有强的产酸和耐酸能力，在龋坏的组织中检出较多，一般认为在龋的发展中起重要作用；后者则参与根面菌斑的形成，与牙根龋的发生关系密切。

关于致龋菌的研究经历了一个多世纪。早期由于

在龋坏部位发现较多的乳酸杆菌，乳酸杆菌作为致龋菌受到较多关注。及至 20 世纪 50 年代，通过动物实验证明了只有在细菌存在的情况下才能够发生龋，单一的细菌也可以致龋。利用定菌鼠的方法，确定了一些细菌的致龋性。从 20 世纪 60 年代开始，由于发现了变链家族在利用蔗糖合成多聚糖中的作用，龋病病原学的研究更多地聚焦在变形链球菌和绒毛链球菌上。这一阶段的成果，极大地增加了人们对菌斑形成过程的了解。相当一段时间，口腔变形链球菌作为主要的致龋菌受到了广泛的重视和深入研究。许多学者乐观地希望通过防龋疫苗消灭龋齿。然而，经过多年的努力，防龋疫苗的工作进展缓慢。主要的不是技术方面的问题，而是病原学上的问题，即目前的病原学研究尽管有大量的证据表明变形链球菌是口腔中最主要的致龋菌，但还不能够确定地认为它就是龋病发病中的特异致龋菌。既然龋尚不能肯定为是一种特异菌造成的疾病，这就无法估计针对某种特异细菌的疫苗所能产生的防龋效果的大小。由于防龋疫苗的使用是一项涉及面广，需要有相当投入的工作，如果事先对其预期效果和安全性没有科学的评估和预测，很难进入临床实验阶段。而没有临床实验的验证，防龋疫苗根本不可能进入临床应用。

近年的研究表明，除了前述的变链、乳杆和放线菌外，一组非变链类口腔链球菌在龋病的进展过程中起作用。可以认为非变链类链球菌有致龋能力，并可能在龋病的初始期起作用。

2. 适宜的底物（糖） 口腔中有许多细菌具有代谢糖产酸的功能。由于牙菌斑糖代谢生成的主要有机酸是乳酸，这些细菌又可称为产乳酸菌。产乳酸菌在生物界具有许多有益功能，如分解发酵乳类制品，有利于人类消化。口腔中产乳酸菌生成的乳酸，一方面在维持口腔生态平衡中可能存在有益的一面；另一方面，如果得不到及时清除，在菌斑中滞留，则导致牙齿持续的脱矿。一些口腔细菌具有利用糖合成多聚糖的功能，包括细胞内多糖和细胞外多糖。前者可以为细菌本身贮存能量，后者则作为菌斑的基质。在所有的糖类物质中，蔗糖最有利于细菌产酸和形成多糖，因此，蔗糖被认为具有最强的致龋性。糖的致龋性不经机体消化，是通过局部作用产生的，糖不进入菌斑不会致龋。具有甜味作用的糖代用品，如木糖醇，经过细菌代谢时不产酸也不合成多糖，所以是不致龋的。

3. 易感宿主（牙齿和唾液） 牙齿自身的结构、矿化和在牙列中的排列，牙齿表面物理化学特性，唾液的质和量等多种因素代表了机体的抗龋力。窝沟处聚集的菌斑不易清除，窝沟本身常可能有矿化缺陷，因而更易患龋。排列不齐或邻近有不良修复体的牙齿由于不易清洁，菌斑易聚集，更易患龋。牙齿表面矿化不良或粗糙，增加了表面聚集菌斑的可能，也增加患龋的机会。

牙齿自身的抗龋能力，包括矿化程度、化学构成和形态完善性，主要在牙的发育阶段获得。牙齿萌出后可以通过局部使用氟化物增加表层的矿化程度，也可以通过窝沟封闭剂封闭不易清洁的解剖缺陷。

机体抗龋的另一个重要的因素是唾液。唾液的正常分泌和有效的功能有助于及时清除或缓冲菌斑中的酸。唾液分泌不正常，如分泌过少或无法到达菌斑产酸的部位，都会增加患龋的机会。

与龋病发病的有关因素很多，但大量的临床和实验研究表明，所有其他因素都是与上述三联因素有关或通过上述因素起作用。如，不良的口腔卫生增加菌斑的聚集、增加有机酸在局部的滞留，是通过影响微生物的环节起作用的；再如，低收入低教育水准，意味着口腔保健知识和保健条件的缺少，影响对致龋微生物和致龋食物的控制，从而导致龋在此人群中多发。

（二）龋的四联因素论

又称四环学说。20 世纪 70 年代，同样是微生物学家的 Newbrun 在三联因素的基础上加上了时间的因素，提出了著名的四联因素论。四联因素的基本点是：①龋的发生必须具备致龋菌和致病的牙菌斑环境；②必须具备细菌代谢的底物（糖）；③必须是局部的酸或致龋物质聚积到一定浓度并维持足够的时间；④必须是发生在易感的牙面和牙齿上。应该说，四联因素论较全面地概括了龋发病的本质，对于指导进一步研究和预防工作起了很大的作用。但严格来讲，无论是三联因素论还是四联因素论，作为发病机制学说似乎更为合适，而不适合作为病因论。因为除了微生物之外，食物和牙齿无论如何不应归于病原因素中。

三、其他与龋有关的因素

如前节所述，致龋细菌、适宜的底物（糖）和易感宿主是三个最关键的致龋因素。然而，与龋有关的因素还有很多，龋是一种多因素的疾病。但是所有其他因素都是通过对关键因素的影响而发生作用的。

1. 微生物 致龋细菌具有促进菌斑生成、产酸和耐酸的能力，是主要的病原物质。除此之外，其他的微生物也可以对龋的发生和发展起作用。正常情况下，口腔微生物处于一个生态平衡的状态。一些细菌可能本身不致龋，但却可以通过影响致龋菌对龋的过程产生作用。譬如口腔中的血链球菌，本身致龋性很弱，其在牙面的优先定植，有可能减少变异链球菌在牙面的黏附和生长，进而减少龋的发生。另外，一些非变链类链球菌产酸性不高，但对于维持牙菌斑的生存有作用,有助于龋的形成;或对产生的有机酸有缓冲作用,有助于龋的抑制。

2．口腔保健　口腔保健包括有效的刷牙、去除菌斑和定期就诊。有效的口腔保健措施和有效地减少菌斑在牙面的附着,是减少龋齿的重要因素。

3．饮食　食物中的碳水化合物是有机酸生成反应的底物,尤其是蔗糖,被认为是致龋因素,甚至认为是病因之一。根据细菌代谢食物的产酸能力,将食物可简单地分为致龋性食物和非致龋性食物。致龋性食物主要是含碳水化合物的食物和含糖的食物。根据糖的产酸性排列,依次是蔗糖、葡萄糖、麦芽糖、乳糖、果糖等。食物的致龋性还与食物的物理性态有关。黏性、易附着在牙面的,更有助于糖致龋的作用。除了这些对致龋有作用的食物之外,剩下的多数应该是非致龋性的。关于抗龋性的食物,由于很难从实践中予以证实或检验,很少这样说。非致龋性食物多为含蛋白质、脂肪和纤维素的食物,如肉食、蔬菜等。一些食品甜味剂不具备碳水化合物的结构,不具备产酸性,因此不致龋,如木糖醇和山梨醇。

由于糖与龋的密切关系,预防龋齿必须控制糖的摄入。然而还应该认识到人类的生存需要充足的营养和能量。糖,尤其是蔗糖,是人类快速获取能量的重要来源。从营养学的角度,不可能将糖或碳水化合物从食谱中取消。唯一能做的是减少进食的频率、减少糖在口腔中存留的时间。

4．唾液因素　唾液作为宿主的一部分,归于与龋有关的关键宿主因素一类。唾液的流量、流速和缓冲能力决定了其对酸的清除能力,与龋关系密切。影响唾液流量的因素除了唾液腺损伤和功能障碍之外,还与精神因素等有关。

5．矿物元素　牙齿的基本矿物组成是羟磷灰石,是磷酸钙盐的一种,主要成分为钙和磷。环境中的钙、磷成分有助于维护矿物的饱和度,有助于减少牙齿硬组织的溶解,还有助于再矿化发生。氟是与牙齿健康关系最密切的元素。人摄入了过量的氟可能导致氟牙症,严重的时候还会导致骨的畸形,称为氟骨症。但环境中微量的氟,如牙膏中的氟、口腔菌斑中的氟,则有抑制脱矿和增加再矿化的作用,达到预防龋的效果。其他和龋有关的元素多是与牙矿物溶解有关的元素,如锶、钼、镧元素有抑制脱矿的作用,而镁、碳、硒元素有促进脱矿的作用。

6．全身健康与发育　牙齿发育期的全身健康状况可以影响牙的发育和矿化,进而对牙齿对龋的易感性产生影响。

7．家族与遗传　双生子的研究结果表明人对龋的易感性极少与遗传有关,主要是由环境因素决定的。但是遗传对龋相关的其他因素有明显的作用,如牙的形态(包括窝沟形态)受遗传因素影响较大。而人的饮食习惯与家庭生活环境有关。

8．种族　种族间龋患的差异主要来源于饮食习惯、卫生保健方式和社会文化教育方面的差异。

9．社会经济及受教育的程度　经济状态的差异决定了人接受教育、口腔保健知识和获得口腔保健措施的程度,因此与龋有关。

第3节　龋的发病过程和发病机制

龋齿的发病过程要经过牙菌斑形成、致龋菌在牙菌斑环境内代谢糖产酸形成多聚糖、酸使牙齿硬组织溶解成洞几个重要环节(图1-2)。

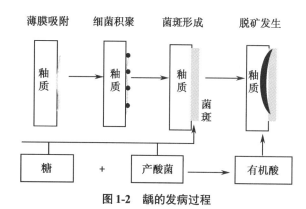

图1-2　龋的发病过程

一、牙菌斑形成

牙菌斑指附着在牙表面的膜样物质,即牙表面生物膜,含有微生物(菌斑容量的60%～70%)、基质和水。细菌是牙菌斑微生物中的主体,基质主要由细菌分泌的多糖组成。其他成分包括细菌代谢生成的有机酸、来自唾液或龈沟液的成分等。

牙菌斑的形成开始于获得性膜的形成。获得性膜是牙面上沉积的唾液薄膜,其沉积机制类似静电吸附的作用,与牙表面的能量分布和唾液成分的结构有关。获得性膜的主要蛋白成分有糖蛋白、唾液蛋白、黏蛋白等。纯粹的唾液薄膜在光学显微镜下观察,是一种无细胞的均质结构。获得性膜可以在清洁后的牙面迅速形成并在数小时内达到稳定的状态,不易为一般的清洁措施清除。获得性膜的形成在很大程度上决定了牙面对细菌的吸引力。

几乎在获得性膜形成的同时,细菌就可以借其在牙面上黏附,并在其中生长发育形成稳定的细菌菌落。细菌对获得性膜的黏附,靠的是膜表面电荷间的吸引。最早借助获得性膜定居在牙面上的是球菌,而后才有其他菌类的黏附和生长。

黏附到牙面的细菌要经过生长、繁殖，同时吸聚其他细菌，才可能成为成熟的菌斑。细菌间的集聚可以借助各自膜表面的结构特征，相互吸引结合，更主要的是通过合成细胞外多糖尤其是不溶于水的多糖来完成。细菌利用蔗糖合成葡聚糖成为菌斑的基质，而一些细菌表面结合的葡糖基转移酶（GTF）对葡聚糖有很强的亲和力，从而形成了细菌集聚的基础。葡聚糖在细菌与牙面、细菌与细菌之间起桥梁作用，促进细菌对牙面获得性膜的黏附和细菌间的集聚，是菌斑成熟的关键成分。

早期形成的菌斑质地疏松，随着时间的延长，菌斑内部的细菌数量增多、密度增加、渗透性降低、有毒产物增加。一般认为3天后的菌斑中细菌种类、成分和密度基本恒定，视为成熟菌斑。成熟菌斑深处接近牙面的部分常呈厌氧状态或兼性厌氧状态。

成熟的菌斑结构致密，渗透性减弱，成为相对独立的微生态环境，有利于细菌产酸，不利于酸的扩散和清除。菌斑中的液态环境称牙菌斑液，是牙齿硬组织溶解的液态环境。现代研究证明，龋齿只有在菌斑聚集的部位才可以发生，甚至可以说，没有菌斑，就不会得龋。

二、牙菌斑中的糖代谢

人进食时摄入的糖，尤其是小分子的蔗糖、葡萄糖和果糖，可直接进入菌斑，为致龋细菌代谢利用。细菌在菌斑内的糖代谢包括分解代谢和合成代谢，还包括代谢生成的物质在菌斑内外的贮运。

1. 分解代谢 对于龋病有意义的是菌斑的无氧酵解过程。由于菌斑深层缺氧，细菌代谢糖主要通过无氧酵解过程，生成有机酸。菌斑和菌斑液中可以检测到甲酸、乙酸、乳酸、丙酸、琥珀酸、丙酮酸和丁酸等多种短链有机酸，但若干临床漱糖实验表明，糖代谢后增加最明显的是乳酸。菌斑中存在的其他有机酸很可能是乳酸进一步代谢的中间产物。乳酸的生成可以改变菌斑的pH，增加菌斑液的脱矿能力。静止的状态下，菌斑中的pH大约在6左右，进食糖后可以在极短的时间内达到5.0以下。牙齿脱矿的临界pH为5.5，是根据唾液中的平均钙磷水平确定的，即在此水平时，菌斑液保持过饱和状态的pH。在正常情况下，漱糖后菌斑的pH在3分钟即可达到临界pH以下的最低点，然后逐渐提高，并可以在30分钟左右恢复正常。但在特殊情况下，如唾液不能够及时进入菌斑，或唾液量整体减少时，漱糖后的菌斑pH值可以较长时间保持在较低水平，如临界pH以下。

2. 合成代谢 包括细菌利用糖合成细胞内和细胞外两类多糖。细胞内多糖的合成是将细胞外的糖转化为细胞内多糖储存的过程。在外源性糖源缺乏时，细胞内多糖可以作为细菌生存和获取能量的来源。细胞外多糖的合成是细菌通过糖基转移酶的作用合成多聚糖的过程。形成的多聚糖有葡聚糖、果聚糖和杂聚糖，是菌斑基质的主要成分。

细菌合成多糖的能力依靠其内在的酶系统，与致龋能力密切相关。

三、牙齿硬组织的脱矿机制

1. 脱矿与再矿化的基本化学条件 无论是在体内还是在体外，矿物溶解或沉积的基本物理化学条件是环境溶液中对于该种矿物的饱和状态。釉质、牙本质和牙骨质中的主要无机矿物成分为羟磷灰石，其基本分子成分是 $Ca_{10}(PO_4)_6(OH)_2$，在局部的环境溶液中必须满足下列条件才能保持牙齿矿物的稳定：

$$(Ca^{2+})_{10}(PO_4^{3-})_6(OH^-)_2 = Ksp$$

等式左侧表示溶液中的相关于羟磷灰石的离子总活度积，右侧为达到溶液平衡状态时羟磷灰石的溶度积常数。当溶液的离子活度积小于羟磷灰石的溶度积常数时，就可能发生矿物晶体的溶解。反之，则可能出现沉淀。

2. 脱矿和再矿化牙硬组织 在口腔环境中的脱矿实际上是固态物质在不饱和的液态介质中的溶解过程。牙菌斑中的液态环境即牙菌斑液，是决定牙齿硬组织是否溶解的介质。在菌斑的饥饿情况下，菌斑液对牙齿矿物来说，基本是过饱和的。而在糖代谢后，菌斑中出现大量有机酸，pH降低，可以使菌斑的液态环境呈现对牙硬组织高度不饱和的状态，牙齿中的矿物溶解析出。这种状态是牙齿溶解脱矿、形成龋的基础。

由于口腔菌斑环境的不断变化，牙齿形成早期龋不是一个连续的脱矿过程。当接受糖的挑战时，可以出现脱矿，而当糖或酸的作用消失，在唾液和氟化物的作用下，脱矿的牙组织可以再矿化。不过，一旦龋洞形成，细菌在龋洞内的产酸能力更强，而唾液和氟化物难以到达病变部位，脱矿就是占压倒优势的病理活动，无法逆转了。

第4节 龋的病理表现

一、釉 质 龋

1. 平滑面龋 龋到了成洞的阶段，由于组织完全溶解，局部空洞，组织学上所能观察到的东西很少。临床上利用离体牙，通过组织病理学手段所能观察到的实际上是早期釉质龋的情况，可见出现表层下脱矿的早期病理现象（图1-3）。

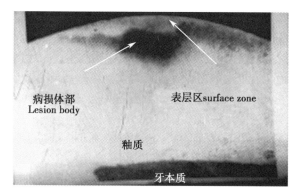

病损体部
Lesion body

表层区 surface zone

釉质

牙本质

图 1-3　早期釉质龋的显微 X 线片

所谓早期釉质龋，临床表现为白垩斑，肉眼见釉质表面是完整的，呈白垩色，无光泽，略粗糙，较正常组织略软，但未形成实际意义上的龋洞或缺损。这种情况，如果得到有效控制，如去除了病原并给以再矿化的条件，病变可能逆转变硬而无须手术治疗。

临床上很难确定活动性的或再矿化了的早期龋。用于组织病理学观察的临床白垩斑，多数实际上是已经再矿化了的早期龋。利用病理学的手段观察釉质早期龋，要将离体龋坏的牙齿制作成均匀厚度的磨片，观察的厚度要小于 80μm。投射光下，用普通光学显微镜下观察，可见龋损区色暗，吸光度明显增加，如果用硝酸银染色可见龋坏组织有还原银沉淀。由于釉质具有各向异性的双折射特征，观察早期釉质龋的病理结构需借助偏光显微镜。在偏振光下，交替在空气介质、水介质和喹啉介质中观察，自牙的外表面向内可将病损分为四层。

（1）表层：将发生在牙平滑面釉质上的白垩斑制成的纵向牙磨片平铺在载玻片上，浸水观察，可以清楚地分辨出发生病损的部位，呈外大内小的倒锥形。位于最表面可见一层 10～30μm 的窄带，矿化程度高于其下的部分，形成表层下脱矿重于表层的龋病脱矿的独特现象，称为表层下脱矿。表层的存在，一方面可能是这一部分的釉质溶解度比较低，另一方面可能与深层溶解物质在此处的再沉积有关。早期龋的表面也有很多实质性的改变，如较正常组织粗糙、色泽暗淡。在自然龋过程中所观察到的表层，矿物丧失量一般都大于 5%。所以，对早期龋表面的描述，用表面大体完整似乎较接近实际。

（2）病损体部：这是釉质早期脱矿的主体，矿物丧失量可多达 50% 以上。由于大量矿物的丧失，釉质的内在折射率发生变化，从而形成临床上可见的白垩色改变。

若用显微放射照相法观察早期龋病变，只能区别上述两层。

（3）暗层：这一层是只有在偏光显微镜下才可能观察到的一种病理现象。将磨片浸在喹啉中，由于喹啉折射率接近釉质，其分子大于暗层的微隙而不能进入，从而使此层的折射率区别于釉质和浸透喹啉的损伤体部，得以显示和区别。暗层宽窄不一，并且不是所有的龋损都能够观察到暗层。

（4）透明层：之所以这样称呼，是因为这一区域在光镜下观察，其透光性甚至高于正常的釉质组织。但实际上这一部分组织也是有矿物丧失的，可以看作是脱矿的最前沿。

2．点隙窝沟龋　有人将窝沟龋的病理学变化等同于两个侧壁的平滑面龋。但实际上，窝沟的两壁无论从组织学上还是局部环境上都无法等同于平滑面。尤其在疾病的发展模式上，窝沟龋有其独特性。窝沟龋的进展常在侧壁尚未破坏的情况下，早期即可到达釉牙本质界，沿釉牙本质界潜行发展，形成临床上难以早期发现的隐匿龋。临床上在诊断窝沟龋的时候要充分了解窝沟龋的这一特征。

二、牙本质龋

牙本质的矿物含量与组织结构均有别于釉质，因此，牙本质龋的临床病理过程和病理表现也有别于釉质龋。首先，牙本质中的有机质含量达 20%，无机矿物是围绕或是包绕有机基质而沉积的。龋损过程中首先必须有无机矿物的溶解，然后可以有细菌侵入到脱矿的牙本质中，分泌蛋白溶解酶，使胶原酶解。仅有矿物的破坏而无胶原酶解，常常还可恢复。另外，牙本质的小管样结构和小管液有利于有机酸和细菌毒素的渗透，有时在病变早期，当病变的前沿离牙髓还有相当距离的时候就已经对牙髓产生了刺激。病理学上所观察到的龋损牙本质存在四个区域，反映了牙本质的龋损过程。

1．坏死崩解层　位于窝洞底部病损的最外层。此处的牙本质结构完全崩解，镜下可见残留的组织和细菌等。质地松软，品红染色阳性，用一般的手用器械即可去除。

2．细菌侵入层　牙本质重度脱矿，细菌侵入牙本质小管并在其中繁殖。牙本质小管表现为扩张，胶原纤维变性、酶解，形成大的坏死灶。临床上这一层质地软、色泽暗、品红染色阳性，容易辨认。多数可以通过手用器械去除。

3．脱矿层　小管结构完整，但有明显的脱矿表现，无细菌侵入，色泽较正常牙本质暗，品红染色阴性，一些学者认为此层应予保留。但临床医师主要根据对硬度的感觉和色泽的观察来判断是否去净腐质，很难准确掌握这一层的去留。若有意保留这一层，常常造成去腐不足，无法阻止龋的进展，易造成日后的继发龋。

4. 透明层　又称硬化层,多见于龋损发展比较缓慢时,为牙本质最深层的改变。光镜下观察,此层呈均质透明状,小管结构稍显模糊,为矿物沉积所致。对于慢性龋损,这层的硬度有时较正常牙本质硬,故又称之为硬化层或小管硬化。形成硬化牙本质是机体的重要防御功能。这一层有时可以着色,临床上可根据其硬度的情况决定去留。如果较正常组织软,一般应去除。如果较正常组织硬,并且表面有光泽,则可予保留。

龋损可以诱发相应髓腔一侧形成修复性牙本质,又称第三期牙本质或反应性牙本质,是机体的一种防御性反应。修复性牙本质一般小管数目较少、结构致密,有利于抵御病原因素对牙髓的直接侵害。

三、牙骨质龋

见于根面龋。牙骨质龋脱矿模式也具有表层下脱矿的特征。镜下可见早期的牙骨质龋出现矿化较高的表层。但由于牙骨质很薄,临床上常见的牙骨质龋表现多为表面破损、凹陷,聚集较多细菌。病变会很快到达牙本质,形成位于根面的牙本质龋。

釉质、牙本质和牙骨质龋的共同特征是先有无机物的溶解,后有有机基质的破坏(酶解)。临床龋病过程是脱矿与再矿化的动态发展过程。在有机基质破坏之前,去除病原,人为加强再矿化措施,有可能使脱矿病损修复。但一旦有机基质崩解破坏,则只能靠手术的办法予以修复。

四、牙髓对龋的病理反应

可以引起牙髓反应的外界刺激包括物理和化学两个方面。所有刺激必须通过牙髓-牙本质复合体传至牙髓组织。首先引起反应的细胞是牙髓细胞。早期的釉质龋引起的牙髓反应可以不明显。随着病变的深入,如病变接近或到达釉牙本质界的部位,细菌毒素或细菌的代谢产物有可能接触并刺激进入釉质的牙本质纤维或通过渗透作用直接刺激牙本质小管。这种刺激经小管液的流动、神经纤维传导或其他途径引起牙髓的防御性反应。牙髓防御性反应的直接结果是在相应龋病变的牙髓腔一侧形成修复性牙本质。当龋的病变进入牙本质层时,细菌代谢产物和外界刺激(温度刺激和压力刺激)会直接通过牙本质小管,进入牙髓组织。当龋的病变进入牙本质深层时,细菌本身也可能进入牙髓组织,引起牙髓的不可逆性病变。除了细菌及其代谢产物对牙髓的刺激外,原本在发育矿化过程中埋在牙本质中的一些细胞因子,如多种多肽,由于牙本质矿物的溶解,也可能被释放进入牙髓而产生刺激。牙髓应对各种抗原刺激最早期的反应是牙髓中

的树突样细胞在病变部位牙髓腔一侧的聚集。随着修复性牙本质的不断形成,树突样细胞聚集程度会降低,说明了修复性牙本质对于外界病原的阻击作用。然而,当龋的病变已经到达修复性牙本质层时,牙髓中的树突样细胞会再度在牙髓腔病变一侧聚集。这种现象说明,牙髓对龋的反应程度并不完全反映病变的深度,而主要与病变部位牙本质的渗透性和龋进展的速度有关。一般慢性龋时有较多的修复性牙本质形成,而急性龋时则缺少修复性牙本质的形成。龋病部位细菌的代谢产物尤其是病原菌直接进入牙髓组织,则可能很快导致牙髓组织的不可逆性病变。

第5节　龋齿的临床表现和诊断技术

一、临 床 表 现

本节龋齿的概念作为疾病的诊断名词,指单个牙齿因龋出现缺损,病变局限在牙齿硬组织而没有引起牙髓的炎症或变性反应。临床检查中,如温度及电活力测试,牙髓反应均为正常。

龋齿的临床表现可以概括为患牙色、形、质的变化和患者感觉的变化。正常的釉质呈半透明状,牙本质的颜色为淡黄色。正常牙齿的颜色主要是透过釉质显现出来的牙本质色。釉质表面应该光滑、无色素沉着。釉质的硬度高于牙本质和牙骨质,但任何正常的牙齿硬组织都不可能通过手用器械去除,如挖匙。

1. 颜色的改变　牙齿表面色泽改变是临床上最早可以注意到的龋的变化。当龋发生在牙的平滑面时,除去表面的菌斑或软垢,吹干后可见病变部位表面粗糙、光泽消失,早期呈白垩色,进一步着色还可以呈棕黄色或黑褐色。当龋发生在窝沟的部位,清洗吹干后可见沟口呈白垩色,进一步发展,可见墨浸样的改变,提示龋已经位于牙本质深层。这是由于其下的牙本质严重脱矿着色并透过正常的半透明釉质反映出的特有颜色。发现窝沟墨浸样变,一般病变范围已经在牙本质层,病变的范围甚至超过色泽改变的范围(图1-4)。

2. 外形缺损　龋最显著的临床特征是形成了不可为自体所修复的牙体组织的实质性缺损。临床上可以看到、探到或检查到龋洞。

临床上所看到的龋洞大小不一定反映病变的大小。如发生在窝沟的龋,有时即使沟内脱矿严重甚至病变到达了牙本质的深层,临床所见的龋洞也不是很大。遇到这种情况,可以通过墨浸样颜色改变的范围判断龋洞的大小。位于牙邻面、根面的龋洞常无法通过肉眼见到,要使用探针仔细探查。龋洞如果发生在

光滑面或邻面,临床上可以看到或用探针探到。探诊时,要从正常牙面开始,遇到龋洞时会感到牙面的连续性消失,探针可以被洞壁卡住。有时候有必要通过照X线片如𬌗翼片来观察病变,可以发现病变部位的密度较周围正常组织明显降低(图1-5)。

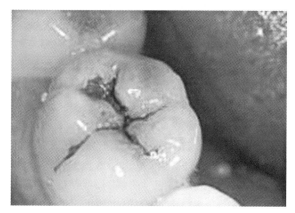

图1-4 发生在下颌第一磨牙的窝沟龋

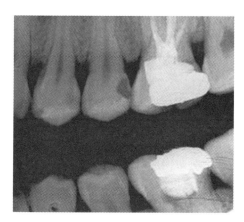

图1-5 X线片显示上颌第二前磨牙邻面龋

3. 质地的改变 龋造成的牙体组织的实质性缺损,称为龋洞。龋洞中充满感染脱矿的牙体组织和食物碎屑,质地松软,容易与正常组织区别。对于发生在窝沟的小龋洞,当用探针探入洞底时,会感到洞底较正常牙组织软。

4. 患者感觉的变化 波及釉质浅层的早期龋损,患者可以完全没有临床症状。一般是当龋损发展到牙本质层并出现龋洞时,才有冷热刺激或食物嵌塞时的敏感症状,但都是一过性的,刺激消失,症状随之消失。当龋发展至牙本质深层时,症状会明显一些。患者一般也是在这个时候就诊。

二、好发部位和好发牙齿

了解龋的好发部位和好发牙齿,有助于早期发现、诊断和及时治疗。

1. 好发部位 龋的好发部位与菌斑聚集部位和发育薄弱部位有关,如牙的沟裂部位、两牙相邻不易清洁的部位。常见的不易清洁的部位,如牙列不齐时,修复体和正畸装置边缘,都是龋的好发部位。

好发部位还与患者的年龄有关。3岁以前的幼儿多为前牙的邻面龋,这与饮食有关;3~5岁则多见乳磨牙的窝沟龋,与牙齿初萌有关;而到了8岁左右,乳磨牙的邻面龋开始多起来,与颌骨生长后牙间隙增大有关。青少年多发恒牙窝沟龋和上前牙的邻面龋,而中老年人则多见根面龋。

2. 好发牙齿 上前牙邻面、磨牙窝沟、义齿基牙、排列不齐的牙齿,都是常见的易患龋的牙齿。乳磨牙和第一恒磨牙是窝沟龋的好发牙齿,这是因为乳磨牙和第一恒磨牙一般在出生前开始发育并有部分矿化,出生后继续发育和矿化。由于经历新生儿环境的变化,这些牙更容易出现发育和矿化上的缺陷,因此患龋率较其他牙高。下颌前牙由于接近唾液导管口,表面光滑且易于自洁,因而很少发生龋。如果龋波及下颌前牙,该患者一般可被认作高危个体。

临床检查龋齿时要注意对好发部位和好发牙齿的检查,同时要加强对患者的防龋指导。

三、龋的诊断技术

1. 问诊 问诊是诊病的基础。即便对于已发现的明显龋洞或患者没有明确的主诉,也要认真询问患者对患牙的感觉,以免判断片面或错误。龋洞由于直观,往往容易让人忽略问诊,其实问诊在所有疾病中都是重要的。龋病诊断过程中的询问除了对患者患牙自觉症状的询问外,还应该针对与龋有关的因素对患者的整体口腔保健情况有了解。这样的基本了解有助于接下来制订有效的针对个案的治疗计划。

2. 视诊 首先应该对待查患牙进行必要的清洁,牙齿表面应无软垢。然后,用气枪吹干表面,观察牙表面色泽的变化,应该在光线良好的条件下进行。如白垩色变、墨浸样变等都是由于牙体组织晶体破坏形成的特有光学现象。视诊重点观察边缘嵴、邻面、窝沟和牙颈部的变化。注意利用口镜和调整光照的角度。观察邻面龋的时候要调整外部光源的角度,让光垂直透过观察区,在舌侧用口镜仔细观察。

3. 探诊 使用不同型号和大小的牙科探针,可以发现早期的窝沟龋和发生在邻面的龋。探查邻面时,要从正常牙面开始,注意感觉牙面的连续性。探查邻面牙颈部时,要注意感觉冠部釉质向根面牙骨质的过渡。探诊的同时还要感受牙齿硬度的变化。牙齿表面连续性发生变化或牙组织变软,都提示龋的可能性。探诊还有助于判断病变的深度和牙髓的反应。深龋时对探诊一般反应敏感,而死髓牙则对探诊完全无反应。探诊还有助于发现有否露髓。若已经见到暴露的牙髓部分,应避免对暴露部分的进一步探查,以免引起患者的剧痛感觉。总之,探诊时,动作要轻柔,用力要恰当。

4. X线检查 对于视诊和探诊不能确定的龋损或需要进一步确定龋损范围的情况,应拍摄 X 线片。需确定邻面龋时,理想的 X 线片应是殆翼片。龋损部位的密度一般显示较周围正常组织低,但是 X 线片所显示的病变范围一般都小于临床上实际的脱矿范围。

5. 温度测试 温度测试对于确定牙髓的状态很有帮助。正常牙齿表面所能容忍的温度范围一般在 $10℃\sim60℃$ 之间。临床在进行热温度测试时,一般用温度超过 $60℃$ 的牙胶棒,冷测试可用自制的小冰棒(直径同牙胶棒)。测试时应放在唇颊或舌面的中部测试,以正常的对侧同名牙或邻牙作为对照。所测试的是牙髓的状态,结果受牙组织的厚度影响,因此要遵循上述原则所规定的测试部位。有些情况下,如老年患者,常规的测试部位无法测试牙髓的反应时,则可以根据情况,将温度测试的牙胶棒或小冰棒直接放在牙颈部、咬合面或窝洞内进行测试。

6. 光学检查 通过投射光直接检查或荧光反射获取局部图像。可用于发现早期邻面龋。优点是不需照 X 线片,缺点是灵敏度目前还达不到临床的要求。但此类技术有很好的应用前景。随着投射光源的改进,光学检查有可能部分或全部取代 X 线检查用于对龋进行早期诊断。

7. 电导检测 根据龋坏组织电导值与正常组织的差别,区别不同深度的龋损。但影响因素多,灵敏度和可靠度均有待改进。

8. 龋损组织化学染色 碱性品红可以使变性的胶原组织和细菌着色,从而有助于区别正常的牙本质组织。根据这种原理有商品化的龋蚀检知液,用于临床指导去腐过程,对于初学者有一定帮助。

9. 其他相关技术 目前有许多商品化的测试菌斑产酸性和检测致龋菌的方法,有些已被用于测试个体对龋的易感程度。但由于龋的多因素致病特征,这些方法离临床应用尚有相当距离。

第6节 龋的临床分类、诊断与鉴别诊断

一、临床分类与诊断

(一)按病变侵入深度的分类与诊断

根据龋坏的深度分类是最常用的临床分类方法,简单、可操作性强,有利于临床治疗方法的选择。这

里,龋作为诊断名词,特指已经形成龋洞但又无牙髓临床病变的状况。临床上分为浅龋、中龋、深龋。但是,浅中深三级之间临床上并没有一个十分清楚的界限。

1. 浅龋 发生在牙冠部釉质或根面牙骨质。可以发生在牙的各个牙面,发生在牙冠部,龋的范围局限在釉质层,无明显临床症状。龋发生在邻面时,一般可用探针在探诊时发现,或在拍 X 线片时发现。发生在咬合面窝沟的浅龋,多在探诊时发现。洞口可有明显的脱矿或着色,洞底位于釉质层,用探针探查可以探到洞底,卡探针,质软。发生在牙根面的浅龋,多见于中老年人牙根暴露的情况。表面可呈棕色,质软,探查时可以感觉表面粗糙。浅龋时,一般患者很少有自觉症状,多数是在常规检查时发现。

2. 中龋 病变的前沿位于牙本质的浅层。临床检查时可以看到或探到明显的龋洞,或在 X 线检查时发现。由于牙本质具有小管样的结构,小管内有小管液,受到刺激后可以向牙髓传导,或直接通过埋在牙本质中的成牙本质细胞胞质突传至牙髓,引起相应的牙髓反应如形成修复性牙本质。

中龋时,患者多有自觉症状。主要表现为冷或热的食物进入窝洞,刺激窝洞引起的一过性敏感症状。有一部分患者龋损发展缓慢,由于修复性牙本质的形成,可无明显临床症状。临床进行温度和牙髓活力测试时,患牙的反应应与正常的对照牙类似。

中龋的诊断要结合患者的牙龄,考虑牙本质的厚度和致密度,处理时应有所区别。刚萌出的牙齿牙本质小管粗大、渗透性强,病变发展快,修复性牙本质量少,病变距正常牙髓的距离短,即使观察到的病变位于釉牙本质界的下方,其临床症状也会比较明显,处理时仍应特别注意护髓。而发生在中老年人的中龋,常有较多的修复牙本质形成,牙本质小管矿物密度高、渗透性弱,对刺激的反应也较弱。

3. 深龋 病变进展到牙本质深层,临床上可观察到明显的龋洞,患者有明显遇冷热酸甜的敏感症状,也可有食物嵌塞时的短暂疼痛症状,但没有自发性疼痛。探诊时敏感,去净腐质后不露髓。常规温度测试检查时反应正常。

发生在点隙沟裂处的深龋,有时临床上仅可见窝沟口的小洞,但墨浸样改变的范围较大,提示牙本质的病变范围很大。拍咬合翼 X 线片可显示病变范围,但较实际病变范围要小。有时病变沿着釉牙本质界发展,内部病变范围很大,但外部表现很轻。

以上按病变侵入深度的分类方法,有利于临床诊断治疗时使用。但确定治疗方案时,还应同时考虑病变进展的速度、患牙的牙龄等因素。

浅、中、深龋的分类方法多数是为了临床治疗的

方便,如浅龋多数使用简单的充填治疗即可;中龋在保护牙髓的前提下也可进行充填治疗;而对于深龋则需要谨慎处理,除了要仔细鉴别牙髓状况之外,还要特别注意在治疗过程中保护牙髓。

在浅龋成洞之前,病变区仅表现为颜色的改变而无牙体组织的明显缺损。常可见于牙的平滑面,擦去菌斑软垢之后,釉质表面可以是白垩色,也可以为棕色或褐色改变,但牙表面连续性正常。由于受累牙齿仅有部分脱矿和色泽改变而没有成洞,此时一般不需手术干预。有人也将这种情况称为早期釉质龋,认为可以通过去除病因和再矿化治疗停止病变发展。对于不易判断的窝沟早期龋或可疑龋应随访且定期检查,一旦发展成洞则必须进行手术干预。

(二)按病变速度的分类与诊断

这种分类方法有利于对患者的整体情况进行综合考虑,便于及时采取措施。

1．急性龋 龋的发展速度可以很快,从发生到出现牙髓病变的时间可以短至数周。病变如发生在窝沟,可在窝沟底部沿釉牙本质界向两侧和牙本质深部发展,则形成临床上不易发现的隐匿性龋。病变部的牙本质质地较湿软,范围较广,容易以手用器械去除。由于进展速度快,可早期侵犯牙髓,就诊时可能已有牙髓病变,检查和诊断时要特别注意。由于发展速度快,病理上很难见到在牙髓腔一侧有修复性牙本质形成。

多发生在儿童和易感个体。儿童新萌出的牙结构比较疏松,尤其是牙本质中小管数目多,矿物成分少,有利于酸和细菌代谢物质的扩散。而另一方面,儿童期食糖不容易得到控制,保持口腔卫生的良好习惯没有养成,均会使局部的致龋力增强。窝沟发育的缺陷,如矿化不全、沟陷深和釉质缺如等都使病变发展迅速。成年人中当患有唾液分泌方面的问题,如分泌量过少时,则影响唾液的清洁缓冲功能,使局部菌斑的 pH 较长时间保持在一个低水平,致龋力相对加大,也可出现急性龋的情况。

2．猛性龋(猖獗龋) 特殊类型的急性龋。表现为口腔在短期内(6~12 个月)有多个牙齿、牙面,尤其在一般不发生龋的下颌前牙甚至是切端的部位发生龋。可见于儿童初萌牙列,多与牙齿的发育和钙化不良有关,也可见于患者唾液腺功能被破坏或障碍时,如头颈部放疗后出现的龋损增加或患口干症时。有学者将由于头颈部放疗导致的猛性龋称为放射性龋。

3．慢性龋 一般情况下,龋呈现慢性过程、病变组织着色深、病变部位质地稍硬、不易用手用器械去除。多数情况下成年人发生的龋是这样。由于病程缓慢,在牙髓腔一侧可有较多的修复性牙本质形成。

4．静止龋 由于致龋因素消失,已有的病变停止进展并再矿化。可见于发生在邻面的早期龋,如果相邻的患牙已拔除,患龋部位可以在口腔咀嚼时达到自洁,病变脱矿部位由于唾液的作用而再矿化。也见于磨牙患急性龋时的潜行发展使釉质失去支持,在咀嚼力的作用下破坏、崩溃、脱落,暴露的牙本质呈浅碟状,菌斑不能聚集,病变牙本质在唾液和氟化物的作用下再矿化,病变静止。临床检查时病变部位可以有轻度着色,但质地坚硬似正常组织或更硬,表面光亮。

(三)按病变发生的组织和部位的分类与诊断

1．釉质龋 发生在釉质的龋。由于釉质的主要成分是无机矿物磷灰石,脱矿是釉质龋的主要病理表现。正常釉质是半透明的,早期脱矿可以使釉质内部的结晶体光学性质发生变化,也可以使矿物含量降低,微孔增多,使早期釉质龋的光折射率发生变化,病变区呈白垩样色泽变化或呈位于釉质的浅洞。

2．牙本质龋 病变发展到牙本质的龋。由于牙本质成分中含有较多的有机质,因而致龋过程不同于釉质,既有矿物的溶解,还应有胶原蛋白的溶解。有时候牙本质的脱矿现象可以很严重,但只要胶原蛋白的基本结构存在,一旦致龋因素和受细菌感染的牙本质去除后,仅为少量脱矿的部分仍可修复或再矿化。再矿化的牙本质有时可能较正常组织矿化程度要高,如在静止龋时的牙本质。

3．牙骨质龋 多见于中老年患者因牙周病暴露的牙骨质表面。由于牙骨质是一种类骨的组织,对于牙骨质在龋的状态下的破坏机制至今没有明确的答案。但可以肯定的是矿物溶解总是先于有机质的破坏。

4．根龋 发生在暴露的牙根表面的龋。多见于中老年人,一部分是由于患者患牙周病而导致牙根较早暴露,另一部分是由于牙周组织的生理性退缩。临床上常可见到一部分患者,牙冠的部分很少有龋,但到了老年牙根暴露则多龋,提示根面龋的发病机制有可能不同于冠部的釉质龋。

5．窝沟龋 发生在牙的点隙沟裂处的龋。这种情况多与该处的发育和解剖有关,常见于牙齿初萌的头几年。

6．平滑面龋 发生在颊舌平滑面的龋。常见于唇颊面的牙颈部,由于菌斑聚集并得不到及时清洁所致。

7．邻面龋 发生在牙的近远中面的龋。两牙相邻的部位是最不易清洁的位置,因而更易患龋。

(四)按发病特点的分类与诊断

1．继发龋 在已有修复体边缘或底部发生的龋。临床可见修复体边缘牙组织着色且变软,拍 X 线片显示修复体周围牙体组织密度降低。

2. 再发龋 已对原发龋病灶修复后在同一牙齿其他部位发生的龋损。用以与继发龋区别。

另外，在临床上有根据致病因素命名龋的，如放射治疗龋、喂养龋、奶瓶龋、青少年龋，不一一列举。

二、鉴别诊断

1. 与牙齿发育和矿化不良的鉴别 局部的或全身的疾病可导致牙齿的发育和矿化不良，表现为牙表面有实质性的缺损和色泽的变化。釉质发育不全时牙表面可出现陷窝状的缺陷，应与龋齿鉴别。一般这种缺陷呈不规则状、表面有光泽、质地坚硬。发生在咬合面时常累及牙尖，而龋则主要累及窝沟。发育不全的缺陷还常发生在前牙的唇面和切缘，容易与龋鉴别。但是，釉质的这种缺陷也可能继发龋，表现为缺陷部位菌斑聚集，牙体组织脱矿变软。导致牙齿发育和矿化不良的非龋疾病还有氟牙症、四环素牙等多种疾病，多有矿化不良和色泽改变。多数情况下，牙表面组织有光泽、质地硬，容易与龋鉴别。有表面发育缺陷的牙，菌斑不易被清除，也可能成为龋的好发部位。

2. 与其他非龋疾患的鉴别 楔状缺损是发生在牙颈部的牙体组织缺损，但病变部位质地同正常组织，表面有光泽、无菌斑积累。酸蚀症和其他非龋性牙体组织缺损致牙本质暴露可出现牙本质敏感症，表现为对过冷和过热的敏感，但用暂封性材料覆盖敏感部位后，敏感症状消失。楔状缺损的部位有时也是菌斑易积聚的部位，也可同时发生龋。

3. 深龋与可复性牙髓炎的鉴别 龋深达牙本质深层，去腐干净后也未露髓，但进行常规温度测试检查时出现较正常对照牙敏感的反应，如刺激时的一过性敏感症状。患者自诉从未出现自发痛症状，则应考虑牙髓充血的可能，可诊断为可复性牙髓炎。治疗应为间接盖髓后暂时充填，待充血症状消失后，再行永久充填。部分可复性牙髓炎也可能进展为不可逆性牙髓炎。

4. 深龋与死髓牙的鉴别 有些情况下，尤其是在急性龋的时候，深龋时的毒素可以在龋还没有到达牙髓的情况下感染牙髓，致牙髓坏死而患者可以没有临床症状。应通过温度测试、探诊和电活力测试予以鉴别。有时龋的过程缓慢，形成修复牙本质层后，可能降低牙对温度的反应性。遇到这种情况可以将温度测试的部位改在窝洞内进行测试。必要时应拍 X 线片观察根尖周组织的情况。

5. 深龋与慢性牙髓炎的鉴别 龋可以到达牙本质深层但未露髓，但龋坏过程产生的毒素可以穿过部分脱矿的牙本质刺激牙髓引起牙髓的慢性炎症。慢性牙髓炎一般会有相应的自发痛症状，但也因人而异。对于临床症状不明显的病例，可通过仔细询问病史和进行温度和电活力测试仔细鉴别。如临床有自发痛的经历，温度测试时较正常牙敏感或有延迟性疼痛，则应诊断为慢性牙髓炎。拍 X 线片有助于诊断。深龋时根尖周膜应该是正常的，而慢性牙髓炎时有时可见根尖周膜的轻度增宽。

对于诊断不清或无法确定的病例，可先行间接盖髓治疗，随访观察，确诊后再行永久充填。

第7节 龋病的治疗方案

强调"龋病"的治疗而不单纯"龋洞"充填，是制订龋病治疗方案的指导原则。龋病的临床特点决定了确定其治疗方案时的特殊性。首先，由于龋的早期主要表现为矿物盐溶解，临床无症状，因此不易发现。其次，龋又是进行性发展的疾病，不能通过组织再生自行修复，所以龋洞必须由受过专门训练的口腔医师修复。同时，因龋就诊的患者常常存在其他的口腔卫生或口腔保健方面的问题，医师应该在修复局部龋洞时指出患者口腔保健中的问题，指导患者养成好的口腔卫生习惯，使其具备正确的口腔科就诊态度和主动防治早期龋齿的主观愿望。

概括起来，在制订龋病的治疗计划时应该综合考虑。要考虑患者目前的主要问题，及时终止病变发展、防止对牙髓的损害、恢复外观和功能；还必须考虑患者整体的口腔情况，为患者制订个性化的整体预防和治疗计划。同时，要教育指导患者从而调动其自身防治疾病的主观能动性。患者自身对疾病的认知程度对于控制龋病是十分关键的。治疗一个龋齿，教育一个患者使其形成良好的口腔保健习惯，是医者的责任。

一、个案分析

1. 个案的龋危险性评估 龋病的发病因素很多，但对于每个就诊的患者来说，应该有其特殊或主要的原因。要全面询问患者的饮食习惯、口腔卫生保健方法、用氟情况和全身健康状况，同时要仔细检查患者每个牙齿的发育和矿化、牙面菌斑聚集情况、牙的排列、当前修复体和唾液分泌情况。在对患者当前的龋患情况有完整的了解之后，要结合所收集的资料和已有的知识给出综合的龋危险性评估，以便有针对性地给患者以具体的指导和制订治疗方案。龋危险性评估要根据患者年龄、目前患龋程度、以往龋病史、牙齿发育排列状态、唾液分泌情况等综合考虑。多个龋齿同时存在、唾液分泌量少、牙齿矿化程度差，都应该判断为高危患者。根据临床发现，一般情况下医师可以给出一个大致的个案龋危险性评估意见。

2. 具体而有针对性的饮食分析 尽管糖的消耗

尤其是进食频率是与龋齿最为密切的因素,但糖又是人类快速获取能量的最佳来源,因此笼统地对患者讲不吃糖或少吃糖是起不到预防或减少龋齿的作用的。只有让患者真正了解糖在龋齿发病中的作用,同时具体地与患者共同分析饮食方面存在的问题及应该了解和注意的事项才可能有助于预防和减少龋齿。要告诉患者什么时候不宜吃糖,如睡前或患口干症;吃糖后应该做些什么,如漱口和刷牙;应该怎样合理安排吃糖,如减少零食的次数;哪些食物更容易产酸致龋,如蔗糖和果糖等;哪些食物不致龋,如蔬菜肉类等。

3. 菌斑控制指导　口腔卫生指导最主要的目的是教会患者自我控制菌斑的方法,让患者知道清洁的牙面是不会得龋齿的。即使患者有刷牙的习惯,但多数人做不到有效地清洁各个牙面。医师应该让患者了解哪些部位需要清洁,具体指导患者有效的清洁方法包括如何使用牙线等。

4. 使用氟化物　氟的抗龋作用已为临床实践所证明,要教育每一个患者尤其是龋高危者有规律地使用含氟牙膏。对儿童患者和高危患者还应在每次就诊时为牙面局部涂布氟化物,加强抗龋效果。

5. 定期看医师　要求患者定期到口腔科医师处检查,以便早期发现和处理早期的龋齿。一般患者每年检查一次。对于高危患者要加大频率,最少每年 2 次,必要时每 3 个月一次。对于猖獗性龋的患者,除了严密观察,更应该积极预防和治疗。

个别龋齿的治疗并不复杂,但龋病治疗方案确定前的综合考虑则是一件需认真考虑的事情,是对医者综合素质的检验。口腔医师不仅是医者,还应成为口腔医学知识的教育者和传播者。

二、制订治疗计划

1. 告知义务　医务人员要对患者尽到告知义务,使患者充分了解自己口腔患龋的实际情况,了解医师计划采取的措施,知道自己应做的事情和应付的费用。制订治疗计划需要患者或其家属和监护人的参与。

2. 处理与主诉问题有关的患牙　患者寻医就诊,一般都有主诉症状。医者首先应该针对患者的主诉症状或主诉牙进行诊断并制订治疗计划和采取措施。即使对于多发的问题,也必须遵循上述原则。患龋的牙如果确定没有牙髓病变的临床表现和 X 线影像表现,可以直接充填修复。如果存在牙髓充血或可疑炎症表现则最好采取二步法充填,即先将龋坏的组织清理干净后用对牙髓无刺激或有安抚作用的暂时充填材料充填,一至数周后无反应则可进行永久性充填修复或嵌体修复。对于龋坏范围尚未波及牙髓的病例应尽可能地保存牙髓活力。

3. 停止龋的发展　在对主诉牙进行了适当的处理后,要针对全口患龋的情况采取措施。对于口腔内同时发现多个牙齿患龋或者龋呈急性发展的患者应该采取措施,首先阻止龋的发展和蔓延。对于已有的龋洞首诊时就应尽可能去净龋坏组织,以暂时封闭材料封闭窝洞,停止龋的发展。然后,再根据情况逐个修复龋损的牙齿。在处理龋坏牙的同时也应对易感牙齿采取措施,如牙面局部涂氟和窝沟封闭。

4. 修复龋损、恢复功能　对于多个牙齿同时患龋的病例要在停止和控制了龋发展之后,逐个地修复缺损的部分。修复龋病缺损可根据情况选择充填修复或嵌体修复。要根据个案与患者讨论选择修复的方法和所用材料。具体的龋齿修复技术亦即牙体缺损修复技术,将在以下的专门章节阐述。

5. 制定和落实预防措施　治疗期间和治疗后患者的口腔保健情况直接决定牙体修复体的效果和寿命。为此必须针对患者的具体情况制订个性化的口腔保健方案。复诊时应该检查患者执行的情况。

6. 定期复查防止复发　龋齿的治疗仅靠门诊的工作或只是修复了龋坏的部分是不够的。补了洞不等于治了病。应要求患者定期复查,复查的频率依据患龋的程度和危险性而定。一般间隔应在 6 个月~1 年的时间。对于个别高危个体,应 3 个月一次。复查时除了检查口腔卫生和患龋情况之外,还应检查患者执行口腔保健计划的情况。

三、龋损修复治疗的基本原则

对于尚未形成窝洞的早期龋可以通过去除病原物质、改变局部环境和再矿化的方法予以处理,并应定期复查。对于已形成龋洞的病损只能人工修复,修复时应该遵循下述原则:

1. 生物学原则　去除龋损感染的组织,保护正常牙髓组织不受损害,尽可能保留健康的牙体组织,修复龋损、恢复功能、恢复美观,是治疗龋齿需要遵循的基本生物学原则。

感染的牙齿组织含有大量细菌和细菌毒素,修复前如果不能将其彻底去除,势必会使感染扩散,病变进一步发展,是造成龋复发的主要原因。另一方面,脱矿后的牙体组织渗透性增加,如果没有去净存在于洞缘的脱矿牙体组织,势必使洞缘的封闭性降低,增加微渗漏,增加外界刺激对窝洞深部组织的刺激,是治疗失败的重要原因。

牙髓 - 牙本质复合体是富含神经的生物组织。目前治疗龋齿时主要依赖高速旋转的器械去除病变组织和预备窝洞。机械操作时的压力,器械摩擦产生的热,冷却过程造成的组织脱水及治疗所用药物和材料等因素都可能对牙髓 - 牙本质复合体尤其是牙髓组织造成不可逆的损伤。因此,治疗过程中要特别注意对牙髓 - 牙本质复合体的保护。对所用器械设备要经常检查,及时更换损坏的部件,如变形的齿轮、钝旧的钻、喷水不准确的手机等。临床操作要十分的轻柔和仔细,避免过度用力、牙齿脱水及长时间切削等。同时要充分了解所使用的材料和药物特性,避免药物或材料对牙髓的刺激。如果不是一次充填,备好的窝洞应该立即封闭,避免牙本质小管的二次感染。

为了获得良好的通路和固位,龋齿治疗的过程中有时不得不牺牲部分正常的牙体组织。但是尽量保留健康的组织始终应该是牙体治疗应该追求的目标。粘接修复技术比较以往的银汞合金充填术和嵌体修复术能够较多地保留健康组织,是一项十分有前途的技术。

2. 功能和美学的原则 龋损修复的根本目的是恢复功能和美观。功能的恢复除了外形的考虑之外,咬合的考虑不可忽略。修复完好的牙齿应有良好的咬合关系。对美观的考虑,一是外形,二是色泽。良好的外形和色泽是恢复自然美的两要素。目前的直接粘接修复术和间接嵌体修复术均可达到较理想的美观修复效果。

修复后的牙齿除了自身的外形和色泽之外,还应该与相邻牙齿和组织有良好的生物学关系,不应形成食物嵌塞和新的菌斑滞留区。

3. 固位和抗力的原则 修复龋损需用生物相容的材料,这种材料必须与牙齿紧密结合或牢固地存在于窝洞中才可以行使功能。寻求合适的固位方法一直是龋损修复的重点。这一部分的详细内容,将在牙体缺损修复一章中详细介绍。概括起来,目前获取固位的方法主要有两种:机械固位和化学粘接固位。

(1) 机械固位:是应用银汞合金充填术修复牙体组织缺损的主要固位方法。充填前要求制作一定洞形,利用洞形的壁和形状通过摩擦和机械锁扣作用使充填体获得固位。为了获得足够的抗力形,对抗咀嚼过程的各种力,充填体还必须有一定厚度和强度。

(2) 化学粘接固位:理想的粘接修复技术只需要全部或部分去除病变的牙体组织,在不破坏健康牙体组织的情况下,利用材料的化学粘接作用获得固位,利用材料的优越物理性能获得抗力。近代粘接修复技术有了很大的发展。一方面,粘接剂的发展已经突破了单纯粘接釉质或牙本质的界限,一种粘接剂可以同时对釉质和牙本质获得类似釉质和牙本质自然粘接的力量;另一方面,充填材料,尤其是高分子的树脂类材料,通过增加填料和改变填料特性的方法已经获得基本能够满足咀嚼功能要求的复合树脂。

第8节 口腔多学科临床实践中的龋病预防

疾病预防的概念不仅是防止疾病的发生,也包括对已发生疾病通过适当的治疗防止疾病的发展和进一步的损害。口腔多学科的治疗措施不可避免地改变了口腔环境,改变或增加患者对龋的易感性。对于任一口腔临床医师来讲,要全面了解和掌握临床上龋病预防和控制的知识,在制订具体的口腔治疗计划时将龋病的预防工作贯穿于自己整个的临床工作实践中。

一、控制牙菌斑

龋齿只有在菌斑存在的环境中才可能发生。因此,有效地清除或控制牙菌斑是预防龋齿的主要环节。控制菌斑主要靠患者自己。

让患者了解菌斑:应该让患者了解自己牙面菌斑的集聚情况,知道牙菌斑的危害。临床上可以让患者拿一面镜子,医师通过镜子向患者显示其牙面的菌斑。也可以使用菌斑显示剂染色后向患者解释。同时,向患者介绍控制菌斑的方法。

刷牙:是主要的清除菌斑的方法。教育患者根据自身情况选择合适的牙刷。牙刷的刷毛和刷头应该自由地到达全部牙齿的各个牙面,刷毛的硬度要适度。建议患者使用合格的保健牙刷。向患者解释刷牙的主要目的是清洁暴露在口腔中的各个牙面,要让患者对自己牙齿的排列和各个牙齿的牙面数有基本的了解,要求刷牙时"面面俱到"。强调清洁的效果,不要笼统地讲刷牙应持续的时间,也不要将刷牙的方法复杂化。患者只要理解了刷牙的目的并且对自己的牙齿情况有所了解,方法本身实际并不是最主要的。对于市场上推广的各种牙刷,首先应是合格的经过临床验证的产品,同时还必须使用得当,才能起到有效清除牙菌斑的效果。应该尽可能做到餐后立刻刷牙,最起码也应该做到早晚各一次,晚上睡前的刷牙最重要。对于特殊的口腔治疗,如正畸治疗,应鼓励患者使用特制的牙刷。

使用洁牙剂:目前主要的洁牙剂是牙膏。牙膏中最主要的成分是摩擦剂和表面活性剂(洁净剂)。刷牙时,洁牙剂中的表面活性成分有利于溶解菌斑中的有机成分,然后在刷毛和摩擦剂的共同作用下通过机械的作用去除大部分附着在牙面上的菌斑。市场上现有的多数牙膏从预防龋齿的目的出发,一般加有适量的氟化物。从预防牙周病的角度考虑,还有些牙膏加有抗结石和抗菌斑的成分。也有的牙膏加有抗炎或其他有利于口腔清洁的成分。但是不应提倡长期应用抗炎的药物牙膏。研究表明，长期使用抗生素牙膏有可能造成口腔菌群平衡的失调。牙膏的安全性是第一位的，因此任何添加成分都需要科学的验证，确认对人体无害方可使用。同时市售牙膏必须经过有关卫生管理部门的审批，在我国审批权属卫生部及其下属机构，在一些西方国家如美国，审批权则由专业的学会组织如美国牙科学会（ADA）持有。

使用牙线：即使十分认真的刷牙也难以完全清除位于两牙邻面的菌斑。为此建议患者养成使用牙线的习惯。使用牙线能够有效清除邻面牙菌斑和嵌塞的食物碎屑。牙线有市售的商品，在无法得到专制的牙线时也可以用普通的丝线和尼龙线代替。用牙线清洁牙齿最好是刷牙后或在睡前。用时将一尺左右的牙线压入两牙之间的间隙，然后分别在相邻的两个牙面上做颊舌向和上下的提拉，将菌斑或食物碎屑带出。使用牙线可先易后难，先学会清洁前牙，再逐渐向后移，逐个清洁邻牙间隙。要有耐心，只要肯实践，所有的后牙邻面都可以达到清洁的效果。

漱口：餐饮后用清水或漱口液漱口，口含 10ml 左右的漱口液，用力鼓漱，30 秒后将漱口液用力吐出，可以清除碎屑并有缓解食物产酸的作用。

洁牙：建议患者定期到合格的口腔医疗机构清洁牙齿。只有受过专门训练的医护人员才可能有效清洁患者牙面的各个部位。对于已形成的牙石更要靠医护人员帮助去除。

二、使用氟化物

氟化物是经过科学研究和临床实践证明的最有效的预防龋齿的制剂。其抑龋作用主要是通过局部加强牙齿结构、抑制脱矿过程和增强再矿化实现的。利用氟化物防龋有三个途径，一是通过社区、学校和幼儿园开展氟化饮水或结合健康教育的有组织的漱口项目；二是通过家庭或个人使用含氟化物的口腔保健用品，如含氟牙膏、含氟漱口水等；三是由口腔专业人员在医疗机构使用，如氟涂料、氟溶液、氟凝胶、含氟粘接和修复材料。后者由于含氟浓度高，必须由专业人员使用。以下介绍几种诊室使用的高浓度氟化物，一般可结合患者口腔治疗的情况，每月使用一次。

氟涂料：含有较高浓度的氟化物，如 2.26% 氟化钠（商品名 Duraphat），涂在清洁后的牙面上，可以在牙面上停留 24 小时。渗透出的氟可以进入牙齿内部，也可以与菌斑中的钙结合形成氟化钙贮存。作为常规的龋齿预防制剂，一般每 6 个月或一年使用一次。适用于对高龋患者龋的控制，也用于正畸治疗时的辅助预防，可随着治疗的频率每 1～3 个月使用一次。

氟溶液：在口腔临床诊室可使用 2% 氟化钠溶液局部涂用。可常规在高龋患者的牙面使用，可在每次就诊时使用。使用时需要隔离好唾液，避免将多余的液体咽下。

氟凝胶：是一种方便的临床给氟方式，将氟溶液制成水性凝胶，用托盘或直接在牙面涂布。适用范围同氟溶液，可以每 1～6 个月使用一次。

含氟粘接剂和含氟修复材料：市售的一些粘接材料和修复材料含有一定量的氟化物，可用于正畸治疗时的临时粘接，也可以用于处理高龋患者时，为控制龋齿的蔓延和发展，作为阶段性的修复材料修复缺损。

三、对含糖食品的限制

糖是菌斑代谢产酸的底物，限制糖的摄入或改变糖的摄入方式，可以起到减少龋的效果。

了解致龋性食物：最普遍应用的评估食物致龋性的实验，是让受试者经口腔进食某种饮料或食物，在实验前和实验后的 30～60 分钟内不同的时间点分别测定牙菌斑和唾液的 pH 变化。由此可以了解产酸和酸在口腔内的滞留情况。致龋性食物应是那些可以迅速将菌斑 pH 降低到临界 pH 5.5 以下并能维持较长时间的食品。研究表明，致龋食物主要是含糖的食物，尤其那些含糖量高（蔗糖或果糖）、黏性大又不易清除的食物。

合理进食含糖食物：适当控制对糖的摄入量不仅对防止龋齿，也对全身健康有益。在龋齿形成过程中，饮食中的糖在致龋时有双重作用：一是有助于形成牙菌斑；二是为致龋细菌产酸提供底物。细菌产酸的总量除了与细菌总量有关外，也与底物多少有关。在致龋的过程中还与酸在牙面上停留的时间有关。日间，口腔菌斑产酸自然清除一般需要 30 分钟以上。当菌斑 pH 恢复到食糖前的水平时，牙齿矿物就可能恢复过饱和的状态，有助于再矿化即脱矿组织的恢复。然而，如果频繁进食糖类，则菌斑中的 pH 难以有恢复的时间，脱矿的时间大大多于再矿化的时间，龋齿容易发生。所以，在减少糖摄入总量的同时，强调减少进食糖类的频率更为重要。黏性含糖食物不容易自然清除，要强调进食后刷牙或漱口的重要性。为了减少糖在牙面的停留时间，要特别强调不在睡前进食的重要性，强调睡前有效清洁牙齿的重要性。

鼓励进食含纤维的食物：含纤维的食物，如蔬菜，除了本身不具有致龋性之外，还有利于清除牙面的菌斑和存留的糖，应该鼓励进食。从预防龋齿的角度考虑，最好安排在餐饮的后期进食纤维类食物。

关于糖代用品：糖的代用品指具有甜味作用，但所产能量很低，不会被细菌利用产酸的一类物质，如木糖醇、山梨醇等。这些物质取其甜味,满足于喜好甜食又希望避免含糖饮食缺点的人类需求。有许多研究证明,木糖醇具有极低的产酸性,但并没有研究表明木糖醇本身具有防龋的功能。提倡食用木糖醇防龋,实在是一大误区。

在宣传和教育患者通过饮食的方式控制龋病的时候,医师要有一定的营养学知识,避免片面性。

四、增强宿主的抗龋力

发育健康的牙齿具有最强的抗龋力:牙齿发育时间的跨度很大,从胚胎期可以一直延续到青少年早期。这个期间母体和自体的全身健康状况都可能影响到牙齿的发育。因此,牙齿的发育是母婴和儿童期最应受到关注的事情。牙发育期的均衡饮食和全身健康无疑是最重要的,而适量摄入氟化物也有利于牙齿发育。合理摄入氟化物需要专业人员的具体指导。个人也可以通过均衡饮食,安全地从食品中获取氟。海产品和豆类产品都含有合理量的氟,正常食用绝对是安全的。茶中含较多的氟,适量饮茶也有利于摄入氟。

唾液是重要的抗龋物质:唾液对于清除和缓冲菌斑产生的酸是必不可少的。唾液还含有多种蛋白质,其中的黏蛋白和溶菌酶是口腔中重要的抗菌物质,对维持口腔微生态平衡具有不可缺少的作用。除此之外,唾液中特有的蛋白,如分泌性 IgG、富脯蛋白、富组蛋白、富酪蛋白和富半胱氨酸蛋白与菌斑形成和抗龋过程有关。研究证实,唾液在龋齿中的作用主要是唾液流量对菌斑产酸的清除作用和缓冲作用。唾液量减少势必增加酸在局部的滞留,是重要的致龋原因。人在睡眠时唾液分泌量极少,所以睡眠前不刷牙或者吃糖必然增加局部细菌代谢产酸滞留的量,增加龋损的机会。患口干症,患唾液腺病变如放射线照射后的损害、舍格伦综合征、服用影响唾液分泌的药物等,都明显地降低唾液流量,增加患龋的机会。在唾液量减少的情况下,要加强其他防龋措施以减少患龋的机会,如减少糖的摄入、增加清洁牙齿的次数、合理使用氟化物等。

使用窝沟封闭剂:牙的窝沟发育非常独特,尤其是乳牙和第一恒磨牙发育和矿化过程经历出生这样巨大的环境改变,常存在结构和矿化上的薄弱环节。深的窝沟容易存留菌斑,且不容易清洁。预防窝沟龋最直接的方法是早期使用窝沟封闭剂将窝沟与外界隔绝,使致龋过程不能在窝沟内发生。

五、多学科口腔治疗中的常规防龋措施

椅旁口腔保健指导:患者一般缺少对疾病进行早期预防的知识。一旦因病就诊时,思想上才开始较为重视,此时是进行口腔保健指导和教育的最好时机。医护人员要抓住时机,结合患者的实际情况进行口腔卫生保健的指导。这时候医师不需用很多话就可使患者受益终生,起到事半功倍的良好效果。况且任何高精尖的口腔治疗必须建立在口腔健康的基础上,有了口腔与牙齿的健康,才可能让精细的治疗效果得到最大的发挥。

常规在门诊工作中使用氟化物:对于已经发生龋的患者,尤其对多发者,有条件时应该常规在门诊就诊时使用氟化物,具体方法见上节。

使用含氟的材料:对于高发龋的个体或牙齿,为了控制龋齿,可选择性地使用含有氟化物的材料。如对一个老年人发生在邻面的根面龋,可考虑使用可释放氟的玻璃离子黏固剂,正畸粘接部件时可选用含氟的粘接剂等。

避免治疗过程中引发新龋:口腔的一些治疗措施由于会改变口腔局部环境,从而可能增加患龋的危险。如进行义齿修复时,义齿与基牙之间很难完全密合,增加了菌斑集聚的环境,从而增加了基牙患龋的几率。再如正畸治疗时,较多的粘接附件必然增加了菌斑在牙面的聚集,进而增加患龋的可能性。因此,任何口腔治疗都要考虑对口腔微生态环境的改变和可能的不利作用,治疗前要对患者患龋的危险程度进行评估,事先对患者尽到告知的义务,并采取有效的措施,预防龋齿的发生。另外要重视对修复体外形和光洁度的要求,形成符合解剖特点且表面光洁的修复体,菌斑形成少,有利于减少龋齿。

(高学军)

参 考 文 献

1. 樊明文. 牙体牙髓病学. 第 4 版. 北京:人民卫生出版社,2012
2. 高学军. 临床龋病学. 第 2 版. 北京:北京大学医学出版社,2013
3. 岳松龄. 岳松龄现代龋病学. 北京:科学技术文献出版社,2009
4. Thylstrup A, Fejerskov O. Textbook of Clinical Cariology. 2nd ed. Copenhagen:Munksgaard,1994

第 2 章

牙体非龋性疾病和发育异常

第1节　牙体慢性损伤

磨损

单纯的机械摩擦作用造成牙体硬组织缓慢、渐进性地丧失称为磨损。在正常咀嚼过程中，随年龄的增长，牙齿𬌗面和邻面由于咬合而发生的均衡的磨耗称为生理性磨损，牙齿组织磨耗的程度与年龄是相称的。临床上，常由某种因素引起个别牙或一组牙，其至全口牙齿的磨损不均或过度磨损，称为病理性磨损。

【病因】

1. 牙齿硬组织结构不完善　发育和矿化不良的釉质与牙本质易出现磨损。

2. 𬌗力负担过重　无𬌗关系的牙齿不发生磨损，其至没有磨耗；深覆𬌗、对刃𬌗或有𬌗干扰的牙齿磨损重。缺失牙齿过多或牙排列紊乱可造成个别牙或一组牙负担过重而发生磨损。

3. 硬食习惯　多吃粗糙坚硬食物的人，如古代人、一些少数民族等，全口牙齿磨损较重。

4. 不良习惯　工作时咬紧牙或以牙咬物等习惯可造成局部或全口牙齿的严重磨损或牙齿特定部位的过度磨损。

5. 全身性疾病　如胃肠功能紊乱、神经官能症或内分泌紊乱等，导致咀嚼肌功能失调而造成牙齿磨损过度；唾液内黏蛋白含量减少，降低了其对牙面的润滑作用而使牙齿磨损增加。

【病理】

因磨损而暴露的牙本质小管内成牙本质细胞突逐渐变性，形成死区或透明层，相应部位近髓端有修复性牙本质形成，牙髓发生营养不良性变化。修复性牙本质形成的量，依牙本质暴露的面积、时间和牙髓的反应而定。

【临床表现及其并发症】

1. 磨损指数　测定牙齿磨损的指数已提出多种，其中较完善和适合临床应用的是 Smith BGN 和 Knight JK（1984）提出的，包括牙齿𬌗面、颊（唇）、舌面、切缘及牙颈部的磨损程度在内的牙齿磨损指数（5度）：

0　釉面特点未丧失，牙颈部外形无改变。

1　釉面特点丧失，牙颈部外形丧失极少量。

2　釉质丧失，牙本质暴露少于𬌗面的 1/3，切缘釉质丧失，刚暴露牙本质，牙颈部缺损深度在 1mm 以内。

3　釉质丧失，牙本质暴露多于𬌗面的 1/3，切缘釉质和牙本质丧失，但尚未暴露牙髓和继发牙本质，牙颈部缺损深达 1～2mm。

2. 临床表现和并发症　随着磨损程度的增加，可出现不同的症状。

（1）釉质部分磨损：露出黄色牙本质或出现小凹面。一些磨损快、牙本质暴露迅速的病例可出现牙本质过敏症。

（2）当釉质全部磨损后：𬌗面除了周围环以半透明的釉质外，均为黄色光亮的牙本质（图 2-1）。牙髓可因长期受刺激而发生渐进性坏死或髓腔闭锁；亦可因磨损不均而形成锐利的釉质边缘和高陡牙尖，如上颌磨牙颊尖和下颌磨牙舌尖，使牙齿在咀嚼时受到过大的侧方力而产生创伤；或因充填式牙尖造成食物嵌塞，发生龈乳头炎，其至牙周炎；过锐的牙尖和边缘还可能刺激颊、舌黏膜，形成黏膜白斑或压疮性溃疡。

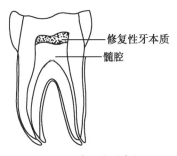

图 2-1　𬌗面釉质磨损

（3）牙本质继续迅速磨损，可使髓腔暴露，引起牙髓病和根尖周病。

（4）全口牙齿磨损严重，牙冠明显变短，颌间距离过短可导致颞下颌关节病变和关节后压迫症状。

【防治原则】

1. 去除病因　如改正不良习惯、调𬌗、修复缺失牙及治疗引起磨损的全身疾病等。

2. 对症治疗　磨损引起的牙本质过敏症可行脱敏治疗。

3. 个别牙齿重度磨损　与对𬌗牙之间有空隙的，深的小凹面用充填法治疗；牙齿组织缺损严重者可在牙髓治疗后用高嵌体或全冠修复。

4. 多个牙齿重度磨损　可用𬌗垫适当抬高颌间距离。

磨牙症

睡眠时有习惯性磨牙或清醒时有无意识的磨牙习惯称为磨牙症。

【病因】

磨牙症的病因虽然至今尚未明确，但与下列因素有关：

1. 精神因素　口腔具有表示紧张情绪的功能。患者的惧怕、愤怒、敌对和抵触等情绪，若因某种原因难以表现出来，这些精神因素特别是焦虑、压抑、情绪不稳等可能是磨牙症病因的重要因素之一。

2. 𬌗因素　神经紧张的个体中，任何𬌗干扰均可能是磨牙症的触发因素。磨牙症患者多表现为正中𬌗早接触，即牙尖交错位𬌗干扰以及侧方𬌗时非工作侧的早接触。临床上用调𬌗的方法也能成功地治愈部分磨牙症。𬌗因素是口腔健康的重要因素，但是否为引起磨牙症的媒介尚有争议。

3. 中枢神经机制　目前有趋势认为磨牙与梦游、遗尿、噩梦一样，是睡眠中部分大脑被唤醒的症状，是一种与白天情绪有关的中枢源性的睡眠紊乱，由内部或外部的、心理或生理的睡眠干扰刺激所触发。

4. 全身其他因素　与寄生虫有关的胃肠功能紊乱、儿童营养缺乏、血糖血钙浓度升高、内分泌紊乱、变态反应等都可能成为磨牙症的发病因素。有些病例表现有遗传因素。

5. 职业因素　汽车驾驶员、运动员、钟表工等要求精确性较高的工作，均有发生磨牙症的倾向。

【临床表现】

患者在睡眠或清醒时下意识地作典型的磨牙动作，可伴有嘎嘎响声。

磨牙症可引起牙齿𬌗面和邻面的严重磨损，可出现牙磨损并发的各种病症。顽固性磨牙症会导致牙周组织破坏、牙齿松动或移位、牙龈退缩和牙槽骨丧失。

磨牙症还能引起颞下颌关节功能紊乱症、颌骨或咀嚼肌的疲劳或疼痛、面痛、头痛并向耳颈部放射。疼痛为压迫性和钝性，早晨起床时尤为显著。

【治疗原则】

1. 对因治疗　治疗与磨牙症发病有关的全身疾病等。

2. 对症治疗　治疗因磨损引起的并发症。

3. 对顽固性病例应制作𬌗垫，定期复查。

楔状缺损

牙齿的唇、颊或舌面牙颈部的硬组织在某些因素长期作用下逐渐丧失，形成的两个光滑斜面组成楔状缺损（图2-2）。

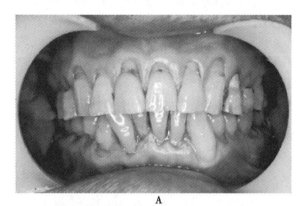

A

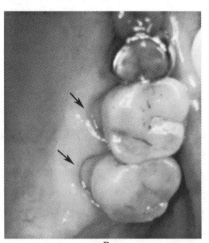

B

图2-2　楔状缺损
A. 全口多发的唇、颊侧楔状缺损　B. 舌侧的楔状缺损

【病因】

楔状缺损的发生和发展与下列因素有关：

1. 不恰当的刷牙方法　唇（颊）侧牙面的横刷法是导致楔状缺损的主要因素之一。其根据为：①此病不见于动物；②少发生在牙的舌面；③不刷牙者很少

发生楔状缺损；④离体实验横刷牙颈部可以制造典型的楔状缺损，且为旋转法刷牙所造成牙体组织磨损量的 2 倍以上。

2．牙颈部结构　牙颈部釉牙骨质交界处是整个牙齿中釉质和牙骨质覆盖量最少或无覆盖的部位，为牙体结构的薄弱环节，加之牙龈在该处易发生炎症和萎缩，故该部位耐磨损力最低。

3．酸的作用　龈沟内的酸性环境可使牙颈部硬组织脱矿，受摩擦后易缺损。唾液腺的酸性分泌物、喜吃酸食、唾液 pH 的变化、胃病返酸等均与缺损的发生有关。

4．应力疲劳　牙齿萌出至建立咬合关系后，即开始承受咀嚼压力。根据断裂力学理论，牙齿硬组织中长期应力集中的部位可以产生应力疲劳微裂，导致硬组织的损伤甚至断裂。已有生物力学研究证实，当给牙齿与牙长轴呈 45° 角方向的载荷时，颊侧颈部应力集中系数最大；模拟𬌗力疲劳的人牙离体实验已证明在实验牙颊舌向纵剖面的颊半侧颈部牙本质中，用扫描电镜见到多条方向一致的细微裂纹，而其他处无类似发现；该实验还表明横刷牙、酸蚀和𬌗力疲劳三因素作用的积累与协同导致了实验性楔状缺损的发生，其中𬌗力因素对楔形缺损的形成和加深起了重要的作用。临床研究结果证实楔状缺损的患病与咬合力的增加和积累关系密切，与患牙承受水平力和创伤力关系密切。

【临床表现】

1．多见于中年以上患者的前磨牙区，其次是第一磨牙和尖牙。有时范围涉及第二恒磨牙以前的全部牙齿，常见邻近数个牙齿，且缺损程度可不相同。偶见年轻患者单个牙齿的楔状缺损，均伴有该患牙的𬌗干扰。中老年人中，该病的发病率可达 60%～90%。

2．缺损多发生在颊、唇侧，少见于舌侧。调查资料表明，在老年人中，舌侧缺损的患病率达 15.2%，好发牙位是第一、二磨牙。

3．楔状缺损由浅凹形逐渐加深，表面光滑、边缘整齐，为牙齿本色。

4．楔状缺损达牙本质后，可出现牙本质过敏症，深及牙髓时可引起牙髓和根尖周病。缺损过多可导致牙冠折断。

【防治原则】

1．消除病因　检查𬌗干扰并行调整，改正刷牙方法。

2．纠正口腔内的酸性环境　改变饮食习惯，治疗胃病，用弱碱性含漱液漱口，如 2% 小苏打溶液。

3．修复缺损　患牙出现缺损必须进行修复，树脂粘接修复效果好。

4．对症治疗　出现其他病症应进行相应的治疗。

酸蚀症

酸蚀症是牙齿受酸侵蚀，硬组织发生进行性丧失的一种疾病。20 世纪，酸蚀症主要指长期与酸雾或酸酐接触的工作人员的一种职业病。随着社会进步和劳动条件的改善，这种职业病明显减少。近十几年来，饮食习惯导致的酸蚀症上升，由饮食酸引起的青少年患病率增高已引起了人们的重视。反酸的胃病患者，牙齿亦可发生类似损害。

【病因】

酸蚀症的致病因素主要是酸性物质对牙组织的脱矿作用，而宿主的因素可以影响酸性物质导致酸蚀症的作用。有发病情况的调查研究发现，无论饮食结构如何，酸蚀症仅发生于易感人群。

1．酸性物质

（1）饮食酸：酸性饮料（如果汁和碳酸饮料）的频繁食用，尤其青少年饮用软饮料日趋增加。饮食酸包括果酸、柠檬酸、碳酸、乳酸、醋酸、抗坏血酸和磷酸等弱酸。酸性饮料 pH 常低于 5.5，由于饮用频繁，牙面与酸性物质直接接触时间增加导致酸蚀症。

（2）职业相关酸性物质：工业性酸蚀症曾经发生在某些工厂，如化工、电池、电镀、化肥等工厂空气中的酸雾或酸酐浓度超过规定标准，致使酸与工人牙面直接接触导致职业性酸蚀症。盐酸、硫酸和硝酸是对牙齿危害最大的三类酸。其他酸，如磷酸、醋酸、柠檬酸等，酸蚀作用较弱，主要集聚在唇侧龈缘下釉牙骨质交界处或牙骨质上。接触的时间愈长，牙齿破坏愈严重。与职业相关的酸蚀症，如游泳运动员在氯气处理的游泳池中游泳，因为 Cl_2 遇水产生 HClO 和 HCl，可发生牙酸蚀症；还如职业品酒员因频繁接触葡萄酒（pH 3～3.5）发生酸蚀症等。

（3）酸性药物：口服药物，如补铁药、口嚼维生素 C、口嚼型阿司匹林及患胃酸缺乏症的患者用的替代性盐酸等的长期服用均可造成酸蚀症。某种防牙石的漱口液（含 EDTA）也可能使釉质表面发生酸蚀。

（4）胃酸：消化期胃液含 0.4% 盐酸。胃病长期返酸、呕吐及慢性乙醇中毒者的胃炎和反胃均可形成后牙舌面和腭面的酸蚀症，有时呈小点状凹陷。

2．宿主因素

（1）唾液因素：口腔环境中，正常分泌的唾液和流量对牙表面的酸性物质有缓冲和冲刷作用。如果这种作用能够阻止牙表面 pH 下降到 5.5 以下，可以阻止牙酸蚀症发生。如果唾液流率和缓冲能力降低，如头颈部放疗、唾液腺功能异常或长期服用镇静药、抗组胺药等，则牙面接触酸性物质发生酸蚀症的可能性就更大。

（2）生活方式的改变：酸性饮食增多的生活习惯，尤其在儿童时期就建立的习惯，或临睡前喝酸性饮料的习惯是酸蚀症发生的主要危险因素。剧烈的体育运动导致脱水和唾液流率下降，加上饮用酸性饮料可对牙造成双重损害。

（3）刷牙因素：刷牙的机械摩擦作用加速了牙面因酸脱矿的牙硬组织缺损，是酸蚀症形成的因素之一。对口腔卫生的过分关注，如频繁刷牙，尤其是饭后立即刷牙，可能加速酸蚀症的进展。

（4）其他因素：咬硬物习惯或夜磨牙等与酸性物质同时作用，可加重酸蚀症。

【临床表现】

1. 前牙唇面釉质的病变缺损（以酸性饮料引起的酸蚀症为例）可分为5度（图2-3）。

1度：仅釉质受累。唇、腭面釉质表面横纹消失，牙面异样平滑，呈熔融状，吹干后色泽晦暗；切端釉质外表熔融状，咬合面牙尖圆钝，外表熔融状，无明显实质缺失。

2度：仅釉质丧失。唇、腭面釉质丧失，牙表面凹陷，凹陷宽度明显大于深度；切端沟槽样病损；咬合面牙尖或沟窝的杯口状病损。

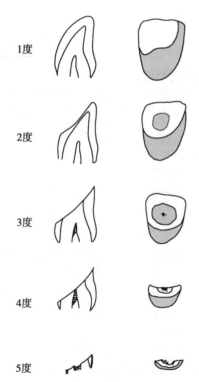

1度

2度

3度

4度

5度

图2-3 酸蚀症的程度

3度：釉质和牙本质丧失，牙本质丧失面积小于牙表面积的1/2。唇、腭面釉质牙本质丧失，切端沟槽样病损明显，唇面观切端透明；咬合面牙尖或沟窝的杯口状病损明显或呈弹坑状病损。

4度：釉质和牙本质丧失，牙本质丧失面积大于牙表面积的1/2。各牙面的表现同"3度"所描述，范围扩大加深，但尚未暴露继发牙本质和牙髓。

5度：釉质大部丧失，牙本质丧失至继发牙本质暴露或牙髓暴露，牙髓受累。

2. 酸蚀患牙对冷、热和酸刺激敏感。

3. 酸蚀3～4度已近髓腔或牙髓暴露，可继发牙髓炎和根尖周病。

4. 与职业有关的严重患者，牙感觉发木、发酸，并可伴有其他口腔症状，如牙龈出血、牙齿咀嚼无力、味觉减退，以及出现全身症状，如结膜充血、流泪、畏光、皮炎、呼吸道炎症、嗅觉减退、食欲缺乏、消化障碍。

【防治原则】

1. 对因治疗 改变不良的生活习惯，建议饭后30分钟或更长时间后刷牙；改善劳动条件，治疗有关的全身性疾病。

2. 个人防护 与职业有关的患者使用防酸口罩，定期用3%的碳酸氢钠溶液漱口，用防酸牙膏刷牙。

3. 对症治疗 对牙齿敏感症、牙髓炎和根尖周病的治疗。

4. 牙体缺损可用复合树脂修复或桩冠修复。

牙隐裂

未经治疗的牙齿硬组织由于物理因素的长期作用而出现的临床不易发现的细微裂纹，称为牙隐裂，又有称牙微裂。牙隐裂是导致成年人牙齿劈裂，继而牙齿丧失的一种主要疾病。

【病因】

1. 牙齿结构的薄弱环节 正常人牙齿结构中的窝沟和釉板均为牙齿发育遗留的缺陷区，不仅本身的抗裂强度最低，而且是牙齿承受正常殆力时应力集中的部位，因此是牙隐裂发生的内在条件。

2. 牙尖斜面 牙齿在正常情况下，即使受到应力值最小的0°轴向力时，由于牙尖斜面的存在，在窝沟底部同时受到两个方向相反的水平分力作用，即劈裂力的作用。牙尖斜度愈大，所产生的水平分力愈大。因此，承受咬合力部位的牙尖斜面是隐裂发生的易感因素。

3. 创伤性殆力 随着年龄的增长，可由于牙齿磨损不均出现高陡牙尖，正常的咀嚼力则变为创伤性骀力。原来就存在的窝沟底部劈裂力量明显增大，致使窝沟底部的釉板可向牙本质方向加深加宽，这是隐裂纹的开始。在骀力的继续作用下，裂纹逐渐向牙髓方向加深。创伤性骀力是牙隐裂发生的重要致裂因素。

4. 温度作用 釉质和牙本质的膨胀系数不同，在长期的冷热温度循环下（0~50℃），可使釉质出现裂纹。这点可解释与咬合力关系较小的牙面上隐裂的发生。

【病理】

隐裂起自窝沟底或其下方的釉板，随力的作用逐渐加深。牙本质中隐裂壁呈底朝面的三角形，其上牙本质小管呈多向性折断，有外来色素与荧光物质沉积。该陈旧断面在隐裂牙完全劈裂后的裂面上，可与周围的新鲜断面明显区分。断面及其周边常可见牙本质暴露和并发龋损（图2-4）。

【临床表现】

1. 牙隐裂好发于中老年患者的磨牙面，以上颌第一磨牙最多见。

2. 最常见的主诉 较长时间的咀嚼不适或咬合痛，病史长达数月甚至数年。有时咬在某一特殊部位可引起剧烈疼痛。

3. 隐裂的位置 磨牙和前磨牙面细微微裂纹与窝沟重叠，如磨牙和前磨牙的中央窝沟，上颌磨牙的舌沟，向一侧或两侧延伸，越过边缘嵴。隐裂方向多为骀面的近远中走行，或沿一主要承受骀力的牙尖，如上颌磨牙近中舌尖附近的窝沟走行。偶见颊舌向隐裂纹（图2-5）。

4. 检查所见 患牙多有明显磨损和高陡牙尖，与对骀牙咬合紧密，叩诊不适，侧向叩诊反应明显。不松动但功能动度大。

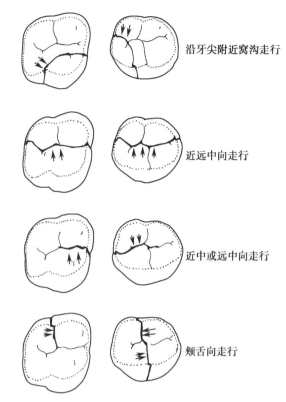

沿牙尖附近窝沟走行

近远中向走行

近中或远中向走行

颊舌向走行

图2-5 隐裂的位置（箭头指处为与牙面窝沟重叠的隐裂）

5. 并发疾病 隐裂纹达牙本质并逐渐加深的过程，可延续数年并出现牙本质过敏症、根周膜炎、牙髓炎和根尖周病。隐裂达根分歧部或牙根尖部时，还可引起牙髓-牙周联合病变，最终可导致牙齿完全劈裂。

6. 患者全口骀力分布不均，患牙长期骀力负担过重，即其他部位有缺失牙、未治疗的患牙或不良修复体等。

7. X线片可见到患牙某部位的牙周膜间隙增宽，相应的硬骨板增宽或牙槽骨出现X线透射区，也可以无任何异常表现。

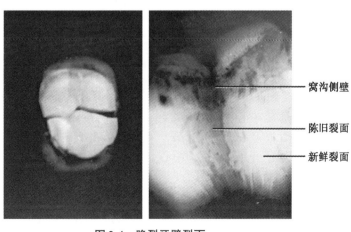

窝沟侧壁

陈旧裂面

新鲜裂面

图2-4 隐裂牙劈裂面

【诊断】

1. 病史和早期症状 较长期的咬合不适和咬在某一特殊部位时的剧烈疼痛。

2. 裂纹的检查 用显微镜放大观察牙表面，以确定隐裂纹的存在；也可用染色法检查，即 2%～5% 碘酊或其他染料类药物可使已有的裂纹清晰可见。

3. 叩诊 分别进行各个牙尖和各个方向的叩诊可以帮助患牙定位，叩痛显著处则为隐裂所在位置。

4. 温度试验 当患牙对冷敏感时，以隐裂纹处最显著。

5. 咬楔法 将韧性物，如棉签、木楔或小橡皮轮，放在可疑隐裂处作咀嚼运动时，可以引起疼痛。

【防治原则】

1. 对因治疗 调整创伤性𬌗力，调磨过陡的牙尖。注意全口的𬌗力分布，要尽早治疗和处理其他部位的问题，如修复缺失牙等。并定期观察。

2. 对症治疗 牙髓病、根尖周病等应作相应处理。

3. 防止劈裂 在作牙髓治疗的同时，应该大量调磨牙尖斜面，永久充填体选用复合树脂为宜。如果隐裂为近远中贯通型，应同时采取保护措施（戴环冠或临时冠），防止牙髓治疗过程中牙冠劈裂。多数隐裂牙仅做调𬌗不能消除劈裂性的力量，所以在对症治疗之后，必须及时行全冠修复加以保护。

牙根纵裂

牙根纵裂系指未经牙髓治疗的牙根部硬组织在某些因素作用下发生与牙长轴方向一致的、沟通牙髓腔和牙周膜间隙的纵向裂缝。该病首先由我国学者报告。

【病因】

本病病因尚不完全清楚，其发病与以下因素密切相关：

1. 创伤性𬌗力及应力疲劳 临床资料表明，患牙均有长期负担过重史，大多数根纵裂患者的牙磨损程度较正常人群严重，𬌗面多有深凹存在。加上邻牙或对侧牙缺失，使患牙长时期受到创伤性𬌗力的作用；根纵裂患者光分析结果证实，患牙在正中咬合时承受的接触𬌗力明显大于其他牙；含根管系统的下颌第一磨牙三维有限元应力分析表明，牙齿受偏离生理中心的𬌗力作用时，其近中根尖处产生较大的拉应力，且集中于近中根管壁的颊舌面中线处。长期应力集中部位的牙本质可以发生应力疲劳微裂，临床根纵裂最多发生的部位正是下颌第一磨牙近中根拉应力集中的这个特殊部位。

2. 牙根部发育缺陷及解剖因素 临床有 25%～30% 的患者根纵裂发生在双侧同名牙的对称部位，仅有程度的不同。提示了有某种发育上的因素。上颌第一磨牙近中颊根和下颌第一磨牙近中根均为磨牙承担𬌗力较重而牙根解剖结构又相对薄弱的部位，故为根纵裂的好发牙根。

3. 牙周组织局部的慢性炎症 临床资料表明，牙根纵裂患者多患成人牙周炎，虽然患者牙周炎程度与患牙根纵裂程度无相关关系，但患牙牙周组织破坏最严重处正是根纵裂所在的位点。大多数纵裂根一侧有深及根尖部的狭窄牙周袋，表明患牙牙周组织长期存在的炎症与根纵裂的发生、发展及并发牙髓和根尖周的炎症可能有关系。

长期的𬌗创伤和慢性炎症均可使根尖部的牙周膜和牙髓组织变为充血的肉芽组织，使根部的硬组织——牙本质和牙骨质发生吸收。而且受损的牙根在创伤性𬌗力持续作用下，在根尖部应力集中的部位，沿结构薄弱部位可以发生微裂，产生根纵裂。

【病理】

裂隙由根尖部向冠方延伸，常通过根管。在根尖部，牙根完全裂开，近牙颈部则多为不全裂或无裂隙。根尖部裂隙附近的根管壁前期牙本质消失，牙本质和牙骨质面上均可见不规则的吸收陷窝，偶见牙骨质沉积或菌斑形成。牙髓表现为慢性炎症、有化脓灶或坏死。裂隙附近的根周膜变为炎症性肉芽组织，长入并充满裂隙内。裂隙的冠端常见到嗜伊红物质充满裂隙内。

【临床表现】

1. 牙根纵裂多发生于中、老年人的磨牙，其中以下颌第一磨牙的近中根最多见。其次为上颌磨牙的近中颊根。可单发或双侧对称发生，少数病例有 2 个以上的患牙。

2. 患牙有较长期的咬合不适或疼痛，就诊时也可有牙髓病或（和）牙周炎的自觉症状。

3. 患牙牙冠完整，无牙体疾患，𬌗面磨损常呈 3 度以上，可有高陡牙尖和深凹，叩诊 ±～+，根裂侧为浊音，对温度测试的反应视并发的牙髓疾病不同而变化。

4. 患牙与根裂相应处的牙龈可表现为红肿扪痛，可探到深达根尖部的细窄牙周袋，早期可无深袋；常有根分歧暴露和牙龈退缩；牙齿松动度视牙周炎和𬌗创伤的程度而不同。

5. 患者全口牙𬌗力分布不均，多有磨牙缺失，长期未修复。患牙在症状发生前曾是承担𬌗力的主要牙齿。

【X 线表现】

1. 根尖片显示纵裂根的根管影像均匀增宽,增宽部分无论多长均起自根尖部。有四种表现(图 2-6):①根管影像仅在根尖 1/3 处增宽;②根管影像近 1/2～2/3 增宽;③根管影像全长增宽;④纵裂片横断分离。

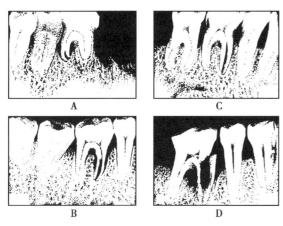

图 2-6　根纵裂的 X 线根尖片表现

A. 患根的根管影像仅在根尖 1/3 处增宽　B. 患根根管影像近 1/2～2/3 增宽　C. 患根根管影像全长增宽　D. 患根纵裂片横断分离,增宽部分无论多长均起自根尖部

2. 可有患根周围局部性骨质致密,牙周膜间隙增宽,根分歧部骨质丧失及患根周围的牙槽骨垂直吸收或水平吸收。

3. CBCT 检查可见牙根横截面上清晰的断裂纹。

【诊断】

1. 中老年人牙冠完整的磨牙,有长期咬合痛,并出现牙髓、牙周炎症状,应考虑根纵裂。

2. 磨牙一侧有叩痛,叩诊浊音,有深及根尖的细窄牙周袋。

3. 患牙根髓腔特有的 X 线片表现是诊断牙根纵裂的主要依据。如 X 线片上根髓腔不清晰可改变投照角度或拍摄 CBCT 明确诊断。

4. 开髓后探查纵裂的根管,根尖定位仪有异常显示。

5. 注意对侧同名牙的检查与诊断。

【鉴别诊断】

1. 牙根纵裂发生于未经牙髓治疗的活髓牙齿,可与根管治疗后发生的牙根裂鉴别。

2. 牙根纵裂 X 线显示起自根尖部的呈窄条增宽的根管影像可与因牙髓肉芽性变造成的内吸收相鉴别,后者 X 线表现为髓室或根管某部位呈圆形、卵圆形或不规则膨大的透射区。

3. 牙根纵裂患牙牙冠完整无任何裂损,可与牙冠劈裂导致的冠根纵劈裂相区别。

【治疗原则】

1. 解除𬌗干扰,修复牙体形态,充填𬌗面深凹。

2. 对症治疗　并发牙髓根尖周病、牙周炎时,作相应的牙髓、牙周治疗。

3. 如健根牙周组织正常,可行患根的截根术或半切除术,除去纵裂患根,尽量保留健根部分。

4. 全口牙列的检查、设计治疗,使全口𬌗力负担均衡。

𬌗创伤性磨牙根横折

磨牙,尤其是第一、二恒磨牙是人类口腔中承担𬌗力的主要牙齿,其中承受应力较大的牙根在创伤性𬌗力作用下有可能发生折断,并导致一系列并发症。国内学者首先报道了这类𬌗创伤性磨牙根横折病例。

【病因】

1. 患牙长期承受过重的𬌗力和创伤性𬌗力患者口内有多个缺失牙长期未修复,有不良修复体或其他患牙未治疗,根折患牙在出现症状前是承担咀嚼力的主要牙齿,而且侧方𬌗时尤其在非工作侧有明显的𬌗干扰。

2. 𬌗力导致根横折的易感区。

3. 突然的咬合外伤　如吃饭时被小砂子硌到、不慎误咬筷子等。这种外力不同于一般的外伤力量,它选择性地作用在患牙咬合时承受压力最大的牙根特定部位,造成折断。

【临床表现】

好发于中、老年人无牙体疾患的上颌磨牙腭根,其次是远中颊根。

1. 患牙长期咬合不适或咬合痛,可有急性咬合外伤史。

2. 牙冠完整,叩诊不适或疼痛,根折侧叩诊浊音。

3. 可并发牙髓病、根尖周病及患根的牙周疾病。

4. 患牙可有 1～2 度松动,功能性动度 2～3 度。

5. 侧方𬌗干扰以非工作侧为主,全口𬌗力分布不均衡。

【X 线表现】

患牙的某一根有 X 线透射的横折线(图 2-7),还可有牙周膜间隙增宽,偶见折断的根尖移位。

【诊断】

除考虑临床表现之外,X 线片(必要时 CBCT)表

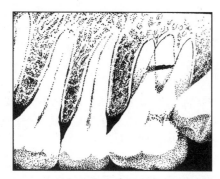

图2-7 上颌磨牙腭侧根创伤性横折X线片

现是主要诊断指征。开髓后患根在折断线处的异常，探诊可协助诊断。

【治疗原则】

1．调整咬合 去除患牙非工作侧𬌗干扰，注意均衡全口𬌗力负担。

2．对症治疗 牙髓活力正常且患根牙周组织正常者，可不作牙髓治疗，定期观察。已并发牙髓、根尖周病者作相应治疗。

3．折断根处理 折断的部位如不与龈袋相通，可行保守治疗（根管治疗）；如果相通，则行手术治疗（根尖手术、截根术或半根切除术）。

第2节 其他牙体病症

牙本质过敏症

牙本质过敏症是指牙齿上暴露的牙本质部分受到机械、化学或温度刺激时，所表现的一种尖锐、短暂的疼痛或不适，即产生一种特殊的酸、"软"、疼痛的症状，并且不能归因于其他特定原因引起的牙体缺损或病变。牙本质过敏症不是一种独立的疾病，而是多种牙体疾病共有的一种症状。因许多患者以该症为主诉而就诊，其发病机制和治疗均有特殊之处，故在此单独叙述。

【病因与机制】

1．牙本质的迅速暴露 因磨损、酸蚀、楔状缺损、牙周刮治及外伤等原因导致牙本质迅速暴露，而修复性牙本质尚未形成。此时由于牙髓神经末梢穿过前期牙本质层分布在牙本质中，直达釉牙本质界；牙本质内的成牙本质细胞突亦从牙髓直达釉牙本质界，并可延伸到釉质内部，形成釉梭；当牙本质暴露后，牙本质小管表面与髓腔侧两端开放、相通，外界刺激经由神经传导或牙本质小管内的流体动力传导，可立即引起疼痛症状，故牙齿出现对机械、化学、温度刺激后的特

殊敏感症状。牙本质过敏症状可自行缓解。

2．全身应激性增高 当患者身体处于特殊状况时，如神经官能症患者、妇女的月经期和妊娠后期或抵抗力降低时，神经末梢的敏感性增高，使原来一些不足以引起疼痛的刺激亦引起牙齿过敏症；当身体情况恢复正常之后，敏感症状消失。

【临床表现】

主要表现为激发痛，刺激除去后，疼痛立即消失，其中以机械刺激最为显著。诊断时可用探针尖在牙面上寻找1个或数个敏感点或敏感区，引起患者特殊的酸、"软"、痛症状。敏感点可发现在1个牙或多个牙上。在𬌗面牙本质界或牙颈部釉牙骨质界处最多见。

牙本质敏感指数根据机械探测和冷刺激敏感部位的疼痛程度分为4度：0°，无痛；1°，轻微痛；2°，可忍受的痛；3°，难以忍受的痛。

【治疗原则】

1．治疗相应的牙体疾病，充填法覆盖暴露的牙本质。

2．调磨过高的牙尖。

3．敏感部位的脱敏治疗

（1）𬌗面个别敏感点用麝香草酚熨热脱敏。

（2）𬌗面多个敏感点或牙颈部敏感区，使用专业抗牙本质敏感的药物和制剂，如钙盐和钾盐、氟化物、蛋白凝固剂等脱敏。

（3）全口多个牙面或牙颈部敏感，可用氟离子和钙离子导入法脱敏。激光脱敏也已取得一定疗效。

（4）也可嘱患者自行咀嚼茶叶、生核桃仁或大蒜，前两者中含大量鞣酸，可使牙本质小管中的蛋白质凝固，从而起脱敏作用。使用抗牙本质敏感的牙膏刷牙或涂擦，可收到一定脱敏效果。

4．全身应激性增高引起的牙灰质过敏症，除局部处理外，可用耳穴刺激疗法。选用喉、牙、肾、神门、交感、心、皮质下等穴位。

牙根外吸收

牙根吸收通常分为牙根外吸收和牙内吸收。牙根表面发生的进行性的病理性吸收称为牙根外吸收。

【病因】

1．牙齿外伤 创伤和牙周组织的炎症是引起外吸收最常见的原因。

2．牙根周局部的压迫作用 如颌骨内囊肿、肿瘤或阻生、埋伏牙等的压迫作用常引起根尖区的外吸收，使牙根变短。

3．某些口腔科的治疗过程　如无髓牙用高浓度过氧化氢漂白治疗，可引起牙颈部外吸收；根管治疗、根尖手术、正畸治疗以及自体牙移植或再植后引起的外吸收亦不少见。

4．全身性疾病　某些造成体内钙代谢紊乱的系统性疾病，如甲状旁腺功能减退或亢进、钙质性痛风、Gaucher 病、Paget 病等，也与外吸收发生有关。

5．还有一种少见的原因不明的特发性外吸收，表现为多个牙、广泛的、进展迅速的外吸收。

【病理】

牙根表面类牙骨质层消失，牙骨质出现蚕食状小凹陷，逐渐进行到牙本质。凹陷内可见破骨细胞，根据病理特征可分为以下几类：

1．表面吸收　牙骨质局部而浅表吸收，损伤因素除去后，可由成牙骨质细胞修复。

2．炎症性吸收　如炎症持续存在，则吸收过程继续进行。

3．置换性吸收　骨组织置换了被吸收的牙根，进展缓慢，根吸收与骨性愈着同时存在。

【临床表现】

一般患牙可长期无任何症状，仅于外吸收发生相当量后在 X 线片上显示牙根表面深浅不等的虫蚀状缺损（图 2-8）。炎症性吸收时，周围有 X 线透射区。置换性吸收时，牙周膜间隙消失，牙槽骨直接与根面附着。严重的进行性根外吸收，牙根全部吸收导致牙冠脱落。

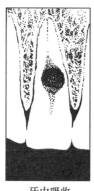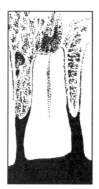

牙内吸收　　　　　牙根外吸收

图 2-8　牙齿吸收 X 线片

【防治原则】

1．正确及时地处理外伤牙齿和变色牙漂白脱色的正确操作，可以防止外吸收的发生。

2．根管治疗和根管内封置氢氧化钙制剂，可以防止牙根外吸收的发生和发展。

3．除去压迫因素，如调𬌗、拔除埋伏牙、肿瘤摘除等可以停止外吸收的进行。

4．牙颈部的外吸收，可在相应牙周或牙髓治疗后，充填修复。

牙内吸收

牙内吸收指因创伤和感染等因素引起牙髓组织变为炎症性肉芽组织，从牙髓腔内部发生进行性的牙本质吸收（详见第 3 章）。

牙齿外源性着色

牙颜色的改变指由各种外因和内因造成的牙齿颜色的改变，即牙齿外源性着色和牙齿变色。进入口腔的外来色素或口腔中细菌产生的色素沉积在牙面称为牙齿外源性着色。

【病因及临床表现】

1．饮食中的色素　如长期喝茶、吸烟或嚼槟榔的人，牙齿表面特别是舌面有褐色或黑褐色着色，刷牙不能除去。牙齿的窝沟和表面粗糙处也易有着色。

2．口腔卫生不良　外来色素首先沉着于牙面的黏液膜和菌斑中。口腔卫生不良者，菌斑滞留处易有色素沉着，如近龈缘处、邻接面是经常着色的部位。随着菌斑下方牙面的脱矿，色素也可渗入牙体组织内。

3．药物　长期用氯己定（洗必泰）或高锰酸钾溶液漱口或用药物牙膏，如氯己定牙膏，可在牙面形成浅褐或深褐色着色；牙齿局部氨硝酸银浸镀治疗后，相应部位变成黑色。

4．职业性接触某些矿物质　如铁、硫等，牙齿可着褐色；接触铜、镍、铬等，牙面易出现绿色沉着物。

5．其他因素　唾液的黏稠度、酸碱度及口腔内产色素细菌的生长，均与外来色素沉积有关。

【防治原则】

1．保持口腔卫生，每天早晚两次正确刷牙，注意要刷净各个牙面。

2．已有色素沉积的牙面用洁治术清除，注意术后的打磨抛光。

牙齿变色

正常牙齿为有光泽的黄白色，因身体和（或）牙齿内发生改变所致的颜色或色泽的变化称为牙齿变色，又称为内源性牙齿着色。

牙齿变色包括局部因素造成的个别牙齿变色和全身因素引起的多数牙或全口牙齿的变色，如四环素牙、氟斑牙等。后者将在本章的牙齿发育异常一节中详述。下面仅讨论个别牙齿变色问题。

【病因、病理和临床表现】

1. 牙髓出血 牙齿外伤或使用砷剂失活牙髓时牙髓血管破裂，或因拔髓时出血过多，血液渗入牙本质小管，血红蛋白分解为有色化合物使牙齿变色。血液渗入牙本质小管的深度和血红蛋白分解的程度直接影响牙齿变色的程度。外伤牙髓出血近期，牙冠呈现粉红色，随血红蛋白分解逐渐变成棕黄色；如果血液仅渗入髓腔壁牙本质浅层，日后牙冠呈现浅灰色；若已渗入牙本质的外层，则牙冠呈浅棕或灰棕色。

2. 牙髓组织分解 这是牙齿变色最常见的原因。坏死牙髓产生硫化氢，与血红蛋白作用形成黑色的硫化铁。黑色素也可来自产色素的病原菌。黑色物质缓慢渗入牙本质小管，牙齿呈灰黑色或黑色。

3. 食物在髓腔内堆积和（或）在产色素细菌作用下，产生有色物质进入牙本质使牙齿变色。

4. 窝洞和根管内用的药物和充填材料 如碘化物、金霉素，可使牙齿变为浅黄色、浅褐色或灰褐色；银汞合金和铜汞合金可使充填体周围的牙齿变黑色；酚醛树脂使牙齿呈红棕色等。

5. 牙本质脱水 无髓牙失去来自牙髓的营养，牙本质脱水致使牙齿表面失去原有的半透明光泽而呈现晦暗灰色。

【鉴别诊断】

1. 潜行龋患牙冠部可呈墨浸状，看似牙齿变色，但去净龋坏腐质后，牙齿组织色泽正常。

2. 严重牙内吸收患牙的牙冠呈粉红色，并非牙齿变色，而是因髓腔扩大，硬组织被吸收变薄而透出牙髓组织颜色所致。

【防治原则】

1. 牙体牙髓病治疗过程中预防牙齿变色 除净牙髓，尤其是髓角处的牙髓；前牙禁用失活剂失活牙髓；牙髓治疗时，在拔髓后彻底清洗髓腔，尽快封闭髓腔，选用不使牙齿变色的药物和材料等。

2. 已治疗的无髓牙变色 用30%过氧化氢溶液从髓腔内漂白脱色。

3. 脱色效果不佳者 用复合树脂直接贴面或作桩冠修复。

第3节 牙齿发育异常

人类牙齿发育是一个长期而复杂的过程，机体内外各种不利因素作用于牙齿发育的不同阶段可以造成不同类型的发育异常，如牙齿萌出异常、数目异常、形态异常和结构异常。其中多数发育异常有遗传倾向。近代分子生物学研究发现，一些牙齿发育的异常可能与特定的基因缺失或变异有关，有些可伴有全身多部位的病变。

1. 牙萌出异常指牙齿萌出的时间和乳牙脱落的时间异常或不能正常萌出，如早萌、迟萌、乳牙滞留和埋伏牙等。前三项内容见第22章。

2. 牙数目异常表现为额外牙、先天缺失牙和无牙畸形。

3. 牙形态异常包括体积和形态的异常。如过小牙、过大牙、牛牙症、融合牙、双生牙、结合牙、釉珠、畸形中央尖和牙内陷等，其中畸形中央尖和牙内陷有重要的临床诊治意义。

4. 牙结构异常包括釉质发育缺陷和牙本质发育缺陷。牙本质发育缺陷较少见，多有遗传因素，如遗传性乳光牙本质。釉质发育缺陷包括遗传性釉质发育不全和环境因素引起的釉质发育不全。其中环境因素引起的釉质发育不全按致病原因又可分为由营养缺乏和出疹性发热、低血钙症、局部感染和创伤等引起的釉质发育缺陷（以下统称釉质发育不全），化学物质摄入（主要为氟）引起的氟牙症，以及特发性因素导致的四环素牙和先天性梅毒牙等。

埋伏牙

牙齿萌出期已过而仍在颌骨组织中未能萌出的牙齿称为埋伏牙。

【病因】

1. 牙胚原位错误 牙胚距萌出点过远或位置异常。

2. 萌出障碍 因邻牙畸形、乳牙早失使间隙缩小，额外牙的阻碍、幼儿期颌骨感染或外伤等所致。

3. 全身性因素 遗传因素或内分泌障碍，如锁骨、颅骨发育不全症患者常有多个埋伏牙。

【病理】

埋伏牙与其周围组织之间存在牙囊组织，一般是无炎症的。埋伏牙有一种向牙面及切端方向移动的自然趋势，遇到阻碍时则产生压力。埋伏一段时间之后，牙冠釉质表面的成釉上皮会萎缩消失，其上可能有来自牙囊的牙骨质沉积。偶见埋伏牙的牙体组织发生置换性吸收，易被误认为龋齿。

【临床表现和诊断】

临床多见于第三磨牙，其次为上颌尖牙、第二前磨牙和额外牙等，有时有双侧的埋伏牙。一般由X线检查发现。

在上颌中切牙之间，常有额外牙埋伏，可使两个中切牙之间间隙加宽。埋伏牙可对相邻的牙齿产生压迫症状，如第二磨牙受埋伏的第三磨牙压迫，发生牙根吸收，引起疼痛并继发牙髓炎和根尖周炎。偶见多年佩戴总义齿的老年患者，有埋伏牙的萌出。

【处理原则】

1. 如埋伏牙为前牙或前磨牙，牙列又有充分位置，可用外科手术和正畸方法助其萌出。

2. 如已引起疼痛和压迫吸收等症状时，可根据被压迫牙位的具体情况，分别进行根管治疗、截根术、半切除术或拔除患牙。

3. 如埋伏牙未出现任何症状，可不必处理。

额外牙

正常牙数之外多生的牙齿为额外牙。

【临床表现和意义】

额外牙可发生于牙弓的任何部位，但大多数有一定位置。额外牙可分为两类：一类额外牙小，呈圆锥形，多见位于两个上颌中切牙之间或腭侧，称为正中额外牙。有的患者有 2～3 个正中额外牙，这类额外牙常为埋伏牙；另一类额外牙形态正常，如额外的前磨牙和切牙，在牙列中与正常牙不易区分，这类额外牙有时对称地出现。

额外牙可使邻牙迟萌、牙根吸收或错位萌出，亦可导致牙列拥挤。在前牙部位的额外牙影响患者的面容美观。

【处理原则】

1. 引起上述症状和位于牙列之外者应拔除。

2. 形态和排列正常的额外牙或无症状的埋伏额外牙可不处理。

3. 形态异常但已排列整齐的额外牙可用复合树脂改形修复。

先天缺失牙

正常牙列中，因牙胚未能形成或未能发育的缺额牙齿称为先天缺失牙。其发生可能与遗传因素有关。多见的先天缺失牙为上颌侧切牙、前磨牙、第三磨牙和下颌切牙。常为对称性缺失。询问患者无拔牙史，并拍 X 线片除外埋伏牙后，可以诊断为先天缺失牙。

【临床意义】

在决定滞留乳牙是否需要拔除以及正畸设计方案

时，先天缺失牙是应考虑的因素之一。先天缺失的第三磨牙常导致对颌第三磨牙过长或下垂。

无牙畸形

多数或全部牙齿不发生称为无牙畸形。无牙畸形是全身性发育畸形的一部分表现，如遗传性外胚叶发育异常的患者，口内全部或大部分牙齿先天缺失；单纯恒牙列缺失，乳牙不受影响，是一种常染色体隐性遗传的无牙畸形。多数牙齿不发生的情况也可发生在佝偻病、先天梅毒、妊娠期母体感染或代谢障碍的患儿。诊断时需拍 X 线片除外多个埋伏牙。处理方法为用义齿恢复咀嚼功能。

过小牙、锥形牙、过大牙

牙齿的大小与解剖测量平均值相比，差额超过其 2 倍标准差时，称为过小牙或过大牙。过小牙常是圆锥形，又称为锥形牙。个别牙齿过小，常见于上侧切牙、第三磨牙和额外牙。全口性过小牙很少见，可发生于外胚叶发育不良、Down 综合征及先天性脑垂体功能减退的患者。个别牙齿过大，原因不明。临床应与融合牙鉴别。

【临床意义及处理原则】

前牙区的过小牙影响面容美观，可用复合树脂改形或冠修复，恢复牙齿外形。

融合牙、双生牙、结合牙

1. 融合牙　是 2 个或 2 个以上的正常牙胚相融合而成的，牙齿可以完全融合，也可以仅为冠融合或根融合，但无论如何，牙本质是相连通的。根管可合为一或分为二。乳、恒牙均能见到，有的融合牙有遗传倾向。有融合牙的牙列中，牙齿数目相应减少。

2. 双生牙　是牙齿发生期中由一个牙胚分裂为二而形成的畸形，有分开的髓室和共同的根管。常见于下颌乳切牙，有的双生牙有遗传倾向。有双生牙的牙列中，牙齿数目不减少。

3. 结合牙　为两个牙齿的牙根仅藉牙骨质相连而结合，可能是牙根形成过程中牙胚的拥挤或位置混乱所致。偶见于上颌第二和第三磨牙区。另一种结合牙是由于牙骨质增生而形成。偶见于中老年人（图 2-9）。

【临床意义及处理原则】

乳牙列的融合牙或双生牙有时不能辨别，均有可能延缓牙根的生理吸收，阻碍其继承恒牙的萌出。故应定期观察，及时拔除发生在恒前牙区的融合牙、双生牙。

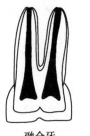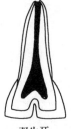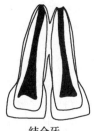

融合牙　　双生牙　　结合牙

图 2-9　双生牙、融合牙和结合牙的简单模式图

牙齿大且在联合处有深沟,影响面容美观,可用磨改术和复合树脂修改牙冠形态。

釉珠

釉珠是附着在牙骨质表面的釉质小块,是牙齿发育时小团错位的成釉细胞或上皮根鞘某处异常分化,再度出现成釉功能而形成的釉质。通常由基本正常的釉质组成,少数情况下,中央含有牙本质。

釉珠常见为磨牙根分歧或近颈部牙骨质上的粟粒大小球形的釉珠(图 2-10)。有时在磨牙的根分叉处有小舌状釉质突起。釉珠下方有时可见多个小孔,成为牙髓和牙周组织的交通道。

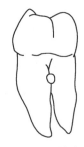

图 2-10　釉珠

【临床意义与处理原则】

一般说来,釉珠和釉质突起会影响牙龈和牙体之间的良好附着关系,引起牙周疾病,而且诊治时还妨碍龈下刮治。釉珠下方的小孔可以成为牙髓-牙周联合病变的感染途径。临床可以磨除釉珠,必要时断面局部备洞充填。

畸形中央尖

畸形中央尖是牙齿在发育期间,前磨牙和磨牙成釉器形态分化异常,牙乳头组织向成釉器突起形成的釉质与牙本质的畸形。多见于黄种人,发生率为 2%。发病原因不明。

【临床表现和意义】

中央尖多见于前磨牙,尤以下颌第二前磨牙居多,偶见于上磨牙。可以对称地发生或同时出现在多个前磨牙上,也可只发生在一个前磨牙。

1. 在前磨牙面中央窝处或颊尖三角嵴上出现一个畸形小尖。尖常呈圆锥状,基底部直径约 2mm,游离端甚尖或成圆钝状。尖高约 2mm,大部分由釉质组成,有时有纤细的髓角伸入。

2. 当牙齿萌出并建立𬌗关系后,此尖易折断。表现为前磨牙面中央窝处有直径约 2mm 的,可与釉表面区别开来的圆圈,中央有一深色小点,为暴露牙本质或畸形尖的髓角,称为牙本质轴(图 2-11)。

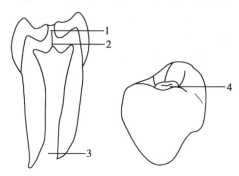

图 2-11　畸形中央尖

1. 突起的牙本质轴　2. 突起的小髓角　3. 喇叭口根尖孔
4. 折断后的牙本质轴

3. 临床也见到一些畸形中央尖呈圆钝状,在咬合接触后逐渐磨损,继发牙本质形成。牙尖虽然磨平但牙髓保持正常,牙根发育正常。

4. X 线检查可见髓室顶中心有向𬌗面中央部突起的畸形部分,并常见未发育完成的根尖部,可以帮助诊断。

5. 中央尖折断或磨损后,髓角暴露,引起牙髓感染、坏死,甚至并发根尖周病。若此时牙根尚未完全形成,则由于牙乳头遭到破坏后,牙根停止发育;若牙髓感染发生在牙冠萌出不久时,牙根尚短,加上严重感染,可导致牙齿丧失。

【处理原则】

1. 圆钝而接触无碍的畸形中央尖可不处理而进行观察。

2. 刚萌出的牙齿上细而尖的中央尖,为了防止其日后折断感染,可结合 X 线片表现进行如下处理:

(1) X 线片示有髓角突入者,可在局麻下一次去尖,形成一定深度的洞形,在严格消毒条件下直接或间接盖髓。

(2) 如果 X 线片未见有髓角伸入尖内,则可分次调磨中央尖。每次少量调磨,磨后覆以少量水门汀。每 2 周磨一次,促使髓角处形成修复性牙本质。

（3）刚萌出的尚未建𬌗的牙齿上的中央尖，还可采用粘接修复加固法防止其早期折断感染，通过自然磨损促使修复性牙本质形成。

3．并发牙髓炎或根尖周病的患牙，根据不同情况行根尖诱导形成术和根管治疗。牙根形成过少而又发生根尖周严重感染的患牙，或根尖病变与龈沟相通者，则拔除。

牙釉内陷

牙釉内陷是牙齿在发育时期上颌切牙的成釉器形态分化异常、舌侧过度卷叠、内陷或过度增殖所形成的畸形牙齿。牙内陷包括畸形舌侧窝、畸形舌侧沟、畸形舌侧尖和牙中牙。发病原因不明，似有遗传因素，发生率为 2%～5.1%。

【临床表现和意义】

上颌侧切牙多见，上颌中切牙及下颌前牙偶见。常为双侧发生，也有发生在单侧的（图 2-12）。

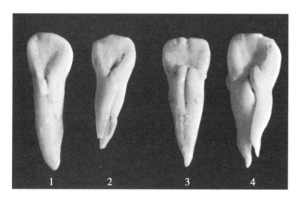

图 2-12　畸形舌侧窝和畸形舌侧沟
1. 畸形舌侧窝　2～4. 程度不等的畸形舌侧沟　4. 沟将牙根分裂为二

1．**畸形舌侧窝**　是牙内陷中最轻而较常见的一种畸形。舌侧窝出现深浅不等的囊状凹陷，与口腔相通。窝壁为发育异常的釉质，有时缺乏釉质，仅为一薄层牙本质。窝内易滞留食物残渣和菌斑，不易清洁，故较易致龋，并导致牙髓感染、坏死，甚至根尖病变。

2．**畸形舌侧沟**　牙釉内陷在切牙舌侧有时呈沟状内卷，沟越过舌隆凸延至根面。有时这种沟达根尖，将一牙根分裂为二。此种牙易患牙龈炎和牙周炎，并最终可导致牙周 - 牙髓联合病变。

3．**畸形舌侧尖（指状舌尖）**　这种畸形牙有时除舌侧窝内陷外，还伴有舌隆凸呈圆锥形突起，形成畸形舌侧尖。其中可有纤细的髓角突入。当牙齿有𬌗接触后，舌侧尖可以折断，直接引起牙髓感染。

4．**牙中牙**　有时舌侧窝内叠卷入较深，牙齿呈圆锥状。在 X 线片上表现为一个小牙包于大牙中的

影像，髓腔和根管的影像不清楚。由于牙形态十分复杂，易导致牙髓及根尖周疾病。

【处理原则】

1．浅窝、短沟无症状者，不必处理。

2．畸形舌侧窝略深或已并发龋齿，可间接盖髓后作充填治疗。

3．患牙已继发牙髓炎或根尖周炎者，应作根管治疗。常规 X 线片不能显示根管的三维形态，可采用 CBCT 帮助了解髓腔内陷畸形结构，使用根管显微镜、超声技术辅助磨除畸形内陷牙后，再行完善的根管治疗；或根管畸形不能作根管治疗，可作根尖切除手术后倒充填。

4．深舌侧沟引起牙周炎时，需行牙周治疗。如畸形舌侧沟深达根尖并发牙周炎者，则可考虑施行意向性再植术，即将该种患牙拔出，进行根管充填和充填裂沟，再将患牙行再植术，但长期效果尚需观察。

5．重度牙内陷变异形态患牙，牙髓根尖周病治疗效果差，则可选择拔牙。

牛牙症

牛牙症是一种奇特、异常的牙齿结构，即牙体增大，髓室异常大，延至根部，类似牛牙。该病曾经被认为仅局限在早期人类牙齿，现在已知在现代人牙中也广泛分布。

【临床表现及处理原则】

1．牛牙症可发生在乳牙或恒牙列中，但恒牙更多见。患牙几乎都是磨牙，有时单个牙发生，有时则同一象限中的多个磨牙发生；可能单侧或双侧或多个象限发生（多发性）。

2．牙冠本身无显著或异常的临床特点。

3．**X 线片表现**　牛牙症异常特征的最直观表现是在 X 线片上。患牙常为方形而不是向牙尖部聚合缩窄的锥形。髓腔极大，髓室的根向距离远大于正常。另外，牙髓腔在牙颈部没有正常的缩窄，牙根极短。根分歧可能位于距牙根尖之上仅几个毫米处。

根据变异的程度，分为轻度、中度和重度牛牙症。重度牛牙症形态变异最大，根分歧位置接近牙根尖部，而轻度牛牙症的变异最轻。

4．当该类患牙因牙髓及根尖周疾病需行根管治疗时，会因其解剖结构的畸形变异使治疗的难度系数增加。

釉质发育不全

釉质发育不全是指牙齿在发育期间，由于环境或遗传性的不利因素，致使釉质的形成和成熟发生障碍

而遗留的永久性缺陷。环境因素又可分为局部和全身因素。

【病因】

1. 局部因素 主要为乳牙的感染或外伤可以直接伤害其下方正在发育的恒牙胚。如乳磨牙根尖周围的感染侵犯正在发育的恒前磨牙牙胚,造成恒前磨牙的釉质发育不全,这种釉质发育不全牙又常被称为Turner牙。

2. 全身因素 凡能引起釉基质分泌和成熟障碍的全身任何变化,都有可能造成牙齿釉质发育不全。婴幼儿时期的高热疾病,如肺炎、猩红热;严重的消化不良和营养障碍,如缺乏维生素A、维生素D、磷和钙,佝偻病等;母亲在妊娠期间患风疹、毒血症等都可影响胎儿颌骨中的乳牙和第一恒磨牙的发育。但实际上,不是所有患这些疾病的儿童牙齿都受侵犯,一方面取决于这些疾病的严重程度;另一方面是因为釉质分泌与成熟的过程是一个有间歇性的过程,如果一次短暂的急性疾患正好发生在釉质形成的间歇期,则牙齿可以完全不受影响。

3. 遗传因素 釉质发育不全偶尔可以出现在一个家族的几代成员中,此现象用局部和全身疾病的因素不能解释。患者的乳牙及恒牙列中的所有牙齿都表现有某种程度的受累。这种釉质发育不全被认为是遗传性的,称为遗传性釉质发育不全。

由于每种因素分别作用在釉质形成的不同阶段,损伤的程度和损伤时间的长短不一,形成了不同表现的釉质发育不全。

以上这些因素可以使成釉细胞变性、坏死,或分泌功能受抑制而不能继续沉积釉基质;若作用在基质形成后,则可以因钙自体平衡紊乱而使矿化过程障碍,致使基质发生皱褶或塌陷。上述两种情况都可以造成釉质表面永久性缺陷。

【病理】

釉质表面缺损,厚度减少甚至完全缺失;或釉质厚度不变,仅有局限或弥散的透明度改变,即白垩状釉质。其釉柱间质增宽,渗透性较高,日后可有色素沉着,这种釉质硬度降低。

【临床表现】

1. 侵犯的牙列和牙齿
(1)牙列——乳、恒牙均可发生釉质发育不全,但乳牙少见。
(2)牙齿——发生在同一时期发育的牙齿,因此患牙是成组、对称地出现。

Turner牙最多见于上、下前磨牙或恒上切牙。程度或轻或重,从轻度釉质变棕黄色,到严重的凹陷和不规则的牙冠。因其牙冠小,釉质缺损,深褐色着色,形态不规则,常易误认为是残根。

2. 按病损的程度可分为轻症和重症
(1)轻症:患牙釉质表面形态基本完整,仅部分有色泽和透明度的改变,釉质呈不透明白垩状,或呈黄褐色。釉质表面横纹明显,探之粗糙,可出现浅的凹陷或小沟。
(2)重症:牙面有实质性缺损。可见牙釉面有棕褐色深染的窝状或带状缺损,带沟宽窄不一,也可有数条平行的横沟。更严重时牙齿表面呈蜂窝状,甚至完全无釉质被覆。前牙切缘变薄,后牙𬌗面牙尖向中央聚拢或消失,釉质呈多个不规则的结节和凹陷,如桑葚状。

3. 患牙易磨损、患龋。发生龋齿后进展甚快。

【诊断】

1. 釉质发育不全发生在同一时期发育和萌出的成组、对称的牙齿上。

2. 釉质表面虽有黄褐色深浅不等的缺陷,但缺损处探诊光滑、质地坚硬,可与龋齿鉴别。

3. 根据釉质发育不全所发生的牙位,可以推断患者牙齿发生障碍的时期。如:

$$\frac{631|136}{6321|1236}$$

切缘处和牙尖处的缺陷,系在出生后第一年内釉质发育障碍所致;而 $\frac{2|2}{}$ 的切缘受累时,则可以推断障碍发生在出生第二年(图2-13)。

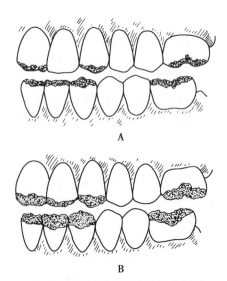

图2-13 釉质发育不全的发病年龄
A.出生后第一年的釉质发育障碍 B.出生后第一、二年的釉质发育障碍

【防治原则】

1. 注意妇幼保健,以预防本病的发生。

2. 防治乳牙列龋病,及时治疗乳磨牙的龋病及其继发病。

3. 轻症釉质发育不全可不必处理。

4. 缺损凹陷较深者,应作预防性充填;严重缺陷可用复合树脂贴面修复、全瓷贴面或冠修复。

5. 釉质发育不全是釉质在发育期间遗留的缺陷,只是在萌出后才能发现,此时再用补充钙、磷和维生素D的治疗方法对该病毫无意义。

氟牙症

氟牙症又称斑釉牙,是一种地方病,是牙齿发育时期人体摄入氟量过高所引起的特殊型釉质发育不全。氟牙症是地区性慢性氟中毒的一种突出症状。氟牙症集中分布的地区称为氟牙症流行区。世界五大洲各国均有过氟牙症流行的报告。我国公元200年时就有"齿居晋而黄"的记载;根据近代的报告,几乎全国各省区都有氟牙症流行区或慢性氟中毒区,其中山区和某些沿海地区较为严重。氟牙症的流行情况和患病程度随各地区饮水氟含量的增加而加重,如Dean调查的资料所显示(表2-1)。

表2-1 不同饮水氟浓度氟牙症患者情况

受检人数	饮水氟含量	患病率
459	0.2	1.5
263	0.4	6.1
123	0.9	12.2
447	1.3	25.3
404	2.6	73.8
189	4.4	79.8
20	14.1	100.0

【病因】

1931年,Churchill首先提出饮水中氟含量过高是氟牙症的病因。1935年,Smith用鼠做实验,每隔48小时注射2.5%氟化钠溶液0.6ml,可以观察到在继续生长的切牙上每注射一次后所出现的褐色环斑,再次肯定了氟的摄入量过高导致了氟牙症。

正常人体每天需氟量仅为0.5～1.5mg。氟的摄入量过高引起氟牙症,严重的氟牙症可合并全身性氟骨症。氟的致死量,体重70kg的成年人为2.5～5g,小儿仅为0.5g。服用致死量的氟化物后,2～4小时内可发生死亡。

人体对氟的摄入量受许多因素的影响:

1. 氟进入人体的时期 氟主要侵害釉质发育期间牙胚的成釉细胞,过多的氟只有在釉质发育矿化期进入体内,才能引起氟斑牙。

2. 饮水中含氟量过高是人体氟摄入量高的主要来源 综合国内外氟牙症发病的调查报告,牙齿发育期间饮水中含氟量高于1ppm即可发生氟牙症,且该病的发生及其严重程度随该地区饮水中含氟量的升高而增加。根据饮水中含氟量与龋齿发病率的关系综合分析提出"饮水中含氟量为1ppm时,既能有防龋作用,又不至于产生氟牙症"。

3. 饮食 不同地区居民的生活习惯和食物种类不一样,各种饮食的氟含量也不相同。而且饮食中的含氟量又受本地土壤、水和施用肥料中的氟含量及食物加工方式的影响而变化,如茶叶的氟含量可有5～100ppm的差别。有些地区饮水中含氟量低于1ppm,但本地居民的主食和蔬菜中氟含量高,也能影响牙齿的发育,发生氟牙症。含钙、磷和维生素D比例高的食物可以保护人体少受氟的毒害。动物实验证明:高钙、磷食物饲养的鼠牙对氟的敏感性最低。

4. 温度 高温地区,人体饮水量大,对氟的摄入量也相应增加。

5. 个体差异 个体的全身情况及生活习惯不同,对氟化物的敏感性也不一样。据文献报告:"胸腺素和促甲状腺激素对氟化物的毒性有协同作用,这两种激素分泌的变化均可引起个体对氟敏感性的差异。"个体差异可用以解释生活在同一高氟地区的人不一定都患氟牙症或严重程度也不一样的现象。

6. 其他因素 由于使用含氟量高的燃料(石煤),空气中的氟化物通过呼吸进入人体,影响了氟的总摄入量。

【发病机制】

引起氟牙症的机制尚未完全明了。有实验证明:给出生后4天的大白鼠每千克体重注射0.1mg的氟,可致成釉细胞内质网的轻度肿胀;加大剂量时,此作用更为明显,出现釉基质合成障碍。釉质形成时期,釉质与氟的结合率较高,以氟磷灰石的形式存在。过多的氟磷灰石引起成釉细胞的变性剥离,形成釉质发育不全。过多的氟磷灰石代替了羟磷灰石,改变了釉质正常的钙化过程。当氟化物的浓度达到一定水平时,与代谢有关的氧化还原酶受到抑制而使釉质的矿化过程发生障碍。

【病理】

氟牙症患牙表面有一局限或弥散的云雾状不透明

层。该层的表面层矿化度较高,其下层为不同程度的矿化不全区,显示有多孔性。如果这种多孔性组织占的体积较大,釉质表面就会塌陷,形成窝状缺陷。矿化不全区可伴有不同程度的着色。着色是由于患氟牙症的牙萌出后,釉基质遇光逐渐发生化学变化和(或)外来色素的渗入所致。

【临床表现】

1. 侵犯的牙列和牙齿 恒牙多见,乳牙很少见。因为乳牙釉质的形成和钙化大多在胚胎期和哺乳期。胚胎期只有极少量的氟能通过胎盘进入胎儿体内;母亲乳汁中的氟含量较稳定,并不因母体摄氟量高而增高。

侵犯的牙齿多为生活在高氟区,且正处于釉质发育矿化期的牙齿。因为氟牙症是地方病,生活在某一地区常为多年之久,故常侵犯全口的牙齿。但也可有类似釉质发育不全的成组而对称的患牙分布,如一儿童,2岁前生活在高氟区,之后随父母迁居非高氟区,恒牙萌出后氟牙症可仅表现在前牙和第一恒磨牙;如果6～7岁以后从非高氟区迁入高氟区,牙齿可能完全没有斑釉变化。

2. 釉质表面有因矿化异常所形成的白垩横线、斑块,甚至整个牙齿均为白垩样釉质。有些牙齿(主要是上前牙),在萌出后呈现黄褐色或黑褐色斑块,严重时有实质性缺损。

3. 氟牙症患牙耐磨性差,但对酸蚀的抵抗力强。

4. 严重氟中毒时,除牙的变化以外,患者常有特种关节炎、关节强直、骨硬化症、关节病变、贫血等。严重者因脊柱硬化、折断而危及生命。

5. 氟牙症指数 Dean指数(Dean等人,1942)是最早用于氟牙症流行病学调查的指数(见第26章)。该指数虽然对氟牙症的严重程度区别不够敏感,但具有历史意义,提供目前的调查资料与以往资料的可比性,因此至今仍在广泛应用。

TF指数(Thylstrup和Fejerskov,1978)反映了牙齿发育期间的釉质与氟化物接触的程度。根据组织学观察和釉质中氟化物浓度,结合临床表现,将氟牙症患牙分为10度。该指数已用于流行病学调查,也适用于临床诊断(图2-14)。

0 牙面在完全吹干后,釉质的透明度正常。

1 与釉质横线相应处有窄的白垩线。

2 沿釉质横线的白垩线条更明显,相近的白垩线偶有融合。

3 有融合的不规则云雾状白垩区,白垩区之间常见加重的釉面横线。

4 全部牙面呈现明显的白垩釉质。

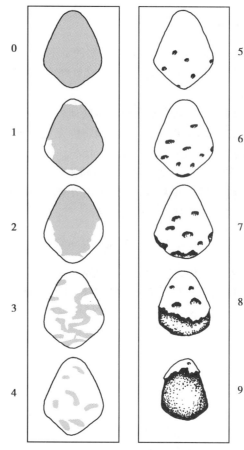

图 2-14 氟牙症的 TF 指数

5 全部牙面呈现明显的白垩釉质,釉质表面有直径<2mm的窝状缺损。

6 数个窝状缺损水平连线排列,缺损的切颈间宽度<2mm。

7 釉质不规则缺损<牙面的1/2。

8 釉质外形缺损>牙面的1/2。

9 釉质大部缺损,牙齿外形改变。

面氟中毒指数(TSIF,Horowitz等,1984)作为Dean指数的补充说明,也在流行病学调查中应用。

【防治原则】

1. 改善本地不利条件,降低氟的摄入量。如选择新的含氟量适宜的水源、应用活性矾土或活性骨灰去除水源中过量的氟、调查其他影响氟摄入量过高的因素并加以改进等。

2. 轻症者无须处理。

3. 着色较深而无明显缺损的患牙可用漂白脱色法脱色(见第28章)。

4. 重度有缺损的患牙可用复合树脂直接贴面或冠修复等方法处理。

四环素牙

【病因】

在牙齿发育、矿化期间,若过多地使用四环素类药物,如四环素、去甲基金霉素、金霉素、土霉素、多西环素等,萌出后的牙呈灰暗色或灰黑色,同时伴釉质发育不全,即称为四环素牙。

【发病机制】

四环素分子有螯合性质,它与钙离子有亲和作用,与其结合成稳固的四环素钙复合物。四环素对骨骼和牙齿都有毒性作用,对骨组织发育的影响是可逆的,因为骨组织有活跃的矿物质交换作用,停药后可逐渐消失。而四环素钙复合物对矿物质沉积的抑制及对牙髓细胞合成胶原的抑制则是不可逆的。所以,当牙齿发育、矿化期间若每天服用 $0.25\sim1g$ 四环素类药物,连续数天,四环素分子即可与牙齿的羟磷灰石晶体密切结合,形成四环素钙正磷酸盐复合物,使牙齿变色。这种复合物主要存在于牙本质中(图 2-15),这是因为牙本质中的磷灰石晶体小,总表面积比釉质晶体的大,从而使牙本质吸收的四环素量较釉质吸收的多。在服用一定量四环素类药物后,不但能引起四环素牙,还可伴发程度不同的釉质发育不全。妊娠 4 个月以后服用四环素类药物,可通过胎盘屏障而与胎儿发育中的牙齿矿物质结合,使乳牙变色和牙齿发育障碍。幼儿期短时间服用即可引起乳牙及恒牙的变色或伴有釉质发育不全,其牙齿色泽的深浅明暗程度与服药的剂量、浓度、持续时间有关。四环素也可沉积在骨组织内,使骨组织着色,还可使骨的生长缓慢。骨着色可随骨组织的生理代谢活动而逐渐除去。

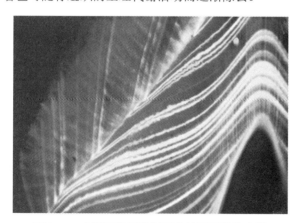

图 2-15 人四环素牙纵剖面上的四环素荧光带

【临床表现】

多见于恒牙。四环素牙一般为暗淡无光呈黄色,但在临床上色和质的变化程度不完全相同。可呈浅灰色、棕黄色、灰褐色或更深。若在紫外灯下观察这些牙齿能显示出特有的荧光,但随时间的推移,紫外光下不显示出特有的荧光,但并不说明它不是由四环素所引起,这可能是由于四环素暴露在日光下可加速其分解。

【预防和处理】

为防止四环素牙的发生,妊娠 4 个月后和哺乳的母亲及 7 岁以下儿童均不宜使用四环素类药物。对四环素牙的处理可采用 30% 过氧化氢液加热漂白脱色法或酸蚀处理牙面后光敏树脂覆盖,还可用半成品树脂牙面或瓷贴面修复(见第 27 章)。

先天性梅毒牙

先天性梅毒牙是在胚胎发育后期和出生后第一个月,牙胚受梅毒螺旋体侵犯所造成的釉质和牙本质发育不全。

【临床表现和意义】

先天性梅毒牙主要发生在 $\frac{61|16}{621|126}$ 牙位,其表现为(图 2-16):

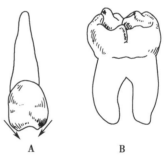

图 2-16 先天性梅毒牙
A. 半月形切牙 B. 桑葚状磨牙

1. 半月形切牙 上中切牙及下中切牙切缘较牙冠中部窄,中央部有切迹,两切角圆钝,有如新月形。因牙齿形态变化使牙间空隙增大。

2. 桑葚状磨牙 第一恒磨牙𬌗面缩小,牙尖萎缩呈一些发育不良的结节状压挤在一起。釉质呈小颗粒状,似桑葚样。牙冠短小,牙尖向中央聚拢而颈部周径大。牙齿呈暗褐色。

先天性梅毒牙可与先天性梅毒相伴发。

【防治原则】

1. 梅毒患者妊娠期间及其婴儿出生后行抗梅治疗。
2. 畸形牙用光敏树脂贴面或瓷贴面、冠修复。

遗传性乳光牙本质

遗传性乳光牙本质简称乳光牙,是一种少见的遗传性牙本质发育缺陷。遗传性乳光牙本质患者不分性别,可与骨发生不全、白化病或心脏畸形等并存。

【病因】

遗传性乳光牙本质为常染色体显性遗传。遗传学研究发现其致病基因定位在 *4q21* 的 2Mb 的范围内,我国学者的研究也证明致病基因在 4 号染色体上,同时发现在 DSPP、DMP1 上有无意义突变。

【病理】

釉质基本正常。釉牙本质界平直,无凹凸相嵌形。近釉牙本质界处的薄层牙本质结构正常,其余留牙本质小管排列紊乱,管径大,数目少或无小管。牙本质内矿化不良区多,有大量间歇线。这种牙本质异常增生,使髓腔进行性变窄或消失。

【临床表现】

乳牙和恒牙皆可发生,常为全口牙齿受侵犯。牙齿呈半透明的(乳光的)黄褐色。釉质早期与牙本质分离而剥落,牙本质暴露,使颜色更深,呈棕紫色,而且易磨损。X 线片可见牙根短而细,牙髓腔缩小,甚至完全闭塞。追查患者的家族史,常可发现类似疾病患病。

【治疗原则】

一般用修复的方法恢复牙列。

(张 清 曾 艳 王嘉德)

参 考 文 献

1. 樊明文. 牙体牙髓病学. 第 4 版. 北京:人民卫生出版社,2012
2. 高学军,岳林. 牙体牙髓病学. 第 2 版. 北京:北京大学医学出版社,2013

第 3 章

牙 髓 疾 病

牙髓组织是一种特殊分化的、对刺激极易产生反应的疏松结缔组织，位于牙髓腔中，被厚而坚硬的牙本质所包绕（图 3-1）。当作用于牙体组织上的生物、物理、化学等刺激通过牙本质小管累及牙髓时，便会产生牙髓疾病。

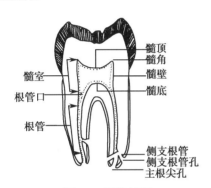

髓室
根管口
根管

髓顶
髓角
髓壁
髓底

侧支根管
侧支根管孔
主根尖孔

图 3-1　髓腔剖面

牙髓疾病包括牙髓炎、牙髓变性和牙髓坏死。此外，许多临床上健康的牙齿都会存在着牙髓的退行性变，这些组织学改变从临床看没有诊断和治疗意义。临床最常见的是牙髓炎，多由牙体疾病继发而来，常表现为剧烈的疼痛，以致坐卧不安，饮食难进，夜不能眠。

牙髓病主要由感染引起，感染多来自近髓或已达牙髓的深龋洞。牙髓局限在四壁坚硬的牙髓腔中，一旦发生炎症便很难康复，常常是经过较长时间的炎症过程后牙髓坏死。牙髓坏死后感染继续深入，通过根尖孔引起根尖周组织的急、慢性炎症，甚至继发颌骨骨髓炎或成为病灶引起身体其他远隔器官的疾病。

第 1 节　牙髓的解剖生理特点

牙髓的解剖、生理特点与其发病和病理转归有密切关系，熟悉这些基础知识，有助于对牙髓病的诊断以及采取相应合理的治疗措施。

一、牙髓组织学特点

牙髓为疏松结缔组织，和身体其他结缔组织一

样，具有较强的修复、再生能力。牙髓也是由细胞、纤维和不定形基质组成。牙髓在组织学上自外向内可以分为四层：①最外一层为成牙本质细胞层，是牙髓特有的高度分化的细胞，它们平铺于牙髓腔内壁，将牙髓组织与前期牙本质分开，每个成牙本质细胞都有一胞质突起伸入牙本质小管中，称为成牙本质细胞突。电子显微镜观察，成牙本质细胞胞质突起伸入到牙本质小管内的深度约达小管的近髓 1/3～1/2，小管内充满与髓腔内成分相同的组织液。成牙本质细胞是不能再生或进行有丝分裂的细胞，一旦遭受严重刺激发生坏死时就会丧失功能。②在成牙本质细胞层下方，有一个宽约 40μm 的区域，细胞相对稀少，称为无细胞层，也称 Weil 层，其内有毛细血管、无髓鞘神经纤维以及成纤维细胞胞质突起穿越。③无细胞层下方是多细胞层，也称 Holh 层，主要为成纤维细胞和未分化间充质细胞，此层的细胞很少发生分裂，但当成牙本质细胞死亡后，此层中的间充质细胞可以分化为成牙本质样细胞，因此多细胞层又称为牙髓细胞的储库，另外多细胞层内还含有一些淋巴细胞和巨噬细胞。④牙髓的中央区域为固有牙髓，占牙髓的绝大部分，它含有较多的血管和神经。在新萌出的牙齿内，固有牙髓的细胞主要是未分化间质细胞和成纤维细胞。这些细胞外形不规则，有着长的胞质突起。牙髓中胶原纤维稀少，常常分布于血管神经周围。牙髓纤维是许多细纤维丝合成的嗜银纤维束；基质为含黏多糖的不定形物质，细胞和纤维散在分布其中。由于不定形基质具有黏性，牙髓腔内压力不易扩散。牙髓发生炎症时，炎症灶的局部压力常明显增高。

二、牙髓对刺激的反应

在牙齿发育期间，原发性牙本质以较快速度形成，构成了牙本质的主体。牙齿萌出后，成牙本质细胞以缓慢的速度继续形成牙本质，称为继发性牙本质，它很难与原发性牙本质相区别。牙髓和牙本质都起源于外胚间充质，由牙乳头发育而来。从组织发生和解剖生理上看，牙髓和牙本质是一个由成牙本质细胞连接在一起的整体，对于有生活牙髓的牙齿来说，

任何外界刺激在影响到牙本质的同时就会对牙髓产生影响。因此，将牙髓和牙本质视为一个功能单位，合称为牙髓牙本质器官或牙髓牙本质复合体。外界刺激最主要影响的是成牙本质细胞层，只要牙体疾患或牙体手术治疗到达牙本质层，刺激便会通过暴露的牙本质小管传入牙髓，产生不同程度的反应。牙本质暴露面离牙髓越近，牙髓的反应越重。发生反应的严重程度和所接受刺激的强度有关。刺激由弱到强引起成牙本质细胞层排列紊乱、成牙本质细胞变性以至坏死，形成牙本质死区。

在外界刺激下，牙髓牙本质复合体会发生相应的组织变化，在局部形成成团的第三期牙本质。第三期牙本质根据其细胞来源的不同又分为两类：当刺激较缓和时，受损的成牙本质细胞层中仍有存活的原发性成牙本质细胞，它们在牙髓牙本质界面能够继续行使功能，所产生的牙本质称为反应性牙本质；如果刺激强度较大，造成局部的成牙本质细胞死亡，此时，牙髓中的间充质细胞可分化为成牙本质细胞样细胞，继而分泌、形成新的牙本质，称为应答性牙本质或刺激性牙本质或修复性牙本质。第三期牙本质与原发性牙本质相比，牙本质小管不规则、矿化程度低、含有更多的有机物，又称为不规则牙本质。第三期牙本质的形成在外界刺激与牙髓组织间增加了屏障，从而降低了牙本质的通透性，从这一角度讲它反映出牙髓牙本质复合体对各种局部刺激的防御，也代表了牙髓牙本质复合体重要的再生功能。以往将上述由外界刺激所导致产生的新牙本质称为"修复性牙本质"，有学者认为这一称谓会误导临床医师认为受损伤的牙髓正在愈合修复。实际上，只要外界刺激致使成牙本质细胞死亡，即已造成了牙髓不可复性的损伤，第三期牙本质中的"修复性牙本质"的形成只不过是作为一种"瘢痕组织"出现的，它的存在仅代表着牙髓曾经历了不可复性的损伤，并不意味有满意的预后。

原发性成牙本质细胞与成牙本质样细胞所形成的牙本质之间的界面非常重要，两者的牙本质小管在此处并不是呈直线相接的，交界处常常有无小管牙本质形成，这一屏障降低了受累牙本质的通透性，也可因牙本质小管并不通过该屏障而完全失去通透性。第三期牙本质形成的速率、厚度及其组成结构受外界刺激的强度、频率和持续时间影响，形成的平均速率是每天 1.5μm，也有每天形成 3.5μm 的情况。有研究报道 50 天可有 70μm 的第三期牙本质产生。另一个主要影响第三期牙本质形成的因素是洞底剩余牙本质厚度（RDT），当 RDT 在 2mm 以上时，牙髓几乎没有任何不良反应；当 RDT 在 1mm 以内时，对牙髓的毒性反应可降低至 90%；当 RDT 在 0.5mm 以内时，对牙

髓的毒性反应为 75%；当 RDT 在 0.25mm 以上时，成牙本质细胞存活尚好，可产生大量的反应性牙本质；随着 RDT 的再减少，成牙本质细胞数目下降，反应性牙本质形成减少，牙髓间充质前体细胞分化为成牙本质细胞样细胞所形成的应答性牙本质增多；当 RDT 在 0.008mm 以下时，成牙本质细胞几乎没有存活，如有第三期牙本质产生则其全部是由应答性牙本质构成的。在一些急性损伤或急性龋时，由于未能形成第三期牙本质，当病损到达牙本质深层而牙髓尚未暴露时，细菌及其毒素便可能进入牙髓，造成牙髓的炎症反应。在预备窝洞时，使用器械不当，产生过量的热或压力，也会引起牙髓发生不可逆的炎症反应。

三、牙 髓 血 运

牙髓的血运来自牙槽血管，牙槽动脉分支通过牙槽骨，进入根尖孔，即牙髓动脉。牙髓动脉经根管达髓室，分支为牙髓小动脉；小动脉再向成牙本质细胞层分成细支，即毛细血管；同时，牙髓动脉在根管内沿途向近根管壁处分支成小动脉和毛细血管。毛细血管再汇合为与动脉伴行的小静脉、牙髓静脉。由此可见牙髓的血液循环为通过根尖孔的终支循环，缺乏侧支循环，因而牙髓病变不易康复。

四、牙髓的痛觉生理

牙髓组织中有丰富的神经。有自主神经分布于牙髓血管壁，主管牙髓血管的舒张与收缩；上、下牙牙髓中的感觉神经分别是三叉神经的第二支和第三支的分支。在牙髓中，有髓鞘和无髓鞘神经均可见到，有髓鞘神经成束通过根尖孔，进入牙髓，行至近成牙本质细胞下层处，失去髓鞘，成为单独的纤维，密布于无细胞层。这些失去髓鞘的游离神经末梢即疼痛感受器。牙髓中没有其他神经感受器，因而牙髓接受的任何刺激，传到中枢都是痛觉。

牙髓感觉神经中较细的纤维，如 A-δ 纤维和 C 纤维是传导痛觉的纤维，当其受刺激时，可将冲动传入大脑中枢，经过反射而发出疼痛信号。关于神经冲动的发起，有以下说法：

1. 牙本质神经分布　牙本质小管中有神经纤维，这些纤维与成牙本质细胞胞质突起缠绕成螺旋状，很难分离，如果牙本质受到损伤，刺激便可以直接作用于牙本质小管神经，激发冲动的传入。

2. 流体动力学学说　牙本质小管内、前期牙本质内和成牙本质细胞下层的神经末梢对压力极为敏感，刺激达一定强度时，便可激发冲动的传入。牙本质小管内充满组织液，并与髓腔内的组织液相通，牙本质小管内液体的运动会产生一定的压力；无数的牙本质

小管内液体同时运动,所形成的压力便可刺激牙髓神经,激发冲动的传入。牙本质受到损伤时,小管内的液体便会产生运动,所产生的对牙本质神经的压力,可以激发冲动的传入。例如温度的改变使液体受热膨胀或受冷收缩,小管内的液体发生相应的运动。温度还可以使牙体硬组织变形,主要是由于釉质与牙本质膨胀系数的差异;小管内液体与管周牙本质的膨胀系数也不同,在温度改变时,即可以使牙齿组织变形,使小管内液体产生运动。牙本质损伤,小管暴露,其中的液体运动可以加压于牙本质神经,发起冲动。

3．成牙本质细胞损伤　成牙本质细胞包括其胞质突起受到损伤时可释放出多肽,作为炎症介质刺激邻近的神经纤维,即所谓伤害神经纤维(通常是 C 纤维),激发冲动的传入。另一种说法是成牙本质细胞损伤后,在损伤点的细胞膜处表面的电荷改变,这一改变沿浆膜运动而刺激成牙本质细胞所接触的神经纤维,即疼痛感受器,激发冲动的传入。

神经冲动能否传入中枢,能否引起疼痛,也有一些学说。其中"闸门"控制学说对于解释临床现象较为合理,简述如下:①在脊髓灰质的特定部位有"闸门"装置,这一装置控制着冲动的传入,在闸门开放时,冲动可以通过并传入大脑;闸门关闭时,则冲动不能通过。闸门的开放与关闭取决于冲动传递的速度,较粗的纤维传递速度较快,触觉、压力等的刺激,沿粗纤维传递,而伤害性疼痛刺激则沿细纤维传递。②输出冲动的调节,即较高级的大脑中枢也可以向下传出神经冲动,调节闸门装置。这些冲动可由情绪、心理以及见到过去所感受过的刺激所激起。

脊髓灰质含 10 层物质。第二层为胶状质,它被一些短轴突的小细胞即胶质细胞(简称 SG 细胞)所控制。与胶状质相邻处有较 SG 细胞大的传递细胞(简称 T 细胞)。T 细胞的树状突进入胶状质中,与 SG 细胞联合。T 细胞另外分支到脊髓的白质内,在这里与来自脊髓不同平面的其他 T 细胞的轴突连接起来,聚集而成为脊髓丘脑束,即传递疼痛与温度的通路。

感觉神经纤维可以根据直径、传导速率和功能分为 A、B、C 三大类。其中 A 纤维为有髓鞘纤维,直径大,传导快,又可分为 A-α、A-β、A-γ 和 A-δ 四种纤维。C 纤维为无髓鞘纤维,数量较多。较粗的神经纤维(A-α、A-β、A-γ)经背根进入脊髓,其主支与 T 细胞联合,侧支则进入 SG 细胞,另一分支上行到高级中枢。细的神经纤维(C 及 A-δ)也进入脊髓与 T 细胞联合,分支也进入胶状质终止于 SG 细胞。SG 细胞与输入神经纤维联合,进入 T 细胞库,并能对 T 细胞发起冲动以阻止 T 细胞发起冲动。粗纤维只能激发 SG 细

胞,促其输送抑制冲动到 T 细胞,T 细胞受到抑制而不能传递冲动时,疼痛闸门呈关闭状态。来自 A-δ 和 C 纤维的冲动只能抑制 SG 细胞,使 SG 细胞不能对 T 细胞发出抑制冲动,T 细胞不受抑制而闸门开放。当 T 细胞尚未接受来自 SG 细胞的抑制冲动并为 C 或 A-δ 纤维激发时,可以随意输送疼痛反应。A-δ 和 C 纤维抑制 SG 细胞使闸门开放,A-α、A-β、A-γ 纤维则激发 SG 细胞,使闸门关闭。粗纤维输送触觉、压力等冲动,并能在细小纤维输送冲动出现疼痛时使闸门关闭(图 3-2)。牙髓的感觉神经纤维属于 A 纤维和 C 纤维,两者的功能在某些方面互有重叠。A 纤维中大约 90% 是 A-δ 纤维,其余为 A-β 纤维。A-β 纤维对刺激的敏感程度略高于 A-δ 纤维。A 纤维的末梢主要位于牙髓牙本质界,感受刺激后产生的疼痛较为尖锐,刺激阈值较低。C 纤维的末梢分布于全部牙髓,产生的疼痛持续而难以忍受,刺激阈值相对较高。

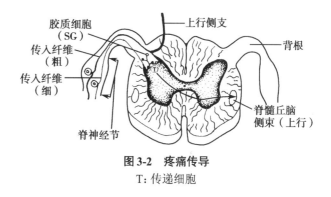

图 3-2　疼痛传导
T: 传递细胞

五、牙髓和牙髓腔的增龄变化

由于牙髓组织不断地形成牙本质,故牙髓腔随着年龄的增长而逐渐缩小(图 3-3)。由于成牙本质细胞在形成继发性牙本质时逐渐退向髓腔中心,髓角处的成牙本质细胞互相挤压而产生退行性变,甚至坏死,髓角处没有牙本质形成,遗留一细微狭窄的、不含牙髓组织的间隙。例如,严重磨损时,此处常穿通而不易被发现,因为这种细而突出的间隙不含牙髓组织,

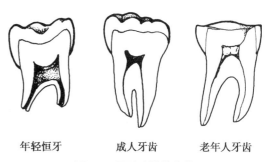

年轻恒牙　　　　成人牙齿　　　老年人牙齿

图 3-3　牙髓腔增龄变化

57

穿通时无触痛、无血,但可以传播感染到髓腔中。牙髓组织随年龄的增长逐渐发生退行性变。概括而言,牙髓内细胞逐渐减少、变小;纤维逐渐增多、变粗;不定形基质的黏稠度逐渐降低。这种随年龄增长而产生的退行性变化称为增龄变化。退行性变化后的牙髓抗病能力和恢复能力均较差,故老年患者即使牙髓只有轻度病损时,保存活髓的治疗也难以成功。与此相反,萌出不久的牙齿,由于牙根尚未形成,根尖孔呈喇叭口状,牙髓组织血运丰富,修复再生能力强,患牙髓病时行活髓保存治疗是容易成功的。

第2节 牙髓病的病因学

牙髓疾病,特别是牙髓炎,多由细菌感染引起;此外,一些化学因素和物理因素也会引起牙髓疾病。除非牙体承受极强烈的刺激,一般情况下,只有牙体组织病变达到牙髓或接近牙髓时,才发生牙髓疾病。例如,龋齿病损发展到接近牙髓、覆盖牙髓的牙本质厚度小于0.3mm时,龋洞中的细菌产生的毒素便会刺激牙髓,引起牙髓炎。若覆盖牙本质厚度小于0.2mm,则细菌也可以进入牙髓。一些长期、较弱的刺激,常引起牙髓变性。

一、细 菌 感 染

感染是牙髓病的主要病因,侵入髓腔的细菌及其毒素是牙髓病变的病源刺激物。细菌侵入的途径多数从冠方进入,也可经由根尖孔、侧副根管逆向进入髓腔。此外,感染还可以通过血运到达牙髓中。侵入牙髓的细菌主要来自口腔菌群,以兼性厌氧菌为主,牙髓的感染多为混合感染。细菌进入牙髓后,产生许多破坏牙髓组织的酶及内毒素,造成牙髓代谢紊乱、血管舒缩功能紊乱以及免疫反应等。

现将细菌进入牙髓的可能感染途径列举于下:

(一)从冠方经牙体感染

这是牙髓感染发生最多、最主要的途径。当釉质或牙骨质的完整性被破坏时,细菌可由暴露于口腔中的牙本质小管进入牙髓,或由裸露的牙髓直接侵入,引发牙髓的感染。

1. 深龋 接近牙髓或已到达牙髓的深龋洞,是牙髓最常见的感染途径。

2. 外伤引起的牙折 若折断面已暴露牙髓,或非常接近牙髓时,细菌可直接或通过损伤处的牙本质小管进入牙髓。

3. 楔状缺损 是一种慢性损伤,常常在髓腔侧相应部位形成修复性牙本质,甚至有修复性牙本质堆积在根管口形成牙本质桥,但一般不能严密封闭。因此,

楔状缺损引起牙髓感染时,缺损的深度多已接近牙颈部唇(颊)舌径的1/2。

4. 畸形中央尖 发生在前磨牙上的畸形中央尖很易折断,有的在牙齿萌出刚与对颌牙齿接触时即折断;有的由于磨耗,很快中央尖内突出的髓角暴露。不论是折断还是磨耗暴露的畸形中央尖内突出的髓角,都能成为牙髓感染的途径。因此,畸形中央尖导致的牙髓感染多发生在儿童时期,往往是牙根尚未形成的时候。

5. 畸形舌侧沟 多发生在上颌侧切牙,有时也可发生在中切牙。如果内卷的沟底缺乏釉质,而牙本质也很薄时,或沟底继发龋齿,细菌都可能侵入牙髓。

6. 严重的磨损 殆面严重磨损的患牙,往往在髓室顶处形成大量的修复性牙本质,也往往在髓角处形成纤细而突出的、不含牙髓组织的间隙,这种结构容易暴露髓腔成为感染途径,而且不易查出,应当加以注意。

7. 隐裂 牙齿隐裂纹达到牙髓时,便成为牙髓的感染途径。隐裂的微隙中常并发龋坏,易成为牙髓的感染源。隐裂多发生于磨牙,尤以上、下颌第一磨牙多见。

(二)从牙根逆向感染

1. 牙周炎时的深牙周袋 深达根尖或接近根尖的牙周袋,感染可以进入根尖孔或侧支根管侵犯牙髓,引起逆行性牙髓炎。磨牙根分叉处多有来自髓室底的副根管开口,牙周病变波及根分叉时,感染通过这些细小的侧支引起相应部位局限的炎症,常在侧支根管口处形成凝固性坏死并发生钙变。

2. 牙根裂 牙根发生纵裂时,往往在裂缝的相应部位形成窄细而深的牙周袋,这种袋内的感染可以通过根裂缝直接进入牙髓。

(三)血源性感染

菌血症或脓毒血症时,细菌可随血液进入牙髓,引起牙髓感染,此种情况极为少见。此外,牙髓发生非感染性病变,如牙髓变性时,易发生血源性的继发感染。外伤使根尖部的牙髓血管折断、扭转,发生血运障碍而使牙髓坏死时,多发生继发感染,感染是经血源传入的。

二、化 学 刺 激

在治疗龋齿时,使用刺激性强的药物,如酚、硝酸银等窝洞消毒剂,尤其是用于深龋治疗时,常引起对牙髓的刺激,使牙髓发生病变。在用复合树脂充填时,直接在牙本质上进行强酸蚀,也可刺激牙髓而发生病变。近髓深洞用调和较稀的磷酸锌黏固剂垫底,其凝固前释放的游离酸对牙髓有刺激作用。因此,使

用消毒剂或充填材料不当都会造成对牙髓的刺激，使牙髓发生不同的病变，如牙髓变性、牙髓炎，甚至牙髓坏死。在日常生活中，过酸的食物，如未成熟的果酸常常引起牙齿感觉过敏。如果牙本质暴露，接触酸、甜食物时也会产生牙齿敏感，这是因为化学刺激引起牙髓充血所表现的症状，为可复性反应。但是，在牙体病损接近牙髓时，这些化学刺激也会引起不可复的牙髓炎症反应。

三、物理因素

较强的温度刺激会引起牙髓反应，无损伤的牙齿接受口腔黏膜能耐受的温度时，一般不会引起牙髓严重的反应。但温度骤然的改变，如饮热茶、热汤后立即进食过冷的食物，便会引起牙髓充血，甚至转化为牙髓炎。临床上，对牙髓的温度刺激主要来自备洞时操作不当，产生过高的热刺激牙髓。持续不断地切割牙齿组织；钻磨时产生的牙齿组织粉末与未清除的唾液混合成糊状，不易散热；使用高速钻时无降温措施；从一点深入使喷水不能达钻针上，都会造成对牙髓的严重损伤。使用气涡轮机备洞时，即使在降温条件下轻轻点磨，当磨至牙本质厚度的近髓 1/3 时便会产生严重的牙髓反应，不过这种反应可以没有临床症状，日后也会产生第三期牙本质。在进行银汞合金充填时，深洞未采用护髓措施，直接将合金充填在牙本质深层，金属便会传导温度刺激牙髓。

电流也会刺激牙髓，如使用电活力测试仪器不当，瞬时电流过大。少数情况下，口腔中存在两种不同的金属修复体，可由唾液作为电解液而产生微电流，尤其是当两种金属较为接近或在咬合时接触，可以引起疼痛，长时间后也可以引起牙髓炎。

此外，压力、创伤等也会造成牙髓的损伤。制备窝洞时，钻磨牙本质或手用器械所施加的压力对牙髓都有不同程度的刺激。用空气吹干窝洞时，可造成牙本质脱水，刺激牙髓。急性外伤，如撞伤或摔伤，可使牙髓组织在根尖孔处部分或全部撕断，引起牙髓炎症或坏死。长期接受较轻的创伤，如咬合创伤，常引起牙髓充血，日久可因血液循环障碍而形成牙髓坏死。

牙髓疾病除上述发病因素外，还有一些牙髓病变原因不明，如牙髓钙化、髓石的形成，虽然多见于用氢氧化钙作护髓剂保存活髓的患牙，但许多髓石都未发现明确的原因。纤维性变也未查出确切的原因，只是在有咬合创伤及牙周病的患牙中多见这种病变。牙内吸收也属原因不明的病变，可能与创伤有关，活髓切断术后的患牙和外科正畸后的患牙也常见有牙内吸收的发生。

第3节 牙髓病的分类

一、病理学分类

在组织病理学上，一般将牙髓状态分为正常牙髓和病变牙髓两种，生活牙髓在组织学上变异很大，所谓"正常牙髓"和各种不同类型的"病变牙髓"常存在着各种移行阶段和重叠现象。对于病变牙髓一直沿用如下分类：

1. 牙髓充血
(1) 生理性牙髓充血。
(2) 病理性牙髓充血。
2. 急性牙髓炎
(1) 急性浆液性牙髓炎。
(2) 急性化脓性牙髓炎。
3. 慢性牙髓炎
(1) 慢性闭锁性牙髓炎。
(2) 慢性溃疡性牙髓炎。
(3) 慢性增生性牙髓炎。
4. 牙髓坏死。
5. 牙髓退变
(1) 空泡性变。
(2) 纤维性变。
(3) 网状萎缩。
(4) 钙化。
6. 牙内吸收。

二、临床分类

在临床工作中，对于不构成临床症状的各种牙髓退行性变无需进行临床上的诊断和处理，对于能够明确判断的牙髓坏死和牙内吸收也无诊断名词的多重性。但对于牙髓炎，临床医师需要对牙髓的病理状态及其恢复能力作出正确的估计，以判断哪些患牙可通过实施一些临床保护措施保留其生活状态，哪些患牙则必须摘除牙髓进行完善的治疗。从临床治疗的角度出发，对牙髓病理状态的推断实际上只对治疗方法的选择提供一个参考。因此，临床上根据牙髓病的临床表现和治疗预后分为：

1. 可复性牙髓炎。
2. 不可复性牙髓炎
(1) 急性牙髓炎，包括慢性牙髓炎急性发作。
(2) 慢性牙髓炎，包括残髓炎。
(3) 逆行性牙髓炎。
3. 髓石。
4. 牙内吸收。

5. 牙髓坏死。

第4节　牙髓病的病理变化

牙髓组织内血运丰富，但血液循环和淋巴循环都只能通过狭小的根尖孔，为终支循环，缺乏侧支循环。因此，牙髓对外界刺激而产生的病理变化往往发展为难以恢复的后果。例如发生牙髓炎时，即使除去刺激，炎症也难以康复。牙髓血管的管壁较身体其他部位者薄，一般牙髓小动脉管壁的厚度相当于身体其他部位毛细血管壁的厚度。在成牙本质细胞层下有大量毛细血管网，对外界刺激反应灵敏，如果牙髓发炎，毛细血管压力增加，血管内渗出的液体也增加，炎症区的压力增大。但由于牙髓的无定形基质有一定的黏稠度，髓腔内由刺激引起的压力增高常局限在病损牙髓的局部而不能分散到整个髓腔内，这样炎症便受到局限而不易扩散。由于增龄变化，老年人牙髓基质的黏稠度减低，相对而言，老年人患牙髓炎时炎症所产生的压力较易扩散，易造成弥散性炎症。但因纤维增多，血运减少，炎症进展速度缓慢；根尖孔缩窄，炎症不易扩散到根尖周区。牙髓炎时，炎症渗出物不断增多，组织压不断增高，牙髓腔缺乏可让性，缺少可供渗出物停留的空间，从而使牙髓腔内微循环的静脉部分发生阻塞，造成局部组织的低氧或无氧，发生组织坏死。坏死组织将释放出更多的破坏性产物，使更多的毛细血管通透性增加，更多的液体从毛细血管渗出，组织压也进一步升高。如果反应较为局限时，除去刺激后局部可能有个别细胞或少数细胞坏死，坏死的细胞处有钙盐沉积从而成为钙化中心，在髓腔内形成大小不等的髓石。炎症牙髓的恢复与血液供给有密切关系，例如发生在磨牙髓室底处副根管的逆行感染，常在其副根管口处形成局灶性牙髓炎，由于对牙髓主要血液循环的影响不大，常常只在炎症的局部发生凝固性坏死，坏死组织随即钙化。由邻面颈部龋引起的牙髓炎，其损伤发生在主根管口附近，冠髓的血液循环将受到影响，即使在炎症早期采取盖髓治疗也难使冠髓恢复。

牙髓的毛细血管对外界反应敏感，在牙体硬组织病变发展到牙本质深层却尚未暴露牙髓时，便可以发生牙髓充血，这时牙髓的血管扩张、血液充盈，血管壁的通透性增加但尚无炎症细胞浸润。这种病理变化是可以恢复的，只要除去刺激便可消除充血引起的变化。

如果血浆渗出增多，牙髓发生水肿，充血便会发展为炎症。由于牙髓接受刺激多为长期缓慢的刺激，牙髓多表现为慢性炎症，但在刺激强度加大或机体抵抗力降低时，慢性炎症便会转化为急性炎症。临床病例多见由慢性牙髓炎转化为急性牙髓炎者，单纯的急性牙髓炎少见；急性牙髓炎在致病毒力减弱或身体抵抗力增强时，或经过不彻底的治疗时，又可以转化为慢性牙髓炎。

急性牙髓炎可分为浆液性和化脓性炎症。急性浆液性牙髓炎的病理变化是血管扩张、充血，血浆由血管壁渗出而形成牙髓组织水肿，并有多形核白细胞渗出，在炎症组织相应部位的成牙本质细胞坏死。由慢性牙髓炎转化为急性牙髓炎时，除主要为多形核白细胞外，仍可见到慢性炎症细胞浸润。牙髓炎症可以局限在冠髓，也可以弥散于全部牙髓。急性化脓性牙髓炎则表现为大量的白细胞浸润，在浸润中心区白细胞坏死、液化，形成脓液充满于脓腔中。可以形成一个或几个小脓腔，特别是由慢性闭锁性牙髓炎转化为急性化脓性牙髓炎时，多呈散在的小脓腔遍布于冠髓和根髓。相应部位的成牙本质细胞坏死。

慢性牙髓炎的病理变化有三型，即慢性闭锁性牙髓炎、慢性溃疡性牙髓炎和慢性增生性牙髓炎。慢性牙髓炎时，除有慢性炎症细胞浸润外，常有局部组织增生或变性。①慢性闭锁性牙髓炎的病理变化为组织中出现大量的淋巴细胞，并有新生的血管增殖。有时病变部位的牙髓可以被结缔组织包绕而局限。如果细菌毒力没有增强，外界又无新的感染侵入时，被包绕的病变暂时不会向周围发展而在较长时期内维持这种状态。但是，当身体抵抗力降低或病原毒力增强时，也可以转化为急性牙髓炎。若长期处于慢性状态，牙髓组织也可以发生退行性变或逐渐坏死。慢性闭锁性牙髓炎还可以表现为遍布于牙髓中的许多局灶性坏死。②慢性溃疡性牙髓炎时，由于覆盖牙髓的硬组织受到破坏（多为龋齿引起），使牙髓外露形成溃疡。溃疡表面为坏死组织，其下方牙髓中血管充血，有大量淋巴细胞浸润，再下方则纤维组织增多，还可能出现钙化物沉积，似有使暴露牙髓处的穿髓孔愈合的趋势，但事实上这些不规则的钙化物并不能修复穿髓孔。慢性溃疡性牙髓炎在治疗时拔除的牙髓，肉眼观察呈条索状，近穿孔处的牙髓呈暗红色，深层为淤血状红色，更深部则为粉红色，而近根尖处则为半透明的白色条索，接近正常牙髓的状态。晚期，患牙的根尖周组织多因炎症产物经过根髓的血管或淋巴管的传导而受染，常有轻微炎症，若在这时拔除的牙髓，则变为糟脆、全部淤血的状态。③慢性增生性牙髓炎较为少见，一般发生在年轻患者，患牙有较宽广的龋洞，并有较大穿髓孔。其病理变化表现为牙髓组织增生并转化为炎症性肉芽组织，由穿髓孔突出于龋洞中，形成牙髓息肉。其中有大量炎症细胞浸润，并有丰富的血管，但神经纤维很少。息肉表面有上皮细胞覆盖，上皮是由口腔黏膜脱落的上皮细胞附着在肉芽组织表面增殖而成。息肉深部的牙髓组织也多转化为炎性肉芽组织，并可合并有牙内吸收。根尖周组织也可有慢性炎症细胞浸润。

逆行性牙髓炎的炎症反应开始于根髓，由于长期经受牙周感染的刺激，并因牙齿松动后继发的咬合创伤，常于发生炎症之前牙髓已有变性。由于炎症开始于根髓，易导致牙髓坏死；但多根牙的冠髓血运仍可来自牙周病变较轻的根尖孔，只形成个别根髓坏死。

残髓炎则为经不彻底的牙髓治疗后在根管中残留的根髓的炎症，残髓组织中有慢性炎症细胞浸润。

慢性、较弱的刺激常引起牙髓变性。例如遭受慢性咬合创伤、磨损、侵蚀等的患牙，牙髓多有退行性变。另外，生理性的增龄变化也可使牙髓发生退行性变，即组织发生营养不良，纤维增多，细胞血管减少，牙髓活力也减退。有的慢性刺激能使牙髓组织中形成一些小的钙化物，或多或少地散在于牙髓组织中，称为髓石，小的髓石可由钙质继续沉积而增大。髓石还可以表现为细小砂粒状，布满于牙髓组织中。钙质在牙髓组织中沉积可以使牙髓腔堵塞、闭锁，但是对 X 线片上无根管影像的牙齿进行组织学观察，发现其根管不是完全闭锁，而在大量钙质沉积物中有极细小的间隙，其中还有残存的牙髓组织，细胞可能已坏死，并继发感染，引起根尖周炎。若钙质沉积很快，常有牙髓细胞被包埋在钙化物质中，称为骨样牙本质。

牙髓受到某种刺激后还可以发生肉芽性变，即牙髓组织转化为炎性肉芽组织，小血管增殖，大量炎症细胞浸润，近髓腔壁处的肉芽组织分化成破牙本质细胞，将髓腔壁吸收为不规则的陷窝状，陷窝内可以发现破牙本质细胞。牙内吸收的机制尚不十分清楚，可能与牙髓的肉芽性变和前期牙本质、成牙本质细胞损伤有关。目前对牙内吸收的解释如下：牙髓组织的某一局部分化出类似破骨细胞的多形核巨细胞，因其持续性吸收牙本质，又称其为"破牙本质细胞"。它在行使吸收牙根的功能时，需与细胞外一种含有精氨酸 - 氨基乙酸 - 天冬氨酸序列（RGD）的蛋白位点结合后才能启动吸收。RGD 蛋白位于组织矿化面的钙盐晶体上，正常情况下成熟的牙本质和牙骨质中才含有此种蛋白，而未矿化的前期牙本质和成牙本质细胞层均不存在这些蛋白位点。因此，前期牙本质和成牙本质细胞层成为防止内吸收的重要屏障。当这些组织、细胞受到损伤，在炎症存在的情况下，破牙本质细胞活性被激发，结合到暴露的 RGD 位点，则启动吸收过程。

炎症和退行性变的继续发展，常导致牙髓坏死。一些退行性变的结果有大量纤维增生，而细胞数目和体积明显减少，逐渐失去活力，转化为渐进性坏死。

镜下可见大量干化的纤维、小而稀疏的细胞，不存在血管。渐进性坏死在即将失去活力时，有时有继发感染而合并牙髓炎症。一般牙髓坏死后，组织随即分解，在镜下呈无结构状。

第 5 节　牙髓疾病的临床诊断思路和方法

临床上许多既没有自觉症状也没有不良反应的牙齿，其牙髓也可能存在着组织病理变化，其中最常见的是牙髓退行性变。这些牙髓的变化并不损害牙齿的功能，没有临床诊断及治疗意义。另外，在临床诊断和治疗时无法采用活体组织检查，即使是治疗过程中切断或拔除的牙髓，由于手术对组织的损伤而难以得到准确的组织学诊断，而且是治疗后才取得的诊断，对指导治疗的意义不大。故牙髓疾病不能利用组织学手段来确诊。目前对牙髓病的诊断仍是临床诊断，虽然与病理学诊断的吻合性尚有差距，但用以指导治疗设计是很有价值的。牙髓病的临床诊断要点是确诊牙髓病的类型和确定患牙。要准确地诊断牙髓病，特别是确定牙髓炎患牙，应当采用三步骤的诊断方法，即分步骤循序渐进地从初步印象到准确判断，排除其他可能性，验证判断的准确性，以求不发生误诊。

第一步骤：了解患者的主诉症状。牙髓炎时的疼痛具有一定特性。通过询问病史可以了解到疼痛的性质、严重程度等，从而判断所发生的疼痛是否可能来自牙髓炎患牙。牙髓炎症的初期，牙髓处于充血状态，温度刺激尤其是冷刺激可以引起极敏感的一过性疼痛，刺激除去后，疼痛很快消失，且疼痛范围局限。这时还未出现自发痛，这种初期的病变一般是可以恢复的。是否出现自发痛也是区别牙髓炎是否可复的标志之一。可复性牙髓炎时只有温度刺激痛，到了不可复性牙髓炎时则不但温度激发痛加重，还存在有自发性痛。不可复性牙髓炎时的自发痛为阵发性发作，交替出现疼痛与间歇；一般多在夜间发作，发作时间与间歇时间的长短不定，每天发作的次数也不定，一般在急性炎症时发作频繁。疼痛不局限在患牙而为放射性痛（牵涉痛），一般放射区域的大小与牙髓病变的范围有关，当牙髓组织内有散在、广泛的病变时，放射痛的区域也广泛。这时，温度刺激将引起持续时间长且呈放射性的剧痛。如果发展到牙髓坏死，患者会感到从温度刺激引起剧痛而转变为对温度刺激没有反应。如果患者诉说的疼痛症状符合以上性质，便可初步判断为牙髓病引起的疼痛并进行第二步骤的检查。

第二步骤：查病因。排查有无可能引起牙髓病的患牙。首先检查疼痛侧牙齿有无引起牙髓感染的途径；检查是否存在近髓或已达牙髓的深龋洞，特别要注意龋病好发而又较隐蔽的牙面，如牙齿邻面颈部、排列紊乱牙齿相邻的牙面、潜掘性龋等。同时要检查其他非牙体疾病造成的感染途径（参看病因学），并根据病史询问和检查判断有否接受过有刺激的消毒药物或充填材料，从治疗时间和治疗过程中患者的感受考虑是否接受过有强刺激的治疗操作或检查。如果发现有上述可能发生牙髓病的患牙存在，便可得到进一步的印象，即牙髓病的可能性很大。如果只查到一个明显的可疑牙齿便不再寻找其他可疑牙，也不进行进一步检查就草率地确诊，常导致误诊。即使确实只存在一个可疑牙，也应进行第三步骤以验证判断的准确性。如果存在几个可疑的患牙，或未发现可疑牙，都应进行进一步的检查，结合第三步骤综合分析和判断，以取得准确的诊断。

　　第三步骤：确定患牙和验证是否患牙髓炎。患急性牙髓炎时，疼痛呈放射性，患者往往感觉疼痛的牙位不是真正的患牙，而且疼痛的部位不是局限的，是包括较宽的区域，一般放射的区域在同一侧，只有前牙有时放射到对侧。放射痛给确诊患牙增加了困难，如不反复验证，易导致误诊。牙髓炎时，牙髓对温度刺激的反应有了改变，即牙髓的感觉更灵敏或变迟钝，故可以利用温度试验来验证是否患牙髓炎，同时确定患牙。因此，第三步骤即可用温度试验来判断。可用冷或热测试牙面，冷测可用小冰棒放在牙面上观察牙齿反应。取直径约为 0.5cm、长约 5cm 的聚乙烯小管，一端加热使管口封闭成为只有一端开口的小管，注水于小管内使其充满，直立放于普通冰箱的冰室内致冷，冻结后即成为小冰棒。用时从冰箱中取出放于手中稍加热，便可慢慢挤出冰棒头使用。也可用小棉球蘸化学挥发剂，如四氟乙烷、氯乙烷或乙醚，放在牙面上测试。热测可将牙胶棒加热后进行测试。牙齿对温度的反应受年龄、病变等的影响，个体差异也大，没有可供参考的指标，故必须以个人的正常牙做对照，从对比中判断反应。最好先测试对照牙，再试可疑牙。选择同名牙为对照牙较好，如果同名牙丧失或有病变，可选用邻牙中与可疑牙萌出时间接近且体积相当的牙齿。一般在牙齿的唇、颊面测试，后牙舌面亦可，因为这些牙面不受磨耗等的影响。测试牙面应是没有病损或充填物的活髓牙牙面。测试对照牙与可疑牙时，两者被测试的条件应尽量一致，例如在相应的牙面、用相同的测试法、用相同的刺激强度等，以便于对比。禁用两个可疑的牙齿互相对比，也不要在无对照的情况下只根据患牙对测试的反应判断患牙状态。试验结果可以有以下几种反应：①正常：出现短暂的轻度感觉反应（如凉、热，刺激传入等），该反应随

刺激源的撤除而立即消失，患牙的反应程度和时间与对照牙相同。②敏感：反应速度快，疼痛程度强，持续时间长。一过性敏感，指测试牙对温度刺激（尤其是冷刺激）反应迅速而短暂，有轻度痛觉，一般为可复性牙髓炎的反应；激发痛，指测试时引起较剧烈的疼痛，且持续较长时间，一般为急性牙髓炎；有的急性化脓性牙髓炎，热刺激引起剧痛，冷刺激反而使疼痛缓解。③迟钝：测试后片刻才有反应，或施加强烈刺激时才有微弱的感觉；有时在测试片刻后感觉一阵较为剧烈的疼痛，称为迟缓反应性痛。多发生在慢性牙髓炎或部分牙髓已坏死的病例。④无反应：反复测试，加大刺激强度均无反应者，一般为失去牙髓活力的死髓牙或经过牙髓治疗的无髓牙。温度试验的结果一般都很明确，大多数病例都能确诊。有的病例较难判断时，要结合其他所见，反复检查，综合分析，方能取得正确的结论。

　　电活力测验只用于反映患牙牙髓活力的有无，不能指示不同的病理状态。在相同的电流输出档位下，测试牙与对照牙的电测值之差大于 10 时，表示测试牙的牙髓活力与正常有差异。如电测值到达最大时测试牙仍无反应，表示牙髓已无活力。因此，临床上对电测反应的描述仅为正常和无反应。在临床应用时还要注意电测反应的假阳性和假阴性问题。刚萌出的牙齿和新近外伤患牙电测活力常有假阴性现象出现。

　　有些患牙没有明显的牙体病变，诊断较为困难，可行叩诊，患牙多有较为异常的反应，这时再行温度试验便能确诊。有的病例需要行 X 线检查，有助于发现邻面龋和潜行龋，可以判断牙根裂、牙根吸收、牙内吸收和髓石等。当上、下颌都存在可疑牙齿，温度试验又难以确定时，可用麻醉法鉴别，即行上颌或下颌的麻醉，如麻醉后疼痛消失，则患牙在被麻醉的一侧。同时有两个牙齿患牙髓炎的情况较为少见，在诊断时必须慎重。有极少数病例诊断十分困难时，可行诊断性治疗，如难以辨别是可复性牙髓炎还是不可复性慢性牙髓炎时，可先采用护髓治疗，从疗效判断所患牙髓病属于前者或后者。不能分辨是三叉神经痛还是髓石引起的痛时，可行牙髓治疗，以治疗效果确诊。

第6节　牙髓病的临床表现和诊断

一、可复性牙髓炎

　　可复性牙髓炎是牙髓的早期炎症，这一阶段的病理变化以牙髓充血为主，当病原刺激去除后，充血状态可以逆转。可复性牙髓炎有明确的临床诊断指征，对保存牙齿的活髓有重要意义。

可复性牙髓炎多由深龋引起。其他牙体病损波及牙本质时，或接受过度的温度刺激时，也会引起可复性牙髓炎。此外，咬合创伤使根尖部牙周膜充血、水肿，也可以波及牙髓，引起充血，出现可复性牙髓炎的症状。

【临床表现】

患牙遇温度刺激时痛，尤对冷刺激敏感，疼痛范围多局限在患牙，一般不放射到较远的区域，刺激除去后症状立即缓解，无自发痛。

【诊断】

根据临床症状，即没有自发痛或自发痛史，检查时多有深龋洞，且除去龋坏牙本质后也未暴露牙髓；或者存在咬合创伤，有早接触的牙齿；或有创伤史；温度试验时，特别是冷试验时，反应迅速、短暂、敏感、疼痛区域较局限者，可判断为可复性牙髓炎。

二、不可复性牙髓炎

不可复性牙髓炎往往继牙髓充血而来，其病理变化不可能恢复。当刺激较弱，机体抵抗力较强时，牙髓充血多发展为慢性牙髓炎；一旦机体抵抗力低或刺激加重时，则发展为急性牙髓炎。临床常见的急性牙髓炎多由慢性牙髓炎转化而来。另外，由牙周途径感染从根尖孔或侧副根管侵入牙髓导致的牙髓炎症也属不可复性，称为逆行性牙髓炎。

（一）急性牙髓炎

【临床表现】

急性牙髓炎的患者常常是因为发生剧烈疼痛而就诊的，多半因深龋洞内的感染传到牙髓发生牙髓的急性炎症所致。慢性牙髓炎急性发作的患者在就诊前多曾有过受到温度刺激或化学刺激时引起疼痛的病史，有的也可能有过自发史。急性牙髓炎的疼痛性质主要具备下列特点：

1. 自发性痛　在不接受任何刺激时忽然发生疼痛。特别是在夜间，入睡后可因牙痛而醒来，或因痛不能入睡。自发痛可能是因为牙髓炎症灶局部压力增高，压迫牙髓痛觉神经末梢而引起的，也可能是由牙髓神经受炎症产物的刺激引起的。夜间，尤其是平卧时，头部血流增加，髓腔内由炎症引起的压力也增大，因此夜间疼痛较日间重。自发的剧烈程度受病变性质、范围等的影响，如化脓性炎症或病变范围较大时，疼痛都较为剧烈。有的急性牙髓炎患者疼痛发作时，颇有痛不欲生的感觉，这时如钻开患牙髓腔会有大量脓血由穿髓孔喷出，并且疼痛立即缓解。当牙髓病出现自发痛时，说明牙髓已有明显的急性或慢性炎症。

2. 阵发性痛　疼痛为阵发性发作，即疼痛发生时有剧烈难以忍受的牙痛，但在一阵疼痛之后，有一段不痛的间隔时期。疼痛发作与间歇的时间长短不定，病损较重者，疼痛发作的时间越长，间歇期越短。当牙髓组织发生严重的化脓性病变时，疼痛非常剧烈，可能为连续不断的疼痛，但仍具有轻重程度的交替间隔，即在一直疼痛的情况下，有阵发加重的现象。

3. 放射痛（牵涉痛）　疼痛部位不只局限在患牙，而是放射到颌面部、头颈部较广的范围。放射区可以包括患牙在内，也可以不包括患牙。有时上颌牙齿发生牙髓炎，而患者感觉是下颌牙痛；前牙患病，也可能感觉后牙痛。这种特性增加了判断患牙的困难，诊断时应加以注意。研究发现支配大鼠上、下颌第一磨牙牙髓神经元在三叉神经节的分布区存在着明显的交叉与重叠现象，并发现大鼠在三叉神经节内有的神经元可主管两个牙齿的感觉。这些事实可能部分地解释了牙髓炎时发生放射痛的机制。对 294 例牙髓炎时的放射痛情况的调查发现，患牙位置与放射痛发生的部位有一定规律性，但也存在着许多重叠现象。不同的牙可有共同的放射区，而不同的放射区又可能来自一个牙齿。全口任何一个牙齿都可以放射到颞部；前牙痛可以放射到后牙，后牙痛也可以放射到前牙。放射痛与患牙疼痛程度有关，牙痛剧烈时，放射区的范围广泛；牙痛减轻时，放射的范围缩小。此外，放射痛是患者的主观感觉，受其主观因素的影响，因此放射痛的部位，只能作为临床诊断时的参考，不能作为临床诊断的依据。大多数患牙放射的部位都牵连另外的牙齿，因此容易造成对患牙的误诊，应当加以注意。除了少数前牙外，一般放射痛不牵连对侧牙颌区域。

4. 温度刺激引起或加重疼痛　牙髓炎时冷、热刺激都可以引起疼痛；若在疼痛发作时接受冷热刺激，则可使疼痛加剧。有些化脓性牙髓炎或部分牙髓坏死的患牙，对热刺激极为敏感，比口腔温度略高的刺激即可引起剧痛，而冷刺激则能缓解疼痛。临床常见有患者自行口含冷水止痛的现象。牙髓炎时疼痛与牙髓腔内压力增高有密切关系，正常牙髓腔内压力约 1.3kPa（10mmHg）。牙髓炎时炎症灶的局部压力增高，若达到 2.0kPa（35mmHg）时，则炎症为不可逆反应。牙髓炎时疼痛阈值降低，正常牙齿能耐受的刺激也可以引起疼痛。热刺激使血管扩张，牙髓内的压力增高，压迫神经引起疼痛。热刺激引起牙本质小管中的液体流动即可以引起疼痛。冷刺激引起疼痛是因为冷使釉质收缩，釉质与牙本质膨胀系数的不同，产生不相应的体积改变的效应，激发痛觉神经产生疼痛。当牙髓化脓或部分坏死时，则牙髓周缘的疼痛感受器已不存活，因而冷刺激不引起疼痛，并能使牙髓深部的血管收缩，牙髓内压力降低而缓解疼痛。

【诊断】

急性牙髓炎时，常常具有典型的疼痛症状，诊断并不困难。但由于存在放射痛，增加了确诊患牙的难度。应仔细分析，反复验证，避免误诊。若按牙髓炎临床诊断的三步骤进行，较易取得确切的诊断。①问诊：问疼痛性质，是否符合自发痛、阵发性发作、放射痛和温度刺激引起疼痛的规律。②查病源：检查疼痛一侧是否存在有深龋洞及其他能感染牙髓的途径；查是否有接受过有刺激性充填材料的患牙；结合病史查是否有接受过不合理治疗的患牙。③温度试验：对可疑牙进行温度试验（应与对照牙相比），急性牙髓炎的患牙在接受温度试验时常反应疼痛。一些患牙，牙髓炎症处于晚期时，以热测试检查更易获得阳性结果，多表现为迟缓反应性疼痛。

（二）慢性牙髓炎

慢性牙髓炎是临床上最常见的一型，多由深龋导致牙髓的慢性炎症，临床症状不典型，有些病例可没有自发性痛。慢性牙髓炎也可由牙髓的急性炎症得到引流转化而来。反之，慢性牙髓炎患者机体抵抗力减低或局部引流不畅时，牙髓又会转化为急性牙髓炎，即慢性牙髓炎急性发作。

慢性牙髓炎依据病理变化可分为慢性闭锁性牙髓炎、慢性溃疡性牙髓炎和慢性增生性牙髓炎，临床上还有一种特殊的表现，即残髓炎。

1. 慢性闭锁性牙髓炎

【临床表现】

慢性闭锁性牙髓炎为牙髓病中最常见的一型。主要表现为患牙遇温度刺激时疼痛，此种激发痛有放射到患侧头部、颌面部较广区域的特性，且在刺激除去后疼痛仍持续一段时间。可有自发痛，但不明显，发作也不频繁；一般多为每天下午或夜间有一次或几次自发性钝痛，持续时间在 30 分钟左右，呈放射痛。有的病例缺乏明确的自发痛史，但多有长期的冷热痛史。

【诊断】

对于龋齿引起的慢性闭锁性牙髓炎，应在除去龋坏组织的过程中注意龋洞的各种表现。当清除洞内的食物残渣及已崩解的龋坏组织后，应仔细查看有无露髓孔。若证实没有露髓孔，则进一步用挖匙除去软化牙本质，若术中见已穿髓，则不论腐质去净与否，都应诊断为慢性闭锁性牙髓炎。若腐质除净仍未露髓，但有自发痛史；或在除腐质过程中，患者感觉不敏感，

近髓处的牙本质颜色较深，叩诊有不适感，都应怀疑为慢性牙髓炎。此时结合温度试验结果，最好用热测试，如患牙反应有持续时间较长的疼痛，且有放射特性，则可诊断为慢性闭锁性牙髓炎。有少数病例没有自发痛和自发痛史，除净腐质后又未见露髓者较难判断牙髓的状态，如果洞底极敏感，在除腐质时患者感觉疼痛，近髓处透出牙髓的粉红色者，多为可复性牙髓炎；如果洞底在近髓处也不敏感时，应仔细鉴别是慢性牙髓炎还是可复性牙髓炎，慢性牙髓炎多有轻微叩痛。如果很难判断时，可行诊断性治疗，即先按可复性牙髓炎治疗方案行间接盖髓术，观察结果，若症状消失，活力反应正常，则可除外慢性闭锁性牙髓炎。

2. 慢性溃疡性牙髓炎　慢性溃疡性牙髓炎时髓腔开放，多发生在龋洞较宽大，且腐质容易在咀嚼时崩解者；急性牙髓炎行开髓处理后未继续做进一步治疗者，可转化为慢性溃疡性牙髓炎。

【临床表现】

一般没有自发性疼痛，但可能有自发痛史。主要症状是患牙遇温度刺激时痛，刺激除去后疼痛仍持续一段时间；进食酸、甜食物或食物落入龋洞中，均能引起疼痛。激发痛有放射性特征。若露髓孔小或牙髓溃疡面的坏死组织增多时，也可以出现自发性钝痛。慢性溃疡性牙髓炎的晚期，根髓也有炎症或变性，有咬合不适感。牙齿外伤折断露髓后，若未经牙髓治疗，也可形成慢性溃疡性牙髓炎，这种情况食物不易附着于溃疡处，只是温度刺激时才引起疼痛。

【诊断】

慢性溃疡性牙髓炎的诊断较为容易，可根据患牙遇温度刺激时痛，检查时有暴露的穿髓孔，但暴露的牙髓没有增生而诊断。要注意检查那些细微的穿髓孔，特别是细小的髓角。若熟悉髓腔形态并注意检查，则不难发现。慢性溃疡性牙髓炎可划分为早期和晚期，早期者穿髓孔处的牙髓极敏感，为鲜红色，叩诊无不适反应。晚期，穿髓孔处无血，但探入深部有探痛，有时出血，叩诊有轻微痛。

3. 慢性增生性牙髓炎　慢性增生性牙髓炎多发生在青少年患者，龋损发展快并有大的穿髓孔时。牙髓组织局部增殖，突出在穿髓孔外，充满于龋洞中形成牙髓息肉。慢性增生性牙髓炎在临床较为少见。

【临床表现】

慢性增生性牙髓炎多无明显疼痛症状，患者多因牙髓息肉而就诊。龋洞内充满息肉，进食时易出血（图 3-4）或有轻微疼痛，有时对较强的温度刺激反应

为钝痛。牙髓息肉为由穿髓孔处突出到龋洞内的炎性肉芽组织，息肉大小不一，有的只有小米粒大，大的可充满龋洞甚至突出洞口。龋洞有宽敞的开口，多只剩下釉质壁。患者长期不用患侧咀嚼，因而患侧多有失用性牙石堆积，伴有龈缘红肿。牙髓息肉很少含有神经，对探诊不敏感，但易出血，因为息肉是含有许多血管的炎性肉芽组织。息肉表面光滑，因有上皮覆盖。

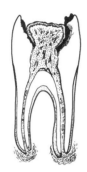

图 3-4　慢性增生性牙髓炎

【诊断】

慢性增生性牙髓炎主要根据有较大龋洞且洞内有增生的牙髓息肉而作出诊断。检查息肉时要仔细查明息肉的来源，若为从穿髓孔处突出者，并与邻面的牙龈乳头无联系，则排除牙龈息肉；还要查清髓室底是否有破坏，若有破坏，则要鉴别息肉与髓底穿通处的牙周膜相连还是与根管口处的根髓相连（图 3-5）。若息肉与牙髓组织相连，则诊断为慢性增生性牙髓炎。必要时可借助 X 线检查查看髓底是否有破坏，以鉴别息肉来源；X 线检查的意义还在于检查髓腔、根管的形态，辨别是否伴有牙内吸收。

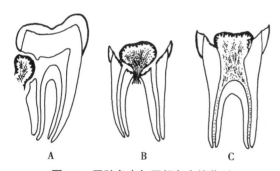

图 3-5　牙髓息肉与牙龈息肉的鉴别
A. 牙龈息肉　B. 牙周膜由髓底破裂处长入龋洞的息肉
C. 牙髓息肉

4. 残髓炎　经过牙髓治疗的患牙，在根管系统内的残留牙髓发生炎症，称为残髓炎。残髓炎可发生于任何牙髓治疗方法的术后，最常见于干髓术后，治疗后近期或远期均可发生，有的病例在术后数月出现，

有的也可以在术后数年发生。此外，活髓切断术失败、牙髓塑化治疗时对所留残髓塑化不全、牙髓塑化治疗时或根管治疗时遗漏个别根管未拔牙髓也未处理根管者，均可继发残髓炎。残髓炎一般发生在后牙，尤以磨牙多见，残留牙髓多在根管较深处。

【临床表现】

残髓炎的临床表现为牙痛，主要是咬合痛和冷热刺激痛，有不典型的自发性痛。冷热刺激时痛的时间较长，刺激除去片刻后才能缓解，并呈放射特性。有时有较剧烈的自发痛，夜间痛，发作较频繁的阵发性痛。

【诊断】

残髓炎的诊断依据是：①有牙髓治疗史；②符合上述临床表现的疼痛症状；③叩诊轻微痛；④强热测验有反应或引起迟缓反应性痛；⑤在前 4 条的基础上除去原治疗时的充填物，探入根管时疼痛。残髓炎时冠髓已被除去，而且只残留有部分根髓，因此行温度试验时必须有强刺激才能测出，观察反应时要稍候片刻，因残髓的反应迟缓。

（三）逆行性牙髓炎

逆行性牙髓炎为牙髓感染通过根尖孔引起，牙髓炎症首先开始于根髓。在牙根的根尖 1/3 处往往存在许多侧支根管，所以在牙周病变尚未完全破坏到牙根尖时，感染也可以通过这些侧支根管引起逆行性牙髓炎。在磨牙髓室底处也有副根管，牙周组织破坏到根分叉处，感染也会从这些侧支传入牙髓。这种逆行感染的牙髓炎症往往较为局限，可在局部形成凝固性坏死，若上述的牙髓炎症极为局限，尚未影响牙髓从主根管来的主要血运，且未出现明显的临床症状，可以不加诊断和处理。当根髓的炎症波及大部分或全部牙髓时，则会出现急、慢性牙髓炎的症状。

【临床表现】

逆行性牙髓炎时，患牙有深牙周袋，松动，牙周溢脓，多无龋洞，遇温度刺激时疼痛，刺激除去片刻后，疼痛才逐渐缓解，疼痛有放射特性。有时有自发性痛，处于急性炎症状态时自发性、阵发性痛发作频繁，可达相当剧烈的程度。患牙多有咬合痛，夜间痛明显。

【诊断】

逆行性牙髓炎的诊断依据是：①有自发痛或自发痛史；②疼痛为阵发性发作，并有放射性；③检查时见患牙牙龈红肿，有深达根尖或接近根尖的牙周袋；④温度试验引起疼痛。有的多根牙，牙周袋最深的一个牙根的根髓可能坏死，这种情况行温度试验时，可能在深牙周袋一侧的牙面感觉迟钝或反应微弱,而测试另一牙面时则反应疼痛。

三、牙髓钙化

牙髓最常见的病理变化是牙髓变性,种类很多,但引起临床症状需要治疗的不多。与临床关系较为密切的是牙髓钙化,主要是由于牙髓血液循环障碍,营养不良,细胞变性成为钙化中心,钙盐在其周围层层沉积,致使牙髓组织中形成微小或大块的钙盐沉积物,又称为髓石。髓石的大小、数目不定,有的游离于牙髓组织中,有的附着在髓腔壁,有的却呈无数细砂粒状布满髓腔,后者又称为弥漫性钙变。髓石普遍存在于牙髓腔中,但大多数不出现症状,也没有危害,不需要处理。

【临床表现】

某些含髓石的牙齿,在某种刺激的情况下发生疼痛,症状颇似三叉神经痛。常常为剧烈的阵发性、放射性痛,放射区域与三叉神经分布区域一致;有时表现为偏头痛。疼痛与温度刺激的关系不明显。夜间、日间均可发作,但夜间痛较重。有的病例疼痛与运动有关,常常在患者跑跳时,有随运动节奏的起伏跳痛。

【诊断】

对有疼痛症状的髓石的诊断依据是:①符合髓石疼痛的临床表现;②温度试验与对照牙相似;③电活力试验明显迟钝或敏感;④X线片示髓腔内有阻射的圆球状钙化物;尤其是在近根管口处出现较大的钙化物影像时,更易引起疼痛。临床确诊为髓石引起的疼痛十分困难,有时不得不行诊断性治疗,即进行牙髓治疗后观察效果,疼痛缓解者可确诊为髓石痛。如症状未缓解,则为三叉神经痛。

四、牙内吸收

牙内吸收(internal resorption of dentine)临床上多发生于乳牙,恒牙偶有发生。恒牙内吸收多见于活髓切断术后的牙齿、受过外伤的牙齿、再植牙、做过髓腔预备或牙体预备的牙齿以及用外科正畸术矫正牙列时手术范围内的牙齿,长时期处于慢性咬合创伤的患牙也有发生内吸收者,慢性增生性牙髓炎常合并根管内吸收。

【临床表现】

牙内吸收可能缺乏自觉症状。有症状者表现为自发性、阵发性、放射性痛,温度刺激引起疼痛。髓室壁发生内吸收时,室壁逐渐变薄,变为炎症性肉芽组织

的牙髓充满于增大的髓腔中,以至牙髓的颜色透过髓腔壁而使牙冠变为粉红色。若内吸收发生在根管壁,则牙冠的颜色没有改变,但有可能造成病理性根折。

【诊断】

牙内吸收的主要诊断依据为:①上述临床表现;②温度试验引起疼痛;③X线片示髓腔有对称性不规则的扩大,也可见内吸收的阴影穿通根管壁与牙周膜间隙相通。

【治疗】

牙内吸收首选根管治疗术,术中应注意彻底除去牙髓组织,以避免其继续吸收髓腔壁,可在机械方法去除牙髓预备根管后,用5.25%次氯酸钠浸泡髓腔,再用热牙胶垂直加压技术充填根管,可达到较满意的严密封闭根管的效果。如果髓腔壁吸收过多甚至有穿通时,易发生病理性根折,应当拔除患牙。

五、牙髓坏死

牙髓炎若未得到治疗,其终结是牙髓坏死。牙髓变性也可导致牙髓坏死。有外伤史或正畸治疗史的牙齿常发生牙髓组织退行性变,纤维增多交织成网,细胞变少、变小,发展为渐进性坏死。有的渐进性坏死的牙髓继发感染,合并炎症,产生疼痛。

【临床表现】

牙髓坏死一般没有自觉症状。由于牙髓坏死多继发于牙髓炎而来,故多有急、慢性牙髓炎病史或有外伤史。牙冠变为灰色或黑色。经常能见到深达牙髓的龋洞,并且探入髓腔时没有感觉。牙髓渐进性坏死合并感染时,患牙可有自发痛、阵发性痛、放射痛。无牙体疾病的患牙可表现为牙体颜色灰黄,光泽变暗。

【诊断】

牙冠变色,探针由露髓的龋洞探入髓腔时无感觉,温度及电活力测验无反应。无牙体疾病的患牙常可追问出外伤史或牙齿治疗史。

第7节 牙髓病的治疗原则

牙髓病的治疗原则是根据牙髓组织病变是否可恢复正常而制定。如果患牙能够通过适当的处置,临床症状消除,牙髓组织得以保存并继续行使其营养、防御、修复、再生等功能,则保存活髓是首选的原则,具有重要的意义,也是最为理想的治疗结果。但是成人的牙髓炎患牙保存活髓治疗的适应证极为狭窄,由于

牙髓解剖、生理方面的特点，牙髓一旦罹患炎症很难恢复正常，病理变化持续发展并最终走向组织坏死，患牙的临床症状也长期存在，经保守治疗不能恢复正常。此时则不能保存活髓，应通过将病变牙髓摘除以保存患牙，达到维护咀嚼器官的完整性且保持其行使良好的功能的目的。临床治疗时，在上述原则的指导下所应采取的措施如下：

1. 保存活髓　去除病源，护髓安抚。
2. 保存患牙　①缓解急症：摘除牙髓，引流止痛；②控制感染：消除感染源，杜绝再感染。
3. 修复牙体缺损，恢复患牙的形态和功能。

一、保存活髓

牙髓炎时，最理想的治疗是使炎症消除，牙髓恢复健康状态，这样就可将具有生活状态牙髓的患牙保存下来。然而，牙髓和牙髓腔的增龄变化对炎症的转归和预后有较大的影响，年轻恒牙在牙髓处于炎症的早期阶段时，若及时采取保存活髓的治疗措施较容易保存活髓。但随着患者年龄的增长，髓腔、根尖孔逐渐缩小，牙髓活力也逐渐减退，老年人的牙髓还多有退行性变，这时即使是在炎症早期，保存活髓也极为困难。

在临床上，成年恒牙牙髓病中唯有可复性牙髓炎可行保存活髓的治疗，通过除去病因、隔绝刺激、保护牙髓，牙髓的充血性病变可自行恢复。如深龋引起的可复性牙髓炎，可在除去龋坏牙本质后采用间接盖髓术。对于外伤造成牙体折断近髓者，可先行氢氧化钙制剂护髓，玻璃离子水门汀覆盖折断面，待症状消失后再行修复治疗。对𬌗创伤引起的可复性牙髓炎可进行调𬌗处理。

二、保存患牙

在不能保存健康生活牙髓时，应当尽力保存患牙。对于牙髓炎，在不能消除炎症时应采取控制感染并防止感染进一步扩散到根尖周组织的措施，以使患牙能够无害地保存下来。而牙髓感染坏死后，牙髓腔即成为自身防御功能所不能达到的死腔。对于这种感染根管的治疗原则，首先是彻底消除来自根管的感染源，除去对机体的威胁；同时严密地封闭根管死腔，杜绝再感染的条件，给血运丰富、再生力极强的根尖周组织提供一个充分发挥其免疫功能的有利环境，防止根尖周病的发生。

（一）不可复性牙髓炎（包括急性牙髓炎、慢性牙髓炎、逆行性牙髓炎）的治疗原则

1. 摘除炎症牙髓，消除疼痛症状。
2. 有条件者一次完成根管治疗。
3. 无法当天完成根管治疗时，可于摘除牙髓的髓腔中放置消毒药物，尽快约诊完成根管治疗。
4. 在摘除牙髓和实施根管治疗时，应采用橡皮障隔离患牙，防止感染进入髓腔深部。
5. 逆行性牙髓炎患牙，应首先根据牙槽骨破坏的程度评估患牙可否保留，如能予以保留，则需在根管治疗的同时行牙周系统治疗。

（二）牙髓钙化的治疗原则

1. 牙髓钙化多与牙髓炎症伴发，导致髓腔闭锁，根管狭窄、阻塞，给根管治疗造成困难，临床可采用显微超声技术完成治疗。
2. 如临床上确诊患牙因髓石引起疼痛，则需去除髓石，摘除牙髓并完成根管治疗。

（三）牙内吸收的治疗原则

首选根管治疗术，术中应注意彻底除去肉芽性牙髓以免其继续吸收髓腔壁，可在机械方法摘除牙髓后，用5.25%次氯酸钠浸泡髓腔，再用热牙胶垂直加压技术充填根管，可达到严密封闭根管的效果。若髓腔壁吸收过多甚至有穿孔时，易发生病理性根折，可采用生物水泥（如MTA）或生物陶瓷（如iRoot）等生物活性材料试行修补损伤的根管壁。若破坏严重，应当拔除患牙。

（四）牙髓坏死的治疗原则

牙髓坏死时根管深部已呈感染状态，治疗方法首选根管治疗，治疗中更要强调对感染的防控。

（岳　林　王满恩）

参 考 文 献

1. Ingle JI, Barkland LK, Baumgartner JC, et al. Endodontics. 6th ed. Hamilton: B.C. Decker, 2008
2. 樊明文. 牙体牙髓病学. 第4版. 北京：人民卫生出版社, 2012
3. 高学军, 岳林. 牙体牙髓病学. 第2版. 北京：北京大学医学出版社, 2013

第 4 章

根尖周组织疾病

根尖周组织疾病（简称根尖周病）是指发生于根尖周围组织的炎症性疾病，多为牙髓病的继发病（图4-1）。牙髓病变所产生的刺激，特别是牙髓中的感染通过根尖孔，作用于根尖周组织，引起根尖周病，病变主要表现为炎症。若病原刺激毒力很强而机体抵抗力较弱时，病变以急性的形式表现出来；反之，若机体抵抗力较强而病原刺激较弱时或经过不彻底的治疗时，病变则呈慢性表现。急性根尖周炎有剧烈的疼痛、肿胀，甚至伴有全身反应，使患者十分痛苦。慢性炎症的病理变化特点是骨质破坏，在根尖部骨质破坏的区域形成炎性肉芽组织，肉芽组织的中心可能存在脓灶。骨质破坏区逐渐增大，骨质也受到更多的破坏。这种慢性炎症灶可以成为病灶感染，引起远隔器官的疾病，对机体危害严重。再有一种情况是当机体抵抗力很强，根尖周组织局部长期受到某种轻微、缓和的刺激时，组织的表现则以增生为主。因此，可将根尖周病的病变过程看做是一个根管内病源刺激物与根尖周组织局部防御系统相抗争的敌我双方作战的战场，孰占上风取决于病原刺激的毒力和机体抵抗力间的对比和变化。需要注意的是，因为根管里存在着感染，而根管内的血运早已断绝，根尖周组织的炎症若不经过完善的牙髓治疗，病源刺激物是不能被根除的，即使机体抵抗力再强，已遭破坏的根尖周组织也绝不可能完

全恢复正常，而仅是处于肉芽组织所构成的临时防御状态。

第1节　根尖周组织解剖生理特点

根尖周组织是牙齿根尖部的牙周组织，包括根尖部的牙槽骨、牙周膜和牙骨质。牙周组织与牙髓的联系在此处最为密切，是全身与牙髓联系的通道。营养牙髓的血运、牙髓的神经支配都要从根尖周组织通过根尖孔到达牙髓中，同时牙髓的病变也可通过根尖孔蔓延到根尖周组织中。

一、牙根尖解剖结构

牙齿的根尖部有根尖孔通向根尖周组织。髓腔系统在根尖区不但有主根管，还分布一些由主根管发出的侧支根管，它们在牙根尖外表面开口通向根尖周组织，形成主根尖孔和侧孔，使根尖部牙髓有来自根尖周丰富的血运，因而根尖部的牙髓对刺激有相对强的耐受力；但是牙髓腔内的感染和其他刺激也容易通过这些通道扩散到根尖周组织。根尖部具有上述根管多分支和多根尖孔结构的区域又被称为根尖三角区（apical delta）。位于根尖表面的根管开口称为解剖根尖孔，向内牙本质牙骨质交界则形成根管最狭窄的区域，也称为组织学根尖孔，这是牙髓组织与牙周组织的分界线。随着牙骨质的不断沉积，根尖狭窄区的位置与解剖根尖孔的距离增大，平均为0.5～1.0mm。

二、根尖周组织的血运供给

根尖周组织是牙周组织的一部分，牙周膜和牙槽骨的血运极为丰富，牙周膜的血管有三个来源：①通过牙槽骨的营养孔到达牙周膜；②牙槽动脉在进入根尖孔之前分支到牙周膜；③牙龈血管有分支到牙周膜。这些血管在牙周膜中吻合交叉成网状，对于增加根尖周组织的抗病能力和修复能力是十分有利的。

三、根尖周的神经支配

根尖周的神经主要来源于三叉神经的第二支和

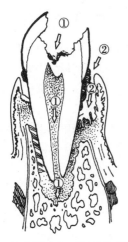

图4-1　根尖周病与牙周病的感染途径
①由牙体感染引起的根尖周炎　②由牙周感染引起的牙周炎

第三支,有粗纤维和细纤维,神经终末呈结节状、襻状或游离神经纤维末梢。也有交感神经支配血管。根尖部牙周膜神经的功能主要为触觉,有精细的触觉感受器,从而能调节咀嚼压力,并且对疼痛能定位。

四、根尖周牙周膜的功能

根尖周牙周膜主要有4种功能:①形成根尖部的牙骨质和牙槽骨,并能吸收和重建牙骨质和牙槽骨;②承受咀嚼力和缓冲外来的力量以避免牙槽骨直接受力;③维持牙槽骨的代谢活力;④对外来刺激产生相应的组织学反应。

五、牙槽骨对刺激的反应

牙槽骨是最可变的骨组织,在生理状态下,受咀嚼压力的部位往往有牙槽骨的吸收,而受牵引的一方则有骨质增殖。在处于病态时,牙槽骨因所受刺激的强弱而发生不同的反应。例如受感染的刺激,感染很强则可造成牙槽骨坏死;刺激较强则引起骨吸收;轻微的刺激引起骨质增生。这些反应和机体的抵抗力也有关,抵抗力较强的个体,抗病力较强,骨质的病理反应也较轻。

第2节 根尖周组织疾病的病因学

根尖周病主要继牙髓病而来,所以凡能引起牙髓病的因素都能直接或间接地引起根尖周病。

一、感　染

来自坏死牙髓和根管中的细菌感染物质是根尖周病的主要致病因素。牙髓受到细菌感染而产生炎症进而坏死,导致根尖区的炎症病变。造成牙髓感染的细菌主要是一些厌氧菌,如普氏球菌、卟啉单胞菌、真菌和消化链球菌。在坏死牙髓中,丙酸菌、真细菌和梭状杆菌是优势菌。感染根管中大多是多细菌混合感染,从一个根管中最多可分离出20种细菌。在密封的根管中,专性厌氧菌占优势;在开放的根管中,则有较多的兼性厌氧菌和一些需氧菌。专性厌氧菌菌群比兼性厌氧菌菌群引起更重的炎症。专性厌氧菌中,产黑色素普雷沃菌和牙髓卟啉单胞菌对导致根尖周病起重要作用。急性根尖周炎与根管中分离出的牙髓卟啉单胞菌相关,而顽固性慢性根尖周炎和再治疗的根管中常分离出粪肠球菌和放线菌。

感染不但存在于主根管中,还存在于侧支根管和牙本质小管中,其深入牙本质小管的深度约为0.2~0.5mm。离根管口越近的地方,细菌入侵牙本质小管的深度也越深,而近根尖处的牙本质小管内的感染较表浅。

感染根管中的专性厌氧菌多为革兰氏阴性菌,其产物内毒素为脂多糖,是致病的主要物质。感染根管中常见的革兰氏阳性细菌有链球菌、丙酸菌和放线菌。细菌的细胞壁成分可通过激活补体刺激巨噬细胞和淋巴细胞。淋巴细胞释放淋巴毒素,如破骨细胞激活因子、成纤维细胞激活因子和前列腺素等验证因子,参与炎症和骨质破坏过程(图4-2)。

二、创　伤

创伤常常是引起急性根尖周炎的诱发因素。例如,在慢性根尖周炎的基础上,患牙在受到碰撞、猛击的暴力时,可引起急性根尖周炎。创伤造成牙髓坏死或炎症时,如夹杂感染,即引起根尖周炎。此外,在进行牙髓治疗时,若操作不当,如清理和成形根管时将根管内容物推出根尖孔,或根管器械超预备穿出根尖

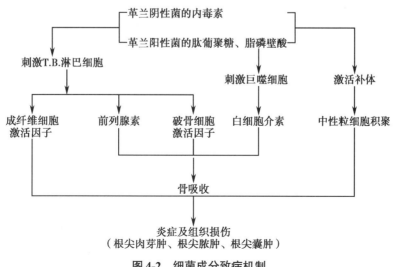

图4-2 细菌成分致病机制

孔,或在根管充填时根充物超出根尖孔,均能引起根尖周炎。上述不当的操作不但可对根尖周组织造成机械刺激和损伤,同时还可能将感染带到根尖周区。

三、化 学 刺 激

在治疗牙髓病和根尖周病时,若使用药物不当,将造成化学性刺激,引起根尖周炎。在行牙髓失活时,封砷剂时间过长,药物继续作用达根尖周组织,引起炎症和坏死。根管治疗时,使用强刺激的冲洗剂(如次氯酸钠)或消毒剂(如甲醛甲酚),若药物穿出根尖孔,则可引发根尖周炎。在行牙髓塑化治疗时,如果塑化剂进入根尖周区,可刺激根尖周组织并引起炎症。

操作不当时往往造成多因素的刺激,如机械预备根管使根尖孔被扩大,器械损伤根尖周组织并可将感染带出根尖孔,这时若再于根管内封入强烈消毒剂,就使根尖周组织承受感染、化学刺激和机械刺激,这种复杂的刺激因素造成的炎症较难治愈。

第3节 急性根尖周炎

一、病 理 变 化

急性根尖周炎初期表现为浆液性炎症变化,即牙周膜充血,血管扩张,血浆渗出形成水肿。这时根尖部的牙槽骨和牙骨质均无明显变化。炎症继续发展,则发生化脓性变化,即急性根尖脓肿,有多形核白细胞溢出血管,浸润到牙周膜组织中。牙周膜中的白细胞被细菌及其产生的毒素所损害而坏死,坏死的细胞溶解、液化后形成脓液。脓液最初只局限在根尖孔附近的牙周膜中,炎症细胞主要浸润在根尖附近牙槽骨的骨髓腔中。若炎症继续发展,则迅速向牙槽骨内扩散,脓液通过骨松质达牙槽骨的骨外板,并通过骨密质上的营养孔而达到骨膜下;脓液在骨膜下积聚达到相当的压力时才能使由致密结缔组织所构成的骨膜破裂,然后脓液流注于黏膜之下,最后黏膜破溃,脓液排除,急性炎症缓解,转为慢性炎症。当机体抵抗力减低或脓液引流不畅时,又会发展为急性炎症。

急性根尖周炎的发展过程,大多按上述规律进行,但并非都是如此典型。当脓液积聚在根尖附近时可能由三种方式排出:

1. 通过根尖孔经根管从龋洞排脓 这种排脓方式对根尖周组织的损伤最小,但是只有在根尖孔粗大且通畅以及龋洞开放的患牙,炎症才容易循此通路引流。

2. 通过牙周膜从龈沟或牙周袋排脓 这种情况多发生在有牙周病的患牙,因根尖脓灶与牙周袋接近,脓液易突破薄弱的牙周膜从此途径排出,常造成

牙周纤维破坏,使牙齿更加松动,最后导致牙齿脱落,预后不佳。儿童时期乳牙和年轻恒牙发生急性根尖周炎时,脓液沿牙周膜扩散由龈沟排出,但是因处于生长发育阶段,修复再生能力强,且不伴有牙周疾病,当急性炎症消除并经适当的治疗后,牙周组织能愈合并恢复正常。

3. 通过骨髓腔突破骨膜、黏膜向外排脓 这种排脓方式是急性根尖周炎最常见的自然发展过程,脓液必然向阻力较弱的骨髓腔扩散,最终突破骨壁,破口的位置与根尖周组织解剖学的关系密切。一般情况,上颌前牙多突破唇侧骨板及相应的黏膜排脓;上颌后牙则颊根尖炎症由颊侧排脓,腭根炎症由腭侧突破;下颌牙齿多从唇、颊侧突破。牙根尖弯曲时,排脓途径变异较大。脓液突破骨膜后,也可以不突破口腔黏膜而经皮下突破颌面部皮肤进行排脓。下面是四种可能发生的排脓途径(图4-3):

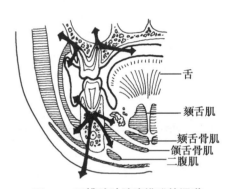

图4-3 牙槽脓肿脓液排泄的通道

(1)穿通唇、颊侧骨壁:唇、颊侧的骨壁较薄,脓液多由此方向穿破骨的外侧壁在口腔前庭形成骨膜下脓肿、黏膜下脓肿,破溃后排脓于口腔中。破溃于口腔黏膜的排脓孔久之则形成窦道,称为龈窦。少数病例不在口腔内排脓,而是穿通皮肤形成皮窦。下切牙有时可见在相应部位下颌骨的前缘穿通皮肤;上颌尖牙有时在眼的内下方穿透皮肤形成皮窦。

(2)穿通舌、腭侧骨壁:若患牙根尖偏向舌侧,则脓液可由此方向穿破骨壁及黏膜,在固有口腔内排脓。上颌侧切牙和上颌磨牙的腭根尖常偏向腭侧,这些牙的根尖脓肿多向腭侧方向扩张。但腭黏膜致密、坚韧,脓肿不易自溃。下颌第三磨牙舌侧骨板较薄,因此脓液也常从舌侧排出。

(3)向上颌窦内排脓:多发生于低位上颌窦的患者,上颌前磨牙和上颌磨牙的根尖可能突出在上颌窦中,尤其是上颌第二前磨牙和上颌第一、二磨牙。不过,这种情况较为少见,如果脓液排入上颌窦时,会引起上颌窦炎。

(4)向鼻腔内排脓:这种情况极为少见,只有上中

切牙的牙槽突很低而牙根很长时,根尖部的脓液才能穿过鼻底沿骨膜上升,在鼻孔内发生脓肿并突破鼻黏膜排脓。

排脓孔经久不愈,特别是反复肿胀破溃者,在急性根尖周炎转为慢性时便形成窦道。窦道口的位置多在患牙根尖的相应部位,但有时也可以出现在远离患牙的其他牙齿的根尖部,有的窦道口还可以出现在近龈缘处,或与患牙相邻缺失牙的牙槽嵴处。

急性根尖周炎的病理学表现为根尖部牙周组织中显著充血,有大量渗出物,并伴有大量中性粒细胞浸润。在脓肿的边缘区可见有巨噬细胞、淋巴细胞集聚,周围有纤维素沉积形成包绕屏障。当脓液到达骨膜下时,局部有较硬的组织浸润块。脓液从骨质穿出后,相应部位的软组织出现肿胀,即疏松结缔组织发生炎症,称为蜂窝织炎。如上切牙可引起上唇肿胀;上颌前磨牙及磨牙可引起眶下、面部肿胀;下颌牙齿则引起颏部、下颌部胀肿;有时下颌第三磨牙的根尖周化脓性炎症可引起口底蜂窝织炎。

二、临床表现

急性根尖周炎是从根尖周牙周膜有浆液性炎症反应到根尖周组织的化脓性炎症的一系列反应过程,症状由轻到重,病变范围由小到大,是一个连续过程,实际上在病程发展到高峰时,已是牙槽骨的局限性骨髓炎,严重时还将发展为颌骨骨髓炎。病损的进行虽然为一连续过程,但由于侵犯的范围不同,可以划分为几个阶段。每一不同发展阶段都有基本的临床表现,可以采用不同的治疗措施以求取得良好的效果。

1. 急性浆液期(急性浆液性根尖周炎)　此期是急性根尖周炎的开始阶段,常为一较短暂的过程,临床上表现为患牙牙根发痒,或只在咬合时有轻微疼痛,也有患者反映咬紧患牙时能缓解疼痛。这是因为咬合压力暂时将充血血管内的血液挤压出去之故。此时如果接受适当治疗,则急性炎症消退,症状缓解。否则炎症很快发展为化脓性炎症。

2. 急性化脓期(急性化脓性根尖周炎或急性牙槽脓肿)　急性浆液期的轻咬合痛很快即发展为持续性的自发性钝痛,咬合时不能缓解而是加重疼痛,因为这时牙周膜内充血和渗出的范围广泛,牙周间隙内的压力升高,咬合时更加大局部压力而疼痛。自觉患牙有伸长感,对𬌗时即有疼痛,此时即已开始了炎症的化脓过程,可根据脓液集中的区域再划分为三个阶段(图4-4):

(1)根尖脓肿阶段:由于根尖部牙周间隙内有脓液聚集,得不到引流,故有剧烈疼痛。患牙的伸长感加重,以至咬合时首先接触患牙并感到剧痛,患者更

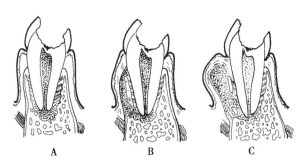

图4-4　急性牙槽脓肿的典型过程
A. 根尖脓肿阶段　B. 骨膜下脓肿阶段　C. 黏膜下脓肿阶段

加不敢对𬌗。患牙根尖部黏膜潮红,但未肿胀,扣时痛。所属淋巴结可以扣及,有轻微痛。全口牙列除下颌切牙及尖牙影响颏淋巴结外,其他牙齿均影响下颌下淋巴结。

(2)骨膜下脓肿阶段:由于脓液已扩散到骨松质,且由骨松质穿过骨壁的营养孔,在骨膜下聚集,骨膜是致密坚韧的结缔组织,脓液集于骨膜下便产生很大压力,患者感到极端痛苦,表现为持续性、搏动性跳痛。病程发展到此时,疼痛达最高峰,患者感到难以忍受。患牙浮起、松动,轻触患牙时,如说话时舌、颊接触患牙亦感到疼痛。牙龈表面在移行沟处明显红肿,移行沟变平,有明显压痛及深部波动感。所属淋巴结肿大,压痛。相应颌面部形成蜂窝织炎而肿胀,引起面容的改变,病情发展到这一阶段,逐日加剧的疼痛影响到睡眠及进食,患者呈痛苦面容,精神疲惫。此时多伴有全身症状,白细胞增多,计数多在10 000万～12 000万/mm³,体温高达38℃左右。若白细胞、体温继续升高,则应考虑并发颌骨骨髓炎或败血症的可能。

(3)黏膜下脓肿阶段:如果骨膜下脓肿未经切开,脓液压力加大可穿透骨膜流到黏膜下。由于黏膜下组织较松软,脓液达黏膜下时的压力大为减低,疼痛也随之减轻,患牙的松动度和咬合痛也明显减轻,根尖部扣诊有明显的波动感。这时所属淋巴结仍可扣及,有压痛。白细胞计数和体温升高也有所缓解。

三、诊　断

主要根据症状,患牙多有牙髓炎病史,叩诊患牙时疼痛较剧烈,温度试验或电活力试验患牙无反应或极为迟钝。

若为多根牙,有时会出现牙髓炎合并急性根尖周炎,临床上则兼有牙髓炎和根尖周炎的症状,如温度刺激引起疼痛,同时叩诊疼痛较重。

若为急性化脓性根尖周炎,诊断则主要根据疼痛的程度;患牙多有松动而不存在牙周袋,有触痛、浮起;根尖部牙龈潮红或有黏膜下脓肿,扣及根尖肿胀

处疼痛,并有波动感;叩诊时轻叩即引起疼痛;一般牙髓已失去活力等。

急性根尖周炎可以由牙髓病继发而来,也可以由慢性根尖周炎转化而来,后者又称为慢性根尖周炎急性发作。两者的鉴别主要依靠 X 线检查,由慢性根尖周炎转化来的,在 X 线片上可见根尖部骨质有透射区;多有反复肿胀的历史;疼痛的剧烈程度略轻。

四、治 疗 原 则

急性根尖周炎的治疗原则是消炎止痛,症状缓解后采用根管治疗。

1. 消炎止痛的措施 ①开髓,用手指扶住患牙开髓(轻柔操作以减轻振动);②清除根管内容物,用消毒液(如次氯酸钠)浸泡、冲洗根管,疏通根管,引流根尖炎症渗出物,缓解根尖区的压力。

2. 评估患牙的可保留性,根据诊断和下一步的治疗方案做不同的处置:

(1)如患牙可保留,在开通根管并初步清创后,最好不要外敞于口腔中,根管若长期开放于口腔中,细菌可进一步污染、定植于患牙根管,使菌群构成更为复杂,进而形成顽固性生物膜,影响治疗效果。根据急性根尖周炎的临床发展阶段进行相应的处置:

1)浆液期患牙可于根管预备后封抑菌、抗炎消毒药,可采用固醇类(如氢化可的松)加广谱抗生素(如金霉素)糊剂封入根管并使药物接触根尖组织,有助于根尖局部的抗炎消肿。

2)根尖脓肿期患牙可在髓腔封药的同时进行根尖部环钻术引流,无条件者可短暂开放引流。

3)骨膜下脓肿期和黏膜下脓肿期患牙可在根管清创后封入消毒药物(如氢氧化钙糊剂),同时需做脓肿切开进行引流。待急性症状缓解后,再予以根管换药或行根管充填。

(2)如患牙不能保留,则开放髓腔,待急性症状缓解后予以拔除。

3. 适当调整咬合,使患牙脱离对𬌗接触。

4. 全身应用抗生素和非甾体类消炎止痛药,必要时给予全身支持疗法。

急性根尖周炎从浆液期到化脓期的三个阶段是一连续的发展过程,是移行过渡的,不能截然分开,临床上只能相对地识别这些阶段,选用对应的消炎措施。例如,骨膜下脓肿的早期,也可能是根尖脓肿的晚期,如尚未发现明显的深部波动感时,可采用短期开放髓腔或环钻术来引流根尖部骨质内的炎症渗出物或脓液。

慢性根尖周炎急性发作的治疗原则与急性根尖周炎相同。

第4节 慢性根尖周炎

慢性根尖周炎多无明显的自觉症状,有的病例可能在咀嚼时轻微疼痛,有的病例可能有牙龈起小脓包,也有的病例无任何异常感觉。有的病例在身体抵抗力降低时易转化为急性炎症,因而有反复疼痛、肿胀的病史。

一、病 理 变 化

由于根管内存在感染和其他病源刺激物,根尖孔附近的牙周膜发生慢性炎症反应,主要表现为根尖部牙周膜的炎症,并破坏其正常结构,形成炎性肉芽组织,称为根尖周肉芽肿(图4-5)。在肉芽组织的周围分化破骨细胞,并逐渐吸收其邻近的牙槽骨和牙骨质。炎性肉芽组织中有大量淋巴细胞浸润,同时成纤维细胞也增多,这种反应也可以看作是机体对抗疾病的防御反应。慢性炎症细胞浸润可以吞噬侵入根尖周组织内的细菌和毒素;成纤维细胞也可以增殖产生纤维组织,并常形成纤维被膜,防止和限制感染及炎症扩散到机体的深部。慢性炎症反应可以保持相对稳定的状态,并可维持较长时间;当身体抵抗力较强或病源刺激物的毒力较弱时,肉芽组织中的纤维成分增加,可以在肉芽组织的周围形成被膜,牙槽骨吸

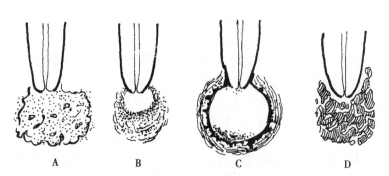

图4-5 慢性根尖周炎的病理类型
A. 根尖周肉芽肿 B. 慢性根尖脓肿 C. 根尖周囊肿 D. 根尖周致密性骨炎

收也暂时停止，甚至可以产生成骨细胞，在周围形成新生的骨组织，原破坏的骨组织有所修复，病变区缩小。相反，当身体抵抗力降低或病源刺激物的毒力增强时，肉芽组织中的纤维成分减少，炎症成分增多，产生较多的破骨细胞，造成更大范围的骨质破坏，骨质破坏的地方为炎性肉芽组织所取代。由于炎性肉芽组织体积增大，从血运来的营养难以到达肉芽组织的中心部，在根尖孔附近的肉芽组织可发生坏死、液化，形成脓腔，成为慢性根尖脓肿（图4-5）。发育期间遗留的牙周上皮剩余，经慢性炎症刺激可以增殖为上皮团块或上皮条索。较大的上皮团的中心由于缺乏营养，上皮细胞发生退行性变、坏死、液化，形成根尖周囊肿，也称根尖周囊肿（图4-5）。囊腔与根管相通者，成为袋状囊肿；囊腔不与根管通连而独立存在者，又称为真性囊肿（图4-6）。有研究表明，根尖周病变中有59.3%为根尖肉芽肿，22%为根尖周囊肿，12%为根尖瘢痕以及6.7%的其他病变。概括以上所述，慢性根尖周炎的主要病理变化是根尖周有炎症组织形成，破坏牙槽骨。这种组织变化过程不是单一的破坏，是破坏与修复双向进行的，但是如果不清除病源刺激物，虽有骨质修复过程，根尖病变区只能扩大、缩小交替进行，不能完全消除。

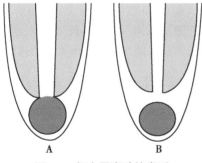

图4-6　根尖周囊肿的类型
A. 袋状囊肿　B. 真性囊肿

另外，在身体抵抗力强的患者，患牙接受的刺激又极微弱时，根尖部牙槽骨不发生吸收，而是局部增殖形成围绕根尖周的一团致密骨，称为根尖周致密性骨炎（见图4-5）。

1. 根尖周肉芽肿　是根尖周受到来自感染根管的刺激产生的一团肉芽组织。镜下可见有坏死区，肉芽组织中有慢性炎症细胞浸润，主要是淋巴细胞和浆细胞，成纤维细胞也增多。毛细血管在病变活动时增多，接近纤维化时减少。肉芽组织的周围常有纤维被膜，被膜与牙周膜相连。

肉芽肿的形成与从根尖孔、侧支根管孔来的感染刺激紧密相关，因而可发生在与这些部位相应的地方，可发生在根尖，也可以发生在根侧，磨牙可以发生在根分叉处。

2. 慢性根尖脓肿（慢性牙槽脓肿）　可以由根尖肉芽肿转化而来，也可由急性牙槽脓肿转化而来。肉芽肿中央的细胞坏死、液化，形成脓液，脓液中多是坏死的多形核白细胞。肉芽组织周围缺乏纤维被膜。

慢性根尖脓肿有两型，即有窦型和无窦型。无窦型在临床上难以和根尖肉芽肿鉴别，有窦型则有窦道与口腔黏膜或颌面部皮肤相通连。

窦道可能是急性牙槽脓肿自溃或切开后遗留的，也可能是根尖部脓液逐渐穿透骨壁和软组织而形成的。窦道壁有上皮衬里，上皮可来源于肉芽肿内的上皮团，也可由口腔黏膜上皮由窦道口长入。上皮下的结缔组织中有大量炎症细胞浸润。

3. 根尖周囊肿　可以由根尖肉芽肿发展而来，也可由慢性根尖脓肿发展而来。在含有上皮的肉芽肿内，由于慢性炎症的刺激，上皮增生形成大团块时，上皮团的中央部得不到来自结缔组织的营养因而发生变性、坏死、液化，形成小的囊腔。囊腔中的渗透压增高，周围的组织液渗入成为囊液。囊液逐渐增多，囊腔也逐渐扩大。肉芽组织内的上皮也可以呈网状增殖，网眼内的炎性肉芽组织液化后形成多数小囊肿，小囊肿在增大的过程中互相融合形成较大的囊肿。

囊肿也可由慢性脓肿形成，即脓肿附近的上皮细胞沿脓腔表面生长，形成腔壁的上皮衬里而成为囊肿。根尖周囊肿由囊壁和囊腔构成，囊腔中充满囊液。囊壁内衬以上皮细胞，外层为致密的纤维结缔组织，囊壁中常有慢性炎症细胞浸润。囊液为透明褐色，其中含有含铁血黄素；由于含有胆固醇结晶漂浮其中而有闪烁光泽。囊液在镜下直接观察时，可见其中有很多菱形或长方形的胆固醇结晶，是由上皮细胞变性分解而来（图4-7）。

由于慢性炎症的刺激引起细胞变性、坏死，囊液中含有这些内容而使渗透压增高，周围的组织液渗透入囊腔中；囊腔内液体增加的同时，囊腔也逐渐增大。囊肿增大的压力压迫周围牙槽骨使其吸收，同时在颌骨的外表则有新生骨质补充，因此有些较大的囊肿往往在表面膨隆处尚有较薄的一层骨质。囊肿持续增大，最终可使其周围某一处骨壁完全被吸收而长入软组织中，这时囊肿就会发展很快。由于囊肿的发展缓慢，周围骨质受到这种缓慢刺激而形成一种致密骨板。

从慢性根尖脓肿发展而来的囊肿囊液中含有脓液，较为混浊。根尖周囊肿可以继发感染，形成窦道或表现为急性炎症。

4. 根尖周致密性骨炎　表现为根尖周局部骨质增生，骨小梁的分布比周围的骨组织更致密些。骨髓

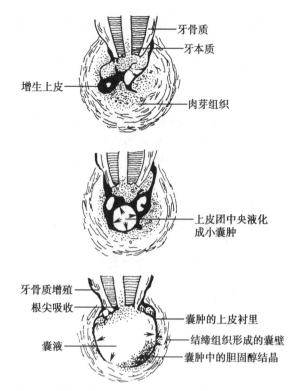

牙骨质
牙本质
增生上皮
肉芽组织

上皮团中央液化
成小囊肿

牙骨质增殖
根尖吸收
囊液
囊肿的上皮衬里
结缔组织形成的囊壁
囊肿中的胆固醇结晶

图 4-7 从上皮性根尖肉芽肿发展成为根尖周囊肿的步骤

腔极小，腔内有少许纤维性的骨髓间质，纤维间质中仅有少量的淋巴细胞浸润。有时硬化骨与正常骨组织之间并无明显分界。

二、临床表现

慢性根尖周炎一般无自觉症状，由于是继发于牙髓病，故多有牙髓病史；有些病例曾转化为急性炎症后又缓解，故可有反复疼痛或反复肿胀的历史。患牙多有深龋洞、无探痛，牙体变为暗灰色。有窦型慢性根尖脓肿在相应根尖部有窦道，有时窦道口呈乳头状，窦道口也可出现在离患牙较远的地方。大的根尖周囊肿在患牙根尖部有半球形膨隆，黏膜不红，扣时不痛，有乒乓球感。有的患牙在咀嚼时有不适感。

三、诊 断

诊断慢性根尖周炎可根据有反复疼痛、肿胀的病史、牙体变色、牙髓失去活力或反应极其迟钝，已出现窦道或局部无痛膨隆等临床表现诊断，诊断的关键是依据 X 线片上所显示的根尖周骨密度减低影像，因此临床上比较容易作出诊断。但是要辨别属于何种类型则较困难，从 X 线片上所显示根尖透射区影像的特点可以作为鉴别的参考。

根尖肉芽肿在 X 线片的特点是：根尖部有较小的、规则的圆形或椭圆形透射区，边界清晰，周围骨质影像正常或略致密，透射区的直径一般不超过 0.5cm。

肉芽肿和小囊肿在 X 线片上不易区别，若透射区周围有致密骨形成的白线且透射区与非透射区的骨密度反差大，则应怀疑为小囊肿；若开髓时有囊液从根尖孔引流出来，可证实为囊肿。慢性根尖脓肿除可能发现窦道口外，在 X 线片上的影像也有其特点，透射区边界不清，形状不规则，透射区周围的骨质影像模糊，因为周围骨质有进行性破坏。根尖周囊肿在 X 线片上的影像一般范围较大（其直径超过 1cm），为圆形，边界清楚且有白线围绕。除 X 线片上的表现外，大囊肿可见相应部位有半球形隆起，扣时不痛，有乒乓球感。

X 线诊断慢性根尖周炎时，必须结合临床症状及其他诊断指标才能和那些非根尖周炎的根尖区病损鉴别，例如非牙源性的颌骨内囊肿和其他肿物，在 X 线片上呈现与各型慢性根尖周炎极为相似的影像，这些病损与慢性根尖周炎的主要鉴别点是牙髓活力正常，缺乏临床症状，并且仔细观察时可见根尖区牙周间隙与其他部位的牙周间隙呈连续、规则的黑线影像。根侧囊肿时，囊肿的透射影像与侧支根管感染造成的慢性根尖周炎者极为相似，但患牙牙髓活力正常。有些解剖结构，如颏孔、切牙孔等，其影像易与相应部位牙齿的根尖区重叠，但是这些牙齿牙髓活力正常，牙周间隙影像连续、规则。有的慢性根尖周炎的窦道口出现的部位与患牙的关系不甚明确，例如在两个相邻无髓牙根尖区的中间或在远离患牙的部位时，可以从窦道口插入牙胶尖作为示踪诊断丝拍摄 X 线片，从牙胶尖影像所指的部位便可确定窦道来源的患牙。

四、治疗原则

成人根尖周炎患牙的牙髓多已坏死，根管呈现感染状态。治疗根尖周炎的主要原理是消除根管内病源刺激物，杜绝再感染的途径，为机体修复被炎症破坏的组织提供有利的生物学环境，促使根尖周组织愈合、恢复健康。消除根管内的感染，是治愈根尖周病的首要条件。由于牙髓坏死，根管内已失去血液及淋巴循环，为一储存坏死组织、感染物质的死腔，感染不能为机体的自身免疫能力所消除，故必须依靠相应的治疗措施才能除去病源。根尖周骨质的破坏、肉芽组织的出现可以看作是机体对抗病源的防御性反应，但是这种反应不能消除病源，只能相对地防止感染的扩散。一旦病源被除去后，病变区的炎性肉芽组织即转化为纤维结缔组织，从而修复已破坏的牙槽骨和牙骨质，并使牙周膜重建。因此，治疗根尖周炎的首选方法是根管治疗，消除病源的有效措施是采用机械和化学的方法清理、成形根管，再通过用生物相容性材料进行充填以严密地封闭根管，防止再感染。当根管内的感染超出了根尖孔，根尖周组织的病变不能通过正向的根管治疗而得到控制时,则可考虑实施根尖手术,由根尖方向进行清创和封闭。

在消除病源的前提下,病变才有可能愈合。病变能否被修复,还受一些因素的影响。病变性质、病变范围及部位、患者年龄和全身健康情况等都与病变的愈合有密切关系,因此制订治疗方案时必须考虑这些因素,采取相应的措施才能治疗成功。破坏范围较小的、局限于根尖部的病变,预后较好;病变范围较大、发生在根分叉处者,预后较差。当较大的根尖周囊肿单纯用根管治疗难以治愈时,可采用根尖外科手术以除去病变。全身健康不佳的患者,在治疗时容易并发急性炎症,治疗后病变愈合慢或恢复困难,治疗时应加以注意。如果患有风湿病或神经、眼、心脏等疾病而怀疑患牙病变为病灶时,应当及时拔除患牙,以免造成病灶感染的蔓延。另外,对于病变严重破坏牙槽骨或牙冠严重破坏而难以修复者,也应拔除患牙。

(岳 林 王满恩)

参 考 文 献

1. Ingle JI, Barkland LK, Baumgartner JC, eds. Endodontics. 6th ed. Hamilton: B.C. Decker, 2008

2. Ørstavik D, Ford TP, eds. Essential endodontology: Prevention and treatment of apical periodontitis. 2nd ed. Oxford: Blackwell Munksgarrd, 2008

3. 樊明文. 牙体牙髓病学. 第4版. 北京:人民卫生出版社, 2012

4. 高学军,岳林. 牙体牙髓病学. 第2版. 北京:北京大学医学出版社, 2013

第 5 章

牙龈疾病

牙龈疾病是牙周疾病中的一大类别。牙周病一词有两种含义，广义的牙周病是指发生于牙周组织（包括牙龈、牙周膜、牙槽骨和牙骨质）的疾病总称，主要为牙龈病和牙周炎两大类；狭义的牙周病则仅指造成牙周支持组织破坏的牙周炎。

牙周病自古以来就存在于人类。人们对牙周病的认识和描述，最早可追溯到公元前 2500 年的《黄帝内经》，其中记载牙疳、风牙等。古埃及、古印度的医学书籍中也都有记载牙齿松动和治疗方法等。我国唐代王焘所著的《外台秘要》（公元 752 年）一书中有关于牙石、菌斑的记载。我国还是最早发明植毛牙刷的国家。法国牙医 Fauchard 在 1728 年出版的《外科牙医学》一书中，详细描述了洁治器和洁治方法。但对牙周疾病进行集中深入的研究，则始于 19 世纪末 20 世纪初，而且开始形成口腔医学领域内一门独立的学科——牙周病学。20 世纪 60 年代中期以来，尤其是 20 世纪 80 年代以后，由于研究工作中采用了现代生物医学科学的新成果和新手段，使牙周病学有了突破性的进展。例如利用电子显微镜搞清了龈牙结合部的结构及菌斑的形成过程和结构；厌氧微生物技术的发展使人们认识到牙菌斑是一个独特的微生态系统，对菌斑中微生物的复杂性和特异性有了崭新的认识；免疫学及分子生物学的进展使人们对细菌的致病机制及机体对微生物的反应性进行日益深入的研究；科学的临床试验和动物实验方法的建立，证实了细菌是牙周病的始动因子，但宿主反应和某些环境因素也是牙周病发生的重要条件，寻找和明确易感因素的研究正在深入进行。对人类牙周病自然进程的纵向观察丰富了我们对牙周病本质的认识，在治疗及预防的指导思想和方法方面也有了革命性的改进。总之，牙周病学在近代的迅猛发展加深了人们对牙周病的认识，同时也提出了更为复杂的研究课题。

第1节 牙周组织的应用解剖及生理

牙周组织是指包绕牙齿周围的组织，包括牙龈、牙周膜、牙槽骨和牙骨质。它们将牙齿牢固地植立于

牙槽窝内，承担咬合功能。完整的牙周组织是确保口腔黏膜与牙齿硬组织之间处于良好封闭状态的组织学基础，故又称为牙齿支持组织或附着装置。

一、牙 龈

牙龈是由覆盖牙槽突和牙颈部的口腔黏膜上皮及其下方的结缔组织构成的。它由游离龈、附着龈和牙间乳头三部分组成（图 5-1）。正常牙龈呈粉红色，菲薄而紧贴牙面，表面覆以角化的复层鳞状上皮。游离龈也称边缘龈，呈领圈状包绕牙颈部。游离龈与牙面之间形成龈沟，正常深度为 0.5~3mm，沟底位于釉牙骨质界的冠方。龈沟内壁衬以沟内上皮，为复层鳞状上皮，一般无角化层。在沟内上皮的根方呈领圈状包绕附着于牙冠或牙根的上皮称为结合上皮。

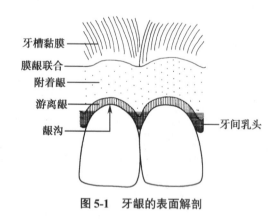

牙槽黏膜
膜龈联合
附着龈
游离龈
龈沟
牙间乳头

图 5-1　牙龈的表面解剖

附着龈与游离龈相连续。由于该处的复层鳞状上皮下方没有黏膜下层，而由固有层直接紧附于牙槽骨表面的骨膜上，血管较少，故附着龈呈粉红色、坚韧、不能移动。附着龈的表面有橘皮样的点状凹陷，称为点彩。它是由数个上皮钉突融合并向结缔组织内突起所形成的。不同部位牙龈的点彩程度不一，颊侧比舌侧明显。当牙龈有炎症时点彩消失，但约 40% 的正常人也可无点彩。有些人的附着龈有色素沉积，肤色黝黑者及黑种人较多见。

附着龈的根方为牙槽黏膜，两者间有明显的界限，称膜龈联合。牙槽黏膜的上皮角化程度较差，结缔组

织较为疏松，其中血管丰富，临床表现为颜色深红，移动度较大。牵动唇、颊，观察黏膜的移动度，即可确定膜龈联合的位置，从而测量附着龈的宽度。唇、颊侧附着龈的宽度在不同牙位范围可从 1mm 到 9mm，上颌附着龈宽度大于下颌，上颌前牙唇侧最宽（3.5～4.5mm），后牙区较窄，第一前磨牙区最窄（1.8～1.9mm）。附着龈宽度小于 1mm 者，临床上牙龈仍可以是健康的，但在没有附着龈的区域，牙龈往往会伴有炎症。牙齿和系带的位置影响附着龈的宽度，牙齿舌向移动可增加附着龈宽度，反之会减少附着龈宽度。系带附着高时附着龈宽度一般较窄。在上牙的腭侧，附着龈与腭部的角化黏膜相连，无明确界限。附着龈的厚度因人、牙位不同而不同，平均厚度为 1.25mm，上颌厚度相对恒定，下颌从前牙区到后牙区厚度增加。

牙间乳头呈锥形充满于相邻两牙接触区根方的龈外展隙中，由游离龈和部分附着龈所构成。相邻两个牙齿的颊、舌侧乳头在邻面的接触区根方会合，该处略凹下，称为龈谷。该处上皮无角化、无钉突，对局部刺激物的抵抗力较低，牙周病易始发于此。

牙龈上皮的下方为纤维结缔组织，有很多胶原纤维交织排列其中（图 5-2）。游离龈纤维一端起自牙颈部的牙骨质，另一端呈放射状进入牙龈中；另有一些环状纤维束，这些纤维束的功能均为使牙龈较紧密地附着于牙齿。

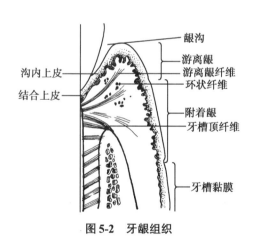

图 5-2　牙龈组织

二、牙周膜（牙周韧带）

牙周膜是位于牙根和牙槽骨之间的薄层致密结缔组织，它与牙龈中的结缔组织相延续。牙周膜含有大量成束状的胶原纤维，称主纤维束。它们一端埋入牙骨质，另一端埋入牙槽骨，从而起到连接牙齿和牙槽骨的作用。主纤维束按其走行方向及功能可分为牙槽顶纤维、横纤维、斜纤维、根尖纤维和越隔纤维（图 5-3）。主纤维束在静止状况下略呈波纹状，使牙齿有微小的

生理性动度。牙周膜具有缓冲压力的作用，对根尖孔处及牙周膜内的血管和神经也可起保护作用。牙周膜的厚度（在 X 线片中显示为宽度）随年龄及功能而变异，一般为 0.15～0.38mm，以牙根中部处最窄，牙槽嵴顶及根尖孔附近较宽。X 线片显示整个牙周膜呈现为围绕牙根的窄黑线。牙周膜内的细胞具有较强的合成胶原的能力，在一生中不断形成新的主纤维、牙骨质和改建牙槽骨，这种功能对牙周组织的修复十分重要，是牙周炎治疗后形成再生性新附着的主要来源。牙周膜中除了有感受痛觉、触觉的游离神经末梢外，还有些神经末梢能感受和判断加于牙体的压力大小、位置和方向，故而当牙周膜发生炎症时，患者能指明患牙位置。

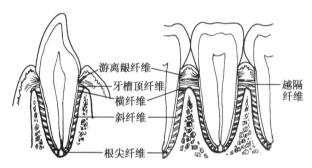

图 5-3　牙周膜主纤维束的分布

三、牙　骨　质

牙骨质虽是牙体组织的一部分，但由于它参与了使牙齿稳定于牙槽窝内、承受和分散咬合力的生理功能，还参与牙周病变的发生和修复过程，故也可将牙骨质视为牙周组织。牙骨质在近牙颈部处最薄，仅 20～50μm，向根方逐渐增厚。在牙颈部的牙骨质与釉质交界处（釉牙骨质界）有三种形式（图 5-4）：约 60%～65% 的牙齿为牙骨质覆盖釉质；约 30% 为两者端端相接；另 5%～10% 为两者不相连接，其间牙本质暴露。后一种情况，当发生牙龈退缩而牙颈部暴露后，易发生牙本质敏感。而且，在牙周治疗时，牙颈部菲薄的牙骨质也容易被刮去而暴露牙本质。牙骨质在一生中

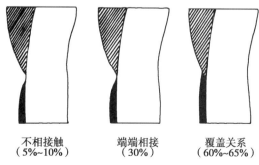

不相接触　　端端相接　　覆盖关系
（5%～10%）　（30%）　（60%～65%）

图 5-4　釉牙骨质界处釉质与牙骨质的关系

不断形成、增厚，从 10 岁至 70 岁约增厚 3 倍，主要在根尖区和根分叉区，以代偿牙齿的𬌗面磨耗和继续萌出。牙骨质也经常发生轻微的吸收，但只有重度吸收时才能在 X 线片上显现。这种吸收主要由于创伤、正畸治疗、牙周炎或其他根尖周病变的压迫和吸收，以及埋伏牙、再植牙等。

牙骨质内只有少量细胞，无血管、神经及淋巴，代谢很低，没有生理性的改建。它的新生有赖于牙周膜中的细胞分化出成牙骨质细胞，在原有的牙根表面沉积新的成层的牙骨质，新生的牙周膜纤维也得以附着于牙齿。在牙周炎病变的愈合过程中，这种生理功能是形成牙周新附着所必需的。

四、牙 槽 骨

牙槽骨是上、下颌骨包绕牙根的突起部分，亦称牙槽突。它是牙周组织也是全身骨骼系统中代谢和改建最活跃的部分。牙槽骨的发育、消失及形态改变，均随牙齿的位置和功能状态而变化。随着牙根的发育和牙齿萌出，牙槽突亦逐渐增高；牙齿脱落后，牙槽突随之吸收、消失。如果牙齿位置特别偏颊侧或舌侧，则该侧的牙槽骨很薄，甚至有部分缺如，致使牙根面的一部分直接与骨膜和牙龈结缔组织相连，称为"开窗"（图 5-5）。如果呈 V 形缺口直达牙槽嵴顶，则为"骨裂开"（图 5-5）。Elliott 等报告平均 20% 的牙位存在上述的缺损。"开窗"多见于上颌磨牙颊侧，而"骨裂开"多见于下颌前牙唇侧。

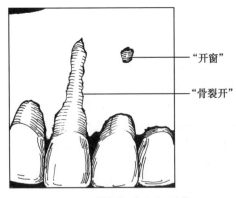

图 5-5 "骨裂开"和"开窗"

牙齿和牙槽骨经常承受𬌗力。受压力侧的牙槽骨发生吸收，牵引侧骨有新生。生理范围内的𬌗力使吸收和新生保持平衡，牙槽骨的形态和量保持相对稳定。例如，在人的一生中，由于牙齿接触区的磨耗变平，牙齿在牙列中有逐渐向近中移动的趋势。在此过程中，近中侧的牙槽骨受压力而发生吸收，其远中侧的骨则因受张力而有新骨形成，从而使牙齿得以逐渐移向近中，此为生理性的改建。

固有牙槽骨构成牙槽窝的内壁，其中有牙周膜纤维的一端埋入，称为 Sharpey 纤维。临床上采用 X 线片来观察牙槽骨的形态和结构。固有牙槽骨上虽有众多供血管、神经出入的筛状孔，但它在 X 线片上只显示为围绕牙根的连续、阻射的白线，称为硬骨板。在承受过大的𬌗力或牙周膜有炎症时，此硬骨板消失。与硬骨板相连的是牙槽骨的松质骨，由骨髓腔和骨小梁组成。骨小梁的数目、粗细和排列均受𬌗力大小、方向及其他全身因素的影响。

牙槽嵴顶与釉牙骨质界之间的距离比较恒定，正常年轻人为 0.96～1.22mm，一般认为此距离小于 2mm 时均为正常。随着年龄增大或在病变情况下，上皮附着向根方迁移，牙槽嵴顶亦随之下移。龈沟（袋）底至牙槽嵴顶之间的距离通常保持恒定约 2mm，称为生物学宽度，包括结合上皮（平均宽度约 0.96mm）和牙槽嵴顶以上的牙龈结缔组织（宽度约 1.07mm）。在设计牙周手术和修复体时，必须考虑保持此生物学宽度。X 线片所显示的牙槽骨主要是邻面部分，颊、舌侧牙槽骨因与牙齿重叠而不能清晰显示（图 5-6）。

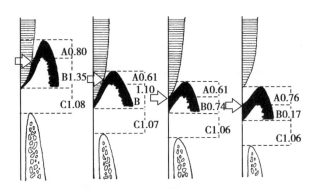

图 5-6 牙齿萌出各阶段结合上皮的位置变化

五、牙周组织的防御机制

口腔是一个开放的系统，不断受到微生物及其毒性产物和抗原成分的挑战。唾液冲洗着口腔表面，清除口腔表面附着松散的微生物。此外，龈沟液流动和口腔黏膜上皮细胞脱落都具有去除口腔表面细菌的作用。龈牙结合部是龈上和龈下菌斑积聚处，是宿主防御系统与细菌相互抗争的重要场所，也是牙周病的始发部位。牙周组织的防御机制包括：

（一）上皮屏障

龈牙结合部的牙龈组织藉结合上皮与牙齿表面连接，称为上皮附着，封闭了软硬组织的交界处。结合上皮在牙面附着的位置随着年龄及牙的不断萌出而逐渐向根方迁移，完全萌出后的健康牙龈，其结合上皮应附着在牙骨质上，其冠端应在釉牙骨质界处，构成正常的龈沟底。与牙龈表面上皮相比，结合上皮的细胞间隙较大，桥粒数目较少，细胞间的联系较松弛，上皮的通透性较高，白细胞可以游离到龈沟内，其他成分也可通过结合上皮细胞间隙而交换。结合上皮也较易被机械力所穿透或撕裂。在用牙周探针探测健康的龈沟时，探针尖端常会穿透到结合上皮内（而不是将结合上皮从牙面剥离），致使临床探诊深度大于组织学的龈沟深度。

结合上皮是附着于牙齿硬组织上的人体唯一一种无血管、无淋巴、表面不脱落的上皮组织，其更新周期约为5～7天，比牙龈表面上皮的更新约快一倍。表层的衰老细胞以较快的速率脱落到龈沟内，同时使附着于结合上皮的细菌也随之脱落。近年来的研究表明结合上皮细胞还具有分泌防御素、趋化物质等的防御功能。上皮附着的封闭作用、结合上皮的快速更新和修复能力、龈沟液中体液和细胞免疫因子的存在及白细胞移出到龈沟内等构成了结合部有利的防御机制。但该处也容易堆积牙菌斑，细菌从龈沟液中摄取生长所需的营养物质及形成牙石所需的矿物质等。因此，龈牙结合部是致病因子与防御机制"交战"的场所，是牙周病的始发部位。

（二）吞噬细胞

1. 中性多形核白细胞 龈沟内的中性多形核白细胞是抗牙周致病菌的第一道防线。成熟的中性多形核白细胞受细菌及其产物脂多糖等的刺激，在细胞因子、黏附因子和趋化因子的调节下，通过黏附贴壁和趋化等系列活动穿越血管内皮，到达炎症部位，吞噬细菌，再通过释放溶酶体酶或呼吸爆发活动杀灭细菌。如果中性多形核白细胞趋化或黏附功能降低或有缺陷，将严重影响中性多形核白细胞向炎症部位聚集。有证据表明，某些伴有中性多形核白细胞数目减少或功能缺陷的全身疾病，如周期性白细胞缺乏症、Chediak-Higashi 综合征、掌跖角化 - 牙周破坏综合征（Papillon-Lefèvre syndrome）等患者常伴有严重的牙周炎。由此可见中性多形核白细胞对牙周健康的维持是必不可少的。

2. 单核 - 巨噬细胞 单核 - 巨噬细胞是宿主防御系统的重要组成部分，在动员宿主的防御机制和抗感染中发挥关键作用，维持着宿主 - 微生物之间的平衡。在微生物感染时，单核 - 巨噬细胞要发挥防御功能就必须向感染部位移动和聚集，因此单核 - 巨噬细胞的趋化和吞噬能力如何，直接影响其防御功能的发挥。有学者报告，有些快速进展性牙周炎患者的单核 - 巨噬细胞有趋化功能的异常。

单核 - 巨噬细胞在反应初期作为载抗原细胞，在效应期除了具有调节功能外，还作为炎症细胞、杀肿瘤细胞和杀菌细胞。一旦与外来细菌接触，巨噬细胞

的杀菌能力增加，并分泌许多细胞因子刺激其他细胞的抗菌反应。这些细胞因子具有多种功能，包括放大特异性免疫系统、诱导和扩大炎症、刺激组织破坏。此外，巨噬细胞产生的细胞因子 IL-1β 和 PGE_2 能刺激破骨细胞，促进骨破坏。因此，巨噬细胞虽然在所有的免疫反应中起了重要的作用，但在组织破坏和骨吸收中也起了不可忽视的作用。

（三）龈沟液

龈沟液指通过龈沟内上皮和结合上皮从牙龈结缔组织渗入到龈沟内的液体。龈沟液的液体成分主要来源于血清，其他成分则分别来自血清、邻近的牙周组织（上皮、结缔组织）及细菌。现在已知龈沟液内含有四十多种成分，内容包括补体 - 抗体系统成分、各种电解质、蛋白质、葡萄糖、酶等，也含有白细胞（主要为通过龈沟上皮迁移而出的中性白细胞）、脱落的上皮细胞等。这些成分在健康和疾病状态下有很大的变化，通过检测龈沟液中某些成分水平的变化，可有助于牙周疾病状况的诊断。

牙龈健康者只有极少量龈沟液。龈沟液量增多是牙龈炎症早期的主要表现之一，常早于临床表征的改变。牙龈炎症明显时，龈沟液量明显增多。性激素可直接或间接影响毛细血管的通透性，故妇女排卵期、妊娠期或服用激素性避孕药时龈沟液量可增多。在炎症时，龈沟液中的炎症介质水平增高，如 IL-1、PGE_2 等；龈沟液中的多种酶，如天冬氨酸转氨酶、碱性磷酸酶、髓过氧化物酶、胶原酶等，亦与牙周病的严重程度和活动期等有一定的关系。有些酶不仅来自宿主（由成纤维细胞或白细胞产生），也可能来自龈沟液中的细菌，如胶原酶和碱性磷酸酶。龈沟液中的免疫球蛋白也与口腔防御功能有关，特异性抗体可通过阻止细菌附着、调理吞噬和与细菌形成抗原 - 抗体复合物等作用来阻止细菌的入侵。白细胞是龈沟液中的重要防御细胞。龈沟内的大多数白细胞均有活性，具有吞噬和杀菌能力。虽然在白细胞杀菌过程中也会释出有害牙周组织的物质，但一般情况下会被局限，并因牙周组织的快速更新而得到修复。因此，这些白细胞组成了一个防御外源性菌斑进入龈沟的主要防线。

从全身途径进入体内的某些药物也可进入龈沟液，并达到高而持久的浓度，因而可被利用来进行牙周治疗。如四环素、螺旋霉素、甲硝唑等。

概括起来龈沟液具有以下作用：①通过龈沟液的流动有利于清除龈沟内的外来物质；②含有可以促进上皮附着于牙面的血浆蛋白；③具有抗微生物的特异性抗体、补体、白细胞等防御成分；④能提供龈下细菌丰富的营养成分；⑤提供牙石矿化的物质。

龈沟液在牙龈组织的防御体系中起着重要作用，

研究龈沟液的量及内容物的变化,对了解牙周疾病的发生机制、病情变化及治疗效果等均有重要意义。

(栾庆先 曹采方)

第2节 牙龈疾病的病因学

牙周疾病的病因十分复杂,虽经一个多世纪的研究和争议,至今仍未完全解决。在历史上曾有主张纯属全身原因者,如牙周组织变性、营养不良、内分泌改变等;也有主张单纯属局部原因者。自20世纪60年代中期以来,关于牙周病病因的研究进入了一个崭新的时代。目前公认牙周疾病(尤其是牙周炎)是多因素的慢性感染性疾病,微生物是牙周病的始动因子,但单有微生物尚不足以引起病损,宿主的易感性也是基本要素,牙周炎的发生和发展是微生物、宿主、环境相互作用的结果。牙龈炎和牙周炎的病因有很多共同之处,两者都是由于牙颈部的菌斑堆积,加上很多局部和(或)全身因素影响细菌的堆积和致病作用,以及加强或改变炎症、破坏过程。因此,本节内容也包括牙周炎的部分病因,一些纯属牙周炎的病因则在第6章中叙述。

一、牙 菌 斑

(一)牙菌斑是牙周病的始动因子

公元752年,我国的医书《外台秘要》中就有关于除去牙面沉积物以治疗牙龈疾病的记载。在西方,17世纪,Leeuwenhoek描述牙垢中有大量微生物,它们可使牙龈流血。但对于牙面沉积物及其中的微生物与牙周疾病的关系,则是在20世纪60年代以后才有了较多的了解。大量的流行病学调查表明,牙周疾病的罹患率及严重程度与口腔卫生状况和牙面的菌斑量成正比。口腔卫生差的人群与口腔卫生良好者相比,牙周疾病的患病率高,病情重。Löe等所报告的实验性龈炎研究提供了细菌引起牙龈炎的有力证据。对12名牙龈健康的年轻男性受试者彻底进行牙齿清洁后,停止刷牙等一切口腔卫生措施,逐日对牙面的菌斑量、菌斑成分及牙龈炎症程度进行观察。结果发现全体受试者均在10~21天内发生了牙龈炎,菌斑中的细菌数量和成分也发生相应的变化。在恢复刷牙后5~7天内,全体受试者的牙龈均恢复正常。其他学者也观察到动物长期堆积牙菌斑可发生牙龈炎,并有一部分可发展为牙周炎。无菌动物即使在牙颈部结扎牙线,使食物残渣堆积,却不发生牙龈炎症;但接种细菌后,动物即发生炎症和形成牙周袋。临床上也见到对牙周病患者除去菌斑后可使病变停止或痊愈。此外,从牙周病患者的龈下菌斑中,可分离出多种毒性较大的细菌,这些细菌的数量与临床病情程度一致。将这些细菌接种于动物,可造成与人类牙周病相似的病变。从患者的血清中也可测得与这些细菌相应的特异抗体水平增高。上述事实有力地说明牙菌斑中的微生物是引起牙周疾病的主要病因,牙菌斑是引起牙周病的始动因子,是造成牙周破坏的必要因素。

(二)牙菌斑是生物膜

生物膜是微生物存在的一种实体,它形成在固体和液体的界面上,广泛存在于自然界,如船底、输水管路、海洋、湖泊等,也存在于动物和人体的口腔、肠道、呼吸道、泌尿系统与皮肤等部位。口腔的组织面、牙面或者修复体表提供了生物膜附着的固体表面,唾液、龈沟液提供了液体环境,使得牙菌斑生物膜得以形成。牙菌斑是由基质包裹的相互黏附或指黏附在牙面(或修复体)上的细菌性群体,它是软而不能被水冲掉或漱掉的堆积物。生物膜概念强调牙菌斑中的细菌是以整体生存的微生物生态群体,它不同于悬浮的单个细菌,是一个相对稳定的微环境。牙菌斑生物膜中,糖蛋白为主要成分的基质包裹着不同微生物形成的微克隆,中间有水性通道供微生物进行物质和信息交流,不同的微生物通过不同的代谢通路产生不同的代谢产物释放于细胞外基质中。牙菌斑中的微生物凭借生物膜这种独特结构黏附在一起生长,相互附着很紧,难以清除;生物膜结构有利于微生物的营养获得、有利于微生物间的相互依存;另外,电解质和化学分子很难进入生物膜深部,使得其中的微生物能抵抗宿主防御功能、表面活性剂或抗生素等的杀灭作用。因此,生物膜中的微生物能长期生存和繁殖,从而在合适的微环境中发挥不同的致病作用。对生物膜中致病微生物的杀灭也依赖于对生物膜结构的破坏。在临床上使用抗生素应在用机械方法破坏生物膜之后,即洁治和刮治之后。

(三)牙菌斑生物膜的成分

牙菌斑是由大量细菌(约占菌斑固体成分的70%~80%)及细胞间物质所组成的有一定结构的生态单位。在$1mm^3$的菌斑中约含1亿个以上的细菌,还有少量白细胞和口腔上皮细胞。细胞之间的基质约占菌斑固体重量的1/3,主要成分为多糖,也有蛋白质和脂类。糖类主要来源于细菌从食物合成细胞外多糖,有些细菌也可将唾液糖蛋白分解为糖和蛋白。变形链球菌能利用饮食中的蔗糖合成不溶性的多糖-葡聚糖,它是形成龈上菌斑的极好黏附基质。在这些基质中间有大小不等的水性通道,通道内有液体流动,细菌群体通过这些通道完成物质交换。

(四)牙菌斑生物膜的形成

人类的口腔是一个多种菌杂居的环境。婴儿口腔在出生后6～10小时就能分离出少量主要为需氧生长的细菌。牙齿萌出后，口腔细菌种类变得复杂，厌氧菌比例增加。口腔菌系的种类和数量因人而异，同一个体也随牙列情况、饮食类型、口腔卫生状况、疾病及健康状况而变化。目前已能从人类口腔分离出300～500多种微生物。按其生长条件，可分为需氧菌、厌氧菌和兼性厌氧菌，其中很多是正常口腔的常驻菌群。

唾液内的细菌附着于牙面是一个复杂的物理、化学过程。首先要求有合适的牙面。在经过彻底清洗和抛光的牙面上，数分钟内即开始形成一层无结构、无细胞的薄膜（1～3μm），并迅速增厚，称为获得性薄膜。它来源于唾液中的糖蛋白。该薄膜是细菌在牙面附着所必需的条件。在薄膜形成约1～2小时后，即可有细菌牢固地附着其上。只有少数几种细菌具有直接黏附于薄膜的能力。最初附着的主要是革兰氏阳性球菌，如血链球菌、缓症链球菌等。附着机制十分复杂，通过综合的识别系统使黏附具有特异性。一些菌体表面的附件，如菌毛、绒毛等，含有称为黏附素的蛋白样大分子物质，这种含黏附素的部位称为结合点，可与牙面上具有相应糖结合物的位点（受体）相连接而完成黏附过程。唾液中的阳离子，如 Ca^{2+}，能在带负电荷的牙面和菌体表面之间起架桥作用，从而有助于黏附。细菌的附着也受唾液成分及 sIgA 的影响，后者抑制细菌附着于牙面。关于龈下菌斑的形成机制尚不甚明确，该处获得性薄膜可能来源于龈沟液的成分。

细菌在牙面附着定居后，若不及时清除，则以极快的速度繁殖增多，形成小的集落并互相融合。这些细菌及其所产生的细菌间物质为其他菌种的定居附着提供了适当的条件。随着时间延长，菌斑增厚，其成分也日益复杂，致病相关的微生物增加。最初1～2天的菌斑以革兰氏阳性球菌为主，也可逐渐出现革兰氏阳性短杆菌和阴性球菌，2～4天后发展为大量丝状菌和厌氧杆菌，如梭形杆菌，4～7天时形成以黏性放线菌和梭形杆菌等为主的交织结构，7天以后开始出现螺旋体、牙龈卟啉单胞菌及厌氧的能自主运动的细菌等。随着时间延长，革兰氏阴性厌氧菌逐渐取代革兰氏阳性需氧菌，菌斑的毒性增大，能刺激牙龈发炎。新形成的菌斑在24小时后即可用染料来显示，约在30天左右菌斑中微生物的量和种类达到最多，成为陈旧的成熟菌斑。滞留在龈缘附近的陈旧菌斑对牙龈的危害很大。因此，医师通过治疗彻底清除牙菌斑之后，仍需患者掌握有效的菌斑控制的方法并长期坚持，以保持健康。

在不同个体之间以及同一口腔内的不同部位，菌斑形成速度和成分差别很大。它受唾液的质和量、牙面光洁度、局部 pH、氧和二氧化碳张力、饮食成分、龈牙结合部的免疫反应、细菌之间的竞争和相互依赖等条件的影响。特定的口腔环境、特定的部位和特定的牙周临床状况决定了该部位成熟菌斑的状态。唾液量少而黏稠者，以及夜间睡眠口腔静止时菌斑形成较快；进食时唾液流量增多，加上食物的摩擦作用，牙面菌斑的形成较慢。纤维性食物对牙的平滑面有一定的清洁作用，但对牙龈附近及牙齿邻面的菌斑量无影响。富含蔗糖的饮食为细菌提供了产生多糖的条件，有利于龈上菌斑的形成。其他如牙齿排列不齐、修复体表面粗糙、口腔卫生习惯不佳者，菌斑也易堆积甚厚。

（五）牙菌斑的结构

菌斑按其附着部位可分为龈上菌斑和龈下菌斑。

1. 龈上菌斑 龈上菌斑位于牙冠的近龈1/3处和其他不易清洁的部位，如窝沟、裂隙、邻接面、龋洞表面等。但对牙周组织有危害的主要是龈缘附近的龈上菌斑和龈下菌斑。菌斑量少时不易辨认，可将牙面吹干，见到乳白色无光泽的薄膜，较厚者可见表面粗糙呈小颗粒状。也可用碱性品红或四碘荧光素钠等染料使之着色而显示。龈上菌斑的量和成分虽因人、因牙而异，也因牙周健康状况而异，但总的来说其成分和结构比龈下菌斑相对简单。杆菌、丝状菌、球菌等与牙面垂直呈栅栏状成层排列，并可以从深部发生钙化形成牙石。在陈旧的菌斑内尚可见谷穗状的结构，由丝状菌构成中心，周围黏附大量球菌。口腔卫生较差者的牙面还可堆积大量的软垢或称白垢。其成分主要为细菌、白细胞、上皮细胞及食物碎屑等。它们松散堆积，无一定结构，易被水冲掉。软垢和菌斑对牙周组织的危害是相同的。

2. 龈下菌斑 龈下菌斑位于龈沟内或牙周袋内，与袋内壁关系密切，菌斑与龈沟上皮之间有较多的白细胞。龈下菌斑最初可能是由附近的龈上菌斑向龈沟内延伸而形成的。健康的牙龈因龈沟较浅，龈下菌斑量少，其成分和结构与龈上菌斑无明显差别。但在牙龈有炎症使龈沟加深或形成牙周袋后，由于袋内的特定环境，使龈下菌斑的成分与龈上菌斑有较大不同。牙周袋内缺乏唾液的冲洗和自洁作用，是一个相对停滞的环境，一些已进入袋内的细菌（如唾液中有运动能力的、带鞭毛的细菌），虽然不能牢固地附于牙面，却也能在龈下菌斑中存活。此外，深袋内的氧化还原电势很低，有利于厌氧菌的生长。龈沟液内含有细菌生长所需的各种营养物质，这些都构成了有利于牙周致病菌生长的条件。因此，龈下菌斑中革兰氏阴性的厌氧微生物比例较高，如产黑色素普氏菌群、梭形杆菌、螺旋体等；革兰氏阳性菌及球菌的比例下降，革兰氏阴性厌氧菌的致病力较强。牙周炎龈下菌斑的成分和结构将在第6章中详述。

（六）微生物的致病过程及机体反应性

菌斑堆积数小时后便可引起牙龈局部的小血管扩张充血，渗出增加，中性多形核白细胞贴壁并移出血管到达感染部位的结缔组织，并通过结合上皮进入龈沟。如果这种防御机制能够消灭致病菌并中和其毒性产物，则临床上表现为正常牙龈。反之，当炎症反应加重，白细胞移出增多时，在龈沟底附近的结缔组织中有以淋巴细胞为主的浸润，成纤维细胞变形，胶原纤维溶解消失，上皮内有大量中性多形核白细胞，上皮可有轻度增生，出现钉突但不向根方迁移。此种改变局限于龈沟底部，牙槽嵴不发生病理性吸收，无附着丧失。当机体防御能力足以将细菌所引起的这些炎症局限于此范围时，临床上表现为菌斑性龈炎。对于牙龈炎转变为牙周炎的机制尚不甚明确。菌斑微生物大致可通过下列三种途径使牙周组织患病（图5-7）。

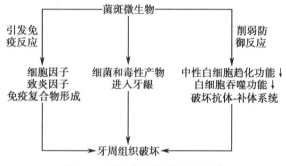

图5-7 菌斑微生物的致病机制

1. 细菌的毒性产物直接刺激和破坏牙周组织 菌斑中某些细菌，如牙龈卟啉单胞菌、福赛坦菌、伴放线聚集杆菌、中间普氏菌、具核梭形杆菌等是牙周炎的重要致病菌。很多细菌可产生各种酶，如透明质酸酶，可破坏上皮和结缔组织的细胞间质；牙龈卟啉单胞菌和伴放线聚集杆菌等可产生胶原酶，溶解和破坏牙周软硬组织中的胶原；多种蛋白水解酶可破坏免疫球蛋白及组织；溶纤维素酶可使结缔组织中的纤维蛋白原溶解，有利于细菌和炎症的扩散，等等。革兰氏阴性菌细胞壁的外膜可产生很多毒性产物，例如脂多糖内毒素大量存在于牙周炎患者的菌斑、牙石、唾液、龈沟液及暴露于牙周袋内的牙骨质中。体外试验表明，内毒素能降低人牙龈成纤维细胞的贴附能力和代谢活动，还能抑制骨组织的生长。伴放线聚集杆菌则能产生一种叫白细胞毒素的外毒素，在体外能于短时间内杀伤中性白细胞。细菌的多种代谢产物，如硫化氢、吲哚、胺、有机酸等，均能刺激和损伤袋上皮，引发炎症。

2. 宿主对细菌及其产物的炎症和免疫反应 宿主对细菌及其产物的炎症和免疫反应在牙周病的发生和发展中具有极其重要的作用。机体对菌斑的免疫反应包括特异和非特异的、全身和局部的。宿主反应包括保护性和破坏性两个方面。

（1）中性多形核白细胞、抗体、补体在牙周防御系统中起重要作用。细菌产生趋化物质，使中性多形核白细胞移出到结缔组织和龈沟内吞噬和杀死细菌。而中性多形核白细胞的吞噬功能有赖于补体的激活和抗体对细菌等异物的调理作用。补体激活在破坏细菌、促进中性多形核白细胞功能发挥及激活B淋巴细胞方面有防御意义，但它又有释放组胺、破坏细胞等作用；中性多形核白细胞噬菌后也会释放出溶酶体酶等损害牙周组织的物质。

已有大量研究证明牙周炎患者的血清和龈沟液中有很高水平的针对牙周致病菌及其产物的特异抗体，以IgG为主，又分IgG_1、IgG_2、IgG_3、IgG_4四种亚类，分别中和不同的有害抗原。特异抗体的水平与龈下菌斑中相应细菌的检出量、牙周破坏程度等有密切关系。但龈沟液中抗体水平和治疗后的变化与血清中水平不同。近年来认为牙龈局部的免疫反应对牙周炎的临床表现及进程有重要影响。

（2）细胞介导的免疫反应在牙周炎过程中也十分重要。细菌的感染引起一系列防御细胞游走至牙周局部，随着中性多形核白细胞而来的是单核-巨噬细胞和淋巴细胞。它们被内毒素激活后产生一系列的细胞因子，其中重要者如白介素$1-\alpha$、β；肿瘤坏死因子α；破骨细胞激活因子等。这些因子引发的炎症反应又产生大量炎症介质，加重了炎症并导致牙槽骨吸收。宿主的炎症和免疫反应产物对牙周组织所造成的损伤和破坏远远超过了细菌本身的毒力。这种长期存在的慢性炎症使深部组织的胶原破坏，有利于因炎症而增生的结合上皮向根方迁移，加重了附着丧失。

（3）细菌及其产物可抑制和削弱机体的防御功能。唾液和龈沟内的IgA可作用于细菌，阻止其在牙面黏附。而有些细菌可产生IgA酶，破坏IgA，从而有利于细菌附着。有的细菌能抑制中性多形核白细胞的趋化及吞噬功能，甚至杀伤白细胞。

近年来对人类和动物的大量研究表明，在同样存在菌斑的条件下，并非每个人都患牙周炎，各人的疾病类型和严重程度也不同。说明牙周病是一种机会性感染性疾病，除了致病菌的种类、数量和毒性因素之外，机体免疫反应的有效性还受到遗传和环境因素的影响。例如，吸烟和细胞因子的基因调控可影响宿主对细菌的反应，从而影响牙周病的易感性和临床表现（如进展速度、严重程度等）。一些危险因素的确认将丰富人类对牙周病本质的认识（详见第6章第2节）。

二、牙　石

牙石是沉积在牙面上的已矿化的或正在矿化的菌斑及软垢。其中 70%～90% 为无机盐，其余为有机物和水。无机物的主要成分与骨和牙体组织中的无机成分相似，主要为钙、磷，并有少量镁、钠、碳酸盐和微量元素。2/3 以上的无机盐呈羟磷灰石、磷酸盐的三斜晶系、八钙磷酸盐和磷酸氢钙等结晶形式。牙石中的有机成分与菌斑相似。电镜观察见牙石呈层层板状结构，各层的钙化程度不同，内含规则或不规则排列的结晶。

牙石以龈缘为界分为龈上和龈下牙石。龈上牙石色较浅，亦可因吸烟或食物着色而呈深色。在唾液腺导管开口相对应处的牙面（如上颌第一磨牙颊面和下前牙舌面）上堆积较多。龈下牙石体积较小，多呈深色。其与牙面的附着比龈上牙石牢固。这可能是因为龈上牙石主要通过唾液薄膜附着于光滑的釉质表面，而龈下牙石所附着的牙骨质表面常因牙根表面被吸收或有小块牙骨质撕脱而凹凸不平。因此，龈下牙石常与牙面呈犬牙交错的镶嵌式附着，刮除时比较困难。

对牙石的矿化机制尚未完全明了。主要有两个因素：一是必须存在矿化的核心；二是矿物质的沉淀。菌斑中的细菌、上皮细胞、食物碎屑和细胞间质可为主要的矿化核心。在菌斑形成后 1～14 天内即可开始逐渐矿化，从菌斑的最内层开始。通常先发生于细菌间的基质和细菌表面，最后为细菌内部。矿化小灶逐渐融合成大块牙石。无菌动物实验表明，在没有细菌的情况下也可有牙石形成。

唾液中的钙、磷等矿物盐呈过饱和状态，是龈上牙石中无机盐的主要来源。矿化的机制有几种假说：①唾液中 CO_2 张力较高，进入口腔后 CO_2 张力降低约 1/2，使唾液 pH 升高，矿物离子即可析出而沉积；②细菌等蛋白质分解所产生的氨可使唾液或龈沟液的 pH 升高；③菌斑内的磷酸酶可水解唾液中的有机磷，增加磷离子的浓度，脂肪酸可促使钙化发生。龈下牙石的矿物质来源于龈沟液和袋内渗出物。

牙石形成的速度因人而异，同一个体口腔内不同牙位的沉积速度也不同，与菌斑的堆积量和矿化速度有关，受唾液的量和成分、饮食、口腔卫生习惯等的影响。儿童牙石少于成人，可能与菌系不同有关。

牙石与牙周病的关系非常密切。流行病学调查表明牙石量与牙龈炎症之间呈明显的正相关，但这种关系不像菌斑与牙龈炎之间那样强。牙石本身坚硬粗糙，对牙龈有刺激作用，影响牙龈健康，但牙石的致病作用主要源于它表面所覆盖的菌斑。牙石虽不直接致病，但它的表面始终有菌斑附着，是菌斑附着滋生的良好部位，也妨碍日常口腔卫生措施的实施；牙石的多孔结构也容易吸附大量的细菌毒素。因此，牙石是牙周病的重要致病因素，在治疗中务求彻底除净牙石。

（张　立　曹采方）

三、其他局部因素

（一）不完善的牙科治疗

有些牙周炎症和破坏是由于不恰当的牙体治疗和修复体所引起或加重的。如银汞充填体的邻面悬突可刺激牙间乳头引起炎症，甚至牙槽骨吸收。修复体的接触不良、未恢复适当的边缘嵴或外展隙等，均易造成食物嵌塞。

修复体（如全冠）的龈缘位置及密合程度与牙周病变程度有密切关系。有不少研究表明延伸到牙龈缘以下达到龈沟底的修复体边缘对牙龈的危害较大。边缘位于龈下者，菌斑量较多，牙龈炎症较重，袋较深；边缘位于龈缘处者次之；而边缘位于牙龈的冠方者，其牙周状况良好接近无修复体处的情况。尤其是当修复体表面粗糙、与牙面密合度欠佳、粘接剂外露或日久溶解后出现了牙体与修复体之间的微隙等，更易造成菌斑滋生，刺激牙龈发炎。因此，近年来，普遍主张理想的修复体边缘应放在龈缘的冠方，只有因前牙美观需要以及龋坏、微裂等病变已达龈下时，才将修复体边缘放置到龈下。修复材料中以烤瓷、黄金及银汞合金等的光洁度优于树脂及黏固粉等。修复体外形过突，易使菌斑堆积和妨碍自洁作用。

设计和制作不佳的可摘式局部义齿会增加基牙的菌斑堆积和（或）咬合负担，基牙与义齿相邻一侧的牙面常有大量菌斑，造成牙龈炎症和龋齿。一般认为金属支架式基托比树脂基托对牙周组织的危害较小。

在正畸治疗过程中，佩戴矫治器（尤其是固定式）或过多的粘接剂，有碍菌斑的清除，加上儿童易患牙龈炎，常使原有的牙龈炎症加重或增生。加力过大易使牙根吸收、牙齿松动。因此，在正畸治疗开始前必须先治疗原有的牙龈炎，并授以恰当的口腔卫生方法，使患儿（者）能认真有效地清除菌斑。更有不恰当地使用橡皮圈来矫正替牙期儿童上前牙间的缝隙者，常使橡皮圈滑入龈沟和牙周膜间隙，在短期内造成严重的深牙周袋和牙槽骨吸收，牙齿极度松动，导致不可挽回的拔牙后果。口腔医师在工作中应竭力避免造成上述医源性的牙周损害。

（二）解剖缺陷

1. 牙体形态　约有 3%～5% 的上颌侧切牙或中切牙的舌面有畸形舌侧沟，常延伸至根部。沟内易滞留菌斑，且结合上皮不易附着，此处常形成一窄而深的牙周袋，临床易被忽略。磨牙牙颈部经常有釉质突起伸向或伸入根分叉区。有人报告有釉质突起的牙齿易发生根分叉区的牙周病变（图5-8）。此外，如牙根过短、锥形牙根、磨牙牙根融合等，使牙齿对咬合力的承受能力降低，易松动。上颌第一前磨牙的近中颈部和根面凹陷较深，对清除菌斑和牙周治疗造成一定困难。

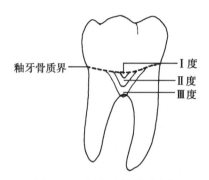

图5-8 不同程度的釉质突起

2. 软组织缺陷 有文献报告附着龈的宽度不足或唇、颊系带附着位置过高而进入牙龈或牙间乳头，可使游离龈和乳头被拉离牙面，有利于牙周病的发生。但近年来认为只要认真清除菌斑，牙龈仍可保持健康。

3. 错𬌗畸形 个别牙齿的错位、扭转等易造成咬合创伤、食物嵌塞等。缺失牙若未及时修复，邻牙可发生倾斜，在倾斜侧常发生垂直型骨吸收和深牙周袋。牙齿的错位、拥挤常导致菌斑的局部堆积，因而易患牙周炎症。严重的深覆𬌗时下前牙咬伤上前牙的腭侧牙龈，造成炎症和溃疡。唇（颊）向错位的牙齿，其唇颊侧牙槽骨极薄，或可发生部分骨板缺损（"开窗"）或全部缺失（"开裂"），较易发生牙龈退缩或深牙周袋。𬌗创伤对牙周组织的作用将在第6章叙述。

（三）食物嵌塞

正常情况下，邻牙之间紧密的接触关系、良好的𬌗面边缘嵴和牙齿形态，均能防止食物被挤压入两牙之间。理想的接触区应位于接近𬌗面边缘嵴处，即相当于邻面的最大颊、舌径处。过于偏向龈方或颊、舌侧均易造成嵌塞。造成食物嵌塞的原因大致可归纳为三个方面：

1. 相邻两牙间失去接触，出现窄缝。这种情况发生于：①邻面龋破坏了接触区和边缘嵴；②修复体未恢复接触区；③牙齿错位或扭转，使接触区的大小和位置异常；④缺失牙齿未及时修复，邻牙倾斜使相邻两牙间失去接触（图5-9）；⑤患牙周炎的牙齿过于松动。

2. 来自对𬌗牙齿的挤压力或异常𬌗力 ①牙尖过于高陡或位置异常，正好将食物压入对𬌗两牙之间，称为充填式牙尖（图5-10）；②不均匀的磨耗所形成的尖锐牙尖或边缘嵴，挤压食物进入对𬌗牙间隙；③不均匀的磨耗或牙齿倾斜，相邻两牙的边缘嵴高度不一

致，呈"阶梯状"（图5-11），在对咬时将食物挤入间隙。例如，拔除下颌第三磨牙后，上颌第三磨牙下垂，在上颌第二、三磨牙间易嵌塞食物；下颌第三磨牙近中倾斜，低于第二磨牙平面时，则在下颌第二、三磨牙间造成嵌塞。④在上、下颌牙齿对咬过程中发生的水平分力可使牙齿暂时出现缝隙。如由于磨耗不均或其他原因，使上颌最后一个牙齿的远中尖或边缘嵴下垂，当上、下牙齿对咬时，下牙远中尖的远中斜面可将上颌最后的牙齿推向远中，使上颌牙的接触点暂时分开，食物易塞入此处（图5-12）。当上下牙分开时，此缝隙即消失。单端固定桥的桥体受力时，基牙也会斜向桥体一侧，造成暂时的间隙。

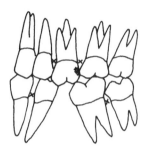

图5-9 食物嵌塞的原因

拔牙后未及时修复，邻牙倾斜，对𬌗牙下垂，造成食物嵌塞（×处）和邻面龋

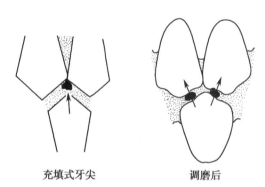

充填式牙尖　　　　　调磨后

图5-10 充填式牙尖

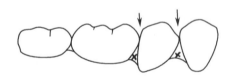

图5-11 边缘嵴高度不一致，引起食物嵌塞

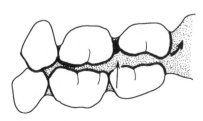

图5-12 咬合时的水平推力，使上颌磨牙之间嵌塞食物

3．由于邻面和殆面的磨损而使食物的外溢道消失，食物易被挤入牙间隙。正常的接触区周围有外展隙，殆面的窝沟应延长到边缘嵴或颊、舌面，形成食物溢出的通路；正常的边缘嵴还可阻止食物滑入牙间隙。当因磨损而使窝沟和边缘嵴消失，或邻面接触区过宽，颊、舌侧外展隙变小或消失，食物无法从外溢道溢出而被挤入牙间隙（图5-13）。

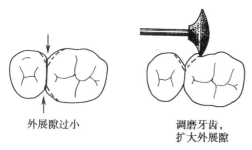

外展隙过小　　　　　调磨牙齿，
　　　　　　　　　　扩大外展隙

图5-13　外展隙不足，引起食物嵌塞

上述情况均造成垂直嵌塞，即食物从殆面方向被压入牙间隙。牙周炎患者由于牙间乳头的退缩和支持组织的高度降低，使龈外展隙增大，进食时唇、颊和舌的运动可将食物压入牙间隙，此为水平嵌塞。食物嵌塞可引起牙龈的炎症，也可加重原已存在的牙周疾病，如牙龈乳头退缩、牙槽骨吸收等，还易发生根面龋。在临床上检查食物嵌塞的原因时常可发现上述数个因素并存，应逐个解决之。

（四）不良习惯

1．口呼吸　口呼吸患者常兼有上唇过短，上前牙和牙龈外露，故患牙龈炎和牙龈肿大的机会较多。但也有人报告口呼吸者牙龈炎的患病率并不比正常人高，而炎症程度可能稍重。一般认为这是由于牙龈表面因外露而干燥以及牙面缺乏自洁作用，这些均可使菌斑丛生而产生龈炎。

2．其他习惯　某些先天异常，如巨舌症，或由于幼时形成的吐舌习惯或吞咽时舌尖前伸顶住前牙。吐舌习惯对前牙造成过大的推力，使牙齿唇向倾斜或移位，前牙出现间隙、开殆、牙齿松动等，也可造成殆关系紊乱及食物嵌塞等。其他如咬指甲、咬工具、吮指、夜磨牙或咬紧牙齿（clenching）、乐器吹奏员的职业习惯等，均可对唇颊、牙周膜、骨、牙体和殆关系造成一定的影响。

（五）其他局部因素

使用过硬的牙刷或刷毛翻卷、倒伏的陈旧牙刷、质地太粗的牙膏，不正确的刷牙和剔牙方法，均可造成牙体磨损及牙龈充血、糜烂和牙龈退缩。某些化学药物使用不当，如酚、硝酸银、塑化液、失活剂泄漏等也会损伤牙龈，甚至累及牙槽骨。颌面部的放射治疗使唾液腺破坏，造成口干，菌斑大量堆积，可使原已存在的牙龈炎或牙周炎迅速恶化，甚至发生组织坏死。

四、影响牙龈状况的全身因素

大量的研究已确认菌斑是牙周疾病的始动因子。然而，并非所有牙菌斑均引起牙周病，牙菌斑的量也并不一定与牙周组织的炎症和破坏程度相一致。说明必然有另一方面的因素起着重要的作用，这些因素包括宿主和环境两个方面，它们错综复杂的结合决定着不同个体对牙周病的易感性。关于牙周疾病的全身因素曾有过大量的研究，但大多为单一全身因素的动物实验，设计严格的临床研究不多。迄今为止未能证明有任何一种全身疾病或因素能单独引起牙周疾病。但不少全身情况可以降低或改变牙周组织对菌斑微生物的抵抗力和炎症反应，使之易于患病或改变病情。

（一）糖尿病

糖尿病是一种与多因素和多基因有关的内分泌疾病，主要特征是血糖耐量异常。它可由于胰岛素分泌不足、胰岛素功能不良或细胞表面缺乏胰岛素受体所致。临床可分为1型（胰岛素依赖型）和2型（非胰岛素依赖型），以2型为多见。其基本病理变化可导致多种并发症的发生，主要病变累及微血管及小动脉、视网膜、肾脏、神经系统等，抗感染能力低。近些年来的研究已证实糖尿病是牙周病的危险因素，糖尿病患者的牙龈炎和牙周炎的发生率及严重程度均高于非糖尿病者。主要的机制为：①牙周组织的小血管病变导致对牙周组织供氧不足及代谢废物堆积；②胶原破坏增加；③1型糖尿病患者易有中性多形核白细胞趋化功能降低，且常为家族性；④由于龈沟液量增多及氧分压的降低，使某些牙周致病菌过度繁殖。上述机制均使牙周组织发生炎症和迅速被破坏。未得到控制的糖尿病患者牙龈炎症明显，易出血，反复出现牙周脓肿，牙槽骨迅速吸收，以致牙齿松动脱落。总之，糖尿病不是牙周病的直接原因，但它可能影响牙周组织对局部感染的防御能力。近年来，我国的糖尿病患者不断增加，因牙周多发脓肿和反复脓肿到口腔科就诊的患者人数也逐步上升，需引起口腔医师的高度重视。

（二）性激素

人生不同时期中性激素水平的生理性波动作用于牙周组织，可影响和改变牙周组织对菌斑刺激物的反应性。青春期时，由于体内性激素水平的升高，牙龈毛细血管通透性增高，渗出增多，在菌斑存在的情况下，牙龈水肿易出血。青春期过后，机体对激素产生适应性，症状减轻。妇女在正常月经周期中，性激素水平的波动对牙周组织无明显影响，仅在排卵期龈沟液量可轻微增多。此种影响在口腔卫生不好、患有龈炎的妇女中较为明显。妇女妊娠时雌激素和黄体酮水平增高，龈沟液中的性激素水平也增高，牙龈毛细血管扩张、淤血，炎症细胞和液体渗出增多。有人报告闭经后妇女有牙龈上皮变薄，牙龈苍白、发干等现象。但近年来多认为所谓的"绝经期剥脱性龈炎"可能是某些皮肤黏膜病所致。

（三）获得性免疫缺陷综合征（艾滋病）

患者由于病毒侵犯和破坏了淋巴免疫系统，使牙周组织对菌斑微生物的抵抗力也急剧降低。虽然有人报告 HIV 阳性和 HIV 阴性的牙周炎患者龈下菌斑并无显著区别，也就是说，并未发现 HIV 感染者的牙周病有特殊细菌。但他们却更易发生严重和进展迅速的坏死性溃疡性龈炎（NUG）或坏死性溃疡性牙周炎（NUP）。一些报告表明坏死性溃疡性牙周炎的出现可能提示艾滋病患者免疫系统的严重破坏和 CD4$^+$T 细胞（T辅助细胞）的极度降低，预示病情迅速恶化。

（四）营养

20 世纪初期，有学者认为维生素 C 缺乏是牙周病的病因，严重偏食或营养不良而缺乏维生素 C 者，牙龈炎症肿胀严重。随着生活水平的改善，临床上的牙周病患者大多是摄取平衡饮食者，并无营养不良，而动物实验却常以单一营养素的缺乏作为观察条件。有人报告动物缺乏维生素 C 时，有牙槽骨疏松、牙周膜纤维束丧失、牙齿松动、牙龈出血等现象，但不一定有牙周袋形成。

其他一些全身因素将在具体牙龈病中叙述，例如有些白血病可以最早在牙龈出现病变，对及时诊断有重要意义。有些牙龈病有遗传背景，如牙龈纤维瘤病。某些金属盐，如铅、铋、汞及磷的中毒，导致牙龈的特殊改变。磷中毒除牙龈炎症外，常有牙槽骨的坏死，导致牙齿松动和脱落。全身疾病在牙周组织的表现详见第25章。

（孟焕新　曹采方）

第3节　牙龈疾病

牙龈病指发生于牙龈组织而不侵犯深部其他牙周组织的一组疾病，其中牙龈炎最常见。在几乎所有的牙龈疾病中均有慢性炎症存在，因为龈牙结合部总是存在牙菌斑及其他激惹因素。除炎症外，也可伴有增生、变性、萎缩、坏死等病理变化。在有些牙龈病中，炎症可以为原发和唯一的变化，如最常见的菌斑性龈炎；炎症也可以是后天发生或伴发于某些全身因素所致的疾病，如药物性牙龈增生常因伴有菌斑引起的炎症而加重；有些全身情况本身并不引起牙龈疾病，但它们可改变机体对微生物的反应性，从而促发或加重牙龈的炎症，如妊娠期牙龈炎。

菌斑性龈炎

菌斑性龈炎在 1999 年的牙周病国际新分类中归属牙龈病中的菌斑性龈病（dental plaque-induced gingival disease）类，本病在过去称为慢性龈炎、慢性龈缘炎、单纯性龈炎。炎症主要局限于游离龈和龈乳头，是牙龈病中最常见的疾病，简称牙龈炎。世界各地区、各种族、各年龄段的人都可以发生。在我国儿童和青少年的患病率在 70%～90% 左右，成人的患病率达 70% 以上。几乎每个人在其一生中的某个时间段都可发生不同程度和范围的龈炎。该病的诊断和治疗相对简单，且预后良好，但因其患病率高，治愈后仍可复发，且相当一部分的牙龈炎患者可发展成为牙周炎，因此预防其发生和复发尤为重要。

【病因】

菌斑性龈炎是慢性感染性疾病，主要感染源为堆积在牙颈部及龈沟内的菌斑微生物。菌斑微生物及其产物长期作用于牙龈，导致牙龈的炎症反应和机体的免疫应答反应。因此，菌斑是最重要的始动因子，其他局部因素如牙石、不良修复体、食物嵌塞、牙错位拥挤、口呼吸等可加重菌斑的堆积，加重牙龈炎症。

患牙龈炎时，龈缘附近一般有较多的菌斑堆积，菌斑中细菌的量也较健康牙周时为多，种类也较复杂。此时菌斑中的 G$^+$ 球、杆菌的比例较健康时下降，而 G$^-$ 厌氧菌明显增多，牙龈卟啉单胞菌、中间普氏菌、具核梭形杆菌和螺旋体比例增高，但仍低于深牙周袋中此类细菌的比例。

【临床病理】

牙龈炎是一种慢性疾病，早期轻度龈炎的组织学表现与健康牙龈无明显界限，因为即使临床上表现健康的牙龈，其沟内上皮下方的结缔组织中也有少量的炎症细胞浸润。显微镜下所见的牙龈组织学变化不一。最轻度的炎症在临床可无表现，只是在龈沟下结缔组织中存在很少量的中性粒细胞、巨噬细胞、淋巴细胞和极少量的浆细胞，局部区域尤其是在沟上皮下方有结缔组织纤维的溶解。慢性重症牙龈炎时沟内上皮表面可有糜烂或溃疡，上皮内中性粒细胞增多，沟内上皮下方的炎性结缔组织区明显增大，内有大量的炎症细胞浸润，以浆细胞浸润为主，病变严重区胶原纤维消失。

【临床表现】

牙龈炎症一般局限于游离龈和龈乳头，严重时也可波及附着龈，炎症状况一般与菌斑及牙石量有关。

一般以前牙区为多见,尤其是下前牙区最为显著。

1. 患者的自觉症状 刷牙或咬硬物时牙龈出血常为牙龈炎患者就医的主诉症状,但一般无自发性出血,这有助于与血液系统疾病及其他原因引起的牙龈出血鉴别。有些患者可感到牙龈局部痒、胀、不适,口臭等症状。近年来,随着社会交往的不断增加和对口腔卫生的逐渐重视,口腔异味(口臭)也是患者就诊的重要原因和较常见的主诉症状。

2. 牙龈色、形、质的变化

(1) 色泽:健康牙龈色粉红,某些人可见附着龈上有黑色素。患牙龈炎时,由于牙龈组织内血管增生、充血,导致游离龈和龈乳头呈鲜红或暗红,病变严重时,炎症充血范围可波及附着龈。

(2) 外形:健康牙龈的龈缘菲薄呈扇贝状紧贴于牙颈部,龈乳头充满牙间隙,附着龈有点彩。患龈炎时,由于组织水肿,牙龈冠向和颊舌向肿胀,龈缘变厚失去扇贝状且不再紧贴牙面。龈乳头圆钝肥大。附着龈水肿时,点彩也可消失,表面光滑发亮。少数患者的牙龈炎症严重时,可出现龈缘糜烂或肉芽增生。

(3) 质地:健康牙龈的质地致密坚韧。患龈炎时,由于结缔组织水肿和胶原的破坏,牙龈质地松软、脆弱、缺乏弹性,施压时易引起压痕。当炎症较轻且局限于龈沟壁一侧时,牙龈表面仍可保持一定的致密度,点彩仍可存在。

3. 龈沟深度和探诊出血

(1) 龈沟深度:健康的龈沟探诊深度一般不超过2～3mm。当牙龈存在炎症时,探诊会出血,或刺激后出血。由于牙龈的炎性肿胀,龈沟深度可超过3mm,但龈沟底仍在釉牙骨质界处或其冠方,无结缔组织附着丧失,X线片示无牙槽骨吸收。

(2) 探诊出血:在探测龈沟深度时,还应考虑到炎症的影响。组织学研究证明,用钝头的牙周探针探测健康的龈沟时,探针并不终止于结合上皮的最冠方(即组织学的龈沟底位置),而是进入到结合上皮内约1/3～1/2处(图5-14)。当探测有炎症的牙龈时,探针尖端会穿透结合上皮而进入有炎症的结缔组织内,终止于炎症区下方的正常结缔组织纤维的冠方(图5-14)。

这是因为在炎症时,结缔组织中胶原纤维破坏消失,组织对机械力的抵抗减弱,易被探针穿通。消炎后,组织的致密度增加,探针不再穿透到结缔组织中,使探诊深度减小。因此,在炎症明显的部位,牙周探诊的深度常大于组织学上的龈沟(袋)深度。有些患牙的牙龈炎症局限于龈沟(袋)壁上皮的一侧,牙龈表面红肿不明显,然而探诊后却有出血,这对牙龈炎的诊断和判断牙周炎症的存在有很重要的意义(表5-1)。

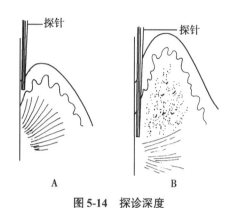

图5-14 探诊深度

A. 牙龈无炎症时,探针终止于结合上皮内 B. 牙龈有炎症时,探针超过结合上皮

1999 年,牙周病国际新分类提出的龈炎标准中包括了经过彻底的治疗后炎症消退、牙龈退缩、牙周支持组织的高度降低的原牙周炎患者。此时若发生由菌斑引起的边缘龈的炎症,但不发生进一步的附着丧失,亦可诊断为龈炎,其治疗原则及转归与单纯的慢性龈缘炎一样。然而,应明确原发的牙龈炎是指发生在没有附着丧失的牙龈组织的慢性炎症。

4. 龈沟液量 健康牙龈的龈沟内存在极少量的龈沟液。牙龈有炎症时,龈沟液量较健康牙龈增多,其中的炎症细胞、免疫成分也明显增多,炎症介质增多,有些患者还可出现龈沟溢脓。龈沟液量的增加是评估牙龈炎症的一个客观指标。也有人报告牙龈炎时龈沟内的温度升高,但此变化尚未用作临床指标。

在去除菌斑、牙石和刺激因素后,上述症状可消失,牙龈组织恢复正常。故牙龈炎是一种可逆性的牙周疾病。

表5-1 健康牙龈向龈炎发展的临床变化

	正常牙龈	牙龈炎
色泽	粉红(有些人可见黑色素)	鲜红或暗红
外形	龈缘菲薄紧贴牙面呈扇贝状,龈乳头充满牙间隙	龈缘和龈乳头组织水肿圆钝,失去扇贝状,牙龈冠向和颊舌向肿胀
龈沟深度	≤3mm	形成牙周袋
质地	坚韧有弹性	松软,水肿,施压时易引起压痕
出血倾向	正常探诊和刷牙均不出血	探诊后出血,刷牙时出血

【诊断】

1. 诊断 菌斑性龈炎的诊断主要根据临床表现，即牙龈的色、形、质的改变，但无牙周袋、无新的附着丧失、无牙槽骨吸收，龈缘附近牙面有明显的菌斑、牙石堆积及存在其他菌斑滞留因素等即可诊断。牙龈炎的主要诊断特点见表5-2。

表5-2 菌斑性龈炎的诊断特点

1. 龈缘处牙面有菌斑、牙石，疾病主要限于龈缘和龈乳头
2. 牙龈色泽、形状、质地的改变，刺激后出血
3. 无附着丧失和牙槽骨吸收 *
4. 龈沟液量增加
5. 龈沟温度升高
6. 菌斑控制及其他刺激因素去除后病损可逆

* 发生于牙周炎治疗后的牙周组织可能存在附着丧失和骨丧失，但附着稳定不加重，即无新的附着丧失

【鉴别诊断】

1. 早期牙周炎 应仔细检查磨牙及切牙的邻面有无附着丧失，可拍𬌗翼片看有无早期的牙槽嵴顶吸收。牙龈炎应无附着丧失，牙槽嵴顶的骨硬板完整连续。详见第10章"慢性牙周炎"。

2. 血液病引起的牙龈出血 白血病、血小板减少性紫癜、血友病、再生障碍性贫血等血液系统疾病均可引起牙龈出血，且易自发出血，出血量较多，不易止住。对以牙龈出血为主诉且有牙龈炎症的患者，应详细询问病史，注意与上述血液系统疾病相鉴别。血液学检查有助于排除上述疾病。

3. 坏死性溃疡性龈炎 坏死性溃疡性龈炎的临床表现以牙龈坏死为特点，除了具有牙龈自发性出血外，还有龈乳头和边缘龈坏死等特征性损害，可有口臭和假膜形成，疼痛症状也较明显，而菌斑性龈炎无自发痛和自发性出血。

4. HIV 相关性龈炎 HIV 相关性龈炎在 HIV 感染者中较早出现，临床可见游离龈缘呈明显的线状红色充血带，称为牙龈线形红斑。目前认为它与白色念珠菌感染有关，附着龈可有点状红斑，患者可有刷牙后出血或自发性出血。在去除局部刺激因素后，牙龈的充血仍不易消退。艾滋病患者的口腔内还可出现毛状白斑、Kaposi 肉瘤等，血清学检测有助于确诊（详见第28章）。

【治疗原则】

1. 去除病因 牙菌斑是引起菌斑性龈炎的直接病因。通过洁治术彻底清除菌斑、牙石，去除造成菌斑滞留和刺激牙龈的因素，牙龈的炎症可在一周左右消退，牙龈的色、形、质可完全恢复正常。对于牙龈炎症较重的患者，可配合局部药物治疗。常用的局部药物有 1% 过氧化氢溶液、0.12%～0.2% 氯己定及碘制剂，一般不应全身使用抗生素。

2. 防止复发 菌斑性龈炎是可逆的，其疗效较理想，但也容易复发。在去除病因的同时，应对患者进行椅旁口腔卫生指导，教会患者控制菌斑的方法，使之能够持之以恒地保持良好的口腔卫生状况，并定期（间隔 6～12 个月）进行复查和治疗，才能保持疗效，防止复发。如果患者不能有效地控制菌斑和定期复查，导致菌斑再次大量堆积，菌斑性牙龈炎是很容易复发的（约在一至数月内）。

【预防】

牙龈炎的预防应从儿童时期做起，从小养成良好的口腔卫生习惯，并定期接受口腔检查，及早发现和治疗。目前，我国公众普遍缺乏口腔卫生知识和定期的口腔保健，口腔医务工作者的迫切任务是广泛开展和普及口腔健康教育，牙周病的预防关键在于一生中坚持每天彻底地清除菌斑。

青春期龈炎

青春期龈炎是与内分泌有关的龈炎，在 1999 年分类中隶属于菌斑性龈病中受全身因素影响的牙龈病。

牙龈是性激素作用的靶器官。性激素波动发生在青春期、月经期、妊娠期和绝经期。妇女在生理期和非生理期（如性激素替代疗法和使用性激素避孕药）激素的变化可引起牙周组织的变化，尤其是已存在菌斑性牙龈炎时变化更明显。这类龈炎的特点是非特异性炎症伴有明显的血管增生和扩张，临床表现为明显的出血倾向。青春期龈炎是青春期最常见的牙龈病。

【病因】

青春期龈炎与牙菌斑和内分泌明显有关。青春期牙龈对局部刺激的反应往往加重，可能由于激素（最重要的是雌激素和睾丸激素）水平高使得龈组织对菌斑介导的反应加重。不过这种激素作用是短暂的，通过采取口腔卫生措施可逆转。这一年龄段的人群由于乳牙与恒牙的更替、牙齿排列不齐、口呼吸及戴矫治器等，造成牙齿不易清洁。加之该年龄段患者一般不注意保持良好的口腔卫生习惯，如刷牙、用牙线等，易造成菌斑的滞留，引起牙龈炎，而牙石一般较少。

成人后，即使局部刺激因素存在，牙龈的反应程度也会减轻。但要完全恢复正常必须去除这些刺激

物。此外，口呼吸（常伴有安氏分类 2.1 的错拾）、不恰当的正畸治疗、牙排列不齐等也是儿童发生青春期龈炎的促进因素。青春期牙龈病的发生率和程度均增加，保持良好的口腔卫生能够预防牙龈炎的发生。

【临床表现】

青春期发病，牙龈的变化为非特异性的炎症，边缘龈和龈乳头均可发生炎症，好发于前牙唇侧的牙间乳头和龈缘。其明显的特征是：牙龈色红、水肿、肥大，轻刺激易出血，龈乳头肥大常呈球状突起。牙龈肥大发炎的程度超过局部刺激的程度，且易于复发。

【诊断】

主要依据以下几点做出诊断：

1. 青春期前后的患者。
2. 牙龈肥大发炎的程度超过局部刺激的程度。
3. 可有牙龈增生的临床表现。
4. 口腔卫生情况一般较差，可有错拾、正畸矫治器、不良习惯等因素存在。

【治疗原则】

1. 以自我控制菌斑为目的的口腔卫生指导。
2. 洁治，除去龈上牙石、菌斑和假性袋中的牙石。
3. 纠正不良习惯。
4. 改正不良修复体或不良矫治器。
5. 经上述治疗后仍有牙龈外形不良、呈纤维性增生者可行龈切除术和龈成形术。
6. 完成治疗后应定期复查，教会患者正确刷牙和控制菌斑的方法，养成良好的口腔卫生习惯以防止复发。对于准备接受正畸治疗的青少年，应先治愈原有的牙龈炎，并教会他们掌握正确的控制菌斑的方法。在正畸治疗过程中定期进行牙周检查和预防性洁治，对于牙龈炎症较重无法控制者应及时中止正畸治疗，待炎症消除、菌斑控制后继续治疗，避免造成对深部牙周组织的损伤和刺激。

妊娠期龈炎

妊娠期龈炎是指妇女在妊娠期间，由于女性激素水平升高，原有的牙龈炎症加重，牙龈肿胀或形成龈瘤样的改变（实质并非肿瘤）。分娩后病损可自行减轻或消退。妊娠期龈炎的发生率报告不一，约在 30%~100% 之间。国内对上海 700 名孕妇的问卷调查及临床检查的研究结果显示，妊娠期龈炎的患病率为 73.57%，随着妊娠时间的延长，妊娠期龈炎的患病率也提高。有文献报告孕期妇女的龈炎发生率及程度均高于产后，虽然孕期及产后的菌斑指数均无变化。

【病因】

妊娠期龈炎与牙菌斑和患者的黄体酮水平升高有关。妊娠本身不会引起龈炎，只是由于妊娠时性激素水平的改变使原有的慢性炎症加重。因此妊娠期龈炎的直接病因仍然是牙菌斑，此外与全身内分泌改变即体内性激素水平的变化有关。

研究表明，牙龈是雌性激素的靶器官，妊娠时雌激素水平增高，龈沟液中的雌激素水平也增高，牙龈毛细血管扩张、淤血，炎症细胞和液体渗出增多。有文献报告，雌激素和黄体酮参与调节牙龈中花生四烯酸的代谢，这两种激素刺激前列腺素的合成。妊娠时雌激素和黄体酮水平的增高影响龈上皮的角化，导致上皮屏障的有效作用降低，改变结缔组织基质，并能抑制对菌斑的免疫反应，使原有的龈炎临床症状加重。

有学者发现妊娠期龈炎患者的牙菌斑内中间普氏菌的比率增高，并与血浆中雌激素和黄体酮水平的增高有关。因此，在妊娠期炎症的加重可能是由于菌斑成分的改变而不只是菌斑量的增加。分娩后中间普氏菌的数量降至妊娠前水平，临床症状也随之减轻或消失。有学者认为黄体酮在牙龈局部的增多为中间普氏菌的生长提供了营养物质。在口腔卫生良好且无局部刺激因素的孕妇，妊娠期龈炎的发生率和严重程度均较低。

【病理】

组织学表现为非特异性、多血管、大量炎细胞浸润的炎症性肉芽组织。牙龈上皮增生、上皮钉突伸长，表面可有溃疡，基底细胞可表现为细胞内和细胞间水肿。结缔组织内有大量的新生毛细血管，血管扩张充血，血管周的纤维间质水肿并伴有慢性炎症细胞浸润。有的牙间乳头可呈瘤样生长，称妊娠期龈瘤，实际并非真性肿瘤，而是发生在妊娠期的炎性血管性肉芽肿。病理特征为明显的毛细血管增生，血管间的纤维组织可有水肿及黏液性变，炎症细胞浸润，其毛细血管增生的程度超过了一般牙龈对慢性刺激的反应，致使牙龈乳头炎性增长而呈瘤样表现。

【临床表现】

1. 妊娠期龈炎 患者一般在妊娠前即有不同程度的牙龈炎，从妊娠 2~3 个月后开始出现明显症状，至 8 个月时达到高峰，且与血中黄体酮水平相一致。分娩约 2 个月后，龈炎可减轻至妊娠前水平。妊娠期龈炎可发生于个别牙或全口牙龈，以前牙区为重。龈缘和龈乳头呈鲜红或暗红色，质地松软、光亮，呈显著的炎性肿胀，轻触牙龈极易出血，出血常为就诊时的主诉症状。一般无疼痛,严重时龈缘可有溃疡和假膜形成,有轻度疼痛。

2．妊娠期龈瘤 亦称孕瘤。国内学者报告妊娠期龈瘤患病率约为 0.43%,而国外学者报告妊娠期龈瘤在妊娠妇女中发生率约为 1.8%～5%,多发生于个别牙列不齐的牙间乳头区,前牙尤其是下前牙唇侧乳头较多见。通常在妊娠第 3 个月,牙间乳头出现局限性无痛性增生物,有蒂或无蒂、生长快、色鲜红、质松软、易出血。有的病例在肥大的龈缘处呈小分叶状,或出现溃疡和纤维素性渗出,也称为化脓性肉芽肿(彩图 5-15)。严重病例可因巨大的妊娠瘤妨碍进食,但一般直径不超过 2cm。妊娠期龈瘤的本质不是肿瘤,不具有肿瘤的生物学特性。分娩后妊娠瘤大多能逐渐自行缩小,但必须除去局部刺激物才能使病变完全消失(彩图 5-16)。

妊娠妇女的菌斑指数可保持相对无改变,临床变化常见于妊娠期 4～9 个月时,有效地控制菌斑可使病变逆转。

【诊断】

依据以下几点可作出诊断:

1．孕妇,在妊娠期间牙龈炎症明显加重且易出血。

2．临床表现为牙龈鲜红、松软、易出血,并有菌斑等刺激物的存在。

3．妊娠瘤易发生在孕期的 4～9 个月时。

【鉴别诊断】

妊娠期龈炎需与以下疾病鉴别:

1．有些长期服用避孕药的育龄妇女也可有妊娠期龈炎的临床表现,一般通过询问病史可鉴别。

2．妊娠期龈瘤应与牙龈瘤鉴别。牙龈瘤的临床表现与妊娠期龈瘤十分相似,可发生于非妊娠的妇女和男性患者。临床表现为个别牙间乳头的无痛性肿胀、突起的瘤样物、有蒂或无蒂、表面光滑、牙龈颜色鲜红或暗红、质地松软极易出血,有些病变表面有溃疡和脓性渗出物。一般多可找到局部刺激因素,如残根、牙石、不良修复体等。

【治疗原则】

1．细致认真的口腔卫生指导。

2．控制菌斑(洁治),除去一切局部刺激因素(如牙石、不良修复体等),操作手法要轻柔。

3．一般认为分娩后病变可退缩。妊娠瘤若在分娩以后仍不消退则需手术切除,对一些体积较大妨碍进食的妊娠瘤可在妊娠 4～6 个月时切除。手术时注意止血。

4．在妊娠前或早孕期治疗牙龈炎和牙周炎并接受口腔卫生指导是预防妊娠期龈炎的重要举措。

虽然受性激素影响的龈炎是可逆的,但有些患者未经治疗或病情不稳定可引发牙周附着丧失。

药物性牙龈肥大

药物性牙龈肥大亦称药物性牙龈增生,是指与长期服用某些药物有关的牙龈肥大。在我国 20 世纪 80 年代以前,药物性牙龈增生主要是由抗癫痫药苯妥英钠(又称大仑丁)引起,据报告称长期服用苯妥英钠治疗癫痫者约有 40%～50% 发生牙龈纤维性增生,年轻人多于老年人。近年来,临床上经常发现因高血压和心脑血管疾病患者服用钙通道阻滞剂以及用于器官移植患者的免疫抑制剂——环孢素等引起的药物性牙龈肥大,而苯妥英钠引起的龈肥大相对少见。目前我国高血压患者已达 2.54 亿,心脑血管疾病亦随着我国社会的老龄化进一步增加,最近这些疾病又出现低龄化的趋势。依据中国高血压协会的统计,目前我国高血压患者接受药物治疗者中约有 50% 使用钙通道阻滞剂,其中约 80% 的高血压患者服用硝苯地平,由此可见钙通道阻滞剂诱导的药物性牙龈增生在口腔临床工作中会越来越多见。药物性龈肥大的存在不仅影响到牙面的清洁作用,妨碍咀嚼、发音等功能,有时还会造成心理上的障碍。

【病因】

与牙龈增生有关的常用药物有三类:①抗惊厥药,如苯妥英钠;②钙通道拮抗剂,如硝苯地平;③免疫抑制剂,如环孢素。长期服用这些药物的患者易发生药物性龈增生,其增生程度与年龄、服药时间、剂量有关,并与菌斑、牙石有关。

1．药物的作用 上述药物引起牙龈增生的真正机制目前尚不十分清楚。细胞培养表明苯妥英钠能刺激成纤维细胞的分裂活动,使合成蛋白质和胶原的能力增强,同时细胞分泌的胶原溶解酶缺乏活性。由于合成大于降解,致使结缔组织增生。有人报告药物性龈增生患者的成纤维细胞对苯妥英钠的敏感性增高,易产生增殖性变化,此可能为基因背景。钙通道阻断剂有多种,其中最常用也是最易引起牙龈增生的首推硝苯地平,约有 20% 的服药者发生牙龈增生。环孢素为免疫抑制剂,常用于器官移植或某些自身免疫性疾病患者。1983 年,有学者报告环孢素引起的牙龈肥大,服用此药者约有 30%～50% 发生牙龈纤维性增生,另有研究发现服药量 >500mg/d 会诱导牙龈增生。器官移植患者常需联合应用环孢素和钙通道阻滞剂,会进一步增加牙龈增生的发生率和严重程度。这两种药引起牙龈增生的原因尚不十分清楚，有人报告两种药物以不同的方式降低了胶原酶活性或影响了胶原酶的合成。也有人认为牙龈成纤维细胞可能是钙通道阻断剂的靶细胞，硝苯地平可通过改变其细胞膜上的钙离子流动而影响细胞的功能，使胶原的合成大于分解，从而使胶原聚集而引起牙龈增生。

2. 菌斑的作用　菌斑引起的牙龈炎症可能促进药物性牙龈增生的发生。长期服用苯妥英钠，可使原来已有炎症的牙龈发生纤维性增生。有研究表明，牙龈增生的程度与原有的炎症程度和口腔卫生状况有明显关系。人类和动物实验也证实，若无明显的菌斑微生物、局部刺激物及牙龈的炎症，或对服药者施以严格的菌斑控制，则药物性牙龈增生可以减轻或避免。但也有人报告，增生可发生于无局部刺激物的牙龈。可以认为局部刺激因素虽不是药物性牙龈增生的原发因素，但菌斑、牙石、食物嵌塞等引起的牙龈炎症能加速和加重药物性牙龈增生的发展。

【病理】

不同药物引起的龈肥大不仅临床表现相似，组织病理学表现也相同。上皮和结缔组织有显著的非炎症性增生。上皮棘层增厚，钉突伸长到结缔组织深部。结缔组织内有致密的胶原纤维束，成纤维细胞和新生血管均增多。炎症常局限于龈沟附近，为继发或伴发。

【临床表现】

药物性龈增生好发于前牙（特别是下颌），初起为龈乳头增大，继之扩展至唇颊龈，也可发生于舌、腭侧牙龈，大多累及全口龈。增生龈可覆盖牙面 1/3 或更多。病损开始时，点彩增加并出现颗粒状和疣状突起，继之表面呈结节状、球状、分叶状，色红或粉红，质地坚韧。口腔卫生不良、龋齿、不良充填体和矫治器等均能加重病情。增生严重者可波及附着龈并向冠方增大，以致妨碍咀嚼。无牙区不发生本病损。由于牙龈肥大、龈沟加深，易使菌斑、软垢堆积，大多数患者合并有牙龈炎症。此时增生的牙龈可呈深红或暗红色，松软易出血。增生的牙龈还可挤压牙齿致移位，以上、下前牙区较多见（彩图 5-17），本病一般不引起附着丧失。

苯妥英钠引起的牙龈增生一般在停药后数月之内增生的组织可自行消退。切除增生牙龈后若继续服药，病变仍可复发。

【诊断】

诊断要点为：

1. 患者患有癫痫、高血压、心脏病或接受过器官移植，并有苯妥英钠、环孢素、硝苯地平（彩图 5-18）或维拉帕米（原名异搏定）等的服药史。一般在用药后的三个月后即可发病。

2. 增生起始于牙间乳头，随后波及龈缘，表面呈小球状、分叶状或桑葚状，质地坚实、略有弹性。牙龈色泽多为淡粉色。

3. 若合并感染则有龈炎的临床表现，存在局部刺激因素。

【鉴别诊断】

药物性龈增生主要应与伴有龈增生的菌斑性龈炎和龈纤维瘤病相鉴别。

1. 伴有牙龈增生的菌斑性龈炎　又称为增生性龈炎，是慢性炎症性肥大，有明显的局部刺激因素，多因长期接触菌斑所引起。增生性龈炎是牙龈肿大的常见疾病，好发于青少年。龈增生一般进展缓慢，无痛。通常发生于唇颊侧，偶见舌腭侧，主要局限在龈乳头和边缘龈，可限于局部或广泛，牙龈的炎症程度较药物性龈增生和遗传性牙龈纤维瘤病明显。口呼吸患者的龈增生位于上颌前牙区，病变区牙龈与邻近未暴露的正常黏膜有明显的界限。牙龈增生大多覆盖牙面的 1/3～2/3。一般分为两型：①炎症型（肉芽型）：炎症型表现为牙龈深红或暗红，松软，光滑，易出血，龈缘肥厚，龈乳头呈圆球状增大；②纤维型：纤维型表现为牙龈实质性肥大，较硬而有弹性，颜色接近正常。临床上炎症型和纤维型常混合存在，病程短者多为炎症型，病程长者多转变为纤维型。

2. 龈纤维瘤病　可有家族史而无服药史。龈增生较广泛，大多覆盖牙面的 2/3 以上，以纤维性增生为主，详见遗传性牙龈纤维瘤病。

【治疗原则】

1. 停止使用或更换引起牙龈增生的药物　停药是最根本的治疗，然而大多数患者的病情并不允许停药。因此必须与相关的专科医师协商，考虑更换使用其他药物或与其他药物交替使用，以减轻副作用。国内的临床研究发现，药物性牙龈肥大者经彻底的牙周基础治疗后即便不停药也能获得良好的效果。

2. 去除局部刺激因素　通过洁治、刮治去除菌斑、牙石，消除其他一切导致菌斑滞留的因素，并指导患者切实掌握菌斑控制的方法。治疗后多数患者的牙龈增生可明显好转甚至消退。

3. 手术治疗　对于虽经上述治疗但增生的牙龈仍不能完全消退者，可进行牙龈切除并成形的手术治疗；对于重度增生的患者为避免角化龈切除过多可采用翻瓣加龈切术的方法。术后若不停药和忽略口腔卫生,则易复发。

4.指导患者严格控制菌斑,以减轻服药期间的牙龈增生程度,减少和避免手术后的复发。

对于需长期服用苯妥英钠、硝苯地平、环孢素等药物的患者,应在开始用药前先治疗原有的慢性牙龈炎。

遗传性牙龈纤维瘤病

本病又名先天性家族性牙龈纤维瘤病或特发性龈纤维瘤病,是一种比较罕见的以全口牙龈广泛性、渐进性增生为特征的良性病变。属于经典的孟德尔单基因遗传性疾病,也可能与某些罕见的综合征和其他疾病相伴随。国外文献报告患病率为 1/750 000,国内尚无确切的报告。

【病因】

本病有明显的遗传倾向,通常为常染色体显性遗传,也可有常染色体隐性遗传,但也有非家族性的病例,称为特发性龈纤维瘤病。有关常染色体显性遗传性牙龈纤维瘤病的基因定位与克隆已有研究报告,目前国内外的研究主要定位在 *2p21-p22* 区域。

【病理】

组织学所见为龈上皮增生,表面角化或不全角化,钉突明显。牙龈固有层的结缔组织显著增生,胶原纤维增生明显呈束状、排列紧密,血管相对少见,偶有幼稚的成纤维细胞。纤维束间炎症细胞少。

【临床表现】

一般在恒牙萌出后,牙龈即普遍地逐渐增大,可波及全口牙龈的附着龈直达膜龈联合处。也有少数患儿在乳牙期即发病。唇舌侧牙龈均可发生增生,严重者常覆盖牙面 2/3 以上,以至影响咀嚼,妨碍恒牙萌出(彩图 5-19)。增生龈表面呈结节状、球状、颗粒状,牙龈色粉红,质地坚韧,无明显刺激因素。在增生的基础上若有大量菌斑堆积,亦可伴有牙龈的炎症。增生的牙龈组织在牙脱落后可缩小或消退。患者发育和智力无异常。

本病可作为巨颌症、眶距增宽症、多发性毛细血管扩张、多毛综合征等全身性综合征的一个表征,但临床病例大多表现为单纯牙龈增生的非综合征型。

【诊断】

1.发生于萌牙以后,可波及全口牙龈。多见于儿童,但也可见于成人。

2.牙龈颜色正常,坚实,表面光滑或结节状,点彩明显(结缔组织中充满粗大的胶原纤维束和大量的

成纤维细胞)。

3.替牙期儿童可有萌牙困难。

4.可有家族史。

【鉴别诊断】

本病应与药物性龈增生、青春期或妊娠期有关的龈增生鉴别。无家族史的龈纤维瘤病需排除上述病变后方可诊断为特发性龈纤维瘤病。增生性龈炎大多发生于前牙部,炎症明显,一般有明显的局部刺激因素,增生程度相对较轻,无长期服药史和家族史。药物性龈增生有长期服药史,主要累及牙间乳头及龈缘,增生程度相对居中。龈纤维瘤病-多毛综合征的特征除牙龈进行性过长外,还伴有明显的多毛,患者智力减退、颅变形,偶有男子出现女性型乳房。

【治疗原则】

1.控制菌斑,消除炎症。

2.手术切除肥大的牙龈。可采用内斜切口式的翻瓣术作牙龈切除,以保留附着龈并缩短愈合过程。若龈增生过厚过大可先作水平龈切除再采用内斜切口。本病术后易复发,复发率与口腔卫生情况有关。本病为良性增生,复发后仍可手术治疗,故一般不考虑拔牙。一部分患者在青春期后可缓解,故手术最好在青春期后进行,但是如果增生的牙龈妨碍了咀嚼和发音,则宜早期手术。

白血病的龈病损

白血病是造血系统的恶性肿瘤,各型白血病均可出现口腔表征,其中以急性非淋巴细胞白血病(或称急性髓样白血病)最常见。牙龈是最易受侵犯的组织之一,不少病例是以牙龈的肿胀和出血为首发症状,因此早期诊断往往是由口腔科医师所作出,应引起高度重视。

【病因】

白血病的确切病因虽然至今不明,但许多因素被认为和白血病的发病有关,病毒可能是主要的因素。此外,尚有遗传因素、放射线、化学毒物或药物等因素。白血病本身不会引起牙龈炎,而是由于白血病患者的末梢血中存在大量不成熟的无功能的白细胞,这些白细胞在牙龈组织内大量浸润积聚,使牙龈肿大,并非结缔组织本身的增生。患者由于全身衰弱和局部牙龈的肿胀、出血,使菌斑大量堆积,更加重了继发的炎症。引起牙龈过度增生的大多为急性或亚急性白血病,单核细胞性白血病较多见,慢性白血病一般无明显的牙周表现。

【病理】

组织学所见为牙龈上皮和结缔组织内充满密集的不成熟白细胞,偶见正常中性白细胞、淋巴细胞和浆细胞。结缔组织高度水肿变性,胶原纤维被幼稚白细胞所代替。血管腔内可见白血病细胞形成栓塞,并常见坏死和假膜。细胞性质取决于白血病的类型。

【临床表现】

急性白血病患者多数存在口腔症状。患者常因牙龈肿胀、出血不止而首先到口腔科就诊。白血病的主要口腔表现有以下几种:

1. 大多为儿童及青年患者。起病较急,表现为乏力,不同程度的发热,热型不定,有贫血及显著的口腔和皮下、黏膜自发出血现象,局部淋巴结肿大等。

2. 口腔表现多为牙龈明显肿大,波及牙间乳头、边缘龈和附着龈,外形不规则呈结节状,颜色暗红或苍白(为病变白细胞大量浸润所致,并非牙龈结缔组织本身的增生)。

3. 有的牙龈发生坏死、溃疡,有自发痛、口臭、牙齿松动。

4. 牙龈和黏膜自发性出血,且不易止住。

5. 由于牙龈肿胀、出血,口内自洁作用差,使菌斑大量堆积,加重牙龈炎症。

【诊断】

根据上述典型的临床表现,及时做血细胞分析及血涂片检查,发现白细胞数目异常(多数病例显著增高,个别病例减少)及形态的异常(如血涂片检查见大量幼稚细胞),便可作出初步诊断。骨髓检查可明确诊断。对于可疑患者还应注意其他部位,如皮肤、黏膜是否存在出血和瘀斑等(彩图 5-20)。

【鉴别诊断】

表现为牙龈肿大的龈病损应注意与牙龈的炎症性增生、药物性龈增生和龈纤维瘤病鉴别;以牙龈出血为主要表现的龈病损应与菌斑性龈炎和血液系统其他疾病鉴别。

【治疗原则】

1. 及时转诊至内科确诊,并与血液科医师密切配合治疗。

2. 切忌牙龈手术和活体组织检查。

3. 牙龈出血以保守治疗为主,压迫止血。局部可用止血药,如用含有肾上腺素的小棉球压迫止血,牙周塞治剂、云南白药等都可暂时止血。

4. 在全身情况允许时可进行简单的洁治术以减轻牙龈炎症,但应避免组织创伤。给含漱药,如 0.12% 氯己定、1%~3% 过氧化氢液等,并指导含漱。

5. 伴有脓肿时,在脓肿初期禁忌切开,待脓液形成时,尽可能不切开引流,以避免病情复杂化(感染扩散、出血不止、伤口不愈)。为减轻症状,可局部穿刺、抽吸脓液(仅脓液多时切开)时,避免过度挤压、切口过大。

6. 口腔卫生指导,加强口腔护理。应指导患者使用软毛牙刷、正确地刷牙和使用牙线等,保持口腔清洁,减轻牙龈的炎症。每天 2 次使用 0.12%~0.2% 氯己定溶液漱口有助于减少菌斑,消除炎症。

坏死性溃疡性龈炎

坏死性溃疡性龈炎是局限于牙龈的坏死性炎症,多为急性发作,又称急性坏死性溃疡性龈炎(ANUG)。最早由 Vincent 于 1898 年报告,故称"奋森龈炎"。因在本病患者的病变处发现大量的梭形杆菌和螺旋体,故又被称为"梭杆菌螺旋体性龈炎"。第一次世界大战时,在前线战士中流行本病,故又名"战壕口"。

本病病变累及牙龈组织,无牙周附着丧失。如果病变导致附着丧失则应称"坏死性溃疡性牙周炎(NUP)";病变超过膜龈联合则应称"坏死性口炎"。如在疾病的急性期时未得到适当治疗或反复发作,组织破坏速度变缓,坏死组织不能彻底愈合,则转为慢性坏死性病变。在 1999 年的分类中"坏死性溃疡性龈炎"和"坏死性溃疡性牙周炎"被合并称为"坏死性牙周病"。因为尚不能确定 NUG 和 NUP 是同一种感染的不同阶段,抑或为不同的疾病。坏死性溃疡性龈炎主要发生在青壮年、较贫困地区和国家的营养不良或患传染病(如麻疹、疟疾、水痘)的儿童口腔中。目前,在经济发达的国家中,此病已很鲜见;在我国也已明显减少,如今 NUG 和 NUP 的发生往往是全身病如 HIV 感染的口腔局部表现。

【病因】

通常认为本病的发生是由于机体在某些条件下,对于口腔内原有的致病菌(梭形杆菌和螺旋体)的抵抗力降低所致,是一种机会性感染。在病变部位的涂片中可见大量梭形杆菌和螺旋体,并可侵入牙龈组织。但人工接种该两种微生物于健康人中并不能引起本病,而且它们广泛地存在于慢性牙龈炎和牙周炎的菌斑中。近年来普遍认为下列因素与本病的发生有关:

1. 原已存在的龈炎或牙周炎是急性坏死性溃疡性龈炎发生的重要条件,这已为流行病学调查所证实。由于某些原因,使原已存在的上述两种微生物大量增加和入侵组织,直接或间接地造成组织的损害和坏死。近来还发现患 ANUG 时,中间普氏菌数目增多,患者血清中对该菌的抗体水平比正常人高 8～10 倍。大量菌斑及牙周组织慢性炎症的存在可能是主要的发病条件。

2. 身心因素与本病有密切关系。本病常发生于考试期的学生及工作繁忙休息不足者,或有精神刺激、情绪紧张者。有人报告患者伴有皮质激素分泌增多,可能通过内分泌和自主神经系统的影响改变了牙龈的血液循环、结缔组织代谢及唾液流量等,导致局部抵抗力降低。

3. 绝大部分急性坏死性溃疡性龈炎患者吸烟,且量大。可能吸烟使小血管收缩,吸烟者口腔的白细胞的趋化和吞噬功能低于非吸烟者。但吸烟与本病不一定是因果关系,也可能同为精神紧张的结果。

4. 某些全身性易感因素,如营养不良、消耗性疾病等。临床上观察到患者常有维生素 C 摄入不足或缺乏,动物实验表明维生素 B 和维生素 C 缺乏可加重由梭形杆菌和螺旋体引起的感染。一些消耗性疾病,如癌瘤、血液病、射线病等患者易发生本病。

5. 艾滋病毒(HIV)感染和艾滋病患者由于辅助性 T 细胞(CD4[+])的急剧减少,使局部抵抗力降低,易发生坏死性龈炎或坏死性牙周炎。此种患者对常规牙周治疗反应不佳。

【病理】

本病的组织相为牙龈上皮及结缔组织浅层的非特异性急性坏死性炎症。病变由表及里可分为如下几层:

1. 坏死区上皮坏死,代之以由纤维素、坏死的白细胞和上皮细胞、细菌等构成的"假膜"。在坏死区的深部与生活组织之间可见大量的螺旋体和梭形杆菌。

2. 坏死区下方的结缔组织中血管大量增生、扩张充血,并有大量中性多形核白细胞浸润,此区相当于临床所见坏死区下方的红色窄边。

3. 距坏死区更远处的结缔组织内有慢性炎症细胞浸润,主要为浆细胞和单核细胞。电镜观察表明螺旋体可侵入结缔组织内,深达约 0.25mm 处,主要为大型和中型螺旋体。

【临床表现】

本病起病急,疼痛明显。牙龈重度疼痛往往是患者求医的主要原因,但是在病损初期阶段坏死区少而小,中等疼痛。牙龈自发出血及轻微接触即出血、腐败性口臭等也是该病的主要症状。重度患者可发生下颌下淋巴结肿大和触痛,唾液增多,下颌下淋巴结肿大,低热等。

1. 临床检查 病损早期可局限于牙间乳头,其后扩延至边缘龈的唇舌侧。最初病损常见于下前牙的龈乳头区,乳头肿胀、圆钝、色红,个别牙间乳头的顶端发生坏死,使牙间乳头中央凹陷如火山口状,上覆灰白色污秽的坏死物。检查时须将表面的坏死假膜去除,才能见到乳头顶端的破坏。轻症者牙间乳头红肿,外形尚完整,易与龈缘炎混淆。若病变迅速扩展至邻近乳头及边缘龈,则龈缘呈虫蚀状,表面覆坏死假膜,易于擦去,暴露下方鲜红触痛的溃疡面,一般不波及附着龈。在坏死区和病变相对未累及的牙龈区常有一窄的红边为界(彩图 5-21)。

艾滋病患者由于细胞免疫和体液免疫功能低下,常由各种细菌引起机会性感染,可合并坏死性溃疡性龈炎和坏死性溃疡性牙周炎,后者大多见于艾滋病患者。病损发展较快,并向深部牙周组织发展,破坏牙周膜和牙槽骨,形成坏死性溃疡性牙周炎,甚至可形成死骨。患者易发生白色念珠菌或疱疹病毒的感染,口腔内较典型的病损还包括毛状白斑、Kaposi 肉瘤等。对发展迅速而广泛、常规治疗反应不佳者,应进行血清学检查以排除 HIV 感染。

2. 细菌学检查 病变区坏死物涂片经瑞氏染色可见大量的梭形杆菌和螺旋体。

急性期如未能及时治疗且患者抵抗力低时,坏死还可波及与牙龈病损相对应的唇、颊黏膜,成为"坏死性龈口炎"。若疾病进展迅速,治疗不及时还可导致小块或大块牙槽骨坏死,这种状况尤其见于免疫缺陷患者(包括艾滋病患者)。机体抵抗力极度低下者还可合并感染产气荚膜杆菌,使面颊部组织迅速坏死,甚至穿孔,称为"走马牙疳",以形容病变发展之快,此时患者有全身中毒症状甚至导致死亡。目前,"走马牙疳"在我国已经基本绝迹。

坏死性溃疡性龈炎若在急性期治疗不彻底或反复发作,可转为慢性坏死性龈炎。其主要临床表现为牙间乳头严重破坏甚至消失,乳头处的龈高度低于龈缘高度,呈反波浪状,牙间乳头处颊舌侧牙龈分离,甚至可从牙面翻开,其下的牙面上有牙石和软垢,牙龈一般无坏死物。

【诊断】

1. 诊断 本病以牙龈的急性坏死为特点,表现为龈乳头顶端"火山口"状破坏,并伴有牙龈自发出血、疼痛。次要的诊断要点有腐败性口臭和假膜形成。

(1)好发于精神紧张者和吸烟者,青壮年多见。

(2)起病较急,病变发展迅速,常在发病数天至一周时就诊,龈乳头顶端中央和龈缘呈现虫蚀状坏死。

(3)牙龈自发痛、触痛。

（4）牙龈自发出血。

（5）腐败性口臭明显。

（6）其他：唾液黏稠，淋巴结肿大，低热，疲乏等。

（7）坏死组织涂片瑞氏染色可见大量的梭形杆菌和螺旋体。

慢性期的诊断主要根据反复发作的牙龈坏死、疼痛和出血，牙龈乳头消失，口臭等，细菌涂片检查无特殊细菌。

【鉴别诊断】

1．菌斑性龈炎或牙周炎　两病均可表现为牙龈的红肿、易出血，口臭等。但一般无疼痛，病程长久，一般无自发性出血，而是在刷牙或进食等时出血，口臭也非腐败性的。牙龈无坏死，但在怀疑有轻度急性坏死性溃疡性龈炎可能性时，应仔细检查牙间乳头的顶端部分有无坏死。

2．疱疹性龈口炎　为病毒感染，多发生于幼儿。起病急，但一般有 38℃ 以上的高热。牙龈充血一般波及全部牙龈而不局限于牙间乳头和边缘龈，还常侵犯口腔黏膜其他部位或唇周皮肤。典型病变为多个小疱成簇，破溃后形成小溃疡，但无坏死。龈缘可有纤维素性渗出膜，不易擦去。口臭程度轻。有的患者由于全身疾病而致抵抗力降低，可同时存在 ANUG 和疱疹性口炎。

3．急性白血病　白血病本身不会引起急性坏死性溃疡性龈炎，但可由于抵抗力的降低而伴发 ANUG，两者并存。当检查患者见其龈乳头和边缘龈处有坏死物，同时附着龈又有广泛的炎症和肥大时，应考虑合并有其他隐匿性疾病的可能性。血象检查有助于诊断。

【治疗原则】

1．急性期初步洁治，轻轻去除大块牙结石，用 3% 过氧化氢液擦洗及含漱，清除坏死组织。当过氧化氢遇到组织和坏死物中的过氧化氢酶时，能释放出大量的新生态氧，杀灭或抑制厌氧菌。重症者口服甲硝唑或替硝唑等抗厌氧菌药物，甲硝唑每天三次，每次 0.2g，连续服用三天一般可控制病情。若治疗及时得当，病损较快愈合，不留后遗症。

全身还可给予维生素 C 等支持治疗，要充分休息。进行口腔卫生指导也非常重要。更换牙刷，保持口腔清洁，指导患者建立良好的口腔卫生习惯，以防复发。应劝告患者戒烟。

2．急性期过后的治疗原则同菌斑性牙龈炎。

龈乳头炎

龈乳头炎是伴有局部促进因素的菌斑性龈炎，局限于个别牙间乳头的急性或慢性非特异性炎症，亦称牙间乳头炎。

【病因】

主要为牙间隙处的机械和化学刺激，其中最常见的为食物嵌塞、不恰当的剔牙方式、硬食物刺伤、邻面龋等。另一个重要原因是不良修复体，如充填体悬突、义齿卡环尖的刺激等。

【临床表现和诊断】

局部龈乳头发红肿胀，探触和吸吮时易出血，可有自发胀痛和探触痛。有的女性患者在月经期时胀痛感加重。患急性牙间乳头炎时，有时可有明显的自发痛和中等程度的遇冷热刺激痛，易与牙髓炎混淆，尤其在小儿较常见。检查可见龈乳头鲜红肿胀，探触痛明显，有轻度叩痛，这是因为乳头下方的牙周膜纤维有炎症。

【治疗原则】

1．除去各种局部刺激物，如修改不良修复体、充填邻面龋洞等。

2．用 3% 过氧化氢液、0.12% 氯己定等局部冲洗，局部涂敷复方碘液。

3．止痛，必要时局部封闭。

4．急性炎症控制后，治疗原有的龈炎。在口腔科治疗中应注意防止对龈乳头的刺激和损伤。

浆细胞龈炎

本病又名牙龈浆细胞增多症、浆细胞性肉芽肿。

【病因】

不明确，可能是一种过敏反应性疾患。其过敏原多种多样，如牙膏、口香糖等，其中某些成分可诱发牙龈组织发生变态反应，一旦除去及停止与过敏原的接触，则病变可逐渐恢复、自愈。

【病理】

显微镜下可见上皮不全角化，基底层及深部棘层细胞有超微结构损害。结缔组织内有密集浸润的正常形态的浆细胞，呈片状聚集，也可表现为肉芽肿，即有大量血管和其他炎症细胞。本病为良性病变，牙龈组织内浸润的浆细胞均为正常细胞，末梢血液检查及白蛋白/球蛋白比等均正常，可与真性浆细胞瘤及骨髓瘤区别。详见第 12 章。

【临床表现】

本病主要发生于牙龈，也可发生于鼻腔或口腔黏膜。可侵犯多个牙齿或上下颌同时受累。牙龈鲜红、肿大、松软易破，表面似半透明状，有时如肉芽组织状，表面呈结节状或分叶状。极易出血。常合并不同程度的感染，有溢脓、口臭。病变范围常包括附着龈，有人报告多数病例可波及牙槽骨，牙槽骨吸收可有牙齿移位、松动（彩图5-22）。

【治疗原则】

1. 口腔卫生指导、去除可疑的过敏原。

2. 进行彻底的牙周洁治术，必要时行刮治术。消除局部刺激因素后，牙龈的炎症和肿胀能减轻或明显消退，鲜红的肉芽样组织能消失或好转。

3. 实质性肿大部分需行手术切除，但常易复发。保持良好的口腔卫生及定期进行洁治术是减少、减缓复发的重要条件。

牙龈瘤

牙龈瘤为牙龈上生长的局限性反应性增生物，是较常见的瘤样病损（具有肿瘤样外形，但不具备肿瘤的生物学特性）。肉芽肿性牙龈瘤又称化脓性肉芽肿。

【病因】

一般认为由残根、牙石、不良修复体等局部因素引起，与机械性刺激和慢性炎症有关。有人认为其细胞来源于牙周膜或牙龈的结缔组织。

【病理】

牙龈瘤根据病理变化可分为三型：①肉芽肿性：似炎性肉芽组织，有许多新生的毛细血管及成纤维细胞，有许多炎症细胞浸润，主要是淋巴细胞和浆细胞，纤维成分少，龈黏膜上皮往往呈假上皮瘤样增生。②纤维性：肉芽组织发生纤维化，细胞及血管成分减少，而纤维组织增多。粗大的胶原纤维束间有少量的慢性炎症细胞浸润。纤维束内可有钙化或骨化发生。③血管性：血管多，似血管瘤。血管间的纤维组织可有水肿及黏液性变，并有炎症细胞浸润。

【临床表现和诊断】

牙龈瘤多见于中、青年，病变发展缓慢。好发于龈乳头，多发生于前磨牙区牙间乳头的颊侧，舌、腭侧较少。通常呈圆形、椭圆形，有时呈分叶状。大小不一，从数毫米至1～2厘米。带蒂者，如息肉状，无蒂者，基底宽广。血管性和肉芽肿性龈瘤质软、色红；纤维性龈瘤质地较硬而韧，色粉红，一般无痛，肿物表面发生溃疡时可自觉疼痛。长期存在的较大牙龈瘤可压迫牙槽骨使之吸收，X线片示局部牙周膜增宽。

【鉴别诊断】

1. 牙龈瘤应特别注意与牙龈鳞状细胞癌鉴别。这两种病损临床上有时不易区别，尤其当牙龈鳞癌呈结节状生长，或牙龈瘤表面有溃疡时，常易混淆。鳞状细胞癌大多表现为菜花状、结节状或溃疡状。溃疡表面凹凸不平，边缘外翻似肉芽，可有恶臭。牙松动或脱落，或已拔除。X线片可见牙槽骨破坏。局部淋巴结肿大。鳞癌好发于后牙区，龈瘤好发于前牙及前磨牙区。

2. 周缘性巨细胞肉芽肿发生于牙间乳头或龈缘，体积一般较大，可覆盖数个牙。表面光滑或呈多叶状，有时松软呈暗红色，但也可呈粉红坚实。确切诊断须根据组织学检查，可见牙龈结缔组织内有大量多核巨细胞呈灶性聚集，有散在慢性炎症。

3. 妊娠性牙龈瘤在妇女怀孕期间易发生（第四个月到第九个月），分娩后可退缩。

【治疗原则】

去除刺激因素，如菌斑、牙石和不良修复体，在消除继发的炎症后，手术切除。切口应在瘤体及蒂周围，凿去瘤体相应处的少量牙槽骨，并刮除该处的牙周膜，以免复发。由于其术后易复发的特点，有学者主张将患牙拔除。复发率约为15%。

重金属引起的牙龈着色

【病因】

由于使用含重金属的药物（如铋）或职业性接触（如铅、汞等），可使吸收入体内的金属盐沉积于牙龈或口腔黏膜，导致牙龈颜色改变。

【病理】

重金属在牙龈的沉积虽然一般多见于职业性中毒者，但不一定是全身性中毒的结果。它只发生于牙龈有较重炎症者，由于牙龈局部的炎症，使上皮下结缔组织中的血管通透性增加，进入体内的金属可在该处血管周围沉积，其硫化物呈黑色，故使牙龈改变颜色。若口腔黏膜其他处有咬破或损伤时，也可发生此种色素改变。

【临床表现】

铋、汞、砷可形成龈缘的黑色沉积线，称为铋线或汞线。也可在游离龈、牙间乳头和附着龈处表现为黑色的斑块状。铅中毒者常有龈缘的蓝黑色或蓝红色铅线。银的吸收可形成蓝紫色的龈缘沉积，口腔黏膜亦可呈弥漫的蓝灰色。在银汞充填体附近的牙龈上,有时可见到蓝黑色的银颗粒沉积,类似"文身"的作用。

【治疗原则】

主要是除去龈缘处的局部刺激因素,使炎症消退,色素即可消失,停服含金属的药物并非是必需的。局部用高浓度的过氧化氢涂布,可暂时使深色的硫化铅等颗粒氧化而脱色,但只是暂时的效果。

剥脱性龈病损

剥脱性龈病损是临床较常见的牙龈组织疾病,其临床特征为游离龈和附着龈呈鲜红色和表皮剥脱性改变。1932年,Prinz 将严重龈上皮剥脱的病例首次命名为"慢性弥漫性剥脱性龈炎"。之后,陆续有关于剥脱性龈病损的报告,使用名称有慢性剥脱性龈炎、剥脱性龈口炎、龈变性或龈症等。1960年,McCarthy 复习了有关剥脱性龈炎的文献,并根据40例特征为边缘龈和附着龈发红和剥脱的龈炎病例分析,提出剥脱性龈炎是多种系统病在牙龈的表现,从而引起了关于该病损性质的争论。近年来许多研究表明,所谓剥脱性龈炎是一些皮肤黏膜疾病如类天疱疮、扁平苔藓和其他疱性疾病及牛皮癣等病在牙龈的表现,因此多数学者认为剥脱性龈炎是一种临床症状,不是独立疾病,因此建议用"剥脱性龈病损"来概括发生于牙龈以上皮剥脱为主的病损。真正的或特发性剥脱性龈炎者为数甚少,仅指那些不能诊断为其他疾病的剥脱性龈病损而言。

【病因】

McCarthy 等分析了216例剥脱性龈病损中,98例是黏膜类天疱疮,100例是扁平苔藓,6例是寻常性天疱疮,可能由内分泌紊乱引起的龈病损7例,其中5例是更年期妇女,2例是子宫和卵巢切除后的青年妇女,病因不明5例,虽有龈剥脱、鲜红的多年病史,然而组织病理学检查无特异性,内分泌功能正常且排除了其他黏膜病损的可能性,故称为特发性剥脱性龈病损。孟焕新等对86例临床表现为剥脱性龈病损的病例进行了组织病理学分析,其中以良性黏膜类天疱疮最多,37例(43%);其次是扁平苔藓,30例(34.9%);其他为寻常型天疱疮、红斑狼疮等。

【病理】

上皮缺乏角化,棘层变薄,可见水样变性,固有层水肿,有炎性细胞浸润。通常可分为疱型和苔藓型。疱型:上皮与结缔组织交界处水肿,形成基底下疱,上皮与下方组织分离,结缔组织内有明显的炎症,与良性黏膜类天疱疮相似;苔藓型:上皮萎缩,基底细胞水肿,常见胶样小体,病变与疱性或萎缩性扁平苔藓相似;然而剥脱区只显示非特异性炎症浸润。

免疫荧光有助于明确诊断皮肤黏膜病伴发的剥脱性龈病损,如类天疱疮、天疱疮、扁平苔藓和牛皮癣均有特异性免疫荧光现象。

【临床表现】

剥脱性龈病损多见于女性。临床特征是牙龈鲜红、光亮或表皮剥脱糜烂,也可出现水疱、水肿或肿胀、龈溃疡、创面易出血等症状和体征,有的患者伴刺激性疼痛。病损常出现在唇、颊侧牙龈,较少见于舌侧龈,半数以上累及全口牙龈。也有的患者同时伴有其他部位的典型皮肤黏膜病损特征。天疱疮、扁平苔藓和类天疱疮等可伴有口腔黏膜和其他部位黏膜(如眼结膜)以及全身其他部位的病损。常见的剥脱性龈病损主要有以下几类:

1. 良性黏膜类天疱疮。
2. 扁平苔藓。
3. 寻常性天疱疮。
4. 慢性盘状红斑狼疮。
5. 特发性剥脱性龈炎。

剥脱性龈病损的病变进展缓慢,时有加剧,常可自行缓解,有的病损经数月乃至数年自然愈合。同一患者口腔内不同部位、不同时期的病损可有不同表现。上皮与结缔组织分离或上皮下方形成水疱可使龈表面呈灰白色,或亮红与灰白相互间杂。若上皮完全脱落,牙龈表面粗糙,呈鲜红色。此时,患者有烧灼感,对温度刺激敏感。

【诊断】

剥脱性龈病损的诊断方法应包括:

1. 临床检查(口腔内外的所有病损)。
2. 光镜检查牙龈活检标本(包括病损周围组织)。
3. 直接免疫荧光法(检查病损及周围的正常组织)。
4. 间接免疫荧光法(检查患者血清中是否存在与类天疱疮或天疱疮有关的抗体)。

此外要注意随访,诊断明确的剥脱性龈病损患者可能在口腔其他部位或者皮肤发生新的病损,而特发性剥脱性龈炎在随访时有可能发现新的疾病征兆,如发展成典型的类天疱疮或扁平苔藓。

【鉴别诊断】

临床上类天疱疮最易与扁平苔藓混淆。因此,鉴别诊断首先应是这两者。其次应与天疱疮、慢性盘状红斑狼疮和龈变性区别。此外,还应与结核、牛皮癣和浆细胞增多症鉴别。

有些长期使用氯己定液含漱的患者，在牙龈上可出现鲜红的表皮剥脱，对饮食敏感或轻微疼痛。停药后即可自愈。

【治疗原则】

1. 消除局部刺激因素 无论哪种疾病相关的龈剥脱病损都要注意消除局部刺激因素，如牙石、菌斑、尖锐牙尖、龋洞、不良修复体及银汞合金充填材料等。若怀疑损害的发生与患者长期服用某种药物有关，可建议换用其他药物。

2. 扁平苔藓 损害局限且无症状者可不用药，仅观察随访；损害局限但有症状者以局部用药为主；损害较严重者应采用局部和全身联合用药，全身用药以免疫调节治疗为主。还需加强对患者的心理疏导，缓解精神压力，调整精神状态、睡眠、月经状况、消化道情况等，局部可使用肾上腺皮质激素软膏、药膜、喷雾剂等制剂。伴有口腔其他部位病损或皮肤病损者应到口腔黏膜科或皮科就诊。

3. 类天疱疮 病损局部可用 2.5% 泼尼松龙混悬液加 1% 普鲁卡因局部注射。含漱剂则以消炎、防痛、止痛为主。除病情严重者外，应尽量减少或避免全身大剂量使用皮质激素，尤其是仅有口腔病损者。

4. 天疱疮 肾上腺皮质激素为治疗该病的首选药物，长期应用激素应注意加用抗生素以防止并发感染，激素和抗生素联合使用时要防止念珠菌感染。局部用药：口内糜烂疼痛者，在进食前可用 1%～2% 丁卡因液涂搽，用 0.25% 四环素或金霉素含漱有助于保持口腔卫生。局部使用皮质激素软膏制剂，可促使口腔糜烂面的愈合。伴有口腔其他部位病损或皮肤病损者应到口腔黏膜科或皮科就诊。

5. 慢性盘状红斑狼疮 尽量避免或减少日光照射，外出或户外工作时戴遮阳帽外涂遮光剂。积极治疗感染病灶，调整身心健康，饮食清淡。局部可使用糖皮质激素制剂，充血糜烂处可考虑局部麻醉药物与糖皮质激素混合，行病损局灶封闭。

（孟焕新 曹采方）

参 考 文 献

1. 孟焕新，郑麟蕃，吴奇光. 剥脱性龈病损的组织病理学分析. 中华口腔科杂志，1986，21：203

2. Carranza FA，Hogan EL. Gingivalenlargement//Newman M，Takei H，Klokkevold PR，Carranza FC. Carranza's Clinical Periodontology. 10th ed. St Louis Mo：Saunders Elsevier Inc.，2006

3. Costerton JW，Lewandowski Z，Caldwell DE，et al. Microbial biofilms. Annual Reviews of Microbiology，1995，49：711-745

4. Goaslind GD，Robertson PB，Mahan CJ，et al. Thickness of facial gingiva. J Periodontol，1977，48：768-771

5. Marsh PD. Dental plaque：biological significance of a biofilm and community life-style. J Clin Periodontol，2005，32（Suppl 6）：7-15

6. Marsh PD，Devine DA. How is the development of dental biofilms influenced by the host? J Clin Periodontol，2005，32（Suppl 6）：28-35

第 6 章

牙 周 炎

牙周炎和牙龈炎一样，都是由牙菌斑生物膜引起的牙周组织慢性炎症。牙龈炎的病变局限于牙龈软组织，而牙周炎则是炎症波及深部的支持组织（牙槽骨、牙周膜和牙骨质），造成支持组织的破坏。若治疗不及时，病变加重，可导致牙松动、脱落（或拔除），影响咀嚼功能和美观。牙周炎患者的炎症和组织破坏经过规范的治疗可以控制和停止，软硬组织恢复为健康状态，甚至有少量组织修复，但牙龈和牙槽骨的高度不可能完全恢复到正常水平，它与牙龈炎的治疗后可逆性是不同的。已有资料证明，长期存在牙龈炎症的牙齿，其日后丧失的几率为牙龈无炎症者的 64 倍。可以明确地说，牙龈炎是牙周炎的危险因素和前驱。然而，并非所有牙龈炎患者都会进展为牙周炎，其转变的机制尚不完全明了，可能与牙菌斑中微生物的种类、毒性以及数量等有关，更与个体对微生物反应的差异有关，牙周组织的局部条件以及全身、环境因素都可能参与其中。

第 1 节　牙周炎的流行情况和趋势

牙周炎是人类最古老、最普遍的疾病之一，世界各地出土的古人颅骨上均可见到牙槽骨破坏。牙周炎在儿童少见，35 岁以后患病率明显增高。性别无明显差异。某些类型的牙周炎有种族倾向，如侵袭性牙周炎在非洲裔人群中较多发。可以说，牙周炎是不同地域、种族、性别、年龄均可发生的疾病。

2005 年全国口腔健康流行病学调查的结果表明我国是牙周病的高发国家，牙龈炎和牙周炎的检出率高于龋患率（表 6-1）。

表 6-1　各年龄组龋齿和牙周病患病率（%）
（2005 年全国流调资料）

	12 岁	35～44 岁	65～74 岁
患龋率（DFT）	28.9	61.0	75.2
牙龈炎检出率	57.7	77.3	68.0
牙石检出率	59.0	97.3	88.7
牙周健康率	—	14.5	14.1

国内外的研究表明牙周炎是成人拔牙的首位原因（约为 40%），因牙周炎拔牙的高峰年龄为 50～60 岁。我国已进入老龄化社会，牙周炎的患病率和严重程度将日益增加，防治需求日益迫切。调查还显示我国居民的刷牙率虽有提高，但口腔卫生情况仍较差，刷牙效果不理想，公众对牙周病的知晓率较低，这也是导致我国牙周病患病率较高的重要原因之一。提高公众的牙周保健意识和提供积极规范的牙周治疗是口腔医务工作者的重要任务。

近 30～40 年来，以西方发达国家为主的流行病学调查资料表明，随着口腔公共卫生和医疗服务的普及和改善，居民的牙周健康率明显提升，牙龈炎和轻度牙周炎患病率下降，然而重度牙周炎的患病率未明显下降，仍保持在 10%～15%。我国 2005 年全国流调结果表明有深牙周袋者为 4.9%（中年人组）～10.1%（老年人组）。说明重度牙周炎集中发生在少数人身上，具有个体特异性，也提示可能有一些复杂的因素影响着重度牙周炎的发生。

发达国家的大量经验表明，绝大多数牙周病是可防、可治、可控的。据文献报道，由于口腔保健的进步，瑞典从 1973—2003 年的 30 年间，20～80 岁的居民中牙周健康者从 8% 增加到 44%；挪威在 1973—2003 年间，35 岁人群中无牙槽骨吸收者从 46% 增加到 76%。这也是我国口腔医务工作者的努力目标。

（曹采方）

第 2 节　牙周炎的病因学

牙周炎是人体一种特殊的慢性感染性疾病，这是由牙周组织的结构和组织学特点所决定的。牙冠暴露于半开放、有菌的口腔环境中，唾液中的微生物容易附着于牙齿表面，形成菌斑生物膜。牙龈附着于牙颈部，起着封闭和屏障作用，防止外界的生物学、物理学或化学的刺激直接损害上皮下方的软硬组织。牙根则是通过牙周支持组织直立在牙槽骨内，支持组织内的血管、神经、淋巴组织等与机体有着密切的联系，对于菌斑中的微生物及其产物具有广泛、复杂的防御和反应能力。机体的防御体系若能抗衡致病因素，则不发病或仅有轻度的牙龈炎；若致病菌的毒力过于强大，机体的保护作用不够或免疫系统过激地反应，引起广泛的炎症反应，则可能造成牙周组织的破坏，引发牙周炎。

牙周炎是一种慢性、多因素的感染性疾病，龈下菌斑生物膜是必不可少的致病因素，还有一些能促进菌斑滞留的局部促进因素（见第 5 章）。除此之外，宿主反应在发病中也起极其重要的作用。能促进牙周炎发病的全身性和环境因素称为易感（易患）因素，包括遗传、内分泌、白细胞数目和功能、某些全身疾病（如糖尿病等）、吸烟等。

一、牙 菌 斑

光滑坚硬的牙齿为细菌提供了一个稳定而不脱落的附着表面，加上有些部位不易清洁，使菌斑生物膜得以积聚，最初形成龈上菌斑。堆积日久的菌斑会引起牙龈炎症，使龈沟加深、龈沟液增多，菌斑也逐渐向龈下延伸发展。龈下环境的氧分压低，有利于厌氧菌及螺旋体等的繁殖生长，加上有丰富的龈沟液提供营养，又不易受刷牙等机械性干扰。因此，龈下菌斑得以发展成为对牙周组织有较大毒力的生物膜。本节主要介绍龈下菌斑。

（一）龈下菌斑的结构

龈下菌斑可分为附着菌斑和非附着菌斑两部分（图 6-1）。前者附着于牙根和龈下牙石表面，与龈上菌斑相延续，其细菌成分及结构均与龈上菌斑相似。其中一些细菌能产酸和其他致龋物质，导致根面龋，也可矿化后形成龈下牙石。非附着菌斑是位于附着菌斑表面的、松散而无一定排列结构的细菌群，其中主要为革兰氏阴性细菌、大量螺旋体和有活动能力的细菌。非附着菌斑与袋上皮和接近结合上皮处的牙根

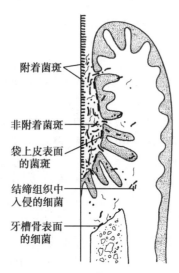

附着菌斑

非附着菌斑

袋上皮表面
的菌斑

结缔组织中
入侵的细菌

牙槽骨表面
的细菌

图 6-1 龈下菌斑的结构

面接触，有些细菌能进入上皮内和（或）上皮下的结缔组织。在一些发展迅速的牙周炎，非附着菌斑明显增厚，其中革兰氏阴性厌氧菌和螺旋体增多，这些微生物的毒性较大，使炎症和破坏加剧进行。

近年来认为牙菌斑是一种生物膜，其中的细菌相互黏附成无氧的小团块，包裹在由自身分泌的基质内。基质中有液体通道，起输送氧气、营养和代谢物的作用。菌斑生物膜的这种结构不利于宿主的防御成分，如白细胞、抗体、补体等接近并消灭微生物，使细菌得到自我保护。因此须用机械方法清除菌斑。关于牙周致病菌虽然还了解得不够，但这方面的研究受到极大重视。因为这对不同类型牙周炎的诊断和鉴别、疾病活动期的判断、了解病因及机制、预防和控制疾病等均有很重要的意义。

（二）菌斑微生物的特异性

在 20 世纪 70 年代以前，人们一直认为在牙周健康者与牙周病患者之间、患病的不同个体之间及同一个体的不同牙位之间，其菌斑成分是相似的；导致牙周疾病的原因主要是细菌数量增多，或机体抵抗力降低，此为非特异菌斑学说。然而此观点却不能解释为何有的个体长期存在大量菌斑和牙龈炎症，却不发展为牙周炎；而另一些人则菌斑量少、炎症较轻，但牙槽骨吸收却很严重。20 世纪 70 年代初期，厌氧微生物培养技术的发展，使菌斑中的厌氧菌得以被分离检测出来，由此了解到龈下菌斑和龈上菌斑的成分有很大不同。目前估计口腔和牙菌斑中的微生物已达 700 多种，但其中还有约 1/2 不能被培养分离出来，在深牙周袋中革兰氏阴性厌氧菌达 70% 以上。不同个体之间，甚至同一人的不同牙位，菌斑微生物的成分有很大差别。1976 年，Loesche 正式提出特异菌斑学说。该假说认为牙周疾病可能是一组病因和临床进程各异而症候相似的疾病，菌斑中大多数细菌不会致病，只是某些特殊细菌数目增多或占优势时，才导致牙周病发生。迄今为止的牙周微生物学研究报告，虽然结果不尽一致，但总的规律支持此学说，即健康牙位的菌斑成分与牙周疾病处大不相同，各类牙周疾病的优势菌群也各不相同。

1. 健康牙龈 牙周健康者的龈沟很浅，其龈上和龈下菌斑的内容大致相似。主要为革兰氏阳性球菌和杆菌，也有少数革兰氏阴性菌，很少出现螺旋体和能自主运动的细菌（能动菌），正常龈沟内螺旋体不超过 2%～3%。经常地清除龈上菌斑可抑制陈旧的、致病力强的"成熟"菌斑，也有利于防止龈下菌斑的形成。

2. 慢性龈缘炎 龈上菌斑的厚度和细菌数目均大大超过正常部位，且以革兰氏阴性杆菌为主。在长期的龈炎患者中，革兰氏阴性菌，如牙龈卟啉单胞菌

(Pg)、中间普氏菌（Pi）、具核梭杆菌（Fn）和螺旋体（Td）的比例明显增高，螺旋体可达 25%～45%。

3. 慢性牙周炎　牙周袋形成后，龈下菌斑的成分变得更复杂。患处的龈上菌斑与慢性牙龈炎时的龈上菌斑无大区别，但其深牙周袋中的菌斑中厌氧菌可达 70%～90%。如牙龈卟啉单胞菌、福赛坦菌、中间普氏菌、具核梭杆菌等，螺旋体占龈下微生物的 40%～50%。袋内非附着性菌斑不同于附着性菌斑，没有细胞外基质，与软组织袋壁有较多接触。随着牙周袋的加深，菌斑的营养环境亦发生了变化。唾液中的成分难以渗透，菌斑的主要营养来源于牙周组织和血液。

4. 侵袭性牙周炎　龈下菌斑中，虽然革兰氏阴性厌氧菌亦占 65% 左右，但菌斑总量一般较慢性牙周炎少，且主要为非附着菌斑。欧美学者报告本型牙周炎的主要致病菌为伴放线聚集杆菌（Aa），但我国和日本的该型患者中此菌的检出率很低，且多为低毒性株，而牙龈卟啉单胞菌、中间普氏菌、螺旋体等为优势菌。

1999 年，Socransky 等对取自 160 名牙周炎患者和 25 名牙周健康者的共 13 261 份龈下菌斑样本进行 DNA 鉴定，并分析它们与牙周病的关系。结果将菌斑微生物归类为六个"复合体"，其中牙龈卟啉单胞菌、福赛坦菌、齿垢密螺旋体被归入红色复合体，它们与牙周炎关系最密切；橙色复合体包括具核梭杆菌、中间普氏菌、变黑普氏菌等，它们的毒性略次于红色复合体，但却是支持红色复合体存在的重要成员。其中红色复合体与牙周临床参数，特别与牙周袋深度和探诊出血紧密相关，橙色复合体与牙周袋深度也相关，红色与橙色复合体之间有密切联系，在牙周病的诊断方面富有意义。改变红色复合体，会影响其他复合体，改变橙色复合体也会阻止红色复合体的定植。这些毒性较大的微生物在众多的口腔菌群中只占 6～12 种，也并非每个患者都能检出。牙周炎的形成和发展，可能是几种微生物在不同阶段相互影响和相互作用的结果，而且更强调微生物、微环境、局部因素、宿主间的相互作用。

（三）细菌入侵牙周组织

在重症牙周炎患牙的牙周袋壁上皮和结缔组织内，甚至牙槽骨表面均可见到有细菌入侵，包括螺旋体、产黑色素普氏菌群、伴放线聚集杆菌等。这些微生物多具有抵御白细胞吞噬的能力，因而能越过机体防御线而进入牙龈组织。这些微生物会成为牙周治疗后微生物再定植的来源。因此，有人主张在治疗侵袭性牙周炎时，除了消除龈下菌斑及牙石外，还应全身使用抗生素或用手术方法彻底消除入侵到牙周组织内的微生物，才能防止细菌重新定植牙面而使病变复发。

（张　立　曹采方）

二、殆创伤

殆创伤的字面含义是指由于不正常的咬合力造成咀嚼系统某些部位的病理性损害或适应性变化。过大的咬合力可造成牙周组织病变、牙体硬组织磨损或折裂、牙根吸收、牙髓病变、颞下颌关节功能紊乱及咀嚼肌群痉挛疼痛等。本章仅叙述过大咬合力对牙周组织的影响。

（一）牙周组织对过大咬合力的反应

正常的咬合功能刺激对于保持牙周组织的正常代谢和结构状态是必需的，牙周组织也对咬合力有一定的适应调整能力，这种适应能力因人而异，也因力的大小、方向、频度及持续时间等而异，其中以力的作用方向最为重要。当牙周组织受到与牙齿长轴一致的力时，占牙周膜主纤维束中最大数量的斜纤维处于张力状态，可将力传递到牙槽骨壁，促使新骨形成；而根尖区的牙周膜纤维则处于受压状态，可导致骨吸收。牙周组织对水平方向（侧方）或扭转力的耐受性较差，易造成损伤。持续的压力或频繁地受压力均对牙周组织损伤较大。

当殆力超过牙周组织的适应能力时，即发生牙周组织的损伤，称为殆创伤。可能导致殆创伤的咬合关系称为创伤性殆。殆创伤不是临床诊断名词，而是指组织学所见到的损伤性变化，与咬合力的大小以及咬合关系不一定完全相关。

殆创伤可分为原发性和继发性。前者指异常的力作用于正常的牙周组织，如过高的修复体、基牙受力不当、牙齿倾斜、正畸加力过大等；继发性创伤是指正常或过大的力作用于病变的牙周支持组织，或虽经治疗但支持组织已减弱的牙齿，这种原来可以耐受的正常强度的殆力对患牙来说已成为超负荷，因而导致继发性殆创伤。在临床上，牙周炎患者常常并存原发性和继发性殆创伤，难以区分，也无必要严格区分。

（二）殆创伤与牙周炎的关系

20 世纪早期的一些简单的动物实验或尸体解剖研究使人们认为咬合创伤是牙周病的病因。1950—1960 年代对于牙槽骨的角形吸收和骨下袋的形成有不同的观点。Glickman 认为咬合创伤会改变炎症的扩延途径，造成牙槽骨的垂直（角形）吸收。而 Waerhaug 则从尸体标本上观察到，垂直性骨吸收也可发生于无殆创伤的牙齿邻面，而且骨吸收程度与龈下菌斑的范围一致。他认为垂直性和水平性骨吸收都是由菌斑引起的炎症所致，只是垂直吸收发生在牙槽间隔较宽处，在菌斑多而炎症重的一侧骨吸收多，而另一侧的炎症较轻，骨吸收较少，因此形成了垂直性骨吸收。

20 世纪 70 年代，Lindhe 等和 Polson 等分别用猎

犬和猴进行了一系列实验，他们共同一致的结果是：对牙周组织正常的动物牙施以多方向的摇晃力，可出现牙槽嵴的垂直吸收、牙周膜楔形增宽和牙齿松动，但均不会形成牙龈炎或牙周袋，不发生附着丧失。另外，先给动物造成人工牙周炎，再对其治疗，形成健康但支持组织高度已降低的实验牙，然后加摇晃力，这些牙的组织学反应也与正常牙相同，也不造成进一步的附着丧失。然而，对于已有牙周炎而未经治疗的动物，炎症持续存在的情况下，𬌗创伤会否加重牙周破坏和附着丧失，则有着不同的结果。Lindhe 等对已患有人工牙周炎的猎犬施加过大的咬合力后，牙周组织的破坏明显地重于不加咬合创伤的牙周炎对照牙。而 Polson 等用猴的人工牙周炎施以过大力则未出现牙周破坏加重。这可能与各自所用动物不同以及加力方式和持续时间不同有关。后来 Polson 等又报告，对牙周炎和𬌗创伤并存的动物，如果只消除创伤而不治疗炎症，则牙周破坏继续发展，组织不能修复；只有当炎症和𬌗创伤均消除后，牙槽骨才能有适当的修复，牙齿动度也减轻。

归纳起来，目前关于𬌗创伤对牙周组织作用的认识如下：

1. 单纯的𬌗创伤不会引起牙龈的炎症或形成牙周袋，仅使受压侧的牙槽骨吸收，牙周膜间隙增宽，牙松动。当过大的力消除后，或该牙因受力而移位，不再承受过大𬌗力时，牙槽骨可以修复，牙周膜宽度恢复正常，或虽仍较宽，但病变静止，此为适应性改变。正畸过程中牙周组织的改变就属于此。

2. 关于𬌗创伤与牙周炎进展的关系虽然尚缺乏确切的结论，但有部分临床研究表明咬合干扰可能是使牙周破坏加重的因素之一，在炎症控制后进行适当调𬌗，能提高疗效。这方面尚须更多随机对照的大样本临床研究加以验证。

（曹采方）

三、全身易感因素

（一）遗传

尽管牙周炎的发生是细菌、毒素因子和机体间的防御功能的平衡被打破所致，但是近年来越来越多的研究表明，与遗传有关的宿主易感性可能是侵袭性牙周炎和（或）重度牙周炎发病的重要决定因素之一。其能影响和改变宿主对微生物的反应，并决定疾病的进展速度和严重程度及对治疗的反应。流行病学研究显示牙周炎尤其是侵袭性牙周炎（aggressive periodontitis, AgP）具有明显的人种聚集性和家族聚集性。国内外的研究报告，侵袭性牙周炎具有多种遗传方式：①常染色体显性遗传；②常染色体隐性遗传；③ X 染色体连锁隐

性遗传等特征。单纯遗传因素不会引起牙周疾病，但某些遗传因素可增加宿主对牙周病的易感性。遗传因素对牙周炎易感性的影响已得到国内外学者的广泛认同，其科学依据来自以下四个方面：① Michalowicz 等对慢性牙周炎（chronic periodontitis，CP）的双生子研究：同卵双生同胞对的各项临床指标都比异卵双生同胞对更为相似，人群中 CP 这一疾病的表型差异约有 50% 是由遗传造成的；②早发性牙周炎患者的家族聚集性：一些特定染色体的特异基因位点的单核苷酸多态性与牙周炎的易感性增加有关，目前已识别出一些相关基因；③牙周炎与特异性遗传疾病的关系：一些研究定位了与牙周炎有关的综合征的遗传缺陷，如掌跖角化-牙周破坏综合征、Chediak-Higashi 综合征等，在这些综合征里，牙周炎的症状很早就表现出来；④动物实验的研究：最近对一些动物模型（特别是鼠的动物模型）的研究表明，遗传因素调节宿主对微生物感染的免疫反应。尽管国内外的许多研究已证实一些与调控炎症介质、免疫炎症反应和骨代谢有关的基因与牙周炎有关，然而大量的研究表明，无论侵袭性牙周炎还是慢性牙周炎均不是单基因疾病，其发病可能是多个基因相互关联、多因素（如微生物、吸烟、精神压力等其他因素）协同作用所致。

（二）白细胞异常

中性多形核白细胞是宿主对抗感染的最主要的一线防御机制。由于先天或后天原因使白细胞的数目减少或功能异常，均可使患者处于牙周炎易感状态。如有的青少年牙周炎（现称侵袭性牙周炎）患者有先天性（有的是家族性的）中性多形核白细胞功能低下，主要由于其中性多形核白细胞表面对趋化物的受体数目减少及一种具有信号传递功能的表面糖蛋白 GP110 减少所致。但多数侵袭性牙周炎患者并不能检出白细胞功能异常。近来还有人报告青少年牙周炎（局限性）患者的中性多形核白细胞能吞噬伴放线聚集杆菌，却不能杀死该菌，而对其他细菌则能杀死，这可能解释为何这种患者通常不伴其他全身疾病。另一些疾病，如白细胞黏附缺陷、糖尿病、Down 综合征、掌跖角化-牙周破坏综合征等均存在中性多形核白细胞趋化缺陷，这些患者常伴有严重的牙周炎症和破坏。

（三）吸烟

1946 年，有学者发现急性坏死性龈炎的发生与吸烟量有关。20 世纪 80 年代以来，由于一些大规模且严格设计的临床研究的发表，使人们逐渐认识到吸烟是影响牙周病的发生和严重程度的重要危险因素之一。对吸烟者与不吸烟者的比较研究表明：吸烟者的牙石多、牙槽骨吸收重、深牙周袋多、附着丧失重，而炎症程度则与非吸烟者相似或甚至较轻。吸烟者对

常规牙周治疗和牙周手术疗效也较差。烟草中含有2000多种对牙周组织有害的物质，其中最主要的是尼古丁及其分解产物可替宁。前者在高浓度时，可损害中性多形核白细胞的吞噬功能；尼古丁还使牙周组织中的成纤维细胞不易贴附根面，导致其形成胶原的能力下降。有不少报告表明，吸烟者的口腔内和血流中的中性多形核白细胞趋化和吞噬功能均降低，他们唾液中sIgA和血清中抗牙龈卟啉单胞菌及抗具核梭杆菌的IgG均减少。吸烟导致牙周病的机制可能有下列方面：①使局部小血管收缩，影响血运；②降低中性粒细胞的趋化和吞噬功能；③降低牙龈局部的氧张力，有害物质进入龈沟液，有利于龈下厌氧致病菌的生存；④吸烟者的口腔卫生一般较差，牙面的烟垢、牙石有碍菌斑控制；⑤抑制成纤维细胞生长，还可能抑制成骨细胞。吸烟时的温度上升及局部有害物质可能使牙龈上皮角化增厚。

（四）精神压力

大量的人类和动物研究表明，精神紧张及不幸事件能引起一系列神经内分泌和免疫系统的改变，波及多种器官和组织。处于严重紧张状态下的动物可出现牙槽骨疏松、牙周膜变性、上皮附着向根方迁移、伤口愈合延迟等。最明显的例子是急性坏死溃疡性龈炎的患者多为处于紧张压力下的年轻人，如考试、战争、工作疲劳等。有研究发现，精神压力中以经济拮据与牙周炎的附着丧失和骨吸收的关系最明显，然而个体对这种压力的应对能力更为重要。有人报告这种患者血液中皮质类固醇水平增高，它可抑制免疫系统功能，使患者易感牙周病。此外，在精神压力下，机体的行为、生活方式也可改变，如吸烟增多、忽视口腔卫生、酗酒等也会对牙周病产生影响。

（五）其他全身疾病

一些长期重度消耗性疾病，如结核、慢性肾炎等可引起牙周组织的严重退行性变。牙周膜主纤维束消失，变为疏松结缔组织或有水样变性；牙槽骨广泛吸收，牙周组织新生障碍。这种退行性变的牙周组织在局部出现细菌等致病因素时，病变和破坏将会迅速发展。

骨质疏松：雌激素对骨质有保护作用，妇女绝经期后由于雌激素水平的下降，易使骨量减少、骨的脆性增加，虽不引起明显症状，但易发生骨折或骨的畸形。有学者报告，正常人下颌骨密度与脊柱和腕骨的骨量相关，骨质疏松者的下颌骨密度也低。然而，对于牙槽骨部位的骨密度与脊柱骨密度的比较尚缺乏可靠的手段，而且现有的关于骨质疏松与牙周炎关系的研究结果也缺乏一致性，两者的关系尚有待进一步研究。

（六）增龄的影响

随着年龄增大，牙周组织中的细胞和血管成分减少，牙槽骨和结缔组织内基质形成减少，骨质疏松，代谢率降低，修复和愈合能力下降，但牙根面却不断有新的牙骨质沉积。老年人经常出现牙龈退缩，牙槽嵴高度也有降低，这在过去被认为是生理现象，但近年的研究发现有些口腔卫生良好的老者并无牙龈退缩。目前认为增龄变化对牙周疾病的发生和进展有一定影响，但这主要不是由于老年人抵抗力的降低，而是反映了致病因素和疾病破坏过程随年代增加的积累作用。很多研究表明，在牙周病的发生中，机体本身的易感性比年龄因素更为重要些。

根据上述各种局部和全身因素的论述，可以归纳如下：菌斑及其毒性产物是牙周疾病的始动因子，它引起牙周组织的炎症和破坏。当菌斑量较少、细菌毒力不强时，机体的防御功能可与之抗衡而不发生疾病，或轻度疾病长期存在而不发展；当细菌量增多或出现某些毒力强的致病菌时，或存在一些有利于细菌堆积的条件（如牙石、不良修复体等），则此种平衡被打破；又如出现某些全身因素而降低或改变牙周组织的防御功能时，也使牙周疾病易于发生或加重。总之，微生物是引发牙周病所必不可少的，但单有菌斑尚不足以致病。宿主的免疫反应参与调节和决定发病与否、疾病的类型和程度等，决定个体对牙周病的易感性。人类应该充分利用这些知识和手段来预防牙周疾病，治疗已经发生的牙周病，并防止其复发。

（孟焕新）

第3节　牙周炎的临床病理学

一、牙周袋形成及牙龈的炎症

牙周袋是病理性加深的龈沟，是牙周炎最重要的临床和病理学表征之一。患牙龈炎时牙龈因炎症肿胀或增生，使龈缘的位置向牙冠方向变动，从而使龈沟加深，但龈沟底仍位于釉牙骨质界处，也就是说未发生结缔组织的附着丧失，此为龈袋或假性牙周袋。当炎症向根方扩展，使牙龈结缔组织中的胶原纤维破坏，结合上皮向根方增生迁徙，大量白细胞通过结合上皮进入龈沟，使上皮与牙面分离，形成牙周袋，此时的袋底位于釉牙骨质界根方的牙根面上，造成了牙周附着丧失，这是真性牙周袋。临床上的牙周袋大多是龈缘移向冠方和袋底移向根方并存的。

（一）牙周袋的组织病理学

1. 软组织壁　牙周袋壁的软组织有明显的炎症，袋内上皮显著增殖和变性，其中有大量白细胞浸润。

由于上皮细胞的变性和坏死，袋内壁溃疡，使下方炎症严重的结缔组织暴露。结缔组织中有炎症细胞密集浸润，以浆细胞（约80%）和淋巴细胞为主，多形核白细胞散布其间。血管增多、扩张及充血。有的病例可见细菌侵入上皮细胞间隙，或深入结缔组织中。

牙周袋的软组织壁处于组织破坏和修复的动态变化中。在炎症性渗出和组织破坏的同时，存在着血管形成、胶原纤维新生等企图修复组织的现象，但由于局部刺激继续存在，组织无法彻底愈合。

炎症渗出与组织修复之间的强弱关系决定着牙周袋壁表面的颜色、致密度和表面结构。若炎症渗出占优势，则袋壁表面呈暗红或鲜红色，松软脆弱，表面光亮；若修复过程占优势，则袋壁坚韧且呈粉红色，有点彩呈现。但是临床上不应只观察牙周袋的外表，因为牙周袋最严重的病变发生于内壁。有的牙周袋内壁有炎症和溃疡，而其表面侧则有胶原纤维包围，使牙龈外观似乎正常。这时，进行牙周袋探诊以观察探诊后有无出血，对了解袋内壁的炎症状况很有帮助（表6-2）。

表6-2　牙周袋的临床表现与组织病理学改变的关系

临床表现	组织病理学改变
1. 牙龈呈暗红色	1. 慢性炎症期局部血液循环阻滞
2. 牙龈鲜红光亮、点彩消失	2. 血管扩张充血，组织水肿
3. 牙龈质地松软	3. 结缔组织和血管周围的胶原破坏
4. 牙龈色粉红且致密	4. 袋的外侧壁有明显的纤维性修复，但袋内壁仍存在炎性改变
5. 探诊后出血及偶有疼痛	5. 袋内壁上皮变性、溃疡。上皮下方血管增生、充血
6. 袋内溢脓	6. 袋内壁有化脓性炎症及渗出
7. 釉牙骨质界已暴露于口腔或可从袋内探到	7. 结缔组织附着丧失

2. 牙周袋的内容物　牙周袋内主要是细菌及其产物（酶、内毒素及其他有害产物）、脱落的上皮细胞、食物残渣及尚有活力或已变性坏死的白细胞，后者即为脓液。牙周袋内的龈沟液量增多，其中含有多种具有防御功能的物质，如抗体、补体等，也含有组织分解和炎症的产物。将牙周袋的内容物及牙垢的过滤液注入动物皮下，能引起感染和脓肿，证明其含有毒性。牙周袋溢脓是牙周炎的常见症状，但脓的有无或多少与牙周袋的深度及支持组织破坏程度无直接关系。

3. 根面壁　根面壁是指暴露于牙周袋内的牙根面。未经治疗的牙周袋内的根面一般都有龈下牙石沉

积，其表面永远有菌斑，可以使感染持续，使牙周治疗复杂化。在牙石下方的牙骨质可发生结构方面的改变。由于菌斑内细菌产酸，导致牙骨质脱矿、软化，还可发生根面龋。当牙龈退缩，牙根暴露于口腔时，唾液中的无机成分可使牙根面发生再矿化。牙骨质中也可渗入有害物质，如内毒素等，它会妨碍牙周组织重新附着，因此在治疗时除了刮除龈下牙石及其表面的菌斑外，还须除去受内毒素污染和变软的牙骨质表层。

（二）牙周袋的临床表现

1. 探诊深度和附着丧失的关系　用牙周探针沿着牙面探入牙周袋，测量从龈缘到袋底的距离，以确定牙周袋的深度，并了解袋的范围。通常以≤3mm作为正常龈沟的深度。若探诊深度超过3mm，则应根据袋底所在位置来判断其为真性或假性牙周袋。若已能探到釉牙骨质界，且袋底在牙根面上，则为真性牙周袋；若釉牙骨质界尚未暴露，则为假性袋。有时，牙周袋的形成可同时存在牙龈的退缩，此时即便探诊深度不大，但龈缘的位置已不在牙冠上，而在牙根上，说明已有附着丧失。因而不能单凭探诊所得的牙周袋深度来判断疾病的严重程度，而是应看袋底在根面上的位置，即牙周附着丧失的程度。图6-2显示相同的探诊深度可以有不同程度的牙周附着丧失。

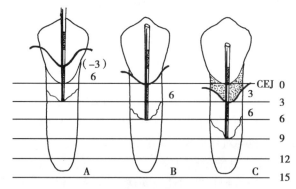

图6-2　探诊深度（PD）与附着水平（AL）

A. PD＝6mm，−3mm为假性袋，附着丧失为3mm

B. PD和AL均为6mm

C. PD＝6mm，牙龈退缩3mm，附着丧失为9mm

注：CEJ为釉牙骨质界，粗曲线为牙龈缘，虚线为袋底

2. 牙周袋的类型

（1）根据袋底与相邻组织的关系，真性牙周袋可分为骨上袋和骨下袋（图6-3）。

1）假性牙周袋：因龈缘向冠方延伸而使龈沟加深，其下方的结缔组织并无破坏，龈袋底仍位于釉牙骨质界处，亦称龈袋。

2）骨上袋：为真性牙周袋，其袋底位于釉牙骨质界的根方，且位于牙槽骨嵴的冠方，牙槽骨呈水平型吸收。

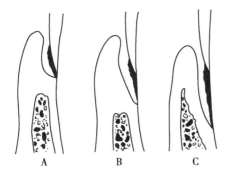

图6-3 牙周袋的类型（按袋底位置分）
A. 龈袋（假性牙周袋） B. 骨上袋 C. 骨下袋

3) 骨下袋：为真性牙周袋，其袋底位于牙槽骨嵴的根方，而袋壁位于牙根面和牙槽骨之间。牙槽骨吸收类型为垂直型吸收（亦称角形吸收）。

（2）牙周袋也可按其累及牙面的情况分为三类：

1) 单面袋：只涉及一个牙面的牙周袋。

2) 复合袋：涉及两个以上牙面的牙周袋，例如波及颊面和近中面。

3) 复杂袋：是一种螺旋形袋，起源于一个根面，但扭曲回旋涉及一个以上的牙面，或涉及多根牙的根分叉区（图6-4），临床检查中应避免遗漏复合袋及复杂袋。

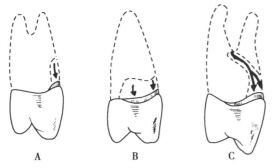

图6-4 牙周袋的类型（按累及牙面分）
A. 单面袋 B. 复合袋 C. 复杂袋

二、牙槽骨吸收

牙槽骨吸收是牙周炎的另一个主要病理变化。由于牙槽骨的吸收和牙周膜纤维破坏，使牙齿失去支持而逐渐松动，最终脱落或拔除。牙槽骨是人体骨骼系统中代谢和改建最活跃的部分。在生理情况下，骨的吸收与新生是平衡的，故牙槽骨高度保持稳定。当骨吸收增加或骨新生减少，或两者并存时，即发生骨丧失。

（一）引起牙槽骨吸收的因素

牙周炎时的牙槽骨吸收主要是由局部因素即慢性炎症和咬合创伤所引起，全身因素的作用尚不明确。

1. 炎症 是引起牙槽骨吸收的最主要因素。当

牙龈的慢性炎症向深部组织扩延达到牙槽骨附近时，骨表面和骨髓腔内有大量炎症细胞渗出、血管增生并分化出破骨细胞，发生陷窝状骨吸收，此即标志着从牙龈炎已发展为牙周炎。骨吸收使骨髓腔增大或使骨小梁吸收变细，随后牙槽骨高度降低。

有研究表明，牙槽骨的吸收与牙周袋底的炎症范围有一定的关系，菌斑性炎症引起邻近骨吸收的"作用半径"约为1.5～2.5mm，也就是说从袋底的炎症区到骨吸收表面的距离大致为2mm左右。当两牙之间的牙槽骨间隔宽度大于2.5mm时，只在靠近有炎症牙的一侧有牙槽骨吸收，而靠近无炎症的邻牙一侧无骨吸收，就会形成所谓的角形吸收（骨下袋）；如果邻面牙槽间隔太窄（小于菌斑性炎症的作用半径），即使只有一侧牙齿有炎症，也会使嵴顶全部吸收而形成水平型破坏。由此可以理解角形吸收多发生于后牙的邻面，较少见于前牙区，因为前牙区的骨间隔一般较窄。牙槽骨破坏的速度因人、因牙而异，例如侵袭性牙周炎的破坏速度较快，又如当细菌入侵牙周袋壁时或伴有其他局部因素时，骨吸收加重加快。

在距炎症中心较远处，可有骨的修复性再生。在被吸收的骨小梁的另一侧，也可见到代偿性的新骨沉积。骨吸收和修复性再生常在不同时期、不同部位出现。后者是牙周炎治疗后再生性修复的生物学基础。

2. 咬合创伤 在牙周炎时，常并存原发性或继发性咬合创伤。受压侧发生牙槽骨吸收，牙周膜间隙增宽，骨硬板消失，牙动度增加。当过大压力消除后，被吸收的部分可以修复。一般因咬合创伤引起的多为牙槽骨垂直吸收，形成骨下袋，但在牙槽间隔较宽时也可单纯因炎症而发生垂直吸收。

（二）牙槽骨破坏的形式

1. 水平型吸收 这是最常见的骨吸收方式。牙槽间隔、唇颊侧或舌侧的嵴顶边缘呈水平吸收，而使牙槽嵴高度降低，通常形成骨上袋。同一牙齿的不同面，牙槽骨破坏的程度不一定相等。

2. 垂直型吸收 牙槽骨发生垂直型或斜行的吸收，与牙根面之间形成角形的骨缺损。牙槽嵴顶的高度降低不多，而靠近牙根周围的骨吸收较多。垂直骨吸收多形成骨下袋（骨内袋），即牙周袋底位于骨嵴的根方。

骨下袋根据骨质破坏后剩余的骨壁数目，可分为下列几种（图6-5）：

（1）一壁骨袋：骨质破坏严重，仅存一侧骨壁，这种袋常见于牙槽间隔区，因颊、舌侧骨壁均被破坏而仅有邻牙一侧的骨壁残留。若一壁骨袋发生在颊、舌侧，则为仅剩颊或舌侧的一个骨壁。

（2）二壁骨袋：骨下袋仅剩留两个骨壁。最多见

于邻面骨间隔严重破坏，仅剩颊、舌两个骨壁。此外亦可有颊-邻骨壁或舌-邻骨壁。

（3）三壁骨袋：袋的一个侧壁是牙根面，其他三个壁都是骨质，即邻、颊、舌侧均有骨壁存在。三壁骨袋的治疗效果最佳，能获得较多的骨质修复。这种三壁骨袋还常见于最后一个磨牙的远中区，由于该处牙槽骨宽而厚，较易形成三壁骨袋。

（4）四壁骨袋：牙根四周均为角形骨吸收，貌似具有颊、舌、近中、远中四面骨壁，但骨壁与牙根之间已无正常的组织相连，实质上相当于4面皆是一壁袋，治疗效果很差。

（5）混合壁袋：牙周手术中常可见在同一骨下袋的各个骨壁高度不同，骨下袋的近根尖部分骨壁数目多于近冠端的骨壁数。例如：颊侧骨板吸收较多，在冠端仅剩舌、邻两个骨壁，而在根方可能尚为颊、舌、邻的三壁袋，此为混合壁袋。

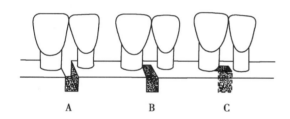

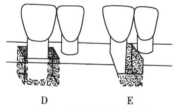

图6-5 骨下袋的类型
A.一壁骨袋　B.二壁骨袋　C.三壁骨袋　D.四壁骨袋
E.混合骨袋

3.凹坑状骨吸收　牙槽间隔的骨嵴顶中央吸收较多，而颊舌侧骨吸收较少，形成弹坑状或火山口状的骨缺损（图6-6）。它的形成是因为龈谷区菌斑易于堆积，又易受局部刺激而发生牙周破坏；此外，由于邻面接触关系不佳，造成食物嵌塞，也是引起凹坑状骨吸收的原因之一。有人报道，凹坑状骨吸收在下颌牙占62%，后牙区的凹坑状骨吸收约为前牙区的2倍。

4.其他形式的骨变化　由于各部位牙槽骨吸收不均匀，使原来整齐而呈薄刃状的骨缘成为参差不齐。正常情况下，邻面的骨间隔较高，而颊舌侧骨嵴较低，呈波浪形。当邻面骨破坏多而下凹，而颊舌面骨嵴未吸收，使骨缘呈现反波浪形的缺损。

由于外生骨疣或扶壁性骨增生、适应性修复等而使唇、颊面的骨质过度增生，使牙槽嵴顶呈"唇"形或骨架状增厚。这些虽是骨组织对破坏的代偿性修复的表现，但常造成不利于菌斑控制的形态改变。

（三）牙槽骨吸收的临床表现

牙槽骨吸收的方式和程度可以用X线片来显示，但X线片主要显示牙齿近远中的骨质破坏情况，颊、舌侧骨板因与牙齿及其他组织重叠而显示不清晰。牙周炎最初表现为牙槽嵴顶的硬骨板消失，或嵴顶模糊呈虫蚀状，以后才发生牙槽骨高度降低。正常情况下，牙槽嵴顶到釉牙骨质界的距离约为1～2mm，若超过2mm则可视为有牙槽骨吸收。骨吸收的程度一般按吸收区占牙根长度的比例来描述，如骨吸收为根长的1/3、1/2、2/3等。邻面的角形吸收在X线片上很容易发现，但在X线片上难以确定是几壁骨袋，只有在手术翻开牙龈后才能确定。凹坑状吸收也难以在X线片上显示。应该指出，良好的X线片投照条件及正确的投照角度是提供正确的临床诊断的保证。用长焦距球管的平行投照，可减少失真程度。用锥形束断层（CBCT）则可获得三维立体的牙槽骨形态，但后者不宜作为常规使用。

三、牙松动及病理性移位

（一）牙松动度

正常的牙有一定范围的动度，主要是水平向的，也有极微小的轴向动度，但临床不易观察到。生理性的动度随人而异，也随不同的时间而异。晨起时动度最大，日间动度较小。牙周炎的病程进展缓慢，早期牙齿并不松动，直到牙槽骨破坏到一定程度时牙齿才

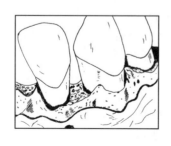

正常牙槽嵴　　凹坑状吸收

图6-6 凹坑状骨吸收

松动。临床医师易将没有严重骨吸收的牙齿松动与创伤等同起来。实际上，牙齿松动既可以反映检查当时存在着过度的功能，也可反映过去曾有的创伤经过组织改建已适应，后者可称为自限性松动。此时除牙松动和 X 线片显示牙周膜间隙增宽外，硬骨板是完整、连续的，甚至可以比正常增厚。此种情况应与进行性松动区别，后者是指创伤继续存在，松动度逐渐加重，硬骨板消失或模糊。

影响牙齿松动的因素如下：①支持骨减少；②咬合创伤及不正常的咬合习惯，如夜间磨牙、不自觉地咬紧牙；③牙周膜的急性炎症；④牙周手术后，松动度有暂时性增加；⑤妊娠期、月经期及应用激素类避孕药者；⑥局部解剖因素，如牙根短小、接触点丧失等。

（二）病理性移位

牙齿在牙弓中的正常位置是由许多因素相互平衡着的，例如：①健康的牙周支持组织及其正常的高度；②施于牙齿的力，包括咬合力及来自唇、舌、颊的力相互平衡；③牙的形态及牙尖的倾斜度；④完整的牙列；⑤生理的近中移位倾向；⑥接触点的形状、位置和接触关系。其中任何一种或数种因素的改变，都可能导致病理性移位。然而，牙周炎的患牙由于支持组织的破坏和丧失，是造成牙病理性移位的最常见原因。当牙槽骨高度降低后，易发生继发性咬合创伤，原来健康的牙周组织可以耐受的咬合力对患牙已成为过大的咬合力，使患牙发生移位。

病理性移位好发于前牙，也可发生于后牙。一般向受力方向移位，也可同时发生牙扭转。侵袭性牙周炎患者早期即可发生上、下颌前牙向唇侧移位，出现较大的牙间隙。缺失的牙若不及时修复，常造成邻牙向空隙倾斜或移位。这种移位并非都因牙周炎引起的，但牙周炎患牙更易发生，而且此种移位常易导致或加重牙周炎。

四、病程进展及活动期

旧概念认为牙周炎的破坏过程是缓慢地、直线进行性加重的。20 世纪后期，学者们提出牙周病的自然进程及活动性的概念。Löe 等对没有口腔保健的农场工人纵向观察 15 年，发现 80% 个体有缓慢加重的附着丧失，8% 为快速加重，11% 则停留在龈炎而不进展。国内外其他一些纵向研究结果也表明，在少数人的少数牙位发生新的附着丧失，牙周炎的发生和进展具有个体特异性和部位特异性。Socransky 等于 1984 年提出了牙周炎的进展可能有静止期和活动期，后者呈短期爆发性地发生在部分人的部分牙位，随后又进入静止期，在静止期甚至可以有部分修复。

目前尚缺乏理想的判断活动期的客观指标，一般以定期（每隔 1~3 个月）测量附着丧失程度来监测，若在两次测量的间隔期发现附着丧失加重≥2mm，则认为有活动性破坏发生。学者们正通过微生物学、免疫学、生化学和放射影像学等手段来寻找灵敏、准确可靠的标记物，以早期发现或预测活动期。

第4节　牙周炎的检查

对牙周炎患者的问诊和全面检查是作出准确诊断和制订正确治疗方案的基础。牙周炎常累及多个牙的软硬组织，需要用多项指标来作出诊断，而且每个牙的病情也不尽相同。在诊断为牙周炎后，还应确定其所患牙周炎的类型、总体及各个患牙的组织破坏程度、目前是否处于疾病的活动期等，还应通过问诊和检查发现有关的危险因素。在此基础上制订出完善的治疗计划和判断预后，然后将病情和治疗方案告知患者，在患者充分知情和配合下，医患共同完成治疗计划。

一、收集病史

根据患者的主诉，进一步了解其牙周病发展过程及既往历史（有无出血、急性肿痛、功能障碍，接受过何种牙周治疗及效果等），口腔卫生习惯（刷牙习惯、用何辅助工具等），口腔其他主要疾病及治疗史（正畸、龋齿、修复体等），失牙原因等。还应了解全身健康情况（如异常的出血倾向、高血压、心脏病、糖尿病、肝炎等传染性疾病），既往及目前用药情况，有无吸烟、夜磨牙等不良习惯，牙周病的家族史，等等。

二、牙周检查

（一）检查菌斑、牙石以及局部促进因素

目前常用的菌斑指数均为检测龈上菌斑，着重观察龈缘附近及邻面的菌斑量，对龈下菌斑的量，尚缺乏有效的客观指标。

1. 菌斑指数（PLI）　由 Silness 和 Löe 提出。

0 = 在近龈缘处牙面无菌斑。

1 = 肉眼看不到龈缘区有菌斑，只有用探针尖的侧面划过牙面时才能发现。

2 = 在龈缘区或邻面看到中等量的菌斑。

3 = 在龈缘区及邻近牙面有大量软垢。

2. 经 Turesky 等改良的 Quigley-Hein 菌斑指数

0 = 牙面无菌斑。

1 = 在龈缘附近的牙面有斑点状散在的菌斑。

2 = 牙颈部的菌斑呈薄而连续的带状，但不超过1mm 宽。

3 = 牙颈部菌斑超过 1mm 但未超过牙冠的 1/3。

4＝菌斑覆盖牙面超过 1/3，但未超过 2/3。

5＝菌斑覆盖牙面超过 2/3。

本指数较适用于临床试验中观察某一疗法对菌斑量的影响。为了显示菌斑，可用 2% 碱性品红溶液涂布于牙面，等待数秒钟后嘱患者漱口，牙面留有菌斑处染为红色。

日常临床还可用有菌斑覆盖的牙面占全口牙面的百分数来反映口腔卫生状况，一般以有菌斑的牙面占总牙面≤15%～20% 为合宜。

同时还应检查有无其他加重菌斑、牙石堆积的局部因素，如不良修复体、食物嵌塞、解剖异常等（见第 5 章第 2 节）。

（二）牙龈的色形质

擦干牙龈，观察全口牙龈的颜色、外形有无肿胀或退缩、质地松软或坚韧、表面有无点彩、是否易出血或有自动出血、有无脓肿、附着龈的宽度、龈缘的位置（有无退缩或增生）等。临床常以牙龈指数或出血指数来客观地表示牙龈炎症的程度。

1. 牙龈指数（GI） 由 Löe 和 Silness 提出。

0＝正常牙龈。

1＝牙龈轻度水肿和颜色改变，探诊后不出血。

2＝中度炎症，牙龈发红、水肿，探诊后出血。

3＝重度炎症，牙龈明显发红、水肿，有溃疡或自动出血倾向。

2. 出血指数（BI）

0＝正常牙龈。

1＝牙龈轻度水肿，探诊不出血。

2＝牙龈有炎症，探诊后点状出血。

3＝牙龈有炎症，探诊后有线状出血。

4＝牙龈炎症明显，探诊后流血溢出龈沟（袋）。

5＝牙龈炎症明显，有自动出血倾向。

本指数的优点是较为客观，而且能够反映牙周袋内壁实际炎症的情况，因为有少数牙周袋（尤其是经过初步治疗后）表面炎症不明显，实际袋内壁和深部的炎症并未消除，此时探诊后出血可提示需要进一步治疗。探诊时探针一般不直插入袋底，而是轻触袋内壁。

有的学者以患者有探诊后出血的位点占全口牙位的百分比，来反映该患者的牙龈炎症程度（bleeding on probing, BOP%），以不超过 10% 为轻度。

（三）牙周袋探诊

应包括袋的位置、深度、类型及内容物等，应使用钝头、带刻度的牙周探针。探诊的力量约为 20～25g，不可过大，以免穿透结合上皮。

为了探明不同牙面、不同形态的牙周袋（如复杂袋、窄而深的袋等），应将牙周探针沿着牙体长轴对

各个牙面探查。以颊侧为例，探针插入颊侧远中袋内后，以提插滑行的方式向颊面中央和颊面近中移动，以探明同一牙齿上不同深度的牙周袋（图 6-7）。

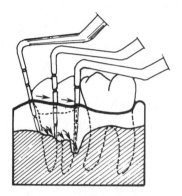

图 6-7 牙周袋提插法探诊

牙周探针应与牙长轴平行，探针尖端贴紧牙根面向袋底方向深入，并提插移动。在探邻面时，应将探针紧靠接触区，并保持与牙长轴平行。当邻面的龈谷区有骨吸收形成凹坑状骨袋时，应将探针紧靠接触点并向邻面中央略倾斜，以探得邻面袋的最深处（图 6-8）。

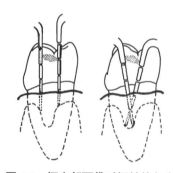

图 6-8 探查邻面袋时探针的角度

牙周袋探诊除了测得深度外，还应观察有无探诊后出血、龈下石的多少等。有时还需探查牙周附着水平，即从牙周袋底到釉牙骨质界的距离，这对了解牙周组织的破坏程度比较可靠。先用牙周探针探得牙周袋深度，然后将探针沿牙根面退出，同时用探针尖端"寻找"釉牙骨质界，到达釉牙骨质界时，得到一个由釉牙骨质界到龈缘的毫米数。将袋深度减去由釉牙骨质界到龈缘的距离，即为该部位附着丧失的程度。若两个读数相减为零，说明无附着丧失。若牙龈退缩使龈缘位于釉牙骨质界的根方，则应将两个读数相加，得出附着丧失的程度（图 6-2）。

全口牙周袋探诊深度及附着水平的探测比较费时，根据条件及需要，可对每个牙只记录一个最严重的部位，也可记录每个牙齿的 4 个部位（颊面的近中、中央和远中，舌面中央），或 6 个部位（颊面和舌面各记录近中、中央及远中）。

（四）根分叉病变的检查

用牙周探针探查多根牙的分叉区有无深袋及分叉区骨质的破坏。在发现有根分叉病变时，可用牙科尖探针以水平方向探入分叉区，以确定病损的严重程度（详见本章第8节）。还应注意根分叉的大小、根柱的长短、是否有釉突等，这些都关系到预后及疗效。X线片在根分叉病变的诊断中有一定参考价值，但因影像重叠及投照角度的影响，通常实际病变要比X线片的表现更为严重。

（五）牙松动度

将牙科镊的喙部并拢后，放在后牙𬌗面窝沟内，向颊舌方向或近远中方向轻摇牙齿，观察牙冠水平位移的方向和幅度。前牙可用镊子夹住切缘并摇牙冠。

临床上确定松动度的标准为：

1度：略大于生理性动度，颊舌向动度相加小于1mm。

2度：颊舌向或近远中动度1～2mm。

3度：颊舌向及近远中向动度大于2mm，并伴有垂直向松动。

（六）𬌗关系及𬌗功能

包括上下颌闭合状态下的牙齿关系以及下颌运动时的状况。

1. 𬌗关系检查　观察牙列是否完整。当上下牙弓相对时，覆𬌗覆盖关系是否正常，有无深覆𬌗或反𬌗、对刃𬌗、锁𬌗等；上下前牙的中线是否一致；有无排列拥挤；𬌗关系的类型；牙齿有无过度的不均匀磨耗等。

2. 检查与咬合有关的颌位是否正常　嘱患者放松地端坐，做吞咽动作使下颌位于最后退位。此时上下牙微分开，再轻轻闭口，当上下牙任何一处刚有轻微接触时即停止闭口，此时即为肌位（MCP）。再嘱其将上下牙全部咬紧达到牙尖交错位（ICP），简称牙位。观察由肌位至牙位的过程中，牙齿有无滑动，下颌有无偏移。若无滑动或偏移，表示牙位与肌位一致；若由轻咬至重咬过程中牙有滑动或下颌偏移，则表示牙位与肌位不一致，不稳定。正常此滑动距离应≤1mm。

3. 检查有无𬌗干扰　正常的咬合关系应在下颌水平运动中平滑无阻；前伸𬌗前牙接触时，后牙应无接触；工作侧后牙接触时，非工作侧后牙应无接触。如果非工作侧有接触，或前伸时后牙有接触，则形成𬌗干扰。

嘱患者下颌前伸至上下切牙的切缘相对，若前牙并非均匀接触而是有个别高点，则为前伸𬌗的前牙早接触；若后牙有接触，则为前伸𬌗干扰。可用薄型的脱色纸或蜡片来检查早接触点，也可用牙线或用血管镊夹住玻璃纸条放在后牙区，若前伸时后牙能咬住牙线或玻璃纸，说明后牙有𬌗干扰。

嘱患者下颌向一侧运动，先检查工作侧牙齿是否有均匀接触，有无高点（工作侧早接触）；再用牙线或玻璃纸条检查非工作侧有无𬌗干扰。

为了更准确地获得咬合状况，可使用电子感应的仪器来记录咬合力大小和分布等，但尚未在临床上普及应用。

（七）X线检查

X线片对于了解牙周骨组织破坏的情况具有重要的参考价值，但它在很大程度上受X线片投照质量的影响，故应结合临床检查进行判断。𬌗翼片对于发现早期的牙槽骨吸收有较好的效果，用长焦距牙科X线机拍摄的牙片，由于X线与牙长轴垂直，使牙槽骨及牙根的影像比较接近实际，可减少因投照角度所造成的失真。曲面体层片的牙槽骨影像较模糊欠准确，一般不宜用于牙周炎患者牙槽骨的准确判断。

在分析牙周炎的X线片时，应注意以下各点：①牙冠、牙根的形态，牙根有无吸收或牙骨质增生；②牙槽嵴顶的高度及形态；③牙槽骨的吸收方式；④硬骨板有无增厚、连续性中断或消失；⑤骨小梁的排列和密度；⑥牙周膜间隙的宽度（正常为0.15～0.38mm）；⑦根分叉部有无病变；⑧根面牙石附着情况；⑨其他牙体、根尖周疾病及修复体的情况等。

（八）特殊检查

上述各项是牙周病的常规检查内容，对于确诊牙周炎以及确定患病的严重程度十分有用，但对于牙周炎的分型以及活动期的确定则尚感不足。近年来有不少新发展的检查方法，能在一定程度上辅助常规检查的不足，尤其是在临床研究方面。

1. 微生物学检查　用厌氧培养法来分离和鉴定龈下菌群对了解患处致病菌的种类和量、判断疗效及监测活动期和复发，有重要意义。但其方法复杂、费时，且目前对哪些菌能引起牙周炎尚不够明确，还有大量的微生物尚不能用培养法分离。临床可用暗视野显微镜或相差显微镜观察龈下菌斑涂片中螺旋体和能动菌的百分比，若超过15%则提示有较重的感染，球菌的百分比越高，则越接近健康。也可用2%刚果红负染色法，计数螺旋体和球菌的百分比。其他如用DNA探针、单克隆抗体、聚合酶链反应（PCR）和细菌酶等来快速检测某些致病菌，也是十分有前景的方法。

2. 恒压电子探针　牙周探诊深度与牙周组织炎症程度及胶原纤维破坏的程度有关，也受探诊力量大小、探针直径等因素的影响。同一部位在不同时间，甚至同一时间由不同医师探诊所得结果的重复性较差（经常在1mm左右）。因此，国外研制了能固定探诊压力（一般为20～25g）的电子探针，与计算机相连，能自动记录探诊深度和釉牙骨质界。这些使牙周探诊的误差能明显减少。但探针放置的位置及角度仍会影响结果，因此在一些严格设计的纵向临床试验中还须采用固定的参照物，如特制的树脂垫等。

3. 血清、龈沟液和唾液中的生化成分 牙周炎是复杂的疾病，在其发生、发展和愈合过程中，微生物和宿主之间的"交战"是错综复杂的，包括微生物的毒性成分和产物、机体的防御机制——局部或全身的免疫炎症反应、组织破坏过程的产物等，例如多种来自于细菌或机体的酶、炎症介质、细菌毒素以及遗传基因等都可以在血清、龈沟液或唾液中存在。人们通过研究希望能发现一些与牙周炎病程有关的标志物，以帮助监测病情或预测活动期、判断预后和疗效等。目前这些还属于研究探索阶段。

4. 放射学诊断 对于治疗前和治疗后不同时期所拍摄的 X 线片，可采用数字减影技术进行骨密度和骨量的精细比较，它要求采用前后拍摄条件一致、重复性好的标准投照方法，然后用计算机软件进行精确的测量。锥形束 CT 可以三维分析牙体和牙槽骨的形态，有助制订治疗计划。但应考虑放射剂量和价格，严格按适应证选用。

第 5 节 慢性牙周炎

牙周炎在临床上可表现为不同类型（发病年龄、疾病进展速度和转归、危险因素等），慢性牙周炎是其中最常见的类型，约占牙周炎患者的 95%，多由长期存在的慢性牙龈炎向深部牙周组织扩展而引起。35 岁以后患病率明显增高，性别无明显差异。本病在 20 世纪初期曾被称为不洁性脓漏、牙槽脓漏等，1989 年以后称为成人牙周炎（与其相对的为早发性牙周炎）。1999年国际牙周病分类研讨会将其更名为慢性牙周炎，理由是此类牙周炎虽最常见于成年人，但也可发生于儿童和青少年，不应以年龄划界，而且由于本病的进程缓慢，通常难以确定真正的发病年龄。大部分慢性牙周炎呈缓慢加重，但也可出现间歇性的活动期。此时牙周组织的破坏加速，随后又可转入静止期。大部分慢性牙周炎患者根本不出现爆发性的活动期。

【临床表现】

1. 菌斑牙石的堆积 慢性牙周炎是在牙龈炎的基础上缓慢、隐匿地发展而来的，一般都有较明显的菌斑牙石堆积，口腔卫生较差，尤其在一些牙列拥挤、不良修复体、牙齿解剖异常、邻面不易清洁处等，菌斑滞留而炎症明显。临床主要的症状为刷牙或进食时出血，或口内有异味，但因早期无明显不适，通常不引起患者的重视。及至形成深牙周袋后，出现牙松动、咀嚼无力或疼痛，甚至发生急性牙周脓肿等，才去就诊，此时多已为晚期。

2. 牙周袋形成和附着丧失 与牙周袋相应处的牙龈呈现不同程度的慢性炎症，颜色暗红或鲜红、质地松软、点彩消失、边缘圆钝且不与牙面贴附。有些病程缓慢的患者牙龈表面炎症不明显，但探诊后袋内有出血，也可有脓，说明袋内壁有溃疡和炎症。牙周袋探诊深度（PD）超过 3mm，且有附着丧失（AL），从袋内可探到釉牙骨质界，若有牙龈退缩则釉牙骨质界已暴露在口腔。

本病一般侵犯全口多数牙齿，也有少数患者仅发生于一组牙（如前牙）或少数牙。发病有一定的牙位特异性，磨牙和下前牙以及牙的邻接面由于菌斑牙石易堆积，为好发区。

3. 慢性牙周炎 根据附着丧失和骨吸收的范围（患牙数）可分为局限型和广泛型。全口牙中有附着丧失和骨吸收的位点（site）数占总位点数≤30% 者为局限型；若 >30% 的位点受累，则为广泛型。也可根据牙周组织的炎症和破坏程度来分为轻度、中度和重度。

轻度：牙龈有炎症和探诊出血，牙周袋探诊深度≤4mm，附着丧失 1～2mm，X 线片显示牙槽骨吸收不超过根长的 1/3。可有或无轻度口臭。

中度：牙龈有炎症和探诊出血，也可有脓。牙周袋深度≤6mm，附着丧失 3～4mm，X 线片显示牙槽骨水平型或角型吸收超过根长的 1/3，但不超过根长的1/2。牙齿可能有轻度松动，多根牙的根分叉区可能有轻度病变。

重度：炎症较明显或发生牙周脓肿。牙周袋 >6mm，附着丧失≥5mm，牙槽骨吸收超过根长的 1/2，多根牙有根分叉病变，牙多有松动。

慢性牙周炎患者除有上述特征外，晚期常可出现其他伴发症状，如：①牙松动、移位和龈乳头退缩，造成食物嵌塞；②牙周支持组织减少，造成继发性𬌗创伤；③牙龈退缩使牙根暴露，对温度敏感，并容易发生根面龋，在前牙还会影响美观；④深牙周袋内脓液引流不畅时，或身体抵抗力降低时，可发生急性牙周脓肿；⑤深牙周袋接近根尖时，可引起逆行性牙髓炎；⑥牙周袋溢脓和牙间隙内食物嵌塞，可引起口臭。

【诊断要点】

1. 多为 35 岁以上的成年人，也可偶见于儿童或青少年。

2. 有明显的菌斑、牙石及局部刺激因素，且与牙周组织的炎症和破坏程度比较一致。

3. 根据累及的牙位数，可分为局限性（< 30% 位点）和广泛型（>30%）；根据牙周附着丧失的程度，可分为轻度（AL 1～2mm）、中度（AL 3～4mm）和重度（AL≥5mm）。

4. 患病率和病情随年龄增大而加重，病情一般缓慢进展而加重，也可间有快速进展的活动期。

5. 全身一般健康，也可有某些危险因素，如吸烟、精神压力、骨质疏松等。

中度以上的慢性牙周炎诊断并不困难，但早期牙周炎与牙龈炎的区别不甚明显，须通过仔细检查而及时诊断，以免贻误正确的治疗（表6-3）。

表6-3 牙龈炎和早期牙周炎的区别

	牙龈炎	早期牙周炎
牙龈炎症	有	有
牙周袋	假性牙周袋	真性牙周袋
附着丧失	无	有，能探到釉牙骨质界
牙槽骨吸收	无	嵴顶吸收，或硬骨板消失
治疗结果	病变可逆，牙龈组织恢复正常	炎症消退，病变静止，但已破坏的支持组织难以完全恢复正常

注：*1999年对牙龈炎的定义增加了"在一定条件下可以有附着丧失"，即"偶发性附着丧失"

对慢性牙周炎患者，还应通过仔细的病史询问和必要的检查，寻找相关的局部和全身易感因素，如全身疾病、吸烟等；根据病情和危险因素制订针对性的治疗计划和判断预后，并告知患者，以取得治疗期间患者的认真配合。

【治疗原则】

慢性牙周炎早期治疗的效果较好，能使炎症控制，病变停止进展，牙槽骨也可有少量修复。只要患者能认真清除菌斑并定期复查，则疗效能长期保持。治疗应以消除菌斑、牙石等局部刺激因素为主，辅以手术等方法。由于口腔内各个牙的患病程度和病因刺激物的多少不一致，必须针对每个患牙的具体情况，制订全面的治疗计划。

一、局 部 治 疗

1. 控制菌斑　菌斑是牙周炎的主要病源刺激物，而且清除之后还会不断在牙面堆积。因此必须向患者进行细致的讲解和指导，使其充分理解每天坚持不懈地通过有效刷牙和使用其他工具认真清除菌斑的重要性，并帮助其掌握正确方法。此种指导应贯穿于治疗的全过程，每次就诊时均应检查患者菌斑控制的程度，并告知患者和作记录。有菌斑的牙面应占全部牙面的15%～20%以下才算合格。

2. 彻底清除龈上牙石，进行龈下清创术　通过洁治术清除龈上牙石和菌斑，通过龈下刮治清除龈下牙石和菌斑，同时还将暴露在牙周袋内的含有内毒素和变软的病变牙骨质刮除，此过程称为龈下清创术。其目的除了清除龈下牙石外，主要是使微生物数量大大减少，并搅乱菌斑生物膜的结构，改变龈下的微环境，使细菌不易重新附着。牙龈结缔组织有可能重新附着于根面，形成新附着。

经过彻底的洁治和龈下清创术后，临床上可见牙龈的炎症和肿胀消退，出血和溢脓停止，牙周袋变浅、变紧。袋变浅是由于牙龈退缩以及袋壁胶原纤维的新生，使牙龈变得致密，探针不再穿透结合上皮进入结缔组织内；也可能有新的结缔组织附着于根面。洁治和龈下清创术是牙周炎的基础治疗，它的彻底与否和整体治疗效果密切相关，任何其他治疗手段只应在此基础上实施。在龈下清创术6～8周后复查时，如果还有个别深牙周袋和炎症，还可以选择再次清创或进行手术。

3. 牙周手术　上述治疗后，若仍有较深的牙周袋并出血，或根面牙石不易彻底清除，炎症不能控制，则可进行牙周翻瓣手术。其优点是可以在直视下彻底刮除根面的牙石及不健康的肉芽组织，必要时还可修整牙槽骨的外形或截除患根、矫正软组织的外形等。对于牙周基础治疗后遗留的一些病理状态如根分叉病变、牙龈退缩等，也可通过手术进行治疗和纠正。手术后牙周袋变浅、炎症消退、骨质吸收停止、甚至可有少量骨修复。理想的手术效果是形成牙周支持组织的重新附着，即牙周膜的结缔组织细胞在根面沉积于新的牙骨质，并形成新的牙周膜纤维束将牙根与牙槽骨连接。这就是牙周组织的再生性手术，是目前临床和理论研究的热点，临床取得一定的成果，但效果有待进一步提高（详见第36章第9节）。

4. 松动牙固定术　有些重症患牙的松动严重，影响功能，或患牙动度持续加重，需要用各种材料和方法制成牙周夹板，将患牙与其相邻的稳固牙齿连接在一起，分散和减少患牙承受的咬合力，以改善咀嚼功能并有利于牙周组织的修复，有些病例在固定数月后，X线片可见牙槽骨硬骨板变得致密。

夹板的设计除了要有效地固定松牙外，一定要有利于患者的菌斑控制操作，在前牙区还要注意美观。如果患者有缺失牙齿需要修复，而基牙或邻近的患牙因松动而需要固定，可用设计合理、制作良好的可摘式或固定式修复体来固定松动牙。有些病理性移位的松牙还可先用正畸方法将患牙复位排齐后再用夹板固定。

5. 调𬌗　如果X线片显示牙槽骨角形缺损或牙周膜增宽，就要对该牙做有无𬌗干扰的检查，例如有无打诊时震颤，有无正中殆、前伸殆和侧方殆时的早接触，用蜡片法或咬合纸法查明早接触点的部位及大小等。有些个别牙的咬合干扰是可以用选磨的方法来纠正的，但对一些全口、复杂的咬合创伤则不宜用选磨法。选磨法是不可逆的治疗方法，磨除的牙体组织不能再恢复，因此必须慎重。

6. 拔除不能保留的患牙　严重而无法挽救的患牙应该及早拔除，以免影响治疗和增加再感染的机会。拔牙创的愈合可使原来的牙周破坏停止而出现修复性改变，这一转机对邻牙的治疗有着良好的影响。

7. 坚持维护期治疗　慢性牙周炎经过正规治疗后，一般能取得较好的效果。但是，由于菌斑的不断形成，炎症很容易复发。加上牙周炎本身受机体条件和环境因素的影响，可有不确定的活动周期，需要定期监测病情。患者自我菌斑控制的好坏也是至关重要，而且需要定时监测并清除重新沉积的牙石。因此，牙周炎长期疗效的保持取决于是否能定期复查和进行必要的后续治疗。复查间隔时间的确定须根据患者的病情以及菌斑控制的好坏来定，每次复查均应对患者进行必要的口腔卫生指导和预防性洁治。若有病情未被控制或加重的牙位，则应进行相应的进一步治疗。总之，牙周炎的治疗绝非一劳永逸的，维护期治疗是保持长期疗效的关键。

二、全身治疗

慢性牙周炎除非出现急性症状，一般不需采用抗生素。对一些重症病例或对常规治疗反应不佳者可辅以抗生素。例如，口服甲硝唑 0.2g，每天 3～4 次，共服一周，也可与阿莫西林同用。有些患者有慢性系统性疾病，如糖尿病、心血管疾患等，应与内科医师配合，积极治疗和控制全身疾病，此类患者在进行复杂的牙周治疗前可适当给以抗生素，以防感染等并发症。成功的牙周治疗对糖尿病的控制也有积极意义。老年患者一般有全身疾病并服用药物（如抗凝剂、降糖药等），在治疗计划中应予重视。

大多数慢性牙周炎患者经过恰当的治疗后，病情可得到控制，但也有少数患者疗效很差。1978 年，Hirschfeld 等报告，对 600 名牙周炎患者追踪观察平均 22 年后，83% 患者疗效良好、13% 病情加重、4% 则明显恶化。过去把后两类患者称为难治性牙周炎或顽固性牙周炎。这些患者可能有特殊的致病菌，或牙体和牙周病变的形态妨碍了彻底地清除病源刺激物。有人报告此类患者常为重度吸烟者。需要针对个体的特异危险因素制订相应的治疗方案。自 1980 年代以后，牙周治疗的手段有了明显的进步，牙周炎的远期疗效也有了明显的提高。

第6节　侵袭性牙周炎

侵袭性牙周炎（aggressive periodontitis，AgP）是一组在临床表现和实验室检查（包括化验和微生物学检查）均与慢性牙周炎有区别的、相对少见的牙周炎。其主要特点是发生在较年轻者（青春期前后或 30 岁以下者），且牙周支持组织破坏迅速而严重。在 20 世纪初曾称该病为牙周变性，认为是由于组织变性在先，炎症是继发的。但此说缺乏科学的证据。20 世纪 60 年代，根据患者多为青少年，故命名为青少年牙周炎。1989 年的分类又将青少年牙周炎与快速进展性牙周炎和青春前期牙周炎合称为早发性牙周炎。实际上这类牙周炎虽多发于青少年，但也可见于成年人；病情发展较迅猛，但也可转为间断性的静止期，而且临床上对发病时间和进展速度也不易准确判断。因此，在 1999 年的国际研讨会上，学者们建议不以年龄为限，而强调病势的严重，故更名为侵袭性牙周炎。

【侵袭性牙周炎的危险因素】

对侵袭性牙周炎的病因尚未完全明了，大量的病因证据主要来源于过去对青少年牙周炎的研究结果。现在认为可能某些特定微生物的感染及机体防御能力的缺陷，是引起侵袭性牙周炎的主要两个因素。

一、微　生　物

国外大量的研究表明伴放线菌聚集杆菌（Aa，旧称伴放线放线杆菌）是侵袭性牙周炎的主要致病菌，其主要依据如下：

1. 从局限性青少年牙周炎患牙的龈下菌斑中可分离出 Aa，阳性率高达 90%～100%，而慢性牙周炎或健康人则检出率和比例明显偏低。牙周治疗可使龈下菌斑中的 Aa 明显减少或消失，当病变复发时，该菌又复出现。

2. 伴放线聚集杆菌产生多种对牙周组织有毒性和破坏作用的毒性产物，例如白细胞毒素，能损伤乃至杀死中性粒细胞和单核细胞，并引起动物的实验性牙周炎。Aa 还能入侵牙周组织，造成更严重的破坏。

3. 患者的血清和龈沟液中有明显升高的抗 Aa 抗体，牙龈局部和龈沟液内也产生大量的特异抗体甚至高于血清水平，说明牙龈局部也可发生对该菌的免疫反应。多种细胞还可被 Aa 产生的内毒素激活而产生大量的细胞因子，引发炎症反应。

关于 Aa 的研究结果主要来自西方国家，尤其是非洲裔患者。而中国和日本等亚洲国家的研究则未能证实 Aa 为优势菌，或是所检出的 Aa 为低毒性株。国内学者主要分离出牙龈卟啉单胞菌、福赛坦菌、中间普氏菌、具核梭杆菌等。这可能是由于重症侵袭性牙周炎患者的深牙周袋微生态环境发生了改变，使一些专性厌氧菌成为优势菌，而 Aa 作为微需氧菌，不再占主导；也有可能确实存在着种族和地区的差异。

近年来有些学者报告，从牙周袋内分离出的病毒、真菌甚至原生动物，可能与本病有关。

二、全身背景

1. 白细胞功能缺陷　曾有研究报告本病患者有周缘血中的中性粒细胞和（或）单核细胞的趋化功能降低，吞噬功能也有障碍，而此种功能缺陷并不导致全身其他部位的感染性疾病。此缺陷可能带有家族性。国内的研究并未发现侵袭性牙周炎有白细胞功能障碍。

2. 遗传背景　本病有种族易感性的差异，如有人报告 15～19 岁的英国学生中，局限性青少年牙周炎的总患病率为 0.1%，其中白种人为 0.02%、非洲裔人为 0.8%、亚裔人为 0.2%。而且本病有家族聚集现象，同一家庭中可有数代人患病，或患者的同胞中有患本病者，说明可能有遗传背景。有关本病基因特点的研究方兴未艾，现被认为是多基因的复杂疾病。

3. 牙骨质和牙根发育异常　Gottlieb 曾提出本病的原因是牙骨质的形成受到抑制，妨碍了牙周膜纤维附着于牙体。此后有少量报道，发现局限性青少年牙周炎患者的牙根尖而细，牙骨质发育不良，甚至无牙骨质，不仅已暴露于牙周袋内的牙根如此，在其根方尚未发生病变处的牙骨质也有发育不良。说明这种缺陷不是疾病的结果，而是发育中的问题。国内有报告侵袭性牙周炎患者出现单根牙牙根形态异常的几率高于牙周健康者和慢性牙周炎患者，有牙根形态异常的牙，其牙槽骨吸收重于形态正常者。

三、环境和行为因素

吸烟的量和持续时间是影响年轻人牙周破坏范围的重要因素之一。吸烟的广泛型侵袭性牙周炎患者比不吸烟的广泛型侵袭性牙周炎患者患牙数目多、附着丧失量也多。吸烟对局限型患者的影响相对较小。口腔卫生的好坏也对疾病有影响。

总之，现代的观点认为牙周炎不是由单一种细菌引起的，而是多种微生物共同和相互作用；高毒性的致病菌是必需的致病因子，而高易感性宿主的防御功能低下和（或）过度的炎症反应所导致牙周组织的破坏是发病的重要因素；吸烟、遗传基因等调节因素也可能起一定的促进作用。

【组织病理学改变】

光学显微镜下，侵袭性牙周炎的组织学变化与慢性牙周炎无明显区别，均为以浆细胞为主的慢性炎症细胞浸润。电镜观察到在袋壁上皮、牙龈结缔组织甚至牙槽骨的表面可有细菌入侵，主要为革兰氏阴性菌及螺旋体。近年还有学者报告，中性粒细胞和单核细胞对细菌的过度反应，密集的白细胞浸润及过量的细胞因子和炎症介质表达，可能导致严重的牙周炎症和破坏。

【临床表现】

根据患牙的分布可将侵袭性牙周炎分为局限型（LAgP）和广泛型（GAgP）。局限型大致相当于过去的局限型青少年牙周炎；广泛型相当于过去的弥漫型青少年牙周炎和快速进展性牙周炎。局限型侵袭性牙周炎和广泛型侵袭性牙周炎的临床特征有相同之处，也各有其不同处。在我国，典型的局限型侵袭性牙周炎较为少见，一方面可能由于患者就诊较晚，病变已蔓延至全口多个牙；另一方面可能由于种族背景差异。

一、局限型侵袭性牙周炎

1. 年龄与性别　本病患者一般年龄在 30 岁以下，发病可始于青春期前后（有文献报告 11～13 岁），也可发生于乳牙列。因早期症状不明显，患者就诊时常已 20 岁左右。患者女性多于男性，但也有人报告年幼者以女性为多，稍长后性别无差异。

2. 快速进展的牙周组织破坏　快速的牙周附着丧失和骨吸收是 AgP 的主要特点。严格来说，"快速"的确定应依据在两个时间点所获得的临床记录或 X 线片来比较和判断，然而此种资料不易获得。临床上常根据"严重的牙周破坏发生在较年轻的患者"来作出"快速进展"的判断。有人估计本型患者的牙周破坏速度比慢性牙周炎快 3～4 倍，患者常在 20 岁左右即已需拔牙或有患牙自行脱落。一部分患者的牙周破坏可自限或转入静止期。

3. 菌斑牙石的量　牙周组织的破坏程度与局部刺激物的量不成比例是本病一个突出的表现。患者的菌斑、牙石量很少，牙龈表面的炎症看似轻微，但却已有深牙周袋和骨质破坏；牙周袋内有牙石和菌斑，也有探诊后出血；晚期还可发生牙周脓肿。

4. 好发牙位　1999 年新分类法规定，局限型侵袭性牙周炎的特征是"局限于第一恒磨牙或切牙的邻面有附着丧失，至少波及两个恒牙，其中一个为第一磨牙。其他患牙（非第一磨牙和切牙）不超过两个"。换言之，典型病例的病变局限于第一恒磨牙和上下切牙，多为左右对称。X 线片可见第一磨牙的近远中均有垂直型骨吸收，形成典型的"弧形吸收"（图 6-9），在切牙区多为水平型骨吸收。但早期的患者不一定波及所有的切牙和第一磨牙。

5. 早期出现牙齿松动和移位　在表面炎症不明显的情况下，患牙已可出现松动、咀嚼无力。切牙可向唇侧远中移位，呈扇形散开排列，出现牙间隙，多见于上、下前牙。后牙可出现不同程度的食物嵌塞。

6. 家族聚集性　家族中常有多代、多人患本病，说明有一定的遗传背景。但也有一些学者认为是由于牙周致病菌在家族中的传播所致。临床上并非每位 LAgP 患者均有家族史。

7. 全身健康情况　侵袭性牙周炎患者一般全身健康，无明显的系统性疾病，但部分患者可能有中性粒细胞及（或）单核细胞的功能缺陷。多数患者对常规治疗如刮治和全身药物治疗有明显的疗效，但也有少数患者经积极治疗仍效果不佳，病情迅速加重直至牙齿丧失。

二、广泛型侵袭性牙周炎

顾名思义，广泛型侵袭性牙周炎（GAgP）患者受累的患牙数较多，1999 年分类法规定其特征为"广泛的邻面附着丧失，侵犯第一磨牙和切牙以外的牙数在三颗以上"，实际上本型通常累及全口大多数牙。主要发生于 30 岁以下的年轻人，但也可见于 35 岁以上者。性别无明显差异。全口牙龈有明显的炎症，呈鲜红色，并可伴有龈缘区肉芽性增殖，易出血，可有溢脓。多数患者有大量的菌斑和牙石，有些患者曾接受过不彻底的治疗（如只做龈上洁治或单纯服用抗生素）也可表现为龈上牙石不多、牙龈红肿不明显等，但龈下牙石较多，且探诊后出血明显，或有溢脓。X 线片显

示全口多数牙有牙槽骨破坏，范围超过切牙和第一磨牙。有一些广泛型侵袭性牙周炎患者显示在切牙和第一磨牙区的骨质吸收较其他牙为重，且呈现弧形吸收的方式，有人认为可能该患者是由局限型发展而来。

患者一般对常规治疗如龈下清创术和全身药物治疗有很好的疗效，但也有少数患者经基础治疗后效果不佳，需要接受药物或手术等综合治疗。也有文献报告一些病例在重度病变的基础上可有间歇的静止期。

广泛型和局限型侵袭性牙周炎究竟是两个独立的类型，抑或广泛型侵袭性牙周炎是局限型发展和加重的结果，尚不肯定。有一些研究结果支持两者为同一疾病不同阶段的观点。例如：①局限型以年幼的围青春期者较多，而广泛型多为 30 岁左右的年轻人，患牙数目增多；②局限型患者血清中的抗 Aa 特异抗体 IgG 水平明显地高于广泛型患者，起保护作用的 IgG_2 亚类水平也高于广泛型。可能机体对致病菌挑战（challenge）所产生的免疫反应使感染局限，而广泛型患者的抗体反应较弱，使感染得以扩散；③有些广泛型侵袭性牙周炎患者的第一磨牙和切牙病情较其他患牙重，且有典型的"弧形吸收"影像，提示这些患者可能由局限型病变发展而来。然而，1999 年分类法提出的"对病原菌的血清抗体反应较弱是广泛型 AgP 的特异性表现"一说，在国内的数项研究中并未得到证实。国内近期的研究显示，切牙 - 磨牙型 AgP 患者的抗 Aa 血清 c 型抗体滴度与非切牙 - 磨牙型 AgP 患者无显著性差异，这可能与 Aa 不是国人的主要致病菌有关。近来有学者提出局限型和广泛型可能是同一疾病的不同表型，或者说不同类型的 AgP 具有共同的临床表征。

【诊断要点】

患者初起时无明显症状，待就诊时多已为晚期。

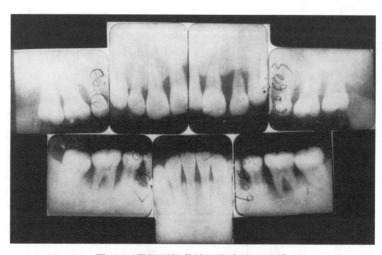

图 6-9　局限型侵袭性牙周炎的 X 线片
示第一恒磨牙处牙槽骨的弧形吸收

因此应注重本病的早期发现和早期诊断。如果一名青春期前后的年轻患者，菌斑、牙石等刺激物不多，炎症不明显，但出现有少数牙松动、移位或邻面深袋伴有附着丧失，局部刺激因子与病变程度不一致，则应引起重视。重点检查切牙及第一磨牙的邻面，并拍摄 X 线片，𬌗翼片有助于发现早期病变。早期诊断及治疗对保留患牙和控制病情极为重要。对于侵袭性牙周炎患者的亲属进行牙周检查，也有助于早期发现其他病例。

临床上常以年龄（35 岁以下）和全口大多数牙的重度牙周破坏，作为诊断侵袭性牙周炎的标准，也就是说牙周破坏程度与年龄不相称。但必须明确的是，并非所有年轻患者的重度牙周炎均可诊断为侵袭性牙周炎，应先排除一些明显的局部和全身因素。如：①是否有严重的错𬌗导致咬合创伤，加速了牙周炎的病程；②是否曾接受过不正规的正畸治疗，或在正畸治疗前未认真治疗已存在的牙周病；③有无食物嵌塞、邻面龋、牙髓及根尖周病、不良修复体等局部促进因素加重了菌斑堆积，造成牙龈的炎症和快速的附着丧失；④有无伴随的全身疾病，如未经控制的糖尿病、白细胞黏附缺陷、HIV 感染等。上述①～③的存在可以加速慢性牙周炎的牙槽骨吸收和附着丧失。如有④则应列入伴有全身疾病的牙周炎中，其治疗也不仅限于口腔科。如有条件检测患者周缘血中的中性粒细胞和单核细胞的趋化及吞噬功能、血清 IgG_2 水平，或行微生物学检测，则有助于诊断。有时阳性家族史也有助于诊断本病（表 6-4）。

表 6-4　侵袭性牙周炎的诊断要点

1. 年龄一般在 35 岁以下，但也可见于年龄稍大者
2. 无明显的全身疾病
3. 年轻人严重的骨吸收和附着丧失
4. 牙周组织破坏程度与菌斑及局部刺激量不一致
5. 家族聚集性

注：慢性牙周炎与侵袭性牙周炎的鉴别主要应排除后者（AgP）

广泛型侵袭性牙周炎与重度慢性牙周炎虽然被定义为不同类型的疾病，但由于对侵袭性牙周炎的病因尚不完全明确，缺乏严格的鉴别标志，临床上对一些个体患者难以做到严格准确的鉴别，一般尽量严格控制侵袭性牙周炎的诊断。

【治疗原则】

一、早期治疗，控制感染，控制危险因素

本病常导致患者早年失牙，因此特别强调早期、彻底的治疗，主要是彻底消除感染。同慢性牙周炎一样，洁治、刮治和龈下清创等基础治疗是必不可少的，且尽量在短时间内完成。多数患者对此有较好的疗效，但因为伴放线聚集杆菌及牙龈卟啉单胞菌等可入侵牙周袋壁，机械刮治不易彻底消除入侵的细菌，有的患者还需用药物或翻瓣手术清除组织内的微生物。还应尽量减轻和消除各种危险因素，例如戒烟、缓解精神压力等。有效地清除菌斑生物膜，并提高患者在自我控制菌斑和危险因素方面的依从性，是取得良好疗效的关键。

二、抗生素的应用

Slots 等曾报告，本病单纯用刮治术不能消除进入到牙龈中的伴放线聚集杆菌，残存的微生物容易重新在牙根面定植，使病变复发。因此主张全身服用抗生素作为辅助疗法。文献报道在龈下刮治后口服甲硝唑（0.2g/ 每天 3 次，共 7 天）和羟氨苄青霉素（阿莫西林 0.5g/ 每天 3 次，共 7 天），可辅助提高疗效，两者合用效果优于单一用药。在根面平整后的深牙周袋内放置缓释的抗菌制剂，也有良好疗效。文献报道，可减少龈下菌斑的重新定植，减少病变的复发。但如果单独用药而不做龈下刮治，则药物不能充分达到菌斑内部起到杀灭微生物的作用，病因未除，病情仍易复发。因为只有通过刮治过程把龈下菌斑生物膜的结构搅乱并大量清除之，此时药物才容易发挥进一步清除菌斑的作用。因此，无论局部或全身应用抗生素都只能是辅助作用，绝不能替代基础治疗，而且应在刮治后同时应用。

三、调整机体防御功能

宿主对细菌感染的防御反应在侵袭性牙周炎的发病和发展方面起重要的作用。近年来人们试图通过调节宿主的免疫和炎症反应过程来减轻或治疗牙周炎。例如小剂量的多西环素可抑制胶原酶，非甾体类抗炎药（NSAID）可抑制花生四烯酸产生前列腺素，阻断和抑制骨吸收，这些均有良好的前景。祖国医学强调全身调理，国内有些学者报告用六味地黄丸为基础的固齿丸（膏），在牙周基础治疗后服用数月，可提高疗效和明显减少复发率。服药后，患者的白细胞趋化和吞噬功能以及免疫功能也有所改善。此外，吸烟是牙周炎的危险因素，应劝患者戒烟。还应努力发现和调整其他全身因素及宿主防御反应方面的缺陷。

四、多种手段的综合治疗

重症牙周炎会造成失牙、牙松动移位、咀嚼功能降低、影响美观等，因此，治疗不仅限于控制感染，还应动用正畸、修复、种植、牙髓治疗等多种手段尽量恢

复患牙的功能和美观。在炎症和组织破坏控制后，可用正畸方法将移位的牙复位排齐，但正畸过程中务必加强菌斑控制和牙周病情的监控，加力也宜轻缓。牙体或牙列的修复也要注意应有利于菌斑控制。

五、定期维护，防止复发

一般认为侵袭性牙周炎病情"凶险"、进展较快，若治疗不及时或不当，会导致早年失牙的严重后果。因此，在治疗对策上应"从早、从快、求彻底"。广泛型侵袭性牙周炎治疗后较易复发（国外报告复发率约为1/4），疗效能否长期保持取决于患者自我控制菌斑和定期复查的依从性，也就是说定期的病情监测和必要的后续治疗是保持长期疗效的关键。根据每位患者菌斑和炎症的控制情况，制定个体化的复查间隔期。基础治疗刚结束时约为每1～2个月一次，6个月后若病情稳定可逐渐延长间隔。复查时若发现有炎症复发或病情加重的牙位，应重新全面评估局部和全身的危险因素和促进因子，并制定相应的治疗措施，如必要的再刮治、手术或用药等。

总之，牙周炎是一组临床表现为慢性炎症和支持组织破坏的疾病，它们都是感染性疾病，具有个体特异性，有些人长期带菌却不发病，而另一些人却发生牙龈炎或牙周炎。牙周感染与身体其他部位的慢性感染有相同之处，但又有其独特之处，主要是由牙体、牙周组织的特点所决定。龈牙结合部直接暴露在充满各种微生物的口腔环境中，细菌生物膜长期不断地定植于表面坚硬且不脱落（non-shedding）的牙面上，又有丰富的来自唾液和龈沟液的营养；牙根及牙周膜、牙槽骨则是包埋在结缔组织内，与全身各系统及组织有密切的联系，宿主的防御系统能达到牙周组织的大部分，但又受到一定的限制。这些都决定着牙周炎的慢性、不易彻底控制、容易复发、与全身情况有双向影响等特点。

牙周炎是多因素疾病，决定着发病与否和病情程度的因素有微生物的种类、毒性和数量，宿主对微生物的应战能力，环境因素（如吸烟、精神压力等），某些全身疾病和状况的影响（如内分泌、遗传因素）等。有证据表明牙周炎也是一个多因素疾病，不是由单个因素所决定的。

牙周炎在临床上表现为多类型（CP、AgP等）。治疗主要是除去菌斑及其他促进因子，但对不同类型、不同阶段的牙周炎及其并发病变，需要使用多种手段（非手术、手术、药物、正畸、修复等）的综合治疗。

牙周炎的治疗并非一劳永逸的，而需要终生维护和必要的重复治疗。最幸运和重要的一点是：牙周炎和牙龈炎都是可以预防的疾病，通过公众自我保护和定期就诊意识的加强、防治条件的改善及口腔医务工作者不懈的努力，牙周病是可以被消灭和控制的（表6-5）。

（曹采方）

第7节 反映全身疾病的牙周炎

在1989年制定的牙周炎分类法中，有一项"伴有全身疾病的牙周炎"。它是指一组伴有全身性疾病的、有严重而迅速破坏的牙周炎。1999年的分类法基本保留了此范畴，而将名称改为"反映全身疾病的牙周炎"。这个改动似乎更强调了它所涵盖的是一组以牙周炎作为其突出表征之一的全身疾病，而不仅仅是"相伴"或某些全身因素（如内分泌、药物等）对牙周炎的影响。

属于本范畴的牙周炎主要有两大类，即血液疾病（白细胞数量和功能的异常、白血病等）和某些遗传性疾病。本章重点介绍一些相对较常见而重要的全身疾病在牙周组织的表现。

一、掌跖角化-牙周破坏综合征

本病又名 Papillon-Lefévre 综合征，由这两人在1924年首次报告本病。其特点是手掌和足跖部的皮肤过度角化、牙周组织严重破坏，故由此得名。有的病例还伴有硬脑膜的钙化。患者全身一般健康，智力正常。本病罕见，患病率约为（1～4）/100万。

表6-5 慢性牙周炎（CP）、局限型侵袭性牙周炎（LAgP）和广泛型侵袭性牙周炎（GAgP）的比较

CP	LAgP	GAgP
1. 主要见于成人，也可见于儿童	1. 常发生于青少年（青春期前后）	1. 多在30岁以下，也可超出
2. 慢到中等速度进展	2. 快速进展	2. 快速进展，可呈阶段性
3. 菌斑牙石量与破坏程度一致	3. 菌斑牙石量与破坏程度不一致	3. 菌斑牙石量与破坏程度不定，可一致
4. 病变分布不定，无固定类型	4. 局限于切牙、第一磨牙，其他牙不超过2颗	4. 除切牙-磨牙外，累及其他牙超过3颗
5. 无明显的家族聚集性	5. 有明显的家族聚集性	5. 有家族聚集性
6. 多有龈下牙石	6. 一般无或少龈下牙石	6. 可有或无龈下牙石

【病因】

1. 本症的菌斑成分与慢性牙周炎的菌斑较类似，而不像侵袭性牙周炎。在牙周袋近根尖区域有大量的螺旋体，在牙骨质上也黏附有螺旋体。有人报告，患者血清中有抗伴放线聚集杆菌的抗体，袋内可分离出该菌。

2. 本病为遗传性疾病，属于常染色体隐性遗传。父母不患该症，但可能为血缘婚姻（约占 23%），双亲必须均携带常染色体基因才使其子女患本病。患者的同胞中也可有患本病者，男女患病机会均等。有人报告本病患者的中性粒细胞趋化功能异常。

【病理】

与慢性牙周炎无明显区别。牙周袋壁有明显的慢性炎症，主要为浆细胞浸润，袋壁上皮内几乎见不到中性粒细胞。破骨活动明显，成骨活动很少。患牙根部的牙骨质非常薄，有时仅在根尖区存在较厚的有细胞牙骨质。X 线片见牙根细而尖，表明牙骨质发育不良。

【临床表现】

皮损及牙周病变常在 4 岁前共同出现，有人报告，可早在出生后 11 个月。皮损包括手掌、足底、膝部及肘部局限的过度角化，鳞屑，皲裂，有多汗和臭汗。约 1/4 患者有身体他处的感染。牙周病损在乳牙萌出不久即可发生，深牙周袋炎症严重，溢脓、口臭、骨质迅速吸收，约在 5～6 岁时乳牙即相继脱落，创口愈合正常。待恒牙萌出后又发生牙周破坏，常在 10 多岁时自行脱落或拔除。有的患者第三磨牙也会在萌出后数年内脱落，有的则报告第三磨牙不受侵犯。

【治疗原则】

对于本病，常规的牙周治疗效果不佳，患牙的病情常持续加重，直至全口牙拔除。有人报告，对幼儿可将其全部乳牙拔除，当恒切牙和第一恒磨牙萌出时，再口服 10～14 天抗生素，可防止恒牙发生牙周破坏。若患儿就诊时已有恒牙萌出或受累，则将严重患牙拔除，重复多疗程口服抗生素；同时进行彻底的局部牙周治疗，每 2 周复查和洁治一次，保持良好的口腔卫生。在此情况下，有些患儿新萌出的恒牙可免于罹病。这种治疗原则的出发点是基于本病是伴放线菌聚集杆菌或某些致病微生物的感染，而且致病菌在牙齿刚萌出后即附着于该牙面。在关键时期（如恒牙萌出前）拔除一切患牙，造成不利于致病菌生存的环境，以防止新病变的发生。这种治疗原则取得了一定效果，但病例尚少，仍须长期观察，并辅以微生物学研究。患者的牙周炎控制或拔牙后，皮损仍不能痊愈，但可略减轻。

二、Down 综合征

本病又名先天愚型，或染色体 21- 三体综合征。

【病因】

为一种由染色体异常所引起的先天性疾病。一型是典型的染色体第 21 对三体病，有 47 个染色体；另一型为只有 23 对染色体，第 21 对移到其他染色体上。本病可有家族性。患者的龈下菌斑微生物与一般牙周炎患者并无明显区别。牙周病情的快速恶化可能与中性粒细胞的趋化功能低下有关，也有报告白细胞的吞噬功能和细胞内杀菌作用也降低。

【临床表现】

患者有发育迟缓和智力低下。约 50% 患者有先天性心脏病，约 15% 患儿于 1 岁前夭折。面部扁平、眶距增宽、鼻梁低宽、颈部短粗，常有上颌发育不足、萌牙较迟、错𬌗畸形、牙间隙较大、系带附着位置过高等。几乎 100% 的患者均有严重的牙周炎，且其牙周破坏程度远超过菌斑、牙石等局部刺激物的量。本病患者的牙周破坏程度重于其他非先天愚型的弱智者。全口牙齿均有深牙周袋及炎症，下颌前牙较重，有时可有牙龈退缩。病情迅速加重，有时可伴坏死性龈炎。乳牙和恒牙均可受累。

【治疗原则】

对本病的治疗无特殊。彻底的常规牙周治疗和认真控制菌斑，可减缓牙周破坏。但由于患儿智力低下，常难以坚持治疗。

三、糖 尿 病

1999 年的牙周病分类研讨会上，专家们认为糖尿病可以影响牙周组织对细菌的反应性。他们把"伴糖尿病的牙龈炎"列入"受全身因素影响的菌斑性牙龈病"中，然而在"反映全身疾病的牙周炎"中却未列入糖尿病。

【病因】

糖尿病是与多种遗传因素有关的内分泌异常。由于胰岛素的生成不足、功能不足或细胞表面缺乏胰岛素受体等机制，患者产生胰岛素抵抗，引起血糖水平升高，糖耐量降低。糖尿病与牙周病在我国的患病率都较高，两者都是多基因疾病，都有一定程度的免疫调节异常。对于两者之间的关系，是人们长期研究的课题。

【临床表现】

在口腔科临床上看到的大多为Ⅱ型糖尿病患者，他们的糖尿病主要影响牙周炎的发病和严重程度。尤其是血糖控制不良的患者，其牙周组织的炎症较重，龈缘红肿呈肉芽状增生，易出血和发生牙周脓肿。牙槽骨破坏迅速，导致深袋形成和牙松动，牙周治疗后也较易复发。血糖控制后，伴发的牙周病变会有所好转，但牙周炎不会消失。有学者提出将牙周炎列为糖尿病的第六并发症（其他并发症为肾病变、神经系统病变、视网膜病变、大血管病变、创口愈合缓慢）。

【治疗原则】

糖尿病患者中牙周炎的发生率和程度均高于非糖尿患者群，尤其是那些糖代谢控制不佳者，他们对常规牙周治疗的反应也欠佳。血糖控制极差的患者（空腹血糖 > 11.4mmol/L）牙科治疗后感染几率增大，建议仅做对症急诊处理（脓肿切开引流，全身辅助抗生素应用，口腔卫生指导，局部用药（袋内放置，冲洗，漱口剂），并建议到内分泌科就诊，待血糖控制后再开始牙周常规治疗。

血糖控制良好的糖尿病患者，其对基础治疗的疗效与无糖尿病的、牙周破坏程度相似的患者无明显差别。近年来国内外均报告，彻底有效的牙周治疗不仅使牙周病变减轻，还可使糖尿病患者血液中的糖化血红蛋白（HbA1c）和 TNF-α 水平显著降低，胰岛素的用量可减少，龈沟液中的弹力蛋白酶水平下降。这从另一方面支持牙周炎与糖尿病的密切关系。但也有学者报告，除牙周基础治疗外，还需全身或局部应用抗生素，才能使糖化血红蛋白下降。一般而言，对糖尿病患者的牙周治疗宜采取多次、短时、非手术治疗为主的基本原则；在初期以应急处理为主，待血糖水平控制较为稳定或内科治疗保障条件下再开始复杂治疗。

四、艾 滋 病

1987 年，Winkler 等首先报告 AIDS 患者的牙周炎，患者在 3～4 个月内牙周附着丧失可达 90%。目前认为与 HIV 有关的牙周病损主要有两种。

【临床表现与诊断】

1. 线形牙龈红斑　在牙龈缘处有明显的、鲜红的、宽约 2～3mm 的红边，在附着龈上可呈瘀斑状，极易出血，此阶段一般无牙槽骨吸收。现认为该病变是由于白色念珠菌感染所致，对常规治疗反应不佳。对线形牙龈红斑的发生率报告不一，它有较高的诊断意义，可能为坏死性溃疡性牙周炎的前驱。但此种病损

也可偶见于非 HIV 感染者，需仔细鉴别。

2. 坏死性溃疡性牙周病　1999 年的分类认为尚不能肯定坏死性溃疡性牙龈炎（NUG）和坏死性溃疡性牙周炎（NUP）是否是两个不同的疾病，因此主张将两者统称为坏死性溃疡性牙周病。

【鉴别诊断】

AIDS 患者所发生的坏死溃疡性牙龈炎（NUG）临床表现与非 HIV 感染者十分相似，但病情较重，病势较凶，需结合其他检查来鉴别。坏死性溃疡性牙周炎（NUP）则可由于患者抵抗力极度低下而从坏死性溃疡性牙龈炎迅速发展而成，也可能是在原有的慢性牙周炎基础上，坏死性溃疡性牙龈炎加速和加重了病变。在 HIV 感染者中坏死性溃疡性牙周炎的发生率约在 4%～10% 之间。坏死性溃疡性牙周炎患者的骨吸收和附着丧失特别严重，有时甚至有死骨形成，但牙龈指数和菌斑指数并不一定相应增高。换言之，在局部因素和炎症并不太重，而牙周破坏迅速，且有坏死性龈病损的特征时，应引起警惕，注意寻找其全身背景。有人报告，坏死性溃疡性牙周炎与机体免疫功能的极度降低有关，T 辅助细胞（CD4$^+$）的计数与附着丧失程度呈负相关。正常人的 CD4$^+$ 计数为 600～1000/mm^3，而 AIDS 合并坏死性溃疡性牙周炎的患者则明显降低，可低至 100/mm^3 以下，此种患者的短期死亡率较高。严重者还可发展为坏死性溃疡性口炎。

AIDS 在口腔黏膜的表现还有毛状白斑、白色念珠菌感染、复发性口腔溃疡等，晚期可发生 Kaposi 肉瘤，其中约有 1/2 可发生在牙龈上，必要时可作病理检查以证实。

如上所述，线形牙龈红斑、坏死性溃疡性牙龈炎、坏死性溃疡性牙周炎、白色念珠菌感染等均可发生于正常的无 HIV 感染者，或其他免疫功能低下者。因此不能仅凭上述临床表征就作出艾滋病的诊断。口腔科医师的责任是提高必要的警惕，对可疑的病例进行恰当和必要的化验检查，必要时转诊。

【治疗原则】

坏死性牙龈炎和坏死性牙周炎患者均可按常规的牙周治疗，如局部清除牙石和菌斑，全身给以抗生素，首选为甲硝唑 200mg，每天 3～4 次，共服 5～7 天，它比较不容易引起继发的真菌感染；还需使用 0.12%～0.2% 的氯己定含漱液，它对细菌、真菌和病毒均有杀灭作用。治疗后疼痛常可在 24～36 小时内消失。线形牙龈红斑（LGE）对常规牙周治疗的反应较差，难以消失，常需全身使用抗生素。

（孟焕新　曹采方）

第8节 牙周炎的并发病变

牙周炎的主要病理变化是牙周袋的形成和牙槽骨吸收。当牙周炎未经治疗而发展到重度时,深袋和骨破坏会波及根分叉区甚至达到根尖处。由于根分叉的解剖特点,病情控制变得更加困难,从而可加速病情的进展,或并发牙髓病变;深牙周袋还容易发生急性脓肿或逆行性牙髓炎;牙周治疗后牙龈的退缩可造成美观问题和根面敏感等。这些病变本身并非独立疾病,而是牙周炎的并发病变,可以发生于各类型的牙周炎。有时这些病变也可能是某些患者就诊的主诉,并需要根据具体情况制订有针对性的治疗计划。

根分叉病变

根分叉病变是牙周炎的伴发病损,指病变波及多根牙的根分叉区,可发生于任何类型牙周炎患者的多根牙。下颌第一磨牙患病率最高,上颌前磨牙最低。

【病因】

1. 本病只是牙周炎发展的一个阶段,菌斑仍是其主要病因 牙周组织破坏波及到根分叉区形成了菌斑、牙石滞留的条件,并且此处清除较困难,使病变加速或加重发展。

2. 创伤是本病的一个加重因素 根分叉区是咬合应力集中的部位,一旦牙龈的炎症进入该区,组织的破坏会加速进行,常造成凹坑状或垂直型骨吸收。尤其是病变局限于一个牙齿或单一牙根时,更应考虑殆创伤的因素。

3. 解剖因素 约40%的多根牙在牙颈部有釉质突起,有的釉突可伸进分叉区,在该处易形成牙周病变。约有75%的牙齿,其根分叉距釉牙骨质界较近,一旦有牙周袋形成,病变很容易扩延到根分叉区。磨牙的髓室底常有数目不等的副根管,可使牙髓的炎症和感染扩散到根分叉区。临床上见到在患牙的近远中侧牙槽骨完整,病变局限于分叉区者,应考虑是否有此类局部因素。

【临床表现】

根分叉病变可能已直接暴露于口腔,也可被牙龈所遮盖,须凭探诊来检查。Glickman提出根据病变程度可分为四度。

1. Ⅰ度 牙周袋深度已到达根分叉区,探针可探到根分叉外形,但分叉内的牙槽骨没有明显破坏,弯探针不能进入分叉区。X线片上看不到骨质吸收(图6-10)。

2. Ⅱ度 根分叉区的骨吸收仅局限于颊侧或舌侧,或虽然颊、舌侧均已有吸收,却尚未相通。X线片显示根分叉区仅有牙周膜增宽,或骨质密度略减低。(图6-11)。

3. Ⅲ度 病变波及全部根分叉区,根间牙槽骨全部吸收,探针能贯通分叉区,但牙龈仍覆盖分叉区。X线片见该区骨质消失呈透射区(图6-12)。

4. Ⅳ度 病变波及全部根分叉区,根间骨间隔完全破坏,牙龈退缩而使分叉区完全暴露并直视(图6-13)。

X线片在根分叉病变的诊断中只能起辅佐作用,实际病变总是比X线片所显示的要严重。这是由于影像重叠、投照角度不同及骨质破坏形态复杂所造成的。当见到分叉区已有牙周膜增宽的黑线,或骨小梁略显模糊时,临床上已肯定有Ⅱ度以上的病变,应仔细检查。当磨牙的某一个牙根有明显的骨吸收时,也应想到根分叉区可能已受波及。

近来研究表明锥形束CT是诊断根分叉病变较准确的辅助手段,其所测量的根分叉病变的相关参数可以较为准确地反映临床实际情况,但目前尚不能作为常规的临床检查方法。

【治疗原则】

根分叉区病变的治疗原则与单根牙病变基本一致,但由于分叉区的解剖特点,如分叉的位置较低、两根(或三根)之间过于靠拢,则妨碍刮治器械的进入,根面的凹槽、骨破坏形态的复杂性等因素,使分叉区的治疗难度大大提高,疗效也受到一定影响。治疗的目标有二:①消除或改善因病变所造成的缺损,使根分叉区暴露,形成一个有利于患者控制菌斑和长期保

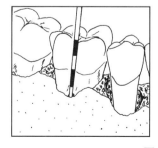
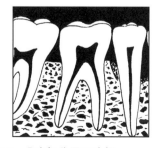
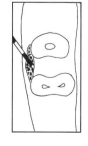

图6-10　Ⅰ度根分叉区病损

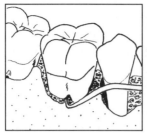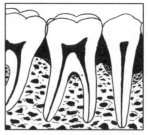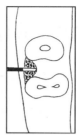

早期Ⅱ度分叉区病损

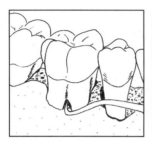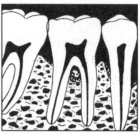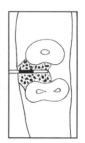

晚期Ⅱ度分叉区病损

图6-11　Ⅱ度根分叉区病损

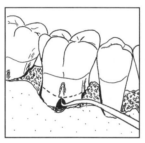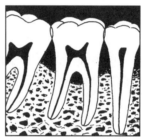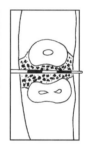

图6-12　Ⅲ度根分叉区病损

分叉处虚线为牙龈缘位置

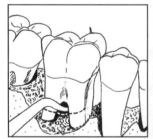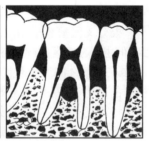

图6-13　Ⅳ度根分叉区病损

分叉处虚线为牙龈缘位置

持疗效的局部形态；②对早期病变促使其有一定程度的支持组织再生，形成新的附着。这方面有较大的发展前景。

对Ⅰ度根分叉病变处的浅牙周袋，做彻底的龈下刮治和根面平整即可；袋深且牙槽骨形态不佳者则可做翻瓣术并修整骨外形。

Ⅱ度病变牙周袋较深者不宜做单纯的袋切除术，

因会使附着龈丧失，且效果不持久。此时应做翻瓣术，必要时修整骨外形，并将龈瓣根向复位，使袋变浅，根分叉区得以充分外露，便于患者自我控制菌斑，防止病变复发。若牙齿、牙槽骨的形态较好，分叉区能彻底进行根面清创，则可用引导性组织再生手术或植骨术，促使分叉处新骨形成。此法为目前研究的热点。

Ⅲ度和Ⅳ度根分叉病变，因分叉区病变已贯通，单纯翻瓣术难以消除深袋和保持分叉区的清洁。可将病变最严重的牙根截除或用分牙术等改变分叉区的解剖形态，以利患者自我保持清洁（详见第36章）。

【注意事项】

准确判断根分叉病变的程度有时很困难，需要结合多种手段，如临床检查、X线片检查，甚至CT检查。同一个多根牙可能有一或几个根分叉病变，早期牙齿不一定松动。因此，不应只凭松动度来判断病情，应常规地探查根分叉区。

牙周-牙髓联合病变

牙周炎和牙髓炎都是细菌感染性疾病，从胚胎发生和解剖学的角度来说，牙周组织与牙髓组织之间是有一定相通途径的。牙周袋和感染根管都是以厌氧菌为主的混合感染。在感染根管中，检出的优势厌氧菌，如牙髓卟啉单胞菌、消化链球菌、真杆菌、梭杆菌属等，同样也是牙周炎的主要致病菌。革兰氏阴性厌氧菌能产生内毒素，而有强烈的致炎作用和引起骨吸收的毒性作用，这些细菌和毒素通过牙周-牙髓之间的交通途径互相渗透，可导致牙周-牙髓联合病变的发生。

【解剖因素】

牙周组织与牙髓之间存在着以下的交通途径：

1. 根管侧支 亦称侧支根管。是在牙根发育过程中形成，以后逐渐封闭，但仍有一部分残存下来。有人报告27.4%的离体牙牙根有根管侧支，以根尖1/3处最多（图6-14）。故在深牙周袋到达根尖1/3时，牙髓受影响的机会就大大增加。在多根牙的根分叉区有较多的侧支（约为28%～59%），有时同一个牙即有多个根管侧支。

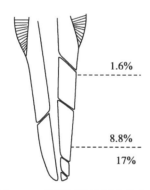

图6-14 单根牙根管侧支的分布

2. 牙本质小管 正常的牙根表面有牙骨质覆盖，其通透性较低。但约有10%的牙齿在牙颈部无牙骨质覆盖，牙本质直接暴露。此外，牙颈部的牙骨质通常很薄，仅15～60μm，很容易被刮除或被硬牙刷磨除，使牙本质暴露。牙本质小管贯通牙本质的全层，染料、细菌毒性产物、药物等均可双向渗透而互相影响。

3. 根尖孔 是牙周组织和牙髓的重要通道。

【临床类型】

1. 牙髓病变对牙周组织的影响 生活的牙髓，即使有炎症，一般不引起明显的牙周破坏，可能仅在X线片上显示根尖区牙周膜增宽或局限的阴影。死髓牙的细菌产物可通过根尖孔或根管侧支引起根尖周病变或根分叉病变。

较常见的类型是急性发作的根尖周感染形成脓肿时，脓液常沿阻力较小的途径排出。可沿牙周膜间隙向龈沟（袋）排脓，迅速形成窄而深达根尖的牙周袋；脓液也可由根尖周穿通牙槽骨达到骨膜下，再沿骨膜向龈沟排出。此型的特点是在短期内形成深"牙周袋"并排脓，有牙髓、根尖病引起的急性炎症，而邻牙并无牙周病。若患牙能及时进行牙髓治疗除去感染源，则"牙周袋"能很快愈合，因为它只是一个排脓通道（图6-15）。但若根尖周病未得到治疗而反复发作，则牙龈上皮向根方增殖形成袋上皮，并有菌斑长入龈下，则真正的牙周病变成立。表现为深牙周袋、溢脓，牙槽骨吸收、牙齿松动，X线片表现为根尖区阴影与牙槽嵴的吸收相连通。典型的病变自根尖区向牙槽嵴顶处逐渐变窄，呈"烧瓶形"。有牙髓病变或有修复体的牙齿，若有根分叉区阴影，而其他部位无明显牙周病变者，也应考虑牙髓感染通过根分叉处的根管侧支扩散到牙周组织的可能性。

根管治疗后的牙齿，有的可发生牙根纵裂，文献报告平均发生在根管治疗后3.25年。还有发生于活髓牙齿的牙根纵裂，均可伴发局限的深牙周袋和牙槽骨吸收，早期可能仅有X线片上显示根侧牙周膜增宽。患牙可反复发生牙周脓肿。

本类型的共同特点是：①牙髓无活力，或活力测验有异常；②牙周袋和根分叉区病变局限于个别牙，而邻牙的牙周基本正常或病变轻微；③与根尖病变相连的牙周骨破坏。

2. 牙周病变对牙髓的影响

（1）逆行性牙髓炎是临床常见的。由于深牙周袋内的细菌和毒素通过根尖孔或根尖1/3处的根管侧支进入牙髓，先引起近根尖区的牙髓充血和发炎，其后局限的慢性牙髓炎可急性发作，表现为典型的急性牙髓炎。检查时可见患牙有深达根尖区的牙周袋或严重的牙龈退缩，牙齿一般松动达Ⅱ度以上。诊断并不困难。

（2）长期存在的牙周病变，袋内的毒素可对牙髓造成慢性、小量的刺激。轻者引起修复性牙本质的产生，重者或持久后可引起牙髓的炎症、变性、钙化甚至坏死。有学者对因牙周炎拔除的无龋牙齿进行牙髓状态的组织病理学观察，其中64%有牙髓的炎症或坏死，牙髓病变的程度和发生率与牙周袋的深度成正比。临床表现为牙髓活力迟钝的牙齿，80.6%有牙髓的炎症或坏死。这些牙齿可能一时尚不表现出临床的牙髓症状，但实际已存在病变。

（3）牙周治疗对牙髓可有一定影响。龈下刮治和根面平整时，将牙根表面的牙骨质刮去，常可使牙本质暴露，造成根面敏感和牙髓的反应性改变。牙周袋

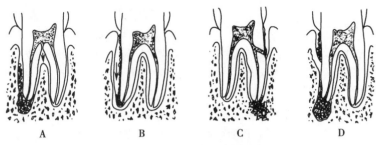

图 6-15　牙髓 - 牙周联合病变
A. 原发于牙髓的病变通过根尖孔或副根管而感染牙周组织　B. 牙周袋深达根尖，引起逆行性牙髓炎　C. 牙周袋感染通过侧支根管达到牙髓，并导致根尖周感染　D. 牙髓和牙周病变并存

内或根面的用药，如复方碘液、枸橼酸等，均可通过根管侧支或牙本质小管刺激牙髓。

3. 牙周病变与牙髓病变并存　这是指两者各自发生于同一个牙齿，为独立病变。当病变发展到严重阶段时，两者可互相融合和影响。

【治疗原则】

对于牙周 - 牙髓联合病变的患牙，首先要尽量判断原发病变的来源，因为由牙髓病变引起部分叉区及根尖周区损害的病例，经过恰当的治疗后常能得到明显的修复效果。因此，只要牙周破坏不太严重，牙齿的松动度不明显，治疗就应立足于保留患牙。

1. 由牙髓病变引起牙周病变的患牙，牙髓多已坏死或大部坏死，应尽早进行牙髓治疗。病程短者，单纯进行牙髓治疗后，牙周病变即可痊愈。若病程长，牙周袋已存在日久，则应在拔髓和根管内封药后，尽早开始常规的牙周治疗，消除袋内的感染，促使牙周组织愈合。牙髓治疗与牙周治疗可同时交叉进行。应注意对此种患牙的牙髓治疗务求彻底消除感染源，做完善的根管充填。本型的预后较好，根尖和牙周病变常能痊愈。

2. 逆行性牙髓炎的患牙能否保留，主要取决于该牙牙周病变的程度和牙周治疗的预后。如果牙周袋能消除，病变能得到控制，则可做牙髓治疗，同时开始牙周系列治疗。若为多根牙，只有一个牙根有深牙周袋引起的牙髓炎，且患牙不太松动，则可在根管治疗和牙周炎症控制后，将患根截除，保留患牙。如牙周病变已十分严重，不易长期控制炎症，或患牙过于松动，则可直接拔牙止痛。

3. 有的单根牙就诊时已有深袋，而牙髓尚有活力，则可先行牙周治疗，必要时行牙周翻瓣手术，以消除袋内感染。但对一些病程长、袋很深、根分叉区受累的患牙，或虽经牙周治疗而效果不佳者，应用多种手段检测牙髓的活力，以确定是否须进行牙髓治疗。对

牙周袋较深而牙髓活力迟钝的牙齿，不宜过于保守，应同时做牙髓治疗，这有利于牙周病变的愈合。有些学者主张，若前牙的牙髓尚有活力，则只做牙周治疗即可使病变痊愈。对此尚有不同看法。

4. 对于根尖周病变与牙周病变相通，X 线片显示病变广泛的牙齿，在进行牙髓治疗和牙周基础治疗后，应观察数月以待根尖病变愈合。若数月后骨质仍未修复，或牙周炎症不能控制，则再行进一步的牙周治疗，如翻瓣术等。

总之，应尽量搞清病源，以确定治疗的主次。在不能确定的情况下，死髓牙先做牙髓治疗，配合牙周基础治疗；活髓牙则先做系统而彻底的牙周治疗，若效果不佳，再酌情考虑牙髓治疗，或同时行牙髓治疗。

【注意事项】

多根牙的牙髓活力测验有时不能真实反映实际情况，虽然测得有牙髓反应，但某个根的牙髓可能已经坏死。

（栾庆先　曹采方）

牙 周 脓 肿

牙周脓肿是发生于牙周袋壁或深部牙周结缔组织中的局限性化脓性炎症，并非独立的疾病，而是牙周炎发展到中、晚期出现深牙周袋后的一个常见的伴发症状。一般为急性过程，也可有慢性牙周脓肿，均可以发生于任何一型牙周炎。

【发病因素】

在下列情况下，易发生急性牙周脓肿：

1. 深牙周袋内壁的化脓性炎症向深部结缔组织扩展，而脓液不能向袋内排出时，即形成袋壁软组织内的脓肿。

2. 迂回曲折的、涉及多个牙面的深牙周袋，特别是累及根分叉区时，该处脓液及渗出物排出受阻。

3. 洁治或龈下刮治时操作不当，感染物或牙石碎片被推入牙周深部组织，或损伤牙龈组织。

4. 深牙周袋的刮治术不彻底，袋口虽然紧缩，但袋底处的炎症仍然存在，渗出物引流不畅。

5. 牙根纵裂、牙髓治疗时根管或髓室底侧穿等牙体疾患，有时也可引起牙周脓肿。

6. 牙周炎患者机体抵抗力下降或伴有严重的全身疾患，如未控制的糖尿病，易发生牙周脓肿。

【病理】

牙周袋壁上皮高度水肿，并有大量白细胞移出。结缔组织中有大量生活或坏死的中性粒细胞浸润。坏死的白细胞释放各种酶，使周围的细胞和组织坏死、溶解，形成脓液，位于脓肿中心，周围有急性炎症反应。在脓肿组织内的细菌主要为革兰氏阴性球菌、具核梭杆菌和螺旋体等。

【临床表现】

急性牙周脓肿发病突然，在患牙的唇颊侧或舌腭侧牙龈形成椭圆形或半球状的肿胀突起。牙龈发红、水肿，表面光亮。脓肿的早期，炎症浸润广泛，使组织张力较大，疼痛较剧烈，可有搏动性疼痛。因牙周膜水肿而使患牙有"浮起感"、叩痛，松动明显。脓肿的后期，脓液局限，脓肿表面较软，扪诊可有波动感，疼痛稍减轻，此时轻压牙龈可有脓液从袋内流出，或脓肿自行从表面破溃，肿胀消退。

急性牙周脓肿可以发生在单个牙齿，以磨牙的根分叉处较为多见，患者一般无明显的全身症状，可有局部淋巴结肿大，或白细胞轻度增多。也可同时发生于多个牙齿，或此起彼伏。此种多发性牙周脓肿的患者十分痛苦，也常伴有较明显的全身不适。牙周脓肿由于位置较浅（与根尖脓肿和牙槽脓肿相比），多数能自行破溃引流，但在有全身疾病背景者，或存在其他不利因素时，也可有炎症范围扩散。

牙周脓肿一般为急性过程，并且可自行破溃排脓和消退，但急性期过后若未及时治疗，或反复急性发作，可成为慢性牙周脓肿。一般无明显症状，可见牙龈表面有窦道开口，开口处可以平坦，须仔细检查才可发现；也可呈肉芽组织增生的开口，压时有少许脓液流出。叩痛不明显，有时可有咬合不适感。当脓液引流不畅时，脓肿又可急性发作。

【诊断与鉴别诊断】

牙周脓肿的诊断应结合病史、临床表现和X线片表现，主要应与牙龈脓肿及牙槽脓肿鉴别：

1. 牙周脓肿与牙龈脓肿的鉴别诊断　牙龈脓肿仅局限于龈乳头，呈局限性肿胀，探诊仅为龈袋，有时可探及刺入牙龈的异物，X线片显示无牙槽骨吸收和破坏，仅需局部排脓引流，治疗效果较好。而牙周脓肿是牙周支持组织的局限性化脓性炎症，有较深的牙周袋，X线片可显示牙槽骨吸收，在慢性牙周脓肿，还可见到牙周和根尖周围弥散的骨质破坏。

2. 牙周脓肿与牙槽脓肿的鉴别　两者的感染来源和炎症扩散途径不同，因此临床上表现的区别如下（表6-6）。

表6-6　牙周脓肿与牙槽脓肿的鉴别

症状与体征	牙周脓肿	牙槽脓肿
感染来源	深牙周袋	牙髓病或根尖周围病变
牙周袋	有	一般无
牙体情况	一般无龋	有龋齿或非龋疾病，或修复体
牙髓活力	有	无
脓肿部位	局限于牙周袋壁，较近龈缘	范围较弥散，中心位于龈颊沟附近
疼痛程度	相对较轻	较重
牙松动度	松动明显，消肿后仍松动	松动较轻，但也可十分松动。治愈后牙齿一般可恢复稳固
叩痛	相对较轻	很重
X线相	牙槽骨嵴有破坏，可有骨下袋	根尖周围可有骨质破坏，也可无
病程	相对较短，一般3～4天可自溃	相对较长。脓液从根尖周围向黏膜排出约需5～6天

表6-6所列只是一般情况下的鉴别原则，有时两者容易混淆。如牙周-牙髓联合病变时，根尖周围的炎症可向牙龈沟内排脓；长期存在的深牙周袋中的感染可逆行性引起牙髓坏死；牙周炎症兼有拾创伤时，既可形成窄而深的牙周袋，又可影响根尖孔区的血运而致牙髓坏死；有的牙周脓肿可以范围较大，波及龈颊移行沟处，或因脓肿张力较大，探诊时疼痛严重，使牙周袋不易被发现和探入，易被误诊为牙槽脓肿；有些慢性牙槽脓肿形成的瘘口位于靠近龈缘处，易误诊为牙周脓肿。总之，两者的鉴别诊断应依靠仔细地询问病史，对牙体、牙髓和牙周组织的检查以及X线片的综合分析。

【治疗原则】

急性牙周脓肿的治疗原则是消炎止痛、防止感染扩散以及使脓液引流。详见第36章第14节。

（康　军　曹采方）

牙龈退缩

过去曾把牙龈缘位置退向根方而使牙根暴露的情况，称之为牙龈萎缩，它被认为是一种增龄性的生理变化，但从未得到过证实。现在认为它不是牙周组织的萎缩，因为该处牙龈并不出现上皮或结缔组织的萎缩性改变。退缩指的是牙龈缘位置向根方的改变，而非牙龈本身的病理状态。退缩的牙龈组织可以有炎症，也可以健康而无炎症，牙龈退缩的发生率随年龄增大而升高。

【病因】

常见的引起牙龈退缩的因素有：

1. 不正确的刷牙方法　大幅度横刷法及使用刷毛过硬的牙刷、洁牙剂的颗粒太粗等。多见于牙弓弯曲区，如尖牙、前磨牙部位，因这些部位牙根较突出，唇侧骨板薄，易受到机械刺激而发生牙龈退缩。

2. 患有牙周炎的牙齿，由于牙周袋的形成，上皮附着位置已迁移至根方，但由于袋壁的炎症、肿胀，龈缘的位置仍较高。经过牙周基础治疗及手术，或患者改善了口腔卫生，牙周袋壁的炎症消退，即可发生龈缘位置的退缩，牙根直接暴露于口腔中。

3. 牙齿位置异常，如偏向颊或舌侧，则该侧牙槽骨板较薄，甚至缺如，其表面的牙龈极易因食物摩擦等机械性因素而发生退缩。

4. 唇、颊系带附着位置过于靠近龈缘，或唇、颊肌肉的牵拉作用，可对牙龈发生"剥离"作用，引起退缩。

5. 牙合创伤及过度或不恰当的正畸力使受力一侧的骨质发生吸收，也可出现牙龈退缩，正畸扩弓过程中如果将牙齿推至牙槽突以外，则易发生牙龈退缩。

6. 不良习惯，如习惯性地用指甲、小刀等器物自伤牙龈，造成个别牙的牙龈形状奇特而不规则的退缩或缺损，甚至骨质暴露。

【临床表现】

牙龈退缩可发生在个别牙齿或全口牙龈。唇、颊侧多于舌、腭侧。但上颌磨牙的腭根面也较易发生严重的牙龈退缩，可能因牙根倾斜度较大，咬合面的重度磨耗使牙冠倾向颊侧，腭根更倾向腭侧，而使腭侧骨质吸收所致。

牙龈退缩如不合并炎症，除了造成临床牙冠较长，影响美观外，本身并不构成疾病。但暴露的根面容易发生龋齿；根面上较薄的牙骨质被机械地磨去后，易发生楔状缺损或牙本质敏感，甚至因长期刺激而引起牙髓充血和变性；牙间乳头的退缩使邻间隙增大，易造成食物嵌塞和菌斑堆积，前牙区还会造成影响美观的"黑三角"。

【治疗】

有人报告，有些高龄者并不发生牙龈退缩，说明不完全是因增龄引起的。有人估计成年后健康牙周组织的增龄变化为每10年退缩0.17mm。如果是这样，自20岁到70岁年间共丧失牙周附着0.85mm，这是微不足道的，不会使人觉察到牙龈的退缩程度。事实上，牙龈在一生中不可能不接受任何机械性刺激，也不可能不存在局部牙龈的炎症。因此，老年人的牙龈退缩绝大多数会伴有局部原因，应予及时找出原因处理。

已经发生的广泛的牙龈退缩，无论有无明确的原因，较难使牙龈和牙槽骨再生而恢复到原有高度。有些发生于儿童萌牙期（由于牙位不正）或正畸治疗过程中的个别牙龈退缩，在建立正常良好的关系后，可有一定程度的恢复。对已发生的牙龈退缩，主要是寻找其原因并改正之，治疗主要是防止其加重。如消除炎症、对磨损不均匀的牙齿和创伤性咬合关系等进行调牙合、解除食物嵌塞的原因、纠正偏侧咀嚼、改正刷牙方法及工具等。

对于上、下颌前牙严重的牙龈退缩，牙根暴露而影响美观，而邻牙的龈缘和骨高度正常者，可用各种膜龈手术方法覆盖暴露的牙根面。详见第36章。对于并发的症状，如牙本质敏感、根面龋、楔状缺损等，也应进行相应的治疗。

牙根敏感症

牙根敏感症又称牙本质敏感，主要是指牙本质暴露部分受到机械的（刷牙、咬硬物等）、温度的或甜酸等食物的刺激时，引起的一过性牙齿异常酸软疼痛的感觉。它不是独立的一种疾病，而是一个症状。2008年一项对我国6城市7939名个体的调查表明29.7%的个体存在牙本质敏感，女性的患病率高于男性。刺激因素首位是冷（70.6%），酸刺激47.6%，热或甜19%，刷牙刺激最低，为10.5%。需要指出的是该调查涉及的牙本质敏感包括非牙周原因的敏感。

牙根表面覆盖着牙骨质，由于牙颈部的牙骨质较薄，而且有约10%的牙颈部缺乏牙骨质的覆盖，加上在牙周治疗过程中牙骨质经常会被刮除，导致牙本质直接暴露于牙周袋内或口腔内，温度的变化、机械的刺激可通过牙本质小管传入牙髓，产生敏感症状。牙周炎患者牙齿根面大量牙石菌斑堆积，细菌及其代谢产物使得根面牙骨质脱矿，也易引起牙本质敏感。

一般情况下，牙周治疗后出现的一过性牙根敏感不需特殊处理，但应该在治疗前告知患者，以避免不必要的医疗纠纷。牙周治疗后应强化邻面菌斑的控制，牙根邻面大量菌斑的堆积会加重敏感的症状。少数症状严重者，可局部使用脱敏剂或脱敏牙膏。对于敏感点较明确的牙齿，有研究表明激光也有一定的疗效。

在诊断牙根面敏感前，要排除是否存在根面龋。牙龈退缩使根面暴露，不但可加重牙根的敏感症状，而且还易发根面龋。1995年我国第二次全国口腔健康流行病学调查显示：中年人群中牙龈退缩的发生率为82.12%，有牙龈退缩者占97.24%。2005年我国第三次全国口腔健康流行病学调查显示：中年人群根龋龋均为0.75，老年人群根龋龋均为2.74。

口臭

口臭是指呼吸或张口时由口腔发出的令人不愉快的气味，好发于中老年人。一般男性的口臭患病率明显高于女性，但女性就诊人数大大多于男性。随着人们社交的增多，口臭已被越来越多的人所关注。2007年对北京地区2000名15～64岁城乡居民的调查发现，有口臭者占27.5%。

【病因】

口臭是由牙面和舌背上的厌氧菌在分解蛋白质、肽和氨基酸后，产生挥发性硫化物（VSCs）所致，蛋白质中有两个含硫的氨基酸，即胱氨酸和蛋氨酸，它们在细菌作用下分解后产生的含硫化合物主要是硫化氢和甲基硫醇，其次是二甲基硫化物。这三者都含有能发挥活性作用的巯基（—SH），在低浓度就能发出强烈臭味。此外，还有一些脂肪酸如丁酸和丙酸，以及像吲哚、甲基吲哚和尸胺等化合物也与口臭有关。口腔内在代谢过程中能够产生上述物质的主要细菌是牙龈卟啉单胞菌、具核梭杆菌、中间普氏菌、福赛坦菌等。

【临床表现】

口臭可分为非病理性口臭和病理性口臭。非病理性口臭通常是在正常的生理过程中产生的，一般持续时间较短，如服用了大蒜、葱、萝卜等食物，抽烟，睡眠时唾液分泌量减少所致的细菌大量分解食物残渣等都可能引起短暂的口臭。有些患者服用二甲基硫化物、奎宁和抗组胺类药物等，也可产生一过性的口臭。激素的变化，如月经期、怀孕期等也比较容易发生口臭。病理性口臭则多是由局部或系统性疾病引起，按其来源又可分为口源性口臭和非口源性口臭。还有一类口臭患者属于假性口臭，是患者的自我感觉，但实际上并不存在口臭。此类患者有明显的心理因素，其治疗也相对困难。

1. 口源性口臭 据统计80%～90%的口臭是来源于口腔。口腔中有未治疗的龋齿、残根、残冠、不良修复体、牙龈炎、牙周炎及口腔黏膜病等都可以引起口臭。没有上述问题的患者，其口臭可能与不良的口腔习惯和舌背的菌斑增多、增厚有关。舌苔是口气的最主要原因，比牙周炎的作用更大。在某些情况下，如果患者患有使唾液分泌减少的疾病，如Sjögren综合征、肿瘤的放射治疗后等也可能形成口臭。

2. 非口源性口臭 非口源性口臭是由于患系统性疾病或各种感染所致，主要包括：呼吸系统疾病（鼻腔、上颌窦、咽部、肺部的感染与坏死）、消化系统疾病（胃炎、胃溃疡、十二指肠溃疡、胃肠代谢紊乱、便秘等）、实质性脏器损害（肝衰、肾衰）及糖尿病性酮症、尿毒症、白血病、维生素缺乏、重金属中毒等疾病引起的口臭。许多全身性疾病在没有得到很好控制的情况下会产生某些特殊的味道，如糖尿病患者的口气带水果味、肾衰竭患者的呼吸带鱼腥味、肝硬化患者的口腔内有强烈的硫磺味。

【诊断】

诊断口臭最常用的方法是鼻闻法，由经过训练、有经验的口腔医务人员直接近距离内嗅闻患者口腔呼出的气体作出诊断。这种方法被认为是诊断口臭的金标准。

手提式硫化物监测仪（Halimeter）比较简单，价格便宜，能够在短时间内得出比较客观的结果，所以被广泛应用。但它对甲基硫醇的敏感性不如对硫化氢，故有可能出现误诊或漏诊。

【治疗原则】

1. 明确原因，对症治疗。口臭的来源有时很难鉴别，如果高度怀疑某种疾病与之相关，可通过试治疗的方式来加以排除。

2. 预防口臭自我最可行的方法是控制牙菌斑，特别是舌背上的菌斑。

3. 需要多学科的合作。

（栾庆先　曹采方）

第9节 牙周医学

20世纪80年代以来，尤其是进入90年代后，由于不断的相关报道，重新引起人们对口腔疾病与全身疾病关系的关注。学者们按照循证医学的原则进行了大规模的流行病学观察或病例-对照研究，并采用科学的统计分析手段，发现牙周病和某些全身疾病之间确有一定的关系，提出了一个新的分支学科，即牙周医学（periodontal medicine）。这个概念的提出不仅推动了有关病因机制的研究，同时也要求研究出能识别两者关系的新的诊断方法和治疗策略。

目前大量的研究结果充分地证明了宿主的防御反应，或者说宿主对牙周病的易感性是决定疾病是否发生以及疾病进程和转归的一个必要条件。宿主的防御机制若能将细菌及其产物的毒性作用局限或消除，则该个体可能不发生牙周病，或只有局限的轻度炎症；而同样的微生物却可能使一个易感的个体发生较为严重的牙周组织破坏。这种易感因素包括遗传基因、内分泌、免疫功能、心理调节及某些疾病（如糖尿病）等，也包括一些环境因素，如吸烟等。

某些全身疾病（如糖尿病）或状况（如妊娠），对牙周病具有显著的影响，这被大量的研究报告所证实，详见本章第 2 节；而另一方面，牙周病，尤其是牙周炎，对人体健康的影响也是日益受到密切关注的问题。在这方面，人们经历了一个"认识上的循环和上升"过程，即病灶感染学说盛行→被否定→牙周医学的兴起。

【牙周感染对某些全身疾病的影响】

1. 口腔病灶感染学说 病灶（focus）是指一个局限而具有致病微生物感染的组织，它本身可以表现或不表现症状。当病灶内的微生物或其毒性产物向远隔器官或组织转移，引起该远隔器官的疾病或症状时，称为病灶感染（focal infection）。

1891 年，W.D. Miller 提出："'人的口腔是感染灶'，口腔细菌及代谢产物进入身体其他处，可导致很多疾病，如败血症、骨髓炎、脑炎、消化道紊乱等，并可产生'转移性脓肿'。"1900 年，英国内科医师 Hunter 著文提出："口腔中的微生物及其毒性产物可以引起身体其他部位的许多原因不明的非感染性疾病，例如关节炎。"1910 年，他讽刺口腔医师用金冠修复有龋坏或患牙髓坏死、根周脓肿的牙齿"犹如用金棺来盛装腐烂的尸体"，他还把牙龈炎和牙周炎也列为感染的病灶，主张拔除这些感染的牙齿，以消灭口腔败血症。1911 年，Billings 将此情况定名为病灶感染。当时报道得最多的是牙病与关节炎的联系，拔除患牙后，关节炎（或其他全身疾病）得以痊愈或缓解。其他如流产、乳腺炎、肾炎、毒血症、虹膜睫状体炎等，均被认为可能是病灶感染的结果。在 20 世纪 40 年代以前，病灶学说盛行，以致大量地拔除患牙髓根尖病及牙周炎的牙齿。当时也有一些学者作了大量的微生物学研究，认为口腔病灶中的细菌主要是链球菌，尤其是草绿色链球菌。它们易于在关节、心内膜等处定植。在关节炎处可分离出与口腔病灶内相同的链球菌。

然而，很多临床观察表明，除去"病灶牙"后，并非所有全身病都能治愈；有的细菌学实验也未能被其他人重复成功。由于缺乏科学的临床分析和验证，病灶

学说在 20 世纪中叶以后逐渐被冷落和否定。口腔医学界开始主张应以保存性治疗来取代破坏性治疗，通过良好的治疗来消除口腔内感染。这也推动了后来牙髓根尖病和牙周病的治疗。

2. 牙周医学的兴起 牙周医学是指牙周疾病与全身健康和疾病之间有着双向的联系。这个概念的提出不仅推动了有关病因机制的研究，同时也寻求能识别两者关系的新的诊断方法和治疗策略。近 30 年来大量的流行病学观察、病例对照研究和牙周干预治疗的临床研究证实了牙周病和某些全身疾病之间的确存在一定的关系。

牙周病和全身健康的关系包括两个方面：一方面是全身疾病和状况对牙周病的发生、发展及治疗反应的影响；另一个方面是指牙周病（主要是牙周炎）对全身健康和疾病的影响。除了如牙齿感染可引起感染性心内膜炎的事实早已为人所共知外，对其他方面所知甚少。而近十余年来的大量研究表明，牙周感染可能是心血管疾病（动脉硬化、心肌梗死、脑卒中等）、糖尿病、妊娠并发症、呼吸道感染等的危险因素。现有的研究结果并不能证明牙周炎与这些疾病是因果关系，而可能只是全身疾病的一种危险因素，甚至更可能是这两种疾病（状况）具有共同的危险因素（shared risk factors）。

牙周医学概念的建立也将改变医师的临床诊断和治疗理念。长期以来，牙周炎治疗的目标主要是"阻断疾病发展并防止拔牙、重建功能及外形、促进牙周组织再生"等，现在则应扩展到"长期有效地控制牙周感染、消除与全身健康有关的危险因素，以保护机体"。在提高生命质量、减少死亡率方面，牙周医学或许能作出一定的贡献。口腔医师应拓宽自己的知识领域和视野，在临床实践中加强对患者全身健康的关注和保护，预防和积极治疗口腔内的感染灶。

3. 牙周炎与全身疾病和健康的关系

（1）心血管系统疾病：口腔感染引起急性或亚急性感染性心内膜炎是牙周病与全身健康有关的最为明显和肯定的例子，据报告，该病约有 10%～30% 与牙源性感染或牙科治疗有关。

芬兰学者 Mattila 于 1989 年发现，确诊为急性心肌梗死或冠心病者的口腔状况较同年龄、同性别的非冠心病者差得多，患牙周炎及牙髓根尖周病的人更多。他们还将冠心病患者冠状动脉造影的结果和口腔 X 线片比较，发现冠状动脉病变程度与牙科感染程度显著相关。随后，他们又追踪观察其中一部分患者，发现牙科感染与发生新的冠心病急性发作（致命的或不致命的）或总的死亡率均显著相关。此后大量的研究表明，牙周炎与动脉粥样硬化、急性心肌梗死有潜

在的关联。其中 8 项长期追踪观察报告,在校正了年龄、性别、种族、体重、身高、教育、婚姻、吸烟、酗酒、个人经济状况、血糖、血脂、血压及糖尿病等因素后,提供了进一步的证据表明牙周炎可能是冠心病及其急性发作的一个独立的危险因素。最近,Dietrich 等学者纳入 12 项流行病学的调查资料进行系统分析,结果显示除一项研究报告阴性结果外,其他研究均证实牙周指标与动脉粥样硬化性心血管病存在相关关系。在年轻人中关联更强,65 岁以上者则无明显关联。许多研究证实动脉粥样硬化症是慢性炎症性疾病,有学者在动脉粥样硬化部位,包括冠状动脉斑块、颈动脉斑块和血栓中发现牙周致病微生物,最多见的是牙龈卟啉单胞菌和牙密螺旋体。关于牙周炎与脑卒中的关系,也有人报道 25% 的脑卒中患者有牙科感染,而对照组中只有 2.5% 有牙科感染。牙周炎作为脑卒中的危险因子大于吸烟,而且独立于其他已知的危险因子。

鉴于牙周炎与心脑血管疾病的密切关系,可以预期通过积极预防和治疗牙周病将有效地减少患心血管疾病的危险性。目前关于牙周治疗对心血管疾病的影响已有一些证据,即牙周治疗后 C 反应蛋白降低和内皮细胞功能改善,说明牙周治疗可以减少全身炎症。

(2)糖尿病:近 20 年来国内外大量流行病学的调查资料提供了一致且有力的证据证明重度牙周炎不利于糖尿病患者血糖的控制,也易引起非糖尿病患者的高血糖。在糖尿病患者中,牙周炎的严重程度与糖尿病并发症之间存在直接的剂量依赖关系。Taylor 等人较早报告,重度牙周炎与血糖控制不佳密切相关。2013 年,Borgnakke 等检索到 114 篇纵向和横向的流行病学的相关文献,纳入 17 篇符合标准的研究论文进入系统综述。分析结果证实牙周炎对血糖控制、糖尿病的并发症和 2 型糖尿病的发生具有不良作用。

2 型糖尿病发病前会有全身的炎症状态,导致胰腺 β 细胞功能受损、凋亡和胰岛素抵抗。越来越多的证据支持牙周微生物和它们的毒力因子侵入血液循环会引起全身炎症状态加重(表现为急性期蛋白和氧化应激标志物的升高),提供了牙周炎影响糖尿病的生物学机制。糖化末端产物-受体相互作用和氧化应激通路成为联系糖尿病和牙周炎的可能机制。

近年来,一些研究人员从另一角度研究牙周炎对糖尿病的影响,即对牙周炎伴糖尿病的患者进行牙周治疗干预来观察消除炎症对糖尿病患者的影响。Engebretson 等(2013)检索了近年有关牙周干预治疗改善糖尿病的证据,随机对照实验的研究结果一致表明,牙周机械治疗 3 个月后糖化血红蛋白约降低 0.4%,与增加糖尿病患者临床辅助用药的效果相当。2013 年欧洲牙周学会和美国牙周学会共同发表的共识报告不仅明确肯定了牙周机械治疗对糖尿病的影响,还给内科医师、口腔医师和其他医学专业的医师推荐糖尿病患者的诊疗指南,主要内容如下:①要告知糖尿病患者患牙周病的风险增加,如患牙周病则血糖控制更困难,发生糖尿病并发症的风险增加。②糖尿病患者首诊检查时应进行全面的口腔检查,包括牙周检查。③应将牙周检查和治疗(牙科专业医师的指导下进行)纳入到糖尿病治疗方案中。即使开始未诊断为牙周炎,也建议每年进行牙周复查。④有明确牙周炎症状和体征的糖尿病患者,牙龈出血、口腔异味、牙间隙增大和(或)牙龈脓肿或溢脓、牙松动,需要立即接受牙周干预。⑤应对所有糖尿病患者进行口腔健康教育。

鉴于牙周疾患和口腔疾患对全身疾病的重要影响,美国糖尿病协会把询问和了解糖尿病患者的牙病及治疗情况列入糖尿病的诊治规范中,医疗保险业也积极支持系统病患者定期进行牙周的检查和治疗。2009 年国际糖尿病学会明确提出治疗和维护牙周病将有助于减少发生糖尿病的危险,并有助于糖尿病患者控制血糖。

(3)早产和低出生体重儿:传统观点认为孕妇的细菌性阴道病是导致早产的主要原因,其他因素如酗酒、吸毒、吸烟、高血压、高龄等,也易导致早产和新生儿体重小于 2500g。然而,有约 25% 的早产和低体重新生儿未能找到传统的原因。患感染性阴道病时,正常阴道中微需氧的乳杆菌被厌氧菌如普氏菌属、拟杆菌属、卟啉单胞菌属等取代而发生感染,细菌及内毒素可上行至宫颈,直接造成组织损害或引发前列腺素和致炎因子的释放。具核梭杆菌是牙周炎最常见的细菌之一。有意思的是,在早产妇的羊水中,具核梭杆菌的检出率远高于非阴道病患者,而且分离株通常不同于阴道中的梭杆菌菌株,却更接近于龈下菌斑中的菌株。

1996 年,Offenbacher 等人发现分娩出低体重新生儿的妇女,牙周附着丧失程度大于分娩正常体重儿的产妇。患重症牙周炎(60% 以上的牙位有 >3mm 的附着丧失)的妇女生产低体重儿的危险度增高 7.5 倍,比吸烟和酗酒的危险度更高。研究还表明,此种产妇的龈下菌斑中有比正常产妇更多的牙周致病菌,龈沟液中 PGE_2 和 IL-1 的水平也高,龈沟液中 PGE 水平与胎儿体重成反比。然而,关于牙周炎和早产、低体重新生儿的一些流行病学的调查结果并不一致,可能与各研究的调查人群、牙周评估的方法和牙周病分类法不一致有关。

最近有干预性研究发现,产前得到良好的牙周治疗和维护的妇女,其早产低体重新生儿的发生率(1.84%)

明显低于无牙周治疗的对照组（10.11%）。虽然牙周治疗对于妊娠妇女是安全的、能改善牙周状况，但是用还是不用抗生素均未能减少早产和低体重新生儿的发生率。美国医学会建议，妇女在怀孕前或至少一旦怀孕后，应尽快请牙医进行牙周检查并得到及时的牙周治疗与良好的维护，以期降低早产和低体重新生儿的风险。

（4）呼吸系统疾病：常见的肺部感染途径之一是吸入口腔咽喉部的感染微生物，其中口腔内的细菌起着重要作用。临床研究发现具有很高致死率的获得性肺炎与口腔菌斑生物膜感染有关，牙菌斑可能是引起肺部感染的致病菌的重要储存库。口腔咽喉部的细菌和牙周袋内的细菌，可被吸入下呼吸道和肺部，导致相应的呼吸道感染或加重原来的病情。老年体弱者或长期住院的患者易发生肺部感染甚至发生肺脓肿。1992 年，美国学者首先提出口腔尤其牙周感染可能是细菌性肺炎及明显阻塞性肺病的危险因素。流行病学研究也显示，口腔卫生差的人群患慢性呼吸道疾病的几率比口腔卫生状况良好的人群高 4.5 倍，慢性阻塞性肺气肿和慢性支气管炎与慢性牙周炎密切相关。另一项长达 25 年的纵向研究发现，基线时牙周炎引起的牙槽骨吸收是慢性阻塞性肺病的独立预测因子。病例对照研究显示，应用氯己定清洁口腔，大大减少了重症患者和应用呼吸机患者患获得性肺炎的几率。

迄今为止，还未有科学证据显示牙周病会直接引起上述呼吸道疾病。然而，学者们认为牙周病可能是肺部感染的一个危险因子，而两者又与潜在的宿主炎症易感反应特质相关。

（5）其他全身疾病：口腔不仅与呼吸道直接相通，也是消化道的开口。口腔内的细菌，尤其是牙周袋内大量毒性较强的厌氧菌，都可直接进入消化道，例如幽门螺杆菌（Hp）是慢性胃炎、胃溃疡的病原菌，在口腔中的多个部位都能检测出来。近年来的研究表明，牙菌斑是 Hp 的贮库，牙周袋内可检出幽门螺杆菌，牙龈出血的部位检出率高于不出血处。也有报告表明，牙菌斑中的 Hp 与同一患者胃中的 Hp 有相同的基因型，同一家庭成员的口腔和胃中也有相同基因型的 Hp。严格的牙周治疗可使牙周临床情况改善、菌斑中 Hp 大大减少，胃中 Hp 的根治率也提高。

4. 可能的机制

（1）直接感染：主要为急性感染或慢性感染通过呼吸道、消化道、筋膜层、骨髓腔等直接扩散。

（2）细菌进入血液循环扩散：拔除牙周炎或根尖感染的牙齿后，暂时性菌血症的发生率高达 82%～86%，牙周手术后为 88%。其他如洁治、牙周袋探查、牙周膜内注射、放置橡皮障、磨光牙面等治疗，甚至刷

牙、剔牙、咀嚼硬食等均可引起暂时性菌血症。在健康人，这种暂时进入血流的微生物不引起临床症状，约 30 分钟内即被单核 - 吞噬细胞系统所吞噬而消失，也有少数人有 1～2 小时的低热、不适，然后症状消失。但在患风湿性心脏病或先天性心脏功能不全者，进入血流中的微生物可引发感染性心内膜炎。

（3）牙周细菌及其产物引起机体的免疫反应和炎症：现代观点认为不一定是细菌本身到达远隔部位，而是细菌产物，如内毒素等，激活了单核细胞 - 巨噬细胞，产生大量的致炎因子，如 IL-1、TNF-α、ICAM-1 和地诺前列酮等。现在已知动脉粥样硬化也是由炎症引起的。上述炎症因子的释放，损害了血管内皮细胞，单核细胞吞噬血液中的低密度脂蛋白后膨胀，形成泡沫细胞，构成血管壁上的粥样硬化斑块。炎症过程还促使血管壁增生变厚，管腔狭窄。粥样斑块的破裂，或牙菌斑中的血链球菌、牙龈卟啉单胞菌等都可促进血小板在血管内凝集，形成血栓并栓塞血管，导致心肌梗死、脑血栓等急性过程。长期小量的菌血症和毒素入血在牙周炎患者中是经常发生的，但并非所有人都发生上述病理过程。现在已知有些个体具有特殊的单核细胞 - 巨噬细胞表型，在有一定的激惹条件存在时，发生过度的炎症反应。这些个体可能成为牙周炎和心血管疾病的易感者，换言之，牙周炎和心血管疾病可能具有一些共同的危险因素，如吸烟、增龄、精神压力和某些基因等。牙周炎的细菌长期地重复引发免疫炎症反应，会增加和加重动脉硬化和血栓形成的过程。

牙周感染对妊娠过程及结局的影响也有相似之处。有些菌斑细菌如具核梭杆菌，可通过菌血症进入羊膜盘，更主要是间接方式，即通过感染所产生的 IL-1、IL-6、TNF-α、前列腺素等导致早产和影响胎儿发育。近年来的一些动物实验将牙龈卟啉单胞菌（Pg）放入埋在怀孕豚鼠皮下的小龛中（相当于一个局限的感染灶），使体内 TNF-α 和 PGE$_2$ 的水平升高，导致死胎或胎鼠低体重，此结局与 TNF-α 和 PGE$_2$ 的水平显著相关。说明一个远离子宫的、局灶的牙龈卟啉单胞菌感染可导致异常的妊娠结局。另外，Pg 引起的豚鼠人工牙周炎也可引起孕鼠的羊水中 TNF-α 和 PGE$_2$ 升高及胎鼠的体重过小。这些都支持并部分地解释了牙周炎作为妊娠并发症的危险因素。

【伴全身疾病患者的牙周治疗】

牙周炎的发生受宿主防御机制的影响很多，它的治疗结局也受全身疾病的影响。随着人群年龄的增长，牙周炎的患病率和严重程度均增加，同时，患心血管疾病、糖尿病等的几率也增高。随着我国人口的老

龄化，这个问题越发显现。据美国的一份报道，约有24%的牙科患者因有全身疾病而需请内科医师会诊。因此诊治牙周炎不再只是口腔局部问题，口腔医师应充分了解患者的全身疾病及其治疗史，与内科医师密切配合，寻找共同的危险因素，根据患者的全身病情和易感程度制订合理的牙周治疗计划；在全身情况允许的条件下，对已存在的牙周病应积极治疗，尽量消除牙周感染，并教会患者认真控制菌斑；对于可疑为病灶的牙齿不宜过于保守，应拔除病变严重而预后不良的牙周炎患牙；一些高危患者（如有风湿性心脏病、糖尿病、肾病等）在做复杂的牙科检查和治疗前，应预防性应用抗生素，以防暂时性菌血症，手术操作应轻柔以减少创面和创伤等。

1. 糖尿病 在我国，糖尿病的患病率有迅速增加的趋势，人群中也有一部分尚未诊断的糖尿病患者。对某些牙周炎患者的牙龈红肿严重而广泛、反复发生急性脓肿、对常规牙周治疗反应欠佳者，应考虑其是否有合并糖尿病的可能性，并进行必要的内科学检查。对于糖代谢控制不佳或有严重并发症（如肾病）的糖尿病患者，一般只进行应急的牙周治疗，如急性牙周脓肿等，同时给予抗生素以控制感染。对经过积极治疗已控制血糖的糖尿病患者，可按常规施以牙周治疗，但应给患者饮食建议，以使牙周治疗前后及治疗过程中维持血糖平稳。就诊尽量安排在上午（早餐及服药后1.5小时），治疗过程中还应观察有无低血糖出现。治疗时还应减轻其疼痛及紧张心情，因为内源性肾上腺素的分泌可能增加对胰岛素的需求。病情较重者可预防性使用抗生素。特别强调自身的菌斑控制及定期复查，以维持疗效。

2. 心血管疾病 对于曾在过去6个月内发生心肌梗死、脑血管意外或处于不稳定性心绞痛状态的患者，不做常规的牙周治疗，或只做应急处理。对高血压、冠心病患者，应在服药和病情比较稳定的情况下治疗，并避免患者过于紧张。一天中以下午的血压较低，一些复杂的治疗以安排在下午为宜。需用麻药者，应尽量使用不含或少含肾上腺素的（不得高于1:100 000），并控制用量和注射速度，勿使麻药入血。牙周手术前后及过程中应测量血压，避免因治疗引起的应激状态。还应注意缓慢改变患者的体位，以免引起体位性低血压。对风湿性心脏病、先天性心脏病、有人工心脏瓣膜者应预防性使用抗生素以防感染性心内膜炎，在接受牙周检查或治疗的当天应服用抗生素，对牙周手术患者，抗生素的应用应延长至拆线后。还可在治疗前用过氧化氢或氯己定等含漱，以减少口腔内的细菌。拔牙和手术前应消毒局部。美国心脏病协会强调："感染性心内膜炎的易感者应特别注意口腔卫生，以减少细菌入血。"对带有某些类型心脏起搏器的患者不得使用超声洁牙机等电子仪器，以免干扰起搏器的功能。总之，对患有较重心血管疾病的牙周炎患者，应仔细了解其病情，必要时咨询其主治的内科医师。

3. 凝血机制异常者 因高血压、心脑血管疾病、严重肝病或因其他原因长期服用抗凝剂者，常有出血倾向。牙周洁治、刮治及手术前应检查其出、凝血时间和凝血酶原时间；操作应轻柔，减小创伤；治疗结束时可轻轻压迫牙龈并仔细检查有无残留的肉芽组织及渗血，必要时应观察20分钟，确认局部无活动的出血时，才让患者离去。对待其他可导致异常出血的疾患，如血小板减少性紫癜、血友病以及严重的肝病等，均应与内科医师密切合作下，谨慎地施以牙周治疗。

4. 传染性疾病 我国人口中，肝炎的患病率约为10%。结核病也正在全球重新肆虐，HIV感染和艾滋病、梅毒等疾病在口腔科就诊患者中也可见到。这些病可通过血液、唾液或皮肤黏膜的伤口传染。因此，口腔医师在临床上必须对这些疾病有一定的警惕和识别能力。对于活动性传染病，不作常规的牙周治疗，只在严格防交叉感染的条件下，做应急处理。有些患者可能不知道自己患有传染性疾病，或不向医师报告，因此在临床上应按"一致对待"的原则来处理每位患者，以防止医院内感染。

5. 老年患者的治疗特点 我国已经进入老龄社会，随着老年人口的增加和存留牙齿的增多，牙周炎的患病率也会增高。老年牙周炎患者的病情一般较重，但增龄不是牙周炎的原因，而是一生中疾病及致病因素积累的结果。研究表明老年人主要是免疫反应性不如年轻人，且多患有全身疾病，如糖尿病、心血管疾病等，故用药多而复杂；唾液量减少；认知力和自理能力减退；有的有心理情绪因素等。这些情况对牙周炎的疗效及维护可能有不同程度的影响，但也因人而异。

对老年牙周炎患者应详细了解其口腔病历史、全身疾病及治疗情况、当前用药情况以及牙周炎的危险因素评估。这有利于对其牙周病情的总体评估并制订恰当的治疗计划和判断预后。对老年患者的治疗原则首先应是控制菌斑、控制炎症，并创造便于患者清洁和自理的牙周组织状况。要考虑患者对复杂治疗的耐受能力，一般首选非手术治疗，不宜进行过于复杂的治疗。对一些因病或其他原因难以坚持彻底控制菌斑者，可以推荐用电动牙刷、间隙刷、冲牙器等辅助工具，并定期进行维护治疗。口腔卫生指导应针对老年人的特点，如戴可摘义齿者，应注意义齿的护理、基牙周围的菌斑清理、根面龋的预防等。

（孟焕新 曹采方）

参 考 文 献

1. 齐小秋. 第三次全国口腔健康流行病学调查报告. 北京：人民卫生出版社，2008

2. 荣文笙，胡德渝，冯希平，等. 我国城市地区成人牙本质敏感的流行病学调查. 中华口腔医学杂志，2010，45（3）：141-145

3. Armitage GC，Cullinan MP. Comparison of the clinical features of chronic and aggressive periodontitis. Periodontol 2000，2010，53：12-27

4. Chapple ILC，Genco R，and on behalf of working group 2 of the joint EFP/AAP workshop. Diabetes and periodontal diseases：consensus report of the Joint EFP/AAP Workshop on Periodontitis and Systemic Diseases. J Clin Periodontol，2013，40（Suppl 14）：S106-S112

5. Harrington GW，Steiner DR，Ammons WF. The periodontal-endodontic controversy. Periodontol 2000，2002，30：123-130

6. Hugoson A，Sjödin B，Norderyd O. Trends over 30 years，1973-2003，in the prevalence and severity of periodontal disease. J Clin Periodontol，2008，35（5）：405-414

7. Lang NP，Schätzle MA，Löe H. Gingivitis as a risk factor in periodontaldisease. J Clin Periodontol，2009，36（Suppl 10）：3-8

8. Lindhe J，Lang NP，Karring T. Clinical Periodontology and Implant Dentistry. 5th ed. Singapore：Blackwell Publishing Ltd.，2008

9. Meng HX，Xu L，Li QY，et al. Determinants of host susceptibility in aggressive periodontitis. Periodontol 2000，2007，43：133-159

10. Tonetti MS，Van Dyke TE，and on behalf of working group 1 of the joint EFP/AAP workshop. Periodontitis and atherosclerotic cardiovascular disease：consensus report of the Joint EFP/AAP Workshop on Periodontitis and Systemic Diseases. J Clin Periodontol，2013，40（Suppl 14）：S24-S29

第 7 章

种植体周围组织疾病

种植义齿是修复缺失牙的一种重要方法，这种修复是由种植体和种植体所支持的上部义齿构成。种植体位于颌骨内，与骨组织直接结合，称为骨结合，在骨的冠方则与牙槽黏膜结合形成软组织封闭，然后在穿越牙槽黏膜的种植基桩上完成义齿修复。种植体与其周围的软、硬组织的结合方式与自然牙有许多类似之处，但不完全相同，种植体周组织的防御能力比自然牙周组织要弱得多。因此，种植体周组织需要进行良好的维护才能保持健康，否则会发生类似于牙周病的疾病，即种植体周围组织疾病，简称种植体周病。包括种植体周黏膜炎和种植体周围炎（简称种植体周炎），前者的炎症仅累及种植体周软组织，后者则除软组织炎症外尚有深袋形成及牙槽骨丧失，进而影响种植体的稳定性和功能的行使，严重时导致种植体松动、脱落。

第1节 种植体周组织的特点

种植体周组织包括种植体周软组织和骨组织。软组织包括种植体周黏膜和黏膜下结缔组织，与自然牙的牙龈组织相似；而骨组织与种植体的关系则与自然牙不同，骨与种植体直接结合，从而支持种植体，使其稳固和发挥功能。

一、种植体周黏膜的特点

健康的种植体周黏膜类似于自然牙的牙龈组织。

1. 临床特点 种植体周黏膜的外观呈粉红色，表层角化，有点彩，质地坚韧，组织致密，包绕种植体的颈部并覆盖在种植体周骨组织牙槽突的表面，黏膜在种植体的颈部与种植体结合，形成软组织封闭，种植体周黏膜与种植体之间也有类似于龈沟的软组织沟，沟的深度与种植体的植入深度有关，一般不超过 4mm，多为 2～3mm。在两个种植体之间的邻面区域也可有类似龈乳头的软组织乳头形成。

2. 组织学特点 种植体周黏膜在组织学上与自然牙龈相似，同样包括上皮和结缔组织，形成与龈牙结合部类似的黏膜 - 种植体结合界面。

上皮：种植体周的口腔上皮也是角化的复层鳞状上皮，有钉突。

沟内上皮无角化，由基底细胞和 5～15 层基底上细胞组成，细胞层次较自然牙少。沟内上皮在冠端（相当于龈缘处）与角化的口腔上皮相连续，它与种植体之间形成的间隙类似龈沟，其深度因种植体的种类和植入深度会有所不同，一般不超过 4mm。

屏障上皮（相当于结合上皮）有 2～5 层细胞，层次少于自然牙的结合上皮，同样没有钉突，其与种植体表面的附着类似自然牙，亦是通过基底板和半桥粒而附着。

结缔组织：胶原纤维的排列方向与自然牙不同。在贴近种植体的部分中，胶原纤维只是平行于种植体表面，没有类似插入自然牙牙骨质的垂直排列的胶原纤维，胶原纤维来自牙槽骨嵴顶的骨膜，由骨膜向软组织边缘伸展，方向与种植体或种植体基台表面平行。在远离种植体部分中，胶原纤维呈环形围绕种植体，其作用仍不清楚，可能有助于形成围绕种植体周围的软组织"封闭"。

种植体周结缔组织含有的胶原纤维多，成纤维细胞和血管结构少。在邻近种植体表面的内层部分中，成纤维细胞相对较多，细胞长轴与种植体表面平行排列，血管成分很少；而在外层部分中，成纤维细胞少，血管成分增多，胶原纤维较多。表面粗糙度不同的基台周围的结缔组织成分相似。

黏膜 - 种植体结合界面：种植体周黏膜通过屏障上皮和结缔组织与种植体表面结合，形成软组织封闭，阻止菌斑与种植体周骨组织的接触。如前所述，由于种植体无牙骨质层，结缔组织中的纤维只是与种植体表面平行排列，因此种植体周的结缔组织封闭明显弱于自然牙。

3. 种植体周组织的生物学宽度 种植体周软组织沟底至骨嵴顶之间的距离为种植体周组织的生物学宽度，也有人将其称为生物学屏障，即在沟底至骨嵴顶之间有一定的恒定距离。由屏障上皮和结缔组织附着区两部分构成。

动物实验显示，种植体周的屏障上皮宽约 2mm，结缔组织附着区约 1.5～2mm，两者相加，生物学宽度为 3.5～4mm。一项人类种植体的组织学研究结果显示，这个距离为 4～4.5mm。

二、种植体周骨组织的特点

种植体和骨组织的结合与自然牙和骨组织的结合方式不同，种植体与骨组织之间没有类似自然牙牙根与骨组织之间的牙周膜，而是形成直接接触结合，这种结合方式称为骨结合，由 Bränemark 首先提出，是种植体与骨组织结合的理想方式。Schroder 等曾使用"功能性骨固连"来描述这种骨结合。这种结合包含种植体周围骨的功能性适应，使得种植修复体在受到拾力时，通过种植体直接将力传导到骨，骨将力分散，从而发挥功能。除了骨与种植体直接接触外，也可有少部分骨髓与种植体接触，但如果种植体表面大部分或全部被纤维组织包裹，则会导致种植体松动、脱落而失败。

三、种植体周黏膜血液供给的特点

种植体周黏膜的血供主要来源于牙槽嵴外侧大的骨膜上血管，它发出分支形成口腔上皮下结缔组织乳头的毛细血管和屏障上皮下方的毛细血管丛和小静脉。与自然牙不同的是，种植体周没有牙周膜，不可能提供血管丛，因此种植体周屏障上皮的根方至牙槽嵴上方的结缔组织区的血液供应较少。

四、种植体周组织与牙周组织的比较

种植体周组织与牙周组织的主要异同见表 7-1。

表 7-1 健康种植体周组织与牙周组织的比较

	种植体周组织	牙周组织
沟的深度	≤4mm	≤3mm
上皮的组成	口腔上皮、沟内上皮和屏障上皮	口腔上皮、沟内上皮和结合上皮
上皮附着方式	基底板-半桥粒复合体	基底板-半桥粒复合体
结缔组织胶原纤维排列	平行于种植体表面	从根面放射状，垂直于牙骨质并包埋在牙骨质中
结缔组织成分	胶原纤维多，成纤维细胞少，血管少	胶原纤维少，成纤维细胞多，血管多
生物学宽度	4～4.5mm	2mm
与牙槽骨之间界面	骨结合	牙周膜
牙周膜	无	有
血液供给来源	牙槽嵴外侧的骨膜上血管	①牙槽嵴骨膜上血管；②牙周膜血管丛

第2节 种植体周疾病的病因

类似于牙周疾病，菌斑生物膜及其微生物是种植体周疾病的始动因素。其他许多因素会促进种植体周疾病的发生和发展，如拾负载过重、口腔内其他牙患有牙周疾病、吸烟、酗酒、患有糖尿病等系统性疾病、服用二膦酸盐类药物等，种植体表面结构、种植修复体的上部结构、种植体周围的软硬组织缺陷以及种植手术者的技术水平等也会影响疾病的发生和发展。

一、种植体表面的菌斑生物膜

菌斑微生物会在种植体、种植体基台及其修复体表面上形成，与在自然牙表面上的形成类似。种植体周菌斑微生物的特点包括：①健康种植体周的菌群与健康自然牙相似。②因感染而患种植体周疾病的菌群与牙周炎的菌群相似。种植体周探诊深度大于 6mm 时，可培养菌的总量比健康部位增多 20 倍，其中厌氧菌明显增多。失败的种植体龈下有大量螺旋体、丝状菌、能动菌、弯曲菌、梭杆菌属和产黑色素类杆菌属。③种植体周的菌群与该患者口腔中的余留牙相似，余留牙的牙周袋可作为致病菌的贮库，是种植体上定植细菌的来源，一定条件下引发种植体周的炎症反应。④全口无牙与部分缺牙患者的种植体周菌群有所不同。有研究报道，无牙颌患者的菌斑组成更接近于健康牙周。但在采用 qPCR 扩增法检测细菌的研究中发现全口拔牙并不能消除牙周致病菌，只是细菌数量明显减少，原因在于拔牙后唾液、舌背、扁桃体和口腔其他黏膜表面仍可存留细菌。牙周炎的易感者也将是种植体周炎的易感者。因此，对于因牙周炎而拔除全口牙的患者也要关注种植体植入后的健康维护。

在菌斑的作用下，种植体周的黏膜封闭会遭到破坏，与自然牙相比，菌斑导致的病损在种植体周更为明显，累及的组织更广泛。如果菌斑向根方迁移，炎症浸润层可扩散至骨膜上的结缔组织层并达骨髓腔。炎症细胞的产物可以导致破骨作用，形成临床及 X 线片上可见的支持骨丧失。如果仔细地经常去除种植体表面的菌斑，能显著减少袋内细菌总数，增加革兰氏阳性菌的比例，减少致病菌的比例，因此，应强调菌斑控制和口腔卫生对种植患者的重要性。

粗糙面有利于细菌的黏附，黏附几率是光滑面的 2～4 倍，因此种植体的粗糙部分均应植入牙槽骨内。暴露于口腔内的光滑部分和种植体基台表面也是菌斑易于附着和堆积的部位，应注意清洁，并且在临床检查和治疗中注意保护，避免使其表面损伤而形成粗糙面。

二、其他易感因素

1. 局部菌斑滞留因素　粘接剂溢出，在上部修复体边缘处形成菌斑滞留区，易导致局部感染。设计和制作不当的修复体易导致局部菌斑滞留，包括修复体各成分之间不密合、修复体的位置不恰当、形成无法进行菌斑控制的区域等。

2. 殆负载过重　殆负载过重是种植体周炎发病的重要促进因素。由于种植体周无牙周膜，当受到过大咬合力时，会导致种植体-骨界面产生微小骨折，形成垂直骨吸收，继而有上皮和结缔组织向根方增殖移行包绕种植体。在种植体周组织存在感染和炎症时，殆负载过重会加重菌斑引起的骨吸收，使疾病进展大大加速。

导致种植体殆负载过重的可能因素包括：①种植体的位置不佳，殆关系不正常，应力分布不均匀，种植体承受过大的侧向力；②患者的上、下颌骨关系异常，难以获得理想的咬合关系；③种植体的数目过少，种植体上承受的殆力过大；④设计不合理，在种植体上分布的应力过大；⑤上部修复体与种植体未能精确就位，固位差；⑥修复体的外形设计不良增加了负荷；⑦种植体植入区骨量不足等。另外，种植体周围无牙周膜，缺乏本体感受器，对受力和位移的感觉较迟钝。当邻牙在受到同样较大咬合力时，由于牙周膜的存在会使邻牙有一定程度的下沉，而种植体为骨结合，下沉程度极其微小，如果修复时没有考虑到这一点，就会使种植体承受过大殆力，形成创伤。

3. 骨量不足或骨结合不完全　骨的质和量影响着种植体的骨结合。牙槽嵴骨量不足，有骨缺损，未能进行成功的骨增量手术，种植体的粗糙面未能被骨组织包绕形成骨结合而只是被软组织覆盖等，一方面影响种植体对殆力的承担；另一方面，当种植体周感染时，粗糙面就会暴露于菌斑中且难以清除和治疗，会加快种植体周疾病的发展。

4. 种植体周的角化黏膜不足　有角化的牙槽黏膜附着于种植休周更有利于种植体周组织的稳定。如果种植体周围为非角化的牙槽黏膜，往往不易控制菌斑。若种植体周黏膜反复发炎，可采用膜龈手术增宽角化黏膜，以利于口腔卫生的维护。

5. 种植体表面及类型　种植体的表面对骨结合具有明显的影响，粗糙表面有利于形成更大面积的骨结合，然而一旦种植体周的感染使种植体的粗糙表面暴露，则很难清除菌斑，因此，种植体周炎在粗糙面的发展速度更快，炎症程度更重。二阶段式种植体在愈合期完全埋植黏膜下，不易感染牙周致病菌；义齿上部结构为覆盖义齿时易于清除菌斑，而固定义齿较难以控制菌斑；义齿龈面外形设计不合理或未充分抛光，会促使菌斑聚集。

6. 牙周炎及牙周炎病史　牙列缺损患者的余留牙如果患有牙周炎，它们龈下菌斑中的细菌可移居到种植体，引起种植体周炎。对种植体观察10年以上的文献报道显示，牙周炎患者即使经过牙周治疗后才进行种植治疗，其种植体周炎的发生率为16%～28.6%，仍显著高于相应的非牙周炎患者的发生率2.2%～5.8%。且有文献显示，有侵袭性牙周炎病史的患者发生种植体周炎的风险要高于慢性牙周炎病史的患者。因此，牙周炎病史被认为是种植体周炎的危险因素。

在种植前一定要先行牙周状况检查及牙周治疗，待病情稳定后再施行种植修复治疗。

7. 吸烟和酗酒　吸烟是种植体周围骨丧失有关因素中最为重要的因素之一。研究显示，吸烟者每年种植体边缘骨丧失为不吸烟者的2倍；如果吸烟者同时伴有口腔卫生不良，其骨丧失量是不吸烟者的3倍；吸烟量与骨吸收的程度呈正相关关系；种植术前后戒烟者可减少牙槽骨的吸收。早期种植体周炎患者在接受治疗的同时配合戒烟，能明显改善预后，戒烟者的种植体周组织破坏较继续吸烟者轻，继续吸烟者尽管接受治疗，仍可能会有进一步的种植体周组织破坏。有牙周炎病史并且吸烟的患者发生种植体周围骨吸收的风险高于有牙周炎病史但不吸烟的患者。

酗酒是目前被认识到的一个种植体周炎的危险因素。有研究显示，饮酒量＞10g乙醇/d的患者边缘骨吸收量甚至大于吸烟者。

8. 全身系统性疾病及服药情况　如果患者患有糖尿病等全身系统性疾病，会影响种植体的愈合，并可能影响种植体周组织对菌斑微生物等刺激因素的反应。血糖未控制或控制不佳的患者不应进行种植手术，应待血糖得到控制后再行手术。

骨质疏松和曾进行过放射治疗的部位应视为种植禁忌证。

应对为治疗骨质疏松而服用二膦酸盐的患者特别加以注意，因不断有因服用二膦酸盐导致颌骨坏死的报道，因此，服用二膦酸盐被认为是影响种植效果的一个重要危险因素。

第3节　种植体周黏膜炎

种植体周黏膜炎是指发生于种植体周黏膜的感染性炎症性疾病，病变局限于种植体周的软组织，不累及深层的骨组织，类似于牙龈炎。恰当的治疗可使疾病逆转，恢复至正常。

【病因】

种植体表面的菌斑微生物是种植体周黏膜炎的始动因素。局部菌斑滞留因素、种植体周的软组织状况等因素是影响种植体周黏膜炎的重要因素。详见本章第2节。

如果种植体周围为非角化的牙槽黏膜，往往不易控制菌斑。若种植体上部结构长期覆盖或压迫软组织，造成局部卫生状况不良，会导致种植体周软组织增生性炎症，形成"增生性黏膜炎"。

【临床表现和诊断】

主要表现为刷牙、进食或碰触时种植体周软组织出血。检查可见种植修复体表面和种植体与基台接缝处堆积菌斑或牙石；种植体周的黏膜充血发红，水肿光亮，质地松软，乳头圆钝或肥大，探诊有出血，严重时可有溢脓，并可能会出现疼痛；由于软组织的炎症肿胀，探诊深度较修复后加深，可达4～5mm；但种植体不松动。X线检查显示种植体与牙槽骨结合良好，无任何透影区及牙槽骨的吸收。根据这些表现即可诊断。

种植体周黏膜炎中有一类"增生性黏膜炎"，表现为种植体周软组织呈瘤样肥大增生，质地松脆，易出血。围绕种植体周的软组织往往为无角化的黏膜。

【鉴别诊断】

需与种植体周炎相鉴别。种植体周炎除黏膜有色、形、质改变和探诊出血外，还应有附着丧失和牙槽骨吸收，并且往往有溢脓。而种植体周黏膜炎没有附着丧失和牙槽骨吸收。

【治疗原则】

1. 口腔卫生指导教会患者对种植修复体部位菌斑的控制方法。

2. 使用专用器械以机械方法清除菌斑、牙石，包括种植体颈部、种植基台、上部结构软组织面等处的菌斑、牙石。

3. 如果种植体周组织探诊出血阳性、溢脓或无溢脓、探诊深度4～5mm时，在机械性清除菌斑和牙石后应局部使用氯己定，含漱或涂布氯己定凝胶。

第4节　种植体周炎

种植体周炎是指发生于种植体周组织的感染性炎症性疾病，病变不仅侵犯种植体周软组织，还累及深层的骨组织，类似牙周炎。恰当的治疗可阻止疾病的发展，阻止骨的进一步吸收。

【病因】

菌斑微生物是种植体周炎的始动因素，此外，粘接剂溢出、不恰当的修复体等局部菌斑滞留因素、殆负载过重、骨量不足或骨结合不完全、患有牙周炎或有牙周炎病史、吸烟、酗酒、有未控制的糖尿病等全身系统性疾病、患有骨质疏松而服用二膦酸盐药物、进行过局部放疗等都是种植体周炎的病因学促进因素，种植体周的软组织状况、种植体表面情况及类型也与种植体周炎有关。详见本章第2节。

【临床表现及诊断】

1. 症状　刷牙、咬物或碰触时种植体周软组织出血，有些患者表现为种植体周软组织处肿胀、流脓。有些患者会出现疼痛。

2. 临床检查

(1) 种植修复体表面和种植体与基台接缝处堆积菌斑或牙石。

(2) 种植体周的黏膜充血发红，水肿光亮，质地松软，乳头圆钝或肥大，探诊有出血，严重者种植体周围牙周袋内溢脓。也有的表现为有窦道或瘘管形成。

(3) 用牙周探针轻轻(0.25N)探查种植体周软组织沟的深度，超过3mm，可达4～5mm，甚至6mm以上，袋底已达种植体的粗糙面上，即发生了附着丧失，有牙周袋形成。单纯的探诊深度可能与种植体植入时的深度有关，因此探诊检查时应与最初的探诊深度相比较，如果探诊深度加深并伴有探诊后出血、溢脓，则更有临床意义。

(4) X线检查可发现种植体周有骨吸收。在种植修复后的第一年内牙槽骨会有改建，骨质高度略有降低，与手术后即刻时骨的高度相比，骨嵴顶高度降低不超过2mm，这属于正常现象，如果超过2mm则表明有病理性骨吸收。种植体周的牙槽骨吸收往往呈围绕种植体的环形吸收(图7-1)。在疾病的早期，骨吸收仅累及牙槽嵴顶，根方仍保持骨结合状态。患种植体

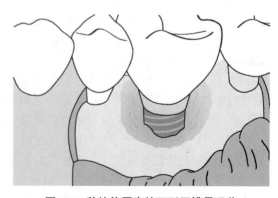

图7-1　种植体周炎的环形牙槽骨吸收

周炎时骨嵴顶高度可降至不同的水平，如种植体长度的 1/3、1/2、根方 1/3 等。多数种植体是螺纹种植体，因此也有用骨吸收至第几个螺纹来表示骨吸收的水平。由于植入深度可能各有不同，因此判断种植体周有无发生早期的骨吸收时，应与植入当时和使用后 1 年（即咬合力加载后 1 年）时的 X 线片进行比较。

（5）在疾病的早期种植体可以不松动。到晚期骨吸收达种植体全长时，种植体出现松动。由于种植体周组织的防御能力较弱，炎症进展快，往往在数月内就可造成种植体松动、脱落。一旦出现种植体的松动，则认为种植失败，需取出种植体进行其他修复或考虑重新种植修复。

3. 诊断　一旦出现上述症状和表现，主要是探诊出血、溢脓，探诊检查时发现袋底位于种植体的粗糙面上（说明发生了附着丧失），X 线片显示种植体周骨吸收，即可作出诊断。

【治疗原则】

1. 口腔卫生指导。
2. 用专用器械机械性清除菌斑。
3. 氯己定的局部应用含漱、冲洗或局部涂布氯己定凝胶。
4. 必要时使用抗生素辅助治疗。可以局部应用，也可全身应用。
5. 如果骨吸收 2mm 以上，需进行手术治疗。可以使用切除性手术，也可使用骨再生性手术。如果患者种植体颈部包绕的软组织无角化龈，不利于种植体周炎的控制，可进行角化龈增宽的膜龈手术，在种植体周重建附着龈，从而有利于种植体周的菌斑控制。
6. 如果种植体松动，X 线片显示骨吸收已达种植

体的全长，整个种植体周围都有低密度影像，此时应及早将种植体摘除。

综上所述，对于种植体周炎的患者，应按 CIST 方案中的 A、B、C、D 方案进行治疗。详见治疗篇第 36 章 17 节。

（欧阳翔英）

参 考 文 献

1. Atieh MA，Alsabeeha NH，Faggion CM Jr，et al. The frequency of peri-implant diseases：a systematic review and meta-analysis. J Periodontol，2013，84：1586-1598
2. Berglundh T，Lindhe J，Lang NP. Peri-implant mucositis and peri-implantitis//Lindhe J，Lang NP，Karring T. Clinical Periodontology and Implant Dentistry. 5th ed. Oxford：Blackwell Munksgaard，2008
3. Fiorellini J，Kao DWK，Wada K，et al. Peri-implant anatomy，biology，and function//Newman MG，Takei HH，Klokkevold PR，et al. Carranza's Clinical Periodontology. 11th ed. St. Louis. Mo.：Saunders Elservier，2012
4. Froum SJ，Klokkevold PR，Cho SC，et al. Implant-related complications and failures//Newman MG，Takei HH，Klokkevold PR，et al. Carranza's Clinical Periodontology. 11th ed. St. Louis. Mo.：Saunders Elservier，2012
5. Heitz-Mayfield IJA. Peri-implant diseases：diagnosis and risk indicators. J Clin Priodontol，2008，35（8）：292-304
6. Lang NP，Wilson TG，Corbet EF. Biological complication with dental implants：their prevention，diagnosis and treatment. Clin Oral Implants Res，2000，11（Suppl 1）：146-155

第 8 章

口腔黏膜疾病

第1节 总 论

口腔黏膜病是指发生在口腔黏膜及口腔软组织的除肿瘤以外的疾病。

口腔黏膜病病损的临床表现是多种多样的。最常见的是溃疡及糜烂,其他如角化异常、疱疹、结节、坏死等亦可发生。而且在病程的不同阶段还可以发生病损类型的更迭,如疱疹破溃可形成溃疡、上皮剥脱后形成糜烂等。从病因来看也比较复杂。除极少数病种是单纯由局部原因引起外,大多数口腔黏膜病和全身状况有着密切的关系。有些口腔黏膜病损是全身性疾病早期或晚期的一部分病征。还有许多口腔黏膜病病因不明,其中最常见的是复发性阿弗他溃疡及一些口腔黏膜和皮肤先后或同时发生病损的疾病。但无论哪种情况,口腔黏膜病往往都在身体抵抗力降低时发生。所以,在诊治时要注意从口腔局部联系全身,从口腔黏膜病损的表现寻求疾病的本质,才不致因诊断不明而延误治疗。

一、口腔黏膜的组织结构及生理功能

(一)口腔黏膜的一般组织结构

口腔黏膜是由上皮及固有层组成,两者之间有基底膜相隔。黏膜层借疏松的黏膜下层与其深部组织相连接。

1. 上皮　上皮由内向外依次是基底层、棘层、颗粒层和角化层。因上皮全层为复层鳞状上皮,使病原微生物不易透过上皮而有保护机体的作用。

2. 固有层　固有层中的结缔组织为纤维结缔组织。在固有层中突向上皮部分的结缔组织称为结缔组织乳头,而上皮伸向结缔组织的部分则称为上皮钉突。血管不分布到上皮层,神经纤维可伸入到上皮内且有丰富的神经感受器。所以浅层溃疡或糜烂时非常疼痛。

3. 基底膜　基底膜是连接上皮和结缔组织的部分。位于上皮钉突及结缔组织乳头之间,是一种由上皮细胞分泌物和结缔组织胶原纤维共同产生的复合物,主要是糖蛋白。有连接固着上皮和结缔组织的作用。

4. 黏膜下层　黏膜下层是疏松的结缔组织,有丰富的血管、神经、淋巴管、腺体和脂肪组织等。黏膜下层的血管可分成细支分布到固有层的结缔组织乳头中形成毛细血管网。上皮的营养通过基底膜扩散而来,也可通过固有层的代谢提供(图8-1)。

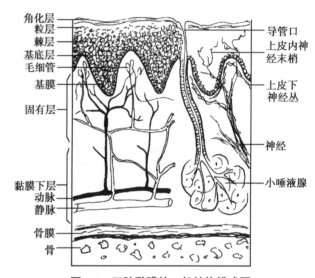

图8-1 口腔黏膜的一般结构模式图

(二)口腔各部位黏膜的结构差异

口腔黏膜按结构和功能不同可分为三种,即被覆黏膜、咀嚼黏膜和特殊黏膜。

1. 被覆黏膜　被覆黏膜仅起覆盖作用。如颊、唇、移行沟、口底、舌腹和软腭的黏膜都属于被覆黏膜,不附着于骨组织上而附着于肌肉上,主要是使活动部位能适应口腔和面部肌肉活动时的伸展。其上皮表层基本无角化或为不全角化。唇红部黏膜上皮细胞透明度较大,结缔组织乳头中毛细血管丰富,所以血色可透过薄而透明的上皮露出红色,贫血时可见口唇苍白。又因唇红部的黏膜下层中无腺体,所以在热性病、气候干燥等情况下易干裂、脱屑等。

2. 咀嚼黏膜　咀嚼黏膜主要覆盖在硬腭及大部分牙龈的表面,是不活动的部位。这些黏膜经常受到咀嚼时的压力和摩擦,所以上皮表层绝大多数正角

化,有较厚而完整的角化层。咀嚼黏膜的上皮钉突较长,固有层的结缔组织纤维较粗大致密,故能耐受一定的压力和摩擦。

3. 特殊黏膜 特殊黏膜是覆盖在舌背的黏膜。表面粗糙有许多乳头突起。其结构能适应咀嚼时舌腭之间的相互作用及舌的伸展。同时受纳味觉。其表层主要为正角化,无黏膜下层,舌肌纤维可伸入固有层内。舌体上有 4 种乳头。①丝状乳头:数目最多,乳头尖端上皮为明显的正角化,所以临床表现发白。②菌状乳头:数目较少,散在丝状乳头之间,呈蕈状。上皮层较薄,表层无角化故色较红。有时乳头的上皮内可存在一些味蕾,故有味觉感受作用。③轮廓乳头:沿人字沟排列,共有 8～10 个,是舌乳头中体积最大者。在乳头侧壁的上皮中有味蕾,有味觉感受作用。④叶状乳头:位于舌两侧壁的后部的数条皱襞,颜色较周围黏膜稍红。舌的病变主要表现在乳头。如贫血、核黄素缺乏、念珠菌感染等,均可表现为舌乳头充血、肿胀、发炎。严重时乳头可以萎缩以至舌背光秃。舌背上皮细胞脱落停滞于舌背上成为舌苔,可以反映胃肠道的疾病。

(三)口腔黏膜的生理功能

1. 保护功能 口腔黏膜是口腔表面的一层上皮性膜。它与皮肤所处环境不同,皮肤表面干燥,而口腔黏膜是处在湿润环境中。健康的口腔黏膜可以起屏障作用,保护黏膜下器官免受外界侵袭。其屏障功能主要由上皮完成,因上皮为复层鳞状上皮,有多列细胞可以阻止微生物的侵袭。其次,黏膜固有膜的结缔组织中胶原纤维互相交织成为纤维束,可以抵抗加于黏膜表面的压力,如咀嚼压力等。上皮下的结缔组织中有许多淋巴细胞和巨噬细胞能吞噬和杀灭微生物,保护机体不受侵袭。用免疫荧光法显示,有的淋巴细胞能活跃地产生免疫球蛋白抗体,主要是 IgA,有中和病毒和抗细菌侵入机体的作用。由于口腔黏膜的主要功能是屏障作用,故其通透性小,它只对较小的分子有通透作用,而且主要在舌腹及口底黏膜。故一般口腔内给药不易被吸收。口腔黏膜亦有黑色素细胞及皮脂腺,前者有轻度的保护功能,后者有润滑功能。

2. 感觉功能 口腔黏膜和皮肤一样可以接受和传递外来环境的刺激,如冷、热、疼痛、触动和压迫等,并可引起机体对这些刺激的反应。此外,因为舌根部轮廓乳头及菌状乳头存在味蕾,是身体特有的味觉感受器。所以,口腔黏膜也是消化道唯一有味觉的器官,能感受各种味道。

3. 润滑及助消化功能 口腔黏膜下结缔组织中有大小唾液腺,能分泌唾液以维持口腔内的湿润及黏膜表面光滑,有助于说话及咀嚼时舌的运动。此外,

唾液中含有酶类,可对食物初步消化,并可使食物润滑便于吞咽。

二、口腔黏膜患病与口腔环境的关系

口腔是一个复杂的环境,经常处于湿润状态,又有合适的温度,故宜于多种细菌及真菌生存。还有一些长期存在的机械性刺激因素,如尖锐的牙尖及牙齿边缘、残根、残冠和不良修复体等,进食时的咀嚼摩擦,经常接受的冷热温度或酸辣等,均可成为刺激口腔黏膜的因素。上述原因使口腔黏膜直接受到威胁而可能引起疾病。但事实上多数人并未发病,这主要因为机体还有抵抗力。黏膜本身的结构、机体天然的防御屏障和唾液的作用均为抗病因素。

唾液是由三对大的唾液腺,即腮腺、下颌下腺、舌下腺及许多分布在唇、颊、舌、腭等处的小唾液腺的分泌液组成。唾液的成分比较复杂。主要成分是水,另有有机成分及无机成分,如多种酶及蛋白质、电解质、上皮细胞、白细胞等,它有机械清洗及抗菌能力,均有利于抗病。唾液量及流率与身体的生理及病理状况有关。健康成人的唾液流率平均每分钟为 0.1ml(0.08～1.85ml/min)。但随着年龄的增长,腺体的分泌组织渐渐被脂肪及结缔组织代替,所以老年人唾液分泌量减少。临床上常见老年人以口干为主诉而就诊者,这是生理性变化。但是,当患舍格伦综合征或腮腺炎时,因唾液腺泡萎缩、破坏,使唾液分泌量减少,流率降低,患者亦会感到口干,这种变化是病理性的。又如唾液免疫蛋白的多少、化学成分的变化等亦与口腔黏膜的发病有关。正常情况下唾液的 pH 为 6.0～7.9,介于弱酸至弱碱性。如果 pH 偏酸,念珠菌就易在口腔内繁殖而引起感染。

此外,注意除去口腔中的残根、残冠,修改不良修复体等机械刺激因素,保持口腔卫生减少菌斑的生成等,对减少口腔黏膜发病及促进病损的愈合是有益的。

三、口腔黏膜病的分类

疾病分类的目的是为了反映病变的本质,便于诊断,指导治疗。但口腔黏膜病病因复杂,病种繁多,临床表现多样化,往往与全身状况关系密切。目前在分类方面还存在一些问题。主要是对一些疾病的病因及发病机制尚不明确,且很多病的病损表现或发病部位都有交叉重叠,故无论按病因、病理或病损表现、发病部位进行分类,均存在交叉现象而不易分清。

为了突出治疗重点,可按疾病的发病原因、病损部位及临床表现的共同特点将口腔黏膜病加以归纳分组如下:

1. 病损单纯或主要发生在口腔黏膜的疾病 本组包括的常见病有复发性阿弗他溃疡、创伤性损害、口腔念珠菌病、细菌感染性口炎、唇及舌的固有疾病、口腔白斑及口腔红斑(或称赤斑)等。

2. 口腔黏膜和皮肤以及生殖器、眼、鼻腔等黏膜同时或先后发生病变的疾病 本组包括的常见病有多形性红斑、药物过敏、扁平苔藓、慢性盘状红斑狼疮、天疱疮、类天疱疮、白塞病等。

3. 全身性疾病在口腔黏膜的表征 本组包括全身各系统病、营养缺乏、代谢障碍、内分泌紊乱以及结核、梅毒等特殊感染所表现的口腔黏膜病征。

以上三组疾病中,第一组的治疗重点应放在口腔局部,全身方面根据情况辅以抗感染及支持治疗。第二组的治疗应同时注意口腔和身体其他部位的病损,并根据情况给予全身调整免疫功能,抗感染及支持治疗。第三组的治疗重点是全身性疾病,口腔病损只作预防继发感染及对症治疗即可。

四、口腔黏膜基本病损及其临床病理

虽然发生在口腔黏膜的病损有多种表现,但各种口腔黏膜病均有自己的病损特点,所以根据病损表现可以初步提示对疾病的诊断范围。而要正确诊断口腔黏膜病,首先就要能正确辨认各种病损的临床表现及了解其组织变化,再结合病史、症状和其他进一步的辅助检查即可得出较明确的诊断,以便制订正确的治疗方案。口腔黏膜临床常见病损如下(图8-2):

1. 斑 斑(macule)是黏膜或皮肤上的局限性颜色异常。斑不高于黏膜或皮肤表面,也不使黏膜变厚。其大小、形状、颜色各不相同。大小可由直径数毫米到数厘米。颜色可以是红、棕或黑褐色等。如因固有层血管扩张、增生、充血等所形成的斑为红色到红棕色,称为红斑,用玻片压时可见红色消退。如由于出血引起的瘀斑,则压时颜色不消退。在多形性红斑、慢性盘状红斑狼疮等疾病可见红斑病损。血小板减少性紫癜在黏膜及皮肤上可见瘀斑。色素斑的颜色由棕色到黑色,是由于上皮基底层有黑色素细胞,亦可因陈旧性出血有含铁血黄素存在于固有层内而引起。色素斑可以是生理性的,亦可能是病理性的。

2. 丘疹 丘疹(papule)是一种小的实质性突起,高于黏膜面。直径大小可由1mm至数mm。表面形状可能是扁平、尖形或圆形。基底形状可能是圆形、椭圆形或多角形。颜色可以是红、紫红、白或黄等。

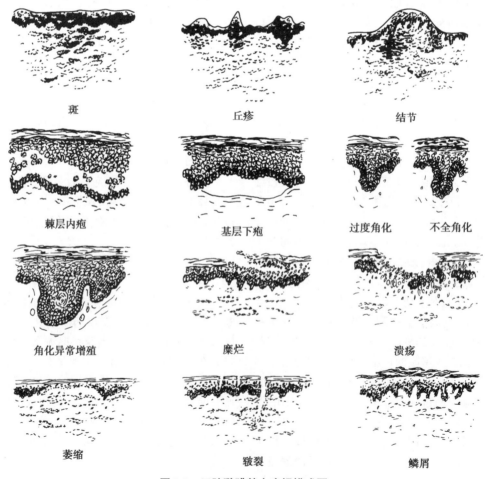

斑　　　　　　丘疹　　　　　　结节

棘层内疱　　　　基层下疱　　　过度角化　　不全角化

角化异常增殖　　　糜烂　　　　　　溃疡

萎缩　　　　　　皲裂　　　　　　鳞屑

图8-2 口腔黏膜基本病损模式图

丘疹消退后不留痕迹。在光学显微镜下见丘疹的组织变化是上皮变厚、浆液渗出及炎症细胞浸润等。因有实质内容，故触之较硬。扁平苔藓的病损是口腔黏膜上出现白色丘疹排列成线状或斑块状。皮肤上的丘疹初呈紫色，久之呈褐色，有明显瘙痒或烧灼感。

3. 结节 结节（nodule）病损是有组织增生，形成突起于黏膜表面的小结。一般慢性炎症以增殖性变化为主。结节就是肉芽肿本身在临床上的表现。又如纤维瘤时，结缔组织纤维的增生亦可形成结节，表现为高出黏膜或皮肤的实质性突起，触之较硬而坚实。如果肉芽组织的一部分坏死、液化则可形成脓肿。当肉芽肿的表面组织坏死脱落而没有正常的上皮覆盖时则形成溃疡。口腔结核、恶性肉芽肿的病损都表现有炎症性肉芽组织的增生，临床表现为结节。

4. 疱 疱（vesicle）是一种小的圆形突起，内有液体贮留。如贮有脓液为脓疱，贮有血液为血疱，贮有浆液为水疱。口腔黏膜病常见的疱为水疱，内容物为渗出的浆液。疱的数目及分布情况可以是单个存在，也可为多个分布成簇。疱膜可以很薄或较厚，这要根据疱所在的位置而定，分为三种情况。

（1）角化层下疱：是最浅的疱。疱在角化层下，使角化层与上皮剥离，如皮肤上的脓疱病有角化层下疱。口腔黏膜很少见这种疱。

（2）上皮内疱：这种疱因为疱在上皮层内，故疱壁很薄，极易破裂。临床上很难见到完整的上皮内疱，如天疱疮病损即为上皮内疱，且伴有棘细胞层松解。疱疹性口炎亦为上皮内疱，但没有棘细胞层松解。

（3）上皮下疱：这种疱在上皮基底层之下。基底细胞变性，使上皮全层与黏膜下组织剥离。疱壁为上皮全层，故较厚，与棘层内疱比较，不易破裂。在临床上可见到完整的疱，如多形性红斑、类天疱疮、扁平苔藓等，均为上皮下疱。

5. 大疱 大疱（bulla）的疱较大，直径由数毫米至数厘米。大疱可直接发生，或由数个邻近的小疱融合而成，如天疱疮、多形性红斑等疾病可出现大疱。天疱疮的疱四周无红晕，发生在看似"正常"的黏膜或皮肤上。如果摩擦天疱疮患者未发生疱疹的黏膜或皮肤也可形成疱，或使之与上皮剥离。此种现象即为尼氏征（Nikolsky sign）阳性，说明天疱疮患者黏膜和皮肤的易受损性。

6. 角化异常

（1）过度角化（hyperkeratosis）：过度角化可表现为两种情况即过度正角化（hyperorthokeratosis）和过度不全角化（hyperparakeratosis）。由于上皮角化层异常增厚或角化层没有随着代谢过程脱落，即形成过度角化。组织病理变化是角层增厚、粒层明显、棘层亦可

增厚。过角化的临床表现是黏膜发白、增厚，表面粗糙发涩感。例如，白斑、扁平苔藓等疾病的白色角化斑块或条纹，均为过度角化或过度不全角化。

（2）不全角化（parakeratosis）：当黏膜上皮有炎症或棘层水肿时常出现不全角化。其组织变化是在角化层中有未完全消失的、固缩的上皮细胞核。临床表现为唇红部的脱屑或湿润的口腔黏膜的浅小凹陷。扁平苔藓、慢性盘状红斑狼疮病损的上皮表层可能出现不全角化。

（3）角化异常增殖或称角化不良（dyskeratosis）：上皮细胞异常发育，在棘层及基底层中发生角化。一般是在高度增生的上皮钉突中出现。这种情况易于癌变。临床上如白斑表面增生、不平整和有硬结时要怀疑是上皮异常增生。

7. 糜烂 糜烂（erosion）是指黏膜上皮浅层破溃而不完整，但未波及上皮全层，所以病损浅，愈合后不留瘢痕。糜烂可继发于疱疹破溃以后，上皮剥脱后，或由创伤引起。如糜烂型扁平苔藓、慢性唇炎、多形红斑等均可出现糜烂。

8. 溃疡 溃疡（ulcer）是由于上皮坏死脱落而使组织形成缺损。溃疡底部是结缔组织，所以溃疡面一般都有炎症细胞浸润和纤维蛋白的渗出。由于引起溃疡的原因不同，组织破坏的程度不同，所以溃疡的深浅和形状亦各异。如损害只波及上皮层则称为浅溃疡，愈合后不留瘢痕。如破坏达到黏膜下层则称为深溃疡，愈合后可留下瘢痕。溃疡是口腔黏膜病中最常见的病损。常见的轻型复发性阿弗他溃疡，细菌、病毒感染性口炎等均表现为浅溃疡。复发性坏死性黏膜腺周围炎及一些肉芽肿性溃疡则表现为深溃疡。

9. 萎缩 萎缩（atrophy）是上皮（也可伴有结缔组织）的细胞体积缩小和数目减少。临床可见组织变薄。如上皮变薄则结缔组织中的血管颜色明显透露致使黏膜发红，组织表面稍凹陷。舌乳头的萎缩可使舌面光滑发亮。

10. 皲裂 皲裂（rhagade）是黏膜或皮肤发生的线状裂口，系因组织失去弹性变脆所形成。当皲裂浅，只限于上皮层时易愈合，且不留瘢痕；如皲裂深达固有膜或黏膜下层时能引起出血和疼痛，愈合后有瘢痕形成。如慢性唇炎时唇红部有皲裂。维生素 B_2 缺乏及口腔念珠菌感染等，口角亦可出现皲裂。

11. 脱屑 脱屑（desquamation）是上皮表层脱落成鳞屑或大片状，往往是由炎症引起。表层多为不全角化。皮肤上的鳞屑能堆积在皮肤表面，但口腔内因有唾液的湿润故不能见到脱屑。口腔黏膜脱屑仅见于唇红部。

12. 痂 由于在黏膜或皮肤表面病损的渗出液变

干而形成痂皮（crust）。口腔内因为唾液的湿润而不能形成痂，只有唇红部可以结痂。痂是由脓液、血液、浆液加上上皮残渣以及一些体外物质变干后所形成，颜色由黄至棕色或暗紫色，视其构成成分而定。唇红部的痂因暴露在空气中较干燥，常可形成裂口而出血，如口角炎、唇疱疹等。

13. 假膜 假膜（pseudomembrane）是由于上皮缺损形成溃疡后，由炎症渗出的纤维素形成网架，加上坏死脱落的上皮细胞和炎症渗出物集结在一起而形成。假膜不是组织本身，所以能被擦掉或撕脱。细菌感染性口炎的溃疡面或多形性红斑的溃疡面均有较厚的假膜。

14. 坏死及坏疽 局部组织发生病理性破坏、死亡，称为坏死（necrosis）。坏死组织受腐败细菌作用而发生坏疽（gangrene）形成腐肉而脱落，并遗留深的溃疡。临床表现为污秽的暗灰或灰黑色缺损，伴有恶臭。显微镜下表现为组织失去原来的结构，核固缩、破裂以至溶解成无结构物。坏死性龈口炎、白血病、粒细胞缺乏症、淋巴瘤等，均可形成坏死性溃疡。

五、口腔黏膜病的检查及诊断

（一）收集病史

口腔黏膜病病因复杂，发病往往与全身状况关系密切。有些是全身病在口腔黏膜上的表征，有些病目前病因尚不明确，仅少部分是单纯由局部原因引起。故问诊时要全面了解疾病的发生及发展过程。注意除口腔病损外是否伴有身体其他部位的病损及症状，以及治疗经过等。有些口腔黏膜病，如白斑与吸烟有关、复发性阿弗他溃疡与遗传有关、多形性红斑与过敏有关等，故病史内容应包括个人生活习惯、家族史及过敏性疾病史等。还需了解全身性疾病情况。

（二）体格检查

体检是进行诊断最重要的一步。通过体检可验证采取病史时所得到的初步印象。

1. 口腔检查 除检查主诉部位外，应检查全口黏膜有无色、形、质的变化，有无残冠、残根或不良修复体等机械刺激因素。

检查口腔黏膜的病损时应注意辨别病损的类型、分布、大小、形状、数目、深浅、软硬、是否有增生等。还应检查病损基底及周围黏膜的情况，有无炎症反应或浸润性变化，病损相应部位淋巴结情况及与骨组织的关系等。经检查可初步分辨是一般炎症或特殊感染，是良性或恶性病损。

2. 皮肤检查 某些口腔黏膜病伴有皮肤病损。故体检时亦应注意皮肤有无病损，病损的类型、分布及症状等，有助于诊断。

3. 其他部位检查 有些口腔黏膜病损是全身性疾病的口腔表征。有些病可伴发外阴、眼、鼻或其他孔腔黏膜的病损。根据病情，必要时应作全身及外阴、眼、鼻等部位的检查，并请五官科、皮肤科及内科等会诊。

（三）辅助检查

有些疾病单凭病史及体检还不足以作出诊断时，要做一些辅助性的实验室检查以确定诊断。

1. 活体组织检查 活体组织检查是诊断口腔黏膜病的重要手段之一。当临床不能明确诊断时，可以根据组织病理学变化并结合临床表现综合分析，便可得出较明确的诊断。或根据组织病理表现可以提出符合某种疾病或否定某种疾病的意见以协助临床诊断和考虑治疗方案。

下列情况可以考虑取活检：①溃疡表面有颗粒样增生或基底有硬结浸润；②白斑表面形成溃疡或出现颗粒样增生；③扁平苔藓糜烂长期不愈或表面不平整；④黏膜上有肿块或其他组织增生表现；⑤原因不明的溃疡、红斑等虽经相应治疗后 2～3 周以上仍不愈合；⑥疑难病例根据病史、临床表现及化验均不能明确诊断时；⑦为判断疾病的预后及采取不同的治疗方法需要将临床表现相似的疾病进行鉴别时。

取活检时应注意要在基本控制病损的感染和炎症后才能进行，以免影响病理结果和活检伤口的愈合。要选择切取最可疑及有特征的病变组织。病损如为多种表现，则应在不同变化处取两种以上的标本。

2. 微生物检查

（1）细菌感染：口腔黏膜常见的细菌感染为革兰氏阳性、阴性球菌、梭状杆菌及文森螺旋体等。可于病损部位涂片用 Gram 染色法染色观察。特殊感染，如结核分枝杆菌，可涂片用抗酸染色找结核分枝杆菌，必要时作培养或送血培养证实。

（2）真菌感染：口腔常见的真菌感染为白色念珠菌感染。可于病损部位或义齿的组织面取材涂片，滴加 10% 氢氧化钠（钾）溶液，在微火焰上固定，即可在显微镜下见到念珠菌丝及孢子。亦可用 PAS 或 Gram 染色法染色见到菌丝及孢子。于病损处刮取标本或取患者非刺激性唾液进行培养，亦可得到证实。

3. 脱落细胞学检查 检查脱落细胞是一种简便易行且减轻患者痛苦的诊断方法，可作为下列口腔黏膜病的初步诊断或辅助诊断的一种手段。

（1）天疱疮：在表面麻醉下揭去疱皮，于疱疹底部刮取脱落的上皮细胞做涂片。用吉姆萨染色法染色，可见大量成堆或散在的呈圆形、细胞核增大、染色质增多和核四周有晕的天疱疮细胞（Tzanck cell），即可诊断为天疱疮。

（2）疱疹性口炎：在表面麻醉下，于疱疹破溃后的溃疡底部刮取脱落的上皮细胞做涂片。用吉姆萨染色法染色，可以见到：①毛玻璃样核，表现为细胞核增大，细胞核染色混浊、暗淡，但均匀一致。核膜亦浓染。胞质及细胞膜模糊不清。②可见多核合胞体，表现为细胞中核的数目增多，由几个到 20～30 个。细胞增大，形状奇异。③还可见细胞核内的包涵体。

（3）口腔白斑：用于追踪口腔白斑病损的变化。根据病损表层角化情况判断白斑的恶化倾向，如为不全角化则比正角化者更易恶变。作为一种辅助诊断方法，可监测白斑的潜在恶变倾向，利于早期发现和干预。

（4）早期癌变病损：对一切临床可疑癌变的病损可于病变底部刮取脱落细胞。如见到癌变细胞，可作为初步的辅助诊断，进一步取活检证实。

4. 免疫学检查　免疫荧光技术是把免疫组织化学方法与荧光染色法两者结合的一种技术，可以证明组织或细胞内的抗原或抗体成分。分为直接免疫荧光法和间接免疫荧光法两种。直接免疫荧光法是把荧光素标记在第一抗体上（又称 I 抗），然后直接滴在组织或细胞上，可检测未知抗原的位置，此法特异性强。间接免疫荧光法是把荧光素标记在第二抗体上（又称 II 抗），待特异性抗体（即 I 抗）与组织或细胞发生反应后，再将 II 抗与 I 抗相结合，显示出抗原的位置。此法进一步提高了灵敏度。间接法也可用于检测循环自身抗体。免疫学检查可以诊断或协助诊断某些口腔黏膜病。如用直接免疫荧光法，可以诊断天疱疮，发现其上皮细胞间的荧光抗体；诊断类天疱疮，可见其上皮基底膜处有荧光抗体；部分慢性盘状红斑狼疮患者在上皮和结缔组织交界处有荧光抗体，亦可作为诊断的参考依据。

检查体液免疫和细胞免疫功能的变化，可协助诊断某些与免疫相关的口腔黏膜病。如口腔念珠菌病及 HIV 感染时，免疫功能可以降低。

5. 血液学检查　在口腔黏膜病的诊断和治疗用药的过程中，往往需要了解周围血的情况。常需进行的检查如下：

（1）感染性口炎或其他口腔黏膜病有继发感染时，为了解感染情况及程度，应查血常规及白细胞分类。当使用影响白细胞的药物时亦应如此。

（2）白塞病活动期，要查血沉。特殊感染，如怀疑结核性溃疡时，亦应查血沉或特异性抗体。

（3）怀疑过敏性疾病时，应查白细胞分类及嗜酸细胞直接计数。

（4）舌痛、舌乳头萎缩等应查血常规，包括血红蛋白含量及红细胞数。还应查血清铁、维生素 B_{12} 及叶酸、同型半胱氨酸等以除外贫血。

（5）口腔黏膜有念珠菌感染时亦应检查血液中铁、叶酸及维生素 B_{12} 的含量。因某些敏感人体缺乏这些物质时，念珠菌丝易侵入上皮。

（6）怀疑出血性疾病或其他血液病时，应作血常规、分类、出凝血时间、血小板等检查。必要时应作全面的血液检查。

（8）对口腔黏膜病患者还可进行微循环和血流动力学的检查，以便在微循环方面予以改善和治疗。

（9）微量元素检查对诊断和治疗黏膜病有一定意义。如锌与上皮代谢角化有关，缺锌易发生口腔溃疡，适量补锌对治疗有益。其他如铁、钙、硒、铜等微量元素与口腔黏膜疾病及全身状态均有密切关系。检测物可以是唾液、头发及血液。

（10）其他检查：一些口腔黏膜疾病与某些内分泌及代谢紊乱、遗传因素等全身状况有密切联系，因此必要时要进行肝肾功能、内分泌因素及遗传学等方面相应检查以明确诊断。

（四）诊断

诊断是以客观事实作为依据，即在详细采取病史和体格检查后，将所得到的资料再参考辅助检查的结果，用科学的态度认真分析全部资料的意义和所反映的问题，最后作出正确的诊断。

六、口腔黏膜病的治疗原则

口腔黏膜病发病和病情变化往往和全身状况密切相关，所以除进行口腔局部的治疗外，还应进行全身治疗，特别是针对病因的治疗。必要时应与各个相关专科取得联系共同进行治疗。

（一）局部治疗

局部治疗的原则是保持口腔清洁，防止继发感染，除去口腔局部刺激因素，进行对症治疗，减少疼痛，并在局部予以抗炎、止痛、促进病损愈合的措施。

1. 消毒灭菌药物

（1）0.1% 依沙吖啶溶液：有抑菌防腐作用，无刺激性。适用于各种口炎时含漱。特别用于唇部病变的湿敷有良好效果。

（2）0.05% 氯己定（洗必泰）溶液：抗菌谱广，对多数革兰氏阳性、阴性细菌及真菌都有杀灭作用，在各种感染性口炎时用于含漱。

（3）1%～3% 过氧化氢溶液：为强氧化剂，适用于坏死性龈口炎、冠周炎等厌氧菌感染时冲洗牙周袋及含漱。

（4）0.25%～0.5% 金霉素溶液：有广谱抗菌及消炎作用。适用于合并有口腔细菌感染时作含漱剂。

（5）2%～4% 碳酸氢钠溶液：为碱性溶液，适用于口腔念珠菌感染，可用作含漱剂使用，通过调节口腔内 pH 而抑制口腔念珠菌生长。义齿性口炎时亦可用以浸泡义齿，以抑制口腔念珠菌在义齿上繁殖。

2. 止痛药物

（1）0.5%～1% 利多卡因：可作为含漱剂以止痛。特别在饭前含漱可使进食时减轻疼痛。

（2）0.5% 达可罗宁：口腔溃疡或糜烂时可以含漱局部止痛。

（3）1%～2% 丁卡因：表面麻醉止痛效果好。但因毒性较大，仅于临床作表面麻醉用。不适于患者自己用药。

3. 消炎及促进愈合药物

（1）1% 甲紫：能防腐杀菌，有收敛作用，可保护创面，减轻疼痛，促进溃疡愈合。但不宜用于唇红部病损，以免引起干裂。目前该药在临床上已较少应用。

（2）中药散剂：养阴生肌散、锡类散等局部敷撒可以起到吸附剂的作用，吸附溃疡表面的渗出液。药物本身亦有清热止痛作用。可用于各种溃疡及糜烂面。

（3）药膜：用激素、抗生素、抗感染中草药或止痛药等加入明胶、羧甲基纤维素及聚乙烯醇基质，可配制成含各种不同药物的药膜。这些药膜有药物本身的消炎止痛功能，同时又能增加药物对病损局部的作用，并能保护溃疡面，有利于病损的愈合。

（4）药膏：抗生素或糖皮质激素、止痛类药膏，可用于溃疡或糜烂面，有消炎镇痛及促进病损愈合的作用。

（5）糖皮质激素：可用醋酸氢化可的松混悬液 12.5～25mg（0.5～1ml）或地塞米松 1～2mg（0.5～1ml）加 2% 利多卡因 0.5～1ml 于黏膜病损基底部注射，有较好的抗炎及抗过敏作用。药物局部注射可发挥更大的作用而减少全身用药时所产生的副作用。对糜烂型扁平苔藓、慢性盘状红斑狼疮、肉芽肿性唇炎等与重型阿弗他溃疡效果较好。

（6）超声波雾化治疗仪：将抗菌消炎药物、皮质激素等经振荡，以水为介质可将药物变成微细的雾粒，可高浓度均匀地使药物黏附于病变表面，并能透入黏膜内，可高效地减轻炎症并达到止痛及促进病变愈合的目的。

4. 除去局部刺激因素 如调磨尖锐的牙尖、牙缘、拔除残根、残冠等。不良修复体刺激黏膜时应予修改，以促进病损愈合。

5. 理疗

（1）紫外线：紫外线局部照射有消炎、止痛及灭菌作用。除光化性唇炎外，可用于其他原因引起的口腔溃疡及糜烂。

（2）激光：激光照射对口腔黏膜有消炎、止痛、调节神经血管功能、促进正常代谢的作用。氦氖激光和二氧化碳激光对口腔黏膜溃疡、糜烂、慢性炎症等局部照射均有效。氩离子激光可用于除去白斑的病损。

（3）冷冻：利用制冷剂二氧化碳或液氮产生低温，使病损组织受到破坏而被除去。可用于白斑及其他可疑癌变的病损。

（二）全身治疗

全身治疗的原则是消除使口腔黏膜致病的全身因素，并采取全身支持治疗、抗过敏治疗及调整免疫治疗等措施，以利于疾病的恢复。

1. 支持疗法 绝大多数口腔黏膜病是在机体功能紊乱、身体虚弱的基础上发生的，所以支持治疗对每一例口腔黏膜病患者都是必需的。首先应给予高营养食物及维生素类药物，维生素有助于维持正常的代谢功能，提高机体的愈合能力。

2. 调整免疫功能 不少口腔黏膜病的发病与免疫功能异常有关，需要进行调整免疫功能的治疗。根据免疫异常的情况采用三类药物。

（1）免疫抑制剂：某些由于自身免疫功能亢进引起的自身免疫病，如天疱疮、类天疱疮、慢性盘状红斑狼疮等，需要用免疫抑制剂治疗。某些变态反应性疾病，如多形性红斑、药物过敏性口炎等，亦需用免疫抑制剂。糜烂型扁平苔藓、重型的复发性坏死性黏膜腺周围炎亦可局部应用。常用的药物为糖皮质激素，如泼尼松、地塞米松等，有抑制免疫功能、减少淋巴细胞、减少抗体形成的作用，同时亦具有抗炎及抗过敏的作用。但是应注意用药的禁忌证及副作用，如有消化道溃疡、糖尿病、高血压、结核病等应禁忌使用。其他如抗代谢药物、细胞毒类药物，抗疟药物如环磷酰胺、硫唑嘌呤、羟氯喹，活血化瘀的中药如红花、桃仁、雷公藤等，亦有抑制细胞免疫和体液免疫的作用。但需注意其副作用，特别是抑制骨髓形成白细胞、诱发感染等。

（2）免疫增强剂：某些反复发生细菌和病毒感染的患者，特别是发生口腔念珠菌病者往往免疫功能低下或缺乏，除体液免疫外主要是细胞免疫功能降低，所以需用免疫增强剂。常用的制剂有胸腺肽、干扰素、转移因子、免疫核糖核酸、厌氧棒状菌苗、丙种球蛋白、胎盘球蛋白等，均可不同程度地恢复或增强免疫功能。转移因子可增强细胞免疫功能，增加巨噬细胞的吞噬功能，可以抗细胞内感染。其他制剂亦可促进抗体产生或激活补体，增强吞噬功能，以提高机体的抵抗力。

（3）免疫调节剂：有些药物对不同免疫反应异常者有双向调节作用，使免疫反应低的升高，免疫反应高的降低，正常者则不发生变化。如左旋咪唑、聚肌胞等。此外,中药的人参、党参、甘草、茯苓等均有上述作用。如复发性阿弗他溃疡患者用左旋咪唑能延长溃疡复发的间歇期。

3. 抗过敏治疗 在口腔黏膜病中,如多形红斑等,是与变态反应有关的疾病。发生变态反应时,体内可释放出组胺从而使黏膜和皮肤发生血管扩张、渗透性增加等病理性变化。故治疗时除用免疫抑制剂外还需要用抗组胺药物。常用药物有氯苯那敏、氯雷他定、安其敏、苯海拉明、异丙嗪等。此外,钙制剂如葡萄糖酸钙、乳酸钙、氯化钙等,均有抗过敏、降低毛细血管渗透性和消炎、消肿的作用。

4. 抗感染治疗

(1) 抗细菌感染:口腔黏膜的细菌感染病原菌主要是革兰氏阴性及阳性球菌、梭状杆菌等。青霉素对上述细菌有较好的抑菌或杀菌作用,且毒性较小,所以治疗细菌性感染性口炎时应首先选用青霉素。但要注意过敏问题。其他如四环素、红霉素、罗红霉素等,亦可应用。临床应用时应根据药敏试验结果选择最合适的抗生素。

磺胺药物亦有较好的抗菌作用。其抗菌谱较广,对革兰氏阴性菌及阳性菌均有抑菌作用。常用药有磺胺嘧啶(SD)、磺胺甲基异噻唑(SMZ)、磺胺间甲氧嘧啶(SMM)(又称长效磺胺C)等。

中草药如小檗碱、金银花、穿心莲及鱼腥草等亦有效。

(2) 抗病毒感染:口腔黏膜的病毒感染可用中草药,如板蓝根、大青叶等。碘苷、利巴韦林、阿昔洛韦等均为抗病毒药物,可用于疱疹性口炎、带状疱疹、手-足-口病等病毒感染性疾病。干扰素亦可用于抗病毒感染,但它本身不是直接抗病毒物质,它与细胞结合后可合成具有抗病毒活性的蛋白质,使病毒的复制受到阻遏,但并不妨碍宿主细胞的生长。干扰素无毒性,是一种很好的抗病毒药物。

(3) 抗真菌感染:口腔黏膜的真菌感染主要是白色念珠菌。常用的抗真菌药物是制霉菌素,其优点是在体内不易产生耐药性,可较长期使用。可以在口腔内含化后吞服,亦可配成混悬液局部涂擦。其他药物如克霉唑、5-氟胞嘧啶、伊曲康唑、氟康唑等抗真菌药物均可选用,但需注意各种药物的副作用。

七、口腔黏膜病的中医辨证

口腔是消化道的始端,心脾的外窍及诸经络循行交会之处,通过经络运行与脏腑联系。外邪内侵、脏腑失调,均可反应于口腔黏膜而发生病变。心开窍于舌、脾开窍于口、脾之荣在唇,腮颊、牙龈属阳明大肠,因之口腔与心、脾、胃、肝、肾等经关系密切。口腔黏膜病虽位于口腔,但与全身整体密切相关。中医辨证不宜只单纯限于口腔局部,应联系患者全身整体以及自然环境、周围因素对口腔的影响,结合患者体质、年龄、性别、生活习惯、职业等不同情况进行分析,审证求因,才能做到理法方药的结合和统一。

(一)口腔疾病的病因机制

引起口腔发病的原因有内因和外因,内因多为七情,内伤及瘀血、痰饮等;外因为风、湿、寒、燥、火,尤以火邪为著。这些内外病邪可相互影响、相互转变,并常兼而发之,致使五脏六腑功能失调,直接或间接地引起口腔发病。

(二)口腔黏膜病的辨证

1. 辨证与辨病 中医有"有诸内、必形诸外"之说,即要在辨证中把口腔局部状况与全身状况结合起来综合分析然后辨证。但因口腔黏膜疾病的发病机制比较复杂,与许多临床和基础学科有密切联系,故要运用现代医学科学技术进行检验测定,以便探讨其内在联系得出科学的诊断。进行辨病时应发挥中西医辨病、辨证之所长,使辨证论治有更科学的基础,把局部与整体、现象与本质、内因与外因更有机地结合起来。

2. 整体观念 整体观念是指既看到口腔局部病变,又要了解全身状况,并分析全身与局部之间的关系,把机体与季节、气候、生活环境等联系起来,使人与自然结合。中医认为"人的机体不仅内部相互联系、互相统一,并处于动态平衡之中。一旦失去平衡,功能发生紊乱,疾病则由之而生"。

(三)口腔黏膜局部病损辨证

口腔黏膜各部位因疾病不同,可出现各种不同的病变损害,是诊断的一个客观依据。这些病损的发病机制也有不同,因此辨别病损对治疗很有意义。

1. 疱性损害 中医认为"属湿邪所致,湿热相搏或热毒积聚。治宜清热利湿或解毒利湿"。如天疱疮、类天疱疮、疱疹性口炎、多形红斑、扁平苔藓等,都有疱性损害。

2. 斑性损害 颜色可有红、黑、白的不同。鲜红色斑多为营血有热、血热妄行、热毒炽盛或胃热积聚等,郁于肌肤黏膜而发。红斑亦可因阴虚生热引起。色暗、紫红或棕黑色斑多为血瘀或气滞引起,亦可为心肝火旺、血热妄行溢于脉外或脾不统血、血不循经而溢于脉外所致。色淡多为气虚、血虚,色白为气滞或气虚。宜根据不同原因采用清胃凉血化斑、清热解毒凉血、理气活血祛瘀、益气养血、补益心脾等法治之。常见疾病如多形性红斑、盘状红斑狼疮、扁平苔藓、色素斑等。

3. 丘疹性损害 多为风热郁肺或热入营血,由血络而出。治宜疏风宣肺、清热凉血。色淡红者多为风寒，应温经通络活血。慢性者多为血虚，应以养血为主。常见疾病如扁平苔藓、多形性红斑、麻疹等。

4. 皲裂性损害　多由风寒外邪侵袭所致，风盛则干、寒盛则裂。另外，可由气血亏虚或血虚风燥而使肌肤失其濡养、缺乏润泽引起。治宜益气养血，疏风润燥，祛寒温通。如慢性唇炎、口角炎、维生素 B_2 缺乏等。

5. 脱屑性损害　为热盛血燥或急性病后余热未清所致。慢性者为血虚风燥，阴血不足，热从内生，肌肤失养。治宜疏风清热，滋养阴血。如唇炎、维生素 A 或维生素 B_2 缺乏症等。

6. 溃疡性损害　多为毒热聚积，火热上攻，称实火溃疡。治宜清热解毒、泻火消肿；气血不足、阴虚津亏为虚火溃疡。治宜补气养血、滋阴清热、收敛固表；溃疡持久不愈者，应益气健脾、收敛生肌、温通经络理气养血等。如复发性阿弗他溃疡、白塞综合征、结核性溃疡等。

7. 糜烂性损害　渗出糜烂为湿邪内蕴、郁久化热、形成湿毒所致。治宜清热解毒利湿。慢性者宜健脾燥湿或温化寒湿。如糜烂型扁平苔藓、多形性红斑、药物过敏性口炎等。

8. 角化性损害　多为阴虚、血虚或气虚、气滞所致，治宜理气解郁、养血滋阴、疏风清热、润燥健脾等。如扁平苔藓、黏膜白斑、盘状红斑狼疮等。

9. 结节性损害　多为痰凝湿聚、毒热积结、气滞血瘀等所致。红肿灼热疼痛，多为毒热结聚，治宜清热解毒、凉血祛瘀；色淡质坚韧则为寒凝，治宜通阳活络、温补脾胃；硬结明显为实，宜软坚散结、化痰祛瘀；虚寒者宜益气养血、温通祛寒化湿。如结节病、良性肿块、炎性浸润、结节性红斑等。

（四）辨症状

1. 辨部位　唇属脾，脾开窍于口。亦有上唇属脾、下唇属肾之说。舌属心，舌为心之苗，心开窍于舌。舌尖属心肺，舌中属脾胃，舌根属肾。肾主骨，齿为骨之余。

2. 辨痒　痒常骤起，时起时伏，遇风加剧。可伴干燥、脱屑、结痂，有局部和全身之分。原因各异，尤多与风邪和血虚较为密切，有"无风不作痒"之说。常见于过敏性疾患，如多形红斑、唇炎等。

3. 辨肿胀　常因经络阻塞、气血凝滞引起。亦可为脾失健运、水湿停滞造成。肿胀性质及形态各不同。突起、灼痛、边缘清晰，多为湿证、热证。平坦、色淡、边缘不清，多为虚证、寒证。肿胀处皮色发亮，按之凹陷或黏膜有齿痕，色白质胖嫩，为湿液内停。肿胀软有结块，为痰湿内聚。黏膜水肿充血，为血热

有湿。如肉芽肿性唇炎、结节病、白色海绵状斑痣、黏膜水肿等。

4. 辨疼痛　疼痛多与经络闭塞、营卫凝涩、气滞血瘀等有关。"不通则痛，痛则不通"，刺痛且有定处者，多为血瘀引起；痛无定处且肿者，多为气滞；按之痛重者，多为实证；痛势绵绵或空痛喜按，为虚证；肌肤灼热，遇冷痛减为热痛；疼痛稍轻，遇寒痛剧，为寒痛。

5. 辨口味　口味有时亦随疾病的发生而改变，正常人口中和、不燥不渴，无酸、苦、甜、咸等异味感。口中有异味与局部病症及脏腑功能有关。中医有肝热则口酸、心热则口苦、脾热则口甜、肺热则口辛、肾热则口咸之说。口腻不爽，舌苔黄白厚腻，为湿浊不化、脾胃不和、蕴久化热所致。肝胆湿热则口酸口苦。热病之后则可口苦口干，为津液亏损余热未清之故。甘为脾蕴湿热，宜芳香化湿清热开胃。咸则肾虚，肾水上泛，虚火上炎，宜引火归原，滋阴清热。

（五）治则与治法

1. 治法　口腔黏膜疾病虽表现于口腔局部，但多有内在因素。因此，内外治法同时应用，方能收到一定效果。

2. 治病求因　在疾病错综复杂的证候中找出发病原因及病变所在，运用中医四诊合参、八纲、脏腑辨证原则，拟出立法和方药。

3. 标本缓急　分清标与本，即现象与本质，分清主要、次要方面，正确处理标与本之关系。其中，以正邪关系而论，正气为本，邪气为标。以病因而论，病因为本，症状为标。以发病先后而论，新病为标，旧病为本；后病为标，先病为本。急则治标，缓则治本，但疾病复杂多变，病情各异，要视具体情况而定，亦可标本兼治。

4. 扶正祛邪　是中医诊治中不可分割的两个方面。疾病的发生、发展与转归，始终贯穿着正与邪的斗争。"正气内存，邪不可干。邪之所凑，其气必虚。"扶正以祛邪，邪去而正复，正气虚损，采用补法；邪气旺盛，疾病发展，采用攻法、清法。在治疗中有时需两者兼顾，各有侧重。

5. 内治与外治　中医治法内容丰富，在治疗口腔黏膜疾病时，内治与外治均不可忽视，合理应用以达到更佳的治疗效果。

6. 内治法　有温、清、消、补、汗、吐、下、和等治法，以祛除病邪、扶持正气、调理机体、恢复健康为原则。临床常用方法有：①疏风清热法：用于风热之邪侵于口腔而发生的唇肿、唇炎、龈炎、口疮、口干舌燥等证候。常用药有银翘散、五味消毒饮等。②清热解毒法：用于毒火炽盛，火热上攻，局部红、肿、热、痛明显，口渴、口臭、舌质红、舌苔黄腻等证候。如冠周炎、

急性牙周脓肿、感染性口炎等。常用药有白虎汤、凉膈散、黄连解毒汤等。③滋阴清热法：适用于阴虚火旺、口干舌燥、肝肾阴虚、虚火上炎。如牙周炎、复发性阿弗他溃疡、干燥综合征、灼口综合征等。常用药有知柏地黄汤、玉女煎、养阴清肺汤等加减。④清热利湿法：用于脾虚湿困、湿热熏蒸、气化失常、湿热上蒸，口腔黏膜糜烂渗出、水肿、结痂等。如天疱疮、类天疱疮、多型红斑等。用五苓散、导赤散加减；痰湿凝集、脉络阻滞、气滞血瘀而肿胀浸润、结节肿块等，则用二陈汤、清气化痰丸、夏枯草膏、散结灵、活血消炎丸等。⑤补益气血法：气血亏损引起，如扁平苔藓、复发性阿弗他溃疡、干燥综合征等。可用八珍汤、补中益气汤、四君子汤、四物汤等加减。此外，还有清热凉血法、活血祛瘀法、温阳通络法、滋补肝肾法等等。临床应用常兼用几种方法，有主有从，各有侧重，相辅相成，斟酌选用。

7. 外治法　口腔病损多位于体表，外治可使药物直接作用于病损之所在，充分发挥药效，以减轻局部的红、肿、痒、痛等症状，减少渗出、结痂，消除感染，促进炎症吸收及创面迅速愈合。用药须根据病损特点、药物性状和功能，选用合适的药物和剂型。常用剂型如散剂、膏剂、糊剂、含漱剂、敷药等。

外用药要求显效快、药力持久、附着性强、刺激性小、无毒无恶臭，能消肿止痛、促进上皮恢复，以起到良好的治疗作用。

（胡碧琼　徐治鸿　华　红　刘宏伟）

第2节　复发性阿弗他溃疡

复发性阿弗他溃疡（recurrent Aphthous ulceration，RAU）专指一类原因不明、反复发作但又有自限性的、孤立的、圆形或椭圆形溃疡。同义名有复发性口腔溃疡（recurrent oral ulcer，RAU）、复发性口疮（recurrent aphthae）、复发性阿弗他口炎（recurrent aphthous stomatitis，RAS）等。阿弗他一词最早由 Hippocrates 在公元前 400 年提出，木是希腊文"烧灼痛（aphthae）"的译音，但现在已普遍把它译为"小溃疡"或"口疮"。临床上根据溃疡大小、深浅及数目不同又可分为轻型阿弗他溃疡、疱疹样阿弗他溃疡及重型阿弗他溃疡。

【流行病学】

复发性阿弗他溃疡是口腔黏膜病中最常见的疾病。有调查显示，人群中 RAU 的患病率为 10%～25%，在特定人群中，该病的患病率甚至可以达到 50%。1975年，Sircus 调查 1587 人中患病率为 20%。1976 年，Axéll 调查 30 118 人中患病率为 17.7%。1981 年，北京医科大学口腔医院调查 9463 人中患病率为 18.3%。性别方面多数报道女性患病稍高于男性。患病可为任何年龄，但以 10～30 岁龄组多见。一般发病没有季节差别，但夏季发病相对稍少于其他季节。

【病因】

复发性阿弗他溃疡病因复杂，至今仍不很明确。无论从发病到治疗，个体差异均较大。有些患者临床表现相似，但其发病诱因却迥然不同，临床施以同样的治疗，效果亦不尽相同。说明本病发病是多种因素综合作用的结果。国内外有关病因的研究及病因学说简述如下：

1. 病毒感染　临床上疱疹样阿弗他溃疡的表现与疱疹性龈口炎相似，所以有人认为前者可能是单纯疱疹病毒感染所致。但在患者血清中未查到特异性抗单纯疱疹病毒抗体。近年来，有研究发现 RAU 患者的外周血单核细胞中人类疱疹病毒 6（HHV-6）、人类疱疹病毒 7（HHV-7）巨细胞病毒、EB 病毒 DNA 片段的阳性率高于正常人。但大部分研究均未从 RAU 病变组织中直接检测出病毒，而对疱疹性口炎患者作上述检查则能得出阳性结果。但一些学者仍认为不能排除病毒的致病作用，认为病毒寄生在细胞内，由细胞所产生的病毒抗原所致的免疫反应可引起宿主组织的病理变化而形成溃疡。

2. 细菌感染　有人提出 L 型菌在复发性阿弗他溃疡中有致病作用。L 型菌是溶血性链球菌在抗生素的作用下转变为无细胞壁的滤过性原生质体。在复发性阿弗他溃疡患者体内，L 型菌可在细胞内寄生而呈潜伏带菌状态。从病损部位取标本可以培养分离出 L 型菌。将这种培养液注入实验动物的口腔黏膜亦能形成类似复发性阿弗他溃疡的病损。因此有人认为 L 型菌与口腔黏膜有共同的抗原成分，可刺激机体产生自身抗体，使上皮损伤而形成溃疡。近年来，有学者采用分子生物学技术从 RAU 病损区检测出幽门螺杆菌，且经抗菌治疗后临床症状好转。因此，有关感染因素在 RAU 发病中的作用仍值得进一步探讨。

3. 消化系统疾病及功能紊乱　流行病学调查及临床实践发现复发性阿弗他溃疡与胃溃疡、十二指肠溃疡、溃疡性结肠炎、局限性肠炎、肝胆疾病以及寄生虫引起的各种消化道疾病或功能紊乱密切相关。约有10% RAU 患者有消化道疾病。消化道功能紊乱，如腹胀、腹泻或便秘，约占发病诱因的 30%。

4. 内分泌变化　有些女性患者发病与月经周期有关。有研究发现，口腔黏膜上皮存在性激素受体，因此性激素紊乱可造成口腔黏膜上皮细胞的损伤。临床实践也发现 RAU 患者往往在月经期前发生口腔溃疡,而在妊娠期间及哺乳期病情好转。因为月经期前黄体酮含量增高而雌激素下降,而妊娠时雌激素增加。这说明 RAU 的发生可能和内分泌变化有关。此外,有报道 RAU 患者服用黄体酮 3 个月后症状好转。

5. 环境因素　包括心理环境、生活工作环境和社会环境等。目前对 RAU 的研究已逐步向社会 - 心理 - 生物医学模式转化。RAU 患者往往在精神紧张、情绪波动、睡眠不佳等情况下发病。人格问卷结果表明,RAU 患者 A 型行为类型问卷得分高于正常人。临床上可见学生考试紧张或工作劳累时复发率明显上升。

6. 遗传因素　对 RAU 的单基因遗传、多基因遗传、遗传标志物和遗传物质的研究表明,RAU 发病有遗传倾向。如父母均有 RAU 时,子女发病率约为 80%～90%;双亲之一有 RAU 时,子女至少也有 50%～60% 发病。对 RAU 患者血液中 HLA 抗原的研究表明,患者 HLA-A2、B5、B12、AW29、DR4 抗原阳性率较对照组高。用单克隆抗体对 RAU 局部病损组织的上皮细胞中 HLA- I、II 类抗原表达研究显示溃疡前期 HLA- I、II 类抗原仅存在于基底细胞层,溃疡期大量出现于整个上皮层,愈合后 HLA 在上皮层的表达大大减少,其规律与 CD8$^+$T 细胞的变化完全吻合。这些结果都说明 RAU 在发病上可能有遗传因素的作用。

7. 免疫因素　国内外许多研究均发现,RAU 的发病与机体免疫反应有密切的关系。

(1) 体液免疫和自身免疫现象:

1) 5%～10% RAU 患者血清中的免疫球蛋白 IgG、IgA 及 IgM 含量在异常范围。

2) 约 27%～40% 患者血液循环中免疫复合物 (IC) 高于正常人。IC 一般可被吞噬细胞清除。但当清除不够时则可沉积于血液循环中或血管壁的基底膜上,并可激活补体,吸引多形核白细胞集聚,释放溶酶体酶溶解组织,引起血管炎症及组织坏死而形成溃疡。

3) 在 RAU 的活检标本中可见到血管周围有大量的淋巴细胞和单核细胞浸润。如用直接免疫荧光法检查,亦可见免疫球蛋白 IgG 和 IgM 抗体存在,说明其体液免疫功能的变化。

以上研究结果提示 RAU 患者存在一定程度的体液免疫异常和自身免疫反应现象。

(2) 细胞免疫:近年来,大量研究证实免疫因素是 RAU 最重要的发病机制,尤其是细胞免疫应答,与 RAU 的发作有着非常密切的关系。

1) 用胎儿口腔黏膜组织匀浆作为特异抗原,刺激 RAU 患者外周血淋巴细胞,发现多半患者呈明显的阳性反应。再进行淋巴细胞转化试验,半数以上亦为阳性结果。说明在特异性抗原的刺激下激活了致敏淋巴细胞释放淋巴因子,对口腔黏膜上皮产生细胞毒作

用,由此引起病理变化使上皮发生损伤,形成溃疡。

2) 不同学者检测了 RAU 患者发病不同阶段 T 细胞亚群的变化情况,结果显示溃疡前期以 CD4$^+$T 淋巴细胞占多数,溃疡期则为 CD8$^+$T 细胞为主,同时 CD4/CD8 比例明显下降甚至倒置,愈合期又恢复到以 CD4$^+$T 淋巴细胞为主。

3) 细胞因子检测显示,活动期 RAU 患者外周血肿瘤坏死因子 α(TNF-α)增高,白细胞介素 2(IL-2)降低,γ-IFN 分泌低下,IL-4 分泌亢进,这很可能是 RAU 溃疡反复发作的重要原因之一。用左旋咪唑治疗 RAU,随着血清中 TNF -α 的减少,患者病情也相应减轻,间歇期延长,推测这些细胞因子的异常可能参与 RAU 病损处白细胞的聚集和激活而造成黏膜的损害。

4) RAU 患者的临床特点符合免疫功能异常的表现:①发病无明显诱因;②病程迁延反复发作,又可自行缓解;③有遗传倾向,家族中常有多数人患病;④应用糖皮质激素、左旋咪唑等调整免疫的药物进行治疗可收到一定的效果。

上述资料提示了免疫因素是 RAU 最重要的发病机制之一。

8. 食物过敏　近年来国内外研究发现,部分 RAU 的发生与食入性过敏原例如土豆、牛肉、芝麻、小麦面等和吸入性过敏原例如尘土、花粉、兽毛等有关。避免与过敏原接触,进行必要的脱敏治疗有助于 RAU 病情的恢复。另有研究显示,血清中高水平的抗牛乳蛋白 IgA、IgG、IgE 抗体与 RAU 临床表现有很大的关系,但其免疫反应机制仍需进一步研究。

9. 其他因素　研究表明,食物中缺乏锌、铁、硒等元素,或维生素 B$_1$、B$_2$、B$_{12}$ 及叶酸等摄入不足,均与 RAU 发病有关。但临床患者补充上述药物后疗效报道尚不一致。

10. 微循环及血液流变学变化　对 RAU 患者的甲皱、舌尖、唇黏膜的微循环观察发现,患者毛细血管静脉端曲张、丛数减少、管袢形态异常、部分毛细血管闭塞、血流速度减慢、血流量减少。血流动力学研究显示血黏度增高、血细胞比容百分比增高等变化。

总之,RAU 致病因素复杂,近年来有关 RAU 的病因学研究虽取得一定进展,但其发病机制尚未完全明了。故无特效治疗。因此,RAU 的病因仍是一个需要继续探讨的问题。

【临床表现】

目前仍采用 lehner 分类方法,将 RAU 分为轻型、重型和疱疹样(口炎型)溃疡。

(一) 轻型阿弗他溃疡

轻型阿弗他溃疡(minor aphthae ulcer, MiAU)为

复发性阿弗他溃疡中最轻的一型,RAU 初发时一般均为轻型。此型最常见,在复发性阿弗他溃疡患者中约占 80% 以上。

溃疡可出现在口腔黏膜的任何部位,但以无角化或角化较差的黏膜更好发,如唇、舌、颊、软腭等部位的黏膜。而附着龈、硬腭等角化良好的咀嚼黏膜却很少发病。

溃疡数目通常只有 1～5 个,圆或椭圆形,散在分布。按病变的发展过程,可将溃疡分为三个阶段,但此三阶段并不能截然分开。病变初起时黏膜充血发红、水肿,出现针头大小的红色小点,有些患者称有"小疱",局部有灼热不适感。接着病变很快发展成溃疡。溃疡表浅,直径约 5～10mm。溃疡表面微凹,被覆一层淡黄色假膜,溃疡周围有明显的红晕。溃疡基底柔软、无硬结。有比较剧烈的烧灼痛,冷、热、酸、甜等刺激都使疼痛加重。此种状况约维持 4～5 天即开始转向愈合期。愈合期时溃疡底逐渐平坦,因有肉芽组织修复,溃疡面亦逐渐缩小。黏膜充血减轻、炎症消退、疼痛亦渐轻。再过 2～3 天即可自行愈合,不留瘢痕。从发病最初到溃疡愈合,如果没有继发感染或局部创伤,溃疡约 7～14 天左右愈合。但溃疡愈合后往往在一定的间歇期后又复发。间歇期长短不定,可自数天至数月。但严重的病例,溃疡可此起彼伏,几乎没有间歇期。主要症状是口腔黏膜溃疡疼痛,一般并无明显的全身症状(彩图 8-3,见书末彩插)。

(二)疱疹样阿弗他溃疡

疱疹样阿弗他溃疡(herpetiform ulcer,HU)病情较复发性轻型阿弗他溃疡重,但较复发性坏死性黏膜腺周围炎轻。

溃疡表现、好发部位和病程等基本上都与轻型阿弗他溃疡相似,但溃疡面积可能稍小,而溃疡数目明显增多,常可达十几个或几十个,散在分布而成口炎或疱疹样形式。口腔黏膜有较广泛的充血发红及炎症反应。疼痛较轻型阿弗他溃疡明显,唾液增加,可伴有头痛、低热、全身不适等症状。如有继发感染则局部淋巴结可肿大。病损愈合后又可复发(彩图 8-4,见书末彩插)。

(三)重型阿弗他溃疡

重型阿弗他溃疡(major aphthous ulcer,MjAU)也称复发性坏死性黏膜腺周围炎(periadenitis mucosa necrotica recurrens),简称腺周口疮,是复发性阿弗他溃疡中最严重的一型。因溃疡面积深大,故又称复发性巨型口疮。溃疡愈合后可形成瘢痕,亦称复发性瘢痕性口疮(recurrent scarring aphthae)。在 RAU 中较少见,约占 RAU 患者中的 8%～10%。

溃疡开始时,其表现和轻型阿弗他溃疡相似。但溃疡很快扩大,损伤加深直达黏膜下层的腺体或黏膜腺周围组织,故溃疡基底微硬或呈结节状。溃疡边缘不齐、高低不平,四周有炎症反应,表面覆盖灰黄色纤维素性渗出物,有时表面有灰白色坏死组织。溃疡面积较大,一般直径大于 1cm。病程较长,一般数周至 1～2 个月溃疡才能愈合。个别患者可达数月,预后可遗留瘢痕组织。

大溃疡的数目通常为 1～2 个。但在大溃疡未愈合以前往往在患者口腔内可以同时伴有数个小溃疡。

复发性坏死性黏膜腺周炎型患者往往有较长的口腔溃疡复发史,一般至少有 6 个月以上。早期溃疡多位于口腔前部,但在屡次复发以后,病损有向口腔后部移行的趋势。较常见的部位是颊黏膜、软腭、舌腭弓、悬雍垂等部位,但下唇内侧接触上颌尖牙的部位亦常见大溃疡,可能与局部创伤有关。溃疡发生在悬雍垂时,因组织破坏缺损而可变形,这在临床上并不罕见。自觉症状明显,有剧烈疼痛。因愈合的时间长,患者长期受病痛折磨,加上病损部位多在咽部,故可影响吞咽、进食、说话等功能。常伴全身不适(彩图 8-5,见书末彩插)。

溃疡愈合后经一段间歇期又可复发。临床可见各型溃疡在同一患者口腔中交替出现。

【病理】

组织病理变化为非特异性炎症。早期表现为上皮水肿,继之上皮破坏脱落形成溃疡。表面有纤维素性渗出物。固有层及黏膜下层有炎症细胞浸润,大多为淋巴细胞,还有浆细胞及中性多形核白细胞。胶原纤维分解断裂。毛细血管扩张充血。小血管壁增生,管腔可闭塞坏死。其中疱疹样阿弗他溃疡急性炎症表现较明显。腺周口疮溃疡病变深达黏膜下层,黏膜腺泡可被炎症破坏,有许多淋巴细胞浸润。腺导管上皮增生变性,且周围有小范围坏死。

【诊断】

溃疡发作具有周期性复发史,且病程有自限性。表现为散在分布的孤立圆形或椭圆形溃疡。轻型阿弗他溃疡数目不多,一般为 1 个或数个,灼痛明显。疱疹样阿弗他溃疡数目多,可达十几个至几十个,散在分布,不成簇,疼痛明显。腺周口疮表现为深而大的溃疡,愈合时间长,部分患者预后可有瘢痕形成。无身体其他部位的病损。

【鉴别诊断】

疱疹样阿弗他溃疡应与疱疹性口炎相鉴别。疱疹性口炎原发病损为成簇的疱疹,疱破溃后形成溃疡。

腺周口疮应与癌性溃疡、结核性溃疡、压疮性溃疡等相鉴别。此外，还应注意与白塞病、粒细胞减少症、Sweet 综合征、PFAPA 综合征（以周期性发热、阿弗他溃疡、咽炎和淋巴结炎为主要特征的一种综合征）和溃疡性结肠炎等系统病引起的溃疡相鉴别。

【治疗】

治疗原则是消除致病诱因，增进机体健康，减轻局部症状，促进溃疡愈合，延长溃疡的复发间歇期。目前治疗 RAU 的方法及所用药物虽然较多，但还没有特效药物。所以治疗时应针对每个病例的致病诱因和对药物的反应有侧重地选用治疗方法和药物。包括局部治疗和全身治疗。

（一）局部治疗

局部治疗的目的是保持口腔卫生，防止继发感染，消炎、止痛及促进溃疡愈合。作为被推荐为第一线的治疗方法，局部应用糖皮质激素是目前世界各国治疗 RAU 最常用的方法，可减轻 RAU 的症状，但在减少溃疡复发方面几乎无作用。

1. 消炎类药物 ①含漱剂：用 0.05% 氯己定含漱液或复方氯己定液，或用 0.1% 依沙吖啶液、0.1% 西吡氯铵液或 1% 聚维酮碘液等。②药膜：可用抗生素、激素、止痛药、中药或其他有消炎抗菌作用的药膜贴于溃疡面，除有药物作用外并能保护溃疡面。③激素软膏：有较好的消炎、止痛作用。用于溃疡面可减轻疼痛，促进愈合，如曲安奈德、醋酸氟轻松或氯倍他索口腔软膏等。④中药散剂：常用养阴生肌散、锡类散、冰硼散等。除药物本身的清热生肌作用外，这些不溶解的细微粉末用于溃疡面还能吸附溃疡表面的渗出液，起到吸附剂的作用，可减少外界的刺激，减轻疼痛，促进愈合。⑤含片：西地碘片、地喹氯铵或西吡氯铵含片，具有广谱杀菌收敛作用。⑥碱性成纤维细胞生长因子局部喷雾剂：在缓解疼痛和促进愈合方面疗效确切。⑦超声雾化治疗：将庆大霉素、地塞米松注射液加入生理盐水 500ml 中制成雾化液，每次 15～20 分钟，可起到消炎、促愈合作用。

2. 止痛类药物 在进食前或疼痛明显时，可选用 1%～2% 利多卡因或苯佐卡因液或凝胶，有良好的止痛作用。

3. 理疗 用激光、可见光或微波治疗仪照射溃疡，有减少渗出、促进愈合的作用。

4. 局部封闭 对长期不愈或疼痛明显的溃疡，如重型溃疡，可作黏膜下封闭注射。常用地塞米松 2mg（1ml）加等量 2% 利多卡因或曲安奈德，注射于溃疡基底下方的结缔组织内，有止痛促愈合作用。方法为每周注射 1～2 次。一般注射数次即可，不宜长期使用。

（二）全身治疗

1. 维生素类药物 维生素可以维持上皮正常的代谢功能，促进病损愈合。水溶性维生素，如维生素 B_1、维生素 B_2、维生素 B_6、维生素 B_{12} 及维生素 C 等多是辅酶的组成部分，在身体的代谢功能中发挥重要的作用。所以，给予适量的维生素可以提高机体的自愈能力。一般可给维生素 C，每次 0.1～0.2g，每天 3 次。复合维生素 B，每次 1 片，每天 3 次，当溃疡发作时服用。

2. 抗生素类药 当 RAU 患者有继发感染时可全身使用抗生素，如青霉素类、头孢菌素类、大环内酯类、磺胺类药等广谱抗生素。但不同种类的抗生素具有不同程度的抗菌作用，其抗菌作用的强弱因微生物种属的不同而异。同时在应用上也存在毒性反应、过敏反应、双重感染、细菌耐药性等问题。如四环素对正在发育中的儿童不宜使用，以免形成四环素牙；磺胺类药抗原性高，过敏者较多，使用时要详细询问用药过敏史。应根据药敏试验严格选用药物，不要滥用。用药过程中密切观察，避免种种不良反应。

3. 免疫制剂

（1）免疫抑制剂：

1）糖皮质激素：该药具有抗炎、抗过敏、免疫抑制等多种作用，长期应用有不良反应。如有胃溃疡、糖尿病、活动期肺结核等的患者应禁用或局部慎用。糖皮质激素在 RAU 患者中使用能降低或抑制黏膜的炎症反应，因而减轻了溃疡急性期的组织破坏，从而使愈合期缩短。因此，对于溃疡数目多，特别是不断复发以致几乎没有间歇期的患者可以考虑全身或局部使用激素类药物。口服常用药物为泼尼松，局部使用的激素类药物有曲安奈德、氯倍他索、地塞米松等。一般用中小剂量，短疗程。根据病情考虑用药量，如泼尼松每天服 15～30mg，分 3 次服用。一般按此剂量用药后约 5 天左右病情可得到控制，即旧病损渐愈合，无新溃疡发生。此时可开始减量，每天减量 5～10mg。总疗程约 7～10 天即可完全停药。

2）沙利度胺（反应停）：沙利度胺（thalidomide）原为一种镇静剂或抗麻风药，后因可致海豹肢畸形儿而退出市场，近年来，由于发现其具有免疫抑制等多种作用而被重新启用。

沙利度胺具有免疫调节、抗增殖效应，因此用于镇静、抗炎、免疫抑制、抗血管生成等方面。国内外临床研究显示该药用于治疗口腔黏膜坏死性黏膜腺周围炎有较好效果。

用法及剂量：开始治疗时每天 50mg，一次口服。根据病情变化可增至每天 100mg。可连续用药 1～2 个月。

药物副作用最严重的是可致畸胎，故孕妇及年轻人禁用。其他有口干、头昏、倦怠、恶心、腹痛、循环障碍及下肢水肿等不良反应。但每天剂量 100mg 时，患者一般无不良反应。

（2）免疫调节剂：

1）左旋咪唑：原是一种驱虫药，现经研究证明，它对 T 淋巴细胞、吞噬细胞及抗体的形成均有调节作用。在治疗疾病时，主要是修复无反应性或低反应性患者的免疫功能，恢复外周血中低反应或无反应的 T 淋巴细胞和吞噬细胞的功能，并可启动淋巴母细胞成熟为功能性 T 细胞。所以能增强机体的抗感染能力和治疗反复发作性和炎症性疾病。据报道，左旋咪唑临床使用约半数以上患者有效，能延长复发间歇期。

剂量及用法：左旋咪唑每片剂量为 25mg，每次可服 50mg，每天 3 次，每周服药 3 天。因左旋咪唑可使白细胞减少，故白细胞计数低者禁用。用药者每 1～2 周应复查白细胞计数，如低于 4000/mm^3 时应停药。一疗程为 2～3 个月。如用药已一个月但效果仍不明显或无效时可停药。

左旋咪唑的副作用为在部分患者中有轻度肠胃道反应及神经系统不良反应，如有头痛、头晕、鼻出血、皮疹、白细胞减少等，极个别患者可出现心律失常。临床应用时应重点关注。

2）聚肌胞：为干扰素诱导剂，是一种糖蛋白。具有免疫佐剂作用，能刺激单核 - 吞噬细胞系统，增强巨噬细胞的吞噬功能，从而提高抵抗力。剂量为每次 1～2mg 肌注，2～3 天一次。2～3 个月为一疗程。

（3）免疫增强剂：

1）胸腺肽：为一种细胞免疫增强剂，能促进和调节淋巴细胞（主要是 T 淋巴细胞）的发育，使之分化为成熟的淋巴细胞，从而起到调节机体细胞免疫功能的作用。

剂量及用法：每次 20～50mg 作肌内注射。隔天一次，可连续用药 1～6 个月。

2）胎盘球蛋白或丙种球蛋白：此两种球蛋白含有多种抗体，可增加机体对多种细菌和病毒的抵抗力，预防继发感染及促进愈合。

剂量及用法：用量为 3ml 作肌内注射。溃疡急性期时注射 1 次。必要时 1 周后可重复注射 3ml。不宜长期使用，因使用过多可造成对人体免疫反应的抑制，称为反馈抑制。同时还需注意此两种药物均为异体蛋白，故可能产生过敏反应。有些人注射后可能很快发生面部发红、意识障碍等过敏现象。故对胎盘球蛋白和丙种球蛋白不宜盲目滥用。

3）转移因子：转移因子是从人的白细胞、淋巴组织或脾脏中提出的因子。过去认为有种属特异性，人类只能用人的提取物。但现在普遍用动物（牛或猪）的脾脏提取转移因子应用于临床，亦收到提高免疫功能的效果。其作用是能转移细胞的免疫功能，使没有致敏的淋巴细胞致敏，增加巨噬细胞的吞噬功能，可以抗细胞内感染。

剂量及用法：1ml 中有 5×10^8 的细胞透析液称为转移因子 1 单位。每次注射 1ml 于淋巴回流较丰富的腋下或腹股沟处，作皮下注射，每周 1～2 次。10 次为一疗程。一般用一疗程即可。

4）厌氧棒菌菌苗：厌氧棒菌是健康人及动物皮肤、阴道及口腔尤其在牙周袋内等处的常驻菌。因血清中常有自然抗体，一般不致病。可从拔牙后的血液标本中培养分离出此种菌属，再制备成灭活菌苗应用于临床。它对免疫系统有激活功能，作用于单核细胞、巨噬细胞，增加吞噬功能。对于严重的腺周炎型口疮效果较好。

剂量及用法：开始每次用 0.5～1mg（0.5～1ml）作皮下注射，每周 1 次。证明患者能耐受后用量可递增到每次 1mg，最多不能超过 15mg。超过 1mg 时，可多点注射以减轻对局部皮肤的刺激。用药时间可 1～3 个月。

副作用为少数人有低热，个别人有高热，持续 1～2 天，不需特殊处理可自行消退。局部注射处肿痛或形成硬结，一周左右可渐消退。

4. 女性激素 妇女发病与月经周期有关者可考虑试用雌激素。如用己烯雌酚 0.1mg，每晚服 1 次，自月经后第 5 天起连服 20 天。其作用可促进肌层蛋白质及核酸的合成。副作用可使上皮增生、角化，血清甘油三酯及磷脂升高，引起水钠潴留及血栓形成等，故慎用。

5. 微量元素 有人发现有些患者血清锌含量降低，补锌后病情好转。用 1% 硫酸锌糖浆，每次服 10ml，每天 3 次。硫酸锌片剂每片 0.1g，每次服 1 片，每天 3 次。也可应用葡萄糖醛锌、甘草锌等制剂以补充缺锌。

维酶素为核黄素的衍生物，含有人体所必需的多种维生素、氨基酸、微量元素和一些辅酶，对患有复发性阿弗他溃疡且有胃肠道症状者有一定效果，可促进溃疡愈合。用法为每次服 1g，每天 3 次。本药无副作用，可长期服用。

6. 中医辨证 本病属口疮范畴，与口糜、口破等也有类似之处。发病主要与"火"因素有关。有"人之口破皆由于火，疮疡多由火毒生"之说。心、脾、肝、肾脏腑功能紊乱，皆可化火，上蒸于口，而致口疮。火有虚实之分。实火口疮可由心火上炎、脾胃伏火、心脾积热、肝郁化热和外感风热等引起。虚火口疮可由阴虚火旺、脾虚湿困、心肾不交、脾肾阳虚等引起。此外，如饮食不节、过食辛辣、肥腻厚味致内伤脾胃、湿浊停滞、蕴热化火、上蒸于口，也可引起口疮。

治疗应根据脏腑虚实辨证，全身与口腔综合分析辨证，内外兼治，标本结合，加以调理。另外也可采取针刺治疗、穴位封闭配合。

脾胃伏火型宜清热泻火、凉血通便，方用凉隔散、清胃散、玉女煎等。心火上炎型宜清心降火、凉血利尿，方用导赤散、泻心汤、小蓟子饮等加减。肝郁蕴热型宜清肝泻火、理气凉血，方用龙胆泻肝汤、小柴胡汤等。阴虚火旺型宜滋阴清热，方用六味地黄汤、杞菊地黄汤、甘露饮等。脾虚湿困型宜健脾化湿，方用健脾胜湿汤、五苓散、平胃散等。气血两虚型宜气血双补，方用补中益气汤、参苓白术散等。

此外，中成药可用昆明山海棠片，有良好的抗炎和抑制增生作用，可抑制毛细血管通透性，减少炎性渗出。但长期使用应注意血象改变和类似糖皮质激素的不良反应。

外用药如养阴生肌散、锡类散、冰硼散、双料喉风散等。

轻型阿弗他溃疡数目少，病损浅，全身症状轻或无全身症状，故治疗偏重于局部用药。一般除支持治疗外，不用其他药物。以上局部用药可酌情选用1～2种，全身配合服用维生素C及复合维生素B。一般数天即可愈合，相比自然愈合病期缩短。如间歇期短、溃疡发作频繁的病例，要全身用调整免疫药物或中药。

疱疹样阿弗他溃疡局部治疗与轻型基本相同，但因其溃疡散在多发、波及多个部位，因之可采用超声雾化方法治疗，使药物能够直接黏附于多数溃疡表面而发挥药效。可随疾病严重程度及治疗反映选择相应药物。炎症反应重局部含漱剂可采用0.25%～0.5%金霉素溶液或复方氯己定含漱。也可短期使用抗生素以达到控制炎症防止继发感染的目的。全身可酌情给予支持疗法，以提高抗病能力，有利于溃疡愈合。

重型阿弗他溃疡局部治疗的药物与轻型也基本相同。但因溃疡面积大，病期较长，易有继发感染。特别是溃疡发作间歇期短又经久不愈时，局部用药可酌情局部使用糖皮质激素，如局部封闭治疗，有较好的抗炎作用，并可抑制淋巴细胞的浸润，促进溃疡愈合。局部作紫外线照射亦可促进溃疡愈合。氦氖激光、二氧化碳激光亦可用于局部照射，促进正常代谢使溃疡易于愈合。此外，对此类患者进行全身治疗是非常必要的。故近年来，国外有学者根据溃疡发作的严重程度及间歇期将RAU分为简单型、复杂型或A型、B型和C型而采取不同的治疗方案加以治疗。

A型溃疡是指一年仅复发几次，每次复发仅持续数天，疼痛可耐受。治疗以寻找相关诱因并加以控制为主要内容。帮助患者总结安全有效的治疗方式并在

临床上连续使用。B型RAU患者表现为溃疡每月发作，每次持续3～10天，疼痛明显，影响进食和日常口腔清洁。治疗此类患者应对发病的诱因加以控制，同时选用口腔含漱液或局部使用高效的糖皮质激素。严重患者可采用短期内全身应用糖皮质激素，剂量每天<50mg。C型溃疡指溃疡疼痛明显，发作此起彼伏的患者，此类患者在治疗时可采用局部与全身治疗相结合的方法，局部选用强效的糖皮质激素涂抹或行皮质激素黏膜下注射的方法。全身用药包括口服糖皮质激素或加用硫唑嘌呤、氨苯砜、反应停等。此外，对口腔卫生差的患者进行口腔卫生指导，对溃疡的愈合及缓解症状有积极作用。

白塞病

白塞病（Behçet's disease，BD）又称白塞综合征（Behçet syndrome）、贝赫切特综合征或眼 - 口 - 生殖器综合征（oculo-oral-genital syndrome）。1937年，由土耳其皮肤科医师Behçet首先报告。该病是一种慢性、全身性血管炎症性疾病，主要症状有反复发作的口腔和生殖器阿弗他溃疡、虹膜睫状体炎及皮肤结节性红斑等，并且可使全身多个器官受累。目前普遍认为白塞病的病理基础是非特异性血管炎，可累及全身各大中小动静脉。

由于各系统及器官病损发生的时间先后不同。有些患者先出现1～2种器官的病损，之后才有其他器官的病损，由此给诊断带来一定困难。目前本病的治疗尚缺乏有效的根治性药物，但药物治疗可减轻症状、控制病情及预防多系统受累，特别是减低死亡率。

【病因】

白塞病的病因和发病机制尚未完全阐明，而从BD的发病过程及病理生理学改变分析，其与机体免疫有密切关系，最基本的病理表现为血管炎。推测可能的发病机制为一个或多个抗原（如细菌、病毒、热休克蛋白、S抗原或其他自身抗原等）刺激巨噬细胞活化，活化的巨噬细胞激活T淋巴细胞和中性粒细胞，引起大量炎性因子、黏附因子的产生和释放，或直接造成组织器官损伤，引发该病。但其反复发作且迁延不愈的原因迄今不明。可能与免疫细胞凋亡，或BD患者本身具有遗传易感性有关。

（一）感染因素

最初认为与病毒感染有关，也有认为与链球菌和其他细菌感染有关。有研究者通过原位杂交技术在BD患者的外周血淋巴细胞中发现有单纯疱疹病毒基因。在患者的血清中可以检测到抗单纯疱疹病毒抗体以及针对该病毒的循环免疫复合物。皮内注射链球菌

抗原可以诱导 BD 患者口腔溃疡中有较高的链球菌检出率。但至今未有说服力的证据。

（二）免疫学异常

白塞病患者的细胞免疫和体液免疫均存有异常。体液免疫研究发现 BD 患者体内抗内皮细胞抗体（AECA）、抗磷脂抗体、抗淋巴细胞抗体增加，尤其是 IgA 表型 B 细胞增加，但产生自身抗体的 CD5$^+$、CD19$^+$ 细胞水平较低。细胞免疫研究方面，BD 患者的外周血及组织标本中均可见 T 细胞活性增加，伴有 Th1/Th2 细胞的失衡，CD4$^+$ 和 CD8$^+$T 细胞的改变。此外，在活动期的 BD 患者体内促炎症因子有明显的增加，并且与疾病的活动性有关，BD 患者体内的多种细胞因子水平如 IL-2、IL-4、IL-6、IL-10、IL-12、IFN-γ 均较健康对照组升高，IFN-γ/IL-4、IL-12/IL-4 的比例在活动期较缓解期增加，可作为活动期及伴有组织损伤的标志物。

（三）纤维蛋白溶解系统功能低下

有人认为本病发病可能与纤维蛋白溶解系统功能低下，造成微循环障碍而导致血流缓慢，红细胞聚集，血栓形成，致组织缺血坏死而形成病损。国内有学者曾观察白塞病患者手指甲皱、舌菌状乳头及眼球结膜的微循环变化，发现 2/3 的患者均有微循环障碍的表现。

（四）遗传因素

白塞病患者的发病具有明显的地区性分布，临床也发现家族发病的倾向。BD 与 HLA-B5 及其亚型 HLA-B51 有相关性，国外一些研究发现白塞病患者 HLA-B5 及 HLA-B51 抗原阳性率增高，携带 HLA-B51 基因的人群更容易患 BD。1987 年，北医大第一医院及口腔医院曾检测 40 例白塞病患者 HLA 频率。结果发现患者中 HLA-B5 阳性率占 57.5%，而对照组仅为 10.1%。说明白塞病发病存在遗传因素。

【流行病学】

世界各地均有白塞病的发病报道，但白塞病的发病主要集中于地中海、中东及东亚地区，具有较明显的地区性分布。由于该病分布与古丝绸之路非常巧合，故也称之为"丝绸之路病"（Silk Road Disease）。该病发病率可达（13.5～380）∶100 000，而北欧和美国的发病率则低于 1∶100 000，男性多于女性，发病年龄以 20～40 岁青壮年多见。

【临床表现】

本病的基本特征为非特异性血管炎性病变。病损反复发作，有自限性。可同时或先后侵犯多个器官。其临床表现复杂多样。

1. 基本症状

（1）口腔溃疡：90%～100% 的患者在病程中均可发生复发性阿弗他溃疡，且常为疾病的初发症状。口腔的病损多数表现为反复发作的小溃疡，与复发性阿弗他溃疡基本相同，仅少数为深溃疡。溃疡可发生于唇、舌、颊、腭及龈等部位，一般 10 天左右可以愈合。

（2）眼部病损：发生率为 50%～85%。一般眼部损害发生较晚，大多发生于起病 1～5 年之内，男性受累较女性多见，且症状及预后也较重。损害可发生于眼球各部组织，眼球前段病损可表现为结膜炎、角膜炎，较严重的有虹膜睫状体炎和前房积脓；眼球后段病变包括脉络膜炎及视网膜炎，视神经炎和视神经萎缩等可导致视力减退，甚至失明。眼部损害为白塞病严重的并发症之一，因而对临床怀疑为本病的患者应及早进行眼科检查，并定期随访。

（3）生殖器溃疡：发生率约为 75%。男性多见于阴囊、阴茎和龟头，少数发生于尿道，亦可引起附睾炎。女性多在大小阴唇常见，阴道及宫颈亦可发生。此外，两性均可在肛门或直肠发生溃疡。与口腔溃疡相比，生殖器溃疡一般发生较晚，溃疡大小与口腔溃疡相似或较深，疼痛明显。复发率一般低于口腔溃疡，发作间隔期较长，为数月或 1 年至数年。

（4）皮肤病损：为白塞病的常见症状之一。发生率仅次于口腔溃疡，为 56%～97%。皮肤病损多种多样，以结节性红斑、毛囊炎、疖肿等较为常见。皮肤针刺反应（skin pathergy reaction）阳性是临床诊断白塞病的指标之一，该反应是患者的皮肤对损伤的反应性增高而在皮肤损伤部位出现丘疹、脓疱或毛囊炎样损害。针刺反应阳性率在不同国家患者中有所不同，可从 10%～75% 不等。上述四种基本症状中，以口腔溃疡发作最多且其中半数以上为初发症状。口腔溃疡可与其他症状同时出现或交替出现，亦有口腔溃疡反复发作数年或十余年后再出现其他症状者，亦有其他症状早于口腔溃疡出现者。如皮肤病损约有 1/3 为本病首发症状。

2. 特殊症状

（1）关节：以非侵蚀性、不对称性关节受累为特征，以大关节病变为主，多侵犯膝、腕、肘、踝等大关节，膝关节发生率最高。主要表现为关节疼痛，少数有红肿，但不形成化脓性关节炎，易复发。在 BD 患者中较为常见。

（2）心血管系统：白塞病的基本病变是动静脉血管炎，动、静脉血管均可发生病变，引起身体各部位如肺、肾等相应的症状，如咯血、肾性高血压等，导致血管梗死或动脉瘤等。心血管损害亦可发生于心脏，引起心脏扩大、心肌炎和心包炎等。

（3）消化系统：可发生非特异性消化道溃疡及消化道出血，有腹痛、腹泻、腹胀等症状。

（4）呼吸系统：由于血管的病变可引起咳嗽、胸痛、肺间质纤维化，严重者可出现大量咯血而危及生命。肺部 X 线检查出现阴影等为肺梗死的表现。

（5）神经系统：发病率约为 5%～50%。中枢神经系统症状较周围神经多见，男性多于女性，预后较严重，临床应引起高度重视。中枢神经系统的大脑、脑干、小脑、脑神经和脊髓均可受累。其中脑干和脊髓病损是本病致残及死亡的主要原因之一。主要表现为脑膜脑炎综合征、脑干综合征或器质性精神错乱综合征。其症状早期有头痛、头晕、记忆力减退，以后有语言障碍、共济失调、颈强直、偏瘫等发生，严重时引起呼吸麻痹而死亡。周围神经系统病变较少且症状较轻，表现为局部麻木不适等。

（6）发热：部分患者有反复发热病史，呈高热或低热。此类患者伴有结节性红斑或关节、肺部症状时，易被误诊为风湿病或结核等。

本病病程长，有的可达数十年，各种症状可能反复发作，又可自行缓解。口腔及皮肤病损预后无明显后遗症。眼部病损严重者有失明的危险。除少数因严重内脏或神经损害而死亡外，多数患者在屡次复发后可自然痊愈。

【实验室检查】

白塞病的实验室检查多为非特异性的。患者可出现白细胞总数升高、血沉加快、C- 反应蛋白阳性、球蛋白增高、细胞免疫功能低下等。少数患者血清中可查到抗口腔黏膜抗体。部分患者因血液呈高凝状态，血流动力学和甲皱、舌尖微循环测定显示血液黏滞性增加。

【组织病理】

白塞病的基本病理改变为血管炎，以小血管病变为主。

【诊断】

由于组织病理及实验室检查缺乏特异性，诊断主要依据临床表现进行综合分析。临床主要根据口、眼、生殖器及皮肤表现，如有 2 个以上的基本症状即可成立诊断。但如基本症状不全，特殊症状又先发时，则诊断比较困难。应仔细询问病史，是否曾经有各器官的患病史。并追踪随访。皮肤针刺反应阳性。白塞病患者可作为诊断的参考。此外，半数以上 Behçet 病患者血清中 HLA-B5（51）阳性。故检查患者血清中 HLAB5 或亚型 B51 可作为诊断的参考资料。目前临床上以

国际白塞病研究组于 1989 年制定的诊断标准及 2006 年白塞病国际诊断标准（The International Criteria for Behçet's Disease，ICBD）较为常用。

国际白塞病研究组诊断标准（Lancet，1989）

1. 复发性阿弗他溃疡　由医师观察到或患者自己确认的多个阿弗他溃疡，包括轻型、疱疹型、重型溃疡，一年内至少发作 3 次。

2. 由医师确诊或患者自己确认的外阴阿弗他溃疡或瘢痕。

3. 眼病变　包括前葡萄膜炎、后葡萄膜炎、裂隙灯检查时发现玻璃体内有细胞或由眼科医师确诊的视网膜血管炎。

4. 由医师确诊或患者自己确认的结节样红斑、假性毛囊炎或丘疹性脓疱疹，或是未用过糖皮质激素的青春期后患者出现痤疮样结节。

5. 针刺反应阳性　以无菌针头斜行刺入前臂皮内，试验后 24～48 小时由医师看结果。

诊断白塞病：必须具备复发性阿弗他溃疡，并且至少合并其余 4 项中的 2 项。根据上述指标诊断时需除外其他临床疾病。该诊断标准的敏感性是 91%，特异性是 96%。

白塞病国际诊断标准（The International Criteria for Behçet's Disease，ICBD 2006）

1. 反复发作的口腔溃疡（1 分）。

2. 生殖器溃疡（2 分）。

3. 眼损害（2 分）。

4. 皮肤针刺反应（1 分）。

5. 血管炎表现（1 分）。

具备第 1 条，其余 4 条出现 2 条即可诊断。如没有口腔溃疡，需具备 2～5 条中的 3 条方可诊断，即评分≥3 分可诊断 BD。

ICBD 标准的敏感性为 87%～96.5%，特异度为 73.7%～94.1%。

【治疗】

目前尚无有效的根治方法，但是只要接受正规治疗，是能够缓解症状，控制病情发展的。本病除局部对症治疗外，全身系统治疗及调理是非常必要的。

对于口腔病损除对少数病情较重的患者应用糖皮质激素外，采用中西医结合治疗仍是目前比较有效而副作用较少的方法。局部治疗与复发性阿弗他溃疡基本相同。在病情缓解期，口腔内无病损时无需用药。溃疡发作时，局部用消炎、对症及促进溃疡愈合的药物。全身应予支持治疗及调整免疫治疗。又因本病具有血管炎及微循环障碍的特点，故采用活血化瘀的中成药，如复方丹参等，对改善病情是有利的。对有各

系统症状的患者应与各有关科配合治疗。本病的全身治疗药物主要包括以下几种：糖皮质激素是本病的主要治疗药物，可以减轻各种症状，尤其能够改善黏膜溃疡和关节疼痛，对有眼部受损和中枢神经受损者宜及时应用较大剂量。可静脉应用大剂量甲泼尼龙冲击，1000mg/d，3～5天为一疗程。

对于仅有口腔和外生殖器溃疡的 BD 患者，局部激素类药物可以作为一线治疗药物；眼角、结膜炎可应用激素眼膏或滴眼液，眼色素膜炎须用散瞳剂以防止炎症后粘连，重症眼炎者可在球结膜下注射糖皮质激素。

2. 免疫抑制剂 是治疗本病的另一类重要药物，可以阻止疾病进展，与糖皮质激素有协同作用，并能减少糖皮质激素的用量。常用的有环磷酰胺、甲氨蝶呤、硫唑嘌呤等。此外还有环孢素 A，对眼病变有效，但停药后易复发。

3. 非甾体类抗炎药 如阿司匹林，有抗血小板聚集作用，可用于有血栓形成者；其他如布洛芬、吲哚美辛、萘普生、奇诺力、双氯芬酸亦可选用，它们对关节痛、关节炎有效。

4. 其他药物 如秋水仙碱，可抑制白细胞趋化，减少刺激与炎症反应，对关节病变、结节红斑、口腔和生殖器溃疡、眼色素膜炎均有一定的治疗作用，常用剂量为 0.5mg，2～3 次 /d。应注意肝肾损害、粒细胞减少等不良反应。

沙利度胺用于治疗严重的口腔、生殖器溃疡。宜从小剂量开始，逐渐增加至 50mg，3 次 /d。妊娠妇女禁用，以免引起胎儿畸形。

白塞病多数情况下不会危及生命。少数患者可能发生严重或致命的并发症，如脑膜脑炎等中枢神经系统病变。也可有胃肠道穿孔引起急性腹膜炎，大血管病变引起主动脉瘤，破裂后可立即致命等。

患者在日常生活中应当注意：生活应有规律，劳逸适度，症状显著时宜适当休息。少吃辛辣食物，保护口腔黏膜。不要戴隐形眼镜，防止角膜溃疡。

【中医辨证】

白塞病在中医被称之为"狐惑病"，首载于《金匮要略·百合病狐惑阴阳毒篇》："狐惑之为病，状如伤寒，默默欲眠，目不得闭，卧起不安，蚀于喉为惑，蚀于阴为狐，不欲饮食，恶闻食臭，其面目乍赤、乍黑、乍白、蚀于上部则声嘎，甘草泻心汤主之。"中医认为本病发生系湿热毒所致，临床多以除湿、清热、解毒治之，以甘草泻心汤加味主之，外用苦参汤洗之、雄黄熏之。近代认为，除湿热蕴毒以外，多与肝肾阴虚有关。目前认为本病以虚为主，有虚实兼杂，湿热火毒兼有，与

肝、脾、肾三经相关。

肝经湿热口阴破溃充血，目赤涩痛，结节红斑，便干尿赤，舌苔黄腻，脉弦实数。以龙胆泻肝汤加减。

肝肾阴虚口阴溃疡小浅有红晕，视物昏花干涩，头晕耳鸣，五心烦热，舌红少津苔薄黄，脉细数。以杞菊、知柏地黄汤主之。

如湿热火毒泛发较重，则以五味消毒饮合黄连解毒汤加减。

如脾肾阴虚溃疡深而水肿明显充血不著，身疲乏力，胃脘胀满便溏，关节痛肿，溃疡愈合迟缓，舌胖齿痕，脉沉缓。以金匮肾气丸、右归饮加减。

现常用方还有甘草泻心汤、温清饮、化斑解毒等加减治之。如兼眼疾可用明目地黄丸、石斛夜光丸等。或采用有调整免疫的中草药如雷公藤多苷片、昆明山海棠片等。

外阴、肛门破溃可用苦参、黄柏、茵陈、地肤子、蛇床子等熏洗。

口腔黏膜溃疡可用养阴生肌散、珍珠散、锡类散、青黛散等外用。

（华 红 胡碧琼 徐治鸿）

第3节 理化性损害

口腔黏膜的理化性损害是指由于机械性、化学性及物理性刺激等明确的原因而引起的口腔黏膜病损。

创伤性血疱及溃疡

【病因】

机械性刺激等因素对口腔黏膜的损伤可形成创伤性血疱（traumatic mucosal hematoma）或创伤性溃疡（traumatic ulcer），按刺激时间不同又可分为持久性及非持久性刺激因素。持久性机械刺激如口腔内龋齿破坏后的残冠、残根、尖锐的牙尖、经磨耗后的牙齿锐缘、不良修复体的卡环、义齿的牙托等均是长期存留在口腔内可以引起创伤性损害的因素。非持久性机械刺激如脆、硬食物的刺激，咀嚼不慎时的咬伤，刷牙时用力不当，口腔科医师使用器械操作不当等均可对黏膜造成损伤，而成为非持久性的刺激因素（彩图 8-6，见书末彩插）。

【临床表现】

由于机械性刺激因素的力量大小和受刺激的时间长短不同，机体对刺激的反应亦不完全相同，故形成各有特点的病损。

1. 压疮性溃疡（decubital ulcer） 由持久性机械

刺激引起的一种口腔黏膜深溃疡。多见于成年人，尤其是老年人。病损多发生在刺激物的邻近或与刺激物接触的部位。早期受刺激处黏膜发红，有轻度的肿胀和疼痛，如及时除去刺激，黏膜可恢复正常，否则可形成溃疡，溃疡外形与刺激物形状一致。因为黏膜长期受刺激，故溃疡可波及黏膜下层形成深溃疡。溃疡边缘轻微隆起，中央凹陷，如有继发感染则溃疡表面有淡黄或灰白色假膜。局部淋巴结可触及。

儿童乳牙的慢性根尖炎，当牙槽骨已遭受破坏，再加以恒牙萌出时的压力，有时可使乳牙根尖部由牙槽骨的破坏部位穿破牙龈表面黏膜而暴露在口腔内，形成对黏膜的刺激，引起压疮性溃疡。牙根尖部往往直插入溃疡当中，此种情况以上唇及颊黏膜多见。

因为形成压疮性溃疡的刺激是缓和而长期的，故溃疡表面多为炎性肉芽组织而缺少神经纤维，所以疼痛不很明显，但有继发感染时疼痛可加重。

2. Riga 病或称 Riga Fede 溃疡　是专指婴儿舌系带由于创伤而产生的增殖性溃疡，多见于舌系带短的婴儿。因为舌系带较短，初萌出的下切牙切缘又较锐，所以当吸吮或伸舌时，舌系带易受下切牙切缘刺激，而长时间的摩擦就可形成溃疡。开始时在舌系带处充血、发红、肿胀，久之，上皮破溃即形成溃疡。由于持续不断的摩擦，溃疡面渐扩大，长久得不到治疗即可转变为增殖性、炎症性、肉芽肿性溃疡。触之较坚韧，因此影响舌的运动，患儿啼哭不安。

3. 增殖性病损（hyper-plastic lesion）　病损多见于老年人。由于义齿的基托边缘不合适引起的长期而缓和的慢性刺激使组织产生增殖性炎症病变，常见于腭部及龈颊移行部。黏膜呈坚韧的肉芽肿性增生，有时伴有小面积溃疡。有时仅有炎症性增生而无溃疡面。患者一般无明显的疼痛症状。

4. Bednar 口疮（Bednar ulcer）　专指婴儿硬腭后部由于创伤引起的擦伤。如婴儿吮吸拇指或较硬的人工奶头，或大人给婴儿清洗口腔时力量太大，均可造成对上腭的擦伤，形成浅溃疡。病损多为双侧对称分布。婴儿常哭闹不安。

5. 自伤性溃疡（fatitial ulcer）　好发于青少年。青少年性情好动，常用铅笔尖捅刺黏膜。发生于右利手者，溃疡好发于左颊脂垫尖或磨牙后垫处；左利手者反之。咬唇颊者，溃疡好发于下唇、双颊或口角处。溃疡深在，基底略硬或有肉芽组织，疼痛不明显。

6. 黏膜血疱（mucosal hematoma）　常因咀嚼时不慎咬伤黏膜或脆硬食物对黏膜摩擦而引起。咬伤者多见于颊、口角和舌黏膜，形成的血疱较小；而食物摩擦引起者多见于软腭或咽部黏膜，形成的血疱较大，且易破裂。血疱破裂后可形成溃疡，比较疼痛。小血疱

不易破。如将疱中血液吸出且无继发感染，1～2 天即可愈合。

【病理】

创伤性溃疡的组织病理变化为非特异性溃疡。可见上皮破坏，溃疡区凹陷。结缔组织中有多形核白细胞、淋巴细胞及浆细胞浸润。增殖性病损可见慢性炎性肉芽组织增生。

【诊断】

1．在病损附近或对颌可发现机械性刺激因素。如为溃疡，则溃疡外形往往同刺激物的形态一致。且在上、下颌静止或运动状态时，溃疡与刺激物的摩擦部位有相对应关系。

2．如未发现刺激物，可仔细询问患者。其往往有受创伤的病史，而无溃疡反复发作史。

3．除去刺激因素并局部用药后，溃疡在 1～2 周内即可愈合。如果仍不愈合，溃疡又较深大，或基底有硬结等要考虑作活检，以便进一步明确诊断，除外特殊性病损。

【鉴别诊断】

需与一些不易愈合的特异性深溃疡相鉴别。

1．复发性坏死性黏膜腺周围炎

（1）口腔内无机械刺激因素，亦无创伤史，但有较长期的口腔溃疡反复发作史。

（2）溃疡深大，但常为多发性，多时为 1 个或 2 个深大溃疡，同时可伴有数个小溃疡。

（3）疼痛明显，溃疡持续数周以上不易愈合。往往在口腔内能见到愈合后遗留的瘢痕。

2．鳞状细胞癌　临床以溃疡形式多见，所以应注意其特征，做到早诊断早治疗。其特点如下：

（1）口腔内虽然有深溃疡但无刺激因素，无创伤史，亦无口腔溃疡反复发作史。

（2）溃疡深大，呈弹坑样，溃疡底有细颗粒状突起，似菜花样。溃疡边缘翻卷高起，触周围组织及基底有较广泛的硬结。溃疡持久不愈。如无继发感染，则疼痛不明显。

（3）病变进展迅速，病程无自限性，无组织修复现象。

（4）病变初起时淋巴结无明显改变，但很快病变相应部位淋巴结肿大，触之较硬，早期能推动，晚期则和周围组织粘连不能推动。

（5）用甲苯胺蓝染色法作筛选试验为阳性的部位取活检，易见到癌的组织病理变化。（甲苯胺蓝染色法：先用清水漱口，再用棉签涂 1% 醋酸于病损处以溶

解病损处黏液。再用 1% 甲苯胺蓝液涂于病损处及周围黏膜，至少停留 1 分钟，然后再漱口，以除去过多的染料。再用 1% 醋酸擦洗已涂染料处，如染料未被洗掉呈深蓝色则为阳性。）

【治疗】

1. 首先除去刺激因素，如拔除残冠、残根，调磨尖锐牙尖，修改不合适的义齿等。轻度的创伤只要除去刺激因素，甚至不需药物治疗，几天内即可愈合。

2. 局部治疗以预防继发感染，促进溃疡愈合为原则。用 0.1% 依沙吖啶液含漱。局部用养阴生肌散或抗菌、消炎、止痛的药膏均可。

3. 如有继发感染，局部淋巴结肿大、疼痛等，要根据情况给予抗生素。

4. 对 Riga 病首先消除刺激，如改变吮奶方式，暂时用勺喂奶，以免吸吮时牙齿切缘刺激舌系带。对增生性溃疡者，有人主张局部用 5%～10% 硝酸银烧灼，如溃疡表面有坏死时可考虑使用，以除去表面的坏死组织。用药时应隔离好唾液。用药次数不宜太多，1～2 次即可。此方法现较少应用。一俟溃疡愈合患儿稍大时可结合手术治疗，矫正舌系带过短。

化学性灼伤

【病因】

某些苛性化学物质，如强酸、强碱等，误入口腔，或口腔治疗用药不慎，将酚、硝酸银、三氧化二砷等药物接触了正常口腔黏膜，可使黏膜发生灼伤。

【临床表现】

化学物质引起损伤的特点是使组织坏死，在病损表面形成一层易碎的白色坏死的薄膜。如拭去此坏死层即露出出血的红色糜烂面。病损不深，但非常疼痛。

【治疗】

首先要用大量清水冲洗病损处，尽量稀释和洗净致伤的化学物质。因病损往往为大面积的浅溃疡或糜烂，故非常疼痛，局部可使用表面麻醉药，如 1%～2% 利多卡因液等含漱止痛。病损处涂抗菌消炎的药物或收敛性药物。如无继发感染，一周左右可痊愈。

热损伤

【病因】

口腔黏膜的热损伤（thermal damage）并不多见。偶因饮料、茶水或食物过烫时引起黏膜的烫伤。

【临床表现】

轻度烫伤仅见黏膜发红，有轻微疼痛或麻木感，并不形成糜烂或溃疡。但热损伤严重时可形成疱疹。疱破溃后变为糜烂或浅溃疡，疼痛明显。

【治疗】

病损仅发红未糜烂时，一般局部不需用药，数小时内症状可渐缓解。如有水疱或已糜烂则局部应用抗菌消炎药物。最初 1～2 天疼痛较重时，局部可用 1%～2% 利多卡因液含漱止痛。如无继发感染一般在一周左右可痊愈。

放射性口炎

放射性口炎（radiation stomatitis）又称放射性黏膜炎（radiation mucositis），是因放射线电离辐射引起的口腔黏膜损伤，多为头颈部恶性肿瘤行放射线治疗的患者。根据 X 线照射剂量、患者年龄和健康状况等不同，可发生不同程度的口腔黏膜损伤。一般可分为急性损害和慢性损害。急性放射性口腔黏膜炎是头颈部肿瘤放射治疗过程中常见的并发症之一，90%～97% 的患者出现不同程度的黏膜炎。一般当靶区照射剂量达 20～30Gy 时，患者开始出现相关症状，轻者疼痛，影响吞咽、进食及语言等，严重者可因损伤严重被迫暂停或终止治疗。慢性放射性口炎往往在放射线照射 2 年后出现，以唾液腺破坏、口腔干燥、味觉异常为主要症状。

【病因】

各种电离辐射（X 线、α、β、γ 射线及电子、核子和质子）作用于人体，细胞核的 DNA 吸收辐射能，导致可逆或不可逆 DNA 合成和细胞分化方面的变化，破坏了细胞正常代谢，引起细胞基因突变，导致细胞组织和器官发生一系列反应和损伤。放射线在杀死癌细胞同时，也不同程度地损伤了正常组织。放射性口腔炎是头颈部放疗最常见的并发症。

【临床表现】

放射性口炎损害的程度和过程取决于电离辐射的性质、照射剂量及其面积和总疗程、个体差异等。放射线照射后短时间内的黏膜变化称为"急性损害"，照射后 2 年以上出现的症状及变化称为"慢性损害"。

一般在照射后第 2 周，当剂量达到 10Gy 左右时可出现黏膜反应。急性放射性口炎主要表现为口腔黏膜发红、水肿、糜烂、溃疡，糜烂面表面覆盖白色假膜，易出血，触痛明显，伴口臭、进食困难等；严重者口腔黏膜出现大面积溃疡,可伴发出血、继发感染等,甚至影响到放射治疗的正常进行及治疗效果。

目前常用的有关急性放射性口炎的分级方法有两种:

WHO 推荐的 4 级评价法:Ⅰ度:口腔黏膜出现红斑、疼痛;Ⅱ度:口腔黏膜出现红肿、溃疡,但患者能进食;Ⅲ度:口腔黏膜出现溃疡,患者能进流质饮食;Ⅳ度:口腔黏膜出现溃疡,患者不能进食。

美国肿瘤放射治疗协作组织(RTOG)急性放射损伤分级标准(5 级):0 级:口腔黏膜无红肿、疼痛及吞咽困难,与健康黏膜相同;1 级:黏膜有轻度充血症状,稍有痛感,不需要止痛药物治疗;2 级:发生斑点状黏膜炎,疼痛为中度,需要止痛药物治疗;3 级:有片状黏膜炎,炎性反应区域占照射区域的 50%,疼痛感为重度,极为明显,需要接受麻醉药物治疗;4 级:炎性区域占放射区域比例大于 50%,反应严重,有出血、溃疡及坏死病变,需停止治疗,或者改变营养供给路径。

慢性放射性口炎往往在放射线照射 2 年后出现。以唾液腺破坏、口腔干燥、味觉异常为主要症状。主要体征是口腔黏膜广泛萎缩、变薄、充血,舌体出现萎缩性舌炎。口干症状能长时期存在,并伴有烧灼痛。口腔念珠菌感染是常见的并发症。同时可见猖獗龋、牙龈出血、张口受限等其他口腔并发症。全身症状包括厌食、疲倦、头痛、记忆力下降、失眠等。

【病理】

急性放射线损害可见组织水肿、毛细血管扩张、黏膜上皮细胞坏死、纤维素渗出等。慢性放射线损害可见上皮连续性破坏、炎细胞浸润、毛细血管扩张、黏膜下小唾液腺萎缩等。

【诊断】

头颈部肿瘤接受放射治疗的患者接触射线后出现口腔黏膜损伤。

【预防】

1. 应嘱患者使用氟制牙膏,保持口腔卫生,养成餐后刷牙漱口的习惯,使用波浪形软毛牙刷,有效清洁牙齿和牙间隙,保持口腔清洁。

2. 多喝水。患者开始放疗的当天起,每天要饮水大于 2500ml,也可用金银花、麦冬泡水喝,以保持口腔湿润。应多嚼口香糖,多作咀嚼运动,以减轻张口困难。

3. 放疗前先去口腔科作详细检查,积极治疗龋齿及其他牙齿疾病。若拔牙,应等伤口愈合后方可开始放疗。如有不合适的义齿,应先矫正,尽量避免对口腔黏膜的不良刺激。

4. 放疗期间,加强营养,给予高蛋白、高维生素、高热量的饮食,勿食过冷、过热、过硬食物,忌辛辣刺激性的食物。遵医嘱用淡盐水或其他消炎防腐类漱口液漱口预防口腔感染。淡盐水的配制方法是:在 500ml 温开水中加盐 3~4g(约小半匙)即可;如发生真菌感染,则选用 2%~4% 碳酸氢钠漱口,并含化制霉菌素。

5. 中药漱口液有清热解毒之功效,作用缓和且口感好,不但可以预防口腔感染,而且对上呼吸道感染也有一定的预防作用。

【治疗】

以对症治疗为主。

1. 急性放射性损害的治疗 可根据口腔内 pH 选择正确的漱口液,给予超声雾化吸入,每天 2 次。可减轻黏膜水肿,稀释分泌物,促进溃疡愈合,减少疼痛。溃疡处可用锡类散或口腔溃疡膜等贴敷,或采用糖皮质激素类软膏或贴片,如醋酸地塞米松贴片。该药具有抑制局部血管渗透性,抑制炎细胞、吞噬细胞和白细胞在炎症部位聚集及溶酶体释放等抗炎、抗免疫和抗过敏作用。疼痛剧烈可用局麻药 1% 利多卡因饭前含漱,可起到镇痛、消炎、消肿的作用。或采用低温疗法即放疗前将冰袋置于照射野皮肤黏膜 30 分钟,然后立即放疗。冰敷使颊黏膜温度下降,使口腔黏膜血管收缩,黏膜组织氧含量降低,对放射反应减弱,从而保护或减轻了放射对口腔黏膜的损伤。此外,生物制剂如 GM-CSF 或碱性成纤维细胞生长因子(b2FGF)等可用于急性放射性口炎的治疗,上述药物具有减轻炎症、促进伤口愈合修复等功能。

2. 慢性放射性损害的治疗 有真菌感染者,可用制霉菌素或氟康唑片。但长期使用抗真菌药应注意肝肾功能。口干症状明显者可用人工唾液或促进唾液分泌的药物,如胆碱受体激动剂等。

3. 中医中药 中医认为放射性口腔反应是火毒蕴结或兼血络被瘀或兼热盛伤阴所致,治疗首选清热解毒、降火滋阴等中药加以治疗。可选用养阴清热方,或选用中药活血生津冲剂、参麦饮等治疗。

4. 全身支持治疗 加强营养,给予高蛋白、高维生素、高热量的饮食。不能进食者应给予营养支持,必要时可给鼻饲饮食。

化学治疗诱发的口腔黏膜炎

恶性肿瘤是严重威胁人类健康的常见疾病,化疗是肿瘤综合治疗中最主要的手段之一。由于化疗药物的选择性非常差,通常在杀伤或抑制肿瘤细胞的同时，对机体正常细胞尤其是处于增殖期的正常细胞也可造成损伤，因此常引起各种不良反应。化疗药物引起的不良反应有 500 多种，包括骨髓抑制、消化系统反应、心脏毒性、口腔炎或严重组织坏死等。轻者可无临床表现，严重者可发生败血症等全身并发症。

化学治疗诱发的口腔黏膜炎（chemotherapy-induced oral mucositis）又称化疗性口腔黏膜炎，是肿瘤化学治疗常见的并发症之一。常规的化学治疗以及高剂量的骨髓造血干细胞移植均可导致口腔黏膜充血、水肿、糜烂或溃疡形成。常见的引起口腔黏膜炎的抗肿瘤药物有烷化剂、抗代谢药和生物碱类药物等。接受骨髓移植患者所出现的口腔损害是目前临床治疗中一棘手问题，可导致患者住院天数延长及治疗费用增加。

【临床流行病学】

目前有关实体瘤或血液系统肿瘤患者接受化疗后口腔黏膜炎的发病率尚无确切的统计资料。据统计，造血干细胞移植的患者有 75%～100% 可发生化疗后口腔黏膜炎，而实体瘤接受化疗的患者有 5%～40% 可发生黏膜炎。Keefe 等回顾性研究显示，不管哪种类型的肿瘤，其化学治疗后严重黏膜炎（WHO 标准的 3～4 级）的发生率不到 10%。近期 1 项有关结肠癌化学治疗的干预性研究显示，化疗性口腔黏膜炎在安慰剂组的发生率高达 50%。

【临床表现】

正常情况下，口腔黏膜细胞的更新周期为 7～14 天。放化疗干扰细胞的有丝分裂，降低其再生能力。化疗后口腔炎一般在治疗后 5～10 天即可出现，通常持续 7～14 天。最易受损的部位是非角质化的黏膜如唇、颊、软腭、舌底及舌腹。化疗性口腔炎的典型临床表现为颊、软腭及舌等口腔黏膜散在红斑、水肿，进而形成溃疡或继发感染。患者可有明显的口腔疼痛，进食、说话困难或出现张口受限等。

【诊断及诊断标准】

1. 诊断　主要基于病史及临床表现，如果口腔黏膜广泛充血发红，可考虑做细菌或真菌培养。

2. 化疗性口腔黏膜炎的分级标准　目前常用的有：世界卫生组织（WHO）口腔毒性评分体系及美国国立癌症研究院通用毒性评估标准（National Cancer Institute Common Toxicity Criteria，NCI-CTC）；前者包括对患者症状及功能状态的整体评估，后者侧重于对化疗后总体功能状态的评价。2009 年，美国国立卫生研究院（National Institute of Health，NIH）和美国 NCI- 生物医学信息学和信息技术中心（Center for Biomedical Informatics and Information Technology，CBIIT）对之前的 NCI-CTC 标准进行了修订，发布了通用不良事件术语标准 4.0 版（Common Terminology Criteria Adverse Events Version 4.0，CTCAE v4.0）。

（1）世界卫生组织（WHO）抗肿瘤药毒性反应分级标准：0 度：无反应；Ⅰ度：黏膜红斑、疼痛；Ⅱ度：黏膜溃疡、能进食；Ⅲ度：黏膜溃疡、只能进流食；Ⅳ度：黏膜溃疡、不能进食。

（2）美国国立癌症研究院通用毒性评估标准（NCI-CTC 4.0 版标准）：1 级不良反应是指较轻微的不良反应。通常无症状，且不需要对机体进行干预治疗，也不需要进行介入或药物治疗；2 级不良反应是指中等程度的不良反应。通常有临床症状，且需要在本地进行药物或其他方面的干预治疗，这类反应可能影响机体的功能，但是不损害日常生活与活动；3 级不良反应是指较为严重的不良反应。可能造成不良后果，通常症状复杂，需要进行外科手术或住院治疗等积极的干预治疗；4 级不良反应是指可能对生命构成潜在威胁的不良反应。这类反应往往可致残，甚至导致器官损害或器官功能的丧失；5 级不良反应是指死亡。

【治疗】

1. 支持治疗　要指导患者在用药之前，保持口腔的清洁，饭前饭后可用生理盐水漱口，选择软毛牙刷，有牙龈炎或龋齿要及时治疗。化疗期间还要注意患者的营养状况，为其提供高热量、高蛋白、高维生素且易消化的流食或半流饮食。对 3 级和 4 级口腔黏膜炎如严重影响进食者，可给予静脉补液或肠外营养或经肠营养支持。

2. 对症治疗　可采用消炎、防腐、止痛的措施，以缓解症状，促进溃疡愈合。可根据情况，局部选用如 0.2% 氯己定漱口液，或 2%～4% 碳酸氢钠漱口液。疼痛明显者，可采用 2% 利多卡因凝胶或含漱液饭前含漱。或采用糖皮质激素类软膏或贴片，已达到抗炎、抗免疫和抗过敏作用。其他药物有：冰硼散、锡类散、西瓜霜片等也有一定的缓解疼痛、促进溃疡愈合的作用。

3. 促细胞生成制剂的应用　如应用单核细胞集落刺激因子（GM-CSF）或角质形成细胞生长因子以减轻疼痛及促进黏膜病损的恢复。

4. 口腔降温处理　根据所用药物血浆浓度半衰期的长短，在药物浓度达到最高峰之前实施口腔内降温，如病损处可用冰块含服，使黏膜细胞接触的抗癌物质浓度降低，从而减轻口腔炎的症状。

5. 合并感染时，根据感染情况可选用相应的抗生素。

6. 中医中药 临床上根据化疗性口腔炎的特点，可分为实证和虚证两类。实证多为心脾积热所致，治疗可采用清热解毒、消肿止痛的治法，如用凉膈散加减治疗。虚症则为阴虚火旺所致，治法宜滋养阴血、清降虚火。可采用地黄汤或四物汤加减治疗。

(胡碧琼 华 红 闫志敏)

第4节 细菌感染性疾病

球菌性口炎

球菌性口炎(coccus stomatitis)是急性感染性口炎的一种，主要是以各种球菌感染为主。由于细菌种类不同，引起的病损特征也有差别。临床表现虽常以某种细菌感染为主，但常为混合性感染。本病损害以假膜为特征，所以又称为膜性口炎(membranous stomatitis)或假膜性口炎(pseudomembranous stomatitis)。多见于婴幼儿，偶见于成人。

【病因】

正常人口腔内存在一定数量的各种细菌，为人群共有常驻菌，一般情况下并不致病。但当内外环境改变，身体防御能力下降时，如感冒发热、传染病、急性创伤、感染，以及滥用激素、化疗和放疗后等，口内细菌增殖活跃、毒力增强、菌群失调，即可发病。以金黄色葡萄球菌、溶血性链球菌或肺炎链球菌致病为多。

【临床表现】

发病急骤，多伴有头痛、发热、白细胞增高、咽痛和全身不适等症状。口腔黏膜和牙龈充血发红、水肿糜烂，或有表浅溃疡，散在或聚集融合成片。由于疼痛影响进食，唾液增多，有较厚纤维素性渗出物，形成灰白或黄色假膜。多伴有轻度口臭和尖锐疼痛。局部淋巴结肿大压痛。经过数天体温恢复正常，口腔病损需持续一周左右愈合。

1. 葡萄球菌性口炎 葡萄球菌性口炎(staphylococcal stomatitis)为金黄色葡萄球菌引起的口炎，多见于儿童，以牙龈为主要发病区。牙龈充血肿胀，有灰白色薄假膜，由纤维素性渗出物组成，易被拭去，牙龈乳头及龈缘无破溃糜烂。在舌缘、颊咬合线处可有充血水肿，灼痛明显。涂片可见大量葡萄球菌，进行细菌培养可明确诊断。

2. 链球菌性口炎 链球菌性口炎(streptococcal stomatitis)在儿童发病率较高，常伴有上呼吸道感染、发热、咽痛、头痛、全身不适，呈弥散性急性龈口炎，受累组织呈鲜红色。唇、颊、软腭、口底、牙槽黏膜可见大小不等的表浅上皮剥脱和糜烂，有略微高起的假膜，剥去假膜则留有出血糜烂面，不久重新被假膜覆盖。有轻度口臭和疼痛。涂片可见大量革兰氏阳性链球菌，培养可见大量链球菌，即可明确诊断(彩图8-7，见书末彩插)。

3. 肺炎球菌性口炎 肺炎球菌性口炎(pneumococcal stomatitis)好发于硬腭、口底、舌下及颊黏膜。在充血水肿黏膜上出现银灰色假膜，呈散在斑块状。涂片可见大量肺炎链球菌。有时并发肺炎，但也可在口内单独发生。本病不常见，好发于冬末春初，老人及儿童易罹患，体弱成人也可发生。

4. 卡他性口炎 卡他性口炎的发病因素有多种，如上呼吸道感染、肠道紊乱、服用某些抗胆碱能药物或抗生素、局部刺激、过度劳累及全身抵抗力下降等。口腔表现为黏膜绒毛状充血，表面针尖大小出血点，有时上覆小斑片薄的白色假膜。上下唇内侧黏膜、双颊黏膜、软腭及咽部为好发部位。主诉有口腔发热、灼痛感或苦涩感(彩图8-8，见书末彩插)。

【病理】

口腔黏膜充血水肿，上皮坏死糜烂，上覆大量纤维素性渗出物和坏死组织，以及细菌、白细胞等组成的假膜，固有层有大量白细胞浸润。

【治疗】

主要是消炎控制感染。可给予抗生素类药物，可根据细菌药物敏感试验加以选择。止痛是对症处理的重要措施，局部涂擦1%丁卡因外膏，或用1%~2%利多卡因溶液饭前或痛时含漱。口腔病损的局部含漱或湿敷治疗不可缺少，保持口腔卫生，控制和预防继发感染，可选用0.1%利凡诺或0.01%醋酸氯己啶等溶液含漱。病损局部外用养阴生肌散、西瓜霜等喷撒，或用含抗生素、激素、止疼药物等制成的软膏和药膜，以达到消炎止痛促进愈合作用。

【中医辨证】

本病属于中医的口疮或口糜，多属实热之证，可由外感风热湿毒之邪，内有脾胃湿热蓄积，上焦火盛，熏蒸于口而发。治宜清热解毒、凉血渗湿疏风清热，以清心胃之火。方药如银翘散、导赤散、清胃散、清瘟败毒饮、化斑解毒汤等加减。

坏死性溃疡性龈口炎

坏死性溃疡性龈口炎(necrotic ulcerative gingivostomatitis)又名奋森口炎(Vincent stomatitis)、战壕口炎。本病在经济发达的国家和地区已很少见，但由于

20世纪80年代后艾滋病的全球流行,坏死性溃疡性龈口炎已成为艾滋病的重要口腔表现之一。

【病因】

本病病原体为梭形杆菌、奋森螺旋体,大量存在于病变部位。患者服用甲硝唑等抗厌氧菌药物可明显降低螺旋体、梭形杆菌的数量,同时临床症状得以消失。目前认为,本病是多种微生物引起的机会性感染,营养不良、精神紧张、过度疲劳、吸烟等导致局部和全身免疫功能降低的因素是本病的易感因素。

【临床表现】

本病为急性感染性炎症,发病急骤,症状显著,多见于儿童及青壮年。早期好发于牙龈,前牙多见,主要特征为牙龈乳头"火山口"样坏死溃疡,表面被覆灰白色假膜。病损可波及牙龈边缘(详见牙周病学相关章节)。如急性期未得到及时治疗或者患者抵抗力较低时,病损可波及对应的唇、颊黏膜,形成坏死性龈口炎。当免疫功能极度降低,患者可能合并感染产气荚膜杆菌,导致面部组织迅速变黑、坏死、脱落,并向肌层蔓延,形成走马疳(noma)。此时,由于组织分解毒性产物和细菌毒素,患者可发生全身中毒症状。

患者口腔有特异性腐败恶臭,病损疼痛,触之易出血。常伴有唾液黏稠、低热、全身乏力、颏下或下颌下淋巴结肿大压痛等症状。病情恶化可致死亡。

【组织病理】

为非特异性炎症改变。上皮破坏,有大量纤维素性渗出,坏死上皮细胞、多形核白细胞及多种细菌和纤维素形成假膜。固有层有大量炎症细胞浸润。基层水肿变性,结缔组织毛细血管扩张。

【诊断与鉴别诊断】

根据临床表现可以作出诊断。患者突然发病,牙龈坏死溃疡,牙尖乳头消失,有特殊腐败臭味,牙龈自动出血、触痛,唾液黏稠混有血液。对应唇、颊等处黏膜,可有形状不规则的坏死性溃疡。涂片有大量病原微生物。白细胞数增加,淋巴结肿大。

本病需要与以下疾病鉴别诊断:

1. 急性疱疹性龈口炎 病原体为单纯疱疹病毒,口腔黏膜表现有散在或成簇小疱疹,疱破裂呈表浅、平坦、边缘整齐的小圆形溃疡。可侵犯牙龈,主要为附着龈,不侵犯龈乳头。病程约一周,有自限性。患者多为6岁以下婴幼儿。

2. 球菌性口炎 口腔黏膜广泛充血,牙龈也可充血,并易出血,但龈缘无坏死,颊、舌、唇等部位多见。

可见表浅平坦的糜烂面,上覆黄色假膜。也可见于附着龈,但无恶臭及腐败气味。涂片镜检为大量各种球菌,如链球菌、金黄葡萄球菌及肺炎双球菌等。

【治疗】

应及早给予抗感染治疗,同时配合支持疗法,以控制感染、消除炎症、防止病损蔓延和促进组织恢复。

1. 牙周治疗 去除大块牙石,保持口腔清洁(参考牙周病学有关章节)。

2. 局部治疗 3%过氧化氢反复清洗患处,0.05%氯己定溶液含漱,去除坏死组织。

3. 全身治疗 给予青霉素、头孢拉啶等广谱抗生素或者甲硝唑、替硝唑等抗厌氧菌活性较强的药物。

4. 支持疗法 全身应给予B族维生素、维生素C、高蛋白饮食,加强营养。必要时给予输液,补充液体和电解质。

【预后】

预后一般良好。若全身状况极度衰弱、营养不良、口腔卫生不佳,如合并产气荚膜杆菌与化脓性细菌、腐败细菌等感染,病变可迅速坏死崩解,甚至造成组织破溃穿孔,形成走马疳。

【预防】

保持口腔卫生,除去一切刺激因素,注意合理营养,增强抗病能力。

【中医辨证】

本病类似中医的牙疳,其病因有内外之分,但多以内因为主。机体外受风热之邪,内有阳明胃经湿热,两者相搏,热毒炽盛,火邪郁里,灼伤黏膜,以致溃破腐烂。或因气血失荣,先天禀赋不足,正气虚亏而致破溃。所以,本病也有虚实之分,前者为实,后者为虚。

偏于风热火毒、实热炽盛者,则应以疏风清热、解毒凉血、清胃降火。方药可用清瘟败毒饮、清胃散、凉血消毒饮等加减。药物如升麻、生石膏、黄芩、栀子、川连、薄荷、紫地丁、生地、竹叶、连翘等。偏于阴虚火旺、气血不足者,则应以滋阴清热、理血益气、健脾渗湿为治。方药可用生地、赤芍、黄芩、陈皮、茯苓、白术、泽泻、车前子、当归等。

口腔结核

结核病是常见的慢性传染病之一。人体抵抗力降低时因感染结核分枝杆菌而发病。结核病为全身性疾病,各个器官均可受累,以肺结核最为多见。口腔结核（oral tuberculosis）虽有原发病例，但极少见，大多继发于肺结核或肠结核等。在口腔黏膜多表现为结核性溃疡、结核性肉芽肿。少数口周皮肤的结核性寻常狼疮可向口腔黏膜蔓延。

【病因】

病原菌为结核分枝杆菌，是一种革兰氏阴性杆菌。往往在身体免疫功能低下、抵抗力降低时易被感染而发病。口腔病损多因痰中或消化道的结核菌而引起。

【临床表现】

1. 结核初疮　临床上少见。可发生于牙龈、拔牙窝、咽、舌、移行皱襞、颊、唇等处。多见于免疫功能低下或体质较差的儿童，口腔黏膜可能是结核分枝杆菌首先侵入的部位。一般经 2～3 周的潜伏期后，在入侵处出现小结节，并可发生顽固性溃疡，周围有硬结。患者无明显疼痛感。

2. 结核性溃疡　结核性溃疡多为继发性感染，可发生于口腔黏膜任何部位，病程迁延，多持续数月以上。病变由浅至深逐渐发展，直径可达 1cm 以上，成为发生于口腔黏膜的深溃疡。溃疡外形不规则，以溃疡底和壁多发性粟粒状小结节为典型临床特征。溃疡边缘不齐，微隆起呈倒凹状，表面多有污秽的假膜覆盖，溃疡基底及四周无明显硬结。患者疼痛程度不等（彩图 8-9、8-10，见书末彩插）。

3. 结核性寻常狼疮　寻常狼疮是原发于皮肤的结核病灶，可由口周皮肤向口腔黏膜发展，表现为黏膜上一个或数个发红的小结节。结节逐渐扩大，融合，破溃形成溃疡。一般病程缓慢，疼痛不明显。

因口腔黏膜结核多为继发感染，所以患者常有口腔以外的结核病灶，主要是肺结核或肠结核等，或有结核接触史。

【病理】

病变组织中可见结核结节，为一种增殖性病变。结节的中心为干酪样坏死，其外环绕着多层上皮样细胞和朗格汉斯细胞。最外层有密集的淋巴细胞浸润，并伴有成纤维细胞增生。

【诊断】

口腔结核的诊断需要结合病史和临床表现，并进一步通过病原学和组织病理学检查明确诊断。

1. 仔细询问病史　对于无复发史且长期不愈的溃疡需要详细询问病史，明确有无与结核患者接触史，是否为易感人群，是否存在呼吸系统症状、午后低热等与结核病相关的全身表现。

2. 出现典型结核性溃疡的临床特征。

3. 对于可疑病例拍胸部 X 线片，必要时进行肺部 CT 检查。

4. 病原学检查　对可疑患者给予病原学检查。

1）病损组织涂片齐-尼抗酸染色法：该方法简单、快速，但敏感性不高，要求标本中结核菌量多，需连续检查 3 次以上以提高检出率。涂片染色阳性说明病变组织中有抗酸杆菌存在，但不能区分结核菌和非结核分枝杆菌。由于我国非结核分枝杆菌病发病率较少，故检出抗酸杆菌对诊断结核病有重要意义。有时因取材关系未能找到结核菌时，不能轻易排除结核感染的可能，需进一步进行结核菌分离培养。

2）结核菌分离培养：结核菌改良罗氏培养基分离培养是诊断结核病的金标准。该方法灵敏度高于涂片镜检法，可直接获得菌落，并易与非结核分枝杆菌鉴别。缺点是培养时间长，需 4～8 周，培养阳性率只有 30%～40%。

3）聚合酶链反应：该方法快速、灵敏，可作为结核病病原学诊断的重要参考指标。

4）血清抗结核抗体检查：血清学检查可作为诊断结核病的辅助手段，但该方法特异性和敏感性较低。

5）结核菌素试验：当结核菌感染过的个体再次接触结核菌蛋白时，机体发生迟发型变态反应。结核菌素试验是采用抗原纯化蛋白衍生物（purified protein derivative, PPD）皮下注射的方法激发机体的超敏反应，从而辅助诊断结核病，因此又称为 PPD 试验。由于我国是结核病高流行国家，儿童普遍接种卡介苗，因此 PPD 试验常出现假阳性结果，对诊断结核病意义不大，但对于未接种过卡介苗的儿童则提示患儿结核菌感染或体内有活动性结核病。只有当出现 PPD 试验呈强阳性时，表示机体处于超敏反应状态，才对临床诊断具有参考价值。另外，PPD 试验对 HIV 感染、器官移植等免疫抑制的患者缺乏足够的灵敏度。因此该试验目前正被 γ-干扰素释放试验逐渐取代。

6）γ-干扰素释放试验（interferon gamma release assays, IGRAs）：是利用结核分枝杆菌特异的早期分泌蛋白作为抗原以刺激待检者外周血 T 细胞，采用酶联免疫吸附法或酶联免疫斑点法定量检测 T 细胞释放 γ-干扰素的浓度或分泌 γ-干扰素的细胞数量，从而判断是否感染结核分枝杆菌的免疫学诊断技术。该方法具有较高的灵敏度和特异度，是目前用于诊断和筛查潜伏性结核感染的最有效方法。

5. 组织病理学检查　对病变组织活检后进行组织病理学检查，根据结核结节等特殊的病理学改变即可作出诊断。

【治疗】

1. 全身治疗　结核病治疗以早期、规律、全程、适量、联合为原则，多采用化疗方案。整个治疗过程分为强化和巩固两个阶段。根据患者对抗结核药物的耐受性、肝肾功能情况、是否存在多耐药结核等情况推荐个体化治疗。根据 2004 年美国疾病控制预防中心公布的结核病治疗指南，常用一线抗结核药物有：异烟肼、利福平、利福布丁、利福喷丁、吡嗪酰胺、乙胺丁醇。二线治疗药物包括：链霉素、卷曲霉素、卡那霉素、阿米卡星、环丝氨酸、乙硫异烟胺、环丙沙星、

氧氟沙星、左氧氟沙星、加替沙星、莫西沙星、对氨基水杨酸等（表 8-1、表 8-2）。通常联合使用几种抗结核药物以提高疗效、缩短疗程，或者使用固定剂量的复方药物（表 8-3）。

分离到结核菌株后均应进行药敏试验。大多数活动性结核病患者的初始治疗至少应包括异烟肼、某种利福霉素、吡嗪酰胺和乙胺丁醇。用药时间至少持续 6 个月以上。

2. 局部治疗　口腔局部除注意控制继发感染及对症治疗外，还可于病损处给予抗结核药物，如病损局部注射链霉素 0.5g，隔天 1 次。

表 8-1　一线抗结核治疗药物

药物	成人剂量		儿童剂量		主要不良反应
	每天剂量	间歇疗法	每天剂量	间歇疗法	
异烟肼	5mg/kg（最大 300mg），口服、肌注、静注	15mg/kg（最大 900mg），每周 2～3 次	10～20mg/kg（最大 300mg）	20～30mg/kg（最大 900mg），每周 2 次	肝毒性，外周神经病变
利福平	10mg/kg（最大 600mg），口服、静注	10mg/kg（最大 600mg），每周 2～3 次	10～20mg/kg（最大 600mg）	10～20mg/kg（最大 600mg），每周 2 次	肝毒性，流感样综合征，瘙痒
利福布丁	5mg/kg（最大 300mg），口服	50mg/kg（最大 300mg），每周 2～3 次	10～20mg/kg（最大 300mg）	不详	肝毒性，流感样综合征，中性粒细胞减少症
利福喷丁		每周 10mg/kg（最大 600mg），口服	不详	不详	肝毒性，高尿酸血症
吡嗪酰胺	20～25mg/kg，口服	2.5～4g，每周 2～3 次	15～30mg/kg（最大 2g）	50mg/kg（最大 2g），每周 2 次	关节疼痛，肝毒性，高尿酸血症，胃肠反应
乙胺丁醇	15～25mg/kg，口服	50mg/kg，每周 2～3 次	15～25mg/kg	50mg/kg（最大 2.5g），每周 2 次	红绿色盲，视力障碍

注：间歇疗法通常在连续服药几周或几个月后开始

表 8-2　二线抗结核治疗药物

药物	每天剂量		不良反应
	成人	儿童	
链霉素	15mg/kg，肌注（最大剂量 1g）	20～40mg/kg	前庭和听力功能损害，肾毒性
卷曲霉素	15mg/kg，肌注（最大剂量 1g）	15～30mg/kg	
卡那霉素	15mg/kg，肌注、静注（最大剂量 1g）	15～30mg/kg	耳、肾毒性
阿米卡星	15mg/kg，肌注、静注（最大剂量 1g）	15～30mg/kg	
环丝氨酸	10～15mg/kg，分 2 次，口服（最大剂量 0.5g）	10～15mg/kg	精神样症状，癫痫发作
乙硫异烟胺	15～20mg/kg，分 2 次，口服（最大剂量 0.5g）	15～20mg/kg	胃肠道不适，肝毒性，甲状腺功能减退
环丙沙星	750～1500mg，口服、静注	不推荐	恶心，胃痛，兴奋失眠，精神错乱
氧氟沙星	600～800mg，口服、静注	不推荐	
左氧氟沙星	500～1000mg，口服、静注	不推荐	
加替沙星	400mg，口服、静注	不推荐	
莫西沙星	400mg，口服、静注	不推荐	
对氨基水杨酸（PAS）	8～12g，分 2 或 3 次，口服	200～300mg/kg，分 2～4 次	胃肠道不适

表8-3 复方药物

药物	成人剂量
Rifamate（异烟肼 150mg，利福平 300mg）	2 粒胶囊
Rifater（异烟肼 50mg，利福平 120mg，吡嗪酰胺 300mg）	≤44kg 体重：4 片
	45～54kg 体重：5 片
	55～90kg 体重：6 片
	>90kg 体重：6 片 + 吡嗪酰胺

口腔梅毒

梅毒（syphilis）是由苍白螺旋体（又称梅毒螺旋体）感染引起的一种慢性传染病。初起时即是全身性感染，在疾病发展过程中可侵犯身体任何组织和器官，产生各种症状。在感染梅毒后的长期过程中，由于机体的抵抗力和反应性的改变，症状可时而出现时而消退。根据传染的经过、临床特点、传染性等各不相同，梅毒可分为先天梅毒和后天梅毒，后者又可分为一期梅毒、二期梅毒和三期梅毒。也有学者将初发感染两年以内者称为早期梅毒感染，包括一期、二期和早期潜伏梅毒；感染两年以上者称为晚期梅毒感染，主要为三期梅毒和晚期潜伏梅毒。晚期常有心脏、中枢神经系统、骨骼及眼部等处的病变。各期梅毒和先天梅毒都可出现口腔病损。20 世纪 90 年代后，梅毒在我国发病有大幅度上升，梅毒的口腔表现日益多见，极易被误诊。

【病因】

病原微生物是梅毒螺旋体，主要通过性接触或感染了梅毒的血液接种传染。16 周以后的胎儿可经胎盘传染，发生先天梅毒。

【临床表现】

先天梅毒在口腔中出现畸形牙。切牙呈半月形，切缘较牙冠中部窄；磨牙呈桑葚状或蕾状，牙尖向中央凑拢；釉质发育不全。先天梅毒还可有马鞍鼻等特殊面容。

一期梅毒：梅毒螺旋体进入人体后经历 3 周左右的潜伏期，此时患者无任何症状。随后可在螺旋体侵入部位发生梅毒初疮，又称硬下疳。外生殖器是硬下疳的好发部位，但由于口交等性交方式的存在，非生殖器部位也可发生。在口腔，舌、唇、软腭、扁桃体及牙龈等部位多见。初起为一高起的圆形结节状病损，直径可达 1～2cm，中心有溃疡或形成痂皮，边缘整齐、略隆起、界限清楚，溃疡基底平坦，触诊有软骨样硬结，故称硬下疳。相应部位淋巴结肿大，但无疼痛。

病损表面或渗出液中可分离出梅毒螺旋体，有高度传染性。硬下疳经 3～8 周后可以不治自愈。此后经过 4～6 周的休止期后，梅毒发展为二期。

二期梅毒：硬下疳发生后 6～8 周梅毒螺旋体由局部淋巴结进入血液，皮肤及黏膜可出现病损及全身症状，此为二期梅毒的早发病损。这些病损可自然消退或经不完善治疗消退后，在 1～2 年内又出现病变，称为二期复发梅毒。二期梅毒以皮肤、黏膜损害为主，可伴有不同程度的全身症状如头痛、咽痛、发热等。常见的皮肤损害有皮肤梅毒疹和口腔黏膜斑，有些患者可伴眼部虹膜炎和脉络膜炎等。皮肤梅毒疹表现为广泛的丘疹、斑疹。口腔黏膜斑是二期梅毒的主要口腔表现，临床上较一期硬下疳常见。黏膜斑好发于咽、软腭、扁桃体、舌尖舌缘、唇内侧黏膜，表现为浅在圆形、椭圆形或匐行形（蜗牛迹样）病损，表面有灰白色疏松渗出膜，高起于黏膜表面，周围有环形充血发红带（彩图 8-11，见书末彩插）。黏膜斑可在口腔多发，直径 1.5～5cm，多无疼痛，发生在口角部位时由于张力的作用可发生裂隙。渗出物中有大量梅毒螺旋体，传染性很强。

三期梅毒：为晚期病变，一般接触传染性不强。在口腔表现为橡胶肿，很快可发生坏死。橡胶肿常发生于上腭、舌背等处。上腭病变可使骨质破坏而引起腭穿孔。舌背病变可表现为舌乳头萎缩，伴过度角化而发生梅毒性白斑。

【病理】

梅毒无特异性组织病理学变化。硬下疳表现为非特异性炎症。二期梅毒黏膜斑表现为广泛的糜烂溃疡，表面覆盖密集的多形核白细胞、淋巴细胞、浆细胞浸润及组织细胞密集浸润形成的假膜，血管内皮炎症及毛细血管管壁增厚（彩图 8-12，见书末彩插）。橡胶肿则为肉芽组织增生性炎症。

【诊断】

口腔梅毒的诊断主要根据病史、皮肤黏膜的临床表现以及血清学检查。

1. 暗视野显微镜检查　该方法主要用于检查病损内是否存在梅毒螺旋体，适用于早期梅毒特别是血清尚未转阳时的疑似硬下疳患者。但该方法特异性差，仍需血清学试验证实。

2. 血清学试验　当人体感染梅毒螺旋体 4～10 周后，血清中可产生抗类脂抗原的非特异性抗体和抗梅毒螺旋体抗原的特异性抗体，因此可通过检测机体是否存在这些抗体来诊断梅毒。血清试验对各期梅毒均具有重要的辅助诊断意义，但是血清学试验通常于硬下疳发生 6～8 周后才开始转阳。早期梅毒进行血清学检查可能出现假阴性，此时需要再次复查。梅毒血清学实验主要分为如下两大类：

（1）非梅毒螺旋体抗原血清学实验：包括性病研究实验室实验（venereal disease research laboratory test，VDRL）、血浆反应素环状卡片实验（rapid plasma regain circle card test，RPR）。该类方法采用心磷脂作为检测抗原，操作简单、敏感性高但特异性低，可出现假阳性。可见于多种与梅毒无关的临床情况，如自身免疫性疾病状态、高龄以及注射毒品者，因此主要用于抗梅毒治疗的疗效评价。

（2）梅毒螺旋体抗原血清学实验：包括梅毒螺旋体血球凝集实验（Treponema pallidumhem agglutina-tionassay，TPHA）、梅毒螺旋体明胶颗粒凝集实验（treponema passive particle agglutination test，TPPA）、荧光梅毒螺旋体抗体吸收实验（fluorecentterponemal antibody-absorption test，FTA-ABS）。该类方法特异性强、敏感性高，主要应用于梅毒的确定诊断。

【治疗】

梅毒治疗应遵循如下原则：及早治疗、剂量充足、疗程规则、治疗后追踪随访时间足够、对所有传染源及配偶和性伴进行检查和治疗。

1. 早期梅毒的治疗（包括一期、二期及早期潜伏梅毒）

（1）推荐方案：普鲁卡因青霉素 G 80 万 U/d，肌内注射，每天 1 次，连续 15 天；或苄星青霉素 240 万 U 肌内注射，每周 1 次，共 2～3 次。

（2）替代方案：头孢曲松 1g，每天 1 次，肌内注射，连续 10 天。

（3）青霉素过敏者选用以下方案：

1）多西环素 100mg，每天 2 次，连服 15 天；或

2）盐酸四环素 500mg，每天 4 次，连服 15 天（肝、肾功能不全者禁用）；或

3）红霉素 500mg，每天 4 次，连服 15 天。

2. 晚期梅毒的治疗（包括三期皮肤、黏膜、骨骼梅毒、晚期潜伏梅毒或不能确定病期的潜伏梅毒和二期复发梅毒）

（1）推荐方案：普鲁卡因青霉素 G 80 万 U/d，肌内注射，每天 1 次，连续 20 天为 1 个疗程，也可考虑给予第二疗程，疗程间停药 2 周；或苄星青霉素 240 万 U，肌内注射，每周 1 次，共 3 次。

（2）青霉素过敏者选用以下方案：

1）多西环素 100mg，每天 2 次，连服 30 天；或

2）盐酸四环素 500mg，每天 4 次，连服 30 天（肝、肾功能不全者禁用）；或

3）红霉素 500mg，每天 4 次，连服 30 天。

【随访】

梅毒经足量、规则治疗后，应定期随访观察，包括全身体检和复查血清中非梅毒螺旋体抗体滴度，以明确是否已经治愈或复发。不同临床时期对随访的要求亦不相同。

1. 早期梅毒　早期梅毒患者经治后需要随访 3 年，第一年每 3 个月复查 1 次，第二年每 6 个月复查 1 次，第三年年末复查 1 次。如果非梅毒螺旋体抗原血清学试验由阴性转为阳性或滴度升高 2 个稀释度（4 倍）以上，则可判断为血清复发。当出现血清复发或者临床症状复发时，需要延长治疗时间。第一个疗程结束间隔 2 周后开始第二个疗程，同时需要行脑脊液检查，排除中枢神经系统感染。通常一期梅毒在 1 年内，二期梅毒在 2 年内血清可以转阴。

少数患者经抗梅治疗后，非梅毒螺旋体抗体滴度长期维持在低水平状态（一般≤1∶8），称为血清固定现象。对于因药物剂量不足或治疗不规则者应追加一个疗程，同时进行全面体检，以早期发现无症状神经梅毒和心血管梅毒。患者需定期随访。

2. 晚期梅毒　需随访 3 年。第一年每 3 个月复查 1 次，以后每 6 个月复查 1 次。对血清固定者，如临床上无复发表现，并除外神经、心血管及其他内脏梅毒者，可终止治疗，但需定期复查。

3. 心血管梅毒及神经梅毒　需随访 3 年以上。受累器官的状况由专科医师终生随访，根据临床症状予以相应治疗。

【愈合判断】

梅毒的愈合判断标准分为临床治愈和血清治愈。

1. 临床治愈　一期梅毒、二期梅毒及三期梅毒（包括皮肤、黏膜、骨骼、眼、鼻等）病损愈合或消退、临床症状消失即可判断为临床治愈。当出现以下情况时不影响临床愈合判断：①继发或遗留功能障碍（如视力减退等）；②遗留瘢痕或组织缺损（马鞍鼻、牙齿发育不良等）；③梅毒损害愈合或消退，梅毒血清学反应仍阳性。

2. 血清治愈　抗梅毒治疗后 2 年以内梅毒血清反应（非梅毒螺旋体抗原试验）由阳性转变为阴性，脑脊液检查阴性。

【性伴的处理】

对梅毒患者的所有性伴进行相应检查和治疗，包括：

1. 一期梅毒患者近 3 个月内的性伴。

2．二期梅毒患者近 6 个月的性伴。

3．早期潜伏梅毒患者近 1 年的性伴。

4．晚期潜伏梅毒患者配偶或过去数年的所有性伴。

5．胎传梅毒患者的生母及生母的性伴。

对于梅毒血清学检查阳性者立即开始抗梅治疗。对于阴性者，推荐分别于 6 周后和 3 个月后复查。如果不能保证其后的随访检查，建议进行预防性治疗。同样，如果性伴无法立即做血清学检查，也应进行预防性治疗。

早期梅毒传染性强，因此 3 个月内与其有过性接触者，无论血清学检查结果如何，均应予以预防性治疗。

（徐治鸿　胡碧琼　徐岩英　刘晓松）

第 5 节　病毒感染性疾病

本章主要介绍病毒、细菌和真菌引起的口腔黏膜常见的感染性疾病。这些感染性疾病病源可为外源性病源微生物感染，也可为内源性的常驻微生物或潜伏感染。

单纯疱疹

单纯疱疹（herpes simplex）是由单纯疱疹病毒引起的口腔黏膜及口周皮肤的以疱疹为主要症状的感染性疾病。单纯疱疹病毒（herpes simplex virus，HSV）的天然宿主是人，侵入人体可引起全身性损害及多种皮肤黏膜病。口腔、皮肤、眼、会阴、中枢神经等都是该病毒易于侵犯的部位。儿童及成人均可罹患，有自限性，但也可复发。

【病因】

单纯疱疹病毒属于脱氧核糖核酸（DNA）病毒中的小疱疹病毒，含有病毒的遗传信息，具有复杂特征。血液学遗传上分为Ⅰ型和Ⅱ型单纯疱疹病毒。Ⅰ型主要引起口腔、口周的皮肤和黏膜及面部、腰部以上皮肤和脑部的感染；Ⅱ型主要引起腰以下皮肤和生殖器感染。口腔单纯疱疹病毒感染 90% 以上为Ⅰ型，也有少数为Ⅱ型。人感染单纯疱疹病毒后，大多数无临床症状，约 10% 有轻度不适。当疱疹病毒接触宿主易感细胞，病毒微粒通过胞饮作用或病毒包膜与宿主细胞膜融合而进入细胞，在胞内脱去其衣壳蛋白质进入胞核，其核心的核酸在细胞核内合成蛋白质与氨基酸，并利用宿主细胞氨基酸和酶，重新复制病毒微粒，完成后通过胞质、细胞膜向周围扩散，引起急性发作，称为原发感染。人接触单纯疱疹病毒后体内逐渐产生抗体，由于抗体生成不足，再有如上呼吸道感染、消化功能紊乱、过度劳累、外界创伤等刺激因素存在，全身

免疫功能可发生改变，引起潜伏细胞内的病毒活跃繁殖，从而引起的复发称为复发感染。

原发感染单纯疱疹病毒存在于完整疱疹液内，口腔黏膜感染病毒沿着感觉神经髓鞘向上蔓延到神经节细胞并潜伏于此，如三叉神经节等。少数病毒可进入中枢神经系统而引起脑炎、脑膜炎。病毒还可潜伏于泪腺、唾液腺，在适当刺激下及机体抵抗力下降时，潜伏病毒在上皮细胞内复制和扩散，而引起复发。

据研究，单纯疱疹病毒可能与鳞癌发生有关，如何引起细胞癌变尚不清楚。实验表明，如外界条件改变，单纯疱疹病毒可使细胞发生转化并分裂繁殖，可能发生突变。现多认为Ⅰ型单纯疱疹病毒可能与唇癌发生有关。

本病传染途径为唾液飞沫和接触传染。有报道医师接触患者而被感染，患者之间也可发生交叉感染。表明对此病应注意预防和消毒隔离，防止传播扩散。

【病理】

上皮内疱，是由上皮退行性变引起，即气球样变性和网状变性。气球样变性为上皮细胞显著肿大呈圆形，胞质嗜酸性染色均匀，胞核为 1 个或多个，或无胞核，细胞间桥可消失，细胞彼此分离形成水疱，气球变性的上皮细胞多在水疱底部。网状液化为上皮细胞内水肿，细胞壁膨胀破裂，相互融合成多房水疱，细胞核内有嗜伊红病毒小体（包涵体），上皮下方结缔组织伴有水肿和炎症细胞浸润。

【临床表现】

1．原发性疱疹性龈口炎（primary herpetic gingivo-stomatitis）　多见于 6 个月～5 岁儿童，以 6 个月～2 岁最易发生。6 个月前由于新生儿体内有来自母体的抗单纯疱疹病毒抗体，因此很少发病。单纯疱疹病毒进入人体后，潜伏期约 10 天左右，患儿有躁动不安、发热寒战、头痛、咽痛、啼哭拒食等症状。2～3 天后，口腔出现病损，可发生于任何部位，如唇、颊、舌以及角化良好的硬腭、牙龈和舌背。开始时口腔黏膜发红、充血水肿，并出现针头大小、壁薄透明的小水疱，散在或成簇发生于红斑基础上，约 1～2mm 大小，呈圆形或椭圆形。疱易破溃，留有表浅溃疡并可相互重叠融合成较大溃疡，覆盖黄白色假膜，周围充血发红。发病期间唾液显著增加，口臭不明显，有剧烈自发性疼痛，局部淋巴结肿大压痛。2～3 天后体温逐渐下降，整个病程约在 7～10 天内痊愈。部分患者在口周皮肤、鼻翼、颏下等处并发疱疹。本病多为初发，亦称原发型疱疹性口炎，成人较少见（彩图 8-13，见书末彩插）。

2．复发性疱疹性口炎（recurrent herpetic stomatitis） 原发型疱疹感染愈合后，约 30%～50% 的患者可复发，可发生于成年人。为成簇小溃疡，多在上呼吸道感染、发热、全身不适、抵抗力下降情况下发生。由于机体有一定免疫力，全身症状较轻。病损多发生于硬腭、软腭、牙龈、牙槽黏膜等部位。根据临床表现分为唇疱疹和口内疱疹两种，以唇疱疹为多见。

唇疱疹（herpes labialis）表现为以口唇为主的疱疹性损害，多在唇红部和邻近皮肤发生，也见于颊、鼻翼、颏部。局部发红略高起，以发疱开始，常为多个成簇小疱，单个疱少见。病损经常复发，并多在原发的位置发生。局部感觉灼热疼痛、肿胀发痒，继之红斑发疱，呈粟粒样大，疱液透明稍黄，水疱逐渐高起扩大，相互融合，疱液变为混浊，后破裂或干涸结黄痂。合并感染则呈灰褐色，疼痛加重，痂皮脱落后不留瘢痕，但可有暂时性色素沉着。肿大淋巴结持续 7～10 天后消退。本病有自限性，可自行愈合（彩图 8-14，见书末彩插）。

口内疱疹（intraoral recurrent herpes simplex）是较少见的临床类型，好发于表面角化并与下方骨膜紧密固定的黏膜上，如硬腭、牙龈及牙槽嵴黏膜。表现似唇疱疹，为成簇的小水疱或小溃疡位于牙龈或硬腭。局部疼痛不适，具有自限性，一般愈合缓慢。免疫缺陷者及接受化疗、免疫抑制剂治疗患者的口内疱疹常常为慢性且病损分布广泛，愈合迟缓。

【诊断与鉴别诊断】

1. 诊断 根据临床病史及症状表现，婴幼儿多发，急性黏膜疱疹口炎特征，全身伴有发热、咽痛、淋巴结肿大压痛。病程有自限性和自行愈合的特点，不难作出诊断。发病期可取疱疹液或唾液作病毒接种证实诊断，或取疱疹基底涂片，可见气球变性细胞、多核巨细胞及核内包涵体，但特异性不高。血液抗单纯疱疹病毒抗体效价明显升高，如成人血液中有这种抗体，说明有过原发感染。病毒分离培养对诊断有重要意义，但需在实验室进行。

2. 鉴别诊断 本病应与疱疹性咽峡炎、疱疹样口疮、手 - 足 - 口病、多形性红斑、坏死性龈口炎等区别。疱疹性咽峡炎是柯萨奇病毒 A 引起的急性疱疹性炎症，有类似急性疱疹性口炎的前驱症状，但发作较轻，全身症状多不明显，病损分布限于口腔局部，如软腭、腭垂、扁桃体等处，丛集成簇小水疱，疱破溃后形成溃疡，无牙龈损害，病程 7 天左右。口炎型口疮有反复的口腔溃疡史，成人多见，全身反应轻或无，损害无疱疹期，散在分布无成簇性，角化差的黏膜多见，无口周皮肤损害、牙龈的广泛充血或疱疹。手足口病口腔疱疹及溃疡多在舌、颊及硬腭，很少侵犯牙龈。多形红

斑口腔损害以急性渗出为主，皮肤病损在面部、手背、手掌多见，为特征性的靶形红斑。

【预防】

因患者唾液、粪便中有病毒存在，所以对患儿应予休息隔离，避免与其他儿童接触。对体内潜伏的单纯疱疹病毒尚缺少预防其复发的方法。

【治疗】

治疗原则为抗病毒对因治疗、全身支持疗法、对症处理和防止继发感染。主要目的是缩短疗程、减轻痛苦、促进愈合。

抗病毒治疗：目前尚缺乏十分有效的抗病毒药物或疫苗。无环鸟苷对于严重病例可酌情应用，全身治疗应在发病早期（发病 72 小时内），且小儿慎用。口服一次两片（每片 100mg），每天 5 次，连续服 7～10 天。

支持疗法：应充分休息，给予高能量、易消化、富于营养的流食或软食，口服大量多种维生素。损害重、疼痛显著影响进食者，酌情给予静脉点滴葡萄糖溶液及维生素。

对症治疗：体温升高、炎症明显及痛重者，给予解热、镇痛、消炎药物以控制病情、缓解症状、消除感染、促进恢复。

局部治疗：可用 1%～2% 普鲁卡因溶液含漱，或 0.5%～1% 达克罗宁、2% 利多卡因凝胶局部涂擦，均可达到减轻疼痛的作用。0.1% 利凡诺溶液局部湿敷，有助于消除继发感染。也可辅以含漱液和油膏类制剂含漱或外用。唇疱疹可用氦氖激光照射以止痒镇痛、促进疱疹液体吸收结痂并缩短疗程。

对复发频繁患者可酌情选用聚肌胞、丙种球蛋白、转移因子等，以调节或增强免疫功能。有关 HSV 的疫苗尚在研制中。

【中医辨证】

本病属口疮、口糜范畴。多由外感风热，蕴结入里化火，肺胃二经湿热上蒸，聚于黏膜成疱，破溃所致。属实、热之证。治宜疏风清热，解毒凉血，泻火通便。方药如银翘散、桑菊饮、小儿口炎糖浆等加减。

带状疱疹

带状疱疹（herpes zoster）是由水痘 - 带状疱疹病毒（herpes varicella-zoster virus，VZV）所致的病毒感染性疾病。特点是沿神经走向发生的疱疹，呈单侧性分布，疼痛剧烈。疱疹单独或成簇地排列并呈带状，故而得名。本病痊愈后很少复发，小儿感染 VZV（初发感染）临床表现为水痘，成人表现为带状疱疹。

带状疱疹病毒可侵犯面、颈、胸、腰部神经，1/2 以上患者胸神经受侵，15%～20% 侵犯三叉神经，以眼支受侵较多。三叉神经带状疱疹可侵及口腔黏膜。带状疱疹病毒主要侵犯感觉神经，只有少数侵犯运动神经，如面神经。

【病因】

本病病原体为水痘 - 带状疱疹病毒，属 DNA 病毒，与 HSV 同属疱疹病毒。一般认为第一次接触带状疱疹病毒可发生全身原发性感染——水痘。病毒可通过唾液飞沫或皮肤接触而进入人体，可经皮肤黏膜进入血管，或侵犯神经末梢，以后潜伏于脊髓神经的后结节或脑神经髓外节、三叉神经节，病毒被激活则引起带状疱疹。激活因素如上呼吸道感染、传染病、外伤、药物、恶性肿瘤、免疫缺陷病等。有人认为儿童感染本病毒，可发生水痘，也可不发生症状成为隐性感染。

【临床表现】

本病多发于春秋季节，发生前可有发热、倦怠、全身不适、食欲减退等前驱症状。患侧皮肤有烧灼感及神经性疼痛，疼痛程度不一。亦可无前驱症状，直接出现疱疹。疱疹与疼痛可沿神经分布发生，开始发病时皮肤可见不规则红斑，继而出现密集成簇的疱疹，呈粟粒大小的透明小水疱，疱壁紧张，周围有红晕。几天之内陆续出现水疱，继而疱疹变混浊，逐渐吸收干涸结痂。小水疱亦有破裂成糜烂面，最后结痂脱落。皮肤可留有暂时性色素沉着或淡红斑，一般不留瘢痕。如只发生皮疹而不成为水疱者，则为顿挫型带状疱疹。

口腔颌面部带状疱疹与三叉神经被侵有关，损害可见于口外如额、眼、面颊、唇口、颏部，口内如腭、舌、颊、龈等部位。可侵犯 1 支或 2 支以上，但多为单侧且不超过中线。若侵犯面神经膝状神经节，可发生面瘫（Bell palsy）、外耳道耳翼疼痛及耳部带状疱疹、口咽部疱疹、耳鸣、味觉下降等，称为膝状神经节综合征（Ramsay Hunt syndrome 或称 Hunt 综合征）。

胸、腰、腹、背部及四肢也可发生，多局限于一侧，少数可超过中线。全身可有发热不适等症状。重者可并发肺炎、脑炎等，甚至导致死亡。病毒侵犯眼部，可发生结膜炎、角膜炎。病毒侵犯运动神经、腱状神经节，随部位不同，可有面瘫、外耳道疼痛、耳聋、唾液腺分泌障碍等症状。

本病随着年龄增长，症状也多加重，病程亦随之延长。有的患者痊愈后神经症状可迁延数月或更长时间。

【诊断与鉴别诊断】

根据临床病史和症状表现，疱疹成簇沿神经呈带状排列，单侧发生，疼痛剧烈等特点，易于作出诊断。

应与单纯疱疹、手 - 足 - 口病、疱疹性咽峡炎等区别。

带状疱疹症状比单纯疱疹病情要重，起疱疼痛明显，病损为单侧，溃疡比单纯疱疹的溃疡大，病程也比单纯疱疹要长，单纯疱疹一般 1 周左右，带状疱疹一般在 2 周以上。带状疱疹很少复发，而单纯疱疹则易复发。

【治疗】

减少疼痛、缩短疗程、促进愈合为其治疗目的。带状疱疹的治疗原则同单纯疱疹。严重 VZV 感染及波及眼的带状疱疹应使用口服抗病毒药物，可以选阿昔洛韦、伐昔洛韦或泛昔洛韦；用抗病毒治疗可选用阿昔洛韦，宜早期使用。也可用干扰素每天 100～300 万 U 肌内注射。免疫增强治疗可选用转移因子、胸腺肽治疗。皮质激素虽可抑制炎症、减少神经疼痛后遗症发生率，但因可抑制免疫功能，而有使带状疱疹扩散的可能，因此应慎用。

针对疼痛可用抗抑郁、抗惊厥类药物，如卡马西平每天 600～800mg，分 3 次服用。每天或隔天肌内注射维生素 B_1 100mg，维生素 B_{12} 500μg，隔天肌内注射 1 次。局部激光照射，有止痛和缩短疗程作用。

【中医辨证】

本病中医称为缠腰火丹，俗称缠腰龙，因其走形如蛇，亦称蛇丹，亦称蜘蛛疮。为心火妄动，三焦风热乘之，发于肌肤。亦可因情志内伤、肝胆火盛，或脾湿内蕴、外受毒邪而诱发。肝火湿热搏结，阻于经络，气血失畅，不通则痛。毒火稽留血分，发为红斑、湿热困结，发为水疱。肝火、脾湿、血瘀所致多实。治宜清泻肝胆之火、健脾祛湿、活血化瘀。方药如龙胆泻肝汤、除湿胃苓汤、血府逐瘀汤、桃红四物汤等。心脾气虚者则应以扶正补虚为主。方药如十全大补汤、补中益气汤、炙甘草汤等。亦可采用针刺和穴位封闭疗法。

手 - 足 - 口病

手 - 足 - 口病（hand-foot-mouth disease）是由柯萨基 A16 型（CoxA16）、肠道病毒 71 型（EV71）引起的流行性皮肤黏膜病。为侵犯手、足、口部的疱疹性疾病，主要发于儿童。自 1957 年在新西兰流行以来，各国也先后多有报道，我国报道也在增多。

【病因】

本病主要是由柯萨基A16型病毒和肠道病毒71型引起的感染,亦可由柯萨基A5、A10、B5、B2等所致。本病传染性很强,患者和隐性感染者均为传染源,飞沫经空气由呼吸道直接传播,亦可由消化道间接传播。

【临床表现】

本病多发于儿童,男女无明显差异,发病多无季节性,春季发病稍多。婴幼儿易患,潜伏期2～5天。全身症状轻微,可有低热、头痛、咳嗽、流涕、食欲不佳等症状。口腔颊、龈、硬腭、舌部、唇和咽部黏膜出现疼痛性小水疱,周围绕以红晕。水疱可相互融合,疱很快破裂,形成灰白色糜烂或表浅溃疡。因疼痛影响进食、吮乳,并有流涎。皮损和口腔损害可同时或稍后出现,呈散在或密集分布于手、足,包括手背、手掌、足底及指、趾,以外侧、伸侧多见。皮损为红斑、丘疹、水疱,丘疹呈黄白色椭圆形,水疱米粒至豌豆大,孤立而不融合,疱壁厚而紧张,周围有红晕。有时可在足背、肘、膝、臂、下肢出现斑丘疹。本病一般在2周内痊愈,严重型病例病情进展较快,除口腔黏膜和手足的病损外,全身症状重,可发生脑膜炎、脑炎、脑脊髓炎、肺水肿、循环障碍等。

【诊断与鉴别诊断】

本病发生具有特征性的部位及病损形态,根据发病季节、流行性及患儿易发等特点,即可确定诊断,必要时可进行病毒分离检查。本病应与口腔疱性疾病区别,如疱疹性咽峡炎、疱疹性口炎、多形性红斑、口蹄疫等。口蹄疫(foot and mouh disease)为牲畜病,发病极少,成人多见,往往有动物及乳制品接触及应用史。

【治疗】

一般可用抗病毒药物,如可选用板蓝根等中药抗病毒治疗。严重者可酌情用阿昔洛韦、左旋咪唑、聚肌胞等药物。

局部主要防止继发感染,可局部湿敷和外涂抗炎软膏。保持口腔卫生。对患者进行隔离,以免发生流行。

对于严重型病例应及时住院全面检查、监测并行中西医结合治疗。如控制颅内高压、酌情应用糖皮质激素治疗、保持呼吸道通畅、吸氧以及对于呼吸循环衰竭治疗等。

【中医辨证】

中医认为脾胃湿热或心经火旺所致。治宜健脾清热利湿,或清心降火。方药如泻黄散、清脾除湿饮、导赤散等加减。

(徐治鸿 徐岩英 闫志敏)

第6节 口腔念珠菌病

口腔念珠菌病(oral candidiasis, oral candidosis)是由念珠菌(candida)感染引起的急性、亚急性或慢性真菌病。现已知念珠菌属有200余种,但对人类口腔致病的主要有7种。其中以白色念珠菌致病性相对最强,临床最常见其引起感染。其次为热带念珠菌、高里念珠菌、乳酒念珠菌、近平滑念珠菌、克柔念珠菌及季也蒙念珠菌等。念珠菌是正常人口腔、胃肠道、呼吸道及阴道黏膜常见的寄生菌。其致病力弱,仅在一定条件下才会造成感染,故称为条件致病菌。近年来,随着广谱抗生素、糖皮质激素等药物的广泛应用,已使念珠菌感染日益增多。长期慢性口腔念珠菌病还有恶变的可能,故应给予重视。

【病因】

1. 病原菌 口腔黏膜念珠菌病的病原菌主要是白色念珠菌。正常人中约25%～50%的口腔中携带此菌。是以芽生孢子型存在,呈椭圆形酵母细胞样,并不致病。但在某些致病因素的影响下,白色念珠菌孢子可生出嫩芽,并逐渐向顶端延长、分枝,长成新的菌丝体而繁殖,成为白色念珠菌的菌丝型。因此,在病损涂片或切片中如见到菌丝说明已有念珠菌感染。

2. 致病诱因

(1)念珠菌本身毒力增强:当白色念珠菌由孢子型转为菌丝型时,菌丝可以抵抗宿主白细胞对它的吞噬。而且念珠菌本身毒性增强时所产生的毒性代谢产物如水解酶等,亦可损伤宿主组织,引起急性毒性反应。

(2)宿主的防御功能降低:年老体弱或长期患病,特别是恶性疾病患者,或患者大手术后,身体抵抗力极度低下时易感染。新生儿体内的血清白色念珠菌抑制因子(运铁蛋白)含量比母体低,到出生后6～12个月时才达到成人水平,故新生儿亦易感染。

(3)药物的影响:大量应用免疫抑制剂如激素或抗代谢药物,可以减弱单核 - 吞噬细胞系统的吞噬功能,减少炎症反应,减少白细胞吞噬白色念珠菌菌丝的作用,而使真菌毒性增强,使宿主易感染白色念珠菌。大量应用抗生素,可破坏体内生态平衡,使菌群失调,促进白色念珠菌的繁殖及增强其毒性。当感染念珠菌后再用抗生素时,往往使白色念珠菌感染的病情加重。

(4)原发性或继发性免疫缺陷:原发性免疫缺陷

167

是以细胞免疫缺陷为基础的少见综合征。往往在婴幼儿时期就反复出现各种感染。获得性免疫缺陷综合征（艾滋病）的患者亦易感染。继发性免疫缺陷可以是在应用类固醇皮质激素或放疗等情况下所发生的暂时性细胞免疫功能低下，从而导致念珠菌感染。

（5）代谢性或内分泌疾病：

1）铁代谢异常：是引起念珠菌感染的重要因素。因血清中铁含量低，即可存在不饱和转铁素，可以使抑制念珠菌增殖的因子减少，从而使念珠菌增殖活跃，导致感染。此外，缺铁时肠道菌丛平衡失调，亦可使白色念珠菌增殖，导致感染。

2）糖尿病患者糖代谢异常：血糖量增加，皮肤表面pH低，亦易感染白色念珠菌。

3）内分泌功能变化：如妊娠期妇女因内分泌变化，从阴道培养出的白色念珠菌明显多于非妊娠妇女。其他如甲状腺、甲状旁腺、肾上腺皮质功能低下者，均易感染白色念珠菌。

（6）维生素A缺乏：慢性皮肤黏膜念珠菌病患者血液中的维生素A含量低。因维生素A参与组织间质中黏多糖的合成，对细胞起黏合和保护作用。如维生素A缺乏，则上皮细胞角化变性，角层增厚。而白色念珠菌有嗜角质性，常在角质层增厚处繁殖，使毒性加强导致感染。

（7）维生素B_{12}及叶酸缺乏：当维生素B_{12}及叶酸缺乏时，可引起黏膜的退行性变而使白色念珠菌易于侵入，导致感染。

（8）局部因素：当口腔内有义齿或插有鼻咽管等情况下易有白色念珠菌感染。因白色念珠菌对树脂材料构成的义齿基托有一定的亲和性，又因义齿可妨碍唾液在口腔中的冲洗作用，故白色念珠菌能在义齿组织面及口腔黏膜间繁殖增多致宿主易于感染。其他因素，如常在潮湿环境中工作，皮肤经常浸泡在水中，使皮肤抵抗力降低，亦易导致感染。

【临床分型】

由于念珠菌病患病诱因、临床症状、体征及病程长短不同，表现多种多样，无论全身或口腔念珠菌病均易与其他疾病混淆。为了有利于诊断和治疗，应进行分型、分类。

1. 口腔念珠菌病分型　国际上曾公认的分型是按Lehner（1966）提出的分型法。我们根据临床情况将Lehner分型与易感因素结合进行分型，发现更有利于疾病的诊治和预防。

（1）原发性口腔念珠菌病：原发性口腔念珠菌病是指发病无任何全身疾病和口腔黏膜病的影响，仅与局部因素如义齿、吸烟及短期用抗生素有关。此型治

疗效果好，不易复发。

（2）继发性口腔念珠菌病：继发性口腔念珠菌病是指在有全身性疾病及其他口腔黏膜病的基础上发生的念珠菌感染。此型治疗较困难，易复发。

原发及继发性念珠菌病均再分4型：

A. 急性假膜型念珠菌病（鹅口疮、雪口）

B. 急性萎缩（红斑）型念珠菌病

C. 慢性萎缩（红斑）型念珠菌病

D. 慢性增殖性念珠菌病

a. 念珠菌性白斑

b. 念珠菌性肉芽肿

2. 全身念珠菌病分类

（1）急性黏膜皮肤念珠菌病：此类是由于全身大量应用抗生素、激素，久病后全身抵抗力降低，或因局部创伤、皮肤潮湿使局部抵抗力降低等引起的局部或全身的黏膜和皮肤的念珠菌病。口腔念珠菌病中的急性假膜型和急性萎缩型均属此类。此类仅为表层感染，一般并不发展为播散性的内脏器官感染。

（2）急性全身性念珠菌病：此类是由于全身严重的疾病，如白血病、恶性肿瘤等，使全身极度衰竭，导致抵抗力低下而引起的致命性内脏器官的感染。一般表层的感染并不严重。在口腔科临床上很少见。

（3）慢性黏膜皮肤念珠菌病：此类病因复杂，除常见引起念珠菌病的易感因素外，还可能有遗传因素。可以是家族性，有些患者一家几代数人有病。该病临床较少见，但口腔症状为其典型表现之一。

【临床表现】

总体上讲，口腔念珠菌病的临床症状主要为口干、发黏、口腔黏膜烧灼感、疼痛、味觉减退等，主要体征为舌背乳头萎缩、口腔黏膜任何部位的白色凝乳状斑膜、口腔黏膜发红、口角湿白潮红、白色不规则增厚、斑块及结节状增生等。

1. 急性假膜型念珠菌病（acute pseudomembranous candidiasis）　又称鹅口疮或雪口（thrush），多见于婴儿。可因母亲阴道有念珠菌感染，出生时被传染。成人较少见，但久病体弱者也可发生。病程为急性或亚急性。病损可发生于口腔黏膜的任何部位，表现为口腔黏膜上出现乳白色绒状膜，为白色念珠菌的菌丝及坏死脱落的上皮汇集而成。轻时，病变周围的黏膜无明显变化，重则四周黏膜充血发红。这些绒状膜紧贴在黏膜上不易剥离，如强行剥离则发生渗血，且不久又有新的绒膜形成。自觉症状为口干、烧灼不适、轻微疼痛。小儿哭闹不安（彩图8-15，见书末彩插）。艾滋病患者常见有口腔黏膜急性假膜型念珠菌感染，有些可呈慢性假膜型。

2. 急性红斑型（萎缩型）念珠菌病（acute erythematous candidosis, acute atrophic candidosis）　此型又称抗生素性口炎，多见于大量应用抗生素或激素的患者。临床表现为黏膜上出现外形弥散的红斑，以舌黏膜多见，严重时舌背黏膜呈鲜红色并有舌乳头萎缩，但两颊、上腭及口角亦可发生红斑。往往白色念珠菌丝已穿透到上皮层内且多在上皮浅层，故涂片时不易发现菌丝。但有时同急性假膜型同时发生，如取假膜做涂片则可见大量菌丝。自觉症状主要为口干，亦可有烧灼感及疼痛。少数人有发木不适等（彩图 8-16，见书末彩插）。

3. 慢性红斑型（萎缩型）念珠菌病（chronic erythematous candidosis, chronic atrophic candidosis）　此型又称为义齿性口炎，因其多发生于戴义齿的患者。临床表现为义齿的承托区黏膜广泛发红，形成鲜红色界限弥散的红斑。基托组织面和承托区黏膜不密合时，可见红斑表面有颗粒形成。患者大多数晚上没有摘下义齿的习惯，但无明显的全身性疾病或免疫缺陷。有些患者合并铁质缺乏或贫血。绝大多数伴有口角炎。义齿性口炎按其原因及表现又可分为 3 型：

Ⅰ型义齿性口炎：是由于局部创伤或对牙托材料过敏引起的病变，与白色念珠菌感染关系不大。其表现为黏膜有点状充血或有出血点，或为局限性的小范围红斑。

Ⅱ型义齿性口炎：表现为广泛的红斑，整个基托相应黏膜区均发红，形成的红斑表面光滑。患者有口干、烧灼痛症状，与白色念珠菌感染有关。

Ⅲ型义齿性口炎：为基托面与黏膜组织不贴合时在红斑基础上有颗粒形成。患者有口干及烧灼痛症状，该型与念珠菌感染及义齿不合适有关。

有些患者有完整的牙列，未戴义齿，亦可发生慢性萎缩性白色念珠菌感染。在舌、腭、颊等处黏膜上同时有萎缩性红斑，亦可伴有口角炎及唇炎，有的学者称此类病例为慢性多灶性念珠菌病。患者的自觉症状有口干、烧灼感及刺激性痛。病程可数月至数年，病变反复发作，时好时坏。

4. 慢性增殖性念珠菌病（chronic hyperplastic candidiasis）　慢性增殖性念珠菌病由于临床表现不同，又可分为两种亚型（彩图 8-17，见书末彩插）：

（1）念珠菌性白斑（candida leukoplakia）：临床表现为黏膜上有白色斑块，为白斑样增生及角化病变，黏膜上亦间断有红色斑块。严重时白斑表面有颗粒增生，黏膜失去弹性，与其他原因引起的白斑不易区别。病变常见部位为颊黏膜，口角内侧的三角区最多见，腭部、舌背等亦可发生，约半数患者伴有口角炎。自觉症状为口干、烧灼感及轻微疼痛。

（2）念珠菌性肉芽肿：临床表现为口腔黏膜上发生结节状或肉芽肿样增生，以舌背、上腭多见，有时颊黏膜亦可见到，颜色较红，在各型中比较少见。常与红斑同时存在，有时亦可同时伴发念珠菌性白斑。

5. 慢性黏膜皮肤念珠菌病（chronic mucocutaneous candidosis, CMC）　通常在婴幼儿期发病，偶见于成人期发病。其临床表现多样化，可以有组织萎缩或组织增生。在黏膜、皮肤、指（趾）甲等部位有慢性或反复发作性念珠菌感染。有些患者还可发生内分泌障碍，常见甲状腺、甲状旁腺、肾上腺皮质等功能减退，称为念珠菌内分泌病综合征。口腔的慢性萎缩型和慢性增殖型念珠菌病属于此类。

以上所述各型口腔念珠菌病的临床表现，主要特点为形成白色绒膜及红斑，其次为白斑及结节状增生。糜烂较少见，仅在口角，极少数在唇红部偶有糜烂。口角及唇红部仍以红斑病损为主，多在红斑的基础上出现皲裂及糜烂。发病部位主要在舌背、上腭及口角，约占 80%，颊部约占 10%，唇及龈发病较少，约在 10% 以下。

【病理】

念珠菌感染的病理特征是念珠菌能侵入组织内部引起上皮增生，且成为一种细胞内寄生物，在上皮细胞的胞质内生长。此种现象已在实验动物上得到证实。急性念珠菌感染，如急性假膜型病损，表面有大量菌丝。可见上皮以增生为主，有时增生与萎缩同时存在。有急性或亚急性炎症反应，可见明显的炎症性水肿，上皮细胞之间有广泛的炎性渗出液潴留，且可见细胞分离。有菌丝穿过上皮，停留在上皮浅层，并见白细胞移出，中性多形核白细胞在上皮浅层聚集，形成微小脓肿，使表层上皮与深层剥离形成裂缝。临床所见白色绒膜即为坏死脱落的上皮及念珠菌菌丝和孢子。当表层上皮剥脱时，深层上皮仍在不断增长，所以临床上将白色绒膜撕脱后很快又能形成新的绒膜。但由于增殖的上皮不能抵偿表层细胞的脱落，故而上皮总厚度仍见降低。念珠菌菌丝和孢子含有大量多糖类物质，因此 PAS 染色呈阳性反应。上皮下结缔组织中毛细血管充血，炎症细胞浸润，为中性多形核白细胞、淋巴细胞及浆细胞。

慢性增殖型的病理变化基本上与急性念珠菌感染相同，可见菌丝侵入上皮浅层，出现微小脓肿。主要的不同点为上皮有增生或异常增生，很少有上皮萎缩。上皮向下增殖，上皮钉突呈圆形或球根状突起，与急性假膜型的上皮钉突为细长形不同。基底膜可能有少数部位被炎症细胞浸润所破坏，炎症细胞以淋巴细胞及浆细胞为主，在固有层最密集。结缔组织中亦有慢性炎症细胞浸润,可见血管扩张、增生,胶原纤维水肿、断裂等表现。

【诊断】

1. 根据各型口腔念珠菌病的临床特点。此外,应仔细询问用药史,是否曾大量应用抗生素、激素等,有无潜在疾病,了解可能引起念珠菌感染的诱因,为诊断提供线索。

2. 涂片法 在病损处或义齿的组织面做直接涂片,滴加 10% 氢氧化钾或用 PAS 染色法或革兰染色法染色,在镜下查看菌丝和孢子,如为阳性可以诊断为感染。义齿性口炎者在义齿的组织面取标本做涂片比在黏膜上取标本阳性率更高。使用染色法可提高诊断的敏感性。

3. 培养法 收集患者非刺激性混合唾液 1～2ml,接种于 Sabouraud 培养基,分离培养可得阳性结果。对口干患者可选用含漱浓缩培养法。也可用分子生物学方法或动物接种等鉴定其致病性,并进行抗真菌药物敏感试验,为临床选择药物治疗提供依据。

4. 免疫法 这类方法是用间接免疫荧光法测定血清和非刺激性混合唾液中的抗念珠菌荧光抗体,如血清抗念珠菌荧光抗体滴度 >1∶16,唾液抗念珠菌荧光抗体滴度 >1∶1,可以作为念珠菌感染的辅助诊断依据。该法敏感、快速,但因存在较强的免疫交叉反应,故假阳性率较高。

5. 活检法 对于慢性增殖性念珠菌病应作活检。用 PAS 染色法寻找白色念珠菌菌丝,并观察上皮有无异常增生。这类方法能直观地了解患者的病损程度,结果可靠,但需切取病损部位作为标本,属损伤性检查。镜下所见的病理特征为:菌丝垂直地侵入角化层,其基底处有大量炎细胞聚集,并能形成微脓肿。

6. 生化检验法 这类方法是在“培养法”的基础上加以改进的,可用柯玛嘉(CHROMagar candida)念珠菌显色培养基、API 生化鉴定试剂盒鉴定念珠菌种。因 CHROMagar 显色培养基中含有一种特殊的色素物质,不同念珠菌生理代谢产物的不同,可引起不同的显色反应。据此,视菌落的不同颜色就可以鉴定出念珠菌的种类,因而具有种类鉴别的功能。为改进检测时间较长的缺点,已有商品化的微生物鉴定系统(如 YBC 酵母鉴定系统等),可以快速准确地鉴定念珠菌的种类。

6. 基因诊断 这是分子生物学技术在微生物病因学领域的运用。具有敏感、精确的特点。但目前的检测成本尚高,并有一定比例的假阳性。因此,基因诊断目前主要运用于分子水平的研究。这类方法使得人们对白色念珠菌的认识突破了表型鉴定的局限,应

用基因分型方法可对白色念珠菌进行种间鉴别和种内分型,为临床诊断和流行病学研究提供更能反映物种本质的工具。有报道利用真菌细胞内 DNA 编码核糖体 RNA(rRNA)的内转录间隔(internal transcribed spacer region,ITS),即 ITS 区域,来进行真菌鉴定。该区域具有一定的种间特异性和种内保守性,可对念珠菌进行“种”的鉴定。此外,基因水平的鉴定对于分子流行病学分析、筛选突变株等方面具有更加重要的意义。

【治疗】

念珠菌病的治疗原则是选用合适的抗真菌药物以控制真菌;停用或少用抗生素、糖皮质激素,给口腔菌群平衡创造条件;改善口腔环境,使口腔 pH 偏碱性。

1. 常用的抗真菌药物

(1)制霉菌素:为多烯类抗真菌药物。其抗真菌谱广,安全性好,可连续使用数月,一般不易产生耐药性。

(2)氟康唑:是一种三唑类抗真菌药物。其特点为抗菌谱广,副作用较小。用于口腔的念珠菌感染时,根据病情严重程度,首日剂量可用 200mg 口服,以后每天 100mg,连续用药 7～14 天为一疗程。值得临床注意的是,克柔念珠菌是氟康唑的天然耐药菌,治疗光滑念珠菌感染所需氟康唑的浓度也较高。

(3)伊曲康唑:对氟康唑耐药的口腔念珠菌感染可用伊曲康唑或伏立康唑口服。伊曲康唑以餐时服用效果好,100mg/ 次,2 次 / 天。

(4)克霉唑:外用克霉唑乳膏可用于口角炎的治疗。

(5)两性霉素 B:有较广的抗真菌谱,与制霉菌素交替使用更有效,但副作用较大,目前应用较少。初用时可引起发热、寒战。长期应用可引起消化道反应,甚至消化道出血及肾脏损害,所以主要用于全身性深部感染。如黏膜、皮肤感染长期不能控制病情者可短期使用。

此外,伏立康唑和卡泊芬净是目前较新的应用于临床的抗真菌药物。

(6)伏立康唑(voriconazole):为新近批准的第二代三唑类抗真菌新药,它是在氟康唑结构基础上改造而来,具有广谱、安全的优点,并且它起效快,以口服 200mg,2 次 /d 给药为例,5～7 天即可达到稳定的血药浓度。伏立康唑药代动力学与氟康唑类似,体外抗菌谱与伊曲康唑相似,抗致病性念珠菌活性与氟康唑相似,对耐氟康唑的白色念珠菌有活性,对克柔氏念珠菌、平滑念珠菌均有作用。该药对口腔白色念珠菌和侵袭性念珠菌感染的疗效较传统三唑类药物好。伏立康唑可用于难治性口腔念珠菌病,最常见的不良反应

为可逆性视觉障碍（10%～30%），且唑类药物间的交叉耐药问题也不容忽视。

7）卡泊芬净（caspofungin）：是第一种棘白菌素类抗真菌药，作用于真菌细胞壁的药物。该类药物选择性地抑制β-1,3-D-葡聚糖合成酶，阻断真菌细胞壁合成，达到杀菌作用。由于哺乳动物不存在该葡聚糖，故避免了药物可能对哺乳动物造成的毒性。其优点是优良的药物动力学性质，毒性小，起效快，具有较强的抗曲霉菌、念珠菌菌属（包括对氟康唑、两性霉素B及氟胞嘧啶耐药株）与丝状真菌活性。

2. 各型念珠菌病治疗 各型念珠菌病治疗有相应的治疗特点。在应用抗真菌药物治疗的同时需纠正身体的异常状态，如免疫功能低下者应提高免疫功能，特别是细胞免疫功能。

（1）急性念珠菌病的治疗：

1）对于婴儿的鹅口疮应注意卫生，奶瓶应严密消毒，哺母乳者喂奶前应洗净奶头。

2）用弱碱性含漱剂清洁口腔，如3%～5%碳酸氢钠水溶液。亦可用2%硼砂或0.05%氯己定液清洗口腔病损以抑制真菌生长。

3）病情严重者应给予抗真菌药物。临床常用制霉菌素，成人用量为每次50万U，每天3次。1岁以下儿童每次7.5万U，1～3岁每次10万U，3岁以上每次25万U，每天3次。对急性感染者疗程不必太长，一般用7～10天即可有效。此药肠道不易吸收，可以将药物在口腔内含化后吞服，以增加药物对局部病损的作用。婴幼儿不宜含化，可将制霉菌素配成混悬液，每毫升含有10万U于局部涂擦。制霉菌素一般在体内不易产生耐药性，但口服有肠道反应，如恶心、呕吐、食欲缺乏、腹泻等。成人也可选用氟康唑等抗真菌药物口服，每次100mg，连续服7～14天，首次剂量加倍。

4）成人的急性念珠菌病多有诱发的全身因素，治疗时应注意，可酌情暂时停用抗生素及激素等药物。

（2）慢性萎缩型念珠菌病的治疗：

1）首先除去发病的诱发因素。如有全身性疾病，或代谢、内分泌紊乱者应给予相应治疗。口腔不洁者改善口腔卫生状况。吸烟者最好戒烟。

2）对义齿的灭菌很重要。可用3%～5%碳酸氢钠水溶液或每毫升10万U新鲜配制的制霉菌素混悬液浸泡义齿。如果义齿组织面上的念珠菌不易杀灭，病情得不到控制，并经常复发，应重衬义齿或重新做义齿。晚上睡觉时应摘下义齿并浸泡在3%～5%碳酸氢钠水等溶液中。

3）抗真菌治疗：制霉菌素含化后吞服，如有胃肠道不适也可含化后吐出。如有口角炎或唇炎，可用3%

克霉唑软膏、咪康唑软膏或制霉菌素混悬液局部涂抹。

4）病损表面有颗粒增生时，应将病损切除，除去增生的病变组织，并观察组织学变化。

（3）慢性增殖性念珠菌病的治疗：

1）首先除去发病诱因，如有全身异常情况，应予以纠正。吸烟者严格戒烟。

2）抗真菌药物治疗，同前述。该型治疗疗程要长，可达数月。

3）对念珠菌性白斑应作活检以确定有无异常增生。最好手术切除病损，并定期复查，严密观察病情的变化以防癌变。

（4）慢性黏膜皮肤念珠菌病的治疗：

1）此型念珠菌病治疗较困难，易复发。治疗时首先要处理潜在性疾病，如有内分泌疾患、免疫功能低下或缺陷等需要积极治疗。免疫功能低下或缺陷者可使用转移因子，每次1mg于腋窝或腹股沟淋巴回流较丰富的部位皮下注射。每周1～2次，1疗程一般10次，根据情况用药1～3疗程。

2）抗真菌治疗：因本型较顽固，不易治愈，且常反复发作。故使用抗真菌药物一定要治疗彻底，同时也应注意全身用抗真菌药物的肝肾毒性。

以上各型念珠菌病用药均应至症状和病损消失，病原菌检查转阴为止，并应在停药一周后复查临床表现及病损区涂片和（或）病原菌培养。

【预后】

口腔念珠菌急性感染主要在表层，多为原发性，且病程短，经抗真菌治疗后效果好。一般1周至数周可痊愈，不易复发。慢性感染则病程长，可持续数月甚至数年。增殖型者，如念珠菌性白斑，曾有恶变的病例报告。电镜下可见白色念珠菌寄生于上皮细胞内，上皮细胞的胞质内有侵入的菌丝。菌丝有高度发育的表现，清楚显示完整的细胞器，犹如含有正常核的细胞。这反映侵入的微生物对其所在的细胞内环境发生了适应性变化，可以长期寄生，引起上皮增生，临床上表现为上皮增厚，形成白斑。但Shear等对白斑的产生有不同意见，认为念珠菌性白斑是白斑表面的继发感染，并非引起白斑的原因。虽然念珠菌性白斑产生的因果关系尚有不同意见，但念珠菌性白斑可以发生上皮异常增生已有临床报道及动物实验证实。如Sadeghi等报道，念珠菌性白斑40%～50%有上皮异常增生。Banóczy报告，在白斑发生恶变的病例中，65%局部有白色念珠菌感染。所以，对于白斑患者病损区的白色念珠菌感染要给以足够的重视，积极治疗，密切随访，以防癌变。

（胡碧琼　徐岩英　闫志敏）

第7节 唇 部 疾 病

皮肤及黏膜共同构成唇，从解剖上看唇红缘是从皮肤到黏膜的过渡，有人称其为半黏膜。因此，虽然黏膜皮肤病均可发生于唇，但临床表现有其自身的特点。唇在面部及患者心理中占据特殊重要的位置，唇暴露在外，易受外界物理化学刺激而发病。检查时应注意其形态、颜色，有无水肿、皲裂、脱屑、糜烂、色素、结节、压痕，以及质地和运动情况的改变。

慢性唇炎

慢性唇炎（chronic cheilitis）是发生于唇部最常见的慢性非特异性炎症性疾病。

【病因】

原因不明，多与各种慢性长期持续刺激有关，如气候干燥、风吹、寒冷以及机械、化学、温度、药物等因素，或嗜好烟酒、舔唇、咬唇等不良习惯。也可能与烦躁、焦虑等精神因素有关。

【临床表现】

病情特点为反复发作、时轻时重、寒冷干燥季节易发。表现为唇部干燥、灼热或疼痛，唇肿，充血，唇红部脱屑，皲裂，表面渗出结痂。有时出现糜烂、脓肿或血性痂皮，患者疼痛明显。这些症状贯穿整个病程。部分患者唇周皮肤亦可受累。慢性反复发作时，肿胀渗出、炎症浸润，可引起持久的淋巴回流障碍，致使唇部长期肿胀，局部淋巴组织可因反复慢性感染而增生。下唇为好发部位，有时局部干胀发痒，患者常伸舌舔唇，试图用唾液湿润干唇。发痒时用手揉搓唇，用牙咬唇，唇部出现脱屑时用手撕扯皮屑，使唇破溃裂口、出血渗出。继发感染后唇部充血肿胀明显，甚至影响唇部的活动（彩图8-18，见书末彩插）。

【病理】

黏膜上皮部分有剥脱缺损及不全角化，上皮细胞水肿。固有层有炎症细胞浸润，以淋巴细胞、浆细胞等为主，血管充血。

【诊断与鉴别诊断】

本病根据反复发作、时轻时重、寒冷干燥季节易发，唇部干燥脱屑、灼热或胀痒疼痛等特点不难作出诊断。重时可有水肿、渗出和结痂。

本病应与以下疾病鉴别：

1. 变态反应性唇炎　常有服药或接触其他致敏物质的病史。发病急骤，可有局部灼热发痒、充血发疱、肿胀渗出、糜烂和疼痛。患者常有过敏病史。

2. 盘状红斑狼疮　唇部盘状红斑狼疮表现为玫瑰红色斑，中心稍凹，边缘微突起而呈盘状。可向皮肤侧扩大，致唇红皮肤界限不清。皮肤病损可由桃红色逐渐变成褐色，发生色素沉着或色素脱失。唇部有脱屑，可有水肿糜烂和结痂。在病损周围可有放射状细微白色条纹环绕。除唇部病损外，颊、腭、舌等处也可有类似损害。同时在颧部、额部、鼻部、手背等外露和易受太阳照射部位，亦可有红斑样损害。

3. 扁平苔藓　以颊部病损最常见，病损常多发，对称分布，以灰白色角化斑纹损害为主。发生于唇部的扁平苔藓，表现为灰白色条纹，呈网状或树枝状，表面较平滑，日久可有色素斑。重者可有充血水肿、糜烂渗出和薄痂，一般较少有血痂。唇红缘及边缘皮肤较少受累。在糜烂面周围仍常可见灰白斑纹。

4. 多形红斑　本病多为急性发作，病程短暂。口腔黏膜常有大片红斑充血和糜烂渗出。损害常呈多形性和多部位发生，包括斑疹、丘疹、大疱、小疱。多同时伴有皮肤损害和全身症状。典型皮损为靶形红斑。可在唇、颊、舌、腭等部位发生红斑、糜烂，疼痛明显。发生于唇红部除水肿糜烂外，常覆盖有高低不平的血痂，由于唇干而影响张口，唇部活动可使血痂发生裂隙，造成出血而不断结痂。

【治疗】

首先应除去一切刺激因素，如改变舔唇、咬唇等不良习惯。避免风吹、寒冷等刺激，忌食辛辣食物。本病以局部湿敷上药为主要治疗手段。用浸渍0.1%依沙吖啶溶液、3%硼酸溶液、5%生理盐水等消毒抗炎液体或有清热解毒功效的中药药液（如双花液等）的消毒脱脂棉片贴敷于患处，每天1~2次，每次15~20分钟。轻轻擦拭浸软的鳞屑或痂皮后，患处涂擦抗生素类或糖皮质激素类软膏，如金霉素眼膏、复方盐酸金霉素软膏、曲安奈德乳膏等。病情轻者，可仅用医用甘油或金霉素甘油局部涂擦。糜烂严重者，可以局部注射曲安奈德、醋酸泼尼松等糖皮质激素类药物，减少渗出，促进愈合。每周1次，每次0.5ml，一旦病情好转应即刻停药，反复频繁治疗可致唇部硬结。

【中医辨证】

本病与中医之唇风、唇肿、唇疮近似。认为系风寒湿邪相搏于唇聚而发之。也可为脾胃湿热伏结于唇。治宜疏风健脾，清热祛湿，养血润燥。方药可用四物消风汤、救唇汤、五苓散等加减。急性发作者可选用防风通圣散、化斑解毒汤、茵陈蒿汤、除湿胃苓汤等加减。

腺性唇炎

腺性唇炎（cheilitis glandularis）比较少见。下唇多发，偶为上唇或上下唇同时发病。

【病因】

病因尚不明了。以往认为它是一种原发于唇腺的疾病，有先天遗传及后天获得性两种可能。后天因素可与牙龈炎、牙周炎、梅毒等口腔病灶或局部因素长期慢性刺激有关，如牙膏、吸烟、辛辣刺激及某些局部药物等。目前研究认为，腺性唇炎起源于上皮，是唇部组织对日光照射、变应原或人为因素刺激的一种反应。

【临床表现】

1. 单纯型　以唇黏液腺增生为主，临床最常见。唇部肿胀增厚，自觉有紧胀感，唇红缘及唇内黏膜可见散在的针头大小紫色斑点，中心有凹陷的黏液腺导管口，边缘清晰，用手触之，黏膜下有多个粟粒大小硬韧结节，为肿大的唇腺，挤压或轻轻向外牵拉患唇，可见露珠样黏液从导管口流出。由于黏液不断分泌，唇部常形成胶性薄膜，睡眠时，唇部运动减少，唾液分泌降低，常使上下唇互相粘连。表面可有干燥脱屑，糜烂结痂。

2. 化脓型　是由单纯型继发感染而成，又称脓肿性腺性唇炎。感染表浅时局部形成浅溃疡，表面结痂，痂下有脓液，且疼痛明显。感染较深时，可有脓肿和窦道形成。挤压唇部，有脓性分泌物从导管口排出。病程持久时可形成巨唇（彩图8-19，见书末彩插）。

【病理】

黏液腺体明显增生，腺管肥厚变大，黏膜深层有异位黏液腺，在黏液腺体及小叶内导管的周围有淋巴样细胞、组织细胞、浆细胞浸润。唾液腺导管扩张，并含有嗜伊红物质，部分有纤维化。在脓肿性腺性唇炎，上皮结缔组织有较多的炎症细胞浸润，部分有小脓肿形成。

【诊断与鉴别诊断】

本病依据临床表现，唇部肿胀、增厚，黏液腺体增大，有黏稠或脓性液体从腺导管口溢出，黏膜表面常有痂膜附着等特点，结合组织病理学检查可以作出明确诊断。

本病应与以下几种疾病鉴别，如鉴别困难则须借助组织病理检查以明确诊断。

1. 肉芽肿性唇炎　一般常从唇一侧发病，逐渐另一侧也被侵犯，形成巨唇。唇皮肤潮红肿胀、有硬结感，触压时不产生压痕。打诊时有的可触及颗粒状结节。唇肿时轻时重，但不能完全恢复正常。

2. 黏膜良性淋巴组织增生病　可发生于唇、颊、腭等部位黏膜，以下唇多见。与慢性唇炎类似，反复发作、唇肿发红、干裂出血，也可糜烂脱皮、渗出结痂，局部可有痒感。也有表现为潮红充血，上有多发结节状突起，触之软，无破溃。病理表现为滤泡样淋巴细胞、组织细胞、网状细胞增生。

3. 淋巴管瘤　多为先天性，是淋巴发育异常产生组织畸形的结果。好发于唇、舌、颊、颈部。黏膜表面不平，常呈结节状，有白或浅黄色、柔软有光泽的颗粒小球状突起。可形成巨唇。可作组织病理学检查以明确诊断。

【治疗】

目前尚无满意的治疗方法。首先应去除可疑诱因，避免不良刺激，如戒烟戒酒、唇部涂擦遮光剂避免较强日光照射等。局部治疗可以给予糖皮质激素类乳膏涂擦，或者注射糖皮质激素类药物。化脓感染时，可给予抗生素类药物消除感染控制炎症。对于顽固性病损，上述治疗无效者可以考虑外科整形手术治疗。疑有癌变患者应及早切除活检。

【中医辨证】

中医认为本病为湿热蕴结，脾失健运，肺气失宣，皮肤腠理失密，邪热蕴郁而发之。治宜健脾除湿，活血散结，清热消肿，化瘀散结。方药如清胃散、白虎汤、桃红四物汤、五味消毒饮等加减。

【预后】

腺性唇炎有癌变风险的概念源于20世纪中叶。后期有研究者提出，这可能是腺性唇炎与发生于唇部的鳞状细胞癌的偶然巧合。尽管腺性唇炎不是导致口腔上皮鳞状细胞癌发生的直接原因，但是长期的日光暴露可以加重上皮损伤，从而导致癌变发生。

肉芽肿性唇炎

肉芽肿性唇炎（granulomatosa cheilitis）是一种以唇部肿胀肥厚为特点的慢性炎症性疾病。单发或同时发生于上下唇，以下唇多见。慢性反复性肿胀肥厚，最后形成巨唇或硬结。20～30岁发病较多，但也可见于儿童或老年人，无明显性别差异。目前认为肉芽肿性唇炎属于口面部肉芽肿。口面部肉芽肿泛指所有局限于口腔及面部组织的肉芽肿性病变，不包括已经确定的某些系统性疾病在口腔的表现，如结核、结节病、克罗恩病等。

【病因】

病因不明确，可能与食物或（和）食品添加剂过敏、牙科材料过敏、微生物感染以及免疫因素有关。

1. 食物或（和）食品添加剂过敏　小麦、乳制品、巧克力、鸡蛋、花生、肉桂醛、薄荷酮、可可、香芹酮、红色酸性染料（carmosine）、钛镍黄染料、味精、苯甲酸等均可能与该病有关。避免食用上述食物或食物添加剂后，部分患者肿胀得以消退。

2. 牙科材料过敏　牙科材料中钴、银汞等金属材料与肉芽肿性唇炎的关系尚有争论，经斑贴试验证实对上述材料过敏的一些患者并未发现口腔肉芽肿性病变。另外有研究发现含有月桂醛、薄荷酮的牙膏可能与该病有关。

3. 微生物感染　以往研究中怀疑的可疑微生物包括：结核分枝杆菌、类结核分枝杆菌、酿酒酵母菌、螺旋体。

（1）结核分枝杆菌感染：随着结核分枝杆菌和类结核分枝杆菌 DNA 在克罗恩病、结节病、结核等肉芽肿性疾病患者病变组织中被提取，其在口面部肉芽肿病变中的作用也受到关注，然而尚缺乏足够实验证据证实其中关系。

（2）酿酒酵母菌：有关酿酒酵母菌与口面部肉芽肿致病因素方面的研究发现，血清抗酿酒酵母抗体水平升高可以作为血清标志物，预示单纯局限于口面部的肉芽肿性病变向克罗恩病转化。40%～60% 克罗恩病患者血清抗酿酒酵母抗体水平升高，临床上用于与其他炎症性肠病相鉴别。

（3）螺旋体：以往研究提出包柔螺旋体（Borrelia burgdorferi）可能与本病发生有关，但是 PCR 技术和血清标志物检测等现代检验手段并未在口面部肉芽肿患者病损组织中证实。

4. 免疫因素　肉芽肿性唇炎是 Th1 型细胞介导的迟发型超敏反应。

【临床表现】

多在青春期后发生，先从一侧开始，唇肿发展较快，但病程缓慢持久。呈弥散性肿胀，肥厚而有弹性。早期触之柔软无压痛，亦无凹陷性水肿，不出现糜烂溃疡。患者自觉厚胀感，可有轻微发痒。早期皮肤呈淡红色，日久呈暗红色，唇红部可有纵形裂沟，左右对称呈瓦楞状。可有渗出结痂，扪诊可触及颗粒样结节。病情时轻时重，早期多能恢复正常，多次反复发作则难以恢复。若持续肿胀，可从一侧扩展至另一侧，发展成不同程度的巨唇（macrocheilia）。如同时伴有舌裂及面神经麻痹，应考虑为梅 - 罗综合征（Melkersson-

Rosenthal syndrome）（彩图 8-20，见书末彩插）。

【病理】

以固有层非干酪性上皮样细胞肉芽肿为典型病理表现。上皮样细胞周围围绕淋巴细胞，再围以成纤维细胞和胶原，形成肉芽肿。也可以表现为固有层血管周围非特异性炎症细胞或多核巨细胞浸润。核在多核巨细胞中随意或呈马蹄形分布。

【诊断与鉴别诊断】

根据临床症状，上唇多见，外翘突起增厚，无凹陷性水肿，色呈暗红，并伴有沟裂，以及肿胀反复，不能完全恢复正常等特点可以作出诊断。

本病应与以下几种疾病鉴别诊断：

1. 牙源性感染　有明显的炎症性病灶牙，有红、肿、热、痛等感染症状。

2. 血管性水肿　发病突然，唇部呈弥漫性肿胀，局部痒痛，唇有弹性，光亮如蜡，指压无压痕，水肿消失快，不留痕迹。

3. 克罗恩病　有反复的腹泻、腹痛病史，口腔内可伴有溃疡。

4. 结节病（sarcoidosis）　为细胞免疫缺陷引起的系统性肉芽肿性疾患，亦称为类肉瘤病。常侵犯大唾液腺、皮肤、淋巴、肺、肝、脾、眼、指（趾）、骨等器官组织。口腔表现为唇、颊暗红色无痛性肿胀，触之可扪及光滑而有韧性的结节。腮腺、下颌下腺亦可肿胀，腭及颌骨也可受累。病情进展缓慢，中年以上患者多见（彩图 8-21，见书末彩插）。其组织病理特征为密集成团的上皮样细胞形成结节，有少量多核巨细胞，周围有少量淋巴细胞、浆细胞浸润，无干酪样坏死。晚期可见纤维化，上皮细胞变性。结节病患者胸部 X 线检查显示双侧肺门及纵隔淋巴结对称性肿大，伴有或不伴有肺内网络、结节状或片状阴影。但结核菌素试验多呈阴性或弱阳性。急性期可出现血清血管紧张素转化酶阳性表现。Kveim 试验可作为诊断的辅助手段，但目前国内多不进行该项检查。而肺部影像学检查、组织病理学检查以及血清血管紧张素转化酶是诊断结节病的主要条件，同时需要排除其他肉芽肿性疾病。

【治疗】

治疗肉芽肿性唇炎较困难，尚缺乏成功的治疗模式。首先需去除可疑诱因，如龋齿、残根、牙周炎症等病灶。

药物治疗以对症、抗炎、抗增生为主。

1. 糖皮质激素类　利用糖皮质激素的抗炎作用，可以单独选择局部注射或全身治疗，或者联合其他药物或外科手术治疗。局部注射曲安奈德每次 10~20mg，数周~数月 1 次；口服泼尼松剂量尚不能确定。糖皮质激素治疗有效，但不持续，缺乏长期随访研究。

2. 氯法齐明 治疗无效时可以选择氯法齐明，为一种吩嗪染料的中间衍生物。其具有的抗菌、消炎、免疫调节作用对肉芽肿性唇炎有一定效果。每天口服剂量 100~300mg 或隔天给药。但长期使用可以导致剂量相关的红铜色皮肤色素沉着，并随紫外线暴露而加重；原因不明的中性粒细胞、淋巴细胞和巨噬细胞功能下降；偶尔引起可逆性血糖、总胆红素、转氨酶升高；胃肠道反应；以及少见的肝毒性。该药通过胆道、肾、汗液、皮脂腺、泪腺排出，不通过血脑屏障，可以通过胎盘，乳汁中也可发现。

3. 抗生素 每天口服 100mg 盐酸米诺环素或 150~300mg 罗红霉素治疗有效。目前尚无证据表明肉芽肿性唇炎与微生物感染相关，推测其治疗效果可能与抗炎活性、免疫调节作用有关。尽管甲硝唑治疗肉芽肿性唇炎疗效不一，但多数有效，尤其是与克罗恩病相关的唇部肿胀，推荐剂量每天口服 750~1000mg。

4. 其他免疫调节剂 英夫利昔单抗可以抑制肿瘤坏死因子 -α（TNF-α），推荐用量 3~5mg/kg 体重，静脉给药。沙利度胺是另一种 TNF-α 抑制剂，每天口服 100mg。该类治疗的有效性需要长期观察，并观察其使用的安全性。

5. 免疫抑制剂 少数研究报道免疫抑制剂治疗肉芽肿性唇炎有效。甲氨蝶呤每周口服 5~10mg。富马酸二甲酯（fumaderm）每天口服 120~720mg。曲尼斯特可以抑制肥大细胞释放化学产物，通常用于治疗结节病、过敏性疾病，也可用于治疗肉芽肿性唇炎，每天 200~400mg 曲尼斯特联合 2mg 抗组胺类药物酮替酚用于长期治疗。

6. 外科治疗 重症或有严重畸形而导致功能障碍的肉芽肿性唇炎患者可考虑通过唇整形术或者氦氖激光治疗恢复外观。然而治疗前需权衡利弊，因其术后可出现感觉异常、肿胀复发等风险。

【中医辨证】

本病相当于中医之唇肿、唇疮范畴。认为由湿火瘀阻、脾失健运、瘀血阻络所致。与脾肺二经联系密切。肺热受风邪所扰，营血内滞，肺气失宣。脾虚蕴热内伏，加以外邪入侵，热毒熏蒸于口。治宜宣肺理气、健脾渗湿、解毒消肿、清热活血。方药用疏风除湿汤、五味消毒饮、黄连解毒汤、三仁汤、桃红四物汤等加减。如为血虚风燥者，则方以养荣汤、八珍汤等加减，以养血疏风。本病可外用紫归油（紫草、当归），破溃者可涂以黄连膏。以黄柏、苦参汤敷之。

梅 - 罗综合征

梅 - 罗综合征（Melkersson-Rosenthal syndrome）又称唇肿 - 面瘫 - 舌裂三联症。本征因最早由瑞士医师 Melkersson（1928）与德国医师 Rosenthal（1930）所报告而命名。有些学者认为肉芽肿性唇炎是梅 - 罗综合征不全型。

【临床表现】

梅 - 罗综合征病因不明，青春期以后发病较多，男性略多于女性。唇肿、面瘫、舌裂病损多不同时出现，可相隔较长时间。唇部呈弥漫性肿胀，单侧或双侧，呈棕红色，触之有弹性，无凹陷，也无触压痛。可有沟裂但无溃烂结痂，唇周皮肤正常。颊、腭、牙龈也可发生肿胀。舌表面有深沟裂纹，使舌呈皱褶状。面神经麻痹多在青春期前后突然发生，属外周性麻痹，与周围性面神经炎所致麻痹难以区别。麻痹可为部分或全部，也可为双侧，开始可为间歇性，以后则呈永久性。面瘫与唇肿可不在同侧。还可出现嗅神经、听神经、舌咽神经和舌下神经麻痹的症状，以及嗅觉异常、头痛头晕等。唇肿、面瘫、舌裂三大症状俱全者诊断为完全型梅 - 罗综合征，否则诊断为不完全型，唇肿是多数患者共有的症状。

【病理】

上皮增厚，结缔组织水肿，胶原纤维紊乱断裂，血管周围有淋巴细胞浸润，在肌层可见孤立性肉芽肿。

【治疗】

可局部注射或口服糖皮质激素类药物，口服氯法齐明、沙利度胺、甲氨蝶呤等药物，也可选择给予盐酸米诺环素、罗红霉素、甲硝唑等抗生素或者英夫利昔单抗等生物制剂，但治疗效果均不肯定。

【中医辨证】

本病病因不明，中医无相对应病名。治疗主要针对唇肿、面瘫。舌裂则以保持口腔卫生为主，以防止继发感染。本病中医认为可为风热痰凝、经络阻滞、气滞血瘀等引起。治宜疏风祛湿、健脾化痰、通络散结、活血化瘀等法治之。方药可用香砂六君子丸、二陈汤、海藻玉壶汤、消核丸、活血散瘀汤等加减。有面瘫者可用牵正散、羌活胜湿汤、导痰汤、柴葛解肌汤合桂枝汤等加减。还可针刺颊车、地仓、下关、阳白、太阳、合谷、迎香、承浆、翳风、风池、牵正、内庭、外关等穴。采取浅刺、平刺透穴或斜刺法治疗。也可用电针、穴位药物封闭或穴位埋线疗法。

光化性唇炎

光化性唇炎（actinic cheilitis）是因过多接受日光照射而引起的唇黏膜损害，又称日光性唇炎（solar cheilitis）。

【病因】

本病为过度紫外线照射所致。正常人经受一定强度日光照射吸收紫外线后，颈、颧、鼻及下唇等皮肤黏膜暴露部位可以出现黑色素沉积反应而变黑产生晒斑。超过一定剂量的日光照射后，除黑色素生成外还会发生细胞内和细胞外水肿、胶原纤维变性、细胞增生活跃等变化。夏季多发，下唇多见。

卟啉对紫外线具有高度敏感性，植物中含的叶绿素为卟啉衍生物，故食用一些蔬菜、生药等，可影响卟啉代谢，从而增强对日光敏感性而致病。肝脏疾病也可引起卟啉代谢障碍，使对日光敏感性增加。

日光照射的初期，细胞中的 DNA、RNA 与蛋白质合成及有丝分裂受到抑制，24 小时后可逐渐恢复。但长期紫外线照射则可以诱导黏膜皮肤组织发生 DNA 和蛋白质变异，启动并促进上皮异常增生。

【临床表现】

以下唇红部黏膜损害多见。按其发作程度分为急性和慢性两种类型。

1. 急性型　突然发作，整个唇红部水肿充血明显，灼热刺痛。有散在或成簇的小水疱，疱破溃形成表浅糜烂面，渗出结痂，并易于破裂出血，疼痛加剧。损害重而深在者，预后留有瘢痕。轻而表浅者，预后可留有色素沉着。

2. 慢性型　反复持久日光照射，唇部反复持续损害，症状逐渐加重，表现为干燥脱屑、充血肿胀、皲裂、血管扩张。唇红部不断出现灰白色秕糠状鳞屑，较少瘙痒和结痂。时间久，口周皮肤可脱色，或有灰白色角化条纹和肿胀（彩图 8-22，见书末彩插）。

【病理】

急性者表现为细胞内及上皮细胞间水肿和水疱形成。慢性光化性唇炎表现为过度不全角化、棘层增厚、基底细胞空泡性变。固有层内胶原纤维嗜碱性变是其特征性表现，经地衣红染色呈弹性纤维状结构。同时伴有不同程度的上皮异常增生。

【诊断与鉴别诊断】

依据唇部肿胀水疱、糜烂结痂等临床表现，结合日光照射史可以诊断。慢性者表现为黏膜增厚的白色病损，需及时活检，以明确诊断。

本病应与以下几种疾病鉴别诊断：

1. 慢性唇炎　好发于寒冷干燥季节，无明确日光暴露史，患者有瘙痒感，组织病理学检查无胶原纤维嗜碱性改变。

2. 扁平苔藓　扁平苔藓常伴口腔内白色角化纹，丘疹样皮损，无明显光照史。

3. 盘状红斑狼疮　典型皮损为面部蝴蝶斑。发生于唇部的病损呈盘状，萎缩充血，中心可糜烂，近舌侧出现放射状细短白纹，皮肤黏膜界限不清。

4. 变态反应性唇炎　发病快，有变应原接触史，黏膜充血糜烂明显，渗出多，可有水疱。

5. 黏膜良性淋巴组织增生病　唇部病损脱屑、皲裂、充血、糜烂、白色角化纹。无明显光照史，组织病理学检查有助于鉴别。

6. 唇疱疹　无光照史，有复发史，疱疹常发生在唇红皮肤交界处。

【治疗】

因该病有癌变风险，故应尽早诊断和治疗。

1. 局部治疗　可用具有吸收、反射和遮蔽光线作用的防晒剂，如 3% 氯喹软膏、5% 二氧化钛软膏等，减少紫外线对唇部黏膜皮肤的损伤。唇部有渗出糜烂结痂时用抗感染溶液或漱口水湿敷，去除痂膜，保持干燥清洁。干燥脱屑型病损可局部涂擦糖皮质激素类或抗生素类软膏。

（1）5% 的氟尿嘧啶（5-fluorouracil）：是传统的治疗光化性唇炎的局部用药，是具有抗代谢作用的化疗药物。通过抑制胸苷酸合成酶抑制 DNA 和 RNA 的合成。每天 1~2 次涂擦，可连续使用数周。其副作用是诱导黏膜皮肤红斑、水肿、糜烂或溃疡，整个用药过程可能持续存在。

（2）咪喹莫特（imiquimod）：是一种免疫调节剂，具有抗病毒和抗肿瘤作用。能够增加 IFN-α、TNF-α、IL-1α、IL-6、IL-8、IL-10、IL-12、前列腺素 E2 等 Th1 型细胞因子释放，促进抗肿瘤作用。5% 咪喹莫特乳膏的常见副作用包括：红斑、水肿、渗出、结痂和糜烂。

2. 物理疗法　可使用液氮冷冻疗法、二氧化碳激光照射、光动力疗法等。

3. 手术治疗　对怀疑癌变或已经癌变患者应尽快手术，但应注意对唇红切除缘的修补。

【预后】

慢性光化性唇炎属于癌前状态，恶性转变率近 10%，患者需长期随访。

【预防】

尽可能避免日晒,尤其在上午 10 点至下午 4 点之间紫外线较强的时间段。户外活动时,需采取防晒措施,如遮盖暴露的皮肤、戴宽边帽子遮盖面颈部及耳部皮肤、带太阳镜、使用防晒系数(SPF)15 以上的遮光剂。

口角炎

口角炎(commissural cheilitis)是上下唇联合处口角区发生的各种炎症的总称。可单侧或双侧对称性发生,病损多由口角黏膜皮肤连接处向外扩散发生。

【病因】

本病由细菌、真菌等微生物感染引起,多数情况下与念珠菌和链球菌(如金黄色葡萄球菌、溶血性链球菌等)联合感染有关。颌间垂直距离过短、铁及维生素等营养元素缺乏,艾滋病、中性粒细胞缺乏症等免疫功能降低都可能成为口角炎的诱发因素。有时皮肤干燥导致口角区黏膜干裂、黏膜表面破损不完整,有利于微生物入侵。

【临床表现】

可单侧或双侧同时发生。急性期口角区充血、红肿、血性或脓性分泌物渗出,形成血痂或脓痂,疼痛明显。慢性期有口角区皮肤黏膜增厚呈灰白色,伴细小横纹或放射状裂纹,唇红干裂,但疼痛不明显。严重时病损可以累及整个唇红黏膜,导致更广泛的剥脱,有时甚至扩展至邻近皮肤,此时常与吮唇等不良习惯以及慢性念珠菌感染有关。

多数患者可同时患有义齿性口炎。30% 的义齿性口炎患者合并口角炎,而配戴义齿却未患义齿性口炎的患者只有 10% 发生口角炎(彩图 8-23,见书末彩插)。

【诊断与鉴别诊断】

依据临床病损特点,结合口腔和全身情况,以及病史过程、有无接触过敏原、有无造成营养不良的客观条件或全身有营养不良的表现、是否曾长期服用抗生素或免疫抑制剂、是否有多牙缺失即可诊断。亦可进行细菌、真菌涂片镜检或培养有助于明确诊断。

【治疗】

口角局部用 0.1% 依沙吖啶溶液或 0.05% 醋酸氯己定溶液湿敷,去除痂皮后,根据实验室检查结果针对不同病原微生物给予相应的抗感染治疗。对于细菌感染给予金霉素眼膏或复方盐酸金霉素软膏;对于

真菌感染引起的口角炎需要给予克霉唑乳膏、咪康唑霜、制霉菌素甘油等抗真菌药物涂擦。合并义齿性口炎的患者,可以配合口含制霉菌素片,50 万 U,每天 3 次,以及 2%~4% 碳酸氢钠含漱液,10ml,每天 3 次漱口。临睡前摘下义齿浸泡于 2%~4% 碳酸氢钠溶液中。

有全身系统性疾病背景的患者需配合全身治疗,以纠正病因为主要措施,如补充维生素类药物、铁剂等治疗贫血,控制血糖,纠正免疫系统异常等。颌面部垂直距离降低的患者,纠正过短的颌间距,修改不良修复体,减少口角区皱褶,保持口角区干燥等。

【中医辨证】

本病中医称口吻疮、剪口疮、口角疮、口丫疮、燕口、夹口疮等。为风邪湿热所乘,气发于脉与津液相搏,热气熏蒸于口两吻生疮。治宜清脾胃湿热、清心健脾。方药可用清胃散、四君子汤合导赤散加减,以苦参、黄柏煎液湿敷,青黛、黄连、冰片、香油调膏外涂。

血管性水肿

血管性水肿(angioneurotic edema)亦称巨型荨麻疹(giant urticaria)或 Quincke 水肿,是由 IgE 介导的 I 型变态反应。其特点是突然发作、局限性水肿,消退也较迅速。

【病因】

引起发作的因素,如食物、肠道寄生虫、药物、寒冷刺激、感染、外伤、情绪波动等,都是致病诱发因素。某些抗原或半抗原物质第一次进入机体后作用于浆细胞,产生 IgE,这些抗体附着于黏膜下方微血管壁附近肥大细胞表面。当相同抗原第二次进入机体时,则立即与附着在肥大细胞表面的 IgE 抗体相结合并发生反应,引起肥大细胞脱颗粒,释放出组胺、缓激肽、5-羟色胺等血管活性物质,使血管扩张通透性增加,引起水肿等相应症状。有些服用卡托普利、依那普利等血管紧张素转化酶抑制剂的患者可出现血管性水肿。其中绝大多数患者停药后症状减轻或完全消失。少数患者由于编码 C1INH 蛋白的基因变异而导致缓激肽、激肽释放酶、纤维蛋白溶酶等血管活性物质的释放失去控制,最终发生家族遗传性血管性水肿。

【临床表现】

多发于面部疏松组织,唇部好发,尤以上唇多见。表现为肥厚翘突,可波及鼻翼和颧部,反复发作则可形成巨唇。可发生于下唇,或上下唇同时受累。可发生于眼睑、耳垂、阴囊、舌、咽等组织疏松部位,手足

也可发生。舌部肿胀如巨舌,影响饮食说话及吞咽活动。局部表现广泛弹性水肿,光亮如蜡,扪之有韧性,无凹陷性水肿,边界不清,皮肤颜色正常或微红,有灼热微痒或无不适。全身多无明显症状,偶有头晕乏力。肿胀常于数分钟至 1 小时内突然发生,持续 8～72 小时,一般消退较快,不留痕迹。本病可反复发作。

【病理】

血管及淋巴管扩张,充血渗出,形成局限性水肿,伴有炎性细胞浸润。病理改变可波及皮下组织。

【诊断与鉴别诊断】

发病突然,好发于面部疏松组织,水肿而有弹性,色泽正常或微红,无压痛。根据病史及临床症状不难诊断。

本病应与颌面部蜂窝织炎、丹毒鉴别。

1. 蜂窝织炎 为牙源性感染,多有牙痛病史,在肿胀部位可找到患牙。局部有红、肿、热、痛等炎症特点。有压痛或肿胀形成。抗生素治疗有效。

2. 丹毒 局部明显潮红肿胀,边缘清楚,局部有压痛,全身有发热、头痛不适等症状。为急性感染性炎症。好发于面唇部,也可呈慢性过程。

【治疗】

寻找变应原,避免接触,但有相当数量的患者难以找到变应原。症状轻者,可不予药物治疗。严重者可给予肾上腺素、糖皮质激素、抗组胺药物等。如果发生咽喉水肿而窒息者,则需进行气管插管或气管切开手术,以保证呼吸道通畅。

1. 抗组胺类药物 可以给予氯苯那敏、苯海拉明、氯雷他定、西替利嗪、左旋西替利嗪等治疗。

2. 糖皮质激素类药物 糖皮质激素可以稳定溶酶体膜,通过抑制组氨酸脱羧酶阻止组氨酸向组胺转化。轻者可给予醋酸泼尼松每天 15～30mg 口服;重者可给予氢化可的松 100～2000mg,加入至 1000～2000ml 的 5%～10% 葡萄糖液中立即静脉输液,病情改善后可停药。

3. 肾上腺素 肾上腺素可以收缩血管,阻止血管活性物质释放,减少渗出,抑制水肿。对于舌、咽喉部位水肿而出现呼吸困难的患者应立即皮下或肌注肾上腺素。成年患者给予 0.1% 肾上腺素 0.5ml,儿童根据大小给予 0.1～0.3ml。因肾上腺素可在体内迅速降解,需每 10 分钟注射 1 次直至患者开始恢复。但需注意对心血管疾病患者慎用。

由于 C1INH 缺陷所致的血管性水肿患者对肾上腺素治疗无效,此时可选择达那唑(danazol)治疗。达

那唑是促性腺激素抑制剂,能够增加血清 C1 酯酶抑制物水平。

【中医辨证】

本病属于中医的唇风、赤游风、赤白游风、风肿、赤游肿范畴。因其风邪随气而行数变而游走突发而故称。因其突发于唇而肿痒,故又称唇游风或唇。可为风热火乘而搏于气血肌肤黏膜,亦可为阳明壅热复感风邪上乘于唇面。肺气不宣、脾虚湿热也均与之有关。治宜疏风宣肺、健脾祛湿、养血清热等法治之。方药可用四物消风饮、防风通圣散、补肺汤、清营汤等加减。有痰湿凝结气滞血瘀者可用桃红四物汤、二陈汤、三仁汤等加减,并可配针刺或耳针疗法治疗。

(徐治鸿 孙晓平 刘晓松)

第8节 舌部疾病

舌是构成口腔的重要器官之一,也是口腔黏膜病最易发生的部位,它有着随意活动的肌群。舌的血管神经丰富,故能十分灵敏地反映机体的很多变化,并有感觉、触觉、温度觉及特殊的味觉。

舌诊是中医望诊的一个组成部分,人体有病时,可以反映于舌,出现各种病理舌象。临床常结合辨舌来诊断和治疗各种疾病。

地图舌

地图舌(geographic glossitis)是一种非感染性炎症性疾病,损害具有不定性和游走性,乳头在舌不同部位出现萎缩和恢复,故又称游走性舌炎(migratory glossitis)。该病多见于儿童,常伴裂纹舌。

【病因】

尚不清楚,部分患者有遗传倾向,父母和兄弟姐妹中患地图舌的人群该病的发病率高,因此有学者认为与遗传因素有关。有研究发现地图舌患者患哮喘等过敏性疾病的几率高于一般人群,且儿童患病较多,因患儿神经系统尚不健全稳定,或发作与情绪波动有关,因此有人认为本病的发生与精神、神经因素有关。另外也有认为发病与体质因素、寄生虫、月经周期、面部炎症刺激等有一定联系。

中医认为舌为脾之外候,苔为胃气所上,地图舌多与机体的脾胃功能关系密切。又因小儿具有"脾常不足"的生理特点,故地图舌多见于小儿。

【临床表现】

病变主要发生于舌背部,也可发生于舌尖和舌侧

缘。病损特征为丝状乳头萎缩，留下圆或椭圆形红色光滑凹陷剥脱区，周围有丝状乳头增厚黄白色的边缘，相互衔接呈弧形边缘，丝状乳头伸长。正常与病变区形成轮廓鲜明的地图形状，故称地图舌。损害形状大小不一，可单独或多个存在，可相互融合遍及整个舌背。一般多无明显的自觉症状，多为偶然发现，少数患者可有轻度烧灼感，或食用酸辣等刺激性食物有不适感。损害可突然出现，可持续多天或几周而无改变，也可一昼夜即发生变化，不断改变其位置和形状，因而常呈现恢复消失和新生萎缩的交替状态，所以又称游走性舌炎。本病有自限性，有间隔缓解期，舌黏膜表面能完全恢复正常。临床上 50% 以上病例合并裂纹舌，一部分患者产生恐癌心理（彩图 8-24，见书末彩插）。

【病理】

为非特异性炎症。萎缩区上皮变性，乳头消失，基底细胞层无改变，结缔组织有淋巴细胞、浆细胞及组织细胞浸润，损害边缘呈过度角化及角化不全，有上皮细胞碎屑及坏死物质。

【诊断与鉴别诊断】

依据病损特征、轮廓形态及位置不断改变，不难作出诊断。有时需要与舌扁平苔藓、口腔念珠菌病、正中菱形舌、贫血性口炎等可表现为舌乳头萎缩（萎缩性舌炎）的疾病相鉴别。鉴别要点如下：

1. 口腔扁平苔藓　舌乳头萎缩区有珠光色白色角化斑纹，病损不具有游走性，同时多伴有口腔黏膜其他部位的病损。地图舌舌乳头萎缩区边缘有白色隆起，具有游走性特征。

2. 口腔念珠菌病　舌乳头萎缩区多在舌背中央区，严重者可累及整个舌背，基底黏膜充血明显，周边无明显隆起。多伴有口干、烧灼感、口角炎等症状。有时口腔念珠菌感染可与地图舌伴发。

3. 正中菱形舌　舌乳头萎缩发生在舌背人字沟前方多成菱形乳头萎缩，可为舌背慢性红斑型念珠菌病的表现。

【诊断】

根据病损的部位和游走性特征不难诊断。

【治疗】

无特效治疗方法，一般不需治疗，向患者进行解释和定期观察即可。应向患者解释，以缓解其焦虑情绪和消除可能存在的恐癌心理。同时应消除不良刺激因素，去除口腔病灶，注意饮食及消化功能，保持口腔卫生。可用弱碱性溶液含漱，如 3% 碳酸氢钠液。有

炎症感染疼痛者，可用西吡氯铵等漱口液缓解症状。合并念珠菌感染，口含制霉菌素或其混悬液外涂。

【中医辨证】

本病中医无相对应病名，它与中医之舌剥、花剥舌有相似之处。可因脾虚、湿热等因素所致，可采用补脾益气、和胃养阴、清热利湿等法治之。方药如补中益气散、沙参麦门冬汤等加减。发红充血者可用导赤丹合玉女煎加减。

沟纹舌

沟纹舌（fissured tongue）又称阴囊舌（scrotal tongue）、裂纹舌或皱褶舌（rugae tongue, lingua plicata），常与地图舌伴发。

【病因】

目前尚无一致肯定的意见。过去多认为系先天性舌发育异常所致。因部分患者有家族发育倾向，所以认为可能与遗传因素有关。但通过对患者细胞遗传学分析，未发现患者染色体数目、结构方面有特异性改变和染色体畸变率异常增高现象。也有认为可能是遗传因素和环境因素共同作用所致。现也不排除后天因素，如地理环境、饮食营养等因素影响。因本病可见地区性发作，常为后天发现，也有认为病毒感染、迟发性变态反应、自主神经功能紊乱、维生素缺乏等可能为其致病因素。沟纹舌为完全型梅-罗综合征的典型表征之一，故也有学者认为该病与全身疾病相关。

【临床表现】

特征为舌背表面出现不同形态的裂隙，裂纹大小、数目、形态及深度不一。有时需舌伸出向下卷曲或用牙轻咬才能看得清晰。舌背中央呈前后向深纵形脉纹裂隙，两旁分叉若干但较浅，对称排列，支脉裂隙伸向两旁舌缘，有如叶脉状。脑纹舌沟纹则迂回舌背如大脑沟回。舌裂隙内上皮完整，乳头大部存在，多无明显不适。如上皮受到损伤破坏，经微生物感染，则发生炎症，可有敏感症状和疼痛不适。沟纹舌舌体较肥大，可形成巨舌。本病病程发展缓慢，发病可随年龄增长而增加，在性别上无明显差异（彩图 8-25，见书末彩插）。

【病理】

沟纹可深达黏膜下层或肌层，沟纹表面上皮增生角化，上皮钉突增长，形状不规则。炎症时可见淋巴细胞、浆细胞及毛细血管扩张和组织水肿。扫描电镜可见丝状乳头、菌状乳头明显改变，乳头呈半球状或

矮柱状,形成机制可能是由于上皮细胞内折成裂隙,裂隙逐渐加深增宽和延长。

【诊断】

根据舌背沟纹特征诊断并不困难。沟纹舌伴有肉芽肿性唇炎、面瘫者称为梅-罗综合征(见本章第7节)。

【治疗】

应向患者解释,消除恐癌疑虑。无症状者一般无需治疗。平时应保持口腔卫生,以避免裂沟内存在食物残屑和细菌并滋生感染。有继发感染可用氯己定、碳酸氢钠等漱口液含漱。

【中医辨证】

中医称舌裂、人裂舌、舌上龟纹等名。有虚火实火之分。可由肝肾阴虚、脾胃阴虚、脾胃不和等所致,也可为内热蕴结灼阴耗气引起。治宜滋阴健脾、益气和血、和胃清热等法治之。方药如天王补心丹、参苓白术散、醒脾益胃汤、沙参麦门冬汤、养心汤等加减。

正中菱形舌

正中菱形舌炎(median rhomboid glossitis)为发在舌背人字沟前方成菱形状的炎症样病损。

【病因】

尚缺乏统一的观点。以往认为该病是舌部发育过程中胚胎奇结节的留存。正常时舌在发育中邻近的侧突生长超过奇结节,使之陷入舌体内不露出,而两侧突在中线连接起来。假如两侧突联合不全时,则奇结节在舌盲孔前露出舌面,而形成正中菱形舌炎样改变。也有认为系良性炎症反应的结果。目前多项研究发现菱形舌乳头萎缩区念珠菌检出率高,所以认为该病系舌背病损区慢性红斑型念珠菌病的表现之一。

【临床表现】

临床可根据表现可分为两型:

1. 光滑型 临床以光滑型为多,在舌背人字沟前方,形成界限清楚色泽深红的菱形或椭圆形病损,其前后径大于左右径,质软、乳头萎缩,表面光滑。病损区乳头缺失、无硬结,不影响舌的功能,多无自觉症状(彩图8-26,见书末彩插)。

2. 结节型 表现舌背后部在菱形病损表面,出现大小不等,由粟粒到绿豆大小的暗红色或浅灰白色突起结节或乳头,一般为数个紧密排列,触之稍有坚韧感,基底无硬结,无功能障碍和明显症状。对结节型正中菱形舌炎应予追踪,如基底出现硬结或其他症

状,应及时作活检,并加作过碘酸雪夫(PAS)染色。有人认为结节型有癌前损害倾向。

【病理】

光滑型病损表面乳头消失,上皮萎缩,细胞形态无改变,固有层有少量炎症细胞浸润。结节型上皮有不同程度增生和不全角化,棘层增殖,上皮钉突伸长。有时发生上皮异常增生,或伴有念珠菌感染。

【诊断】

根据病损的特定部位和表现即可作出诊断。应同时除外口腔念珠菌感染。

【治疗】

对于合并念珠菌感染的病损,抗真菌治疗通常有效,可口含制霉菌素和含漱3%碳酸氢钠溶液。如无确切病因或病损基底变硬,应作活检明确诊断。有人认为结节型有发生癌变的可能,要追踪观察。

毛舌

毛舌(hairy tongue)是舌背丝状乳头过度伸长形成丝毛状改变,呈黑色或黑褐色称黑毛舌,如为白色称为白毛舌。

【病因】

一般认为与口腔局部环境改变有关,如口腔卫生不良,过度吸烟,长期应用抗生素、免疫抑制剂等造成菌群失调,医源性因素如局部应用某些含漱剂等,均可延缓丝状乳头角化上皮细胞的脱落,上皮增生成毛状。唾液pH降低偏酸也有利于真菌生长繁殖。最常见的是黑根霉菌,由黑根霉菌孢子产生黑色素,将丝状乳头染成黑色,使舌背呈黑色绒毛状。吸烟过多或食用含有色素的食物,可加重色素沉着。此外,某些全身疾病,如慢性炎症、贫血、糖尿病、接受头颈部放射治疗等,都会导致黑毛舌的发生(彩图8-27,见书末彩插)。

【临床表现】

在舌背中部和后部,可见丝状乳头伸长呈丛毛状,颜色呈黑或黑褐色,愈接近中心颜色愈深。用探针可拨开伸长的乳头,有如麦浪倒伏。如乳头过度增生伸长,可刺激软腭或腭垂,引起恶心不适。病损由后向前逐渐向中央发展,汇合于中线,多呈三角形,可波及全舌大部,靠近边缘则丛毛物减少。毛长由数毫米到1cm以上,表面可有食物残渣停留而显污秽。多无自觉症状,也可伴有口臭、口干和口苦等。根据诱

发因素和食物色素等的不同,毛舌可着不同颜色,如只有黑色积滞而无长的丛毛,则称黑舌。少数患者毛舌呈黄、绿、白等色丛毛,但以黑色毛舌最多。

【病理】

舌丝状乳头角质细胞明显伸长,乳头之间有细菌和真菌团块及剥脱角质和其他残渣,上皮钉突显著伸长,固有层有淋巴细胞和浆细胞浸润,为非特异性炎症。

【诊断和鉴别诊断】

根据临床表现,舌背丝状乳头呈毛状伸长,不难诊断。但应与没有丝状乳头增生,单纯由于食物、药物等引起的舌背颜色加深染成的黑苔鉴别。可辅助唾液真菌培养等除外口腔真菌感染。

【治疗】

应找出诱发因素,采取相应措施,避免与之接触。停止吸烟与进食可疑食物或药物,加强口腔卫生,毛舌可逐渐恢复正常。如为真菌感染,可用制霉菌素含化或混悬液外涂。

【中医辨证】

本病与中医之舌起芒刺、舌黑等相似。中医认为热盛所致、阳明胃经热盛、灼伤阴液、脾虚湿盛、热蕴于里、动血耗阴伤气碍胃。可酌情选用清胃散、大承气汤、白虎汤、生脉散、黄连解毒汤、附子里中汤等加减。本病可虚实夹杂证候须辨。

舌乳头炎

舌背有四种乳头,即丝状、菌状、轮廓、叶状乳头。当舌乳头受到刺激可发生舌乳头炎(lingual papillitis),并产生不同程度的疼痛和不适。

【病因】

引起舌乳头产生炎症的以全身因素较多见,如营养不良、维生素缺乏、内分泌失调、月经周期影响、贫血、血液疾病及真菌感染、滥用抗生素等。局部因素包括锐利牙尖边缘、不良修复体、不良习惯及其他外界刺激因素。

【临床表现】

舌乳头炎为一组疾病,发病部位和致病因素各有不同,因之其临床表现也有差别。

1. 丝状乳头炎 为慢性舌乳头萎缩性炎症,又称萎缩性舌炎,多系全身疾病的口腔表现。可见于贫血(缺铁性贫血、恶性贫血)、维生素 B 缺乏、营养吸收障碍,以及真菌感染、大量使用抗生素等。丝状乳头炎表现为丝状乳头萎缩、上皮变薄、舌背呈火红色、有浅沟裂隙,菌状乳头可无萎缩,并可显得突出,晚期菌状乳头也可萎缩而成光滑舌。可伴有口干、麻木、灼痛、遇刺激食物可激惹疼痛。

2. 菌状乳头炎 菌状乳头分布于舌前及舌尖部,因有痛觉感受器,故对疼痛较敏感。发炎时表现为红肿光亮、上皮薄而呈深红充血状,与贫血、维生素缺乏有关。局部刺激因素如牙石、不良修复体、锐利牙缘,以及辛辣食物、烟酒、牙膏等刺激均可引起本病。

3. 叶状乳头炎 叶状乳头位于舌两侧缘后部,在舌根部较明显,呈上下垂直排列的皱褶。因接近咽部、富于淋巴样组织,因此咽部炎症可波及此处。局部刺激亦可激惹和加重炎症。发炎时叶状乳头明显充血肿大,伴有轻度疼痛,患者可产生恐癌心理。

4. 轮廓乳头 较少发炎肿大,多无明显不适。因有味觉功能,在其受损发炎时,可有味觉障碍。部分患者常因偶然发现而误认为肿物而来就诊,应予检查除外后给予解释以消除顾虑。

【诊断与鉴别诊断】

根据临床表现不难诊断。发生于舌根部的炎症应与实质性增生或肿瘤相鉴别,应仔细询问病史并进行完善的体格检查。

舌乳头炎患者常诉有舌痛症状,应注意与频繁吐舌伸舌、对镜反复自检观察造成舌肌筋膜劳损而引起的舌痛区别,同时应避免伸舌造成的局部刺激。

【治疗】

对恐癌患者应解释以缓解紧张。去除各种局部刺激因素,如保持口腔清洁、调磨锐利牙尖、避免频繁过度伸舌等。萎缩性舌炎的患者应积极寻找和针对其发病原因进行对因治疗,如贫血、维生素缺乏症等明确病因后给予相应纠正。局部可给予含漱液等对症治疗。伴有真菌感染者应给予抗真菌治疗。

【中医辨证】

中医认为心血上荣于舌,心火上炎则舌红,心血不足则舌淡,心血瘀滞则舌质紫黯而有瘀斑。可选用桃红四物汤、大黄虫丸、导赤丹合甘露饮等加减。

光滑舌舌乳头萎缩,表面光滑,为阴血虚不能荣养肌肤。治宜补血养心、滋阴清热。方药如归脾汤、炙甘草汤、地黄汤等加减。

叶状乳头炎多由于火热炎上,毒热结聚所致。治宜清热解毒、凉血滋阴。方药如五味消毒饮、化斑解毒汤、养阴清肺汤等加减。

灼口综合征

灼口综合征（burning mouth syndrome，BMS），以往被称为舌痛症（glossodynia）、舌灼痛、舌感觉异常、口腔感觉异常等。是指发生于口腔黏膜，以烧灼样疼痛感觉为主的综合征。伴有明显临床病变体征，不能诊断为其他疾病，也无组织病理学特征的变化。

【病因】

尚未完全明了。该病曾经被认为由机体雌激素水平、精神心理因素等导致。现今大多数学者认为该病是一种神经源性疾病，该病患者疼痛可能源于中枢神经和（或）外周神经损害。患者常伴有焦虑和抑郁等精神心理疾患，但多数学者认为精神心理因素为该病的继发症状而非发病因素。

【临床表现】

该病以口腔黏膜灼痛为主，也可伴随味觉改变、口干症状，称为灼口综合征的三联症。

口腔黏膜灼痛：为该病的主要表现。以舌部为主，也可发生在腭部、牙龈等部位。患者自诉为烧灼样，或似喝开水烫感，但不影响进食及睡眠，多在进食时灼痛症状减轻或消失。可为持续性灼痛，也可有晨轻晚重的趋势。

味觉改变：常伴有味觉异常（金属味、咸味、苦味等）。

口干：可伴有口干症状，但临床检查并无口干体征，唾液流量正常。

【诊断和鉴别诊断】

根据临床症状与体征的不协调、症状变化具有一定的节律性和规律性、伴随症状的复杂性等特征可诊断。需要与局部因素或全身因素造成的灼口症状相鉴别。局部因素包括牙结石、残根、残冠、不良修复体、真菌和细菌感染、过敏反应、唾液分泌减少等。此外，糖尿病、甲状腺功能障碍等代谢性疾病，慢性胃炎、反流性食管炎等消化系统疾病，血清铁、叶酸、维生素B_{12}缺乏等造血系统疾病，神经系统疾患等全身因素也可造成灼口症状。

【治疗】

确诊为灼口综合征的患者，应向患者解释以消除恐癌疑虑。

目前尚缺乏特异性治疗。现有的治疗包括以抗抑郁药物为主的局部和全身药物治疗以及行为疗法。氯硝西泮、阿米替林等可酌情选用。此外，穴位注射治疗和加味逍遥丸等中成药制剂也可用于该病的治疗。

【中医辨证】

舌痛可由经络气血瘀滞，心经壅热化火而发。"诸痛痒疮，皆属于火"。舌痛亦分虚火和实火。痛甚发之急者多为实证；痛缓可忍，持续久之多为虚证。实火者，剧烈阵发舌痛，亦可持续痛。心烦口干、渴喜冷饮、大便秘结、尿短赤、舌红苔黄、脉实数。治宜清心泻火，导赤散、泻心汤加减。虚火者，舌隐隐作痛、舌红苔少或光剥、进食痛重、口干舌燥、头晕耳鸣、脉沉细，治宜滋阴降火或养血清热。方药如六味地黄汤、八珍汤、归脾汤等加减。精神性因素引起者，多伴有心烦易怒、胸胁胀痛、口苦咽干、夜寐不安、心悸易惊、头痛头晕、月经不调等。治宜舒肝理气、解郁安神、清胆泻痰。方药如柴胡加龙骨牡蛎汤、丹栀逍遥散、温胆汤等加减。

耳针治疗穴位如内分泌、皮质下、神门、心、舌等。也可采用体针或穴位封闭疗法，穴位如三阴交、内关、神门、曲池、足三里等。

淀粉样变性

淀粉样变性（amyloidosis）是一种少见的新陈代谢紊乱疾病，是一种不可溶性淀粉样蛋白物质在一个或多个器官的细胞外基质中沉积综合征。这些沉积物质侵入实质性组织影响器官功能并产生各种临床症状。常受累的器官包括肾、心、肝、胃肠、舌、脾、神经系统、皮肤等，其临床表现取决于所累及的器官和受累器官的损伤程度。根据淀粉样蛋白沉积的部位可分为系统性与局限性。

【病因】

病因尚不清楚，可能与自身免疫病、炎症、遗传病或肿瘤有一定关系。部分患者有家族遗传史。本病淀粉样物质是一种球蛋白与黏多糖的复合物，因其对碘的化学反应类似淀粉而得名。淀粉样物实际上是一种蛋白样物质，目前较清楚的淀粉样蛋白主要有淀粉样轻链蛋白、淀粉样 A 蛋白、转甲状腺蛋白、β- 蛋白、$β_2$-微球蛋白等。其中淀粉样轻链蛋白见于原发性及骨髓瘤相关型淀粉样变。亦有认为淀粉样蛋白的产生是由于在抗原刺激下，浆细胞功能紊乱，释放出免疫球蛋白所致。但亦有认为本病的发生与长期慢性炎症刺激有关。

【临床表现】

本病分原发性与继发性两类型。后者常继发于伴有严重组织分解破坏的长期慢性传染病或感染之后，如结核、结缔组织病。恶性肿瘤也可引起，如霍奇金病、多发性骨髓瘤等。淀粉样蛋白主要沉积于肝、脾、肾等实质器官。

原发性淀粉样变可分为局限型和系统型。局限型多累及上下肢伸侧和背部皮肤，呈密集丘疹，融合或苔藓样斑片。伴剧烈瘙痒，病程迁延经过缓慢，间或可自行消退，但易复发。原发性系统型则内脏及皮肤黏膜均可受累，无明显痒感。眼睑、鼻、口等皮肤黏膜均好发，心肌、骨骼均可受损，可伴有多发性骨髓瘤、骨痛、自发性骨折。

舌炎、巨舌常为本病早期症状，约占原发性系统型40%以上。舌痛并显著增大，广泛而对称肿大，表面正常，舌缘因舌体受压迫而有齿痕，舌缘可有黄色结节突起，舌背部可发生丘疹、结节、斑块、紫癜、出血及坏死化脓，并可形成斑块和沟纹。舌系带增厚而发硬，口底增厚影响舌功能，进食、吞咽、说话均受影响，甚至妨碍闭口。上下唇及颊黏膜均可肥厚，舌根及咽侧索也可显示增厚。黏膜上由于毛细血管脆性增加及继发性凝血因子不正常，可发生瘀斑、血疱并可破溃糜烂。牙龈黏膜常见淀粉样浸润，故牙龈活检在诊断全身性淀粉样变时有较高的阳性率。

肾易受损，可有蛋白尿、血尿及管型。此外，呼吸系统、消化系统、心血管系统等均可受累。

【病理】

苏木精-伊红染色淀粉样物质呈粉染均质化。刚果红染色呈黄红色，偏光显微镜观察，可见绿色光亮的双折射物质。淀粉样物质的条索或团块的边缘部分，着色多较模糊，轮廓渐淡。淀粉样物质沉积于黏膜乳头层及血管周围，在舌肌及间质均可有淀粉样物质浸润。

【诊断】

病变组织刚果红染色，标本显示特征性苹果绿双折射可以帮助诊断。尿中出现凝溶蛋白，即所谓本-周蛋白尿（Bence-Jones albuminuria）。现本病可用电镜和组织化学方法确诊。

【治疗】

现本病缺少特效治疗方法，以支持疗法为主，积极处理器官功能受累。

【中医辨证】

中医认为本病为风寒蕴湿，外邪侵袭肌肤，进而影响气血运行。治宜祛风理湿、清热化瘀法为主。方药如桃红四物汤、五苓散、凉血消风汤等加减。基本

药物如桃仁、红花、当归、赤芍、川芎、生地、苦参、白蒺藜、桂枝、茯苓、泽泻等。

（徐治鸿 孙晓平 闫志敏）

第9节 口腔潜在恶性病变

口腔潜在恶性病变（oral potentially malignant disorders, OPMD）是指包括白斑、红斑、扁平苔藓、光化性唇炎、缺铁性贫血等可能发生口腔黏膜恶性变的疾病的总称。这一概念包括旧称口腔黏膜癌前病变（precancerous lesions of the oral mucosa）和癌前状态（precancerous condition）。口腔黏膜癌前病变主要有两种疾病，即口腔白斑（leukoplakia）和口腔红斑（erythroplakia）。其他有些疾病如扁平苔藓、慢性盘状红斑狼疮、黏膜良性淋巴组织增生症、口腔黏膜下纤维性变和缺铁性吞咽困难等有一定程度的癌变倾向，有些学者称其为癌前状态，而不包括在癌前病变内。

口腔白斑

【定义】

1978年，世界卫生组织（WHO）对白斑病下的定义为"白斑是口腔黏膜上的白色斑块，不能被擦掉，从临床上或组织学上，不能诊断为其他任何疾病"。这种广义的白斑定义包括从良性单纯白色角化症（leukokeratosis）到白斑癌变等性质不同的病变，因而不利于掌握癌前白斑准确的患病率及其防治。1983年，关于白斑的国际讨论会上又进一步修改补充了白斑病的定义，按其恶变倾向将白斑病分为良性病变即白色角化症，和恶性前期病变即白斑病。良性病变包括局部机械刺激因素引起的白角化斑和戒烟后能消退的白角化斑。恶性前期病变为戒烟后不能消退的白斑，念珠菌性白斑和无任何原因引起的特发性白斑。1983年，我国"两病（白斑和扁平苔藓）会议"对白斑定义亦有说明，即"白斑是发生在口腔黏膜上的白色角化斑块，属于癌前病变，不包括吸烟等局部刺激因素除去后可以消退的白色角化症"。1996年，WHO对白斑病再次作出的定义为"白斑是口腔黏膜上以白色为主的损害，不具有任何其他可定义的损害特征，一些口腔白斑病将转化为癌"。

【流行病学】

白斑可以癌变的事实已为大家所公认，所以国内外对其发病情况都很重视。国外报道的患病率大约为3%～5%，一般不超过10%。如Mehta和Pindborg在印度调查5万多人，患病率为4%。他们连续调查发现

发病率男性为每年 4/1000，女性为每年 1.9/1000。

1979 年，我国在北京、上海、成都、西安、武汉、广州等地区按 WHO 1978 年对白斑的诊断标准共普查 134 492 人，患病率为 10.47%。男女之比为 13.5∶1。40～60 岁组患病率最高。

我国的调查结果和国外比较是偏高的，主要原因是诊断标准的差异。如 1979 年，北京医科大学口腔医院按 WHO 1978 年诊断标准普查北京市 16 037 人，患病率为 12.29%。但是在 1984 年，按 WHO 1983 年修改后的白斑定义及诊断标准对北京市 2018 人再作调查时，白斑患病率则为 4.7%。

【病因】

发生白斑的因素有两种：一种是外来的刺激因素；另一种是机体内在的易感因素（predisposition factor）。外来因素多为局部的机械性、化学性及物理性刺激以及其他原因。内在易感因素因每个个体不同，同样的刺激，个体反应不全相同。例如有些人吸烟量及时间相同，但发生的白斑可能病损程度不同。也有人无任何外在的刺激也可以发生白斑，其原因则完全为机体本身的易感因素。所以发生白斑病的真正原因及发病机制仍未完全清楚，但临床所见外来的刺激因素起很大的作用。常见致病因素如下：

1. 长期持续的理化因素刺激　如吸烟者由于烟草中的烟碱含有多环碳氢化合物，主要为亚硝基胺和 β- 萘胺为致癌物质，这些有机化合物可以刺激黏膜形成白斑，甚至癌变。1979 年，北京医科大学口腔医院普查资料发现吸烟者白斑患病率为 31.5%，而不吸烟者仅仅为 3.3%。如果戒烟有些白斑可自行消退或者减轻。过度饮酒或饮烈性酒也能对口腔黏膜产生刺激而形成白斑。

2. 口腔内持续的机械刺激、磨耗　可使牙齿边缘或牙尖过锐而刺激黏膜形成白色角化病变。其他如牙齿错位、咬颊习惯、残根残冠、不良修复体等均可对相应部位的口腔黏膜产生创伤。重者出现创伤性溃疡，轻微而长期的刺激则可引起黏膜角化增厚，久之可形成白色角化症或白斑。如唇部常在叼烟斗处可形成白色角化斑。

3. 金属材料的刺激　金属材料的毒性或释放微量的电流也可刺激黏膜角化形成白色斑块。如吹奏乐器时，金属乐器头形成的电流对唇黏膜可形成刺激。当口腔中有不同金属材料的修复体时，因不同金属间的电位差所产生的毒性亦可刺激黏膜形成白色角化斑块。

4. 微生物感染因素　念珠菌、病毒、梅毒螺旋体等微生物的感染可促进白斑病的发生。

（1）念珠菌感染：有些研究报道白斑的发生与念珠菌感染的关系密切，认为念珠菌感染是引起白斑的原因，而不仅是并发的感染。但持不同意见者则认为念珠菌性白斑是白斑病损的继发感染。故念珠菌感染和白斑产生的因果关系尚有争论。Cawson 报道 138 例白斑中 16.8% 伴有念珠菌感染。他还强调念珠菌可以增加上皮异常增生，因此可能促使白斑病癌变，这些现象在动物模型上亦得到证实。所以念珠菌感染作为产生白斑病的因素不可忽视。

（2）病毒：人乳头瘤病毒在白斑及口咽癌中的作用受到关注。有研究显示口腔白斑组织中人乳头瘤病毒 DNA 含量增高，提示该病毒可能参与白斑发生。

（3）梅毒感染：国外文献报道梅毒有激发白斑病的可能性。因梅毒感染使舌乳头萎缩消失，因而改变了黏膜的反应性，使对化学物质、温度、电流等的刺激敏感。如常受刺激易发生白斑。

5. 工业公害　有由于环境受污染使白斑患病率升高的报道。如波兰一个橡胶厂因环境污染，工人中白斑患病率为 11%。而家具厂的工人不接触化学有害物而未发现白斑。另一报道为对苏联一个工厂接触煤烟的工人 300 人进行白斑调查，发现患病率为 12%，而对照组为 5.3%。

6. 维生素 A 缺乏　根据动物实验发现维生素 A 缺乏时可使上皮细胞萎缩，而表层则引起过度角化可形成白角化斑。但在临床上使用维生素 A 治疗白斑并未见病变好转，故此问题还应进一步研究。

7. 免疫病理方面的假说　根据对白斑病的临床表现、组织病理及免疫学方面的观察，认为白斑病的发生及恶变与微生物感染（如念珠菌、梅毒、潜伏的 I 型单纯疱疹病毒）和（或）化学刺激（如吸烟）的诱导有关。以上刺激因素作用于机体后通常有一个较长的诱导潜伏期，可达数年。在此期间机体长期受到化学因素及微生物因素的作用可能开始发生局部的上皮反应，就像局部和全身的免疫反应。上皮发生一系列的变化，病变可持续发展直到癌变，另一些人病变则可停留在某一阶段。这可能与组织中有了新的或已改变了的上皮抗原有关。总之，从白斑病开始产生及病变发展以及癌变，都可能决定于细胞介导免疫反应和抗体调节的活性状态。

【临床表现】

白斑临床表现的一般特点是在口腔黏膜上发生白色斑块，质地紧密、界限清楚，并稍高于黏膜表面，与正常黏膜比较其弹性及张力降低。然而，其他情况如发病部位、病损表面的表现、病损数目及范围、自觉症状等仔细加以分析，各个病例却可能有各自不同的表现。

发病部位以颊黏膜最多见（彩图8-28，见书末彩插），唇、舌（包括舌背、舌腹、舌缘）亦较多（彩图8-29，见书末彩插）。上腭、牙龈及口底亦可发生白斑，但较上述部位少见。

病损范围可以小而局限，也可以是大面积而广泛分布。颜色可以为乳白、灰白或微黄的白色。病损表面可为粗糙不平的皱纸状，或表面有颗粒增生，或呈疣状突起，或发生糜烂。也可在白色病变中掺杂一些发红的区域。腭部白斑的表现在硬腭部的白色角化病变上可见红色脐状凹陷点，此乃腭腺导管口。

一般无明显的自觉症状。有些人有不适感，舔时发涩。白斑如果发生糜烂则会感到疼痛（彩图8-30、8-31，见书末彩插）。

【临床分型】

由于白斑的临床表现变化不同，其预后也不尽相同。为了诊断准确，便于治疗和观察，应将白斑再作细致的分型。

参考WHO和我国"两病协作组会议"的分型标准，我们所采用的临床分型及各型特点如下：

1. 均质型（homogeneous type） 病损特点表现为白色斑块，微高出黏膜面，表面略粗糙，呈皱纸状，有时出现细小裂纹。一般无自觉症状，或有发涩感。

2. 疣状型（verrucous type） 病损表现为白色斑块，厚而高起，表面呈刺状或结节状突起。质较硬，有粗糙感。

3. 颗粒型（granular type） 病损特点为在发红的黏膜面上有细小颗粒样白色角化病损，高出黏膜面，表面不平似绒毛样。多有刺激痛。

4. 溃疡型（ulcerous type） 病损特点为在白色斑块基础上有溃疡形成。常有明显的疼痛。

以上各型中，均质型患病率最高，其他各型患病率较低。均质型、疣状型或颗粒型可以演变发展成溃疡型。

【病理】

白斑是个临床诊断名称。"WHO口腔癌前病变研究协作中心"为它下的定义不包含组织学的含义。但是，对于白斑病变在决定治疗方案及判定预后时，都离不开病理变化做基础。目前，对于白斑病的诊断，特别是对其恶变倾向的判断虽然在组织化学、组织免疫学、细胞动力学、超微结构、脱落细胞学、血卟啉荧光等方面都有研究报道，但都处于探索阶段，距实际应用还有一段距离。故目前最可靠而又简便易行的手段主要还是在光镜下观察组织病理形态的变化。

白斑一般的病理变化是上皮过度正角化或过度不全角化，粒层明显、棘层增厚、上皮钉突较大。结缔组织中有数量不等的炎症细胞浸润。疣状型白斑特征为上皮增厚，表面高度过角化，有角质栓塞使表面呈刺状突起。溃疡型白斑的上皮则有破坏形成溃疡。但根据上皮增殖和紊乱的程度可以将白斑的病理变化分为两种情况：

1. 上皮单纯性增生 上皮单纯性增生时没有异常的上皮细胞。表面的过度角化可为过度正角化和（或）过度不全角化。结缔组织中有炎症细胞浸润，一般来说均质型白斑多属此种病理变化。白色角化病的病理变化完全是单纯性增生，表层多为过度正角化，不能划为癌前病变。

2. 上皮异常增生 如果白斑在组织学上的变化具有上皮异常增生时，则有较大的恶变倾向。"世界卫生组织口腔癌前病变协作中心"对上皮异常增生的诊断标准有12项：①基底细胞极向改变；②上皮分层不规则，排列紊乱；③基底层增生，出现多层基底细胞；④上皮钉突呈滴状；⑤核分裂增加，有丝分裂增加，有时有异常有丝分裂；⑥核与浆比率增加；⑦核染色质增加；⑧核浓染；⑨核仁增大；⑩细胞多形性、异形性；⑪棘层内出现单个细胞或细胞团角化；⑫细胞间黏合性丧失。具备以上改变中的2项者为轻度异常增生，2~4项为中度异常增生，5项或5项以上为重度异常增生。

虽然WHO作了上述规定，事实上在阅片时每个病例的病变范围，各项病变出现的频度、程度等不完全相同。再加上病理学家的主观印象和经验不同，故评价出准确的上皮异常增生的程度还是比较困难的。1983年，在瑞典Malm召开的"关于口腔黏膜癌前病变的会议"上Smith和Pindborg提出修改评定标准的标准像法，即对上皮异常增生病变用摄影加电子计算机的计算来代替个人主观的评价。另有Kramer提出评价上皮异常增生的程度时要发展数学模型。而且不单纯评价上皮异常增生，还应包括临床所见和所有其他检查结果。这样对评价一个病变的恶变趋势虽能增加其正确程度，但仍不能根本消除诊断中主观性的差异。近年来开展计量病理学的研究，用一些新技术将组织和细胞的形态变化和某些物质如DNA含量等的变化采用图像和光度的测量得到数量化信息，再用计算机对所得到的信息进行综合分析，可得到对癌变情况准确的诊断。

1994年5月，国际上在瑞典Uppsala又召开了"关于白斑的专题座谈会"。会议制定了白斑"LCP"分类及病程的分期法。其内容如下：

L代表病变面积：

1 =< 2cm; 2 => 2~4cm; 3 => 4cm。

C 代表临床表现：

1＝均质型；2＝非均质型。

P 代表病理变化：

1＝无异常增生；2＝轻度异常增生；3＝中度异常增生；4＝重度异常增生。

病程分期：

第 1 期任何 L、C1、P1、P2。

即病变为任何大小面积。但临床为均质型。病理表现无异常增生或轻度异常增生。

第 2 期任何 L、C2、P1、P2。

即任何面积的病变。但临床为非均质型。病理表现无异常增生或轻度异常增生。

第 3 期任何 L、any C、P3、P4。

即任何面积病变、任何临床分型。但病理表现为中度或重度异常增生。

【癌变】

据 WHO 及国内报道的资料，白斑病可能癌变，癌变率约在 3%～5%。

1. 癌变影响因素

（1）年龄：年龄较大者患白斑病往往更容易发生癌变。

（2）性别：女性患白斑病比男性更容易癌变。

（3）病程：发病时间较长的白斑病患者比发病时间短的容易癌变。

（4）吸烟：吸烟者增加了患白斑病的患者数量。但是，不吸烟者若患白斑病更容易癌变。

（5）症状：有疼痛症状伴随的白斑更容易癌变。

（6）部位：发生在舌缘、舌腹、口底的白斑更容易癌变。

（7）临床分型：均质型白斑不易癌变，非均质型白斑（疣状型、颗粒型和溃疡型）更容易癌变。

（8）病理表现：伴有上皮异常增生者易癌变，上皮异常增生程度越重越易癌变。

（9）伴随感染：若白斑病患者同时伴有念珠菌、梅毒或病毒（单纯疱疹病毒、乳头状瘤病毒等）的感染，则更容易癌变。

2. 癌变的早期发现 除了根据上述癌变影响因素，进行判断之外，临床上一些检查方法有助于作出白斑病是否癌变的早期判断。

（1）病史询问：应仔细询问病史，收集患者年龄、性别、病程、临床症状等相关信息。

（2）临床检查：注意白斑发生的部位和临床分型，舌缘、舌腹、口底发生的白斑癌变可能性更大。一般均质型不易恶变。而颗粒型、溃疡型恶变率很高（彩图 8-32，见书末彩插）。疣状型较易恶变，应警惕。

（3）甲苯胺蓝染色：对于怀疑癌变的临床病损，可以进行甲苯胺蓝染色，阳性者表明组织增生活跃，癌变可能性大。

（4）脱落细胞学检查：刮去或刷取病损表面脱落细胞，进行 Feulgen 及 fast green 染色，微核计数增高者更容易癌变，细胞出现异型性亦更容易癌变。

（5）组织病理学检查：切取白斑病损活检组织进行常规 HE 染色，出现上皮异常增生者发生癌变的可能性大，如出现了原位癌或早期浸润癌，则需立即采取治疗措施。

近年来，分子生物学技术飞速发展，很多手段已经可以运用于临床判断白斑病是否存在癌变的风险，如 PCR 技术检测 P16 甲基化等。

【鉴别诊断】

1. 白色角化病（leukokeratosis） 白色角化病是由于黏膜长期受明显的机械或化学因素刺激而引起的白色角化斑块。如口腔内的残根、残冠、不良修复体或吸烟产生的烟碱等均为常见的刺激因素。白色角化病的白色斑块呈淡白色或乳白色（角化层较厚时）。表面较平滑无结节。基底柔软，黏膜弹性及张力无明显变化。一般情况下长期处于稳定状态。如除去上述刺激后病损会逐渐变薄，最后完全消退。组织学变化主要表现为上皮表层过角化及棘层增厚，无上皮异常增生。固有层有少量炎症细胞浸润。这种病变和白斑不同，基本上是良性病变。

2. 白色水肿（leukoedma） 白色水肿多见于颊黏膜。表现为黏膜增厚发白，但很柔软，弹性正常。用口镜钝缘扩展病变处，白色可以减轻或消失。吸烟者往往开始有白色水肿，久之可形成白色角化斑。

组织病理变化为上皮增厚，上皮细胞内水肿，表层往往无角化（彩图 8-33，见书末彩插）。

3. 白色海绵状斑痣（whitespongenevus） 又称为白皱褶病（white folded disease）。为一种遗传性家族性疾病，有时可见父子两人同时患病。病损表现为黏膜增厚发白，但较柔软，有轻微的皱褶，不像白斑发硬粗糙。病变以颊黏膜最常见，面积较大。也可见于口腔黏膜其他部位。鼻腔、外阴、肛门等处黏膜亦可发生同样病变。

病理变化为上皮增厚，上皮细胞内水肿。结缔组织中胶原纤维水肿、断裂，少量炎症细胞浸润。为一种退行性变。本病不是癌前病变，未见恶变的报道。

4. Fordyce 病 为皮脂腺异位而形成。临床表现为黏膜上出现高于黏膜面的黄白色小斑点或小颗粒，可丛集成斑块样。以两颊黏膜及唇部黏膜多见。对健康无害，不需处理。

5. 念珠菌病（candidiasis） 口腔急性或亚急性念珠菌病时病变表现为白色绒膜，不是过度角化病变，可以剥离而留下出血面。本病多见于婴幼儿和长期患病年老体弱者。

慢性增殖性念珠菌病时因真菌能穿破上皮细胞的浆膜进入细胞内寄生，进而引起上皮细胞的增殖，形成白斑样的病损。活检用过碘酸雪夫染色法染色，可在上皮内发现念珠菌丝和上皮浅层有微小脓肿。病损涂片亦可发现菌丝。

6. 扁平苔藓（lichen planus） 本病临床特征为黏膜上出现白色丘疹组成的白条纹。这些条纹相互交织形成网状、环状、树枝状等。除舌背病变可呈白色斑块及条纹外，其他部位口腔黏膜很少形成斑块。病变基底黏膜多数表现充血发红，并可有糜烂，糜烂可反复发作。病变部位也可变换，随全身情况好转口腔病情亦可好转。部分患者可伴有皮肤病损。典型的皮损为多角形丘疹，自觉症状主要为瘙痒。

病理变化特点主要为上皮基底层有液化变性。固有层有许多淋巴细胞浸润，形成致密的淋巴细胞浸润带。而白斑病变无此特点。

7. 黏膜下纤维化（submucous fibrosis） 本病为一种原因不明的慢性进行性疾病。也有认为发病可能为咀嚼槟榔或其他香料而引起。在印度和东南亚地区多见。最近，我国湖南省有发现本病的报道。病损表现为黏膜淡白色，似云雾状，并可触及黏膜下纤维性条索。以颊部多见。舌背亦可见黏膜发白，舌乳头萎缩。上腭可呈灰白色，腭垂缩小。后期，舌运动及张口受限，吞咽困难。自觉症状有烧灼感、口干及刺激性痛。

病理变化为上皮增生或上皮萎缩，有时增生及萎缩同时存在。有些可见上皮异常增生，上皮下可见胶原纤维成束状或片状增生，并有玻璃样变性。一些学者认为本病可出现上皮异常增生并有癌变的报道，故属于癌前状态。

【预防及治疗】

1. 预防

（1）应除去口腔内一切机械刺激因素。吸烟者要求戒烟。有些患者戒烟后1～3个月可见病变减轻或消退。

（2）多数均质型白斑虽无上皮异常增生，亦应警惕恶变。临床上有可疑癌变表现时应及时作活检了解病理变化。

（3）如有轻度异常增生，可手术切除或用冷冻疗法等消除病损，或用药物治疗。但无论何种方法消除病损后仍需追踪观察。

（4）对有中度及重度异常增生的白斑和危险部位的白斑最好及时手术切除，术后应定期复查。

（5）对病损已治愈的白斑患者仍需追踪观察，因为有些病例可能复发，可根据情况每0.5～1年复查一次，以便及早发现积极治疗。

2. 治疗

（1）手术切除：外科手术切除白斑，目前仍是一种不可缺少的治疗方法。虽然少数病例手术后仍有复发，但对一些已有上皮重度异常增生及癌变危险区的白斑最好手术切除。对于病损范围小的均质型白斑手术治疗也是一种适应证。对于病损面积较大者可以分次切除。

（2）激光治疗：对于病变面积较小，又位于口腔前部的白斑，可用 CO_2 激光直接照射，通过气化将病变去除。但对于病变较重，又位于口腔后部或其他不便直接照射的白斑，可用对组织穿透力强的 Nd-YAG 激光，通过光导纤维传输，使病变热凝或气化而去除。

（3）冷冻治疗：用液氮冷冻治疗可以消除白斑。根据病变范围大小可以1次完成或分次进行。因冷冻治疗后病变区及周围黏膜开始出现坏死，以后坏死组织脱落，成为表面覆盖纤维蛋白膜的溃疡。约2周溃疡可愈合，但在创面愈合前常有疼痛不适等症状。

（4）维A酸：维A酸是合成维生素A的中间产物，它可使上皮的角质形成受到抑制，从而防止上皮表层的过度角化。有些研究对用 DMBA 诱发的、有上皮异常增生的白斑实验动物，于病损局部涂抹 0.5% 维A酸软膏后，与对照组比较，发现病变发展为肿瘤的时间延长，且肿瘤的体积和数目亦明显减少，还有些未发展成肿瘤。但病变的好转率与对照组比较却无明显差别。由此说明维A酸对病损的癌变有一定的阻断作用，但并不能使病变完全逆转为正常组织。临床上使用维A酸确也收到一定效果。局部用 0.3% 维A酸软膏1周至数周即见白斑逐渐消退。但是停药后有些病例复发，对复发的病例可以再用维A酸仍能收效。

（5）维生素A及维生素E：维生素A可维持上皮组织结构的完整及健全，缺乏时可使上皮增生、角化，最近认为其对预防上皮癌变有一定意义，可使癌前期细胞逆转为正常细胞。维生素E对机体代谢有良好影响，并有强大的抗氧化作用，可防止维生素A的氧化并有利于吸收，故两者有协同作用。可给患者口服维生素A每次25万U，每天3次。维生素E每次50mg，每天3次。

（6）其他药物：抗代谢药物如氟尿嘧啶可以阻挠 DNA 的合成，防止细胞的增殖。用 5% 氟尿嘧啶软膏可使白斑脱落，局部应用一般无明显的副作用。

蜂胶有软化角质的作用，制成药膜于白斑局部贴敷亦有效。

（7）念珠菌性白斑的治疗：对于念珠菌性白斑的治疗最好手术切除。因为念珠菌可以使上皮增生，癌变倾向性较大。但是手术前后均应同时给予抗真菌的治疗。

（8）近年来的研究表明，长期进食番茄红素、胡萝卜素等对于组织白斑病癌变有一定效果，可嘱患者服用。另外，口服藻酸盐类产品亦有助于增加免疫力，抵抗癌变的发生。

口腔红斑

【定义】

口腔红斑（erythroplakia）又称赤斑，是一种非常严重但又少见的癌前病变。1978 年"WHO 口腔癌前病变协作中心"给红斑下的定义是："口腔黏膜上出现的鲜红色、天鹅绒样的斑块。临床及病理学上均无任何其他疾病的特征，不能诊断为任何其他疾病。"

【临床表现】

癌前红斑比较少见，北京医科大学口腔病理研究室曾在 11 524 例活检标本中检查出红斑 35 例，占 0.3%。Shafer 在 64 354 例中发现 58 例，占 0.09%。患病年龄以 40～50 岁以上多见。

临床表现为鲜红色斑块，大小不等，小的直径为 1cm 左右，大的可数厘米。表面或光滑，或在红斑基础上有颗粒增生。病变界限较清楚，可发生于口腔黏膜任何部位。一般自觉症状不明显，有些有轻微刺激痛，很容易被忽视而贻误治疗。

【临床分型】

Shear 将红斑分为 3 型，各型特点如下：

1. 均质型红斑　特点为红斑表面光滑、柔软，多见于颊、腭等处黏膜。

2. 红白斑　特点为在红斑中间间杂有颗粒样白色角化病变的表现，以舌腹、口底等部位多见。

3. 颗粒型红斑　特点为红斑表面有红色颗粒，可发生于口腔黏膜各个部位。

以上 3 型中，红白交错型特点为红斑基础上有白角化病变，其表现与颗粒型白斑相同。虽然 Shear 将其归入红斑中，实际上与颗粒型白斑其含义是相同的。因红斑更易恶变而提高警惕。

【病理】

各型红斑病理表现均有上皮异常增生，或已为原位癌或浸润癌。病变表层主要为不全角化或混合角化，单纯正角化较少见。上皮增生，上皮钉突增大伸长，而钉突之间的上皮萎缩变薄，故使结缔组织更接近表面。又因结缔组织中血管扩张、充血及血管增生，故在临床上表现为红斑。颗粒形成的原因是因在上皮钉突增大处的表面形成凹陷，而高突的结缔组织乳头即形成了临床上所见的颗粒。结缔组织中有炎症细胞浸润。

Shafer 和 Waldron 曾比较过红斑和白斑发生上皮异常增生的情况，明显地看出红斑比白斑的恶性度高。他们将临床诊断为白斑和红斑的病例进行活检，在光镜下观察比较其上皮发生异常增生的程度，情况如表 8-4。

表 8-4　白斑与红斑的病理变化比较

病理变化	白斑		红斑	
	（例）	%	（例）	%
无异常增生	2688	80	0	0
轻度至中度异常增生	403	12	6	9%
重度异常增生至原位癌	168	5	26	40%
浸润癌	101	3	33	51%
合计	3360	100	65	

从表 8-4 中资料看出，每例红斑患者都有上皮异常增生，或已是原位癌，甚至浸润癌；而白斑患者只有 20% 有上皮异常增生或已为癌。

【诊断及鉴别诊断】

诊断及鉴别诊断的要点如下：

1. 病损表现为无明确原因引起的红斑。例如无创伤因素，无局部或全身感染引起的炎症，亦无其他任何可引起黏膜发红的疾病等。

2. 红斑界限较清楚。自觉症状不明显，或无自觉症状。

3. 按一般消炎治疗无效。

4. 均质型红斑要与义齿性口炎的红斑鉴别。后者为念珠菌感染，可找到念珠菌菌丝，且抗真菌治疗有效。颗粒型红斑要与口腔结核的颗粒增生病变相鉴别，作结核分枝杆菌检查和组织病理变化可以区别。

【治疗】

1. 临床上对红斑首先按炎症处理，如经治疗 1～2 周后仍无好转则应活检明确诊断。

2. 应除去口腔内一切刺激因素。

3. 如已确诊为癌前红斑应作手术，或作激光、冷冻、放疗等除去病变，不宜保守治疗，因红斑恶变倾向大，且有些已可能是癌。

（胡碧琼　刘宏伟）

扁平苔藓

扁平苔藓（lichen planus）是一种皮肤黏膜慢性炎症性疾病，是口腔黏膜常见病之一。可单独发生于口腔黏膜或皮肤，也可两者同时并发。一般认为，在口腔黏膜病中，除复发性阿弗他溃疡外，以扁平苔藓最常见。全国"白斑、扁平苔藓两病小组"1979年统计资料记载，全国共调查134 492人，扁平苔藓患者占0.51%。一般认为口腔扁平苔藓患病率为0.02%～0.22%。

关于口腔扁平苔藓与皮肤扁平苔藓发病比例关系，报道很不一致。口腔与皮肤扁平苔藓同时罹患虽缺少确切统计，但一般比例很低，在10%以下。华西医科大学统计500例口腔扁平苔藓，同时伴有皮损者仅8例，占1.6%。据北京医科大学统计，在105例中伴有皮损者7例，占6.7%。Lihle调查统计为48例，占17.8%。

口腔扁平苔藓男女均可发病，多数统计资料表明女性多于男性。年龄不限，从十几岁儿童到六七十岁老人均可发病，但多发于中年，以30～50岁占比例最大。

本病多呈慢性迁延、反复波动过程，可持续数月至数年以上。亦可间歇发作，并有较长缓解期。

【病因】

本病病因尚不明确，目前尚无一致的结论。提出一些有关因素综合如下：

1. 感染因素　自20世纪60年代以来，许多学者对本病与微生物的关系进行了研究。Thyreason等在病损上皮细胞内发现类似病毒的核内小体，曾认为是致病病毒，但电镜观察，表明这种核内小体是病损区细胞核膜的横切面，系上皮细胞内非特异性结构，并非病毒颗粒。有的学者电镜观察上皮深层有细胞样结构，因此认为系细菌侵入黏膜上皮而发病，但为以后学者的研究所否定。因只见于糜烂型扁平苔藓破损的上皮内，而在非糜烂型只在上皮表面发现细菌，所以认为不是扁平苔藓的致病细菌。

2. 精神神经因素　患者因环境、家庭、工作、个人生活等各方面原因，身心活动受到影响、精神受到创伤、紧张、焦虑、忧郁等，使机体发生心理、病理、生化代谢等一系列变化，产生失调紊乱而致病。

3. 内分泌因素　本病女性患者较多，病情波动与妊娠、更年期及一些影响内分泌功能的药物有关。患者雌二醇、睾酮含量多低于正常人。

4. 微量元素　近年来注意到微量元素在人体内具有特异的生理功能及与本病的关系。如缺锌小鼠的黏膜可发生不完全角化、棘层增厚，上皮可有不典型增生。但扁平苔藓患者血清锌多正常，补锌治疗也未取得明显效果，故有人认为扁平苔藓不全角化为非本质的继发性的变化。锰对维护线粒体功能有着重要作用，并与它的形成有关。这些都有待进一步研究证实。在检测患者头发微量元素时，发现锌、碘等均低于正常，而镍则高于正常。

5. 系统性疾病因素　扁平苔藓患者多伴有各种不同的全身性疾病或症状，不少患者发病及病情发展与某些系统疾病存在有关，如糖尿病、肝炎、高血压、消化道功能紊乱等。

6. 局部刺激因素　不同金属修复体在口内形成电位差。另外，充填物的刺激等，可引起口腔黏膜苔藓样改变。有报道银汞充填体引起苔藓样病损，少数患者也可能对铜、锌、银等产生变态反应。这些可能为迟发性超敏反应（IV型变态反应），接触性变态可能为游离汞进入黏膜后成为抗原而引起局部反应。

7. 遗传因素　有人发现本病有家族史倾向，不少学者进行了家系发病研究，但系谱分析不符合单基因遗传规律。现多从HLA（人类白细胞抗原）方面进行研究。家族性扁平苔藓患者所携带的HLA型基因，明显高于非家族性扁平苔藓的对照组，说明扁平苔藓发病可能与遗传因素有关。

8. 免疫学因素　现在多数学者倾向本病与免疫功能有关。根据本病病情波动、反复及在上皮下固有层有炎症细胞浸润，主要为来自T淋巴细胞的浸润带，因而考虑与免疫因素有关，并证明这些细胞不是局部增生的结果，而是来自血液。许多报道认为，本病与T淋巴细胞介导的免疫反应有关，T淋巴细胞CD3、CD4和CD4/CD8比率显著低于正常人，T淋巴细胞亚群平衡失调，功能降低。产生IL-2能力及淋巴转化功能均显著降低，因此认为主要细胞免疫低下。关于体液免疫是否参与或紊乱尚无一致意见。

9. 微循环因素　近些年报道扁平苔藓患者多有微循环障碍和血流动力学异常。主要表现微血管袢模糊，清晰度差，排列紊乱，形态改变细小或有分叉，颜色暗红，血流缓慢等。血流动力学表现全血黏度、血浆黏度增高，红细胞电泳时间延长，红细胞比积增加等。有的报道在男女性别及中医证型上有差别。

【临床表现】

发病多为潜伏性和渐进性的慢性炎症性损害。本病表现多样，除口腔黏膜和皮肤损害外可伴有不同的全身症状。

患者多无自觉症状，常为偶然发现，所以难以确定开始发病时间，局部有粗糙木涩感，或烧灼性敏感或发痒不适。黏膜有炎症充血时，遇辛、热、辣等厚味刺激可发生敏感灼痛。在上皮糜烂溃疡时，则疼痛加重。口腔黏膜损害可发生于口腔任何部位，以颊部最多见，其次为舌。

病损表现为灰白色角化小丘疹，为针头大小，组成细的花纹，称 Wickham Striae。表面光滑可互相交织延伸成条纹状、网状、环状、斑块状等多种形态，周围炎症不明显，可有红色边缘，黏膜可发生红斑、充血、糜烂、溃疡、萎缩和水疱等损害。口腔内可同时出现多样损害，病损可互相重叠和互相转变，如网状病损在吸烟等刺激因素下，可转变为斑块状病损；萎缩型转为糜烂型；环网状病损时间长久可变成不规则形状的棕褐色或暗紫色色素沉着。病损多呈对称性分布，黏膜一般保持原有的柔软度和弹性。病情可有反复波动，轻重不等，一般难以自愈。口腔黏膜各种病损形态如下：

分型：扁平苔藓有各种不同分型，目前尚无统一意见。

1. 根据解剖部位病损划分

（1）颊扁平苔藓：颊为口腔扁平苔藓最常见的发病部位，一般认为可达 80%～90%。Andreason 统计 115 例扁平苔藓中，114 例颊部有扁平苔藓损害，单侧颊部损害只有 6 例。颊部病损以磨牙前庭沟为好发区域，可沿前庭沟向前蔓延至口角，向后波及磨牙后垫翼下颌韧带区域，甚至波及整个颊部黏膜。病损形态多样，以网状灰白条纹最多见，也可有树枝状、线条状、环状、丘疹、斑块、结节等不同类型损害。在颊咬合线区常表现为索条状、斑点、线状或网状损害。颊部斑点损害应与皮脂腺移位区分。颊部损害多为双侧对称发生，单侧发生损害较少（彩图 8-34，见书末彩插）。

（2）唇扁平苔藓：Perry 统计唇部损害占整个口腔扁平苔藓的 20.4%。Simpson 统计占 80%，下唇受损多于上唇。Andreason 统计下唇占 20.9%，而上唇仅占 2.6%。唇红部损害多见呈网状或环状、线条纹状，可以伸向口角（彩图 8-35，见书末彩插）。伴有糠状鳞屑，白纹多模糊不清，舐湿或用水涂擦则透明度增加，线纹清晰度增高。因唇红黏膜乳头层接近上皮表浅部分，所以固有层炎症水肿时，可发生水疱而导致糜烂渗出形成结痂。唇部陈旧性损害，沿皮肤侧边缘处，可出现带状色素沉着斑。

（3）舌扁平苔藓：一般认为发生率仅次于颊部，有报告统计为 44%。病变多发生在舌前 2/3 区域，包括舌尖、舌缘和舌腹部。损害多样，一般较局限，界限清楚。舌背早期损害多为丘疹斑点状，灰白透蓝，开始时侵及丝状乳头顶部，而乳头下半部黏膜正常，以后整个乳头受累。由白色丘疹组成环网状损害，从中央逐渐向周围及深层扩展，并形成圆形或椭圆形灰白斑

块损害，触之稍粗糙。舌乳头由萎缩逐渐光秃，向周围扩展，形成中央上皮萎缩变薄，呈鲜红或暗红平滑斑。在此基础上可发生糜烂，糜烂面愈合后，舌乳头恢复则非常缓慢。舌背病损也可呈现乳头增殖角化和部分萎缩混合病损。病损可为孤立存在，也可呈不规则形状散在分布。舌腹部病损多呈网状、树枝状或线条纹，单侧或左右对称发生（彩图 8-36、彩图 8-37，见书末彩插）。发生于舌尖及口底部的扁平苔藓较少见，可侵犯舌系带，并向前发展至下颌骨舌侧部分。舌背扁平苔藓如角化增殖明显，有时不易与白斑区别。舌侧缘舌腹部扁平苔藓病损如为长期充血红斑，有斑点状增生突起、糜烂溃疡者，应注意观察或及时进行活体组织检查。

（4）龈扁平苔藓：龈扁平苔藓发病较颊、唇、舌部位为少。Huynh Van Chan 统计为 11.7%，而 Preey 统计为 4%。在附着龈可见灰白色斑纹，因上皮萎缩而可见充血红斑水肿，甚至上皮剥脱发生糜烂，很易与剥脱性龈炎混淆。可有灼热、敏感症状。如合并颊部或其他部位扁平苔藓时，则比较易于诊断。如只单独有牙龈损害，则应仔细观察，有无细微灰白网纹。必要时则需借助病理组织检查，以明确诊断（彩图 8-38，见书末彩插）。

（5）腭扁平苔藓：是口腔较少受侵的部位，一般认为小于 8%。病损常由前庭沟、龈颊皱襞或缺牙牙槽嵴处蔓延而来。在硬腭常位于腭侧龈缘附近，呈狭长条索状，中央萎缩发红，可伴有糜烂，边缘色白微隆起，亦可沿硬腭边缘呈带状分布（彩图 8-39，见书末彩插）。软腭损害较硬腭少见，呈灰白色网状花纹，可局限一处，亦可遍及整个上腭，偶有萎缩红斑或小水疱，糜烂则较少见。

口腔黏膜扁平苔藓可在口腔黏膜多个部位出现各种类型的损害，也可在同一部位出现多种损害，病损形态可各不相同。因此，一个部位一种病损常不能代表整个口腔疾病状况，故国内外许多学者基于临床实际，把口腔扁平苔藓分为两型，即糜烂型和非糜烂型。各种类型斑纹损害均属于非糜烂型，可伴有轻度充血，表面稍粗糙，但无明显自觉症状。糜烂型则表现为上皮明显充血水肿，剥脱糜烂，有假膜覆盖，多有自发痛，遇刺激物敏感、灼痛加重，口内可同时伴有非糜烂型损害。

2. 根据病损形态分型

（1）网状型：可见稍高隆起的灰白条纹，相互交织成网状，这些病损为基本典型病损，可发生于口腔各部位，多见于颊后部和舌背部。

（2）环状型：由灰白色微小丘疹组成细条纹，排列成环或半环形状，中心平坦，可发生于舌侧缘、舌腹、

唇红部、颊等部位。

（3）条纹型：包括树枝状、线状及条索状病损，为灰白条纹聚集交叉，粗细不一，亦可见散在针头大小灰白色丘疹。多见于龈颊移行部、前庭沟、口底、舌侧腹部、颊部等处黏膜。

（4）斑块型：灰白色丘疹融合成斑块状，病损呈圆形、椭圆形，多不高于黏膜表面，常对称发生，亦可单侧发生。多见于舌背两侧和颊部。发生于舌背部的病损，如舌乳头萎缩或消失，应与舌黏膜白斑区别。

（5）丘疹型：为灰白色针头大小丘疹，微隆起，呈散在或成簇发生，常连续成细灰白花纹，可见于颊或唇部，舌侧腹、舌背部亦偶可见到。应与皮脂腺异位区分，但两者亦可同时发生。

（6）萎缩型：此型皮肤损害较少见，多见于口腔黏膜，表现为上皮萎缩变薄，有充血性红斑，重时破溃糜烂，并可与网状病损同时存在。多发生于牙龈、舌背、颊等处。

（7）水疱型：水疱大小不一，为 1～5mm 直径的圆形透明水疱。破溃形成糜烂面。单独水疱并不常见，多和灰白斑纹、充血糜烂伴发。在颊、唇、移行皱襞处可见。

（8）糜烂型：糜烂常与充血红斑、角化斑纹同时并发，疼痛明显，糜烂时加重，多有自发性疼痛。形状不规则，基底平坦，上覆暗黄色假膜，边缘充血发红，有轻度水肿，周缘有灰白色斑纹，可发生于颊、唇、舌背、舌侧腹、龈颊移行皱襞等部位。

（9）色素沉着型：此型在皮肤损害中多见，在口腔黏膜损害中较少见。主要见于陈旧性扁平苔藓，可发生于颊、唇、舌等部位。黏膜表面平滑，呈暗褐色，深浅不一，形状也不规则。有人认为色素沉着是扁平苔藓的愈合型或静止型。

还有部分学者提到以下几种类型损害：

（1）红斑型：不少患者黏膜病损，伴有不同程度黏膜红斑充血，发生于苔藓斑纹中间或周围，界限一般清晰，表明病情处于活动期。Lanfer 等提出红斑型根据临床又可分三个亚型。①轻度红斑型：即病情活动期，黏膜轻度发红，界限清晰；②红斑萎缩混合型：在红斑中心可见浅表糜烂，临床多诊为糜烂型；③弥散广泛性红斑型：可波及整个黏膜，而白色病损反而轻微，有时需仔细辨认才能分辨出，可发生于颊、唇部。

（2）肥厚型：亦有称之为增殖型或疣状型，为界限清楚高起的白色病损，与白色角化病相似，可发生于口腔黏膜任何部位。可为小的疣状突起，或扩展成斑片状，有时与黏膜白斑难以区分。

（3）苔藓样损害：临床表现为一种类似扁平苔藓的损害，产生机制尚不清楚，多认为是第Ⅳ型迟发超敏反应所致。有认为是药物作用于交感神经系统促使病损发生，或为一种中毒反应，如服用甲基多巴、氯苯唑而引起苔藓样病损。或是汞接触过敏所致，游离汞进入黏膜成为抗原，除去汞合金充填体代之其他材料，病损可减轻或消失。也有认为银汞合金引起扁平苔藓可能与口腔流电作用有关。

扁平苔藓皮肤损害病损多发于前臂、手腕、下肢、颈部，亦可发生于腰、腹、躯干及生殖器。表现为散在或成簇针头大小的红色多角形扁平丘疹，亦可为绿豆或黄豆大小丘疹，开始色鲜红，陈旧则呈褐色，触之稍硬有韧性感，表面呈扁平稍凹，上覆盖鳞屑或痂皮，边界清楚，表面有蜡样角质薄膜，周围有灰白色细纹，可相互融合成不规则形状，在躯干、阴囊等处可呈不规则灰白环状花纹，多对称发生（彩图 8-40～8-43，见书末彩插）。陈旧性皮损色暗紫红或呈褐色，中央萎缩稍凹，可高于皮肤表面，局部伴有剧烈瘙痒。皮损痊愈后可遗留褐色色素沉着。

【病理】

为上皮角化过度与角化不全，上皮角化层增厚或变薄，粒层增生明显，棘层肥厚亦可萎缩，上皮钉突呈锯齿状或变平消失，基底细胞液化变性。基底膜下方有大量淋巴细胞浸润带。深层结缔组织可有毛细血管扩张。约 1/2 病例上皮及固有层可见均匀嗜酸染色小体称为胶样小体。胶样小体直接荧光染色阳性，呈翠绿色荧光，大小不等，形状不一，多呈圆形、椭圆形，也可呈不规则形状。现认为胶样小体本身具有抗原性，能与相应抗体发生特异性抗原抗体反应，可能对扁平苔藓病损的反复发作和不愈具有一定意义。在扁平苔藓炎症越重时越易见到，一般认为它来源于变性上皮细胞及变性的基底膜，基底细胞变化可能为重要病理依据。

最近有报道，在扁平苔藓结缔组织中肥大细胞较对照组显著增多，形态改变，与炎症细胞浸润程度有一定关系。推测肥大细胞可能参与本病发病过程。

免疫病理表现间接免疫荧光血清抗核抗体阳性者占 1/3，滴定度不超过 1∶40，与疾病程度不呈相关关系，不能排除自身免疫疾病，但也不能作为一诊断指标。直接免疫荧光检查在基底膜区显示抗纤维蛋白染色呈强阳性，有连续性免疫荧光带，一般延伸到上皮固有层表层或上皮层，可见抗 C3 的细颗粒荧光或不连续线状荧光。

【诊断与鉴别诊断】

根据临床表现，黏膜典型病损特征可以明确诊断。难以确诊时，可进行活检，一般化验及免疫学检查对本病无特异价值。

需与扁平苔藓鉴别诊断的疾病有：

1. 白斑　颊咬合线及舌背处扁平苔藓有时肉眼检查与白斑难以区别。舌背扁平苔藓病损局部为灰白而透蓝色，舌乳头萎缩、微凹、质地较软，弹性张力基本正常，平滑有润泽，有时病损如云雾状。在舌背病损中间，部分舌乳头色灰白呈小斑块状微突起。而白斑多为白色或白垩状斑块，有裂隙，周缘界限清楚，触之稍硬粗糙，无自觉不适，病程进展缓慢，变化小。病理上白斑上皮为过度角化，可有异常增生。男性较多见，应注意白斑与扁平苔藓也可同时存在。

2. 盘状红斑狼疮　盘状红斑狼疮病损常向皮肤侧扩展，致使唇红黏膜皮肤界限不清，而扁平苔藓病损只在黏膜内扩展，不扩展至皮肤。红斑狼疮在组织病理上与扁平苔藓不同，其胶原纤维透明变性、均质化、水肿、断裂，血管扩张，血管内可见玻璃样血栓，棘层萎缩变薄，黏膜表面有时可见角质栓塞等。免疫荧光有助于鉴别诊断。

3. 剥脱性龈炎　本病具有非特异性，常是某些疾病的一种表征。如天疱疮、类天疱疮、银屑病、良性淋巴组织增生等，都可在牙龈出现相类似的损害。剥脱性龈炎与发生于牙龈的扁平苔藓有时难以区分。本病牙龈表现为充血发红、水肿光亮，上皮可有剥脱，形成糜烂出血，因而有敏感症状。而牙龈扁平苔藓一般缺少敏感症状，表面光滑，可见细微网纹，并常可在口内其他部位查到扁平苔藓损害。

【治疗】

目前尚无特效疗法，临床多根据患者局部病损和全身状况进行治疗。药物和疗法较多，可酌情选用。

1. 全身治疗

（1）精神情绪调节：

1）基于本病病情起伏波动，常与全身状况，尤其与神经、精神因素等有关。因此，不少学者主张应解除患者思想忧虑、情绪波动，进行身心因素调理，以改善和恢复正常精神状态。用药物镇静和调整机体神经功能，使之恢复正常。药物如维生素 B_1、维生素 B_{12}、谷维素等。

2）基于病变上皮过度角化或角化不全，上皮组织微循环障碍和代谢失调，可给予维生素 A、维生素 C、维生素 E、维生素 B_6 等药物。维 A 酸是维生素 A 的代谢中间产物，有较明显的角质溶解作用。内服片剂从小剂量 $10\sim15mg/d$ 开始，逐渐增加剂量至 $30\sim60mg/d$，1 个月为一个疗程。

（2）免疫治疗：目前多认为本病有免疫学改变，发病可能有免疫因素参与，因而可采用免疫制剂进行治疗。

1）免疫增强剂的治疗：近年来研究发现，OLP 发病的原因之一是 T 细胞功能紊乱，$CD8^+T$ 细胞功能低下或缺陷。而免疫增强剂可以提高机体低下的免疫状态，阻止 OLP 的发展。常用的药物有转移因子（transfer factor，TF）和胸腺肽。① TF：能促进 T 淋巴细胞成熟，增强机体的细胞免疫能力，它还能将致敏供体的细胞免疫能力转移到未致敏的接受体，使接受体也具有细胞免疫能力。临床上常用于皮下注射，对于糜烂型 OLP 也可在病变区基底膜下局部注射。转移因子于腋窝皮下每周注射 $1\sim2$ 次，每次 2ml，$20\sim30$ 次为一疗程。②胸腺肽：能使骨髓产生的干细胞转变成 T 淋巴细胞，诱导和促进胸腺细胞的分化和成熟，促进胸腺内的骨髓干细胞转化为 T 淋巴细胞，进一步分化为与 T 细胞不同的功能亚群，从而有增强细胞免疫功能的作用，对细胞免疫功能低下的 OLP 患者疗效满意。胸腺肽隔天肌内注射 $5\sim10mg$，20 支为一疗程。

2）免疫调节剂的治疗：①左旋咪唑：是临床上常用的免疫调节剂，它能使免疫缺陷或免疫抑制的宿主恢复其免疫功能。Shaps 对 6 例病程 $5\sim18$ 个月的 OLP 患者单纯使用左旋咪唑治疗，其中 4 例患者的病变 4 周内消退。对免疫功能抑制和增强的患者均可用左旋咪唑治疗。左旋咪唑口服每次 50mg，每天 3 次，每周连服 $2\sim3$ 天，2 个月为一疗程。左旋咪唑可使白细胞数下降，用药过程中每 2 周要定期查患者的血象，白细胞数低于 $4\times10^9/L$ 时停止服药。②干扰素：系由干扰素诱生剂诱导生物细胞产生的一组糖蛋白，其主要功能为阻断病毒复制，抑制肿瘤细胞的分裂生长，增强巨噬细胞活性，调节 T、B 细胞功能。可试用于 OLP 的治疗。但由于其价格昂贵，应用受到限制。临床上可使用干扰素诱生剂——聚肌胞针剂，行肌内注射，每次 2mg，每 $2\sim3$ 天注射 1 次。③锌：可恢复胸腺素活性及 IL-2 的水平，能调整机体的免疫网络，改善免疫功能，并可用于 2#3 的辅助治疗。常用制剂有硫酸锌糖浆，葡萄糖酸锌冲剂和甘草锌胶囊（0.25g，每天 3 次，饭后服）。疗程一般在 2 周以上。

3）免疫抑制药的治疗：①雷公藤：其主要成分为雷公藤总苷，具有类似皮质激素的性质，对机体的细胞免疫和体液免疫均有较强的抑制作用。据报道，雷公藤对 ConA 诱导的 T 细胞增殖反应有明显抑制；能明显抑制胸腺依赖性抗原诱发的抗体反应；对单核 - 吞噬细胞系统吞噬功能具有抑制作用；还具有抑菌、活血化瘀等作用。每天每千克体重口服 $0.5\sim1.0mg$，分三次饭后服用，2 个月为一疗程。雷公藤的毒副作用广泛，以消化道反应最常见，主要有恶心、呕吐、腹痛等。其次为皮肤黏膜出现皮疹、出血性红斑、糜烂等。对生殖系统也有影响，长期服用可引起不育。其他副作用还有白细胞下降，心、肝、肾、中枢神经系统损害。②昆明山海棠（tripterygium hypoglaucum hutch, THH）：其有效成分为山海棠碱 A，对胸腺功能有抑制作用，而胸腺是 T 细胞分化、成熟的场所，这必将使细胞免疫受到抑制。近年来大量研究发现，THH 提取物能诱导 T 细胞凋亡，使大鼠外周血中 CD4 细胞数明显减少，CD4/CD8 的比值降低，从而抑制机体的细胞免疫，表现出明显的免疫抑制作用；同时也抑制 IL-2 及 IFN mRNA 的表达。T 细胞早期活化分子及细胞因子表达的抑制作用可能是其发挥免疫抑制作用的机制之一。THH 副作用较小，国内学者认为昆明山海棠有可能成为终止 OLP 再复发的新型免疫药物。因其副作用小，停药后无反跳现象，所以可长期使用以替代皮质激素。每次 0.5g，每天 3 次，2 个月为一疗程。

（3）氯喹治疗：氯喹（chloroquine, CQ）治疗对扁平苔藓，特别是对长期不愈的糜烂型扁平苔藓有效，其作用机制尚未完全明了。可能的机制如下：① CQ 有抗炎作用，抑制内体酸化，影响炎症信号转导。研究显示，治疗剂量的 CQ 能抑制磷酸酯酶 A，影响磷脂分解为花生四烯酸，而后者是多种炎症介质的前体。CQ 还能抑制前列腺素合成，从而减轻细胞的死亡或局部组织坏死，消除炎症。CQ 也抑制水解酶活性，影响 TNF 成熟过程。② CQ 可抑制免疫反应，阻碍 DNA 酶对 DNA 的解聚，从而抑制 DNA 的复制和 RNA 的转录。CQ 可提高巨噬细胞的胞质内及胞质小体内的 pH，而酸性环境可抑制抗原蛋白的消化及抗原肽 -Ⅱ组织相容性抗原 MHC 复合物的形成，使该复合物不能刺激 CD 细胞，从而下调针对自身抗原肽的免疫反应。CQ 可能主要通过改变细胞内环境中 pH，使单核 - 巨噬细胞和 T 细胞来源的细胞因子的产生受到抑制。③ CQ 可调节红细胞免疫黏附功能，降低循环免疫复合物含量。口服每天 2 次，每次 0.125～0.25g，疗程 2～4 周。服用时要注意胃肠道反应，宜在饭后或饭间服用。应用 CQ 也存在副作用：肠胃道刺激、视力模糊、白细胞下降，但停药后症状可自行消除。为了防止和减少副作用，要小剂量短时间给药，定期复查血象和肝功能、视力等，白细胞总数如减至 $4000×10^9/L$，即应停药。

2. 局部治疗

（1）局部消炎治疗：

1）首先应去除各种机械化学等刺激因素，去除牙垢牙石以消除牙龈炎症和对口腔黏膜病损的刺激。另外需调整咬合，减少锐利牙尖及边缘刺激。修整不良

修复体，必要时重新修复。保持口腔卫生，避免辛、辣、过热等刺激性食物。

2）局部抗感染治疗：用 0.1% 雷佛奴尔液、0.05% 氯己定液或艾立克含漱液含漱。

3）据报道，OLP 患者在用 GC 治疗前或治疗中均可并发念珠菌病，Vincent 等在 100 例 OLP 中发现 25 人继发念珠菌病。其他研究表明，约 25%～34% 的 OLP 患者伴发念珠菌感染，使病情加重或迁延不愈。因此，在治疗 OLP 时，应注意防止念珠菌感染。局部常用弱碱性含漱液漱口，如 3% 碳酸氢钠漱口液，严重者配合口服抗真菌药物。用氯己定漱口液亦有有效控制继发的真菌感染的作用。

（2）促进愈合的治疗：

1）中成药粉剂治疗：中成药粉剂具有促进糜烂面愈合的作用。如养阴生机散，是北京大学口腔医学院的经验处方，含雄黄、青黛、甘草、冰片、牛黄、黄柏、龙胆草。具有清热养阴、生肌止痛的功效。可将该粉剂涂于糜烂病损表面，每天 2～4 次。

2）局部免疫治疗：①可涂以皮质激素软膏或膜剂，以消除局部炎症，抑制免疫反映。局部病损严重，长期糜烂不愈，也可应用醋酸地塞米松液 2～5mg，加等量 2% 普鲁卡因，或用醋酸泼尼松龙混悬液（25mg/ml）0.5～1.0ml，于病损基底处注射。3～7 天注射 1 次，根据病情注射 2～5 次，有助于消除糜烂充血炎症，促进病损愈合。②环孢素（CYA）：为第二代免疫抑制剂，CYA 是一种强大的免疫抑制剂，是目前器官移植后的免疫抑制和抗排斥反应的首选药物，它能选择性抑制 T 淋巴细胞活化和增殖，主要抑制辅助性 T 细胞和细胞毒性 T 细胞。能抑制核酸前体的掺入和 RNA 的合成、干扰白介素 -2 的释放。对 B 淋巴细胞作用很小，不影响白细胞，对骨髓无毒性。近年来多项研究显示，口腔扁平苔藓局部外用环孢素治疗有良好的疗效，并且不良反应少，特别是对糖皮质激素治疗无效，或不能用糖皮质激素治疗的患者，可以尝试使用。有研究者自配复方环孢素漱口液（CYA、替硝唑等），治疗 50 例患者，总有效率为 96%。用 5% 复方环孢素含漱液，每次 5ml，含漱 2～3 分钟（吐出含漱液后不再用清水漱口），每天 3～4 次，可连续治疗 1 年以上。③他克莫司：他克莫司（tacrolimus, FK506）是 Tsukuaensis 于 1985 年从链霉菌发酵液中提取出的大环内酯类化合物，具有强大的免疫抑制功能。其抑制 T 细胞的强度是环孢素的 100 多倍，并且具有分子量小、易于穿透等特性。近来的研究显示，他克莫司对于黏膜糜烂性和难治性扁平苔藓有良好的疗效。有学者等回顾性分析了 13 例有症状的口腔扁平苔藓患者外用 0.1% 他克莫司软膏的疗效，其中 11 例有改善，但停药后很快

复发。另一项研究显示，对系统性应用免疫抑制剂依赖的 19 例顽固性口腔扁平苔藓患者，局部外用 0.1% 的他克莫司，治疗 1 周后即有显著疗效。经 8 周治疗，溃疡面积平均减少 73.13%。安全性较高。停用药物后在一定时期内皮损可复发，而且随着停药时间的延长，复发率亦上升。Olivier 等使用含他克莫司 0.1% 的漱口液，每天 4 次漱口，治疗 8 例口腔扁平苔藓患者，共 6 个月，其中 7 例有明显改善。他克莫司可作为临床医师治疗难治性、糜烂性溃疡性扁平苔藓的较佳选择。主要不良反应为局部刺激。④维 A 酸：治疗扁平苔藓有一定效果，但因其副作用较大，目前较少口服。现多为局部外用，配成软膏、酊剂、药膜等剂型。外用浓度不宜过高，糊剂浓度为 0.1%～0.3%，外用，每天 1 次，局部涂擦。有时配合应用皮质激素软膏，以减少其对局部病损的刺激。⑤低分子肝素：已有研究证明，淋巴细胞通过产生肝素酶穿过黏膜下层基板区，形成扁平苔藓特有的淋巴细胞浸润带。而低分子肝素可抑制肝素酶的表达，阻止 T 淋巴细胞移行至靶器官，同时它还具有抑制增生和免疫调节作用。黏膜下注射依诺肝素 3mg，每周 1 次，共 6～10 次。

（3）去除角化病损的治疗：

1）维 A 酸：可促进表皮细胞更新，调节表皮细胞增殖和分化，使角质层细胞疏松而容易脱落，并使溶酶体稳定而释放蛋白水解酶及抑制角蛋白合成。剂型有 0.05% 维 A 酸洗剂，适量涂于局部，每天 1 次；0.05%～0.1% 维 A 酸软膏，适量涂于局部，每天 1 次。不良反应为：用药部位可能发生红斑，肿胀，脱屑，结痂，色素增加或减退。发生不良反应须停药。停药后角化病损易复发。

2）物理治疗：对于病损局限孤立长期不愈者，亦可采用氦氖激光照射或红外线照射治疗。

亦可采用氢化可的松或烟酸离子导入物理治疗，每天 1 次，7～10 次为一疗程。

3）冷冻治疗：液氮冷冻，使扁平苔藓病损变性、坏死、脱落。但很快可复发。

【预后】

现把扁平苔藓列为癌前状态，是因其可伴有上皮异常增生，可以发展成癌。但其上皮异常增生发生率较白斑要低，癌变率相对也要比白斑低。上皮异常增生与扁平苔藓临床类型和发生部位并无特定关系。唇、颊、舌、龈都可发生上皮异常增生，上皮异常增生具有一定恶变潜能（彩图 8-44，见书末彩插）。关于癌变问题自 1910 年 Hallopean 第一次报告癌变病例以后，讨论逐渐增多。Pindborg 认为其属于癌前状态，癌变年龄多在中年以上，糜烂溃疡病损易发生癌变，在斑块和萎缩型病损中也可见到。癌变原因多认为与长期刺激有关，如烟、酒、辛辣、念珠菌感染等。癌变率各学者报告也不一致，由 0.4%～12.3%。有些学者对扁平苔藓列为癌前损害的结论尚有异议。多数学者认为扁平苔藓大多处于良性过程，应对长期糜烂、溃疡、斑块型等迁延不愈者进行追踪观察，必要时进行病理活检或手术切除。

扁平苔藓多呈持续反复发作过程，可随患者全身状态而有起伏。病损可长期稳定于某个病变阶段，亦可逐渐自行缓解或起伏波动，甚至扩大蔓延，使病损加重。

【中医辨证】

由于本病病因尚不明确，临床尚缺少特效疗法。目前采用以中药治疗为主，中西医结合方法治疗本病。病证结合，内外兼治，收效较好。

中医尚无与本病相对应的病证。中医认为本病属于阴血不足，虚损积热化火，血虚生风产燥，致使肌肤黏膜失其濡养；或因思虑伤脾，脾失健运，湿热瘀滞蕴热化火；或为肝郁气滞蕴热化火；或肝肾阴虚，阴虚火旺，虚火上炎所致。从临床局部病损改变，如粗糙肥厚角化斑纹、鳞屑苔藓样改变、充血红斑、糜烂溃疡、色素沉着等表现，以及敏感疼痛或麻木发痒等症状，结合微循环及血流动力学等异常变化，本病有瘀血存在。另外加以风、湿、热三邪蕴于肌肤不得疏泄，可诱发加重本病。

基于以上辨证，其治法宜分别采用滋阴养血、益气健脾、疏肝解郁、理气活血、疏风润燥、滋补肝肾、滋阴清热、活血祛瘀等法治之。如单纯型可采用滋阴清热、养血益肾、疏风润燥等法治之。方药如苔藓饮等加减。药物如当归、白芍、生熟地、女贞子、枸杞子、黄芩、旱莲草、麦冬、白藓皮、香附等。如红斑充血显著，可用平肝清热、活血祛瘀、理气解郁等法治之。糜烂溃疡、渗出破溃者，宜采用清热降火、解毒凉血、健脾渗湿等法治之。方药如五味消毒饮、化斑解毒汤等加减。

盘状红斑狼疮

红斑狼疮分为系统性红斑狼疮（systemic lupus erythematosus，简称 SLE）和盘状红斑狼疮（discoid lupus erythematosus，简称 DLE）。前者又称急性播散性红斑狼疮，侵犯全身各系统脏器组织；后者又称慢性局限性红斑狼疮，以皮肤黏膜损害为主，口腔病损多属于盘状红斑狼疮。红斑狼疮是结缔组织病中的一种，症状比较复杂，病因尚不清楚，目前多认为是自身免疫性疾病。

盘状红斑狼疮是比较常见的皮肤黏膜慢性结缔组织疾病，25%～30% 有口腔损害，可单发于口腔而不合并皮肤损害，多无明显全身症状，常呈局限缓慢过程，少数病例呈现播散性损害，约 5% 可转变成系统性红斑狼疮。有报道，约半数系统性红斑狼疮患者，在出现系统损害之前发生过盘状病损，包含口腔损害。本病多发生于 20～45 岁的中青年女性，男女比例约 1:3。儿童及老年少见。

【病因】

病因不清，现多认为是自身免疫性疾病。家族史及人类白细胞抗原（HLA）研究提示该病与遗传因素有关，因此考虑可能有先天性易感因素。也可在受后天性各种因素，如日光照射、寒冷刺激、内分泌紊乱、细菌病毒感染、创伤、妊娠、精神紧张等激惹下而发病。

化验检查大多符合自身免疫性疾病，血清 γ 球蛋白增高，有多种组织抗体，如抗核抗体、类风湿因子等。直接免疫荧光检查，在病损基底膜处，呈现 IgG、IgM 和 C3 补体、纤维蛋白等荧光抗体沉积，称狼疮带。病损组织中有大量淋巴细胞、浆细胞浸润。因此，目前一般认为，其发病机制可能为在一定的诱因和遗传因素影响下，出现机体组织抗原改变，如正常免疫稳定机制失常、免疫活性细胞识别能力丧失而产生自身免疫反应。在循环中抗原与抗体相结合，形成可溶性抗原 - 抗体复合物，沉积于各种组织器官中，引起炎症反应而造成损害。

【临床表现】

以皮肤及口腔黏膜损害为主，在其慢性发展过程中，有缓解或加剧的变化。一般全身症状不明显，可有逐渐缓解倾向，经过多年而痊愈并可遗留瘢痕。

1. 口腔损害　可发生于口腔任何部位，以唇最多见，尤以下唇为多。可能由于日光照射之故。病损可由面部发展而来，也可只局限于唇。开始时病损红斑充血，角质性脱屑，边界清楚，有灰白色过度角化，略高起的灰白色斑块和放射状条纹，轻度增厚、粗糙干燥，有灰褐色鳞屑，逐渐扩大到整个唇部，呈灰白色"镀银唇"。周围血管扩张呈放射状排列。陈旧性损害呈萎缩性白色瘢痕。唇红病损向口周皮肤扩延，边缘呈灰黑色。颊黏膜病损发生率仅次于下唇，两者可同时伴发。在颊线附近呈条索或斑块状鲜红色斑，中央轻度萎缩，口周绕以白色微凸边缘和扩张的血管，表面可有糜烂和浅白花纹。上腭后部偶见蝴蝶斑，符合腭腺分布区（彩图 8-45，见书末彩插）。

2. 皮肤损害　皮肤损害可发生于任何部位，最常

见于颊面部，尤其颧颊等突起部分，可越过鼻梁，分布呈对称蝶形，故称蝴蝶斑，亦可单侧发生。在耳轮、头皮、颈、胸、躯干及四肢皮肤也可发生损害。皮损呈持久性盘状红斑片样，圆或椭圆形或不规则形状，大小不等，边缘清楚，表面毛细血管扩张，皮损表面有灰褐色黏着性鳞屑覆盖，附着牢固，揭下后，内面有针刺状角质栓嵌塞于扩大的毛囊口。皮损可呈疣状增生，中央扁平边缘隆起形成环状改变。日久，红斑中央出现淡褐色萎缩性瘢痕。红斑可局限或泛发，相互联合成慢性播散性盘状红斑狼疮。发生于头皮病损，可形成永久性脱发；耳轮皮肤损害可形成萎缩性瘢痕，导致缺损畸形。手足掌跖呈紫红色鳞屑斑，类似冻疮，久之萎缩，创伤破溃难愈，有的患者夏季日晒或冬季寒冷病变加重，病损持续时间长久，形成中心色素消退、周围色素增加的萎缩性瘢痕，损害消退后，遗留白癜风样脱色斑。皮损破溃经久不愈，处理失当加以慢性刺激，有报道发生癌变者，如鳞状细胞癌或基底细胞癌。当皮损播散身体各部时，应注意有无演变为系统性红斑狼疮的可能（彩图 8-46，见书末彩插）。

本病一般无全身症状，少数可伴低热、乏力、关节酸痛、消瘦，四肢可有雷诺现象及冻疮样病损，面部可有毛细血管扩张形成蜘蛛痣样损害。

【病理】

上皮萎缩，表面过度角化与不全角化，有时可见角质栓形成。棘细胞层萎缩变薄，基底细胞液化变性。固有层中结缔组织胶原纤维玻璃样变，纤维断裂水肿。有密集淋巴细胞及小量浆细胞浸润，血管扩张。在上皮基层中，有时可见均质性嗜酸小体。

免疫荧光检查上皮基底层处，有粗细不匀带状或颗粒状免疫球蛋白沉积，荧光带由基底层固有层延伸，约 60% 的患者直接免疫荧光病变处有 IgG 沉积带。

【诊断与鉴别诊断】

根据典型临床表现和组织病理改变不难诊断。如只单独见口腔病损，缺少皮肤损害，有时难以确诊。若唇红黏膜颜色不一，有丘疹红斑，边缘有隆起的白色网纹；外围有放射状毛细血管扩张，伴有干燥鳞屑，可考虑此病。临床及病理检查不能确诊时，可采用免疫荧光法协助诊断。

鉴别诊断：早期应与多形性红斑、天疱疮、类天疱疮、多形性日光疹等区别。陈旧性损害则要与扁平苔藓、慢性唇炎、良性淋巴组织增生、黏膜白斑、寻常狼疮等区别。

1. 天疱疮　早期病损限于口腔黏膜，发生较广泛。有疱性损害，发生剥脱性龈炎较少见。根据活检

中有无棘层松解可以鉴别类天疱疮和天疱疮。

2. 多形性红斑　口腔损害有小疱、大疱性损害，但损害发生在牙龈很少见。多形红斑可有眼黏膜损害。病损表现为广泛水肿的固有层上层有炎性浸润和上皮下疱棘层液化坏死，偶有上皮内疱，但无棘层松解。

【预后】

本病为良性过程，有报告 20% 有癌变可能。一般不影响健康，转变成为系统性红斑狼疮者一般不超过 50%。如长期不治，病损范围较大形成萎缩瘢痕可影响面容。

【治疗】

应向患者解释本病属良性，预后与系统性红斑狼疮不同，以减少其精神负担和心理压力，树立治疗信心。嘱患者注意避免各种诱发因素，避免日光直接照射，日光下着遮檐帽、长衫、长裤，面唇及鼻颧部高起部位涂以遮光剂等。

1. 局部治疗　应用激素软膏外涂以控制和消除病损。氟轻松软膏、曲安西龙尿素软膏及含有倍他米松、地塞米松、氢化可的松等含有激素的软膏或霜剂。皮损可外贴肤疾宁等。避光剂如 50% 奎宁霜，5% 二氧化钛，10% 水杨酸苯酯、氧化锌糊剂，5% 对氨苯甲酸乙醇溶液等。对顽固病损的深部损害，可用类固醇激素，如曲安西龙混悬液 0.5%～1% 浓度于损害基底部注射 0.1～0.3ml，每周 1 次。也可用地塞米松 2ml 或泼尼松龙混悬液于病损基底处注射。小面积损害，可试用三氯醋酸涂搽。也可用二氧化碳干冰或液氮冷冻疗法治疗局部病损。

2. 全身治疗　常用抗疟药磷酸氯喹，开始剂量每次 0.125～0.25g 口服，每天 2 次，一周后改为每天 1 次，可连续服用 4～6 周。症状明显好转后，逐渐减至最小维持量，每周 0.25～0.5g 以控制病情，疗程长短视病情而定。本药可抑制抗原 - 抗体复合物形成，并增强皮肤抗紫外线的耐受力。但也有一定副作用，治疗期间应定期检查血象，白细胞低于 4000/mm³ 时应予停药。服药可在饭间服用，以减少对胃黏膜刺激。用药一个月以上应定期进行眼科检查。停药后复发，可以重复用药治疗。另外，硫酸羟氯喹（hydroxychloroquine sulfate）的副作用较磷酸氯喹小，但疗效亦较差。

反应停（thalidomide）可以试用，每天 100mg，但副作用有头晕、踝水肿、致畸胎等。

阿的平（atabrine）目前很少应用，过去曾与氯喹联合应用。本药可使皮肤和眼变黄持久不退。

免疫抑制剂一般较少应用，仅在病损广泛及其他治疗无效时考虑用小剂量皮质激素，如泼尼松每天

15～20mg。亦可试用环磷酰胺每天 50～150mg。

其他如维生素 B、维生素 C、维生素 E 等可适当配合应用。

【中医辨证】

中医古籍中尚无此病明确记载。盘状红斑狼疮与中医之鸭陷疮、鬼脸疮、红蝴蝶斑、马缨丹、火丹、面游风、热毒发斑、日晒疮等相似。中医认为本病为热毒湿盛、风燥血热、心肝二经郁火泛发。先天禀赋不足、气虚阴亏、阴虚火旺、心脾积热蕴郁肌肤而发。治宜滋阴清热、活血凉血、疏肝解郁、解毒渗湿、益肾健脾等法治之。方药如黄连消毒饮、化瘀解毒汤、归脾汤、血府逐瘀汤、归芍地黄汤等加减。

（徐治鸿　刘宏伟）

口腔黏膜下纤维化

口腔黏膜下纤维化（oral submucous fibrosis）是具有癌变倾向的慢性进行性口腔黏膜疾病。WHO 将其列为癌前状态。

【病因】

病因不明，可能与以下因素紧密相关：

1. 咀嚼槟榔　槟榔是口腔黏膜下纤维化的主要致病因素。槟榔提取物可刺激口腔黏膜角质形成细胞产生并分泌转化生长因子 -β₁、内皮素 -1、血小板衍生生长因子、肿瘤坏死因子 -α 等细胞因子，促进成纤维细胞增殖并合成 Ⅰ、Ⅲ 型胶原以及糖胺多糖。同时槟榔碱可抑制胶原降解。

2. 辣椒、烟酒等刺激性因素　可加重黏膜下纤维化进程。

3. 营养因素　维生素 A、维生素 B、维生素 C 缺乏；低血清铁、硒；血清锌、铜水平升高等是 OSF 发生的易感因素。

4. 免疫因素　有学者认为，口腔黏膜下纤维化可能与槟榔碱等外源性抗原刺激所致的变态反应有关。研究发现，OSF 患者血清中转化生长因子 -β₁ 和肿瘤坏死因子 -α 增加，而干扰素 -γ 降低；部分患者则出现免疫球蛋白、抗核抗体、抗平滑肌抗体、抗壁细胞抗体等自身抗体水平升高。

5. 遗传因素　研究发现，口腔黏膜下纤维化患者中 HLA-A10、DR3、DR7、B7 表型频率较高，并且可能与细胞因子 TNF-α 的基因多态性有关。

【临床表现】

黏膜下纤维化可以累及口腔、咽部及食管上 2/3 部位的黏膜。口腔中颊、软腭、唇、舌、翼下颌韧带、牙

龈等多处黏膜均可受累,表现为黏膜苍白,弹性下降,可扪及纤维条索。病损发生部位与咀嚼时槟榔接触的部位有关。病损累及舌背部时可以引起舌乳头萎缩;累及软腭时可导致软腭缩短、悬雍垂缩小、舌腭弓和咽腭弓出现瘢痕条索;累及咽鼓管时则导致耳鸣、耳聋;而咽部和食管受累时则出现声音嘶哑、吞咽困难。

患者自觉口腔黏膜灼痛,不能进食刺激性食物。也可出现口干、味觉减退、唇舌麻木等自觉症状。部分患者进食过硬食物时软腭出现水疱、溃疡(彩图 8-47,见书末彩插)。随着病情进展,患者逐渐感到口腔黏膜僵硬、开口受限、舌体运动障碍甚至牙关紧闭和吞咽困难。

部分患者口腔黏膜同时发生扁平苔藓、白斑、癌性溃疡等。

【病理】

结缔组织胶原纤维变性是本病主要的病理学改变。疾病的早期阶段,出现一些细小的胶原纤维伴明显水肿,血管扩张充血,中性粒细胞浸润。继而上皮下方出现一条胶原纤维玻璃样变性带,其下方出现胶原纤维间水肿,淋巴细胞浸润。进入中期阶段,胶原纤维玻璃样变逐渐加重,淋巴细胞、浆细胞浸润。而到达晚期,胶原纤维全部发生玻璃样变性,结构完全消失,折光性强,血管狭窄甚至闭塞。

同时出现上皮增生或萎缩,有时两者同时存在。上皮各层内出现细胞空泡变性,以棘细胞层明显。严重张口受限患者可见大量肌纤维坏死。有些患者可见上皮异常增生。

【诊断】

根据患者有咀嚼槟榔习惯以及临床表现即可作出初步临床诊断。确切诊断需要结合组织病理学检查。

【鉴别诊断】

1. 白斑　口腔黏膜为白色或灰白色斑块,边界清楚,高出黏膜表面,触诊无条索。白斑不可造成张口受限、牙关紧闭、吞咽困难等严重后果。患者多无症状或感粗糙等轻微不适。组织病理学检查有助于鉴别。

2. 扁平苔藓　斑块型扁平苔藓可能与黏膜下纤维化混淆,前者触诊柔软,无条索,其他部位黏膜可见白色网纹,可伴有充血、糜烂。组织病理学检查有助于鉴别。

3. 白色角化病　为白色、灰白色斑块,平滑柔软,无纤维条索。多不会导致张口受限或吞咽困难。病损局部存在明显的机械或理化刺激因素,去除刺激后病损减轻或完全消失。

【治疗】

槟榔是黏膜下纤维化主要的致病危险因素,因此必须普及并加强"咀嚼槟榔危害口腔健康"相关知识的卫生宣传和教育,远离槟榔的威胁。

口腔黏膜下纤维化的治疗尚缺乏特效方法,可根据疾病严重程度选择治疗措施。

1. 去除致病危险因素　首先需要戒除咀嚼槟榔习惯,戒烟酒,避免辛辣刺激食物。病情较轻者戒除不良刺激后症状可明显缓解。

2. 糖皮质激素　糖皮质激素具有抑制炎症反应和促进炎症细胞凋亡的作用,从而抑制成纤维细胞增殖和胶原沉积,发挥抗纤维化作用。缺陷是糖皮质激素不能逆转纤维组织异常沉积和恢复口腔黏膜的弹性。可选择糖皮质激素联合透明质酸酶、胰凝乳蛋白酶(chymotrypsin)局部注射。也可以利用丹参具有扩张血管、改善局部缺血状态、诱导病变区毛细血管增生、抑制成纤维细胞增殖及胶原合成、促进成纤维细胞凋亡和胶原降解的作用,采用糖皮质激素联合丹参注射液黏膜下注射,1 次 / 周,连续注射 8 周。

3. 酶类　包括透明质酸酶和胰凝乳蛋白酶。

(1)透明质酸酶:可以通过降解透明质酸基质来溶解纤维团块,降低胶原形成,软化和减少纤维组织,从而改善张口受限、缓解疼痛和烧灼感。可以联合曲安奈德、地塞米松等糖皮质激素局部注射,每周 1 次,每次 1500IU。

(2)胰凝乳蛋白酶:可作为蛋白水解和抗炎制剂用于治疗黏膜下纤维化。

4. 血管舒张剂　己酮可可碱(pentoxifylline)、盐酸苄丙酚胺(nylidrin hydrochloride)、盐酸丁咯地尔(buflomedil hydrochloride)等血管舒张剂可以扩张血管,改善病损部位缺氧状态。己酮可可碱同时具有抗炎和免疫调节活性,抑制肿瘤坏死因子生成,促进纤维蛋白溶解的作用。可每次口服 400mg,每天 3 次。其副作用是胃部刺激症状和皮肤潮红。

5. 干扰素　具有抗纤维化作用,抑制成纤维细胞生成以及胶原合成。局部注射,每次 50μg(150 万 U),每周 2 次,可注射 8 周。

6. 手术治疗　手术切除纤维条索可以改善严重张口受限。

7. 中药治疗　可选择活血化瘀药物辅助治疗,如丹参、当归、玄参、生地、黄芪、红花等。

8. 其他　可以补充维生素 A、维生素 B、维生素 C、维生素 E、铁剂、叶酸等。

(胡碧琼　刘晓松)

第10节 黏膜皮肤疾病

多形红斑

多形红斑（erythema multiforme）又称多形性渗出性红斑。本病为皮肤黏膜炎症性疾病，皮疹多形，有红斑、丘疹、风团、水疱等，特征性皮损为靶形损害即虹膜状皮疹，可伴有不同程度黏膜损害，如红斑、水疱、糜烂、渗出等。春秋季节较多见，多见于青少年，可发生于任何年龄，男性多于女性。病程2～4周，有自限性，发病过程中可伴有程度不同的全身反应。

【病因】

病因复杂，尚不完全清楚，现多认为发病与感染有关，如病毒、细菌、支原体、衣原体、螺旋体、真菌、寄生虫等感染均有可能，其中以单纯疱疹病毒感染最为常见。约占全部病例的90%，其次认为发病与变态反应有关，如发病前常有服药史（磺胺类、四环素、阿莫西林、巴比妥类、阿司匹林、抗结核药、抗癫痫类药物等）或服用特殊食物史如鱼、虾、蟹、奶制品等。其他如辣椒素、松香、甲醛、镍、灰尘、日光、疫苗菌苗血清或寒冷刺激等，均可成为诱发因素。此外，某些内脏疾病如自身免疫病、血管炎、非霍奇金淋巴瘤、白血病、多发性骨髓瘤等，也可伴发多形红斑，具体机制尚不清楚。因此，有学者认为本病可由多因素造成。不但有外界因素直接侵入体内，而且体内可能有作为病原体的因素作用于机体。

在以上因素中有的已被证明为其诱因，如单纯疱疹病毒、冷空气刺激可诱发本病。但临床上约有半数以上患者发病无任何诱因。

【临床表现】

发病多有季节性，春秋较多见，病情轻重不同，范围大小各异，可局限一处，也可泛发全身，一般可分为轻型和重型。

发病初期患者可有痒胀、灼痛等症状。病损多呈对称性分布，轻症患者可无明显全身不适。重症患者可出现头痛、发热、关节痛、乏力、食欲不佳、胸闷不适等前驱症状。

口腔表现：口腔损害常伴随皮肤损害同时发生，也可单独发生而无皮肤损害。口唇为其好发部位，颊、舌、腭等部位皆可波及。有水肿充血、红斑、水疱、破溃或大片糜烂面，覆以灰白或黄色假膜，在唇可伴有渗出结痂，周围充血发红，范围广泛。本病疼痛较剧烈，影响进食、吞咽，伴有口臭、发热和淋巴结肿大。唇部

因渗出结痂而粘接在一起，从而影响张口，并可合并继发感染。一般2～3周痊愈（彩图8-48、彩图8-49，见书末彩插）。

皮肤损害：皮肤为红斑、丘疹、水疱性病损。对称性散在分布于颜面、颈部、手足前臂、小腿伸侧与躯干部位。开始时为鲜红色、紫红色斑丘疹，形状不一、大小不等。红斑发展较快，以后中心变为暗红色、浅红色或浅褐色，合并有水疱或大疱。水疱破裂后形成糜烂面而有灼痒。过2～3天后，斑周围有红晕，干燥结痂，呈环形损害，形如虹膜，亦称靶形或虹膜状红斑。损害痊愈多不留瘢痕或色素沉着（彩图8-50～彩图8-52，见书末彩插）。

严重者全身症状明显，并伴有眼、鼻、生殖器、肛门等多孔窍损害。由于损害涉及外胚层等组织，所以又称多窍糜烂外胚层病（ectodermosis erosiva pluriorificialis），这种重型多形红斑亦称斯 - 约综合征（Stevens-Johnson syndrome）。其前驱症状明显，如乏力、头痛、咽痛、畏光、发热等。皮肤黏膜发生水疱、红斑、糜烂溃疡，相互融合成片，剧痛影响进食、说话。眼可出现结膜炎、角膜炎、脉络膜炎、虹膜睫状体炎甚至全眼球炎及眼球穿孔等严重损害，造成视力减退，继发感染而失明。还可发生特异性尿道炎、龟头炎、阴道溃疡。重者还可伴有胃肠道和上呼吸道并发症，引起食管炎、食管狭窄、肺炎、气胸等而导致死亡。

【病理】

光镜下皮肤表现为细胞内、细胞间水肿，结缔组织水肿，炎性细胞浸润。有中性粒细胞、淋巴细胞浸润，早期嗜酸细胞增多。毛细血管内皮细胞肿胀，血管明显扩张。类纤维蛋白变性、血管周围有炎性细胞聚集，主要为淋巴细胞。本病无棘层松解。有些患者在真皮浅层血管壁有IgM和C3沉积。

口腔黏膜为非特异性炎症，细胞内或细胞外水肿，上皮层有炎症细胞，主要为单核细胞、多形核白细胞浸润。上皮钉突不规则伸长，有上皮下或上皮内疱。上皮可有剥脱坏死。固有层有炎症细胞浸润，结缔组织水肿且血管扩张充血。

【诊断与鉴别诊断】

主要依据病史和临床表现进行诊断，目前尚无特殊的实验室诊断指标。临床特征为发病急骤，病程短，有自限性，多有复发史。口腔黏膜大片红斑充血糜烂、渗出结痂。伴有发热淋巴结肿大，并可有眼、鼻、生殖器等多孔窍损害。

实验室检查发现患者白细胞计数升高，嗜酸细胞计数增加。如合并HSV感染时，外周血或皮损部位

HSV 抗体或抗原检测阳性。

【鉴别诊断】

1. 过敏性口炎　过敏体质通过直接接触、口服或注射等途径接触变态反应原后，口腔黏膜产生变态反应性炎症。多呈急性发作。

（1）接触性口炎：口腔黏膜反复接触某种物质而发生炎症。如接触化学物质（如牙托材料）、食物、化妆品、牙膏、唇膏、糖果等产生变态反应。潜伏期从 1 小时至 1～2 天，黏膜充血水肿、出现水疱、糜烂渗出、上覆假膜，有明显灼热胀痛或剧痛。

（2）药物性口炎：即药物通过口服、含漱、湿敷、涂搽、离子导入、注射等不同途径进入机体，口腔黏膜产生变态反应炎症。黏膜灼热发胀或发痒、充血水肿、渗出糜烂、溃疡、坏死。也可以合并全身皮肤损害或局限固定性色素斑即固定性药疹。消炎药物、抗生素及镇静止痛药物常见发生过敏。

2. 疱疹性口炎　本病多发生于 6 岁以下儿童，常伴有上呼吸道感染病史，呈急性发作，为单纯疱疹病毒感染，病损可发生于口腔黏膜多个部位。开始广泛充血水肿，后为单个圆形或成簇的小的透明水疱。不久溃破形成小的表浅溃疡，可相互融合成大面积溃疡。全身可伴有发热、头痛、咽痛、身痛，相应淋巴结肿大压痛，患儿流涎拒食、哭闹不安。

3. 天疱疮　本病多呈慢性过程，黏膜发生水疱大疱损害，疱破留下灰白色疱膜，疱壁退缩露出红色糜烂创面，在糜烂边缘易发生黏膜上皮剥脱而扩大损害，即尼氏征阳性。病理主要表现为上皮内疱和棘层松解。

4. 白塞病　典型多伴有发热、不适、关节痛、结节性红斑等全身系统症状。皮肤针刺现象阳性。口腔黏膜常有反复发作的溃疡，可同时伴有眼部损害和生殖器病损，免疫学检查多有异常。发病过程长，常迁延不愈。

【治疗】

分析引发疾病可能的诱因并及时纠正。如停用可疑的致敏药物等。

口服抗组胺类药物，如苯海拉明、氯苯那敏、赛庚啶、异丙嗪、氯雷他定、去氯羟嗪、阿司咪唑等。还可用 10% 葡萄糖酸钙 20ml 加维生素 C 0.5g 静脉缓慢注射。此外，轻型患者可局部使用糖皮质激素类药物。病情重者可全身使用糖皮质激素，如泼尼松、地塞米松等。剂量根据病情而定，3～5 天后即可逐渐减量。

对症治疗和支持疗法，给予多种维生素，进流食或软食，增加营养，保持水和电解质平衡，注意口腔卫

生。必要时外用或口服抗生素以控制感染，促进病损愈合。局部可用 1%～2% 利多卡因凝胶涂布，或局部涂 1% 丁卡因等以止痛。

皮肤损害应保持干燥，防止继发感染。有渗出糜烂者，可外用新霉素糠馏油糊剂等。无渗出糜烂者，可用 5% 硫黄炉甘石洗剂外涂。

对于反复发作的患者，如一年发作数次，可采用小剂量抗病毒药物治疗，疗程数月不等。

【中医辨证】

中医认为本病相当雁疮、猫眼疮、血风疮等范畴。本病与风、寒、热、湿、气、血等因素有关。内外因交杂，脏腑失调。春秋易发，由于气候变迁腠理疏松不固，机体营卫失和，风热寒诸邪易于浸淫肌肤而发病。本病以实证居多，虚证较少。治以治标为先，清热利湿为大法，风、血、湿、热为本病主要证候，宜酌情治之。实热迁延除之未尽，灼阴耗气，阴血亏虚而使病程迁延不愈，也易反复。治疗应注意扶正祛邪、标本兼顾或以治本为主。

风寒挟湿者可用当归四逆汤、桂枝加当归汤、藿香正气散、薏苡仁汤等加减。

风热挟湿者可用消风清热饮、消风散、祛风胜湿汤、防风通圣散等加减。

如病变较重，全身症状明显者多为热毒炽盛，可用荆防败毒饮、清瘟败毒饮、化斑解毒汤、五味消毒饮等加减。中成药可配合应用连翘败毒丸、活血消炎丸、防风通圣丸等。

药物过敏性口炎

药物过敏（drug allergy），已成为当今药物不良反应的一个突出问题。药物过敏的发生有两个必要因素：过敏体质和与药物的接触，两者缺一不可。过敏体质是由遗传因素所决定。具有遗传过敏体质的人约占人口的 1/3 或更多，这些人容易发生过敏性疾病，如过敏性鼻炎、支气管哮喘、荨麻疹和湿疹等；另一个因素是暴露于致敏药物，能引起过敏反应的药物称为致敏药物。

药物过敏可引起多种多样的局部或全身症状。如药疹、血液病样反应、肝炎样反应、药物热等，重则出现过敏性休克。其中药疹在药物过敏中占主导地位。单独导致口腔炎者称药物性口炎（stomatitis medicamentosa），如伴有其他部位皮肤黏膜损害，部位较为固定，则称固定性药疹（fixed drug eruption）。

【病因】

变态反应是引起药物过敏的主要原因。一般药物

为简单小分子化合物，属半抗原物质。药物必须与机体内的蛋白质载体结合才能成为全抗原，引起抗体产生。但诱发变态反应的有时不是药物本身，而是药物在体内的降解产物或代谢产物。第一次使用药物后一般不发病，抗原作用下的抗体处于致敏状态，当机体再次接触相同抗原时则发生变态反应。变态反应的严重程度与药物性质有关，与数量无关。

许多合成药物具有较强的致敏性，导致药物过敏的发生率增加。有些药物需在光波作用下才引起反应，即光敏感性反应，如磺胺类、四环素类、巴比妥类和氯丙嗪类等。如应用两种以上药物，药物结构相近，可能发生交叉变态反应。另外，药物过敏与患者个体因素、药物结构、用药方式或长期蓄积作用发生中毒等有关。

【临床表现】

药物引起变态反应，需要一定潜伏期。初次发作潜伏期长，随着反复发作则潜伏期缩短，由24～48小时可缩短至数小时或数分钟即可发病。

药物性口炎可发生于口腔任何部位，口腔病损可先于皮肤损害出现。黏膜灼热、发胀，继之红斑充血、肿胀，水疱渗出、糜烂坏死。水疱单个或多个，大小不等。单个水疱较大，舌背中部好发，水疱壁薄易破裂，口内不易看到完整水疱，疱破后可见残余疱壁，圆形或界限清楚的糜烂或溃疡，唇、舌、颊、腭等部位均可发生。发生于唇，充血水肿，渗出结痂，相互融合，动则出血，张口受限。多伴有相应淋巴结肿大压痛，陈旧性损害可遗留黑褐色色素沉着（彩图8-53，见书末彩插）。

皮肤损害表现均为大小不等的红斑、丘疹、水疱。红斑中央出现水疱，状似虹膜。皮肤损害好发于手足四肢、颜面等部位。其他如生殖器、肛门、眼等孔窍也为好发部位，全身症状多不明显。

另一特点是药疹再次发作时，局部灼热发痒，有暗红色斑，呈圆形或椭圆形，边缘清楚，数目不多或为单个，多发生于固定位置，称固定性药疹。以唇多见，腭、颊也可发生。但再次发作除在原有固定位置发生外，亦可在其他部位出现新药疹。药疹持续一周左右，消退后可留有棕褐色或黑色色素沉着，可存留较长时间而不消退。

此外，临床还可见到氯喹、阿的平等药物引起口炎和黏膜苔藓样药疹，以及银汞充填物可引起苔藓样损害。

药物严重过敏可在全身出现泛发大疱，可累及多个孔窍甚至脏器，称中毒性表皮坏死松解症。因此对过敏体质患者用药宜慎重。

【诊断】

根据用药病史及临床损害、发病部位，不难作出诊断。应查清过敏物质以防止复发。检查嗜酸细胞计数可偏高。对可疑致敏物质进行斑贴试验，有助于明确诊断。

【治疗】

重要的是查清致敏物质，避免再次接触或使用，亦应停止使用可疑致敏物质。

抗组胺类药物，临床常用H1受体拮抗剂。临床选用此类药物时，需考虑该药的疗效与副作用。老一代抗组胺药如异丙嗪、氯苯那敏等易通过血脑屏障与中枢神经系统受体相互作用，出现较为严重的副作用。目前临床常用阿司咪唑、氯雷他定和非索非那定等。亦可静脉缓慢注入10%葡萄糖酸钙20ml加0.5g维生素C或0.5%氯化钙10ml用25%葡萄糖液稀释1倍后缓慢静注，以增加毛细血管的致密性，减少渗出和减轻炎症。

病情严重者可用糖皮质激素。该类药物是目前治疗变态反应类疾病最有效的药物，大剂量口服可控制几乎所有的过敏性疾病的患者。如泼尼松、地塞米松、倍他米松等皮质激素。除有较强抗炎作用外，还能减少组胺、5-羟色胺及其他活性物质的形成和释放以减轻充血、渗出等过敏反应。

全身症状严重，病损广泛者，可酌情应用拟交感神经兴奋剂。如肾上腺素皮下或肌内注射0.5～1mg，或异丙基肾上腺素0.2～0.4mg加入5%葡萄糖液500ml中静脉滴注。但对有心血管系统疾病、甲状腺功能亢进患者等禁用。这些儿茶酚胺类药物使腺苷酸环化酶活化，促进cAMP生成，从而抑制由IgE引起的活性介质释放，以减少水肿渗出，从而达到治疗过敏目的。

全身支持疗法和局部对症处理均很重要。给予大量维生素C，可影响机体过敏过程中活性物质形成，有拮抗缓激肽和组胺作用，减少毛细血管通透性。适当给予烟酰胺，维生素B$_2$，维生素B$_{12}$等，有降低体内和皮肤对光敏感的作用。

口腔黏膜应保持局部清洁，同时止痛消炎，防止继发感染。适当补充液体、加强营养、维持水和电解质平衡。局部药物湿敷和口腔含漱。病损处贴以激素类药膜或软膏等。

【中医辨证】

中医古籍中无药疹、药物过敏等的明确记载。多视为"药毒"或不良反应，入内发于肌肤腠理，致湿热邪毒内蕴、复感风邪，不能透达肌表而发病。有称之为湿毒疡，治宜清热利湿、凉血疏风。方药如防风通圣散、化斑解毒汤等加减。主要药物如地肤子、白鲜皮、蝉蜕、赤苓皮、黄芩、浮萍、赤芍、防风、连翘等。

过敏性接触性口炎

【病因】

过敏性接触性口炎（allergic contact stomatitis）属Ⅳ型变态反应，是过敏体质者于局部接触某些物质后发生变态反应而引发的一种炎症性疾病。

义齿基托（甲基丙烯酸甲酯、镍铬合金、钴铬合金）、牙体充填物（银汞合金、树脂类）、嵌体（金、银）、牙膏、唇膏、口香糖、丁香油、碘剂等均可作为变应原使某些个体致敏，引发口腔黏膜变态反应。这些反应中有的是直接接触引起反应；有的是在生产过程中接触中间产物致敏；有的经阳光照射后才有致敏性。

由于口腔黏膜有唾液的稀释和缓冲作用，口腔黏膜血管比较丰富利于吸收和扩散，因此外来物质与黏膜角蛋白不易结合，故症状出现缓慢。另外，黏膜接触抗原物质后，至少 7～10 天在局部才形成抗体，此时的口腔上皮已被致敏。因此，抗原物质吸收后，局部产生抗原抗体反应，接触物质后有一定潜伏期，长短不同。机体接触过敏原后，一般经 2～3 天才出现病理反应，首先在接触部位发生病变，轻者黏膜肿胀发红，或形成红斑。重者发生水疱、糜烂或溃疡，甚至组织坏死。病变除在接触部位外，也可向邻近部位扩展。接触物质去除后，黏膜炎症可继续存在和发展，所以应及时控制和治疗。

【临床表现】

常见的接触性口炎，如义齿性口炎，亦称托牙性口炎，系与基托接触的黏膜出现充血、灼热、水肿、刺痛、发疱、糜烂等症状。

化学物理因素也可引起口炎，由强酸、强碱、腐蚀性药物及高温或带有刺激性的食物饮料等引起。

另一种较常见的过敏反应由银汞合金或金属冠引发。临床可见银汞充填或金属冠的相应部位的黏膜和牙龈黏膜发红，或有白色条纹状病变，患者有不适烧灼感或刺痛感，或出现糜烂或溃疡，此称为苔藓样病变。除过敏因素外，有人认为金属在口腔中形成的流电作用与病变的发生也有关。

此类患者去除旧充填物或换以其他材料充填物后，病损可逐渐消退。

此外，极少数情况下，口腔黏膜局部使用含漱剂、止痛剂、抗生素软膏或唇膏等亦有发生过敏反应。在药物接触部位出现瘙痒不适或刺痛。亦可出现肿胀发红，甚至糜烂、出血。

【诊断】

有可疑物的直接接触，去除接触物后病损减轻甚至自愈，再接触时又可复发；病损仅限于口腔黏膜皮肤接触区域，出现充血、水肿、水疱、糜烂或溃疡；实验室检查患者可出现嗜酸粒细胞增高。斑贴试验是诊断接触性口炎既可靠又简单的方法。

【治疗】

避免再次接触变应原。严重者可口服抗组胺类药物，如氯苯那敏、阿司咪唑等以止痒、消炎。或可酌情使用糖皮质激素类制剂。也可同时口服维生素 C、钙制剂，严重者用 10% 葡萄糖液 10ml 静脉注射，1 次 /d。

天疱疮

天疱疮（pemphigus）为一组原因不明，以上（表）皮内棘细胞松解为特征的大疱性皮肤黏膜病。慢性病程，现多认为是自身免疫性疾病。本病比较少见，在没有应用糖皮质激素治疗前死亡率很高。确诊后 1 年内死亡率为 50%，如今 10 年生存率达到 95% 以上。

【临床流行病学】

天疱疮的发病率一般约为 1～16/100 万左右。男性与女性的比例在 1:1～1:1.3 之间。本病可发生于任何年龄（包括婴儿至老人）、种族和民族。但在犹太人及吉普赛人中，其发病率明显升高。临床上最多见于 40～60 岁的人群，儿童少见。临床根据上（表）皮内棘细胞松解部位不同分为寻常性、增殖性、落叶性和红斑性天疱疮 4 种类型。各型损害虽有不同，但均有棘层松解的病理表现。其中寻常性、增殖性天疱疮的棘细胞松解在基底细胞层上；落叶性和红斑性天疱疮的棘细胞松解发生在基底细胞上层和颗粒细胞层。

【病因和发病机制】

尚不十分清楚，目前认为本病系自身免疫性疾病。

1. 3/4 患者血清中有抗棘细胞特异抗体，主要为 IgG。抗体效价的高低与波动，和疾病严重程度有关。病情加重时滴度升高，缓解时则下降。20%～40% 的患者 IgA、IgM 呈阳性，C3 补体也多呈阳性。

2. 直接免疫荧光染色检查发现在上皮内水疱中松解的棘细胞膜周围显示荧光环，对早期诊断有重要作用。在寻常性、增殖性天疱疮棘细胞间荧光环在上（表）皮全层；落叶性和红斑性天疱疮棘细胞荧光环发生在上（表）皮上半部更明显。

3.电子显微镜观察到早期桥粒彼此分离,后期桥粒消失。

4.有报道天疱疮抗原为糖蛋白,现证实天疱疮抗原为桥粒芯蛋白(desmoglein, Dsg)。Dsg 是一种跨膜蛋白,在维持上皮细胞间的相互连接中起重要作用。Dsg 分 Dsg1、Dsg2、Dsg3 三型。Dsg1 主要分布于复层鳞状上皮的上层,Dsg3 主要分布于复层鳞状上皮的下层,而 Dsg2 在皮肤附属器如汗腺、毛囊的上皮中表达。用免疫印记法及免疫沉淀法证实寻常型天疱疮的抗原为 Dsg3,红斑型天疱疮抗原为 Dsg1。

天疱疮的发病机制尚未完全明了,一般认为天疱疮抗体与相应的抗原 Dsg1、Dsg3 结合后,引起上(表)皮细胞合成并释放纤维蛋白溶酶原激活剂,使纤维蛋白溶酶原转化为纤维蛋白溶酶,后者造成棘细胞黏合能力丧失,棘细胞松解。另一种观点认为天疱疮抗体与 Dsg1、Dsg3 结合后,抑制桥粒黏合上皮细胞的功能所致。

【临床表现】

1.寻常型天疱疮(pemphigus vulgaris) 是天疱疮中最常见也是最严重的一型。有报道 70% 以上以口腔为初发病损区域,90% 在疾病发展过程中出现口腔损害。所以,大疱病损常首先出现于口腔黏膜,早期病损局限并有缓解期,糜烂面可愈合。后期大疱糜烂扩延全口,造成进食时疼痛,患者进食受限。口腔损害常单独存在数月,后皮肤出现大疱或口腔与皮肤同时出现大疱。急性发作后可转为慢性发作,也有从开始即呈慢性发病过程者。除口腔黏膜外,外阴部、肛周及眼结膜也可受累。

(1)口腔表现:病损可发生于口腔各部位,并常早于皮肤损害。唇、舌、腭、颊、龈为好发部位。开始口内发疱,可由局部创伤引起,即使轻微刺激也能诱发。疱从小逐渐发展扩大成圆形大疱,多为 1~2 个,也可广泛发生,直径由几 mm 到 1cm 以上,大小不等。疱壁薄、透明,松弛易破。疱破后疱膜向周围退缩,使溃疡扩大,这种现象称"周缘扩展"。此时有锐痛、易出血。用镊子、探针挑揭疱膜时,可向周围外观正常的黏膜扩展延伸,此现象为棘层松解所致,对诊断有一定价值。对外观正常的皮肤或黏膜加压刺激或摩擦后,易形成疱或脱皮,轻压疱顶可使疱向四周扩展,这种现象称尼氏征(Nikolsky sign)阳性。疱破后揭去疱壁假膜,遗有鲜红糜烂面,糜烂面远比疱的面积为大,边缘充血发红。局部创面可因继发感染而发生疼痛并影响吞咽。口内各病损经常处于发生、消退、愈合等不同阶段,所以病损呈多种多样。本病如处理不当可发展成广泛播散的严重损害。经治疗后病情可控制缓

解或呈慢性持续状态(彩图 8-54~彩图 8-57,见书末彩插)。

(2)皮肤损害:皮肤损害特点为壁薄、松弛的大疱,病损常成片广泛发生,多见于易受摩擦和受压处,如背、胸、腋下、腹股沟等处。常在外观正常的皮肤上出现大小不等的水疱。疱壁薄而丰满,有张力呈圆形,内为透明淡黄稍黏稠液体,易破裂,有臭味。疱破裂后,皮肤表面剥脱露出红色糜烂面,继发感染后形成脓痂,愈合后留有褐色色素沉着。皮肤水疱可向周缘扩展,未破裂的疱液变为浑浊并可逐渐干瘪(彩图 8-58,见书末彩插)。皮肤尼氏征阳性也是棘细胞间黏合能力减弱或丧失的一种表现。

本病随着病情发展和继发感染,体温升高,水疱反复发作,使大量电解质、蛋白质随疱液丢失消耗,体质逐渐下降衰弱,以致反复感染而中毒死亡。

2.增殖型天疱疮(pemphigus vegetans) 少见,常见于抵抗力较强的年轻人。病程缓慢,症状较轻,预后一般较好。口腔黏膜损害与寻常性天疱疮基本相同,但剥脱面呈乳头状或疣状增生性病损。皮损可发生在任何部位,以皮肤皱褶及黏膜皮肤交界处最明显,如腋窝、乳房下、腹股沟、会阴、肛门、鼻唇沟等部位,有水疱、糜烂、乳头状的增殖等损害,表面隆起如沟裂,或增生突起,可合并感染,有分泌物渗出形成结痂。由于皱褶部位温暖潮湿,易继发细菌及真菌感染(彩图 8-59、彩图 8-60,见书末彩插)。

3.落叶型天疱疮(pemphigus foliaceous) 黏膜损害少且轻。由于表皮细胞的松解发生在棘细胞上层或颗粒层,大疱疱壁菲薄,水疱更易破溃,尼氏征阳性。开始于胸背上方、头、颜面各部,损害逐渐扩大遍及全身,松弛大疱干瘪成鳞屑性痂皮,痂皮下渗出黏稠黄色液体,伴有臭味。皮损增多融合成弥漫性片状痂屑,形成厚层易剥离脱落如落叶,故亦称剥脱性天疱疮。全身症状轻,病程缓慢,由于痂屑下分泌物被细菌分解,常伴有臭味。

4.红斑型天疱疮(pemphigus erythematosus) 本型病变较轻。常在胸背上部、头、面等处可见对称性紫红色斑片,直径约 0.5~1.0cm。红斑基础上形成壁薄水疱,松弛大疱很快破裂干枯结痂或呈污垢样鳞屑损害,类似脂溢性皮炎。鼻部损害似红斑狼疮。口腔黏膜损害较少且轻。尼氏征阳性。全身症状轻,病程缓慢,预后好。本型可能是落叶性天疱疮的一种局限型,也可转变为落叶型天疱疮,是四型天疱疮中的良性型。

【病理】

1.组织病理 各型天疱疮的组织病理的共同特

点是棘细胞层松解，上皮内疱（或裂隙）形成。由于上皮棘细胞水肿，细胞间桥消失，细胞间黏合质溶解，使得棘层出现松解的棘细胞分离，在上皮层内形成疱或裂隙。疱液内可见单个的松解棘细胞，这种细胞变性呈圆形而不是多边形，胞核大而深染，核周有窄晕。新鲜大疱组织染色，可见变性的天疱疮细胞（Tzanck cell）。固有层有淋巴细胞浸润，有时有较多嗜酸细胞和中性粒细胞浸润。

不同类型的天疱疮棘细胞松解的部位是不同的。寻常性天疱疮棘细胞松解发生在基底细胞的上方，因此水疱在基底层上。增殖型天疱疮棘细胞松解的部位与寻常性相同。所不同的是上（表）皮呈乳头瘤样增生，在上（表）皮内可见嗜酸细胞微脓肿。落叶性和红斑性天疱疮的棘层松解发生在颗粒层或棘细胞的上层，疱内可见松解的棘细胞。

2. 免疫病理　免疫荧光检查有重要的诊断价值。

（1）上皮棘细胞膜周围有呈翠绿色荧光环。系免疫球蛋白和（或）C3 沉积所致，主要为 IgG，其次为 IgA、IgM。

（2）取患者静脉血作间接免疫荧光检查，患者血清中含有抗表（上）皮细胞间的抗体。

【诊断与鉴别诊断】

1. 诊断　天疱疮患者常因口腔症状在口腔科首诊，因此口腔科医师在该病的早期发现、规范化诊断、治疗以及防止严重并发症发生中起着重要作用。

（1）口腔黏膜反复发疱糜烂，呈慢性过程，无其他原因，无痊愈倾向，即使无皮损也应考虑天疱疮的可能。疱壁易揭起可探入延伸，尼氏征阳性。尼氏征阳性对诊断有较高的特异性，但敏感性低，有研究报道约为 69%。

（2）组织病理表现棘层松解和上皮内疱即可明确诊断。组织病理学检查对天疱疮诊断非常必要，有报道组织病理学诊断天疱疮的特异度达 100%。组织病理学检查对取材要求高，有时难以取到完整的上皮或水疱，有学者建议病理检查不应作为该病诊断的首选检查方法。在口腔取材时应选取糜烂面或水疱周围相对正常的组织为切除目标。

（3）免疫荧光检查：包括直接免疫荧光（direct immunofluorescence，DIF）和间接免疫荧光（indirectimmunofluorescence，IIF）检查。免疫荧光检查曾作为天疱疮诊断的金标准，两者在本病的诊断中均具有很高的特异性和敏感性。有研究表明取黏膜组织与分离上皮组织 DIF 对天疱疮诊断的可靠率可达 100%，取脱落细胞的 DIF 检查敏感性也可达 85.7%。IIF 法检测天疱疮患者血清中抗体，是临床诊断天疱疮常用的重要检测手段。但因选择底物不同，敏感性、特异性有较大的差异，据文献报道人皮肤、豚鼠食管上皮、猴食管上皮、猴唇、兔子食管上皮都曾用做间接免疫荧光法诊断天疱疮的底物，阳性率从 40%～90% 不等。张红梅等研究显示以猴食管 / 猴舌上皮为底物 IIF 法检测寻常型天疱疮抗体均有较高的敏感性和特异性，敏感性分别为 84.1% 和 93.2%，特异性分别为 82.8% 和 93.1%。可作为寻常型天疱疮的常规诊断方法之一。

（4）脱落细胞学涂片检查，可作为辅助诊断。取新鲜疱底组织刮片固定染色（姬姆萨或巴氏染色）可见变性的棘层松解细胞，单个或成簇，胞核胞质比例改变，胞体圆形，胞核肿大，染色质多且色深，周围均质胞质呈晕状，界限清楚，即天疱疮细胞。但不是每个患者都能找到棘层松解细胞，脱落细胞检查诊断天疱疮的阳性率约在 72%。

（5）Dsg1、Dsg3 ELISA 法是近 10 年来出现的天疱疮特异性抗体的检测技术，具有高度的敏感性和特异性，敏感度为 81%～100%，特异度为 92.3%～100%，被认为可以作为诊断天疱疮的一种重要的血清学手段。国内张红梅等采用 Dsg1、Dsg3 ELISA 法检测寻常型天疱疮血清中自身抗体敏感性为 88.6%，特异性为 93.1%。此外，有研究显示血清抗体水平的变化与病情变化有一定的相关性，可用于病情监测及指导临床治疗。

临床诊断时，如果仅依靠尼氏征和脱落细胞学检查，有近三成患者可能被漏诊，应以活体检查和（或）免疫荧光检查作为诊断的主要依据。

2. 鉴别诊断　主要与类天疱疮、多形红斑、过敏性口炎、疱性扁平苔藓、大疱性表皮松解症等区别。

（1）类天疱疮（pemphigoid）：包括黏膜良性类天疱疮或大疱性类天疱疮。类天疱疮的临床特点为疱壁厚而紧张，所形成的糜烂面较小，尼氏征阴性。病理表现为上皮下疱。免疫荧光检查在基底膜区可见 IgG 沉积。

（2）大疱性表皮松解症（epidermolysis bullosa）：本病较少见，多为先天性家族遗传性皮肤病。亦可无遗传史，是表皮先天性缺陷。口腔黏膜尤其是软腭，在进食时因摩擦可发生大疱。疱较大而丰满，内为浆液或血液，破溃后可痊愈。多有家族史，从幼年即可发作，可发生于手、足、膝等处。可因摩擦而发生大疱，破溃愈合后不留瘢痕，可有色素沉着。

【治疗】

治疗应以规律服药、长期随访为原则。

1. 支持疗法　因患者体质虚弱，抵抗力下降，应给予高蛋白、多种维生素饮食。进食困难者，可由静脉补充液体,或少量输血,或进流食。

2．糖皮质激素　糖皮质激素是首选药物,明确诊断后应立即服用。常用药物如泼尼松、甲泼尼龙、地塞米松等。地塞米松因副作用较大,一般不作为首选用药。使用时应遵循"早期应用,足量控制,合理减量,小量维持"的原则。糖皮质激素应用分为起始、控制、维持、减量四个阶段。在四个阶段中,激素起始剂量选择和用法是治疗的重点和难点,应遵循个体化的治疗原则,即不同患者采取不同的方法。开始药量视病情而定,按病损范围和严重程度决定最初剂量。仅有口腔黏膜损害者,起始剂量泼尼松可给予 40～60mg/d。皮肤与口腔同时出现病损者,面积广泛损害严重者,多采用大剂量。病情好转、减轻或控制后(即原有糜烂面基本消失后),可逐渐减量。用药后如有新疱发生或糜烂有明显渗出,应及时酌情增加糖皮质激素的用量,增加的量为原量的 1/3～1/2,病情控制后可再维持 1～2 周,然后逐渐减量。开始减药的速度可快些,如最初的 3～4 周,可每 7～10 天减总量的 10%,以后每 2～4 周减 1 次。对重症患者,当泼尼松用量减至 30mg/d 后,减药速度应放慢,直到减至维持量和逐渐停药。维持量为 10～15mg/d,隔天晨起顿服,常需服用数年,疗程长短视病情而定,平均需要 2～4 年。通常通过规范化治疗,多数患者可逐渐停药达到痊愈。减药过程中一旦有新病损出现,则应暂停减药。若因减药速度太快或骤然停药导致病损大面积复发,则需果断地增加用量或重新给药。对于难治、重症或者复发病例,应及时请相应科室会诊共同商定治疗计划或转诊入院治疗。可以采用静脉或口服给药的激素冲击疗法。

在皮质激素治疗前和治疗期间,应注意禁忌证和不良反应。如有高血压、糖尿病、消化道溃疡、结核等患者应在治愈或病情控制后使用。长期服用者应注意继发细菌或真菌感染、水电解质紊乱、骨质疏松或股骨头无菌坏死等。临床上在服用大剂量皮质激素时,应同时给予补钾制剂、钙片和保护胃黏膜的药物等。

3．免疫抑制剂　对服用皮质激素有禁忌证或用大剂量激素仍不能控制病情时可配合免疫抑制剂治疗。常用免疫抑制剂如环磷酰胺、硫唑嘌呤、甲氨蝶呤等药物,甲氨蝶呤每周口服 10～25mg。使用前及使用中应定期检查肝功能、白细胞。环磷酰胺直接作用于DNA 交叉链,阻断细胞的有丝分裂和分化,从而抑制和杀伤淋巴细胞,是目前最强的免疫抑制剂,对体液免疫抑制较强,对细胞免疫有一定效果。可用于缓解期,50～100mg/d,有防止复发作用。硫唑嘌呤是一种有免疫抑制性生理性的嘌呤类的化学同类物,对天疱

疮有一定疗效,50～250mg/d。在泼尼松减到维持量时加入硫唑嘌呤,逐渐减少激素剂量至最后停药,并开始减少硫唑嘌呤用量,后期联合使用,效果好于单独使用泼尼松。硫唑嘌呤的副作用有对骨髓、肝的毒性作用,致癌作用,并可使白细胞减少、贫血、血小板减少。

4．血浆交换疗法　仅在病损广泛、严重,且应用大剂量皮质激素后仍未控制时使用。方法:每周 2～3次,每次交换血量 1.5～2.0L。

5．为防止继发感染,有时短期加用抗生素。应用激素和抗生素时,应注意防止真菌感染。

6．口腔局部治疗,以防止感染、止痛、消炎为主。应保持口腔卫生,防止继发感染。药物如氯己定、雷佛奴尔、多贝尔溶液等。为减少黏膜敏感疼痛,可用1%～2% 利多卡因溶液含漱。局限性的口腔黏膜损害可配合局部的激素治疗。如病损区局部注射或涂搽激素类软膏如曲安奈德、氯倍他索等。对于单个持久的糜烂面也可采用局部地塞米松封闭方法,有助于病损的愈合。或局部应用糖皮质激素类软膏如曲安奈德等。

【中医辨证】

天疱疮在中医书籍中没有完全对应记载,它与中医之王灼疮、浸淫疮、天疱疮有相似之处。与火赤疮、蜘蛛疮相似较少。中医认为本病为心火炽盛热乘心脾,脾虚蕴热熏蒸于肌肤黏膜积聚成疮。肺主皮毛,宣发肃降气机宣畅失调,复受暑热秽气伏结,邪热水湿相蒸,日久化燥伤阴耗气,气血不足,久之累肾,最后导致邪盛正衰。本病与心、肺、脾、肾等经均有联系。

脾虚湿盛型宜清热除湿、泻心解毒、凉血健脾。方药可用补中益气汤、萆渗湿汤、五苓散、清脾除湿饮等加减。

热毒炽盛型宜清热解毒、清营凉血、泻火渗湿。方药如黄连解毒汤、清营汤、清瘟败毒饮、甘露消毒丹等加减。

本病迁延日久、反复重叠、交杂发作,湿热贯彻始终,正气逐渐虚衰。因此应清热除湿、补益正气、扶正祛邪、标本兼顾治之。

家族性良性天疱疮

又称为 Hailey-Hailey 病,1939 年报道该病。本病较少见,病程缓慢,病情较轻,系常染色体显性遗传性疾病。亦可见无家族史病例。近年来研究发现该病多由编码钙离子泵的基因 *ATP2C1* 发生多种突变,导致张力微丝和桥粒复合体改变或细胞间物质形成障碍所致,常于青春期后发病,好发于颈、腕、腹股沟、外阴、

会阴、肛周、股内侧、腋窝等容易摩擦的部位，病变可局限或泛发。基本损害是成群水疱，疱液早期清亮很快混浊，破裂后留下糜烂或结成厚痂，周缘往往有松弛性水疱为该病的特征，有时伴有恶臭味。

不典型的损害有斑丘疹、角化性丘疹、乳头瘤样增殖病变，患者可有局部刺激或瘙痒症状。口腔较少出现病损，损害较轻，类似天疱疮。组织病理可见棘层松解。免疫荧光检查阳性。临床上病情反复，夏季多加重。治疗困难，目前主要有药物治疗、外科治疗和激光治疗。预后良好。

副肿瘤天疱疮

副肿瘤天疱疮（paraneoplastic pemphigus，PNP）是一种特殊类型的自身免疫性大疱性皮肤黏膜病。该病由 Anhalt 等 1990 年首先报道并命名。该病的特点是在疱病的基础上伴发肿瘤，最常伴发的是淋巴细胞增生性肿瘤。由于其可造成多个内脏器官的受累，近年来，又有学者将本病称为副肿瘤自身免疫器官综合征（paraneoplastic autoimmune multiorgan syndrome，PAMS），该病在临床上、病理上有其特殊性，临床表现为严重的黏膜糜烂和多形性皮肤损害，血清中存在能识别斑蛋白等多种成分的独特的自身抗体。死亡率高达 80%。

【病因】

目前认为副肿瘤天疱疮属自身免疫性大疱性皮肤黏膜病。在肿瘤时，机体的免疫功能发生异常，肿瘤能表达斑（plakin）家族蛋白，尤其是桥斑蛋白（desmoplakin I），机体所产生的抗肿瘤抗原的抗体或者 T 淋巴细胞可与皮肤黏膜中的桥粒或半桥粒蛋白成分发生交叉反应而导致皮肤黏膜损伤。此外，有研究发现伴发的 Castleman 瘤患者，体内存在一种肿瘤的 B 细胞克隆，可直接产生或分泌病理性自身抗体引发自身免疫病。

【临床表现】

好发于中青年，男女均可罹患。

1. 口腔病损 约 90% 的副肿瘤天疱疮患者有口腔病损，并可为本病的唯一表现。首发的疱性病损较少见，45% 的患者仅表现为口腔广泛糜烂、溃疡，充血，大量渗出物。累及颊、舌、腭、龈等多个部位。疼痛明显，影响进食。此外，PNP 患者口腔可具有多种不同的临床表现，如扁平苔藓样病损、多形红斑样、移植物抗宿主样反应等。顽固性口腔炎为最常见到的临床特征。

2. 皮肤损害多样性 在四肢的屈侧面和躯干部可出现泛发的紫红色斑丘疹，掌趾大片状紫红斑。此外，在四肢远端可见多形红斑样皮损，在红斑基础上出现水疱或大疱。尼氏征可阳性。自觉不同程度的瘙痒。

3. 其他黏膜 眼结膜糜烂、眼周皮肤红斑、外阴部糜烂。此外，患者食管、气管也可出现糜烂。

4. 合并有良性或恶性肿瘤 与副肿瘤天疱疮有关的肿瘤依次为非霍奇金淋巴瘤、慢性淋巴细胞白血病、Castleman 病、胸腺瘤、分化不良的肉瘤、Waldenstrom 巨球蛋白血症、炎性纤维肉瘤、支气管鳞状细胞癌等。如为良性肿瘤，将肿瘤切除 6～18 个月后黏膜皮肤病损可完全消退；若为恶性肿瘤，皮肤黏膜病损呈进行性加重，预后不良。

【组织病理】

组织病理上同时具有天疱疮及扁平苔藓的特点。可见松解棘细胞，表皮内可见坏死性角质形成细胞、基底细胞液化变性，真皮浅层（或固有层）有致密的淋巴细胞及组织细胞浸润。

【免疫病理】

1. 直接免疫荧光示棘细胞间有 IgG、C3 沉积。

2. 以大鼠膀胱为底物行间接免疫荧光检查，见鼠膀胱上皮的棘细胞间呈强阳性，表明患者血清中存有 IgG 自身抗体。

3. 以表皮蛋白提取物为底物，行免疫印迹实验或免疫共沉淀实验，可发现患者血清可识别多种表皮棘细胞间链接蛋白，主要是斑蛋白（plakin）系列。最常见的是壳斑蛋白（envoplakin）、周斑蛋白（periplakin）、桥粒斑蛋白 I（desmoplakin I）和桥粒斑蛋白 II（desmoplakin II）。有的患者尚可识别大疱性类天疱疮抗原 BP230 以及 Plectin 等。

【诊断】

1. 严重的疼痛的大面积的黏膜糜烂和多形性皮损。口腔黏膜损害是 PNP 最先出现的症状，部分患者为就诊时唯一症状。

2. 组织病理示表皮内棘层松解、表皮内疱及出现个别角质形成细胞坏死等。

3. 直接免疫荧光检查示 IgG 或补体在表皮细胞间沉积，或补体沉积于基底膜带。

4. 间接免疫荧光检查示皮肤或黏膜上皮细胞间阳性染色，尚可结合于鼠膀胱等移行上皮。

5. 免疫印迹患者血清能结合 250、230、210 和 190kD 的表皮抗原。

6. 发现相伴的良性或恶性肿瘤，特别是淋巴细胞增生性肿瘤。

免疫病理学检查对于副肿瘤性天疱疮的诊断具有重要意义。PNP 患者血清抗体与膀胱上皮结合最强，此外还可与呼吸道、小肠及大肠、甲状腺上皮和肾脏、膀胱及肌肉（平滑肌和横纹肌）等多种上皮结合。以大鼠膀胱为底物行 IIF 可作为副肿瘤天疱疮的过筛试验，且可通过滴度的改变监测病情的变化。

对怀疑为副肿瘤天疱疮的患者应作全身体检，如胸片、胸部 CT、腹部 B 超或全身 CT 以寻找相伴的肿瘤。

【治疗】

副肿瘤天疱疮最重要的治疗措施是早期发现并积极治疗原发的肿瘤，采取手术切除、放疗或化疗等方法并对皮肤黏膜病损进行适当治疗。良性肿瘤患者多在肿瘤切除后 0.5～1.5 年皮损即明显消退或完全消退。而恶性肿瘤则预后较差，皮肤黏膜损害视病情轻重，可给予糖皮质激素，一般起始量为泼尼松 0.5mg/kg 或给予其他免疫抑制剂如环磷酰胺、硫唑嘌呤或环孢素 A。此外，可在切除肿瘤的术前、术中和术后静脉给予丙种球蛋白（intravenous immunoglobulin, IVIG）1～2g/kg 以封闭肿瘤释放到循环中的自身抗体。

此外，支持疗法，如加强营养、注意水电解质平衡，纠正低蛋白血症等也非常重要。此外，有作者提出对肿瘤切除后病情仍无明显好转者进行免疫透析方法可起到治疗效果。

瘢痕性类天疱疮

瘢痕性类天疱疮（cicatricial pemphigoid）又称良性黏膜类天疱疮（benign mucosa pemphigoid），是一种慢性进展性疾病，可导致严重的局部并发症。以水疱为主要临床表现，口腔与眼结膜等体窍黏膜损害多见。口腔可先于其他部位发生，牙龈为好发部位。严重的眼部损害可影响视力，甚至造成失明。中年或中年以上发病率较高，女性多于男性。

【病因】

一般认为本病为自身免疫性疾病，用直接免疫荧光法检查患者的组织，在基底膜区有带状的 IgG 和（或）C3 沉积所致的荧光、IgG 常见的亚型 IgG_4。间接免疫荧光法检测患者血清发现有低滴度的自身抗体存在。近年来对瘢痕性类天疱疮抗原的研究显示，瘢痕性类天疱疮的自身抗原可能为层粘连蛋白 5（层粘连蛋白 332）、整合素 β_4 或 BP180。

【临床表现】

主要侵犯口腔黏膜及眼结膜。发病缓慢，病情迁延。口腔黏膜多首先受累，并可长期局限于口腔。2/3 患者有眼损害，受侵严重者可导致瘢痕粘连，甚至致盲。皮肤损害较少见。

口腔黏膜主要表现为类似剥脱性龈炎样损害，牙龈为好发部位。局部充血发红水肿，形成 2～6mm 的大疱或小疱，与寻常天疱疮不同，疱壁较厚，色灰白透明清亮，触之有韧性感，不易破裂。其次是疱破溃后无周缘扩展现象，疱壁不易揭起，尼氏征阴性。疱多在红斑基础上发生，疱破裂后形成与疱大小相同的红色糜烂面。如继发感染则形成溃疡基底有黄色假膜的化脓性炎症。疼痛较轻，多不影响进食。疱破溃后糜烂面愈合约需 2 周左右，愈合后常发生瘢痕粘连。严重的病例可在软腭、扁桃体、舌腭弓、咽腭弓等处造成黏膜粘连，瘢痕畸形。

眼部病变可和口腔黏膜损害一起出现。病变开始时较为隐匿，早期可为单侧或双侧的反复性结膜炎，患者自觉有灼热感、异物感。伴有水疱发生而无破溃，后结膜发生水肿，在睑球结膜之间出现纤维粘连。也可在眼睑边缘相互粘连，可导致睑裂狭窄或睑裂消失，甚至睑内翻，倒睫以至角膜受损、角膜斑翳而影响视力。眼部水疱病损可发生糜烂或溃疡，但较少见。随着病情发展，角膜血管受阻，并被不透明肉芽组织和增殖结缔组织遮盖而使视力丧失。泪管阻塞，泪腺分泌减少。

其他孔窍如鼻咽部黏膜、食管黏膜及肛门、尿道、阴道等处黏膜也可发生糜烂炎症。皮肤病损较少见，少数患者皮肤可出现红斑水疱，疱壁厚而不易破裂。疱破后呈溃疡面，以后结痂愈合，但愈合时间较长，可遗留瘢痕和色素沉着。

【病理】

组织病理：为上皮下疱，基底细胞变性，致使上皮全层剥离。结缔组织胶原纤维水肿，有大量淋巴细胞、浆细胞及中性粒细胞浸润。

免疫病理：用直接免疫荧光法在基底膜区荧光抗体阳性，呈翠绿色的基底膜荧光带。

【诊断与鉴别诊断】

1. 诊断 依据口腔黏膜反复发生充血、水疱及上皮剥脱糜烂，牙龈为好发部位。疱壁较厚而不易揭去，尼氏征阴性。损害愈合后，常发生瘢痕粘连。眼可发生睑球粘连，皮肤病损较少见。组织病理检查无棘层松解，有上皮下疱。直接免疫荧光检查，在基底膜处可见免疫球蛋白抗体沉积。

2. 鉴别诊断

（1）天疱疮：早期常在口腔黏膜出现疱性损害，病损发生广泛而急骤。疱破后有红色创面而难愈合，疱壁易揭起,有周缘扩展现象,尼氏征阳性。组织病理检查有棘层细胞松解,存在上皮内疱。细胞学涂片检查可见棘层松解细胞,即天疱疮细胞。免疫荧光检查可见细胞间呈鱼网状翠绿色的荧光带。

(2)扁平苔藓:有疱性损害或糜烂型扁平苔藓,尤其是发生于牙龈部位的扁平苔藓,与良性黏膜类天疱疮相似。应仔细观察有无扁平苔藓病损的灰白色角化斑纹。必要时应借助组织病理检查。扁平苔藓上皮基底层液化变性,胞核液化,细胞水肿,基底膜结构改变。而良性黏膜类天疱疮为上皮下疱,上皮本身完好,基底层通常完整,变性较少。在扁平苔藓有时在固有层可见嗜酸染色小体(胶样小体)。

(3)大疱性类天疱疮:是少见的慢性皮肤黏膜疱性疾病,病程较长。口腔黏膜损害约占1/3病例,疱小而少,不易破溃,症状轻,多不影响进食。尼氏征阴性。本病多发生于老人,皮肤出现大小水疱,不易破裂,预后留有色素沉着。常伴有瘙痒症状。预后较好,可自行缓解。

【治疗】

本病的治疗取决于患者病情的严重程度。

口腔病损轻者,可以以局部治疗为主,如局部外用强效糖皮质激素或他克莫司软膏等。对皮肤和黏膜的难治性损害,也可通过皮损内局部注射糖皮质激素使病情得到改善。局部也可涂擦养阴生肌散、溃疡散等。同时应用0.12%氯己定溶液、0.1%依沙吖啶溶液含漱,以保持口腔卫生和减少炎症。

系统治疗的指征为严重的眼部、喉部或食管受累,以及口腔或皮肤损害经局部治疗无效的患者。激素是控制口腔和皮肤损害的一线药物,也可用于轻度的眼部瘢痕性类天疱疮患者。此外,对于严重的口腔或眼部损害,可选择环磷酰胺[1~2mg/(kg·d)]或与糖皮质激素联合使用。

其他疗法包括磺胺吡啶、米诺环素或四环素与烟酰胺的联合用药等。

对累及眼、喉、食管或生殖器的严重瘢痕形成,必要时需手术治疗。手术应当在病情静止期进行。对眼部病变,外科的干预措施包括角膜移植、同种异体的睑板移植等。

对于病情严重患者,利妥昔单抗治疗有时能收到效果。

【中医辨证】

中医辨证本病为肝肾阴虚、湿热内蕴。治宜滋补肝肾,清热祛湿,健脾解毒。方药如杞菊地黄汤、五苓散、二妙丸等加减。

大疱性类天疱疮

大疱性类天疱疮(bullous pemphigoid,BP)是一种常见的大疱性皮肤黏膜病,临床以躯干、四肢出现泛发的瘙痒性张力性大疱为特点。常见于60岁以上老年人,女性略多于男性。预后一般较好。

【病因】

本病属自身免疫病。取患者大疱周围的皮肤作直接免疫荧光检查,在表皮基底膜可见连续细带状免疫荧光沉积,有IgG,部分为IgM,少量为IgA、IgE。约1/4患者有C3补体沉积。引起基底膜带损伤者主要是IgG,它能激活补体。血清间接免疫荧光检查,显示患者血清中有抗基底膜自身抗体存在,约70%为IgG阳性。近年来对大疱性类天疱疮的抗原国内外作了详尽的研究,研究显示大疱性类天疱疮存在两个分子量不同的抗原即$BPAg_1$和$BPAg_2$。$BPAg_1$的分子量为230kD,它位于基底细胞内,是构成半桥粒致密斑桥斑蛋白(desmoplakin I)的主要成分。$BPAg_1$基因位于染色体6Pterq15,基因组序列约20kb;$BPAg_2$分子量为180kD,是一个跨膜蛋白,具有典型胶原纤维结构。$BPAg_2$基因位于染色体10q14.3,基因组序列约21kb。

【临床表现】

好发于老年人,发病缓慢,病程较长,口腔损害较少。据报道13%~33%有口腔黏膜损害。损害较类天疱疮轻,疱小且数量少,呈粟粒样,较坚实不易破裂。尼氏征阴性。无周缘扩展现象,糜烂面易愈合。除水疱和糜烂外,常有剥脱性龈炎损害,边缘龈、附着龈呈深红色红斑,表面有薄的白膜剥脱,严重时可并发出血。病程迁延反复发作。

皮肤损害开始可有瘙痒,继之红斑发疱,疱大小不等,大疱达1cm~2cm,疱丰满含透明液体,不易破裂,病损可局限或泛发,可发生于身体各部位,胸、腹、四肢较多见。尼氏征阴性。一般无明显全身症状。严重者伴发热、乏力、食欲减退等症状。病损愈合后可有色素沉着。

【病理表现】

口腔损害特点为上皮下疱,无棘层松解。结缔组织中有淋巴细胞、浆细胞、组织细胞和散在多形核白细胞浸润。

直接免疫荧光检查,在基底膜处有免疫荧光抗体沉积。

【诊断与鉴别诊断】

1. 诊断 本病病程缓慢，口腔黏膜损害较少见且不严重。黏膜水疱较小而不易破裂，疱壁不易揭去，破溃后较易愈合。无周缘扩展现象，尼氏征阴性。皮肤水疱较大而丰满，伴有瘙痒。多发于老年人，但幼儿也可见。病程迁延反复，预后较好。

2. 鉴别诊断

(1) 天疱疮：见良性黏膜类天疱疮鉴别诊断。

(2) 良性黏膜类天疱疮：口腔黏膜发生水疱、充血、糜烂等损害，以牙龈部位最多见，波及边缘龈和附着龈，类似剥脱性龈炎。口腔损害较天疱疮为轻。软腭、腭垂、咽腭弓等处黏膜破溃可形成粘连。眼结膜损害较为多见，可形成睑球粘连、睑缘粘连。约 1/3 患者可有皮肤损害。组织病理为上皮下疱，无棘层松解现象。

(3) 大疱性表皮松解症：为先天性遗传性疾病，水疱多发生于皮肤、黏膜等易受摩擦的部位。口腔黏膜、颊、腭、舌等部位可发生水疱和糜烂，因摩擦创伤而发生。

(4) 多形红斑：口腔和皮肤的损害常见水疱或大疱发生，唇病损较为多见，颊、舌、口底也可见到，但很少涉及牙龈。病理检查上皮表层多有变性改变，棘细胞层可见液化、坏死，但无棘层松解。并多呈急性发作，以中青年多见。

【治疗】

大疱性类天疱疮的治疗主要是基于临床经验，而非对照研究。有研究显示，局部应用强效糖皮质激素不仅对局限性或轻型 BP 有效，并且对泛发性大疱性类天疱疮患者效果也不错。但目前最普遍使用的仍是口服糖皮质激素。对皮损泛发的患者，口服泼尼松 0.5～1mg/(kg·d)，通常可以在 1～2 周内控制病情，后逐渐减量。长期应用时，应注意高血糖、感染、骨质疏松、充血性心力衰竭等问题。在单独使用糖皮质激素不能控制病情或患者有使用激素的禁忌证时，可考虑使用其他免疫抑制剂，最常用的是硫唑嘌呤、甲氨蝶呤、苯丁酸氮芥[0.1mg/(kg·d)，通常 4～6mg/d]、环磷酰胺[1～3mg/(kg·d)]、环孢素[1～5mg/(kg·d)]及麦考酚酸莫酯(1.5～3.0g/d)。此外，在全身激素治疗的患者临床效果不理想时，可考虑联合使用烟酰胺(500～2000mg/d)和米诺霉素或四环素。

【中医辨证】

中医辨证论治基本与天疱疮相同。

线状 IgA 大疱皮肤病

线状 IgA 大疱性皮肤病(linear IgA bullous dermatoses, LABD)，本病是一种罕见疾病，由于其具有基底膜线状 IgA 沉积而得名。1979 年，Chorzeski 首先使用线状 IgA 大疱性皮肤病的病名。后来有学者将此病分为二型，将发生于成人者称成人线状 IgA 大疱性皮肤病，将发生于 12 岁以下儿童者称儿童线状 IgA 大疱性皮肤病，即儿童良性慢性大疱性皮肤病或幼年类天疱疮。

【病因】

近年的研究表明，本病为一种自身免疫性疾病，少数患者为药物诱发，所用药物有万古霉素、青霉素、呋塞米、格列苯脲、白介素 -2 和 γ- 干扰素等。自身抗原为 LAD 抗原或 BP180、BP230、Ⅶ型胶原等。

【临床表现】

临床皮损有自限性，病情呈慢性经过，预后良好。皮肤以水疱、脓疱为主要表现，尼氏征阴性。水疱常排列成弧形或环形，还可有风团及丘疹。自觉微痒。黏膜较少受累。

【组织病理】

病理上表现为上皮下疱伴中性粒细胞沿基底膜浸润，与疱疹样皮炎或大疱性类天疱疮相类似。

【免疫病理】

水疱周围皮肤直接免疫荧光检查可见基底膜带有均质型线状 IgA 沉积，间接免疫荧光检查少数患者血中有抗基底膜带 IgA 抗体。

【诊断】

1. 临床上以水疱、脓疱为主。临床类似大疱性类天疱疮，儿童在口周及外生殖器反复发生大疱，即应考虑本病。

2. 组织病理为表皮下水疱，疱液中、疱底及真皮内有中性及嗜酸性粒细胞浸润。

3. 直接免疫荧光显示基底膜带有均质型线状 IgA 沉积。

【治疗】

1. 氨苯砜(DDS)为首选药物，成人 50mg/ 次，1 天 2～3 次。儿童 2mg/(kg·d)，分 2 次服。约 1～2 周可控制病情，以后减量维持。

2. 部分严重患者，可采用小剂量的皮质激素，如

表 8-5　三种大疱类疾病症状对比表

项目	寻常性天疱疮	大疱性天疱疮	良性黏膜类天疱疮
性别	男性较多见	女性略多于男性	女性较多见好发
年龄	中老年多发,40 岁以上多见	老年多见,60 岁以上多见	以老年为多
水疱	较小,疱壁松弛而薄,易破裂	疱较大丰满,疱壁紧张不易破裂	小疱或大疱,疱壁较厚不易破裂,疱液清亮
好发部位	黏膜多发可见于任何部位,口腔受损可达 100% 且严重,常先发于皮肤,损害以头、躯干为多	口腔损害较少见约占 1/3,且较轻。皮肤损害较多见,躯干好发	口腔牙龈好发,似剥脱性龈炎,眼结膜易被累及,黏膜损害易发生瘢痕粘连,约 1/3 有皮肤损害发于胸、腋下、四肢屈侧
尼氏征(Nikolsky sign)	阳性,有周缘扩展,不易愈合	阴性,多无周缘扩展,易愈合	阴性,无周缘扩展,愈合较慢
组织病理	上皮内疱,有棘层松解	上皮下疱,无棘层松解	上皮下疱,无棘层松解
免疫荧光	抗细胞间抗体阳性,呈鱼网状翠绿色荧光带	基底膜有免疫荧光带状抗体	基底膜抗体阳性呈翠绿色荧光带
全身状况	可伴有发热、感染,逐渐衰弱	一般较好,可有或无全身不适	良好
预后	不良	较好	好

泼尼松用 30～40mg/d,儿童 0.5～1mg/kg。如与 DDS 或磺胺合用,效果更明显,以后逐渐减至最低的有效量,如需长期用药应过渡为隔天给药。

3. 磺胺嘧啶或长效磺胺对部分病例有效。

(徐治鸿　华　红)

第 11 节　口腔黏膜色素异常

(一)概述

口腔黏膜的色素异常有多种,可由多种内源性(endogenous factor)或外源性因素(exogenous factor)引起。内源性色素沉着,即机体本身产生的色素物质沉着于口腔黏膜;另一种为外源性物质沉着于口腔黏膜,使黏膜的颜色异常。口腔黏膜及牙龈颜色异常可呈现为黑色、棕色、蓝色、灰色、紫色等改变。黑素增多或减少时,黏膜有黑色素沉着或减退;含铁血黄素、胆红素、胡萝卜素增高可使黏膜呈黄色或黄染;外源性的色素沉着通常是由外伤或医源性因素引起,如各种各样的金属(金、银、铋、铅、汞)制品或染料等异物引起金属色素直接沉积于黏膜下层或结缔组织中。

1. 病因　口腔黏膜色素性病变的主要原因是由于色素细胞及色素在数量与质量上异常或其功能紊乱所致。病因相当复杂,有的比较明确,有的尚不清楚。

(1)年龄:很多色素性病变的发生与年龄有一定关系,这与不同年龄患者的生理、生化、免疫、生活环境及职业等因素有密切的关系。如新生儿期可发生色素性巨痣;婴儿期可发生血管瘤等;幼儿期可发生着色性干皮病等;儿童期多见色素沉着 - 息肉综合征、蓝痣、Albright 综合征、棘皮病、先天性角化不良症等;青年

人多见由化妆品引起的口腔黏膜及皮肤的色素沉着、Becker 痣等;中年人多见艾迪生病等以及老年人多见由恶性黑色素瘤和慢性全身性疾病伴发的色素沉着等。

(2)性别:男性较女性易发生血红蛋白沉着病、先天性毛细血管扩张症等,这与生理、内分泌、染色体异常等因素有一定的关系。

(3)种族:不同人种其皮肤黏膜的某些组织结构及其功能间有一定的差别,如白种人皮肤黏膜中的色素较少,因而易患恶性黑色素瘤、色素性基底细胞癌等。

(4)遗传:人类不同的遗传性色素性疾病是由不同的遗传方式决定的。色素沉着 - 息肉综合征、着色性干皮病等发生均与基因的异常有关。

(5)内分泌疾病:内分泌系统某些疾病如甲状腺、肾上腺、胰腺等功能异常均可导致皮肤黏膜色素异常。

(6)金属物质和药物:某些金属及其盐类如金、银、汞、铋盐等经吸收后可弥漫性地沉积于上皮的黑素细胞中,导致皮肤黏膜呈蓝灰色及青灰色等。此外,内用或外用的某些药物可使口腔黏膜和皮肤产生色素沉着。如苯妥英钠、氨苯酚、环磷酰胺等可引起皮肤黏膜色素沉着。

(7)物理因素:放射线、离子辐射等均可引起皮肤黏膜中黑素细胞的破坏消失或色素沉着。

(8)炎症因素:扁平苔藓、固定药疹、带状疱疹、红斑狼疮等在疾病后期出现色素沉着。

(9)肿瘤:有些肿瘤在疾病进程中常伴有色素沉着异常,如部分霍奇金淋巴瘤以及淋巴细胞性白血病可发生全身弥漫性的色素沉着。

(10)其他因素:异物进入皮肤黏膜引起色素沉着者,如文唇,因使用的颜料不同而使黏膜呈现不同的

颜色。如汞化合物呈红色,铁化合物呈棕褐色。

2. 色素沉着病变的分类 色素沉着病变的病种较多,病因各异,涉及遗传、代谢、内分泌、营养、炎症、化学、物理及肿瘤等多种因素。国内外教科书尚无统一的分类标准。根据其来源不同,可分为内源性(endogenous pigments)和外源性色素沉着(exogenous pigments)异常;也可根据性质的不同,分为非肿瘤性的色素疾病、良性黑色素肿瘤、恶性黑色素肿瘤;或根据形态学改变分为色素沉着过度和色素减少两大类;也有根据色素分布范围分为局灶性和弥散性色素沉着。口腔色素性疾病常采用内源性和外源性色素沉着的分类方法。

3. 口腔黏膜色素性病变的诊断 口腔黏膜色素性病变主要表现为色素沉着过度和色素减退两种。其中包含很多病种,病因和发病机制目前多不明确。不少色素性病变与身体内部疾病有关,诊断较为困难。因此,口腔黏膜色素性病变的诊断必须结合病史、临床症状、体征以及必要的实验室检查进行综合分析和判断,才能作出正确的诊断。

（二）内源性色素沉着

内源性色素包括黑色素、胆红素及血红蛋白三种色素的沉着,其中黑色素最具病理意义。因为黏膜及皮肤的黑色素沉着常与一些生理及病理状况有关,有些为全身疾病的口腔表征。

1. 黑色素沉着 黑色素是由黑素细胞所产生。在胚胎发育的第12～14周时,原始的色素母细胞从神经嵴移至皮肤及口腔黏膜变成上皮色素细胞,位于上皮的基底细胞之间,有产生黑色素的能力。黑素细胞中的酪氨酸经酪氨酸酶的催化作用转变为二羟苯基丙氨酸,简称多巴(DOPA),再经氧化即形成黑色素。黑色素经细胞的分泌活动,或经吞噬细胞的吞噬作用而转移到邻近的上皮基底细胞中。所以,含黑色素的细胞有三种,即基底细胞、固有层内游走的吞噬细胞及基底细胞间的黑素细胞。前两者不能形成色素,仅为载色细胞。黑色素增多主要是黑素细胞的活性增强而非细胞的数目增多。其活性受脑垂体中叶所产生的黑素细胞刺激素(MSH)调节。故肾上腺皮质功能不全时可导致黑色素沉着紊乱。此外,局部刺激、生理变化及其他一些病理变化亦可使黑素细胞活性增强,致黑色素增多而在黏膜和皮肤上出现色素斑。常见情况如下述:

（1）正常变异引起的色素沉着:生理性的口腔黏膜色素沉着,又称为种族性的色素沉着。除白种人外,其他人种均有不同程度的可辨认的黑色素沉着于皮肤和黏膜,黑人、黄种人的口腔黏膜色素沉着较普遍。色素沉着常见于附着龈和唇红部。其他如颊、腭

及舌背亦可发生,但舌腹及口底黏膜较少见。表现为灰黑色或棕褐色色素斑,色泽比较均匀,形状可为带状、斑片状或点状等。分布可为局限性,也可广泛分布。色素斑平伏不高起,其面积、形状和表面情况常是多年不变。患者一般无症状。对于生理性色素沉着一般不需特别处理,无需切除,必要时可定期观察。

（2）病理性色素沉着:

1）艾迪生病(Addison's disease):又称原发性肾上腺皮质功能减退症(primary adrenocortical insufficiency)。是由自身免疫、结核等严重感染或肿瘤等引起的双侧肾上腺严重破坏,引起肾上腺皮质功能低下的一种全身性疾病,表现为全身乏力、血压低、疲倦、食欲缺乏、体重减轻、皮肤及黏膜色素沉着等。全身皮肤在面部、四肢暴露部位和关节伸曲面等易受摩擦处有青铜色弥散性色素沉着。口腔黏膜在疾病的早期就可明显地表现出黑色或棕色色素沉着。色素斑可发生在口腔黏膜任何部位,但以颊和唇黏膜最多见,舌、龈等处次之。颜色为灰黑色到暗棕色。外形不定,可为斑片、线条或点状,形状多不规则,界限不清,弥散分布。实验室检查有低血钠、低血氯及高血钾等。血浆及24小时尿中17-羟及17-酮皮质类固醇降低等。治疗主要在内分泌科进行。全身可给予糖皮质激素及支持治疗。口腔黏膜的色素斑一般无需特别处理。

2）胃肠道息肉综合征:又称佩-吉综合征(Peutz-Jegher syndrome)或口周雀斑肠息肉综合征(intestinal polyposis with melanin pigmentation)。1921年,由Peutz和Jeghers首先报告。本病属常染色体显性遗传性疾病,常有家族性发病倾向。近年来研究显示,该病是由于位于19号染色体P13.3的丝氨酸-苏氨酸激酶(STK11)突变引起。该病以皮肤黏膜的色素沉着和胃肠道息肉形成为特征。99%～100%的患者口腔黏膜有明显的色素沉着斑,口腔黏膜的色素沉着主要表现为唇黏膜有大小不等的色素沉着斑。此外,颊、舌、龈、腭等部位亦可发生病变。色素斑呈暗褐色或灰黑色,形状为圆形、椭圆形或不规则形。直径2～5mm,表面光滑,不高出黏膜表面,散在分布呈雀斑样。数目不定,多时整个口唇有色素沉着斑。患者无自觉症状。除口腔黏膜外,手指及足趾皮肤、脐周、腋窝、肩背部皮肤亦可有大小不同的暗棕色或黑色色素斑。肠息肉可发生在整个肠道,但以小肠最多见。小肠息肉可引起肠套叠而形成肠梗阻,患者可发生腹痛、呕吐等急腹症的症状。结肠部位的多发性息肉有恶变的潜能,恶变率高达20%～25%,故应积极诊断治疗。而口腔黏膜的色素沉着除影响美观外,基本上无不良后果,一般临床不需作特别处理(彩图8-61,见书末彩插)。

3）多骨纤维发育不良(polyostotic fibrous dysplasia):

又称 Albright 综合征。该病最早由 McCune（1936）和 Albright（1937）描述，是一种骨生长发育性病变，本综合征发生的原因不明。临床以骨骼损害、性早熟和皮肤黏膜色素沉着为三大主征，少数患者还合并其他内分泌功能的异常。骨骼损害以灶性病变为主。灶性病变处由纤维结缔组织和散在的未成熟的交织骨骨片和软骨组织结节组成。骨损害常以骨髓腔向骨皮质膨胀，导致骨皮质变薄。部分患者局部病变可有液化、囊变、出血和软骨结节内的骨化而形成局灶性畸形，累及骨承重部位可导致跛行，甚至病理性骨折。性早熟以女性多见，月经来潮是性早熟的首要症状，发生在乳腺发育前，血浆雌激素水平波动在正常或显著升高（>900pg/ml）之间，常呈周期性。色素沉着表现为皮肤及黏膜发生色素斑。皮肤色素斑形状不规则，部位较分散，但以胸、背部较多见；口腔黏膜的色素斑可见于口腔各部位，但以唇部多见，呈黑褐色斑。当颌骨被侵及时，颌骨增大变形，牙齿移位，颌关系紊乱。血清碱性磷酸酶增高。诊断时应根据以上三个特征确诊，注意与内分泌紊乱引起的骨质吸收及性早熟区别。色素沉着不需特殊处理。骨的病变一般在青春期后可自行停止发展，此时再进行骨成形手术以矫正骨的畸形。

4）神经纤维瘤病（neurofibroma）：神经纤维瘤即神经纤维瘤病。为常染色体显性遗传病，基因缺陷使神经嵴细胞发育异常导致多系统损害。根据临床表现和基因定位分为神经纤维瘤病Ⅰ型（NFⅠ）和Ⅱ型（NFⅡ）。临床表现以皮肤黏膜的色素沉着和多发性神经纤维瘤为特征。神经纤维瘤多发生于末梢神经，见于儿童期，成年后开始增加。主要见于躯干，数目可从几个至几百个，表面平坦或呈半球形突起，触之有疝囊样感觉。一般无自觉症状。5%～15%患者可发生神经纤维瘤恶变。皮肤及口腔黏膜有小痣样或散在分布的棕褐色色素斑，直径 2cm～12cm，口腔以唇的色素斑最多见。另有 5%～10%患者可在腭、舌及唇黏膜上出现乳头状瘤，常单侧分布。患者可伴有智力发育障碍、神经系统病变或骨骼系统病变。还可伴有内分泌障碍或其他系统肿瘤。病理表现基底细胞内有黑色素沉积，但不伴有黑素细胞的增生。尚无有效治疗方法，应定期复查。对于色素斑不需特殊处理，神经纤维瘤有碍美观或造成压迫症状或疑有癌变时可手术切除。

5）色素痣（pigmented nevus）：色素痣是含有黑色素颗粒的痣细胞，是一种皮肤常见的良性病变。口腔中亦可见，但很少。对痣的来源有争论，一般认为来自神经外胚叶组织。口腔内以腭、颊黏膜较多见，牙槽嵴黏膜及唇亦可发生。痣的大小为 0.1cm～1cm，高于黏膜面，颜色可由褐色到黑色。病损长到一定程度后就停止发展，但不会自然消失。由于痣细胞所在部位不同，组织学上可以分为 3 型：①交界痣：痣细胞团位于表皮和真皮交界处；②皮内痣：痣细胞团在真皮或真皮下层；③混合痣：皮内痣和交界痣同时存在。色素痣一般对人体无害，不需处理。仅极少数可以恶变，其中交界痣较易恶变。色素痣突然迅速变大，颜色加深且发炎、破溃，四周出现小痣是可能恶变的标志，应全部切除并做病理检查。

6）黑色素瘤（melanoma）：黑色素瘤是恶性度极高的肿瘤，占恶性肿瘤的 1%。90% 发生在皮肤，约 1% 发生在口腔黏膜，与阳光照射或遗传有关，亦可在色素痣的基础上发生。病变增长迅速，早期即有明显的黏膜颜色改变，成深褐色或黑色斑，其周围形成卫星式色素小斑点，病变内或周围出现结节，表面可发生破溃出血、疼痛。黑色素瘤常发生广泛转移，约 70% 早期转移至区域淋巴结，肿瘤又可经血流转移至肺、肝、骨、脑等器官，其远处转移率高达 40%。黑色素瘤治疗以外科手术切除为主，亦可作化疗、免疫治疗及冷冻治疗。对放疗不敏感，激光治疗有一定疗效。

7）着色性干皮病（xeroderma pigmentosum）：本病是一种常染色体隐性遗传性皮肤黏膜病，发病率约 1:25 万，特征是紫外线（UV）照射后 DNA 损伤且不能修复。患者对日光高度敏感，有畏光现象。光暴露部位皮肤黏膜萎缩，出现大量的雀斑样色素斑，继而出现新生物，可有多系统累及，许多患者可伴有眼球、神经系统等病变。75% 的患者生后 6 个月～3 岁间发病。患儿在暴露部位如面部、唇部、球结膜、颈、手足背部皮肤出现雀斑样色素沉着斑，色素斑的颜色从淡棕色至深棕色，自针头至蚕豆大小，并可相互融合。夏季加重，冬季变淡，之后持久不退。口腔在舌和颊黏膜上可出现白色斑块，可伴有糜烂或溃疡。黏膜皮肤病损可恶变，以基底细胞癌最多见，鳞癌和黑色素瘤也较常见。口腔还可出现牙齿缺陷。80% 患者可有眼睛受累，早期症状是畏光和流泪，以后可出现角膜溃疡、结膜色素斑、角膜浑浊等，最终可致失明。许多患者还可出现神经系统的异常，如智力低下、听力和发音障碍。病理表现早期为过度角化，棘层增厚或萎缩，基底细胞层黑色素颗粒增多。中期出现上皮细胞核排列紊乱并出现不典型增生。晚期上皮出现基底细胞癌等征象。治疗应采取各种避光措施，口服维生素 A、维生素 B_1、维生素 C 等有一定效果。

8）黑棘皮病（acanthosis nigricans）：为一种少见的皮肤黏膜病。以皮肤黏膜色素沉着、乳头状增生为主要特征。由遗传、内分泌障碍、恶性肿瘤或肥胖等引起，不同类型的黑棘皮病病因不同。家族性黑棘皮病为常染色体显性遗传。药物性黑棘皮病与使用大剂量烟酸或己烯雌酚等药物有关；恶性黑棘皮病往往伴有恶性肿瘤，预后差；内分泌性黑棘皮病伴有内分泌疾病。各型临床表现基本相同，仅受损范围和严重程度有所不同。常无自觉症状，皮损好发于身体皱褶处，如颈部、腋下、脐、腹股沟、肛周、肘窝、腘窝等处，对称分布。皮肤损害为局部灰色或黑色色素沉着，伴乳头状增生，可有掌趾角化过度。口腔和咽部黏膜出现黑色斑点及疣状或乳头瘤样增生。病理表现为上皮过度角化和乳头瘤样增生，棘层肥厚，基底层色素增加。固有层有噬色素细胞。治疗针对不同的病因进行。药物性黑棘皮病应停用有关药物，内分泌性黑棘皮病则应治疗内分泌疾病，恶性黑棘皮病应积极寻找内脏肿瘤。口腔黏膜和皮肤损害通常不需处理。

9）某些黏膜皮肤病引起的异常色素沉着（pigment of mucocutaneous diseases）：

①药物引起的色素沉着：多种药物如地西泮、避孕药、抗疟药（氯喹）、四环素类、抗惊厥药、细胞抑制剂、砷剂等可引起口腔黏膜或皮肤色素沉着，原因尚不清。口腔表现为局限或泛发的色素沉着区域，常见于硬腭或其他部位，表面平坦无结节或肿胀。停用药物后，色素斑仍可持续一定时间，此类患者往往有长期服用某些药物史。固定药疹为一种特殊类型的药物过敏反应，患者有服用致敏药物史，皮肤黏膜色素沉着部位固定。可伴口腔其他部位红斑、充血、水疱、溃疡、糜烂。

②单纯疱疹、带状疱疹疱愈合后，局部可出现一过性色素沉着。

③色素性扁平苔藓（pigmented lichen planus）：为扁平苔藓的少见亚型。口腔黏膜有不同形态的白色角化斑纹，伴有蓝灰色的色素沉着斑。皮损好发躯干、四肢，往往对称分布，表现为边界不清的蓝灰色斑疹，有淡红色的边缘。病理显示基底层色素增加，基底液化变性，固有层带状淋巴细胞浸润。

④盘状红斑狼疮（discoid lupus erythematosus）：陈旧性病损有时有灰黑色色素沉着。

⑤光化性唇炎：急性发作后，糜烂面愈合后可留有色素沉着。

⑥HIV 感染者口腔黏膜色素沉着（HIV oral melanosis）：HIV 感染者口腔黏膜色素沉着发生率为 2.2%，机制尚不清楚。临床表现为颊、牙龈、腭、舌等部位的黏膜表面突然出现明确的黑褐色斑块。另外，HIV 血清阳性伴有机会性感染的患者的肾上腺皮质可能受累，因而出现与艾迪生病相似的临床症状和体征。此类患者皮肤指甲或口腔黏膜表面有大量的色素沉着斑。镜下可见 HIV 感染者黑素细胞活性增加，黑色素生成增多并聚集到角质形成细胞中。

2．胆红素　胆红素沉着的原因主要是肝胆的疾病使肝细胞损害，肝内胆小管梗阻，排泄胆红素的能力降低，致使胆红素潴留于血液内而形成黄疸。临床表现皮肤呈黄色，巩膜亦黄染。口腔黏膜呈黄绿色改变，舌苔较重。处理胆红素沉着时应积极治疗引起黄疸的肝胆疾病。

3．血红蛋白　血红蛋白沉着主要为铁质的色素沉着。血红蛋白沉着症（haemochromatosis），本病又称青铜色糖尿病（bronze diabetes）、特发性血红蛋白沉着症（idiopathic hemochromatosis）。可能为遗传引起的铁代谢紊乱疾病，它可使含铁血黄素在组织内沉积过多引起肝病、糖尿病及心力衰竭等。大量含铁血黄素沉积皮肤黏膜。皮肤呈青铜色或灰褐色，以面部及四肢身侧暴露处多见。少数口腔黏膜发生蓝灰色或蓝黑色的色素斑。全身症状包括嗜睡、体重减轻、腹痛和关节炎等。多数患者伴有糖尿病、心脏病等。血清铁及铁蛋白水平升高。

另外如输血过多、吸收铁过多、铁的利用有缺陷，或出血后的瘀斑等均可使大量含铁血黄素沉着而引起皮肤及黏膜的颜色改变。此类口腔黏膜的色素沉着不需特殊处理。应查找和治疗引起铁质代谢紊乱的原因和疾病。忌食含铁量高的食物。

（三）外源性色素沉着

外源性色素沉着是指色素物质因治疗或意外情况进入体内，并非机体本身所产生。

1．重金属　铋、汞、铅等均为重金属，在三四十年前曾用铋和汞剂治疗梅毒、扁平苔藓等疾病。现在虽然已不使用这类药物，但在某些情况下，如制作温度计时，工人仍常接触这些物质而有可能使其意外地进入体内，造成重金属中毒。在全身中毒症状明显出现之前重金属色素物质可经过血液循环沉着于牙龈边缘形成铋线、汞线或铅线。表现为灰黑色或灰蓝色的色素沉着带。重时在唇、舌、颊黏膜亦可有灰黑或灰蓝色色素沉着斑，并伴有口腔黏膜炎症。口腔以对症治疗为主，应保持口腔卫生，防止感染。全身进行排铋、铅、汞的治疗后，色素沉着可渐消退。

2．银汞文身　银汞合金色素沉着是由局部直接进入口腔黏膜的色素。往往是由于在用银汞合金充填窝洞时，银汞偶然进入黏膜结缔组织引起色素沉着。常见的部位为充填体附近的龈、颊黏膜及龈颊移行皱襞处等。表现为小而清晰的蓝黑色色素沉着斑。无任何自觉症状。与其他原因引起的色素沉着鉴别时可用 X 线照射检查，能发现照片上有不透射区，为银汞合金沉着颗粒。此种色素斑对人体无害，一般不需处理。

3．烟草及药物色素沉着（Smoker's Melanosis or drug-induced pigmentation abnormalities）　氯己定等含

漱剂、中药丸等均可使口腔黏膜短时间内着色。但随着上皮的代谢，上皮表层细胞脱落时着色亦随之消失。一般无需处理，停用药物后，色素沉着可逐渐消退。

过度吸烟可造成唇、颊和下颌前牙附着龈出现棕黑色的不规则的黑色素沉着斑，戒烟后色素沉着斑可部分或全部消退。

（胡碧琼 华 红）

附：常用中药方剂

1. 二陈汤 桔皮、半夏、茯苓、甘草。

2. 八珍汤 当归、赤芍、川芎、熟地、党参、茯苓、白术、甘草。

3. 三仁汤 柏子仁、桃仁、冬瓜子仁、丹皮。

4. 五味消毒饮 金银花、野菊花、蒲公英、紫地丁、天葵子。

5. 五苓散 猪苓、茯苓、白术、泽泻、桂枝。

6. 化斑解毒汤 升麻、生石膏、连翘、牛蒡子、黄连、知母、玄参。

7. 六味地黄汤 熟地、山萸肉、山药、丹皮、茯苓、泽泻。

8. 丹栀逍遥散 炙甘草、当归、芍药、茯苓、白术、柴胡、丹皮、栀子。

9. 甘露饮 生熟地、麦冬、石斛、黄芩、茵陈、枇杷叶、枳壳、甘草。

10. 平胃散 苍术、厚朴、陈皮、甘草。

11. 龙胆泻肝汤 龙胆草、栀子、黄芩、泽泻、木通、车前子、当归、柴胡、生地、甘草。

12. 四物消风汤 生地、赤芍、当归、川芎、荆芥、蝉蜕、薄荷、柴胡、黄芩、甘草。

13. 归脾汤 党参、黄芪、白术、茯苓、枣仁、木香、龙眼肉、当归、远志、大枣、炙甘草。

14. 血府逐瘀汤 当归、牛膝、红花、生地、桃仁、枳壳、赤白芍、柴胡、桔梗、川芎、甘草。

15. 导赤散 生地、木通、竹叶、甘草。

16. 防风通圣散 防风、连翘、麻黄、薄荷、荆芥、白术、栀子、川芎、当归、白芍、大黄、芒硝、石膏、黄芩、桔梗、甘草、滑石。

17. 补中益气汤 黄芪炙甘草、党参、白术、当归、升麻、柴胡、陈皮。

18. 苦藓饮 龙胆草、当归、赤苓皮、丹皮、白藓皮、赤白芍、黄芩、生熟地、枸杞子等。

19. 养阴清肺汤 生地、麦冬、玄参、薄荷、贝母、丹皮、白芍、甘草。

20. 除湿胃苓汤 苍术、厚朴、猪苓、赤茯苓、黄柏、泽泻、陈皮、炙甘草。

21. 桃红四物汤 当归、赤芍、生地、川芎、桃仁、红花。

22. 凉膈散 大黄、芒硝、栀子、甘草、薄荷、竹叶、连翘、黄芩。

23. 消风散 荆芥穗、川芎、羌活、僵蚕、防风、茯苓、蝉蜕、藿香、党参、厚朴、陈皮、甘草。

24. 清胃散 石膏、黄芩、生地、丹皮、黄连、升麻。

25. 清营汤 犀角（水牛角代）、生地、玄参、麦冬、金银花、丹参、连翘、黄芩、竹叶心。

26. 清瘟败毒饮 生石膏、生地、黄连、黄芩、栀子、知母、连翘、丹皮、赤芍、玄参、桔梗、竹叶、甘草、犀角（水牛角代）。

27. 温胆汤 半夏、竹茹、枳实、橘皮、生姜、甘草。

28. 天王补心丹 人参、玄参、丹参、五味子、当归、柏子仁、茯苓、天冬、麦冬、桔梗、生地。

29. 甘露消毒丹 滑石、茵陈、黄芩、石菖蒲、木通、射干、连翘、藿香、柴胡。

30. 沙参麦门冬汤 北沙参、麦冬、玉竹、天花粉、桑叶、扁豆、生甘草。

31. 茵陈蒿汤 茵陈、栀子、大黄。

32. 养荣汤 白芍、川芎、熟地黄、当归、丹皮、白芷、生姜、青皮、姜黄。

33. 海藻玉壶汤 海藻、昆布、龙胆草、小麦。

34. 黄连解毒汤 黄芩、黄连、黄柏、栀子。

35. 凉血解毒汤 当归、生地黄、紫草、丹皮、红花、连翘、川连、白芷、桔梗、生甘草。

36. 清脾除湿饮 赤茯苓、白术、苍术、黄芩、生地黄、麦冬、生栀子、泽泄、连翘、茵陈、生甘草。

（徐治鸿 华 红）

第12节 口腔黏膜肉芽肿性疾病

口腔黏膜的肉芽肿性疾病是指由口腔黏膜固有膜及黏膜下层发生的肉芽肿性病变，其临床表现主要是组织增生肿大及形成溃疡。其产生原因各不相同。主要有三类：①异物反应引起的肉芽肿；②感染因子或其他过敏原引起的反应形成肉芽肿；③原因不明的自身免疫异常引起的免疫性肉芽肿（immunologic granuloma）。

口腔黏膜的肉芽肿性疾病中，有一些如异物性肉芽肿（foreign body granuloma）、化脓性肉芽肿（pyogenic granuloma）、纤维-上皮性息肉（fibroepithelial polyp）或称纤维瘤（fibroma）、外周性巨细胞肉芽肿（peripheral-giant cell granuloma）等，病损多局限于口腔且以牙龈多见。上述疾病的治疗效果及预后均良好，这里不加叙述。本节主要介绍原因不明的自身免疫异常或可能由某些未能明确的外来抗原引起的超敏反应形成肉芽肿的疾病，其病损不仅限于口腔，有些有面部或全身其他系统的病损。这些疾病一般治疗效果及预后均较差。

局限性口面部肉芽肿病

局限性口面部肉芽肿病（localized orofacial granulomatosis）是一种慢性无干酪性坏死的肉芽肿病症（chronic non-caseating granulomatous disorder）。病变主要表现在口腔和面部，与结节病和 Crohn 病等口面部病变表现相似，但无这些疾病的全身病变。

【病因】

病因不明。可能有遗传因素，但目前尚无有关研究及与遗传有关的 HLA 的报道。亦有人认为发病与免疫功能异常有关。Lvanyi 报道局限性口面部肉芽肿病患者中 60% 有婴儿湿疹或哮喘等过敏性疾病病史，而普通人群中只有 10%～15% 有免疫异常病史。说明局限性口面部肉芽肿病患者可能有细胞介导的免疫缺陷。亦有人认为发病原因是食物过敏或微生物引起的变态反应。但这些都需要进一步研究证实。

【临床表现】

全身症状不明显，除神经系统的变化外很少侵犯全身其他系统。少数患者有全身不适或关节痛。最常见受侵犯的神经为第 7 脑神经（面神经）。面神经发生麻痹，且常先于口面部肿胀之前发生。面神经麻痹可能为短暂性而数次发作，左、右侧面部均可发病，可能因神经传导阻滞使面部血管缺血而引起。少数可侵犯动眼神经、三叉神经或舌咽神经。中枢神经受损的变化可见脑电图异常、智力低下等。但有些患者也可无神经受损的症状及病史。

面部肿胀多在下半部分。少数有眼睑、颊及鼻部肿胀。病损表面皮肤颜色可正常或有红斑。肿胀可为暂时性或持续性，侵犯单侧或双侧。

口腔表现主要为唇肿大、口腔黏膜增厚、牙龈增生、黏膜下有结节形成。少数发生溃疡、口角炎。但舌裂很少见。

唇部受侵犯多为单唇，上唇或下唇发病的频率大约相等，也可能双唇同时受侵犯，但较少见。也有少数病例只侵犯唇的一部分，使唇部分肿胀，但多数为唇弥漫性肿大成为巨唇。唇组织致密紧张，触诊有韧感，唇及周围皮肤可呈深红色或颜色正常。由于唇的肿胀，唇黏膜常形成纵沟或皲裂。可能因感觉神经受压，患者有唇部异常不适感。由于皲裂形成，易有继发感染并使炎症加重。

口腔黏膜任何部位均可发生组织增厚及形成红斑，但以颊、唇黏膜最多见，而咽喉及食管上部黏膜一般不发生病变。口腔黏膜呈分叶状或圆块状增厚肿大。增厚的黏膜在咀嚼时易受创伤，特别是沿线处易形成创伤性溃疡。口底黏膜肿大增厚则使发音、吞咽等均受影响。

牙龈虽然可广泛受侵犯，发生增生肿胀，但仍以前牙及易受创伤的部位多见。病变可由游离龈发展到移行沟。黏膜表面可为光滑鲜红，或有颗粒样增生。

口腔黏膜任何部位均可能有散在分布的小结节。在移行沟处可形成线状结节，与义齿牙托引起的增生性病变相似。

口腔黏膜的溃疡表现各不相同，可为小而浅的溃疡，亦可为深溃疡，有些与 ROU 相似。颈部淋巴结肿大并不常见。由于口面部的肿大可影响颜面外观甚至畸形，常造成患者的精神负担。

【病理】

组织病理特点为非干酪性坏死性肉芽肿表现。有慢性炎症细胞浸润，主要为淋巴细胞，亦有组织细胞。组织水肿，可见血管、淋巴管扩张。肉芽肿可散在分布到骨及肌肉组织中。与 Crohn 病及结节病的组织表现不易区分。

【诊断】

主要根据临床表现确诊。病损主要限于口腔及面部，有组织增生肿大。活检的组织病理变化为无干酪样坏死的肉芽肿性病变。

【治疗】

用肾上腺皮质激素可以改善病情。病变仅在口唇时一般不用内服，常于病损局部注射。每次用地塞米松 2mg～5mg 加 1%～2% 普鲁卡因 1ml 于病损处黏膜下注射，每周 1 次，可连续注射 5～10 次，有些病例病变可明显减轻或消退。如有唇、眼睑、鼻、颊等多个部位肿胀及黏膜下有结节形成时则可内服激素。一般口服泼尼松每天 15～30mg。并配合用抗过敏药物如氯苯那敏每次 4mg，每天 1～3 次，亦可使病情改善。但肿胀易反复，消退后间隔一定时间又复发。故宜注意隔离可疑过敏的食物或其他物质。

有人主张试用反应停或氨苯砜等药物，但效果尚不确切。以上两药副作用较大，应用时要注意对肝、肾功能及致畸胎的影响。

结节病

结节病（类肉瘤病，sarcoidosis）是一种原因不明，全身多个系统及组织发生慢性肉芽肿性病变的疾病，过去称为 Boeck 类肉瘤（Boeck sarcoid 或 Besnier-Boeck-Schaumann 病）。口腔科临床常见唇、颊部的增生性病变，表现为巨唇及颊黏膜增厚等。

【病因】

本病病因不明,很久以来认为与结核菌感染有关,但未能证实。也有人认为与慢病毒(slow virus)感染或遗传因素有关,亦未能证实。患者对结核菌素或某些其他抗原的皮肤试验反应减弱。对同种异体移植物不发生排斥反应等表明患者的免疫功能有异常,主要是免疫功能不全。但为原发或继发性免疫不全尚待研究。

【临床表现】

1. 女性发病较多,年龄以20~40岁较多见。

2. 肺部病损 全身可有多个系统受损,以肺部受损最常见。临床可能有咳嗽或无明显症状,但X线检查可见肺门淋巴结肿大,严重时引起肺组织纤维化而导致肺功能不全。其他器官如心、肾、肝、脾、神经、骨骼等均可受损。手指、足趾及颌骨因肉芽肿而遭到破坏,X线检查可见海绵状空洞。

3. 头颈部病损 头颈部最常见的病损是淋巴结病变、唾液腺及泪腺肿大、眼色素层炎及口腔黏膜病变。约80%患者有颈部淋巴结病变,6%有腮腺肿大同时伴有口干症状。

4. 口腔病损 口腔以唇部病变最多见。唇可局部肿胀并触及结节,亦可全唇呈持续性肿大,增厚,触诊有韧感而非水肿。由于肿胀可使唇红部出现皲裂,唇部皮肤呈紫红色或暗红色。肉芽肿性唇炎在临床上和病理变化方面与结节病均相似,但无全身症状及各系统的变化。口腔黏膜其他部位如颊、舌、腭等亦可发生无自觉症状的黏膜增生,黏膜下有硬结节。牙龈由于类肉瘤样反应亦可增生肿胀。由于牙槽骨发生肉芽肿性病变亦可使骨质破坏,牙齿发生松动。

5. 皮肤病损 常呈暗红色丘疹、结节或结节性红斑,分布在面部及四肢。一般不破溃,自觉症状亦不明显。病程缓慢,经数月或数年后可以逐渐消退而遗留色素斑。

多数患者血沉加快,嗜酸细胞增加。出现贫血、血钙增高、血管紧张素转化酶活性增高。因本病病程缓慢,故淋巴结病变可持续数年,但最后部分患者病损可逐渐消失或减轻。由于严重侵犯各系统,约5%~8%的患者可死亡。

【病理】

组织病理特点为黏膜固有层或黏膜下层有许多上皮样细胞浸润形成结节。结节中含有血管及少数淋巴细胞,故很少有坏死。结节中偶见巨细胞。后期结节内及其周围有增生的网状纤维。

【诊断】

主要根据临床特点确诊。唇的病变呈巨唇,可触及黏膜下及皮下硬结。胸部X线检查见肺门淋巴结肿大。活检表现为无干酪样坏死的上皮样细胞结节。化验检查血沉加快、血钙增加。

Kveim试验是一种诊断结节病的方法。即在无菌操作下将病变淋巴结制成消毒混悬液作为抗原注入受试患者皮内。6~8周后在注射后产生病变处取活检可得到结节病的病理组织表现。亦有人认为如注射后2周局部发生持久性红斑,2个月以后方逐渐消退亦可定为阳性反应。Kveim试验对有肺门淋巴结肿大的患者阳性率较高,可达80%以上,但对无肺部病变者阳性率较低。已应用皮质激素治疗者阳性率亦可降低。

【治疗】

对于无症状的黏膜下或皮下结节以及周围淋巴结病变可以不作特殊治疗。对于唇部肿胀及黏膜下结节病变亦可用地塞米松局部注射。每次用地塞米松2mg加1%~2%普鲁卡因1ml于病损处注射,每周2次或隔天1次有一定效果。同时应除去口腔病灶。如无内脏器官病损,一般不需全身用激素。

对肺部及各重要器官被侵犯的患者可全身应用激素以减轻炎症,缓解症状。对病情严重者可口服泼尼松,开始量为每天40~60mg,但一般情况每天用15mg即可。用药数周病情缓解后即可减量。维持量为每天5~10mg。有些用药可数月或1年以上,但应注意激素的副作用。亦可用氯化喹啉调整免疫功能达到治疗目的。开始量每天500~750mg,症状减轻后可减量至每天250~500mg,但用药时间不宜过长以免引起粒细胞减少及眼的损害。

克罗恩病

克罗恩病(Crohn disease,CD)是一种非特异性肉芽肿性炎症性疾病。1932年,Crohn等首先报告,故称克罗恩病,又因有病变的肠段间常间隔有正常的肠段,病变呈分段分布故亦称局限性肠炎。以淋巴组织最丰富的末端回肠发病最多见,但其他部分的肠段、肛门、胃、食管及口腔黏膜亦可发生病变。

【病因】

迄今病因不明。有关学说认为病原微生物(细菌、病毒或真菌)、腹部外伤或过敏反应等可作为致病因子作用于机体,引起淋巴组织增生的肉芽肿性病变,形成淋巴管梗死、溃疡、瘢痕、瘘管等损害。

【临床表现】

本病发病缓慢有渐进性,病程一般可有数年,急性发病者仅占少数。患病以中青年多见,男女性别无明显差别。

主要症状为反复发作性腹痛、腹胀、腹部出现肿块。疼痛部位多在下腹,尤其是右下腹。一般为阵发性绞痛,同时有发热、体重下降、贫血等。久之有渐进性肠梗阻症状如剧烈腹痛、腹胀、呕吐、便秘等。由于病变与邻近组织的粘连及贯通可形成瘘管。X线检查可见末端回肠狭窄,肠曲病变呈分段分布,有瘘管等。

因本病的基本病变是肉芽结节及淋巴组织增生,故口腔黏膜病变主要表现为组织增生肥厚,颜色发红及溃疡形成。病变好发部位为颊黏膜及龈颊移行沟,但也可发生于唇、龈、腭、舌及咽部。在组织松软处,如颊黏膜及移行沟,病变表现多为组织呈条状增厚,两条增厚的组织间形成深沟,有时沟内发生线状溃疡。在牙龈、舌、腭等部位则表现为颗粒状增生病变。唇的表现也可为弥散性肿胀并可继发皲裂或糜烂。

此外,由于全消化道的病变及功能紊乱,可使铁、维生素 B_{12}、叶酸等吸收不良。部分患者可伴有反复发作的口腔溃疡,溃疡可表现为轻型口疮或坏死性腺周口疮。口腔黏膜的肉芽增生病变与结节病的病损不易区分,但后者可有全身各系统被侵犯。

消化道以外的病变可能有骶髂关节炎、脊椎炎、眼色素层炎、皮肤结节性红斑、坏疽性脓皮病等。这些病变的发生可能与免疫异常、遗传因素,如人白细胞抗原 B27(HLA antigen B27),及继发感染有关。又如肠道功能紊乱也可导致尿酸的代谢紊乱而形成肾结石等。

【病理】

病理组织变化为黏膜下层有肉芽肿性增生,淋巴组织增生、水肿,有淋巴细胞及浆细胞浸润,亦可有类似结核结节的巨细胞,但无干酪样坏死。故与结核病变不同,但与结节病的病理变化相似。

【诊断】

仅从口腔病变及其他肠道外的表现不能确诊,但可作为诊断本病的提示。主要应根据肠道的临床表现确诊,如有肠梗阻、瘘管形成及典型的 X 线征象则有诊断意义。

【治疗】

因病因不明,目前尚无特效治疗,主要以内科保守疗法为主。发作期应卧床休息,进食富于营养、少渣的食物。对症治疗,用抗生素控制继发感染,严重者可用肾上腺皮质激素缓解症状。

口腔局部可用 0.1% 雷佛奴尔或 0.05% 氯己定溶液含漱。局部病损涂擦抗菌消炎药物。严重者可局部注射地塞米松或泼尼松龙,以改善炎症且缓解症状。

本病可自行缓解或经治疗后缓解,但有复发倾向。

Wegener 肉芽肿

Wegener 肉芽肿(Wegener's granulomatosis, WG),现多称为肉芽肿性血管炎(granulomatosis with polyangiitis, GPA)。是一种坏死性肉芽肿性血管炎,属自身免疫性疾病。

本病是 1936 年由 Wegener 报告的一种特征为坏死性肉芽肿性表现的疾病。开始为局限于上、下呼吸道黏膜的肉芽肿性炎症,但往往发展成全身性坏死性肉芽肿性血管炎及肾小球性肾炎。有人认为本病可能是结节性多动脉炎的一型,也可能是恶性肉芽肿的一型。

【病因】

目前尚不清楚,虽然疾病过程相似于感染性疾病,但未能分离出致病因子。由于其组织变化特点,有些学者认为发病与变态反应有关。是否为免疫复合物所致之疾病目前尚有争议,亦有认为是自身免疫病。

【临床表现】

有些学者认为男女发病无明显差别,但也有认为男性发病 2 倍于女性。任何年龄均可发病,但以中年多见。

起病缓慢,开始为呼吸道感染症状。表现为脓性鼻溢、鼻窦炎症状、头痛,逐渐有咳嗽、咯血等肺炎症状。但数周或数月后病损可发展到全身各器官,以肾脏受侵犯最严重。主要发生肾小球肾炎,尿中出现蛋白、管型及血尿等。最后形成尿毒症可致死亡。

皮肤病损表现为结节、坏死性丘疹及溃疡等。亦可出现浸润性肿块,病损可发生于身体任何部位的皮肤。

口腔黏膜出现坏死性肉芽肿性溃疡,一般面积大、溃疡深,以软腭及咽部多见。牙龈及牙槽黏膜亦可受侵犯,表现为肉芽性增生或脓肿形成,严重时可侵及牙槽骨使骨质破坏,牙齿松动。

据报道,有些病例病损长期限于上、下呼吸道,仅有鼻及肺部症状,而全身受累较轻或无全身其他系统受侵犯。此种情况预后较好,一般在发病过程中有发热、关节痛、体重下降等,血液中补体水平正常或稍高,抗核抗体一般在正常水平。有些患者血清中有抗平滑肌抗体及抗胞质抗体,血沉快,白细胞增多。

【病理】

活检组织表现为坏死性肉芽肿性病变,有中性粒细胞、单核细胞、淋巴细胞及上皮样细胞浸润。血管炎表现为以坏死为主的炎症。血管壁发生类纤维蛋白性变,肌层及弹力纤维破坏,管腔中血栓形成。有大片组织坏死。在电镜下于上皮基底膜处可见致密的上皮下沉积物,有些报告认为可能为免疫复合物。有些病例用免疫荧光法可见散在沉积的补体及免疫蛋白 IgG。

【诊断】

根据临床表现,如呼吸道症状、肾脏症状、黏膜及皮肤的肉芽肿性病损可作诊断。活检时组织变化为坏死性血管炎及肉芽肿,但应注意与其他形成肉芽肿性病变的疾病如结节病、结核或真菌感染的肉芽肿等鉴别。

【治疗】

如能早期诊断并用细胞毒类药物进行化疗,取得成功的倾向较大,但一般来说预后差。因其可引起尿毒症及全身坏死性血管炎,故死亡率很高。可用免疫抑制剂,如环磷酰胺 75～150mg/d、硫唑嘌呤 150mg/d 或苯丁酸氮芥 7～9mg/d。根据患者对药物的反应可以选择应用上述 1～2 种药物,但应注意白细胞数,如白细胞明显降低则应停药。用药剂量可逐渐减少到最低有效剂量,但又要防止发展成严重的白细胞减少症,根据病情可以断断续续用药 1 年。用上述药物的同时可间断用皮质类固醇,有些患者病情能缓解。

口腔局部病变可用 0.1% 雷佛奴尔或 0.12% 氯己定含漱,以及抗菌消炎药膏涂抹以预防继发感染。对局部病损亦可用放射治疗得到一定的疗效。

蕈样肉芽肿

蕈样肉芽肿(granuloma fungoides)过去被错误地称为蕈样霉菌病(mycosis fungoides),是一种属于恶性淋巴瘤一类的皮肤病,少数有口腔病变。现研究发现本病是起源于记忆性辅助 T 细胞的低度恶性的皮肤 T 细胞淋巴瘤,约占所有皮肤 T 细胞淋巴瘤的50%。病程呈慢性渐进性,初期为多种形态的红斑和浸润性损害,以后发展成肿瘤,晚期可累及淋巴结和内脏。

【病因】

病因不明,一般列为淋巴瘤之一型,或称为特型淋巴瘤。

【临床表现】

典型症状可分为三期。初期为蕈状前期,又称红斑期,表现为皮肤瘙痒及形成丘疹、斑疹或水疱等不同的皮疹。第二期为浸润期,亦称斑块期,即皮肤发生浸润性斑块,稍隆起,呈红色或暗红色。此期口腔及上呼吸道黏膜亦可发生相似病变。斑块多长期存在,仅少数可渐渐消退。常有全身淋巴结肿大。第三期为肿瘤期,亦称蕈状期,表现为浸润斑块上或正常皮肤上出现肿瘤,大小不一,可由豆粒至拳头大小,高出表面呈蕈状,颜色由淡红转为暗红色。肿瘤坚韧但也可破溃形成溃疡,溃疡深并有坏死组织。肿瘤可长期不变达数年之久,亦有自然消退者,但为数极少。病情时轻时重,有的缓解可达数年,甚至一二十年,但最后多因并发淋巴肉瘤或网状细胞肉瘤而死亡。晚期亦可侵犯内脏。

口腔黏膜病变主要表现在唇、舌、颊等黏膜,可在浸润期或肿瘤期出现浸润斑块或溃疡,有深溃疡或浅溃疡。唇部浸润可形成巨唇。

【病理】

三个时期有不同病理表现。在蕈状前期为非特异性炎症表现,难以诊断。在浸润期有组织细胞、淋巴细胞、浆细胞、中性及嗜酸性粒细胞等多种细胞浸润。有一种细胞其细胞核形态不规则,染色质增多,较正常细胞大,此种细胞称为蕈样肉芽肿细胞,过去称为"霉菌病细胞"("mycosis cell"),乃变形的 T 淋巴细胞,如发现这种细胞则具诊断意义。在黏膜固有层或皮肤真皮层可见微小脓肿,当肿瘤期时则浸润广泛可达皮下组织,也可破坏上皮,且蕈样肉芽肿细胞增多,并有显著的核丝状分裂。

【诊断】

蕈状前期诊断困难,当转为浸润期后结合临床及病理变化可进行诊断。

【治疗】

早期可以对症治疗。浸润期及肿瘤期的皮肤病损可局部用 2.5% 氟尿嘧啶软膏或新鲜配制的 0.06% 氮芥乙醇溶液,引起局部炎症后渐使肿块消退。或局部用高浓度皮质激素软膏,但病损消退后可复发。

口腔黏膜的浸润块亦可使用氟尿嘧啶软膏,但口腔的潮湿环境易使药物触及非病变区而引起炎症反应,故可使用高浓度的皮质激素软膏,或于病损区注射皮质激素可收到一定效果。

肿瘤期一般可综合治疗。局部用 X 线照射,全身用环磷酰胺、氮芥及皮质激素可收到一定效果，但应注意药物的副作用。

（胡碧琼　刘宏伟）

参 考 文 献

1. 魏克立. 口腔黏膜病学. 北京：科学出版社，2006
2. 徐治鸿. 中西医结合口腔黏膜病学. 北京：人民卫生出版社，2008
3. 陈谦明. 口腔黏膜病学. 4 版. 北京：人民卫生出版社，2012
4. 华红，郑立武. 系统疾病的口腔颌面部表征. 北京：人民卫生出版社，2012
5. 史宗道. 口腔临床药物学. 4 版. 北京：人民卫生出版社，2012
6. Silverman S Jr, Eversole LR, Truelove EL. Essentials of Oral Medicine. Lewiston, New York: B.C. Decker, 2001
7. Greenberg MS, Glick M, Ship JA. Burket's Oral Medicine. 11th ed. Hamilton: BC Decker, 2008
8. Antonio Nanci. Ten Cate's oral histology. 7th ed. St. Louis, Missouri: Mosby, 2008
9. Berkovitz BKB, Holland GR, Moxham BJ. Oral anatomy, histology and embryology. 4th ed. Edinburgh, London, New York, Oxford, Philadelphia, St Louis, Sydney, Toronto: Mosby, 2009
10. Brocklehurst P, Tickle M, Riley P, et al. Systemic interventions for recurrent aphthous stomatitis (mouth ulcers). Cochrane Database of Systematic Reviews, 2012, 9 (9): 240

第 9 章
口腔颌面部炎症

第1节 概 论

感染是微生物对宿主异常侵袭所致的微生物与宿主之间相互作用的一种生态学现象，广义上也是微生物对宿主细胞、组织或血液系统的异常攻击和宿主对这种攻击反应的总和。感染的结局是微生物的增殖、限制或死亡，宿主的隐性感染、带菌、显性感染，或因损伤严重、治疗不力而死亡。

口腔颌面部位于消化道与呼吸道的起端，通过口腔和鼻腔与外界相通。由于口腔、鼻腔、鼻窦的腔道、牙、牙龈、扁桃体的特殊解剖结构和这些部位的温度、湿度均适宜于微生物的寄居与滋生。因此，正常时即有大量的微生物存在。传统的观念认为感染是由于外界环境中存在的致病微生物侵袭宿主所致的疾病，即所谓的外源性感染。近年来微生态学的研究证实，感染除由外环境中致病性特殊微生物引起外，多数系由宿主各部位正常存在的大量微生物的生态平衡失调所致，即所谓内源性感染，它是生态平衡与生态失调相互转化的结局。口腔颌面部感染大部分是口腔内细菌引起的内源性感染，且感染常源于牙体和牙周疾病。

颜面及颌骨周围存在较多相互连通的潜在性筋膜间隙，其间含疏松的蜂窝结缔组织，构成感染易于蔓延的通道，加之颜面部血液循环丰富，鼻唇部静脉又常无瓣膜，使在鼻根至两侧口角区域内发生的感染易向颅内扩散，该区域被称为面部的"危险三角区"。

颌面颈部具有丰富的淋巴结，口腔、颜面及上呼吸道感染可沿相应淋巴引流途径扩散，引发区域性的淋巴结炎，特别是儿童淋巴结发育尚未完善，感染易穿破淋巴结被膜形成蜂窝织炎。

一、病 原 菌

从生态动力学出发，引起感染的微生物不一定是致病菌或病原体，而是正常微生物易位或易主的结果。在人类菌群失调而发生的口腔颌面部感染中常可作为病原菌的菌种有以下几种类型：

1. 葡萄球菌　分为金黄色、表皮（白色）、腐生性葡萄球菌三类，是常见的球菌正常菌群成员之一，广泛分布于自然界的空气、土壤、水和物品上，也常存在于人和动物的皮肤上和与外界相通的腔道如口鼻腔中。其中，金黄色葡萄球菌是口腔颌面部感染的常见病原菌。它们在皮肤表面可生存较久，常隐藏在毛囊、汗腺和皮肤内。在人类鼻咽部带菌率可达 20%～50%；而医务人员的带菌率高达 70%。表皮葡萄球菌数量较大，但很少引起疾病。而腐生性葡萄球菌一般为外源性致病菌。

2. 链球菌　是一类链状排列的革兰氏阳性球菌，兼性厌氧或专性厌氧，不形成芽胞。也是口腔颌面部感染的常见病原菌之一。广泛分布于自然界，如在动物及人体的口腔、上呼吸道、食管、肠道、皮肤、泌尿道中均可被检出。目前将常见的链球菌种分为 6 群，即化脓性链球菌 5 个菌种，口腔链球菌 9 个菌种，肠链球菌 4 个菌种，新链球菌 2 个菌种，厌氧链球菌 4 个菌种，其他链球菌 5 个菌种。

3. 大肠埃希菌肠杆菌种　是革兰氏阴性小杆菌，嗜氧或兼性厌氧，是一类相互有关而又有一定差别的一大群细菌。广泛存在于自然界，但并非所有肠杆菌种成员都是肠道寄生菌，也不是全部成员都对宿主有致病性。在一般医院中培养的 80%～95% 都是大肠埃希菌、肺炎克雷伯杆菌和奇异变形杆菌。其中大肠埃希菌也称埃希菌，它是肠菌种中的典型菌，与人类生活最为密切，也是与临床关系最为直接的细菌之一。作为正常肠道菌群成员，相当部分大肠埃希菌是不致病的，但一些特殊血清型的大肠埃希菌已毫无争议地被列入病原菌行列。大肠埃希菌还是一个多能性病原菌，即对人和动物均可引起疾病，对人体则具有引起不同系统疾患的能力。大肠埃希菌通过产生内毒素、外毒素及其侵袭能力而导致人类的胃肠道、泌尿道、脑膜和伤口等部位感染，更有甚者导致脓毒血症。

4. 铜绿假单胞菌　革兰氏阴性杆菌，常存在于肠道及皮肤上，但多属"过路菌"，一般不致病，在原发感染中致病力不大。但在菌群失调或抗生素大量应用后，铜绿假单胞菌可成为继发感染的重要病原菌。在口腔颌面部的大面积烧伤、严重创伤后或手术后创面的愈合后期可成为感染的主要病原菌；在大面积癌肿创面上亦可继发感染。由于其对绝大多数抗生素不敏感，故可导致严重的局部和全身感染。

5. 白色念珠菌 为真菌的酵母型，又称白色假丝酵母，是正常人口腔、消化道、上呼吸道及阴道黏膜上的正常菌群。其数量在粪便中为 10^3～10^5 个 /g。正常情况下不致病，一旦在抗生素的作用下或全身免疫功能下降后，其数量超过一定水平或占优势时可致病，如引起黏膜、皮肤和内脏的念珠菌病。白色念珠菌的菌群交替症相当广泛，肠道出现病变时常伴有口腔或呼吸道的感染，如口腔炎、口角糜烂、玫瑰舌等。白色念珠菌的检查除了定量以外，还需作病理组织的镜检，这是可靠而又快速的方法，此外可作分离培养、生化反应、血清反应和变态反应试验等检测。

6. 变形杆菌 是肠杆菌种的一族，革兰氏阴性，是健康人的肠道"过路菌"，一般 3%～5% 的人可以检出。与口腔颌面部感染关系较密切的是变形杆菌属中的奇异变形杆菌、普通变形杆菌、摩氏变形杆菌和雷氏变形杆菌。变形杆菌的种类与致病性无关，不论在重症或轻型菌群失调的患者中均可分离出，因此变形杆菌致病的机制亦是由于数量的优势。目前这类细菌已从肠道、泌尿道、伤口、烧伤创面、呼吸道、眼、耳、喉等感染部位的标本中分离出。若与其他病原菌如葡萄球菌和白色念珠菌协同作用，其危险性就更大。

7. 类杆菌 为革兰氏阴性无芽胞专性厌氧杆菌，是人类口腔、泌尿生殖道尤其是肠道内的常驻菌，而以结肠内的数量最多。类杆菌除了对宿主的营养、胆汁胆固醇的代谢、免疫功能和生长发育等有一定的生理功能外，其作为条件致病菌引起临床各科的感染疾患已被公认。类杆菌常引起颌面部间隙、骨关节、脏器感染和脓毒血症。

8. 放线菌 为革兰氏阴性杆菌，无芽胞，既是人和恒温动物黏膜表面定植的正常菌群成员，也是口腔正常菌丛之一，如口腔的牙菌斑、牙石、唾液和扁桃体等部位均存在放线菌。已发现的放线菌有 10 余种，其中与人类临床疾病有关的是衣氏放线菌、牛型单线菌、酿脓放线菌、黏性放线菌和梅氏放线菌等，而其他菌种尚未有确切的致病性报告。目前认为具有致病性的菌种实际上是机会病原菌，常因免疫制剂应用后局部损伤或拔牙后发生的内源性感染以及在其他炎症基础上发生混合感染。

9. 梭菌 也称梭状芽胞杆菌，为革兰氏阴性厌氧或微嗜氧杆菌，产生芽胞，有鞭毛，可运动。但其中的产气荚膜梭菌有荚膜。梭菌广泛分布于自然界，均为厌氧菌，但对厌氧条件要求不同，破伤风、肉毒和水肿梭菌对厌氧要求严格，而溶组织梭菌、产气荚膜梭菌在少量氧环境亦能生长。临床多在外伤或软组织挫裂伤的伤口内存在死腔、有异物存留和局部组织血供不良的条件下发病。也可发生双相性的感染，如在某些口腔颌面部间隙感染中可先有需氧菌感染，消耗氧气后继发厌氧菌感染。

10. 其他菌种 与口腔颌面部关系较密切的病原菌还包括隐球菌、炭疽杆菌、球孢子菌、芽生菌、组织胞浆菌、狂犬病毒、疱疹病毒和巨细胞病毒等，可在抵抗力下降的患者中引起感染。

二、口腔颌面部感染途径

口腔颌面部感染的途径主要有以下 5 条：

1. 牙源性 病原菌通过病变牙或牙周组织进入体内发生感染者，称为牙源性感染。牙在解剖结构上与颌骨直接相连，故牙髓及牙周感染可向根尖、牙槽骨、颌骨以及颌面部蜂窝组织间隙扩散。由于龋病、牙周病、智牙冠周炎均为临床常见病，故牙源性途径是口腔颌面部感染的主要来源。

2. 腺源性 面颈部淋巴结既可继发于口腔、上呼吸道感染，引起炎症改变。淋巴结感染又可穿过淋巴结被膜向周围扩散，引起筋膜间隙的蜂窝织炎。

3. 损伤性 继发于损伤而发生的感染。

4. 血源性 机体其他部位的化脓性病灶通过血液循环在口腔颌面部形成化脓性病变。

5. 医源性 医务人员行局部麻醉、手术、穿刺等操作时未严格遵守无菌技术要求而造成的继发性感染，称为医源性感染。

口腔颌面部组织遭受口腔内常驻菌群或外来病原菌的污染后不一定都会发生感染，只有当人体局部或全身的防御功能削弱，或病原菌数量过多、毒力过大时才会发病。感染的发生一方面取决于细菌的种类、数量和毒力，另一方面还取决于机体的抵抗力、易感性、患者的年龄、营养状况以及污染发生部位的解剖特点、局部血液循环状况、有无血肿形成或异物存在等多种因素的影响。急性感染发生后，若机体抵抗力强并得到及时合理的治疗，则感染可被控制而局限，通过自行吸收或形成脓肿引流后痊愈。当机体抵抗力与病原菌毒力处于相持状态或处理不当时，则感染可转为慢性过程。如细菌毒力超过人体抵抗力或抗生素使用不当或无效时，感染可向周围组织蔓延，并通过淋巴管及血液循环扩散，引起淋巴管炎、淋巴结炎或发生脓毒血症、转移性脓肿、海绵窦血栓性静脉炎、中毒性休克等严重并发症。因此，口腔颌面部感染的过程与转归受患者的抵抗力、细菌的毒力和治疗措施三方面影响。

三、口腔颌面部感染的临床表现

1. 局部表现　口腔颌面部解剖部位表浅，一旦发生感染，早期即可发现，感染区域出现红、肿、热、痛的体征，但病变与正常组织间没有明显的分界线，水肿区常超过病变范围，软组织感染肿胀区变硬、压痛明显。与感染区相关的淋巴结出现肿大、压痛等炎症表现。由于感染的部位不同而有相应的功能障碍发生。通过增强机体抵抗力及合理应用抗生素，感染局限，有可能自行吸收而消散；若发病 5～7 天后，局部体征无明显消退，可能范围相对局限，此时感染中央区可出现组织坏死、渗出物集聚，形成分界清楚且有一定范围的脓腔。浅表脓肿可打及波动感，深部脓肿则不能触及波动感，但按压表面皮肤有凹陷性水肿。

感染相邻结构（主要是颌周咀嚼肌群）受到炎症递质的激惹，神经反射而出现肌肉痉挛，引起不同程度的张口受限。舌根、口底、颌下、咽旁等部位的间隙感染可导致吞咽、咀嚼、语言及呼吸障碍。隐蔽部位如颞下间隙、翼下颌间隙感染，局部可无明显的红、肿、热、痛表现，而主要表现为患侧疼痛及张口受限。腐败坏死性蜂窝织炎的受累区皮肤呈弥漫性肿胀，压之有经久不回复的凹陷性水肿，皮肤灰白发亮。随着细菌毒素的作用，局部循环障碍加重，皮肤色泽常为暗红或紫色，因组织间隙中有气体产生，可触及捻发音。

在感染慢性期，由于纤维组织增生和胶原纤维的收缩，病变区组织变硬，形成浸润块。若急性炎症反复发作，则有经久不愈的瘘口或引流脓液量发生改变。急性炎症反复发作，可能是因为死骨或病灶牙未及时去除所致。

2. 全身表现　口腔颌面部各种感染的全身表现差别很大。如面部疖可无明显症状。而急性中央性颌骨骨髓炎及多个颌周间隙蜂窝织炎则可伴较重的全身症状，如畏寒、发热、全身不适、食欲减退、尿量短赤；血液白细胞总数不同程度升高，中性粒细胞比例增加，呈现核左移；在年老或幼儿患者、病情重而病程长者，可致水、电解质平衡失调等表现；个别病情严重者可出现败血症，甚至中毒性休克；由于面部静脉系统的解剖结构与颅内硬脑膜静脉窦相通连的特点，发生于上唇、鼻周所谓"危险三角区"的疖、痈可导致海绵窦静脉炎或血栓形成，而引发脑膜激惹及眼静脉回流受阻症状，出现窦内的脑神经（动眼、滑车、展、三叉神经）受累体征。

感染转入慢性期的患者，因局部病变经久不愈，长期排脓，全身低热，进食较差，而出现全身衰弱、营养不良和贫血。

四、口腔颌面部感染的诊断

根据发病原因、临床表现、影像学检查及化验检查，大多能作出正确诊断。及时准确的诊断对缩短病程、防止感染扩散和恶化均有重要意义。

1. 临床检查　感染初期，感染区域的红、肿、热、痛以及功能障碍是主要临床表现，也是诊断局部感染的基本依据。在感染局限形成浅表脓肿后，波动感又是诊断脓肿的重要依据。波动试验是临床上诊断浅部脓肿的主要方法（图 9-1）。深部脓肿，尤其是位于筋膜下层的脓肿，一般很难查到波动感，但压痛点比较明确，按压脓肿区表面皮肤常出现不能很快恢复的凹陷性水肿。对深部脓肿，为了确定有无脓肿或脓肿的部位，可用穿刺法协助诊断。慢性感染患者局部有慢性增生硬块，此时应注意与肿瘤相鉴别。

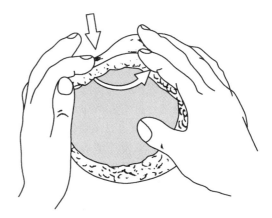

图 9-1　脓肿波动感的检查方法

2. 影像学检查

（1）平片检查：标准牙片可以很好显示病变牙牙体、根尖周、牙周的情况。全口曲面体层 X 线片对于牙源性间隙感染病因的检查很有帮助，并对颌骨骨髓炎病变范围、破坏程度或形成死骨的部位等能提供可靠的依据。华特位可以辅助上颌窦炎症的诊断。

（2）CT 和 MRI 检查：CT 尤其是增强 CT 对于深部脓肿的诊断很有意义。由于脓腔周围被膜区域血运丰富，增强 CT 显示为环状增强影像，而脓腔内部密度较低。MRI 检查也可对深部脓肿进行很好的诊断，但其对骨骼和牙齿等结构的显示程度不如 CT 明显。增强 CT 检查时，应注意增强剂过敏反应以及肾功能不全的患者慎行。

（3）超声检查：尤其是彩色多普勒超声检查可用于确定是否存在脓肿，但适用于较为浅表的脓肿。

3. 化验检查　定期行外周血白细胞检测是观察感染进展的基本方法之一。在炎症的急性期，外周血白细胞计数增加，中性粒细胞的比率增高。在重度感染或大量抗生素应用之后，白细胞计数可无明显增加，但有核左移及中毒性颗粒出现。另外，外周血中的C反应蛋白水平可以反映炎症的进展程度。监测同一个患者感染治疗不同阶段的外周血中C反应蛋白的水平，可以评价治疗的效果。血沉升高对感染也有提示作用，但不具有特异性。

4. 微生物检查　脓液的涂片及细菌培养可确定细菌种类，必要时可作细菌药物敏感试验，以选择合适的抗生素。如怀疑有败血症时，可多次抽血作细菌培养以明确诊断，并作细菌药物敏感试验，为选择有效抗生素做参考。

五、口腔颌面部感染的治疗

口腔颌面部感染的治疗，首先根据感染的部位和进展程度，评价感染的严重程度；同时，还要对患者机体的抵抗力进行评价，应注意是否存在糖尿病、营养不良等降低免疫系统功能的情况；根据患者局部和全身情况决定患者是否需要住院治疗。总的治疗措施应针对全身和局部两个方面。改善患者的一般状况，调整紊乱的生理功能，增强机体抗病能力，这是治疗的基础；而针对病原菌进行抗生素治疗，切开引流并清除炎症所产生的脓液和坏死组织，则是治疗的关键；此外，应尽早去除感染因素及局部病灶，是缩短病程和防止急性炎症反复发作的重要措施。

（一）局部治疗

1. 非手术治疗　感染性炎症的渗出期，机体免疫反应形成细胞及体液免疫屏障促进炎症的局限和消散。此时，保持局部静态是保证这一防御反应取得良好效果的重要条件。所以，在急性炎症期应避免对感染部位的不良刺激，如口腔内和颌周间隙的感染应减少说话、咀嚼等运动，进软食或流汁饮食。面部疖、痈切忌挤压、抓挠，以免造成感染扩散。并根据炎症不同阶段给予局部处理。

炎症局部热敷或理疗有促进血液循环、加速渗出液吸收和加强白细胞吞噬作用的效果，但鉴于口腔颌面部血液循环丰富且与颅内有交通的特点，宜持保守态度，除颌周间隙蜂窝织炎及淋巴结炎的早期可选用湿热敷（热水、50%硫酸镁溶液等）、局部红外线照射外，面部疖、痈，特别是危险三角区疖、痈，热敷有促成海绵窦静脉炎发生的可能，应严禁使用。在炎症形成脓肿前，外敷药物有消肿、止痛的效果，常用药物有鱼石脂软膏、六合丹、如意金黄散等。

2. 脓肿切开引流　化脓性感染已经形成脓肿或脓肿已破溃但引流不畅者，必须进行切开引流或扩大引流术。局部肿胀局限，但皮肤发红、发亮，压痛明显，有波动感是脓肿形成的指征；深部脓肿经影像学

检查证实或穿刺抽出脓液者，均应立即切开引流。对局部炎症明显、病情发展迅速且全身出现中毒症状的病例，如腐败坏死性蜂窝织炎，宜早期切开引流，以利于炎症毒性物质、坏死组织、气体的排出，以减轻局部及全身症状，阻止感染继续扩散。结核性淋巴结炎如已有脓肿形成，其切开的指征应严格掌握，因为切开引流后其瘘口可长期不愈，一般采用局部穿刺抽脓的闭式引流方式，在抽脓后立即在脓腔内及淋巴结周围注射抗结核药物（如链霉素、异烟肼等）。但对脓肿已累及皮下，几近自行破溃的结核性脓肿，亦可切开引流。另外，加强全身及局部抗结核治疗，以促进其脓瘘早期愈合。

脓肿切开引流手术原则：①切口选择的部位尽量位于脓肿的最低位，以利脓液的自然引流。②切口选择应兼顾美观，尽量位于隐蔽处，如发际内、下颌下区、颌后区和口内等；切口方向应与皮纹方向一致；切口长度应以脓肿大小及深浅决定，深部脓肿切口较长，浅表脓肿切口相应缩短，但均应以能充分引流脓液为原则。③颌面部皮下组织中有血管、神经，除非脓肿近表皮、几乎破溃者可直接切开脓腔外，原则上应采取二次分离脓腔的方式，如下颌下脓肿，切开皮肤及颈阔肌后，用血管钳钝性分离进入脓腔。④较大脓肿或多发性脓肿，用大血管钳或术者手指分离脓腔及脓腔间隔，以利坏死组织及脓液溢出。⑤减少脓腔壁的损伤，避免感染的再度扩散。切开后用生理盐水反复冲洗脓腔，加速脓液的排出。⑥切开排脓后，应放置橡皮引流条；深部脓肿切开引流后创道较深可能影响引流通畅者，以橡皮管或乳胶管引流为宜；深部脓肿切开后创道出血明显者，可用凡士林纱条暂时填塞，次日更换橡皮引流管或引流条。⑦面部疖、痈的切开引流应非常慎重，不恰当切开可致感染扩散，发生海绵窦静脉炎及败血症。只有在疖的中央皮肤出现黄色脓点，痈有多发性脓肿而皮肤难以穿破时，才考虑保守性切开。⑧腐败坏死性口底蜂窝织炎，系广泛的组织凝固性坏死，切开引流应根据浸润范围作广泛或多个切口，并用1%～3%过氧化氢液冲洗脓腔，敞开创口，建立多个引流口。

3. 感染病灶的处理　口腔颌面部感染绝大多数是牙源性感染扩散而来，虽然此时口腔颌面部感染是主要矛盾，但在治疗时应将病灶牙的处理纳入整个治疗方案之中，如中央性化脓性骨髓炎病变区牙齿的拔除，本身即为引流和清除病灶的重要步骤。对于颌周间隙的炎症，若忽略病灶牙的处理，可致治疗不彻底或炎症反复发作。当急性炎症好转或脓肿切开引流后，即应进行病灶牙处理。此外，病灶尚包括颌周间隙感染继发的边缘性颌骨骨髓炎及中央性颌骨骨髓炎

形成的死骨,前者常需刮出受累骨面的新生炎性骨和骨破坏区域的坏死组织;后者常需切除死骨或摘除分离后的死骨块。

(二)抗生素的应用

抗生素的应用是感染治疗的基本措施之一,但治疗不当可引起细菌出现耐药性,严重影响疗效。一般说来,对局限、表浅的化脓性感染且无全身症状者,应重点放在局部脓肿的处理,可不用抗生素;只有在较严重的深部感染或全身感染时才给予抗生素。药物种类最好根据细菌培养结果来确定,在无条件作细菌培养或尚无细菌培养结果时,可根据感染来源、临床表现、脓液性状和脓液涂片检查等估计病原菌的种类来选择抗生素,宜选用抗菌谱较广的抗生素。以后按照治疗效果、病情演变、细菌培养及药物敏感试验结果调整抗生素种类。抗生素的剂量应足够,疗程应适当。轻、中度感染一般在症状消退后3、4天停药。对全身性感染来说,抗生素剂量宜大,疗程也应较长,一般在体温正常、临床症状好转、外周血白细胞计数和分类正常后停药,以防感染反复。

尽管抗生素在感染的治疗中很关键,但是不能完全依赖抗生素而忽视其他治疗方法。选用抗生素时既考虑其疗效,也应警惕其副作用,用药方案应根据感染病程的变化而作必要的调整。

(三)全身支持治疗

对于口腔颌面部感染来说,全身支持治疗应包括控制体温、缓解疼痛、加强营养、补液、纠正全身代谢和水电解质平衡紊乱,以及积极治疗全身系统性疾病,比如糖尿病、高血压等。可改善患者的一般状况和增强其抵抗力,促使感染好转、局限或消散。同时,也要对口腔颌面部感染继发全身性感染的可能性应有足够的警惕性,及早发现并正确治疗是预防因并发症致死的重要环节。

1.急性炎症期的患者应根据病情适当卧床休息,注意加强营养,给予易消化且富含维生素B、C的食物;病情严重或进食有困难者,应行静脉输液;有明显贫血者,可考虑多次少量新鲜血或血浆的输注。此外,可定期多次给予丙种球蛋白、胎盘球蛋白以增加抗体。

2.对高热的处理,采取冷敷头部、乙醇擦浴、冷水灌肠、冰袋冷敷腋窝或腹股沟部等物理降温措施,或给予解热药物。

3.感染未切开引流之前,由于局部感染因素的刺激以及脓肿所造成的张力,局部出现持续的跳痛,可给予止疼药缓解疼痛。

4.纠正水、电解质代谢和酸碱平衡失调。

5.严重感染时,可考虑肾上腺皮质激素如氢化可的松、地塞米松的应用。可改善重度感染时的局部

和全身症状,作为高热降温、局部重度水肿引起呼吸困难、中毒性休克及脑水肿时的应急措施。但应用激素有可能使急性炎症扩散,慢性炎症或潜在的感染活跃。因此,激素的应用应严格掌握适应证,一般感染不用,急性感染有中毒症状时,需与足量有效的抗生素配合应用。若引起炎症的病原微生物具有耐药性或为病毒感染性疾病时,因无有效抗生素,应慎用本类药物。对结核性感染或伴有溃疡性疾病和高血压等应避免使用本类药物。

6.冬眠疗法(hibernation therapy)　适用于中毒性休克、病情严重者。但对伴有心血管疾病、血容量不足、肺功能不足者慎用。冬眠疗法的降温可减轻机体对炎症因子的过度反应,为抗生素发挥有效作用争取时间,创造条件。但冬眠时可降低机体的正常生理反射,并发肺部感染。

(余志杰　安金刚)

第2节　智牙冠周炎

智牙冠周炎是指智牙在萌出过程中萌出不全以及阻生时,发生在牙冠周围软组织的化脓性炎症。多发生在18~25岁、智牙萌出期的年轻人,下颌比上颌多见。

【病因】

智牙是全口牙中萌出最晚的牙齿,常因空间不足,易发生位置不正或阻生,这种现象在下颌智牙中更为常见。此时,智牙牙冠被一层软组织龈瓣所覆盖,龈瓣和牙冠之间形成一个间隙盲袋(图9-2),此盲袋是窝藏食物残渣、渗出物及细菌的天然场所。在人体抵抗力强、智牙冠周软组织健康的情况下,常驻盲袋内的细菌与人体相安共处。然而,当人体抵抗力下降,或局部龈瓣受创伤,或细菌毒力增强时,机体和细菌之间的平衡被打破,就会发生冠周炎。致病菌多为葡萄球菌、链球菌及其他口腔细菌,特别是厌氧菌。发病的诱因可以是感冒、上呼吸道感染、过度油腻食物、便

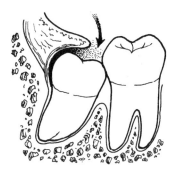

图9-2　智牙冠周盲袋

秘、过度劳累、月经期及上颌智牙下垂咬伤对殆牙龈等因素，都可降低机体抵抗力而导致冠周炎的发生。

【临床表现】

智牙冠周炎可有急性期和慢性期：

1. 急性期 根据其炎症的范围和严重程度又可分为轻、重两型，便于认识和处理。

（1）轻型：全身症状较轻或不明显。龈瓣有局限性红肿和疼痛。盲袋内可有少量渗出。有轻度咀嚼触痛及吞咽痛但无明显的开口困难。

（2）重型：症状严重，炎症范围扩大。全身有发冷发热、倦怠等不适症状，白细胞计数增高，中性粒细胞比例上升。局部冠周软组织红肿和压痛的范围广泛，可达全磨牙后区、颊侧前庭沟和舌侧沟。伴有面颊部的充血和水肿、吞咽疼痛及开口受限。一般认为炎症刺激磨牙后区的咽上缩肌和颞肌附着是引起吞咽疼痛及开口困难的最早原因。本型常可引起较为严重的并发症。

2. 慢性期 可以是原发的，也可以是急性期迁延所致。这时，全身症状及局部红肿基本消退，但局部软组织较硬，盲袋内有渗出物，颊部黏膜或皮肤可有瘘管，可有轻度开口受限，下颌下淋巴结有时肿大。如果不除去智牙或盲袋，炎症常会急性发作。反复发作易导致感染的扩散。

【并发症】

智牙冠周炎的扩散可引起严重的颌周间隙感染、颌骨骨髓炎及全身脓毒症（旧称败血症）。下颌冠周炎感染的局部扩散途径如下（图9-3）：向颊侧前方的颊肌内侧黏膜下扩散，形成下颌前庭沟脓肿或瘘管，因多位于下颌第一、二磨牙处，故要与其牙槽脓肿鉴别。后者应有牙髓及根尖的病变，而冠周炎的扩散则

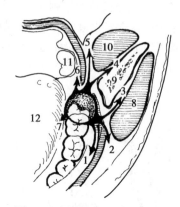

图9-3 下颌智牙冠周炎的扩散

1. 颊前庭沟 2. 颊部 3. 咬肌间隙 4. 翼下颌间隙
5. 咽旁间隙 6. 咽峡前间隙 7. 舌下间隙 8. 咬肌
9. 下颌骨支 10. 翼内肌 11. 扁桃体 12. 舌体

没有。智牙冠周脓肿若穿出颊肌，可形成颊部皮下脓肿及颊皮肤瘘，位于咬肌前下角处。脓液若向后外方扩散，可形成咬肌间隙感染。向后内方扩散，可发生翼下颌间隙、颞下间隙、咽旁间隙等感染。脓液向内侧扩散，会出现咽峡前、舌下间隙感染。再向下方扩散时，则发生下颌下间隙及口底蜂窝织炎。感染还可侵犯颌骨，引起颌骨骨髓炎。

【诊断】

智牙冠周炎诊断并不困难，临床发现有阻生智牙并伴有周围软组织的红肿疼痛时诊断基本成立。应注意的是和其他疾病的鉴别，冠周炎的面颊部水肿充血，要和咬肌间隙、颊部感染等鉴别。智牙冠周炎的颊面部肿胀为反应性水肿，软而触痛不显，而后两处的间隙感染为炎症浸润，质硬、触痛明显，有可凹性水肿。磨牙后区的恶性肿物也有肿块、疼痛与开口困难。依照病史、X线片及活组织检查可作鉴别。

【防治】

1. 急性期

（1）局部疗法：常用1:5000高锰酸钾液或1%过氧化氢液，以口腔冲洗针头伸入盲袋内冲洗脓液、细菌及食物残渣，然后将碘甘油或浓台氏液以探针或牙科镊置入盲袋，每天1次，有杀菌消炎的作用。同时用0.05%氯己定液含漱，一天3次，有局部清洁杀菌的作用。针灸、理疗有消炎、止痛及缓解开口困难的作用。轻型冠周炎单纯局部治疗即可见效。

（2）全身疗法：轻型者可口服广谱抗生素联合抗厌氧菌药物，如头孢菌素类配合硝基咪唑类药物；也可服用中草药，如风寒感冒引起者服银翘解毒丸，胃火便秘者服牛黄解毒丸。重型者可应用抗生素肌注或静脉滴注。同时注意休息，采取进流食及补充维生素C等支持疗法。

（3）手术疗法：

1）脓肿切开引流：冠周脓肿形成和切开的指征为局部红肿、压痛、变软及波动感；全身发热、白细胞计数增高，病程已3～5天。智牙冠周脓肿的切开部位有三处（图9-4）。①垂直阻生智牙殆面处脓肿：应作近远中向的龈瓣切开，达殆面，再用镊子作颊舌向盲袋分离，放出脓液、冲洗，可放橡皮条引流；②智牙颊侧骨膜下脓肿：应作近远中向切开达骨面，冲洗，放引流条；③智牙舌侧脓肿：只应近远中向挑开表层黏膜，即改用止血钳钝性分离到脓腔，以免损伤舌神经。有开口困难者，可先选用高位局部麻醉，松弛咀嚼肌后再行冠周脓肿切开。

2）拔除上颌智牙：如果上颌智牙下垂并咬在对殆

冠周软组织上,使龈瓣肿胀加重、炎症长期不消退者,应及早先拔除上颌智牙。

3)关于急性炎症期是否拔除智牙的争论:由于阻生智牙位置靠后,拔除术较复杂,创伤大,炎症期开口困难和有感染扩散的危险,所以一般主张待急性炎症消退后及早拔除病源牙。但也有不少人报道,对于那些炎症早期、轻型、垂直位阻生和全身情况较好的阻生齿,在抗生素的治疗下早期拔除阻生智牙有利引流、消炎和缩短疗程。对于开口困难者,还可在高位封闭麻醉下强行开口,进行拔牙。尽管这种有条件的手术能发挥一定的作用,但还是应慎重对待,以防引起严重的并发症。

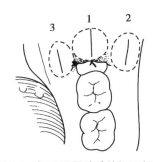

图9-4 智牙冠周脓肿的切开部位
1. 骀面脓肿 2. 颊侧沟脓肿 3. 舌侧脓肿

2. 慢性期

(1)龈瓣切除术:切除龈瓣的目的是消灭窝藏细菌的盲袋。方法是梭形切除包在牙冠周围的龈瓣,到完全暴露牙冠为止,然后缝合或填塞碘仿纱布条。但是此法术后龈瓣复生者很多,所以要严格掌握手术的适应证。只有对正位萌出,有对骀牙,在第二磨牙到下颌升支前缘之间有足够空间的下颌智牙,才考虑此手术。

(2)阻生智牙的拔除:是根治智牙冠周炎的主要手段。应及早拔那些曾有症状的阻生智牙,预防冠周炎的复发。

(崔念晖 张 伟 余志杰)

第3节 颌面部间隙感染

颌面部间隙感染是指发生在颌骨、肌肉、筋膜、皮肤之间的疏松结缔组织的急性化脓性炎症。炎症弥散性者称为蜂窝织炎,局限性者称为脓肿。

颌面部间隙感染的病原菌种类与感染途径和第1节概论中所述一致,不再重复。

颌面部间隙感染的临床表现、诊断和处置有一些共同之处:

1. 发病之初 常有原发病的病史,应仔细查问。如根尖周炎、牙周炎、智牙冠周炎、颌骨骨髓炎、淋巴结炎、唾液腺导管结石、唾液腺炎、扁桃体炎、上呼吸道感染、鼻窦炎、皮肤疖痈、眼耳鼻等感染,颌面部外伤、注射和手术等,都可以带进细菌,引起颌面部间隙感染。

2. 全身症状 症状明显,有体温升高、白细胞计数增高、血沉加快、全身不适、局部淋巴结肿大等。

3. 局部症状炎症区红肿高突、发硬,皮肤紧,捏不起皱褶、有压痛和可凹性水肿。这些症状是炎症细胞浸润、渗出和淋巴回流障碍的结果。在炎症区的四周则是反应性水肿区,较软、皮肤可捏起皱褶、无压痛。

4. 脓肿的诊断与切开引流的指征 脓肿时中心液化变软。表浅的脓肿,可在皮肤或黏膜侧见到红肿,扪之压痛、变软和波动感。但深部脓肿常因被肌肉、筋膜所隔,扪之发硬而无波动感。这时脓肿的诊断依据:发病已4~5天,体温和白细胞计数仍高,有跳痛,局部红肿、压痛和可凹性水肿明显,表示其深部有脓液聚积,应作穿刺抽脓或者B超辅助诊断。穿刺有脓时可同时作细菌培养及药物敏感试验,并作脓肿切开引流。

5. 切开部位 应选择脓肿自然重力的低位处,口外切口应兼顾美观的原则,并避开重要组织和解剖结构;分离和通达脓腔一般采用钝性分离,到达脓腔后要扩通引流路径,排出脓液;通常采用生理盐水冲洗,再根据脓液性状置入不同的引流条或引流管;随着脓液量的变化,逐渐延长换药间隔时间,直至没有脓液生成和排出方可撤除引流。

6. 并发症的判断 颌面部间隙感染常有轻重不同的全身和局部并发症(第1节所述),应及时诊断和处理,否则重者可危及生命。

7. 原发病灶的诊断 除了仔细询问病史,还要作深入的检查,包括一些特殊检查,如X线检查等。发现和去除病源才能根治间隙感染。

颌面部间隙感染基本的预防和药物治疗同第1节概论所述,不再重复,以下主要根据各个间隙的解剖特点、感染来源、临床特点、感染扩散和脓肿切开等方面分别予以说明。介绍的顺序如下:皮下间隙,包括眶下间隙和颊间隙;下颌骨周围间隙,包括颏下间隙、舌下间隙、下颌下间隙;咀嚼肌间隙,包括咬肌间隙、翼下颌间隙、咽峡前间隙、颞间隙、颞下间隙;颈深间隙,包括咽旁间隙等。

眶下间隙感染

【局部解剖】

眶下间隙上界眶下缘,下界上牙槽嵴,内界鼻外侧,外界颧骨,表面是皮肤,底面是上颌骨前壁。内容有疏松结缔组织、脂肪、提上唇肌、颧肌、提口角肌、面静脉、面动脉、眶下血管、神经及淋巴结等（图9-5）。

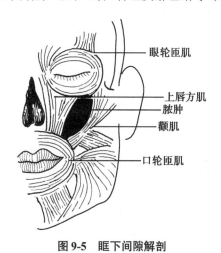

图9-5 眶下间隙解剖

【感染来源】

感染多来自上颌尖牙、前磨牙的感染和唇痈等引起的上唇基底部脓肿的扩散。偶见上颌窦炎穿破前壁引起此间隙感染。婴幼儿上颌骨骨髓炎常伴有眶下间隙蜂窝织炎。

【临床特点】

轻者上颌尖牙凹处皮肤及前庭沟处红肿、压痛、有波动感。重者全眶下区皮肤及口腔前庭沟处红肿、压痛及波动感。邻近眶下区的下眼睑、鼻侧、上唇及颊部出现反应性水肿，眼睛不能睁开，唇颊活动受限，刺激眶下神经可引起明显麻木或疼痛（图9-6）。

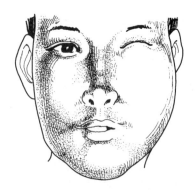

图9-6 眶下间隙感染

【感染的扩散】

可向上唇、眶内、颊部等处扩散。严重者会沿内眦静脉扩散引起化脓性海绵窦血栓性静脉炎。

【脓肿切开】

多采用口内切口，在上颌单尖牙、前磨牙的前庭沟处作平行于牙列的横切口，切开黏膜。以止血钳通达脓腔处，分离并放出脓液（图9-7）。冲洗脓腔并置入橡皮引流条，次日换药。

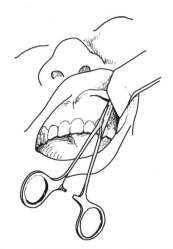

图9-7 眶下间隙脓肿的口内切开引流

颊间隙感染

【局部解剖及感染来源】

颊间隙的解剖境界其皮肤侧是上界颧骨、下界下颌骨下缘、前界鼻唇沟、后界咬肌前缘；其黏膜侧是前到口角，后达翼下颌皱襞，上、下界为口腔前庭沟；颊部的外侧壁是颊皮肤，内侧面是颊黏膜（图9-8）。颊部以颊肌和咬肌为界，又可分成两个区域：①颊肌外侧后部间隙：此间隙位于颊肌和咬肌之间，后界翼下颌韧带、翼内肌前缘和下颌支前缘，又叫做颊间隙。此间隙充满颊脂体与疏松组织并向上伸入颞下间隙。此间隙感染多来自下颌智牙冠周炎、上颌磨牙的感染或咬肌间隙和颞下间隙感染的扩散。②颊肌外侧前部皮下组织：前界咬肌前缘并前通颊肌外侧的前部皮下组织，是狭义的颊间隙。此区域的范围就是颊部皮肤的范围，是咬肌前方的颊肌外侧皮下组织。内含颊脂体、疏松结缔组织及一些重要的神经、血管、导管和淋巴结。即自上而下横行排列有面神经颧支、上颊支、腮腺导管、面神经下颊支、下颌缘支及颊长神经；还有面静脉和面动脉斜行通过上述神经的深方；以及颊、颌上两组淋巴结。

此区的蜂窝织炎多来自颊部的淋巴结炎的扩散，也可以是上、下颌磨牙，皮肤疖肿及邻近间隙感染的扩散。

【临床特点】

由于脓肿所在区域和感染来源的不同，临床表现也有些差异。

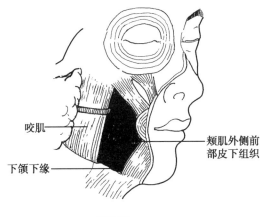

咬肌

下颌下缘

颊肌外侧前
部皮下组织

侧面观

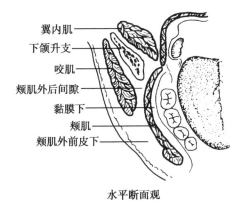

翼内肌

下颌升支

咬肌

颊肌外后间隙

黏膜下

颊肌

颊肌外前皮下

水平断面观

图9-8 颊部解剖

当脓肿位于颊部黏膜下层时，口腔黏膜侧的红肿、压痛、波动感明显，这时颊部皮肤侧只有相应的水肿反应；但是，脓肿位于颊部皮下区时，颊部皮肤的红肿、压痛，甚至波动感就很明显了。另外，颊前部的感染虽可有较轻的开口困难，而颊后部的感染就会引起较重的开口困难。还有，不同感染源引起的颊部脓肿部位也各有特点，如下颌智牙冠周炎最易引起下颌第一、二磨牙的颊侧前庭沟脓肿和颊肌咬肌之间的脓肿，并出现咬肌前下角处皮下脓肿或皮瘘；上颌牙感染的扩散，脓肿先发生在颊部上份；颊淋巴结炎的扩散通常开始在颊中、下部的皮下区。

【感染的扩散】

可向周围的咬肌间隙、颞间隙和颞下、翼下颌、下颌下等间隙扩散。

【脓肿切开】

按美观要求，颊间隙脓肿尽可能从口内颊黏膜切开引流（图9-9）。应在颊黏膜的下份作平行于牙列的横切口，长约2～3cm。因为低位切口有利于脓液的引流且不损伤腮腺导管。切开黏膜后，用弯止血钳插入

黏膜下的脓腔引流。当颊部皮下脓肿时，止血钳还需分开颊肌后才能进入脓腔。

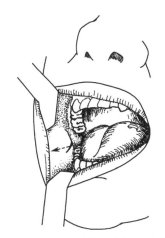

图9-9 颊部脓肿的口内切开引流

颊部皮下脓肿较广泛或较表浅时，可选用皮肤下颌下切口（图9-10），于下颌下缘下1.5cm处，平行于下颌下缘作2～3cm长的皮肤切口，用大弯止血钳从皮下由下而上越过下颌下缘，进入颊间隙，扩腔排脓，冲洗，置入引流条，次日换药。

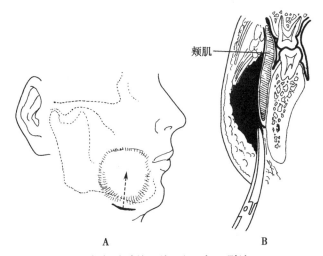

颊肌

A B

图9-10 颊部脓肿的口外下颌下切开引流（A、B）

舌下间隙感染

【局部解剖】

舌下间隙位于下颌体与舌体之间，表面是口底黏膜，底为下颌舌骨肌和舌骨舌肌，后界为舌根并通下颌下间隙。由舌系带及颏舌肌将舌下区分为左、右两部分。此间隙内含舌下腺及其大导管、下颌下腺导管、舌神经、舌下静脉、舌下动脉及舌下神经等（图9-11）。

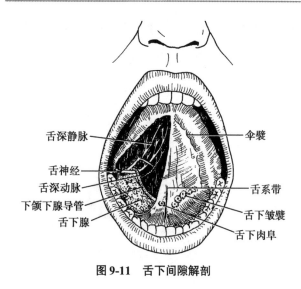

图9-11 舌下间隙解剖

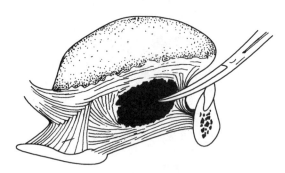

舌基底部单独的脓肿可选舌下区正中垂直切口，切开黏膜后钝分离到肌间隙中（图9-13）。

图9-13 舌基底部脓肿的口内切开引流

下颌下间隙感染

【局部解剖】

下颌下间隙位于下颌体内侧与二腹肌前、后腹所构成的三角区内，其表面是皮肤、皮下和颈阔肌，其深面是下颌舌骨肌，经该肌的后缘与舌下间隙相交通。内含下颌下腺、淋巴结、面动脉、面静脉、面神经下颌缘支、舌神经及舌下神经等重要结构（图9-14）。

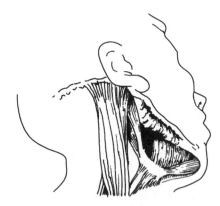

图9-14 下颌下间隙解剖

【感染来源】

感染可来自下颌智牙冠周炎、下后磨牙的感染、急性淋巴结炎、急性下颌下腺炎、下颌骨骨髓炎、颌骨囊肿感染以及邻近间隙感染的扩散。

【临床特点】

下颌下区出现红肿和压痛。早期炎症浸润区发硬，后期皮肤变软可扪及波动。可有轻度开口受限及吞咽疼痛。牙源性感染者发病急骤，而淋巴结炎来源者发病较慢，多发生于儿童（图9-15）。

【感染来源】

多来自下颌牙的感染，其次是下颌下腺导管结石或口腔溃疡的感染扩散。介于颏舌肌与颏舌骨肌之间的舌基底部的潜在间隙有时会单独形成脓肿。

【临床特点】

舌下区红肿、压痛，有脓肿时可扪到波动。出现舌运动受限、语言障碍和吞咽不便。严重者有口底肿胀、舌体抬高，呈"二重舌"状态，嘴不能闭，流口涎。如果舌根处肿胀，会出现呼吸困难。

【感染扩散】

多向下颌下间隙扩散，进而发生口底蜂窝织炎。

【脓肿切开】

脓肿由口内切开（图9-12），做平行并靠近下颌体内侧的口底黏膜切口，换用止血钳插入舌下脓腔区放脓。注意勿伤及下颌下腺导管、舌神经及血管。当合并下颌下、颏下等多间隙感染时，应做下颌下皮肤切口，分开皮下、颈阔肌、下颌舌骨肌后，引流舌下区脓肿。

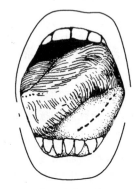

图9-12 舌下间隙脓肿的切开引流

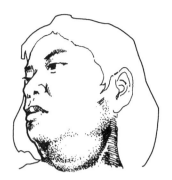

图 9-15　下颌下间隙感染

【感染扩散】

感染可扩散到舌下、咽旁及颏下间隙,严重者引起口底蜂窝织炎(图 9-16)。

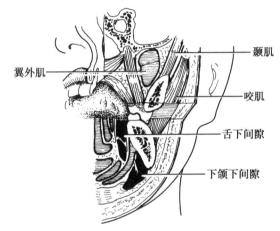

图 9-16　下颌下/舌下间隙脓肿的部位(额面观)

翼外肌　颞肌　咬肌　舌下间隙　下颌下间隙

【脓肿切开】

在下颌骨体下 2cm、红肿和压痛最明显处,做平行于下颌下缘的 3~5cm 长的皮肤切口,切开皮肤和颈阔肌,注意勿伤及面神经下颌缘支,钝分离进入脓腔,扩腔引流(图 9-17)。如系淋巴结内脓肿应分开淋巴结包膜,同时注意多个淋巴结脓肿的可能,术中应仔细检查,分别予以引流。

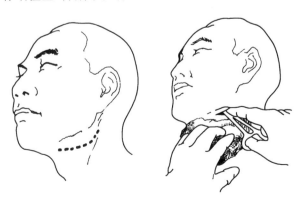

图 9-17　下颌下间隙脓肿的切开引流

颏下间隙感染

【局部解剖】

本间隙位于左、右二腹肌前腹与舌骨所构成的三角区内,表层为皮肤,深面为下颌舌骨肌。内含颏下淋巴结(图 9-18)。

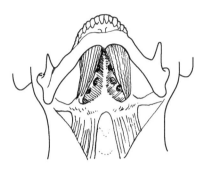

图 9-18　颏下间隙解剖

【感染来源】

感染来自下颌前牙的感染、颏下急性淋巴结炎及邻近间隙感染的扩散。

【临床特点】

颏下区皮肤红肿、压痛及炎症浸润区发硬。如脓肿表浅,则可扪及波动感。

【感染扩散】

向双侧下颌下区及口底扩散。

【脓肿切开】

在颏下 1.5cm 处做横切口,切开皮肤、皮下,钝分离作脓腔引流(图 9-19)。

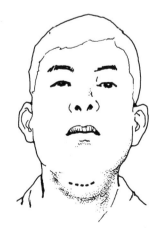

图 9-19　颏下间隙脓肿切开引流

229

咬肌间隙感染

【局部解剖】

咬肌间隙为咬肌与下颌支之间的潜在间隙,上界颧弓,下界下颌角及下颌下缘,前为咬肌前缘,后为腮腺。内含疏松结缔组织、咬肌血管和神经(图9-20)。

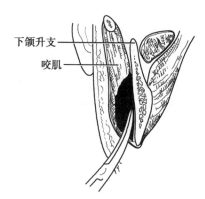

下颌升支
咬肌

图 9-20 咬肌间隙解剖及脓肿切开引流

【感染来源】

多来自下颌智牙冠周炎或下颌磨牙感染的扩散。此外,下颌骨骨髓炎常并发此处感染,邻近间隙的感染也可扩散到此。

【临床特点】

咬肌区有明显的红肿和压痛,并伴有严重的开口困难。红肿常以下颌角为中心,也有的因咬肌在下颌支的附丽较高,而肿胀的中心也随之升高(图9-21)。此间隙脓肿因被强大的咬肌和筋膜所覆盖,所以扪不到波动,而有明显的可凹性水肿,应作穿刺抽脓来确定诊断。有时,日久不能排脓,会并发下颌骨的边缘性骨髓炎。

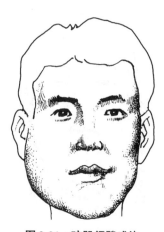

图 9-21 咬肌间隙感染

【感染扩散】

咬肌间隙感染可向颞间隙、颊间隙、腮腺区及翼下颌、颞下间隙扩散,还会侵犯下颌支。

【脓肿切开】

多采用下颌角下的皮肤切口(图9-22)。在下颌角下 1.5cm 处,作 4～5cm 长的平行于下颌角的皮肤切口。切开皮肤、皮下及颈阔肌,用大弯止血钳,贴着下颌支外侧面,穿过咬肌,插入脓腔,扩腔引流。为了使脓液引流通畅,也常切开咬肌的下颌支附着。同时,应探查下颌支是否有骨皮质的粗糙或破坏。最后冲洗脓腔并置入引流条,次日换药。

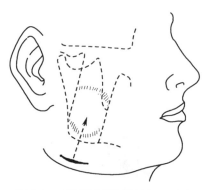

图 9-22 咬肌间隙脓肿的切开引流

口内切口是沿下颌支前缘,切开黏膜及颊肌,止血钳插进咬肌间隙,引流脓液。但因此处并非咬肌间隙的最低处,引流不够理想,故本法不常用。

翼下颌间隙感染

【局部解剖】

本间隙位于翼内肌和下颌支之间,上界翼外肌下缘并直接上通颞下间隙,下界下颌角及下颌下缘,前界翼下颌韧带,后界腮腺。内容除疏松结缔组织外,有下牙槽神经和血管、舌神经、下颌舌骨肌神经和血管(图9-23)。

【感染来源】

本间隙感染常来自下颌智牙冠周炎及下颌磨牙感染的扩散。下颌阻滞麻醉、下颌智牙拔除术及其断根被冲入翼下颌间隙,都会带入细菌。还有邻近间隙感染会扩散到此。

【临床特点】

此间隙感染位于下颌支的深面,炎症早期面部的红肿不明显，故难以诊断。但是，患者会有面侧深区的疼痛并放射到耳颞部，还有渐进性开口困难、全身发冷发热和白细胞计数增高等表现。检查时可发现此间隙的前界翼下颌皱襞处黏膜的红肿和压痛，在下颌角内侧及后方的皮肤有肿胀及深处压痛。穿刺抽脓可协助诊断。

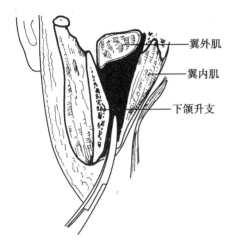

图 9-23　翼下颌间隙解剖及脓肿口外切开引流

【感染扩散】

翼下颌间隙感染会扩散到颞下和颞间隙、咽旁间隙、腮腺区、舌下及下颌下间隙。有时可侵犯下颌支内侧骨质。

【脓肿切开】

此间隙脓肿可作口外皮肤切口（图 9-23）。切口的部位与咬肌间隙的下颌下皮肤切口相同，只是到达下颌角后却沿下颌支内侧切开，用止血钳分开翼内肌，插进翼下颌间隙，扩腔引流（图 9-23）。开口度较好的患者可以尝试从口内切开（图 9-24）。沿翼下颌皱襞外侧垂直切开黏膜及颊肌，用长弯止血钳向下颌支内侧插入翼下颌间隙，扩腔引流脓液。

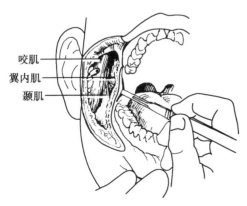

图 9-24　翼下颌间隙脓肿口内切开引流

颞间隙感染

【局部解剖】

颞间隙是颞肌所在的部位，颞肌又将颞间隙分为两部分：颞肌与浅面的筋膜之间为颞浅间隙，与咬肌间隙相通；颞肌与深面的颞骨鳞部之间是颞深间隙，与颞下间隙相通（图 9-25）。

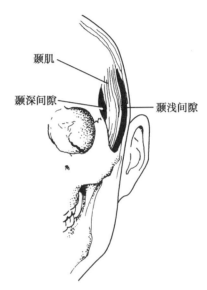

图 9-25　颞间隙解剖

【感染来源】

本间隙感染多由邻近间隙的感染扩散而来，如咬肌间隙和颞下间隙的感染。

【临床特点】

本间隙感染时，颞区皮肤红肿、压痛并有可凹性水肿，周围的反应性水肿可达眼眶、额、顶、枕及颧部，还有明显的开口困难。

【感染扩散】

颞间隙感染可向四周扩散，如额、顶、枕、颧部。颞深间隙脓肿可侵犯颞骨鳞部，导致颞骨骨髓炎及脑膜炎。

【脓肿切开】

对于局限性的脓肿及颞浅间隙的感染，可做平行于颞肌纤维的直线切口（图 9-26），切开皮肤、皮下及颞浅筋膜，用止血钳钝剥离至脓腔，放出脓液。对于广泛的脓肿或深间隙脓肿，应在颞肌附着的边缘处做弧形切口（图 9-26）或颞肌后缘做切口，切开颞肌根部，作脓腔引流（图 9-27）。

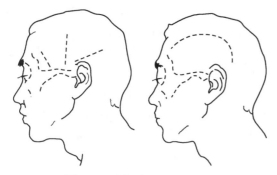

图9-26 颞间隙脓肿切口种类

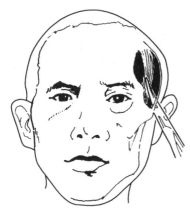

图9-27 颞间隙脓肿切开引流

颞下间隙感染

【局部解剖】

颞下间隙位于面侧深区,面部各间隙的中央部位,上界为颞骨的颞下嵴并上通颞深间隙,下界为翼外肌的下缘并向下直通翼下颌间隙,前界为上颌骨后壁,后界为茎突及其诸肌,外界为颧骨颧弓及喙突和髁突,内界为翼外板。间隙内含翼静脉丛、上颌动脉和静脉及其分支、三叉神经下颌支及其各分支、上牙槽后神经等(图9-28)。

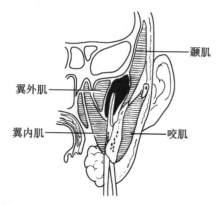

图9-28 颞下间隙解剖及脓肿口外切开引流

【感染来源】

感染源可以是上颌磨牙病变或者拔牙后引起的感染,也有上颌结节麻醉或翼外肌封闭时带入的感染,还有邻近间隙感染扩散而来。

【临床特点】

感染深在,早期炎症时面部红肿可不明显,但出现面侧深部的疼痛、开口受限、全身发热和白细胞计数增高的症状。检查时,可见上颌结节处的前庭沟红肿和压痛。随后,此间隙四周的面部可出现肿胀,如乙状切迹、颧弓上方及眶下区的肿胀(图9-29)。常伴有其下方的翼下颌间隙的感染。

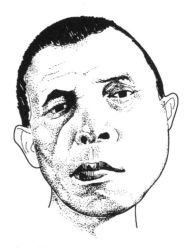

图9-29 颞下间隙感染

【感染扩散】

感染向上扩散到颞深间隙,可通过卵圆孔和棘孔进入颅内。感染向前进入眼眶、颊间隙,向下直达翼下颌间隙,向内扩散到翼腭窝和咽旁间隙,向后扩散到腮腺,向外到咬肌间隙或侵犯髁突。通过翼静脉丛引起颅内感染。

【脓肿切开】

本间隙脓肿常作口内切口(图9-30),在上颌结节的前庭沟处,红肿和压痛最明显的部位,作平行于牙槽嵴的黏膜切口,弯止血钳插入颞下间隙,扩腔引流脓液。

如果合并翼下颌间隙感染时,最佳引流切口还是下颌角下方的皮肤切口,一并贯通后引流,并保持引流路径的通畅(图9-22、图9-28)。

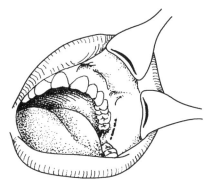

图 9-30 颞下间隙脓肿口内切开引流

咽旁间隙感染

【局部解剖】

咽旁间隙位于咽上缩肌与翼内肌、腮腺之间,上达颅底,下到舌骨水平,后界椎前筋膜,前界翼下颌韧带、颊肌和下颌下腺。茎突及其附着的诸肌又将咽旁间隙分成前、后两部分:咽旁前间隙无重要器官;咽旁后间隙有颈内动脉、静脉及 4 对脑神经(第 9～12 对)(图 9-31)。

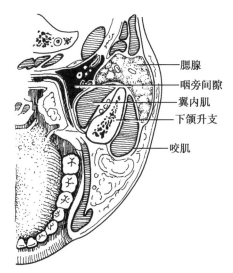

图 9-31 咽旁间隙解剖

（标注）腮腺、咽旁间隙、翼内肌、下颌升支、咬肌

【感染来源】

多由牙源性炎症引起,特别是智牙冠周炎。亦可为腺源性,来自扁桃体。

【临床特点】

有明显的咽部疼痛、吞咽困难,也可发生呼吸困难。检查时可见开口受限,咽侧壁、咽峡和软腭等处红肿,并且腭垂被推向健侧。局部还有压痛及可凹性水肿。

【感染扩散】

向后扩散到咽后间隙,向下引起舌下、下颌下及口底蜂窝织炎,向内可到翼下颌及颞下间隙。

【脓肿切开】

局限性咽旁脓肿常作口内切口引流(图 9-32),在翼下颌皱襞内侧红肿压痛最明显处做垂直的黏膜切口,切口切忌过深,以防损伤深部血管神经,再用长弯止血钳插入脓腔,扩腔引流脓液。广泛性脓肿者则应在下颌角下方 1.5cm 处做皮肤切口,进入咽旁,扩通后冲洗放置引流条,次日换药。

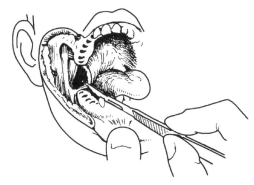

图 9-32 咽旁间隙口内切开引流

咽峡前间隙感染

【局部解剖】

咽峡前是指下颌智牙的舌侧后方这一小区域。其后界为舌腭肌、咽上缩肌,前界为下颌舌骨肌后缘,外侧为磨牙后区及智牙舌侧骨板,内侧是舌体,上界达软腭弓的高度,下界达下颌舌骨肌后缘水平并下通下颌下间隙。舌神经在此间隙通过。Edwards(1942)称此区为"下颌舌骨肌后间隙"(图 9-33)。

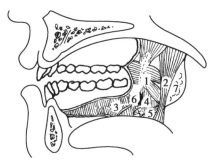

图 9-33 咽峡前间隙解剖

1. 咽上缩肌　2. 舌腭肌　3. 下颌舌骨肌　4. 翼内肌
5. 茎突舌肌　6. 舌神经　7. 扁桃体

【感染来源】

主要是下颌智牙拔除后的出血或舌侧骨板折裂的继发感染或智牙冠周炎的扩散。扁桃体周围脓肿也常出现在此处。

【临床特点】

常以术后张口受限伴吞咽痛为主要症状,可有进食困难、全身不适和发热。拔除智牙后的咽峡前间隙感染较为隐蔽,有时拔牙创表面并无明显红肿。检查时又因开口困难,使得观察咽峡部很困难。可用口镜通过窄小的上、下牙间隙,拉开舌体,在良好的照明下,看到红肿的咽峡前。严重者的红肿可波及软腭、舌腭弓、翼下颌皱襞及智牙处,较轻者的脓肿局限在智牙舌侧黏膜下。此外,下颌角内侧皮肤有红肿和压痛。

【感染扩散】

感染可扩散到下颌下、舌下、咽旁、翼下颌等间隙。

【脓肿切开】

经穿刺有脓则应及时切开引流。一般在咽峡前红肿及压痛最明显处作纵形切口,切开黏膜后插入弯止血钳引流脓液,以免损伤舌神经(图9-34)。

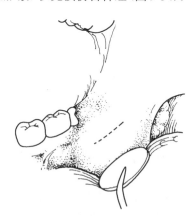

图9-34　咽峡前脓肿的切开引流

口底多间隙感染

口底多间隙感染又称口底蜂窝织炎,是指包括舌下、双颌下、颏下等多间隙的广泛性急性蜂窝织炎,常波及颈部的筋膜间隙。此感染可以是一般化脓性的,也可以是腐败坏死性的(又被称为路德维希咽峡炎),也有的呈凝固坏死性。这是口腔颌面部最严重的感染之一。

【感染来源】

感染多来自牙、口腔及颌骨的感染,也可来自淋巴结炎、唾液腺炎、咽峡炎、扁桃体炎及上呼吸道感染。

【临床特点】

化脓性口底蜂窝织炎的早期常在某一舌下区或下颌下区开始红肿和疼痛,继而很快扩散到整个口底、舌根、咽喉和上颈部软组织。局部表现为皮肤广泛性红肿、压痛、浸润发硬及可凹性水肿。口腔半开,舌下区肿胀,舌体被抬起,流涎,并伴有舌运动不便和语言、吞咽困难以及呼吸困难等症状。全身中毒症状十分明显(图9-35)。

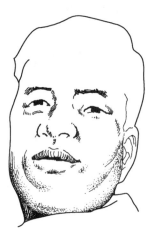

图9-35　口底蜂窝织炎

腐败坏死性口底蜂窝织炎除上述共同症状外,还有以下一些特点:常因机体抵抗力差,细菌毒性强,使感染的扩散更为迅速。炎症区的组织较僵硬、苍白,有可凹性水肿和皮下气肿,呈捻发音。即使切开炎症组织也不见黄脓,而是肌肉的广泛坏死、溶解、出血,流出臭味液体。常有舌根水肿,压迫会厌,易出现呼吸困难及窒息。患者多呈半坐位。因全身抵抗力差,全身中毒反应明显,甚至体温反而升不高(38℃),白细胞计数可以不高。故更易发生严重的并发症,如窒息、脓毒症(旧称败血症)、感染性休克、心肌炎、纵隔炎等,危及生命。

口底凝固坏死性蜂窝织炎较常见于儿童,多在麻疹、肺炎和中毒性肠炎之后发病,因炎症侵犯血管壁引起出血和小动脉栓塞而出现深褐色的组织凝固性坏死。坏死块脱落后,创面无脓,常露出下颌骨、肌肉、唾液腺等。

【治疗要点】

口底蜂窝织炎,尤其是腐败坏死性感染,有急性致死的危险,主要来自窒息及脓毒症(旧称败血症)、感染性休克。也可以是因其他并发症,如胸纵隔脓肿、肺炎、心肌炎等致死。所以,必须一开始就积极地组织抢救,兼顾全身及局部两方面。一方面,要应用大剂量的广谱抗生素,进行足够的疗程,并注意按血、脓的细菌培养及药敏来调整用药。同时应用全身支持疗法进行补液、输血、给氧等控制感染。另一方面应及时作广泛的切开引流,目的是减轻组织张力和压力,解除窒息。引流脓液,排除毒素,防止中毒。切开后还可充分供氧,抑制厌氧菌的生长。对于严重呼吸道梗阻者,还应先作气管切开,保证呼吸道通畅,再行脓肿切开。

脓肿的切开必须暴露充分,尤其是腐败坏死性口底蜂窝织炎,更应作广泛地切开(图9-36)。其切口由颏下到舌骨,再向两侧下颌角方向做横切口,形成"⊥"形切口。切开皮肤后,还要充分分离口底肌肉,使各个间隙的脓液能充分引流。腐败坏死者还应用过氧化氢溶液进行冲洗。如果颈部筋膜间隙已有脓肿,应在相应的颈中部或颈下部增加横行皮肤切口引流,形成"阶梯状切口"。钝分离引流脓液,勿伤及颈部大血管。若脓液已进入胸纵隔,应请胸外科共同处理。

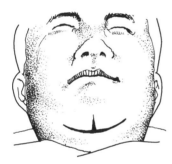

图9-36　口底蜂窝织炎的"⊥"形切开引流

（崔念晖　张　伟　余志杰）

第4节　颌骨骨髓炎

颌骨骨髓炎是指包括骨髓、骨松质、骨皮质及骨膜等全颌骨的炎症。

各书对颌骨骨髓炎有不同的分类和命名方法,这里作者试按致病因素和病理性质来进行分类,再结合其感染途径、病变部位和炎症的急、慢性期等来命名,具体如下。

一、化脓性感染

（一）以化脓为主的病变

1. 成人及儿童的化脓性颌骨骨髓炎(牙源性、外伤性、血源性、继发性、中央性及边缘性、急性与慢性)。

2. 婴幼儿颌骨骨髓炎(非牙源性)。

（二）以增生为主的病变

1. 弥散性硬化性颌骨骨髓炎(中央性)。

2. Garré 颌骨骨髓炎(边缘性)。

二、特异性感染

1. 颌骨结核。

2. 颌骨梅毒。

3. 颌骨放线菌病。

三、理化性骨损害

1. 放射性颌骨骨坏死及骨髓炎。

2. 砷、汞、磷颌骨中毒。

3. 双膦酸盐相关性颌骨骨坏死。

化脓性颌骨骨髓炎

本病是以化脓性炎症过程为主的颌骨骨髓炎。主要发生在成人及儿童的牙源性化脓性颌骨感染。

【病因】

颌骨骨髓炎的微生物学与牙源性感染相似,草绿色链球菌和厌氧菌(如普雷沃菌、梭杆菌属和消化链球菌)是骨髓炎的优势菌群,有时也能检出金黄色葡萄球菌。

在成人及儿童的颌骨骨髓炎多为牙源性感染扩散所致,如根尖周炎、牙周炎和智牙冠周炎的扩散。其次,外伤开放性骨折可造成细菌侵入。还有某些颌骨疾病继发感染导致,如颌骨囊肿、肿瘤、石骨病、骨纤维异常增殖症等。

一般认为颌骨具有较强的抗菌力和对细菌的自然屏障作用。然而,在机体抵抗力不佳、细菌毒力较强或颌骨的屏障被破坏的状态下,可能发生感染。如在过度劳累、营养极差和全身性疾病(如糖尿病等)的情况下,原有的牙齿感染会迅速扩散,引起颌骨骨髓炎。

另一个颌骨骨髓炎发病的重要因素与颌骨的组织结构、血液供应等特点有关。解剖因素导致下颌骨的骨髓炎发病率高出上颌骨的1倍。因为上颌骨的骨皮质较薄且疏松多孔,牙根尖周围的脓液易穿破骨皮质引流出体外而不在颌骨内扩散,加之上颌骨的血运丰富,不易发生血液循环营养障碍和骨坏死。相反,下颌骨的骨皮质厚而致密,根尖周脓肿不易穿破骨壁引流而向骨髓腔方向扩散,发生骨髓炎。即使脓液穿出骨皮质,也被下颌骨周围强大的咀嚼肌所包绕而不易排出,长期积聚的脓液侵蚀邻近骨皮质,造成更大的破坏。另外,下颌骨的血液供应主要是下牙槽动脉,一旦血管栓塞,就会发生大面积的骨缺血、坏死,比上颌骨骨髓炎要严重得多。

【病理】

1. 急性期　感染初期,骨髓腔内充血、渗出,继而化脓。但是，牙槽脓肿的扩散，一开始就有脓液随着压力的增高沿血管、淋巴管和骨髓腔隙向四周扩散，可达对侧下颌骨。由于细菌的毒素、酶及脓液的压力，骨小梁被溶解和破坏。若骨皮质被穿破，脓液外流，急性炎症可转为慢性。

2. 慢性期 脓液的扩散一方面使骨质溶解破坏，形成坏死灶；另一方面造成血管栓塞和骨膜被掀起，导致骨的血运和营养障碍，发生骨坏死。一旦骨坏死，钙质沉积使死骨密度增高。周围的破骨细胞吞噬死骨边缘，健康肉芽组织增生，最终死骨分离。死骨呈污秽状或白土色，边缘不规则、虫蚀状、表面有脓液和细菌。小的死骨及坏死灶，可被吸收或通过瘘管向体外排出。但大块死骨不能自行排出，只能靠手术摘除。在死骨周围，正常骨质可有反应性增生，密度增高，是一种炎症修复现象。广泛的颌骨破坏会发生病理性骨折。

【临床表现】

1. 中央型化脓性颌骨骨髓炎 中央型骨髓炎是指感染起于骨髓质，再向四周扩散。

(1) 急性期：发病急骤。牙源性骨髓炎者初起有牙痛史及颌骨剧痛，放射至耳颞部，但面部肿胀不明显。有发热和全身不适。随着脓液在骨髓腔的扩散，可出现多个牙松动，龈沟溢脓和口臭。在下颌骨可出现下牙槽神经受压的下唇麻木症状，还有骨膜炎造成的面部肿胀。继而，脓液穿破骨皮质，形成颌周蜂窝织炎，出现红肿、疼痛、可凹性水肿、开口困难等症状。区域淋巴结肿大，并有压痛。间隙感染又可侵犯邻近的骨皮质，引起边缘性颌骨骨髓炎。全身中毒症状明显，高热、脱水、白细胞计数明显增高，可有核左移现象。当拔牙或切开使脓液引流后，全身及局部的急性炎症得到缓解从而进入炎症慢性期。急性期大约10~14天。

(2) 慢性期：病程可能相当长，有数周到数年之久。急性红肿、发热症状消退。因骨质的破坏，有多个牙松动和龈沟溢脓。在死骨及破坏灶相应的口腔黏膜或面部可有不同程度的肿胀或瘘管，时而有脓及小死骨片排出，探针进入瘘管可探到骨破坏灶或粗糙活动的死骨块。只要死骨存在，炎症就不会消除，常伴有面部瘢痕、开口受限、骨质缺损畸形，也可能有病理性骨折。全身可有慢性胃炎、贫血等现象。如果瘘管阻塞、排脓不畅或全身机体衰弱，慢性炎症会急性发作。炎症的反复发作致使感染可蔓延到整个颌骨。

2. 边缘型化脓性颌骨骨髓炎 边缘型骨髓炎是指感染由骨皮质到骨髓质的炎症破坏过程。可以原发

于颌周间隙感染，如咬肌间隙、翼下颌间隙、颞下间隙的感染；也可继发于中央性骨髓炎的感染扩散。脓液多侵蚀下颌骨升支、下颌角、喙突及髁突等处的骨皮质，一般破坏较浅，骨面有粗糙或破坏吸收，也有的出现小的骨髓质破坏，严重者可形成下颌升支的大面积死骨。

边缘性骨髓炎的急性期症状常被颌周蜂窝织炎的面部红肿、疼痛和全身发热等症状所掩盖而不被注意。当颌周间隙脓肿切开并探查骨面时，才发现骨面粗糙或有破坏。对于脓肿切开后仍长期流脓不止的，应怀疑骨髓炎的存在。

慢性期患区局部（如腮腺咬肌区）肿胀、硬、压痛、轻度充血，可有开口受限，在皮肤或黏膜表面可见瘘管。全身可无明显不适。炎症可急性发作。

【诊断与鉴别诊断】

牙源性颌骨骨髓炎的早期应与牙槽脓肿鉴别。前者炎症广泛，不仅牙痛，还有颌骨剧痛，多个牙松动，全身中毒症状严重。而牙槽脓肿主要局限为单个牙的肿痛。

骨髓炎急性期，外周血白细胞计数增加，中性粒细胞的比率增高并伴随核左移；而在慢性期，血细胞检查白细胞计数可无明显增加。另外，外周血中的 C 反应蛋白水平及血清降钙素原可以反映炎症的进展程度。血沉升高对感染也有提示作用，但不具有特异性。

X 线片对颌骨骨髓炎的诊断必不可少，可显示病源牙的情况、颌骨骨质的改变、是否有病理性骨折以及其他骨性疾病等。全口牙位曲面体层 X 线片对显示颌骨全貌及颌骨病变范围具有优势。目前，CT 已经成为颌面部骨性病变的标准检查手段，可以很好地显示骨髓炎病变的范围、死骨的范围以及是否有病理性骨折，还可以显示早期骨皮质破坏的情况。但是，骨髓炎的影像学表现滞后于临床表现，X 线片对两周以内的急性颌骨骨髓炎无诊断价值。一般认为骨矿物质吸收达 30%~60%，或骨皮质受侵以后，病变才能在 X 线片上有所表现。

磁共振（MRI）可在骨皮质破坏和死骨形成之前，通过骨髓信号的损失来帮助早期诊断骨髓炎。核素扫描也可以用于急性骨髓炎的检查，^{99m}锝骨扫描对骨代谢增加的部位很敏感，可是这种扫描对感染区不具有特异性，而 ^{67}镓更易浓聚于炎症区域。

【治疗】

颌骨骨髓炎治疗包括抗生素、手术和支持治疗。采用药物与手术、全身与局部综合性治疗才能取得好的效果。急性炎症早期以大剂量抗生素控制感染和全

身支持疗法为主,并应及早拔除病牙引流及脓肿切开引流。手术可去除病因,阻断骨髓炎的进展。对慢性骨髓炎来说,手术治疗很关键。应选择适当时机手术摘除死骨、刮治病灶、消除病源,并注意促进愈合、减少骨缺损和病理性骨折。

1.抗生素的应用 在急性骨髓炎早期还未能取得细菌培养时,应经静脉途径给予大剂量的广谱抗生素,使抗生素在血清中维持较高的浓度。目前,许多口腔致病菌对青霉素产生耐药,不建议单独使用青霉素,应采用青霉素类抗生素加酶抑制剂、三代头孢菌素加酶抑制剂或碳青霉烯类进行治疗。必须及早取得脓液或分泌物作细菌培养和药物敏感试验,以指导和改进抗生素的种类和剂量。

2.全身支持疗法 静脉滴注输液,可减轻中毒症状,注意水、电解质平衡,必要时输血,还要注意营养。有全身疾病,如贫血、营养不良、糖尿病、白血病等者需同时治疗。

3.手术治疗

(1)消除病源:及早拔除病源牙,从拔牙创引流脓液,减轻颌骨内的压力,可以减轻疼痛,避免脓液在骨髓腔内再扩散。如有其他病源,如颌骨肿瘤等,应在急性炎症控制后,手术切除肿瘤,以免感染复发。

(2)软组织的脓肿切开引流:可以缓解症状,减少全身并发症,避免脓液再返回侵犯骨皮质。

(3)骨髓炎的死骨摘除和病灶刮治术:

1)适应证:急性炎症已消退,骨髓炎已到局限期,死骨已形成,可进行手术。大约是在发病后2个月左右。过早手术,病变不局限,不易刮净,感染会扩散或复发。可根据以下指征,判断病情以指导手术:①在反复肿胀、有硬结或瘘管的部位,还可通过瘘管探到死骨或破坏灶;②能查到多个松动牙,溢脓,有时还能见到浮动的死骨块;③X线片能显示破坏灶及死骨的部位和范围。

2)手术方法:

①口内进路(图9-37):适合于上、下牙槽骨及近口腔部位的颌骨病变手术。先拔除病牙,作梯形黏骨膜瓣切开,翻瓣,不宜过大,以暴露病变为度。摘除死骨,刮除病变,修整创面,使其口大底小,填塞碘仿纱条,1~2周更换一次,促进肉芽生长,防止伤口过早闭合。

②口外进路(图9-38):适合于升支或颌骨体的大面积病变。在下颌角下1.5cm处做切口,切开皮肤、皮下、颈阔肌,达下颌角处,切开咬肌并翻起肌瓣暴露病区,摘除死骨,刮净病区。修整骨腔成口大底小的

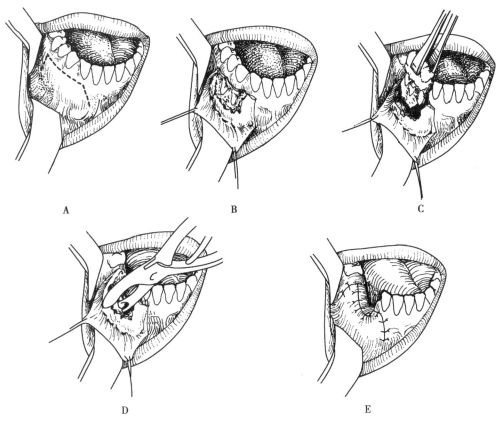

图9-37 下颌骨骨髓炎刮治及死骨摘除(口内法)
A.口内梯形切口 B.暴露病变区 C.摘除病牙及死骨 D.修整骨缘 E.缝合创口

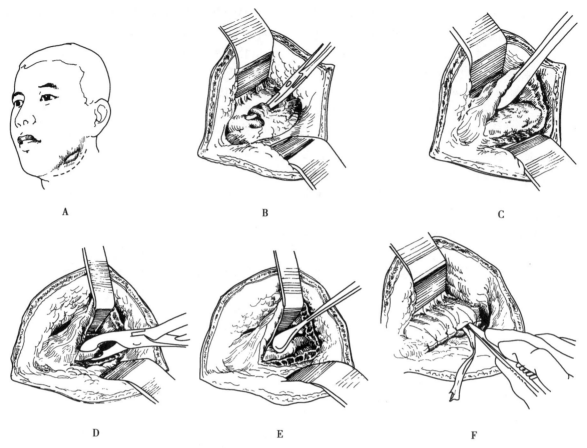

图9-38 下颌骨骨髓炎刮治及死骨摘除（口外法）

A. 下颌下切口 B. 结扎并切断面静脉、面动脉 C. 骨露病区 D. 去除死骨及肉芽 E. 刮除死骨 F. 缝合深层组织，放置引流条

碟形创面，过氧化氢液冲洗，用咬肌填盖创面，不留死腔。对于可能尚残留感染的创面，应填碘仿纱条，1～2周更换一次，注意使其保持口大底小，让肉芽组织由下向上地生长，以防死腔发生。若手术时病变已十分局限且无感染渗出，可立即缝合创口。

（4）颌骨的切除和重建：如果颌骨感染区域很广泛或死骨摘除和病灶刮除手术无法控制感染，可考虑切除颌骨的感染区域，同期或延期行颌骨重建。

4. 高压氧治疗颌骨骨髓炎时，局部水肿，炎症区供血不足，则必然影响骨修复过程。高压氧治疗中，氧分压增大，大量氧气溶于血液，可以轻易地输送到血供差的组织，消除局部缺氧，防止炎症扩散。可以加速坏死组织的溶解，使病变与正常组织分离。还可激活骨修复过程，加快新骨的形成和钙化。还可提高白细胞的杀菌能力，缩短修复时间，促进骨愈合。

婴幼儿颌骨骨髓炎

本病是指发生在婴幼儿的一种非牙源性的化脓性颌骨骨髓炎。上颌较下颌多发。

【病因】

本病多为金黄色葡萄球菌所致。感染途径可以是局部感染的扩散，如分娩及哺乳期婴儿口腔黏膜或皮肤的擦伤、母体乳腺炎的传染及眼耳鼻感染的扩散等；也可以是血源性感染，如脐带感染、皮肤疖肿等通过血液循环感染。

【临床表现】

全身症状明显，小儿哭闹不安、发热，脉快，呕吐。白细胞计数 $20 \times 10^9/L$ 以上。婴幼儿抵抗力弱，易形成菌血症和脓毒症，危及生命。

多发生在上颌。眶下区红肿，呈蜂窝织炎状态，眼睑红肿，结膜充血，睑裂变窄。在口内可见腭及前庭沟处红肿。至化脓期，脓液可从眼内眦、腭部、牙槽突、鼻腔等破溃处流出，形成瘘管（图9-39），并有小死骨片甚至坏死牙胚自瘘管排出。有时发生在下颌角处，出现腮腺咬肌区红肿，压痛，并有开口受限。

婴幼儿颌骨骨髓炎处理不及时，可以出现严重的并发症。骨髓炎可以向眼眶和颅腔扩散，危及生命。还可造成牙齿缺失和颌骨缺损、发育障碍及面部畸形。

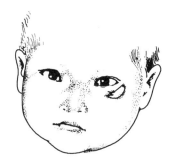

图 9-39 新生儿颌骨骨髓炎眶下瘘管

【诊断】

根据婴幼儿眶下及腭部的红肿和全身发热不难考虑到本病，但易误认为单纯眶下区蜂窝织炎。X 线片在早期变化不明显，约 2～3 周后可见骨质疏松、骨纹理模糊及死骨形成。本病死骨较小，有的可溶解排出。牙胚周界如不清和断裂，提示牙胚可能已坏死。

【防治】

1. 炎症早期　应尽早开始抗感染治疗，选用对金黄色葡萄球菌敏感的抗生素并注意全身支持疗法，尽可能使感染消散，防止脓毒症的发生。治疗过程中，还应根据标本的细菌学检查结果及时调整抗生素的种类和剂量。

2. 脓肿期　及早切开引流，可缓解症状，使骨髓炎局限，可能排出小死骨。口内脓肿切开时要防止脓液误吸入肺。

3. 慢性期　病灶局限或死骨形成可行刮治术，但手术应较保守，只去除死骨，不伤及牙胚。

4. 针对本病的病因，加强对乳母的卫生宣教，注意婴幼儿的口腔清洁卫生，防止创伤，处理好新生儿的脐带，防止感染的发生。

弥散性硬化性颌骨骨髓炎

弥散性硬化性颌骨骨髓炎是一种中央型的慢性炎症性骨质增厚致密症。曾有人称它为硬化性骨炎、多发性骨内成骨症、骨化性骨髓炎、慢性硬化性骨髓炎（局限与弥散型）。下颌比上颌多见。

【病因、病理】

其病因学和发病机制仍不清楚。可能的病因包括极度活跃的免疫反应、肌肉过劳导致的慢性肌腱骨膜炎及 SAPHO 综合征（滑膜炎、痤疮、脓疱病、骨肥大症及骨炎综合征）。病理表现为骨样组织增积、骨髓腔变窄甚至

消失，可以有圆形炎症细胞浸润。有时可伴有骨膜炎。

【临床表现】

弥散性硬化性颌骨骨髓炎可发生于任何年龄与性别，病变好发于单侧下颌骨。下颌骨受累区主要位于下颌角至磨牙区的颊侧骨板，其次为升支部位与尖牙区。典型症状是受累下颌骨反复疼痛和肿胀，并伴有张口受限，肿胀范围为下颌角、下颌升支及下颌下缘。有时伴有局部淋巴结肿大及下牙槽神经感觉减退。有的患者会出现低热。

【诊断】

间歇性疼痛、肿胀、局部压迫感及感觉异常、张口受限是该类型骨髓炎重要的临床诊断依据。部分患者无症状，在拔牙后或拍摄 X 线片才发现硬化的骨质。该类型骨髓炎没有特异的实验室诊断指标，急性发作时，外周血白细胞计数增加，中性粒细胞的比率增高。同化脓性骨髓炎一样，全口曲面体层 X 线片、CT 扫描和 MRI 及核素扫描对明确诊断有一定的价值。

影像学表现为不同程度的骨硬化、骨溶解和骨膜成骨。对于疾病早期阶段和年轻患者，由于骨膜下新骨的不断沉积，病变区下颌骨体积膨大，而且弥漫性溶骨比硬化特征更为突出。而对于慢性阶段以及年龄较大的患者，骨膜活动相对不明显，病变区下颌骨的体积增大亦不明显，溶骨区域较小。曲面体层片上表现的下颌骨的外吸收和下颌骨畸形被认为是弥散性硬化性颌骨骨髓炎的特征之一。CT 典型表现为松质骨明显硬化，正常结构消失，溶骨区分散在硬化区中。此外，^{99}Tc 骨扫描表现为病灶区核素浓聚，可用于该病的诊断以及评估其活动性。

【治疗】

弥散性硬化性骨髓炎难以根除，可持续多年。治疗的目的是缓解症状而不是治愈疾病，治疗手段包括非甾体抗炎药、皮质激素、抗生素等药物治疗，高压氧治疗及手术治疗等。抗生素在疾病早期阶段有较明显的效果，但大部分病例仍会复发，长期应用抗生素能缓解疼痛、延长发作间期。总的来说，手术治疗，包括清创、皮质切除术、颌骨碟形手术及下颌骨部分切除术，效果不明显或只有短期效果。

病源牙的牙髓治疗或拔除是本病防治的根本措施。局部理疗有消炎止痛的作用。维生素 B_{12} 肌内注射有缓解局部不适的作用。下颌骨硬化引起神经痛者，可考虑切除硬化骨质，减压缓解神经痛。近年来，有将双膦酸盐药物用于弥散性硬化性颌骨骨髓炎治疗的文献报道，取得了一定的效果。

Garré 颌骨骨髓炎

Garré 骨髓炎是一种边缘型的慢性低毒性的骨皮质炎症性增生症，曾被称为慢性非化脓性硬化性骨髓炎、Garré 增生性骨膜炎、Garré 硬化性骨髓炎等。1893 年，GarlGarré 首先描述了一例由刺激引起的胫骨骨膜和骨皮质的增厚。1955 年，Pell 首先报告了一例本病的颌骨患者。本病多发生在儿童和青年。

【病因、病理】

Garré 硬化性骨髓炎被认为是由于骨膜的过度炎症反应所致。它常见于骨膜成骨活动高峰期的儿童和青年，常累及下颌骨侧面。智牙冠周炎、根尖周炎和拔牙后感染是常见病因，但有些病例病因不清。

青少年骨膜活力旺盛，成骨细胞活跃，低毒性的炎症刺激使下颌骨升支骨膜及骨皮质呈不正常的非化脓性的骨质增生加厚，伴有慢性炎症细胞浸润。也有些感染较严重的病例伴有骨皮质及骨髓腔的小面积破坏灶。

【临床表现】

青少年的腮腺咬肌区或颌骨体处膨隆、发硬，可有压痛。肿胀常导致面部不对称。但面部皮肤常无异常表现，一般无瘘管、无开口困难、无下唇麻木。全身症状不明显，能找到阻生第三磨牙或慢性根尖周炎等病源牙，也有的出现红肿疼痛的表现。

【诊断】

除了病史及临床表现之外，影像学检查有诊断意义，如平片中下颌升支侧位和切线位片以及 CT 检查，可以看到升支或颌骨体的骨皮质外有骨质沉积增厚和骨膜新骨形成所致的"葱皮样改变"。骨髓腔一般未见破坏或只有小破坏灶。

需鉴别诊断的疾病包括尤文肉瘤、骨肉瘤、骨纤维异常增殖症、家族性巨颌症、梅毒性骨髓炎和骨折愈合骨痂。

【治疗】

手术刮除增生的炎性成骨，达正常骨面为止。如有骨破坏灶，一并刮除。一般预后良好。术后及时拔除阻生智牙、处理患牙根尖周炎是预防该病复发的基础。一般没有必要采取抗生素治疗。

颌骨结核

颌骨结核是较少见的骨结核病变，好发于儿童，是一种颌骨的慢性进行性破坏性疾病。

【病因】

结核菌是在机体抵抗力低下的情况侵入颌骨发病的。结核菌进入颌骨的途径有三种：①身体其他部位的结核通过血液循环侵入颌骨、颧骨等骨松质区域；②口腔软组织的结核菌经溃疡侵犯牙槽突；③结核菌通过拔牙创或牙周袋侵入颌骨。

【病理】

颌骨结核的基本病理变化是形成结核性肉芽肿结节，光镜下可见结节的中央为干酪样坏死和结核分枝杆菌，周围环绕着上皮样细胞、淋巴细胞、朗汉斯巨细胞及纤维组织。结核肉芽肿的进一步发展，有骨的溶解破坏、小块死骨形成和肉芽肿干酪样坏死的液化，形成冷性脓肿，可穿破皮肤形成瘘管。结核菌还能刺激骨膜，生成新骨，致骨皮质膨隆。

【临床表现】

根据临床特点将颌骨、颧骨结核分为两型。

1. 牙槽突型 牙龈有不愈合的结核性溃疡，边缘呈潜掘状，底面深而不平，有灰色肉芽小结节。有牙槽突的破坏，患牙的松动、脱落。X 线片可见牙槽突轻度破坏、死骨形成。

2. 中央型 下颌角、颧骨及眶下缘等部位松质骨较多，容易发生血源性结核感染。病变初期，在患处出现一个无痛性、逐渐增大的肿块，硬、不充血、稍有压痛。形成冷性脓肿后变软，有波动感。继而破溃，流出较稀薄脓液，并排出小块死骨，留下经久不愈的瘘管。眶下瘘管瘢痕收缩常致眼睑外翻。

X 线片可见患骨的骨小梁溶解，囊腔样改变，边界模糊不清，腔内亦可见小块死骨影像。还可见骨皮质膨隆，骨膜下新骨生长。随着病变发展，也可见骨皮质的缺损破坏。

全身症状一般只有低热，但有内脏结核或局部继发化脓感染时出现相应的症状。

【诊断】

根据病史、临床表现、全身结核病背景、X 线片的特点、脓液的结核分枝杆菌检查及病理组织检查而作出诊断。

【治疗】

颌骨结核的治疗包括全身抗结核治疗和颌骨结核的病灶清除两方面。增强营养和应用抗结核药物是主要的手段。

1. 全身抗结核化学药物治疗 必须按照化疗方

案按时、规范用药，必须教育患者坚持完成全疗程治疗。标准短程化疗方案的疗程为 6～9 个月（其中强化阶段 8～12 周，其余为巩固阶段）。抗结核药物种类很多，但大多毒性较大。常用的药物有异烟肼、利福平、乙胺丁醇、吡嗪酰胺、链霉素等，二线抗结核药有对氨水杨酸、丙硫异烟胺、卷曲霉素、环丝氨酸等。可以请专业医师协助制订化疗计划。

2. 病灶清除术　在 2～4 周的全身抗结核治疗后，如果 X 线片见颌骨结核较局限，全身情况良好，可作病灶清除术，包括切除死骨、刮除结核性肉芽肿和拔除病牙。术后应继续抗结核治疗 3 个月左右，并定期观察。

颌骨梅毒

梅毒是由梅毒螺旋体感染的一种性病。骨的病变见于第三期梅毒，最常侵犯胫骨、胸骨、颅骨、鼻骨、硬腭及下颌骨。

【病理】

颌骨梅毒的病理变化主要有两种：一为梅毒树胶样肿；一为弥漫性骨髓炎。梅毒树胶样肿为局限的炎症性肉芽肿，由淋巴细胞、浆细胞、上皮细胞、巨细胞等外包纤维组织所组成，内有梅毒螺旋体。病变区血管壁增厚，管腔变窄。病变区中央坏死，形成胶状物质，黄色。梅毒性骨髓炎则为多数小梅毒树胶样肿造成颌骨破坏，骨皮质和骨膜相应增厚，呈硬化性骨炎和骨膜炎的表现。

【临床表现】

树胶样肉芽肿的临床表现为黏膜破溃、深溃疡、周缘高起、溃疡底部有黄色腐肉。口腔腭部可被破坏穿孔，鼻骨烂塌形成鞍鼻畸形，额骨及顶骨破坏，最后发生骨硬化。X 线片能见到骨质的溶解、破坏和穿孔。

梅毒性骨髓炎多发生在下颌骨，在没有牙源性感染的情况下，多数小梅毒树胶样肿破坏颌骨并刺激发生硬化性骨炎和骨膜炎。X 线片骨皮质呈不规则的增厚及骨刺状。患者与梅毒相关的生化检验指标可以异常。

【治疗】

青霉素被定为治疗梅毒的主要药物，它杀菌力强，可应用在梅毒各期。还可选用的药物有：①普鲁卡因青霉素 80 万 U，每天一次肌内注射，20 天为一个疗程，治疗需要 1～2 个疗程，疗程之间间隔 2 周；②苄星青霉素 240 万 U，每周一次肌内注射，需要 3 周。用青霉素治疗梅毒时要注意赫赛麦反应，即在大量消灭

梅毒螺旋体时，放出异性蛋白，形成过敏反应，甚至过敏性休克。另外，要严格遵守所规定的疗程日期，以达到彻底治愈的目的。

对青霉素过敏者，可改用红霉素、多西环素（强力霉素）。红霉素每天 2g，分四次口服，连续用药 30 天；多西环素每次 0.2g，每天一次，连续用药 30 天。严密观察患者是十分重要的，只有在梅毒感染被控制时，才能进行鞍鼻畸形整形手术。颌骨梅毒的预防按整体梅毒预防的原则进行。

颌骨放射性骨坏死

随着头颈部恶性肿瘤放射治疗的增多，颌骨放射性骨坏死及其继发感染性骨髓炎也日益增加。

【病因、病理】

一般认为放射线、创伤和细菌感染是放射性骨坏死及骨髓炎的三大致病因素。放射线导致骨组织活力的逐渐丧失，处于坏死状态，在此基础上，任何局部创伤（拔牙、手术、黏膜创伤等）和细菌感染（根尖周炎、牙周炎等）都能诱发骨髓炎。

放射线照射是主要的致病因素。它的致病强度与放射线的种类、剂量，局部组织特点及保护措施等有关。例如能量低的深部 X 线照射，就比能量高的钴 60 和电子感应加速器对骨的损害大。放射剂量越大、次数越多，对骨的损害就越大，超过 60Gy 就有可能引起骨坏死。各种组织对射线的吸收也不一样，牙齿及金属充填物能吸收放射线并再次放出射线，对其周围骨的损害就更大些。

过去认为放射线致骨坏死的机制是，放射线使局部小动脉发生内膜炎、栓塞、血运障碍、缺氧及营养障碍，导致骨坏死。由于成骨细胞和破骨细胞的活力都受抑制，使死骨长期不能分离和排出，病变可迁延数年之久。Marx（1983）曾提出颌骨放射性骨坏死的病因病理的新概念——三低学说：颌骨经照射后，局部发生低血管结构、低细胞结构和低氧状态，共同导致骨组织的代谢和自身调节异常而致骨坏死。孙勇刚（1990）的研究表明，放射性骨损害更早于小血管的改变，故认为不是小动脉的损害最先导致局部骨坏死，而是放射线对骨组织的直接损害。对这种损害较新的解释是，放射线将水分子电离，离子与 DNA、RNA 起反应，使核苷酸、氨基酸分裂破坏，造成细胞死亡、组织变性。

放射线对口腔组织的损害包括：①骨母细胞（成骨及破骨细胞）的变性和坏死；②骨血管结构的破坏、内膜炎、栓塞；③口腔黏膜下血管床破坏，黏膜营养不良易溃疡；④牙齿有机成分变性，无机成分崩解；⑤牙周膜增厚，纤维排列紊乱，血管和细胞成分减少；⑥唾

液腺唾液分泌减少。

有些学者认为，创伤和感染不是颌骨放射性骨坏死具有重要病因学意义的因素。据 Marx（1983）、李学祥（1964）、孙勇刚（1989）等报告，无创伤史的颌骨放射性骨坏死病例占 35%～67%。Marx 还发现，暴露于口腔的死骨，表面细菌培养阳性率仅为 67%～75%，而死骨深部则完全没有细菌生长。但是，一般仍认为，要重视创伤及感染在颌骨放射性骨坏死的基础上继发化脓性感染的重要作用。

【临床表现】

放射后骨活力低下或处于坏死状态，可以长期无症状。有的是在拔牙或局部损伤后才发现创口不愈或骨坏死。

继发化脓性感染时，患者有深部持续性剧烈疼痛，常伴有颌周红肿、瘘管、溢脓、口臭、发热等症状。

放射性骨坏死的最大特点是死骨与正常骨之间长期不能分离和脱落，暴露在口腔，界线不清，反复感染。

面部软组织常有放射性瘢痕，伴有开口困难。有的还有面颊组织坏死和洞穿性缺损（图 9-40）。

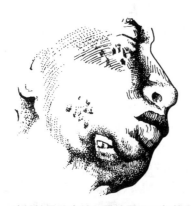

图 9-40　放射性骨髓炎的死骨外露及面部软组织瘢痕

放射后唾液分泌受到抑制，口干，发生猖獗性龋，牙齿病损至残根、残冠。全身有消瘦及贫血症状。

X 线片的表现主要是因骨矿物质减少而呈现的密度减低，骨小梁粗糙，其周围有斑块状密度减低。病变区与正常骨界限不清。牙槽突处易见到破坏，严重的有颌骨显著脱钙及骨吸收。

【诊断】

根据放射治疗的病史、临床表现和 X 线片所见可以诊断。对炎症控制后仍有肿块或溃疡者应取活检，以除外肿瘤复发。

【预防】

一旦发生放射性骨髓炎，患者极为痛苦，且预后不佳，故预防其发生极为重要。根据本病发病因素，在放疗前、中、后期应注意以下事项：

1. 放射治疗前要消除口腔内外的一切感染病灶。例如全口洁治，消除龈炎，拆除口内金属材质的固定桥及冠套。用非金属材料充填 Ⅰ、Ⅱ度龋，Ⅲ～Ⅴ度龋不宜作牙髓治疗而应拔除。牙周病的患牙及阻生牙也应摘除，待拔牙后 10～14 天伤口愈合后才能开始放疗。为了不耽误时间，有条件者可住院，在抗生素控制感染下一次手术拔除应拔除的牙齿，并修整骨尖、缝合伤口促进早日愈合。但要避免术中大翻瓣及创伤过大。

2. 根据肿瘤的性质选择合适的放射种类、适当的剂量及准确的部位。

3. 放射中要用铅板保护放射野以外的组织，特别是牙及颌骨。应加强营养，增强体质。

4. 放疗后应注意保持口腔清洁，口干者可应用人工唾液。定期检查口腔。防止颌骨受到任何损伤，一年内不要戴义齿。一般认为，任何时期拔牙都难免诱发颌骨骨髓炎，尤其是在照射后 3 年内更易诱发，应视拔牙为禁忌证，而对牙病尽量采取保守疗法。但是，近年来，临床医师发现牙源性感染会诱发颌骨骨髓炎，如果牙的感染不能控制，也应拔除。但要在抗生素的控制下拔除患牙，并尽量减少拔除术中的创伤。

【治疗】

1. 控制急性炎症，加强全身支持疗法。建立良好的引流、冲洗及抗生素治疗，一般能够缓解急性炎症的症状，但不能有效地分离死骨。多为革兰氏阳性球菌的感染或需氧菌与厌氧菌的混合感染，抗生素的应用是必要的。

2. 手术治疗　当 X 线片显示死骨形成，可行死骨摘除术。但是放射性死骨的形成与分离需要很长时间。目前多数人主张早期在健康骨组织内切除死骨，终止颌骨炎症的扩展。但是病灶与正常组织之间的界限不清，如何掌握切除范围是手术难点之一。另外，放疗后面部软组织的瘢痕或缺损使手术修复有一定困难。因此，术前应作好诊断与设计。

3. 高压氧治疗　高压氧可以增加血管内的氧压。氧的增加使细菌对低浓度抗生素敏感，从而有抑菌作用，也能增强白细胞及成纤维细胞的活力，从而促进肉芽组织由健康组织向死骨生长，使死骨早日形成与分离，对手术有利。

具体方法是：患者进入两个大气压的纯氧舱内，每次 1.5～2 小时，每周 5～6 次，共 60 次。同时每天口服抗生素，如青霉素、红霉素或四环素。每天服维生素 E 0.1g，以减少氧中毒。每天冲洗伤口并适时对放射性骨坏死区域进行清创,作死骨切除术。手术以后再进行10次上述高压氧治疗。

颌骨化学性骨坏死

某些化学物质超过一定浓度会造成机体细胞和组织的损害。颌骨的化学性骨坏死可见于砷、汞、磷等中毒。

一、砷毒性颌骨坏死

【病因、病理】

砷剂是细胞原生质剧毒剂。三氧化二砷作为牙髓失活剂封于窝洞时不慎外溢,可造成邻近龈组织、牙周膜及牙槽骨的坏死,也可通过乳牙或年轻恒牙的宽大根尖孔而外溢。

【临床表现】

砷剂溢出窝洞者,先出现邻近龈乳头、牙周膜、骨膜的坏死、疼痛,继而牙槽间隔骨坏死,牙根面暴露,严重的可达颌骨。砷剂渗出根尖孔者,多出现疼痛,牙齿浮动、叩痛,牙龈与牙齿可能分离。即使去除充填物并开放牙髓腔也不见效。之后,X线片可见根尖周骨质稀疏,或出现牙槽突骨质破坏,死骨与牙相连成块。乳牙下方之恒牙胚可能分离。

【预防】

一定要封严失活剂,不让其外溢。对根尖孔宽大的病牙,选用金属砷作失活剂较三氧化二砷更安全,并注意观察封药后的反应。

【治疗】

早发现,早处理。先去除充填物和失活剂,急性期用保守疗法:用碘仿糊剂盖在牙龈及暴露的骨面,上盖碘仿纱条,以中和砷剂。死骨明显者可刮除死骨,或用适当直径的圆钻仔细削除死骨,直到见有出血的新鲜骨面为止。严重者需拔牙及摘除死骨。

二、磷毒性颌骨中毒

【病因、病理】

红磷无毒,黄磷有毒。生产磷的矿工、火柴厂的工人及接触农药杀虫剂的农民,都有可能通过皮肤的接触或呼吸道及口腔的吸入而出现磷中毒。这种情况被称为"职业性磷中毒口腔病"。一方面,磷吸入体内,贮存在肝脏和骨骼,干扰细胞内酸性磷酸酶和碱性磷酸酶的功能,使体内钙磷酸盐和乳酸的排出增加,导致骨骼脱钙、骨质疏松,降低了抗感染力,易发生骨髓炎。另一方面,磷蒸汽进入口腔,溶于唾液,直接腐蚀牙齿、刺激骨膜,最后引起颌骨病变。谢玲等(2012)认为黄磷的氧化物吸入口腔或上颌窦腔内,可使微血管内皮细胞和基底膜损害,血管通透性增加。磷氧化物和血中的钙离子作用生成钙磷酸盐,钙磷酸盐沉积于颌骨,颌骨微血管破坏,抗感染能力下降,并发口腔内细菌感染,发生颌骨骨髓炎。这个病理过程与双膦酸盐药物致颌骨骨坏死的病理过程类似。

【临床表现】

多发生在下颌。早期表现为牙龈疼痛、化脓有瘘管、流涎、口臭,继而牙齿脱落。牙冠表现为过敏酸痛,前牙切缘及其他牙面腐蚀磨耗多,易劈裂,常呈块状脱落,龋坏牙多。有的牙拔除后伤口不愈合,流脓。早期病变区域骨质质地较硬,呈瓷白色,如磷矿石。随病程的发展,死骨并发局部感染,骨质质地变软,呈黑色,与周围分界明显,甚至完全分离或伴瘘管形成,后期死骨暴露。影像学早期表现为病变与周围骨质无界限,密度高。牙槽骨吸收,骨小梁纹理增粗,结构紊乱。后期病变与周围骨质存在界限,但分离的死骨密度较高。

全身磷中毒症状有:全身衰弱、营养不良、神经衰弱、呼吸道的刺激症状、咳嗽、胸闷、嗜睡及不同程度的肝肾损害。停止与磷接触,有的可恢复,有的继续存在中毒症状。

【预防】

要求生产中密闭工序,防止磷扩散。工人坚持上班戴口罩,下班刷牙,用5%碳酸氢钠漱口、滴鼻。不在上班时进食、吸烟、饮水。要定期做口腔、牙齿的检查,洁治牙石、牙垢,治疗龋齿。用2%硫酸铜清洗污染的皮肤。口腔、肝肾有病者应禁止从事黄磷生产业。

【治疗】

急性期保守治疗:硫酸铜冲洗伤口,引流通畅,抗生素应用等。抗生素的选择同化脓性感染。死骨形成时应作死骨摘除。

三、双膦酸盐相关性颌骨坏死

双膦酸盐药物是一类合成药物,作为强力抗骨吸收剂,已应用于临床30余年。双膦酸盐药物是治疗骨质疏松的一线用药,服用该药的患者人数众多,服药疗程长。同时,双膦酸盐药物也用于辅助治疗恶性肿瘤骨转移,比如多发性骨髓瘤、乳腺癌和前列腺癌骨转移。

双膦酸盐药物有两种类型：一种含氮，另一种不含氮。含氮的双膦酸盐药物有唑来膦酸、帕米磷酸钠和伊班膦酸钠，不含氮的双膦酸盐药物有磷酸二钠和氯磷酸二钠。前一种多由静脉给药，主要用于治疗恶性肿瘤骨转移；后一种多口服给药，主要用于治疗骨质疏松，对恶性溶骨病变没有作用。

双膦酸盐药物口服吸收率低，低于或等于总剂量的1%。静脉注射后血浆中的药物半衰期很短，在最初24小时内约40%经肾脏排出，而与骨结合的双膦酸盐药物半衰期很长，可以持续10年以上。双膦酸盐药物和钙离子亲和力很强，可以牢固结合在羟基磷灰石结晶表面，对抗水解酶的水解作用。

患者长期使用双膦酸盐药物，尤其是经静脉滴注该类药物，可发生颌骨坏死。这种并发症比较少见，但严重影响患者的生活质量。该类颌骨坏死最早由Marx（2003年）报道，之后被称为双膦酸盐相关性颌骨坏死（bisphosphonate-related osteonecrosis of the jaw, BRONJ）。目前，尚无国际公认的双膦酸盐相关性颌骨坏死的诊断标准。美国口腔颌面外科医师协会（American Association of Oral and Maxillofacial Surgeons, AAOMS）提议，如果存在如下三个特征，可以考虑该诊断：①有双膦酸盐药物治疗史；②颌面部有暴露的死骨，并持续存在8周以上；③颌骨未曾接受放射治疗。

【病因】

双膦酸盐相关性颌骨坏死是一种多因素疾病，包括破骨细胞受抑制、血管生成减少、直接组织毒性、骨微裂隙、炎症和感染等。双膦酸盐相关性颌骨坏死的发病机制尚不明确，目前认为双膦酸盐药物抑制破骨细胞（损害骨骼自然改建过程）和抑制血管生成（减慢软硬组织损伤的愈合过程）是发病的关键环节。双膦酸盐药物可抑制破骨细胞的活性，导致骨组织矿化程度增加，继而骨脆性增加，最终导致骨改建能力以及微创伤修复能力降低。双膦酸盐药物可致循环内血管内皮生长因子减少以及新生血管形成减少。双膦酸盐药物除了降低破骨细胞的活性，还可诱导破骨细胞凋亡，最终出现下颌骨微小创伤的愈合代偿能力被破坏以及黏膜愈合障碍，伤口长期不愈合，颌骨坏死，且死骨不易分离。

双膦酸盐相关性颌骨坏死的发生和发展过程可能存在以下两种途径：①双膦酸盐药物损害了骨的改建能力，颌骨发生无菌性坏死，黏膜裂开，口腔病原体侵入发生颌骨感染；②口腔病原菌通过被双膦酸盐药物损害的黏膜或牙源性途径侵入颌骨，同样被双膦酸盐药物损害的颌骨抗感染能力低下，从而发生感染，在感染的基础上出现颌骨坏死。也有人支持双膦酸盐相关性颌骨坏死由后一种途径发展而来，建议将疾病名称改成双膦酸盐药物相关性颌骨骨髓炎。双膦酸盐相关性颌骨坏死通过上述哪种途径发生和发展，尚无定论，但在这一过程中，被药物损害的颌骨以及口腔内的感染来源是病变发生和发展的重要因素。

【危险因素】

双膦酸盐相关性颌骨坏死的危险因素包括药物性危险因素、局部危险因素和全身危险因素。静脉途径治疗恶性肿瘤是双膦酸盐相关性颌骨坏死的主要危险因素，颌骨坏死的发生率约为1%～10%，口服双膦酸盐药物所致颌骨坏死的发生率则低得多，小于1%。由于双膦酸盐药物的半衰期很长，骨坏死和双膦酸盐药物的剂量和使用时间有关。局部危险因素包括解剖因素，颌骨皮质外突且覆盖软组织较薄的部位容易发生；各种牙及牙槽骨手术，如牙拔除术、牙种植术、根尖周手术及牙周手术导致牙槽骨损伤等，其中拔牙是最常见的诱因。有文献报道，静脉途径给予双膦酸盐后，牙及牙槽突手术后发生颌骨坏死的几率明显增高；局部危险因素还包括牙周及牙齿本身的病变。全身危险因素包括人种（有报道称高加索人种易感）、高龄、恶性肿瘤、化疗、糖皮质激素等。

【临床表现】

颌骨坏死进展缓慢，初期表现为颌骨病变部位间歇性或持续针刺样疼痛、黏膜肿胀、红斑和溃疡。后期可出现牙龈肿胀、牙齿疼痛、松动、脱落或被拔除。拔牙创不愈合，严重时局部牙槽骨暴露于口腔中，周围软组织红肿溢脓。口内外有瘘道相通，瘘口溢脓，可有明显口臭。后期可出现病理性骨折。患者常伴有体质衰弱、营养不良、消瘦和贫血等全身症状。

据报道25%～40%的双膦酸盐相关性颌骨坏死病例，颌骨坏死自发出现，和特殊损伤或触发因素无关。自发骨坏死病例有其特殊的解剖特点。常发生于下颌和上颌的后部，该部位黏膜较薄。自发骨坏死病例最常见的初步症状是口腔不适感，比如口腔黏膜有烧灼样感觉，随后出现经久不愈的溃疡，疼痛明显，最终出现黏膜裂开，死骨暴露。但也有学者认为并不存在自发的颌骨坏死，这种情况应由潜在的牙齿或牙周来源的感染因素引起。

【诊断】

根据患者既往肿瘤治疗史、肿瘤病理类型、双膦酸盐药物治疗史以及临床表现，不难对双膦酸盐相关性颌骨坏死作出诊断。同时，曲面体层片、CT、磁共振及核素扫描有助于进一步明确双膦酸盐相关性颌骨坏死的诊断。

双膦酸盐相关性颌骨坏死的早期，影像学表现不明显，随着疾病进展，曲面体层片和CT影像学表现有骨溶解破坏特征，可见骨皮质破坏，骨小梁结构丧失，骨密度下降。还存在骨质硬化、牙周膜间隙增宽、骨膜成骨、死骨形成、病理性骨折以及鼻旁窦炎症等表现。CT表现没有特异性，但CT的诊断价值要优于曲面体层片。

MRI表现包括：病变在T_1加权、T_2加权和翻转恢复影像中表现为低信号，提示细胞和血管中含水量低，而下方未暴露的病变骨常表现为T_1低信号、T_2和翻转恢复影像高信号，提示该区域含水量较高和存在炎症反应。

另外，核素扫描对于双膦酸盐相关性颌骨坏死早期诊断有意义。由于病变骨缺乏血运，骨代谢降低，骨核素吸收降低，甚至在骨坏死早期就能明确骨内血管变化和骨坏死的情况。但这一检查方法无法鉴别双膦酸盐相关性颌骨坏死和其他骨感染坏死疾病，例如放射性骨坏死、骨髓炎性骨坏死及激素诱导性骨坏死。也不能区别双膦酸盐相关性颌骨坏死和肿瘤的骨转移灶。

病理活检应慎重选择，因为活检操作本身就可以造成颌骨损伤，伤口无法正常愈合。组织学表现为死骨中有细菌定植和肉芽组织，周围骨血管化程度降低，成骨细胞数量减少。

【预防】

双膦酸盐相关性颌骨坏死大多发生在牙槽外科术后。因此，在静脉给予双膦酸盐药物治疗之前，应对患者进行全面的口腔检查，拔除不能保留的牙齿，创伤性口腔治疗应在用药前完成。给予双膦酸盐药物治疗后，应告知患者保持良好的口腔卫生，保护好牙齿，避免进行可能导致颌骨损伤的任何治疗。口腔内没有死骨暴露，口服双膦酸盐药物时间小于3年的患者，选择性口腔治疗应不是绝对禁忌证。如果治疗年限小于3年，但联合激素治疗，在口腔治疗之前，应考虑停药3个月。如果治疗时间超过3年，无论联合激素治疗与否，均应考虑停用双膦酸盐药物3个月或更长时间，再进行牙科治疗。

【治疗】

目前尚缺乏有效的治疗措施。根据2009年美国口腔颌面外科医师协会颁布的指南，针对普通骨髓炎的外科治疗方案对于此类颌骨坏死效果不佳。因此，常采用保守性清创、止痛、控制感染、使用含漱液以保

持口腔卫生等措施。由于上下颌骨均受双膦酸盐药物的损害，不易确定骨骼坏死的确切边界。应及时去除松动的死骨或对软组织产生持续性不良刺激的死骨。暴露在死骨中的有症状的患牙可以拔除。如发生病理性骨折，应行局部截骨，并用重建钛板予以固定。值得注意的是，手术清创有时可能加速骨坏死的进程，使病变区扩大。

全身情况允许的话，一般应停止使用双膦酸盐药物，但中止药物治疗后并不能很快控制颌骨坏死进程。长期停用双膦酸盐药物后，可使病情逐步趋于稳定，并降低新发病变的风险，减轻临床症状。

其外科治疗方案应相对保守，其目的是缓解局部症状。治疗方法包括：①非手术治疗：即使用含漱剂、止痛药和抗生素治疗。②手术治疗：一种为局部保守治疗，去除松动的死骨或对周围软组织造成刺激的暴露死骨，但不要过分剥离软组织和干扰软组织愈合；另一种为截骨治疗，包括方块截骨或区段截骨，尽可能去除坏死骨组织，然后选择重建接骨板桥接固定或植骨修复骨缺损。

美国口腔颌面外科医师协会针对病变的不同阶段，提出了相应的治疗原则：

具有罹患本病风险的患者：即接受双膦酸盐治疗的患者，即使无明显暴露的死骨，亦被认为具有患病风险。这类患者不需治疗，但应告知其存在患病的风险。

0期：无死骨暴露，可能存在下颌疼痛等表现。可使用止痛药和抗生素治疗。

一期：可见暴露的死骨，但无疼痛和感染症状。可使用抗菌的含漱剂，无需手术治疗（彩图9-41，见书末彩插）。

二期：可见暴露的死骨，并有疼痛和感染症状。应积极止痛，使用抗菌的含漱剂，联合应用抗生素治疗。根据药敏试验结果，及时调整抗生素。对于难治性病例，需要适当延长抗生素的用药周期，并采取静脉给药。也可以进行浅表性清创，以解除对软组织的不良刺激。

三期：可见暴露的死骨，有疼痛和感染症状，并伴有一项或多项下列病变：病理性骨折、口外瘘、骨质破坏至下颌骨下缘（彩图9-42，见书末彩插；图9-43）。积极止痛、手术清创或截骨切除病变，并联合抗生素治疗，有可能缓解急性感染和疼痛。但对截骨等手术治疗方案应采取慎重态度。

对于双膦酸盐相关性颌骨坏死的治疗尚缺乏足够的经验，应侧重于疾病的预防和局部保守性处理。手术主要适用于第二、三期患者，但对于病变严重的患者，常规手术治疗的效果尚不十分理想，并且有文献报道，手术有可能激惹病变，使其进一步扩展，使症

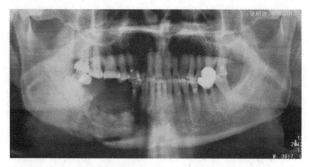

图 9-43　双膦酸盐相关性颌骨坏死三期病变影像学表现，可见溶骨性破坏及病理性骨折

状加重，伤口不愈合，继发感染。手术治疗是否适合于广泛性骨坏死的患者，是否同期进行颌骨缺损的修复，以何种方式修复，截骨的范围如何确定等问题尚缺乏统一的意见。

建议每 3 个月进行一次全面的口腔检查。保持口腔卫生，定期口腔检查，适当减小牙科治疗的规模。

（安金刚　余志杰　翟新利）

第5节　牙源性上颌窦炎

【病因】

上颌磨牙和前磨牙牙根邻近上颌窦底，发生于根尖周围的急、慢性感染均可以直接扩散到上颌窦；拔牙时牙根移位入上颌窦，也可能引起上颌窦炎。牙源性上颌窦炎的病原菌多为厌氧菌，需氧菌以链球菌最多见。

【临床表现】

急性期有发热、全身不适、单侧上颌胀痛、头痛、鼻塞等症状。检查可见患侧眶下区肿胀、压痛。鼻腔内鼻甲充血，中鼻道有脓。口内患侧可检出上颌病源牙或其他病灶，前庭沟处有压痛。华特位（又称鼻颏位）X 线片可见患侧上颌窦密度增高，产生均匀模糊的影像。窦内有脓时，坐位投照可见其内有液平面表现。实验室检查会出现相应的变化，例如白细胞总数升高，中性粒细胞比例上升等。

慢性上颌窦炎表现为患侧上颌压迫沉重感，周期性疼痛，常有一侧鼻炎或排脓。能找到患侧上颌病源牙。X 线片可见患侧上颌窦黏膜增厚，环绕窦壁有密度增高的带状影像，窦中央有透光区或普遍上颌窦密度增高、均匀模糊、骨壁硬化。炎症严重者，上颌窦壁可以模糊不清。牙根被推进上颌窦者，可见到断根在窦腔内。病源牙的根尖片显示根尖病变通向上颌窦。锥形束 CT 检查可以显示以病源牙为中心的黏膜肥厚，病源牙根尖部位骨质破坏甚至窦底骨质穿通。

【诊断】

牙源性上颌窦炎为单侧性，具有典型的上颌窦炎的临床及 X 线片的表现，但口腔内一定可以找到病源牙。鼻腔内镜或穿刺抽脓检查可协助诊断。要与上颌窦癌鉴别，后者可有深部持续性痛、鼻腔血性分泌物、眶下区神经麻木等早期症状，CT 检查有助于进一步鉴别诊断。

【防治】

急性期嘱患者休息，局部热敷，鼻腔滴 1% 麻黄碱收缩黏膜肿胀以利引流。根据病原菌（厌氧菌，需氧菌多见链球菌）全身应用抗生素。若脓液引流不畅而症状不减轻时，可用穿刺灌洗法。对于不能保留的牙齿，也可拔牙引流。

慢性期宜用保守疗法，鼻腔施用血管收缩剂，使窦腔引流通畅，或用上颌窦灌洗法。治疗病源牙、拔除或取出断根，去除病灶。必要时由耳鼻喉科行上颌窦自然孔扩大引流术。炎症控制后，再作口腔上颌窦瘘的修补术。

（崔念晖　余志杰　翟新利）

第6节　颜面疖痈

疖是单个皮肤毛囊、皮脂腺、汗腺的化脓性感染。多个疖肿在浅筋膜层融合成为痈。颜面部皮肤，尤其是唇部和鼻部是疖痈的好发区。鼻唇部又称面部危险三角区，因为此处血运丰富且面部静脉缺少瓣膜，感染可以逆流而上，通过内眦静脉进入颅内，引起化脓性血栓性海绵窦炎及脓毒血症，危及生命。俗话说"面无善疮"，应予以高度重视。

【病因】

多为金黄色葡萄球菌感染。在面部卫生不佳、擦伤及全身抵抗力差的情况下，如有糖尿病、感冒、劳累、食用油腻食品等，感染极易发生。相邻多数毛囊及其附件同时发生急性化脓性炎症，即为痈（图 9-44）。

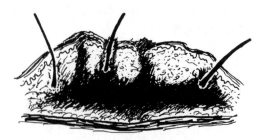

图 9-44　痈的病损结构

【临床表现】

疖肿早期为毛囊或皮肤皮脂腺处粟粒大的红丘，痛。化脓时，在此红丘的中央有一白色脓头，跳痛，全身有轻度不适。脓头破溃，排出脓栓及腐肉，症状缓解，病痊愈。如果处理不当，如刺、挑、挤等不良刺激，感染会扩散成痈。

以上唇痈为例，发病急骤，早期上唇一片红肿，发硬，周围水肿扩散到眶下区或颊部，全身发热，白细胞计数增高。化脓期以多个小脓头向皮肤及黏膜表面冒出为其特点，较少形成大脓腔。全身中毒症状明显。脓栓连同腐肉脱落或取出，伤口渐好（图9-45）。

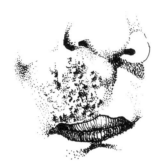

图9-45　上唇痈

上唇痈扩散可形成上唇基底部脓肿，表现为局部的皮肤及前庭沟有明显的红肿（图9-46）、压痛和波动感。邻近的眶下区可有反应性水肿，感染可向眶下间隙扩散。

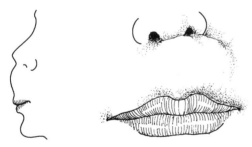

图9-46　上唇基底脓肿

【并发症】

面静脉炎：沿面静脉走行方向呈条状红肿，压痛，四周水肿。眶下间隙蜂窝织炎、脓毒症（旧称败血症）、海绵窦血栓性静脉炎等。

【防治】

1. 注意面部清洁卫生及全身健康。

2. 疖肿以碘酊一天2、3次点涂可消肿。禁忌挑、捏、切及热敷，以免感染扩散。脓头明显局限时，可用镊子夹出并涂以碘酊。

3. 痈应及早作脓的细菌培养及药敏试验以指导用药，疑有脓毒症或海绵窦静脉炎等全身化脓性感染并发症患者应反复作血细菌培养，根据结果选择用药。如致病菌一时未能确定，可暂时先进行经验性治疗，选用对可能致病菌敏感的药物。以后根据治疗效果、病情演变及细菌培养结果调整药物种类。抗生素应足量，疗程亦应足够，以防病情反复。也可结合应用中草药，如五味消毒饮等。

4. 密切观察病情的变化，如有并发症时要及时抢救。

5. 局部治疗以药物湿敷为主。以高渗药物或抗生素局部湿敷杀菌拔脓。如10%大蒜浸出液、50%硫酸镁、10%盐水、1%杆菌肽等蘸湿小块纱布，湿敷唇痈处，2小时换一次，待脓头出现，用镊子轻轻夹出脓栓及腐肉。周围的硬结可在1～2周后逐渐恢复正常。禁忌切开、挤压唇痈，以免引起严重并发症。只有当皮下脓肿很明显时才能轻挑开脓肿。

其中上唇基底部的脓肿切开可采取口内前庭沟处切开引流（图9-47）。

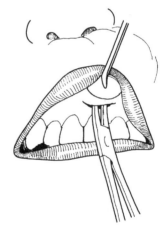

图9-47　上唇基底脓肿的口内切开引流

第7节　面颈部淋巴结炎

淋巴结炎可分为急性和慢性两种。急性淋巴结炎多由化脓性细菌感染所致，慢性淋巴结炎又可分为非特异性的细菌感染和特异性（如结核菌）的细菌感染。

急性淋巴结炎

【病因】

常见致病菌为溶血性链球菌和金黄色葡萄球菌。感染来源可以是任何头颈部的化脓性炎症，如各种牙源性感染、颌骨炎症、口腔黏膜感染和溃疡、扁桃体炎,耳、鼻、喉、眼、皮肤及唾液腺等的感染,都可以经淋巴管引起所属区域淋巴结的炎症。尤其幼儿的淋巴结的屏障防御结构不完善,更易患病。

【病理】

早期为淋巴结内充血,窦腔扩张,网状内皮细胞脱落,淋巴结实质有浆液渗出,淋巴细胞增生及白细胞浸润。到化脓期有白细胞浸润及脓性渗出物,细菌毒性大的有可能引起出血和坏死。最后是破溃期,脓肿突破淋巴结被膜,形成淋巴结周围炎及腺源性蜂窝织炎。

【临床表现】

早期淋巴结肿大,压痛,界限尚清楚,全身反应较轻。化脓期疼痛加剧,触痛明显,体温升高。如果炎症已波及被膜及周围组织,淋巴结的轮廓不清,也不活动,皮肤可有充血。若脓液穿破淋巴结被膜,可形成腺源性蜂窝织炎,甚至脓毒症(旧称败血症)。

【诊断】

炎症发生在面颈部淋巴结的部位,一般能找到原发病灶,多发生在幼儿。

【防治】

首先应积极治疗原发病灶,如牙槽脓肿、牙周炎、智牙冠周炎、扁桃体炎、中耳炎、疖痈创伤等面颈部感染。及时应用抗生素(青霉素、第一代头孢菌素,过敏者选用红霉素等)或清热解毒的中草药。

局部热敷、理疗及外敷消炎药膏有一定疗效。化脓期,尤其是已形成颌周蜂窝织炎者,应及时切开引流。对脓肿较小而局限者和儿童,也可采用穿刺抽脓并注入抗生素的方法治疗。

慢性淋巴结炎

慢性淋巴结炎可分为非特异性与特异性两种。

【病理、病因】

非特异性慢性淋巴结炎可以是急性淋巴结炎的一种转归,也可以是原发于面颈部低毒性感染的刺激及机体抵抗力较强的一种反应。

特异性淋巴结炎以淋巴结核多见。对于颈淋巴核,中医称为“瘰疬”。结核菌来源可以是肺结核,也可以是通过口腔、龋洞、龈袋、鼻咽腔、扁桃体等处,经淋巴管进入淋巴结。还有的是结核菌血行播散所致。机体的免疫力因营养不良等原因受到削弱是颈淋巴结核最基本的因素。

【临床表现】

非特异性慢性淋巴结炎可无自觉症状或有轻度不适、疼痛及淋巴结时大时小的病史。检查可扪到肿大、可移动的淋巴结,略硬,有轻度压痛。可有急性炎症史。

面颈部淋巴结核多发生在青、幼年人,常侵及颈下、下颌下、颈上深及颈后三角处的淋巴结,发于一侧或双侧颈部,数目可多可少。最初为单个或多个肿大淋巴结,孤立无粘连,压痛不明显,可滑动,有弹性。以后多个淋巴结肿大并连接在一起,形成不规则的肿块,不能活动。继而出现干酪样坏死、软化和冷性脓肿。此时皮肤呈红紫色、光亮,有微痛及波动感。最终破溃,流出带干酪样物的黄棕色脓液。伤口会形成不易愈合的瘘管。颈淋巴结核的全身症状可轻可重,有时会伴有全身低度中毒症状,如疲倦、低热、盗汗、畏食、体重下降及贫血等。

【诊断】

非特异性慢性淋巴结炎的病史较长,有反复消长史,抗生素治疗一般有效。

淋巴结核除临床表现特点外,可根据其全身结核病史、脓液的涂片抗酸杆菌染色检查或结核菌培养法检查、结核菌素的皮肤试验等协助诊断。

慢性淋巴结炎还要与颈部恶性淋巴瘤、淋巴转移癌等鉴别。可根据原发灶性质、肿瘤临床表现、穿刺或取淋巴结作活检来诊断。

【防治】

1. 增强身体抵抗力,消除原发病灶。

2. 非特异性慢性淋巴结炎以局部理疗为主。急性炎症时可用抗生素,药物同急性淋巴结炎。

3. 结核性淋巴结炎应注意全身治疗,加强营养。药物治疗需遵循抗结核基本原则,选用高效、敏感、低毒的药物。抗结核药物单独应用易产生耐药性,临床上必须采用联合用药方案。一线抗结核药物可选择异烟肼、利福平、吡嗪酰胺、链霉素和乙胺丁醇等,再根据患者现阶段的病情、既往是否有抗结核治疗史、治疗周期等决定三联或者四联用药。对于局限的、可移动的结核性淋巴结,或虽属多个淋巴结但经药物治疗效果不明显者,可予以手术摘除。诊断尚不肯定时,为了排除肿瘤,也可摘除淋巴结,送病理检查。已有冷性脓肿者,可穿刺抽脓,并向脓腔注入抗结核药物。效果不好时,也可切开引流,并向病变周围作抗结核药的封闭。治疗无效的淋巴结核,应手术完整切除,并在术前术后应用抗结核药物。对瘘管也可用搔刮或切除的方法，术后开放换药，促进愈合。

（崔念晖　余志杰　翟新利）

第8节　颌面部放线菌病

【病因】

人类放线菌病是由牛型放线菌感染，通过拔牙创、龋洞、牙周袋、阻生牙的冠周袋、口腔溃疡、颌面损伤等途径引起面颈部软组织或颌骨的感染。

【病理】

放线菌病是一种慢性特异性炎症过程。其病理组织特点是有放线菌团的慢性肉芽组织团块。肉眼见放线菌团似"硫磺颗粒"。镜下见为分枝状的棒体，形态不规则，革兰染色阳性，属厌氧菌。菌团周围有上皮样细胞、淋巴细胞、浆细胞等组成的肉芽组织。在继发化脓感染时，有中性粒细胞浸润，组织坏死，放线菌易被氧化。

【临床表现】

本病是一种慢性炎症，病程短则数月，长则十多年。多发于面颈部软组织，面颊部的筋膜、肌肉，如腮腺、咬肌，偶尔侵犯颌骨。

早期软组织出现硬结、肿块，皮肤或黏膜暗紫红色，全身症状不明显。侵犯咬肌时出现开口困难、疼痛。化脓后，局部红肿、破溃。在新鲜脓液中可查到"硫磺颗粒"，但很快被氧化而消失。病变逐渐扩大，面部形成多处瘘管，周围组织发硬，有不同程度的疼痛和发热。可出现急性化脓性炎症的反复发作（图9-48）。

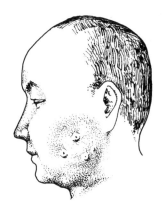

图9-48　放线菌病面部浸润块及多瘘管

在颌骨感染中，有时是在拔牙或外伤后出现下颌升支处肿胀，伴低热。化脓破溃后形成窦道，脓中有

"硫磺颗粒"。X线片可见下颌升支骨皮质的破坏和吸收，病灶周围有新骨增生。另外，也有发生在骨髓腔的。这种中央型的骨破坏可以长期无症状。化脓时，牙龈肿胀、出现瘘管，脓或肉芽中有放线菌团块。X线片中可见溶骨性破坏，其周围有骨质膨隆、骨膜增厚及骨质硬化。

【诊断】

依据典型的慢性面颈部硬性浸润块、多窦道及找到"硫磺颗粒"和其中的放线菌团，可以诊断。但放线菌易被氧化而消失。为了与恶性肿瘤、结核等鉴别，需行活检作病理检查。

【治疗】

1. 抗生素的治疗　首选青霉素，以每天大于200万U的大剂量肌内注射，持续一个月，至症状消失为止。也可选用红霉素、氨苄西林、四环素及磺胺。

2. 碘剂　口服5%～10%碘化钾，每天100ml能软化瘢痕，提高抗生素药物的疗效。

3. 高压氧　根据放线菌的厌氧特点，选用高压氧及抗生素的联合治疗，可提高疗效。

4. 手术疗法　切开脓肿，用过氧化氢液冲洗，以及刮除窦道肉芽，或病灶切除，死骨刮除等。但应适时进行，并于术前、术后应用抗生素。

5. 免疫疗法　应用放线菌素，可以提高机体的免疫力，首次用量0.5ml，以后每2～3天注射一次，剂量每天增加0.1ml，共注射14次，达每次2ml为止。

（安金刚）

第9节　颌面部坏死性感染

当细菌毒力强、机体抵抗力或免疫力很弱时，组织发生以坏死为主的急性感染。颌面部急性坏死性感染有腐败坏死性口底蜂窝织炎（已在第三节中叙述）、坏死性口炎、坏死性筋膜炎、炭疽等，都是较严重的疾病。本节介绍颌面部坏死性筋膜炎。

本病最早由Wilson（1952）提出，将皮肤、皮下、浅筋膜的进行性坏死，称为急性坏死性筋膜炎，一般不包括肌层。本病发展迅速，死亡率达30%。多发生在上下肢及躯干，头颈部较少见。

【病因】

本病致病菌大多是溶血性链球菌，也有金黄色葡萄球菌、大肠埃希菌和厌氧菌等病菌的混合感染。通过皮肤疖肿、擦伤等感染引起，也有的来源不明确。因机体抵抗力差、病菌毒力强所致。一般认为本病是由感染、局部缺血、机体抵抗力降低三者协同，形成恶性循环所致。病变早期治疗不当、抗生素不敏感及剂量不足，也是本病扩散加重的原因。

【临床表现】

成人及儿童都可以发生。起病急、高热、病变发展快。初起面颊或颈部皮肤红肿或有疖肿存在，然后皮肤苍白、水疱或血疱、青紫坏死，并迅速向皮下、浅筋膜层扩展（图9-49）。全身出现明显的脓毒症，以至中毒性休克。如治疗得当，30~70天坏死组织脱落，伤口可以愈合。

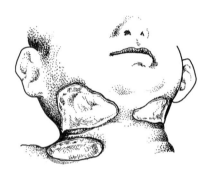

图9-49 面颈部坏死性筋膜炎

本病在需氧菌和厌氧菌混合感染时，在皮下可有气体，脓液有粪臭味。需与气性坏疽鉴别，后者主要是广泛性肌肉组织坏死。

【治疗】

颌面部坏死性筋膜炎治疗的关键是早期积极应用抗生素和彻底清创引流。

尽早根据病原菌应用大剂量抗生素，青霉素、林可霉素、头孢菌素和甲硝唑等有效。及早进行病变组织分泌物或血液的细菌培养及药敏试验，以指导用药。头孢类抗生素具有广谱抗需氧菌和抗厌氧菌的作用，特别是第三代，应首先选用。及时切除坏死的皮肤及筋膜组织，开放引流，用过氧化氢液或高锰酸钾液冲洗。

早期适量的激素可改善全身中毒状态。注意全身支持治疗，纠正电解质紊乱和酸碱平衡。小量多次输血、白蛋白等以提高机体抵抗力，促进组织修复。对易造成坏死性筋膜炎恶化的全身性疾病（如糖尿病等），以及体质不良者应予严密监控。加强对坏死性筋膜炎病程中可能发生的并发症（如脓毒症等）的监测，必要时会同有关科室医师协助进行处理及抢救治疗。

本病经反复彻底清创，充分引流至伤口无渗出，皮肤缺损创面长出健康肉芽组织后，再行游离皮片移植以修复颌面皮肤缺损，并应保证移植皮片的成活。

（安金刚 余志杰 翟新莉）

第10节 抗生素在抗感染中的应用

一、抗生素的作用机制

抗生素为临床应用的一大类药物，与其他药物不同，抗生素作用对象不是人体，而是引起感染的病原菌。感染性疾病患者应用抗生素后，构成人体、致病菌、抗生素三者间的相互关系。抗生素与细菌间的抗菌与耐药、抗生素与人体间药物代谢与不良反应、人体与病原菌间感染与免疫构成不同矛盾体。临床应用抗生素和化学合成抗生素应对病原微生物具有较高的选择性毒性作用，目的在于杀灭并清除致病菌，减少对人体产生的不良反应，避免细菌耐药。因此，研究抗生素选择性毒性的作用机制，对于临床合理选用抗生素、新抗生素的研制开发和细菌耐药性的研究，均有重要意义。

病原微生物与真核细胞在结构上有较大差别，细菌的基本结构为细胞壁、细胞膜、细胞质（含核糖体、质粒、线粒体等）及核质，细胞壁为细菌所特有。临床应用抗生素的目的在于杀灭引起疾病的各种微生物，避免对人体造成损害，即抗生素的选择性毒性。迄今临床应用的抗生素机制有干扰细菌细胞壁的合成、破坏细菌细胞膜、阻断细菌蛋白质合成、影响核酸代谢等诸多方面。

根据抗生素的抗菌机制可将抗生素分为杀菌和抑菌两类，杀菌是指直接杀死细菌；抑菌是指抑制细菌的生长繁殖。目前又将抗生素分为四类：①繁殖期杀菌剂，如青霉素类、头孢菌素类、万古霉素等；②静止期杀菌剂，如链霉素、卡那霉素、庆大霉素、杆菌肽和多黏菌素等；③快速抑菌剂，如氯霉素、红霉素、四环素族等；④慢效抑菌剂，如磺胺类、环丝氨酸类等。杀菌和抑制菌作用也是相对的，如以上杀菌剂在低浓度时仅有抑菌作用；而红霉素在高浓度时，也可能有杀菌作用；但四环素族、氯霉素等不因浓度增加产生杀菌效果，仍仅有抑菌作用。

抗生素的药代动力学与药效动力学（PK/PD）综合参数是反映抗生素、致病菌和人体三者之间关系的确切参数。依据PK/PD特点将抗生素大致可分为浓度依赖性、时间依赖性及与时间有关的抗生素后效应（PAE）或消除半衰期（$t_{1/2}$）较长者三类。此种分类为不同药物依据PK/PD参数设计给药方案提供重要依据。浓度依赖性药物包括氨基糖苷类、喹诺酮类、酮内酯类、两性霉素B等。其对致病菌的杀菌作用取决于峰浓度，而与作用时间关系不密切，可以通过提高C_{max}来提高临床疗效，但不能超过最低毒性剂量，对于治疗窗比较窄的氨基糖苷类药物尤应注意。时间依赖性且半衰期较短的抗生素包括多数 β 内酰胺类、大环内酯类、林可霉素类等。抗菌作用与同细菌接触的时间密切相关，而与峰浓度关系较小。时间依赖性且抗菌活性持续时间（如 PAE）较长的抗生素包括阿奇霉素、林可菌素、碳青霉烯类、糖肽类、唑类抗真菌药等。临床上一定要根据药物的动力学特征制定合理的用药方案，包括：剂量、给药时间、用药间隔时间等，以期达到最佳疗效。

二、药物敏感试验及其临床价值

测定抗生素在体外对病原微生物有无抑制或杀灭作用的方法称为药物敏感试验。不同致病菌或同一细菌的不同菌株对不同的抗生素的敏感性不同。由于抗生素的广泛应用，耐药菌株随之增加，因此药敏测定的结果对于临床选用抗生素有重要参考价值。

（一）药敏测定的指征

进行药敏测定有两个目的：①帮助临床医师选择最合适的抗生素；②进行细菌耐药性监测，了解某种致病菌的耐药变迁情况，以便采取有效措施，防止细菌耐药的发生和发展。

下述情况可不做药敏测定：①已知某些抗生素对某种细菌有良好的抗菌作用，而且很少有耐药菌株存在，如溶血性链球菌；②可能是污染菌而不是引起发病的真正病原菌；③对一些营养要求较高且不易生长的细菌，一般也不做药敏测定。

（二）结果判断及临床意义

通常采用美国国家临床实验室颁布的标准（NCCLS）来判断药敏结果，分为敏感、中度敏感和耐药三级。临床常用量达到的稳态血浓度超过细菌最低抑菌浓度（MIC）的 5 倍以上者为敏感；当细菌引起的感染仅在采用大剂量抗生素时才有效者，此种细菌对该药为中度敏感，这时常规用药后的稳态血浓度仅相当于或略高于该细菌的最低抑菌浓度；药物在血清或体液中的浓度低于药物对细菌的最低抑菌浓度时，该细菌为耐药。有对细菌能产生灭活抗生素的酶，则不论其 MIC 值大小如何，仍应判定该菌为耐药菌。例如产青霉素酶的金黄色葡萄球菌即为对青霉素的耐药菌株。

三、细菌的耐药性

抗生素的临床应用中发现，原来易于治疗的感染逐渐变得不容易治疗，这是由于细菌出现了耐药性，造成临床治疗中的困难。抗菌与细菌耐药这一对矛盾体，在自然界中长期存在。细菌耐药不因抗生素在临床应用而产生，但抗生素的应用，特别是不合理的应用，对耐药菌的选择与流行有重要作用。细菌耐药既

可通过染色质 DNA 突变产生，也可因诸如耐药质粒的耐药基因在细菌间传递获得。

临床感染细菌耐药情况有逐年增加趋势，如金黄色葡萄球菌、铜绿假单胞菌、大肠埃希菌、变形杆菌和结核分枝杆菌极易产生耐药性，其中又以金黄色葡萄球菌的耐药情况最为严重，几乎 90% 的金黄色葡萄球菌都对青霉素 G 具有耐药性，其对氯霉素、四环素族等的耐药菌株所占比例也较高；而红霉素、卡那霉素、半合成青霉素和头孢菌素等对大多数金黄色葡萄球菌有效，但随着这些药物的广泛应用，耐药菌株也将逐渐增加。在引起医院内感染的致病菌株中，耐药性革兰氏阴性杆菌的比例也有上升趋势。为此，在抗感染中抗生素种类的选择、剂量的投入及给药方法、途径应严格按指征使用，对耐药菌株所致感染应选择对其有效的两种以上抗生素的联合应用，有条件最好根据联合敏感试验来确定用药种类。

四、抗生素的不良反应及防治

根据 WHO 国际药品监测中心所下的定义，药品不良反应（adverse reaction of antibiotics）是指在预防、诊断、治疗疾病或调节生理功能过程中，给予正常剂量的药物时出现的任何有害的和与使用目的无关的反应。

抗生素特别是抗生素的应用对感染性疾病的防治非常重要，但抗生素的应用也带来很多不良反应或后果，而导致治疗失败及并发症。下面讨论抗生素可产生的毒性反应、变态反应及二重感染等问题。

（一）毒性反应

抗生素的毒性反应是指药物引起的生理、生化等功能异常和（或）组织器官等的病理改变，其严重程度随剂量增大和疗程延长而增加。毒性反应是抗生素所引起的各种不良反应中最常见的一种，主要表现在神经系统、肾、肝、血液、胃肠道和给药局部等组织。

1. 神经系统　青霉素类剂量过大或静脉注射过快，可对大脑皮层产生直接刺激，出现肌痉挛、惊厥、癫痫、昏迷等青霉素脑病。尤其在肾功能损害患者，应用大剂量青霉素 G、氨苄西林、苯唑西林、头孢噻吩、头孢唑啉、抗氧头孢、四环素等之后更多见中枢神经系统毒性反应。精神障碍可见于应用氯霉素和四环素类患者；氨基糖苷类、万古霉素、多黏菌素类、氯霉素、利福平、红霉素和金霉素等药物可引起眼调节适应功能障碍，偶可发生视神经炎甚至视神经萎缩；磺胺类和硝基呋喃类等可致多神经炎；喹诺酮类可引起头痛、头晕、幻觉和抽搐等神经系统症状。

2. 肾脏　肾脏是多数抗生素的主要排泄途径，因此在抗生素应用过程中，肾脏损害相当常见。氨基糖

苷类如新霉素、链霉素、卡那霉素、妥布霉素、庆大霉素和丁胺卡那霉素等均具肾毒性；多肽类如多黏菌素B及E、头孢菌素如头孢噻啶和头孢噻吩也具有肾毒性作用；糖肽类如万古霉素等具有潜在肾毒性作用；四环素类（四环素和土霉素）不引起直接的肾毒性作用，但在肾功能损害者可引起氮质血症、酸中毒以及发生远端肾小管变性；而磺胺类由于可在肾小管中形成结晶，故也有肾毒性作用。

3. 肝　应用大剂量四环素类患者，可引起脂肪浸润性的重症肝损害。两性霉素B、林可霉素和磺胺类可致中毒性肝炎；利福平可致胆红素血症；红霉素和苯唑西林可引起胆汁淤滞性肝炎；头孢菌素类及半合成青霉素类偶可引起转氨酶升高（其中青霉素发生率高）；链霉素和两性霉素B可引起肝细胞型黄疸。

4. 血液系统　氯霉素、两性霉素B、青霉素类和头孢菌素类可引起贫血、白细胞减少、血小板减少等，以前两者为多见。很多抗生素如氯霉素、磺胺药、β内酰胺类、氟胞嘧啶、氨基糖苷类、四环素类和两性霉素B等都可引起白细胞和（或）血小板减少，但发生率很低，停药后很快恢复，临床上可无症状。

5. 胃肠道　此种作用较常见，多数口服抗生素或注射后胆汁中浓度较高者可引起恶心、呕吐、腹泻和其他消化不良症状。以四环素类和红霉素最常见。

6. 免疫系统　对机体的免疫系统和防御机制具有毒性作用的药物有：两性霉素B、头孢噻吩、氯霉素、四环素、土霉素、复方新诺明、磺胺甲噁唑和利福平等。

7. 心脏　大剂量青霉素类、氯霉素和链霉素可引起心脏毒性作用，临床表现为心绞痛发作、心律失常和传导障碍；两性霉素B可致心肌损害。

（二）变态反应

变态反应是应用抗生素后常见不良反应之一，由于抗生素分子结构比较简单，均为非蛋白质，但大多数可作为半抗原与体内（偶或体外）的蛋白质结合而成为全抗原，从而促使人体产生特异性抗体或致敏淋巴细胞，当人体再次接触该类抗生素后即可产生四种类型的变态反应。在临床上表现为过敏性休克、皮疹、药物热、血清病型反应、血管神经性水肿、嗜酸粒细胞增多症、溶血性贫血、再生障碍性贫血和接触性皮炎等。

1. 过敏性休克（Ⅰ型变态反应）　以青霉素引起者最多见，发生率为0.004%～0.015%。过敏性休克的发生极为迅速，甚至在注射针头尚未拔出即可发生，也可在皮试时出现。约半数患者的症状发生在注射后5分钟内，注射后30分钟内发生者占90%，且常见于20～40岁的成年患者，女性多于男性。其临床症状可分四类：①呼吸道阻塞症状：因喉头水肿、气管支气管痉挛和肺水肿引起，表现为喉头阻塞、呼吸窘迫等濒危感；②微循环障碍症状：由微血管广泛扩张所致，表现为烦躁不安、冷汗、脉细和血压下降等；③中枢神经系统症状：脑组织缺氧或缺血引起昏迷和抽搐；④皮肤过敏反应：瘙痒、荨麻疹等。为防止过敏性休克的发生，用药前（尤其用青、链霉素前）必须详细询问既往过敏史及用药史，使用青霉素制剂前应先做皮试，换批号或已停用7天以上（小儿3天以上）需再次使用时应重做皮试。发生过敏性休克时必须分秒必争就地抢救，肌内或静脉注射0.1%肾上腺素0.5～1.0ml，使用肾上腺皮质激素、抗组胺药及血管活性药等。喉头水肿引起窒息应行气管切开。除青霉素类和氨基糖苷类外，链霉素所致过敏性休克亦较多见；头孢菌素类、四环素、红霉素、磺胺类、四环素类、氯霉素和利福平等也偶可引起过敏性休克。

2. 药物热　药物热表现为弛张型或稽留热型，药物热的潜伏期多数为7～12天，停药2～3天后大多可以退热，药物热时多数伴有皮疹及周围血象中嗜酸粒细胞增多。在感染性疾患应用抗生素后出现药物热的诊断依据是感染得到控制，体温下降后再次上升或应用抗生素后体温反较未用药前为高，而发热或热度增高不能用原有感染解释，且无继发感染的证据。结合患者虽有高热但一般情况良好，如伴皮疹及嗜酸性粒细胞增多常易作出诊断，应立即调整药物。药物热可与药疹同时出现，也可单独发生。

3. 血清病样反应及血管神经性水肿（Ⅲ型变态反应）　多发生于应用青霉素类药物后。血清病样反应的临床表现特点是发热、关节痛、荨麻疹、淋巴结肿大、腹痛、蛋白尿、嗜酸性粒细胞增多症和血管神经性水肿。多数为青霉素引起，极少数发生在应用磺胺类和四环素类等抗生素的过程中。血清病样反应和血管神经性水肿属轻型过敏反应，除并发喉水肿或脑部血管神经性水肿者外，无需特殊处理。

4. 接触性皮炎（Ⅳ型变态反应）　与链霉素、青霉素G等抗生素经常接触的工作人员有发生接触性皮炎的可能，一般于接触后3～12个月内发生。皮疹常见于两手、手臂、眼睑和颈部等处，表现为皮肤瘙痒、发红、丘疹、眼睑水肿、湿疹等。停止接触后可逐渐消退。

（三）二重感染

二重感染也称菌群交替症。正常情况下，人体口腔、呼吸道、肠道和生殖系统等处都有细菌寄生繁殖，这些菌群在互相拮抗制约下维持平衡状态。当较长期地应用广谱抗生素后，敏感菌群受到抑制，而未被抑制者则大量繁殖；此外，原发疾病严重、大手术、应用肾上腺皮质激素和抗代谢药物等均可损害人体的免疫功能，未被抑制的细菌及外来细菌均可乘虚而入，导致二重感染。

二重感染的致病菌主要是革兰氏阴性杆菌、真菌和葡萄球菌属等，引起口腔、消化道、肺部、尿路感染及败血症等。发生率约 2%～3%，一般出现于用药后 3 周内。

临床上，二重感染表现为口腔感染和脓毒症。

1. 口腔感染　较多见，主要为白色念珠菌引起，常伴维生素 B 缺乏症。临床表现为鹅口疮，乳白色斑块遍及口腔颊部、舌面、硬腭及咽部黏膜，严重者可蔓延至气管、食管和下消化道。

白色念珠菌感染的治疗，常用制霉菌素 200 万～300 万 U/d，或酮康唑 400mg/d，疗程 3～5 天。也可作预防应用。口腔感染局部可用制霉菌素甘油悬液涂搽，5% 碳酸氢钠液含漱。

2. 脓毒症　是二重感染后严重表现之一。致病菌最多见的是葡萄球菌属，其次为革兰氏阴性杆菌和真菌，有时可为两种或多种细菌引起的混合感染。也可发生多次致病菌不同的脓毒症。各类细菌引起的脓毒症其临床表现近似，由于二重感染病原菌对多种抗生素耐药，预后不良，死亡率高达 85%。治疗应根据血培养结果用药。

五、抗生素的合理应用

合理使用抗生素系指在明确指征下选用适宜的抗生素，并采用适应的剂量和疗程，以达到杀灭致病微生物和控制感染的目的；同时采用各种相应措施以增强患者的免疫力和防止各种不良反应的发生。

（一）抗生素使用的基本原则

1. 尽早确立病原学诊断。确立正确诊断为合理使用抗生素的先决条件，应尽最大努力分离出病原微生物，分离和鉴定病原菌后必须作细菌药敏试验，并保留细菌标本，以便需要时做联合药敏和血清杀菌试验之用。

2. 感染部位能达到有效浓度。

3. 熟悉选用药物的适应证、抗菌活性、药代动力学和不良反应。在药敏试验未获结果或未分离出病原菌前，可先根据临床诊断推测最可能的病原菌而进行经验治疗。选用药物时应结合其抗菌活性、药代动力学特性、药效学、不良反应、药源、价格等综合考虑。药敏结果获知后，仍应根据经验治疗的效果决定是否调整用药。

4. 下列情况下抗生素的应用要严加控制或尽量避免。

（1）预防用药约占抗生素总用量的 30%～40%，但有明显指征者仅限于少数情况。近年来术前预防用药的范围有所增加，但大多为术前一次肌注或静注头孢唑啉、青霉素等。不当的预防用药不仅徒劳无益，反可引起耐药菌的继发感染。

（2）口腔颌面部的皮肤和黏膜等局部应用抗生素应尽量避免，因易引起耐药菌产生或变态反应。

（3）病毒性感染和发热原因不明者，除并发细菌感染或病情危急外，不宜轻易采用抗生素。

（4）联合应用抗生素必须有明确指征，如联合后可肯定获得协同作用来减少毒性较强药物的用量、对单一用药效果不佳或长期用药细菌可能产生耐药者、多种细菌的混合感染或免疫缺陷者的严重感染等。

5. 应采取综合治疗措施，在治疗细菌感染时，必须充分认识人体免疫功能的重要性，过分依赖抗生素的作用而忽视人体内在因素常是治疗失败的主要原因之一。在应用抗生素的同时，应采取各种综合性措施，如纠正水、电解质和酸碱平衡失调，改善微循环，补充血容量和处理原发病灶等。

（二）抗生素的分级使用

分为非限制使用、限制使用、与特殊使用三级。

1. 非限制使用级抗生素　经长期临床应用证明安全、有效，对细菌耐药性影响较小，价格相对较低。

2. 限制使用级抗生素　与非限制使用级抗生素相比较，在疗效、安全性、对细菌耐药性影响、药品价格等方面存在局限性，不宜作为非限制级药物使用。

3. 特殊使用级抗生素　具有明显或者严重不良反应，不宜随意使用的抗生素；需要严格控制使用避免细菌过快产生耐药的抗生素；新上市不足 5 年的抗生素，疗效或安全性方面的临床资料较少，不优于现用药物的抗生素；价格昂贵的抗生素。

预防感染、治疗轻度或者局部感染应当首先选用非限制使用级抗生素；严重感染、免疫功能低下合并感染或者病原菌只对限制使用类抗生素敏感时，可以选用限制使用级抗生素；严格控制特殊使用级抗生素使用。

（三）抗生素的给药途径

抗生素的给药方法分全身和局部应用两类。全身应用包括静脉推注和静脉滴注、肌注和口服；局部应用包括气溶吸入、腔内注射、滴眼、滴鼻、皮肤和黏膜应用等。

1. 全身应用口服给药　最为简单，很多抗生素均可口服，口服后大多迅速吸收，虽然吸收程度很不一致，但血中或尿中有效浓度于数小时内即可达到。轻度和中度感染均可用口服法给药。氨基糖苷类、多粘菌素类、万古霉素、两性霉素 B 和多数青霉素类和头孢菌素类口服后极少吸收，不能用以治疗全身性感染。处理中度感染除口服用药外，亦可采用肌注给药，但四环素类、红霉素、万古霉素和两性霉素B等由于刺激性强，不宜肌注。严重感染尤其伴有脓毒血症或感染性休克时应采用静注或静滴给药，以获得较高的血或组织浓度。

抗生素的剂量可按体重或体表面积计算。同一抗生素可因感染程度不同和给药途径等不同而有差别。抗生素的疗程也因不同感染而异，一般宜用至体温正常，症状消失后72～96小时，但脓毒症、骨髓炎、溶血性链球菌咽峡炎和结核等应视情况予以延长。急性感染在用药后48～72小时内临床疗效不显著者应考虑调整用药。

2.局部用药　局部用药的原则：①能选择性抑制或杀灭局部细菌的药物；②刺激性小，且可与局麻剂同用；③不易发生过敏反应；④应选用主要供局部应用的药物，如新霉素、杆菌肽和SD-银盐等，尽量少用供全身应用的抗生素，以免细菌产生耐药性；⑤用于颌面部大面积烧伤或创伤时应注意抗生素可因大剂量吸收而发生不良反应的可能。

（四）不同病原菌的抗生素选择

抗生素依据其体外抗菌活性、药代动力学参数、不良反应发生率、临床应用效果、细菌耐药性以及药物供应、价格等方面进行选择。

1.葡萄球菌属感染　虽然近年来革兰氏阴性杆菌感染的发生率在医院内明显增多，但葡萄球菌属特别是金黄色葡萄球菌感染仍占相当比例。葡萄球菌属可按是否具有凝固酶而分为凝固酶阳性的金黄色葡萄球菌、凝固酶阴性的表皮葡萄球菌和腐生葡萄球菌。金黄色葡萄球菌的致病性较强，分为侵袭性和毒素性两类疾病，临床上可导致口腔颌面部软组织、骨组织感染、脓毒症和感染中毒性休克等。

敏感葡萄球菌属所致的各种感染宜以青霉素为首选，但对产生青霉素酶的葡萄球菌株，可因青霉素的诱导而增加酶的产量，导致药物灭活和治疗失败，故葡萄球菌产酶株感染宜首选耐青霉素酶的半合成青霉素类如：苯唑西林，氯唑西林，第一、二代头孢菌素及万古霉素，氟喹诺酮类。

2.链球菌属感染　链球菌属中常见病原菌有A组溶血性链球菌、肺炎链球菌、草绿色链球菌、B组溶血性链球菌等。A组溶血性链球菌和肺炎球菌的致病性较强，前者可引起颌面部蜂窝织炎、丹毒、扁桃体炎、脓毒症等，后者是青壮年肺炎的主要致病菌。B组溶血性链球菌感染近年来多见于儿童，表现为口腔颌面部化脓性感染、脓毒症等。草绿色链球菌为口腔正常寄生菌，可使先心病、风湿病患者诱发心内膜炎。

A组溶血性链球菌和肺炎球菌对青霉素高度敏感；草绿色链球菌和B组溶血性链球菌也相当敏感。处理这些细菌所致的各种感染当首选青霉素。对青霉素过敏者可用大环内酯类和林可霉素类，此外也可用万古霉素。

3.奈瑟球菌属感染　奈瑟球菌有淋病奈瑟菌和脑膜炎球菌两种重要菌种。淋病奈瑟菌主要引起淋病；脑膜炎球菌则可引起化脓性脑膜炎和败血症。脑膜炎球菌对青霉素和氨苄西林均高度敏感；SD和氯霉素也有相当的脑脊液浓度；第二、三代头孢菌素也有较好疗效。

4.艾氏菌属感染　艾氏菌属中的主要代表为大肠埃希菌。因各菌株对抗生素的敏感性有较大差别，选用药物应以药敏试验结果为准，在未获知结果前宜按感染部位和严重程度用药。喹诺酮类和头孢菌素类有较好疗效。

5.假单胞菌属感染　假单胞菌属均为条件致病菌，其杆菌最多见。铜绿假单胞菌可引起烧伤创面及口腔颌面部恶性肿瘤溃疡感染、败血症和肺部感染等。拮抗铜绿假单胞菌有效的药物有头孢他啶、头孢哌酮、庆大霉素、妥布霉素、哌拉西林、阿米卡星和喹诺酮类等。可按感染部位、病情轻重、药物供应情况和药敏结果等而选用，严重病例可联合应用头孢他啶或头孢哌酮和氨基糖苷类。一般病例可先选用妥布霉素、庆大霉素和哌拉西林等。

6.类杆菌属感染　类杆菌属有很多菌种，其中产黑色素类杆菌存在于口腔中，常与其他厌氧和需氧菌共同引起牙周炎、冠周炎及颌面部间隙感染。脆弱类杆菌感染可选用甲硝唑、氯霉素、克林霉素、哌拉西林、头孢西丁等；治疗包括产黑素类杆菌在内的类杆菌感染则以青霉素为首选，也可选用克林霉素和甲硝唑等。

7.其他革兰氏阴性杆菌感染　不动杆菌属、沙雷菌属、肠杆菌属和变形杆菌属等均是院内感染的一些常见条件致病菌，可引起多种感染。这些致病菌均有一定耐药性，一般宜采用氨基糖苷类（庆大霉素、阿米卡星等）、第三代头孢菌素（头孢他啶、头孢噻肟等）和氟喹诺酮类等。

（五）抗生素的联合应用

抗生素联合应用的意义在于发挥抗生素的协同作用，扩大抗菌范围，提高疗效；延缓或减少耐药菌株的出现；减少各药剂量，降低不良反应；在未作出细菌学诊断之前，用来处理危急感染病例。

1.抗生素联合应用的效应　抗生素联合应用在体外或动物实验中可得出拮抗、无关、累加或协同四种效应。联用两种药物时的效应比单用时差，即一种药物的活性被另一种药物削弱时为"拮抗"；联合用药的作用不超过单用两种药物时的作用,即两种抗生素作用互不影响为"无关";两种抗生素联合应用的结果相当于两药作用之和时为"累加";明显超过两药作用之和时为"协同"。

抗生素分四大类。第一类为繁殖期杀菌剂,如青霉素类、头孢菌素类、万古霉素、磷霉素等;第二类为静止期杀菌剂,如氨基糖苷类、多粘菌素类;第三类为快效抑菌剂,如四环素类、氯霉素、大环内酯类、林可霉素类等;第四类为慢效抑菌剂,如磺胺类等。

两种第一类抗生素联合应用有两种情况:协同作用和拮抗作用;第一类和第二类药物联合应用时常得到协同作用;第一类和第三类联用时可能发生拮抗作用;第二类和第四类联用时可产生无关或累加作用。第二类和第三类联合时常可获得协同或累加用。第二类和第四类联用时可得到累加或协同作用。第三类和第四类联用可得到累加用。

2. 抗生素联合应用的影响因素 联合应用抗生素时,各药物之间可能相互影响药理活性,临床应用时应加以考虑。

(1)直接理化作用:例如青霉素类与氨基糖苷类药物联合应用虽有协同作用,但实验证明,两类药物混合时氨基糖苷类药物的生物活性明显降低。如庆大霉素与羧苄西林、替卡西林或哌拉西林并用,庆大霉素抗菌活性降低或失活,其机制可能是氨基糖苷上的氨基与青霉素的β内酰胺环发生反应,形成无活性的酰胺所致。

(2)药代动力学和药效学方面的相互作用:药物蛋白结合点的竞争、药物清除机制中的竞争以及药物代谢酶的诱导和抑制等可引起药物之间的交互作用。如磺胺甲氧嗪能置换蛋白结合的青霉素,增加游离青霉素的浓度,因而使青霉素的杀菌作用增强。

3. 抗生素联合应用的不良相互作用 联合应用抗生素的目的是提高抗菌效应、减少药物毒性,但应用不当可能适得其反,产生不良后果。如氨苄西林与氯霉素或链霉素合用,病死率及不良反应均较单用时为高。产生拮抗作用的原因是氯霉素抑制细菌蛋白质合成,使细菌从生长转为静止,因此在繁殖期起作用的青霉素类的杀菌作用被抑制,使其杀菌效力减低。

4. 抗生素联合应用的适应证

(1)病因尚未明确的严重感染,在患者病情危重不宜等待的情况下,可选择联合用药。

(2)单一药物不能有效控制的严重感染(脓毒症,多间隙感染)或混合感染。

(3)需较长期用药,又有可能产生耐药者。

(4)其他:如长期用药有发生二重感染可能的患者,可短期用抗真菌药物。

5. 抗生素联合应用的原则 联合用药较单独用药须有更明确的指征;对多数可用一种抗生素控制的感染则只宜用一种药物,联合用药仅适用于少数情况;一般情况采用体外试验累加或协同效应的两种抗生素联合应用;如果两种药物联合即可达到疗效,三联、四联既无必要,又有增加不良反应的可能;联用药物中至少有一种对致病菌具有相当强的抗菌活性,而另一种不宜是致病菌对其有高度耐药性的药物;同类药物不宜合用,特别应避免联用毒性相同的药物。临床上指征不明的多药滥用,常导致耐药菌株的增多,毒性反应及过敏反应发生机会增大,二重感染机会增多,药物的浪费及贻误正确治疗。

六、常用抗生素

(一)化学合成药物

1. 磺胺类药物 是最早发现的毒性低而抗菌作用强的化学合成药,由于其性质稳定,生产简单,使用方便,对革兰氏阳性和阴性细菌有抗菌作用,可用于溶血性链球菌、肺炎球菌、脑膜炎球菌、大肠埃希菌以及金黄色葡萄球菌和变形杆菌的感染。该药抑菌机制是通过与对氨苯甲酸竞争性结合于细菌的二氢叶酸合成酶,从而阻断了对氨苯甲酸合成四氢叶酸的过程,抑制细菌的蛋白质合成。细菌对它较易产生耐药性,且由于其他抗生素的问世,目前在口腔颌面外科中的应用有减少的趋势。但其中磺胺甲噁唑(SMZ)与甲氧苄啶(TMP)复方制剂仍可用于敏感菌所致的尿路感染、慢性支气管炎急性细菌性感染、伤寒及其他沙门菌感染等。SMZ-TMP是治疗肺孢菌的首选用药。磺胺嘧啶银、磺胺米隆均可用于烧伤后创面感染的治疗。

2. 硝基呋喃类 硝基呋喃类是通过抑制乙酰辅酶A,干扰微生物糖类的代谢来达到抑菌作用。目前在外科中应用的有呋喃西林,制成溶液作外用。

3. 喹诺酮类 对肠杆菌科细菌具良好抗菌作用,对铜绿假单胞菌、不动杆菌属、甲氧西林敏感葡萄球菌亦具抗菌作用。但对肺炎链球菌、溶血性链球菌、厌氧菌的作用差,对支原体属、衣原体属、军团菌、分枝杆菌等亦具有抗微生物活性。近年来新一代喹诺酮类相继进入临床应用,其中左氧氟沙星、加替沙星、莫西沙星、吉米沙星等。其抗菌作用的特点为:①对肺炎链球菌(包括青霉素敏感与不敏感株)、化脓性链球菌和葡萄球菌属等需氧革兰氏阳性球菌的抗菌活性增强;②对脆弱拟杆菌等厌氧菌的作用增强;③对支原体属、衣原体属、军团菌等的作用增强;④对需氧革兰氏阴性杆菌的作用与常用品种相仿。因此可用于社区获得性上、下呼吸道感染,某些品种亦被批准用于皮肤、软组织感染和尿路感染。

4. 硝基咪唑类 甲硝唑（灭滴灵）早年用于治疗原虫感染如滴虫病、阿米巴病等，至 20 世纪 60 年代发现甲硝唑对革兰氏阴性和阳性厌氧菌有强大杀菌作用，仅对放线菌属、乳酸杆菌属有耐药性。现已广泛应用于敏感菌所引起的牙周脓肿、冠周炎、颌骨骨髓炎、鼻窦炎、肺脓肿以及外科手术前的预防用药和手术后厌氧菌感染的治疗。替硝唑、奥硝唑的适应证与甲硝唑相同，其不良反应较甲硝唑少。

（二）抗生素

1. β 内酰胺类抗生素 β 内酰胺类抗生素是指其化学结构中具有 β 内酰胺环的一大类抗生素，包括青霉素、头孢菌素类、头霉素类、单环 β 内酰胺类、碳青霉烯类、氧头孢烯类及 β 内酰胺类与 β 内酰胺酶抑制剂复方等。该类药物均为杀菌剂，对人体重要脏器的毒性低，均属于时间依赖性抗生素，即其杀菌活力主要与细菌接触有效药物浓度（即药物浓度超过其最低抑菌浓度 MIC）的时间有关。

（1）青霉素类按照其抗菌作用可分为：

1）对需氧革兰氏阳性菌具有抗菌作用的青霉素 G：又称苄青霉素，是天然青霉素中应用最早、最广和最有效的制品。对"三菌一体"，即球菌（革兰氏阳性、革兰氏阴性）、杆菌（革兰氏阳性）、放线菌及螺旋体等高度敏感，常作为首选药。但对革兰氏阴性杆菌和病毒无效。主要用于临床常见的溶血性链球菌、非产酶株金黄色葡萄球菌、肺炎链球菌和脑膜炎奈瑟菌所致的各种感染。不良反应有过敏性休克、药疹等。为此应严格掌握适应证，并详细询问用药史，认真作好皮肤敏感试验。

2）耐青霉素酶青霉素类：属半合成青霉素，不易被青霉素酶所水解，故称为耐青霉素酶青霉素。本类青霉素有以下作用特点：①不易被青霉素酶水解，对抗青霉素性金黄色葡菌球菌具有强效杀菌作用；②抗菌谱与青霉素 G 相似，对青霉素 G 敏感菌的抗菌效率较弱，对革兰氏阴性杆菌无效；③多数耐酸，可口服；④主要缺点是过敏率较高，与青霉素 G 有交叉过敏反应。这类药物常用的有：甲氧西林、苯唑西林、氯唑西林、双氯西林等。用前应作皮试。近年来甲氧西林耐药或苯唑西林耐药的葡萄球菌（MRS，ORS）显著增多，MRS 感染不宜选用本类药物。

3）氨基青霉素：主要有氨苄西林和阿莫西林，该类药物对革兰氏阳性球菌和杆菌（包括厌氧菌）的作用与青霉素基本相同，对革兰氏阴性菌如流感嗜血杆菌、百日咳杆菌、布鲁菌属、部分肠杆菌科细菌如奇异变形杆菌、沙门菌属，亦具抗菌作用。

4）抗铜绿假单胞菌青霉素类：有哌拉西林、阿洛西林、美洛西林、羧苄西林。本类药物主要用于肠杆菌科细菌和铜绿假单胞菌等革兰氏阴性杆菌所致血流感染，以及呼吸道、尿路、胆道、腹腔、盆腔、皮肤软组织等感染。

所有青霉素类抗生素，不论局部应用或全身应用，用药前均需按规定作皮肤试验。

（2）头孢菌素类：根据药物研制开发时间、抗菌谱、抗菌作用、对 β 内酰胺酶的稳定性及药理作用特点等，分为第 1、2、3、4 代头孢菌素类。

1）第 1 代头孢菌素类对青霉素稳定。对葡萄球菌、溶血性链球菌、肺炎链球菌、草绿色链球菌等革兰氏阳性菌均具有良好抗菌作用，但肠球菌属、甲氧西林耐药葡萄球菌、李斯特菌、诺卡菌等对之耐药。本组药物对需氧革兰氏阴性杆菌作用差，其注射剂具有不同程度的肾毒性，并不易透过血脑屏障。常用的注射品种有头孢唑林、头孢噻吩、头孢拉定等，口服者有头孢氨苄、头孢拉定和头孢羟氨苄等。

2）第 2 代头孢菌素类的抗菌谱较第 1 代为广，对革兰氏阳性菌的活性与第 1 代相仿或略低，但肠球菌属耐药。对部分肠杆菌科细菌作用较第 1 代增强；但肠杆菌属、枸橼酸杆菌、沙雷菌属和糖非发酵革兰氏阴性杆菌对之多耐药。注射品种有头孢呋辛、头孢替安、头孢孟多等。口服品种有头孢呋辛酯、头孢克洛、头孢丙烯等。

3）第 3 代头孢菌素类对需氧革兰氏阴性杆菌作用强，某些品种（如头孢他啶、头孢哌酮）对铜绿假单胞菌具抗菌活性。近年来，革兰氏阴性杆菌中产超广谱 β 内酰胺酶（ESBLs）或 AmpC 酶者增多，第 3 代头孢菌素易被上述酶水解而导致细菌产生耐药性，尤其大肠埃希菌、克雷伯杆菌、肠杆菌属、柠檬酸菌属等革兰氏阴性杆菌中耐药菌株增多。第 3 代头孢菌素对革兰氏阳性菌的作用不如第 1 代头孢菌素，肠球菌素对之耐药。常用的注射用品种有头孢噻肟、头孢曲松、头孢他啶、头孢哌酮、头孢唑肟等；口服品种有头孢克肟、头孢泊肟酯、头孢特伦酯、头孢地尼等。口服品种对铜绿假单胞菌等非发酵革兰氏阴性杆菌的作用均很差。注射品种对血脑屏障穿透性较高（头孢哌酮除外），亦无明显肾毒性，主要用于严重革兰氏阴性杆菌感染，对于常用抗生素耐药菌感染，但需注意检测产超广谱 β 内酰胺酶（ESBLs）或 AmpC 酶的菌株，第 3 代头孢菌素不宜用于上述产酶株感染。头孢曲松可用于孕妇及儿童伤寒患者，亦可用于某些敏感菌所致社区感染，小剂量头孢曲松（250mg）单剂肌注可用于淋病的治疗。

4）第 4 代头孢菌素抗菌谱与第 3 代品种相仿，但对染色体介导的 AmpC 酶稳定。因此，阴沟肠杆菌、产气肠杆菌、枸橼酸菌属、黏质沙雷菌、普鲁非登菌等产生染色体介导 AmpC 酶的细菌之多数敏感；其作用与头孢他啶相仿。主要品种有头孢吡肟和头孢匹罗。第 4 代头孢菌素主要用于多重耐药革兰氏阴性杆菌（包括产 AmpC 酶者）所致医院感染和免疫缺陷者感染，但不宜用于上述细菌中产 ESBL$_s$ 株所致感染。

（3）碳青酶烯类：目前在临床应用者有亚胺培南 - 西司他丁、美罗培南、帕尼培南 - 倍他米隆和厄他培南。前三者对肠杆菌科细菌具强大抗菌作用，包括产 ESBL$_s$ 和 AmpC 酶菌株，对铜绿假单胞菌、不动杆菌属等非发酵革兰氏阴性杆菌亦具良好作用，对甲氧西林敏感金葡菌和凝固酶阴性葡萄球菌、溶血性链球菌、草绿色链球菌、肺炎链球菌（包括青霉素敏感、中介和耐药株）、李斯特菌、芽胞杆菌等革兰氏阳性菌均具良好抗生素活性，但对肠球菌属仅具轻度抑菌作用；对多数厌氧菌（包括脆弱拟杆菌）具强大抗菌作用，但甲氧西林耐药葡萄球菌属、嗜麦芽窄食单胞菌、多数黄杆菌属对之耐药。亚胺培南与美罗培南的体外抗菌作用相仿，前者对需氧革兰氏阳性球菌作用稍强，后者对需氧革兰氏阴性杆菌的作用稍强。帕尼培南体外对铜绿假单胞菌作用较亚胺培南为弱。厄他培南的抗菌活性亦与亚胺培南相仿，但对铜绿假单胞菌作用较亚胺培南弱。厄他培南的抗菌活性亦与亚胺培南相仿，但对铜绿假单胞菌等糖非发酵革兰氏阴性杆菌作用差。本类药物主要用于对其敏感的多重耐药需氧革兰氏阴性杆菌重症感染、医院感染及免疫缺陷患者感染，也用于需氧菌与厌氧菌混合感染的重症患者。美罗培南和帕尼培南还可用于敏感菌所致的中枢神经系统感染，但后者尚在经验积累中。亚胺培南因可引起抽搐等中枢神经系统不良反应，故不能用于中枢神经系统感染。厄他培南不宜用于铜绿假单胞菌等糖非发酵革兰氏阴性杆菌所致感染，因此较多用于敏感菌所致社区重症感染。碳青霉烯类的应用需严格掌握指征，以减少和延缓铜绿假单胞菌等细菌耐药性的增加。

（4）其他 β 内酰胺类：

1）头霉素类：头孢美唑、头孢西丁属此类。其抗菌谱和抗菌活性与第 2 代头孢菌素相仿，并对脆弱拟杆菌等厌氧菌亦具良好抗菌作用，对多数 β 内酰胺酶包括 ESBL$_s$ 稳定，其适应证与第 2 代头孢菌素相仿，并可用于需氧菌与厌氧菌的混合感染。

2）氧头孢烯类：有拉氧头孢和氟氧头孢，其抗菌谱和抗菌活性与第 3 代头孢菌素相仿，对多数肠杆菌科细菌和脆弱拟杆菌产生的 β 内酰胺酶稳定，因此对肠杆菌科细菌和厌氧菌均具良好抗菌作用，对铜绿假单胞菌的抗菌活性较弱。本类药物适用于敏感菌所致的下呼吸道感染、腹腔感染、盆腔感染、肾盂肾炎等。但拉氧头孢可引起凝血功能障碍和出血现象，可同时合用维生素 K。

3）β 内酰胺类与 β 内酰胺酶抑制复方制剂：β 内酰胺酶抑制剂的加入可使某些对 β 内酰胺酶不稳定的青霉素类或头孢菌素类如氨苄西林、阿莫西林、哌拉西林、头孢哌酮等对产酶菌重新恢复其抗菌活性，并扩大了抗菌谱，是指对脆弱拟杆菌和产青霉素酶金葡菌等的抗菌活性增强。目前已用于临床者为氨苄西林 - 舒巴坦、阿莫西林 - 克拉维酸口服制剂，可用于敏感菌所致的轻症感染，本类药物的注射剂可用于敏感菌所致的中、重度感染。

2. 氨基糖苷类 氨基糖苷类是由一个氨基环醇环和一个或多个氨基糖分子由配糖键相互连接的一类化合物，其共同特点为：①水溶性好，性质稳定；②通过抑制细菌的蛋白质合成，发挥强大的杀菌作用；③胃肠道吸收差，口服仅用于肠道感染；④药物大部分以原形经肾排出，应用时根据肾功能损害程度调整用药方案；⑤具有不同程度的肾毒性和耳毒性；⑥抗菌谱广，主要对革兰氏阴性杆菌如肠道杆菌属、铜绿假单胞菌、结核分枝杆菌等有强大抗菌作用，对金黄色葡萄球菌虽有一定作用，但不如青霉素及头孢菌素类。如与苯唑西林、氯唑西林或氯青霉素联合应用对金黄色葡萄球菌有协同作用，但本类半合成衍生物阿米卡星、奈替米星对金黄色葡萄球菌有较强的抗菌活性；⑦细菌对本类不同品种药物有部分或完全性交叉耐药性，氨基糖苷类抗生素用于革兰氏阴性杆菌引起的各类软、硬组织感染及败血症的药物有链霉素、卡那霉素、庆大霉素及半合成衍生物如阿米卡星、奈替米星和妥布霉素等。其中妥布霉素对铜绿假单胞菌的作用较强。

3. 四环素类 包括金霉素、四环素、土霉素等，是一类具有烷结构的广谱抗生素。作用特点如下：①抗菌谱广，主要是抑菌作用，高浓度也具有杀菌作用；②对耐药性金黄色葡萄球菌有效；③耐药性产生较缓慢，但长期用药仍可产生耐药，以金黄色葡萄球菌、大肠埃希菌及痢疾杆菌最为多见，各种抗生素之间有交叉耐药性；④大部分以原形经肾排泄，少部分经胆汁排泄且排入肠道后可再吸收，形成肝 - 肠循环，这是本类抗生素长效的原因之一；⑤在酸性环境中疗效加强。

由于近年来耐四环素类细菌的增多，因此对大多数常见致病菌引起的感染疗效下降，金霉素和土霉素已基本不用，而半合成四环素有多西环素、米诺环素，口服后吸收完全，对肾功能的影响小，仍可用于敏感病原微生物所致轻症感染。米诺环素还可用于痤疮患者，但本品易引起眩晕等前庭功能损害症状。

4. 氯霉素类 常用的药物有氯霉素、甲砜霉素。

氯霉素类为广谱抑菌抗生素。除金黄色葡萄球菌对其耐药外，对革兰氏阳性和阴性菌、放线菌、立克次体、钩端螺旋体、沙眼衣原体和血吸虫等均有效。但由于其具有抑制骨髓造血系统，甚至引起不可逆的再障等毒性反应，加之敏感菌的耐药菌株出现，目前国内外已极少应用。然而，由于其药理学特点如脂溶性强，易透过血脑屏障及血眼屏障，并对细胞内感染菌有效，因而仍适用于细菌性脑膜炎、脑脓肿、眼及其他沙门菌属感染。但应严格掌握适应证、剂量及疗程，定期血液学检查，有条件时进行血药浓度监测。

5. 大环内酯类 主要品种红霉素对溶血性链球菌、甲氧西林敏感金葡菌、白喉棒状杆菌、百日咳杆菌、奈瑟菌属、产气荚膜杆菌等具有良好抗菌作用，是上述细菌敏感株感染时青霉素的替代选用药物。红霉素尚对厌氧球菌、李斯特菌、军团菌属、支原体属、衣原体属等具活性，因此是上述病原所致社区获得上下呼吸道、皮肤软组织等感染的选用药物，但本品对革兰氏阴性杆菌无抗菌作用。本品有口服制剂和注射剂，可用于不同病情的患者。本类药物尚有麦迪霉素、交沙霉素、螺旋霉素和乙酰螺旋霉素以及吉他霉素等，其抗菌谱与红霉素相仿，但对部分革兰氏阳性菌的作用较差。新的大环内酯类药物阿奇霉素、克拉霉素、罗红霉素扩大了抗菌谱，前两者对流感嗜血杆菌亦具良好作用，对军团菌、支原体属、衣原体属及非典型分枝杆菌的作用加强，口服吸收较完全，消除半衰期较长，因此治疗剂量较红霉素小，消化道等不良反应作用也明显减少。其中阿奇霉素可口服或静滴，克拉霉素和罗红霉素供口服，克拉霉素可与其他药物联合用于幽门螺杆菌感染。

6. 林可霉素类 有林可霉素和克林霉素。本类药物对金葡菌、肺炎链球菌、溶血性链球菌等革兰氏阳性球菌具有良好抗菌作用，对脆弱拟杆菌等厌氧菌亦具抗菌活性。在骨组织中浓度高，可用于敏感革兰氏阳性球菌感染包括金葡菌骨髓炎及厌氧菌感染。克林霉素血药浓度高于林可霉素，口服吸收比林可霉素完全。但近年来国内肺炎链球菌、金葡菌等对该类药物耐药者可达40%～50%，部分菌株同时对红霉素耐药。

7. 多肽类抗生素

(1) 万古霉素和去甲万古霉素：对甲氧西林耐药葡萄球菌、肠球菌属、草绿色链球菌等具强大抗菌作用。本类药物有一定肾、耳毒性，用药时应对肾、耳毒性的发生进行严密观察，并进行血药浓度监测以调整剂量。万古霉素和去甲万古霉素静脉给药的适应证应为：①由甲氧西林耐药葡萄球菌所致的血流感染、心内膜炎、骨髓炎、肺炎、复杂性皮肤软组织感染等；②对青霉素过敏的肠球菌心内膜炎患者；③对青霉素

类或头孢菌素类过敏或经上述药物治疗无效的严重葡萄球菌感染患者；④对青霉素过敏或不过敏的血液透析患者发生葡萄球菌属动静脉分流感染者。对于艰难梭菌肠炎患者则宜首选甲硝唑口服，无效时可考虑口服万古（或去甲万古）霉素。

(2) 替考拉宁：与万古霉素抗菌谱相仿，但对溶血葡萄球菌和部分表皮葡萄球菌的作用较差。本品消除半衰期长达47～100小时，血清蛋白结合率90%以上，主要自肾脏排泄。本品的肾、耳毒性较万古霉素少见。本品可供肌注或静滴，临床已用于葡萄球菌属（包括耐甲氧西林菌株）、肠球菌属等所致血流感染、肺炎、皮肤软组织感染、骨髓炎等。

(3) 多粘菌素类：是一组多肽抗生素，由于其不良反应明显，自氨基糖苷类、半合成青霉素和第三代头孢菌素问世后，已基本取代了多粘菌素类的地位。但由于多粘菌素类的抗菌作用强且不易产生耐药性，当各种革兰氏阴性杆菌对其他抗生素耐药或效果不佳时，仍可考虑选用。目前临床应用仅有多黏菌素 B 和 E 的硫酸盐，主要用于：①口腔颌面部烧伤创面或创道的铜绿假单胞菌感染；②铜绿假单胞菌尿路感染；③严重原发病的铜绿假单胞菌败血症，大肠埃希菌、肺炎杆菌等革兰氏阴性杆菌所致的败血症、脑膜炎和肾盂肾炎等。

8. 磷霉素 包括磷霉素钠（注射剂）、磷霉素钙（片剂）及磷霉素氨丁三醇（散剂），磷霉素对葡萄球菌属、肠球菌属、大肠埃希菌等具广谱抗菌作用，但抗菌作用较弱。其分子小，与血浆蛋白不结合，在组织体液中分布广泛，毒性低微，与青霉素类、头孢菌素类等其他抗生素之间无交叉过敏或交叉耐药。其注射剂可与万古霉素或去甲万古霉素联合应用治疗耐甲氧西林葡萄球菌属感染，也可用于敏感菌所致其他感染。

9. 利福霉素类 利福平为一线抗结核药，可与其他抗结核药联合治疗结核病，必要时也可与万古霉素联合治疗严重甲氧西林耐药葡萄球菌感染。本品不宜单用，易导致细菌耐药性的产生。利福喷汀为长效利福霉素衍生物，其消除半衰期约 30 小时，主要与其他抗结核药联合用于治疗结核病，每周用药 1～2 次。利福布汀为利福霉素 S 的衍生物，主要用于艾滋病患者并发鸟分枝杆菌复合群（MAC）感染，也可用于肺结核的治疗。

10. 夫西地酸 本品体外试验对金葡菌、表皮葡萄球菌、包括甲氧西林敏感株和耐药株有良好作用，但对腐生葡萄球菌、肺炎链球菌、其他链球菌属、肠球菌属等作用差。主要用于葡萄球菌属（包括甲氧西林敏感株和耐药株）所致各种感染。其注射剂可用于较严重感染者，但一般不作为治疗严重感染时的首选药

物。用于治疗耐甲氧西林葡萄球菌属感染时需与其他抗生素联合应用。

11. 抗结核药 抗结核药物可分两类，即抗结核抗生素和合成抗结核药。抗生素包括链霉素、卡那霉素、利福平、卷曲霉素；合成药物有异烟肼、对氨基水杨酸钠、乙胺丁醇、氨硫脲。目前临床将疗效较好、毒性小、主要为杀菌作用的异烟肼、利福平、链霉素和乙胺丁醇，吡嗪酰胺作为首选的第一线抗结核药；而其他药物因疗效差或毒性较大列为第二线抗结核药，仅在第一线药物产生耐药或患者不能接受时采用。

抗结核药的应用原则：①早期用药：早期病变血液循环尚好，有利于药物渗入，疗效优于干酪病变及纤维化病变。②联合用药：病灶中结核分枝杆菌有原始耐药菌株和敏感菌株，敏感菌株在目前常用抗结核药的疗程中也极易产生耐药性，故单一药物治疗至后期常致失败；联合用药则可交叉消灭对其他药物耐药的菌株，使其不致成为优势菌而造成治疗无效或复发；由于多数患者的病原菌只耐受一种药，当使用两种药时则可减少或延缓耐药菌株的发生；至于是否需用三联或四联，则取决于疾病的严重程度和以往用药的情况，联合用药一般以异烟肼为基础，根据情况联合利福平、链霉素和乙胺丁醇组成二联或三联。③短疗程：自利福平问世以来，结核病的疗程已由18～24个月的长疗程转为6～9个月，甚至3～4个月的短程治疗，而取得治疗成功的原因是选用以利福平和异烟肼两个杀菌剂为基础的联合用药方案。

12. 抗真菌药 抗真菌种类繁多，真菌感染中浅部真菌病的发生率高于深部真菌病，但后者病情大多严重，危害性大。随着近年免疫抑制剂、肾上腺皮质激素和广谱抗生素应用的增多，深部真菌病的发病情况有所增加，如隐球菌引起的肺炎、脑膜炎、内脏感染，球孢子菌性骨髓炎，念珠菌性口腔炎、消化道及泌尿道感染等。但目前高效、低毒的控制深部真菌病的药物仍较少。治疗深部真菌感染的药物主要有多烯类、氟胞嘧啶、吡咯类和棘白霉素类。

（1）多烯类：长期以来沿用的品种为两性霉素 B 去氧胆酸盐。该药具广谱抗真菌作用，对大多数深部真菌病的病原菌具有高度抗菌活性，治疗深部真菌病时疗效确切，耐药菌株少见。但该药的毒性大，尤其肾毒性大，不良反应多见，使临床使用受到一定限制。国内应用者仅有两性霉素 B 胆固醇复合体，该药在肾组织中分布少，因而减低了肾毒性。

制霉菌素亦属多烯类，该药口服不吸收，口服用于治疗肠道念珠菌病，局部用药治疗口腔、阴道和皮肤念珠菌病。

（2）氟胞嘧啶：本品对隐球菌属、念珠菌属均有良

好抗菌作用，但多数曲霉对其耐药。本品单用易导致耐药菌产生，通常需与两性霉素 B 联合用于播散性真菌病的治疗。

（3）吡咯类抗真菌药：本类药物包括咪唑类和三唑类。

咪唑类有克霉唑、咪康唑等，因口服吸收差，主要供局部用药；酮康唑由于其肝毒性，口服现已少用，局部制剂可用于皮肤癣病。

三唑类有氟康唑、伊曲康唑和伏立康唑。氟康唑对多数新型隐球菌、念珠菌属中的白念珠菌、热带念珠菌、近平滑念珠菌等具良好抗菌作用，但对部分非白念珠菌如克柔念珠菌、光滑念珠菌等作用较差，曲霉素对其多数耐药。有口服及静脉制剂，可透过血脑屏障，毒性较低，已广泛用于念珠菌病、隐球菌病；并在免疫缺陷患者中预防用药。伊曲康唑具广谱抗真菌作用，该药静脉注射液可用于肺及肺外芽生菌病、组织胞浆菌病，以及不能耐受两性霉素 B 或两性霉素 B 治疗无效的肺曲霉病。伏立康唑亦具广谱抗真菌作用，对曲霉菌属具杀菌作用，适用于侵袭性曲霉病的治疗，不良反应较两性霉素 B 显著减少，主要有视觉异常、皮疹、发热、肝酶增高等，均为可逆性，停药后可恢复。

（4）棘白霉素类：有卡泊芬净、米卡芬净。本类药物具广谱抗真菌活性，对曲霉属、念珠菌属和肺孢子菌有良好活性，对后者有杀菌作用，但对隐球菌属作用差。卡泊芬净可用于治疗播散性念珠菌属感染，也可用于经其他抗真菌药无效或不能耐受的侵袭性曲霉病，以及粒细胞减低伴发热可能为真菌感染患者的经验用药。米卡芬净可用于念珠菌食管炎和同种异型干细胞移植受者预防念珠菌属感染。不良反应有寒战、发热、静脉炎、恶心、呕吐、皮疹等，均较两性霉素 B 少见。

（李彤彤　张　伟）

参 考 文 献

1. 戴自英. 临床抗菌药物学. 北京：人民卫生出版社，1985
2. 邱蔚六. 口腔颌面外科学. 第 4 版. 北京：人民卫生出版社，2003
3. 邱蔚六. 口腔颌面外科理论与实践. 北京：人民卫生出版社，1998
4. 吴阶平，裘法祖. 黄家驷外科学. 第 5 版. 北京：人民卫生出版社，1992
5. Kimura AC, Pien FD. Head and neck cellulitis in hospitalized adults. Am J Otolaryngol, 1993, 14: 343-345
6. Piecuch JF, Arzadon J, Lieblich SE. Prophylactic antibiotics for third molar surgery: a supportive opinion. J Oral Maxillo-

facSurg, 1995, 53: 53-60

7. Schuster GS. Oral Microbiology and Infections Diseases. 3rd ed. Philadelphia: BC Decker Company, 1990

8. Shafer WG, Hine MK, Levy BM. A textbook of oral pathology. 4th ed. Philadelphia: WB Sounders company, 1983

9. Weber RS, Callender DL. Antibiotic prophylaxis in clean-contaminated head and neck oncologic surgery. Ann Otol-Rhinol Laryngol Suppl, 1992, 155: 16

10. Zambi TO RF, Cleri DJ. Immunology and Infections Diseases of the Mouth, Head and Neck. 1st ed. Missouri: Mosby Year Book Inc, 1991

第 10 章

颌 骨 病

第1节 颌骨巨细胞病变

颌骨的巨细胞病变是一组临床表现不同,但组织学形态类似的疾病,包括巨细胞肉芽肿、甲状旁腺功能亢进棕色瘤、巨颌症和动脉瘤性骨囊肿。其共同的组织学特征是成纤维细胞构成病变主体,其中见破骨细胞样多核巨细胞(彩图 10-1,见书末彩插)。

巨细胞肉芽肿

巨细胞肉芽肿是一种良性骨破坏性疾病,骨组织被富于血管的纤维组织取代,其中可见多核巨细胞。病变一般较局限,但有时具一定侵袭性。

【流行病学】

可发生于任何年龄,但多数患者小于 30 岁,最常见的发病年龄为 10～20 岁,无明显的性别差异。

【病因】

曾被认为是一种修复性、反应性病变,是机体对创伤或炎症造成的骨内出血所作出的反应。但是,病变对骨造成破坏,而非修复过程,部分病例有侵袭性,可复发,其行为更类似肿瘤,有人认为应归类为一种良性肿瘤。研究发现,部分病例存在 *USP6* 基因易位。

【临床表现】

绝大多数病变发生于颌骨,可认为是颌骨特有的病变。下颌多于上颌,约 2/3 发生于下颌体的前部,即切牙 - 尖牙 - 前磨牙区,常越过中线,但通常不累及第一磨牙之后的区域。其他部位如蝶骨、颞骨、鼻腔、眼眶、上颌窦仅有少量病例报道。

大多数病变表现为无痛性膨隆,部分患者出现疼痛或感觉异常、牙移位或脱落等。

【影像学检查】

颌骨内见膨胀性透射影,边界清晰,但没有硬化线。内部常有编织骨形成的骨间隔,故为多房性,边缘呈扇贝形,病变增大后,多房表现更明显。周围骨皮质可变薄,但穿破骨板累及软组织者罕见。常见牙移位,也可有硬骨板消失及牙根吸收。

【病理】

无包膜,呈棕褐色,易碎,常见出血,局部有砂粒感。镜下见病变由梭形的成纤维细胞构成,核分裂象常见。间质为纤维组织或纤维黏液样组织,血管丰富,常见出血区及含铁血黄素沉积,伴炎症细胞浸润。大量破骨细胞样多核巨细胞常聚集于出血区,呈灶性分布(彩图 10-2,见书末彩插)。常伴有反应性成骨,小梁状骨样组织有成骨细胞围绕,在病变边缘更多见。一般认为,病变因成纤维细胞的增殖而形成,多核巨细胞虽为特征性表现,但实际上是趋化而来,为继发反应。另外,病变中没有上皮样细胞,并不是真正意义上的"肉芽肿性病变",WHO 头颈部肿瘤分类(2005 年)将其命名为"中央性巨细胞病变"。

【诊断及鉴别诊断】

巨细胞肉芽肿常发生于青少年下颌骨前部,呈无痛性肿胀,X 线表现为界清、单发的多房性透射影,与牙源性良性肿瘤需通过病理检查以鉴别。其组织学特征为血管丰富的梭形细胞病变背景下大量多核巨细胞,是以下疾病共同的表现,需结合临床及影像学进行鉴别:

1. 动脉瘤性骨囊肿 肉眼观有大量窦状的血腔,而巨细胞肉芽肿主要为实性。两者的组织学表现无明显差别,并都在部分病例中检出 *USP6* 基因易位,颌骨病变的发病年龄、部位及性别分布也无明显差异,治疗原则相同。因此,有学者将巨细胞肉芽肿称为"实性型动脉瘤性骨囊肿",认为严格区分两者在临床上意义不大。

2. 甲状旁腺功能亢进棕色瘤 在组织形态上与巨细胞肉芽肿不能区分,必须进行实验室生化检查以排除,包括血钙、血磷、碱性磷酸酶及甲状旁腺激素水平的检测。当患者为老年人、有肾病或甲状旁腺肿瘤的病史、骨内病变为多灶性时,尤其应引起警惕。

3. 巨颌症　遗传性疾病,有自限性,青春期后可以自发消退,治疗原则主要为观察随访,与巨细胞肉芽肿不同。主要依靠临床及 X 线表现鉴别,患者多在幼儿期发病,颌骨双侧对称性膨隆,可以同时累及上、下颌骨 4 个象限。部分病例有家族史,患者多携带 *SH3BP2* 基因突变。

4. 巨细胞瘤　是一种具有明显侵袭性的骨肿瘤,复发率高,而巨细胞肉芽肿一般呈良性过程,单纯刮治可治愈。两者的组织学表现可能有细微差别,如巨细胞的大小、形态、分布及间质细胞的形态、有无坏死等,但并不能准确区分。不过,巨细胞瘤多发生于长骨,患者为骨发育成熟的成年人,更重要的是,颌骨巨细胞瘤罕见,甚至有学者认为颌骨不发生真正的巨细胞瘤。

【治疗原则】

主要为手术刮治,彻底去除病变组织及周围的一层反应性骨,病变逐渐愈合并骨化。部分病例可表现出侵袭性,患者可有疼痛、感觉异常,病变生长较快,X 线片见牙根吸收、骨皮质破坏,刮治术后可复发。但是,目前尚不能通过临床及组织学表现预测病变是否为侵袭性。对复发的病变应考虑扩大手术范围。

替代或辅助疗法包括降钙素(鼻腔内或皮下注射)、皮质类固醇(病变内注射)、干扰素 -α(抗血管形成)等,已经证实对部分病例有效。

甲状旁腺功能亢进棕色瘤

甲状旁腺功能亢进是由甲状旁腺激素分泌过多引起的系统性疾病,可分为原发性、继发性和遗传性。该病对骨代谢有明显影响,可形成多种形式的骨病变,其中棕色瘤是疾病发展晚期造成的严重破坏,正常骨组织被纤维组织所取代,因大量含铁血黄素沉积而呈棕褐色,常发生于颌骨。

【流行病学】

可发生于任何年龄,以中年以上女性多见。患者多有甲状旁腺肿瘤、肾病等病史。近年来,由于诊断和治疗手段的进步,这些疾病能够较早得到控制,棕色瘤已不多见。

【病因】

原发性甲状旁腺功能亢进约 90% 由甲状旁腺腺瘤引起,其次为甲状旁腺增生或甲状旁腺腺癌。病变组织分泌甲状旁腺激素进入血液,而且其分泌不受高血钙的负调控。过量的甲状旁腺激素通过刺激骨溶解

释放钙离子、减少肾排出钙及促进小肠吸收钙三种途径,导致高血钙和相应的低血磷。骨的改变主要由甲状旁腺激素直接激活破骨细胞引起。

继发性甲状旁腺功能亢进主要见于慢性肾衰、肾透析患者或小肠吸收障碍综合征患者。由于原发疾病的影响,患者常处于高血磷和低血钙的状态,虽然甲状旁腺本身功能正常,但是受低血钙的刺激,亦分泌过量的甲状旁腺激素,是一种代偿性反应。与原发性甲状旁腺功能亢进相比,患者没有高血钙相关的症状,但骨的改变类似。

遗传性甲状旁腺功能亢进可由多种遗传性疾病引起,如甲状旁腺功能亢进 - 颌骨肿瘤综合征。

【临床表现】

临床表现主要与系统疾病有关。原发性甲状旁腺功能亢进患者在血钙持续升高的情况下,可出现疲乏、无力、恶心、厌食、多尿、头痛、记忆力减退、抑郁等症状,还可继发肾结石或肾钙质沉着症、胃溃疡等。骨的改变由活跃的骨吸收引起,患者可出现广泛的骨质疏松、骨痛,甚至骨折。在口腔可表现为牙松动、移位。病情严重时,颌骨内出现严重骨破坏,即棕色瘤,常常多发,造成颌骨膨隆(彩图 10-3,见书末彩插)。不过,通过血钙检测筛查,目前多数患者于发病早期即得以治疗,常无明显症状,棕色瘤更为少见。

继发性甲状旁腺功能亢进常由慢性肾衰引起,患者无高血钙相关的症状,骨的改变与原发性甲状旁腺功能亢进相似,亦可发生颌骨棕色瘤。

【影像学检查】

颌骨棕色瘤为界限清楚的囊性透射影,常为多房性及多灶性,可引起颌骨膨隆。颌骨还常见骨质吸收的其他表现,如骨小梁纹理变模糊、骨皮质变薄、牙槽骨的硬骨板广泛消失等。

【实验室检查】

甲状旁腺激素水平、血钙、血磷、碱性磷酸酶等生化检查可见异常。

【病理】

肉眼观察,棕色瘤的病变组织呈红褐色,易碎。组织学上类似巨细胞肉芽肿,特征是血管丰富的纤维组织中见大量破骨细胞样多核巨细胞,围绕着陈旧性出血灶,较多含铁血黄素沉积,也可见红细胞外溢,并有炎症细胞浸润。骨组织内则可见活跃的破骨细胞骨吸收,形成骨的穿凿性缺损。同时骨的形成也很活跃,可见骨小梁周围纤维化。

【诊断及鉴别诊断】

甲状旁腺功能亢进为全身性疾患，棕色瘤一般出现于严重病例，此时患者往往已出现其他疾病相关症状，应注意询问病史，如甲状旁腺肿瘤、肾病、肾透析及高血钙症状等，必要时进行生化检查。棕色瘤需活检确诊，以排除其他颌骨破坏性、占位性病变。组织学上表现为颌骨巨细胞病变的共同特点，需结合临床和影像学与巨细胞肉芽肿、巨颌症、动脉瘤性骨囊肿等鉴别（见巨细胞肉芽肿的鉴别诊断）。

【治疗原则】

对于原发性甲状旁腺功能亢进，主要通过手术切除甲状旁腺肿瘤或增生的腺体组织。对继发性甲状旁腺功能亢进，主要目标为治疗原发肾病，控制血钙和血磷水平。患者的甲状旁腺激素水平得到纠正后，颌骨内的棕色瘤病变会逐渐愈合。

巨 颌 症

巨颌症是一种常染色体显性遗传病，病变局限于颌骨，其组织学表现与巨细胞肉芽肿无法区分。该病具特征性临床表现，一般于幼儿期发病，双侧颌骨呈对称性膨隆。该病有自限性，持续肿胀数年后，通常于青春期消退。

【流行病学】

巨颌症为遗传性疾病，家族中男性 100% 发病，而女性则近 70%，但不同个体可能病变表现有较大差异。也有较多散发的病例，患者无家族史。男性患者稍多于女性，通常在幼儿期（5 岁以前）确诊，症状不明显的病例也可能在青春前期被发现。

【病因】

巨颌症为常染色体显性遗传病，其致病基因 *SH3BP2* 定位于染色体 4p16.3，编码一种 c-Abl 结合蛋白。突变的基因在病变中的梭形细胞和巨细胞中表达，可能导致炎症性改变，刺激骨吸收。

【临床表现】

颌骨无痛性膨隆，呈双侧对称分布，病变不发生于颌骨以外的骨，也不越过骨缝累及邻近骨。一般在儿童 2.5 岁左右，从双侧下颌角开始膨隆，然后向下颌体及升支扩展，但不累及髁突。下颌骨受累多见，造成面下部对称性肿胀、丰满（彩图 10-4、彩图 10-5，见书末彩插）。也可同时累及上颌骨，最初发生于上颌结节部，随后向前扩展，可累及上颌窦前壁、眶底和中鼻

甲。眶壁下部受累导致下眼睑被拉紧，巩膜外露，眼球向上翻转，同时患者颌骨和颊部膨大丰满，形成典型的"小天使样面容"（像文艺复兴时期油画中"仰望天堂"的小天使）。颌骨膨大还可造成牙槽骨畸形、牙移位、牙阻生、失牙、言语不清和视力受损，中鼻甲肿大导致鼻塞和口呼吸。有人根据病变累及范围进行分级，轻微病变只累及下颌骨后部，常为 X 线检查时偶然发现；较严重者可累及整个下颌骨，但上颌不发病；最重者则上、下颌骨的前后同时受累，但髁突和髁颈均不受累。

颌骨膨隆在患者 2.5～5 岁期间发展较快，同时可伴区域淋巴结肿大。5 岁以后，病变逐渐静止，淋巴结肿大也消退。10 岁以后，随着骨发育的完成，病变常自发消退，上颌肿胀先缩小，随后下颌也逐渐恢复，一般在 18～20 岁完成愈合，最迟不超过 30 岁。部分严重病变可能不能完全消退。

患者的智力不受该病影响，生化检查亦无明显异常。

【影像学检查】

颌骨对称性膨胀，最早出现于双侧下颌角，严重者可累及颌骨 4 个象限。呈界限清楚的"肥皂泡样"多房透射影，骨皮质变薄，局部可被穿破，下颌管可移位。多个发育中的牙受累，可见牙移位、脱落、阻生、牙根吸收等（图 10-6）。

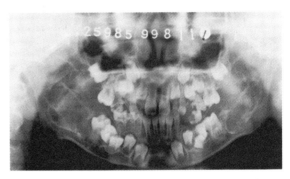

图 10-6 巨颌症患者全口牙位曲面体层 X 线片
双侧下颌升支及下颌体部呈对称性多房低密度影

随着患者年龄增长，病变中的纤维性组织可被骨组织取代，X 线见透射影的骨密度逐渐增高。但是，严重的病变可能不能完全恢复，有些临床已消退的病变在患者成年后仍可见 X 线改变（图 10-7）。

【病理】

病变由血管丰富的纤维组织及破骨细胞样多核巨细胞组成，常见含铁血黄素沉积。病变边缘可见反应性骨形成。随着病变开始消退，其中的纤维逐渐增

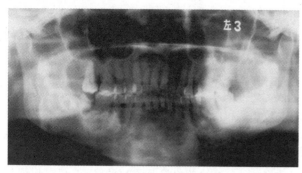

图10-7　巨颌症患者全口牙位曲面体层X线片
双侧下颌升支及下颌体部呈对称性多房毛玻璃样影像

多，巨细胞则减少。其病理表现与颌骨巨细胞肉芽肿无法区分，毛细血管周围袖口样的嗜酸性物沉积被认为是巨颌症的特征性表现，但是此种形态较为少见，不能作为排除巨颌症的依据。

【诊断及鉴别诊断】

诊断的依据包括发病年龄、双侧颌骨对称性肿大、家族史、病变活检证实为巨细胞性病变等，基因检测发现 *SH3BP21* 突变则更可确诊。其中，特征性的X线表现为重要的依据，即儿童双侧颌骨多房性膨隆透射影，不累及髁突。其组织学表现无特异性，与颌骨的其他巨细胞性病变不可区分，但需用以排除肿瘤等其他特殊疾病。临床需对可能导致儿童颌骨双侧多房性透射影的疾病进行鉴别，包括多发性牙源性角化囊性瘤、朗格汉斯细胞病、颌骨纤维结构不良、原发性甲状旁腺功能亢进等，前三者可经病理检查排除，后者需行生化检查排除。

【治疗原则】

巨颌症有自限性，仅在患者 2.5～5 岁时生长较快，随着时间推移，特别是青春期以后，病变可以自发消退。因此，多数病例在确诊后只需随访观察。对于较重的颌骨畸形，可根据美观和功能需求进行病变刮治和整形。严重鼻塞而影响呼吸，或因口呼吸造成开𬌗畸形的，可考虑手术去除中鼻甲。一般认为，除非特殊情况，青春期前不应行手术治疗。另外，个别病例在成年后仍保持活跃，手术后可能复发，但多次手术不会刺激病变加速生长，也不会促进恶变。

动脉瘤性骨囊肿

动脉瘤性骨囊肿是一种良性骨破坏性疾病，由多房性含血囊性腔隙构成，其纤维组织分隔内有较多破骨细胞样多核巨细胞和反应性成骨。该病常造成骨外形的明显膨胀，类似动脉瘤膨出的形态而得名，血腔无内皮衬里，也无动脉压，并非血管性病变。同样，

腔隙亦无上皮衬里，并非真性囊肿。最近的细胞遗传学研究证实，至少部分动脉瘤性骨囊肿是肿瘤性的，WHO 软组织与骨肿瘤分类（2013 年）已将其归类为骨的良性肿瘤。

【流行病学】

占全部原发性骨肿瘤的 2%，常见于长骨干骺端和椎骨后部。颌骨发生较少，只占全部动脉瘤性骨囊肿的 1%～3%。可发生于任何年龄，但约 80% 发生于10～20 岁，即处于骨发育期的患者，30 岁以上的患者少见。性别分布无明显差异。

【病因】

约 70% 的动脉瘤性骨囊肿是原发性的，也可继发于其他骨疾病，包括纤维结构不良、巨细胞肉芽肿、成骨细胞瘤、巨细胞瘤、成软骨细胞瘤等，多数为良性病变，继发于骨肉瘤等恶性肿瘤者较少。

以往学者认为，动脉瘤性骨囊肿是在创伤、骨折、肿瘤等的刺激下，局部血流动力学改变，骨出血不能正常愈合，引起炎症反应和结缔组织增生，是一种反应性病变。但是，最近研究发现，约 60%～70% 的原发病例中存在涉及 *USP6* 基因的染色体易位，导致 *USP6* 的过度表达。基因重排发生于病变中的梭形成纤维细胞，多核巨细胞中没有，继发性动脉瘤性骨囊肿病变中也无此改变。因此，目前认为至少部分动脉瘤性骨囊肿是克隆性增生形成，为真性肿瘤。相关的证据还包括，病变刮治后常见复发，有少数病例恶变的报道等。

【临床表现】

颅面骨发生的动脉瘤性骨囊肿常见于下颌骨，其次为上颌骨、额骨、眼眶、颞骨、枕骨等处。主要累及下颌骨后份，包括升支部，但髁突受累极少见。主要表现为明显的局部肿胀，可有数周左右的快速进展期。病变导致面部变形，触诊呈骨性硬度。部分患者有疼痛、下唇麻木等症状，还可发生咬合不良、张口受限、牙松动移位和失牙。

【影像学检查】

X线表现为颌骨膨胀性透射影，内部有小梁分隔，呈多房性。一般边界清楚，呈良性表现；也有些病变边缘不规则破坏，似恶性肿瘤侵袭性的表现。病变可穿破骨皮质并长入周围软组织中，但与软组织间会有一薄层"蛋壳样"反应性骨相隔。病变腔隙内血细胞沉淀而与血清分离，可在 MRI 和 CT 中见液 - 液分界线，是较为特征的表现。病变区牙移位，牙根可有吸收。

【病理】

动脉瘤性骨囊肿边界清楚,由大小不等的血窦样囊腔组成,似蜂窝状或海绵状,其内充满血液,囊腔间分隔为较薄的红褐色软组织。镜下观察,可见许多不规则的含血腔隙,似囊腔样,但无内皮或上皮衬里。其分隔由纤维组织构成,细胞丰富,主要为分化不典型的成纤维细胞。分裂象较多见,但无异常核分裂,细胞亦无异型性。另见大量散在的多核巨细胞及丰富的小血管,也可见含铁血黄素沉积、炎症细胞和组织细胞(彩图 10-8,见书末彩插)。病变中还有反应性骨样组织形成,其形状及排列与所处的囊腔分隔外形相吻合,呈粉染的条带状。多数病例还可见实性区,此区无大囊腔,但高倍镜下的组织学形态与囊腔间隔区类似。对于继发性动脉瘤性骨囊肿,仔细取材还可能查见原发肿瘤或病变区。

【诊断及鉴别诊断】

颌骨动脉瘤性骨囊肿常发生于青少年下颌骨后部,造成明显膨隆,X 线表现为多房性透射影,术中可见病变内大小不等的血腔,不凝血亦不喷射。需与以下疾病相鉴别:

1. 牙源性良性肿瘤如成釉细胞纤维瘤、牙源性角化囊性瘤、成釉细胞瘤、牙源性黏液瘤等,临床及 X 线表现有相似之处,可通过病理检查以鉴别。

2. 毛细血管扩张性骨肉瘤肉眼及低倍镜下亦可见较多含血腔隙,但影像学上可见恶性肿瘤侵袭性破坏的表现,高倍镜下细胞有明显的异型性。

3. 颌骨中心性血管畸形亦见大量蜂窝状血腔,但组织学检查有内皮衬里,是发育畸形的血管结构,壁内还可见血管平滑肌发育。

4. 单纯性骨囊肿颌骨内形成无上皮衬里的腔洞结构,与动脉瘤性骨囊肿类似,但不会导致颌骨膨隆,一般内含清亮囊液而非血液。

5. 组织学上与颌骨发生的其他巨细胞性病变无法区分,包括巨细胞肉芽肿、巨颌症、甲状旁腺功能亢进棕色瘤等,虽然含较多大血腔是其独特之处,仍需结合临床和影像学进行鉴别。

6. 诊断为动脉瘤性骨囊肿后还需确定是否为继发性,病理检查时应仔细排除原发病变。有时原发病变的组织学表现可能完全破坏消失,临床及影像学上原发病变的特征表现可能提供一些线索。

【治疗原则】

动脉瘤性骨囊肿对骨有破坏性,有时会快速进展,仅有极少数自发消退的报道,需要及时手术治疗。一般术中出血较多,应在术前有所准备。常用方法为刮治术,预后较好,多数患者功能和美观恢复。但复发率稍高,约 20%,多数发生于术后 0.5~2 年。有人认为年纪小的患者及软组织受累的病变更易复发。替代或辅助性治疗方法如栓塞治疗、硬化治疗或冷冻治疗亦有成功报道。

第 2 节　其他颌骨疾病

骨纤维结构不良

骨纤维结构不良是一种先天性、非遗传性骨病,由体细胞基因突变引起,可以累及单骨或多骨。由于骨形成和改建过程的异常,受累区域的骨停滞在编织骨阶段,表现为纤维组织中排列紊乱、不充分矿化、幼稚的骨小梁,其机械强度较差,易变形和骨折。该病有自限性,开始于儿童期,在骨发育期间增生,青春期趋于稳定,一般在骨发育成熟后停止发展。

【流行病学】

多为单骨发病(约 70%~85%)。单骨性骨纤维结构不良的总体发病率没有性别差异,但颌骨病变女性患者稍多,多数患者小于 20 岁。需要指出的是,颅面部病变可累及相邻的多骨,但仍归类为单骨性,或特称为颅面型骨纤维结构不良。多骨性骨纤维结构不良相对较少,累及 2 处或 2 处以上不相邻的骨,常于青春期前就诊,女性多见。另外,多骨性骨纤维结构不良也可作为一些综合征的表征之一,最常见的是 McCune-Albright 综合征,患者除发生多骨性骨纤维结构不良外,还可见皮肤色素斑、内分泌亢进(特别是女性性早熟)。

【病因】

单骨性和多骨性骨纤维结构不良及 McCune-Albright 综合征的病变细胞中均存在 GNAS1 基因突变,使信号转导 G 蛋白发生异常,最终影响成纤维细胞及成骨细胞的增殖和分化,造成骨成熟障碍。该基因突变为散发性体细胞突变,发生于胚胎的组织分化时期,其增殖产生的子代细胞都具有该突变,但不影响生殖细胞,不会遗传。患病个体只有部分细胞携带该突变,即嵌合性,疾病的表现取决于突变发生的时间及突变细胞在全身的分布。胚胎 6 周时,组织分化及细胞迁移已基本完成,此时发生的突变局限于身体一处,如颅面部发生的累及相邻多骨的病变;如果突变发生的时间更晚,则形成单骨性骨纤维结构不良。胚胎 6 周之前,如果突变的细胞还没完成迁移,其子代细胞迁移至不同部位后则产生多骨性病变;如果突变时间更早,其子代细胞发生不同分化,分别进入骨始基、皮肤始基和内分泌腺的始基,则产生 McCune-Albright 综合征在不同器官的表征。

【临床表现】

单骨性骨纤维结构不良约 20%～30% 发生于颅面骨,主要为颌骨,其次筛骨、蝶骨、颞骨、眶底、颅底等。上颌多于下颌,主要位于前磨牙和磨牙区,并可越过骨缝累及邻近骨,如颧骨或蝶骨等。下颌常见于下颌体部。多骨者有明显的同侧发病倾向,头颈部以外常见的发病部位是股骨、胫骨和肋骨。

常见的主诉为无痛性肿胀,导致面部不对称畸形;颌骨受累可引起牙萌出障碍、牙移位和咬合紊乱,牙根吸收和牙松动少见。鼻副窦、眼眶、颅底孔受累,可引起相应的压迫症状,如鼻塞、面部疼痛麻木、头痛、视力或听力受损等。

【影像学检查】

颌面部骨纤维结构不良可有多种不同的 X 线表现,如透射影、硬化阻射影或透射／阻射混合影(图 10-9～10-11),取决于病变中骨和纤维组织所占的比例,也受病变的发展阶段和继发病变(如囊性变和骨折)的影响。最具特征性的表现为"磨砂玻璃样"阻射影,骨纹理细小,呈均质状。病变与周围正常骨逐渐过渡,无清晰分界,也是其特征之一。病变不对称,并导致骨膨隆,骨皮质变得极薄,但一般不累及软组织。

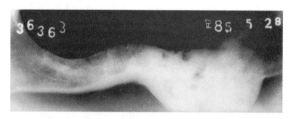

图 10-9　骨纤维结构不良(下颌体腔片)
呈骨硬化型,为密度高的阻射区

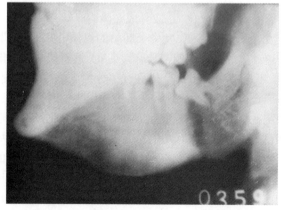

图 10-10　骨纤维结构不良(下颌骨侧位)
呈磨砂玻璃型,沿下颌骨体部一段扩展

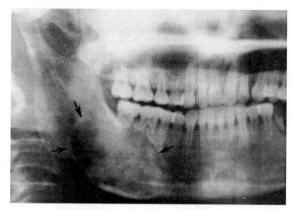

图 10-11　骨纤维结构不良(全口牙位曲面体层 X 线片之局部)
呈囊性透射影,右下 6 近中根牙周硬骨板消失,牙周膜影像仍存在

【实验室检查】

多骨性骨纤维结构不良及 McCune-Albright 综合征患者可有血钙、血磷和碱性磷酸酶异常。

【病理】

大体观察可见骨外形膨隆,骨皮质变薄,病变区与周围骨逐渐过渡,呈棕灰色至黄白色,质地呈橡皮样或皮革样,有砂粒感。部分病变可继发囊性变。

单骨性和多骨性病变的组织学表现相同,由疏松的纤维组织构成,内含梭形成纤维细胞,细胞和胶原纤维的相对比例可有较大差异。间质中毛细血管丰富,分布均匀。纤维组织背景中见排列紊乱的幼稚骨小梁,为编织骨而非成熟的层板骨。这些骨小梁呈特征性的形态,即纤细,弯曲,无功能性排列,彼此孤立不相连,形状不规则,有的有分支,呈曲棍球棒状、鱼钩状,或英文字母"C"、"S"、"Y"等形状。其边缘通常没有成骨细胞围绕,可见较宽的类骨质层,周围的胶原纤维呈垂直角度直接穿插入骨小梁中,即"纤维直接化骨"(图 10-12)。

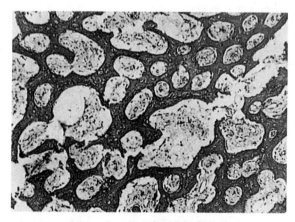

图 10-12　颌骨骨纤维结构不良
骨小梁形状、分布不规则,其间为纤维结缔组织(×100)

骨纤维结构不良继发囊性变时，可见出血、纤维组织细胞增生、破骨细胞等，类似动脉瘤性骨囊肿。

与全身其他部位病变相比，颌面部骨纤维结构不良有时出现一些独有的组织学改变，包括同心圆状牙骨质小体样结构，层板骨或其他趋向成熟的表现（骨小梁相互平行排列、出现成骨细胞等），还可出现骨质致密，类似 Paget 病。而在长骨中经常可见的软骨岛，未见于颅面部骨病变中。

【诊断及鉴别诊断】

患者多为儿童或青少年，可呈单骨性或多骨性，上颌多于下颌，骨不对称性膨大畸形。X 线片显示病变区毛玻璃样等多种改变，沿骨外形膨大，病变与正常骨分界不清晰。临床检查时需注意排除全身多骨性病变及 McCune-Albright 综合征的可能表征。病变需行活体组织检查，但仅能证实符合纤维骨性病变，与具有相似组织学表现的骨化纤维瘤较难区分。主要鉴别诊断如下：

1. 骨化纤维瘤 单纯凭借镜下表现无法与骨纤维结构不良鉴别，必须结合影像学及临床表现。该肿瘤界清，呈椭圆形，可从骨内剥离。只累及单骨，下颌多见。发病年龄一般为 20～30 岁。无自限性，需手术彻底切除，因治疗原则不同，必须与骨纤维结构不良进行鉴别。

2. 骨肉瘤 与骨纤维结构不良在 X 线表现上有相似之处，但一般不会使皮质骨肿胀变形，而是直接溶解破坏。需组织学查见肉瘤细胞及肿瘤性成骨而确诊。

3. 慢性硬化性骨髓炎 影像学上可能相似，但临床常有持续疼痛、触痛、流脓，查见病灶牙或其他感染灶。镜下见层板骨，间质水肿，有炎症细胞。

【治疗原则】

大多数骨纤维结构不良有自限性，会随着骨发育成熟而停止发展。小的单个病变，如无症状且处于静止状态，只需活检确诊并定期随访。对于影响功能和造成严重畸形的病变，有必要进行手术，去除部分病变组织，重建骨外形。有神经压迫症状的，切除局部组织以解除压迫。一般建议于青春期后（18～21 岁）病变静止时再行手术。但也有人认为，有些病例可能在成年后仍继续发展，所以一旦呈现显著病变（进展性畸形、疼痛、明显影响功能），就应尽快手术。值得注意的是，病变生长呈阶段性，生长期和静止期交替，手术应避开活跃生长期，延迟 3 个月后再进行。由于病变本身阶段性生长的特性，近 1/4 患者可出现术后再次骨膨隆，需多次手术。

药物治疗（如双膦酸盐）效果尚不肯定。

骨纤维结构不良恶变非常罕见。以往报道病例多与放疗有关，现已明确为放疗禁忌证，但自发性恶变的病例亦可见报道。多骨性者，尤其是综合征患者多见，多数恶变为骨肉瘤，少数为纤维肉瘤、软骨肉瘤等。恶变征兆包括病变快速生长、疼痛、侵犯皮质骨、出现软组织包块、碱性磷酸酶水平升高等。应长期随访，对年龄较大的患者，病变出现变化时尤需警惕，必要时活检。反复活检或手术未见引起恶变。

（罗海燕 于世凤）

颌骨朗格汉斯细胞病

朗格汉斯细胞病（Langerhans cell disease，LCD）也称为朗格汉斯细胞组织细胞增生症（Langerhans cell histiocytosis，LCH）、朗格汉斯细胞肉芽肿（Langerhans cell granulomatosis），以前称为组织细胞增生症 X（histiocytosis X）。目前认为是朗格汉斯细胞的肿瘤性增生，因此新的 WHO 肿瘤组织学分类已将其归入淋巴造血系统肿瘤。

【病因、病理】

病因不明。可能与新生儿感染有关。有人认为是反应性病变，也有人认为是免疫系统异常所致。无病毒感染的证据。

病变组织变软，通常为红色。骨的病变多为囊性易出血的肉芽样组织。如果有出血和坏死，可因脂类和大量嗜酸性细胞的存在而呈黄色。病理诊断的关键是对朗格汉斯细胞的识别。该细胞的细胞核具有特征性，有皱褶或类似于咖啡豆的沟，或为分叶状、锯齿状。核染色质分散，核仁不明显，核膜薄。有丝分裂活动十分不定，10 个高倍镜视野核分裂数为 1～15 个，平均 7.1 个。骨病变中的朗格汉斯细胞呈巢状分布。坏死常见，不应该视为恶性的表现。与朗格汉斯细胞混合存在的细胞有嗜酸性细胞，有时大量存在的还有淋巴细胞、中性粒细胞和浆细胞。多核破骨细胞样巨细胞和吞噬类脂质的泡沫细胞也常见。结缔组织内可见增生、扩展的毛细血管。病变后期嗜酸性细胞减少，纤维组织增生并可发生纤维化，周围可见新生的骨小梁。

肿瘤性朗格汉斯细胞与正常朗格汉斯细胞一样表达 CD_{1a} 和 S-100 蛋白。病变细胞也表达 CD_{207}/langerin、CD_4、波形蛋白、HLA DR 和胎盘型碱性磷酸酶。CD_{68} 和溶菌酶有不同程度表达。Ki_{67} 标记的增生指数在 2%～25% 之间。肿瘤性细胞含有独特的胞质细胞器，称为 Birbeck 颗粒或朗格汉斯颗粒。其特征性的形态是网球拍样或长颈瓶状，其长度为 200～400nm，柄的宽度为 33nm，其一端为泡状膨胀，来源为细胞膜，功能不详。

【临床表现】

朗格汉斯细胞病罕见。发病率约为百万分之五,大多数发生在儿童。骨的朗格汉斯细胞病占所有骨病的 1% 以下。年龄分别从数月至 90 岁。男性较女性多见。来自北欧的白人较黑人多见。根据病变的发展速度和器官累及的广泛程度,一般将其分为 3 个相互重叠的综合征。

1. 嗜酸性肉芽肿(eosinophilic granuloma) 即慢性局限性朗格汉斯细胞病,为孤立性或多灶性骨病变,颅骨(包括颌骨)最常受累,其次是大腿骨、骨盆和肋骨。有时孤立性病变发生在淋巴结、皮肤或肺。病变多见于儿童、青少年和年轻人。据张万林等的统计,55 例朗格汉斯细胞病中,嗜酸性肉芽肿占 24 例(44%),年龄在 2~12 岁,男性多于女性,男女比约为 3∶1。Sbarboro 统计的 46 例中,74% 在 20 岁以下。

颌骨病变在下颌多于上颌,主要临床症状包括疼痛、颌骨肿物或(和)牙齿松动,可伴牙龈红肿。其中最常见侵犯牙龈、牙槽骨。牙齿松动或拔牙创不愈;牙龈松软、肿胀,表面凸凹不平,龈缘坏死、腐臭、易出血。病变区牙松动、移位、脱落(图 10-13)。发生在上颌者可出现腭部肿物及溃疡。临床上易误诊为恶性肿物、骨髓炎、牙龈癌、成釉细胞瘤或牙源性角化囊性瘤。发生于颅骨时常有疼痛,局部出现软组织肿块。

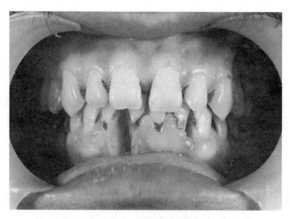

图 10-13 嗜酸性肉芽肿
牙龈坏死,牙槽骨形成洞形缺损,牙脱落

2. 汉-许-克病(Hand-Schuller-Christian disease)即慢性播散性朗格汉斯细胞病,有一个器官的多个部位受累,几乎都发生在骨。通常发生在 4~6 岁的儿童,也见于青年,年长者罕见。男女发病数为 1.4∶1。多发性破坏性骨病变常常伴有邻近软组织肿胀。颅骨病变者如果有脑垂体受累则可有眼球突出和尿崩症(图 10-14)。因此,颅骨缺损、眼球突出和尿崩症是本

型的三大典型症状。在 Dauskgs 统计的 124 例中都出现了颅骨缺损,尿崩症和眼球突出的出现率分别为 80% 和 71%。国内 43 例报告中,颅骨缺损为 100%,眼球突出和尿崩症的出现率分别为 65% 和 32.5%。

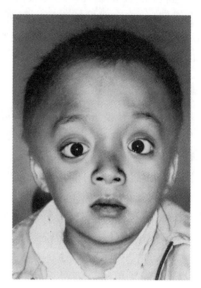

图 10-14 汉-许-克病
患者双眼突出

本型最常见累及颅骨,其次为颌骨、骨盆、肋骨及脊柱等,长骨、肩胛骨亦可受累。一般发病缓慢,病程较长。颅骨病灶区可扪及质软的肿块或边界清楚的骨缺损。突眼可为单侧或双侧。尿崩严重者一昼夜的饮水量可达 10L。小便可达 20 次/天。颌骨侵犯可有牙松动、脱落。口腔内的表现同嗜酸性肉芽肿。一些患者可有淋巴结肿大、皮炎和肝脾大等表现。

3. 勒-雪病(Letterer-Siwe disease) 即急性播散性朗格汉斯细胞病,病变表现为进展快速的恶性肿瘤过程,常可致死。多发生在婴儿,可累及许多器官如骨、皮肤、肝、脾、淋巴结和骨髓。任何骨都可以发病,最常见的是儿童的颅骨。临床上可有反复或持续高热、皮疹、贫血、肝脾淋巴结肿大、腹泻等全身症状。口腔可出现乳牙松动,舌组织被侵时形成巨舌,颈部淋巴结常肿大。

【X 线表现】

颌骨的嗜酸性肉芽肿常位于牙根端区或自牙龈乳头处发展。随病灶扩大,牙槽突或牙槽窝破坏,发育中各阶段的牙漂浮在病灶软组织中,以后脱落,故有多数乳牙及恒牙缺失,是本型颇具特征的表现。在成人患者,病灶常位于根端的一侧,似牙周病变的广泛破坏,病变也可在根端下发展,包括数个牙齿,治疗后牙槽骨可以修复(图 10-15)。颌骨破坏可表现为囊腔

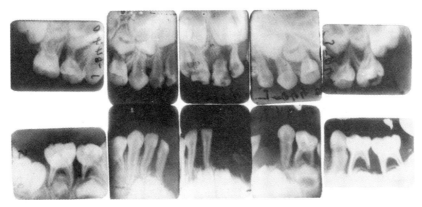

图 10-15 嗜酸性肉芽肿

男，3 岁。全口根尖片显示，牙悬浮于病灶中

状，颌骨膨大，骨皮质变薄或缺损，发生病理性骨折，伴有软组织肿胀；亦有的似恶性肿瘤的破坏。

骨的嗜酸性肉芽肿常单发于颌骨，有时伴有颅骨的损害。颅骨中最常受累的是额骨，其次为顶骨及枕骨。颅骨病变由板障开始，逐渐造成内、外板破坏，可越过颅骨骨缝，呈卵圆形穿凿样骨缺损区，边缘锐利，多无骨硬化及骨膜反应，有的可出现轻度硬化的边缘。也可见牙槽骨、颌骨的混合性骨质广泛破坏。

汉 - 许 - 克病所致的穿凿样、边缘锐利的骨质破坏，以膜状骨多见（图 10-16）。

颅骨破坏率最高，通常累及多块颅骨，尤以颅盖骨为甚，其中额、顶骨居首位，其次为颞骨和枕骨。病灶大小不等，呈圆形、卵圆形或不规则密度减低区，常相互融合呈"地图样"外观。眶骨破坏时以累及眼眶的外上缘为多（图 10-17）。颌骨及牙槽骨的改变似嗜

酸性肉芽肿，下颌升支也是好发部位，可见似肉瘤的弥散性破坏。肺部改变的病理基础为肺间质性浸润，自肺门向四周呈细条状放射，伴以细小而弥散的细微点状影，严重者呈蜂窝状（图 10-18）。

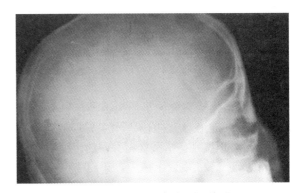

图 10-16 汉 - 许 - 克病（头颅侧位）

颅骨卵圆形穿凿样破坏

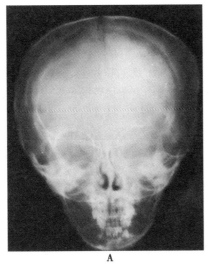

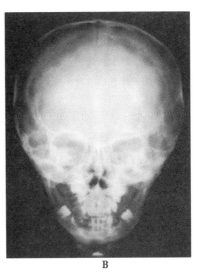

A   B

图 10-17 汉 - 许 - 克病

颅骨卵圆形穿凿样破坏　A. 治疗前，左眶外上缘破坏缺损（头颅前后位）　B. 治疗后，左眶外上缘已修复

269

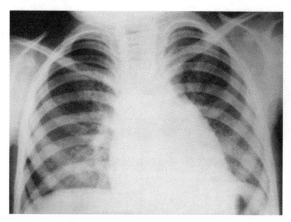

图 10-18 汉 - 许 - 克病（胸部后前位）
肺间质性浸润，双肺纹理重

勒 - 雪病发展较快，有些病例在出现骨的病变之前即死亡。部分病例可有颅骨及长骨等处的骨质缺损，颌骨也被累及。病变范围广泛，但个别病灶较小，大多数仅数毫米大小，病灶周围无明显骨质增生。患儿肺部可有广泛的粟粒样改变，少数病例可有肺气肿及肺不张。

【诊断和鉴别诊断】

骨的嗜酸性肉芽肿的早期损害易与根尖周囊肿或根尖肉芽肿混淆，结合临床所见、发病年龄及组织病理表现，可以鉴别。嗜酸性肉芽肿的牙龈病变不甚光滑，很少见于 25 岁以上成人。牙龈癌也可破坏牙槽嵴，使牙浮于软组织中，但多见于老年人，临床可见生长较快的菜花状肿物。牙龈肿胀也需与牙龈的淋巴瘤、浆细胞瘤鉴别，颌骨中心性病变应该与多发性骨髓瘤、巨细胞病变、结核、牙源性肿瘤和囊肿鉴别。这些病变在组织学检查时容易鉴别。

汉 - 许 - 克病的诊断可根据典型的骨破坏、突眼和尿崩症的症状诊断；勒 - 雪病发病年龄小，起病急，全身症状明显，容易与嗜酸性肉芽肿和汉 - 许 - 克病区别。

【治疗】

颌骨的嗜酸性肉芽肿可采用手术彻底刮除。有报道采用病灶内激素注射、低剂量放疗也有效。放疗总量多限在 10Gy，每次 2Gy，每周 2～3 次。但放射治疗在儿童应避免使用，以免影响儿童的牙及颌骨的发育。此疾病自然消退者也有报道。病变累及牙槽骨时，病变区的牙通常无法保留。该型的预后好。对于颌骨病变者，应该检查身体他处的骨及内脏是否受累。因为颌骨病变可能是多发性病变的先发病变。此外，应该对患者进行长期随访以及时发现复发灶。

对于慢性播散性朗格汉斯细胞病的骨病变也可采用刮除和小剂量放疗，如有内脏累及则可采用细胞毒制剂联合激素治疗。对于眼眶及颅骨的病灶，多数学者主张采用小剂量放疗；一般采用各种加压素控制尿崩症。有学者提出确定尿崩症后应立即进行小剂量放疗，也有的人认为放疗对控制尿崩症无明显效果，但放疗后用后叶加压素控制会更容易些。小剂量放疗的优点是不产生严重反应；放疗后允许拔出有症状的牙；对复发病变可再照射，疗效不减低。此型的预后较好。

急性播散性朗格汉斯细胞病的主要治疗方法为化疗。国内报告化疗结合中药治疗亦可取得一定疗效。此型患者预后不佳。

畸形性骨炎

畸形性骨炎（osteitis deformans）又称为 Paget 病，是不明原因的慢性、进展性骨病。本病的进展包括 3 个阶段：最初的吸收期、随后的血管期和最后的硬化期。

【病因、病理】

病因不明。推测的病因包括自身免疫性疾病、甲状腺亢进相关的内分泌异常、先天性结缔组织代谢异常、自主神经系统介导的血管异常等。有人根据病变的破骨细胞核内发生的超微结构改变，提出病毒如麻疹病毒感染的病因学说。最近的研究发现约 5%～20% 的家族性或散发性病例染色体 5q35 位置上发生 SQSTM1/p62 基因突变，使其编码的蛋白质在第 392 个氨基酸由脯氨酸变为亮氨酸。这是此病最常见的遗传学改变。另外还发现 7 个与该病易感性增强的染色体位点的改变，它们是 1p13、7q33、8q22、10p13、14q32、15q24 和 18q21。其中 3 个位点分别包含 CSF1、TNFRSF11A 和 TM7SF4 基因，它们与破骨细胞的分化和功能密切相关。

肉眼见受累的颅骨明显增厚，可达 4～6cm，原来的骨内板及骨外板结构消失，被多孔的骨松质所代替。

在本病的吸收期，破骨细胞性骨吸收明显。被吸收的骨由富于血管的结缔组织代替。随后病变进入血管期，此期有明显的骨吸收和骨形成，即骨吸收和骨形成都很活跃。骨吸收时骨小梁边缘见吸收陷窝及破骨细胞；骨形成时可见较多的成骨细胞和骨基质沉积。最后发展至硬化期，破骨细胞减少而成骨细胞增多，以骨形成为主，骨小梁粗大，骨髓腔缩小，形成带有明显的反转线的硬化骨。错综迂回的嗜碱性线所形成的所谓镶嵌结构（mosaic），是本病的典型组织学特点。颌骨病变可见牙根部牙骨质沉积变粗。牙骨质也可出现吸收和新生交替的镶嵌结构。有时病变的阶段不能截然分开，同一病变的同一部位均可见骨吸收和新生的表现。

【临床表现】

畸形性骨炎多发生在 50 岁以上。发病的男女之比为 3:2。国外报道的发病率较高，而我国该病少见。最常见的发病部位是骨盆、颅骨、胫骨、脊柱、肱骨和胸骨。约有 20% 的患者发生颌骨受累，其中上颌骨为下颌骨的 2 倍。少数上、下颌骨同时受累。病变常先累及其他骨，以后侵及颌骨；也有主诉先发于颌骨者；偶尔有只侵犯颌骨者。病变的最初常常是单个骨受累，症状常常是受累骨的变形和疼痛，疼痛的性质是深在的。颅骨增厚使头颅周径增大，患者经常需要换更大的帽子。由于骨发生血管化，所以受累骨表面的皮肤温度可升高。头痛、听觉和视力障碍、面瘫、眩晕等神经症状可能在很大程度上与颅骨骨孔变窄，相关的血管和神经受压有关。此病病程缓慢，且可于某时期内长期停止进展。

颌骨受累者最常见的症状是面部畸形，一侧或两侧颊部骨质凸出，颜面扁平而宽，牙槽嵴增厚，硬腭增厚影响咀嚼、发音。患者笑时，巨大牙槽嵴外露。牙槽平滑增大，致使唇颊侧倒凹消失。除非下颌骨也被侵犯，一般情况下下颌会很合适地嵌入上颌中，犹如装入盒中，下牙在上颌黏膜上留有牙痕。如下颌也被侵犯，则下颌深度及宽度均增加。血管期被侵犯的上颌表面皮肤潮红、肿胀，黏膜亦常潮红，有许多浅在、弯曲的血管。硬化期骨质形成增加，牙齿似萌出样、倾斜，切牙向后及后牙向腭侧倾斜最常见。如牙骨质过长的牙齿与骨质有固连，则可陷入骨中。颌骨膨大变形可导致牙移位、倾斜及咬合关系异常。无牙颌患者可因颌骨膨大而需更换义齿。还可见牙槽嵴变宽，腭穹隆变扁，牙间隙增大，牙松动。颌骨增大严重时，口唇无法正常闭合而呈开口状态。约 20% 的患者无症状，只是在进行 X 线检查时偶尔发现。

病变累及骨较多时，骨肿瘤的发生率特别高，达 10%，如仅单骨或少数骨被侵犯，肿瘤发生率较低。肿瘤的类型约半数为骨肉瘤，1/4 为纤维肉瘤，软骨肉瘤及巨细胞瘤亦有报道。肿瘤可发生于任何骨骼，股骨和肱骨常见，颌骨少见。

实验室检查见多数患者的血清碱性磷酸酶升高，尿羟脯氨酸含量增加，而血清钙、磷、维生素 D_3 和甲状腺素水平正常。

【X 线表现】

X 线检查可见早期病变为密度减低区，晚期病变骨质发生硬化，由于骨质疏松区和骨硬化区相间，其 X 线片呈棉絮状表现，颌骨病变区受累牙多见牙骨质增厚，使牙根增长、根尖圆钝。也可见到牙周膜间隙消失、牙根吸收和硬骨板消失。

颅骨的早期改变为出现多数环状骨疏松区。骨病变常不停止于此阶段，疏松区由初期只侵及外板而逐渐侵及内板，单发或多发的疏松区常被密度增高的硬化带所围绕。随着病变的发展，颅骨明显增厚，伴有多发不规则或圆形密度增高区，在 X 线上表现为密度不均匀增高，呈典型的棉絮团样。当颅骨外板还有疏松性变化时，内板就可显示出硬化缘，为畸形性骨炎最主要的特征性表现。颅底可能向颅腔内陷，垂体凹小而不规则。随着病灶的进展，外板逐渐加厚，最后内、外板的界限完全消失。在疾病晚期，颅缝消失，颅骨的厚度可增至正常者的数倍（图 10-19）。

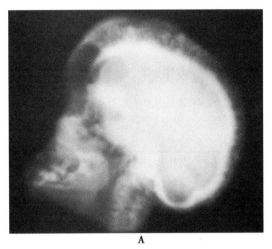

A

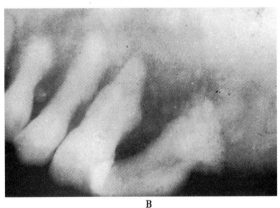

B

图 10-19 畸形性骨炎（周坚医师提供）

A. 头颅侧位片显示颅骨增厚，伴典型的棉絮状团块，内板硬化，颅底内陷，上颌骨亦被侵犯 B. 根尖片显示上颌骨骨质亦呈棉絮团块状，2 个前磨牙牙骨质结构不良

颌骨病变表现为骨质变厚突出。根尖片上早期或吸收期可见病变为密度减低区，骨小梁变成纤细的花边样。在根端区密度减低更明显，常形成假性根端囊肿。被侵犯区硬骨板消失，不再形成新骨板，牙齿好似浮在骨中，有些牙根有不同程度的吸收。以后骨质硬化，新骨形成堆积的致密斑块，边缘不整，在上颌结

节区最明显。严重病例有大量致密硬化骨出现,X线片上呈棉絮状团块,偶呈磨玻璃状。病变区牙根由分化差的牙骨质形成,这种异常的牙骨质过长是本病的特征,可区别于骨纤维异常增殖症或其他侵犯颌骨的疾病。上颌最明显的膨出处见于上颌窦颊侧,有的病例中上颌窦外形消失。

骨表面有新骨形成也是本病的特征,少数可在根尖片上显示。在下颌无牙的牙槽嵴上可见骨的层状沉积,在下颌下缘亦可见。

长骨病变中,因骨小梁多而骨骼增厚,密度增高,沿受力线的方向显示较粗的条纹或网状增厚的影像,且常有弯曲畸形及骨折。骨表面新骨沉积而皮质外缘不清楚。骨髓腔缩小,甚至完全闭塞。

骨盆增大变形,髋臼深。脊椎椎体增大,尤其是前后径增大,骨小梁不规则。脊椎后弯较侧弯常见。

【诊断及鉴别诊断】

根据临床及X线表现诊断不难,需与以下疾病鉴别:

1. 骨纤维异常增殖症　在临床上,骨纤维异常增殖症与畸形性骨炎相反,很少在30岁以后出现颌骨膨隆;多限于一侧颌骨。畸形性骨炎是中年以后的骨病,常侵犯双侧上颌骨,使上颌牙齿向腭侧移位,颌骨前部常被累及。在活跃期,患部黏膜潮红,可见扩张的血管。被侵犯的颌骨可伴有钝痛。

X线片上,骨纤维异常增殖症与畸形性骨炎均可呈磨砂玻璃状,但畸形性骨炎并不很均匀。不规则骨硬化在下颌骨纤维异常增殖症可相似于畸形性骨炎,但不是棉絮状。牙根吸收且牙骨质过长是畸形性骨炎的X线特征。

2. 甲状旁腺功能亢进　畸形性骨炎在吸收期尤以显示骨质疏松为主的患者需与甲状旁腺功能亢进者区别。甲状旁腺功能亢进有周身性骨病变,不似畸形性骨炎为单骨或多骨性病变。甲状旁腺功能亢进者的皮质骨可变薄、骨小梁不规则且稀少,约40%的患者合并棕色瘤或假囊肿;颅骨不增厚,可见散在的微小颗粒透亮像,板障像不清。畸形性骨炎的皮质骨增厚但疏松,骨小梁不规则、粗糙;颅骨增厚,如虫蚀状且可见环状疏松区。

【治疗】

无症状或症状很轻者可不予治疗。治疗的指征是患者出现不适,碱性磷酸酶升高至正常的2倍。治疗主要为对症性的,如用止痛剂镇痛;降钙素可抑制破骨细胞功能,止痛,降低碱性磷酸酶水平,减少血流供应;双膦酸盐可抑制骨吸收和骨形成,降低碱性磷酸酶和

脲羟脯氨酸水平。对病理性骨折者可采用外科治疗。

在颌骨,需注意避免并发症,避免牙齿及牙龈的炎症,以免导致骨髓炎。因骨髓血运非常丰富,而骨质硬化易感染。牙骨质过长可使牙拔除困难,如必须拔除,牙槽窝需缝合以控制感染和出血。在上颌要避免口腔上颌窦瘘。义齿需很好设计,应经常修改以避免骨质被压迫坏死。

畸形性骨炎是缓慢进展性疾病,但很少致命。口服双膦酸盐对于缓解骨痛有效。并发症包括骨畸形、骨脆弱、神经症状和病理性骨折。血管期早期可因拔牙造成出血。少数病例(1%～15%)可发生骨肉瘤变。

骨 硬 化 病

骨硬化病(osteopetrosis)又称大理石骨(mandible bone)、Albers-Schonberg病,或称原发性脆骨硬化症(osteosclerosis fragilis)、白垩骨或粉笔骨(chalk bone),是一种少见的遗传性骨病,以骨吸收缺陷、全身骨骼密度增加为特征。临床上可分为良性常染色体显性型和恶性常染色体隐性型。也有的分为3型:婴儿恶性常染色体隐性型,如未治疗,常在2～3岁死亡;常染色体隐性中间型,为非致命性但具有侵袭性,通常在10岁以内发病;较轻的为常染色体显性型。

【病因、病理】

本病病因不明。可能是先天性发育异常,有明显的遗传性及家族史,为常染色体显性或隐性遗传。目前比较确认的与骨硬化病有关的遗传学改变较多,其中多数突变影响破骨细胞的功能,表现在以常染色体隐性遗传为特点的骨硬化病中,其中,*CLCN7*、*PLEKHM1*的突变也见于常染色体显性遗传的骨硬化病,这些突变基因包括:

1. *TCIRG1*(T-cellimmune regulator 1)

2. *CLCN7*(Chloride channel 7)

3. *OSTM1*(Osteopetrosis associated transmembrane protein 1)

4. *CTSK*(Cathepsin K)

5. *CA2*(Carbonic anhydrase Ⅱ)

6. *PLEKHM1*[Pleckstrin homology domain containing, family M(with RUN domain)member 1]

7. *TNFSF11*[Tumor necrosis factor(ligand) superfamily, member 11(RANKL)]

8. *TNFRSF11A*[Tumor necrosis factor(ligand) superfamily, member 11 A(RANK)]

9. *IKBKG*[Inhibitor of kappa light polypeptide geneenhancer in B-cells, kinase gamma(NEMO)]

10. *ITGB3*(β3Integrin)

病变特征是由于破骨细胞活性降低导致的生理性骨吸收、骨量聚集、骨髓硬化、造血活性降低、生长停滞。有骨硬化病表型的小鼠的遗传性异常定位在粒细胞-巨噬细胞颗粒刺激因子。在人则未发现这种异常。

本病的病理变化主要基于破骨细胞的功能障碍或丧失，骨骼失去正常生理状态下的骨重塑过程，骨组织不断形成，骨吸收减弱，结果骨皮质增生，松质骨致密，结构不整齐，骨内血管、脂肪及髓样物质减少，皮质骨和松质骨明显硬化，两者之间不能分辨。骨中有机物减少，弹性较差。胶原纤维失去正常排列故脆性增加，易发生骨折。骨血运不良，抗感染能力减低。病变在颅骨、肋骨及管状骨最为明显。颌骨出现明显的骨质增生，骨小梁排列紊乱，骨髓腔变窄甚至闭塞，骨皮质中的骨层板结构不规则，哈佛管变形或残缺，骨皮质及骨髓皆显示出硬化现象。

【临床表现】

临床上可分为良性和恶性两种，后者主要见于婴幼儿，因颅内静脉回流受阻及严重贫血等原因而早期死亡。前者多见于成人，症状轻微，常因骨折或体检时被发现。

由于骨髓腔闭塞而发生贫血及继发性肝、脾和淋巴结肿大。颅底孔缩窄则出现脑神经压迫症状，如视力受损、耳聋、面瘫等；鼻窦腔常闭塞，引流不畅，可发生鼻窦炎；四肢隐痛，容易骨折；由于骨内钙质不能被运送到骨骼生长的部位，常伴发佝偻病（图10-20）。

牙及颌骨的病变：颌骨弥漫性硬化可导致畸形，拔牙或小的外伤可引起病理性骨折。牙齿发育不良，不仅釉质发育不良，好发龋病，还使牙根形成紊乱以致生长停顿，加上牙槽骨硬化，牙齿萌出迟缓，甚至不能萌出。如继发感染则易发生骨髓炎，可形成广泛的死骨。

【X线表现】

突出的表现为全身骨骼普遍性硬化，皮质增厚，髓腔变窄或完全闭塞。颅骨常受累，变化在颅底，表现为密度均匀增高，但增厚不明显，颅盖骨密度也增高，蝶鞍缩小，蝶鞍的前、后床突呈密度增高的柱状改变。视神经孔及内耳道也可缩小。颞骨和枕骨硬化也较明显，乳突气窦常不发育。颅骨皮质增厚，牙槽骨硬板显像不明显。如本病为先天性的或生后早期发生，可见牙齿结构缺损，牙根短小，髓腔闭塞（图10-21）。

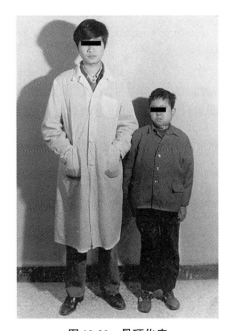

图10-20　骨硬化病
23岁患者与同龄人站立像

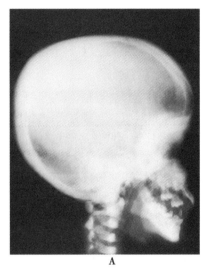

图10-21　骨硬化病
男，12岁　A.头颅侧位显示颅底骨质明显硬化，蝶鞍前、后床突密度增高呈柱状改变；颅盖骨、上下颌骨及颈椎均被侵犯　B.曲面体层显示上下颌骨多数牙结构缺陷，牙根短小

【治疗】

一般对症治疗，减少钙摄入量无显著作用。有报道用骨髓移植的方法治疗重症病例，收效明显。最近

也有人对婴儿型骨硬化病用大剂量 calcitriol 来增加破骨细胞的分化和活性,取得一定疗效。另外,干细胞移植治疗已有成功的报道。

颌骨骨溶解症

大块骨溶解症(massive osteolysis)又名消失骨、幻影骨,为一种原因不明的自发性骨吸收病。系一罕见疾病,发育良好的骨骼可逐步吸收以致消失。

【病理】

骨组织广泛溶解消失,由纤维组织代替,基本发展到一定阶段后可稳定,骨质不再溶解吸收,但从未发现局部有骨组织再生。镜下可见软组织中有散在的慢性炎症细胞浸润,骨组织大部分消失,由纤维组织代替,其中血管丰富,壁薄而扩张。有时可见富于血管的组织内有残存的骨组织。

【临床表现】

本病多见于儿童和青春期,可发生于全身任何骨骼,颌骨为好发部位,发生于颌骨者国内外均有报道。

临床上呈慢性进行性骨溶解过程,或长达数年。局部无痛、无热,常并发病理性骨折,表现为局部肿胀、压痛、牙齿松动,相继被拔除;下颌骨吸收引起下颌后缩。本症一般不直接引起死亡,但可死于炎症性并发症。化验检查无显著异常。

【X线表现】

骨质疏松、吸收,病变骨部分或全部消失,下颌骨体部尤甚,无死骨及骨膜反应,无骨质增生,亦无软组织肿块。有时下颌骨体部被吸收至只剩一窄条下缘,故易发生骨折。除体部外,升支或喙突也可被吸收(图10-22)。

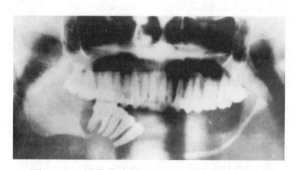

图10-22 颌骨骨溶解症(全口牙位曲面体层片)
下颌骨大部分已吸收,一侧只剩余窄条状下缘

【治疗】

曾有报告用放射治疗使本病停止发展,但亦有治疗后骨质溶解更迅速的报道;也有局部切除后好转或治愈的报道;也有为防止咀嚼肌进一步萎缩,试图恢复其咀嚼功能,植入人工义颌,随访1.5年,术后未再发生颌骨消失的报道。

(高 岩)

参 考 文 献

1. Barnes L. Surgical Pathology of the Head and Neck. 3rd ed. New York:Informa Healthcare,2008

2. Fletcher C,Bridge J,Hogendoorn P,et al. WHO Classification of Tumours of Soft Tissue and Bone. 4th ed. Lyon:IARC, 2013

3. Folpe AL,Inwards CY. Bone and Soft Tissue Pathology. Philadelphia:Saunders,2009

4. Gnepp DR. Diagnostic Surgical Pathology of the Head and Neck. 2nd ed. Philadelphia:Saunders,2009

5. Neville B,Damm DD,Allen CM,et al. Oral and Maxillofacial Pathology. 3rd ed. St. Louis,Missouri:Saunders,2008

6. Rosai J. Rosai and Ackerman's Surgical Pathology. 10th ed. Edinburgh:Mosby,2011

7. Hicks J,Flaitz CM. Langerhans cell histiocytosis:current insights in a molecular age with emphasis on clinical oral and maxillofacial pathology practice. Oral Surg Oral Med Oral Pathol Oral Radiol Endod,2005,100(2 Suppl):S42-S66

8. Eversole R,Su L,ElMofty S. Benign fibro-osseous lesions of the craniofacial complex. A review. Head Neck Pathol, 2008,2(3):177-202

9. Sàndor GK,Carmichael RP,Coraza L,et al. Genetic mutations in certain head and neck conditions of interest to the dentist. J Can Dent Assoc,2001,67(10):594

10. Lee S,Finn L,Sze RW,et al. Gorham Stout syndrome (disappearing bone disease):two additional case reports and a review of the literature. Arch Otolaryngol Head Neck Surg,2003,129(12):1340-1343

第 11 章

口腔颌面部囊肿和良性肿瘤

第1节 口腔颌面部囊肿

囊肿是一种非脓肿性病理性囊腔，内含囊液或半流体物质，通常由纤维结缔组织囊壁包绕，绝大多数囊壁有上皮衬里，少数无上皮衬里者又称假性囊肿。由于特殊的解剖学结构和复杂的胚胎发育特点，口腔颌面部好发囊肿，其中颌骨为人类骨骼中最好发囊肿的部位。根据发生部位不同，口腔颌面部囊肿一般可分为颌骨囊肿和软组织囊肿两大类，其中颌骨囊肿又根据其组织来源不同而分为牙源性和非牙源性囊肿。

2005年WHO对牙源性肿瘤的新分类中未包含牙源性囊肿，除将以往的牙源性角化囊肿更名为牙源性角化囊性瘤并归类为牙源性良性肿瘤外，其余未作改动，仍沿用1992年WHO的分类。关于牙源性角化囊肿更名为牙源性角化囊性瘤仍有较大争议，同时为了保持习惯，仍将其归在本章中论述。常见的口腔颌面部囊肿分类如下：

一、颌骨上皮性囊肿

（一）发育性

1. 牙源性

牙源性角化囊肿

含牙（滤泡）囊肿

萌出囊肿

2. 非牙源性

鼻腭管（切牙管）囊肿

鼻唇（鼻牙槽）囊肿

（二）炎症性

根尖周囊肿

残余囊肿

二、口腔、面颈部软组织囊肿

甲状舌管囊肿

鳃裂囊肿

皮样及表皮样囊肿

黏液囊肿

舌下囊肿

为了便于叙述，本章还将单纯性骨囊肿和动脉瘤样骨囊肿等假性囊肿一并论述。

颌骨囊肿

囊肿发生于颌骨内者称颌骨囊肿。

【病因和病理】

1. 牙源性角化囊肿（OKC） 由 Philipsen 在 1956 年最先报道，是一种好发于下颌磨牙升支部的颌骨囊肿。与其他类型的牙源性囊肿不同，OKC 缺乏自限性，具有某些肿瘤的特征，术后有较高的复发倾向，且其内衬上皮可发生瘤变甚至癌变，因此一直广受关注。在 2005 年 WHO 对头颈部肿瘤的新分类中，已将其归属为牙源性良性肿瘤，并命名为牙源性角化囊性瘤。然而，目前国际上对这一新的命名存在诸多争议，支持方与反对方各执一词，很难达成共识。OKC 的组织病理发生和原因尚未确定，大多认为发生自牙源上皮发育异常的早期阶段——牙板及其剩余，因此不少学者认为OKC就是始基囊肿。

根据其组织病理表现及生物学行为，OKC 曾被分为两个亚型：不全角化型和正角化型。

典型的 OKC 为不全角化型，囊壁由薄层、均匀一致的复层鳞状上皮组成。不全角化的上皮呈波纹状，极少或没有钉突形成。基底层界限很清楚，由立方状或柱状细胞排列成栅栏状。不全角化型角化囊肿有潜在的侵袭生长特性，可以侵入邻近的骨和软组织，摘除以后易于复发，合并发生痣样基底细胞癌综合征的比例较高。也有合并发生鳞状细胞癌者，但极少见。不少报告此型有成釉细胞转化者。

正角化型上皮表层正角化，粒细胞明显，基底细胞扁平，不表现典型 OKC 上皮基底细胞层的栅栏状排列。正角化型很少具侵袭性，摘除术后的复发率很低，无伴发痣样基底细胞癌综合征的病例。正角化型在生物学行为上的差异可能是由于其衬里上皮的细胞增殖和分化特点有别于典型 OKC 所致，因此，在笼统归类为 OKC 的病例中，区分这种组织学类型的颌骨囊肿具有临床意义。李铁军等建议使用"正角化牙源性囊肿"这一名称来描述该类颌骨囊肿。在2005年WHO新分类中，典型OKC被归类为牙源性良性上皮性肿瘤，该分类同时指出：有正角化上皮衬里的颌骨囊肿不属于同一类病变。

痣样基底细胞癌综合征是指颌骨角化囊肿伴其他异常的一组症状，包括：①多发性痣样基底细胞癌和手掌、脚底凹痕；②多发性颌骨角化囊肿，约80%是不全角化型；③颅面骨、脊椎和肋骨异常；④颅内钙化等。此组综合征是常染色体显性遗传性疾病。

2. 含牙囊肿 发生于牙冠完全形成之后，缩余釉上皮和牙冠面间出现液体积聚，不断增长发展而成。因牙冠包含于囊腔内，故称含牙囊肿。组织病理表现为纤维囊壁内衬复层鳞状上皮，有的衬里上皮可含黏液细胞或纤维柱状细胞。囊液呈琥珀色，含胆固醇结晶及脱落上皮细胞。萌出囊肿的发生与病理表现和含牙囊肿相似，所不同者是萌出囊肿发生在软组织内而使牙齿萌出受阻。

3. 根尖周囊肿 是根尖肉芽肿中央坏死液化形成囊腔，上皮组织覆盖腔壁而成；或是含上皮的肉芽肿，上皮团中央变性坏死而形成。上皮来自牙周膜中的上皮剩余。镜检囊壁衬里为复层鳞状上皮，外周为纤维组织。炎症细胞浸润显著，可使衬里上皮发生中断。囊腔内含棕黄色透明囊液，常含胆固醇晶体。根尖周囊肿在病源牙拔除后若搔刮不彻底，残留组织可继续发展，此时称之为残余囊肿。

4. 面裂囊肿 是由面突融合线的上皮残余衍化而来，根据囊肿所在部位及相关面突而命名。鼻腭（切牙管）囊肿发生自切牙管内上皮，如发生在切牙孔而不涉及管内者称腭乳头囊肿。球状上颌囊肿发生自球状突和上颌突的融合处，正位于侧切牙和单尖牙间的骨质内。鼻唇囊肿发生自球状突、侧鼻突、上颌突三者融合处，位于上颌单尖牙和前磨牙的唇侧，前庭穿隆的软组织内。腭正中囊肿发生自双侧上颌腭突融合处（图11-1）。下颌正中囊肿极其少见，位于下颌中线骨组织内。这些囊肿的囊壁衬里为复层鳞状上皮，有些尚含有纤毛柱状上皮，囊液也常呈棕黄色并含胆固醇结晶。

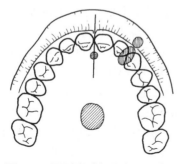

图11-1 面裂囊肿部位发生示意图

【临床表现】

囊肿在骨内呈膨胀性、缓慢生长。早期无任何症状，不少病例是在常规X线检查时发现的。囊肿逐渐发展而压迫周围骨质使之膨隆并吸收变薄，触诊有乒乓球样感；骨质完全吸收，囊肿突入软组织，软而有弹性并有波动感。囊肿多向口腔前庭膨出致颌骨及面颊部变形，此时常被他人发现面颊不对称而成为患者就诊时的主诉。囊肿较大时常波及邻近器官，如上颌囊肿可突入鼻腔或上颌窦，甚至占据整个上颌窦（图11-2）；下颌囊肿可压迫下颌管移位。邻近囊肿的牙齿因牙槽骨受压吸收而松动、移位。囊肿继发感染后呈急性炎症过程，自发破溃或切开引流后形成瘘管。

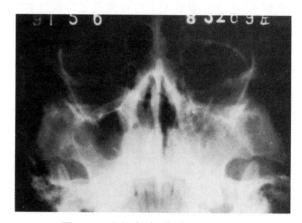

图11-2 上颌囊肿，囊肿占据上颌窦

OKC在颌骨囊肿中所占的比例各家报告不同，为5%～20%。患者年龄多在20岁左右，男女无大差别。下颌较上颌多，为（2～3）:1。10%～15%的病例系多发。下颌以下颌支或下颌支与下颌体交界部，上颌则以上颌后部为最常见的发生部位，可以多发。临床上一般无症状，偶诉有疼痛或颌骨膨隆，不少病例是在作X线检查时发现的，也有很多是在拔牙时被发现。正如前面提到，不全角化型的复发率在12%～60%，而正角化型及其他各型囊肿的复发率不及1%。不全角化型角化囊肿复发率高的原因是由于囊壁薄而易碎、侵袭性生长穿入骨内或穿破骨质而累及软组织以及有卫星囊肿或多发表现而不能彻底刮除。上皮性囊壁较其他囊肿囊壁增生活跃也是因素之一。

【X线表现】

颌骨囊肿普通X线片的典型表现是呈圆形或椭圆形的密度减低区，边缘围绕一细而致密的白线，此系骨组织反应性增生变化。若继发感染日久则此白线消失或呈间断性而不连续。含牙囊肿为单囊型密度降低区，内含 1～2 个牙齿，所含牙齿常为埋伏阻生牙或额外牙。根尖周囊肿则显示为围绕该病源牙根尖的圆或椭圆形密度降低区，包绕牙根尖的硬骨板消失。面裂囊肿则呈典型囊肿的 X 线表现而与牙齿无关，但常致牙齿移位，如常见的球上颌囊肿位于侧切牙和单尖牙间，牙根向两侧偏移，临床上牙齿不一定松动。

OKC 可以是单囊型透影区，也可呈现为多囊性。上下颌多发并非少见，因此，常规全口牙位曲面体层片检查是必要的（图 11-3）。多发性角化囊肿囊形透影区大小相差不大，常沿颌骨长轴发展而较少出现颌骨膨胀。有时透影区密度极低，表明囊肿穿破骨皮质而侵入软组织。牙齿移位不常见，偶见根尖吸收。有时囊形阴影区内可见有牙齿，但手术证实牙齿并非在囊腔内，而是在其生长发育过程中受压移位阻生所致。文献报道，正角化型 80% 为单囊型密度降低区，非常类似含牙囊肿的 X 线表现。

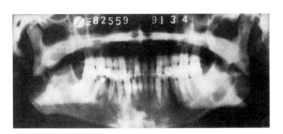

图 11-3　牙源性角化囊肿（多发）

【诊断】

90% 以上的颌骨囊肿为牙源性，最常见者为根尖及含牙囊肿。囊肿的部位对发育性囊肿最具诊断意义。根尖周囊肿最常见于上颌前牙区；含牙囊肿常见于上颌尖牙、前磨牙区以及阻生牙区。无牙颌患者骨内的囊肿可能系残余囊肿（根尖周囊肿拔牙时未予刮除完全），但也不除外 OKC 的可能性。

多囊性透影区病变从临床及 X 线表现常难以确定病变性质，但骨质破坏范围对治疗设计有重要意义。

【治疗】

颌骨囊肿的治疗主要是手术刮治。未感染的囊壁一般均很容易将其全部、完整刮除。感染的囊肿壁易碎，有时完整刮除不易。除去解剖因素（如下牙槽血管、翼腭窝部血管等出血）外，哪里有出血灶，哪里就有囊壁残存，应仔细刮除。囊壁刮尽后除少量渗血外一般均无显著出血，此时应再探查骨面是否光滑及刮出囊壁组织的完整性。

涉及牙齿处理的原则：埋伏移位的牙齿或额外牙可予拔除。萌出囊肿内的牙齿可将冠部囊壁去除，切

勿伤及牙胚，然后在釉质面粘接挂钩，引导其萌出至正常牙位。牙根尖位于囊腔内者，若牙槽骨存留量在 1/2 以上，牙齿虽有些许松动，也可在术前或术中作根管治疗保存并切除部分根尖。

上颌囊肿刮治时涉及上颌窦或鼻腔的处理原则：上颌窦无慢性炎症，囊肿也非感染性，刮治时和窦腔相通但穿孔孔径在 1cm 左右，无需处置上颌窦而可严密缝合；若穿通孔较大则宜在下鼻道作对孔引流。若上颌窦有慢性炎症或系感染性囊肿，不论穿通孔大小均宜作上颌窦根治术。

囊肿刮治术后的残余骨腔，直径在 5cm 左右时可直接缝合待血块机化。若继发感染可改成开放填塞，7～10 天换碘仿纱布一次，每次换药切忌过紧，以免妨碍肉芽组织生长。下颌巨大囊肿刮治术后骨腔过大者，一般采取将颊侧膨胀骨折裂并压向骨腔，可使之缩小。也可向腔内植入羟磷灰石或松质骨以促使其愈合，若囊肿有化脓感染者则不宜采取此法。

下颌囊肿单囊型者无疑应采取刮治术。多囊型者囊腔较大且大小类似、皮质完整者也可采取刮治术。临床常见喙突受病变累及而扩张变形，手术时宜将其截除而切忌刮治。手术时宜先离断附着于喙突的肌肉以期将其完整截除。我们曾看到一些病例，甚至是作下颌骨切除者，由于喙突受病变所累常变脆变薄，手术时强行撕裂残存部分，以后病变复发常累及颞下凹，处置时很棘手。囊肿突破骨组织、穿透入软组织者，宜将受累组织一并切除。多囊性病变囊腔相差悬殊或下颌骨皮质骨膨胀变薄以至消失者，不宜作刮治术而宜作颌骨截除，同期或二期植骨。

对于巨大颌骨囊肿也可行开窗减压术或袋形术治疗。开窗减压术或袋形术由美国医师 Wine 于 1971 年最早报道，是在囊性病变表面开窗，局部打开骨质及囊壁，引流出囊液并保持引流口通畅，使囊腔内外压力保持平衡，术后病灶区骨质再生，从而使囊腔逐渐减小，颌骨形态逐渐恢复。待囊腔明显缩小后再行刮除术或小范围方块切除术。开窗减压术或袋形术的优点是可以保留颌骨连续性，尽最大可能保留牙齿，术后病理性骨折的发生率降低，对美观、功能的影响较小。但其缺点是换药时间较长，给患者生活带来不便。

甲状舌管囊肿

【病因和病理】

胚胎第 4 周时，甲状腺始基发生自奇结节和联合突间的上皮向深部凹陷形成的盲管，称甲状舌管。其盲端向下延伸，在达到甲状软骨下时迅速发育而形成

甲状腺。甲状舌管和舌骨关系密切,舌骨始基在中线联合,甲状舌管可以被卷入舌骨骨膜内甚至在舌骨内。甲状舌管一般在胚胎期5～10周内萎缩。一般认为沿甲状舌管的淋巴样组织的炎症反应,刺激残余上皮增生而发展成囊肿。甲状舌管囊肿可继发感染,破溃后形成甲状舌管瘘,也可无炎症史而形成瘘称为原发瘘。

甲状舌管囊肿的囊液呈黏性胶样,色泽淡黄或棕褐。衬里上皮为鳞状和假复层纤毛柱状上皮。纤维性囊壁组织内有淋巴样组织,并可见到黏液腺或浆液黏液腺组织及甲状腺组织。瘘道时间短者衬里为肉芽样组织,长期慢性的瘘道则纤维化并有上皮衬里。

【临床表现】

甲状舌管囊肿是一种先天发育畸形,常并发感染,因此常在儿童少年时期即可出现症状,为患者就诊的高峰年龄段。男女发病无明显差别。典型表现是在颈前正中部、舌骨和甲状软骨之间有柔软或稍韧、界限清楚的肿块,其基底部和底面组织粘连而可随吞咽上下活动(图11-4)。少数病例稍偏正中而居一侧,以偏左者居多。甲状舌管瘘是可打及到的一条坚韧索条。当咀嚼或吞咽活动时可以从瘘道溢出大量黏液或脓性分泌物。

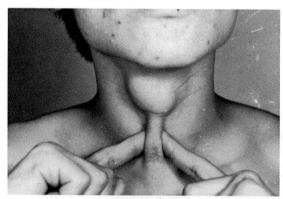
甲状舌间囊肿

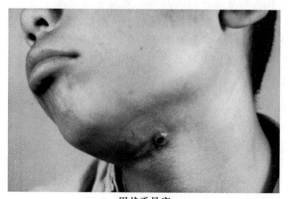
甲状舌骨瘘

图11-4 甲状舌管囊肿及瘘

【诊断】

根据病史和临床表现诊断并不困难。有时需和口底皮样囊肿区别。口底皮样囊肿位于颏下区,肿块不随吞咽活动。如有瘘道存在,可用碘化油作瘘道造影,有助于确定病变范围。

【治疗】

手术切除。由于甲状腺舌管囊肿和舌骨的密切关系,应切除囊肿、中段舌骨及甲状舌管直至舌盲孔区域。如有瘘道存在,可用1%亚甲蓝染色指示病变范围。文献报告甲状腺舌管囊肿术后的复发率在4%左右,如不切除部分舌骨则可高达25%。

鳃裂囊肿

【病因和病理】

人胚约10天,鳃器中胚层细胞增殖较快,在头部两侧有五对背腹向生长的柱状突起,称鳃弓。各个鳃弓由鳃沟所分开。鳃弓及鳃沟外覆外胚层扁平上皮。和鳃沟相对应且向外的内胚层突起称咽囊,内覆内胚层柱状上皮。鳃沟与咽囊间仅隔以含有薄层中胚叶组织或仅由这两层上皮所形成的膜,称闭锁膜。鳃沟咽囊结构称为鳃裂。由于第二鳃弓发育迅速,尾向生长覆盖第Ⅲ、Ⅳ、Ⅴ鳃弓及鳃裂,形成封闭的外胚叶腔隙,称颈窦(图11-5)。这些结构在胚胎45天左右逐渐消失,在生长发育过程中衍化为面颈部各种组织。

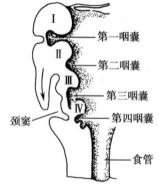

图11-5 鳃弓(Ⅰ～Ⅳ)、咽囊与颈窦(胚胎5～8周)

对于鳃裂囊肿的组织发生有不同看法。Bhaskar和Bernier认为是发生自包含有唾液腺组织的淋巴结,称之为淋巴上皮囊肿。但很多学者反对这一观点,Little和Rickle从胚胎学及临床研究表明鳃器残余能够埋入发育中的淋巴结内,而后发生囊性变化。鳃裂囊肿的组织发生仍和胚胎鳃器发育异常有关。但侧颈部的窦道或瘘一般认为与胚胎鳃器发育异常有关,称之为鳃裂瘘。

鳃裂瘘的瘘道上皮和鳃裂囊肿的衬里上皮一般为复层鳞状上皮,少数为假复层纤毛柱状上皮或系此两种上皮成分混合存在。纤维性囊壁内有丰富的淋巴样组织并有淋巴滤泡。腔内可见脱落的上皮团。

【临床表现】

1. 第一鳃裂异常　第一鳃裂瘘或窦道在婴儿时期即能发现,一般在下颌角处或在耳屏前或耳垂后下胸锁乳突肌前缘出现瘘口,或呈小结节破溃后溢出豆腐渣样分泌物(图 11-6)。

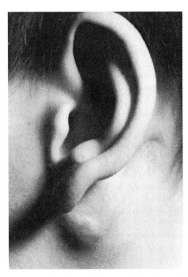

图 11-6　第一鳃裂囊肿,耳垂后下肿胀

反复发作炎症,但也有不少病例仅有瘘口而无任何症状。第一鳃裂瘘和外耳道软骨密切相关,因此在外耳道下部形成瘘口溢脓,但鼓膜及鼓室正常。鳃裂囊肿则多见于青壮年,临床表现为腮腺区肿块性病变。

2. 第二鳃裂异常　第二鳃裂异常发生的囊肿远比瘘或窦道多见。典型囊肿的位置是在胸锁乳突肌前缘肩胛舌骨肌水平以上和下颌角下缘间(图 11-7)。扪诊囊肿较软、界限清楚,有轻微动度。肿块逐渐增大,有时随上呼吸道感染而大小有所变化。发病年龄多系青壮年,性别无大差别。

第二鳃裂瘘或窦道在出生后或婴幼儿时期即可发现。典型瘘口位置是从胸骨切迹向上、沿胸锁乳头肌前缘存在,在中 1/3 及下 1/3 交界处,少数病例可双侧发生。第二鳃裂瘘或窦道可以有三种类型:①只有外口而无咽部内口:此型最常见;②只有内口而无皮肤外口:此种情况可在颈部出现肿胀,切开引流后遗留

瘘口不愈;③既有外口,又有内口:瘘道走行的路径是在颈内、颈外动脉间,越过舌下神经,于二腹肌后腹下方,内侧开口于咽侧扁桃体区域。皮肤外口经常有黏液性分泌物外溢。有时内口很大,液体性食物可经此瘘道向外排出。

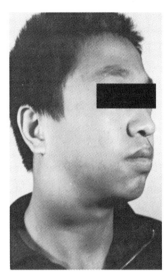

图 11-7　右侧鳃裂囊肿

3. 第三鳃裂异常　如果发生囊肿,其部位常在喉室外侧。瘘或窦道的开口在胸锁乳突肌前缘下 1/3 处。内外开口的完全性瘘的路径和第二鳃裂瘘相似,和颈动脉鞘关系密切,不过其内开口位置偏下,接近梨状窝区。

4. 第四鳃裂异常　极少见,如发生囊肿常易和胸腺囊肿相混淆。

【诊断】

主要根据临床症状。鳃裂囊肿位置较深者应注意和神经鞘瘤和颈动脉体瘤区别。细针吸细胞学检查有大量分化好的表皮样细胞时可以确诊。鳃裂瘘或窦道应例行造影检查,以了解瘘道走行方向、数目、分支情况,以及内开口的位置等。

【治疗】

手术切除。鳃裂囊肿手术一般不困难,可沿囊壁仔细剥离,在无感染后粘连的情况下可完整摘除。鳃裂瘘的手术难易不一,有时很困难,特别是反复炎症发作而有粘连的病例。第一鳃裂瘘手术时要注意面神经的保护;第二、三鳃裂瘘手术时要注意保护好颈内动脉、舌下及迷走神经等。为保证手术一次成功,瘘道用亚甲蓝染色非常必要,除切除主瘘道外应将其各个分支完全彻底切除,否则会复发。复发后瘢痕粘连,会使再次手术更加困难。

皮样和表皮样囊肿

【病因、病理】

多数人认为皮样囊肿和表皮样囊肿发生于胚胎发育性上皮剩余，或是外伤植入上皮所致，发生于口底的囊肿可能是由第1、2对鳃弓融合时残留的上皮所发生的。组织病理上囊肿壁衬以复层鳞状上皮，腔内充以角化物或皮脂腺物，结缔组织囊壁内没有皮肤附属器者称为表皮样囊肿；若囊壁内含有皮肤附属器，如毛发、皮脂腺、汗腺和毛囊等结构，则称为皮样囊肿。

【临床表现】

皮样和表皮样囊肿多见于20岁左右的青年，口底及舌下区为最常见的部位（图11-8）。肿块生长缓慢、无痛，但在青春期可能生长稍快。扪诊肿块柔软，面团样感，无波动，和周围组织界限清楚。肿块一般位于中线，少数病例可偏向一侧。根据囊肿所在部位临床可分为三种类型：①舌下区、颏舌肌间：口底黏膜受压变薄，透过黏膜可见黄色囊肿壁。囊肿体积较大时可将舌抬起并推向后份。②在颏舌骨肌及颏舌肌下的颏下三角区内，舌下区无异常表现。③哑铃型：即在颏下区和舌下区均可触及肿块。舌体部偶见发生皮样囊肿。

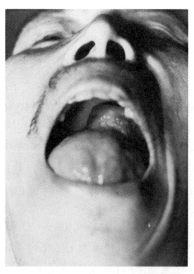

图11-8　口底皮样囊肿，主要位于舌下区，舌被推向后

【诊断】

颏下区皮样及表皮样囊肿应注意和甲状舌管囊肿区别。明确囊肿所在的解剖部位是很重要的。颏下区囊肿不随吞咽上下活动，和舌骨并无明显附着关系。

【治疗】

外科手术摘除。皮样和表皮样囊肿囊壁较厚，一般易于完整摘除。

单纯性骨囊肿

单纯性骨囊肿或称创伤性或出血性骨囊肿，是一种原因和组织病理发生尚不明了的骨囊肿性病变。提出的理论很多但均属推论性，广泛公认的发生理论是骨内创伤出血的结果。这一理论首先由Pommer提出，即囊肿的形成是由于轻微的创伤造成骨髓内出血，正常发展的血块机化愈合受碍而血块液化，邻近区域的骨由于酶的活性而被破坏，于是形成骨的腔隙。其增长发展则是由于囊腔内的压力增加致静脉回流障碍。尽管这一组织发生观点被很多学者接受，但也有很多难以解释的现象，如不少病例并无创伤史；也有人研究有无创伤史和单纯性骨囊肿发生率的比较，两者也无显著不同。又如一般下颌骨后部受创伤的机会较前部多，但单纯性骨囊肿在下颌后部的发生率并不多于下颌前部。

单纯性骨囊肿的组织病理特点是薄层纤维结缔组织构成囊壁但无上皮衬里，而是肉芽组织。从囊肿的定义说并非是真性囊肿。腔内可以是空的，或含有外渗的红细胞或血红蛋白，也可能含有淡黄血样液体。Kuroi复习文献报告255例，发生于下颌的占89%，前磨牙区是最常见的部位，占下颌的75%。而上颌以前牙区常见。临床并无明显症状，可能出现轻微的颌骨膨胀或病变区牙齿不适感。一般是例行X线检查时发现。X线片上所示范围可为直径1cm或更大范围，主要表现为界限清楚的密度减低区，但周界不如一般囊肿所见的那样明确。其特点是围绕根尖呈曲线伸展，牙齿可以移位或有根吸收，但活力正常。有报告单纯性骨囊肿有自愈倾向。由于其无特征性表现，外科手术显露刮除以明确诊断仍是必要的。

动脉瘤性骨囊肿

动脉瘤性骨囊肿既非动脉瘤，也不是真性囊肿，确切些说是一种良性、非肿瘤性的骨病变，是一种充满血性液体、无血管内皮细胞构成的腔。关于本病发生的原因不清楚，归纳起来有2种：一是认为骨内某些肿瘤，主要是良性肿瘤如巨细胞瘤、巨细胞肉芽肿、非骨化纤维瘤等发生变异或内出血，原有病变消失或不显著。这种表现在不少病例中确实存在，但不是所有良性病变都伴有动脉瘤性骨囊肿；因此另一种意见认为动脉瘤性骨囊肿是独立性病变。对其发生机制，Biesecker等的看法得到较多支持。他们发现病变腔血液压力很高，几乎和动脉压相似。根据这一表现他们提出最初病变发生于骨内，因此发生动静脉循环异常，由于血流动力学的力量，骨内发生继发性反应改变，于是形成了动脉瘤性骨囊肿。

据 El Deeb 分析文献报告发生于颌骨的 38 例，平均年龄 18 岁（6～59 岁），以 20 岁左右的青年女性稍多。下颌骨是最常见的病变部位。病变生长缓慢，有时生长迅速，颌骨膨胀，牙齿疼痛但不松动。发展迅速者可能会被误诊为肉瘤。X 线片示颌骨呈膨胀性的单囊或多囊透影区（肥皂泡样或蜂窝状），边界并不十分清楚而呈薄壳状新骨。病变区牙齿移位、牙根吸收也是常见的。因此 X 线表现并非特异性的。组织病理表现的特点是大体切面呈红棕色，似海绵吸血样。镜下见大小不等充满血液或血清样液体的腔隙，衬里为纤维性组织，偶见平滑的内皮样细胞、多核巨细胞及肉芽组织。腔内血液无凝结。囊壁是纤维性的，包含有骨样细胞、巨细胞、外渗红细胞及血红蛋白和炎性细胞等。外科手术切除或刮治是最主要的治疗手段。术中出血现象可能很显著，但当病变刮除以后出血即明显减少并停止。文献报告，颌骨动脉瘤性骨囊肿刮治术后的复发率在 20% 左右，如刮治术配合冷冻治疗可减少复发。

第 2 节　颌骨良性肿瘤

颌骨良性肿瘤可分为两大类：牙源性和骨源性。牙源性良性肿瘤有成釉细胞瘤、牙源性腺样瘤、牙源性钙化上皮瘤、牙源性钙化囊肿、成釉细胞纤维瘤、牙瘤等；骨源性者有骨瘤、骨化纤维瘤及巨细胞瘤等。

成釉细胞瘤

【病因、病理】

成釉细胞瘤是最常见的牙源性肿瘤，占 63%。其组织发生来源一般认为是牙源性上皮，即残余的牙板、成釉器及 Malassez 上皮剩余。自从 Chan（1933）报告成釉细胞瘤可从含牙囊肿转化发生以来，得到众多学者的注意并陆续有报告。Stanley 和 Diehl 分析 641 例成釉细胞瘤，发现 17%（108 例）合并发生含牙囊肿。虽然有不少学者认为，成釉细胞瘤可以从口腔黏膜基底层发生，连续组织病理切片表明肿瘤成分和覆盖的表面上皮完全融合，但近年很多学者认为是骨内病变向黏膜扩展的现象。周缘性成釉细胞瘤和骨组织无关，其组织发生来源仍是牙板残余。

成釉细胞瘤大体剖面呈囊腔或实性，腔内有黄或黄褐色液体，有时可见闪闪发光的胆固醇结晶。肿物有包膜，但常不完整。镜下所见有两个基本类型：滤泡型和丛状型。滤泡型是最常见的，上皮细胞巢类似成釉器，中心疏松排列细胞也很像星网状层。上皮巢周边排列的是单层柱状细胞，细胞核的极性远离基底膜。上皮细胞巢周围常见玻璃样变物质。丛状型的上皮成分构成长的、分枝状的、相互吻合的条索或团块，周边也是高柱状细胞。中心是网状层但不如滤泡型明显。这两型中的间质都是成熟的纤维结缔组织。值得注意的是，如果纤维组织成分占主要地位，则应当和成釉细胞纤维瘤区别。因为成釉细胞纤维瘤在临床表现上类似成釉细胞瘤，但它具有完整的包膜，不具侵袭性，复发也极其少见。

成釉细胞瘤的组织病理图像是多样的，除去上述两种基本类型外，尚可分为基底细胞、棘细胞、颗粒细胞等亚型。基底细胞型极其类似皮肤的基底细胞癌的组织相，肿瘤细胞较原始，周边细胞呈明显柱状而中心常为实性细胞团。棘细胞型主要是中心星网状细胞鳞状化生，甚至有角化珠形成。如果这种现象广泛而显著，有时可误诊为鳞状细胞癌。颗粒细胞型成釉细胞瘤的特点是在滤泡内有大而圆或多边形的细胞，细胞质内有密集的嗜伊红颗粒，细胞界限清楚，细胞核固缩呈偏心位。这种细胞常常部分或全部置换了星网状层。成釉细胞瘤的囊性变是很常见的，囊变部分不仅限于滤泡，间质中也可见囊样间隙。囊腔大小不等，有时可以大到整个瘤体几乎全部为囊腔。上面这些亚型在同一肿瘤中的不同部位均可见到，只是所占比例有所不同。

成釉细胞瘤虽然分成很多亚型，但很多研究表明组织病理类型和临床生物学行为并无直接联系。成釉细胞瘤组织病理呈良性表现，生长缓慢，但可以引起广泛破坏以至累及重要生命器官，如累及颅底甚至侵入颅内而使外科手术不能彻底切除。

【临床表现】

成釉细胞瘤最多见于青壮年患者，男性稍多，约为 1.5 : 1。由于本病起始于骨内，并始无任何症状，不少病例是在例行 X 线检查时才发现，因此病期短者仅 1 天，长者可达 30 余年。从初发症状到就诊，平均病期 5 年。下颌好发，下颌与上颌发生比例为 10 : 1。下颌又以发生于下颌支与下颌体交界部位最多，其次为下颌体，两者约占下颌的 80%。

病变逐渐生长发展而致颌骨膨大，出现颜面不对称畸形，常为患者就诊的主诉。颌骨多向唇颊侧膨胀，舌侧膨胀较少，可能系受舌制约的关系。大的病变可累及一侧下颌骨甚至整个下颌骨，包括喙突均为膨胀性病变。罕见侵入颞下颌关节者，故很少引起开口困难。上颌骨病变可以侵入上颌窦及鼻腔，导致呼吸不畅。少数病例可扩展入颞下窝、颅底。肿物持续增长压迫骨质变薄，变薄区如正是囊变部分则可扪及乒乓球样感甚至波动感。一旦骨皮质完全吸收而失去阻力，囊变部分液体可循阻力小的软组织处突入，给人以肿物生长加快的错觉。肿物巨大者可以压迫皮肤变薄；口腔内可在肿物表面有对牙的咬痕，牙齿可缺失或移位。继发感染破溃后可在口内或面部皮肤出现瘘口，罕见发生病理性骨折者。

【X线表现】

颌骨成釉细胞瘤在普通 X 线平片上主要表现为边界清楚的密度减低区，周边为密度增高的白色线条，无骨膜反应。成釉细胞瘤的 X 线表现可分为三个类型：①单囊型：如含有牙齿则和含牙囊肿无法区分，稍大者边缘可出现切迹。②多囊型：最常见，约占60%。多囊型者囊形密度减低区大小相差悬殊，大如核桃，小如黄豆或绿豆。也有的大小相差不显著，颇似牙源性角化囊肿。③蜂窝型：为小如绿豆或黄豆粒大小的密度减低区所组成。邻近病变区的牙齿常移位或缺失，也可呈现牙根吸收。如果病变继发感染，周围边界常不清楚或囊腔间的分隔消失，不宜将其确认为恶性倾向。

【诊断】

根据临床及 X 线表现确诊成釉细胞瘤是很困难的，因为不少颌骨良性肿瘤或瘤样病变均有类似征象。临床诊断中有两点必须要肯定，一是病变确属良性，如必要可在术前作活检或术中作冷冻切片；二是要确定病变所累及的范围，可根据 X 线片确认，据此决定手术术式和切除范围。正确的定性诊断依赖手术后的组织病理检查。

【治疗】

颌骨成釉细胞瘤的治疗只有外科手术，其术式主要有肿物摘除或刮治术、矩形或部分骨切除术和颌骨切除术。

1. 肿物摘除或刮治术　适用于局限性、X 线表现呈单个囊形透影区的病变，特别是病变位于上颌骨的青少年患者。多个大的、界限明确的多囊性病变，患者拒绝颌骨切除者也可考虑刮治，术后需每 1～2 年进行 X 线复查。一旦确认复发，应据具体情况采取治疗措施。

2. 矩形或部分骨切除术　下颌骨病变仅限于喙突及牙槽突而下颌支后缘及下颌体下缘皮质骨完好者，可在正常骨组织内将肿瘤及该区骨切除，保存下颌骨的连续性，可以获得良好的美容和功能效果。

3. 颌骨切除术　巨大的颌骨良性肿瘤或体积不大、X 线显示颌骨骨质全部被肿瘤所替换或多囊形透影区呈蜂窝状，都应作颌骨切除术。上颌骨切除后可用赝复体或血管化组织瓣修复。下颌骨缺损则应作骨移植或其他代用材料修复。修复时机可选择在同期，也可二期进行。

理想的下颌骨移植材料应当是：①材料易得；②促进血管重建和刺激受区细胞诱导成骨，加速骨成长；③有良好的生物物理性能，如能提供良好的支持和固定，组织相容性好而不引起宿主的排斥反应等；④能尽快完全地为宿主体所替代，质量要和宿主骨相似或优于宿主骨。根据这些条件，理想的移植材料仍然是自体骨。但自体骨要从身体其他部位取材（髂骨和腓骨），患者要多受手术痛苦并有供骨区因手术而产生的并发症。有时所取骨达不到修复缺损所需要的量，塑形和功能修复也有一定困难。鉴于此，很多学者研究寻求各种植骨材料代用品。常用的有医用聚合物如塑料、尼龙、聚四氟乙烯等，金属和生物陶瓷、同种异体骨或异种骨等。目前以生物陶瓷为较有前途的骨代用品移植材料。

自体骨移植分游离骨和血管化骨移植，后者是指带有供血血管的移植骨块。游离骨移植的成活过程是移植骨坏死、吸收、产生孔隙，受区血管长入孔隙。沿血管长入的间充质细胞分化成成骨细胞附着在坏死骨架上，新生骨沉积于其表面，一年左右整个移植骨为新生骨所取代。坏死骨细胞壁释放一种糖蛋白，刺激周围由受区骨来的间充质细胞分化成成骨细胞形成新骨。这种由坏死骨细胞壁释放的糖蛋白称骨形成蛋白。自体松质骨较皮质骨有较多的成活细胞，包括造血细胞、网状细胞（原始的成骨细胞）和未分化血管周围细胞（间充质样细胞）。为了确保这些细胞的成活，取骨和植入之间的间隔时间越短越好，不宜超过 2 小时并要保持骨块湿润度。但手术创伤使造血细胞变性，对成骨不起作用。网状细胞的成骨作用很小，只有未分化的血管周围结缔组织细胞分化成成骨细胞，对骨生长具有长时间的持续作用。

血管化骨移植常选用腓骨瓣或髂骨瓣。腓骨瓣的供血动脉是腓动脉；髂骨瓣的供血动脉为旋髂深动脉。血管化骨移植不发生坏死吸收而保持原来的形态结构，移植骨内的骨细胞和成骨细胞成活，加速了与受区骨的愈合。但血管化骨移植技术条件要求高，必须进行血管吻合。

最佳的生物陶瓷类的移植材料是羟磷灰石，多应用于下颌骨作矩形骨切除的病例，它可以恢复牙槽嵴高度以利于义齿修复。

对于下颌骨区段缺损的病例，若无植骨条件，可行重建钛板植入桥接修复，以维持下颌骨的正常连续性。但重建钛板植入为非永久性修复方法，常在远期出现排斥反应，因钛板折断、松脱、外露等导致修复失败。

牙源性腺样瘤

牙源性腺样瘤或称腺样成釉细胞瘤，以往将此瘤作为成釉细胞瘤的一个组织亚型，经多年观察发现其具有临床病理特点。牙源性腺样瘤有较厚而完整的包膜，镜下见不同大小的上皮团呈结节状，间质很少。实性上皮团中的瘤细胞呈梭形或多边形，排列呈玫瑰花样结构，其间杂以点滴状嗜伊红物质，或者由立方状或柱状上皮构成腺腔样结构，腔内含有不同量均质性的嗜伊红物质。细胞分裂象极其罕见。临床上牙源性腺样瘤主要见于20岁左右的年轻人，女性较男性多。最常发生的部位是前牙部，上颌多于下颌。临床表现为缓慢生长的无痛性肿胀，与颌骨囊肿表现相似。X线片也和含牙囊肿表现一样，但腔内有时可见密度较高的钙化物。外科手术刮治是最佳的治疗方法，术后复发极罕见。

牙源性钙化上皮瘤

牙源性钙化上皮瘤是Pindborg于1956年首先描述，有的文献称之为Pindborg瘤。组织病理特点是肿瘤无完整包膜，瘤细胞呈梭形或多边形成片状排列，界限很清楚，细胞间可见细胞间桥。细胞质微嗜伊红，胞核较大，可见显著核仁，但分裂象极其罕见。另一特点是在淀粉样变性的细胞内或其周围有钙化物，钙化呈同心圆沉积排列。一般认为淀粉样物质是肿瘤上皮细胞变性产物。临床表现类似成釉细胞瘤，下颌多于上颌，并多发生在前磨牙区域。其X线表现特点是病变常呈多囊形密度减低区，虽有一定界限但常常并不十分明确。其原因是牙源性钙化上皮瘤无包膜或包膜不完整。最重要的特点是在密度减低区有钙化点，呈散在不规则团块。牙源性钙化上皮瘤也可发生于骨外软组织。治疗方式决定于病变大小，小的病变可以刮治，而大的病变有时需作部分骨切除。手术不彻底可以复发，但迄今未见有转移发生的报告。

牙源性钙化囊性瘤

牙源性钙化囊性瘤（calcifying cystic odontogenic tumor）是一种囊性的牙源性良性肿瘤，含类似成釉细胞瘤的上皮成分和影细胞，后者可以钙化。这型肿瘤以往称为"牙源性钙化囊肿"，最早有Gorlin等于1962年作为一种独立的颌骨囊肿进行描述，但大量的临床病理观察表明：所谓"牙源性钙化囊肿"除大多数以囊性改变为主外，部分病例表现为实性病变或伴发其他牙源性肿瘤，其中少部分病例还可表现恶性特征。因此，2005年WHO新分类中，将这几种变异型分别进行命名，将原先的囊肿型牙源性钙化囊肿命名为"牙源性钙化囊性瘤"；原先的肿瘤型牙源性钙化囊肿命名为"牙本质生成性影细胞瘤"；原先的恶性牙源性钙化囊肿命名为"牙源性影细胞癌"。本节所描述的牙源性钙化囊性瘤实际是指以往的囊肿型牙源性钙化囊肿。病变呈囊性，典型的组织病理表现囊壁上皮衬里为复层鳞状上皮，厚薄不一，由立方状或柱状细胞组成明确的基底细胞层，极其类似釉上皮。柱状细胞中细胞核的极性远离基底膜，基底层以上的上皮常类似星网状层。其主要特点是有成巢或成片的影细胞（ghost cells）。影细胞体积较大、细胞质显著嗜伊红，呈颗粒状，固缩的细胞核移位至细胞的边缘。这种细胞对钙质有亲和力，细胞内常有钙化。影细胞可以穿透基底膜，伸入到其下的结缔组织，并常引起异物性反应。影细胞形成的机制尚不清楚，有认为是上皮不完全或异常角化；亦有认为是变性的鳞状上皮。患者高峰年龄为10～19岁，男女性别差异不大。好发于上颌前磨牙区，病变多较为局限，有时也可发生于颌骨外的软组织内。X线片表现为界限清楚的放射透光区，单房或多房，有时可伴发牙瘤发生。牙源性钙化囊性瘤手术摘除术后较少复发。

牙骨质瘤

根据WHO的分类，牙骨质瘤有4种病变含有牙骨质成分，即牙骨质化纤维瘤、良性成牙骨质细胞瘤或真性牙骨质瘤、根周牙骨质结构不良、巨大型牙骨质瘤或称家族性多发性牙骨质瘤。

关于牙骨质瘤组织发生的理论很多，但现今一般认为本病发生自牙周韧带。这是一层附着于牙根和牙槽骨的纤维组织，具有形成牙骨质、骨及纤维组织的能力。在病理情况下，这些细胞可以产生骨或反应性增生性病变。根周牙骨质结构不良和巨大性牙骨质瘤属反应性增生改变，临床很少见并具自限性（self limiting）特点，不拟详细讨论。

（一）牙骨质化纤维瘤

牙骨质化纤维瘤、牙骨质骨化纤维瘤和骨化纤维瘤均属同一病变。病变特点是在富于细胞的结缔组织中散布着圆、椭圆或不规则形的牙骨质。结缔组织细胞呈长梭形，类似牙周膜的纤维组织。牙骨质大小不同，是一种周界明确、边缘染色深的无细胞结构物质，可以互相融合构成大的团块。可见到成牙骨质细胞。骨化纤维瘤结构基本与此相同，只是替代牙骨质的是成层状的骨小梁。如果有骨小梁结构，又有牙骨质小体，则称之为牙骨质骨化纤维瘤。临床上牙骨质化纤维瘤无明显症状，多是X线常规检查时发现，一般是硬性、无痛性肿块，上颌及下颌前牙部是最常见的发生部位。这三种病变在X线片的表现基本类似，即在周界清晰的密度减低区内有大小不一成团的钙化物。采取保守的刮治术效果良好，无复发。

（二）良性成牙骨质细胞瘤

不常见。前磨牙及磨牙区是常见的发生部位，主要表现为颌骨膨胀而有畸形。X线表现为界限清楚、密度增高不匀的团块，周围绕以一圈密度减低透影区。可见牙根吸收或牙齿移位。镜检病变为富含血管的纤维间质，其内包含不同量的成骨、成牙骨质细胞及成片的骨小梁和牙骨质。肿物均有一层纤维包膜，因此在X线片上其周边为密度减低区。保守性的刮除术可以根治。

牙瘤

牙瘤是造牙器官中上皮和间叶组织形成的肿瘤，含有釉质、牙本质、牙骨质和牙髓组织。一般将其分为两型：混合性及组合性。前者是由牙组织不规则的组织排列；后者是一些基本发育成牙齿的结构及一些牙齿硬组织组合在一起。严格区分两者是困难的。但在组合性牙瘤中可以有数枚至数十枚发育完好、形状各异、大小不同的牙齿。临床无任何症状，多数病例是因正常牙齿萌出障碍作X线检查时发现。手术摘除后罕见复发。

牙源性纤维瘤和牙源性黏液瘤

牙源性纤维瘤和牙源性黏液瘤不常见，其临床及X线表现在很多方面和前面提到的颌骨牙源性良性肿瘤相类似，诊断主要靠手术后的组织病理检查。因此只对这两型肿瘤的组织病理特点及其生物学行为作简略介绍。

（一）牙源性纤维瘤

肿瘤由成熟且密集交织的纤维结缔组织组成，包含大小和形态一致的梭形成纤维细胞。其中可含有牙源性上皮和钙化物。这种牙源性上皮呈小条索或团块，无星网状层结构。钙化物是牙骨质小体。可见呈星形的黏液细胞，因此不少学者认为牙源性纤维瘤和黏液瘤两者有密切关系。如组织病理不见牙源上皮或牙骨质小体，则和原发于骨内的纤维瘤或韧带性纤维瘤不易区别，后者具局部浸润性。牙源性纤维瘤是具有包膜、界限清楚的良性瘤，刮治术或简单摘除术效果良好。但组织病理诊断必须明确有无纤维肉瘤的可能，如是则应采取根治性的颌骨切除术。

（二）牙源性黏液瘤

黏液瘤最常见于软组织，颌骨可以发生。很多肿瘤，不论其属良性或恶性，均可发生黏液变性。Dahlin明确提出，发生于颌骨以外骨组织的黏液样肿瘤可能是软骨肉瘤或纤维肉瘤变性。颌骨黏液瘤的组织发生来源是造牙器官原始间叶组织如牙滤泡、牙乳头和牙周膜，是稍具侵袭性的良性肿瘤。从肿瘤的大体表现即可初步诊断，切面呈灰白色，黏液胶冻样肿块，被膜不完整。瘤细胞呈星形或梭形并有长的、相互吻合的突起。肿瘤细胞核染色深，稍具多形性，但有丝分裂象极其罕见。瘤组织内可见少量散在的牙源上皮条索，但并非诊断牙源性黏液瘤必备的条件。根据牙源性黏液瘤的这些特点，刮治术是不适宜的，宜在正常组织内作部分或全部颌骨切除。定期随诊，以便在发现复发后及时手术。

第3节　血管瘤与脉管畸形

脉管性疾病——血管瘤和脉管畸形是临床常见病，头颈部为好发部位，约60%的脉管疾病发生于头颈部。1982年，Mulliken和Glowachi按血管内皮生物学行为将传统分类中的血管瘤分为真性血管瘤和血管畸形，这一观点目前已被国内外广泛接受，两者在临床表现、病程和转归上截然不同。1995年，Waner和Suen又进一步根据细胞和组织病理学研究修改了Mulliken-Glowachi分类。表11-1将旧分类与新分类进行对照。

表11-1　新分类与旧分类对照

旧分类名称	新分类名称
毛细血管型血管瘤	浅表（皮肤）血管瘤
	微静脉畸形
海绵状血管瘤	深部血管瘤
	静脉畸形
蔓状血管瘤	动静脉畸形
毛细血管型淋巴管瘤	微囊型淋巴管畸形
海绵状淋巴管瘤	微囊型淋巴管畸形
囊肿型淋巴管瘤	大囊型淋巴管畸形
混合型淋巴管瘤	微囊型淋巴管畸形
淋巴血管瘤	混合型淋巴管畸形（包括静脉-淋巴管畸形和静脉-微静脉畸形）

血管瘤

婴幼儿血管瘤是婴儿最常见的良性肿瘤，女婴发病率较高，根据不同文献统计发病率约为男婴的2～5倍。有三个明显的发展阶段，快速增生期（8～12个月）、较长的退化期（1～12 年）和伴有程度不同的纤维脂肪残留的末期。一般患儿在出生时病变不明显，或仅表现为皮肤或黏膜上的点状红斑和（或）白斑，进入增殖期后，以血管内皮细胞的快速增殖为特征，临床表现为两个快速生长期，出生后 1 月内和 4～6 个月时。此期若不加以干预，有可能发生一些并发症，如溃疡、感染、外耳道阻塞、呼吸道压迫、视力障碍、骨骼变形（约 1%）甚至充血性心力衰竭。增殖期过后，血管瘤进入消退期，在儿童阶段逐渐消退，Bowers 报道约 50% 的血管瘤在 5 岁时可消退，而血管畸形则无自发消退的病史，一生都在缓慢生长变大。

【组织学特点】

1. 增生期　光镜观察可见内皮细胞增生，聚集成团，血管腔很小，血管壁增厚、肥大，细胞明显增多。

2. 退化期　内皮细胞数目减少，血管间有纤维组织增生和脂肪组织沉积，肥大细胞数逐渐下降到正常水平。

【发病机制】

目前，关于血管瘤的病因学观点有：胎儿性血管母细胞性组织持续存在；血管发生原始阶段的阻断；也有提法称血管瘤的发生是局部异常的血管发生因子的反应的。

【临床表现与诊断】

血管瘤可累及浅表皮肤或黏膜，也可为深部占位性病变，有时两者同时存在（彩图 11-9，见书末彩插）。浅表血管瘤表现与微静脉畸形临床表现有一部分重叠，早期可表现为浅红的斑痣，进入快速生长期则表现为典型的深红斑块，在过去被称为草莓状血管瘤。病变累及深在时，表现为团块伴有皮肤或黏膜表面浅蓝或紫色斑块状，类似静脉畸形。80% 的患儿为单发病变，其他可有 2 个及以上的多发病变。

对于大多数血管瘤病例，通过临床表现及特征性可以进行诊断，病程在三四个月时经过反复评估，大多能建立准确的诊断，出生后发现红色丘疹样病变是血管瘤重要特征。出生时未看到病变，但有增生期，大多数情况是血管瘤。所以要首先详细询问家长病变的发展变化，有无快速增长。彩色多普勒超声可观察内部血流，与其他一些不富含血流的包块性疾病相鉴别。因为血管瘤导致骨破坏较少，CT 检查仅表现为软组织密度影像，对确定病变范围及周围组织的关系不如 MRI 显示清晰。在 T_1 加权像，病变信号与肌肉相似或低于肌肉信号，T_2 加权像为高信号。对诊断不明确病例可在隐僻位置手术切取活检。

【治疗】

血管瘤的治疗可分为保守观察、药物治疗、激光治疗和手术治疗。

对于婴幼儿血管瘤，因其自发消退的特性，任何治疗都基于早期的明确诊断。对于没有临床并发症、病变无过快生长时，可采取保守观察。此时需要做好对家长的教育及解释工作，消除家长恐惧。但是头颈部大范围的血管瘤病变会留下面部浅瘢痕，适当早期干预有利于改善外形，最后达到较理想的美容效果。

过去激素类药物一直作为血管瘤治疗的一线用药被使用。2008 年以来，普萘洛尔被发现对血管瘤有较好的治疗作用，并且对消退期血管瘤有效，近年来逐渐取代激素成为一线用药。

抗肿瘤药物平阳霉素注射血管瘤在国内应用较为广泛，其机制是抑制血管内皮细胞过度增殖，使血管腔发生栓塞，诱导细胞退化、瘤体消失。对具有膨隆表现的血管瘤无论是增殖期或消退期均有治疗作用，用药量有一定的限制，一般总量不超过 40mg。

其他治疗药物还有干扰素等，由于其临床并发症较重，只在其他药物控制不佳时使用。

激光主要用于皮肤或黏膜浅表血管瘤的治疗，适用的主要激光种类为脉冲燃料激光（595nm、585nm）和长脉冲 1064nm Nd:YAG 激光。

手术治疗适用于有严重梗阻、溃疡及巨大血管瘤药物控制无效的患儿，在消退期和消退末期病变消退遗留多余组织、瘢痕和产生的继发畸形可以通过手术进行矫正，以获得较好的美容效果。

微静脉畸形

微静脉畸形过去被称为毛细血管瘤或鲜红斑痣，在临床和组织学上都属于真性畸形，由乳头丛内毛细血管后微静脉组成，病因不清。微静脉畸形发病率在 0.3%，男女比率 1:1。在出生时就存在，也可以不十分明显。临床表现为扁平粉红色，83% 在头颈部。微静脉畸形可累及多个感觉神经支配区，如三叉神经支配区，以第 II 支多见。病变的颜色随年龄的增长而逐渐加深，厚度增加，成年后病变可出现隆起或结节样改变，有时可发生巨大赘生物，易出血。常累及口腔黏膜、颌骨、牙龈、上下唇等，引起牙龈增生、颌骨肥大，但多不超越中线，严重者咬合关系紊乱。1989 年，Waner 根据静脉扩张程度将病变分为四级：I 型病变（彩图 11-10，见书末彩插）较早，血管直径 50～80μm，临床呈现浅或深粉红色斑，在强光 6 倍透镜下观察可看到血管；II 型血管直径 80～120μm，临床呈现浅红色斑；III 型（彩图 11-11，见书末彩插）血管直径 120～

150μm,病变是深红色斑;Ⅳ型血管直径 > 150μm,病变常呈紫红色,扩张血管融合形成鹅卵石样结节。

【治疗】

过去常用核素 ^{32}P、冷冻、磨皮术、切除加植皮术,效果均不理想。近年对微静脉畸形更多地采用激光治疗方法。目前治疗效果较理想的激光治疗机是脉冲染料激光(595nm,585nm)。

静脉畸形

静脉畸形过去又称海绵状血管瘤,是胚胎时期血管形成过程中的结构异常(彩图 11-12,见书末彩插)。由扩张的静脉组成,伴有静脉数目的增加,扩张的程度随年龄不断发展,大约 90% 在出生时就存在。早期不易发现,要看临床症状,当头低位时,相应位置皮肤膨隆,穿刺可抽出可凝固的血液。在败血症、创伤、妊娠、激素水平改变时,可使已有血管结构进行性扩张,导致畸形血管膨大;大多数静脉畸形呈海绵状,柔软易压缩,可累及颊、颈、舌、唇,造成面部畸形。静脉畸形的窦腔内血流相对缓慢,可凝固而成血栓,久之可钙化为静脉石。

【临床表现】

静脉畸形目前在临床上分为四型:Ⅰ型为孤立型,无明显回流静脉;Ⅱ型有正常回流静脉;Ⅲ型回流静脉发育异常,Ⅳ型回流静脉扩张。Ⅰ、Ⅱ型静脉畸形在临床占据大多数。在皮肤和黏膜表面,皮温不高,无波动感,可压缩,体位试验阳性,病变由大小不等的血窦组成,无完整被膜。深层组织内的静脉畸形,为了确定其部位、大小、范围及其吻合支的情况,可以应用静脉造影或磁共振血管成像(MRI 或 MRA)来协助诊断,并为治疗提供参考。

【治疗】

静脉畸形的治疗方案选择取决于血管畸形的血管容积(体积)、解剖位置和深度。

1. 药物治疗　静脉畸形的药物治疗主要是硬化剂注射治疗,可作为单一的治疗方法,也可与手术、激光等联合治疗。主要适用于病变内子囊较密集的静脉畸形。平阳霉素是目前临床常用的硬化药物,与国外的博来霉素具有相似的化学结构。注射平阳霉素后的主要组织学变化是血管内皮细胞损伤,管壁不同程度增厚及管腔闭塞。注射平阳霉素的剂量一般是每次 4～8mg,总量不超过 70mg。2 周左右注射一次。对于Ⅲ、Ⅳ型静脉畸形,由于血液高回流,病变广泛,所累及解剖位置结构复杂,并且无明显边界,过去采用手

术等综合治疗效果不佳。注射平阳霉素后药物进入静脉腔内立即流走,难以发挥作用,所以对于这类的静脉畸形可采用联合治疗方法。北京大学口腔医院使用无水乙醇注射 + 动力泵平阳霉素灌注的方法应用于数十例患者后取得了较好的疗效。

2. 激光治疗　对于舌部及口腔黏膜部位的Ⅰ、Ⅱ型表浅的静脉畸形 Nd:YAG 激光治疗可取得较好的治疗效果。其主要机制是病变内血红蛋白吸收激光热能量后产生凝固效应,组织立即萎缩,伤口愈合时间 10～14 天。治疗需要 2 次或 3 次治疗,每次间隔的时间需 6 周以上。

3. 手术治疗　对于手术治疗需要根据静脉畸形的局部范围、深浅及患者的全身情况等因素综合考虑。大、中型多解剖间隙静脉畸形是手术治疗的适应证,但术中持续出血或渗血是令手术医师很麻烦的事情,所以手术医师应熟练掌握使用电刀、激光等热凝固原理止血的手段。

动静脉畸形

动静脉畸形(AVM)属于先天性血管畸形。头颈部是 AVM 的好发部位,以颅内病变居多,颌面部发病率相对较低,可分为软组织 AVM、颌骨中心性 AVM 及混合型 AVM。AVM 的病理实质是动脉与静脉之间缺乏正常毛细血管网的连接,而由含大量微小动静脉瘘的畸形血管团代替,动脉血流经畸形血管团直接汇入静脉。临床表现为病变区着色、皮温增高并伴有搏动及吹风样杂音,可发生溃疡、坏死或出血。目前 AVM 的治疗方法主要包括血管内栓塞和手术治疗。

【诊断】

典型的 AVM 通过临床检查,诊断一般不难。从病史看,患者常自幼发病,随年龄增长病变逐渐增大。早期病变可见皮肤着色、皮温增高;病变增大可扪及动脉搏动及皮肤震颤感,听诊可闻吹风样杂音;病变进一步发展可于患区出现溃疡及出血。颌骨 AVM 除了上述表现外,常因为牙源性出血就诊。影像学诊断方法包括 B 超、X 线片、CT 及 MRI 检查。B 超可见患区存在动脉血流信号。上颌骨 AVM 的普通 X 线片可见蜂窝状、囊腔状或蜂窝囊腔状透射改变。对于下颌病变,常可见下颌管明显增宽迂曲,颏孔增大。增强 CT 可观察到软硬组织内畸形血管形态及范围,通过三维重现技术可以直观地显示病变的主要血管结构。尽管由于 CT 及 MRI 技术的发展,对于 AVM 血管结构的显示更加精细准确,但数字减影血管造影技术仍然是 AVM 影像诊断的金标准(图 11-13)。

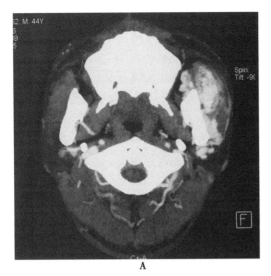

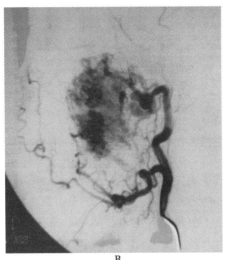

图 11-13 左侧颞颊部 AVM
A. 增强 CT 显示左侧咬肌腮腺及颊部 AVM　B. 颈外动脉造影侧位片显示左侧颞颊部较大范围 AVM

变性而形成血栓，故可永久性封闭动静脉畸形中的畸形血管网。

【软组织动静脉畸形的治疗】

口腔颌面部软组织 AVM 可累及多个解剖区域，引起严重的面部畸形，并可发生大出血，甚至导致心力衰竭。治疗方法包括手术、硬化剂注射及血管内栓塞治疗等。部分病例经治疗达到了较好的效果，但有些病例治疗后多次复发，甚至呈进行性发展趋势，这与病变的部位、范围有关，也取决于病变的血管构筑特点。弥散型 AVM 畸形血管分布较稀疏，缺乏明确的畸形血管团，故栓塞宜采用动脉途径。这类病变有时栓塞短期疗效尚好，但长期疗效不满意，故重复栓塞后采取手术治疗仍是必要的。密集型 AVM 供养动脉及病变区静脉密集分布，呈团块状，这为瘤腔栓塞提供了条件。瘤腔栓塞可采用组织胶或无水乙醇，可达到根治病变或使病变得到长期控制的作用。对于存在明显面部畸形的 AVM 病变，单纯栓塞不能明显改善者，手术治疗仍然是重要的方法。

【颌骨 AVM 的栓塞与手术治疗】

颌骨 AVM 发病率较低，下颌骨发生率高于上颌，多在 10～20 岁发病。临床表现为局部搏动、杂音、牙齿松动等，其危险性在于可引起致命的大出血。颌骨 AVM 的治疗既要考虑血管结构，也应考虑患区牙齿的情况。若有多个患牙明显松动，提示牙槽骨遭到广泛破坏，单纯栓塞难以使患牙重新获得固位，而栓塞后刮治疗效较确切。颌骨 AVM 的手术治疗一般采用颌骨刮治术，使患者的颌骨连续性得以保持并尽量保留其发育的潜力，避免行颌骨切除术。由于术中出血汹涌，即使对于栓塞治疗后的病例也应该作好充分的准备。病变区松动牙的处理不应过于保守，以避免术后感染或复发。术后定期拍片观察颌骨愈合情况。

淋巴管畸形

淋巴管畸形过去称为淋巴管瘤，是淋巴系统的畸形，由淋巴管发育缺陷造成的。常发生在人体含丰富淋巴管组织的部位，可以局限，也可以弥散，可以在面部浅层或深层。常见于儿童及青年。病变由淋巴管组成，管腔大小不等，多扩张成子囊。内含淋巴液，在黏膜表面呈现许多散在孤立白色圆形结节，常与毛细血管畸形并存。按其临床特征及组织结构可分为微囊型、大囊型及混合型三类。所有病变在出生后就可以存在，男女发生率无明显差别。头颈部淋巴管畸形占全身病变的 70% 以上。淋巴管畸形为发育畸形，属良性病变，很少有自愈的报道。

【动静脉畸形的栓塞治疗】

栓塞治疗是高血流脉管畸形治疗的首选方法。AVM 栓塞治疗的关键是将栓子栓堵在畸形中心的微小动静脉瘘中，而不是仅栓堵近心端供血动脉，同时要尽量避免栓子超流入肺，或经危险吻合支入颅。栓塞剂包括明胶海绵、聚乙烯醇、α- 氰基丙烯酸正丁酯（N-butyl-2-cyanoacrylate，NBCA）、弹簧圈、可脱性球囊和无水乙醇等。明胶海绵为可吸收栓塞剂，可用于术前辅助性栓塞，也可用于疑有危险吻合存在时临时阻塞血管。聚乙烯醇为固体栓塞剂，NBCA 为液体栓塞剂，常用于动静脉畸形的栓塞治疗。弹簧圈及可脱性球囊也是永久性栓塞剂，可用于栓堵动静脉瘘和动脉瘤。近年来有多位研究者采用无水乙醇进行动脉栓塞。无水乙醇可以直接破坏血管内皮，并使血红蛋白

287

【临床特点与诊断】

按囊腔体积大小区分微囊型和大囊型淋巴管畸形。一般认为囊腔直径小于 1cm 为微囊型,直径大于 2cm 为大囊型。

1. 微囊型(microcystic) 多见于婴幼儿。好发在舌、颊、唇黏膜,皮肤少见。由衬有内皮细胞的淋巴管扩张而成(彩图 11-14,见书末彩插)。淋巴管内充满淋巴液,在皮肤或黏膜上呈现孤立的或多发性散在的小圆形囊性结节状或点状病损,无色、柔软,一般无压缩性,肿瘤边界不清楚。口腔黏膜的淋巴管畸形有时与血管畸形共存,出现黄、红色小疱状突起,称为血管淋巴管畸形。

2. 大囊型 又称为囊性水瘤。由数个大囊腔组成。是由于颈部胚胎发育时颈囊发育畸形(彩图 11-15,见书末彩插)。主要发生于颈侧区。一般为多房性囊腔,彼此间隔,内有透明、淡黄色水样液体,不能压缩,周围有较厚的囊壁,囊壁由较厚纤维组成,衬以单层扁平细胞。囊腔大小不一,表面皮肤色泽正常,呈充盈状态,扣诊柔软,有波动感。与深层血管畸形不同的是透光试验阳性,体位移动试验阴性。囊型淋巴管畸形可在头颈部潜在间隙中延伸,上可至颅底,下可达纵隔和胸腔,囊腔造影可帮助明确其真实波及范围。穿刺检查可抽出淡黄色透明淋巴液。

【治疗】

淋巴管畸形的治疗,主要是采用外科手术切除,对范围较大的肿瘤可分期切除。囊性水瘤宜争取早期手术。颈部囊性水瘤由于胚胎发育关系(一般认为系来自胚胎期的原始颈淋巴囊)常包绕颈部重要血管和神经,术前应在思想上、技术上作好充分准备。

毛细管型淋巴管瘤对低温或激光治疗有一定的效果,但还不够理想。

发生在舌、颊、唇等部位的淋巴管畸形以及囊性水瘤。过去多以手术切除为主,近年来有对婴幼儿采用局部注射平阳霉素治疗的报道,取得较好的疗效。该疗法尤其适用于不易手术切除的儿童巨大型囊性水瘤,也可作为手术后残留瘤组织的补充治疗。

(柳登高 刘 宇)

第4节 口腔颌面部软组织良性肿瘤及瘤样病变

口腔颌面部良性肿瘤性病变除颌骨肿瘤、脉管畸形和唾液腺肿瘤(另章论述)外,尚存在各种其他组织发生的良性肿瘤性病变,其中尤以各种软组织良性肿瘤性病变为最常见。本节仅就口腔颌面部多发并具有一定特征的软组织良性肿瘤及瘤样病变叙述。瘤样病变是指具有肿瘤的某些特征,但其本质是炎症或增生性疾病。对口腔瘤样病变的认识,不仅需要组织学诊断,也须熟知其临床表现和生物学行为。许多瘤样病变与刺激因素有关,需深知消除刺激因素的重要,有助于防止切除后的复发。

乳头状瘤样病变

口腔常见的乳头状瘤样病变有 3 种,即乳头状瘤、炎症性乳头状增生和疣状增生。

乳头状瘤是口腔黏膜最常见的良性上皮性肿瘤,好发于唇、舌、腭及颊黏膜。肿瘤一般呈现为外突的带蒂肿块,表面呈白色菜花状。大小从直径几毫米到 2～3cm。肿块基底无浸润。大多呈孤立单个病变,少数病例可多发。组织病理上乳头状瘤有多个手指样突出体,每个突出体中心为纤维血管条索,表面覆盖过度角化的复层鳞状上皮,因此临床呈现为白色斑块性病变。手术切除是最佳治疗。手术时应将基底部彻底切除以防复发。

炎症性乳头状增生绝大多数是由于不良修复体的刺激所引起,最常发生于上腭和义齿边缘压迫的龈颊沟部。临床表现为多个疣样乳头生长,颜色暗红呈水肿样,一般无痛。组织病理呈现为多个乳头状突起,表面覆盖不全角化的复层鳞状上皮,其下的结缔组织显示水肿并有慢性炎症细胞浸润。腭部病变可以显示腺泡萎缩、间质纤维化及炎性细胞浸润,小唾液腺导管上皮鳞状细胞化生,可有黏液池样积聚。此种情况不要误诊为黏液表皮样癌。炎症性乳头状增生虽然在不戴义齿后情况有所改善,但完全恢复正常不容易,手术切除有时是必要的。

疣状增生的原因不明,近些年由 Shear 和 Pindborg 将其明确划分出来。临床上常和白斑并存而与疣状癌不易区分。临床病理有两个基本类型:一种是由长而狭窄、重度角化的疣状突起所组成,临床表现为白色;另一种是由较宽而平、非重度角化的疣状突起所组成。两种病变的周围可以有均质性白斑存在,病变的特点主要是表面上皮呈疣状突起,并不向深面的结缔组织伸展。后一点是与疣状癌区分的重要标志。深面结缔组织内有炎性细胞浸润表现。

纤维瘤及其他纤维组织病变

(一)纤维瘤

纤维瘤是由致密纤维结缔组织组成的肿块性病变。口腔常见,可发生于任何部位,但以颊、舌、下唇及牙龈较多。临床上纤维瘤的颜色可从淡红到白色,表面光滑并高出于黏膜面。扪诊较硬，有蒂或无蒂。大小从直径几毫米到 1～2cm。由于本病常合并创伤刺激，因此不被认为是真性肿瘤。去除刺激因素并将肿块切除可以治愈。

（二）纤维瘤病

纤维瘤病是由具浸润性的成纤维细胞增殖构成的一组病变。光镜下显示的组织病理特点是由形态及大小一致、分化成熟的成纤维细胞组成，可以浸润肌肉或脂肪，罕见分裂象。病变中没有炎症反应或有轻度炎性细胞浸润。尽管纤维瘤病治疗后有复发倾向，但不发生转移。病变发展呈良性过程，但如累及重要器官也可致命。

纤维瘤病可发生于任何年龄的不同部位，但有些类型主要见于婴幼儿或青少年，有些则见于成年人。青少年或婴幼儿的纤维瘤病包括婴儿纤维错构瘤、儿童侵袭性婴儿纤维瘤病、先天性局部单发或全身性纤维瘤病、遗传性牙龈纤维瘤病等。从组织病理表现看，这些病变中有些细胞成分非常丰富，有些间质细胞很原始，加之其浸润性表现而常会被误诊为肉瘤。特别是儿童的侵袭性纤维瘤病和真正的纤维肉瘤难以区别，最后确诊要看临床发展过程。这一点给临床治疗带来一定的困难，特别是发生于颌骨者。以往我们曾经认为肉瘤中纤维肉瘤的预后较好，可能有些病例并非真性纤维肉瘤，而是肉瘤样的、侵袭性的纤维瘤病。因此，在处理这类病变时，不妨在不影响器官发育且不致严重畸形的情况下尽可能切除病变组织，严密观察。婴儿性纤维错构瘤几乎都发生于婴幼儿，多见于 2 岁以下男孩，男女之比约为 2～3∶1。迄今尚未见本病有发生于成人的报告。纤维性错构瘤发生于皮下，呈圆形肿块，无包膜。镜下主要特点为由下列组织混合组成：密集条索状的胶原纤维组织，圆形、椭圆形或星形的原始间质细胞被黏液样基质所分开并有脂肪组织混杂其中。切除不彻底可复发，但无侵袭性的潜在恶性。先天的全身性纤维瘤病变极罕见，由于有重要脏器受累，故一旦发生常常是致命的。局部单发者预后较好，切除后不复发。

成年人中常见者除发生于掌、跖的纤维瘤病外就是硬纤维瘤病。头颈区域颈部常见，但舌、磨牙后区、唇颊及腮腺等都有发生本病的报道。硬纤维瘤病可以呈现为孤立活动的，也可以是弥散性但边界明确的肿块，无自发痛，表面皮肤或黏膜可以产生溃疡。生长速度不定，有时一段时间生长很快而后又停止。镜下见狭长的成纤维细胞被丰富的胶原纤维所分开。细胞核大小一致，分裂象极少。可浸润周围组织（如肌肉、骨等）而无明确边界，但不侵入血管及神经。手术彻底切除很困难。据 Barnes 等收集文献报道，发生于头颈部的 113 例，复发率在 32%～70%，由于硬纤维瘤病涉及重要器官而致命者 6 例。

（三）结节性筋膜炎

结节性筋膜炎是一种良性、非肿瘤性、具自限性的纤维组织增殖性疾病。明确诊断本病的重要性在于一些生长迅速并包含有核分裂象的病例可能被误诊为肉瘤。据 Werning 分析发生于口腔颌面区域的 41 例表明，患者以青壮年居多，罕见发生于儿童。男性稍多于女性。病变好发部位是下颌角、下颌下缘及颧弓，位于皮下呈现为硬而界限清楚的无痛性肿块。生长可能很迅速，亦可以缓慢生长或生长到一定大小而长期无变化。组织病理为梭形成纤维细胞所组成，核深染并可见核仁，有分裂象，但细胞并无明显的异形性。间质呈多突起的黏液细胞样，并有粗短成束的胶原纤维。最重要的诊断依据是存在有较多的裂隙，很类似血管腔而无内皮细胞衬里；肿块周边的组织有淋巴细胞、浆细胞和组织细胞。病变可以浸润邻近的脂肪、肌肉组织。局部切除是最佳治疗方法。即使手术标本显示未切除干净，也不必进一步处理，因为结节性筋膜炎显示有自限性倾向。若有复发而明确诊断为本病，除非为矫正面容外观，也不必再次手术。

神经组织肿瘤及瘤样病变

（一）创伤性神经瘤

创伤性神经瘤是由于周缘神经被切断后远侧端神经纤维变性，而近心端产生增殖修复性反应而致。如果被切断的两断端间的间隙很小，两断端可愈合再接而无任何并发症。但如两断端间间隙较大，其间充满了血凝块、感染性的组织及瘢痕，两断端间不能相接，增殖的施万细胞和轴索呈不规则性的生长而形成创伤性神经瘤。这种病变显然是无包膜的，大小一般直径在 1～2cm，其症状主要是触痛。如症状较重可考虑切除。

（二）神经鞘瘤

神经鞘瘤是发生自施万细胞、缓慢生长、具有包膜的良性肿瘤。约 25%～45% 发生于头颈部，最常见的部位为颈侧部。男性为女性的 2～4 倍。口腔常见发生于舌及唇颊部。颈部神经鞘瘤多发生自颈交感神经及迷走神经，少数发生自舌下神经，手术中可以辨认其神经来源。临床表现为缓慢生长的无痛性肿块，出现于颈前三角区上部。肿块多为单个椭圆形，表面光滑、境界清楚，活动，肿瘤可将颈动脉推向表浅移位而显示搏动，但搏动沿血管走行方向存在而并非在瘤体任何部位，听诊无杂音，可与颈动脉体瘤区别。肿瘤压迫颈交感神经可产生 Horner 综合征（患侧瞳孔缩小、上睑下垂、睑裂张开不全、同侧面颈部潮红、少汗或无汗征象）。压迫迷走神经可有刺激性干咳。镜下特点见瘤细胞特别细长，呈梭形，边界不清楚。瘤细胞密集呈栅栏状排列，也有部分呈小漩涡状。肿瘤有完整、较厚包膜。手术应避免切断神经，在充分显示神经干及肿块后，可沿肿块长轴剖开包膜，逐层分离将瘤体剥出。术后复发少见。

（三）神经纤维瘤

神经纤维瘤可以单发或多发，单发者常为局限性、界限不清的无包膜肿块。多发性神经纤维瘤是神经纤维瘤病的一个组成症状。口腔颌面部任何部位均可发生，肿块位于皮肤、皮下或黏膜下，扪诊较软。神经纤维瘤也发生自施万细胞，瘤细胞也由梭形细胞组成，和神经鞘瘤的区别在于神经纤维瘤无包膜，瘤细胞不呈栅栏状排列，混有胶原纤维束。和皮肤相连的病变中常包含有汗腺、脂肪组织等。手术难以彻底切除，也无法辨认发生自哪支周缘神经。

（四）神经纤维瘤病

神经纤维瘤病是一种遗传性、皮肤具咖啡色素斑、有多发性神经纤维瘤的非肿瘤性病变。由于本病由VonRecklinghausen于1882年首先作了详细描述，故本病常以他的名字命名，称之为Recklinghausen病。咖啡色素斑界限清楚，呈棕褐色，大小在2cm直径左右，最常见于躯干及臀部皮肤。如果一位患者有6个以上的咖啡色素斑，直径在1.5cm以上，即使没有家族史，也可以诊断为神经纤维瘤病。神经纤维瘤病没有良好的治疗方法，手术仅能从美容观点作有限的部分切除，达不到理想的效果。文献报道本病有少数发生恶性变，其临床表现为突然生长加快、出现疼痛等。

（五）颈动脉体瘤

颈动脉体瘤又称化学感受器瘤或颈动脉副神经节瘤，不常见，但在颈部肿块的鉴别诊断及其治疗中的特殊性占有重要地位。

颈动脉体瘤发生自颈内、颈外动脉分叉间化学感受器。肿瘤表面光滑或呈结节状，剖面紫红，有薄层包膜，有丰富的血管支。瘤细胞呈多边形或梭形，细胞质嗜伊红，细胞核核仁明显。瘤细胞巢有毛细血管围绕或瘤细胞包绕脉管。基质为纤维组织，富含血管。

颈动脉体瘤生长缓慢，一般无明显症状，就诊主诉为颈部肿块。临床检查肿块位于颈动脉三角区，下颌角下方与胸锁乳突肌前缘间。触诊肿物中等硬，不可压缩，边界清楚。瘤体有搏动，听诊有吹风样杂音。肿块可左右推动而上下移动甚微。肿块一般为单侧，双侧者极少。少数为恶性，可发生远位转移。

颈动脉体瘤的临床诊断有时是困难的。鉴别诊断中应当鉴别的疾患有：特异性或非特异性淋巴结炎、下颌下腺肿瘤、鳃裂囊肿、神经鞘瘤等。拟诊为颈动脉体瘤时宜行血管造影（经股动脉插管或颈总动脉穿刺）或CT检查。CT检查加血管增强则更为必要。

颈动脉体瘤的诊断一经确定，外科手术前必须作好充足的准备。其中最重要的准备工作之一是阻断患侧颈动脉的供血，以有效地促使脑血管建立足够有效的侧支循环。这种方法称Matas试验，即指压患侧颈总动脉阻断血运，指测颞浅动脉有无搏动以确认压迫有效性。从数分钟逐渐至30分钟以上，患者无脑缺血征象后方可手术。这并不是说只要阻断血运合乎要求标准就不会产生脑血管并发症，但训练和不训练，产生脑血管并发症的情况确有不同。

较小的肿瘤可以剥离切除。切除、结扎颈外动脉一般无问题，但必须保证颈内、颈总动脉完整性。不少病例需将动脉外膜连同肿瘤剥出，有时很难不损伤动脉内壁而破裂出血。此时需在阻断动脉血液循环的情况下予以缝合。如不能止住出血或肿瘤与颈内动脉或分支部粘连甚紧，可结扎颈总动脉或切除一段作血管移植（自体静脉或尼龙血管等）。

（六）婴儿黑色素性神经外胚瘤

黑色素性神经外胚瘤80%见于婴儿，90%在1岁以下。性别无差异。2/3的病例发生于上颌前部，在牙槽嵴上现蓝黑或灰红色肿块，无蒂。少数病例增长速度较快。X线片常显示骨吸收破坏。光镜检查特点是由密集的纤维血管组织构成无包膜的肿块，其中包含有小巢状或受压成条索状的嗜碱性肿瘤细胞。一种颇似淋巴样细胞，瘤细胞小而圆，核深染，细胞质少；另一种为上皮样细胞，细胞体积较大，形状不规则，核染色浅，细胞质丰富，内含大量黑色素颗粒。核分裂象罕见。治疗方式为手术切除并将破坏骨质刮除。切除彻底者罕见复发，但不彻底可复发，文献报告复发率不超过15%。黑色素神经外胚瘤系良性，不应作放射治疗。

（七）颗粒细胞瘤

颗粒细胞瘤不常见，但在口腔常发生于舌体。颗粒细胞瘤的组织发生曾被认为来源于肌细胞、成纤维细胞或组织细胞等，虽然近年研究认为肿瘤来自施万细胞（Schwann cell），但可能是更原始的间叶细胞，这些细胞发生施万瘤及颗粒细胞瘤。颗粒细胞瘤最常发生于皮肤，口腔中舌的发生率占首位。唇颊、牙龈、口底等处均有报告发生。青年人常见。临床表现为硬的白色或黄色肿块，一般无疼痛且缓慢生长，但也有生长迅速者。扪诊肿块有清楚界限，但剖检肿块无包膜。镜检瘤细胞呈多边形，胞质嗜伊红，呈颗粒状，胞核呈圆形或椭圆形。细胞周界基本清楚，成团或成排排列，由纤维组织分隔成组。丝状分裂象及坏死罕见。可能会见到瘤细胞"侵犯"神经的现象，但这并非恶性象征。覆盖肿瘤的表面上皮常显示过度增生。颗粒细胞瘤也有恶性者，主要表现在核的变化上，即染色质加深、核仁增大或数目增加并可见核分裂象，亦可见坏死现象。颗粒细胞瘤的治疗为外科手术切除，要有足够的周界正常组织，不完全切除必然导致复发。

血管性肿瘤

血管外皮细胞瘤是不常见的血管性肿瘤。肿瘤发生自毛细血管网状纤维鞘膜外面呈梭形的血管外皮细胞。由于毛细血管无所不在，因此身体任何部位均可发生，约 15%～25% 发生于头颈部。鼻腔最常见，腮腺、口底、舌等均有报告发生。血管外皮细胞瘤临床确诊困难。肿块生长缓慢，没有显著不适，可以多年无变化。在鼻腔者极似鼻息肉。确诊依靠病理。镜下特点是肿块包膜不完整，可为许多由正常内皮细胞构成的小血管腔，周围绕以不同厚度的纤维鞘。瘤细胞在鞘外，呈椭圆形或短梭形，大小较一致，围绕血管纤维鞘呈放射状排列。血管鞘外的网状纤维丰富，包绕瘤细胞团。血管外皮细胞瘤手术切除后复发率很高，且可以发生转移。据 Backwinkel 等分析 224 例，复发率达52.2%。由于复发率高及发生转移，拟将其分为良性及恶性型，但从组织病理表现难以确定。发生于头颈区域的血管外皮细胞瘤较身体其他部位发生者其转移率低。据 Walike 报告，头颈部血管外皮细胞瘤只有 10% 发生远位转移，而身体其他部位者高达 20%～45%。

局部广泛切除是唯一最佳治疗方法，但常由于病变所在位置受解剖条件限制不能彻底切除，复发也就必然。尽管血管外皮细胞瘤有丰富的毛细血管网，但对放射治疗不敏感。长期随诊是必要的，要注意有无转移发生。

骨化性肌炎

骨化性肌炎是非肿瘤性骨形成于肌组织内，临床表现有两种类型：局限型和弥散型。局限型者为某一肌组织受累；弥散型者为一组肌组织或全身多处肌组织发病。骨化性肌炎发生的原因一般认为和创伤有关。肌组织受创伤后发生进行性肿胀，在头几周内发展甚快，约在受创伤后 2～3 个月达高潮，之后趋向于稳定。一般在 1 个月左右即可见肌组织内有钙化物，4～5 个月后即可见有成熟性骨组织。口腔颌面部骨化性肌炎常见发生于咬肌、颞肌、翼内外肌，二腹肌也有报告发生。临床表现为在肌组织内可扪及界限不清的硬块，影响开口。X 线片可见受累的肌组织内有密度增高的钙化物。治疗与否决定于患者存在的症状，严重影响开口者可将其切除。手术时机应选择在病变稳定期。值得注意的是，如怀疑肌组织有发生骨化性肌炎可能时，绝对禁忌按摩，以免病变范围扩大。理疗有助于肌组织炎症消散。

嗜酸性淋巴肉芽肿

嗜酸性淋巴肉芽肿为我国金显宅、司徒展于 1937 年首先报道。日本在 1948 年由木村哲二报告类似疾病，后人称之为"木村病"。本病有明显的发病地域性，主要见于中国、日本及亚洲东部等国家。

嗜酸性淋巴肉芽肿最常见发生于青壮年男性，男女之比约为 10：1。85% 发生于颌面部，其中又以腮腺区最为常见。临床表现可分为结节型和弥散型。结节型者原发于淋巴结，单个或多个；弥散型病变发生于皮下组织，侵犯皮肤、肌肉和腺体，但不侵犯骨组织。病变区皮肤松软，扪诊可触及结节状硬韧块。病史久者可见皮肤粗糙增厚，呈橘子皮状。由于受累区皮肤瘙痒，常见抓痕。组织病理特点为大量淋巴细胞增生并形成滤泡，有不同程度的嗜酸性粒细胞浸润或呈灶性聚集。末梢血象检查白细胞分类嗜酸性粒细胞可增加。怀疑本病时应作嗜酸性粒细胞直接计数，可超过正常值数倍（正常值在 $0.05×10^9$～$0.3×10^9$/L），具诊断意义。放射治疗对嗜酸性淋巴肉芽肿有独特效果，一般给予 20～30Gy 即可治愈。如有复发尚可再作放射治疗。局限性的单个病变也可手术切除，视情况可辅以放射治疗，剂量在 15～20Gy。目前本病尚未见恶性变报道，但有个别患者末梢血象嗜酸性粒细胞持续居高不降。激素治疗虽有效，但停药后又回升，且不宜久用。化疗药物也尚无确切效果。

（张建国　马大权　柳登高　刘　宇）

参 考 文 献

1. Barnes L, Eveson JW, Reichart PA, et al. World Health Organization classification of tumours: pathology and genetics of tumours of the head and neck. 1st ed. Lyon: IARC, 2005

2. Browne RM. Per[cyst] ent growth: the odontogenic keratocyst 40 years on. Ann R Coll Surg Engl, 1994, 76: 426-433

3. 李铁军. 牙源性角化囊肿的生长与行为. 中华口腔医学杂志, 2000, 35: 306-308

4. Mendenhall WM, Werning JW, Fernandes R, et al. Ameloblastoma. Am J Clin Oncol, 2007, 30 (6): 645-648

5. Marler JJ, Mulliken JB. Vascular anomalies: classification, diagnosis, and natural history. Facial Plast Surg Clin North Am, 2001, 9 (4): 495-504

6. 赵福运, 高岩, 吴美娟, 等. 血管瘤和脉管畸形新分类诊断和治疗. 北京大学学报（医学版）, 2009, 41 (1): 21-27

7. Greene AK. Vascular anomalies: current overview of the field. Clinics in Plastic Surgery, 2011, 38 (1): 1-5

8. Melrose RJ. Benign epithelial odontogenic tumors. Semin Diagn Pathol, 1999, 16 (4): 271-287

第 12 章

口腔颌面部恶性肿瘤

第 1 节 口 腔 癌

口腔癌是发生于口腔黏膜组织的恶性肿瘤。口腔的范围是从唇红缘内侧黏膜向后至硬腭后缘和舌轮廓乳头以前的组织，包括舌的游动部、口底、牙龈及颊，而软腭及舌根部属于口咽。发生于唇红缘黏膜的唇癌不属于口腔癌范畴，应称为唇红部癌。但很多研究报告并未将其严格区分而将其划属于口腔癌之内。

口腔癌在我国的发生率尚无确切的统计资料。据京、津、沪、穗四所肿瘤医院诊治的病例统计，口腔癌占全部恶性肿瘤的 2.7%；占头颈恶性肿瘤的 8.8%。美国和英国，口腔癌占所有恶性肿瘤的 2%～3%；而在印度和东南亚一些国家口腔癌占全部恶性肿瘤的比例高达 40%。

口腔癌约 2/3 的病例发生在 50～90 岁。男性较女性多 2～3 倍。Waterhouse 等分析报告五大洲不同地区每 10 万人口中男性口腔癌的发生率：欧洲马耳他 16.9；英国仅为 2.5。美洲加拿大的纽芬兰达 29.9；巴西为 18.9；美国 9.2。非洲的津巴布韦 4.5；尼日利亚为 2.2。大洋洲的新西兰中非毛利人为 5.9，毛利人仅为 1.1。亚洲的印度为 19.6。同样生活在新加坡的印度人和中国人，口腔癌的发生率也有所不同，前者为 12.7；后者仅为 4.0，可能和生活习惯有关。欧洲的马耳他、匈牙利、西班牙以及加拿大的纽芬兰等地口腔癌发生率高是因为唇癌占有很大比例。唇癌在白种高加索人特别是户外工作者中有较高的发生率，显然和日照中的紫外线有关，皮肤的色素在这方面具有预防作用。也可能这些地区的报告中未将唇红癌（显然与日照有关）与唇黏膜癌分别统计有关。

口腔癌发生的有关因素除上述者外，根据流行病学调查研究，有证据表明和下面三个因素有关，即吸烟的方式、酗酒和咀嚼槟榔烟块。重度吸烟者（每天 20 支以上）口腔癌的发生率高出非吸烟者 5～6 倍。吸鼻烟在南美颇为盛行，这一地区的口咽癌和下龈癌也就较多见。倒吸烟者（将燃烧着的烟头置于口腔内）和腭癌发生率高有显著关系。在印度和东南亚一些国家，咀嚼槟榔烟块极为盛行。这种烟块的成分有槟榔子、熟石灰、棕儿茶、烟叶等。槟榔烟块在不同地区成分有所不同，但烟草是必须具备的，因此无疑是最重要的致癌因子。不论以何种方式吸烟，其口腔癌发生的危险频率显然和用烟量及时间长短有关。酗酒者发生口腔癌的危险性增加，但酗酒者常有重度吸烟史，因此难以分析乙醇的致癌作用。此外尚有其他一些因素如营养不良，缺乏维生素及蛋白质、口腔卫生极差、尖锐的残根残冠刺激、不良修复体以及人乳头状瘤病毒等。但这些因素的作用是很微小的，只是在和主要致癌因素如吸烟方式、酗酒及咀嚼槟榔烟块相互作用中发挥其影响。

口腔癌就其发生部位而言，无论国内外，舌癌均占第一位。京、津、沪、穗四所肿瘤医院诊治口腔癌 4547 例，其中舌癌 1903 例，占 41.8%，其次为龈癌和颊癌。欧美一些国家中口底癌占相当大的比例，而我国则相对较少。印度和东南亚一些国家中颊癌则很常见。

从组织病理诊断分类看，鳞状细胞癌占口腔癌的 90%。因此，本节主要讨论其有关诊断及治疗，其他类型的恶性肿瘤将在有关章节论述。口腔黏膜癌前病变则在黏膜病中已作了论述。

【病理】

分化好的鳞状细胞癌诊断不困难，癌细胞呈多边形、短梭形或不规则形，细胞质嗜伊红，胞核呈不同程度异形性及分裂象，组成不规则条索及团块状，颇似复层鳞状上皮的棘细胞层。

未分化或低分化鳞状细胞癌为散在较小的癌细胞，胞质很少，核染色质很丰富，癌细胞无一定排列方式。未分化癌和恶性淋巴瘤有时难以区分。此时应作免疫组织化学染色，如确认有角蛋白存在，则系上皮性肿瘤，如普通白细胞抗原染色强阳性，而角蛋白和 S-100 染色均阴性，则无疑是恶性淋巴瘤。S-100 还有助于确认恶性黑色素瘤。

疣状癌是鳞状细胞癌的一个类型，病理特点是上皮显著增殖变厚呈不规则乳头状或疣状增生。除向外生长外并向下伸入到结缔组织中。但这并非是真正的浸润性生长，因上皮和结缔组织间基底膜完整，伸入结缔组织的上皮网脚基本上在同一水平。结缔组织的乳头层有大量慢性炎症细胞，主要是淋巴细胞浸润。上皮分化甚好，极少见分裂象和细胞异形性。较大的病变其外突生长的上皮间存在裂隙，其内充满不全角化或角化物。疣状癌应和疣状增生区别，主要不同点在于疣状癌可伸入到其下的结缔组织中，而两者在临床上是无法区分的。

原位癌上皮也增厚，表面可无角化，个别细胞也可有角化或角化珠形成，但基底层常整齐，基底膜完整。上皮细胞有明显的异形性，核分裂象常见。原位癌在临床也是难以确认的，一般诊断为白斑或红白斑等。

【生长、扩展和转移】

1. 原发癌的局部生长和扩展　口腔黏膜鳞状细胞癌开始为表面病变，不断增殖生长累及邻近的组织结构。口腔不同部位发生的癌由于其局部解剖关系而各有其特点。肌侵犯是最常见的。可以从肉眼所见及扪诊所触及的范围，沿肌或肌筋膜面扩展相当大的距离，特别是舌和口底癌。癌组织在软组织内扩展的确切范围很难确定，常导致切除不足而短期内复发。

鳞状细胞癌对神经的侵犯现象是很普遍的。Carter 等分析报告 61 例口腔癌，31 例（51%）组织病理证实有神经侵犯。癌细胞一旦进入神经周围间隙，就可顺延神经扩展一段相当长的距离。神经干直接受肿瘤侵犯不常见，但神经纤维变性很常见，甚至出现神经节段性坏死。癌细胞对神经的侵犯是临床出现感觉异常、麻木、疼痛以及运动神经受累出现功能障碍的原因。

癌组织可以侵袭脉管系统。小静脉腔内有时可以见到瘤细胞团，但并不预示必然发生转移。较常见到的是瘤组织压迫致远端淋巴管扩张，呈现为软组织肿胀，舌及唇颊部最为明显。肿瘤对动脉侵犯不常见。浸润性癌初期围绕动脉生长却并不侵犯动脉壁。但由于持续压迫致血流量下降，动脉壁结构逐渐受到癌组织的侵蚀破坏，如系较大者或知名血管受累，可以发生致命性出血。

骨膜及骨皮质，特别是皮质骨对癌组织的侵袭有一定抵抗力。癌肿对骨的侵犯主要从牙槽骨开始，由此侵入骨髓腔内。以往曾认为口腔癌可循骨膜淋巴管扩展，经 Marchetta 等细致的临床病理研究以及临床实践证明否认了这一观念。

2. 淋巴结和远部位转移　口腔癌患者中颈部淋巴结有无转移以及转移病变的情况是影响生存率的重要因素之一。颈淋巴结转移率和原发病变的部位有关，口腔癌中以口底癌转移率最高，其次为舌及牙龈，唇癌转移率最低。

颈部淋巴结按其所在部位分为以下七组：颏下及颌下、颈上深、颈中深、颈下深、颈后三角、颈前中央区和上纵隔组，或依次称之为Ⅰ～Ⅶ区（图 12-1）。仅有Ⅰ、Ⅱ区转移者预后较好。Ⅳ～Ⅴ区有转移者预后较差。锁骨上窝有淋巴结转移则不能排除有纵隔淋巴转移。

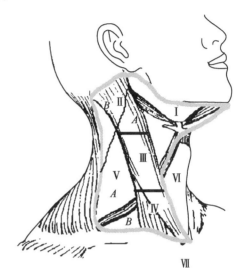

图 12-1　颈淋巴结的分区

虽然淋巴结转移的数目和预后的关系存在有不同意见，但较多研究报告认为淋巴结转移数目增加，生存率随之下降。Kalnins 等报告 340 例口腔鳞状细胞癌，颈淋巴结无转移者五年生存率为 75%。只有一个淋巴结转移者为 49%；2 个淋巴结转移者为 30%；3 个或更多淋巴结转移则五年生存率下降为 13%。双侧淋巴结转移，预后更差。

受累的淋巴结可以是局灶性的癌细胞浸润，也可以是整个淋巴结被癌组织所取代。癌组织侵犯至包膜外者预后差。Johnson 等报告，颈部淋巴结阴性者五年生存率 70%；阳性而无包膜外侵犯者为 62%；如有包膜外侵犯者则降至 37%。他还指出，转移淋巴结大于 3cm 则包膜外侵犯的可能性增加。包膜外侵袭导致淋巴结固定者预后很差。

口腔黏膜鳞状细胞癌远位转移（主要是肺）的转移率明显低于头颈部其他部位者。据 Merno 等分析报告随诊在 2 年以上的 5019 例头颈部癌的远位转移率，依次为鼻咽癌（28.1%）、下咽癌（23.6%）、口咽癌（75.3%）；而口腔癌的远位转移率仅为 7.5%。

【临床表现和诊断】

口腔黏膜癌最初表现为上皮增殖性硬结，往往不为医患所重视。继而表层糜烂呈溃疡，表面呈红色间以少许白色小斑点，浅在而无坏死。自觉症状略感不适，偶有刺激性痛。此期也易被忽略而按一般黏膜溃疡对待。但仔细触诊会感到溃疡表面粗糙、边缘稍硬韧有棱缘感。进一步发展则溃疡中心坏死，边缘隆起呈堤状或似花瓣状外翻，或坏死现象不显著而呈结节菜花状增殖。患者此时自觉症状明显，常伴功能障碍，但此时已非肿瘤早期了。因此，口腔中一些好发部位如接近下颌磨牙的舌侧缘、颊黏膜的咬合线、上下牙龈的磨牙区等出现进展性溃疡、经一般治疗2周后无愈合倾向则应高度警惕癌的发生。

确诊的方法是作活体组织检查。辅助检查最简便的方法是用甲苯胺蓝溃疡染色。方法是先以清水漱口，继用1%冰醋酸清洁溃疡面及其周围组织，然后用1%甲苯胺蓝涂抹全部病变及周围黏膜约一分钟后，再以冰醋酸清洗涂抹部并漱口以除去余色。病变区不能除色，阳性呈深蓝色。此时宜取组织作病理检查，不能根据染色阳性作诊断。

颈部检查必不可少，特别是颈上深的二腹肌群淋巴结。如发现肿大淋巴结应注意其部位、大小、数目、活动度及硬度等。肥胖患者或触诊困难者可作CT或MRI检查，也可考虑做PET-CT检查。

口腔癌存在着明显的诊断延迟。诊断延迟是指自患者首次发现口腔症状至临床确诊的时间超出了一定的规定限度，针对的是时间概念，与误诊不同，分为患源性延迟和医源性延迟。前者是指患者自第一次注意到与疾病相关的口腔症状到第一次在医院就诊之间的时间超过一定限度；后者为患者首次就诊到确诊为口腔鳞状细胞癌的时间超过一定限度。我们曾经对102例原发口腔癌患者做过详细调查，结果发现：患源性延迟发生率81.37%，延长时间为7周；医源性延迟有71.57%，延迟时间7周；总的延迟发生率是98.04%。诊断延迟直接影响着口腔癌病程的长短和"三早"的实现。减少"延迟"的发生以及缩短延迟时间的长度，都对口腔癌的治疗和预后有着非常重要的意义。

【口腔癌的分期】

恶性肿瘤的TNM分期是1943年法国学者Pierre Denoix倡导发展起来的。目前常用的临床分期方法是国际抗癌协会（UICC）设计的TNM分类法。T是指原发肿瘤，N是指区域性淋巴结，M是指有无远处转移。根据原发肿瘤的大小及波及范围可将T分为若干等级；根据淋巴结的大小、质地、是否粘连等也可将N分为若干等级；远处转移则是利用各种临床检查的结果，也可将M划分为若干等级，以上称为TNM分类。将不同的TNM分类再进行排列组合，即可以得出临床分期。这种分类便于准确和简明地记录癌瘤的临床情况，帮助制订治疗计划和确定预后，同时便于研究工作有一个统一标准，可在相同的基础上互相比较。TNM分类法每隔数年更新一次，目前最新版本是《恶性肿瘤TNM分期》第7版（2009年），读者可参考相应的参考书。

【口腔癌的治疗原则】

外科手术和放射治疗仍是当前治疗口腔癌的最有效手段。其他治疗，包括化学药物治疗和生物治疗在内，仍处于探索研究之中。

早期口腔癌（T_1），无论采用放射治疗还是外科手术，都能取得较满意治疗效果。但对于一些晚期癌（T_3、T_4），根据原发癌所在的部位及其所涉及的解剖结构，治疗上存在不少棘手的问题。口腔癌总的治疗原则是以手术为主的综合治疗。

1. 外科手术　决定作外科手术治疗的病例，必须对患者作详细的局部和全身检查。局部检查除对病变性质必须明确外，对病变所累及的范围应充分估计。全身检查应注意有无其他系统疾患，特别是心血管系统、肝、肾功能及有无糖尿病，并应排除转移灶存在的可能。

通过手术能够清楚了解病变对周围组织器官累及的情况，为进一步治疗提供依据。但外科手术又给患者机体造成创伤以及组织缺损和功能障碍。手术中除严格遵循无瘤原则外，尚应注意：①应该是全部切除肿瘤，如有残留肿瘤组织则使手术失去价值，患者所处的境况可能会比手术前更坏；②也不要盲目扩大手术范围而牺牲可保留的组织，尽可能维持近乎正常的生理功能；③手术前作过放射治疗或化学治疗而使肿瘤缩小，切除范围应根据在这些治疗前所显示的范围来定；④组织缺损整复的原则应是在尽可能恢复功能和外形情况下，尽量用简单方法解决而不要复杂化。

颈淋巴结转移灶的手术策略分为治疗性和选择性。前者是指对已有转移癌的颈部施行的手术；后者是指颈部未扪及肿大淋巴结，但根据原发癌大小、部位、分化度等认为有较高淋巴结转移倾向时而采取的手术。切除颈部淋巴结的术式称颈淋巴清扫术。口腔癌多采用以下三种颈淋巴清扫术式：①经典性颈淋巴清扫术（classical neck dissection，CND），是从锁骨到颅底全部切除一侧五区颈淋巴组织，包括切除胸锁乳突肌、颈内静脉、副神经（图12-2A）。②改良性颈清扫术（modified neck dissection），清扫淋巴结区域同经典性颈清扫术，但保留以下组织：胸锁乳突肌、颈内静脉、脊副神经，或以上三者之一，或三者之二，主要保留脊副神经，也可保留颈横神经（图12-2B）。③肩胛舌骨肌上颈淋巴清扫术（supraomohyoid neck dissection），

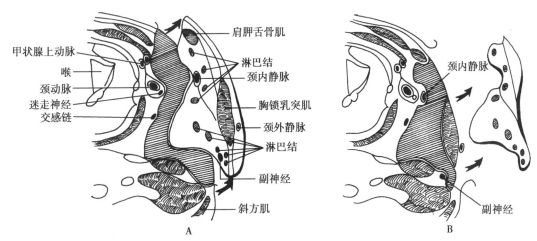

图 12-2　经典性颈淋巴清扫术（A）和改良性颈淋巴清扫术（B）的切除范围图示

切除一侧的Ⅰ、Ⅱ和Ⅲ区淋巴组织。口腔癌临床发现颈部转移，转移灶有粘连时应行传统颈淋巴清扫术；如转移灶无粘连且活动度较好则可行改良性颈淋巴清扫术。临床未及淋巴结转移，可行肩胛舌骨肌上颈淋巴清扫术。

2. 放射治疗　射线照射组织可引起一系列的细胞电离，使病理组织受到破坏，特别是分化较差的细胞，更容易受到放射线的影响。正常组织细胞虽也可受到一定的损害，但仍可恢复其生长和繁殖能力；而肿瘤细胞则被放射所破坏，不能复生。

（1）放射治疗量：要根除癌瘤并不需要以很高的剂量去直接杀死癌细胞，而只需以较之略低的剂量使癌细胞丧失再生能力即可最终杀死癌细胞。因此，放射治疗（以下简称放疗）设计的基本策略是投照的剂量既能使癌细胞丧失再生能力，又不至于使正常组织遭受不可逆的损害。

（2）影响放疗剂量因素：放疗敏感性是指在照射条件一致的情况下，机体器官、组织和细胞对辐射反应的强弱和快慢的差异。不同的组织和细胞或同一组织内的不同细胞的放射敏感性有明显差异，不同类型的细胞，甚至同一细胞的不同细胞周期有不同的敏感性。

临床上，对放射线敏感的肿瘤有恶性淋巴瘤、浆细胞肉瘤、未分化癌、淋巴上皮癌、尤文（Ewing）肉瘤等。对放射线中度敏感的肿瘤主要是鳞状细胞癌及基底细胞癌。对放射线不敏感的肿瘤有：骨肉瘤、纤维肉瘤、肌肉瘤（胚胎性横纹肌肉瘤除外）、腺癌、脂肪肉瘤、恶性黑色素瘤等。在不同的细胞周期中，G_2 期和 M 期敏感性高，G_1 期和 S 早期放射敏感性稍差，而 S 后期和 G_1 早期有较强的放射抵抗性。一般而言，肿瘤越大需要的放疗量也越大。如肺内微小的骨源性肉瘤可为中等量的放射线根除，而同样部位的大体积淋巴瘤即使是使用大剂量也可能很难控制。

细胞所处的环境因素也影响其辐射效应。氧分子是强有力的放射敏感性修饰剂，氧的存在使损伤修复减少，在乏氧条件下，细胞对辐射的抵抗性增加。体积大的肿瘤乏氧灶较多，需要高剂量的放射线。

临床上可通过某些手段来提高放疗的敏感性，常用的方法有：高压氧、化学增敏剂和加温增敏。

（3）近距放射疗法：近距放射疗法是指将放射源植于瘤内或离瘤体极近的部位，以使瘤体接受的剂量远远大于周围组织，从而达到治疗肿瘤的目的。后装技术（after loading）的发展与应用极大改进了以往的近距放射疗法。后装技术是先将中空无放射性的针或塑料管植入，然后在空管内置入无放射性的虚拟放射源，并做 X 线检查定位以计算剂量分布，最后放入真正的放射源。近十年来，放射性核素粒子治疗也逐渐应用于口腔颌面肿瘤治疗，丰富了恶性肿瘤近距离放射治疗的内容。

（4）三维适形放射治疗和调强适形放射治疗：为达到剂量分布的三维适形，必须满足下述的必要条件：①在照射方向上，照射野的形状必须与病变（靶区）的形状一致；②要使靶区内及表面的剂量处处相等，必须要求每一个照射野内诸点的输出剂量率能按要求的方式进行调整。满足第一个条件的三维适形治疗（3DCRT）称之为经典适形治疗；同时满足以上两个必要条件的三维适形治疗称之为调强适形放射治疗。

20 世纪末出现的调强适形放射治疗是放射技术、放射物理、医学影像和计算机技术紧密结合的产物，它具有从三维方向上使高剂量曲线的分布与肿瘤靶体积形状一致，并明显减少周围敏感器官的照射剂量和体积的能力；其临床应用使安全地提高肿瘤照射剂量成为可能，从而达到提高肿瘤的局部控制率，改善患者生存质量的目的。

（5）X（γ）射线立体定向治疗：利用外照射技术，辅以精确的定位和集束手段，进行多角度的、单次大剂量照射颅内不能手术的良性疾病，诸如脑动静脉畸形（AVM）等。由于一次大剂量照射，照射野边缘放射剂量下降很陡，就像用刀切一样，达到与手术相同的效果，故称之为 γ 刀。X（γ）射线立体定向放射治疗也可用于治疗小体积的恶性肿瘤（如脑转移瘤、早期肝癌）。

近二十年来，计算机和诊断影像技术的发展，三维适形和调强放疗技术以及立体定向放疗技术应用于临床，大大提高了整体放射治疗水平。但其临床应用尚处于起步阶段，需要更多的临床实践以优化治疗方案。

（6）放疗前的局部准备：头颈部放射治疗前，应拔除口内病灶牙及肿瘤邻近的牙，拆除金属套冠及牙桥。这样，既可减少感染及颌骨坏死的可能性，又可使肿瘤受到放射线的直接照射。

（7）口腔颌面部上皮性癌的放疗原则：

1）原发灶肿瘤：多数 T_1、T_2 上呼吸消化道上皮性癌可单独用放疗治愈，对能同时进行近距放射疗法的肿瘤疗效更好。T_3、T_4 肿瘤如能手术切除，一般先手术后放疗。切缘阴性也应进行术后放疗。制定放疗范围应技术前的情况而定。对无法手术切除的晚期肿瘤，也应争取治疗。可以先给患者 40Gy 左右剂量，如反应良好，可考虑联用近距放射疗法，以延长缓解期。对晚期复发性肿瘤可采用与此相同的治疗方法。

2）颈淋巴结：如果原发肿瘤易发生淋巴道转移，颈部淋巴结即使检查阴性也应行选择性放疗。临床检查未发现转移淋巴结的颈部放疗量 50Gy（5 周内）可以起预防作用。颈淋巴结 N_1 可单独用放疗，全颈放疗 50Gy（5 周内），然后对肿大淋巴结在 1～2 周内用电子束或近距放射疗法加 10～20Gy。N_2、N_3 如果手术可切除，最好先行颈淋巴清扫术，然后加放疗。晚期不能切除的淋巴结转移灶可给予姑息性放疗。

（8）术前放疗和术后放疗：早期鳞癌可以通过单纯手术或单纯放疗达到根治目的。晚期癌的手术边缘常有肿瘤残留或局部区域多有亚临床转移灶，需进行辅助性放疗。术前放疗的目的在于减少肿瘤细胞的数量，同时希望根治肿瘤周围的亚临床灶，使肿瘤易于切除并减少手术中淋巴道转移的危险。与术前放疗相比，术后放疗不影响手术创口的愈合，而且也不干扰肿瘤病理诊断的可靠性，因为术前放疗可能会改变肿瘤的病理特点；另外，对一些有肿瘤预后意义的因素如淋巴结的包膜是否受侵、淋巴管内的瘤栓等也不至于遗失。但手术后的瘢痕中血管很少，影响局部血运，使乏氧细胞的比例升高，影响放疗的敏感性。

（9）放射损伤：

1）皮肤反应：在照射过程中达到较高剂量时，皮肤会变红、变黑，然后脱屑，甚至发生脱毛、皮炎、溃疡等反应。在治疗过程中，皮肤应保持干燥，避免一切局部摩擦、日晒、热疗、敷贴橡皮膏及刺激性药物，灼痒忌搔抓，难忍时可用冷敷或乙醇涂拭，并用镇静剂。轻、中度反应无需治疗；发生皮炎时应保持干燥且严防感染；发生溃疡时可涂布 5% 硼酸或可的松四环素软膏。

2）口腔黏膜反应：因不同放射剂量，可出现充血、水肿、溃疡、白色假膜、出血等。黏膜炎可用 1.5% 过氧化氢含漱以保持口腔卫生，局部涂以 2% 甲紫，并用抗生素控制感染。如发生剧痛可加用表面麻醉剂含漱。

3）唾液腺损伤：唾液腺被放射线破坏，可发生口干。口干可采用针灸及中西药物催唾。

4）全身反应：全身反应可有食欲减退、恶心、呕吐、头昏、乏力，白细胞及血小板减少等。恶心、呕吐者可针刺足三里、曲池、内关及中脘；给予大剂量维生素 B_4（腺嘌呤）、B_6 和止吐剂；重症者应暂停放射治疗。当白细胞低于 $4.0×10^9/L$、血小板低于 $100×10^9/L$ 时，应考虑减少放射剂量；此外，耳针、维生素 B_6、B_4、利血生、鲨肝醇、肌苷酸等有防治作用；白细胞低于 $3.0×10^9/L$ 时，应暂停治疗，并用抗生素，加强营养，辅以输鲜血。

3．化学药物治疗　头颈癌的主要治疗手段仍是手术与放疗，但化疗能起到辅助作用。

20 世纪 40 年代，化学治疗开始进入肿瘤治疗领域；五六十年代开始用于头颈部恶性肿瘤，但多用于晚期癌症病例作为姑息性治疗措施；到 70 年代，化疗开始作为辅助性治疗手段应用于头颈部恶性肿瘤的手术或放疗之后，使局部治疗的疗效得以改善；80 年代，头颈癌化疗进展较快，已作为综合治疗的手段之一。

当前，头颈癌化疗的趋势是把手术或放疗前后的辅助化疗作为综合治疗重要手段之一。化疗给药的种类已由单一用药向联合用药方向转变；给药方式从原始的姑息性化疗向手术或放疗前诱导性化疗、放疗前增敏、手术或放疗后辅助化疗等方面转变；给药途径已采用静脉注射、口服、肌注、颞动脉或颈外动脉其他分支推注或持续灌注、半身阻断血液循环静脉灌注、肿瘤内给药、外敷及新近发展起来的以微球作为载体，将化疗药物溶入微球，栓塞肿瘤供血动脉的定向治疗等。

必须明确的是，目前的化疗药物对大多数头颈部恶性肿瘤呈中度敏感，其疗效尚不能令人满意。除晚期癌或经局部治疗后复发和转移者外，把局部治疗和化疗相结合是应用化疗的基本原则。

（1）口腔癌常用的有效化疗药物：

1）单药化疗：原则上应用选择性比较强的药物，如鳞状细胞癌应用平阳霉素，腺癌类应用氟尿嘧啶治疗。较常用的药物有：甲氨蝶呤、氟尿嘧啶、博来霉素、平阳霉素、丝裂霉素-C（mitomycin-C）、羟基脲、顺铂、卡铂（carboplatin）、长春碱（vinblastine，VLB）、长春新碱、紫杉醇（paclitaxel）等。

2）联合化疗：对无明确敏感化学药物的患者也可选用不同细胞周期以及不同毒性的药物进行组合。在同类药物联合应用时，亦应选用在同一生物合成途径中阻断不同环节的各种药物，以便产生协同作用，提高疗效。联合用药的目的是增强疗效，但同时又要尽量减少各药毒性的叠加。在头颈癌常用的化疗药组合有：

①顺铂与5-FU：顺铂不引起黏膜炎，和5-FU合用不会明显改变两个药物的最大耐量，骨髓毒性会有所增加，但可用G-CSF对抗。复发或转移患者30%以上对这种联合用药有反应，60%～80%未经治疗的头颈癌患者对此有反应。和单独用甲氨蝶呤比较，反应率大3倍，但患者的中位生存期并未延长。

②顺铂、5-FU和甲酰四氢叶酸：甲酰四氢叶酸能改善5-FU治疗效果，两者有协同作用，同时可改善顺铂的药代动力学。这种联合用药毒性很大，约有2%～10%患者可能死于并发症。但该联合用药效果较好，80%～90%患者有反应，可以减少远处转移。

③顺铂、5-FU和紫杉醇：紫杉醇的单药反应率很高，和顺铂有协同作用。毒性有叠加，尤其是中性白细胞的减少。三者的联合治疗反应率为75%～100%，完全反应率为65%。

④顺铂与博来霉素：博来霉素无骨髓毒性，可以全剂量和顺铂合用。

⑤顺铂、5-FU和西妥昔单抗：西妥昔单抗是IgG_1的单克隆靶向抗体，针对表皮细胞生长因子受体（EGFR）并具有高度亲和性。其使用的依从性很好，不管是在联合化疗中还是在其后的单药维持中强度基本都在80%以上。

（2）口腔癌化疗原则：

1）手术前或放疗前的诱导化疗：晚期口腔颌面部恶性肿瘤，先用化学药物治疗，使肿瘤缩小后再手术，以期增加治愈的机会，称之为诱导化疗。20世纪80年代初期，术前诱导化疗开始用于治疗头颈鳞癌。手术或放疗后的患者一般都比较虚弱，肿瘤的血运也因先前的治疗遭到破坏，使药物不易进入肿瘤，而先进行化疗能起到更大的作用，有利于以后的手术或放疗。

2）联合放疗：同时应用放疗和化疗，可以利用有些化疗药的增敏作用，提高放疗效果，同时全身性的

化疗还可能杀灭微小转移灶内的肿瘤细胞。有些化疗药物可能对那些对放疗不敏感的细胞有效。过去20年来，大量的临床随机试验表明，同步化放疗优于传统的放疗及序贯化放疗，能提高局部控制，延长无病生存期和改善生存。当然，同期化放疗也有较高的并发症发生率，为了提高疗效，减少并发症，同期化放疗的药物筛选、剂量、方案等仍需进一步探索。

3）晚期癌、局部复发及转移癌的姑息性化疗：对于局部治疗后失败、复发及合并有其他部位转移的原发灶不明头颈鳞癌，全身化疗是主要的治疗手段，但化疗对这些患者的姑息作用是有限的。其目的是控制肿瘤复发或远处转移灶的进展，延长生存期，改善生存质量。单药应用是年龄大、一般情况差的患者的选择；而在年轻、一般情况好的患者应选择多药联合化疗。

（3）化疗的不良反应：由于现有抗癌药物对肿瘤细胞的选择性尚不强，在治疗肿瘤的同时对正常增生旺盛的组织，如骨髓、肠胃和口腔黏膜细胞也有毒性。

主要的不良反应有骨髓抑制。对造血系统有抑制作用的药物有氮芥、丝裂霉素、甲氨蝶呤、氟尿嘧啶、长春碱、秋水仙碱等。对造血系统无抑制作用或作用较轻的抗癌药有激素、阿糖胞苷、平阳霉素、放线菌素、长春新碱等。当白细胞降到3.0×10^9/L、血小板降到8.0×10^9/L时，应予停药。防止白细胞下降或提高白细胞可用利血生、维生素B_4、维生素B_6、鲨肝醇、泼尼松、粒细胞集落刺激因子等药物。提高血小板的药物有酚磺乙胺等。白细胞严重减少时，应给予抗生素或丙种球蛋白以预防感染。必要时应输入新鲜血，或行成分输血，有条件者，患者应在消毒隔离室内生活与治疗。

其他的不良反应有消化道反应，表现为食欲减退、恶心、呕吐、腹泻或腹痛，严重时可出现血性腹泻、口腔炎或肝损伤，如甲氨蝶呤、氟尿嘧啶等均可引起。巯嘌呤、喜树碱、环磷酰胺有时可引起血尿。长春碱和长春新碱都有神经毒性，可引起麻木、疼痛，甚至麻痹性肠梗阻。轻度的消化道反应可于停药后逐渐恢复，重度的消化道反应须及时治疗，严重者需进行营养支持，并注意维持水电解质的平衡。对发生口腔炎患者，可用抗生素、激素、麻油混合液或甲紫局部涂布，并注意口腔卫生。发生血尿或神经毒性作用时，一般应停药，并给予对症治疗。

4. 其他治疗方法

（1）激光：激光辐射对软组织的作用完全是一种热效应。热损伤的程度决定于靶组织对电磁能的选择性吸收。其结果是使组织发生光致凝结和小血管发生栓塞止血。如果吸收的能量高，则组织破坏发生碳化甚至汽化。

激光光源主要有CO_2激光、Nd:YAG激光、氩离子

激光等。CO_2 激光的优点是能被所有的生活组织所吸收，因此是一种理想的毁坏组织或有计划地切除组织的光源。术后瘢痕轻微，疼痛反应轻。缺点是必须在明视下进行并保持术野干燥，组织周围有大于 0.5mm 直径的血管则不能被 CO_2 激光束所凝结。主要用于喉科及支气管的癌肿所致的梗阻性病变。Nd:YAG 激光和 CO_2 激光相比，组织吸收其能量有限，传送入深部组织的距离只有 1～1.5cm；热损伤的效应（坏死）需数天才显现出来。主要用于气管和食管因癌组织梗阻后的姑息性治疗，在头颈部癌中的治疗价值有限。氩离子激光的组织能量吸收量更低，更难产生组织的毁坏作用。

激光医疗是一门较新的学科，有很多问题值得研究。光辐射治疗对一些小而局限、表浅性的病变还是有一定治疗价值的。配合应用血卟啉衍生物静脉注射后再用激光照射的光动力治疗，对唇癌及其他部位的浅表癌可取得良好效果。

（2）冷冻：大部分生活组织当温度降到 −2.2℃即发生冻结，细胞死亡必须降温到 −20℃以下。现今用的液氮，其沸点为 −196℃，经过传输到达组织的温度可以低达 −50℃左右。这和使用探头的表面面积、冷冻的速度、周围血管情况等有关。要使瘤组织获得破坏必须是迅速而充分的冷冻，随之一个缓慢的融化过程。这种冻-融的循环过程至少需重复 2～3 次。

冷冻外科在 1970 年代前后曾时兴了一段时间，用于恶性肿瘤的治疗。经验表明冷冻外科仅适用于局限性、小而表浅的病变，其姑息性的治疗价值也是有限的。其缺点是冷冻后组织坏死可产生浓烈的臭味，由于坏死组织从生活组织分离时出血倾向增加，甚至较大的血管暴露在坏死或溃疡区域内，时时担心发生大出血。冷冻外科可以缓解疼痛，但不能延长患者生命。很多研究报告指出对原发于口腔的癌瘤不能用冷冻外科作为常规治疗。其用于癌前病变的治疗时，还有增加癌变机会的可能。

（3）癌的加热治疗：癌细胞对热的抵抗力微弱，当温度升至 42.5℃以上时可对细胞产生显著的杀伤作用。加热方法可分为全身或局部加热法两种。全身加热如超过 42℃，对肝、脑、消化道脏器影响很大。该法主要适用于有全身转移的病例，或与化学治疗和放射治疗并用。临床常用局部加热法，其方法有：①微波加热法：其加热深度为皮肤表面以下 2～4cm 处；②超声加热法：可进行深部加热，但超声波在软组织与空气以及软组织与骨的界面上均能发生反射作用，应用也有一定限制；③射频加热法：可对表皮以下 5cm 深部组织加热。

尽管热疗有上千年的历史，如我国的"烙术"实际上就属此疗法，但只是在近些年来才引起人们的重视和应用。除技术设备问题外，组织的热耐受是突出的生物效应问题之一。重复加热不如首次加热效果好。目前这一疗法处于试验研究阶段。

（4）中医中药：祖国医学对癌症早有认识，如《医宗金鉴》称之为舌菌者，其描述为："其症最恶，初如豆，次如菌……疼痛红烂无皮，朝轻暮重。若失于调治，以致焮肿，突如泛莲，或有状如鸡冠，舌本短缩，不能伸缩，妨碍饮食言语，时津臭涎……久久延及项颌，肿如结核，坚硬脊痛，肢色如常……自古治法虽多，然此症百无一生，纵施药饵，不过苟延岁月而已。"所述完全符合舌癌的临床表现以及在当时治疗条件的预后。

祖国医学在治疗肿瘤方面积累了很多经验。在辨证论治的治则下，现今主要采取活血化瘀法和扶正培本法。经过筛选，动物实验表明抗肿瘤有效的药物有数十种，包括莪术、斑蝥、秋水仙碱、长春花、三尖杉、鸦胆子、草河车、蚤休、天花粉、瓜蒌、龙胆草、夏枯草、白花蛇舌草等等。

中医治疗恶性肿瘤的疗法和药物还有待于发掘、整理、提高。在现今情况下中医尚不能作为治疗肿瘤的主攻手段，但在和其他治疗如放射和化学治疗相互配合应用中取得的效果还是相当显著的。

【口腔癌治疗后的随诊】

口腔癌治疗结束后的前 3 个月，随诊检查非常重要。此时若肿瘤再现，与其说是复发，不如说是治疗不彻底。治疗后的前 6 个月必须每月复查，除原发灶部位外，颈部的仔细触诊检查也很重要，应特别注意颈上深二腹肌群淋巴结，以便发现隐匿性淋巴结转移。一般说 6 个月以后复发的机会减少，可以 2 个月左右复查一次，但治疗后的前两年内仍是复发和转移的高峰时期，不可放松警惕性。

唇 癌

唇有两面，外面是皮肤，内面是黏膜，两者的连接部分是唇缘，称珠缘或红唇。这三个部分的上皮都可以发生肿瘤：皮肤部分发生的肿瘤类型和面部皮肤相似；黏膜结构和邻近的颊黏膜相似，发生的肿瘤也相似。唇部的肌肉和覆盖黏膜，包括小唾液腺的黏膜下组织间有一清晰分开的界面。但红唇和皮肤，其下的肌肉纤维直接附着于其下的真皮层。按照 WHO 的分类，唇黏膜癌属颊癌范畴，唇癌系指发生于红唇部分和口角部的癌。

【临床表现】

绝大多数唇癌是鳞状细胞癌，常见的发生部位是下唇红唇外侧 1/3 处（彩图 12-3，见书末彩插）。偶见基底细胞癌，上唇常见，常系从唇的皮肤发生侵入肌层或黏膜。

唇部鳞状细胞癌主要有 3 种形态：外突型、溃疡型及疣状型，后者唇部少见。外突型病变表浅，开始表现为上皮变厚区域向四周扩展，深部伸展形成一个盘样基底，其厚度在上皮下仅数毫米。初看起来似在唇红黏膜上堆积起来的。病变表面有许多小的凹陷和裂隙，常伴发感染，于是发生坏死，形成溃疡。病变继续发展，逐渐向深部浸润，较大范围病变则往往失去原有乳头状特点。溃疡型病变一开始类似外突型，但溃疡发生较早，也可能一开始就是溃疡，并迅速向其下及周围组织扩展，继发感染很常见。晚期病变不仅全层受累，尚可侵犯下颌骨。

口角或称上下唇联合部是一特殊部位，有些学者将此部位发生的癌划归颊黏膜癌。此处发生的鳞状细胞癌可以有两种表现：一种是和唇红部发生者完全一样；另一种是在颗粒性红白斑的基础上发生的。此部位病变局部扩张常累及颊黏膜。

唇癌约 85% 为分化较好的鳞状细胞癌。分化较差者颈淋巴转移率较高，转移部位以下颌下或颏下淋巴结常见。转移发生率除与肿瘤分化程度有关外，另一重要因素是病变大小。病变愈大，颈淋巴结转移率愈高。一般来说，唇癌的颈淋巴结转移率低，大多发生于治疗后的随诊阶段。初诊时即证实有淋巴结转移者不到 10%，上唇癌转移率高于下唇。

【治疗】

早期病变无论采用放射治疗或手术均可获得治愈的良好效果。病变在 1.5cm 直径而未累及口角者，手术切除简单，直接缝合也不至影响外观和功能。病变直径超过 2cm，切除后需作局部皮瓣修复——采用局部皮瓣推进、扇形瓣或 Abbe 瓣。放射治疗适用于 T_1 及 T_2 病变、病变累及口角或发生于上唇者，因为放射治疗可以避免复杂的修复手术。晚期病变累及颌骨、神经以及淋巴结，常需采取综合治疗办法。

外科手术切除时宜采取矩形切除术，以保证肿瘤周边有足够的正常组织。V 形切除除非对特别小的病变（0.5cm），否则不能确保肿瘤切除彻底。如果病变弥散而没有或轻度累及肌肉的表浅病损，切除后可以用唇内侧黏膜修复红唇缺损。

唇癌可以成功地应用外照射、组织间植入或两者联合的放射治疗。根治性的剂量需达到 60～70Gy，6～7 周完成。

早期病例颈部淋巴结不作选择性治疗。对于晚期、特别是复发病例，应作选择性颈部放射治疗或颈淋巴清扫术。临床诊断颈淋巴结有转移者应作治疗性颈淋巴清扫术。

【预后】

唇癌治疗后的效果决定于开始检查时病变的范围，T_1 及 T_2 期病变而没有颈淋巴结转移者，无论采用手术或放射治疗，五年治愈率可达 90% 以上。

舌 癌

舌是肌性器官，以轮廓乳头为界分为两部分：舌前 2/3 游动部和后 1/3 的舌根部。舌根属口咽范畴。舌游动部或称口腔舌分为四个区域，即舌尖、舌背、侧缘和腹面。舌腹面和口底黏膜相连接。

【临床表现】

舌癌最常见的发生部位是在口腔舌侧缘中 1/3 部以及此区的舌腹面（彩图 12-4，见书末彩插）。

早期无任何症状，偶有轻微刺激性痛，此种现象常被患者误认为咬伤而不被重视。溃疡发展并向深部肌肉浸润，疼痛逐渐加重。如肿瘤稍偏后，通过舌神经可向外耳道有放射痛（图 12-5）。舌肌广泛受侵则舌处于固缩状态，言语及吞咽功能受到严重障碍，唾液外溢。严重口臭系肿瘤坏死所致。病变范围大者除超越中线累及对侧舌外，并向口底扩展，破坏下颌骨。向后累及舌根和扁桃体也常见。

舌癌的颈淋巴结转移率较高，初诊病例约 30% 即发现有转移。舌癌颈淋巴结转移的第一站是颈上深二腹肌群淋巴结或下颌下淋巴结。肩胛舌骨肌上腹舌骨附着部的淋巴结转移并非少见，但颏下及脊副神经链的转移则少见。由于舌淋巴网丰富并相互吻合，也可以发生对侧颈淋巴结转移（图 12-6）。这种情况常见发生于肿瘤接近中线，或由于肿瘤、外科手术后造成患侧淋巴管阻塞时。舌癌的隐匿性转移的发生率也很高，约占 30%。

根据舌癌的临床表现，诊断不困难。确诊需作活体组织检查。舌侧缘创伤性溃疡系由于下颌磨牙残根、冠的尖锐突起刺激所致。其特点是溃疡和刺激物相吻合且非进行性扩大，去除刺激物后溃疡缩小并逐渐愈合。

【治疗】

1. 早期病变（T_1） 位于舌侧缘的病变无论采取外科手术切除或放射治疗都能获得良好的局部治疗效果，但是外科切除显然更简单而方便。离开病变 1cm 在正常组织内切除，术后不致语言及其他功能障碍。早期病变的颈淋巴结转移率很低，一般报告不到

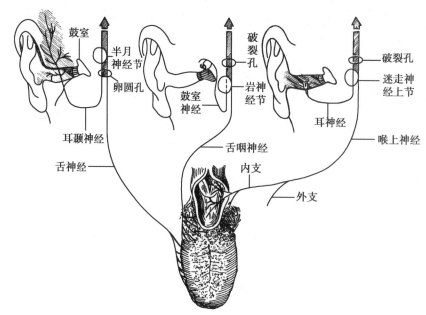

图 12-5 口咽部疾患反射至耳部疼痛的神经通路

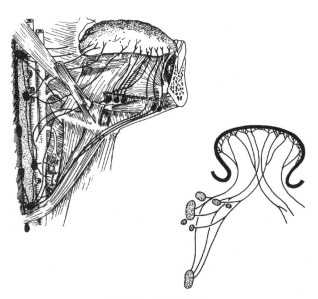

图 12-6 舌淋巴系统

10%，因此除定期随诊观察外，无须特殊处理。

2. 中等大小的病变（T$_{2\sim3}$） 应仔细触诊肿瘤边缘及与中线间的距离，浸润突出部位和中线距离在 1cm 者，可从中线作患侧半舌切除，直接缝合或作皮瓣修复皆可，术后语言及其他功能会受到一定的影响，但不至影响患者的一般生活。此期病变的颈淋巴结转移率较高，为 20%～30%，因此，颈淋巴结的处理是治疗时必须慎重考虑的问题。初诊时触及颈上深肿大淋巴结并被怀疑为转移时，应行治疗性传统颈清除术。未能触及肿大淋巴结（N0），治疗性计划不外两种方式：一是进行选择性颈清除术；另一种则是进行放射治疗。颈淋巴结转移的亚临床病变完全可以用放射线控制，

但照射剂量宜控制在 45Gy 左右。这一剂量为消灭亚临床病灶是足够的，如果无效而其后发生隐匿性转移，也不至影响手术的执行。一般不宜采用观望等候。

3. 晚期病变（T$_4$） 晚期病例涉及的问题较多，有些在处置上相当棘手。基本原则是采取综合治疗。可手术切除的病例术后组织缺损较多，常需皮瓣修复。必须强调切除的完整和彻底，否则全部治疗将变得毫无价值。放射治疗可以在手术前或手术后进行。不少病例仅能作姑息性放射治疗。

【预后】

舌癌的预后取决于原发癌的大小和颈部有无淋巴结转移。Ⅰ、Ⅱ期患者 5 年生存率在 70% 以上，Ⅲ、Ⅳ期患者在 30% 左右。颈部淋巴结无转移者 5 年生存率在 60% 以上，有转移者下降至 30% 左右。

牙 龈 癌

牙龈是包绕牙齿覆盖上、下牙槽骨的黏膜组织，呈浅粉红色，和呈红色的牙槽黏膜有明显分界线，而在上腭腭侧和腭黏膜则无明确界限。

上、下颌牙龈均终止于最后磨牙处，均和覆盖下颌支前面的黏膜相连续。此区组织称之为磨牙后三角区，为颊黏膜区的组成部分之一。

【临床表现】

牙龈癌好发于磨牙区，下颌龈癌较上颌者多，约为 2∶1。早期症状可为牙痛。肿瘤破坏牙槽突，牙齿松动，影响咀嚼功能。因此，牙痛和牙齿松动常常是

患者就诊的主诉。病变继续发展，发生多个牙齿松动。下牙龈癌破坏颌骨，下牙槽神经受累而出现下唇麻木。向舌侧扩展累及口底，颊侧扩展累及龈颊沟及颊部皮肤，甚至穿破皮肤而形成窦道，为牙龈癌的晚期征象（彩图12-7，见书末彩插）。肿瘤向颊部或向后部扩展累及颊肌及咀嚼肌群，常伴有严重开口困难。

X线片检查病变破坏的骨质范围是很重要的，上颌宜投照通过肿瘤中心的正位体层和通过上颌磨牙列的侧位体层；下颌宜照患侧下颌侧位片或下颌曲面体层片（图12-8）。X线片上的主要表现为溶骨性破坏，无死骨或新生物，有时可见破坏骨周围有硬化型表现。晚期病例可见病理性骨折。

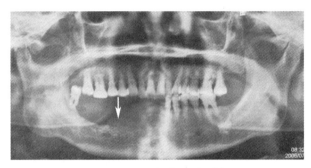

图12-8 下牙龈癌，颌骨破坏

早期牙龈癌需注意与牙周炎鉴别。两者都产生牙齿松动和牙痛，但两者发生的原因有本质上的不同。牙龈癌是由牙龈黏膜增殖变厚并有形成溃疡的倾向，而牙周炎主要是牙周袋溢脓及牙槽骨吸收，牙龈肿胀，黏膜光滑而无增殖性表现。但临床上我们看到不少病例将牙龈癌误诊为牙周炎而误拔牙齿，以至拔牙创不愈，癌瘤不断增长。

牙龈癌颈淋巴结转移最常发现的部位是下颌下及颈上深二腹肌群淋巴结，下颌牙龈癌约20%的患者初诊时即发现有转移，大多为晚期病例。上颌牙龈癌扩展超越龈颊沟，颈部淋巴结转移增加。

【治疗】

1. 原发癌的治疗

（1）早期病变（T_1）：下颌牙龈癌如病变仅限于牙槽突浅部，可作保存下颌下缘（约1cm宽）的矩形或牙槽突切除。上颌者可作根尖水平以下的低位上颌骨及患侧腭骨切除，保存鼻腔底黏膜。病变接近或超过根尖水平，常提示肿瘤已侵犯骨髓腔，矩形切除则不足而应作节段性下颌骨切除。

（2）中等大小病变（$T_{2\sim3}$）：常常需要作半侧下颌骨切除。下颌前部病变根据病变及X线显示的骨质破坏范围来决定，手术同时常需作气管切开，术后面容畸形显著，功能障碍大。因此，此种手术同时常需

考虑修复问题（彩图12-9，见书末彩插）。

（3）晚期病变（T_4）：能否手术切除决定于肿瘤向颊、舌侧软组织以及向后对颞下窝扩展的情况。颊、舌侧扩展而能手术切除的病例，组织缺损可用皮瓣修复。颞下窝受累合并发生不能开口者则非手术适应证。

晚期病变常需综合治疗，以术后放射治疗较佳。

上颌牙龈癌根据病变扩展范围作次全（保留眶板）或全部上颌骨切除。若上颌牙龈癌累及上颌结节，宜作包括翼突在内的全部上颌骨切除。手术前或手术后配合放射治疗皆可。

2. 颈淋巴结的处理 临床检查有肿大淋巴结，特别是二腹肌群淋巴结肿大者，应作经典性颈清除术。此时常和原发癌切除同时进行，称颌颈联合根治术。未触及肿大淋巴结（N0）、原发病变属 T_2 或 T_3 者，可作肩胛舌骨肌上颈清扫术。

【预后】

牙龈癌的预后与原发癌的大小、颌骨破坏情况、治疗前是否错误拔牙以及手术是否彻底有关。早期病变治愈率可达80%以上，总的5年治愈率在65%左右。

口 底 癌

口底是位于下牙龈和舌腹面之间的新月形区域，组成口腔的底部。口底黏膜覆盖下颌舌骨肌及舌骨舌肌上面，后部和扁桃体前柱下基部黏膜及舌侧缘黏膜相连接，前面则被舌系带分为左右两侧。下颌下腺导管开口于舌系带旁的口底黏膜，黏膜下为舌下腺。

【临床表现】

口底黏膜癌的好发部位是舌系带旁的前部区域和相当于第一、二磨牙的侧部区域，两者在临床表现上略有不同。口底黏膜癌更加不易为患者所察觉，特别是侧部区域，患者甚至以下颌下淋巴转移为主诉就诊，不仔细检查往往查不出原发灶。发生在口底前部的癌常位于舌系带黏膜或位于其旁侧，初起增殖为豆粒样，迅即中心坏死溃破，形如火山喷火口。也有一开始即呈典型癌性溃疡，向系带两侧及深部扩展（彩图12-10，见书末彩插）。口底侧部癌常呈裂隙状，如不将舌体推向一侧将口底黏膜展平很难通过视诊发现。双手触诊发现硬的浸润可以帮助确诊。

口底癌除向深面舌下腺及各组肌肉、舌体侵犯外，还可向下颌骨侵犯。口底癌对下颌骨的侵犯，有牙齿存在和无牙颌的情况是不同的。下颌骨有牙存在时，颌舌骨肌附着点以上的黏骨膜至牙龈存在一段相当长的距离，牙齿及附着龈作为防护带，可防止肿瘤迅速从舌侧扩展至颊侧。无牙颌的情况则不同：牙齿

缺失以后牙槽骨显著吸收，牙槽嵴顶的骨质修复并非完全由皮质骨所替代密封，看起来高低不平并有许多小孔而似虫蚀样，其上覆盖的黏骨膜直接和此表层骨或髓质骨连在一起。另外，牙槽骨缺失以后，颌舌骨肌附着线和下颌管的位置相对升高，口底、牙槽嵴顶、龈颊沟基本处于同一水平高度。因此，在无牙颌的情况下，口底癌很容易扩展至颊侧，侵入骨髓腔并沿管壁不完整的下颌管向近、远中方向扩展。口底癌对下颌骨的侵犯并向颊侧扩展，无论原发癌在前或侧部，扩展方式都是相似的。骨膜及骨皮质对肿瘤的侵蚀破坏有一定抗拒力，但如肿瘤达到牙槽突而患者患有牙周炎时，则很容易由此侵入下颌骨骨髓腔而在骨内扩展。随着时间推移，肿瘤也能侵蚀骨膜及骨皮质，侵入骨髓腔。X 线片检查患侧下颌骨有无骨质破坏是很重要的。

口底癌就诊时原发癌大多处于 T_2 或 T_3 阶段，因此颈淋巴结转移的发生率较高，文献报告在 30%～50%。接近中线的口底癌可以发生双侧淋巴结转移。转移的部位常见为下颌下和颈上深二腹肌群淋巴结。

【治疗】

1. 原发癌的治疗　早期病变（T_1）无论采取手术或放射治疗均可获得相似的良好效果。病变范围在 1cm 以下者切除后可直接缝合或植皮，手术同时应切除深面舌下腺。前部病变常涉及双侧下颌下腺导管，缝合时切勿将导管缝扎，否则会发生下颌下腺急性潴留性肿胀，可任其形成新的自然瘘孔或作导管改道，也可切除下颌下腺。

稍大或中等大小（T_2～T_3）病变要根据具体情况考虑。口底侧部癌如舌侧牙龈及牙槽突舌侧黏膜完好，切除肿瘤、舌下腺、下颌舌骨肌及舌骨舌肌，然后剖开舌侧缘黏膜，将其与下颌舌侧黏膜缝合以消灭创面。如果下颌舌侧牙龈受累但骨膜完好，X 线片示下颌骨无破坏，可保留下颌骨下缘作矩形切除，将黏膜和颊侧龈缝合。如果不利用舌黏膜，也可采用鼻唇沟瓣、前臂游离皮瓣、颏下瓣等修复。病变范围累及舌体或下颌骨者，应作下颌骨半侧及舌部分切除术。

口底前部癌稍大范围者手术治疗所涉及的问题较多，主要有两个：一是手术常需切除颏舌肌、颏舌骨肌以至下颌舌骨肌，当这些肌肉离断后不可避免地发生舌后坠而需气管切开；二是下颌骨前部切除造成的无颏畸形，导致严重的面容畸形和功能障碍。除此，尚涉及双侧淋巴结的处理问题。为此曾提出不同术式及其修复方法，如作保留下颌下缘的边缘性或矩形切除、用两侧鼻唇沟皮瓣、下唇分裂瓣、远部位皮瓣修复等，应根据不同情况按前述原则进行手术。对于前部

正中部分的下颌骨区段切除者，目前多采用腓骨带皮岛一次性修复软硬组织缺损。

2. 颈淋巴结的治疗　由于口底癌的颈淋巴结转移率高，选择性颈清术是适应证。早期 T_1 病变 N_0 病例，也可作颈部选择性放射治疗以治疗亚临床转移灶。口底前部癌尚需考虑双侧颈淋巴结的处理，一侧病变显著者可作经典性颈清术，对侧作肩胛舌骨肌上颈清术。

【预后】

口底癌放射及手术综合治疗，5 年治愈率在 60% 左右，早期病变的治愈率可达 80%。

颊　癌

颊黏膜构成口腔的侧面，前起自唇内侧黏膜中线，后界终止于扁桃体前柱黏膜，上下界限为龈颊沟。根据 WHO 关于癌的 TNM 分类（1987），颊癌分为四个部分：上下唇内侧的黏膜、颊黏膜、磨牙后区和上下龈颊沟。

【临床表现】

颊癌在临床表现上常呈现 3 种形式：单发癌、多灶中心癌和疣状癌。

单发癌可发生于颊黏膜的任何部位，以沿上下颌牙齿𬌗线区偏后部位最常见（彩图 12-11，见书末彩插）。和口腔其他部位癌一样，呈现癌性溃疡，向深部腺体和肌肉浸润，晚期者浸润甚至穿透颊部皮肤形成窦道。上、下龈颊沟常被累及，以下龈颊沟受侵常见。颊黏膜单发癌诊查时必须仔细审视癌周围的情况，以排除多灶中心问题。

多灶中心癌可以和其他部位口腔癌伴发，也可呈红白斑表现形式。后一形式的区域发生特点是接近口角部。疣状癌好发于唇内侧黏膜及接近下龈颊沟的唇颊黏膜，常在以往白斑的基础上转化而来。

磨牙后区黏膜癌发生在覆盖于下颌韧带表面的黏膜。此区不大，解剖界限不是十分明确，但此区发生的癌有其临床表现特点，有时和下牙龈癌很难区分。因此，有人将此部位的癌划分在牙龈癌范畴（彩图 12-12，见书末彩插）。肿瘤常向内扩展至软腭，向外扩展至颊，而向下扩展至牙龈和口底的倾向和速度远大于向上及向颊部的扩展。深部扩展首先受累的是附着于翼下颌韧带的颊肌、咽肌，再深入则累及颞肌、咬肌和翼内肌的前份肌纤维。因此，磨牙后三角区癌较早出现开口困难，较严重。

颊黏膜癌的颈淋巴结转移率较高，初诊时发现转移者约为 30% 左右。转移最常见的部位是下颌下淋巴结、咬肌前缘的颊淋巴结和颈上深二腹肌群淋巴结。

【治疗】

1. 原发癌的治疗 表浅而局限、病变直径在 1cm 以下者,切除后直接缝合或植皮或用颊脂垫修复。稍大病变切除后植皮不可取,因术后皮片收缩,可发生严重的开口困难,故应采用皮瓣修复,最常用的皮瓣是前臂皮瓣。如皮肤可疑受累,手术切除后的洞穿性缺损,可采用皮瓣立即修复(图 12-13)。

龈颊沟受侵的病例尚应注意到颌骨的处理。颌骨切除的范围根据受累情况决定,下颌者可作矩形以至患侧下颌骨切除。严重开口困难的病例,特别是发生于磨牙后区者,表明肿瘤累及颞下窝,往往手术不能彻底切除,因此常采取根治性或姑息性放射治疗。

2. 颈淋巴结的处理 由于颊黏膜癌颈淋巴结转移率较高,中等大小原发癌应行选择性颈清术。

【预后】

五年治愈率在 40% 左右,早期病变可达 50% 以上,而中晚期病变仅在 25% 左右。

腭 癌

上腭构成口腔的顶部,黏骨膜直接附着于其下的骨质并与牙的腭侧龈相连接。腭部黏膜下前磨牙以前无腺体,此后逐渐增多。

【临床表现】

硬腭鳞状细胞癌在口腔癌所占比例较少,其原因为常与上颌牙龈癌、软腭癌,甚至和上颌窦癌的腭部扩展相混淆。腭癌的主要表现是疼痛性溃疡(彩图 12-14,见书末彩插),累及软腭时有吞咽痛,牙槽突受累时可有牙痛、牙松动。向上方扩展可侵犯鼻腔、上颌窦。晚期病例很难区分病变原发于腭还是鼻腔、上颌窦及上牙龈。

约 20%～30% 的病例在初诊时即发现有颈淋巴结转移,转移的首站淋巴结为颈上深二腹肌群组。双侧转移较口腔其他部位癌常见,特别是肿瘤波及软腭及超越中线者。

【治疗】

原发癌仅限于腭骨破坏、上颌窦底受侵者,可作保留眶底的低位上颌骨切除术。患侧有肿大淋巴结者应作经典性颈清术。病变范围大,临床未扪及肿大淋巴结者,可以考虑选择性颈清术,并应严密观察对侧颈淋巴结情况。

【预后】

早期病变(T_1)外科手术的五年治愈率可达 70% 以上,中晚期(T_2～T_3)则下降至 50% 左右。病变范围愈大并有颈淋巴转移者预后愈差。

第 2 节 口咽癌和上颌窦癌

口咽癌

临床口咽的解剖区域划分是:上界为硬腭水平,下界为舌骨水平。前界为舌根,后界为咽前壁。两侧为侧咽壁(图 12-15)。会厌谿是约 1cm 宽的光滑黏膜带,是舌根向会厌黏膜的移行部分。舌根表面黏膜凹凸不平,是因为黏膜下散在分布有淋巴滤泡组织,实际舌根黏膜和口腔舌一样是光滑的。舌根的肌组织和

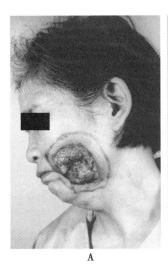
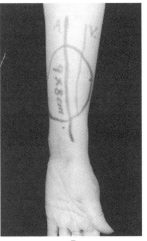
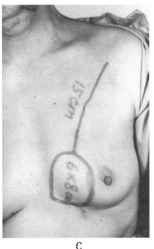
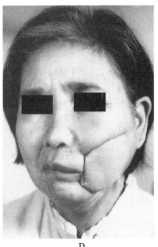

A   B   C   D

图 12-13 颊癌的皮瓣修复
A. 左颊癌,穿透皮肤,全层受累 B. 用前臂皮瓣作衬里 C. 胸大肌皮瓣修复面颊 D. 手术后

口腔舌相连续。

扁桃体区域呈三角形，前界为扁桃体前柱（腭舌肌），后界为扁桃体后柱（腭咽肌），下界是舌扁桃体沟和咽会厌皱褶。腭扁桃体位于此三角中。扁桃体外侧是咽缩肌，紧邻咽旁间隙。舌扁桃体沟划分开舌根和扁桃体区域。

软腭是一活动的肌性器官，两侧和扁桃体柱相接。软腭的口腔面是复层鳞状上皮，鼻腔面是呼吸道上皮。

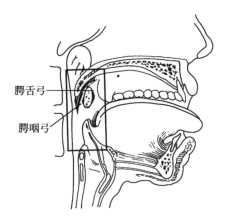

腭舌弓

腭咽弓

图 12-15　口咽区域的解剖划分

【病理】

口咽部的恶性肿瘤仍以鳞状细胞癌最常见。扁桃体区域及舌根常发生淋巴上皮癌，也常见恶性淋巴瘤，除此尚有小唾液腺恶性肿瘤发生。

【临床表现】

部位不同，症状不一。此处只讨论和口腔有密切关系而在诊断上易于混淆者。

1. 舌根部癌　舌根部鳞状细胞癌最早的症状常常是轻微的咽喉痛。此时不仅易被患者忽略，就是医师用常规的压舌板及触诊检查也难以发现，除非采用间接喉镜观察。稍大病变的患者会感到吞咽痛，或感到耳内深部位疼痛（图 12-5）。肿瘤进一步浸润发展，舌运动受限甚至固定，呼出气体有难闻的臭味。

促使患者就医常常是因为发现颈部淋巴结主要是颈上深二腹肌群淋巴结肿大。患者有时会主诉是在一夜之间肿起来而导致医师误诊为炎症。患者的这种感受可能是正确的。因为转移性淋巴结在增长过程中毫无症状，由于肿块中心坏死或内部出血而迅速增大并有压痛。因此，对于有这些征象的中老年患者，口咽和鼻咽的详细检查非常必要。

舌根癌较早期即向深面肌肉浸润而无任何症状。发生于舌根侧面的癌可以浸润至舌扁桃体沟，由于此区无肌组织阻挡，肿瘤较易在颈部呈现肿块（下颌舌

骨肌对于口腔舌部癌的扩展有一定阻挡作用，而舌扁桃体沟外侧无其他较大的肌组织起阻挡作用），临床可以从下颌角下方触及而易与肿大的淋巴结相混淆。肿瘤进一步扩展可累及会厌、喉及口腔舌，咽旁间隙受累则是晚期征象。

2. 扁桃体区域癌　发生于扁桃体前柱者均为鳞状细胞癌。有人将此部位发生的癌归之于磨牙后三角区，但其临床表现、扩展、治疗和预后是不同的。早期病变呈红色、白色或红白相间表现，常表浅而深部浸润极少。此期患者常无症状，如有也仅有轻微咽喉痛或吞咽不适。病变进一步发展则中心产生溃疡，向深部浸润腭舌肌，此期可能出现耳内反射性疼痛。病变向内上扩展入软腭及硬腭后部、上牙龈；前外侧扩展至磨牙后三角区、颊黏膜和下牙龈；前下扩展入舌。扩展累及的范围不同则可发生不同的症状和功能障碍。后方扩展累及颞肌及翼肌群，可发生不同程度的开口困难。严重开口困难属晚期征象，表明病变已累及鼻咽和颅底。扁桃体后柱癌不常见，即使发生，也难于确定系原发于此部位者。

扁桃体凹的肿瘤可以发生自黏膜或扁桃体本身。临床症状类似发生于扁桃体前柱者。病变较早累及口咽侧壁并侵入舌腭沟和舌根。癌瘤进一步发展可以穿透咽壁及咽旁间隙，向上扩展达颅底，但很少有脑神经受累症状。扁桃体恶性淋巴瘤一般呈现为大的黏膜下肿块，但当其发生溃疡时，其表现也颇似癌。

3. 软腭癌　几乎所有的鳞状细胞癌均发生自软腭的口腔面。早期软腭癌的临床表现和扁桃体前柱发生者相似。较大的病变由于软腭或悬雍垂的破坏除吞咽困难外，可能出现食物反流现象。患者就诊时病变大都尚局限于软腭部，张口困难、腭骨穿孔等常属晚期征象。

口咽癌无论发生于哪个部位，首站转移的淋巴结是颈上深二腹肌群淋巴结，然后沿颈静脉淋巴结链扩展。口咽癌的颈淋巴结转移率较高，甚至是患者就诊的首发症状。约 50% 的病例在初诊时即发现有颈淋巴结转移。病变愈大转移率愈高，T_3 和 T_4 病变者可达 65% 以上。

【治疗】

口咽部癌总的治疗原则是放射治疗根治，在原发灶控制的情况下，颈部淋巴结转移灶作经典性颈清除术。

原发癌的外科手术仅限于病变在 2cm 左右（软腭部直径不超过 0.5cm）。舌根部肿瘤可从舌骨上进入或行侧咽切开术。较大的病变或放射治疗失败的挽救性手术，无论在舌根或扁桃体区域，常需离断下颌骨，其

至切除下颌支。气管切开及皮瓣修复设计是必需的。晚期病变仅能作姑息性治疗。

【预后】

口咽癌的预后较差。舌根部癌无论放射治疗或手术治疗,五年治愈率在 30% 左右。

上颌窦癌

上颌窦是上颌骨的空腔,呈锥体形,上部宽大,下端狭窄。分上、内、前外侧和后侧壁。四个壁中以内侧壁最薄,有 1～2 个裂孔和鼻腔相通。内壁和前外壁下方以锐角相连,构成上颌窦腔底,和牙槽突及腭骨水平部毗邻。磨牙和前磨牙根尖仅藉一薄层骨(有时无骨质)与窦相隔(图 12-16)。上壁分开眼眶和窦腔。后侧壁紧邻颞下窝,构成翼腭窝的前壁。上颌窦黏膜为纤毛柱状上皮。

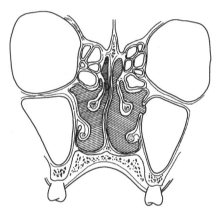

图 12-16　通过磨牙区横断视察
上颌窦和周围解剖关系

【病理】

以鳞状细胞癌占首位。此外尚有小唾液腺恶性肿瘤、恶性淋巴瘤、骨肉瘤等,但均较少见。

【临床表现】

初期肿瘤在窦内生长,临床无任何症状。及至症状出现,常系肿瘤已破坏窦壁累及周围组织。但这些症状并非特异性,因无明显肿块突起而又缺乏警觉性导致的延误诊断者为数不少。窦壁各部位均可发生肿瘤,由于其生长扩展累及的器官不同而有不同征象。现将常见的征象列举如下。这些征象如不能以常见疾病解释时就应警惕肿瘤的存在,并作必要的详细检查以确诊。

1. 牙痛、牙龈麻木和牙松动　造成牙痛及牙松动最常见的原因是龋病和牙周病。当患者有这方面的症状而非龋病和牙周病及其他牙体病所致时,应当进

一步查找原因,不要轻易地诊断为非典型性三叉神经痛,更不要任意拔牙。肿瘤所致的疼痛特点是持续性的,夜间更重,和任何刺激因素无关。除牙疼外常伴头痛、面颌部痛,甚至眼痛等。如果疼痛同时伴发牙龈蚁走感、发麻、发胀,就应高度怀疑上颌窦内肿瘤的存在。这些症状的出现大多系原发癌发生于上颌窦的下壁,压迫或破坏上牙槽神经所致。肿瘤进一步破坏牙槽突致牙齿松动,龈颊沟可以出现肿胀。文献报告上颌窦癌患者 50%～70% 有牙痛史。

2. 眶下区感觉异常或麻木　上颌窦癌患者可以以眶下区蚁走感或麻木为首发症状而不伴发其他征象。肿瘤的原发部位可能在前外侧壁、上壁接近眶下神经的部位;也可能原发部位在上颌窦后壁,肿瘤破坏翼腭管累及其内的上颌神经及腭降神经,此时可能有上腭异常感。有的病例伴随上颌牙痛及头痛。

3. 鼻腔症状　鼻的异常分泌和鼻塞是常见的主诉症状。鼻的渗出液常为血性或少量间断地出现;有时为脓血性伴有恶臭。如肿瘤原发于上颌窦内侧壁,鼻塞或异常分泌为早期征象。但不少病例系窦腔内肿瘤继发感染,合并上颌窦炎所致。如无其他肿瘤征象,也很容易误诊为鼻窦炎症而延误治疗。

4. 眼的症状　发生于上颌窦内上部的肿瘤累及鼻泪管,溢泪可能是早期征象之一。病变累及筛窦也可出现鼻腔方面的症状。眼球移位(向上外侧居多)、突出(窦腔上后壁骨破坏)可以单独出现,但大多系肿瘤广泛破坏所致。

5. 开口障碍以至牙关紧闭　原发于上颌窦后壁癌破坏翼突累及翼内、外肌时,可以出现开口困难、开口时偏向患侧。肿瘤继续发展、开口困难呈渐进性以至牙关紧闭。此时患者常伴发耳鸣、耳内闷胀感,表示肿瘤已侵入颞下窝、累及耳咽管,预示肿瘤已侵及颅底。

6. 面部肿胀或窦道上颌窦前外及上外壁发生肿瘤　很易破坏此区骨壁而在面颊部、颧颊部出现肿胀。肿瘤坏死可自发破溃,或误诊切开而留有窦道。常误诊为上颌骨骨髓炎。上颌骨骨髓炎是极其少见的,中年以上男性患者如在面颊有不愈窦道,首先应想到癌瘤,应从窦道深部刮取组织送病理检查。此种情况大多见于分化较好、发展缓慢的鳞癌。

上颌窦癌颈淋巴结转移率较少。但如肿瘤突破骨壁累及牙龈或龈颊沟黏膜时转移率则增加。下颌下及颈上深二腹肌群淋巴结是常见的转移部位,偶见转移至耳前区腮腺内淋巴结。

【诊断】

临床表现中如同时有 2～3 组症状和征象,诊断为上颌窦癌是不困难的。从治疗方面考虑,确切了解肿

瘤累及的范围极其重要。CT 及 MRI 是最佳的影像检查方法。如无条件作这些检查，X 线平片投照颅底片、正位及侧位体层片是必需的，要注意上颌窦后壁和翼突破坏受累情况。鼻颏位片由于重叠影像较多，定位诊断价值不大。

常规的耳鼻喉科检查是必需的。眼球的活动度至关重要，如眼球活动外展受限，表明肿瘤可能累及眶上裂，非手术适应证。

确定病变性质仍需作活体组织检查。

【治疗】

上颌窦癌的治疗主要是手术、放射治疗和两者联合的综合治疗。单纯手术或放射治疗 5 年治愈率均在 30% 左右，两者联合可提高一倍以上，并主张手术前作放射治疗。

术前作 ^{60} 钴放射治疗，照射剂量为 45Gy 左右，休息 2～3 周后手术。如肿瘤仅限于上颌骨下部结构，可保留眶板。后壁或后下壁骨质破坏而翼突无骨质破坏者，可作包括翼突在内的全上颌骨切除术。术式可采用截除喙突，结扎上颌动脉，在翼突根部将其凿开，连同上颌骨一并切除。此术式出血少，术后功能障碍少。对眼球尽量保存，筛窦破坏眼球移位或运动稍受限并非牺牲眼球的依据，但眶板，特别是上颌窦后近眶尖部分或眶底骨膜受肿瘤破坏，可能需要牺牲眼球以获取正常骨界。龈颊沟受累侵及颊部软组织者，宜从骨膜外翻开皮瓣，切除的软组织要足够，所遗创面以皮片修复。

上颌骨切除后的骨缺损，可在手术后 3～4 周以赝复体修复，并在其上作义齿恢复咬合关系。不主张以皮瓣修复上腭缺损，主要是术腔不能清洁而有恶臭，也不利于随诊复查。

颈淋巴结有转移者应作经典性颈清除术。对于 N_0 病例可以考虑作选择性放射治疗。

【预后】

上颌窦癌治疗失败主要是原发癌未被控制。因此，原发癌治疗是否完全彻底是提高治愈率的首要关键。^{60} 钴手术前照射加根治性的外科手术，5 年治愈率可达 60% 左右。

第3节 颌骨恶性肿瘤

颌骨肉瘤

颌骨肉瘤是原发于颌骨最常见的恶性肿瘤，包括骨肉瘤、软骨肉瘤和纤维肉瘤。据国内王明华等报告，这三种肿瘤分别占全身骨肉瘤的 5%、13% 和 36%。和国外一些报告相比，颌骨骨肉瘤及软骨肉瘤占全身骨肉瘤的比例相似，而纤维肉瘤则高出 1 倍有余。

【病理】

骨肉瘤的组织病理表现复杂多样，根据瘤细胞组成的不同比例，将骨肉瘤分成骨细胞型、成软骨细胞型、成纤维细胞型以及毛细血管扩张型。瘤样骨形成是诊断骨肉瘤的基本标准。但在应用这一标准诊断颌骨肉瘤时要注意区分成软骨型骨肉瘤和软骨肉瘤，两者预后不同，而前者在颌骨较常见。

成骨细胞型骨肉瘤瘤细胞呈梭形或多边形，并有不同程度的核异形性及丝状分裂，细胞形成新骨并有钙化。成软骨型骨肉瘤在纤维软骨基质中有大而圆或梭形的瘤细胞，软骨性及骨性区域常常交织在一起，称之为软骨骨样。成纤维细胞型的组织特点是成丛或成束的梭形细胞散布在不同密度的胶原纤维中，有些区域可以形成骨样组织。毛细血管扩张型骨肉瘤的特点是有大的、充有血液的窦样间隙存在于丰富的瘤细胞组织中，其中有散在斑点状的骨样区。

软骨肉瘤瘤组织多呈小叶状，中央为软骨，周边软骨成分减少而细胞较丰富。诊断软骨肉瘤的标准有三：很多细胞包含有丰满的核；常见双核细胞以及巨大的软骨细胞包含有大的单个或多个细胞核或成堆的染色质。

骨纤维肉瘤的组织病理表现类似于软组织，瘤细胞既不形成骨，也不形成软骨，但可形成不同量的胶原纤维。瘤细胞从卵圆到纺锤形都有，高度分化者细胞富含胶原，少量的分裂象及轻度细胞多形性，预后较好。

【临床表现】

颌骨肉瘤最常见于 30 岁左右的青壮年，男性多于女性，约为 2∶1。主要的临床表现为局部肿块、口唇麻木、疼痛和牙齿松动。下颌骨肉瘤发生下唇麻木是早期征象，或者伴有剧烈而难以忍受的疼痛。这是因为肿瘤发生自骨髓腔内，压迫或破坏下牙槽神经所致。一旦肿瘤穿破骨皮质，疼痛可能减轻一些，而肿块性病变则出现。发生自牙槽突或骨旁区域则疼痛或麻木症状不显著，较早出现生长迅速的肿块及牙齿松动。上颌骨发生的肉瘤其疼痛程度不如下颌，除非肿瘤累及颞下窝及颅底。肿瘤可致鼻塞，突入口腔甚至充满整个口腔，呈结节状，紫红或暗紫色，伴有恶臭，也可突入眼眶致眼球移位。颌骨肉瘤无论发生于上颌或下颌，当肿块达较大体积时均可见皮肤受压变薄，皮表温度升高并可见怒张血管。这种情况以骨肉瘤表现最为明显。

颌骨肉瘤常通过血行转移,肺是最常见的部位。

【影像学检查】

普通 X 线平片检查颌骨肉瘤均呈溶骨破坏性表现,缺乏特异性表现来诊断骨肉瘤、软骨肉瘤及纤维肉瘤。骨肉瘤的 X 线表现决定于组织类型。纤维型骨肉瘤由于瘤样骨少而在 X 线片呈现为边界不清楚的透影区,内部呈模糊网格状,颇似囊肿。成骨显著的骨肉瘤可在瘤体内见到硬化性骨,骨膜形成的瘤骨或反应性新生可呈日光放射状,但这并非骨肉瘤的特异征象。软骨肉瘤一般生长缓慢,但也看不到如在其他骨骼所见到的病变周围的硬化性反应。

从治疗观点看,影像学检查最重要的目的是提供肿瘤所累及的范围,除普通 X 线片外,CT 或 MRI 是最佳的检查方法。定性诊断主要依靠活体组织检查。

【治疗】

颌骨肉瘤的最佳治疗手段是外科手术切除。按照骨恶性肿瘤手术切端应离瘤体 2～3cm 的原则,下颌骨体及前部肿瘤能在正常组织内切除。下颌支部肿瘤常累及颞下窝,肿瘤虽不侵入颞下颌关节窝但髁突常被破坏,因此手术常缺乏正常周界而不彻底。上颌骨尤其如此,除非肿瘤原发于上颌前部。

颌骨肉瘤对放射治疗不敏感。尽管文献报告采用大剂量 MTX 或 CTX 对骨肉瘤有一定疗效,但仍属姑息性的。颌骨肉瘤化学药物治疗的经验很少。

【预后】

颌骨肉瘤的预后取决于原发瘤的部位、组织病理类型以及手术的彻底性。下颌者较上颌预后好。3 种类型的肉瘤中以骨肉瘤的复发率和转移率最高,5 年生存率最低;其次为纤维肉瘤;软骨肉瘤的预后最好,5 年生存率可达 70% 以上。

恶性纤维组织细胞瘤

恶性纤维组织细胞瘤自 1964 年由 O'brien 及 Stout 作为组织细胞来源的恶性肿瘤提出后,诊断本病的例数不断增加。它可以发生于身体的任何部位,如躯干、四肢、腹膜后,头颈部较少见。

颌骨恶性纤维组织细胞瘤的临床表现和颌骨肉瘤表现相似,诊断主要取决于组织病理。光镜所见特点为肿瘤呈浸润性生长,无包膜,侵入骨质及肌组织内。瘤组织由梭形成纤维细胞、圆形组织细胞以及一些胶原纤维组成,并有显著的炎性细胞浸润。常见组织细胞产生的各种变形细胞为多核巨细胞、泡沫细胞、上皮样细胞等以及组织细胞的吞噬现象。瘤细胞异形性显著,有丝分裂象较多。

颌骨恶性纤维组织细胞瘤的治疗主要是外科手术切除。但由于其浸润性生长及解剖条件的限制,完整彻底切除是困难的。如本院近年观察 11 例发生于颌骨者,仅 4 例位于下颌骨者手术较彻底,余 6 例均未能彻底手术。放射治疗对本病的效果意见不一,我们认为根据现代放射治疗效应的理论:肿瘤的放射敏感性和肿瘤体积大小有关而与组织类型无关,主张在肿瘤切除后辅助放射治疗。至于化学药物治疗,由于经治的例数少,难以评定其效果,只能认为是尚处于研究应用阶段。

恶性纤维组织细胞瘤也可发生于软组织,而发生于软组织者预后较好。恶性纤维组织细胞瘤既可发生血行转移,也可发生淋巴结转移。肿瘤体积愈大,转移率愈高。手术后复发率是很高的,可达 80%～90%,并且常常是患者死亡的主要原因。

颌骨中心性癌

颌骨中心性癌是极其罕见的,颌骨癌多是其覆盖黏膜癌的进一步扩展。诊断颌骨中心癌必须十分慎重,除了排除黏膜癌的扩展,尚应除外转移癌的可能性。

文献有不少报道颌骨中心鳞癌发生于牙源性囊肿的上皮,但得到承认的病例却极少。必须看到上皮癌变与囊壁相接及其移行部分的存在。正如著名病理学家 Bernier 所说:我做了 40 多年的病理诊断工作,未见到过 1 例鳞状细胞癌发生自牙源性囊肿的上皮。我不是说这种情况不会发生,但文献报告的病例不能使我完全信服。

第4节　恶性黑色素瘤

恶性黑色素瘤是一种产生黑色素、高度恶性的肿瘤,仅少数为无色素的恶性黑色素瘤。恶性黑色素瘤的发生率有显著种族性差别,皮肤恶性黑色素瘤在白种人中较高,而黏膜恶性黑色素瘤在黄种人及黑种人中明显多于白种人。Batsakis 等分析报告头颈部恶性黑色素瘤占全身恶性黑色素瘤的 15%～20%。面颈部皮肤发生者约占头颈部恶性黑色素瘤的 1/2,眼外黏膜(口腔及鼻腔)发生者约占 3% 左右。他还引证比较白种人和日本人在黏膜恶性黑色素瘤发生比例的不同:3334 例白种人的恶性黑色素瘤,黏膜发生所占的比例为 6.3%;而 488 例日本人所患的恶性黑色素瘤,黏膜发生所占的比例为 24.0%。

【病理】

恶性黑色素瘤的瘤细胞呈圆形、多边形和梭形,胞质丰富，含有多少不等的黑色素颗粒。细胞核呈椭圆形或梭形，染色深，分裂象多。瘤细胞排列呈巢状或条索状，向周围组织浸润。肿瘤内色素沉积明显，呈灶性分布。无色素的恶性黑色素可能误诊为分化较差的鳞状细胞癌，有怀疑时可作 S-100 免疫组化染色，可以显示上皮内的黑色素细胞以助确诊。

【临床表现】

口腔黏膜恶性黑色素瘤常发生于 50 岁以上者，男女之比为 2：1。上腭以及上颌牙龈为最常发生的部位，上下颌比约为（3～4）：1（图 12-17）。临床我们常见两种表现形式：一种是开始为棕黑色肿块，迅速溃破，形成类似于鳞状细胞癌的溃疡，破坏牙槽突致牙齿松动，甚至脱落。有些恶性黑色素瘤的溃疡并非棕黑色，但仔细审视可见溃疡面瘤组织有黑色或棕黑色斑点。肿块型的黑色素瘤常局限在一个区域。另一种表现为墨浸状棕黑色斑块，表面粗糙，稍高于黏膜。这种墨浸状斑可以单发，也可以散在，主要分布于上腭、软腭和牙龈，涉及口腔其他部位则罕见。这种墨浸状斑块不断扩展，很难确定其所累及的范围，偶见在这种斑块上发生溃疡。

面颊及颈部皮肤恶性黑色素瘤和皮肤其他部位发生者类似，西方学者有关研究报告颇多。根据临床表现及恶性程度，皮肤恶性黑色素瘤分为 3 个类型：恶性黑色斑型、表浅扩展型和结节型。前两种类型有不少病例以后发展为结节型。虽然这 3 种类型的临床和光镜下的表现有所不同，但其生物学行为和预后是一样的。恶性黑色斑型多发生在老年人面部，呈棕黑色斑，扁平而边缘不规则，逐渐扩大。病理表现特点也是向四周皮肤扩展相当大的范围，表皮层有弥散增殖的黑色素细胞。肿瘤性的黑色素细胞倾向于保持在真皮表皮界面，上皮内生长发展常沿毛囊或汗腺导管深入，因此垂直向深部生长常是多中心性的。表浅扩展型为皮肤表面略隆起的多个灰黑色结节，瘤细胞相对一致，聚集于表皮并侵及表皮各层。侵犯真皮层并超过真皮乳头层进入其垂直深入生长发展阶段。结节型从其发生开始就是浸润性的，瘤细胞迅速生长，超越真皮乳头层进入网状真皮层。虽然这些临床病理表现提示其恶性程度，但这不是绝对的。

恶性黑色素瘤极易并较早发生区域淋巴结转移，并可通过血行转移播散至身体各部位。据北京大学口腔医院院治疗的一组病例观察，口腔黏膜恶性黑色素瘤经组织病理证实的颈淋巴结转移率为 51.2%；临床检查证实远处转移率（全身皮下、肺、肝、脑等部位）为 38.5%。

【诊断】

开始检查恶性黑色素瘤以前必须注意患者的全身情况。寻找和发现有无远处转移是很重要的，因为直接影响到治疗。胸部 X 线片、肝肾功能以及碱性磷酸酶的检测等，如有异常，应考虑放射性核素作骨扫描，必要时作 CT 检查。颈部淋巴结的仔细触诊，包括耳后、耳前、面颊、颈后以及腋下淋巴结。皮下，特别是胸、腹、背部也应仔细触诊有无皮下小结存在。

小的病变无论在口腔黏膜还是在面颊部皮肤宜全部在正常组织内切除而不是切取部分病变送病理检查，根据病理诊断结果以决定进一步扩大手术的范围。对于大范围病变而能手术治疗者是否取活体组织检查确诊，绝大多数学者是反对的，认为切取活检可把肿瘤细胞种入深层或周围组织，增加区域或全身转移的机会以及易致局部复发，因此可在手术同时切取作冷冻切片检查。如临床基本肯定，手术又不至严重影响功能及畸形，还是整体切除为佳。

【治疗】

面颊、口腔原发性恶性黑色素瘤的治疗目前仍认

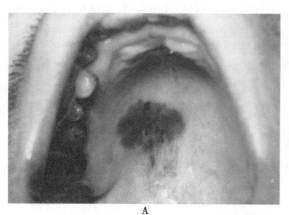
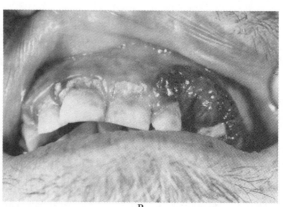

图 12-17 恶性黑色素瘤
A. 示腭黏膜墨浸状 B. 示牙龈结节状

为是局部广泛切除,但对理想的切除线距病变多远有不同看法。长期的临床实践证明,局部广泛切除并不能完全避免局部复发。从预后因素分析恶性黑色素瘤的垂直生长(深度)较水平生长(广度)重要得多。现今认为恶性黑色素瘤侵犯的深度或厚度是决定局部切除范围的重要因素。

1969年,Clark等根据恶性黑色素瘤的浸润水平分成五级水平:第Ⅰ级水平是瘤组织仅限于表皮而未累及基底膜;第Ⅱ级水平是瘤组织累及真皮乳头层;第Ⅲ级水平是瘤组织波及真皮乳突层和网织层的连接区;第Ⅳ级水平是瘤组织侵及真皮网织层;第Ⅴ级水平是瘤组织浸入到皮下组织。虽然这一方法盛行多年,实践表明它并非完全客观,特别是真皮乳头层和网织层的连接区这一关键性的解剖部位常不大清楚。更重要的是真皮乳头层的厚度在身体各部位并非完全一样,因此黑色素瘤在同一解剖水平的实际厚度就有很大不同。1970年,Breslow用目微测计观察恶性黑色素瘤组织的实际厚度和预后的关系,提出了两个重要结论:一是恶性黑色素瘤的浸润厚度在0.76mm以下,肿瘤没有转移,预后极佳;二是随着厚度增加,区域淋巴结转移,远处转移率增加而生存率平行下降。这一研究观察得到了更多学者的承认,并成为指导皮肤恶性黑色素瘤的治疗原则。

恶性黑色素瘤的厚度在1mm以下,特别是在0.76mm以下时,离开肿瘤边缘1~1.5cm切除已足够,不会增加局部复发和影响患者生存率。稍厚的恶性黑色素瘤,在肿瘤周边3cm的正常组织内切除已足够。大多数面颊部的恶性黑色素瘤,离开肿瘤边缘1~1.5cm切除是足够的。

口腔黏膜的恶性黑色素瘤不如皮肤研究深入,但上述原则是适用的。在不影响功能的情况下,离开肿瘤2cm在正常组织内切除是适宜的。术后的组织缺损采取简便方法修复。对墨浸状、大范围或多发者则非手术适应证,往往超出所估计的范围而不能彻底切除。我们曾见过一例上腭墨浸状恶性黑色素瘤,单发,但手术中见鼻窦各处黏膜均有墨浸状瘤组织。通过此例也提示我们在这种情况下,详细的鼻腔、鼻咽检查是必要的。

颈淋巴结有转移而无远处转移征象者,治疗性颈清除术是必要的。对于未触及肿大淋巴结的N₀病例,是否进行选择性颈淋巴结清除术有不同意见。根据恶性黑色素瘤浸润厚度对预后的影响,肿瘤厚度不超过1mm时,无需作选择性颈清除术。厚度为1~4mm者可以考虑选择性颈清除术;超过4mm常常发生远处转移,是否作选择性颈清除术,根据具体情况考虑。

【辅助治疗】

1. 生物治疗 有很多研究报告采用非特异性免疫治疗方法,如用BCG卡介苗、左旋咪唑等,但其效果并不理想。也有采用病毒产生黑色瘤细胞溶解产物作特异性免疫治疗的报告。该疗法用于第Ⅱ期恶性黑色素瘤有较好效果,但疗效相左的报告也存在。大剂量干扰素-α2b治疗是目前较为有效的辅助方法。

2. 化学药物治疗 由于恶性黑色素瘤的局部复发和转移率较高,可用化学药物治疗以提高疗效。目前最常用的药物是抗黑瘤素(DTIC,三嗪咪唑胺)。通常作单一药物使用,给药方法是200~250mg/(m²·d),加入150ml 5%葡萄糖液或生理盐水中静脉快速滴注,宜在20分钟内点滴完。连用5天为一疗程,3~4周后可重复。据文献报告用此方案治疗对全身播散性恶性黑色素瘤的缓解率为20%~30%,平均缓解时间6个月。除DTIC外,卡莫司汀(BCNU)也有一定效果。

3. 放射治疗 传统的看法是恶性黑色素瘤对放射线具有抗拒作用。根据现代放射治疗效应理论以及临床应用分析,手术后辅助放射治疗有一定效果,也是需要深入研究的问题。

总之,口腔颌面部恶性黑色素瘤仍宜采取综合治疗,不能单纯依赖外科手术。

【预后和预防】

口腔颌面部恶性黑色素瘤,尤其是发生于口腔黏膜者,由于局部具有丰富的血管和淋巴管,转移率高,其预后比发生于其他部位者差。北大口腔医院治疗的一组病例显示:发生于颌面部皮肤者5年生存为60.0%;而口腔黏膜者21.9%。全组死亡率为85.4%,发生在术后0.5~2年内。死于局部复发者为43.9%,远处转移为41.5%。

第5节 恶性肉芽肿

恶性肉芽肿是一种主要发生在鼻腔、硬腭、鼻咽等中线部位,表现为溃疡和进行性坏死的肉芽肿性病变。以前有关该病的病因、病理、分类命名等都非常混乱,目前研究已经明确恶性肉芽肿是T/NK细胞淋巴瘤。局部表现类似的Wegener肉芽肿,属于自身免疫疾病,两者在病因、病理和治疗方式完全不同。

【病理】

恶性肉芽肿的基本病理变化为非特异性炎性肉芽组织伴有T/NK淋巴细胞浸润,不伴有明显血管炎病变,也少有肾脏病变。

Wegener 肉芽肿的病理表现为以中性粒细胞浸润为主,有多核巨细胞共存,并可见典型的坏死性血管炎存在这三个典型特征,但无组织细胞和淋巴细胞的浸润。

【临床表现】

恶性肉芽肿最常发生于青壮年男性,约占 2/3。主要发病部位是鼻腔和咽等中线部位,初发病变于口腔者较为常见。1933 年,Stewart 将恶性肉芽肿的临床表现分为三期,至今仍被普遍采用。

1. 前驱期 为一般伤风或鼻窦炎表现,间歇性鼻塞伴水样或带血性分泌物。局部检查为一般炎症表现,中隔可出现肉芽肿性溃疡。此期持续约 4~6 周。

2. 活动期 鼻腔炎症明显加重,病变明显者可致鼻外部膨胀隆起,进一步发展可致腭部穿孔。此时可见腭骨外露,周围为炎症性肉芽组织病变。患者常伴发热,38℃左右,但自我感觉尚好;少数患者可有高热。此期可持续数周至数月。

发生口腔的恶性肉芽肿并无特异性症状,典型病变在中线部位(彩图 12-18,见书末彩插)。但原发病变并不限于中线切牙区,磨牙及前磨牙区也很常见。开始时牙痛、牙松动、牙龈糜烂,类似恶性肿瘤表现,但多次活检病理诊断为炎性肉芽组织。溃疡面积可以很大,甚至暴露骨面,但无明显恶臭。可伴高热,呈稽留热型或弛张热型,双侧颈淋巴结可肿大。持续高热可以使患者很快进入衰竭状态。

3. 终末期 患者衰弱,体温难以控制,出现恶病质。病变的广泛破坏累及邻近较大血管时可发生致命性出血,或并发其他脏器病变而死亡。

【诊断】

恶性肉芽肿诊断依靠病理学和临床检查。取活检时应先清除表面坏死组织,取材要足够。鉴别诊断中最重要的是要区分 Wegener 肉芽肿。Wegener 肉芽肿多数进展较慢,侵犯肾脏,患者常死于大出血或肾衰竭。这类病例抗中性粒细胞胞质抗体(ANCA)检测的阳性率与病情变化一致,静止期在 60% 以上,活动期达 100%,被确定为 ANCA 相关的自身免疫性疾病。

【治疗和预后】

恶性肉芽肿首选放射治疗,待放射治疗结束后 1~2 个月,可配合化学药物治疗。放射治疗剂量及化学治疗用药方案基本和恶性淋巴瘤的治疗类似。放射治疗效果各家报告不一,取决于病变所处时期,不少报告放射治疗后可获长期生存。活动期持续发热者预后不良。其他为对症治疗,如激素降温、镇痛剂等。

Wegener 肉芽肿主要采用激素治疗,同时配合应用化学治疗药物如环磷酰胺,可获得较佳效果。全身病变严重的,预后不佳。

第6节 恶性淋巴瘤

淋巴瘤为原发于淋巴结或淋巴组织的恶性肿瘤,是一种全身性疾病,可发生于全身任何部位。口腔颌面部的淋巴瘤占全身淋巴瘤总数的 8%~27%,以颈部淋巴结最为好发。发生于淋巴结者称结内型,发生于淋巴结外者称结外型。根据其病理特点将其分为霍奇金淋巴瘤和非霍奇金淋巴瘤两大类。前者在口腔颌面部极其罕见,本节重点讨论非霍奇金淋巴瘤。

【临床病理】

确诊恶性淋巴瘤需作淋巴结的组织学检查,细针吸细胞学检查可作参考。切取的淋巴结应是有包膜的整个淋巴结,并尽快固定后做切片。

非霍奇金淋巴瘤尚无被普遍接受的组织病理学分类。2001 年,WHO 制定了恶性淋巴瘤的新分类。新分类具有以下特点:

1. 恶性淋巴瘤是独立疾病。传统上,人们将恶性淋巴瘤看做是一个或两个疾病,即恶性淋巴瘤或霍奇金和非霍奇金淋巴瘤。而 WHO 淋巴瘤分类将每一类型的恶性淋巴瘤均定义为独立疾病。这是此分类最主要的特点。现在 B 细胞淋巴瘤包括 13 个疾病,NK/T 细胞淋巴瘤包括 15 个疾病,霍奇金淋巴瘤包括 2 个疾病,总共 30 个疾病。每一个独立的恶性淋巴瘤都有其独自的定义,具有独特的病理形态、免疫表型、遗传特点和临床表现。

2. WHO 恶性淋巴瘤分类建立在疾病病理形态、免疫表型、遗传学特征、临床特点的综合资料基础上。病理形态是分类的基础,大多数恶性淋巴瘤仅靠病理形态就能作出明确诊断。免疫表型和遗传学特征是确定每一恶性淋巴瘤的重要指标,是达成共识的客观依据,有助于提高诊断的可重复性,具有鉴别诊断和预后判断的辅助作用,但在恶性淋巴瘤诊断中并非必不可少。临床特点,特别是肿瘤原发部位,如结内或结外(皮肤、中枢神经、胃肠、纵隔、鼻腔),是确定某些恶性淋巴瘤的重要指标。虽然诊断恶性淋巴瘤是综合考虑的结果,但在具体确定某种恶性淋巴瘤时其侧重点有所不同。

3. 淋巴细胞性白血病和恶性淋巴瘤为同一种疾病。传统上恶性淋巴瘤和白血病是两种不同的疾病,目前从形态、免疫和遗传学来看,恶性淋巴瘤和白血病是同一疾病的不同时相,即瘤体期或弥散 / 循环期。

4．明确了细胞起源，分为 B 细胞、T 细胞和 NK（自然杀伤）细胞。

5．分为两个主要分化阶段，即发生于前驱细胞的淋巴瘤和发生于成熟（周围）细胞的淋巴瘤，如前驱 B 淋巴母细胞白血病 / 淋巴瘤、前驱 T 淋巴母细胞白血病 / 淋巴瘤和母细胞性 NK 细胞淋巴瘤。

6．包含了淋巴瘤的发病机制及相关因素，如：成人 T 细胞白血病 / 淋巴瘤与 HTLV-I 感染有关、鼻型 T/NK 细胞淋巴瘤与 EBV 感染或遗传易感性有关、间变型大细胞淋巴瘤与 NPM/ALK 基因异位融合有关、原发渗漏性淋巴瘤与 HHV-8/KSHV 感染有关、套细胞淋巴瘤常有 Cyclin D1 过表达、胃 MALT 淋巴瘤与幽门螺杆菌或遗传因素有关、伯基特淋巴瘤与 C-myc 基因异位和 EBV 感染有关、滤泡性淋巴瘤与 Bcl-2 异位有关。

（1）非霍奇金恶性淋巴瘤（NHL）：

B 细胞淋巴瘤：

1）前驱 B 淋巴母细胞白血病 / 淋巴瘤（ALL/LBL）。

2）B- 慢性淋巴细胞白血病 / 小淋巴细胞淋巴瘤（CLL/SLL）。

3）B- 前淋巴细胞白血病（B-PLL）。

4）淋巴浆细胞淋巴瘤（LPL）。

5）脾边缘区 B 细胞淋巴瘤，+/- 绒毛状淋巴细胞（SMZL）。

6）毛细胞白血病（HCL）。

7）浆细胞骨髓瘤 / 浆细胞瘤（PCM/PCL）。

8）MALT 型结外边缘区 B 细胞淋巴瘤（MALT-MZL）。

9）淋巴结边缘区 B 细胞淋巴瘤，+/- 单核细胞样 B 细胞（MZL）。

10）滤泡淋巴瘤（FL）。

11）套细胞淋巴瘤（MCL）。

12）弥漫性大细胞淋巴瘤（DLBCL）。

13）伯基特淋巴瘤（BL）。

T/NK 细胞淋巴瘤：

1）前驱 T 淋巴母细胞白血病 / 淋巴瘤（T-ALL/T-LBL）。

2）母细胞性 NK 细胞淋巴瘤。

3）慢性前淋巴细胞白血病 / 淋巴瘤（T-CLL/T-PLL）。

4）颗粒淋巴细胞白血病（T-LGL）。

5）侵袭性 NK 细胞白血病（ANKCL）。

6）成人 T 细胞淋巴瘤 / 白血病（ATCL/L）。

7）结外 NK/T 细胞淋巴瘤，鼻型（NK/TCL）。

8）肠病型 T 细胞淋巴瘤（ITCL）。

9）肝脾 γδT 细胞淋巴瘤。

10）皮下脂膜炎样 T 细胞淋巴瘤。

11）菌样霉菌病 / 赛塞里（Sezary）综合征（MF/SS）。

12）间变性大细胞淋巴瘤（ALCL），T 和非 T 非 B 细胞，原发性皮肤型。

13）周围 T 细胞淋巴瘤（PTL）。

14）血管免疫母细胞 T 细胞淋巴瘤（AITCL）。

15）间变性大细胞淋巴瘤（ALCL），T 和非 T 非 B 细胞，原发性全身型。

（2）霍奇金淋巴瘤（HL）分类：

1）结节性淋巴细胞为主 HL。

2）经典型霍奇金淋巴瘤：①淋巴细胞为主型（LP）；②结节硬化型（NS）；③混合细胞型（MC）；④淋巴细胞消减型（LD）。

【临床表现】

口腔颌面部非霍奇金淋巴瘤主要表现为上颈部淋巴结逐渐增大，有时增长迅速，有时相对稳定，可以迁延数月或数年。短期内持续增长，或开始为单个而后在其周围出现新的肿大淋巴结并相互融合成块，常为患者就诊的主诉。不少病例诊断为炎症，但抗感染治疗常无明显效果。患者可有全身发热或其他部位浅淋巴结肿大，但为数不多。

结外型发生于颌骨者并非少见。下颌骨原发者下唇麻木常为早期征象，上颌则很难区分是从上颌窦内或骨内原发。临床表现均为颌骨膨大，表面黏膜无破溃，患区牙齿有不同程度松动（彩图 12-19，见书末彩插）。X 线片呈现溶骨性骨质破坏。

唾液腺常见发生于腮腺。由于腮腺组织内有淋巴结，因此，很难区分是发生自结内或结外。舌下腺偶见发生非霍奇金淋巴瘤，可以归之为结外型。

舌根、软腭、扁桃体常为非霍奇金淋巴瘤的好发部位，这些部位属咽淋巴环。瘤体常呈结节状增殖，中等硬而有韧性，极少破溃。常伴有颈淋巴结增大。因此当患者主诉颈淋巴结肿大而并无其他明显征象时，常规检查应包括鼻咽在内的上述各部位。

伯基特（Burkitt）淋巴瘤有其独特的临床病理特点，主要发生于 2～14 岁的非洲儿童，是中非儿童最常见的恶性肿瘤。约占该地区儿童恶性肿瘤的 1/2，欧美及我国均极少见，但我国新疆地区时有报告。

Burkitt 淋巴瘤主要发生于颌骨，上颌多于下颌，约为 3：1。主要临床表现为牙齿松动、牙龈肿胀增生和颌骨膨胀，病变发展迅速但疼痛很轻微，也无神经麻木及其他感觉异常等症状。组织病理表现由于存在有良性巨噬细胞遍布于恶性淋巴样细胞中，呈现所谓"满天星"样，但这并非完全是诊断 Burkitt 淋巴瘤的特征性表现。丝状分裂象是很显著的。Burkitt 淋巴瘤如不治疗，幼儿一般在 4～6 个月死亡，较大儿童也不超过一年。大剂量烷化剂化学药物有相当好的治疗效果，约 90% 的患者瘤体可以回缩，但有全身性病变或向中枢神经系统扩展者预后不佳。

【诊断】

非霍奇金淋巴瘤临床缺乏特异性表现，有时诊断非常困难。细针吸细胞学检查可提供线索，确定诊断类型应切取肿大淋巴结作组织病理检查。如系多个淋巴结肿大应选取增长较快、质地坚韧的结节送检。

确诊淋巴瘤后除详细检查全身有无肿大淋巴结外，应作胸部 X 线片、B 超。必要时作 CT 检查，以排除纵隔、腹腔等脏器部位有无病变存在。

【治疗】

非霍奇金淋巴瘤主要采取放射和化学药物治疗，辅以中医药以扶正培本治疗，减轻上述治疗方法后的毒副作用，保护和恢复机体的抗病能力。

单发病变或单发于一个结外器官部位（主要是唾液腺）可以手术切除，术后辅以放射治疗。原发于颌骨或咽淋巴环者以放射治疗为主要根治手段，辅以化学药物治疗。查明身体其他部位如纵隔、腹腔器官等有病变存在，应请肿瘤内科医师按病变恶性程度和分期有计划地进行综合治疗。

化学药物治疗在非霍奇金淋巴瘤中占有非常重要的地位，现今最常用的是 COP、COPP 和 CAOP 方案。

【预后】

非霍奇金淋巴瘤的预后和病理类型、分期、全身症状有无及治疗方式有关。病理属低度恶性，Ⅰ、Ⅱ期而没有发热、盗汗、体重下降等全身症状者预后较佳。中国医学科学院肿瘤医院报道，Ⅰ、Ⅱ期以放射治疗为主的病例，主要侵犯表浅淋巴结者 5 年生存率为53.5%，发生于扁桃体者为 44.5%，鼻咽部则为 30%。结外非霍奇金淋巴瘤的原发部位也是影响预后的重要因素，局限于下颌骨内或腮腺者显然比发生于舌根或扁桃体区要好。

附：Ann Arbor 恶性淋巴瘤分期

Ⅰ期：病变限于单个淋巴结（Ⅰ）或淋巴结以外的单个器官或部位（ⅠE）。

Ⅱ期：病变侵犯横膈同一侧的两个或更多的淋巴结区（Ⅱ），或局限侵犯淋巴结以外的单个器官或部位，伴横膈同一侧的一个或更多的淋巴结区（ⅡE）。

Ⅲ期：病变侵犯两侧淋巴结（Ⅲ），或同时侵犯淋巴结以外的单个局限器官或部位（ⅢE），或侵犯脾（ⅢS），或两者都受侵（ⅢES）。

Ⅳ期：弥漫性病变，侵及一个或多个淋巴结以外的器官或部位，伴有或不伴有淋巴结受侵。

每个分期可按症状分为 A、B：

A：无 B 组所述症状。

B：发热（38℃以上）、盗汗、6 个月内体重下降 >10%。

第7节 其他恶性肿瘤

恶性脉管组织肿瘤

（一）血管肉瘤

血管肉瘤是发生自血管内皮细胞的恶性肿瘤，故有称之为"血管内皮细胞肉瘤"。组织病理特点是由一层或多层非典型血管内皮细胞构成相互吻合的血管网，网织纤维染色显示肿瘤细胞在网状纤维鞘以内。血管肉瘤不常见，但头颈部是好发部位，特别是头皮及面部软组织。牙龈、颌骨及口腔各部位软组织均可发生。发病年龄以青壮年居多。主要临床表现为迅速生长的肿块，呈蓝色或紫红色，周围有红斑带卫星状结节。病变侵犯真皮但仍保持表皮完整。肿物无包膜，常沿软组织扩展至相当大的范围，深入侵犯骨及软骨。血管肉瘤可以转移到肺和淋巴结，这种情况大多发生于瘤体巨大或复发的晚期病例。外科手术切除是唯一有效的治疗方法，小范围、局限性的病变可以获得较佳效果。

（二）卡波西肉瘤

卡波西肉瘤又称为特发性多发性出血性肉瘤。称其为肉瘤并不合适，因其并不具有一般肉瘤的特性，如生长迅速、局部广泛破坏、转移和短期致命等特点，但临床和组织病理却很类似肉芽组织性疾病。卡波西肉瘤的组织发生来源有很多争议，但现今一般认为来自血管形成的细胞。组织病理主要表现在早期呈慢性炎症或肉芽组织样，淋巴细胞浸润和毛细血管样血管增生。很容易和化脓性肉芽肿、血管瘤、梭形细胞鳞癌等相混淆。时间较长的病变呈现梭形细胞交织成束并有裂样间隙，在这些梭形细胞间充满红细胞，但是缺乏明确的内皮衬里。红细胞外渗现象是很显著的。罕见细胞间变或呈多形性，但可见多个分裂象。卡波西肉瘤在我国极少见。患者多为男性，见于各种年龄。常见病变部位是四肢皮肤，为多发病灶。临床分为结节型、局部侵袭型和全身性疾病。病变发展缓慢，可持续数年以至数十年，有的可自行消退。死亡原因主要是严重出血和继发感染。卡波西肉瘤很少发生于口腔颌面部，口腔最常见于腭部黏膜，牙龈、舌和颊黏膜也可发生。从几毫米到 1cm 直径左右的红色或淡蓝色病变，不形成结节，无任何自觉症状。数个病变可以互相融合，而有出血。继发感染可形成溃病，以至出现坏死。本病如见于口腔常为"艾滋病"的症状之一。局限性的病变可手术切除。卡波西肉瘤对放射线敏感，中等剂量即可获得良好效果。

横纹肌肉瘤

横纹肌肉瘤发生自横纹肌细胞或向横纹肌细胞分化的间叶细胞，根据细胞成分及组织结构可分为多形性、腺泡状、胚胎性3种类型以及上述3种类型构成的混合型。头颈部发生的横纹肌肉瘤主要是胚胎性者，眼眶是最常见的发生部位。横纹肌肉瘤是儿童，特别是幼儿最常见的恶性肿瘤之一，但成年人也可发生。口腔常见发生于舌、软腭、颊、下颌骨，腮腺部也有发生者。主要症状是肿块常伴自发痛，可以溃破、出血。约10%～38%的胚胎横纹肌肉瘤转移至区域淋巴结，血行转移也非少见，但多属晚期病变。横纹肌肉瘤的治疗在近十多年来取得很大进展，采取外科、放射及化学药物联合治疗较之采用单一的治疗法更佳。外科手术应彻底，术后给予放射治疗，剂量在50～60Gy，休息1～2个月后再作化疗，药物可选用环磷酰胺、阿霉素及长春新碱等。应用上述基本治疗原则，2年生存率可达65%～75%。当然，病变局限而治疗及时则能获得根治机会。

腺泡状软组织肉瘤

腺泡状软组织肉瘤是一种组织来源未定、发生于软组织内、细胞排列成假腺泡结构、生长缓慢的恶性肿瘤。较常发生于女性，男女比例约为1:2。青壮年患者较多，主要发生于肢体肌肉，特别是股上部。口腔最常见的发生部位是舌及舌下区。临床常表现为局限性肿块，部分有包膜，可以侵入邻近的软组织内。肿块一般不大，很少直径超过6cm。临床和组织病理应和恶性黑色素瘤、腺泡状横纹肌肉瘤、副神经节瘤及肾细胞转移癌区别。外科手术切除为主要治疗手段，术后配合放射治疗。腺泡状软组织肉瘤可以转移到淋巴结、肺、骨等处。虽然复发常见，但由于其生长发展缓慢，所以其五年生存率仍可达60%以上。

浆细胞瘤

浆细胞瘤即多发性骨髓瘤，是浆细胞恶性增生、主要侵犯骨髓的恶性肿瘤。也可以单发或发生于软组织，后者称之为髓外浆细胞瘤。主要特点是：①组织病理呈现浆细胞或淋巴细胞样浆细胞恶性增殖；②高球蛋白血症，白蛋白和球蛋白比例常倒置。免疫球蛋白是在浆细胞中合成，具有独特的化学结构和免疫功能。用免疫电泳方法再配合专一的抗血清，可将多发性骨髓瘤分为IgA、IgG、IgD、IgE等型。其中，以

IgG型最常见，IgA型次之，其他则很少见。浆细胞株除能产生免疫球蛋白外，还产生一种凝溶蛋白（本 - 周蛋白），可从肾排出，日久可致肾损伤。多发性骨髓瘤的主要并发症是感染和肾衰竭，成为患者死亡的主要原因之一。临床表现主要是：骨骼疼痛及肿块、有发热或出血倾向（如牙龈）、X线片呈现多发性圆形或椭圆形穿凿样的溶骨性病变，主要见于颅骨、盆骨、肋骨等部位，或呈现为骨质疏松改变。单发性骨病变极少见。髓外浆细胞瘤在头颈区域（如鼻腔和鼻窦）非常常见，舌、牙龈、唾液腺也有发生。本病诊断除组织病理检查外，下列检查是必需的：骨髓穿刺涂片、蛋白电泳及免疫球蛋白、本 - 周蛋白和肝、肾功能等。多发性骨髓瘤的治疗主要是化学药物，对局部疼痛者可配合放射治疗。烷化剂配合泼尼松药物治疗有一定效果。髓外浆细胞瘤可行手术切除，术后配合放射治疗。如果不合并发生多发性骨髓瘤，预后良好，文献报告五年生存率在31%～75%。髓外浆细胞瘤患者定期随诊是必需的，以监察有无多发性骨髓瘤发生，便于及时采取积极治疗。

第8节 口腔及颈部转移性肿瘤

口腔转移性肿瘤

身体各部位的恶性肿瘤可以转移到颌骨、口腔及颌面部软组织。转移性肿瘤约占口腔颌面部恶性肿瘤的1%。Oikarinen等总结分析转移到口腔区域原发恶性肿瘤的部位，男性依次为肺、肾、前列腺及直肠；女性依次为乳腺、肾、直肠、子宫及甲状腺。下颌骨是最常见的转移部位，主要是下颌支部。临床症状主要是肿胀和疼痛，牙齿松动或下唇麻木可能是首发症状。口腔颌面部转移性肿瘤预后不佳，不少病例经组织病理检查为转移癌，待原发灶确认后已属晚期。

颈部转移性肿瘤

颈部肿块，特别是上颈部肿块，临床十分常见，并常为患者就诊时的主诉。其病变发生来自先天性发育异常、特异或非特异性炎症、原发或转移性肿瘤等。转移性肿瘤有些病例原发病变部位很明确，如鼻咽、口咽、喉咽及口腔等，但也有不少病例颈部肿块肯定系转移性，但原发部位不明。

临床疑为转移癌而无显著的原发灶时，仔细搜寻原发灶是首要的工作。头颈部除仔细检查鼻咽部位，有些部位，如舌根、扁桃体窝、梨状窝等，都应详细检查，对可疑的黏膜增厚或颜色改变都应切取组织作病理检查。除此，对全身各系统应仔细询问，有可疑现

象也必须详细检查。虽然锁骨以下区域恶性肿瘤转移以下颈部常见，但也有转移至上颈区，特别是左侧。

细针吸活检是必要的。切取活检，特别是切除活检要计划周到。因为如果是鳞状细胞癌而原发灶未发现，切除后两周内应作颈清除术。时间拖长不仅造成手术操作困难，也影响手术的彻底性。有时活检的组织病理象可以提示原发癌的部位，可针对原发癌进行积极治疗。

不少病例经过各种检查也难以发现原发灶。治疗措施一般是作颈清除术。手术以后继续找原发灶仍是必要的。

有些学者认为找不到原发灶的鳞状细胞癌可能是鳃源性癌（bronchogenic carcinoma）。诊断鳃源性癌必须符合 Martin 提出的下列诊断标准：①颈部肿块必须是沿胸锁乳突肌前缘存在；②组织学表现有和鳃器残余结构相一致；③随诊五年未发现其他原发灶；④组织病理证明不是从其他位于颈部囊肿的囊壁而来。事实上，完全符合上述四个条件是不大可能的，只是一种理论上的阐述而已。

（郭传瑸　张　杰　马大权）

参 考 文 献

1. 郭传瑸，马大权. 头颈部多原发癌. 口腔颌面外科杂志，1994，4：226-228

2. 郭传瑸，马大权. 口腔癌颈部 N_0 淋巴结的诊断和处理. 现代口腔医学杂志，2005，19（2）：201-203

3. Gao W, Guo CB. Factors related to delay in diagnosis of oral squamous cell carcinoma. J Oral MaxillofacSurg, 2009, 67: 1015-1020

4. 张志愿. 口腔颌面外科学. 第7版. 北京：人民卫生出版社，2012

5. 李宝民，周定标，段国升，等. 头颈部高血运病变的血管内栓塞治疗. 中华神经外科杂志，1996，12（4）：200

6. Zhang Y, Guo CB, Yu GY, et al. ^{99m}Tc(V)-dimercaptosuccinicacid scintigraphy in detecting neck metastases in oral squamous cell carcinoma with clinically negative necks. Oral Oncology, 2009, 45: 492-495

7. Do L, Puthawala A, Syed N. Interstitial brachytherapy as boost for locally advanced T4 head and neck cancer. Brachytherapy, 2009, 8(4): 385-391

8. Toledano I, Graff P, Serre A, et al. Intensity-modulated radiotherapy in head and neck cancer: results of the prospective study GORTEC 2004-03. Radiother Oncol, 2012, 103(1): 57-62

9. Xiao C, Hanlon A, Zhang Q, et al. Symptom clusters in patients with head and neck cancer receiving concurrent chemoradiotherapy. Oral Oncol, 2013, 49(4): 360-366

10. Kummar S, Doroshow JH. Molecular targets in cancer therapy. Expert Rev Anticancer Ther, 2013, 13(3): 267-269

第 13 章

口腔颌面部创伤

口腔颌面部创伤是口腔颌面外科的常见病和多发病。在创伤发生人群中的男女比例约为 3:1,20～40 岁为高发年龄段。伤因排序中,道路交通事故居首位,达 50% 以上;专科伤约占全身伤的 20%;多发伤以颅脑创伤最为多见。窒息和出血性休克是颌面部创伤的主要致死原因。预防窒息、有效止血和抗休克是创伤急救的首要任务。目前,国际上普遍采用简明损伤评分法和损伤严重度记分法对创伤严重度进行评分和定级。

口腔颌面部创伤的伤情特点是致死性小,但对面容和功能的破坏性大。颌面部血运丰富,开放伤出血较多,但组织修复能力和抗感染能力较强。恢复牙齿的伤前咬合关系是颌骨骨折复位的临床标准。口腔是消化道的入口和呼吸道的上端,口腔损伤可以造成张口、咀嚼和吞咽困难。严重的口腔颌面部创伤容易继发永久性功能障碍和面部畸形,并给伤员的心理健康造成损害。

口腔颌面部创伤治疗大致可以分四个阶段:①急诊急救,重点是紧急处理呼吸道梗阻、控制出血和治疗休克,同时要及时处理颅脑、颈椎和胸腹损伤;②早期处理,在生命体征平稳的前提下进行软组织清创和骨折简单制动,预防感染,予以支持和对症治疗;③骨折整复:进行必要的影像学检查,实施骨折复位和固定;④处理并发症,如面部畸形、张口受限、咬合紊乱、骨缺损、骨折感染和骨不连等。

第 1 节　口腔早期伤情判断与急救处理

迅速而及时地判断伤者的伤情并抢救患者的生命,是创伤早期处理时最重要的目的。外伤所致的死亡,大约出现在三个阶段。第一个死亡高峰是伤后几分钟内,死亡原因与脑、脑干、高位脊髓、心脏、主动脉或其他大动脉的损伤有关;第二高峰在伤后几分钟至几小时内,引起死亡的原因常为硬膜下及硬膜外血肿、血气胸、脾破裂、肝破裂、多发性损伤伴有大量失血等。这一时期非常重要,迅速而准确的伤情判断和及时抢救,可以大大降低死亡率;第三个死亡高峰在伤后数天或数周,原因与脓毒血症及器官功能衰竭有关。

对伤情的判断,分两步进行。第一步是检查有无危及生命的情况并同时予以妥善处理。包括呼吸道通畅与否(处理时应注意控制颈椎,勿使其变位)、肺的情况如何、失血量的估计及心脏情况;扼要的神经学检查,以判断意识清醒的程度、瞳孔的大小和反应等。第二步检查在危及生命的情况已经处理并稳定后进行,作全身详细体检。病史的采集亦在此时进行。以下分别叙述。

一、通气道及颈椎

在初期的快速检查中,必须判断呼吸道是否通畅,有无阻塞症状。应观察有无呼吸,其频率及强度如何。如有喘息等现象,应查明原因。观察胸壁,呼吸时运动是否对称,是否有反常的运动,吸气和呼气的情况及间歇。如发现有呼吸道阻塞,必须立即处理。上呼吸道阻塞可能因舌后坠(常见)、异物(包括出血及血块、呕吐物、义齿脱落等)、声门区水肿、喉部外伤等引起。

有意识丧失的患者,支持舌的肌肉松弛,在仰卧位时,可产生舌后坠而阻塞呼吸道。使下颌前移因而舌亦随之前移,可解除阻塞。患者平卧,术者一手之手指置颏(下颌正中)下方,拇指轻压下唇以使口张开,然后置下前牙之后,拉下颌向前。此法之优点在于不致影响可能存在的颈椎骨折。另一方法为双手握持于下颌角处,推下颌骨向前。

舌前移后,使用口咽或鼻咽通气道维持,必要时作气管内插管。插管时应注意勿过度使颈部伸张,特别在疑有或已有颈椎骨折时。在处理锁骨以上的外伤时,对颈椎骨折的可能性应高度重视,故头部应保持于正中位,插管时避免加重创伤。

如插管失败或声门区有水肿,喉部有创伤或口咽部有严重出血而阻塞呼吸道视野,应进行气管切开术或环甲软骨切开术。急救时,或在小于 12 岁儿童的急救时,以针头(直径较大者)插入环甲软骨之间至气管内(即环甲膜穿刺),是一简便而可行的方法。

同时有通气道阻塞及颈椎骨折存在时,必须确定应先处理何种情况。呼吸道阻塞总是应首先处理的。如患者已无生命威胁,则应作 X 线摄影,以除外颈椎骨折。

二、肺 部 情 况

呼吸道问题解决后,即应检查通气情况。进行胸部的视诊、扣诊及听诊。如无呼吸,应立即进行人工呼吸,通过面罩或气管内插管进行。

胸壁和肺的创伤可大致分为立即影响生命的和可能影响生命的两类。开放性气胸、活瓣性气胸、严重的血胸、心脏压塞(心包有液,压迫心脏)等,属前一类,需立即治疗;属后一类的有:气管支气管破裂、肺挫伤、横膈膜破裂、食管穿孔、心肌挫伤、大血管损伤等。

三、血 液 循 环

对休克程度的判断是极为重要的。如伤后 15 分钟内即发生深度休克,多因大量失血所致。如休克程度较轻,受伤在数小时以前,应视出血情况补充血液。

通常用以在急诊时判断休克程度的指征为血压、脉搏、皮肤情况(颜色、温度、湿润度)、尿量、意识状态、中心静脉压等。虽然血压用做指征历时已久,但脉搏、皮肤情况(实际为皮肤灌注情况)及尿量是更为准确的指征。因为由于代偿功能,失血量在 15%~20% 时,血压可不发生变化(健康青年成人);超过 20% 后,血压始下降。老年人的代偿功能不强,失血量在 10%~15% 时,血压即开始下降。

脉搏是一较好指征,但缺乏特异性,因情绪波动、疼痛、兴奋等均可使脉搏变快。脉搏超过每分钟 120 次,应被认为是血量不足,直至被确认为是其他原因时为止。

皮肤灌注情况是较准确的判断指征。因为失血的第一步代偿为皮肤和肌肉的血管收缩,表现为皮肤苍白并发冷,躯干及四肢皮肤冷而湿润。

对严重外伤患者,应插入并留置导尿管,每 15 分钟记录尿量。由于代偿的第二步为内脏血管的收缩,包括肝、肾、胃肠道等,故尿量减少能直接反映肾血流量减少。正常最低尿量为每千克体重每小时 0.5ml。补充血及液体时,达此标准即可,但应快速。尿量超过 1ml/(kg·h)时,输入速度即应控制。

与外伤有关的休克,其本质多为血量不足。急救时除输血、输液外,必要时应给氧。急救的效果如何,应根据脉搏、血压、血气分析、尿量、呼吸情况等判断。

在上述危及生命的情况得到处理且患者情况稳定后,应进行彻底的详细检查,并应按下述顺序进行。

1. 头部 在早期伤情判断的第二步中,首先应检查头部,发现并判断各种外伤。要再次检查眼的情况,如瞳孔大小、各种性质的外伤、眼底、结膜等。以视力表作快速检查并查明障碍原因是一有价值的方法。

头部的钝性及穿通伤,可引起脑组织的创伤,必须注意。

2. 面部 无呼吸道阻塞的颌面部伤应在患者情况完全稳定后处理。面中部骨折可伴发筛板骨折,产生脑脊液漏。乳突区瘀血提示可能有颞骨骨折。界限清楚的眼睑周瘀血可能是前颅底骨折的症状之一。

3. 颈椎及颈部 颌面部有钝性外伤者,应警惕有无颈椎骨折。无神经学方面的症状不能除外颈椎骨折,必须以 X 线片证实。颈部的穿入伤如已超过颈阔肌,检查时必须注意,因可能有大血管损伤而发生大出血。需仔细检查时,应作好一切准备后在手术室探查。

4. 胸部 仔细观察胸部的呼吸运动,除外引起气胸的损伤。应触诊锁骨及每一肋骨,除外肋骨骨折。压迫胸骨时如有肋骨骨折,则有痛感。

听诊可查明内部情况,气胸时肺尖呼吸音有改变;血胸及肺挫伤时,则肺底之呼吸音异常。如心音遥远并有颈静脉怒张,可能为心脏压塞引起。脉压缩小可能是心脏压塞的更可靠的体征。

5. 腹部 腹部损伤潜在危险性甚大,应积极进行诊断及治疗。伤后初步检查结果不一定可靠,必须密切观察发展情况,特别在腹部遭受钝性创伤后。

勿忘进行直肠检查,注意肠腔有无血液,有无骨盆损伤,直肠壁有无损伤,括约肌的张力如何等等。

6. 四肢检查 四肢有无挫伤及畸形。触诊四肢骨骼,有无压痛、碎裂音、异常运动等,以判断有无骨折。向下压迫髂骨前上棘及耻骨联合部可判断有无骨盆骨折。此外,应触诊四肢脉搏情况,是否存在。

7. 神经学检查 除四肢的感觉及运动检查外,应再检查意识情况及瞳孔(大小、形状、对光反应等)。意识状态(昏迷程度)的判断,可参考表 13-1。

表 13-1 Glasgow 昏迷程度判断法

格拉斯哥(GCS)计分表

睁眼反应		语言反应		运动反应	
自动睁眼	4	回答正确	5	遵嘱活动	6
呼唤睁眼	3	回答错误	4	刺痛定位	5
刺激睁眼	2	胡言乱语	3	刺痛躲避	4
不能睁眼	1	仅能发音	2	刺痛肢曲	3
		不能发音	1	刺痛肢伸	2
				刺痛不动	1

GCS 13~15 分者定为轻型,属低度颅内损伤风险;GCS 9~12 分者定为中型,属中度颅内损伤风险;GCS 3~8 分者定为重型,属高度颅内损伤风险。

引自 Teasdale G, Jennett B: Lancet 2: 81, 1974

应检查脑神经及脊髓神经的感觉和运动功能。如有异常并需转送患者时,应对颈椎及脊柱作暂时固定。

详细病史的采集应在完成全身检查后进行。询问时注意了解受伤时的情况,如致伤力的方向、速度、大小等。

如患者清醒,检查者应了解主要症状所在的部位并仔细检查。胸部和腹部的内部创伤常无可靠的体征。四肢、脊柱及胸壁的创伤有明显体征,如患者能清楚地陈述这些部位无论在静止时或运动时皆无疼痛或压痛,常能除外有创伤发生。病史亦应包括过敏史、既往史等。初期处理时,应包括对破伤风的预防。

急诊处理中的主要诊断步骤应包括 X 线诊断,最常用的是胸片,可提供胸内创伤、气胸、血胸、肋骨骨折、纵隔状态等方面的情况。

第2节　软组织创伤的清创处理

面部软组织创伤的处理,必须严格遵循外科原则,争取使伤口能获一期愈合。

一、伤口的准备

一切创伤的伤口都必须被看做是污染伤口,伤后6 小时,即发生感染。因此,伤口的处理越早越好。由于面部血运丰富,伤口在伤后的缝合时间限制通常为伤后 12～24 小时内。

伤口应彻底清洁。在有毛发的部位,可用无菌敷料盖住伤口,剃去毛发,用肥皂及水冲洗。伤口本身用盐水反复清洁。

伤口边缘如有已失去活力或坏死的组织,应切除。受创伤的脂肪组织及筋膜应除去,但皮肤的切除必须保守。无活力的肌肉(不出血,切时亦无收缩,已变色)应除去。

任何使伤口污染的物质,如砂粒、污泥等,必须细心有耐心地彻底清除。此类物质如遗留于伤内,将形成文身样的瘢痕,并将长期存在。在伤口准备阶段,清除此类物质是耗时的工作,但必须彻底除去。

如眉部有创伤,伤口准备时不可将眉毛剃去,因其可影响对位的准确性,且眉毛的生长非常慢,影响面容。

通常选用局部麻醉进行伤口的缝合。唇内或唇弓附近最好用不含肾上腺素的麻药,避免因血管收缩而使唇弓的"白线"不清楚,影响准确对位。如用含肾上腺素麻药,最好在注射后等 5～15 分钟,以待血管收缩高峰消退后再缝合。

二、撕裂伤的缝合

清创必须保守。皮肤边缘在切除时应尽量垂直。移位的组织应准确复位,在唇红缘、眉部、眼睑、鼻孔区尤应注意。

选择较细缝线,最好用 5-0 尼龙线。用较小的缝针及持针钳。可用带细齿的组织镊,挟持皮肤时应较轻柔。或可用皮肤钩牵引皮肤,以减轻对皮肤的创伤。

皮肤边缘应准确对位缝合。缝合时使两侧皮肤边缘稍外翻,应避免内翻。

要使瘢痕不明显,还必须预防感染。应消除死腔;止血应彻底,避免血肿形成;挟持皮肤边缘时应轻柔,以免发生组织坏死。这些步骤都有助于预防感染。

在早期处理伤口时,应避免使用复杂的成形外科方法修复,因可能感染而使皮肤丧失,使以后的修复更困难。有张力时,可潜行剥离皮下,再行缝合。

深部缝合应使用可吸收的细线,缝合时注意勿使皮肤移位。结扎线头应在深部(图 13-1)。

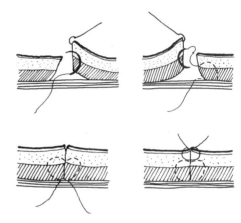

图 13-1　伤口缝合法
缝合皮下组织时,缝针由下而上,穿过真皮,结扎线头应在深部

缝线拆除宜早,以免产生缝线瘢痕。拆除时应拉线结向创口方向,防止伤口裂开。面部缝线一般可在术后第 4 或第 5 天拆除。

小的皮瓣撕脱应将其切成椭圆形,在皮下潜行剥离后缝合。较大的皮肤缺损不能直接缝合时,可用邻近皮瓣推进缝合,或以皮肤移植修复。

三、面神经损伤

外眦旁垂线后的面神经损伤应修复,在此线内侧的损伤因分支细小,不易发现,修复困难。

将神经两端以锐利刀片切除少许,此时,如神经较粗,将两端对齐,作神经束缝合即可(图 13-2),缝合应采用显微外科技术;如神经较细,则作神经外膜缝合。神经缝合时,张力应力求最小。如两端不能拉拢行端对端缝合,或缺损较大,最好用耳大神经移植修复。移植神经的直径应与面神经两端之直径相近,作神经外膜缝合。

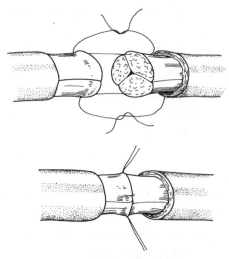

图 13-2　断裂神经缝合法

将神经外膜切除一部分,缝合神经束。操作应采用显微外科技术

四、腮腺导管损伤

任何撕裂伤如发生于腮腺导管区,皆应仔细检查有无腮腺导管损伤。如有导管损伤,应将一聚乙烯导管自腮腺口插入,并直接插至腺体端,然后缝合两端导管。插入之导管可缝合固定于颊黏膜,7~10天后除去(图 13-3)。

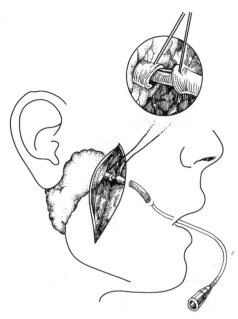

图 13-3　腮腺导管断裂的缝合法

从腮腺导管口插入聚乙烯导管,并进入近心端,然后缝合导管

通常,可将腮腺导管断裂分为三种情况处理。近心端(近腺体)的损伤修复困难,因壁薄,有时有一层腮腺组织包绕。修复困难时,可将断裂的两端分别结扎,使腮腺萎缩。结扎后,如腺体长期肿胀及疼痛,

可辅以放射治疗,此种情况少见。咬肌浅面导管断裂时,以图 13-3 所述方法修复。咬肌远端(近口腔端)部位导管断裂时,直接缝合困难,可将远心端结扎,近心端斜行向下,穿过颊肌,引入口腔,在颊黏膜上作一开口并缝合于其上,插入聚乙烯导管并固定于颊黏膜。

第3节　下颌骨骨折

下颌骨面积较大,位置突出,易受创伤。下颌骨骨折的发生率高于面中 1/3 骨折。

【应用解剖】

下颌骨呈 U 形,力量打击于一侧,除受力部位发生直接骨折外,对侧之薄弱处可发生间接骨折。如致伤力加于右侧颏孔区,除可发生该处骨折外,左侧下颌角或髁突颈部,还可发生间接骨折;又如,致伤力加于正中部,除正中骨折外,还可发生双侧(或单侧)髁突颈骨折。

下颌骨有数处薄弱区,为骨折的易发部位。如切牙凹,使正中旁部成为一薄弱部位;颏孔,使下颌体的该部易发生折断;下颌角及下颌髁突颈部,亦为易发生骨折的部位。

未萌出的牙及埋伏(或阻生)牙,亦使下颌骨产生弱点,特别是下颌阻生第三磨牙,使下颌角易折断。

下颌骨骨折的发生,除上述解剖上的薄弱环节之外,致伤力的方向及速度也有影响。如低速的致伤力加于体部,可发生该部的直接骨折,骨折片移位不大或无移位,此外,可引起对侧髁突颈部骨折;如致伤力为高速,则该部可发生粉碎性骨折并有骨折片移位,但多不产生对侧的骨折。

下颌骨骨折后,骨折片的移位情况,在很大程度上取决于肌肉的牵引和骨折线的方向。肌肉的牵引方向见图 13-4。

前组肌肉由二腹肌、颏舌肌、颏舌骨肌及下颌舌骨肌组成,牵引下颌向下(开口),可使前部骨折片向

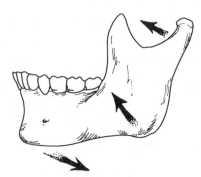

图 13-4　各组肌肉牵引下颌骨的方向

上为翼外肌,中为咬肌及翼内肌,下为二腹肌等

后下移位；此外，下颌舌骨肌可牵拉下颌体骨折片向内、向下及向后。

后组肌肉有咬肌、颞肌、翼内肌及翼外肌。咬肌及翼内肌强而有力，牵下颌向上向前；后者亦拉升支向内。颞肌的前组纤维拉下颌向上，后组肌纤维则拉下颌后退。翼外肌牵引下颌向前；如髁突骨折，则拉髁突向内向前。

骨折线可分为有利型及不利型两种，它们对移位的影响如图 13-5 所示。

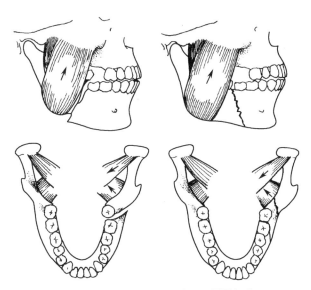

图 13-5 有利型和不利型下颌骨骨折线

【下颌骨骨折的分类】

根据骨折发生的部位，下颌骨骨折可分类如下：

1. 正中（及正中旁）骨折。
2. 体部骨折。
3. 角部骨折。
4. 升支骨折。
5. 髁突骨折。
6. 喙突骨折。
7. 牙槽突骨折。

按骨折线的情况及其对骨折片移位的影响，下颌骨骨折可分为无或有水平向移位的骨折、无或有垂直向移位的骨折（图 13-5）。

也有人根据骨折片上有无可利用的牙齿将下颌骨骨折分为：

1. 骨折线两侧的骨折片上均有牙存在。
2. 仅一侧有牙存在。
3. 两骨折片均无牙存在。

此种分类对设计治疗有用，故对牙齿的情况必须详加检查及记录，评价其在夹板固定时或复位时的利用价值。

当然，颌骨骨折也可按一般骨折分类，分为单纯性骨折、开放性骨折、粉碎性骨折等。

【检查及诊断】

详细了解受伤时的各种情况对判断骨折类型和移位程度很有帮助。

观察患者的面部及颈部有无挫伤及不对称畸形，可大致了解致伤力的性质及引起的骨折。有水肿及瘀血的部位多为骨折发生的部位。面部的不对称畸形可能为一侧髁突骨折，下颌向该侧移位。后牙有接触而前牙开𬌗可能为双侧髁突骨折；有流涎增加并有臭味，臭味的形成是由于下颌运动障碍、血块堆积，加上细菌作用所产生。如下牙槽神经有损伤，则下唇有感觉异常，骨折部位有压痛。如有髁突骨折，则耳前部有压痛，如骨折后移位，则在外耳道及耳前部扪诊时髁突活动消失或减弱。

口内检查常能准确诊断骨折部位及移位情况。软组织创伤，包括瘀血、黏膜破裂、口底血肿等，能指示骨折部位。软组织创伤的严重程度常与其下方骨组织损伤的程度相应。

下颌骨骨折的存在及性质的最准确指示是咬合的情况。即使移位很小，也有骨折片的下沉或上升。大多数患者都能感觉出咬合有无改变。

用双手相对挤压下颌骨弓，骨折部位出现疼痛。用手错动骨折线两侧骨段，可以发现骨折处的异常活动。使两骨折段活动，骨折线处有骨轧音或破碎音存在。但这种试验使患者极为痛苦，故不应进行。

临床诊断应以曲面体层片检查再证实，骨折片的移位应从三维方向判断。冠状 CT 对确诊髁突矢状骨折及其移位很有帮助。CT 三维重建可以帮助医师很好地理解骨折移位状态。

【治疗原则】

现代治疗观点主张解剖复位、稳定固定、微创外科和早期功能。下颌骨骨折均需固定，固定时必须恢复骨折前𬌗关系。骨折前即有错𬌗者，勿在骨折复位同期纠正骨折前错𬌗。

复位方法有闭合法，即以手法或弹力牵引（如颌间牵引）复位；有开放法，即以手术暴露骨折后直接复位；对骨折错位愈合者，可通过截骨进行复位。

颌间固定是最常使用的固定方法，它的突出优点是能有效地恢复骨折前𬌗关系。固定期的长短应根据骨折类型、受伤程度、患者年龄等因素决定，一般为 4～6 周。坚强内固定的好处是可以建立功能性稳定固定，允许早期无痛性功能运动，并避免颌间固定。

下颌正中骨折和下颌角骨折很容易造成骨折片

移位,一般需作解剖复位和坚强内固定。下颌多处骨折、粉碎性骨折及有移位的不利型骨折也需要作坚强内固定。在有多数牙缺失者,或牙齿松动不能利用时,亦可用开放复位固定法。

骨折后,如患者情况良好,则治疗时间越早,效果越好。如需待患者情况稳定,能耐受治疗时,则应作暂时性固定。

整个治疗过程中,均应注意保持口腔卫生。

1. 髁突骨折 髁突骨折的恢复重在功能性改建。多数骨折通过非手术疗法,即颌间固定和功能锻炼,即可得到满意的临床效果。

开放整复主要用于髁突骨折后移位并成为功能活动的障碍时,或牙齿不能利用作颌间固定时,或髁突骨折移位进入颅中窝时,或骨折保守治疗后持续关节疼痛、张口受限时。对于髁颈和髁颈下骨折发生脱位性移位(即骨折块移出关节窝)及双侧髁颈或髁颈下骨折移位造成升支垂直距离变短,出现前牙开𬌗,也积极主张开放整复和内固定。固定方法主要采用 2.0mm 小型接骨板或拉力螺钉固定。

关节囊内髁突骨折,即高位髁突骨折,颌间固定应在 10～14 天内拆除,白天进行功能练习,夜间可再加以弹力牵引。拆除颌间固定 2～3 个月后,切牙间的开口度应达 40mm,下颌的侧方运动应大于 7mm。

髁突矢状骨折,即骨折线斜行贯穿于关节囊内和关节囊外,髁头内 1/2 或 1/3 通常劈裂,被翼外肌拉向内侧,关节盘也随之移位。这种骨折容易引起张口困难,少数可能继发关节强直。骨折早期宜采用保守治疗,如持续数月不能张口,应考虑手术摘除移位的骨折片,并行关节盘复位。如果矢状骨折发生在外 1/3,且髁突残端外脱位,则应早期手术。

儿童髁突改建能力很强,骨折早期几乎不存在手术指征。保守治疗也采用下颌制动,固定时间宜在 7～10 天。如加强功能练习,愈合快。骨折可能影响生长发育及功能。

2. 升支及喙突骨折 下颌骨升支部的骨折少见。由于两侧有强有力的肌肉附着,骨折后通常也没有移位。由侧方而来的强力直接打击,偶尔可引起粉碎性骨折,但也多不发生移位。故此类骨折通常皆以颌间固定使下颌制动而待骨折愈合,不需采用手术治疗。偶亦发生低位的髁突颈下方的骨折,此时,后骨折片的移位使升支的垂直高度无法保持,需采用开放复位固定。做下颌角下切口常可满意地暴露骨折,复位后用接骨板和螺钉作坚强内固定。

3. 下颌角骨折 下颌角骨折常见,并多与阻生第三磨牙有关。此部骨折多需作开放整复及内固定。

根据下颌角部位的应力分布,一般沿外斜线作张力带固定。手术由口内入路,取拔除水平阻生齿时切口,并适当向两头延长。暴露骨折线,作解剖复位。如果骨折线上的牙齿影响复位,可以在复位同期拔除阻生牙。骨折固定通常选用小型接骨板沿外斜线固定,骨折线两侧至少各固定两颗螺钉。

我们对一组下颌角骨折张力带固定和另一组下颌下缘固定作了临床对照观察,发现单纯沿外斜线作张力带固定时,在骨折线的下颌下缘区常常有明显的骨痂形成,而且愈合较下颌下缘固定组慢,说明张力带固定稳定性不足,下缘区存在微动。另外,张力带固定组较下缘固定组感染率高,可能与口内入路和复位同期拔牙有关。

小型接骨板张力带固定主要适用于单发于下颌角轻度移位和有利型骨折,对于多发的、严重移位的和不利型骨折必须在下颌下缘补偿固定。术后应要求患者用健侧咀嚼,以增加张力带动力稳定效果。

4. 下颌体部骨折 下颌体部骨常因有牙存在而使骨折与口腔相通,成为开放性骨折。下颌体部骨折可以采用闭合复位后颌间固定法治疗。如骨折线使骨折片利于移位,则可在骨折线两侧分别做带挂钩的分段夹板,以弹力牵引移位的骨折片复位,然后固定。

下颌体骨折也可直接采用坚强内固定,这样可以避免颌间固定,有利于早期功能和骨折恢复。

5. 下颌正中部骨折 单纯的正中部骨折多用闭合复位颌间固定法治疗。但施加于下颌正中部的肌肉力量颇大,带挂钩的弓杠有时对抗力量不足,特别在同时有髁突骨折时,要求早期活动,所以最好是采用接骨板坚强内固定。具体方法可以选用动力加压固定(目前已较少使用),也可以选用小型接骨板平衡固定,对此应视骨折线和骨折断面形状而定。但后者有时显得稳定性不够,常常要求辅助固定。

6. 复杂的下颌骨折 如为多发性骨折,则处理较复杂。一般需行开放复位,作内固定,使骨段有足够的稳定性。

应特别注意的复杂骨折是下颌正中骨折伴双侧髁突骨折。如果髁突为矢状或发生在髁颈下应予以手术复位,脱位至关节窝外侧的髁突残端必须退回到关节窝内,正中骨折常常发生舌侧张裂,不仅要开放复位,而且需要用较大接骨板实施下颌宽度控制性固定。处理此类骨折时,应注意有无呼吸道阻塞问题,因下颌的前部及后部支持皆失去,软组织可后陷而阻塞下咽部。正中骨折复位固定可解决此问题。

对无牙颌双侧下颌体骨折亦应注意,因亦可引致呼吸道阻塞。多需作双侧开放整复并作内固定。

7. 儿童下颌骨骨折 儿童期下颌骨由于无厚的皮质骨,骨折多为不完全骨折或青枝骨折,处理时最好用闭合法。由于处于乳牙和恒牙交替时期，处理时要获得稳定的关系是困难的，但患儿可以配合和牙齿条件允许的情况下可以使用牙弓夹板。9～12岁期间，缺失牙或松动牙较多，可能需采用下颌骨环绕结扎固定法。牙弓夹板及颌间固定能解决多数病例的处理问题。固定时间宜短，一般不超过两周。儿童的髁突骨折可能继发关节强直，故应早期拆除固定，早期进行功能训练。

8. 术后护理　下颌骨骨折的术后注意事项有，对呼吸道阻塞的预防、对分泌物的处理、良好的营养、各种支持性方法的应用。初期，对进行了颌间固定的患者，必须注意呼吸道问题。外伤后的6小时以内，应认为患者的胃中是充满食物的，故最好置一经鼻的胃管。在术前置入，一直维持至术后，以预防呕吐时发生误吸。如因麻醉需要而有气管内插管，应在患者完全清醒后拔除。床旁应准备保持呼吸道通畅的器械，如吸引器、鼻咽通气管、环甲膜切开术需用的器械等。紧急时，作环甲膜切开比作紧急气管切开更好。前者简单易行，所需器械不多，并发症亦较后者少。

床旁吸引器非常重要。因外伤时或手术时，不可避免出血及将血液咽下，故有引起恶心和呕吐的可能，吸去吐出之胃内容物可预防误吸入肺的危险。

当然，床旁亦需置剪，以备必要时剪断颌间的牵引或固定。

由于颌间固定，进食困难，故如何维持营养，以利于骨折愈合，也很重要，不可忽视。

应注意保持口腔卫生，注意刷牙和常漱口。

应尽早开始抗生素的应用，最好在急诊阶段即开始，维持至术后3天，必要时再继续。常用的有效药物以广谱抗生素为主。

9. 并发症

（1）感染：感染是下颌骨折中最常见的并发症。引起的原因很多，包括伤口污染、骨或软组织的坏死、由死髓牙（骨折线上的）而来的感染等。创伤处理迟延也是原因之一。及时而正确地处理创伤及尽早开始应用抗生素可有效地预防感染。如因患者情况不允许而必须推迟处理创伤时，应冲洗局部创口，作必要的清创，暂时的骨折固定及保持口腔卫生。手术时，去除明显的坏死组织。如在创伤治疗后发生了感染，应按感染常规处理，即作脓液的细菌培养及敏感试验，按其结果给予抗生素，有脓肿时切开引流，去除坏死的软组织及骨组织等。

（2）骨折不愈合：除了有相当大量骨缺损的枪击伤或严重车祸外，下颌骨折不愈合的发生，多由于治疗不当所致。其发生率在国内无报告，国外的报道占下颌骨骨折的2%～4%，在无牙颌骨折中，发生率高达50%。

引起的原因：①固定不充分；②复位不准确；③感染；④抗生素使用不当；⑤治疗技术不适当。除此之外，局部因素如慢性感染的存在、血液供应不良等；全身因素如贫血、维生素C及D缺乏、因使用激素引起的代谢改变、糖尿病、梅毒、结核等，还有先天性或后天性疾病如骨形成不良、石骨症、肿瘤等，也起一定作用。

在诊断上，必须与愈合迟延鉴别。愈合延迟时，在骨断端之间有不同程度的铰链运动；而在不愈合时，骨断端可毫无困难地向各个方向活动。当然还应考虑治疗时间及解除固定后的时间长短。X线检查，在愈合延迟病例，可见骨断端有不规则的吸收，骨断端之间为内有钙化斑点的透亮区；在不愈合病例，骨断端呈圆形并可见薄层皮质骨影像，断端之间为X线透射区。

治疗原则：如有感染，应作细菌培养及药物敏感试验。厌氧菌感染时，甲硝唑有相当好的疗效。牙根在骨折线上的牙齿应拔除。在去除硬化骨质后牙根可能暴露的牙也应拔除，伤口应缝合。异物、结扎丝或金属夹板常需取出。最少在一个月后，从口外切口进入，去除骨断端间的一切纤维化组织，去除骨断端的硬化骨质，直至有出血处为止。如骨缺损不多，且在下颌角处，可使两断端直接接触；更理想的是将骨纵行劈开，连同附着肌肉滑动，与前骨断端相接，正中部的骨不愈合更适用此法；或可用自体骨松质移植。在缺损较大者，应以骨松质移植或植骨。

（3）骨折错位愈合：下颌骨骨折后如发生错位愈合，其严重后果为咬合错乱及因咬合错乱而引起的一系列问题。

下颌骨骨折后错位愈合均为处理失误所引起，引起的原因如下：

1）不完全的复位固定：骨折必须准确复位，准确复位的标准是恢复骨折前的咬合情况。应注意，是恢复骨折前的咬合，如骨折前已有错𬌗，不可试图在治疗骨折时矫正。复位后，骨折处的固定必须充分，以避免因剪力（最常出现的情况）而引起骨折段的移位，发生错位而愈合。

2）不充分的下颌制动：骨折处复位后，下颌骨必须有充分的制动，而且要维持一定时期。如采用带挂钩的金属牙弓夹板及颌间固定治疗，此夹板应牢固地固定于牙弓上，颌间固定亦应有足够力量。在无牙颌，骨折片的垂直向移位；在有牙颌，骨折片的向舌侧旋转移位，是造成错位愈合的最常见原因，应在治疗过程中细心观察并矫正。在有条件的情况下，最好采用重建接骨板固定。

3）直接有害因素：最重要的是感染。在整个治疗过程中皆应重视并预防，如早期应用抗生素、保持口腔卫生等。

以上 3 种因素，可单独作用，也可综合作用而产生不利结果。

预防错位愈合极为重要。在整个治疗过程中都应避免处理上的失误。例如：开始检查时，即应注意骨折片的移位情况，如骨折片的动度、骨折线对移位是有利的或不利的、有无足够数目的坚固牙齿用于固定、口腔卫生状况等，以正确地选择复位固定方法。如骨折片移位用弹力牵引复位，在复位后应加强力量以固定之，或换用钢丝结扎固定。如仍用橡皮圈固定时，需注意观察因弹力关系是否引起牙齿松动或使牙弓上的夹板移位。需要时，应取印模，研究骨折前的咬合情况。在整个疗程中，对复位、固定、下颌制动、咬合情况等必须仔细观察，及时矫正出现的问题。

小的咬合错乱，用调𬌗或小型修复体可以矫正。严重的咬合错乱，可用正畸方法调整，或用外科方法治疗，包括正颌外科方法、矫正骨折不愈合的方法等。

第 4 节　上颌骨骨折

上颌骨骨折可单独发生，但多数为与相邻组织同时遭受损伤。

【概述】

1. 应用解剖　上颌骨附着于颅底，严重的上颌骨创伤常伴有颅脑损伤或颅底骨折。上颌骨为面中部的主要骨骼，并参与鼻、眶、腭等部的构成。上颌骨与颅底所构成的拱形结构对垂直方向的创伤力量有较强的抗力，但对通常引起上颌骨骨折的水平方向力量，抗力较弱。

儿童的上颌窦小，尚未完全形成。生长发育过程中，上颌骨向其各方生长，上颌窦位置逐渐下降。故儿童期间，上颌骨中空的结构尚未形成，与成人比较，更接近于实体结构，对侧方的打击力量有较强的抗力，这是儿童上颌骨骨折较少发生的原因之一。

上颌骨上附着的肌肉虽多，但弱小无力，且多止于皮肤，对骨折片移位的作用不大。仅翼内、外肌较强，能牵引上颌骨向后向外，但上颌骨这种类型的移位，可能是最初的打击力量加于骨上所致，而不是由肌肉牵引的作用引起。曾有报道认为，腭帆张肌能牵引两侧咽鼓管彼此靠近，引起浆液性中耳炎。

上颌骨的血液主要来自上颌动脉，血运丰富，故创伤后的骨坏死少见，但出血较多。

由于泪沟之一部分为上颌骨，故可伴发鼻泪管系统的损伤。上颌骨骨折累及筛板、额窦、筛窦、蝶窦时，可发生脑脊液漏。

面中 1/3 骨折常为面部遭受钝性打击力量而致。骨折片移位的程度及方向主要受打击力量的程度、方向和受力点的影响。组织的抗力和受力区横断面的情况也起一定作用。上颌骨前壁是较薄弱的部位，如打击力量为前后方向，则上颌骨骨折的移位为向后向下，形成上颌后退及开𬌗。肌肉牵引在这种移位中的作用很小。力量作用点的高低直接影响骨折发生部位的高低。锐物的打击多引起单独的局部骨折。如力量由上方而来，主要承受处为鼻梁部位，由于上颌骨与颅底间的结合，为由上向下及后方，约呈 45° 角，上颌骨将向下及后方移位，形成与颅底分离的骨折。由下方而来的力量，如经由下颌传导，可引起上颌骨的锥形骨折（Le Fort Ⅱ型骨折）及腭部骨折，同时有下颌骨正中部及髁突骨折。侧方的打击能引起很多种类型的骨折，可发生侧方移位及反畸形，而颧骨亦常受累。

2. 上颌骨骨折的类型　最常使用的上颌骨骨折分类是 Le Fort 分类。1900 年，Rene Le Fort 在尸体标本上进行实验，研究上颌骨骨折。从不同方向以重物击于头部。在部分颅骨的后方置一板支持头部，头部其他部位则悬空，无任何支持。Le Fort 发现，受打击的区域与骨折的性质有密切关系。由于这些骨折可以在实验中重复制出，Le Fort 在 1901 年发表了上颌骨折的骨折线，即现在常用的 Le Fort 上颌骨骨折的分类（图 13-6、13-7）。

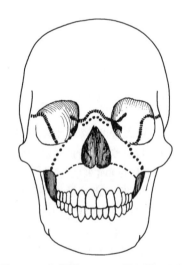

图 13-6　上颌骨 Le Fort 骨折线正面观

Le Fort Ⅰ型骨折的骨折线经过鼻底、上颌骨的下1/3、腭及翼板，为低位水平骨折。

Le Fort Ⅱ型骨折即锥形骨折，骨折线通过额突的较薄处，向侧方延伸，经过泪骨、眶底、颧上颌缝、眶下孔、上颌骨侧壁、翼板，进入翼上颌凹。此型骨折最常见。

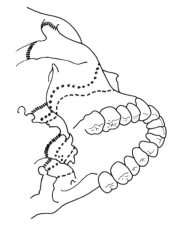

图 13-7　上颌骨 Le Fort 骨折线侧面观

Le Fort Ⅲ型骨折即颅面分离，或称高位水平骨折，骨折线通过鼻额缝，横越眶底，经颧额缝及颧弓，使面中 1/3 部与颅底完全分离。

上颌骨正中或正中旁垂直骨折的发生率大约占上颌骨骨折的 15%。它多与 Le Fort Ⅱ或Ⅲ型骨折同时发生，并向后通过腭骨。

3. 检查及诊断　经过急救处理后，应着手颌面部的检查。注意有无鼻出血、瘀斑、肿胀、明显的移位或面骨的偏斜，使患者的正常形象改变。上颌骨的向后移位产生面中部扁平外形或面中部后缩，称为"盘状面"。如有向下移位（常见），则面中部变长，磨牙有早接触而前牙开。Ⅱ及Ⅲ型骨折时，眶周有肿胀及瘀斑。也可有明显的结膜下出血。由于打击力常为钝性，故广泛的面部撕裂伤较少发生。

必须触诊面部，以检查有无活动性、骨擦音、阶梯状骨畸形及软组织感觉异常。助手固定头部，以拇指及其他手指紧握牙弓以摇动上颌骨，可试出上颌骨是否活动。但如打击力量为向后向上，上颌可向上后"嵌入"，此时，上颌骨无活动性。

由于上颌骨骨折常累及鼻骨及其支持组织，故应由外部及内部仔细检查鼻的损伤情况。在Ⅱ型骨折中，鼻骨常有活动性并易被移位。鼻黏膜有无损伤亦应查明。注意有无鼻中隔的偏移或撕裂伤。

检查口内，有无黏膜撕裂、黏膜下瘀斑、牙齿情况和上牙槽骨及腭的完整性。腭骨如断裂并分离，则牙槽部亦有撕裂及分离。有无磨牙的早接触及前牙开。如上颌骨有侧方移位，则有反殆或腭部骨折。

注意有无脑脊液鼻漏或耳漏。

检查初步结束并建立初步诊断后，应拍摄 X 线片进一步加以证实。

【低位上颌骨骨折】

上颌骨骨折因致伤力量的大小、方向和承受部位

的不同，加上面中部的结构复杂，故骨折的类型也多种多样，典型的 Le Fort 骨折线少见。以下将分别以上颌骨下部骨折及中、上部骨折为题叙述。

上颌骨下部骨折可以是横行的、垂直的或为某一段的，可以是单发的，也可与其他部位的面骨骨折同时发生。此部骨折的类型大致如下：

水平骨折

Le Fort Ⅰ型

Le Fort Ⅰ型的变异型

垂直骨折

腭部骨折

段性骨折

牙槽骨骨折

综合性骨折

与 Le Fort 其他类型相伴

复杂的、全面骨的或粉碎性的骨折

1. Le Fort Ⅰ型骨折　在 Le Fort 的研究中，以此型的骨折线最为恒定，只有翼板处的折断水平有时变异。双侧的Ⅰ型骨折多为从正前方而来的致伤力加于上唇部相当前鼻棘或其稍下处引起。骨折线开始于梨状孔的下缘，在致密的鼻棘骨的上方，向后水平进行，经尖牙凹，在第一磨牙处为此骨折线的最低部位，在颧突之下，然后再稍向上越过上颌结节，到达翼板上 2/3 与下 1/3 交界处，即翼上颌裂的基底处（图 13-8）。上颌窦的内侧壁亦在相应水平折断，再向后通过翼内板（图 13-9）。多数情况下，鼻中隔软骨脱位，犁骨或与软骨分离，或沿鼻底折断。有时，由于致伤力、骨重力及翼肌的牵引，骨折片有一定程度的向后向下移位。

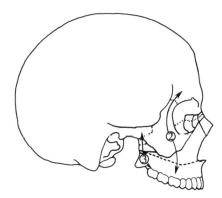

图 13-8　上颌骨骨折侧面观

虚线示 Le Fort Ⅰ型骨折；实线示 Le Fort Ⅱ型骨折　点线示 Le Fort Ⅲ型骨折　2 及 3 示上颌骨侧方拱托处（即加固处）

详细询问病史，细心检查，结合 X 线片观察，本型骨折的诊断不难。

致伤力的大小及性质、速度、作用时间、方向及角度、受力部位等，可为诊断提供重要线索。

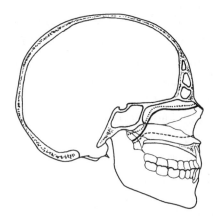

图13-9　上颌骨骨折线通过鼻中隔及翼内板的部位
虚线示 Le Fort Ⅰ型骨折；实线示 Le Fort Ⅱ型骨折　点线示 Le Fort Ⅲ型骨折

可能出现的症状有：从鼻或口腔的出血、牙齿咬合异常、咀嚼时疼痛、吞咽时上颌有活动、牙关紧闭、鼻塞、吞咽困难、上呼吸道阻塞症状。

可查出的体征有：上唇撕裂伤、上前牙松动或折断、上颌下部不对称、错𬌗、上颌下部活动、龈颊沟瘀斑及压痛、可触知的骨折线、鼻中隔撕脱或脱位、面部轻度变长、口咽部水肿及血肿等。

如患者情况许可，治疗最好在伤后数小时内进行，否则，作暂时颌间固定。4～5天后，水肿消退，再治疗。

颌间固定（复位及建立伤前咬合关系）是常用方法。如骨折片嵌入，可以颌间弹力牵引复位后再固定。颌间固定后，应再加头颏辅助固定。如上颌骨向侧方偏斜，颌间牵引复位有困难，应尽早采用开放复位和坚强内固定。

2.腭正中或正中旁骨折　骨折线通常位于正中旁，距中线1cm的范围之内。因犁骨使正中部位加强，外侧则有牙槽骨加强，故正中骨折少见，骨折大多在正中旁。由于伤时腭部裂开及致伤力的打击，表面黏膜有线形瘀斑，骨折线可触知。腭部两半可单独活动，用手指触诊腭部，可感知腭部裂缝或骨台阶。如裂隙较宽，可造成腭黏膜和鼻底黏膜裂开，形成"创伤性腭裂"。

治疗时常采用手法复位后颌间固定。此类骨折如果是从颅底延续下来，常常出现重叠嵌顿，单纯用颌间牵引有时很难复位，可以借助正畸矫治器复位，或直接开放复位。

3.节段性上颌骨骨折　指上颌骨某一部分的骨折或牙槽骨骨折。查出此类局部的损伤并将其固定有利于恢复功能。视诊及触诊检查常可正确诊断本类骨折。治疗时应先将折断移位的牙槽骨复位并固定。

此类骨折可单独发生。在 Le Fort 型骨折中，约有1/5病例伴有此型骨折。

4.儿童期的上颌下部骨折　典型的儿童期上颌下部骨折少见，其原因前已述及。较多见者为局部骨折及青枝骨折。诊断较困难，因迅速发生肿胀，不易检查。未萌出的牙齿也使 X 线片上的骨折线不易查出。仔细询问病史及检查有助于诊断。

发生于幼儿的无移位骨折，以绷带或头颏（头帽及颏托）固定即可。

混合牙列期的骨折，如有移位，应在复位后以弓杠或铝丝弓栓结于牙弓或用正畸方法，如儿童能合作并耐受，作颌间固定。否则，可在梨状孔两侧钻孔，以钢丝通过上颌弓形夹板悬吊固定。

近年来，越来越多的医师对明显移位的儿童骨折选择手术治疗。

【上颌骨中部及高位骨折】

Le Fort 虽将骨折分为 3 型，但典型的骨折线在临床甚为罕见，而较常见者为各型的结合，例如：一侧为Ⅱ型，另一侧为Ⅰ型，等等。

病史、临床及 X 线检查多能确定诊断。患者常有前牙开𬌗，后牙向下移位。严重者因咽部水肿及血肿以及腭部向后下移位，可发生呼吸道阻塞。

临床检查可发现明显错𬌗、上颌后退、前牙开𬌗，患者有特征性的面部变长。唇颊沟触诊可探出骨折的锐利边缘。表面黏膜有瘀斑、水肿，甚至有撕裂。受累软组织有肿胀或有气肿，表明有腔窦处骨折。移位明显者骨折片活动。

Ⅲ型骨折时，颧骨有移位。Ⅱ型骨折时，眶下缘处可触知骨折部呈阶梯样，并可有眶下神经分布区感觉异常。

应常规投照 CT 片。由于中高位上颌骨骨折常常波及颧骨和眼眶，且结构重叠，采用通常 X 线片很难明确骨折移位方向、移位程度以及眶底和眶尖的破损情况，所以最好作 CT 检查和 CT 三维重建以便准确指导治疗。

大多上颌骨中高位骨折很难通过闭合方法得到有效复位，而且固定也不稳定。以往的做法是在颌间固定的基础上，增加颌间结扎或钢丝悬吊。实际上，中高位上颌骨骨折或多或少都伴有颅脑损伤，开放固定也要求在全麻下进行，无论伤后或术后都不允许颌间固定。目前做法是更多地采用解剖复位和坚强内固定。复位的同时，应同时复位鼻骨、鼻中隔，并积极探查眶底，及时纠正复视和眼球内陷问题。

对于上颌骨同时伴发下颌骨和颧骨骨折并有移位时，我们主张从两头向中间复位，即先下，复位下颌骨，拼对𬌗关系，通过颌间固定复位上颌骨，使上下颌骨形成一个整体；再上，通过颅骨连接颧额缝，复位

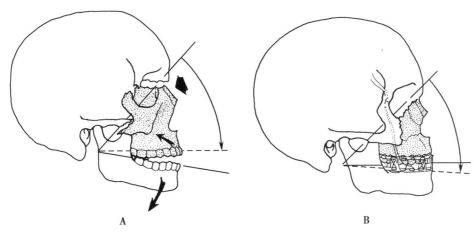

图 13-10 A. 面中 1/3 骨骼与颅底及咬合面约构成 45°角，由前方而来的致伤力可使面中 1/3 诸骨沿此斜面向后下移位 B. 如发生粉碎性骨折，悬吊法有使面中 1/3 缩短之倾向

颧骨；最后是中，将颧骨和上颌骨自然合拢，在颧牙槽脊、梨状孔处用小型接骨板连接固定。

【并发症及后遗畸形】

面中部骨折愈合不良将带来功能及美观问题，需进一步治疗。再矫正畸形及恢复功能是相当困难的，而这些问题，绝大部分是处理失误所致，故在处理过程中应力求正确，并时时检查纠正。由于血运丰富，上颌骨骨折不愈合仅偶尔发生。发生的问题多是复位不准确、固定不稳，因而产生错位愈合。治疗迟延也是原因之一，由于外伤严重，需等待患者情况稳定而使治疗迟延是主要原因。当然，诊断不准确而未及时治疗也是一原因。

治疗中，建立上下颌的咬合关系至关重要，忽视此点将产生咬合紊乱，矫正甚不易。在治疗原则上，应先恢复伤前的咬合关系，再将其悬吊固定（恢复垂直距离关系后）。此原则必须遵循并在治疗过程中定期检查，以纠正发生的问题。

后遗畸形主要来自错位愈合，常见者有错𬌗、鼻部扁平或偏斜、额部塌陷等，可单独发生，也可混合存在。最严重的是"盘状面"畸形，由于面中部后退引起，由侧面看，面中部凹陷，垂直距离加长，并有Ⅲ类错𬌗畸形。

面中 1/3 骨的后移多由致伤力量引起。面骨与颅底构成角度约为 45°，致伤力使面中 1/3 骨沿颅底平面向后向下，致使面部变长，上颌等后退而面中 1/3 扁平，咬合紊乱。治疗时，必须将此种关系恢复正常（图 13-10）。

错𬌗畸形可能为牙源性，即因牙有脱位而未复位，或牙缺失而邻牙移位等引起，矫正较易；或为骨源性，由骨错位愈合而产生。

骨源性错𬌗畸形的诊断应依靠上下颌解剖关系的检查、咬合模型研究、牙及面部 X 线片检查、头影测量分析等。

应作面形分析，以决定面中部有无因骨错位愈合而产生的畸形。上唇后退、鼻棘突后陷及鼻小柱退缩，提示上颌下部后缩（当然有错𬌗畸形）。Ⅱ型及Ⅲ型骨折后遗畸形为面中部扁平等，见前述。

错位愈合的矫正必须依靠准确诊断。矫正的主要目的是恢复伤前咬合关系，常需采用正颌外科方法作骨切开术，使上颌骨前移，同时也矫正了面中部的凹陷扁平畸形。

第 5 节 颧骨及颧弓骨折

颧骨位置突出，易受外伤。颧骨的前部与额骨、上颌骨及蝶骨相接，参与眼眶外壁及下壁的形成，也是上颌窦壁的一部分；其后部为颧弓，与颞骨连接。这种解剖关系可以说明在颧骨骨折移位时，眼球可失去支持而发生症状；喙突可能因颧骨或颧骨骨折下陷移位有运动障碍而发生开口困难。颧骨骨折多发生在与额骨、上颌骨及颞骨连接处，而与以上诸骨分离；或可单独发生颧弓骨折；坚实的颧骨本体骨折不多见，如发生，多呈粉碎性。颧弓折断多为外力直接作用引起，典型的情况是中心部分向内移位，前及后方的折断处向外。咬肌及颞筋膜皆附着于颧弓，其作用可对抗，但骨折后，内外方向是不稳定的。外力如加于颧骨的突出部，骨折线在眶下缘、颧额缝及颧弓处，颧骨向后并向内移位，形成额部塌陷外貌。如外力的方向可能是向上、向下或向后，则颧骨将随外力的方向不同而发生不同的旋转移位。

颧骨骨折的分类有不少，最简单的是将其分为颧骨骨折（三个连接他骨的骨缝皆分离）及颧弓骨折。后有人将颧骨骨折又分为向内旋转型和向侧方旋转型，并发现最常见的类型为无明显移位者和轻度向内旋者。也有人根据沿垂直轴旋转情况而分类。有人建议还应加上一向后移位的类型。

我们通过计算机辅助CT测量对206例（212侧）颧骨复合体骨折的破坏特征进行了分析。研究发现，颧骨复合体骨折的畸形产生机制是颧突点的移位和面宽改变。以颧骨体是否完整、颧突点和颧弓的形态改变，将颧骨复合体骨折分为3型6个亚型。表述如下：

A型：局部骨折，颧骨体完整、无移位。A1型：眶下缘和（或）眶外缘骨折；A2型：单纯颧弓骨折，面侧方畸形。该型骨折以解决局部畸形和功能障碍为主，不涉及颧骨体的复位及外形重建。

B型：颧骨骨折移位，颧骨体完整，可伴有或不伴颧弓骨折。B1型：颧骨骨折，颧骨体向后内侧移位；B2型：颧骨骨折，颧骨体向前外侧移位。该型骨折以解剖复位为原则，恢复功能，以及颧骨的前突度、面宽，不涉及颧骨体外形重建。

C型：颧骨体粉碎性骨折，颧骨体外形破坏。C1型：颧骨体粉碎性骨折，颧弓完整；C2型：颧骨体及颧弓均粉碎性骨折。该型骨折不仅要复位颧骨、颧弓，而且要重建颧骨体外形轮廓，特别是外形高点、前突度和面宽，同时解决功能障碍。

【诊断】

颧骨折断并移位后，眶缘及眶底可能亦移位，两侧瞳孔水平发生改变，伤侧瞳孔下移，因而复视是一常见症状（图13-11）。

如仅为眶外侧缘折断及移位，复视产生的原因为附着于眶外侧壁上的眼球悬韧带（Lockwood韧带）随骨折片下移，引起瞳孔水平的改变。如创伤严重，不仅眶缘折断，且有眶底骨折，则眶内容物亦下陷而使眼球向下移位，亦产生复视。眶底骨折时，亦可发生（少见）眼下直肌被夹持于骨折处，则复视的产生除瞳孔水平改变外，更多是由于眼球运动受限而致。

眶下神经可遭受损伤而产生其分布区，包括上前牙的感觉异常或麻木。

患者在开口时，不仅疼痛，也可有开口障碍，这是由于骨折向后下移位，妨碍喙突的运动所致。

可发生单侧鼻出血，是由于出血进入上颌窦引起。

单侧的结膜下出血也是常有的症状。眶周瘀斑亦常见，并可提示有颧骨骨折。

在检查时应注意有无颅脑损伤。颧部常扁平。如颧骨向下移位，眶外侧壁也将向下移位，睑裂亦向下歪斜并变小。因眼外肌受累而引起的眼球活动受限亦可发生。有些病例眼球下垂并内陷。有眼球内陷者应怀疑有眶底骨折且有眶内容物进入上颌窦。

应仔细触诊眶周骨质，多可发现有骨移位、阶梯样表现或压痛。特别对颧骨与其他骨相接的骨缝处应细心检查，因骨折多发生在这些薄弱部位。最常见的骨折部位在颧额、颧上颌及颧颞缝处。口内尖牙凹及颊黏膜有瘀斑，也提示骨折存在。

根据上述症状及体征，加上影像学检查，诊断应无困难。普通平片也许可以发现颧骨骨折，但很难准确判断骨折的移位方向和程度。三维CT是理想的诊断方法。单纯颧弓骨折投照颧弓轴位或颅底位即可清楚显示骨折情况。

【治疗】

应恢复功能并考虑面容，现多倾向于复位后用小型和微型接骨板作坚强固定。

先应暴露眶下缘及探查眶底。沿下睑并距睑缘2～3mm处切开皮肤，切口由内向外进行，切至下睑外1/4与内3/4交界处，外1/4的切口应向下斜行，以避免切断下眼睑的淋巴回流管，否则会产生术后下睑水肿。切口应切至眼轮匝肌，将皮肤从肌层上剥离向下，直至眶下缘处（图13-12）。也可分开肌肉，深入眶缘。切开骨膜并掀起之，仔细检查骨折处，待骨折各部均完全复位后再固定，固定方法最早采用钢丝结

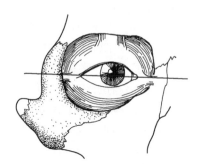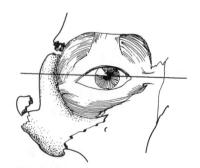

图13-11 颧骨骨折造成复视

左图示正常眶部。右图示颧骨骨折后眶外侧缘向下移位，Lockwood悬吊韧带亦随之移位，产生复视

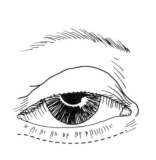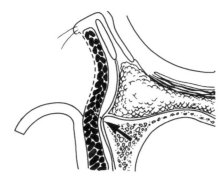

图 13-12　经睑缘下切口暴露眶下缘骨折

扎,后来普遍采用 1.3mm 或 1.5mm 系统微型接骨板固定。经睑缘下切口暴露眶下缘骨折复位固定颧额缝处骨折的同时,沿眶缘上外侧切开。骨折处常有眶缘缺损及压痛,有助于切口位置的选择。切口一般在眉的外下部分。为预防眉毛有不再生长的可能,不要将其剃去。最好在眉毛内切开,以掩盖以后的瘢痕。暴露骨折处后,以钳或骨膜分离器使骨折片复位,钻孔,在肯定眶下缘也复位后,先用微型接骨板固定此处,再固定眶下缘。

颧骨的复位固定单靠颧额缝和眶下缘处的连接,常常难以克服颧骨旋转造成的移位,术后仍有可能遗留面部不对称畸形,所以颧牙槽嵴的复位固定也是很重要的。手术可以用 Caldwell-Luc 切口(上颌窦根治术切口),并强调用 2.0mm 小型接骨板固定,以抗拉、抗扭,而不主张采用微型接骨板固定,因为微型接骨板抗扭强度不够。这种情况特别针对颧牙槽嵴骨不连续时。上述固定可以将颧骨稳固固定,与颞骨相接处(颧弓)罕有需暴露及结扎固定者。

颧骨骨折者,可能眶底亦有骨折,需进行探查。如眶底有缺损,需植骨或植入骨代用材料如硅橡胶、钛网等,以恢复眶底对眶内容物的支持作用。

有时眶底需从下方加以支持,可按上颌窦根治术原则进入上颌窦,填紧碘仿纱条,以后通过从鼻侧壁的开口撤出。

单纯颧弓骨折时,可从颞部发际内切口进入,切开颞筋膜,以骨膜分离器沿颞筋膜下进至骨折部位,向上挑起骨折片,以手指从外协助其复位。如需暴露颧额缝时,骨膜分离器可从此切口进至颧弓下,使其复位。

采用单齿钩方法复位颧弓"M"型骨折简单易行,由于用力便利,一次性复位成功率较高。颧弓骨折压迫喙突引起张口受限的患者,在颧弓复位即刻,张口度随即改善,这也是判断颧弓是否复位的重要参考。

复位固定后,必须再次检查视力、眼的活动及开闭口功能。给以抗生素。拍复位后 X 线片。

【并发症】

相当多见,必须在处理过程中避免失误,预防其发生。

1. 视力障碍　视力障碍,直至失明,虽然较少,但后果严重。术前必须进行全面的眼科检查,术后应定期复查。手术操作应避免粗暴。修复眶底缺损时应在直视下进行,植入物不应过大,以免增加对眼球的压力。术后应多次检查,发现问题时应立即寻出原因,立即治疗,与眼科医师密切配合。

2. 复视　是颧骨骨折相当多见的一种并发症。文献报道其发生率在 5% 以上,有的报道高达 36%,经过治疗后,仍有 5% 左右有复视存在。

与眶底的爆裂性骨折比较,颧骨骨折后的复视发生率远较前者为低,可能是两者引起眶底骨折的机制不同而致。眶底的爆裂性骨折是由于眶内的压力增加,眶底的薄弱处发生爆裂,因而常为粉碎性。眶内容物下陷入上颌窦或眼下直肌被夹持等现象,由于眶内压力增加,易于发生。而颧骨骨折引起的眶底骨折或眶外侧缘骨折,没有眶内压力增加的问题。眶外侧缘骨折引起的复视,其原因为附着于该处的眼球悬韧带随骨折片向下外移位,致使瞳孔水平降低,两侧瞳孔不在同一水平。眶底的骨折为粉碎性者少,亦为随颧骨向下外移位。在此,两种外伤时的复视,发生机制不一,术前应准确判断。当然,颧骨骨折时,眶底亦可产生粉碎性骨折。

由颧骨骨折引起的复视,可在颧骨复位后恢复。晚期复视的产生多由于瘢痕或眶内容物萎缩引起。治疗原则将在以后叙述。

3. 眼球内陷　这种并发症较常见,如无复视,主要是一美观问题。发生原因尚有争议,有人认为是眶底塌陷引起,也有人认为是外科手术后眶内脂肪坏死的结果。不论如何,眶内的手术必须细心而轻柔。如眶底有缺损,薄骨片移植或硅橡胶植入可对预防眼球内陷有作用。晚期的眼球内陷矫正很困难,需在眶内

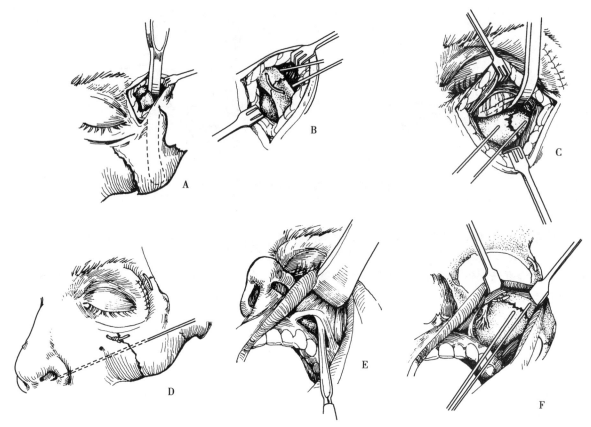

图 13-13　颧骨骨折开放整复固定

A. 切开, 骨膜分离器进入颧骨之下, 在直视下使骨折复位　B. 在颧额缝处作内固定　C. 切开暴露颧上颌缝并作骨间内固定　D. 以骨针作第三点固定。骨针的方向要求能防止颧骨沿颧上颌缝及颧额缝轴旋转移位　E. 颊沟切口以显露颧骨下缘　F. 在颧骨下缘处作第三点固定。D 与 F 固定任选一种即可

不同区域植骨或植入硅橡胶。

4. 颧部不对称畸形　是发生率最高的并发症, 其临床发生率, 根据肉眼诊断, 约在 4%～27% 之间。有人用立体法测量, 其发生率高达 40%, 其中, 25% 畸形明显。

引起畸形的原因, 多归咎于处理中复位不准确, 固定不牢固, 产生错位愈合所致。有人认为, 过去主张颧骨三点连接的观点是不正确的, 如果为三点连接, 则前述的在颧额缝及眶下缘两处固定即可, 颧骨不会再度移位。但颧骨应被认为是四点连接的, 故只固定两点不能防止其旋转移位, 应作三点固定。除固定前述两点外, 还应作颧骨与上颌骨颧突下缘的固定(图 13-13)。

对于无移位的骨折, 不需作上述固定, 但需加以保护, 以防止其移位, 特别在睡眠侧卧时, 要防止因压迫颧部而引起移位。

第 6 节　眶底爆裂性骨折

眶部的骨折可以大致分为两大类。一类为眶周骨的损伤, 累及眶缘及其附近骨质, 可称为鼻筛(鼻眶)及颧眶骨折; 另一类为眶内的骨折, 不累及或仅稍累及眶缘, 称为眶底(或眶壁)爆裂性骨折。

【应用解剖】

眶可作为一四边形的锥体来描述, 其底部在前方, 锥体的尖突向视神经孔。

底部为眶缘, 坚固, 上方为额骨, 下方为颧骨及上颌骨, 外侧方为颧骨, 内侧为上颌骨。眶四周之壁的骨质薄, 可分为顶、底、外侧壁及内侧壁, 其构成如图 13-14 所示。内侧壁是最薄的部分。眶下裂前方的眶底为上颌骨的眶板, 是最常发生眶底爆裂性骨折(blowout fracture)的部位。

【骨折发生机制】

当外力打击于眶缘时, 坚实的眶缘骨质能保护眶内容物, 使其不遭受严重损害。眶缘也可发生骨折, 通常是在较薄弱处, 如眶下缘及颧额缝处。

爆裂性骨折常是眶的软组织遭受外力打击的结果, 如外力击于眼球及眼睑, 则眶内容物快速后退, 眶内压力突然增加, 眶底及(或)眶内侧壁即发生骨折。

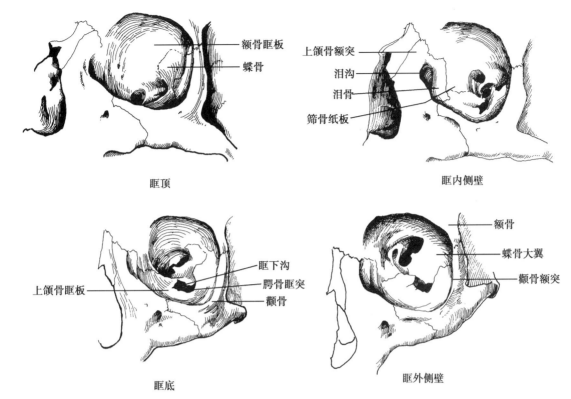

额骨眶板
蝶骨
眶顶

上颌骨额突
泪沟
泪骨
筛骨纸板
眶内侧壁

眶下沟
腭骨眶突
颧骨
上颌骨眶板
眶底

额骨
蝶骨大翼
颧骨额突
眶外侧壁

图 13-14　眶部应用解剖

如眶缘不发生骨折，则此种类型的损伤即为单纯性爆裂性骨折。单纯性爆裂骨折发生机制如图 13-15 所示。大多情况下，单纯性爆裂骨折是由于直径大于眶缘的钝物引起，如拳头、肘部、网球等。直径小于眶缘者，将引起眶内容物的直接损伤（如眼球破裂或其他损伤），而不发生骨折。

外力打击于眶缘时，也可以既产生爆裂骨折，也产生眶缘骨折，这种类型的损伤称为非单纯性爆裂骨折，常见于鼻眶筛骨折、Le Fort 高位骨折，特别多见于颧眶骨折。在这种损伤中，软组织少有被夹持情况，亦少有进入上颌窦的情况。

近年，有人提出另一眶底骨折发生的机制。认为在遭受创伤时，坚固的眶缘被推向后，眶底发生线性骨折，此线性骨折前部的后缘推其后部的前缘向后，

直至后部产生骨折，前部继续后移。打击力量消失后，坚实的眶缘立即回复原位，眶内软组织的复位缓慢且不能完全复位。外伤后迅速发生的水肿使眶内压力进一步增加，加上重力，使眶内容物进入上颌窦的情况进一步恶化（图 13-16）。

眶底骨折会引起功能上的障碍。眶底眶下裂前部的骨质，因眶下管的存在而成为薄弱易发生骨折的部分。骨折后，眼下直肌及下斜肌随同其周围的脂肪和结缔组织可能被夹持于骨折片之间，引起眼球垂直向运动障碍而产生复视。恢复眼球的活动后，复视常能消失。但另外的情况也不能忽视，即眼上直肌的神经遭受损伤（图 13-17），而产生类似眼下直肌被夹持的症状以及眼下直肌和下斜肌直接受到损伤的可能性。眶内侧壁骨折并有内直肌受夹持的损伤也可发生。

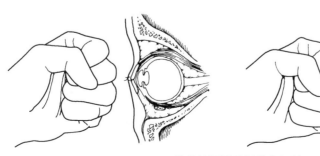

图 13-15　单纯性爆裂骨折发生机制

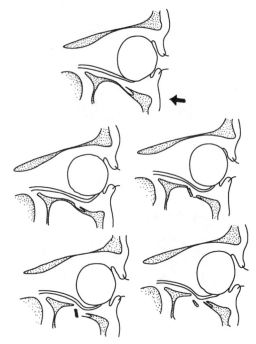

图 13-16　眶底骨折发生的另一种机制

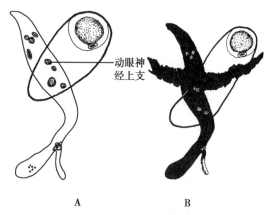

图 13-17　眶底骨折，眼上直肌的神经受损伤

A. 示通过蝶骨及眶上裂的神经　B. 粗黑条为可能发生的骨折，皆可损伤动眼神经上支，发生上直肌减弱或瘫痪，产生类似下直肌被夹持的症状

眼球内陷症状是眶底骨折的另一重要并发症。其产生原因是由于眶内组织下垂或眶腔扩大所致。眶底或眶内侧壁骨折时，眶腔的体积皆可扩大，为产生眼球内陷的常见原因之一。晚期，眼球内陷产生的原因是脂肪萎缩或坏死肌肉的收缩（瘢痕形成）。

【诊断】

诊断应开始于了解详尽的外伤史调查。例如：眶部受到球类的打击或拳击；在车祸中，头部撞击而发生的鼻眶骨折等，皆与建立诊断有关。

复视、疼痛、一过性视力障碍、恶心及呕吐、瘀斑、水肿、眶下区感觉异常等，皆为不可忽视的症状及体征。

眼的症状及检查不可忽视，应由眼科专家会诊。曾有报告发生视神经缺血而萎缩，骨折后 5 天出现症状。

即刻出现的眼球内陷表明有眶底缺损。眼球不能向上运动说明可能有下直肌受夹持。患者常有复视症状，必须查明原因。

对眶下区的感觉异常应注意，可能为眶下神经损伤，提示有眶下管区域的骨折，与颧骨骨折、眶底骨折或爆裂骨折有关。

可能发生上睑下垂，与动眼神经或上睑提肌损伤有关。

如内眦部有损伤，常有泪溢应注意检查鼻泪管系统有无问题。

冠状位和轴位 CT 检查有助于诊断。

【治疗】

是否进行手术，应依据有无复视、眼球内陷、CT 检查有无眶缘骨折、眶壁缺损、眼肌嵌顿而定。通常情况下，CT 检查有骨折和骨缺损，加上有复视或眼球内陷，即为手术适应证。

眼球内陷在伤后因软组织肿胀，常不易判断，但伤后早期，两侧眼球比较，差距超过 2mm 时，可认为有眼球内陷。如 7～10 天后，两侧眼球的差距在 3mm 以上，也是内陷的表现。

CT 检查有时可见眶底缺损及软组织进入上颌窦，此为明确的手术适应证。

早期的复视可因软组织肿胀引起，故最好在 7～10 天后复查。如复视是由眼球下垂引起，则应早期手术。

全身情况不允许或眼球本身遭受损伤，皆应推迟手术。

手术时，做下睑下切口，即在下睑下距睫毛边缘 2～3mm 处。切开皮肤后，潜行剥离至眶下缘处。掀开骨膜并向眶底分离。如眶内软组织已进入上颌窦，用钝器细心将其游离复位。如软组织被夹持较紧，不易游离时，可用蚊式止血钳将夹持骨的边缘折断，使软组织游离。

软组织游离后，将其轻柔托起，置入植入物覆盖缺损。植入物可用薄骨片或软骨片，取骨处可为髂嵴、肋骨片，或用上颌窦前壁骨片，或可取自鼻中隔，目前多用钛网。然后在眶下缘下方处缝合骨膜。缝合前，应再检查复视恢复情况，再逐层缝合伤口。

术后立即给冷敷，以减轻肿胀。伤口表面可涂抗生素软膏，盖纱布。术后 12 小时，应查视力。

术后，复视及眼球内陷通常皆有改进。偶尔，手术部位有延续数月之久的疼痛及压痛。如复视仍然存在，应考虑被夹持的肌肉未完全松解或眼球仍有下移。可再次手术，完全游离被夹持的肌肉或置入大小厚薄合适的植入物。眼球内陷如未被矫正,应考虑眼眶体积过大的可能性。

第7节　鼻骨骨折

由于位置突出且易碎,故鼻骨成为最常发生骨折的诸骨之一。如不治疗或治疗效果欠佳,将形成明显的畸形,并有可能影响呼吸功能,使正常的呼吸生理改变,进而引起一系列后果,如鼻气道阻塞、打鼾、鼻窦炎、咽部感染的发生率增高等。儿童期的鼻骨骨折如治疗不当,可引起生长发育障碍,如鼻的生长发育迟延或异常,也影响面中部骨骼和牙齿的排列。

【应用解剖】

鼻部皮肤的血运非常丰富,故鼻外伤时,常有明显出血及血肿形成,并有明显瘀斑。由于鼻上部的皮肤薄而有活动性,周围的皮肤,如眼睑及颊部亦疏松,故出血可向此处扩展,形成眼下瘀斑。

相反,鼻下部皮肤厚而富于皮脂腺,紧密附着于其下方的软骨,故此部外伤能引起皮肤的收缩而使鼻孔边缘产生切迹。

鼻的支架,在上部为骨构成,硬;下部为软骨构成,有弹性。鼻背诸骨为成对的鼻骨、额骨的鼻突和上颌骨的额突。上颌骨的额突由上颌体向上内突出,与鼻骨相接,在打击来自侧方时常被累及。两侧鼻骨在中线相接,其后有额骨的鼻突支持,其外侧有上颌骨的额突支持。鼻骨的上部厚而窄,下部薄而宽。此部位骨折常是强力打击的结果,使全部鼻筛区遭受损伤,而骨折多为粉碎性并向后嵌入。

上外侧软骨成对,紧密附着于鼻骨,形成外鼻中1/3的支架;在中线,紧附于鼻中隔。下外侧软骨(鼻翼软骨)亦成对,有一外脚和一内脚。内脚支持并形成鼻小柱的支架,内外脚形成鼻孔的外形。这些软骨

有弹性,钝性的打击多不能使其折断。但由于其附着于鼻中隔及骨性的鼻背,故在骨折时多发生移位。鼻骨及中隔复位后,亦随之复位。

鼻中隔的后部为骨性,不活动;前部及尾部为软骨,有一定活动性。鼻中隔的骨性部分为四部构成,筛骨的垂直板构成上后部,非常薄,易裂开;犁骨构成下后部,上方与筛骨及中隔软骨相接;腭骨的鼻嵴和上颌骨的鼻嵴,构成中隔的最下部分。

鼻中隔的前部为中隔软骨,后与筛骨垂直板及犁骨相接,下位于上颌骨鼻嵴之沟中,前为游离缘,接于膜性软骨。中隔与上颌鼻嵴相接处易破裂或脱位(图 13-18)。

【分类】

鼻部损伤的类型主要决定于外力的方向和大小。一般而论,鼻骨抵抗正前方力量的抗力较强,对侧方力量的抗力较弱。

在成人,多数引起鼻骨骨折的力量来自侧方。中等力量的一次打击,引起一侧鼻骨骨折,如图 13-19 所示,这种骨折多累及上颌骨额突。更强的力量则可引起鼻骨和上颌骨额突同时折断。骨折片向外侧移位,鼻中隔亦向外侧移位。鼻骨多在其厚部与薄部交界处折断(图 13-20)。

鼻骨骨折时,鼻中隔亦发生移位。中隔单纯性脱位时,中隔软骨与上颌嵴分离,在鼻腔中形成一个中隔突出物,这种脱位常伴有鼻尖变宽。在致使中隔软骨弯曲的力量超过其负荷能力时,软骨发生骨折。垂直骨折发生于不同部位,但多在软骨薄与厚的交界部。垂直骨折使中隔前部成角形突出,尾部脱位。中隔软骨的水平骨折也可发生。较严重的外伤可引起垂直及水平骨折同时发生(图 13-21)。发生中隔软骨骨折时,中隔之骨折片可重叠而使中隔变厚,因而鼻变低,鼻小柱退缩。

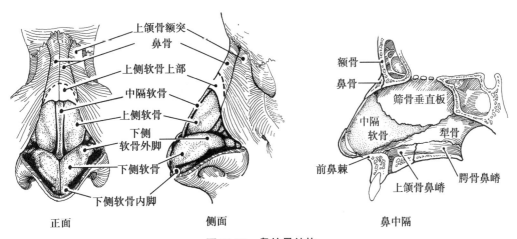

正面　　　　　　侧面　　　　　　　鼻中隔

图 13-18　鼻的骨结构

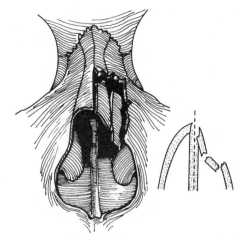

图 13-19　鼻的一侧塌陷性骨折

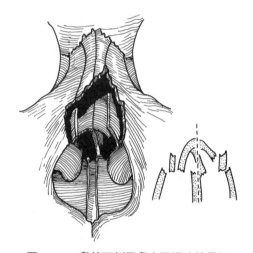

图 13-20　鼻的双侧及鼻中隔塌陷性骨折

从前向后的力量引起的骨折较少见。这种力量使中隔软骨向后抵于筛骨垂直板（常亦折断），软骨向后套入并重叠于骨上。

中等力量可使鼻骨下部折断，而较厚的上部不被累及。更大的前后方向力量使鼻从额脱离，骨折多为粉碎性，向后移位。

儿童期发生的鼻骨骨折与成人有差别。由侧方而来的打击可以引起一侧或两侧鼻骨的塌陷性骨折。来自前方的力量则引起"翻书样骨折"，指鼻骨及中隔骨折并塌陷，就像一本书被翻开一样（图 13-22）。发生这种骨折的原因可能是鼻骨在儿童期尚未在中线融合。临床上则可见鼻梁扁平，上外侧软骨也可与鼻骨脱离，因两者的结合在儿童期很疏松之故。即使在严重的外伤时，这种骨折也常被忽略，直到产生发育障碍成为畸形时方被觉察。

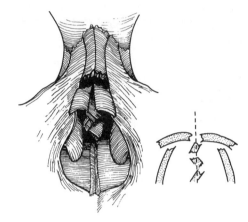

图 13-22　儿童期的鼻骨"翻书样"骨折

【诊断】

首先了解受伤的原因、力量的方向和大小。询问每侧鼻孔有无堵塞，与伤前进行比较。比较受伤前后鼻的外形，可与伤者随身携带的证件上的照片比较。从儿童获得伤史是困难的。如果儿童有鼻部遭受外伤的历史，有鼻出血症状或有畸形的表现，则应认为有鼻骨骨折存在。如儿童不能经鼻呼吸，更应警惕，要怀疑中隔血肿是否存在，存在时，必须处理。

鼻骨骨折时，常有鼻出血、肿胀、眶周瘀斑、鼻背压痛、鼻骨骨轧音。鼻畸形和鼻塞亦常见。后者常因骨或软骨移位、水肿，血凝块，中隔血肿，外鼻血肿，黏膜及鼻甲肿胀等引起。

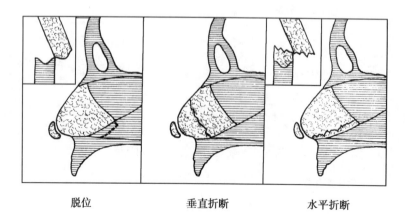

脱位　　　　　垂直折断　　　　　水平折断

图 13-21　鼻中隔软骨的脱位及骨折

仔细观察鼻部，有无偏斜、扁平。触诊有无异常活动及骨轧音，但需注意，如骨折片嵌塞时，这些体征不存在。如鼻根部塌陷，应彻底检查有无鼻筛骨骨折。疑有鼻筛骨骨折者，要判断内眦距离有无增加，鼻泪管系统有无损伤，并应检查有无脑脊液鼻漏。检查鼻腔内黏膜有无撕裂、有无瘀斑，中隔有无血肿或从鼻底脱位。

X线检查对诊断有助，必须进行。

【治疗】

对鼻骨骨折的治疗目的，是恢复正常功能和外观。无移位的骨折对症治疗即可，加上对鼻部的保护。有移位者应复位。治疗的时间最好是在伤后2~3小时内，此时，水肿、血肿和阻塞等尚未发生。如已超过此时限，有明显肿胀，在成人，可以在7~10天内治疗；在儿童，以在5~7天内为宜，此时，早期的纤维化尚未形成。

仅有鼻骨骨折时，闭合整复即可。如有鼻中隔损伤，常需开放整复中隔加上闭合整复鼻骨。闭合整复可用表面麻醉（4%可卡因，最大量为200mg）及局部麻醉（1%利多卡因，加肾上腺素，成1:100 000溶液，用量不超过30ml），注射于鼻背及前鼻棘皮下及中隔黏膜下；表面麻醉用于鼻黏膜，可用2%丁卡因代替可卡因。

如为一侧的鼻骨塌陷性骨折，用一钝头的器械，伸入至鼻骨下方，抬起鼻骨，以手指在鼻背处协助复位。注意器械勿放入过深，如伸至额骨下方，则不但不能复位，反可导致黏膜损伤。任何钝头器械皆可利用，例如：用骨膜分离器绕以油纱布。双侧鼻骨骨折时，可用血管钳绕以油纱布，伸入两侧鼻内（图13-23）。

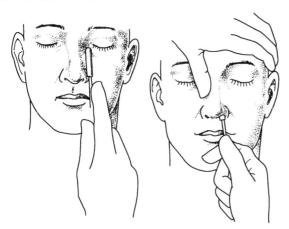

图13-23　鼻骨骨折复位法

当鼻骨骨折的复位因故迟延而不能用闭合整复法复位或同时有鼻中隔折断时，需采用开放整复法。沿鼻孔上及外侧缘，稍偏黏膜侧，切开皮肤；需整复鼻中

隔时，再沿中线切开鼻小柱。将皮肤从上外侧与软骨分离，再以骨膜分离器将皮肤及骨膜从鼻骨上掀起。用骨刀分开骨折处，使骨折片游离后将其复位。中隔折断时，可通过鼻小柱切口及一侧鼻缘切口将黏软骨膜从中隔掀起，将骨折片游离并复位。骨折片不能游离时，可将骨折线再切开，使之游离。

复位并缝合创口后，鼻内可填塞油纱条或碘仿纱条2~3天，协助固定。鼻外盖纱布或用印模膏做成鼻外形印模，下垫纱布，以协助固定。

儿童期鼻骨骨折的处理原则与成人相同，但应注意：①儿童的鼻骨骨折愈合迅速，应在伤后2~4天内处理；②为复位准确，多需用全身麻醉；③过多的创伤会损害生长中心，故在开放复位时，操作应尽可能轻柔，力求减少创伤。

术后感染少见，但如有中隔血肿而未发现，可导致感染发生。感染的后果严重，应力求预防。如发生中隔血肿，应及时切开引流，并在中隔两侧填塞加压，注意检查是否复发。

第8节　鼻眶筛区骨折

鼻眶筛区骨折、额鼻眶区骨折或额鼻筛区骨折，是一较复杂的骨折，过去少见，现由于交通事故增多而日渐增多。其处理涉及神经外科、眼科、耳鼻喉科及颌面外科。

由前方或前下方而来的严重冲击力可引起此部位的广泛损伤，损伤可引起上颌骨额突、鼻骨、筛窦周围骨质、眶部、上颌窦、筛板区之颅底等处的骨折。锐利的骨折片还可穿透或撕裂硬脑膜，发生脑脊液漏。此区有多种特殊结构，需予以整复，以恢复功能及外貌。损伤如引起两眼间距变宽，称为创伤性眶距增宽症或创伤性眼球间距增宽症；由撕裂或撕脱引起的睑内侧韧带向外侧移位，称为内眦间距增宽症。

【应用解剖】

眶内侧壁薄而弱。薄的泪骨和筛骨纸板易发生骨折。在纸板上缘，沿额筛缝分布的为前、后筛孔。额筛缝表示筛板的颅内水平。前筛孔有鼻睫神经及前筛动脉通过。后筛孔有后筛神经及血管通过。骨折并向后移位时可撕断血管，引起眶内血肿。眶内侧壁后部为蝶骨体，视神经由此穿出。此部位骨的损伤可累及视神经而致失明（图13-24）。

两眶间的区域也称眶间间隙，位于颅前窝底部筛板下方。此间隙内，有两筛骨迷路，每侧一个，在筛骨垂直板两侧，前宽后窄。其上方为筛板，侧方为眶内侧壁。眶间间隙被筛骨垂直板及鼻中隔中分为二，后界为蝶骨的前面；前界为上颌骨额突、鼻骨、额骨鼻突。

眶间间隙除含蜂窝状的筛窦外，还有上鼻甲和中鼻甲、筛骨垂直板（形成鼻中隔后上部）。由前方而来的冲击力量如能使此间隙前方坚强的骨折断，向后即是抗力很弱并薄的筛骨迷路，故甚易被累及。额窦通过鼻额管引流至前筛窦，再引流至中鼻道。眶间间隙的顶为筛板，常在此区骨折中被累及，并产生脑脊液漏（图13-25）。

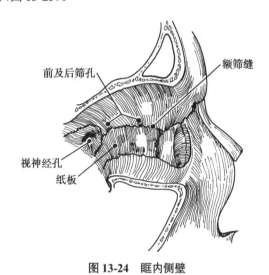

图 13-24　眶内侧壁

【诊断】

额眶鼻区骨折的特征表现为：鼻梁根部扁平、塌陷、增宽；内眦部肿胀，有瘀斑；Furnas 牵引试验表明有内眦韧带撕脱（图13-26）；眼睑水肿，常有结膜下出血。额鼻眶区骨折常伴有眶的爆裂性骨折、上颌骨骨折或颧骨骨折。

鼻内检查可发现有鼻中隔骨折及中隔血肿。鼻梁根部及眉间触诊可查出异常活动或有骨擦音，表面软组织或有撕裂并暴露其下之骨折。

患者有意识丧失或有意识丧失史时，说明有颅脑损伤，应注意。

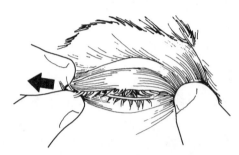

图 13-26　Furnas 牵引试验牵拉眼睑向外侧，扪内眦韧带，应有似弓弦绷紧的感觉，是为正常状态

有清亮液体自鼻流出，应高度怀疑脑脊液漏。压迫两侧颈内静脉，流量会突然增加，有助于诊断。或作化验室检查，有糖存在能诊断为脑脊液。如有嗅觉丧失，则可能有筛顶部或筛板区硬脑膜撕裂，导致脑脊液流出。

CT 检查重要，能查出骨折。如有脑积气，说明鼻或窦腔等与颅腔直接交通。筛窦混浊。如无上颌骨折、爆裂骨折、颧骨骨折等，上颌窦可正常。

【分类】

鼻眶筛区骨折大致可分为两类：

第一类为套叠性（或嵌入性）骨折，鼻骨和上颌骨额鼻突的中央部分成为一整体折断并向后移位。此型

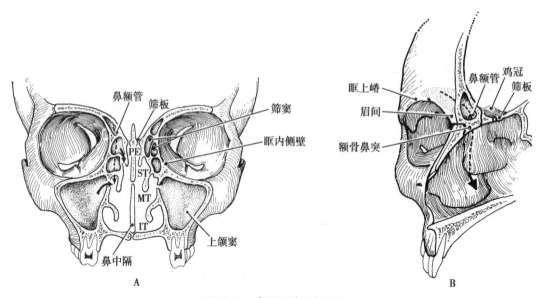

图 13-25　鼻眶区应用解剖

A. 眶间间隙及邻近骨结构：PE 筛骨垂直板；ST 上鼻甲；MT 中鼻甲；IT 下鼻甲　　B. 鼻额管在鼻外侧壁的通路

损伤时,内眦韧带完整(图13-27)。

第二类型骨折更为常见,鼻骨及其外侧骨粉碎骨折,各自向后移位,不成为一整体,并向外侧方移位。内眦韧带撕脱或撕裂,形成外伤性眦间增宽;常有泪囊损伤(图13-28)。

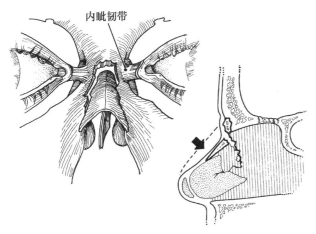

图13-27　第一类额鼻眶区骨折,内眦韧带完整

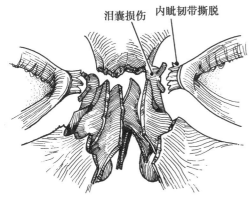

图13-28　第二类额鼻眶区骨折内眦韧带撕脱

根据外力的大小,还可有其他损伤发生。

【早期修复原则】

最理想是将鼻眶筛区的骨折在早期一次整复。当然,有许多因素使早期整复不得不迟延,例如:颅脑损伤、严重的肿胀等。但如可能,就应争取早期手术。

眶缘是重要的支持组织,应先整复。整复应开始于外侧坚固的骨。眶缘(多为眶下缘)如粉碎骨折或有缺损,应植骨。同时,眶底也应修复。切口及固定如图13-29、13-30所示。

眶缘整复后即建立了稳固基础,可以着手整复其他组织。应先使鼻骨复位,再查中隔有无血肿、骨折或脱位,如有,一一处理。鼻内可作填塞以支持复位诸骨。

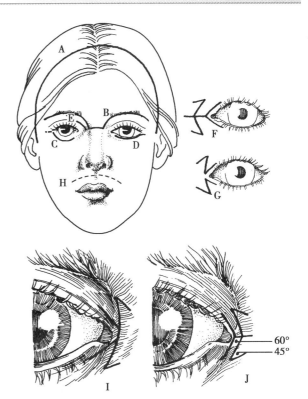

图13-29　额鼻眶区骨折治疗时的各种暴露骨折处的切口
A. 双侧冠状切口　B. 眉切口　C. 结膜切口并延伸至外眦;
D. 睑下切口　E. 上睑切口　F. 眼角旁切口　G. 双Z成形切口　H. 口内切口　I. 双Z成形切口矫正内眦赘皮　J. 内眦赘皮矫正的另一种方法

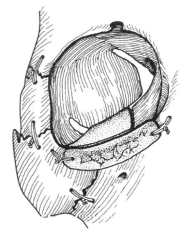

图13-30　劈开肋骨移植修复有粉碎骨折的眶下缘
眶底骨折亦以植骨修复缺损

其后应处理软组织损伤。内眦韧带常有移位,如仍附着在有足够坚实度的骨折片上,则将骨折片复位并固定即可将内眦韧带复位。如内眦韧带已撕脱或附着之骨折片强度不够,则用不锈钢丝将其复位固定(图13-31)。如眶内侧壁有骨折,应同时修复眶内侧壁,需作骨移植修复眶内侧壁,然后将内眦韧带固定于移植骨片上(图13-32)。

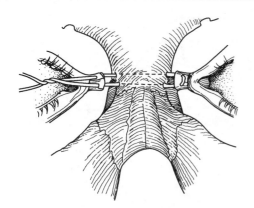

图 13-31 经鼻内眦韧带成形术

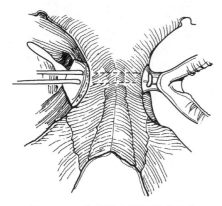

图 13-32 植骨法内眦韧带成形术

鼻泪引流系统有无损伤,应在直视下检查并注射染料检查,与眼科专家合作,修复发生的损伤。

眼球的损伤应请眼科专家处理。

涉及颅底的损伤应请神经外科专家合作处理。

【晚期处理原则】

虽然早期一次完成处理是理想的,但由于各种原因,常有需进行晚期处理的患者,例如:早期不完全处理和处理不当的患者常有骨缺损、骨错位愈合、软组织移位(特别是内眦韧带移位)、瘢痕形成等,以及因

这些原因而产生的畸形。

晚期处理大致有如下内容:神经外科方面的问题、皮肤瘢痕的矫正,重建内眦区及鼻的骨质,包括去除错位而重叠的骨片、内眦部的瘢痕(妨碍内眦重建)等,修复泪引流系统、内眦成形术,等等。

第9节 颌骨骨折的固定

颌骨的特点是有牙齿存在,牙齿的咬合关系是非常精确的,并与功能有紧密联系。骨折治疗的关键是必须恢复损伤前的咬合关系。固定不稳定会造成错位愈合的不良后果,即使是很小的错位也会导致咬合错乱,故在骨折准确复位后,应进行"稳定"固定。

颌骨骨折的固定方法很多,本节将着重介绍临床常用的几种固定方法。

一、颌 间 固 定

颌间固定方法较多,介绍如下:

1. 带钩牙弓夹板 按照牙弓形态弯制夹板,使之与牙颈部贴合,通常拴结两侧第一磨牙之间的牙弓,要求每一牙齿都要拴结。在牙齿固位形不良或与邻牙无接触时,将夹板固定于牙弓可用图 13-33 所示方法。

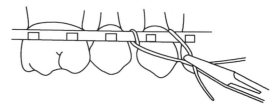

图 13-33 牙弓夹板结扎法
用于固位形不良或与邻牙无接触之牙

2. 小环结扎法 使用材料为不锈钢丝。优点为操作较易,缺点为稳定性不好。可用于对固定要求不高的骨折,如无移位或复位后较稳定的骨折(图 13-34)。

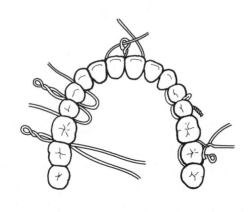
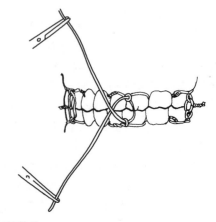

图 13-34 小环结扎法

3. 连续多环结扎法 优点为操作较简便易行，其稳定性较小环结扎法佳。在口内，由于其所占位置较小，比铝丝夹板或预制夹板等易清洁（图 13-35）。

颌间结扎时，其主要问题在于舌侧牙尖的咬合不能完全恢复。由于颊侧上下有结扎或牵引固定，颊侧牙尖接触紧密，舌侧则由于无牵引固定力量，并受下颌舌骨肌的牵引，下颌向舌侧倾斜，使舌侧牙尖不能紧密接触。另外，口腔卫生的保持也是较困难的。

二、下颌环绕结扎固定

本法适用于无牙的下颌骨体部骨折，临时用印模胶制作夹板，或利用伤员原有的义齿协助固定。有牙者或儿童，亦可用此法先做好牙弓夹板（不带挂钩），固定于牙弓上以协助固定。利用义齿固定，做法如图 13-36。利用牙弓夹板固定如图 13-38。

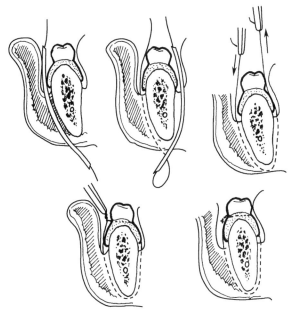

图 13-36 下颌环绕结扎法示利用义齿结扎固定

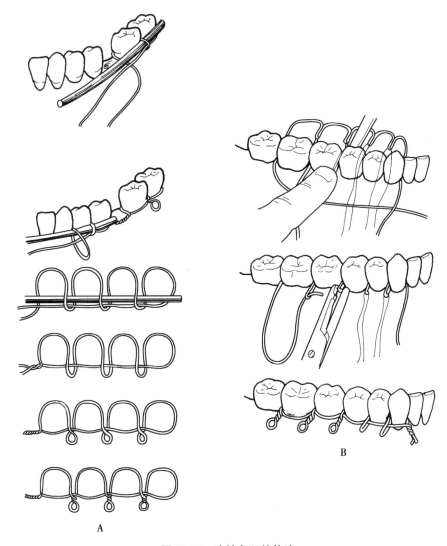

图 13-35 连续多环结扎法
A. Sfout 法 B. Obwegeser 法

337

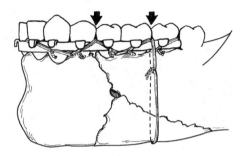

图 13-37　下颌环绕结扎法示利用牙弓夹板固定

三、塑料贴片黏合固定法

本法亦为颌间固定法的一种，是利用釉质黏合剂将带挂钩的塑料贴片黏合于牙面，再进行颌间固定。这种方法应用不多，目前多采用正畸托槽替代。

四、骨间结扎固定法

骨间结扎固定法为开放复位固定法的一种。一般从口外进入，暴露下颌骨后，钻孔，以不锈钢丝结扎固定。钻孔时，注意避开下颌管。结扎的方法曾有多种，目前较可靠（指固定的稳定性好）而常用者为 8 字结扎法及 Brons 结扎法（图 13-38）。固定钻孔数目一般为 4 个，距骨折线 0.5～1cm。钻孔的位置应使结扎时，结扎丝与骨折线尽可能垂直。单独使用骨间结扎固定，固定的稳定性常不足，应根据骨折情况，辅以头颏固定、牙弓夹板单颌固定或颌间固定。使用本法时，要特别注意有无与口腔穿通的创口，如有，需先清创后严密缝合，再行骨间结扎。

五、头颏固定法

这是一种辅助固定法。利用头帽及颏托，以弹力

牵引拉下颌向上。在上颌骨骨折并有向下移位时，颌间固定后，应在颏下加向上牵引的力量，此时可使用此种固定。某些儿童的颌骨骨折，在对咬合关系恢复的要求不太严格时，本法可单独使用（图 13-39）。

应用时，应注意经常检查牵引的力量和方向。牵引的力量应能维持咬合关系（单独使用时），过大或过小的力量均应调整。

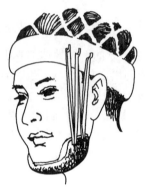

图 13-39　头颏牵引固定

六、坚强内固定

骨折治疗的现代原则是解剖复位、微创外科、稳定固定、早期功能。

对颌骨骨折而言，解剖复位是指关系和骨折断端的精确对位。一个完善的治疗不仅要重新建立骨折前功能，而且应力求颜面形态的同期恢复。血运和稳定性是骨正常愈合的两个基本因素。保存血运的重点在于保存骨膜供血和骨膜活性。稳定固定，即通常所称的坚强内固定，是骨折早期无痛性功能运动的基础。

1. 拉力螺钉固定　1949 年，Danis 发明了拉力螺

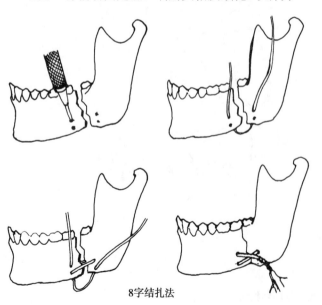

8字结扎法

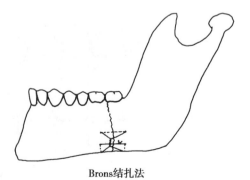

Brons结扎法

图 13-38　骨间结扎固定

钉加压固定技术。拉力螺钉实际上是一种木螺钉，无螺纹部分固定于近板骨折段，有螺纹部分固定于远板骨折段。用直径2.4cm皮质骨螺钉替代拉力螺钉加压固定。滑行骨孔直径等于螺纹外径(2.4mm)，加压骨孔直径等于螺钉底径(1.8mm)，这样螺钉在旋入时可以无阻力地达到对侧皮质骨并与之齿合，随着螺钉的旋紧，产生骨折断面间的加压(图13-40)。拉力螺钉旋入的理想方向为骨面垂直线与骨折面垂直线的角平分线(图13-41)。

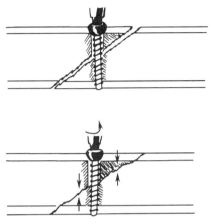

图13-40 用2.4mm直径的皮质骨螺钉作拉力螺钉加压固定，滑行孔直径2.4mm，加压孔直径1.8mm

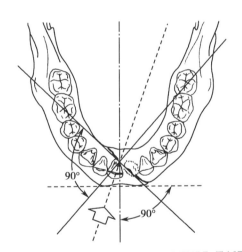

图13-41 拉力螺钉的旋入方向为骨面垂直线和骨折面垂直线的角平分线

拉力螺钉常用于下颌体斜面状骨折和下颌角骨折经口内入路加压固定，也用于髁突颈部骨折。后者操作难度较大，适应证较为局限。拉力螺钉还可与接骨板联合使用，辅助接骨板固定，这时接骨板只起到平衡作用。

2. 接骨板张力带固定 1965年，Pauwels详细阐述了张力带固定技术和原理。将接骨板固定于张应力轨迹(如下颌骨升支前缘和外斜线)，中和功能负载产生的弯曲应力，并将弯曲应力转化为轴向压力，从而建立稳定固定。一般讲，张力带接骨板固定强度越高，离"零位力线"越远，所产生的动力加压效能就越明显，固定稳定性也就越高，接骨板所需体积要求就越小。

临床典型的张力带固定方式如下颌角骨折沿外斜线固定(图13-42)。

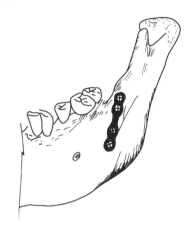

图13-42 下颌角骨折用小型接骨板沿外斜线作张力带固定

3. 接骨板加压固定 加压固定可以造成骨折断面紧密接触，使骨折愈合桥缩短到最小距离，并通过增加断面摩擦力提高固定稳定性，防止骨与骨之间、骨与板之间相对滑动。如此获得的稳定性有足够力量对抗能妨碍骨折愈合的弯曲力、扭力和剪力。

动力加压接骨板(dynamic compression plate，DCP)是Perren等(1958年)根据弯曲圆柱形滑槽内球形滚动原理设计的(图13-43)。夹板上孔的形状类似由倾斜和水平两部分组成的滑槽。螺丝头的埋入面为半球形。当螺丝旋入时，螺丝首先沿倾斜槽滑行，继而改变为水平向滑行，同时带动下方的骨折段向骨折线移动，产生骨折断面紧密接触和轴向加压(图13-44)。如果夹板是直的，则仅作用于与其接触的颊侧皮质骨，使该处骨折断端接触，但不能作用于对侧的骨断端使其闭合。故在应用时，应先将夹板略微弯曲，使其作用似一叶形弹簧，使骨折双侧皮质骨均能闭合(图13-45)。

实践中，人们发现生理负载状态下，沿牙槽嵴区表现为张力；沿下颌下缘区表现为压力。在下颌体内，这些力所产生的屈矩，在下颌角处最强，前磨牙区最弱。在正中联合处产生扭矩，沿中线逐渐增强。按照生物力学原理，骨内固定应位于肌肉收缩时张力最大的牙槽嵴舌侧。然而，由于解剖条件限制，只有下颌下缘区最适合内固定(避免损伤牙根及下颌管)。这样，势必造成牙槽嵴受力不均，甚至有可能发生张力性裂开的问题。为了解决这一矛盾，可以在牙槽嵴处增加一个固定，以克服该区的张力及维持该处骨折断

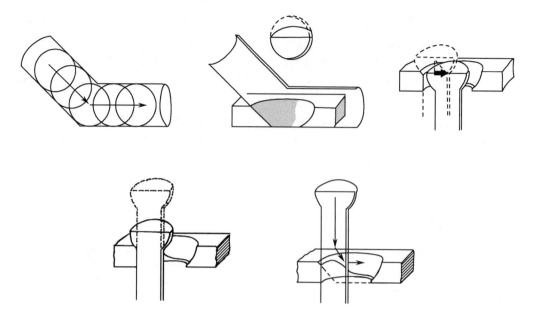

图 13-43 弯曲圆柱形滑槽内球形物滚动原理示意图

图 13-44 动力加压夹板原理示意图

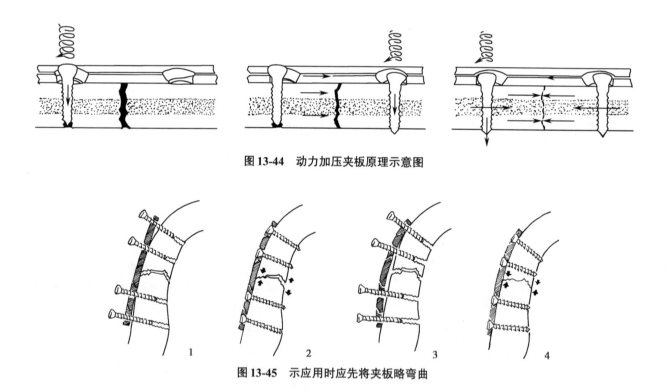

1　　　　　2　　　　　3　　　　　4

图 13-45 示应用时应先将夹板略弯曲

端的紧密接触。临床上，可供选择的方法是用微型接骨板、钢丝结扎、牙弓夹板在牙槽嵴端附设张力带固定（图 13-46）。操作时，一般要求先作张力带固定，然后再作下颌下缘 DCP 加压固定。

采用 DCP 加压并附设张力带固定增加了手术麻烦，故又出现了偏心动力加压接骨板（eccentric dynamic compression plate，EDCP）。这种接骨板实际是在 DCP 的基础上，将外侧两孔设计成与轴向成 90°、75°或 45° 角排列。这样，既可以通过内侧轴向排列孔将骨折段轴向加压，又可以通过外侧偏心孔将部分压力施加于牙槽嵴区，以克服该处的张力，并在该处也产生应力的作用，加速其愈合（图 13-47）。

采用 DCP 或 EDCP 系统治疗下颌骨骨折是一种可选择的有效方法。它可以使骨折断面紧密接触，产生最大的固定稳定性。它具有缩短愈合期、减少并发症、早期恢复功能、真正实现骨折治疗的动静结合原则、患者舒适等优点。至于其感染率，据大样本报告的 0.8%，与颌间固定的 0.7% 感染率相比，无明显差异。

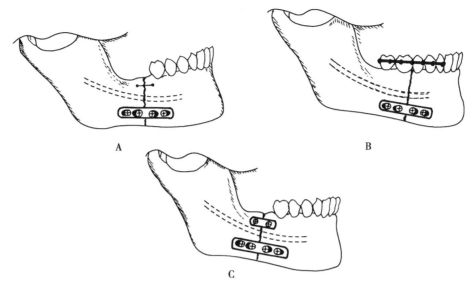

图 13-46　用 DCP 沿下颌骨下缘加压固定时,在牙槽嵴端附设张力带固定,方法有三种:
A. 钢丝固定　B. 牙弓夹板固定　C. 小型接骨板固定

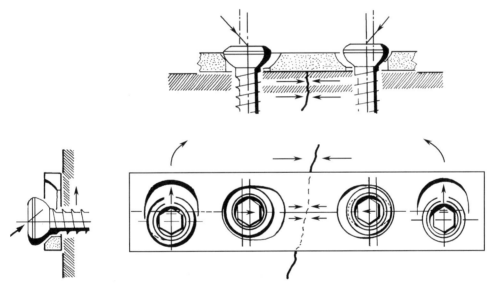

图 13-47　偏心动力加压接骨板原理示意图
图中两外侧孔与接骨板长轴成 90° 角

接骨板加压固定主要适用于下颌骨垂直断面骨折,对于斜行和斜断面骨折需控制加压或配合拉力螺钉使用。对于颏部或颏旁骨折,可选用一个 DCP 放在中部作加压固定;对于下颌角、下颌体骨折,用 DCP 作下颌下缘固定时,需先在牙槽嵴端附加张力带或直接采用 EDCP 固定。

在适应证中,是否应包括严重污染或已继发感染的骨折,争议较大。Beacher 曾将其应用于有感染的下颌骨骨折,发现并发症并未因此增多。从我们应用情况看,加压固定术后继发感染,如果固定稳定,一般无需取板,通过换药可以 II 期愈合。

用 DCP 或 EDCP 加压固定的主要并发症是术后干扰,其发生原因主要是螺钉孔道不正造成加压滑行轨道偏斜,为此建议钻孔时借助加压导向器定点钻孔。术后干扰也可由于接骨板弯制未能与骨面贴合所致。

下颌骨骨折的各部位均可采用口内入路。术后,植入体如采用生物相容性良好的金属(如钛),可以滞留体内而不必取出。

4. **接骨板平衡固定**　在颌骨坚强内固定的方法中,有一类企图单靠接骨板抗拉、抗扭,平衡外力获得稳定固定的方法,它们是重建接骨板(reconstruction plate)、小型接骨板(miniplate)和微型接骨板(microplate)固定,其中以小型接骨板的应用最为普及和广泛。

Michelet(1973 年)发展了单层皮质骨螺钉固定,

341

即板体积小且易弯制、固定部位选择随意性大的小型接骨板系统。Champy（1976 年）又通过骨内功能应力分布研究，详细阐述了下颌骨理想的固定路线，为小型接骨板技术提供了生物力学理论支持。随之，这一技术很快便得到同行认可，并被广泛应用。

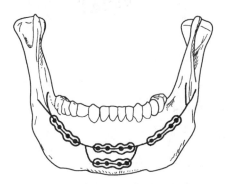

图 13-48 下颌骨主应力轨迹和理想的固定路线

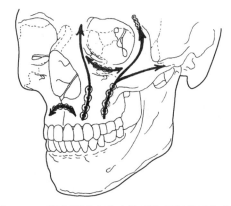

图 13-49 颧上颌骨主应力轨迹和理想的固定路线

小型接骨板的最大优点是固定部位自由度大，可以沿颌骨理想的应力路线进行固定（图 13-48、图 13-49），因此其适应证范围较广。下颌骨任何部位和任何类型的骨折都可以用小型接骨板固定，但对于多发的、粉碎的或严重移位的，特别是陈旧性骨折，有时显得稳定性不足，需要辅助用颌间固定作稳定补偿。对于颧骨颧弓和上颌骨骨折，固定部位通常选择在颧牙槽嵴、梨状孔边、颧颞缝处和眶下缘，有时也作颧弓固定。一般讲，面中 1/3 骨折固定需要克服扭力和拉力，要求用小型接骨板固定；面上 1/3 骨折固定只需克服拉力，可以选用微型接骨板固定。

第 10 节　颌面颈部火器伤

根据第一次世界大战陆军的资料和第二次世界大战苏联卫国战争的经验总结以及抗美援朝的资料，颌面颈部火器伤的发生率约在 5% 左右；但随着近代武器的发展和改进，与高爆碎片的炸弹、地雷、炮弹及火箭的普遍使用，弹片伤显著多于枪弹伤，在美军侵越战争中及我国对越自卫反击战中，颌面颈部火器伤的发生率已明显上升，部分地区甚至已接近 10% 左右。近期从来自前南斯拉夫内战中的资料显示，Vukovar、Bosnia 及 Belgrade 救治中心的统计数据，颌面伤分别占到 11.5%、13.8% 和 18%，而 1991 年沙漠风暴作战中，美军第七集团军所属医院收治的伤员中，颌面伤占 15.4%。因此，早期正确处理颌面颈部火器伤，对于挽救伤员生命、减少残废畸形及为后期治疗创造良好条件，非常重要。

一、火器伤的致伤机制和特点

（一）致伤机制

火器伤是指以燃料作动力来发射或引爆投射物所致的损伤。投射物可以是枪弹、铁砂，炮弹、炸弹、地雷、手雷等产生的破片、碎骨片、碎牙片、碎石子等。火器伤的致伤机制有投射物直接撞击、压力波、继发投射物撞击、灼伤等，并与组织介质的特性有关。

1. 投射物直接撞击　投射物撞击组织时可以直接穿透、撕裂或离断组织，形成原发性组织弹道。损伤程度主要受投射物的速度、质量和形状的影响。速度和质量决定投射物的动能，其中速度是关键因素，因为提高投射物的速度可使动能呈几何级数增加，而提高投射物的质量与动能的增加仅是平行关系。一般情况下，动能较大的投射物造成的伤道与投射物的运动方向一致，较直，产生贯通伤较多；动能较小者，投射物可能受到组织的阻挡而停留在体内，形成盲管伤。高速（撞击速度大于 762m/s）而质量小（10g 以下）的投射物，其能量迅速传递给组织，在体内能量消耗较快，造成的组织损伤比较严重；这种投射物在撞击骨组织时可能改变运动方向，形成曲折的组织弹道。现代常规武器就多采用高速小质量武器（高能武器）。另外，投射物的形状越不规则，弹丸在空气中飞行状态越不稳定，可发生偏航、翻滚、进动、章动等，所造成的伤口和伤道越不规则，也是造成火器伤复杂性的因素。

2. 压力波　空气动力学证明，投射物对其前方的空气产生压力，其后方产生低压。投射物飞行速度越快，其前后方向的压力差越大。高速投射物进入体内后，可将其所产生的压力波传递给组织，迫使原发伤道周围的组织迅速向四周移位变形，足够的压力可以造成骨折，使软组织扩张膨胀，形成比投射物本身大得多的空腔；由于软组织的弹性、投射物能量的传递和投射物后方的低压效应，使这个空腔发生萎陷；用高速 X 线机可以拍摄到空腔的胀缩在几十毫秒内呈阻尼样脉动 6～7 次而消失，最终达到伤道内外压力的平衡。这就是所谓的瞬时空腔效应。瞬时空腔效应可以使原发伤道周围的组织遭受反复的挤压、牵拉和震荡。因此，从组织学上将伤道周围组织分为坏死区、挫伤区和震荡区。瞬时空腔的大小一方面受投射物的速度、质量、体积影响，另一方面受被撞物介质密度以及含水量和弹性等因素影响。瞬时空腔一般在肌肉组织中较大，这是因为肌肉组织含水量较多、密度大而均匀，容易吸收和传递能量。虽然口腔颌面部多腔窦，含气多，含水少，组织密度很不均匀，但实验证明在高速投射物伤时同样存在瞬时空腔效应。

大血管弹性较大，受到压力波的影响，可使一定距离内的血管内皮和血管壁发生不同程度的损伤，可能形成血栓，甚至血管破裂。由于血液是良好的传递能量的介质，在突然高压作用下可产生"血锤效应"，造成远隔脏器的损伤，即所谓的远达效应。

另外，空腔膨胀时所产生的负压作用可使伤道入、出口周围的异物和微生物被吸到伤道深部，因此，所有火器伤均为污染伤口。这是火器伤感染的重要原因之一。

3. 继发投射物撞击　骨与牙等硬组织坚硬，弹性较小，属不均匀体，在受到投射物撞击时极易破碎。足够大的动能可以使碎骨、牙和碎牙片向四周飞溅，间接损伤周围组织。这就是所谓的"继发弹片伤"或"二次弹片伤"。

（二）火器伤的损伤特点

1. 伤情较重

（1）出血多：口腔颌面颈部血管丰富，有颈总动脉、颈内和颈外动静脉，颈外动脉系有9个主要知名动脉分支，甚至在中线上也有广泛的交通，火器伤后出血多并容易形成血肿，尤其是伤及头颈部大血管可造成致命性大出血。

（2）粉碎性骨折多：在高能投射物撞击下，颌面骨的骨质和抗力结构不能耐受这种冲击，骨折线常不是按照解剖弱点分布，如骨缝、窦壁等，而在着力点及其附近发生结构破碎，因此粉碎性骨折多。

（3）组织变形和移位明显：致伤物进入或穿透组织时，由于压力波和瞬时空腔效应，使伤道周围组织受到牵拉、挤压和震荡而受到严重损伤，肿胀反应迅速而广泛，加上血肿的挤压，使哆裂开放的软组织容易移位、变形。

（4）常伴有呼吸窘迫：口腔、咽喉、气管和食管伤时，误吸口腔内的血凝块和分泌物、移位的硬软组织、舌后坠、喉水肿或喉毁损、异物存留等均可造成上呼吸道梗阻。

（5）功能和形貌毁损严重：由于组织缺损、神经失能、口内外贯通，严重影响进食、咀嚼、语言，面貌全非。

2. 伤道复杂

（1）高速高能小质量的投射物撞击机体时，在伤道入口处瞬间释放大量能量，强弩之末的投射物进入体内后遇到骨的阻挡可能改变弹道的方向，在软组织中形成复杂的弹道。

（2）骨碎片、脱位的牙齿或碎牙片因接受高速投射物的能量后成为"继发弹片"向四周软组织散射，更增加了伤道的复杂性。

3. 多有异物存留

（1）弹丸、弹片、碎骨片、碎牙片作为直接或间接致伤物常滞留体内。

（2）尾随高速投射物的低压效应、瞬时空腔的交变性胀缩，均可将伤道附近的物质带入伤道，如碎布片、木屑、砂土等。

4. 伤口内污染严重

（1）外源性污染：进入伤道的异物、瞬时空腔产生的负压作用以及伤口暴露于恶劣环境可直接造成污染。

（2）内源性污染：口腔颌面颈部腔窦较多，如口腔、鼻腔、鼻旁窦、咽喉、气管和食管等，火器伤伤道多与这些腔窦相交通，腔窦内的常驻微生物可直接污染伤口，增加伤口的感染机会。又可因感染引起颌面颈部蜂窝织炎、骨髓炎、纵隔炎、吸入性肺炎等并发症。

二、颌面颈部火器伤的急救处理

颌面颈部火器伤，不仅可发生严重的出血或呼吸障碍，还可波及直接危及生命的颅脑、大血管及颈椎。因此，在急救处理时，必须迅速判明情况，抓住危及伤员生命体征的主要矛盾，而采取果断措施。

（一）抗窒息

除可因骨折片移位等原因而发生阻塞性窒息外，在火器伤中特别应注意弹道贯通口底、舌根、咽旁及颈部软组织时，所引起的局部血肿、水肿直接压迫上呼吸道；火焰吸入性烧伤时，上呼吸道的气管内壁黏膜进行性水肿引起的管腔狭窄所导致的阻塞性窒息。吸入性窒息多发生于昏迷和休克的伤员，由于吞咽和咳嗽反射消失或减弱，而将口内的血液分泌物、异物及呕吐物误吸入气管和支气管内所致。预防窒息的关键在于早期发现，判明原因，果断处理。

1. 阻塞性窒息的抢救

（1）迅速改变伤员的体位，同时用手指或器械伸入口腔，掏出口内或咽部异物，切忌将异物推入深部。如无吸引器可用粗橡皮管，口对口及时吸出深部的血块及痰液。

（2）舌后坠的伤员，在紧急情况时，可用巾钳或大号别针、粗线等贯穿舌前中部组织，将舌牵拉于口外，并稳妥地固定在衣领上。注意不能贯穿在感觉敏锐的舌尖部,以免因组织过少、疼痛和牵拉而致局部撕脱。

(3)上颌骨横断骨折、软腭下垂的伤员,在清除口咽部血性分泌物后,可采用带须托盘式夹板、筷子、木棍或树枝横过两侧上颌磨牙,将下垂的上颌骨托起复位,并固定在缠头绷带上。

(4)因口底、咽部肿胀压迫呼吸道的伤员,先置入口咽导管、鼻咽导管或粗橡皮管,以减轻梗阻症状。也可一开始作预防性气管切开,或俟置入的导管不能缓解症状时,再作气管切开。对呼吸道烧伤、喉头水肿的伤员,应作气管切开术。

2．吸入性窒息的抢救　应在止血的同时,立即作气管切开术,及时将硅胶管插入气管导管内,吸出血液、血块及误吸的其他异物。在无气管切开器械的条件时,应作紧急环甲膜切开,插入橡皮管以应急需,以后再改作气管切开术。

(二)止血

颌面颈部火器伤一般出血较多,颈总动脉或其较大分支损伤,在紧急情况下应采用暂时性指压止血法。头颈部出血时,可在胸锁乳突肌前缘中点,向后将颈总动脉压向第六颈椎横突上,但要注意呼吸道情况,压迫时间不宜过长,因有可能引起颈动脉体的迷走神经反射亢进,导致冠状血管痉挛和心脏传导障碍而发生心搏骤停,应予警惕。

颌面颈部止血主要采用填塞、加压包扎法。包扎时,需注意不要使骨折片移位以防加重窒息。填塞也不宜过紧。如鼻腔出血确诊有脑脊液鼻漏时,为了防止并发逆行性颅内感染,不应作鼻腔填塞,可采用药物止血。并发严重颅底及鼻道出血时,可采用后鼻道填塞法。伤道邻近咽部或颈部作填塞时,仍应注意保持呼吸道通畅。

创面见有活泼出血点,可作血管结扎,无条件时可用血管钳夹住,外覆无菌敷料后送至二线医院处理。对颌面颈部大出血的伤员,应作同侧区域的颈外动脉结扎术。

(三)防治休克和感染

防治休克的原则和处理外伤性休克相同。一般单纯颌面颈部火器伤所致的失血性休克较易纠正。在保暖、止痛、镇静后,输入乳酸钠林格液 500～1000ml、右旋醣酐 500ml 及全血 300～600ml,血压能逐渐上升。如无效,除继续补充血容量和采用升压药物外,尚应检查其他脏器及骨骼有无严重合并伤,如合并有颅底骨折、骨盆骨折、肝脾破裂等损伤,应及时采取紧急相应措施。

止痛时不要注射吗啡,因为吗啡可抑制呼吸,且易引起呕吐而发生误吸;吗啡还可使瞳孔缩小,妨碍观察颅脑损伤的病情变化,遮盖了脑部钩回疝的症状。

在纠正体液平衡时,应重视唾液的丢失量。正常唾液分泌平均每小时约为 50ml,一天的分泌量约为 1200ml。颌面火器伤尤其下颌骨的贯通伤和开放炸伤,由于骨折移位和疼痛刺激,唾液分泌量可明显增多,严重的伤员每天可丢失 1500ml 以上,因此必须将这部分丢失量估计在内。

颌面颈部火器伤的感染来源较多,细菌种类也多,故应及早注射广谱抗生素、破伤风抗毒素,及时包扎伤口以减少空气中的细菌污染。

(四)包扎和后送

在包扎前,对颌骨骨折错位的伤员,应先用手法复位,在伤情许可的情况下尽量恢复上、下颌牙齿的咬合关系;将移位、下坠或外翻的软组织复位至适当位置,而后覆盖敷料,加压包扎,后送。包扎时注意压力要均匀,不能增加骨折片移位而加重伤情,引起呼吸困难。

后送时应密切注意保持呼吸道通畅,昏迷伤员一律采用俯卧或侧卧位,并将头部偏向一侧,以利口内分泌物外流,担架上要作出醒目标志。作舌牵引的伤员,要将牵拉物妥善地固定在衣领上,防止松脱后坠。对已作气管切开的伤员,要集中后送,并应准备好硅胶管及 50ml 注射器,以便随时吸出分泌物;气管切开处要覆盖湿润的纱布块,以保持呼吸道湿润,防止因干燥而引起的痰液浓稠或过多的咳呛。清醒无休克的伤员可采用坐位,头俯向前,以利口内分泌物外流。

三、颌面颈部软组织火器伤的早期处理原则

由于颌面颈部血运侧支循环丰富,组织再生能力强、抗感染力强及有丰富的表情肌等,因而在处理颌面颈部软组织火器伤时,对缝合的时间、清创中软组织的取舍等,与全身其他部位的清创原则有所不同。除清创要彻底外,去除组织要少,缝合要早而细,组织对位要精确,以利减少畸形,尽早恢复或改善功能和外形。

(一)颌面颈部软组织火器伤清创缝合的一般原则

1．彻底清洗创口　伤口在局麻下用纱布块蘸消毒肥皂液和 1.5%～3% 过氧化氢溶液,进行反复多次洗刷,而后用大量生理盐水冲净,也可用脉冲或喷水装置冲洗。伤口内一切表浅异物须及时清除。

2．尽量保存组织　软组织在清创中,除确已坏死的组织外,即使是组织缺血发绀,亦应予以保留。可用刀刃削刮其边缘或允许修去 1mm 边缘,直至红润或出血后即可缝合。遇掀起已形成的窄蒂皮瓣或是新鲜而完全断离的组织,决不可轻易放弃缝合机会。后者如体积不大,经大量灭菌、生理盐水冲洗、抗生素溶液

浸泡处理后，及时缝回原处，多数能够存活。即使不能全部存活，作为"暂时性辅料"保护创面，也有利于后期处理。

眼睑、眉毛、耳、鼻、唇等部位的裂伤，只需清洗后即可缝合，无需作创缘修整。缝合时需精细对位，防止错位畸形。

3. 争取及早行初期缝合　颌面颈部火器伤在伤后 12～24 小时内，经清创后均能作初期缝合，当然应结合致伤的严重程度和伤口的污染情况全面考虑。凡有感染、积血、积液或深在的伤口，均应放置引流，引流以放置槽式橡皮半管为宜，且滞留时间应较非火器伤长。缝合时要将泪点、眼睑皮肤和口轮匝肌的肌纤维断端对正缝合，唇红和唇白不能错位，以恢复功能和外貌。

4. 尽量闭合腔窦伤口　凡与口鼻腔相通的伤口，一定要先缝合黏膜，使腔窦与外界伤口分隔以减少感染机会。为防止颌骨浸泡于唾液中而导致伤口的严重感染，决不允许只缝合外层皮肤与肌肉而忽视口腔黏膜的缝合。当黏膜缺失而无法闭合时，应采用碘仿纱条作局部填塞覆盖，并加强口腔护理，使肉芽逐渐生长覆盖创面。

5. 及时修复小型软组织缺损　对小型软组织缺损，可用局部旋转皮瓣或滑行皮瓣修复；额部、鼻背及眶周缺损，可用全层皮片覆盖游离移植，包裹加压法固定；其中眶周软组织缺损的及时修复尤为重要，因可避免或减轻内外眦下垂、眼睑外翻等畸形。

（二）颌面颈部软组织火器伤的处理原则

颌面颈部火器性贯通伤的特点是入口小、出口大，出口处常伴有软组织和骨组织联合损伤或缺损，但在高速软组织穿透伤，其入口与出口的口径几乎一致。颌面颈部的爆炸伤易致软组织外翻、下垂或卷缩移位，严重者可有部分组织缺损。由于弹道对软组织的震荡和烧灼，组织水肿较重，故在清创后不宜作简单缝合。应采用金属丝、铅丸或纽扣作定位拉拢缝合，保持一定间隙以利引流，并可避免伤口因水肿引起的张力过大而裂开。通过局部高渗盐水湿敷，抗生素控制感染，俟局部边缘坏死组织分解脱落、肿胀消退后，可再次将伤口用金属丝拉拢缝合或作延期缝合。此法可使有组织缺损的伤口缩小缺损范围、减少瘢痕畸形，为后期整复创造条件。

面颊部大范围的洞穿性组织缺损，不应将伤口勉强作拉拢缝合，因易致局部错位愈合、加重畸形缺损。应沿缺损洞腔边缘，游离一部分口腔黏膜，使其外翻与外侧的皮肤边缘相对缝合，争取消灭创面、杜绝感染。所留的洞形组织缺损，留待后期作整复治疗。随着显微外科的发展，有作者在狗的颌面部用纸质电雷管引爆，造成面颊部洞穿性缺损，一组 5 只狗在清创后立即用大腿隐动脉皮瓣吻合后移植，结果全部坏死；另一组 15 只狗，致伤后先常规清创一次，72 小时以后再次清创，切除创缘坏死组织至有新鲜血液渗出处，在离创缘 3cm 以外处行舌动脉、颈外静脉与移植的隐动脉皮瓣的血管蒂吻合，颊黏膜缺损两组均行局部拉拢缝合，结果 12 只狗皮瓣成活、3 只狗皮瓣失败。实验表明，火器性软组织洞穿性缺损经过上述清创和再次清创后，应用显微外科技术，切取带血管蒂的游离组织瓣，在距离伤道 3cm 以外的受区血管进行吻合，有望能早期获得移植成功，将显著缩短治疗疗程。

（三）不同部位的颌面颈部软组织损伤的处理原则

1. 舌损伤　舌的血供非常丰富，若伤后不及时处理，易自行错位愈合，且易与口底及牙槽舌侧的创面粘连，严重地影响舌的活动和发音。由于舌组织为大量肌组织所组成，而伤后水肿又明显，采用一般整形缝合法，创缘甚易撕脱，因此缝合舌部创伤时，有别于缝合面部其他软组织伤的原则。要求用大弯针、粗线，距创缘 0.5cm 以外进针，而且要多带一些肌组织作间断缝合；同时尚需辅助 2～3 针横褥式缝合以防止伤口撕裂。缝合舌组织时，应尽量保持舌的长度，要沿舌的长轴缝合，不能作折叠式缝合，以防缩短舌的长度而影响舌的发音功能。

断离的舌组织于清洗后及时对位缝合，有成活的可能。为减轻水肿，减少舌组织运动有利于伤口愈合，术后可采用短期鼻饲，给予少量氢化可的松或地塞米松雾化吸入及镇痛药物。

2. 口底及下颌下颈部伤　弹道贯通口底、下颌下或颈部时，清创后，口底软组织应按层严密缝合黏膜和黏膜下层；下颌下区及颈部在彻底清创后，仅作部分缝合，应置槽式橡皮半管充分引流，待口底黏膜组织愈合后，再逐渐去除颈部引流。

下颌下及颈部的盲管伤，清创后不仅不能作严密缝合，如颈部大血管有累及的可疑时，尚应切开盲管伤道作充分引流，以防伤后发生继发性大出血。对颈部伤道深部感染，尚可加用杆菌肽溶液湿敷以加速引流，控制感染。其配制比例为 5 万单位杆菌肽溶于 250ml 的生理盐水内，可直接作纱布湿敷，亦可作持续性滴注式湿敷。

3. 腮腺损伤　清理腮腺创面时，要注意面神经和腮腺导管有无断离，处理原则同非火器性创伤。遇腮腺组织严重损伤，同时又缺损一段导管，可觅出腮腺导管的近心端加以结扎，迫使腮腺萎缩，防止后期形成腮瘘。缺损的面神经断端，在全身条件和局部伤情允许时，应争取同期做面神经移植，如条件不允许，应保留在原行径的位置上,在其附近用丝线作出标记,留待后期进行神经移植术。

四、牙和牙槽突火器伤的早期处理

(一)牙和牙槽突火器伤的伤情特点

各种投射物造成牙齿及牙槽突损伤的特点是击伤的牙齿数目多,牙槽突多呈粉碎性骨折,特别是高速子弹或弹片从水平或斜线方向贯穿通过两侧牙列时,损伤范围常波及 1~2 个区域;枪弹伤平均可丧失 7~9 个牙齿,严重的创伤一侧可损伤数个牙齿,而对侧可发生整排牙齿缺损;严重的上颌牙槽突伤尚可合并鼻底及上颌窦穿孔,这与非火器伤有极大区别。此外,击碎的牙齿与碎片,尚可作为继发弹片飞散射入周围软组织中,将附丽在牙面上的污物直接带入邻近组织深面而引起感染。牙和牙槽突火器伤多伴有唇颊软组织伤,亦可见下颌牙及牙槽突伤并发上颌骨伤、上颌牙及牙槽突伤并发下颌骨伤,这些都和投射物的方向有密切关系。

(二)治疗原则

1.牙齿的处理 为了有利于火器伤伤后义齿的固位和防止口腔与鼻腔、上颌窦底的穿通,必须尽可能地保留牙齿。对牙冠折断面牙髓暴露的牙齿,应进行牙髓治疗;牙冠横断,即使断面低于牙槽嵴,也应通过根管治疗保留牙根。保存牙齿和牙根有助于维持牙槽嵴的高度,对今后制作覆盖义齿的固定种植修复有很大的帮助。

2.牙槽嵴骨折和碎骨片的处理 保留一切与骨膜和软组织相粘连的牙槽嵴骨折段和碎骨片,尤应保留鼻底、上颌窦底和硬腭部位的骨折片。清创后用纱布块衬垫于牙槽嵴的唇颊侧,用手法复位,妥善缝合撕裂的牙龈、前庭沟和硬腭黏骨膜。当污染不严重、软组织无显著缺损时,可只缝合软组织,同时将游离碎骨片塑捏成形复位。因上颌骨血运丰富,游离的碎骨片经复位处理后仍可能存活。暴露的牙槽嵴、牙槽中隔,不宜翻开骨膜作牙槽修整;更不宜为了缝合软组织,而不适当地去除过多牙槽组织。有部分软组织缺损的牙槽嵴裸露创面,其表面可置放碘仿纱条,并与创缘缝合固定数针,数天或一周后再更换敷料,借肉芽组织生长,逐渐修复创面。

3.牙槽嵴折裂的固定 牙齿与牙槽嵴火器伤与非火器伤不同之处为可供作为基牙的数目很少,因此,不能采用常规牙弓夹板方法来固定牙槽嵴折裂,须视具体情况采用相应的固定方法。一般以采用活动分段塑料固定夹板较好,不宜作金属丝缝合和骨间栓丝结扎,但如牙弓内有多数基牙可利用,仍可选用金属弓形夹板固定。固定 2~4 周后,早期应改用覆盖义

齿恢复咀嚼功能,防止牙槽骨因无功能刺激而萎缩。并发软组织创伤者,同一般创伤处理原则。

五、上颌骨火器伤的早期处理原则

(一)上颌骨火器伤的伤情特点

上颌骨火器伤的伤情,取决于投射物的性质、方向、距离及致伤部位,与非火器伤致伤的 Le Fort 薄弱区骨折分类不同。

当高速投射物自上颌体一侧穿入,他侧穿出时,入口处多形成较小的洞形骨折,而出口处由于投射物的冲击及能量的释放作用,常造成多碎片型骨折。骨折片移位、飞散,呈洞形缺损,上颌窦腔暴露,软组织呈开放移位及部分缺损。投射物如撞击眶外侧、颧下嵴等骨质致密部位,可呈现更严重的粉碎性骨折。由于投射物侧冲力的震荡挤压作用,迫使原发伤道周围组织在数毫秒内向四周压缩与移位,所形成的暂时空腔可加重邻近组织的损伤,并发邻近骨骼多处线状骨折,所产生的负压可将伤道两侧的污物吸入伤道深面。上颌骨火器伤尚可见击碎的骨折片向四周飞散,进入邻近组织或因骨折断离移位,发生咬合错乱,加重伤情。但如子弹或弹片自上颌窦侧壁穿透,由于该部位骨质薄弱,仅呈小碎片型洞穿骨折,入口与出口接近一致。若子弹或弹片自上颌骨一侧斜向对侧下方,则可伤及上颌窦底,穿通腭骨,形成硬腭洞穿性缺损;子弹或弹片还可继续损伤对侧有关口底、舌、颈部或下颌支、下颌体部等部位,并停留于组织内或最后穿出于体外。

子弹或弹片自面中 1/3 的上部穿入时,可因弹道贯穿、切割和震荡颅底,并发严重颅脑外伤;当并发筛板破裂时,可发生脑脊液鼻漏;弹道伤及视交叉时,可发生双目失明。曾见一例子弹滑向颅底,停留于寰椎与枢椎的横突之间,不能作仰头及旋颈动作。反之,若子弹穿及的位置较低,仅自上颌窦壁贯穿,临床上多数可无脑震荡症状,此点与非火器性上颌伤的伤情完全不同。

投射物直接击中上颌骨的下 1/3 时,多数牙齿可被折断、缺损或呈现牙槽骨粉碎性骨折,并可引起继发弹片向四周飞散。投射物经撞击后可改变弹道方向,自对侧四周软组织穿出,或停留在对侧窦腔、喙突、髁突附近或颞下凹内,导致开口受限,咬合错乱。如伤及上颌动脉,可引起大出血;贯穿腮腺组织,尚可并发腮腺瘘及损伤面神经的有关分支。

(二)上颌骨火器伤的早期处理原则

首先应密切注意颅脑损伤并发症,及时处理上颌动脉损伤,必要时可结扎颈外动脉控制出血。

清创时,及时清除伤道内所有的游离碎骨片、血

块及表浅异物,保留与骨膜粘连的碎骨片;对较大的游离碎骨片,不应弃除,可在抗生素溶液内清洗后充填凹陷,如用以充填颧骨部位粉碎性骨折所形成的凹陷等。

凡与上颌窦穿通的创伤,应同时清除上颌窦内的黏膜,并作下鼻道的对孔引流,清创要彻底,窦腔引流要通畅以防继发感染或残留感染所引起的经久不愈的瘘道。

断裂的骨缝引起上颌骨体移位或嵌顿时,用器械撬动复位后,特别在颧额缝及颧上颌缝部位,要用医用不锈钢丝或微型钛板作固定,以防再次移位。充分清洗伤道后,缝合破裂的口腔黏膜,将皮瓣复位,按软组织清创原则,用金属丝作定位拉拢缝合,保持湿敷引流。遇腔窦黏膜缺失较多无法缝合时,可用碘仿纱条覆盖创面,防止感染。

清除游离粉碎的牙槽骨片及无法利用的牙齿或断根。根据伤情,采用石膏帽及金属须托盘式夹板、金属须弓杆夹板或金属丝悬吊固定法以固定断离下坠的上颌骨,恢复咬合。金属丝悬吊固定法一定要穿出颧部皮下,悬吊在石膏帽的金属杠架上,而不能简单地悬吊在眶缘或颧额缝部位,以免眶缘皮下出现增生性瘢痕,导致眼睑外翻畸形。

并发眶底爆裂伤时,应自睑缘切口显露眶底,使下陷的眶内容物回纳,同时重建眶底。对粉碎性的颧骨骨折,游离碎骨片经过抗生素溶液处理清洗后可以回植到原位,以恢复外形。并发鼻骨骨折时,应及时复位固定,若确有脑脊液外溢者,严禁填塞,应任其畅流,使用可以通过血脑屏障的药物预防逆行性颅脑感染。

当前在处理面中 1/3 部位火器伤时,主张在确保患者生命安全的前提下,尽早开颅减压同时作早期上颌骨、颧骨、鼻骨及眶底骨折的复位固定,争取早期恢复功能和外形,避免后期发生严重畸形。

在处理颅面部同时受伤的开放性火器性面颅伤时,其清创的原则是早期彻底清创,将严重的污染的开放伤变为伤道清洁的闭合伤。具体清创的程序应是先由神经外科医师作开颅清创,修补封闭伤道内口,而后颌面伤则从面部伤道清创。绝不能从面部伤道一直清创到颅内,不但会损伤脑组织和血管,且易将污染物带入颅内。清创后均应保持充分引流,控制感染,给予脱水和神经营养药物治疗。

六、下颌骨火器伤的早期处理原则

(一)下颌骨火器伤的伤情特点

下颌骨的火器伤伤情,决定于投射物的性质、距离、速度和方向,以及是否伤及邻近重要器官等。与非火器性下颌骨伤不同,由于下颌骨骨质致密,高速投射物穿入下颌骨后,多呈粉碎性骨折。弹道可穿透口底及舌组织,自对侧颌骨、面颊或口周穿出,造成对侧颌骨广泛性粉碎骨折、缺损。残留骨折段因受所附丽的肌肉牵拉而移位,致咬合错乱、软组织外翻、移位或缺损。同时,由于投射物的爆震,同一块颌骨上,入口中心呈粉碎性骨折,而四周可并发多处线状骨折。

远距离投射物穿过颌骨后能量减弱,在造成对侧颌骨粉碎性骨折时,异物可停留于该处,或反折向上而止于下颌支内侧附近的软组织内,或向下滑行停留在咽侧、颈椎附近。子弹或弹片穿透颈部软组织时,可直接损伤血管,造成严重出血;也可在穿过颈部大血管附近时,因暂时空腔的震荡挤压和短暂牵拉而导致颈内动脉内膜损伤,出现血栓,造成对侧肢体偏瘫和失语,可借颈动脉造影确诊。

下颌颏部遭受爆炸伤后,唇颊软组织可呈现哆开、下垂、卷缩等移位和缺损。下颌骨呈多发性或粉碎性骨折,或造成大块骨组织缺损,并可并发口底和舌组织损伤,伤口向外敞开,致唾液外溢,舌肿胀后坠;加之两侧骨折段受升颌肌群的牵拉而向上、向内挤拢错位,严重地影响吞咽和呼吸。CT 检查可见软组织及邻近深部组织内,有散在金属异物或牙齿、碎骨片等存留。

下颌颏部突出,易遭受来自侧方的弹片切线伤,严重者可致大块下唇组织和骨组织缺损,口底黏膜撕裂,肌肉断离,致使舌后坠、颌骨移位及咬合错乱;或可使下唇切割撕裂,局部骨组织发生粉碎性、多发性骨折;也可见单纯损及牙齿及牙槽骨,使整排牙齿折断和牙槽骨粉碎性骨折,而口底软组织的伤情却很轻微。

弹道自乳突后,斜向穿透颞下颌关节区,可造成髁突、喙突、上颌结节、上颌窦及颧骨的粉碎性或多发性骨折,并可并发面神经分支的损伤。由于髁突移位,使下颌骨向上后缩,后牙先接触,前牙呈开𬌗状;同时因喙突受累,升颌肌群受损或因疼痛,可致开口受限或牙关紧闭。弹道如直接对穿颞下颌关节区,则可伤及对侧髁突邻近组织、腮腺,并有损伤上颌动脉的可能。

(二)下颌骨火器伤的早期处理原则

在下颌骨火器伤的早期清创中,应去除粉碎游离的小碎骨片及表浅的异物,尽可能地保留与骨膜相连的骨折片。较大的游离骨折片,经抗生素溶液处理后,可再植于原位,用钛板固定,以保持骨的连续性。在清创中广泛而彻底地清除全部碎骨片的做法是错误的,这样会增加组织缺损,使原可简化的治疗复杂化。应充分利用牙齿作单颌或颌间固定,不要轻易牺牲骨折线两旁的牙齿。

清创后缝合的原则是由内向外、由深及浅，即先缝合口腔内深部的软组织伤，特别要严密缝合口腔黏膜，防止骨创与口腔相通。如黏膜缺损较多无法缝合时，留待最后用碘仿纱条覆盖创面。错开而移位的软组织瓣，清创后应妥善复位，并用金属丝作拉拢定位缝合，通过高渗盐水湿敷及置放橡皮半管，以保持伤口引流通畅。

伤后如引流不畅，部分分解脱落的坏死组织和残留的小碎骨渣得不到排出，则可出现局部肿胀、分泌物增多。此种情况尚需作1～2次局部搔刮术，有助于伤口的延期愈合。并发火器伤性骨髓炎时，仍宜采用保守治疗，除加强全身抗生素治疗外，可切除局部瘘道，搔刮出小死骨片及不健康的肉芽组织，保持引流通畅。伤后1～1.5个月仍未见改善，可进行二次彻底清创，摘除一切已分离的骨片，拆除已感染的内固定金属丝，彻底刮除不健康的肉芽组织，争取二期愈合。

对骨质有缺损的伤员，清创后可用颌间结扎，骨内重建板桥接固定，以保持缺损间隙，防止发生下颌支上移或断骨向中间挤拢而咬合错乱，为后期植骨创造条件。在等待晚期植骨阶段，上颌骨因无对拾关系，而且受到两侧颊部的挤压作用，腭弓逐渐内缩变窄。因而即使在后期行下颌骨植骨，也不能获得良好的咬合功能，尚需先对上颌骨行腭弓扩弓治疗后，始能相互适应。因此，在等待阶段应制作腭护板，保持上颌腭弓于正常位，限制其内收，为后期修复下颌骨缺损创造条件。

关于火器伤下颌缺损植骨的时间问题，既往的经验是多数情况下须俟伤口完全愈合后3～6个月才能植骨。在感染尚未完全得到控制或还有残余感染可能的情况下植骨易导致植骨失败；兼有软组织缺损时，应先修复软组织缺损，使其有良好的软组织床和丰富的血供后再进行植骨。自显微外科应用于临床以来，上述观点有所改变，因为带血管供血的游离移植改变了常规植骨的骨愈合方式。吻合血管的骨移植血供丰富，愈合不主要依赖受区血供，由于植骨细胞存活并积极参与成骨活动，故骨愈合速度快，骨细胞无坏死和吸收，愈合方式亦不同于传统骨移植的爬行替代，而是类似骨折愈合的方式。因此，是一种抗感染能力强的活骨移植。对兼有软组织缺损的骨缺损，可采用带血管蒂吻合的肌-皮-骨复合组织瓣，带两条动静脉蒂的复合组织瓣更易成功；颊部全层缺损时，可采用瓦合皮瓣覆盖内侧创面。作者等近期从系列动物实验中观察到颌面部火器性致伤后的弹道学变化，从光镜和电镜中观察到高速投射物（钢珠弹弹头重1.03g，1300m/s）致伤犬的下颌角后，软组织伤后72小时，挫

伤区坏死范围约为0.5～0.8cm。伤道3cm处可见小血管内膜脱落，内弹力层断裂，而5cm处则病变轻微，7天后基本恢复正常。距伤区3cm处，在伤后分即时、3天、7天三组行小血管切断吻合，3天及7天组通畅率明显高于即时组。提示伤道周围小血管可早期用作供血管，但吻合组应选在离伤道3cm处以外，以7天以后为宜。观察下颌骨伤中，下颌骨复合组织伤的清创量比单纯软组织伤约多1倍，能量吸收率也明显增高，但骨组织病理变化出现缓慢，3～7天骨断端才出现坏死，坏死范围约为0.5cm。上述研究为颌面火器伤骨缺损的早期修复提供一定的参考理论依据。这里再次强调一下，早期修复不是即时修复，即时修复不符合伤后组织愈合的转归，也不符合战时阶梯治疗的原则。理想的修复时间是延迟一期修复，伤后尽早清创，关闭口内伤口，妥善固定骨折，抗感染，纠正全身情况，延长7～14天后，待伤口肿胀消退，感染控制，全身状况好转，对伤口再次清创，而后用显微外科的技术对缺损的骨组织进行吻合血管蒂的骨瓣游离移植。实验证实是可行的，有望多数获得成活的可能性。临床上近期周训银等报道，利用显微外科技术，对下颌骨火器伤致大型缺损、伤后感染的病例，在延期11天后作再次清创，而后及时应用带旋髂深动脉和第4腰动脉前支的双血管蒂髂骨瓣与受区的血管作吻合移植，取得成功的经验，说明火器性下颌骨缺损在伤后改善条件和充分获得血供的条件下，可以争取早期植骨。

弹道伤及髁突区时，为了避免关节区瘢痕增生、挛缩，后期发生纤维性和骨性强直，清创时可将粉碎和断离的髁突摘除，修净其残端形成假关节。

在清创时应及时去除一切表浅可见的异物。面颊或舌组织内的散在异物，可在其背面用电筒强光透照，多能顺利取出。周围无重要组织结构的异物，可循新鲜弹道探入摘除。否则可留待后期，进行异物X线定位后，重觅入口，进行处理。切忌盲目探查，因不仅不能取出异物，反会增加组织创伤，甚而引起严重大出血。

（张 益 安金刚 周树夏）

参 考 文 献

1. 丁鸿才，周树夏. 口腔颌面损伤治疗学. 北京：人民卫生出版社，1988
2. 黎鳌. 现代创伤学. 北京：人民卫生出版社，1996
3. 周树夏. 创伤医学丛书—颌面颈部创伤. 吉林：吉林科技出版社，1999
4. 张益，孙勇刚. 颌骨坚固内固定. 北京：北京大学医学出版社，2003

5. 谭颖徽，周中华，张建设. 伴全身多系统创伤颌面创伤患者的综合救治. 中国口腔颌面外科杂志，2012，10（3）：212-216

6. Booth PW，Epply BL，Schmelzeisen R. Maxillofacial Trauma and Esthetic Facial Reconstruction. Churchill，2003：35-36

7. Cannell H，Dyer PV，Paterson A. Maxillofacial injuries in the multiply injured. Eur J Emerg Med，1996，3：43-47

8. Ellis E，Ghali G. Lag screw fixation of mandibular angle fractures. J Oral MaxillofacSurg，1991，49：234-243

第 14 章

口腔颌面部畸形和缺损

第1节 唇腭裂的发生和发病因素

口腔颌面部先天性畸形多为胚胎发育异常所致。以唇裂和腭裂为最常见，偶可见面横裂，而面正中裂和面斜裂较少见。口腔颌面部发育畸形还包括牙颌发育畸形、偏侧颜面肥大或萎缩等。

一、唇部的发育与唇裂

口腔是面部最大的一个器官，口腔及其周围的结构是由胚胎的外胚叶、中胚叶和内胚叶所构成。胚胎发育至第3周时（长约3mm），前肠的前端有一个原始口出现，原始口与前肠间有口咽膜相隔。以后口咽膜溃破，原口与前肠相通形成原始口腔。原始口腔发育呈多角形，其周围有5个突起：上方正中为鼻额突，其

两侧为上颌突，下方两侧为下颌突。两侧下颌突形成不久即在中线彼此相连，约5周时中线完全融合，形成下唇、下颌骨及舌的前2/3。

胚胎4周时鼻额突已发育成位于中间的鼻中突和两个侧鼻突。鼻中突又发育成两个球状突，侧鼻突与球状突之间形成鼻凹，并逐渐加深，以后成为鼻孔。侧鼻突与上颌突之间有一沟称鼻眼沟，以后形成鼻泪管。胚胎7周时，球状突在中央部分互相融合形成鼻中隔、鼻小柱及上唇的中1/3（人中）。同时上颌突在上方与侧鼻突相连形成鼻侧部、鼻翼及颊部。在中线与球状突相连形成鼻孔底、上唇全部及牙槽嵴（图14-1）。在此时期如因某种因素而影响胚胎发育，在胚胎5周时两个下颌突未能在正中融合则可产生下唇正中裂。7周时上颌突与一侧或两侧有一部分或全部未融合，则形成一侧或两侧不同程度的唇裂，有的可伴有牙槽突裂（牙槽嵴裂）。两个球状突不能在正中正常融合则发生上唇正中裂。上颌突与下颌突未能融合则形成面横裂。上颌突与侧鼻突未能融合则形成面斜裂（图14-2）。

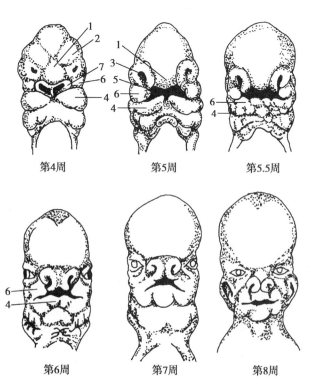

第4周　第5周　第5.5周

第6周　第7周　第8周

图14-1　人胚胎面部发育情况（仿Patten）
1. 鼻额突　2. 上颌突　3. 原始口　4. 下颌突　5. 鼻凹
6. 侧鼻突　7. 球状突

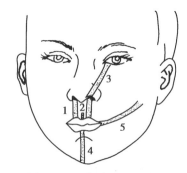

图14-2　面部先天裂形成图
1. 唇裂　2. 正中裂　3. 面斜裂　4. 下唇正中裂　5. 面横裂

二、腭部的发育与腭裂

6周时上颌突与球状突在口外形成外鼻及上唇的同时，球状突在口内由前向后生长形成前颌及鼻中隔。左右上颌突由牙槽嵴向中线生长形成两个侧腭突，垂直地位于舌的两侧。第8周时侧腭突改变为水

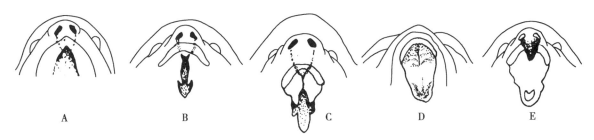

图 14-3　腭部的形成（仿 Stark 和 Ehrman）

A. 胚胎第 7 周,鼻凹不断加深,最后通入口腔　B. 第 8 周,前颌后方出现两个腭水平板　C. 第 9 周,两侧腭板相连形成硬腭　D. 第 12 周,两腭板在后方相连形成软腭　E. 第 12 周以后,原始腭和继发腭。原发腭包括前唇及前颌

平方向生长而迅速地在中央与前颌相连形成完整的牙槽嵴,以后由前颌部逐渐向后融合。胚胎 9 周时两侧腭突由前向后先在中线相连,并在上方与鼻中隔相连,形成完整的硬腭,口腔与鼻腔即完全分开。第 12 周时,构成软腭的两个腭突在中线相连,形成完整的软腭及腭垂。至此口咽腔与鼻咽腔完全分开。在胚胎发育过程中如受某种因素影响,使正常发育和融合停止,出生后即可呈现程度不等的腭裂畸形(图 14-3)。

由于腭部的发育是由前向后逐渐融合的,故腭裂程度的评定应由后方的腭垂开始。裂隙程度最小的是腭部前方已发育完整的腭垂裂,其次为软腭裂,裂隙程度最大的为软、硬腭均未融合的完全腭裂。

两侧腭突与前颌相连后,其连接处形成腭前孔,鼻腭血管神经束即通过此孔分布于口腔的前颌及硬腭前部。胚胎学家常以腭前孔为界,称孔前的结构包括上唇、牙槽嵴和前颌部为"原发腭",孔后的结构包括硬腭、软腭和腭垂为"继发腭"。据此胚胎和解剖学特点,完全性唇裂可具有牙槽嵴裂,而单纯的继发腭的全部裂开,则不具有牙槽嵴裂。狭义的完全性腭裂是指继发腭的全部裂开,但临床分类中所指的完全性腭裂包括牙槽嵴裂在内,为广义的完全性腭裂,广泛应用于临床。这点在唇腭裂的分类中值得注意。

三、唇腭裂的发病因素

唇腭裂的发生主要是由于胚胎早期胎儿口腔的唇部和腭部的中胚叶组织发育受阻所致。有多种因素可干扰颌面部的正常发育而导致面裂畸形。Jeannette Israel 提出出生缺陷的原因为:①染色体异常;②单基因突变:包括常染色体显性、常染色体隐性、性连锁显性及性连锁隐性;③多因子遗传;④致畸因子;⑤散发病例,以及其他未知或不明原因的综合征。这些致畸因素可概括为遗传因素和环境因素两大类。

1. 遗传因素　对唇腭裂患者进行遗传因素评价的重要步骤之一是弄清患者仅有唇腭裂或是还有其他畸形。若伴有其他畸形(无论大小),其评价及治疗会有很大差异。一般认为不伴其他畸形的唇(腭)裂为多因子遗传特征。而在伴其他畸形的患者则应考虑多因子遗传以外的因素,如潜在有染色体异常及已知或未知的遗传综合征的可能性。

唇(腭)裂可伴有多种染色体畸形,染色体异常可引起的畸形有脑膜脑膨出、前脑发育不全、肢体畸形、智力缺陷、发育不足、先天性心脏病等。伴有其他畸形可影响预后、治疗及遗传咨询等。据报道 13%～50% 的腭裂、7%～13% 的唇裂和 2%～13% 的唇腭裂患者伴有严重的其他畸形。而伴有其他轻微畸形的唇/腭裂高达 50% 以上。双侧唇(腭)裂较单侧者伴发畸形更多,家族史阳性的患者伴发其他畸形的较多见。据较早期资料估计,唇(腭)裂婴儿中 9% 为死产,12% 在出生后 10 天内死亡,这部分患者大多伴有其他严重畸形或综合征,而单纯的唇(腭)裂一般不会导致早期死亡。因此,对死产或新生儿期死亡的患儿应进行综合评价,包括尸检、X 线检查和染色体研究,这些研究可为遗传咨询提供有价值的信息。

遗传率的高低可能与家族史询问的范围有关。询问范围越广,显示的遗传率越高。应以父系、母系前后三代为限。近年来学者们认为,唇(腭)裂的遗传率为 20%,另 80% 发病原因是由环境或环境与遗传造成的。

多因子遗传是最常见的遗传模式,包括多种基因和环境因素同时发生作用,生成机体的形态和功能,同时也形成机体的遗传缺陷。基因的确切数目、它们之间的相互作用、环境因素等目前尚不清楚。在决定是否存在有定量的遗传特性或畸形时,阈值也是很重要的。

1970 年,Fracer 研究唇(腭)裂或腭裂中多因子阈值模型的预测,提出:

(1) 人群发生率和亲属发生率多因子遗传的特征之一是人群发生率和亲属发生率之间的关系。就唇(腭)裂来讲,若人群发生率为 1/2500,则期望的亲属发生率是 2%,这与其所观察的资料相符。

(2) 随亲属发生率下降而下降,这与三级亲属间的共有基因有关。

(3) 受累亲属越多,危险性越大。说明亲属中有较多的基因，因而易超过阈值。

（4）性别有关的再发危险，低发性别较高发性别的再发危险大，因低发性别需要有较多的基因受到影响，即达到阈值后才发生畸形。

（5）再发危险随先证者畸形程度而异。若先证者为双侧唇（腭）裂，再发危险较先证者为单侧唇（腭）裂者要高。

（6）血亲由于血缘亲属的部分基因相同，所以和常染色体隐性遗传一样，多因子遗传时血亲中的发生率也增加。

（7）微型裂先证者亲属中有轻度唇（腭）裂或腭裂者，再发的危险增加。微型裂包括：在相应部位有非手术的瘢痕、牙槽突凹陷、黏膜下腭裂、分叉腭垂和先天性腭咽闭合不全。

在应用这种资料做家庭咨询时，应注意检查其家庭成员是否患有微型裂，在有面裂阳性史的家庭，微型裂应视为受累病例。

2.环境因素 先天性唇腭裂的发生是由于胚胎发育期受到某种因素的影响，发育受限而产生畸形。关于致畸因子目前仍不明确。一般认为可能的因素有：营养因素、药物因素、内分泌因素、感染、物理、化学损伤等。各家学者仍在进行深入的研究，试验造成动物腭裂模型的各种致畸因子，以探索更明确的发病因素。

实验毒理学研究可揭示致面裂的环境因素、致畸因子和可能的致畸机制。Stark 和 Warkang 所做的动物实验提出的致畸因子分类可供参考。

（1）病毒感染：可能致畸的病毒包括如风疹病毒、鼠病毒和巨细胞病毒等。

（2）有毒物质：有毒物质尚未特别明确，但氮芥类、反应停以及和烷基化物等可能性较大。烷基化物类可包括：苯丁酸氮芥（瘤可宁）、噻替派、秋水仙碱、硒、三乙烯亚胺三嗪、硼酸、水杨酸和氯环嗪。

（3）营养缺乏因素：比较明确的有影响代谢产物为叶酸，还有其他如维生素 A（过多或缺乏）、维生素、核黄素、镁和泛酸等。

一些抗代谢物如氨基蝶呤、半乳糖黄素、6-巯基蝶呤、重氮乙酰丝氨酸和氨基烟酸等也可产生致畸的作用。

（4）内分泌因素：内分泌因素中的主要激素包括：类固醇激素（可的松、糖皮质激素、氢化可的松、促肾上腺皮质激素）；性激素（睾酮、黄体酮）；甲状腺激素和胰腺激素等。

（5）物理和机械因素：供氧不足、羊水过多、羊水过少、放射线等。

上述致畸物质以各种不同的方式产生致畸作用，

但不是每种致畸因子均可产生口面裂，同时这些物质总的说来都是实验性的，对不同种系的动物和不同的给药时间会产生不同的影响。其中哪些因素对于人类的影响更大还有待进一步研究。

至今为止，尚无一种明确的环境因素是口裂发生的明显的危险因素。目前有许多有关异质性的研究及对暴露的环境因素的评价的研究。随着科学的进步及对基因环境相互作用的进一步研究，可以揭开与口裂病因有关的秘密。

灵长类动物（包括人类）对多数致畸因子的作用都有很强的免疫力，虽然已有不少实验模型用以研究与腭裂发生有关的基本机制，但将这些结果转用于人类仍欠妥当。如可的松是诱导小鼠产生腭裂的一种成功的致畸因子，但绝大多数接受可的松治疗的孕妇，生育的子女都是正常的。因此，在人类母亲的可的松治疗与胎儿发生面裂之间可能并不存在明显的因果关系。致畸因子的介入时间在使实验动物产生面裂方面是至关重要的。在人类也是一样，唇腭部发育融合的时间在胚胎第 6～9 周之间，在这时期以前的任何干扰均可影响胚胎发育导致面裂畸形。有些相互联系的因素（如胚胎的遗传易感性和母体的生理和病理状态等），使确定可疑致畸因子的本质和作用变得更加困难。

总之，颌面部发育畸形的致畸因素是多方面的，它可能是多种因素在特定时期内发生作用的结果。故预防畸形的发生也只能采取综合性的措施，如保证孕期健康、注意全面的营养、避免各种维生素及矿物质的缺乏、孕早期避免精神刺激及过度紧张、避免接触放射线等有害物质、在医师的指导下服用适量的叶酸等。

四、唇腭裂发病率

唇裂、唇腭裂和单纯的腭裂统称为口裂。是最常见的出生缺陷之一，其发生率为 1/500～1/1000。同种族、性别及社会经济因素有关。唇裂合并或不合并腭裂在美国本土发病率最高，为 3.6‰，亚洲人为第二，日本为 2.1‰，中国为 1.7‰。男性与女性比为 2∶1。

据中国出生缺陷监测协作领导小组于 1989 年公布的中国唇腭裂的流行病学调查资料，1986 年 10 月～1987 年 9 月全国 29 个省市 945 所医院监测的 1 243 284 例围产儿（28 周～出生后 7 天）中共检出唇腭裂 2265 例，发生率为 1.82‰。2000 年在华西医大学报发表的《中国 3766 例非综合征性总唇裂的分析》一文中分析了我国 1988～1992 年非综合征性总唇裂的流行病学特征及发生率的动态变化趋势。全国 30 个省市、自治区，约 500 所医院参加监测，每年监测的围产儿数量 40 万～80 万，占全国总出生数的 2%～4%。五年共监测围产儿 3 246 408 例，单纯性唇裂（CL）1244 例，唇裂合并腭裂（CLP）2522 例，总唇裂（CL +-P）3766 例。唇裂的发生率为 3.8/ 万，唇裂合并腭裂为 7.8/ 万，总唇裂为 11.6/ 万。五年的发生率变化较稳定。

不论单纯性的唇裂还是唇裂合并腭裂，都以单侧多见，且左侧的几率大于右侧。男性非综合征总唇裂的发生率大于女性，在单纯性唇裂中，性别比为 1.4∶1；唇裂合并腭裂中，性别比为 1.6∶1；在双侧唇裂合并腭裂中性别比达到 1.7∶1。说明男性在非综合征性总唇裂的发生中占优势，受累程度较女性严重，这与大多数国家的报道一致。

研究调查发现，我国非综合征性总唇裂的围产期死亡率较低，为 0.15‰，但同时注意到了在死亡的围产儿中，出生七天内死亡的患儿达 62%，以唇裂合并腭裂的患儿为多。

在讨论口面裂发生率的问题时还应考虑到以下几个方面：

1. 口面裂发生频率随时间变化　纵观 20 世纪，其生活状态、工作环境、医疗保健的水平和生活方式等都发生了巨大的变化，口裂的发生率是否随着这些变化而逐渐发生变化是人们关注的问题。要进行这样的研究主要依靠于该疾病数据库的真实性和水平。否则可以得出假性的结果。

2. 口面裂发生频率随季节的变化　在非综合征性唇腭裂的季节与患病率研究中发现夏季比冬季的患病率高，这可能与不同季节的饮食、感染的发生以及其他随季节变化的因素有关。可能还与怀孕的总体时间分布有关。比如在澳洲国家，春天及夏天的出生率要较秋天及冬天的高 10%～20%。

3. 口面裂和并发畸形　不包括已知病因的口面裂畸形，如单基因疾病（Van der Woude 综合征）和染色体异常的疾病（如第 18 染色体三体）。对于非综合征口裂的严格确定取决于患者的追踪的间隔和总的长度。非常重要的是尽量详细地记录相伴畸形，然后进行分析。

不同的口面裂类型伴有全身畸形的比率不同，例如，法国东北部 17 年的研究显示，腭裂伴有全身畸形的比率为 46.7%，唇裂合并腭裂为 36.8%，而唇裂是 13.6%。Cornel 等的报告显示，唇裂合并或不合并腭裂为 23%，腭裂为 52%。

有资料显示，有近 200 种遗传性疾病与唇裂合并或不合并腭裂有关，有 300 余种遗传性疾病与腭裂有关。还有资料显示，同致畸物质有关和其他非遗传性的 205 种疾病同唇裂合并或不合并腭裂有关，而 441 种疾病同腭裂有关。上述的数据未包括同口裂有关的染色体疾病，且上述数字随着诊断手段的改进和对疾病的认识提高在不断变化。

目前国际有关发病率的数据主要是依靠 ICBDMS（国际出生缺陷监视系统）和 EUROCAT（欧洲先天畸形注册系统）所收集的资料。

（马　莲　孙勇刚　王光河）

第 2 节　唇裂和腭裂的分类及治疗原则

一、唇裂和腭裂的分类

唇腭裂的分类有多种，首先要对综合征性及非综合征性的唇裂和（或）腭裂及单纯腭裂加以区分，这对于评估治疗效果以及家庭的复发的风险意义重大。对于非综合征性的口裂没有特殊的诊断标准。有人认为，非综合征性的口裂是指单独发生或只有一种明显畸形或两个或几个小畸形。另外一些研究则认为，如果伴有一个以上（含一个）明显畸形，或三个以上（含三个）轻微畸形的则称为综合征性口裂。明显畸形是指功能或美观的缺陷，需要一定程度的治疗。微型畸形是那些微小的甚至无美观或功能方面影响的，在人群中的发生率少于 5%。当有轻微畸形存在时，易将综合征和非综合征性口裂混淆。有研究显示，当有三个或三个以上轻微畸形存在时，绝大部分情况下有一个明显畸形存在。因此，从定义的角度讲，将非综合征口裂限制在无附加畸形或有两个或少数轻微畸形，但是确实有些综合征只有少数轻微畸形，如 Van der Woude 综合征、Robin 序列征、鳃弓 - 耳 - 肾综合征，也应注意加以区别。

有许多学者对口裂从解剖或胚胎的角度进行了分类。1922 年，Davis 和 Ritchie 首先提出唇腭裂的分类法，他以牙槽嵴的情况为主要依据，将唇腭裂分为三类：第一类为牙槽嵴前裂（单侧或双侧裂，牙槽嵴完整）；第二类为牙槽嵴后裂（腭裂，牙槽嵴完整）以及第三类为牙槽嵴裂（兼有唇腭裂的属此类）。此分类法简单明了，曾盛行一时，但此分类未明确指出裂度和侧别，临床应用不便。同时在胚胎发育时期，牙槽嵴与唇部、前颌部形成原发腭，属唇部结构。牙槽嵴在唇腭裂的分类中，并非是一重要结构，完全性唇裂可伴有牙槽嵴裂，而完全性继发腭的腭裂可不伴牙槽嵴裂。这也是此分类法的缺点。

1931 年，Veau 建议将唇腭裂分为四类：①软腭裂；②软硬腭裂至门齿孔；③单侧牙槽及腭部完全裂，常伴有唇裂；④双侧牙槽嵴和腭部裂，常伴有双侧唇裂。此分类法的缺点是未重视唇裂畸形的分类。

1942 年，Fogh-Anderson 将口裂分为三大组：①唇裂：延伸至切牙孔，包括牙槽嵴裂（原发腭）；②唇腭裂：单侧和双侧；③腭裂：中线裂隙，前方未超过切牙孔。

1958 年，Stark 从胚胎发育观点分为三类：一类为原发腭裂（唇及牙槽嵴裂），包括左、右、中及双侧裂；二类为继发腭裂，包括完全腭裂、不全腭裂及黏膜下裂；三类为原发及继发腭裂，包括：①单侧：左、右侧；②中间；③双侧全部或部分裂。

1957 年，宋儒耀将唇腭裂分为三类：第一类为单纯的唇裂，第二类为单纯的腭裂，第三类为唇裂合并腭裂。用左侧、右侧、双侧表示侧别，用 1°、2°、3° 表示裂度，方法简便适用。在此基础上形成了目前临床上常用的分类方法，根据裂隙部位和程度分为：

唇裂：单侧唇裂：1° 限于红唇部裂

2° 红、白唇裂，但鼻底完整

3° 上唇鼻底全部裂开

双侧唇裂：完全裂、不完全裂或混合型

腭裂：1° 腭垂及软腭裂

2° 不完全裂　软腭及部分硬腭裂开

3° 单侧或双侧完全腭裂　软、硬腭全部裂开，并伴有牙槽嵴裂绝大部分伴有完全性唇裂

目前腭裂的分类仅限于临床观察的软组织畸形，对于软组织和硬组织畸形的不一致性尚未做出明确的分类。

1967 年，"整形外科唇腭裂会议"根据胚胎发展的结构进行了分类：①原发腭裂：包括唇和牙槽嵴；②原发和继发腭裂：包括唇、牙槽嵴和硬腭；③继发腭裂：包括硬腭和软腭。

二、唇腭裂的手术治疗原则

对于完全性唇腭裂患者来讲，有三个基本手术有待完成，它们是唇裂修复术、腭裂修复术和牙槽嵴裂植骨修复术。

唇腭裂修复手术方法很多，并在不断改进，满意的修复手术应达到以下几个目的：①恢复接近正常的鼻、唇、腭部解剖形态；②关闭腭部裂隙使口鼻腔隔开；③延长软腭、缩小咽腔、重建良好的腭咽闭合功能，获得良好的语音效果；④上颌骨及牙弓发育不受干扰，关系发育正常。要达到以上满意的手术效果，不仅与手术方式及技巧有关，也与手术年龄有关。

（一）手术时间的选择

唇裂最早可在新生儿时期进行修复手术，由于新生儿期血红蛋白较高，血量较多，对手术和休克的抵抗力较强，术后瘢痕不明显，也减少了吸奶的困难，对患儿父母的情绪起到稳定作用。但由于新生儿面部潮红、鼻唇结构纤小，组织标志不清晰，不易缝合整齐，手术操作困难，术后效果不易满意，手术也有一定危险性。故除特殊情况可在患儿出生后 4 天以内手术外，一般应在患儿出生后 3～6 个月进行手术。因唇裂

修复为择期手术，具体时间应视情况而定。一般要求在患儿体重达 4～5kg，血红蛋白 100g/L 以上。早手术可使唇部尽早恢复正常功能和外形，瘢痕不明显，且可对前颌部起到压迫作用，使牙槽突靠拢，有利于腭裂的修复。

多年来，国内外学者对腭裂修复时间有两种不同观点，一些学者主张尽早手术可使发育更正常，防止发音器官的异常代偿性动作。Brophy 早在 1918 年主张在出生两个月内作腭裂修复，认为可减少吸吮困难及上呼吸道感染机会，有利于发育功能。但过早手术危险性大，死亡率高。1949 年，Graber 提出早期手术可影响上颌骨发育，并建议将手术推迟至 4～6 岁，术后上颌畸形减少，但是语音的恢复不尽如人意。

1958 年，H.Schweckendick 父子建议 8～10 个月时关闭软腭，并将关闭硬腭时间推迟至 12～14 岁。1978 年，W.Schweckendick 的研究文章显示其父所作分期缝合手术的 266 例完全性腭裂患者 25 年后的随诊情况，60% 以上发育及发音功能近正常，仅 5%～10% 需行二期咽成形术。缝合软腭后戴有腭托，在修复硬腭前裂隙已变窄，牙槽嵴裂闭合。近年来国外不少学者进行这方面的观察，对分期手术也存在不同看法。1983 年，Jacksin 等报道 30 例患者，9 个月修复软腭，5 岁修复硬腭，并与同期修复组比较，提出分期手术组语音效果不如同期修复组，多需行二期咽成形术，但发育较好，并认为发音是主要的。分期手术次数多，易留有裂孔，并不可取。由于各家报道的手术年龄、随访年龄、手术方法、有无语音训练及正畸矫治等因素不一，语音评价无统一指标，结果也不一样，效果无法比较，不能得出统一结论。但总的来看，都证实了分期手术对上颌骨发育及关系影响小于同期手术组。修复唇裂及软腭后，牙槽裂及硬腭裂逐渐变窄甚至靠拢。分期手术时间一般为 1 岁以内修复软腭，5～6 岁入学前修复硬腭，认为 5 岁左右上颌骨发育已基本完成。修复软腭时要注意腭帆提肌要复位，尽量延长软腭并减小手术创伤，才能达到较好语音效果。早期行腭裂修复术宜应用较简单的术式，以减少手术创伤。

1961 年，我国张涤生根据自己丰富的临床经验和多年的术后观察，提出腭裂患儿应在 2 岁左右施行手术。1978 年，宋儒耀强调指出，临床上对腭裂手术的时间选择需根据患者的全身情况、手术的安全性、手术方法的难易、有无语音训练、手术对上颌骨发育的影响等 5 个方面全面考虑，并初步建议 3～5 岁施行手术。近年来，国内由于麻醉和手术水平的提高，在颌面外科与正畸矫治密切配合的条件下，有些地区已将腭裂手术年龄提前到 1～2 岁。术后如能继续进行定

期随诊，根据需要进行正畸及语音治疗，必将使腭裂治疗水平大大提高。

在考虑腭裂手术对上颌骨生长发育影响的问题时，一定要注意区别腭裂本身对上颌骨生长发育的影响。特别是不全腭裂和腭隐裂以及前脑无裂的患者，其上颌骨发育不全为基因决定的上颌骨的生长方式。

（二）手术治疗原则

唇裂手术、腭裂手术和牙槽嵴植骨术是完全性唇腭裂的三个基本手术。下面介绍三个手术的基本治疗原则：

1. 唇裂修复术　唇裂修复术的目的主要是恢复唇部的正常解剖形态及功能，包括吸吮及将来的语音功能（特别是唇音）。良好的手术方法和技巧要求做到以下几点：

（1）修复后的上唇具有正常的长度和宽度，与整个面部包括鼻、颊及下唇形态协调。

（2）鼻尖及鼻小柱居正中位，两侧鼻翼基底在同一水平，鼻翼弧度一致，鼻孔等大、对称。

（3）白唇部人中居正中位，上唇下 1/3 部微向前翘，红唇缘整齐，有明显的唇弓，红唇中部稍厚形成唇珠。

（4）修复后的瘢痕不明显。

手术效果是否理想除与手术方法及操作技巧有关外，与先天性畸形缺损的程度也有密切关系。由于唇裂修复的结果对患儿成长后的影响颇大，故手术时应认真根据畸形程度和特点选择合适的手术方法和精巧的操作技术以达到满意的修复效果。

唇裂修复术已有 100 多年历史，方法不断改进。目前常用的有改良 Tennison 法（下三角瓣法）、Millard 法（旋转推进法或称上三角瓣法）。近年来又强调了口周肌肉复位的功能性修复法，使手术效果更为理想。双侧唇裂修复方法分两种类型：一类是前唇原长修复术，利用前唇作为上唇的中央部；另一类为矩形瓣修复术，利用前唇皮肤修复上唇中央的一部分，不足之处由两侧上唇形成的矩形瓣修复，以增加上唇高度。近年来，有应用前唇皮肤修复鼻小柱和利用两侧上唇肌肉及皮肤修复上唇全部（手术方法见第 32 章）。

2. 腭裂修复术　腭裂修复的主要目的有：①修复腭部的解剖形态：缝合腭部裂隙，将口腔与鼻腔隔开；②恢复腭部的生理功能：包括吞咽及语音功能。要达到恢复功能的目的，在延长软腭的同时需注意不损伤与腭部营养及运动有关的血管、神经及肌肉附着点，使术后软腭具有良好的活动度。

腭裂的修复方法很多，目前常用的方法可分为 3 大类：①封闭裂隙为主的腭成形术：通常称改良兰氏法（Langenbeck 法）或双侧减张缝合术；②延长软腭的

手术方法：如后推手术、二瓣法、三瓣法、四瓣法、腭部岛状瓣成形术、软腭 Z 成形术等；③缩小咽腔的手术方法：如咽后壁瓣成形术、腭咽肌瓣成形术、上提手术、腭咽环扎术等（见第 32 章）。腭裂手术更应强调的是功能长度及软腭的上抬功能，而不能过分强调绝对长度。

3. 牙槽嵴裂植骨术　最早提出为唇腭裂患儿进行植骨手术的是 Lexer（1908）和 Drachter（1914），但这一手术方法的广泛采用是从 20 世纪 60 年代开始兴起的，主要流行于欧洲和美国，有些问题至今仍是有争议的。

（1）牙槽嵴裂植骨的意义：唇腭裂手术能解决患者大部分美容及功能问题，特别是患侧鼻底过低的情况，但并不容易矫治鼻翼软骨畸形，不能防止患侧骨段上颌骨的塌陷，更不能消除咬合关系紊乱。临床实践证明，植骨能恢复上颌骨的连续性，使正畸矫治顺利进行。能使邻接裂隙的单尖牙从植骨部位萌出，并对中切牙起到骨性支持作用，从而矫正和防止了咬合紊乱及其继发的畸形。同时可将植骨块植入犁状孔周围，以便恢复鼻底畸形。1980 年，Waite 指出，如不处理牙槽嵴裂将会出现以下一种或数种畸形缺陷：①患侧牙槽突向腭侧移位，牙齿排列错乱；②邻接裂隙的牙齿由于缺乏骨性支持而扭转；③由于口鼻腔相通及牙列不齐而口腔卫生不佳；④上颌骨段活动不稳而影响戴义齿；⑤由于口鼻通道及上颌弓形状的改变致使发音不正。由此强调了应进行牙槽嵴裂植骨术。

（2）牙槽嵴裂植骨的时间：牙槽嵴裂植骨术开始应用时多为早期植骨，修复唇裂的同时即行牙槽嵴裂植骨手术，由于植骨时间及方法不同，效果也不同。持反对植骨意见的认为，植骨不能起到接连小段上颌骨的作用，经一段时间后植骨块被吸收，未观察到尖牙由植骨块萌出。Guha 对早期植骨患儿行 11 年追踪观察，发现植骨能影响上颌骨发育，从而出现了不同意见。Delaire（1983）认为二期植骨目前有取代修复唇裂同时行植骨术的一次性植骨的趋势。认为一次性植骨有以下不足：①修复唇裂时正值乳切牙萌出时期，大面积剥离牙龈有损伤恒切牙牙胚的危险；②牙槽嵴裂宽的或牙弓太窄的需先作正畸处理，婴儿期不宜作植骨术；③植骨块不容易起到改变上颌骨发育的作用。

有的学者认为由于手术应用了犁骨黏膜瓣修复鼻底，从而波及犁骨缝和腭中缝，故妨碍了上颌骨的发育。

1987 年，Enemark 报道其对 224 例牙槽嵴自体骨移植术 4 年以上的效果作了随访，观察了牙槽骨高度、牙周情况、牙尖情况及再造牙槽突的外形及功能。认

为在尖牙萌出前行植骨术效果最好,再造的牙槽突功能及外形满意,并发症少。对尖牙滞留者可行手术或正畸法助萌。

近年来,许多报道指出,如将牙槽突植骨术推迟到8~14岁混合牙列时进行,则不会影响上颌骨发育。一般认为,最佳时间为9~11岁,即单尖牙尚未萌出而牙根已形成1/2,这时植骨会诱导单尖牙由植骨部位萌出。

(3)牙槽嵴裂植骨的骨源供应:应用髂骨松质骨移植的成活率高于肋骨,也有应用胫骨的骨髓进行移植的报道。自体松质骨和骨髓的移植具有成骨性能高的优点。骨髓移植不会妨碍骨骼发育。骨髓中含有成骨细胞及成骨前驱细胞,这种前驱细胞具有成骨的潜力,也有分化成造骨组织的潜力。目前多数人倾向从髂骨获取自体松质骨及骨髓,因髂骨骨源丰富且易操作。1981年,Stoll报道用髂骨进行了55例牙槽嵴裂植骨手术。1984年,Tilley建议用环钻从髂骨取骨,方法简单,损伤性小。只需在髂骨嵴外上方切2~3cm长的切口,切开皮肤皮下组织后,定好髂骨嵴的位置,不切开筋膜,将环钻放在髂骨嵴上,使环钻角度与髂骨翼平行,以免损伤内侧骨板。使环钻穿过筋膜、髂骨嵴,大约深入松质骨3cm,拔出环钻后即能取出长3cm、直径7mm的圆柱体。可用刮匙再刮取一些松质骨,如有必要也可取出一些松质骨块。

1983年,Wofle建议用颅顶骨作供区,在顶骨部切开头皮,暴露顶骨,该处是颅骨最厚部位,取骨较安全。用神经外科的骨钻,在外层骨板钻5~6个孔,取出松质板障骨,取骨时不损伤内层骨板,用骨蜡止血。用此法很容易从顶骨取出20~25ml松质骨,可充分供给牙槽裂和腭裂前端的成形手术。

自体骨不是牙槽嵴裂植骨的唯一来源,近年来有广泛采用异体骨移植的趋势。1953年,Urist第一次提出了骨诱导的原则,认为骨诱导是通过一个分子量为25 000的不溶于酸的蛋白质的作用介导的,并把这种蛋白质称为生成骨形态的蛋白质,或简称成骨蛋白质(骨形成蛋白)。成骨蛋白能从矿化骨基质的有机成分中滤出,并影响中胚叶细胞的再生机制,致使松质骨及骨髓内的中胚叶细胞或受植部的成纤维细胞被诱导形成有成骨能力的成骨细胞。目前认为未脱钙的或脱钙的冷冻异体骨均具有成骨蛋白的活性。事实上,Backdahl等人早在20世纪50年代就开始应用冷冻异体骨,只是成功率不如自体骨高。Marx经实验证明,异体骨移植骨形成的时间也比较长,不能完全代替自体骨。骨形成不完全或延迟的主要原因可能是未脱钙的异体骨释放的成骨蛋白数量不足。因此,可将骨块变小,以增加其体表面积,提高骨形成蛋白释放率,或

经脱钙处理,使骨形成蛋白易于释放出来。1983年,Kaban等人证实,脱钙异体骨植入牙槽突有易于塑造和效果好的优点。

(4)牙槽嵴裂植骨的方法:目前牙槽嵴裂植骨术多采用二期植骨术,即第一期唇裂修复后待上颌骨发育基本停止再进行牙槽嵴裂植骨。为了给植骨手术创造条件,有些患者术前需要用正畸方法矫治先天畸形的上颌骨段。患儿先佩戴矫治器,其支点落在健侧上颌骨上,以便在唇裂修复后在上唇及正畸装置的相互作用下,使患侧小段上颌骨与健侧骨段相遇而成为一线。引导作用一般要经过4~5个月才能完成。植骨术除应恢复牙槽骨连续性外还应重视处理鼻底塌陷。

(马 莲 孙勇刚 王光和)

第3节 唇腭裂的序列治疗

一、唇腭裂的解剖生理功能障碍及序列治疗

唇腭裂的治疗在我国各地已普遍开展,各种手术方法不断改进提高,取得较好效果。但由于对唇腭裂的治疗多限于手术修复,远期效果常不够满意,患者长大后常遗有鼻唇部畸形、面中1/3发育不足、反𬌗、牙齿排列紊乱及语音不清等问题,在外形及语音功能方面的最终效果常不理想。

由于唇腭裂患者口周及腭咽部肌肉附着点异位,上颌骨裂开而缺少周围组织的支持,稳定性差,容易受外界因素影响而发生组织移位,导致面部形态异常。这种发育畸形可发生在修复手术前或手术以后,并直接影响手术效果。因此,必须根据患者身体发育各时期的特点,分阶段给以综合治疗,以防止畸形的发生并纠正已有的畸形。对影响疗效的其他因素,如患者的听力、智力、心理的发育等,也应给以足够的重视。因此,必须开展唇腭裂的综合治疗,才能真正提高治疗效果。目前在国外一些先进国家和地区已普遍成立了专门的唇腭裂治疗组,其中包括口腔外科、正畸科、修复科、整形外科、儿科、耳科、心理、语音病理等科的专家。对患者的发育、颌面部的形态和功能定期观察,根据各时期的需要,由各科专家分工进行治疗,取得良好的远期效果。我国对唇腭裂的综合治疗也正在逐步开展。

唇腭裂序列治疗的内容包括基本手术、辅助手术、辅助治疗及形态、功能评价四部分,各部分包括内容如图14-4。

将以上唇腭裂序列治疗的内容按时间顺序进行,则形成了唇腭裂治疗的时间序列。各部分内容进行的

时间各治疗中心不同,也根据患者各自的情况不同而不同,但总体上应遵照以下原则:

1. 唇裂应在出生至 3 个月内完成,如患者条件允许应同时用犁骨瓣修复硬腭。

2. 腭裂修复术应在语音开始发育前进行或语音开始发育后越早越好(语音大约在出生后 9 个月开始发育)。

3. 腭裂修复术应尽量减少对上颌骨前部黏骨膜的损伤。

4. 语音的评价及语音训练应在语音发育基本完成后(大约 3.5~4 岁)。

5. 如需要行咽成形术矫正腭咽闭合不全者,手术应在学龄前完成。

6. 牙槽嵴裂植骨应在患侧尖牙未萌出时,牙根形成 2/3 时进行(大约 9~11 岁)。

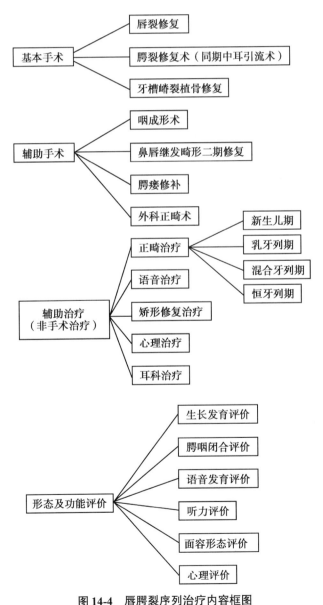

图 14-4 唇腭裂序列治疗内容框图

7. 上颌骨发育不足需行外科正畸者应在上颌骨生长发育停止后进行(大约 16 岁以后)。

8. 鼻唇继发畸形的 II 期矫正,特别是鼻继发畸形的矫正应在骨组织的修复手术完成之后进行。

(一)正畸治疗

正畸手段矫治牙颌畸形在腭裂治疗过程中的重要意义已逐渐被临床外科医师认识。尤其对单侧或双侧完全性唇腭裂患者,正畸治疗尤为重要。根据患者年龄及牙齿萌出情况可将正畸治疗时期分为新生儿期、乳牙列期、混合牙列期及恒牙列期。有人主张在乳牙全萌出后(3 岁左右)开始正畸治疗,但考虑到完全性唇腭裂本身即存在着组织缺损,患儿出生时即已受到外界因素的影响,很快就会发生组织的移位,故应当更早地采用正畸方法来阻止畸形的进一步加重并引导上颌骨的正常发育。这对完全性唇腭裂的患儿尤为重要。

1. 完全性唇腭裂患儿上颌骨的形态学特征 完全性唇腭裂患儿面中部缺损涉及前颌骨、上颌骨腭突及腭骨水平板,上颌骨连续性的中断导致面中部肌肉附着点及功能的异常,肌肉的异常动力作用可使面中部骨组织及邻近的软组织偏离正常位置。至于对组织缺损及组织移位的程度如何估计,尚缺乏确切的客观指标。但多数学者认为唇腭裂患儿唇及腭组织缺少及移位程度与裂隙的轻重有关,即完全裂组织缺损多于不完全裂,而双侧裂又多于单侧裂。一般认为,在研究腭裂患者面部形态特点时,可以把上颌骨看做是一个与正常的面部构架相联系,有轻度缺损、中度畸形的组织。

(1)完全性腭裂上颌骨组织缺损情况:腭裂患儿与正常儿童的一个基本差异就是硬腭组织的缺损。双侧完全性腭裂缺损最重,单侧完全性腭裂次之,组织缺损的部位主要是在牙槽骨及硬腭(上颌骨腭突和腭骨水平板)。由于牙槽骨的发育依赖于牙齿的存在与否,故牙槽骨部位的缺损可能与邻近裂隙的牙齿缺失及牙齿发育畸形有关。有些学者的研究结果表明,患儿出生时腭盖宽度明显小于正常,组织缺损量约为 22%,这种情况下即使维持正常的生长发育潜力也难以弥补由于组织缺损所造成的腭盖宽度不足;而有人则认为多数病例腭盖宽度不足没有临床意义,而且以后的生长发育速度是正常的。另外,值得提出的是双侧完全性唇腭裂患者的前颌骨与正常人相比有显著差异,由于胚胎时期上颌突间质的长入,导致前颌骨基部骨组织的严重缺损,所谓"前颌骨"大部分是牙槽骨,当这一部分的牙齿脱落后就可看到这块骨质很快缩小成位于前鼻棘下方的一小块骨组织。出生时所见到的不同患儿前颌骨的大小是由其中所含牙齿的数目及大小决定的。

357

（2）完全性唇腭裂上颌骨组织移位情况：面部骨骼对外部力量的反应决定着面部各部分的形态特征及其相互位置关系。唇腭裂的类型不同，上颌骨与面部肌肉及相邻组织的解剖关系也就不同，故其形态学特点也有差异。单侧完全性唇腭裂健侧颊部肌肉在鼻基底部附着于上颌骨，肌肉的收缩可使健侧上颌骨前端向外旋转，这种旋转趋势被伸舌力量和鼻中隔的生长力量所加强，故健侧的上颌骨明显向外移位；而患侧上颌骨基本不受肌肉扩张力量的影响，同侧鼻翼轻度的收缩力及颊部的压力可能使之向内旋转并后缩（图14-5）。双侧完全性唇腭裂两侧上颌骨的解剖学特点相似，骨组织对肌肉变形所起的不良反应决定了其形态学特征。由于前颌骨缺少周围组织的支持，不能抵抗舌活动所产生的力量而往往表现为过度的前突，鼻中隔的生长力量也加重了这一畸形；由于前颌骨的过度前移，两侧上颌骨段在颊部组织压力的影响下可能向内旋转而互相靠近（图14-6）。另外，无论是单侧或是双侧唇腭裂，由于腭部裂隙的存在，舌向前上的运动及自然状态下舌在口腔内的位置都会使腭盖更加高拱，裂隙宽度增加，畸形变得更严重。

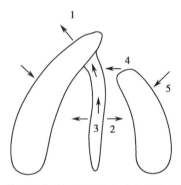

图14-5　单侧完全性唇腭裂肌肉对上颌骨移位的影响

1. 颊部肌肉的拉力　2. 舌活动产生的力　3. 鼻中隔生长发育产生的压力　4. 患侧鼻翼的拉力　5. 颊部组织的压力

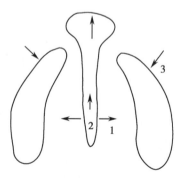

图14-6　双侧完全性唇腭裂肌肉对上颌骨移位的影响

1. 舌活动产生的力　2. 鼻中隔生长发育产生的压力　3. 颊部组织的压力

2. **完全性唇腭裂早期正畸治疗的重要性**　由于唇腭裂患者存在着组织缺损和移位，上颌各部分之间及上颌与面部其他结构之间的关系发生了明显异常。这些变化在患儿出生时即已存在，若在生长发育过程中任其自行发展，势必使牙槽骨及腭部的裂隙进一步增宽，腭盖高拱；上颌骨的旋转及前颌骨的过度前突不仅影响面部外形且使手术难度增加，影响治疗效果。随患儿长大将产生严重牙畸形，给后期治疗带来困难，而通过早期正畸治疗，可以达到以下目的：①阻止组织移位的发生，维持上颌各部分组织间正常的位置关系；②对已经存在组织移位的病例使用适当的矫治器，使位置异常的各解剖结构重新获得正常的关系；③使牙槽突及腭部裂隙缩窄，便于早期手术修复；④维持上颌骨正常发育，预防牙畸形的发生。如患者能坚持治疗，达到以上目的是不困难的。

不少学者主张，完全性唇腭裂患儿出生后应立即接受正畸治疗，戴入腭托矫治器，4个月后腭部裂隙明显缩窄，有利于早期手术修复腭裂。进行早期正畸治疗还有利于吸吮及颌骨正常发育，由于口腔容积变小，有利于舌在接近正常的空间里发挥功能。我们在修复唇裂后（6个月左右）戴入矫治器，也收到满意效果，腭部裂隙明显变窄，在患儿1～2岁期间顺利地进行了腭裂修复手术（图14-7）。

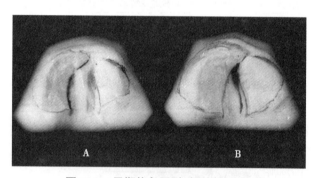

图14-7　早期修复唇裂对腭裂的影响

A. 患儿8个月，唇裂修复后腭裂模型　B. 戴腭托6个月后

对大部分唇裂患者在唇裂修复术后4～6个月后，牙槽嵴的裂隙也可以明显变窄。

3. **早期正畸治疗的目的**　①消除或对抗肌肉及周围组织对上颌骨各部分的不良影响；②使位置异常的上颌骨组织复位，维持其正常的生长发育趋势。

在上颌骨各部分尚未发生明显位置变异之前，可采用简单的腭托来维持上颌各解剖部位间的位置关系（图14-8）。消除舌及其他肌肉活动对上颌骨前部及腭盖形态的不良影响。在裂隙部位给以适当缓冲间隙，使裂隙能逐渐缩窄。随着上颌骨的发育，需要定期对腭托进行修改或更换，一般用2～3副腭托即可完成治疗过程，再进行手术修复。

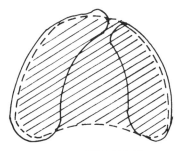

图 14-8　腭托示意图

对已经存在组织移位的病例,可采用一系列的分裂腭托。将上颌石膏模型分段切割,移动到较为理想的位置后再制作腭托(图 14-9),这种矫治器戴入后,吸吮、咀嚼及吞咽等功能活动时产生的力量能使上颌骨各段移动到满意的位置。石膏模型切割及各段移动的距离要适当,不能大于 3mm,否则患儿将难以耐受。若颌弓后部的宽度正常,仅存在前颌骨部位的外旋或前突时,可在口内用腭托维持后部的位置,利用口外弹力绷带或唇修复后的塑形力量使前颌骨复位(图 14-10)。

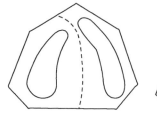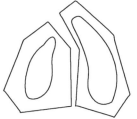

图 14-9　上颌模型割断移位后再制腭托

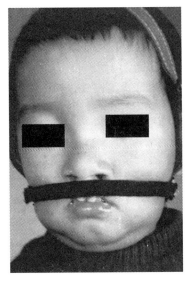

图 14-10　口外弹力帽

对上颌弓明显缩窄的病例,可采用附有扩展螺旋的矫治器。要求在工作模型上确定扩展螺旋的位置,

制成清晰的塑料矫治器后再通过中线将矫治器断开,安装扩展螺旋装置(图 14-11)。戴用矫治器后要避免快速扩展,一般为每 5～7 天旋转一个螺纹,使矫治器的宽度增加 0.25mm。此法不仅能矫治上颌骨的塌陷,还可刺激组织的生长,也有助于吮食及将来的语音功能。如颌弓缩窄同时有前颌骨外旋或前突者,也应在使用扩展矫治器时配合口外弹性绷带,使前颌骨复位。

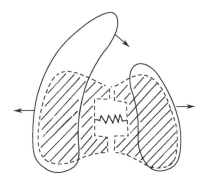

图 14-11　附有扩张螺旋的矫治器示意图

4. 正畸治疗中应注意的几个问题

(1)在确定正畸治疗方案前应作正、侧位面像记录,并取上颌记存模型以便评价疗效,为了更准确地观察正畸治疗时面部生长发育及牙胚发育的影响,应拍摄头颅侧位及全口牙位曲面体层 X 线片。

(2)应用腭托各式矫治器可预防及纠正牙颌发育畸形,但也存在阻止上颌弓发育的一面,故在确定治疗方案时应充分估计如何达到理想的最终结果。

(3)从唇腭裂患者出生至恒牙完全萌出的整个过程,始终存在着组织移位、变形的因素,尤其是唇腭裂修复后产生的张力及瘢痕对上颌骨发育潜在的影响。唇腭裂患者的治疗应是一个连续的过程,应根据各时期的特点制订相应的治疗方案,采用适当的矫治器以对抗不利于组织生长发育的力量。

(4)为做到早期手术修复腭裂以取得好的语音效果,又不致影响颌骨发育,应努力做到正畸科医师与颌面外科医师的合作,以取得满意的最终治疗效果。

(二)外科治疗

唇腭裂手术治疗的基本手术为唇裂修复术、腭裂修复术和牙槽嵴裂植骨术,而其他的手术还包括腭瘘修复术、鼻唇继发畸形矫正术、咽成形术及外科正颌术等。在本章的前部分已经阐述了有关的手术治疗原则。满意的修复手术应达到以下几个目的:①恢复接近正常的鼻、唇、腭部解剖形态;②关闭腭部裂隙使口鼻腔隔开;③延长软腭、缩小咽腔、重建良好的腭咽闭合功能,获得良好的语音效果;④上颌骨及牙弓发育不受干扰,关系发育正常。要达到以上满意的手术效果,不仅与手术方式及手术技巧有关,也与手术年龄

359

有关（参见本章第 2 节）。

唇腭裂术后患者上颌骨发育不足的外科正颌治疗：唇腭裂患者由于发育缺陷及手术的影响，成年后常遗留面部畸形，如上颌发育不足、错𬌗及开𬌗、下颌前突、咀嚼及语音功能障碍等。这些畸形的存在严重地影响了患者的外貌和功能，并造成患者心理上的压力。不能经正畸矫治的患者可考虑由颌面外科、正畸科、矫形修复科医师合作进行手术治疗，以改善面容及功能。

目前临床上使用的外科正颌手术方式有以下几类：

1. 上颌骨 Le Fort-Ⅰ型截骨术　将上颌骨前移，术前如鼻底及腭部有穿孔，行截骨术正畸治疗前应先行修补或植骨，使形成完整的上颌，为正畸手术准备条件。由于腭部软组织条件所限，上颌前移范围有限，一般不能超过 1cm。上颌骨前移，截骨术后，由于软腭随上颌骨前移而移位造成咽腔深度加大，患者腭咽功能的变化可有以下几种：①术前功能良好，术后仍良好；②术前功能差，术后功能仍差；③术前腭咽功能处于临界线，术后功能变差，有时可产生或加重腭咽闭合不全。因此，术前对术后效果应有充分估计，并应做术前、后语音记录以供对比。

2. 上颌骨腭侧入路改良 Le Fort-Ⅰ型截骨术　在腭侧的切口呈马蹄形，唇颊侧为垂直切口，腭侧截骨线为双侧上颌结节向前呈弧形，上颌骨的截骨线呈阶梯状。该手术方式突出的优点是可以较大幅度前移上颌骨且术后稳定性较好，同时并不影响腭咽闭合的功能，但术后腭瘘的并发症和复杂的手术操作在一定程度上限制了该技术的开展。

3. 下颌骨截骨术　上颌发育不良的腭裂患者常存在明显的下颌前突、开颌畸形，上颌前移常很困难，而下颌骨截骨术则较易进行。应用下颌骨截骨术矫治下颌前突及面下 1/3 过长，常可收到较好效果，术后不易复发。单纯下颌截骨后移术后牙关系可明显改善，但仍不易完全纠正反𬌗畸形者，可佩戴上颌修复体以改进牙关系。

4. 上、下颌联合截骨矫治术　腭裂术后患者行上颌截骨术使上颌前移的动度有限，不能解决上、下颌之间的不协调，故常需配合下颌骨截骨术以达到矫治的目的。

唇腭裂患者的上颌骨外科正颌手术存在一定的特殊性，在手术设计及治疗过程中必须注意以下几个问题：

1. 术前准备　上颌截骨、植骨术应有良好的软组织条件，而腭裂术后口腔前庭及腭部常留有瘘孔及切口瘢痕，应在正颌术前先修补瘘孔或先行牙槽嵴植骨术，以形成完整的上颌，为截骨上颌前移手术准备条

件。如局部瘢痕过多、裂隙过大等条件极差的病例则应慎用外科正颌术。

2. 上颌截骨段的血运问题　由于腭裂术后局部的瘢痕及手术中对腭部血管神经束的损伤均会影响上颌血运及截骨部位的愈合，故选择手术切口时应慎重。无论应用口腔前庭横行切口，上颌骨依靠腭部黏骨膜瓣供血；或是腭侧入路，上颌骨依靠口腔前庭软组织瓣供血均应慎重，避免出现供血不足导致伤口感染或骨块坏死。

3. 上颌截骨后的固定问题　腭裂患者上颌基底部短小，截骨后骨段间的接触面也小，欲使截骨段保持前移位置及植骨块的愈合，必须有良好的固位措施。应在术前与正畸科密切配合，做好口内带环，使术后骨段得到良好的固位，并经常检查固位情况，保证骨段的愈合。近年来国外应用微型钛板及螺丝行骨内固定，取得满意效果。

4. 为保证上颌前移术植骨块成活，必须有足够的植骨床软组织衬里及覆盖。术前作好设计，术中必须将鼻底、口腔前庭、鼻侧及腭侧黏膜松解后严密缝合。如果植骨块暴露于口鼻腔中，势必导致感染或坏死，影响骨成活。

5. 当腭裂咽后壁瓣成形术后的患者行外科正颌手术时，如果咽后壁瓣妨碍麻醉插管及上颌骨前移，可以同时行咽后壁瓣断蒂术。

（三）腭裂的矫形修复治疗

腭裂的修复治疗与早期正畸矫治不同，是在患者发育后期为矫治腭部缺损畸形、恢复语音功能而制作的修复体和阻塞器装置。

腭裂矫形修复治疗的适应证：①腭裂患者体质弱或患有某种疾病不能经受全麻手术者，如血液性疾患，肝、肾功能受损，先天性心脏病等；②硬、软腭裂度过宽，局部组织不足以修补缺损者；③软腭及咽部神经肌肉受损，如软腭麻痹疾患者；④腭裂手术失败，硬、软腭或牙槽部留有瘘孔，瘢痕组织多，无足够组织修复者；⑤先天性软腭发育差或术后所致软腭短缩、咽腔过大者。

修复体治疗一般分畸形代偿性矫形修复和功能恢复两方面。

1. 修整畸形　应用塑料牙托及义齿修复牙列不齐、牙槽裂隙及腭前部畸形缺损，此型修复又称双重牙列修复，使反畸形、牙列不整得到矫治，唇齿音也可得到改善。

2. 恢复功能　应用腭托或支架带腭咽阻塞器——语音球，使患者在进食、吞咽、呼吸功能，腭咽闭合功能和语音方面得到明显改善。

一般腭咽腔阻塞器包括三部分：前部为腭托，包

括义齿和卡环，修复前颌部，常形成双重牙列以改善牙列紊乱及上颌部塌陷畸形；中部为硬腭部分，如硬腭有裂孔或大的裂隙应做成腭托修复；如硬腭完整可做成腭支架与后方软腭部的腭咽阻塞器——语音球相连。语音球是根据患者腭咽腔大小及功能情况制作的阻塞器，一般呈扁圆形，宜用弹性材料制作，如选用弹性有机硅橡胶，与软腭及咽壁接触时不致损伤黏膜。如患者曾接受过咽后壁瓣成形术，由于术后瘢痕收缩，瓣的两侧间隙大而影响发音效果，可将语音球做成分叉型以改善腭咽闭合条件（图 14-12）。

可摘式腭咽阻塞器可永久性佩戴，也可作为暂时性治疗。某些患者腭裂修复术后软腭及咽腔条件尚好，但腭咽部肌肉功能未恢复，可戴入阻塞器，借助其对软腭及腭咽部肌肉的刺激以帮助其功能的恢复。当腭咽部肌肉功能恢复时即可取除阻塞器，或将阻塞器逐渐缩小以至摘除。

永久佩戴的阻塞器最好用铸造性支架式修复方法，如基牙过短、固位条件差时多采用铸造和不锈钢卡环联合作用。

制作可摘式腭咽阻塞器应有良好的固位。为取得完整精确的印模，需用表面麻醉，以 2% 丁卡因口腔内少量喷雾 2～3 次。腭咽部表面麻醉后，选用特制个别托盘，放入弹性印模材料，取得深达咽后壁、咽旁软组织，包括牙列、硬软腭、腭垂的完整印模。选用的印模材料流动性要小，如过稀可流入腭咽下部影响呼吸。操作时保持开口呼吸状态。取得精确的模型是做好阻塞器的重要步骤。阻塞器——语音球一般做在第 1 颈椎水平，如位置过低会引起异物感及吞咽障碍，也不能形成良好的腭咽闭合。语音球大小、形态应适当，如过大，在静止状态下与腭咽组织接触过紧，将影响气流通过，可呈开口呼吸状态，运动时感到腭咽部组织受压疼痛不适。语音球过小不能解决腭咽闭合不全鼻漏气问题。语音球的大小是否合适，可应用鼻咽纤维内镜，边观察边进行修改成形，使腭咽闭合功能更完善，为获得良好的语音创造条件。

二、腭裂语音的评价与治疗

（一）腭裂术后语音效果的评价

腭裂治疗的关键是重建正常的发音机制，目前虽然通过手术可以修复各种不同类型的腭裂而不留明显的解剖形态畸形。但术后仍有部分患者（20%～50%）存在鼻漏气、鼻音过重和发音错误等典型的"腭裂语音"，影响学习、工作和社会交往，并可因此导致心理障碍。影响语音效果的因素很多，如腭咽闭合不全、不良语音习惯、舌及下颌骨代偿性运动异常，牙𬌗畸形及患者的听力、智力及心理状态等。近年来，随着语音病理学的发展及先进检查仪器的应用，已经确认腭裂术后的腭咽闭合不全是导致语音异常的主要病理基础，而其他的语音障碍是继发于此的代偿性功能异常。

1. 腭咽闭合不全对语音的影响　语音的产生是喉、腭、舌、唇、下颌等发音器官的协调运动及互相接触对呼出的气流进行综合调整的结果。咽腔和口腔轮廓的变化使声能具有不同的共鸣特征或可使气流在某一部位受到暂时阻断而形成具有不同性质的语音。

以北京话为基础的汉语共有 32 个音素，其中 10 个元音，22 个辅音。汉语的每个音节都包含有一个或一个以上的元音，但可以不包含辅音。元音的产生靠声带震动，所产生的声波进入口腔，在口腔内发生共鸣，成为响亮的元音，为语音中的主要音素。由于舌和口唇形状、位置的变化，使口腔的形态及体积发生变化，声带震动的声波得到不同形式的共鸣而产生不同的元音。辅音大多不响亮，气流在口腔中受显著的

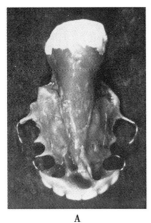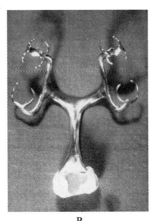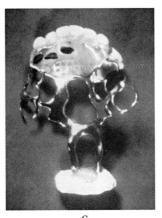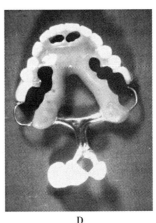

图 14-12　各种腭咽阻塞器

A. 未手术患者腭托式修复体　B. 硬腭完整软腭麻痹患者修复体　C. 术后瘘孔腭咽闭合不全部分腭托式　D. 咽后壁瓣术后语音球分叉式

障碍。有的辅音由于口腔中气流突破阻碍而成声（如b、p），有的是气流挤过阻碍而成声（如s、sh），有的辅音是气流回避阻碍而成声（如m、n）。在大部分辅音形成时需要较强的气流，局部肌肉紧张（如唇肌、舌肌），并以不同的通过口鼻腔气流的方式方法发出不同的辅音。在发元音及多数辅音时（除外鼻辅音m、n、ng）需要软腭与咽壁协调运动，在腭平面的水平形成腭咽闭合，将口咽腔与鼻咽腔分开，使呼吸气流及其共鸣范围限制在口腔和口咽部，使口腔内的呼吸气流压力达到足以正确发出口辅音的程度，同时防止气流进入鼻腔而产生鼻音共鸣。腭裂患者如果发音时腭咽闭合不全，鼻腔参与了共鸣和漏气通道，从而使所有元音产生鼻音化。鼻腔通道持续开放时，也很难在口腔内形成足够的气流压力，从而造成爆破音、摩擦音及塞擦音的发音困难，并可导致语音变形、辅音遗漏、声门塞音或咽擦音等不良发音习惯。

影响腭咽闭合的因素很多，如：手术方法、手术年龄、手术技巧、腭裂的程度、有无术后语音训练及舌运动及牙列情况等。目前腭裂修复方法很多，由于对术后语音效果的评价方法不统一、不全面，因此，对各种手术方法及不同手术年龄的语音效果也难以比较。因此，统一全面的语音评价方法和标准的建立对于提高腭裂语音治疗效果有重大意义。

2. 腭咽闭合状况的评价方法 国外早在100多年前即开始了对于腭裂语音的研究和术后语音效果评价问题。1865年，Passavant 首先提出腭裂术后由于腭咽闭合不全引起的发音问题。同时提出三种方法帮助克服腭裂患者的腭咽闭合不全：①将软腭缝合到咽后壁上；②将腭咽部的肌肉缝合（恢复肌肉环的功能）；③分别关闭软腭和硬腭，先把软腭缝在后退的位置，硬腭后期修复。他还发现在一些腭裂患者的咽后壁上有向前突起的结构，命名为"派氏垫"。在以后的100多年中，特别是第二次世界大战后，对腭裂术后语音效果和腭咽闭合方面的问题越来越重视。

目前评价腭裂术后腭咽闭合状况的可分成两大类：第一类是通过语音清晰度、鼻音音质、口腔气流压力、口鼻气流量及语音频谱等腭咽生理功能的指征来间接推断腭咽闭合情况；第二类是通过 X 线、内镜、超声波等仪器对软腭和鼻咽腔进行形态学的观察来直接评价腭咽闭合状态。而在临床应用时可分为主观评价方法和客观评价方法：

（1）主观评价方法：语音检查及语音清晰度评价。这是临床最常用的判断腭咽闭合功能的办法。主要检查发音时鼻音过高的程度、鼻漏气及发音错误的类型和程度，尤其是压力性辅音。主要方法是对患者发音的音节、语句及连续说话的录音进行主观判听，听音人根据自己的经验对鼻音程度进行分级以及分析发音错误的类型。判听是由经过训练的语音病理学家和有关专业医师组成的评定小组来进行；通常临床上用优、良、中、差来评定语音效果。虽然方法简单可行但这种主观判断易受各种主观因素的影响。

语音清晰度音节表测试法可在一定程度上避免大的偏差，将主观评定客观化。现国外广泛应用的字表有由 176 个单词组成的 Templin-Darley 语音清晰度诊断字表和在此字表基础上判定的由 43 个单词组成的 Iowa 压力清晰度字表，用以专门评价腭咽闭合不全。我国目前尚无统一的评价字表，分级评定的标准也不统一。中国科学院设制并用来评价语音传递系统质量的语音清晰度试验音节表评定法共 10 套字表，每套由 75 个音节组成，采用的语音单位都是实际语音中常用的音节，且各语音单位的出现率与实际语音中的该语音的出现率相近。由 10 人组成实验组进行判听，将听到的音记录下来，再按患者所读的标准字表统一批改评分，按以下公式算出某一患者记录音清晰度得分：

语音清晰度 = 读正确的总字数 / 所念字表总字数（75）× 100%

正常人应达 85% 以上，一般发音良好的为 70%～84%，中等为 55%～69%，55% 以下则为发音差。此法检查结果更具有客观性，经临床应用取得满意效果。但声学领域所用的语音音节清晰度测试表对于腭裂患者无特异性，且字表音节较多，判听、批改、分析均较繁琐。我们在此字表基础上对腭裂复查患者进行语音效果主观评价，将语音音节清晰度结果进行正误分析，筛选出与腭咽间隙大小关系密切且着重反映腭咽闭合功能的音节，建立了由 30 个音节组成的对腭咽闭合诊断有特异性的腭裂字表，应用较简便，可供临床参考（图 14-13）。

腭裂字表

gu[]固	gai[]该	bi[]必	bie[]别	ge[]个	bu[]不
bo[]伯	bai[]白	bei[]杯	gui[]归	xue[]学	ze[]则
xu[]须	dai[]代	xie[]写	zou[]走	xiu[]修	zai[]在
zao[]早	zi[]字	zu[]足	gou[]勾	gei[]给	di[]弟
die[]迭	du[]肚	de[]得	xiao[]笑	dou[]斗	xi[]西

图 14-13 腭裂语音字表

（2）客观评价方法：较老的方法为应用棉球或冷镜放在被检查者的鼻孔下方，当吹气或发爆破音时，如有鼻漏气则棉球可被通过鼻孔的气流吹动或镜面有雾气形成。此法简便，但不能测定腭咽闭合的程度和原因。还需要用客观方法进行进一步的评定。目前常用的客观方法有：

1）口腔气流压力检查法：采用口腔气流压力计分

别测量鼻孔在闭合与开放时的口腔气流压力。计算其压力比率。当压力比率 >0.90 时可认为腭咽结构可正常地发挥功能,比率 <0.89 时则认为有腭咽闭合不全。

2)口鼻腔能量测定:是对口腔内呼吸压力测定的一种有效补充。采用面罩和口罩收集口鼻腔能量,以发音时口腔产生的能量和鼻腔产生能量的比值说明发音时腭咽闭合的状态。结果以鼻音化率表示(图 14-14)。可以进行评价语音的反馈治疗。

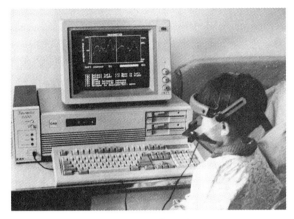

图 14-14 鼻流计

3)语音频谱分析及声学软件的应用:是语音学研究的重要手段,是研究声学的物理学方法。目前应用的声谱仪可将声信号通过处理后以图的形式表现出来(图 14-15),不同性质的语音有其自己的表现特点。

用于研究由鼻腔共鸣引起的频谱能量集中部位的改变。鼻音化语音的频谱特点表现为在低频区出现较强的鼻共振峰及高频区的额外共振,还可表现为共振峰强度的下降、爆破音时呈增加等。患者用此法检测无任何痛苦,且不受被检者年龄的限制。

4)头颅侧位 X 线片:是应用最早的评价腭咽闭合功能的方法。患者采取坐位,拍头颅侧位 X 线片,也可在拍片前先由一侧鼻孔注入少量钡剂,由于软腭鼻腔面有钡剂可同周围组织形成更清晰的对比,可清晰地观察鼻咽腔矢状面的软腭静止时的长度,虽然单元音都可以当试验音,但是通常应用元音 /i/ 来观察软腭的抬高角度、伸长长度及最大软腭运动时与咽后壁之间的距离等(图 14-16)。

X 线头颅侧位鼻咽腔造影可显示患者能否在发单音时形成腭咽闭合,并可测量软腭与咽后壁的距离及腭咽接触的范围。如应用断层摄影和 CT 扫描,可进一步评价发音时腭咽部各不同水平的闭合情况,并可作较准确的定量评价。

5)X 线电影或电视录像:由于发音时的腭咽闭合是一个连续的过程,故观察腭咽结构的动态变化有助于对语音生理和病理改变的深入了解。许多学者应用头颅侧位 X 线电影或录像方法对发音时软腭运动特点及咽后壁的活动性、腭咽闭合的部位及稳定性、腭咽闭合的程度、舌和下颌的运动等进行了大量研究。在动态录像过程中,可根据需要定点拍片以利于分析

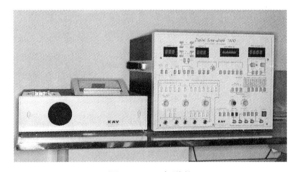

图 14-15 声谱仪

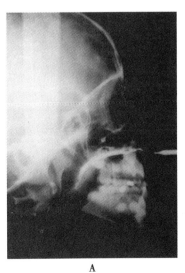 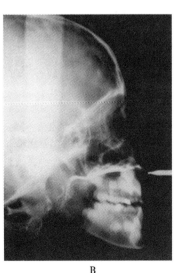

A   B

图 14-16 头颅侧位 X 线片所见
A. 静态时腭咽间隙情况　B. 发"i"音时软腭后上运动形成腭咽闭合

及测量腭咽部情况（图14-17、14-18）。应用正位X线投照可观察咽侧壁运动在腭咽闭合中的作用。也有将侧位、正位、颅底位X线电视录像相结合应用于腭裂术后腭咽闭合状况的研究，可清楚地显示腭咽闭合的方式及腭咽结构各部分所起的作用。

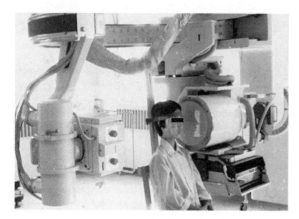

图14-17　X线电影或录像设备

6）荧光影像技术：20世纪50年代起，荧光摄影即被用来研究腭裂患者软腭及咽壁的运动。在拍头颅侧位X线片以前，先将金属糊剂（如钡剂等）滴于舌、软腭、咽壁表面，通过放射荧光成像来观察这些部位软组织的运动及位置变化。以后，荧光影像技术（如多位荧光摄影仪）被用来观察腭咽运动。此法可同时从三维平面来动态观察腭咽功能运动，是目前研究腭咽

闭合功能中较为先进而理想的方法之一。

7）超声波诊断：将电子计算机与超声波技术结合起来用于研究与语音有关的腭咽功能运动及舌体运动。但由于颌骨的影响，在观察时其成像质量尚不理想，故该法目前在腭咽功能研究中不常用。

8）鼻咽内镜检查：是一种直接观察腭咽闭合的仪器（图14-19）。带有光导纤维的细软的鼻咽内镜可通过鼻腔到达鼻咽部，由水平方向直视，观察连续讲话时腭咽闭合情况（彩图14-20，见书末彩插），并进行同步录音。在使用鼻咽内镜检查以前应先以1%丁卡因自鼻孔行喷雾表面麻醉，检查时需要患者的合作，故此方法受到了年龄的限制。此方法弥补了头颅侧位X线检查之不足，对腭咽闭合情况进行水平方向动态观察，便于了解腭咽闭合不全的原因，并可清晰地观察咽后壁瓣成形术后的患者咽瓣两侧间隙的大小及发音时闭合的情况（彩图14-21，见书末彩插）。

鼻咽纤维镜检查与头颅侧位X片检查的联合应用是研究腭咽闭合的综合方法，特别是咽侧壁运动的较好办法，可更清晰地观察腭咽闭合情况（彩图14-22，见书末彩插）。当头颅侧位X线片显示软腭与咽后壁接触，但发音仍不清晰时，应用鼻咽纤维镜从水平方向观察咽侧壁的运动情况（彩图14-23，见书末彩插），并且要观察在连续讲话过程中腭咽闭合的连续性。

为了对患者的语音进行全面的综合评价。建立一套完整的系列检查非常必要，包括：①病史：全面详细

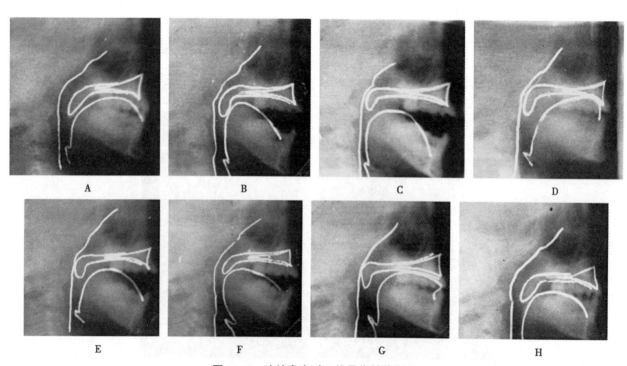

图14-18　连续发音时X线录像拍片所见
当发"龙"字时的/ong/（F）和发"江"字时的/ang/（G）时软腭下降，腭咽闭合不全
A. 静止　B. 准备　C. 我　D. 到　E. 黑　F. 龙　G. 江　H. 结束

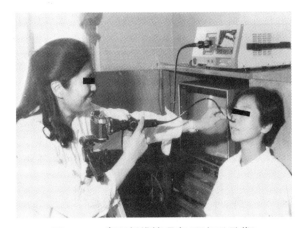

图14-19　鼻咽纤维镜观察（照相及录像）

了解病史，特别应注意能影响患儿语音的问题，如患儿家庭环境中的语音质量、耳病史、扁桃体及咽淋巴腺样体摘除史、语音治疗过程等；②视诊：对口内有关发音结构应做详细检查，如唇舌形态及动度、牙列情况、关系、咽柱及扁桃体大小、软腭及咽壁动度、淋巴腺样体大小等；③语音的感觉判断分析（主观评价）及音质的检查。通过以上检查如确认腭咽功能不正常则应用X线录像、空气动力学及鼻咽内镜等手段，全面准确地评价语音效果，找出发音不清的原因，用以指导临床治疗方法的选择和二期手术方法的确定。

（二）腭裂术后腭咽闭合不全的手术适应证

如前所述，完善的腭咽闭合机制是产生清晰语音的前提。腭裂术后患者若遗留15～20mm²的腭咽通道，即可有明显的腭裂语音特征。当有腭咽闭合不全存在时，外科手术是治疗的主要方法，以奠定正常语音的功能基础。腭裂术后，患者的腭咽结构及软腭和咽壁的运动状况——腭咽闭合类型，有显著的个体差异。由于目前尚缺乏完全适合于各种腭咽闭合不全患者的统一手术治疗方法，各种不同的术式都有一定的适用范围，故必须在术前根据其腭咽闭合特点选择适当的有针对性的手术方法。根据头颅侧位X线片检查和纤维鼻咽镜电视录像检查结果，可清楚地了解术后语音不良患者的腭咽闭合类型，并以此作为确定进一步治疗方案的依据。

对发音不清但经检查证实腭咽闭合状况良好的患者，应根据具体情况制订以语音训练为主的治疗计划。

对软腭及咽侧壁动度尚好的腭咽闭合不全患者，可采用咽后壁瓣成形术或腭咽肌瓣成形术，均可使咽腔缩小，达到较好功能效果。

对软腭运动好但咽侧壁动度差的患者，以采用不增加软腭创伤的腭咽肌瓣成形术为佳。术后软腭向后上的运动和腭咽肌环的收缩易于使腭咽间隙完全闭合。

发音时咽侧壁运动较明显而软腭运动不良者适于

行咽后壁瓣成形术，咽后组织瓣的生物阻塞器作用及咽侧壁的内收可使此型患者获得满意的腭咽闭合功能。

对腭咽闭合不全、软腭及咽侧壁功能均不良者治疗难度较大，可试用宽大的咽后壁瓣或上提手术，术后在咽瓣两侧遗留较小的腭咽通道，咽侧壁稍有运动即可将其封闭，语音条件得到改善。

如已作过咽后瓣手术仍腭咽闭合不全者，可在使瓣蒂上移的同时将原有咽瓣加宽，也可将咽瓣切除后改行腭咽肌瓣成形术。

对腭咽闭合不全的腭裂术后患者，经过主、客观方法检查，明确腭咽闭合不全的原因后，有针对性地选择使用各种咽成形术，术后语音效果比无选择性的单一手术方法修复得到明显提高。对软腭过短、软腭麻痹或条件极差的患者也可采用矫形修复方法，制作腭咽阻塞器以改善发音。

（三）语音训练

腭裂患者要得到完好的术后语音效果，语音训练是非常重要的环节。

1. 伤口愈合情况　直视下观察发"啊"音时软腭的动度，有条件的应在头颅侧位X线片及纤维鼻咽镜下观察发音时腭咽闭合情况，以预测语音训练的效果。

2. 唇、舌及下颌的运动　嘱患者口唇向两侧及前后方向运动，特别对曾行唇裂修复者，唇的运动可影响发育。舌的运动是通过伸舌、上下及左右运动来判断，特别要注意舌尖形态和舌系带的长度。由于腭裂患者口腔内的生理缺陷使舌的位置、运动及感觉均不同于健康人，患者需用舌堵塞裂隙。腭裂前部裂隙导致的舌前部空间感觉功能异常和舌尖部的运动不灵活使患者发音时以舌背运动为主，此不良习惯在术后仍将存在而影响音质。唇腭裂患者由于口轮匝肌的生理位置异常及术后瘢痕的影响，可使唇在发育时起不到应有的作用。下颌前伸也是腭裂患者的代偿性发音习惯，以此抬高舌的位置，阻塞裂隙。因此，患者应首先根据唇、舌及下颌运动的问题进行训练，这是训练其他发音的基础。

（1）吹气功能：嘱患者深吸气，然后将气吹出，了解患者的呼吸习惯，估计鼻、口腔气流通过比例。可做训练前后的口腔气流压力检查或鼻流计检查以比较语音训练效果。

（2）基本发音水平：带患者读拼音字母以了解其基础发音水平。在语音训练前后留录音并做语音清晰度评定。

3. 语音训练步骤和方法　语音训练前先根据各项检查作出全面的包括智力、听力、发音器官及发音情况的诊断，根据每个患者的情况制订训练方案。一般的训练方法包括以下几种：

（1）增强腭咽闭合的功能：①按摩：患者自行用拇指从前向后按摩腭部，促使软腭变长、变软以增加其动度。②唇、舌运动和吹气练习：唇运动包括两侧及前后方向，舌运动包括左右和上下方向。吹气练习可增加口腔内压力，使患者在深吸气后先紧闭双唇，将肺内空气吐入口腔，在口腔内压力最大时，开口用力将气流喷出，训练前后可用肺活量计或鼻流计检查其腭咽闭合功能。

（2）正确的下颌运动练习：嘱患者发"i"音，并先摆好唇部的发音动作，在发音时用外力阻止下颌前伸，经2～3周后可克服下颌前伸不良习惯。

（3）拼音字母的练习：腭裂患者发音的总体发育要比同年龄组晚1～2年，单个音的发音发育过程（发音的先后顺序）与健康儿童相同，遵循由易到难的规律循序渐进。即双唇音（b、p、m）→舌尖中音（d、t、n、l）→舌根音（g、k、h）→舌尖前、舌面前音（q、x、c、s）→舌尖后音（zh、ch、sh）→舌尖前、舌面前不送气塞擦音（j、z）。最易练的音是b、p、m，最难练的音是j、z、zh、ch和sh。对腭裂患者来说，j、z是最难练好的音，一般要在语音训练后期来完成。对于个别发音不清的字母或音节要采用以带读的办法和一些辅助的方法练习，单纯以字练字往往收不到满意的效果。对腭裂患者应了解其实际语龄，年龄小的患者术后要按小于同年龄1年左右的水平估算方能正确判断术后的语音效果。在患者已经能够掌握拼音字母以后，可开始学习常用的单字的拼音及试验读句。语句中的每个字，均应严格地从拼音要求出发，指导家长辨别对错，家庭练习时要有家长陪伴或进行录音自检。

一般来讲，有效的语音训练进行6个月后即可初见成效。值得注意的是患者的上唇、切牙及牙槽嵴的畸形可影响正常地发出唇音、唇齿音和舌尖音等，必须及时矫治。对于6个月后仍发音不清者需行其他检查了解腭咽闭合情况，尽快找出原因。如有腭咽闭合不全存在，则舌和下颌的不良运动习惯是难以通过语音训练得到矫正的。

语音训练对于提高腭裂术后语音有明显的效果，通过对照组比较说明，未经语音训练患者即使术后达到完全或基本完全的腭咽闭合，舌和下颌的不良运动习惯也难以自行纠正，有些习惯随年龄增长而越来越难以纠正，影响术后语音效果。

（马　莲　孙勇刚　王光和）

第4节　其他面裂畸形

一、面裂的分类

面裂为少见的先天畸形，其分类方法不一。1962年，美国唇腭裂修复学会建议将面裂分为四类：①下颌突裂；②鼻眶裂；③口眶裂；④口耳裂（图14-20）。

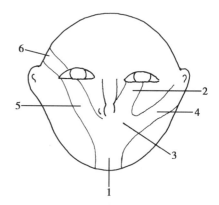

图14-20　美国唇腭裂修复学会面裂分类法
1. 下颌突裂　2. 鼻眶裂　3、5. 口眶裂　4. 口耳裂　6. 颞部延伸

临床常用的为 Tessier（1973）分类法，将颅面裂按号数排列分类。以眼眶为界，眼眶以上为颅裂，眼眶以下为面裂（图14-21）。此分类法特点是临床表现与

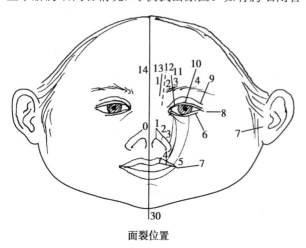

面裂位置

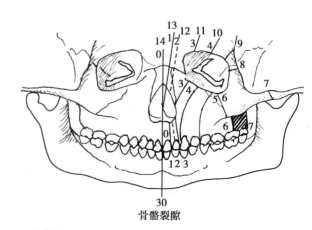

骨骼裂隙

图 14-21　Tessier 分类法

外科解剖一致，故对临床诊断及治疗有实用价值。如鼻唇正中裂属 1 号裂，唇裂可为 2、3 号裂的部分，鼻眶裂又称颊裂属 4 号裂，面横裂为 7 号裂等，如此类推。

二、唇正中裂

由胚胎 6 周时两个球状突部分或全部未联合或球状突未发育所致，罕见。可表现为上唇或下唇正中部裂开，裂隙程度轻重不一。上唇正中裂常并有鼻裂，鼻部有裂沟，鼻小柱宽，鼻孔完整但不对称，鼻翼软骨移位或发育不良，偶可见鼻小柱前牙胚、前唇及唇系带均缺损，鼻中隔缺损，偶可见双重鼻，即有两对鼻孔的畸形。下唇正中裂系胚胎 3～7 周期间，两侧下颌突不同程度的未联合所致。可仅为下唇正中部分裂，或严重的可为下唇、下颌骨、口底、舌均裂开。以上各型均极少见。

唇正中裂的治疗可根据裂的程度行分期或一期修复手术。为防止术后唇中部形成直线瘢痕挛缩，一般按 Z 成形术原则行对偶三角瓣移位缝合修复。以裂隙为轴作 Z 成形术。正中裂伴鼻裂者，先在裂隙的红唇缘、鼻孔底、鼻小柱、鼻尖等处定点画线，全层切开后，在肌层浅面和深面作潜行分离，分三层缝合。注意缝合时在红唇缘、鼻小柱基底和鼻尖处先作定点缝合，以保证缝合术后各器官匀称及良好的复位。严重的裂型可分期修复。必要时需行植骨术修复下颌骨正中裂。

三、口角裂

为面裂的一种，属 Tessier 7 号裂。由胚胎时期的上、下颌突或两侧发育障碍所致的部分或全部未融合所致。可为单侧或双侧，以男性单侧裂较多见。轻者只限于口角裂，如裂隙超过颊部咬肌前缘者称面横裂。严重的除口颊畸形外可伴有其他第一、二腮弓畸形，如颜面一侧发育不良、外耳畸形等。裂隙部的黏膜色泽常较红唇为浅。

修复时期的选择与唇裂相同，早期修复可使面颊畸形早期矫正，流涎及吸吮等功能得到恢复，且可预防牙畸形。

在手术修复时首先要确定口角的正确位置。单侧口角裂可以健侧口角位置为标准定位。双侧口角裂和面横裂的口角位置可由口角裂隙向外侧画一水平线，再由眼裂中、外 1/3 交界处向下作垂线。两线相交处即为修复口角的位置。由于颊黏膜较唇黏膜的色泽稍浅，也可按黏膜色泽做定位参考。手术切开时，按此口角点沿裂隙上、下缘皮肤黏膜交界处作切口，切开皮肤和肌层直达黏膜下层，将黏膜下层皮黏膜瓣翻转缝合作为口腔黏膜，再依次缝合肌肉和皮肤。在裂隙

较长的患者，为避免愈合后的直线瘢痕挛缩，可在切口中段做两个附加切口形成对偶三角瓣，按 Z 成形术原则缝合皮肤层。本手术方法简便，但为达到满意的整形效果，术前定点需准确，切忌口角偏低形成面部不愉快表情。

四、面斜裂

面斜裂为胚胎时期侧鼻突和上颌突上部未融合所致。如上颌突外侧鼻突与球状突未融合则形成鼻翼上唇裂的少见畸形，为上颌骨骨性裂的一种，常呈斜位，裂隙自上唇经人中外侧至鼻底，或经鼻翼外侧至骨性眶底中点。眼睑也有裂隙，内眦韧带发育差，附着点下移，裂隙向上可累及上睑及眉的内 1/3 并延至前额，一侧或两侧上颌窦可缺失。眼睑下方仅有少量骨做支架。皮肤、肌肉和骨性裂的程度不一，多伴有唇裂。1970 年，KhooBoochai 将面斜裂分为口眶裂、鼻眶裂及混合型（口鼻眶裂），并首先提出以眶下孔为界将口眶裂分为口内眦裂及口外眦裂。Tessier 将面斜裂分为3、4、5 号裂。3 号裂即为鼻眶裂，其骨性裂位于侧切牙经梨状孔向上，有时上颌骨额窦也缺如。4 号裂的骨性裂位于侧切牙与尖牙之间，在梨状孔外侧与眶下孔内侧之间，终止于眶下缘与眶底内侧部，梨状孔完整。5 号裂极少见，其骨性裂位于尖牙与前磨牙间，上行经眶下孔，外侧至眶下缘和眶底中 1/3 处。

手术治疗是根据畸形程度不同而具体设计。一般采用"V-Y"改形术、局部旋转皮瓣或 Z 成形术的原则进行修复。如有慢性泪囊炎者，术前应先行泪囊摘除术。修复手术常需分期进行。

五、先天性下唇瘘

多认为是与遗传有关的先天畸形的综合征，常与唇腭裂伴发，女性较多。也属胚胎时期的发育畸形。多见于下唇，于下唇红唇缘中线的两侧存在唇瘘。一般为双侧性的圆形或扁圆形浅的凹陷，边缘稍隆起，其位置和开口也可不对称，瘘如为一个，可位于中线或一侧。窦道经口轮匝肌至下唇的黏膜下层，在近窦道盲端有黏液腺开口于窦道底部，向窦道内分泌黏液。窦道口大小不一，长度可达 2.5～5mm。窦道一般不发生感染。

其治疗为手术切除。术前可在窦道内注入少量亚甲蓝。围绕窦道口作梭形切口，将染色的窦道彻底切除。为防止术后并发黏液囊肿，切除窦道时应将其底部的黏液腺一并切除。分层缝合。

（马　莲　孙勇刚　王光和）

第5节 后天性组织缺损畸形的病因与治疗原则

一、缺损畸形的原因

口腔颌面部后天畸形或缺损是指由于疾病或损伤等引起的畸形或组织缺损，亦称获得性缺损或畸形，常常造成不对称畸形与不规则的组织缺损，导致严重的功能障碍和外貌缺陷。常见的致畸因素有：

1. 肿瘤　肿瘤是近年来颌面部获得性缺损或畸形的主要病因之一。各种良、恶性肿瘤切除后常造成大范围组织缺损需进行修复。

2. 创伤　随着我国交通事业的迅速发展与现代化程度的提高，因交通事故而引起的口腔颌面部畸形与缺损日益增多。此外还见于工农业生产过程中的意外及战伤等造成的灼伤、冻伤、炸伤、切割伤和撕脱伤等引起的组织缺损和畸形。

3. 炎症　某些细菌感染所造成的大块组织坏死后可遗留缺损和畸形，如走马疳后遗症、严重的皮肤和皮下组织感染引起的大而深的组织缺损。

4. 其他原因引起的牙、颌畸形，半侧颜面萎缩、面瘫等。

二、诊断与治疗

后天性口腔颌面部畸形与缺损的诊断一般比较容易，只要通过详细的问诊与检查，病因多不难明确。而明确病因对治疗计划的拟定又十分重要，如梅毒与结核所致的畸形，必须在治疗此病而且基本控制后才可进行手术。在拟定口腔颌面部后天性畸形和缺损的治疗计划时，尚应注意以下几点：

1. 患者的健康状态　身体健康，营养良好，是创口愈合的有利条件；反之，患严重贫血、肺结核、糖尿病以及严重的心血管疾病则不宜作整复手术。严重损伤，特别是伴有大量软组织缺损者，是立即整复的手术指征。

2. 手术区及供区情况　整复手术关系到生理功能与外貌的恢复，除手术区的畸形与缺损情况外，尚应对面部有无感染及供区组织的质地、色泽及可供利用组织的大小等进行详细检查。

3. 手术时机　整复手术一般为选择性手术，宜在合适的时机进行。但在处理早期损伤患者时，为了消灭创面及尽早恢复功能的需要，则常常与损伤手术同时进行，并作为急诊手术的组成部分。

整复手术还可分为立即整复和延期整复两类。立即整复，常与切除肿瘤同时进行，例如下颌骨切除后立即植骨，即刻行皮瓣游离移植恢复大面积软组织缺损，以及保护重要血管、硬脑膜等。延期整复多用于因损伤、炎症所引起的继发畸形与缺损，以及不适宜行立即整复的恶性肿瘤术后缺损的整复。

4. 年龄　老年以及10岁以下患者，其合作程度及对多次手术的耐受性一般较差，宜尽可能选择时间较短、操作相对简单而效果亦好的方法。如必须在儿童期行器官（耳、鼻）再造时，其形成的器官大小应与正常人相似，因被移植的组织生长发育缓慢，甚或无生长发育能力。

5. 患者的思想准备　整复手术的目的为恢复功能与外形，但在不能兼顾的情况下，应以恢复功能为主，故手术前应将治疗计划，包括手术次数、需要时间、固定方法、饮食要求和预期效果等向患者与家属详细耐心地解释清楚。术前必要的心理治疗可以消除患者的思想顾虑或对其期待过高而又不能达到的要求予以说明，取得患者合作。此外，整复手术前后应做好形象记录，包括照相、录像以及采取记录模型等，以便日后对照了解或评定治疗效果。

三、手术治疗的基本原则

口腔颌面部组织缺损畸形的治疗，主要是应用整形修复手术方法，以达到修整面部畸形及恢复功能的目的。为此多采用组织移植手段，以自体移植为主，辅以异体移植及各种生物代用品移植。进行整复手术后如发生感染造成延迟愈合或瘢痕增生，将影响颜面部手术效果，甚至可加重畸形。采用组织移植方法进行修复手术，组织移植后活力降低，创口愈合的要求比一般外科手术高。因此，手术时必须给移植组织创造良好条件。在进行手术时，除严格遵守一般手术原则外，必须注意以下几点：

1. 严格的无菌技术　近年来，抗生素取得很大进展，对预防和控制感染起了很大作用，但不能因此而忽视外科无菌技术的重要性。尤其是移植于缺损区的组织，常存在暂时性缺血现象，一旦发生感染，将会影响组织成活，引起组织破坏而致延长疗程；遗留的面部瘢痕增生，影响外形，给患者造成更大的痛苦。因此，一系列的无菌技术操作必须严格执行，包括手术室消毒、手术器械和用品灭菌、手术人员灭菌、患者手术区术前准备和术后护理等。

2. 无创技术　无创技术是指尽量减小组织损伤程度的手术操作，这是整形外科手术的重要原则。移植的组织在暂时缺血的情况下，对外来刺激的耐受性明显降低，因此手术操作要轻柔细致，避免过度牵拉或夹持过多的组织。使用的器械刀剪要小而锋利。术中随时用生理盐水纱布保护创面。止血要完善，防止术后因血肿引起感染及组织坏死。在无张力的条件下缝合包扎，以减少愈合后的瘢痕形成。

3. 切口及缝合要求

（1）为使切口愈合后不产生明显瘢痕，切口的位置应选在与皮纹相平行的方向。因皮肤含有与皮纹平行的弹力纤维，若切口与皮纹垂直，会过多切断弹力纤维，造成切口裂开，张力增加，愈合后产生明显的瘢痕。

（2）可沿颜面部的天然皱褶部作切口，如鼻唇沟皱褶或眼睑皱襞等。也可选择比较隐蔽的部位如沿发际、下颌下缘、耳前和颌后区等作切口。

（3）切口应选择与深部重要血管、神经和腮腺导管等相平行，以减少损伤，尤其要注意面神经的走行，避免不必要的牺牲。

（4）为减少缝合后的瘢痕增生和达到良好的愈合，一般应用细针及3-0～5-0细线缝合。伤口应正确对位，无张力下创缘闭合良好，再分层缝合。

颌面部缺损畸形修复手术常与耳鼻喉科、眼科、骨科、皮肤科和神经科等有联系，对全身各部位的解剖及临界学科的基本知识也需掌握。另外，在进行组织移植的研究和生物代用品的应用时，也应了解免疫、生物和遗传学等新科技的发展，以期不断改进医疗技术，提高医疗水平，更好地为患者服务。

口腔颌面部软组织缺损通常可分为三种类型，即：黏膜缺损、皮肤缺损和复合缺损，后者包括黏膜和皮肤甚至深部肌肉及骨组织的同时缺损。口腔颌面部的软组织缺损的整复方法主要是各种组织的带蒂或游离移植。

游离皮片移植适用于大面积的浅层组织，包括皮肤和黏膜的缺损。真皮是去除了上皮层（表皮层）的皮肤组织，临床上真皮移植常用于垫平颜面部凹陷畸形及颞下颌关节成形术时充填骨间间隙。脂肪移植主要用于整复颌面部凹陷性缺损，恢复面容丰满度，使两侧对称。黏膜移植可分为游离移植和带蒂移植两类。供黏膜移植的组织来源，多取自口腔内颊部，也可用唇、舌黏膜以及鼻中隔及腭部黏膜。

皮瓣移植是大型软组织缺损的主要整复方法。皮瓣是由皮肤的全厚层和皮下组织所构成。与游离皮片移植不同的是，皮瓣必须有与机体皮肤相连的蒂，或行血管吻合重建血液循环后供给皮瓣血供和营养，才能保证移植皮瓣的成活。前者称为带蒂皮瓣移植，后者则称为游离皮瓣移植，具体内容详见第34章第10节口腔颌面部软硬组织缺损的修复与重建。

获得性颌面骨组织缺损可在不同程度上导致容貌畸形和功能障碍，特别是咀嚼功能和语言功能。临床上常用颌骨缺损的重建方法包括自体非血管化骨移植、带蒂骨肌皮瓣移植、自体血管化骨移植、骨牵引成骨、重建板植入、同种异体骨移植、人工骨移植和组织工程骨移植等方法，其中以自体骨移植最为常用。

自体非血管化骨移植又称游离骨移植，是最早的颌骨重建技术。游离骨移植由于骨块的血运问题，存在着感染率和骨吸收率较高等缺点，目前多应用于小型颌骨缺损的修复。口腔颌面外科最常用的自体移植骨主要是髂骨、肋骨和颅骨外板。

随着显微外科技术的发展，自体血管化骨移植，即各种血管化骨组织瓣，已经广泛应用于口腔颌面部缺损的修复重建，取得了良好的治疗效果，并已成为大型颌骨缺损重建的首选治疗方法。血管化骨组织瓣可应用于感染伤口，也可应用于局部存在瘢痕和血液循环较差的部位。相比非血管化骨移植，血管化骨移植的骨吸收率很低，可以同期植入牙种植体。血管化骨瓣通常为复合组织瓣，可以同期修复创伤导致的软、硬组织缺损。血管化骨组织瓣移植的手术操作更为复杂，包括骨组织瓣的制备以及进行显微外科血管吻合。用于颌骨缺损重建的血管化骨组织瓣有腓骨瓣、髂骨瓣、肩胛骨瓣和桡骨瓣等，其中以血管化腓骨瓣和髂骨瓣最为常用。

（彭 歆 毛 驰）

参 考 文 献

1. 俞光岩. 口腔颌面外科学手术精要与并发症. 北京：北京大学医学出版社，2011

2. 米罗若，著. Peterson口腔颌面外科学. 第2版. 蔡志刚，主译. 北京：人民卫生出版社，2011

第 15 章

牙颌面发育性畸形

第1节 正颌外科的发展、特点和任务

自从 1848 年 Hullihen 完成了人类历史上第一例牙颌面畸形（前牙开殆）的外科矫治以来，已历经了一个半世纪。但是，在正颌外科发展初期的一百多年间，仅有零星的牙颌面畸形矫治病例报告散在于文献中，而且重复着偶尔的成功与大量的失败。

自 20 世纪 50～70 年代，随着人类社会的进步，牙颌面畸形的矫治已成为整形外科和口腔颌面外科医师关注的热点，正颌外科在此阶段取得了许多重要进展。多种正颌外科术式的创造与探讨、适应证的逐步扩大是这一时期正颌外科领域研究工作的主要特点。1957 年，Obwegeser 发表了他的"有关下颌骨升支矢状劈开截骨术"的博士研究论文。随后 Bell 使用恒河猴进行了一系列有关颌骨血运特征的研究，揭示了颌骨的血运特征，奠定了正颌外科发展的生物学基础。他们杰出的研究工作至今仍在指引着正颌外科学的发展。

20 世纪 80 年代以来，标准双颌外科手术、坚固内固定技术、术前和术后正畸治疗的成功临床应用标志着正颌外科学已经走向成熟，大多数牙颌面畸形都可以由这三类技术的综合应用得到完善矫治。

【正颌外科的适应证的扩大】

正颌外科已被广泛应用于各类牙颌面畸形，甚至许多颅面发育畸形的矫治。累及颌骨的畸形有：①前后方向的畸形：如上颌前突、上颌后缩、下颌前突、下颌后缩、双颌前突、上颌前突伴下颌后缩、上颌后缩伴下颌前突、颏前突、颏后缩等；②垂直方向的畸形：如长面综合征、短面综合征等；③颜面颌骨不对称畸形：如半侧颜面发育不全、一侧髁突发育不全、单侧关节强直引起的不对称畸形、半侧颌骨发育过度引起的不对称畸形有单侧髁颈发育过长和半侧颌骨肥大畸形等。单侧髁突骨瘤或骨软骨瘤也可表现出明显的颜面不对称。仅累及牙列的畸形：①前牙反殆畸形；②开殆畸形；③后牙的锁殆与开殆。累及牙列的畸形曾一度采用牙间截骨的牙外科正畸治疗，随着正畸学科特别是成人正畸治疗的发展，此类仅累及牙列的畸形首选正畸治疗。

【标准双颌外科手术】

现代正颌外科的基本手术方式是标准双颌外科手术。所谓标准双颌外科手术是上颌 Le Fort I 型截骨术＋下颌升支矢状劈开截骨术（SSRO）＋水平截骨颏成形术同期完成。

Le Fort I 型截骨术是口腔颌面外科的大型手术，避免术中的大出血是安全实施这一手术的关键。首先，该手术应在经鼻气管插管全身麻醉下进行，此外，还应在麻醉过程中采用控制性低血压技术，将收缩压控制在 90mmHg 左右，这一措施常可使出血量减少 50％ 以上。离断翼上颌连接是现代 Le Fort I 型截骨术（包括上颌骨的下降折断）的一个十分重要的操作步骤。因为，翼上颌连接的上部就是翼腭管，其内有上颌动脉的翼腭段，无论是截骨位置不当，还是凿劈位置及方向有误都可能损伤上颌动脉，导致危及生命的严重出血。一旦出现这一情况，唯一的选择就是立即停止手术，局部使用碘仿纱条填塞压迫止血，1～2 周后逐渐撤除碘仿纱条。当然，我们的追求是在完成离断翼上颌连接时避免上颌动脉的损伤。

20 世纪 60～70 年代，下颌升支矢状劈开截骨术因其常常伴有较多的并发症，甚至是严重危及患者生命的并发症，曾经令人望而生畏而应用较少。20 世纪 90 年代以来，随着坚固内固定技术的普遍应用，这一手术已成为矫治下颌畸形最常使用的术式。但是，初学者亦应十分注意预防和处理严重并发症的发生，其中主要的并发症是术中出血和意外骨折。

水平截骨颏成形术是一辅助性手术，目的在于创造和谐对称的容貌结构。施行时应注意防止口底或颌周软组织损伤而形成口底血肿，甚至导致窒息。

上颌 Le Fort I 型截骨术、SSRO 及水平截骨颏成形术是目前正颌外科临床上最常使用的手术技术。正确掌握这三个手术的操作要点，在有条件的医院普及这些手术技术能为大多数常见牙颌面畸形患者带来高

质量的服务。对于初学者来说，准确理解和掌握这些手术的关键操作步骤，避免严重并发症的发生则是必须认真掌握的临床基本功。

【坚固内固定技术在正颌外科中的应用】

20世纪70年代，坚固内固定技术首先应用于颌面骨折的治疗，其后很快应用于正颌外科骨段间的固定。20世纪90年代，经过多年的研究与实践，该技术已成为正颌外科成熟的临床技术，广泛应用于临床。该技术的应用极大简便了术后操作，节省了手术时间，明显提高术后颌骨的稳定性，减少了术后复发，显著缩短术后颌间结扎固定时间，改善了患者术后生活质量，有利于患者术后口-颌系统生理功能的康复。

一般情况下，上颌正颌外科截骨后使用微型钛板系统固定（钛板厚度为0.6mm，螺钉直径为1.5mm，备孔钻直径为1.2mm），钛板形状为L形，这样的设计是为了避免损伤截骨线下方的牙根。下颌骨升支矢状劈开截骨术后的坚固内固定基本采用经口内入路的小型钛板系统（钛板厚度为1mm，螺钉直径为2mm，备孔钻直径为1.5mm）单层骨皮质固定方法。钛板单侧骨皮质固定法较螺钉双侧骨皮质固定法的优点是：①避免了因穿颊操作遗留的皮肤瘢痕；②不会给近远心骨段间造成过大压力而损伤位于其间的下牙槽神经；③对近心骨段髁突位置的影响较小；④操作方便。

【术前、术后正畸治疗】

正颌外科治疗的两个重要目的是：①改变容貌畸形；②恢复口-颌系统生理功能。许多医师和患者都把注意力集中在容貌畸形的矫治而忽略了患者良好咬合关系的建立。良好咬合关系不仅是满足良好口-颌系统生理功能的需要，也是保障术后颌骨稳定性、防止术后复发的重要措施。事实上，正颌外科患者大多伴有牙列拥挤、牙齿代偿性倾斜、牙弓宽度不调、曲线异常等牙列本身的畸形，因此，绝大多数患者都应行术前正畸治疗。这种术前正畸治疗与常规正畸治疗不同，不要求在患者颌骨畸形的基础上为患者勉强建立咬合关系，而是针对患者颌骨被移动到正常位置后牙列存在的畸形进行矫治。通常要排齐患者拥挤的牙列，矫正牙齿异常的轴向，调整牙弓形态的协调性，矫治异常的曲线。只有在较完善的术前正畸治疗的基础上，才有可能达到良好的正颌外科矫治效果。

正颌外科术后还需要对患者的咬合关系进行精细调整，最终建立良好的咬合关系。

（王 兴）

第2节 头影测量分析及预测

一、X线头影测量分析

X线头影测量分析是通过在X线头颅定位片描迹图上标定一些公认的牙、颌、颅面结构解剖标志点，然后对由这些点组成的角、线距进行测量、分析，了解牙、颌、颅面软硬组织结构关系，使对牙、颌、颅面的临床检查、诊断，由定性的表面形态认识深入到骨骼结构及软组织结构内部的定量化确定。

（一）X线头影测量的应用

1. 颅面生长发育的研究 通过对各年龄段个体作X线头影测量分析，横向研究颅面生长发育；也可对个体的不同时期进行测量分析，纵向研究颅面生长发育。明确颅面生长发育机制，快速生长期的年龄、性别差异及对颅面生长发育的预测。

2. 牙、颌、颅面畸形的诊断分析 通过X线头影测量对颅面畸形的个体进行测量分析，了解畸形的机制、性质及部位，确定是骨性畸形还是牙性畸形。

3. 确定诊断及矫治方案设计 通过X线头影测量分析患者颅颌面软硬组织结构关系，得出畸形的主要机制，确定正确的诊断。据此确定手术部位，选择手术方法，确定骨段移动量，并进行面形预测分析，提高诊断及矫治水平。

（二）X线头影测量的方法

X线头影测量的软、硬组织标志点，测量分析的方法，测量的线距、角度及其正常值和代表的意义见正畸科头影测量章节。

二、正颌外科术前面型预测分析

面型预测分析是通过X线头影测量分析得知畸形的机制，初步确定手术部位后，利用VTO分析技术来进一步确定颌骨、牙齿所需移动的方向、距离及截骨的量，以保证手术能够精确定量化进行，同时可预测术后的面型侧貌，得到一个可视化的术后效果预测图。

（一）预测分析的意义

正颌外科主要是通过术前正畸、外科手术和术后正畸相结合的治疗方法，对牙颌面畸形进行矫治，以恢复口-颌系统的功能，同时矫正面部容貌畸形，使功能和形态统一协调。手术要求十分精细和准确，而这种要求是很难在手术过程中决定和完成的，因此，术前必须对其畸形机制、术式、截骨部位、骨段移动方向、距离、咬合关系等进行预测分析并确定各项数据，将预测的术后侧貌形态显示给患者，征求患者的意见，确定最终的方案。

（二）预测分析的内容

1. 术式和截骨部位确定　根据 X 线头影测量分析获知牙颌面畸形的机制，预定手术术式和可能的截骨部位。目前，正颌外科的手术方式已很成熟，有双颌手术、单颌手术、颏部手术和下颌根尖下截骨术等。

2. 截骨量及骨段移动方向预测　当术式和截骨部位确定后，需进一步预测为达到治疗目的牙骨段需移动的方向和距离。

3. 术后咬合关系预测　恢复口-颌系统功能的基础是建立良好的咬合关系。良好的咬合关系需通过术前、术后正畸和手术移动牙骨块移动才能获得。因此，在预测骨块移动的同时也必须预测术后的咬合关系情况。预测时前牙要建立正常的覆𬌗、覆盖关系，后牙区要有良好的尖窝关系。

4. 软组织侧貌预测　软组织面型的矫正是正颌外科矫治中的一个重要目标。软组织侧貌改变的基础来自牙、颌骨位置的变化。因而在预测术后牙颌骨的位置变化后，根据软硬组织移动的比例关系，可相应预测到术后软组织侧貌的变化。

（三）VTO 的一般操作方法

VTO 可有数种不同的做法，现介绍我们常用的方法。

1. 定位投照头颅侧位 X 线片，获得清晰的软、硬组织侧面轮廓。

2. 用细锐的"H"绘图铅笔在硫酸纸上描绘头颅侧位图像，需包括颏颈角。

3. 采用眶耳平面作为水平线，分别通过 N 点及软组织鼻下点（Sn）作垂直于水平线的面前部硬、软组织垂直线。

在面前部软组织垂直参考线上，眉间点至鼻下点（G-Sn）与鼻下点至软组织颏下点距离（Sn-Me'）的比例应为 1∶1；上唇高度（Sn-Stms）与下唇颏高度（Stms-Me'）的比例，上唇短者可为 1∶2，上唇较长者可为 1∶1.7 左右。上唇最前点应位于垂线上或略前。下唇最前点应位于垂线稍后或位于垂线上。颏前点应在垂线后 2～4mm，最突不得超过垂线（图 15-1）。

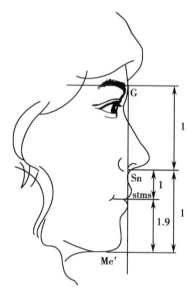

图 15-1　正常的面部比例

4. 通过上中切牙切端画一直线并与水平线平行。

5. 在上唇下 2mm 处画一直线并与水平线平行。移动后的上颌中切牙切端应位于此线上。与原有的上中切牙切端水平线之间的距离代表上颌骨垂直方向上要移动的距离。

6. 在单尖牙根尖上及第一磨牙根尖上各画一个"×"（图 15-2A）。

7. 用另一张硫酸纸分别描绘上、下颌模板（template）。上颌模板包括上颌骨、腭板及上颌牙齿和上唇的

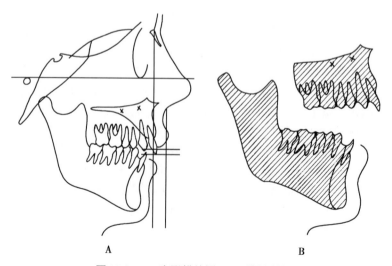

图 15-2　A. 头影描绘图　B. 模板制作

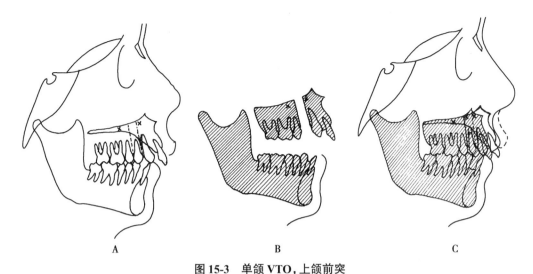

图 15-3　单颌 VTO，上颌前突
A. 手术设计　B. 模板制作　C. 模拟手术及效果预测，虚线为术前上唇外形

外形轮廓，并包括 2 个"×"标记。下颌模板包括下颌骨、牙齿及下唇和颏部软组织（图 15-2B）。单颌手术只需单颌模板。

8. 根据确定的术式、截骨部位，将剪裁下来的颌骨模板在另一张头影图上作移动，直至其位置关系与正常值接近或一致，并建立良好的咬合关系，此位置即为术中颌骨移动后的位置。用透明胶条将确定术后位置的模板固定在背景的头影图上。

9. 再取一张硫酸纸，在其上画一直线，使其与背景头影图的眶耳平面重合，根据软组织随骨组织移动的比例关系，确定软组织侧貌改变。上切牙移动与红唇移动的比率为 1∶0.7，骨性颏部与软组织颏部的移动比率为 1∶1，这样可获得术后面型的侧貌预测图。

10. 进一步测量分析预测后的各部结构比例关系，征求患者意见，加以必要修正，直到满意为止。

（四）单颌手术 VTO 的操作方法

1. 单纯上颌手术 VTO　单纯上颌手术的适应证多为上颌前突，拔除两侧各一个前磨牙或利用缺牙间隙使上颌后退。

制作上颌模板，剪去应拔除的牙齿及相应的骨段，将前部上颌向后移动至合适的位置，使 SNA 角及上颌唇齿关系均在正常范围内，按上牙与唇移动的比率 1∶0.7，重建上唇外形（图 15-3）。VTO 显示了上颌移动量及方向。

2. 单纯下颌手术 VTO　单纯下颌前突或后缩均可能只需下颌手术即可矫正畸形，制作下颌模板，包括下唇外形。在头影描绘图上移动模板，至上、下中切牙有正常的覆𬌗、覆盖关系。此时下唇与上唇关系

应正常。如因后移下颌骨，颏部过于落后，可通过颏联合最厚的部位作一水平线。在其下方作颏模板包括软组织颏外形，再前移颏模板。如果颏部过长，可同时上移颏模板，直至颏部的垂直及前后位置均正常为止。在预测描绘图中测量颏部骨质移动量。按软、硬组织移动比率 1∶1 重建颏外形（图 15-4）。

下颌后缩患者的 Spee 曲线常过度弯曲，上、下前牙呈深覆𬌗、深覆盖，影响下颌前移至正常位置。此时，应模拟下颌前牙根尖下截骨术，作下颌前牙骨段模板，向下移动至适当位置。按下牙与下唇移动比率 1∶0.7 重建下唇外形。VTO 显示了下颌移动量及方向。

（五）上颌手术、下颌自动旋转的 VTO

上颌垂直方向过长或同时伴有前突、下颌及颏部轻度后缩者，有时可通过上颌上移手术、下颌自动逆时针旋转矫正颌骨畸形，而不必行下颌升支手术。

制作上、下颌模板，如伴有上颌前突，在模板上剪去应拔除的牙齿（一般为第一前磨牙）及相应的去骨量，将前、后模板用透明胶带连为一体。按模型外科拼对后的咬合关系将上、下颌模板形成一个整体。把这个整体模板的下颌骨完全重叠于头影描绘图的下颌骨上，以髁突中心为旋转轴心，整体旋转至上颌获得正常唇齿关系位置。

逆时针旋转上下颌整体模板，至上、中切牙切端达到上唇下 2mm 的水平线上。如果旋转后的模板 SNA 角、SNB 角及颏部的位置均正常，说明术式的选择是合适的。如果需要作下颌前部根尖下截骨术，应先在下颌模板上制作下颌前部牙骨段模板，作适当的移动，再拼对上、下颌模板为一体。移动后模板上 2

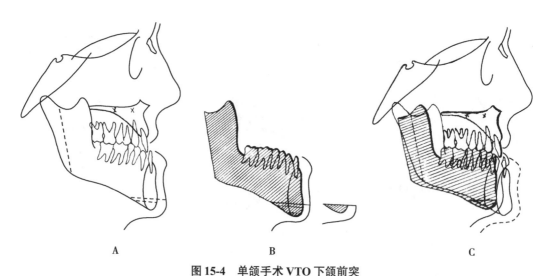

图 15-4　单颌手术 VTO 下颌前突

A. 手术设计　B. 模板制作　C. 模拟手术及效果预测,虚线为术前下唇外形

个"×"与原来头颅描绘图上"×"的距离即前、后部上颌骨的上移量。按各部软组织移动的比率重建面下 1/3 外形(图 15-5)。

(六)双颌手术的 VTO

分别制作上、下颌模板。移动上颌模板至合适的位置,SNA 角、唇齿关系、咬合平面达到正常。如果上颌前部及后部需要分段作不同方向的移动或需拔牙去骨,则要先剪拼上颌模板。再移动下颌模板,建立

良好的咬合关系。上、下颌模板的咬合关系必须与模型外科拼对的关系一致。按各部位软、硬组织改变的比率绘出鼻、唇、颏的外形,测量上、下唇比例及面中 1/3、面下 1/3 的比例。若颏部过长可上移颏模板,颏部过短则下移颏模板,形成的间隙,术中需植入等量的骨质;颏部落后则前移颏模板,直至面侧貌和谐美观。VTO 显示了上、下颌各部移动的方位、去骨量及植骨量(图 15-6)。

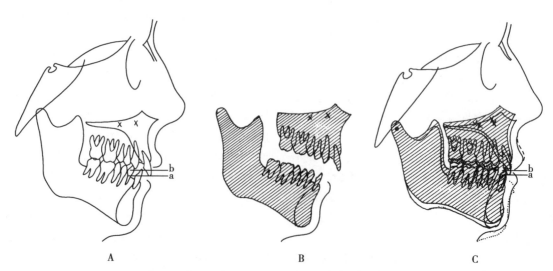

图 15-5　上颌手术,下颌自动旋转 VTO

A. 手术设计,上颌应从 a 线上移至 b 线水平　B. 模板制作　C. 模拟手术及效果预测

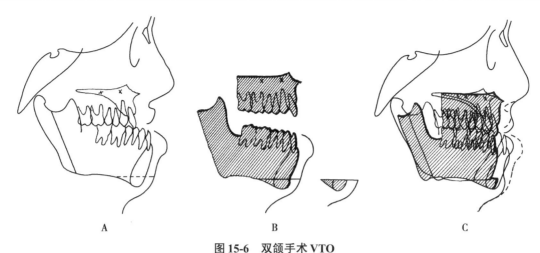

图 15-6　双颌手术 VTO

A. 手术设计　B. 模板制作　C. 模拟手术及效果预测

（张震康　张熙恩　李自力）

第 3 节　模 型 外 科

一、模型外科在正颌外科中的意义

1. 模型外科可三维立体观察牙骨段的移动结果，弥补 X 线头影测量及 VTO 的不足。如术中需在上颌牙骨段中截除一骨块，这个骨块的立体形状及大小只能从模型外科中取得，借以指导术中截骨量。

2. 模型外科可以表述上、下颌牙列三维空间的位置关系，并建立术后稳定的咬合关系。

3. 模型外科完成后制作咬合导板，在手术中作为导板引导牙骨段移至设计位置，实现设计方案。

二、模型外科操作方法

1. 取印模　制作石膏模型用弹性印模材制取上、下颌印模，各方向需有足够的伸展。用此印模灌制石膏模型，模型表面要光滑，咬合牙面不可有缺损或气泡，否则所制的𬌗板术中戴入困难。模型基底要有足够的厚度。用蜡片取正中关系记录，必要时取侧方记录。

2. 选择𬌗架　复杂的、需要作分段骨切开术的病例应采用解剖式𬌗架。它能模拟患者的开闭口、前伸及侧方的咬合运动，使患者术后获得良好的正中关系及功能。非解剖式𬌗架因其操作简单，为很多临床医师所喜用，单颌牙骨段整体移动的病例可选用此种𬌗架。如果𬌗架的上下架环间的距离太近且不可调节，不适用于模型外科。

3. 安装上、下颌模型　借助面弓转移先将上颌模型安装在𬌗架上，使上颌模型与关节凹及眶耳平面的关系和患者的实际情况相一致。模型安装任何方向的差错都会影响手术的效果和术后的功能（图 15-7）。

然后倒置架，将正中关系𬌗蜡记录放在上牙的𬌗面上，据此将下颌模型安装在𬌗架上。根据侧方记录调整两侧髁导斜度。

4. 作参考线　在上、下颌模型的基底部各作一水平参考线 a，再通过各牙尖分别向水平参考线画垂线 b，并与之相交，记录其距离。通过上牙尖作短的垂线 c，延长至下颌牙的颊面上，以显示模拟手术后，在模型上下牙间的位置关系变化。

5. 分段截骨　在截骨处两侧作平行于牙轴的参考线 d，记录其间距离，以观察拼对后牙骨段间水平距离的变化。越过截骨处作两条相距 2mm 且与平面平行的参考线 e，以观察牙骨段移动后，之间垂直方向的变化及牙骨段移动的方向（图 15-8）。

6. 在模型腭侧作参考线记录上、下两侧尖牙、第一前磨牙及第一磨牙间的宽度 a。作中切牙近中切角与模型后缘的垂线 b，记录其距离，以比较拼对后这些距离的变化。在上、下颌模型的腭、舌、牙槽嵴基底部作一弧形参考线 c，以观察拼对后骨段位置及方向的变化（图 15-9）。

7. 在切导针上作相当于上中切牙切端水平的标记，并记录上中切牙与切导针的距离，以观察拼对后上中切牙切端的垂直与水平位置的变化（图 15-10）。

下面举例说明拼对步骤：患者 ×× 上颌后缩、上前牙露齿不足、下颌前突、反𬌗。按照 VTO 上颌应前移 3mm，下颌模型后移 6mm 并固定，但咬合关系不佳，需将上颌分四段截骨，重新拼对，方可获得良好的咬合关系。在 11 与 21、14 与 13 及 23 与 24 间截骨（图 15-11）。

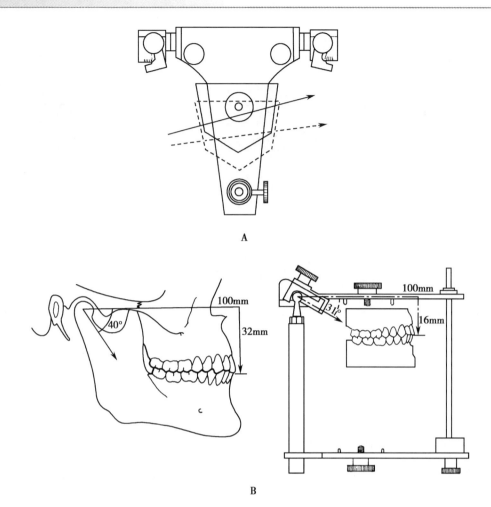

A

B

图 15-7 模型安装方向对术后功能的影响

A. 模型在𬌗架上前后位置的改变，影响下颌侧方运动的轨迹 B. 𬌗架上模型上下位置的变化使髁导斜度随之变化

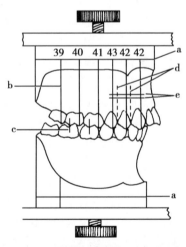

图 15-8 上颌模型唇颊侧的标记及测量记录

a. 上下颌模型基底的水平参考线 b. 记录各尖牙与水平线的距离，下牙亦然 c. 上牙颊面的短垂线延长至下牙颊面 d. 截骨处两条平行于牙轴的参考线 e. 越出截骨处的两条水平参考线

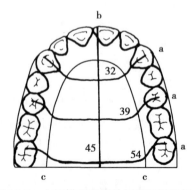

图 15-9 上颌模型腭侧的测量记录及标记

a. 记录 3—3、4—4 及 6—6 间的宽度 b. 记录中切牙切角至模型后缘的距离 c. 腭侧牙槽基底部弧形参考线

先拼对两个上前牙骨段,使切牙立轴以增加露齿量,增加 3—3 间牙弓宽度而与下前牙建立良好、稳定的关系。固定上前牙模型块(图 15-12),再将两侧后牙骨段拼对固定,获得良好的咬合关系。记录各牙骨段移动量及方向(图 15-13),制作𬌗导板。

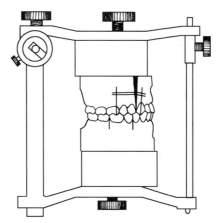

图 15-13　模型拼对完成,下颌后移,上颌分段前移,截骨平行参考线前端下垂,说明上前轴有立轴改变

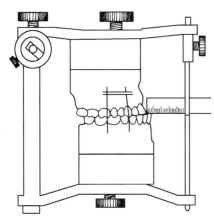

图 15-10　患者术前模型,切割拼对模型按照头影测量分析的提示及可能取得的最好关系切割及拼对模型

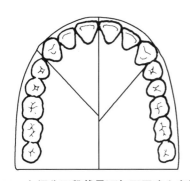

图 15-11　上颌分四段截骨可与下牙建立良好关系

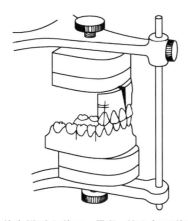

图 15-12　首先拼对上前牙 - 骨段,使之与下前牙建立良好𬌗关系

三、注意事项

1. 复杂病例(如多骨段切开)在何处截骨?拔哪些牙齿?可能需经数种方案拼对,方可取得满意的结果。应准备 2～3 副模型。

2. 模型外科必须在𬌗架上进行,否则不能模拟患者牙颌系统,上、下颌模型移动也缺乏标志,对手术缺乏指导意义。

3. 模型外科牙骨段移动必须十分准确,模型上的牙齿不能有任何损坏或变形,否则据此制作的𬌗板在术中不能完全就位,直接影响手术效果或增加术后正畸时间,延长整体疗程。在分段切割模型时,应自根尖向牙尖方向进行,最后在近牙尖方向的末端用手掰开,这样可保证牙齿完好无损。

4. 模型外科要达到能获得的最好的咬合关系。良好的咬合关系,特别是良好的上、下单尖牙间关系是术后骨段稳定性的重要保证之一。

5. 模型外科与 VTO 需互相参照,两者对手术设计及操作的指导作用应相辅相成,两者骨段的移动应保持一致,术后才能获得满意的功能与容貌矫正效果。

6. 模型上的截骨线位置应尽可能模拟术中截骨部位,模型外科过程中发现的石膏块之间的干扰部位及去除石膏量,可指导术中去骨的部位及数量。但模型外科与临床终有区别,手术时应作适当调整,不可过分拘泥于模型外科所见。

7. 只需单颌整体移动的简单病例按照 VTO 移动未上架的单颌模型就能达到理想的关系者,可以不作模型外科及𬌗板,术后直接行颌间结扎,亦可获得良好效果。

(张震康　张熙恩　李自力)

第4节 常见的牙-颌-面发育畸形

牙-颌-面畸形可以表现在三个方面,即前后方向的畸形、垂直方向的畸形及左右两侧不对称的畸形。可为单一畸形,如:下颌前突畸形或以一种畸形为主伴发其他畸形;另如:下颌前突伴偏斜畸形。更可表现为数种畸形并存,如长面综合征。现将常见的几种牙-颌-面畸形的临床表现和治疗方案叙述于下:

一、上颌前突畸形

(一)上颌前突畸形的临床及X线表现

上颌前突是东方人比较多见的牙-颌-面畸形。可以是整个上颌骨的前突,称为面中部前突,但更常见的是上颌前牙及前部牙槽骨的前突。

面中部的前突表现为眶下缘、眶下区及颊部的骨性前突、鼻部过突及鼻背驼峰,加上相对后缩的下颌骨及颏部形成了典型的凸面型。

上颌前牙及牙槽骨前突则表现为开唇露齿,自然状态下双唇不能自然闭合,笑时牙龈暴露过多,下唇常卷曲于上前牙下方。颏部相对后缩,颏部肌肉隆起呈包块状。唇颏沟消失。上唇突出于审美平面前方,更重者甚至超出经过鼻尖的垂线。

患者常为深覆盖,可有深覆殆或开殆。上颌呈尖形牙弓者两侧尖牙间牙弓宽度不足,前牙拥挤,当后退上颌前牙骨段时,难以适合下颌前部牙弓宽度。后牙呈安氏Ⅱ类错,但一般有较好的尖窝关系。也可见少数病例后部牙弓宽度不调(图15-14)。

面中部突出患者的定位头颅侧位X线片显示A点靠前、SNA大于正常值、1-SN也可能大于正常。上前牙及牙槽骨前突者A点及SNA可正常、1-SN大于正常。伴有上颌垂直方向过长者,唇齿关系超过2mm。伴有颏后缩者软组织颏前点的位置在通过Sn'垂线后方的距离超过4mm。

(二)上颌前突畸形的治疗方案

上颌前突畸形可选择上颌前部截骨术,拔牙后移上颌前部牙骨段。也可采用Le FortⅠ型截骨术,仍常需拔牙分段截骨后移上颌骨。如果上颌前部牙弓太窄,不能适合下前牙弓,可将上颌前部牙骨块自中线劈开、扩展,增加牙弓宽度。上前牙及牙槽骨前突者,

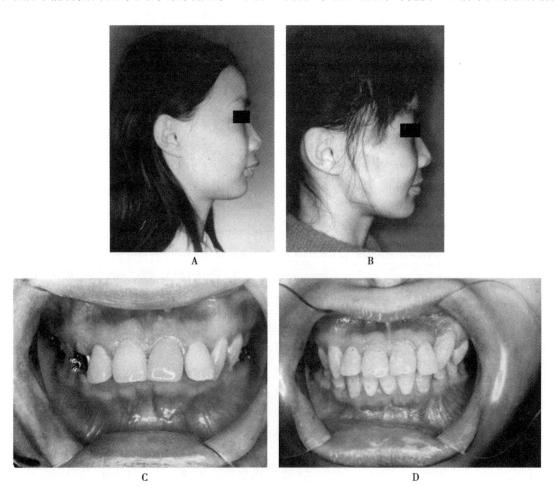

图15-14 上颌前突

A. 术前侧貌 B. 术后侧貌 C. 术前严重深覆殆、深覆盖 D. 术后关系明显改进,术后正畸矫正2—2过度唇倾

上前牙轴常过分唇倾,后移前牙骨段并使切牙立轴,可造成单尖牙远离咬合平面。自中线劈开前牙骨段可使单尖牙适当下降,建立较好咬合关系。前牙拥挤不齐,移动牙-骨段不能建立良好关系者,应视情况作术前或术后正畸。严重的上颌前突伴上颌前突过长者只能选择 Le Fort Ⅰ型截骨术向上向后移动上颌骨。所有病例都需进行头影测量分析预测及模型外科设计,才能获得良好的功能与美观效果。

二、上颌后缩畸形

(一)上颌后缩畸形的临床及 X 线表现

眶下区及鼻旁区凹陷,颊部不丰满。上下唇过度紧闭,上唇显得较薄,唇鼻角较钝,有时给人以下颌前突的假象。如果伴有垂直方向的不足则不仅静止状态,甚至说话、微笑时都不露齿,上唇塌陷,显得比实际年龄苍老。

殆关系常为安氏Ⅲ类错,前牙甚至全牙弓反殆(图 15-15)。

上颌后缩患者在头颅定位侧位 X 线片上主要显示 A 点后位,SNA 小于正常值。如果伴有垂直方向不足则上前牙槽高度及后牙槽高度不足,唇齿关系为零或为负数。

(二)上颌后缩畸形的治疗方案

应行 Le Fort Ⅰ型截骨术前移上颌骨。前移幅度超过 5mm 者,为了使术后效果稳定,减轻复发倾向,前移后需在上颌后部与翼板之间植骨或在颧牙槽嵴根部形成台阶,前移后在该间隙处植骨固定。有时为了拼对良好的殆关系需行 Le Fort Ⅰ型分段截骨术。根据术后咬合关系的要求,可在双侧中切牙间、后牙区等部位进行。影响建立理想殆关系的牙应行术前正畸治疗。

唇腭裂继发上颌骨发育不足畸形及治疗有其特点,在第 12 章中有专门叙述。

三、上颌过长畸形——长面综合征

(一)长面综合征的临床及 X 线表现

长面综合征主要表现在颜面垂直方向的不协调。面上 1/3 正常;面中 1/3 表现为鼻背高,鼻及鼻翼基底窄,鼻侧区凹陷;面下 1/3 长,自然松弛状态时上下唇不能闭合,上切牙暴露过多,开唇露齿,笑时牙龈暴露。常表现为颏后缩。

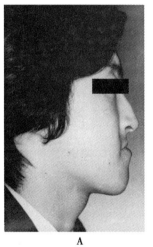 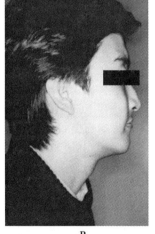

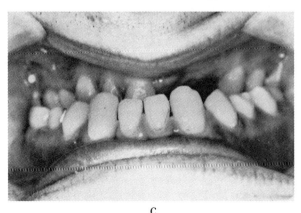 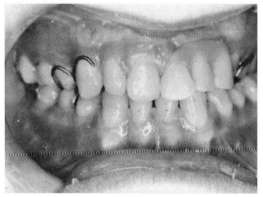

图 15-15　上颌后缩伴有轻度下颌前突
A. 术前侧貌　B. 术后侧貌　C. 术前严重反殆,21、22、23 缺失　D. 术后关系基本正常

　　患者常为安氏Ⅱ类错𬌗，可伴有或不伴有开𬌗，腭穹隆窄而高（图 15-16）。

　　头颅侧位定位 X 线片亦显示面部垂直方向的不协调。面部比例指数是评价垂直方向是否协调的一个重要数据。正常人前部上面高 N-ANS 应占前部全面高 N-Me 的 45%，前部下面高 ANS-Me 占 55%，FPI 为 10（55 − 45 = 10）。长面综合征的 FPI > 10，即面下 1/3 过长。

　　长面综合征的上唇高度基本正常，而其上颌前部及后部牙槽高度则大于正常，上颌垂直高度与前面高的增加有明显的正相关关系。因此，长面综合征的主要畸形机制是上颌骨垂直高度过长，从而表现为开唇露齿等一系列畸形表现。

　　长面综合征可伴有或不伴开𬌗，两者下面高均大于正常。但开𬌗者下颌骨后旋、颏后缩更明显，因此，其下面高的实际长度的增加更加明显。

　　开𬌗型的长面综合征其下颌升支正常或短，下颌平面角显著增加，下颌更后缩。非开𬌗型其下颌升支长于正常，下颌平面角的增加及颏后缩畸形均较轻，说明此型借升支垂直方向更多地生长以防止开𬌗。长面综合征上颌骨前后方向的位置在正常范围内，而 SNB 小于正常，说明下颌后缩。

（二）长面综合征的治疗方案

　　上颌前部截骨术上移前部骨段曾被用来矫治长面综合征，但因其上移量有限，效果不理想，目前已很少应用。Le Fort Ⅰ型截骨术的应用使本症的治疗有了突破性进展。根据不同病例的需要选用 Le Fort Ⅰ型整体截骨或分段截骨术，使上颌骨移动到理想的位置。唇齿关系是决定上颌骨向上移动量的关键。移动后的唇齿关系应为 + 2mm。如有前后方向的畸形，也应同时矫正。合并开𬌗畸形的患者，后牙 - 骨段需比前牙 - 骨段上移更多，往往需要分段 Le Fort Ⅰ型截骨术。上颌骨上移后，下颌骨可逆时针自动旋转，关闭开𬌗，并使后缩的下颌及颏部畸形得以矫正。如下颌自旋不能达到合适的位置，应同时进行下颌升支截骨术移动下颌。长面综合征多伴颏后缩，可能需要颏成形术前移颏部，如果颏部过长可同时去骨减低下唇颏的高度。

四、短面综合征

（一）短面综合征临床及 X 线表现

　　短面综合征也是一种主要表现在垂直方向不和谐的牙 - 颌 - 面畸形，其诊断主要来自临床印象。面上 1/3 正常。如果短面是由于上颌高度不足引起，常表现鼻翼基底宽，鼻孔大。上中切牙切缘在上唇下缘以上，甚至说话及微笑时均不露齿，类似无牙颌状态。上唇薄，口较大而口角下垂，面容显得忧郁苍老。如果短面是由于下颌高度不足引起，则面中 1/3 基本正常，唇齿关系正常。短面综合征患者面下 1/3 短，颏唇沟深，颏突出。面后侧宽大，下颌角突出，近于直角，咬肌肥大且附着靠前。整个面部显得短而方钝。

　　𬌗关系可为安氏Ⅰ类或Ⅱ类。常有过度弯曲的 Spee 曲线，前牙深覆𬌗，甚至下切牙切端咬于上前牙腭侧牙龈组织上。如为安氏Ⅱ类错𬌗可伴有深覆盖，而安氏Ⅰ类错𬌗常出现前牙闭锁。患者息止颌间隙大于正常（图 15-17）。

　　短面综合征表现为前部全面高 N-Me 减低，主要由于前部下面高 Sn-Me 减低所致。面部比例指数（FPI）小于 10，各平面（前颅底、腭平面、咬合平面、下颌平面、舌骨平面）趋于平行。1978 年，Opdebeech 及 Bell 将短面综合征分为两个亚型，其特点如下：

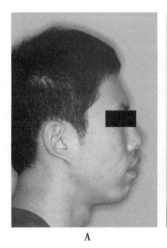
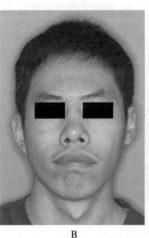
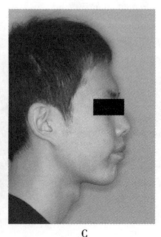
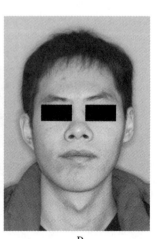

图 15-16　长面综合征
A. 术前侧位　B. 术前正位　C. 术后侧位　D. 术后正位

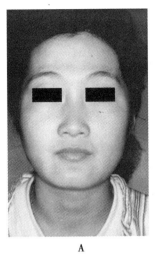
A

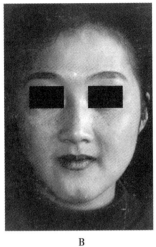
B

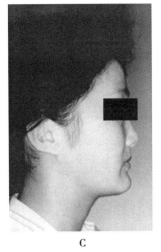
C

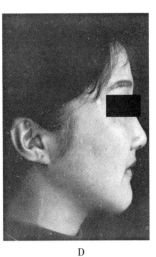
D

图 15-17　短面综合征
A. 术前　B. 术后　C. 术前侧貌　D. 术后侧貌

表 15-1　短面综合征分型

	长升支短面综合征	短升支短面综合征
面部比例指数	接近 10	接近 0，严重者可为负数
升支高度	长升支	短升支
下颌平面角	减小	正常或稍减小
后牙槽高度	增加或正常	减低（上颌高度不足）

短面综合征的下颌长度 Go-Me 一般在正常范围内。但下颌平面角小，因而 SNB 大于正常，颏点（Pg）突出，颏联合的前后径宽。X 线头影测量分析可确定主要的畸形部位，成为治疗方案设计的依据。

1. 主要由于上颌高度不足形成的短面综合征　除了前述特征外主要表现为上颌高度不足，息止颌间隙可达到 8～12mm。前上及后上牙槽高度减少，X 线头颅侧位像上颌后牙根尖重叠于上颌窦内。唇齿关系不足 2mm，甚至为负数。有时可伴程度不同的前后方向不协调。上颌兼有后缩畸形，表现为 SNA 及 SN-ANS 均小于正常。

2. 主要由于下颌前份高度不足形成的短面综合征　唇齿关系基本正常，下前牙槽高度不足，下颌下缘前份上翘，颏突出。有些病例虽然下颌前部高度正常，但下颌长度不足，表现为颏后缩，安氏Ⅱ类错𬌗，前牙深覆𬌗，导致前部面下 1/3 短缩，被称为假性下颌高度不足。

（二）短面综合征的治疗方案

上颌高度不足形成的短面综合征，行 Le Fort Ⅰ型截骨下移上颌骨至合适的位置，如果有前后方向不调亦同时解决。下移上颌后形成的间隙需植骨。上颌下移，下颌顺时针自动旋转则下颌平面角增加，颏突度

减少。如果下颌自旋不能达到理想的位置及𬌗关系，则需同时进行下颌升支手术。下颌高度不足形成的短面综合征可行水平截骨颏成形术，在截骨处植入高度合适的骨块，以增加下唇颏的高度。而且截骨线应向后延至角前切迹，比一般矫正颏后缩的颏成形术截骨线要长，植骨后可改正过于平直的下颌平面。下颌高度不足，同时下牙弓前后位置不调，可行下颌全牙弓根尖下截骨，移动下颌全牙弓，间隙中植骨，但此术式操作比较困难，临床上已经很少采用。

五、下颌前突畸形

（一）临床及 X 线表现

下颌前突畸形是最常见的牙颌面发育畸形。最突出的特征在面下 1/3：下颌骨及颏前突，多有颏唇沟变浅或消失，部分伴颏部宽大、方钝，常伴面下 1/3 不对称，下颌骨及颏偏向一侧。上颌可表现为正常或后缩，但前突的下颌常给人以上颌发育不足的错觉。

咬合关系表现为安氏Ⅲ类错𬌗，前牙甚至全牙弓反𬌗，常存在代偿性下前牙舌倾和（或）上前牙唇倾。合并前牙开𬌗者，前下面高增加，下颌角变钝，严重者甚至接近 180°。前牙呈深反覆𬌗者，前下面高缩短，下颌角角度减少（图 15-18）。

X 线头影测量分析可判断前牙反𬌗的原因是下颌前突还是上颌后缩，抑或两者同时存在。诊断下颌前突畸形必须是下颌与颅底的相对位置较正常者前突，B 点偏前，SNB 大于正常值，可伴或不伴有 SNA 小于正常值。

（二）治疗方案

下前牙舌倾及上前牙唇倾需术前正畸去代偿，以利手术效果及术后咬合关系和长期稳定性。单纯下颌

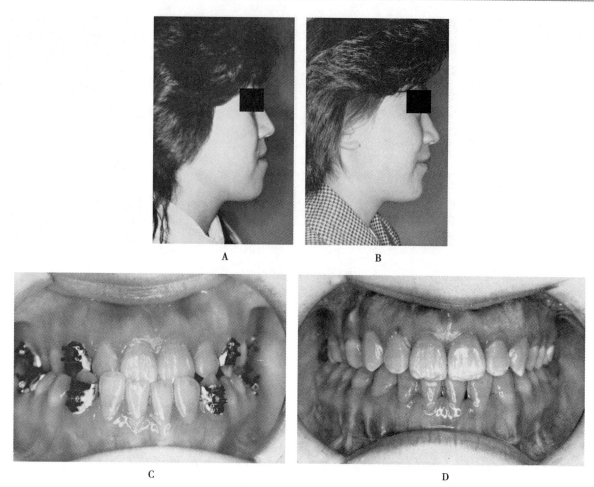

图 15-18　下颌前突畸形
A. 术前侧貌　B. 术后侧貌　C. 术前反殆　D. 术后殆恢复正常

前突畸形常采用双侧下颌升支矢状劈开截骨术后移下颌骨并行坚固内固定。伴有偏斜畸形者，常需同时行水平截骨颏成形术及下颌角、下颌体部的修整术，以恢复三维方向的对称性。颏过长者需切除一段骨质缩短颏部；颏后缩者应行颏成形术前移颏部，恢复颏突度及颏唇沟，使面下 1/3 显得生动美观。合并有上颌后缩者应行上颌前移手术或在鼻旁区贴附植骨恢复其丰满度。

六、下颌后缩畸形

（一）临床及 X 线表现

下颌后缩畸形虽然主要表现为前后方向的下颌及颏部突度不足，但常伴前牙深覆殆、深覆盖，因而面下 1/3 高度亦常不足。过度短小后缩的下颌骨常给人以上颌前突的错觉，呈典型的"鸟型脸"。由于颏部明显后缩，颏唇沟消失，颏部呈包块状突起，颏下软组织臃肿。

咬合关系常表现为安氏Ⅱ类错殆，下牙弓长度及宽度不足，牙列拥挤不齐，Spee 曲线过度弯曲，前牙深覆殆深覆盖，下前牙代偿性唇倾，后部上下牙弓宽度不协调，呈深覆盖甚至正锁殆（图 15-19）。

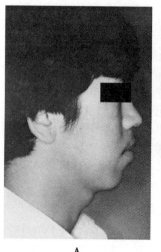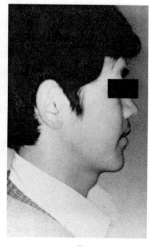

图 15-19　下颌后缩畸形
A. 术前侧貌　B. 术后侧貌

X 线头影测量分析显示 B 点偏后，SNB 小于正常，ANB 大于正常。这些都说明下颌骨对颅底的位置后缩。1-MP 常大于正常，升支高度不足，硬、软组织颏前点均远远落后于面前部垂直参考线，也可显示为前下面高不足。

（二）治疗方案

应行术前正畸去除下前牙代偿性唇倾及拥挤不齐，调整上、下牙弓协调性，采用下颌升支矢状劈开截骨术前移下颌骨。如前牙深覆𬌗，术前正畸难以整平 Spee 曲线，可联合下颌前部根尖下截骨术降低前牙高度以利下颌骨前移。多数患者需同时行颏成形术前移或（和）加长颏部以恢复颏部的突度及颏唇沟形态。

七、面部不对称畸形

面部不对称畸形是临床常见的牙颌面畸形，除了下颌偏斜畸形外，还包括一些累及颜面对称性的综合征，如第一、第二鳃弓发育不全综合征（又称半侧颜面发育不全）及半侧颜面萎缩。单侧颞下颌关节强直所致的面部不对称畸形有专章叙述，不在本章讨论。

（一）下颌不对称畸形

1. 临床及 X 线表现　下颌不对称畸形的主要致畸因素是两侧下颌骨发育不对称，可表现为单侧髁突发育过度或发育不全。

单侧髁突发育过度有两种不同的表现，一种是单侧髁颈发育过长，以向对侧增长为主，下颌中线及颏部向健侧偏斜，可伴有一定程度的下颌前突（图 15-20）。X 线主要表现为髁突形态基本正常而髁颈细长，乙状切迹加深。另一种为单侧髁突良性肥大，以向下增长为主，患者升支及下颌体高度、厚度均大于对侧，下颌下缘低垂，表现为半侧下颌骨肥大（图 15-21）。X 线主要表现为髁突肥大，髁颈粗壮，下颌升支甚至下颌体均肥大，患侧𬌗平面低，相对应的上颌牙槽高度增加。髁突骨瘤与髁突良性肥大有很相似的临床表现，但常伴更明显的颞下颌关节症状，如疼痛、弹响及运动受限等，髁突形态也出现异常，需靠影像学检查鉴别。

单侧髁突发育不全临床表现为明显下颌中线及颏中点偏向患侧，患侧后牙反𬌗。X 线表现为一侧髁突短小，升支长度不足。

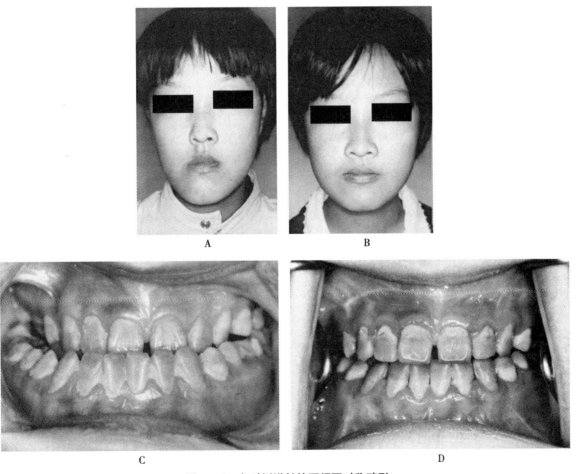

A　　　　　　　　B

C　　　　　　　　D

图 15-20　向对侧增长的下颌不对称畸形
A. 向对侧增长　B. 手术矫正后，恢复面部对称性　C. 紊乱，前牙及健侧后牙反𬌗　D. 手术后恢复正常𬌗关系

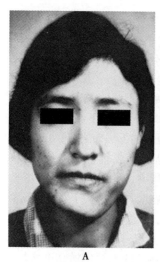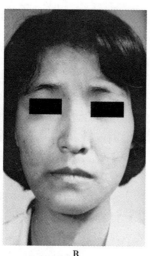

图 15-21 向下增长的下颌不对称畸形
A. 畸形以下颌向下增长为主　B. 手术矫正后

下颌不对称畸形患者常伴有程度不等的面中 1/3 畸形，患侧眼裂（尤其是外眦部）高于健侧，眼平面倾斜，𬌗平面及口裂则患侧低于健侧。有些病例面部两侧的横向距离明显不协调，患侧大于健侧。

2. 治疗方案　下颌不对称畸形的表现比较复杂，治疗方案也不同。

单纯下颌及颏部偏斜，𬌗平面无明显倾斜者，可进行下颌升支矢状截骨术，后推患侧下颌骨使整个下颌旋转到正中位置。如果健侧后牙出现深覆盖或患侧后牙出现反𬌗，需行上颌后部根尖下截骨术，恢复𬌗关系。虽然下颌中线恢复到正中位置，但颏部往往仍不对称，应行水平截骨颏成形术，使颏移动到合适位置。较轻微的下颌偏斜，可能只需切开患侧升支，下颌即可旋转到正中位置，不必行对侧升支手术。但要注意适应证的选择，过度地旋转健侧髁突，术后可能出现颞下颌关节症状。下颌不对称畸形、上颌平面明显倾斜者需行 Le Fort I 型截骨术，将上颌平面摆平，同时，如前述进行双侧下颌升支及颏部手术，以恢复面部对称性及良好的咬合关系。

对于肥大增生的髁突，术前应采用 99m 锝骨扫描判断是生长活跃期还是已停止生长，仍活跃生长的或明显肥大的髁突应手术切除。手术可采用下颌下切口或口内入路，行患侧升支垂直截开，将肥大的髁突切除，修整近心骨段上端，使之接近髁突形态，上移近心骨段，重建颞下颌关节。对半侧颌骨肥大畸形，患侧低垂过长的下颌下缘应予切除，必要时需行去皮质术，先切除外侧骨板，暴露并游离下牙槽神经血管束，再切除内侧骨板，以保持神经血管束的完整。

（二）半侧颜面萎缩

1. 临床表现　病因和发病机制不明，多发病于少儿时期，发病年龄越小畸形程度越重。发病后患者半侧面部软组织（包括皮肤、皮下组织、脂肪、肌肉）发生进行性萎缩、变薄，并影响同侧面部骨骼的正常发育，造成患侧面部软硬组织明显小于健侧的严重不对称畸形，影响患者人际交往和社会生活质量，对患者身心发育极为不利。该疾病的发展有一定的自限性，患者经过青春期进入成人期后，其面部组织的萎缩逐渐趋于停止，可择时实施外科手术矫治其畸形。

2. 治疗方案　根据患者畸形程度分为轻、中、重三个类型，应针对每个类型畸形的特点设计治疗方案。

（1）轻度畸形：组织萎缩发生于三叉神经一个分支区域内，仅软组织发生萎缩，骨性结构仍保持对称。手术方案为局部自体脂肪充填术。

（2）中度畸形：组织萎缩发生于三叉神经两个分支区域内，软、硬组织均发生萎缩，软组织尚有一定的厚度和弹性，骨结构有不对称，两侧升支高度差小于 10mm 以内，咬合平面倾斜。手术方案为：I 期行常规正颌外科手术，包括上颌骨 Le Fort I 截骨术、双侧下颌升支矢状劈开截骨术、颏成形术，矫正颌骨结构的不对称；3～6 个月后行 II 期肩胛瓣游离移植术，或自体脂肪充填术，以矫正软组织的不对称畸形。

（3）重度畸形：组织萎缩发生于三叉神经三个分支区域内，软、硬组织均发生萎缩，软组织厚度极薄、弹性差，颌骨形态清晰可见，颌骨结构严重不对称，两侧升支高度差大于 10mm，咬合平面重度倾斜。手术方案为：I 期行患侧下颌升支牵引成骨术，并配合以适当的正颌外科手术，如：上颌 Le Fort I 型截骨术；3 个月后取出牵引器的同时，行 II 期肩胛瓣游离移植术或自体脂肪充填术以矫正软组织畸形，行颏成形术和（或）下颌角及下颌体部修整术改善骨组织对称性。

（三）半侧颜面发育不全

1. 临床表现　又称第一、第二鳃弓综合征，是一类复杂的面部不对称畸形，不仅可累及颌骨，亦可累及颧骨、颞骨和颅骨，严重者常伴有面部软组织畸形，如面横裂及副耳畸形等，更严重者还可伴有脊椎、心脏、眼及肾的发育异常。Munro 将畸形分为五类：①轻度颜面不对称畸形；②单侧髁突及部分升支缺如；③颧弓后份及颞下颌关节窝缺如，残留的升支指向眼眶，𬌗平面及牙中线偏向患侧，但鼻中隔基本与面中线一致；④颧骨缺如，眶外侧壁向后及远中方向移位；⑤又称颅面发育不全，眼眶向下方移位，甚至无眼，呈小眶畸形。

2. 治疗方案　因临床表现复杂，应根据畸形的不同类型来设计治疗方案及决定治疗时机。对于①类畸形，可在成年后常规正颌外科手术，包括上颌骨 Le Fort I 截骨术、双侧下颌升支矢状劈开截骨术、颏成形术,矫正颌骨结构的不对称。对②类畸形可在儿童期行患侧下颌升支垂直牵引成骨术以恢复升支的正常高度,但成年后畸形常常复发,还需要进行二期甚至三期手术。对于③、④、⑤类较严重的畸形,常需综合采用整形外科的多种颅颌面手术方法来矫治畸形。

(伊 彪 王晓霞 李自力)

参 考 文 献

1. 王兴,张震康,高克南. 中国美貌人群的 X 线测量研究. 中华口腔医学杂志,1991,26:3

2. 王兴,张震康,高克南. 中国美貌人群的正位 X 线头影测量. 中华口腔医学杂志,1988,14:195

3. 傅民魁,张震康,张熙恩. X 线头影测量在外科正畸诊断设计中的应用. 中华口腔医学杂志,1986,21:335

4. 张震康,张熙恩,傅民魁. 正颌外科学. 北京:人民卫生出版社,1994

5. 王兴,张震康,张熙恩. 正颌外科手术学. 济南:山东科学技术出版社,1999

6. Bell, Fonseca, Kennedy, et al. Revascularization after total maxillary osteotomy. J Oral Surg, 1975, 33: 253

7. Bell, Sinn, Finn. Cephalometric treatment planning for superior repositioning of maxilla and concomitant mandibular advancement. J Oral MaxillofacSurg, 1982, 10: 42

8. Bell, Proffit, White. Surgical correction of dentofacial deformities. Vol Ⅰ, Ⅱ, Ⅲ 1ed Philadelphia: W. B. Saunders Company, 1980

9. Tiner BD, Waite PD. Surgical and nonsurgical management of obstructive sleep apnea. In Larry J. Peterson (ed): Principles of Oral & Maxillofacial Surgery Vol Ⅲ: 1531-1548

第 16 章

唾液腺疾病

唾液腺包括腮腺、下颌下腺、舌下腺三对大唾液腺及位于口腔黏膜下层的许多小唾液腺。小唾液腺按其所在部位分别称为腭腺、唇腺、舌腺、磨牙后腺及颊腺等。

唾液腺疾病主要包括发育异常、唾液分泌异常、结石、炎症、创伤、瘤样病变及肿瘤等。

第 1 节 唾液腺发育异常

唾液腺发育异常是一种少见疾病，根据文献报道及作者经验，可归纳为 5 类。

一、唾液腺先天缺失或发育不全

大唾液腺先天缺失少见，任一唾液腺均可缺失，可双侧或单侧，病因不甚清楚，与其他外胚叶发育不全不无联系，与家族发病或遗传因素是否有关尚不清楚。唾液腺缺失可伴有头颈部其他异常，如鳃弓综合征。

腮腺或下颌下腺缺失或发育不全时，可出现口干症状。导管口未发育，探针不能进入。有的作者报告，外科探查腮腺区，可见腮腺缺失或极度发育不全。病理报告为腮腺碎块，其中有少量淋巴组织呈串状。

治疗为对症性治疗。

二、导管口闭锁

一个或更多的大唾液腺导管闭锁或缺失，临床极为少见。如果发生，可致唾液滞留，形成囊肿。

三、唾液腺异位

临床上可见两种表现。

1. 迷走唾液腺　指唾液腺内的部分始基异位于正常情况下不含唾液腺组织的部位，而正常唾液腺可存在。常见于颈侧、咽及中耳，其他也可见于颌骨体内、牙龈、扁桃体窝、脑垂体及小脑脑桥等处。唾液腺组织迷走到下颌骨体内者，通常穿过舌侧骨皮质，以蒂与正常下颌下腺或舌下腺相连，称为发育性唾液腺舌侧下颌骨陷窝，又称静止骨腔。

2. 异位唾液腺　指腺体的位置异常，腮腺和下颌下腺均可单侧或双侧发生异位。腮腺常沿咬肌前缘或其下缘异位。下颌下腺可异位至扁桃体窝、颌舌骨肌之上的舌下间隙，有的与舌下腺融合。

【临床表现】

异位唾液腺可为单侧，也有双侧者。一般无症状，但可发生涎瘘，继发炎症、囊肿或肿瘤。腮腺异位，常移位至颞部，表现为颞部凸起如肿块。有的是在刮脸时偶然发现，疑为肿瘤就诊，有的在体检时发现。患者主诉进食时颞部发胀。

【X 线表现】

唾液腺造影时，患处明显凸起，X 线片上显示为发育不全的腮腺或下颌下腺（图 16-1）。

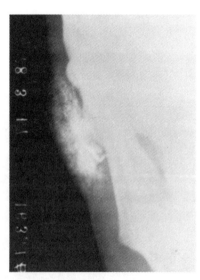

图 16-1　腮腺异位（腮腺造影后前位）
腺体异位于耳前区，显示发育不全的腺体

【治疗】

异位唾液腺无症状者不需治疗。继发感染、炎症、囊肿、肿瘤或有明显胀感者，可手术摘除异位唾液腺或与其相伴的囊肿或肿瘤。

四、导　管　异　常

导管异常可有导管缺失、扩张及开口位置异常，导管扩张包括主导管扩张及末梢导管扩张。

【临床表现】

导管开口位置异常，可开口于面颊部、下颌下缘、上颌窦等部位，常发生先天涎瘘。可伴有同侧大口畸形和副耳，为第一鳃弓综合征的表现之一。

导管扩张多数为主导管扩张，也可以是末梢导管扩张。大多发生于腮腺，少数为下颌下腺。常因继发感染就诊。腮腺导管扩张表现为颊部沿导管走行的类圆形肿块。既往无继发感染史者，肿块界限清楚，质地较软。有继发感染史者，肿块质地变硬。严重感染者，肿块与周围组织粘连，界限不清。挤压腺体时导管口可有大量唾液流出，呈喷射状。继发急性感染时可伴有脓液。

【影像学表现】

唾液腺造影显示腮腺或下颌下腺主导管囊状扩张，可以延及某些叶间导管。无继发感染史者，导管壁光滑（图 16-2、16-3）。有继发感染史者，导管壁变得不光整。B 超显示导管所在处无回声团块，呈管状结构（图 16-4）。CT 表现为沿导管走行方向呈管状的软组织病变（图 16-5）。

唾液腺在出生时，即可有单个或多个末梢导管扩张，唾液腺造影显示腮腺轮廓正常。但末梢导管呈点状扩张影像，与复发性腮腺炎相似（见炎症章）。有的学者注意到末梢导管先天性扩张与支气管扩张同时存在。

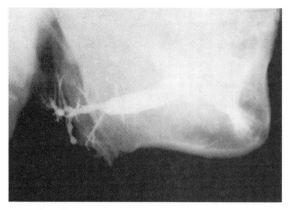

图 16-2　先天性腮腺导管扩张（腮腺造影侧位）
左腮腺主导管高度扩张，某些叶间导管扩张不整

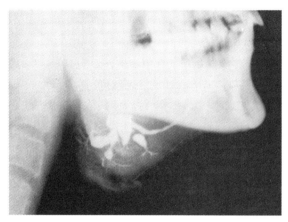

图 16-3　先天性下颌下腺导管扩张（下颌下腺造影）
左下颌下腺主导管腺内段高度扩张呈囊状，伸展到小叶间导管，边缘光整

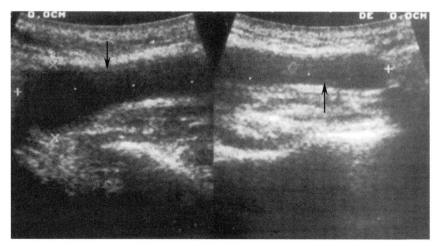

图 16-4　先天性腮腺导管扩张（声像图）
腮腺主导管呈囊状扩张的无回声结构

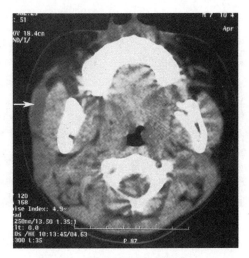

图 16-5　先天性腮腺导管扩张（CT）
显示为沿腮腺导管走行方向呈管状的软组织病变

【治疗】

先天性唾液腺导管扩张无继发感染者，宜多饮水，每天按摩腺体帮助排空唾液，保持口腔卫生，以预防继发感染。若有急性炎症表现可用抗生素。主导管呈囊状扩张者多需手术，行腺体摘除术，术中注意将导管全长与腺体一并切除。

五、唾液腺肥大

唾液腺先天性肥大罕见，腮腺及下颌下腺均可发生，在唾液腺造影片、CT 片及 B 超声像图上不易与病理状态所致唾液腺良性肥大区别。

唾液腺先天性肥大常无症状，可不处理。

第 2 节　唾液腺结石病及下颌下腺炎

唾液腺结石病是唾液腺结石发生于唾液腺导管中或腺体内，而引起的系列病变。Levy 等（1962）统计180 例唾液腺结石病患者，下颌下腺占 80%，腮腺占19%，舌下腺占 1%；崔跃庭（1989）统计 55 例，下颌下腺占 89%，腮腺占 11%，无 1 例发生在舌下腺。

唾液腺结石发生于小唾液腺导管中或口内唾液腺者甚少，这些唾液腺结石大多位于颊黏膜，少数位于唇部。

【病因、病理】

唾液腺结石常发生于下颌下腺导管的原因，是下颌下腺分泌液较黏稠，且导管长，行程不规则。唾液腺结石形成的原因目前还不很清楚，但多数认为是由脱落的上皮细胞、细菌、异物或细菌分解产物为核心，钙盐沉着于核心周围而形成的。唾液腺结石病患

者，若身体其他器官也同时发生结石，可能与全身代谢有关。

肉眼见唾液腺结石为淡黄色，圆形、卵圆形或长柱形，单个或多个，一般大小为 0.1～2cm，有的坚硬，有的如泥沙状。剖面呈层状，中央有一个或数个核心。

光镜下见唾液腺结石所在部位的导管有不同程度的扩张，上皮可形成糜烂或溃疡，或出现鳞状化生，导管周围有淋巴细胞及浆细胞浸润。下颌下腺炎时，镜下见腺泡减少以至消失，腺导管增生，腺管扩张，腺管内充满炎症细胞。腺导管周围可有玻璃样变的胶原纤维环绕增生，腺组织内亦可有纤维组织增生。

唾液腺结石的化学成分为无机物，其中以磷酸钙含量最多，碳酸钙次之，并有少量钾、钠、氯、镁等盐类。有机物约占 5%，为黏多糖及胆固醇等。

【临床表现】

唾液腺结石病可见于任何年龄，但以中年为多见。一般唾液腺结石为一个，多个者较少见，但亦有报告一唾液腺中多至十多个者。唾液腺结石发病多见于单侧，但也偶见双侧发病者。

小的唾液腺结石不会造成唾液腺导管的阻塞，无任何临床症状。导管阻塞时，则可发生如下症状：①进食时，腺体肿大，患者自觉胀感及疼痛，有时疼痛剧烈，发生"涎绞痛"；停止进食后不久，腺体可自行复原，疼痛亦随之消失。②导管口处黏膜红肿，挤压腺体可见有脓性分泌物自导管口溢出。③导管内的唾液腺结石以双手触诊时，常可触及硬块，并有压痛。④唾液腺结石阻塞导管可引起腺体继发感染，并反复发作。下颌下腺因腺体包膜不完整且疏松，炎症可扩散至邻近组织中，引起下颌下间隙感染，甚至口底蜂窝织炎。炎症消退后，在下颌下三角区可扪及肿大的下颌下腺，有压痛。长期反复发作后，下颌下腺变小，质地变硬。

【影像学表现】

阳性唾液腺结石用平片检查。下颌下腺导管前部者用下颌横断殆片，以能显示舌的影像为条件；导管后部者用下颌下腺侧位片；下颌下腺下、上斜位片适用于绕过颌舌骨肌后缘导管内的唾液腺结石（图 16-6）。腮腺唾液腺结石可用腮腺后前位检查，嘱患者口内鼓气，使颊部外鼓影像对比更好，结石密度低于软组织者，则易为颊部软组织后前影像所遮盖，故临床多用口内置片检查，将胶片剪成略呈三角形，置于口内颊部，胶片尖端处于颊垫尖处，X 线自口外颊部以软组织条件垂直投照。

X 线检查对唾液腺结石的诊断具有重要价值，因

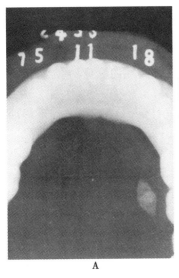
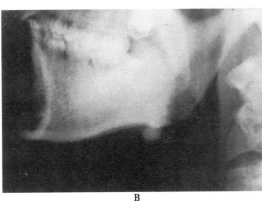
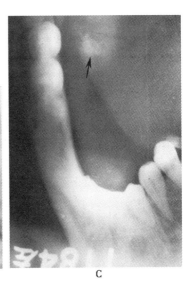

图 16-6　下颌下腺导管阳性结石

A. 下颌横断片显示结石为卵圆形,可见呈层状钙化　B. 下颌下腺侧位片显示结石位于下颌下缘的下方　C. 下颌下腺下、上斜位片显示下颌下腺绕过颌舌骨肌后缘导管内结石(↑)

其不仅可以显示结石的有无及其存在部位,同时亦可显示结石的数目及大小。

钙化程度高的结石(阳性结石)可显示为圆形、卵圆形或梭形密度高、大小不等的影像,有的可见其中有密度低的核心或高钙化点,其周围钙化呈层状。

钙化程度差的唾液腺结石(阴性结石)在平片上难以显示,可用唾液腺造影检查。在造影影像中,因结石占据位置,可见该处充盈缺损,呈圆形、卵圆形或梭形,其近腺体端导管可见扩张不整,为继发感染所致(图 16-7)。

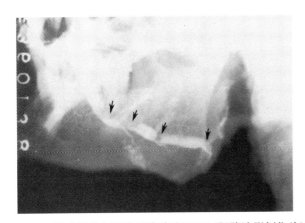

图 16-7　腮腺导管内阴性唾液腺结石(↑)(腮腺造影侧位片)

阳性结石亦可用 B 超诊断,声像图上表现为强回声光团。

锥形束 CT 可以清楚地显示阳性结石。

采用唾液腺内镜,可在直视下观察到阳性结石或黏液栓子。

【诊断与鉴别诊断】

临床上,进食时有腺体肿胀、肿大历史,双手触诊可触及硬结,继发感染,腺体可反复肿胀,导管口挤压可有脓性、胶冻样分泌物,结合影像学检查结果诊断不难。但须与以下疾病鉴别:

1. 下颌下淋巴结结核　肿块位置较下颌下腺靠外并较表浅,可有反复肿胀史,但无进食肿胀及结石绞痛史。淋巴结结核钙化多呈点状,形态不规则,无一定规律,且不在唾液腺导管走行部位。

2. 唾液腺肿瘤　缓慢生长的肿块,无唾液腺结石阻塞症状。用 CT 或 B 超检查可加以区别。

【治疗】

唾液腺结石一经确诊,除少数较小者用保守办法,如催唾剂及按摩促排外,大多需行手术摘除。

1. 唾液腺导管取石术　适用于下颌下腺导管,能扪及相当于下第二磨牙以前部位的结石。越向后导管位置越深,从口腔内经导管取石较困难。近些年来,一些学者对下颌下腺导管后部的结石亦采取口内切开取石术,可以保存下颌下腺功能。

腮腺导管取石术适用于口内能扪及唾液腺结石者。

2. 唾液腺内镜取石　目前已经较普遍地采用唾液腺内镜取石,可以取出主导管及部分腺内导管结石,多发性结石尤为适用。创伤小,同时可进行导管冲洗。但是,结石体积较大时采用唾液腺内镜取石有一定困难。

导管结石摘除后,大部分患者导管阻塞症状解除,腺体功能可得到不同程度恢复。但有少数患者仍可有阻塞症状，腺体功能进一步下降，其原因是导致导管阻塞的病理因素没有消除，唾液少而黏稠，甚至形成黏液栓子，导致导管程度不等的阻塞，有的在此基础上形成新的阳性结石。为了防止唾液腺结石的复发，取石术后应按摩腺体，采用催唾剂刺激唾液分泌，或采用唾液腺内镜定期冲洗。

3. 下颌下腺摘除术　适用于以上方法无法取出的唾液腺结石，以及下颌下腺反复感染或继发慢性硬化性下颌下腺炎、腺体萎缩，已失去摄取及分泌功能者。

第3节　唾液腺创伤与涎瘘

唾液腺创伤最常发生于腮腺，下颌下腺及舌下腺由于下颌体的保护罕见受到创伤。

涎瘘为唾液自唾液腺异常开口溢出。腺体及其导管均可发生瘘，前者为唾液直接自腺体外溢，称为腺瘘；后者为唾液自导管口溢出，称为管瘘。

【病因】

管瘘可为先天发生。因为腮腺及其主导管位于皮下，咬肌浅面，极易为不熟悉局部解剖者所误伤。故腺瘘及绝大多数管瘘为颜面腮腺咬肌区的裂伤或不正确手术切口，纵向切口过深或感染造成。腮腺外科手术后也可继发涎瘘，但都为腺体部位的腺瘘。

【临床表现】

腮腺涎瘘较多见，而下颌下腺则少见。

腮腺管瘘瘘孔或靠前在颊肌部，或靠后位于咬肌部。腮腺腺瘘瘘口多靠后，位于腮腺区皮肤上。瘘孔有清亮或浑浊的唾液外流至面颊部，进食时增多，皮肤因唾液刺激，可出现轻度炎症或湿疹样皮损。下颌下腺涎瘘可为炎症感染引起，瘘口位于下颌下部。

颜面腮腺咬肌区软组织裂伤，需按摩腮腺视有无唾液流出，有时看不清，可用一细塑料管自口内腮腺导管口插入，如导管完全断裂，可见塑料管从损伤部位穿出。如为不完全的导管断裂，可用亚甲蓝自塑料管注入少许，如有导管损伤则可自伤口观察到亚甲蓝溢出。一经发现，应立即停止注射，以免蓝染区域过大，影响瘘口的确定。

【X线表现】

唾液腺造影是检查涎瘘有价值的方法，不仅可以决定涎瘘的性质、部位，并可检查腺体是否有继发感染及感染的程度。

如罹患腺体导管口未萎缩，造影剂可自导管注入。

在瘘口处自外稍加压，以免造影剂外溢，使之进入后部导管系统中。如涎瘘形成日久，口内自然导管口常萎缩，造影时针头不能进入，则只能自瘘口注入造影剂；在自然导管口置一阻射X线的标记，判定自然导管口至瘘口的距离。

造影片上导管系统完好，只是腺体某处有造影剂外溢，则可诊断为腺瘘（图16-8）。如为管瘘则可见主导管上瘘口处有造影剂外溢，在其后方可见导管扩张不整，为瘘口处狭窄及继发感染所致（图16-9）。检查时尚须注意瘘口离腺门的远近，以便决定手术治疗方案。

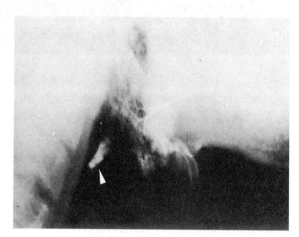

图16-8　腮腺腺瘘（腮腺造影侧位片）
造影剂自腺体外溢（↑）

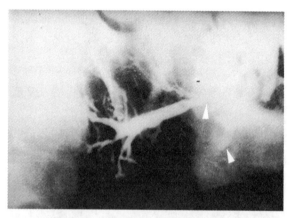

图16-9　腮腺管瘘（腮腺造影侧位片）
上部"↑"所示导管狭窄中断；下部"↑"所示造影剂外溢

【治疗】

新鲜创伤的处理：应找出唾液腺导管两断端予以吻合，在缝合导管壁前可从口内导管口插入塑料管而后缝合导管壁，并将其留置导管内10～14天。留置导管的目的是防止术后水肿所致的导管阻塞，也有助于防止吻合部的瘢痕狭窄。吻合术后可服用阿托品数天，腮腺局部加压以减少分泌，利于吻合处愈合。塑料管移除后,宜反复按摩腺体,刺激唾液分泌,理疗等,以维持导管通畅。若导管创伤缺损较多,只能将导管结扎,腺体加压包扎令腺体萎缩。

涎瘘的处理:腮腺管瘘如接近口腔,可行手术变外瘘为内瘘,即将近腺端的管口移植于口腔黏膜使唾液引流入口腔。如导管有缺损,可利用口腔黏膜行导管再造术。吻合有困难,则将腮腺导管结扎,压迫包扎腮腺令其萎缩。陈旧性腺体瘘者可用电凝固器烧灼瘘道及瘘口,破坏上皮,加压包扎,同时用副交感神经抑制剂阿托品,限制唾液分泌,避免进食酸性或刺激性食物,大多可以愈合。如果失败,则需行瘘道封闭术。若腺体有慢性炎症,其他手术方法失败,则可考虑作腮腺切除术。

第4节 舍格伦综合征

舍格伦综合征是一种自身免疫性疾病,其特征表现为外分泌腺的进行性破坏,导致黏膜及结膜干燥,并伴有各种自身免疫性病征。病变限于外分泌腺本身者,称为原发性舍格伦综合征;伴发于其他自身免疫性疾病,如类风湿性关节炎等,则称为继发性舍格伦综合征。

【病因、病理】

舍格伦综合征的确切病因及发病机制尚不十分明确,根据一些研究结果表明,以下三种情况可能与发病有关:

1. 免疫调节缺陷 一种是细胞免疫系统异常活跃,表现为以激活的 T 细胞为主的单核细胞浸润。另一种是多源性的 B 细胞激活,引起 γ- 球蛋白血症,循环免疫复合物升高和产生自身抗体。

2. 病毒性疾病 改变细胞表面的抗原性,成为获得性抗原刺激,刺激 B 细胞活化,产生抗体,引起炎症反应。

3. 前两种情况共同作用的结果 既有获得性外源刺激的外因,又有易于感染的特异性遗传因子的内在因素。

肉眼见腺体弥漫性肿大或呈结节状包块,剖面呈灰白色,弥漫性者腺小叶界限清楚;结节状包块者腺小叶界限不清,但仔细观察仍可辨认。

光镜见各腺小叶病变程度不一,有些小叶可被广泛侵犯,而邻近小叶可不被侵犯。病变从小叶中心开始,早期在腺泡之间有淋巴细胞浸润,使腺泡分开。病变严重时,小叶内腺泡破坏,而为淋巴细胞、组织细胞所取代,有时可形成淋巴滤泡,但小叶仍保留外形。小叶内导管增生,形成"上皮岛",约有半数出现小叶

内导管增生扩张,有时形成囊腔。有时见大导管扩张,管腔外形不整,有的大导管部分上皮脱落,周围结缔组织水肿(图 16-10)。

少数患者可有恶变。淋巴细胞异常增生,可发展成恶性淋巴瘤;上皮异常增生可发展成癌。

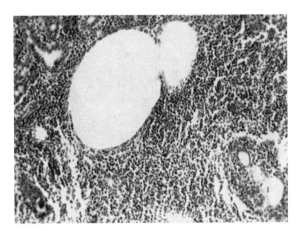

图 16-10　Sjögren 综合征
腺小叶内腺泡大多消失,腺管扩张呈囊腔,管壁上皮变薄及一部分消失,一部分腺管上皮增生,有大量淋巴细胞浸润

【临床表现】

此综合征以中老年女性多见,但也偶见于青年儿童,男女之比 1:10,根据北京大学口腔医学院 115 例统计,男 10 例,女 105 例,男女之比 1:10.5,平均就诊年龄 48.7 岁。

有口干、干燥性角膜结膜炎及结缔组织病 3 种症状中的 2 种存在,即足以诊断舍格伦综合征。

口腔症状:部分患者有口干,不能进干食,特别是饼干、凉馒头,需用水、汤送,才能咽下;说话久时,舌运动不灵活;唇、舌黏膜潮红;舌背丝状乳头萎缩,舌面光滑、裂口(图 16-11),此时患者出现疼痛,不能进有刺激性食物;味蕾数目也减少,进食无味;口腔黏膜疼痛、潮红常为白色念珠菌感染的结果,70% 患者有此现象;龋齿增加。

唾液腺的局部表现有 3 种:

1. 单侧或双侧腮腺反复肿胀 有轻微压痛,挤压腺体时有混浊的雪花样唾液,有时有脓溢出,为腮腺唾液分泌减少引起继发性上行感染所致,个别病例有脓肿形成。文献报告近 1/3 患者有腺体肿胀。北京大学口腔医学院统计的 115 例中,有 52 例腮腺反复肿胀,约占 1/2。

2. 单侧或双侧唾液腺弥漫性柔软肿大 患者可无任何不适。肿大的腺体常发生在腮腺及下颌下腺,舌下腺及小唾液腺也可发生。文献报告原发性 Sjögren 综合征唾液腺肿大可占 3/4 多。

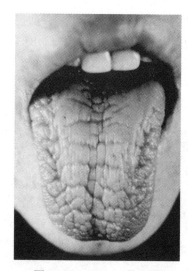

图 16-11　Sjögren 综合征
口干,舌干;舌背丝状乳头萎缩,舌面光滑、潮红、裂口

3. 腮腺、下颌下腺局部有包块　有时可误诊为肿瘤,此即所谓结节型或瘤样型。

偶可见颈部淋巴结肿大。

唾液腺病变在病程演变过程中可发生恶变。

眼症状:患者自觉眼部痒、疼痛、异物感及干燥、摩擦感,外观正常。可有轻度结膜炎,眼眦部有软痂。

结缔组织病:在继发性 Sjögren 综合征中,最常见合并发生的结缔组织病是类风湿性关节炎,发生率在30%～60%;此外尚可发生全身性红斑狼疮、硬皮病、多发性肌炎、结节性动脉炎等。

其他全身表现:在病变的不同时期几乎累及全身的每个系统,干燥现象不局限于口和眼,亦可发生于鼻、咽喉、气管、消化道、女阴及皮肤。呼吸道黏膜干燥导致黏稠的黏液分泌栓塞肺部气管分支而产生继发感染。慢性间质性肺纤维病亦可发生,终至肺功能不足。消化道食管黏膜萎缩,胃容积及胃液分泌减少,可发生萎缩性胃炎。亦可见到慢性肝脏疾病、原发性肝硬化。泌尿生殖系统可发生肾小管功能异常,约 20%患者发生肾小管酸性中毒,肾活检呈慢性间质性肾炎改变。女阴及阴道黏膜萎缩,局部有瘙痒及烧灼样痛。皮肤由于汗腺及皮脂腺萎缩可致汗液分泌减少,皮肤干燥,头发脆弱并稀少,可脱发秃顶。并可伴发颅脑及周围神经病变,一般见于感觉神经,表现为麻木、麻刺感及感觉过敏等。

【诊断】

1. 诊断标准　2002 年,Sjögren 综合征国际诊断标准如下:

(1) 口干:以下三项中超过一项。①口干>3 个月;②成年后反复或持续腮腺肿大;③咽干食需水帮助。

(2) 眼干:以下三项中超过一项。①眼干持续 3 个月以上;②眼睛经常发涩;③每天至少用 3 次人工泪液。

(3) 眼干体征:以下检查超过一项阳性。① Schirmer 试验阳性;②孟加拉红角膜染色阳性。

(4) 唇腺活检:>1 个淋巴细胞浸润灶。

(5) 唾液腺检查:以下检查超过一项阳性。①唾液流率(+);②腮腺造影(+);③唾液腺核素显像(+)。

(6) 自身抗体:抗 SSA、SSB 抗体及抗 α- 胞衬蛋白多肽抗体阳性。

2. 诊断分类

(1) 原发性 Sjögren 综合征:有下列两项中任一项。①Ⅰ～Ⅵ项中 4 项以上阳性(其中Ⅳ或Ⅵ为必备项目);②Ⅲ～Ⅵ项中 3 项阳性。

(2) 继发性 Sjögren 综合征:结缔组织疾病 +Ⅰ～Ⅱ项中任 1 项 +Ⅲ～Ⅴ项中任 2 项。

注意:诊断时要除外头面部放疗、丙肝感染、艾滋病、恶性淋巴瘤、结节病、移植物抗宿主病、抗乙酰胆碱药的应用(如阿托品、莨菪碱、颠茄等)引起的口干或唾液腺损害。

3. 诊断方法

(1) Schirmer 试验:用长 35mm、宽 5mm 滤纸置于睑裂内 1/3 与中 1/3 交界处,嘱患者闭眼夹持住,5 分钟后检查滤纸湿润长度,≥10mm 为正常,低于此值则认为泪液分泌减少。

(2) 玫瑰红或荧光素染色:滴入结膜囊内,因为泪腺和结膜腺失去正常分泌功能而泪液减少,角膜和结膜被黏稠的黏液物所覆盖,角膜上皮较正常薄,并可产生表浅溃疡,因而在裂隙灯下可见角膜着色。

(3) 唾液流量测定:唾液分泌受诸多因素的影响,方法及标准不一样。可用收集器专门收集腮腺唾液,或收集全唾液。刺激性唾液流量测定方法为,取 5g 白蜡请患者咀嚼 3 分钟,全唾液量低于 3ml 为分泌减少。静态全唾液流量收集方法要求患者采取坐姿,弯腰低头,使得唾液沿下唇逐渐滴入容器中,并在结束时将口内剩余唾液全部吐入容器,一般收集 10 分钟,<1ml/min 为分泌减少。

(4) 唾液腺造影:唾液腺末梢导管扩张是 Sjögren 综合征较典型的造影表现,主导管扩张,或边缘毛糙呈花边状、羽毛状和葱皮状,腺内分支稀少或不显影。唾液腺末梢导管扩张,可将其分为 4 期:①点状期:末梢导管呈点状扩张,直径小于 1mm(图 16-12);②球状期:末梢导管扩张呈球状,直径 1～2mm;③腔状期:末梢导管扩张影像呈大小不等、分布不均的腔状;④破坏期:在病变晚期,腺体周围的导管及腺泡不能显示,腺体萎缩。

(5) 核素功能测定:用 ^{99m} 锝动态功能测定。Sjögren

综合征常见摄取功能低下,排空功能也低下甚至没有排空。

(6) 小唾液腺活体组织学检查:小唾液腺活检能反映大唾液腺变化,并且提供一个方便取材而不致损伤重要血管、神经的部位,且无不良反应及并发症。可在下唇或颊部取活检,包括黏膜取 5~10 个(至少 4 个)腺体。镜下可见腺小叶内淋巴、浆细胞浸润、腺实质萎缩、导管扩张、导管细胞化生,但肌上皮岛少见。其他自身免疫性疾病如类风湿性关节炎、系统性红斑狼疮时,亦可出现类似表现,诊断时应紧密结合临床。

(7) 实验室检查:可有血沉加快,血浆球蛋白主要是 γ- 球蛋白增高,血清 IgG 明显增高,IgM 和 IgA 可能增高。自身抗体,如类风湿因子、抗核抗体、抗 SS-A、SS-B 抗体、抗 α- 胞衬蛋白多肽抗体等可能阳性。

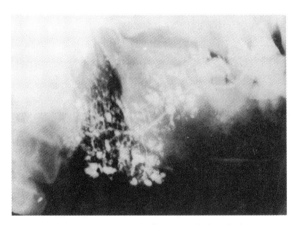

图 16-12　Sjögren 综合征(腮腺造影侧位)
末梢唾液腺导管扩张呈点状、球状、腔状

【鉴别诊断】

1. 唾液腺肿瘤　Sjögren 综合征有的局部有包块,又无任何其他症状,术前不易与唾液腺肿瘤区别。如临床上伴有某些症状,如眼干、口干及其他结缔组织病;且侵犯不止一个腺体,其他唾液腺也有肿大现象;或造影时同时伴有末梢导管扩张、排空功能迟缓等,均有助于鉴别。

2. 成人复发性腮腺炎　临床上也表现为反复发作的腺体肿大,挤压腺体导管口也有脓液外溢,造影也可见末梢导管扩张,排空功能也有迟缓,这些与 Sjögren 综合征有许多相似之处。但成人复发性腮腺炎有自儿童发病历史;临床无眼干、口干等症状;化验检查,包括免疫学检查,成人复发性腮腺炎多无异常,这些都有助于鉴别。

【治疗】

现尚无特效疗法,局部治疗可减轻患者症状及防

止对牙齿和眼睛不可逆的损伤;治疗全身存在的结缔组织病。预后取决于全身疾病的发展。

1. 局部治疗

(1) 口干:可用催涎剂,如舒雅乐,口服,该药具有兴奋胆碱能受体,刺激唾液分泌的作用,每天三次,每次一片(25mg)。

(2) 白色念珠菌病:是 Sjögren 综合征常见的口腔并发症,黏膜红肿、不适,尤其是舌背。局部可用制霉菌素,后者是强力抗念珠菌药物,使用混悬剂 50 万 U/5ml,片剂 50 万 U 口含,一天 3 次,方便易行,无不良副作用。

(3) 防龋:用 10% 氟化钠胶在控制口干伴发的龋齿方面证明有效。

(4) 唾液腺炎症:可用消炎类药物,保持口腔卫生,温盐水含漱。

(5) 眼干:用 1% 甲基纤维素点眼,每天 4~6 次,可缓解干燥性角结膜炎症状。由于泪液减少,结膜囊内细菌增多,可配用其他抗生素滴眼液。

2. 全身治疗

(1) 免疫调节剂:舍格伦综合征患者免疫功能紊乱,可用免疫调节剂。常用胸腺肽 10mg 肌注,隔天 1 次,3 个月为 1 个疗程,每年 2 个疗程。其作用机制是通过胸腺激素参与机体的细胞免疫反应,并使淋巴干细胞及未成熟的淋巴细胞分化成熟为具有免疫活性的 T 淋巴细胞,而发挥作用。

(2) 中医治疗:本症在祖国医学中属燥证范畴。其特点是津枯内燥、阴血不足,中药治疗无副作用,又有综合调理等优点,可缓解症状,阻止病变进展。应经过辨证论治,制订治疗方案。通常的治则为"养阴生津,清热润燥"。药物可用柴胡、山栀、麦冬、生地、沙参、桑叶、菊花及甘草等。

3. 手术治疗　对于结节型 Sjögren 综合征可采用手术治疗,切除受累腺体,以防止恶变。单发性病变、腺体破坏严重或继发感染明显者,也可考虑手术切除患侧腮腺。

第 5 节　唾液腺良性肥大

唾液腺良性肥大又称变性型唾液腺肿大症、唾液腺肿大症及无症状性唾液腺肿大。以非肿瘤性、非炎症性、慢性、再发性、无痛性肿大为特点。

【病因、病理】

其真正病因并不完全了解,报告的大部分病例与内分泌失衡有关,主要是卵巢、甲状腺及胰腺功能障碍。卵巢者,见于青春期、停经期、怀孕期、哺乳期及

卵巢切除术后；甲状腺者，见于甲状腺功能减退；胰腺者，最多见于糖尿病，甚至血糖、尿糖正常，仅糖耐量曲线异常者，均可表现为腮腺肿大。营养不良是病因之一，除腮腺肿大外，下颌下腺也可肿大。服用某些药物，如保泰松、含碘化合物、硫尿嘧啶及儿茶酚胺等，可致腮腺及下颌下腺肿大。长期饥饿、肥胖、高脂蛋白血症、高血压等，也可致腮腺及下颌下腺肿大。自主神经功能失调也可能是重要的发病原因。

主要病变见于浆液性腺泡，光镜下见浆液性腺泡增大，约为正常腺泡的2～3倍，腺泡细胞之间界限不清，融成一片，腺泡细胞的胞质内有许多小空泡形成，腺泡细胞顶端的酶原颗粒消失；胞核比正常小，位于细胞基部。闰管及分泌管一般均正常。间质结缔组织可出现玻璃样变和水样变性，有的腺泡消失而被脂肪组织所取代（图16-13）。

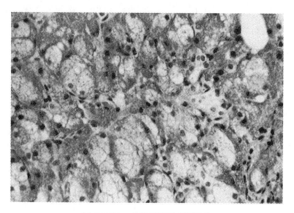

图16-13 唾液腺良性肥大
腮腺腺泡增大，腺泡内有许多小空泡形成，胞核小，位于基部

【临床表现】

绝大多数罹患腮腺，少数罹患下颌下腺。可单侧或双侧发病，偶见仅下颌下腺肿大者。男女发病差异不大，多见于中老年人。

唾液腺逐渐肿大，为弥漫性、较柔软、无压痛，导管口无红肿，挤压被罹患腺体仍有清亮分泌物，有的分泌减少，局部可有胀感，有时大时小历史，但不会完全消除。在病因被确认并得到及时治疗时，如糖尿病、营养不良，肿大唾液腺可逐渐变小，甚至在短期内（2～10天）可恢复至正常。如腺体组织为脂肪所代替，则不能逆转变小。

【影像学诊断】

唾液腺造影显示外形正常，但体积明显增大，分支导管较正常者分离较远，这与腺泡本身增大及间质水肿有关。可伴有导管轻度扩张、不整，个别可伴分支导管少数点状扩张。主导管扩张不整与逆行感染有

关，分支导管少数点状扩张。排空功能稍迟缓。

超声声像图表现唾液腺弥漫性增大，因腺体伴有脂肪性变，故回声增强，但无局限性回声异常。

CT见唾液腺特别是腮腺弥漫性增大，脂肪性变明显时密度降低，无占位性病变。

【鉴别诊断】

1. 唾液腺肿瘤 单侧唾液腺良性肥大者，有时临床触诊不确切，不易与肿瘤鉴别。双侧腮腺肥大也要与腺淋巴瘤鉴别，因腺淋巴瘤可以双侧发病，触诊柔软。鉴别时，超声检查作为首选，可以确定有无占位性病变。

2. Sjögren 综合征 也可有唾液腺肿大，轻度者，口干不明显，导管口无红肿，挤压腺体也可有少量清亮液体溢出。鉴别时，可用唾液腺造影检查，Sjögren综合征多有末梢导管扩张，排空功能迟缓；血清学检查多有免疫学指标异常。

3. IgG_4 相关唾液腺炎 可有下颌下腺、腮腺、舌下腺以及泪腺多个外分泌腺肿大，质地较硬，血清学检测 IgG_4 水平明显增高。

【治疗】

唾液腺良性肥大无特殊治疗，常随原发病的好转或恶化而消长。有腮腺肿胀症状者，可采用自身保护疗法，包括按摩腮腺、多喝水、咀嚼无糖口香糖刺激唾液分泌、保持口腔卫生、淡盐水漱口等。

第6节 唾液腺炎症

唾液腺炎症主要发生于腮腺、下颌下腺，而舌下腺及小唾液腺的炎症少见。就其性质可分为化脓性、特异性（如结核、放线菌、梅毒等）、病毒性（如流行性腮腺炎、唾液腺包涵体病），以及免疫原性，以化脓性唾液腺炎多见。慢性唾液腺炎比急性唾液腺炎多见。

急性化脓性腮腺炎

急性化脓性腮腺炎的病原菌常为金黄色葡萄球菌、链球菌及肺炎双球菌较少。

【病因、病理】

本病常发生于腹部较大外科手术后，原因主要是由于脱水（高热、进食困难等）致唾液分泌减少，缺乏机械冲洗，抗菌能力降低，在患者全身抵抗力低下的情况下，细菌经腮腺导管上行感染引起。

血源性化脓性腮腺炎极少见，常与脓毒血症或败血症有关。

下颌下腺除非有结石等阻塞，一般不发生急性化

脓性炎症,因为下颌下腺分泌的黏蛋白成分及溶菌酶含量较高,抗菌能力较强。

感染的唾液腺导管上皮细胞及周围组织充血、肿胀,管腔狭窄,分泌物内的细菌、脓细胞及脱落的上皮细胞可以形成栓子阻塞导管,促成逆行感染过程。炎症渗出物常形成小脓灶或几个小脓灶合成一个大脓灶。腮腺腺叶之间有结缔组织间隔,故其内脓灶常为多发。

【临床表现】

多见于腹部外科大手术后,长期禁食及体质虚弱、长期卧床的老年人,常单侧发病。患侧耳前剧烈疼痛,几小时后出现肿胀,局部皮肤热、潮红,并呈硬结性浸润,触痛明显。腮腺导管口显著红肿,早期无分泌物,当腮腺内有脓肿形成时则导管口可见黏稠脓液。患者高热,白细胞数上升并有核左移及全身中毒症状,预示患者情况严重,需积极治疗。现代外科注意到水电平衡调节以来,此种疾病已大大减少。

【鉴别诊断】

1. 流行性腮腺炎　多见于少年儿童,流行性,人群有类似患者。常为双侧腮腺同时肿胀,下颌下腺及舌下腺亦可肿胀;少数病例仅表现下颌下腺肿胀。皮肤紧张、水肿样,唾液腺导管口无分泌。白细胞数偏低或正常,白细胞分类中淋巴细胞数上升。血或尿中淀粉酶升高。

2. 腮腺区急性淋巴结炎　发病缓慢,病情较轻,导管口一般无脓。

【治疗】

首先纠正患者脱水状态,维持体液平衡;给予抗生素治疗。局部可作超短波理疗或外敷中药如意金黄散。保持口腔清洁,抗菌性含漱剂含漱,酸性饮料有助于唾液分泌。

经以上保守治疗症状仍不见好转,应及时切开引流,不应等待波动出现,因腮腺筋膜致密,脓肿形成后不易穿破,亦不易扪及波动感。局部肿胀迅速发展,出现可凹性水肿、高热、全身症状加重等表明深部有脓,即应考虑切开引流。

儿童复发性腮腺炎

儿童复发性腮腺炎发生在青春期以前,以腮腺反复肿胀为其特点。

【病因】

至今对其病因仍不十分清楚,可能是多方面因素综合作用的结果,一般认为与以下因素有关:①腮腺发育不全:不少研究报告显示,该病有遗传倾向,有的患者有典型家族史,祖孙三代家族发病或同胞姐妹兄弟发病。北京大学口腔医学院的病例中,9例有家族史,其中2例为同胞姐弟,均有腮腺反复肿胀史,造影亦有相似末梢导管扩张(图16-14)。有的患者临床表现为单侧腮腺肿胀,但腮腺造影显示双侧腮腺均有末梢导管扩张。这些现象提示可能有腺体的先天性发育异常,成为潜在的发病因素。②免疫功能低下:儿童期免疫系统发育不成熟,免疫功能低下,容易发生逆行性感染。患儿免疫系统发育成熟后可以痊愈。③细菌逆行感染:许多患儿腮腺肿胀发作与上呼吸道感染及口腔内炎性病灶相关,细菌通过腮腺导管逆行感染。

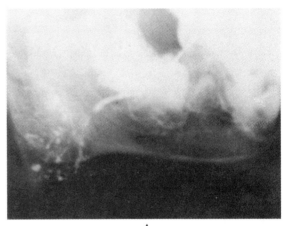

A

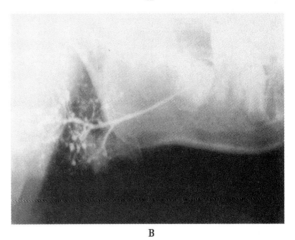

B

图16-14　家族性末梢导管点状扩张(腮腺造影侧位)
A. 患儿　B. 患儿之姐

【临床表现】

发病年龄自婴幼儿至15岁均可发生,以5岁左右最为常见,男性稍多于女性。

发病可突然或逐渐发病。腮腺反复肿胀,伴不适,肿胀不如流行性腮腺炎明显,仅有中度水肿,皮肤可潮红。起病时体温可达 39℃。导管口挤压可有脓液、胶冻样分泌物外溢。少数患者以腮腺局限性包块就诊，多为炎性浸润块，有的有脓肿形成。第一次发作持续一周左右，发病年龄越小，持续时间越长，间隙期短，易复发；随儿童年龄增大，发作次数减少，持续时间变短，间隙期变长。无口干、眼干症状。

　　一般至青春期痊愈（图 16-15）。也有少数延至成人期后而痊愈的（图 16-16）。

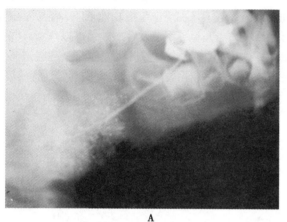

A

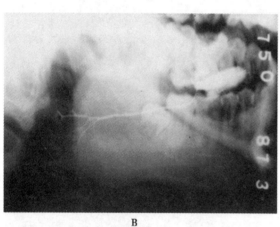

B

图16-15　儿童复发性腮腺炎青春期后造影显示痊愈
A. 男，5 岁半，左腮腺大量点、球状扩张　B. 同一患者，19 岁，10 年来未肿胀，左腮腺未见"点扩"

【实验室检查】

　　末梢血象：就诊年龄越小，血红蛋白下降，血沉升高的频率越高，表示机体状态较差，随年龄增大，异常频率降低。

　　血清免疫学检查：10 岁以前有少数患儿蛋白电泳 γ- 球蛋白升高，IgG 升高，大多数无异常。

　　唾液免疫球蛋白：sIgA、sIgG 在 1～5 岁组明显高于正常对照组，可能与患儿年幼时病情较重，炎症细胞浸润较多有关。11～15 岁患儿与对照组无显著性差异。

　　以上说明，随着患儿发育成熟，免疫功能逐渐完善，病情减轻，临床及化验检查趋于正常。

【影像学诊断】

　　1. X 线表现　主导管少数扩张不整，呈慢性阻塞性腮腺炎相似改变，为逆行感染所致；分支导管如已发育，无异常所见。末梢导管呈点状、球状扩张，也有少数呈腔状扩张（以下均简称点扩），分布与数量各有

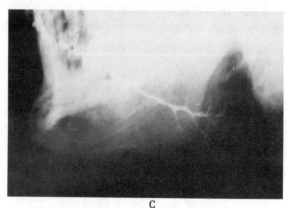

C

图16-16　儿童复发性腮腺炎延至成人复发性腮腺炎后逐渐痊愈
A. 女，出生后 100 天开始双腮腺反复肿胀，15 岁时造影，有大量"点、球扩"　B. 同一患者 35 岁，右腮腺反复肿胀两次，右腮腺造影仍有散在"点、球扩"　C. 同一患者，38 岁，造影显示已痊愈

差异,但均呈典型的非阻塞性腮腺炎改变,排空功能迟缓。

根据北京大学口腔医学院的资料,临床上有双侧腮腺肿胀,作双侧腮腺造影表现有双侧点扩者占75%;表现为单侧点扩者占25%。临床上仅有单侧腮腺肿胀者,作双侧造影,表现有双侧点扩者占44%;单侧点扩占56%,对侧有排空功能迟缓。一般临床症状越重,造影改变越大,点扩数越多。因此,可以认为本病多为双侧发病,应行双侧腮腺造影,以免遗漏病变,同时也有利于治疗。

2. 核素唾液腺功能显像 王松灵等对16例患儿行 99m 锝核素功能显像,双腮腺摄取指数与对照组无显著性差异。双腮腺排空指数较对照组低,差异有高度显著性,示排空功能迟缓。单侧腮腺有点扩者,双腮腺摄取功能不平行。双腮腺点扩者,摄取功能平行。

【诊断与鉴别诊断】

根据上述临床、造影等表现诊断不难。如儿童期未完全痊愈,延续到成人期尚有腮腺反复肿胀,腮腺造影尚有末梢导管扩张,这时需与 Sjögren 综合征继发感染相鉴别。儿童复发性腮腺炎无口干、眼干症状,有自幼发病史,化验包括免疫学检测指标无明显异常,追踪检查,腮腺造影点扩越来越少,腮腺活检完全不同于 Sjögren 综合征。后者是以腺内淋巴细胞增生代替腺泡为特点。

【治疗与预后】

本病有自愈趋向,以保守治疗为主,目的在于尽量减少发作次数,缩短发作持续时间,间隙期维持其正常流率,每天按摩腺体帮助排空唾液。用淡盐水漱口,保持口腔卫生。多饮水。咀嚼无糖口香糖刺激唾液分泌。避免疲劳、感冒。如有急性炎症表现,可用抗生素。

本病的预后较好,大部分患者到青春期后自愈。Konno(1979)对35例患儿临床追踪8~11年,21例症状消失,13例症状明显改善,但有1例造影后较初诊时病变加重,呈囊状扩张伴主导管扩张。初诊时造影病变轻者复查时预后较好,造影病变消失比率高。但没有1例发展成 Sjögren 综合征。

成人复发性腮腺炎

成人复发性腮腺炎为儿童复发性腮腺炎延期痊愈而来。

【病理】

光镜下见腮腺有退行性改变,腺泡变大,腺泡细胞内有空泡性变,顶端酶原颗粒消失,小叶内及小叶间导管扩张,个别小叶内导管周围有少量淋巴细胞浸润(图16-17)。

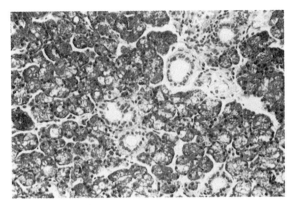

图16-17 成人复发性腮腺炎
小叶内腺管扩张,腺泡细胞有退行性变,形成空泡,腺管周围有少量淋巴细胞浸润

电镜见腺泡细胞的胞质内有大小不一、形态不规则的空泡;细胞器减少,可见线粒体扩张,部分胞核固缩,小叶内导管扩张,突向腔内的微绒毛减少。

【临床表现】

患者均自2~3岁发病,单侧腮腺或双侧腮腺反复肿胀或交替肿胀,导管口有脓或胶冻样分泌物。至成人后,发病次数减少,间隙期延长,最长者可至10年;而持续时间较短。

化验检查,包括末梢血象、血沉、蛋白电泳、抗核抗体、类风湿因子等均无异常;仅有个别病例抗核抗体阳性。

【X线表现】

腮腺造影的表现类似于儿童复发性腮腺炎,但有部分患者可痊愈,X线片上点扩完全消失。部分患者明显好转,X线片上点扩数减少50%以上。

【诊断及鉴别诊断】

诊断要点如下:①有自幼发病史;②无口干、眼干症状;③化验血常规、白细胞分类、血沉、血清蛋白电泳、抗核抗体、类风湿因子均无异常;④成年后,每次发作间隔变长,病程短,病变轻,后逐渐痊愈;⑤腮腺造影显示,导管系统除主导管因逆行感染呈慢性阻塞性腮腺炎改变外,多无异常,只是末梢导管呈点状、球状扩张。随患者年龄增长,点状、球状扩张数目逐渐减少,并与临床症状消失有关系,但不一定成正比。明显好转的病例中,就有临床症状消失12年,造影仍有少量末梢导管点状、球状扩张者。

本病应注意与处于早期的 Sjögren 综合征相鉴别。本病非自身免疫性疾病，无口干、眼干症状，相关自身抗体检测多为阴性，仍有自愈倾向，这些均不同于 Sjögren 综合征。

【治疗】

同儿童复发性腮腺炎，促其加速自愈。

慢性阻塞性腮腺炎

慢性阻塞性腮腺炎以前称为腮腺管炎，是一类独立的疾病。

【病因、病理】

大多数患者由局部原因引起，如导管口狭窄，年轻的患者多见于智牙萌出时，导管口黏膜咬伤，瘢痕愈合后，引起导管口狭窄；年老患者多见于不良义齿致导管口处颊黏膜损伤，形成瘢痕而狭窄。也可由外伤、异物及导管弥漫性炎症引起。北京大学口腔医学院 117 例病变腺体，能找到病因者 62 例，阴性唾液腺结石最多，主导管前段狭窄次之，其他病因依顺序为导管口狭窄、肿瘤压迫、阳性唾液腺结石、腺外瘢痕、先天性导管扩张、腮腺内脓肿、主导管内异物。由此可见，半数以上（62/117）可找到各种原因。

病变较轻时见腺小叶内及小叶间导管周围有淋巴细胞及浆细胞浸润，导管内可有嗜伊红唾液沉积物，腺泡无明显变化，小叶间结缔组织可轻度增生，血管扩张充血。病变较重时，腺泡可大部被破坏、消失，腺小叶内及小叶间导管扩张明显，有的导管周围纤维增生且玻璃样变，周围有大量淋巴细胞及浆细胞浸润，并有纤维组织修复。大导管扩张，管形可不整，管壁上皮有部分脱落，管壁结缔组织可发生水肿，管周可有轻度炎症（图 16-18）。

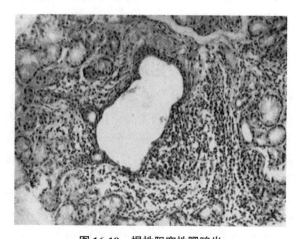

图 16-18　慢性阻塞性腮腺炎
腺小叶内腺泡消失，腺管扩张，周围有大量淋巴细胞浸润

【临床表现】

肿胀多与进食有关，短时间达高峰，伴有轻微疼痛，称为"进食综合征"。持续时间一般不超过 2 天，约 1/3 患者肿胀在 1 小时内消退。发作次数变异较大，多者每次进食都肿胀，少者一年内很少发作，大多平均每月发作一次以上。有的患者腮腺肿胀与进食无明确关系，晨起感腮腺区发胀，自己稍加按摩后即有"咸味"液体自导管口流出，随之局部感到松快。部分唾液腺结石病患者似急性化脓性炎症发作，局部红肿伴导管口有脓性分泌，少数从导管口自行排出结石。

挤压腮腺可有大量浑浊的黏液流出。有的患者在发作时，可在主导管走行区触及明显条索状。唾液总流量检查多在正常范围内。

【化验检查】

除个别有全身其他病外，绝大多数患者末梢血象、血清免疫学及唾液 sIgA 均正常。

【影像学诊断】

1. X 线表现　根据北京大学口腔医学院的资料，其病变形态可以分为四类：

Ⅰ 类：自主导管口开始扩张不整或仅累及叶间导管（图 16-19）。

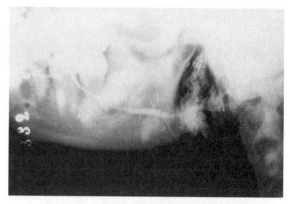

图 16-19　慢性阻塞性腮腺炎 Ⅰ 类造影表现
自主导管口开始轻度扩张不整，未累及叶间、小叶间导管及腺体

Ⅱ 类：主导管前部正常，近腺门前一段开始扩张不整，累及叶间、小叶间导管，或伴"点扩"（图 16-20）。

Ⅲ 类：自主导管口开始扩张不整，累及叶间、小叶间导管，或伴"点扩"（图 16-21）。

Ⅳ 类：自主导管口开始扩张不整，累及叶间、小叶间导管，末梢导管呈点球状，部分腺体不显像，呈萎缩状（图 16-22）。

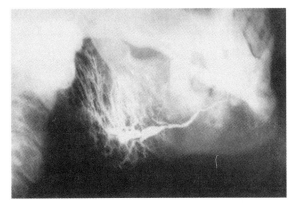

图 16-20 慢性阻塞性腮腺炎Ⅱ类造影表现

主导管前段正常，自腺门前开始扩张不整，累及叶间、小叶间导管

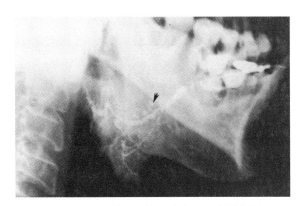

图 16-21 慢性阻塞性腮腺炎Ⅲ类造影表现

自主导管口开始扩张不整，延及叶间、小叶间导管伴少量"点扩"(↑)

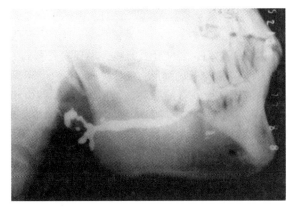

图 16-22 慢性阻塞性腮腺炎Ⅳ类造影表现

自主导管口开始高度扩张不整，累及叶间、小叶间导管，部分分支导管呈球状，腺体呈萎缩状

2. 核素唾液腺功能显像 唾液腺炎性疾病变化不同，在核素唾液腺功能显像时表现亦不同。急性炎症期由于充血，血流量增多，水肿压迫导管系统，表现为显像早、摄取功能增加、排空功能迟缓。慢性唾液腺炎早期急性发作时，显像观察与急性唾液腺炎相似。

【诊断与鉴别诊断】

依据以下几点，诊断不难：①有进食肿胀史，颊部有时能触及条索状肿胀导管，多单侧发病。②平片或造影检查，能显示阻塞原因为阳性或阴性结石等。③无口干、眼干症状。④化验多无异常。⑤造影检查主要表现为主导管、叶间、小叶间导管扩张不整的病变。⑥核素显像：轻度者摄取功能增高，排泄功能正常；中度者摄取功能正常，排泄功能受阻或迟缓；重度者摄取功能低下，排泄功能受阻或不排。⑦随访检查，可见扩张的主导管更加扩张，并延及叶间、小叶间导管，主导管内阴性唾液腺结石可见加大；已有"点扩"的腺体进一步纤维化、萎缩，"点扩"明显减少。

在鉴别诊断上，需与以下疾病鉴别：

1. 成人复发性腮腺炎 成人复发性腮腺炎有自儿童期发病史，无口干、眼干症状，化验多无异常。腮腺造影表现两者迥然不同。成人复发性腮腺炎除有逆行感染、主导管稍扩张不整外，叶间、小叶间导管均无变化，而只是末梢导管呈散在点、球状扩张。而阻塞性腮腺炎以导管系统，即主导管，叶间、小叶间导管扩张不整为特征。

2. Sjögren 综合征继发感染 有腮腺反复肿胀流脓史，易与慢性阻塞性腮腺炎混淆。鉴别点在于，Sjögren综合征：①发病多为中年女性。②有口干、眼干或其他结缔组织病。③为自身免疫病，化验多有异常。④造影显示以末梢导管点、球状扩张为特征；追踪检查点、球状扩张数目增多或融合呈球、腔状扩张，并出现主导管特征性改变。⑤病理组织上也有其特征所见。

3. 腮腺良性肥大继发感染 腮腺持续肿大，双腮腺也可以反复肿胀，甚至导管口有脓。但良性肥大的腮腺为持续肿胀，质地柔软、呈弥漫性的；多有糖尿病、肝炎、嗜酒或长期营养不良的历史；造影可见极少量末梢导管"点扩"表现，腺体外形明显变大，这与慢性阻塞性腮腺炎迥然不同。

【治疗】

慢性阻塞性腮腺炎多由局部原因引起，故以去除病因为主。治疗分保守治疗、唾液腺内镜介入治疗以及手术治疗。

保守治疗：自后向前按摩腮腺，促进分泌物排出；咀嚼无糖口香糖或口含果味维生素C，促进唾液分泌排出；用温盐水漱口，有抑菌作用，减少腺体逆行感染机会；从导管口注入抗生素，既机械冲洗导管，又有制菌作用。用碘化油注入导管内亦可达到同样目的。

唾液腺内镜介入治疗：采用唾液腺内镜，经腮腺导管冲洗，去除黏稠的絮状分泌物，使导管通畅。也可在此基础上灌注抗炎药物，效果良好。

手术治疗：①腮腺导管结扎术：通过结扎导管，使腮腺萎缩，从而控制炎症。该术式效果不佳，且有可能因炎症未得到控制而导致残留导管的潴留脓肿或黏液脓性分泌物自发破溃，故目前很少采用这一术式。②在各种保守治疗无效，患者有手术要求的情况下，可考虑作保留面神经的腮腺浅叶切除术。由于反复感染及炎症关系，局部渗血及粘连较重，面神经所受的创伤较大，但只要仔细、轻柔操作，可将并发症减少到最低程度，但应注意切除副腺体及腮腺导管全长，以防术后在残存导管段形成潴留脓肿。

对双侧病变较重的治疗，最好先治症状重的一侧，待6个月或一年后，其他腺体功能代偿性增强，再处理另一侧。

IgG₄ 相关唾液腺炎

IgG_4 相关唾液腺炎属于 IgG_4 相关系统病的一种，该系统病包括自身免疫性胰腺炎、硬化性胆管炎、腹膜后纤维化、硬化性唾液腺炎、假性肿瘤等，是最近一些年才被认识的一类疾病。

【病因、病理】

IgG_4 相关唾液腺炎系自身免疫性疾病，其确切的发病机制尚不完全清楚。

组织病理学表现为腺体结构存在，腺泡萎缩，间质明显纤维化，致密的淋巴、浆细胞浸润，常形成淋巴滤泡，可见胶原鞘、闭塞性静脉炎及嗜酸性细胞浸润。免疫组化显示 IgG_4 阳性的淋巴、浆细胞浸润，IgG_4/IgG 阳性细胞数比例增高。

【临床表现】

IgG_4 相关唾液腺炎多见于中老年，女性多见。病期长短不一。主要表现为双侧大唾液腺肿大，初起可为下颌下腺或腮腺肿大，但以下颌下腺肿大为常见。可双侧同时肿大，或先为单侧，进而累及双侧。常为多个大唾液腺受累，包括下颌下腺、腮腺、副腮腺及舌下腺，泪腺亦常被累及（彩图 16-23，见书末彩插）。常伴有下颌下或颈部淋巴结肿大。

除腺体肿大外，患者无明显自觉症状。多个腺体受累时可有程度不等的口干。触诊腺体明显增大，质地较硬，界限清楚，表面光滑或呈结节状。

可有身体其他部位的同类病变，包括胰腺、胆管及腹膜后肿块等。

【诊断及鉴别诊断】

主要根据临床表现、血清学检测、组织学及免疫病理学检查结果诊断，组织学和免疫病理学特点为最重要的诊断依据。

血清学检测显示 IgG_4 水平明显增高。B 超及 CT 显示腺体弥漫性增大，无占位性病变。

IgG_4 相关唾液腺炎需与以下疾病相鉴别：

1. 舍格伦综合征 多见于中年女性，口干症状及体征明显。腮腺造影有其特征性表现。血清学检测相关自身抗体阳性，而 IgG_4 水平在正常范围。组织学检查一般无纤维结缔组织增生，免疫组化无 IgG_4 阳性的淋巴、浆细胞浸润。

2. 慢性阻塞性下颌下腺炎 多为单侧下颌下腺受累。有明显进食肿胀史，可查及下颌下腺导管或腺体结石。血清学检测 IgG_4 水平正常。

【治疗】

确诊后采用激素和免疫抑制剂治疗效果良好。

腮腺内非特异性淋巴结炎

腮腺内非特异性淋巴结炎，又称假性腮腺炎。因腮腺内有多个淋巴结，淋巴结炎也可引起腮腺肿胀，如波及腺体及导管，也可引起导管口溢脓。

【病因、病理】

腮腺淋巴结群接受来自鼻根、眼睑、颞、额、外耳道、中耳、腭后部、鼻后及鼻咽区的淋巴，如果这些部位有炎症，可引起腮腺区淋巴结炎，腮腺区呈现炎性变化。

显微镜下，淋巴结的正常结构清晰可见，被膜常增厚且有慢性炎症细胞浸润。有的血管扩张充血。淋巴滤泡可增生。生发中心可见核分裂，但无病理核分裂，并见吞噬核碎片的组织细胞。淋巴窦扩张，其中有大量浆细胞及淋巴细胞；血管扩张，其中可充满白细胞。淋巴结内残存的腺管的管壁可增厚，并引起附近腮腺的亚急性炎症，部分中性多形核白细胞聚集，液化形成脓肿。

【临床表现】

腮腺内淋巴结炎，可引起腮腺区红肿、疼痛。但导管口正常，发病缓慢，病情较轻，开始为局限性肿块，以后逐渐肿大。唾液分泌无障碍，一般挤压腮腺，无脓液自导管口溢出。如果炎症破坏淋巴结包膜，侵及周围腺体及导管，则可由导管流出混浊唾液，甚至脓液。

【影像学诊断】

超声检查时声像图上表现为界限清楚的低回声病变，与良性肿瘤不易区分。脓肿形成时，可见腮腺腺体内有厚壁的脓腔。

【治疗】

病变较轻微者,抗感染治疗多能奏效。如反复发作,甚至导管口流脓,则可作保留面神经的腮腺浅叶切除。

第7节　唾液腺肿瘤和瘤样病变

唾液腺肿瘤

肿瘤是唾液腺组织中最常见的疾病,其病理类型十分复杂。不同类型的肿瘤其病理特点及生物学行为均不相同,故其治疗和预后也不相同。

一、临床病理

(一)病理分类

唾液腺肿瘤在临床上大多有其共同特点,但在组织病理学上却不相同,唾液腺肿瘤可来自唾液腺上皮和间叶成分,来自间叶成分者较为少见,且与身体他处间叶来源的肿瘤病理学表现基本相似。唾液腺上皮性肿瘤的组织相较复杂,分类意见也不一致。

2005年,WHO经过第二次修订,提出了第3版唾液腺肿瘤组织学分类:

1. 腺瘤
(1)多形性腺瘤
(2)肌上皮瘤
(3)基底细胞腺瘤
(4)Warthin瘤(腺淋巴瘤)
(5)嗜酸性腺瘤
(6)管状腺瘤
(7)皮脂腺瘤
(8)淋巴腺瘤
(9)导管乳头状瘤
　　—内翻性导管乳头状瘤
　　—导管内乳头状瘤
　　—乳头状唾液腺瘤
(10)囊腺瘤
2. 癌
(1)腺泡细胞癌
(2)黏液表皮样癌
　　—高分化
　　—低分化
(3)腺样囊性癌
　　—腺样
　　—管样
　　—实性

(4)多形性低度恶性腺癌(终末导管腺癌)
(5)上皮-肌上皮癌
(6)非特异性透明细胞癌
(7)基底细胞腺癌
(8)皮脂腺癌
(9)囊腺癌
(10)低度恶性筛孔状囊腺癌
(11)黏液性腺癌
(12)嗜酸性腺癌
(13)唾液腺导管癌
(14)腺癌
(15)肌上皮癌(恶性肌上皮瘤)
(16)多形性腺瘤癌变
(17)癌肉瘤
(18)转移性多形性腺瘤
(19)鳞状细胞癌
(20)小细胞性未分化癌
(21)大细胞性未分化癌
(22)淋巴上皮癌
(23)涎母细胞瘤
(24)其他癌

(二)各种肿瘤病理特点及生物学行为

因间叶肿瘤较少见,在此只叙述较常见的上皮性肿瘤。

1. 良性肿瘤

(1)多形性腺瘤(混合瘤):肉眼见多形性腺瘤为圆形或椭圆形,表面大多为结节状,肿瘤大小不一,一般直径为3～5cm,包膜较完整,剖面呈灰白色,其中可见浅蓝色的软骨样组织、半透明的黏液样组织及小米粒般大的黄色角化物。有的发生囊性变,囊内可含无色透明或褐色液体。复发肿瘤常为多个瘤结节,即多发中心,每个瘤结节有包膜环绕。当多形性腺瘤癌变时,剖面有不同表现,一部分呈良性多形性腺瘤结构,周围有包膜;癌变部分组织松软易碎,包膜消失,与周围组织界限不清。

镜下见组织相复杂,常呈腺管样结构,腺管内层为立方形上皮,外层为梭形或星形的肌上皮细胞,腺管内有红染同形质物。肌上皮细胞可呈片状或条索状排列。也可见鳞状化生,中央形成角化珠。此外常见黏液样组织和软骨样组织。肿瘤的包膜大多完整,有时包膜内有瘤细胞侵入或一部分包膜消失(图16-24)。

多形性腺瘤癌变时见一部分为良性多形性腺瘤表现,另一部分为腺癌或鳞状细胞癌结构,在两者之间有移行部分,为大片变性、坏死无结构物,其中有散在的瘤细胞团块,细胞大小不一,有核浓染及核分裂象。

多形性腺瘤的生物学特点为生长缓慢,无明显症状,有包膜,但有时不完整,术后可复发,可与手术未彻底切净有关,也可由于手术中切破瘤体种植而复发。

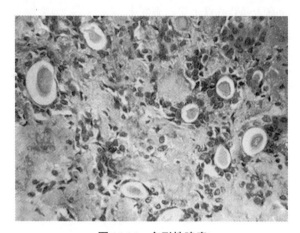

图 16-24 多形性腺瘤
上皮细胞呈腺管样排列,肌上皮细胞形成条索状

(2)肌上皮瘤:是完全或几乎完全由肌上皮细胞组成的唾液腺肿瘤。

肉眼见肿瘤呈类圆形,与周围组织界限清楚,剖面灰白色,实质性。浆细胞样型或发生于腭部的肌上皮瘤常无明显包膜,而梭形细胞型或发生于腮腺的肌上皮瘤可有菲薄的包膜。

光镜下,肌上皮瘤可分为三种组织类型。梭形细胞型占大多数,肿瘤由紧密聚集的梭形细胞组成,细胞间纤维组织及基质稀少。梭形细胞呈片状或束状排列,或互相交错成漩涡状。浆细胞样型细胞较少,成簇排列,被大量疏松的黏液样基质所分隔。有的胞质内含大量嗜伊红的玻璃样变物质,胞核被挤向细胞一侧。浆细胞样及梭形细胞两者混合存在者为混合型。肌上皮瘤中可有透明细胞存在,有时以透明细胞为主。

肌上皮瘤的生物学行为与多形性腺瘤基本相似,治疗原则也相同。

(3)Warthin 瘤:又称腺淋巴瘤或淋巴乳头状囊腺瘤。

肉眼见肿物呈圆形或椭圆形,肿瘤一般直径在3~4cm 左右。肿物有较薄的包膜,有时包膜不完整,质较软。剖面见肿物为实性,也可为囊性,囊腔内有黏液,有的囊内有干酪样坏死物质。肿瘤可有多发中心。

镜下见此瘤有上皮及淋巴样组织两种成分,其间有基底膜相隔。假复层上皮细胞形成腺管或囊腔。柱状细胞自基底膜达腺腔表面,锥形细胞与基底膜相连,但不达腺腔表面。其间可散布着黏液细胞,也可有鳞状化生。有时肿瘤的淋巴样成分极为丰富,伴有淋巴滤泡形成(图 16-25)。在 Warthin 瘤周围的淋巴结中,可以见到最早期的 Warthin 瘤的改变。

此瘤是良性病变,但由于常为多发性肿瘤,且肿瘤的发生常与腮腺淋巴结有关,因此,手术时应将淋巴结较集中的腮腺后下部和腮腺后缘的淋巴结一并切除,以免出现新的肿瘤。

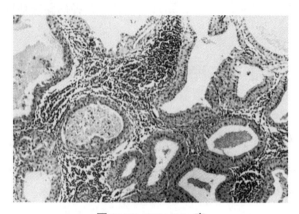

图 16-25 Warthin 瘤
双层上皮细胞呈腺管样排列,间质为淋巴样组织

(4)囊腺瘤:肉眼见肿瘤大小不一,以 1~3cm 直径者多见。剖面呈灰白色或白色,可见大小不一的囊腔,腔内含黏液,较大的囊腔内可见细小乳头突入。大约占半数的肿瘤包膜不完整,有的呈多中心生长。

镜下见肿瘤由黏液细胞和立方细胞构成,形成腺管样、乳头状囊性及团块样结构。囊腔及乳头表面大多被覆一层黏液细胞,深面为数层立方细胞。大多乳头中心为纤维性轴心。

此瘤虽为良性肿瘤,但由于肿瘤包膜不完整,有的还侵犯周围腺体,还有少数为多发中心,因此,若手术未切净,易造成复发。

(5)基底细胞腺瘤:约占唾液腺肿瘤的 2%。肉眼观为圆形或卵圆形,表面光滑,直径大多为 2~3cm。肿瘤大多包膜完整,少数包膜不完整,剖面为实性或实性和囊性并存,呈灰白色。

镜下见瘤细胞形态一致,为柱状或立方形,似基底细胞。瘤细胞排列多样化,有的呈网状排列,有的呈腺管状,有的为团块状,在每个肿瘤内往往会出现一种以上的形态。以网状型或管状型结构为主者,均有包膜。以团块型结构为主者,包膜可不完整,术后可复发,且可癌变。

2. 恶性肿瘤

(1)腺泡细胞癌:肿物直径多为 3cm,一般包膜不完整,剖面呈灰白色实性,有时有坏死区和囊性变。

镜下见腺泡细胞为圆形或多边形,胞质内有嗜碱性小颗粒;核小、偏位、染色深。此外可见空泡细胞和透明细胞。瘤细胞排成片状或腺泡状,有时可形成囊腔并有乳头突入,有时呈滤泡样与甲状腺滤泡相似。肿物包膜内可有瘤细胞侵入,在包膜外也可见肿瘤灶(图 16-26)。

腺泡细胞癌属低度恶性肿瘤,生长缓慢,病程长,但有局部浸润,术后易复发,偶见转移。

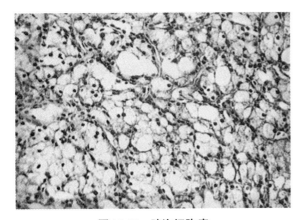

图 16-26　腺泡细胞癌
瘤细胞呈片状排列,有的瘤细胞的胞质透明,胞核小,偏位

(2) 腺样囊性癌:为唾液腺较常见的恶性肿瘤,其特点是侵袭性强且易发生血行转移。

肉眼见此瘤为圆形或结节状,较硬,剖面为灰白色,多为实性。肿物无包膜,常侵犯邻近组织。

镜下见肿瘤由基底样细胞和肌上皮细胞构成多种结构,可呈筛孔状排列,也可呈小条索、小团块和小导管样结构,还可呈实质性上皮团块。此瘤侵袭性强,与血管关系密切,常沿血管扩散,甚至侵入血管内。易侵犯神经,且沿神经束衣蔓延,因此,临床出现疼痛、麻木等症状(图 16-27)。

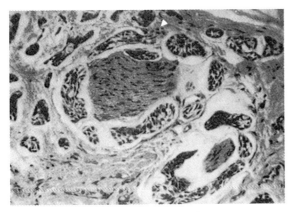

图 16-27　腺样囊性癌
瘤细胞呈小条索状,环绕及侵犯神经

此瘤侵袭性强,故浸润的范围往往超出手术时肉眼看到的肿瘤范围,常可见骨髓腔内充满了肿瘤细胞而骨小梁未破坏。此瘤易经血行转移至肺、肝、骨等处,淋巴结转移较少,术后易复发。其早期表现常为疼痛,虽临床检查无复发征象,亦应高度怀疑复发。此瘤发展慢,病程长,部分患者复发后亦可带瘤生存多年。

(3) 黏液表皮样癌:肉眼见大多数肿瘤呈结节状,直径以 2~3cm 者多见,大多数肿瘤无包膜,与周围组织界限不清。剖面为灰白色,可见大小不一的囊腔,腔内含黏液,少数为实性。

镜下见由黏液细胞、表皮样细胞和中间细胞组成。高分化者黏液细胞及表皮样细胞较多,中间细胞较少,瘤细胞形成团块,但常形成大小不一的囊腔,较大的囊腔有乳头突入腔中,腔内有红染黏液,当囊腔破裂时,黏液溢入间质中,形成黏液湖(图 16-28)。低分化者表皮样细胞及中间型细胞较多、黏液细胞少,实质性上皮团块多,囊腔少,常见肿瘤侵入周围组织,瘤细胞间变明显,可见核分裂,核浓染(图 16-29)。

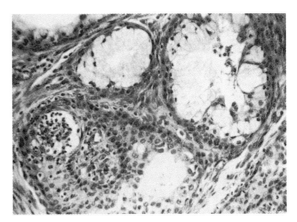

图 16-28　黏液表皮样癌
高分化型

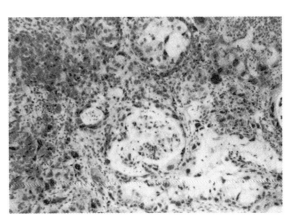

图 16-29　黏液表皮样癌
低分化型,细胞大小不一,有核浓染及瘤原细胞

高分化者恶性度低。低分化者恶性度高,易复发,可发生转移。高分化者术后五年生存率可达 90% 左右,低分化者五年生存率仅为 50% 左右。北京大学口腔医学院 408 例黏液表皮样癌的颈淋巴结转移率为 9.3%,远处转移率为 2.9%,术后复发率为 27%,5 年、10 年及 15 年生存率分别为 89.4%、88.4% 及 84.2%。

（4）囊腺癌：也称为乳头状囊腺癌。肉眼见肿瘤为圆形或结节状，大小不一，一般直径为 2~4cm。肿瘤大多无包膜，剖面为灰白色或粉红色，见有大小不等的囊腔，腔内有黏液，在较大囊腔中，可见细小乳头自囊壁突入。

镜下见瘤细胞呈立方形或圆形，瘤细胞体积大。胞核为圆形或卵圆形，大小不等，可见核异型和核分裂。瘤细胞呈腺管样及囊腔样排列，腔内含乳头，乳头表面和囊腔上皮被覆多层瘤细胞，排列紊乱。有些瘤细胞排成大小不一的团块，其中有小囊腔形成，有小乳头突入腔中。根据瘤组织中团块和囊腔的比例将此瘤分成高分化型和低分化型。高分化型腺管及囊腔多，团块少；低分化型以团块及小囊腔成分多，而大腔及乳头少，团块中坏死灶较多，癌细胞异型性明显，核分裂多见（图 16-30）。

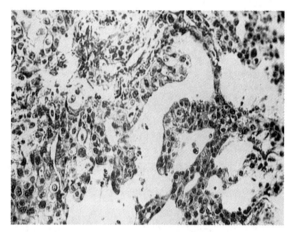

图 16-30　乳头状囊腺癌
上皮细胞大小不一，有核浓染及核分裂，瘤细胞形成囊腔，有乳头突入腔内

生物学行为根据国内报告，5 年生存率高分化型为 65%，低分化型为 47.1%。有人认为此瘤淋巴结转移率较高，预后较差。其生物学行为属于中度恶性肿瘤。

（5）腺癌：肉眼见不规则硬块，和周围组织界限不清，发生于口腔内小唾液腺的腺癌，表面常有溃疡，肿瘤无包膜。

镜下见瘤细胞异型性明显，核分裂象多，结构不一，有的呈实性团块或小条索状排列，有时见少量腺管样排列。肿瘤纤维间质多少不一，间质多者肿瘤较硬称为硬癌。

肿瘤一般生长较快，易复发，可发生局部淋巴结和远处转移。

（6）未分化癌：唾液腺的未分化癌较少见，肿瘤生长迅速，分化度低，镜下见瘤细胞为圆形或梭形，异型

性明显，核分裂多。瘤细胞呈片状或条索状排列，常有坏死和出血。

此瘤易侵入邻近组织，有局部和远处转移，预后不良。

（7）鳞状细胞癌：唾液腺的原发性鳞状细胞癌很少见，往往将黏液细胞极少的黏液表皮样癌误诊为鳞状细胞癌。

镜下所见与黏膜上皮发生的鳞状细胞癌一样，有上皮团块及角化珠形成。

此瘤呈浸润性生长，术后易复发，常有局部淋巴结转移。

二、临床表现

（一）腮腺肿瘤

大唾液腺肿瘤 80% 发生于腮腺。腮腺肿瘤中，良性肿瘤约占 75%。而良性肿瘤中，多形性腺瘤约占 70%。最常见于 30~50 岁的青壮年，女性较多于男性。病程较长，缓慢生长，可达数年直至十几年之久，常在无意或体检时发现。除临床有肿块外，可无任何症状。腮腺组织任何部位均可发生肿瘤，但以耳垂为中心及耳屏前方的腮腺组织最为常见。触诊肿物表面光滑或呈结节状，界限清楚，活动，无压痛，质地中等硬（图 16-31）。

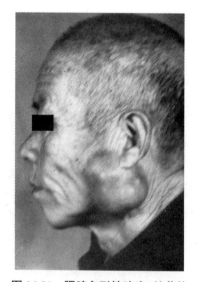

图 16-31　腮腺多形性腺瘤，结节状

腮腺肿瘤中，20% 以上为 Warthin 瘤。在临床上，Warthin 瘤具有下列特点：①男性明显多于女性，男女比例为 6:1；②50 岁以上老年人多见，50~60 岁为发病高峰；③绝大多数位于腮腺后下极；④可表现为双侧腮腺肿瘤或同侧腮腺多灶性肿瘤，其比例约占 20%；⑤肿瘤表面光滑，质地柔软，可有弹性感；⑥常有消长史，患者可有程度不等的胀痛感。

腮腺肿瘤绝大多数发生于腮腺浅叶，但约有12%发生于深叶。根据肿瘤所在位置，临床可分为三种类型：①颌后肿块型：最为常见，瘤体在下颌升支后缘与乳突间，或耳垂稍下的颌后凹内，当肿瘤主要位于升支后缘与乳突之间时，由于受到骨性结构的限制，触诊肿物活动度差，界限不甚清楚。肿瘤主要位于耳垂下区时则多活动，其表现类似腮腺浅叶肿物。②哑铃型：瘤体一端突向咽侧、软腭，另一端突向耳下区，呈哑铃状，在耳垂下和咽侧均可见肿物，其特点是双手扪诊时，可感到瘤体活动。③咽侧突出型：肿瘤位于咽旁间隙，向咽侧及软腭突出。此型早期诊断有困难，只有当肿瘤长到相当大，向咽侧和软腭突出使咽腔缩小时，患者感到呼吸或吞咽困难，并有异物感才被发现。肿瘤常在扁桃体上方，并向内上伸入软腭，使腭垂偏向对侧。尽管肿物较大，但黏膜表面光滑，不出现溃疡。这类肿瘤极易与原发于咽旁或软腭的肿物相混淆。其鉴别诊断常依赖于CT检查。

极少量肿瘤发生于副腺体，在颧下出现包块，易误诊为颊部肿瘤。

腮腺恶性肿瘤约占腮腺肿瘤的25%。肿瘤生长较快，局部有疼痛、麻木感，肿物质地较硬，常与深层组织发生粘连，与周围组织界限不清，活动受限；累及咀嚼肌群则产生开口困难；也可累及皮肤，甚至向外破溃；累及面神经时，可发生部分或全部面神经瘫痪（图16-32）。部分恶性肿瘤可发生颈淋巴结转移；少数病例，特别是腺样囊性癌，可发生远处转移。低度恶性肿瘤的临床表现与良性肿瘤相似，有时在临床上难与良性肿瘤相区别。

腮腺肿瘤绝大多数是原发的，但因腮腺内含有较丰富的淋巴结和淋巴管，恶性肿瘤可以转移到此区，称为腮腺转移癌。原发部位以同侧眼睑、前额、颞部、后颊及耳廓前区为常见。鼻咽部也是最常见的原发部位之一。病理类型以腺癌、鳞癌和恶性黑色素瘤为最常见。

（二）下颌下腺肿瘤

下颌下腺肿瘤中，良、恶性肿瘤比例大致相当，或良性肿瘤略多于恶性肿瘤。良性肿瘤绝大多数为多形性腺瘤。恶性肿瘤以腺样囊性癌、恶性多形性腺瘤和腺癌居多，好发年龄和性别与腮腺肿瘤相似。

下颌下腺肿瘤表现为下颌下三角区肿块。良性肿瘤生长缓慢，界限清楚，可活动，无任何自觉症状。恶性肿瘤生长较快，局部常有疼痛、麻木感；肿物较硬，常与深层组织及下颌骨骨膜粘连，固定而不活动。开口肌群如下颌舌骨肌、二腹肌受累可产生轻度开口受限。如面神经下颌缘支受累则出现下唇运动障碍；舌神经受累则患侧舌麻木，并可有耳部放射性疼痛；舌下神经受累则出现患侧舌肌瘫痪，伸舌歪向患侧。也可出现皮肤受侵破溃。有时可出现颈淋巴结转移或远处转移。

（三）舌下腺肿瘤

舌下腺肿瘤比较少见，如发生肿瘤，90%以上为恶性。恶性者腺样囊性癌居首位，其次为黏液表皮样癌及腺癌。

舌下腺恶性肿瘤不易为患者早期察觉，有时作口腔检查时才发现。当患者诉一侧舌痛或舌麻木时，除仔细检查舌体外，应双手口内外触诊舌下区，如有硬结存在而非下颌下腺导管结石，应考虑肿瘤。累及舌神经者有舌麻木及舌痛，累及舌下神经者有患侧舌肌瘫痪。

（四）小唾液腺肿瘤

小唾液腺肿瘤最常发生于腭部，其余部位依次为颊、舌及舌根、上唇、磨牙后腺及下唇。病理组织类型与大唾液腺者相同。

腭部者一般发生于一侧硬腭后部及软硬腭交界处，恶性者占1/2，以腺样囊性癌居首位，其次为恶性多形性腺瘤及黏液表皮样癌，腺样囊性癌亦好发于上颌窦。

唇部唾液腺肿瘤好发于上唇。

磨牙后腺好发黏液表皮样癌。

舌部及舌根部肿瘤不易察觉，有时患者有异物感、吞咽障碍或痰中带血等症状。

三、诊　　断

（一）影像学诊断

为了防止唾液腺肿瘤，特别是腮腺和下颌下腺肿瘤的包膜破裂而造成种植性扩散，一般情况下，禁忌作组织活检。影像学检查是术前诊断的重要手段，其中包括超声显像、CT扫描、磁共振显像及核素显像等。

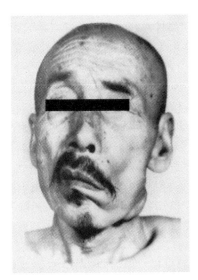

图16-32　腮腺多形性腺瘤恶变，全部面神经瘫痪（左侧）

1. CT 扫描　CT 检查对肿瘤的定位十分有益,可确定肿瘤的部位及其与周围组织,包括重要血管之间的关系,特别适用于腮腺深叶肿瘤,尤其是与咽旁肿瘤难以区分者,以及范围非常广泛的肿瘤。

根据肿瘤形态,可将大唾液腺肿瘤分为三类:①界限清楚的圆形肿瘤:多为良性肿瘤(图 16-33);②界限清楚的分叶状肿瘤:多为具有侵袭性的良性肿瘤,如多形性腺瘤或低度恶性肿瘤(图 16-34);③弥漫性的浸润性肿瘤:为恶性肿瘤(图 16-35)。脂肪瘤的密度很低,CT 值常为 −100Hu 左右(图 16-36)。囊肿或实性肿瘤囊变时,密度与水接近,CT 值为 0~10Hu。部分血管瘤可见静脉石,这些肿瘤可根据 CT 作出明确诊断。

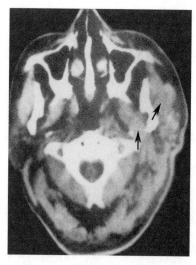

图 16-35　腮腺鳞癌(静脉增强)
肿瘤界限不清,密度不均,咬肌及翼内肌模糊不清(↑)

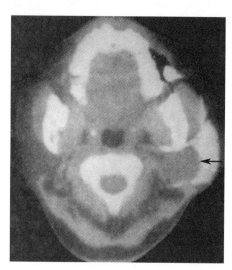

图 16-33　腮腺基底细胞腺瘤(CTS)
腮腺造影后 CT,肿瘤表现为清楚光滑的密度减低区(↑)

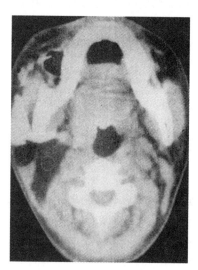

图 16-36　腮腺脂肪瘤
肿瘤呈不规则低密度区,CT 值为 −104.5Hu

2. 超声显像　超声显像的优点是无创伤,可重复进行。其作用为:①确定有无占位性病变:临床表现为腮腺肿大或颌后区丰满,难以将腮腺良性肥大、腮腺炎性肿块等与腮腺肿瘤相鉴别时,可首选超声显像。②确定囊实性病变:典型囊肿在声像图上具有特征性表现,即内部为无回声区,后壁及后方回声明显增强(图 16-37)。但当囊肿继发感染、囊腔内含黏稠脓液或较多胆固醇结晶时,与实性肿瘤不易区分。③为确定肿瘤的良、恶性提供信息:根据声像图上肿瘤的周界是否清楚完整,内部回声是否均匀,后壁及后方回声是否存在或有无增强等表现,可初步判断肿瘤的可能性质。

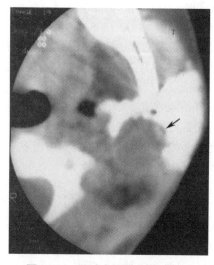

图 16-34　腮腺多形性腺瘤(CTS)
腮腺造影后 CT 显示颌后区充盈缺损,肿瘤表现为界限清楚的完整缺损,边缘呈分叶状(↑)

3. ^{99m} 锝显像　根据肿块所在区核素摄取量的多少,分为"冷"结节、"温"结节和"热"结节三类。"冷"

结节指肿瘤所在区核素摄取低于周围正常腺体组织；"温"结节指肿瘤所在区核素摄取与周围正常组织相似；"热"结节指肿瘤所在区核素摄取高于周围腺体组织。仅对 Warthin 瘤有诊断意义，即表现为"热"结节（图 16-38）。其他肿瘤表现为"冷"结节或"温"结节，无诊断意义。临床怀疑为 Warthin 瘤时，可考虑作 ^{99m} 锝显像，并建议作动态显像。

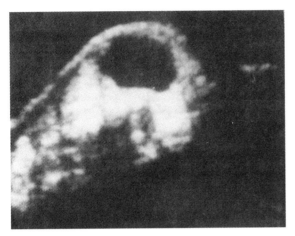

图 16-37　腮腺囊肿声像图
内部为无回声区，后壁及后方回声明显增强

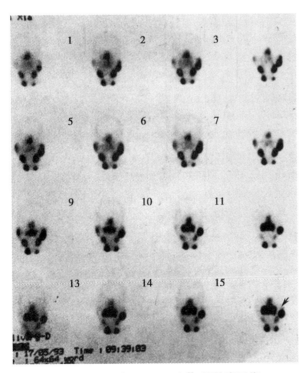

图 16-38　腮腺 Warthin 瘤 ^{99m} 锝核素显像
左腮腺下极核素浓聚，为"热结节"（↑）

4. 磁共振显像　与 CT 相比，磁共振显像具有下列优点：①不注射增强剂，即可获得清晰的大血管影像；②不改变体位，即可获得横断面、矢状及冠状图像

（图 16-39）；③不接受放射线；④对软组织的分辨率高于 CT。磁共振显像可用于肿瘤范围广泛者。

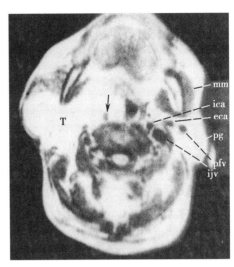

图 16-39　腮腺腺样囊性癌磁共振显像（横断面图像）
右腮腺及咽旁间隙高信号的占位性病变（T），形态不规则，咽旁间隙消失，颈内动脉（↑）被肿瘤包裹。pg：腮腺　mm：咬肌　ica：颈内动脉　ijv：颈内静脉　eca：颈外动脉　pfv：下颌后静脉

（二）细针吸活检

唾液腺肿块性病变绝大多数需行手术治疗，若在术前能确定肿块性质，则对选择良好的治疗方案更加有利。细针吸细胞学活检是采用外径为 0.6mm 的针头，吸取少量组织，涂片作细胞学检查，这种方法简便无害且准确率高。

据马大权等 122 例细针吸细胞学检查结果，和组织病理学诊断完全一致的诊断符合率为 83.3%，细胞学定性诊断的准确率为 97.6%。

唾液腺肿瘤的种植性复发是众所周知的，Eng-Zell 等报告 157 例唾液腺多形性腺瘤，细针吸细胞学检查后随诊 10 年，无 1 例因针吸后产生种植性复发。其他学者也有类似的报告。

细针吸细胞学检查虽然安全、简便，能较迅速地作出诊断，但仍有其局限性：①针吸组织是肿物某一点，获取组织很少，不能根据少量组织的涂片概括肿瘤的全貌，更不能因针吸涂片未见瘤细胞而否定肿瘤的存在；②位置深在的小肿瘤可能漏诊，此时，如在超声引导下作细针吸活检，明确针头进入肿瘤组织，则可避免漏诊；③根据细针吸的细胞学检查虽然能做到定性检查，但明确组织病理分类还有一定困难。尽管如此，在区别唾液腺炎性肿块与肿瘤、肿瘤良性与恶性方面，细针吸细胞学检查仍是一项很有价值的诊断方法。

（三）冷冻切片活检

冷冻切片为一种最省时、快速的制片方法，常用于临床手术时的病理诊断。

文献报告冷冻切片检查诊断唾液腺肿瘤的准确率，各家报告不一，与病理医师的阅片经验密切相关。因冷冻切片相对较厚，有时可以作出良性和恶性的判断，但不能确定肿瘤的组织学类型。值得注意的是，当多形性腺瘤部分癌变时，由于取材部位的限制，可能作出良性肿瘤的诊断。故一方面需要牺牲面神经、颌骨等重要组织时，应紧密结合病史和临床检查综合判断。另一方面，最终的病理诊断依赖于石蜡切片诊断。

（四）肿瘤恶性程度分类

根据肿瘤的生物学行为，大致上可将唾液腺恶性肿瘤分为三类：①高度恶性肿瘤：包括低分化黏液表皮样癌、腺样囊性癌、唾液腺导管癌、腺癌、鳞状细胞癌、肌上皮癌、嗜酸性腺癌及未分化癌。这类肿瘤颈淋巴结或远处转移率较高，术后易于复发，患者预后较差。②低度恶性肿瘤：包括腺泡细胞癌、高分化黏液表皮样癌、多形性低度恶性腺癌、上皮-肌上皮癌等。这类肿瘤颈淋巴结及远处转移率较低，虽可出现术后复发，但患者的预后相对较佳。③中度恶性肿瘤：包括基底细胞腺癌、囊腺癌、多形性腺瘤癌变等。其生物学行为及患者预后介于上述两者之间。

附：唾液腺癌国际 TNM 分类及分期（UICC, 2011）

（一）分类

T_x　原发肿瘤不能评估

T_0　原发灶隐匿

T_1　肿瘤最大直径≤2cm，无肿瘤腺实质外侵*

T_2　肿瘤最大直径 2cm 以上，未超过 4cm，无肿瘤腺实质外侵*

T_3　肿瘤最大直径 >4cm，和（或）有肿瘤腺实质外侵*

T_{4a}　肿瘤侵犯皮肤、下颌骨、耳道和（或）面神经

T_{4b}　肿瘤侵犯颅底，和（或）翼板，和（或）包绕颈动脉

* 腺实质外侵指临床或肉眼证明软组织受侵，仅有显微镜下证据，分类时不作为腺实质外侵。

N_x　区域淋巴结不能评估

N_0　未发现区域淋巴结有肿瘤转移

N_1　同侧、单个淋巴结转移，最大直径≤3cm

N_{2a}　同侧、单个淋巴结转移，最大直径 >3cm，不超过 6cm

N_{2b}　同侧多个淋巴结转移，最大直径不超过 6cm

N_{2c}　双侧或对侧淋巴结转移，最大直径不超过 6cm

N_3　转移淋巴结最大直径超过 6cm

（中线部位转移淋巴结应列为同侧转移）

M_x　不能评估有无远处转移

M_0　无远处转移

M_1　远处转移

（二）分期

Ⅰ期　$T_1N_0M_0$

Ⅱ期　$T_2N_0M_0$

Ⅲ期　$T_3N_0M_0$，$T_1N_1M_0$，$T_2N_1M_0$，$T_3N_1M_0$

ⅣA 期　$T_{4a}N_0M_0$，$T_{4a}N_1M_0$，$T_1N_2M_0$，$T_2N_2M_0$，$T_3N_2M_0$，$T_{4a}N_2M_0$

ⅣB 期　T_{4b} 任何 TM_0，任何 TN_3M_0

ⅣC 期　任何 T 任何 NM_1

四、治 疗

手术治疗

1. 手术基本原则　唾液腺肿瘤的治疗以手术为主，手术原则是从肿瘤包膜外正常组织切除，同时切除部分或整个腺体。腮腺浅叶的良性肿瘤，如果肿瘤位于腮腺后下部或虽然位于耳前区但体积较小（直径小于 1.5cm），可以作肿瘤及其周围 0.5cm 以上正常腮腺的部分腮腺切除术；腮腺浅叶体积较大的良性肿瘤，一般选择肿瘤及腮腺浅叶切除、解剖面神经术。位于腮腺深叶的肿瘤，常需同时摘除腮腺深叶。但对于完全位于咽旁间隙的深叶良性肿瘤，亦可采取下颌骨截骨入路切除肿瘤和腮腺深叶而不行腮腺浅叶切除和面神经解剖术。对于部位表浅、达到一定体积、活动度好的腮腺浅叶良性肿瘤，有丰富唾液腺外科经验的医师可行肿瘤包膜外切除术。腮腺恶性肿瘤根据肿瘤大小选择腮腺浅叶切除或全腮腺切除。

下颌下腺肿瘤一般行肿瘤连同下颌下腺一并切除。近些年来，对于位于下颌下腺后部、外侧或者内侧的良性肿瘤，作者采用部分下颌下腺切除术，不增加肿瘤复发率，尚能保留部分下颌下腺的功能。

小唾液腺肿瘤根据肿瘤性质，在具有足够正常周界的范围内切除。对于腺样囊性癌，因其具有沿神经扩散、肿瘤周界不易确定的特点，因而应适当扩大手术范围。

2. 面神经的处理　腮腺肿瘤除高度恶性肿瘤以外，如果肿瘤与面神经无粘连，应尽可能保留面神经，并尽量减少机械性损伤。如果与面神经有轻度粘连，但尚可分离，也应尽量保留，术后加用放射性粒子植入或外照射放射治疗。如果术前已有面瘫，或手术中发现面神经穿过瘤体，或为高度恶性肿瘤，原则上应牺牲面神经，然后作面神经缺损修复。

3. 颈淋巴结的处理　一般来说，唾液腺恶性肿瘤的颈淋巴结转移率不高，约在 15% 左右。因此，当临床上出现肿大淋巴结，并怀疑有淋巴结转移者，作治疗性颈淋巴清扫术。当颈部未触及肿大淋巴结或不怀

疑有转移者，原则上不作选择性颈淋巴清扫术。但对唾液腺导管癌、鳞状细胞癌、未分化癌、嗜酸性腺癌、腺癌及低分化黏液表皮样癌，其颈淋巴转移率超过30%，可考虑作选择性颈淋巴清扫术。此外，原发癌的部位也是考虑因素之一，舌根部癌转移率较高，也可考虑选择性颈淋巴清扫术。

4.放射治疗　唾液腺恶性肿瘤对放射线不敏感，单纯放射很难达到根治效果，但对某些病例，放射治疗有可能降低术后复发率，这些病例包括腺样囊性癌、其他高度恶性肿瘤、手术切除不彻底有肿瘤残留者，肿瘤与面神经紧贴且分离后保留面神经者。放射治疗的方式分两种，一种是传统的外照射，另一种是放射性粒子组织间植入，后者副作用小，对于腺源性恶性肿瘤的控制效果较好，目前应用逐渐增多。

5.化疗药物治疗　唾液腺恶性肿瘤有可能发生远处转移，特别是腺样囊性癌及唾液腺导管癌，远处转移率在40%左右。因此，术后还需配合化学药物治疗加以预防，但目前尚未发现非常有效的化疗药物。

五、预　后

唾液腺癌患者治疗后的近期生存率较高，但远期生存率持续下降，5年、10年及15年生存率呈明显递减。根据北京大学口腔医学院1436例唾液腺癌的临床分析资料5年、10年及15年生存率分别为81.2%、69.9%及59.3%。唾液腺癌患者的预后观察，5年是不够的，宜在10年以上。

唾液腺囊肿

唾液腺囊肿包括腮腺囊肿、下颌下腺囊肿、舌下腺囊肿及黏液囊肿，后两者多见。

（一）舌下腺囊肿

广义的黏液囊肿包括舌下腺囊肿和狭义的黏液囊肿。

【病因、病理】

舌下腺囊肿形成的原因有两种可能：①导管远端部分堵塞，尔后扩张形成有上皮衬里的囊肿，这种是极少数；②导管破裂，黏液外漏入周围组织间隙而形成囊肿，这是主要的成因。舌下腺囊肿的囊壁并无上皮衬里，而是纤维结缔组织或肉芽组织所形成。北京大学口腔医学院口腔颌面外科及口腔病理研究室对144例舌下腺囊肿分析，无上皮衬里者141例，占97.7%，而有上皮衬里者仅3例。

【临床表现】

好发于儿童及青少年，有反复破裂、流出蛋清样

黏液的病史，但不久后又肿大。囊肿多位于口底一侧的黏膜下，长大时可越过中线，呈淡蓝色，形似蛤蟆的咽囊，故又称"蛤蟆肿"（彩图16-37）。囊壁较薄，触之柔软。大的囊肿可通过口底肌肉扩展到下颌下、颏下区，也可波及对侧口底。囊肿伴有继发感染时，可出现肿胀、疼痛，可将舌推向对侧或后上方抬起，形似"重舌"，影响进食和说话，严重时可引起呼吸困难。

【诊断与鉴别诊断】

根据上述临床症状，诊断不难，但需与以下疾病鉴别：①局限于下颌下区或舌下区的血管瘤：血管瘤无反复肿胀史，不会自行消失，穿刺可见血液；②口底皮样囊肿：扪诊有面团样感觉，穿刺有黄白色皮脂样物；③下颌下区囊性水瘤：常见于婴幼儿，穿刺检查见囊腔内容物稀薄，无黏液，淡黄清亮，涂片镜检可见淋巴细胞。

【治疗】

本病主要治疗方法为行舌下腺摘除术。已扩展至下颌下、颏下者经口内作舌下腺摘除术后，应将残余液体抽空，加压包扎1~2周。对全身情况不能耐受舌下腺切除的患者及婴儿，可作简单的成形性囊肿切开术，即袋形缝合术，切除覆盖囊肿的部分黏膜和囊壁，放尽液体，填入碘仿纱条。待全身情况好转或婴儿长至4~5岁后再行舌下腺切除。

（二）黏液囊肿

指狭义的黏液囊肿，常发生于下唇黏膜，其次为颊黏膜及舌部。

【病因、病理】

黏液囊肿通常由轻微的外伤使黏液腺导管破裂，黏液溢入组织内所致；也可能是黏液腺导管被阻塞，黏液滞留，使腺导管扩张而成。组织结构有两型：一是黏液囊肿无上皮衬里，绝大多数属此型，显示为小的或大的囊腔间隙，周围为肉芽组织及纤维组织围绕；另一型囊肿内衬扁平上皮。

【临床表现】

有损伤病史，常反复发作，破裂后流出透明无色黏液。好发于下唇内侧、舌尖舌腹。呈淡蓝色半透明状柔软的肿物，边界清楚，有时突出表面呈鱼泡状。一般直径在0.5cm~1cm。多次复发后，囊肿周围有瘢痕，也可与黏膜粘连，囊肿呈白色小硬结。

【治疗】

1.囊肿摘除术　适用于囊肿与黏膜无粘连者，在

切口周围暴露的黏液腺最好一并切除,以减少复发的机会。

2.囊肿切除术 适用于多次复发或局部瘢痕多,囊肿与黏膜有粘连者。可作梭形切口,将黏膜与囊肿一并切除。

3.保守治疗 为抽尽囊液后向囊腔内注入纤维硬化药物如 2.5%～5% 碘酊 0.2～0.5ml,保留 2～3 分钟,再将碘酊抽出。亦可采用液氮冷冻法。

第8节 其他唾液腺疾病

唾液腺结核

唾液腺结核不常见。腮腺相对较多见,下颌下腺次之,舌下腺较少见。约 1/3 发生于 10～30 岁。

【病因、病理】

为结核分枝杆菌感染所致,有报告 75% 患者无家庭、个人结核病史,故可能原发于唾液腺。有的作者强调结核分枝杆菌由扁桃体经淋巴管道至腮腺,这种传播方式可以解释腮腺结核较多见的临床现象。其传播途径可以是血源、淋巴源及管源(沿导管传播),大部分病例可能是后两者传播,血源性传播应有更广泛的粟粒样病变。

常为淋巴结的结核,以后侵及腺体。在初期腺泡间有孤立的结核结节,以上皮样细胞为主,朗汉斯巨细胞较少,周围有淋巴细胞。中期小叶中多数腺泡消失,而为结核病变所取代,残存腺管。后期小叶外形消失,腺泡消失,偶存导管。结核病变内可形成干酪样坏死,有的液化形成脓肿。

【临床表现】

唾液腺结核在临床上有两种表现:一是慢性或包膜型,多年无症状,只是在被侵犯唾液腺内有一局限包块;另一是急性炎症性,病程数天或数周,常伴有弥散性腺体肿大,挤压腺体及导管,可见脓液或脓性分泌物从导管口流出。肿块可坚硬或较软,或有波动,常被描述为一小肿瘤,大小可如杏、小核桃,肿块有时大时小的表现,可有疼痛及压痛。少数可伴有部分面瘫。一般肿块是活动的,但亦可有皮肤粘连。

【影像学表现】

当病灶限于淋巴结之内时,使淋巴结增生肿大,在 CT 片上表现为界限清楚的较高密度团块,与良性肿瘤不易区分。当炎症突破淋巴结包膜侵入腺体组织时,团块界限不清,需与恶性肿瘤相鉴别。形成脓腔时,B 超

可见无回声腔隙,随着脓液减少,腔隙变小以至消失。

【诊断及鉴别诊断】

临床上有包块,有时大时小历史,导管口可有脓,很易误诊为肿瘤继发感染。如果结核菌素试验阳性,对诊断有一定帮助。细针吸活检可以鉴别病变是肿瘤还是炎症,对于鉴别诊断很有帮助。

【治疗】

以全身抗结核治疗为主。需要时可手术切除病变,明确诊断,再辅以抗结核治疗。

唾液腺放线菌病

唾液腺放线菌病少见。

【病因、病理】

放线菌病是由放线菌感染引起,这种真菌可隐藏在龋齿内或扁桃体上。唾液腺放线菌病可以是原发的,也可以是继发的。很多健康人的口腔内有此菌存在,炎症可引起组织缺氧和抵抗力降低,有利于放线菌生长蔓延。原发性唾液腺放线菌病是自口腔沿导管上行感染,可以侵犯整个唾液腺,也可局限于腺体某一部分。继发性唾液腺放线菌病是来自其周围软组织放线菌病感染(如腮腺咬肌区、面颈部)侵及唾液腺的,常侵犯腺体的一部分。

镜下见唾液腺组织有肉芽性病变并形成脓肿,其中有硫磺颗粒,为菌体及菌丝所组成。切片见放线菌团中央部呈均一性嗜碱、周围有辐射状分支细丝、顶端形成玻璃样的杆状体。菌团四周有大量中性多核白细胞环绕,外方有上皮样细胞、巨细胞、浆细胞及淋巴细胞。

【临床表现】

继发性唾液腺放线菌病,如放线菌病面颈型者,腮腺咬肌区呈板结状坚硬,反复肿胀,可有多数窦道,此起彼伏,无一定界限。原发性者,起初多仅有被罹患唾液腺肿大,可有反复肿痛。如唾液腺包膜尚未被破坏,则病变局限于唾液腺内,与周围组织无粘连,无瘘管形成。

【影像学表现】

唾液腺造影显示腺体充盈不规则,有些部分导管充盈缺损,这是由于间质硬结压迫所致。在充盈缺损处常可见多个大小不等的、不规则的腔洞,是放线菌炎性增生的硬性浸润块逐渐向周围扩展,炎性灶软化后形成的脓肿。被充盈的腺体部分则没有被侵犯。

【诊断和鉴别诊断】

继发性唾液腺放线菌病有颌面颈部软组织症状，多数窦道形成，脓液中可找到放线菌团，诊断不难。原发性者无论临床上或造影上都似恶性肿瘤继发感染所见，不易区分，只有依赖术中冷冻组织检查或在脓液中硫磺颗粒内找到放线菌。

【治疗】

多采用综合疗法，包括大剂量抗生素的应用，以选用青霉素及红霉素为主；口服 5%～10% 碘化钾 10ml，每天 3 次，使病灶硬结吸收、瘢痕软化，以利于药物渗透；手术切开和切除病灶，切开的目的除引流外，还因放线菌是一种厌氧的真菌，病灶切开使之成一开放性伤口，则放线菌不易滋生。在早期病灶局限时，在解剖生理条件许可下，应尽量争取作切除术，以期根治。

结节病

结节病又称类肉瘤病，病因不明，现认为是一种免疫不全疾病。

【病理】

镜下表现为上皮样细胞肉芽肿，有较大量上皮样细胞，巨细胞不多或全无，周围无或很少淋巴细胞浸润。结节内有小血管，故少有坏死。早期病变可自行消散，但很多病例进展缓慢，发生纤维化和玻璃样变，同时可累及多系统的器官，如淋巴结、眼、皮肤、脾、肝、指骨、唾液腺等。

【临床表现】

本病发病缓慢，全身常侵犯部位是肺，双侧肺门淋巴结肿大，并可有广泛肺实质纤维化。颌面部唇、唾液腺（主要为腮腺）及淋巴结均可发病。腮腺的病变多为双侧性，表现为腮腺肿大，触诊无痛但较硬。

【影像学表现】

在早期及中期呈进行性病变，病变局限于淋巴结，其造影所见如同良性肿瘤影像。晚期病变侵入腺实质，显示分支导管减少及该腺小叶不显像，似抹去一块一样。

【诊断与鉴别诊断】

结节病的诊断比较困难，如单独发生于唾液腺并呈肿块状，则有的似良性肿瘤，有的似恶性肿瘤，所以易与唾液腺肿瘤混淆。诊断要点在于多器官的病变和病理检查。淋巴结的活检对诊断很重要，约 40% 患者早期仅有肺门和纵隔淋巴结肿大，两侧对称，有助于诊断。

【治疗】

肾上腺皮质激素类药物可使结节病肉芽肿发生退行性变化，达到控制症状的目的，如泼尼松 30～60mg/d，分 3～4 次口服。但激素不能改变严重的纤维化，局限性者可用放疗。

HIV 相关唾液腺疾病

HIV 相关唾液腺疾病是指 HIV 感染引起的弥漫性唾液腺肿大，可发生在 HIV 感染的每一个阶段，也可作为 HIV 感染的首发临床表现。

【病因、病理】

HIV 相关唾液腺疾病的病因尚未完全明了，可能是在自身免疫功能低下的情况下，感染了某些与唾液腺组织具有特殊亲和力的病毒，如包涵体病毒、EB 病毒等。

组织病理学表现为腮腺腺体内和腺周淋巴结的弥漫性淋巴细胞浸润，形成淋巴滤泡，与 HIV 感染患者的全身淋巴结的变化相类似。常见囊腔形成，其大小不等，大者为肉眼可见的上皮样囊肿，小者为仅显微镜下可见的微囊，囊腔内含黏液或胶冻状物质。

【临床表现】

临床表现为一个或多个唾液腺的渐进性增大，腮腺最常受累，常为双侧性。腺体弥漫性肿大，质地柔软。部分患者伴有口干症状。

【影像学表现】

CT 检查表现为低密度、薄壁的多发囊肿，弥漫性淋巴结病变。MRI 检查表现为 T2 和质子密度加权的中等信号的均质性多发肿块。

【诊断和鉴别诊断】

首先应通过 HIV 检测，确定是否罹患 HIV 感染，如为阳性，应考虑到本病。

应与普通的腮腺良性肥大、Sjögren 综合征和腮腺囊肿相鉴别。Sjögren 综合征时口干更为严重，腮腺造影具有其特征性表现，抗 SS-A、SS-B 抗体，抗核抗体、抗 α-胞衬蛋白多肽抗体阳性。而 HIV 相关唾液腺疾病常为阴性。普通腮腺囊肿常为单发性病变，无颈部淋巴结肿大。而 HIV 相关唾液腺疾病常为多发性病变，常伴颈淋巴结肿大。

【治疗】

HIV 相关唾液腺疾病的治疗主要是全身治疗 HIV 感染，保持口腔卫生，使用催唾剂和人工唾液缓解口干，预防龋齿发生。对于腺体肿大明显且可以耐受手术的患者，必要时行腺体切除术。

坏死性唾液腺化生

坏死性唾液腺化生，Abrams 等于 1973 年首先报告 7 例，均发生在硬腭。本病为主要发生于小唾液腺的良性、自限性病变，但其临床及组织学表现都类似恶性肿瘤。

【病因、病理】

本病原因不明，多数学者认为梗死是由于唾液腺的血液供应受阻所致，物理性、化学性或生物性损害腭部血管，由于局部缺血而发生坏死炎症。

溃疡周围的黏膜上皮可呈假上皮瘤样增生。腺小叶有的坏死，腺泡消失，有黏液池形成，有多核白细胞及组织细胞浸润。邻近坏死区的唾液腺导管和腺泡有广泛的鳞状化生。一些导管壁增厚，但仍有管腔；另一些导管完全转变为实质性团块或条索，但仍保持小叶的外形。

本病在镜下易误诊为黏液表皮样癌或分化较好的鳞状细胞癌，但细胞形态较一致，无核异型性及间变的表现。

【临床表现】

本病好发于硬腭，但亦可发生于软腭、鼻咽部、腮腺、磨牙后腺等处。本病好发于男性，男女之比为 2.8∶1；发病年龄 12～77 岁，平均为 46.3 岁。

本病特征为硬腭黏膜的一侧接近软腭处，有火山口样溃疡，与周围分界清楚，偶尔有狭窄的充血边缘，溃疡面有肉芽组织，边缘隆起。溃疡直径为 1～3cm，溃疡常在 4～10 周内愈合。中心坏死处仔细检查可以触及骨面。X 线片见骨质无破坏。发生于大唾液腺者为局部肿块，并不形成溃疡。

【诊断与鉴别诊断】

本病不能单独依靠临床作出诊断。在诊断时必须和黏液表皮样癌和鳞状细胞癌鉴别。本病病理的主要特点是：①一个或多个小叶坏死；②导管和黏液腺泡同时发生鳞状化生；③鳞状细胞的大小和形态与正常相似，细胞无异型性；④明显的肉芽组织及炎症成分；⑤仍保持腺小叶的结构形态，此点为诊断本病的主要依据。

【治疗】

一旦病理确诊，则本病不需要进一步治疗，均能自行愈合。一般愈合过程较慢，需数周至数月，迄今未见复发的报道。

（俞光岩　彭　歆　张　雷）

参 考 文 献

1. 俞光岩. 涎腺疾病. 北京：北京医科大学、中国协和医科大学联合出版社，1994
2. 俞光岩，高岩，孙勇刚. 口腔颌面部肿瘤. 北京：人民卫生出版社，2002
3. 张志愿. 口腔颌面外科学. 第 7 版. 北京：人民卫生出版社，2012
4. 张震康，俞光岩. 口腔颌面外科学. 北京：北京大学医学出版社，2007
5. 俞光岩，马大权. 功能性腮腺外科. 中国肿瘤临床，2010，37：908-910
6. 中华口腔医学会口腔颌面外科专业委员会涎腺疾病学组，中国抗癌协会头颈肿瘤专业委员会涎腺肿瘤协作组. 涎腺肿瘤的诊断和治疗指南. 中华口腔医学杂志，2010，45：131-134
7. Barnes L, Eveson JW, Reichart P, et al. World Health Organization classification of tumours. Pathology & genetics, head and neck Tumours. 1st ed. Lyon: IARC Press, 2005
8. Nahlieli O, Iro H, McGurk M, et al. Modern management preserving the salivary glands. 1st ed. Herzeliye: Isradon Publishing House, 2007
9. Liu DG, Zhang ZY, Zhang Y, et al. Diagnosis and management of sialolithiasis with a semirigid endoscope. Oral Surg Oral Med Oral Pathol Oral Radiol Endol, 2009, 108: 9-14
10. Liu DG, Jiang L, Xie XY, et al. Sialoendoscopy-assisted sialolithectomy for submandibular hilar calculi. J Oral MaxillofacSurg, 2013, 71: 295-301

第 17 章

颞下颌关节疾病

颞下颌关节是颅面部唯一能活动的关节，其体积虽小，犹如指间关节大小，然而却是人体最为复杂的关节之一。这是由于它行使着复杂的生理功能，逐渐演化所致。一天多达数千次咀嚼运动，咀嚼力可高达数十公斤，因此颞下颌关节是一个负重关节。而同时，人类特有的丰富的语言表达过程和喜怒哀乐的情感表达过程，需要颞下颌关节非常灵活。非常稳定和非常灵活是矛盾的，而颞下颌关节的关节面形态、关节盘构造、韧带、关节囊的特点，以及肌群等运动机制，使得颞下颌关节在既稳定又灵活中高度协调统一。颞下颌关节存在关节腔，腔内覆盖滑膜，以间接连接方式将一个下颌髁突和另一个颞骨关节面连接组成单关节。复杂的功能使两个关节面既不属于典型的球窝关节，又不属于典型的杵臼关节或屈戍关节，而是三者的变形，有着多个运动轴，属于左右联动的活动关节。

颞下颌关节是全身最易罹患疾病的关节之一。在全身关节中，颞下颌关节在无外力情况下，半脱位和脱位的发病率最高。随着我国高速公路及交通工具的快速发展，交通事故明显上升。在口腔颌面部创伤中，下颌骨的外伤、骨折占首位。由此直接或间接造成的颞下颌关节创伤性疾病也明显上升，已经成为口腔科常见的疾病之一。本章主要叙述颞下颌关节疾病中较为常见的疾病——颞下颌关节紊乱病、颞下颌关节脱位和颞下颌关节强直，其中以颞下颌关节紊乱病最为多见。颞下颌关节肿瘤不常见，但有时表现为颞下颌关节紊乱病类似症状，如疼痛、开口受限等，也一并在本章叙述。这些疾病不仅会影响颞下颌关节的正常生理功能和颌面部生长发育，还可以造成牙颌面的畸形和心理障碍等不良后果。

第1节 颞下颌关节的应用解剖和生理

一、颞下颌关节的组成和解剖结构

颞下颌关节由下颌髁突、颞骨关节面、关节盘、关节囊和关节韧带组成（图17-1）。

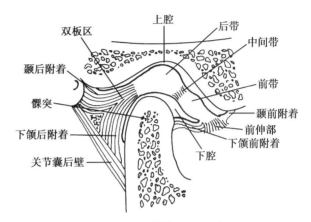

图 17-1 颞下颌关节的组成（引自 Rees）

（一）下颌髁突

下颌髁突的内外径长，约 18～24mm；前后径短，约 5～8mm。髁突向内突出多，向外突出少。两侧髁突的水平轴与升支表面垂直，但并不平行，略偏向背侧，两侧水平轴的延长线相交于枕骨大孔前缘约成 145°～160° 角。从侧面观，有一横嵴将髁突顶分为前后两个斜面。前斜面较小，为功能面，是关节的负重区，许多关节病最早破坏此区；后斜面较大。从后面观，也有内外两个斜面。内侧斜面和侧方运动的非工作侧有关；外侧斜面和侧方运动的工作侧有关。髁突的颈部略变细，并稍弯向腹侧，是下颌骨骨折好发部位之一。两侧髁突的形状、大小和长度都是基本对称的。

（二）颞骨关节面（关节窝和关节结节）

颞骨鳞部的关节面位于颞骨鼓骨部的前方，包括关节面的凹部即关节窝和关节面的突部即关节结节。

关节窝粗观似横卵圆形，实际外形似三角形。底边在前方，为关节结节，外边为颧弓的后续部分，后内边为岩鼓裂、岩鳞裂和鼓鳞裂。内边比外边低，内外两边相交于一点，为三角形的顶点，有的此处为一骨性突起，呈锥形，称关节后结节。关节窝顶部与颅中窝之间仅有薄骨板相隔。因此，关节窝顶部的外伤或手术造成的创伤均可影响颅脑。关节窝与外耳道、中耳紧密相邻，幼儿期仅隔一层软组织。因而，中耳与颞下颌关节的感染可互相蔓延。常见的如幼儿期化

413

脓性中耳炎引起化脓性颞下颌关节炎，最后造成关节强直。

颞下颌关节窝比髁突大，使髁突无论在向前或侧方运动时都非常灵活，能在较大的关节窝内作回旋运动。这种回旋运动对用后牙磨碎食物所完成的运动循环即下颌研磨运动或称咀嚼运动有重要意义。此关节与其他关节的关节囊包绕在关节窝的外周不同，颞下颌关节的关节囊在其后内部越过骨性关节窝止于鼓鳞裂和岩鳞裂。因此，可以此为界把关节窝分为两部分，即前部和后部。前部为关节窝的本体，容纳髁突；后部则是关节囊外的一些脂肪结缔组织和部分腮腺。这种特殊结构缩小了关节窝的骨性容积，保持髁突的稳定性，使髁突的运动既灵活又稳定。这种特殊结构对颞下颌关节紊乱病的发病有重要意义。它使髁突后移位在解剖学上有了可能性。

关节结节位于颧弓根部。侧面观是一个突起，正面观结节的内外方向又是一个凹面。关节结节有两个斜面。前斜面是颞下窝的延长，斜度较小，所以关节结节无明显的前界。关节结节的后斜面为功能面，是关节的负重区。它和髁突的前斜面构成一对功能区（图17-2）。

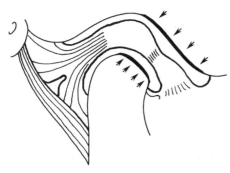

图17-2 关节功能区

（三）关节盘

关节盘的内外径大于前后径。关节盘的厚度不是均匀一致的。从前到后可见四个清晰的分区（图17-1）。

1. 前带较厚，前后径狭窄，其前方有两个附着即颞前附着和下颌前附着。颞前附着起自关节盘上方前缘，止于关节结节的前斜面；下颌前附着起自关节盘下方前缘，止于髁突前斜面的前端。关节盘前缘在颞前附着和下颌前附着之间为翼外肌上头的肌腱。以上两个附着及翼外肌上头肌腱和关节囊融合在一起又称关节盘的前伸部。

2. 中间带最薄，前后径狭窄，介于关节结节后斜面和髁突前斜面之间。可见软骨样细胞和软骨基质，为关节盘的受压区。

3. 后带最厚，前后径最宽，介于髁突横嵴和关节窝顶之间。后带的后缘位于髁突横嵴的上方。此点在关节盘和髁突两者精细的解剖结构上甚为重要。在临床上，常见的关节结构紊乱，由于这精细的解剖结构紊乱，关节盘后带的后缘移位于髁突横嵴的前方。在开口运动初，可发生开口初期的撞击和弹响。

4. 双板区上板止于鼓鳞裂，即颞后附着；下板止于髁突后斜面的后端，即下颌后附着，属韧带性质。双板区有丰富的神经末梢，是临床上关节痛的主要部位之一。丰富的血管供给滑膜血液循环，产生滑液。

关节盘在组织学、解剖和功能结构方面具有以下特点，在下颌运动中起着重要的生物机械效应：①关节盘由致密的纤维组织（或称纤维软骨）组成。它不仅有抗压碎力，而且有抗剪力，这与颞下颌关节在侧方运动和咀嚼运动中所产生的剪力相适应。纤维软骨富有弹性，在两个骨关节面之间起垫子作用，缓冲对骨面的压力。②关节盘大于髁突，覆盖在髁突顶面。但关节盘却又小于关节窝，这样就弥补了由于关节窝明显大于髁突可能产生在运动中的不稳定，使关节运动既灵活又稳定。③关节盘从前后向的矢状剖面看呈双凹形，凹面分别对着呈微微突起的关节结节后斜面和髁突的前斜面，协调着两个凸起的关节面，使关节运动既灵活又稳定。④关节盘各区的厚度不同，从前向后是不均质体，并可以弯曲。这种不均质体和可弯曲的性质，巧妙地调节着由于髁突从关节窝向前滑动所产生的变化着的关节间隙，在髁突运动中起稳定作用。⑤关节盘前方的翼外肌上头和关节盘后方双板区上板的粗大弹力纤维，是一对关节盘在静止和运动状态中维持正常关系的平衡装置。一旦翼外肌功能紊乱，或弹力纤维松脱或撕裂，均可造成关节结构紊乱和各种弹响。

（四）关节囊和关节间隙

关节囊为韧性很强的纤维组织，松而薄，是人体中唯一没有外伤即可以脱位，而脱位时关节囊并不撕裂的关节。关节囊外侧被颞下颌韧带加强。关节盘四周与关节囊相连，因而把关节间隙分为两个互不相通的上下腔，上腔大而松，允许关节盘和髁突作滑动运动；下腔小而紧，只允许髁突在关节盘下作转动运动。关节囊内衬以滑膜。滑膜在关节腔穹隆部形成皱褶和许多小绒毛，可能是为了调节滑液的产生。这些皱褶在髁突前伸时消失。滑膜分泌滑液与咀嚼运动的周期有关。当咀嚼运动到正中时，关节内压力增加，关节腔变小。一旦闭颌肌群放松，关节内压力减低，关节腔稍变宽，此时滑膜分泌滑液。滑液有滑润的作用，可以减少关节运动时的摩擦。

（五）关节韧带

每侧有3条：颞下颌韧带、茎突下颌韧带和蝶下颌韧带(图 17-3)。其主要功能是悬吊下颌,限制下颌运动在正常最大范围之内。

度增加。这种细微的关节和内耳之间的关系,被推测为颞下颌关节紊乱病出现耳症的原因。

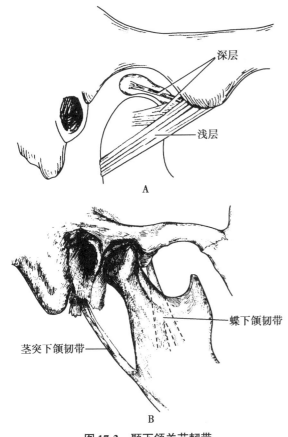

图 17-3 颞下颌关节韧带
A. 颞下颌韧带浅层和深层　B. 茎突下颌韧带和蝶下颌韧带

1962 年的 Pinto 以及 1986 年的皮昕和徐樱华等通过尸体解剖观察发现关节盘锤骨韧带。此韧带一端连于关节盘和关节囊,另一端连于听骨链中的锤骨颈及其前突。牵拉此韧带可引起听小骨和鼓膜运动。移动关节盘时可见锤骨向前内侧移位,鼓膜内陷和紧张

二、颞下颌关节的血供和神经支配

(一)关节的血供

关节的血供(图 17-4)非常丰富,主要来自颞浅动脉和上颌动脉及其分支。关节的内侧有上颌动脉及它的分支脑膜中动脉、脑膜副动脉、颞深后动脉、耳深动脉以及来自颈外动脉的咽升动脉。关节的外侧面有颞浅动脉的分支、面横动脉的分支及咬肌动脉的分支。关节的前部有面横动脉分支、颞深后动脉、颧眶动脉以及翼肌支动脉。关节的后部有颞浅动脉及其分支、上颌动脉及其分支、耳深动脉以及鼓室前动脉等。这些动脉和相应静脉分布在关节囊四周,并穿过关节囊进入关节形成丰富的血管丛,有的则呈血窦。其内侧面与翼静脉丛相通。有的学者提出在关节周围 2cm 范围内的知名动脉都有分支进入关节。

(二)关节的神经支配

关节的神经支配(图 17-5)主要来自耳颞神经及其分支,以及颞深后神经和咬肌神经的分支。耳颞神经分出 5 个小支进入关节:①关节支;②外耳道支;③腮腺支;④耳前支;⑤颞浅支。神经的分布如下:关节的后部主要由耳颞神经的上述小分支支配。关节的内侧面主要由耳颞神经的小分支及颞深后神经支配。关节的外侧面主要由耳颞神经的小分支及咬肌神经的分支支配。关节的前部主要由咬肌神经的分支及颞深后神经支配。这些小分支互相连成网状,一般地说,关节的后部比前部丰富,关节的外侧比内侧丰富。在进入关节的神经末梢中,有游离神经末梢主管痛觉,有鲁非尼小体主管温度觉,有帕悉尼小体为压力感受器,以及梅斯纳小体主管触觉。丰富的各类神经末梢调节着复杂而精细的颞下颌关节运动。

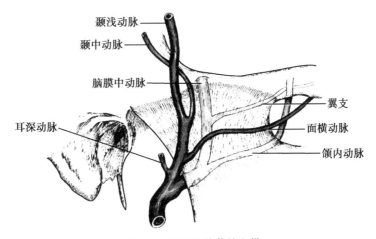

图 17-4 颞下颌关节的血供

415

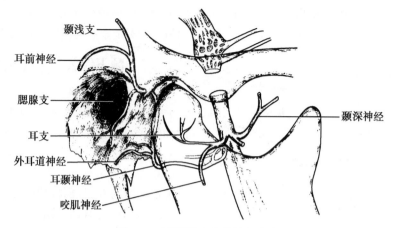

图17-5 颞下颌关节的神经分布

三、下 颌 运 动

下颌运动虽然极为复杂，但可归纳为三种基本功能运动——开闭运动、前后运动和侧方运动。这三种基本功能运动可以单独进行，但多为同时进行的综合运动。下颌运动是通过关节的两种活动方式完成的，即髁突的转动和滑动。肌电图证明，下颌的每一个运动都由一组或几组肌群参与。由于运动的方式不同，各肌群之间有互相协助的，又有彼此对抗的；有主固定的，有管运动的；有收缩，有弛缓。通过各肌肉配合和精细的协调来执行多种多样的下颌运动。如果破坏了这种协调，下颌运动就会出现异常。

（一）开闭运动（升降运动）

1．开颌运动 正常情况下，两侧关节运动是对称的。开口型（从额面观下颌下降运动时中线运行的方向）呈"↓"。作开颌运动的肌群有翼外肌的下头、二腹肌、下颌舌骨肌和颏舌骨肌。对抗肌为咬肌、翼内肌和颞肌。固定舌骨协助开颌的肌肉为舌骨下肌群。为叙述方便，可将开颌运动分三个阶段：①小开颌运动：下颌下降距离约在1.5～2cm内，髁突仅作转动运动。运动轴心在髁突，活动发生在关节下腔，关节盘基本不动（图17-6）。②大开颌运动：下颌下降约大于1.5～2cm后，髁突不仅有转动运动，同时还有滑动运动。髁突带动关节盘协调地沿关节结节的后斜面向前下方滑动，关节盘在向前滑动的同时又稍向后方旋转。转动运动的轴心仍在髁突，而滑动运动的轴心则在下颌孔附近。因此，大开颌运动是转动运动和滑动运动相结合的混合运动。活动既发生在下腔又发生在上腔，并且有两个运动轴心。在正常情况下，大开颌运动时，髁突可滑动到关节结节处或稍前方。关节盘的中间带夹在关节结节顶和髁突嵴顶之间。此时关节盘双板区弹力纤维可被拉长7～10mm（图17-7）。临床常见髁突过度向前滑动，可损伤此结构，从而破坏

了关节盘的动力平衡装置，以至造成关节盘移位和脱出。③最大开颌运动：如在打哈欠时的下颌运动。此时翼外肌下头处于紧张状态，二腹肌出现强烈的收缩，使髁突停止在关节结节处仅作转动运动而不再向前滑动。其运动轴心又在髁突，活动只发生在关节下腔，开颌运动达到最大限度，此时髁突前斜面位于关节盘前带。

2．闭颌运动 大致是循开颌运动原轨迹作相反方向运动。舌骨上肌群松弛，而颞肌、咬肌和翼内肌同时收缩，使下颌回到正中关系。

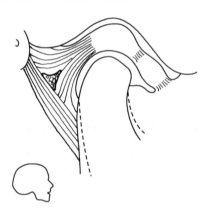

图17-6 小开颌运动

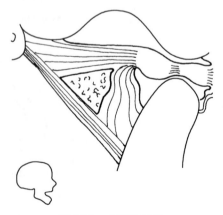

图17-7 大开颌运动

（二）前后运动

1．前伸运动 前伸运动也是两侧对称性运动。如𬌗关系正常，前伸时下颌向前而不偏斜。前伸运动时，主要由两侧翼外肌下头同时收缩，使髁突和关节盘沿关节结节后斜面向前下方滑动。活动发生在关节上腔，参与前伸运动的肌肉还有翼内肌、咬肌和二腹肌。如前牙为对刃或开𬌗，下颌前伸运动就是髁突的滑动运动；如前牙为深覆𬌗，下颌前伸时必须先作小开颌运动，然后才能作前伸运动，这时的前伸运动则是转动和滑动相结合的混合运动。

2．后退运动 大致循前伸运动原轨迹作相反方向运动。后退时两侧翼外肌下头松弛，而两侧翼外肌上头紧张，主要由颞肌后纤维牵引下颌向后退。二腹肌也参与后退运动。髁突和关节盘沿关节结节后斜面向后上方滑行。下切牙沿上切牙舌面向后上方滑行而回到正中𬌗位。

（三）侧方运动

侧方运动是一种不对称运动。一侧髁突滑动，另一侧只作转动运动。每一侧的侧方运动，均有两种位置的移动，即从正中到侧方和从侧方回到正中。

（四）下颌边缘运动

边缘运动指下颌在向各个方向所可能作的最大限度运动，代表了颞下颌关节、肌群、韧带等组织结构在下颌运动方面的功能潜力。

对边缘运动范围的确定可利用下颌运动轨迹描记仪，依下颌切点在各种颌𬌗边缘位运动中的轨迹图像说明。在正常情况下，下颌运动的轨迹应是平滑的。在额面的图像，两侧应是对称的。下颌边缘运动的范围，个体之间有一定的差异。但图形性质的改变，往往是病症因素影响的结果。

（傅开元 张震康）

第 2 节 颞下颌关节紊乱病

颞下颌关节紊乱病（TMD）是口腔科的常见病和多发病。多数情况下症状体征并不严重，并有自限性；但也有一部分患者病程迁延、反复发作，影响咀嚼和语言功能；年轻患者可能影响髁突的生长发育，严重的可引起牙𬌗面畸形。本病患病率很高，其诊断和治疗所涉及的学科很多。许多口腔科医师对本病缺乏应有的认识，医源性颞下颌关节紊乱病也甚多，有时会引起医疗纠纷。因此，口腔医师应充分重视，并具备基本的诊断和处理能力。

颞下颌关节紊乱病并非指单一的疾患，正式定义是：颞下颌关节紊乱病是指累及颞下颌关节或（和）咀嚼肌，具有一些共同症状（如疼痛、弹响、张口受限等）的许多临床问题的总称。根据定义我们应该明确，TMD 并不是一个疾病的诊断，而是一组相关疾病的称呼。实际上包含了几大类性质不完全相同的疾病，如：①无器质性改变的咀嚼肌疼痛（肌筋膜痛）；②无器质性改变但有组织结构位置的改变，如关节盘和髁突相对位置改变引起的各种关节盘移位；③存在组织结构的病理改变（器质性病变），如滑膜炎症（关节痛）和骨关节病（关节软骨和骨的退行性改变）。

一、颞下颌关节紊乱病的分类

（一）国内分类法

1962 年，张震康和曾祥辉在总结诊治 166 例颞下颌关节紊乱病的基础上提出分成两大类：一类为颞下颌关节功能性疾病，包括若干型（肌功能失调、肌痉挛、肌挛缩……）；另一类为颞下颌关节器质性疾病，包括若干型（骨关节炎、风湿性关节炎、髁突良性肥大、髁突骨瘤）。后来分别于 1973、1977、1997 和 2005 年做了修订。2005 年，马绪臣和张震康参考 RDC/TMD 分类，结合课题组的研究结果及实践经验和我国颞下颌关节紊乱病临床工作的实际情况，提出如下的临床（轴 I：躯体疾病）诊断分类：

第一类 咀嚼肌紊乱疾病：①肌筋膜痛；②肌痉挛；③肌纤维变性挛缩；④未分类的局限性肌痛。

第二类 结构紊乱疾病：①可复性盘前移位；②不可复性盘前移位伴开口受限；③不可复性盘前移位无开口受限；④关节盘侧方（内、外）移位；⑤关节盘旋转移位。

第三类 关节炎性疾病：①滑膜炎（急性、慢性）；②关节囊炎（急性、慢性）。

第四类 骨关节病或骨关节炎：①骨关节病或骨关节炎伴关节盘穿孔；②骨关节病或骨关节炎不伴关节盘穿孔。

（二）国际分类

1991 年，在美国国立牙科研究院资助下，美国华盛顿大学 Samuel F. Dworkin 和 Linda LeResc 制定了 RDC/TMD 临床诊断分类法，并从全美召集一部分 TMD 临床和流行病学研究人员对此标准进行讨论，达成共识。这个分类和诊断标准发表后（1992 年），已被广泛采用，有英语、法语、德语、西班牙语、日语、朝鲜语、汉语等 20 种语言版本。该分类包括两部分（两轴），轴 I 为临床诊断（表），轴 II 为疼痛、功能障碍和心理状态的评价（省略）。2000 年后，国际牙科研究学会多次召集专题研讨会进行修订，特别是 2010～2012 年期间，比如将关节盘绞锁在关节盘移位一类中单独列出，并增加了 TMD 引起的头痛为第 IV 类。这个新分类法称为 DC/TMD 诊断分类，尚未正式发布。

表 17-1　颞下颌关节紊乱病 RDC/TMD 的临床诊断分类

第Ⅰ类	肌肉疾患
	a. 肌筋膜痛
	b. 肌筋膜痛伴开口受限
第Ⅱ类	关节盘移位
	a. 可复性关节盘移位
	b. 不可复性关节盘移位，开口受限
	c. 不可复性关节盘移位，无开口受限
第Ⅲ类	关节痛、关节炎、关节病
	a. 关节痛
	b. TMJ 骨关节炎
	c. TMJ 骨关节病

这一分类中把临床上少见的一些肌肉疾病如肌痉挛、肌炎和肌挛缩等也排除在外。这些肌肉疾病的病因、病理机制和临床表现均与 TMD 有很大的不同，也尚无确切的诊断标准。肌痉挛的特点是持续性的肌收缩；肌炎指某一块肌肉广泛的压痛，有外伤或感染史；肌挛缩往往是外伤、炎症或放射治疗后引起的肌纤维化改变导致下颌运动受限，无丝毫的被动开口。我们对这些疾患尚缺乏了解和研究，不能像 RDC/TMD 分类中那样有确切特异的诊断标准。

二、流 行 病 学

颞下颌关节紊乱病的发病率和患病率很高，居龋病、牙周病和错𬌗畸形之后口腔科的第四大疾病。1996年美国国立卫生研究院的报告：人群中 50%～75% 有 TMD 相关体征，20%～25% 有 TMD 主诉症状。国内也有类似的报告。史宗道等（2008 年）对 3050 位 2～84 岁居民进行的断面研究显示，65% 调查人群具有 TMD 的某些症状体征，较重和严重者 10.3%，症状年发病率为 8.9%，体征年发病率为 17.5%，每年 6.7‰ 的自然人群新发病并伴有严重的 TMD 症状体征，其学习、生活和工作受到明显的影响。

颞下颌关节紊乱病任何年龄都可以发病，发病率男女无明显差别。但临床就诊率最多见 20～30 岁青壮年期，女性明显多于男性（3∶1～9∶1）。

颞下颌关节紊乱病多数为功能紊乱性质，也可以是关节结构的异常，甚至是器质性改变如关节软骨和骨的破坏，严重者可以引起牙和颌骨的畸形，但是一般有自愈性或自限性，属肌骨骼类紊乱病，一般预后良好并不发生关节强直。史宗道等报告，颞下颌关节紊乱病在自然人口中的症状年自愈率为 42.9%，体征年自愈率为 37.6%。因为该病的自愈性特点，调查发现人群中大约仅 3.6%～7% 会因 TMD 问题寻求治疗。

三、病 因 学

从 TMD 的定义和分类我们可以推断，试图用一种病因机制来解释显然是不全面的，应该是多因素致病。致病因素主要有𬌗因素、肌群功能紊乱、精神心理因素、创伤因素、关节负荷过重因素如夜磨牙和白天紧咬牙、炎症免疫因素、关节解剖因素，其他因素如寒冷刺激、不良姿势、不良习惯等。多因素致病模式通常是几个因素共同作用的结果。某一个体是否发病，可能与致病因素的多少和强弱有关。某一个体可能致病因素愈多，导致疾病的可能性愈大；某一致病因素越强，发生疾病的可能性也就越大。每一个因素起的作用也因人而异，有的可能是以精神因素为主，有的可能以解剖因素起主导，有的可能由微小创伤造成，有的可能是两个因素造成，有的则可能是其中三个因素造成……多因素在致病的过程中起的角色不同，我们可以把这些致病因素分为易感因素、促发因素和持续因素。

1. 易感因素　是指某个体存在的病理生理、心理精神或结构性改变到足以使咀嚼系统异常，而导致可能发生 TMD 的危险性增高。病理生理性包括神经性、血管性、代谢性、营养性等全身健康不良。心理精神性包括情绪性、抑郁、焦虑、个性人格、行为特征等。结构性包括各种原因造成的咀嚼器官结构异常，各种原因造成的咬合异常等。

2. 促发因素　也可称诱因，是指某一因素诱发出现 TMD 症状，主要包括两方面，一是创伤，另一方面是咀嚼器官过度的负荷，如头、颈、颌骨部位的创伤、打哈欠、长时间张口、歌唱、长时间牙科治疗、全麻时气管插管、磨牙症、精神紧张、焦虑、睡眠紊乱等，有时寒冷也可诱发 TMD 症状。

3. 持续因素　是指这些因素的存在使得 TMD 长期不愈，并使得治疗时很困难而棘手，包括情绪因素（抑郁、焦虑、慢性疾病综合征等）、行为因素（紧张咬牙、不正确下颌和头部姿势等）、社会因素（继发获益、规避工作和家庭矛盾、诊疗医师之间的不同看法等）以及个体免疫因素、代谢因素等。

某一致病因素对一个具体的患者来说可能是易感因素，而对另一患者则可能是促发因素或持续因素。不同患者、不同疾病过程要作具体分析。如在疾病发展过程中易感因素或促发因素没有及时去除，则可以成为持续因素而使疾病迁延不愈。

四、临 床 表 现

尽管颞下颌关节紊乱病并不是单一的一个疾病，而是一组疾病的总称，但它们有相似的临床表现，我们可以概括为以下三大主要症状或体征：

1. 关节及相应肌群的疼痛　这是 TMD 患者就诊的第一主诉。主要表现为开口和（或）咀嚼时关节区和（或）关节周围肌群的疼痛。一般无自发痛，急性滑膜炎时可自发痛。关节区或相应的肌群有压痛点，有的患者有肌和肌筋膜的疼痛扳机点，压迫扳机点可引起远处的牵涉痛。一些经久不愈、病程迁延的慢性疼痛患者常常伴随有情绪改变。另有一些患者表现为关节及相应肌群发沉、酸胀，或面颊、颞眶、枕区钝痛，或主诉不适等感觉异常，有时表现为咀嚼肌群疲劳感。

2. 弹响和杂音　正常颞下颌关节在运动时表现协调、平滑、无明显弹响和杂音。当存在有关节盘移位、变形、破损或关节表面器质性改变时，下颌髁突运动时会出现弹响或杂音等关节异常音。常见的异常声音有：①弹响声：即开闭口运动或咀嚼运动中发生"咔，咔"的声音，多为单声，有时为双音，患者自己可感到。检查时，用钟式听诊器放在关节区，可查听到。弹响声大时，他人可耳闻。②破碎音：在关节运动中出现"咔叽，咔叽"的破碎声音，多为双声或多声，患者自己可感到，听诊器可查听到，但他人不能耳闻。③摩擦音：即在关节运动中有连续的似揉玻璃纸样的摩擦音，患者可感到，听诊器可查听到，但他人不能耳闻。

3. 下颌运动异常　正常人开口型平直、不偏斜、不左右摆动，呈"↓"。自然开口度平均约 3.7cm，最大开口度可达 4.8cm。TMD 患者的下颌运动异常表现为：①开口型异常：可以向一侧偏斜，也可呈曲折状左右摆动，有时则表现为扭曲状等。②开口度异常：表现为开口过小呈开口受限或开口困难，一般小于 3.5cm 即为开口受限。也可相反，表现为开口过大，可达 6～7cm，开口过大者常常伴有半脱位。③开口运动中出现停顿，表现为开口过程中突然出现障碍而停顿，有时患者作一个特殊动作，或手压迫关节区后又可顺利开口，称之为关节绞锁症状，此时可明显地观察到患者开口困难状和开口运动的时间延长。

不少学者发现 TMD 常常伴有头痛。Pullinger 报道，男性患者有头痛的占 83.3%，女性占 89.1%。徐樱华统计，头痛在患者中占 56.3%。因此，有学者把头痛列为本病第四个主要症状。最新的 TMD 分类中有一组为 TMD 引起的头痛。

此外，本病还可伴有许多其他症状，如各种耳症，包括耳闷、耳鸣、听力下降等；各种眼症包括眼痛、视力模糊、复视等，但耳科和眼科检查无阳性所见。

五、各类 TMD 诊断标准

根据病史和临床体检，有时需结合影像学检查，TMD 各分类疾病的诊断并不困难。心理精神状态评价有时也是必要的。TMD 各主要疾病诊断标准如下：

（一）肌筋膜疼痛

肌肉源性的疼痛，包括疼痛主诉及主诉相关的局部肌肉疼痛。诊断标准：

1. 主诉颌面、颞面部、耳前区疼痛，下颌功能运动时疼痛加重。

2. 临床触压左右颞肌前、中、后束和咬肌起始处、咬肌体部、咬肌终止部共 12 个部位，患者报告有局部疼痛或远处牵涉痛。

（二）可复性关节盘前移位

关节盘在髁突与关节结节之间发生移位，向前和向内或外移位，但大张口后能充分回复。通常有弹响声，没有开口受限。可伴有关节疼痛或关节退行性改变。诊断标准：

1. 主诉关节弹响。

2. 临床检查开闭口运动或前伸侧向运动有关节弹响，连续检查 3 次出现 1 次以上。

3. 必要时可行关节造影或磁共振（MRI）检查，可见闭口位关节盘前下移位，开口时恢复正常盘 - 髁突位置关系（图 17-8）。

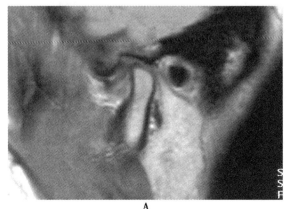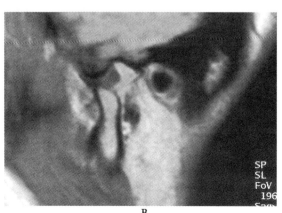

图 17-8　关节盘可复性前移位的 MRI 表现
A. 闭口位　B. 开口位

（三）关节盘绞锁

被认为是可复性盘前移位与不可复性盘前移位之间的一种过渡状态。临床上常常表现为在张口过程中"卡"住，需要晃动下颌或者用手推按关节区后方可大张口。诊断标准：

1. 主诉有关节弹响史，有时发生开口"卡住"，特别是晨起或咀嚼时。

2. 检查有关节弹响，有时病变侧关节开口受限，患者晃动下颌或者用手推按后可以充分大张口。

（四）不可复性关节盘前移位，伴开口受限

这种情况指的是关节盘在髁突和关节结节之间的正常位置上发生移位，向前和向内或向外移位，无论闭口位还是开口过程中关节盘始终位于髁突前方，且有下颌开口受限。可伴有关节区开口或咀嚼疼痛。诊断标准：

1. 患者一般曾有典型的关节弹响史，继而有间断性关节绞锁史，进一步发展则弹响消失，开口受限。

2. 开口受限（最大自由开口度 <35mm），但有一定的被动开口。开口或前伸时下颌偏向患侧，触诊患侧髁突滑动明显减低。

3. 无关节弹响或有关节弹响但完全不同于可复性前移位诊断的关节弹响。

4. 必要时行关节造影或 MRI 检查，可见关节盘前移位，开口时髁突运动受限，关节盘仍位于髁突的前方（图 17-9）。

（五）不可复性关节盘前移位，无开口受限

这种情况指的是关节盘不可复性前移位，但没有明显的开口受限。诊断标准：

1. 患者也曾有典型的关节弹响史，有突然的弹响消失和开口受限史。

2. 临床检查开口不受限（最大开口度 >35mm），有一定的被动开口。下颌运动基本正常，但触诊可以感觉到患侧髁突滑动度减低。

3. 一般无关节弹响，有时检查到关节弹响，但不符合可复性前移位的诊断标准。

4. 作出这一诊断应明确说明是基于临床检查和病史，还是基于影像学检查结果。如果接受影像学检查，符合不可复性盘前移位诊断。

（六）关节痛

也称滑膜炎或关节囊炎，是指颞下颌关节囊或韧带损伤、滑膜层炎症等引起的疼痛和触压痛。诊断标准：

1. 主诉关节区疼痛，开闭口或前伸侧向运动或咀嚼时疼痛加重。

2. 髁突外侧或后方有明显的压痛，或推压下颌向后时关节区疼痛。被动开口时关节痛加重。

（七）骨关节病、骨关节炎

骨关节病的病理基础是关节面软骨的退行性变及其软骨下骨的吸收破坏或增生硬化。伴有滑膜炎症（疼痛）的称为骨关节炎，无症状的称为骨关节病，现在统一称为退行性骨关节病。诊断标准：

1. 主诉关节区杂音，可伴有颞下颌关节或颌面部肌肉疼痛或僵硬，下颌运动受限和偏斜。

2. 临床检查开闭口、前伸或侧向运动有关节破碎音、摩擦音等杂音。

3. 影像学表现　皮质骨破坏、骨质缺损、关节面磨平、骨质硬化、骨质增生（骨赘形成）等。

六、鉴别诊断

颞下颌关节紊乱病最常见临床表现为关节和（或）咀嚼肌疼痛、关节弹响或杂音、开口受限及头痛等。临床上诸多疾病可以存在相近或类似的症状，因此，需进行认真的鉴别诊断。此类疾患包括关节内和关节疾患两大类。

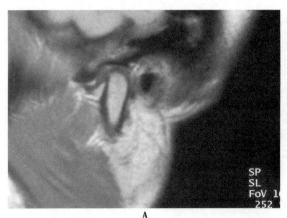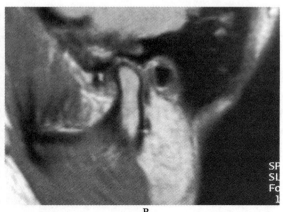

图 17-9　关节盘不可复性前移位的 MRI 表现
A. 闭口位　B. 开口位

（一）关节内疾患

此类疾患包括颞下颌关节本身的疾病及全身性疾病累及颞下颌关节，如髁突发育畸形、感染性关节炎、创伤性关节炎、关节囊肿和肿瘤以及类风湿性关节炎、强直性脊柱炎、系统性红斑狼疮和关节炎型银屑病等全身性疾病累及颞下颌关节等。

1. 髁突发育畸形 包括髁突发育不良、髁突发育过度及双髁突畸形等。髁突发育不良常表现为髁突发育过小，可发于一侧关节，也可两侧关节均发生，往往伴有患侧下颌骨体部及升支短小、下颌角前切迹变深等。双侧髁突发育不良时常导致颏部后缩，呈小颌畸形。髁突发育过度又称为髁突良性肥大。单侧髁突发育过度可致面部发育不对称畸形、下颌骨向健侧偏斜、咬合关系紊乱等。双侧髁突发育过度则常表现为下颌前突畸形。双髁突畸形可因胚胎发育异常而致，也可由髁突纵向不完全性骨折引起。

髁突发育不良或过度多因颌骨畸形就医，但其中部分患者可出现关节弹响及疼痛等关节紊乱症状，此时应注意进行 X 线检查，予以准确诊断。双髁突畸形常无临床症状而于 X 线检查时偶然发现，其中部分患者可有髁突运动障碍，特别是外伤所致双髁突畸形病例，常伴有关节疼痛、杂音及开口受限等临床症状。

2. 感染性关节炎 分为化脓性关节炎和非化脓性关节炎两类，临床上均较少见，但以化脓性关节炎相对较多。急性化脓性关节炎一般发病较快，可见不同程度的关节区红肿，常伴有较重的关节疼痛、发热及全身不适等。颞下颌关节的开放性伤口、邻近部位及颌面间隙感染、关节腔内注射污染及败血症的血源性播散等均可导致颞下颌关节的感染。但应注意的是，并非所有的化脓性关节炎患者均能发现感染来源，也并非均有典型的临床表现，此时应特别注意临床及 X 线检查。关节区急性而明确的自发痛、咀嚼痛、扪压痛并伴有咬合关系改变及 X 线片显示关节间隙增宽等时，往往提示化脓性关节炎存在的可能性，应特别注意。必要时应进行关节腔内穿刺，帮助诊断。

非化脓性关节炎临床上极为罕见，包括结核、梅毒及真菌感染等。

3. 创伤性关节炎 创伤性关节炎分急性和慢性两种。急性创伤性关节炎系由对关节的直接或间接的急性创伤引起，可发生关节软骨分离、剥脱，关节盘移位、撕裂，创伤性滑膜炎及关节内血肿等，严重者可发生髁突骨折。常可伴有关节韧带及关节囊的损伤和撕裂。临床上可表现为关节局部疼痛、肿胀、关节运动受限及开口困难。在伴有髁突骨折时，症状则比较严重。急性创伤性关节炎未得到及时、正确的治疗，则可进入慢性期，称为慢性创伤性关节炎，常继发骨关节病。临床表现为关节区酸胀不适、易于疲劳、不同程度的开口受限及关节内杂音等。创伤性关节炎严重者可导致关节内粘连，乃至关节强直。

4. 关节囊肿及肿瘤 颞下颌关节囊肿及肿瘤在临床上均甚为少见，但因其亦可出现与颞下颌关节紊乱病相类似的症状，如不注意，易于漏诊。颞下颌关节囊肿包括腱鞘囊肿和滑液囊肿两种。颞下颌关节良性肿瘤包括髁突骨瘤、骨软骨瘤、滑膜软骨瘤病、纤维黏液瘤及成软骨细胞瘤等。颞下颌关节恶性肿瘤以转移瘤相对较为常见，如甲状腺癌、乳腺癌等，均可转移至髁突。关节原发的恶性肿瘤包括骨肉瘤、软骨肉瘤及滑膜肉瘤等。关节囊肿及良性肿瘤往往存在与颞下颌关节紊乱病相类似的临床表现，仅仅依靠临床检查，常难以明确诊断。关节恶性肿瘤患者常存在较严重的关节疼痛及开口受限，部分患者可伴有面部感觉异常。对临床检查疑有关节占位性病变的患者，及时、全面地进行影像学检查是必要的。

5. 全身性疾病累及颞下颌关节 类风湿性关节炎、强直性脊柱炎、系统性红斑狼疮及关节炎型银屑病等均可累及颞下颌关节而发生与颞下颌关节紊乱病相似的临床症状，如关节区疼痛、不同程度的开口受限及关节内杂音等。其中大部分患者有明确的全身性疾病相关病史，较易作出诊断；但也有部分患者，特别是类风湿性关节炎和强直性脊柱炎患者可因颞下颌关节症状而首先到颞下颌关节门诊就医，此时若有疏忽，则较易漏诊。对于此类病例，全面的问诊和及时的生化检查对于明确诊断是十分重要的，必要时应尽早请相关学科医师会诊。

（二）关节外疾患

较常见的需与颞下颌关节紊乱病进行鉴别的关节外疾患有喙突过长、三叉神经痛、慢性鼻窦炎、耳源性疾病、慢性阻塞性腮腺炎、偏头痛、颈椎病、癔症性牙关紧闭、破伤风性牙关紧闭及关节外肿瘤等。

喙突过长是一种发育性异常，为开口受限的重要原因之一，常被误诊为颞下颌关节紊乱病而接受多种错误治疗。某些喙突过长患者可伴有喙突骨软骨瘤，X 线检查具有重要诊断价值。非典型性三叉神经痛较易与颞下颌关节紊乱病引起的关节痛发生混淆，某些患者疼痛性质不典型，亦无明确"扳机点"，此时可用口服卡马西平进行试验性治疗，每天 3 次，每次 0.1～0.2g，对鉴别诊断有一定帮助。慢性鼻窦炎可引起头痛，某些患者可存在关节不适及面部疼痛，但多有鼻塞、流脓鼻涕等症状，有助于鉴别。必要时应进行耳鼻喉科检查。耳源性疾病中需与颞下颌关节紊乱病关节疼痛相鉴别者，较常见的为外耳道炎、外耳道疖及化脓性中耳炎等，但亦应注意排除外耳道肿瘤导致的关节区牵涉性痛。慢性阻塞腮腺炎会引起反复发作性疼痛，部分患者以面痛到关节门诊就医。此时仔细询问病史，挤压腮腺可见有脓性分泌自腮腺导管口溢出等，均有助于诊断。必要时应进行腮腺造影检查。偏头痛多见于女性，表现为典型的、反复发作的半侧头痛，必要时应请神经内科会诊。颈椎病可引起头晕、耳鸣，颈、肩、背、耳后区及面侧部疼痛等不适，患者症状常与颈部活动和体位有关，X线检查有助于诊断。对癔症及破伤风所致牙关紧闭患者，详细了解病史有助于诊断。在颞下颌关节紊乱病的鉴别诊断中，应特别注意某些关节外肿瘤，可引起开口受限、关节区不适等症状，较常见者包括颞下窝肿瘤、翼腭窝肿瘤、腮腺深叶肿瘤、上颌窦后壁癌及鼻咽癌等。此时，应根据相关肿瘤的不同临床特点及医学影像检查及时作出诊断，以免贻误患者的治疗。

七、治疗原则

TMD治疗目标应该是消除疼痛，减轻不良负荷，恢复功能，提高生活质量。为了达到理想的治疗效果，首先要明确具体的诊断，分析口颌功能及对患者生活质量的影响，包括心理精神方面的影响，根据患者情况制订一个合理的治疗计划，不仅要治疗症状体征，而且要尽可能去除各种致病因素。

美国牙科研究学会（AADR）于2010年正式发表了一份新的关于颞下颌关节紊乱病诊断治疗策略的报告。对于TMD治疗的阐述是：AADR强烈建议，除非有明确的和合理的指征，对TMD的治疗首先应该是那些保守的、可逆的和有循证医学基础的治疗方法。许多关于TMD自然病程的研究结果表明，随着时间的推移，TMD症状会逐渐改善或消失。尽管还没有一种治疗被证明始终有效，但是许多保守治疗至少在缓解症状方面与那些侵入性治疗效果相同，这些保守治疗不会导致不可逆的改变，大大降低了导致新的伤害的几率。专业化的治疗应该配合家庭保健，这样患者可以认识其病情并了解如何应对所出现的症状。所以我们认为TMD的治疗原则应是：

1. 尽可能找出各致病因素。

2. 制定针对消除或减弱致病因素和对症治疗相结合的综合性的治疗方案。

3. 以非侵袭性、可逆性、保守治疗为主，遵循逐步升级的治疗程序：可逆性保守治疗→不可逆性保守治疗→关节镜治疗→开放性手术治疗。

4. 要根据患者具体的症状、体征和功能障碍程度来决定相应的治疗方案。

5. 对患者的健康教育以及积极的心理支持与临床治疗同等重要。

八、治疗指征

研究显示，相当一部分TMD患者症状可以自愈。治疗教育和简单的对症处理可以消除症状，解除患者对自己疾病的某些担心，也不会造成进行性病损和影响患者的生活质量。如果疼痛不能消除，主诉症状明确影响生活质量，或已存在的病理改变进行性发展，那么我们应积极地采取措施，选择合理的治疗方案，进行系统的TMD治疗。根据这一原则，我们提出凡存在以下三种情况中的任何一种时，就应该接受系统的TMD治疗。①主诉颞下颌关节或（和）面部疼痛，并有明确的压痛（压痛++或+++），或疼痛持续3个月以上，压痛一个+以上；②主诉关节弹响，经临床检查证实，并有绞锁影响咀嚼说话等；③主诉张口受限，开口度<35mm或<40mm，但有明确的张口疼痛。

1. 关于疼痛 很多口腔疾病均可主诉颞下颌关节口颌面部疼痛，如外伤骨折疼痛、术后神经痛、三叉神经痛、癌症疼痛、牙和牙周疾病的牙痛等。根据疼痛强度、性质、部位、分布以及疼痛的发生和持续过程，可以作出诊断和鉴别诊断。诊断为TMD关节疼痛或咀嚼肌疼痛，如存在明确的压痛（++或+++），可以肯定存在关节或咀嚼肌的组织损伤或炎症，那么应该接受治疗。如疼痛或不适（压痛+）持续3个月以上，则为慢性疼痛。慢性疼痛，也称坏痛（bad pain），已不再是一种症状，而是被明确为一种疾病，所以慢性疼痛不管程度如何，均需得到治疗。

2. 关于弹响 关节弹响原因有很多，可复性盘前移位是一主要原因。临床上常用再定位𬌗垫治疗关节盘可复性盘前移位，常能有效消除弹响。但远期效果和关节盘是否真正复位尚有争论。另外，𬌗垫治疗需要3～6个月时间，而且还有咬合错乱的风险。从获益、付出和风险比较来看，可复性盘前移位的𬌗垫治疗并非必需，一般认为无其他症状的关节盘前移位不必治疗。当有关节盘绞锁发生时，患者常主诉开口障碍，影响咀嚼和说话，即明显影响患者的生活质量，而且关节盘绞锁进展为不可复性盘前移位的几率明显增大，所以我们认为关节弹响并出现频繁的关节绞锁时，应接受治疗。

3. 关于张口受限 临床上遇到张口受限患者时，应首先排除TMD以外的疾病。不可复性盘前移位主要表现为张口受限。随着时间的推移，张口度可以改善，其他症状也可以消失（症状自愈）。不可复性盘前移位引起的开口受限在初期时开口度多≤35mm。随着时间的迁移，多数患者开口度可在一年左右恢复到40mm以上。我们曾分析了TMD主要症状体征与患者相关生活质量的关系，研究显示重度和中度开口受限患者生活质量受影响显著,轻度开口受限(>35mm)与无开口受限相比,生活质量无显著差异。也就是说,一般情况下开口度>35mm 就可满足日常生活的需要。但是,研究表明慢性不可复性盘前移位存在明确的关节盘和髁突的病理改变,而且不会自愈,这种关节盘和髁突的病理改变可能是症状反复和功能障碍持续的一个主要原因。所以有学者提出不可复性盘前移位应在急性期采取积极的治疗措施。急性不可复性盘前移位的一个重要临床指征是张口度≤35mm。当张口度改善(>35mm)时,如没有疼痛,可能不会影响患者的生活质量。如不能恢复前移位的关节盘或修复损伤的关节软骨,单纯为了增加几个毫米的开口度而接受治疗,显然没有必要。

九、治疗方法的选择

(一)影响治疗方法选择的因素

TMD 治疗方法有许多,如何选择并制定一个合理的治疗程序常由以下因素决定。

1. 临床医师对 TMD 致病理论的认识　修复科医师和𬌗学专家强调咬合致病因素,治疗方法的选择更侧重于𬌗垫治疗和调𬌗治疗。外科医师则强调关节内结构的异常,因此,关节盘复位常作为一有效的治疗选择。康复医师强调机体功能的恢复,物理治疗也常能做到这一点。不能忽视心理因素,慢性疼痛常常导致患者心理障碍,心理因素也是导致某些 TMD 治疗效果不佳的一个重要原因。

2. 准确的诊断和明确的致病因素　现代医学的发展,如磁共振成像、口腔颌面锥形束 CT、各种咬合记录和分析仪,使得 TMD 临床诊断更为明确,并可能找到某一确切的致病因素(如咬合因素)。那么可以根据临床诊断和致病原因分析,确定一针对性的治疗方法,而不必拘泥于治疗程序。如急性不可复性盘前移位,往往主诉症状严重(开口受限、疼痛),功能障碍明显。采用手法复位后即刻戴上𬌗垫的治疗方法,不仅能使所有症状立即消除,而且可以恢复正常的盘 - 髁突位置关系。

3. 多学科的合作　多学科诊治小组的建立,各种问题就可由不同的专家来处理,增加了治疗成功的机会。每一次治疗的成功取决于成员间的互相交流与合作。通过对各种治疗方法合理地选择及结合,达到最佳的治疗目标。

4. 应考虑获益 / 付出或好处 / 危险比率　一部分 TMD 病程进展表现为慢性反复疼痛和明显的功能障碍。虽然保守疗法可继续使用,但应考虑更主动、更进一步的治疗措施。由于这些治疗可能具有侵入性和不可逆性,临床医师和患者双方都必须理解该治疗措施的适应证、治疗目标、可能带来的好处 / 危险性以及以往治疗的效果和经验。

5. 以患者为中心　患者的经济和社会状况不同,对自身生活质量的要求就会明显不同;患者生理状况不同,对症状(如疼痛)的忍受程度也明显不同。因此,即使同样的一种 TMD 诊断,也应以患者为中心,选择一个患者最能接受的治疗方案。

6. 治疗教育不可少　TMD 症状的发展往往有自限性,而且相当一部分 TMD 患者并没有器质性改变。所以,临床初次诊治时,很有必要提供相关的保健知识与措施,并让患者了解有关 TMD 的一些基本知识和懂得个人情绪和生活态度对疾病的影响。如这些治疗教育不起作用,再考虑针对 TMD 的保守疗法、非侵入性疗法和可逆性治疗措施。

7. 不能忽视患者的心理社会问题　长期持续的 TMD 症状和体征可能会因疼痛和功能障碍而产生心理和社会问题。治疗失败和反复发作使患者产生挫折感、失望沮丧等,从而导致紧张、焦虑、抑郁等心理问题,有些患者会主诉出现了容貌改变、对自我形象的否定等心理社会问题。虽然心理问题与 TMD 慢性疼痛和功能障碍两者因果关系还不明确,也没有针对 TMD 的特别心理治疗策略,针对其他慢性心身疾病的心理疗法可用于 TMD 的心理治疗。研究表明,放松和认知行为疗法对 TMD 慢性疼痛有效。

(二)治疗方法

1. 治疗教育和家庭自我保健　首次诊治 TMD,临床医师必须向患者解释临床检查的发现、诊断资料、治疗选择和预后,即治疗教育。治疗教育是得到患者支持和获得治疗顺从的一个重要因素。运用患者能理解的术语,细致地向患者解释病情是治疗成功的重要一步。

家庭自我保健可以使某些症状消失,阻止对咀嚼系统的进一步损害,并能使病情得以稳定。家庭保健措施包括:自我限制下颌运动,使咀嚼系统充分休息;认识到不良习惯并加以纠正;家庭用的物理治疗,如病变区的热敷或冷敷或两者交替使用、受累肌肉的自我按摩以及开口训练。热敷通过热的传导使局部表温升高,对表浅受累组织有用(1~5mm 深度)。热刺激能止痛、松弛肌肉、改善组织的生理环境。冷敷对局部肌肉关节有止痛和抗炎作用,用一冰块放在受累区并沿着肌纤维走向来回移动数分钟。但过冷刺激往往会带来不适,冷敷后最好使局部加温,运用热 - 冷 - 再热的方法可能非常有效。热敷不能用于急性损伤(72小时内)、急性炎症或者局部感染区,冷敷不能用于局部循环不良区(如结核病变)或开放性创口。

2. 药物治疗　药物治疗可以减轻(消除)关节肌

肉疼痛,改善功能。治疗 TMD 的主要药物包括非甾体类消炎止痛药、肾上腺皮质激素类药物、肌肉松弛剂、抗抑郁药等。

(1) 非甾体类消炎止痛药 (non-steroid anti-inflammatory drugs, NSAID):是目前治疗 TMD 疼痛的主要药物,作用于外周组织炎症损伤处,通过抑制环氧合酶阻断外周疼痛炎症介质前列腺素的合成。这类药物的不良反应主要是胃肠道刺激作用,严重的可能造成胃溃疡患者胃出血、穿孔。NSAID 药物具有抗炎和镇痛作用,适用于 TMD 滑膜炎、关节囊炎、骨关节炎,但不能阻止骨关节病软骨和骨的进一步吸收破坏。

(2) 肾上腺皮质激素:具有强力的抗炎作用,但不应作为治疗 TMD 的常规全身用药。但短时的口服可能有助于消除多发性关节炎的肌肉和关节的急性症状。颞下颌关节腔内注射肾上腺皮质激素类药物仅适用于保守治疗失败的骨关节疼痛病例。一般认为,肾上腺皮质激素能迅速消除症状,某些病例因此可以免去手术治疗。有研究报道,关节腔内激素注射不能维持疗效,并且反复注射对治疗 TMD 骨关节炎无效,反而会加速关节的退行性改变。炎症性颞下颌关节疼痛可以采用局部肾上腺皮质激素乳剂的离子透入疗法。

(3) 肌肉松弛剂:有助于缓解 TMD 患者增高的咀嚼肌肌电活动。但实验研究发现,所有这类肌肉松弛剂药物的口服剂量大大低于能引起肌肉松弛作用实际所需的剂量,因此有人认为,引起肌肉松弛作用并非药物所为,药物仅起到安慰剂的作用。

(4) 抗抑郁药:常用的为三环类抗抑郁药阿米替林。这类药物的治疗作用是通过提高中枢神经系统突触处 5-羟色胺的利用率,因而增强中枢疼痛抑制。临床已广泛用来治疗疼痛、抑郁和睡眠差的慢性疼痛患者,常用小剂量如 10mg。这类药物能减少睡眠时觉醒次数、延长 IV 期睡眠时间、缩短快波睡眠时间,因而对治疗夜磨牙有效。三环类抗抑郁药常用于治疗慢性口颌面疼痛和各种口腔感觉不良,包括舌痛和特发性口腔溃疡。

(5) 抗惊厥药:卡马西平是治疗三叉神经痛的首选药。加巴喷丁 (gabapentin) 是一新型抗癫痫药,1995 年 FDA 批准加巴喷丁作为癫痫治疗的辅助药物,随后的研究发现该药在治疗慢性疼痛综合征方面的独特作用,尤其是治疗神经病理性疼痛。临床实践证实,加巴喷丁对糖尿病神经病变引起的疼痛、带状疱疹后神经痛、癌症疼痛、三叉神经痛和骨骼、软组织和神经损伤后出现的复合性局部疼痛综合征 (complex regional pain syndrome) 有效。普瑞巴林 (pregabalin) 是一种 γ-氨基丁酸 (GABA) 受体的阻滞剂。2004 年 7 月,欧盟批准其用于治疗外周神经痛及部分癫痫发作的辅助治疗。目前,FDA 已经批准其用于治疗糖尿病性外周神经病 (DPN) 引起的疼痛、疱疹后神经痛 (PHN) 以及纤维肌痛综合征 (fibromyalgia syndrome, FMS)。

(6) 软骨保护剂:近年来,临床应用的硫酸(盐酸)氨基葡萄糖有利于促进关节软骨的修复,可能减轻或阻止骨关节病的进展。但需要长期服用,因而治疗费用增加。另外,到底能多大程度地修复关节软骨,尚不确切。

3. 物理治疗 物理治疗通过改变感觉神经的传导,抑制炎症,降低、协调或加强肌肉活动,促进组织的修复和再生等途径,帮助消除骨骼肌关节的疼痛和恢复正常的功能。大多情况下,物理治疗作为其他治疗的一种辅助性治疗。

(1) 姿势训练:包括下颌骨和舌的姿势外,还应包括头、颈、肩部的姿势训练。头部姿势高度紧张或头向前易造成颈肩部肌肉活动增加和下颌的后缩。头部越向前,脊柱所承受的有效负荷就越大。舌的姿势也影响下颌的位置和附着于下颌骨的肌肉功能。除了功能活动期间,下颌骨应处于休息位,此时上颌牙和下颌牙之间有一息止的殆间隙,而舌应轻抵上腭前部。

(2) 自我运动训练:临床实践证明,主动的运动练习对于改善和保持肌肉和关节的舒适与功能活动非常重要。通过运动训练可以伸展和放松肌肉,达到增加关节活动度、增强肌肉力量、改善关节活动与协调度以及稳定关节的目的。训练的方式有:重复运动以建立协调的、有节律的肌肉功能活动;等张运动以增强下颌运动范围;等长运动以增强肌肉的力量。方法的选择应根据治疗目的而定,并随着病程的发展不断调整。许多患者常因为疼痛而停止训练,此时必须采用理疗或药物,在疼痛得到控制的情况下,应坚持一定水平的训练以保证长期稳定的疗效。

(3) 被动运动训练:适用于因肌肉挛缩、不可复性盘前移位以及关节内纤维粘连引起的下颌运动受限和疼痛病例。训练前必须先放松肌肉和消除疼痛,有时应同时采用其他物理治疗方法,如热敷、超声、电刺激以及局部封闭等。颞下颌关节手术后也常要求被动运动训练。

(4) 电刺激疗法:电疗使肌肉和关节局部的温度、组织化学以及生理学环境发生改变,分为高压电刺激(直流电刺激)、低压电刺激(经皮神经电刺激,TENS)和微电压刺激。TENS 采用低电压低电流双相可变频率电流,通过交替刺激皮肤感觉神经来治疗疼痛性疾病。如同时刺激了运动神经,可能会影响止痛效果,甚至加剧急性疼痛。无论是直流电刺激,还是 TENS,均可减轻疼痛,并可重新调整肌功能。

(5) 超声和离子透入疗法:是两种较常采用的治

疗骨骼肌疾病的物理治疗。超声疗法，是把高频率的振动能转化成热能并透入组织内，深度可达 5cm。超声通过使关节局部产热而引起关节囊外软组织舒张来治疗关节疾病。超声还具有止痛、消除肌肉挛缩或僵硬、改善肌腱炎以及促进滑囊炎钙沉积的吸收等作用。对于最佳所需疗程、每个疗程的治疗次数、每次治疗时间、工作频率以及工作强度的选择，尚需进一步的系统研究。离子透入疗法使药物（抗炎药物或止痛药物）穿透皮肤导入到下方的受累区。

（6）局部冷却剂喷雾：冷却剂喷雾使肌肉舒张，从而减轻肌肉疼痛和肌痉挛，并可消除肌筋膜扳机点。常用的喷雾剂氟甲烷（fluoromethane）是两种氟化碳的混合物，其特点是：不可燃性、化学性质稳定、无毒、无爆炸性且不刺激皮肤。喷雾剂一接触皮肤立即挥发，导致局部皮肤骤冷。喷雾距离 40～50cm，沿肌纤维方向对受累区作均匀的扫动式喷雾。喷雾过程中必须保护好眼、耳和鼻黏膜。

（7）局部封闭疗法：治疗肌筋膜扳机点很有效，可单独使用，也可配合做肌肉伸展运动训练。封闭治疗一旦阻断了肌肉疼痛循环，即使麻醉作用消失，其治疗效果仍将维持较长时间。

（8）针刺：已较多用于慢性疼痛的治疗，针刺对疼痛和功能障碍的治疗作用通过神经和体液两条途径实现。现有对照研究针刺疗法和常规疗法治疗 TMD，发现患者更喜欢接受常规治疗法，但对于疼痛减轻和功能改善的效果，两者无显著性差异。

4. 𬌗垫治疗　用于治疗 TMD 的𬌗垫主要有稳定型𬌗垫和再定位𬌗垫。其他的𬌗垫常短期使用，如软𬌗垫、前牙𬌗板和枢轴𬌗垫。滥用或不正确地使用𬌗垫常会带来一些并发症，包括龋病、牙龈炎、口臭、发音困难、牙接触关系的改变以及精神性𬌗垫依赖。较严重的并发症为：由于长期使用𬌗垫特别是戴用覆盖部分牙弓的𬌗垫，可能会导致咬合关系和上下颌骨位置关系的不可逆性改变。

（1）稳定型𬌗垫：稳定型𬌗垫也叫平面板、𬌗板或肌松弛𬌗垫。这种𬌗垫覆盖上颌或下颌的全牙弓，𬌗垫平面与对颌牙尖点和面的接触（彩图 17-10，见书末彩插），通过不断地调改𬌗垫的𬌗平面重建一个稳定的下颌位置，使下颌处于最适合的生理位。戴用𬌗垫后必须作周期性调改，以补偿因疼痛、肌肉活动、炎症、水肿或软组织结构关系的改变而出现的上下颌骨位置关系的变化。对急性病例，一段时间内应全天日夜戴用。症状好转时，可以只在夜间戴用。如𬌗垫治疗 3～4 周后仍没有良好的效果，应重新评价，如诊断是否准确，治疗计划是否合理。稳定型𬌗垫主要用于治疗疼痛、肌痉挛和夜磨牙症。

（2）再定位𬌗垫：再定位𬌗垫临床用于治疗关节弹响。其作用途径有：减轻关节的不良负荷；改变盘 - 髁突的位置关系。制作𬌗垫前必须先分析并确定一个合适的上下颌骨位置关系，即弹响消失位。再定位𬌗垫覆盖全牙弓的𬌗面，可附加切迹或前牙导板，使下颌向前或前伸确保稳定在原先确定的𬌗位上（彩图 17-11，见书末彩插）。再定位𬌗垫需坚持日夜戴用。2 个月后改为夜间戴。

5. 𬌗治疗　当现存的𬌗关系不适合 TMD 患者的颅颌结构，或 TMD 症状改善后缺乏一个稳定的𬌗关系，并直接与 TMD 的症状加重和复发有关，这两种情况可考虑𬌗治疗。𬌗治疗包括调𬌗、修复治疗和正畸治疗。需要的话，还包括正颌外科手术。𬌗治疗不应作为常规治疗，可作为第二线选择，并且应待患者疼痛症状消失、功能障碍明显减轻（弹响消失或减轻，但不必完全消失）、下颌运动范围接近正常的情况下实施。另外，上下颌骨关系、神经肌肉功能以及患者的心理状况尽可能的稳定。𬌗治疗的基本原则是慎重行事、尽可能少破坏原有的𬌗形式，并且要经常反复地评价治疗效果。

6. 手术治疗　手术治疗是 TMD 的一个有效的治疗手段。然而，由于手术操作的复杂性和创伤性、潜在的并发症、可能诱发的行为和心理障碍以及合理的非手术治疗的有效性，所以应严格掌握颞下颌关节手术的适应证。是否采用手术治疗应根据以下几条而定：①关节内病变或解剖结构改变的严重程度；②这些病变应该手术尚能补救的；③接受过合理的非手术治疗；④关节病变引起的功能丧失范围和程度。手术治疗前，应先实施非手术治疗。根据患者实际的改善程度、功能丧失程度以及患者对治疗的顺从性与预期结果，来确定手术治疗的方案和治疗时间。如患者有杂难因素存在如诉讼事件、心理因素或无法控制的夜磨牙，可能预后较差。另外，患者应充分理解手术所带来的风险。手术前和手术后的一些治疗措施也应列入手术治疗计划内，这些措施针对减轻关节负荷、消除或纠正致病因素，如口腔不良习惯和精神因素。实施手术前，必须参照美国口腔颌面外科医师学会制定的手术指征：①影像学检查确诊为 TMD 关节盘移位或其他的关节内结构异常；②临床阳性检查结果提示，患者的主观症状和客观体征是由于盘移位或其他的关节内病变引起的；③患者现存的疼痛和功能障碍可能导致患者某一功能的丧失；④已接受过不成功的非手术治疗，包括定位𬌗垫治疗、物理治疗以及行为治疗等；⑤先处理了磨牙症、口腔不良习惯、其他的口腔疾病或牙痛以及其他一些会影响手术治疗效果的致病因素；⑥取得患者同意前，向患者说明了可能出现的并发症、手术风险、能达到的目标、成功率、治疗时间、术后处理以及治疗方案的选择。关节手术治疗包括关节镜手术和开放性手术。单纯的关节冲洗治疗属于外科治疗，但不属于手术治疗范畴，仍为一种保守的关节治疗手段。

手术治疗效果的评价，疼痛不常发生或疼痛程度明显减轻；下颌运动范围明显改善（开口度至少达到35mm）；恢复了正常的生活方式，包括正常的饮食。

7. 关节镜手术治疗　颞下颌关节镜外科是一治疗颞下颌关节病的行之有效的方法。对于关节囊内病变，关节镜或开放性手术均可对某些病变进行同样的处理，如灌洗、粘连松解、清除粘连物、关节盘折叠及骨组织修整。显然，关节镜手术对正常结构的损伤较小，对于那些仅用局限性手术即可解决问题的病例，具有更大的优越性。颞下颌关节镜手术被喻为介于非手术治疗和开放性手术之间的桥梁。关节镜手术的适应证可以归纳为：①关节内结构紊乱（伴张口受限的或伴疼痛的关节盘移位）；②骨关节病；③关节过度运动（髁突脱位或疼痛性的半脱位）；④纤维强直（即囊内纤维粘连）；⑤顽固性疼痛。国际上共识是：除某些病例，如急性外伤性结构紊乱、呈进行性发展的退行性关节病等外，通常，经恰当的非手术治疗并被证明是无效的患者可考虑关节镜手术治疗。

8. 关节腔冲洗治疗　这是一种微创、有效和简单的临床一线治疗手段，介于手术与非手术治疗之间。它在清理炎症因子、松解粘连、恢复正常关节内压、减少关节液的表面张力等方面，有着保守治疗难以企及的效果。近期和长期疗效均令人满意，而且并发症很少、方法操作简单、易于推广。主要适用于关节盘移位、滑膜炎、骨关节炎等关节源性的疼痛和开口受限。冲洗方法有双点冲洗法、单点冲洗（三通阀门冲洗法）。患者取坐位，头偏向健侧，消毒患侧关节区皮肤。2%利多卡因双板区皮下局部浸润麻醉后，第一穿刺点约在耳屏前0.5~1cm髁突后进针，嘱患者半张口并将穿刺针斜向前、上、内进针约2~2.5cm，抵到关节窝骨面后稍后退，推注少许药物，如针尖在关节腔内，则推注药物很省力，并可回抽。然后针头不动，缓慢注入1~2ml麻药，使关节腔膨胀，并留置针头。第二穿刺点，嘱患者轻闭口并于第一穿刺点前方髁突前斜面与关节结节后斜面之间进针，向后上内进入关节上腔，此时可见针孔有液体流出，冲洗液从第一支注射器注入冲洗，第二支注射针排出（彩图17-12，见书末彩插）。冲洗液以一定的压力在5~10分钟内灌洗完毕。也可以用单一进针反复注入回吸或接三通阀门反复注吸（彩图17-12，见书末彩插）。如果患者疼痛严重并有明显的冲洗液渗血，在退出针头前，可以注射糖皮质激素，如醋酸曲安

奈德5~10mg。

9. 急性不可复性盘前移位的复位治疗　手法复位是治疗急性不可复性盘前移位的一个非常有效的措施，可以恢复正常的下颌运动，恢复正常的盘-突关系，但常规手法复位临床上往往很难奏效。有学者报道了改良手法复位法，生理盐水关节上腔加压注入/回吸后手法复位法。我们通过2%利多卡因1~2ml关节腔内注射，一方面减轻了手法复位给患者带来的疼痛，另一方面可以扩张关节腔，消除关节盘与软骨表面的粘连或吸附，因此大大提高了手法复位的成功率（90%以上）。复位后即刻戴入再定位𬌗垫使下颌前移，固定已经复位的关节盘。临床上，我们注意到，关节盘复位后如不即刻戴上定位𬌗垫，大部分患者很快发生关节盘再次"卡住"。虽然国内外教科书均已提到手法复位后即刻戴上𬌗垫这一方法，但少有详细的描述和临床效果评价。

（1）关节盘复位的临床指征：符合以下四条即表示关节盘得到复位：①手法复位操作中听到"咔"的关节盘回复弹响声；②弹响发生后开口度即刻显著增大；③嘱患者下颌处于前伸至刃𬌗位情况下，作开闭口运动平滑无弹响，且双侧髁突滑动一致。

（2）治疗程序：①患侧关节上腔注入2%利多卡因1~2ml，并反复回吸、推注3~5次；②嘱患者反复作开闭口及左右侧方运动数次；③术者两手大拇指置于患者下颌磨牙𬌗面，向下或向下对侧用力使下颌髁突下降，同时嘱患者用力大张口，当听到"咔"的弹响声并且开口度即刻显著增大，表示复位成功；④制作并戴入定位𬌗垫，开闭口运动平滑无弹响，且双侧髁突滑动一致；⑤复位后3~5天内，夜间用头帽颏兜固定下颌防止入睡时下颌后移，𬌗垫24小时戴用；⑥3~5天后复诊再次确认关节盘复位良好，2~3个月后改为夜间戴保持疗效。

十、治疗计划的制订

TMD是一常见病，并且是一种症状和体征自限性疾病，大多数患者也不会有严重的功能障碍。但是，有一部分患者表现为慢性疼痛、语言咀嚼功能障碍、颌面部畸形、明显的心理问题等。如果我们能在疾病的初期如疼痛的早期、急性不可复性盘前移位、早期骨关节病等，作出准确的诊断和正确的治疗选择，那么我们就有可能阻断其发展到慢性疼痛或严重的功能障碍和颌面部畸形。因此，我们认为，对于早期、急性期或年轻的TMD患者应给予积极的干预，争取临床和解剖的治愈。对于病程长的患者，关节结构如关节盘和髁突已发生了明显的退行性改变，目前的医学手段已无法恢复正常的生理功能和解剖结构，应该以保

守治疗为主,改善功能和提高生活质量为治疗目的。要制订一个正确的治疗计划,关键是要作出一个准确的诊断和判断(图 17-13),第二步才是如何选择检查和治疗手段,最后是对疾病的预后判断。

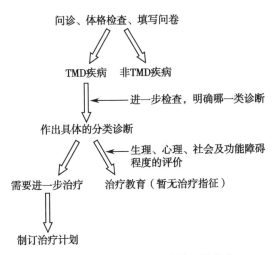

图 17-13 制订治疗计划前的工作程序

(一)准确的诊断和判断

对每一位首次就诊的患者,都要有一详细的病史问诊和口颌面部全面的临床检查,特别是包括疼痛病史、全身疾病史、药物使用史、生活和口腔习惯史、颞下颌关节功能检查、疼痛和功能障碍评价,必要时还包括简单的精神心理评估,如抑郁焦虑压力量表和医

院焦虑抑郁量表。综合分析这些资料,我们就可判断:① TMD 还是非 TMD 疾病;②是 TMD 的哪一种疾病;③目前是否需要治疗。接下来我们就可能要回答以下问题:①还需要进一步做什么检查;②选择哪一种或几种治疗方法;③治疗效果和预后怎样;④治疗费用和治疗风险如何,也就是制订详细的治疗计划过程。

(二)治疗计划的确定及疗效和预后的判定

1. 咀嚼肌疼痛 咀嚼肌疼痛,也称肌筋膜痛(myofascial pain,MFP),是一种与局部压痛扳机点相关的肌肉牵涉痛综合征,是全身各个部位疼痛的常见来源。MFP 是口颌面疼痛常见的原因。但很多医师对MFP 并没有获得一致的认同。很多内科医师和牙科医师并不喜欢称它为 MFP,认为它是面肌和咀嚼肌的肌痛,有些医师则觉得它是颞下颌关节内紊乱伴有的局部肌肉疼痛。

肌筋膜痛治疗的第一步是明确诊断,并与口颌面其他来源的疼痛作出准确的鉴别,确定是原发性还是继发性肌筋膜痛。仔细地检查确定有无扳机点的存在。制订治疗计划(图 17-14)前尽可能找出肌筋膜痛的致病因素,对症治疗的同时强调对致病因素的干预,如创伤、咬合不良、应激、生活事件、口腔习惯等。系统治疗一个阶段后无明显的改善,则需要重新评估以发现隐匿的疾病或其他因素的存在。

肌筋膜痛应早期给予合理的治疗,一旦变成慢

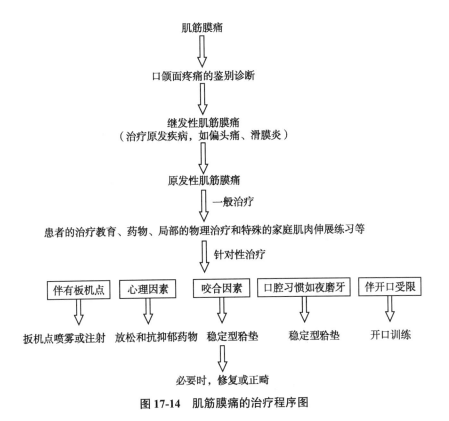

图 17-14 肌筋膜痛的治疗程序图

性，往往伴有焦虑或抑郁等心理问题，对各种治疗效果变得不理想。如果曾有不当的牙科治疗史或医疗纠纷，治疗变得更复杂。

2. 可复性关节盘前移位（图 17-15）　指闭口位时关节盘在髁突与关节结节之间发生移位，向前和向内或外移位，但大张口后能充分回复，回复过程中通常发出弹响声。如果仅有弹响，无疼痛和开口障碍，可不必进一步治疗，特别是成年人或弹响病史很长的患者。对于青少年关节弹响患者，可考虑定位𬌗垫治疗。当有关节盘绞锁发生时，患者常主诉开口障碍，影响咀嚼和说话，即明显影响患者的生活质量，应该考虑定位𬌗垫治疗。临床发现，相当一部分关节盘绞锁患者经治疗教育和功能训练后，绞锁症状可逐渐减少或消失。但确有一部分关节盘绞锁进展为不可复性盘前移位。目前还不知道影响关节盘绞锁进展的因素，一般认为出现频繁的关节盘绞锁时，应接受治疗。从获益/付出的比率来看，关节镜或开放手术治疗可复性关节盘前移位没有必要。

定位𬌗垫是目前最有效的保守治疗方法，对病史短、开口初期弹响、弹响声大的患者有很好的治疗效果。如果有明显的错𬌗畸形，而且有正畸治疗要求的患者，可考虑联合正畸治疗，前移下颌髁突，减少治疗后关节盘移位的再次复发。治疗前 X 线检查显示髁突明显处于关节窝后下方，即关节前间隙明显增宽，𬌗垫治疗后复发机会大。

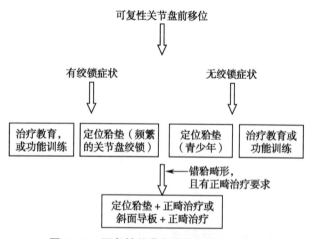

图 17-15　可复性关节盘前移位的治疗程序

3. 不可复性关节盘前移位　不可复性盘前移位则指闭口位和下颌开口过程中关节盘始终位于髁突的前方，不能回复至正常的盘 - 突关系，严重干扰下颌功能运动、影响生活质量，特别是在急性期。急性不可复性关节盘前移位的临床诊断并不困难，当突然发生的开口受限（不可复性关节盘前移位）已持续 3～4 个月以上者诊断为慢性不可复性关节盘前移位。我们

的研究表明，急慢性不可复性关节盘前移位的差异不仅仅表现为病程长短不同，临床表现和影像学检查均有显著的差异。急性期主诉多为开口受限，下颌运动功能严重障碍，但大部分病例髁突骨质正常，关节盘表现为单纯的不可复性前移位，关节盘形态良好，少有关节盘附着撕裂。然而，慢性期主诉多为开口痛和（或）咀嚼痛；临床检查下颌运动轻度受限，部分病例伴有咀嚼肌触压疼痛；相当一部分病例髁突骨质吸收破坏，关节盘变形、变性，关节盘附着松弛、撕裂（后附着和外侧附着），甚至关节盘穿孔。该研究结果提示了不可复性盘前移位的进展过程。尽管不可复性盘前移位即使不治疗仍有相当一部分患者其症状或体征可以逐渐减轻或无自述症状。我们认为开口度可以增大甚至恢复正常，但仍存在明确的颞下颌关节功能障碍。所以确切地说，不可复性盘前移位主诉症状可减轻或自愈，但关节盘和髁突的病理改变不会自愈。开口位时前移位的关节盘被"卡"在髁突前斜面与关节结节之间，关节盘反复受髁突运动的推压而致双板区或关节盘附着（外侧和后附着）牵拉损伤，严重的导致关节盘穿孔。髁突受到被"卡"关节盘的挤压可发生骨质吸收破坏。这些关节盘和髁突的损伤以及损伤引起的滑膜炎症可使患者的疼痛和功能障碍持久或加重。

TMD 的治疗原则是减轻（消除）疼痛、恢复功能、提高生活质量。不可复性盘前移位可采用药物、理疗、𬌗垫、手法复位、关节腔灌洗、关节镜或开放手术（图 17-16）。如果已存在髁突前斜面骨质破坏，关节盘变形、变性，双板区和关节盘附着损伤，那么就很难恢复和保持良好的盘 - 突关系。但如果我们在急性期就采取积极主动的治疗措施，解除关节盘"卡"住状态，即复位关节盘，那么不仅能很快消除症状，而且可能阻止关节盘和髁突的进一步损伤。所以，我们认为，急性不可复性关节盘前移位在关节盘和髁突形态结构健康情况下，应早期采取积极的治疗，恢复良好的盘 - 突关系，达到临床和解剖治愈的目的。

4. 关节源性疼痛（图 17-17）　关节源性疼痛指外伤、咬合创伤、过度大张口、咬硬物、寒冷等引起的关节囊或韧带的损伤或损伤继发滑膜炎，更多见的是关节盘移位引起的双板区损伤。骨关节炎引起的关节源性疼痛可能会更持久或反复。

如果是单纯的损伤或滑膜炎，对症处理后症状可很快消除，但最好能找到损伤原因如咬合创伤、口腔副功能或不良习惯。如果是关节盘移位引起，待疼痛消除后，再考虑是否需要做关节盘复位治疗。骨关节炎疼痛治疗应遵循的原则是减轻（消除）疼痛、恢复功能、提高生活质量。慢性疼痛患者，必要时应作心理

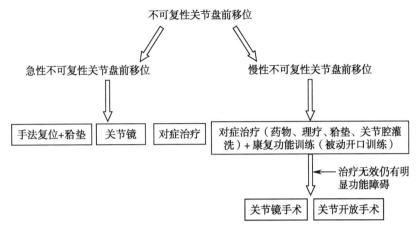

图 17-16　不可复性关节盘前移位的治疗程序

评估。如果确认是骨关节病引起的慢性关节源性疼痛,保守治疗无效的情况下,可考虑关节镜或开放手术治疗。

对于诊断为关节源性疼痛前,要慎重鉴别诊断,一定要排除牙源性疼痛、颌骨疼痛、炎症或肿瘤性(关节内和关节外)疼痛、神经病理性疼痛等。

5. 骨关节病与骨关节炎(图 17-18)　骨关节病和骨关节炎的病理实质没有区别,都是指关节软骨退行性改变引起的髁突或关节窝关节结节骨影像改变,如皮质骨板断裂、皮质下骨破坏、骨质硬化、骨质增生骨赘形成、骨内囊样变等。如果同时存在滑膜炎症,临床表现关节区疼痛,则称为骨关节炎。治疗目标:消除或缓解症状,提高生活质量,阻止软骨和骨的进一步破坏。目前还没有药物或其他治疗手段表明能确切

地抑制或修复关节组织和关节软骨的退行性变,但已有证据提示,硫酸氨基葡萄糖、硫酸软骨素、双醋瑞因(IL-1β 抑制剂)很可能具有同时改善骨关节病症状和关节结构的药物。

对于大多数颞下颌关节骨关节病患者来说预后是良好的,经保守治疗后均能很好地消除或改善症状,少有功能的丧失。对于症状严重或反复,保守治疗效果差的患者,可采用外科手术治疗。因患者为手术治疗所付出的代价和冒的风险总要比保守治疗的大,所以应严格掌握手术适应证。对于那些已经因为严重的骨关节病引起继发的颌面部畸形,如开𬌗、偏𬌗、下颌后缩等,待骨关节病损静止稳定后正畸、正颌,或正畸正颌联合治疗,目的是纠正颌面部畸形、恢复口颌功能。

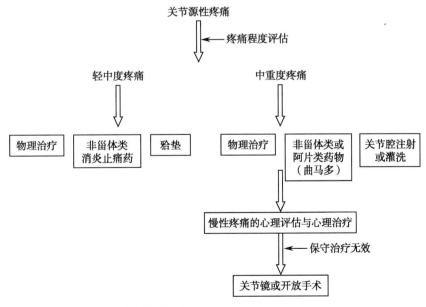

图 17-17　关节源性疼痛的治疗程序

429

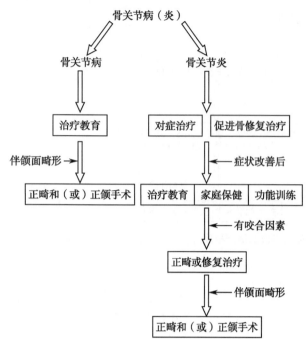

图 17-18　骨关节病与骨关节炎的治疗程序

（傅开元　张震康）

第3节　颞下颌关节脱位

颞下颌关节脱位是指髁突滑出关节窝以外，超越了关节运动的正常限度，以至不能自行复回原位者，临床上以急性和复发性前脱位较常见，后方脱位、上方脱位和侧方脱位较少见。外伤引起的脱位，其脱位的方向、位置由打击的力量和方向决定，并常伴有下颌骨骨折和颅脑损伤症状。

还有一种情况称半脱位：多是由于翼外肌功能亢进或关节囊（韧带）松弛使得下颌运动过度，以至于在最大开口位时髁突或连同关节盘过度地越过关节结节，通常有一停顿或弹响，有时闭口困难但能自己回复。

急性前脱位

急性前脱位是临床上最常见的颞下颌关节脱位。

【病因】

在正常情况下，大开口末，髁突和关节盘从关节窝向前滑动，止于关节结节之下方或稍前方。如果有咀嚼肌紊乱的患者，当大开口末，例如打哈欠、唱歌、咬大块食物、呕吐等时，翼外肌继续收缩把髁突过度地向前拉过关节结节，同时闭颌肌群发生反射性收缩，就使髁突脱位于关节结节之前方，而不能自行回复到原位。有的学者提出，如果关节结节过高或关

节结节前斜面过陡是前脱位的解剖因素。另外，关节区、下颌骨部或颏部尤其在张口状态下，受到外力，或在使用开口器、全麻经口腔插管使用直接喉镜时、滥用暴力等均可使关节脱位。急性脱位后，如未得到及时、正确的治疗，可并发双板区及盘附着撕裂等慢性滑膜炎和关节囊炎，或并发关节囊韧带组织松弛而造成复发性关节脱位。

【临床表现】

急性前脱位可为单侧，亦可为双侧。双侧脱位症状：①下颌运动失常，患者呈开口状，不能闭口，唾液外流，语言不清，咀嚼和吞咽均有困难，检查时可见前牙呈开𬌗、反𬌗，仅在磨牙区有部分接触；②下颌前伸状，两颊变平，因此脸形也相应变长；③因髁突脱位，耳屏前方触诊有凹陷，在颧弓下可触到脱位的髁突。X线片可见髁突脱位于关节结节前上方。单侧急性前脱位的症状类同，只是以上症状显示在患侧，患者开口困难，颏部中线及下前切牙中线偏向健侧，健侧后牙呈反𬌗。

因暴力所致的脱位，应与下颌骨骨折相鉴别：后者中线偏向患侧（单侧骨折）或前牙呈开𬌗状态（双侧骨折）。髁突部有明显压痛，皮下血肿。X线片检查可证实。

【治疗】

颞下颌关节急性脱位后，应及时复位，否则脱位关节周围逐渐有纤维组织增生后，则难以复位。复位后应限制下颌运动。

1. 复位　复位前，术者应让患者作好思想准备。精神不宜紧张，肌肉要放松，才能使复位顺利进行。必要时，复位前可给镇静剂。

（1）口内法：请患者端坐在口腔手术椅上（或普通椅子上，但头部紧靠墙壁）。下颌牙面的位置应低于术者两臂下垂时肘关节水平。术者立于患者前方，两拇指缠以纱布伸入患者口内，放在下颌后牙𬌗面上，并应尽可能向后。其余手指握住下颌体部下缘，复位时拇指压下颌骨向下，力量逐渐增大，其余手指将颏部缓慢上推，当髁突移到关节结节水平以下时，再轻轻将下颌向后推动。此时髁突即可滑入关节窝而得以复位（图 17-19）。有时在复位瞬间，能听到清脆的弹响声。当下颌复位时，由于咀嚼肌反射性收缩，使上下牙闭合甚紧，可能咬伤术者的拇指，故在即将复位闭颌时，术者拇指应迅速滑向颊侧口腔前庭，以避免咬伤。当两侧复位有困难时，可先复位一侧接着复位另一侧。

（2）口外法：患者和术者的体位同口内法。复位

时，术者两拇指放在患者两侧突出于颧弓下方的髁突之前缘，即"下关"穴处；然后用力将髁突向下方挤压。此时，患者感觉下颌酸麻；术者同时用两手的示、中指托住两下颌角，以无名指、小指拖住下颌体下缘，各指配合，使下颌角部和下颌体部推向上前方，此时，髁突下降并可向后滑入关节窝而得以复位。

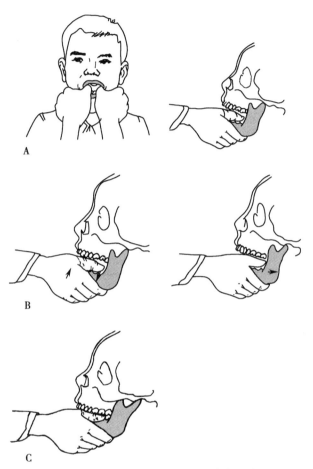

图17-19　颞下颌关节前脱位口内复位法
A. 术者手指位置　B. 用力方向　C. 复位

　　临床上，有时由于脱位时间长，咀嚼肌发生严重痉挛，关节局部水肿、疼痛；或者由于患者不能很好配合，手法复位常较困难，此时，宜先行局部热敷或行关节周围和咬肌神经封闭后再用上述方法，才能得到复位。个别情况脱位长达数天或数周，一般复位方法常常无效，此时可使用全身麻醉，配合肌松弛剂进行复位。

　　2. 限制下颌运动　下颌复位后，为了使被牵拉过度受损的韧带、关节盘诸附着和关节囊得到修复，必须在复位后固定下颌20天左右，限制开颌运动。固定的方法以采用颅颌绷带最为简便、适用。如果复位未得到固定，或固定时间太短，被撕裂的组织未得到完全修复，可以继发复发性脱位及颞下颌关节紊乱病。

复发性脱位

　　复发性脱位是指颞下颌关节前脱位反复发作，又称"习惯性"脱位，由于反复发作造成患者语言、进食很大困难。

【病因】

　　复发性脱位常发生在急性前脱位后未予以适当治疗，如复位后未制动或制动时间不够，被撕裂的韧带、关节囊等未得到修复，结果关节韧带、关节囊松脱，造成复发性脱位；老年人、慢性长期消耗性疾病、肌张力失常、韧带松弛也常常发生顽固性、复发性脱位。

【临床表现】

　　复发性脱位可为单侧，亦可双侧。在大哭、打哈欠、进食等大开口时，患者突然感到下颌骨不能自如运动，前牙不能闭合，其临床表现与急性前脱位相同。有时几个月发作一次，有时一个月发作几次。顽固性、复发性脱位患者，仅轻微的下颌运动即可发作，甚至一天数次。由于患者惧怕关节脱位，不敢说话，经常用手托着颏部。关节造影可见关节囊扩大，关节盘诸附着松脱。

【治疗】

　　对于复发性关节脱位，单纯限制下颌活动不能达到防止再脱位的目的。一般可注射硬化剂，如硬化剂治疗无效，可以采用手术治疗，如关节结节增高术、关节囊紧缩及关节结节凿平术等。我们曾报道，口外法经颧弓和乙状切迹三角区进针抵达翼外肌，分2点注射A型肉毒素25～50U（彩图17-20，见书末彩插）。该方法适用于老年性肌功能异常引起的习惯性或顽固性脱位。

陈旧性脱位

　　陈旧性脱位比较少见，其临床症状和前脱位相同，唯下颌可作一定程度的开闭口运动。

【病因】

　　无论急性关节前脱位或复发性脱位，如数周尚未复位者，称陈旧性脱位。由于髁突长期脱位于关节结节前上方，关节局部组织受到撕拉、挤压，因此，在关节周围常有不同程度结缔组织增生，尤以关节后部更甚，并且相应咀嚼肌群也有不同程度痉挛。脱位时间愈久，这些变化愈严重。

【治疗】

　　如上所述，由于陈旧性脱位已有组织学改变，手法复位比较困难，其治疗一般应以手术复位为主。治疗时，可在全麻下给肌松剂后，先行手法复位，如失败再进行手术复位。手术可选用耳前切口，显露髁突后，用骨膜分离器插在脱位于关节结节前上方的髁突和颧弓之间，用力反复撬动，使之复位。如果脱位时间长久，由于关节后部结缔组织增生以及咀嚼肌群张力失调，一般不能完全退回到原关节窝内，术后配合颌间牵引，数天后可使下颌逐渐回复到正中𬌗位。切不可因在手术时不能完全复位，而误认为手术失败，贸然将髁突切除。当然，如果脱位时间长，发生纤维粘连，确实不能撬动移位的髁突，则可高位切除粘连的髁突。复位后应进行颌间结扎术，使下颌制动20天左右。

（傅开元　张震康）

第4节　颞下颌关节强直

因关节内外结构的器质性病变导致长期开口困难或完全不能开口者称为颞下颌关节强直。临床上可分为三类：第一类是由于一侧或两侧关节内发生病变，最后造成关节内的纤维性或骨性粘连，称为关节内强直，简称关节强直，也称真性关节强直；第二类病变是在关节外上、下颌骨间的皮肤、黏膜或深层组织，称为颌间挛缩或称关节外强直，也称假性关节强直。第三类是关节内强直和关节外强直同时存在称混合型强直。发生在幼年的关节强直影响下颌骨发育，严重的甚至伴有阻塞性睡眠呼吸暂停低通气综合征。

颞下颌关节内强直

【病因】

关节内强直的高发年龄是儿童和青少年。关节创伤是主要原因，约占85%。受伤方式以颏部受力对冲关节最多见，轻者造成关节挫伤，重者造成髁突骨折，临床以后者为多。在髁突骨折类型中，矢状骨折和粉碎性骨折是最容易继发关节强直的两种骨折类型，两者的共同损伤特点是关节面受到破坏和关节盘发生移位。关节感染是次位原因。局部感染多源自化脓性中耳炎，由于解剖上，中耳与颞下颌关节相邻，在儿童，岩鼓裂处只有薄层软组织隔开，中耳炎的脓液可直接扩散到关节，引起关节内感染。也可源自血源性感染，如脓毒血症、败血症等所致的血源性化脓性关节炎。其他原因还见于产钳损伤、强直性脊柱炎、骨化性肌炎、类风湿关节炎等。

【病理】

关节内强直的病理演变是一个连续过程，大致分

为三个阶段：关节内血肿机化，形成致密的瘢痕样纤维增生，此时称为纤维性强直；纤维组织长入骨髓腔或骨裂隙，从骨断面上生出骨突起长入纤维组织，两者均伴随新生软骨出现，在强直组织内经常会见到死骨，周围软骨形成十分活跃，此时称为纤维骨性强直。随着纤维软骨逐渐骨化，在上下骨断面间形成骨桥，并逐步扩展和钙化，便形成骨性强直。骨性强直可以极其缓慢地不断扩大，乃至波及下颌切迹、颧弓和颅底，形成关节区的完全骨融合。关于创伤性关节强直的发生机制目前尚不清楚。强直骨组织活性低，但持续，是其生物学特点。从临床上看，关节盘移位失去了阻挡强直骨桥形成的屏障，是关节强直形成的关键因素，但不是唯一因素。

【临床表现】

1. 开口困难　关节内强直的主要症状是进行性开口困难或完全不能开口。病史较长，一般在几年以上。开口困难的程度因强直的性质而有所不同，如属纤维性强直一般可轻度开口，而完全骨性强直则完全不能开口。有时在骨性强直患者用力开口时，尤其是儿童，下颌骨仍可有数毫米的动度，过去认为是下颌体的弹性以及颅颌连接处不全骨化的结果，实际上更多是因为骨球不完全骨化和强直骨球内"透射带"存在的缘故。开口困难造成进食困难，通常只能由磨牙后间隙处缓慢吸入流汁或半流汁，或在牙间隙用手指塞入小块软食。

2. 面下部发育障碍和畸形　多发生在儿童。由于咀嚼功能的减弱和下颌的主要生长中心——髁突被破坏，下颌骨的畸形随着年龄的增长而日益明显。表现为面容两侧不对称，颏部偏向患侧。患侧下颌体、下颌支短小，相应面部反而丰满。健侧下颌由于生长发育正常，相应面部反而扁平、狭长。因此，常常容易将健侧误诊为强直侧。双侧强直者，由于整个下颌发育障碍，下颌内缩、后移，而正常上颌却显前突，形成特殊的小颌畸形面容。发病年龄越小，面下部发育畸形就越严重。有的还可伴发阻塞性睡眠呼吸暂停低通气综合征。

除了下颌发育障碍外，下颌角前切迹明显凹陷。下颌角显著向下突出。发生下颌角前切迹的原因一般解释是，患者经常力图开口，长期的下颌升颌肌群向上牵引与下颌体上的降颌肌群向下牵拉造成的。

3. 𬌗关系错乱　下颌骨发育障碍使面下部垂直距离变短，牙弓变得小而狭窄。因此，牙的排列和垂直方向生长均受阻碍。结果造成𬌗关系明显错乱。下颌磨牙常倾向舌侧，下颌牙的颊尖咬于上颌牙的舌尖，甚至无接触。下颌切牙向唇侧倾斜呈扇形分离。如果

关节强直发病于成年人或青春发育期以后，因下颌骨已发育正常或基本正常，则面部和骀关系无明显畸形。

4. 髁突活动减弱或消失　用两手小指末端放在两侧外耳道内，而拇指放在颧骨部固定，请患者作开、闭口运动和侧方运动。此时通过外耳道前壁，不仅能查明髁突有无动度，并且可对比两侧髁突运动的差别，以便确定诊断。关节内强直时没有动度或动度极小（纤维性强直），而健侧则活动明显。

【X线诊断】

在关节侧位 X 线片上，可见 3 种类型：第一种类型是正常解剖形态消失，关节间隙模糊，关节窝及髁突骨皮质有不规则破坏。临床上可有轻度开口运动。此种类型多属纤维性强直；第二种类型关节间隙消失，髁突和关节窝融合成很大的致密团块，呈骨球状；第三种类型致密的骨性团块可波及下颌切迹，使正常喙突、颧弓、下颌切迹影像消失。在下颌支侧位 X 线片上，下颌支和颧弓甚至可完全融合呈 T 形。第二型和第三型在临床上完全不能张口。

目前关节强直的诊断多采用 CT，可见四种表现：①尚未形成骨球，关节解剖形态存在，关节间隙模糊，关节窝及髁突骨密质有不规则破坏。临床上可有大约 25mm 的开口度，术中表现为纤维性强直。②髁突和关节窝发生部分骨性融合。由矢状骨折继发而来的关节强直典型表现为"分叉"状髁突，外侧半与关节窝形成骨球，但骨球内存在透射带，内侧半与颅底形成假关节，中间有关节盘存在。③发生全关节骨融合，形成膨大的、高密度的骨球。大部分创伤性关节强直的骨球内存在透射带，病理上表现为纤维软骨组织，此是残余张口度的主要原因。此时的临床张口度通常小于 10mm。④强直骨球内的透射带消失，致密的骨性团块可波及下颌切迹，使正常髁突、颧弓、下颌切迹影像消失。此时患者完全不能张口。

【治疗】

关节内强直都必须采用外科手术。在施行手术前，必须有正确的诊断。首先要确定是关节内强直或关节外强直；确定强直的性质是纤维性还是骨性；病变是单侧还是双侧以及病变的部位和范围，方能制订正确的手术计划。手术时应注意不能将患侧搞错。手术采用全麻管理，为了防止舌后坠发生窒息，术后在患者完全清醒后才可拔去气管插管。如伴有阻塞性睡眠呼吸暂停低通气综合征，术前应作多导睡眠图仪检查。了解全身情况并请呼吸科专家会诊，作好术前、术后准备，方能手术。

治疗关节内强直的手术分两种：一种是关节松解术，适用于纤维性强直。第二种是关节成形术。部分关节成形术适用于 CT 表现的部分骨性强直，去除外侧强直骨球，保留内侧假关节；全关节成形术适用于全关节骨性强直，需要切除整个关节和骨球，并进行关节重建。

关节松解术的手术原则是，彻底清除关节内的纤维组织，摘除残余骨折片，在关节前内侧找到移位的关节盘，予以复位和缝合固定，此对于预防关节强直的复发至关重要。

关节成形术的手术原则如下：

1. 关节切除的部位和范围　经耳屏前切口入路，显露关节和强直骨球。部分关节切除时，截骨范围一般在髁颈上，向颅底部分采用磨削的方式由下向上渐进式去除骨球至颅底下 3～5mm 处。去除外侧骨球后，探查内侧假关节的形成和关节盘的存在，尽量予以保留。对于全关节骨性强直，截骨范围应为全关节，下方截骨线一般在下颌切迹和下颌孔之间，由于骨球较大，可以采取分块切除的方法。位于颞下凹的关节深区的病变应予以彻底去除，此对于防止强直复发非常重要。深区操作时容易损伤上颌动脉和翼静脉丛引起出血，前者需结扎止血，后者可填塞止血。截骨后，即刻检查张口度，术中至少应实现 35mm 以上的张口度。如有困难，需切除过长的喙突。

2. 截骨间隙的处理　强直截骨区至少要形成 10mm 的间隙，以防止截骨断面重新愈着和强直复发。适当修整下颌升支断面，去除升支内侧增生的骨质和膨大的骨断面，使之形成一个截面较小的圆形骨突，以便与上关节面形成点与面的接触，这样有利于下颌运动，也可减少再次骨性愈着的机会。

切除强直骨球后需探查关节盘的存在，并予以复位。复位的关节盘是最好关节间充物，可以有效防止强直复发。如果关节盘不存在或不能复位，可以在截骨间隙内插入其他组织或者代用品，以消除去骨后的死腔，间隔分离骨断面防止重新愈合。插入的组织较为常用的有：带蒂颞肌筋膜瓣、游离大腿阔筋膜、游离真皮脂肪等。

3. 关节重建　全关节切除截骨范围较大，明显缩短了下颌支的高度，术后可能导致开骀，双侧强直的患者尤其如此，因此需要重建髁突。重建髁突的方法有多种：儿童多采用带软骨头的软骨移植，也有人应用跖骨或胸锁关节移植，据认为可起到取代已失去的髁突生长中心的作用；成人患者可以采用喙突移植，但容易发生吸收或强直复发。近年来，临床多采用升支截骨垂直骨牵引的方法重建髁突，虽然也有吸收，但效果较为稳定。对于复发的强直，可以采用人工全关节或人工髁突置换。

433

4. 手术年龄问题 儿童期患病的关节内强直，有的主张早期进行，以便尽早恢复咀嚼功能以利下颌及面部的发育；有的主张在 12～15 岁以后手术，因为儿童成骨作用旺盛，手术后又难以坚持开口练习，术后容易复发；一旦复发不但影响下颌支的发育，也给第二次手术增加了困难。对于关节强直伴有阻塞性睡眠呼吸暂停综合征的儿童则应及早手术。

5. 关节内强直 伴小颌畸形的处理关节强直患者，由于下颌骨生长发育障碍，均有不同程度的下颌后移，形成小颌畸形，尤其双侧强直更为明显。小颌畸形患者多伴咽腔缩小，致睡眠后舌后坠即发生明显鼾声，严重的常常伴有阻塞性睡眠呼吸暂停综合征。对此，最近主张在作关节强直手术的同时，将健侧下颌支也行水平截开，将整个下颌前推，固定于前位。必要时还应同时行颏部水平截骨术，将颏部骨块前移。总之，在行关节成形术同时矫正小颌畸形不但有利于扩大咽腔，改善呼吸，而且可以在一定程度上矫正下颌后移的面容畸形，也有利于改善因长期慢性缺氧造成的心肺功能障碍和儿童全身发育不良。

【预防复发】

无论何种类型的颞下颌关节强直，术后的复发问题一直尚未完全解决。一般资料说明其复发率约在 20%。导致复发的因素很多，目前的看法也不完全一致。

1. 年龄因素 一般资料表明儿童期手术者比成人期的复发率高。说明儿童成骨作用旺盛，手术后难以坚持开口练习，容易复发。但是有的学者认为，早期手术，只要注意手术操作，消除复发的有关因素，特别是选择好插入物，可以减少复发。

2. 切骨的多少 切骨不够，两断端又重新愈合造成复发。切骨时应使下颌支从浅面到深面保持一样宽度，避免外宽内窄呈楔状的截骨后间隙，否则下颌支内侧部分又重新愈合造成复发。截骨后两断面应修整成点面接触也有利于防止复发。

3. 插入物的放置 从国内外资料来看，假关节间隙内填入各种组织或代用品比不填入者复发率低。

4. 骨膜对复发的作用 假关节成形术后，可刺激骨膜下的成骨细胞使之活跃，容易形成新骨导致复发。因此，有人主张术中切断或尽可能切除内侧骨膜，以防止复发。但操作困难易损伤翼静脉丛引起出血，术后血肿更易造成复发。故对此点仍有争议。

5. 手术操作原因 手术中尽量减少创伤、有效止血，减少死腔、术后良好的包扎和预防感染等对减少复发也很重要。

6. 术后开口练习 多数学者强调术后开口练习有助于防止复发。一般术后 7～10 天即可开始练习

（行植骨或下颌前移术者应延至 2 周以后）。根据开口度的不同，采用适当厚度的楔形硬橡皮块或阶梯形木块作开口器。开口练习时，将比较窄的一端置于磨牙区，逐渐增加塞入的厚度，使开口度逐渐增大。开口练习时应注意，开口器是放在两侧磨牙区，且应左右交替练习，以防关系紊乱。也可制作特殊开口器，这种开口器具有自动和被动两种力量相结合的练习作用。开口练习时间至少应在 6 个月以上。一般术后 1～2 个月内应日夜使用开口器，以后可改为白天练习。

颞下颌关节外强直

【病因】

关节外强直常见的病因过去以坏疽性口炎（走马疳）最多，但现在坏疽性口炎已罕见。目前，常见病因是损伤，如上颌结节部、下颌支部位的开放性骨折或火器伤均可在上、下颌间形成挛缩的瘢痕；颜面部各种物理、化学的三度灼伤，造成面颊部组织广泛瘢痕形成，也是常见病因之一。临床上还可见因其他口腔内手术创面处理不当而造成的关节外瘢痕挛缩。此外，鼻咽部、颞下窝肿瘤放射治疗后，颌间软组织广泛地纤维性变，也可造成颌间瘢痕挛缩。

【病理】

关节外强直的病理变化主要是由于上、下颌间组织坏死脱落，在愈合过程中有大量结缔组织增生，最后形成挛缩的瘢痕。因为坏死区域的深度和广度不同，形成瘢痕的范围也就不一，有的仅在颊部黏膜出现一窄长的瘢痕条索；有的瘢痕区可波及上颌结节和下颌升支处，甚至整个颞下间隙，口咽部均有广泛的瘢痕；有的在瘢痕内还有不同程度的骨化现象，或者上、下颌骨发生骨性粘连。

【临床表现】

1. 开口困难 关节外强直的主要症状也是开口困难或完全不能开口。在询问病史时，常有因坏疽性口炎引起的口腔溃烂史，或上、下颌骨损伤史以及放射治疗史等。开口困难的程度因关节外瘢痕粘连的程度而有所不同。由于病理变化发生在关节外部，而不侵犯下颌骨的主要生长发育中心，因此，即使在生长发育期前患病，一般患者面下部发育障碍，畸形和𬌗关系错乱均较关节内强直为轻。

2. 口腔或颌面部瘢痕挛缩或缺损 畸形颌间挛缩常使患侧口腔颊沟变浅或消失，并可触到范围不等的索条状瘢痕区，但当瘢痕发生在下颌磨牙后区以后的部位时，则不易被查到。由坏疽性口炎引起者，常

伴有软组织缺损畸形。由于损伤或灼伤引起的颌间瘢痕或缺损畸形,诊断比较容易。

3．髁突活动减弱或消失　多数挛缩的瘢痕较关节内强直的骨性粘连有伸缩性,所以作开颌运动时,髁突尚可有轻微动度,尤其作侧方运动时活动更为明显,但如颌间瘢痕已骨化,呈骨性强直时,髁突的活动则可以消失。

【X线诊断】

在关节侧位 X 线片上,髁突、关节窝和关节间隙清楚可见。在下颌骨或颧骨后前位上,有些病例可见到上颌与下颌支之间的颌间间隙变窄,密度增高,有时可见大小不等的骨化灶,甚至在上、下颌骨之间或在下颌与颧骨、颧弓之间形成骨性粘连,这可称为骨性颌间挛缩。

临床上,因关节内强直和关节外强直的手术方式不同,故必须鉴别清楚。其诊断要点见表(表 17-2)。

表 17-2　关节内和关节外强直的鉴别诊断

鉴别点	关节内强直	关节外强直
病史	化脓性病史、损伤史	口腔溃烂史,上、下颌骨骨折史,放射治疗史
颌间瘢痕	无	有
面下部发育畸形	严重(成年后患病者不显)	较轻(成年后患者无影响)
𬌗关系错乱	严重(成年后患病者不显)	较轻(成年后患者无影响)
X 线片	关节腔消失,关节部融合呈骨球状(纤维性关节腔存在,但模糊)	关节部正常,上颌与下颌支间间隙可以变窄,密度增高

【治疗】

关节外强直除了个别瘢痕范围小而早期的病变可以用开口练习的保守治疗外,一般都必须手术治疗。基本方法是切断和切除颌间挛缩的瘢痕,凿开颌间粘连的骨质,恢复开口度,用皮片或皮瓣消灭创面。如果有唇颊组织缺损畸形,还应采用额瓣或游离皮瓣移植修复之。

根据颌间瘢痕的范围不同,一般采用两种手术方式:①颌间瘢痕区较局限,主要在颊侧黏膜或上、下牙槽骨间时,可采用口腔内切开和切除瘢痕,同时用开口器使口开到最大程度,然后取中厚皮片游离移植消灭创面。术后应维持在开口位,直到拆线。②颌间瘢痕已波及上颌结节和喙突区或整个上、下颌之间时,若从口腔内进行手术,不仅不容易到达深部的瘢痕处,

而且操作困难。如遇到深部动脉出血更难以止血。因此,对这种颌间挛缩,宜从下颌下缘切开,行口内外贯通手术,显露下颌支和喙突外侧面,切除喙突和下颌支前缘部分骨质,由此进入上颌与下颌之间的瘢痕粘连区,切开和切除深部瘢痕。同时用开口器使口开到最大限度。然后取中厚皮片游离移植。也可采用额瓣或游离皮瓣移植等消灭因切开、切除瘢痕而遗留的创面。术后也应维持在开口位,直到拆线为止。

对伴有轻度唇颊缺损者,可用局部皮瓣整复;而对大面积颊部缺损者,主要用游离皮瓣整复。

由颌骨、颧弓和颧骨骨折错位愈合后造成的颌间挛缩,应切开复位或切除骨折片,以达到开口的目的。

【预防复发】

创口愈合后,应进行开口练习。开口练习方法同上述。

(张　益　张震康)

第 5 节　颞下颌关节囊肿、肿瘤及瘤样病变

颞下颌关节囊肿、肿瘤及瘤样病变在临床上比较少见,其最常见的症状为关节区肿胀、疼痛、关节运动受限、面型偏斜及杂音等。因其症状常常与颞下颌关节紊乱病相类似,容易与后者相混淆而产生漏诊或误诊,从而延误病情,因此在鉴别诊断中应高度重视,以免误诊、误治。

颞下颌关节囊肿

颞下颌关节囊肿为发生于颞下颌关节区的囊性肿物,分为腱鞘囊肿和滑膜囊肿,两类均为少见病。颞下颌关节囊肿的病因尚未完全清楚,滑膜囊肿的发生可能与创伤或炎症导致关节内压升高从而造成关节囊疝有关,也可因胚胎发生时滑膜组织异位所致。腱鞘囊肿的发生可能因关节囊的黏液样退变和囊性软化所致。

【临床表现】

滑膜囊肿可表现为关节区疼痛或酸胀不适感,可伴有同侧面痛甚至头痛,缓慢加重的开口受限,开口偏斜,患侧牙咬合不紧等;多无明确的关节区肿块形成,但可表现出较对侧关节区丰满或轻度膨隆。腱鞘囊肿则常表现为耳前区肿块,生长缓慢,可无明显疼痛或仅有轻微酸胀痛等。一般无明显的开口受限,但开口型可稍偏向患侧。影像学检查对其诊断具有重要价值。CT 及 MRI 检查可显示为颞下颌关节外侧的圆

形或类圆形占位性病变，界清。滑膜囊肿常与关节腔相通，可伴有关节间隙增宽，甚至关节窝受压变形或骨质吸收等，但也可与关节腔不相通，MRI 检查对于诊断有重要价值；而腱鞘囊肿的囊腔与关节腔不相通。

【诊断与鉴别诊断】

颞下颌关节囊肿的诊断可依据上述临床表现及相应的影像学表现而获得。但两者的区分仍需要病理学检查。在组织病理学上，两种类型的囊肿具有不同的表现。滑膜囊肿囊壁为纤维性，较厚，为含有滑膜细胞的内皮衬里覆盖，内含滑液。在囊壁内可见软骨及骨性碎片和含铁血黄素沉积。腱鞘囊肿则无上皮衬里，囊壁为纤维结缔组织，内含黏液或半透明的胶冻样物。

颞下颌关节囊肿在临床上应注意与腮腺肿瘤、皮脂腺囊肿、髁突肿瘤及滑膜软骨瘤病等鉴别。影像学检查有助于鉴别诊断。腱鞘囊肿的 CT 及 MRI 均表现为囊性病变，且与腮腺无关。滑膜囊肿合并感染时在临床上有时需与化脓性关节炎相鉴别。

【治疗】

由于关节囊肿在临床上较少见，对于关节囊肿的治疗尚无足够的经验，但可借鉴大关节的治疗方法。一般无症状者可先不处理，观察其变化。对有症状的患者，早期者可行保守疗法，可采用粗穿刺针将囊液抽出，反复冲洗，之后注射类固醇类药物，重复几次治疗之后，部分病例症状可缓解；而对保守治疗无效者可手术切除囊肿。

颞下颌关节良性肿瘤及瘤样病变

颞下颌关节良性肿瘤及瘤样病变包括髁突骨软骨瘤、髁突骨瘤、滑膜软骨瘤病、色素沉着绒毛结节性滑膜炎、软骨母细胞瘤及髁突黏液瘤等。以下仅对临床上相对较为常见的髁突骨瘤及骨软骨瘤、滑膜软骨瘤病、色素沉着绒毛结节性滑膜炎分别进行叙述。

（一）髁突骨瘤及骨软骨瘤

髁突骨瘤与骨软骨瘤均表现为髁突过度增生性改变。骨瘤只有骨性成分，又可分为密质骨型和松质骨型；而骨软骨瘤则可见骨及软骨两种成分。有学者认为骨瘤及骨软骨瘤并非真性肿瘤。

【临床表现】

髁突骨瘤及骨软骨瘤以青年人多见，常无明显自觉症状，而仅以关节区膨隆，下颌偏斜就诊。肿瘤生长缓慢，可长达数年，表现为缓慢发生的下颌偏斜，殆关系紊乱，健侧呈反殆或对刃殆状态。部分患者可存

在患侧关节疼痛、弹响或杂音等关节紊乱病症状。X 线检查发现髁突表面骨质增生、突起，呈半圆形、分叶状或不规则形改变，边缘光滑（图 17-21）。

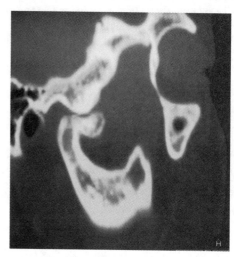

图 17-21 髁突骨软骨瘤影像学表现：CT 片示髁突前方可见明显增生物，边缘光滑，与髁突相连

【诊断与鉴别诊断】

依据上述的临床表现及相应的影像学检查，髁突骨瘤及骨软骨瘤的诊断不难得出。而两者的鉴别往往需要病理学检查。病理学上骨软骨瘤表面有软骨帽覆盖，生长活跃时，可见软骨细胞增殖明显；而在肿瘤生长停止时，软骨细胞亦停止增殖。此外，髁突骨瘤与骨软骨瘤还需要与髁突良性肥大相鉴别。后者是一种生长发育性疾病，X 线表现为髁突体积增大，髁突颈部变长，但不失去髁突正常形态，骨质密度无异常，可同时伴有患侧下颌骨体部增生肥厚。

【治疗】

髁突骨瘤、骨软骨瘤较小，无明显临床症状者，可观察。较大的髁突骨瘤、骨软骨瘤可经手术完整切除肿瘤。瘤体较小者可经耳前入路切除肿瘤；而对瘤体较大、经耳前切口入路切除肿瘤有困难者，可经口内入路或下颌下切口入路行升支后缘垂直截骨的手术方式切除肿瘤，同时上移升支后缘以尽量恢复下颌升支高度并减少咬合关系改变。此外，对于髁突骨瘤、骨软骨瘤伴有颌骨畸形者，可同时进行正颌外科手术治疗，矫正颌骨畸形。

（二）滑膜软骨瘤病

滑膜软骨瘤病为关节滑膜，滑膜囊或腱鞘内发生的良性、结节性软骨增生。其病因尚不明确，被认为与创伤及慢性炎症有关。

【临床表现】

滑膜软骨瘤病常常表现为关节区疼痛、肿胀、开口受限、杂音等，可伴有患侧面痛和头痛等。仔细询问病史，一些患者可存在患侧关节局部反复发生的轻度肿胀及轻中度开口受限，并可伴发热等。此外，还可伴有患侧咬合不紧。X 线检查常可发现关节间隙增宽，髁突或关节窝可有受压变形或骨质破坏，CT 检查常可发现关节腔内有较多的钙化程度不等的游离体，而 MRI 检查可显示早期钙化程度较低的软骨结节的存在。滑膜软骨瘤病多局限于关节腔内，少数患者病变具侵袭性，可侵入关节外组织，甚至破坏中颅窝底而侵入颅内。

【诊断与鉴别诊断】

因其症状常与颞下颌关节紊乱病相似，滑膜软骨瘤病有时易被漏诊。除了患侧关节区的疼痛、弹响、开口受限以外，对于存在局部反复发生的轻度肿胀及轻中度开口受限，应做进一步的影像学检查。影像学检查对于该病诊断具有重要价值。X 线及 CT 上钙化游离体的存在有助于诊断，而 MRI 检查能够较早发现关节腔内钙化不全的软骨结节，因此有助于早期诊断。术中肉眼观可见关节腔内存在大量的白色、乳白色的软骨结节或软骨碎片，呈砂粒状或簇状，大小不等（彩图 17-22，见书末彩插）。组织病理学上软骨结节可被一薄层纤维组织或滑膜衬里覆盖。软骨细胞簇集分布，核饱满，具中度多形核表现，常可见有双核细胞。软骨结节可发生骨化。Milgram 曾将滑膜软骨瘤病分为三期：Ⅰ 期，滑膜内软骨化生病变活跃，无游离体形成；Ⅱ 期，为过渡期，可见滑膜内骨软骨结节，并伴有关节腔内骨软骨性游离体形成；Ⅲ 期，滑膜内病变静止，并形成多个游离体。

滑膜软骨瘤病除了与颞下颌关节紊乱病相鉴别外，还应与其他颞下颌关节占位性病变相鉴别，其特有的影像学表现、手术标本表现及组织病理学表现均有助于诊断。

【治疗】

对于不同的滑膜软骨瘤病患者，可根据不同的临床表现采取不同的治疗方法。对无明显症状且范围局限者，可先给以保守治疗，如采用殆垫治疗及给予非甾体类抗炎镇痛药物治疗等。对于症状明显或有多次反复发作的关节肿痛史者，应予以外科手术治疗，包括关节镜手术及开放手术治疗，应尽可能去除游离体及病变的滑膜组织。如有关节骨质受累，亦应作相应处理，如髁突及关节窝、关节结节修整等。如术中

发现关节结构无明显受累情况，则可仅行游离体清除术。因有术后残留和复发的可能，应定期随访。

（三）色素沉着绒毛结节性滑膜炎

色素沉着绒毛结节性滑膜炎是一种增殖性疾病，常发生于关节滑膜、腱鞘和滑膜囊。其病变部位往往呈现绒毛或结节样纤维结缔组织增生，并有含铁血黄素沉着，因故得名。有关其病因及发病机制，争议很多，目前存在两种理论：一种是慢性炎症反应学说，认为该病是慢性滑膜炎和创伤后反复出血的结果；另一种是纤维细胞瘤性病变学说，认为该病是滑膜成纤维细胞和组织细胞的瘤性增殖。因此该病曾被称为腱鞘巨细胞瘤、滑膜黄色瘤、良性滑膜多形性瘤等。而在 2002 年的 WHO 病理学分类中将其称为弥漫型巨细胞瘤。

【临床表现】

色素沉着绒毛结节性滑膜炎以青壮年多见，最常累及的关节是膝关节，其次为髋关节、踝关节等。病变分成两种类型：弥漫型和局限型。发生在颞下颌关节者很罕见，临床上表现为关节区的肿胀与进行性疼痛不适，可伴有开口受限及患侧面痛甚至头痛等。影像学检查是重要的辅助诊断手段，X 线检查可见有髁突和关节窝的骨质破坏、侵蚀性缺损，但缺乏特异性。MRI T_1、T_2 加权像上可见明显的低密度信号区，与含铁血黄素的沉积有关。局限型者病变局限于关节内，而弥漫型者，病变具有一定的侵袭性，可侵犯关节周围组织，甚至破坏中颅窝底而侵入颅内。

【诊断与鉴别诊断】

发生于颞下颌关节的色素沉着绒毛结节性滑膜炎很罕见，临床上表现为关节区的肿胀与进行性疼痛不适，伴有开口受限及患侧面痛等。因其存在与颞下颌关节紊乱病相似的症状而常延误诊断。也有少数病例仅有颞下颌关节区的肿胀，而其他症状并不明显。目前认为 MRI 检查具有重要诊断意义，其 T_1、T_2 加权像上低密度信号影的存在，被认为是诊断该病的一个特征性表现。同时，MRI 检查尚可清楚地显示病变的范围及关节周围组织的受累情况。临床上色素沉着绒毛结节性滑膜炎还应与其他颞下颌关节占位性病变相鉴别，如滑膜软骨瘤病，两者均可起源于滑膜组织，而 MRI 检查有助于两者的鉴别。因色素沉着绒毛结节性滑膜炎具有侵袭性生长方式，因此还应与低度恶性肿瘤相鉴别，而最终的确诊则依靠病理学检查。

【治疗】

局限型或弥漫型的色素沉着绒毛结节性滑膜炎，

对治疗反应差别较大,而彻底清除病变滑膜组织是治疗的关键。因该病在颞下颌关节很少见,尚无足够的经验,但可借鉴大关节的治疗方法。局限型病变以单纯病灶切除及受累滑膜切除为主,亦可经关节镜完成这一手术,常可获得比较满意的疗效。而弥漫型者,治疗方法较多,争议较大,复发率亦较高。手术以全滑膜切除术为主,但因考虑肿瘤具有局部侵袭性,对于病变范围广、边界不清者,建议采用扩大切除的方法;如术中无法确定边界或涉及重要结构如颅底等而无法彻底切除者,术后应辅以低剂量的放疗以减少复发和并发症的发生。由于该病具有侵袭性,故术后容易复发,建议长期随访。有个别色素沉着绒毛结节性滑膜炎发生恶变的报道。

颞下颌关节恶性肿瘤

颞下颌关节恶性肿瘤分为原发性恶性肿瘤和转移瘤两类,以转移瘤相对较为常见。关节原发性恶性肿瘤包括软骨肉瘤、骨肉瘤、滑膜肉瘤及纤维肉瘤等,均极少见。临床上可表现为关节区疼痛、开口受限、局部肿胀及感觉异常等症状,但亦可无明显临床症状。关节转移瘤可来自邻近部位如腮腺、中耳、外耳道及鼻咽部等处的恶性肿瘤;也可来自乳腺、肺、甲状腺、肾及前列腺、直肠等身体其他部位的恶性肿瘤。转移瘤以腺源性恶性肿瘤转移者居多,可表现为关节区肿块、疼痛、感觉异常及开口受限等。无论关节原发性恶性肿瘤或转移瘤,均可因出现与颞下颌关节紊乱病相类似的症状而混淆,从而导致临床上误诊、误治。

影像学检查对于颞下颌关节恶性肿瘤的诊断具有重要参考价值,但最终诊断仍依据病理学检查。颞下颌关节原发性恶性肿瘤的病理学表现与大关节者基本相同;而转移瘤的病理学表现与原发肿瘤相同。

对于颞下颌关节恶性肿瘤的治疗,应按恶性肿瘤的治疗原则进行综合治疗,包括手术彻底切除肿瘤及放、化疗等。

(孟娟红 马绪臣)

参 考 文 献

1. 陈慧敏,傅开元,张震康. 颞下颌关节盘绞锁的自然病程探讨. 中华口腔医学杂志,2011,46(6):352-354
2. 陈慧敏,傅开元,李优伟,等. 再定位殆垫戴入前后颞下颌关节盘和髁突的位置改变. 华西口腔医学杂志,2009,27(4):408-412
3. 傅开元,张寒冰,赵燕平,等. 急性和慢性不可复性盘前移位临床对比研究. 中华口腔医学杂志,2004,39(6):471-474
4. 傅开元,张豪,马绪臣,等. 手法复位辅助殆垫治疗急性不可复性盘前移位的初步报告. 中华口腔医学杂志,2002,37(1):36-38
5. 谷志远,傅开元,张震康. 颞下颌关节紊乱病. 北京:人民卫生出版社,2008
6. 邱蔚六. 口腔颌面外科学. 第6版. 北京:人民卫生出版社,2008
7. 马绪臣,张震康. 颞下颌关节紊乱病双轴诊断的临床意义和规范治疗的必要性. 中华口腔医学杂志,2005,40(5):353-355
8. Cascone P, Filiaci F, Paparo F, et al. Pigmented villonodular synovitis of the temporomandibular joint. J Orofac Pain, 2008, 22(3): 252-255
9. Day JD, Yoo A, Muckle R. Pigmented villonodular synovitis of the temporomandibular joint: a rare tumor of the temporal skull base. J Neurosurg, 2008, 109(1): 140-143
10. De Leeuw R. Orofacial Pain: Guidelines for Assessment, Diagnosis, and Management. 4th ed. Chicago: Quintessence, 2008
11. Fu KY, Chen HM, Sun ZP, et al. Long-term efficacy of botulinum toxin type A for the treatment of habitual dislocation of the temporomandibular joint. Br J Oral MaxillofacSurg, 2010, 48(4): 281-284
12. Greene CS. Managing the care of patients with temporomandibular disorders: A new guideline for care. J Am Dent Assoc, 2010, 141: 1086-1088
13. Meng J, Guo C, Yi B, et al. Clinical and radiologic findings of synovial chondromatosis affecting the temporomandibular joint. Oral Surg Oral Med Oral Pathol Oral RadiolEndod, 2010, 109(3): 441-448
14. Schiffman EL, Ohrbach R, Truelove E, et al. The research diagnostic criteria for temporomandibular disorders. V: Methods used to establish and validate revised axis I diagnostic algorithms. J Orofac Pain, 2010, 24: 63-78

第 18 章

口腔颌面部神经疾病

口腔颌面部的痛触觉、下颌运动及表情功能等分别受三叉神经及面神经的支配。与之相关的常见疾病有三叉神经痛、疱疹后神经痛、创伤性面神经损伤、贝尔麻痹和面肌痉挛等。

第1节 三叉神经痛

临床所称"三叉神经痛"是特指经典性（原发性）三叉神经痛，包括血管压迫三叉神经根而致病及病因不明者；具有桥小脑角区肿瘤等明确病因者，为症状性（继发性）三叉神经痛，属于神经外科的诊治范畴。

此前，"经典性三叉神经痛"一直被称为原发性三叉神经痛或特发性三叉神经痛，是因其在较长的时期内未能明确该病的发病原因。在近几十年的临床研究中发现，一部分患者存在血管襻压迫三叉神经根的异常表现，特别是磁共振技术的应用，提高了压迫现象的检出率。国际头痛学会分类委员会于 2004 年颁布了《头痛的国际分类》第 2 版，其中提出：在被发现存在血管压迫三叉神经根现象并经相应的颅内手术治疗后疼痛症状解除的病例，严格地说应该被视为症状性三叉神经痛。但是，鉴于许多患者没有进行手术，存在着原发性或者症状性三叉神经痛的不确定性。因此认为对于有典型的病史和表现的病例，诊断时采用术语"经典的"比"原发的"更为恰当，即使是在后续的诊治过程中明确其血管压迫三叉神经根的病因时也适用。并且在分类中将原发性三叉神经痛更名为经典性三叉神经痛。

三叉神经痛的发病率文献报告在 4.3～30/10 万不等，多发于 50～70 岁，女性略多于男性；单侧发病者达 95% 以上，右侧多于左侧。国外报告其患病率为（10～20）/10 万，国内统计患病率较高，王忠诚调查北京某地区患病率为 182.8/10 万，吴升平等调查六城市患病率为 52.2/10 万。患者中 50% 以上因有牙痛而首诊于口腔专业。由于疼痛的程度剧烈并且迁延不愈，对患者的生活质量和心理健康有严重影响，其中约 1/3 甚至有轻生的念头。

【病因及发病机制】

三叉神经痛的病因目前仍未十分明确。但是已经认识到该病的病因可能是多方面的，是多种因素相互影响、共同作用的结果，血管压迫三叉神经根是其发病因素之一。近年来的研究表明，免疫和生化因素对疾病的发生、发展有着重要作用。各种病因学说可归结为周围病因学说和中枢病因学说。

1. 周围病因学说 多数学者接受病因与血管压迫三叉神经感觉根或神经进入脑干区有关，特别是动脉的搏动性压迫。而动脉硬化和高血压病又是中老年人的常见病，认为这也可以解释三叉神经痛好发于该年龄人群的现象。

Dandy（1934 年）首先在三叉神经痛的颅内手术中观察到异位血管对神经根压迫的现象，并提出血管压迫的概念。Jannetta 等（1967 年）进一步提出微血管压迫的学说，认为三叉神经根周围的微血管对其"进入区"的压迫是发病的原因。三叉神经根进入区为神经根进入脑桥前的终末部分，是组织结构从周围神经向中枢神经转变的过渡区，局部髓鞘的组织结构特点影响到神经耐受损伤的能力。血管压迫造成神经根的髓鞘发生脱失的改变，进而出现神经功能的异常而发病。这一理论使三叉神经痛的病因研究进入了新的阶段，根据这一研究开发的微血管减压术也取得了较好的疗效，为其提供了支持的依据。也有学者认为在神经根或其进入区有血管压迫是常见的现象，不是所有有血管压迫者都发病，也存在发病者没有发现血管压迫神经根的情况。

病毒感染病因的研究显示，单纯疱疹病毒 1 型的感染可能是三叉神经痛的病因之一。由于病毒具有嗜神经性，感染头面部后可长期潜伏于三叉神经节的细胞内。当机体免疫力下降时病毒被激活并增殖，致使反复出现面部疱疹及神经节周围的炎症反应，后者造成局部蛛网膜增厚、粘连，甚至侵及神经组织引发炎症，致使神经纤维脱髓鞘变而发病。认为在微血管减压和半月节射频热凝术后，患者面部出现疱疹的现象，可以表明存在病毒的潜伏和增殖以及与三叉神经的关系密切。

免疫及生化因素的研究受到越来越多的关注,认为免疫炎性反应致使三叉神经的周围神经发生或加重脱髓鞘的病变。近年来的研究发现 P 物质、谷氨酸、神经激肽 A、生长抑素和降钙素基因相关肽等与三叉神经痛的关系密切。通过增加兴奋性氨基酸的释放,激活二级神经元上的相应受体,改变了二级神经元的敏感性。当敏感性达到一定程度时,非伤害性神经冲动可被误识为疼痛冲动,出现轻触面部产生剧痛的表现。

另有观点认为病因也可能与先天或后天所致的颅底解剖结构的异常、牙及颌骨的慢性感染性疾病(包括细菌和病毒的感染)、手术及外伤的激惹、全身或局部血管的病变造成神经微循环障碍,或者三叉神经在免疫因素的影响下发生了脱髓鞘改变有关。

2. 中枢病因学说 由于在该病患者罹患神经的周围支未发现特有的病理学变化,部分学者认为可能为中枢病因所致。

主要基于三叉神经痛的疼痛发作有类似于癫痫发作的特征,可以记录到中脑处有癫痫发作样的放电以及抗癫痫药物治疗有效。有人认为病变在三叉神经脊束核。周围神经的病变可以产生病理性刺激,这种刺激的逆行活动改变了脑干三叉神经脊束核的电生理活动方式,使其抑制作用受损,神经的兴奋性增高,轻微刺激作用在扳机区即可形成一次疼痛发作。闸门控制学说的观点认为三叉神经脊束核的病变或损伤,使得一级神经元对传入刺激的调控失常而产生疼痛发作。目前认为,受压迫神经的兴奋性提高是发生三叉神经痛的必要条件,但是仅有神经兴奋性的提高还不足以致病。有研究发现:在某种条件下兴奋在神经细胞间传递变得容易、刺激效应可增大的现象。这种中枢易化和致使三叉神经系统过度兴奋是可能的病因,不过中枢易化是三叉神经痛的病因还是疾病发展的表现仍未确定,需要进一步研究。

许多中枢神经系统的脱髓鞘病变已确认与免疫因素有关,在无血管压迫三叉神经根的病例中,也能观察到神经脱髓鞘的病理改变,提示存在其他导致其脱髓鞘的因素。

【发病机制】

三叉神经痛的发病机制已被公认为三叉神经根或脑干的脱髓鞘病变。电子显微镜观察到半月节内神经细胞有空泡形成,感觉根有明显的髓鞘脱失、增生、轴索肥大及微小神经瘤形成,虽然无特异性,但认为是三叉神经痛的病理基础。

1951 年,Dott 提出,颅内三叉神经触觉纤维与痛觉纤维之间,因髓鞘脱失而形成"短路",Dever 提出因脱髓鞘处异位兴奋点自发性点火,相邻神经元发生串联,神经元间正反馈增强而造成爆发性去极化。脱髓鞘使 A-β 触觉纤维的传入信号引起痛觉纤维兴奋,造成痛觉超敏,原本不能引起疼痛的轻微刺激诱发剧烈疼痛的发作,可以解释三叉神经痛面部扳机点的特征。

研究显示病毒感染最终可引发神经脱髓鞘改变,可能是病毒导致三叉神经痛的机制。一种观点认为:疱疹病毒引发体内以细胞免疫为主的反应,产生病变源性 B 细胞攻击神经轴索。同时巨噬细胞和血管内皮细胞也可引导、激活淋巴细胞攻击神经组织,从而造成脱髓鞘病变的发生和发展。另一种观点认为:神经的脱髓鞘改变是病毒感染引起炎性介质的释放致使蛛网膜增厚、粘连进而压迫神经所致。

1983 年 Woof 首次提出中枢敏感化的概念,认为疼痛系统在受到频繁、特殊的刺激后,细胞膜兴奋性和突触效能会增加,当时间和强度达到一定程度,可出现阈值降低和过度反应。认为中枢机制在疾病的进展中起到了促进作用,中枢敏感化的发生促进了三叉神经痛向非典型性转化,同时增加了药物和手术治疗的难度。

【临床表现】

多见于中老年人,50~70 岁为高发年龄段。有报告认为女性多于男性,比例为 1:0.7±。右侧多于左侧,双侧痛者约占 3%~5%,两侧病症的发生不同步、发展不相关。临床表现有以下特点:

1. 疼痛性质 为难以忍受的阵发性剧痛,其性质尖锐,如针刺、刀割、撕裂、电击样。

2. 疼痛部位 部位浅表并且限于颜面一侧,从不越过中线,双侧患病者中两侧疼痛的部位可不相同。疼痛多由一支开始,之后再侵犯相邻分支。最常见于第Ⅱ支、第Ⅲ支或该两支同时罹患(合计 > 60%),Ⅰ、Ⅱ支或Ⅰ、Ⅱ、Ⅲ支并发痛者较少,单纯Ⅰ支痛者约占 5%。第Ⅰ支的疼痛多表现在额部、眉弓、内眦部位,第Ⅱ支的疼痛多在眶下、上唇、上牙、腭部、颧部等,第Ⅲ支痛时疼痛常在下唇、下牙、颏、舌、颊、耳颞部位。

3. 发作特点 疼痛突然发生、骤然消失,每次持续几秒至几分钟,间歇期无不适,睡眠中不发作。疼痛常向同侧的一定部位放射,第Ⅰ支痛常由眉弓向头顶放射,或由内眦向眉上放射;第Ⅱ支痛常由上唇向眶下、颧部放射,或由眶下向眉上放射;第Ⅲ支痛则由下唇向颊部及耳颞部放射,或由耳颞部向下颌放射。每天疼痛发作的次数不固定,有逐渐加重的趋势,开始时可能一天数次,不触及不发作,以后随着病程的延长次数增多,甚至可达无数次,并常有自发痛。

4. 扳机点 面部某处受到无伤害刺激时引起剧

烈疼痛的发作,该处称为扳机点(或扳机区),是神经病理性疼痛类疾病的特点表现。扳机因素为洗脸、说话、剃须或刷牙等等,严重者走路、风吹甚至扩音器喇叭声都可诱发疼痛发作。扳机点的部位多在上、下唇,鼻翼旁、颊部、眉弓、牙、舌等部位,绝大部分在疼痛神经分支支配区域内(图18-1),极少数在罹患神经分支区以外。

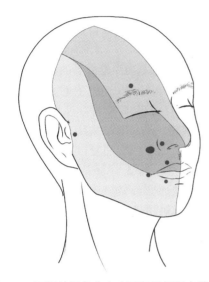

图 18-1　三叉神经各分支支配区及扳机点的分布

5. 间歇期、不应期及缓解期　①间歇期:两次疼痛发作之间的无痛期。典型的三叉神经痛在间歇期内患者自觉如正常状态,不典型的患者此时仍有隐痛(背景性疼痛)。随着病程的延长,间歇期逐渐缩短,甚至只有几秒钟。②不应期:一次疼痛发作之后的短暂无痛期,并且任何刺激均不会诱发疼痛,但是超过一定的时间,激惹又会引起疼痛发作。例如:进食初咀嚼引发的几次疼痛消失后,可以在无痛的状态下顺利地完成进餐。类似心脏期前收缩后的不应期。③缓解期:两个发作期之间的无痛期。时长不定,可数天、数月甚至一年,初患时缓解期常大于疼痛发作期,久病者则可消失。疼痛缓解的原因不明,有人认为可能与季节或情绪等有关。

6. 伴发症状及体征　在疼痛发作时,患者有某些自认为能够减轻疼痛程度或缩短持续时间的行为,如呆滞不敢动作、不停地咀嚼或揉搓面部等,长期揉搓使疼痛区域的皮肤粗糙、色素沉着;疼痛停止时也不敢说话、大张口等,惧怕触及扳机点;因长期不敢擦洗局部、不用患侧咀嚼、不刷牙,扳机点处的皮肤污迹明显或牙垢厚重。部分患者疼痛发作时伴发自主神经症状,如局部皮肤潮红、眼结膜充血、流泪、流涎等,或疼痛同时有反射性面肌抽搐。其中大部分患者有明显的恐惧或抑郁表现。

【检查】

各项检查均要充分关注双侧的对称性,项目包括面部形态及表情、颌面部痛觉(用针尖以不损伤皮肤的力度点刺皮肤)、触觉及角膜反射(用棉絮丝轻扫皮肤和角膜),眼球运动、瞳孔形态、直径及对光反射,咀嚼肌功能(双手置于两侧颞肌、咬肌区感觉其咬合力度),口腔常规检查(注意后牙邻面及颈部龋、深牙周袋等),下颌及舌、软腭的运动,扳机点的部位和数量、相应神经的阻滞麻醉以及影像检查等。结果为:

1. 口颌面部　软硬组织的形态、结构、功能无异常所见。相应区域可检出 1～多个扳机点。需要注意的是:在治疗药物的有效控制时间内,扳机点可以不显现。神经阻滞麻醉能够暂时遏止相应的疼痛发作。

2. 神经系统　无阳性体征。无论病史长短,神经系统及感觉器官均没有异常表现。少数患者久病后疼痛区域皮肤的痛觉敏感度可能有轻微的降低,与长期揉搓、敷药、针灸等局部刺激有关。部分有神经毁损治疗史的患者可有某分支区域皮肤的痛、触觉迟钝或丧失,甚至角膜反射消失的表现,根据病史能够鉴别。

3. 磁共振检查　可能有血管压迫三叉神经根及神经根变形的改变。CT 及面部 X 线片均无异常所见。

【诊断】

三叉神经痛的诊断目前还没有金标准。较多的辨识信息来源于病史,对其较高的依赖性决定了必须重视病史的采集。由于属于功能性疾病,诊断常用排除法。依据病史、上述症状表现及影像检查结果排除了其他疾病,即可得出诊断。另外,神经阻滞麻醉的结果能够辅助诊断,明确罹患神经分支。

国内尚没有统一的诊断标准。国际头痛学会分类委员会 2004 年《头痛的国际分类(第 2 版)》中关于经典性三叉神经痛的诊断标准为:

A. 疼痛突然发作,持续 1 秒～2 分钟,侵犯一条或多条神经分支支配区,并符合 B 和 C 的标准。

B. 疼痛至少具备下列特征之一:

　　1. 剧烈的、尖锐的、表浅的或者刺戳样。

　　2. 从扳机区或因扳机因素而突然发作。

C. 每个患者疼痛的发作方式固定不变。

D. 临床无神经系统异常的体征。

E. 不能归于其他疾病和功能紊乱。

注:磁共振检查可有血管压迫三叉神经根的表现。

【鉴别诊断】

口颌面痛性疾病包括躯体疼痛、神经病理性疼痛和精神心理性疼痛三类,其急、慢性疼痛可达二十余种，其中不乏与三叉神经痛易混淆者，药物卡马西平的试用效果，对鉴别三叉神经痛有参考作用。需要鉴别的疾病有：

1. 牙髓炎　主要是急性牙髓炎。有相似的神经性疼痛，但病史常较短；为阵发性疼痛或持续性疼痛阵发性加重，以自发痛为主、渐起渐消、持续时间 5～15 分钟，夜间痛、冷热刺激痛明显，存在病源牙。在病源牙的病变隐蔽、不易被发现的情况下，增加了辨识的难度。根尖周炎时牙齿有叩痛、牙龈红肿。少数因髓石或阻生牙压迫神经引起的疼痛，可误认为三叉神经痛，X 线片检查能够帮助鉴别。

三叉神经痛的患者中有 50% 以上自觉有牙痛的症状，也是其到口腔专业就诊的主要诉求。患病早期易被误诊为牙痛，医师可能拔除感觉疼痛的牙齿或进行牙髓治疗，甚至拔除几个牙均无效，应引起注意。在没有拔牙、开髓指征时不要轻易对健康牙进行不可恢复的手术治疗。

2. 症状性三叉神经痛　也称为继发性三叉神经痛，因颅内桥小脑角区的肿瘤（表皮样瘤、听神经瘤、脑膜瘤、动脉瘤等）压迫或侵犯三叉神经而发病。疼痛的表现与三叉神经痛很相似，尚未出现相关脑神经损害症状的阶段更不易鉴别。但其发病年龄相对较轻，可在发病早期既有自发痛、夜间痛、持续时间长、不应期不明显、间歇期有隐痛等不典型表现。在口腔专业能够见到的脑神经功能障碍的表现有：面部痛觉迟钝、听力失常、斜视、角膜反射迟钝等。头部 CT 或 MRI 检查有相应的占位性病变。对于发病不久的青年患者和症状不典型者应提高警惕，有学者统计 39 岁以下年龄组的发病率明显高于（50%）以上者。

多发性硬化为中枢神经系统脱髓鞘疾病，其中约 2% 因桥小脑角区的病损而发生面痛。多见于 20～40 岁。以双侧疼痛为多见，同时还有听力、视力改变、肢体感觉及运动障碍的表现。MRI 检查可以证实多发、散在病灶的存在。

3. 鼻咽及面深部恶性肿瘤　在病变的相对早期，外形及功能尚未出现改变时更容易混淆。恶性肿瘤（如腺样囊性癌、上颌窦癌、肉瘤、鼻咽癌等）发生或侵袭至颞下凹及翼腭凹时，可能侵犯三叉神经的第Ⅲ支或第Ⅱ支而出现面痛。疼痛部位深在，为持续性中、重度钝痛，可能有阵发性加重。多有上颌或下唇皮肤的麻木，严重者可伴有张口受限。鼻咽癌侵犯颅底时，除了出现面痛外，常伴有鼻出血、听力障碍、颈淋巴结肿大等症状。影像检查显示相应部位的破坏性病变。

4. 舌咽神经痛　特指经典性舌咽神经痛，发病率约为三叉神经痛的 1%。病因亦不明确。单侧、多见于中年男性。疼痛性质、发作特点与三叉神经痛相同，但常有夜间痛。疼痛部位在舌咽神经分布区，如舌根部、扁桃体周围、咽部、外耳道。扳机点在舌根及咽部，吞咽、说话、咳嗽时可诱发疼痛，因为惧怕进食、不敢吞咽全身营养状况较差。因与迷走神经有吻合支，舌咽神经痛发作时可伴有咳嗽、喉痉挛、心跳缓慢等迷走神经兴奋的症状，所以又称为"迷走 - 舌咽神经痛"。舌咽神经痛需要与三叉神经第Ⅲ支之舌神经痛鉴别，可靠而简便的鉴别方法是：前者在患侧的舌根及咽侧壁喷涂丁卡因溶液即可止痛，后者需要经舌神经阻滞麻醉方可止痛。

5. 灼口综合征　为中枢介导的神经病理性疼痛，原因不明确。多见于 40～60 岁的女性，表现在舌、唇、颊部等处的口腔黏膜有持续性烧灼样疼痛，对辛辣及热食物敏感。每天出现并且一天中大部分时间都在持续，晨起时无痛或疼痛轻微，此后逐渐加重至傍晚时症状最严重，失眠但入睡后无痛醒的现象。可出现主观的口干、感觉异常、味觉改变等相关症状。有情绪紊乱、焦虑等精神心理改变。临床检查和实验室检查无异常，并排除局部及其他系统疾病（如糖尿病、营养缺乏、巨细胞性贫血等）。可能与不良习惯、机械化学刺激、过敏反应等局部因素，营养缺乏、雌激素减少、自身免疫疾病、药物等全身因素，以及焦虑、抑郁和躯体化症状等心理因素有关。

6. 带状疱疹　为急性疼痛，因疱疹病毒感染三叉神经半月节细胞所致。多见于老年人，常侵犯三叉神经第Ⅰ支，疱疹出现在前额、眼结膜、角膜及鼻背部，愈合后大多不留瘢痕。亦可侵犯Ⅱ、Ⅲ支区。初始症状为局部持续性或阵发性加重的疼痛，性质多数为烧灼样，亦可为针刺样、刀割样疼痛，并常有皮肤瘙痒；继而患区皮肤出现界限清楚的轻度充血水肿，触之有痒痛，3～4 天后出现疱疹，口腔黏膜也可有同样病损。疼痛多在疱疹消退后数天或数月消失。此病多数预后良好，有自愈倾向，仅少数遗留经久不愈的顽固性疼痛。

7. 疱疹后神经痛　为三叉神经带状疱疹的后遗症，大多发生在疱疹病损严重者。疱疹痊愈后仍留有疼痛，延续时间大于 3 个月（有观点认为 1 个月）。有三叉神经某一分支发生疱疹的病史，疼痛区的皮肤有色素沉着或瘢痕，界限清晰，可伴有感觉障碍，并与神经分支支配区吻合。疼痛为持续性针刺、烧灼样，程度常比较严重，没有扳机点。以第Ⅰ支区最多见，根据病史及局部表现易于诊断。

8. 翼腭神经痛　也称丛集性面痛。病因不明，有人认为与鼻窦炎影响到翼腭神经节有关。翼腭神经节由自主神经及三叉神经感觉纤维组成，分布于鼻腔、蝶窦、筛窦、腭部、牙龈及眼眶等部位。该病多见于青、中年人，疼痛部位深在、呈持续性跳痛，无扳机点。范围可以不按三叉神经分支分布，主要在鼻根、眼眶、眼球，并可向牙龈、额部、耳颞部放射。疼痛亦可呈阵发加重及周期性发作。每次疼痛数分钟至几小时，烦躁坐卧不定。发作时因患侧鼻黏膜肿胀，可能有鼻塞流涕，亦可能有面色潮红、畏光、流涕泪等自主神经症状。经翼管行翼腭神经节封闭能够止痛。

9. 颞下颌关节紊乱病疼痛　是颞下颌关节多种疾病的症状之一，发生在颞下颌关节周围或咀嚼肌区，多为钝痛。在关节运动时出现或加重，一般达不到剧痛的程度，没有扳机点。有些在颞下颌关节周围或咀嚼肌有压痛点，常有开口形、开口度异常及关节弹响。X线检查可能有髁突形态或关节间隙的改变。

后牙缺失或义齿高度不足时，颌间距离的降低可导致髁突后移、压迫耳颞神经或鼓索神经，引起耳颞部疼痛，并可伴有耳鸣、耳聋、舌痛，称为 Costen 综合征，义齿修复升高颌间距离至正常后，症状可以消失。

10. 鼻窦炎　以急性上颌窦炎（可误认为是三叉神经第Ⅱ支痛）、额窦炎为鉴别的重点。其病史短，疼痛呈持续性钝、胀痛，不放射，部位深在。如果伴有阵发性加剧时，疼痛持续的时间较长，无扳机点。患侧眶下区或两眉间的额部有压痛，上颌窦炎时患侧上颌后部的多个牙齿可有叩痛；其他症状有鼻阻、流脓涕、体温和白细胞计数升高。X线片表现为窦腔内均质性的密度增高，有的可见液平面。

11. 茎突综合征　曾称为茎突过长综合征，近些年发现除茎突过长以外，其方向角度与发病的关系也很密切。由茎突过长或附着韧带钙化使之压迫吞咽神经等引起。表现为咽侧疼痛，并常向外耳道放射。吞咽、张大口或向患侧转头时，均可引起疼痛。触诊咽侧部可能触及茎突且有压痛。压痛点的局部麻醉能够止痛。X线片显示茎突长于 2.5cm。切除部分茎突可治愈。

12. 复杂性区域疼痛综合征　因局部损伤引起的一种慢性神经病理性疼痛，伴有自主神经、运动功能及组织营养障碍的综合征。有两种类型，面部主要为有外周神经损伤史的Ⅱ型患者，常发生于受创伤后数月至数年内。病因不明，可能与受伤部位的瘢痕、神经瘤或神经炎性物质有关。疼痛性质为持续性自发性烧灼痛或牵拉痛，可有痛觉过敏、局部水肿、皮肤温度改变等，没有其他能够解释该症状的诊断。疼痛可不限于受伤局部，疼痛强度与损伤的程度无关联。

13. 精神心理性面痛　当疼痛持续时间超过正常愈合时间，特别是超过 3 个月就属于慢性疼痛。慢性疼痛在原发躯体感觉传入的同时，存在疼痛情感、认知和行为的变化，甚至产生有躯体症状但没有相称躯

体疾病阳性体征的精神障碍。这类疼痛与患者的精神状态有明显关系。多为持续性疼痛阵发性加重、性质多样、部位常不固定，并且与神经分支不符或跨越支配区，伴随症状杂乱无章，叙述病史过分关注细枝末节或言不对题，常有失眠、焦虑或抑郁，可伴有癔症或自主神经功能紊乱症状。必要时应请精神科会诊。

【治疗】

由于三叉神经痛的病因未完全明确，至今仍缺乏理想的治疗方法。目前共识的治疗原则是首选药物治疗，药物治疗无效或不能耐受其副作用时选择手术治疗。

（一）保守治疗

1. 药物治疗　药物治疗原则：用药规范化、剂量个体化、关注副作用。

（1）卡马西平：也称酰胺咪嗪，为抗癫痫药物，是目前治疗三叉神经痛疗效较好的药物之一，有效率可达 95%。抗神经痛的作用可能是通过参与调节钙通道以及作用于 γ- 氨基丁酸 B 受体而产生。用法：开始剂量每次 0.1g，每天 1～2 次，饭后立即口服。如果效果不理想，可隔天增加 0.1g，逐步增加至止痛的剂量，分 2～3 次服用。达到理想效果、维持 2 周后可试探逐步减量，梯度为每周一次，每次 0.05～0.1g，直至最小止痛量。如已无痛可逐渐减至停药，疼痛复发时再按程序服用。根据止痛效果，适当增加药量及用药次数，大多数在每天 0.4～0.6g 均能止痛，最大剂量 1.2g。

常见的不良反应有头晕、嗜睡、共济失调等，少数人可有胃肠功能障碍。长期用药者应定期做血、尿常规及肝、肾功能检查，从最初服用一周检查，逐渐延长至 3～4 个月一次。如出现血尿、白细胞或血小板明显减少，特别是出现过敏性皮疹应停止用药。有条件可监测血药浓度指导用药。

（2）奥卡西平：为卡马西平的 10- 酮基衍生物，用于对卡马西平不耐受或治疗无效的三叉神经痛。作用可能为阻断脑细胞的电压依赖性钠通道，从而稳定过度兴奋的神经细胞膜，减少神经冲动的突触传递。用法：起始剂量每次 0.15g，每天 2 次口服。效果不理想时，可每周增加 0.15g，逐步增至止痛的剂量。最大剂量每天不超过 1.2g。不良反应多为轻度、一过性，治疗初期阶段多见。常见的有头晕、困倦、注意力降低、共济失调、转氨酶升高、过敏等，与卡马西平有交叉过敏现象。

（3）加巴喷丁：在不同研究中显示有抗癫痫、止神经痛、抗焦虑和神经保护作用。口服后可能是经钠通道通过肠黏膜和血 - 脑脊液屏障、进入脑组织，影响神经细胞膜的氨基酸转运而产生作用。用法：第一天

300mg，晚上服用；第二天每次 300mg，中、晚口服；第三天每次 300mg，早、中、晚三次服用。以后均为每天三次，并根据效果需要逐渐增加至止痛剂量，最大剂量每天 1800mg。停药及调整必须逐步进行，调整时间不得少于一周。不良反应有头晕、嗜睡、过敏、出血性胰腺炎等。

（4）苯妥英钠：为很早即用于治疗三叉神经痛的抗癫痫药物。作用机制尚未明确，可能是作用于中枢神经系统，通过降低兴奋性和反复放电的自持性达到缩短疼痛发作时间，提高面部的痛觉阈值。疗效不如卡马西平，但当卡马西平疗效降低时与其合用，能提高疗效。用法：每次口服 0.1～0.2g，每天 3 次。用药数周或数月后逐步减量暂停，如仍痛再用。此药缺点为用小剂量效果差，大剂量应用有明显副作用（嗜睡、疲倦、幻觉等），长久应用可致牙龈增生。如果出现复视、眼球震颤及小脑综合征（眼球震颤、发音困难、共济失调），为急性中毒表现，应立即停药。

另外，巴氯芬、氯硝西泮、丙戊酸钠等均有一定疗效。

其他辅助药物：

（1）维生素 B_{12}：具有促进神经修复的作用，大剂量（500～1000μg）应用时对神经痛有一定的止痛作用，具体机制尚不清楚。用法：每天 500～1000μg，口服或肌内注射；也可与局部麻醉药配伍进行神经干阻滞。

（2）甲钴胺：为内源性辅酶 B_{12}，能够促进轴索的再生、髓鞘的形成以及防止轴突变性，对神经元的传导有改善作用。用法：一次 500μg，每天 3 次口服或隔天 1 次肌内注射。

（3）野木瓜片（注射液）：片剂（0.4g）每次 3～4 片，每天 3 次口服；针剂（2ml，5g）每次 2～4ml，每天 2 次肌内注射。

2. 神经阻滞（封闭）　是一种将局麻药等药物注射在神经分支周围的注射技术，也是明确疼痛性质和疼痛区域的诊断手段。三叉神经分支阻滞技术是通过药物改善神经功能达到缓解疼痛的目的。

药物的选择：一般使用低浓度的中、长效局部麻醉药，与影响神经功能、营养神经的药物混合，有人经验性加入少量糖皮质激素。最常用的药物是利多卡因 1.5～2ml 与维生素 B_{12} 0.5mg 配伍后进行神经干封闭。

方法：技术操作与神经阻滞麻醉基本相同，还可以配合扳机点及穴位的局部注射。

注射部位：应选择在罹患神经干的近脑段及分布沿线，根据疼痛的区域每次选择 2～3 个注射点。第Ⅲ支痛的注射点有下颌神经、下牙槽神经、舌神经、颊神经和颏神经；第Ⅱ支痛选择上颌神经、眶下神经、腭神经、鼻腭神经和上牙槽前、中、后神经；第Ⅰ支痛选择眶上神经及滑车上神经。各神经分支阻滞的操作方法如下：

（1）眶上神经阻滞：眶上孔位于眶上缘约中、内 1/3 交界处，距眶上缘约 1～4mm，或仅有眶缘切迹而无眶上孔。用手指触压定位，在孔的外上 1～2cm 处进针，将药液注入眶上孔或切迹处，手指压紧眶缘，防止将药液注入眶内。

（2）眶下神经阻滞：眶下孔位于眶下缘正中稍偏内侧，距眶下缘约 1cm。操作同眶下神经局麻方法，为避免下睑肿胀，针尖入孔的深度应小于 0.5cm。若推注药液时有一定阻力的手感，表示针尖位于神经干内。

（3）上牙槽后神经阻滞：操作方法与拔牙麻醉相同。由于针尖的位置与神经关系的不确定，主要依赖药液弥散、浸润至神经干，疗效相对较差。

（4）上颌神经阻滞：经翼管法：自腭大孔进入，步骤同翼管阻滞麻醉。进针深度约 3cm，回吸无血、无空气后，缓慢推注药液。也可采用侧入路法，操作方法同局麻。

（5）颏神经阻滞：颏孔位于下颌第一、二前磨牙根尖下方，约相当于下颌骨下缘上 1cm，孔的开口向后上方。注射针从孔的后上方向前下刺入颏孔，缓慢注入药液。

（6）下牙槽神经及舌神经阻滞：注射方法与拔牙的麻醉相同。先行下颌孔处注药后，再将针退出 1cm 至舌神经处完成注射。

（7）下颌神经阻滞：①侧路法：从乙状切迹中点骨缘刺入，向深部垂直进针，约 4～4.5cm 深时即达卵圆孔外的下颌神经，回吸无血后缓慢推注药液。②GOW-GATES 法：下颌神经出卵圆孔后行至髁颈水平发出各神经分支，闭口位髁颈的体表位置相当于耳屏下切迹前 1cm 处。操作需大张口位，左手指在耳前感知髁突前移后的髁颈；注射针在下牙槽神经阻滞黏膜进针点的上方 5mm 处刺入黏膜，以髁颈的内侧为目标向后外方深入，行进 3cm 左右可触及髁颈前内侧的骨面，缓慢推注药液。作用范围覆盖下颌区所有的软硬组织。

每周注射 1～2 次，根据疼痛程度决定治疗频率，可适当增加，7 次一个疗程。操作时缓慢推注药液，注意回吸，避免将药物注射到血管内。注射后局部压迫 5～10 分钟，防止发生血肿。

（二）外科治疗

三叉神经痛的外科治疗大部分为微创化手术，除微血管减压术以外均属于毁损性治疗，是通过在不同层面损毁神经，阻断痛觉信号的传导通路，达到镇痛效果。因此，术前进行受术神经的阻滞麻醉，观察麻效期的止痛效果及患者对面部麻木的接受程度非常重要，筛除止痛效果不完全或对局部麻木不能接受者，对医患双方都大有裨益。

1. 射频温控热凝术　简称射频热凝术，为微创镇痛技术。通过控制热凝时的温度，选择性毁损痛觉神经，具有止痛效果确切、并发症较少、患者易于接受的优势，是治疗三叉神经痛的常用方法之一。目前国内的技术操作已发展成为具备影像技术引导、导航辅助的卵圆孔穿刺操作和神经电生理监控热凝毁损的介入治疗阶段，达到微创化、精准化、可视化的水准。在临床实践中衍生出三叉神经周围支的射频温控热凝术，使之进一步普及。

(1) 半月节射频温控热凝术：全称"经皮穿刺半月节及感觉根射频温控热凝术"。1974 年，Sweet 将并发症繁多的"半月节电凝术"改进为"半月节射频温控热凝技术"，其中选择性毁损痛觉神经是该研究的重大突破。根据无髓鞘的 Aδ 及 C 类痛觉纤维，较有髓鞘的 Aα 及 Aβ 触觉纤维对热的敏感性更高的特性，采用高频电流产热，通过温度控制仅造成半月节及感觉根痛觉纤维的蛋白凝固及变性，不损及触觉纤维。由于选择性地阻断痛觉传导，在解除面部疼痛的同时不仅保留了触觉功能。也显著减少了并发症、提高术后的生存质量。虽然有复发率，但复发后可以重复治疗，耿温琦等多个报告的最终止痛率可达 95%～97.7%。

具体步骤：

1) 体位及准备：取平卧位或半坐位。将负极黏固于肩胛处或射频热凝仪所要求的体表部位，并将射频仪上的导线与负极连接。面部常规皮肤消毒、铺巾。

2) 麻醉：可选择全麻或局麻，后者的应用已显著减少。①全麻：常用的药物为异丙酚，在穿刺前或热凝时经静脉用靶控输注或推注的方法给药，药物的剂量及输注速度由麻醉师掌控。要求在方波测试、损毁程度的检查或其他需要时，患者能够及时恢复清醒的意识。②局麻：术前肌注适量镇静剂，以减少患者的恐惧。在穿刺点局部的皮内、皮下及颊部穿刺路径注射少量局麻药，完成穿刺及方波定位。射频热凝时可经穿刺针注入低浓度（0.25%～0.33%）利多卡因 0.1～0.2ml，可以避免或减少疼痛。

3) 卵圆孔穿刺：虽然热凝毁损的具体位置是在半月节，但是目前术中采用的影像支持技术大多不能显示半月节，因此将穿刺的靶点前移至卵圆孔（图 18-2）。穿刺针需经过卵圆孔后继续深入，这一步骤是该技术操作的关键技术之一，影响到治疗的成败和安全。

穿刺针长度 10cm，为涂有绝缘层的套管针，针尖处有 3～5mm 长度的金属裸露区，为热凝工作端。最常用前路法：进针点在患侧口角外约 3cm 处。刺入皮下后向后上内继续推进、向颅底卵圆孔的方向进针

（从眶下缘中点向后做垂线，与双侧颞下颌关节结节连线的交点即卵圆孔）。进针约 6～7cm 即达颅底，刺入卵圆孔时有穿过筋膜的手感，并伴有同侧咬肌纤维不规则颤动。进入卵圆孔后，根据需要毁损的分支再继续进针约 1～1.5cm，即达半月节或感觉根（图 18-3）。

侧路法：为前路法的补充，在前路法不能刺入卵圆孔或虽刺入但位置不理想时选择。从耳前乙状切迹中点的骨缘进针，至 4～4.5cm 深度到达翼板，翼板根部的后外即是卵圆孔。进入卵圆孔的深度比前路法稍浅。

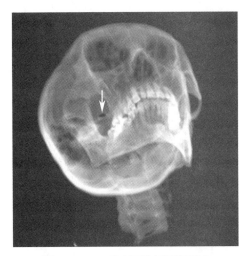

图 18-2　CT 重建图像显示卵圆孔

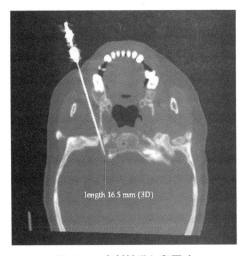

图 18-3　穿刺针进入卵圆孔

保障穿刺准确性的影像技术有：

①计算机 X 线断层扫描（CT）：可采用断层扫描和三维重建两种图像。首先在患侧颊部皮肤设置能够阻挡射线的标记物（如金属格栅或标尺），扫描后选择卵圆孔的最佳展示层面（图 18-4），在孔与颊部的投影处之间设一连线作为穿刺路径，参照标记物确定进针点；测量卵圆孔至皮肤进针点的距离作为进针深度的参考值。完成穿刺后再次扫描，确认穿刺结果及针尖进入卵

圆孔的长度。三维重建图像更加直观明了（图18-5），能够清晰、立体地显示卵圆孔在颅内、外面的形态、直径、方向以及与周围结构的关系，以及穿刺针尖是否进入卵圆孔、入孔的确切位点和长度等。在穿刺过程中不具备引导作用，对穿刺结果的确认准确无误。

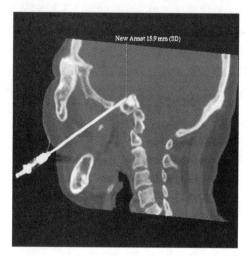

图18-4 CT断层图像显示射频穿刺路径

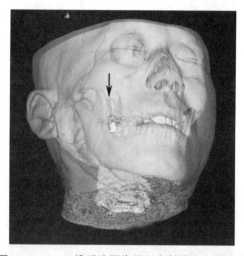

图18-5 CT三维重建图像显示穿刺针进入卵圆孔

②C形臂X线投摄：可在X线视屏监视下完成穿刺。调整X线球管方向，从患侧口角旁向蝶鞍侧壁的方向投照，精细调整后在上颌第二磨牙牙根与下颌支之间的水平连线上可以观察到卵圆孔的影像，投照的方向即为卵圆孔穿刺的路径，依此进行穿刺操作。手术床旁操作，能够动态观察穿刺的全过程。需要熟知特定的投照头位，掌握在组织结构重叠的影像中识别卵圆孔的要点。

③计算机导航辅助：根据需要采用CT界面或者CT/MRI融合界面进行穿刺路径的规划，区别在于前者以卵圆孔为目标，后者可以设半月节为靶点（图18-6）。扫描图像要求层厚为2mm以内，范围从眉弓上5cm

至颏下，必须包括鼻尖（具体要求见第35章数字外科技术）。在工作站完成进入卵圆孔或经卵圆孔至半月节的穿刺路径计划，术中遵循手术导航系统三维重建图像四格图的提示，按照规划路径进行穿刺操作，直至预设的靶点。该方法能够实现以半月节为穿刺靶点、规划个性化的穿刺路径，但是过程相对复杂，对穿刺针的硬度有要求。

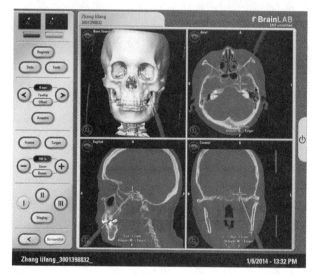

图18-6 CT/MRI图像融合界面计划经卵圆孔至半月节的穿刺路径

4）回吸：取出针芯，连接注射器进行回吸，应该无血或有脑脊液，然后更换热凝电极。

5）方波定位：用电压为0.1～0.3V的脉冲电流，进行方波刺激定位。定位正确时在面部患区有电击样反应。如果定位不准、无反应或有咀嚼肌收缩的闭口动作，应再调整进针深度及角度，直到满意为止。

6）温控热凝：热凝应控制温度，从低向高逐渐升温。一般从50℃或60℃开始，每升温5～10℃持续热凝1分钟，逐渐升温至70～80℃，再保持该温度1～2分钟，达到面部患区痛觉消失、触觉迟钝为止。第Ⅰ支痛的治疗温度不要超过70℃，术中严密观察，损毁的程度掌握在局部痛觉消失、双侧触觉对称时即可停止，以避免毁损程度达到触觉缺失时，发生角膜麻痹。

7）术后处置：局部加压10～30分钟，应用抗生素1～3天。术后患侧面部特定区域有痛觉缺失及触觉的改变，部分人出现咀嚼肌麻痹（多在3～5个月内恢复）、颊部血肿、短时的头痛、头晕、恶心。少数人可能有角膜麻痹甚至远期失明，应引起注意。

术后10%的患者有"痕迹反应"，表现为术后仍有疼痛发作，甚至症状与术前相同，但是术区麻木、痛觉检查均无反应，疼痛的部位在麻木的范围内，一般一周左右疼痛即可自行消失。应与治疗效果不佳相鉴别，向患者解释清楚。处理方法为观察一周、疼痛严重者卡马西平类等药物控制，切勿匆忙再次治疗。

（2）三叉神经周围支射频温控热凝术：神经周围支射频温控热凝是从半月节射频温控热凝术衍生而来，规避了后者的技术难度和对辅助穿刺设备的要求，有效果确切、易于掌握、安全、年老体弱者更适用的特点。也可用于症状性三叉神经痛的镇痛。平均止痛1～2年，虽然复发率较高，但是短期效果满意、安全、能够重复治疗，使其具有临床应用价值，并且能够替代神经撕脱术。

治疗的部位越接近终末支，复发率越高，止痛的范围也越局限。术前罹患神经分支阻滞麻醉定位时，局麻药的用量要少，进针到位后注射0.5ml即可，以免多量麻药的作用范围大，造成在该部位阻断神经能够完全止痛的假象，影响治疗效果。

局麻下完成，采用5cm或10cm长度的射频套管针均可，穿刺方法与各神经分支阻滞麻醉时的进针路径相同，电刺激、热凝的过程与半月节热凝相同，最高温度可以选择80℃。术后局部水肿2～3天，可能有"痕迹反应"。

2. 三叉神经周围支撕脱术　神经周围支撕脱术的手术方法简便、不需要特殊仪器设备、短期止痛效果确切，平均止痛1～2年。目前，在口腔科，尤其在医疗条件受限制地区仍有应用，有被周围神经射频热凝术取代的可能。耿温琦观察结果显示：撕脱术的复发率较高，复发者中约50%为转支复发；改进手术（增加撕脱神经的长度及撕除相邻神经分支）后，经3～9年的长期观察，复发率明显降低（第Ⅰ支为15.8%，第Ⅱ支为27.3%，第Ⅲ支为38%）；转支复发者仍可再次手术。

（1）眶上神经撕脱术：适应证为单纯眶上神经痛或含有眶上神经痛的多支痛者。局部浸润麻醉后，从眉弓上缘稍偏内侧做长约2.5～3cm切口，切至额肌深层后，用血管钳分离，在骨膜上找出眶上神经干，再沿神经干向眶缘方向分离至眶上孔（或眶上切迹）；亦可直接切开骨膜先找眶上孔。从眶上孔外约0.5cm处切断神经干，远段神经用血管钳缠绕法撕除，尽可能达皮下；再牵引神经近孔端、钳紧切断。在切口的近中线侧同期撕脱额支、滑车上神经效果更好。

（2）上颌神经撕脱术（口内法）：撕除的范围包括眶下神经及上颌神经的上颌骨内段。眶下孔阻滞麻醉及上前庭沟局部浸润麻醉后，从中切牙远中至第一磨牙远中前庭沟底行与之平行的切口，向上翻开黏骨膜瓣，暴露眶下孔及眶下神经，切开包绕神经干的骨膜，用血管钳分离出眶下神经。从眶下孔外约0.5cm处切断神经，用牵拉、缠绕的方法先撕扯出眶下神经远段的各分支，长度尽可能达皮下（图18-7A）。用微动力系统

（涡轮机、种植机或超声骨刀）在眶下孔下方去除或移开上颌窦前壁骨板，形成直径2cm的骨窗；暴露或剥离上颌窦黏膜至窦顶。从眶下孔下壁沿眶下裂方向，去除眶下管及眶下沟的下壁，将神经从前至后自骨缺隙处牵至窦内（图18-7B），在上颌窦顶近后壁处切断上颌神经骨内段。冲洗后缝合切口，眶下区加压包扎1天。

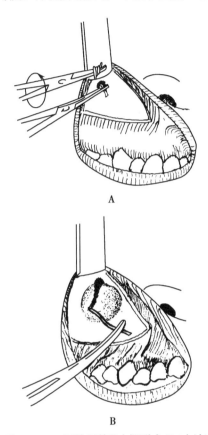

图18-7　三叉神经第Ⅱ支撕脱术（口内法）

A. 切开翻瓣，暴露眶下孔，切断撕除眶下神经远段并达皮下　B. 上颌窦前壁开窗，沿眶下管走向凿开眶下管下壁，撕除眶下神经上颌窦顶骨内段

眶下神经撕脱术的步骤初始阶段与上颌神经撕脱术相同，止于撕除眶下神经，不进行开放上颌窦及后续步骤。

（3）下牙槽神经、舌神经及颊神经撕脱术（口内法）：翼下颌间隙的神经阻滞麻醉、翼下颌韧带外侧及颏孔区局部浸润麻醉。在颏孔处做围绕颏孔的弧形切口，长2.5～3cm，达黏膜下，从骨膜上向前庭沟方向翻瓣，分离颏神经，从颏孔外约0.5cm处切断神经。用牵拉、缠绕法撕除末段神经、尽量达皮下（图18-8A）。从翼下颌韧带前外侧约0.5cm处，纵行切开长约3cm切口，深度达颊肌深面，再在上、下各增加一个附加切口（图18-8B）。用血管钳或手指贴骨面向深部分离。用板状拉钩牵拉开翼内肌，暴露下颌小舌及下牙槽神经。用血管钳夹持下牙槽神经，向后上方推（图18-8C），将

颏神经已离断的下牙槽神经的骨内段牵出，并在翼下颌间隙尽可能高的部位切断神经（图18-8D）。从翼内肌表面暴露舌神经，用血管钳分离、显露出舌神经干（图18-8E），切除约4cm。在相当于上第三磨牙𬌗面水平处，用神经钩从颊肌（颊肌腱前）牵出颊神经，切断后撕除远段（图18-8F）。冲洗后缝合切口，颏孔区加压包扎1天。

下牙槽神经及上颌神经与伴行血管形成紧密的神经血管束，在比较深在的部位分离结扎血管不易操作。因此，在翼下颌间隙或上颌窦深部有动脉性活泼出血时，需立即用纱布填塞止血。

撕脱术后，近期止痛率应为100%，有些患者术后仍有神经痛的表现，但是疼痛部位在麻木的区域之内，为痕迹反应，均能在一周左右自行消失。

3. 微血管减压术（MVD） 根据血管压迫学说而设计的手术，对于某些患者可能是病因治疗，能够保存神经功能是其特点。目前国内的神经外科已较多开展，口腔颌面外科也有涉及，疗效较好，亦有复发率。

多采用乳突后枕骨下入路，切开软组织至骨面，钻孔并形成骨窗，直径约2.5～3cm左右，切开硬脑膜，经过颅后窝抵达并显露三叉神经根；在松解、移开压迫神经根的责任血管后，用特富龙棉（teflon）等不

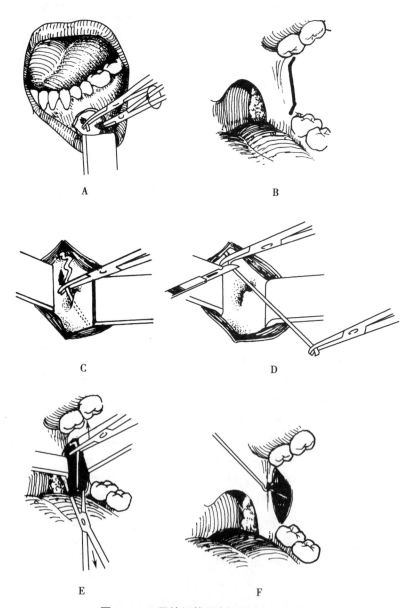

图18-8 三叉神经第Ⅲ支撕脱术（口内法）

A. 在颏孔处切开翻瓣，切断、撕除颏神经达皮下 B. 在翼下颌韧带前外切开达颊肌下 C. 显露翼下颌间隙，从下颌小舌后，切除下牙槽神经 D. 切除下牙槽神经 E. 向下分离出舌神经，切除约4cm F. 用神经钩拉出颊神经，切断、撕除约4cm

448

可吸收材料将两者分隔，或者对血管进行悬吊、固定，希望达到长久解除压迫的目的。手术的效果与能否能够完全解除神经根的压迫有关。近些年来应用于临床的内镜技术，能够最大限度地避免视觉盲区，对充分解除血管对神经的压迫、减少损伤有积极的作用。

4. 乙醇注射　受注用乙醇来源的限制以及射频热凝术等的推广，应用范围明显萎缩，特别是半月节的乙醇注射，已经被其他并发症少的技术替代。平均止痛 0.5～1 年。

将无水乙醇（95%）注射于神经干，疗效与注射点是否准确关系密切。先注入局麻药 0.5～1ml，麻效满意后再缓慢注入乙醇 0.5～1ml。局麻药不仅可在注射乙醇时止痛，还可预测治疗效果。所以，局麻药量必须与乙醇的注入量一致或更少，否则当注射靶点欠准确时，多量局麻药能够取得满意的麻醉效果，但少量的乙醇不能复制效果，致使治疗失败。术后局部水肿 3～5 天，可能有"痕迹反应"。

操作方法：与神经阻滞麻醉相同，眶上神经、眶下神经、上颌神经、颏神经和舌神经先注入局麻药 0.5ml，麻效满意后再缓慢注入乙醇 0.5ml。下牙槽神经先注入局麻药 1ml，麻效满意后再缓慢注入乙醇 1ml。

GOW-GATES 阻滞法不适用于乙醇注射。

（翟新利　耿温琦）

第 2 节　创伤性面神经损伤

创伤在面瘫发病因素中仅次于贝尔面瘫居第二位，随着社会工业化程度的发展其发生率不断增高。主要是颌面部创伤、耳外科、医源性后遗症、肿瘤及其他疾病所致的面瘫正处于上升趋势。

【病因、病理及发病机制】

面神经周围支是周围神经的一部分，造成其损伤的原因很多，不同原因造成神经损伤的严重程度和波及范围也不同。1943 年，Seddon 提出周围神经损伤的三度划分法，即神经失用、轴突中断和神经断裂。目前临床常用的则是 Sunderland 提出的五度分类法，该法将 Seddon 分类中的神经断裂又细分为三度。

Ⅰ度损伤：为神经失用性损伤。主要表现为神经损伤部出现暂时性功能障碍，但神经轴突与神经元及终末效应器之间仍保持其连续性，其远端不出现沃勒变性，对电刺激的反应正常或略减弱。也有学者提出该种损伤后的大振幅动作电位学说，即神经受损后最初对电刺激反应过度增强。此类损伤的神经功能多于 3～4 周内完全恢复。

Ⅱ度损伤：即轴突中断。主要表现为轴突在损伤部位发生区域性溃变，其远端可发生程度不同的沃勒变性，但神经内膜管保持完整。虽可出现神经暂时性传导功能障碍，但其功能可自行恢复，预后尚好，多于 1～2 个月完全恢复。

Ⅲ度损伤：不仅有轴突中断、损伤远端的沃勒变性，而且神经内膜管的连续性遭到破坏，因此又称神经中断。但神经束膜常不受损，仍保持神经束的连续性，其损伤范围可为局限性，也可沿神经束波及较长一段神经，尤其在近中往往伴有神经轴突的缺失。由于神经内膜管连续性的破坏，神经束支的轴突出芽性再生，可能与终末效应器发生错位支配，故此类损伤可有连带运动。受损神经虽可自发恢复，但常不完全。

Ⅳ度损伤：指神经束遭到破坏而广泛断裂，神经外膜亦遭到破坏，但尚未完全断裂，神经干仍藉此保持其连续性。由于神经束膜及神经内膜管的破坏，易发生创伤性神经瘤及再生轴突的错位愈合，受损的神经功能极少能完全恢复。

Ⅴ度损伤：为最严重损伤，指整个神经干完全断裂，两断端分离或产生间隙，增生的纤维结缔组织可以出现瘢痕条索相连，神经功能完全丧失，如不作神经修复，其功能将完全丧失。

造成面神经损伤的原因甚多，归纳起来有以下几方面：

1. 机械性损伤　创伤引起的面神经损伤多属机械性损伤。其损伤形式有急慢性挤压伤、挫伤、牵拉性损伤、压榨性损伤、撕裂伤、锐器切割伤及钝器摩擦伤等。

2. 物理性损伤　包括冷冻损伤、热损伤、电灼损伤、放射线损伤、超声损伤和激光损伤等。

3. 化学性损伤　指有毒物质对神经的损伤，包括长期接触有毒物以及面神经分布区神经毒性药物的注射，如乙醇、青霉素及溴化钙等药物。

4. 医源性损伤　是一种复合性损伤，几乎包括了以上各种损伤形式。在口腔颌面外科手术或治疗中，主要与茎乳孔外面神经末梢支损伤相关，几种常见造成面神经周围支损伤的医源性因素为：

（1）术中误将神经切断的切割性损伤。

（2）创面缝扎时缝针误穿神经干所造成的穿通和撕裂伤。

（3）止血时误将面神经干夹闭或结扎的钳夹、压榨性损伤。

（4）切除腺体深叶肿物时必要的牵拉损伤。

（5）电刀使用不当引起的电灼伤。

（6）需冷冻治疗时对面神经造成的冷冻损伤。

（7）注射时针头误穿神经干所致穿通及撕裂伤，以及针头所带乙醇对神经干的化学性损伤。

（8）术中寻找面神经所用电刺激器电流过大时所引起的电击伤等。

缺血在创伤性面瘫中是多种致病因素所致的一种结果，也是创伤性面瘫的发生机制。

【诊断】

1. 临床表现

（1）有明显的创伤因素存在。

（2）损伤多发生在面神经周围支，一般不伴有泪液分泌异常及舌前2/3味觉丧失。

（3）面瘫的典型症状：静态时患侧额纹消失或减少，鼻唇沟变浅或消失，口角歪斜，偏向健侧。严重者整个颜面部歪斜，患侧眼睑裂变大，甚至流泪，睑、球结膜及角膜充血、炎症甚至导致失明。

动态时患侧抬额头无力或不能抬额头，皱眉无力或不能皱眉，眼睑不能完全闭合，不能耸鼻，鼓腮漏气或不能鼓腮，撅嘴、微笑及大张口时口角歪斜。恢复期还可出现患侧的连带运动或患侧的过度运动等后遗症。

2. 特殊检查 根据以上所述创伤性面神经损伤的临床表现及病史询问，临床不难作出面瘫的诊断。但在创伤性面瘫的诊断中，判断面神经损伤的程度和预后则显得更加重要。以往主要以对患者皱眉、闭眼、耸鼻、鼓腮、讲话及微笑时面部运动情况的主观判断作为指标。自 Galvani 发明静电计以来，肌肉及神经电活动的测定在面神经功能评价方面有了较快发展。

（1）面神经功能评价分级系统：许多学者在面神经功能评价方面作了研究，先后提出五点总体评价系统、分区分级系统及双重评价系统等，"第五届国际面神经外科专题研讨会"及"美国耳鼻喉头颈外科学会"推荐了 House-Brack（H-B）系统。客观评价有 Burres 的线性测量指数系统（B-FLMI）及 Fields 的面神经功能指数（FNFI）测定等。蔡志刚等结合以上两个相对量化的评价系统，创建了临床量化的面神经功能评价系统。

1）House-Brack（H-B）系统：是迄今为止在面神经功能主观评价方面较完善、应用较广的一个系统，也是国际上面神经研究领域认可的系统。该系统以 6 级代替 5 级，所增一级为中重度麻痹，该级的插入降低了判断的主观性，同时也减少了因观察者不同所带来的误差。

2）临床量化的面神经功能评价系统（QFES）：为了避免主观评价的局限性，Burres 等通过对大量正常人面部定点间距离的测量研究，提出了一个客观的评价系统即线性测量指数（B-FLMI），通过测量面部一些相对稳定点间的位移百分比（PD），经过七步复杂计算得出神经功能恢复状况，增加了评价的客观性。但在测量和计算上过于费时。

（2）神经电诊断技术：神经肌肉电兴奋测定是较早应用于面神经领域的一项技术，先后出现了神经兴奋性测定、最大刺激试验、强度 - 时值曲线及时值测定、神经电图或诱发肌电图、肌电图以及运动传导潜伏时和运动传导潜速率测定等方法，为评价面神经损伤及恢复提供了客观指标。

1）神经兴奋性测定（NET）：是指用一定波宽（0.1～1.0 毫秒）的方波脉冲电流刺激面神经干，将引起各神经支配肌肉出现肉眼可见的最小收缩时的电流强度作为神经兴奋性的指标，并与健侧对比来判断外周神经病变。

表 18-1 House-Brackman（H-B）评价系统

分度	诊断	临床特征
I	正常	面部所有区域正常
II	轻度功能障碍	总体：仔细观察方可看出轻微的连带运动
		静止：正常、对称、张力正常
		运动：上额运动中等，眼轻微用力可完全闭合，口轻度不对称
III	中度功能障碍	总体：明显的功能减弱但双侧无损害性不对称，可观察到并不严重的连带运动、挛缩和（或）半侧面部痉挛
		静止：正常对称，张力正常
		运动：上额运动减弱，眼使劲可完全闭合，口使劲可移动口角，明显不对称
IV	中重度功能障碍	总体：明显的功能减弱和（或）损害性不对称
		静止：正常对称有张力
		运动：上额不动，眼不能完全闭合，使劲时口不对称
V	重度功能障碍	总体：很少见有运动
		静止：不对称
		运动：上额不动，眼不能完全闭合，口仅有轻微运动
VI	完全麻痹	无运动

2）强度 - 时值曲线检查及时值测定：是根据电流刺激强度与刺激时间的相互依从关系绘成曲线，由此判断神经肌肉功能状态的一种检查方法。曲线纵坐标为输出强度，横坐标为脉冲时间。多数学者采用 8～10 个不同脉冲时间，将以各个不同时间的脉冲电刺激肌肉刚好引起收缩反应时所需的电量绘成一条曲线，然后按照曲线图形确定神经功能情况。时值测定一般情况下与曲线形状、位置的改变成函数关系（个别表现例外），从中可看出神经恢复过程的量的变化。

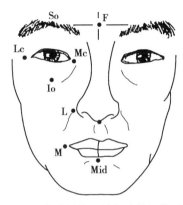

图 18-9　临床量化面神经功能评价系统
定点：So：瞳孔正对眉弓最高点　Io：眶下点　Lc：外眦点　Mc：内眦点　M：口角点　L：鼻翼最低点　F：正中线与双侧 So 连线的交点　Mid：正中线与上唇或下唇唇红缘交点

3）最大刺激试验（MST）：是指用 Hilger 刺激器刺激面神经干和各分支，当电流逐渐增强，一般超过 5mA 或上升到患者开始感到不适时所引起的面肌反应，以健、患侧反应是否相似作为判断神经是否变性的指标。

4）肌电图（EMG）：是面神经发生严重变性而对最大刺激试验、诱发肌电图反应消失后，用于检测其功能的一种可靠方法。包括静息电位、纤颤电位、自发运动单位电位、正锐波及多相神经再生电位

5）神经电图（ENoG）：是对出自茎乳孔的面神经干施以电刺激，从其各周围支支配之表情肌记录整块肌肉的复合动作电位来判断周围性面神经损伤程度的电生理学诊断方法。最早由 Esslen 命名并首先用于面神经临床，May 认为称其为诱发肌电图（EEMG）更恰当，因为动作电位仍从肌肉获得，其原理与最大刺激试验原理相似，其测定结果基于肌纤维对电刺激神经的收缩反应。Silverstein 及 Gordon 等支持这一观点，而一些日本学者及国内则多用神经电图，其本质无明显差别。

近年来，面神经功能电测试中，神经电图在国内外学者中最受青睐，其原因是它较神经兴奋性测定及最大神经试验对面神经损伤程度的判定及预后估计更精确，诸多学者的研究证明了这一点。May 通过其一系列研究得出，诱发肌电图是一种客观可靠、可重复并能迅速测定面神经功能的方法，在面瘫早期，能确定面神经功能的百分比。

如测定值在 0%～20%，常提示功能不能完全恢复，如为 60% 或更高，多可恢复正常，这一点对神经损伤后功能恢复的判定同样适用。诱发肌电图如在损伤后 6～12 个月无改善，且临床检查面神经功能亦无恢复，则预示着解剖上的功能失用及面神经功能恢复的不良预后。诱发肌电图测定在面瘫发生后 3～14 天最适用，因此，也有一定局限性。有些病例在发病 14 天后，诱发肌电图测定持续下降至 25% 以下，其神经功能也有恢复。另一方面，有些病例发病后 14 天内电测试反应完全消失，也有发生早期神经功能恢复者，原因尚不明确。一般认为在发病后 14 天内诱发肌电图值下降至 10% 或更低，则预后较差。

6）面神经运动潜伏时（MCLT）及潜速率（MCLV）测定：一般是用 0.1～1.0 毫秒脉冲方波电流刺激面神经干，在面神经支配的相应肌肉处诱发出电位，自刺激开始至记录到诱发电位时神经传导所需时间称为神经传导潜伏时（MCLT）。而运动传导潜速率则为刺激点与接触点间神经长度与传导时间的比值，实际测定中误差大于运动传导潜速率，意义基本相同。神经传导潜伏时的延迟或消失是面神经损伤的客观指标。由于神经传导潜伏时延长意味着神经纤维传导速度减慢，神经纤维传导速度与神经轴索病变程度有关，所以潜伏期测定可以提示面瘫预后。神经传导潜伏时上限值国内外学者研究结果较一致，为 4.0 毫秒。朱进才等认为 3～10 岁年龄组的水平已接近成年组，51 岁以上各年龄组神经传导潜伏时渐延长，运动传导潜速率渐减慢。除年龄因素外，神经传导潜伏时和运动传导潜速率值还受体温变化的影响，体温每变化 1℃，运动传导潜速率相应变 5%。Henriksen 发现，在 29～38℃ 间肢体温度每降 1℃，运动传导潜速率降 2.4m/s。Redford 发现，温度变化 1℃，神经传导潜伏时相应变化 0.3 毫秒。由于这些因素的影响和难以控制，难免造成测定的误差。Taverner 曾报道，有个别患者神经兴奋性完全消失后神经传导潜伏时仍保持正常，有的甚至在面瘫发生后 10 天最大刺激试验、诱发肌电图已消失，而神经传导潜伏时仍保持正常，故在诊断中应注意排除此现象干扰。

【治疗】

关于面神经损伤后的治疗，可分手术及非手术治疗两大类。其中非手术治疗以药物及物理治疗为主，药物治疗除以前传统的神经营养药物及皮质类固醇类

药物的应用外，近年来迅速发展的神经生长因子已广泛应用于临床。物理疗法中功能训练显得更为有效，我国则更多应用中草药制剂及针灸治疗。这些非手术治疗手段在暂时性面瘫及创伤性面瘫的急性期应用较多，但对其疗效评价及适应证选择尚缺乏更深入系统的研究。

1. 神经功能的自然恢复 关于创伤性面瘫的治疗及功能恢复问题，在 20 世纪 50 年代末，Martin 与 Helsper 就报道过腮腺切除术中面神经牺牲病例，术后面神经功能有一定程度的自然恢复。James 等又通过动物实验证明了对侧面神经交叉支配的面瘫自然恢复学说，Norris 也曾报告 4 例切除一段面神经未经任何治疗仍自然恢复的患者，并认为与其面部肌肉强迫性运动有关。Conley 等提出面神经自然恢复的可能机制有术区面神经再生、对侧神经交叉支配、三叉神经支配、咀嚼动作以及舌咽神经与面神经的交互作用、不明的神经通路或上述诸种可能性的联合作用。Parry 和 King 认为，多数外伤所致外周性面瘫可自然恢复，面瘫的恢复程度分 6 级：0 级为面神经支配的所有肌肉皆无运动；1 级为一区或数区肌肉略有颤动；2 级为有较明显的肌肉收缩；3 级则全部肌肉有运动，但肯定有对侧神经的交叉支配；4 级为表情肌运动几乎完全恢复正常，但一区或数区肌群中尚有运动减弱或有神经交叉支配痕迹；5 级则完全恢复正常。他们共观察 31 例，恢复时间为 1～3 年。面神经损伤后自然恢复的机制学说较多，经过近 40 年的研究和探讨，尚无为大家共同接受的学说，尤其对于与面神经有联系而起作用的中枢神经核通路问题还有待于进一步探讨。

2. 非手术治疗 药物治疗：

（1）激素类药物：在伤后或手术后 3 天内应使用激素类药物，以便减少渗出及水肿，有利神经恢复。一般常规给予地塞米松 10mg 静滴。

（2）神经营养药：可给予维生素 B_{12}、B_1 等神经营养药物，常规用药量，一般采用肌注，10 天一个疗程，共用 3 个疗程。也可采用离子导入的方法局部给药。

（3）神经生长因子（NGF）：目前疗效尚不肯定，但已有临床应用的报道，可以全身用药，也可神经损伤局部用药。

3. 物理疗法

（1）表情肌功能训练：适用于神经损伤后各期，损伤后 2 周～3 个月内尤为重要。

（2）离子导入：常在神经损伤后早期（1～3 个月）应用，能促进神经功能的恢复。

1）维生素导入：维生素 B_{12} 500μg、维生素 B_1 100mg 直流电阳极导入，采用双极表面电极，电流 0.1mA，时间 20 分钟。每天 1 次，每疗程 10 次，两疗程间隔一周。

2）碘离子（I^-）导入：与上不同点在于 I^- 从阴极导入，余条件均同维生素导入。

以上离子导入均可配合以超短波、微波或红外线等治疗，每次 10 分钟，每天 1 次。

（3）神经电刺激：一般在神经损伤后中晚期（6 个月以后）应用，主要用多功能电刺激及失神经理疗处方，每次 30 分钟，每天 1 次，10 次一疗程，共两个疗程，每疗程间隔一周。

对于肿瘤或肿瘤术后面神经损伤患者，理疗慎用，以防止促进瘤细胞生长或扩散。

4. 手术治疗 自 1932 年 Ballance 及 Duel 使周围神经修复术规范化以来，近二十余年许多新技术应用于面神经外科领域，面神经与其他邻近部位的运动神经吻合术（面 - 副神经吻合术、面 - 舌咽神经吻合术、面 - 舌神经吻合术及面 - 舌下神经吻合术等）、神经移植术、血管化神经移植术、跨面神经移植术、血管化游离肌肉移植术及血管神经化游离肌肉移植术已广泛应用于面神经外科领域，并获得良好效果，关于手术治疗见第 34 章第 11 节。但对其疗效及功能评价的研究资料却很有限，至今尚无统一的标准。

【影响预后的因素】

周围神经受损后，无论其自然恢复过程还是治疗后恢复过程均受诸多因素影响，归纳起来有以下几方面：

1. 损伤的性质及程度 据 May 等的研究，Ⅲ度以内的损伤，其临床开始恢复时间及所能恢复到的程度都远较Ⅳ、Ⅴ度损伤要早且彻底，一般认为神经内膜管是否连续是判断神经功能能否完全恢复的一项指标。复合性损伤，如神经严重摩擦伤、过度的牵拉伤，对神经损害程度均较单一损伤重，临床多难以恢复或恢复时间延长。山口良二认为，如面神经神经纤维 1/2 以上无变性，行神经修复后短期内可望完全恢复。神经切断吻合后，虽其再生良好，但神经肌肉却达不到完全正常的功能。神经受牵拉时，如半数以上神经纤维未变性，则其功能可于短期内恢复。

2. 损伤的部位 有研究认为损伤越近中枢端，其功能越难以恢复，原因是越近中枢，神经成分越复杂，越易发生错位愈合。

3. 年龄因素 日本学者研究认为，除儿童外，面神经受损后其功能很难完全恢复正常，50 岁以上患者尤为困难。

其他影响神经功能恢复的因素还有：损伤与修复相隔时间长短、损伤神经修复的准确性、神经受损长度及是否伴有其他全身性疾患等。

（蔡志刚）

第3节　周围性面神经炎

周围性面神经炎即贝尔麻痹，系指临床上不能肯定病因的不伴有其他特征或症状的单纯性周围性面神经麻痹。最早由 Charles Bell 于 1821 年描述，稍后神经学家 William Gowers 以 Bell 的名字命名了该病，从而使其成为面神经疾患领域最常见、最受关注的疾患之一。文献报道，美国的发病率为平均 25 例 /10 万人口，欧洲为 20 例 /10 万人口，日本为 30 例 /10 万人口。1986 年，我国有统计表明为 10.28 例 /10 万人口，较新的统计资料为 49.77 例 /10 万人口。地理分布上，长江以北偏高。中老年多见，女性多见，农村患者多于城市。一般发病多在春末夏初和夏末秋初，病因尚不明朗。虽然本病 71%～90% 可以自然恢复或通过积极、有效的治疗完全恢复，但还有 10%～25% 的患者会遗留不同程度的面神经功能障碍。

【病因及病理】

贝尔面瘫传统的病因和发病学观点主要是由于外界因素，如寒冷、病毒感染及机体的应激状态等引起面神经不同部位供血小动脉痉挛，从而造成面神经因缺血而水肿，进一步又使血管受压导致缺血加重，因而产生面神经麻痹或瘫痪。也有学者提出，中枢病变学说及遗传因素可能是其致病因素。

在口腔颌面外科就诊的患者则多以外界因素为主，其可能的主要致病因素有以下几点：

1. 较传统的观点认为外环境因素，如寒冷刺激等，可导致面神经血运障碍，进一步引发面瘫。

2. 自从 McCormick 于 1972 年提出人类单纯疱疹病毒感染可能与该病有关以来，病毒感染在贝尔面瘫致病因素中成为最受关注的因素之一。截至目前，认为可能相关的病毒感染包括 I 型单纯疱疹病毒、巨细胞病毒、带状疱疹病毒、EB 病毒、柯萨奇病毒、人类免疫缺陷病毒等，其中以单纯疱疹病毒最多见。

3. 解剖因素　首先面神经在内耳一直走行于曲折而狭窄的骨管内，并且在内耳道及膝状神经节之间的迷路段缺乏神经外膜和神经外周组织，神经内膜和蛛网膜组织也很少，因此，神经在此段最易损伤而致水肿；其次，近来对血管内血液内皮素（内皮素 -1，endothelin-1，ET-1）的研究表明，在贝尔面瘫患者血液中 ET-1 的水平也明显高于正常人。

4. 机体的应激因素　长期以来，有学者认为，在贝尔面瘫患者中，机体处于疲劳及应激状态的居多，因此认为机体的应激状态可能是其发病因素之一。

贝尔麻痹的病理变化主要为面神经水肿，髓鞘或轴突有不同程度的变性，以在茎乳孔和面神经管内的部分尤为显著。有时乳突和面神经管的骨细胞也有变性。

【临床表现】

发病突然，发病前一般无先觉症状，常在晨起时发现有面瘫症状，多单侧发生，仅个别为双侧发生。多见于青壮年。发病后进展迅速，可于数小时内或 1～2 天内达到面瘫最大程度。临床均表现为完全性面瘫症状，患侧口角下垂，上下唇因口轮匝肌瘫痪而不能紧密闭合，故发生饮水漏水、不能鼓腮、吹气等功能障碍。上下眼睑不能闭合的原因是由于眼轮匝肌瘫痪后，失去了与受动眼神经支配的上睑提肌保持平衡协调的随意动作，致睑裂扩大、闭合不全、露出结膜；用力紧闭时，则眼球转向外上方，此称贝尔征；由于不能闭眼，故易患结膜炎。在下结膜囊内，常有泪液积滞或溢出，这种泪液运行障碍，一般是由于泪囊肌瘫痪与结膜炎等原因所引起。前额皱纹消失与不能皱眉是贝尔面瘫或周围性面瘫的重要临床表现，也是与中枢性面瘫鉴别的主要依据。

表情肌的瘫痪症状，特别在功能状态时更为突出，因此，评价效果或恢复程度的标准，也必须在功能状态下进行。

临床表现取决于病变的部位，首先，如果病变在茎乳孔附近，则表现为完全性面瘫的表现；其次，如果病变部位更高，在鼓索及镫骨肌之间，除完全面瘫表现外还可有味觉异常或丧失及唾液腺分泌障碍；如波及支配镫骨肌的神经分支，可能会出现听觉过敏；如果病变波及膝状神经节，可能会出现外耳道疱疹，并有耳廓及外耳道感觉迟钝及剧痛；如果病变波及经过膝状神经节的岩浅大神经，还可能出现泪液分泌障碍；如果病变在脑桥与膝状神经节之间，感觉与分泌功能障碍一般较轻；如波及听神经可有耳鸣眩晕。

【诊断及鉴别诊断】

贝尔面瘫的诊断并不困难，但为了确定神经损伤的部位、程度、预后和手术疗法的适应证等，各种新技术、新方法层出不穷。

对贝尔面瘫的外周神经功能检查类似一般的周围性面瘫的方法，无外乎面神经功能的评价分级及神经电诊断技术的应用。目前认为对面神经的神经兴奋性试验（NET）、最大刺激试验（MST）、面神经电图（ENoG）或诱发肌电图（EEMG）等几项检查手段有较大的实用价值，有利于预测其预后。特别是近年来，ENoG 在贝尔面瘫患者的损伤程度判断和预后评价方面备受重视。其次还有用于损伤定位辅助诊断的味觉试验、听觉试验及泪液试验等方法也为临床常用的检查手段。

味觉检查：伸舌用纱布固定，擦干唾液后，以棉签蘸糖水或盐水涂于患侧的舌前2/3，嘱患者对有无味觉以手示意，但不要用语言回答，以免糖（盐）水沾至健侧而影响检查结果。

听觉检查：主要是检查镫骨肌的功能状态。以听音叉（256Hz）、马表音等方法，分别对患侧与健侧进行由远至近的比较，以了解患侧听觉有无改变。听觉的改变是由于镫骨肌神经麻痹后，失去了与鼓膜张肌神经（由三叉神经支配）的协调平衡，于是使镫骨对前庭窗的振幅减小，造成低音性过敏或听觉增强。

泪液检查：亦称 Schirmer 试验。目的在于观察膝状神经节是否受损。试验方法参照第十四章"唾液腺疾病"。

根据味觉、听觉及泪液检查结果，还可以明确面神经损害部位，从而作出相应的损害定位诊断。

1．茎乳孔以外面瘫。

2．鼓索及镫骨肌神经节之间面瘫＋味觉丧失＋唾液腺分泌障碍。

3．镫骨肌与膝状神经节之间面瘫＋味觉丧失＋唾液腺分泌障碍＋听觉改变。

4．膝状神经节面瘫＋味觉丧失＋唾液腺、泪腺分泌障碍＋听觉改变。

5．脑桥与膝状神经节之间除面瘫外，感觉与分泌功能障碍一般均较轻；如损害影响听神经，尚可发生耳鸣、眩晕。

6．核性损害面瘫＋轻度感觉与分泌障碍，但往往影响展神经核而发生该神经的麻痹，若损害累及皮质延髓束则可发生对侧偏瘫。

近年来，影像学诊断技术也被用于对内耳道的迷路病变的诊断，面神经在高分辨率磁共振（HRMR）中，特别是在应用辅助对比剂 Gd、碳水化合物后面神经颇易显示，病变神经显示影像明显增强。

根据上述症状及相应的检查手段，贝尔面瘫的诊断并不困难，但还应注意与核上性面神经麻痹、核性面神经麻痹、小脑脑桥角病变，以及一些影响面神经功能的综合征，如亨特（Hunt）综合征、麦克森（Melkersson）综合征等相鉴别。当然还应注意与听神经瘤、中耳炎及创伤性面神经损伤相鉴别。

1．核上性面神经麻痹 病变位于面神经核以上与大脑皮层之间，亦称中枢性面神经麻痹。此部位发生的病变，仅引起对侧睑裂以下的面肌瘫痪，不影响皱眉、闭眼，常伴有患侧肢体瘫痪，无味觉及唾液分泌障碍。

2．核性面神经麻痹 此病虽属周围性面神经病

变，但因其病变部位在脑桥或脑干实质内，常为占位性病变、炎症或血管性病变，故除有半侧面神经瘫痪外，还可能有展神经及其他脑神经症状。

3．小脑脑桥角 病变为小脑脑桥角部位的占位性病变或局限性蛛网膜炎。因为面神经、听神经、三叉神经在此部位经过，故除表现有半侧面肌瘫痪外，还可能有耳鸣、听力及面部感觉障碍，或有角膜反射消失及同侧小脑功能障碍。

4．各种综合征 如亨特综合征、麦克森综合征，除有面肌瘫痪外，还有其他症状（详见第21章）。

5．其他 听神经瘤、中耳炎、颌面部损伤、腮腺疾病等，亦可引起半侧面肌或部分面肌瘫痪，均有相应的病变存在或有外伤史。

【治疗】

根据贝尔面瘫的自然发展过程，可将其分为三个阶段即急性期、缓解期及后遗症状期并进行不同的治疗。

发病急性期（1～2周）的治疗原则应是改善面部血液循环，促使面部水肿、炎症消退，以免面神经进一步受损，使其功能早日恢复。具体治疗方法如下：

1．大剂量激素冲击疗法 发病后的前三天，可每天给予地塞米松10mg 静脉滴注，再继续给予泼尼松口服，每天30mg，2～3天后逐渐减量至10天后停药。

2．配合以扩血管药物 水杨酸钠0.3～0.6g，每天3次口服。

3．配合以神经营养药物 维生素 B_1 100mg、维生素 B_{12} 500μg 肌内注射，每天1次，或在1周后用维生素B组行相关穴位注射。

4．辅助以抗病毒治疗 对于明显有病毒感染因素存在病例，应使用利巴韦林及金刚烷胺等抗病毒药物；对于可疑有病毒感染病例，应给予中药抗病毒制剂，如板蓝根冲剂等。

5．理疗 可用红外线、超短波治疗。注意在发病初期禁用热敷及强的刺激理疗。

发病后即应注意保护患眼，给予眼药。并应注意该期不宜给予过强的针刺或电针疗法，以免导致继发性面肌痉挛。另外，对贝尔面瘫的早期手术治疗应取慎重态度，据中外文献报道，迄今都还是与自然恢复的比率不相上下。

缓解期（3周～2年）的治疗原则应是尽快使神经传导功能恢复和加强面部表情肌功能的训练。具体治疗方法可参照创伤性周围性面瘫的治疗方法。可配合应用一些肌肉兴奋剂，如新斯的明、呋喃硫胺及加兰他敏等。

后遗症状期即面瘫症状不再有好转，或出现连带运动、面肌抽搐或痉挛等并发症，该期的治疗原则主

要是对症治疗,即对后遗面部畸形的康复性矫治。方法参见永久性面瘫的治疗。

【预后】

贝尔面瘫大多数预后良好,其预后与病情的严重程度和治疗是否及时、恰当以及患者的年龄等因素有关。多数患者可在 2~3 个月内完全恢复。症状轻者可无神经变性,2~3 周即开始恢复,1~2 个月即可恢复正常;有神经变性者,常需 3~6 个月才能恢复,这类患者面肌功能训练对预后影响很大;严重者面瘫恢复时间很长甚至不能完全恢复。因此,发病急性期的治疗措施及缓解期的肌肉功能训练对预后影响较大。目前,判断面瘫预后优劣的较好方法是采用神经电图(ENoG)检查,大量研究认为,神经电图检查对预后的判定常在发病后 3 周进行,此时对最终疗效的判断最为准确。如该检查在发病后 24 小时内进行,患侧波幅如在发病后检查不低于 90%,常预示面瘫预后良好。

(蔡志刚 耿温琦)

第 4 节 面 肌 痉 挛

面肌痉挛亦称半面痉挛,为阵发性不规则半侧面神经支配面部表情肌的部分或全部的不自主抽搐或痉挛。可分为原发性和继发性面肌痉挛,前者又称特发性半面痉挛,后者又称为症状性面肌痉挛。

【病因】

原发性面肌痉挛的病因目前尚不十分清楚,可能是在面神经传导通路上的某些部位存在病理性刺激所引起,有中枢学说和周围学说两种假说。中枢学说也叫核团学说,主要指有人认为是面神经核或核上部受刺激或失控引起;而更多的人则支持周围病变学说,认为是颅内周围面神经干受压迫致使面神经脱髓鞘变引起。其他可能的病因包括动脉硬化和高血压病变。少数病例属各种原因所致面神经麻痹的后遗症。

【临床表现】

该病多发于中、老年患者,女性多于男性。起病缓慢,无自愈性。痉挛为突发、阵发,有节律,不能控制,可持续几秒至十几分钟,多发于一侧,双侧发病者极少见。当精神紧张或疲倦时加重,睡眠时停止发作。疾病早期的抽搐多从下睑开始,呈间歇性,以后逐渐扩展至同侧其他表情肌。少数可伴有疼痛,个别有头痛、患侧耳鸣、同侧舌前味觉改变等症状。神经系统检查一般无阳性体征,晚期可有表情肌轻度瘫

痪。该病无缓解期,疾病呈缓慢进展,额肌少受累,颈阔肌可受累。

【诊断及鉴别诊断】

根据病史及临床表现,诊断面肌痉挛一般无困难,面肌痉挛者可有肌纤维震颤,肌电图可有纤颤电位,而无脑电图异常。面肌痉挛应注意与癔症性眼睑痉挛、习惯性眼睑痉挛、三叉神经痛的痛性抽搐及小脑脑桥角部位的肿瘤、炎症或面神经瘤、颅脑损伤等相鉴别。有时还应与舞蹈病及手足徐动症相鉴别。

1. 癔症性眼睑痉挛多见于成年女性,常为双侧,眼睑以下部位面肌不受累,尚伴有其他癔症症状。肌电图正常。

2. 习惯性眼睑痉挛多见于儿童、青壮年,为双侧强迫性运动,可受意志控制。肌电图正常。

3. 痛性抽搐三叉神经痛患者,少数人疼痛发作时伴有同侧面肌抽搐,但有典型的三叉神经痛症状。面肌抽搐严重者,抽搐时亦可有不适感甚至疼痛,但疼痛不严重,无扳机点。

4. 颅内病变小脑脑桥角部位的肿瘤、炎症或面神经瘤、颅脑损伤等,均可引起面肌抽搐,但多伴有其他脑神经症状。必要时应做脑电图、脑超声波、X 线或 CT 扫描检查。

5. 舞蹈病及手足徐动症均为双侧,且伴有四肢、躯干不自主的动作,易于鉴别。

【治疗】

由于原发性面肌痉挛病因不明,目前仍缺少理想的治疗方法。目前临床常用的治疗方法类似于三叉神经痛的治疗方法,包括镇静药及抗癫痫药物的应用、神经营养药物的应用、超声波及钙离子导入等物理疗法。中医、中药及针灸治疗等也有报道,效果均不理想。对以上效果不好的可用局部或面神经主干的封闭疗法,如还不能解决问题则考虑采用射频温控热凝术使面神经变性,该法同三叉神经痛治疗,使神经失活后会出现面瘫等并发症,应注意把握适应证和术后护理。目前对手术治疗面肌痉挛的争议较大,早期采用的面神经绞榨术、切断术及与其他神经吻合术等已弃用,较新的颅内微血管减压术则因手术太大,一般患者很难接受,且远期疗效尚待进一步证实。

1. 药物疗法 抗癫痫药物(如卡马西平、苯妥英钠等)及镇静药物(如地西泮、苯巴比妥等)对少数患者可能减轻症状。亦可配合使用血管扩张剂(如烟酸、地巴唑等)及维生素 B_1、B_{12} 等治疗,但效果常不明显。

2. 物理疗法 用超声波、钙离子透入或平流电刺激,对少数患者可能减轻症状。

3．封闭疗法 以上疗法无效者可用封闭疗法。用维生素 B_1、B_{12} 或山莨菪碱（654-2）等封闭茎乳孔处面神经干，可能减轻症状，但疗效不确切。用 95% 乙醇或复方奎宁等封闭疗法，可使神经干发生化学性蛋白变性，治疗后面肌痉挛可立即停止，但均变为不同程度的面瘫，约经 0.5～1 年后，面瘫逐渐恢复，但多数抽搐又开始发作，需再次封闭治疗。封闭方法如下：

（1）前路法：患者取半坐位或平卧侧头位。在耳后乳突前下方刺针点做皮下浸润麻醉。用手指先触到乳突，乳突尖前下方约 1cm 处（耳垂下后方）为针刺点。刺针后向后上方之乳突尖内侧进针，达茎乳切迹骨面时，深度约为 2cm，一般不超过 2.5cm。找到茎乳孔处面神经干时，患者常有胀痛等不适感。注入麻药 0.3～0.5ml 后如出现面瘫，再注入治疗药液 0.5ml。

（2）后路法：如果前路法失败，可从乳突尖后方约 1cm 处刺针，进针方向沿乳突尖内侧骨面向前及向内进针，进针深度约 3cm，一般不超过 3.5cm。同上法先注入麻药，出现面瘫后再注入治疗药液。

4．射频热凝术 射频热凝术亦容易复发，其疗效与乙醇等封闭疗法近似。但射频治疗有以下优点：①因有方波定位，进针后容易找到面神经干，故热凝部位准确；②可以根据病情轻重及患者意愿，以不同加热温度控制术后面瘫程度；③复发后重复治疗，仍然有效。

射频治疗进针方法同上述封闭疗法。进针达预定骨面后，用方波刺激很容易寻找茎乳孔处面神经干。先将方波脉冲电流开大至约 0.8V，不断变换针位并启动方波开关，待有同步的明显面肌抽搐反应后，再将方波调低至 0.3V 左右，如仍有明显抽搐反应，即可加热。只要定位准确，将温度调至 60～70℃，加热 1 分钟即可止抽。术后面瘫程度可轻可重，轻者抬眉时额纹消失，强力闭眼时无睑裂；重者强力闭眼时有 2～4mm 间隙。术后做开唇闭齿动作试验，口唇均应明显偏向健侧。

术后约 0.5～1 年，面抽多数逐渐复发，可再次射频治疗。术后面瘫恢复时间越慢，疗效越持久。如果能长期治疗可基本止抽，即使有轻度面瘫，亦属较好疗效。术后如果长期睑裂过大（超过 0.5cm 以上），应做睑粘连，以防发生角膜炎。

5．肉毒素治疗 近年来，肉毒毒素在治疗半面痉挛及眼睑痉挛中获得良好效果。肉毒毒素是由肉毒梭菌在生长繁殖过程中所分泌的一种神经外毒素。血清学特性具有 7 种亚型，自从 1989 年 A 型肉毒杆菌在美国正式用于临床以来，它越来越受到重视。目前，国内外已将 A 型肉毒毒素局部注射作为治疗半面痉挛的最佳治疗方案，国产 A 型肉毒毒素（衡力）近年来也已经广泛应用于临床治疗面肌痉挛。肉毒毒素的作用机制是能够抑制周围运动神经末梢突触前膜乙酰胆碱释放而导致所支配肌肉松弛性麻痹，近年来被广泛应用于眼睑痉挛、面肌痉挛等病例的治疗，以及一些 12 岁以上的斜视患者。在面肌痉挛治疗中主要的后遗症状为类似早期面瘫的表现，其次是应向患者交代肉毒毒素治疗有效期常在 3～6 个月，有复发倾向。

（蔡志刚 耿温琦）

参 考 文 献

1. Bennetto L, Patel NK, Fuller G. Trigeminal neuralgia and its management. BMJ, 2007, 334: 201-205

2. Bo Lin, Xuguang Lu, Xinli Zhai, et al. Use of sensory and motor action potentials to identify theposition of trigeminal nerve divisions for radiofrequency thermocoagulation. J Neurosurg, 2014（October 3）: 1-7

3. 卢旭光, 蔡志刚, 于国霞, 等. 面神经功能 3 种评价方法的相关性研究. 中国口腔颌面外科杂志, 2009, 7（1）: 18-22

4. Zhigang Cai, Guangyan Yu, Daquan Ma, et al. Experimental Study on the traumatic facial nerve injury. Journal of Larynology and Otology, 1998, 112（3）: 243-247

5. Gaillard C, Perie S, Susini B, et al. Facial nerve dysfunction after parotidectomy: the role of local factors. Laryngoscope, 2005, 115: 287-291

6. May M, Schaitkin BM. The Facial Nerve. 2nd ed. New York: Thieme, 2000

7. Lee EI, Hurvitz KA, Evans GR, et al. Cross-facial nerve graft: past and present. J Plast ReconstrAesthetSurg, 2008, 61（3）: 250-256

8. 蔡志刚, 俞光岩. 创伤性面神经损伤的手术与康复治疗. 2008, 43（11）: 653-657

9. 俞光岩, 顾晓明, 蔡志刚. 周围性面瘫. 北京: 人民卫生出版社, 2005

第 19 章

错 𬌗 畸 形

第1节 概 述

一、错𬌗畸形与口腔正畸学

在儿童生长发育过程中，由于遗传、疾病、功能紊乱或替牙期故障等因素的影响而导致牙齿、颌骨、颅面的畸形，如牙齿排列不齐，上下牙弓关系不调；牙弓与颌骨、颌骨与颅面等关系的不调，称之为错𬌗畸形，简称为错𬌗。因而现代错𬌗畸形的概念已由原先的牙齿排列不齐而发展为牙齿、牙弓、颌骨、颅面间的关系不调。WHO把错𬌗畸形归为"牙颌面发育异常障碍"（handicapping dento-facial anomaly），此异常不但表现在形态上，同时表现有功能障碍。研究错𬌗畸形的病因、诊断、预防、矫治的科学称为口腔正畸学，它是口腔科学中的一个重要分支学科。

（一）错𬌗畸形的患病率

错𬌗畸形的患病率在国内外的许多报告中差异甚大，其原因可能系制定的各调查标准的差异所致，因为目前世界卫生组织尚未制定统一的错𬌗畸形流行病学调查标准。

中华口腔医学会口腔正畸专业委员会于2000年组织了对全国七个地区的25 392名乳牙、替牙和恒牙初期组的儿童与青少年以个别正常𬌗（individual normal occlusion）为标准的错𬌗畸形患病率调查。凡轻微的错𬌗畸形，对于生理过程无大妨碍者，都可列入正常𬌗范畴。这种正常范畴内的个体𬌗，彼此之间又有所不同，故称之为个别正常𬌗。这次调查统一了调查标准，又是大样本，因而保证了调查结果的可靠性。调查结果按Angle错𬌗分类法进行错𬌗畸形的分类统计，根据傅民魁等发表的错𬌗患病率调查结果，乳牙期为51.8%，替牙期为71.21%，恒牙初期为72.92%（表19-1）。各类错𬌗的构成比见表19-2。

表19-2 各牙龄组错𬌗的构成比（2000 年）

组别	错𬌗人数	Ⅰ类错𬌗	Ⅱ类错𬌗	Ⅲ类错𬌗
乳牙期	2752	51.71%	19.84%	28.82%
替牙期	7339	50.25%	36.19%	13.56%
恒牙初期	7129	52.83%	26.62%	20.55%

这次调查的错𬌗畸形患病率比20世纪60年代一些报告中的48%上升达20%多。可能与儿童及青少年的龋病发生率居高不下有关。

1955年北京医学院口腔系毛燮均教授等进行了以理想正常𬌗（ideal normal occlusion）为标准的错𬌗患病率的调查。理想正常𬌗是Angle提出来的，即保存全副牙齿，牙齿在上下牙弓上排列得很整齐，上下牙的尖窝关系完全正确，上下牙弓的𬌗关系非常理想，称之为理想正常𬌗。其患病率为91.20%。

表19-3为国外报告的错𬌗畸形的患病率。

表19-3 国外报告错𬌗畸形的患病率

国别	患病率（%）	国别	患病率（%）
美国（白人）	65.3	希腊	42.0
美国（黑人）	73.0	埃及	65.7
英国	32.7	印度	65.5
德国	59.0	土耳其	30.0
瑞典	90.0	前南斯拉夫	28.0

（二）错𬌗畸形的表现与危害

1. 错𬌗畸形的表现 错𬌗畸形的表现是多种多样的，有简单的也有很复杂的。

（1）个别牙齿错位：包括牙齿唇向、颊向、舌向、腭

表19-1 125 392名中国儿童及青少年的错𬌗畸形患病率（2000 年）

组别	调查人数	错𬌗患病率	Ⅰ类错𬌗	Ⅱ类错𬌗	Ⅲ类错𬌗
乳牙期	5309	51.84%	26.80%	10.10%	14.94%
替牙期	10 306	71.21%	35.78%	25.77%	9.65%
恒牙初期	9777	72.92%	38.52%	19.41%	14.98%

向错位；近中、远中错位；高位、低位、易位、斜轴等。

（2）牙齿、牙槽骨间的关系不调：可表现为牙量大于骨量，呈现牙齿拥挤错位；或表现为骨量大于牙量，呈现为牙间隙。

（3）牙弓、颌骨间关系的长度不调：可表现为前牙反𬌗、深覆盖，磨牙近中错𬌗、远中错𬌗，上颌前突、后缩，下颌前突、后缩，双颌前突。这些错𬌗不但可表现为牙齿、牙弓的形态关系异常，还可表现为各种颌骨、颅面的骨性异常。

（4）牙弓、颌骨间关系的宽度不调：可表现为后牙反𬌗、锁𬌗、下颌偏斜等畸形。

（5）牙弓、颌骨间关系的高度不调：可表现为前牙深覆𬌗、前牙开𬌗、面部过长或过短等畸形。

2. 错𬌗畸形的危害　主要是影响口颌系统的发育、健康、功能和外观四个方面。

（1）影响颌面部的发育：由于错𬌗畸形大多是在颌面部的生长发育期形成的。而在错𬌗关系的影响下，可导致颌骨和面部的发育畸形。如前牙反𬌗，在上下前牙呈反𬌗关系时，下牙弓妨碍了上颌骨的正常向前发育，而形成上颌发育不足。同时下颌的发育一方面失去了原来受前牙正常覆𬌗覆盖关系的协调，且受上颌向前发育力量的推动，使其过分向前发育而造成下颌前突。这样在上下颌发育异常的情况下逐渐使颜面出现面中1/3凹陷、下颌前突的颜面发育畸形。

（2）影响错位牙的健康：由于牙齿的错位、排列不齐，牙齿不易自洁，易有食物残渣存留而常易引起牙周炎及好发龋病。同时，由于牙齿错位而发生𬌗干扰或早接触造成牙周损伤，出现牙周膜的异常及牙槽骨的吸收。

（3）影响口颌系统的功能：错𬌗畸形可造成口颌系统的各个功能异常。

由于错𬌗畸形造成的咬合关系紊乱，影响正常的咀嚼功能和咀嚼压力。错𬌗时咀嚼效率降低，如前牙后牙开𬌗，食物不能充分嚼碎，有时可因此而引起胃肠功能异常。

由于错𬌗畸形时牙齿、颌骨的位置异常，可引起下颌开闭口运动障碍。如严重的前牙闭锁𬌗，有明显的𬌗干扰及𬌗创伤，造成下颌运动过程中的方向异常，而影响颞下颌关节的功能，可使颞下颌关节发生功能和器质性的改变。

由于错𬌗畸形可影响语言功能，在一些前牙开𬌗、严重下颌前突等病例，可造成某些音节发音的异常。

由于一些错𬌗畸形的存在，如前牙反𬌗、开唇露齿等造成口呼吸，而影响了正常的呼吸功能。

由于一些错𬌗畸形，如严重下颌前突合并开𬌗，改变了舌体的正常位置，而使吞咽动作发生异常，影响正常吞咽功能。

由于错𬌗畸形如牙弓狭窄、双颌前突等，可影响唇、颊、舌肌的肌电及肌压力，而影响正常口颌系统的肌功能。

（4）影响颜面的外观：牙齿排列不齐，牙弓、颌骨的位置异常不仅影响口颌系统的功能，同时还影响颜面的外观，有时还会造成精神和心理异常。

错𬌗畸形对口颌系统的危害是多方面的，有时对于发育、功能等的影响是十分严重的，因而绝不能把错𬌗畸形的危害仅仅视作是影响外观的一个方面。口腔正畸矫治错𬌗畸形的目标是恢复整个口颌系统的平衡、功能和外观，而不只是单纯为了外观的恢复。

（三）错𬌗畸形的常用矫治方法

1. 预防矫治　错𬌗畸形虽未发生，但已可见造成错𬌗的条件，若及时采取一定方法则可预防其发生。如乳牙早失，为防止后牙前移造成恒牙萌出错位而使用缺隙保持器，就是一种预防矫治。

2. 阻断矫治　早期不严重的错𬌗畸形，若及时使用简单的矫治器及时治疗，可防止错𬌗进一步发展而影响颌面发育和功能。如个别牙反𬌗，早期矫正可防止进一步发展出现关节症状和面部偏斜。

3. 一般正畸治疗　错𬌗畸形已成形，采用固定或功能矫治器治疗，恢复牙颌面形态和功能。

4. 口腔正畸和正颌外科联合治疗　牙齿错𬌗畸形伴有颌骨畸形。在患者成年后采取外科手术矫正颌骨畸形。在手术前必须进行正畸治疗使外科手术能恢复口颌的功能和外观。

（四）口腔正畸学与其他学科的关系

口腔正畸学是口腔科学的一个分支学科，在研究错𬌗畸形的病因、诊断、预防、矫治过程中，与口腔其他各科及医学基础学科有着十分重要的联系，因而是一门内涵十分丰富的学科。

1. 颞下颌关节病与口腔正畸　颞下颌关节病的发生率仅次于龋病、牙周病、错𬌗而占口腔疾病的第4位。𬌗因素是其重要病因之一，其中大多由牙齿、颌骨的错位或关系不调而致𬌗干扰、早接触，从而引起颞下颌关节紊乱病。这类颞下颌关节紊乱病必须进行𬌗治疗，可通过口腔正畸矫治错𬌗畸形，去除引起颞下颌关节紊乱病的𬌗因素，起到治本的作用而取得良好和稳定的疗效。口腔正畸已成为矫治颞下颌关节紊乱病的一个重要手段。

2. 牙周病与口腔正畸　错𬌗畸形造成的𬌗创伤、牙周损害，可引起牙槽骨吸收、牙齿松动，成为牙周病的病因之一。如前牙深覆𬌗、闭锁𬌗、深覆盖等错𬌗均可致牙周病。而由错𬌗造成的牙周病也是正畸治疗的重要研究内容。

3. 正颌外科与口腔正畸 严重的骨性牙颌畸形通过正颌外科与口腔正畸结合，可使牙颌功能及形态恢复正常。要取得理想的治疗效果，必须由口腔外科与口腔正畸科在诊断分析、矫治设计、术前正畸、术中固定、术后正畸调整等方面紧密配合。而对于严重骨性牙颌畸形的矫治目标则包括良好面型的恢复及良好咬合的重建。

4. 阻塞性睡眠呼吸暂停综合征的口腔正畸矫治器治疗（详见 19 章）。

5. 计算机技术与口腔正畸 口腔正畸的错𬌗畸形机制分析、矫治设计、术后面型分析学方面已与计算机技术结合起来。随着计算机技术的发展，目前对于生长发育的预测、矫治力的力学分析等方面的研究也已使用这一技术。通过计算机与正畸研究的结合，将大大提高口腔正畸学的诊断和矫治水平。

二、错𬌗畸形的病因与分类

（一）错𬌗畸形的病因

可分为遗传因素与环境因素两大类。

1. 遗传因素 错𬌗畸形的遗传因素有两个来源。

（1）种族演化：错𬌗畸形是随着人类的种族演化而发生发展的，发生率由少到多。其原因在于人类演化过程中，由于牙齿颌骨的退化不平衡而致现代人牙齿拥挤发生率高的演化背景。

（2）个体遗传：错𬌗畸形是通过个体遗传由亲代遗传给子代的，至今遗传机制还不十分清楚，但较多学者认为是属于多基因遗传。牙齿和颌骨的形态大小、位置异常、结构畸形都可以呈现遗传，这些特征在双生儿中表现尤为明显，双生儿童的错𬌗表现常呈对镜现象。

2. 环境因素

（1）先天因素：可因先天颜面或牙齿的发育畸形，如唇腭裂、颜面发育不对称、先天缺牙、额外牙等原因造成错𬌗畸形。

（2）后天因素：

1）疾病：儿童时期的一些急、慢性疾病对身体健康均有影响，并能影响牙、颌、面及全身的生长发育，造成发育异常。最常见的是由于维生素 D 缺乏而引起的钙磷代谢障碍致颌骨、牙弓发育畸形，临床上常可见为下颌前突、下颌角大、前牙开𬌗、拥挤等错𬌗表现。其他的内分泌疾病，如甲状腺功能减退、垂体性巨大症等均可引起错𬌗畸形。

2）口腔不良习惯：各种口腔不良习惯均可造成儿童错𬌗畸形。最常见的有：①吮指习惯：可造成前牙开𬌗、牙弓狭窄。②舌习惯：儿童有吐舌不良习惯或萌牙时舌舔牙不良习惯时，均可造成前牙开𬌗。③咬

唇习惯：咬下唇不良习惯可使上前牙唇倾，形成前牙深覆盖及下颌后缩；咬上唇不良习惯可致下颌前突，前牙反𬌗。④偏侧咀嚼习惯：大多由于一侧后牙有龋病或早失，而常用另一侧咀嚼，可使咀嚼侧后牙呈对𬌗或反𬌗，上下牙弓中线向咀嚼侧偏歪，颜面出现不对称畸形。

3）替牙期障碍：儿童替牙过程中常因局部障碍发生而造成错𬌗畸形：①乳牙早失：因龋病等原因乳牙过早缺失，而致邻牙向缺隙倾移，造成继萌牙间隙不足而萌后错位；②乳牙滞留：乳牙列到替换年龄而不脱落称为乳牙滞留，而使继萌恒牙错位萌出；③额外牙和先天缺失牙。

错𬌗畸形的病因、机制是十分复杂的，往往可以一个因素造成不同类型的畸形，而同样的错𬌗畸形又可由不同因素造成，错𬌗畸形的形成又是几个因素共同作用的结果。因而在错𬌗畸形的诊断分析、矫治设计过程中，对于病因机制的分析以及及早去除病因是十分重要的。

（二）错𬌗畸形的分类

错𬌗畸形的表现有多种多样，可以是简单的牙齿错位，也可以是复杂的牙弓、颌骨、面部之间的形态、大小、位置的不调。国内外学者已提出数十种错𬌗畸形分类法，目前国内广泛使用的是安格尔（Angle）和毛燮均分类法。

1. Angle 错𬌗分类法 Angle 错𬌗分类法是当今世界上使用最为广泛的一种错𬌗分类法。Angle 认为，上颌骨固定在头颅上，不会发生错位，上第一恒磨牙又生长在上颌骨上，故位置必然恒定。全口牙齿应以上第一恒磨牙为标准，称为𬌗的锁钥。根据这种理论，Angle 断定，所有近、远中错𬌗关系都是由于下颌错位所造成。因而将错𬌗分为以下三类（图 19-1）。

（1）第一类错𬌗：中性错𬌗（Class Ⅰ），上下颌骨及牙弓的近远中关系正常。即当正中𬌗位时，上第一恒磨牙的近中颊尖咬合于下第一恒磨牙的近中颊沟内。若全口牙齿无一错位者，称为正常𬌗，若有错位者则称为第一类错𬌗。

第一类错𬌗可能表现为前牙拥挤、上颌前突、前牙反𬌗、后牙颊舌向错位等。

（2）第二类错𬌗：远中错𬌗（Class Ⅱ），下牙弓及下颌体处于远中位置。若下颌后退 1/4 个磨牙或半个前磨牙的距离，即上下第一恒磨牙的近中颊尖相对，称为轻度的远中错𬌗关系。若下第一恒磨牙再向后退，以至于上第一恒磨牙的近中颊尖咬合在下第一恒磨牙与第二前磨牙之间，则是完全的远中错𬌗关系。

第二类第 1 分类（Class Ⅱ，division 1）：在远中错𬌗关系之外，还有上颌切牙的唇向倾斜。

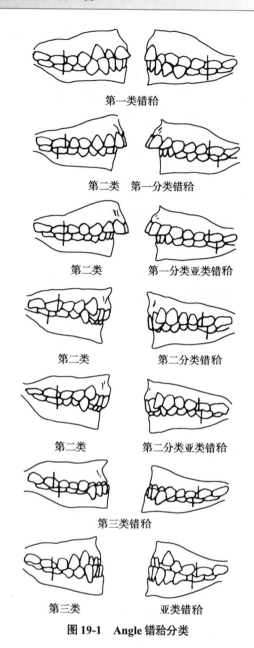

第一类错殆

第二类 第一分类错殆

第二类 第一分类亚类错殆

第二类 第二分类错殆

第二类 第二分类亚类错殆

第三类错殆

第三类 亚类错殆

图 19-1 Angle 错殆分类

第二类第 1 分类亚类（Class Ⅱ division 1. subdivision）：只有一侧为远中错殆关系，而他侧为中性殆关系。

第二类第 2 分类（Class Ⅱ division 2）：在远中错殆关系之外，又有上颌切牙的舌向倾斜。

第二类第 2 分类亚类（Class Ⅱ division 2. subdivision）：只是单侧的远中错殆，他侧为中性殆。

伴随第二类第 1 分类出现者，可能有深覆盖、上唇发育不足、开唇露齿、口呼吸等；伴随第二类第 2 分类出现者，可能有深覆殆、闭锁殆。

（3）第三类错殆：近中错殆（Class Ⅲ），下牙弓及下颌体处于近中位置。若在上颌前方 1/4 个磨牙或半个前磨牙的距离，即上第一恒磨牙的近中颊尖与第一恒磨牙远中颊尖相对，称为轻度的近中错殆关系。若下第一恒磨牙再向近中移位，以至于上颌第一恒磨牙

的近中颊尖咬合在下第一、第二恒磨牙之间，则是完全的近中错殆关系。

第三类亚类（class Ⅲ subdivision）：为单侧的近中错殆。

伴随第三类错殆出现者，可能有前牙的对殆或反殆。

Angle 错殆分类为各国广泛采用的原因在于它有一定的科学基础，而且简明，便于临床应用。但也有其一定缺点，如他认为是殆的锁钥的上颌第一恒磨牙的位置并非绝对恒定。此外，这一分类包括的畸形机制不全，只代表了殆、颌、面的长度不调关系而未包括高度及宽度的不调。

2. 毛燮均错殆分类法 1959 年毛燮均教授在错殆畸形的症状、机制、矫治三者相结合的基础上，提出一个分类法（图 19-2）。

（1）第一类：牙量骨量不调。

1）第 1 分类（I^1）：①主要症状：牙齿拥挤错位；②主要机制：牙量相对大，骨量相对小；③矫治方法：扩大牙弓，推磨牙往后，减数或减径。

2）第 2 分类（I^2）：①主要症状：有牙间隙；②主要机制：牙量相对小，骨量相对大；③矫治方法：缩小牙弓或结合修复。

（2）第二类：长度不调。

1）第 1 分类（II^1）：①主要症状：后牙为近中错殆，前牙为对殆或反殆。颏部前突。②主要机制：上颌或上牙弓长度较小，下颌或下牙弓长度较大，或机制复合。③矫治方法：矫正颌间关系，推下牙弓往后，或牵上牙弓向前，或两者并用。

2）第 2 分类（II^2）：主要症状：后牙为远中错殆。前牙表现深覆盖或深覆殆。颏部后缩。主要机制：上颌或上牙弓长度较大，下颌或下牙弓长度较小，或机制复合。矫治方法：矫正颌间关系。推上牙弓往后或牵下牙弓向前或两者并用。

3）第 3 分类（II^3）：①主要症状：后牙中性殆，前牙反殆；②主要机制：上颌或上牙弓前部长度较小，下颌或下牙弓前部长度较大，或机制复合；③矫治方法：矫正前牙反殆而后牙殆关系不动。

4）第 4 分类（II^4）：①主要症状：后牙中性殆，前牙深覆盖；②主要机制：上颌或上牙弓前部长度较大，下颌或下牙弓前部长度较小，或机制复合；③矫治方法：矫正前牙深覆盖，而后牙殆关系不动。

5）第 5 分类（II^5）：①主要症状：双颌或双牙弓前突；②主要机制：上下颌或上下牙弓长度过大；③矫治方法：减数或减径，以减少上下牙弓突度或推上下颌牙弓向后。

（3）第三类：宽度不调。

1）第 1 分类（III^1）：①主要症状：上牙弓宽于下牙

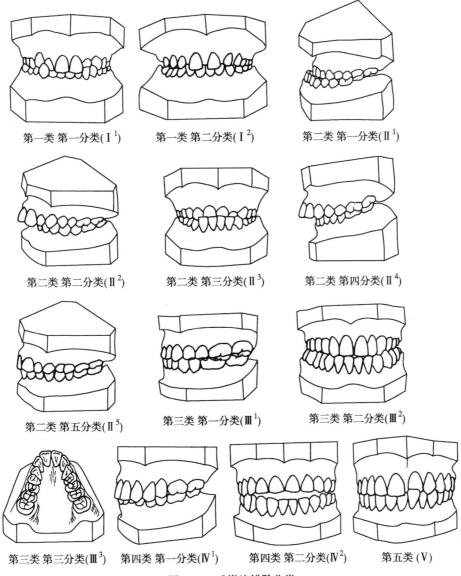

第一类 第一分类（I¹）　　第一类 第二分类（I²）　　第二类 第一分类（Ⅱ¹）

第二类 第二分类（Ⅱ²）　　第二类 第三分类（Ⅱ³）　　第二类 第四分类（Ⅱ⁴）

第二类 第五分类（Ⅱ⁵）　　第三类 第一分类（Ⅲ¹）　　第三类 第二分类（Ⅲ²）

第三类 第三分类（Ⅲ³）　第四类 第一分类（Ⅳ¹）　第四类 第二分类（Ⅳ²）　第五类（Ⅴ）

图 19-2　毛燮均错殆分类

弓，出现后牙深覆盖或正锁殆；②主要机制：上颌或上牙弓宽度较大，下颌或下牙弓宽度较小，或机制复合；③矫治方法：缩小上牙弓宽度，或扩大下牙弓宽度，或两者并用。

2）第 2 分类（Ⅲ²）：①主要症状：上牙弓窄于下牙弓，出现后牙对殆、反殆或反锁殆；②主要机制：上颌或上牙弓宽度较小，下颌或下牙弓宽度较大，或机制复合；③矫治方法：扩大上牙弓宽度，或缩小下牙弓宽度，或两者并用。

3）第 3 分类（Ⅲ³）：①主要症状：上下牙弓狭窄。②主要机制：上下颌或上下牙弓的宽度过小。③矫治方法：扩大上下牙弓；或用肌能训练矫治方法，并加强营养及咀嚼功能，以促进颌骨及牙弓的发育。

（4）第四类：高度不调。

1）第 1 分类（Ⅳ¹）：①主要症状：前牙深覆殆，可能表现面下 1/3 过短；②主要机制：前牙牙槽过高，或后牙牙槽过低，或机制复合；③矫治方法：压低前牙或升高后牙或两者并用。

2）第 2 分类（Ⅳ²）：①主要症状：前牙开殆，可能表现面下 1/3 过高；②主要机制：前牙牙槽过低，或后牙牙槽过高，或机制复合，或有颌骨畸形；③矫治方法：升高前牙或压低后牙，或两者并用，或须矫正颌骨畸形。

（5）第五类（Ⅴ）：个别牙齿错位。①主要症状：一般错位表现有舌向、唇向、颊向、近中、远中、高位、低位、转位、易位、斜轴等情况。有时可几种情况同时表现。②主要机制：由局部变化造成的个别牙齿错位，不代表殆、颌、面的发育情况，也没有牙量骨量的不调。③矫治方法：酌情处理。

（6）第六类（Ⅵ）：特殊类型。凡不能归入前五类的错殆畸形统属此类。

毛燮均错𬌗分类法具有分析症状、机制、矫治三结合的特点，不仅从形态上分类，而且机制包括较全面，在分类的同时可以标出大概的矫治方法。

三、检 查 诊 断

（一）临床检查

1. 面部检查　正位检查包括面部比例、面部两侧对称性、唇齿关系。侧貌检查包括颌骨的突缩、唇突度及功能状态。直观下的面型是直面型、凸面型或凹面型。

2. 牙齿检查　牙齿的发育阶段，乳牙期、替牙期和恒牙期牙齿数目、大小和形态有无异常，牙齿的重要错位及拥挤度。Ⅰ°拥挤：间隙差距 4mm 以内；Ⅱ°拥挤：间隙差距 4～8mm；Ⅲ°拥挤：间隙差距 8mm 以上。

3. 牙弓关系检查

（1）牙弓的长度关系：上下第一恒磨牙和上下尖牙间的关系是中性、近中或远中。前牙的覆盖关系。正常覆盖 0～3mm；Ⅰ°深覆盖 3～5mm；Ⅱ°深覆盖 5～7mm；Ⅲ°深覆盖 7mm 以上。前牙反𬌗为反覆盖。

（2）牙弓的宽度关系：上下牙弓的后部是否有反𬌗、锁𬌗或覆盖增大。

（3）牙弓的高度关系：上下前牙的覆𬌗情况。有否深覆𬌗或开𬌗。Ⅰ°深覆𬌗：上切牙切端盖过下切牙唇面 1/3～1/2；Ⅱ°深覆𬌗：上切牙切端盖过下切牙唇面 1/2～2/3；Ⅲ°深覆𬌗：上切牙切端盖过下切牙唇面 2/3 以上。Ⅰ°开𬌗：上下切牙切缘间垂直距离为 3mm 以内；Ⅱ°开𬌗：上下切牙切缘间垂直距离为 3～5mm；Ⅲ°开𬌗：上下切牙切缘间垂直距离为 5mm 以上。

4. 颌骨检查　上下颌骨关系，上颌前突或后缩，下颌前突或后缩以及上下牙槽座的丰满度。

（二）病史询问

1. 全身健康情况。
2. 替牙情况，有无乳牙早失或滞留。
3. 有无口腔不良习惯，如吮指、咬唇等。
4. 亲属中有无相似错𬌗畸形。

（三）模型分析

1. 记存模型　留取治疗前牙𬌗模型用作治疗过程和治疗完成后的对比。

2. 工作测量模型　测量牙齿拥挤程度、覆盖程度及 Spee 曲线等以了解矫正所需间隙总量。

（四）X 线头影测量分析

X 线头影测量（cephalometric radiography），主要是测量 X 线头颅定位照像所得的影像，对牙颌、颅面上各标志点描绘出一定的线、角进行测量分析，从而了解牙颌、颅面软硬组织的结构，使对牙颌、颅面的检查、诊断，由表面形态而深入到内部的骨骼结构中去。

几十年来，X 线头影测量一直成为口腔科各专业，特别是在口腔正畸，正颌外科等专科的临床诊断、治疗设计及研究工作的一个重要手段。

1. X 线头影测量的主要应用

（1）颅面生长发育 X 线头影测量是研究颅面生长发育的重要手段，一方面可通过对各年龄阶段的个体作 X 线头影测量分析，从横向研究颅面生长发育，同时也可应用 X 线头影测量对个体的不同时期进行测量分析，而作颅面生长发育的纵向研究。由于 X 线头颅照像是严格定位的，因而系列的 X 线头颅片具有可靠的可比性。

（2）牙颌、颅面畸形的诊断分析：通过 X 线头影测量对于颅面畸形的个体进行测量分析，可了解畸形的机制、畸形的主要性质及部位，是骨骼性畸形抑或牙颌性畸形，对于畸形能作出正确的诊断，这种诊断依据来源于明确了颅面软硬组织各部分间的相互关系。

（3）确定错𬌗畸形的矫治设计：从 X 线头影测量分析研究中得出正常𬌗关系可存在于各种不同的颅面骨骼结构关系中，而一些牙齿的位置能在一定的颅面结构下得到稳定，因而当通过测量分析牙颌、颅面结构后，根据错𬌗的机制，可确定颌位及牙齿矫治的理想位置，从而制订出正确可行的矫治方案。

（4）研究矫治过程中及矫治后的牙颌、颅面形态结构变化：X 线头影测量亦常用作评定矫治过程中牙颌、颅面形态结构发生的变化，从而了解矫治器的作用机制和矫治后的稳定和复发情况。如口外支抗唇弓矫治器及下颌颏兜矫治器等对于牙颌、颅面结构的作用及变化，都在使用 X 线头影测量以后才得以明确和澄清。

（5）正颌外科的诊断和矫治设计：通过 X 线头影测量，对需进行正颌外科的严重颅面畸形患者进行颅面软硬组织的分析，得出畸形的重要机制，以确定手术的部位、方法及所需移动或切除颌骨的数量，同时应用 X 线头影图迹进行剪裁，模拟拼对手术后牙颌位置，得出术后牙颌、颅面关系的面型图，为正颌外科提供充分的依据，以提高其诊断及矫治水平。

2. 头颅定位 X 线照像和头影图的描绘

（1）头颅定位 X 线照像：用作头影测量的 X 线头颅像，必须要在头颅定位仪（cephalometer）的严格定位下拍摄。因为只有完全排除了因头位不正而造成的误差后，各测量结果才有分析比较的价值。头颅定位仪正是保证这一要求的仪器。

头颅定位仪的定位关键在于，通过定位仪上的左右耳塞与眶点指针，三者构成一与地面平行的恒定平面。在 X 线摄影时，头部先在头颅定位仪的两耳塞进入左右外耳道的位置，然后上下调整头部位置，使眶点指针抵于眶点,此时头部便固定在眼耳平面与地面平行的位置上,每次照像时头位均恒定于此不变(图19-3)。

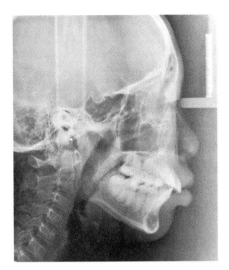

图 19-3 头颅定位 X 线片

由于 X 线头颅摄影时,X 线不能达到平行的要求,而头部正中矢状平面与胶片间又有距离存在,因而,X 线头影像必然有一定的放大误差。但由于摄影时头位都是固定一致的,故各片的放大误差基本一致,不会引起相互之间的差异。

放大误差的计算公式为 $r=[D'/(D-d)-1]\times100\%$,D 为 X 线球管焦点至胶片距离,d 为头部正中矢状平面至胶片距离。

(2) 头影图的描绘:X 线头影测量不能在 X 线头影像上直接进行,而需在描绘的头影图上进行,故描绘的头影图必须精确地与头影像上的形态完全一致。描图可于具有良好光源的 X 线看片灯或专用的描图桌上进行。描图及测量时需要准备透明胶片、硫酸描图纸、精确的毫米尺、半圆仪、细尖的钢笔及硬质尖锐铅笔等。在描图纸上进行测量分析,描绘图的点线必须细小精确以减小误差(图19-4)。在 X 线头影图像上,有因头颅本身厚度或个体两侧结构不完全对称而出现的部分左右影像不完全重合(头颅定位不准亦有此弊,应尽量避免),此时,则按其平均中点来作描绘。使用计算机数字化头颅侧位片则不需描图,可直接扫描进电脑或计算机屏幕直接成像测量。

3. 常用 X 线头影测量的标志点及平面

(1) 头影测量标志点(cephalometric landmarks):标志点是用来构成一些平面及测量内容的点。理想的标志点应该是易于定位的解剖标志,在生长发育过程中应相对稳定,但不是常用的标志点均能符合这一要求,不少标志点的确定是由各学者提出的不同测量方法而定。而标志点的可靠性还取决于头颅 X 线片的质量以及描图者的经验。

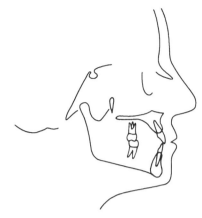

图 19-4 X 线头影描绘图

1) 颅部标志点(图19-5):

蝶鞍点(S. sella):蝶鞍影像的中心。

这是常用的一个颅部标志点,在头颅侧位片上较容易确定。

鼻根点(N. nasion):鼻额缝的最前点。

这是前颅部的标志点,代表面部与颅部的结合处。有些 X 线片上,此点显示不太清楚,是因为其形态不规则骨缝形成角度之故。

耳点(P. porion):外耳道之最上点。

头影测量上常以定位仪耳塞影像之最上点为代表,称为机械耳点。但也有少数学者使用外耳道影像之最上点来代表,则为解剖耳点。

颅底点(Ba. basion):枕骨大孔前缘之中点。

一般此点容易确定,常作为后颅底的标志。

Bolton 点:枕骨髁突后切迹的最高点。

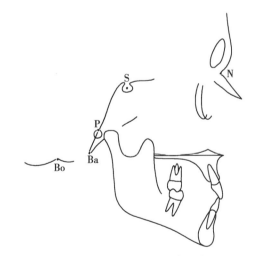

图 19-5 常用颅部测量标志点

2) 上颌标志点(图19-6):

眶点(O. orbitale):眶下缘之最低点。

在患者两侧完全对称及完好的定位下,左右眶点才处于同一水平,但实际上难有如此条件。一般 X 线片上可显示左右两个眶点的影像，故常选用两点之间的点作为眶点，这样可减小其误差。

翼上颌裂点（Ptm. pterygomaxillary fissure）：翼上颌裂轮廓之最下点。

翼上颌裂之前界为上颌窦后壁，后界为蝶骨翼突板之前缘，此标志点提供了确定磨牙的近远中向间隙及位置的标志。

前鼻棘（ANS. anterior nasal spine）：前鼻棘之尖。

前鼻棘点常作为确定腭平面的两标志点之一，但此标志点的清晰与否与 X 线片的投照条件有关，一般不作前后向测量所用。

后鼻棘（PNS. posterior nasal spine）：硬腭后部骨棘之尖。

上牙槽座点（A. subspinale）：前鼻棘与上牙槽缘点间之骨部最凹点。

上牙槽座点仅作为前后向测量所用。

上牙槽缘点（Spr. superior prosthion）：上牙槽突之最前下点。

此点常在上中切牙之釉质 - 牙骨质界处。

上中切牙点（UI. upper incisor）：最前的上中切牙切缘。

一般上中切牙的测量有两种方法，一种是以此点与根尖相连成为上中切牙牙长轴来作为角度测量的一个平面，另一种是测量此点与其他结构间的距离。

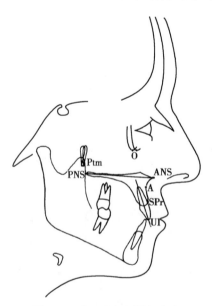

图 19-6 常用上颌测量标志点

3）下颌标志点（图 19-7）：

髁顶点（Co. condylion）：髁突的最上点。

关节点（Ar. articulare）：颅底下缘与下颌髁突颈后缘之交点。

关节点常在髁顶点不易确定时而代替髁顶点。

下颌角点（Go. gonion）：下颌角的后下点。

可通过下颌支平面和下颌平面交角之分角线与下颌角之相交点来确定。

下牙槽座点（B. supramental）：下牙槽缘点与颏前点间之骨部最凹点。

下牙槽缘点（Id. infradentale）：下牙槽突之最前上点。

此点常在下中切牙之釉质 - 牙骨质界处。

下切牙点（Li. lower incisor）：最前下中切牙之切缘点。

颏前点（Po. pogonion）：颏部之最突点。

颏下点（Me. menton）：颏部之最下点。

颏顶点（Gn. gnathion）：颏前点与颏下点之中点。

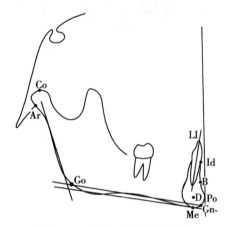

图 19-7 常用下颌测量标志点

这些标志点中，有些是在正中矢状面上，是单个的点。如鼻根点、蝶鞍点等。而有些则是双侧的点如下颌角点、关节点等。若由于面部不对称而使两侧之点不重叠时，则取二点间的中点作为校正的位置。

（2）头影测量平面：

1）基准平面（图 19-8）：基准平面是在头影测量中作为相对稳定的平面。由此平面与各测量标志点及其他测量平面间构成角度、线距、比例等测量项目。目前最常用的基准平面为前颅底平面、眼耳平面和 Bolton 平面。

前颅底平面（SN. SN plane）：由蝶鞍点与鼻根点之连线组成，在颅部的矢状平面上，代表前颅底的前后范围。由于这一平面在生长发育中具有相对的稳定性，因而常作为面部结构对颅底关系的定位平面。

眼耳平面（FH. frankfort horizontal plane）：由耳点与眶点连线组成。大部分个体在正常头位时，眼耳平面与地面平行。

Bolton 平面：由 Boton 点与鼻根点连线组成。此平面多用作重叠头影图的基准平面。

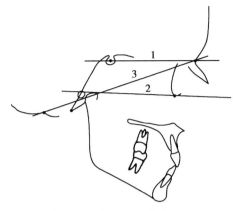

图 19-8 常用测量基准平面

2）测量平面（图 19-9）：

腭平面（ANS-PNS. palatal plane）：后鼻棘与前鼻棘的连线。

全颅底平面（Ba-N）：颅底点与鼻根点之连线。

殆平面（OP. occlusal plane）：殆平面一般有两种确定方法。一种是以第一恒磨牙的咬合中点与上下中切牙间的中点（覆殆或开殆的 1/2 处）的连线。另一种是自然的或称功能的殆平面。由均分后牙殆接触点而得，常使用第一恒磨牙及第一乳磨牙或第一前磨牙的殆接触点。这种方法形成的殆平面不使用切牙的任何标志点。

下颌平面（MP. mandibular plane）：下颌平面的确定方法有三种：①通过颏下点与下颌角下缘相切的线；②下颌下缘最低部的切线；③下颌角点与下颌颏顶点间的连线（Go-Gn）。

下颌支平面（RP. ramal plane）：下颌升支及髁突后缘的切线。

面平面（N-Po. facial plane）：由鼻根点与颏前点之连线组成。

Y 轴（Y axis）：蝶鞍中心与颏顶点之连线。

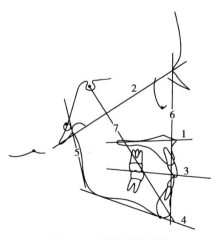

图 19-9 常用测量平面

4．常用 X 线头影测量分析法　至今，学者们已提出的 X 线头影测量分析法已不下几十种之多，主要测量分析颅面骨骼间的关系以及牙颌与颅面骨骼间的关系，对错殆畸形进行机制分析，作出诊断及矫治设计。

（1）骨骼间关系的测量项目：

1）SNA 角：由蝶鞍反映上颌相对于颅部的前后位置关系。当此角过大时，上颌前突、面部侧貌可呈凸面型，反之上颌后缩面部呈凹面型。

2）SNB 角：蝶鞍中心、鼻根点及下牙槽座点所构成的角。反映下颌相对于颅部的位置关系。

3）ANB 角：上牙槽座点、鼻根点与下牙槽座点构成的角。此角即 SNA 角与 SNB 角之差。此角反映上下颌骨对颅部的相互位置关系。当 SNA 大于 SNB 时，ANB 角为正值，反之 ANB 角为负值。

4）NP-FH（面角）：面平面 NP 与眼耳平面 FH 相交之后下角。此角反映下颌的突缩程度。此角越大表示下颌越前突，反之则表示下颌后缩。

5）NA-PA（颌凸角）：由鼻根点至上牙槽座点连线（NA），与颏前点至上牙槽座点连线（PA）延长线之角，此角反映面部的上颌部分相对于整个侧面的关系。当 PA 延长线在 NA 前方时，此角为正值，反之为负值。此角越大表示上颌的相对突度越大，反之表示上颌相对后缩。

6）MP-FH（下颌平面角）：下颌平面（MP）与眼耳平面（FH）的交角。此角代表下颌体的陡度，下颌角的大小也反映面部的高度。

7）Y 轴角：蝶鞍中心与颏顶点连线（SGn）与眼耳平面（FH）相交之下前角，此角亦反映颏部的突缩，此角越小则表示颏部越突，反之则表示颏部越缩。Y 轴同时代表面部的生长发育方向。

（2）牙齿间及牙颌间关系的测量项目：

1）U1-NA 角：上中切牙长轴与鼻根点 - 上牙槽座点连线（NA）交角，代表上中切牙的倾斜度和突度。

2）U1-NA 距：上中切牙切缘至鼻根点 - 上牙槽座点连线的垂直距离，亦代表上中切牙的倾斜度和突度。

3）L1-NB 角：下中切牙长轴与鼻根点 - 下牙槽座点连线的交角，代表下中切牙的倾斜度和突度。

4）L1-NB 距：下中切牙切缘至鼻根点 - 下牙槽座点连线的垂直距离，亦代表下中切牙的倾斜度和突度。

5）上下中切牙角：上中切牙长轴与下中切牙长轴的交角。反映上下中切牙特别是上下前部牙弓的突度：此角越小突度越大，反之突度越小。

6）L1-MP 角：下中切牙长轴与下颌平面相交之上内角。反映下中切牙对于下颌平面的倾斜度。此角过大表示下中切牙唇倾，此角过小表示下中切牙舌倾。

7）U1-SN 角：上中切牙长轴与 SN 平面相交的下

内角,反映上切牙对于前颅底的相对倾斜度。此角过大表示上中切牙唇倾,反之为舌倾。

X线头影测量分析时将患者的各测量值与正常𬌗人均值(表19-4)比较,分析错𬌗的机制是骨性、牙性或混合性,而这种分析必须经过对各测量项目的综合分析。

表19-4　正常𬌗中国人常用测量项目的均值和标准差

测量项目	替牙期 均值±标准差	恒牙期 均值±标准差
SNA	82.3±3.5	82.8±4.0
SNB	77.6±2.9	80.1±3.9
ANB	4.7±1.4	2.7±2.0
NP-FH	83.1±3.0	85.4±3.7
NA-PA	10.3±3.2	6.0±4.4
MP-FH	31.8±4.4	31.1±5.6
YAix	65.5±2.9	66.3±7.1
U1-NA	22.4±5.2	22.8±5.7
U1-NA(mm)	3.1±1.6	5.1±2.4
L1-NB	32.7±5.0	30.3±5.8
L1-NB(mm)	6.6±1.5	6.7±2.1
U1-L1	122.0±6.0	125.4±7.9
L1-MP	94.7±5.2	92.6±7.0
U1-SN	104.8±5.3	105.7±6.3

(3)头影图迹的重叠分析:牙颌、颅面结构随生长发育或经矫治以后所发生的改变,可以通过各种测量来了解其变化情况,也可通过两张或几张同一个体于不同时期所拍摄的头影图迹的重叠图来显示牙颌面各部间的变化情况,常用的图迹重叠法有以下几种:

1)以观察牙颌、颅面总体改变的图迹重叠法:

①Bolton平面重叠法(图19-10):以蝶鞍中心(S)点向Bolton平面作垂线,定此垂线的中点为R点。在头影图迹重叠时将2张或几张图上的R点重叠,并使Bolton平面保持平行。此时的重叠图显示出牙颌、颅面的改变。这种方法重叠的图迹显示的只是牙颌、颅面的总体改变。

②SN前颅底平面重叠法(图19-11):以SN作为重叠平面,以S点作为重叠点,重叠的图迹可显示N点的改变,也可显示牙颌、颅面总体改变。

2)以分别观察上下颌骨及牙齿局部改变的图迹重叠法:

①上颌图迹重叠法:以上颌骨局部(包括切牙及磨牙)重叠来观察上颌,特别是上磨牙及上切牙的位置变化。一般以切牙舌侧硬腭部作为重叠面(图19-12)。

②下颌图迹重叠法:以下颌骨局部(包括切牙及磨牙)重叠来观察下颌,特别是下磨牙及下切牙的位置变化。一般以骨性下颌联合之后缘作为重叠面(图19-13)。

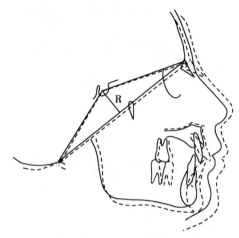

图19-10　Bolton平面重叠分析

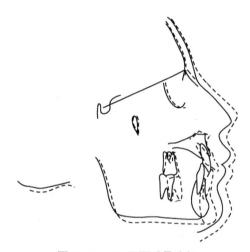

图19-11　SN平面重叠分析

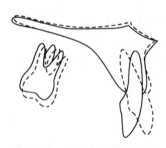

图19-12　上颌图迹重叠分析

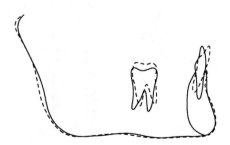

图19-13　下颌图迹重叠分析

上颌、下颌局部图迹重叠法，能够准确地反映出磨牙及前牙的位置变化情况，而这些变化在整体头影图迹的重叠中则难以真实地表现出来。

5. 计算机化的 X 线头影测量　计算机化的 X 线头影测量也称为数值化的 X 线头影测量，其基本原理是将在头颅图迹上所确定的各测量标志点转换成坐标值，由计算机算出各测量项的结果并进行统计分析。数据的输入通过对头颅侧位 X 线片的直接扫描而输入计算机，而由显示器上的头颅侧位 X 线片图像上直接定点输入。

计算机化的 X 线头影测量将 X 线头影测量技术提高到一个新的阶段，但此项技术还在不断发展，正从目前的二维空间的测量（长和高或宽和高）系统开始向三维空间（长宽高）及主体摄影相结合的系统发展，这无疑对错殆的诊断矫治设计，特别是正颌外科的诊断设计上引起一个新的飞跃。

（五）其他 X 线检查

1. 牙片　显示额外牙、阻生牙、牙胚及牙根形态。

2. 全颌曲面体层片　可观察全口牙的发育及颌骨情况。

3. 手腕骨片　可评估生长发育的潜力。

4. CBCT　可确定牙齿位置（如埋伏牙定位）、牙根形态、髁突形态和颌骨解剖形态（图 19-14）。

四、矫治牙移动的机制

错殆畸形的矫治，主要是通过矫治器对错殆牙施以矫治力，而使错位牙得到矫正，恢复和重建平衡的殆关系。因而牙齿受力移动是整个矫治过程中的一个重要部分。

任何物体受力后的移动过程，均与力的大小、方向、作用点的位置和持续时间有关。同样，矫治牙受力移动和牙槽骨、牙周膜等组织的生物学反应有着密切关系。牙齿的移动并不是一个单纯的机械运动，而是一个有着复杂的生物学内容的生物机械运动。矫治牙的移动，要求牙齿在牙槽窝中移动时，既不对牙齿本身也不对其支持组织造成损伤，而达到生理性的移动。如同牙齿的萌出或受殆力作用后的正常近中移动，不至引起任何病理变化。

正畸牙齿移动的生物机械原理，是口腔正畸学中的重要基础内容之一。虽然对这一内容的研究，已有近一个世纪的历史，并取得了不少进展，但至今对于矫治牙移动的详细生物学机制还不完全清楚。

牙齿通过牙根部分而生长在牙槽的牙槽窝中，矫治力作用在牙齿后可传递到各牙周组织，从而发生一系列的组织反应而引起牙齿的移动。

（一）骨组织的反应

当牙齿受到矫治力作用时，可引起牙槽骨的组织

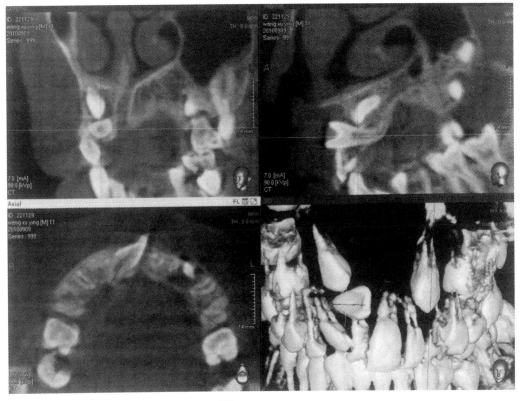

图 19-14　CBCT

467

反应,按矫治力的方向,在其作用点的后方形成牵引侧,前方形成压力侧。在牵引侧,牙槽骨的内侧面,由于受到牙周膜纤维的牵拉刺激,而主要引起成骨细胞的活动,随着矫治力的方向产生新骨。牙槽骨壁内面,原有的致密骨板消失,而代替以横行排列的新骨小梁,新骨小梁顺着矫治力的方向与牙周膜纤维平行排列;同时在牙槽骨壁外侧面,则主要有破骨细胞的活动,吸收原有骨质。这样整个牙槽壁的殆1/3段都变为横列的新骨小梁,每条骨小梁的向牙端有成骨活动,其背牙端则有破骨活动。到牙齿移动停止时,仍继续有新骨形成,直到牙周间隙恢复到原有的宽度为止,亦即至牙周膜纤维的张力完全消失为止。这样牙槽壁依此前移,牙齿也得以移动。

（二）牙周膜的反应

当牙齿受到矫治力的作用后,牙周膜一侧受牵引,另一侧受压迫,这可能引起其代谢的改变。当压力合适时,牙周组织细胞成分增加,都为幼稚的结缔组织细胞,并可分化为成骨细胞和破骨细胞。当矫治力达到一定程度时,受压侧牙周膜上的血管受压后血流量减少,牙周膜内的细胞很快分化,在48～72小时内出现大量破骨细胞,使邻近的牙槽骨发生吸收而使矫治牙移动。但在牵引区的牙周膜有相反的现象发生,由成骨细胞的活动而产生新骨。这种矫治过程中牙齿的移动可以使牙周膜增宽,牙齿有一定移动。在矫治牙受力时牙周膜纤维的方向也有改变,而当牙周纤维经过重新排列到新的平衡时,矫正才能稳定。

如果对矫治牙施力过大,牙周膜中的血管可因过度受压而使局部缺血,或血管被压破而局部出血,导致血栓形成。当牙周膜内细胞发生坏死后,局部的成骨细胞和破骨细胞的分化也就终止了。

（三）矫治力

牙齿移动的详细机制虽未完全清楚,但是以适当的矫治力可使牙齿有合适的移动是肯定的。而矫治力的大小、性质及种类等各种因素对于矫治牙的移动有着密切的关系。

1. 矫治的种类按矫治力作用的特征来分

(1)正畸力:能使牙齿或颌位改变的矫治力均可称之为正畸力,但这种力主要使牙齿移位,而一般对于颌骨形态或生长发育无直接影响。大部分活动及固定矫治器的矫治力均为正畸力。

(2)矫形力:能影响骨骼形态发生一定变化的力称为矫形力。这类矫治力的力量一般较大,如儿童早期使用的头帽颏兜颌外支抗矫治力,能对下颌生长发育有影响同时可改变下颌形态。另外,如使用扩弓螺簧快速拓展腭中缝的矫治力,亦属于矫形力。当腭中缝快速开大后,即有新骨沉积改变了原来硬腭的结构。

2. 按矫治力的作用时间来分

(1)持续力:能持续对矫治牙产生矫治力的力。持续力可持续几周或更长时间,如使用螺旋弹簧所引起的矫治力即为持续力。

(2)间歇力:对矫治牙产生间断的作用力称为间歇力。如大部分活动矫治器产生的矫治力为间歇力。一般间歇力在较短时间内消失而需再加力。

3. 按矫治力的性质来分

(1)机械力:一般由不同的矫治器材,通过组成一定的矫治附件而发生机械弹力的矫治力称为机械力。

(2)肌能力:以咀嚼肌、舌骨上肌、舌肌等肌肉作为矫治力的称为肌能力,主要利用肌肉收缩产生的力。

临床上最合适的矫治力可以有以下几个表征:①矫治力作用的牙齿,加力后有少许自觉疼痛;②叩诊矫治力作用的牙齿,无明显反应;③矫治力作用的牙齿,有Ⅰ度松动;④牙位或颌位矫治效果明显;⑤X线像显示矫治牙的根部及牙周组织无病理变化。

（四）牙齿移动的种类

矫治牙受力后的移动,可因矫治力的大小、方向、作用部位以及牙齿本身的牙根形态等不同而呈现不同类型的牙齿移动。而当牙齿作不同类型的移动时,牙周组织各部位的反应亦各不相同。牙齿移动是个极为复杂的过程,可以分为以下几种类型:

1. 倾斜移动　是指牙齿的根及冠在以牙根上某一点为中心作相反方向的移动。牙齿的倾斜移动是最为简单而最易形成的一种移动方式。当牙冠上某一点受力后,牙冠即随着受力方向倾斜,而根尖部则向相反方向移动。牙齿旋转中心的位置一般和力的作用点有关。力的作用点越近牙冠颈部,则旋转中心就越近根尖。

2. 整体移动　是指牙齿的根和冠向同一方向移动,牙冠和牙根均等距离地移动到新的位置上来。整体移动是较难达到的,首先要使牙冠不是一点受力而是较大面积地受力,再通过对牙施以力矩不同的力来相互制约。

3. 旋转移动　是指牙齿以牙长轴为轴而进行旋转,常在扭转牙的矫治中应用。使牙齿在牙槽窝中旋转,需要应用一个力偶,可在扭转牙的牙冠某一点加力而在另一点作为固定点,使牙齿作旋转移动;也可以在牙冠上相对的两点加力,同样能使牙齿发生旋转移动。

4. 转矩移动　是指在牙齿移动过程中,使牙齿某一部分的特定移动,而另一部分移动很少。转矩移动大都使用在使牙根作各个方向的移动而牙冠移动很少,故也称之为控根移动。由于矫治力不能直接施于牙根,因而要使牙齿进行转矩移动是较为困难的。通常利用一对力偶来完成根的转矩移动。当一对力偶作用在牙冠两个相对部分，使牙冠的移动受到机械限制，再使用一定的力主要对牙根发生作用，通过两方面力量的大小控制而使牙根移动。

牙齿的转矩移动，一般需要用固定矫治器才能完成。

5. 垂直移动　是使牙齿升高或压入的移动，基本上属于整体移动。

五、错殆畸形矫治过程中的支抗和间隙

支抗和间隙是错殆畸形矫治过程中十分重要的问题，当对其意义及特点有充分的理解和认识，并应用到矫治中去，则将是取得良好矫治效果的基础，反之，则必将影响矫治的疗效。

（一）支抗

1. 支抗的定义及其在正畸治疗中的意义　正畸矫治过程中，任何施于矫治牙使其移动的力，必然同时产生一个方向相反大小相同的力，而抵抗这种移动矫正牙所引起的反作用力的情况称作"支抗"。这些结构可以是牙、牙弓、口唇肌肉或颅面骨骼。而矫治牙能否按设计要求的方向及程度移动，这和支抗部分的设计有着重要关系。在正畸治疗过程中，希望矫治牙按需要的方向及距离移动，而作为支抗部分的支抗牙则常要求尽量不移位或仅少量移位，以保持良好的殆关系。要达到以上目的，必须设计充分的支抗，尽量使反作用力分散在多个支抗牙上，而这种作用在支抗牙上的力不致使支抗牙移位及仅发生极少量的移位（如按设计同时需某支抗牙移位时则需按特殊设计处理）。相反，如在矫治器设计中，支抗不充分，即会出现在矫治牙的移动过程中，支抗牙亦发生移位而致殆关系紊乱；或因支抗牙移位而占用矫治间隙，造成矫治困难。甚至在有些错误的支抗设计或矫治加力时，出现矫治牙移动不多而支抗牙却有大量移动的情况，这可致矫治的失败。

2. 支抗的种类

（1）颌内支抗：支抗设计在与矫治牙的同一牙弓内，利用一些牙作为支抗而使其他一些矫治牙移动。这种支抗一般可来自牙周膜面积较大的后牙，如上中切牙唇向错位，而设计的矫治器在上颌第一磨牙上有卡环，在上颌第一和第二前磨牙间有邻间钩，则这一设计就具有充分颌内支抗来矫正上中切牙的错位。

在颌内支抗中有时对相反方向移动的两个牙或一组牙，以反作用力作为移动牙齿的矫治力，这类支抗称为颌内交互支抗。

（2）颌间支抗：是以上颌（上牙弓）或下颌（下牙弓）作支抗来矫正对殆牙齿，或是以上下颌间的交互支抗来矫正颌位。如上下颌间的Ⅱ类或Ⅲ类牵引，颌间

支抗是一种交互支抗，一般具有较充分的支抗作用。

（3）颌外支抗：是指支抗部位在口外，如以枕部、颈部、头顶部等作为支抗部位，这样可以作为较大矫治力的支抗来源。口外唇弓、颏兜等矫治器均利用口外支抗。

3. 加强支抗的方法

（1）增加用作支抗牙的数目，如在活动矫治器上，可增加矫治器的固位装置，如增加卡环、邻间钩等固位装置。

（2）可将支抗牙连成一整体而增强支抗作用，一般在使用固定矫治器时，可通过带环或牙面上的托槽将几个牙结扎固定而连成一整体。

（3）增大活动矫治器的基托面积，保持与组织面的完全密贴。

（4）在应用颌内颌间支抗的同时，加用口外唇弓颌外支抗来增强支抗以防止支抗牙的移位。

（5）上颌横腭杆（彩图19-15，见书末彩插）。

（6）上颌 Nance 弓（彩图19-16，见书末彩插）。

（7）种植体支抗：随着口腔种植学发展，颌骨内种植体已成为口腔治疗中的一种治疗手段（彩图19-17，见书末彩插）。

（二）间隙

1. 间隙在治疗中的意义　间隙是指排齐错位牙或建立良好覆盖关系所需的空间。足够的间隙是错位牙及深覆盖得到矫正的基本条件。如间隙不足于矫治所需时，则错殆很难得以矫正。并在牙齿受力过程中，由于间隙不足而矫治牙不能按受力方向移动，以至损伤矫治牙及邻牙的牙周组织，牙齿出现松动及殆向移位而加重由于早接触及殆干扰等引起的口颌系统功能障碍。因而，在矫治前应进行石膏牙模的测量，测量矫治牙的宽度与实际存在间隙之差从而确定矫治原则。

2. 为缺少间隙的矫治牙创造足够的间隙的方法

（1）减数拔牙：当牙齿严重拥挤或牙弓长度不调时，往往通过减数拔牙的方法来取得间隙，依减数拔牙的牙位而得出不同数量的间隙。

（2）减径：当缺少间隙不多，则可考虑片切矫治牙或邻牙接触面，以取得少量间隙，但这种方法以不破坏牙体外形为原则，并取得的间隙应在1～2mm为度，在多龋的患者选用减径的方法时宜格外慎重。

（3）扩大牙弓：矫治牙间隙不足，而牙弓形态又合适于唇颊向开展时，则可以扩大牙弓的方法来取得所需间隙。以扩大牙弓取得的间隙也是较为有限的。并在扩大单颌牙弓时需同时考虑牙弓扩大后与对殆牙弓间的配合关系。

（4）局部开展间隙：间隙少量不足时，亦可于矫治牙的近远中邻牙间进行间隙的局部开展。

六、错𬌗畸形矫治后的复发与保持

错𬌗畸形经正畸治疗，牙颌关系恢复正常后，仍有回复到矫治前错𬌗的趋势，这称为复发。为防止错𬌗矫治后的复发，使治疗结果得以稳定，则在错𬌗矫治后需对矫治效果进行保持。

（一）复发的原因

1. 矫治完成后，错位牙齿得以矫治，但牙龈结缔组织纤维及牙周膜纤维的张力未能恢复平衡，因而牙齿不能稳定在矫治后的位置上，有回复到原来位置的趋势，特别是一些严重扭转的错位牙。

2. 由于矫治设计不当，出现超限矫治也是引起复发的原因，特别是扩大牙弓过度，使牙齿位置到了牙槽基骨之外，这样的牙位是不稳定且极易复发的。

3. 由于矫治过程中牙位、颌位的改变，口颌系统的神经、肌肉的动力平衡发生改变，而这种变化后牙位颌位的神经、肌肉动力平衡的建立和稳定需要一定时间。

4. 在错𬌗矫治完成后，如引起错𬌗的一些口腔不良习惯还未破除，则仍可造成错𬌗畸形的出现。

5. 在牙颌面生长发育完成前，矫治后的患者牙颌面的生长发育将仍受生长型遗传特征的影响，而引起错𬌗的复发，特别是一些骨性畸形如下颌前突等。

（二）保持的方法

常用的保持方法是矫正完成后戴用保持器。临床上多用的可摘保持器是由一对卡环、双曲唇弓及基托组成的，称为 Hawley 保持器。常用的固定保持器可由第一磨牙带环舌侧焊一舌弓，也可由尖牙舌侧以黏合剂固定舌弓。对于个别扭转牙的保持常用矫治牙上带环唇舌侧焊丝来保持器。

目前也使用透明塑料压膜保持器进行保持。

在一些扭转牙及上中切牙间间隙矫正完成后可以作龈纤维环切术，使牙龈牙周纤维在新的牙位下改建。

在一些生长发育期矫正完成的骨性趋向的错𬌗畸形可采用矫形力保持器，如头帽颏兜保持器，以抑制下颌过度生长，或上颌口外唇弓防止上颌过度发育。

（三）保持的时间

一般保持器开始时需全天戴用 6 个月～1 年，以后 6 个月～1 年期间可仅在晚间戴用。对于易于复发的扭转牙矫治后的保持时间需加长，而对于不易复发的牙源性前牙反𬌗等错𬌗的保持时间则可短些。

（傅民魁）

第 2 节 牙列拥挤和牙间隙

牙列拥挤和牙间隙属于牙量骨量不调，牙量通常指单颌牙弓内牙齿的宽度之和，骨量则指单颌牙槽骨弓形的总长度，正常𬌗牙齿在牙槽骨上排列整齐，无牙弓拥挤或间隙，牙量骨量处于协调状态，如果出现牙量相对大、骨量相对小，被称为牙列拥挤；如果出现牙量相对小、骨量相对大，则称为牙间隙。牙量骨量不调以拥挤最为常见，在安氏分类的 3 个错𬌗类型中均普遍存在，拥挤导致的牙列不齐也是错𬌗畸形患者寻求正畸治疗的最直观的原因之一。

一、牙量骨量不调的病因和诊断

病因：现代人大量的牙列拥挤主要源于人类颌骨的退化，随着人类的进化发展，食物从生到熟、从硬到软、从粗到细，对咀嚼功能的要求逐渐降低，于是咀嚼器官开始退化。一般是肌肉退化最明显，然后是颌骨，最后是牙齿。因此，现代人的颌骨明显小于原始人类，不再能容纳那么多的牙齿，于是出现了大量的拥挤错𬌗。在这个大背景下，由于遗传、牙齿萌出顺序异常、不良习惯等各种先天或后天的因素，都会导致牙量骨量的不调。牙间隙则通常由于牙数异常、牙体大小异常等产生，也可见于舌体较大的口腔。

诊断：牙量骨量不调通常以拥挤度或间隙量来表示，可以通过测量每颗牙齿的宽度，减去牙弓周长的方法获得牙量骨量不调的具体数量关系，根据这个数量关系，拥挤度一般被分为三度。

轻度拥挤（Ⅰ度拥挤）：牙量大于骨量不超过 4mm。

中度拥挤（Ⅱ度拥挤）：牙量大于骨量在 4～8mm 之间。

重度拥挤（Ⅲ度拥挤）：牙量大于骨量超过 8mm。

二、牙列拥挤的矫治方法

（一）扩弓

1. 四角簧扩弓器（彩图 19-18，见书末彩插）

2. Helix 螺旋扩弓器（彩图 19-19，见书末彩插）

（二）推磨牙向后

1. 口外弓（彩图 19-20，见书末彩插）

2. 摆式矫治器（彩图 19-21，见书末彩插）

（三）减径（彩图 19-22，见书末彩插）

（四）减数（彩图 19-23，见书末彩插）

三、牙间隙的矫治方法

牙间隙的矫治首先要分析间隙产生的可能原因，对于牙量骨量正常，单纯由不良舌习惯造成的前牙散隙可以先采用舌挡、舌屏等破除不良习惯的装置，这些装置也可以配合固定矫治器同时使用以关闭牙列间隙（彩图 19-24，见书末彩插）；对于牙量小于骨量的情况，比如过小牙等造成的牙间隙，则应考虑首先排齐牙列，建立正常的咬合关系，然后通过牙冠修复的方法关闭剩余间隙；对于缺牙造成的牙间隙，则可考虑两种解决方案，一种是正畸方法关闭间隙，另一种是集中间隙镶牙。

（许天民）

第3节 前牙反殆

前牙反殆可有个别前牙反殆及多数前牙反殆。个别前牙反殆是一个症状，常常合并于牙列拥挤。多数前牙反殆指三个以上的上颌前牙与对殆牙呈反殆关系，是一种错殆类型。本节所讨论的"前牙反殆"指多数前牙反殆。

前牙反殆时磨牙关系多数为近中，称为安氏Ⅲ类错殆；少数情况下磨牙关系为中性，按 Angle 分类为Ⅰ类错殆，但 Salzman 等根据其尖牙为近中关系仍将其归入Ⅲ类错殆。磨牙关系不同，前牙反殆的严重程度有差别，但治疗原则却相通。本节以前牙反殆为题，包括了上述两种情况。

前牙反殆是我国儿童中常见的一种错殆畸形，傅民魁等的调查结果显示乳牙期、替牙期和恒牙期的患病率分别为 14.94%、9.65% 和 14.98%。前牙反殆对口腔功能、颜面美观和心理健康有较严重的影响，并且随患者的生长增龄症状逐渐加重，因此备受口腔各科医师的重视。

一、病　　因

（一）遗传因素

前牙反殆有明显的家族倾向，但临床上不能通过简单地询问家族史来区别患者反殆的类型及估计预后。作为一种多基因遗传病，前牙反殆不论是"骨骼性"还是"功能性"都受到遗传和环境的双重影响，家族史阳性的患者骨骼畸形并不一定比家族史阴性者更严重，也并没有更多的几率发展成为严重骨性前牙反殆。只有仔细地分析亲属，特别是父母的殆型、骨型、家族资料才能提供有价值的参考。

一些单基因的遗传综合征会影响到颌骨和牙齿的发育，前牙反殆可以是该综合征的表征之一。这样的遗传综合征主要有：先天愚型（Down-综合征）、颅骨-锁骨发育不全综合征（Scheuthauer-Marie-Saintion综合征）、Crouzon 综合征、虹膜-牙齿发育不全综合征（Rieger 综合征）等。

（二）先天性疾病

先天性唇腭裂是前牙反殆的重要病因之一。由于唇腭裂影响骨缝增生和骨的表面增生，同时手术瘢痕组织对颌骨发育有一定限制，唇腭裂伴有的错殆畸形中，最多见的是因上颌骨发育不足造成的前牙反殆或

全牙弓反殆。反殆的发生率、出现部位及严重程度与唇腭裂类型有关，一般来说，骨缺损越多，反殆的发生率越高，反殆涉及双侧牙的可能性越大，畸形也越严重。上颌恒牙先天缺失也常伴有前牙反殆。

（三）后天原因

1. 全身性疾病　垂体功能亢进产生过量的生长激素，如持续到骨垢融合之后，或者在骨垢融合之后发病，可表现为肢端肥大、下颌前突、前牙或全牙弓反殆。佝偻病由于维生素 D 缺乏，影响钙磷代谢而使骨代谢紊乱，可因下颌骨发育畸形表现出前牙反殆、开殆。

2. 呼吸道疾病　慢性扁桃腺炎、腺样体增生、肿大，为保持呼吸道通畅和减小压迫刺激，舌体常向前伸并带动下颌向前，形成前牙反殆、下颌前突。

3. 乳牙及替牙期局部障碍　乳牙龋病及其引起的乳牙及替牙期的局部障碍是前牙反殆形成的一个重要的后天原因。

乳磨牙邻面龋导致牙冠近远中径减小，牙齿的位置发生改变，形成早接触和殆干扰。乳牙期殆关系不稳定，颞下颌关节形态未发育完成、可动范围大，神经肌肉反射也易于改变，任何原因造成的早接触和殆干扰都很容易诱发下颌关闭路径向前或者向前侧方改变，形成前牙反殆，或者前牙及一侧后牙反殆。

乳牙早失对殆的发育影响较大。上颌乳前牙早失时因缺少功能刺激，该部位牙槽骨的发育将受影响，恒侧切牙萌出时位置常偏向舌而与对殆牙产生早接触，诱发下颌关闭时向前移位，形成前牙反殆。多数乳磨牙早失因被迫用前牙进行咀嚼，下颌逐渐向前移位，日久形成下颌前突、前牙反殆。上颌乳切牙滞留，恒切牙常被迫腭侧萌出，与对殆牙形成反殆关系。乳尖牙磨耗不足时，相对的尖牙形成早接触可导致前牙反殆或前牙及一侧后牙反殆。

4. 口腔不良习惯　伸舌、吮指、咬上唇、下颌前伸习惯及不正确人工喂养都可造成前牙反殆、下颌前突。

二、临床表现

（一）牙颌关系异常

多数情况下反殆涉及 6 个上前牙，有时可为 4 个切牙。反殆涉及一侧后牙时，可以表现下颌偏斜。有关资料表明前牙反殆病例（除外唇腭裂）合并双侧后牙反殆者约占 7%。下牙弓的长度和宽度较上牙弓发育得大，特别是在长度方向上。上前牙常有不同程度的拥挤，下前牙较少拥挤，即使有，程度也较轻。磨牙关系可以是中性，但多数为近中。

（二）颌骨发育与颅面关系异常

1. 下颌　下颌生长过度，不仅下颌综合长度增加，而且下颌体长度也比正常殆者大。下颌整体位置

471

前移，颌关节、升支、下颌角、颏部都靠前。下颌形态发育异常，表现为下颌角开大，颏角减小。常伴有下颌发育不对称、面部偏斜。

2．上颌与中面部　上颌向前发育不足，造成上颌长度减小，位置后缩。由于上颌向前发育不足，上颌与颌关节位置相对聚拢，中面部紧缩。

3．上、下颌间关系异常，Ⅲ类骨面型。

4．后颅底相对于前颅底向前向下倾斜。颅底位置异常促进了下颌前突。

5．上中切牙唇向倾斜、下前牙舌倾，以代偿前牙反𬌗关系。

（三）面部软组织

前牙反𬌗面部软组织厚度发育基本正常，并可见到唇部、颏部软组织厚度改变以代偿相应部位的骨骼畸形。然而，由于参与代偿的部位和代偿量有限，不可能掩盖其颌骨关系的异常，软组织侧貌仍呈明显的Ⅲ类。

（四）口颌系统功能异常

1．咀嚼肌活动不协调与咀嚼效能减低　有关研究表明，与正常𬌗相比，前牙反𬌗患者正中𬌗位时颞肌后束低电压，正中𬌗最大咬合时颞肌后束以及咬肌活动均减小，前牙反𬌗患者咀嚼活动的不协调还表现在咀嚼期中静止期和放电期的节律变动较大，从而造成了咀嚼节律的紊乱。前牙反𬌗患者的咀嚼效率约为正常𬌗者的1/2。此外，食物咽下之前的咀嚼次数和咀嚼时间也比正常𬌗者多。

2．颞下颌关节功能紊乱　前牙反𬌗患者中伴有颞下颌关节功能紊乱综合征者并不多见。一些患者关节X线片上虽表现出髁突前移，但临床症状却不明显。值得注意的是，下颌前突但前牙不反𬌗而呈浅覆盖的患者，由于浅覆盖关系限制了下颌向前发育的趋势，髁突位置被迫后移，容易造成颞下颌关节紊乱综合征。

（五）颈椎异常

有的患者可见颈椎融合、后弓发育不全。

三、分 类 诊 断

（一）按牙型分类（图19-25）

安氏与毛氏分类都是根据上、下牙列的牙颌关系，而不涉及颌骨-颅面位置关系。

1．安氏分类　Angle根据磨牙关系将磨牙关系中性的前牙反𬌗列为Ⅰ类错𬌗，将磨牙关系近中的前牙反𬌗列为Ⅲ类错𬌗。Lischer将前者称为Ⅰ类3型错𬌗，而Salzman却将两者统称为Ⅲ类错𬌗。

2．毛氏分类　在毛燮均错𬌗分类法中，前牙反𬌗列为两类，即后牙近中、前牙反𬌗（Ⅱ¹）和后牙中性、前牙反𬌗（Ⅱ³）。

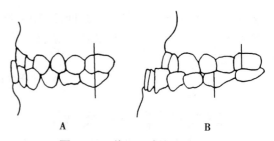

图 19-25　前牙反𬌗的牙型分类
A. 安氏Ⅰ类　毛氏Ⅱ³　B. 安氏Ⅲ类　毛氏Ⅱ¹

（二）按骨骼型分类

1．骨骼Ⅰ型　ANB角≥0°。

2．骨骼Ⅲ型　ANB角＜0°。

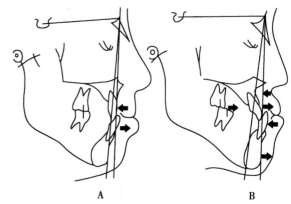

图 19-26　前牙反𬌗的骨骼分类
A. 骨骼Ⅰ型　B. 骨骼Ⅲ型

一般情况下牙型和骨型是一致的，但骨型与牙型不一致的病例却并非少见。

（三）按致病机制分类

1．牙源性（牙性）　由于牙齿萌出、替换过程中的障碍，上、下切牙的位置异常，造成单纯前牙反𬌗。这种前牙反𬌗，磨牙关系多为中性，颌骨颜面基本正常，矫治容易，预后良好。

2．功能性（肌能性）　根据Moyers，凡①后天获得；②神经-肌肉参与；③下颌向前移位所形成的安氏Ⅲ类错𬌗称为功能性Ⅲ类错𬌗或假性Ⅲ类错𬌗，其所伴有的下颌前突症状称为功能性或假性下颌前突。咬合干扰和早接触是诱发功能性前牙反𬌗的主要原因。口腔不良习惯、不正确哺乳、扁桃腺肥大等引起的下颌位置前伸形成的前牙反𬌗和下颌前突也属于此种功能性错𬌗之列。

功能性前牙反𬌗，磨牙关系多为轻度近中，一般反覆盖较小，反覆𬌗较深，下颌骨大小、形态基本正常，但位置前移，显示出轻度的下颌前突和Ⅲ类骨面型。下颌可以后退至上、下前牙对刃关系；下颌后退或处于姿势位时，ANB角明显增大，侧貌也较正中𬌗时明显改善。功能性前牙反𬌗的治疗反应较好,预后较佳。

3. 骨骼性(骨性) 由于上、下颌骨生长不均衡造成的颌间关系异常,表现为下颌发育过度、上颌发育不足、近中磨牙关系、前牙反𬌗、Ⅲ类骨面型显著、下颌不能后退。骨性前牙反𬌗又称为真性Ⅲ类错𬌗或真性下颌前突,矫治难度较大,严重者需要配合外科手术。

北京医科大学口腔医学院正畸科对 300 例前牙反𬌗(不包括唇腭裂)患者的 X 线头影测量研究表明,前牙反𬌗有 6 种矢状类型(表 19-5,图 19-27)。恒牙晚期骨性前牙反𬌗中各种类型的比例:上颌正常下颌前突型占比例最高(46%),其次为上颌后缩下颌正常型(21%)、上颌后缩下颌前突型(13%)、上下颌正常型(15%),其他两种类型所占比例甚小。这一结果与瑞士的调查结果类似,该研究结果中 75% 的Ⅲ类错𬌗为骨源性,其中下颌过大、位置前突约占 47%,上颌发育不足、位置后缩约占 19%,上下颌同时异常约占 9%。

表 19-5 前牙反𬌗的矢状颅面类型(300 例)

类型	替牙期	恒牙早期	恒牙期	合计
上颌正常下颌前突型	47	46	46	139
上颌后缩下颌正常型	11	18	21	50
上下颌正常型	22	20	15	57
上颌后缩下颌前突型	2	6	13	21
上下颌前突型	16	6	3	25
上下颌后缩型	2	4	2	8
合计	100	100	100	300

骨性前牙反𬌗根据面部垂直关系可以分为三型(表 19-6,图 19-28)。

表 19-6 前牙反𬌗的垂直颅面类型(300 例)

类型	替牙期	恒牙早期	恒牙期	合计
张开型	24	28	40	92
聚合型	32	14	8	54
适中型	44	58	52	154
合计	100	100	100	300

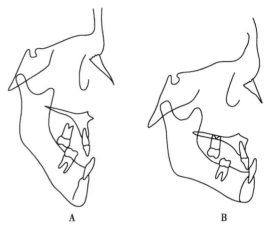

图 19-28 前牙反𬌗的颅面类型(垂直方向)
A. 张开型 B. 聚合型

高角型:下颌平面陡、下颌角大、前牙反覆盖较小、反覆𬌗较浅、开𬌗或开𬌗倾向。

低角型:下颌平面平、下颌角正常或较小、前牙反覆盖较大、反覆𬌗较深。

适中型:下颌平面角适中,前牙反覆𬌗、反覆盖适中。

恒牙期骨性前牙反𬌗中,颅面垂直发育正常者占 52%,高角型占 40%,低角型占 8%(表 19-6)。

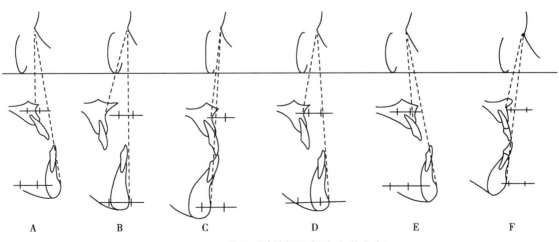

图 19-27 前牙反𬌗的颅面类型(矢状方向)

A. 上颌正常下颌前突 B. 上颌后缩下颌正常 C. 上下颌均正常 D. 上颌后缩下颌前突 E. 上下颌均前突 F. 上下颌均后缩

（四）鉴别诊断与预后估计

1. 骨骼性反𬌗与功能性反𬌗的鉴别 从乳牙期到恒牙早期，功能性反𬌗随年龄增长有向骨骼性反𬌗发展的趋势，功能性反𬌗患者常常可以伴有不同程度的骨骼异常，骨骼性反𬌗病例也可以表现出一些功能因素。由于这两种因素常常同时存在，临床严格地区别诊断功能性反𬌗和骨性反𬌗往往并不容易，我们所称之为"功能性"或"骨骼性"反𬌗的病例往往是指患者的反𬌗以某种因素为主要特征。

一般来说，临床骨性前牙反𬌗的诊断标准包括以下三点：

（1）近中磨牙关系，Ⅲ类骨面形，ANB角小于0°。

（2）下颌不能后退至前牙对刃；或下颌虽可后退但后退位时骨面形仍为Ⅲ类。

（3）伴有不同程度的颌骨大小、形态和位置异常。

2. 骨性前牙反𬌗正畸与外科正畸病例的鉴别 骨性前牙反𬌗对正畸矫治的反应一般都较差，但个体之间存有差别，有的病例单纯正畸治疗可以收到折衷的、尚满意的结果，有的患者却必须与外科手术相结合。临床上对应该采用外科正畸治疗的病例盲目地进行正畸治疗，不仅不会收到预期的效果，而且会人为地增加外科正畸的困难，另一方面，只看到反𬌗向严重方向发展的可能性，不注意调动机体向有利方向发育的潜力、消极地等待成年后手术，有时会坐失良机。

根据北京大学口腔医学院正畸科资料，恒牙早期前牙反𬌗病例中需要外科正畸的病例约占14%。这些病例与可以用正畸手段单纯完成的病例相比，近中磨牙关系、下颌过大、颏部前突、中面部矢状发育不足、Ⅲ类骨面型、下切牙代偿性舌倾等特征更显著，同时伴有面高失调、前牙开𬌗或开𬌗倾向。在决定治疗手段时，ANB角小于-4°、L1-MP角小于82°、SNP角大于83°、颏角IDP-MP小于69°、联合变量CV小于201°是外科的参考指征。北京大学口腔医学院另一研究发现，恒牙期正畸完成治疗的一组病例替牙期时AB-MP角为65.1°、U1-AB角为23.1°，而需要外科正畸的一组患者替牙期时分别为61.2°和27.3°。中国台湾省学者提出成人手术指征包括：覆盖≤-4.73mm；Wits值≤-11.18mm；L1-MP≤80.8%；Mx/Mn比≤65.9%；覆𬌗≤-0.18mm；下颌角≥120.8°。Kerr研究提出成人骨性Ⅲ类手术界限值为ANB角小于-4°，L1-MP角小于83°。

Ⅲ类患者正畸与手术的鉴别因素很多，很难由单个或少数指标确定。患者方面包括骨骼不调的严重程度、软组织外观、𬌗与咬合功能、本人的意愿等；医师方面包括医疗技术水平、经验及观念、医疗条件等。由于很难对前牙反𬌗的颅面生长进行系统的纵向研

究，如何在早期阶段对前牙反𬌗病例的发展进行预测仍是一个研究中的问题。

3. 预后估计见表19-7。

表19-7 前牙反𬌗预后的判断

（1）根据病史

	预后较好	预后较差
年龄	小	大
发病	替牙期	乳牙期
乳牙龋坏	有	无
乳牙早失	有	无
乳牙滞留	有	无
家族史	无	有

（2）根据临床检查

	预后较好	预后较差
磨牙关系	中性、轻度近中	完全近中
上前牙	舌倾或较直立	唇倾
下前牙	唇倾、有散隙	舌倾
反覆盖	较小	较大
反覆𬌗	较深	开𬌗或开𬌗倾向
牙齿拥挤	以下牙弓为主	上牙弓严重拥挤
后牙反𬌗	无	有
下颌偏斜	常伴有	无
下颌后退	可以退至前牙对刃	不能

（3）根据X线头影测量

	预后较好	预后较差
上下牙槽座角	≥0°	<0°
下颌角	正常	开大
颌骨长度	正常	下颌过大，上颌过小
颌关节位置	正常	靠前
颏部前后径	正常	较小
颏角	正常	较小

四、矫 治

（一）矫治特点

与其他类型的错𬌗畸形相比，前牙反𬌗的矫治有三个特点：

1. 迫切性 由于前牙反𬌗不经矫治有随生长逐渐加重的趋势，早期矫治尤为重要。早期矫治方法相对简单，且有利于颌面部向正常方向发育。

2. 复杂性 有的前牙反𬌗病例矫治很简单，而为数不少的病例可以伴有牙列拥挤、牙弓宽度和高度不调以及颜面不对称等，矫治难度较大。

3. 反复性 前牙反𬌗特别是骨性前牙反𬌗矫治中

疗效常时好时坏,矫治完成后错殆有复发的可能,一些病例要分阶段治疗,矫治和保持的时间都比较长。

（二）矫治计划

在制订矫治计划时要根据各方面收集到的资料分析患者的现状,估计治疗的难易程度,预测将来的发展。不同发育时期的患者治疗目的和处置方法各不相同。

1. 乳牙期 乳前牙反殆病例中,牙性和功能性反殆的病例比较常见,颌骨畸形一般不明显。此期的治疗目的在于:恢复下颌正常咬合位置,改善骨面型;解除前牙反殆,促进上颌发育、抑制下颌过度发育。

乳牙期改变牙位和移动下颌的可能性都很大。对于以牙齿因素为主的患者,上颌殆垫可以完成上述两个目的;而对于功能因素较明显的患者,下颌联冠式斜面导板矫治器能收到很好的效果。最佳矫治时间在3~5岁,疗程一般为3~5个月。少数骨骼畸形比较明显的病例治疗比较复杂,需要配合使用口外力,疗程也长一些。

一般认为乳牙反殆不经矫正半数以上将发展为恒前牙反殆,且症状会有所加重;乳牙反殆矫正后,恒牙反殆的可能性减小,即使发生,症状大多较轻。

2. 替牙期 此期前牙反殆从整体上看是功能性与骨骼性的混合,因此要区别患者现有错殆类型并预估反殆的发展趋势。替牙期反殆的治疗复杂而多变,是前牙反殆治疗的关键期。

（1）无论是哪种类型的反殆,首先要通过上、下前牙的移动解除前牙反殆关系以利于上、下颌骨的生长趋向正常,防止骨性前牙反殆的发生或发展。前牙反殆矫正之后要观察替牙过程,防止反殆的复发和拥挤的发生。

（2）反殆的类型不同,矫治过程有所差别,观察期的处理也不尽相同。

对于功能性反殆患者,矫治目的与乳牙期相同。通过下颌向后下旋转和调整上、下切牙倾斜度使前牙得到正常覆盖,可以使用FR-Ⅲ、垫矫治器或2×4矫治器,应当注意的是过度舌向倾斜下切牙可能造成下牙弓拥挤。

对于骨性反殆趋势的患者,要区分问题是在上颌或者下颌。上颌发育不足多进行前方牵引,牵引前快速扩开腭中缝有利于牵引的效果。观察期中可使用功能性调节器保持。下颌生长超过上颌时治疗难度较大,因为很难抑制下颌向前生长。此类患者反殆的解除主要通过上、下前牙的代偿,必要时可以向前牵引上颌。

（3）替牙期前牙反殆伴有拥挤病例的矫治一般遵从以下原则:只要拥挤不影响反殆的矫正,不要急于

减数,特别是上颌减数。临床经验证明,Ⅱ°甚至Ⅱ°以上的上牙列拥挤,在反殆矫正的同时或稍后,拥挤很可能得以解决。

3. 恒牙早期 即使起初是功能性反殆,此期或多或少伴有骨畸形。恒牙早期颌骨和牙颌的发育大部已完成,很难通过改变生长来调整颌骨关系,移动颌骨的可能性也不大,正畸治疗的目的是通过牙齿位置的改变建立适当的覆殆覆盖关系,掩饰已存在的骨畸形,正畸治疗需采用固定矫治器。

恒牙早期上颌发育不足、伴上牙弓拥挤的反殆患者,为维护面形拔牙应当谨慎。对于仍有一定生长潜力的病例,尽管拥挤明显,也宜以前方牵引及各种方法试行开展上颌牙弓,前牙反殆解除后上颌生长可使拥挤进一步缓解。高角病例开展上牙弓有可能造成前牙开殆,此时可以考虑拔除磨牙、直立后牙矫治开殆。但若患者生长完成、上牙弓拥挤严重,正畸治疗需拔除四个第一前磨牙,即使下牙弓并不拥挤。

以下颌前突为主要特征的恒牙早期前牙反殆患者,正畸治疗常需要减数拔牙。与其他类型的错殆相反,此类前牙反殆病例的拔牙与否不决定于下颌而决定于上颌。如果上前牙存在一定程度的拥挤或者前突,宜拔除上颌第二前磨牙、下颌第一前磨牙,在矫正前牙反殆的同时,排齐或减少上前牙突度、调整磨牙关系。如果患者上牙弓基本正常,若下前牙唇倾或直立,可以减数下颌两个前磨牙,矫治前牙反殆而不考虑磨牙关系调整;若下前牙代偿舌倾较明显,特别是伴有前牙开殆或开殆倾向的高角患者,可以拔除下颌第三或第二磨牙、直立并后移后牙,同时解决矢状不调和垂直不调。

需要强调的是,在确定是否拔牙和拔牙模式时要注意正畸的限度,防止过度矫治造成下前牙过度舌倾和上前牙过度唇倾,过度倾斜切牙对牙周健康、功能、面形美观和治疗稳定性都不利,严重时甚至会造成牙槽骨开裂或开窗。对于骨骼畸形严重的患者需要成年后正颌外科正畸联合治疗,可以定期观察,等待手术期到来前进行术前正畸。

（三）矫治器选择

前牙反殆的矫治涉及各种类型的矫治器,并包括外科矫治手段。

1. 上颌殆垫矫治器 主要用于乳牙期、替牙期以牙齿因素为主的前牙反殆。患者反覆殆较浅,反覆盖较大,上前牙牙轴较直并可有轻度拥挤不齐。伴有双侧后牙反殆时可以在矫治器上设计分裂簧开展上牙弓。

2. 下前牙塑料联冠式斜面导板矫治器 适用于乳牙期以功能因素为主的前牙反殆病例,患者反覆殆较深,反覆盖不大,牙列较整齐,不伴有拥挤。

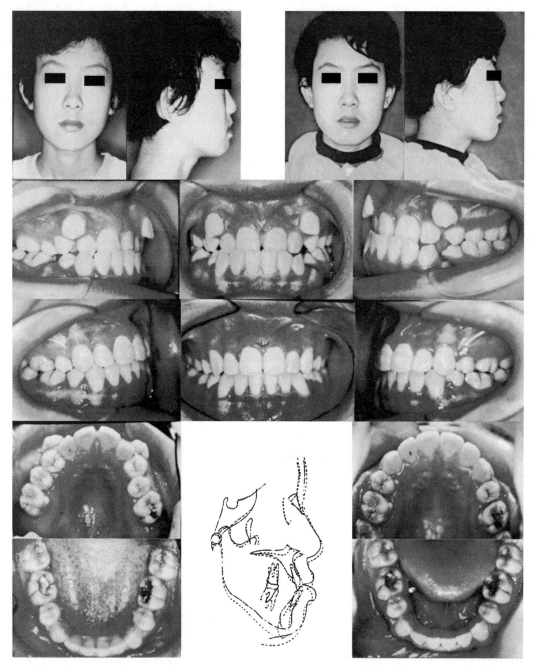

图 19-29 矫治病例。女，13 岁，减数 $\dfrac{4|4}{4|4}$。直丝弓矫治技术（滑动法），疗程 14 个月。治疗前后面颌像

3. 功能调节器Ⅲ型（FR-3） 对替牙期功能性反殆和伴有轻度上颌发育不足、下颌发育过度的病例有较好的效果。由于该矫治器不直接作用于牙齿，对切牙即将替换或正在更换的患者，其他矫治器很难发挥功能时，FR-3 有其独特的作用。密西根大学对一组FR-3 治疗 2.5 年、然后用同样的矫治器保持至少 3 年的有良好合作性的患者进行追踪研究，结果显示：与未经治疗的对照组相比，在 9 年观察期中，患者上颌长度和位置明显改善；虽然下颌总长的增长并未减小，但下颌角和下颌平面角减小，颌骨关系和牙弓关

系的改善直到青春期后仍保持稳定。

4. 口外上颌前方牵引器 主要用于替牙期上颌发育不足、位置后缩的骨性前牙反殆，恒牙早期不超过14 岁的病例也可以使用。

前方牵引常与快速腭中缝开展联合使用。牵引力 300～500g/ 侧，每天 14 小时；牵引钩高角病例置于前磨牙、尖牙处，低角病例置于支抗磨牙处，牵引方向与殆平面平行；疗程在 6～12 个月之间，过矫正至覆盖3～4mm。研究证明，前方牵引可以使上颌 A 点前移1～3mm；治疗后前牙覆盖增加，其中骨骼效应和牙齿

效应各占50%。研究结果还显示，10岁前进行前方牵引的患者5～10年随访时70%～75%疗效保持稳定；但上-下颌骨不调严重、垂直发育过度、下颌前突的患者长期稳定性欠佳。

关于反复扩-缩腭中缝，动物实验发现上颌骨周围多条骨缝均有不同程度的组织学反应；临床观察到反复扩-缩中缝后前方牵引，A点可以有更多的前移效果。

5．头帽颏兜 在乳牙期或替牙期以下颌前突为主要特征的前牙反拾矫治中，头帽颏兜常作为一种矫治手段与其他口内矫治器合并使用，有时也作为治疗间歇期中的保持装置单独使用。要区分两种不同类型头帽颏兜。

（1）抑制下颌生长：此型头帽颏兜所使用的牵引力较大（500～1000g），牵引方向通过髁突，使用时间较长，多在6个月以上。

（2）向下向后旋转下颌：使下颌的生长方向变得较为有利。此型头帽颏兜所使用的牵引力较小（300～500g），牵引力方向通过髁突下方，使用时间3～6个月。

关于颏兜的作用，大部分的动物实验结果都支持颏兜能抑制下颌骨的生长，然而对其临床效果评价存在争议。一项对20例颏兜双期矫治完成的Ⅲ类患者的长期追踪研究得出肯定结果，生长发育完成后研究组与未经治疗的Ⅲ类对照组相比下颌体长度、下颌突度较小，ANB角、Wits值、前牙覆盖较大。然而，日本学者对双胞胎研究结果显示，颏兜在短期内可抑制下颌的生长、改变下颌的生长方向、改善患者的骨面型，但在停止使用后下颌会恢复到从前的生长形态。

6．固定矫治器 恒牙早期拔牙或不拔牙矫治的前牙反拾病例，都需要选择固定矫治器矫治。在排齐牙列的同时，建立适当的前牙覆拾、覆盖关系，并尽可能调整后牙关系。治疗期中要使用Ⅲ类颌间牵引。由于Ⅲ类牵引有使上磨牙伸长的作用，易使咬合打开，因此对高角病例的使用应慎重。

7．种植支抗 最近一些年对种植体用于Ⅲ类错拾的治疗进行了探索。例如，将微钛板置于上颌作为前牵引的支抗，在促进上颌向前生长的同时避免传统支抗设计中的前牙唇倾；将微螺钉置于下颌颊棚区向后移动整个下颌牙列等。

（四）保持

简单前牙反拾矫正后不需要保持。骨性前牙反拾虽经矫正，在生长发育完成之前反拾仍有复发的可能。北京大学口腔医学院正畸科对替牙期前牙反拾矫治后5～10年的追踪研究发现10.7%的患者有明显的复发，表现为多数前牙反拾重新出现，下颌前突加重。前牙反拾矫治后是否复发主要与患者下颌的生长有关，与保持与否关系不大。尽管如此，一般主张替牙

期有骨性反拾倾向的患者矫正后要定期复查，观察颌骨生长与拾的发育，处理出现的牙弓拥挤，并在进入生长快速期前使用一段时间的矫形力控制生长。对于恒牙期病例，口外力对颌骨的作用有限已不再使用，口内常规保持器用于稳定牙弓中已关闭的拔牙间隙。

（曾祥龙）

第4节 前牙深覆盖

前牙深覆盖是一种常见的错拾畸形，表现为上下颌（牙弓）矢状关系不调，其患病率仅次于牙列拥挤。此类畸形的磨牙关系多为远中拾，并常伴有前牙深覆拾，是典型的安氏Ⅱ类1分类错拾。另外，上前牙唇向错位、下前牙舌向错位或者下前牙先天缺失的安氏Ⅰ类错拾也会出现前牙深覆盖。此类错拾畸形影响面部美观，严重者还会影响正常的生理功能。因此，患者要求矫治的愿望较为强烈。

一、病 因

造成前牙深覆盖的原因是上下颌（牙弓）矢状关系不调：即上颌前突伴下颌正常，上颌正常伴下颌后缩，上颌前突伴下颌后缩。临床上前牙深覆盖患者以下颌后缩畸形为主。上下颌骨关系不调受遗传和环境等因素的影响，其中遗传因素是主导。

（一）遗传因素

严重的骨骼畸形导致的前牙深覆盖往往是下颌发育过小或上颌发育过大，这些均受遗传因素的影响。前牙深覆盖患者的上下颌牙量常出现比例失调，表现为上颌牙量偏大。恒牙萌出顺序的异常也受到遗传因素的调控，例如上第一恒磨牙早于下第一恒磨牙萌出，或者上第二恒磨牙早于下第二恒磨牙或上尖牙萌出，均有可能造成远中错拾和前牙深覆盖。此外，上前牙区额外牙、下切牙先天缺失也可导致前牙深覆盖。这些牙齿大小、数目异常所造成的错拾受遗传控制。

（二）环境因素

1．局部因素 一些口腔不良习惯如长期吮拇、咬下唇等可造成上前牙唇倾、下前牙舌倾、拥挤，前牙深覆盖；继发的覆盖下唇习惯可加重畸形的发展。上乳磨牙尤其是第二乳磨牙的邻面大面积龋损或早失，会出现上第一恒磨牙前移，导致磨牙远中关系。此外，下唇局部的瘢痕组织压迫下前牙舌倾，出现前牙深覆盖，严重者还会造成下颌后缩畸形。

2．全身因素 鼻咽部疾患例如慢性鼻炎、腺样体肥大等造成上气道狭窄而以口呼吸代之，逐渐形成口呼吸习惯。口呼吸时，头部上仰，下颌连同舌下垂、后退，久之形成下颌后缩畸形；由于上前牙唇侧和上

后牙腭侧失去正常压力，而两侧颊肌被拉长压迫上牙弓，可形成上牙弓狭窄、前突、腭盖高拱。最终表现出前牙深覆盖、磨牙关系远中。全身疾病如钙磷代谢障碍、佝偻病等，肌肉及韧带张力弱，引起上牙弓狭窄、上前牙前突和远中𬌗关系。

二、临床表现

前牙覆盖是指上下前牙切缘间的水平距离，在 3mm 以内者为正常覆盖，超过 3mm 者为深覆盖。前牙深覆盖由于病因机制不同，临床表现也有所不同。

（一）牙性

替牙障碍导致上颌磨牙前移、上前牙区额外牙、下前牙先天缺失以及上前牙唇向和（或）下前牙舌向错位等造成的前牙深覆盖，一般没有上下颌骨之间矢状的不调，磨牙关系为远中或中性。

（二）功能性

口腔不良习惯或𬌗因素可导致异常的神经肌肉反射。例如，当上牙弓尖牙和后牙段宽度不足时，下颌在尖窝交错𬌗时被迫处于后缩的位置，形成磨牙远中关系、前牙深覆盖。在矢状方向上功能性下颌后缩的患者，上颌一般正常，当下颌前伸至中性磨牙关系时，上下牙弓矢状关系基本协调，面型明显改善。

（三）骨性

由于颌骨发育异常导致上下颌处于远中错𬌗关系，多以下颌后缩为主，上颌位置一般正常，只有少数为上颌前突。具有典型的Ⅱ类骨面型，ANB 角大于 5°，颏部后缩。颌骨垂直向也会出现异常，表现为高角或低角类型。还可出现上唇卷曲、短缩，口唇闭合不全，开唇露齿和颏唇沟明显等症状。牙𬌗表现为磨牙关系远中，前牙深覆盖、深覆𬌗。上下前牙出现明显的代偿，体现在上前牙直立，下切牙唇倾。

在前牙深覆盖中，功能性和骨性类型远比牙性多见。

三、矫 治 方 法

（一）早期矫治

早期矫治一般在替牙后期开始，多采用矫形力矫治器或功能矫治器对颌骨畸形进行生长改良。

1. 去除病因　破除各种口腔不良习惯，治疗鼻咽部疾患等。

2. 及时处理替牙期出现的问题

（1）拔除上前牙区域的额外牙。

（2）及时治疗乳牙龋病。

（3）第二乳磨牙早失后及时安装间隙保持器。

（4）若上颌第一恒磨牙已经前移，可用口外唇弓推磨牙向后矫正磨牙远中关系，恢复前磨牙的萌出间隙。

（5）当上牙弓宽度轻中度不足时，可使用活动或固定扩弓矫治器扩弓。当上颌牙弓严重狭窄时，可以采用腭中缝开展增加上牙弓宽度。

3. 生长改良治疗　对于存在上下颌骨关系不调的功能性或骨性前牙深覆盖患者可以进行生长改良治疗。最佳治疗时间在青春生长迸发期开始时，即生长发育高峰期曲线的上升阶段。不过，颌骨的生长改良是有限度的，大多数有颌间关系不调的此类错𬌗需要在恒牙期进行二期综合性矫治。

（1）充分利用下颌向前生长的潜力：从替牙期到恒牙期，下颌骨经历了快速生长期，在此期间下颌的总长度（Ar-pg）和下颌相对于颅底的突度（SNB 角）均有明显的增大。前牙深覆盖多由下颌后缩造成，因此利用儿童快速生长发育期下颌骨的向前生长是矫正前牙深覆盖、远中磨牙关系和增进面部和谐与平衡的有效方法。此阶段可采用功能矫治器（如肌激动器、双𬌗垫矫治器等），使磨牙关系由Ⅱ类变为Ⅰ类，减小前牙深覆盖和深覆𬌗，以利于二期治疗。这种方法对于下颌平面角较小的低角病例特别适合。不过在使用功能性矫治器的治疗中后部牙槽高度增加、下颌平面角增大的情况常常发生。因此，对以下颌后缩为主、下颌平面角较大的Ⅱ类高角病例，临床上常常将高位牵引口外唇弓与带有上下牙𬌗垫的肌激动器联合使用。

（2）远中移动上颌与控制上颌向前生长：由于大多数前牙深覆盖病例的上颌位置相对正常，真正的上颌前突并不多见。而且，即使使用口外唇弓远中移动上颌，上颌突度（SNA 角）的减小也极其有限。因此，正畸临床上将上颌骨远中移动的必要性和可能性都很小。真正的骨骼畸形需要采用外科手术。

控制上颌向前的发育却可以做到。对于有上颌前突或前突倾向的病例，在生长发育早期使用口外唇弓，限制上颌向前生长，与此同时，下颌能向前发育追上上颌，最终建立正常的上下颌矢状关系。同时口外唇弓有推上牙弓整体后移或推上颌磨牙向后的作用，这也有利于改善磨牙远中关系。

在使用口外唇弓对上颌骨或上牙弓施加矫形力的时候，需要注意由于施加牵引力的方向不同会对上颌后部牙槽高度有所改变。颈牵引，即低位牵引有使上颌后部分 - 牙槽高度增加的作用，下颌有向后向下旋转、下颌平面角增大的趋势，这对低角病例的治疗有利。高位牵引有使后部牙 - 牙槽高度减小的趋势，能减少正畸治疗中上后牙垂直向高度的增加，这对高角病例的治疗有利。因此，高角病例使用高位牵引，低角病例使用颈牵引，面高协调者使用水平牵引。

（二）综合性矫治

综合性矫治一般在恒牙期开始（第二恒磨牙萌出

建殆后）。除了单纯牙性畸形外，多数前牙深覆盖会伴有不同程度的颌骨及颅面关系不调。轻度或中度骨骼关系不调时，正畸治疗常常需要减数拔牙，在间隙关闭过程中，通过上下牙齿、前后牙齿的不同移动，代偿或掩饰颌骨的发育异常。对于尚处于青春生长迸发期前或刚刚开始的部分患者，可以抓紧时机，使用矫形力进行生长控制。恒牙列完全建殆之后，虽然下颌的生长已接近完成，但仍保留一定的生长潜力，下颌长度与相对于颅底的突度仍有小量的增大，这是恒牙早期病例的治疗中可以利用的。严重的骨骼异常需要在成年之后行正颌外科矫正。

1. 牙性错殆　此类患者多数是由于上颌磨牙前移所致。前牙深覆盖较轻，上牙列有轻度或中度拥挤，上前牙直立或稍唇倾，下牙列基本正常。面型为骨性Ⅰ类，有时下颌稍显后缩。对于这种错殆多数采用不拔牙矫治，推上磨牙向远中的方法，缓解前牙拥挤，矫治Ⅱ类磨牙关系。

矫治的最佳时机应该在第二恒磨牙未萌前，此时向远中移动上颌第一恒磨牙，每侧可以得到2～4mm的间隙。如果矫治时第二恒磨牙已萌出，而且其远中的骨量足够上磨牙后移，只要患者配合，也能使用口外力推磨牙向远中。这时如果患者上颌有第三恒磨牙，且牙冠发育良好牙胚位置正常，也可以考虑拔除上颌第二恒磨牙，以利于推第一恒磨牙向远中，缩短治疗时间，提高疗效。

推磨牙向远中可以采用口外唇弓、口内固定矫治器或两者兼用，种植体支抗配合固定矫治器。

（1）口外唇弓：内弓的前部应离开切牙2～3mm，使用口外唇弓推上颌磨牙向远中时，每侧牵引力为200～300g，每天戴用10～14小时，并且应根据患者的面部垂直发育调整牵引力的方向。

（2）口内矫治器：目前经常使用的是"摆"式矫治器，其后移磨牙的弹簧曲由β钛丝制成，并用改良的Nance弓增加支抗。一般不需要使用口外唇弓。此外也可使用改良Nance弓和螺旋推簧推上颌磨牙向远中。由于该方法使用上颌前磨牙和前牙以及硬腭前部为支抗，因此在推上磨牙向远中的同时会导致支抗牙的前移。此外，该方法还会导致上后牙伸长，因此不适合于前牙覆殆较浅的病例。

由下前牙先天缺失造成的前牙深覆盖，上颌牙弓多正常，下颌牙弓前部发育不足。可采用固定矫治器开展缺失的下前牙，改善前牙覆盖，日后修复牙列缺损。

（3）种植体支抗：使用种植体支抗配合固定矫治器远中移动上牙列有两种方式。其一，在上颌双侧颊牙槽嵴植入种植支抗钉，利用种植体支抗整体远中移动上牙列，改善磨牙远中关系，减小前牙覆盖。其二，

先在上颌第一磨牙与第二前磨牙之间植入种植支抗钉，使用间接支抗稳定上颌前磨牙，同时利用螺旋推簧推上颌磨牙向远中。当上颌磨牙远中移动到位后，在上颌第一和第二磨牙之间再次植入种植支抗钉，利用种植体支抗远中移动上颌前磨牙和上前牙，此时还需要拆除在上颌第一磨牙与第二前磨牙之间的种植支抗钉。

2. 骨性错殆

（1）正畸治疗：这类错殆治疗的目标是：①解除可能存在的牙列拥挤，排齐牙列；②减小前牙的深覆盖；③减小前牙的深覆殆；④矫正磨牙远中关系。为达到这一矫治目标，需要拔牙提供间隙。常用的拔牙模式是减数拔除上颌第一前磨牙和下颌第二前磨牙，对于生长发育潜力较大的患者，也可考虑减数上下颌第一前磨牙。需要注意的是，患者的磨牙远中关系越严重，前牙覆盖越大，下颌越后缩，减数的选择应为上颌第一前磨牙和下颌第二前磨牙。

上牙弓拔牙间隙主要用于前牙后移、减小覆盖；下牙弓拔牙间隙主要用于后牙前移、矫正磨牙关系。

正畸治疗过程：恒牙期拔除4颗前磨牙的前牙深覆盖患者多采用固定矫治器治疗。矫治过程分为三个阶段：①排齐和整平牙弓；②关闭拔牙间隙，矫正前牙深覆盖与远中磨牙关系；③殆关系的精细调整。上述三个阶段治疗中第二阶段为整个矫治过程的重点，以直丝弓矫治器为例简介如下：

1）排齐上下前牙：颌内牵引远中移动上尖牙，使上下尖牙成为中性关系。如果希望上前牙最大限度的内收，此时可配合使用口外唇弓或在上牙植入种植支抗钉，以加强上磨牙支抗。下颌尖牙一般不需要单独向远中移动。

2）内收切牙、减小覆盖：内收上前牙是矫正前牙深覆盖的主要方法，此阶段应当使用方丝，多采用滑动法内收上前牙。应注意对上切牙进行转矩移动，在内收的同时进行根舌向/冠唇向控制。若使用圆丝，上切牙的移动将为倾斜移动，间隙关闭后上牙将会过于直立，甚至舌向倾斜，这不仅影响切牙的功能、美观，而且会造成磨牙远中关系不能完全矫正。

上前牙内收时，由于"钟摆效应"，前牙的覆殆将会加深，使原本在第一阶段得以控制或矫正的深覆殆重新出现。为此，需使用摇椅弓丝，在内收的同时，继续整平牙列。

内收上前牙时也应当进行支抗控制，对于需要较多后移上切牙的病例，可以同时使用Ⅱ类颌间牵引，并配合口外唇弓，或使用种植体支抗协助内收上前牙。

3）磨牙关系矫正：在内收切牙时常常配合使用Ⅱ类颌间牵引，起到保护上磨牙支抗，消耗下磨牙支抗的作用，有利于磨牙关系的矫正。治疗中若使用口外

唇弓或种植体支抗，上磨牙的前移会得到更有效的控制，此时不一定需要使用Ⅱ类颌间牵引。通过这些共同作用，使前后牙段发生不同比例的近远中移动，最终前牙达到正常的覆盖关系，磨牙建立中性𬌗。

应当指出的是，磨牙关系中性是正畸治疗追求的目标，但并非每一个患者能够达到，特别是年龄较大的患者。例如，当上牙弓前突而下牙弓基本正常时，可以仅拔除两个上颌第一前磨牙，内收上前牙减小覆盖，使尖牙达到Ⅰ类关系，而磨牙为完全远中关系，仍可以得到良好的形态和功能。

（2）正畸配合正颌手术治疗：成人患者严重的上颌前突和（或）下颌后缩畸形可进行正颌外科手术治疗。术前多需要拔除下颌第一前磨牙，解除下前牙过度唇倾，进一步增大前牙覆盖。上牙列是否需要拔牙应根据上颌（牙弓）宽度和牙列拥挤程度而定。上颌拔牙后仅需要将上牙列排齐即可。拔牙间隙为正颌手术移动上颌前部骨骼预留。上颌作 Le Fort I 型截骨术或上颌前部截骨术，调整上颌骨和上牙弓的形状和位置。下颌作升支矢状劈开截骨术，使下颌前调至正确的位置。通过上、下颌截骨后的调位，可使前、后牙建立正常关系，并协调牙颌面关系，极大地改进口腔功能和颜面美观。

（胡 炜）

第5节 双牙弓前突

上下颌骨相对于颅骨均前突或上下牙弓相对于各自的基骨前突，是一种对颜面美观影响较大的错𬌗畸形。

一、病 因

双牙弓前突的病因多为遗传因素和不良习惯。由遗传因素所致者，牙弓或颌弓前突较明显，牙齿倾斜度基本正常或唇倾，无牙间隙。由不良习惯所致者，前牙常伴有散在牙间隙，前牙多唇向倾斜。

二、临床表现

双牙弓前突表现为上下牙弓对颅面关系为前突位，软组织侧貌呈凸型，常伴开唇露齿面型。严重者侧面像可如"猿人"。一般牙齿排列较整齐，有时可伴有轻度牙列拥挤或前牙散在间隙。上下前牙牙轴常唇倾或直立，磨牙关系常为中性关系，前牙覆𬌗覆盖在正常范围内。

三、矫治方法

矫治原则应使上下牙弓后移或缩短上下牙弓前部长度以协调牙颌面关系。

（一）轻度双牙弓前突

1. 前牙有散在牙间隙 多为不良习惯所致。应先破除不良吐舌习惯。若上下前牙唇倾，间隙量不大可使用活动矫治器内收前牙、关闭间隙并减少前突。若散在间隙量较大，则应使用固定矫治器关闭间隙同时内收上下前牙。应注意后牙支抗的保护，保持磨牙关系中性，还应注意上前牙牙轴的控制和前牙覆𬌗控制。具体方法详见前牙深覆盖一节中关闭间隙的有关描述。

2. 前牙无牙间隙可采用两种矫治方法：

（1）牙列邻面去釉：通过邻面去釉提供少量间隙，适当改善前突。减径部位可在切牙、尖牙和前磨牙的邻接面。减径后相应牙齿的邻面应牙面修整、抛光及防龋处理。邻面去釉通常从后向前逐一完成，减径后产生的间隙自后向前逐渐关闭。应注意后牙支抗的保护，以免间隙丢失。上前牙邻面去釉应慎重，注意保留上前牙正常的牙体解剖形态。

（2）种植体支抗协助后移牙列：此时多需要拔除第三磨牙。具体方法详见前牙深覆盖一节中有关使用种植体支抗配合固定矫治器远中移动上牙列的描述。在下颌植入种植支抗钉的理想部位是下颌颊棚区，使用种植体支抗整体内收下牙列。

（二）中度双牙弓前突

应用减数治疗，提供间隙内收前牙，改善面型。拔牙牙位多选择四个第一前磨牙，采用固定矫治器内收上下前牙，缩短牙弓长度，矫治双牙弓前突。治疗中需加强后牙的支抗、前牙覆𬌗以及牙轴位置的控制。

（三）重度双牙弓前突

待成人后采用正颌手术解决双颌前突、开唇露齿等畸形。术前拔除四个第一前磨牙。正畸治疗通常只需排齐整平牙列即可。若前牙唇倾明显可利用少量间隙改善前牙牙轴唇倾度。此时使用圆丝适当关闭间隙。需要格外注意后牙支抗保护。

常用手术为上下颌骨前部截骨术，矫治双牙弓前突。也可采用上 Le Fort I 型下降断离手术及下颌双侧升支矢状劈开截骨术，使上、下颌骨整体后退，矫治双牙弓前突畸形。

（胡 炜）

第6节 后牙宽度不调

后牙宽度不调是指上牙弓与下牙弓存在宽度的不协调，常见的有后牙反𬌗和锁𬌗。后牙宽度不调常与其他畸形相伴存在，如后牙的反𬌗常与牙列的拥挤及前牙的反𬌗同时存在，而后牙的锁𬌗一般与后牙段的牙列拥挤有关。

一、临 床 表 现

上牙弓宽度相对过宽,下牙弓正常或狭窄,临床常见的是后牙正锁殆;上牙弓宽度相对过窄,下牙弓宽度正常或过宽,常常表现为后牙反殆或后牙反锁殆。后牙宽度不调可以发生在单侧或双侧。单侧的后牙反殆或锁殆经常会出现上下牙弓中线的不一致及下颌的偏斜(彩图19-30,见书末彩插)。

二、病 因

1. 牙源性因素 多见于由于后牙拥挤导致后牙颊舌向萌出位置异常,进而引起后牙宽度不调。根据严重程度不同,可以表现为后牙反殆或锁殆,可以涉及单侧或双侧,单个或多个牙齿。

2. 功能性因素 长期单侧咀嚼,可以引起单侧后牙反殆,严重者可以伴有颜面不对称。

3. 骨性因素 由于上下颌骨间宽度发育的不协调上颌或下颌骨发育过窄或过宽。骨性因素较为复杂,由于遗传因素导致上下颌骨宽度发育不协调,特别是严重的骨性Ⅲ类错殆,上颌骨发育不足时,可表现为单侧或双侧后牙反殆。另外,患者长期口呼吸也可以造成后牙反殆。

三、矫 治 方 法

1. 牙源性后牙宽度不调的矫治 牙源后牙宽度不调多与拥挤有关,对于后牙锁殆,应该首先拔除阻生的第三恒磨牙,交互牵引常用于后牙锁殆的矫治,必要时应该配合后牙殆垫,解除后牙锁殆的锁结关系。对于后牙反殆,可以通过开展上牙弓宽度或缩窄下牙弓宽度、交互牵引等进行矫治。

2. 骨性后牙宽度不调的矫治 对于上颌宽度不足的患者,可以采用矫治器扩大上颌宽度,青少年患者可采用快速腭中缝拓展装置,拓展腭中缝,增加上颌骨的宽度;成年患者腭中缝已闭合,严重的上颌骨狭窄的成年患者可通过手术辅助扩弓,增加上颌骨宽度。

(贾绮林)

第7节 前牙深覆殆与开殆

垂直向错殆在安氏Ⅰ、Ⅱ、Ⅲ类错殆中均有可能存在。它通常由于牙齿、颌骨在垂直方向的发育异常而产生,临床上常见的垂直向错殆有深覆殆和开殆。

一、深 覆 殆

(一)临床表现及分类

上切牙切缘在垂直方向上覆盖下切牙唇面长度

1/3以上,或下切牙切缘咬合于上切牙舌面切1/3以上者为深覆殆。临床上常根据覆殆的深浅将深覆殆分为3度:

Ⅰ度:上切牙牙冠覆盖下切牙唇面1/3～1/2,或下切牙咬合在上切牙舌面切1/3～1/2处。

Ⅱ度:上切牙牙冠覆盖下切牙唇面1/2～2/3,或下切牙咬合在上切牙舌面切1/2～2/3处。

Ⅲ度:上切牙牙冠覆盖下切牙唇面2/3以上,或下切牙咬合在上切牙舌隆突以上。

头颅侧位片上可表现为前牙区牙槽高度发育过度或(和)后牙区牙槽高度发育不足,亦或表现为上下颌骨垂直向发育异常。深覆殆按照其形成机制可分为牙源性深覆殆和骨源性深覆殆:

1. 牙源性深覆殆 常继发于深覆盖,此时下切牙缺乏对殆而持续萌长,逐渐形成深覆殆。

2. 骨源性深覆殆 ①乳磨牙及第一恒磨牙早期丧失的病例,下颌以髁突为旋转中心向前旋转而形成的低角深覆殆(图19-31);②Ⅱ类骨性错殆,切牙缺乏好的咬合接触关系,随着髁突的生长发育,下颌以前磨牙区为旋转中心前旋转而成骨性深覆殆(图19-32)。

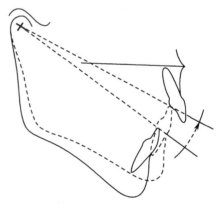

图19-31 下颌以髁突为旋转中心的前旋转

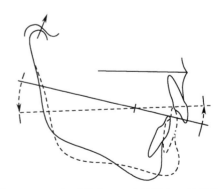

图19-32 下颌以前磨牙区为旋转中心的前旋转

(二)深覆殆的矫治

深覆殆的治疗应考虑患者生长发育的趋势,骨性深覆殆源自下颌骨的两种类型的前旋转生长,致前面高发育不足，治疗可借助于平面导板或 Activator，使下切牙有一个稳定的咬合接触，从而促进后牙的萌长。这类矫治器的作用随着年龄的增大而逐渐减小，因为牙周组织及骨膜组织的生长随着生长趋于成熟而逐渐减慢，致牙齿的萌长和牙槽骨的垂直向生长明显减小，此时可借助于固定矫治器、颌间牵引来刺激牙槽骨的生长及后牙的萌长。具体矫治手段同Ⅱ类错𬌗矫治章节中的深覆𬌗控制。

二、前牙开𬌗

（一）临床表现及分类

前牙开𬌗与前牙深覆𬌗的表现正好相反，即上下前牙在垂直方向上没有覆盖关系。临床上按照上下切牙切缘间垂直距离的大小可将开𬌗分为 3 度：

Ⅰ度：上下切牙垂直分开 3mm 以内。

Ⅱ度：上下切牙垂直分开 3～5mm。

Ⅲ度：上下切牙垂直分开 5mm 以上。

开𬌗的颅颌面形态特征可以表现为后牙区牙槽高度发育过度或（和）前牙区牙槽高度发育不足，亦或表现为上下颌骨垂直向发育异常，常见有下颌平面角过大等。开𬌗按照其形成机制可分为牙源性开𬌗和骨源性开𬌗：

1. 牙源性开𬌗　多见于儿童，常由于唇、舌功能异常，吮指、咬物等不良习惯造成，故又称为功能性开𬌗。这类开𬌗通常表现为局部性开𬌗，形成机制主要由于局部牙齿萌出不全，或局部牙槽骨垂直向发育不足；亦可由后部牙齿𬌗向伸长造成。

2. 骨源性开𬌗　多见于下颌后旋转型病例，主要表现为上下颌平面角明显增大，至于是否表现为开𬌗，则取决于牙-牙槽部分的代偿能力。一般来说，青春发育期牙槽嵴的骨沉积生长速度开始减慢，而下颌骨的生长处于快速阶段，使牙-牙槽的𬌗向代偿速度赶不上下颌平面角打开的速度而形成骨性开𬌗。开𬌗不仅影响前牙的切割功能，还影响患者的发音。

（二）前牙开𬌗的矫治

功能性开𬌗的预后较好，一般只需去除异常功能因素或不良习惯，开𬌗即可以自愈。但骨性开𬌗的预后一般较差，这是因为骨性开𬌗具有进行性加重的特点，而正畸治疗对牙槽突代偿性改建作用是有限的，还有一个更重要的原因是，有些患者对面型的关心程度超过对错𬌗本身的关心程度，对这类患者而言，减小下颌的后旋转更加重要，一切可以阻止后牙萌长、减小后牙高度的措施均应在治疗中加以考虑，严重病例考虑外科手术。

1. 减小前牙唇倾度　适用于上下前牙唇倾造成的轻、中度前牙开𬌗，常需拔除 4 个前磨牙，并随着上

下前牙的内收而逐渐建立正常覆𬌗关系。

2. 后牙𬌗垫　后牙𬌗垫有助于阻止后牙的垂直向萌长，这种𬌗垫要求其厚度超过息止𬌗间隙 3～4mm，治疗时机为生长发育期结束之前。

3. 垂直颏兜　改变常规颏兜作用力的方向，使力的方向尽量向上，从而控制下颌角的进一步加大。垂直颏兜的力量大约在 450g 左右，每天戴用 12 小时以上。

4. 磁力𬌗垫　在𬌗垫上加磁体，借助于同极相斥的原理压低上下后牙。

5. 多曲方丝弓技术　以 MEAW 技术为代表的固定矫正技术可以控制后牙的垂直向萌长，同时促进上下前牙的萌长，以达到矫正开𬌗的效果。

6. 种植支抗　种植支抗是目前压低磨牙最有效的正畸手段，预计会有很好的发展前景。

7. 正颌外科　适用于严重骨性开𬌗。

（许天民）

第8节　阻　生　牙

以往的研究表明，牙齿在牙根发育 3/4 左右时萌出。下中切牙和第一磨牙萌出时，牙根发育不足 3/4，而尖牙及第二磨牙萌出时牙根发育超过 3/4，以此可以作出诊断。萌出时牙根发育少于 3/4 的牙齿为早萌。牙根基本发育完成而因各种原因（乳牙牙根吸收不全、萌出道异常、额外牙、间隙不足、黏膜覆盖过厚等）未萌出者为阻生。

一、阻生牙常见部位

除第三磨牙之外，正畸临床常见的牙齿阻生有上颌中切牙、上颌尖牙及第二前磨牙。不同部位的阻生牙常见病因各异。

1. 上颌中切牙　造成上颌中切牙阻生最常见的原因是额外牙，上颌前部也是额外牙最好发的部位；异位的牙胚以及外伤、上中切牙弯根等也是造成上颌中切牙阻生的原因。上颌中切牙缺失较少见。

2. 上颌尖牙　尖牙阻生临床中较常见，尖牙阻生不是单一的原因，尖牙发育过程中的萌出道已丧失正确的方向、拥挤、外伤、乳牙的病态、遗传等原因都可导致尖牙阻生、颊侧阻生和腭侧阻生。

（1）颊侧阻生：颊侧阻生在亚洲人较常见，常与拥挤有关。由于尖牙是上颌牙弓中萌出最晚的牙齿，现代人的牙量-骨量不调常在尖牙萌出间隙不足而阻生中表现出来。

（2）腭侧阻生：腭侧阻生尖牙的患者常不存在牙列的拥挤，对于腭侧阻生的尖牙白种人报道较多，女性明显比男性好发约 2∶1。尖牙腭侧阻生与遗传有

关,具有锥形或小侧切牙的患者较易出现腭侧阻生的尖牙。有学者认为正常的侧切牙对尖牙的萌出有着重要的引导作用。过小侧切牙在人群中发生率是4%,在腭侧阻生尖牙的患者中是25%,锥形侧切牙在人群中为2%,而在腭侧阻生尖牙的患者中是17%。

3. 上颌前磨牙 上颌前磨牙的阻生常见于由于乳磨牙早失导致第一恒磨牙迁移使第二前磨牙萌出间隙不足而阻生。

二、阻生牙的危害

1. 牙弓间隙的丧失 阻生牙常与间隙不足有关,乳牙由于过早脱落,恒牙发育落后未能及时萌出或是恒牙由于萌出道异常未能替换,常造成邻牙的移动使继承恒牙萌出间隙减小;牙量-骨量不调时恒牙萌出间隙不足也会造成牙齿阻生,常见的是上颌恒尖牙阻生。

2. 邻牙牙根的异常吸收 由于牙胚位置异常或萌出道异常,阻生恒牙常会造成邻牙的牙根异常吸收。

3. 含牙囊肿。

4. 咬合关系的紊乱 阻生牙齿的存在易引起邻牙的移位及对𬌗牙齿的过度萌出从而造成咬合关系的紊乱。

三、阻生牙的诊断方法

阻生牙的诊断需要根据牙齿萌出的时间、牙齿萌出的数量、同名牙齿是否萌出等信息,当然最重要的是需要拍摄X线片。

1. 牙片与定位牙片 阻生牙诊断最常用的是牙片,可以清楚地看到阻生牙的发育、牙根、囊肿等情况。但是,由于牙片为二维影像加之拍摄时存在角度,精确判断其颊舌向位置、牙胚高度等还需参考其他信息。对于没有CT等拍摄条件的也可以采用两张不同拍摄角度的牙片确定阻生牙的位置(图19-33)。

2. 𬌗片 上、下颌的前部𬌗片可以很好地提供阻生牙的颊舌向信息。

3. 全口曲面体层片 能够提供所有牙齿及牙胚的信息,可以根据牙齿大小及形态初步判断阻生牙埋伏的颊舌向位置。由于曲面体层片胶片位于面部前方,球管位于头部后方,曲面体层片上牙胚较大说明阻生牙在牙弓的腭侧。

4. CT片 CT是诊断阻生牙最好的影像手段,尤其对于存在邻牙根吸收的阻生牙来说,可以提供精确的根吸收位置及程度的信息。CT成像清楚,消除了其他影像重叠造成的模糊,并且对阻生牙齿颊舌向位置及骨板情况提供精确的信息。CT的缺点是放射剂量较大。近来锥形束CT的出现和越来越广泛的应用,减小了CT应用中的放射剂量,使得阻生牙诊断中三维影像的应用成为可能。

四、阻生牙的治疗

对于阻生牙的处置需要首先明确阻生牙齿发育情况是否正常,对于由于早期外伤或其他原因造成发育异常,如牙根弯曲、短根等情况的阻生牙,还应根据患者错𬌗的综合情况,决定牙齿是否保留。发育正常的牙齿同时正畸治疗又不需要进行拔牙矫治,通常需要对阻生牙进行牵引治疗,引导进入牙弓,而对于发育异常的阻生牙加之正畸治疗需要进行拔牙矫治,通常可以考虑将阻生牙拔除,而避免再拔发育正常的前磨牙,即降低了正畸治疗的难度及不确定性,又保留了相对正常的牙齿。

对于需要保留的阻生牙的处置,通常有单纯手术暴露、去除病灶、正畸+手术等方法。

1. 单纯手术暴露 对于一些较表浅的阻生牙,可

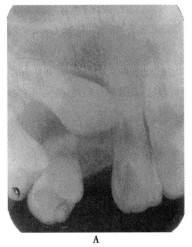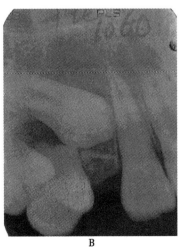

A	B

图19-33 牙片(A)及近中投照角度13牙片(B)
显示阻生尖牙远中移动明显,表明13偏颊侧阻生

以通过单纯切开牙龈组织后即可萌出。常见于上颌尖牙、切牙及下颌第二前磨牙。一般是由于乳牙过早脱落使发育完成的恒牙无法穿过过厚的牙龈组织萌出而造成的阻生。还有一些牙齿虽然阻生部位稍深，但是萌出间隙足够，可以通过牙龈及部分牙槽骨去除后牙齿自行萌出。当然，对于阻生位置较深的牙齿，有的虽然进行了手术暴露，但由于牙齿萌出动力不足而仍无法萌出，应进行正畸牵引助萌。

2. 去除病灶　对于那些由于牙齿萌出道上存在障碍而造成的阻生，如不存在萌出间隙缩小的情况，当病灶去除后，部分阻生牙可以自行萌出，当然，也有很多情况下需要正畸助萌。

3. 手术＋正畸治疗　一些患者除了牙齿阻生，还有阻生牙齿萌出间隙的不足及牙列拥挤等问题，在阻生牙手术暴露之前，需要通过正畸治疗为阻生牙齿创造足够萌出的间隙。手术暴露后在阻生牙上粘接附件后通过正畸牵引的方法将牙齿引入牙弓中。对于腭侧阻生的尖牙，一般采用先将尖牙殆向移动萌出后，再将其引导进入牙弓的方法，避免直接牵引造成牙轴过度的唇倾。

（1）开放切口＋正畸牵引：阻生牙正畸牵引治疗可以在开放的阻生牙上粘接附件，通过正畸牵引将阻生牙导萌。为了防止阻生牙牵引治疗后会出现附着龈形态及位置不佳的状态，开放阻生牙时多做牙龈的根向复位瓣以保证阻生牙牵引入位后拥有正常的牙龈形态。但是，对于阻生位置过低的牙齿，根向复位瓣法也可以导致骨面暴露过多、翻瓣距离过大、增加菌斑附着以及牙冠过长、牙龈不美观等问题。

（2）闭合瓣＋正畸牵引：对于位置低于殆平面过多的阻生牙，通常采用闭合瓣的外科手术，在去除阻生牙上的牙槽骨后，粘接附件于阻生牙上，连接加力装置（弹力线、弹力链或不锈钢丝）后，将牙龈瓣原位缝合，通过调整加力，引导阻生牙进入正常的牙弓位置，采用闭合瓣法的阻生牙一般不会自行萌出。正畸粘接的附件一般应用外形不太突出的金属环或舌侧扣以免对牙龈组织造成过度的刺激。由于腭侧黏膜较厚且易愈合，腭侧阻生牙一般都采用闭合瓣法。

五、阻生牙治疗的风险

1. 牙根吸收　对于阻生位置过低的牙齿，一般采用闭合瓣法，粘接附件后通过牵引引导其进入牙弓。对于已经对邻牙造成吸收或与邻牙关系复杂交错的阻生牙。牵引过程中有可能进一步造成与邻牙牙根的接触而加重吸收。需要通过完善的治疗计划和对牵引力的精确控制来避免。过于复杂的邻牙间关系，需要审慎评估牙齿牵引治疗的价值。

2. 附件的脱落　应用闭合瓣法牵引的阻生牙易出现附件脱落问题，如果出现附件脱落则需要再次手术暴露重新粘接。避免正畸附件脱落的办法是术中进行附件粘接时出血的控制及牙面的干燥。可以通过用气枪持续轻吹牙面，保持牙面的相对干燥，直至粘接剂固化。

3. 牙髓坏死　对于一些阻生位置过远的牙齿，过低或者腭侧埋伏的牙齿，由于正畸牵引路线较远，移动距离过大，易造成阻生牙的牙髓坏死。正畸治疗中应注意勿使用大力牵引，牙齿移动不要太快。

4. 牵引失败　长期阻生的牙齿由于包绕牙齿周围的牙囊组织发生病理性改变或者经过闭合瓣手术的患者由于牵引时间过长而仍未牵出时也会使牙齿组织与周围组织直接接触，导致阻生牙不能牵出。有学者建议固连的牙齿可以通过手术的方法将固连牙松解后快速牵出，当然这种牙齿牵出后仍会继续固连。

（李巍然）

第9节　唇腭裂相关错殆畸形

唇腭裂是颌面部常见的发育畸形，我国新生儿的患病率约为 1.8‰。由于先天畸形的存在以及多次手术的创伤等因素影响，唇腭裂患者常存在严重的殆颌面畸形需要进行包括正畸在内的复杂的综合治疗。

一、唇腭裂相关的殆颌面畸形

（一）颌骨发育异常

唇腭裂患者常存在颌骨及颌骨关系的异常，一些差异来自畸形本身，另些差异来自手术的影响。出生时，不同类型的唇腭裂患者存在不同程度的前颌骨、上颌、下颌骨长宽高的问题说明唇腭裂患者的颌骨发育确实存在一定问题。而著名的 Mars 等的斯里兰卡研究表明，未经唇腭裂手术治疗的成年单侧完全性唇腭裂患者表现出上颌唇侧段的前突、前牙覆盖大、上前牙唇倾、上颌小段向内的塌陷很轻；少见后牙的反殆，没有上颌后缩的病例，其牙弓形态更像 V 形，越靠前越缩窄。未经手术的双侧完全性唇腭裂患者表现出前颌骨显著的前突和上切牙严重的唇倾。上颌骨的前上和后上高度减小、下颌升支短。患者鼻中隔短、鼻底宽大等。而许多研究表明唇腭裂修复完成的患者表现出一些颅面形态的异常，受影响最重的是上颌骨的长、宽、高发育：①颅部形态异常如 BCLP 后颅底平面更平且短；② BCLP 者面部及鼻部宽度增大；③上颌位置靠后，上颌进行性后缩，BCLP 患者前颌骨前突但是上颌骨后部位置更加靠后使得 BCLP 与 UCLP 者面部突度相似；④下颌后缩、下颌平面高角且下颌角钝；

⑤前下面高增大，后面高减小，但是，也有研究表明，唇腭裂修复后患者的面部高度个体间差异较大，虽然 UCLP 和 BCLP 均表现出面高均值大于非裂者，但是 2/3 患者的面部高度是正常的；⑥面部生长型不同于正常 Bolton 标准等；⑦唇腭裂患者腭平面顺时针旋转。

（二）牙齿异常与牙量骨量不调

1．牙齿的异常 唇腭裂患者中牙齿异常情况较多见，如牙齿形态异常、牙齿数目异常等。

（1）先天缺失牙：唇腭裂患者牙齿缺失更常见，恒牙的缺失较乳牙更常见，有报道恒牙缺失率 25.7%，乳牙缺失率 8.3%。最易缺失是裂隙附近的牙齿，以侧切牙为主，但是远离裂隙的第二前磨牙的缺失也较常见。

（2）额外牙：与非裂儿童相比，唇腭裂患者额外牙的发生率较高，这些牙经常出现在腭裂隙的附近。一些萌出于口腔中，另一些埋伏于上颌骨内，它们的形态、大小及位置各异。

（3）牙齿发育异常：唇腭裂患者也常出现融合牙、牙齿大小异常及位置异常。在完全性唇腭裂，邻近腭裂隙的上颌中切牙经常出现较严重的扭转及钙化不良。它们的牙根常发育不足，不能支持牙槽骨。

（4）萌出异常：唇腭裂患者较易出现牙齿萌出的异常，患者第一恒磨牙的异位萌出率约为 21.8%，远高于人群中的发生率 4.3%，常造成第二乳磨牙的早失。

2．牙列拥挤 唇腭裂患者由于上颌骨发育不足，使得恒牙无足够的位置呈排齐状态。唇腭裂患者约半数左右存在显著的上牙列拥挤。

（三）颌间关系不调

1．横向关系的不调 唇腭裂患者由于腭部裂隙的存在，患儿出生时上颌牙弓宽度较大，各种类型腭裂的上颌宽度依次为：双侧完全性唇腭裂＞单侧完全性唇腭裂＞单纯性腭裂＞正常人。在唇腭裂修复术后，尤其是乳牙全部萌出后，随着上颌骨骨段向近中的旋转，唇腭裂患者的上颌宽度逐渐缩小。此时，双侧完全性唇腭裂＜单侧完全性唇腭裂＜单纯性腭裂-正常人。乳牙期时单、双侧完全性唇腭裂患者常出现轻微的乳后牙的反𬌗，极少部分患者有严重的横向不调的问题。但是，在完全性唇腭裂患者的颅面生长呈垂直型时，几乎没有上颌水平向的生长分量，即使患者的上颌不再缩窄，但由于下颌仍按正常的生长发育而逐渐变宽，上颌也相对变窄。这种宽度不调，有随着唇腭裂患者的年龄而加重的趋势。

单纯性腭裂的后牙宽度不调，一般为牙性；而单、双侧完全性唇腭裂患者的后牙宽度不调，均有牙性及骨性成分。

2．前后向关系不调 唇腭裂患者在手术修复前由于前颌突裂开的唇腭裂患者前颌骨的向前移位，表现出上颌的前突或前牙深覆盖。随着唇腭裂修复术的完成，使得患者上颌的生长速度减慢并发生形态改变，常会表现出面中部的凹陷及前牙的反𬌗。唇腭裂患者颌间矢状关系的不调，随着年龄增加而加重，患者上颌骨的矢状生长几乎没有向前的成分，而下颌的生长基本正常。

3．高度不调 在唇腭裂患者存在的所有关系不调的问题中，垂直向关系的不调出现较晚。在乳牙期，患者的垂直高度接近正常，垂直向关系的不调在替牙期开始表现出来。上颌的垂直向发育不足及下颌的向后下旋转，不但引起了面高的变化，而且增大了唇腭裂患者的息止𬌗间隙。上颌垂直向发育不足，易引起的下颌的过度闭合从而加重了患者横向关系及矢状关系的不协调。

4．颜面及牙弓的不对称 唇、腭裂手术后，在乳牙萌出后，50% 的单、双侧完全性唇腭裂患者，会出现不同程度的上颌牙弓的不对称，研究还发现单侧完全性出唇腭裂患者形态的异常不仅存在于牙弓，上下颌骨及颜面的不对称也存在。

二、现代唇腭裂治疗

唇腭裂患者由于先天畸形和继发的一系列问题，常使多学科医师参与治疗。但是很长时间里，对于唇腭裂患者的治疗涉及的各学科之间缺乏联系和全面统一的治疗计划。错𬌗畸形的治疗常在恒牙期后才开始治疗，治疗结果常不甚满意。20 世纪 30 年代，英国的正畸医师 Cooper 发现了唇腭裂患者的错𬌗畸形很难仅由正畸医师独自治疗而达到满意的效果，提出了对唇腭裂患儿的综合治疗，并创立了第一个唇腭裂的治疗中心。由于唇腭裂综合治疗概念的提出，各地唇腭裂治疗中心相继建立，唇腭裂治疗中心的各科专家密切配合，提高了患者的治疗效果，早期正畸治疗及综合治疗的优越性渐被广泛接受。唇腭裂综合治疗的概念提出已有 70 余年的历史，近年来许多学者对唇腭裂患者的生长发育情况、各方面存在的问题以及各种治疗对患者产生的不良影响有了较深入的研究和认识。综合治疗的内容及程序逐渐规范化，不断完善，逐渐形成特定的治疗程序。

唇腭裂的综合治疗是有顺序的，所以又称为唇腭裂的序列治疗，各步骤之间紧密相关。唇裂修复术的改进、鼻成形术的加入以及手术医师技术的提高使唇裂修复不再是简单的缝合，唇部肌肉缝合得更理想，达到口、鼻部功能整复。婴儿早期的整形治疗，解决了婴儿的喂养困难，同时促进了上颌骨的改形。随着麻醉技术的提高，使得腭裂修复时间提前至 1~2 岁间,使患儿在开始学习语言之前即具备了较好的发音条件,为形成正确的发音习惯提供了条件。医师们逐渐认识到手术创伤对唇腭裂患者的颅面生长发育产生严重影响,不断改进,减小手术创伤。耳鼻喉医师的参与解决了唇腭裂患者极易发生的中耳疾患问题;语音病理学家及语音师可以在儿童学龄前进行语音训练,纠正患儿的不良发音;乳牙期、替牙期错𬌗畸形的矫治,促进了患者的颌骨发育;替牙期的牙槽骨植骨使上颌连成整体,稳定了矫治效果,并为恒牙期唇腭裂特征性错𬌗的矫治创造了条件;正畸治疗配合修复及外科正畸,可以使患者获得较理想的𬌗状态及外貌;心理医师可以及时解除患者由于容貌及语音等障碍而产生的心理问题。各学科的配合使经过序列治疗的唇腭裂患者得到较理想的矫治。

近年来,国际上多中心的研究较多,旨在寻找最佳的治疗程序,但是由于影响唇腭裂综合治疗结果的因素较多,目前仍未有严格统一的程序,各中心间仍会存在一些不同。

三、唇腭裂的正畸治疗

唇腭裂的治疗中正畸治疗对于患者最终获得理想的牙齿排列、咬合关系及颌面形态起着重要的作用。从患者出生直至生长发育完成,正畸治疗几乎贯穿始终。

(一)婴儿期整型治疗

完全性唇腭裂患儿大部分在出生时均存在上颌骨骨段的移位及腭部较大的裂隙。上颌骨的整形治疗是1954年由苏格兰的MeNeil医师提出的,治疗的目的就是刺激上颌骨的生长、减小腭部裂隙,使唇腭裂患儿的上颌骨段排列至理想的位置。在唇腭裂修复术前,在患儿牙齿尚未萌出时,使用矫形力,使得移位的上颌骨段重新排列并改形,减小腭裂裂隙使上颌骨骨段形成光滑的弧线。婴儿早期整形治疗使用的方法包括:①腭托或附有开展簧的腭板;②口外牵引;③伴一期植骨(目前多数唇腭裂中心不做)。其后的几十年里,围绕着是否对完全性唇腭裂患儿做早期的整形治疗,形成了两大派别。传统的婴儿期整形治疗,在颌骨段靠拢后进行自体骨移植,以稳定牙弓。由于一期牙槽突植骨对颌骨发育产生较显著的不良影响,自20世纪90年代国际上多数唇腭裂中心已放弃应用而多采用替牙期的二期植骨以减小对颌骨发育的不利影响。因此,婴儿期整型治疗的诸多优越性也不再。

双侧完全性唇腭裂患者,出生时常有前颌骨的前突及唇组织缺乏,使第一次手术修复唇裂较困难,研究表明,软组织在高张状态下进行手术缝合,易产生明显的瘢痕组织。目前,国内外许多学者的研究发现婴儿期颌骨整形治疗并不能刺激患儿颌骨的生长,而

对婴儿期整形治疗持怀疑态度。迄今为止,婴儿期整形治疗不再是唇腭裂序列治疗中常规的治疗,仅对存在严重颌骨移位的患者进行治疗,治疗的主要目的也从希望刺激颌骨生长,变为为唇裂手术创造条件。婴儿期的治疗主要的是对唇裂修复的帮助,通过弹力带或弹力胶布使过度前突的前颌骨后移减小唇裂修复时组织的张力从而减轻唇鼻部的瘢痕。

总之,无论学者们对完全性唇腭裂患者婴儿早期的整形治疗观点如何,早期的矫形治疗可以使正畸医师对唇腭裂患者的治疗做总体的计划,并与其他科专家密切配合,获得较满意的治疗效果。

(二)乳替牙期正畸治疗

唇腭裂患者乳牙期一般没有严重的错𬌗畸形表现,前、后牙的反𬌗一般较轻微。多数学者认为唇腭裂乳牙期的一般错𬌗可以不予矫治。因为早期治疗并没有减轻正畸治疗的需要,在以后的牙龄期内仍需正畸治疗,并且早期治疗延长了患儿正畸治疗的时间且增加了治疗费用。对于患儿存在的后牙反𬌗、前部额外牙及轻度的前牙反𬌗一般可以等到替牙期开始矫治。但是,有下颌功能性移位的唇腭裂患者,必须进行治疗,避免产生永久的生长发育问题,使得日后的正畸治疗更加困难。

关于替牙期的正畸治疗,目前国际上已取得一致的观点,均认为在此牙龄期需要正畸治疗。必须强调,乳牙期、替牙期的正畸治疗,并不说明此后不再需要治疗,患者在恒牙期均需综合的正畸治疗。尤其是腭裂隙附近的牙齿常出现严重的扭转及钙化不良、上颌牙弓的狭窄及前牙的反𬌗等都会影响𬌗颌面的进一步生长发育和某些口颌系统功能的正常行使。因此,替牙期错𬌗的矫正是必要的,这些畸形一出现就应该开始矫正。

1. 后牙反𬌗 对于唇腭裂患者的轻微的后牙反𬌗,有时并不需要治疗。严重的后牙反𬌗,伴有可能的功能因素时,就需要及时治疗。替牙期后牙反𬌗常用开展上颌牙弓的方法来治疗。常用的矫治器为上颌分裂基托矫治器、W形弓矫治器、四角舌弓矫治器和改良的Arnold矫治器。后牙反𬌗解除后需要佩戴保持器,同时需要注意,进入恒牙期后,由于下颌的继续生长唇腭裂患者仍有再次进行牙弓开展治疗的可能性,即使使用了保持器的患者。

2. 错位的恒切牙 上恒切牙的扭转和舌倾是唇腭裂患者替牙期较常见的严重错位。在单、双侧完全性唇腭裂患者中,严重的切牙错位常造成切牙的不良磨耗、𬌗创伤及龋坏的危险,上切牙舌倾易产生前牙的反𬌗及下颌功能补偿而造成的向前移位。需要在替牙早期进行矫治。

（1）活动矫治器：对于切牙扭转较轻的病例，可以用𬌗垫矫治器加上舌簧或指簧来完成矫治，但矫治器要设计足够的固位装置。

（2）固定矫治器：可以应用 2×4 矫治器，用较细的唇弓、较轻的力，结合小曲或牵引、辅弓等。对于反覆𬌗较深的患者，有时磨牙上需要做𬌗垫，用来支开前牙反𬌗的干扰，唇向开展及扭正上切牙。

3. 上颌发育不足与前牙的反𬌗　唇腭裂尤其是完全性唇腭裂术后患者，在替牙期常会表现出前牙的反𬌗和面中部的凹陷。患者的上颌不仅向前发育不足，而且向后错位。如果在此阶段不进行治疗的干预，颌骨的畸形会随着生长发育继续加重，至恒牙期单纯的正畸矫正并不能很好地解决面中部骨骼的畸形。对于由于牙齿异常产生的前牙反𬌗可以采用一些诸如𬌗垫舌簧、2×4 矫治器等进行矫治，此处不再详细介绍。替牙期由于上颌骨发育不足所致的前牙反𬌗可以应用面罩做前方牵引，这样可以使患者上颌尖牙区牙槽突向前向下，补偿了面部垂直向的发育不足，可以获得稳固的尖牙锁结关系。同时，前方牵引可以解除反𬌗，建立正常的覆𬌗、覆盖，增加了对上颌的功能刺激，有利于上颌的发育及颌间关系的稳定，增加了下颌的矢向生长及垂直生长。由于替牙期骨缝反应较活跃，青春期后生长缓慢，所以在替牙期时及时应用前方牵引解除颌间关系的锁结，使得颌骨得以正常的功能刺激，有利于患者颅面的生长发育。

对于存在牙弓缩窄合并上下颌前后向关系不调者，可以在扩弓的同时进行前方牵引，解除上颌的锁结。矫治器可以采用在乳尖牙及第二乳磨牙上做带环的四角舌弓并在尖牙带环上焊前方牵引钩，利用面罩或面弓进行前方牵引。对于多数唇以腭裂患者替牙期治疗时，上颌切牙的扭转和舌倾、斜轴等会对前方牵引治疗产生干扰，部分患者需要在前方牵引治疗之前或同时进行上前牙的矫治以避免影响治疗，和获得更稳定的前方牵引治疗结果。

4. 牙槽突植骨　在替牙期期间，唇腭裂患者需要进行牙槽突植骨，植骨的最佳年龄为 9～11 岁。一些患者由于裂隙附近的牙齿错位和斜轴，常使得牙槽突的裂隙被错位牙齿遮挡，影响植骨手术入路，手术很难成功地翻开黏骨膜瓣并有效地将足够的骨填入裂隙，从而影响植骨的效果。常需要在牙槽突植骨前将错位或斜轴的牙齿移开，使植骨区充分暴露。植骨前的正畸治疗可以根据患者具体错𬌗情况选择矫治器进行治疗。但是在治疗中，应注意裂隙邻近牙齿牙根的移动不要过快、过猛，由于裂隙附近的牙齿如中切牙牙根的远中和尖牙牙根的近中存在骨缺损，有时邻近裂隙的牙根表面仅覆盖非常薄的骨质，过大幅度的牙根的近远中移动会造成牙根穿出进入裂隙而导致牙齿的丧失。如果牙齿存在明显的斜轴，需要进行牙根近远中向的移动，需要非常小心，并需在矫治中拍摄牙片观察。

（三）恒牙期正畸治疗

大部分唇腭裂患者恒牙期时需要进行系统的正畸治疗，正畸医师首先应该对唇腭裂最后正畸治疗步骤的限度有所认识。由于多次手术使得患者上颌牙弓基骨或牙齿的缺失造成了骨的减少，正畸医师应该认识到，在这种情况下患者的正畸治疗的限度和对修复治疗及外科正畸的需要。有学者提出对这类患者应尽可能少地移动牙齿，如果移动也是将其移到正常位置即可，为修复治疗创造条件。另外，在唇腭裂患者开始正畸治疗时，正畸医师很难立刻作出远期的详细治疗计划，常常是在治疗中不断加以调整。在"治疗性诊断"的基础上逐渐形成精确的治疗计划。

1. 唇腭裂患者恒牙期存在的特殊问题　虽然已经经过一系列治疗，恒牙期时唇腭裂患者还会存在一些不同于非裂者的特殊情况，为其正畸治疗带来一定的困难，需要特别注意或其他专业医师的密切配合。

（1）上下颌矢状关系协调性较差。

（2）上颌牙弓塌陷、相对下颌缩窄。

（3）缺乏足够的牙槽骨以完成牙齿移动。

（4）异常萌出的牙齿。

（5）活动的前颌骨。

（6）裂区邻近的上颌骨垂直高度不足。

（7）双侧唇腭裂的前颌骨向后下旋转。

2. 恒牙期的正畸治疗　唇腭裂患者恒牙期的正畸治疗一般采用固定矫治器治疗，通过与其他专业密切地配合均可以获得满意的效果。

在对唇腭裂患者的正畸治疗前应详细检查腭部瘢痕的位置及严重程度。这对于估计上颌牙弓开展程度及矫治后的保持是重要的，同时，可以估计牙齿的移动及改变舌姿势的可能性。应认真检查是否存在腭瘘，因为腭开展后会使治疗前不明显的腭鼻瘘看起来更明显。如果存在腭瘘，应在正畸前向患儿家长说明。

另外，对于可以改变下颌姿势、位置的软组织情况进行检查，如扁桃体增大、上呼吸道感染的易患情况，软腭、牙周情况，并与其他专家进行研究，决定理想的治疗方案。多数唇腭裂患者存在不良的呼吸型，这是患者鼻畸形、上颌发育不足及增殖体、扁桃体肥大等原因造成的鼻呼吸不通畅，使患者舌体位置偏前下位，采用口呼吸方式，使得患者面部高度增加、头前伸。呼吸型直接影响到患者的生长型。所以，对唇腭裂患者应注意及早消除病因建立正常的呼吸型。

（1）上颌牙弓狭窄及后牙反𬌗：在唇腭裂患者中

尽管患者在替牙阶段已经做过牙弓狭窄的矫治，但是，随着颌骨尤其是下颌骨生长发育的进行，一些患者在恒牙期还会出现上颌牙弓的相对狭窄和后牙的反𬌗而需要矫治。另外，也有些患者，在替牙期未进行及时治疗而需扩弓治疗。在这一期的扩弓一般可用前两期的扩弓矫治器，也可以用扩弓辅弓。对于上颌牙弓狭窄不严重的患者，可以不必在使用常规固定矫治器前先期用扩弓装置，而直接在使用固定矫治器的同时应用扩弓附弓即可。由于唇腭裂的特征常导致上颌内陷、牙弓狭窄，上颌前部的内陷比后部严重。所以，在扩弓矫治中上颌前部常需要较大的开展，可以通过适当地改进扩弓的矫治器，针对唇腭裂的特征进行治疗。由于腭部瘢痕组织牵引及腭中缝骨组织缺损，扩弓治疗后也需保持较长的时间。当然，替牙期牙槽区植骨对治疗效果的稳定起着一定的作用。在扩弓治疗中应注意的是，唇腭裂患者的上颌常需要不对称扩弓，可扩弓矫治器进行适当改进。在扩弓治疗后，容易出现口鼻瘘，产生过高鼻音，这常使患者及家长感到不安。其实这个裂并不是开展牙弓造成的，在治疗前即存在，只是被腭部瘢痕组织皱褶掩盖，故在扩弓治疗前应仔细检查，同时应向患者家属提前声明。

（2）前牙反𬌗：由于下颌骨生长迟于上颌，进入恒牙期时一些即使在替牙期经过正畸治疗的患者也可能再次出现前牙的反𬌗甚至下颌的前突。正畸医师应该在治疗设计之初就考虑到是否需要对患者的畸形进行正颌外科的治疗。如果仅需正畸科单独完成，那么就要努力达到使上颌牙齿萌出、舌倾或直立的上颌切牙唇向倾斜、保持下颌前牙的直立或舌倾下切牙、下颌后下旋转，减轻下颌的前突。正畸治疗后患者的面高有所增加。一些前牙反𬌗的患者需要拔除下颌的牙齿，根据情况可能是下颌切牙、前磨牙或最后的磨牙。但是，对于前牙反𬌗严重、颌骨间关系严重不调的患者，很难通过单纯的正畸治疗获得满意的矫治效果，常需要正颌外科配合。

（3）上颌切牙区的控根：唇腭裂患者上颌切牙常较直立，有些甚至舌倾。恒牙期固定矫治器治疗时者的上颌切牙经常需进行较大范围的控根移动。尤其是双侧完全性唇腭裂患者的前颌骨在唇裂修复术后，常向下后旋转，舌倾的前颌骨和严重舌倾萌出的恒上切牙在正畸治疗中常需很大的转矩（40°～50°）。治疗中一般可先应用弹性较好的细弓丝使明显舌倾的上切牙发生一定程度的倾斜移动，待换至方钢丝后，分次逐渐加上上颌切牙的根舌向转矩力。在治疗中加上根转矩力时，要注意观察根吸收情况及根尖处的牙槽骨情况，对于一些前颌骨较突的双侧唇腭裂患者，上颌切牙舌倾常较严重，有时会出现根尖凸现、露出等情

况，常需要调整前颌骨的位置使之后移并且加牙槽骨植骨稳定前颌突后再进行前牙的控根治疗。

（4）牙列拥挤：由于组织缺损、手术创伤及瘢痕的影响，唇腭裂患者的上颌骨生长常受影响而发育不足。在手术修复后的唇腭裂患者经常存在牙列的拥挤且拥挤程度较重，尤其是上颌牙列。由于上颌牙弓挛缩严重，且上颌骨在三个方向均发育不足，上颌的拔牙常使上下颌间的宽度和长度关系更难协调。恒牙期正畸治疗中对于上颌牙弓的拔牙常较慎重，中度以上的拥挤一般需要先进行扩弓治疗后再行评价拥挤情况，决定进一步治疗方案。

四、正畸与正颌外科联合治疗

由于遗传、生长及手术创伤的影响，虽然经历了一系列治疗，恒牙期时仍然有一部分唇腭裂患者会出现较严重的颜面畸形、颌骨关系的异常，单纯通过正畸治疗很难彻底解决患者的根本问题，需要正颌外科进行颌骨手术。上下颌骨之间的不平衡由正颌外科手术解决，此时正畸治疗的目的就是在理想的颌骨关系上，排齐牙列、整平曲线及去除牙齿的代偿作用。唇腭裂患者的正畸-正颌联合治疗包括传统的正颌外科方法和近年来逐渐增多的牵张成骨手术方法，对于上颌发育极差的患者，牵张成骨手术效果更佳。

需要正颌外科联合治疗的唇腭裂患者一般均需要进行术前和术后的正畸治疗。

（一）术前正畸

唇腭裂患者正颌外科术前正畸的目的主要是矫正牙齿排列、整平𬌗曲线、协调上下牙弓宽度及形态、矫治牙弓中线、去除牙齿代偿作用、准备缺失牙修复的间隙以及使术后新的颌间关系下长宽高关系协调。唇腭裂不同于非裂反𬌗患者之处是，唇腭裂患者由于上颌牙弓挛缩更加明显，术前正畸时常需进行上颌牙弓的开展，而非裂者后牙的反𬌗和宽度关系的不调常随着颌间近远中关系的改善而得到解决。另外，由于唇腭裂上颌牙弓的特殊形态，牙弓缩窄从前向后逐渐减轻，上颌第二恒磨牙处经常非但不缩窄反而颊向错位，在术前正畸中常需腭向移动。由于错𬌗情况复杂，唇腭裂患者正颌外科术前正畸治疗常需 18 个月或更长的时间。

（二）术后正畸

正颌外科术前正畸要求尽可能完善以使正颌外科手术结果稳定，一般均需要较长时间。经过完善的术前正畸后，术后的正畸治疗一般相对简单，需要的时间也较短，应在 6 个月左右结束。术后正畸主要进行一些颌间牵引，使颌间牙齿尖窝咬合关系进一步完善。

正颌外科手术使颌骨关系明显异常的患者得到较

理想的治疗。但是，由于唇腭裂患者腭部组织缺损和瘢痕的存在，腭部软组织较缺乏、血液供应较差，正颌外科手术时，上颌很少分块，以避免血供不足造成组织坏死；同时，由于腭部瘢痕的大量存在，影响了手术重调位置的稳定性；唇腭裂患者经过一系列的治疗，加上外科正畸的手术治疗，又多了一次手术创伤的机会。

（李巍然）

第10节　正畸治疗中的风险及防范

许多错殆畸形可以通过正畸手段得到矫治，治疗中会使用各种各样的矫治器和不同的矫治技术。随着矫治器的不断改进和矫治技术的不断更新，正畸医师可以做到精确地移动牙齿，获得良好的矫治效果和长期稳定的疗效。但是，当使用矫治器，尤其是固定矫治器时也可能会出现一些不良问题，包括釉质脱矿、牙周组织健康损害、牙根吸收等。正畸医师需要了解这些治疗风险，征得患者知情同意，并尽可能采取措施加以防范。

一、釉质脱矿和牙周组织损害

（一）釉质脱矿

1. 临床表现　在使用固定矫治器的治疗中或拆除矫治器后，可在某些患者牙齿的唇（颊）面上发现形态不规则的白垩色斑，为釉质脱矿。脱矿程度严重时，会出现明显的龋损。

2. 患病情况　以往国内外的研究报告表明，在没有任何预防措施的情况下，正畸患者釉质脱矿的患病率高达50%。多数为轻中度脱矿。

3. 好发部位　上颌前牙最容易发生釉质脱矿，其中侧切牙的发病率最高，下颌尖牙和前磨牙也是易感牙位。上颌牙齿釉质脱矿的程度要重于下颌牙齿。托槽周围的釉质和托槽龈方的釉质又是好发部位。

4. 病因

（1）矫治器部件黏着在牙齿上，使牙面的某些部位不易清洁，出现菌斑滞留。

（2）患者不良的饮食习惯：两餐之间吃含蔗糖的食物或引用含糖饮料。此外，碳酸饮料对釉质还有一定的腐蚀作用，可加重釉质脱矿。

（3）上颌前牙远离唾液腺开口，菌斑中产生的酸性物质不易被唾液成分缓冲。

（4）患者唾液分泌量小，唾液黏稠，影响其缓冲作用。

（5）正畸矫治器的存在，导致致龋菌数量和比例增多，同时龈上菌斑的致龋性增强。

（6）黏着托槽前的釉质酸蚀不当，酸蚀面积过大，会使得没有被托槽覆盖区域的釉质变得粗糙。粘接托槽后多余的粘接剂残留牙面，易造成菌斑滞留。

（二）牙周组织损害

1. 临床表现　使用固定矫治器的正畸治疗中，最常出现的是牙龈炎。表现为牙龈红肿、探诊出血，有些则表现为牙龈增生。多为暂时变化，当正畸治疗结束后牙周组织能恢复正常。

少数患者的牙龈炎也能发展为牙周炎，进而导致附着丧失，表现为牙周袋探诊深度增加，牙槽骨吸收，牙齿松动度增大以及牙龈退缩等。正畸治疗中出现骨开窗、骨开裂的情况往往因超限矫治引起，虽不多见但却有较严重的骨组织丧失。

2. 患病情况　约半数以上的青少年患者在正畸治疗中会出现牙龈炎，成年人的患病率相对较低。在国外有关的临床调查中，约有10%的患者发生了牙周组织的破坏，表现为附着丧失。

3. 好发部位　下颌前牙与上下颌后牙是好发部位。牙齿的邻面较唇（颊）面和舌面更易发生，程度也较重。拔牙部位发生附着丧失的可能性要高于其他部位。

4. 病因

（1）菌斑滞留，龈下菌斑中革兰氏阴性的厌氧菌种类和数量增多。

（2）带环对牙龈的机械刺激。容易积存食物而不易清洁。

（3）牙齿移动中出现的殆创伤。

（4）正畸治疗中不适当的牙齿移动：健康的牙周组织由牙周膜和牙槽骨构成，牙齿在外力作用下，牙周膜产生破骨细胞和成骨细胞，导致牙槽骨改建，牙齿发生移动。但是，骨改建过程并不能保证成骨量与破骨量完全一致，特别是不适当移动牙齿时，临床上会出现骨开窗、骨开裂等问题，致使牙根的一部分暴露于牙槽骨之外，进而导致牙龈退缩。有研究显示，天然骨开窗、骨开裂较多地发生在唇颊侧，因此扩弓治疗中过度唇向或颊向开展，或者给牙冠简单的内收力等情况下，有可能会使牙根移出唇颊侧牙槽骨之外。使用种植钉等绝对支抗手段整体内收切牙时，应该避免将牙根移出腭侧骨皮质。

过度倾斜和压低牙齿有可能使龈上菌斑移至龈下，导致牙周袋的形成和牙槽骨吸收。

（三）防范措施

1. 口腔健康教育　在正畸治疗中应重视对患者的口腔健康教育，提高正畸患者对于菌斑控制重要性的认识，明确口腔卫生不良和不良饮食习惯的危害。使患者掌握正确有效的刷牙方法，养成良好的卫生习惯。

2. 口腔卫生保健

（1）菌斑的控制：控制菌斑是预防正畸治疗中釉质脱矿和牙周组织损害的最有效方法，及时清除牙面和矫治器上滞留的菌斑和食物残渣，就相当于消除了病因。早晚认真仔细地刷牙是清除菌斑的首要方法。

（2）改变不良的饮食习惯：需要患者配合改变不良的饮食习惯，减少对釉质的损伤。

（3）氟化物的局部使用：局部氟化物的使用可以防止釉质脱矿的发生，对已经发生者能阻止其继续发展，促进釉质的再矿化。正畸治疗中可以用含氟牙膏刷牙，并配合低浓度含氟溶液漱口。

（4）调整和规范一些正畸临床操作：①严格控制酸蚀的面积。②粘接托槽后应及时清理多余的粘接剂。③选择大小合适的带环，及时发现松动的带环，重新粘接。④改变一些正畸临床的治疗方法：例如，尽可能使用唇弓的末端结扎或末端回弯来控制牙弓长度；在直丝弓矫治技术中尽可能采用滑动法来关闭间隙。⑤正畸治疗中不要过度地唇颊向开展牙齿，对于成年患者的扩弓治疗更要慎重。⑥对于已经患有牙周疾病的患者，尽可能使用可以直接粘接的颊面管，避免使用过大的矫治力，尽可能减少矫正中出现的𬌗创伤。

二、牙 根 吸 收

（一）发病率和程度

研究表明正畸治疗后 1 年牙根吸收的发生率为 49%，3～6 年达 100%。正畸治疗中所有牙齿都会出现小量的根吸收，吸收量在 0.5～2mm。大于 3mm 的牙根吸收约占 10%～20%。

（二）种类

1. 微小吸收　根吸收局限于牙骨质表层，在被移动的牙齿上都会出现，牙齿移动停止后多能修复。

2. 进行性吸收　根吸收呈进行性，常发于牙根尖，严重者多不能修复。

3. 特发性吸收　在矫治前就可能存在，与矫治力无关。矫治后可使根吸收加剧。

（三）病因

根吸收与矫治力和牙齿移动情况有关，但也受个体遗传、全身状况、年龄、性别等因素影响。

1. 女性较男性容易发生牙根吸收且程度较重。

2. 成年患者较青少年患者易发生牙根吸收。

3. 上颌牙齿比下颌牙齿、前牙比后牙更易发生牙根吸收。

4. 发育畸形的牙齿，如短根牙、弯根牙易发生牙根吸收；外伤牙也容易受累。

5. 过大或持续时间过长的矫治力都可能引发牙根吸收。

6. 牙齿的移动距离越长，根吸收越明显。

7. 压入移动、过度的倾斜移动和长期的整体移动也易发生牙根吸收。

8. 疗程越长，根吸收越易发生，程度也越明显。

（四）诊断与防范

牙根吸收到一定程度才能在 X 线片上发现。一旦发生严重的牙根吸收，很难有治疗方法使之恢复。

1. 治疗前常规拍摄全口曲面体层片，对于可疑部位应加照根尖片或 CBCT 确定牙根畸形以及根吸收的部位和程度。

2. 正畸治疗中注意使用弱而间断的矫治力。在压低牙齿时更应使用弱力。避免以过大而持续的力使牙齿整体移动，尽可能缩短矫治时间。

3. 发生较为严重的牙根吸收后，应中断正畸治疗。

4. 正畸治疗结束时拍摄全口曲面体层片评价牙根的完整性。

三、正畸治疗的知情同意

正畸疗程往往长达两年以上，如果矫治后期才发现与患者的愿望不符，往往意味着要重新矫治，尤其对于拔牙还是不拔牙的选择，一旦采取了拔牙方案，已经无法逆转，因此治疗前与患者的沟通极其重要。正畸知情同意首先要求正畸医师在设计方案时，要向患者交代清楚患者的错𬌗情况及可供选择的治疗方案，不同治疗方法的利弊、风险、代价等；第二是正畸医师要对治疗方案提出自己的建议，即医师认为优选的方案；最后是让患者在充分知情的情况下作出自己认为最合适的选择并签字确认。附件为笔者负责北大正畸科医疗工作期间制定的知情同意书，后经征求相关科室专家的意见数次修订后的版本，仅供读者参考。

口腔正畸科治疗须知

一、矫正疗程

一般乳牙𬌗和替牙期牙𬌗畸形的治疗需要 1 年左右，恒牙期治疗需要 2 年左右，疑难患者及特殊病例需更长时间。治疗完成后还需戴用保持器 2 年左右，少数患者需要更长时间，甚至终生保持，以防复发。

二、矫正费用

因畸形程度、矫治器种类、患者合作程度、年龄、疗程等而各不相同，请您在决定治疗前咨询您的主治大夫目前大致的收费情况。

三、接受正畸治疗必须注意的问题

1. 初戴矫治器及每次复诊加力后，牙齿可能出现轻度反应性疼痛或不适，一般持续 3～5 天后即可减轻及消失。若疼痛 3～5 天不减反而加重，或出现其他情况，则需及时与医师联系就诊检查。

2. 戴用固定矫治器的患者要特别注意口腔卫生。早、晚及进食后，复诊前都必须刷牙，要把牙齿上的软垢及留存的食物残渣仔细刷干净，否则易造成牙龈炎、牙周炎、牙齿表面脱钙、缺损以及龋齿等，严重牙周炎患者治疗过程中甚至会出现牙齿松动脱落。

3. 在固定矫治器的治疗过程中，不能吃硬、黏食物，大块食物弄小后再吃，以防矫治器损坏。若发现带环松脱、弓丝折断等情况而影响到口腔功能时，应及时与医师联系，确定是否需来院处理。

4. 矫正过程中必须按照医嘱定期复诊。一般戴上固定矫治器后每四周左右复诊一次(一般为上课时间)。若不按时复诊或长期不就诊，矫治牙将失去治疗控制，会出现牙齿移位异常或治疗无进展等情况。对于超过 6 个月无故不来就诊的患者，将视作自动终止治疗，若再要治疗需按新患者程序重新登记开始，由此造成的经济损失需由患者自己承担。

5. 需用头帽口外唇弓的患者每天必须戴足医师指定的时间，在取下口外唇弓时，应先取下弹力圈，再取出口外弓，以免造成牙齿及面部组织器官的意外损伤。

6. 尽管患者与医师都不愿意拔牙，但仍有 65% 左右的牙𬌗畸形必须通过拔牙才能矫正。

7. 患者 18 岁之前均处于生长发育期，若颌骨生长型异常，治疗结果则难以令人满意，异常生长在保持期还可表现为畸形复发，严重的发育异常可能需要结合外科手术去进一步治疗。部分正畸治疗需要利用患者的正常生长潜力，如果患者不能遵照医嘱积极配合，则会丧失治疗时机。

8. 现代医学研究发现，正畸患者的颞下颌关节病(TMD)发病率与普通人群的 TMD 发病率相同，因此一般认为常规正畸治疗既不会引起也不能阻止 TMD 的发生。如果患者治疗前就有颞下颌关节弹响、疼痛等症状，请向你的主治大夫咨询治疗中可能出现的问题。

9. 正畸治疗过程中有可能会出现非正畸医师所能控制的意外情况如牙根吸收、牙髓坏死等，少数患者的牙齿可能由于存在难以发现的根骨粘连而无法移动，以致无法完成治疗计划。

10. 成年患者常伴发牙周组织炎症而在正畸治疗中或治疗后出现较明显的牙龈组织退缩，易在牙齿颈部尤其前牙间出现小的三角间隙。部分退缩严重的会对患者前牙美观产生一定的影响。

11. 医师的设计方案综合考虑了患者要求、健康、美观、功能、稳定自身条件等因素，可能不能完全满足您的所有要求或特殊喜好，但我们会尽最大的努力为您提供目前医疗水平所能达到的最好治疗结果。

四、矫正资料

患者的病历、牙𬌗模型、照片、X 线片是医院对患者进行诊断、设计、控制治疗进程、观察复发趋势等的重要参考资料，均由医院保存使用。为发展医学事业，医师有可能将这些资料用于教学、科研，包括出版论文、专著等。

北京大学口腔医学院口腔正畸科

对于以上各条内容，我已详细阅读并完全理解，愿意承担治疗中可能出现的风险并遵守医嘱，同意在北大正畸科进行正畸治疗。

患者姓名： 病历号： 签名：
医师签名： (未成年患者由家长签名)

年 月 日

(胡 炜 许天民)

参 考 文 献

1. 林久祥,许天民. 现代口腔正畸学. 第 4 版. 北京:北京大学医学出版社,2011

2. 傅民魁,林久祥. 口腔正畸学. 北京:北京大学医学出版社,2005

3. 张震康,俞光岩. 实用口腔科学. 第 3 版. 北京:人民卫生出版社,2009

第 20 章

睡眠呼吸障碍及其口腔治疗

根据睡眠障碍的第 3 版国际分类（third edition of International Classification of Sleep Disorder, ICSD-3），鼾症、上气道阻力综合征、阻塞性睡眠呼吸暂停及低通气属于"睡眠相关呼吸障碍"下的"阻塞性睡眠呼吸暂停综合征"，这些均可口腔治疗。

口腔医学在这一呼吸内科疾病领域，因其独特的研究手段和良好疗效，日益受到医学界的重视。1995 年美国睡眠医学学会公布指南开始，口腔矫治器被肯定为单纯性鼾症和轻度睡眠呼吸障碍的首选疗法以及其他治疗方法失败时中重度患者的替代疗法。

第 1 节 睡眠呼吸暂停及低通气综合征概述

一、定义和流行病学

中国睡眠研究会睡眠呼吸障碍专委会撰写的《阻塞性睡眠呼吸暂停低通气综合征诊断治疗专家共识》中定义，阻塞性睡眠呼吸暂停低通气（obstructive sleep apnea-hypopnea, OSAH）的特点是睡眠期间反复出现的上气道塌陷和阻塞。这些阻塞事件和反复出现的氧减及睡眠中的微觉醒有关。伴有日间症状的 OSAH 就是阻塞性睡眠呼吸暂停低通气综合征（obstructive sleep apnea hypopnea syndrome, OSAHS）。基于白种人群的流行病学队列研究显示，有临床症状的 OSAHS，保守估计，男性患病率为 2%～4%，女性患病率为 1%～3%。40～65 岁比例最高。

我国尚未见到大样本的 OSAHS 的人口流行病学资料。中华医学会的大样本的睡眠调查提示国人睡眠质量普遍较差。北京大学口腔医学院提供北京地区 1622 人（12～92 岁）中打鼾与睡眠呼吸暂停的调查：鼾症患病率为 13.4%，OSAHS 推断为 3.1%。两者的发病年龄均在 42 岁左右。

OSAHS 是有性别倾向的疾病，在男性中的分布远远多于女性，男女比例在社区调查中接近（2～3）∶1，在睡眠门诊中可高达（10～90）∶1。妇女在绝经期后比例增高。通常 OSAHS 在打鼾人群中的比例较高，约

20%～30%。在中老年人中也高，可达 40%～60%。肥胖者（特别是颈部肥胖）可增加 10～14 倍的几率罹患 OSAHS，BMI≥2.7kg/m² 时，男性习惯性打鼾率由 7% 升至 13.9%。面部解剖结构异常患者，尤其 Marfan's disease、Down's syndrome、Pierre-Robin syndrome 等颅面先天畸形，发病率明显增高。非洲人、墨西哥人和太平洋岛民和东亚人为现知的 OSAHS 易感种族。OSAHS 在家族中有增强，家族患病风险是一般人的 2～4 倍，家族聚集性的复发风险介于 1.6～8.0 之间。自主神经系统受损、肢端肥大症、淀粉样变性等特定疾病可诱发 OSAHS。

此外，寝前饮酒、镇静剂、睡眠剥夺、仰卧位、呼吸道过敏、鼻黏膜充血是 OSAHS 加重因素。

二、症状和并发症

据报道，SAHS 患者中 95% 伴有响亮鼾声，90% 伴有日间嗜睡，40% 不能通过睡眠得到头脑和身体的有效休息，30% 晨起头痛，30% 被发现夜间窒息，20% 性欲减退，5% 关节肿胀，5% 遗尿。

由于夜间反复多次发生呼吸暂停，血液氧饱和度降低，引发"神经-体液"系统调节紊乱，造成血压增高、血液黏稠度增大、肾脏功能减退、糖代谢紊乱等，已证实它是引起高血压的独立危险因素，并和代谢综合征相关，OSAHS 患者脑卒中和心肌梗死的发病率增加。由于阻塞造成的胸腔压力增高，可导致右心负荷加重、反流性食管炎；由于大脑皮层的反复唤醒，患者缺乏深睡眠，是睡不解乏、昼间嗜睡的原因。

睡眠中打鼾、喘息，旁人可见呼吸暂停、憋醒，白天嗜睡，夜间多动多汗，频繁觉醒，食管反流，夜尿，口干，夜磨牙，从事灵巧性和集中注意力、记忆力、判断力的工作表现差，个性改变（攻击性强，易激惹、焦虑或阴郁），阳痿。

严重 OSAHS 患者的终极发展为 Pickwickian 综合征，患者的直接死亡原因为右心衰竭。

三、病 因 机 制

OSAHS 的发病机制尚不十分明确。目前认为有

三方面的异常因素：上气道和颅面结构的解剖异常；上气道扩张肌的神经调控异常；呼吸中枢的异常。其中，上气道和颅面结构的解剖异常是现有治疗手段所能影响的唯一方面，一般通过口腔医学领域应用广泛的头影测量、CT、磁共振等影像手段来进行研究。

北京大学口腔医学院有关 OSAHS 患者上气道与周围结构形态学的多手段研究结果：OSAHS 患者上气道较为狭窄，上气道的总体积比较小，且口咽部较为明显；上气道周围组织结构存在不同程度的异常，如：软腭、舌较大，舌骨位置较低；患者的颅面形态上以下颌后缩常见，呈现安氏Ⅱ类高角病例的特征。研究结果还证实，SAHS 患者呼吸暂停的严重程度与上气道及周围软硬组织的形态之间存在一定的相关性。

过度肥胖、特定的内分泌激素、烟酒刺激物、镇静安眠药物、仰卧体位通过影响上述三个方面的异常因素而引发和加重 OSAHS。

第 2 节　睡眠呼吸暂停低通气综合征的诊断及检查

一、诊断与分型

OSAHS 的确诊要求两个条件：其一，患者要有主诉症状，或睡眠中有鼾声、呼吸中断现象，或嗜睡、清晨血压升高等；其二，夜间多导睡眠图监测结果符合 OSAHS。夜间多导睡眠图监测（polysomnography，PSG）是对 OSAHS 确诊分型、决定病情严重程度以及进行疗效评价的金标准客观手段。

该监测需在患者夜间睡眠时进行，持续时间应不少于 4 小时。同步记录内容包括：口鼻气流、胸腹式呼吸活动、血氧饱和度、心电、脑电、眼动、肢体运动、体位、鼾声、颏肌肌电图……等等。口鼻气流中断持续 10 秒以上计一次呼吸暂停；呼吸振幅较正常呼吸时减小 30%，并伴有≥3% 血氧饱和度的降低或脑电波 α 觉醒波，称为低通气。从而可计算呼吸暂停及低通气指数（apnea and hypopnea index，AHI）或呼吸紊乱指数（respiratory disorder index，RDI）：

AHI =（呼吸暂停次数 + 低通气次数）/ 睡眠时间（小时）

一般 AHI 或 RDI 大于 5 次 / 小时的有症状患者，诊断为睡眠呼吸暂停低通气综合征。血氧饱和度亦可作为严重程度的判断指标，包括最低血氧饱和度、每小时氧减次数和氧饱和度小于 90% 占监测时间的百分数。

呼吸暂停分为阻塞性、中枢性和混合性。阻塞性呼吸暂停为口鼻气流停止；胸腹式呼吸活动仍然存在；中枢性呼吸暂停为口鼻气流及胸腹式呼吸活动均停止；混合性呼吸暂停是指以中枢性呼吸暂停开始，以阻塞性呼吸暂停终止。

以阻塞性呼吸暂停为主的睡眠呼吸暂停低通气综合征称为 OSAHS。

二、临床检查及影像检查

对 OSAHS 患者的临床检查涉及内科、耳鼻咽喉科、口腔科等多学科。由内科进行 OSAHS 的诊断和鉴别诊断，并评价患者其他脏器损害；由耳鼻咽喉科对患者鼻、咽、喉部进行全面检查，以发现或解除可能引起气道狭窄的解剖异常如鼻翼塌陷、鼻息肉、鼻甲肥大、鼻中隔偏曲、扁桃体腺样体肥大等。口腔科除检查软腭、舌、扁桃体的大小、形态及位置外，颞下颌关节与口颌系统肌肉功能、牙周支持组织状况、牙体牙列缺损情况，这些可能影响口腔矫治器戴用的因素都需评价。

由于上气道位置隐蔽，需借助二维或三维影像技术观察。头颅侧位片可分析患者颅面软硬组织结构、上气道阻塞点位置、软腭和舌的大小形态及相关关系、舌骨位置等；鼻咽纤维内镜可观察上气道内壁、顺应性、阻塞部位及与呼吸运动的关系；CT 和磁共振能准确地从三维方向定量评价上气道及周围结构的形态、大小和位置关系。影像检查有助于确定气道狭窄部位，了解患者颅面结构和上气道的特点，为选择有效的治疗方案及疗效预测提供参考。

第 3 节　睡眠呼吸暂停低通气综合征的口腔矫治

一、口腔矫治器的种类和原理

用于睡眠呼吸暂停低通气综合征的口腔矫治器，从设计到材质，有很多种类。见诸于国内外文献的亦有五十余种。根据其作用原理，可将之分为三大类：下颌前移器、舌牵引器、软腭作用器。以下各类别的矫治器代表来自于北京大学口腔医学院睡眠呼吸障碍口腔诊疗中心的临床实践。

1. 下颌前移器　下颌前移器通过将下颌前移、垂直开张，一方面由颏舌肌、下颌下肌群导舌体矢状向向前移动，扩张舌后上气道；另一方面，下颌骨的前下移位，牵拉咽侧壁肌纤维可扩张腭咽，扩大软腭后上气道和减少上气道黏膜顺应性。

下颌前移器种类最为繁多（图 20-1），上下颌一体式有自凝树脂型（类 Activator）、压膜型（类定位器）、SnorGuard 半预成型等；上下颌双体式有双𬌗垫型（类 Twinblock）、各种可调型、关节微动型等。近年发展出

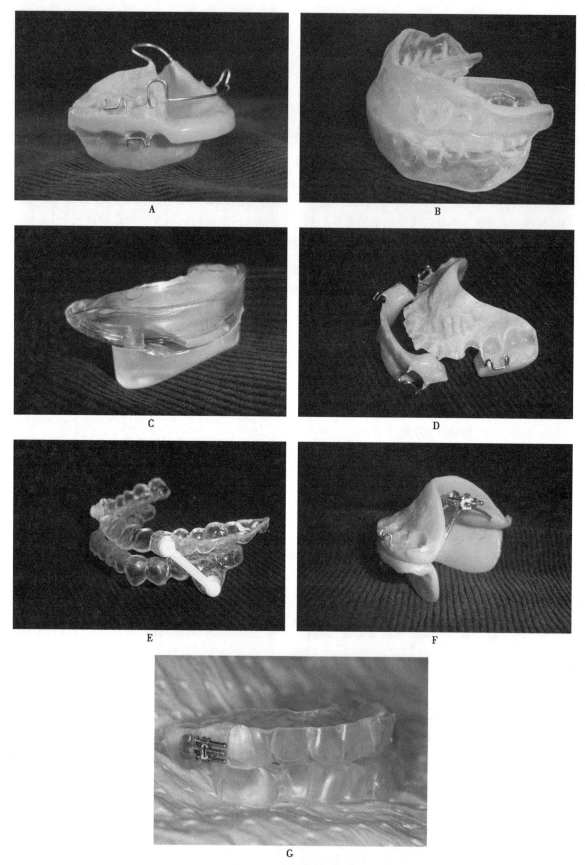

图 20-1 下颌前移型矫治器
A. 上下颌一体式之自凝树脂型　B. 上下颌一体式之膜压型　C. 半预成型
D. 上下颌双体式之双𬌗垫型　E. 关节微动式　F、G. 可调式

现将双体可调型和半预成型融合的趋势。

2. 舌牵引器 此类矫治器直接作用于舌体，由一个弹性空泡靠真空负压原理将舌尖吸附在口唇前方（图20-2），由于舌的前伸使舌背后上气道扩大。适应证为下颌难于前移的患者（TMJD、Ⅲ类错𬌗）以及严重牙列缺损、严重牙周疾患影响矫治器固位的 SAHS 患者。

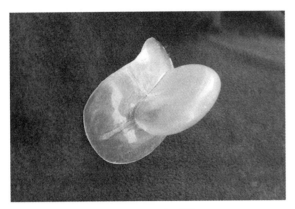

图 20-2　舌牵引器

3. 软腭作用器 此类矫治器主要针对软腭产生的鼾声。设计有伸向软腭的托垫，将软腭上抬，如果软腭能适应，则可减小软腭的振荡，加大软腭与舌背之间的空间，使不易产生鼾声。此类矫治器舒适度差，极难适应，且治疗目标狭窄，使用越来越少。

二、口腔矫治器的治疗机制

由于下颌前移器种类和数量占绝对优势，所以对用于 OSAHS 的口腔矫治器的研究基本针对下颌前移器。其治疗机制主要为形态学机制。国内外众多以 X 线头颅侧位片、CT、MRI 手段对 OSAHS 患者戴用口腔矫治器前后上气道的改变进行的研究，一致的结论是：口腔矫治器可以扩大上气道。戴入矫治器后，上气道阻塞大为减少或减轻。从腭咽到舌咽乃至较低位的喉咽，都可见不同程度的扩张，以腭咽、舌咽较为明显。上气道矢向径、横向径、截面积、体积均有增加，全咽腔体积可增加 13.5%，在增加比例上，各研究者有所出入。上气道的形状改变，显示以横向扩张为主。舌体由直立变平伏前伸；软腭向前下垂。然而，尽管上气道形态、大小有较大改变，但与无鼾正常者仍存在形态差异。这种下颌前移造成的上气道空间变大，可减少上气道闭合压，降低上气道的塌陷性。

在肌电研究方面倾向于口腔矫治器没有或有很弱的肌电作用。赵颖等使用一种下颌前移器研究 OSAHS 患者睡眠状态颏舌肌肌电活动的改变，发现戴矫治器后整夜颏舌肌活动显著下降，睡眠呼吸暂停阶段的肌电活性和波动幅度也明显减小。

三、下颌定位的确定

下颌前移器通过改变下颌的位置来实现上气道的扩张，因而在制作矫治器之前，需在患者口内借助咬合蜡准确记录预期能产生疗效的下颌位置。

1. 下颌前伸位置特点 上气道随下颌前伸而呈现的规律性变化（图 20-3），为一条向上的曲线，说明下颌越前伸上气道扩张越明显，但是接近最大前伸位置时，曲线斜率明显降低，提示为考虑患者的适应性，不必前伸到极限位置也能获得近似的疗效。

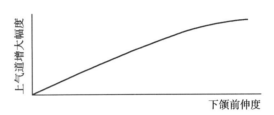

图 20-3　上气道大小随下颌前伸的曲线变化规律

2. 下颌垂直张开度特点 下颌垂直张开度对上气道的变化影响，在学者间存在争议。有学者认为，在下颌前伸的同时适度打开下颌，可增加口腔内间隙，减少舌根后坠以及舌体对悬雍垂的压迫，从而减少气道塌陷。与此相反，另一部分学者认为，下颌张口的同时导致下颌向下向后旋转，使舌根部及其下后方咽部软组织向下后方移位而更接近咽后壁，使下咽部气道更狭窄。事实上，下颌垂直张开度应因人而异，需参考有关颅颌面形态（尤其垂直面型）、上气道狭窄部位等综合判定。

3. 下颌定位的确定方法 不同的矫治器以及不同的临床操作者之间，存在不同的下颌定位方式。在下颌前伸方向上，有的取最大前伸减去 3mm，有的取最大前伸的 75%，有的令患者前伸到舒适的位置，有的采取前伸 3~6mm 范围内的固定值。在垂直方向上，有的粗略地观察下颌向下，有的计算垂直打开，有的测量切缘间距离，范围可从 4~17mm，甚至超过这一数值。

北京大学口腔医学院的下颌定位标准为：下颌在𬌗平面投影的前移量为 5.5mm±1.7mm，下切牙垂直打开 6.9mm±2.8mm；戴入矫治器后，上下切牙略成反覆盖关系（-0.8mm±2.6mm），切牙间开𬌗约 -3.9mm±1.7mm；并且，建议下颌前伸的数量为患者下颌最大前伸量的 68% 左右。

四、口腔矫治器的疗效

口腔矫治器治疗 OSAHS 疗效肯定，患者的主观症状和客观检查指标均可明显改善。

主观有效率指患者自感打鼾、憋气、嗜睡、头痛等症状明显好转；一般报道为有效率 90% 以上。口腔矫治器止鼾效果公认较好。

客观有效率评定标准为治疗后经睡眠监测 AHI 或 RDI 指数较治疗前降低 50% 或降至 5 次 / 小时以下；目前一般报道为有效率 80% 以上。中轻度 OSAHS 患者效果较好。

一些前瞻性交叉研究显示，与呼吸机（continuous positive airway pressure，CPAP）相比，口腔矫治器在降低 AHI 和提升血氧饱和度方面逊色于 CPAP，但耐受度和患者满意度明显高于 CPAP。与腭咽成形术（uvulopalatopharyngoplasty，UPPP）相比，口腔矫治器在降低 AHI 方面更有效，UPPP 组部分患者 4 年后转用口腔矫治器。

五、口腔矫治器的临床过程

OSAHS 患者首先要经过睡眠医师确诊，经耳鼻喉科排除上气道其他阻塞性因素。口腔科医师需具备看懂监测报告的能力。

接诊时通过问诊全面了解患者睡眠情况、呼吸情况、全身状况、用药情况、于疾病治疗不利的生活习惯等。口腔科医师不能只着眼于口腔治疗，OSAHS 是一个涉及多器官多系统的疾病，要为患者拟定全面且个体化的治疗方案。否则一个既存的生活习惯，如寝前饮酒，就可能使疗效大打折扣；而与之相反，如体重控制、睡眠姿势调整，可更好地协助控制 OSAHS。当患者的检查结果显示使用或联合口腔科之外的其他疗法更合理时，应及时推荐，体现首诊负责。签署知情同意书。

全面的口腔科检查十分必要，了解患者与 OSAHS 相关的组织如舌体、扁桃腺、软腭以及唇形态功能等，了解与口腔矫治器戴用相关的组织如牙体、牙周、黏膜、咬合、颞下颌关节的状态；需要治疗的牙科疾病应先处理。常规拍摄头颅侧位片，对上气道阻塞位置及颅面形态进行测量分析。曲面体层片、薛氏位片和经咽侧位片对了解患者牙周、颞下颌关节亦有相应帮助。近年 CBCT 的应用，不仅满足对咬合和颅面系统的观察，而且能直接观察上气道。

根据患者上气道、颅面结构、颞下颌关节、牙周等特点，在口内借助咬合蜡确定下颌定位。反复核准后，将石膏牙模及咬合蜡上𬌗架，技工室制作口腔矫治器。需要由口腔科医师为患者初戴和调整矫治器，告知口腔矫治器的保护、保养方法，交代可能出现的不适反应及对策，并建议治疗后睡眠监测。定期复查十分必要，以评价矫治器的疗效稳定性、固位改变、损耗状态，相关组织器官是否出现改善或不适变化。医师需与佩戴口腔矫治器的患者建立终生复诊联系，根据患者增龄变化，必要时修改矫治器，或约其他学科医师会诊重新设计治疗方案。

六、口腔矫治器的适应证、副作用和优缺点

口腔矫治器的适应范围较广，对中、轻度和部分重度睡眠呼吸暂停患者都有良好疗效，是单纯鼾症和轻度 OSAHS 的首选疗法，是不能耐受 CPAP 的重度患者的二线疗法。对上气道的扩张也不只局限于某一区段，而是对阻塞好发处从腭咽到舌咽都有明显扩张；且安全可逆、经济舒适、携带方便；单独使用亦可配合其他多种治疗手段使用。

然而，口腔矫治器需要牙齿固位，严重牙周病患者、严重牙列缺失患者不适宜（有建议上下颌至少要有 8 颗支抗牙齿）；由于矫治器产生下颌移位，重度颞下颌关节紊乱患者（下颌前伸度至少在 5mm 以上）、安氏Ⅲ类患者不适宜；矫治器还可能造成轻度咬合改变，治疗前切牙对刃患者不适宜。

同其他治疗方法相比，口腔矫治器是最为舒适、副作用少且轻微的一种。可能出现的副作用包括：戴矫治器入睡时唾液分泌增加；晨起时牙齿和（或）脸颊一过性酸胀；颞下颌关节不适；轻度且短暂的咬合不良；局部牙龈及黏膜压痛等，可以通过继续戴用而适应或经医师调改而缓解、消失。

弓煦等对口腔矫治器使用 5 年以上颅面、上气道及咬合变化的追踪报道显示，部分患者出现轻微的覆𬌗变浅，覆盖变小，下颌轻微后旋，前下面高轻微增加的改变。有个案报道戴用口腔矫治器发生开𬌗、局部咬合关系不良等。故制作口腔矫治器时建议覆盖全部𬌗面，对可能加重特定错𬌗表现的患者要慎重处理或尽告知义务。颞下颌关节紊乱综合征尚未见诸于文献报道，但需严密关注。

（高雪梅）

第4节 睡眠呼吸暂停及低通气综合征的外科手术治疗

睡眠呼吸暂停及低通气综合征分为阻塞性、中枢性和混合性，能够使用外科手术治疗的主要是一部分阻塞性睡眠呼吸暂停及低通气综合征（obstructive sleep apnea and hypopnea syndrome，OSAHS）病例。对 OSAHS 患者能否使用外科手术治疗，抑或使用何种外科手术治疗的判断，应根据对患者上气道形态和功能以及全身各系统功能的综合评估后做出。

一、手术类型与疗效

颌面外科手术治疗 OSAHS 的方法有多种。大致

分为正颌外科手术和其他手术。各类手术的原理有所不同,但目的都是为了扩大上气道口径或减少上气道阻力,从而缓解 OSAHS。

（一）正颌外科手术

各类正颌外科手术治疗 OSAHS,原理主要是通过对下颌骨和（或）颏部的前徙,通过颏舌肌和颏舌骨肌的牵拉作用,使舌根和（或）舌骨前移,扩大舌根水平上气道的口径。因此,正颌外科手术主要解决舌根水平上气道狭窄。

1. 下颌前徙术 使用正颌外科经典的下颌升支矢状劈开截骨术,能够按照设计要求较大幅度地前徙下颌骨,达到治疗 OSAHS 的目的。

2. 颏前徙术 采用正颌外科常用的水平截骨颏成形术可使颏舌肌和颏舌骨肌的附着点 - 颏棘前移,从而达到前移舌根的目的。为了避免水平截骨线过高及术后患者面型发生过于明显的改变,颏前徙的手术方式作了相应的改良（图 20-4、20-5）。

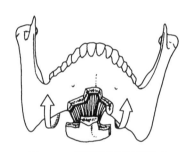

图 20-4 "凸"字形颏前徙术

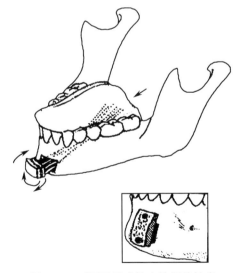

图 20-5 对面形影响较小的颏前徙术

3. 双颌前徙术 单纯大幅度地前移下颌骨,会受到咬合关系的限制;有些 OSAHS 患者还存在双颌后缩畸形。因此可使用上颌 Le Fort Ⅰ型截骨术加下颌升支矢状劈开截骨术,配合颏前徙术的方法针对这类

OSAHS 患者进行治疗。

4. 颏部前徙和舌骨肌群切断悬吊术 有些 OSAHS 患者的上气道狭窄,与舌骨位置过于低下和后缩有关。前述的正颌外科手术难于永久性地保持舌骨前上移位的位置。这种专门用于治疗由于舌骨位置异常造成 OSAHS 病例的方法,需从口外入路切断舌骨下肌群在舌骨体和舌骨大角的附丽,采用同一口外入路行颏前徙术后,将舌骨向前上移动,用阔筋膜悬吊于前徙的颏部（图 20-6）。

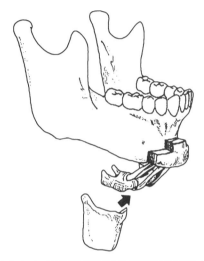

图 20-6 颏部前徙和舌骨肌群切断悬吊术

5. 颌骨牵引成骨技术 经典正颌外科手术大幅度前徙颌骨时,往往会受到骨接触的限制,这就影响了颌骨前移的幅度;由于软组织的反向牵拉作用,手术后还存在着较大的复发倾向。这两种情况影响了经典正颌外科手术治疗 OSAHS 的疗效。目前已开始使用颌骨牵引成骨技术解决这个问题。由于不断形成新骨以及软组织的同期扩张,克服了经典正颌外科手术的不足,是目前治疗 OSAHS 最为理想的有效的正颌外科手段。

（二）其他外科手术

永久性气管切开或气管造口术是最有效的外科手术。由于避开了所有的上气道阻塞部位,其治疗 OSAHS 的有效率是 100%。但由于给患者生活质量带来不良影响,目前该类手术的使用受到了限制,仅用于有复杂全身背景的、不能耐受大手术或其他治疗的重度 OSAHS 患者。

此外,舌根中线切除术、舌根悬吊术等主要针对舌根肥厚的 OSAHS 患者,在临床也有使用。

二、手术适应证和禁忌证

本节开始已经指出,有效治疗 OSAHS 的任何一种外科手术的选择,都依靠对患者上气道狭窄部位的准确判断。只有这种判断准确而全面,选择手术治疗的疗效才可能是肯定的。表20-1是通过X线头影测量学方法评估上气道和相关结构的正常参考值。

使用X线头影测量方法结合鼻咽纤维镜、CT和(或)MRI对上气道结构的综合判断亦是重要的。

合并重度小下颌/下颌后缩畸形、双颌后缩畸形和(或)舌骨畸形的OSAHS病例是采用正颌外科手术的适应证;伴或不伴颏后缩的舌根部气道狭窄,可选择不同类型的颏前徙术矫治。如果患者存在软腭或舌根水平的软组织肥大,则是UPPP及舌根手术的适应证。

若在上气道的评估中不存在解剖异常;或夜间多导睡眠仪监测结果不能诊断OSAHS;OSAHS患者存在严重的病态肥胖(morbid obesity)、严重的全身系统疾病难以耐受大规模外科手术者,应视为手术禁忌。外科手术治疗OSAHS疗效肯定,但由于多数手术规模较大,术后反应大,可能的并发症多;手术需在全身麻醉下进行等都存在一定风险。临床可根据患者的具体情况和要求,选择手术治疗或无创机械通气及其他非手术治疗等方法。

(伊 彪)

第5节 鼾症和睡眠呼吸暂停及低通气综合征的其他疗法

一、药物治疗和针对危险致病因素的行为治疗

药物治疗OSAHS仅为一种临床探索。普罗替林(三环类抗抑郁药)可缩短REM睡眠时间和增强舌下神经及喉返神经冲动,增加上气道扩张肌张力来缓解OSAHS,但副作用较强。雌激素替代疗法、甲状腺素也是额外风险大于潜在益处。历史上,5-羟色胺、苯丙胺(兴奋剂)和莫达非尼(中枢性肾上腺素能激动剂)都曾作为治疗药物使用,但药效、安全剂量和有效范围尚无充分论据。

生活方式干预能显著增加OSA治疗的成功率。

大幅度减肥可使患者的呼吸暂停明显减少,体重减轻10%可使得AHI降低26%。

OSAHS患者要戒除乙醇、烟草、高浓度的咖啡等物质嗜好,减少对咽腔黏膜的刺激,以免上气道顺应性增大,夜间容易塌陷。谨慎使用苯二氮䓬类药物、麻醉镇痛药、巴比妥药物。镇静类药物、安定类安眠药物对呼吸中枢有抑制作用,癫痫患者服用的苯妥英钠易引起软组织增生,患者应停止或减少服用或改用其代用品。

睡眠姿势依赖型的OSAHS患者宜采用呼吸暂停较少发生的睡姿,采用背置睡眠球或颈部体位控制器维持左或右侧卧。头及躯干抬高到与水平面呈30°～60°有助于升高上气道闭合压和降低上气道开放压,缓解OSAHS。

二、呼吸内科的持续正压通气法

1981年,澳大利亚学者Sullivan等首次报告应用给OSAHS患者使用经鼻持续正压通气疗法(continuous positive airway pressure, CPAP)以来,该疗法已经成为商品在临床上得到广泛应用,成为OSAHS的治疗主流。CPAP系保守疗法,疗效在现有疗法中是最好的,特别对重症患者可有效减少并发症和降低死亡率。近年CPAP在增加患者的耐受依从方面做了很多努力,其中最突出的改进是允许独立调节吸气压和呼气压的双水平气道正压系统(Bi-positive airway pressure, BiPAP),能够促进患者长期坚持使用。

三、耳鼻咽喉科的手术

1969年,Kahlo使用气管切开造瘘术挽救重度SAHS患者,至今依然时有用于严重高危患者。

1981年,Fujita设计并开展了悬雍垂腭咽成形术(uvulopalatophatyngoplasty, UPPP),通过手术切除部分软腭、悬雍垂及扁桃体,成为治疗口咽水平阻塞性病变的有效式式之一。1988年,Kakami报告了激光辅助的腭咽成型手术(LAUP),是UPPP术的一种改进术式。术后短期疗效一般在40%左右。

鼻部手术(鼻甲部分切除与成型,鼻中隔矫正,鼻息肉摘除,鼻部畸形的整复)常常是许多疗法的基础。

近年低温等离子射频等手段被引入进行鼻腔组织消融术、腭帆组织消融术和舌组织消融术等,可有效简化手术、减小创伤。

表20-1 中国人上气道及相关结构正常参考值

	SNA	SNB	ANB	PNS-P	PAS	MP-H	SPD	TD
男 mean	80.90	78.18	2.72	38.16	12.12	11.08	10.52	59.36
性 SD	3.41	3.04	1.90	3.20	2.91	4.82	1.64	2.67
女 mean	79.74	76.15	3.59	35.36	11.36	9.42	9.01	56.26
性 SD	2.92	2.84	1.74	3.77	3.01	5.08	1.59	3.18

四、电极刺激疗法

经皮、经舌骨、经口腔电极刺激上气道扩张肌的结果令人失望，但颏舌肌内、舌骨下肌群的直接刺激令人鼓舞。可加大吸气流量，改善暂停指数，加深非快动眼期睡眠，且不导致觉醒增加；但尚待解决电极折损及功能失常。经食管电极激发膈肌运动的疗法甚至将开创对中枢性睡眠呼吸暂停的治疗可能性。

电刺激疗法反映 OSAHS 治疗的最新前景。

（高雪梅）

第 21 章

牙 列 缺 损

第 1 节 概 述

牙列缺损是口腔医学领域中常见的缺损畸形。它的主要临床表现：上颌或下颌牙列内不同部位及不同数目的牙齿缺失。

生长在牙槽骨内的上下颌牙齿，分别连续排列成上牙弓和下牙弓。在牙弓内的牙齿紧密排列成为整体，互相支持，保持牙齿在颌骨上的稳定性，发挥最大的咀嚼功能，有利于牙周组织的健康及保持颌面部软组织的丰满度，有利于美观。

牙齿的主要功能是咀嚼食物，促进消化，增强全身健康，有助于发音准确清晰。当各种原因造成牙齿缺失后，便形成了牙列缺损，破坏了咀嚼器官的完整性。不仅影响消化和发音，还由于𬌗关系的紊乱，引起剩余留牙齿的牙周疾患或颞下颌关节的功能紊乱。童年时期的牙齿早失，还可能影响牙-颌系统的生长发育。

2008 年出版的第三次全国口腔健康流行病学调查报告显示，全国 65～74 岁年龄组的城乡人口中，牙齿缺失（除第三磨牙以外）的比例为 86.1%，但义齿修复率仅为 42.0%，其中在所有佩戴义齿的受检者中有 24.2% 的受检者口腔中至少有一个非正规固定桥修复体。这些调查数字清楚地表明，牙列缺损至今仍然是口腔常见、多发、亟待治疗的疾病之一。

【牙列缺损的病因】

1. 龋病　龋病是造成牙体和牙列缺损的主要原因。

2. 牙周病　患牙周病后，牙周组织逐渐破坏，形成牙周袋，牙槽骨吸收，牙齿松动、脱落或被拔除。牙周病也是造成牙齿缺失的主要原因之一。

3. 外伤　如突然的暴力或跌伤，可使牙齿发生折断或脱落。外伤也可能伴有牙槽骨、颌骨的缺损，修复时，不仅要修复缺损的牙列，还应同时修复牙槽骨和颌骨的缺损。

4. 颌骨疾患　颌骨骨髓炎、肿瘤等也是造成牙列缺损的原因之一。小儿慢性颌骨骨髓炎，颌骨破坏损害到恒牙胚时，或由于大块死骨形成，影响到恒牙胚

发育时，都可造成恒牙的缺如，形成牙列缺损。颌骨肿瘤可使牙齿松动、移位、脱落，或因肿瘤切除造成牙列缺损。

5. 发育障碍　儿童生长发育期间，因内分泌障碍、疾病、遗传、营养不良等原因均可影响颅面部、颌骨、牙齿的发育。

牙齿的发生、发育过程较长，从胚胎 40 天左右开始，直到 20 岁左右第三磨牙萌出时才完成。牙齿的发育过程不仅是长期的，也是复杂的。每个牙齿都经过发生期、钙化期和萌出期三个阶段。牙齿长时期的发育过程和机体的内外环境都有密切关系。因此，可以影响牙胚的形成，或形成牙胚后又在钙化、萌出过程中遇到障碍而使牙齿钙化不全，或不能萌出，或形成过小、过短牙根等畸形牙，在颌骨内不够稳固，而过早地自行脱落，都可造成牙齿缺失，形成牙列缺损。再如，由于外胚叶发育不全等遗传因素影响，可以造成牙胚缺如而形成牙列缺损或牙列缺失。

【牙列缺损的影响】

1. 咀嚼功能减退　牙齿的主要功能是咀嚼食物。牙列缺损时，随着缺牙部位和数目的不同，对咀嚼功能的影响程度不同。一般来说，缺牙部位越靠近磨牙区或缺牙数目越多时，对咀嚼功能影响越大。

2. 发音功能障碍　牙列内个别牙缺失，对发音功能影响不大，但是当上、下前牙缺失或缺牙数目较多时，便可造成不同程度的发音障碍。主要影响发齿音（如知、吃、诗）、唇齿音（王、我、万）、舌齿音（德、特、难）的准确性。同时也可由于牙齿的大量缺失，舌在发音时，失去了正常的活动，所以也影响发音的清晰度。

3. 牙周组织病变　牙列缺损对牙周组织的健康有一定影响。特别是在生长发育期，咬合尚未建立一定的锁结关系时，若有一个或两个牙齿缺失，则相邻的牙齿可向缺牙间隙倾斜移位，对𬌗牙失用或过长，邻接关系异常或出现小间隙，造成𬌗关系紊乱、食物嵌塞，产生牙周炎。如缺失牙过多时，全部咀嚼功能由少数余留牙来承担，势必造成余留牙负担过重，造成创伤性牙周损伤。

4. 影响美观 完整的牙列和牙弓维持着面部外形的自然状态和美观。前牙缺失，对面部美观影响较大。牙齿缺失后，牙槽骨吸收，唇、颊部软组织因失去支持而内陷。特别是当上、下后牙缺失较多时，面部下 1/3 的垂直距离变短，鼻唇沟加深，面部皱纹增加，显得苍老。

5. 对颞下颌关节的影响 一般来说，牙列内个别牙齿缺失对颞下颌关节的影响较小，只是当缺牙数目较多，正常关系遭到破坏时，才会对颞下颌关节造成不同程度的影响。

【牙列缺损的治疗方法】

牙列缺损主要有以下几种修复治疗方法：

1. 固定义齿修复治疗。
2. 可摘局部义齿修复治疗。
3. 固定活动联合修复治疗。
4. 种植义齿修复治疗。
5. 正畸治疗。

具体治疗方法参见相关章节。

第2节 牙列缺损修复的生理基础

【基牙的牙周储备力】

固定义齿所承受的力是由基牙的牙周支持组织来承担的，其支持能力的大小，主要取决于基牙的牙周储备力。牙周储备力的大小，又决定于牙周支持组织的健康状况、解剖条件等。

根据力的测量研究，在正常情况下，咀嚼一般日常食物所需的力为 3～30kg，大多数人为 10～23kg。大多数成人平均力为 22.4～68.3kg（中切牙平均力为 22.4kg，磨牙平均力为 68.3kg）。上述数字说明，在生理状态下，磨碎食物时仅使用了牙齿的 1/2 力，可以推知肌肉与牙周支持组织尚有 1/2 的储备力。

国内、外学者应用不同的测试手段，对不同的测试对象进行了各个牙齿的𬌗力测量，其测量数据结果虽不相同，但其规律性是相似的。

𬌗力大小因人而异，在同一个人又因年龄、健康状况、牙周支持组织的结构等差异而有所不同。𬌗力主要代表牙周膜对轴向力的最大耐力，如超过牙周耐力的𬌗力，便可引起痛觉，此时，咀嚼肌便会反射性地减小其收缩力量。

牙列内有部分牙齿缺失时，余留牙便可发挥出一定的储备力，以代偿缺失牙的功能，这是义齿修复利用基牙支持人工牙功能的生理基础，也是选择基牙的重要条件。

在正常牙列中，根据𬌗力测定，第一磨牙的𬌗力最大，其次依次为第二磨牙、第三磨牙、第二前磨牙、第一前磨牙、尖牙、中切牙、侧切牙。

牙根数目多、牙根粗壮、牙槽骨高度正常者，牙周膜面积大，其耐受值大，𬌗力也越大。所以，磨牙的𬌗力远远大于上颌侧切牙或下颌中切牙。牙槽骨高度下降者，其牙周膜面积减小，耐受力随之降低（表 21-1）。当牙槽骨吸收达根长的 1/2 时，该牙周膜就没有储备力了；当牙槽骨吸收超过根长 3/4 时，则该牙的牙周组织就失去负荷能力，应该予以拔除。所以，当牙列缺损设计义齿修复时，应根据余留牙的牙周储备力大小来进行设计，选择基牙时应使缺失牙所带来的额外负担在基牙牙周膜的生理耐受值范围内，不能超过其生理限度，否则，会给基牙带来危害。

表 21-1 牙槽骨吸收程度与牙周耐力的改变（系数）

牙位	上颌	1	2	3	4、5	6、7	8
	下颌	1	2	3	4、5	6、7	8
正常		1.25	1.0	1.5	1.75	3.0	2.0
吸收 1/4		0.9	0.75	1.1	1.2	2.75	1.5
吸收 1/2		0.6	0.5	0.75	0.9	1.5	1.0
吸收 2/3		0.3	0.25	0.4	0.45	0.75	0.5

除了了解基牙对轴向力的耐受力外，还应了解牙周膜对侧向力的耐力特点。牙齿在咀嚼运动中受到多方向的外力，其所受外力的性质基本上是两大类：轴向力与侧向力。正常牙周膜抵抗轴向力的能力大于侧向力，因为轴向力可使绝大多数牙周膜纤维和骨组织受力均匀。牙齿在咀嚼过程中，所受压力是间歇性的，更有助于牙周组织的血液循环。牙周膜对侧向力的耐受阈值远远低于轴向力。周书敏等（1981）的研究表明：牙齿的垂直力与侧向耐力比值为（2.7～3.9）：1。因此，应减少和避免牙齿受到不良的侧向力。当受侧向力时，牙齿产生转动和倾斜变位，牙周膜受力不均，一部分牙周膜受到拉力，另一部分牙周膜受到压力，久之，拉力侧的骨组织可以发生骨质增生，而压力侧骨组织发生骨质吸收，使牙齿向受力方向倾斜移位。如倾斜移位过大，可使牙周组织受创伤，即使承受正常力，也相当于承受了侧向力，从而使骨质进一步吸收，牙齿松动甚至脱落。

因此，在进行修复治疗设计时，要正确诊断、估计牙周组织的生理代偿能力的大小，正确设计，使修复体的功能负荷在剩余留牙齿的生理代偿能力范围之内，不能超出其生理限度，并使修复体的力尽量是轴向力，减小侧向力的产生，以减少对牙周支持组织的损害。

【剩余牙槽嵴】

（一）牙槽骨的基本结构及其性质

牙槽骨是由无机物和有机物构成的，无机物占骨干重的65%，结晶的羟磷灰石[$Ca_{10}(PO_4)_6(OH)_2$]和无定形的磷酸钙分布于有机质中而成为骨盐。骨盐的结晶性质稳定，不易离解，但其表层的离子交换速度很快。

牙槽骨是人体骨骼中变化最活跃的骨组织。它的变化与牙齿的发育、萌出、脱落、移动及咀嚼功能等有关。骨的力学基本单位是骨单位，它具有同心柱形的层状结构，每层都由胶原纤维束和无机微晶组成。每层的胶原纤维是互相平行的，但相邻两层取向各异，厚度也不尽相同。骨中有许多小孔，孔径为10～20μm，孔间距为200～300μm。骨松质小孔更多，呈海绵状。骨的力学性能主要有以下几方面：

1. 骨密质的力学性能　当应变小于0.5%时，应力与应变为线性关系，即服从胡克（Hooke）定律（在比例限度内，应变与应力成正比例）。当应变大于0.5%时，增加应力所产生的应变，将大于弹性体所产生的应变。

2. 骨松质的极限抗压强度和弹性模量　和骨密质相比，骨松质的极限抗压强度和弹性模量都小得多。因此，致密型牙槽骨可承受较大的压力且不易产生吸收，义齿修复后的远期效果也较好。

（二）牙槽骨的吸收

牙齿与牙槽骨之间存在着相互依存的关系。牙槽骨随牙齿的生长、发育、萌出而发育，因牙齿的功能需要而保持，一旦牙齿缺失后，牙槽骨的高度和宽度都随之发生变化而形成牙槽嵴，是支持义齿的主要区域。无功能的牙槽嵴还可因缺乏生理性刺激而产生失用性萎缩。戴用义齿的牙槽嵴因力的大小、方向和传导方式不当，也会产生骨吸收。因此，在修复中如何保持牙槽嵴的健康，就成为修复医师的重要任务。

当骨吸收时，骨密度会下降，但在X线片上，只有当其降低30%～50%时，才能显示出来。肉眼的分辨能力有限，各个人的评价也不一致，因而很难作出客观的评价。有人选用超硬度的铝合金作为比较标准，用显微光密度仪扫描X线片法测量义齿修复效果是可行的。

牙槽骨吸收的原因很多，概括起来有三种即全身健康、失用萎缩和使用过度。Atwood DA（1962）将引起牙槽骨吸收的因素分为解剖的、生物学的和机械学的。人体大约在40岁以后，骨质就逐渐变疏松，骨密度下降，妇女更为显著。

牙槽骨的吸收和其受力关系密切。只要所受压力不会引起黏骨膜组织产生炎症或血液供应障碍，就是不会引起骨组织吸收的生理性刺激。牙槽骨吸收的机制尚不十分清楚。天然牙缺失后的牙槽骨最初吸收较快，以后逐渐缓慢。在拔牙后的第二周，骨小梁增生并进入牙槽窝机化的血块中，同时牙槽嵴顶骨质吸收约1/3，牙槽窝逐渐变浅，其中充满新生的骨小梁。拔牙后牙槽嵴减少量约为牙槽嵴总量的15%，拔牙后5个月，牙槽嵴的吸收才趋于稳定。一般在拔牙后3个月左右修复较为合适。

牙槽骨吸收的速度与缺牙的原因、时间、骨质的致密度及全身健康状况等有关。如因牙周病所致牙齿缺失，则牙槽骨吸收速度快；如因龋病或外伤所致牙齿缺失，则骨吸收较慢。缺失牙时间越长，吸收越显著，骨松质比骨密质吸收快，全身健康差者比健康良好者吸收快。因此，牙槽嵴常呈现不规则的凹陷和不对称的吸收。上、下颌骨的吸收特点也有所不同。

（三）口腔软组织的变化

牙槽骨不断地吸收，与之相关连的软组织也要发生相应的改变。例如，唇、颊、舌系带与牙槽嵴顶的距离变短，甚至有时平齐。肌张力失去平衡，甚至失去正常的张力和弹性。由于组织萎缩、黏膜变薄，戴义齿时很易产生疼痛和压伤。肌肉因失去硬组织的支持而向内凹陷，面部皱纹加深、加多，显得面容苍老。舌因失去牙弓的限制，舌体可变扁平、肥大，有的患者还出现口干及味觉异常等现象。

第3节　牙列缺损的检查和修复前的口腔准备

在采用修复治疗方法恢复牙列缺损以前，必须进行系统的临床检查和必要的修复前准备。系统的检查可以帮助我们了解牙列缺损的原因、失牙部位、缺牙间隙区的情况、咬合关系、余留牙情况以及缺牙后组织改变及功能状态等牙列缺损的具体情况，以便作出正确的诊断及治疗设计。必要的口腔准备可以为牙列缺损的治疗提供良好的口腔条件，使牙列缺损的修复治疗能够得到良好的效果。

【临床检查】

（一）询问病史

询问患者对修复治疗的主观要求、缺牙的原因、缺失的时间、牙齿缺失后的感觉、过去是否进行过修复治疗、效果如何，并需了解目前全身健康状况。

了解患者对修复的意见和要求，以便作修复设计时的参考。因牙周病拔牙而牙槽骨吸收较多、牙槽嵴萎缩者，义齿固位差，故在修复设计时，要特别注意固位问题和对松动牙的保护问题，必要时可作牙周夹板固定松动牙。有时也可采用覆盖义齿，改善基牙冠-根比例，固定松动牙，同时修复缺失牙。若因外伤造成牙列缺损，往往伴有牙槽骨、颌骨及面部软组织的缺损，修复时要同时兼顾修复牙、颌、面部的缺损，恢复其形态及功能的协调性。

缺牙时间的长短也应注意，如缺牙时间长、缺牙多，特别是后牙缺失者，因患者长期用前牙咀嚼，形成下颌前伸习惯，甚至患者的面下 1/3 垂直距离变短，在修复时应考虑适当抬高咬合，并指导患者克服下颌前伸习惯，求得正确的颌位关系。因多数后牙缺失、舌体肥大者常影响义齿的固位。对从未戴过义齿的患者，戴上义齿后可能需要较长的时间来习惯和使用。对戴过义齿的患者，则要了解旧义齿的使用情况及其存在的优、缺点，以便借鉴，提高义齿的修复质量。

此外，还应了解患者全身疾病情况，如有无心脏病、高血压、精神病等，应根据具体情况，结合患者的愿望酌情修复，还应询问患者有无夜磨牙、咬紧牙的习惯。

（二）缺牙间隙的检查

1．缺牙的部位、数目　了解是上颌、下颌或上、下颌牙列缺损，是前牙缺失还是后牙缺失、是个别牙缺失或者是多数牙缺失。

2．缺牙间隙　近远中距离和牙合龈间距离的大小。

3．缺牙间隙处牙槽嵴形状　丰满、低平、尖锐、有无骨棱、骨尖及残根存在。

4．缺牙间隙处的对牙合牙有无过萌。

5．缺牙间隙处唇、颊、舌系带附丽情况是否影响义齿固位。

（三）余留牙的检查

1．余留牙的部位、数目、牙色、牙的稳固性，有无牙体缺损、残根、乳牙、畸形牙、额外牙和阻生牙等。

2．余留牙的牙冠、牙根、牙髓、牙龈、牙周膜、牙槽骨等组织有无病变存在。牙槽骨有无吸收，吸收程度如何。需要用 X 线检查，查明牙周支持组织病损情况。

3．余留牙的咬合情况是否正常，有无开牙合、深覆牙合、深覆盖、反牙合、对刃牙合、锁牙合等。

4．余留牙的排列是否正常，有无倾斜、扭转、错位。

5．牙弓内有无修复体，种类、形态与功能如何，有无不良刺激，基牙有无龋病、牙周病。

6．牙齿磨耗面及磨耗程度的检查。

（四）软组织的检查

1．唇、颊部肌张力如何，口角有无糜烂和溃疡。了解此情况，以便取印模时不给患者带来痛苦。

2．舌体的大小、形态、活动度有无异常，有无吐舌不良习惯等。舌与活动义齿特别是对修复下颌多数牙缺失的义齿的稳固性有关。

3．系带的形状及其附丽情况，有无异常，活动度，是否妨碍唇、颊、舌的活动。

4．口腔黏膜的厚薄和移动度　唇、颊、舌和口底的黏膜均能活动，牙槽嵴上的黏膜不能移动，两种黏膜连接处为黏膜皱襞，常为活动义齿伸展的边界。黏膜的厚度分为正常、厚、薄三种情况。牙槽嵴上的黏膜一般为正常，在骨结节，腭顶正中缝骨嵴处的黏膜很薄，而牙槽嵴与上颌硬区交界处的黏膜较厚。黏膜各部分的厚度不一样，弹性也不一致。一般来说，黏膜厚，弹性大。

5．唇、颊、舌、腭、龈等各部分软组织有无炎症、溃疡、肿瘤或其他病变存在。

（五）颌骨检查

当牙列缺损时，应检查颌骨、牙槽骨各部分的骨组织有无过于突出的骨隆突、骨尖及刃状骨嵴存在，并应特别检查上颌结节、腭隆突、下颌隆突（舌隆突）、下颌舌骨嵴（位于下颌舌侧后份，有下颌舌骨肌附丽）。以上区域均为义齿覆盖区，如有骨突，必须使义齿基托边缘超过此骨突，然后缓冲该处义齿的基托，以免产生疼痛。

除了检查颌骨表面结构以外，还应检查上、下颌骨的位置关系是否正常，包括垂直关系，前后、左右的位置关系是否正常。

（六）面部检查

应检查面部发育是否正常，两侧咀嚼肌张力是否一样，左右是否对称，面下部高度是否正常，面部有无畸形，畸形的形状及其所在部位。前牙缺失时，应注意唇的外形及唇的闭合情况。当后牙缺失时，应注意有无偏侧咀嚼习惯。

（七）颞下颌关节的检查

多数后牙缺失且长期未修复，咬合关系紊乱，形成前牙咀嚼习惯或义齿的咬合未恢复正常时，可作颞下颌关节的检查。一般情况，若患者无关节自觉症状，缺牙数目不多时，不一定都要进行此项检查。作颞下颌关节检查时，应检查髁突的位置和活动度是否正常，有无咀嚼痛，以及有无张口受限、头痛、头晕、耳鸣、耳痛、关节弹响等症状。

（八）X 线检查

1．利用 X 线片了解牙齿的龋病，根尖病的有无、部位与范围，以作出能否治疗及预后等的估计。

2．观察牙根数目、形态、长短、牙周组织情况，以确定能否选作修复治疗的基牙。

3．根据 X 线片，可观察骨质吸收程度，预示修复治疗效果。一般而言，骨质吸收越多，修复效果越差。

4．检查颞下颌关节区的形态、大小和位置，如果因诊断需要，可进行体层摄影、关节造影等检查。

5. 了解牙周膜间隙大小,骨小梁的排列。

总之,通过 X 线检查,可进一步作出正确的诊断。

【修复前的口腔准备】

修复前的口腔准备是指经过全面检查、诊断之后,按照拟定的修复设计,对口腔组织的病理情况或影响修复效果的情况进行适当的处理,以保证预期效果。

(一)一般准备

1. 牙周洁治　由于口腔卫生不良,大量牙石存在,刺激牙龈缘发炎,不仅造成牙龈萎缩,还将影响制取印模的准确性,影响修复质量。因此,在修复治疗前,尤其在固定义齿修复治疗前,应进行牙周洁治。

2. 去除不良修复体　当口腔内的修复体已失去功能,并刺激周围有关组织又无法改正者,均应去除。对一些设计、制作不当的不良修复体也应去除。

3. 治疗龋齿　对余留牙中的龋齿根据需要分别进行充填治疗、牙髓治疗。对于残根,应区别对待,不要一概拔除。某些残根,如牙槽骨高度正常,经过完善的根管治疗后,可利用其作为基牙进行覆盖义齿修复者,应予保留。对于残冠,经过完善的根管治疗者,可行桩核冠修复,也可用作基牙。

4. 治疗松动牙　对于松动牙的去留,应根据具体情况而定。某些松动牙是由于不良修复体或创伤所造成的,病因去除后,可逐渐恢复稳定。某些松动牙的牙槽骨虽已吸收 1/2,但改善冠根比例,做覆盖基牙后,牙齿可变稳固,对上述情况者应尽量保留。只有以下情况的松动牙可考虑拔除:

(1)松动牙的牙周袋深达单根牙的根尖或涉及多根牙的根分歧以下,经治疗无效者应拔除。但应与老年退行性病变相区别,老年退行性变者的龈组织与骨组织同时萎缩,虽然根分歧暴露,但牙周组织仍健康,有时还可用做基牙。

(2)牙冠破坏大,牙槽骨吸收达根尖 1/3 者。

(3)牙齿错位,影响颞下颌关节运动和咀嚼功能,并影响修复效果者。

(4)非创伤因素导致的Ⅲ°松动牙。

5. 对个别孤立牙的去留　应根据孤立牙的牙体、牙周健康状况、形态、位置和其所在部位,全面慎重地予以考虑。如孤立牙的牙体或牙周病变严重,其形态、位置和部位无助于义齿修复,又容易造成唇、颊、舌、龈等口腔软组织的损伤者,可考虑拔除,但原则上应尽量保留。

6. 调𬌗

(1)调磨伸长牙:由于缺牙时间过久,未及时修复,造成对𬌗牙过长,这种牙齿不仅失去了功能,而且妨碍修复治疗,应进行调磨。调磨时,视情况分为一次调磨或分次调磨,必要时可作根管治疗后再进行调磨。

(2)不均匀尖、嵴的调磨:当牙齿𬌗面磨耗不均匀时,经常出现尖锐的牙尖或边缘嵴,引起食物嵌塞或咬合创伤,引起颊、舌软组织的损伤。例如上颌牙列的颊尖和下颌牙列的舌尖,通常需要进行调𬌗处理。

(3)创伤性咬合的调磨:上、下颌牙列在正中𬌗的早接触点或非正中𬌗的𬌗干扰,造成牙体、牙周组织损伤者,应进行调磨处理。

(二)特殊准备

1. 口腔软组织的准备

(1)唇、颊系带修整术:唇、颊系带附丽过高,接近牙槽嵴顶,影响义齿的功能与固位者,应进行外科修整术。

(2)舌系带修整术:舌系带过短,妨碍下颌义齿固位者应进行手术。

(3)颊沟加深术:由于牙槽嵴吸收过多,或肌肉附丽过高,使颊沟变浅,影响修复体固位者,应进行颊沟加深术。

(4)对由于长期不良刺激产生的增生性软组织,或由于不良修复体受力不均匀,固位差、基托不密合等导致骨质大量吸收而产生的可移动性松软组织等,必要时可在修复前施以外科整形术切除。

2. 口腔硬组织的准备

(1)牙槽骨或颌骨的修整术:凡影响义齿修复效果和义齿摘戴的牙槽骨或颌骨上的任何骨尖、骨突、骨嵴,都应进行外科修整。

(2)根据修复设计需要,为种植义齿等作必要的骨组织成形术。

第4节　牙列缺损的修复

牙列缺损后是否应该修复,必须根据患者的主观要求及客观检查结果全面考虑,作出决定。一般来说,当患者的全身健康状况无法耐受修复过程中在口腔内的各种操作时,或患有严重的口腔黏膜病或未经治愈的恶性肿瘤时,均不宜考虑进行修复。

若第三磨牙缺失或其他个别牙缺失而又久未修复,缺牙间隙变小,对咀嚼、发音、美观无影响,对剩余留牙齿和颞下颌关节健康也无影响者,可不必修复。或者缺牙后,对𬌗牙过长已接近缺隙区的牙槽嵴黏膜者,也可不必修复。除上述情况外,其他患者均应予以及时修复。

【修复原则】

修复体是与机体有密切联系的一种恢复缺损与缺失组织的机械结构。修复体所受的外力可通过机体的生物性反应而转变为生理功能。所以，有学者认为修复体是一种"中间物质"，通过它可把机械外力转换为生理功能，不仅恢复了生理功能，同时也促进了局部组织的健康。因此，在修复过程中，既要重视生物学的原则与要求，也要重视生物力学和机械力学原理的运用，才会取得良好的修复治疗质量，否则，会使修复治疗失败并可导致剩余组织的进一步破坏，使缺牙范围逐渐扩大。

机体的代偿功能、牙周膜的储备力、牙槽骨及黏膜的生理特点，是义齿修复的生理基础。只有符合口腔生理情况的义齿，才能与口腔的各组织组成一个有机的整体，共同发挥应有的生理功能。要求修复体能够恢复缺失牙的形态与功能，但是不能损害口腔组织，不能超过其生理限度，否则，便会引起口腔组织的病理性改变。

机体对外力的反应不仅取决于外力的大小及性质，而且取决于局部组织的健康状况及个体的特异性，有些个体对新环境或外界刺激的适应能力较差，容易引起创伤性损害。因此，我们的责任是要仔细检查患者的口腔情况和健康状况，针对个体的特点提出合理的修复设计，尽量使修复体适应组织的要求，而不能单纯强调组织的适应性。

一个理想的修复体最基本的要求有以下几点：

1. 对口腔组织有良好的生物相容性　包括修复材料、结构、形态等均有良好的生物性反应，无不良刺激，机体容易适应。

2. 修复体的解剖外形有助于口腔卫生，容易自洁，促进局部组织的健康，能预防疾病的发生。

3. 矫治不正常的口腔情况，恢复口腔的正常功能。

4. 外形有助于美观，与余留牙及对𬌗牙协调，与肌肉、颞下颌关节及面部外形等协调。

5. 能恢复牙列的完整，重建良好的𬌗关系，形成协调的下颌运动。

6. 不致使基牙和所覆盖的组织负荷过重而造成创伤，没有早接触及𬌗障碍，上、下牙列要有同时性均匀的𬌗接触。

一个修复体完成之后，即使功能发挥得很好，也并不能完全说明它的修复治疗效果就是良好的，关键要看组织反应如何。若基牙因负担过重造成创伤性牙周损害或修复体激惹牙龈发炎或使基牙产生了继发龋等现象，都表示修复治疗的失败。修复体特别是固定修复体应设计在患者机体代偿性及适应性的生理限度之内，使外力与机体的代偿能力能保持生理平衡，才是合理的。另外，如果功能恢复的不足或失用，咀嚼功能不好时，也可引起牙周支持组织的退行性改变，牙体组织也可因菌斑聚集而发生龋病、牙周炎。

因此，口腔修复工作者的任务是要制作一个良好的修复体，用以恢复或重建原有的解剖外形和正常生理功能，恢复或维持组织的正常张力，通过修复体重新建立一个协调的口-颌系统。

【修复方法】

牙列缺损系采用义齿进行修复，因其固位方式和结构不同，主要可分为固定局部义齿和可摘局部义齿两大类。随着技术的发展，固定-活动联合修复和种植义齿也成为牙列缺损修复的重要手段。

（一）固定局部义齿（固定桥）

固定局部义齿是修复牙列中一个或几个缺失牙的解剖形态与功能的一种修复体，它主要是利用缺牙间隙两侧或一侧的天然牙或经过治疗的牙根作为基牙，在其上制作各种冠类修复体作为固定义齿的固位体，与人工牙相连接成为一个整体，借粘接水门汀将义齿粘接在基牙上，患者自己不能自行取戴。这种义齿稳固、坚实、舒适、美观，可以恢复良好的咀嚼功能和发音功能。因为体积小且由基牙支持，感觉和真牙近似，患者很容易适应。但是，固定义齿的基牙要求较严格，要求基牙的形态、位置均正常，根周情况良好，患者应身体健康，能耐受固定义齿制作过程中在口腔内的各种技术操作，能够忍受切割牙体组织所带来的不适感。

近年来，随着牙科粘接技术的发展，主要依靠粘接力固位的粘接桥在临床的应用也逐渐增多。特别是在前牙区和缺牙间隙小、𬌗力不大的部位。粘接桥较传统的固定桥很少磨牙，最大程度上保存了基牙牙体组织。

（二）可摘局部义齿

可摘局部义齿系利用缺牙区邻近的天然牙或其他余留牙和黏膜共同作为基础，通过卡环和基托将义齿固定在口腔内，患者可以自由取戴的一种义齿。由于它对基牙要求不如固定义齿严格，支承义齿咬合力除了靠基牙支持外，还可利用黏膜支持，加之其设计比较灵活多样，故适用范围广泛，可修复较多的缺失牙，便于广大缺牙患者的需要，而且磨牙少、费用较低廉，是我国目前应用较广泛的一种修复体。

（三）固定-活动联合修复

固定活动联合修复的修复体的一部分固定在基牙上，而修复体的另一部分与可摘义齿相连，两部分通过附着体或者套筒冠等相连接，附着体和套筒冠等替代了传统的可摘义齿卡环产生固位和传力。这类义齿与传统的可摘局部义齿相比，具有美观、舒适、固位稳定好、功能好等优点，适用于缺牙数目较多、不能直接固定义齿修复的患者。但固定-活动联合修复较可摘局部义齿磨牙多、精度要求高、修理维护难度大、费用较高。

（四）种植义齿

种植义齿是通过植入体植入缺牙间隙处的牙槽骨内，植入体与周围骨产生骨整合，形成类似天然牙牙根的结构。而用于修复缺失牙形态和功能的上部结构通过螺栓或粘接固定于植入体上。在所有的牙列缺损的修复方法中，种植义齿与天然牙最为近似，具有稳定、舒适、美观、功能好等优点，成为牙列缺损修复未来的发展趋势。

（五）选用固定义齿和可摘义齿的原则

1. 选用固定义齿的原则

（1）缺牙数目：前牙 1～4 个，后牙 1～2 个，或间隔缺失，如缺牙数目较多，缺牙间隙中间有 1～2 个健康余留牙者，也可作固定义齿。

（2）缺牙部位：牙列任何部位缺失，其间隙或跨度不大者，均可作固定义齿修复。

（3）基牙要求：①牙冠高度适宜，无未经治疗的龋洞，形态和位置正常，无过度倾斜或扭转错位；②牙根坚实、稳固，牙根外露不超过根长 1/3 者；③牙髓无病变，若有病变已经彻底治愈者；④牙周牙龈无炎症，牙周膜无水肿，无根尖周病变，牙槽骨结构正常，没有骨质吸收或吸收不超过根长的 1/3 者；⑤𬌗关系基本正常者。

此外，还应结合患者的主诉、年龄、全身健康状况、口腔卫生条件等全面考虑。

2. 选用可摘义齿的原则

（1）凡适宜用固定义齿修复的患者，也都可采用可摘义齿修复。

（2）凡不适宜选用固定义齿修复的患者，也可采用可摘义齿修复。

可摘义齿修复的适应证较固定义齿为广泛，因可摘义齿不单纯依靠基牙支持，还可依靠黏膜、颌骨支持，并且对基牙的要求不如固定义齿严格。

（谭建国）

第5节 固定义齿修复治疗的诊断与设计

【诊断】

关于固定义齿修复良好的诊断要求从四方面进行：①询问病史；②口腔检查；③诊断模型；④X线检查。

（一）询问病史

治疗前必须采集好病史，包括主诉、现病史、既往史、药物过敏史、修复治疗史等。应请患者准确说明就诊目的与要求。医师应让患者了解几种不同的治疗方法，同时医师也应了解患者的牙科知识水平及所能接受的程度，以便有针对性地解释清楚修复治疗的方法和进行口腔卫生宣教，以取得患者的合作。应尽量启发患者说明自己对治疗的愿望，特别是对美观效果的预测。患者的意愿与修复效果是否协调，可能会发生哪些矛盾，应予以注意。另外，还要询问有无颞下颌关节病史。

关于患者的一般健康状况、药物过敏史、既往史等均应了解。如对患者有威胁的药物过敏反应，要详细了解与鉴别是否是由于在手术椅上过度紧张而引起的反应。如确系药物过敏则应标注清楚并予禁用。对有心血管病、高血压病的患者都应在病情得以控制的情况下进行修复。对糖尿病患者、甲状腺功能亢进者，都应事先予以治疗控制病情。

（二）口腔检查

1. 一般口腔卫生评价 对菌斑情况、龈炎情况，牙周袋部位、深度，牙齿松动度都要检查。对可能作为基牙的牙齿更应注意。

2. 对缺隙区的检查 应检查缺牙区拔牙创愈合情况，牙槽嵴有无缺损，有无残根遗留，缺隙的近远中向和龈向的间隙是否正常，是否过大或过小。

3. 基牙的检查 应对牙冠、牙根、牙髓、牙周的健康状况作详细的检查，还要注意冠的形态、位置，牙长轴倾斜方向、冠 - 根比等。

4. 对旧修复体的检查与评价 要仔细检查并明确旧修复体是否合理或是否需要重作，从中吸取借鉴。

5. 对𬌗的检查与评价 对磨耗面要进行分析，有无大的磨耗面，是局限的还是广泛的；非工作侧有无𬌗干扰；后退位与牙尖交错位之间的滑动量，有无偏斜滑动；两侧牙齿是否有同时性接触，前导的存在和程度，修复前牙时应复制前导的存在。

（三）诊断模型

诊断模型是诊断过程的组成部分之一，尤其复杂病例更需要。通过诊断模型可以帮助医师详尽了解牙齿情况，可上到可调节式𬌗架上观察，获得大量分析资料，有利于诊断及确定治疗计划。可测量缺牙间隙的长度、高度、大小，以及确定牙弓弧度，可帮助桥体的设计，以及判断桥体对基牙是否有杠杆扭力作用。在模型上还可准确分析牙冠长度、牙长轴倾斜度、基牙倒凹情况，以便明确就位道方向。不仅可观察近远中方向，而且可以观测颊舌向的基牙倾斜、移位情况，而这在口内是不易准确判断的。在模型上可以彻底分析磨耗面，清楚地观察到其数目、面积、部位。对正中𬌗早接触，或𬌗曲线曲度过大的干扰，以及过长牙、过低牙均可清楚地看到，并可确定需要矫治的程度。

（四）X线检查

诊断的最后步骤是 X 线检查，提供医师资料，对患者主诉、检查所见及诊断模型的评价情况进行全面核实。

X线对未修复的牙体邻面及旧修复体周围的牙体组织都应仔细检查有无龋齿,对牙周组织的损害、根管治疗情况、根尖病变情况也都应仔细观察。

对牙槽骨的高度、冠-根比、牙根长度、根分歧、牙长轴方向、牙周膜宽度变化等都应很好地分析。

对缺隙区牙槽嵴内有无残根及其他病理性损害都应记录。

【治疗计划的制订】

成功的固定义齿修复应建立在周密治疗计划的基础上,包括适合患者需要的修复设计及修复材料的选择,应初步考虑以下几方面:

1. 基牙牙体组织的情况 若基牙牙体组织破坏大,必要时需先用桩核进行修复;若基牙牙冠短,𬌗面修复间隙有限,且基牙在后牙区,可选择铸造金属全冠固位体,必要时需行牙冠延长术。

2. 美观 为了美观效果要考虑选用部分冠或选用金属-非金属联合全冠(包括金属-烤瓷冠,金属-塑料联合冠)固位体,还可以选择全瓷冠固位体。

3. 口腔卫生状况 要认识到能否控制菌斑是固定修复体能否成功的重要条件。在对有大面积菌斑、牙石、龋齿的口腔进行修复设计时,首先要求患者洁治全口牙齿,改善口腔卫生条件,教会患者正确的刷牙方法,掌握良好的自身护理,取得患者的合作。

4. 固定义齿治疗计划的制订还应充分考虑固位体、桥体及连接体的设计原则,具体参见本书第43章。

【固定义齿适应证的选择】

缺失的牙齿应及时修复,以恢复功能、美观,保持正常的邻接关系并防止对𬌗牙过长。在合适的条件下,用固定义齿修复一个缺失牙的效果比可摘局部义齿好,而且是大多数患者的要求。如果缺隙两端的基牙均为健康牙,应优先选择种植义齿,以免除对健康牙齿的磨除。

固定义齿也称固定桥,最常用的结构是在缺隙两侧各用一个基牙支持固定桥。假如基牙牙周健康,缺隙短而直,固位体的设计和制作良好,这个固定桥就能为患者服务多年。因此,基牙的选择和固位体的设计直接影响能否作固定桥。

（一）基牙的评价

每一种修复体必须能耐受经久的力,这对固定桥的设计和制作有特殊意义。因为缺失牙所承受的力要通过桥体、连接体、固位体传导到基牙上。因此,要求基牙能耐受这些外力且不超过其牙周支持组织的潜力。理想的基牙应该是活髓牙,但是经过根管治疗已无症状,X线证实根管充填完好者,也可用做基牙。

牙冠缺损必须修复,如作预成桩树脂核、铸造桩核等。如牙髓有病变者,必须先经过根管治疗,否则不适合做基牙。

基牙牙周支持组织必须良好,无炎症、不松动。基牙的牙周支持能力应从基牙冠-根比、牙根结构、牙周膜面积三方面来评价:

1. 冠根比 是指由𬌗(切)面到牙槽嵴顶的长度与骨内牙根长度之比。当牙槽骨的高度降低时,骨外部分杠杆力臂加长,有害的侧向力也增加了。桥基牙理想的冠-根比是1:2,但是这么高的比例很难达到。2:3的比例是更现实和适度的。1:1是最低限度的要求,作为基牙是可接受的。

2. 牙根结构 从牙周角度讲,牙根的结构很重要。牙根横断面的颊(唇)舌径宽于近远中径是有利于固位的。多根牙有宽大的根分歧,比圆锥形牙根支持力强。锥形牙根的牙齿其他条件如果良好,可用做短跨度的桥基牙。多根牙、分歧大的或根尖1/3弯曲的牙根比单根牙、锥形牙根支持力强。

3. 牙周膜面积 牙周膜面积大,其潜力也大,能够承受较大的额外负担。不同牙齿的牙根表面积见表21-2。

表21-2 各牙的牙周膜面积

牙位		牙周膜面积			
		魏治统等	Tylman	ьуоыуин	Boyd
上颌	8	—	194	—	205.3
	7	290	272	375	416.9
	6	360	335	409	454.8
	5	177	140	223	216.7
	4	178	149	255	219.7
	3	217	204	270	266.5
	2	140	112	170	177.3
	1	148	139	191	204.5
	1	122	103	161	162.2
	2	131	124	151	174.8
	3	187	159	224	272.2
	4	148	130	206	196.7
	5	140	135	194	204.3
	6	346	352	407	450.3
	7	282	282	340	399.7
	8	—	190	—	392.9

这些数据仅有参考价值,要根据口腔牙周支持组织的具体情况、牙齿的位置关系及接触情况等具体分析。

成功的修复桥跨的长度,是受桥基牙及其能承受的额外负荷能力大小所限制的。通常大家同意 Tylman 所述的,即一个成功的修复体能修复的缺失牙数目,是两个桥基牙能承受两个桥体。Ante 法则认为,基牙的牙周膜面积应等于或大于缺失牙牙周膜的面积。

假如缺失一个牙齿,两个健康的基牙牙周膜能够承受附加的负担,如缺失两个牙时,也还能适应额外的负担,但是已接近极限。当桥体所修复牙齿的牙周膜面积超过基牙的牙周膜面积时,便不能接受。长桥跨固定桥的典型的例子是修复四个上切牙的前桥。任何修复两个以上牙齿的固定桥,都应认为是有风险的。

(二)生物力学的考虑

1. 固定桥基牙及其支持组织的受力分析 固定桥在行使功能时所产生的力,是通过桥基牙的牙周膜传递到牙槽骨、颌骨上的,因此,研究桥基牙及其支持组织的受力状况,对于提高固定桥的医疗质量,进行合理的设计和制作,保护基牙健康及修复体的预后都是非常必要的。

光弹性应力分析方法,自 20 世纪 30 年代在工程学上推广应用,20 世纪 50 年代即开始应用在口腔医学领域。近年来,我国一些学者亦开始将此方法用于测定分析固定桥基牙及其支持组织的受力情况。根据实验结果可以看出:

(1)在相同条件下,缺失牙修复前后,基牙及其支持组织所受的应力相差较大。修复后的基牙及其支持组织应力显著减小,并且应力分布均匀。因此,牙缺失后应及时修复。

(2)桥基牙及其支持组织受力后所产生的应力大小与基牙牙根形态、数目关系密切。在同一负荷条件下,单根牙较多根牙根端处产生的应力值大。

(3)各桥基牙在桥体受力时,分担的力值不等,近负荷者大,远离负荷者小,多根牙、支持牢固的基牙较单根牙或支持力弱的基牙分担的力值大。

(4)根尖区和牙槽嵴顶部位受力较大,都是容易损伤的部位,这与临床上观察到的颈缘及牙槽嵴顶与根尖区容易发生创伤的情况相符。

(5)牙齿承受近、远中向水平外力时,可通过接触点或固定桥连接体将力传递到远中各基牙。各基牙牙槽嵴顶及根尖部均产生较大的应力值。基牙近中部分主要受拉应力,远中部分主要受压应力。因此,有邻牙的双端固定桥,应力可通过接触点传递,由邻牙分担一部分应力,改善了基牙受力情况。

(6)多根基牙、牢固的基牙或支持力强的基牙较支持力弱的基牙承担负荷能力大。将单根牙或单个牙齿连接固定后,承担外力能力提高,特别是抵抗侧向力的能力增强,对保护基牙支持组织有利,起到夹板固定效果。因此,在固定桥修复设计中增加基牙数目,有利于分散𬌗力,保护弱基牙。朱希涛等用激光全息光弹法对下颌第一磨牙缺失,分别以第一、第二前磨牙及第二、第三磨牙为基牙所组成的三基牙和四基牙固定桥进行了定量分析,得出基牙及其支持组织负荷的分配比例如下:

1)三基牙完全固定桥:第一前磨牙分担力值为 11%,第二前磨牙分担力值为 35%,第二磨牙分担力值为 54%。

2)四基牙完全固定桥:第一前磨牙分担力值为 14%,第二前磨牙分担力值为 22%,第二磨牙分担力值为 35%,第三磨牙分担力值为 29%。

各基牙分担力值不等,主要是由牙体和牙周组织结构特点所决定的,其次,与受载部位的距离远近有关。各个基牙不是完全相同的。

(7)完全固定桥和半固定桥在桥体中央受垂直负荷时,两种固定桥的基牙和支持组织的应力分布无根本不同。半固定桥的栓道式结构在桥体受垂直负荷时并未发现明显的应力中断作用。

(8)双基牙双端固定桥基牙支持组织的应力值大小,随桥体跨度增加而增加,是正变关系。在受轴向力时,根尖部与牙槽嵴顶部位的应力值均有明显增加,远中部分比近中部分增加更多。单根牙牙槽嵴部位应力值随桥体跨度增加而增加的倍数,明显大于双根牙。桥体跨度增加,不仅增加了负重,而且也增加了弯曲力矩,因此,导致基牙远中牙槽嵴顶或双根牙的远中根尖部的应力值明显增大。例如,当桥体为一个前磨牙和一个磨牙时,单根牙根尖部最大剪应力值可较只修复一个磨牙时增加 1.7 倍,牙槽嵴顶部位最大剪应力值可增加 3~4.5 倍左右;双根牙根尖部应力值可增加 2~3.0 倍左右,牙槽嵴顶部位可增加 2~3.5 倍左右。根尖部的应力值主要是对轴向力的反应,而牙槽嵴顶部位的应力则主要是弯曲力矩的反应。因此,桥跨越大,导致基牙牙周创伤、骨质吸收、牙齿松动的危害性越大,也易使远端的固位体发生变形、松动。

2. 固定桥设计的生物力学考虑 由长跨度桥体产生的作用力可使牙周膜的负担加重。桥体越长,刚度越小,其弯曲度或倾斜度越大,直接与桥体长度的立方呈正变,与桥体𬌗龈向厚度的立方呈反比关系。假如各种因素均不变,两个桥体的固定桥将是单个桥体弯曲度的 8 倍,3 个牙的桥体将是单个牙桥体弯曲度的 27 倍。如桥体厚度减少 1/2 时,也会使桥体弯曲度加大 8 倍。因此,在下颌牙弓上作长桥体,可以造成严重的后果,对固定桥的基牙将产生更多潜在的危害性,尤其是对较薄弱的基牙危害更大。

有时可利用增加基牙的数目来克服冠-根比不良

或长桥体产生的问题。要求第二基牙比第一基牙有更大的支持力和固位力,这样才能分散第一基牙的力及抵抗桥体弯曲变形所产生的弯曲力矩和张力。在修复四个切牙时,为了增加抗力,可用第一前磨牙作第二基牙,要求其固位体必须有良好的固位力,以抵抗张应力。

由于牙齿在牙弓的位置不同,移动方向也不同,前牙为唇舌向移动,磨牙为颊舌向移动,这些可测量的最大移动量和分散的方向,在长跨度的修复体可以产生较大的应力。这些应力可传导到基牙,可使固位力差的固位体发生松动,或因固位体边缘产生缝隙而易使基牙产生继发龋。前牙固位体的固位力不如后牙强,因此,应在设计时考虑增加固位体的固位力,以抵抗脱位力,例如采取增加基牙数目;选用固位力强的固位体;增加辅助固位装置等措施。

长跨桥一般需要医师的技巧、固位体和支持组织条件均良好。修复后牙的最大安全数目是两个牙,而且必须是在理想条件下修复,否则会给基牙带来危害。四个牙的缺隙除了四个切牙外,最好用可摘义齿修复。在同一牙弓上间隔缺失牙,或者双侧缺失,每个缺隙都缺一个以上的牙齿时,用可摘义齿修复更为合适。

正常选用基牙,应首先考虑固位体是建立在固位、美观和保存牙体组织的基础上的。临床情况差异很大,很少应用第三磨牙做基牙,因它经常萌出不足、根短或融合;如果完全萌出,有健康的龈组织,根长、直或有分叉,位置正常,这样的第三磨牙也可作为基牙。

多基牙的选择,除了长跨桥需要在末端增加基牙外,当间隔缺失,剩余牙槽骨吸收 1/2 左右时,则需要作多基牙固定修复。作为夹板式义齿将两个或多个邻牙连接在一起,夹板不仅应用于支持力弱的基牙或缺隙较大的病例,并且也可应用于尖牙缺失的间隙。在这些情况下增加基牙可抵御不利的杆杠臂的破坏力。基牙的夹板固定,在牙体预备和连接体连接部位需要有平行就位道。要特别注意防止铸体外形过凸,以免铸体间的自然间隙消失。焊接连接体必须牢固起加强作用,但要注意邻间隙和外展隙的存在,防止食物滞留和龈组织受损。

(三)改良 Ante 法则的应用和按照不同跨度选择固位体的设计见表 21-3、表 21-4。

表 21-3 改良 Ante 法则的应用

存在条件	可能改良的 Ante 法则
1. 牙周病牙槽骨有吸收	增加基牙数目,用于支持
2. 基牙长轴近远中向倾斜	增加基牙数目,用于支持
3. 基牙整体移位,缺隙近远中长度变小	减少基牙数目(减少牙周支持面积)
4. 对殆牙弓关系不良,负荷增加	增加基牙数目,用于支持
5. 牙弓形状产生较大的杠杆力量	增加基牙数目,用于支持
6. 根管治疗后根切除的基牙	增加基牙数目,用于支持
7. 牙槽突手术后牙齿动度增加	增加基牙数目,用于支持(牙周夹板固定)

表 21-4 按照不同跨距选择固位体的设计

跨距长度	存在条件	固位体类型的选择
短跨距 1. 单端桥(修复上侧切牙)	好:1. 良好的冠 - 根比,无牙周病 2. 无龋病史 3. 殆正常 4. 正常覆殆覆盖关系	全冠
2. 3 单位桥	好:1. 良好的冠 - 根比,无牙周病 2. 无龋病史 3. 殆正常 4. 正常覆殆覆盖关系	全冠
	差:1. 冠 - 根比不良 2. 牙槽骨有轻度吸收 3. 殆因素需调整 4. 有龋病史	夹板固定多基牙
中等跨距 3. 4 单位桥(2 个桥体,2 个前磨牙, 1 个前磨牙和 1 个磨牙)	好:1. 良好的冠 - 根比,无牙周病 2. 无龋病史 3. 殆正常	好:全冠
	差:1. 冠 - 根比不良 2. 牙槽骨有吸收 3. 有龋病史 4. 有需矫治的殆因素长跨距桥	差:1. 全冠 2. 夹板固定多基牙

续表

跨距长度	存在条件	固位体类型的选择
长跨距桥	好：周围条件均好，无牙周病	好：1. 全冠 2. 夹板固定一个以上的基牙
	差：1. 有牙周病，牙槽骨吸收较多 2. 有龋病史 3. 牙齿松动	差：1. 全冠夹板固定 2. 各类型的可摘局部义齿

（周书敏 谭建国）

第6节 可摘局部义齿修复的诊断与设计

可摘局部义齿是利用天然牙和基托覆盖的黏膜和骨组织作支持，借固位体和基托在口腔中固位，患者能自行取戴的一种牙列缺损修复体。

【可摘局部义齿修复的目的】

1. 重建完善的咬合关系，恢复咀嚼功能。
2. 恢复缺损部分的形态，改善美观。
3. 改善因牙齿缺失导致的发音障碍。
4. 保持口颌系统结构相对完整和功能协调，预防软硬组织病变。
5. 保持牙列完整和稳定，防止余留牙倾斜、移位和伸长。
6. 牙周夹板式义齿可稳定松动的余留牙。

【可摘局部义齿的适应证】

1. 缺牙数目多，缺隙过长，游离缺失。
2. 牙槽嵴过度吸收或组织缺损较大。
3. 余留牙牙周健康状况较差。
4. 腭裂患者需用基托封闭腭裂隙。
5. 需抬高咬合以恢复垂直距离（𬌗垫）。
6. 生长发育期组织形态变化大的缺牙儿童（活动缺隙保持器）。
7. 作为过渡性修复（即刻义齿、暂时义齿）。
8. 为满足特殊美观要求（美观义齿、化妆义齿）。
9. 因各种原因不能或不愿进行固定或种植义齿修复者。

【可摘局部义齿适应证选择的注意事项】

1. 无正常行为能力，对可摘局部义齿不便摘戴、保管、清洁，有误吞义齿危险者。
2. 口腔黏膜溃疡、肿瘤等疾病未治愈者。
3. 有猖獗性龋者。
4. 修复间隙过小，影响义齿强度。

5. 对义齿材料过敏，又无其他材料可取代。或对义齿异物感明显，无法克服者。此时应建议种植义齿修复。

【牙列缺损的分类】

由于牙列缺损的缺牙数目与部位不同，余留牙及对𬌗牙情况各异。牙列缺损分类的目的是为了便于可摘局部义齿的修复设计、研究与交流。

（一）Kennedy 牙列缺损分类

这是目前国际上应用最广泛的一种分类方法，由 Edward Kennedy 于 1925 年提出，根据牙列缺损的部位，结合局部义齿鞍基与基牙之间的关系进行分类。

第一类：义齿鞍基在两侧基牙的远中，远中为游离端，即双侧游离缺牙。

第二类：义齿鞍基在一侧基牙的远中，远中为游离端，即单侧游离缺牙。

第三类：义齿鞍基在一侧或两侧，鞍基前后都有基牙。

第四类：义齿鞍基位于基牙的前面，即前部缺牙，基牙在缺隙的远中。

（二）应用 Kennedy 分类的 Applegate 法则

1. 分类应该在拔牙后进行，以免因拔牙改变分类。
2. 如果第三磨牙缺失而不修复，则分类时不考虑。
3. 如果第三磨牙存在并作为基牙，则分类时应考虑。
4. 如果第二磨牙缺失而不修复（如对𬌗第二磨牙同时缺失），则分类时不考虑。
5. 以最后部缺隙决定分类。
6. 决定分类的主要缺隙以外的其他缺隙以其数目命名为亚类。
7. 只计数缺隙的数目，不考虑缺隙的长度。
8. 第四类为单个双侧（跨中线）缺隙，因此无亚类。

【可摘局部义齿的分类】

（一）按义齿支持方式分类

1. 牙支持式义齿 义齿的𬌗力主要由天然牙承担。适用于非游离缺失，缺失牙数目少或缺牙间隙

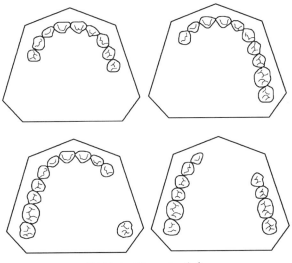

图 21-1 Kennedy 分类

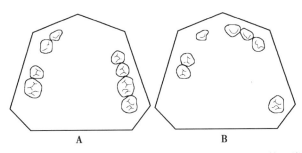

图 21-2 A. Kennedy 第二类第二亚类 B. Kennedy 第二类第三亚类

小,缺隙两端均有基牙且稳固,在两端的基牙上放置卡环和支托。

2. 黏膜支持式义齿 基牙上不设计支托,咬合力完全由黏膜和牙槽嵴承担,适用于余留牙少且牙周健康不佳者,修复效果不佳。

3. 混合支持式义齿 义齿由天然牙和黏膜共同承担力。基牙上有卡环及支托,基托也应有足够的伸展。适用于游离缺失和缺隙长的非游离缺失。

（二）按义齿的结构或制作方法分类

1. 胶连式义齿 由塑料基托将人工牙、卡环等各部分连接成整体的义齿。胶连式义齿基托厚、体积大、舒适性差、强度差,但制作简单、费用低、便于修改。

2. 铸造支架式义齿 卡环和大小连接体等为整体铸造,形成义齿的金属支架,再与人工牙和塑料基托连接。体积小、强度高、覆盖组织范围小、感觉舒适,便于自洁。但制作相对复杂,不便修改。

（三）按牙列缺损类型分类

根据牙列缺损类型对义齿进行分类。如修复 Kennedy 第一类缺损的义齿为 Kennedy 第一类义齿。

【可摘局部义齿的设计原则】

1. 可摘局部义齿应能够保护口腔软硬组织的健康;广泛地、有选择地分散殆力,减小对基牙的扭力和侧向力;正确恢复咬合关系;保护余留牙牙体组织;义齿要高度磨光,尽量少覆盖牙体组织,不妨碍自洁作用,以减少致龋率;尽量少磨牙,利用自然间隙设置支托凹和隙卡沟;在获得足够固位和稳定的前提下,尽量减少固位体数目。

2. 义齿应具有良好的固位、稳定和支持作用,这是恢复功能和保护剩余组织的基础。

3. 义齿应消除因缺牙导致的咀嚼、发音和美观功能障碍。

4. 义齿应摘戴方便,戴义齿后感觉舒适。

5. 义齿应制作简便,结构简单,容易保持清洁,坚固耐用。

【可摘局部义齿的分类设计】

（一）Kennedy 第一类义齿

1. 混合支持式义齿 适宜于双侧后牙部分或全部缺失,余留牙健康者。义齿由天然牙和黏膜共同支持;义齿不稳定,容易沿支点线、回转线翘动、旋转和摆动;末端基牙易受扭力而松动,游离端易发生黏膜疼痛和牙槽骨吸收。后牙缺失越多,对基牙和牙槽嵴的损害越大。

设计要点是克服游离鞍基的不稳定,减小基牙扭力,保护牙槽嵴健康。可采取以下措施:

（1）若只缺失第二磨牙,可利用第二前磨牙和第一磨牙做基牙,设计活动桥修复。同侧上、下颌第二磨牙同时缺失者,可不必修复。一侧连续缺失两个后牙以上者,需与对侧相连。

（2）在主要基牙上设计固位、支持、稳定作用良好的卡环。

（3）设计近中殆支托或采用应力中断式卡环,以消除末端基牙上的扭力。如设计 RPI、RPA 卡环,回力卡环等。

（4）增加间接固位体、扩大鞍基。使殆力分散到多个天然牙及更广泛的牙槽嵴上。

（5）用大连接体或基托连接,以平衡、传递和分散殆力。

（6）取功能性印模,以补偿游离鞍基下沉。

（7）人工后牙减径或减数,以减小基牙和牙槽嵴的负荷。

（8）降低人工牙牙尖斜度,以减小侧向力。缺失牙多者,人工牙应有平衡殆。

2. 黏膜支持式义齿 只适用于两侧后牙全部缺

失，余留牙牙周情况差者。殆力完全由黏膜承担，牙槽嵴负担重，容易导致黏膜压痛、溃疡和牙槽骨吸收。应尽量少采用此类义齿设计。设计要点是尽量减少支持组织受力，减慢牙槽嵴吸收的速度。可采取以下措施：

（1）人工后牙减数、减径，降低牙尖高度，加深食物排溢沟。

（2）在不妨碍功能活动的情况下，尽量扩大基托面积，分散殆力。增加义齿固位，防止鞍基下沉。

（3）基托组织面软衬，缓冲殆力。

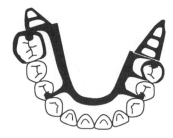

图 21-4　Kennedy 第一类下颌义齿设计举例

（二）Kennedy 第二类义齿

为单侧游离缺失，义齿不易平衡、稳定。游离端侧缺牙两个以上者，除在游离端末端基牙上放置卡环外，还应用大连接体连到牙弓对侧，在牙弓对侧选两个基牙放置卡环，形成面式卡环线；或选择一个基牙放置卡环，成横（斜）线式卡环线，再放置间接固位体，获得义齿的稳定和固位。如对侧也有缺牙，则可在缺隙两侧的基牙上放置卡环。义齿设计与 Kennedy 第一类基本相同。

（三）Kennedy 第三类义齿

缺隙两端均有余留牙存在，无游离鞍基，基牙不受扭力。义齿固位、稳定和支持作用均好，修复效果好。设计要点是要使义齿的殆力由基牙负担，通过邻近缺隙的殆支托使义齿获得明确、直接的基牙支持。缺隙长者，应采取跨弓设计，防止鞍基沿纵轴旋转。可采取以下措施：

（1）在缺隙两侧的基牙近缺隙侧边缘嵴处均要放置殆支托。

（2）单个后牙缺失或两个间隔缺失，可设计活动桥。

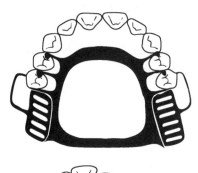

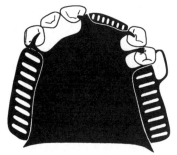

图 21-3　Kennedy 第一类上颌义齿设计举例

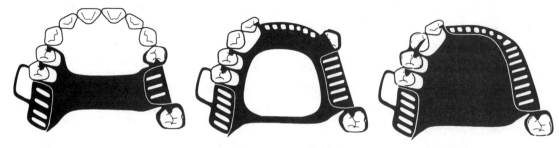

图 21-5　Kennedy 第二类上颌义齿设计举例

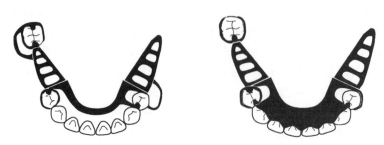

图 21-6　Kennedy 第二类下颌义齿设计举例

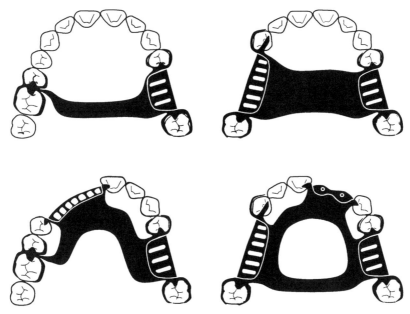

图 21-7　Kennedy 第三类上颌义齿设计举例

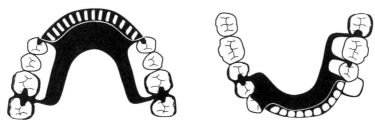

图 21-8　Kennedy 第四类义齿设计举例

（3）若牙弓两侧均有缺牙，可用大连接体连接，使牙弓两侧的鞍基有交互作用。若一侧牙弓上有多个牙缺失，除在邻近基牙上设计直接固位体外，还需在牙弓对侧设计间接固位体，使用固位体的数量一般不超过四个。

（4）尽量不设计黏膜支持式，因基托面积小，拾力集中，易产生疼痛。

（四）Kennedy 第四类义齿

少数前牙缺失，余留牙健康者，可在邻牙缺隙侧采用舌隆突支托，设计牙支持式义齿。多个前牙缺失者，前部缺隙成游离端，常设计混合支持式义齿，设计要点与 Kennedy 第一类义齿近似。常采取以下措施：

1. 直接固位体放在第一前磨牙以后的余留牙上，以免影响美观。

2. 在远中余留牙上设计间接固位体，以平衡、稳定义齿。

3. 在缺隙相邻的余留牙舌侧边缘嵴或舌隆突处放置支托，或腭侧基托边缘止于前牙舌隆突上。

4. 前牙为深覆拾时，应设计金属基托。

5. 基托的边缘应与天然牙舌面的非倒凹区接触，以促进固位和防止食物嵌塞。但不能过紧地挤压牙面，以免造成牙齿移位。

6. 缺牙较多时，为了减小前方基牙所受扭力，应设计远中拾支托，采用 RPI 卡环等。

7. 为了控制游离端基托翘动，应在牙弓远中设计间接固位体，取功能性印模。

（杨亚东　高　勰）

第7节　修复体与龋病、牙周疾病的关系

研究表明，修复体与菌斑形成及龋病、牙周疾病的发生有直接的关系。预防龋病和牙周疾病是提高义齿修复质量的重要内容。

【可摘局部义齿与龋病、牙周疾病的关系】

研究发现，戴用可摘局部义齿患者较天然牙者唾液 pH 值低，唾液流率缓慢，菌斑指数有显著性增加，凡与义齿接触的牙面的菌斑指数均较高。导致患者易患龋病和牙龈炎、牙周炎。

1965～1970年，Carlson等报告，戴可摘义齿者其龈缘炎、基牙松动度、病理性龈袋、牙槽骨吸收及戴冠基牙龋坏等的发生率有所增加，这些病理表现与口腔卫生不良有明显的关系。1977年，Grid NB等报告，戴义齿的牙齿菌斑指数显著增加，与卡环接触的牙面和与基托接触的牙齿邻面与颊面菌斑增多，邻面菌斑多于颊、舌面。1994年，Devlin发现，戴用下颌肯氏Ⅰ类可摘局部义齿的患者，在未进行定期复查和未对口腔卫生严格监控情况下，基牙的菌斑指数、牙龈指数、探诊深度、附着丧失等显著高于戴义齿前，与牙周炎症进展高度相关的龈沟液量、龈沟液中炎症因子 IL-1β 显著高于戴义齿前。

义齿表面粗糙和清洁不良也会导致菌斑附着，甚至形成牙石。而义齿组织面上的菌斑是造成义齿性口炎、炎性龈乳头增生和慢性念珠菌病等的主要因素。

因此，对于戴用可摘局部义齿患者来说，控制菌斑的形成与附着是维护其口腔健康，预防龋病和牙周病变，保证义齿正常使用的重要措施。这些措施包括余留牙牙周系统治疗、夹板固定松动牙、龋病治疗、预防性防龋处理等修复前准备；正确的义齿设计与制作、口腔卫生宣教、修复后定期复查，督促患者养成良好的口腔清洁卫生习惯，保持良好的口腔和义齿卫生，对复查时发现的问题及时处理，定期进行牙周维护性治疗。

关于清洁义齿的方法，有机械方法和化学方法两类。原则上，机械清洁法是清洁义齿和保护义齿承托区的一种有效方法。为了避免义齿的过度磨损，应选用含磨光颗粒小的牙膏及软毛刷。对于义齿菌斑很难清除，最好先用义齿清洁产品浸泡后再刷洗。化学洗涤剂最好使用专用的义齿清洁制品，如义齿消毒清洁液或片剂浸泡。在消毒液中加超声波装置可增加消毒液的效力并且不破坏义齿表面的光洁度。采用化学方法清洗时应避免使用腐蚀性强的洗涤剂，以免破坏义齿表面光洁度和加速义齿材料的老化。

【关于固定修复对菌斑形成及其与龋病、牙周疾病发病的关系】

1. 固定修复体龈边缘的位置　显微镜下观察修复体边缘粗糙不平，细菌容易积聚。因此，修复体的边缘所在部位容易形成菌斑。冠边缘在龈沟内的牙齿比在龈上的牙齿菌斑堆积得多，炎症发生也多。注意口腔卫生也未能改变这种状态。

1980年，Valderhaug等报告，根据菌斑指数、牙龈指数、龈袋深度等测量建立了观察标准基线，修复后再测量，连续10年观察各项指数，最后评价固定修复后冠边缘位置对菌斑、龈炎、龈袋深度、上皮附着丧失

情况、龋齿发生率等的影响，得出以下结论：①戴冠牙与对照牙的菌斑指数相差很少。②冠的边缘放在龈沟内较放在龈缘或龈上的牙龈指数高于平均值。③冠的边缘放在龈袋中较放在龈上时其龈袋深度有增加，上皮附着丧失。这可能是由于在龈沟内的冠边缘与牙齿交界之间的菌斑引起的炎症所致。④冠的边缘放在龈上对牙周组织损害较少。⑤冠边缘无论在龈上、龈沟内或龈缘处对龋损情况大致相同。

2. 关于冠外形与牙周健康的关系　牙冠外形的主要理论包括三点：①龈缘保护；②肌肉作用；③促进口腔卫生。

龈缘保护的理论基于三要素：保护龈缘、刺激牙龈、自洁外形。有的学者认为，菌斑与龈炎有明显的因果关系，而牙周炎与食物嵌塞之间的关系较轻。Schlerger等在讨论牙冠外形时曾论述："所谓颈部外形高点不仅保护不了牙龈反而易形成菌斑。"Koivuma和 Wennstrom研究了牙冠外形对牙龈的组织学影响，发现戴球状人造冠者牙龈炎增加，而戴完善的人造冠，龈缘无临床与组织学变化，外形过突的修复体则有临床与组织学的变化。刺激牙龈的观点是指咀嚼食物时由于食物通过牙龈而起刺激作用，促进上皮角化，增加抵抗牙周破坏的能力。有些学者指出，这种刺激作用仅发生在颊、舌面，而对邻面则无此作用。在正常条件下，咀嚼的机械作用对牙龈健康有一定作用。自洁外形的观点认为，咀嚼时食物通过牙齿就使牙齿必然得到清洁，甚至在口腔卫生不良的牙齿颊、舌面突出部分也无菌斑堆积。但有的作者指出，咀嚼作用不能清除龈缘部位的菌斑，因此，自洁外形对牙龈缘并无明显作用。

肌肉作用的理论：Lindhe和Le等都谈到，口腔卫生不良，缺乏自洁作用对预防龈炎无作用。即使由于肌肉作用在颊、舌面有清洁作用，但邻面仍得不到清洁。故有些学者力求一个适中的牙冠外形设计，这种外形兼有牙龈保护作用及肌肉作用。

口腔卫生的理论是基于菌斑是龋齿和龈炎主要病因的观点。因此，冠的外形应便于而不是妨碍菌斑的清除，颊、舌面应平坦而不应突出，减少或限制倒凹区可促进牙龈健康。而Ramford、Yuodelis等则认为，"外形过凸"较"外形不足"对牙周组织的危害性更大。正常牙齿颊、舌面是平坦而无龋的。很多研究牙齿外形的作者报告，正常牙齿颊、舌向颈部的宽度经常比釉牙骨质界宽度≤0.5mm。

3. 开放楔状隙　如果菌斑是龈炎的主要病因，那么每种措施都应便于邻间隙菌斑的控制。开放楔状隙即为此目的。较大的邻间隙既可容纳龈乳头，又便于清洁。有人担心大楔状隙会造成"侧向食物嵌塞"的

环境。Toronsond 观察到，只要保持良好的牙齿邻接关系就很少发生侧向食物嵌塞。牙龈退缩时用邻间牙刷刷牙法是控制邻面菌斑最好的方法，大楔状隙便于邻间牙刷通过。

4. 接触区的位置应该高些，有助于开放楔状隙。有的学者提出真牙接触区是在切端 1/3。

5. 关于桥体设计，许多学者报告，接近桥体的牙槽黏膜的炎症可能是对桥体表面积累菌斑的反应。通过对积存的细菌与菌斑的研究发现：粗糙桥体较光滑桥体易积存细菌与菌斑。桥体龈端对组织的刺激性不是因为桥体粗糙的机械刺激，而是因为粗糙面上积聚菌斑的刺激，故良好的口腔卫生状态对维持组织健康的重要性远比材料本身重要。合适的桥体龈端设计在后牙为改良盖嵴式，前牙为牙槽盖嵴式，并应开放适宜的楔状隙以容纳龈乳头并为保持口腔卫生创造间隙。桥体𬌗面不应任意减窄，两个相邻桥体间的楔状隙经常是闭合的，以增加强度，减少食物和菌斑的滞留，并便于保持桥体下的口腔卫生。邻间隙如太窄小则易积存食物碎屑并易使组织发炎，也不易防止食物冲击。主要依口腔卫生状况而定。

总之，无论固定修复还是可摘局部义齿修复，对口腔生态变化和组织反应都有一定的影响，其影响程度主要取决于口腔卫生状况的好坏。故修复前一定要重视口腔准备，使各项指数都达到最低，而修复体则要符合高标准、高质量要求。修复后要定期复诊，保持口腔卫生，预防性治疗及口腔保健。修复体可增加菌斑形成，而菌斑和龋齿与牙周疾病的发生有一定关系。义齿上的菌斑对口腔黏膜和全身健康都是有害的，它是患者日常口腔卫生状况的反应，医师有责任提醒患者重视和保持口腔及修复体的清洁卫生。

（周书敏 杨亚东）

参 考 文 献

1. 张震康，俞光岩. 实用口腔科学. 第 3 版. 北京：人民卫生出版社，2009
2. 冯海兰，徐军. 口腔修复学. 第 2 版. 北京：北京大学医学出版社，2013
3. Phoenix, Rodney D, Cagna, et al. Stewart's Clinical Removable Partial Prosthodontics. 4th ed. Chicago：Quintessence Publishing Co. Inc，2008
4. Alan B. Carr，Dvid T. Brown. McCracken's Removable Partial Prosthodontics. 12th ed. St. Louis：The ElseverMosby，2011
5. 杨亚东，姜婷，译. McCracken 可摘局部义齿修复学. 北京：科学出版社，2003
6. Featherstone JD，et al. Caries Risk Assessment and Management for the Prosthodontic Patient. J Prosthodont，2011，20（1）：2-9
7. 孟焕新. 临床牙周病学. 第 2 版. 北京：北京大学医学出版社，2014

第 22 章

牙 列 缺 失

牙列缺失是指上颌或下颌或上下颌的全部牙齿的缺失，形成无牙颌，是一种常见病、多发病，一般多发生在老年人，需用全口义齿或种植全口义齿修复，恢复生理功能。

第1节 概　述

为牙列缺失患者制作的义齿称全口义齿（又称总义齿）。全口义齿由基托和人工牙两部分组成。全口义齿靠义齿基托与黏膜紧密贴合及边缘封闭产生的吸附力和大气压力产生固位，吸附在上下颌牙槽嵴上，以恢复患者的面部形态和功能。全口义齿是黏膜支持式义齿。如果仅上颌或下颌为牙列缺失，所做的义齿为上颌总义齿或下颌总义齿，又称单颌总义齿。

由种植体支持的全口义齿称种植全口义齿（见种植义齿一章），本章仅涉及由黏膜及黏膜下组织支持的普通全口义齿。

牙列缺失的主要病因是龋病和牙周病导致的牙齿脱落或拔除。此外，还有老年人生理退行性改变，导致牙龈萎缩、牙根暴露，牙槽骨吸收形成的牙齿松动脱落。有时还可由全身疾患、外伤、不良修复体引起。

牙列缺失是临床的一种常见病、多发病，多见于老年人。根据第三次全国口腔健康流行病学调查报告（2005年），在65～74岁年龄组中，牙列缺失者占6.8%。

牙列缺失对患者的面容、咀嚼功能产生重大影响，是一种潜在的病理状态。随着时间的推移，可继而引起牙槽嵴、口腔黏膜、颞下颌关节、咀嚼肌及神经系统的有害改变。牙列缺失同时影响患者社交，对患者心理因素造成巨大影响。

【牙列缺失对口腔功能的影响】

牙列缺失对口腔功能的影响是直接且严重的，其中尤其对咀嚼功能的影响最大。

1. 影响咀嚼功能　患者对食物完全不能进行正常的切咬、咀嚼和研磨，不能将食物与唾液很好的混合，从而影响消化功能。因此，一般患者仅能吃流质或软食，常使患者不能忍受，继而会影响全身营养状况。

2. 影响吞咽功能　由于口腔失掉了牙齿的支持，致使吞咽食物时，口腔难以做到有力的使舌肌压挤食物向后的闭合，进行吞咽的过程受到影响。

3. 影响发音　由于牙齿缺失，影响与牙齿有关的发音，如发齿音"滋"、"斯"；唇齿音"夫"、"万"等，俗称"说话漏风"。

【牙列缺失后的组织改变】

1. 骨组织的改变　当牙齿缺失后，上下颌骨的改变主要是牙槽嵴的萎缩，维持天然牙生存的牙槽骨是随着牙齿的生长和行使功能而发育和保持的。牙齿缺失后，牙槽骨逐渐吸收形成牙槽嵴，牙槽嵴的吸收即行加快。随着牙槽嵴的吸收，上下颌骨逐渐失去原有形状和大小。

牙槽嵴的吸收速度与缺失牙的原因、时间及骨质致密程度有关。由牙周病引起的牙列缺失往往在初期牙槽嵴吸收就明显，因为牙周病是以根周骨组织持续破坏而导致牙齿松动脱落为疾病特点的。由龋齿根尖病引起的牙齿拔除，往往病损严重程度、拔牙难易程度不同又可造成缺牙局部的牙槽嵴萎缩程度不同。单纯拔牙引起的骨吸收显著少于拔牙后又作牙槽嵴修整术者。牙槽嵴的吸收速率在牙齿缺失后头3个月（即伤口愈合期）最快，大约6个月后吸收速率显著下降，拔牙后2年吸收速度趋于稳定。然而，剩余牙槽嵴的吸收将终生持续，稳定在每年约0.5mm的水平。

牙槽嵴吸收多少与骨质致密度直接有关，上颌骨外侧骨板较内侧骨板疏松，而下颌内侧骨板较外侧骨板疏松。因此，上颌牙槽嵴吸收的方向呈向上向内，外侧骨板较内侧骨板吸收多，结果上颌骨的外形逐渐缩小。由于牙槽嵴的高度与大小不断萎缩削减，以至切牙乳突、颧弓与牙槽嵴顶的距离逐渐接近甚至与之平齐，腭穹隆的高度也相应变浅变平。下颌牙槽嵴的吸收方向是向下前和向外，与上颌骨相反，结果使下牙弓逐渐变大，上下颌间距离减短，面下1/3距离也随之变短，上下颌骨间的关系亦失去协调。甚至可表现出下颌前突、下颌角变大、髁突变位，以及下颌关节骨质吸收和功能紊乱。在吸收过多时，颏孔、外斜嵴及下颌隆突与牙槽嵴顶的距离变小，有时甚至与嵴顶平齐，嵴顶呈现为窄小而尖锐的骨嵴。从总的趋势看，上下颌前牙区吸收速率快，而后牙区、腭穹隆、上颌结节、下颌磨牙后垫的改变最少。

牙槽嵴的持续吸收情况与患者全身健康状态和骨质代谢状况有关。全身健康状况差、营养不良、骨质疏松患者牙槽嵴吸收快。而且牙槽嵴的持续吸收情况与修复义齿与否及修复效果好坏也有关。未做全口义齿修复者，由于上下颌骨得不到足够的功能刺激，使破骨细胞和成骨细胞的活力失去平衡，其牙槽嵴萎缩程度较义齿修复者严重。而局部颌骨受力过大者牙槽嵴吸收也快，如上颌牙弓的义齿承托面积约为下颌牙弓的承托面积的1.8倍，下颌单位面积受力大，则下颌剩余牙槽嵴的平均吸收速率比上颌高3～4倍。同理，如果全口义齿不做必要的修改，或不进行周期性更换以适应牙槽嵴的持续吸收，则在行使功能时义齿处于不稳定状态，可导致局部压力集中从而加快剩余牙槽嵴吸收。一般情况下，一副普通的全口义齿，使用3～4年后应进行必要的调𬌗和重衬处理，使用7～8年后应予以更换。

综上所述，牙列缺失后骨组织改变主要是牙槽嵴的吸收，不同个体的吸收结果不同，在同一个体的不同部位，剩余牙槽嵴吸收的程度也不同。

2. 软组织的改变　由于牙槽嵴的不断吸收，与之相关连的软组织也发生相应的位置变化，如附丽在颌骨周围的唇颊系带与牙槽嵴顶的距离变短，甚至与嵴顶平齐；唇颊沟及舌沟间隙变浅，严重者致使口腔前庭与口腔本部无明显界限。

唇、颊部因失去软硬组织的支持，向内凹陷，上唇丰满度差，面部皱褶增加，鼻唇沟加深，口角下陷，面下1/3距离变短，面容明显呈衰老状。

由于肌肉张力平衡遭到破坏，失去正常的张力和弹性，亦由于组织的萎缩，黏膜变薄变平，失去正常的湿润和光泽，且敏感性增强，易疼痛和压伤。

由于牙列缺失，舌失去牙齿的限制，因而伸展扩大，如久不作全口义齿修复，不但可造成舌形态的改变和功能失常，且可导致舌与颊部内陷的软组织接触，使整个口腔为舌所充满。临床上，有的患者还出现味觉异常和口干等现象。

（冯海兰）

第2节　无牙颌修复的生理基础

【颌面部关系】

1. 颌面部的协调关系　正常人颌面各部分的关系是互相协调的。了解这些关系特点，对牙列缺失修复是有帮助的（图22-1）。

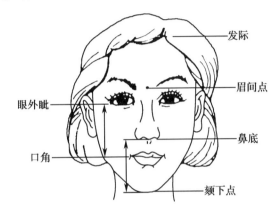

图22-1　面部的协调关系

（1）面部左右的对称性：如以颏点、鼻尖及眉间点的连线作为中心线，则可看出面部左右是相互对称的。

（2）唇齿关系：当下颌在姿势位时，上颌切牙切缘微在唇下（1～2mm），有的老年人上颌切牙切端与上唇平齐，下颌前牙切缘多与下唇平齐。唇部丰满适度，上下唇闭合自然，口角对着上颌尖牙的远中部分或第一前磨牙的近中部分。

（3）中性区（neutral zone）：牙弓外侧邻近唇颊，内侧邻舌，这个间隙叫做中性区。当唇-舌系统处于平衡状态的时候，肌肉的力量是相对平衡的（图22-2）。牙齿唇（颊）侧和舌侧受到相等的力，这样可以使牙齿处于一个相对稳定位置。义齿人工牙排列在中性区，不会受到舌肌和颊肌的侧向推力，有利义齿的固位和稳定。

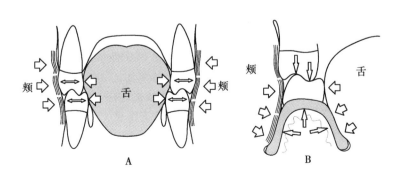

图22-2　中性区
A. 舌向外的压力与上、中、下三束颊肌向内的压力决定了压力中性区的位置。当牙齿萌出时，通过这些相对的肌力在水平方向被引导到这一位置　B. 下颌义齿可以通过舌肌和颊肌的作用获得稳定

(4)牙形、牙弓形与面形的关系：三者的形状，可以分为三种基本类型，即方圆形、尖圆形与卵圆形。实际上典型者很少，而绝大多数为三者的混合型。

2.无牙颌面部的改变 牙列缺失后，唇颊软组织失去牙弓的支持，上下颌骨间丧失咬合关系，这些改变影响了患者的面部形状。通常无牙颌患者不仅为恢复咀嚼、吞咽和发音的正常功能，而且也为改善面容寻求修复治疗。

牙列缺失后面部改变常有以下几点：①鼻唇沟加深；②双唇变薄，皱纹增多或加深；③鼻唇角加大；④水平唇面角减小；⑤下颌前突；⑥下颌角角度增大。

【颌位】

（一）正中关系与牙尖交错位

1.正中关系 正中关系（centric relation）是指下颌不偏左，不偏右，适居正中，下颌髁突对着关节盘最薄且无血管部分，盘 - 突复合体在关节窝的最上前位（最上中位），在适当的面部距离（垂直距离）时，下颌骨对上颌骨的位置关系。在此关系下的髁突位置称为正中关系位（centric relation position，CRP），它是一个稳定而可重复的位置。

正中关系位是髁突位置：①这一位置与是否有牙和是否有牙接触无关；②是髁突的一个功能性的后边缘位，如果迫使下颌再向后退，则会由于附着在下颌骨的肌肉受拉，髁突后方的软组织受压而感到不适；③下颌依此为轴可作约20mm左右开闭运动，此称为正中关系范围；④在正中关系范围内上、下牙齿发生接触（一般在磨牙区）称为正中关系𬌗（centric relation occlusion，CRO），与下颌后退接触位（retruded contact position）基本为同一位置。

2.牙尖交错位 牙尖交错𬌗时下颌相对上颌的位置，称为牙尖交错位。牙尖交错𬌗（intercuspal occlusion，ICO）是指上下颌牙牙尖相互交错咬合，达到最广泛、最紧密的接触关系。当口颌面部形态两侧对称、上下牙列排列正常，牙尖交错𬌗时下颌的位置对于颅骨处于正中，这时牙尖交错𬌗又称为正中𬌗（centric occlusion）。由于牙尖交错𬌗关系属牙对牙的关系，因此，它会因牙齿本身的改变，如𬌗面的磨耗、牙位的改变及牙齿的缺失等，产生适应性的改变，因此牙尖交错位是不稳定的。当牙列缺失，则丧失牙尖交错𬌗和牙尖交错位。

3.正中关系位与牙尖交错位的关系 这两个位置间的关系，可分为协调性的与非协调性的。

（1）协调性的指此两者为同一位置，或者由正中关系位的𬌗接触能自如地直向前滑动到牙尖交错位。其滑动距离约0.5mm～1mm，这一距离称为长正中（long

centric）或正中自如（freedom of centric）。属于生理性，约90%的个体属此类。

（2）非协调性的即不能自如地由正中关系位的𬌗接触直向前滑动到牙尖交错位，在滑动中发生偏斜超过0.5mm。属于功能障碍性，常成为颞下颌关节紊乱病的病因，可予以调𬌗解除。

（3）在天然牙列，随年龄和牙齿的磨耗距离逐渐增加，两个位置间的距离与协调关系有由不协调变为协调的可能。

（二）下颌姿势位与垂直距离

1.下颌姿势位（mandibular postural position，MPP） 又称息止颌位。当个体端坐，头直立，不咀嚼、不吞咽、不说话的时候，下颌处于休息状态，上、下颌牙弓自然分开，从后向前保持着一个楔形间隙，称之为息止𬌗间隙（free-way space），一般为1～4mm。此时下颌所处的位置，称为下颌姿势位。

2.面部距离 面部距离是指下颌在姿势位时，面下部的垂直距离（由鼻底到颏点），也称休息垂直距离。一般说来，它与面中部（眉间点到鼻底），面上部（眉间点到发际）的距离是相协调的，由于发际与眉间点的位置稳定性较差，在临床上确定垂直距离多以由眼外眦到口角距离作参考确定。

3.𬌗垂直距离与息止𬌗间隙 当下颌位于牙尖交错位时，面下部的垂直距离（由鼻底到颏点）称为𬌗垂直距离。休息垂直距离与𬌗垂直距离之差即是息止𬌗间隙。该间隙个体间互有差异，它在无牙颌修复中很重要，过大过小都会对患者造成不良影响。

（1）间隙过小、垂直距离增大，引起的问题有：①咬合时提颌肌不能充分发挥收缩功能，而是持续的施力，结果引起骨质的吸收，直至恢复到适当的垂直距离为止；②由于义齿的早接触而产生不悦耳的声音；③因需过分将口张大，进食受到一定的影响；④义齿𬌗面距牙槽嵴较远，使义齿易因杠杆作用影响自身的稳定；⑤上下唇闭合困难，影响面容。

（2）间隙过大、垂直距离减小，引起的问题有：①可引起颞下颌关节的不适与损伤。②因口腔变小，舌活动受阻。③面下部缩短，上下唇接合处下垂，面容受影响；可出现义齿性口角炎。④咀嚼乏力，吞咽困难。

4.下颌姿势位的应用 下颌姿势位多被认为是个体端坐，头直立位时，由升降下颌诸肌的张力平衡所产生。下颌姿势位不以上、下颌牙的咬合为存在条件，当牙列缺失行全口义齿修复时，临床上利用下颌姿势位确定休息垂直距离后减去2mm（息止𬌗间隙）作为恢复义齿牙尖交错位的垂直距离的大小。

下颌姿势位在一个小范围内是可变的，因而对息止𬌗间隙和休息垂直距离的大小有一定的影响。临床确定下颌姿势位时，要让患者端坐、保持头直立位，下颌休息放松，才能测得准确的休息垂直距离。

【拾的类型】

根据上、下颌牙齿接触的情况，可分为双侧平衡拾（bilateral balanced occlusion）与单侧平衡拾。

（一）双侧平衡拾

根据拾位的不同，可分为正中平衡拾、前伸平衡拾与侧方平衡拾。

1. 正中平衡拾　是指下颌在正中拾位时，上下颌后牙间存在着最广泛的均匀的点、线、面接触，前牙间轻轻接触或不接触。

2. 前伸平衡拾　是指下颌由正中拾位依切道向前下运动至前牙切缘相对时，后牙保持接触关系。依后牙间接触数目的多少，分为三点接触、多点接触与完善的接触拾平衡。

3. 侧方平衡拾　是指下颌作侧方咀嚼运动时，在工作侧下颌后牙的颊尖沿上颌后牙颊尖舌斜面滑向正中拾过程中，以非工作侧牙齿接触数目的多少，分为三点接触、多点接触及完善的接触平衡拾。

在对无牙颌全口义齿修复时，要求义齿能达到双侧平衡拾关系。因为这可减少义齿在咀嚼运动中的翘动，有利于义齿的固位和稳定以及咀嚼力的分散，从而减轻支持组织的拾力负担，亦有利于口腔组织的保健。

（二）单侧平衡拾

单侧平衡拾是指牙列在前伸咬合运动时，前牙组接触，后牙不接触；在侧方咀嚼时，工作侧牙齿后牙接触，而非工作侧后牙不接触，绝大多数真牙列属此类型。

（三）减轻义齿拾力的处理方法

对有些口腔条件不好、健康状况较差的患者，为了能减轻义齿拾力负担及便于患者的适应，可考虑采用以下方式处理：

1. 如义齿所用的是有尖牙，可通过调磨上颌后牙颊尖舌斜面及下颌后牙拾面上的远、近中边缘嵴，使在侧方运动中颊尖脱离接触，以便于舌尖在正中拾发挥较为流畅的咀嚼作用。

2. 可选用无尖牙，由于该型牙齿的拾面没有牙尖，只有低度的沟嵴，咀嚼运动较为自如，对义齿的固位与稳定影响不大。

3. 减少拾面接触面积，此可通过对牙齿的减径、调磨拾面减少与对拾牙的接触，或者选用较小的牙齿，有的还建议不排上颌第二磨牙。

以上各种方式都是为了减轻义齿支持组织的力负担，有利于支持组织的保健，当然对义齿的效能都会有影响。但为了维护患者口腔组织，特别是义齿支持组织的健康，这也算是一种两全的修复设计。

【口腔黏膜】

1. 口腔黏膜的组织结构　口腔黏膜为上皮层和固有层所构成。上皮与皮肤相似，是很好的支持组织，能保护口腔使其免于遭受机械性的创伤。口腔黏膜表面经常为唾液所湿润。固有层是上皮下的一层致密纤维结缔组织。它的组织结构适于支持外力。其厚度各区有所不同，在骨尖、骨突处常较薄。

在口腔黏膜之下，为一层透明而有弹性的纤维所构成，含有大量黏液腺、脂肪组织及血管和神经。此层如同垫子，具有缓冲外力的作用，适于承受义齿在功能时基托的压力。

2. 硬腭　硬腭表面覆盖高度角化的附着黏膜。硬腭黏膜在不同部位厚度不同。在腭中缝等骨性隆突的部位黏膜下层极薄，义齿基托组织面需做缓冲。在腭的前部，黏膜致密，其表面形成不规则的皱褶，称为腭皱。在左、右中切牙间的腭侧，有黏膜突起，称为切牙乳突。在腭的后部中央软硬腭交界处软腭的黏膜上，常有两个黏液腺的开口，称为腭小凹，常作为确定义齿基托后缘的标志。

3. 系带　系带是口腔内的一种纤维结缔组织，位于口腔前庭内，是牙槽嵴至上下唇或颊黏膜之间的黏膜皱襞。依其所在的部位不同而名为唇系带、颊系带，可随唇或颊的运动而移动。舌系带是在口腔前部，连接舌与口底。该系带较松弛，以便于舌的灵活运动。但有时较短，因而限制了舌的自由运动，影响发音。全口义齿基托不能妨碍系带活动，在相应区要形成切迹。

【唾液的作用】

腮腺、下颌下腺、舌下腺及唇、颊、腭各部黏膜的黏液腺分泌唾液。唾液腺一天的分泌量约 1.0～1.5L。唾液对于保持口腔健康非常重要，对戴用义齿的患者尤为重要。唾液内含有黏液素，可保持口腔组织的滑润柔软；唾液内至少有两种抗菌物质，可杀死或抑制常见于空气和水中的细菌，例如各种球菌、链球菌、杆菌等。唾液具有黏附力，全口义齿基托组织面与黏膜面紧密贴合，其间有一薄层唾液。黏膜与唾液、唾液与基托组织面产生附着力，唾液分子之间产生黏着力，从而使全口义齿获得固位。因此，充足的唾液增加义齿的固位力，并可以保护黏膜少受机械刺激和感染。

（谢秋菲）

第3节 病史采集与口腔检查

【病史采集】

在进行修复之前,对患者的病史及有关情况做到全面而深入的了解是极其重要的。据此可以帮助制订修复计划,对疗效也可做到一定程度的预测。

与患者面对面的采集病史,有助于医师了解患者的个性特点和社会经济情况,这是治疗之前必不可少的交谈。全口义齿修复的成功在很大程度上有赖于患者的合作,患者应被看做是参与者,而不仅仅是治疗对象。通过了解患者情况,分析为患者制作全口义齿的有利和不利条件,确定修复设计,将义齿修复后可能发生的问题向患者说明,使患者思想上有正确的认识,便于积极配合,也便于建立良好的医患关系。一般在与患者交流时主要了解以下情况:

1. 主观要求 患者希望义齿所能达到的效果,患者对义齿修复的过程、价格、效果的理解程度。

2. 既往牙科治疗情况 缺牙原因、缺牙时间的长短、是否修复过,既往义齿使用情况。

3. 年龄和全身健康情况 患者的年龄越大,骨的愈合就越慢,组织越敏感,牙槽骨萎缩越多,耐受力越差,不易适应新的情况,调节能力也差。

糖尿病患者唾液分泌减少,而导致口干。口干是由于黏膜腺体萎缩并纤维化造成的。软组织易受损伤,在口内形成压痛点,黏膜破溃后发炎且愈合缓慢。戴义齿后应注意口腔卫生、夜间不戴义齿等口腔保健。

内分泌失调发生在更年期的患者,女性多于男性,因内分泌的改变,身体发生变化,发生骨质疏松,骨质吸收比正常人要快,易出现口干、烧灼感和疼痛,情绪波动较大,耐受力和适应能力较差等。脑血管病后遗症患者,无自主活动能力,也无维持口腔卫生能力,需有家属协助处理。

4. 性格和精神心理情况 临床观察及全口义齿满意度与心理因素的关系研究结果表明,有恒性高、积极乐观、富有耐心、持之以恒的人对全口义齿能主动适应,对全口义齿易于满意。而性格急躁、世故性高、敏感精明的人则多易着重于归咎义齿的不适,对克服困难是消极的,对全口义齿满意度低。了解患者的性格和精神心理情况,医师可有足够的心理准备,有助于正确引导患者,提高全口义齿的满意度。

【口腔检查】

牙齿缺失后,口腔及颌面部软硬组织会发生一系列改变。改变的程度与患者年龄、身体健康状况、失牙原因及失牙时间长短有关。因此,在修复之前,应对患者进行全面而细致的检查。根据每个患者的具体情况,制定修复设计。主要检查内容如下:

1. 牙槽嵴 牙槽嵴是承托义齿的主要支持组织。它的高低及丰满度与支持力成正变关系。要用手指顺沿牙槽嵴顶及唇、颊、舌面施一定压力进行触诊,以了解有无明显骨突、骨棱、骨尖敏感区及黏膜性质。对形成倒凹或有压痛的骨棱、骨突应行外科修整。对压痛不明显的骨突,一般用按摩法即可在短期缓解。在黏膜的性质方面,应注意厚薄及弹性。

2. 上下颌骨牙槽嵴的对位关系 在上颌骨,由于牙槽嵴的唇、颊侧骨质较疏松,腭侧的骨质较致密,前者吸收较快,吸收方向是向上内,吸收越多,牙槽嵴越小。在下颌骨,一般认为牙槽嵴的唇颊侧骨质较致密,舌侧骨质较疏松,后者吸收较快,吸收的方向是向下前。牙槽嵴吸收的结果,造成上下颌弓的大小及位置关系失调,致使修复效果受到不同程度的影响。

3. 肌肉的附着 肌肉和系带的附着点与牙槽嵴顶的距离,随牙槽嵴吸收程度而改变。吸收严重者接近,反之,则较远。附着点越接近嵴顶,义齿基托伸展和边缘封闭受影响,固位与稳定受的影响越大,功能也越差。在这种情况,可考虑借助外科手段予以改善。

4. 腭穹隆 腭穹隆由硬腭和软腭组成。在硬腭前部覆盖着高度角化的上皮组织,其下为紧密的黏膜下层附着,可以承受咀嚼压力。有时在腭中缝处有骨质隆起,称为上颌隆凸或硬区,其上覆盖着一层薄的黏膜,不能承受咀嚼压力。处此情况,需在义齿基托相应部位做些缓冲,以缓解压力的刺激,如隆突或骨突过大或两侧上颌结节均突出构成倒凹影响义齿就位时,则需外科修整消除倒凹以便于义齿就位,减小突度以便于排牙。

5. 腭皱 腭皱为由腭中缝向两侧辐射的软组织横嵴,左右对称。研究表明,在义齿基托区复制腭皱,有助于发音。

6. 切牙乳突 切牙乳突为一稳定的圆形软组织突起。位于上颌中切牙的腭侧,腭中缝的前端。其下为切牙孔,有鼻腭神经和血管通过。有时需在与其相对的腭托组织面做适当缓冲,以消除压痛与不适。在牙列存在时,切牙乳突多位于两中切牙之间,上颌腭侧的中线上,其中点至上中切牙唇面的距离为8~10mm。上颌两侧尖牙尖顶的连线,通过其中点。无牙颌患者,由于失牙后,切牙乳突前移,尖牙的连线,约通过切牙乳突的后缘。切牙乳突可作为义齿修复排列前牙时的参考。

7. 腭小凹 腭小凹位于软硬腭连接处的后方,软腭的颤动线上,腭中缝的两侧,多为左右各一,是黏液腺导管的开口。可作为上颌全口义齿后缘中部定位的参考标志。

8. 颤动线 颤动线是在软硬腭连接区的软腭上。当嘱患者发"啊"音时,呈现轻微的颤动现象。一般称为颤动线,而实际是一颤动区。此为全口义齿后缘的封闭区,或后堤区,通常在两侧翼上颌切迹与腭小凹连线的前方。

9. 下颌隆凸 下颌隆凸为在下颌前磨牙区的舌侧,单侧或双侧的骨质突起。形状、大小不定。表面覆盖的黏膜较薄,受压疼痛。有时需对义齿基托组织面作缓冲处理。严重者,应行外科修整。

10. 下颌舌骨嵴 下颌舌骨嵴位于颌骨舌侧面,从第三磨牙区斜向下前到前磨牙区。其下有下颌舌骨肌附丽。嵴上覆盖薄层黏膜。嵴的下面,常有组织倒凹,利用该倒凹,利于义齿的固位和稳定。义齿基托舌侧应越过该嵴。

11. 磨牙后垫 磨牙后垫在下颌牙槽嵴的远端,为覆盖在磨牙后三角上的软组织,含有腺体。形状不定,呈梨状或结节状。是下颌义齿的后界,可作为义齿排牙的解剖标志:下颌第二磨牙应在磨牙后垫前4~6mm处。

12. 唾液 唾液分泌量少者对义齿固位与咀嚼,吞咽都是不利的;反之,分泌量适中而较清淡者无妨碍。

13. 舌的动度和大小 牙齿缺失后,舌肌失去对运动的限制,同时患者又须在此无牙状态下进食,这在很大程度上增强了舌肌功能,从而促使其活动范围加大,力量增强,久之,神经肌肉活动对此情况趋于适应。而当戴义齿后,口腔情况又发生了改变,需要通过神经肌肉活动的调整,方能逐渐适应。这在戴牙初期,自然也会感到不适,如运动受限、义齿易于松动脱落、咀嚼运动不自如等,需要等到神经肌肉的活动对义齿使用程序化之后,口腔功能才能达到较为全面的恢复。

14. 下颌运动情况 张闭口运动时注意张口度,在张口闭口过程中有无运动受阻、绞锁、偏斜、疼痛或不适等情况。注意检查在张闭口过程中,颞下颌关节运动是否协调,有无弹响、阻抑、绞锁、疼痛或不适等情况。必要时可进行X线影像检查。

15. 颌面部情况 面部外形有何改变,如下颌前伸或偏斜等,表情是否正常。用手指触诊咀嚼各肌及颞下颌关节区有无触痛或不适等。

16. 对旧义齿的检查 应了解患者要求重做义齿原因、戴用义齿时间和使用情况,旧义齿固位、稳定、基托组织面的密合情况,边缘伸展情况,垂直距离、正中关系是否正确,牙齿磨耗情况、牙齿与牙槽嵴顶的位置关系,口腔黏膜有无炎症,牙齿的咬合关系是否

平衡,牙槽嵴部分有无松软组织形成,对义齿基托材料有无过敏现象。对现存问题应进行分析,作为重新修复时的参考。

17. 修复的适宜时间 一般认为牙齿缺失后,2~3个月即可修复,但要根据具体情况而定。如牙齿因牙周病而松动缺失,拔除后的牙槽窝浅,愈合较快。对牙槽嵴进行触诊时,未觉有明显骨突、骨棱或骨尖,也无疼痛与不适,即可开始进行修复。倘若牙齿因龋坏拔除,拔牙创较大,愈合较慢,约需2~3个月始可修复。Watt等(1986)报道,拔牙后用即刻义齿修复者牙槽骨吸收较传统义齿者少些,牙槽嵴成形较传统义齿者好些。这是由于牙槽骨能及时受到咀嚼功能刺激的缘故(图22-3)。

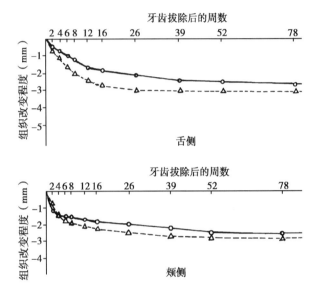

图 22-3 拔牙后,通过 11、21 区的矢状面描迹所显示出的组织萎缩、吸收改变情况

实线:12位戴即刻义齿患者 虚线:10位戴传统义齿患者

(冯海兰 潘韶霞)

第4节 修复设计原则及要求

根据病史及口腔检查所了解的情况即可制定修复设计。原则是使义齿在现时条件下,能较好地恢复口-颌系统功能,并对该系统起到保健作用。为此,就需要对各方面了解的情况,进行研究分析,采取扬长避短的原则,即尽量发挥有利因素的作用,避开不利或破坏性因素的影响。现就有关问题做简要论述。

【义齿固位与稳定】

要使义齿能较好地发挥功能,必须有良好的固位力和稳定性。固位是指义齿抵抗从口内垂直脱位的能力。如果全口义齿固位不好,患者在张口时即容易脱

位。稳定是指义齿对抗水平和转动的力量,防止义齿侧向和前后向脱位。如果义齿不稳定,在说话和吃饭时则会侧向移位或翘动,不仅造成义齿脱位,对牙槽嵴将产生创伤性力量。当然,稳定是在有固位的前提下产生的,如果没有基本的固位,义齿的稳定无从而言。

为了使义齿取得良好的固位,印模必须准确,使义齿的基托组织面和承托区组织紧密贴合。稳定性则是借助牙齿的排列位置、骀平面的方位、上下牙齿的咬合及固位力的大小而获得。

(一)固位原理

全口义齿能吸附在上下颌骨上,是借助生物力学与神经肌肉的控制作用取得的。

1. 吸附力的作用　是两种物体分子之间相互的吸引力,这包括附着力和内聚力的作用。附着力是指不同分子之间的吸引力;内聚力是指同分子之间的黏着力。全口义齿基托的组织面和黏膜紧密贴合,其间有一薄层唾液。基托组织面与唾液、唾液与黏膜之间产生附着力,唾液本身分子之间产生内聚力,从而使义齿得到固位。吸附力的大小与基托和黏膜之间的接触面积和密合程度有关。接触面积越大、越密合,其吸附力也越大。

吸附力的大小与唾液的质和量有关。如唾液的黏稠度过低会影响义齿的吸附力;唾液分泌量过少影响吸附力,且口腔组织易受刺激,产生疼痛和炎症。

2. 大气压力的作用　根据物理学原理,当两个物体之间存在负压,而周围空气不能进入时,外界的大气压力将使两个物体紧紧地贴合在一起。只有在使用一定力量引入外界气体,破坏了负压之后,才能使两物体分开。同样,全口义齿基托与支持组织紧密贴合,基托边缘与周围的软组织始终保持着紧密接触,形成了良好的边缘封闭,空气不能进入基托与黏膜之间。在咬合时,基托与黏膜之间的气体被挤出而形成负压。这样,在大气压力的作用下,基托和组织紧密贴合,从而使义齿得到固位。大气压力作用的大小与基托面积的大小、基托组织面与黏膜之间的密合程度和边缘封闭的完善与否成正变关系。因此,对印模需要经过边缘整塑,达到完善的边缘封闭。

3. 表面张力　如使全口义齿脱位,必须使空气进入基托与黏膜之间。在试图使基托与黏膜分开时,由于唾液内部分子之间的互相吸引力,而使表面形成半月形的液体表面,这是由于表面张力所造成的。两个物体表面之间的间隙越小,所形成的半月形液体表面越完善,表面张力也越大。反之,两个物体表面之间的间隙较宽,便会形成半球形的液体表面,表面张力较小,空气就易于进入到基托组织面与黏膜之间,导致义齿松脱。

(二)影响全口义齿固位的有关因素

患者的口腔解剖形态、唾液的质和量、基托面积大小、边缘伸展等因素均与义齿固位有关。

1. 颌骨的解剖形态

(1)颌骨的解剖形态影响基托面积:根据固位原理,吸附力、大气压力等固位作用的大小与基托面积大小成正比,颌骨的解剖形态直接影响到基托面积。因此,颌弓宽大、牙槽嵴高而宽、腭穹隆高而深、系带附丽距离牙槽嵴顶较远,则基托面积大,固位作用好。反之,如颌弓窄小、牙槽嵴低平而窄、腭穹隆平坦、系带附丽距离牙槽嵴顶近,则义齿基托面积小,固位作用差。

(2)口腔黏膜的性质与义齿固位有关:如黏膜的厚度适宜,有一定的弹性和韧性,则基托组织面与黏膜易于密合,边缘也易于获得良好封闭,有利于义齿固位;反之,如黏膜过薄,没有弹性,则基托组织面不易贴合,边缘封闭差,义齿固位也差,并容易产生压痛。覆盖在硬腭和牙槽嵴上的黏膜致密,并紧密地附着在下面的骨质上,有利于对义齿的支持。在唇、颊、舌沟处的黏膜,因含有疏松的黏膜下层组织,义齿边缘伸展到移行皱襞,容易获得良好的边缘封闭,而有利于义齿的固位。

2. 基托边缘的伸展范围、厚薄和形状　对于义齿的固位非常重要。在不妨碍周围组织的正常活动的情况下,基托边缘应尽量伸展,并与移行黏膜皱襞保持紧密接触,获得良好的封闭作用,以对抗义齿的脱位。

在上颌,基托唇颊边缘应伸展到唇颊沟内。在唇颊系带处的基托边缘应作成切迹以免妨碍系带的活动。在上颌结节的颊侧、颊间隙处,基托边缘应伸展到颊间隙内,以利固位。基托后缘应止于硬软腭交界处的软腭上,此区黏膜组织有弹性,基托边缘可在此区稍加压,可以加强义齿后缘的封闭作用,防止空气进入基托与组织之间,破坏负压状态。义齿后缘两侧应伸展到翼上颌切迹。

在下颌基托的唇颊边缘应伸展到唇颊沟内,舌侧边缘应伸展到口底。唇、颊舌系带处边缘应作成切迹。基托后缘应盖过磨牙后垫的1/2或全部,义齿基托边缘应圆钝充满黏膜皱襞,以获得良好的边缘封闭。

3. 唾液的质和量　唾液的黏稠度高,流动性小,可加强义齿的固位。如果唾液的黏稠度低、流动性大,则减低义齿的固位。唾液分泌量也不宜过多过少。帕金森症患者,由于共济失调,吞咽动作缓慢,往往口底积存大量唾液,影响下颌全口义齿固位。口腔干燥症者,唾液分泌量极少,义齿固位也有困难。

(三)影响全口义齿稳定的有关因素

全口义齿有了良好的固位,并不能保证在行使功能如咀嚼、说话时不脱落,任何加在义齿磨光面和咬合面上的不利因素，均会使义齿受到水平或侧向力。发生移位或翘动，从而破坏边缘封闭使义齿脱位。理想的义齿稳定要求周围组织提供抵抗水平脱位的力量。义齿的不稳定是因为牙齿的位置、磨光面的外形与唇颊舌肌肉功能不协调所产生的水平力量引起。因此，需从排牙、咬合关系、磨光面形态上注意，使其与唇、颊、舌肌功能运动协调。

1. **良好的咬合关系** 正常人作正中咬合时，由于有上下颌自然牙列𬌗面的扣锁作用，下颌对上颌的位置关系是恒定的，而且很容易重复。全口义齿戴在无牙颌患者口内时，上下人工牙列的扣锁关系也应符合该患者上下颌的位置关系，而且上下牙列间要有均匀广泛的接触。只有这样，咬合力才能有助于义齿的固位。如果义齿的咬合关系与患者上下颌的颌位关系不一致，或上下人工牙列间的咬合有早接触，患者在咬合时，不但不会加强义齿的固位，还会出现义齿翘动，以至造成义齿脱位。因此，制作全口义齿时，确定颌位关系极其重要。

全口义齿牙列需要双侧平衡的咬合关系，即在良好的正中𬌗接触基础上，前伸咬合时，前牙成组牙功能接触，两侧磨牙有接触；在侧方咀嚼时，工作侧后牙成组牙功能接触，非工作侧后牙有𬌗接触。这样，在咀嚼运动中，就可防止或克服义齿的翘动，能持续地进行咀嚼。

要使义齿达到双侧咬合接触平衡，则上、下牙列间各个相对牙齿滑动接触的斜面，基本上应属同心圆的一段截弧。如在前伸咬合运动中，上前牙的舌面与下前牙的唇切面、上后牙牙尖的远中斜面与下后牙牙尖的近中斜面；在侧方咀嚼运动中，工作侧上后牙牙尖的舌斜面与下后牙牙尖的颊斜面；平衡侧上后牙牙尖的颊斜面与下后牙颊尖的舌斜面保持滑动接触。这些斜面统称为牙尖工作斜面。

(1) 控制前伸𬌗平衡的因素：

1) 髁导斜度：是将人体的髁道斜度转移到𬌗架上，由髁槽与水平面的交角所表明。斜度大小，因人而异。同是一人，左右也多有差异。

2) 切导斜度：在𬌗架上模拟下颌前伸咬合运动时，下颌前牙切端从正中沿上前牙舌斜面到对刃，同时切导针在切导盘上保持滑动接触。切导盘前斜面与水平面的交角，称为切导斜度。排牙时，可根据患者面容与功能需要，通过调整前牙覆盖与覆𬌗关系确定。如覆𬌗不变，覆盖越大，切导斜度越小；如覆盖不变，覆𬌗越大，切导斜度越大。如上下颌牙槽嵴关系正常，排牙时常将切导斜度定在10°左右。

3) 牙尖斜度：是指牙尖斜面与牙尖底所成的交角。此为人工牙所固有，但在排牙时通过调整牙位

或磨改斜面使斜度得到相对的增减。

4) 补偿曲线曲度：是指上后牙颊尖顶连线的曲度，如使上颌磨牙长轴向近中倾斜，曲度即可加大，牙尖工作斜面斜度（牙尖的远中斜面）将相对地增加，反之亦然。

5) 𬌗平面斜度：是指上中切牙近中切角与两侧上颌第一磨牙近中舌尖顶所构成的𬌗平面与水平面（眶耳平面）的交角，此斜度增大，牙尖工作斜面斜度亦相对增大。

在此五因素中，髁导斜度与切导斜度为控制下颌前伸平衡的主要因素。前伸咬合运动的𬌗运中心为垂直于该两斜面的直线延伸线的交点。排牙时𬌗平面斜度因受颌间距离的限制，调整范围很小。一般多通过调整补偿曲线曲度，使牙尖工作斜面斜度得到相对的增减，或通过磨改牙尖的方法，使工作斜面斜度有所增减，从而达到三点或多点的平衡。

(2) 控制侧方平衡的因素：主要为平衡侧的髁导斜度与横𬌗曲线曲度（从一侧上颌磨牙颊尖、舌尖到另一侧磨牙的舌尖、颊尖连成一条向下弯曲的曲线，该曲线与𬌗平面的角度）。侧方运动的运动中心有二，即左右侧髁球（髁突），因其在侧方咀嚼运动中，工作侧髁突基本上为转动性质。在调整前伸平衡时，牙尖斜度和𬌗平面斜度已基本固定，且侧方运动牙齿接触范围多在2mm以内。一般多通过调整横𬌗曲线曲度，改变牙齿长轴颊舌向的倾斜度，使曲度与有关牙尖斜面斜度得到相对的增减以达到侧方平衡。如工作侧后牙颊尖不接触或平衡侧颊舌尖早接触，即可通过减小横𬌗曲线曲度，使其达到平衡。

2. **合理的排牙** 自然牙列的位置处于唇、颊肌向内的力与舌肌向外的力大体相当的部位。如果全口义齿的人工牙列也排在原自然牙列的位置，人工牙就不会受到唇、颊、舌肌的侧向推力，有利于义齿的稳定（即中性区排牙）。如果排牙明显偏向唇、颊或舌侧，唇、颊肌或舌运动时就很容易破坏义齿的稳定。

3. **理想的基托磨光面的形态** 当上下牙列缺失后，口腔内出现一个空间，此为义齿所应占有的位置，也是唇、颊肌与舌肌内外力量相互抵消的区域，称之为中性区。患者将全口义齿就位于牙槽嵴上。在行使功能的过程中，如咀嚼、说话、吞咽等动作时，唇、颊、舌肌及口底组织都参与活动。各肌肉收缩的力量大小和方向多不相同。为争取获得有利于义齿稳定的肌力和尽量减少不利的力量，需制作良好的磨光面形态。一般基托磨光面应呈凹面，唇、颊舌肌作用在基托上时能对义齿形成挟持力，使义齿更加稳定，如果磨光面呈凸形，唇、颊、舌肌运动时，将对义齿造成水平力，破坏义齿固位。

全口义齿的固位和稳定经常是相互影响的。固位和稳定作用在临床上常常难以区分，两者缺一不可。固位力强可以弥补稳定的不足，而牙槽嵴萎缩等解剖因素造成的固位力差又可通过改进磨光面、咬合面形态而弥补。因此，良好的固位和稳定是全口义齿修复成功的基本要素。

【颌位关系与𬌗型】

由于牙列缺损造成𬌗型（occlusal pattern）的改变，患者为了适应这种情况，咀嚼系统就需通过神经肌肉作用的调整，逐渐地习惯于用对侧牙齿咀嚼；又如双侧后牙缺失，就会通过神经肌肉的调整作用，趋向于用前牙咀嚼。久之，牙齿的磨耗使颞下颌关节的运动及颌位的改变都将趋于异常。这种异常改变，往往在牙齿缺失后，神经肌肉活动的记忆型仍会保持一定时期。牙列缺失也是这样，由于患者长期缺牙，在进食过程中总要设法做咀嚼运动，以将食物压碎与唾液混合而吞咽。而在无牙状态下，只能试图用颌弓前部对食物进行压挤，这往往导致对下颌弓的方位难以做到适宜的确定。长期戴用旧义齿者，也因旧义齿人工牙磨耗缺乏稳定的颌位关系，或者为躲避一侧的压痛形成偏侧咀嚼等，均为新的义齿制作时确定颌位关系造成困难。

当天然牙列存在时，上下颌骨的位置关系是由紧密接触的上下牙列来保持的。有两个稳定的参考位，当上下牙列接触在一起，前牙呈正常覆𬌗覆盖，后牙𬌗面间呈尖窝交错的接触关系，此时的上下颌关系为最广泛接触位（亦称正中𬌗位）。当下颌髁突位于关节凹居中偏后，而周围组织不受限的生理后位时称正中关系位。有天然牙列的正常𬌗者，正中𬌗位位于正中关系位的前约 1mm 的范围内或两位一致。当天然牙列缺失后，随之丧失了正中𬌗位，下颌没有牙列的支持和牙尖的锁结，下颌会向各种位置移动，常见下颌前伸和面部下 1/3 距离变短。对无牙颌患者来说，上下颌关系的唯一稳定参考位是正中关系位。因此要确定

并记录在适宜面下 1/3 高度情况下的关节生理后位，也就是正中关系位。

全口义齿的𬌗型指全口义齿人工牙𬌗面的形态。全口义齿的𬌗面形态的主要区别是解剖式𬌗面形态还是非解剖式𬌗面形态，其选择不仅要考虑义齿的功能，而且要考虑支持组织的健康。

1. 解剖式牙（anatomical teeth） 𬌗面形态与正常牙相似，牙尖斜度约 30°。也有的人工牙模拟老年人的𬌗面磨耗，牙尖斜度略低，约 20°（又称半解剖式牙）。解剖式牙的特点是：在正中𬌗有尖窝交错的广泛接触关系，在非正中𬌗可以实现平衡咬合。

2. 非解剖式牙（non anatomic teeth） 𬌗面形态与天然牙有别，自 20 世纪初以来，出现了多种非解剖式牙。比较典型的有：

（1）无尖牙（0°牙）：无尖牙是没有高出𬌗面的牙尖，𬌗面仅有沟窝、排溢沟等，上下后牙𬌗面间是平面接触。

（2）舌向集中𬌗（lingualized occlusion）：最早于 20 世纪 40 年代 Payne 提出这个概念，以后逐渐由其他学者完善。特点是去除下颌颊尖，以消除与上颌颊尖的接触（图 22-4），使上颌舌尖与下颌牙的𬌗面接触形成偏舌侧的𬌗力方向，是一种保持了非解剖牙的自由运动的同时，又保持了解剖牙美观及食物穿透力强等特点的牙。

（3）线性𬌗（Lineal occlusion）：该设计源于 Goddard，后由 Frush 于 1966 年改进完成。其特点是上下后牙单颌为平面牙，对颌为颊尖刃状牙，使全口义齿的𬌗型从解剖牙的三维𬌗关系和平面𬌗的二维𬌗关系改为一维的线性𬌗接触关系。

解剖式牙咀嚼效能和美观效果好，至今仍是多数医师和患者的选择。非解剖式牙的全口义齿在正中𬌗时，有较宽的自由度，适用于牙槽嵴条件差，患者不易闭合在一个稳定的正中𬌗位时。其主要优点是：可减小侧向力，使𬌗力主要以垂直方向向牙槽嵴传导，可减少由侧向力造成的义齿不稳定，但非解剖式牙咀嚼

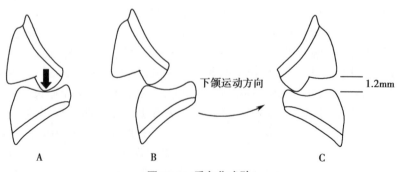

图 22-4 舌向集中𬌗

A. 正中𬌗 B. 平衡侧 C. 工作侧

效能和美观不如解剖式牙。一般根据牙槽嵴宽窄和高低来选择后牙的牙尖高低和颊舌径宽窄。牙槽嵴窄且低平者，选择非解剖式牙，并要减小颊舌径。牙槽嵴高而宽者，可选择解剖式牙尖（约30°牙尖斜度）的后牙。

【全口义齿的个性化设计】

在考虑患者全口义齿的设计时，除了遵循全口义齿的各项要求外，不能忽视某些情况下的个性化设计，如：

1. 当患者上下颌牙弓之间的关系较特殊时，比如上颌前突、下颌后缩明显时，如果用常规排牙方法，易造成下颌前牙过于向唇侧，而上颌前牙过于向腭侧，不仅使患者外形改变大，且人工牙位置妨碍了患者进食及说话的习惯，不利于义齿的稳定。需要遵循患者固有的颌弓关系，将人工牙尽量排列在原有天然牙的位置，加大覆盖，符合患者神经肌肉运动习惯。当患者下颌前突明显呈反𬌗状态时，要根据患者意愿排列对刃的前牙或轻度反𬌗牙。

2. 当患者旧义齿使用时间过长，人工牙重度磨耗，颌位关系不稳定时，可以考虑先修改旧义齿，给予重衬及𬌗面加高恢复适宜的垂直距离并形成可以自由滑动的𬌗面，让患者在适应、恢复的过程中，确定稳定的神经肌肉协调的颌位，再予以制作新的义齿。

3. 当患者旧义齿仅存在人工牙磨耗，而基托伸展合适、颌位稳定时，可考虑用复制义齿技术制作新义齿，使新义齿的磨光面形态和人工牙排列位置与旧义齿接近，患者适应快且满意度高。

4. 当患者希望人工牙排列体现个性，不要"千篇一律"的整齐时，可以将人工牙排列略显不齐，体现符合老年人牙齿状态的逼真效果。

（冯海兰）

第5节 修复效果推断

义齿戴入口内，就将成为咀嚼系统的一个组成部分。它将代替天然牙将咀嚼系统的功能活动的各种信息传到中枢神经系统。通过反馈使各种功能得以发挥与完善。但戴入义齿之后，能否使患者满意，这取决于以下几点：

1. 医师的设计水平 医师应能全面地、比较深入地了解患者各方面包括解剖生理的、精神心理的和功能病理的情况，能正确地进行分析，巧妙地利用各种有利因素，避开或克服不利因素的影响。做到能最大限度地满足患者的愿望，或者取得患者对某些难以克服的问题的理解或谅解，做到良好的合作。

2. 技术人员的制作水平 要求技术人员不但具备熟练的技工操作技能，而且对医师的修复设计要有较清楚的理解，并能通过所完成的义齿体现出来。

3. 患者的精神心理、解剖生理及功能病理状态 对患者的修复效果极为重要。有的患者口腔解剖生理条件较差，戴义齿后通过自身努力，对新情况适应较快，义齿能较快地发挥功能；反之，有的患者口腔解剖生理条件较好，但由于不了解初戴义齿的感受，义齿的固位问题，常是初戴义齿后的主诉。患者不理解真牙与义齿本质上的不同，不能很好地发挥主观能动性，把注意力集中在义齿的不适，从而阻碍了自身克服困难的努力，结果造成对义齿久久不能适应。还有的患者受戴义齿的家庭成员、亲朋、邻里的影响。与他人做不恰当的比较，会给患者以不利影响。

总之，对修复效果的推断是比较复杂的，除对口腔检查分析、修复设计及制作过程的优劣因素外，还涉及患者的个人因素、家庭因素及社会因素。因此，推断修复效果时要慎重，要说明戴牙过程中可能出现的问题，并指导患者如何正确对待这些问题。当然，对预期的功能恢复也应做出适当估计，以加强患者在适应过程中的信心。

谈及全口义齿咀嚼功能的恢复，作者认为，对义齿功能的估计，不宜一概认为义齿𬌗力负担仅及真牙的1/10或1/3，从而限制患者的使用，影响义齿的功能发挥。至于如何使用义齿，各患者应根据自身情况确定，医师不必多加限制。现举两例说明患者情况不同，修复后功能恢复快慢亦有所不同（图22-6）。

病例一：女性，61岁，无戴义齿史，身体健康状况一般。牙列缺失时间较长，牙槽嵴较窄且低，牙弓小，有前伸咬合习惯，颌位关系不稳，义齿固位一般。初戴义齿一周后，几乎不能咀嚼，咀嚼运动轨迹不规则。闭口末端轨迹不集中，经调整咬合至第三周，咀嚼运动轨迹略有好转，闭口末端轨迹趋向集中，咀嚼效率与第一周相似均为15%。至第八周，咀嚼运动轨迹大有改进，闭口末端明显集中，咀嚼效率为60%。

病例二：患者，男性，48岁，曾戴用上颌总义齿与下颌局部义齿，身体健康状况良好，牙槽嵴丰满，修复后义齿固位好。戴后第一周即能进食一般食物，咀嚼运动轨迹较规则，闭口运动轨迹末端较集中，有𬌗接触滑动，咀嚼效率70%，第三周咀嚼运动轨迹进一步改善，运动轨迹规律性增强，速度加快，咀嚼效率77.5%。第八周，运动幅度加大（额面图）闭口运动末端集中（矢状面图），侧方𬌗接触滑动扩大，咀嚼效率95%。

由以上两例说明，后者由于条件较好，适应与使用就较前者快。但根据戴用情况预测，随着戴用义齿时间的延长，其应用情况会逐渐得到改进。对任何患者来说，主要就是要坚持戴用，随时复诊，及时处理所发生的新问题，即能达到应用的目的。

525

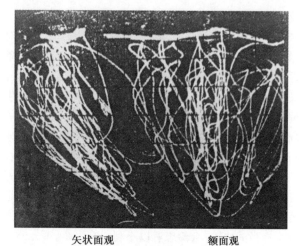

矢状面观　　　　　　额面观

第 1 周

咀嚼运动轨迹不规则

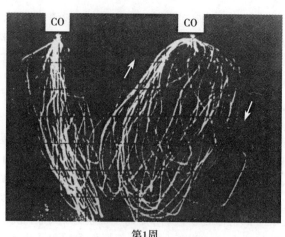

第1周

咀嚼运动轨迹比较集中

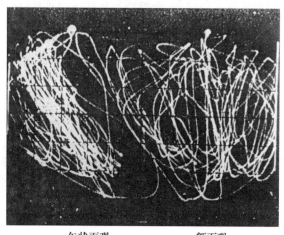

矢状面观　　　　　　额面观

第 3 周

咀嚼运动轨迹在矢状面趋向集中

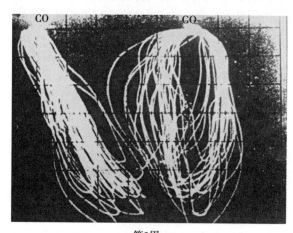

第3周

咀嚼运动轨迹起止点进一步集中

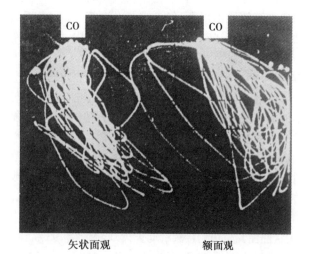

矢状面观　　　　　　额面观

第 8 周

咀嚼运动轨迹无论矢状面与额面起止点都大有集中表现

图 22-5　病例一　修复后咀嚼功能运动恢复情况

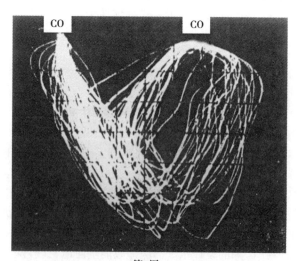

第8周

咀嚼运动起止点更进一步集中在正中殆位特点
表现在矢状面，说明功能逐渐得到改进

图 22-6　病例二　修复后咀嚼功能运动恢复情况

（冯海兰）

第6节 即刻全口义齿

即刻义齿是在患者病牙拔除前预先做好，患者拔除后立即戴入的一种义齿。这种义齿是一种暂时性义齿，待拔牙创完全愈合，牙槽嵴的吸收和改建基本稳定后，常需重新修复或作适当修理调整后再继续使用。

即刻义齿适于身体健康、口腔条件较好、病牙不能保留的患者。尤其适用于原戴有可摘局部义齿，此次需要将余留的少数牙拔除制作全口义齿时，或者缺失后牙多年，此次需要拔除前牙者。其优点如下：

1. 患者没有缺失全口牙时间 病牙拔除后立即戴上义齿，可以保持面部外形，能在较短时间恢复发音、语音及咀嚼功能。

2. 容易确定正确的颌位关系 借助患者病牙的接触关系做参考，要比牙列缺失后确定颌位关系容易，因为咀嚼肌和颞下颌关节的形态和功能改变较小。当然对病牙的关系亦要注意其正确与否。正确者从之，不正确者则需修改，前牙切导也如此。

3. 能比较准确地恢复牙列方位 根据病牙的牙色、牙位，可选用适当的牙齿排列在适当位置，从而有利于对口腔功能的恢复。

4. 拔牙后即刻戴入义齿可减轻疼痛，保护创口，免于受到食物的刺激而引起感染，可促进创口的愈合及牙槽嵴成型。

5. 减少牙槽骨的吸收 拔牙后即刻戴入义齿，能较快地恢复生理功能刺激，避免废用性萎缩，有利于保持牙槽嵴健康。

即刻义齿戴后，需进行多次复诊。这是由于戴牙初期，牙槽骨吸收较快，义齿基托与牙槽骨之间出现间隙，必须及时做重衬处理，否则义齿固位与稳定皆将受到影响，从而加速牙槽嵴的吸收。

即刻义齿并非对任何患者都适用，对那些年老体弱、适应能力差的患者以及患有慢性病，如心血管疾患、糖尿病和代谢失常等患者，则需慎重。因为这些患者抵抗力低，手术后创口愈合慢，戴义齿后，不但不能发挥应有的功能，还会给患者造成一些痛苦。

（冯海兰）

参 考 文 献

1. 张震康，俞光岩. 实用口腔科学. 第3版. 北京：人民卫生出版社，2009
2. 冯海兰，徐军. 口腔修复学. 第2版. 北京：北京大学医学出版社，2013
3. 谢秋菲. 牙体解剖与口腔生理学. 第2版. 北京：北京大学医学出版社，2013
4. 王美青. 口腔解剖生理学. 第7版. 北京：人民卫生出版社，2012

第 23 章

儿童口腔疾病的诊治特点

儿童时期颌面部处于不断的形态发育与功能改变的过程中，最明显的是颌骨和颌骨内牙齿的生长发育。生长发育具有年龄阶段性特点。这些特点使儿童的口腔疾病无论在临床表现，还是治疗方法上都与成人有不同之处。

本章将对儿童牙齿的萌出与替换，儿童龋病、牙髓根尖病的治疗，儿童牙外伤的处理和乳牙早失的间隙管理，以及常见错殆的矫治等作分别叙述。

第 1 节　牙齿的萌出、替换和萌出异常

一、乳牙的作用

乳牙在儿童期担负着咀嚼功能，对儿童口腔颌面部及全身的生长发育、发音以及儿童的心理发展起着重要的作用。乳牙的存在为继承恒牙的萌出预留位置，对恒牙的萌出具有一定诱导作用。如果乳牙过早丧失，则常常出现邻牙移位，间隙不足等，这些将会导致继承恒牙萌出位置不正或阻生，形成错殆畸形。

二、乳牙和恒牙的萌出和替换

乳牙的牙胚在胚胎第 6 周时开始发生；恒牙中的第一恒磨牙在胚胎 4 个月时开始发生。当牙根开始发育时，牙胚在颌骨内出现向口腔方向的移动。正常情况下，当牙根发育到根长的 2/3 时，牙冠即在口腔中萌出。随着牙根继续发育，牙齿也不断萌出，直至与对颌牙接触，但此时牙根的发育尚未完全。

牙齿的萌出遵从一定的规律，按一定的时间、一定的顺序，左右同名牙对称性萌出。萌出顺序比萌出时间更有意义，萌出顺序紊乱可导致牙列不齐。

牙齿萌出时间也标志着儿童发育成熟的程度，所以牙龄也是评估生长发育的重要指标。由于牙齿萌出比牙齿钙化更易受到其他因素的影响，如：乳牙早失可能造成继承恒牙的早萌或迟萌，因此，一般认为以牙齿钙化时间作为成熟指标更为准确。在临床应用时，钙化时间和萌出时间可以相互参考补充。

（一）乳牙萌出的平均年龄及顺序（表 23-1）

临床应注意的是牙齿萌出的时间和顺序存在一定的个体差异。婴儿的第一颗乳牙多在 6～8 个月萌出，到 2.5～3 岁时 20 颗乳牙全部萌出。婴儿出牙时可有流涎、喜咬硬物或将手放入口内、哺乳时咬奶头等表现。个别反应严重的会出现哭闹、拒食或发热的现象。

表 23-1　乳牙萌出平均年龄及顺序

顺序	牙齿名称	上颌（月）	下颌（月）
1	中切牙	10	8
2	侧切牙	11	13
3	第一乳磨牙	16	16
4	尖牙	19	20
5	第二乳磨牙	29	27

（二）恒牙萌出时间（表 23-2）

表 23-2　恒牙萌出年龄与顺序

萌出顺序		牙位	萌出年龄（岁）	
			男性	女性
上颌	1	第一磨牙	6～7.5	5.5～7.5
	2	中切牙	6.5～8	6～9
	3	侧切牙	7.5～10	7～10
	4	第一前磨牙	9～12	9～12
	5	尖牙	11～13	9.5～12
	6	第二前磨牙	10～13	9.5～12
	7	第二磨牙	11.5～14	11～14
下颌	1	第一磨牙	6～7	5～7
	2	中切牙	6～7.5	5～8.5
	3	侧切牙	6.5～8.5	5.5～9
	4	尖牙	9.5～12.5	8.5～11.5
	5	第一前磨牙	9.5～12.5	9～12
	6	第二前磨牙	10～13	9.5～13
	7	第二磨牙	11～13.5	10.5～13

恒牙萌出的时间通常女性比男性略早，下颌同名牙早于上颌。第一恒磨牙在多数儿童是 6 岁左右萌出，故又称"六龄牙"。第二恒磨牙多数于 12 岁萌出。

（三）牙齿萌出和牙根发育

牙齿萌出过程中，萌出的潜力与牙根形成的长度有关，当牙根发育接近完成时，牙齿萌出潜力明显减小。牙根发育完成后，牙齿仍有继续萌出的倾向，但萌出机制与牙根未发育完成时的不同。牙根发育过程中，根部牙本质不断形成，牙根增长导致牙齿萌出；而牙根发育完成后，牙齿继续萌出现象是牙齿由于咀嚼产生磨耗后的一种生理性代偿现象，主要依靠根尖部牙骨质增生以补偿牙齿损耗的高度。不论乳牙或恒牙，初萌时牙冠和牙根都尚未发育成熟，牙冠部髓腔宽大，牙根的根管壁薄，根管径粗大，根尖孔开放呈喇叭口状。临床上称未发育完成的牙为"年轻乳牙"和"年轻恒牙"。正常情况下，当牙根发育达 2/3 时开始临床萌出。乳牙根在萌出后 1～1.5 年发育完成；恒牙根则在萌出后 3～5 年发育完成。

（四）乳牙根吸收

在乳、恒牙交替阶段出现的乳牙根吸收是一种生理过程。牙根的吸收类似骨组织的吸收，是破骨细胞活动的结果。从乳牙根开始吸收到乳牙脱落，牙根的吸收并非为持续性，而是间断性进行的，活动期和静止期交替出现。临床上表现为时而松动，时而稳固。牙根吸收早期速度较慢，接近脱落时吸收速度加快。在吸收间歇期，被吸收牙根的表面又可以出现新的牙骨质沉积，牙根周围也有新的牙槽骨形成。如果这种修复活动过分活跃，就有可能使牙根和牙槽骨出现结合，这种现象称为"牙齿固连"。临床表现为固连牙的殆面低于邻牙，因此，有人又称其为"乳牙下沉"。该现象会导致局部牙槽骨发育障碍，乳牙长期不脱落并妨碍恒牙萌出；还可能造成对颌牙过长，继发错殆畸形。

乳牙根从发育完成到开始吸收这个阶段称为"乳牙根的稳定期"（表23-3）。在此阶段进行根管治疗，安全性相对较高。在牙根吸收期，应注意掌握牙根吸收的程度，避免机械刺激和药物对根尖周组织的损伤。

表23-3 乳牙根的稳定期

牙位	根发育完成的时间（岁）	根开始吸收的时间（岁）	牙根稳定期（岁）
乳中切牙	1.5	4	2～4
乳侧切牙	2	5	2～5
乳尖牙	3.5	8	3～8
第一乳磨牙	2.5	7	3～7
第二乳磨牙	3.5	8	3～8

乳牙根开始吸收的部位受其继承恒牙位置的影响，乳前牙从根尖的舌侧开始吸收，乳磨牙牙根最先开始吸收的部位是根分歧处。恒牙胚向冠方及唇侧不断移动，乳牙根逐渐吸收，直至乳牙脱落，恒牙萌出。

适当的咀嚼刺激会促进乳牙根的吸收。如果乳牙根吸收不充分，则可能出现继替恒牙萌出时乳牙尚未脱落的情况，称为"乳牙滞留"。滞留乳牙往往会妨碍继替恒牙萌出到正常位置，并且影响牙列的清洁和自洁，应予及时拔除。有时，由于牙根中部吸收较快，在拔除滞留乳牙时可能会出现牙根断裂。牙根残片可以继续被吸收或被排出牙槽窝。因此，不要求必须掏出。

三、萌 出 异 常

牙齿萌出障碍在乳牙列和恒牙列都可能出现。牙齿萌出时间在不同个体之间存在差异，但如果超出平均萌出时间的正常值范围很多，则为异常。

（一）牙齿早萌

1. **乳牙早萌** 婴儿出生时就已萌出的牙称为"诞生牙"；在出生后约一个月以内萌出的牙称为"新生牙"。乳牙早萌一般出现在下颌中切牙（85%），偶有上颌切牙或磨牙，还有少数是多生牙。乳牙早萌的原因尚未明确，可能与某些局部和全身因素有关，如牙胚的位置距口腔黏膜太近。诞生牙的发生有家族性倾向，在一些综合征的患儿也发现有诞生牙或新生牙，这提示遗传因素的作用。早萌牙因为牙根发育不成熟，往往非常松动。

极度松动的牙可能会脱落而导致婴儿误吸，应该予以拔除。有时不甚松动，婴儿吮奶时由于早萌的下切牙对舌系带及周围组织的摩擦而导致创伤性溃疡（又称 Riga 病）。应指导家长改用汤匙喂奶，局部可用消炎、止痛、促愈合的药物。

2. **恒牙早萌** 恒牙早萌多见于前磨牙，下颌多于上颌。由于乳牙根尖病变将其继承恒牙胚周围的牙槽骨破坏，恒牙因阻力减小，过早地暴露于口腔中。早萌牙的牙根发育不足，常并发釉质发育不全和钙化不全，临床上表现为釉质表面出现缺损和色斑，称为"Turner牙"。在少数病例，由于乳牙的根尖炎症波及恒牙的根周围组织，临床可见早萌的牙极度松动，牙根不能继续发育，以至早失。

能否及时控制乳牙根尖周感染，与继承恒牙早萌后牙根能否继续发育直接相关。因此，要及时治疗有根尖周病变的乳牙。如病变严重，已波及恒牙胚，则需及时拔除。釉质发育不全的早萌牙易继发龋坏，可进行涂氟预防并修复釉质缺损。医师需指导患儿进行有效的菌斑控制，防止咀嚼时硬物对比较松动的早萌牙造成创伤。

（二）乳牙迟萌

通常在出生后 1 年内萌出第一颗乳牙者，都属正常萌出范围。如果 1 周岁后仍未萌牙，则应查找原因。首先，应摄 X 线片检查是否为先天性牙齿缺失；其次，考虑有无全身性疾病，如：佝偻病、甲状腺功能减退和极度营养缺乏等影响牙齿发育。

如为全身性因素影响，应对症治疗，以促使牙齿萌出。如为先天性无牙畸形，在患儿4、5岁时，可做义齿以恢复咀嚼功能，有利于营养的摄取和口腔颌面部的发育。

（三）恒牙萌出困难

由局部因素所导致的牙齿萌出困难通常出现于上颌中切牙。乳中切牙早失后，因咀嚼刺激致龈黏膜角化肥厚，变得坚韧，使恒牙萌出困难。临床可见黏膜下牙冠突起，局部牙龈硬韧、发白。乳牙早失所致的间隙丧失、多生牙、牙瘤或囊肿也会导致牙齿萌出困难，临床表现为牙齿不萌或错位萌出，局部骨质膨隆。通过X线片即可确诊。偶尔可见由遗传因素所导致的全口多个牙齿萌出困难，如：颅骨-锁骨发育不全综合征。颅骨-锁骨发育不全为常染色体显性遗传疾病，有颅骨横径过大、囟门骨化延迟、锁骨发育不全等症状。口腔表现：乳牙萌出正常；恒牙列除第一恒磨牙和其他个别牙外，其他多数牙不能正常萌出。另外，常出现多生牙。

因牙龈增厚而难以萌出的牙，可切除部分牙龈致切缘暴露，使牙齿得以萌出。因多生牙、牙瘤及囊肿而导致的牙齿萌出受阻，应拔除多生牙，摘除牙瘤或刮除囊肿，使正常牙齿顺利萌出。间隙丧失的问题比较复杂，可结合全牙列情况考虑扩展间隙或减数拔牙等正畸治疗方案。

（四）牙齿异位萌出

凡牙齿未在牙列正常位置萌出时，称为"异位萌出"。多发生在上颌第一恒磨牙和上颌尖牙，其次为下颌第一恒磨牙。异位萌出的恒牙往往造成相邻乳、恒牙的牙根被压迫吸收。第一恒磨牙异位萌出的原因主要有：第二乳磨牙和第一恒磨牙牙冠的体积较大，上颌结节的发育不足及第一恒磨牙的萌出方向异常。牙齿异位萌出的诊断主要通过X线片，第一恒磨牙的牙轴向近中倾斜，其近中边缘嵴受阻于第二乳磨牙的远中颈部，导致后者出现不同程度的吸收。约2/3的异位萌出的第一恒磨牙可自行调整方向，萌出至正常位置，只造成第二乳磨牙牙根的轻微吸收，称为"可逆性异位萌出"。其余1/3异位萌出的第一恒磨牙无法自行萌出，严重者会导致第二乳磨牙牙根严重吸收而早失。

牙齿异位萌出的治疗可酌情采取以下方法：

1. 分牙法　适用于第二乳磨牙稳固的病例。可在第一恒磨牙和第二乳磨牙间放置分牙簧，或用直径0.5～0.7mm的铜丝穿过间隙结扎加力，解除两颗牙齿的锁结，诱导第一恒磨牙萌出。

2. 截冠法　将第二乳磨牙的牙冠远中部分截除，使第一恒磨牙萌出（图23-1）。适于第二乳磨牙对恒牙的阻挡程度较轻的病例。

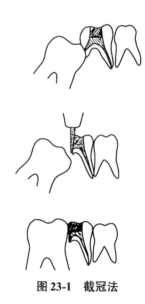

图23-1　截冠法

3. 牵引法　利用牙根条件较好的乳磨牙做基牙，制作固定装置，牵引或推动第一恒磨牙向远中移动，解除锁结而萌出（图23-2）。

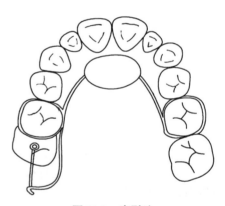

图23-2　牵引法

4. 口外弓法　只适用上颌，用口外弓推动第一恒磨牙恢复到正常位置，然后保持间隙。

5. 间隙保持法　第二乳磨牙脱落或因根吸收严重而拔除后，保持残余的间隙。待替牙完成后，再通过周密设计，确定正畸治疗方案。

（马文利　葛立宏）

第2节　乳牙与年轻恒牙的龋病

2005年第三次全国口腔健康流行病学调查结果显示，5岁儿童乳牙的龋病患病率高达66.0%，龋均3.50，而且一年内的就诊率只有15%，龋齿的治疗率只有

2.8%。乳牙出生后不久就可以患龋，从1岁起患龋率一直上升，7、8岁时达到高峰，以后随乳、恒牙替换患龋率开始下降。近年来，低龄儿童龋齿患病率增高，乳牙龋的防治工作刻不容缓。儿童龋病在发病因素与组织病理学特征方面与成人并无显著差异，但由于儿童生长发育和牙齿生理与解剖的特点，儿童龋病发病广泛，进展迅速，而且危害性更大。

一、龋坏的特点

1. 患龋率高，发病时间早。

2. 龋齿发展速度快，龋坏极易波及牙髓，很快发展为牙髓病甚至根尖周病。

3. 自觉症状不明显，易忽略。因为乳牙龋进展快，且往往没有自觉症状，常被家长忽视。

4. 龋齿多发，龋坏范围广。在同一儿童的口腔内，多数牙齿可同时患龋；也常在一个牙的多个牙面同时患龋。幼儿的下颌乳前牙与乳磨牙的平滑面或牙颈部等均可发生龋坏。

5. 修复性牙本质形成活跃。乳牙或年轻恒牙龋常常引起修复性牙本质形成，这种防卫机制有利于早期防治龋齿。

二、好发牙齿

乳牙以上颌乳前牙、下颌乳磨牙好发龋齿，下颌前牙为最不易患龋的牙齿。上前牙好发牙面为近中面，尖牙好发牙面为唇面。第一乳磨牙好发牙面为𬌗面，其次为远中面。第二乳磨牙龋齿好发于𬌗面和近中面。不同年龄阶段龋齿发生也有特点，1～2岁上颌前牙，3～4岁乳磨牙的𬌗面，4～5岁后乳磨牙的邻面龋齿多发。

三、儿童易患龋的因素

儿童较成人容易患龋与乳牙的解剖形态、组织结构、矿化程度及其所处环境等因素有关。

1. 形态解剖特点　乳牙牙颈部明显收缩，牙冠近颈1/3处隆起，邻牙之间的接触为面的接触，牙列中存在生理间隙，以及冠部的点隙与裂沟，均易滞留菌斑和食物残渣。

2. 组织结构特点　乳牙的矿化程度较恒牙低，而年轻恒牙发育尚未完成，表层钙化不足，晶体形成不完全，表面多微孔，耐酸性差，因此，龋坏极易透过表层向深部进展。发育不良或钙化不良的牙齿，甚至可见尚未完全萌出就已出现龋坏。

3. 儿童饮食特点　儿童的饮食以流食或半流食为主，且甜食多，黏着性强。这些食物易附着于牙面导致龋齿的发生。

4. 口腔自洁和清洁作用差　由于儿童很难自觉维护口腔卫生，家长的重视程度也不够，致使菌斑、食物碎屑、软垢易滞留于牙面上，又加上儿童的睡眠时间较长，口腔处于静止状态的时间也较长，唾液分泌量少，这些不利因素更有利于细菌繁殖，成为致龋的因素。

5. 早发现、早治疗较困难　乳牙龋齿其症状往往不如恒牙龋齿明显，常常没有任何症状便发展为牙髓炎、根尖周炎，加上家长的忽视，导致早发现和早治疗困难。

四、乳牙龋病的危害

龋齿及其并发症不但对继承恒牙、牙列发育造成影响，还对全身发育造成影响。龋齿造成牙体组织缺损，影响咀嚼功能，导致营养不良，影响儿童的全身生长发育。龋齿及严重并发症可以造成前牙早失，影响幼儿的发音、美观，进而影响儿童的心身发育。破坏严重的残根可以刺破龈黏膜造成牙周软组织的损伤。

龋齿引起严重的根尖周病变可以导致继承恒牙的釉质发育不全产生特纳牙。乳磨牙早失引起间隙丧失，造成恒牙萌出障碍，异位萌出，产生错𬌗畸形。

龋齿及其并发症还可以成为病灶牙，引起全身疾病如风湿热、肾炎、结膜炎等。

龋齿及其继发病变造成的后果是很严重的。因此，对乳牙的龋坏应更加重视和及时治疗。那种认为乳牙早晚要被替换，不需要治疗的看法是错误的。

五、儿童龋病分型

临床上龋齿可以分为浅龋、中龋、深龋（详见牙体牙髓病学）。儿童龋病还表现为一些特殊类型。

1. 低龄儿童龋（early childhood caries，ECC）　小于6岁的儿童只要在任何一颗牙齿上出现龋齿或充填体或因龋齿所致牙齿缺失被称为低龄儿童龋。重度低龄儿童龋（S-ECC）是指3周岁或以下儿童出现光滑面龋；或3岁儿童龋失补牙面≥4；4岁儿童龋失补牙面≥5；5岁儿童龋失补牙面≥6，都可称为S-ECC。

2. 奶瓶龋（bottle caries）或喂养龋（nursing caries）　属于低龄儿童龋，主要是喂养不当造成。尤其含奶瓶入睡，夜间奶瓶喂养或随时母乳喂养，延长母乳喂养时间的患儿更容易罹患。受累牙齿为上颌前牙及第一乳磨牙颊面。

3. 猛性龋（猖獗龋，rampant caries）　突然发生、涉及牙位广泛，迅速地形成龋洞，早期波及牙髓，且常常累及不好发的牙齿，如下颌前牙。猛性龋多发生于喜好食用含糖量高的糖果、糕点或软饮料而又不注意口腔卫生的幼儿。

六、乳牙龋病的治疗

乳牙龋病对儿童的健康有严重的影响，因此，应该尽快治疗避免并发症的产生。乳牙龋病的治疗目的是：终止病变发展，保护牙髓的正常活力；避免引起牙髓和根尖周病变；恢复牙齿的外形和咀嚼功能；维持牙列的完整，保持乳牙的正常替换，有利于颌骨的生长发育。乳牙龋病的治疗分为两部分，即药物治疗和修复治疗。具体叙述如下：

（一）药物治疗

目前，很少应用。局部涂氟主要用于儿童龋病的预防。

1. 适应证　一般多用于釉质剥脱或龋坏广泛，不宜制备洞形并且距离替换期较近的乳牙，多见于乳前牙邻面和唇面。

2. 常用药物　2% 氟化钠溶液、1.23% 酸性氟磷酸钠溶液、8% 氟化亚锡溶液、75% 氟化钠甘油糊剂、10% 氨硝酸银溶液、38% 氟化氨银溶液、氟保护漆等。

3. 药物的作用原理

（1）氟与牙齿中的羟磷灰石作用：①形成氟化钙，起到再矿化的作用。含氟制剂的主要作用机制为形成氟化钙，起到防龋和抑龋作用；②形成氟磷灰石，较羟磷灰石抗酸力提高。

（2）氨硝酸银和氟化氨银中的银离子与有机质中的蛋白质作用，形成蛋白银，有凝固蛋白的作用，起到抑菌和杀菌的作用。

4. 操作时的注意事项　大部分局部用氟制剂，需隔湿干燥再进行操作。当然，需严格按照各种制剂的说明书进行操作。一些制剂具有腐蚀性，应避免对黏膜及牙龈的腐蚀和刺激。如氟化氨银对软组织有腐蚀作用和使牙齿局部着色变黑，影响美观，不宜应用于哭闹患儿和年轻恒牙。另外，考虑孩子吞咽氟化物的危险，需在操作过程中使用排唾设备，应严格规范操作。局部涂氟后30分钟内不要喝水、漱口。

（二）修复治疗

乳牙龋病的治疗主要是牙体组织的修复治疗。

1. 治疗目的　①抑制龋病发展，保护乳牙牙髓；②恢复咀嚼功能；③保持侧方牙群牙冠的近远中宽度，恢复咬合高度，保证乳恒牙正常替换；④恢复发音功能；⑤尽量达到美观要求。

2. 治疗特点

（1）采取行为管理技术，使患儿及其家长配合治疗。

（2）乳牙具有釉质牙本质薄、髓腔大、髓角高（尤其是上第一乳磨牙的近中颊髓角）、牙本质小管粗大的特点。因此，操作时应注意：①去腐和备洞时尽量避免对牙髓的刺激，防止意外露髓；②注意保护牙髓，对

于中龋和深龋，因牙本质暴露，应进行间接盖髓；③深龋洞近髓，可以影响牙髓，对于这样的病例不宜保守；④垫底材料应对牙髓无刺激，并应注意充填体的厚度，保证充填体的强度。

（3）牙颈部缩窄，磨牙𬌗面颊舌径小，易磨耗。因此，在操作中应注意：①备Ⅱ类洞，轴髓壁做成倾斜状，避免意外露髓；②使用木楔避免悬突。

（4）乳牙表层釉质为无釉柱层，且有机质含量高，酸蚀时间应延长，往往时间是恒牙的2倍。

（5）修复外形时，应考虑生理间隙，不必勉强恢复邻面接触点。当数个牙的牙冠大面积破坏时，应注意恢复咬合高度。

（6）修复材料，应选择对牙髓刺激小、好操作、具有抑龋作用的材料（玻璃离子水门汀、复合体等）。

3. 充填修复　是指使用可塑性充填材料充填窝洞。

（1）去除腐质：临床以牙本质的色泽和硬度作为去除感染牙本质的指征。①色泽：正常的牙本质为淡黄色，龋坏牙本质为棕色，慢性龋为深棕色或黑色；②硬度：用挖匙挖除时，正常牙本质坚硬不易挖除，软化牙本质较易被挖除。

（2）备洞原则：洞形基本要求和原则与恒牙备洞原则相同，此处仅叙述乳牙Ⅱ类洞预备特点：在标准洞形的预备过程中，𬌗面鸠尾部应位于中央窝沟处，峡部位于颊舌尖之间，宽度不宜过窄以避免折断，其宽度以相当于颊舌牙尖距离的1/3～1/2为宜。由于乳牙牙颈部的牙本质小管排列方向与恒牙不同，邻面部分龈壁（阶）的釉质与轴壁成直角，牙本质可斜向根方，以利固位。又因为乳磨牙牙颈部缩窄，当龈壁（阶）愈接近牙龈时，其露髓的可能性愈大，第一乳磨牙龈壁宽度超过1.5mm，第二乳磨牙龈壁宽度超过2.0mm时，即应考虑作牙髓治疗。另外，乳牙体积较小，轴髓线角应圆钝，以防止充填体过薄而折断。

（3）窝洞垫底：凡洞深超过牙本质中层时均应考虑间接盖髓和垫底。间接盖髓材料多为各种氢氧化钙制剂；垫底材料应对牙髓无刺激，如聚羧酸水门汀、玻璃离子水门汀等。

（4）充填：

1）银汞合金充填：需预备标准的洞形。因去除过多的正常牙体组织及颜色的不美观，还有剩余银汞对环境的污染，在临床上应用较以前减少。

2）复合树脂修复：具有色泽接近牙齿颜色的优点，适用于各类洞形，随着其性能的不断改进，临床上已广泛进行应用，复合树脂对洞形要求不像银汞充填那样严格，但需严格按照材料的使用说明进行操作；乳前牙切端龋坏或广泛龋坏时，可使用合适的塑料冠套辅助充填，可收到满意的效果。

3）玻璃离子水门汀（GIC）充填：玻璃离子水门汀有诸多优点，如与牙齿组织进行化学结合、释放氟、对牙髓的刺激很小、色泽与牙齿颜色接近等。因其性能的不断改进和完善，在乳牙龋齿的治疗中得到广泛的应用。

4）复合体（玻璃离子改良树脂 glass ionomer-modified resin）及光固化玻璃离子（树脂改良玻璃离子 resin-modified glass ionomer）充填：是一种新型的修复材料，兼有复合树脂和玻璃离子的双重性能，目前在乳牙龋齿的治疗中已广泛应用，但应严格按照使用说明进行操作。

4. 嵌体修复　主要用于龋洞和牙髓治疗后的窝洞修复，分为金属嵌体和复合树脂嵌体。金属嵌体因成本较高，仅在部分发达国家临床上应用较多。复合树脂嵌体又分为直接法和间接法，多用于年轻恒牙大面积牙体缺损的过渡性修复。

5. 预成冠修复　多用于牙体大面积缺损的修复或间隙保持器的固位体，尤其是乳磨牙牙髓治疗后。到目前为止，尚无任何充填材料在固位方面能优于预成冠。

预成冠修复的适应证：①大面积龋坏的乳牙或年轻恒牙的修复；②不能用复合树脂修复的乳恒牙发育不全的修复；③遗传性牙齿畸形的修复，如牙本质发育缺陷及釉质发育缺陷；④牙髓治疗后，面临冠折危险的乳恒牙的修复；⑤不良习惯矫治器的固位体；⑥冠折牙齿的修复；⑦第一乳磨牙用做远中扩展矫治器的固位体；⑧各种固定保持器的固位体；⑨严重婴幼儿龋、猛性龋患儿可以应用预成冠预防继发龋和再发龋。当然，预成不锈钢全冠应用最多的还是大面积龋坏的乳磨牙的修复。

预成冠修复方法包括以下步骤：

（1）牙体预备：邻面主要预备近中邻面和远中邻面。几乎垂直预备邻面，至近颈部时，打开该牙与邻牙的接触，以探针可顺利通过两牙之间为标准。邻面龈缘处的预备应是光滑的羽状边缘，不能有突出或肩台。𬌗面预备要依照原𬌗面的形态，磨除约 1mm。最后去除尖锐的点线角。一般不需要预备颊舌面，但对颊面近颈部有明显突起，尤其是第一乳磨牙，亦需预备。

（2）全冠大小的选择：应该选择可完全覆盖预备体的最小的全冠。应注意以下两点：①确定正确的牙冠的龈向高度；②全冠边缘的形态应和天然牙的龈缘形态相一致。全冠边缘放在游离龈下 0.5～1mm。

（3）修整全冠外形：在颊舌面的颈 1/3（如果全冠很松，从中 1/3 开始）用球 - 窝钳来修整全冠，这样，可使全冠颈部更好地和天然牙相匹配。修整钳也可用来修整邻面的外形，以使全冠与邻牙获得满意的接触。必要时邻面可加焊以改善其外形及接触。修整全冠直

至它与预备体完全密合，龈边缘延伸至游离龈下的正确位置上。

（4）检查咬合，之后将边缘磨圆钝、抛光，最后进行粘接。

七、年轻恒牙龋病

年轻恒牙是指恒牙虽已萌出，但未达咬合平面，在形态和结构上尚未形成成熟的恒牙。年轻恒牙的髓腔较大，髓角高，离𬌗面近，牙根粗大，根尖孔需要在萌出后 3～5 年才能发育完成。因此，预防龋齿保护牙髓使牙根发育完成是混合牙列和年轻恒牙列重要的任务。

（一）年轻恒牙龋病特点

1. 发病早　"六龄齿"萌出早，龋齿发生早，患龋率高。混合牙列期，第一恒磨牙易被误认为第二乳磨牙，往往延误治疗。

2. 耐酸性差易患龋　年轻恒牙牙体硬组织矿化程度比成熟恒牙釉质差，萌出后暴露于唾液中两年后才能进一步矿化完成，所以在牙齿萌出的两年内容易患龋。

3. 龋坏进展快，易形成牙髓炎和根尖周炎。年轻恒牙𬌗面窝沟点隙复杂，牙刷不易清洁，菌斑滞留极易龋坏和扩展；另外，年轻恒牙髓腔大，髓角高，牙本质小管粗大，髓腔接近牙齿表面，所以龋齿进展速度快，很快波及牙髓。

4. 受乳牙患龋状态的影响　临床上常见因第二乳磨牙远中龋齿未及时治疗，导致第一恒磨牙的近中面脱矿和龋洞形成。文献研究乳牙列龋齿多发时，年轻恒牙患龋率增高。

5. 第一恒磨牙常出现潜行性龋（隐匿性龋）　因为釉板结构的存在，致龋细菌可直接在牙体内部形成窝洞，而牙齿表面完好无损。

6. 恒牙萌出到咬合关系建立需要较长时间，在萌出过程中牙龈不能尽快退缩至牙颈部或牙龈瓣长时间覆盖部分牙齿导致菌斑集聚容易患龋。

（二）好发部位

年轻恒牙龋齿好发部位为：第一恒磨牙𬌗面、颊舌面（上颌腭沟和下颌颊沟），上颌中切牙邻面。

第一恒磨牙的窝沟常常不完全融合，菌斑往往滞留在缺陷的底部，与暴露的牙本质相接触。上颌第一恒磨牙的腭沟、下第一恒磨牙的颊沟、上切牙的舌侧窝都是龋易发生且迅速发展的部位。

（三）修复治疗的特点

年轻恒牙龋齿的治疗有如下特点：

1. 牙体硬组织硬度比成熟恒牙差，弹性、抗压力等较低，备洞时应减速切削，减少釉质裂纹。

2．髓腔大，髓角尖高，龋齿多为急性，去腐多采用慢速球钻和挖匙，应避免意外露髓。

3．牙本质小管粗大，牙本质小管内液体成分多，髓腔又近牙齿表面，牙髓易受外来刺激，修复时注意保护牙髓，应采取氢氧化钙类药物间接盖髓，并进行妥善垫底，避免对牙髓的刺激。

4．年轻恒磨牙萌出不全，远中尚有龈瓣覆盖部分牙冠，如果发生龋齿，当龋患波及龈瓣下时，需推开龈瓣，去腐备洞。如果龋患边缘与龈瓣边缘平齐，可以用玻璃离子水门汀暂时充填，待完全萌出后，进一步永久充填修复。

5．年轻恒牙自洁作用差，注意相邻窝沟，尤其磨牙窝沟点隙龋，多采用预防性树脂充填，包括经典的预防性树脂充填和流动树脂充填。

6．年轻恒牙存在垂直向和水平向的移动，所以修复治疗以恢复解剖形态为主，不强调邻面接触点的恢复。

7．年轻恒牙龋在治疗过程中应注意无痛操作。

8．选择合适的充填材料，避免对牙髓的刺激。

（四）年轻恒牙深龋的治疗

因为年轻恒牙的修复能力强，必要时考虑二次去腐治疗也称间接牙髓治疗。对于无症状的深龋病例，预计完全去除受影响的牙本质后会暴露牙髓时，可采用去除大部分感染的牙本质，保留洞底及近髓处少许软化牙本质，用氢氧化钙制剂进行间接盖髓，完善垫底后严密充填，观察10～12周，当有修复性牙本质形成时，再去除原有的软化牙本质，进行充填，这样就保存了活髓，以利于牙根继续发育。

八、儿童龋病的预防和控制

龋病是儿童牙病中最常见的疾病，其患病率之高和进展之快是医师治疗所不及的。为了预防和控制儿童龋病，应做到下列几点：

1．分析病因　应详细了解儿童的发育过程及现状、饮食和口腔卫生习惯及遗传因素情况，综合分析，找出致龋的主要因素并消除之。

2．合理安排治疗计划，积极治疗活动性龋。因为治疗过程较长，一定要治疗急性龋同时注意抑制并发症的产生。一般后牙替换较晚，又承担咀嚼功能，因此，后牙应重点治疗。并且应注意尖牙和第二乳磨牙等重点牙齿的治疗和保护。治疗过程中应该避免继发龋，预备窝洞时，应作好洞形的预防性扩展，邻面应扩至自洁区。充填材料要选择得当，并严格遵守操作规程，以保证良好的远期效果。

3．局部使用氟化物　可视具体情况选择各种用氟方法，如含氟牙膏、含氟漱口水、含氟凝胶等。对龋病易感儿童应定期使用氟化物。

4．使用窝沟封闭剂预防窝沟龋　对龋易感倾向儿童的年轻恒磨牙，甚至乳磨牙，可对其窄深的窝沟早期进行窝沟封闭术，预防窝沟龋的发生。婴幼儿龋的患儿在3岁左右进行乳磨牙的窝沟封闭，7～8岁时对"六龄齿"进行窝沟封闭。

5．针对家长和患儿宣传口腔卫生知识，千万不要忽视对家长的宣传；儿童时期是养成良好行为习惯的最佳时期，而在这一时期养成了良好的口腔卫生习惯，会使儿童终生受益。

6．饮食指导　①控制含蔗糖多的饮食和饮料；②避免黏着性强和在口腔停留时间长的饮食；③控制零食的摄入，进食零食后应进行漱口和口腔清洁；④睡前或刷牙后不进食，⑤合理使用奶瓶喂养，不要夜间喂奶，一般1～1.5岁停用奶瓶，也不要延长母乳喂养时间。

7．定期口腔检查　对于学龄前儿童建议每3个月进行口腔检查，而对于学龄儿童建议每6个月进行口腔检查，达到对龋齿的早期发现和治疗。

九、口腔健康教育

儿童时期，因年龄段的不同，孩子的认知能力和牙齿萌出发育也存在不同，所以针对每个年龄段，采取相应的口腔保健措施是十分必要的。

1．胎儿期　①是父母开始制订孩子口腔保健计划的最好时机；②应使父母意识到父母良好的口腔保健习惯及其对孩子的示范作用，将有助于促进父母和孩子的口腔健康。父母在怀孕前进行口腔卫生检查，控制牙龈炎和牙周病，以免怀孕期间出现口腔病变。胎儿期应该进行钙等营养元素的补充，使牙胚发育健康。

2．婴儿期（0～1岁）　①第一颗乳牙萌出后开始刷牙，方法是妈妈手指缠上湿润的纱布清洁孩子的牙齿和按摩牙龈，每天一次即可。②孩子第一次口腔检查应在第一颗牙齿萌出的时间或最迟在孩子1周岁之前。检查的目的是：建议父母开始为孩子清除菌斑，方法同①所述；检查孩子的牙齿萌出和发育情况，进行氟状况的评估并给出合理科学的建议，询问孩子喂养的情况，建议科学的喂养，避免不良的喂养习惯；最后就是让孩子开始熟悉牙科环境、牙科工作人员，避免或减少将来对牙科治疗的恐惧。③婴儿期是初步培养口腔清洁卫生习惯的关键时期。

3．幼儿期（1～3岁）　①从指套牙刷过渡到应用牙刷，牙膏去除菌斑。约在3岁左右，可以开始使用牙膏。3岁之前不提倡使用含氟牙膏，因为孩子有潜在的吞咽氟化物的危险，建议每次刷牙用小豌豆大小的牙膏。②需强调的是，因为孩子的行为能力有限，孩子刷牙这一过程主要还是靠父母来完成。③每3个月进行一次口腔检查。

4．学龄前期（3～6岁）①在此时期，孩子刷牙能力显著提高，但父母仍是口腔卫生保健的主要提供者。建议每次刷牙用豌豆大小的牙膏，尽量减少氟化物的吞咽。②建议开始使用牙线。③对患中、高度龋的孩子在家庭中可以指导性地使用氟凝胶和含氟漱口水。③每3个月进行一次口腔检查，积极防治乳牙龋齿。

5．学龄期（6～12岁）①在此时期，孩子的责任心增强，自己能进行口腔保健，但父母的参与仍是必需的。6～9岁，父母应帮助清洁孩子刷牙难以到达的区域；9～12岁，父母应进行积极的监督。②氟凝胶和漱口水仅用于那些高危龋的孩子。③随着早期错殆畸形治疗的开始，增加了龋及牙周疾病的危险。因此，需特殊关注这些孩子的口腔卫生保健，增加刷牙和使用牙线的频率和程度。除使用含氟牙膏外，也提倡使用氟凝胶和含氟漱口水。④每6个月进行一次口腔检查，尤其加强年轻恒牙龋齿的防治，适时进行窝沟封闭。

6．青少年期（12～18岁）①青少年具有足够的自我口腔保健能力，但是否自觉地进行成为这一年龄段的主要问题。②不良的饮食习惯和青春期激素的改变增加了青少年患龋和牙龈炎症的危险。③激励他们像年轻成年人那样增强责任心。④同时家长不要专制，要准备接纳孩子的个性改变；加强对孩子口腔卫生保健的指导，增加青少年关于菌斑和预防口腔疾病的知识并要求他们的积极参与。⑤定期进行口腔检查。

（张　笋　郑树国　葛立宏　李珠瑜）

第3节 乳牙和年轻恒牙的牙髓及根尖周病

在儿童乳牙列和混合牙列期进行乳牙牙髓治疗的目的是：①消除牙髓及根尖周病变，使乳牙处于非病理状态；②维持牙弓长度和牙齿间隙；③通过良好的治疗为儿童提供舒适的口腔状态和正常咀嚼功能；④预防发音异常和口腔不良习惯。

年轻恒牙是指正在生长发育中的恒牙，其根尖孔尚未完全形成。故保存牙髓活力使之完成正常生长发育是年轻恒牙的牙髓及根尖病治疗的首要目的。

一、乳牙和年轻恒牙的牙髓和根尖周组织的解剖特点

（一）乳牙髓腔和牙髓组织特点

相对于牙体组织来说，乳牙髓腔大，髓腔与牙体表面距离近，髓角高，以近中颊角尤为明显，龋损易达

牙髓。乳牙髓底副根管和副孔多，使得乳牙牙髓感染后易通过髓底副管和副孔侵犯根分歧，导致根周组织慢性炎症的同时牙髓可为活髓。

乳牙牙髓细胞丰富，胶原纤维较少且细，根尖部胶原纤维较其他部位多。乳牙牙髓亦有增龄性变化，即随年龄增长，牙髓细胞数量减少，而纤维组织成分增加。乳牙牙髓的神经纤维呈未成熟状，分布比恒牙稀疏，从神经丛进入成牙本质细胞层的神经细胞突很少，进入前期牙本质的神经纤维更少，达钙化牙本质的神经纤维尤不明显，这是乳牙感觉不敏感的原因之一。

（二）乳牙牙根及根周围组织的特点

乳前牙为单根，自根的中部开始向唇侧弯曲。乳磨牙根分叉接近髓底，各根间的分叉大，根尖向内弯曲呈抱球状，有利于容纳继承恒牙胚。乳磨牙的根和根管数目有较大的变异性，准确地判断牙根和根管的数目是乳牙根管治疗的基础。上颌第一、第二乳磨牙为3个根3根管型，其分布为近、远中颊根和腭根，内各有一个根管。下颌第二乳磨牙多为近、远中分布的2个扁根，有时远中根分叉呈3根型；下颌第二乳磨牙多为4根管型，近、远中各分为颊舌2根管；有时远中为1个粗大的单根管，呈3根管型。下颌第一乳磨牙多为近、远中分布的2个扁根；根管数目变异最大，多见为3根管型，近中为1个粗大的根管和远中分为颊舌2根管；有时亦可见4根管型，即：近、远中各分为颊舌2根管；近远中各有一个根管的2根管型比较少见。

乳牙根周膜宽，纤维组织疏松，牙周膜纤维不成束，故乳牙根周组织的炎症易从牙周膜扩散，龈沟袋排脓引流。乳牙牙槽骨骨质疏松，代谢活跃，对治疗反应良好。乳牙牙根的下方有继承恒牙胚存在。

（三）乳牙牙根的稳定期

乳牙萌出后1～1.5年左右牙根完全形成（乳切牙1年左右；乳尖牙和乳磨牙1.5年左右），乳牙脱落前3～4年左右牙根开始生理性吸收（乳切牙3年左右；乳尖牙和乳磨牙4年左右）。在乳牙牙根完全形成之后到牙根开始吸收之前的期间内乳牙根处于相对稳定，此期间叫乳牙根的稳定期。

在乳牙根吸收的初期时牙髓尚维持正常结构；根吸收掉1/4时，冠髓无变化，根髓尚属正常，但吸收处纤维组织增加，成牙本质细胞排列混乱，细胞扁平化；根吸收掉1/2时，冠髓尚属正常，根髓吸收处牙髓细胞减少，纤维细胞增加，成牙本质细胞变性、消失，且髓腔内壁牙本质有吸收窝；根吸收掉3/4时，正常的牙髓细胞减少，成牙本质细胞广泛萎缩消失，纤维细胞增加，毛细血管增加，神经纤维渐渐消失，并伴有内吸收；乳牙脱落时，残存牙髓失去正常组织形态，无正常

牙髓细胞，牙髓组织肉芽性变，牙冠部牙本质发生内吸收。了解乳牙牙髓的组织变化特点，有利于掌握乳牙的牙髓病诊治原则。

（四）年轻恒牙的生理解剖特点

年轻恒牙萌出时其釉质已发育完成，釉柱、釉柱鞘及柱间质等形态特征与一般的恒牙并无不同，但萌出的年轻恒牙表面釉质矿化度低，易脱矿，一旦发生龋齿，进展迅速。年轻恒牙相对而言，髓腔大且髓角高，根尖孔呈开放的大喇叭口状，根管壁牙本质层薄，且越向根尖部根管壁越薄。因为年轻恒牙牙本质的厚度较成熟恒牙要薄得多，所以临床上进行备洞或其他切削牙体组织的操作时，必须考虑到可能造成的对牙髓组织的影响，应避免意外露髓和其他医源性因素所导致的牙髓感染。

年轻恒牙的髓腔大且牙髓组织较多，牙髓组织中血管多、血运丰富，这样既能使牙髓内的炎症产物能被很快运送出去，又使牙髓具有较强的修复能力。另外，年轻恒牙根尖部呈大喇叭口状，牙髓组织在根尖部呈乳头状与下方牙周组织移行，存在丰富的局部血液微循环系统，所以年轻恒牙牙髓对炎症有较强的防御能力，这为年轻恒牙尽量保存活髓提供了生理基础。年轻恒牙在萌出后3～5年牙根才能发育完成，在此之前，保存活髓，尤其是保存活的牙乳头是使牙根继续发育的关键。

二、乳牙的牙髓状态判断和乳牙牙髓及根尖周病的特点

（一）乳牙的牙髓状态判断

由于儿童身心发育及乳牙生理特点所限，现在临床上尚缺乏客观可靠的手段来判断乳牙的牙髓状态，需结合患儿的症状及全面的临床检查，综合分析。

1. 疼痛史　由于乳牙牙髓的神经系统结构不完善，加上儿童自知能力和语言表达能力较差，乳牙牙髓感染早期症状不明显，故有无疼痛史不能作为诊断乳牙牙髓感染的绝对标准。一旦出现自发痛，说明牙髓有广泛的炎症，甚至牙髓坏死；无自发痛史不能排除存在牙髓感染，需要结合其他临床检查结果进行综合分析。

2. 露髓和出血　非龋源性露髓（如：牙外伤，治疗中意外穿髓等）时，露髓孔的大小与牙髓感染的范围成正比关系；龋源性露髓孔的大小与牙髓感染的范围无确定关系。真正的龋源性露髓总伴有牙髓感染的存在；针尖大的露髓孔，牙髓感染的范围可能为针尖大小，也可能是广泛的炎症，甚至是牙髓坏死。一般露髓处出血的量和颜色，对判断牙髓的感染程度有参考价值。如露髓处有较多暗红色出血，且不易止血时，常

说明牙髓感染较重，反之，牙髓感染较轻且局限。此方法在牙髓切断术中判断牙髓状态时，很有参考价值。

尽管露髓与露髓孔出血情况可以帮助医师判断牙髓状态，但在没有施行局部麻醉的临床检查中，在怀疑露髓且为活髓时，为避免引起病人的疼痛不能探查露髓孔。

3. 乳牙牙髓测验　一般的牙髓电测量仪不适用于乳牙，因为乳牙的根尖孔较大，又常因为生理性吸收而呈开放状态，不能形成根尖的高电阻回路。常用的牙髓温度测量，因受儿童感知和语言表达能力的限制，也不能得到可靠的结果。

4. 叩诊和牙齿动度　牙齿叩痛和过大动度常说明牙根周围组织处于充血、炎症状态，在没有其他非龋因素存在时，说明牙髓存在感染，且牙髓感染已通过根分歧或根尖孔扩散到牙根周围组织。临床操作中应注意，由于儿童在就诊时常处于紧张状态，且感知和语言表达能力有限，有时不能提供可靠的表述，需检查者细心观察儿童的行为和表情，对儿童的反馈进行甄别判断。在检查操作时动作要轻柔，特别是怀疑该牙有叩痛时更要注意，不要引起患儿的剧烈疼痛，避免引起患儿对牙科治疗的恐惧心理。

5. 牙龈肿胀和瘘管　牙龈出现肿胀和瘘管是诊断牙根周围组织存在炎症的可靠指标。此时，牙髓可以是有感染的活髓，也可以是牙髓组织坏死。乳牙慢性根周组织感染出现的脓肿和瘘管与牙根形态和走向有关。

6. X线检查　拍摄乳牙的X线牙片和𬌗翼片不仅可以发现邻面龋，观察龋洞与髓腔的关系和有无修复性牙本质形成，也应检查髓腔内有否根管钙化或内吸收出现；根尖周组织有无病变及与其下方恒牙胚的关系；有无牙根吸收及程度。X线片上发现根内吸收时，常已造成髓腔与牙周组织相通，在根管治疗时非常困难。乳牙牙髓感染扩散到根周围组织时，首先侵犯的部位常在根分歧部，其次是根尖周组织。在观察乳牙根周围组织病变时，应特别注意其与恒牙胚的关系，一旦病变波及恒牙胚，是乳牙拔牙的指征。

（二）乳牙牙髓及根尖周病的特点

1. 乳牙牙髓炎的特点

（1）由于乳牙硬组织薄，牙本质小管粗大，渗透性强，龋损中的细菌及其毒素易侵犯牙髓，临床上慢性闭锁性牙髓炎多见。

（2）儿童身心发育不成熟，感知能力和语言表达能力差，并且乳牙牙髓的神经纤维发育欠完善，所以，乳牙牙髓炎早期症状多不明显。临床上无自发痛史不能说明牙髓没有炎症；出现自发痛，说明牙髓有广泛炎症，甚至牙髓坏死。

（3）乳牙牙髓炎多为慢性过程，出现急性症状时，常为慢性炎症急性发作。

（4）乳牙牙髓炎时X线片上应无病变。

2. 乳牙根尖周炎的特点

（1）乳牙牙髓感染后易通过髓底副管和副孔通路感染扩散，首先侵犯根分歧，其次是根尖周组织。

（2）上述原因还可导致乳牙根周组织慢性炎症时可为活髓。

（3）乳牙根尖周炎易导致根吸收。由于乳牙可被替换，存在生理性吸收，牙髓炎症细胞可刺激破牙本质细胞、破骨细胞活跃，加上牙根钙化度低，乳牙根与恒牙根相比易被吸收。尤在根不稳定期，生理性吸收与炎症引起的病理性吸收叠加，根吸收速度快，根吸收程度重，治疗困难。

（4）乳牙根周膜宽，纤维组织疏松，牙周膜纤维不成束，故乳牙根周组织的炎症易从牙周膜扩散，龈沟袋排脓引流。乳牙脓肿和瘘管与牙根形态和走向有关。

（5）乳牙牙槽骨疏松，血运丰富，骨皮质薄，根尖周感染扩展迅速至骨膜下，骨膜下持续时间长，不易局限化，在患儿机体抵抗力低下且处理不及时可导致颌面部间隙感染。同样，由于乳牙自身特点，再生能力强，如果及时治疗，治疗效果好。

（6）正常情况下，乳牙根的下方是继承恒牙胚，乳牙根尖周病变可侵犯恒牙胚周围的骨板，甚至影响恒牙胚发育。一般来说，乳牙根尖周病变侵犯恒牙胚是拔除该乳牙的指征。

三、乳牙的牙髓治疗

（一）直接盖髓术

由于乳牙龋源性露髓均伴有牙髓的感染，故直接盖髓术一般不用于乳牙深龋露髓的治疗。此方法常用于机械性露髓，如外伤冠折造成的露髓和临床治疗中的意外穿髓，且露髓孔小于1mm的新鲜露髓处的治疗。常用的盖髓剂为氢氧化钙制剂。

（二）乳牙牙髓切断术

1. 适应证与禁忌证 乳牙龋损侵犯牙髓，牙髓炎早期感染仅限于冠髓，尚未达到根髓时，可去除已被感染的冠髓，保留未感染根髓，达到治疗的目的，此方法被称为牙髓切断术。临床中准确判断乳牙早期牙髓炎是牙髓切断术成功的关键。常用的方法是临床检查、X线片检查和打开髓腔后直视下观察牙髓状况等手段相结合综合判断。

临床上判断冠髓感染的参考指标：①患牙无自发痛史，临床检查无松动、叩痛、牙龈无红肿和瘘管；②深龋去净腐质露髓或去净腐质极近髓；③X线片无异常。用上述指标初步判断为冠髓感染后，还应在打

开髓腔后，通过直视下观察牙髓的出血量和颜色、冠髓是否成形和去除冠髓后能否止血等情况，再次判断牙髓状态。

有下列指征时可视为牙髓切断术的禁忌证：牙髓感染不仅限于冠髓，已侵犯根髓，形成慢性弥漫性炎症，甚至侵犯牙根周围组织。

乳牙牙髓切断术的发展经历了一个漫长过程，甲醛甲酚（formocresol，FC）牙髓切断术曾被广为使用；硫酸铁牙髓切断术和复合氢氧化钙牙髓切断术在一定范围内使用；MTA（mineral trioxide aggregate，MTA）牙髓切断术很适合于乳牙。

2. FC牙髓切断术 FC牙髓切断术的原理是，去除感染的冠髓后，用FC处理牙髓断面，使剩余的牙髓固定并达到无害化保留的目的。常用的药物为1:5稀释的Buckely配方FC（表23-4）。

表23-4 Buckely配方和稀释的FC配方

Buckely配方		稀释的FC配方（1:5）	
35%	三甲酚	Buckley配方FC	30ml
19%	甲醛	甘油	90ml
15%	甘油	水	30ml
31%	水		

成功的FC牙髓切断术后的主要组织学变化为：术后3天内与FC接触的牙髓被固定，嗜酸性变，进而纤维化，3天后剩余牙髓逐渐全部纤维化。

FC牙髓切断术的预后及存在问题是FC处理后牙髓表面的凝固性坏死有时是可逆的，其残留的根髓处于半失活状态，并伴有慢性炎症，可发生肉芽组织性变，造成根内吸收；FC对牙髓的作用有非自限性，可渗透到根周围组织中，引起根外吸收和瘘管。牙根内外吸收是FC牙髓切断术失败的主要原因。另外，随着FC毒理实验报告相继发表，使人们对FC的全身毒性、致敏性及致癌性有所警惕。2004年6月国际癌症研究会发出了甲醛甲酚蒸汽是对于人类具有致癌性的警告指并出，总结来自多方的大量的系统研究报告，甲醛甲酚与鼻咽癌有确定的相关性，并且可能与上呼吸道其他部位的肿瘤有关，例如鼻黏膜和鼻旁窦。FC作为牙髓切断术处理剂逐渐被硫酸铁和MTA所取代。

FC牙髓切断术操作要点：①应对患牙施行良好的局部麻醉；用橡皮障或棉卷等方法严格隔湿、防止污染。②尽量去除腐质后，喷水高速涡轮手机和球钻下用"揭盖法"揭去髓顶，操作中注意冷却降温，尽量减少对牙髓的刺激。③用无菌慢速手机大球钻或尖锐的挖匙去除冠髓，直视下观察牙髓状况。如果去净冠髓后出血量大，且不易止血，说明牙髓感染不仅限于冠

髓，根髓已受感染，不再是牙髓切断术的适应证，应改为根管治疗术。在去净冠髓后用生理盐水充分冲洗，去除所有牙本质碎屑和牙髓残片等碎屑，创面充分止血。④用无菌小棉球蘸 1:5 稀释 Buckely 配方 FC 药液放在根管口牙髓断面处行药浴 1 分钟，药浴时切忌棉球过饱和，以免损伤深部的牙髓和通过髓底的副孔和副管损伤根分歧组织。⑤用氧化锌丁香油水门汀作为盖髓剂置于根管口处行盖髓处理，切忌向牙髓方向加压。⑥为预防微漏对牙髓组织的二次感染，应对该牙严密垫底充填，金属预成冠是首选的修复方法。

3．乳牙氢氧化钙牙髓切断术和 MTA 牙髓切断术 乳牙氢氧化钙或 MTA 牙髓切断术是真正意义上的活髓切断术。牙髓切断术后的组织学变化是：与盖髓剂接触的牙髓组织出现表面坏死层；其下方是一层局限的炎症浸润带；再下方是正常牙髓；从牙髓深层未分化细胞分化出成牙本质细胞排列在正常牙髓的表面，可形成牙本质桥。纯氢氧化钙过强的碱性导致乳牙牙髓组织弥漫性炎症，造成根内外吸收及根周组织病变，不适于乳牙。速硬氢氧化钙制剂和碘仿复合氢氧化钙为盖髓剂，可改变其强碱性，降低了其对牙髓的毒性，增加了抗炎作用，可在乳牙取得良好的临床效果。临床研究表明 MTA 牙髓切断术的效果优于复合氢氧化钙制剂。

4．硫酸铁牙髓切断术 硫酸铁是一种止血剂，与血接触后形成铁与蛋白的复合体膜，此膜可机械性地封闭被切割的血管，达到止血的目的。牙髓切断术中，硫酸铁处理牙髓断面后，金属蛋白血凝块在牙髓断面表面可形成一个屏障，可预防过度的血凝块形成，从而减少感染和内吸收的机会。

硫酸铁牙髓切断术的操作过程与 FC 牙髓切断术有相似之处，区别在于在去除冠髓并止血后，用蘸有 15.5% 硫酸铁溶液的小棉球处理牙髓断面 15 秒，再用氧化锌丁香油水门汀置于牙髓断面处，上方用 GIC 垫底，光固化复合树脂或不锈钢预成冠修复。

5．复查与预后 牙髓切断术后需进行临床追踪观察 2～4 年以确定是否成功。因乳牙牙髓感染时可没有明显的主诉症状，在追踪观察中，必须通过临床检查和 X 线片检查对疗效进行全面评估。临床成功指标：患牙无不适主诉、牙齿无叩痛、无异常动度、牙龈无红肿和瘘管；X 线成功指标：病理性牙根内外吸收、根分歧和根尖无病变、恒牙胚继续发育，如果用氢氧化钙为盖髓剂，可见牙本质桥形成（非必备指标）。

（三）乳牙根管治疗术

根管治疗术是保留牙齿的最后治疗手段，一般来说，根管治疗术不能保留的牙齿意味着该牙将不得不被拔除，所以掌握根管治疗的禁忌证尤为重要。根管治疗的禁忌证：牙根吸收 1/3 以上；根尖周广泛病变或波及恒牙胚的病变；髓室底较大穿孔；根尖牙源性囊肿或肉芽肿。目前国内外常用的乳牙根管充填材料有：氧化锌丁香油糊剂、氢氧化钙制剂和碘仿制剂等。使用橡皮障是乳牙牙髓治疗安全和有效的保证。

1．乳牙根管治疗的临床操作要点

（1）术前 X 线片：乳牙根管治疗前一定要拍摄 X 线牙片帮助判断牙根的情况。在 X 线片上，我们不仅要观察牙根周围组织是否存在病变及病变的范围，还应观察有否牙根内外吸收和根管钙化的存在以及牙根的解剖形态，这些都是影响乳牙根管治疗成功与否的重要因素。

（2）牙髓失活和摘除：提倡采用局部麻醉的方法，在无痛状态下摘除牙髓；也可用化学失活的方法，将牙髓失活后达到无痛状态再摘除。常用的化学失活剂有多聚甲醛制剂。牙髓化学失活剂常采用 Aeslick 失活剂配方（1.0g 多聚甲醛，0.06g 利多卡因，0.01g 胭脂红，1.3g 聚乙二醇和 0.5g 丙烯乙二醇）。不主张在儿童使用金属砷制剂作为失活剂。由于金属砷是对人体有害的重金属，砷剂可对牙龈组织的造成化学性烧伤；特别是在根吸时，易从开放的根尖孔进入到牙根周围组织引起化学性烧伤。另外，也应注意防止砷剂脱落入口，使患儿误吞后引起慢性中毒。

（3）根管预备：乳牙根管预备的目的是彻底去除根管内残留的牙髓碎片和根管壁表层被污染的牙本质，通畅细窄的根管，使随后的根管充填更加便利。由于乳牙的根尖孔较大，且常呈开放状，加之牙根呈抱球状，所以，在乳磨牙根管预备时不强调"根管整形"，不必拉直根管。干燥情况下预备根管易造成根管锉的折断，根管预备时应保持根管内湿润。根管预备中应结合药物洗涤根管，清除根管内残留的牙髓组织和碎屑，为安全起见，在乳磨牙根管预备时慎用机用旋转扩根器。

（4）根管冲洗与消毒：乳牙常用的根管冲洗药物有 2%～5% 氯亚明、1%～1.5% 次氯酸钠、5%～10% EDTA 和 1.5%～3% 过氧化氢溶液等。在药物冲洗治疗过程中，应注意保护儿童的口腔黏膜。由于这些根管冲洗药物不同程度上都有些异味，易引起孩子的不快和恶心，使用橡皮障可很好地解决这个问题。没有橡皮障时，可采用强力排唾器和棉卷等隔湿方法，以避免大量根管冲洗药物流入患儿口腔。乳牙常用碘仿糊剂、氢氧化钙糊剂和三联抗生素糊剂（主要成分是环丙沙星、甲硝唑、米诺环素）等药性温和的药物进行根管消毒。儿童使用根管消毒药物时应注意保护周围软组织组织，因为孩子的龈黏膜组织非常娇嫩，比成人更容易被化学药品烧伤。

（5）乳牙根管工作长度：乳牙根尖孔狭窄部常不明显，特别是在根吸收的情况下，临床上不易确定准确的根管工作长度。由于工作原理的限制，一般的电子根管长度测量仪常不适用于乳牙。为避免对乳牙下方恒牙胚的损伤，常用的做法是初步确定根管工作长度为短于 X 线片根尖处 2mm，并结合临床实际情况加以校正。

（6）根管充填：乳牙根管充填常用的材料有氧化锌 - 碘仿制剂和氢氧化钙 - 碘仿制剂等；常用的充填方法有加压注射充填法和螺旋输送器充填法。

加压注射充填法是用特殊的根管内注射器伸入根管内距根尖 2mm 左右处，把根管充填药物加压注入根管的同时逐渐后退直至根管口，使药物充满根管。螺旋输送器充填法可把临床上所用的任意一种糊剂性根管充填药物送入根管，其方法是把蘸有根充糊剂的螺旋输送器针送入根管至距根尖 2mm 处，开启输送器并轻轻上下提拉数次，使糊剂充满根管。此方法对根管预备要求较高，在根管特别弯曲和根管狭小时不宜使用，用螺旋输送器充填乳牙时要求输送针有很好的柔韧性，否则可能造成螺旋形输送器针折断于根管内。

（7）牙体修复：乳牙相对而言髓腔大、牙体组织薄，根管治疗后容易造成牙体组织劈裂，且乳牙易发生继发龋，故乳牙磨牙根管治疗后，牙体组织修复的首选方法是不锈钢预成冠。

2. 复查与预后　乳牙根管治疗对恒牙胚的任何影响都应该引起医师的高度重视。乳牙根管治疗后需定期复查，间隔期一般为 3～6 个月。临床检查中治疗牙应无疼痛、咬合不适、异常动度和牙龈红肿及瘘管的症状。在 X 线片复查时，根周组织无病变出现，或原有根周组织病变消失或缩小；包绕恒牙胚周围的骨硬板应完整；与术前 X 线片相比较，恒牙胚继续发育；发育程度应与对侧同名牙相仿。在复查中如发现牙齿有异常动度和瘘管等症状，提示根周组织存在病变，X 线片上如原有根周组织病变扩大，恒牙胚周围的骨硬板不完整，则提示需拔除病灶牙，以免影响恒牙胚的发育。乳磨牙拔除后，应根据齿龄发育阶段和咬合情况，决定是否做间隙保持器来保持牙弓长度。

四、年轻牙髓状态判断和年轻恒牙 牙髓及根尖周病的特点

（一）年轻恒牙的牙髓状态判断

1. 疼痛史　当患牙出现激惹性疼痛时，常说明牙髓处于充血状态；一旦出现自发痛，说明牙髓有广泛的炎症，甚至牙髓坏死。除龋坏以外，前磨牙畸形中央尖的折断是导致牙髓感染引发疼痛的常见病因，检查中要注意确认有无折断的畸形中央尖。

2. 叩诊和牙齿动度　牙齿的叩痛和过大动度常说明牙根周围组织处于充血、炎症状态，在没有其他非龋因素存在时，说明牙髓存在感染，且牙髓感染已通过根尖孔扩散到牙根周围组织，故叩诊和牙齿动度检查对牙髓状态的判断是很有意义的。由于年轻恒牙的生理动度偏大，且个体差异较大，在牙齿动度检查时，应注意与健康的对照牙相比较再下结论。

3. 露髓和出血　龋源性露髓在露髓孔周围是较硬的牙本质时，露髓孔的大小与牙髓感染的范围成正比关系；当露髓孔周围是软化牙本质时，说明腐质尚未去净，此时真正的露髓范围还不能确定，应进一步去腐直至周围是较硬的牙本质时，才能较为准确地判断露髓的范围。一般露髓处牙髓出血的量和颜色，对判断牙髓的感染程度有参考价值。如露髓处有较多暗红色出血，且不易止血时，常说明牙髓感染较重，反之，牙髓感染较轻且局限。

4. 牙髓测验　一般的牙髓电测量仪对年轻恒牙不适用，因为年轻恒牙的根尖孔尚未形成呈开放状态，不能形成根尖部的高电阻回路。临床上常用牙髓温度测量法，特别是热牙胶法，对年轻恒牙的牙髓状态进行判断，常能取得较为可靠的结果。正确的热牙胶测验方法是：用棉卷隔湿并干燥牙面后，从对照牙到可疑患牙进行测试，测试部位一般选在牙齿的颊面无龋部，注意避免烫伤牙龈和口腔黏膜组织。

5. X 线片检查　在年轻恒牙治疗前拍摄 X 线牙片，应观察龋洞与髓腔的关系、有无修复性牙本质层形成。与乳牙一样，如果在龋洞的下方有修复性牙本质层出现，说明牙髓存在良好的修复防御能力，相对于外界细菌侵入的速度来说，牙髓的防御能力较强，牙髓可能处于相对健康的状态。此外，还应观察有否根管钙化或内吸收。一般来说，年轻恒牙发生根内吸收的机会远低于乳牙。应观察牙根发育情况，根尖周组织有否病变，病变范围，病变对年轻恒牙牙乳头的侵害程度。年轻恒牙牙根发育程度对牙髓治疗方法的选择有很大影响。对发育程度低的开放根尖孔的年轻恒牙，由于血运丰富，并可建立一些侧支循环对牙髓组织的修复性反应有利；待牙根逐渐发育完成，根尖孔狭窄形成，牙髓的血运将变差，逐渐失去了建立侧支循环的能力。所以，越是年轻的恒牙对活髓治疗的反应比发育成熟的恒牙反应越好。若年轻恒牙存在长期慢性轻度感染时，可出现根尖区牙槽骨骨白线增宽、密度增加的现象，这是机体的一种修复性反应。年轻恒牙的 X 线像上在根尖部有边界清晰局限性的透影区（牙乳头），这是牙根形成过程中的正常影像，需与根尖部的病变进行鉴别。

（二）年轻恒牙的牙髓治疗

年轻恒牙牙髓治疗的原则是：尽量多地保存活髓，尤其是保存活的根尖牙乳头使牙根继续发育完成。

1. 间接牙髓治疗术（或称二次去腐法） 在年轻恒牙深的龋洞治疗时，如果临床判断牙髓仅存在极轻微的可逆性的炎症，若完全去净腐质会导致露髓时，可采用间接牙髓治疗术（或称二次去腐法）来保存活髓。具体来说是在初次治疗时，去净洞壁腐质和洞底大部分腐质，洞底接近牙髓处保留部分软化牙本质，避免露髓，并使用再矿化的制剂，软化牙本质再矿化和促进修复性牙本质形成。在经过一定时间后，待形成了修复性牙本质层及软化牙本质的再矿化后，再将剩下的软化牙本质去除，并完成最终修复。这种方法避免了因去腐露髓所造成的对牙髓的直接损伤，因而可以保存牙髓的活力并促进牙齿的正常生长发育。

（1）适应证：深的龋洞近髓但无牙髓炎症状，如果一次完全去净腐会导致露髓的年轻恒牙。间接牙髓治疗的成功关键在于对患牙牙髓状态的准确判断，排除不可逆性牙髓感染的情况。应拍摄术前 X 线片来观察龋洞与髓腔的解剖关系、牙根发育状态和有否根尖病变。一般来说，在发育上越是"年轻"的牙齿，血管含量越丰富，牙髓组织代谢旺盛，抗感染能力越强，自我修复能力越强，对治疗的反应越好。

（2）禁忌证：闭锁性牙髓炎、牙髓坏死等牙髓感染。

（3）临床要点：临床操作应在麻醉无痛状态下进行，尽可能地去除腐质，特别是湿软的细菌侵入层。注意保护髓角，对即将露髓处可留少许软化牙本质，避免穿髓。可选用大号球钻去腐。操作中注意冷却，同时避免用高压气枪强力吹干窝洞，因为高压气枪强力吹干时可引起牙本质小管内压力改变，造成虹吸现象，把成牙本质细胞突吸入牙本质小管，引起细胞变形，损伤牙髓。间接牙髓治疗常用的制剂为速硬氢氧化钙制剂。间接盖髓后应用玻璃离子水门汀等严密封闭龋洞，可用玻璃离子水门汀、复合体、光固化复合树脂或银汞合金等做暂时性修复以避免因微渗漏造成的牙髓继发感染。

（4）复查与预后：间接牙髓治疗后患儿应无自发性痛；如术前有冷热刺激痛者，症状应逐渐减轻至消失，且牙髓应保持正常活力。一般来说，术后 3 个月左右在 X 线片上可观察到修复性牙本质层的出现；术后 6 个月左右，X 线片上常可观察到连续的有一定厚度的修复性牙本质层，此时可打开窝洞行二次去腐。当暂时性修复体和间接盖髓剂被去除后，可见原残留软化牙本质的颜色变浅，质地变干变硬，所去腐质常呈粉末状。待去净腐质后，应再次间接盖髓和严密垫底，方可完成永久性充填。

2. 直接盖髓术

（1）适应证：意外露髓时露髓孔小于 1mm；外伤露髓在 4～5 小时之内，露髓孔小于 1mm，且露髓孔表面无严重污染。

（2）禁忌证：湿软的细菌侵入层腐质未去净而露髓；外伤后露髓时间过长或露髓孔有严重污染；有自发痛史等各种牙髓炎症状态。

（3）盖髓剂：主要为氢氧化钙制剂和 MTA 等。尽管 MTA 盖髓剂临床治疗效果良好，但有可能造成牙齿变色，前牙慎用。

（4）临床要点：与间接牙髓治疗一样，在术前对患牙牙髓状态应有准确的判断。拍摄术前 X 线片。严格的隔湿、消毒、防污染，最好用橡皮障隔湿。有时刚萌出的牙临床冠短，没有倒凹，橡皮障安装困难，也可采用强力吸唾器和棉卷隔湿。操作中注意冷却，露髓孔只能用棉球轻轻地擦干，避免用高压气枪强力吹干，尽量减少对牙髓的刺激。盖髓剂应置于露髓孔处，切忌向牙髓方向加压。盖髓后应该用有足够强度的速硬材料垫底后严密充填，避免牙髓继发感染。

（5）复查与预后：直接盖髓术后牙髓应保持正常的活力。年轻恒牙的牙髓活力判定不能简单依靠单项指标，如：牙髓电测无反应时，不能说明牙髓坏死，因为一般的牙髓电测仪不适用于年轻恒牙，正常的年轻恒牙中亦有相当比例的牙髓对其无反应。应通过综合指标判断（病人主诉、临床检查、X 线片等）。

一般来说，术后 3 个月左右在 X 线片上可观察到覆盖露髓孔处有牙本质桥出现。牙本质桥的形成常被当做直接盖髓术成功的一个标志，但在临床上有个别病例在牙本质桥形成后 2～3 年或更长的时间后，当牙根发育完成后，牙齿不再"年轻"时，出现急慢性牙髓感染或根尖周组织感染的症状，甚至出现弥漫性根管钙化＋根尖病变的情况。

3. 年轻恒牙牙髓切断术

（1）适应证与禁忌证：牙髓感染限于冠髓而根髓尚未受到侵犯的冠髓炎状态时，可用牙髓切断术的方法，如：牙外伤性露髓；龋源性露髓孔较大但出血颜色鲜红且无自发痛史，X 线片观察患牙无根周组织病变者。各种牙髓的弥漫性感染为本治疗的禁忌证。

（2）盖髓剂：主要为氢氧化钙制剂和 MTA 等。MTA 盖髓剂临床治疗效果良好，但有可能造成牙齿变色，前牙慎用。

（4）临床操作要点：年轻恒牙牙髓切断术前要对患牙牙髓状态有准确的判断的同时，应摄术前 X 线片，特别注意观察牙根发育状态，为以后的术后观察提供参照。临床操作应在无痛状态下进行，严格的隔湿、消毒、防污染，最好用橡皮障隔湿。首先应尽量去除露髓孔以外部分的腐质，减少对牙髓的术中污染。高速涡轮手机和球钻下用"揭盖法"揭去髓顶，操作中注意冷却降温，尽量减少对牙髓的刺激。用无菌慢速手机大球钻或尖锐的挖匙去除冠髓，直视下观察牙髓状况，如：冠髓是否成形、出血的量及颜色等，帮助再次确诊牙髓的炎症范围。去净冠髓后用生理盐水充分冲洗，去除所有牙本质碎屑和牙髓残片等碎屑，创面充分止血，必要时可使用含氯化铝的止血剂。用盖髓剂覆盖牙髓断面，切忌将盖髓剂加压放入牙髓。常用的盖髓剂有：氢氧化钙制剂等。盖髓后要用速硬材料严密垫底充填修复，避免继发牙髓感染。

（5）复查与预后：年轻恒牙牙髓切断术后应对患者进行追踪观察，直至牙根完全形成。治疗后的牙齿，应保持活髓状态，X 线片检查牙根继续发育、无根内外吸收、根尖无病变、切髓断面的下方有牙本质桥形成。一般来说，术后 3 个月左右在 X 线片上可观察到牙本质桥的形成，牙本质桥的厚度在 1 年内随时间不断增加，1 年以后其厚度无明显变化。年轻恒牙冠髓切断术治疗后的牙齿待牙根完全形成后，可视牙体修复等情况的要求改做根管治疗。年轻恒牙冠髓切断术后与直接盖髓术后相同，同样存在着当牙根发育完成后，出现根髓变性和弥漫性根管钙化的危险，所以，有学者主张，待牙根完全形成后，应该为根管治疗。

对污染轻的因外伤引起的牙髓外露，没必要去除整个冠髓，可施行部分冠髓切除术，即用无菌大球钻去除露髓孔附近的牙髓，用氢氧化钙制剂等盖髓剂覆盖牙髓断面后严密充填牙齿。这样治疗的优点是对牙髓损伤小，将来为改做根管治疗而打通钙化桥时，操作相对容易且安全。

4. 牙根形成术　牙根形成术是牙髓切断术的延伸，当年轻恒牙部分根髓受到感染，根尖牙髓和牙乳头组织基本正常时，清除感染部分牙髓，保留根尖基本正常的牙髓和牙乳头组织，使牙根继续发育形成的方法称为牙根形成术，有时也被称为部分根髓切断术。主要充填材料为氢氧化钙制剂和 MTA。临床操作要点与牙髓切断术有很多相似，只是比前者切除牙髓的水平要深些。根尖成形术后的年轻恒牙齿，由于保存了基本健康的牙乳头，与牙根正常发育有密切关系的霍特威上皮根鞘（Hertwig's epithelial sheath）亦基本正常，术后牙根可正常发育，形成基本生理性的牙根尖形态。

5. 根尖诱导成形术或根尖封闭术　当年轻恒牙出现牙髓感染、坏死分解或根尖周病变时，用根管内治疗的方法诱导牙根继续发育，根尖孔缩小或闭锁，称为根尖诱导成形术或根尖封闭术。

（1）充填材料：以牙根未发育完成牙为治疗对象时，所使用的根管充填材料应具备以下性质：有一定抗菌能力；能促进硬组织形成；有良好的组织相容性。主要为氢氧化钙制剂、碘仿制剂和 MTA 等。

（2）操作要点：术前拍摄 X 线片，观察根发育状况和根尖病变情况，帮助确定牙根工作长度。由于年轻恒牙牙根尚未发育完成，无明显的根尖狭窄处，常用的根管长度测量仪不适用于年轻恒牙的牙根，不易准确判定根管工作长度，一般以 X 线片根尖孔上方 2～3mm 处为标志，并结合手感确定根管工作长度。局部麻醉下摘除感染牙髓，避免对残存活牙髓和根尖周组织的刺激和损伤。根尖诱导成形术后牙根发育的情况，很大程度上取决于是否有残留的根髓和根尖牙乳头（或称有否霍特威上皮根鞘的存留），及这些残存组织的活性，所以当病变波及大部分的根髓时，治疗操作过程中一定不要对根尖周组织造成额外的损伤，尽可能多地保存根尖周组织的活力是治疗成功的关键。应使用橡皮障，尽可能地创造一个相对无菌的操作环境，避免将牙本质碎片嵌入牙髓中而引起二次感染。年轻恒牙的根管壁薄，不要反复扩大根管，避免造成侧穿，清洁根管主要用洗涤的方法，常用 1%～1.5% 次氯酸钠、5%～10% EDTA 和 3% 过氧化氢溶液等浸泡冲洗根管。年轻恒牙根管消毒时应不能使用 FC、戊二醛等刺激性药物。可选用氢氧化钙制剂、碘仿和三联抗生素糊剂（其主要成分是环丙沙星、甲硝唑、米诺环素）等药性温和且效果肯定的根管消毒药物。根管充填时应尽量做到恰填，切忌超填，因为超填可能造成根尖牙乳头的损伤，使牙根停止发育，也可能引起继续形成的牙根发育畸形。根管充填药物后，可选用暂时性充填材料修复牙体组织。

经过完善的根管消毒，根尖炎症得到有效控制之后，可使用 MTA 形成"人造牙本质桥"封闭根尖，MTA 厚度不少于 2mm，用 X 线片确定 MTA 放置位置合适后，上方封蒸馏水棉捻 1 周。待 MTA 完全固化后，永久根充材料充填根管。此方法常被称为 MTA 根尖封闭术。这样，可以不必等待牙根的自然发育过程，大大缩短根尖诱导成形术的疗程。

（3）复查与预后：在年轻恒牙根尖诱导治疗过程中，应保持密切追踪观察。首次复查的时间一般在第一次根管放药后的 1～3 个月左右。一般来说，术前牙髓感染越重，首次复查间隔的时间应越短。复查时除做常规临床检查外，应拍摄 X 线片，观察根尖病变的变化，根内充填药物是否被吸收，牙根是否继续发育。首次复查时一般要更换根管内充填的药物。因为在第一次根管放药时，根内可能存留少许活的根髓或根尖牙乳头组织，这些组织常有一定的炎症，而非完全健康的正常状态,当根管充入的药物与这些组织接触时,接触面的药物与组织炎性渗出物和细菌产物发生作用,使药物变性,效价降低,复查时需取出这些根管内的药物,洗涤根管后重新做根管内药物充填。以后每3~6个月拍摄X线片复查,根据根尖病变恢复情况和牙根继续发育情况,视情况更换根管内充填的药物。

在根尖病变完全愈合,根尖孔形成或根尖封闭后,应取出根管内的药物,用超声波法等方法,对根管进行彻底洗涤之后,行严密的永久性根管充填术。此时,因通过根尖诱导形成的根尖硬组织结构薄弱,且根管壁薄、强度差,操作中应避免粗暴性动作对新形成的根尖硬组织和根管壁结构的损伤。另外,选择根管充填方法时应充分注意到此种恒牙根管粗大,可采取侧压充填法、牙胶注射法等根充材料体积收缩性小的方法充填根管。

根尖诱导成形术的缺点是:由于根管内没有了牙髓,不可能形成继发性牙本质,根管壁厚度不可能再增加,在患者成年后仍有发生根折的远期失败风险。

6. 牙髓血管再形成 随着干细胞研究迅猛发展,牙髓病学专家们提出了利用残留牙髓组织中的牙髓干细胞、根尖牙乳头干细胞,诱导分化成具有成牙本质功能的牙髓细胞,并形成牙髓 - 牙本质复合体,最终使失去牙髓的年轻恒牙通过牙髓组织再生,完成牙齿正常发育的牙髓治疗新理念。近十余年来,不断有关于年轻恒牙牙髓坏死、根尖周病变的牙齿运用牙髓再血管化治疗使牙齿继续发育,形成在X线片上观察到生理解剖形态牙根的成功报道。牙髓血管再生是替代年轻恒牙根尖诱导成形术的一种选择。

牙髓血管再形成的临床术式:术前拍摄平行投照X线片,以判断牙根发育情况和根尖周是否存在病变及其范围,作为术后观察的对照。视牙髓状态,选择直接开髓或局部麻醉下开髓,判断是否存在活髓和根管内存在活髓的位置。橡皮障隔湿下1%~1.5%次氯酸钠溶液20ml反复冲洗浸泡根管,以清除感染坏死的牙髓组织。根管内封根管消毒药物。如采用三联抗生素糊剂,则封药时应注意远离根管口,尽量使根管封药止于根中2/3部分。根管消毒后复诊检查时病人应该没有不适主诉,患牙无叩痛、异常松动,牙龈无红肿或瘘管。如有上述症状中任何一项,说明感染尚存,需重复根管消毒步骤,再次根管封药。在消除牙根感染症状,根管内达到无菌状态后,使用不含肾上腺素的麻药局部麻醉,橡皮障下打开根管,再次17% EDTA溶液反复冲洗浸泡根管10分钟左右,15ml无菌生理盐水冲洗,无菌棉捻擦干根管,用无菌根管锉刺破根尖孔出血达釉牙骨质界下2~3mm,用2~3mm厚

的MTA封闭根管口。无菌蒸馏水湿棉球处理MTA 5分钟左右,待其初固化后GIC垫底,修复牙体组织。

上述治疗完成后3个月、6个月、18个月、24个月复查。病人应无不适主诉,患牙无叩痛、异常松动,牙龈无红肿或瘘管。X线片检查原有根尖周病变应消失或缩小,牙根继续发育。牙髓再血管化治疗的远期临床预后有待进一步研究。

(秦 满 葛立宏 李珠瑜)

第4节 儿童牙外伤

一、概 况

牙外伤是指牙齿受到急剧的外力打击,引起牙体、牙髓和牙周组织的损伤。

儿童口腔科门诊中,因牙外伤就诊的患儿比例较高,据文献报道,乳牙阶段30%的儿童、恒牙阶段22%的儿童发生过牙外伤。儿童牙外伤不仅发生率高而且危害较大,外伤可导致牙齿折断、松动、移位等影响咀嚼功能;可对牙髓造成损伤,处理不当会影响年轻恒牙的生长发育;如牙齿丧失会影响牙槽骨、咬合等生长发育;乳牙外伤可能影响相对应的继承恒牙胚;牙外伤还会影响发音、美观,对儿童心理造成不良影响。

恒牙外伤好发于学龄时期,50%~70%的恒牙外伤发生在8~10岁的儿童。约占半数的乳牙外伤发生在1~2岁的孩子,这与儿童早期学习走路有关,由于缺乏经验和协调性较易摔倒。文献报道2~4岁儿童乳牙外伤发生率有增高趋势。

摔倒、碰撞、运动是导致儿童牙外伤的主要原因。学龄期儿童身心发育尚不健全,在运动或玩耍时容易发生摔倒、碰撞。交通事故等意外伤害也是近年来儿童牙外伤主要的原因之一。其他原因有用牙不当、咬硬物。癫痫、脑瘫等全身疾病也可导致牙外伤。

上颌中切牙位于面部突出部位,外伤时最易受到伤害,下颌中切牙和上颌侧切牙较少累及。上颌前突、开唇露齿的儿童发生牙外伤的危险性是正常儿童的2~3倍。牙外伤通常只累及单颗牙齿,但剧烈运动和交通事故损伤会累及多颗牙齿。

多数文献报道儿童恒牙外伤中男孩发生率高于女孩。

二、牙外伤的分类

牙外伤分类需要考虑病因、解剖、病理、损伤程度及治疗等多种因素。目前牙外伤的分类多是在世界卫生组织所采取的"牙齿和口腔疾病的国际分类法"的基础上进一步补充和定义的。牙外伤的形式和程度

具有多样性和复杂性，国内外使用多种牙外伤分类方法，其中 Andreasen 牙外伤分类法应用最为广泛，下面具体介绍。

Andreasen 牙外伤分类法将牙外伤分为：牙体硬组织和牙髓组织损伤；牙周组织损伤。

1. 牙体硬组织和牙髓组织损伤

（1）釉质裂纹：釉质表面有裂纹，但牙齿组织无实质性缺损。

（2）釉质折断：牙齿折断局限于釉质。

（3）釉质 - 牙本质折断（又称简单冠折）：冠折造成釉质和牙本质实质缺损，未暴露牙髓。

（4）复杂冠折：釉质和牙本质折断且牙髓暴露。

（5）简单冠根折：牙体组织折断包括釉质、牙本质和牙骨质，但未暴露牙髓。

（6）复杂冠根折：牙体组织折断包括釉质、牙本质和牙骨质，且暴露牙髓。

（7）根折：牙齿根部牙本质、牙骨质折断，伴有牙髓受损。

2. 牙周组织损伤

（1）牙齿震荡：单纯牙周支持组织损伤，牙齿无异常松动或移位，有叩诊不适或叩痛。

（2）亚脱位：牙周支持组织损伤，牙齿明显松动，但没有牙齿位置改变。

（3）部分脱出：牙齿从牙槽窝向牙冠方向部分脱出。

（4）侧方移位：牙齿沿牙长轴侧向移位伴有牙槽骨折断或裂纹。

（5）挫入：牙齿向牙槽骨方向移位，同时造成牙槽骨损伤。

（6）全脱出：牙齿从牙槽窝完全脱出。

三、外伤牙的问诊

只有详细的问诊才能充分了解病情，以便对外伤牙作出正确的诊断。问诊要采集牙外伤患者的基本信息，包括姓名、年龄、性别、住址、监护人电话号码。同时询问以下问题：

1. 外伤发生的时间　外伤后前来就诊的时间会影响外伤牙治疗方案选择和治疗效果。尤其是全脱出牙齿，体外干燥保存的时间直接影响再植牙的预后。

2. 发生的地点　根据外伤发生的地点考虑是否使用破伤风抗毒素。

3. 外伤发生的原因　用以推测可能的外伤类型、大致的伤害程度和伤牙数。比如：碰在桌子角上，可能伤害较轻，而拳头打击可能伤害较重且波及多颗牙。

4. 伤牙是否有过治疗史和外伤史。

5. 全身健康状况　如过敏史，是否有出血倾向、癫痫等全身疾病。

6. 是否有颅脑损伤症状　头晕、恶心、呕吐、意识丧失等。如果有颅脑损伤应优先治疗。

四、外伤牙的检查

须对患者的全部外伤区域进行检查，记录相关信息。检查应包括：

1. 口外皮肤和面部骨骼是否损伤。口外皮肤和颌骨损伤常由于交通事故造成，往往损伤多颗牙齿，伤害程度较重。

2. 口腔黏膜、牙龈是否受伤。嘴唇外伤时要检查伤口内是否有牙齿碎片和其他异物，拍摄软组织 X 线片可确定碎片的大小和数量。

3. 牙槽突是否完整，是否有异常动度，是否有咬合紊乱。

4. 外伤牙的检查，除主诉牙外要检查外伤牙相邻的两颗牙齿，以防遗漏伤牙。检查牙冠是否有裂纹，是否折断及折断深度，是否露髓。牙齿是否松动、移位和叩诊状况，以观察牙周组织是否损伤及损伤程度。

5. 牙髓感觉测验　包括温度测和电感觉测，两者均先测对照牙，再测外伤牙。年轻恒牙的根尖孔处于开放状态，不能形成根尖部的高电阻回路，正常情况下对电感觉测无反应。外伤后是否当时做牙髓感觉测验存在争议，多数学者认为外伤当时做牙髓感觉测验很重要，检测结果主要是作为复查时评价牙髓状态的参考值。由于幼儿无法对牙髓测验作出正确反馈，乳牙不做牙髓感觉测验。

6. 拍摄 X 线片　如果患者带着全脱出牙齿就诊，应尽快将伤牙再植，再植后拍摄 X 线片，除此之外其余外伤牙均应先拍摄 X 线片。外伤牙拍摄 X 线片用以观察牙齿的发育状况、是否有根折线、根周组织的状况，是否有陈旧外伤，是否做过牙髓治疗，乳牙外伤时要观察乳牙与继承恒牙胚的关系。

五、临床表现和治疗原则

儿童处于生长发育时期，年轻恒牙的牙根同全身其他器官一样尚未发育完成，其根尖孔未闭合，根管粗大，根管壁薄。选择年轻恒牙的治疗方案时，一定要尽量保护牙髓，以便牙根继续生长发育。另外，要尽量保持牙槽骨的丰满度。同时注意保持间隙，防止邻牙移位及对颌牙过长。

（一）牙齿硬组织和牙髓损伤

1. 釉质裂纹和釉质折断

（1）临床表现：釉质裂纹的牙冠没有缺损，牙面有折裂，折裂仅局限在釉质内。采用平行光由切缘平行牙长轴或经舌侧透照，可见裂纹。

釉质折断的牙齿，折断仅局限在釉质，未见牙本质暴露,折断面粗糙不光滑。

釉质裂纹和釉质折断可能合并牙齿支持组织损伤,应注意检查牙齿有无叩诊不适或松动。

(2)治疗原则:单纯釉质裂纹不需要处理,如果牙齿敏感,可酸蚀后用流动树脂封闭伤牙表面。

釉质折断可将粗糙的折断面抛光,以防划伤口腔黏膜。如影响美观则用光固化复合树脂修复缺损部分。

如果合并牙齿支持组织损伤,可能伤及根尖部血管神经,需定期复查,观察牙髓状况。

2. 釉质-牙本质折断

(1)临床表现:牙齿折断致牙本质暴露(图23-3),未露髓,可无明显症状,如折断面近髓可出现冷热刺激痛。

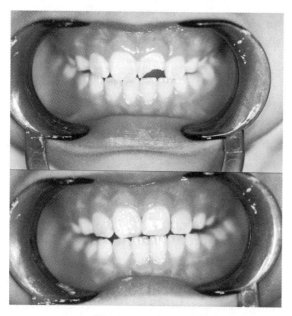

图 23-3　牙本质折断

(2)治疗原则:细菌及毒素可通过暴露的牙本质小管感染损伤牙髓,应及时覆盖暴露的牙本质断面。

急诊治疗时可用玻璃离子水门汀覆盖折断面,然后到门诊用复合树脂修复牙齿外形。

门诊治疗可直接用复合树脂修复牙齿外形。如果折断面近髓,可在断面上覆盖一层玻璃离子水门汀,然后用复合树脂修复牙齿外形。

若能提供牙齿折断片,根据情况可实施断冠粘接术将折断片重新粘接上。

因通常合并牙齿支持组织损伤,可能伤及根尖部血管神经,需定期复查,观察牙髓状况。

3. 复杂冠折(冠折露髓)

(1)临床表现:牙齿折断暴露牙髓(图23-4),遇刺激敏感。

(2)治疗原则:①如果就诊及时,露髓孔小,创面污染程度轻,可选择做直接盖髓术,因无法精确判断牙髓断面的污染情况,一定要定期复查,密切观察牙髓状况;②如果牙根未发育完成,可根据牙髓状况,可选择做部分活髓切断术、冠髓切断术或更深部的牙髓切断术,尽量保留活髓,以利牙齿继续生长发育;③若就诊时间太晚,出现牙髓炎症、牙髓坏死、根尖周病变时,年轻恒牙可选择牙髓再血管化或根尖诱导成形术;④牙根发育完成者做根管充填术。

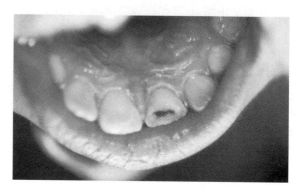

图 23-4　冠折露髓

治疗时应注意,通常冠折露髓的牙齿缺损面积大,需用复合树脂修复外形或做功能性间隙保持器保持缺损间隙,以防邻牙倾斜和对𬌗牙过长。

4. 冠根折(包括冠根折未露髓和冠根折露髓)

(1)临床表现:牙齿折断线同时贯穿牙冠和牙根。

冠根折可分为横折和纵劈,横折较纵劈多见。横折的折断线为近远中方向,纵劈与牙长轴平行(图23-5)。

(2)治疗原则:

1)拔除龈上断片,复合树脂修复外形。本方法简单易行,适合冠根折未露髓者,但树脂修复体易脱落。

2)手术切龈、去骨,暴露折断面,然后修复缺损牙体组织。这种方法适合折断位于腭侧者,但易形成牙周袋。

3)正畸方法将断端牵引出来,然后桩冠修复。适合折断较深,但剩余牙根长度可以做桩冠修复者。该方法远期疗效好,但疗程较长。同时根牵引应在外伤后3个月开始,防止临床和X线片没有发现的根折存在。正畸牵引法应等牙根发育完成后实施,期间注意保持间隙。

4)剩余牙根长度短不能做桩冠修复者,保留残留牙根,以保持牙槽骨的丰满度;如果不能保留残根则拔除伤牙,保持间隙。两者均等成年后修复缺失牙齿。

5. 牙根折断

(1)临床表现:可出现牙齿松动;如果根折断端间距离较大,牙冠会伸长;并与对𬌗牙有咬合创伤;X线片显示有根折线。

根据折断部位分为近冠1/3折断、根中1/3折断和根尖 1/3 折断（图 23-6）。症状的有无和轻重，与根折的部位有关，折断越近冠部症状越明显，根尖 1/3 折断常无明显临床症状。

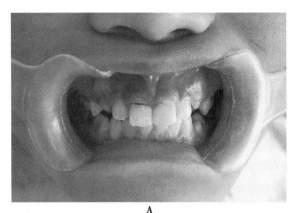

A

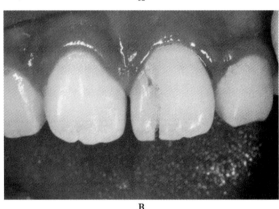

B

图 23-5 冠根折
A. 11、21 横折　B. 21 纵劈

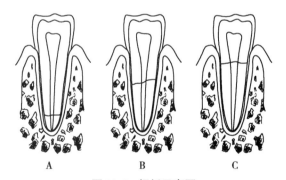

A　　　　B　　　　C

图 23-6 根折示意图
A. 根尖 1/3 折断　B. 根中 1/3 折断　C. 近冠 1/3 折断

（2）治疗原则：

1）复位：尽快使两断端复位，使之尽可能密合。

2）固定：复位后用钢丝＋复合树脂固定（图 23-7）。固定时间为 4 周。近冠 1/3 折断可延长固定时间到 4 个月，或参考冠根折治疗方法。

3）消除咬合创伤：可适量调磨外伤牙和对𬌗牙，必要时做全牙列𬌗垫解除咬合创伤。

4）如无牙髓炎症或牙髓坏死，一般不需做牙髓处理。如出现牙髓问题，只需在冠方折断部分做根管治疗，根方折断部分不做处理。

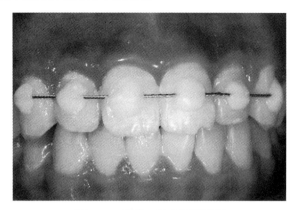

图 23-7 钢丝＋复合树脂固定

（二）牙周组织损伤

1. 牙齿震荡

（1）临床表现：牙齿没有松动和移位，但有叩诊不适或叩痛。X 线片显示根周间隙未见异常。

（2）治疗原则：

1）如果外伤牙有咬合创伤，调磨对𬌗牙，解除创伤。

2）2 周内进软食，注意口腔卫生。

3）定期复查，观察牙髓及牙根发育状况。

2. 亚脱位

（1）临床表现：牙齿松动，但无移位，叩诊敏感，龈沟渗血。X 线片显示根周间隙基本正常或稍增宽。

（2）治疗原则：

1）调𬌗，解除咬合创伤以利伤牙恢复。

2）如果牙齿松动明显，可采用钢丝＋复合树脂固定 2～3 周。

3）定期复查，观察牙髓及牙根发育状况。

3. 部分脱出

（1）临床表现：牙齿松动、伸长，与对𬌗牙有咬合创伤（图 23-8）。X 线片显示根尖部牙周膜间隙增宽，有时有半圆形透影区，但硬骨板完整。

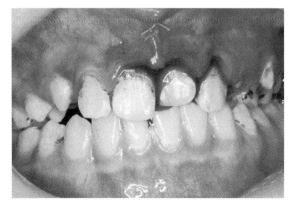

图 23-8 部分脱出
11 部分脱出牙槽窝

（2）治疗原则：

1）及时将外伤牙复位，弹性固定2周。

2）定期复查，观察牙髓及牙根发育状况。

4.侧方移位

（1）临床表现：牙齿偏离长轴，有可能伸长（图23-9）。X线片见因移位而致受压部位牙周膜间隙消失，而牵拉部位的牙周膜间隙增宽。有时合并牙槽骨骨折。

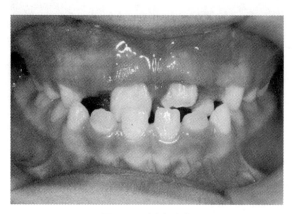

图23-9 侧方移位
11、21舌侧移位

（2）治疗原则：

1）及时将外伤牙复位，弹性固定4周。

2）定期复查，观察牙髓及牙根发育状况。

5.挫入

（1）临床表现：外伤牙较同名牙冠短，牙齿常常无生理动度，叩诊音高调（图23-10）。X线片显示挫入牙的牙周膜间隙消失。

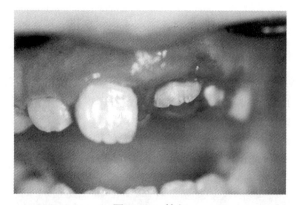

图23-10 挫入
21挫入

挫入牙应与正在萌出的牙齿相区别；另外，受伤严重时牙冠可全部被撞入牙槽窝内，容易误诊为牙齿全脱出。因此，必须拍摄X线片以确定诊断。

（2）治疗原则：

1）根未发育完成者有可能自行萌出，如几周未见再萌出，需正畸牵引。如挫入大于7mm，需外科手法复位或正畸牵引。

2）根发育完成者如果挫入小于3mm，多数能自行萌出。如果2～4周未萌出，在粘连出现之前应采用正畸牵引或外科复位。如果挫入大于7mm，应外科手法复位。

3）根发育完成的牙齿牙髓易坏死，需在外科复位后2～3周做根管治疗，推荐氢氧化钙作为根管暂封物。

4）正畸牵引或外科手法复位后需弹性固定4～8周。

6.全脱出

（1）临床表现：牙齿完全脱出牙槽窝。

（2）治疗原则：尽快在局麻下做牙齿再植术。具体操作步骤如下：

1）牙齿预备：用生理盐水彻底冲洗伤牙，或用生理盐水浸湿的纱布轻轻拭擦，去除牙齿表面的污物。如果牙齿在干燥状态下保存时间在60分钟以内或放在生理性保存介质中，不要搔刮牙根表面，以免损伤根面可能存活的牙周组织。如果干燥状态下保存时间超过60分钟，可用纱布将根周膜擦掉。清洁后的牙齿放在生理盐水中备用。

2）清理牙槽窝：用生理盐水冲洗牙槽窝，用镊子轻轻取出牙槽窝中过多的血凝块，除非牙槽窝中有坏死组织，否则不搔刮牙槽窝。

3）植入患牙：手握牙冠部分将牙齿轻柔植入牙槽窝，植入时根尖应与牙槽骨板之间留有间隙，以防发生牙齿固连。

4）固定患牙：用钢丝加复合树脂固定伤牙，应固定伤牙相邻的两颗牙齿，固定时间2周。如果后牙萌出高度不足，外伤牙有明显咬合创伤，可采用全牙列𬌗垫固定。

5）全身应用抗生素：再植后为预防感染，全身使用抗生素1周。

6）牙髓治疗：除即刻再植的年轻恒牙外，再植后2周应做根管治疗，根充药物使用氢氧化钙制剂。为减少牙齿脱出牙槽窝的时间，一般不在再植前做牙髓治疗。

（3）预后：牙齿脱出牙槽窝的时间是影响再植牙预后的关键因素。牙齿脱出牙槽窝的时间越短，再植牙的预后越好。干燥状态下，牙齿脱出牙槽窝15～30分钟，再植牙成功率可在90%以上；1小时以上再植，多数牙齿会发生根吸收。再植牙根吸收有三种类型（图23-11）。

1）表浅性吸收：牙根表面出现表浅的吸收凹陷，吸收通常局限在牙骨质，该吸收具有自限性。如果投照角度合适，X线片上可见表浅凹陷，但牙周膜间隙仍正常。

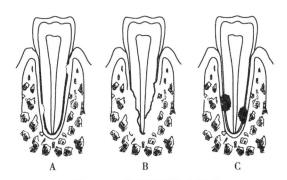

图 23-11　再植牙根吸收类型
A. 表浅性吸收　B. 替代性吸收　C. 炎症性吸收

2）牙齿固连及替代性吸收：牙齿脱出后根面牙周膜大面积破坏，牙根与周围牙槽骨粘连。X 线片上牙周膜间隙消失。牙齿无生理动度，叩诊音高，呈金属音。替代性吸收没有自限性。

年龄较小的儿童，牙槽骨尚未发育成熟，牙齿固连妨碍了牙槽骨的正常生长发育，会出现牙齿"下沉"与低殆现象。

3）炎症性吸收：如果再植牙未及时做根管治疗，根管内感染坏死的牙髓组织分解出毒素，通过牙本质小管渗透到牙根表面，造成牙根出现炎症性吸收，临床表现为根尖周炎的症状，X 线片上显示牙根呈球形凹陷。炎症性吸收的速度快，短期导致牙齿丧失。通过做根管治疗，能控制炎症性吸收。

六、乳牙外伤的概述

乳牙外伤多见于 1～2 岁的幼儿。上前牙尤其是中切牙是外伤的好发牙位。乳牙因根粗短，牙周组织疏松，牙齿移位类外伤较常见，而冠折、根折的情况较少。由于外伤时年龄较小，孩子不能配合临床检查和治疗，故不易确定受伤的程度和范围，也难以实施相应的治疗。

由于恒牙胚位于乳牙的舌侧并与乳牙根尖紧密相邻，乳牙外伤容易影响其继承恒牙胚。当乳牙根尖直接损伤到恒牙胚时，会出现恒牙发育和萌出障碍，如釉质发育不全等，严重时会出现恒牙弯曲畸形（图 23-12），或导致继承恒牙胚发育停止。

幼小儿童在治疗时很难合作，尤其是较复杂的治疗无法取得预期效果，必要时可考虑拔除。乳前牙拔除后一般不做间隙保持器。

冠折未露髓的牙齿，多数可磨去锐利边缘以防损伤口腔软组织；如果孩子合作，可覆盖牙本质断面或用复合树脂恢复牙齿外形。冠折露髓的牙齿，可做牙髓或根管治疗。冠根折的牙齿，多数拔除，如果断片达龈下较浅，可保留残留牙根。乳牙根折较少发生，根折牙如果冠部未移位，可观察或固位；如冠折

断片移位、松动，则拔除冠部折断片，不必强行掏出剩余牙根，以免伤及恒牙胚。

乳牙的牙齿震荡和亚脱位，因外伤后症状不明显，很少及时就诊，大多出现牙髓或根尖病变时方来就诊，可根据病情选择做根管治疗或拔除。乳牙部分脱出如果不严重，并且孩子能配合治疗，可小心复位

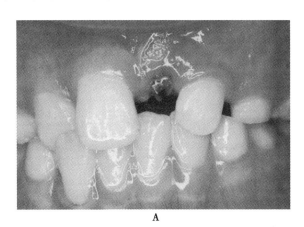

A

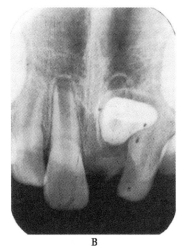

B

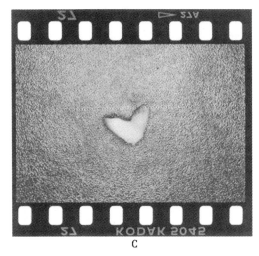

C

图 23-12　乳牙外伤致恒牙弯曲
男孩 3.5 岁时 61 冠根折未治疗，8 岁时因恒牙未萌出就诊。A. 显示 61 为残根，21 间隙变小　B. X 线检查发现牙齿发育异常　C. 拔除后见 21 弯曲

并固定；如果脱位严重或孩子不能配合，可考虑拔除。侧向移位，如没有骀干扰，让其自行复位；如轻度干扰咬合，可少量磨除牙齿解除干扰；如移位较重，可在局麻下轻柔复位、固定；严重移位者，可考虑拔除。乳牙挫入较常见，如果判断根尖朝向唇侧，让其自行再萌出，常在外伤后 6 个月内"再萌出"；如果根尖朝向恒牙胚，拔除挫入乳牙。乳牙挫入时常常出现牙髓坏死，要密切观察牙髓状况，必要时做根管治疗。在自行萌出过程中有可能出现牙齿固连，一旦发现这种情况要及时拔除乳牙，防止影响恒牙胚。全脱出的乳牙一般不做再植。

外伤乳牙要定期观察，直到继承恒牙萌出，同时观察受伤乳牙及继承恒牙胚状况。

（陈 洁 葛立宏 李珠瑜）

第5节 乳牙早失的间隙管理与常见错骀的预防和矫治

一、乳牙早失的间隙管理

牙齿在牙弓中保持正确的位置是多方面力量相互作用的结果。如果这些因素失去平衡，就会改变它与相邻牙齿的紧密接触关系并出现牙齿错位。乳牙过早丧失，将影响继承恒牙的正常萌出而造成恒牙排列不齐。恒牙列受影响的程度因儿童丧失乳牙时的年龄、牙列阶段、牙位与丧失牙齿的多少而不同。乳尖牙或乳磨牙早失后，发生恒牙列错骀畸形的机会比无乳牙早失者多 3～4 倍。同样，对于正在生长发育中的儿童，恒牙的早期丧失，也会引起邻牙移位，导致发生错骀畸形。所以，一定要对乳牙进行积极的治疗，去除引起儿童牙齿早失的各种因素。当儿童牙齿早失后，为了防止邻牙向丧失部位倾斜和对骀牙过长，应设计间隙保持器来保持早失牙齿的近远中和垂直的间隙，保证继承恒牙的正常萌出。这种方法也叫间隙管理或被动咬合诱导。

（一）保持间隙应考虑的有关因素

1. 儿童的年龄和牙龄　乳牙早失后，牙齿间隙缩窄最快发生在拔牙后的 6 个月内，如继承恒牙于近期内不能萌出，间隙就会减小，需及时制作间隙保持器。判断继承恒牙萌出的时间对于决定是否做间隙保持器非常重要。通常根据年龄来判断牙齿萌出时间。由于牙齿萌出时间差异很大，牙龄往往与实际年龄不完全相符，牙龄可根据 X 线片所显示牙冠和牙根矿化与形成的情况推测牙齿发育的程度和可能萌出时间。研究发现大多数牙齿是在牙根发育 3/4 时才萌出口腔。用这种方法预测早失牙的继承恒牙萌出时间较使用牙齿

萌出的平均年龄更可靠。需要注意的是，牙齿的早失也会使继承恒牙的萌出时间提前或延后。有学者研究证实了 7 岁前乳磨牙早失则下方的继承恒牙推迟萌出，7 岁后乳磨牙早失则使继承恒牙提前萌出。这种影响随年龄增加而减少。例如 4 岁时乳磨牙早失其继承恒牙约推迟一年萌出，萌出时牙根已发育完成。如同一乳磨牙 6 岁时丧失，则其继承恒牙约推迟 6 个月萌出，萌出时牙根接近完成。

2. 恒牙胚发育情况　通过 X 线片了解继承恒牙牙胚发育情况，有无扭转、弯曲和错位，能否正常萌出。还要注意观察恒牙表层覆盖的骨质是否完整及其厚度，来预测继承恒牙萌出时间，如骨质已被破坏，即使牙根发育不足，牙齿也可能提前萌出；如覆盖的骨质完好且较厚，则恒牙胚近期内不会萌出。

根据 X 线片可确定有无继承恒牙胚存在。若恒牙先天缺失（多见于下颌第二前磨牙），则应与正畸医师会诊，综合观察全牙骀情况，决定保持间隙以后义齿修复或使邻牙前移以关闭间隙。

3. 牙齿萌出的先后顺序　应观察早失牙的邻牙与正在发育及萌出牙齿之间的关系，判断是否需作间隙保持器和作何种间隙保持器。

第一乳磨牙早失的影响取决于咬合发育的阶段和第一恒磨牙和恒侧切牙萌出情况。如在第一恒磨牙主动萌出时丧失，则其近中倾斜移动力量施加于第二乳磨牙，可使第一前磨牙所需的间隙缩窄。同样，如在侧切牙主动萌出阶段丧失，则可能导致乳尖牙向远中移位，使中线向远中偏移，下前牙向舌侧倾斜，加深覆盖。

第二乳磨牙早失后，第二恒磨牙和第一恒磨牙的发育萌出情况对其影响较大。当第二恒磨牙早于第二前磨牙萌出时，将对第一恒磨牙近中移位起强大的推动作用，第一恒磨牙占据第二前磨牙的位置。如第二乳磨牙丧失在第一恒磨牙萌出之前，有可能使第一恒磨牙萌出之前即向近中移位，从而使第二前磨牙部分阻生或完全阻生。如第二乳磨牙丧失在第一恒磨牙萌出之后，亦经常导致第一恒磨牙向近中移位使第二前磨牙阻生。因此，除第二前磨牙先天缺失而有意关闭间隙的病例外，第二乳磨牙早失均应及时做间隙保持器。

4. 年轻恒牙早失的间隙处理　恒前牙早失后近期内牙齿就可能移位。因此，由于外伤等原因造成恒前牙早失后需立即处理，尽可能早取印模制作间隙保持器，不能等待创口常规愈合后再取印模，就诊时已有间隙关闭则应开展间隙后再制作保持器。

第一恒磨牙是恒牙中患龋率最高的牙齿，临床上因龋丧失的情况比较常见，第一恒磨牙早失后，不论第二恒磨牙萌出与否均向近中移位。8～10 岁的儿童

第二恒磨牙近中移位距离较大。年龄大一些的儿童，如第一恒磨牙在第二恒磨牙萌出之后丧失，第二恒磨牙只向近中倾斜，前磨牙则向远中移位，该侧的其他牙（包括侧切牙）都明显地向远中移位，前磨牙远中移位时因失去与邻牙的接触关系还同时扭转，导致创伤性。所以，第一恒磨牙早失应及时采取措施，否则可导致复杂的错𬌗畸形。

恒前牙外伤和第一恒磨牙因龋坏造成牙齿大面积缺损后也会引起间隙变化，造成错𬌗畸形，应及时恢复外形。

（二）间隙保持器应具备的条件

1. 能保持间隙的近远中距离，防止对颌牙过长，使继承恒牙顺利萌出。

2. 不妨碍牙齿萌出及牙槽骨高度的增长。

3. 不妨碍颌骨及牙弓的正常生长发育。

4. 恢复咀嚼及发音功能。

5. 维持正常的下颌运动和咬合关系。

6. 不引起邻牙龋坏或牙周黏膜组织疾病。

7. 不引起患儿口腔不良习惯和心理障碍。

8. 制作简单，容易调整、修理，不易变形。

9. 设计制作保持器应取得患儿及家长的理解和配合。

（三）间隙保持器的类型

1. 半固定式间隙保持器

（1）远端冠式导萌间隙保持器。

（2）全冠丝圈式间隙保持器。

（3）带环丝圈式间隙保持器。

（4）银汞充填式间隙保持器。

2. 固定式间隙保持器

（1）舌弓式间隙保持器。

（2）Nance腭弓间隙保持器。

3. 可摘式功能性保持器

（四）间隙保持器的适应证和制作技术

1. 冠式导萌间隙保持器　是代替第二乳磨牙远中根，牙冠的远中面诱导尚未萌出，仍存在于牙槽骨内的第一恒磨牙在正常位置上萌出并保持第二乳磨牙间隙的装置。

[适应证]

第一恒磨牙萌出之前，第二乳磨牙无法保留或已被拔除的病例，而相邻的第一乳磨牙健在，可作为保持器的基牙。待第一恒磨牙萌出后，应换成其他类型的保持器。

[制作技术]

（1）基牙的预备，预成冠选择、试戴：对第一乳磨牙进行牙体预备后，选择合适的预成冠试装在第一乳磨牙上，在没有拔去第二乳磨牙之前，取同部位的印模，并取对颌牙的印模，拍X线片。

（2）X线片的测量：在X线片上测量并标定远中导板的近远中长度。导板的水平部伸展于第二乳磨牙远中面的外形高点上，垂直部是从水平部末端到第一恒磨牙近中面的外形高点下约1mm处。

（3）制作牙模：将测量所得的导板长度和位置记录在模型上，削除这部分石膏并在模型上第一恒磨牙近中制作必要的间隙，为插入导板作准备。

（4）远中导板的制作：应用预成的腭杆（宽约3.8mm，厚约1.3mm），弯成合适的角度插入工作模的间隙中，导板水平的高度，以不接触对𬌗为宜。导板制作完成后，在模型上进行牙冠和导板的焊接，调磨。

（5）冠式导萌间隙保持器装戴：来院复诊时，拔除第二乳磨牙，压迫止血后，将已消毒的导萌器试戴。X线摄影，确认插入后的导萌器与第一恒磨牙及第二前磨牙牙胚的位置关系。有必要的话进行调整。在位置关系正常的条件下，用粘接剂粘固装戴于第一乳磨牙牙冠上。

2. 全冠丝圈式间隙保持器　为了保持由于乳牙早失造成的缺失部位的间隙，在预成冠上焊接环状金属丝的装置。

[适应证]

（1）单侧第一乳磨牙早期丧失。

（2）第一恒磨牙萌出后，第二乳磨牙单侧早期丧失的病例。拆除导萌器后，也要换上此装置。

（3）双侧乳磨牙早失，用其他间隙保持器装置困难的病例。

[制作技术]

（1）基牙的预备：预成冠试戴，合适的状态下取印模。

（2）外形线的设计：在工作模型上设计丝圈位置，丝圈的颊舌径要比继承恒牙的冠部颊舌径稍宽。丝圈与尖牙接触的位置要在远中面最突起点或此点稍下方。与第一恒磨牙接触点应在近中外形高点。

（3）丝圈的制作：用0.9mm直径的镍铬合金线，从与乳尖牙或第一恒磨牙接触部开始弯曲，与金属冠的焊接部位在颊舌角部，焊接后研磨抛光。

（4）全冠丝圈式间隙保持器装戴：先试戴丝圈式间隙保持器，检查丝圈与牙及黏膜的接触情况后，用粘接剂粘于牙上。

3. 带环丝圈式间隙保持器　将丝圈固定于带环上。基牙健全，离替牙时间短的情况下应用。

其制作方法和装戴法同全冠式丝圈式间隙保持器一样。

4. 银汞充填式间隙保持器　将钢丝的一端埋在银汞充填体里，另一端弯成弧形接触相邻牙齿的邻面。此种保持器操作简便,在临床上可直接完成。但其临床适用范围较窄。

[适应证]

适用于单个乳磨牙早失,间隙前端的牙齿有远中邻面龋,或后端的牙齿有近中邻面龋,龋坏波及牙髓需作根管治疗时。

[制作技术]

(1)对间隙一端需做牙髓治疗的牙齿完成牙髓治疗。

(2)弯制不锈钢丝,钢丝一端在髓腔中,另一端弯成弧形抵住间隙另一侧的基牙。

(3)用粘固粉将钢丝固定在髓腔中,然后银汞充填。

5.可摘式功能性保持器 也叫做义齿型间隙保持器。它不仅能保持近远中的间隙,还能保持垂直高度,恢复咀嚼功能,恢复因缺失前牙造成的语音功能障碍,改进和克服口腔的不良习惯。这种保持器装戴需要患者密切合作,并需随颌骨发育而定期更换。

[适应证]

(1)不论单侧、双侧,凡乳牙丧失两颗以上者。

(2)双侧性多个乳牙丧失者。

(3)乳前牙丧失者。

[制作技术]

(1)采取牙模及𬌗蜡记录。

(2)设计外形,原则上唇颊侧托尽可能短,而舌腭侧可考虑略大,以免妨碍颌骨发育。基托的远中有牙存在时,其基托的舌侧远中端应延伸至邻牙的中央部,从而可增加基托的固位稳定性。前方部位的舌侧托应离开舌面约1～2mm,避免前牙移位。

(3)固位较好时,无需放置卡环和唇弓,而当远中无牙,单侧又缺失多个乳磨牙时,最好在对侧磨牙上放箭头卡,前牙放唇弓,作为固位装置。

(4)装戴时要注意因本装置的主要目的是保持间隙,故装戴时要确认与邻接牙牙面紧密接触,并向患儿及家长说明正确的装戴方法。

6.舌弓式间隙保持器 将舌弓的两端固定在第二乳磨牙或第一恒磨牙上,以保持牙弓周长和牙齿间隙的保持器。是一种用于下颌的保持器。

[适应证]

(1)两侧第二乳磨牙或第一恒磨牙存在的病例。

(2)因乳磨牙早期丧失而近期内侧方牙即可萌出者。

(3)因适时拔除第二乳磨牙,对其间隙进行管理时。

(4)两侧多个牙齿早失,使用活动式间隙保持器患儿不合作时。

[制作技术]

(1)在基牙上试戴带环,取印模。

(2)在模型上设计外形线。将舌弓的前方设定在下颌切牙的舌侧。并在间隙部的近中设计支撑卡。

(3)将0.9mm直径的金属丝弯成舌弓,最后焊接。

(4)用粘接剂粘接到基牙上。

7.Nance腭弓式间隙保持器 与舌弓式间隙保持器的用途一致,用于上颌的装置,其前方不应与下颌前牙的切缘相接触。

[制作技术]

基本制作技术和舌弓式间隙保持器一致。所不同的是舌侧弧线的前方通过上腭皱襞,在此处的金属丝上放树脂,制作树脂腭盖板。也就是说利用腭盖板压在腭盖顶部,从而防止上颌磨牙的近中移动,有利于固位。

(五)戴间隙保持器后的管理

间隙保持器的适用对象是正在生长发育中的儿童,因此它不同于成人的修复体,定期检查、管理是非常重要的。原则上3～4个月应来院定期检查一次,主要检查以下几个方面:

1.确认装置是否达到间隙保持的目的。

2.装置是否引起牙龈、黏膜损伤。

3.装置是否引起邻牙和其他牙齿损伤。

4.是否对继承恒牙萌出产生影响。

5.保持器有无变形、破损等。

6.是否需要对装置进行调整及有无换成另外装置的必要性。

7.是否引起咬合关系异常需要调整咬合关系。

8.患儿是否已习惯保持器,如为可摘式功能性保持器,患儿是否能坚持戴。

9.检查邻牙及存留牙齿是否有龋坏。

10.患儿是否有不良习惯。

11.保持器是否影响牙齿生理性移动,是否影响颌骨发育。

12.患儿口腔卫生状态如何。

13.是否需要撤去保持器,对撤去保持器的时间进行预测。

14.根据患儿牙齿、牙弓发育及装置情况决定下次定期检查时间。

二、常见错𬌗的预防和矫治

(一)影响咬合异常的有关因素

1.龋齿

(1)对于乳牙和年轻恒牙龋齿,发现后应尽快治疗,恢复其牙冠形态。反之,会影响牙齿的咬合和排列。由于邻面龋而破坏了接触点,会使邻牙向近中或向远中移位,造成继承恒牙萌出间隙不足。牙冠大面积破坏或乳牙早失,会使牙齿过长,引起错𬌗畸形发生。

(2)乳牙因龋早失,特别是儿童6岁以前第二乳磨牙早失，将会使邻牙如第一恒磨牙和第二乳磨牙向拔牙后遗留的间隙移动，造成继承恒牙萌出间隙不足、牙列不齐或造成第一恒磨牙的𬌗关系紊乱，应根据其适应证及时保持间隙。

（3）第一恒磨牙因龋早失，由于其为恒牙列建𬌗的关键，缺失后，常导致恒牙列排列不齐，𬌗关系紊乱，应及时保持间隙以待将来修复，或使第二恒磨牙近中移位，以代替之。

2. 牙齿发育异常

（1）多生牙：上颌正中多生牙常影响恒牙正常萌出，造成上颌前突，正中离开、拥挤和正常的对𬌗关系（1对2）的丧失。已萌出的多生牙应尽早拔除。埋伏的多生牙经确诊已影响正常牙齿萌出时，可选择适当时机拔除，应避免手术创伤过大损伤恒牙。如多生牙不影响咬合和牙齿萌出，也可以不去处理。

（2）牙齿先天缺失：常见于上颌侧切牙和下颌前磨牙，又以下颌第二前磨牙常见，牙齿先天缺失常引起牙间隙增宽和咬合关系异常，影响咀嚼功能。

上颌侧切牙缺失时或保留间隙待以后义齿修复，或使尖牙近中移位以关闭间隙，并磨改尖牙外形使与对侧牙外形相称；下颌第二前磨牙先天缺失时，如第二乳磨牙完好，可保留至牙根完全吸收后再行义齿修复，或在第一前磨牙接近萌出时将其拔除，以防止第一前磨牙远中移位，而加重咬合关系紊乱；如第二乳磨牙因龋坏已无保留价值时，则应与正畸医师会诊后，及时拔除而采取正畸措施以关闭间隙。

3. 牙齿异位萌出　第一恒磨牙异位萌出多见于上颌，由于第一恒磨牙向近中倾斜异位萌出，压迫第二乳磨牙的远中，甚至使其牙根吸收。如早期发现，可用铜丝分离法使第一恒磨牙向远中移位而萌出；或将第二乳磨牙根管治疗后而截去远中冠及根，使第一恒磨牙得以萌出，萌出后再推至正常位置。上颌尖牙也可出现异位萌出，由于其萌出途径较长，常出现尖牙位于两个前磨牙之间或两个切牙之间，处理原则为拔除乳尖牙，并除去部分牙槽骨板而使恒尖牙易于萌出，然后再矫正其错位。

4. 下沉牙（低位乳牙）　多发生于乳牙，下颌较上颌多见，第二乳磨牙又较第一乳磨牙多见。有时恒牙先天缺失，固连牙齿的牙骨质与牙槽骨融合，且牙周膜间隙亦消失，随着邻牙萌出，固连牙低于𬌗缘。下沉牙常造成乳牙滞留、对𬌗牙齿过长并影响邻牙生理性移动。如有继承恒牙时，应适时拔除使不致影响恒牙萌出；虽无继承恒牙但因下沉而妨碍功能时亦应拔除。

5. 口腔不良习惯

（1）吮指（拇指或示指）：通过对妊娠后期用B超观察，可以见到婴儿在母体中有吮指动作，这是吸吮反射的生理性动作。生后1～2岁较常见，3岁左右基本消失。对口腔的影响和吮指的时间、次数和吮指期间长短有关。3岁以前停止影响较小，3岁以上继续吮指会造成吮指不良习惯，应采取相应措施制止。吮指常会引起上前牙前突，形成前牙深覆盖，前牙出现间隙，继而造成吐舌习惯，形成开𬌗，使儿童的面形、牙弓长度及高度、宽度均有明显变化，也影响发音及前牙切割功能。若至5～6岁时仍未改正，应制作矫治器以改正。

（2）吐舌：吐舌不良习惯大多数由于吮指造成开𬌗之后，舌体自开𬌗间隙延伸向外。其他如人工喂养方法不当、扁桃体肥大、乳恒牙替换时间隙及舌体过大等都可引起吐舌不良习惯。吐舌可造成开𬌗、上下颌前突、牙列间隙过大等不正咬合，如不能自行改正，需制作矫治器以改正之。

（3）咬唇：多由于心理原因引起。咬下唇不良习惯可使上前牙唇向移动，下前牙舌向倾斜，造成上颌前突。咬上唇不良习惯可使上前牙舌侧倾斜，下前牙唇侧倾斜，造成下颌前突。长期咬唇习惯可引起皮肤干燥、脱屑等症状。治疗应针对病因心理疗法，同时制作矫治器改正不良习惯。

（4）口呼吸：患儿基本上不用或很少用鼻正常呼吸，而是长时间用口呼吸。根据病因可分为鼻性口呼吸、牙源性口呼吸和习惯性口呼吸。鼻性口呼吸是由于鼻咽腔疾患造成鼻呼吸困难。牙源性口呼吸是由于上颌前牙前突造成嘴唇闭锁困难而引起口呼吸。习惯性口呼吸较少见，没有明确原因。治疗首先应去除病因，如去除鼻咽部影响呼吸道通畅的病变，治疗上颌前突等。然后可制作矫治器矫正不良习惯。

（二）儿童常见错𬌗的早期诊断与治疗

1. 反𬌗

［原因］

（1）牙源性反𬌗：由于前牙牙轴倾斜等原因引起。

（2）功能性反𬌗：由于喂养不当或前牙早期接触诱导下颌前伸，造成反𬌗。

（3）骨性反𬌗：由于骨性异常，上下颌骨大小不协调，引起下颌骨过成长，上颌骨劣成长，使牙齿呈反𬌗状态。

（4）后牙反𬌗：常见的原因为上颌乳尖牙萌出时，上颌前牙区宽度不够，下颌乳尖牙妨碍了上牙弓的扩展，使单侧后牙列间对侧偏移2～4mm，以建立有功能的反𬌗关系，有时可成为双侧后牙反𬌗。

［治疗］

若反𬌗原因为牙源性的，经早期治疗，可得到良好的效果。骨性原因引起的反𬌗早期治疗虽然有一定效果，但需要考虑到在颌骨发育活跃期时，有再次复发的可能。目前儿童牙科医师和正畸科医师都认为，对于儿童反𬌗早期阻断矫治，会减轻咬合异常程度。在治疗前要通过 X 线头颅侧位片去分析并询问有无类似家族史。准确的病因学分析后，作出明确的诊断，制订完整的治疗计划及预后的评估。对于特殊病例，在确定治疗计划时，应请正畸科医师会诊，共同商讨。

个别切牙反𬌗，多是牙源性的，在活动式矫治器舌侧基托上放置舌簧，就可以使处在舌侧位的上颌切牙向唇侧移动。功能性反𬌗可采用斜面导板、后牙𬌗垫等矫正。

牙源性引起单个磨牙反𬌗时，可用颌间交叉皮筋改善覆盖关系。多个磨牙反𬌗时，如是牙源性因素引起，应用 Porter W 装置和 Coff in 弹簧扩大器，使牙弓宽度扩展。是牙槽基底部缩窄的骨性因素时，可在活动式矫治器基托上，附加螺旋弹簧，采用分离基托的扩大矫治器，使包括牙槽部的牙弓宽度扩大。

2. 开𬌗

[原因]

常见原因可由吮指、吐舌和异常吞咽等不良习惯引起，个别情况下也可由于骨性不调造成开𬌗。

[治疗]

针对由不良习惯引起的开𬌗，首先向患儿和家长讲明危害，使患儿克服不良习惯。如无效，可考虑制作去除不良习惯装置，不良习惯得到克服后，一般情况下可恢复前牙正常的咬合关系。

3. 正中离开 切牙替换时期，即小学生低年级儿童时期，常见上颌比乳牙大得多的恒切牙像八字一样呈扇形分开式萌出，而且与洁白的乳牙相比恒切牙略呈黄色，这使许多家长为之担心。这种牙轴的变化多是切牙替换过程中的过渡现象。这种上颌前牙替换期的过渡性牙列不齐叫做丑小鸭时期（ugly ducking stage）。随着侧切牙及尖牙的萌出，切牙牙轴会渐渐从倾斜转向直立，但也有一些中切牙正中离开是由疾病引起，应查明病因及时治疗。

[原因]

（1）上唇系带过大，位置异常。

（2）上颌前牙正中部多生牙。

（3）先天性侧切牙缺失或畸形。

（4）不良习惯，乳牙残根，中切牙或侧切牙位置异常等。

[治疗]

（1）去除病因，如系带切除术、拔除多生牙和去除不良习惯等。

（2）制作上颌活动矫治器关闭间隙。注意不要单纯用皮筋关闭中切牙间隙，皮筋会划向根尖，造成牙齿松动，甚至丧失。

4. 牙列拥挤

[原因]

常见原因为牙量与骨量不协调或由于乳牙早失出现间隙不足。

[治疗]

（1）乳牙列期：乳牙列拥挤一般不需特殊处理，需定期观察牙列的生长发育情况。

（2）混合牙列期：通过混合牙列间隙分析，预测侧方牙群的萌出余地和牙弓生长发育潜力。可采用扩展间隙或系列拔牙治疗。采取系列拔牙法之前应对骨量、牙量及个体生长潜力有确切的诊断，并制订出具体的治疗计划。

（葛立宏　李珠瑜）

第6节　儿童口腔科行为管理技术

在儿童口腔科，医师与患儿及其家长之间的相互关系是决定治疗成功与否的重要因素。对儿童口腔检查、诊断、治疗过程中心理问题的探讨和研究，已越来越受到国内外儿童口腔医学工作者的重视。

在儿童口腔检查、诊断、治疗过程中，采用合适的语言与情感交流，及时发现和消除患儿恐惧、焦虑、紧张的情绪，帮助患儿建立对口腔医疗环境的适应力，而且可以提高诊疗操作中患儿对疼痛的耐受力，获得患儿的信任和配合，保证诊疗顺利进行。

儿童口腔科行为管理按是否使用药物分为非药物介导的行为管理和药物介导的行为管理。非药物的行为管理是治疗的基础，包括告知 - 演示 - 操作、治疗前的体验、正强化、分散注意力、示范作用、语音控制、保护性固定、积极倾听、适度反应等。药物介导的行为管理方法包括氧化亚氮 - 氧气吸入镇静、口服药物镇静、静脉给药镇静和全身麻醉下儿童口腔治疗，有效的非药物的行为管理技术能降低使用药物时所使用药物的总量，这样能更好地保证患者的安全。医师应该根据儿童不同的心理行为特点、疾病状况、年龄、家长意愿等因素来制定行为管理的策略，大部分儿童都可以通过非药物的行为管理措施来完成预定的诊疗，对于药物介导的行为管理，应严格掌握适应证。本节将着重介绍非药物介导的行为管理。

一、儿童口腔诊治过程中的不良心理反应

1. 恐惧 由于对以往吃药、打针等医疗经历的不良感受泛化到牙科治疗，使患儿对医院的环境及穿白衣的医师、护士产生一种畏惧感，即使没有不良的口腔诊疗经历也容易处于高度紧张和防卫状态。此外，监护人在就诊前过分的叮嘱，陌生的牙科器械和噪音

等都可能强化儿童的恐惧心理，而恐惧常使儿童痛觉过敏、痛阈下降，使治疗过程中出现的些许不适被放大，从而加重儿童内心的恐惧体验，久而久之可能发展成牙科恐惧症。

2. 焦虑　与恐惧不同，焦虑情绪来自于对未知的恐惧和对口腔治疗过程缺乏控制的紧张。表现为患儿在进行治疗前的紧张性升高，烦躁、出汗、脸色发白、心跳加快、情绪波动，甚至呃逆、发呕、尿频等，其症状有轻有重，严重时可能干扰患者的日常生活。

3. 歇斯底里　是一种情绪异常激动，患者不能控制自己情绪的状态。在这种状态下医师很难与患者建立有效交流，不能取得患者对诊疗的配合，需要进行强制治疗或改期治疗。

4. 拮抗

（1）冲动型拮抗：哭闹、喊叫、乱打乱踢或躺在地上耍脾气，谁的话也不听。

（2）被动型拮抗：不说话、不哭闹，动作上有意与医师要求背道而驰，说理和恐吓均无作用。

二、不同年龄组儿童口腔患者的接诊技术

1. 婴幼儿期（3 岁以下）　此年龄段儿童的理解和交流沟通能力有限，难以理解治疗的必要性，缺乏自制力。在诊疗过程中，医护人员需要对孩子的肢体进行适度制动，以防因其突然举动而造成伤害。为辅助孩子张口，可在非治疗侧放置开口器，并严防分泌物呛入气管。医师不应因孩子年幼而忽视与孩子间的交流，可以用儿童能理解的语言告知将要做什么，会有什么感觉，可以让儿童触摸口镜、镊子，以减少对医疗器械的恐惧。开始时操作要轻柔、动作要慢，并密切观察儿童的反应，逐步增加力度和速度。对过于恐惧、躁动的儿童可用适量镇静剂控制其不合作行为。

2. 学龄前期（3～7 岁）　此年龄段的儿童掌握了语言和一些交往技能，但心理和交流沟通能力还远未成熟，临床上使用的行为管理技术主要就是针对这组儿童。在诊疗过程中，医护人员应用和蔼的表情和关心的语言向儿童进行讲解，尽量消除儿童对环境和治疗的恐惧；要让儿童明白他所接受的检查和治疗是必要的。治疗中鼓励儿童自我控制和约束，对积极的行为应给予口头表扬，以强化患儿的主动合作性。

对有治疗需要而又不能配合治疗的儿童，不能轻易放弃诊疗，应注意分析其不合作原因，根据具体情况采用不同的行为管理方式进行诱导，以期能够逐渐配合治疗。当常规方法无效时，可考虑采取保护性固定的方法，或药物性行为管理方法。

3. 学龄期（7 岁以上）　此年龄段的儿童心理日趋成熟，也具有基本的个性，心理处于一种相对平静和冲突较少的阶段。绝大多数孩子已经受过学校的组织纪律训练，有一定的自我约束力和忍耐力，医师能很好地与孩子进行交流沟通，常规的行为管理方法可以获得很好的效果。其行为中具有社会性情绪色彩，一般不应采用强制的方法。诊治过程中要注意激发孩子配合治疗的意愿，经常给予肯定和赞扬。

三、常用的非药物性行为管理方法

1. 告知 - 演示 - 操作　是儿童口腔科门诊最常用的、简单有效的行为管理方法，适用于 3 岁以上有一定理解力的孩子。在开始操作之前，医护人员先用患儿能理解的语言解释操作过程，并让患儿在没有危险的情况下体验，最后才进行操作。例如，在使用慢速手机前，先向孩子说明这是"小推土机"，用来把牙齿里的"小虫子"赶走，然后在口外让孩子体会手机转动时的声音和震动感，之后在口腔内不接触牙齿空转，待孩子习惯后才进行真正的操作。通过这种方法可以将口腔器械和诊疗过程介绍给患儿，能有效降低孩子因不熟悉环境而产生的紧张或恐惧情绪。

2. 治疗前体验　是指带孩子到医院儿童口腔科门诊参观和体验，事先让孩子明白这次不做治疗，只是熟悉环境。这是一种能有效消除因对陌生环境不了解而导致恐惧的方法，通过医护人员和蔼可亲的态度，让患儿消除对口腔治疗和医护人员的不良想象。在该过程中还可以让患儿观看其他儿童是如何配合完成治疗的，帮助其熟悉治疗过程，但不要让他们看到不愉快的治疗和过程。此外还可做一些简单诊疗，如口腔检查、指导刷牙及涂布氟化物等，以帮助患儿适应治疗过程。

3. 行为塑造和正强化　行为塑造是指医护人员逐步、有条理地教会患儿应如何做以配合医师的诊疗过程，临床上常可通过强化措施以达到这一目的。正强化是指医师在操作过程中注意观察孩子的行为表现，当其出现配合治疗的良性行为时及时给予鼓励和夸奖，例如进行口头表扬、给贴画等。通过这种方法可不断强化、诱导孩子形成配合治疗的行为，尤其是对 3～6 岁的幼儿，随着孩子活动范围不断扩大，其观察力、注意力、记忆力均有明显发展，但心理活动带有很大的不稳定性，因此周围环境对其心理有很大影响。此时应多与患儿交流，不论他的表现如何，哪怕只有一点点进步，也要予以赞扬和鼓励，使其更有信心，医护人员切忌沉默无言对孩子的言行缺乏反应。

强化物的选择需因人而异，因时制宜。一个赞许的眼神，一句鼓励的话语，一张漂亮的小贴纸，治疗后美观和功能的改善都可能成为强化物。

4. 语音控制　是指医师通过语气、语调的变化与

孩子建立有效的交流，并最终诱导患儿形成良好口腔诊疗行为的方法。此方法一般适用于3岁以上年龄较大的儿童。在检查和治疗过程中，医师可以通过突然提高声调、加重语气等方式引起患儿注意并制止其不合作行为，待其安静后再进行进一步沟通。

5. 分散注意力　是指在进行有可能引起儿童不适的操作时使用某些方法来分散转移患儿对操作本身的注意力，从而提高孩子的耐受力，减少其对治疗的不良印象，避免出现躲避和干扰治疗的行为。分散注意力的方法有很多，例如给孩子讲故事、听音乐、看动画片等。也可以短期分散其注意力，例如在局麻注射时向孩子提出一些让其感兴趣的问题，诱导其思考等等。

6. 系统脱敏　是通过反复接触以帮助儿童克服某种特殊的恐惧或恐惧症的方法。患者按一定顺序逐步接受刺激，从最低威胁性的刺激开始。例如局部麻醉，首先向患者解释局麻过程和作用，让患者观看注射器并做示范，将带针帽的注射器放置在注射部位让患者体验，待患者逐步放松后，再进行麻醉注射。此方法适用于有不良治疗经历的儿童。

7. 示范作用　是指通过观摩学习的方法向患儿展示如何配合口腔诊疗，以此提高孩子在治疗中的配合程度。此方法适用于初次就诊的学龄前儿童。由医师或监护人带领患儿，参观其他合作患儿的治疗过程，期间向他们简要说明诊疗过程，如果条件允许可以让孩子之间就治疗过程和体会进行交流，以此消除患儿对未知事物的畏惧心理，在实施过程中要避免让患儿看到别的孩子不合作的表现。

8. 保护性固定　指医护人员用手和一些工具，如约束板和约束包来帮助固定不合作患儿，以避免其在治疗中因突然的体动而受伤。由于此类患儿多数拒绝张嘴，故应在口内放置开口器，治疗前需空腹禁食，防止患儿治疗中呕吐。该技术只能用于其他非药物行为管理方法无效而又有治疗需求的患者。在应用时，医师不可忽视与患者和监护人之间的交流。

临床实践证明，身体约束的方法可为某些不合作儿童提供其所需的口腔治疗，并能避免在治疗中出现意外情况。在使用该方法前，医师需要评估患者束缚治疗的风险和效果，就此与监护人进行充分沟通，并签署知情同意书。在诊疗过程中医师应尽一切可能将潜在的伤害降到最小，尽可能多与孩子交流，告知其治疗的必要性，束缚不是惩罚而是为了保护以避免受伤。监护人应在场，并在治疗过程中和治疗结束后给予患儿足够的心理支持和安抚。

9. 其他方法　儿童口腔科行为管理是一项综合性辅助技术，除上述方法外还有一些其他方法，如母子分离、积极倾听等。在实际工作中，应根据患儿的年龄、个性差异、治疗条件以及医师个人能力等采用不同的方法，有时常常是几种方法联合应用。

医患交流包括医师与患者和监护人之间的交流，良好的医患交流是建立彼此间相互信任的基础。只有建立了互信关系，医师才能更有效地帮助患者及其监护人克服对治疗的恐惧焦虑情绪，并逐步帮助其确立良好的口腔卫生态度。

（赵玉鸣　夏　斌）

第7节　全身麻醉及镇静下儿童牙齿治疗

一、概述

大多数4岁以上儿童口腔科患者可以在通常的牙科环境下接受治疗。医师可以通过与孩子建立良好融洽的医患关系，依靠各种常规行为管理技术，并采用口腔局部麻醉的手段就可以有效地减轻或消除绝大多数患者的紧张焦虑情绪从而使治疗能顺利进行。儿童对口腔诊疗的不合作行为表现是与其身心状况及周围环境紧密相关的，对于那些采取了有效的局部麻醉，通过非药物行为管理手段仍不能很好适应牙科治疗的患儿，医师必须采取措施进一步地控制其恐惧情绪。不同深度的镇静，可以有效减轻患者恐惧情绪，同时多能提高疼痛阈值。

患者意识从无镇静的清醒状态到意识丧失的全身麻醉是一个连续变化的过程，各阶段间没有明确的标志点，其深度很难被区分，并且可能在不同深度间波动。按对意识的抑制由浅到深分为：轻度镇静、中度镇静、深度镇静和全身麻醉。对不同镇静深度的人员培训要求和设备要求是不同的，口腔科医师经过培训后可以实施轻、中度镇静，而深镇静和全身麻醉必须由具备麻醉医师资格的人员来完成。在口腔科临床工作中，氧化亚氮-氧气吸入镇静技术是一种有效简便的镇静方法。

需要特别提出的是，镇静、全麻等药物介导的行为管理方法不是万能的，药物介导的控制焦虑和恐惧的方法是以非药物的行为管理方法为基础的，所有这些方法的目的不是为了控制孩子，而是要培养其良好的口腔健康态度，最终达到不用借助药物就能配合口腔诊疗的目的。另外，非药物的镇静方式可有效减少镇静麻醉药物的用量，而所有镇静麻醉类药物超量后都有抑制呼吸的危险。因此，减少了用量就能提高整个治疗的安全性，将药物副作用的危险降到最低。

从给药途径上划分，镇静可以分为吸入镇静、口服镇静、经鼻给药镇静、肌内注射镇静、舌下给药镇静和静脉给药镇静等。其中，氧化亚氮-氧气吸入镇静（nitrous oxide/oxygen inhalation）是在口腔科使用最广泛的一种方法。

二、氧化亚氮-氧气吸入镇静技术

在口腔科治疗过程中，患者在清醒状态下吸入氧化亚氮-氧气的混合气体是目前公认的最安全、最有效而且是患者易于接受的镇静方式。口腔科医师经过培训认定后，可独立进行操作。

该方法应用得当时，患者处于轻度或中度镇静状态下，此时患者自身具备持续保持气道通畅的能力，能对物理刺激和医师的指令如"睁眼"做出反应。需要强调的是，如果患者出现没有体动或丧失意识就说明其镇静深度超过了中度镇静，医师应该避免出现这种情况。一般氧化亚氮的浓度在50%以下是安全的，绝对不能超过70%。氧化亚氮常温下为无色稍带甜味的气体，可压缩液化。血气分布系数为0.47，在血液中很稳定，不与血液中任何物质结合，能快速穿过肺泡-动脉膜达到平衡，因而也易穿过血脑屏障进入脑部。发挥作用迅速，摄入后3～5分钟即出现临床效应高峰。氧化亚氮不通过肝脏代谢，99%由肺部排泄，约0.004%经胃肠道厌氧单胞菌代谢，并产生有毒的自由基，但该过程对机体影响较小。

氧化亚氮的作用：①镇静及镇痛：吸入50%以下浓度的氧化亚氮可产生镇静及轻度镇痛作用，能有效控制恐惧或焦虑情绪，而情绪放松也利于提高痛阈。期间患者呼吸和心血管功能不受影响，保护性反射存在。但不能达到完全无痛的效果，因此在进行有可能伴随疼痛的操作时还需要局部麻醉。氧化亚氮与其他镇静药的联合应用必须非常小心，药物的协同作用可能导致镇静深度超过预期。②失忆性：研究发现经过氧化亚氮-氧气吸入镇静后，患者往往感觉治疗持续时间非常短暂，甚至忘记治疗过程，其情绪体验也没有紧张焦虑。氧化亚氮-氧气的应用能产生不完全的顺行性遗忘。③快速起效、复苏迅速：氧化亚氮的药代动力学特点决定了氧化亚氮-氧气作用起效很快（30～60秒），使用约5分钟后可发挥最大效应，停止吸入后迅速失效，其复苏快速、完全。

氧化亚氮-氧气吸入镇静技术的优点：①起效快：因为氧化亚氮具有很低的血浆溶解度，易于通过血脑屏障，它可以快速达到起效浓度，因而起效快。②复苏速度较快。当停止氧化亚氮吸入后，血浆中的氧化亚氮浓度可以快速降低，其速度比口服、直肠给药、鼻内或肌内注射镇静均要快。氧化亚氮在3～5分钟之后就能完全从体内排出。③镇静深度可调控：氧化亚氮-氧气吸入镇静的镇静深度可随时通过调节吸入氧化亚氮浓度和总量来控制，以保证患者处于安全状态，相比其他镇静技术在镇静深度的可调控性上该方法具有显著的优点。④副作用小：氧化亚氮-氧气吸入镇静无需注射，无创，不会出现肝脏、肾脏、脑、心血管系统和呼吸系统的副作用。吸入氧化亚氮最常见的副作用是恶心，其多见于使用高浓度氧化亚氮时，一般情况下很少见。

氧化亚氮-氧气吸入镇静技术虽然有以上优点，但其还是有一些局限性，因而限制了在儿童口腔科尤其是不合作儿童诊疗中的应用。其中需要患者的配合是最大的局限性，只有当患者自身有治疗意愿，并且能遵从医嘱通过鼻罩进行呼吸时该方法才有可能成功，因此对年幼、智力障碍、歇斯底里及医师根本不能与之有效交流的孩子该方法不适用。另外，其对技术和设备要求也较高，为防止氧化亚氮干扰维生素 B_2 的代谢，应控制暴露于氧化亚氮中的时间，并在治疗时注意通风。还有氧化亚氮鼻罩影响上颌前牙术野。

氧化亚氮-氧气吸入镇静的适应证：氧化亚氮-氧气吸入镇静只适用于那些对口腔治疗有焦虑但意愿接受诊疗的孩子，而对极度焦虑、躁狂和反抗的患儿无效。因此，多数学者认为氧化亚氮-氧气吸入镇静技术只适用于4岁以上轻度焦虑的患儿，因为该年龄段的儿童已能领会医师的指示，并懂得使用鼻罩通过鼻子呼吸。且该技术用于4岁以上者安全性高、不良反应少。扁桃体肿大、鼻塞等上呼吸道感染会妨碍氧化亚氮-氧气吸入；中耳炎、肠梗阻、气胸等闭合腔性疾病患者使用氧化亚氮-氧气吸入可引起相应并发症，不宜采用此技术。

氧化亚氮-氧气吸入镇静技术的操作流程：在儿童口腔医学临床工作中，只有ASA分级为Ⅰ级和Ⅱ级的患者才适于在门诊进行镇静治疗，这些患者是健康的或只有轻度全身系统疾病的患者。医师根据患者情况判断其是否符合氧化亚氮吸入镇静的适应证，对符合适应证的患者就相关情况与监护人和（或）患者进行充分的交流沟通，必要时签知情同意书。氧化亚氮-氧气吸入前需要测量患者的血压、脉搏和呼吸频率，为其生命体征的监护提供基线参考值。在吸入镇静开始前还需做心肺听诊和呼吸道的评估，以排除呼吸道梗阻等气道异常情况的存在。患者的监护包括意识状态、肺通气量、血氧饱和度。患者的意识状态可以通过其眼神、面部表情和语言来判断；可以通过听诊和观察气囊的膨胀收缩来监控患者的呼吸和肺通气功能；血氧检测仪可以反映氧饱和度并可发现早期血氧浓度的降低，减少严重并发症的发生。

实施镇静时首先使用符合孩子年龄特点的告知-

演示 - 操作（TSD）技术，用其能理解的语言告知将要进行的操作和需要孩子如何配合。选择适合的鼻罩，以手指轻压使鼻罩与上唇紧贴，以便用鼻呼吸，年龄较小的孩子建议使用质地柔软的鼻罩。固定好鼻罩后，先吸 3～5 分钟的纯氧，成年人流速控制在 5～7L/min，3～4 岁的儿童控制在 3～5L/min，可以通过询问患者的舒适度来确定最终的气体流速。观察气囊的收缩和膨胀情况，调节每分钟的气流量，开始给予氧化亚氮，通常浓度从 5% 开始，然后按每次 5%～10% 的浓度增加，在每个浓度维持 3 分钟左右以观察患者的镇静深度是否合适，最终将氧化亚氮的浓度逐渐升至能达到理想镇静水平的最低浓度。理想镇静深度的体征为：四肢及颌面部肌肉轻度放松；上睑下垂；目光呆滞；手掌打开，温暖、微湿；音调出现轻度变化；自述舒适放松。对儿童来说，氧化亚氮的最大浓度一般不要超过 50%。当儿童表现很舒适，并能观察到最佳的镇静体征时说明该浓度是合适的。这种通过调整吸入氧化亚氮浓度和总量的方法来达到所需最佳镇静深度的技术称为滴定技术。整个口腔治疗期间氧化亚氮的浓度可维持在理想镇静深度水平或稍低，当进行那些刺激比较大的操作如局麻注射时可适当调高吸入氧化亚氮的浓度。若在治疗过程中患者出现恶心、呕吐或过度镇静的表现（如出汗、脸色苍白），则应马上关闭氧化亚氮而给患者吸入纯氧。治疗结束后停止氧化亚氮吸入，继续吸入 3～5 分钟纯氧，使血液内的氧化亚氮迅速扩散进入肺泡，让患者尽快复苏。

急救：虽然氧化亚氮 - 氧气吸入镇静技术在绝大多数情况下是相当安全的，但不同镇静深度之间没有明确的界限。随着氧化亚氮浓度的增加、使用时间延长，患者可能出现过度镇静甚至全身麻醉及其他并发症，临床医师应对患者进行监护并具备相应急救技能以避免上述情况的发生。因此，在欧美国家非麻醉专科医师必须接受严格训练，取得专门的执照后才能合法使用该镇静技术。同时临床应用前要全面评价患者的全身情况以保证该技术的合理应用，在镇静过程中必须确保氧气浓度不低于 30%，并且配备专门的监护、急救设施。

三、口服药物镇静技术

口服给药是儿童口腔科临床较为常见的轻、中度镇静时的用药途径。

口服药物镇静（oral sedation）具备如下优点：①方便经济、患者易接受：不需要特殊的器械，无注射等操作，患者易接受。②毒副作用小：只要按用药原则合理用药，口服药物镇静是相对安全的。但联合用药或者同时使用两种或两种以上镇静途径时，其风险会增加。

口服药物镇静的缺点：①个体差异大，难以滴定镇静深度：用药量一般是根据患者的体重或体表面积来推算的。而相同体重（或体表面积）的不同患者，对相同剂量同一药物的反应又存在差异，这种个体差异性与很多其他因素有关，另外药物在胃肠道内的吸收速度和量也受到很多因素的影响，例如：有无食物、自主神经张力、恐惧、情绪变化、劳累、药物以及胃排空的时间等。②起效时间长：口服给药途径是所有镇静用药途径中起效最慢的一种。基于药物的不同，从给药到可以治疗大概需要 15～90 分钟的时间。

口服镇静药治疗应在单独安静的房间中进行，避免儿童受到其他干扰。医师应正确计算患者所需镇静药物的剂量。目前在儿童口腔临床工作中常用的是一种短效的苯二氮䓬类药物——咪唑安定，国内外研究报道其用量以不超过 700μg/kg 体重为宜。

与其他镇静方法一样，口服药物镇静也存在潜在的镇静过度导致患者呼吸抑制而危及患者生命安全的问题，因此在具体使用时医师必须经过专业的培训，充分掌握药物的药理作用和代谢相关知识，当镇静深度不理想时切忌追加用药，以免药效叠加引起呼吸抑制危及患者的生命安全，在任何时候患者的安全都是重中之重。另外，医师还需要设计一个治疗程序表，这样口腔科医师才能确定镇静的所有要素是否都已考虑到，例如孩子必须由监护人陪伴并确定其安全到家。

四、静脉注射镇静技术

该技术的优点：静脉注射给药是一种能准确滴定使用药量以达理想镇静深度的给药方式。这是因为药物被直接注射到血液中，几个循环后便可达到药物的最佳效果，在使用静脉靶控输入的方式下，医师可以通过调节单位时间内进入体内的药量来达到并维持所需的镇静水平。

该技术的缺点：注射本身可能就是引起儿童恐惧的原因，因此要建立静脉通路存在一定的困难，同时技术难度较大，整个过程要求操作者训练有素。由于静脉给药直接入血，其风险也较其他给药方式大。如果注射速度过快，则可能引起更严重的并发症。等剂量药物静脉注射所引起的过敏反应要比口服或肌内注射所引起的反应更快。

五、全身麻醉下儿童牙科治疗技术

自 1951 年 Thomason 第一次将牙科全身麻醉（简称：全麻）技术应用于儿童龋齿和拔牙治疗以来，全麻下的儿童牙科治疗已成为儿童口腔科常用的一种行为管理方法。该方法已受到世界各国儿童牙科医师的关注和认可，公众的接受度也越来越高。只要术前严格把握适应证并作完善的术前评估和准备，由技术过硬的团队运用正确的麻醉方法，那么实施全麻下儿童牙科治疗是安全的。

牙科全麻技术是利用麻醉药物诱导意识丧失，在这种状态下语言和疼痛刺激都不能使患儿清醒；自主通气功能受损，保护性反射部分或全部丧失，必须依靠气道管理保证患者安全。其与深度镇静的区别在于后者为意识受到抑制，刺激后能够做出特定反应但强度较弱，故依然有不能制动的可能，反而增加了其误吸的风险。其与外科全麻的区别在于后者要求麻醉达到催眠、镇痛和肌肉松弛的效果，而牙科全麻不需过高的镇痛效果，一般也不需要肌肉松弛。

儿童牙科治疗使用全身麻醉的适应证：①患儿有智力或全身疾病等方面的问题，无法配合常规治疗；②3岁以下需要立即治疗的低龄患儿，且治疗需要较大。③非常不合作、恐惧、焦虑、抵抗或不能交流的儿童或青少年，多牙需要治疗，并且在短期内其行为不能改善者；④患儿有多牙需要治疗，患儿或（和）监护人无多次就诊条件；⑤因急性感染、解剖变异或过敏等原因使患儿进行充填治疗或外科手术时局部麻醉无效；⑥为避免束缚下牙齿治疗可能会对患儿心理造成的伤害，使用全身麻醉可以保护其心理免受伤害并避免医疗危险。

儿童牙科治疗使用全身麻醉的禁忌证：①有不适宜做全身麻醉的身体状况；②仅个别牙需要治疗，且能配合完成治疗。

全麻有其显而易见的优点。首先，可以一次完成患者所需进行的治疗，将多次就诊对监护人和孩子所产生的时间成本降到最低；第二，没有患者配合度的限制医师可以专注于治疗本身，使完成高质量的治疗成为可能，尤其是对那些没有配合能力的残障或低龄孩子。

（夏　斌）

参 考 文 献

1. Dean JA，McDonald RE，Avery DR. Dentistry for the child and Adolescent. 9th ed. St.Louis: Mosby，2011

2. Pinkham JR. Pediatric Dentistry: Infancy through adolescence. 4th ed. St.Louis，Mo: W.S. Saunders Company，2004

3. 葛立宏. 儿童口腔医学. 第2版. 北京：北京大学医学出版社，2014

4. 葛立宏. 儿童口腔医学. 第4版. 北京：人民卫生出版社，2012

5. DeanJA，Avery DR，McDonald RE. Dentistry for the Child and Adolescent. 9th ed. Maryland Heights，Missouri: Mosby，Inc.，2011

6. Andreasen JO，Andrease FM. Textbook and color atlasof traumatic injuries to the teeth. 4th ed. Copenhagen: Munksgaard，2007

7. Richard Welbury. Paediatric Dentistry. 3rd ed. Oxford：Oxford University Press，2005

第 24 章

老年口腔疾病的特点

在 2010 年进行的第六次全国人口普查数据显示：随着我国经济社会快速发展，人民生活水平和医疗卫生保健事业的巨大改善，生育率持续保持较低水平，老龄化进程逐步加快。在这次人口普查中，60 岁及以上人口已经达到 1.30 亿，占总人口的 13.26%，比 2000 年上升 2.93 个百分点，其中 65 岁及以上人口占总人口的 8.87%，比 2000 年上升 1.91 个百分点。随着我国老龄化社会的到来，老年口腔医学发展的重要性日显突出，老龄居民的口腔卫生保健需求日益增加。口腔作为人体的重要器官，担负着感觉、发音、消化等功能，其健康状况直接影响着老年人的全身健康和生活质量。但我国老年人多数未接受过口腔健康教育，口腔健康状况差。流行病学调查显示，我国老年人龋病发病率是 98.4%，而治疗率仅为 19%。这一方面是由于老年人缺乏口腔卫生保健知识，不愿或者无力进行口腔治疗；另一方面，老年患者全身健康背景和口腔疾病病情复杂，口腔医师不愿或难以处理老年患者的口腔疾患。因此，创建有效、便捷的老年口腔诊疗规范和技术对于提高老年人的生活质量、促进和谐社会的健康发展具有重要作用。

第 1 节　口腔组织的增龄改变

一、衰老的概念

衰老是生命过程的必然规律，是随着年龄增长机体在生理功能和解剖形态方面产生的退行性的改变，分为生理性衰老及病理性衰老。前者指生命过程中发生的不可避免的退行性改变；后者指外界因素包括各种疾病产生的退行性改变，或加速了正常衰老的过程。衰老是一个复杂的退化过程，是多种因素综合作用的结果。生理性衰老和病理性衰老很难严格区分开来。机体的不同组织、器官衰老的速度不同，个体间的差异也甚大。

二、骨组织的增龄性改变

老年人的上下颌骨可出现骨质疏松、牙槽骨吸收、

牙槽嵴顶到釉牙骨质界之间的距离增大。牙齿缺失后，特别是牙列缺失后，牙槽骨吸收明显。牙槽骨吸收和有无牙周病关系密切。随着牙槽骨的不断吸收，相应的周围骨性结构及软组织均会发生改变。无牙颌的下颌骨升支与下颌骨体均变窄，下颌角变钝，颏隆突、颏结节和下颌舌骨嵴等相对地显得特别突出，颏孔接近或位于牙槽嵴顶上，局部可有骨质增生，出现骨尖或骨突。

三、牙齿的增龄性改变

1. 釉质　老年人釉质颜色变暗，光泽减退，与牙本质增厚颜色变深有关。釉质本身色素含量随年龄增加而增加，透明度降低，釉质水分和有机成分含量降低，使老年人釉质脆弱，易产生微裂。

2. 牙本质　增龄产生两种改变，继发性牙本质形成和牙本质硬化。在牙齿发育完成后，一生中继续缓慢形成牙本质（继发性牙本质），使髓腔逐渐缩小。由于磨耗及龋病刺激，可形成修复性牙本质。随着年龄增长，已形成的牙本质也在发生变化，牙本质小管内成牙本质细胞突周围钙盐的沉积，使牙本质小管阻塞，折光率改变，形成透明牙本质。当成牙本质细胞退变时可形成死区。随着年龄增加，牙本质硬度增加。

3. 牙骨质　人的一生中牙骨质不断地沉积，和年龄有正相关关系，从 11～70 岁牙骨质的厚度可增加 3 倍。在牙根面上的不同部位牙骨质的增加程度也不同，近牙冠部位沉积得少一些，近牙根尖部位沉积得多一些。牙周病患者牙骨质增厚不明显。

4. 牙髓　随着年龄增加，继发性牙本质和修复性牙本质的不断形成，牙髓腔变小，根髓腔常呈线形，根尖孔逐渐缩小，影响了牙髓组织的血供和神经支配。牙髓中细胞、血管成分减少，纤维组织增加，神经纤维分布减少，纤维本身及髓鞘发生进行性矿化，导致牙髓阈值增高，感觉较迟钝。随年龄增加，牙髓基质中矿物质逐渐沉积，发生钙化，分为两种类型，即弥漫性钙化和髓石形成。

四、牙周组织的增龄性改变

老年人牙龈向根方下移，导致牙根部逐渐外露，

形成牙龈萎缩，其原因目前尚存争议，主要有三种观点：①牙龈萎缩是生理性衰老的特征；②牙齿磨耗后，牙齿代偿性萌出所致；③牙周病使牙槽骨吸收的结果。过去认为牙龈退缩是生理性的增龄变化，但有证据表明一些牙周健康的高龄者并不发生牙龈退缩，而所谓老年性的牙龈退缩可能是由于牙周组织长期受到各种机械性损伤和炎症刺激的作用累积而造成的。

老年人牙龈结缔组织胶原纤维含量减少、变粗，合成能力下降，随年龄增加，胶原纤维稳定性提高。在牙周膜中，增龄性改变使弹性纤维增多，血管数量、细胞有丝分裂活性以及胶原纤维量和黏多糖减少。

有研究表明，老年人牙周膜的宽度随年龄增加而变窄，但不一定是牙周膜本身的增龄性改变，而和牙骨质增厚有关。

在人和动物模型中对于牙周膜宽度的增龄性变化研究结论不一致，考虑可能是功能性负荷对牙周膜宽度的影响所致。当咀嚼肌强度下降，牙负荷减小时，牙周膜宽度减小，也可能是由于牙槽骨和牙骨质的不断沉积而侵占了牙周膜间隙；当由于失牙而使剩余牙的功能性负荷加大时，牙周膜宽度增加。

五、唾液腺的增龄性改变

过去认为随年龄增加，唾液分泌量减少。近年来的研究表明，虽然老年人唾液腺的腺体成分减少，纤维成分增加，但唾液腺的分泌功能随年龄增加无明显减弱。影响老年人唾液分泌量的因素很多，唾液腺对多种慢性疾病以及对治疗慢性疾病常服用的多种药物甚为敏感，常引起唾液分泌量的减少。老年人心理及情绪的变化也能影响患者的唾液分泌。如老年人主诉口干，不应轻易认为是增龄性的改变，应认真除外唾液腺本身的疾病或考虑全身各种慢性疾病及药物的影响。

六、口腔黏膜增龄性改变

老年人的口腔黏膜变薄、光滑、干燥，常呈绸缎样表现，弹性降低，牙龈点彩减少或消失，黏膜通透性增加，易受损伤。舌黏膜丝状乳头随年龄增加而减少，味觉减退并可有烧灼感。老年人营养不良，维生素 B 缺乏也可加重黏膜的改变。绝经后的妇女，常伴有黏膜萎缩和临床症状。老年人常有血管的改变，舌下静脉曲张随着年龄增加而加重。老年人抵抗力降低易患白色念珠菌病，伤口愈合减慢。组织学观察，老年人上皮细胞层和角化层变薄。有研究表明，舌黏膜的厚度较年轻人减少 1/3。老年人黏膜上皮钉突变短，结缔组织纤维变粗，密度增加，胶原纤维合成能力减低。

第2节 老年人口腔疾病的治疗特点

随着年龄的增加，老年人除口腔组织产生各种增龄性的改变外，全身各器官也都相应地产生衰老的改变，其生理功能及适应性减退，心理状态也有不同程度的变化。因此，无论在语言交流、行动便利程度以及操作的体位与技巧等方面，均给医护人员提出了更高要求。老年人还常伴有多种慢性疾病，服用多种药物，均可影响口腔疾病的诊断、治疗和预后。这就要求医护人员必须掌握老年人的各种特点，进行安全有效的治疗。

一、对老年口腔疾病患者的一般治疗原则

1. 接诊 ①医护人员应充分尊重老年患者，接诊时全面考虑老年人的身心特点，在候诊时给予适当的照顾，如根据年龄及全身状况适当安排提前就诊；提供老花镜、测量血压等便民措施。医护人员和蔼、亲切及耐心细致的服务可缓解老年人就诊时的紧张与焦虑情绪。②治疗前应详细了解患者的全身情况，是否伴有慢性疾病，特别注意心脏、血管系统疾病，肝、肾功能及出血性倾向以及最近的服药情况。如有严重全身疾病，可请有关科室会诊。

2. 治疗方案的确定 ①老年人特别是高龄老年人对事物的理解较慢，说话常重复，有时含混不清，医师应耐心解释病情及治疗方案。老年人听力差，说话时要尽量清楚、缓慢，由浅入深并适当应用形象比喻，以征得患者对治疗的理解和同意。如有几种不同的治疗方案，应尽量详细地阐明不同方案的优缺点，以供患者选择，认真听取患者意见并解答患者提出的问题。②治疗方案的确定应充分考虑患者的全身状况、经济条件及生物学年龄，权衡功能恢复与美学要求，如不能求全则应集中解决最主要的矛盾。③治疗方案宜个体化，对高龄老人以保守治疗为主。④有条件时应与患者及其家属共同确定治疗方案。

3. 操作 ①就诊时充分考虑老年人的耐受程度，治疗时间不宜过长，在保证效果的前提下尽量选择简单有效的治疗方法；②在解决患者的主诉症状后，应对患者的口腔进行全面检查，对非主诉的口腔疾病也应在与患者沟通后给予适当处理，尽量使其治疗后的口腔健康状况能在一段时间内保持稳定；③操作过程中动作应轻柔，叩诊时由轻至重，冷热刺激试验适可而止，避免激惹患牙；④保证无痛操作，凡可能产生疼痛的治疗和处理，如磨牙、开髓等，均应给予有效的麻醉；⑤治疗过程中关注老年患者的就诊感受，如有不适及时停止操作，待缓解后再根据情况决定是否继续。

4. 注意事项　治疗后应耐心告知注意事项，待患者理解无误后方可离开。

5. 专科门诊　各级医疗机构可根据条件成立老年口腔门诊来方便老年患者。诊室内应设有心电监测设备以保障就诊安全。

6. 出诊　高龄卧床患者需接受口腔治疗时，医护人员可准备手提式牙科治疗台及出诊箱进行床旁治疗。

二、老年人常见全身疾病和口腔治疗的关系

1. 高血压　高血压是老年人的常见病，由于老年人动脉有不同程度的硬化，血压调节功能减低，体内外各种因素，包括心理因素，均能影响血压。老年人术前应常规测量血压，高血压病未并发心力衰竭，肾衰竭或脑血管意外的轻、中度高血压患者，手术治疗前血压应控制在 24/13.3kPa（180/100mmHg）以下为宜，并在术中给予密切观察及监测。

老年人常产生体位性低血压，须特别注意。最好采取坐位治疗，如需要卧位，在患者坐起或站立时，应嘱患者不要着急，动作缓慢，医师要注意观察，如患者站起太快，可产生直立性低血压而产生意外。

2. 心脏病

（1）病理性杂音：与儿童和成年人不同，老年人中有病理性杂音的常见的先天性心脏病及风湿性心瓣膜病减少，仅偶见有风心主动脉瓣狭窄。凡属有病理性杂音的心脏病患者施行手术必须预防性应用抗生素，以防止并发细菌性心内膜炎。对人工瓣膜的患者，除用抗生素外，应考虑到其凝血功能，因为人工瓣膜患者常终生使用抗凝剂，应避免使用阿司匹林类药物并慎用止血药物。

（2）心律失常：心律失常的患者应请内科会诊，查明原因。安装起搏器的患者在牙科治疗时，要避免磁场，可以使用牙科气钻治疗。

（3）冠心病：冠心病患者是口腔医师常遇到的心脏病患者。心绞痛的患者有时疼痛反射到上下颌骨，以牙疼症状就诊，应认真鉴别，以免误诊。近期反复发作心绞痛的患者或 6 个月内曾发生过心肌梗死的患者，要先治疗冠心病，不做口腔科处理。如属急症，需有内科医师参加或在心电监测下进行。口腔科应常规备有心血管扩张药、氧气及必要的抢救设备及药品。一旦发生心肌梗死应就地抢救，给血管扩张药及吸氧并急请内科会诊，搬动患者将大大提高患者的死亡率。

3. 呼吸系统疾病　老年人常见的呼吸系统疾病为慢性阻塞性肺疾病，常见原因为慢性支气管炎及肺气肿，对全麻患者威胁很大。上述患者以及长期大量吸烟者，均需做呼吸功能测定，评估患者能否耐受手术，术后是否容易发生肺部并发症。FEV1/FVC＜70%，提示存在慢性阻塞性肺病，术中、术后容易合并并发症。术前 2 周应禁烟，若存在肺部感染，须在症状及感染控制 2 周以上再行手术。

4. 糖尿病　老年人糖尿病患者对手术的耐受力减低，能造成水、电解质失调及酸中毒，术后易并发感染甚至引起严重的败血症。术后感染又会加重糖尿病，在术前特别是大手术前应严格控制血糖。小手术及局麻手术可以维持原先治疗；中、大手术治疗前，口服降糖药及注射长效胰岛素者在术前应改为短效胰岛素，如需输液，5% 葡萄糖每 1000ml 加 8～12U 胰岛素。门诊手术及拔牙患者应常规给予抗生素，大手术患者术前、术后均需给予抗生素以控制感染。

三、老年人口腔外科治疗特点

1. 老年人的麻醉

（1）局麻：对老年心血管患者的简单的牙槽外科手术，一般可在门诊局麻下完成。多选择 2% 盐酸利多卡因作为局麻药物。老年人使用加肾上腺素的局麻药目前尚有争议，目前的研究观点认为微量的肾上腺素（1:10 万或 1:20 万肾上腺素）造成的血流动力学加压效应是极其微小的，而且微量肾上腺素还可以产生轻微的血流动力学抑制效应，对心血管患者不会造成激惹反应。不仅如此，由于麻醉效果的增强，使患者自身内源性肾上腺素分泌减少，对心血管患者来说反而是更为安全。目前，在牙槽外科临床广泛使用的碧兰麻（含 1:10 万肾上腺素的阿替卡因）局麻药物，由于其毒副作用小，对组织穿透力强，麻醉效果完全，建议可以在仔细了解老年患者的病史并评估全身状况的前提下使用。碧兰麻使用专用加压式注射器和直径只有 0.3mm 的细小针头，可避免注射点的疼痛，明显减轻老年人外科治疗时的不适。

（2）全麻：由于口腔颌面部是呼吸道的门户，手术又在此区域施行，易影响呼吸道通畅，故大多数手术应采用气管内插管，吸入麻醉与静脉麻醉相结合的复合麻醉方式。随着全麻技术的改进及局麻药物的发展，老年患者应用全身麻醉是安全的。麻醉前应对患者的全身状况及各器官的功能进行详细检查，认真评估，对各种慢性病应进行适当处理。麻醉要在严格的心脏呼吸监测下进行，力求诱导平顺，麻醉深度调节得当；呼吸通气量足够，血压及心输出量无显著波动，心律无明显异常。同时应考虑老年人对药物的敏感性及耐受性，麻醉前用药比年轻人要酌情减量，尽量不用对呼吸和循环有明显抑制作用的镇静剂。老年人在全麻尤其是静脉复合麻醉后，苏醒时间往往延迟，这与老年人代谢降低、排泄减慢有关。但必须与麻醉诱发的糖尿病昏迷、低血糖、脑血管疾病等术后并发症

引起的昏迷相鉴别，应特别注意舌根下坠、呼吸道分泌物堵塞等意外。由于老年人反应差、手术创伤等原因，易发生上呼吸道梗阻，应注意掌握拔管时间，不可过早拔管。

2. 老年人拔牙 老年人个体差异甚大，拔牙的适应证和禁忌证是相对的。现在的观念是尽量保留患牙，除极松动的牙齿外，即使是残根，经处理后也可保存下来，以做覆盖义齿之用。保留患牙对防止牙槽骨吸收、维持咀嚼功能、降低颞下颌关节疾病的发病率、改善胃肠道功能以及增强免疫系统功能有重要意义。所以老年人拔牙的适应证范围正在缩小。

老年人大多数患牙并不难拔除，但要特别注意牙骨质增生的患牙，由于牙根肥大变形和牙槽骨粘连，增加了手术的难度及风险。对牙骨质增生的患牙，即使是残根也先用保守治疗，尽量保留。如反复发炎再考虑拔除，此时因炎症后牙槽骨有不同程度的吸收，能减轻拔除的难度。另外，残根、残冠拔除时，要仔细搔刮拔牙窝，去除可能遗留的小残片、小残根，以免妨碍拔牙创愈合，引起炎症、疼痛，或成为慢性病灶，引起溢脓、瘘管等症状，避免二次手术可能，妨碍义齿修复。

对患有高血压、冠心病的患者要详细、耐心地询问病史，认真测量血压，做心电图，对患者的全身状况及病情进行评估。患有中度高血压和冠心病的老年人，对一般拔牙术均可耐受，但患者紧张的情绪、恐惧的心理对机体的影响常高于拔牙术本身，所以术前应对患者进行耐心解释、亲切交流等心理治疗，消除患者的紧张情绪。

局麻后拔牙前是患者最紧张的时刻，医师不能离开患者，除严密观察外，应找些轻松亲切的话题分散患者的注意力。

老年人拔牙操作同一般原则，更应尽量减少创伤，操作应更为轻柔、稳重，用力不应过猛，注意支点，尽量用牙钳、牙挺和涡轮机分牙，而避免使用牙凿。

老年人骨质疏松，骨的弹力和抗外力能力下降，加之下颌骨吸收变窄，在用牙挺或牙凿时，用力要得当，防止骨折。

四、老年人牙体牙髓治疗特点

1. 牙体治疗 老年人牙体治疗原则和青壮年相同，但在龋齿深度及近髓程度的判断上要考虑到老年人继发性牙本质及修复性牙本质形成的特点。老年人釉质及牙本质脆性增加，牙体预备时要特别小心，以免造成牙冠部分崩落或折断。

老年人的根面龋患病率高。牙根面龋与牙冠部龋的区别不仅是部位不同，还各有其特点。牙根面龋易

向周围发展，直至形成环状龋，而向深部进展缓慢。

牙根面牙骨质矿物化程度低，表面粗糙很难和充填体密合。临床上满意的充填体在电镜下常显示有较大的空隙，易产生继发龋，目前尚没有和牙骨质结合的理想材料，相对来讲，玻璃离子水门汀密合程度较好。较浅且范围较大的根面龋可不用充填的方法，而是采取加强口腔卫生，控制牙菌斑，使用含氟牙膏或局部涂氟，使活动性的根面龋颜色变暗，硬度增高，不再发展。

2. 牙髓治疗特点

(1) 确定主诉牙存在困难：老年人牙龈退缩明显，易产生食物嵌塞，常造成口内多个患牙；另外，老年人语言功能减退，对不适症状描述不清楚，从而使医师判断主诉牙存在困难。因此，应对主诉侧的上下牙齿按照顺序详细检查，如果不能确定主诉牙，应对怀疑患牙一起进行治疗。

(2) 症状和临床表现不同步：老年人对痛觉感觉迟钝，在牙髓病和根尖周病急性期疼痛可能不明显。

(3) 避免髓底穿孔：老年人牙齿磨耗重使牙冠变短，而且继发性和修复性牙本质使髓腔变小，甚至完全钙化，牙髓治疗时应避免髓底穿孔。

(4) 防止误吞误咽：老年人口咽功能减退，应常规使用橡皮障，防止误吞误咽，但老年人张口耐受能力差，根据情况让老年患者及时休息。

(5) 根管治疗适可而止：老年人根管细小弯曲，根管预备时存在一定困难，如不能扩通，不必强行扩通或长时间预备，适可而止。

(6) 适当采用活髓切断术：对于老年人严重磨耗导致牙本质敏感或无症状深龋露髓患牙可采用 MTA（三氧化物凝聚体）进行活髓切断术。这样既可以保存根髓，又可以减少患者就诊时间和痛苦。

五、老年人的牙周治疗特点

老年人的牙周治疗，包括手术治疗，均可取得和年轻人一样好的效果，但应注意治疗后口腔卫生的维护。老年人常忽视口腔卫生保健，以致疗效不能很好巩固。

老年人的牙周组织对牙菌斑的反应常高于年轻人。Holm-Pedersen 等曾做过实验性牙龈炎的研究（图 24-1）。结果表明，老年人组在停止刷牙期间，牙龈炎产生的速度和严重程度都高于年轻人组，而恢复刷牙后，牙龈炎消退的速度与年轻人相同。这说明，老年人维护口腔卫生、控制菌斑比年轻人更为重要。老年人患有牙周 - 牙髓联合病变时，为保存患牙，可用根管治疗结合牙周系统治疗，或截除后牙个别病变的牙根，保留相对健康的牙根，两者均能取得很好的疗效。

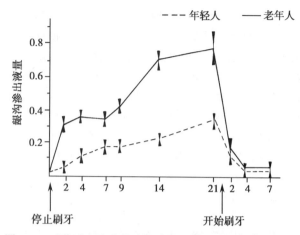

图 24-1 老年人组和年轻人组在停止刷牙的 21 天内及随之开始刷牙后的一周内，从牙龈沟收集的渗出液量

六、老年人修复治疗特点

1. **可摘义齿和全口义齿** 老年人可摘义齿和全口义齿修复，有以下特点：①个别后牙缺失，如不影响咀嚼功能可不作修复。②可摘义齿的设计应力求简单，在保证固位的情况下卡环要少。为保证老年人摘戴方便，卡环不能太紧。③基牙的处理应注意：及时完善地充填基牙的小面积缺损；冠修复缺损较大的基牙以延长可摘义齿的使用寿命；对于牙周状况欠佳，牙槽骨吸收，冠根比例失调，且有轻度松动的基牙，可选择磁性附着体，既有利于基牙受力从而延长义齿使用寿命，又有利于患者摘戴并且美观。④老年人义齿人工牙材质及牙尖斜度的选择，应根据牙槽嵴的状况及剩余牙齿的形态等因素决定。通常牙尖斜度不宜过高，必要时可选用无尖牙。⑤由于适应能力差，老年人义齿的设计应尽可能兼顾今后缺失余留牙的添加。对习惯于旧义齿的老年人，随着余留牙的缺失，可在原义齿上逐个添加，直到影响固位或功能时再重做。重做义齿应尽量保持原来义齿的设计形式，使老人易于适应。⑥高龄老年人对全口义齿的接受、使用和适应能力明显低于"年轻"老年人，如估计患者余留牙不可能长期维持时，应尽早做全口义齿。因为高龄老年人不但难于适应新义齿，而且在取印模、记录𬌗关系时不能很好配合，使义齿制作难度很大。⑦为了避免牙槽嵴过度吸收而导致下颌总义齿固位不良，尽量保留下颌余牙，尤其是尖牙或前磨牙是非常必要的。可设计磁性附着体等固位装置制作覆盖义齿增加固位力。身体条件允许者，可在下颌设计两个种植体，从而大大增加义齿的固位力。⑧全口义齿需要更换时，应尽量按原义齿设计。有学者主张采用复制义齿技术，即通过不同材料对旧义齿进行复制，将复制出的义齿加入到新义齿的制作过程中，使新义齿的全部或部分与旧义齿相似或完全相同。这样制作出的新义齿与旧义齿基本相同，但纠正了原义齿的缺点，更换了新牙，老年人很容易适应。⑨老年人机体抵抗力降低，个别老年人患有糖尿病，应特别注意义齿的清洁，预防义齿性口炎。⑩覆盖义齿有固位牢、功能好、防止牙槽骨吸收等优点，很适合老年人，但应强调口腔卫生以防止基牙根面龋坏。

2. **固定修复的特点** ①老年人缺牙多，基牙条件差，较少采用固定修复，但固定义齿体积小、稳定性好、舒适度高，因此为了提高老年患者的口腔功能，可以根据条件酌情应用固定修复。②老年人牙龈退缩、根面牙本质暴露高发，固定修复时可采用龈上边缘，降低制备难度，而且易于获得良好的边缘密合，易于根面清洁。但制作过程中要注意固位体边缘应与牙体移行，不能有悬突，表面光滑不易存留菌斑。③老年患者唾液腺功能下降，唾液分泌量退行性减少，采用固定修复时必须注意口腔清洁、控制菌斑，否则易发生继发龋，导致修复失败。④老年人缺牙数目较多不能直接用固定义齿修复，而患者又希望义齿稳定性、功能性、美观性好于一般可摘局部义齿的情况下，可以采用固定活动联合修复。

七、老年种植治疗的特点

随着老年人对生活质量要求的不断提高和种植各种新技术的日臻完善，种植义齿修复越来越被医师和患者所接受。一般来讲，种植手术本身并无年龄上限，老年患者的种植手术及种植修复方案的确定，主要需考虑其全身状况、口腔局部条件、生活自理情况。

1. 老年人个体差异较大，所以对于其全身状况的评估是格外重要的。身体疾患较多较重的老年患者，应尽量简化种植手术设计，方案中避免采用创伤较大的种植外科手术。如上颌窦提升、大量自体骨移植术等。

对患有高血压、冠心病的患者要详细询问病史，认真测量血压，作心电图，对患者的全身状况及病情进行评估。禁忌证同外科手术禁忌证。适合种植的老年人需心电监护下实施种植手术。

2. 老年人的种植修复设计，仅从口腔局部情况考虑与常规设计无异。重要的是要与患者、家属充分沟通，了解老人的需求、生活自理情况及家属的期望；并交代清楚种植牙的使用及必要的维护事项。最后与老人、家属确定修复方案。

其他条件满足的情况下，部分牙缺失患者可考虑单个牙、联冠、固定桥设计；无牙颌患者，生活自理能力较强的可考虑固定种植义齿；对于生活自理能力较差患者，则应考虑种植覆盖义齿修复。

八、老年人用药特点

老年人常患有多种全身系统疾病,服用药物种类较多,据统计,有 1/4 老年人同时服用 4～6 种药物。药物不良反应是老年人常见的临床问题之一。其原因主要与老年体内药代动力学和药效动力学特点有关。

1. 老年人药物代谢动力学特点 老年人药代动力学的变化,主要与药物的吸收、分布、代谢、排泄等诸多方面因素有关。药物之间的相互作用也可使药代动力学发生变化。在药物吸收方面,严重胃肠功能紊乱的老年患者可能存在药物吸收减少或增强的情况。如阿司匹林、四环素等由于肠内停留时间长而吸收增加。

老年人的总体水、总体脂肪、血浆蛋白浓度等均可对药物分布产生影响。如某些水溶性药物(对乙酰氨基酚等)的分布容积减少,血药浓度升高;某些脂溶性药物(如利多卡因等)分布容积增加。药物的代谢和排泄主要由肝、肾等器官完成。老年人的肝、肾功能下降,用药应慎重。

多种药物之间的相互作用也会对老年人药代动力学产生影响,使血浆或组织中药物浓度发生变化。这种变化可能是有益的,也可能是有害的。口腔科医师在用药前应全面掌握患者的全身健康状况及用药情况,必要时与其他专业医师进行会诊,针对老年患者的个体差异做到合理用药。

2. 老年人药效动力学的变化特点 药物作用的强弱,不仅取决于血浆和组织内的游离药物浓度,还与靶组织或靶细胞对药物的反应有关。老年人药物不良反应不仅受药代动力学变化影响,也与体内药效动力学变化有关。但目前对于药效动力学的研究不多,仅对少数药物的药效动力学变化有所了解。

3. 老年人的用药特点和原则 ①详细询问病史,了解患病及服药情况,有无过敏史。正确判断和监测患者的生理和病理生理状况。②合理选择用药。了解各种常用药物的药代动力学特点及其变化的影响因素、不良反应、药物之间的相互作用等,以便在比较后作出最佳选择,并尽量避免应用某些易于在老年患者中引起不良反应的药物。不仅药物品种、联合用药方案需要作出选择,用药方法、给药途径也要得当。③正确掌握用药剂量。通常情况下,对老年人应用青霉素、大环内酯类和多数头孢菌素类药物时,可以保持用药剂量不变;但对于肝、肾功能受损的患者,应调整药物剂量,如头孢菌素类和氨基糖苷类药物,应根据肾功能不全的程度,按比例减少剂量或延长用药间隔。应必要时对患者进行药物浓度检测。④重视临床观察和随访。

九、老年人口腔疾病的预防

老年人由于牙龈退缩、牙槽骨吸收、唾液量的减少等口腔退化性的变化,同时由于自理能力的减弱,极易发生慢性牙周炎和根面龋等疾病。另一方面,老年人一般都患有全身性疾病,这些疾病既对口腔疾病的发生、发展产生不良影响,也使得口腔的临床治疗变得非常困难。因此,老年人的口腔疾病存在着患病率高、病情进展快、病情复杂、治疗难度大、治疗效果差以及易复发等特点。对老年人实施有效的口腔预防措施具有重要的意义。有学者认为应建立老年人口腔疾病风险评估系统并制定相应的口腔预防保健措施。其主要内容是:根据老年人的身体功能状态、系统性疾病情况、不良生活习惯(如吸烟、喝酒等)、口腔卫生习惯、口腔疾病情况及口腔疾病的发展和治疗史等,对影响口腔健康的风险因素进行评估,在对现有口腔疾病进行合理治疗的基础上,制定个性化的口腔预防保健措施,并由老年人自身、家属或看护人员及口腔保健医师共同实施,以达到预防口腔疾病发生和维持口腔健康的目的。

第3节 总结与展望

大多数的老年人行动可以自理,但有一部分高龄老人因体质虚弱,伴有多种全身疾病,行动不便,甚至长期卧床。这些患者口腔卫生情况极差,易患各种口腔疾病。患病后到医院就诊本身就非常困难,以至得不到及时的治疗,从而影响了他们的生活质量和寿命。除了老年人以外,还有一部分人群虽不属老年人,但因各种疾病而长期卧床,也得不到良好的口腔医疗服务。目前我国各种形式的养老院有增加的趋势,大多数的养老院并不具备口腔科的设备和口腔专业人员,对老年人的口腔保健重视不够,对这一人群的口腔治疗问题也不少。

对这一特殊人群的口腔医疗服务,已引起广泛关注,并成为老年口腔医学的重点研究课题之一。从社会学、心理学到具体实施方案等各方面都进行了比较深入的研究。

在发达国家有专门为这一人群服务的设备及人员,有些牙科医院和养老院建立了合作关系,定期上门服务。有些牙科学院将养老院作为实习基地,一方面为老年人服务,另一方面也完成了教学任务。

当前我国口腔医师和人口的比例仍然偏少,"治牙难"的问题还没有得到根本解决,尚无考虑这一特殊人群。随着我国经济的发展,生活水平的提高及医疗卫生改革的不断深入,这一特殊需求将会越来越受到重视,口腔科医务人员及厂家也应逐步改变观念,关注这一潜在的市场。

根据我国目前的国情,比较可行的建议如下:

1.大的综合医院,住院患者较多,其中长期卧床者不少,应备有简单的手提设备进行简单的床旁处理,解除患者的疼痛,待病情缓解后,再到口腔科进一步治疗。

2.社区牙科诊所也应配备简单的手提设备,以便入户进行急诊处理或简单的治疗。

3.口腔医院和养老院或社区建立合作关系,利用可移动设备,定期巡回医疗。

4.目前个体开业的口腔医师越来越多,竞争激烈,有些可以定位于这一特殊人群,一方面满足了这一特殊人群的需求,另一方面经济效益也会很好。国外进行过一次调查,大约有1/3的口腔医师愿意从事这项工作。

5.进口的手提式牙科设备及可移动的牙科治疗椅已较成熟,其价格低于标准的治疗椅,目前已有国产的可移动牙科设备,价格远低于进口设备。

(邓旭亮　栾文民)

参 考 文 献

1. 中华人民共和国国家统计局.国家数据:人口[J/OL]. [2014-10-18]. http://data.stats.gov.cn/

2. 齐小秋.第三次全国口腔健康流行病学调查报告.北京: 人民卫生出版社,2008

3. 曹采方.临床牙周病学.北京:北京大学医学出版社,2009

4. Newman MG, Takei HH, Klokkevold PR. Carranza's Clinical Periodontology. 11th ed. Philadelphia: WB Saunder, 2006

5. Gueiros LA, Soares MS, Leão JC.Impact of ageing and drug consumption on oral health. Gerodontol, 2009, 26(4): 297-301

6. 邱蔚六,刘正.老年口腔医学.上海:上海科学技术出版社,2002

7. Kathy BB, Arthur CD, Doreen KN.口腔局部麻醉学.朱也森,姜虹,译.北京:人民军医出版社,2011

8. 刘洪臣.老年口腔医学.北京:人民军医出版社,2002

9. P. Holm-Pedersen, H. Löe. Text book of Geriatric Dentistry. Denmark: Munksgaard, 1996

10. 邱蔚六,张震康,张志愿.口腔颌面外科学.第6版.北京:人民卫生出版社,2008

第 25 章

残障患者口腔疾病的诊疗特点

第1节 概 述

根据《中华人民共和国残疾人保障法》第二条，残疾人是指在心理、生理、人体结构上，某种组织、功能丧失或者不正常，全部或者部分丧失以正常方式从事某种活动能力的人；残疾人包括视力残疾、听力残疾、言语残疾、肢体残疾、智力残疾、精神残疾、多重残疾和其他残疾的人。

残疾人口腔疾病的发病特点、发病原因、相关症状，以及相应的诊断、治疗和预防都有一定的特殊性，随着社会经济的发展和对残疾人福利的重视，针对残疾人口腔疾病的诊治和相关研究不断增加，并逐渐形成了残疾人口腔医学这一学科。残障口腔医学（special care dentistry, SCD）是指关于为残障人群提供口腔保健和使之接受口腔保健成为可能的一个口腔医学分支。需要 SCD 的人群可分为三类：因口腔功能或结构损害而导致残障且直接因为他们的口腔状况而导致日常活动受限的人群；具有某一状况并直接或间接影响其口腔健康的人群；因社会、环境或文化因素导致残障进而影响他们的口腔健康的人群。全科口腔医师服务规模扩大才能满足残疾人及其监护人的需要和期望。医疗保健团队、患者家庭、监护人、内科医师、社会服务部门和口腔医师团队的所有成员之间的相互沟通是必要的。口腔治疗团队的配合对严重残障者的口腔治疗是至关重要的。

目前国内专门为残疾人提供口腔医疗服务的设施还不多见，残疾患者的口腔病诊治多在各级口腔医院和诊所进行，从事 SCD 服务的多是口腔全科医师和教学医院口腔医师。全科口腔诊疗实践团队的主要任务是为占大多数的轻、中度残障人提供定期复诊、常规口腔治疗和预防服务。同时，作为 SCD 这个整体的一部分，他们也负责鉴别残障人什么时候需要专科帮助，并为患者寻求适当的专科帮助。对那些能够自行就诊并能清晰表达需求的患者，只需一般的口腔医护人员进行常规的口腔治疗即可。但对于身心残疾较重、行动严重受限、行为不能自控、全身状况严重使口

腔治疗存在一定风险的患者，则需要经过相应专门训练的口腔医护人员实施治疗。残疾人的口腔疾病诊治中应注意指导患者或护理员实施良好的口腔卫生维护，注重预防感染和失牙，尽量不做残疾患者难以耐受的复杂治疗，诊疗过程尽量恬愉舒适。治疗前应对患者的全身状况进行全面的评估，作好充分的治疗前准备。如果因治疗和防止意外需要必须对患者进行适当身体束缚，需术前对患者或监护人交代清楚并签署知情同意书。

（刘洪臣 郭 斌）

第2节 残障患者口腔治疗特点

一、诊 室 要 求

设计面向残障患者的口腔诊疗设施应以方便患者为中心，从外部进入诊所的通路应充分。考虑残障患者的通行方便，通路宽度尽量超过 1.2m，应设置盲道。通路中尽量无台坎，有台坎的情况下其高度不要超过 2cm。有台阶的地方应附设斜坡通路，斜坡的高宽比应小于 1/12，并设置手扶栏杆。应设有残障患者专用厕所。

接诊残障患者的诊区应设计得便利通行，诊区大门宽度应在 0.9m 以上，门槛高度应低于 2cm，内外的通路都应无障碍，便利使用拐杖、担架或轮椅的患者通行。候诊区应平整无坡度，留有轮椅待诊空间。分诊台尽量为直接面对患者的开放式，或具有宽大玻璃窗口的半开放式，台面高度适中，便于接待乘坐轮椅的患者。

诊室内设置应宽敞明亮，尽量营造出舒适轻松的气氛，可播放舒缓的背景音乐。诊室内尽量少放置器械和台柜，各类边角部位都应圆钝光滑。牙椅设置应保障使用拐杖、担架或轮椅患者的方便进入，周围还要留出放置激光器或心电监护仪等设备的空间。牙椅旁可设置供残障患者的家属或护理员使用的椅子，便于治疗中与患者的交流并给予患者必要的心理安抚。

有条件的情况下可设置刷牙台，以便于对患者进行口腔卫生宣教。为方便乘轮椅患者使用，刷牙台面

的下缘离地面 65cm 左右,台表面高 75cm 左右。对面墙壁设置镜子,镜子的底边不应高于地面 90cm。

二、对残障患者的口腔卫生指导

口腔健康是维持残障患者生活质量和全身健康的重要方面,而许多残障患者的口腔卫生状况不容乐观。导致残障患者口腔疾病多发的主要原因为:①医护者缺乏口腔健康知识;②缺乏有经验的诊治残障患者的口腔专业人员;③大学和研究生教学中缺乏针对残障患者口腔医疗的教育标准;④护理人员不能有效地监督和指导残障患者的日常口腔维护;⑤经常食用富含精细碳水化合物的饮食,龋病高发;⑥不经常刷牙或刷牙不充分,难以清除菌斑,龋病、牙龈炎和牙周炎高发。

残障患者的口腔卫生必须坚持预防为主的原则,护理人员(家长,亲属,护工,设施医护人员)应当十分清楚,口腔预防是全身医疗护理工作的重要组成部分。口腔专业人员对残障患者进行定期口腔检查十分重要,并根据个体特点制订具体的防治计划。早期预防介入能够有效降低日后发生疼痛和手术介入治疗的风险,也减少了进行麻醉及服用药物的机会。

制订残障患者口腔卫生计划的要点是:①尽早进行口腔健康评估;②与患者亲属和其他陪护人员充分交流后制订具体的口腔卫生护理计划;③与亲属和陪护人员和营养师交流后制定合理的食谱,减少或避免精细碳水化合物、甜食和餐间零食的摄入;④建立符合患者实际情况的口腔卫生护理方法,内容包括:

1. 每天至少刷牙 2 次,使用含氟化物的牙膏,选用小头牙刷。

2. 用简明语言或图示指导患者正确刷牙、使用牙线和间隙刷,常需进行反复强化指导,形成保持口腔卫生的习惯。

3. 如果患者漱口或吐口水困难,可用氯己定凝胶代替牙膏。

4. 患者或陪护者可寻求包括口腔科医师和口腔卫生士在内的专业人员的咨询指导和帮助,维持清洁舒适的口腔环境。

5. 仔细检查患者的可摘义齿是否适合,若患者诉说不适或有压迫性溃疡,应及时修理或重做。每次进食后都应用流水清洗义齿上的食物残屑,检查有无锐边和裂隙,待患者漱净口腔中的食物残屑后再戴入口腔。晚上应将义齿刷洗干净后浸泡在清水中过夜。

三、残障患者的行为调整

诊治残障患者时,有些患者能够承受常规口腔手术过程,只需花费较长的治疗时间。有些则需要特殊设备和陪护人员的协助才能完成治疗。对于重症系统疾病患者,做好口腔预防维护,防止非必需性口腔手术等损伤性治疗十分重要。残障患者的口腔治疗有以下特点:①需要对常规治疗程序进行改进,以适合残障患者的特殊要求;②与有视听障碍的患者保持良好沟通交流;③治疗乘坐轮椅的患者;④调整不合作患者的行为;⑤确保气道通畅;⑥常需其他专家会诊咨询。

有些患者对口腔治疗过程难以适应,临床治疗中不配合不合作,为了安全顺利地完成治疗,必须辅以行为调整处置。这些调整措施涉及面较广,从营造轻松愉悦的临床环境到实施全麻等等。对于那些全身状况较差、心理和行为不稳定的残障患者,常规方式难以实施较为复杂的口腔治疗,进行行为调整尤为必要。

自闭症、Down 综合征、学习障碍患者以及严重系统疾病患者通常需要行为调整。一些有心理疾病、痴呆或学习障碍的患者常有挑剔、操纵和抗拒行为,需要家人或陪护人员的参与,以明确患者的需要,并协助完成治疗。常采取的行为调整策略包括:①营造安静、关怀、轻松愉悦的就诊环境;②约诊时间安排在一天中的适当时段;③行为调整,包括:脱敏治疗(进行性脱敏适用于焦虑患者)、正强化、语音控制、通过音乐或电视分散注意力以及实施干预(身体束缚或药物抑制)。

是否对难以完成常规治疗的患者(尤其是痴呆或有学习障碍的患者)进行干预(束缚或抑制)处置尚存争议。一般将干预措施分为 2 类:身体束缚和药物抑制。

身体束缚指一人抓按住另一人的手臂、腿或头部以控制其身体运动,防止患者自伤。期间偶会用到开口器、束缚板、束缚带等器械装置。运用身体束缚手段时应注意以下几点:①应符合法律和患者的最大利益;②施力尽量轻缓,不对患者造成损伤;③绝对必要时才考虑实施;④禁止为方便医师或惩戒患者而实施。

药物抑制指实施镇静或全麻。清醒镇静的效果良好,安全性高。实施清醒镇静需要受过专门训练的专业人员和监护设备,并能随时处置并发症。

全身麻醉是行为调整的最后手段,需要专业的麻醉团队。治疗极难合作的患者和进行比较复杂的治疗时,全麻是最佳选择。虽然全麻的风险明显高于镇静,但术间并发症并不常见。

(刘荣森)

第 3 节　各类残障患者的口腔治疗

一、智能障碍患者的口腔治疗

智能障碍也有人称学习障碍,是指部分神经功能损伤或在社交、自我照顾和交流方面有困难。1992 年美国智力与发展性障碍协会公布了最新的智力障碍的定义，其内容是指在 18 岁之前被评估出智力明显低于普通人，即智商在 70 或以下，并且在以下的生活范畴中有两项或以上相对于同文化同年龄的人发展的迟缓而且适应有困难的——沟通、自我照顾、家居生活、社交、使用社会资源、认路、学术、工作、健康及安全。我国对智力障碍定义是人的智力活动明显低于一般水平，并显示出适应性行为的障碍。智力障碍是永久性的缺陷，既不是疾病，也不是精神病，不是药物可以治愈的。第二次全国残疾人抽样调查数据表明，截至 2006 年 4 月 1 日，我国的各类残疾人总数为 8296 万人，占全国总人口的比例为 6.34%，其中 1～14 岁儿童 387 万人，占 4.66%。其中智力残疾占全部 0～17 岁残疾儿童的 56.7%，居各类残疾之首。

智能障碍的临床表现有：①智能障碍的儿童常需要更长的时间来学习说话、走路和自理行为，例如吃饭和穿衣。并在记忆、解决问题、逻辑思维、了解社会规则等方面困难。②大脑损伤还会造成身体缺陷、癫痫、视力损伤、听力、语言和行为的障碍。③颌面部畸形，先天性心脏病和其他系统的发育不良。④精神疾患、喂养困难、异食癖和运动亢奋、刻板运动的发生率较高。约 25% 的患者合并有其他系统残疾。

导致智能障碍的病因：最常见的导致智能障碍的原因为唐氏综合征和 X 染色体易损综合征，此外智能障碍也可见于软腭 - 心 - 面综合征，与孤独症有相关性。

1. 唐氏综合征　唐氏综合征是最常见的造成中重度学习障碍的出生缺陷类疾病，它由常染色体畸变所致，又称为 21- 三体综合征。

其主要口腔临床表现为：①张口姿势，吐舌习惯，舌体肥大，常为裂纹舌。②由于张口习惯导致唇部干厚。③上颌后缩，下颌前突。④前牙开𬌗，后牙反𬌗，常见Ⅲ类错𬌗。⑤欧米伽型上颚，上颚短，常见悬雍垂裂和唇腭裂。⑥乳牙、恒牙均萌出较正常儿童晚，并常伴有缺牙；牙冠、牙根短小，釉质发育不全。⑦最显著的口腔疾患为早期严重的牙周疾病，常见坏死性溃疡性牙龈炎，与其他人群比较唐氏综合征患者患有牙周疾病的几率更大。⑧相反，唐氏综合征患者的患龋率较低，可能与唾液重碳酸盐和 pH 高有关。

2. X 染色体易损综合征　是常见的导致智力障碍的染色体疾病，男性发病率较女性高。男性患者常伴有明显的智力损伤和多种身体、行为异常。常见的容貌特点有增大的耳朵、下颌突出的长面型。结缔组织疾病包括耳部感染、二尖瓣脱垂、平足、双转柱手指、超级柔韧的关节和各种骨骼系统疾病。行为特点包括注意力缺损、语言障碍、孤独症、咬手癖、手不停拍打、缺少眼神接触和对各种声音、触摸等刺激的不寻常反应。女性患者常伴有中度智力障碍和身体行为异常。只有 1/3 的女性患者有严重的智力障碍，同样身体和行为异常程度也较轻微。

3. 腭心面综合征　又称为 DiGeorge 综合征。是由于 22 号染色体长臂部分基因缺失导致。如其名称描述本病常见的表现为腭裂、先天性心脏病和面部特征性变化（长面型、杏核眼、宽鼻和小耳）。本综合征先天性心脏病的发病率仅少于唐氏综合征。学习障碍和交流困难与孤独症患相当。

4. 自闭症谱系障碍　这是一种影响到与周围人沟通的终生的发育障碍。在智力方面 70% 的病患与健康人相同，但是他们在感知世界方面存在困难。他们在社会活动、社会沟通和想象力方面存在障碍。有部分自闭症谱系障碍患者还患有癫痫、感觉障碍、唐氏综合征和肢体障碍。

5. 先天性甲状腺功能减退　病因为先天性甲状腺萎缩或碘缺乏。临床表现为嗜睡，低体温，喂养困难，生理和智力发育迟缓。其口腔表现为大而突出的舌，厚唇，釉质发育不全，牙齿萌出晚，口呼吸和下颌后缩，安氏Ⅱ类错𬌗畸形。

智能障碍患者的口腔特点：患有智能障碍的患者由于不能维持每天的口腔维护，因此口腔卫生状况受到很大影响。龋齿和牙周病的患病率均较健康人高。另外，安定类药物导致免疫系统受损也造成牙周疾病的患病率增加。此外，以下因素也造成了龋病、牙周病和其他口腔问题：①长时间服药——糖衣和（或）导致口腔干燥的药物副作用；②与正常人不同的饮食习惯；③不良口腔习惯，如磨牙症、吐舌习惯、自我伤害行为等；④手灵活程度较差，导致不能进行有效地口腔卫生维护；⑤陪护者不能协助进行有效的口腔卫生维护；⑥由于对面部肌肉控制能力不足，多数患者存在流涎。研究证明智能障碍患者在口腔健康和口腔卫生维护方面均比健康人差，龋齿修复率低、拔牙率高、口腔卫生状况差和相对严重的牙周疾病。

口腔卫生维护：让学习障碍患者的监护人明白在家进行严格的口腔卫生维护重要性，对降低患者口腔疾病发生率有重要意义。作为口腔科医师需要做到：①讲述刷牙技巧并演示；②提供恰当实用的建议，例如对于不会漱口和吐水的患者使用氯己定凝胶和高含氟的糊剂就比口腔冲洗更合适；③提高对含糖高和有导致口干副作用药物的认识；④探讨饮食问题，并对饮食习惯进行改进，使其对口腔健康的影响降到最低。

口腔治疗：让智力障碍患者配合治疗是建立在相互信任的融洽关系上的。治疗成功的程度与患者学习障碍的程度正相关。以下是在治疗中需要注意的一些方面：①患者的服从性并不是固定的，在治疗的不同阶段或不同的时间而有所区别；②部分患者在适应环境、行为控制后，可以取得良好的依从性；③要了解会导致患者行为改变的"扳机点"，并尽量回避；④了解每天患者常规的治疗时间、服药时间；⑤每次治疗时间不要太长，首先进行简单治疗，逐渐进行更困难的操作。

在对智力障碍患者进行行为管理时，首先要了解患者智力和功能的能力，制定一项或多项使患者逐步适应治疗环境、治疗工具、治疗方式的初步适应方案。在此过程中，要使用患者可以理解的方式与其进行沟通，并通过微笑、手势和接触给患者以鼓励。在最初口腔检查时应使用患者熟悉的工具，例如牙刷，并提示患者即将使用的工具是什么。除非要用到的工具，其余工具尽量放在患者看不到的地方。治疗过程中一定要使用"说-展示-做"的方式，解释每一步操作，并在展示给患者后进行操作。在治疗过程中对患者进行正面的赞美和鼓励，如果可能尽量忽略一些患者不恰当的举动。只有在行为管理不成功时，再使用镇静治疗或全麻治疗。

自闭症患者因其自身疾病的特点，约有25%～40%的自闭症患者没有语言交流。可能缺乏眼神的交流，并且焦虑程度较高。有刻板重复行为，对口腔治疗也可能有不利影响，因为看牙医并不是日常安排的一部分。同时患者对声光敏感，并常合并癫痫，给口腔治疗造成困难。自闭症的患儿半数以上在口腔治疗中不能合作，许多患者需要在全麻下进行口腔治疗。此外，较为常用的行为管理技术还有保护性固定以及镇静治疗，基本的行为管理技术如告知-演示-操作等也是常用的方法。

由于自闭症患儿有自伤的倾向，在口腔治疗的方案选择上也要加以考虑。如有些患儿不能接受口腔内存在间隙保持器等其他装置，在治疗设计时应予以考虑。如果有自伤行为，需要明确刺激因素并消除可能导致自伤行为的不适。

在对智能障碍患者的口腔治疗中，保留意识的镇静治疗是使治疗正常进行非常有效的方法。但在术前必须与监护人进行有效的沟通，并签署术前知情同意书。而在全麻下行口腔治疗是最为安全有效的模式。术中并发症并不常见，包括非致命性的心室心律失常，轻微的血压升高（升高幅度约为术前的20%）和降低，喉痉挛和轻微的气道不适。

智能障碍是较常见的合并其他并发症的疾病，需要口腔医师给予正确的引导，以完成日常口腔维护，并使患者能尽量地配合口腔治疗，达到维持患者口腔健康的目的。

（常 平 刘 鹤）

二、视力障碍患者的口腔治疗

视力障碍者的口腔卫生状态受到多种因素的影响，如个体因素、社会因素和信息屏障及医疗条件等，其他因素还有视力障碍者的行动不便、针对此类人群的服务欠缺、没有足够的资金支持、缺乏社会认知或缺乏教育与培训体系等。

视力障碍的范围较广，从完全视力丧失到色彩视觉受限、远视和视野大小等；也可将视力障碍人群分为视力下降和视力丧失，对于视力下降的人群而言其行动及语言交流等方面基本不受影响，对于从前视力正常，因外伤、白内障、青光眼、黄斑变性等其他疾病和原因造成视力丧失的人，此前又进行过口腔治疗，此类人群在叙述症状、对治疗效果的要求方面与正常人区别不大；但对于自儿童时期视力开始丧失及成年盲人其可能还伴有听力障碍的人群而言，其口腔卫生状况差，龋齿的发生率高，口腔治疗效果及美容要求低，甚至拒绝治疗。国内目前尚未看到有关视力障碍人群口腔卫生状况的调查报告，而国外有关这方面的报告较多，有资料显示31.2%的盲人口腔卫生状况差，患牙龈炎的占62.5%，患牙周炎的占11.3%，DMFT（牙齿患龋齿、缺失、充填指数）平均为10.26，随年龄增加而升高，简化口腔卫生指数（SOHI）平均1.72，DMFT分值低的病人其SOHI也低，前牙的折断率为25%。总体而言，龋齿的发病率高，口腔卫生状况差及外伤的高发生率均发生在视力障碍的人群中。虽然部分人接受定期的牙科治疗，约24%的人没有固定私人口腔医师，3%的人不知道如何获得口腔保健治疗。视力障碍者就定期进行口腔检查相对下降，除非有牙科急性症状的出现才就诊，就治疗方面的选择更愿意将有问题的牙齿拔出，而不是保存修复；有51%的人认为没有得到有关口腔卫生保健方面的信息。

口腔医师在对视力障碍的人进行治疗前应选择恰当的方式与患者充分地交流、解释治疗操作过程，伴有听力障碍的则要利用肢体语言，例如"我将一个小镜子放在你的口腔里，它是一个圆形的，你有什么问题吗？"盲人对触觉是敏感的，在交流中和治疗前的解释需要语言和让其触摸所使用的工具，以及在治疗中手臂的位置及手要接触患者的面部皮肤等，如果治疗前未解释，突然将手臂或手接触到其头部或面部皮肤，会使其受到惊吓，增加其忧虑。在诊室内要有护士引导视力障碍的患者，在行进的通道中不能有障碍物，牙椅的移动要提前告知患者；所有这些方面都可以增强患者对治疗的信心。

治疗视力障碍的老年人时要注意详细问讯病史，这一人群常伴有多系统的疾病，可能他的系统性疾病更严重，或者在治疗过程中诱发系统性疾病的加重。

视力障碍的患者对美容的要求不高，但对于功能性要求则比较高，以及治疗效果的长远性要求高，在治疗计划的制订时要充分考虑到患者的身体情况、精神因素、系统性疾病，甚至患者的生活环境和经济条件等因素。

视力障碍患者的口腔卫生状况一般较差，有些视力完全丧失的人刷牙的次数减少甚至就不刷牙，口腔卫生健康指导非常重要，对家属或陪伴人员进行口腔卫生宣教，让他们帮助和监督患者口腔卫生的维护；也有必要经常性地检查口腔卫生状况和全口洁治，以减少龋齿和牙龈炎的发生。

龋齿的治疗应以玻璃离子水门汀充填材料为主，这是由于玻璃离子水门汀可以缓慢地释放氟离子，防止继发龋的发生。如龋齿波及牙髓，出现牙髓炎或根尖周炎的症状，如果患者能够配合治疗，那么就应考虑根管治疗，以防止以后出现更严重的根尖周脓肿。根管治疗最好是一次性完成，在确认根管的工作长度时，因拍照 X 线根尖片有困难，仅依靠电子根尖定位仪即可。如果根管一次性完成治疗，根管清理和成形后可以考虑使用激光对根管进行消毒，根管的预备和充填与普通人的要求和方法是一致的。

牙周疾病在视力障碍的人同样具有较大的危害，有效地治疗牙周病可以降低动脉硬化、高血压和缺血性心脏病的风险，口腔卫生也可以影响糖尿病的治疗，好的口腔卫生不仅能减低牙齿疾病的风险，而且能降低系统性疾病的风险。有效的牙齿洁治去除牙结石是必要的。由于口腔卫生差，应定期复查。假如患者长期服用某种药物致药物性牙龈增生而影响咬合和口腔卫生，则应考虑牙龈切除术，优先考虑使用电切除或激光切除。

（李颖超）

三、听力障碍患者的口腔治疗

听力障碍是残障的一种，世界范围内患病率和患病人数均较高。世界卫生组织 2013 年 2 月 27 日在日内瓦表示，全球目前有 3.6 亿人患有耳聋或听力障碍，占全球总人口的 5%。1999 年 12 月由 10 个国家政府部门和机构联合发表的宣言表明听力损失是影响人民生活质量最严重的健康问题之一。2006 年第二次全国残疾人抽样调查显示，中国约有听力残疾人 2780 万。

听力障碍是指听觉系统中的传音、感音以及对声音的综合分析的各级神经中枢发生器质性或功能性异常，而导致听力出现不同程度的减退。习惯称为耳聋。只有听力严重减退才称之为聋，其表现为患者双耳均不能听到任何言语。而听力损失未达到此严重

程度者，则称为听力减退。其病因按耳聋的发生部位分类为传导性耳聋、感音性耳聋、混合性耳聋；按患病时间分类为先天性耳聋和后天性耳聋，听觉障碍常见的临床症候有耳鸣、听觉过敏、耳聋、幻听及听觉失认。按听力损伤程度可分为：①轻微听力损伤，无交流困难，但听力仪器测定听力比正常差。②轻度听力损失，一般距离内听不清小声讲话。③中度听力损失，听一般的讲话已感到困难。④中重度听力损失，听大声亦感困难。⑤重度听力损失，仅能听到耳边的大声喊叫。⑥极度听力损失，几乎听不到任何声音，连耳边的大声呼喊亦不能听清。按耳聋发生的时间可分为先天性耳聋、后天性耳聋。按病变的部位可粗略分为传导性耳聋、神经性耳聋和混合性耳聋。耳聋的分级临床上以 500～2000Hz 的平均听阈为准进行分级。常用的分级法为：①轻微听力损失：纯音听阈为 16～25dBHL；②轻度听力损失：在一般的距离内听不清小声讲话，上述平均听阈为 26～40dBHL；③中度听力损失：听一般的谈话感到困难，平均听阈为 41～55dBHL；④中重度听力损失：听大声亦感困难，平均听阈为 56～70dBHL；⑤重度听力损失：仅能听到耳边的大声喊叫，平均听阈为 71～90dBHL；⑥极度听力损失：几乎听不到任何声音，连耳边的大声呼喊亦不能听清，平均听阈在 90dBHL 以上。

听力障碍患者由于沟通困难带来的社会交往困难以及学习及就业困难，往往导致听力障碍患者的经济状况问题和一定的心理特点，可能导致他们在对口腔医疗保健的重视程度不足，口腔健康状况较差。另外，考虑其心理特点，在为听力障碍患者提供口腔诊疗时，往往需要口腔科医师更富有爱心、耐心，拥有更多专业知识和更高的诊疗技术。为听力障碍患者提供口腔诊疗面临的最大困难是沟通困难，因此，医师接诊过程中要通过极其有限的沟通方式了解病情及患者对治疗的要求，解释治疗计划及治疗过程，最大限度地争取患者的配合，并获得以患者为中心的最佳治疗效果。

（一）接诊及初步问诊

接诊是初步了解主诉及病史，并争取患者配合诊疗的关键步骤。

首先，对于严重听力障碍的患者，争取有会手语的"翻译"在场。如果有患者的家人或朋友陪同前来，对沟通会提供很大便利。另外，随着国家经济的发展和医疗保健水平的提高，可能我国的大型医疗机构将来也会配备会手语的接待沟通人员。这无疑是提高为听力障碍患者提供医疗服务水平的一个方面。

其次，针对听力障碍患者的心理特点，面对沟通障碍，接诊医师必须秉持耐心和蔼的态度，打消患者

569

对就诊的顾虑以利于诊疗的顺利进行。与听力等感知觉有障碍的患者沟通时，首先不要加强这类患者的自卑感，可运用亲切的语言、适当的关怀，创造良好的气氛，然后采用针对性、有效性的方法，努力达到沟通的目的。

对听力障碍患者，主要可以应用非语言的沟通技巧，如面部表情、手势或应用书面语言、图片等与患者沟通。正确的沟通方法如下：①轻轻触摸病人的臂、手或肩，直到引起他的注意。征得病人同意，关闭或调小电视或收音机的音量，设法消除周围环境的噪音，例如若有人在过道谈话就关上门。②与病人面对面，眼睛平视病人，使光线对着你的面部而不是背部。这样病人能清楚地看到你，可以帮助他理解你的谈话。③若病人戴着助听器，就把音量调至最恰当的位置。如果他需要眼镜，就将镜片擦净并给他戴上。讲话语速要慢，句子结构要简单，不要大声喊，大声无助于你传递信息。可用手势辅助，但避免分散其注意力，勿用俚语、模糊的语言，勿开玩笑，因为这可能引起误解。④如果病人不理解你的谈话，试用不同的词语表达同样的意思。必要时写出来，让病人用口头或书面形式反馈确保他已理解。

诊治过程中避免以下错误的方法：①在洗漱室或类似的地方谈话；②谈话时戴口罩。

通过以上正确和耐心的沟通技巧获得患者的主诉和病史。其中有症状的患牙可以由患者用手指或舌头进行指示。另外，在问诊过程中，对患者是否患有其他疾病等全身情况也要加以了解。如果患者携带的病历上有全身和口腔治疗的记录，要对要点进行复习。

（二）口腔检查

口腔检查分为一般检查、特殊检查、X线检查和实验室检查。一般检查包括问诊、望诊、探诊、叩诊触诊、咬合检查、冷热诊等。问诊是医师与患者或有关人员交谈，了解疾病的发生、发展和治疗过程等，是诊断口腔疾病的重要依据。问诊过程要遵照前述接诊方法耐心进行。

望诊、探诊、叩诊触诊、咬合检查、冷热诊等是在口腔内进行的检查，医师首先确保操作的准确和轻柔。由于患者对于检查的反应不能做出语言的描述，所以医师要对患者的反应做出细致的观察，包括面部肌肉的紧张状态、小的躲避动作等等，这些一般都是疼痛的表现。

（三）治疗

口腔科的治疗是临床操作，治疗过程中医师会使用涡轮机头、根管治疗等器械。一方面，由于器械噪音和有些操作引起轻度疼痛，引起患者的躲避和恐惧；另一方面，这些器械在操作中如果患者不能很好配合

如躲避带来的危险。所以，治疗前，要和患者进行耐心沟通，打消顾虑。告知患者当需要医师暂时停止治疗时，可举起自己的左手，而不是躲避，同时告知躲避的危险。这样可以争取患者最大限度配合，避免危险发生，并在必要时如患者有疼痛、恶心、窒息感等等不适及时停止治疗过程。确保操作安全，顺利地进行。

同时，在操作中，动作准确轻柔，并随时观察患者对治疗的反应。若有面部肌肉的紧张状态、小的躲避动作等情况，可能是操作带来敏感或疼痛，要对治疗加以及时调整。

（刘雪梅）

四、行动不便患者的口腔治疗

本章所关注的行动不便是指患者运动功能受损，可由多种因素引起。包括：先天畸形；获得性功能损伤，如出生时出现的脑瘫，或发育过程中由如风湿性关节炎或任何慢性神经障碍性疾病造成的运动功能损伤；外伤；以及医源性损伤等。神经肌肉功能障碍类型脑瘫可分类为：①痉挛强直（大约占70%）；②运动障碍（包括手足徐动症和舞蹈手足徐动症，大约占15%）；③共济失调（大约占5%）；④混合性（大约占10%）。

慢性神经障碍性疾病如多发性硬化病、帕金森病、亨廷顿式舞蹈病等多为不断发展的疾病，患者的运动能力不断减退且无法预测，最终往往需要陪护和临终关怀治疗。

（一）行动不便患者口腔健康保健的问题

行动不便的患者去口腔卫生机构进行口腔卫生维护存在困难，除经济问题外，多数口腔卫生机构外部没有无障碍设施，内部无专用设施，另外缺少治疗此类病人的专业人士也是原因之一。脑瘫患者牙周疾病的发病率比同龄人高。对需要服用苯妥英钠控制惊厥的脑瘫患者，一般都有一定程度的牙龈增生。错𬌗畸形的患病率高，主要包括上前牙前突、深覆𬌗和深覆盖、开𬌗和单侧锁𬌗，口内和口周肌肉不协调可能是主要原因。脑瘫患者由于颌面部及舌头的共济失调和无控制运动，可能导致咀嚼和吞咽功能受损、过度流涎、吮舌和言语障碍。

脑瘫患者更容易发生牙外伤，特别是上颌前牙的外伤。

（二）行动不便患者口腔健康护理与治疗

1. 无障碍设施　在口腔卫生结构外部加设无障碍通道。咨询相关患者以了解他们就诊的困难所在。在机构内部根据行动不便患者的需求进行整改。如为轮椅可顺利通过加宽入口、通道，并保证其通畅无阻。候诊区、盥洗室、诊室设立专用座位并为轮椅放置提供空间。对接待人员、接诊人员进行相关培训帮助患

者顺利完成治疗。

2. 临床服务 治疗脑瘫患者时,口腔科医师应当认识三个最常见的异常反射,避免在检查和治疗过程中出现问题:①不对称强直性颈反射:如果患者头部突然向一侧扭转时,这一侧的手会缩起来,对侧的手则会伸展拉直,呈现拉弓或击剑状。②迷路紧张性反射:仰卧位时,当患者头后仰时会出现四肢伸展的动作。③惊跳反射:当患者受到突然的刺激如响声时,会出现伸开双臂、双腿,手指张开,背部伸展或弯曲以及头朝后仰又迅速收回的动作。

多数病人失去自主运动的能力,需要他人帮助才能坐上综合治疗台,有的关节炎病人甚至发生肢体触碰都会觉得疼痛难忍。轮椅使用者通常可以独自从轮椅坐上牙椅,如无法完成,可使用一些简单的传送装置,如旋转垫,"香蕉"板——一种带光滑曲面的护板,方便患者从一侧滑动到另一侧等。有些患者无法躺在或半卧在牙椅上,需要在治疗时保持直立位,对于存在咽反射障碍的患者更应如此,以免发生吸入性肺炎。

购买和安装口腔设备时应考虑周全。如是否选用专为残疾人设计的牙椅,全口曲面体层片的拍摄是否可以在轮椅上进行,椅旁是否有空间可放置轮椅等。

医护人员用手将患者从轮椅转送至牙椅会对病人(肩部损伤)和医护人员(腰部损伤)造成伤害,建议使用相对安全的移送装置。为保证患者在治疗过程中体位舒适,可适当使用靠垫、毯子或成型泡沫等支持头部、四肢和躯体。如患者无法控制四肢运动,如罹患大脑性双侧共济失调,在治疗中应注意保护四肢免受碰撞。对于无法顺利从轮椅转移的病人,可辅助使用轮椅半仰位装置,虽然售价较高但可以使病人在轮椅上接受治疗,避免了移动过程中可能出现的伤害。

3. 口腔卫生帮助 有很多方法可以帮助手变形的患者握紧牙刷。最简单的方法是用其他材料如牙科硅橡胶等将牙刷把包裹,改变它的尺寸、形状或表面特性。对于丧失握力的手掌,可制作手掌绑带,将牙刷插入其中。

4. 治疗特点 行动不便患者特别是脑瘫患者四肢和头部的无意识运动和非自主的咀嚼运动给口腔治疗带来很大障碍。治疗脑瘫患儿前,医师必须充分评估患儿的个体特性、症状和行为,然后根据条件和需要着手治疗。可以采用保护性固定方式来控制患者不自主的动作,同时使用开口器帮助维持开口,在固定过程中要注意对患者肢体的保护;对治疗需求多的患者可以采用全身麻醉的方法。

5. 家庭口腔治疗 很多行动不便的患者需要在家里接受口腔治疗。这些患者多超过65岁,往往需要牙体修复治疗。家庭口腔治疗对于患者和口腔医师均存在一定的优劣势。患者和医师在家庭环境下都会降低紧张感。在患者家中,医师可更深入地了解患者的口腔卫生维护问题,直接提出建议提供帮助。当然,家庭口腔治疗也存在局限性,如有些治疗需要较高的消毒条件,无法在家庭医疗中实现。

传统的家庭口腔治疗只限于开展相对非侵入性的治疗,如安装义齿、洁治和简单牙的拔除。可使用一些相对低廉的简单设备如带照明的口镜、便携式技工打磨机、带微型马达的口腔科预防用机头。

类似"Minident"和"Dentalman"家庭用口腔综合治疗台使在家庭中完成常规口腔治疗成为可能。各种综合治疗台的功能可能有所差别,主要包括高速和低速机头、超声洁治器、三枪、吸唾器和光固化灯。一些综合治疗台还配备光纤和内镜,提高了口内的可视程度。

家庭口腔治疗中最困难的部分为治疗时患者的体位。通常情况下是医师站着,患者坐在椅子上,无法获得一个最佳体位。在操作全过程中,医护人员需防止腰扭伤。

家庭口腔治疗需要操作者具备制订完善的术前治疗计划和良好的组织能力。包括列清单准备治疗设备以免漏项。

需要家庭口腔治疗的患者往往比普通人群的口腔问题更复杂、更严重。大量的复杂病例不适于在家中治疗而需要移送至专业医疗机构。简单诊疗如牙周探诊和洁治、局部或全口义齿的装配等及口腔卫生宣教适于在家庭中进行。

便携式的光固化仪使得家庭口腔保存治疗成为可能。酸蚀、垫底和粘接一步法,简易橡皮障系统的使用,使得家庭内口腔保存治疗更快捷。

在家庭内进行口腔外科治疗,术前需制订详细的治疗计划。尽可能避免拔牙治疗。任何口腔治疗都可能会造成急症或失败,所以必须充分进行感染控制准备,并制订应急预案。

口腔工作人员在进行家庭口腔治疗时易受到伤害,因此出诊时需考量个人安全。出诊前需对患者进行评估并沟通,避免单人出诊。

保证良好的感染控制对于家庭口腔治疗具有一定困难。其遵循的原则与外科治疗相同,包括:区域分割,严格区分洁净区与污染区;避污屏障,材料表面覆盖带防水层的一次性纸巾;程序性器械盘的使用,基于"单位剂量"概念,将一次治疗可能用到的器械整合至一个托盘中,方便取用;使用过的设备材料医疗垃圾需回收并密闭保存。

家庭牙科治疗中往往因患者的年龄和身体状况发生医疗急症的可能性不低于外科。如患者可能对乳胶过敏,术前需准备不含乳胶的材料,包括手套。常规携带医疗急救装置和药品。

总之,接诊行动不便的患者时,口腔从业者需全面评估诊疗环境是否可满足需求。需考虑随着患者运动功能的不断减退而带来的口腔卫生维护的困难,根据患者的情况制订个性化的治疗及维护方案。

(李 锐 刘 鹤)

五、吞咽障碍患者的口腔治疗

(一)吞咽障碍的常见原因

吞咽障碍在临床上比较常见,从儿童到老年,各年龄段均有发生。通常认为,吞咽障碍是许多与年龄相关的并发症之一,随着年龄的增长,吞咽障碍发生的风险越来越大,而吞咽障碍会产生一系列的并发症,甚至影响患者的生命。

儿童吞咽障碍多继发于严重基础疾病,如早产儿或有各种慢性病、发育异常的儿童中有40%~70%存在严重进食困难。慢性消化道疾病、神经肌肉疾病、慢性呼吸系统疾病及伴发育异常的综合征均可致吞咽障碍。如重症肌无力患儿第Ⅸ、Ⅹ、Ⅻ对脑神经所支配的咽喉肌群受累时,舌运动能力差,进食时间延长或食物易吸入气道产生呛咳。咀嚼肌受累时,咀嚼运动受影响,固体食物咀嚼不充分致吞咽障碍。咽部肌肉活动受限时,可因蠕动无力或肌肉痉挛出现吞咽障碍。

老年人吞咽障碍的原因可以归纳为:年龄的增加影响人体头颈部的灵活性,生理功能和精神功能的下降,这些变化会引起患者出现吞咽障碍的症状。老年患者发生吞咽障碍的常见病因如下:有吞咽障碍病史、慢性阻塞性肺疾病(COPD)或上消化道紊乱、脑卒中、神经系统相关疾病、头颈部损伤、头颈部手术、头颈部化疗或放疗、严重疾病、虚弱或存在并发症的老年患者、存在吸入性肺炎的风险或复发性的胸部感染及重度的残疾等。

误吸与患者年龄、病情轻重、卧床时间及进食体位有关。其中冠心病、脑血管意外(脑梗死、脑出血)、呼吸系统疾病(COPD、慢性呼吸衰竭、肺部感染)、消化系统疾病(胃炎、胃癌)和泌尿系统疾病(前列腺肥大、肾癌等)是引起患者误吸的前五位的疾病。

(二)吞咽障碍的评估

对吞咽障碍患者进行评估的方法包括病史采集、床边临床评估和影像学评估等几大类,其中影像学评估可以明确诊断患者是否存在吞咽障碍,这种评估方式一般是侵入性的,而床旁吞咽功能的评估是非侵入性、成本低的判断方法,因此,在临床的实践中,需要根据患者的情况选择适合的评估方法。临床评估包括主观评估、客观评估、摄食评估。通常情况下,临床

评估应在所有其他诊断性检查(仪器检查)之前进行。与仪器检查比较而言,程序相对简便,涉及的人员较少,费用也相对低廉。

1. 病史采集及主观评估 是指由患者本人、照顾者、家属等所提供的病历资料,包括主诉、既往有关的主客观检查及其医疗处理。主诉询问需包含吞咽障碍发生的部位和时间、发病的频度和进程、诱发因素以及一些代偿机制(是否用吸吮法,有无头颈部转动或倾斜)、合并症状、次要症状和发生并发症的证据。

2. 客观评估 ①筛查:反复唾液吞咽实验、饮水实验(使用最为普遍的是日本洼田俊夫饮水试验):患者端坐位,喝下30ml温开水,观察所需时间和呛咳情况,据此将吞咽功能分为5级。Ⅰa级为5秒内能将30ml温水顺利地1次咽下。Ⅰb级为5秒以上能1次咽下。Ⅱ级为5秒以上分2次不呛地将30ml温水咽下。Ⅲ级为5秒以上能1次咽下但有呛咳。Ⅳ级为5秒以上分2次以上咽下,有呛咳。Ⅴ级为屡屡呛咳,10秒内全量咽下困难。②功能评估:包括口腔颌面功能评估、咽功能评估、喉功能评估。③体检:呼吸道情况和全身情况。

3. 摄食评估 包括患者口腔控制食物情况、吞咽动作协调性及进食前后声音的变化、咳嗽情况、进食的姿势选择、分泌物情况等。评估者可根据上述评估得出初步印象:①患者吞咽异常的可能原因;②最容易吞咽哪种食物;③食物放于口中的最佳位置;④采取何种姿势吞咽;⑤需要进一步完善哪些仪器检查。

4. 吞咽障碍的仪器检查 包括影像学检查与非影像学检查。影像学检查包括吞咽造影检查、吞咽电视内镜检查、超声检查、放射性核素扫描检查。非影像学检查包括:测压检查、表面肌电图检查、脉冲血氧定量法等。其中吞咽造影检查被认为是诊断吞咽障碍首选的和理想的方法,常被认为是评价吞咽障碍的"金标准",它不仅可以发现吞咽障碍的结构性或功能性异常的病因及其部位、程度和代偿情况,有无误吸等,而且是选择有效治疗措施(如进食姿势和体位)和观察治疗效果的依据。

(三)吞咽障碍患者口腔结构和功能特点

吞咽障碍患者通常口腔颌面部与舌部肌肉及黏膜的感觉、功能异常。在为吞咽障碍患者进行口腔治疗时,常常由于颊部肥厚、内陷与舌体肥大,在进行牙体预备时,容易伤及口腔黏膜与舌体。

临床上,吞咽障碍患者口腔治疗时最常见的并发症是误吸导致的吸入性肺炎,严重者可导致急性呼吸窘迫综合征,致死率达40%~50%。因此,对吞咽障碍患者首先需要经过临床评估,确定患者有关误吸的危险因素,在临床操作时有针对性地进行防范。

误吸评定标准：根据患者治疗过程中发生的误吸表现，如呛咳、憋喘、呼吸加快、口唇发绀、口腔或鼻腔中有食物残留液等临床表现确定。

（四）吞咽障碍患者的口腔治疗特点

治疗时要做好对患者的心理疏导。由于吞咽障碍者语言不清，表达力差，易烦躁、易怒和情绪抑郁，要针对不同性格特点、文化程度和社会阅历进行有效的心理疏导，使病人提高信心，积极主动配合。

口腔治疗时应取舒适、无疲劳的体位，通常为坐位或半坐位，颈部轻度屈曲。卧床病人应抬高床头，头转向一侧。严禁在仰卧及侧卧位下进行操作，以减少误吸的机会。

在口腔治疗操作时，医师通过使用口镜、护士通过使用吸唾器等协助保护患者口腔黏膜及舌体组织，防止牙体预备时产生误伤。如有条件，在牙体治疗及预备时尽量使用橡皮障。同时，应认真做好口腔检查，以防止口腔内存留液体在病人变换体位时误吸。

（五）康复训练

对有吞咽障碍的重危病人，应对其口腔、颜面肌及颈部屈肌的肌力行强化训练，如鼓腮、闭眼、伸舌、皱眉等训练。

总之，在临床上经常能遇到吞咽障碍患者，口腔科医师与护士应做到早期发现、正确评估并及时处理。要根据患者的情况实行个体化的治疗，改善患者吞咽障碍的症状，减少患者在口腔治疗时产生的并发症。

（李亚男）

六、癫痫病的口腔治疗

癫痫（epilepsies）是一种常见的慢性神经系统疾病，是以大脑神经元异常放电引发的突然、短暂且反复发作的脑部功能失常为特征的综合征。因神经元异常放电所涉及部位和放电扩散范围不同，该病可引起运动、感觉、意识和自主神经等出现不同形式和程度的功能障碍。神经元出现阵发放电引发的一过性脑功能异常称为癫痫发作（seizures），每位患者癫痫发作可能是一种或多种形式并存。包括慢性、复发性、阵发性等发作活动。癫痫病作为一种慢性疾病，虽然短期内对患者没有多大的影响，但是长期频繁的发作可导致对患者的身心、智力产生严重影响。

（一）癫痫的临床特点

癫痫的发作大体上分为两个主要类别，包括局灶型发作和全面型发作，以及不能分类的发作。而局灶型发作又有单纯和复合之分。许多患者都存在有一个以上的癫痫发作类型和特征，每个类型的癫痫发作都会有所不同或随着时间而改变。

伴有精神缺陷的癫痫发作患者病情通常较为严重，存在发育障碍的癫痫患者应根据其不同的症状表现类型进行相应治疗。

（二）癫痫患者的口腔治疗措施

癫痫患者的口腔健康状况与普通人群相比存在明显差距，表现为更多的牙体缺损与缺失，无法进行常规的口腔治疗，充填体和修复体的数目明显减少，尤其是伴有智力缺陷的癫痫患者因其缺乏有效的治疗配合而更加突出。口腔医师应当具备癫痫发作以及药物治疗等方面丰富的经验以对此类患者可以提供必要的牙科治疗和口腔健康维护，门诊治疗患者应当处于癫痫稳定阶段以及没有相关的危险状态。任何口腔治疗开始之前对患者进行全面评价很有必要。这些重要的评价包括：癫痫的发作类型，发作的原因，频率，扳机点如外力或明亮的光线，有无先兆发作活动，以及与癫痫发作有关的外伤史。每次就诊前均需要了解患者药物的使用情况、潜在的副作用以及药物的相互作用情况，服药情况可以帮助了解发作严重程度和如何控制。有必要与神经内科医师会诊以确定适合的就诊条件和就诊环境。

口腔疾病就诊前，应对患者全身情况包括常规用药情况、身体状态进行问询和检查以避免因疲劳、紧张以及用药不规律造成癫痫发作。如果患者出现疲劳等影响精神状态时应重新预约口腔治疗。治疗前应充分与患者沟通，使其了解治疗的过程和安全性。氧化亚氮流量吸入清醒镇静技术应用于癫痫患者的口腔治疗提高了治疗的安全性和有效性。对于癫痫发作无法控制以及发育性障碍影响治疗的患者，建议采用全身麻醉下口腔治疗。治疗过程中要求患者佩戴墨镜同时还应调节好灯光的位置以保证治疗时光源充足而不刺激患者的眼睛，减少癫痫发作的可能。

癫痫病患者当中服用苯妥英钠者有超过 50% 发生牙龈增生等并发症状。牙龈增生发生的部位多集中在上下前牙区唇侧并与菌斑控制不佳有关，良好的口腔卫生可以减少牙龈增生的严重程度。对于影响口腔功能和美观的严重病例可以采取手术切除。

抗癫痫药物也可以引起口腔干燥症，使患者增加患牙颈部龋和口腔念珠菌病的机会。儿童患者口服抗癫痫药糖浆也会增加龋坏的可能，卡马西平可能导致口腔溃疡、口腔干燥、舌炎和口腔炎。丙戊酸可降低血小板计数和聚集，从而导致出血问题，特别是在手术后的出血。

口腔定期检查的频度和定期随访应当根据患者的实际需要，因服用抗癫痫药物而导致牙龈增生的患者，其口腔复诊和口腔洁治的频度应适当增加。口腔卫生的维护对于患者或监护人是至关重要的。应用阿司匹林和非甾体类抗炎药可以减少因服用丙戊酸导致的出血问题和术后疼痛。

全身强直阵挛性癫痫发作经常导致口腔和牙齿的二次损伤如咬牙和咬舌。前牙外伤可进行常规树脂修复，切牙牙折还经常导致唇舌部软组织损伤。由于服用抗癫痫药物所诱发的骨质疏松症也增加了癫痫患者颌骨骨折的风险。

癫痫患者的状态可以影响口腔修复的治疗计划，缺失牙应及时修复以避免对舌体造成影响甚至损伤，治疗计划应注意的是义齿的设计与加工应尽量减少因固位不良导致的对口腔的进一步损伤。由于活动义齿存在癫痫发作时的脱落导致的口腔损伤或气道阻塞的风险，应当尽量设计成为固定义齿或种植义齿。全身强直阵挛性癫痫发作患者颌肌痉挛有时会造成后牙修复义齿的折断。只要美观上允许，全金属单位的修复体可以减少瓷修复体的折裂风险。前牙金属舌背的瓷或树脂饰面更加适合。固定桥适当增加基牙数目可以增加义齿的稳定性。如果必须采用活动义齿修复，建议用金属基板取代塑料基托，前牙采用金属舌面背。塑料基托建议增加金属加强网同时增加基牙和卡环数目以提高义齿的固位。全口义齿的塑料基托也应当增加金属或碳纤维支架以减少义齿的折断而落入气道或食管的风险。

在对全身强直阵挛性癫痫发作患者进行治疗时，就诊时间应当安排在前后服用抗癫痫药之间的数小时之中。如果能够与患者进行沟通，应与患者进行交流以便发现其是否有发作先兆迹象。兴奋易怒也是癫痫发作的征兆。治疗中应当做好预防措施，如取出患者口内活动义齿和用牙线固定治疗器械。橡皮障的使用可以使口腔修复治疗中防止碎屑等的吸入。当癫痫痉挛发作时，应当立即停止治疗，尽量快速取出患者口内所有的材料和器械，以防止患者受伤。一旦患者病情稳定后应停止继续口腔治疗，对患者进行必要的检查以防止受伤。如有必要可将患者转移至神经系统疾病专科或与其监管人陪同返家。癫痫发作持续时间超过5分钟被认为是医疗紧急情况，需要密切注意。

（三）癫痫患者发作时的注意事项

1. 医务人员应保持镇定。

2. 防止患者受伤。例如，把患者搬离开水池旁、高处、楼梯处，帮助摘下眼镜，移开患者附近的尖锐物体，在患者身体下面垫上柔软物体等；如果患者在站立时发作，应扶助和引导患者，防止患者突然倒地或走向危险地段等。

3. 在患者抽搐时，不要试图按住患者身体。

4. 不要往患者口中放任何物体，不要试图喂水、喂药和其他食物；尤其不要将手指放到患者口中。

5. 注意发作持续了多长时间。如果发作持续不

停止（>5分钟），应立即呼叫急救车。

6. 发作结束后，许多患者头脑并不马上清醒，由于口中有许多分泌物或有可能出现呕吐，为防止窒息或误吸，可以把患者搬成侧卧位姿势或者将头向一侧偏转，便于口中物体能引流出来。

7. 等待患者清醒后再离开（一般需要5～10分钟），或帮助联系家属。

8. 在患者发作时，如果有可能，可以用手机等及时联系患者家属和内科医师，在内科医师的指导下进行操作。

绝大多数癫痫发作在1～2分钟后就会自行停止，旁人是无法采取措施终止发作的。采取按压人中穴位等方法是无效的，所能做的就是在保证患者安全情况下等待发作结束。如果发作持续不停，应及时呼叫急救车，以便尽快应用药物来终止发作。

（阎黎津）

七、重症系统疾病患者的口腔治疗

（一）脑梗死患者的口腔治疗与护理

1. **脑梗死的临床特点** 脑梗死也称动脉硬化性脑梗死，是指动脉阻塞后出现相应部位脑组织破坏，可伴发出血。脑梗死是由于脑动脉粥样硬化，血管内膜损伤使脑动脉管腔狭窄，进而多种因素使局部血栓形成，使动脉狭窄加重或完全闭塞，导致脑血管缺血、缺氧、坏死，引起脑神经功能障碍的一种脑血管疾病。脑梗的主要原因有：高血压、冠心病、糖尿病、体重超重、高脂血症。该病病人多有家族史，好发于45～70岁中老年人。依据梗死血管大小、范围分为：血栓性脑梗死、栓塞性脑梗死及腔隙性脑梗死和多发性脑梗死四类。临床症状因梗死部位、梗死范围症状不同。主要表现为：起病突然，常在安静或休息时发病，初期表现为肢体麻木、无力、头痛、眩晕、耳鸣，数小时或1～2天达到高峰，出现半身不遂，可以是单个肢体或一侧肢体，并出现吞咽困难、口眼歪斜、说话不利、失语、恶心、呕吐等多种情况，严重者意识障碍、昏迷甚至死亡。部分腔隙性脑梗死病人可无症状，但有些可发展成为有症状的脑梗死，高血压是直接原因。脑血栓与脑出血的临床症状有许多相似之处，极易混淆，但治疗方案截然相反，需做颅脑CT及MRI进行进一步鉴别诊断。

2. **脑梗死患者的口腔表现** 脑梗死的口腔表现包括口腔组织失去感觉、口颌面组织单侧瘫痪，口腔组织结构运动障碍包括口腔分泌功能、保护性呕吐反射、说话不利、流涎、下颌姿势位以利功能咬合、舌过度运动、咳嗽及窒息感。

在咀嚼和进食习惯过程中出现的吞咽困难相关变

化可导致营养不良、体重下降及义齿佩戴不适等。口腔感觉运动障碍导致患侧囊存食物，不注意口腔卫生均导致龋病发生、牙周病和口臭。治疗脑卒中及其后遗症所用的药物诱发口腔干燥症，口腔干燥症又加重了这些患者龋病敏感性。

治疗脑梗死的有些药物可干扰凝血功能，残疾和神经功能障碍也会影响听力、视觉、语言能力和记忆能力下降，导致沟通障碍，脑梗死后患者精神压抑及运动减少，常不能按时约诊或遵从医师建议。

3. 脑梗死患者的口腔治疗和护理 目前，脑梗死患者的口腔处理尚无规范和标准。当治疗有脑卒中风险或已患脑卒中的患者，可通过局部止血、药物作用或相互作用、口腔护理缓解患者的压力与紧张状态，口腔医护人员的爱心及患者个人口腔护理等方面来处理。

口腔医师应定期看望或约诊患者，通过确定是否为脑卒中敏感患者进行口腔卫生宣教使其配合治疗，减低风险，进一步加强用药物指导，这些对预防脑卒中发作至关重要。钙化的动脉粥样硬化病损通常在动脉分叉处，通过全景牙科X线片可随时监测到，特别是无神经症状的患者。必要时请患者随访。

口腔医师应该能识别脑卒中的症状和体征，如出现紧急情况，口腔医师应能正确处理。要保持患者处于仰卧位、吸氧，监测生命体征，必要时启动急诊医疗援救同时转送急救医院，并通过静脉及时、有效给药。

病史中有脑血管病的患者初次到口腔科就诊，应做全身状况评估，包括明确当时的具体诊断、发作日期、最近状况、医疗处理及后遗残疾情况。既往有脑卒中病史或有一过性缺血病史的患者复发脑卒中的风险大于无先兆的、初次发作脑卒中的患者。初次发作后不久再次复发脑卒中的风险最大，但这种风险也可能几年内会增大。有出现一过性缺血的患者发生急性脑卒中预示在早期的三个月还有可能再复发。了解这些病史，对进行口腔治疗安排至关重要。

治疗脑梗死过程中单独用一种或联合用几种抗血小板药或皮下用低分子量肝素对口腔科治疗无太大影响，无需调整用药。但有创伤的口腔治疗操作前必须对口服抗凝剂的患者进行出血性评估。中断使用口服抗凝剂引起的血栓栓塞所带来的风险大于进行不太复杂口腔手术而致术后出血。因此，较简单的口腔手术不宜停用抗凝药，以免引发脑梗死发作。口腔局部出血可通过采取局部处理措施如进行无创外科操作技术、局部加压止血、使用明胶海绵、缝合止血、电凝及局部使用止血药等措施，一般情况下这些措施足以控制口腔科手术的出血。对于复杂的口腔手术，请内科医师会诊是必要的。

肝素和其他非类固醇抗炎药可能会使口服抗凝剂的患者术后出血的可能性增大。口腔科处方用药及口服抗凝剂内在相互作用也要予以考虑，例如甲硝唑、红霉素及四环素可能含增加INR成分，因为它抑制了华法林的代谢，同时减少了凝血酶活性，这些相互作用提示临床医师要避免同时服用甲硝唑或红霉素与口服抗凝剂。

口腔科治疗过程中或治疗前可采用 N_2O-O_2 吸入镇静法，或在治疗前服用抗焦虑药以缓解患者紧张，同时，可深部注射麻醉药止痛，尽量减少复诊次数。治疗前及治疗过程中重要体征应进行监测和记录。另外，用橡皮障、有效的口腔吸唾、舒适的头位都有助于减轻患者窒息的恐惧及误吸的危险。尽管许多脑卒中患者在门诊能够处理好，但在有些情况下，有些治疗仍需要手术室插管来保持呼吸道通畅。

（贺慧霞）

（二）器官移植患者的口腔治疗

器官移植是将健康的器官移植到通常是另一个人体内使之迅速恢复功能的手术，目的是代偿受者相应器官因致命性疾病而丧失的功能。广义的器官移植包括细胞移植和组织移植。若献出器官的供者和接受器官的受者是同一个人，则这种移植称自体移植；目前常用的移植器官有肾、心、肝、胰腺与胰岛、甲状旁腺、心肺器官移植、骨髓、角膜等。

1. 器官移植对口腔的影响 器官移植术后发生口腔病变的诱因主要是使用免疫抑制剂类药物，对牙周产生的影响，包括：环孢素A可诱发牙龈增生；长期使用免疫抑制剂致使患者免疫力降低，出现口腔感染，甚至发生猛性龋；术前患者未进行口腔检查，术后牙周病变加重；长期使用抗生素导致二重感染。因此，准备进行器官移植的患者，在术前应该常规进行口腔检查，发现牙周疾病和龋病，应及时治疗，术后定期对口腔情况进行随访，及时发现新出现的病变，并予以治疗，以免延误病情，导致口腔感染蔓延至全身其他部位。

（1）牙龈增生：环孢素A（cyclosporine A，CsA）是一种疗效显著的免疫抑制剂，由于它不具有骨髓性毒害和属非类固醇药，因而广泛地用于异体器官移植，它除了肝肾毒性作用外，还有多种副作用，其中之一就是牙龈增生。用药后3个月即有患者发生CsA性牙龈增生，但也有在2年后出现的。牙龈增生的发生率在13%～85%。CsA引起的牙龈增生在青少年人群中更常见，其原因是青少年牙龈的成纤维细胞处于生长发育期，更易受到外来刺激的影响。细胞培养实验表明，性激素的代谢产物可能以成纤维细胞的亚型为靶细胞，造成纤维合成增加、分解减少。

肾移植患者的免疫抑制治疗多采用联合用药，除

CsA 外，最多采用的联合用药是 CsA、硫唑嘌呤和泼尼松。硫唑嘌呤尚未见有影响牙龈变化的报道，由于肾移植术后早期有 80% 的患者、稳定期有 60% 的患者伴有高血压，且 CsA 也可导致高血压，因此通常使用降压药，钙离子通道阻滞剂如硝苯地平等为常用降压药，而此类药物已经多数学者证实可导致牙龈增生。因此，慎选降压药可能减少器官移植患者牙龈增生的发生。器官移植患者应加强口腔卫生、消除菌斑和牙龈炎症，去除口腔局部不良刺激因素，并且应避免同时应用钙拮抗剂及其他具有诱发药物性牙龈增生的药物。

牙龈增生使正常的牙龈形态发生改变，轻者影响美观，重者可覆盖全部牙冠，使牙齿移位，严重影响咀嚼、发音等口腔功能。

牙龈增生的治疗：①保持口腔清洁：口腔清洁是维持牙龈正常形态的前提，若牙菌斑指数增高时，可应用过氧化氢溶液、生理盐水、氯己定及甲硝唑等溶液漱口或冲洗牙周，龈沟上碘甘油；②洁治：牙面附有牙垢、牙结石时，应采用人工洁牙或超声洁牙；③牙龈成形术：一旦牙龈重度增生且引起一系列并发症时，则应及时切除过度增生的牙龈，可采用手术切除术或激光切除术；④药物剂量控制：在应用 CyA 治疗器官移植患者时，若既可用小剂量且又不影响疗效的前提下，尽可能减少药物剂量或缩短用药周期不失为预防牙龈增生的有效途径。

（2）口唇疱疹：肾移植术后因大量使用免疫抑制剂，易导致全身各部位细菌、病毒感染，如口唇单纯疱疹就是其中一种病毒所致的并发症。此症的出现，易合并细菌感染，严重者，口腔溃烂，影响进食，给病人造成一定的痛苦。有报道，对终生服用免疫抑制剂的肾移植患者而言，疱疹病毒感染发病率为正常人的数倍。以往治疗多采用病毒唑外涂疱疹表面。单纯疱疹是单纯疱疹病毒引起的急性皮肤感染，本病好发于口唇和鼻孔周围等皮肤黏膜交界处。初起时发病部位发红，微痒，迅速出现成簇的小水疱后疱液变混浊，破溃后露出糜烂面，干燥后结痂愈合，病程一般周左右。少数人反复发作，病程达个月而不能愈合。以往临床多采用清热解毒口服液等抗病毒药配合口灵漱口液预防此病，效果不佳。轻者，口唇单发或多发疱疹重者，口唇、口腔溃烂，影响进食，甚至引起全身感染。应用伐昔洛韦片预防治疗后，避免了此病的发生，减少了移植患者的痛苦。伐昔洛韦是化学合成的一种抗病毒药，为阿昔洛韦与氨酸所成的酯，口服后迅速吸收并在体内几乎完全水解后释出阿昔洛韦，阿昔洛韦在体内转化为三磷酸化学物，干扰单纯疱疹病毒聚合酶的作用，抑制病毒的复制，从而防治了单纯疱疹病毒的皮肤或黏膜感染。临床观察，伐昔洛韦片不失为一种

预防肾移植术后口唇单纯疱疹的有效药物。

2. 器官移植患者口腔颌面外科手术麻醉及围术期管理　术前充分了解病史及用药情况，术前清洁口腔，围术期尽量避免使用肝肾毒性及潜在毒性药物，尽量选择局部麻醉。如选择全麻时应与麻醉医师充分沟通。

手术全身麻醉时应尽量避免选择对肾脏有明显毒害作用以及通过肾脏排泄的药物。麻醉使用的咪达唑仑、异丙酚、芬太尼和瑞芬太尼都很少通过肾脏代谢，可以安全用于肾衰竭的患者，对肾移植的患者也是安全的。肌松剂顺式阿曲库铵和阿曲库铵在体内消除不依赖于肝肾功能，而是通过非特异性酯酶水解和 Hofmann 消除降解，其中顺式阿曲库铵无组胺释放作用，应为首选。术后停用异丙酚和瑞芬太尼，根据药代动力学和药效动力学特点，患者一般可在 10 分钟内苏醒。由于新斯的明 60% 经肾脏代谢，最好适当减少肌松剂的用量争取肌松的自然消退。

与使用异丙酚和阿片类药物的静脉麻醉效果相比，联合使用吸入性麻醉药与阿片类药物的麻醉并未发现明显差异。吸入性的麻醉药很少选用恩氟烷，它的生物转化产物无机氟有明显的肾毒性。七氟烷的代谢产物可能也存在肾脏毒性，但临床上尚未见七氟烷造成肾脏损伤的报道。但须注意的是，在使用七氟烷的麻醉中，因七氟烷可与钠石灰作用产生有毒的分解产物，故不宜使用钠石灰的全紧闭麻醉，需要时可用钡石灰。环孢素 A 是临床上常用的免疫抑制剂，大多数肾移植患者术后使用其维持治疗，它的最主要的毒副作用是肾毒性。有研究报告，环孢素 A 和慢性排斥反应能够使移植肾的功能下降 20%。因此麻醉中应尽量避免使用肾毒性或潜在肾毒性的药物。

（陈　鹏）

（三）血液病的口腔治疗

血液病是原发于造血系统的疾病，或影响造血系统伴发血液异常改变，以贫血、出血、发热为特征的疾病。造血系统包括血液、骨髓单核 - 巨噬细胞系统和淋巴组织，凡涉及造血系统并以其为主要表现的疾病，都属于血液病范畴。

血液系统疾病多半是难治性疾病，发病隐袭，病状隐匿，即使患病，病人常不能自己察知，多因其他疾病就医或健康体检时而被发现。

血液病临床分为三大类型：红细胞疾病、白细胞疾病、出血和血栓性疾病。临床上常见的疾病有白血病、再生障碍性贫血、骨髓增生异常综合症、血小板减少症、多发性骨髓瘤、淋巴瘤、骨骼纤维化、血友病、地中海贫血等。

白血病（leukemia）是造血系统的恶性肿瘤，与口腔治疗最为密切相关，各型白血病均可出现口腔表

征，其中以急性非淋巴细胞白血病（或称急性髓样白血病）最常见。牙龈是最易侵犯的组织之一，不少病例是以牙龈肿胀和牙龈出血为首发症状，因此早期诊断往往是由口腔科医师所作出，应引起高度重视。

1. 临床表现　血液病患者常并发口腔溃疡，常见有疱疹性溃疡、鹅口疮、走马疳等，还易并发口腔出血，表现为牙龈出血、口腔黏膜出血，乃至舌上血疱等。

口腔科最为多见的是白血病患者，尤其急性白血病患者多数存在口腔症状，首先到口腔科就诊。白血病的主要临床表现如下：

（1）大多为儿童及青年患者。起病较急，表现为乏力，不同程度发热，热型不定，有贫血及显著的口腔和皮下、黏膜自发出血现象。

（2）口腔表现多为牙龈明显肿大，波及牙间乳头、边缘龈和附着龈，外形不规则呈结节状，颜色暗红或苍白（为病变白细胞大量浸润所致，并非牙龈结缔组织本身的增生）。

（3）有的牙龈发生坏死、溃疡，有自发痛、口臭、牙齿松动。

（4）牙龈和黏膜自发性出血，且不易止住。

（5）由于牙龈肿胀、出血，口内自洁作用差，使菌斑大量堆积，加重牙龈炎症。

（6）可有局部和全身的淋巴结肿大。

（7）急性白血病患者常出现口腔黏膜溃疡和坏死，牙龈高度增生，有时合并出血和感染。

红细胞疾病的缺铁性贫血或营养性巨幼细胞贫血患者常见于舌苔光滑或伴有舌痛。

骨髓增生性疾病的多发性骨髓瘤合并淀粉样变性患者可表现巨舌。

2. 诊断要点　根据上述典型的临床表现，及时作血细胞分析及血涂片检查，发现白细胞数目异常（多数病例显著增高，个别病例减少）及形态的异常（如血涂片检查见大量幼稚细胞），便可作出初步诊断。骨髓检查可明确诊断。对于可疑患者还应注意其他部位如皮肤、黏膜是否存在出血和瘀斑等。

急性白血病可分为急性淋巴细胞白血病（ALL）和急性非淋巴细胞白血病（ANLL or AML）两大类。该两类白血病均可有口腔症状。白血病患者末梢血中的幼稚白细胞，在牙龈组织内大量浸润积聚，致使牙龈肿大，这是白血病的牙龈病损的原因，而并非牙龈结缔组织本身的增生。必要时应在牙龈的可疑病变部位取活检作病理检查。

3. 鉴别诊断　表现为牙龈肿大的龈病损应注意与牙龈的炎症性增生、药物性龈增生和龈纤维瘤病鉴别，以牙龈出血为主要表现的龈病损应与菌斑性龈炎和血液系统其他疾病鉴别，例如坏死性溃疡性龈炎、

疱疹性龈口炎等。

4. 治疗原则　完成口腔检查和明确诊断，征得患者知情同意，及时转诊至内科确诊，并与血液科医师密切配合治疗。完成对患者口腔情况的评估，制订具体的治疗方案，制定治疗顺序，牙龈出血以保守治疗为主，压迫止血，局部可用止血药，如用含有肾上腺素的小棉球压迫止血，牙周塞治剂、云南白药等都可暂时止血。在全身情况允许时可进行简单的洁治术以减轻牙龈炎症，但应避免组织创伤，进行口腔卫生健康指导，加强口腔护理，保护牙周及口腔黏膜组织、去净感染组织、控制局部感染、减轻局部压力。

（欧　龙）

第4节　残障患者口腔疾病的专科处置

一、残障患者的可摘和固定义齿修复

（一）残障患者口腔修复的困难和障碍

对于残障患者而言，没有自觉的修复需要；在治疗过程中焦虑、恐惧，不配合；一些患者无自理能力。对于医师而言，无法进行正常的沟通交流，为残障患者的口腔修复造成了很大的困难。总体而言，残障患者可以参照正常患者的修复原则进行修复设计，但是每一类残障患者都有其自身特点，在修复时需要分别对待。

（二）固定义齿修复

当残障患者能够配合治疗，并且能够有效维护口腔卫生时（可以由照顾人员辅助完成），修复医师可对患者进行常规固定修复（包括种植）。当患者不能配合治疗时，应当避免复杂的修复治疗，尤其对严重损坏的牙齿，没有保留的价值，对于残障患者，可以为其提供长期临时修复体，树脂粘接桥制作简单快捷，是较好的选择。

对于癫痫和一些容易造成外伤的患者，如严重认知障碍患者、痴呆患者或自残的患者，应当避免进行前牙固定修复，否则容易发生基牙或修复体的折断损坏。

早期研究种植的骨整合理论时，普遍认为各种系统性疾病是种植的禁忌证，最近的研究证实这些疾病并不是绝对禁忌证，只是降低了种植的成功率（表25-1）。对于残障患者，进行种植考虑时，一定要权衡利弊，在种植过程中无菌操作，最小化创伤，减少应力和出血，尤为重要的是患者必须做好口腔卫生维护。

（三）可摘义齿修复

对于许多残障患者而言，可摘义齿可以有效重建咬合功能，改善面容。当患者能进行牙周健康维护时，可以选择种植体支持的可摘义齿，其修复效果较好。

残障患者必须能够认识义齿，并能顺利摘戴清洁

表 25-1　不同患者的种植适应证

身体状况	专科治疗	成功率 （与健康患者相比）	需考虑的相关问题	手术注意事项
血液病	需要	接近	血液传染	无
骨疾病	否	接近	无	上颌窦提升是禁忌证（骨质疏松、骨质减少症）
心脏病	需要	接近	抗凝药物，全麻的风险	避免全麻；预防心内膜炎
激素治疗	否	接近	免疫力低下	预防感染
糖尿病	否	略低	微血管疾病、骨质疏松	避免低血糖，使用氯己定；抗炎
免疫低下	需要	接近	血液感染	使用氯己定；抗炎
黏膜病	无	接近	无	无
神经性疾病	需要	接近	行为	无
放疗或化疗	无	略低	预后问题	高压氧；抗炎；放化疗术前 21 天或术后 8 个月种植 DXR＜66Gy
口腔干燥症	无	相似	无	无

可摘义齿，修复医师才能为其制作。对于严重癫痫患者，传统的可摘义齿是禁忌证，当患者痉挛时，会造成误吸；对于肌肉控制障碍患者或精神、身体无法适应修复体的患者，如认知障碍、痴呆、脑卒中患者或运动障碍患者（帕金森病、亨廷顿舞蹈症、延迟运动障碍），可摘义齿也不是适应证。

对于癫痫患者，修复体应当采用阻射线的材料，对于认知障碍或痴呆患者，义齿上应当标注患者的个人信息，以免丢失。

为残障患者制作可摘义齿时，印模制取十分困难，临床上应当尽量采用复合硅橡胶等黏稠的材料，当患者剧烈反抗时，这些材料比较容易取出，不会在口咽中遗留未固化的印模材料。当患者不能持续张口时，可以使用开口器制取局部印模来克服困难，但对于严重脑麻痹患者，会造成喘鸣。

当患者不配合时，难以记录颌位关系，对于一些严重的残障患者，可能造成呼吸障碍。当残障患者不会使用全口义齿时，会造成义齿性损伤，因而遇到这些情况时，不适合进行可摘义齿修复。

各类患者的修复注意事项见表 25-2。

表 25-2　各型患者的修复注意事项

疾患类型	种植	固定修复	可摘义齿修复
肢端肥大症	0	0	0
艾迪生病	1 伤口愈合慢	0	0
酒精中毒	5 中度危险	1	0
阿尔茨海默病	5 口腔卫生差	1 早期；一次完成	1/5 丢失；损坏；不接受
贫血	3/5 再生障碍性贫血不能做；注意血红素水平	1	1
强直性脊柱炎	1	0	0
卧床患者	1	1	1
盲人	0	1 口腔卫生差	1 患者摘戴困难
脑瘫	1/4 全麻下进行，口腔卫生差	1/4 全麻下做	1/5 无法摘戴，不建议
聋哑人	1 交流	1 交流	1 交流
唐氏综合征	1/5 牙周炎；预后差	1/5 牙周炎	1
癫痫	1/4/51/4/5 尽量用金属材料	1/4/5 易折裂	
舞蹈症	5	4/5	1/5
认知障碍	2/4 口腔卫生差	2/4/5 考虑用镇静剂	2/4 使用硅橡胶印模材料；义齿标记名字
肌肉萎缩症	1	1	1
重症肌无力	1	1	1/5 由于肌肉萎缩义齿不稳定
瘫痪	1	1	1/5 由于肌肉无力义齿不稳定

注：0 正常做，无特殊；1 慎重；2 某些病例需要医疗指导；3 须进行医疗指导；4 只能在医院治疗；5 避免做

（刘洪臣　顾　斌）

二、残障患者的牙体牙髓病治疗

残障人因为身体、生理、行为、智力、认知、协调和沟通等方面的障碍而不能进行有效日常口腔卫生维护，其口腔卫生差，牙体和牙周疾病患病率较健康同龄人群增高。残障人失牙率比普通人群高。随着残障严重程度增加，他们的龋失补牙数增加，患冠龋和根面龋的牙数增多，天然牙数减少。

1. 残障患者牙体牙髓病的治疗需求　包括阿尔茨海默病患者在内的越来越多残障患者需要牙体牙髓治疗。智力障碍患者接受的口腔科保健质量较低，而对其进行口腔科预防治疗更难。

2. 残障患者牙体牙髓病的治疗原则　龋病的早期诊断和切实可行的治疗方案对于治疗是必要的。临床和影像学检查完成后，需要制订治疗方案，预后差的患牙的治疗方案制订比较简单，而预后不确定患牙的治疗方案则相对更加复杂。在大多数情况下，起初先尝试一系列简单的治疗以观察其对治疗的反应，这有助于预后不确定患牙治疗方案的确定。若残障儿童患者需要广泛的牙科功能康复治疗，可适当延长整个治疗期，每周做一小部分治疗，每3个月进行一次口腔检查、口腔基础治疗、局部涂氟、口腔卫生指导，定期随访。牙体牙髓治疗常是有创的，因此，最初几次就诊时间安排短些，待患者熟悉医护人员后再延长每次治疗时间。每做一操作前先向视力障碍患者解释，然后缓慢、仔细地操作。对口腔科操作光源敏感的视力障碍患者，应佩戴深色护目镜。

大部分残障人是轻～中度障碍，只有很小比例属于重度障碍，后者占所有老年人的5%。轻～中度残障不需口腔专科医师施治，重度残障才需要。即使需要专科医师施治，也是因为患者的行为管理复杂而口腔治疗本身并不复杂。为了给不能耐受治疗者提供常规的牙体牙髓治疗，可考虑住院治疗。

3. 口腔卫生维护和口腔疾病预防　加强口腔卫生维护是降低残障患者牙体牙髓病的重要措施。应对患者父母或监护人进行龋病预防指导，如减少富含蔗糖食物的摄入、家庭口腔卫生维护措施（刷牙和使用牙线）训练。对于许多患者，即使是严重张口受限患者，将电动牙刷改为小刷头设计或使用手动小刷头牙刷便能有效地清洁所有牙齿的唇颊面，而舌腭面和𬌗面很难有效地清洁。只要牙刷柄可以从患者上下切牙切缘间进入口腔，则可以清洁牙齿。对颌牙缺失有助于牙齿的清洁。对于高龋病风险者和活跃性龋患者，可使用浮石粉和橡皮杯抛光，氯己定漱口液、凝胶、喷雾剂（0.2%，每天两次，作为刷牙的辅助菌斑控制方法）、氯己定牙膏（1%氯己定，每天刷牙一次），局部用

氟化物（盛于真空定制载体内，5000ppm凝胶，中性氟化钠或口内氟释放系统）来控制菌斑和预防龋病。许多残障儿童不会吐水、不能长时间张嘴、自主或不自主运动和呕吐反射，给刷牙带来许多困难。医师应该指导和培训患者父母或监护人使用一些辅助用具如开口器、身体限制带。尽可能使用电动牙刷或定制牙刷。对于一些更加严重的患者，则可考虑使用抗生素，除了日常口腔卫生维护外还有必要接受更加频繁的专业卫生维护。

4. 残障患者牙体牙髓病的治疗方案　残障患者的障碍严重程度不同，其牙科治疗方案（包括牙体牙髓治疗）也不同。阿尔茨海默病早期患者的牙科治疗只需做很小的调整，治疗目的是消除潜在的痛源、致病原和感染。阿尔茨海默病中期患者以维护现阶段口腔功能和健康为主，而不是完全修复和功能重建。应避免让AD晚期患者接受复杂而持续时间很长的治疗。阿尔茨海默病晚期患者的治疗应以口腔急症处理为主，而Henry和Wekstein认为应把治疗重点转向拔除无法修复的牙齿。

对于残障儿童，口腔医师倾向于选择简单的或并发症风险低的治疗方法如牙拔除术。Carvalho等表明非创伤性修复治疗具有使用手用器械和不需局部麻醉的特点，适用于有影响治疗行为或完全不能配合治疗的患者。也有学者表明，最好在局麻下为残障儿童去除龋坏牙体组织，用玻璃离子水门汀充填龋病乳牙。

研究表明，残障患者接受的牙髓治疗和不锈钢冠修复治疗明显比普通人群少，相反，前者接受的拔牙治疗比后者多。为残障患者提供早期牙体牙髓治疗有助于改善其口腔健康状况，维持整个牙列，从而减少后续拔牙数量。由于残障人的恒牙冠修复和牙髓治疗很复杂而不能在一次就诊时间内完成，许多口腔医师选择其他替代疗法如充填治疗或牙拔除术。

中度张口受限的颞下颌关节强直患者可接受洁治、抛光和部分牙体修复治疗，但无法接受广泛的治疗。定期的口腔洁治、抛光以及电动牙刷的配合使用有助于使患者保持满意的口腔卫生。同时，有必要使用抗菌漱口液漱口。有时为了进食和营养摄入，可考虑拔除部分切牙。对于张口度很小的颞下颌关节强直患者，当其有许多龋齿并已有部分患牙发展成根尖周炎时，因张口度过小无法进行龋病治疗和根管治疗，且此类患者的正常牙发展为龋齿的可能性较大，为了避免脓毒血症的发生，只能拔除全口牙齿。有时，远中邻牙的存在有助于近中患牙远中面的修复，因为远中邻牙可以为患牙的修复或成形片的放置提供暂时的支持固位。相反，若近中邻牙最终需要拔除，近中邻牙的缺失将有助于远中患牙近中面的修复。

总之，残障人的口腔健康状况较差，包括龋病、牙龈炎、牙周疾病患病率和失牙率较普通人群高，然而其口腔科治疗如牙体牙髓治疗未受到重视。残障患者口腔健康状况的改善要求牙体牙髓科医师接受严格的培训、提高诊疗水平、加强对残障患者及其监护人的口腔卫生宣教和口腔卫生措施指导。此外，残障患者口腔健康状况的改善需要政府的经费和政策支持、残障患者口腔专科诊室的建立和患者及其监护人口腔保健意识的增强。

（郭　斌）

三、残障患者的牙周治疗

牙周病是残障患者的口腔常见病、多发病，残障患者受全身和局部因素的影响，局部自洁能力、抗病能力、修复、愈合能力下降，其发病率增高，一些免疫系统或结缔组织紊乱的患儿可以在早期就出现在某些严重的牙周病，尤其是某些基因缺陷综合征（例如Down综合征）牙周疾病的进展很快，是造成残障患者失牙的更主要原因，更需积极治疗长期治疗和维护。彻底清洁口腔、正规的刷牙方法、定期的口腔检查，是预防残障患者牙周病进而预防牙齿丧失的有效措施，残障患者的牙周治疗，关键是恢复口腔功能，要求患者、家属、医师、口腔医师的密切配合，要对患者全身及口腔状态有确切的评价，同时残障患者牙周病的治疗也有其特殊性，需要选择最适合的治疗方案，我们需要注意以下几个方面：

（一）关于残障患者牙周治疗前的评估

对残障患者实施牙周治疗时，制订治疗方案，必须注意以下几点：①要全面掌握患者口腔以外疾病、服药史及既往史，评估治疗的风险；②明确引起口腔功能不全的原因；③评价患者的智力水平、肢体残疾程度、配合程度及家属对治疗能否合作，要有短期或长期的治疗计划与效果评估。以上内容是患者在恢复、维持、增进口腔健康不可缺少的重要因素。

（二）残障患者分阶段的牙周治疗方案

残障患者治疗设计方案应分三个阶段进行：

第1阶段：包括门诊患者初诊时进行的检查治疗以及牙周急性炎症处置，包括的内容如下：①初诊时牙周检查、牙周的急性炎症处理以及缓解疼痛的应急处理；②针对主诉症状进行初期治疗，同时拔除无保留价值的牙，保留牙的牙周治疗设计。牙齿预后较差应该拔除，但使用二膦酸盐等药物时例外。三度松动的牙齿作为感染的来源或潜在吞咽导致误吸的可能时，应该被拔除。如果有足够的牙齿能够咬合和维持，可以保持现状，否则就要考虑修复治疗。第1阶段治疗还包括相关的血液生化检查，了解有关科室对患者全身疾病治疗的意见。

第2阶段：是对慢性牙周炎症疾病的系统治疗，其目的是恢复基本牙周健康和咀嚼咬合功能。最重要的是牙周的基础治疗，常规的龈上洁治、龈下刮治、根面平整对于提高牙龈的健康作用很大。更复杂的牙周手术的适应证很小，如果牙周袋大于4mm，存在比较严重的炎症或增生，可以考虑除了初期的非外科牙周治疗还要考虑牙龈外科手术。对于牙龈增生的患者（药物引起的或基因缺陷引起的综合征）可以考虑使用电刀或激光切除增生的牙龈，其创伤较普通的外科手术切除小。

第3阶段：是系统的口腔卫生指导及牙周维护和保养。第3阶段治疗是经过前2个阶段治疗之后，对已恢复了口腔功能的口腔、牙周的长期维护和保养。定期的口腔复查，指导有效的口腔清洁方法，保持良好的口腔环境，发现问题及时处理，确保口腔健康。残疾个体由于其能力欠缺，可能不能够充分地保持口腔卫生。可能会导致牙周病或口腔异味。常规的刷牙无法提高菌斑控制的水平，由于患者认知能力受损或手的活动度或灵活度受限。另外，患严重风湿性关节炎或掌腱膜挛缩的患者的手关节运动丧失，不能抓握牙刷及旋转使用牙刷，还有一些手臂及手躯体残疾患者握持牙刷及进行口腔卫生操作有很多困难，在这种情况下，可以考虑使用电动牙刷，电动牙刷有较大尺寸的手柄较普通牙刷更易抓握和使用，但相对更重，不适用于每个患者，还可以推荐使用改造牙刷手柄，将牙刷手柄插入另外一种材料去改善牙刷的尺寸、形状和表面及其他特征，改造牙刷手柄，改善抓握。这些材料包括海绵、自行车手柄、橡胶管、丙烯酸树脂和泡沫塑料，其中牙科硅树脂是最常用的材料。同时每天辅助使用氯己定凝胶、喷雾剂或漱口水，也有助于有效地进行菌斑控制。

对于这些患者，牙周病的风险提高，定期预约口腔健康专业人士是十分必要的。口腔保健专业人员可以提供定期的专业的口腔清洁，必要时局部或全身应用抗生素，调整家庭指导方案，控制已经存在的牙周疾病。病人还需要被帮助进行每天刷牙、采用清洁剂等，可降低罹患牙周疾病的风险。

（三）残障患者牙周疾病诊治时的处理原则及需要注意的事项

1. 治疗时间的控制和方案的选择　这些病人在治疗过程中，合作性差，耐受时间短，有时个别病人甚至会出现精神狂躁的表现，使治疗难以进行。进行牙周检查和治疗时，时间不可过长，每次治疗的时间控制在20～30分钟。如果治疗项目比较多，可考虑分批、分期进行。治疗方法也尽量选择简单、便捷、有效的方法，减少复诊次数。治疗方案不应太复杂，以减少患者就诊时间和次数，对残障患者治疗方案以保守治疗为主。

2. 系统性疾病的控制和治疗　进行口腔治疗前，要充分考虑患者全身状况及生物学年龄，应对其全身状况有大致的了解，特别对心、肺、脑等的病情要详细询问，如病情严重，可请有关科室会诊，避免术中出现意外。在进行牙周疾病的治疗时，对一些治疗以及手术的禁忌证要认真分析，对术后可能出现的合并症也应预先考虑到。如果患者全身健康差，伴有多种疾病或生物学年龄高，不能求全，应集中解决最主要的矛盾。

3. 疼痛控制　残障患者体质比一般人差，患有疾病或受到创伤后，组织的再生能力差、恢复慢，治疗操作过程中动作要轻柔，当患者坐于治疗椅后，不要急于开始治疗，首先要安抚患者，使其精神放松后再进行治疗，避免意外损伤，减少并发症；检查时应由轻到重，冷热温度刺激试验要适可而止，凡可能产生疼痛的治疗和处理，均应给予有效的麻醉，治疗过程需要在无痛或者尽量减少疼痛的情况下进行，目前常用的无痛技术包括局部注射麻醉法、针刺麻醉法和计算机控制麻醉等。

4. 加强交流　残疾患者对事物的理解较慢，反应性降低；对自我症状的描述多有重复，多中心的主诉时有发生。还有些患者语言丧失，本人不能语言表述，无法进行语言交流，在就诊时一般都由陪同代为表述病情，在检查时要耐心、全面。因此，对残疾患者口腔疾病的诊治，既要耐心认真倾听，仔细全面检查，又要从整体出发抓主要矛盾，避免受不确切主诉导向，作出不应有的误诊、漏诊。治疗方案个体化，在解决其主诉的同时注意口腔其他疾病的早发现、早诊断、早治疗，并且要注意和患者进行良好的医患沟通。

总之，残障患者是社会特殊群体，关注残障患者的口腔牙周状况并促进全身健康逐渐为人们所重视。残障患者的牙周疾病的治疗是一个多学科相结合、长期复查和维持的一项综合治疗过程。作为一名牙周专科医师，不但需要掌握好临床技能，还必须考虑残障患者生理、病理、心理特点，其全身疾病对牙周疾病发生和诊治过程的影响尤其需要得到口腔医师的重视。

（张贤华）

四、残障患者的正畸治疗

正畸学作为颌面美学的一个重要组成部分，给许多的牙颌畸形患者带来了福音。随着社会福利的扩大充实，医学的进步和发展，近年来在口腔正畸诊室就诊的除一般的口腔错𬌗畸形患者，还有各种身体残障的成人或者青少年口腔错𬌗畸形患者。有资料预测，

10～19岁的残障青少年约占残障总人口的5%[1、2]，若以2010年全国普查初步分析结果和第二次全国残疾人抽样调查资料进行评估[3、4]，我国大约有2亿残障人士，其中约800万（4.31%）为残障青少年。

残障患者主要是指患者患有身体残疾和精神障碍的疾病。其主要症状为肢体运动障碍、步行障碍、视觉障碍、听觉障碍、语言障碍、智能理解力障碍等。对于患有各种影响正畸治疗的疾病的患者：如不安定（脑性麻痹，精神疾患），不能保持相对静止的状态而容易引起躁动的患者；治疗时理解力差、适应性差、基于精神和情绪异常的心理状态而不能合作的患者；患有影响正畸治疗的身体局部功能障碍（脑性麻痹肢体运动障碍）的患者；在治疗椅上不能得到一定的体位甚至不能保持开口状态的患者等，均无法进行正畸治疗。残障患者对口腔周围，特别对口腔内的刺激一般是敏感的。因此，对残障患者治疗前应先用手指在口周慢慢抚摸和弱刺激，待其适应后再进行下一步治疗。

由于残障患者是正畸患者中的特殊人群，有着不同于健康人群的心理特征，所受到的社会影响也不同。残障患者对正畸的认识程度低，主动意识差，治疗不积极，配合不主动。这就要求正畸医师根据残障患者的特性，确定正畸治疗的计划和目标。还要科学、准确地掌握残障患者的心理变化、求治动机，有针对性地通过沟通、交流等方式进行心理治疗，使其在一种良好的心理状态下接受正畸治疗。这对融洽医患关系、缩短疗程、早日达到满意的治疗效果将起到积极的作用。口腔正畸科医师为更好地为残障患者服务，在治疗过程中应特别注意以下问题。

在正畸治疗中常见的问题：①支抗的问题：通常临床上采用配戴各种活动矫治装置以增强支抗，防止支抗牙移位，但对于有精神障碍的患者则建议使用固定装置增强支抗。②疗效的标准：依据残障患者的特点，不能以"理想𬌗"作为标准，只能以"个别正常𬌗"为标准。比如在拔牙与非拔牙矫治方案之间做选择时，通常为了保存全副牙齿，我们选择后者，该方案通过扩弓的方法开辟间隙，但其疗程长且需要患者的密切配合，不适用于残障患者。因此，我们可选择拔牙矫治方案，拔牙可获得较大的间隙，同时也简化矫治程序、缩短疗程，但应避免轻率拔牙和过多的拔牙。③保持的问题：错𬌗畸形矫治后，肌动力平衡的最终改建尚未完成、牙周膜纤维张力未恢复平衡、𬌗的平衡尚未建立，因而畸形极容易复发，所以治疗后的保持十分重要。正畸治疗矫治术后的保持同样需要患者的配合，残障错𬌗畸形患者保持时间较非残障错𬌗畸形的时间长。是否需要永久保持，取决于牙槽骨吸收及牙齿松动程度、𬌗平衡及肌动力平衡的建立、牙周组织

的健康、口腔不良习惯的破除,如无以上任何一种不利因素的存在,则无需永久保持。

健康指导:①向患者说明保持口腔卫生的重要性,指导患者正确的刷牙方法。刷牙时动作要轻,而且需要对患者进行弱刺激,当患者对弱刺激适应后再将牙刷放入口中刷牙。刷牙时应考虑残障患者易接受的方法,坚持餐后刷牙和就寝前刷牙,刷牙时要充分保护好口唇及黏膜。患者的牙刷应用正畸用牙刷,即牙刷中间一排刷毛的高度低于两面侧刷毛2mm。此类牙刷刷牙时便于清洁锁槽中的食物残渣。若无成品正畸牙刷,可将普通牙刷中间一排刷毛的高度剪短2mm。每次餐后刷牙要仔细,当矫治器上食物残渣较多时,应对照镜子仔细漱洗或用牙签将其清除干净。对手指残障和由于脑麻痹导致的运动功能残障的患者有必要使用容易握住的特别牙刷。因牙刷手柄大,即使握力弱的残障患者也能使用。进行正畸矫治的残障成人患者,常常积有大量牙结石甚至伴有牙周疾病。对这类患者在治疗前和治疗中应嘱其进行牙周洁治术和相应牙周疾病的治疗。②饮食方面:正畸期间不要食用过黏过硬的食物,禁止用前牙啃骨头、干果等,以免托槽等矫治器的脱落。③纠正不良习惯,与陪同家属一起纠正患者口腔不良习惯,如口呼吸、吐舌、咬笔等,在正畸治疗过程中建立一个健康模式,使之积极配合,顺利完成治疗过程,达到治疗目的和效果。

总之,口腔正畸治疗是一个复杂的问题,在正畸治疗的各个阶段,针对残障错𬌗畸形的患者,需要调动医院、学校和家庭等一切可以调动的力量,采取相应的治疗措施和健康宣教,使患者保持良好的心态和口腔卫生,积极配合医师,以取得良好、稳定的治疗效果。

(徐璐璐)

五、残障患者的口腔外科治疗

(一)残障患者急诊外科治疗中的要点

1.诊断 残障患者由于可能缺乏一些自我保护的条件,在外伤中较正常人受到的创伤可能会大一些,尤其是头面部可能会受到较大的创伤,所以专科医师应首先保证残障患者的生命体征平稳,在此基础上应更加仔细地检查患者头面部的损伤情况,进行必要的止血,清创或者内固定治疗。值得提出的是,对于一些存在精神障碍、交流障碍的患者应更加重视病理体征的检查,结合其残疾状况对患者的创伤情况作出客观准确的诊断。

2.治疗 对于残障患者的急诊外科治疗,需要重视其基础疾病,在治疗的过程中予以考虑,如术中体位的选择、组织缺损修复方式的选择、内固定材料的选择等等。

3.术后康复 术后康复在口腔外科治疗中是一个很重要的过程,直接影响着手术的预后。特别是一些颌面外伤术后的功能训练是一个长期的过程。对于残障患者来说,要求我们的医护人员更加重视,如护理的内容需要相应地增加,术后的康复训练或者功能训练要依据残疾人承受能力、身体限制以及生活条件做调整,以最大程度地恢复残障患者的功能为首要任务。

4.心理调整 残障患者由于身体条件的限制,可能存在不同程度的心理健康差异,与此同时,口腔外科的创伤也是一种会对患者心理造成较大影响的创伤类型,所以在治疗的整个过程中,专科医师必须重视残疾患者的心理感受,适时、适当地给予患者心理疏导,必要的时候可以与心理医师一同制订治疗计划。

(二)残障患者外科病房治疗中的要点

1.治疗精神及心理残障患者的注意事项 由于一般人对精神心理疾病抱有偏见,因慢性面痛、颞下颌关节紊乱病或灼口综合征首诊于口腔科的患者往往非常抵制抑郁症的诊断,特别是当他们认为所患显然是躯体疾病(关节痛、舌痛),口腔医师却询问他们的精神症状和抑郁情绪时,就会觉得其疼痛主诉未引起医师的重视,以为自身真切的痛苦感受被医师误解为脑子里的幻觉,因而备感委屈和不被人理解,对医师产生不信任、不合作的情绪,甚至造成医患冲突。口腔医师对病人应采取充分理解、同情、不抱任何偏见和歧视的态度,才能获得病人的合作,及早明确诊断。对于已确诊的抑郁症患者,必要时开始治疗前应咨询精神科医师,了解病人现阶段的精神心理状态、精神科用药情况、有无酗酒或滥用药物史。酗酒的病人应作肝功能、全血细胞计数和凝血功能检查。由于抑郁症病人往往焦虑烦躁、易激惹、不合作,各种口腔治疗均应在局部麻醉下进行。抗抑郁药与部分口腔用药之间可能发生不良交叉反应,应引起口腔医师的注意。SSRI能抑制代谢红霉素、地西泮、可待因所需的细胞色素P-450同工酶,所以使用红霉素类药物应减量。对服用TCA类抗抑郁药的病人使用含肾上腺素类血管收缩剂的局麻药物时要特别慎重,使用levonordefrin会导致收缩压急剧升高和心率失常,使用肾上腺素的不良反应较轻,但应小剂量缓慢注射(<0.05mg/30min),注意监测生命体征。MAO抑制剂会增强麻醉镇痛药物的效能,所以对服用MAO抑制剂的病人使用麻醉剂应按常规剂量减半。

2.口腔外科医师治疗肢体及器官残障患者的注意事项 为残障患者制订治疗方案时,必须注意以下几点:①要掌握患者口腔以外疾病、服药史及既往史;②明确引起口腔功能不全的原因;③要有短期或长期的治疗预测;④评价患者及家属对治疗能否合作。以上内容是患者在恢复、维持、增进口腔健康不可缺少的重要因素。残障患者对事物的理解较慢,反应性降低;对自我症状的描述多有重复,多中心的主诉时有发生。还有些患者语言丧失,本人不能语言表述,无法进行语言交流,在检查时要耐心、全面,在就诊时一般都由陪同代为表述病情,要注意和患者进行良好的医患沟通。

(席 庆)

参 考 文 献

1. Rieken DMD. Survey of Special Patient Care Programs at U.S. and Canadian Dental Schools. Journal of Dental Education, 2007, 71(9): 1153-1159

2. Rejnefelt I, Anderson P, Renvert S. Oral health status in individualswith dementia living in special facilities. Int J Dent Hyg, 2006, 4: 67-71

3. PY Lee, MY Chou, YL Chen, et al. Comprehensive dental treatment under general anethesia in healthy and disabled children. Chang Gung Medical Journal, 2008, 32(6): 636-642

4. Wilkins EM. Care of patients with disabilities//Clinical Practice of the Dental Hygienist. 10th ed. Philadelphia, Pa: Lippincott Williams & Wilkins, 2009

5. A Dougall, J Fiske. Access to special care dentistry, part 1. Access. British Dental Journal, 2008, 204: 605-616

6. Barker PS, Brandt RL, Boyajian G. Impression procedure for patients with severely limited mouth opening. J Prosthet Dent, 2000, 84: 241-244

7. Anders PL, Davis EL. Oral health of patients with intellectual disabilities: A systematic review. Special Care in Dentistry, 2010, 30(3): 110-117

8. Kamen S, Skier J. Dental management of the autistic child. Spec Care Dentist, 1985, 5(1): 20-23

9. Loyola-Rodriguez JP, Zavala-Alonso V, Gonzalez-Alvarez CL, et al. Dental treatment under general anesthesia in healthy and medically compromised developmentally disabled children: a comparative study. J Clin Pediatr Dent, 2009, 34: 177-182

10. Glassman P, Miller CE. Preventing dental disease for people with special needs: the need for practical preventive protocols for use in community settings. Spec Care Dentist, 2003, 23: 165-167

第 26 章

口腔颌面部综合征

综合征又称症候群，是一组体征和症状同时或先后出现而构成的一种疾病。综合征是一种临床概念，以综合疾病的临床特征描述为基础进行研究。虽然各类综合征的发病率较低，但对其病因学、流行病学、病理学、形态学以及临床诊断和治疗研究，一直是医学研究中的热点和难题。综合征的发生可以是先天性的，也可以是后天性的，可以是遗传性的，也可以是非遗传性的。在描述先天性畸形时，除使用综合征外，还有一些专有名词来精确描述畸形特点。胎儿出生前受各种环境因素影响而产生的器官暂时性或继发性形态异常，通常称为变形征，变形征在出生后数月内多能自行改善；如果有些器官在发生发育过程中被其他因素（如羊膜带中断或坏死）而产生严重缺损畸形的，则称为阻断征。以一种畸形为基础，伴发其他一系列继发该畸形的异常表现，则称为序列征，序列征可单独存在，也可作为一些综合征的部分表现。有些多个系统或器官同时存在严重发育性畸形的，可称为联合征。

许多综合征的主要异常表现在口腔颌面部，很多系统病性综合征在口腔颌面部有典型的表现。有些综合征在口腔颌面部的症状及体征的处理有其特殊性，了解一些综合征的知识，不仅利于提高口腔医师的诊断水平，而且对于全面认识疾病、制订综合治疗方案来提高治疗效果、更好判断疾病预后均有重要价值。

目前已知的与头颈部相关的综合征约有 1000 余种。因发病原因和表现十分繁杂，难以对综合征进行明确分类。本章选列了一些常见或知名的以颌面部异常表现为主的综合征、以牙齿和牙周组织异常表现为主的综合征、以全身表现为主的综合征和以染色体异常导致的综合征。颌面部异常表现为主的综合征包括伴有口面裂畸形和累及颅颌骨畸形两部分。需要指出的是涉及唇裂/腭裂的综合征多达 300 余种，临床接诊唇腭裂患者时，一定要仔细检查辨别单纯性唇腭裂畸形和综合征性唇腭裂畸形。累及牙齿、牙周组织的综合征对于口腔医师而言，需要特别重视，因此单列介绍。以全身表现为主的综合征甚多，本章简介一些累及口腔颌面部的综合征，分为以代谢、免疫等系统性疾病表现为主、以皮肤黏膜为主要病变表现、以神经系统症状为主和以骨、软骨异常表现为主的四个部分。染色体异常是发育性畸形的重要原因，所有的染色体均可因数目或结构的异常而导致综合征发生，目前已明确与染色体异常相关的综合征多达 100 余种。染色体异常综合征多伴有不同程度的智力障碍、生长发育迟缓，语音、语言功能发育迟缓等。对染色体进行核型检查是明确综合征诊断和产前咨询、诊断的重要内容。

第1节　以颌面部异常表现
为主的综合征

一、口面裂综合征

（一）腭裂 - 小下颌 - 舌后坠畸形，Pierre Robin 序列征

由 Pierre Robin 于 1923 年首先命名。以小颌畸形、腭裂和舌后坠三联症为特征。此征可单独存在，也可作为多种综合征的表现而存在。出生发生率大约为 1/30 000～1/2000。发生率的高低与诊断标准有关。此征的病因有多种，羊水过少导致外源性下颌骨发育受限、神经性肌张力下降引起下颌骨运动不足、生长不足引起的内源性下颌骨发育不足、结缔组织紊乱引起的内源性下颌骨发育不足以及结缔组织不能跨越腭部等原因均可造成 Pierre Robin 序列征。

【临床表现】

出生时下颌骨小且双侧对称性后缩。部分患者出生后下颌骨有快速生长态势，4～6 岁时侧貌可接近正常。所有患者均有腭裂，腭裂宽度常较一般性腭裂患者大，并多为倒 U 形裂，也可表现为倒 V 形裂。

许多患者出生时就存在明显的吸气相呼吸困难，表现有发绀、呼吸费力、胸骨和肋骨间隙凹陷等。大部分患者存在全身生长不足。单纯由呼吸不畅而引起者，可随通气情况改善而改善。有些患者因舌控制能力不足，存在喂养困难。在早期死亡的病婴中，约 15%～25% 伴有先天性心脏病。

【诊断与鉴别诊断】

Pierre Robin 序列征即以小颌畸形、腭裂和舌后坠三联症为诊断基础。多种综合征也可出现 Pierre Robin 序列征的典型表现，鉴别诊断时需要注意其他伴发畸形表现的存在。

【治疗原则】

注意新生儿期的喂养和呼吸管理。对于轻度通气障碍的患者，通过改变体位为侧卧或俯卧可予改善症状，严重者可以使用持续增压呼吸设备辅助，必要时可考虑舌唇粘连手术、下颌骨牵引延长术、气管切开术。只有当呼吸功能无明显障碍时，方考虑腭部裂隙关闭手术。

（二）唇腭裂 - 下唇旁正中瘘综合征，Van der Woude 综合征

1845 年 Demarquay 首先报告了唇腭裂与先天性下唇瘘伴发的畸形。Van der Woude 于 1954 年对此征进行了系统的总结并因此命名。此征在白种人群中的发病率约为 1/100 000～1/35 000，在面裂病人中的发生率约占 2%，是一种常染色体显性遗传，遗传度为 0.89～0.99，30%～50% 患者是由于新的基因突变而致。此征的发病可能与 1 号染色体长臂 32～41 位点区段缺失有关。

【临床表现】

此征患者的下唇唇红中线两侧通常表现为对称的圆形或横条形的凹陷。这种凹陷表现为盲瘘，可穿过口轮匝肌，深达 1～25mm，可自行或在压力下向表面排泌黏性涎液。约 25% 的患者下唇瘘不涉及肌层。瘘道直径大小不一，小如毛发而难以探入，大至径宽 3cm 以上。瘘通常对称发生或不对称发生，也可单侧发生或中间单一瘘形成。

约 33% 患者下唇瘘伴有唇腭裂。33% 患者下唇瘘伴腭裂或黏膜下裂，33% 患者仅有单纯性下唇瘘而无面裂。下唇瘘伴单纯腭裂者甚少。

有些患者存在颌间粘连。10%～20% 患者的上下第二前磨牙缺失。少数患者存在马蹄性内翻足畸形、第 3 和第 4 指并指畸形、睑缘粘连、副乳头、先天性心脏病等异常。

【诊断与鉴别诊断】

下唇瘘伴发面裂是此征的特点，表型主要集中在面部区域。下唇凹陷还可发生于腘窝翼状胬肉综合征、伴无神经节细胞的巨结肠和唇腭裂病征等。这些疾病与此征有本质的区别。此征的唇瘘不应与口角联合处的唇凹陷相混淆，后者在正常人群中的发现率为 10%～20%。

【治疗原则】

此征患者的唇腭裂修复遵循唇腭裂序列治疗原则。下唇瘘可在唇裂修复同期或单独手术切除，要求全面切除瘘道黏膜，修整唇外形。

（三）"歌舞伎化妆"综合征

此征由日本学者 Niikawa 等和 Kuroki 等分别于 1981 年报道。因面型似日本歌舞剧场中的演员化妆面容而得名。在日本的发生率约为 1/32 000。在澳大利亚和新西兰地区的发生率约为 1/86 000。此征患者均为散发，无性别倾向。

【临床表现】

100% 患者睑裂过长，90% 下睑外 1/3 外翻，眉毛呈弓状向外侧逐渐稀少，睫毛长而密。25% 患者的巩膜呈蓝色。30%～50% 患者有斜视和内眦赘皮。

85% 患者耳廓突出呈大叶状，对耳轮发育不良，40% 患者耳屏前有内陷。儿童时期 60% 患有中耳炎，40% 患者有听力丧失。

80% 以上患者的鼻宽大、鼻尖扁平、鼻中隔短。

40% 患者有唇裂和（或）腭裂或黏膜下腭裂。70% 患者牙间隙增宽和牙齿发育异常。30% 患者下颌后缩。

90% 以上患者轻～中度精神迟钝，出生后进行性生长迟缓，80% 身体矮小，第 5 指短小，脊柱侧弯，髋关节脱位。55% 患者伴发多种先天性心脏病、各种肋骨畸形、隐性脊柱裂等。

【诊断和鉴别诊断】

对此征的诊断主要依靠临床表型特征，长睑裂、下睑外侧外翻、眉毛宽且呈拱形、鼻小柱过短、鼻尖塌陷、耳突且呈杯状、发育迟缓且智力障碍等是其主要诊断标准。

Turner 综合征和 Noonan 综合征的表型与此征有一定重叠，均伴有身材矮小、心脏畸形，需加以鉴别。

【治疗原则】

主要根据面部畸形采取相应外科治疗。

（四）前脑无裂畸形

前脑无裂畸形是一种以胚胎前脑中线分裂受损害为基本特征的畸形。全前脑是由于矢状向不能分裂成脑半球，横向不能分裂成端脑和间脑，水平向不能分裂成嗅球、视球而导致的畸形。与全前脑畸形有关的面部形态异常包括独眼畸形、头发育不良、猴头畸形、正中唇裂等。此类畸形的发生率约为 1.2/10 000，流产

率可高达 40/10 000。重度面部畸形多见于女性,男女比率为 1:3。此类畸形发生与 *TGIF*、*SIX3*、*ZIC2* 等基因突变有关,但尚无定论。有家族史的患者家庭再发生风险率为 25%,散发病率的家庭再发生风险率亦达 6%。

【临床表现】

前脑无裂畸形表现主要集中于中枢神经系统,表现为前脑不能正常分叶或嗅球、视球的缺失,或发育不良。此类患者出生后存活时间与面部畸形程度有关。严重者存活时间不长。

独眼畸形是此类的极端变异型,为正中单眼,眼内结构部分缺失,与无鼻畸形和皮管形成合并出现。在猴头畸胎中,眶距过窄,合并无鼻孔、单鼻孔畸形。可伴有正中唇裂,可伴有眶距过窄、扁平鼻、原发腭发育不全或正中腭裂。此类患者的腭部异常主要集中在前上颌区域,包括单一中切牙、鼻中隔软骨缺乏、梨状孔狭窄、上唇系带和人中嵴缺乏等。

【诊断和鉴别诊断】

根据面正中部畸形表现结合脑叶无分裂检查可明确诊断。许多综合征也可伴有眶距过窄、额状缝融合等表现,如口肢端综合征等,但都伴有身体其他部位的畸形。

【治疗原则】

主要根据畸形表现进行相应外科整复。对于上颌骨发育不全者,可以采用牵引成骨技术以获得更好的临床效果,也可保守采用双牙列矫形修复来恢复上前颌突度。

(五)缺指/趾-外胚层发育不全-裂综合征,EEC综合征

Eckoldt 和 Martens 于 1804 年最早报告了此征。至今已有 100 余例,大多数是散发的,但有家族遗传性。符合常染色体显性遗传,但有遗传异质性,遗传性发生率较低。

【临床表现】

90% 患者的泪点缺失,故常见泪囊炎、角膜结膜炎、流泪、畏光和角膜溃疡等。75% 患者为双侧唇腭裂,10% 患者为单纯腭裂,余无面裂畸形。

常见先天性恒牙缺失和锥形牙畸形,偶有上颌第一乳磨牙缺失。舌背正中线有一纵向深沟。常有口干表现,有些患者的腮腺导管闭锁。

90% 患者的四肢有虾爪样畸形(缺指、趾畸形),偶有软组织并指(趾)畸形。大多数白人患者的皮肤色素不足,头发、眉毛和睫毛稀疏。指甲多营养不良,皮脂腺缺失或稀少。约 12% 的病人有许多色素痣和广泛分布的粉刺痣。20% 以上患者有肾、输尿管畸形和尿道下裂。有些男性患者有隐睾症。约 30% 患者有传导性耳聋。

【诊断与鉴别诊断】

EEC 综合征诊断主要依据指趾畸形、眼科特征性表现、皮肤色素异常、伴发唇腭裂畸形。

Ropp-Hgdykin 综合征(唇腭裂、缺汗、头发细而硬和指甲发育不全)、ECP 综合征、牙-毛发畸形综合征(唇腭裂、四肢畸形、耳部畸形和缺指趾畸形)、Hermann 综合征(颅骨骨性联合、严重的对称性畸形和唇腭裂)、胎儿酒精综合征等有些表现与 EEC 综合征相重叠,应予以鉴别。

【治疗原则】

主要根据临床畸形采取相应治疗,需要积极预防角膜溃疡引起失明。

(六)面中裂综合征

此征又称为额鼻畸形,因鼻囊发育不全,原始脑泡充满了正常鼻囊应占据的间隙,而产生颅前部隐裂并形成面中部畸形。主要特点有眶距过宽、鼻根宽阔、鼻尖缺如、"寡妇峰"样发际以及颅骨前部隐裂等,并常见鼻和(或)上唇中线裂。此征多为散发。

【临床表现】

额部有不同程度的脑膨出畸形,X 线示前颅骨存在裂隙、额窦发育不全,额部发际呈"寡妇峰"样。

眶距过宽是一种恒定表现。重度患者尚可见眼球皮样增生。少数患者有上睑残缺、先天性白内障、虹膜残缺畸形等。

鼻根宽阔、鼻尖缺如,重度患者的鼻扁平、鼻孔间距较远,26% 甚至出现鼻分离现象。有些患者的鼻翼存在切迹或鼻翼裂。重度患者常有面正中裂,甚至前颌骨缺如。少数患者伴有侧唇裂和腭裂。

有些患者伴有耳前赘生物、低位耳、耳屏缺如、传导性耳聋等耳部畸形。少数患者还可伴有轴前多指(趾)畸形、指(趾)弯斜或短缩畸形、小阴茎、隐睾、先天性心脏病、智力障碍等异常。

【诊断与鉴别诊断】

此征应与家族性无眶距过宽的鼻裂畸形、眼-耳-脊椎畸形、额-面-鼻骨发育不全、眼-耳-额-鼻综合征等疾病相鉴别。前脑无裂畸形伴发上唇正中裂,眶距过窄是其特征。

【治疗原则】

整形外科技术修复正中唇裂,可行颅颌外科手术矫正眶距过宽。

二、累及颅颌骨综合征

(一)下颌 - 面骨发育不全综合征

又名 Treacher-Collins 综合征、Franceschetti 综合征。

病因尚不清楚,为多发性的面部异常综合征,主要是第一鳃弓分化的结构发生的异常。有两种学说:①遗传学说:目前认为是外显率较低的常染色体显性遗传性疾病;②环境学说:认为环境对早期胚胎的干扰,可使其发育停滞和畸形,发生时间约在胚胎第 6 周,胎长 5cm 时,此时鳃弓正在发育形成颌部。

【临床表现】

①眼睑异常,下睑沟深且下斜,下睑外方有裂隙样缺损,下睑无睫毛,有时上睑亦无睫毛;②面骨发育不全,颧骨塌陷,下颌骨小,面形特殊;③外耳发育畸形,中耳及内耳亦有时异常;④口腔表现:巨口畸形,腭弓高起,有时形成腭裂,常见错𬌗畸形,牙间隙大,牙移位,开𬌗;⑤外耳及口角处出现小窝、盲管,外耳道的缺失或骨性缺陷能引起耳聋;⑥发型异常,两鬓呈舌状突起伸向双颊;⑦其他畸形:如面裂、骨骼变形。X 线检查可发现颧骨、下颌骨、鼻窦等的发育不足,听小骨、耳蜗、前庭常缺失。

【治疗原则】

进行对症性的序列治疗,多偏重于颜面之矫形,由于耳显微外科的进展,对传导性耳聋可进行听力重建手术。

(二)颞下颌关节综合征

又名 Costen 综合征。

1934 年,Costen 报告由于咬合关系紊乱,颌间距离减低,髁突后退,压迫邻近神经及咽鼓管,而引起颞下颌关节功能障碍。

【临床表现】

头痛、耳鸣、耳痛、听力减弱、眩晕、眼球震颤、口咽部及舌灼痛。本症主要由于颌间距离减低所引起,所以在上下牙列间垫软木塞片可使症状减轻,因之曾有"软木塞综合征(cork disk syndrome)"之称。现证明本症不仅是咬合机械因素所引起,而且与咀嚼器官全部的功能障碍,包括神经、精神、肌肉诸因素均有关。

【治疗原则】

以非手术治疗为主。方法可选择锻炼、局部麻醉剂、理疗和药物等,也可结合使用。

(三)颅骨 - 面骨发育不全综合征

又名 Crouzon 综合征。

本症发病机制为骨缝过早连接,可能属常染色体显性遗传,出生时即可发病。

【临床表现】

颅、面、眼出现多种畸形,前额隆突,眶距增宽,上颌发育不足,下颌前突,面形特殊。另有眼球突出、散开性斜视、视神经炎、视神经乳头水肿等。智力迟钝。类似的综合征有:Pierre-Robin 综合征、Waardenburg 综合征、Greig 综合征。

【治疗原则】

及早行颅缝再造术,眶距增宽可作成形手术。

(四)先天性颜面半侧萎缩

又名 Rombery 综合征。

病因尚不十分清楚,可能与以下因素有关:①颜面、脑、颈部外伤影响牙槽嵴及颌关节的发育;②感染因素;③内分泌功能失调;④遗传因素;⑤三叉神经的功能障碍;⑥交感神经功能紊乱。

【临床表现】

男女均可发病,年龄为 3～54 岁之间,15 岁以下最为多见。半侧面部的皮肤、皮下组织、肌肉甚至于骨组织都可萎缩,舌亦可半侧萎缩。颊部塌陷,出现沟纹,眼亦可塌陷。萎缩的皮肤粗糙、无血,面部毛发消失。面部感觉正常。

【治疗原则】

本症虽无特殊治疗,但病一般不严重,有的能自行缓解。病情发展以发病 6 个月～2 年之间最为迅速。

(五)眼 - 口 - 甲状腺综合征

又名 Ascher 综合征。

病因或属遗传性或与风湿性疾病有关。

【临床表现】

①后天性双唇症;②睑松弛;③非中毒性甲状腺肿大。多为不全型,甲状腺肿不一定发生。青春期多,先是复发性,后成持续性的巨唇。部分病例类风湿因子阳性,血沉加快,嗜酸性粒细胞增多。组织学上结缔组织基质膨胀,小动脉纤维素样膨胀。

【治疗原则】

对症治疗。

（六）无舌 - 无指（趾）综合征

属于口 - 下颌 - 肢体发育不全综合征群中的一种综合征。一般认为本征不属于遗传性疾病，可能是胚胎在子宫内受到某些不利因素的影响所致。

【临床表现】

患者有多种畸形：①无舌：舌可能完全缺如，亦可在口腔后部存在有发育不全的舌残余；②下颌骨发育不良：面部尖窄如鸟嘴状，可伴有腭裂、下唇缺损，下颌下腺及舌下腺肥大等；③指（趾）缺如：严重者手足也可缺如，亦可有并指（趾）畸形，或无甲现象；④其他表现：可存在右位心或内脏全部转位。但患者智力正常，染色体检查正常。

【治疗原则】

无特殊，可对症治疗，患者可存活到成人。

（七）眼 - 耳 - 脊柱发育不良综合征

又名第一、二鳃弓综合征，Goldenhar综合征。

病因尚不明确，一般认为无家族倾向，但也有人认为此征属常染色体显性遗传或隐性遗传。由于在胚胎发育时鳃弓发育受损引起。

【临床表现】

一侧下颌不发育，下颌支及髁突均未发育，面部极不对称；一侧面部塌陷，腮腺不发育，无耳或小耳，或耳部只有皱褶；伴有面横裂，巨口畸形、腭及舌肌肉发育不全，或有麻痹，个别病例可合并腭裂。另外，可合并有：脊椎畸形（半脊椎畸形 hemi-vertebra）；眼球上的皮样囊肿（epibulbar dermoid）；约有50%的患者有室间隔缺损或动脉导管未闭等心脏畸形。

【诊断与鉴别诊断】

这是一类表型较为广泛的疾病谱类畸形。通过典型临床表现可予诊断。此征需与下颌 - 面部发育不良（MFD）有数处不同，本征很少有颧骨发育不全，也不发生下睑缺损。

【治疗原则】

应进行多学科的对症性的序列治疗。

（八）眼、下颌、头部发育异常，缺毛综合征

又名 Hallermann-Streiff 综合征，Ullrich-Fremerey-Dohna综合征。

病因不明，可能为常染色体隐性遗传，发生在胚胎期5～6周，主要累及头前面，亦累及外胚叶及中胚叶。

【临床表现】

特征为头部发育不全、侏儒、毛发缺乏、蓝色巩膜。①面部：面细长、鼻窄、老人面容、颅膨出、颜后退、小头或扁头；②眼：小眼、先天白内障、蓝色巩膜、眼球震颤、斜视；③皮肤及附属器：毛发缺乏、皮肤萎缩，有时出现白癜风。口腔最突出的表现是下颌发育不良，下颌支短，颏中部裂，髁突有时消失，小口，先天缺牙、乳牙残存、错牙合、开牙合、多生牙、先天牙（诞生牙）、釉质发育不全。

【鉴别诊断】

1. 早老 有早发性动脉硬化、四肢短小、指甲异常、变形关节炎，而无眼的病征。

2. 下颌面骨发育不全 虽亦有小颌及高腭弓，但另有下睑缺损和耳畸形。

3. 眼 - 牙 - 指发育不全 下颌正常，无蓝色巩膜。其特征为第5指的中指骨改变及釉质发育不全。

【治疗原则】

无特殊治疗，对完全性白内障，可根据病情进行手术。

（九）口 - 面 - 指综合征

病因不明，常常散发于正常的家族中，少见亲戚间同时受累的报告。

【临床表现】

根据各种临床表现可分为8型，总的特征为腭裂、分叶舌、舌愈着症、牙间离开、上唇系带异常、下颌发育不全、面部畸形、人中短、鼻根宽、眶距增宽。四肢畸形：多指症，并指症等。

【治疗原则】

多用外科矫正治疗的方法进行各种畸形的治疗。

（十）眼 - 牙 - 指发育不全

此综合征为常染色体显性遗传。

【临床表现】

①眶距狭窄，小眼球，鼻翼细窄或缺乏；②并指畸形，指趾骨在 X 线上异常；③严重的釉质发育不全及钙化不全，侵犯乳恒牙列。釉质钙化不全随年龄增高而表现为着色，从黄色、白垩样直至黄褐甚至黑褐。钙化不全处易被磨损，易于破碎。X 线上釉质透明度与牙本质相似，两者不易分清，镜下釉柱间质增宽，釉柱明显。显微硬度计示釉质硬度明显下降。化学分析

牙内矿物少,有机物相对增多。

【治疗原则】

对发育及钙化不全的牙予以修复。

（十一）眶距增宽症

又名 Greig 综合征。

由 Greig 在 1924 年首先描述,病因尚未明确,有家族倾向,近来认为可能为染色体显性遗传或伴性遗传。Waker 将本症分为二型:原发型和继发型。

【临床表现】

特征:①面部:眼距过大,双眼视物甚至不可能,故形成斜眼。鼻宽扁、鞍鼻、鼻孔大,有如牛面样。②颅:一般属短头,前后径小。③神经:智力减退,可能有脑畸形;④其他畸形:并指、外胚叶障碍、肌张力低、中胚叶发育不全、肾发育不全、尿道下裂、先天性翼状肩胛畸形(sprengel deformity)、颈蹼、先天性心脏病、听力障碍。

【鉴别诊断】

有些颅狭小症,如颅面发育不全症及尖头并指畸形(Apert 综合征),亦可出现眶距增宽症。如果其他异常突出,而眶距增宽居于次要位置时,则叫做继发性眶距增宽症,如在脑膜突出、脑膨出及面裂时。

【治疗原则】

应用成形手术矫治眶距及鼻梁的畸形。

（十二）茎突综合征

又名 Eagle 综合征、Eichen 综合征。

本病为一种发育异常疾患,可发生于一侧或双侧。

【临床表现】

特征为咽部异物感、咽痛、头颈部痛、耳鸣、言语障碍、面痛、面瘫等。X 线检查:显示茎突过长(超过2.5cm)。引起以上症状的原因为:①茎突形态、长度、方位的变异;②茎突韧带发生钙化;③茎突邻近组织的手术、外伤、感染、纤维化。

【治疗原则】

切除过长的茎突,症状可消失。

（十三）咽鼓管周围综合征

又名 Trotter 综合征。

为鼻咽部肿瘤引起的三叉神经痛样症状。由于肿瘤侵犯了卵圆孔,则三叉神经的下颌支被犯,因之可引起面颌部放射性疼痛。鼻咽部肿瘤约有 30% 出现 Trotter 综合征(Oliver 1962)。

【临床表现】

特征:①疼痛:多发生在下颌、舌、半侧头部;②可发生中耳性聋;③患侧软腭活动受限;④翼内肌挛缩,致使患者不能张口。

【治疗原则】

由于已是恶性肿瘤的晚期阶段,多应用姑息疗法,其预后差。

（十四）翼钩综合征

翼钩增大、变形伴随一些症状,经切除翼钩后症状消失,称为翼钩综合征。1983 年以来国内陆续有报告。本征的发生是由于腭帆张肌收缩过度,长期处于紧张状态,导致翼钩和有关肌肉发生改变所致。

【临床表现】

特征:①咽部不适及疼痛;②耳部症状和头痛;③腭肌痉挛;④颞下颌关节痛。

【治疗原则】

症状明显者可切除翼钩。

（十五）颈椎融合畸形

又名 Klippel-Feil 综合征。

原因未明,系常染色体隐性遗传或显性遗传。

【临床表现】

①颈椎融合,X 线可查知融合的颈椎与棘突;②短颈、颈蹼(又称翼状颈或蹼状颈);③眶距增宽。

【治疗原则】

一般不需要特殊治疗,畸形严重者可行外科矫形手术及颈部皮肤成形术。

第2节 以牙齿、牙周组织异常表现为主的综合征

（一）掌跖角化 - 早发性牙周病综合征

又名 Papillon-Lefévre 综合征。

Papillon 和 Lefévre 于 1924 年首先描述了此征,特点为掌跖皮肤过度角化和牙齿支持组织的破坏。此征为常染色体隐性遗传,发病率约为 1/100 万～4/100 万。

【临床表现】

皮肤表现:在 2～4 岁之间或更早掌跖开始发红,并出现鳞屑。掌部角化可达掌缘、鱼际隆凸及腕部。足跖角化通常更为严重,可延伸至跟腱处。病变区的

皮肤类似烘烤状，足底增厚的皮肤开裂会导致行走困难。有些患者膝部、肘部、外踝、胫骨粗隆及指（趾）关节的背部皮肤也会发红并出现牛皮癣样鳞屑。约20%患者有复发性脓皮病。皮肤病变程度是波动的，冬季较为严重，随年龄增长可有所改善。

口腔表现：乳牙的发育和萌出过程正常，但存在牙龈肿胀、出血、质地变糟、口臭明显。牙周组织的破坏几乎紧随最后一颗乳磨牙萌出而出现，4岁左右所有乳牙松动脱落，尔后炎症减轻，牙龈恢复正常。当恒牙萌出时重新出现牙周组织的破坏过程，牙槽骨破坏严重，14岁左右大部分牙齿脱落。部分患者小脑幕和脉络丛附着处有钙化。

【诊断与鉴别诊断】

具有弥散性掌跖角化的疾病有很多种，但仅有Papillon-Lefévre综合征与早期牙周组织破坏相关（图26-1）。

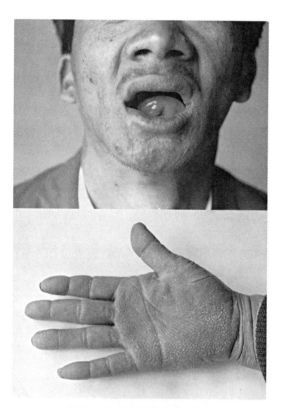

图26-1　Papillon-Lefévre综合征
男，24岁，全口无牙，掌跖膝部有重度的过角化。患者自幼牙齿松动，11岁时全口牙已极度松动，后逐渐脱落（参见《系统病与口腔》，1978：116）

【治疗原则】

由于病因不明，无特殊疗法。

（二）龈纤维瘤病 - 多毛综合征

又名特发性龈纤维瘤病 - 多毛综合征，Ramon综合征。

Ramon等于1967年首先报告了此征，颌骨肥大、牙龈增生、多毛症、智力身体发育迟缓及有癫痫发作是其特点。此征多为家族性发病，为常染色体隐性遗传。

【临床表现】

4岁以后巨颌畸形变得明显，颌骨呈进行性增大。双侧上下颌骨存在骨密度减低的多房性病损。

2岁起出现缓慢进行性牙龈增生，最终妨碍咬合。牙龈活检显示血管周围有特殊的胶原纤维分布，血管受压。患者牙齿萌出延迟且不完全。

几乎所有患者存在发育迟缓，身材矮小，智力障碍。4岁以前，所有患者有癫痫大发作病史。大约50%患者有发育多毛症。

【诊断与鉴别诊断】

巨颌症还可出现在神经纤维瘤、Noonan综合征及伴有多关节色素沉着的绒毛性滑膜炎的类Noonan综合征中，应加以鉴别。

龈纤维瘤病还可出现在多种综合征中，应区别者有：① Rutherford综合征：龈纤维瘤病合并角膜发育异常；② Laband综合征：龈纤维瘤病，合并耳、鼻、骨、指甲缺陷及肝脾大；③ Cross综合征：龈纤维瘤病，合并小眼、智力低下、手足徐动症、皮肤色素减退；④ Murray-Puretic-Drescher综合征：龈纤维瘤病合并多发性透明变性纤维瘤；⑤ Jones综合征：龈纤维瘤病，合并感觉神经耳聋；⑥ Byars-Jurkiewicz综合征：龈纤维瘤病，合并多毛及巨大纤维腺瘤（乳腺）。

【治疗原则】

可手术切除牙龈，切除龈镜检组织学上与苯妥英钠引起的龈增生表现相似，有大量致密结缔组织。

（三）缺牙、虹膜中胚叶发育不全

又名Rieger综合征。

1883年，Vossius报告部分无牙畸形，并发眼前房异常；1935年，Rieger证明其是常染色体显性遗传的综合征。此征的主要特点是上颌前牙缺失，眼球前房畸形和脐部异常。为常染色体显性遗传，外显率完全，但表现度有所差异。Rieger对此征的研究作出了重要贡献。

【临床表现】

一般患者的上颌的乳、恒牙列中的中、侧切牙缺失，前牙呈锥形畸形。上颌骨发育不足，下颌相对前突。

眼睛特征性表现为虹膜发育不全,虹膜的前层缺失,线凸出、增厚并断裂。也可出现小角膜、巨角膜、无虹膜、斜视等异常。约 1/2 患者患有青光眼。

脐周皮肤不能正常退化,部分患者存在脐疝。有些患者还存在尿道下裂、腹股沟疝、肛门狭窄及梅克尔憩室等异常。

【诊断与鉴别诊断】

先天性牙齿缺失及锥形牙可见于少汗型外胚叶发育不全症、EllisvanGreveld 综合征、色素失调症及肢端 - 牙 - 骨发育不良症等,应加以鉴别。

眼睛前房发育异常还可见于 Peter 畸形、先天性虹膜发育不全、Norrie 综合征、马方综合征及一些染色体异常疾病中,应加以鉴别。

【治疗原则】

眼压不易控制,传统的药物(缩瞳剂)治疗常无效,巩膜环锁术可使眼压转为正常。

(四)牙龈纤维瘤病伴青春期玻璃样变纤维瘤病

又称 Murray-Puretic-Drescher 综合征。

Murray 于 1873 年首次报告了此征,特点是多发透明纤维瘤、皮肤白色丘疹、屈曲挛缩、溶骨性骨损害及牙龈纤维瘤病。此征为常染色体隐性遗传性疾病。

【临床表现】

皮肤表现:在 2 个月~4 岁期间,头皮、面颊、额部、耳、背部、指(趾)八股部及小腿等处出现多发性可移动的无痛性透明纤维瘤。肿瘤缓慢增大,至青春期有些肿块可消退,新肿瘤的出现可减少。颈部、耳廓、鼻、鼻中隔、上唇和耳后区域皮肤存在白色丘疹。同样的病损可见于舌、食管、胃、肠、脾、胸腺及淋巴结。皮肤常存在色素沉着、萎缩性改变和硬化现象。

约在出生后一年内出现牙龈广泛增生,以致覆盖牙齿的𬌗面。

骨骼肌肉系统表现:出后生第一年内在膝、肘、髋、踝、腕及肩部出现疼痛和进行性屈曲挛缩。颞下颌关节也可能受累。约 1/2 的患者中可见指(趾)肿瘤,末节指(趾)骨的骨质溶解,长骨、指 / 趾骨和肩胛骨的小囊性病损。骨质疏松和胸腰椎侧弯现象更为多见。身高和体重均低于正常,骨发育和性成熟均延迟,可见广泛的骨皮质肥厚及骨膜反应。

【诊断与鉴别诊断】

此征应与先天性广泛牙龈纤维瘤病、神经纤维瘤病和 Winchester 综合征相鉴别。

【治疗原则】

对症治疗为主。

(五)少牙畸形和指(趾)甲发育不全综合征

又称 Witkop 综合征。

此征由 Witkop 于 1965 年首先报告。主要特点是牙齿先天缺失和指(趾)甲发育不全。多为散发性病例,在有些家族中表现出常染色体显性遗传的特征。

【临床表现】

有许多恒牙先天缺失或为锥形牙,有些患者也有乳牙先天缺失或锥形牙畸形。其中下切牙、第二磨牙、上尖牙缺失最为常见。

指甲和(或)趾甲发育不良,为勺形,生长缓慢。

部分患者的毛发细而生长缓慢,汗腺分泌如常。

【诊断与鉴别诊断】

此征应与 X 染色体连锁和常染色体隐性遗传的少汗性外胚叶发育不全症加以鉴别。后者具有典型面容,毛发细而稀疏、生长缓慢,汗腺减少,多数牙缺失,但指(趾)甲无发育不全。

【治疗原则】

对畸形牙可以牙体修复治疗,或正畸、种植、矫形修复综合治疗。

(六)白内障和牙畸形

又称 Nance-Horan 综合征。

Nance 和 Horan 首先报告了一种由先天性后极性白内障和螺丝刀样切牙畸形构成的综合征。此征为 X 染色体连锁性遗传疾病,致病基因定位于 X 染色体短臂的 21.1 位点至 22.3 位点区段。

【临床表现】

男女患者均有先天性白内障,男性患者通常受累更为严重。小眼和(或)小角膜畸形也较常见。

牙齿畸形具特征性,牙齿较细,切牙呈螺丝刀样,牙间隙较大。磨牙和前磨牙的牙尖较细,牙颈部宽度大于𬌗面宽度,磨牙呈桑葚状。

【诊断与鉴别诊断】

此征表现与 Lenz 小眼综合征较为相似,应加以鉴别。

【治疗原则】

对症进行眼科和牙科治疗。

第3节 以全身表现为主的综合征

一、以代谢、免疫等系统性疾病表现为主的综合征

（一）慢性肾上腺皮质功能减退症

又名 Addison 综合征、Thomas-Addison 病、肾上腺性青铜色皮病。

由 Addison 于 1855 年提出，病因主要由于双侧肾上腺皮质的器质性病变（如结核、肿瘤）而使肾上腺皮质遭破坏，或由于自身免疫过程所致，亦可因双侧肾上腺全部或大部切除所致。

【临床表现】

口腔黏膜及皮肤有色素沉着，常从黏膜及牙龈变黑而被发现。

全身存在低血压、疲乏、消瘦、畏寒等症状。

化验检查发现：血清钾升高，血清钠、氯减低，尿17-羟、17-酮皮质类固醇低。

在一些因素的诱发下可出现肾上腺危象。

【治疗原则】

应终生进行皮质类固醇的治疗。行口腔手术前后应给可的松，术中应注射可的松，以免发生危象。

（二）获得性免疫缺陷综合征

又称艾滋病（AIDS）。

此综合征是由人类免疫缺陷病毒（HIV）引起的免疫缺陷性疾病。艾滋病毒侵入人体的方式可通过局部破损的黏膜或直接通过血液（如输血或胎盘），然后到达靶器官而发病。

【临床表现】

临床病程分为两个阶段，第一阶段的症状是非特异性的，如不明原因的长期发热、乏力、盗汗、淋巴结肿大和肝脾大；第二阶段是在免疫缺陷加重的基础上出现系列的机会感染，包括：病毒感染、真菌感染、细菌感染和寄生虫感染，且出现 Kaposi 肉瘤，且其他恶性肿瘤的机会较高。在口腔颌面部体征为：①面颈部腺体肿大；②口腔黏膜白色念珠菌感染；③龈炎，主要是坏死性龈炎、感染性龈炎；④毛状白斑；⑤皮肤黏膜疱疹；⑥Kaposi 肉瘤。

【治疗原则】

对于此征的治疗目前尚无特效药物。在对 HIV 阳性或艾滋病患者进行口腔颌面部治疗时应注意抗感染及交叉感染的问题。

（三）湿疹-血小板减少、反复感染综合征

又名 Aldrich 综合征、Wiskott-Aldrich 综合征、湿疹-血小板减少性免疫缺陷病（TIE 综合征）。

本综合征为稀有的性染色体隐性遗传疾病，病因为先天性免疫缺陷，包括体液免疫和细胞免疫缺陷。

【临床表现】

只见于男性，出生后 6 个月内发病。特征为血小板减少性紫癜，牙龈自发性出血，腭部瘀血点，面部湿疹，易受感染，常生脓疖、中耳炎及呼吸道感染，出现血便和鼻血。化验：血小板减少，血小板大小、形状、质量均发生变化。儿童时期可死于继发感染或出血。

【治疗原则】

除全身的治疗外，在进行口腔颌面部治疗时应注意出血及感染问题。

（四）皮质醇增多症

又名 Cushing 综合征。

病因不明，根据肾上腺皮质所患疾病的病理及发病机制有不同的分类。

【临床表现】

肥胖、面部多血、瘀斑、腰和腹部出现紫带、水肿、月经减少、性功能缺乏、高血压、心脏扩大、妇女多毛症。X 线可发现骨质疏松。皮质激素过多可能导致胎儿腭裂的形成。对肥胖、面部充血、瘀斑或有骨质疏松的患者，应考虑到皮质激素分泌的特殊，转内科进一步检查尿 17-酮、17-羟皮质类固醇及血浆 ACTH，以便查明原因。

【治疗原则】

根据不同病因采取不同的治疗方法。

（五）多发性肾小管功能障碍综合征

又名 Fanconi 综合征。

病因不明，原发性此征系常染色体隐性遗传，继发性此征可能属于常染色体隐性遗传或为显性遗传。

【临床表现】

①先天性、家族性的再生障碍性贫血。②多种先天畸形：如小颅症、生殖腺功能低下、全身性褐色色素沉着。③肾衰与骨病变：骨病常与肾病同时发生，因之有"肾性骨营养不良"之称。④口腔黏膜出现瘀点、血肿。龈自动流血。口腔或咽部发生溃疡、坏死。⑤下颌骨髁突吸收消失，牙槽骨硬板及下颌管、颏孔、

上颌窦底处的白线均可在 X 线像上消失。下颌骨普遍脱矿,呈毛玻璃状。

【治疗原则】

原发性者预后不良,继发性者于除去原因后加以支持疗法,预后良好。

（六）类风湿性关节炎 - 脾大综合征

又名 Felty 综合征。

病因不明,可能是介于类风湿病和系统红斑狼疮之间的一种独立型病态反应性结缔组织疾病。

【临床表现】

①类风湿关节炎;②脾大;③白细胞减少。口腔症状主要为口干、舌萎缩、阿弗他性溃疡、腭腺增殖、反复感染。

【治疗原则】

脾摘除对控制和预防感染有效,但不能使本病的白细胞恢复和维持正常水平。

（七）慢性播散性组织细胞增多症

又名汉 - 许 - 克综合征。

病因不明,学说很多。多数人支持类脂质代谢障碍学说,即由于细胞的类脂质代谢障碍而引起一独创类脂质积存于增生的网状内皮细胞内,发病可为家族性。

【临床表现】

①骨的穿通性破坏,好发于颅骨、颌骨,牙齿松动甚至脱落;②单侧或双侧眼球突出;③尿崩症。其他表现如皮肤上黄褐色陈旧出血斑,外眦部黄瘤。镜下表现为黄色瘤肉芽肿,在肉芽组织中有大量组织细胞增殖,细胞内含胆固醇,呈泡沫细胞。X 线检查可见典型病变为骨质疏松,以颅骨和颌骨最为突出。可借以引出本综合征的诊断。

【治疗原则】

无特效疗法。化疗药物的联合使用可有较好的疗效。

（八）颞动脉炎

又名 Horton 综合征、老年性动脉炎、脑动脉炎。

病因未明,目前认为是一种胶原性自身免疫性疾病,免疫反应主要发生在动脉弹性组织。

【临床表现】

多见 60 岁以上的老人,无性别差异。主要表现为颞动脉部严重的、局限的头痛,疼痛为周期性、持续性,可达数小时以上,无扳机点,与三叉神经痛可区别。全身表现有食欲缺乏、失眠、减重、低热。眼动脉被侵犯可导致失明。病理变化为肉芽肿性动脉炎、巨细胞性动脉炎或动脉周围炎。许多器官的动脉可被侵犯。血沉快、白细胞增多、α 球蛋白升高、动脉活检有助于诊断。

【治疗原则】

应用 ACTH 及皮质激素可起作用,反射痛严重时可考虑手术切除。预后可自行缓解,亦可失明。

（九）黏多糖症 I 型

又名 Hurler 综合征。

本病为黏多糖代谢障碍所引起的隐性遗传性疾病。

【临床表现】

头大、额突出、宽鞍鼻、眶距增宽、眼睑高起、角膜混浊、鼻孔大而充塞,肝脾大,腹部突出,可有腹股沟疝和脐疝。爪形手、短颈、脊柱畸形、矮小、智力低下。口腔颌面部特征为:①舌大:突出口外,上唇厚,开𬌗;②骨畸形:下颌骨短而宽,颌骨破坏形成许多腔,内有异染物,可能是黏多糖;③牙间隙大:牙体过小,牙齿萌出迟延;④龈增生:个别患者可形成龈纤维瘤病。镜下见组织内有大量黏多糖贮积,成纤维细胞透明、个大、胞质异染,有新月形核,特称"Hurler 细胞"。尿中黏多糖升高,周缘血中的淋巴细胞的胞质中常见异染的颗粒。

【治疗及预后】

多于生后两年内发病,小儿期发展则早亡,无特殊治疗方法。

（十）急性播散性组织细胞增多症

又名累 - 赛综合征。

病因不明,为多因素,可能与免疫功能异常有关,有家族遗传倾向,感染可为诱发因素。

【临床表现】

主要发生于 3 岁以下的婴幼儿。患儿出现皮疹、发热、贫血、中耳炎、肝脾及淋巴结肿大、易出血、骨质发生多处破坏、牙齿可松动脱落、颌骨可发生弥漫性破坏。口腔黏膜和扁桃体可出现坏死性溃疡,病程甚急,可因衰竭、呼吸困难、感染而在出现口腔症状以前即死亡。本病实际上是小儿的恶网,在镜下可见增殖的组织细胞,可见细胞分裂及多核巨细胞,细胞内不含胆固醇,因而不呈泡沫状。

【治疗原则】

皮质类固醇及放射有助于治疗,但预后仍严重。

（十一）类脂质蛋白沉积症

又名皮肤黏膜透明变性、Urbach-Wiethe 综合征。

病因不明,有明显的家族倾向,系常染色体隐性遗传,为临床上罕见的脂质代谢障碍性疾病。

【临床表现】

①皮肤黏膜上出现小结节、灰白、蜡样,直径约0.5cm。颈、手、腋、会阴、睑周皮肤好发。肘膝可发生角化、疣状丘疹。②颅内钙化,发生于垂体凹之上;③声带处有斑膜,或呈肥厚结节状,致使婴儿不能哭泣,嘶哑,甚至呼吸困难。口腔特征:①唇增厚,出现无数结节;②舌增大、增厚;③口腔黏膜出现黄白色的丘疹斑块;④复发性腮腺炎;⑤先天缺牙或严重的釉质发育不全。斑块、结节在镜下为透明变性的组织,透明样变性物质开始环绕上皮下方的毛细血管,PAS反应阳性。

【治疗原则】

无特殊治疗。由于浸润物内有黏多糖存在,故须控制糖的摄入或用胰岛素治疗。

（十二）黏多糖症Ⅲ型

又名 Sanfillippo 综合征。

本征是一种以智力障碍为主的常染色体隐性遗传性疾病,特别是硫酐代谢减少,而使这些物质堆积在组织内,并随尿排出。

【临床表现】

以严重智力障碍为主,伴有体格发育障碍,患者在 2～5 岁前一般表现正常,然后病情进展迅速。同时伴有肝脾大、骨骼异常。患儿面容为黏多糖症:矮小、舟状头、鼻梁低、眶距宽、四肢屈曲畸形、肝脾大、腹股沟疝。X 线可发现多处骨异常,尿中有硫酐。黏多糖症各型均有报告牙齿特征,Ⅰ型(Hurler 综合征)出现锥形牙及牙间隙宽;Ⅳ型(Morquio 综合征)前牙展宽,牙间隙扩大,而Ⅲ型又出现髓腔闭塞。

【治疗原则】

无特殊治疗。

（十三）黏多糖症Ⅳ型

又名 Morquio 综合征。

属常染色体隐性遗传,为先天性遗传性黏多糖代谢紊乱,尿中排出黏多糖过多引起。

【临床表现】

骨骼畸形,侏儒症,进行性脊椎畸形、短颈、鸡胸、膝外翻、普遍的骨疏松。关节过度伸展,肌肉软弱,弥漫性角膜混浊。主动脉反流。脊髓受压可引起神经症状,智力正常或轻度损害。可有进行性耳聋。口腔特征:①乳牙及恒牙釉质菲薄,发育不全,牙色黄灰,易折断,易被磨损而使颌间距离变短。前牙展宽,牙间隙大,易患龋齿。②髁突平且不规则。③可有沟纹舌或地图舌。

【治疗原则】

本病尚无有效疗法,可进行宫内诊断。

（十四）发作性夜间血红蛋白尿综合征

1882 年,Strubig 报告一种睡眠时溶血亢进,而醒后排出血红蛋白尿为特征的少见病。

【临床表现】

此综合征于口腔内可出现色素沉着。连熙隆等(1975)报告女性 39 岁 1 例,先是指甲出现黑色素沉着,然后舌两侧缘及双颊黏膜出现暗褐色的色素沉着,且在前牙区有牙龈出血。患者易疲乏、肌肉痛、枕部痛。检查结果:全血指标均低,Ham 试验及糖类试验皆为阳性,尿胆素原增加。

【治疗原则】

抗贫血治疗和肾脏保护性支持疗法。

（十五）缺铁性贫血-吞咽困难综合征

又名 Plummer-Vinson 综合征。

病因不明,似有遗传倾向。

【临床表现】

①贫血、苍白,化验为低色素性贫血;②镜面舌,舌光秃、发红、灼痛,可有口角炎;③匙状甲。

【治疗原则】

由于病因不明,治疗较困难。按缺铁性贫血进行治疗。本征一般预后较好。

（十六）过氧化氢酶缺乏综合征

又名 Takahara 综合征。

病因未明,主要由于组织细胞和红细胞内缺乏过氧化氢酶,为常染色体隐性遗传。

【临床表现】

血中缺乏过氧化氢酶,能引起进行性坏死性口炎。牙龈可出现黑褐色溃疡,上覆白色假膜。溃疡可向根方发展,引起剧痛及牙松动,直至牙齿脱落后疼痛才缓解,但溃疡又向颌骨及周围软组织发展,引起颌骨及颌周组织坏死。由于血中缺乏过氧化氢酶或酶的浓度减低,加过氧化氢亦不发泡沫,且呈棕黑色(正常血加过氧化氢呈浅红色)。

【治疗原则】

对此种患者应注意避免并且控制感染。

(十七)舍格伦综合征

此征是一种有代表性的干燥综合征,分为原发性和继发性舍格伦综合征。

【临床表现】

①口眼干燥。其他分泌腺包括鼻、咽、喉、气管、阴道亦干燥。②腮腺、下颌下腺肿大,泪腺肿大者少见。③类风湿关节炎或其他胶原病。口眼干燥为最突出的症状。本综合征时口干的程度能达到最严重的情况。一般说来,本综合征和异常球蛋白血症以及口咽部肿瘤放射治疗后的口干程度最为严重。显微镜下腺小叶内有明显的淋巴细胞浸润,取代腺泡,但小叶的外形轮廓仍存在,故与肿瘤不同。部分病例出现肌上皮岛,约 85% 的病例小唾液腺发生变化,因此唇腺或颊腺活检有助于诊断。直接免疫荧光可证明抗唾液腺导管抗体阳性。化验:高球蛋白血症(γ 球蛋白升高,特别是 IgG 升高),血沉加快,淋巴细胞增多。

【治疗原则】

多采用中医中药治疗以及对症治疗,全身症状严重者采用皮质激素和免疫抑制剂,有一定的疗效,但长期使用会有严重副作用。详见第十四章"唾液腺疾病"。

(十八)尿道炎 - 结膜炎 - 关节炎综合征

又名 Reiter 综合征。

病因尚未最后确定,有许多因素与之有关,包括各种不同的病原、自身免疫系统、遗传因素等。

【临床表现】

①尿道炎:尿道痒且有烧灼感,甚至有脓性渗出物,但非淋病性者。②关节炎:对称性,多发性。③结膜炎:一般不严重。④黏膜皮肤:红色或黄色斑丘疹,指(趾)甲病变,龟头炎;口腔可出现溃疡,似复发性阿弗他,可出现水疱样变化。舌表现脱皮或有舌苔形成地图舌。本病诊断时依据的特点为表现有尿道炎症状。化验:白细胞轻度增多,血沉快。可有脓尿。

【治疗原则】

本征可自动缓解,抗生素及皮质激素治疗有效。

(十九)回归热性结节性非化脓性脂膜炎

又名 Weber-Christian 综合征。

病因不明,以往认为与感染、药物、创伤、异常脂肪代谢或酶不足有关,最近有报道本病与免疫功能异常有关。

【临床表现】

①皮下脂肪发生触痛性的结节肿块,消退后遗留凹陷性萎缩斑;②常伴回归性发热及心肺脾肾等内脏疾病。镜下见皮下脂肪变性,大量嗜中性白细胞、淋巴细胞及组织细胞浸润,组织细胞吞噬脂质形成泡沫细胞,晚期泡沫细胞消失,代之以纤维化。

【治疗原则】

尚无特殊疗法,目前认为本病属于自身免疫性疾病,急性期可选用皮质类激素。

(二十)巨大血小板型家族性凝血酶形成缺乏病

又名 Revol 综合征。

为家族性遗传性疾病,由于二磷酸腺酐缺乏,引起血块收缩不良。

【临床表现】

自动出血或于小外伤后出血,皮肤紫癜、鼻出血、肠胃道出血。关节血肿也时有出现。口腔特征为牙龈出血及腭部瘀血点。化验:出血时间正常或延长,血块收缩不正常。血小板形态异常,血小板计数及凝血时间正常。

【治疗原则】

无特殊方法,对症治疗。

(二十一)结节病 - 眼 - 腮腺热综合征

又名 Heerfort 综合征。

1909 年,Heerfort 记载葡萄膜炎、腮腺肿胀、发热、面部麻痹。以后认为本症是结节病的一种。病理变化基本上同结节病(sarcoido-sis)。

【临床表现】

口腔表现主要是双侧腮腺肿大、硬、不痛。下颌下腺、舌下腺也可被犯,常出现口干、面瘫,下颌下淋巴结也有时肿大。口腔症状颇似 Sjögren 综合征。眼症状常有虹膜睫状体炎、双侧眼色素层炎、结膜炎、角膜炎、角膜疱疹,有时泪腺肿大。神经症状最常见为面神经麻痹,但也可有软腭麻痹、耳聋、吞咽困难、味觉减退等。

【治疗原则】

可用免疫抑制剂包括皮质激素、环磷酰胺、氯喹等。常反复发作,少数自行缓解,亦可残留视力障碍。

二、以皮肤黏膜为主要病变表现的综合征

（一）色素失禁症

又名 Bloch-Sulzberger 综合征。

黑色素从上皮层脱落到真皮层，被组织细胞吞噬而成为载色细胞，这种现象叫色素失禁，此综合征为遗传性疾病，遗传基因在 X 染色体上。男性多在胎儿期死亡，故 97% 为女性患者。

【临床表现】

特征为：①皮肤先出现疱性病变，后成色素斑，最后变为疣状、角化的病变。在水疱发生期，血中嗜酸性粒细胞可高达 55%。②皮肤病变之外有脱发、缺甲、眼症状（斜视、白内障、视神经萎缩）、神经系统症状（智力低下、小颅、脑积水、痉挛性瘫痪）、骨骼畸形等。

口腔牙齿特征为：①牙齿萌出迟延；②圆锥牙及其他牙体异常；③先天性缺失牙。

【治疗原则】

皮肤损害可自行恢复，若无自觉症状者无需治疗，有症状者可试行皮质类固醇治疗，其他为对症治疗。

（二）皮肤 - 黏膜 - 淋巴结综合征

又名川崎病（Kawasaki 病）。

1967 年，川崎富作报告 50 例类似多形红斑、猩红热、Stevens-Johnson 综合征的急性、热性皮肤、黏膜、淋巴结综合征。主要发生于 4 岁以下幼儿，原因不明，以后报告甚多。

【临床表现】

①抗生素治疗无效的发热连续 5 天以上；②四肢末端在急性期硬性水肿、红斑，在恢复期指（趾）尖脱屑；③不定型的皮疹，躯干多，不形成水疱及痂皮；④两侧球结膜充血，往往为一过性者；⑤唇潮红，莓样舌颇似猩红热，口咽黏膜普遍发红；⑥非化脓性颈部淋巴结肿胀，急性，一过性。其他症状有：心电图变化、消化系症状、蛋白尿、白细胞增多、血沉快、CRP 阳性、α_2 球蛋白增高、ASO 值上升等。本病可造成突然死亡，死因为冠状动脉瘤、血栓闭塞及心肌炎。

鉴别诊断：①猩红热：青霉素有显效，但对 MCLS 几乎无效；②乳儿结节性多动脉炎（PN）：两者血管变化相似，但 PN 不引起冠动脉瘤及血栓动脉炎而猝死；③ Stevens-Johnson 综合征：此症淋巴结肿大者少。

【治疗原则】

本征预后一般良好，1%～2% 突然死亡，皮质激素有显效。

（三）皮肤淋巴细胞浸润综合征

又名 Jessner-Kanoff 综合征。

本病为一种原因不明的皮肤的淋巴细胞浸润性疾病。

【临床表现】

主要见于男性，10～30 岁发病，皮肤损害常发生于面部。呈单个或多发的平坦的斑丘疹，有时呈环形，发硬。日光照射可使病变恶化。本病无系统性症状，亦无内脏疾患。镜下上皮正常，真皮内淋巴细胞弥漫浸润，没有生发中心，真皮有嗜碱性变性。血中淋巴细胞可增多。

【治疗原则】

本症可自行缓解，亦可持续多年，但对全身无影响，局部症状用皮质激素可改善。

（四）先天性厚甲综合征

又名 Jadassohn-Lewando-wsky 综合征。

病因未明，为外胚叶缺陷病，属常染色体显性遗传。

【临床表现】

男女均可发病，出生时症状即明显或于婴儿早期发展加重。特征为：指（趾）甲黄、厚（黄甲病）。楔状增厚、横纹增宽，常发炎，甚至脱甲。掌跖角化、多汗，脚趾、脚边、踝部常发生大疱。面部、四肢出现角化丘疹。多毛或缺毛。口腔、肛门出现白斑。口腔特征为：①舌背厚起，发白或灰白；②颊线处发白；③常出现口腔疱疹样病变；④舌裂发病者多；⑤牙齿过早萌出，所谓的"先天牙""初生儿牙"。镜下口腔黏膜发生均匀的棘层增生，有明显的细胞内空泡性变，细胞间桥消失，不全角化，镜下很像白色海绵状斑痣，而不同于白斑。

【治疗原则】

无特殊疗法，拔甲后再生甲仍异常。但进展缓慢，应注意黏膜白斑有可能恶性变。

（五）重型大疱性多形红斑

又名 Stevens-Johnson 综合征。

本征病因不明，可能与药物过敏、变态反应和病毒感染有关。

【临床表现】

主要表现在黏膜、皮肤和眼。好发于年轻人，症状急重。口腔有大疱、糜烂、脱皮、渗出。渗出物有时呈大片胶冻状。黏膜普遍发红充血，眼结膜炎尤为突出。皮肤上有时出现带有特征性的环形红斑，如彩

虹状或靶状。本症亦可有尿道炎,但若以尿道为主征时,应为 Reiter 综合征,而 Stevens-Johnson 综合征的表现则以口腔多形红斑及结膜炎为主。全身症状在急性初起时有发热及严重不适。本征与 Fuchs、Fiessinger-Rendu、Baaden 等综合征基本上相似,都是多形红斑的类似表现。

【治疗原则】

①皮质类固醇激素;②支持疗法;③预防和控制继发感染;④中医疗法;⑤皮肤黏膜损害的局部处理。

（六）弹力纤维假性黄瘤

又名 Grnblad-Strandberg 综合征。

病因未明,有家族倾向,为弹力变性的一种常染色体隐性遗传。

【临床表现】

可发生于任何年龄,本病为弹力纤维变性的一种遗传病。病变主要发生在皮肤、黏膜、眼、血管。口腔黏膜出现黄白色边界不清的斑块,或呈网状排列的丘疹样微隆起,毛细血管往往可见。镜下见黏膜固有层弹力纤维断裂、肿胀,有时有钙质沉淀。皮肤出现点状至米粒大淡黄色丘疹,呈线状、网状、片状聚集。眼常有网膜色素线条。血管病变能引起高血压、脑出血及雷诺症等。

【诊断与鉴别诊断】

应与以下疾病区别:①迷脂腺症;②黄瘤(镜下有泡沫细胞);③类脂蛋白症在皮肤黏膜出现灰白色结节,镜下有玻璃样物质;④吸烟者的腭部特殊表现(腭部有黄白结节,中央凹陷为腭腺导管);⑤毛囊角化病(灰褐丘疹,上皮层角化不良)。

【治疗原则】

无特殊疗法,对症治疗,可应用钙剂及多种维生素,防止并发症。

（七）限局性皮肤发育不全综合征

又名 Goltz-Gorlin 综合征、多发性乳头瘤综合征。

该综合征为性连锁显性遗传或常染色体显性遗传。

【临床表现】

①黏膜及口腔皮肤出现多发性乳头瘤;②皮肤萎缩及线状色素沉着;③皮下脂肪沉着;④四肢异常,出现并指、多指或无指畸形;⑤指甲异常,眼异常(虹膜、脉络膜缺损及斜视);⑥牙齿畸形,过小牙,釉质发育不全等。口腔出现多发性乳头状纤维血管瘤即可诊断。

【治疗原则】

本症无特殊治疗。

（八）黏膜 - 皮肤 - 眼综合征

又名 Fuchs 综合征。

是一种急性的皮肤黏膜炎症,与 Stevens-Johnson、Baader、Fiessinger-Rendu 等综合征基本相同,均为多形红斑。

【临床表现】

口腔及外阴黏膜表面形成灰白色的假膜,同时有结膜炎。

【治疗原则】

治疗用皮质激素有效,预后良好。

（九）皮肤弹力过度综合征

又名 Ehlers-Danlos 征。

病因未明,常有明显的家族史,由于疾病的类型不同,而遗传的方式不同。

【临床表现】

分为 8 型,各类型表现有所不同,但总体有以下特点:皮肤柔软,弹性过大,亦可松弛发生皱褶。易成瘀斑、血肿,血肿并可机化或钙化。关节松弛、活动过度,易发生关节积血或脱臼。常伴随发育异常及内脏发育异常。患者有不同程度的免疫功能低下,抵抗力差,术后伤口愈合延迟,容易感染。口腔血肿可伴随此综合征。

【治疗原则】

对症处理。

（十）眼 - 口 - 生殖器三联综合征

又名白塞综合征。

本综合征属自身免疫病,只有两征者为不全型。

【临床表现】

①反复发作的口腔溃疡,为阿弗他型;②眼病变有结膜炎、色素层炎、前房积脓;③皮肤有结节性红斑、毛囊炎、疖肿等,在注射针刺处的出血性丘疹样反应常是本病特征;④睾丸、阴茎、阴唇的溃疡;⑤发热、关节炎等全身症状有时出现。镜下主要为血管变化,血管内玻璃样血栓,管周类纤维素沉积,血管周围大量淋巴细胞浸润。直接免疫荧光可见组织内荧光阳性物质。

【治疗原则】

对症治疗、全身系统治疗及中医中药调理。

详见"口腔黏膜病"章。

（十一）先天性角化异常

又名 Zinsser-Fanconi 综合征。

原因不明，与父母近亲婚配有关，系伴隐性遗传，以外胚层发育障碍为主。

【临床表现】

①面、颈、胸部皮肤有细网状色素沉着；②指甲发育不全；③舌的白斑。舌黏膜出现复发性水疱或溃疡，舌乳头消失，舌背光滑、变厚，形成"症状性白斑"。身体他处黏膜也可发生类似变化，这些变化可成为癌前状态。再生障碍性贫血，躯体和精神发育不全，言语困难。本病与先天性表皮水疱症的区别在于后者无网状色素沉着。与先天性甲肥厚区别在于后者特征为厚甲及口腔黏膜白色过度角化。

【治疗原则】

切除白斑或按其他处理白斑的方法。

（十二）先天性白细胞异常白化病综合征

又名 Chediak-Higashi 综合征。

本病为稀有的常染色体隐性遗传疾病，父母近亲婚配史者多见。

【临床表现】

主要发生于儿童。口腔黏膜溃疡，严重龈炎及舌炎，牙松动甚至脱落。畏光，眼球震荡，皮肤部分白化。反复感染、淋巴结病、肝脾大，有的伴发恶性淋巴瘤。血象：全血贫血，周缘血粒细胞和淋巴细胞中有不典型颗粒及 Dohle 小体，骨髓细胞中有特殊的嗜伊红包涵体。

【治疗原则】

无特殊，对症治疗，常于早年死亡。

（十三）多腔口糜烂性外胚叶病

又名 Baader 综合征、Fiessinger-Rendu 综合征。

病因不明，可能与病毒感染和过敏有关。

【临床表现】

特征为发热，黏膜广泛炎症，包括眼、鼻、口腔、阴部。口腔黏膜高度发红、起疱，形成假膜性炎，唇水肿病形成痂皮。本病实质上是多形红斑，与 Stevens-Johnson 综合征基本相同。

【治疗原则】

经数月后逐渐减轻而痊愈，如症状严重时可对症治疗。

（十四）色素沉着 - 肠息肉综合征

又名 Peutz-Jephers 综合征。

病因不明，有明显家族性，系显性遗传，对于散发病例的发病机制，一般认为与基因突变有关，但发生突变的条件和过程尚不清楚。

【临床表现】

男女均可发病，其特征是：①黏膜皮肤色素斑；②胃肠道息肉；③家族遗传性。黏膜色素主要发生在口周，为黑色素沉着。肠息肉可分布于全部肠道，但主要在小肠。肠阻塞可引起腹痛。结肠的多发性息肉有恶变的倾向。从口周雀斑的现象，可进一步做 X 线造影检查肠道，从而有可能发现全部综合征。

【治疗原则】

黑色素斑点一般不需治疗，息肉可手术治疗。

（十五）弥漫性血管角化症

又名 Fabry-Anderson 综合征。

本症可能为伴有性遗传及不完全隐性遗传的疾病。

【临床表现】

皮肤上出现成群的毛细血管扩张性疣，多见于脐周、生殖器、臀部，四肢远端麻木、灼痛、潮红，下颌及下唇突出，唇颊黏膜有针头大的紫色斑点。本症有糖脂浸润于血管壁、淋巴结、角膜及内脏器官，导致肾衰竭、高血压和心脏病。早期出现蛋白尿。

【治疗原则】

无特殊疗法。

（十六）皮肤软脑膜血管瘤病

又名 Sturge-Weber 综合征、脑三叉神经血管瘤病。

本征为先天性疾患，一般认为在 22 对染色体上有一个额外的染色体，胎儿第 6 周同时发生胎儿脑部血管系统发育不良，应该退缩的血管丛持续存在。

【临床表现】

特征：①一侧面部有血管痣（瘤）或"葡萄酒色斑"，沿三叉神经分布；②脑内钙化，X 线可发现，钙化区与病同侧；③青光眼，眼球外突，视力减退；④智力减退，发病前可表现为智力强，早熟，然后减退，甚至癫痫发作。口腔表现主要有片侧血管瘤样病变，发生于唇、颊、舌、龈。上颌牙龈增生，上唇肥厚，患侧与健侧不对称。赵福运等（1988 年）报告 10 例，9 例有面部一侧的焰色痣，9 例有青光眼，只有 1 例 X 线发现颅内钙化。因而，认为患者多有焰色痣与青光眼，而不一定有神经系统症状及颅内钙化。病理上为单纯的血管瘤,管壁薄,有许多扩张的毛细血管及小静脉。增大的牙龈中有血管瘤病合并纤维增生(图26-2)。

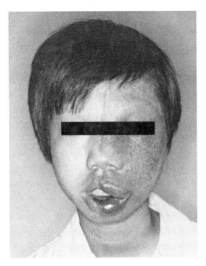

图26-2 Sturge-Weber综合征

女,12岁,面部半侧焰色痣,硬腭有鲜红斑痣,上下唇及牙龈肥厚,左侧青光眼,X线片见左侧颅内钙化

【治疗原则】

可局部使用激光、注射硬化剂、整形手术综合治疗。

(十七)肢端动脉痉挛综合征

又名Raynaud综合征。

病因未明,系一种功能性疾病,尚可有遗传因素。

【临床表现】

特征是由于四肢末端的细小动脉痉挛,而引起苍白、发绀、麻木或刺痛。这种现象往往伴有其他疾病,如结缔组织病、心血管病。特别是寒冷或情绪波动能引起这种现象的发生。口腔表征少见,有些报告雷诺病的口腔黏膜、唇及舌苍白,且有麻刺感。上海第二医科大学附属九院报告女性一例,伴有Sjögren综合征,在冬季四肢症状发作严重时,舌背苍白,舌腹静脉瘀血发紫,并有麻刺痛,经转移因子治疗有效。

【治疗原则】

保护肢端免受寒冷和损伤,也可行中医药治疗和针刺疗法。

(十八)遗传性出血性毛细血管扩张症

又名Osler-Rendu-Weber综合征。

目前公认本病系常染色体遗传,而一些人则认为本病与内分泌的改变有关;也有人认为:扩张了的血管使周围组织产生广泛的退行性变化而致。

【临床表现】

男女均可受累,常于儿童期开始发病,特征为皮肤、黏膜多发性的毛细血管病及小血管瘤。毛细血管及静脉扩张,易出血,特别是鼻出血,亦有消化道出血者。随年龄增加,出血倾向可加重,毛细血管扩张皮损常在30~40岁以上发生。本症为血管发育畸形病变,而非血液病。由于唇、舌尖、舌背、腭、颊等处黏膜上粟粒大的红色小结节及小血管瘤样病变,可引起本综合征的诊断。

【治疗原则】

对症治疗,临床表现不同,采取不同的治疗方法。

三、以神经系统症状为主的综合征

(一)先天性双侧面瘫综合征

又名Mbius综合征。

病因尚不明确,可能系胎儿在宫内,特别是在妊娠2个月内胚胎受外界有害因素的影响,使展神经、面神经、舌咽神经、舌下神经核发育不良。

【临床表现】

特征为头面部双侧肌肉瘫痪,双侧眼肌麻痹,特别是外展肌。婴儿出生后数周表现为睡眠时不能闭眼,哭笑时面部无表情。本征突出的表现为口唇外翻,口常部分地张开,唾液外流,语言不利,咀嚼困难。舌、软腭及颌部肌肉有轻度麻痹。有时伴随智力障碍或癫痫。

【治疗原则】

无特殊,预后一般良好。

(二)带状疱疹-膝状神经节综合征

又名Hunt-Ⅰ型综合征。

本征由带状疱疹病毒引起,发病前潜伏在脊髓神经的神经元中,当病毒在皮肤形成疱疹病变的同时,却已侵犯面神经膝状神经节,累及感觉与运动神经纤维。

【临床表现】

本症是带状疱疹的一个特殊类型,由耳部带状疱疹加震颤麻痹可构成此综合征。症状表现为患侧面部麻痹,外耳道及耳翼剧痛,耳鸣、眩晕。面部歪斜、流涎、讲话困难。口腔及咽部发生疱疹和溃疡,吞咽进食困难。被犯区域为面神经膝状神经节的分布区,根据面瘫、耳痛及疱疹可诊断出此综合征,但亦有时将此综合征误诊为单纯疱疹或过敏性皮炎。

【治疗原则】

对症治疗,包括止痛、保护患部、控制感染。可应用维生素B_1及维生素B_{12},激素应用尚有争论。

(三)味觉出汗综合征

又名耳颞神经综合征。

此综合征可因腮腺或下颌支手术损伤耳颞神经而引起。Duphenix 和 Dupuy 分别在 1757 年和 1816 年最早在文献中提到味觉出汗和潮红综合征。1923 年，Frey 对此征进行了深入的研究，故又称为 Frey 综合征。多数患者的发病原因是由于损伤了耳颞神经，在神经再生过程中，副交感神经纤维错构且沿交感神经生长，当味觉受到刺激时便产生出汗和潮红现象。可继发于保守性腮腺切除术后，也可继发于化脓性腮腺炎或对腮腺区和下颌髁突的直接损伤。此征也偶见于婴儿中，并无创伤史。与耳颞神经综合征有关的鼓索神经综合征，出汗和潮红现象局限在颏部和颏下区域，多继发于外伤或下颌下腺手术后。

【临床表现】

在进食时对唾液腺产生强烈刺激后，在耳前和颞区出现出汗、潮红现象，并有温热感，有时有轻度疼痛。术后首次出现综合征表现的时间有很大差异，一般在术后 2 个月～2 年内，平均为 9 个月。

皮肤受累区域的范围和程度有很大差异。通常在耳颞部，也可出现于口角区域或向下扩展至下颌角及耳大神经分布区域。此征表现一旦出现，皮肤受累区域将扩大且终生存在，仅约 5% 患者的症状可减轻或消失。

【诊断与鉴别诊断】

单侧耳廓、颞部、颊部潮红，且多汗。进食、漱口，特别是酸性物质刺激时发作。患部对热刺激敏感度降低。在舌前方 1/3 处用酸性物质试其反射，即可作出诊断。

此征不应与有些人在食用辛辣或酸性食物时大量出汗的情形相混淆，后者出汗区域局限在前额、鼻尖和上唇。此征也不应与癔症或交感链切除后的出汗体征或症状相混淆。

【治疗原则】

多数患者能够忍受。局部注射普鲁卡因麻醉耳颞神经、封闭耳神经节，局部注射阿托品，局部使用 3% 氢溴酸东莨宕碱霜、1% 葡萄糖吡咯霜，切断耳颞神经、舌咽神经、副交感神经的鼓室丛等均可消除此征表现。

（四）味觉性泪腺分泌综合征

又称鳄鱼泪综合征。

此征首先由 Oppenheim 在 1913 年报告，Bogorad 在 1928 年对此征进行了更为详细的描述，并参考鳄鱼进食时流泪的特点，将其命名为鳄鱼泪综合征。此征患者多为后天发病，继发于面部或岩浅大神经的创伤或炎症、神经性梅毒、听神经瘤、血管疾病和与耳部带状疱疹有关的面部麻痹。膝状神经节的近中出现病

损，在神经再生过程中，支配颌下腺和舌下腺的神经纤维与支配泪腺分泌的神经纤维可产生部分交换，当味觉受到刺激时泪腺就开始分泌。此征患者中有极少数为双侧和（或）先天性发病。先天性患者常与展神经麻痹或 Duane 综合征有关。

【临床表现】

进餐时患侧眼睛流泪。流泪时常伴有面部痉挛或弥散的面部肌肉反应。如显露牙齿，出现前额皱起和眼睑闭合。皱前额或闭眼也可以引起口角后缩和鼻唇沟加深。

【诊断与鉴别诊断】

此征不应与面瘫中的流泪现象相混淆。后者流泪是由于睑外翻的结果，与泪腺分泌过多无关，不受进食影响。

【治疗原则】

基本能忍受和接受，不需特别治疗。

（五）伴有口腔自残行为的感觉异常综合征

又称遗传性感觉神经和自主神经病。

1932 年 Dearborn 首先描述了此征，患者因先天性对疼痛不敏感或无反应，导致自残肢体、唇和舌软组织，造成组织缺损和瘢痕形成。此征最早统称为先天性痛觉丧失，现在分为遗传性感觉和自主神经病变（HSAN）和遗传性非神经病变性痛觉缺如症（HNNA）两类。根据遗传方式、病史和受累神经细胞或轴突的数目将 HSAN 类患者分为 I、II、III、IV、V 五型。除 I 型为常染色体显性遗传、无口腔病损外，其他 HSAN 四型与 HNNA 类患者均为常染色体隐性遗传，有不同程度的口腔和（或）口腔外自残现象。HSAN I 型以足部穿通性溃疡和感觉性桡尺神经病变多见，伴足和腿肌肉萎缩。基因定位于 9q22.1～9q22.3。II 型的特点是泛感觉性神经病，最常表现在肢体，很少影响面部和躯干。III 型是家族性自主神经异常，伴有不同程度的泛感觉神经紊乱，基因定位于 9q31～9q33。IV 型为先天性，对疼痛不敏感，伴无汗症和智力障碍。V 型与 IV 型相似，但无智力障碍。

【临床表现】

除 HSAN I 型患者外，其他型患者中均可见到唇、舌、手臂和腿被自残现象，面部有明显的瘢痕形成，甚至可见到因自残而致指骨截断现象。牙齿萌出后即可出现自残现象。

在所有患者中均可发生骨髓炎、无菌性骨坏死、骨折、脚趾和手指末端骨坏死并伴自发性骨吸收现

象。有些患者的关节松弛。

对疼痛刺激缺乏反应，痛觉缺如范围几乎遍及全身，肢体末端更为明显。但可有正常的"感觉岛"存在。

四肢无出汗现象，温度觉、触觉明显下降，且有嗅觉丧失。但 HNNA 人患者除痛觉反应迟钝外，其他感觉基本正常。

智力可能迟钝，以 HSAN Ⅳ型患者明显。部分患者有癫痫发作。

【诊断与鉴别诊断】

患 Lesch-Nyhan 综合征患者也有自残体征，特别是唇和手的损害，但这些患者常有严重的智力障碍、舞蹈性手足徐动症和多尿症。

Critchley 等报告了一种常染色体隐性遗传性综合征，患者的舌、唇和颊黏膜常存在难以控制的自残性咬伤。这些患者对疼痛刺激有正常反应，但深腱反射缺如，自残多为夜间出现抽搐而引起。

【治疗原则】

无很好治疗方法，加强保护和对症处理。对无汗患者要注意控制体温。

（六）颌动瞬目综合征

又名瞬目颌动综合征或 Marcus-Gunn 综合征。

1883 年 Marcus Gunn 首次报道了此征。先天性单侧上睑下垂的患者，当下颌运动到对侧时，下垂的眼睑快速过度上抬，或闭眼时则出现下颌骨向对侧运动，也可出现下颌前伸运动。此征的病因不清，推测与脑神经核上病损有关，由于第Ⅲ和第Ⅴ脑神经的神经核比较靠近，两脑神经发生交通所致。多为散发，也可有家族发病史。先天性眼睑下垂的患者中 5% 患有此征。所谓瞬目颌动反射，表现为触及角膜时，下颌骨明显向对侧或前伸运动。

【临床表现】

90% 以上患者为先天性原发性上睑下垂，在年龄较大的患者中有可能自行改善，但基本上眼睑上抬不明显。7% 患者无眼睑下垂明显，3% 患者为双侧上睑下垂。

25% 患者有上直肌麻痹，25% 患者有双侧上睑提肌麻痹，35%～60% 患者有弱视和斜视表现。患者开口时斜视可被矫正。

当压迫下颌骨或下颌骨向非眼睑下垂侧移动时出现过度睁眼表现，有时还可伴有眼球上移或下降。部分患者在动唇、吹口哨、微笑、牙关紧闭、咀嚼、鼓双颊、伸舌或作吮吸动作时，甚至作吞咽运动、颌骨向同侧或对侧移动时即可诱发此征出现。

【鉴别诊断】

Martin Amat 综合征见于面神经麻痹后面神经部分再生而产生的面部内在反应，患者当下颌移向一侧时部分下垂的眼睑进一步下垂，眼球上下跳动。

【治疗原则】

轻型的影响不大，无需治疗。要求治疗者可作三叉神经运动神经根切断术或注射酒精，有上睑下垂者，可行上睑肌缩短术。

（七）不对称性哭面综合征

又名心 - 面综合征。

此征与第Ⅶ对脑神经病变有关，普遍认为此征存在单侧降口角肌群发育不良或未发育。1969 年，Cayler 等发现 5%～10% 的患者中存在先天性心脏病，故此征又称心 - 面综合征。此征在新生儿中的发生率为 1/160～1/120，多为散发，也有家族性发病的报道，符合常染色体显性遗传特征。

【临床表现】

在静止时面部对称，仅在哭泣时面部出现不对称，口角歪斜。

10% 患者伴发唇腭裂或单纯腭裂。

5%～10% 患者有先天性心血管异常，常见的有室间隔缺损、动脉导管未闭和法洛四联症、右位主动脉弓、双主动脉弓、肺动脉闭锁等。

有些患者存在半块椎骨、椎骨融合、胸骨和肋骨异常、桡骨和拇指发育不良等骨骼异常。

有些患者存在肾发育不良或缺如、肾异位、多囊肾及阴囊分叉、性腺发育不全、隐睾和尿道下裂等泌尿生殖系统异常。在少数患者中还可见到气管食管闭锁或瘘、喉软化、支气管闭锁、肛门狭窄或闭锁、胸腺缺如等异常。

【诊断与鉴别诊断】

此征的表现明显与眼 - 耳 - 脊椎发育不良综合征相重叠，应加以鉴别必须排除 Crisponi 综合征，后者是常染色体隐性遗传病，主要表现在触摸或哭泣、牙关紧闭和唾液分泌时面部肌肉明显挛缩，颈部肌肉肌张力增强，伴有不规则高热和手指弯曲。

【治疗原则】

对伴发畸形采取相应外科治疗。

（八）颈交感神经麻痹综合征

又名 Horner 综合征。

主要由交感神经中枢到眼部的通路产生压迫和破

坏引起，如炎症、肿瘤、外伤和手术等。尚有原因不明和先天性者。

【临床表现】

①瞳孔缩小：由于瞳孔扩张肌麻痹而引起，几天后可发生反常的瞳孔扩大；②上睑下垂：由于上睑上举平滑肌下垂，使眼裂变小；③汗闭：由于血管舒缩紊乱故可发生汗闭，并可伴随面部血管扩张。颈交感神经丛的病变可引起面部缺汗、面部疼痛和感觉丧失。

【治疗原则】

主要为病因治疗，机械疗法和手术疗法多无效果。如手术误伤或切断神经干，则应进行神经吻合术。

（九）迷走-副神经-舌下神经麻痹综合征

又名 Jackson 综合征。

病因为延髓下部脑神经径路上的血管损害。一般见于颅底动脉硬化、血栓，原发性或转移性肿瘤和颅底外伤骨折或感染等。

【临床表现】

特征为软腭及咽部半侧麻痹，胸锁乳突肌及斜方肌半侧也麻痹。舌半侧萎缩。心动过速。

【治疗原则】

病因治疗，对症处理。

（十）变异三叉神经综合征

又名 Raeder 综合征。

该征可由多种局部因素引起，包括：①肿瘤；②血管性病变；③感染；④外伤。

【临床表现】

严重头痛，其区域多在三叉神经第一、二支的分布区，伴随眼的交感性麻痹。这种头痛或眼痛不伴随血管运动神经障碍。多见于40岁以上男性，可突然发病。本症虽有疼痛，但患侧面部出汗功能不受障碍，故与 Horner 综合征可以区别。

【治疗原则】

主要为病因治疗和对症治疗。

（十一）结节性脑硬化病

又名 Bourneville 综合征。

本病属神经外胚叶先天畸形的显性遗传病。

特征：①癫痫发作；②智力减退；③皮肤神经纤维瘤或血管纤维瘤样病变。病变主要在脑内，有硬的、结节状的物质，约半数病例有颅内钙化。颅部 X 线片有钙化点是本病的特征之一。面部皮肤小结节多呈红色丘疹样，多发的疣状、息肉状。牙龈有多发性结节样的增生，常见指（趾）甲有裂缝病，有小结节从甲床长出，现象特异且突出，能引出本综合征的全面诊断。

【治疗原则】

无特殊疗法，对症治疗。

（十二）面部复发性水肿、面瘫、沟状舌综合征

又名 Melkersson-Rosenthal 综合征。

此征与第Ⅶ对脑神经病变有关。特点包括单侧或双侧面部麻痹、慢性面部肿胀（特别是唇部）、舌有褶叶（阴囊样舌）等。此征的表现具多样性，多见于儿童和青年人，无性别和种族差异。大多数为散在发病，也有家族性的报道。

【临床表现】

面部突发性肿胀始于儿童时期，上唇最常受累，多数先于面部麻痹出现，也可在其后出现或同时发生。水肿外观呈棕红色，肿胀的唇部是正常厚度的3~4倍，可以导致永久性唇肥厚。

眼睑、鼻和颊部皮肤以及口腔黏膜可同时以同样方式发生肿胀。肿胀的颊黏膜似坐垫样，有不同深度的沟纹。近40%患者舌有褶叶，15%患者的牙龈受累。

在儿童或青春期突发面部麻痹，麻痹一般在面部肿胀后出现，也可先于肿胀数年，且麻痹侧并不总伴有肿胀发生。约20%患者发生外周性面瘫，可为部分面瘫、完全面瘫或双侧面瘫。面瘫经常出现反复，但多数患者最终能完全恢复。

该综合征的口唇变化有两型：①类肉瘤病型（肉芽肿型）：有上皮样细胞结节；②淋巴水肿型：只有组织内水肿而无上皮样细胞结节（图26-3）。

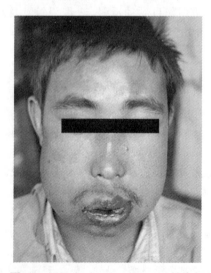

图26-3 Melkersson-Rosenthal 综合征

男，21岁，肉芽肿性唇炎，面神经麻痹二征明显，服沙利度胺后肿胀消失，但面神经麻痹尚残留

【诊断与鉴别诊断】

表现有三征：①面部水肿、口唇水肿、非凹性，特别上唇明显，有的已发展为肉芽肿性唇炎；②面神经麻痹；③沟纹舌。三征不一定同时出现，有时相隔数年。有二征者即可诊断为不全型。

应与 Hughes 综合征进行鉴别。

【治疗原则】

尚无特殊疗法，若有感染灶，应清除病灶，抗生素治疗，部分病例对皮质类固醇有效。

四、以骨、软骨异常表现为主的综合征

（一）锁骨颅骨发育不全

又名 Marie and Sainton 综合征。

本症为常染色体显性遗传，但并非全部是遗传性者。病变主要表现在颅、牙、颌、肩。

【临床表现】

①颅前囟不闭或晚闭，骨缝开放，或有缝间骨。颅顶平坦，前额及枕骨突出，鼻窦狭窄。②锁骨完全或部分缺乏，双肩可作出不同程度的并拢姿势。③其他骨，如脊柱、骨盆、长骨、指骨、泪骨、颧骨等，也可被侵犯。肌肉也可发生改变。口腔颌面部表现：①腭弓高起，上颌发育差，常发生腭裂；②乳牙滞留，恒牙萌出迟延，牙根细短，含细胞牙骨质缺乏；③部分缺牙，颌骨内常有埋伏牙、阻生牙及未萌出的多生牙。X 线检查可发现不完全甚至完全没有发育的锁骨，还可发现颌骨内的埋伏牙。

【治疗原则】

对牙颌畸形可矫治，目前对颅锁不全无治疗方法。

（二）进行性溶骨症

又名 Gorham 综合征、大块骨溶解综合征。

病因尚未明确，一般认为破骨细胞、血管瘤或淋巴管瘤以及机械性压迫是引起骨溶解的主要原因。

【临床表现】

多见于儿童或青年，一般 25 岁以前发病，特征为自发性的骨吸收，直至使骨质全部消失。多见于儿童及中青年，可为单骨性，也可为多骨性。好发于锁骨、肩胛骨、肋骨、髂骨、坐骨。下颌骨可全部被溶解、破坏，上颌骨也可被波及，以至微小创伤可引起骨折。镜下骨组织被结缔组织取代，血管为薄壁或吻合管腔，因此，有人称此种现象为血管瘤病。

【治疗原则】

X 线照射对一些病例有效，亦可手术，但若不处理则被侵犯骨可全部破坏。

（三）软骨 - 外胚层发育不全

又名 Ellis-Van Creveld 综合征。

此综合征为常染色体隐性遗传，仅见于女性，尚未见有男性患者的报道。

【临床表现】

症状及体征在出生时即存在，随年龄的增长而更为明显，其特征为明显的离心性四肢缩短型侏儒。轴后性多指，以及指甲、毛发和牙齿等外胚层发育不良的表现。口腔特征为牙齿先天缺失，萌出迟延，上唇常与龈缘粘连而不见龈唇沟。上颌骨发育不全，而下颌骨增大。患者还常有掌骨融合，膝内翻，并可伴随先天性心脏病、智力不全、性腺异常。

【治疗原则】

无特殊治疗方法，可对症处理。

（四）成骨不全综合征

又名 Vrolik 综合征。

成骨不全的先天型，不出现蓝色巩膜者，称做 Vrolik 综合征。为先天性遗传疾患，大多数以常染色体显性基因所致。

【临床表现】

①骨脆弱、易折。骨痂过多，也有的在骨痂上形成骨肉瘤，骨皮质薄，骨小梁细，易有微小骨折。②蓝色巩膜是由于巩膜极薄，露出脉络膜的蓝色而成。③有毛细血管出血倾向。成骨不全常伴有牙本质发育不全症。

【治疗原则】

无特殊疗法，主要为对症疗法。

（五）骨瘤病肠息肉综合征

又名 Gardner 综合征、家族性结肠息肉病、多发性骨瘤综合征。

本病原因不明，软硬组织肿瘤与肠息肉可能出于同一基因，后代的半数可被侵犯，属显性遗传病。

【临床表现】

①多发性骨瘤病、颌骨骨瘤、骨增生、多发埋伏的多生牙；②肠息肉，可有腹泻或黏液便及血便，肠症状出现后 15～20 年可发生恶变；③软组织亦可发生多发性表皮样囊肿、皮样囊肿、皮脂腺囊肿、纤维瘤或神经纤维瘤。

【治疗原则】

肠息肉可经纤维内镜高频电摘除,也可将直肠或大肠部分或全部切除,软组织瘤及骨瘤可手术切除。

(六)婴儿骨皮质增生症

又名 Caffey-Silverman 综合征。

病因不明,系常染色体显性遗传,呈现家族性。

【临床表现】

主要见于女性,婴儿早期发病。特征为骨皮质增厚,增厚的程度超过其他任何原因引起的骨皮质增生,包括坏血病、佝偻病、骨炎、外伤等。骨皮质可连同软组织肿胀。下颌骨及锁骨常被侵犯。全身其他邻位受侵犯的骨为(按顺序)尺骨、桡骨、肱骨、肋骨、肩胛骨、跖骨、掌骨。下颌骨被侵犯时下颌角及下颌支肥大,严重错殆。X线可见骨皮质增厚硬化。

【治疗原则】

本症经过良好,可自行消退,但骨变化可遗留到成年。

(七)多发性骨纤维化

又名 McCune-Albright 综合征。

此征主要表现为多发性骨化纤维发育不良,皮肤多处浅棕色色素沉着或咖啡样斑,一个或多个内分泌腺功能亢进。本征由 McCune 在 1936 年、Albright 在 1937 年报道。病因不清,无家族史。Albright 提出此征的病理机制可能与神经营养液紊乱和胚胎缺陷影响多个系统有关。

【临床表现】

骨骼系统所有骨骼均可受侵,主要是长骨。出现股骨上端弯曲,形似曲棍球棒。一般在 10 岁以前出现。颜面部颅面骨肥厚,颅底增厚,颅部明显突出,常呈单侧不对称性。副鼻窦腔和鼻道可消失,发生在骨孔处的骨过度生长可导致耳聋和失明。在放射学上具有诊断意义的是骨小梁结构消失,呈毛玻璃样改变。

皮肤色素沉着咖啡斑。在前额、颈部和臀部,单侧、不规则斑点。而面部、唇部和其他黏膜罕见。

内分泌系统包括性早熟,女性多于男性,有报道 1～5 岁有月经初潮者可占 50%。还有甲状腺功能亢进等。

其他症状:伴发甲亢、眼球突出、视力萎缩、听力丧失、惊厥、智力减退。

X 线片上骨质膨大透射,呈磨砂玻璃状。

【诊断与鉴别诊断】

诊断依据主要三征为:颌面骨纤维异常增殖症、

骨囊肿,皮肤褐斑(咖啡牛奶斑),性早熟。

应与骨纤维异常增生症、组织细胞增生症 X、多发骨髓瘤、Paget 病、神经纤维瘤病、巨细胞瘤、巨颌症等相鉴别。本症应与甲状旁腺功能亢进引起的骨吸收及肾上腺皮质和卵巢肿瘤引起的性成熟区别。本症除血清磷酸酯酶上升外,血钙、血磷,尿 17-酮、17-羟,FSH(促卵泡成熟激素)的分泌均正常。

【治疗原则】

病情发展一般到发育停止期,在发展停止后可进行骨成形手术。

(八)细长肢综合征

又名 Marfan 综合征、蜘蛛指症、先天性晶状体脱位蜘蛛指综合征。

此征主要特征为骨骼不对称性生长,伴有细长指(趾)、晶状体异位、动脉瘤。最早出现在公元 5 世纪古巴比伦 Talmud 人群。本征为常染色体显性遗传,具有很高的外显率,约 85% 有家族史。现认为该征可能为一种结缔组织蛋白结构缺陷疾病,可有胶原代谢多种异常。一般特征为出生时即可出现骨骼、心血管系统和眼睛的变化。也可表现在儿童期、青春期或成年后期。生长发育规律,头围正常,智力正常。

【临床表现】

肌肉骨骼系统细长指(趾)、胸廓畸形、脊柱侧弯、平足、关节囊松弛、关节过度伸展,并常有复发性脱位。眼部晶状体异位及近视。

心血管系统存在动脉瘤,且常因动脉瘤破裂、充血性心力衰竭而致死。平均生存年龄为 32 岁。超声心动可显示有二尖瓣脱垂等瓣膜的改变。

颅面特征尖头、眉弓及额部突出、腭部高拱,部分患者出现腭裂、悬雍垂裂、错殆、下颌前突等畸形。

【诊断与鉴别诊断】

早期诊断对于预防或减缓心脏系统疾病有意义,可以通过 US/CS 比、掌骨指数测量、Walker-Murdock 腕指征和 Steinberg 拇指征、眼科检查和超声心动等多种方法进行诊断。

主要应区别在其他疾病中表现出的马方综合征体征与真正马方综合征的不同。

【治疗原则】

多因心脏血管病变、主动脉破裂或肺炎而死亡。无特殊治疗,对异位晶状体需要治疗。

(九)软骨发育异常-多发性海绵状血管瘤综合征

又名 Mafucci 综合征。

无确切病因，无遗传及家族因素，多数人认为是先天性中胚叶结构不良所致。

【临床表现】

多见于男性，年龄最小者为婴儿，最大的为 60 岁，平均为 30 岁左右。特征为多发性软骨瘤伴随多发性血管瘤。偶尔于口腔内出现血管瘤样病变。软骨瘤可发生在任何软骨性化骨的骨骼，最常受侵的部位为四肢长骨及指（趾）等短管状骨。可因轻微外伤而发生病理性骨折。血管瘤多数海绵型，少数为毛细血管型，除皮肤外，皮下组织、黏膜、结肠系膜、关节滑膜、肌肉内及内脏等亦可累及。伴随血管瘤的常有局限性静脉曲张、淋巴管瘤或淋巴管扩张等。偶有皮肤色素改变。

【诊断与鉴别诊断】

出现口腔症状的血管瘤样综合征有：① Sturge-Weber 综合征；② Osler-Rendu-Weber 综合征；③ Maffucci 综合征；④ Klippel-Trenaunay-Weber 综合征（angioosteohypertrophy syndrome）。

【治疗原则】

指（趾）畸形者可考虑矫形手术，若有肉瘤性变者应及早诊断及手术切除，无恶性病变者，可不必手术治疗。

（十）严重型常染色体隐性骨硬化

又名大理石骨症、脆骨症，Albers-Schouberg 病。

表现为所有骨密度增加，由于原始松质骨吸收障碍而产生一系列并发症，且持续存在。

【临床表现】

骨折、骨痛、下颌骨骨髓炎等参见颌骨疾病的有关章节。其中恶性型者于儿童时期出现肝脾大、生长迟缓、视神经萎缩、反复骨折、骨髓炎、头部畸形、面瘫、贫血、白细胞和血小板减少、酸性磷酸酶增加。

颌骨骨髓炎的发生主要为牙拔除后并发症，原因在于缺少血管营养供血。乳磨牙和所有恒牙弯曲，全部或部分埋伏在骨中。牙齿可由于骨吸收不良或骨炎而引起继发性损害，龋齿发生率高。

【治疗原则】

对症治疗为主，详见第 10 章"颌骨病"。

五、以肿瘤 / 类肿瘤表现为主的综合征

（一）多发性痣样基底细胞癌综合征

又名 Gorlin 综合征。

该综合征为常染色体显性遗传病。此疾病是一种复合性类肿瘤 / 异常综合征，带有多种体征和症状，共有 100 多种体征和症状。主要累及皮肤和中枢神经系统。其具体临床特征有：①多发性基底细胞痣样基底细胞癌；②颌骨囊肿；③肋骨畸形；④颅内钙化。1894 年，Jarishi 首先报告，Gorlin 作过详细描述。国内已有不少病例报告。

【临床表现】

患者多有特殊面容，额部突出、双眼凹陷、眶距增大，连眉、外斜视、下颌骨长度增加、下唇突出等。偶然伴发有唇腭裂。

痣样基底细胞癌主要在面部、颈部、躯干上部、睑周、眼睑、鼻颧骨部位。上唇是面部最常发部位，较少出现在腹部、躯干下部及四肢。一般为单侧。多数病损处于静止状态。

骨骼大脑镰钙化（约占 85%），小脑幕钙化（40%）。肋骨畸形包括融合肋、分叉肋、肋骨发育不全或部分缺失。其他还有颈胸椎分叉、颈胸椎上部融合、指（趾）骨和掌指（趾）骨假性囊肿型或溶骨型病损等。

颌骨发生牙源性角性囊肿，下颌骨多于上颌骨，单发或多发。常为双颌同时累及。

【诊断与鉴别诊断】

多发性颌骨囊肿、多发性皮肤痣、骨骼畸形（包括肋骨分叉、脊柱畸形）及大脑镰钙化等可诊断为本综合征。

应与其他伴有基底细胞癌表现的病损进行鉴别，如单发线型痣样基底细胞癌、Bazex 综合征、Rombo 综合征等。

【治疗原则】

对症外科治疗为主。

（二）多发性错构瘤综合征

又名 Cowden 综合征。

病因不明，可能为常染色体显性遗传，多发生于同胞子女相继的下一代。是包括外、中、内胚层异常的多系统受损的一种综合征。

【临床表现】

病变可侵犯皮肤、黏膜、乳腺、消化道及甲状腺。皮肤黏膜表现为苔藓样丘疹及乳头瘤样病变。手肢端角化。有多发性脂肪瘤、血管瘤及多发的良性肿瘤。口腔黏膜可发生乳头瘤样和丘疹样病变，直径 1～3mm，分散或融合。脑纹舌、高腭弓及上下颌骨发育不全等症亦可出现。

【诊断与鉴别诊断】

该征皮肤病损类似于肢端角化症、上皮发育不全疣状变、Darier 病、Torre-Muir 综合征、类脂蛋白沉积症和结节性硬化病。口内病损主要与上皮增厚病、多发内分泌肿瘤综合征相似。

【治疗原则】

无特殊疗法，局部使用氟尿嘧啶有一定疗效。

（三）多发性内分泌腺瘤Ⅱ型

又名 Sipple 综合征。

是一种少见的、遗传的累及多个腺体的内分泌腺瘤，为常染色体显性遗传。

【临床表现】

①多发性黏膜神经瘤：增厚的神经束衣包绕着弯曲的神经纤维，颇似外伤性神经瘤，可能是一种错构瘤；②甲状腺的髓质癌：能转移而致命；③肾上腺的嗜铬细胞瘤：此瘤能引起儿茶酚胺的分泌增加，而出现衰弱、心悸、感觉异常、四肢苍白、多汗、头痛、恶心、腹泻等。口腔特征：在口、唇、舌、眼睑等处可出现结节。口腔的神经瘤样病变常比其他病征出现为早，可于初生时即出现，而其他内分泌腺肿瘤多发生于 19～35 岁。在发现口腔黏膜神经瘤时，即应检查甲状腺及肾上腺，以及时发现此综合征。

【治疗原则】

手术切除为本病的主要疗法。

（四）血管瘤骨肥大综合征

又名 Klippel-Trenaunay-Weber 综合征。

病因不明，考虑为血管瘤或血管畸形，有家族倾向。

【临床表现】

除全身的血管、淋巴管异常及患侧受累骨组织肥大外，口腔颌面部的表现主要为：①半侧皮肤血管痣、静脉瘤：沿三叉神经第二支分布区，特别是腭、舌可发生血管瘤样变化；②骨肥大：包括颌骨及牙龈半侧性肥大。

【诊断与鉴别诊断】

应与其他血管瘤样综合征，如 Sturge-Weber、Osler-Rendu-Weber、Maffucci 等综合征相鉴别。

【治疗原则】

对症治疗，无治愈的方法。

（五）肉芽肿性唇炎

又名 MiescherⅡ型综合征。

病因不明，可能是一种迟发型超敏反应，其致敏原因不清。

【临床表现】

多为突然发病，病程进展缓慢。特征为唇弥漫性肿胀，特别是下唇。肿胀虽柔软，但并非可凹性水肿。唇红部可有鳞屑、裂或疤，病程长。本症可单独出现，也可成为 Melkersson Rosenthal 综合征的一个病症，亦即除唇炎外又发展出其他病症。镜下为肉芽性炎症，有上皮样细胞所形成的结节，基本同结节病（类肉瘤病）。

【治疗原则】

维生素 B_1 及维生素 B_{12} 治疗，配合少量肾上腺皮质激素；去除变态反应可疑病灶；可用小剂量氯喹。

第4节 染色体异常的综合征

（一）13 三体综合征，又名 13-15 染色体综合征

又称 Patau 综合征。

1960 年 Patau 等首次确认了此征。大部分为自由三体型，20% 患者源自于染色体易位，5% 患者是嵌合体型三体。此征的发生率约为 1/12 000。此征患者易早逝，平均生存时间是 130 天，多死于 3 岁以内，报道中最长可活至 19 岁。

【临床表现】

出生体重较小，喂养困难，生长缓慢。

颅面部表现：小颅畸形，矢状缝与囟门宽大，有不同程度的全前脑畸形。常伴有窒息发作和癫痫发作。颅顶部常见有大小不等的溃疡。前额倾斜，常见毛细血管瘤。常有侧唇裂、正中唇裂、腭裂和喉头畸形。也可存在小颌畸形和外耳畸形。常存在眼部异常，包括小眼畸形、虹膜裂、视网膜发育不全等。

常存在多种心血管畸形，最常见的有动脉导管未闭、房间隔缺损、室间隔缺损。肾畸形也较为常见，主要有多囊肾、肾小叶增生、肾盂积水等。男性患者常见隐睾、阴囊畸形；女性患者多见双角子宫，偶见双阴道。

多指症、手指屈曲及通贯手等手部畸形较为多见。

【诊断与鉴别诊断】

假性 13 三体综合征、Mechel 综合征以及 Pallister-Hall 综合征，可有全前脑畸形及多指症表现，应与此征鉴别。

（二）18 三体综合征

又名 Edward 综合征。

1960 年 Edward 等首先描述了此征。大多数为获得性，由于合子在减数分裂过程中出现染色体不分离而造成，约 10% 患者为嵌合体型。此征的发生率为 1/7000～1/5000。女性患者居多，男女比为 1∶4。此征患儿一般存活 5 天～18 个月，最长可活至 15 岁。

【临床表现】

出生体重较低，生长缓慢，尤以骨骼肌、皮下组织、脂肪发育不良为特征。智力严重障碍，肌张力减弱。有不同程度的发作性窒息、癫痫发作。

颅颌面特征：长头畸形，前额较窄，枕部突出。外耳低位且畸形，口小，腭弓狭窄，小颌畸形等较为常见。可见到眼球、眼睑、眼眶及神经运动等畸形，有听神经缺失、骨性或膜性迷路缺失等内耳缺陷。

手指易发生重叠，指甲发育不全。足部常见畸形有跗趾背屈、马蹄形足内翻、扁平足等。

86% 患者有心血管系统疾病，主要有多瓣膜病变、室间隔缺损、右侧冠状动脉闭塞等。泌尿生殖系统畸形较为常见，包括隐睾、阴蒂肥大、多囊肾等。还可见到气管 - 食管瘘、梅克尔憩室、不完全性结肠固定、甲状舌管囊肿等畸形。

【诊断与鉴别诊断】

此征需与 Pena-Shokeir 综合征和 13 三体综合征相鉴别。

【治疗原则】

无特殊疗法，以产前诊断、优生优育为主。

（三）侏儒 - 视网膜萎缩 - 耳聋综合征

又名 Cockayne 综合征。

本病系常染色体隐性遗传，额外的染色体位于第 20 对上，呈三体性。

【临床表现】

本症主要是视网膜色素异常合并神经症状及缺牙综合征。特征为侏儒、驼背、早老、智力迟钝、视网膜色素异常、神经性耳聋。男性多，面颊部缺乏皮下脂肪，面骨突出，小头、眼凹陷、大耳、面如鸟脸状。X 线检查可发现有骨质疏松（多见于锁骨、肋骨、椎骨）及颅骨增厚。口腔内龋齿多，牙槽萎缩，牙丧失。关节发育不全。此症与 Bloom 综合征相似，但后者只有光敏感，而无眼及神经症状。两症的 IgA 均减少。

【治疗原则】

1．及时评价语言及语音的发育，可以早期干预，尽量将智力迟钝及神经性耳聋的影响控制到最小。

2．尽早进行缺牙的修复治疗，控制颌骨的吸收。

（四）21 三体综合征

又名先天愚型、唐氏综合征（Down syndrome）。

此征由 Langdon Down 于 1866 年首先提出，当时称为"先天愚型"。1959 年 Le jeune 证实此征与 21 号染色体三体有关。95% 的患者是因染色体不分离现象造成，约 4.8% 的患者是因染色体易位造成。染色体易位可是获得的，也可是由父母之一方遗传而来。此征在所有的畸形综合征中最常见，在新生儿中的发生率为 1/650。智力障碍的病人中约有 15% 为此征患者。

【临床表现】

出生前后均存在严重的生长不足。成年男性平均身高 151cm，女性为 141cm。

患者存在智力障碍，智商在 30～45 之间。普遍存在肌张力低下和语音障碍。

颅面部表现多为小颅畸形，扰部扁平，额窦和筛窦常缺乏，90% 以上患者的上颌窦发育不全。面部特征为面中部凹陷，下颌骨相对前突，外鼻较小、鼻背扁平。常见睑裂上斜和内眦赘皮，还可存在晶体混浊、锥体性角膜、斜视、眼球震颤及白内障等异常。双耳较小，耳轮上缘位置过高，耳垂较小，甚至缺如。双唇宽而不规则，干燥而有较深裂纹。常存在张嘴、伸舌表现。

腮腺流量减少，唾液 pH 明显升高。90% 患者有牙周病，6 岁以下儿童也可见严重病损。75% 患者乳牙与恒牙萌出延迟，23%～47% 患者存在牙齿缺失，常见错殆畸形。

40% 患者存在心血管畸形，包括房室交通、房间隔缺损、法洛四联症等。10%～18% 患者存在胃肠道畸形，包括气管 - 食管瘘、幽门梗阻、十二指肠闭锁等。

患者的骨龄发育延迟，骨盆发育异常，第 5 手指弯曲，通贯手。

常存在免疫缺陷，白血病、甲状腺功能减退症较为多见。

【诊断与鉴别诊断】

通过临床典型表现即可进行诊断，染色体分析是确诊的必要根据。

应与甲状腺功能减退症、XXXXY 综合征、三甲基乙烯综合征和 Zellweger 综合征鉴别。

【治疗原则】

无特殊疗法，通过训练可达到生活自理或能从事简单的劳动。

（五）22q11.2 染色体缺失综合征

又称 Shprintzen 综合征、腭-心-面综合征。

此征由 Shprintzen 等于 1978 年首先报道，具有典型面型、鼻梁宽而突出、下颌后缩、心血管异常、腭裂和学习困难等表现。是一种常染色体显性遗传性疾病，临床表现多样，可存在差异性。临床多因语音问题而就诊被发现。在存活的新生儿中发生概率约为1/5000，在腭裂患者中发生率为 8% 左右。在不明原因的腭咽闭合不全的患者中约 37% 是此征患者。越来越多的证据表明此征的发生与 22 号染色体长臂11.2 位点缺失有关。这种缺失在母系来源的基因中更多见，75% 的遗传来自于母亲。

【临床表现】

约 40% 患者为小颅畸形，1/2 患者的头发浓密。多数患者因上颌骨垂直高度过长而造成面型过长，颧骨扁平，下颌骨后缩。外鼻较突鼻根宽大、鼻翼发育不良、鼻腔狭窄。人中长、上唇薄，常呈开口状态。近半数患者睑裂狭窄，伴眶下区蓝染，视网膜残缺或血管扭曲。有些患者存在先天性角膜边缘混浊环。多数患者为小耳畸形或耳轮轻度增厚，有传导性耳聋，耳咽管、咽孔明显缩小。

35% 患者有腭裂，33% 患者有黏膜下裂，33% 患者腭帆肌麻痹，所有患者均有过高鼻音。腺样体、扁桃体常缺如或过小，少数患者的胸腺缺如或过小。

75%～80% 患者有多种心脏异常，常见的有室间隔缺损、右位主动脉弓、法洛四联症和左锁骨下动脉异常等。部分患者的咽后壁上出现扩大的向中线移位和扭曲的颈内动脉。

所有患者均存在不同程度的学习困难，发育轻度迟缓，语言发育缓慢。40% 患者有轻～中度智力障碍。此征患儿的性格有其特征性，感情平淡，社会交往能力差，难于抑制冲动而采取极端行为，在青春期和成年后易患精神疾病。

在婴幼儿时期，常见肌张力过低和上呼吸道疾病。约 1/3 患者生长迟缓，身材矮小。此征婴儿 1/2 患有阻塞性睡眠呼吸暂停。

约 25% 患者有脐疝或腹股沟疝。15% 患者脊柱侧弯。患者的手指细长，呈圆锥形，指可过度伸展。

【诊断和鉴别诊断】

通过典型面部表现，腭裂或先天性腭咽闭合不全，伴发先心病三方面表现基本可确立诊断。使用高裂解片段和 FISH 技术检测 22q11.2 缺失则可明确诊断。

注意 15% 的此征患者有 Pierre Robin 序列征的表现。CHARGE 联合征患者也可存在 22q11.2 缺失，但伴有面瘫表现。22q11.2 缺失也可见于双侧唇腭裂伴面中部发育不全的患者，DiGeorge 综合征等多种综合征。

【治疗原则】

通过腭裂修复手术和（或）咽成形术恢复腭咽闭合功能来改善患者的语音功能是常用的方法。手术前检查需要特别注意咽后壁是否存在异常搏动的血管。同时要注意患者是否存在腭咽部肌肉运动能力低下的问题，这些因素都会影响治疗效果。

（六）4 号染色体短臂缺失综合征

又名 Wolf-Hirschhorn 综合征。

此征一般由 4 号染色体短臂上 16.3 位点缺失所致，也可因染色体亚显微结构缺失引起。10%～15%患者是因染色体易位所致，其余患者大多是获得性的。此征的发生率为 1/50 000，男女比例为 1:2。约35% 患者因严重心脏畸形而死于 1 岁以内，有些患者可活至成人。

【临床表现】

出生体重较低，新生儿活动性减弱，肌张力减低，精神运动性及生长发育严重障碍，50% 患者有癫痫。

颅颌面特点：常见颅面部不对称畸形，前额与眉弓突出。约 10% 患者有中线头皮缺损，眉毛呈明显弓形，中间稀疏。常有眶距过大，内眦赘皮。50% 患者上睑下垂、睑裂下斜、斜视。35% 患者有虹膜裂、瞳孔异位。外耳位置较下，外形分化差，耳垂常缺失，外耳道较狭窄，多数耳前有附耳畸形。鼻背较宽，人中切迹短而深，口角向下倾斜，面部常有血管瘤。10% 患者有唇腭裂，40% 患者有腭裂，50% 患者为小颌畸形。

50% 患者有先天性心脏畸形，主要为房间隔缺损和室间隔缺损。大多数男性患者患有隐睾及尿道下裂。躯干较长，四肢较瘦。常见骶骨凹陷、马蹄形内翻足。骨盆及掌骨钙化较迟，在每个掌骨的根部可见到假性骨骺。

【诊断与鉴别诊断】

应用染色体核型分析和 FISH 技术可明确诊断。

【治疗原则】

积极治疗先天心脏畸形，其余对症相应治疗。

（七）5 号染色体短臂缺失综合征

又名猫叫综合征。

此征主要是因 5 号染色体短臂 15.2～15.3 区段缺失导致。85% 患者是获得性缺损，另 15% 患者遗传于父母一方中不平衡易位型携带者，后者的表现更为严重。此征的发生率为 1/50 000 左右。患者的寿命普遍较短。收容机构中 1% 有智力障碍的患者患有此征。

【临床表现】

此征婴儿常有高调啼哭的特点，不是因为喉部异常导致，与中枢紊乱有关。身体和智力发育严重障碍。婴儿时期肌力过弱，但以后肌力渐增强，反射亢进，步态蹒跚。

颅颌面部表现：多为小颅畸形，头发常过早变白。60% 患者睑裂下斜，75% 患者眶距过大；常有内眦赘皮。耳廓向后旋转，20% 患者有附耳畸形。鼻背较宽，鼻根突出，有小颌畸形。随生长发育，面部渐变得不对称。15% 患者有唇腭裂畸形，错𬌗畸形十分常见。

患者的手较小，且多有指（趾）弯曲。30%～50% 患者有各种先天性心脏畸形，并易发生上呼吸道感染、中耳炎。25% 患者有肠扭转或巨结肠症。

【诊断与鉴别诊断】

根据典型综合征面容和高调啼哭的特点，结合 FISH 技术检测染色体可明确诊断。

【治疗原则】

对症治疗。

（八）18 号染色体长臂缺失综合征

又名 de Grouchy 综合征。

1964 年 de Grouchy 等首先报道了此征。多因为 18 号染色体长臂 21 位点缺失所致。80% 病例是获得性发病，10% 来自于父母染色体倒置或异位，10% 为嵌合体型。女性稍多，男女比为 2∶3。

【临床表现】

此征患者出生体重平均低于 2.7kg。10% 患者出生后几个月内死亡，多数寿命如常。78% 患者身材矮小。100% 患者智力迟钝，智商少有超过 30。患者的肌张力均低下，语音音调低沉。

68% 患者为小颅畸形，85% 面中分凹陷、下颌相对前突畸形。42% 患者有内眦赘皮，34% 有斜视，80% 有眼球震颤、84% 视神经乳头苍白、耳道狭窄，61% 听力有损害，81% 鼻背较宽，87% 嘴呈鲤鱼样嘴，9% 有唇裂，29% 伴腭裂。

79% 患者乳头间距增大，16% 有脐疝，35% 有不同类型的先天性心脏畸形。男女患者均存在生殖器官畸形，包括隐睾、尿道下裂、小阴茎或小阴唇发育不全。90% 患者存在手细长和畸形，拇指近端移位，多为通贯手。半数患者有骨关节异常，肋骨数目增多或发育不全。

【诊断与鉴别诊断】

诊断基于染色体带的检查和 FISH 技术。环形 18 号染色体综合征的表型与此征相似，注意鉴别。

【临床表现】

对畸形采取相应对症治疗。

（九）10 号染色体短臂复制综合征

此征多数患者发病源自家族性染色体互换易位。已有报道的病例约 50 例。

【临床表现】

表现有重度的智力和运动障碍，语言功能严重受损，几乎不能说话。

多为长头畸形，前额高而突出，睑裂下斜，眉毛高拱。50% 眼距过宽，上颌前突，口呈三角形，上唇薄而内翻。30% 有唇 / 腭裂畸形。外耳常低位或角状畸形。肘、腕关节常过伸状，常见指、趾屈曲畸形或杵状足畸形。

【诊断与鉴别诊断】

诊断基于染色体带的检查和 FISH 技术。

【治疗原则】

25% 患者在早期死亡。对畸形采取相应对症治疗。

（十）17 号染色体短臂缺失综合征

又名 Smith-Magenis 综合征。

此征主要因 17 号染色体短臂 11.2 片段缺失所致。以生长发育迟缓、智力障碍、言语能力发育迟缓为特征。估计发生率为 1/25 000。

【临床表现】

智力障碍程度轻重不等，严重者居多。95% 语言发育迟缓，80% 表现为声音嘶哑或低沉。多伴行为异常，挫折耐受力差，易激惹、亢奋、自损等。75% 有周围神经病变，25% 存在癫痫发作。

面型特殊，短头畸形，宽方面型，额部隆起，面中部扁平，颏部突出，并眉或眼眉外侧延展，眦距过宽，内眦赘皮，睑裂上斜，眼睛深陷，斜视，近视，鼻梁塌陷，宽鼻背。大嘴，口角下斜，唇丰满，人中短。10% 患者有腭裂，65% 患者有传导性听力损害，35% 有感应性神经性损害。

手部畸形有典型的掌指图，宽手，短手指和小指弯曲，扁平足和 2、4 趾并趾畸形。65% 患者有脊柱侧弯，35% 患者有心脏和肾脏畸形。

【诊断与鉴别诊断】

诊断基于染色体检查和临床表型与行为异常。FISH检测可用于辅助诊断。

【治疗原则】

对影响功能的畸形对症治疗。

（马 莲 朱洪平）

参 考 文 献

1. 王光和. 唇腭裂序列治疗. 北京：人民卫生出版社，1995
2. Raoul CM Hennekam, Ian D Krantz, Judith E Allanson. Gorlin's Syndromes of the Head and Neck, 5th ed. Oxford : Oxford University Press, 2010
3. Joseph E Losee, Richrd E Kirschner. Comprehensive Cleft Care. New York: McGraw-Hill Company, 2008

第 27 章

系统疾病在口腔的表现

全身系统性疾病常常累及口腔及颌面部，在系统病的治疗中易被忽视。其在临床上的表现是各种各样的体征和症状。不同的疾病具有相异的表现，相同的临床体征也可出现于不同的疾病。即使是相同的疾病，其临床表现也非完全一致。因此，对全身系统性疾病在口腔的多种表现，正确的诊断依赖于仔细地询问病史、相关的检查（医学影像学检查、组织病理学检查、化验室检查、特殊检查等）以及周密的鉴别诊断。

同时，口腔又被称为是人体的警报系统。因为某些口腔表现为系统病的首发症状，患者因而首先到口腔科求医，此时若单纯注意口腔疾患，不联系全身情况，则易误诊，如白血病的牙龈增生等。另外，某些全身性疾病口腔表现出现早及特异性强，有助于早期诊断，如麻疹的口腔黏膜斑（Koplik 斑）。某些口腔表现也预示着全身情况，如白血病化疗诱导期出现口腔溃疡。血小板减少性紫癜，口腔黏膜出现紫红色斑片，它们可能是全身疾病的局部表现。故对全身疾病的口腔表现应为每一个口腔医师，特别是口腔黏膜病专科医师所必须掌握的知识。

本章着重介绍内科及传染科疾病的口腔表现。

有些全身性疾病口腔表现较突出，或已构成独立的口腔疾病，则在本书其他章节中专题论述以免重复，如白塞病、干燥综合征等。

第 1 节　感染性疾病的口腔表现

病毒感染性疾病

一、流　感

流行性感冒（简称流感）是流感病毒引起的急性呼吸道传染病，发病率较高，易引起暴发性流行或大流行，病原体为甲、乙、丙 3 种类型流行性感冒病毒，其主要通过空气中的飞沫、人与人之间的口腔、鼻腔、眼睛等处黏膜直接或间接接触传播，接触病人呼吸道分泌物、体液和被污染的物品亦可造成传播。表现为突然发病，高热可伴寒战、头疼、全身疼；可有咳嗽等呼吸道症状表现，也可并发肺炎；但流涕、鼻塞、喷嚏

等上呼吸道卡他症状多不显著。一般于 7～10 天退热痊愈。流感的最主要特点是流行，可引起区域性、全国性，甚至世界性的大流行，因此流行是临床医师诊断流感的主要根据。

应注意流感与感冒的区别：普通感冒简称感冒，俗称"伤风"，任何季节均可发生。其主要病原体有鼻病毒，其次为副流感病毒、腺病毒、埃及病毒、柯萨奇病毒以及呼吸道合胞病毒。普通感冒起病较急，早期症状有咽部干痒或灼热感、喷嚏、鼻塞、流涕，开始为清水样鼻涕，2～3 天后变稠；可伴有咽痛；一般无发热及全身症状，或仅有低热、头痛。普通感冒大多为散发性，不引起流行，多呈自限性，一般经 5～7 天痊愈。

流感的口腔病损出现率很低，一项截止到 2014 年7 月的研究，调查了 7169 名患流感的患者，其中 5 名患者（0.07%）有口腔溃烂，全部为女性，1 名患者为青少年，其余患者年龄在 60 岁以上。

流感的口腔表现：24 小时内即可有口腔变化，口腔黏膜普遍发红，可出现红色斑点，可蔓延至软腭、扁桃体及咽部。有时在黏膜上出现小的疱疹样溃疡。可累及牙龈出现炎症或出血，也会出现舌黏膜萎缩。口腔病变可持续一周左右。

二、水痘及带状疱疹

水痘及带状疱疹均为 Varicella Zoster 病毒引起的疾病。因机体免疫状况不同而出现不同的表现。水痘为原发性疾病，多出现于儿童，急性发病，发热，全身散在出现丘疹，丘疹顶端可有水疱。多于发热后 24 小时内发疹。若继发感染可遗留瘢痕。带状疱疹为机体受感染后未发病而此病毒潜伏于神经上在某些情况下再活动，表现为沿神经走行的一簇簇疱疹，多有灼痛。约可持续 14～20 天逐渐消退。

口腔表现：带状疱疹 15% 可发生于三叉神经，侵犯上颌支及下颌支，可有口腔黏膜的疱疹出现，疱疹于数小时即可破裂形成剧痛性溃疡。溃疡直径约 2～4mm，表面呈灰黄色，周围红晕，可出现于口腔所有部分的黏膜，最易侵犯舌前半部、软腭、颊黏膜、硬腭、咽弓、悬雍垂。溃疡消退较皮肤快，且不留痕迹，但疼

痛若先于疱疹出现则诊断是很困难的。

带状疱疹发生于三叉神经眼支可有眼睑、结膜疱疹，可侵犯角膜形成角膜溃疡。也可侵犯面神经出现面肌瘫痪，称 Ramsay Hunt syndrome，大多数天后自愈，但也可遗留永久性的面瘫。

三、传染性单核细胞增多症

本病为一种由 EB 病毒引起的传染病，表现为发热、头疼、全身不适、肝大及可出现黄疸。末梢血中单核细胞增高，也可出现幼稚的单核细胞。

口腔表现：可有咽峡炎，咽喉部充血但无渗出物。黏膜可有细小的出血点，在硬、软腭交界处可有出血，但此种表现也可见于其他呼吸道病毒感染性疾患。扁桃体也可出现白色假膜。若伴有出血可有斑马纹样，或黑灰色色素沉着。口腔溃疡多见于 10～30 岁患者。部分病例可出现单侧的冠周炎和双侧颌下淋巴结肿大。

四、麻　疹

麻疹为一种急性传染病，病原为麻疹病毒。多见于 0.5 岁至学龄前儿童，0.5 岁前因具有由母体获得的免疫力故很少发病。起病多表现为发热及上呼吸道炎症、眼结膜充血、畏光。约 3 天后出现全身散在的皮疹，为充血性，个别严重病例也可有出血性。起病后一周左右体温渐退，皮疹也开始消退，可遗留色素沉着。病原为麻疹病毒。

口腔表现：双侧近第一磨牙相对的颊黏膜充血，并出现针尖大小灰白色斑点，微隆起，称为麻疹黏膜斑（Koplik 斑），周围有红晕，可于发病后 2 天出现，早于全身出现的皮疹，故对早期诊断有重要意义。麻疹黏膜斑在 1～2 天内迅速增加，相互融合，可见于颊、唇、龈黏膜。另外可有舌充血、苔厚，个别有猩红热样草莓舌。

麻疹为一种终生免疫的传染病，患病后可获得终生免疫。自麻疹疫苗发明以后，该病在全国、全世界范围内已明显减少。

五、传染性软疣

为一种侵犯皮肤及黏膜的传染性疾病，病原为一种副牛痘组的黏膜病毒，大小及形态与天花病毒近似。侵犯皮肤上皮层产生疣样损害，圆顶形发亮的丘疹，数毫米直径，白色或粉色，中央呈脐样凹陷，多发生于面部、眼睑及生殖器。

口腔表现：原发于口腔黏膜的损害较罕见，颊或腭部黏膜上出现疱疹，很快破裂形成类似阿弗他溃疡的损害，4～5 天可愈合，不留瘢痕。也可蔓延至舌腹侧表面及下唇，可形成口腔的传染性软疣，于 2～3 周消退，不遗留损害。颈淋巴结可肿大及有触疼。

细菌感染性疾病

一、炭　疽

炭疽为一种原发于牲畜的传染病，如牛、马、羊等。人因饲养、屠宰及接触病畜的皮、毛即可被传染。病原为一种革兰氏阳性杆菌，有芽胞、侵蚀力很强。可由皮肤（或黏膜）直接侵入，形成皮肤炭疽，局部出现灰色水疱，可形成坏死，表面有黑痂，周围有小水疱，基底皮肤呈紫红色，所属淋巴结肿大。皮肤水疱可很大，以至于遍及整个手背，表面极薄易破溃，流出黄色浆液。其中含大量炭疽杆菌，因其侵蚀力强，极易感染，故该病可致局部地区的流行。也可由呼吸道侵入形成肺炭疽，胃肠道侵入形成胃肠型炭疽，细菌侵入血中则形成败血型炭疽，后三型死亡率很高。

口腔表现：口腔原发性炭疽较少见，可因饮用生奶而传染。以唇部为最多，其次可发生于硬腭、软腭、牙龈、舌及颊黏膜，但更为少见。病人可表现为局部疼痛、水肿、牙龈肿胀、疼痛。口腔黏膜可形成水疱，破裂后结痂。X 线片可见病灶部位的骨质消失。

二、布氏杆菌病

为一种牲畜传染病，可见于羊、牛、猪等。人类接触病畜，尤其给病畜助产易感染。病原为一种革兰氏阴性杆菌。典型表现为发热，热型为波浪型周期表现；关节疼、肌肉疼；多汗、肝脾大，血培养可阳性。

口腔表现：较少见，有饮污染牛奶引起口腔感染的报告。患者主要表现为牙龈红肿及有散在的小溃疡，表面灰色，颈前及下颌下淋巴结肿大、触疼。口腔表现若为首发，其症状与非特异性口腔炎、腮腺感染、单核细胞增多症以及扁桃腺炎等都难以鉴别。

三、淋　病

为性病的一种，遍及全世界。病原为革兰氏阴性球菌，属奈瑟菌属的淋病奈瑟菌。可通过性交由黏膜接触直接传播，细菌先黏附于泌尿生殖道黏膜，后由表面的上皮细胞侵入深部组织，通过血及淋巴直接扩散，局部发生剧烈的化脓性炎症反应。男性有尿道炎表现，尿道口痒、烧灼感，或中度到重度疼痛，排出有黄色分泌物的尿液。女性患者症状轻，甚至无症状。

口腔表现：口腔黏膜相对而言对淋病奈瑟菌有抵抗力，但在成人仍可为原发感染。其临床表现严重程度与分布是很不同的。患者有口腔黏膜烧灼感、痒感，24～48 小时后变为疼痛，唾液黏稠，呼吸有臭味，下颌下淋巴结常肿大，严重病例有体温升高。病变可累及整个口腔黏膜，且有多样表现。可在牙龈、舌、颊、软腭、硬腭及咽部出现感染性水肿、水疱、溃疡，假膜可为黄白或灰白色，易于擦掉但可有表面出血。另外，口腔淋病较生殖器淋病对抗生素抵抗力较强，临床症状出现后数月口腔内仍有细菌。也可继发腮腺感染。因唾液中含有细菌且排菌时间长，故对本病的传播蔓延有很大的助长作用。由此对口腔淋病的及时确诊及积极治疗、彻底治疗是非常重要的。

四、流行性脑脊髓膜炎

流行性脑脊髓膜炎（流脑），为由一种革兰氏阴性球菌引起的急性传染病，病原为奈瑟菌属，脑膜炎双球菌。患者起病急，多突然高热，头疼剧烈；可有喷射性呕吐；颈项强直，起病后 3 天可出现皮疹，以前胸为多，多为出血性瘀点。脑脊液压力升高、混浊，有大量中性粒细胞，涂片或培养可找到脑膜炎双球菌。

口腔表现：咽部炎症表现可不明显，口腔黏膜也会出现瘀点，可遍及整个口腔。悬雍垂因黏膜下出血而呈黑色，可预示病程严重。

五、鼠蹊淋巴肉芽肿

为一种慢性进行性肉芽肿性疾病，可因性交而感染。病原为一种革兰氏阴性杆菌，两端有明显的颗粒，称为 Donovania 杆菌。潜伏期 1～4 周，主要表现为鼠蹊部丘疹或结节，也可发生于会阴区，可发展为肉芽肿性溃疡。

口腔表现：原发于口腔的感染非常少见，多为继发于生殖器感染，病变出现于数月至数年以后。口腔表现为多种多样，可侵犯口腔各个部位。表现为溃疡伴有疼痛，有红色的基底及厚痂，易出血；病变可多发，有清楚的边界，特点为表面生出许多突起而使表面粗糙；瘢痕纤维组织较广泛。此三种表现在口腔可同时出现，所属淋巴结多不肿大。长期存在的病变因瘢痕形成可致张口困难和下颌活动受限。

六、麻　风

世界上约有一千万人患麻风，虽然大部分病例发生在热带地区，但地中海、亚得里亚海和黑海沿岸等亚热带国家也有发病。麻风为周围神经、皮肤及其他组织的慢性传染性疾病。病原为麻风杆菌，借飞沫传染而进入人体，侵入组织发生亚临床型感染。以后的临床表现则根据病原及被侵宿主的免疫反应状况而定。结节型麻风无细胞介导免疫反应，体液反应明显，产生高滴度抗体。类结核型麻风细胞免疫反应很强，但极少或无抗体产生，麻风皮肤试验阳性。病变

处活检很少能找到细菌，可有干酪样坏死。两型之间可有许多中间型。

口腔表现：类结核型无侵犯口腔的报告；神经病变可影响面部和口腔。如三叉神经被累及可有面部、舌、唇、颊、腭以及牙龈麻木或感觉消失；累及面神经可有面肌部分的或完全的麻痹瘫痪。结节型麻风可出现面部不对称的红色结节，可侵犯颅骨引起前鼻嵴萎缩，也可合并颌骨及牙槽突骨质破坏，而致切牙松动。麻风结节可发生于口、腭、舌背侧、唇及咽部，其他部位少见。结节经常会发生溃疡，治愈后形成粗大瘢痕。

七、梅　毒

梅毒为对人类危害甚大的性病，但在我国已基本消灭。病原为苍白螺旋体，由皮肤或黏膜侵入人体，可通过血液循环到达身体各部。潜伏期 3～4 周。首发病为在侵入部位出现一溃疡，称为硬性下疳。溃疡围绕一椭圆形整齐的斜行边缘，基底硬、平滑，为棕红色。病变特点为无痛、无周围组织水肿，所属淋巴结肿大。约 2 周后下疳变成坚硬，检查时仍无疼痛，但有橡皮样的坚韧感。

口腔表现：梅毒的硬性下疳多发生于生殖器，但生殖器外损害也占 12%～45%，其中最常见的部位为口角、唇、舌，个别病例可发生于牙龈及扁桃体。口腔硬性下疳多轻微，无痛，下颌下及颏下、颈淋巴结可肿大。1～5 周下疳自然愈合。鉴别诊断包括单纯疱疹破裂、外伤溃疡及癌肿。

二期梅毒：感染症状出现后 6 周，可出现继发性损害，全身有类流感的表现：发热、头疼、全身疼、全身不适，皮肤损害占 75% 的病例，发生红色混浊斑或丘疹，多见于面部、手、足和生殖器。50% 患者有全身淋巴结肿大。

口腔表现：典型的表现为扁桃体、软腭、舌颊黏膜的细小灰白色发亮的斑片，但很少发生于牙龈。发生于咽喉可致嘶哑。病变表面覆盖以灰白色膜易于拭掉，内含大量细菌（苍白螺旋体）。黏膜斑可融合形成一个匐行性损害（snail track ulcer）。颈淋巴结肿大及坚韧。近来发现口腔内继发性梅毒多不典型，此与不适当的应用抗生素有关（国外统计）。鉴别诊断的疾病中主要考虑阿弗他口腔溃疡、多形红斑、扁平苔藓、扁桃体炎等。此期损害多于发病后 2～6 周愈合。

三期梅毒：初发感染后 2～3 年可出现三期梅毒损害，在我国已很少见。特征性损害为树胶样肿，可发生于皮肤、黏膜、骨骼、心脏、神经系统及其他脏器。

口腔表现：最常见为硬腭的树胶样肿，唇、舌和面部也可发生。开始为灰白色的小溃疡，很快进展为大

块的坏死，以致骨质暴露，最后穿孔到鼻腔。病变经常在中线，很少侵及软腭。梅毒树胶样肿为无痛性及低传染性。梅毒性骨髓炎累及颌骨的较少见，颌骨受累后表现为骨质的肿胀及大片坏死，其特点为疼痛、水肿、化脓及死骨形成。临床及X线均类似化脓性骨髓炎。病变的主要特征为骨质吸收及反复性的自发骨折。其他表现尚有萎缩及间质性舌炎、舌表面光滑有线形萎缩，有时出现皱褶，可能为终末动脉闭塞导致血液循环障碍而致。因丧失了乳头的保护功能，舌背面易发生白斑，许多证据证明梅毒性舌炎与舌癌有关。

先天性梅毒的口腔表现：先天性梅毒的牙损害是苍白螺旋体通过胎盘感染胎儿牙胚而致，乳牙常发育良好，因螺旋体侵犯牙组织时，这些牙受的影响很小。恒牙发育早期即可受损，可致发育不全或产生畸形牙。绝大多数的先天梅毒患者牙齿表现为桑葚状，第一恒磨牙经常受累，呈粗糙的污秽黄色，发育不良，且较正常牙齿为小。中切牙经常受侵犯，有新月形的切迹位于切牙切缘的中部，牙的牙龈部比边缘部宽，出现螺丝刀样表现，下切牙更显著。此种表现为先天梅毒的特征性表现，称哈钦森牙（Hutchinson teeth）。感染面部发育中的骨骼可致永久性的面部畸形，可有开式咬合及碟形面孔。

八、结 核 病

结核病为由结核分枝杆菌引起的全身性疾病，病程长，传染性强，危害严重。全身各个脏器均可受累，以肺、淋巴结最易患病。病原为一种革兰氏阴性嗜酸杆菌，侵犯人类的多为人型及牛型（鸟型多不侵犯人类）。

结核病在新中国成立前患病率极高，尤其是肺结核与淋巴结核，因侵入门户多为呼吸道，通过肺或淋巴结病变，可播散至全身其他脏器。

口腔表现：结核病的口腔损害多为继发性，原发病变多见于肺。细菌通过痰或血行感染导致口腔患病，有时原发病灶部位不明。原发于口腔的结核病变虽有报道，但非常罕见。病变多发生于口腔后部，与口腔中淋巴样组织分布有关。形态多样，以疼痛性溃疡最多见，也可有播散性炎症损害、肉芽肿和裂隙，轻痛或无痛。舌病变也常见，颊、牙龈、口底、唇、硬腭、软腭及扁桃体均可累及。儿童及青春期原发性口腔结核较成人多，表现为单一的无痛性溃疡，多见于牙龈。有外伤诱因者也不少见，牙边缘的尖、牙托、全口义齿、修复牙均会引起外伤而导致结核感染。

九、百 日 咳

为一种革兰氏阴性嗜血杆菌属百日咳杆菌引起的急性传染病，主要为呼吸道气管、支气管黏膜水肿，发生阵挛性咳嗽为其特点，严重者可有鼻出血、呕吐等，多见于婴儿及儿童。

口腔表现：舌突出，流涎，舌系带可产生浅或深的溃疡，因与新萌出的下切牙摩擦而致，严重的病例系带可部分或全部被破坏。一些病例腭及腭弓有红疹出现。

支原体感染性疾病

性病淋巴肉芽肿

为一种 trachomatis 衣原体引起的疾病，由性交感染而致病，多见于热带及亚热带地区，为一种小的革兰氏阴性球菌，寄生于细胞内。感染初发病为会阴部小水疱后破裂，愈合后无瘢痕。1周～2个月后所属淋巴结水肿、触疼、化脓。

口腔表现：直接接触可初发损害于口腔，舌最多见。开始为无痛性水疱，病情进展舌肿大，在舌背发生深红色沟及区域的瘢痕，也可出现灰色不透明丘疹。口腔其他部位如唇、颊、口底、悬雍垂、咽等部位也可受侵。颈淋巴结可肿大（初发损害7天～2个月后）疼痛，并可化脓，形成脓肿与瘘管。

立克次体感染性疾病

斑疹伤寒

为一种由虱或蚤类传染的急性传染病，表现为高热、寒战、头疼、全身疼、皮疹及瘀点，检查可有肝脾大。

口腔表现：颊黏膜、咽部、腭部可充血及有瘀点，多数可形成溃疡；原发感染在腮腺导管区可致腮腺肿大，易与腮腺炎混淆。

真菌感染性疾病

一、曲菌感染

曲菌（aspergillosis）普遍存在于自然界，通常是无害的，但当宿主防御机制有缺欠时则可侵入组织而致病。

口腔表现：较少见，多因全身其他部位病变播散所致。开始多为化脓性上颌窦炎，以后可致软腭及眼窝发生棕黑色坏死性表现，也可侵及舌及软腭。患者均有局部疼痛、出血及发音困难。

二、孢子菌病

孢子菌病（blastomycosis, North American blastomycosis）为一种慢性化脓性肉芽肿性疾病，分肺型与皮肤型（后者少见）。多见于美国中北部及东南部，非洲也有报道。多侵犯40～60岁男性,但此类孢子菌病在我国少见。

口腔表现:多为继发性,原发病变多在肺部。可出现舌、颊黏膜、牙龈的病变,表现为持续性的硬性或絮状肉芽肿、水肿及溃疡形成,伴有疼痛及所属的淋巴结肿大。

三、球孢子菌病

球孢子菌病(coccidioidomycosis)可致亚临床型或轻型上呼吸道感染,且很快恢复。进展为慢性肺部感染,或呈急性播散型,但极为罕见。此病分布于美国西南、墨西哥北方及南美洲。

口腔表现:口腔内可形成肉芽肿性溃疡,也可有下颌骨骨髓炎。此病侵及头、面部者少见。鼻唇沟及颈部皮肤非炎症性增厚,病情进展形成大的肉芽肿性疣(verrucousgranulomas)及类似真菌样鳞状细胞癌(fungating squamous carcinoma)。

四、隐 球 菌 病

隐球菌病(cryptococcosis)为一种慢性真菌感染性疾病,可侵犯肺、中枢神经系统和口腔。一般在宿主免疫机制发生紊乱时发病,如外伤、糖尿病、霍奇金病、白血病及应用类固醇类激素治疗时。

口腔表现:多见于此病的播散型,病变可侵及牙龈、硬腭、软腭、咽、口腔黏膜、扁桃体和拔牙后的牙槽。表现为污秽的结节、水肿或溃疡。

五、组织胞浆菌病

组织胞浆菌病(histoplasmosis)遍及全世界,以密西西比河流域及中南美较多。95%为亚临床型感染及轻的呼吸道疾病,5%的病例为急性或慢性播散型,侵犯肝、脾、淋巴结、骨髓、肾上腺等脏器。

口腔表现:最常见是一个至数个口腔硬性溃疡,开始为小红斑或结节,以后中心坏死。另外可表现为疣状或颗粒样肿块,有明显的组织破坏,可侵犯骨质。此病可侵及口腔所有部位的黏膜,以舌、腭、颊黏膜最多见。组织胞浆菌口腔病变可误诊为癌瘤、白血病、结核或梅毒。

六、藻 菌 病

藻菌病(mucormycosis)为一种真菌引起的快速进展的感染性疾病,多发生于虚弱病人。病变首发于真菌侵入的门户,如头面部鼻区、肺、胃肠道、皮肤。它首先侵蚀血管致血栓形成,继之周围组织坏死,宿主反应为化脓性病变而非肉芽肿形成。感染经常合并于糖尿病酸中毒、腹泻、尿毒症、恶病质、恶性疾病、肝

炎、烧伤、营养不良、结核、放射治疗、类固醇类激素治疗及免疫抑制剂治疗者。此病与年龄、性别、地理分布、种族无关;但与宿主免疫功能缺欠有关。死亡率高达50%～100%,此与暴发起病、迟延诊断及缺乏合理、有效的治疗有关,亦与全身性原有疾病有关。

口腔表现:头、面及口腔受侵犯约占60%,可进展为鼻窦炎、蜂窝织炎。口腔病变多因上颌窦病变通过腭而达口腔,向上可侵及眼窝,腭部可发生溃疡,典型的是广泛的、单侧的溃疡,有明显的边界和黑色或灰色的焦痂,可有骨质暴露。上颌窦、眼眶病变可致鼻窦区触痛、视力模糊、眼球运动受限或突出。此病产生一种特征性的上颌窦及筛窦内壁黏膜结节样增厚,但不见于额窦。

七、副球孢子菌病

副球孢子菌病(paracoccidiodomycosis)也称南美孢子菌病(South American blastomy),为一种慢性肉芽肿性疾病,原发感染在肺,以后可播散至口腔及鼻黏膜形成肉芽肿性溃疡,淋巴结常受累也可播散至其他器官。多发生于南美,特别是巴西,男性多于女性10倍,多见于20～40岁年龄组。

口腔表现:原发性少见,多为继发性。初发病为一小丘疹或水疱,以后成为一个浅溃疡,边缘卷曲、基底有白色渗出物,有散在的出血点。病变也可有肉芽肿型,扩张缓慢,致成广泛的局部破坏,早期即有疼痛,病变逐渐加重可影响进食而成恶病质。严重病例可蔓延至骨而致硬腭穿孔,愈合后遗留粗大的纤维瘢痕。病变可发生于所有的口腔黏膜,如硬腭、软腭、牙龈、舌、扁桃体,也可发生于拔牙后的牙槽,出现继发于肺的肉芽肿及水肿,牙龈病变及牙周病变可致牙松动与脱落,浸润至唇、颊,可严重降低面部的运动性。面部皮肤变粗糙、水肿,口腔多为持续张开状,有唾液流出,所属淋巴结常被累及并肿大、化脓,由窦腔流出的液体含有大量的真菌。

八、孢子丝菌病

孢子丝菌病(sporotrichosis)为一种真菌感染皮下结节性疾病,遍及全世界,但在中美洲阿根廷、巴西更多见。病原为孢子丝菌存在于水苔团、土壤、树根中。农民、矿工感染率高。孢子丝菌易通过外伤损害进入组织,在5天～6个月后形成结节或小溃疡,结节可变成横痃,颜色也由粉红色变成紫色,以后形成溃疡。原发损害多见于手指及面部,数周到数月原发损害趋向愈合,形成瘢痕,新的横痃又在其他部位出现。原发损害经淋巴管将真菌传播到所属淋巴结,使其受感染而发炎。感染可致慢性限局性的破坏,也可播散至

皮肤、口腔黏膜、骨骼及其他器官。

口腔表现：较少见，可原发也可继发，开始为红斑、溃疡、化脓，以后形成肉芽肿、赘生物、乳头状肿物。口腔病变多伴有疼痛及所属淋巴结肿大、坚硬；愈合后常不遗留瘢痕或类似阿弗他性溃疡或扁平苔藓的表现。

九、放线菌病

放线菌病为一种由以色列放线菌引起的慢性真菌性化脓性疾病。该菌存在于正常人口腔中，尤其是龋洞及扁桃体隐窝中。感染主要为内源性，因组织损伤如拔牙、剔牙或炎症（可致组织缺氧），可使放线菌侵入组织。该菌为革兰氏阳性、不抗酸、厌氧或微需氧。菌丝在组织及脓液中表现为特异的硫磺色颗粒，此对本病的确诊有非常特异的肯定价值，如患颌骨慢性骨髓炎的患者，由窦道中流出的脓液中发现有硫磺颗粒，即可确诊为本病。颗粒周围菌丝排列呈放线状。主要病理改变为慢性化脓性肉芽肿。

口腔表现：病原多通过口腔侵入人体，有些人有操棍剔牙的不良习惯，为本病的口腔感染的常见原因。病变沿结缔组织蔓延，不经淋巴管传播，血行传播也很少见。面部放线菌病为该病主要表现占50%以上，颊部及面颈部出现皮下结节，逐渐增大与皮肤粘连，皮肤呈暗红色或紫色，以后形成脓肿。患处疼痛，灼感，可破溃流出"硫磺色颗粒"的脓液及形成窦道，并可有新的化脓性结节出现。窦道彼此可互相沟通，愈合后留有紫红色萎缩性瘢痕。可侵及颌骨形成骨膜炎、骨髓炎，迁延不愈，并具传染性。

治疗以大剂量青霉素效果最好，每天240万～600万U，用药时间不少于2个月。其他抗生素如链霉素、氯霉素、四环素均有效，但因毒性大，长期使用受到限制。手术治疗为切开引流及去除死骨，术前、术后应用足够的抗生素。

放射治疗也可应用于颌面部放线菌感染，每周2次，每次1.5Gy，共6～10次。

第2节　免疫疾病的口腔表现

免疫疾病包括皮肤黏膜自家免疫性疾病、系统自家免疫性疾病、免疫性血管炎、副蛋白血症和淀粉样变性，免疫缺欠、过敏，及其他免疫学疾病。

对微生物及外来物质的免疫反应已有广泛的研究，然而对体内物质及自身抗原的有关免疫反应近来才有所认识。免疫学概念近20年来发展较快，主要是明确了免疫系统不仅是保护机体不受异物侵犯，机体的完整性也依赖免疫系统各种成分复杂的相互作用所完成。免疫性疾病包括免疫功能缺欠及不恰当的免疫反应。

免疫功能缺欠：机体抵抗力的作用表现在对预防微生物侵入及对其有效的排除的一系列的相互作用。初步的防御机制为黏膜、皮肤的完整性，非特异性增强因素如溶菌酶。初步的防御机制包括巨噬细胞对侵入的微生物的吞噬作用。较复杂的机制包括体液免疫、细胞介导反应和补体系统。患者此系统缺欠则有反复的、严重的感染。原发的免疫缺欠多由遗传因素决定，继发的则可因某些疾病或药物而致。

不适当的免疫反应：免疫反应的结果一般对宿主是有利的，但若过敏则为有害的，这在临床上没有严格的界限。不适当的免疫反应包括过敏、自身免疫反应和免疫复合物疾病。此均为免疫性疾病。免疫性疾病的口腔表现相当多见，且可为首发症状，但也经常被严重的全身表现所掩盖。

皮肤黏膜的自身免疫性疾病

一、白　塞　病

此病在本书第8章第2节有详细描述，本节不再详细描述，以免重复。

二、天　疱　疮

此病在本书第8章第10节有详细描述，本节不再详细描述。

三、韦格内肉芽肿（Wegener肉芽肿）

为一种少见的疾病，特点为坏死性巨细胞肉芽肿损害和全身坏死性血管炎。此病多发于青、中年，男性为女性的2倍，病因虽未完全肯定，但有各样的免疫损伤发生，许多学者认为是一种免疫复合物疾患，40%患者有抗平滑肌抗体，抗核抗体可为阴性，C3可上升，总补体水平可正常；肾小球基底膜可检查出免疫复合物。

全身表现：因有小血管的血管炎，可有上、下呼吸道的坏死性溃疡，60%患者有脓性鼻涕、鼻阻、鼻出血及鼻窦炎（多为继发金黄色葡萄球菌及假单胞菌感染）；也可有中耳炎、耳聋、耳溢脓；咳嗽、咯血、胸膜炎、肺部可有一过性渗出性病变及结节，限局性的肾小球肾炎，或广泛的肾小球性肾炎。可有蛋白尿、血尿、管型尿，若缺乏治疗晚期可有肾衰竭。

口腔表现：较多见，且可为首发症状，口腔溃疡最常见，见于大多数患者，可发生于口、咽，牙龈也可发生肉芽肿，可累及牙间乳头，经常破坏牙槽骨，产生剧烈疼痛。

四、恶性中线肉芽肿

此病可表现有鼻阻及水样或浆样性鼻涕，可持续较长时间，甚至可达数年，此期称前驱期，以后进入活动期：鼻、腭、咽、眼窝受侵害，继之可有结构破坏，疼痛不显著，但会危及生命。此病无关节、肺及肾损害，以此区别于 Wegener 肉芽肿。本病可有淋巴结、皮肤、肝和骨转移性病变发生。

口腔表现：大多数患者开始为鼻部症状，但也有以口腔症状为首发者。侵犯鼻部可有面部水肿，侵犯内耳有颊部肿胀、疼痛，侵及上颌窦可有牙疼及牙齿脱落，且牙槽窝难愈合。硬腭受侵可形成大的快速进展的溃疡，且可穿通。侵犯颞下颌关节可有牙关紧闭。现根据病理学及免疫组化检查确定本病应为 T 细胞性淋巴瘤的一种表现类型。以往患者预后极差，现用化疗＋干扰素治疗，患者预后已有改观。

五、皮肤黏膜淋巴结综合征

属川崎（Kawasaki）病。本病为最近认识的一种疾病，特点为颈淋巴结肿大，皮肤黏膜红斑和水肿，经常有心肌炎。此病首先报告于日本，以后也发现于许多国家，病因仍未明确，可能为一种过敏性血管炎或免疫复合物性疾病，因在皮肤及淋巴结活检中约 1/2 患者小动脉内皮细胞内及巨噬细胞胞质内见到类立克次体；病情急性期血清 IgE 升高，血管通透性升高，可能在发病机制上起到一定的作用。另外于少数患者中可查到免疫复合物及 C3 减少。

全身表现：发热，抗生素治疗无效。皮肤硬性水肿及多形性皮疹为红斑，约在病后第 3 天出现，特别多见于手掌、足底，经常有手指及足趾脱屑；双侧眼球结膜充血，不伴畏光及脓性分泌物；伴病变常侵犯冠状动脉，死亡率约 1%～2%。也可有心肌炎、心包炎、心脏增大，其他并发症有结膜炎、无菌性脑膜炎、关节痛及黄疸。发病后多形核白细胞升高，血沉增快，α_2 球蛋白、C 反应球蛋白升高，而抗链"O"正常。

口腔表现：特征性表现为无痛性非化脓性的颈淋巴结肿大，面部、口唇、口腔、咽部黏膜红斑及水肿。几乎所有患者均有口唇干燥、糜烂、皲裂结痂隙。舌可出现猩红热样的草莓舌样病变。

六、重症肌无力的口腔表现

此病为主要侵犯肌肉的自家免疫性疾病，与胸腺瘤及胸腺增生关系密切。

全身表现：表现为一些肌肉群发生肌无力，最常见为眼外肌及头颈部肌肉。受侵肌肉易疲劳，晚间较重，病情差异很大，由局部的软弱到肌肉麻痹。半数以上病例眼外肌首先受侵，可有眼睑下垂、复视，以后可有颈肩带、膝、髋等肌肉受侵。另外可有吞咽困难及发音困难，严重者可危及生命。

口腔表现：咀嚼力弱、发音困难、吞咽困难均可见到，但多伴有眼睑下垂及复视。侵犯舌肌可有舌运动易疲劳及舌肌萎缩。本病患者在需口腔疾患治疗时应在早晨进行，因本病症状表现于晚间及下午加重。

七、副蛋白血症与淀粉样变性

副蛋白血症（paraproteinemia）为累及 B 淋巴细胞系的恶性疾病，包括多发性骨髓瘤、魏氏巨球蛋白血症、重链病、慢性淋巴性白血病和大部分的淋巴瘤。

此类疾病伴有单克隆免疫球蛋白的分泌（M 成分或副蛋白）。伴有免疫缺欠，可累及体液或细胞介导免疫、巨噬细胞功能。

淀粉样变性：为一种淀粉样嗜伊红物质在组织中沉积，此物质电镜下为纤维样结构。淀粉样变性可影响广泛的各种组织，可分为六型：

1. 原发性淀粉样变性　没有原有的及合并存在的疾病，占 56%。

2. 淀粉样变性　合并多发性骨髓瘤占 26%。

3. 继发性淀粉样变性　为多种慢性炎症性疾病的并发疾病。

4. 限局性淀粉样变性　局部的淀粉样物质沉积于皮肤、膀胱、呼吸道占 8%。

5. 家族性淀粉样变性。

6. 与激素有关的淀粉样变性　伴有内分泌细胞肿瘤分泌肽类激素。

口腔表现：皮肤损害可累及面部，呈现小的隆起的黄色结节。原发性淀粉样变患者 50% 有巨舌，舌运动度降低，语言障碍，舌质坚硬，有时在舌侧缘有黄色结节，少数患者舌上出现出血性大疱，破裂后形成溃疡，也可有斑状或丘疹样损害。牙龈个别患者可受侵，且可单独出现为首发症状，表现为牙龈局限性肿胀，黏膜表面正常，或呈丘陵状、波浪状，诊断需要病理活检证实。个别患者可有口底浸润，致使口底肿大有硬结。侵犯腮腺等唾液腺可出现口干症状。

免疫缺陷性疾病

原发性免疫缺陷性疾病多为先天性疾患，且很罕见，免疫过程各个环节均可发生缺欠。

1. B 细胞缺乏（Braton syndrome）　我国仅有个别报道，此病可能为 B 细胞衍化缺陷。B 细胞发源于骨髓，在其产生及成熟过程中可发生障碍。B 细胞缺欠对免疫球蛋白形成减少，T 细胞比率升高，T 抑制细胞升高，此为继发表现。可有选择性的 IgG 缺乏、选择性的 IgA 缺乏和选择性的 IgM 缺乏。

口腔表现：选择性的 IgA 缺乏为反复性扁桃体炎或咽炎，扁桃体增生，口呼吸及上颌前牙龈增生。1/3 患者有四环素着色牙，上颌前牙易患龋齿，2/3 患者有复发性的阿弗他溃疡及复发性唇疱疹。此因 IgA 为分泌性抗体，存在于分泌液中，口腔分泌液中缺乏此种抗体，抵抗微生物侵袭力降低，而出现以上数种疾病。

选择性 IgG 缺乏及选择性 IgM 缺乏未见有口腔症状的报道。

2. T 细胞缺乏 周围血中 T 细胞下降，B 细胞明显升高，为胸腺发育不全，因胎儿宫内发育第 12 周发生紊乱所致。表现为前额凸出、异常大的耳朵、眼裂增宽及小下颌。此病也称为 Digeorge syndrome。

口腔表现：除上述小下颌外尚有牙缺欠，为萌出迟延及釉质发育不全，与甲状旁腺功能低下类似；短人中及弓形口，鼻、腭、悬雍垂均可裂开；常有口腔白念菌感染（B 细胞缺乏时无此表现）。因 T 细胞虽有缺欠但仍保留活性，故全身性白念感染罕见，此为本病特点。

联合免疫缺陷病

一、胸腺瘤伴有免疫缺陷

胸腺瘤伴有免疫缺陷，又称 Good syndrome。胸腺瘤经常伴有免疫性疾病，如伴有重症肌无力症。Good syndrome 为胸腺瘤伴有 T 细胞及 B 细胞数量上及功能上的缺欠。发病机制不清，可有 IgA、IgG 或 IgM 合成的降低。细胞免疫也受抑制。全身表现：胸腺瘤为一种纺锤细胞瘤，很少转移。另外可有广泛的全身感染，病原可为细菌、病毒、真菌、原虫。患者可有全血细胞减少、多关节病及经常腹泻。

口腔表现：经常有颊黏膜及舌的溃疡出现。反复性的口腔溃疡病原微生物为一种巨细胞病毒。此病毒存在于正常人口腔中，并不致病。因本病患者细胞免疫、体液免疫均有缺欠，故抵抗力降低，巨细胞病毒反复侵犯人体口腔黏膜而经常发病。

二、免疫缺陷合并毛细血管扩张、共济失调症

毛细血管扩张共济失调为脑性共济失调中一种少见的类型，常伴有肺部感染，为一种常染色体隐性遗传性疾病。B 细胞和 T 细胞均有缺欠，IgA、IgE 明显降低；细胞介导免疫有进行性的损害，胎儿瘤蛋白及甲胎蛋白升高可能与发病机制有关。植物血凝素刺激引起的淋巴细胞转换率在青年患者中正常、老年患者中降低。因 DNA 的缺欠，易发生肿瘤。

全身表现：出生时正常，以后发生中枢神经系、内

分泌、肝及皮肤病变。因垂体分泌异常可有抗胰岛素性糖尿病发生，卵巢、睾丸萎缩，常有肺部感染可致支气管扩张。主要为进行性脑性共济失调，发音困难，不规则的眼球运动，1/3 患者有精神障碍。6 岁以前即可发生毛细血管扩张，多见于眼睑，也可侵犯球结膜及耳廓。可有皮肤色素沉着、湿疹，白癜风。易发生恶性肿瘤，如网织淋巴系肿瘤及胃肠道癌瘤。

口腔表现：腭部易受侵，可出现毛细血管扩张，但不经常出血，也可有腭部淋巴肉瘤。流涎为一常见症状。也有发生腮腺黏液表皮样癌的报道。

三、Wiskoff Aldrich 综合征

为一种致死性 X 链的免疫缺陷病。初生五个月内免疫球蛋白可正常，但以后 IgM 水平降低，IgA、IgE 水平升高，IgG 正常。可伴有单核细胞缺乏和抑制型 T 细胞活力缺乏及进行性的 T 细胞衰竭。患者对多糖类抗原无反应力，有迟延的过敏反应，淋巴细胞转化率下降，此病患者多于 4 岁前死亡。

全身反应：湿疹及血小板减少为主要表现。易有病毒、真菌、原虫及细菌感染，反复发生且多严重，最易侵犯呼吸道、胃肠道，可有反复的胃肠道出血，10% 患者发生恶性变。

口腔表现：可发生口腔内的带状疱疹及严重的单纯疱疹，白念感染常严重且难治疗。紫癜，牙龈出血也经常发生。

四、严重的联合免疫缺陷病

严重的联合免疫缺陷病（severe combined immune dificiency，简称 SCID）为一种混合性疾病，可有辅助性 T 细胞缺乏、抑制性 T 细胞缺乏，也可有 B 细胞缺乏及免疫球蛋白下降，及合并胸腺、脾、淋巴结发育异常。

临床表现可分两型：① Swiss 型：为常染色体隐性遗传性疾病，特点为严重的淋巴细胞减少和细菌、病毒的感染；② Gitlin 型：为性染色体遗传，预后较好。

全身表现：初生后六个月内即可有大肠埃希菌、沙门菌、假单胞菌等肠道感染，多致死亡。会阴部白念感染也常见，且可为首发症状。也可有皮肤感染如脓疱病。

口腔表现：扁桃体缺如，触不到淋巴结，口腔黏膜可有白色念珠菌感染，及反复发作的口腔溃疡。

五、补体成分缺陷性疾病

补体成分缺欠为少见的疾病，可为遗传因素决定，或后天获得性。可累及补体激活的传统途径或旁道，有 C1 或 C4、C2、C3、C5、C6 缺乏，易致肺炎球菌感染。C1 脂酶抑制因子缺乏可有血管通透性增加。

病人反复发作急性皮下水肿、疼痛及红斑，可累及皮肤、唇、口腔、咽喉等。较小的外伤可促发。也可继发于口腔科手术及扁桃体摘除术。

六、吞噬功能缺乏性疾病

吞噬细胞（多形核白细胞及巨噬细胞）的缺欠，包括其产生、移动力、吞噬作用、杀菌作用的缺欠。可有粒细胞减少及再生障碍性贫血。本病可有严重口腔感染，并且可致败血症及走马疳，故一旦发现本病，应持续保持口腔卫生，一旦发生感染，应尽早积极彻底治疗。

七、儿童期慢性肉芽肿（CGD）

为一种白细胞功能缺欠的遗传性疾病，特点为慢性化脓性肉芽肿及化脓性淋巴结炎。对过氧化物酶阳性菌（如金黄色葡萄球菌、白色念珠菌）杀灭作用缺欠，但对过氧化物酶阴性菌杀灭能力正常，可有面部皮肤、唇的感染，颈淋巴结病，也可形成寒性脓肿，还可发生反复性口腔溃疡。

八、Chediak Higashi 综合征

为一种常染色体隐性遗传性疾病，特点为白化病及多形核白细胞异常（包括中性粒细胞数量减少及趋化性降低）。患者易致呼吸道革兰氏阳性菌感染，尤其是金黄色葡萄球菌。

口腔表现：主要为口腔溃疡，可累及颊舌、硬腭，牙周结构破坏，严重龋齿，及颈淋巴结病。

继发性免疫缺陷病

多种疾病均可导致免疫缺陷，可做如下分类：

1. 先天性疾病　如 Down syndrome（先天愚型），为一种染色体排列紊乱的先天性疾病。戈谢病（Gaucher disease），为网织内皮系统缺欠导致脂类代谢紊乱性疾病。

2. 感染性疾病　如结核、麻风、疟疾，疱疹病毒感染及巨细胞病毒感染性疾病。

3. 胶原病与慢性肉芽肿　类风湿性关节炎、舍格伦综合征、克罗恩病等。

4. 代谢性疾病　糖尿病、营养不良、尿毒症。

5. 蛋白丢失　营养不良、肾病。

6. 骨髓浸润性疾患　骨髓瘤、淋巴瘤、白血病。

7. 药物性　肾上腺皮质激素、免疫抑制剂、细胞毒药物。

口腔表现：最多见为白色念珠菌感染，口腔单纯疱疹或带状疱疹感染。牙源性感染常难以控制，拔牙后易发生蜂窝织炎，也可致败血症，死亡率很高，尤其

白血病化疗患者。口腔黏膜、唇、舌的假单胞菌感染特征为中心为紫色或黑色坏死区，周围有红色晕环；沙雷菌属感染特征为限局性白色丘疹及溃疡；克雷白菌属感染特征为牙龈、唇、舌、腭的乳白色疼痛性糜烂，类似牙龈炎的溃疡，扁桃体周围脓肿，及拔牙后骨髓炎。

口腔黏膜细胞约 5 天更新一次，细胞毒药物直接抑制细胞的再生，故易致口腔溃疡，如甲氨蝶呤抑制了四氢叶酸合成使 DNA 难以复制，使口腔黏膜细胞再生受阻，旧的细胞脱落，故形成溃疡，发病率可达 50%。

获得性免疫缺陷综合征

获得性免疫缺陷综合征（acquired immunodeficiency syndrome）通称艾滋病（AIDS），此病为一种传染性疾病。因其传播迅速，迄今尚无有效治疗方法，最终导致患者死亡而受到重视。

【命名和定义】

本病于 1981 年首先由美国疾病控制中心报道和命名。1982 年该机构对本病的定义是：在排除引起免疫缺损的重要因素（如患恶性肿瘤、恶性血液病、使用免疫抑制剂等），未满 60 岁患者发生 T 辅助细胞减少和免疫功能不全，并伴有原虫、真菌、病毒、细菌等机遇性感染（opportunistic infection）或卡波西肉瘤（Kaposi sarcoma），即可诊断为艾滋病。同年，WHO 认可此定义，并建议全球医务工作者以此为诊断本病的标准。

【病因】

1984 年，Montegnter 以淋巴腺相关病毒、Gallo 以人亲 T 淋巴细胞病毒的命名分别报道了和本病有关的病毒。1986 年，国际病毒命名委员会确认它们是引起艾滋病的病原微生物，并统一命名为人免疫缺损病毒。这是一种直径约 100nm 的带包膜的 RNA 病毒。主要存在于感染者的血液、精液、脑脊液、乳汁中，也见于唾液、尿液、泪液、羊水等体液内。该病毒的传播途径主要是：同性或异性的性接触，吸毒者共用感染针头注射毒品及使用感染血液或血液制品，母体对胎儿的传染，治疗器械消毒不彻底及医务人员自身意外等引起该病毒进入血液，造成感染。

【临床表现】

临床上，本病潜伏期较长，仅 10%～20% 患者在感染几周或几个月内出现发热、皮疹、无局部原因的淋巴结肿大等急性症状，血液则出现类似传染性单核细胞增多症样改变。多数患者起病隐匿，数月或数年

后才出现持续性全身淋巴结肿大，并伴有持续性发热、持续性腹泻、多发性皮肤带状疱疹等。无论有无急性症状，在患者口腔内，均可出现白色念珠菌病和毛状白斑等病损。最终，患者将发生卡波西肉瘤、卡氏肺囊虫肺炎等罕见的肿瘤和机遇性感染。机遇性感染是指在那些没有特殊治疗背景，如使用免疫抑制剂、广谱抗生素、放疗的人群中不会发生的感染情况。

由于许多患者发病初即在口腔内出现各种病损，因而口腔病损在本病的诊断过程中，有很重要的意义。与本病有关的口腔病损的分类为：

1. 与 HIV 感染密切相关的口腔病损

（1）白色念珠菌病：①红斑型白色念珠菌病；②假膜型白色念珠菌病。

（2）毛状白斑。

（3）牙周病：①牙龈线形红斑；②坏死性（溃疡性）牙龈炎；③坏死性（溃疡性）牙周炎。

（4）卡波西肉瘤。

（5）非霍奇金淋巴瘤。

2. 与 HIV 感染有关的口腔病损

（1）非特异性口腔溃疡。

（2）唾液腺病：①因分泌减少引起的口干症；②单侧或双侧唾液腺肿大。

（3）血小板减少性紫癜（牙龈出血与紫癜）。

（4）病毒感染（EB 病毒除外）：

1）单纯疱疹性口炎。

2）人乳头瘤病毒感染所致：①尖锐湿疣；②局灶性上皮增生；③寻常疣。

3）带状疱疹病毒感染所致：①单纯带状疱疹；②水疱样带状疱疹。

（5）坏死性（溃疡性）口炎。

3. 可见于 HIV 感染的口腔病变

（1）细菌感染：①伊氏放线菌；②大肠埃希杆菌；③克雷肺炎球菌。

（2）上皮样血管瘤病。

（3）猫抓热。

（4）药物反应：溃疡、多形性红斑、苔藓样病变、中毒性上皮松解。

（5）白色念珠菌以外的真菌感染：①隐球菌；②地丝菌；③组织胞浆菌；④毛霉菌；⑤黄曲霉菌。

（6）神经病变：①面瘫；②三叉神经痛。

（7）复发性阿弗他溃疡。

（8）病毒感染：①巨细胞病毒；②上皮软疣。

以上病损中，白色念珠菌病、口腔毛状白斑、卡波西肉瘤、艾滋病相关性牙周炎尤为重要。

口腔白色念珠菌病往往见于长期使用抗生素、激素、放疗、化疗的患者和婴幼儿，很少见于健康成人。

在本病患者中，它是最常见、也是最早出现的口腔病损。就临床所见而言，本病患者和一般患者的白色念珠菌病相似。都好发于舌、软硬腭、颊、口腔前庭、牙龈及口角等部位。也可分为假膜型、增生型、红斑（萎缩）型等三种临床类型。不同点在于一般患者的假膜型病损有明显的急性感染的含义，本病患者的这种病损却可延续数月之久。增生型病损通常见于吸烟很多的一般患者的口角，绝不会出现在后颊部，本病患者的增生型病损则出现在后颊部。口角部带有轻度糜烂的红斑样病损，总是见于戴义齿的老年患者，而本病患者即使不戴义齿，也可出现这样的病损。在临床遇到年轻男性病人，在无明显导致白色念珠菌病的病因时出现了白色念珠菌病，应考虑艾滋病的可能性。病人若伴有持续性淋巴结肿大，几乎就可以认为是艾滋病患者了。

毛状白斑是 Greenspan 等在 1984 年报道的发生在男性同性恋者的一种舌部白色病损，其主要发生在舌侧缘，多为双侧。病损表面呈条纹状白色斑块。这是本病患者所特有的口腔病损。它和卡波西肉瘤、卡氏肺囊虫肺炎一起，被认为是艾滋病特有的病损。

卡波西肉瘤也叫做多发性特发性出血性肉瘤，其本质是一种恶性网状内皮系统疾病。在艾滋病出现前，此病很少见，主要发生于地中海沿岸和非洲的老年男性。1979 年后，突然大量见于男性同性恋患者之中，引起了广泛的注意。这是一种全身性肿瘤，患者的男与女之比为 20∶1。肿瘤常见于头颈部和四肢皮肤，偶见于内脏。患者中有半数出现口腔病损，表现为无痛性，紫红色或紫褐色的，大小形状不一，扁平或隆起的病损，牙龈和硬软腭为好发部位。通常认为，在没有使用过免疫抑制剂的患者出现口腔卡波西肉瘤病损时，基本上可诊断为艾滋病。

艾滋病相关性牙周炎是本病患者特有的牙周组织病损。其临床表现为牙龈乳头溃疡、出血、坏死，并伴有明显疼痛，病损有由浅表到深层、由局部向全口进行性发展的特点，在短期内即可破坏包括牙槽骨在内的牙周组织。它和以往所指的急性坏死性溃疡性龈炎的临床表现有些相似，但是迅速发生的骨坏死和明显的弥漫性颌骨疼痛以及相应的病毒血清学检查阳性则是诊断艾滋病相关性牙周炎的重要依据。

【诊断和处置】

艾滋病的诊断应建立在全身和血清学检查的基础之上，但是对那些早期仅有口腔病损的患者来说，口腔科医师有责任给予及时的诊断和处置。必须强调指出，在本病患者的口腔病损处置中绝对禁用过氧化氢液，否则将导致难以控制的真菌感染。

移植物抗宿主病及其口腔表现

一、概　述

近几年，利用同种异体 HSCT 治疗血液的肿瘤性或非肿瘤性疾病的成功病例在不断地增加。世界范围内每年有超过 40 000 例患者接受 HSCT，其中有 15 000 例患者的干细胞是从同种异体的供体获得的[1]。HSCT 可以通过移植物抗肿瘤效应（graft versus-tumor effect）消除受体内剩余的肿瘤细胞，许多实验研究开始尝试将这一治疗方法应用于治疗恶性肿瘤。

移植物抗宿主病（graft-versus-host disease，GVHD）是阻碍 HSCT 治疗成功的主要原因，也是接受 HSCT 后受体死亡的主要病因。当移植发生在受体与供体无血缘关系或者两者年龄偏大时，GVHD 更易发生。GVHD 的急、慢性期都会导致多种器官的损害。急性 GVHD 通常发生移植后早期（一般为 3～4 个月内），临床上有较统一的症状，如红斑性皮疹、腹泻或肝损害；慢性 GVHD（cGVHD）是一种可以累及几乎所有主要器官的综合征，最常累及的为皮肤、口腔、阴道及结膜的黏膜，唾液腺、泪腺和肝脏，估计移植后存活的患者中有 40%～70% 最终会发展为 cGVHD，cGVHD 可以持续几个月到几年不等，并需要长期多方面的控制。虽然白血病患者接受 HSCT 后可以减少复发，但 cGVHD 是移植后长期存活者死亡的主要病因。

二、病因及病生理

（一）病因

1966 年，Billingham 提出了 GVHD 发生的 3 个条件：移植物必须含有免疫活力的细胞；受体必须表达与供体不同的抗体；受体不能建立一个有效的反应来消除被移植细胞。这种具有免疫活性的细胞是 T 细胞，当含有 T 细胞的组织（血液、骨髓、器官）由一个个体转移到另一个不能消除这些细胞的个体上时，GVHD 就会发生。

GVHD 的发生是由于供体的 T 细胞与宿主细胞的一些蛋白反应。这类蛋白中最重要的就是人类白细胞抗原（human leukocyte antigens，HLA），这类抗原由主要组织相容性复合体（major histocompatibility complex，MHC）编码。几乎所有有核细胞都表达 I 类 HLA（A、B、C）蛋白，II 类 HLA（DR、DQ、DP）在造血细胞（B 细胞、树突细胞、单核细胞）内表达。供体 CD4 T 细胞通过 II 类 HLA 识别外部抗原，CD8 T 细胞可以识别 I 类 HLA。有趣的是，II 类 HLA 在皮肤、小肠的上皮组织内较多，而这些组织是急性 GVHD 的主要靶器官。

在一些 HSCT 中，尽管患者与供体之间 HLA 相同，也有近 40% 的移植物因为 HLA 以外的抗原而发生急性 GVHD，也被称为次要的组织相容性抗原。一些次要的组织相容性抗原，在造血细胞中大量表达（包括白细胞），因此导致了更多的 GVL（移植物抗白血病）而非 GVHD。

（二）急性 GVHD 的病生理

急性 GVHD 的病生理学有两个要点：第一，急性 GVHD 反映的是正常的炎症反应机制，是由于供体白细胞进入到受体内并发挥作用；第二，受体组织会激活供体的白细胞，并且受体组织因为原有的疾病、感染及移植前预处理受到损伤而产生的细胞因子会促进供体免疫细胞的激活和增殖。急性 GVHD 的进展可以分为 3 个时期：①抗原呈递细胞的激活（activation of antigen presenting cell，APC）；②供体 T 细胞的激活、增殖、分化和转移；③靶组织的损伤。

I 期：APC 的激活。APC 的激活涉及到原有的疾病和 HSCT 移植前的预处理（移植前化疗或放疗），宿主组织不同程度受损。受损害的宿主组织产生危险信号，包括炎性细胞因子（如 TNF-α、IL-1）、趋化因子，并导致宿主黏附因子、MHC 抗原及共刺激因子的表达增高，这些细胞因子激活了受体内的 APC。在此时如果出现胃肠道的损伤，后果是更加严重的，因为它使得微生物的产物，如脂多糖（lipopolysaccharide，LPS）或其他致病的分子直接进入机体系统内，这扩大了宿主 APC 的激活。动物实验及临床研究表明，降低移植前预处理强度后，急性 GVHD 发病率会降低。

还有一些临床危险因素也会增加急性 GVHD 的风险，如病毒感染史。APC 通过识别微生物上一些特异的分子来识别感染，在识别这类分子的受体中，Toll 样受体（toll-like receptors，TLR）是最有特点的，如 TLR4 识别 LPS。动物实验中，TLR4 突变（不能对 LPS 反应）的鼠作为供体时会引起更少的 GVHD。其他一些识别病毒 DNA 或 RNA 的 TLR 也可以激活 APC，引起 GVHD 的发生，这些都为治疗与病毒感染相关的 GVHD 提供了方向。

II 期：供体 T 细胞的激活。GVHD 反应的核心是第二步，也就是供体 T 细胞通过宿主 APC 识别宿主抗原并被激活，其中 MHC 抗原起主要作用。I 期产生的危险信号在一定程度上通过增加共刺激因子的表达增加了 T 细胞的激活。在动物实验中，阻塞共刺激途径来预防 GVHD 的发展获得了成功，但是还没有大量应用于临床中。调节 T 细胞能够抑制传统 T 细胞的增殖，在动物模型中，加入调节 T 细胞可以预防 GVHD 的发生。调节 T 细胞分泌抗炎因子 IL-10 及 TGF-β，他们都能抑制 APC。

免疫细胞激活后,引起细胞内基因转录一些细胞因子及其受体。急性 GVHD 中,供体 T 细胞产生大量 Th1 类细胞因子(IFN-γ、IL-2 和 TNF-α)。IL-2 是许多临床上 GVHD 治疗和预防方法的主要目标,如环孢素、他克莫司直接作用于 IL-2 或其受体。但是一项研究显示 IL-2 对调节 T 细胞产生和维持有重要作用,这提示我们对于 IL-2 长期的抑制也许对于 HCT 后长期生存有相反的作用。IFN-γ 有多重功能,既可以促进也可以抑制 GVHD:它通过增加趋化因子受体、MHC 蛋白及黏附因子的表达来促进 GVHD,还可以增加单核细胞及巨噬细胞(APC)对刺激的敏感性并加快细胞内对敏感的反应,IFN-γ 也可以损害胃肠道及皮肤的上皮增加 GVHD。相反,IFN-γ 也可以加速已激活的供体 T 细胞凋亡来抑制 GVHD。这就意味着对于 IFN-γ 的调控也许会在体内产生不同的结果。

Ⅲ期:细胞和炎症效应期。效应期过程是细胞(细胞毒性 T 淋巴细胞 CTLs、NK 细胞)和炎性因子(TNF-α、IFN-γ、IL-1)的复杂作用。细胞介质与炎性因子的协同作用加强了组织损害。

细胞效应:急性 GVHD 的细胞效应主要为 CTLs 及 NK 细胞。通常 CTLs 会优先通过 Fas/FasL 通路使得靶细胞溶解,在 GVHD 中主要造成肝破坏(肝细胞表达大量的 Fas),然而在胃肠道及皮肤 GVHD 中 CTLs 通过穿孔蛋白/颗粒酶途径起作用。趋化因子指导供体 T 细胞从淋巴组织转移至靶器官,造成破坏。

炎症效应:效应 T 细胞不但通过细胞毒性直接破坏靶器官,还可以释放细胞因子如 IFN-γ,它可以激活巨噬细胞释放促炎症因子(TNF-α、IL-6、IL-1)。微生物的产物(LPS)透过肠黏膜或皮肤的损害渗漏也会通过 TLRs 刺激炎性细胞因子的分泌。肠道尤其对于来自 TNF-α 的破坏敏感。TNF-α 通过 3 种方式作用:①激活 APCs 并增强同种异体抗原的呈递;②通过炎性细胞因子诱导效应细胞转移至靶器官;③它可以直接引起组织坏死[2]。

(三)慢性 GVHD 的病生理

目前 cGVHD 的发病机制还不完全清楚,可能有以下几个原因:①大多数的动物实验研究集中在短期发生的急性 GVHD;②虽然有部分 cGVHD 的动物实验模型被提出来,但是没有一个能模仿复杂的人体环境;③cGVHD 一般在移植后较长时间后发生,需要长时间的数据收集及随访,这就增加了实验的难度及成本;④几乎所有的器官都受到 cGVHD 的累及,使得临床症状及体征是各种各样的;⑤至今没有一个可以普遍接受的 cGVHD 的诊断、分期及治疗标准,这就使得不同的临床研究机构间很难相互交流、理解;⑥大多数人体研究都集中在可移植细胞的数目上,并没有集中在靶器官上。

三、临床特点

(一)急性 GVHD 的临床特点

传统意义上,急性 GVHD 被定义为发生在移植后 100 天之内的,而慢性 GVHD 是在移植后 100 天以上。目前来看这一定义是远不足够的,美国国立卫生研究所(National Institutes of Health, NIH)最近的分类包括了迟发性的急性 GVHD(100 天之后,有急、慢性 GVHD 重叠的症状)。急性 GVHD 的主要受累器官为皮肤、胃肠道及肝脏。Martin 等发现了在急性 GVHD 的初期,81% 的病人皮肤受累,54% 有胃肠道受累,50% 有肝脏受累。

皮肤通常是最易受累也是最早受累的器官,主要表现是皮炎、起疱并溃疡。病理学发现主要是表皮中网钉的坏死,其他一些包括角化不良,邻近角化不良的上皮角化细胞的小的淋巴细胞,及血管周的淋巴细胞渗透进真皮层。

急性 GVHD 的胃肠道症状通常包括腹泻以及呕吐、厌食,严重时还伴有腹痛。GVHD 的腹泻是倾泻性的,经常是大量的(大于 2L/d)。预后较差的患者,便血通常意味着黏膜的溃疡,不过因为黏膜的修复作用,导致肠镜下黏膜是正常的表现。胃肠道的影像学表现包括肠扩张,并伴有小肠壁增厚。组织学特点包括类似补丁样溃疡、隐窝内凋亡小体、隐窝脓肿及上皮光滑的丧失。

肝脏受累的表现为肝炎(胆红素或肝酶升高),而且很难通过临床检查与其他疾病引起的肝功能不全相鉴别。GVHD 的肝受累组织学特点为内皮炎、肝门区淋巴细胞浸润、胆管周围炎、胆管损害。因为在移植早期血小板减少,很少进行肝脏活检,这就导致了肝受累不能诊断。

急性 GVHD 的严重程度由以上三个主要器官受累程度决定。分级可以分为Ⅰ轻(mild)、Ⅱ中(moderate)、Ⅲ重(severe)、Ⅳ极重(very severe)四个等级。严重的 GVHD 意味较差的预后,Ⅲ级的长期生存率为 25%,Ⅳ级只有 5% 的存活率。

急性 GVHD 的口腔病损:接受 HSCT 患者通常会有口腔黏膜红斑、溃疡、疼痛性的脱屑。但是这些病损并非急性 GVHD 的损害,而是由于 HSCT 后为了预防 GVHD 使用的各种化学药物引起的,一些学者认为口腔急性 GVHD 本质上是不存在的。

(二)慢性 GVHD 的临床特点

最初慢性 GVHD 的定义为发生在异体移植免疫 100 天后的自身免疫紊乱性疾病(表 27-1)。

表 27-1　慢性 GVHD 表现

病损位置	病损表现
皮肤	色素沉着异常、脱发、皮肤变色、扁平苔藓样变、皮肤硬化
指甲	指甲营养不良或脱落
口腔	干燥、溃疡、苔藓样变、开口受限
眼	眼干、干燥综合征、瘢痕性结膜炎
肌肉、筋膜、关节	肌炎、筋膜炎、关节强直
女性生殖器	阴道硬化、溃疡
胃肠道	厌食、体重减轻、食管赘生或紧张
肝脏	黄疸
肺	闭塞性细支气管炎、胸腔积液、肺功能测试缺陷
肾	肾病综合征（罕见）
心脏	心包炎
骨髓	血小板减少、贫血、嗜中性白细胞减少症

表 27-2　急慢性 GVHD 的主要特点

部位	急性中多见	慢性
皮肤	红斑	皮肤变色、扁平苔藓样变
	斑丘疹	皮肤硬化、硬斑、硬斑伴苔藓样变
	瘙痒症	局部脱色、褪色或色素沉着
指甲		营养不良、纵嵴、裂开、易碎、指甲脱离、指甲缺失、指甲胬肉
头发		脱发、丘疹鳞屑性病损
口腔	黏膜炎	扁平苔藓样变、黏液囊肿
	红斑	口干、张口受限、溃疡
	疼痛	过度角化斑
眼		眼干、含沙感或眼痛
胃肠道	厌食、恶心、呕吐、腹泻、体重下降	食管上中 1/3 赘生或紧张
生殖器		可能留有瘢痕的扁平苔藓样变
肝脏	排除其他病因的胆红素、碱性磷酸酶、ALT、AST 升高（大于 2 倍正常上限）	同急性
肺		闭塞性细支气管炎
肌肉、关节		筋膜炎、关节强直或继发与硬皮病的挛缩、肌炎
其他		血小板减少、嗜酸性粒细胞增多、淋巴细胞减少、低或高丙种球蛋白病、自身抗体

发生或者持续至移植后 100 天的 GVHD 被定义为慢性 GVHD。但是这一定义并不准确，因为：①许多 cGVHD 的症状及体征发生在 100 天前；②急性 GVHD 的典型体征，如腹泻、播散性红斑性皮疹，也可发生在 100 天之后。因此 NIH 推荐按照症状及体征分类，而不是按照时间分类（表 27-2）。

（三）GVHD 的口腔表现

据报道约 45%～83% 的 cGVHD 患者会出现口腔病损，为除皮肤外最易受累的器官。口腔受累主要表现为黏膜病损、唾液腺功能障碍及张口受限，黏膜病损可以发生在任何部位，如唇、舌、腭、颊、口底等。

1. 口腔黏膜病损　典型的 cGVHD 的口腔黏膜病损为红色斑、苔藓样变、溃疡及黏液囊肿。

（1）红色斑：为黏膜变红并无表面缺损，通常视为感染及炎症标志，与上皮萎缩水肿有关，患者口内敏感度增高。

（2）苔藓样变：为口内乳白色网状或花边状斑纹，与扁平苔藓的威肯母线类似，与白斑病的过度角化有关，与扁平苔藓难以区分，主要症状为疼痛及烧灼感，进食刺激性食物后加重。苔藓样变继发最严重转归为鳞状细胞癌（squamous cell carcinoma，SCC），HSCT 患者中 SCC 患病率约为 1.0%～1.8%。

（3）溃疡：缺损可以成为口腔感染进入血清的途径。也有学者将红色斑及溃疡归为口腔黏膜炎的不同阶段。

（4）黏液囊肿：很少见，只在腭及唇部出现，无临床症状。

（5）另外还有一些极少见病损如化脓性肉芽肿、肉芽肿样病损，至今只分别报道过 10 例及 8 例。

2. 唾液腺功能障碍　有报道其发病率约为 40%～70%，并在移植后迅速发病。主要临床表现为客观的唾液分泌减少及口干症状，这些问题会进一步影响患者讲话、咀嚼、吞咽，导致龋齿、念珠菌感染等一系列问题。这是由于唾液腺的慢性炎症损害，大、小唾液腺均受累。最近一项研究显示，77% 的 cGVHD 患者会出现口干症状，其中绝大多数伴有眼干，27% 的患者唾液流量≤0.2ml/min，而且几乎所有唾液分泌减少患者唾液腺出现单核细胞浸润或者纤维化、萎缩。

3. 张口受限　主要由于口腔 cGVHD 引起的慢性炎症导致口周纤维硬化，这种改变与硬皮病患者类似，这种类硬皮病样改变可以发生在颌面部任何部位。炎症继续发展导致口内瘢痕及开口进一步受限，从而会影响口腔卫生维护、饮食，甚至营养不良。另外，肌力减弱、肌束紧缩及关节问题都可能引起开口运动受限。

623

四、GVHD 的预防

基于动物实验模型中 T 细胞在 GVHD 起核心作用，在 1980～1990 年代大量临床研究将 T 细胞消耗（T cell depletion, TCD）作为 GVHD 的预防措施，主要有 3 种方法：①在体外清除 T 细胞；②在体外阳性选择 CD34$^+$ 干细胞；③体内抗 -T 细胞抗体。这种方法对急慢性 GVHD 抑制起到了作用，但遗憾的是，与 TCD 相伴的是移植失败、恶性肿瘤复发、感染及埃 - 巴二世病毒相关的恶性淋巴组织增生紊乱病的高发。

另一个替换 TCD 的方式是移植之前在体外利用抗体阻塞共刺激途径从而消除供体 T 细胞的反应力。一个小型试验在单倍同一的 HCT 受体中利用此方法获得了可喜的结果，不过该实验却并不能成功复制。因此大多数的预防方法都专注于移植后药物控制 T 细胞。

阿伦单抗是一种与 CD52 结合的单克隆抗体，它在许多白细胞如淋巴细胞、单核细胞及树突状细胞中表达。在 GVHD 预防的临床 2 期试验中，使用阿伦单抗可以降低急慢性 GVHD 的发生。在两个前瞻性研究中，只接受阿伦单抗，不使用甲氨蝶呤的病人中急慢性 GVHD 的发病率明显降低，但是却出现了更多的感染并发症和较高的复发率。

体内应用抗 -T 细胞抗体作为 GVHD 预防方式已经被大量开展。目前较好的试验药物是抗 - 胸腺细胞球蛋白（anti-thymocyte globulin），最初的药物预防 GVHD 方式是抑制细胞质中的酶及钙依赖磷酸酶，他们对 T 细胞激活起决定性作用。钙依赖磷酸酶抑制剂——环孢素及他克莫司，它们有同样的反应机制、临床有效性和毒性反应（低镁症、高钾、高血压和中毒性肾损害），严重的副作用包括移植相关的血栓性微血管病（transplant-associated thrombotic microangiopathy, TAM）和可以导致发育停止的神经毒性。TAM 在临床上与血栓性血小板减少性紫癜相似，但是 TAM 不能对血浆去除法有效，有更高的死亡率，而且患者并不能得到很好改善。随后可能出现可逆的脑病综合征（精神状态改变、精神萎靡和有特征性的磁共振成像），这种综合征出现率约 1%～2%，这些副作用在用药减少后的 2～4 个月会消失。

钙依赖磷酸酶抑制剂通常与其他免疫抑制剂一起应用，如甲氨蝶呤。甲氨蝶呤的毒性（嗜中性白细胞减少症、黏膜炎）已经令一些观察者改用麦考酚酯（MMF）。在一项前瞻性的随机试验中，接受麦考酚酯作为 GVHD 预防方法的患者与接受甲氨蝶呤的患者相比，严重黏膜炎明显降低，而两组中急性 GVHD 的发生率及严重程度是相似的。

西罗莫司也是一种免疫抑制剂，与他克莫司类似但不会抑制。在小范围的 2 期临床实验中，它与他克莫司共同使用展示出良好的疗效。这类药会损伤内皮细胞，但却不会导致与钙依赖磷酸酶抑制剂有关的 TAM。与他克莫司相比，西罗莫司优点：抑制 T 细胞，但促进调节 T 细胞；抑制树突细胞成熟；抗肿瘤特性；抗病毒特性；极小的肾损害及肝损害。

五、治　疗

（一）急性 GVHD 的治疗

GVHD 一般在 HCT 后第二个月出现，类固醇具有抗淋巴细胞及抗炎特性，可以作为 GVHD 治疗的金标准。对于轻度 GVHD 的皮肤病损，许多医师只是局部用类固醇，但是对于严重皮肤的 GVHD 及内脏 GVHD 受累时，高剂量的系统类固醇用药是必要的。不足 1/2 的病人接受类固醇治疗后可以完全缓解，但严重的 GVHD 很少对治疗起反应。

体外光分离置换法（ECP）用于 GVHD 的治疗。将病人的白细胞收集在 8- 甲氧基补骨脂素中培养，并用紫外线照射，最后重新输回患者体内。ECP 可以导致细胞凋亡，具有很强的抗炎效果，包括预防器官移植后排斥反应。动物实验展示 ECP 通过增加调节 T 细胞来对抗急性 GVHD。

另一种治疗 GVHD 的方法是阻止炎性细胞因子 TNF-α。TNF-α 可以激活 APC，APC 可以激活效应细胞并会直接导致组织损害。在一项 2 期临床试验中，TNFR Ⅱ溶解剂依那西普在与类固醇一起应用早期治疗急性 GVHD 时，展现出明显的有效性，约 70% 患者在一个月内所有临床症状消失，约 80% 在胃肠道及皮肤有反应。

（二）慢性 GVHD 的治疗

与急性 GVHD 相比，慢性 GVHD 的病生理并没有得到很好的解释，常规做法是利用各种免疫抑制剂治疗。由于慢性 GVHD 可以累及多个器官，所以治疗上也需要多学科、多科室的治疗。慢性 GVHD 对治疗的反应不同，有时在同一个病人不同器官会得到不同的结果。感染及并发症也使得结果很难控制。皮质类固醇（有或无钙调节磷酸酶抑制剂）是治疗的基本药物。长期服用免疫抑制剂，尤其是含类固醇类的药物具有较高毒性，甚至可引起感染死亡。许多二线的治疗方法已经被开发，但还没有得到广泛应用。如前所述，ECP 在高危患者中应用得到了较理想的结果。对于硬皮病性 cGVHD，阿维 A 有效，也可用硫酸羟氯喹。另外，8- 甲氧基补骨脂素再加上紫外线照射（8-methoxypsoralen plus ultraviolet A irradiation, 8- 甲氧基 PUVA）对于苔藓样 GVHD 有效。

（三）口腔 cGVHD 的治疗

cGVHD 口腔病损的治疗需要全身用药，同时采用局部免疫抑制治疗及辅助性支持治疗。局部可用高剂量的皮质类固醇激素、钙依赖磷酸酶抑制剂及镇痛剂。

可用含有糖皮质激素的含漱液以减缓口内溃疡、组织敏感及苔藓样反应，但可出现黏膜变薄、真菌增殖等副作用，故建议同时使用抗真菌含漱剂。当黏膜出现破损时，使用糖皮质激素需要注意因黏膜吸收药物入血引起肾上腺抑制及库欣综合征。

口腔疼痛常常是口腔 cGVHD 患者的主诉，可用局麻药物涂抹至患处以减轻疼痛。口干患者可用氯己定含漱控制口内细菌感染，用含氟制剂预防龋齿，用催涎剂、人工唾液缓解口干症状。

（四）GVHD 病人的支持治疗

免疫抑制治疗用药周期长，不同药物之间可有协同毒性作用，故需采取积极的支持治疗。所有患者均应用氟康唑预防真菌感染。长期使用类固醇药物者，可用伏立康唑或普沙康唑。肺孢子虫也是一种可能感染的疾病，可用磺胺甲噁唑预防。

病毒感染在 GVHD 患者中较为常见。巨细胞病毒感染可引起间质性肺炎和胃炎，对高危病人应每月检测血液。最好用直接检测病毒的技术，比如 CMV PCR 或者 pp65 抗原，如发现病毒感染应立即应用 9- 鸟嘌呤或膦甲酸制剂。带状疱疹可用无环鸟苷。应避免感冒，必要时采用抗感冒疫苗或神经氨酸苷酶抑制剂。

长期使用慢性类固醇药物时，可能出现糖尿病、肌无力、骨质疏松、无菌性骨坏死及库欣症状。应进行血糖检测及骨密度扫描。出现上述并发症时，采用胰岛素、补钙、维生素 D 等相应治疗。

第3节 消化系统疾病的口腔表现

一、克罗恩病

克罗恩病（Crohn disease）为一种炎性肉芽肿，主要侵犯大肠，慢性病程，青年患病率高，最多见于回盲部，也可侵犯消化道其他部位，由口腔至肛门均可罹患，可形成狭窄、溃疡及瘘管。

口腔表现：发病占 6%～20%，多合并肉芽肿性结肠炎和肠外病变，如皮肤及关节损害。口腔溃疡多发生于唇、颊黏膜，且可先于肠道病变出现。口腔黏膜有炎症性增生和裂隙、硬化、息肉样的病变。在口腔前庭及磨牙后区黏膜可出现持久的深的线状溃疡、边缘可增生隆起。下唇可有水肿及中线裂隙，持续时间不同，有时可达数月。10% 的患者口腔病变组织学检查可示有特征性的无干酪坏死的肉芽肿，及黏膜下层与固有膜有淋巴细胞、浆细胞浸润，在血管周围明显，且有单核细胞浸润。另外可有血管内膜增厚。细胞浸润也可侵及小的唾液腺，其他 90% 的患者表现为上皮表面的溃疡与裂隙。

二、溃疡性结肠炎

为一种原因不明的炎症性疾病，主要侵犯结肠与直肠黏膜，60%～80% 患者呈慢性间歇性或周期性病程，10% 为慢性持续性表现，另外 10% 患者为单纯发作（缓解后不再复发）。危急发作主要表现为高热或下消化道大出血，可危及生命。本病也可癌变。本病各年龄组均可罹患，青年发病率稍高。现大多数学者认为本病为自家免疫性疾病。

全身表现：主要为长期反复的腹泻，也可有脓血便及结肠、直肠出血。X 线有特异性表现，但确诊应靠结肠镜及活检。

口腔表现：①复发性阿弗他性溃疡；②溃疡型的脓皮病及皮肤坏疽；③化脓性口腔炎；④出血性口腔溃疡。

三、肝 硬 化

肝硬化为内科常见疾患，主要表现为肝功能障碍与门脉高压。

口腔表现：肝臭为患者肝功能衰竭者口腔及呼吸有特殊臭味，为氨的代谢障碍所致。另有肝舌，为舌质瘀血肿大，表面呈蓝色及有厚白或黄腻舌苔。另外，因肝功能损伤，某些凝血因子（Ⅰ、Ⅱ、Ⅴ、Ⅶ、Ⅸ、Ⅹ）生成减少；或因脾瘀血性肿大，脾功能亢进，血小板减少，而致牙龈出血。门脉性肝硬化可伴有腮腺肿大，为腺泡肥大和脂肪浸润，无炎症表现，机制尚不清楚。

第4节 心血管疾病的口腔表现

一、大动脉炎（无脉病）

大动脉炎主要侵犯主动脉的主要分支，以无名动脉更多见，可有动脉的狭窄、闭塞。病因考虑为结缔组织疾病，与自身免疫有关。临床表现为无脉（桡动脉搏动测不到或极弱，血压也很低或测不出）。可有突然的晕厥及易有脑血栓形成发生。

口腔表现：主要为缺血，首先咀嚼肌供血不足，可发生萎缩及咀嚼时疼痛，休息时缓解（称咀嚼的间歇性跛行），缓慢进食可避免发生。其次为产生营养性溃疡，经常发生于舌、腭，但多在晚期出现。

二、动脉粥样硬化

为中老年常见疾患，侵犯全身大、中动脉，可有动脉内膜增厚，脂类沉积，内弹力层断裂、破坏、纤维化或钙化、出血及溃疡形成，可有血栓形成的并发症。

口腔表现：可侵犯舌动脉、面动脉及口腔动脉。可有舌肌萎缩、咀嚼肌力弱等。但因侧支循环丰富无梗死的病例发生。

根据近年来的研究发现，慢性炎症对动脉粥样硬化的发生发展有促进作用，细菌内毒素可影响血管内皮的完整性、血浆脂类代谢及凝血（激活第Ⅳ因子）以及血小板功能。在人体慢性感染最常见的部位即为口腔的慢性牙周病。龈下菌斑量接近 $10^{11}/g$；牙周袋中含菌量达 $10^{10}\sim10^{12}/g$。细菌繁殖产生大量内毒素，如脂多糖可激活单核细胞分泌炎性介质，如前列腺素 E_2（PGE_2）、白细胞介素 -1β（IL-1β）、肿瘤坏死因子 α（TNFα）引起血管扩张通透性增加，炎性细胞集聚、破坏血管上皮细胞，最易侵犯血液冲击力强的部位，如主动脉根部、弓部、冠状动脉及脑动脉。内皮细胞破坏、增生，表面粗糙。炎症细胞及血小板集聚、纤维蛋白原及纤维蛋白沉积，平滑肌增生，管壁增厚。炎性介质激活单核细胞，吞噬脂类形成泡沫细胞，溶解形成粥样硬化核心而形成动脉粥样硬化。故现已认为慢性炎症为动脉粥样硬化独立的危险因素之一，而人体的最常见的慢性炎症即为牙周病，故牙周病与危害人类健康的最严重疾病——冠心病及缺血性脑卒中密切相关。

三、缺血性心脏病

缺血性心脏病主要指冠状动脉供血不足引起的心肌缺血的心脏疾患。在心绞痛发作及心肌梗死发生时，疼痛可放射至颈部、颊部或下颌，此为心中与心上神经放射引起。心下神经分布区的心肌受累则放射至左肩和左手。有时患者可因清晨刷牙时有牙及颊部疼来口腔科求诊，但心前区症状不明显，而易发生误诊。也有患者实际为心绞痛发作的症状，而长期在口腔科医治以至贻误病情者。

近年来，心血管介入治疗延长了许多冠心病患者的寿命，但是安装心血管支架后，患者出现复发性口腔溃疡的几率最高，少数患者还因安装支架后须服阿司匹林等抗凝药物，易出现口腔黏膜出血。

四、肺源性心脏病

因本病的低氧血症及高碳酸血症也可累及口腔而发生舌肿胀、青紫，易发生舌、颊黏膜及牙龈溃疡，唇青紫为本病突出表现。

五、感染性心内膜炎

本病分为急性及亚急性，前者发病急，病情凶险，死亡率高，后者易发生于器质性心脏病的基础上，其原因为心脏及大血管中器质性的病变，产生血流涡流，将带有细菌的血小板因离心力作用使之沉积于心脏或大血管内膜壁而发生该部的感染。口腔科手术如拔牙则可为细菌侵入的门户，使细菌附着于血小板上，倘若未被机体防御功能消灭，则可沉积在有病变的瓣膜或血管壁，造成心内膜炎。故建议在口腔手术包括拔牙、开髓等治疗前 30 分钟应用抗生素，术后连用 3 天。细菌性心内膜炎的口腔表现常因全身症状显著而被忽视，可有颊、腭、舌瘀点，为毛细血管壁的中毒损害。

六、心脏术后综合征

心脏术后综合征（postcardiotomy syndrome）多于心脏手术后数天到十余天发生，患者全身不适、发热、心动过速及黏膜损害，可自行消退。6 周左右后可重复发热，胸疼、胸膜炎、心包炎及肝脾大。

口腔表现：可在口腔黏膜及唇发生小的白色或粉色、非溃疡性、疼痛的斑丘疹。可有水疱形成，约持续两周自行消退，机制尚不清，一般学者认为是局部过敏反应，也有人认为是病毒感染。

第5节 肾疾病的口腔表现

一、肾 衰 竭

肾衰竭时，肾不能将代谢产生的有毒物质全部由血液中清除，使其在体内蓄积，形成尿毒症。其口腔表现为血中有毒物质由口腔黏膜排出而致。表现为口腔黏膜红、软或口腔溃疡；或因有出血倾向而发生牙龈出血或口腔黏膜的出血点。可分为：①红软性口腔炎；②溃疡性口腔炎；③口腔出血；④口腔角化过度。

根据最近的研究牙周病也为导致肾衰竭的一个主要诱因。据统计，牙周病患者功能衰竭发生率明显升高。以血肌酐值测定数值统计牙周病患者，男性为无牙周病对照组的 2.21 倍；女性为对照组的 4.39 倍。以肾小球滤过率 $[<60ml/(min\cdot1.73m^2)]$ 作为肾功能不全统计，牙周病患者也较对照组增高一倍。其原因可能因牙周病多种细菌感染中乙型溶血性链球菌也为一主要病原菌，机体对其产生抗体形成抗原 - 抗体复合物沉积于肾小球在补体的参与下发生肾小球肾炎而使肾小球遭到破坏以后发生肾衰竭。

二、肾病综合征

肾病综合征的口腔表现主要因低蛋白血症所致，可有舌水肿、黏膜变薄、平滑、发红，舌乳头萎缩及有齿压迹。唇有唇炎、裂隙及唇周色素沉着，流涎及口腔干燥，易受创伤及感染（多为白色念珠菌感染）。

三、肾 移 植

肾移植患者移植前即有长时期的肾功能不全，多有低蛋白血症，多种维生素缺乏，及体内一些代谢产生的毒性物质蓄积。可有口腔多种表现，如口腔溃疡、口角炎、口腔炎等如上述。移植后又应用大量的免疫抑制剂如环孢素A、硫唑嘌呤、环磷酰胺、肾上腺皮质激素等，使机体免疫力降低，易合并口腔感染，如白色念珠菌、单纯疱疹病毒、带状疱疹病毒、巨细胞病毒等感染，尤其易发生于用大剂量肾上腺皮质激素冲击疗法者（多为地塞米松）。又因肾功能不全使应用控制感染药物有一定限制如制霉菌素，故有时感染难以控制，严重者可危及生命。肾移植患者若出现多发性口腔溃疡或坏疽性口腔溃疡，往往预后较差，故对肾移植患者出现口腔症状应高度重视。

第6节 血液病与造血器官疾病的口腔表现

一、白 血 病

白血病是造血干细胞恶性克隆性血液疾病，是由于克隆性白血病细胞因为增殖失控、分化障碍、凋亡受阻等机制导致的一种恶性肿瘤。这些克隆性白血病细胞在骨髓和其他造血组织中大量增殖累积，并浸润其他组织和器官，同时正常造血受抑制。

临床表现：发热、感染，贫血和大量出血，以及肝、脾、淋巴结肿大和骨骼疼痛。若侵犯中枢神经系统，则出现头痛、呕吐、抽搐、昏迷等颅内压增高的典型表现，可类似颅内出血，可出现视力障碍和面瘫等。白血病细胞浸润还可累及肺、胸膜、肾、消化道、心、脑、子宫、卵巢、乳房、腮腺和眼部等各种组织和器官，并表现相应脏器的功能障碍。

口腔表现：白血病的牙龈病损可波及牙龈乳头、龈缘和附着龈。主要表现为：

1. 牙龈肿大，颜色暗红发绀或苍白，组织松软脆弱或中等硬度。牙龈肿胀常为全口性，且增生牙龈组织可覆盖部分牙冠。由于牙龈肿胀、菌斑堆积，牙龈一般有明显的炎症。

2. 龈缘处组织坏死、溃疡和污秽假膜形成，如坏死性溃疡性龈炎，严重者坏死范围广泛，甚至侵及口腔黏膜发生严重大溃疡和坏死，有明显口臭。

3. 牙龈有明显的出血倾向，龈缘常有渗血，且不易止住，牙龈和口腔黏膜上可见出血点或瘀斑。患者常因牙龈肿胀、出血不止或坏死疼痛而首先到口腔科就诊。

4. 牙槽骨可受累，露出死骨，牙齿松动。

5. 严重的患者还可出现剧烈的牙痛（牙髓腔内有大量幼稚血细胞浸润引起）、发热、局部淋巴结肿大以及疲乏、贫血等症状。

化验检查：外周血红细胞和血红蛋白可减少，白细胞计数降低、正常、增高或显著增高，可见原始和幼稚细胞比率增高；骨髓象可见原始和幼稚细胞大量增殖，但幼红细胞和巨核细胞明显抑制。

治疗：目前主要有下列几类治疗方法：化学治疗、放射治疗、靶向治疗、免疫治疗、干细胞移植等。通过合理的综合性治疗，白血病预后得到极大的改观，相当多的患者可以获得治愈或者长期稳定，白血病是"不治之症"的时代过去了。

口腔治疗：在病情不稳定期间，要避免出血性手术，禁止拔牙；对牙髓炎、根尖炎仅做开髓、拔髓处理。对大块的龈上牙石、软垢进行清理；对口腔黏膜溃疡进行局部消炎、止痛、促愈合的治疗。

二、缺铁性贫血

缺铁性贫血是体内铁的储存不能满足正常红细胞生成的需要而发生的贫血。是由于铁摄入量不足、吸收量减少、需要量增加、铁利用障碍或丢失过多所致。形态学表现为小细胞低色素性贫血。

临床表现：一般有疲乏、烦躁、心悸、气短、头晕、头疼。部分患者有厌食、胃灼热、胀气、恶心及便秘等胃肠道症状。少数严重患者可出现吞咽困难。

皮肤干燥皱缩，毛发干枯易脱落。指甲薄平，不光滑，易碎裂，甚至呈匙状甲。

口腔表现：口腔黏膜症状为灼痛、味觉减退、舌疼等，病人尚处于隐蔽的缺铁状态时，即可产生早期口腔症状；口腔黏膜苍白，舌背丝状乳头和菌状乳头萎缩、光滑，如反光的镜面。舌背的这种萎缩性表现可以局限在个别部位成斑片状，也可以累及整个舌背。一些患者可以出现黏膜表浅糜烂、溃疡等损害。同时，常伴发白色念珠菌感染及口角炎。

化验检查：早期或轻度缺铁可以没有贫血或仅极轻度贫血。晚期或严重缺铁有典型的小细胞低色素型贫血。血清铁蛋白降低，血清铁降低，总铁结合力增高，血清铁饱和度减少，红细胞游离原卟啉增高。

治疗：目前主要进行口服或注射铁剂药物补铁。

口腔治疗：对口腔黏膜溃疡进行局部消炎、止痛、促愈合的治疗；对合并的口腔念珠菌感染进行抗真菌治疗。

三、大细胞性贫血

大细胞性贫血又名营养性巨幼红细胞性贫血，镜下显示大细胞，正色素。主要因缺乏维生素 B_{12} 或叶酸所致。

临床表现：面色蜡黄、疲乏无力。可伴有肝、脾、淋巴结肿大。毛发稀疏、发黄，偶见皮肤出血点。表情呆滞、嗜睡、反应迟钝，肢体、头、舌甚至全身震颤、肌张力增强，甚至抽搐。食欲缺乏、舌炎、舌下溃疡、腹泻等。

口腔表现：口腔黏膜灼痛，患者口腔黏膜苍白或多片状火红样充血是其特点；舌背亦可乳头萎缩呈镜面。亦可伴发白色念珠菌感染。

检查：血象往往呈现红细胞减少，白细胞数稍低。骨髓增生活跃，以红细胞增生为主，粒、红比例正常或倒置。红细胞系体积均大。血生化检查提示，血清维生素 B_{12} 缺乏，血清叶酸缺乏。

治疗：加强营养，改善饮食；或口服药物补充维生素 B_{12} 或叶酸。

口腔治疗：对口腔黏膜溃疡进行局部消炎、止痛、促愈合的治疗；若合并口腔念珠菌感染，则进行抗真菌治疗。

四、再生障碍性贫血

再生障碍性贫血简称再障，是一组由多种病因所致的骨髓功能障碍，以全血细胞减少为主要表现的综合征。确切病因尚未明确，已知再障发病与化学药物、放射线、病毒感染及遗传等因素有关。各年龄组均可发病，但以青壮年多见；男性发病率略高于女性。根据起病和病程急缓分为急性和慢性再障。

临床表现：急性型再障起病急，进展迅速，常以出血和感染发热为首起及主要表现。病初贫血常不明显，但随着病程发展，呈进行性进展。几乎均有出血倾向，60% 以上有内脏出血，主要表现为消化道出血、血尿、眼底出血（常伴有视力障碍）和颅内出血。皮肤、黏膜出血广泛而严重，且不易控制。伴有发热。慢性型再障起病缓慢，以贫血为首起和主要表现；出血多限于皮肤黏膜，且不严重；可并发感染，易控制。患者可长期缓解或痊愈，但也有部分患者迁延多年不愈，甚至病程长达数十年，少数到后期出现急性再障的临床表现，称为慢性再障急变型。

口腔表现：患者常在口咽部和肛门周围发生坏死性溃疡，从而导致败血症。口腔黏膜也可较大面积糜烂，易出血，感染和出血互为因果，使病情日益恶化。

化验检查：①血象呈全血细胞减少，即白细胞、红细胞和血小板都减少，血红蛋白也降低，贫血属正常细胞型，亦可呈轻度大红细胞。一般无幼红细胞出现。网织红细胞显著减少。②骨髓象急性型呈多部位增生减低或重度减低，造血细胞明显减少，尤其是巨核细胞和幼红细胞；非造血细胞增多，尤为淋巴细胞增多。慢性型可从增生不良到增生象，但至少要有一个部位增生不良；如增生良好，晚幼红细胞（炭核）比例常增多。

治疗：急性型预后差，要尽早选用骨髓移植或抗淋巴细胞球蛋白等治疗。慢性型一般以雄激素为主，辅以其他综合治疗，包括病因治疗、支持疗法和促进骨髓造血功能恢复的各种措施。经过长期治疗，才能取得满意疗效。有时血红蛋白恢复正常，但血小板长期处于较低水平，临床无出血表现，可恢复轻工作。

口腔治疗：无口腔溃疡、糜烂时，要注意口腔卫生，预防感染，对已经出现的口腔黏膜溃疡进行局部消炎、止痛、促愈合的治疗；若合并口腔念珠菌感染，则进行抗真菌治疗。

五、血小板减少性紫癜

血小板减少性紫癜，是一种以血小板减少为特征的出血性疾病，主要表现为皮肤及脏器的出血性倾向以及血小板显著减少，可分为特发性血小板减少性紫癜、继发性血小板减少性紫癜和血栓性血小板减少性紫癜。其中特发性血小板减少性紫癜，发病原因不明确，发病可能与病毒感染密切相关，其中包括疱疹病毒、EB 病毒、巨细胞病毒、细小病毒 B19、麻疹病毒、流行性腮腺炎病毒、风疹病毒及肝炎病毒等。

（一）临床表现

1. 特发性血小板减少性紫癜　临床上分为急性型和慢性型两种。

（1）急性型：常见于儿童。起病急骤，少数病例表现为暴发性起病。可有轻度发热、畏寒，突发广泛性皮肤黏膜紫癜，甚至大片淤斑。皮肤瘀点多为全身性，以下肢多见，分布均匀。

（2）慢性型：常见于年轻女性，起病隐匿，症状较轻。出血常反复发作，每次出血可持续数天到数月。皮肤紫癜、瘀斑、瘀点以下肢远端或止血带以下部位多见。女性月经过多有时是唯一症状。

2. 继发性血小板减少性紫癜　患者有原发病表现或发病前有某种致病因素接触史，轻、中度血小板减少可无出血表现，重度血小板减少常有皮肤、黏膜瘀点、紫癜、淤斑。严重者会发生颅内出血，是主要死亡原因。

3. 血栓性血小板减少性紫癜

(1)血小板消耗性减少引起皮肤、黏膜、内脏广泛出血,严重者有颅内出血。

(2)红细胞受机械性损伤而破碎引起的微血管病性溶血,出现不同程度的贫血、黄疸或伴脾大。

(3)神经精神症状的特点为变化不定。患者有不同程度的意识障碍和紊乱,头晕、头痛、惊厥、言语不清、知觉障碍、精神紊乱、嗜睡甚至昏迷。部分可出现脑神经麻痹、轻瘫或偏瘫,但常于数小时内恢复。

(4)肾血管广泛受累时表现为蛋白尿、镜下血尿和管型尿。重者可发生氮质血症和急性肾衰竭。

(5)发热可见于不同时期。

(6)如心肌、肺、腹腔内脏器微血管受累,均可引起相应症状。

口腔表现:上述三型均可表现为散在的或密集的紫疱、瘀斑、瘀点分布于口腔黏膜的不同部位,出血多见于鼻腔、牙龈等。

(二)化验检查

外周血血常规仅有血小板减少;骨髓增生活跃,巨核细胞一般明显增多,巨核细胞的核浆成熟不平衡,胞质中颗粒较少,产血小板巨核细胞明显减少或缺乏。

(三)治疗

本病治疗的原则是控制出血症状,减少血小板的破坏,但不强调将血小板计数提高至正常,以确保患者不因出血发生危险,又不因过度治疗而引起严重不良反应。无出血倾向者可予观察并定期检查;出血倾向严重的患者应卧床休息,避免外伤,避免服用影响血小板功能的药物。

口腔治疗:以防止出血、预防感染为主。

六、血 友 病

血友病为一组遗传性凝血功能障碍的出血性疾病,其共同的特征是活性凝血活酶生成障碍,凝血时间延长,终生具有轻微创伤后出血倾向,重症患者没有明显外伤也可发生"自发性"出血。

(一)临床表现

1. 血友病 A

(1)出血为本病主要的表现。重型出血部位多且严重,常有皮下、肌肉及关节等部位的反复出血,关节内血肿畸形多见。此外,还可见肾脏出血导致血尿、胃肠道出血、腹腔内出血,肺、胸腔、颅内出血少见。轻型于运动、拔牙或外科手术后出血不止而被发现,出血轻微,可以正常生活,参加运动,偶尔发生关节血肿。亚临床型只有大手术后才发生出血。

(2)出血形成血肿后可导致压迫症状:①周围神经受累致麻木、剧痛、肌肉萎缩;②口腔底部、喉、舌、扁桃体、后咽壁或颈部的严重出血甚为危险,可引起上呼吸道梗阻甚至窒息;③压迫附近血管可致组织坏死。

2. 血友病 B 和血友病 C 也可出现类似于血友病 A 的典型症状。但临床表现较血友病 A 为轻。

口腔表现:以出血为主,常在拔牙或手术后出现口腔出血不止。

(二)化验检查

①白细胞、血小板计数正常,出血时间正常;凝血酶原时间正常,凝血酶时间正常,纤维蛋白原定量正常;凝血时间延长为本病的特征。②凝血因子Ⅷ促凝活性测定明显减少(血友病 A,分型:重型<1%,中型2%～5%,轻型 6%～25%,亚临床型 26%～49%);因子Ⅸ促凝活性测定减少(血友病 B)。

(三)治疗

1. 局部止血治疗 局部加压,用纱布或棉球蘸正常人血浆或凝血酶、肾上腺素等敷于伤口,加压包扎;关节腔内出血时应减少活动,局部冷敷,当肿胀不再继续加重时改为热敷。

2. 替代疗法 是治疗血友病的有效方法,目的是将患者血浆因子水平提高到止血水平。替代疗法有:①输血浆;②冷沉淀物冰冻冷沉淀制剂;③因子Ⅷ、Ⅸ浓缩剂;④凝血酶原复合物;⑤重组 FⅧ。

口腔治疗:即使拔牙等小手术,也应尽量避免。随着因子Ⅷ等制剂的应用,如手术过程有充分准备,危险性已大为减少。术前应充分估计凝血因子缺乏程度,手术中补充达到需要止血的浓度,替代疗法必须维持到创口完全愈合。

第7节 内分泌疾病的口腔表现

一、脑下垂体功能紊乱

脑下垂体分泌多种激素,影响着全身代谢,并控制着其他内分泌腺体的分泌。其所分泌的激素有:

前叶:分泌生长激素(GH)、促肾上腺皮质激素(ACTH)、促甲状腺激素(TSH)、促卵泡素(FSH)、黄体生成素(LH)、泌乳素(parlation)。

中叶:分泌黑色素细胞刺激素(MSH)。

后叶:分泌加压素(抗利尿激素)、催产素。

以上激素分泌过多或过少均严重地影响全身代谢而致病。其所致明显的口腔病变的有生长激素分泌过多,造成在未成年患者患巨人症,在发育已停止的患者,发生肢端肥大症,表现有下颌肥大,舌肥大充满口腔、运动受限及舌侧缘有齿痕,少数病例有唾液腺增大。

垂体前叶生长激素分泌过少无特殊口腔表现，在儿童期发生出现侏儒症，面部发育失调，有不成比例的下颌骨发育迟缓（小下颌畸形），牙萌出迟延，咬合不正，牙根趋向短缩。

垂体其他激素分泌紊乱与口腔疾患关系不大。

二、甲状腺功能紊乱

甲状腺分泌甲状腺素及三碘甲腺原氨酸，其合成及释放均在垂体前叶分泌的促甲状腺素（TSH）控制之下，甲状腺素（及三碘甲腺原氨酸）可促进新陈代谢，提高耗氧量及基础代谢。

甲状腺功能亢进时口腔表现改变不大，仅使牙萌出率增加，但仍在正常范围。

甲状腺功能减退：可发生于任何年龄，儿童时发生为呆小病，唇肥厚、舌突出，身体及智力发育均障碍，头发稀少、指甲易碎、皮下可有黏液水肿（为蛋白及黏多糖复合物的异常堆积）。面部骨骼发育受影响，下颌发育不全，上颌骨加宽，使头颅变短，鼻梁回缩，囟门关闭迟延，结果造成不成比例的大头。

在口内牙龈呈海绵状，牙萌出迟延，但牙的大小无改变。在成人有面部黏液水肿，眉毛稀少或完全脱落，舌肿大，发音受限，舌边缘有齿痕；甲状腺功能减退可合并免疫功能损伤，易有口腔白色念珠菌等感染。

三、肾上腺皮质功能紊乱

肾上腺皮质分泌糖皮质激素（网状带及束状带分泌），主要为可的松及氢化可的松，在垂体前叶分泌的促肾上腺皮质激素（ACTH）的控制之下，影响全身糖代谢，并抑制免疫力、炎症性反应。肾上腺皮质分泌的盐皮质素（外部小球带分泌），主要为脱氧皮酮、醛固酮，在肾血管紧张素旁路控制之下。

1. 肾上腺皮质功能亢进 可因肾上腺皮质增生、腺瘤或垂体前叶嗜碱细胞瘤引起；长期使用肾上腺皮质激素也会有同样的表现，全身可表现为血压升高、向心性肥胖、多毛症、骨质疏松（可有病理性骨折）及低钾血症、低钙血症。面部表现为满月脸、红润充血、胡须多（女性尤为明显）、汗毛多，易有痤疮；口腔黏膜、唇、牙龈、舌易出现色素沉着，易致口腔感染，特别是白色念珠菌感染。骨质疏松影响到颌骨者很少见。

2. 肾上腺皮质功能减退 任何病因所致的肾上腺糖皮质激素与盐皮质激素分泌减少均命名为艾迪生病；可因肾上腺皮质结构破坏造成。过去认为主要为结核病侵害，现认为大部分为自身免疫性疾患。症状与体征均为上述两种激素分泌不足所致。全身表现有嗜睡、乏力、厌食、体重下降，血糖下降，血压下降，血钠降低，血容量降低，脱水，肌肉无力及心律失常，皮肤黏膜可有棕色素沉着，多于暴露处与受挤压处（此因反射性引起垂体分泌促肾上腺皮质激素时，其分泌的黑胞扩张素也同时分泌增多而致）。口腔表现：口腔黏膜、唇、牙龈、舌均可有棕色素沉着（可能为患者求医的原因），因免疫功能低下可有口腔感染，白色念珠菌感染最多见。

四、甲状旁腺功能紊乱

甲状旁腺为附着于甲状腺上的 4 个小的内分泌腺，其功能为调节钙、磷代谢。

1. 甲状旁腺功能亢进 甲状旁腺素使血钙上升，其功能亢进可有血钙升高，血磷降低，骨中钙向血中转移而有骨质疏松及病理性骨折及畸形。易有尿路结石及肾小管、肾间质钙化，可有高血压及肾衰竭。口腔表现因骨质损害可累及颌骨及牙槽骨产生囊性改变及骨质疏松。

2. 甲状旁腺功能减退 相对少见可因先天性缺欠、甲状旁腺手术（将甲状旁腺也一并切除）、甲状腺手术及甲状腺区放射治疗致成。全身表现为低钙性抽搐及肌强直。口腔表现仅见于先天性甲状旁腺功能低下而不见于后天性者。表现为牙的钙化不全，牙呈斑驳状，发育不良及褪色。

五、糖 尿 病

糖尿病是很常见的全身性疾病，对人类危害非常大，尤其多见于中老年人，影响全身代谢功能，故各个器官均受侵犯。口腔表现很常见且多种多样，并可能为患者求医的主要主诉。

口腔干燥：为患者常见的症状，多伴有味觉障碍，可有颊黏膜触疼及胀感、烧灼感。唾液腺分泌有否下降结论不一致，此症状可能为糖尿病的血管病变所致，经牙龈及腭部活检得到证实。

腮腺肥大：糖尿病可伴有腮腺肥大，唾液分泌的量及成分均有改变，唾液中糖与钙的含量升高。

白色念珠菌病：白色念珠菌感染在糖尿病患者口腔感染中占首要地位，为其一常见并发症，可能因唾液中糖分升高及口腔干燥均有助于白色念珠菌感染。多反复发作及迁延不愈。

牙周病：许多研究证明糖尿病患者牙周病多于正常对照组，并较严重。牙龈炎，牙槽骨骨质消失，牙周袋形成的发生率均较高。其原因可能为唾液中糖分增加有利于细菌生长；钙含量增高易形成结石造成局部刺激；巨噬细胞功能抑制，使细菌易于致成感染。另外，因糖尿病血管病变致使组织代谢及结构改变也易导致牙周病。

龋齿：因唾液中糖分及钙质增加可使龋齿发病率上升，巨噬细胞功能下降，口腔干燥均易致龋齿形成。患者可有多数牙成龋齿，故临床上多发龋齿患者应注意排除糖尿病。

低血糖：低血糖与口腔疾患关系不大，但也有报告经常低血糖易致颞下颌关节疼痛及功能紊乱。

六、性功能紊乱

睾丸分泌雄激素、卵巢分泌雌激素、黄体素，均受垂体控制（卵泡刺激素及黄体生成素）。胎盘也分泌女性类固醇激素及绒毛膜激素（类似于垂体的促性腺激素）。女性性激素水平因月经周期而变化，特别是在妊娠期与更年期后更明显，此时可有口腔改变但不见于男性。

更年期：女性更年期以月经停止为标志，多发生于50岁左右妇女，一些妇女于此期可有易怒、多汗、头疼、抑郁及多疑、焦虑等表现，也会有口腔症状，如灼感、味觉改变，此类主诉很常见，且有特异性，此灼感与疼痛用激素替代治疗无效。患者口腔黏膜检查多正常，龈黏膜可萎缩易剥离，称为脱屑性牙龈炎。近来证明此类表现可能为扁平苔癣及天疱疮的表现，用女性激素替代治疗无效。

牙龈于青春期及妊娠期也有变化，青春期随着性激素分泌的增多、牙龈炎的发病率也增加，组织学证实为非特异性牙龈炎。另外，牙龈炎也易发生于服避孕药患者，因此类药物含黄体酮及雌激素。在妊娠期、牙龈炎、化脓性肉芽肿病及肿瘤发病率增加。尽管口腔卫生良好及进行了预防性治疗，牙龈炎在妊娠期仍发病率增高，可能为妊娠期黄体酮分泌增多，毛细血管通透性增高，促使牙龈水肿，而易罹患牙龈炎。

第8节 营养性疾病的口腔表现

营养不良可因饮食失调而致，包括各种原因的厌食，饮食成分的不协调；也可因消化不良、吸收不良、消耗过多及营养物质丢失过多而引起。

1. 蛋白质缺乏 单纯蛋白质缺乏虽然也可发生，但多合并其他营养不良。蛋白质缺乏可表现为淡漠、无欲状、水肿、皮肤变薄及色素变化。其口腔表现为舌质水肿、舌侧缘有扇形齿压迹，舌乳头萎缩、舌背面发红及平滑；唇炎及唇裂隙，唇周围有色素沉着；可有流涎及口腔干燥，口腔易受创伤及感染。

2. 脂肪酸缺乏 脂肪酸为前列腺合成的要素，影响炎症反应，调整某些代谢作用及环磷酸腺苷的合成。必需脂肪酸的缺乏，会影响试验动物的牙齿生成，但未证实也可发生于人类。

3. 维生素A缺乏 全身皮肤可表现为角化过度及眼干燥症；口腔黏膜也可出现角化过度及白斑；唾液腺导管上皮化生可发生口干及影响味觉与嗅觉。动物试验有釉质发育不全，但人类未能证实。

4. 维生素K缺乏 可有牙龈出血，自发性或于刷牙后，另外可有拔牙后出血不止现象。

5. 维生素E缺乏 动物试验有牙齿及牙周的微小变化，但在人类未证实。

6. 维生素B_1缺乏 可有末梢神经炎及心肌损害，口腔表现没有肯定的证实。

7. 维生素B_2缺乏 可有脂溢性皮炎与角膜血管翳，也可发生贫血（与叶酸代谢失调有关）。也可有口腔表现与叶酸缺乏表现相似，可有唇裂隙、口角炎，也可继发感染、舌炎、地图状舌、口腔溃疡及口腔不适感及流涎。

8. 维生素B_6缺乏 可有神经系统表现如惊厥、抽搐。血液系统表现可有小细胞性缺铁性贫血。皮肤表现为皮炎，但多与其他B族维生素缺乏并存，如烟酸缺乏。维生素B_6缺乏可见于长期服用异烟肼患者。口腔表现为口唇周围皮炎，皮肤充血脱屑，也见于眼鼻周围。

9. 维生素B_{12}缺乏 维生素B_{12}缺乏可有舌炎及口腔炎，舌炎占维生素B_{12}缺乏的恶性贫血患者的50%～60%。舌开始有水肿及触疼，影响进食，以后可发生进行性线样萎缩。也可有复发性口腔溃疡；口腔表现可先于贫血出现，此时口腔表现为维生素B_{12}缺乏的唯一症状，若能及时确诊并应用维生素B_{12}治疗，病情很快缓解，于48小时内即可恢复。

10. 叶酸缺乏 症状与维生素B_{12}缺乏类似，且多与其并存。叶酸缺乏影响了DNA的合成，使口腔黏膜上皮再生受到干扰而易致口腔溃疡形成。临床上易发生于化疗时抗叶酸药物的应用，如氨甲蝶呤。

11. 烟酸缺乏 烟酸缺乏可致糙皮病、腹泻及神经系统紊乱。口腔表现为舌黏膜裂隙、发红、乳头萎缩，可发生口腔溃疡，其上多覆盖纤维素膜，也可发生口角炎。

12. 维生素C缺乏 全身表现为坏血病，口腔表现为牙龈出血，可为首发症状，牙龈肿胀，边缘可糜烂及形成溃疡，牙槽骨也可萎缩，牙齿脱落。

13. 缺铁 缺铁性贫血的舌炎发生率占39%，口角炎发生率占14%，此两类表现可发生于贫血出现之前。舌红赤、不适感、乳头变平，严重的可有线形或蕈样萎缩；也易有慢性黏膜白色念珠菌感染及复发性阿弗他溃疡。活体组织检查可有舌黏膜棘细胞减少，上皮明显变薄，黏膜固有膜角质层颗粒消失，颊黏膜也会有此类改变，但发生率较低。

第9节 结缔组织疾病与原因不明的肉芽肿性疾病的口腔表现

一、类风湿性关节炎

类风湿性关节炎为一种常见的结缔组织疾病，主要侵犯关节，多能造成畸形。

口腔表现：侵犯唾液腺可有口腔干燥、唾液腺水肿，近来研究有58%的患者有唾液腺或泪腺分泌减少。颞下颌关节受侵可有开口受限、咀嚼障碍，青年患者可有下颌发育迟缓而有小颌畸形及错殆。环杓软骨受侵而有颈前疼痛、吞咽困难、声音嘶哑及呼吸急促。

二、系统性红斑狼疮

此病为较多见的结缔组织疾病，侵犯全身多个系统，也累及颌面、口腔。面部可有蝶形红斑、色素分布紊乱、脱屑性皮炎、眉毛脱落等特异性表现。也可累及口唇；口腔黏膜处可有红斑及无痛性溃疡以及角化性损害（占10%～25%），最多见于腭部。可有瘀点、瘀斑及角化瘢痕发生于颊黏膜、腭部及唇。口腔黏膜损害免疫荧光染色可在基底膜见有"狼疮带"出现，为本病特异性改变，对确诊本病有主要价值，黏膜溃疡愈合后可纤维化及形成瘢痕，也可继发白色念珠菌感染，唾液腺受侵可出现干燥综合征，与舍格仑综合征同样的表现。

三、进行性系统性硬化症（硬化病）

本病多侵犯皮肤故原称为硬皮病，多为全身性疾病，可侵犯多种器官，常伴有雷诺现象，前臂可有硬性肿胀及钙化，指甲吸收。

口腔表现：因本病侵犯面部皮肤可使面部皮肤僵硬，表情丧失，发生面具脸，上唇出现纵行皱褶。唇、颊咀嚼运动均受影响。舌受侵犯则舌硬化而固定，致使发音、咀嚼、吞咽均受影响，也可有颞下颌关节固定。因唇回缩齿及牙龈暴露，易有龋齿及牙周病。X线片可见牙周系带阴影增厚，为较特异的表现，可见于37%的患者。也可有干燥综合征出现。

四、结节性多动脉炎

结节性动脉周围炎为一种主要侵犯全身血管的结缔组织疾病，以中、小动脉壁受侵最著。发病呈亚急性或慢性，多发生于40岁左右男性患者（此与其他结缔组织病以年轻女性多见不同）。可有白细胞及免疫球蛋白增加，类风湿因子可为阳性，也可有假阳性的梅毒血清反应出现，故认为本病与自身免疫有关。

25%～40%患者携有乙肝表面抗原，证明有乙肝抗原抗体免疫复合物沉积，可能与发病机制有关。

全身表现：可出现本病的三联症：发热、高血压、腹疼。其他可有关节疼、肌肉疼、皮疹、紫癜，肺部血管受累则有严重的突发性气喘。肾受累血压多升高，且多为致死原因。

口腔表现：可出现暂时性的口腔黏膜下单一的或沿血管走行的结节，可侵犯舌，也可有口腔黏膜的红斑、丘疹、出血或溃疡，还可有颞下颌关节功能障碍。

五、巨细胞性动脉炎（颞动脉炎，多发性风湿性肌痛症）

为一种肉芽肿性动脉炎，主要侵犯中或大动脉，特别是主动脉弓分支，主要见于老年人特别是女性70岁以上者。巨细胞性动脉炎一部分临床及病理表现与多发性风湿性肌痛症相同，可能为同一疾病进程的不同表现。受侵动脉与动脉壁弹力组织的分布有密切关系，补体与免疫球蛋白沉积于动脉壁弹力组织，可有淋巴细胞浸润，血清IgM水平升高。该病肌肉活检，肌电图及酶学检查均正常。可有小细胞低铬贫血。

全身表现：多有低热、食欲缺乏、体重下降，如颅动脉受侵可有颞部疼、触疼、头疼、下颌疼，可有一只眼或两眼突然失明，为侵犯了眼动脉；侵犯动眼神经、展神经可有眼外肌麻痹出现复视；脑干动脉受侵可有球麻痹、共济失调及其他神经损害症状。也可有严重肌痛及晨僵。

口腔表现：最常见为强烈的颊、颞、面部和下颌部疼痛（应与三叉神经痛鉴别），并有明显的触痛，可有颞动脉搏动消失，也常有咀嚼肌痛及舌的周期性跛行。

六、多发性肌炎与皮肌炎

此病为以肌肉皮肤为主要表现的全身性结缔组织疾病。可发生于任何年龄，女性多见。病因不明，可能为自家免疫性损害，患者的淋巴细胞对自体的肌肉、皮肤等组织产生毒性损害。单纯侵犯肌肉无皮肤损害者称多发性肌炎，也可侵犯心肌，出现心率快、心率失常、心力衰竭，可因而导致死亡。

口腔表现：口腔黏膜受侵约占10%～20%，表现为暗红色或淡蓝色斑，是毛细血管扩张所致。水肿可单独出现或与红斑并存，亦可有浅白色斑点及苔藓样变。有时有浅溃疡发生。牙龈可有明显发红及水肿。面部损害以眼睑微暗的淡紫色表现为特异性的体征，有助于诊断。

七、舍格伦（Sjögren）综合征

在结缔组织疾病中占第二位，发病率仅次于类风

湿性关节炎，为慢性炎症性疾病，可侵犯许多系统，主要破坏管腺（外分泌腺），口干因唾液腺被破坏致唾液分泌减少，眼干因泪腺受到破坏致泪液分泌减少，易有结膜、角膜炎。详见本书第 17 章第 4 节。

八、白塞综合征

见本书第 7 章第 2 节。

九、嗜酸性肉芽肿

病因不明，因其病理改变中有组织细胞增生、嗜酸性粒细胞浸润及纤维组织增生，也可有出血及组织坏死。晚期组织细胞中充满脂肪形成特异的泡沫细胞，故一般教科书将此类病变归于异常组织细胞增生疾病中。

全身表现：多侵犯年轻人，进展较慢，主要侵犯骨骼，多见于颅骨、肋骨、骨盆、股骨及肱骨。可发生骨质疏松及病理骨折，X 线可有圆形、椭圆形、地图样骨质疏松的表现，诊断可靠活检。本病也可侵犯皮肤、黏膜、淋巴结。预后相对较好，对放射治疗很敏感，肾上腺皮质激素治疗效果亦佳。

口腔表现：可有颌骨嗜酸性肉芽肿发生，多见于下颌骨，可有骨质肿胀、压疼，X 线可见骨质疏松，诊断靠活检。也可侵及下颌及颈淋巴结，并可形成瘘管。治疗与全身治疗方法相同。

十、结　节　病

结节病为一种原因不明的肉芽肿性疾患，可侵犯全身，易发生于淋巴结、肺、皮肤、肝、脾及指骨。其病理变化似结核结节，但中心无干酪样坏死，有上皮样细胞及巨细胞浸润，周围很少有淋巴细胞浸润，有时可见到包涵体，故有学者认为本病病原为病毒。

全身表现：多见于女性；30～40 岁多见。约半数无症状，在体检时发现肺门淋巴肿大，或肺实质团块，或结节状阴影。早期病变可自行消退。皮质激素治疗效果良好。

口腔表现：可侵犯口周皮肤、口腔黏膜及下颌或颈部淋巴结。皮肤表现为皮疹及可大可小的结节，发生于口周、面部或唇，罕见有溃疡形成。口腔黏膜表现与皮肤类似，为发生于硬腭、颊黏膜等处大小不等的结节，可单发也可多发及融合，活检可有典型的无中心干酪样坏死的上皮样肉芽肿。也可侵及腮腺，致腮腺炎，可有面神经麻痹的并发症。

确诊靠活体组织检查以及血清生化检查。血清中血管紧张素转换酶明显升高（ACE），此项检查阳性率高，特异性强，对本病诊断很有帮助，但仅见于肺部有病变者。

第 10 节　神经系统疾病的口腔表现

1. 面部疼痛　其病因可归纳如下：

（1）三叉神经痛。

（2）疱疹性神经痛。

（3）颈椎病。

（4）感染后动脉瘤。

（5）副三叉神经痛（raeder syndrome）。

（6）舌咽神经痛。

（7）偏头痛。

（8）低位半侧偏头疼（lower half migraine）。

（9）非典型面部疼。

（10）其他神经系统病引起的疼痛。

（三叉神经痛及疱疹性神经痛另述）。

2. 颈椎病　因骨质增生压迫神经根而致，压迫 C2、C3 神经根可引起耳大神经分布的下颌角疼痛。

3. 动脉畸形　不正规的血管通道与动脉瘤常可致面部疼痛，类似三叉神经痛。如颈、基底动脉连通（恒久的三叉动脉），颅底动脉瘤也有此症状。后交通动脉瘤破裂可有蛛网膜下腔出血，突然头疼、呕吐，可有动眼神经麻痹引起眼外斜视、复视。

4. 副三叉神经疼　此疾患为眼的交感神经麻痹，有眼睑下垂眼裂缩小、瞳孔缩小，及伴有或不伴有额部的出汗障碍（Horner syndrome），还伴有眼周的严重疼痛，此症状易与周期性偏头疼混淆，但此病持续进展并可伴有器质性损害。

5. 非典型面部疼（atypical facial pain）　此病为长期的周期性持久性疼痛，特征性地发生于颊及上颌，几无例外地发生于青、中年妇女。没有根尖脓肿、鼻窦炎及其他器质性疾病。此疼痛多为持续性固定性疼痛，常难以忍受及影响睡眠。疼痛无扳机点特征，局部也无其他体征，故可长期得不到确诊。止痛剂效果很差。患者多伴有抑郁与焦虑，有的学者认为此病为精神性疾病所致，针对精神病的治疗可使病情改善。但也有一些病人无效。

6. 面神经麻痹　面神经麻痹分中枢性与周围性。中枢性面神经麻痹可因大脑皮质运动区及皮质延髓束损害所致。因面神经核排列呈柱状，其上部核受双侧皮质运动中枢控制，其下部核仅受对侧皮质运动中枢控制，故一侧脑部损害可使对侧面神经核群中的下部核支配的面肌如颊肌、口轮匝肌及眼轮匝肌麻痹，而核群上部的面神经核仍可由同侧运动中枢控制而无麻痹表现，如额肌及皱眉肌功能仍正常。周围性面神经麻痹为面神经的损伤或炎症，可影响到同侧其分布的所有表情肌（包括额肌及皱眉肌），可与前者鉴别。其病因可有：

（1）脑桥损害：多数性硬化症、肿瘤（转移瘤或胶质瘤）、脊髓灰质炎。

（2）小脑脑桥角损害：听神经瘤，脑膜瘤，基底动脉瘤，多发性脑神经瘤，脑膜炎，脑膜血管梅毒，脊索瘤。

（3）内耳道听神经瘤，膝状疱疹（ramsay hunt syndrome）。

（4）中耳炎。

（5）面神经管疾病：Bell 麻痹，头面部损伤，胆脂瘤，乳突切除术，类肉瘤病（结节病），白血病，网织细胞增多症。

（6）产钳助产，戳伤，腮腺瘤，麻风。

7. 面部感觉障碍　面部感觉障碍可因上行性感觉神经通道的疾患而引起，也可因丘脑及大脑皮质病变所致，最常见于血管疾病、肿瘤或脱髓鞘病变。许多神经疾患也可致面部感觉障碍，如面神经麻痹、三叉神经疼、疱疹性神经炎后的感觉障碍（局部皮肤痛觉过敏）。角膜反射的减弱或消失为听神经瘤最早期的症状之一。面部外伤可损伤眶上神经（三叉神经眼支的分支）或眶下神经（三叉神经上颌支的分支）。结缔组织疾病，如系统性红斑狼疮、结节性多动脉炎，均可致面部感觉障碍，此可能为供应脑干及三叉神经的小动脉炎所致。

8. 分离性感觉障碍（痛觉、触觉不同部位消失）此症状多因脊髓（延髓）空洞症引起，此病为一种慢性进行性疾病，主要病理改变为脊髓变性形成空洞，可影响到脑干下部，出现面部痛觉与触觉于不同水平部位消失。也可影响到交感神经纤维发生霍纳综合征（Horner syndrome）。

9. 发音困难　为影响支配语言的神经肌肉的疾患引起。上运动神经元损害多累及大脑优势半球下半部末端的 Broca 区，多因脑血管病变、肿瘤所引起，多伴有病变对侧的偏瘫及感觉障碍。患者表现为失语症，仅能发出几个单调语音，不能构成语言。另外，锥体外系损害也会有发音困难，语音低、发言少、面容呆板及肢体肌肉震颤，称为帕金森综合征（Parkinson syndrome）。小脑损害表现的语言障碍为发音费力、音节分离，呈吟诗样语言。下运动神经元损害引起的发音困难有延髓病变（假性球麻痹）、多发性神经炎或神经根炎、肌萎缩侧索硬化、脊髓灰质炎、脊髓空洞症以及神经肌肉连接处病变，如重症肌无力。

10. 吞咽困难　所有引起发音困难的疾病均会致吞咽困难，但应首先排除口、咽、喉的病变。

11. 味觉障碍　味觉为特殊感觉，由分布到舌上的感觉纤维传至脑桥的感觉神经核来完成。舌前 2/3 味觉由鼓索神经传导；舌后 1/3 味觉由舌咽神经传导，司酸、甜、苦、咸的特殊感觉。鼓索神经在面神经出面神经管后与之并行，故面神经远端损伤多伴有舌前 2/3 的味觉障碍。中耳鼓室部感染可只影响鼓索神经出现舌前 2/3 味觉障碍，而无面肌瘫痪。吞咽神经损伤则出现同侧舌后 1/3 的味觉障碍，可伴有同侧咽弓下垂。异常的口苦感可为癫痫发作的先兆，为顶盖及颞叶的刺激所致。

（刘宏伟　肖先镇）

参 考 文 献

1. JD Beck, J Pankow, HA Tyroler, et al. Dental infection and atherosclerosis. Am Heart J, 1999, 138: 5528-5533

2. MC Ramos, GA Tzioufas, J Font, et al. Primary Sjögren's syndrome: new clinical and therapeutic concepts. Ann Rheum Dis, 2005, 64（3）: 347-354

第 28 章

口腔疾病与全身健康

口腔是全身器官的一部分，全身系统性疾病可累及口腔，在口腔出现各种表征。口腔疾病不仅影响口腔器官功能的发挥，有时也可以引起或加重全身其他器官的病变，对全身健康造成影响，导致生命质量下降。

维护口腔健康，不仅可以预防某些全身系统性疾病的发生，同时也可能是全身系统性疾病治疗十分重要的一部分。

本章阐述口腔疾病与全身各个器官健康的关系，其间确切的关系尚需要更多的研究予以阐明，有的是双向关系，两者互为影响；有的是相联关系，口腔疾病作为引起或者加重系统性疾病的共同危险因素，从而影响全身健康。口腔疾病中，与全身健康关联较多的是牙周炎，第6章牙周炎有专门一节"牙周医学"来介绍牙周炎与全身健康的关系。

一、口腔疾病与消化系统疾病

一定意义上说，口腔作为消化道的入口，是消化系统的一部分，对于食物的消化吸收发挥重要功能。食物消化吸收的第一步是将食物通过牙齿的充分咀嚼，使其粉碎，以利胃肠的进一步消化吸收。龋病和牙周炎是失牙的主要原因，牙齿的缺失，明显降低口腔应有的咀嚼功能，明显加重胃肠道的功能负担，造成消化不良。

唾液腺分泌的唾液中含有大量淀粉酶等消化酶，可将食物中的淀粉分解为麦芽糖，加快食物的吸收过程。舍格伦综合征等病变造成唾液分泌明显减少，淀粉酶等消化酶随之减少，消化功能自然也会受到影响。

舌癌和口咽癌切除以后，往往遗留较大的组织缺损，吞咽功能会受到较大影响，经常需要通过胃管进食，或者依靠胃肠外途径提供营养。

口腔疾病与胃肠道疾病有一定关联。一些研究结果显示，慢性胃炎、胃、十二指肠溃疡以及胃癌常常是由幽门螺杆菌引起的。牙菌斑是幽门螺杆菌的贮存库，牙周炎患者牙周袋内的幽门螺杆菌检出率很高。同一患者牙菌斑与胃中的幽门螺杆菌具有相同的基因型。幽门螺杆菌有可能通过牙具、唾液等途径传染，因而有人提出"胃炎和胃溃疡是传染病"，强调用餐卫生，以免交叉感染。严格的牙周治疗可使牙周临床情况改善，牙菌斑中的幽门螺杆菌减少，胃中幽门螺杆菌的根治率也提高，可以更有效地控制与幽门螺杆菌相关的慢性胃炎或胃溃疡。

口腔疾病还与食管癌的发生有一定关系，由于缺牙等原因使咀嚼功能下降的患者，食管癌的发生率会有所上升，其原因是未经充分咀嚼的食物相对较为粗糙，对食管黏膜增加摩擦而形成机械性刺激，使黏膜上皮易于发生癌变。

二、口腔疾病与心血管疾病

口腔感染可引起急性或亚急性感染性心内膜炎，其关系较为肯定。心瓣膜有器质性病损的患者，当出现牙及牙周组织的急慢性感染，或者因接受拔牙和牙周洁治等口腔操作而出现暂时性菌血症时，血流携带草绿色链球菌等细菌定居在受损的或异常的心瓣膜内，可以引起细菌性心内膜炎。

牙周炎是心血管疾病的危险因素，与先天性遗传特性和传统性危险因素一起相互作用，促进动脉粥样硬化的形成、发展及脱落，乃至成为心血管疾病。加强口腔卫生，预防和及时治疗牙周疾病，有助于降低罹患心血管疾病的风险。

基于口腔疾病与心血管疾病之间具有一定的关联性，口腔医师和心血管病医师在各自的疾病诊治过程中需要特别关注两者的联系。美国心脏病协会强调"感染性心内膜炎易感者应特别注意口腔卫生，以减少细菌入血"，心血管病医师要关注心血管病患者的口腔健康。患有风湿性心脏病、先天性心脏病和有人工心脏瓣膜者，接受口腔治疗当天应服用抗生素，治疗前用过氧化氢或氯己定溶液漱口，以减少口腔内的细菌，预防暂时性菌血症和感染的扩散。发生心肌梗死、脑血管意外6个月以内或不稳定性心绞痛状态的患者，不做拔牙、常规牙周治疗或别的创伤性治疗，需要时在心电监护下仅做应急处理。

三、口腔疾病与呼吸系统疾病

口腔健康的维护与某些呼吸系统疾病的预防有

关。口腔易于定植呼吸道的病原体，长期需要家庭护理的老年人，如果护理不当，吸入口咽部（包括牙周区域）病原体，容易得肺炎。80% 的吸入性肺炎是由于吸入口腔、咽部含有细菌的分泌物所致的。应用呼吸机时，如果不注意口腔卫生，可导致机械性肺炎，致病菌常与口腔细菌菌群相关。

有专家指出，口腔生物膜中的细菌可被吸入到呼吸道，诱发或者加重肺炎等系统性感染。口腔细菌、口腔卫生不良、牙周炎是影响肺部感染，特别是高危人群的院内感染性肺炎的重要因素。改善口腔卫生可以降低应用呼吸机的住院患者和不用呼吸机的家庭护理患者其肺炎的发生率。引起呼吸道感染的潜在的口腔致病菌可能栖居在牙周炎的牙周袋中，这些细菌也可能是牙周炎等口腔疾病与肺部感染的共同致病菌。因此，口腔卫生在高危人群，如在 ICU 的住院患者以及高龄患者的护理中显得特别重要。

四、口腔疾病与代谢性疾病

在与口腔疾病相关的代谢性疾病中，首推糖尿病。口腔疾病与糖尿病之间具有较为明确的双向关系。糖尿病患者罹患口腔疾病的风险明显增加。北京大学口腔医院收集一组 2 型糖尿病家系成员进行牙周状况的调查，糖尿病患者的临床牙周指数如探诊深度、附着丧失、缺失牙数明显高于同胞非糖尿病者；糖尿病患者比非糖尿病者患重度牙周炎的风险高 8.53 倍，缺失牙的风险高 2.08 倍，糖尿病是牙周疾病的危险因素之一。糖尿病患者牙周感染更普遍、更严重，并在年轻时即可发生，牙周炎被列为糖尿病的第六类并发症。

与之相对应的是，口腔疾病的防治与糖尿病的有效控制相关。牙周感染会改变宿主内分泌代谢状态，从而影响血糖的控制及发生糖尿病伴发症的风险。其原因可能是牙周炎增加了对感染的易感性，损害了宿主的反应能力，产生过多的胶原酶；牙周炎患者血清中 C 反应蛋白、白细胞介素 -6 以及肿瘤坏死因子 -a 的水平升高，而这些因子降低胰岛素的敏感性，影响血糖控制。

牙周基础治疗不但使牙周炎症状明显改善，而且可以降低血清中肿瘤坏死因子 -a 的水平，提高胰岛素的敏感性，降低血糖和糖化血红蛋白的水平，龈沟液中的胶原酶水平显著下降，从而改善糖尿病患者的血糖控制，使糖尿病用药量减少。

鉴于牙周疾病与糖尿病之间的相关性，口腔医师在诊疗中如果发现口腔卫生维护做得很好的患者具有明显的牙龈炎症，或者牙龈炎症严重而广泛、反复多发急性脓肿的牙周炎患者，要考虑到牙周炎症是否因糖尿病所致或加重，需要检测患者的血糖水平。反之，内科医师应意识到牙周炎是糖尿病的并发症之一，未治疗的牙周炎会增加血糖控制的难度，应将牙周疾病的治疗纳入糖尿病综合治疗的计划中。特别是当糖尿病患者的血糖难以控制时，应建议患者去口腔科就诊，检查患者是否有牙周疾病，是否需要作牙周疾病的治疗。

五、口腔疾病与孕妇和胎儿保健

母体牙周病与早产和低出生体重儿可能有一定关联。有学者对此做了较为系统的研究，结果显示，患有中重度牙周炎孕妇生产的新生儿中，早产和低体重儿的发生率高于牙周健康或仅有轻度牙周炎孕妇生产的新生儿。妊娠前的牙周炎一定程度上能够预测早产的可能性。也有研究报告，患有严重牙周炎的孕妇，产生早产和低出生体重儿的危险性较健康人明显增加，大于吸烟和酗酒对新生儿的影响。

有研究报告，口腔疾病的治疗和口腔健康的维护可以有效降低早产和低出生体重儿的发生率。但也有研究结果不支持牙周治疗对预防早产风险的作用。因此，还需要包括干预试验在内的更大样本量的多中心随机对照研究来确定牙周干预治疗对于降低早产和低出生体重儿比例之间的关系。

现有研究结果提示，妊娠期妇女的口腔保健是非常重要的，患有牙周疾病者尤为重要，不仅影响孕妇自身的健康，而且有可能影响到下一代的发育和顺利分娩，这一点需要引起口腔医师、产科医师以及孕妇的高度重视。及时而有效地清除牙菌斑是维护口腔健康的重要环节，孕妇应做到每天 2 次有效而到位的刷牙，定期进行口腔检查，并及时治疗牙周疾病。口腔的保健不仅要在婴儿期开始，对孩子出生以前的孕妇就需要采取必要的措施。

六、口腔疾病与大脑和头颈部器官神经功能

咀嚼系统的正常功能活动有赖于神经系统高度精确的协调控制。同时，咀嚼又对脑功能乃至全身健康产生一定影响。功能性磁共振成像（MRI）技术可无创性地直接观察与人类各种功能相联系的大脑皮质或皮层下中枢的功能反应。研究者用功能性 MRI 检测人咀嚼时大脑的功能运动，结果显示，咀嚼时脑的广泛区域是激活的，在相对应的咀嚼活动中有优势半球的激活区，第 I 躯体感觉区激活的方式远较第 I 躯体运动区多样化。在额叶中年轻的观察对象出现广泛的神经元激活区，而老年人很少出现这样的激活区，提示咀嚼活动除了其本身的功能运动以外，在维护脑的功能活动方面具有重要作用。另有研究者对健康志愿者右侧咀嚼运动时的脑功能活动进行检测。结果显示，

右侧咀嚼和语言的脑功能区关系密切,咀嚼与语言的中枢调控可能存在着部分相同的神经机制。左侧偏侧咀嚼患者紧咬牙运动可以激活与人类学习和记忆能力有重要影响的海马回。

咀嚼运动前后脑血流改变是评价口腔功能与脑功能的重要方面。一组研究结果显示,咀嚼口香糖可使大脑中动脉血管充盈度增加,血流速度显著加快。牙列完整受试者咀嚼后大脑中动脉血流速度加快较无牙𬌗患者戴全口义齿咀嚼后更明显。无牙𬌗患者不论是否戴用全口义齿,都可以通过咀嚼运动使大脑中动脉各期血流速度明显加快。有研究指出,咀嚼运动不仅使脑的血流量增加,脑内的血流分布也出现改变。心理学家对此做了更深入的研究。与休息者相比,咀嚼口香糖显著增加脑的血氧依赖水平信号。咀嚼时不同脑区血氧含量有不同程度的提高,其中中央前回的血氧依赖水平信号增加最高,达 46.3%,提示咀嚼口香糖增强了某些脑区的活动,明显提高了这些脑区的供氧水平。

咀嚼运动还能促进脑的认知活动,甚至阻止痴呆的发展。动物实验证明,咀嚼运动可以改善老年组动物的学习能力和记忆。

很显然,各种原因造成的牙齿缺失,必然带来咀嚼功能减低或丧失。脑供血减少,血氧含量降低,被激活的脑功能区缩小,某些脑细胞萎缩退变加剧,相应脑功能下降。老年人长期牙齿缺失还会导致记忆力减退,老年痴呆的发病率上升。因此,预防和及时治疗牙病,保存或恢复患者的咀嚼器官,行使正常的咀嚼功能对于维护大脑功能是非常重要的。此外,研究结果显示,咀嚼口香糖有助于脑功能的维护。因此,对于中老年人,鼓励咀嚼口香糖,不仅有利于口腔健康,而且有助于维护大脑功能。

牙髓炎、阻生牙、咬合不良、不合格义齿、咬硬物用力不当及习惯性偏侧咀嚼,均可引起顽固性偏头疼或持续性耳鸣,严重者可致传导性耳聋。咬合创伤可导致中枢传导通路疼痛物质 P 物质及降钙素基因相关肽(CGRP)及三叉神经节中前速激肽原 A(PPTA)mRNA 表达变化,导致口腔颌面部疼痛。颞下颌关节紊乱症常常引起头疼、耳鸣、肩颈疼等一系列神经症状。因此,头面部疼痛患者需要关注牙𬌗系统和颞下颌关节的改变,处理口颌系统的异常应成为诊治头面部疼痛的重要部分。

七、口腔的慢性感染与癌症

慢性感染已被明确认为是癌症的重要病因。法国国际癌症研究机构(IARC)的一项研究表明,全球每年约 200 万例新发癌症病例与感染相关,占每年新发癌症病例的 16.1%。每年约 190 万例新发癌症病例与幽门螺杆菌、乙型 / 丙型肝炎病毒和人乳头状瘤病毒感染相关,主要为胃癌、肝癌和子宫颈癌。

我国研究人员的一份癌症危险因素的归因风险分析报告指出,我国人群中 20.4% 的癌症死亡归因于慢性感染,最常见的感染致癌因子同样为幽门螺杆菌、乙型 / 丙型肝炎病毒和人乳头状瘤病毒。

值得注意的是,幽门螺杆菌位于感染致癌因子的首位。感染幽门螺杆菌以后,罹患胃癌的风险增加 2.7~12 倍,WHO 下属的国际癌症研究所将幽门螺杆菌定为人类 I 类致癌原。北京大学临床肿瘤学院的一项研究结果显示,清除胃内幽门螺杆菌感染,可使胃癌前病变及胃癌发病风险降低 40%,是降低胃癌发病率的重要手段。

口腔内的牙菌斑和牙周袋是幽门螺杆菌的贮存库,清除幽门螺杆菌感染的很重要环节是清除牙菌斑和治疗牙周疾病,这不仅是预防和治疗口腔疾病所必需的,同时也是预防胃癌的重要措施。

幽门螺杆菌的传播方式还不十分清楚。可能的途径是口 - 口和粪 - 口传播。有研究结果显示,有幽门螺杆菌感染者家庭中的"健康人"幽门螺杆菌抗体阳性率为 64%,同年龄组无幽门螺杆菌感染者家庭中的"健康人"阳性率为 13%。幽门螺杆菌一般通过接触病人的唾液以及食用不清洁食物后经口传染,这一方面说明饮食卫生的重要,另一方面提示口腔医务工作者要有较强的医源性感染意识,防止交叉感染。

人乳头状瘤病毒感染与子宫颈癌的发病密切相关,同时也是口腔癌的病因之一。Mark 等报告,对严重吸烟的危害性进行调整以后,分析人乳头状瘤病毒 -16 感染与头颈癌发病的关系,感染人乳头状瘤病毒 -16 者罹患头颈癌的危险性增高 1 倍,扁桃体及其周围组织发生癌瘤的风险增高 18 倍。美国的一项研究显示,70% 的新发口腔癌患者感染了人乳头状瘤病毒,超过了烟草,成为首要的致癌因素。按照目前的趋势推算,到 2020 年,人乳头状瘤病毒感染引起的口腔癌可能会超过子宫颈癌。这种推测似乎有些夸张,但提示应对此引起高度重视。

有研究显示,美国估计有 7% 的成年人和青少年携带有人乳头状瘤病毒,这种较高的带毒率被认为与近 25 年美国口腔和口咽癌发生率持续升高有关,绝大多数口腔内人乳头状瘤病毒感染患者可追溯到口交行为。

众所周知,乙型肝炎病毒感染与肝癌发病相关。口腔疾病治疗过程中,常常涉及出血性操作,如拔牙和牙周洁治等,如何防止交叉感染,是医患均十分关注的问题。

关于慢性感染和炎症与肿瘤发病的机制近年来有较多研究，着重研究炎症因子与肿瘤发生发展的关系。炎症是具有血管系统的活体组织对损伤因子所发生的复杂的防御反应。急性炎症反应通常是有益的，尤其在微生物感染和组织损伤的应答中，一个调控良好的免疫系统可以抑制肿瘤的产生。但是，慢性炎症是有害的，通常可使细胞癌变。慢性炎症有多种可能致癌的机制，包括诱导基因突变、促进血管生成、改变基因状态和促进细胞增殖等方面。炎症可以改变癌基因和抑癌基因（包括蛋白质编码基因和非编码的小分子 RNA 基因）的表达和转化，以促进细胞的恶性转变。炎症致癌的作用主要通过一些炎症因子作为媒介，其中大量的活性氧和氮类、炎症细胞因子和趋化因子的异常表达，增加环氧合酶 -2 和核因子 κB（NFκB）等因素是引起癌变的有利条件，这些因子相互作用，促进肿瘤的发生发展。

口腔是存在大量细菌的环境，程度不等的慢性炎症非常常见，这种微环境和慢性炎症与口腔癌的发生发展之间的关联已经引起研究工作者的高度关注。

八、口腔疾病与心理健康

口腔颌面部既是重要的功能器官，又直接体现人体的美容美观。口腔颌面部病变，既程度不等地影响口腔颌面器官的各种功能，又损及面部的容貌，影响患者的社会活动，自然也影响患者的心理健康。心理因素是诱发和加重某些口腔疾病的重要因素。因此，口腔疾病和心理健康之间形成相互影响的双向关系。

精神神经因素是某些口腔疾病的重要病因，如颞下颌关节紊乱症的发病以及病情的程度，常常与患者的精神和心理状态相关。因此，缓解患者紧张的神经精神状态，调节心理平衡，是治疗颞下颌关节紊乱症的重要环节，也是预防颞下颌关节紊乱症的关键因素。心理压力过大是诱发口腔溃疡的一个重要因素。一项对 214 例口腔溃疡患者进行心理量表测试的研究结果显示，其中 165 例患者程度不等地出现焦虑、紧张等情绪变化。精神压力过大可以影响机体免疫调节功能，导致口腔溃疡的发生。调节生活节奏，减轻紧张、焦虑情绪，放松心情，是减少口腔溃疡复发的重要措施。

夜磨牙症的病因中，心理因素占据重要位置。患者常表现为精神紧张、心理压力过大，或情绪忧郁。对磨牙症患者及正常人的心理问卷调查结果显示，夜磨牙症患者中，性格内向的人更多，悲观情绪更为严重。除了调整咬合关系等局部治疗外，通过多种方式摆脱心理压力、稳定患者情绪，是治疗夜磨牙症的重要环节。

龋齿、牙龈炎、牙周炎、舌苔增厚、唾液分泌减少等口腔疾病或状态是产生口臭的重要原因。口臭是指呼吸或张口时由口腔发出的令人不愉快的气味。口腔内的厌氧菌在分解蛋白质、肽和氨基酸后，可产生挥发性硫化物。患者因此产生自卑心理，不敢与人近距离交往，影响正常的人际情感交流。明确为口源性口臭者，及时治疗牙病，控制菌斑，消除口臭的病因，在治疗口腔疾病的同时，亦可解除患者的心理障碍。需要注意的是，有时"口臭"仅是患者的自我感觉，实际上并不存在口臭，属于假性口臭。此类患者主要通过心理治疗来解决。

牙颌面发育畸形是常见的口腔颌面部畸形，随着年龄的增长，患者对于容貌美的要求越来越迫切，由此带来的心理障碍更显突出。

唇腭裂患者不仅容貌不佳，还有语音功能障碍，一些患者有过被伙伴或同事嘲笑的痛苦经历，性格变得孤僻内向，不愿与别人交往和参与社会活动。而经过序列治疗以后，外观和功能得到明显改善，性格也往往发生明显变化，患者重新建立起对生活的信心。因此，有人将规范的唇腭裂序列治疗称之为"重生行动"。

一些较晚期的口腔颌面部恶性肿瘤患者，手术以后可能遗留严重的颌面部缺损，由此带来的面容毁损，可能给患者造成巨大的心理压力，甚至酿成家庭、社会的悲剧。而颌骨缺损的功能性重建或完美的赝复体修复，帮助这些患者恢复生理功能，提高咀嚼效率，同时预防面容毁损或恢复颜面容貌，重塑美好生活。

在口腔疾病诊治过程中，对于上述疾病患者，既要全面了解病情的状态，也要掌握患者的心理状态，在治疗设计和诊治的全过程体现生物 - 心理 - 社会医学的模式，才能提高疾病的诊治水平。

由于口腔疾病和全身健康有密切关系，因此在诊断时要注意两个方面：一是所见到的口腔疾病，是单纯的口腔疾病，还是与全身疾病有关的或者是全身的疾病在口腔的一种表现，因为两者的处理是很不一样的。如果只是单纯的口腔疾病，可能只作局部处理即可。如果是全身系统病的一种表现，常常需要结合全身治疗，甚至以全身治疗为主。譬如，合并糖尿病的牙周炎，必须配合糖尿病的治疗，牙周炎的治疗才能奏效。乳腺、肾脏、前列腺的癌瘤可以通过血道转移到牙龈或颌骨，这时首先要考虑原发灶的治疗。另一方面要考虑到口腔的疾病，将会对全身产生何种影响。譬如，口腔颌面部的癌瘤有无发生远处转移。严重的口腔颌面部间隙感染可以导致败血症、脓毒血症、海绵窦血栓性静脉炎等。这时，不仅是局部治疗，而应注重全身治疗。

在治疗过程中，要特别注意局部与全身的关系。

有时，就局部病变看来，治疗可能很简单，如口腔较小的肿瘤，切除比较容易。但是，患者可能有严重的心脑血管疾病，经不起手术的打击，需要先作相关的内科处理，为手术创造条件，并在手术过程中或手术以后，密切观察心脑血管病变的变化。有一些口腔病变经过及时适当的处理，可以使全身的系统性病变得以消除或减轻。

大量研究结果和临床实践给人一个启示，口腔医学是医学的一部分，口腔医师应当掌握足够的医学知识，具有较为坚实的医学基础。另一方面，从事临床医学的医师也需要掌握基本的口腔医学知识，了解口腔医学的主要进展，才能恰当处理口腔疾病和全身性疾病，维护口腔健康和全身健康。

（俞光岩）

参 考 文 献

1. 胡文杰，曹采方. 牙周医学. 中华口腔医学杂志，2005，40：434-436

2. 沙月琴，黄振，陈智滨，等. 孕妇牙周炎与新生儿早产低体重的关联. 北京大学学报（医学版），2009，41：117-120

3. 欧阳翔英. 牙周疾病与冠状动脉性心脏病的关系. 北京大学学报（医学版），2008，40：112-115

4. 孟焕新. 牙周炎与糖尿病的关系. 北京大学学报（医学版），2007，39：18-20

5. 张庆诗，刘洪臣，金真，等. 单侧咀嚼运动的脑功能性磁共振成像研究. 中华口腔医学杂志，2005，40：356-358

6. 岳珍珠，黄立，周晓林. 口香糖咀嚼的脑机制. 心理科学，2006，29：1153-1156

7. Offenbacher S, Lieff S, Beggess KA, et al. Maternal periodontitis and prematurity. PartI. Obstetric outcome of prematurity and growth restriction. Ann Periodontol, 2001, 6: 164-174

8. Michalowiez BS, Gustafsson A, Thumbigere-Math V, et al. The effects of periodontal treatment on pregnancy outcome. J Clin Periodontol, 2013, 40（Suppl 14）: S195-S208

9. Linden GJ, Herzberg MC. Periodontitis and systemic diseases: a record of discussions of working group 4 of the Joint EFP/AAP Workshop on Periodontitis and Systemic Diseases. J Clin Periodontol, 2013, 40（Suppl 14）: S20-S23

10. Chapple ILC, Genco R. Diabetes and periodontal diseases: consensus report of the Joint EFP/AAP Workshop on Periodontitis and Systematic Diseases. J Clin Periodontol, 2013, 40（Suppl 14）: S106-S112

第 29 章

常见症状的鉴别诊断

症状是疾病影响对机体产生的主观异常感觉（如疼痛）或客观的异常改变（如肿块、出血）。症状常常是病人最早或最严重的疾病感受，是就诊的主要原因。同一症状可以是不同疾病的表现，而同一疾病会有不同的症状，这就是鉴别诊断作为临床工作中的必需环节的原因。

临床工作中医师应当从病人主要的症状描述切入；耐心细致地倾听，结合专业知识和经验有目的地了解各症状之间的联系；通过询问把握症状的变化脉络及病人可能忽略或反应不强烈的表现，最终以问诊作为疾病调查的第一步，梳理成为包含疾病发生、发展、变化和治疗过程的全面病史。

全面细致的临床检查是收集诊断与鉴别诊断依据的关键环节。临床检查应当注重重点与全面的结合、局部与全身的结合、病变部位与周边状况的结合、阳性体征与重要阴性体征的结合，并且合理有效地选择必需的辅助检查手段，以获取客观反映机体和疾病状态的依据。

以获取的病史和检查资料为基础，结合医学理论和实践经验，通过逻辑推理，思辨和甄别，作出对疾病的诊断。在作鉴别诊断的过程中，切忌以个别主要症状先入为主地圈定诊断，而后网罗旁证，试图堆积诊断依据的方式。必须是收集全面客观的资料后，研究症状和体征的变化规律，找到合乎逻辑的依据，从而确立诊断。

第 1 节　牙　　痛

牙痛是口腔科临床上最常见的症状，常是患者就医的主要原因。可由牙齿本身的疾病、牙周组织及颌骨的某些疾病，甚至神经疾患和某些全身疾病所引起。对以牙痛为主诉的患者，必须先仔细询问病史，如疼痛起始时间及可能的原因，病程长短及变化情况，既往治疗史及疗效等。必要时还应询问工作性质、饮食习惯、有无不良习惯（如夜磨牙和咬硬物等）、全身健康状况及家族史等。关于牙痛本身，应询问牙痛的部位、性质、程度和发作时间。疼痛是尖锐剧烈

的还是钝痛、酸痛；是自发痛还是激发痛、咬合时痛；自发痛是阵发的或是持续不断；有无夜间痛；疼痛部位是局限的或放散的，能否明确指出痛牙等。根据症状可得出一至数种初步印象，便于做进一步检查。应注意，疼痛是一种主观症状，由于不同个体对疼痛的敏感性和耐受性有所不同，而且有些其他部位的疾病也可表现为牵涉性牙痛，因此，患者的主观症状应与客观检查所见、全身情况及实验室和放射学检查等结果结合起来分析，以作出正确的诊断。

一、引起牙痛的原因

1. 牙齿本身的疾病　如深龋、牙髓充血、各型急性牙髓炎、慢性牙髓炎、逆行性牙髓炎，由龋齿、外伤、化学药品等引起的急性根尖周炎、牙槽脓肿、隐裂、牙根折裂、髓石、牙本质过敏、流电作用等。

2. 牙周组织的疾病　如牙周脓肿、牙龈脓肿、急性龈乳头炎、冠周炎、坏死性溃疡性龈炎、干槽症等。

3. 牙齿附近组织的疾病所引起的牵涉痛　急性化脓性上颌窦炎和急性化脓性颌骨骨髓炎时，由于神经末梢受到炎症的侵犯，使该神经所支配的牙齿发生牵涉性痛。颌骨内或上颌窦内的肿物、埋伏牙等可压迫附近的牙根发生吸收，如有继发感染，可出现牙髓炎导致疼痛。急性化脓性中耳炎、咀嚼肌群的痉挛等均可出现牵涉性牙痛。

4. 神经系统疾病　如三叉神经痛患者常以牙痛为主诉。颞下窝肿物在早期可出现三叉神经第三支分布区的疼痛，翼腭窝肿物的早期由于压迫蝶腭神经节，可出现三叉神经第二支分布区的疼痛。

5. 全身疾患　有些全身疾患，如流感、癔症、神经衰弱，月经期和绝经期等可诉有牙痛。高空飞行时，牙髓内压力增高，可引起航空性牙痛。有的心绞痛患者可反射性地表现为牙痛。

二、诊断步骤

（一）问清病史及症状特点

1. 尖锐自发痛　最常见的为急性牙髓炎（浆液性、化脓性、坏疽性）、急性根尖周炎（浆液性、化脓性）。

其他如急性牙周脓肿、牙龈脓肿、髓石、冠周炎、急性龈乳头炎、三叉神经痛、急性上颌窦炎等。

2. 自发钝痛 慢性龈乳头炎、创伤性殆等。在机体抵抗力降低时，如疲劳、感冒、月经期等，可有轻度自发钝痛、胀痛。坏死性溃疡性龈炎时牙齿可有撑离感和咬合痛。

3. 激发痛 牙本质敏感和Ⅱ°～Ⅲ°龋齿或楔状缺损等，牙髓尚未受侵犯或仅有牙髓充血时，无自发痛，仅在敏感处或病损处遇到物理、化学刺激时才发生疼痛，刺激除去后疼痛即消失。慢性牙髓炎一般无自发痛而主要表现为激发痛，但当刺激除去后疼痛仍持续1～数分钟。咬合创伤引起牙髓充血时也可有对冷热刺激敏感。

4. 咬合痛 隐裂和牙根裂时，常表现为某一牙尖受力时引起尖锐的疼痛。牙外伤、急性根尖周炎、急性牙周脓肿等均有明显的咬合痛和叩痛、牙齿挺出感。口腔内不同金属修复体之间产生的流电作用也可使患牙在轻咬时疼痛，或与金属器械相接触时发生短暂的电击样刺痛。

以上疼痛除急性牙髓炎患者常不能自行明确定位外，一般都能明确指出痛牙。急性牙髓炎的疼痛常沿三叉神经向同侧对颌或同颌其他牙齿放散，但不会越过中线放散到对侧牙。

（二）根据问诊所得的初步印象，作进一步检查，以确定患牙

1. 牙体疾病 最常见为龋齿。应注意邻面龋、窝沟深龋、隐蔽部位的龋齿、充填物下方的继发龋等。此外，如隐裂、牙根纵裂、畸形中央尖、楔状缺损、重度磨损、未垫底的深龋充填体、外伤露髓牙、牙冠变色或陈旧的牙冠折断等，均可为病源牙。

叩诊对识别患牙有一定帮助。急性根尖周炎和急性牙周脓肿时有明显叩痛，患牙松动。慢性牙髓炎、慢性根尖周炎、边缘性牙周膜炎、创伤性根周膜炎等，均可有轻～中度叩痛。在有多个可疑病源牙存在时，叩诊反应常能有助于确定患牙。

2. 牙周及附近组织疾病 急性龈乳头炎时可见牙间乳头红肿、触痛，多有食物嵌塞、异物刺激等局部因素。冠周炎多见于下颌第三磨牙阻生，远中及颊舌侧龈瓣红肿，可溢脓。牙周脓肿和逆行性牙髓炎时可探到深牙周袋，后者袋深接近根尖，牙齿大多松动。干槽症可见拔牙窝内有污秽坏死物，骨面暴露，腐臭，触之疼痛。反复急性发作的慢性根尖周炎可在牙龈、黏膜或面部发现窦道。

急性牙槽脓肿、牙周脓肿、冠周炎等，炎症范围扩大时，牙龈及龈颊沟处肿胀变平，可有波动。面部可出现副性水肿，局部淋巴结肿大、压痛。若治疗不及时，可发展为蜂窝织炎、颌骨骨髓炎等。上颌窦炎引起的牙痛，常伴有前壁面部的压痛和脓性鼻涕、头痛等。上颌窦肿瘤局部多有膨隆，可有血性鼻涕、多个牙齿松动等。

（三）辅助检查

1. 牙髓活力测验 根据对冷、热温度的反应以及刺激除去后疼痛持续的时间，可以帮助诊断和确定患牙。也可用电流强度测试来判断牙髓的活力和反应性。

2. X线检查 可帮助发现隐蔽部位的龋齿。髓石在没有揭开髓室顶之前，只能凭X线片发现。慢性根尖周炎可见根尖周围有不同类型和大小的透射区。颌骨内或上颌窦内肿物、埋伏牙、牙根裂等也需靠X线检查来确诊。

第2节 牙 龈 出 血

牙龈出血是口腔中常见的症状，出血部位可以是全口牙龈或局限于部分牙齿。多数患者是在牙龈受到机械刺激（如刷牙、剔牙、食物嵌塞、进食硬物、吮吸等）时流血，一般能自行停止；另有一些情况，在无刺激时即自动流血，出血量多，且无自限性。

一、牙龈的慢性炎症和炎症性增生

这是牙龈出血的最常见原因，如慢性龈缘炎、牙周炎、牙间乳头炎和牙龈增生等。牙龈缘及龈乳头红肿、松软，甚至增生。一般在受局部机械刺激时引起出血，量不多，能自行停止。将局部刺激物（如牙石、牙垢、嵌塞的食物、不良修复体等）除去后，炎症很快消退，出血亦即停止。

二、妊娠期龈炎和妊娠瘤

常开始于妊娠的第3～4个月。牙龈红肿、松软、极易出血。分娩后，妊娠期龈炎多能消退到妊娠前水平，而妊娠瘤常需手术切除。有的人在慢性牙龈炎的基础上，于月经前或月经期可有牙龈出血，可能与牙龈毛细血管受性激素影响而扩张、脆性改变等有关。长期口服激素性避孕药者，也容易有牙龈出血和慢性炎症。

三、坏死性溃疡性牙龈炎

为梭形杆菌、口腔螺旋体和中间普氏菌等的混合感染。主要特征为牙间乳头顶端的坏死性溃疡，腐臭，牙龈流血和疼痛，夜间睡眠时亦可有牙龈流血，就诊时亦可见牙间隙处或口角处有少量血迹。本病的发生常与口腔卫生不良、精神紧张或过度疲劳、吸烟等因素有关。

四、血液病

在遇到牙龈有广泛的自动出血，量多或不易止住时，应考虑有无全身因素，并及时作血液学检查和到内科诊治。较常见引起牙龈和口腔黏膜出血的血液病，如急性白血病、血友病、血小板减少性紫癜、再生障碍性贫血、粒细胞减少症等。

五、肿 瘤

有些生长在牙龈上的肿瘤，如血管瘤、血管瘤型牙龈瘤、早期牙龈癌等也较易出血。其他较少见的，如发生在牙龈上的网织细胞肉瘤，早期常以牙龈出血为主诉，临床上很容易误诊为牙龈炎。有些转移瘤，如绒毛膜上皮癌等，也可引起牙龈大出血。

六、某些全身疾病

如肝硬化、脾功能亢进、肾炎后期、系统性红斑狼疮等，由于凝血功能低下或严重贫血，均可能出现牙龈出血症状。伤寒的前驱症状有时有鼻出血和牙龈出血。在应用某些抗凝血药物或非甾体类抗炎药，如阿司匹林、华法林、肝素等治疗或预防冠心病和血栓时，易有出血倾向。苯中毒时也可有牙龈被动出血或自动出血。

七、口腔手术和牙周治疗后

牙周洁治尤其是龈下刮治后，有的患者可以出现牙龈出血，拔牙、牙周手术、根尖手术、牙槽突手术、牙种植手术等术后也可有牙龈出血，如患者无系统疾病，多与局部清创不彻底、缝合不严密等有关，应及时对症处理。

第3节 牙齿松动

正常情况下，牙齿只有极轻微的生理性动度，这种动度几乎不可觉察，且随不同牙位和一天内的不同时间而变动。一般在晨起时动度最大，这是因为夜间睡眠时，牙齿无接触，略从牙槽窝内挺出所致。醒后，由于咀嚼和吞咽时的接触将牙齿略压入牙槽窝内，致使牙齿的动度渐减小。这种24小时内动度的变化，在牙周健康的牙齿不甚明显，而在有不良殆习惯，如磨牙症、紧咬牙者较明显。妇女在月经期和妊娠期内牙齿的生理动度也增加。牙根吸收接近替牙期的乳牙也表现牙齿松动。引起牙齿病理性松动的主要原因如下：

一、牙 周 炎

是使牙齿松动乃至脱落的最主要疾病。牙周袋的形成以及长期存在的慢性炎症，使牙槽骨吸收，结缔组织附着不断丧失，继而使牙齿逐渐松动、移位，终致脱落。

二、殆 创 伤

牙周炎导致支持组织的破坏和牙齿移位，形成继发性殆创伤，使牙齿更加松动。单纯的（原发性）殆创伤，也可引起牙槽嵴顶的垂直吸收和牙周膜增宽，临床上出现牙齿松动。但这种松动在殆创伤去除后，可以恢复正常。正畸治疗过程中，受力的牙槽骨发生吸收和改建，此时牙齿松动度明显增大，并发生移位；停止加力后，牙齿即可恢复稳固。

三、牙 外 伤

最多见于前牙。详见第2章。根据撞击力的大小，使牙齿发生松动或折断。折断发生在牙冠时，牙齿一般不松动；根部折断时，常出现松动，折断部位越近牙颈部，则牙齿松动越重，预后也差。

四、根 尖 周 炎

急性根尖周炎时，牙齿突然松动，有伸长感，不敢对咬，叩痛（++）～（+++）。到了牙槽脓肿阶段，根尖部和龈颊沟红肿、波动。这种主要由龋齿等引起的牙髓和根尖感染，在急性期过后，牙多能恢复稳固。

慢性根尖周炎，在根尖病变范围较小时，一般牙不太松动。当根尖病变较大或向根侧发展，破坏较多的牙周膜时，牙可出现松动。一般无明显自觉症状，仅有咬合不适感或反复肿胀史，有的根尖部可有瘘管。牙髓活力测验无反应。根尖病变的范围和性质可用X线检查来确诊。

五、颌骨骨髓炎

成人的颌骨骨髓炎多是继牙源性感染而发生，多见于下颌骨。急性期全身中毒症状明显，如高热、寒战、头痛，白细胞增至（10～20）×10^3/L等。局部表现为广泛的蜂窝织炎。患侧下唇麻木，多个牙齿迅速松动，且有叩痛。这是由于牙周膜及周围骨髓腔内的炎症浸润。一旦颌骨内的化脓病变经口腔黏膜或面部皮肤破溃，或经手术切开、拔牙而得到引流，则病程转入亚急性或慢性期。除病源牙必须拔除外，邻近的松动牙常能恢复稳固。

六、颌骨内肿物

颌骨内的良性肿物或囊肿由于缓慢生长，压迫牙齿移位或牙根吸收，致使牙齿逐渐松动。恶性肿瘤则使颌骨广泛破坏，在短时间内即可使多个牙齿松动、移位。较常见的，如上颌窦癌，多在早期出现上颌数个磨牙松动和疼痛。若此时轻易拔牙，则可见拔牙窝内有多量软组织，短期内肿瘤即由拔牙窝中长出，似菜花状。所以，在无牙周病且无明显炎症的情况下，若有一或数个牙齿异常松动者，应提高警惕，进行 X 线检查，以便早期发现颌骨中的肿物。

七、其　　他

有的医师企图用橡皮圈不恰当地消除初萌的上颌恒中切牙之间的间隙，橡皮圈会渐渐滑入龈缘以下，造成深牙周袋和牙槽骨吸收，牙齿极度松动和疼痛。患儿和家长常误以为橡皮圈已脱落，实际它已深陷入牙龈内，应仔细搜寻并取出橡皮圈。此种病例疗效一般均差，常导致拔牙。

有些牙龈疾病伴有轻度的边缘性牙周膜炎时，也可出现轻度的牙齿松动，如坏死性龈炎、维生素 C 缺乏、龈乳头炎等。但松动程度较轻，治愈后牙齿多能恢复稳固。发生于颌骨的朗格汉斯细胞组织细胞增生症，为原因不明的、累及单核 - 吞噬细胞系统的、以组织细胞增生为主要病理学表现的疾病。当发生于颌骨时，可沿牙槽突破坏骨质，牙龈呈不规则的肉芽样增生，牙齿松动并疼痛，拔牙后伤口往往愈合不良。X 线表现为溶骨性病变，牙槽骨破坏，病变区牙齿呈现"漂浮征"。本病多见于 10 岁以内的男童，好发于下颌骨。其他一些全身疾患，如 Down 综合征、Papillon-Lefévre 综合征等的患儿，常有严重的牙周炎症和破坏，造成牙齿松动、脱落。牙周手术后的短期内，术区牙齿也会松动，数周内会恢复原来动度。

（康　军　曹采方）

第 4 节　口　　臭

口臭是指口腔呼出的气体中有令人不快的气味，是某些口腔、鼻咽部和全身性疾病的一个较常见症状，可以由多方面因素引起。

一、生　理　因　素

晨起时常出现短时的口臭，刷牙后即可消除。也可由某些食物（蒜、洋葱等）和饮料（酒精性）经过代谢后产生一些臭味物质经肺从口腔呼出所引起。某些全身应用的药物也可引起口臭，如亚硝酸戊脂、硝酸异山梨酯等。

二、病　理　因　素

（一）口腔疾病

口腔呼出气体中的挥发性硫化物（VSCs）可导致口臭，其中 90% 的成分为甲基硫醇和硫化氢。临床上最常见的口臭是由舌苔和牙周病变处的主要致病菌，如牙龈卟啉单胞菌、齿垢密螺旋体、福赛坦菌和中间普氏菌等的代谢产物产生的。此外，牙周袋内的脓液和坏死组织、舌苔内潴留的食物残屑、脱落上皮细胞等也可引起口臭。除了牙周炎外，舌苔是口臭更主要的来源，尤其与舌背的后 1/3 处舌苔的厚度和面积有关。用牙刷刷舌背或用刮舌板清除舌苔可显著减轻或消除口臭。

软垢、嵌塞于牙间隙和龋洞内的腐败食物，也会引起口臭。有些坏死性病变，如坏死性溃疡性龈（口）炎、嗜伊红肉芽肿、恶性肉芽肿和癌瘤等，拔牙创的感染（干槽症）等，都有极显著的腐败性臭味。

如果经过治疗彻底消除了口腔局部因素，口臭仍不消失，则应寻找其他部位的疾病。

（二）鼻咽部疾病

慢性咽（喉）炎、化脓性上颌窦炎、萎缩性鼻炎、小儿鼻内异物、滤泡性扁桃体炎等均可发出臭味。

（三）消化道、呼吸道及其他全身性疾病

消化道、呼吸道疾病如消化不良、肝硬化、支气管扩张继发肺部感染、肺脓肿、先天性气管食管瘘等可产生口臭。糖尿病患者口中可有烂苹果气味，严重肾衰竭者口中可有氨味或尿味。此外，某些金属（如铅、汞）和有机物中毒时，可有异常气味。

（四）神经和精神异常

有些患者自觉口臭而实际并没有口臭，是存在心理性疾患，如口臭恐惧症等，或者由于某些神经疾患导致嗅觉或味觉障碍而产生。

用鼻闻法、仪器测量法（气相色谱仪、Halimeter、Diamond Probe 等）可直接检测口臭程度和挥发性硫化物的水平。

（康　军　和　璐）

第 5 节　口　　干

正常人一昼夜的唾液分泌量约为 600～1500ml，可使口腔黏膜保持湿润而不感觉口干。口干可由于各种原因所致的唾液分泌量减少而引起，但也有唾液分泌正常而自觉口干者。

一、唾液腺疾患

由于各种原因造成唾液腺破坏或萎缩均可引起口干症，如鼻咽部肿瘤经放射治疗后两侧腮腺萎缩，唾液分泌减少。干燥综合征（Sjögren 综合征）是一种自身免疫性疾病，以眼干、口干为主，还伴有肝脾大、多发性关节炎、吞咽困难等症状。患者常有一项或多项

643

自身抗体水平增高以及免疫球蛋白增高等。本病患者在无刺激时或用酸性药物、咀嚼石蜡等刺激时检测唾液分泌情况，均可见唾液分泌量明显减少（详见第17章"唾液腺疾病"）。

二、神经、精神因素

由于情绪、精神因素的影响，有些神经衰弱患者常自觉口干，但多为暂时性的。检查患者口腔黏膜无明显的干燥，无刺激时唾液量减少，但用石蜡等刺激后唾液量并不减少。

三、更年期综合征

发生在女性更年期和老年人。除有一般症状外，常伴有口干、萎缩性舌炎、口腔黏膜糜烂、灼痛和刺痛等症状。

四、营 养 障 碍

核黄素缺乏可出现口干、唇炎、口角炎、舌炎和阴囊炎等症状，有的还可出现咽部、鼻腔干燥，吞咽困难等。

五、局 部 因 素

由于腺样体增殖或前牙严重开𬌗等造成习惯性口呼吸者常有口干症状，尤以晨起时明显。检查唾液分泌情况，无刺激时以及用酸性药物刺激后分泌量均正常。

此外，口干症也可由其他系统病引起，如糖尿病、脱水、高热后，以及使用阿托品类药物后等。

第6节 开 口 受 限

开口受限是指由于各种原因造成根本不能开口或开口甚小者。造成开口困难的原因很多，可分为感染性、瘢痕性、关节性、外伤性、肿瘤源性和精神、神经性等。

一、感染所致的开口受限

1. 下颌智牙冠周炎 下颌智牙冠周炎可以直接累及颞肌、咬肌和翼内肌，引起肌肉痉挛，造成开口困难。

2. 颌面部深在间隙感染 颌周间隙感染多会引起不同程度的开口受限，但深部间隙感染一般会引起开口困难，且由于外表体征可能不明显，易被漏诊。颞下间隙和翼下颌间隙感染刺激翼肌群痉挛造成开口困难。感染的来源常常是上、下磨牙感染扩散或在注射上颌结节、翼下颌传导麻醉时将感染带入。因感

染在深部，早期在颜面部无明显红肿症状，不易发现。所以在有上、下磨牙感染或拔牙史，低热，开口困难，并在该间隙的相应部位（如上颌结节后方、翼下颌韧带处）有明显红肿和压痛者应考虑本病。下颌阻生智牙拔除术后引起的咽颊前间隙感染也常与术后反应性开口受限相混淆而延误治疗。

3. 化脓性颞下颌关节炎 多数在颞下颌关节附近有化脓性病灶，如中耳炎、外耳道炎等，继之引起颞下颌关节疼痛，开口困难。检查时可见关节区有红肿，压痛明显，尤其不能上下牙对，稍用力即可引起关节区剧痛。颞下颌关节侧位X线片可见关节间隙增宽。

4. 破伤风 由破伤风杆菌引起的一种以肌肉阵发性痉挛和紧张性收缩为特征的急性特异性感染，由于初期症状可表现为开口困难而来口腔科就诊。一般有外伤史。痉挛通常从咀嚼肌开始，先是咀嚼肌少许紧张，继之出现强直性痉挛呈开口困难状，同时还因表情肌的紧缩使面部表情很特殊，形成"苦笑面容"。当颈部、背部肌肉收缩，则形成背弓反张。

其他如咬肌下、下颌下、颊部蜂窝织炎，急性化脓性腮腺炎等，均可发生开口困难，体征表浅，容易诊断。

二、瘢痕所致的开口受限

1. 颌间瘢痕挛缩 常常由坏疽性口炎后在上下颌间形成大量瘢痕，将上下颌紧拉在一起而不能开口。一般有口腔颌面部溃烂史，颊侧口腔前庭处能触到索条状瘢痕区，有时还伴有唇颊组织的缺损。

2. 放射性瘢痕 鼻咽部、腮腺区、颞下窝等恶性肿物经大剂量放射治疗后，在关节周围有大量放射性瘢痕造成开口困难。开口困难的症状是逐渐发展起来的，以致几乎完全不能开口。照射区皮肤均有慢性放射反应，如皮肤薄而透明，毛细血管扩张，并可见到深棕色的斑点状色素沉着。

3. 烧伤后瘢痕 由各种物理、化学因素所致口颊部深部烧伤后，逐渐形成大量增生的挛缩瘢痕造成开口困难。

三、颞下颌关节疾患所致的开口受限

1. 颞下颌关节强直 一般由关节区化脓感染或外伤后关节腔内血肿机化逐渐形成关节融合。关节强直常发病于儿童，逐渐出现开口困难以致最后完全不能开口呈开口困难状。关节强直侧下颌骨发育短小，面部丰满呈圆形；而健侧下颌骨发育较长，面部反而显塌陷狭长。颞下颌关节侧位X线片可见患侧关节间隙消失，髁突和关节凹融合成致密团块。少数可由类风湿颞下颌关节炎造成，其特点为常累及两侧并伴有指关节或脊柱关节的类风湿关节炎，因此，同时可

查到手指成梭形强直畸形或脊柱呈竹节样强直畸形。

2．颞下颌关节盘脱出　急性脱白后或长期颞下颌关节紊乱病后可使关节盘脱出，脱出的关节盘在髁突运动中成为机械障碍物，甚至可嵌顿在髁突和关节结节之间致不能开口，呈开口困难状。

四、外伤所致的开口受限

1．颧弓、颧骨骨折　颧弓、颧骨为面侧部突出处，容易被伤及。最常见为呈 M 形颧弓双骨折，骨折片下陷妨碍喙突活动造成开口困难；颧骨体骨折后向下向后移位可使上颌骨和颧骨之间的间隙消失妨碍下颌骨活动造成开口困难。

2．下颌髁突骨折　下颌髁突颈部是下颌骨结构中的薄弱区，当颏部和下颌体部受到外伤后容易在髁突颈部骨折而造成开口困难。

此外，由于局部创伤引起的骨化性咬肌炎也可造成开口困难。新生儿开口困难除破伤风外应考虑由难产使用高位产钳损伤颞下颌关节所致。

五、肿瘤所致的开口受限

邻近颞下颌关节的深部肿物可以引起开口困难，因为肿物在深部不易被查出，常误诊为一般颞下颌关节紊乱病而进行理疗。因此，有开口困难而同时存在有脑神经症状者应考虑是否有以下部位的肿物。

1．颞下窝综合征　为原发于颞下窝肿物引起的一种综合征。因肿物侵犯翼肌、颞肌，故常有开口困难。早期有三叉神经第三支分布区持续性疼痛，继之出现下唇麻木，口角皮肤、颊黏膜异常感或麻木感。肿瘤长大时可在上颌后部口腔前庭处触到。

2．翼腭窝综合征　为原发于翼腭窝肿瘤引起的一种综合征，因肿瘤侵犯翼肌可引起开口困难外，最早出现三叉神经第二支分布区持续性疼痛和麻木，以后可影响眼眶累及视神经。

3．上颌窦后部癌　肿瘤破坏上颌窦后壁，侵犯翼肌群，可以出现开口困难，并有三叉神经第二支分布区的持续性疼痛和麻木，鼻腔有脓血性分泌物，CT 片见上颌窦后壁骨质破坏。

4．鼻咽癌　鼻咽癌侵犯咽侧壁，破坏翼板，可影响翼肌群，出现开口困难，并常伴有剧烈头痛、鼻塞、鼻出血、耳鸣、听力障碍及颈部肿块等症状。

六、肌痉挛、神经、精神疾患

1．癔症性开口困难　癔症性开口困难如与全身其他肌痉挛或抽搐症状伴发，则诊断比较容易；但如只出现开口困难症状，则诊断比较困难。此病多发生于女性青年，既往有癔症史，有独特的性格特征。一般在发病前有精神因素，然后突然发生开口困难。用语言暗示或间接暗示（用其他治疗法结合语言暗示），常能解除症状。

2．颞下颌关节紊乱病咀嚼肌群痉挛型　一般由该症翼外肌痉挛经不适当的治疗，或在全身因素影响下（如过度疲劳、精神刺激）引起。主要临床表现为开口困难，X 线片关节像正常。用肌肉松弛剂能立即开口，药物作用过后又开口困难。一般病期较长。

3．咬肌痉缩　常因精神受刺激后突然发生开口困难，有时查不出诱因。一般发生在一侧咬肌，触时咬肌明显变硬，用钟式听诊器检查有嗡嗡的肌杂音。用 2% 普鲁卡因封闭肌肉和咬肌神经时，变硬的肌肉可恢复正常，肌杂音可消失或减轻，开口困难症状亦缓解。咬肌痉缩有时可伴有颞肌痉缩。

第7节　面部疼痛

面部疼痛是口腔科常见的症状，不少患者因此而就诊。有的诊断及治疗都较容易，有的相当困难。不论是何种疼痛，都必须查清引起疼痛的原因。由牙齿引起的疼痛，查出病因是较为容易的，详见前述；但牵涉性痛（referred pain）和投射性痛（projected pain）的原因，却很难发现。颞下颌关节紊乱病引起的疼痛也常会误导诊断思路，因为它们很类似一些其他问题引起的疼痛。

所谓的投射性痛，是指疼痛传导途径的某一部位受到刺激，疼痛可能在此神经的周缘分布区发生。颅内肿瘤引起的面部疼痛即属此类疼痛。这类病变可能压迫三叉神经传导的中枢部分而引起其周缘支分布区的疼痛。

投射性痛必须与牵涉性痛鉴别。所谓的牵涉性痛是疼痛发生部位与致痛部位远离的疼痛。在口腔科领域内，牵涉性痛最常见的例子是下牙病变引起的上牙疼痛。疼痛的冲动发生于有病变的牙齿，如果用局部麻醉方法阻断其传导，牵涉性痛即不发生。即阻断三叉神经的下颌支，可以解除三叉神经上颌支分布区的疼痛。这也是诊断疑有牵涉性痛的一种有效方法。

投射性痛的发生机制是很清楚的，但牵涉性痛却仍不十分清楚。提出过从有病部位传导的冲动有"传导交叉"而引起中枢"误解"的看法，但争议仍大。

面部和口腔组织的感觉神经为三叉神经、舌咽神经和颈丛的分支。三叉神经的各分支分布明确，少有重叠现象。但三叉神经和颈丛皮肤支之间，常有重叠分布。三叉、面和舌咽神经，以及由自主神经系统而来的分支，特别是与血管有关的交感神经之间，有复杂的彼此交通。交感神经对传送深部的冲动有一定作用,并已证明刺激上颈交感神经节可以引起这一类疼痛。面深部结构的疼痛冲动也可由面神经的本体感受纤维传导。但对这些传导途径在临床上的意义,争论颇大。

与口腔有关的结构非常复杂,其神经之间的联系也颇为复杂。口腔组织及其深部,绝大多数为三叉神经分布。虽然其表面分布相当明确而少重叠,但对其深部的情况了解甚少。故诊断错误是难免的。

可以把面部疼痛大致分为4种类型。

1. 由口腔、面部及密切相关部分的可查出病变引起的疼痛例如:牙痛、上颌窦炎引起的疼痛、颞下颌关节紊乱病引起的疼痛等。

2. 原因不明的面部疼痛包括三叉神经痛、所谓的非典型性面痛等。

3. 由于感觉传导途径中的病变投射到面部的疼痛,即投射痛,例如:肿瘤压迫三叉神经而引起的继发性神经痛。偏头痛也可列为此类,因其为颅内血管变化引起。

4. 由身体其他部位引起的面部疼痛,即牵涉性痛。例如:心绞痛可引起左下颌部的疼痛。

这种分类法仅是为诊断方便而作的,实际上,严格区分有时是很困难的。

对疼痛的客观诊断是极为困难的,因为疼痛本身不能产生可查出的体征,需依靠患者的描述。而患者的描述又受患者的个人因素影响,如患者对疼痛的经验、敏感性,文化程度等。疼痛的程度无法用客观的方法检测,故对疼痛的反应是"正常的"或"异常的",也无法区别。

对疼痛的诊断应分两步进行。首先应除外由于牙齿及其支持组织以及与其密切相关组织的病变所引起的疼痛,例如:由上颌窦或颞下颌关节紊乱病所引起的。如果全面而仔细的检查不能发现异常,才能考虑其他的可能性。

诊断时,应注意仔细询问病史,包括起病快慢、发作持续时间、有无间歇期、疼痛部位、疼痛性质、疼痛发作时间、疼痛程度、伴随症状,诱发、加重及缓解因素,家族史等。应进行全面、仔细的体格检查及神经系统检查,并根据需要作实验室检查。

诊断步骤:

1. 问清病史及症状特点 患者对疼痛的叙述是诊断困难的因素之一。由于疼痛是患者的主观感觉性症状,其表现依赖于患者的表述,而这种叙述常是不准确的,但又与诊断有关联。患者对疼痛的反应决定于两种因素,一是患者的痛阈;二是患者对疼痛的敏感性。两者在每一患者都不相同,例如后者就会因患者的全身健康状态的变化及其他暂时性因素而发生改变。患者的叙事能力也会影响对症状表述的清晰程度。

多数患者在疼痛初发作的时候会自行处理或忍耐,来医院就诊时,一般都经过数天甚至数月,疼痛难以自行消退,或逐渐加重。因此,通过患者的疼痛描述,可以进行初步鉴别。因牙痛引起的面部疼痛可参考前一节。

(1)炎症性疼痛:多发病急,疼痛剧烈,无自行缓解及间歇期,常常伴随发病部位肿胀。

(2)原发性神经痛:包括三叉神经痛和舌咽神经痛。疼痛剧烈,刀刺样,开始持续时间很短,几秒钟即消失,以后逐渐增加,延续数分钟甚至数十分钟。有"扳机点"存在是此病的特点之一。在两次发作之间,可以无痛或仅有钝痛感觉。可有自然缓解期,数周或数月不等。

(3)颞下颌关节紊乱引起的疼痛:一般发病时间长,疼痛为钝痛,无明确疼痛点,与开口有关。

(4)癌性疼痛:多数患者自认为口腔溃疡引起的疼痛,持续数月,疼痛持续加重来就诊,无缓解周期。

2. 根据问诊所得的初步印象,作进一步检查,以确定疾病的种类。

检查是通过患者的主诉,针对性地发现引起疼痛的病因。

(1)视诊:首先,通过观察,看看患者疼痛的表情,可以了解疼痛的程度,疼痛剧烈的一般为炎症性,三叉神经发病时,但炎症性疼痛是持续的,三叉神经疼痛持续时间短。口腔癌性疼痛一般都为中度疼痛,颞下颌关节紊乱疼痛一般为钝痛或不适。其次,检查患者有无明显的器质性疾病,炎症都伴有疼痛部位的肿胀,皮肤发红,检查口腔内是否有肿瘤性病变。

(2)触诊及叩诊:多数面部疼痛属自发性,触诊和叩诊可以加重或引起疼痛,检查具体疼痛的部位来加以进一步诊断。炎症性疼痛叩诊会加重疼痛,三叉神经痛触诊和叩诊扳机点可以引发剧烈疼痛,癌性病变触诊也会加重疼痛,颞下颌关节紊乱病变常常因压迫某些关节相关的肌肉点会引起疼痛。

3. 影像学检查 通过影像学检查,可以发现引起疼痛的颌骨疾病、面部深区的病变以及颅内的病变。

(1)曲面体层:可以显示颌骨是否有病变,如中央性颌骨癌,颌骨破坏性病变导致其周围面部疼痛。

(2)CT扫描:可以显示是否存在颞下凹、颅底及颅内占位性病变,从而引起所属神经区域面部疼痛。畸形性骨炎(Paget病)如累及颅底,可使卵圆孔狭窄而压迫三叉神经,产生疼痛症状;疼痛也可由于整个颅骨的畸形,使三叉神经感觉根在越过岩部时受压而产生。

(张 杰)

第 8 节　腮腺区肿大

腮腺区肿大相当常见。引起腮腺区肿大的原因很多,可以是腮腺本身的疾病,也可以是全身性疾病的局部体征或者非腮腺组织(如咬肌)的疾病,应对其作出鉴别诊断。

从病因上,大致可以将腮腺区肿大分为以下 5 种:

1. 炎症性腮腺肿大,其中又可分为感染性及非感染性两类。

2. 腮腺区肿瘤及类肿瘤病变。

3. 症状性腮腺肿大。

4. 自身免疫病引起的腮腺肿大。

5. 其他原因引起的腮腺肿大。

诊断时,应根据完整的病史与临床特点,结合患者的具体情况进行各种辅助检查,例如腮腺造影、唾液流量检查、唾液化学分析、放射性核素显像、活组织检查、实验室检查、超声检查等。

腮腺区肿大最常见的原因是腮腺本身的肿大,故首先应确定腮腺是否肿大。在正常情况下,腮腺区稍呈凹陷,因腮腺所处位置较深,在扪诊时不能触到腺体。腮腺肿大的早期表现,是腮腺区下颌支后缘后方的凹陷变浅或消失,如再进一步肿大,则耳垂附近区向外隆起,位于咬肌浅层部的腮腺浅叶亦肿大。颜面水肿的患者,在侧卧后,下垂位的面颊部肿胀,腮腺区亦肿起,应加以鉴别。此种患者在改变体位后,肿胀即发生改变或消失。

以下分别简述可能引起腮腺肿大的各类疾病的特点。

1. 流行性腮腺炎　为病毒性感染,常流行于春季,4 月及 5 月为高峰。以 6～10 岁儿童为主,2 岁以前少见,有时亦发生于成人。病后终生免疫。患者有发热、乏力等全身症状。腮腺肿大先表现于一侧,4～5 天后可累及对侧,约 2/3 患者有双侧腮腺肿大。有的患者可发生下颌下腺及舌下腺肿大。腮腺区饱满隆起,表面皮肤紧张发亮,但不潮红,有压痛。腮腺导管开口处稍有水肿及发红,挤压腮腺可见清亮的分泌液。血常规白细胞计数正常或偏低。病程约 1 周。

2. 急性化脓性腮腺炎　常为金黄色葡萄球菌引起,常发生于腹部较大外科手术后;也可为伤寒、斑疹伤寒、猩红热等的并发症;也见于未得控制的糖尿病、脑血管意外、尿毒症等。主要诱因为机体抵抗力低下、口腔卫生不良、摄入过少而致唾液分泌不足等,细菌经导管口逆行感染腮腺。

主要症状为患侧耳前下突然发生剧烈疼痛,后即出现肿胀,局部皮肤发热、发红,并呈硬结性浸润,触痛明显。腮腺导管口显著红肿,早期无唾液或分泌物,当腮腺内有脓肿形成时,在管口有脓栓。患者有高热、白细胞计数升高。腮腺内脓肿有时可穿透腮腺筋膜,向外耳道、颌后凹等处破溃。

3. 慢性化脓性腮腺炎　早期无明显症状,多因急性发作或反复发作肿胀而就诊。发作时腮腺肿胀并有轻微肿痛、触痛,导管口轻微红肿,挤压腺体有"雪花状"唾液流出,有时为脓性分泌物。造影表现为导管系统部分扩张、部分狭窄而似腊肠状;末梢部分扩张呈葡萄状。

4. 腮腺区淋巴结炎　又称假性腮腺炎,是腮腺包膜下或腺实质内淋巴结的炎症。发病慢,病情轻,开始为局限性肿块,以后渐肿大,压痛。腮腺无分泌障碍,导管口无脓。

5. 腮腺结核　一般为腮腺内淋巴结发生结核性感染,肿大破溃后累及腺实质。常见部位是耳屏前及耳垂后下,以肿块形式出现,多有清楚界限,活动。有的有时大时小的炎症发作史,有的肿块中心变软并有波动。如病变局限于淋巴结,腮腺造影表现为导管移位及占位性改变;如已累及腺实质,可见导管中断,出现碘油池,似恶性肿瘤。术前诊断有时困难,常需依赖活组织检查。

6. 腮腺区放线菌病　常罹患部位为下颌角及升支部软组织以及附近颈部。肿块,极硬,与周围组织无清晰界限,无痛。晚期皮肤发红或暗紫色,脓肿形成后破溃,形成窦道,并此起彼伏,形成多个窦道。脓液中可发现"硫磺颗粒"。如咬肌受侵则有开口困难。根据症状及活组织检查(有时需作多次)可确诊。腮腺本身罹患者极罕见。

7. 过敏性腮腺炎　有腮腺反复肿胀史。发作突然,消失亦快。血常规检查有嗜酸性粒细胞增多。用抗过敏药或激素可缓解症状。患者常有其他过敏史。由于与一般炎症不同,也被称为过敏性腮腺肿大。

药物(如含碘造影剂)可引起本病,多在造影侧发生。含汞药物,如胍乙啶、保泰松、长春新碱等也可引起。腮腺及其他唾液腺可同时出现急性肿胀、疼痛与压痛。

8. 腮腺区良性肿瘤　以腮腺多形性腺瘤最常见。多为生长多年的结节性中等硬度的肿块。B 超、CT 或者 MRI 影像诊断可见占位性病变。此外,血管畸形(海绵状血管瘤)、神经纤维瘤、腺淋巴瘤等亦可见到。

9. 腮腺区囊肿　腮腺本身的囊肿罕见。有时可见到第一鳃裂囊肿和第二鳃裂囊肿。前者位于腮腺区上部,与外耳道相接连;后者常位于腮腺区下部,下颌角和胸锁乳突肌之间。此等囊肿易破裂而形成窦道。B 超显示囊性占位性病变。

10. 腮腺恶性肿瘤　腮腺本身的恶性肿瘤不少见，各有其特点，如遇生长较快的肿块，与皮肤及周围组织粘连，有局部神经症状，如疼痛、胀痛，或有面神经部分受侵症状；CT和B超显示占位性病变，并有可能显示恶性征象。

全身性恶性肿瘤，如白血病、霍奇金病等，亦可引起腮腺肿大，但罕见。

11. 嗜酸性粒细胞增多性淋巴肉芽肿　常表现为慢性腮腺区肿大，可有时大时小的消长史。病变区皮肤因瘙痒而变得粗糙。末期血象嗜酸性粒细胞增多，有时可伴有全身浅层淋巴结肿大。

12. 症状性腮腺肿　大多见于慢性消耗性疾病，如营养不良、肝硬化、慢性酒精中毒、糖尿病等。有时见于妊娠期及哺乳期。腮腺呈弥散性均匀肿大，质软，左右对称，一般无症状，唾液分泌正常。随全身情况的好转，肿大的腮腺可恢复正常。

13. 单纯性腮腺肿　大多发生在青春期男性，亦称青春期腮腺肿大。多为身体健康、营养良好者。可能为生长发育期间某种营养成分或内分泌的需要量增大造成营养相对缺乏，而引起腮腺代偿性肿大。肿大多为暂时的，少数则因肿大时间过久而不能消退。

另外，肥胖者或肥胖病者因脂肪堆积，亦可形成腮腺肿大。

14. 舍格伦（Sjögren）综合征　舍格伦综合征常见于中年女性，主要有三大症状，即口干、眼干及结缔组织病（最常为类风湿关节炎）。如无结缔组织病存在，称为原发性舍格伦综合征，有结缔组织病存在时则称为继发性舍格伦综合征。约有1/3的患者有腮腺肿大，常表现为双侧性弥漫性肿大。结节型舍格伦综合征可表现为肿块。根据临床表现、唾液流量检查、唇腺活检、腮腺造影、放射性核素扫描及实验室检查的结果，可作出诊断。

15. 咬肌良性肥大　可发生于单侧或双侧，原因不明。单侧咬肌肥大可能与偏侧咀嚼有关。无明显症状，患者主诉颜面不对称。检查时可发现整个咬肌增大，下颌角及升支（咬肌附着处）亦增大。患者咬紧牙齿时，咬肌明显可见，其下方部分突出，似一软组织肿块。B超或CT检查可见咬肌肥大，无占位性病变。

16. 咬肌下间隙感染　典型的咬肌下间隙感染常以下颌角稍上为肿胀中心，患者多有牙痛史，特别是阻生第三磨牙冠周炎史。有咬肌区的炎性浸润，严重的开口困难等。腮腺分泌正常。

17. 黑福特（Heerfordr）综合征　又称眼色素层炎，是以眼色素层炎、腮腺肿胀、发热、脑神经（特别是面神经）麻痹为特点的一组症状。一般认为是结节病的一个类型，是一种慢性肉芽肿性疾病。多见于年轻人。患者可有长期低热。眼部症状，如虹膜炎或眼色素层炎，常发生于腮腺肿大之前，单眼或双眼先后或同时发生并反复发作，久之可致失明。单侧或双侧腮腺肿大，较硬，结节状，无痛。腮腺肿胀但不形成化脓灶，可自行消散，亦可持续数年。患者可有严重口干，也可出现面神经麻痹，多在眼病及出现腮腺症状后出现。

第9节　口腔颌面部皮肤及黏膜的瘘管和窦道

瘘管是指连接体表与脏腔，或脏腔与脏腔之间的一种病理性管道，故有两个开口。管的内壁为肉芽组织并有上皮衬里。窦道是只有一个外口的病理性盲管，由深部组织通向皮肤或黏膜。窦道的内壁亦为肉芽组织，可有上皮衬里。

口腔颌面部皮肤及黏膜的窦道和瘘管多数是牙源性感染引起。窦道通常和病源牙接近，但有时也在较远处出现，例如下颌第三磨牙的感染可沿外斜线至第一磨牙处，在该处黏膜破溃，形成窦道。也有时在相当于第一磨牙根尖的皮肤处形成窦道，在诊断上可被误认为由第一磨牙引起而将其拔除。由先天性疾患如鳃裂囊肿，或肿瘤及囊肿，破溃而引起的瘘管或窦道也较常见。

诊断时，必须确定瘘管或窦道发生的原因，发现原发病灶。对发生在牙龈上者，确定其引起原因（原发病灶）比较容易；但对位于皮肤上者，则较难，应根据胚胎发育和解剖位置去寻找。可用银探针顺管道探入，检查其是否与原发病灶相通。亦可用生理盐水从外口注入，检查在口内流出的位置。或可用造影剂注入后拍摄X线片。窦道或瘘管排出物的性质和量对诊断也有帮助。化脓性感染者排出脓液；先天性瘘管或窦道则排出少量浆液或黏液；结核性窦道流出的为淡黄色或灰黄色稀薄液，有时混有干酪状碎屑；涎瘘的分泌物为唾液等。如需手术切除，应在术前注入染料如亚甲蓝，大量盐水冲洗，使整个管道染色而有利于切除，又避免了染料污染术野。

一、化脓性感染所致的窦道

1. 牙体牙周组织的炎症　牙体、牙周组织引起的皮肤或黏膜瘘口最为多见。牙槽脓肿的瘘口，多数位于患牙的龈颊沟或颊侧牙龈处，有的也可在舌侧黏膜。少数可以出现在皮肤上，如下切牙根尖周围感染可在颏部皮肤上出现瘘口；上尖牙、前磨牙引起的瘘口可位于鼻唇沟处；下磨牙的瘘口可出现在下颌缘上部的皮肤上。牙周炎引起的瘘口多位于患牙的颊侧附着龈处,偶见位于舌侧者。此种瘘口有少量脓性分泌物和肉芽组织。

2. 慢性化脓性骨髓炎 此病最常见于下颌,瘘口可以发生在下颌任何部位的黏膜和皮肤上,也常发生于死骨形成的部位。瘘口排出的脓液较多并有多量肉芽组织,用探针从瘘口探入可触到粗糙的骨面。结合反复急性发作的病史和 X 线片显示的骨质破坏或死骨形成,不难作出诊断。

3. 腮腺炎 急性化脓性腮腺炎可穿破腮腺筋膜的薄弱处而在外耳道或颌后区破溃,形成窦道。未及时治疗转为慢性时,窦道可持续存在或封闭,在急性发作时又排脓。结合病史及临床特点可诊断。

4. 放射性骨髓炎 上下颌骨经过大剂量放射治疗后如发生放射性骨坏死,可在相应的黏膜或皮肤上出现窦道。患者多有持续性剧痛,瘘口肉芽不多,脓亦不多,瘘口处常可见到暴露的骨面或可用探针触及粗糙的骨面。此种窦道多长期存在,对治疗反应差。

二、特异性感染引起的窦道

1. 淋巴结核 多发生在胸锁乳突肌前后缘,有时发生于下颌下、颏下、腮腺部。常为慢性,有多个瘘口或溃疡,分泌物为混有干酪样碎屑的稀薄脓液。可触到肿大的淋巴结或由淋巴结融合而形成的肿块,多有粘连。在窦道形成前有淋巴结肿大史,常无其他结核性症状。

2. 颌骨结核 上颌骨结核多发生在颧颌缝处,瘘口常位于眶下外侧缘。下颌骨结核好发于下颌角部及下颌体后部,瘘口多位于皮肤的相应部位。瘘口周围有时有潜掘性溃疡。X 线片可见颧颌缝处或下颌罹患处有骨质弥散性疏松灶,有时可见到小死骨。患者多有肺结核史或其他部位的结核。有时诊断较难,需作活组织检查。

3. 放线菌病 好发于腮腺咬肌部和上颈部,初起为慢性浸润性肿块,界限不清,硬如板状,皮肤发红或呈紫色。常破溃形成多个窦道,瘘口向下形成皮下隧道。晚期皮肤呈多数皱褶。窦道形成早期,即刚破溃时,脓液中可查到硫磺颗粒,有助于诊断。

三、先天性瘘管或窦道

1. 唇瘘 比较少见,一般认为系唇组织在胚胎发育过程中形成凹陷,唇上皮亦覆盖其底部而成,下唇瘘较上唇者多见。上唇瘘多在红唇部,常为单侧;下唇瘘亦多在红唇,多为双侧。瘘之深部常与黏液腺相通,故瘘口可有黏液样分泌物。唇瘘常伴有唇腭裂等先天性畸形。

2. 甲状腺舌瘘 为甲状腺舌管退化不全而发生的先天性疾患。瘘口位于颈正中线上,绝大多数在舌骨下方并与舌骨粘连;如有内口,则直通舌盲孔。随吞咽可见外口上下移动,瘘口有少量黏液或脓液排出。

3. 第一鳃裂瘘 是第一鳃裂上皮退化不全发展而成,一般位于耳前或耳下,位于耳前的又称耳前瘘。瘘口均与外耳道或咽鼓管相通,有时有黏液排出。

4. 第二鳃裂瘘 是第二鳃裂上皮退化不全而形成。瘘管外口常位于胸锁乳突肌前缘近下颌角处,内口位于扁桃体窝上方咽腭弓黏膜上,瘘管可在颈内、外动脉间穿过;由于咽腭肌在内口而颈阔肌在外口,所以当吞咽动作时可出现外口内陷现象。

5. 颊瘘 为上颌突和下颌窦融合后残余的上皮组织所形成,瘘口位于颊部的口角到耳屏连线上。

此外,由颌面部胚胎上皮残余形成的正中囊肿、球状上颌囊肿等,在继发感染破溃后,可在腭部正中,侧切牙与单尖牙间的黏膜上,出现瘘口。

四、涎 瘘

腮腺腺体或导管因外伤或化脓感染后与皮肤相通形成的瘘称为涎瘘,又可分为腺瘘及管瘘。瘘口位于颊部或腮腺区,有透明的唾液流出,尤其在进食咀嚼时,唾液流出明显增多。

五、损伤性窦道

在刺伤、裂伤、火器伤等之后,如伤内有异物(木屑、金属碎片等)存留,可造成经久不愈的流脓窦道。此种瘘口无一定位置,随外伤的情况而异。瘘口处多有感染的肉芽组织。

六、人工性瘘管

由于手术所造成。如拔除上第一磨牙或上颌大型囊肿手术后造成的口腔上颌窦瘘,瘘口多位于磨牙区;唇裂术后遗留下来的口腔鼻腔瘘,瘘口位于中切牙口腔前庭处;此外还有口底、下颌骨等肿瘤根治性切除后造成的口腔皮肤瘘等等。此外,口腔软组织、骨组织等处的各种肿物继发感染造成口腔黏膜或皮肤窦道的也不少见。

第10节 颜面不对称

因颜面不对称而就诊的患者为数不少。颜面轻微的不对称是正常现象,但明显的不对称就可能是一种病态。

引起颜面不对称的原因很多,大致可以分为两类。一是由于发育的原因引起。使发育产生障碍可以是先天性的,如先天性颜面发育不对称;也可以是后天性的,如关节强直引起的发育障碍。这类疾患发展缓慢,常在畸形明显时才就诊。另一类则是由各种疾患引起的面部不对称,包括一切可以使面部发生肿胀的疾患,例如炎症、肿瘤等。本节主要讨论由发育原因引起的不对称。

1. 一侧关节强直 如一侧关节在幼年时因感染或外伤发生关节强直,由于咀嚼功能的减弱和下颌的主要生长中心(髁突)被破坏,下颌的发育发生障碍,产生面部不对称畸形。主要表现为颜面两侧不对称,颏部偏向患侧。患侧的下颌支短小,下颌体亦发育不良,以至患侧的面部显得较为丰满。健侧下颌由于生长发育正常,面部反而显得扁平、狭长。临床上常易将患侧误为正常。这种畸形主要表现于面下部。

2. 髁突发育不全 一侧髁突发育障碍时,所产生的畸形与一侧关节强直相同,仅缺少开口障碍。引起的原因为局部因素,如儿童时期的创伤、感染、放射治疗等,影响了髁突软骨的生长发育。

3. 髁突发育过度 也称髁突良性肥大症,原因不明,也许与局部或邻近部位的感染刺激(如中耳炎)或创伤有关,使髁突发育中心一侧比对侧活跃而产生畸形。也可伴随半侧面部肥大一同发生。

特征为一侧髁突缓慢地变形和扩大,同时可伴有患侧下颌骨的进行性增大,面部明显不对称,尤其在面下部。颏部向对侧偏移,并有咬合关系错乱。由于患侧下颌骨向下过度生长,下颌牙齿位置降低,上颌牙齿则发生代偿性萌出及上颌牙槽骨向下生长,以维持咀嚼功能。如伴有相应的颞骨、颧骨和上颌骨变大,则面部不对称畸形更为明显,不仅面下部而且面中部均大于健侧。

一侧髁突发育过度需与关节内肿物,特别是髁突的骨瘤和软骨瘤鉴别,它们所引起的下颌偏斜畸形与面部不对称类似。在 X 线片上,过度发育的特点为基本上保持了正常髁突的形态,但明显变大、变长;而骨瘤及软骨瘤则髁突呈球形膨大。

4. 一侧咬肌良性肥大不对称 畸形主要表现于腮腺咬肌区,但如同时伴有同侧下颌升支及下颌体的肥大,则畸形波及整个面下部。有的还可伴有颞肌肥大,则畸形更为明显。

5. 一侧颜面萎缩症 为一侧颜面的皮肤、皮下组织、肌肉及骨骼均发生萎缩,形成颜面不对称。有时同侧肢体或对侧肢体亦有萎缩。在颜面者多发生于左侧,以青年多见,进行较慢,原因不明。初起时,常表现于眶之周围,以后发展至半侧颜面。萎缩区的皮肤变薄、脱毛,有色素变化。由于皮下组织及肌肉均萎缩,变薄的皮肤贴于骨上,形成特殊面容。由于皮肤附属器的萎缩,出汗功能停止。患侧的口腔及鼻腔黏膜亦可有萎缩,唾液分泌减少,但不停止。如眶内容物亦发生萎缩,则眼球可内陷并对视力产生一定影响。

6. 一侧颜面肥大症 是一种一侧颜面组织和骨组织过度增生的疾患,可伴有同侧或对侧肢体肥大,与一侧颜面萎缩症相反,本病多发生于右侧颜面。肥大区皮肤毛细血管扩张,皮脂腺及汗腺有过度分泌,毛发变粗。上颌骨和颧骨也可明显增大。下颌骨、舌、扁桃体等均可有增大。患者还常伴有其他先天性畸形,如先天性心脏病、多指畸形、并指畸形、多生乳头等。

7. 畸形引起的颜面不对称 在儿童期,由于严重错殆、锁殆或反殆,破坏了面部颌骨正常生长发育的动力平衡,可造成颜面不对称。如一侧牙齿有明显反殆,则颏部多偏向反侧,面下部明显不对称,至青春发育期则更为明显。早期进行正畸治疗可以矫正。

8. 偏侧咀嚼习惯引起的不对称 偏侧咀嚼习惯可造成一侧颜面功能性肥大而产生颜面不对称。多发生于青少年,因一侧乳牙早失、龋病或殆关系不良,迫使使用另一侧咀嚼而成习惯。检查时可发现废用侧殆不良,有龋齿,有明显牙垢牙石堆积。

9. 先天性斜颈 为先天性胸锁乳突肌短缩(纤维化、钙化引起)所致,一般于出生后或儿童期即发现。一侧颈短缩,头偏向患侧,此种不正常位置可造成颜面不对称,因可有继发性患侧面颌部发育障碍。患侧颜面显著瘦小,颏部偏向患侧。如能及早矫正,则面部不对称可随发育而逐渐消失,否则畸形可随年龄增加而日渐显著。

10. 先天性颜面发育不对称 患者在幼年即显示两侧颜面不对称,随年龄增长而更明显,但多在到达一定年龄时即趋于稳定而不产生显著畸形。

11. 第一、二鳃弓综合征 为先天性发育畸形,可为单侧,亦可为双侧。发生于单侧时,患侧常表现为发育不良,比健侧明显为小。颏部偏向患侧。与颜面单侧萎缩不同之点在于本病无皮肤及皮下组织等的萎缩。此外,还可伴随其他畸形,伴随之多少视本病的轻重程度而异。轻者伴有面横裂、外耳畸形,或有从耳屏至口角的凹陷沟等;重者可有中耳畸形及听力障碍,同侧颌骨、颧骨及颞骨发育不良,甚至下颌升支缺失。

伴有明显眼睑异常时,又被称为眼睑-颧骨-下颌发育不全综合征,或特-柯(Treacher Collins)综合征。

此外,由于各种外伤、炎症、肿瘤或手术等,均可造成颜面不对称,不再另述。

(张 杰 章魁华)

第 11 节　颈 部 肿 块

颈部肿块是患者常见的就诊主诉,也是临床常见的疾病。颈部肿块包含的疾病种类较多,需要仔细鉴别。根据解剖部位,可以将颈部分为上、中、下三个区域,或分为颈中及颈侧区域。每个区域好发的疾病不同,根据区域划分,有助于对颈部肿块进行鉴别诊断。除了常规的病史问诊和物理检查,常常需要借助影像学手段来进一步判断,如 B 超、CT 和 MRI,有时还需要细针吸、空心针穿刺或切开活检来进行诊断。按照不同性质,颈部肿块可以分类为囊肿性、肿瘤性、炎症性三大类。临床上最常见的有以下 16 类:

1. 甲状舌管囊肿。
2. 皮样、表皮样囊肿。
3. 急、慢性颈淋巴结炎。
4. 下颌下腺肿瘤。
5. 神经源性肿瘤。
6. 鳃裂囊肿。
7. 颈动脉体瘤。
8. 腮腺肿瘤。
9. 慢性下颌下腺炎。
10. 脉管畸形。
11. 恶性淋巴瘤。
12. 恶性肿瘤颈部淋巴结转移。
13. 异位甲状腺。
14. 结节病。
15. 淋巴结结核。
16. 舌下腺囊肿口外型。

在对颈部肿块进行鉴别诊断时,需要注意以下问题:

一、问清病史及症状特点

患者来就诊时的主诉和病史常常可以帮助医师来判断颈部肿块的性质,一般的囊肿或良性肿瘤都是患者无意中发现的,而且无任何不适症状,如甲状舌管囊肿、腮裂囊肿、下颌下腺肿瘤等。如果患者起病急,伴有疼痛等症状,常常是炎症性肿块,如下颌下腺炎症,或者是囊性肿块伴发感染。患者的年龄结合病史也是判断颈部肿块的重要方法,淋巴管畸形可以表现为小儿颈部膨隆,出生即有,感冒加重。甲状舌管囊肿和腮裂囊肿也好发儿童和青少年。

二、根据问诊所得的初步印象,作进一步检查

临床检查主要判断肿块的发病部位,单发或多发,肿块的质地和活动度。

1. 肿块的部位　颈部肿块好发于上颈部和中颈部,按照正中或颈侧部来鉴别比较好分类。

好发于颈部正中的常见的肿块为甲状舌管囊肿,皮样、表皮样囊肿,淋巴管畸形一般位置广泛,可以涉及正中和侧部,一般多偏一侧。

颈侧部可以按照胸锁乳突肌前缘来进一步划分,好发于胸锁乳突肌前缘之前的肿块常见的为下颌下腺肿瘤、慢性下颌下腺炎、舌下腺囊肿口外型。好发于胸锁乳突肌前缘之后的常见的有腮裂囊肿、颈动脉体瘤、神经源性肿瘤、转移淋巴结、腮腺下极肿瘤、恶性淋巴瘤。

异位甲状腺、颈部淋巴结炎及淋巴结核可发病于颈部各个部位,无明确好发部位。

2. 肿块的性质　质地柔软的肿块常常考虑淋巴管畸形、舌下腺囊肿口外型。质地中等的肿块一般包括各种囊肿。质地硬的肿块一般常见于肿瘤。下颌下腺炎和淋巴结炎症性肿块触诊或压迫有疼痛感。

根据肿块的活动度也可以进一步来鉴别肿块的性质,良性的肿瘤一般活动度较好,恶性淋巴瘤常常比较固定。位于颈部正中,吞咽时随舌骨运动的考虑为甲状舌管囊肿,位于颈侧部,可以左右移动而不能上下移动的肿块神经源性的肿瘤可能性大。

三、影像学检查

影像学检查在颈部肿物的鉴别具有重要的地位。目前用于临床的主要有 B 超、CT、MRI 和血管造影。B 超、CT 或 MRI 对于颈部肿物应为常规检查。

1. B 超　首先 B 超可以辨别肿块的性质,是否为占位性病变,是否为实性肿瘤或囊性病变。甲状舌管囊肿,皮样、表皮样囊肿和腮裂囊肿行 B 超检查时可以明确显示为周界清楚的囊性病变,结合发病部位,可以作出初步诊断。下颌下腺炎症 B 超检查表现为腺体的整体增大,无占位性病变,帮助排除肿瘤性疾病。其他的肿瘤性病变表现为实性占位。

2. CT　增强 CT 扫描能提供更多的信息,帮助鉴别颈部肿块。甲状舌管囊肿,皮样、表皮样囊肿和腮裂囊肿在 CT 片上可以明确显示为周界清楚的圆形或椭圆形囊性病变,结合发病部位,可以作出初步诊断。舌下腺囊肿口外型显示为不规则的囊性病变,偶尔会看到顺下颌舌骨肌延伸到口底。淋巴管畸形表现为分隔不等的低密度囊性病变,边界不规则,范围有时很广泛。颈动脉体瘤位于颈总动脉分叉处,将颈内外动脉向两边推移,肿瘤的血运丰富。神经鞘瘤位于胸锁乳突肌深面,将颈鞘血管向前外推移,与腮裂囊肿可以进行鉴别。恶性淋巴瘤或恶性肿瘤颈部淋巴结转移表现为颈鞘周围的囊实性病变,病变血运较丰富,偶

尔还表现为多个淋巴结的融合。

3．MRI　MRI 在颈部肿物的诊断方面同 CT 类似，但较 CT 可以提供更多的软组织信息。

4．血管造影　一般用于以上检查怀疑颈动脉体瘤的患者，通过血管造影可以明确是否为颈动脉体瘤，同时了解肿瘤的供血分支，可以进行栓塞，为下一步治疗作好准备。

四、穿刺检查

怀疑囊性肿物的病变可以进行普通的穿刺，通过穿刺液来帮助进一步明确诊断。皮样、表皮样囊肿穿刺检查可抽出乳白色豆渣样分泌物。淋巴管畸形穿刺为淡黄色清亮的淋巴液。舌下腺囊肿口外型穿刺液为拉丝状黏液，清亮。鳃裂囊肿的穿刺液为黄绿色或棕色的、清亮的、含或不含胆固醇的液体。甲状舌管囊肿穿刺液为透明微混浊的黄色稀薄或黏稠性液体。皮样、表皮样囊肿可穿刺抽出豆渣样或皮脂样物。

（张　杰）

第12节　颌骨膨隆

颌骨的良恶性肿瘤都可以表现为颌骨膨隆，可以伴发疼痛、麻木等不适，也可以无任何症状。病理种类复杂，2005 年的 WHO 牙源性肿瘤组织学分类，将颌骨病变主要分为"牙源性肿瘤和瘤样病变"、"与骨相关的肿瘤及其他病变"。其他的表现为颌骨膨隆的还可以为骨肉瘤、腺源性肿瘤、颌骨血管畸形等。牙槽脓肿和颌骨的急慢性骨髓炎，都伴有颌骨膨隆，但是更主要的以炎症的各种症状为主，结合病史、症状及各种检查不难鉴别。需要注意的是，应与囊肿、肿瘤和骨纤维异常增殖症继发的感染作出鉴别。主要鉴别的病变如下：

1．牙源性肿瘤成釉细胞瘤、角化囊性瘤、黏液瘤、中央性颌骨癌。

2．与骨相关的肿瘤或病变骨化纤维瘤、骨纤维异常增殖症、巨颌症、巨细胞肉芽肿、巨细胞瘤。

3．朗格汉斯细胞病。

4．囊肿根尖囊肿、含牙囊肿、面裂囊肿。

5．颌骨肉瘤。

6．婴儿黑色素性神经外胚瘤。

7．颌骨动静脉畸形。

颌骨膨隆性病变鉴别诊断时需注意以下几点：

1．问清病史及症状特点　尽管这一组疾病都表现为颌骨膨隆，但是根据其他的一些症状的出现，可以初步进行判断。

（1）无症状性颌骨膨隆：囊肿、骨化纤维瘤、成釉细胞瘤、角化囊性瘤、黏液瘤、骨纤维异常增殖症、巨颌症、巨细胞肉芽肿、巨细胞瘤、朗格汉斯细胞病和婴儿黑色素性神经外胚瘤，这一类病变大部分患者无任何不适感。

（2）疼痛：分为病变本身引起的疼痛症状，如巨细胞瘤、中央性颌骨癌和骨肉瘤等颌骨的恶性肿瘤；另一类是病变伴发炎症引起的疼痛，如囊肿继发感染、骨纤维异常增殖症伴感染等。

（3）感觉麻木：颌骨的恶性肿瘤侵犯神经，会引起该神经分布区域的皮肤黏膜感觉麻木。下颌骨中央性癌和肉瘤常常伴发下唇麻木，上颌骨或上颌窦恶性病变导致相应的上唇或牙龈感觉麻木。

（4）牙齿松动：颌骨的恶性肿瘤破坏骨质，会导致该区域的牙齿松动，大的囊肿也会引起部分牙齿有一定的松动度。

（5）出血：颌骨动静脉畸形的患者常常伴有该主诉，不同程度的出血，严重的出血常急诊到医院进行止血。

（6）年龄：婴儿黑色素性神经外胚瘤好发于婴儿。含牙囊肿、面裂囊肿、骨纤维异常增殖症、巨颌症、朗格汉斯细胞病、颌骨动静脉畸形常见儿童或青年人。成釉细胞瘤、角化囊性瘤、颌骨肉瘤好发于青年或中年人。中央性颌骨癌常见于中年或老年人。

2．根据问诊所得的初步印象，作进一步检查。

这组患者多数检查仅为颌骨膨隆表现，但其中几种疾病有其一定的特点，可以作为鉴别诊断根据。1岁以下患者，病变发生于上颌前部，在牙槽嵴呈现蓝黑或灰红色肿块，无蒂，常常为婴儿黑色素性神经外胚瘤的典型特征。位于下颌骨磨牙后方，表现为牙龈溃烂或增生，牙齿松动，要考虑中央性颌骨癌。颌骨膨隆，临床常伴有较为明显的牙龈出血，且出血量多的要考虑颌骨动静脉畸形的可能。

3．影像学检查　影像学检查在颌骨膨隆疾病的鉴别诊断具有最重要的参考价值。常用的影像学检查为曲面体层片和 CT。每一种颌骨膨隆病变可有其较为典型的影像学表现，然而，这种典型的影像学表现并不在每一个患者身上体现，仍需要结合其他方法来进一步诊断，如活检。对于怀疑为颌骨动静脉畸形的患者，血管造影可以明确肿瘤的供血分支，同时进行栓塞，为下一步治疗作好准备。

成釉细胞瘤典型 X 线表现：多房性囊肿样阴影，单房较少，周围囊壁边缘常不齐整，呈半月形有切迹及有密度增高的骨白线，肿瘤生长可导致牙移位、囊内牙根呈锯齿状或截根状吸收。

牙源性角化囊肿的生长方式特殊，主要沿颌骨长轴方向生长，X 线表现为单房或多房性透射区，牙齿可有移位,边缘致密的骨白线明显。

以上两种疾病的 X 线表现有时很难作出明确的判断,需参考其他指征进行鉴别。

黏液瘤 X 线表现为大小不等的斑片状或蜂窝状阴影,像火焰状结构。

中央性颌骨癌 X 线表现为骨质溶解性破坏,典型的呈口小底大的坛形破坏,边缘不规则,骨密质完整性可被破坏。结合临床检查可以初步诊断。

骨化纤维瘤的 X 线表现为周界清晰的密度减低区内有大小不一成团的钙化物。

骨纤维异常增殖症 X 线表现为颌骨无清晰边界的弥漫性增大,为毛玻璃样结构,可伴囊性透射影。

骨化纤维瘤和累及一个部位的骨纤维异常增殖症有时也很难鉴别,病理学上诊断也需要根据 X 线的表现。

巨颌症 X 线片表现为颌骨对称性膨胀,可见颌骨呈多房状,由纤维骨分隔为不规则的房室,边界清楚,有少量骨间隔,骨皮质膨胀变得很薄,有些病例其皮质可被穿通、破坏。病变范围可自双侧下颌升支至颏部。双上颌也可被侵,上颌窦可扩大。病变区无牙是常见征象。该疾病 X 线特征明显,可以初步诊断。

巨细胞肉芽肿和巨细胞瘤 X 线表现可呈单房或多房骨密度减低影像,病变增大后可出现明显的颌骨膨胀,骨皮质变薄,呈溶骨性破坏影像。

朗格汉斯细胞病 X 线表现颌骨破坏可表现为囊腔状,颌骨膨大,骨皮质变薄或缺损,可发生病理性骨折,伴有软组织肿胀;亦有的似恶性肿瘤的破坏。

颌骨肉瘤 X 线平片检查均呈溶骨破坏性表现,成骨显著的骨肉瘤可在瘤体内见到硬化性骨,骨膜形成的瘤骨或反应性新生可呈日光放射状。

颌骨动静脉畸形 X 线片表现为蜂窝状或肥皂泡状影像。下颌孔常呈漏斗状扩大,下颌管可见弯曲、扩张影像。根据病史和检查确诊。

(张　杰)

参 考 文 献

1. Ahl DR, Hilgeman JL, Snyder JD. Periodontal emergencies. Dental Clinic of North America, 1986, 30: 459-472

2. Liu XN, Shinada K, Chen XC, et al. Oral malodor-related parameters in the Chinese general population. J Clin Periodontol, 2006, 33: 31-36

第 30 章

全科口腔医疗与口腔全科医师

第1节 概　述

一、全科口腔医学的定义

全科口腔医学是一个面向社区与家庭，整合口腔临床和预防医学以及人文社会学科相关内容于一体的综合性口腔医学专业学科；全科口腔医疗的主旨是以人为中心，在社区、诊所或医院里向个人、家庭和社区提供人性化、初级、连续性和综合性的口腔医疗服务。其范围涵盖了各种年龄、性别的患者和各类口腔疾病。

全科口腔医师是受过口腔全科训练的，以基本口腔医疗保健为特长的口腔医师，是初级口腔医疗保健的专家。口腔全科医师面对的不仅仅是有口腔疾患的人，而且包括广大的健康人群，利用社会的一切资源，如政府、社会慈善以及企业团体等，一方面满足患者的口腔医疗需求，并在必要时将患者妥善地转诊给口腔专科医院诊治，负责全面协调医 - 患之间及口腔各专科间的关系，为患者负起全程口腔医疗的责任。在我国，综合医院口腔科、民营口腔医院、口腔门诊部和诊所是提供全科医疗服务的主要力量，是口腔医疗保健的主力。担负着全国的主要口腔医疗任务，社会需求量极大。

全科口腔医师应具备以下素质：

1. 有全面的综合口腔医学知识。应全面掌握口腔基础和口腔临床医学的基本知识，以及社会、心理、法律等方面的知识，解决各种个体的口腔身心疾患和群体的口腔健康卫生问题。

2. 有较高的人文素质。对患者有高度的责任感和同情心，除具有良好的口腔医学才能外，还需有高尚的人品和良好的修养。

3. 有丰富的伦理学和心理知识。因常面对口腔疾病和生活交织的问题，应能了解人们的生活情境，了解各人的心愿和需求，有必要的心理学知识，有较强的解决问题的能力。

4. 有全面的管理能力。以病人为中心，维护患者的利益，并对整个社区口腔卫生状态进行监测，随时采取干预措施，与有关部门进行协商解决问题。具有管理才能，能对门诊工作进行细致的业务、人事、经济管理。

5. 不断更新专业知识。随着知识更新，人们的口腔医疗保健需求不断提高，口腔全科医师不仅要满足社区和个人的需要，还必须不断更新口腔专业知识，通过参加继续教育学习班等不断提高丰富自己的专业和社会知识。

全科口腔医学的业务范围主要是诊治口腔常见病、多发病及一般口腔急症，包括：牙体保存治疗；牙髓病治疗；常见黏膜病的诊治；牙周病的诊断治疗，洁治、刮治、牙周手术；拔牙等牙槽外科手术；部分及全覆盖固定修复，局部可摘义齿，全口义齿，固定桥，一般的美观修复；正畸的设计；具备较好条件可进行简单的口腔种植治疗。急诊处理包括：急性牙髓炎、牙外伤、炎症、创伤的紧急处理与院前急救等。口腔全科医师的其他任务包括：建立家庭社区口腔病保健；从事妇幼、老年人口腔保健；进行口腔健康教育及口腔健康促进；参加社区的口腔卫生管理；协调病人转诊、会诊、咨询专家以及医疗救济和支持；社区人群口腔健康检查。

二、全科口腔医疗的特点

全科口腔医疗有以下特点：

1. 着重基层医疗保健，主要以门诊形式处理口腔常见病、多发病及一般口腔急症。

2. 口腔诊所或医院设在社区附近，患者就诊方便，可及性强。

3. 着重口腔治疗中的人格化照顾。

4. 着重综合性诊治口腔疾病，且注重与系统疾病相关的口腔病治疗。

5. 着重为每个患者提供长期性持续性口腔治疗服务。

6. 除实施口腔治疗外，还负责协调利用社区内外其他资源性服务。

7. 重视以家庭为单位进行口腔医疗服务。

8. 强调以社区为基础对病人进行不间断的管理和服务。

9. 以生物 - 心理 - 社会医学模式为诊断程序。

10. 以预防为导向，注重向患者提供口腔卫生指导。

11. 注重团队合作的工作方式。

（刘洪臣）

第2节 全科口腔医疗中的临床资料收集分析

临床资料收集分析在全科口腔医疗中具有重要地位，资料的准确可靠，关系着全科口腔医疗工作的质量和水平。临床资料来自于对个体患者口腔及全身临床特征的观察和记录，各种辅助检查结果也是人为操作和解释的，因此，全科口腔医师为获取真实可靠的结果，就必须掌握资料收集的基本原则和技巧。并对临床资料加以分析，不能只考虑局部病变，而应结合全身综合特点，制订全面、有效的诊治计划。

一、资料收集应遵循的原则

1. 完整性　即要收集和填写所有项目的数据，形成完整的临床资料。

2. 时效性　真实地观察与记录病人当时的情况，并按就诊的时点观察并填写各项数据。

3. 准确性　临床资料记录的准确性是反映病情的关键，全科口腔医师应认真学习口腔及相关专业知识，结合本人的临床和临床工作规范，尽量准确地填写，无法把握的问题应及时会诊，听取专科医师的意见。

4. 真实性　临床资料分析的结论建立在资料真实性的基础上，因而必须保证资料的真实性。

二、临床资料收集的内容

1. 口腔症状的收集　在多数情况下，由于个体差异，病人所能述说出的症状与实际存在之间有着很大的差距，不能真实反映出疾病的全貌。因此，医师在问诊时，应具体情况具体对待，从实际出发，为病人创造能充分表达各种异常现象的条件，同时结合以往的经验，作出某种判定或猜测。在临床实践中，常常出现过分强调以往的经验，忽视疾病在发展中所显示出的差异性的认识，不把疾病的客观存在作为认识疾病的出发点，就会产生按自己的主观意识对病人进行诱导的现象，其结果是在症状收集中出现偏差，诊断时出现失误。

2. 辅助检查的收集　一方面它是对症状收集的补充，另一方面它可以出现那些存在医患语言交往范围之外的疾病的一些反应。要正确运用辅助检查，首先应了解其意义、适应对象、正常与反常、允许的偏差范围等。其次，应坚持不同的疾病选择不同的检测项目。再次，在本着不影响对疾病征象进行全面了解的情况下，应选择主要的、有代表性的，这既有利于减轻病人的负担，又有利于从时间的角度创造对疾病认识的相对稳定性。但是，检测结果所展示的结论具有一定的重要意义，但由于个体差异、技术水平、设备所带来的误差的影响，难免存在着一定的差误。因此，在运用过程中，既要看到其相对确定的一方面，又要看到其不确定的另一方面，既重视检测手段的运用，又不可完全依赖于各种辅助检查。

3. 全身健康情况的收集　口腔作为全身器官的一部分，许多全身性疾病与口腔疾病密切相关，而口腔的一些疾病和治疗也会对全身其他器官产生影响。

（1）心血管系统疾病情况：评估心脏疾病、高血压与口腔疾病的关系和对口腔治疗的影响。

（2）内分泌系统疾病情况：评估糖尿病、骨质疏松症、甲状腺功能亢进与口腔疾病的关系和对口腔治疗的影响。

（3）消化系统疾病情况：评估胃肠道、肝脏疾病与口腔疾病的关系和对口腔治疗的影响。

（4）呼吸系统疾病情况：如肺炎、呼吸睡眠障碍与口腔疾病的关系和对口腔治疗的影响。

（5）神经系统疾病情况：评估神经系统肿瘤、疼痛、炎症、出血与栓塞等神经系统病变与口腔疾病的关系和对口腔治疗的影响。

（6）泌尿系统疾病情况：评估肾功能不全、肾衰、肾移植等与口腔疾病的关系和对口腔治疗的影响。

（7）血液系统疾病情况：评估贫血、凝血功能障碍、白血病、再障等疾病与口腔疾病的关系和对口腔治疗的影响。

（8）营养状况与口腔疾病的关系和对口腔治疗的影响。

4. 社会心理情况的收集、分析和应对　任何疾病的发生及治疗都受到社会、心理和生物因素的影响，口腔疾病也是如此。全科医师除需要全面了解患者口腔与全身疾患外，还应注意患者社会心理情况的评估，这一评估内容广泛，包括：疾病发展及治疗历程、患者心理特点、行为特征、期望值、家庭环境、经济能力、其他患者的影响等。

5. 口腔习惯等预防医学因素

（1）口腔生理习惯：如偏侧咀嚼、口呼吸、打鼾、磨牙症等。

（2）生活习惯：如饮食结构、习惯、食物性状；碳酸饮料、果汁等的摄入；吸烟、饮酒等。

（3）口腔卫生习惯：刷牙、漱口、剔牙、牙龈按摩、叩齿等；牙刷、牙膏、牙线、牙签的选择等；义齿的清洁与维护等。

（4）口腔保健意识及定期口腔检查、刮治等。

6.临床资料的整理与分析 此过程主要体现在医师对疾病的各种信息进行分析、综合与归纳。这就要求全科医师的思维水平具有从各角度去认识、分析和鉴别众多复杂病理现象的能力，而这种判断的准确性和能力的提高是建立在对该过程所包含诸因素进行整体性认识之上。在全科口腔医疗中，不应只考虑口腔局部病变，而应综合考虑上述因素，制订全面、有效的诊治计划。

三、专科临床资料收集的内容与方法

（一）问诊及病史采集

1. 问诊的方法

（1）问诊的内容：主要包括：①一般项目（患者姓名、性别、年龄、民族、婚姻、职业、籍贯、住址等）；②主诉；③现病史；④既往史；⑤个人史；⑥月经、婚姻及生育史；⑦家族史。

（2）问诊的方法及注意事项：

1）问诊时要有高度的爱伤观念，应态度热情，语言亲切和蔼，体现出应有的医学人文关怀和对病人的尊重，避免对病人有不良刺激的语言与表情。

2）要善于用通俗易懂的语言，简明扼要地询问病情，尽量不使用医学术语。

3）问诊过程中要善于抓住重点，深入细致地询问，并耐心启发患者回答与诊断有关的病史，切忌暗示或诱导，以保证病史的真实性。

4）问诊中应注意及时核实患者陈述中不确切或有疑问的情况。

5）问诊时医师要耐心倾听，并边听边分析、综合、归纳患者所述各种症状间的联系。

6）问诊完毕，应将患者的叙述按先后、主次进行归纳整理，并按规范格式写出完整、系统、简单、扼要的病历记录。

2. 主诉及病史采集

（1）主诉：为患者就诊时感觉最明显、最痛苦的主要症状（或体征）及其持续的时间。记录时应包括最主要的症状、部位及患病时间。文字要简明扼要，一般不超过20个字，不宜用诊断或检查结果代替症状。如果主诉不止一个，可按发生的时间顺序分别列出。对于病程较长、病情较为复杂的病例，临诊时的主诉可能并非现症的主要表现，故应结合病史分析以选择出更贴切的主诉。

（2）现病史：是病史中的主体部分，记述从发病到就诊前的详细经过，即发生、发展、演变和诊治情况。

现病史主要包括：

1）发病情况：包括发病时间、病因或诱因，目前主要症状的部位、性质和程度等。

2）病情演变过程：是初发还是复发，主要症状是逐渐加重还是逐渐减轻，有无间歇期及并发症状等；曾经过治疗否，治疗的方式和疗效（尽可能列举应用药物名称及剂量，各种治疗方法的名称等）。

3）与本病有鉴别意义的症状表现。

4）发病后精神、食欲、食量、体重、睡眠及大小便有无异常等情况。

（3）既往史：指病人以往的健康状况和曾患有何种疾病。有些口腔疾病的发病与患者以往的健康状况和生活习惯有关，因此应了解与目前疾病的诊断与治疗有关的既往情况。询问和记录时，应特别注意患者有无全身系统性疾病、损伤史、手术史、急慢性传染病史、药物过敏史以及重要药物应用史等情况。

（4）个人史：主要包括社会经历（出生地、居留地、迁居史、经济状况、业余爱好等）、职业、工作环境、生活习惯及嗜好等情况。

（5）月经及婚育史：月经史包括初潮年龄、经期（天）/周期（天）、末次月经时间（或绝经年龄）、月经规则否、月经量、有无痛经等，以及妊娠和分娩次数，有无早产、流产史。

（6）家族史：双亲与兄弟、姐妹及子女的健康与疾病情况，询问时着重了解家族中是否有与患者同样或类似的疾病，有无与遗传有关的疾病（如糖尿病、高血压、肿瘤、精神病等）。对已死亡的直系亲属，也需问明。

（二）口腔检查准备

1. 诊室宽敞、明亮、通风，医疗用品摆放整洁有序，并按时定期消毒。

2. 术者洗手消毒，着装规范、整洁，精神饱满，态度热情，服务周到。

3. 体位 通常医师取坐位，其工作范围可根据操作需要活动于患者头顶后方至右前方之间，其高度应与患者口腔高度在同一水平面上。患者则取半卧位或平卧位，头部自然放在头托上，与术者的肘部在同一水平，头沿矢状位可左右移动。检查上颌牙时，患者上颌平面与地面成45°~60°角；检查下颌牙如患者取正坐位时，下颌平面与地面平行，如取半卧位时则下颌平面与地面尽可能平行。

4. 光源 光线充足与否对口腔检查极为重要。自然光能真实反映牙冠、牙龈和口腔黏膜的色泽，故最为理想。自然光线不足时，应有灯光辅助，以冷光源为宜。口腔内光线不能直射到的部位，可借助口镜进行观察。

（三）正确选择辅助检查方法（影像申请单、检验项目等）

临床与口腔疾病相关的辅助检查主要有：

1. 实验室检查　如临床检验、生物化学检验和细菌学及血清学检验等。

2. 穿刺、涂片及活组织检查。

3. 影像学检查　如普通 X 线检查（平片、体层及造影检查等）、计算机体层扫描（CT）、磁共振成像（MRI）及 B 型超声波检查、放射性核素检查等。

（四）资料分析

1. 诊断　根据病史及检查结果，通过全面而又系统地综合、分析、推理、判断，对现有疾病作出符合客观实际的诊断结论。一般首先对主诉相关疾病作出诊断，然后对其他疾病作出诊断。注意：诊断应使用统一的病名，不应把患者主诉或症状，如牙痛、牙龈出血等作为诊断名词记录。如果患者有几种疾病，则应把主要疾病的诊断写在最前，次要疾病的诊断在后；本科疾病诊断在前，他科疾病诊断在后。此外，遇有疑问时，可于其诊断后加"?"。

2. 鉴别诊断及其依据　临床要求能正确进行口腔疾病的鉴别诊断，故临床医师必须掌握口腔各类疾病的主要临床特点，熟悉各类口腔疾病间的鉴别要点，努力寻找诊断与鉴别诊断的依据，将该病被检查到的病变特点与其他相似疾病的病变特点进行认真比较，并结合医学基础知识与临床经验进行综合、分析、判断，将可能性最大的诊断列为首位；其他诊断则依其可能性的大小顺序列出。在进行口腔疾病的鉴别诊断中，尚需考虑以下几种共同因素：

（1）年龄因素：某些疾病在不同年龄组，具有不同的发病率。比如复发性口腔溃疡患者多好发于青壮年，而原发性疱疹性口炎则以 6 岁以下儿童多见，尤其是 6 个月～2 岁更多。

（2）性别因素：某些口腔疾病的发病具有明显的性别差异。如盘状红斑狼疮多见于中青年女性，男女比例为 1:2。

（3）解剖因素：解剖因素与部分口腔疾病的鉴别诊断密切相关。例如，下唇好发黏液囊肿，却很少发生唾液腺肿瘤；硬腭后部好发唾液腺肿瘤，却很少发生黏液囊肿。又如，腮腺肿瘤中，良性肿瘤约占 75%，而舌下腺肿瘤则 90% 以上为恶性。

（4）异病同型与同病异型的问题：临床上如存在多处及多种损害时应考虑：既可能是同时发生的独立性疾病，也可能是同一疾病在不同部位、不同阶段的不同表现。如复发性口腔溃疡、白塞病、创伤性溃疡等均可出现口腔黏膜溃疡；而扁平苔藓则可同时表现为皮肤、黏膜的多处丘疹、白色条纹及糜烂。

（5）全身性或系统性因素：某些口腔黏膜病变表现与全身性或系统性因素关系密切，被称为全身性或系统性疾病的口腔表征。因此，临床医师要有整体观念，不要忽视贫血、白血病、血小板减少性紫癜、艾滋病等全身性或系统性的症状和体征，以免漏诊，贻误治疗。

3. 治疗　设计医师在临床全面检查完毕后，应根据病史、检查结果及诊断结论，按轻重缓急，及时设计治疗计划，力求正确、合理、具体、有效。

（五）病历书写

病历是最为重要的临床资料之一，是诊治疾病的真实记录，是医学教学与科研的宝贵资料，也是法律依据。

1. 病历书写的内容　包括：一般项目、主诉、现病史、既往史、检查结果、诊断、治疗计划、治疗过程、用药处方及化验处方等。

2. 病历书写的基本要求

（1）必须用蓝黑墨水钢笔书写，各项记录的标题用红墨水钢笔书写。

（2）内容记述一律用汉字，计量单位、符号以及处方术语的拉丁词缩写等除外。

（3）有关度量衡单位必须用法定计量单位。

（4）各项记录必须按规定格式认真书写，要求内容准确、完整、真实，语句简练，重点突出，层次分明，标点符号正确、清楚。同时应做到字迹清楚，不得随意涂改或挖补剪贴，必要的修改处应签名以示负责。

（5）询问病情时尽量用通俗语言，而记录时必须用医学术语。疾病诊断和手术名称应以《国际疾病分类》的规定为准。

（6）各项记录必须有完整日期，按"年、月、日"顺序，用阿拉伯数字填写。必要时应加注时间，按照"小时、分 / 上、下午"方式书写。

（7）各项记录结束时，医师必须签署全名或盖规定印章于右下方，并做到清晰易认。实习医师、进修医师和住院医师书写的各项记录，必须经其上级医师审阅，用红墨水笔做必要的修改和补充并签名。

（8）入院记录一般应在病人入院后 24 小时内完成；转科记录于转科前完成；转入记录应在 24 小时内完成；手术前小结最迟在手术前一天完成；手术记录于术后 24 小时内完成；手术后当天病程记录在手术后即刻完成；手术后前三天，每天至少有一次病程记录；出院记录于出院时完成；死亡记录 24 小时内完成；病案首页于当月内完成。

四、临床研究资料收集技术

临床研究资料的收集技术多种多样，各自的适用范围和优缺点也不同,下面介绍几种问卷设计方法和定性指标的量化方法。

（一）问卷设计

1. 设计原则

（1）可问可不问的问题不问。

（2）复杂或难回答的问题尽量不问。

（3）调查对象不愿回答的问题不问。

（4）需查阅资料才能回答的问题不问。

（5）通过其他方式可解决的问题不问。

（6）容易的问题在前,难回答的问题在后,敏感问题（如个人隐私）在后。

（7）语言精练、准确,避免暗示、避免使用专业术语、避免诱导。

2. 常用的编排格式

（1）二项式：即只有两个备选答案,患者只能两者选其一,如：你睡觉的时候有磨牙的情况吗? a. 有;b. 无。

（2）多项式：即有两个以上的备选答案,患者可选其一或多个,如：你最早吸烟的种类为：a. 旱烟;b. 过滤嘴香烟;c. 水烟;d. 雪茄;e. 其他。

（3）序列式：备选答案有程度上的差异,并排序。如：你对目前的义齿满意吗? a. 满意;b. 较满意;c. 不满意。

（4）填入式：直接将数字填入空格内。如：你初次佩戴义齿的年龄为____周岁。

（5）自由式：适用于对不太清楚问题作探索性回答,或对较重要的问题作深入的调查、获取患者的观点和看法。如：你对牙齿漂白有何看法?

（6）尺度式：将备选答案分成两个极端,中间分为若干等距（一般为单数）,要求患者在其认为合适的地方打"√"或"×"作为回答。如问：你同意您的孩子在基础麻醉下进行口腔治疗吗? 非常同意 1　2　3　4　5　6　7 非常不同意。

（二）定性指标的量化方法

对于一些临床资料,如疼痛、咀嚼无力、不适等,均缺乏客观的判定标准和测量方法,只能作出有无、好坏、是否的简单定性判定。由于缺乏客观量度,使得比较和分析评价存在相当困难,因此,需要将其量化处理,常用方法有两种：

分级、评分与权重

（1）分级：通过一些规定给定性指标分配数值,以表示它们应有的价值,常用的分级方法有：

1）Likert 型分级：一般采用 5 点或 7 点分级,研究对象在接受拒绝、同意不同意间作出选择。如：你认为孩子进行口腔治疗时进行基础麻醉会影响大脑的发育吗?

备选答案	一定不会	不会吧	不清楚	会吧	一定会
得分	1	2	3	4	5

2）Thurstone 型分级：提供一系列陈述句,仅要求患者对每一陈述句回答是与否。如：请表明你是否同意下列陈述：

```
是否
□□洁牙对牙齿无损伤。
□□每个人都需要定期洁牙。
□□认真刷牙可以替代洁牙。
```

3）累积分级法：先将有关项目加以合理排序后,让患者对每项逐一回答。如：你的义齿存在以下问题吗?

项目	容易掉	基本不掉	不容易掉
吃饭时	1	2	3
说话时	1	2	3
休息时	1	2	3

4）形象排列法：常用的是 100mm 线定点法和体温表图法。

100mm 线定点法是患者在 100mm 线上任一点刻画记号,以表示其对某一项目的反应程度,然后用尺子测量记号与起点的距离,作为一个量化的得分。如：请你在下面的线段上,根据你牙齿的疼痛程度作一记号"×"：

完全不痛 1　　　　　×　　　　　10 剧烈疼痛

通过测量,得到该患者的疼痛分值为 5。

（2）项目的权重：每一项内容的难度不同,得分也不应相同。通过权重的测量结果,更能合理反映真实情况,如下面对两名佩戴全口义齿患者义齿功能的评定结果：

先给项目确定权重：吃饭 =3;说话 =2;休息 =1。

再给出反应类型的得分：容易掉 =1;基本不掉 =2;不容易掉 =3。

病人	项目	反应类型	权重前得分	项目权重	权重后得分
甲	吃饭	不容易掉	3	3	9
	说话	容易掉	1	2	2
	休息	容易掉	1	1	1
	总分		5		12
乙	吃饭	容易掉	1	3	3
	说话	不容易掉	3	2	6
	休息	不容易掉	3	1	3
	总分		7		12

由此可见，甲乙两患者在未权重前的总得分不同，而权重后的得分相同，说明两人的全口义齿功能相同。

(李鸿波)

第3节 口腔修复综合治疗计划的制订

一、口腔修复综合治疗设计的意义

口腔作为完整有机体的一部分，各组织器官之间有着相互依赖的密切联系。在口腔疾病的治疗中，不能只局限在某一专业领域，而必须采取综合治疗的方法才能取得良好的效果。口腔修复的综合治疗，是指根据患者具体情况，在认真细致全面检查的基础上，结合各相关专业知识和治疗技术，制订出系统完整的治疗方案并实施，包括必要的修复术前治疗、设计合理的修复治疗、详尽而周密的术后维护措施等。

在临床实践中经常发现，患者的修复治疗条件往往很难达到理想的状态，如果不配合必要的术前处理，则无法收到满意的治疗效果。例如，一个前牙拥挤的四环素着色患者，如果只是单纯地进行修复治疗，无论是哪一种修复方法，都难以取得良好的效果；如果在修复前配合适当的正畸治疗，则可以在修复的美观性和对患牙的保护等方面同时收到理想的效果。因此，口腔疾病的治疗，无论归类于哪个专业，都应该是团队的工作，都应该是多专业的协同工作，以期达到标本兼治的目的。

修复治疗后的维护是综合治疗的一部分，是关系到修复治疗效果，特别是远期效果的一个十分重要的问题，同时也是一个易被忽视的问题。目前，修复治疗后详细正确的指导、定期的随访、长期效果的观察等都还不足，有些不该发生的问题发生了，可以避免的问题出现了，应该及时处理的问题被拖延了，其结果往往是给患者带来无法弥补的伤害。因此，完整的修复治疗方案还应该包括修复后的关注与维护，才能获得稳定而持久的良好效果。

二、口腔修复综合治疗设计的基本原则

口腔修复的综合治疗，主要着眼于以下四个方面：修复治疗的整体观念；修复治疗的系统性；修复治疗的严格性和修复治疗的持续性。

1. 修复治疗的整体观念　牙体牙列的缺损、缺失，其病变可能是局部的，但其联系和影响却是多方面的，修复治疗的整体观念应该贯穿于综合治疗方案的设计和治疗的全过程。

全面细致的检查，是制订修复治疗方案的重要前提。完善的修复治疗方案应建立在对患者全面的病史采集和口腔颌面部全面仔细检查的基础之上，在制订方案之前应该对患者的牙颌面系统进行全面整体的了解，既系统，又有重点。例如，对于肿瘤术后需要修复的患者，更应该仔细询问，了解患者病情和治疗过程。对于做过放疗的患者，应了解放疗的全过程和患者对放疗的局部反应，以便确定修复治疗的时机和方法。

牙的修复，必须要有口颌系统的整体观察，这也是整体观念的体现。观察颌面外形是否协调，颌面各部分之间比例关系是否协调，例如面下部1/3高度是否在正常生理范围内，有无过高过低现象。对于戴用旧义齿的患者要了解旧义齿对患者面容的影响以及患者对旧义齿的反应。检查口唇关系，观察有无开唇露齿、露龈微笑等现象。微笑时前牙暴露比例、前牙牙龈曲线高低、前牙长轴和长宽比例是否合适等，这对修复的美学设计十分重要。

殆的修复和重建必须要重点关注颞下颌关节的状况。在口腔修复门诊中，伴有颞下颌关节病症的患者并不鲜见，但很多时候关节的问题被忽略了，有些患者的关节问题甚至是由于不当的修复治疗所致。此外，旧义齿及其咬合关节的检查很重要，可对修复治疗计划的制订提供重要的参考。对于殆重建的患者在修复治疗前应详细检查患者的颌位关系，制订合理的修复治疗计划，必要时先制作暂时修复体让患者戴用一段时间以观察戴用后的反应并对症处理，再制作恒久修复体，重建正确的咬合关系。对于全颌弓的固定修复、咬合关系的重建工作需要特别仔细谨慎。

总之，在修复治疗设计中，需要具有整体的观念，既见树木，也见森林，才能制订出周全的治疗方案。

2. 修复治疗的系统性　在制订修复治疗方案时，不能把修复从系统的治疗中割裂，作为修复医师，还应同时掌握好牙周、牙体牙髓、颌面外科、正畸等的相关知识，才能制订出完整系统的综合治疗方案。例如，对于龋坏牙一般应在修复治疗前进行相应的充填治疗；牙体缺损破坏至牙髓时应该先进行牙体牙髓治疗，然后结合口腔内其他缺损情况进行固定或者可摘义齿修复；对于具有一定长度且稳固的残根残冠应考虑尽可能保留，先进行完善的牙体牙髓治疗。不能保留着应该先拔除再综合考虑修复方案。

缺牙过久可导致牙齿移位、牙间隙增大，给修复治疗造成困难。可视情况进行修复-正畸综合治疗，少量移动移位牙，如缺隙两旁的基牙有倾斜，妨碍义齿固位体的安置，患者较年轻，可先将倾斜牙矫正后再进行修复。

失牙时间过久未及时修复，可造成对颌牙伸长，对修复治疗和下颌运动有妨碍时，应对伸长牙进行调磨。重度伸长牙咬及对颌缺隙的牙槽黏膜，或者出现

咬合锁结时，调磨不解决问题者，可再对其进行根管治疗，截短牙冠后冠修复。

修复体的设计与患者牙周健康情况密切相关。患有牙周病者最好先进行系统的牙周治疗，根据牙周情况进行不同的修复设计。对于经过系统牙周治疗，牙周情况稳定者，可通过修复咬合夹板的方法固定松动牙，促进牙周健康的恢复，增强咬合功能。总之，对于牙周病患者的修复治疗，其设计应该有利于牙周组织的健康。修复时如果口腔缺牙部位有骨尖骨嵴、骨倒凹、骨缺损，或唇舌系带附着过高、前庭沟过浅等，应结合修复前外科治疗，去除或修整影响义齿就位和使用的骨倒凹、骨尖骨嵴、唇舌系带等，为获得良好的修复效果创造条件。

对需要重新制作修复体者，应该询问并检查原有修复体存在的问题，如使用时间、密合性、外形、咬合关系、咀嚼效率、功能等，以及患者的重点诉求，为新修复体的制作提供参考。

3. 修复治疗的严格性 修复治疗的严格性主要体现在适应证的把握上，任何随意的修复设计都有可能给患者带来不必要和不可挽回的损害。是否选择修复治疗以及选择何种修复体是临床修复治疗前首先需要考虑和确定的。在确定修复的方案前必须仔细了解患者的需求并根据患者的具体情况进行修复设计，严格掌握适应证。尽可能保护牙髓不被损伤，保护牙体组织少被破坏，保护患牙不被拔除。不能只凭单一标准来判断修复效果，更应该全面注重患者近远期的牙颌健康。在选择修复方法时，应遵从如下原则：

（1）最小损伤的原则：在选择修复方法时，最小损伤的原则体现在对患牙、基牙及其口腔软硬组织的保护，在能够保全牙髓活力的情况下，尽可能不采用对牙髓组织有损伤和危害的修复设计；修复设计必须考虑到远期的功能和安全，而不能只顾眼前，特别是对待美容修复的患者，更不能只顾美观，不顾健康。

（2）正确修复的原则：正确的修复必须符合生物力学原则，严格掌握适应证，特别是对口腔条件要求较高的固定义齿修复，更不能随意滥用，要杜绝有危害的不良修复。

（3）切忌过度修复：过度修复通常体现在把修复很随意地扩张到健康牙，这种修复的扩大化，必然给患者带来不必要的损伤和经济负担。

（4）最少费用原则：对于每一位患者来说，应该选择最适当的修复方式，最贵的不一定是最合适的。

4. 修复治疗的持续性 此处所强调的修复治疗的持续性，主要是指患者戴用各种修复体以后的维护和治疗，这也应该在修复治疗的方案中有所体现。修复治疗并不应该随着修复体的使用而结束，首先，对

戴用义齿的患者，无论是活动修复还是固定，都应该有一个详细的指导，使其掌握正确的使用和维护方法；其次，患者的定期随访也是很有必要的，可以及时进行检查和处理以及基牙牙周健康的维护等，这对于保持修复良好的远期效果是十分重要的。因此，完善的口腔修复综合治疗方案应该还包括修复后的管理和维护计划。

三、影响修复治疗计划的因素

经过详细的口腔检查并充分了解患者就诊的目的和要求后，应该制订完善的修复治疗计划。治疗计划是指医师在现有条件下，为患者提供尽可能满足患者需求的、能较好地恢复患者口颌面系统功能的、符合生理健康的修复体。修复治疗计划的确定过程包括问诊、检查、模型研究、医患沟通、确定最佳设计等多个步骤。修复体设计是否合理、能否满足患者需要，是体现口腔修复医师技术水平的标志，也是衡量一个口腔医疗机构水平的依据。

影响修复治疗计划的因素较多，其中较为重要的有以下几点：

1. 患者因素

（1）患者的一般情况：包括患者的年龄、性别、职业、文化程度、身体状况等。这些因素可能影响患者对修复体的认知程度、期望的高低程度以及对修复体功能恢复的侧重点。

（2）患者口腔解剖条件：患者的口腔解剖条件决定着最终修复的效果。口腔解剖条件差者，最终修复效果的制约因素会更多。

（3）患者可用于治疗的时间：一定的时间是良好修复的必要条件。临床修复医师应结合患者就诊时间的允许程度，选择最恰当的修复设计方案，从而既有利于治疗效果，又能方便患者就诊。

（4）患者的经济能力：临床修复治疗方案多种多样，所需的费用随方案的不同而不同。患者的经济条件对修复设计会产生一定的影响。当患者经济情况好，可用于治疗的费用比较富裕时，具有相对较大的选择余地，对修复设计无疑是有利的。而患者可用于治疗的费用较低时，医师应该在现有的经济条件下给予患者相对较佳的修复设计。

（5）患者对治疗结果的期望值：患者对治疗结果的期望值过高或过低都不利于修复设计。期望值过高，则患者对修复治疗的结果会不满意；期望值过低，会使患者消极配合，甚至放弃治疗。

（6）患者的依从性：患者的依从性好则有利于修复设计。但由于种种原因，患者往往会出现不遵医嘱或不全遵医嘱的行为，其结果可能导致最佳修复时机

丧失，给再次设计带来很大困难；或者无法达到最佳设计方案。为了达到理想的修复效果和长期成功率，必须与患者进行充分的医患沟通，以取得患者的配合。

口腔修复治疗计划的制订相对其他医疗具有一定的特殊性，患者的意愿起着重要的作用。在制订修复治疗计划前，需要通过仔细的检查了解患者具有的客观条件，通过充分的沟通，了解患者的主观要求，在此基础上，让患者对修复治疗的过程和预后有一定的认识，医患之间通过充分的交流达成共识，制订出合理的修复治疗计划。

2. 医师的医疗技术水平和职业素质 在修复治疗计划的制订和整个医疗过程中，毫无疑问，医师的医疗技术水平和职业素质是至关重要的。在现实中，不良修复与设计并不罕见。作为口腔全科医师，应该很好地掌握专业技术知识，全面考虑修复的条件和预后，不能只顾眼前，无原则地满足患者片面追求美观的要求，应该重视对口腔健康的长期维护。更不能不顾职业道德，把经济利益放在首位，给患者进行过度修复，不当设计。

3. 医疗机构所具有的医疗条件 在具有专业齐全、设施完善的专业医疗机构，医师的修复设计有更大的空间，更容易实现。反之，则有可能受条件的影响限制修复设计。目前，有很多口腔修复治疗是在不同医疗机构修复制作加工所完成，因此，选择设备先进，技术水平高，修复体加工质量好的制作加工所是很重要的，在良好的医技交流与互动下，才能制作出精良的修复体，取得良好的修复治疗效果。

（王燕一）

第4节 全科口腔医疗中的多学科处置

口腔医学的进展非常迅速，随着临床新技术新材料的不断涌现，从传统口腔医学中发展出很多新的学科和亚专业，例如口腔种植、美观修复、成人正畸、激光牙科、显微牙科学等。这一方面极大地提高了口腔治疗的质量和水平，另一方面也要求医师应以多学科观念进行诊断并制订治疗方案，必要时要组成多学科团队才能完成治疗。与此同时，患者对口腔治疗的要求也从急诊模式逐渐变为更加注重品质，患者主诉往往涉及到多学科的问题。口腔全科医师必须十分清楚，对任何一个病例，只有系统地整合多学科的知识进行诊断和治疗，尽量地维护和保存自然牙列的健康，生理性地修复重建口腔软硬组织的美观、结构和功能，才能取得满意的治疗结果。全科口腔医疗中同时涉及的学科主要包括牙体牙髓病、牙周病、修复、牙槽外科、正畸、儿童牙科、口腔种植等。

一、牙体牙髓病治疗中的多学科处置

1. 牙周牙髓联合病变 牙周牙髓联合病变的鉴别诊断和愈后判断比较困难。由于炎症感染通过根尖孔、侧副根管、牙本质小管等解剖通路在牙髓和牙周组织之间相互传导扩散，使患牙同时存在牙髓炎症和牙周破坏，诊断和治疗过程中必须全面考虑牙髓病和牙周病两个方面的因素。

根据病因不同总体上可将牙周牙髓联合病变分成五类：原发性牙髓病变，原发牙髓病变伴继发牙周病变，原发性牙周病变，原发牙周病变伴继发牙髓病变，真性牙周牙髓联合病变。由于病因复杂，作出正确的鉴别诊断需要做到以下几点：①全面细致地采集病史；②仔细检查有无瘘管，发现与炎症相关的龋损、修复体或解剖异常；③细致的牙体检查，包括触诊、叩诊和隐裂探查；④全面的牙周探查，明确牙齿松动度和牙周袋深度；⑤牙髓活力测试；⑥充分的 X 线影像检查，明确瘘管的来源，判断根尖周和牙周硬组织状况。

牙周牙髓联合病变的治疗应包括根管治疗和牙周治疗两个部分。死髓的根管治疗过程中应用氢氧化钙进行根管封药，彻底清除来自根管来的刺激源。同时进行彻底的牙周非手术治疗，包括牙周洁治和根面平整，并辅以氯己定液漱口。必要时可针对牙周或根尖周病损实施引导组织再生（GTR）手术，提高牙周牙髓联合病变的治愈率。

2. 恒牙外伤冠根折 恒牙冠根折的诊断主要依据 X 线影像，必要时可进行多角度投照或 CBCT 检查。应从牙髓牙周正畸多方面考虑制订治疗计划：①使用牙周夹板固定松动牙。②盖髓，牙髓切除，根尖诱导成形，或根管治疗。③拔除松动的折裂牙体组织后，龈上边缘修复体修复。必要时考虑实施冠延长术，或正畸外迁牙根（可辅以越隔纤维切断术），以实现生理性修复。④一般正畸治疗中，一般 1 年内不应对外伤牙施以正畸力，对根折愈合牙施力应在 2 年后进行，以降低发生牙根外吸收的风险。

3. 根管治疗与修复治疗 对待修复牙，特别是那些充当固定或可摘义齿基牙的牙进行根管治疗前，应首先对相关牙齿的状况进行全面细致的评估和诊断，对于不适于进行根管治疗保存的患牙，可考虑拔牙后种植修复等替代：①患牙的可修复性如何，有无获得 2mm 以上的健康牙体组织肩领的可能；②牙周组织是否健康，支持性骨组织是否充分，患牙的松动度状况；③ 1/4 牙列、1/2 牙列和全牙列有无可修复性；④患牙在整个治疗计划中的重要性；⑤患牙与𬌗平面的关系；⑥患牙是否为超过 3 单位的固定桥或单端固定桥的基牙；⑦患牙是否为远中游离可摘局部义齿的基牙。

根管治疗过程中要尽量保存健康的牙体组织结构，特别是细弱牙根的根管锥度不应预备得过大。根管治疗后的后牙应尽快进行全冠修复。

二、修复治疗中的多学科处置

1. 修复与牙周的关系　修复治疗前后保持牙周组织健康是保障治疗成功的前提。

牙周疾病对修复治疗的影响体现在以下几个方面：

（1）牙周病患牙的位置是变化的，既影响取模的准确性，在此基础上设计制作的修复体会使牙周组织承受不利的应力，也会影响咀嚼效率。

（2）牙周支持组织炎症影响基牙的功能和预后，进而影响修复体的使用寿命。

（3）存在牙周炎症的龈缘水平会随炎症的消退而发生退缩，修复体边缘与龈缘的相对位置难以预测。

修复治疗前必须先对牙周炎症进行有效的治疗和控制。牙周炎患者一般应在完成基础治疗和必要手术治疗的3个月后进行。

修复治疗操作及完成的修复体应尽量减少对牙周组织造成损害。牙体预备及义齿制作过程中应注意以下事项：

（1）尽量将边缘线（finish line）设置于龈上或齐龈水平。如果因美观或固位等原因需要龈下边缘，在龈沟深度不超过2mm时，边缘线应在龈沟内0.5mm或现有龈沟深度的1/2的水平；如果龈沟深度超过2mm，尤其是患牙处于美观区的情况下，为防止牙龈退缩，应先行龈切术，愈合后将边缘线置于龈沟内0.5mm水平。任何情况下边缘线都不要侵入到生物学宽度内。

（2）制备材质良好、外形良好、边缘适合的临时修复体。外形过于凸厚或薄陷及适合度差的粗糙临时修复体会引发牙龈炎症，并使龈缘的水平和牙龈的轮廓外形难以预测。

（3）靠近龈缘的冠修复体外形不要过于凸厚，尤其是颊舌侧不能凸出釉牙骨质界0.5mm以上，以免菌斑滞留。

（4）全冠和邻牙间的邻接面应位于相对切向和颊向的位置，以防止牙间龈组织炎症。

固定修复中经常遇到需要进行牙周手术根向冠延长的情况，例如龈下龋损、根冠折、原有的预备边缘位于龈下、临床冠过短、根吸收或穿孔等。冠延长术的目的是：清除龈下龋损，使修复不损伤生物学宽度，有利于修复体的维护和固位，增进口腔卫生，改善美观。

对于手术方式的选择，主要取决于附着龈的宽度和边缘牙槽骨的厚度：

（1）如果牙周袋深超过4mm且附着龈充分，单纯进行龈切术即可。

（2）如果牙周袋深超过4mm但附着龈不足，应行根向复位瓣手术。

（3）如果没有牙周袋，如只有正常深度的龈沟（1～2mm），且附着龈充分，则行根向复位瓣术（内斜切口和内向龈切）加骨成形术或骨切除术。

2. 正畸治疗在修复中的作用　修复前常用正畸方法矫正牙齿的错位、倾斜，压低伸长牙，关闭或集中散在牙间隙，近中移动后牙关闭缺牙间隙，矫正深覆𬌗、深覆盖，调整𬌗曲线等。

3. 修复治疗中的牙体牙髓病治疗　修复前应对龋病、牙体缺损等行充填治疗；对牙髓病、根尖周病患牙进行根管治疗和再治疗，对需调磨较多，可能穿髓或牙本质敏感的伸长牙、倾斜牙、重度磨耗牙应行选择性牙髓失活及根管治疗。

4. 修复前的牙槽外科治疗　修复前尽早拔除损毁严重、无法修复、过度松动以及预后不良的牙齿，手术去除牙槽嵴上的骨尖和骨隆突以及松软的牙槽黏膜组织。

5. 美观修复中的多学科治疗　美观修复是修复学中发展迅速的重要分支，往往需要修复、牙周、牙体牙髓、正畸、颌面外科、种植等多学科联合治疗，才取得现功能良好、结构坚固且符合生物学要求的美观效果。

（1）根据上中切牙切缘相对于上唇的位置判断其水平是否合适。如果过长，可根据患者前牙咬合特点及面部比例考虑用调𬌗、修复、正畸和正颌外科方式修正；如果过短，可根据患者的现存冠长、面部比例及对𬌗状况，选择修复矫正、正畸外牵或正颌外科等方法修正。

（2）上前牙的中线倾斜可用正畸方法矫正，如果患牙需要修复，也可选择修复方法矫正。

（3）如果上前牙过于唇倾或舌倾，可通过正畸治疗或深度修复治疗矫正，若修复中需磨切的牙体组织过多，可先行根管治疗。

（4）根据设计好的上切牙切缘位置，确定上前牙的龈缘水平。人的上中切牙宽长比介于75%～80%之间，以此可大致确定切缘到龈缘的长度。若龈缘水平相对过于冠向，可用龈切或翻瓣术加骨切除术、正畸压低前牙或正畸压低加修复的方法根向调整龈缘水平。

（5）美观修复设计中应注意维持咬合关系稳定，如果需要改变咬合关系，可通过正畸及正颌外科治疗改变牙齿排列，以利于进行美观修复。

（6）根据美观修复设计后，根据存留的牙体组织结构决定修复体的材料和类型，首先对损毁严重或牙周状况不良的牙齿进行根管治疗。为增强基牙和固位，可进行冠延长或正畸外迁治疗。要考虑种植修复缺失牙的可行性。

三、成人正畸中的多学科处置

成人正畸的主要原因包括错𬌗畸形、不满意原来的正畸治疗结果、颞下颌关节紊乱病、牙周炎和修复前正畸治疗等，往往需要多学科综合治疗。

1. 正畸治疗对牙周组织的增进作用

（1）压低或改善患牙的颊舌向位置，增加牙周附着。

（2）分根术后正畸加宽根间距离，治疗磨牙的根分歧病变。

（3）直立倾斜牙，矫正牙列拥挤，增进牙槽嵴和牙间骨组织的状况，使各牙面都容易清理，有利于维持口腔卫生。

（4）矫正开放的外展隙，重建消失的龈乳头。

（5）矫正缺牙区邻牙的病理性牙移位、倾斜，为种植修复创造空隙。

（6）正畸伸长须拔除的难以修复的牙齿，增进种植前骨重建。

（7）正畸助萌治疗牙槽骨缺损，增加局部牙槽骨量，减少牙周手术的去骨量。

2. 牙周加速成骨正畸手术和种植体支抗 对缩短正畸治疗时间有一定作用。

四、口腔种植治疗中的多学科处置

种植修复是口腔医学中发展最为迅速的学科之一，全科医师进行种植修复时必须清楚以下理念：现代种植修复的目的不单单是取得骨整合成功，而且要使种植牙长期环绕在健康的软硬组织中，位置得当并与现存的牙列和谐一致，美观且功能良好。虽然口腔种植专业是由修复和口腔外科主导的，但种植修复的成功有赖于其他多个学科的共同协作。这种多学科的团队协作应贯穿于诊断、治疗计划制订，实施治疗、修复后维护的整个过程中，经常需要修复、口腔外科、牙周、正畸、口腔放射、牙体牙髓、口腔工艺等多个专业的人员共同参与，必要时还要咨询大内外科医师。

术前评估及制订治疗计划阶段应对患者进行细致的全身及局部检查，评估患者承受手术的安全性（有无出凝血异常病史、抗凝药物的使用状况），有无可能影响骨整合因素（吸烟史、服用二膦酸盐药物史、自身免疫病史等）。口腔检查应明确需种植术前进行的正畸、牙体牙髓、牙周、牙槽外科、修复等治疗，例如通过种植前正畸外牵无保留价值的牙齿，使待种植部位的牙槽骨和软组织随牙齿外移向冠方增生，改善软组织水平低、软组织退缩或乳头消失以及邻间牙嵴顶不足的状况，增加垂直骨量；或通过正畸治疗获得理想的种植空间等。进行详尽的影像学检查分析，对于重度牙槽骨吸收，邻近切牙管、下牙槽神经管和上颌窦，牙槽嵴外形不规则及对美观要求较高的病例应进行CBCT三维分析，必要时制作种植手术导板。应制作诊断蜡型并与患者进行充分的交流，还应对患者进行细致的口腔卫生指导。

修复医师确定种植体植入的部位和数目后，由外科医师等完成种植体植入，并由修复医师完成最终修复。

完成种植修复后应定期进行复诊检查和牙周维护，这种长期性检查维护对预防种植体周围炎症和延长种植修复体的使用寿命十分必要。

（刘荣森）

参 考 文 献

1. 刘洪臣. 口腔全科医师. 中华老年口腔医学杂志, 2009, 7 (1): 1-2

2. 刘洪臣. 口腔全科医疗与口腔全科医师. 中华口腔医学杂志, 2010, 45 (4): 193-195

3. 刘洪臣. 我国全科口腔医学的起步与发展. 中华口腔医学杂志, 2016, 51 (2): 65-68

4. Shenoy N, Shenoy A. Endo-perio lesions: diagnosis and clinical considerations. Indian J Dent Res, 2010, 21 (4): 579-585

5. Duello GV. The utilization of an interdisciplinary team approach in esthetic, implant, and restorative dentistry. Gen Dent, 2004, 52 (2): 116-119

6. Kalia S, Melsen B. interdisciplinary approaches to adult orthodontic care. J Orthodont, 2001, 28 (3): 191-196

7. Ohyama H, Nagai S, Tokutomi H, et al. Recreating an esthetic smile: a multidisciplinary approach. Int J Periodontics Restorative Dent, 2007, 27 (1): 61-69

8. Gkantidis N, Christou P, Topouzelis N. The orthodontic-periodontic interrelationship in integrated treatment challenges: a systematic review. J Oral Rehabil, 2010, 37 (5): 377-390

9. Goldman MJ. The dental network: the interrelationships of specialists and general dentists. J N J Dent Assoc, 2000, 71 (2): 56-59

10. Gottesman E. Periodontal-restorative collaboration: the basis for interdisciplinary success in partially edentulous patients. Compend Contin Educ Dent, 2012, 33 (7): 478-491

第 31 章

口腔健康调查和口腔健康教育与促进

第1节 口腔健康调查

口腔健康调查是口腔流行病学中最常用的一种方法，是在一个特定的时间内收集一个人群患口腔疾病的频率、流行强度、分布及流行规律的资料，是一种横断面调查。对了解某人群的口腔健康状况；掌握口腔疾病的流行特征；揭示影响口腔疾病发生的因素及发现口腔疾病的流行趋势，为进一步开展口腔健康流行病学研究和制订口腔保健工作规划提供科学的依据。

由于口腔健康调查是横断面调查，所以调查时间应尽可能短，如调查所用时间拖拉过长，会使所调查疾病及其有关因素发生变化，失去准确性。

一、调 查 目 的

口腔健康状况调查有很强的目的性，必须根据不同的目的确定不同的调查方法和选择不同的人群作为调查对象。一次调查最好不要涉及太多的问题，以免影响调查质量。口腔健康状况调查的目的有：

1. 查明口腔疾病在特定时间内的发生频率和分布特征及其流行规律。

2. 了解和分析影响口腔健康的有关因素。

3. 为探索病因，建立和验证病因假设提供依据。

4. 选择预防保健措施和评价预防保健措施的效果。

5. 评估治疗与人力需要。

二、调 查 项 目

调查项目即调查涉及口腔健康状况的主要内容，这应根据调查目的来确定。一般可将调查项目分为两类：一类是直接口腔健康状况信息，如牙周病、口腔卫生状况等，这些项目将用于调查以后的统计分析；另一类是背景状况信息，如受检者姓名、性别、年龄、学校名、受检者编号等，这些项目的部分用于统计分析，另一部分用作信息管理。还有一类为问卷调查项目，如与口腔健康有关的知识、态度、行为习惯与生活方式等。

选择调查项目必须慎重，应选择那些与调查目的有关的项目，保证把时间和精力集中于必要的调查。

但也不能遗漏任何有关的项目，开展一次口腔流行病学调查常会花费大量人力物力财力，尤其开展大规模的口腔流行病学调查，常会涉及许多省市，动员很多人员参加，政府投入相当大的经费，这种调查常常难以在短期内重复，因此，一旦在设计时遗漏某些重要项目，将会失去很多有价值的信息，带来很难弥补的损失，因此此在设计时须考虑周全。根据设计确定不同的调查内容，可将调查项目具体分为一般项目、健康状况项目和问卷调查项目。

（一）一般项目

包括受检者的一般情况，如：姓名、性别、年龄、职业、民族、籍贯、文化程度、经济状况、宗教信仰、出生地区、居住年限等信息，这些项目常常是反映疾病分布的差异，调查以后将这些项目与健康状况项目结合分析，有可能会发现某种口腔疾病的流行特征。一般项目常常列入口腔流行病学调查表的第一部分。可通过询问或从户口本上获得。

（二）健康状况项目

包括各种口腔疾病，是口腔健康状况调查的主要内容，根据调查目的而定。最常用的调查项目如龋病、牙周病、牙列状况等，其他如氟牙症、釉质发育不全、口腔黏膜状况、颞下颌关节状况等。我国开展的几次口腔健康流行病学调查所确定的调查项目包括冠龋、根龋、牙周状况、口腔卫生、附着丧失、义齿和无牙殆情况等。

（三）问卷调查项目

除上述一般项目外，主要包括口腔卫生知识、态度与信念、行为与实践等方面的具体内容，如：个人口腔卫生、刷牙与牙刷、牙膏选择、龋病与牙周病、预防意识与就医行为等。

三、调查表格设计

口腔健康状况调查项目确定后，应根据具体调查项目设计调查表。根据不同的目的确定的调查项目应设计不同的调查表。本章节主要以 WHO 设计的标准口腔健康评价表为例作简单介绍。根据 WHO 出版的口腔健康调查基本方法（第 4 版 1997）中列出的调查项目,有一般情况、临床评价、口腔黏膜、釉质发育不全、氟牙症、社区牙周指数、附着丧失、牙列状况和治疗需要、戴义齿情况、需义齿情况、牙颌异常、口腔保健需要等项目。下面就调查表(表31-1)中一些常用项目的填写作一说明。

表内设计的小方格是为计算机统计用的。每个方格只需填一位数字。

方格(1)~(4)供 WHO 使用,(5)~(10)为调查日期(年、月、日),如 1998 年则在"(5)"格内填 9,"(6)"格内填 8,(11)~(14)为受检者识别编号,如准备调查1000 人,则第 1 人应在 4 格内填 0001,方格(16)表示受检者为首次被检查,或为做标准一致性试验而做的第 2 次检查。

表格中氟牙症项目根据 Dean 指数记录,根据牙列中氟牙症患病最严重的 2 颗牙记分,如 2 颗牙患病程度不同则记录较轻的一颗牙的记分。

表格中牙周状况用社区牙周指数(CPI)记录于"(54)"~"(59)"方格内,每个方格记录指数牙中患病较严重的一颗牙的记分。

表格内牙列状况及治疗需要中牙位的标记,是按照国际牙科联盟所用的 2 位数字标记法。口腔分为 4 个象限,其次序按顺时针方向:右上 - 左上 - 左下 - 右下。每颗牙用两位阿拉伯数字表示,第 1 位数字表示所在象限,第 2 位数字表示牙位。读法应注意,如右上中切牙就读为"1""1"(yiyi),而不读为"11"(shiyi)。乳恒牙的两位数标记法如下:

1(5)					上颌					2(6)			
	55	54	53	52	51	61	62	63	64	65			
18	17	16	15	14	13	12	11	21	22	23	24	25	26	27	28
48	47	46	45	44	43	42	41	31	32	33	34	35	36	37	38
	85	84	83	82	81	71	72	73	74	75			
4(8)					下颌					3(7)			

在牙列状况和治疗需要项目中,方格"(66)"~"(81)"和"(114)"~"(129)"应根据 WHO 标准,填入上下颌牙冠情况,方格"(82)"~"(97)"和"(130)"~"(145)"应填入牙根情况,方格"(98)"~"(113)"和"(146)"~"(161)"则填入各牙的治疗需要,具体填写符号与相应标准见调查表内各项说明。

四、指数和标准

根据调查的目的确定使用的指数和调查标准。常用的龋病指数有 DMFT、DMFS 等,牙周健康状况用CPI 指数,氟牙症用 Dean 指数。

调查标准的确定非常重要,标准不一致可导致所收集的资料缺乏可比性,因此在调查设计中首先要根据目的确定调查标准。

冠龋的诊断标准是:用 CPI 探针探到牙的点隙窝沟或光滑面有明显龋洞、釉质下破坏,或可探到软化洞底或壁部。对于釉质上的白斑、着色的不平坦区、探针可插入的着色窝沟但底部不发软及中~重度氟牙症所造成的釉质上硬的凹陷,均不诊断为龋。

根龋的诊断标准是:用 CPI 探针在牙根面探及软的或皮革样的损害即为根龋。

牙周病流行病学诊断标准,WHO 推荐使用 CPI 指数,判断牙龈出血、牙石堆积和牙周袋深度。

氟牙症表现为牙列中对称出现、分布于牙面的水平纹理斑块,WHO 推荐的氟牙症诊断标准为 Dean 指数,以釉质表面光泽度、颜色改变程度、缺损程度和侵犯面积作依据。

五、调查方法

(一)普查

普查是指在特定时间范围内,一般为 1~2 天或1~2 周。对特定人群中的每一个成员进行的调查或检查,又称全面调查。普查可以有不同的目的,有的是为了早期发现并及时治疗一些疾病,如口腔癌与癌前病变的调查。有的为了了解疾病的患病状况与分布,为制订具体防治计划提供依据,或作为社区人群试点的基线资料。普查的最大优点是能发现调查人群中的全部病例并给予及时治疗,或用做项目开发的依据。在检查时还能普及医学知识。但普查的应查率要求在 95% 以上,漏查率太高会使结果正确性差。最大缺点是这种调查需要的工作量大,成本太高,所以只能在较小范围内使用,如计划在一所或几所学校或某个社区开展的口腔保健活动,在此之前可使用普查以准确获得疾病的基线资料。

(二)抽样调查

为查明某病或某些疾病在某个国家或某个地区的现患情况或流行强度,大多使用抽样调查的方法。所谓抽样即从目标地区的总体人群中,按统计学随机抽样原则抽取部分人作为调查对象,这个程序称为抽样。被抽到的人群称为样本人群。抽样调查是用样本

国家

表 31-1　WHO 口腔健康评价表（1997）

(1)□□□□(4)	年　月　日	日	登录号	检查者	初查/复查
	(5)□□□(8)	(9)□(10)	(11)□□□(14)	□(15)	□(16)

一般情况

姓　名

出生日期　　年　月
(17)□□□□(20)

年　龄　(21)□□(22)

性　别（男 = 1，女 = 2）　□(23)

民　族　□(24)

职　业　□(25)

地理位置　(26)□□(27)

住区类型　□(28)
1 = 市区
2 = 郊区
3 = 农村

其他资料（具体说明并提供编号）
(29)
(30)

检查禁忌
原因　(31)
0 = 无
1 = 有

临床评价

口外检查

0 = 外观正常
1 = 溃疡、疱、糜烂、裂纹（头、颈、手背）
2 = 溃疡、疱、糜烂、裂纹（鼻、颊、颏）
3 = 溃疡、疱、糜烂、裂纹（唇周）
4 = 溃疡、疱、糜烂、裂纹（唇红缘）
5 = 走马疳
6 = 上下唇异常
7 = 淋巴结肿大　□ (32)
8 = 其他面颌肿胀
9 = 不记录

颞下颌关节评价

主观症状
0 = 无
1 = 有症状
9 = 不记录□ (33)

客观症状
0 = 无
1 = 有

关节弹响□ (34)

9 = 不记录　触诊压痛 (35)
下颌运动□ (36)
受限（开口 < 30mm）

口腔黏膜情况

0 = 正常
1 = 恶性肿瘤（口腔癌）　(37)□□(40)
2 = 白斑
3 = 扁平苔藓　(38)□□(41)
4 = 溃疡（阿弗他、疱疹、创伤）
5 = 急性坏死性龈炎　(39)□□(42)
6 = 含珠菌病
7 = 脓肿
8 = 其他疾病，如可能，具体说明
9 = 不记录

损害部位
0 = 红唇缘
1 = 唇周围组织
2 = 唇
3 = 沟
4 = 颊黏膜
5 = 口底
6 = 舌
7 = 软硬腭
8 = 牙槽嵴/牙龈
9 = 不记录

续表

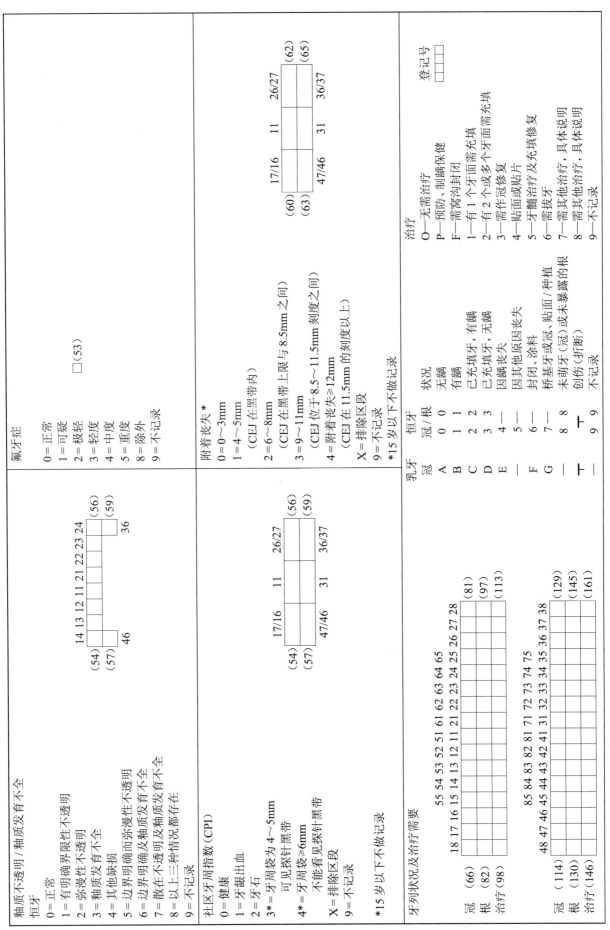

釉质不透明/釉质发育不全
恒牙
0＝正常
1＝有明确界限性不透明
2＝弥漫性不透明
3＝釉质发育不全
4＝其他缺损
5＝边界明确而弥漫性不透明
6＝边界明确及釉质发育不全
7＝散在不透明及釉质发育不全
8＝以上三种情况都存在
9＝不记录

氟牙症
0＝正常
1＝可疑
2＝极轻
3＝轻度
4＝中度
5＝重度
8＝除外
9＝不记录

社区牙周指数（CPI）
0＝健康
1＝牙龈出血
2＝牙石
3＊＝牙周袋为4～5mm
　　可见探针黑带
4＊＝牙周袋≥6mm
　　不能看见探针黑带
X＝排除区段
9＝不记录
＊15岁以下不做记录

附着丧失＊
0＝0～3mm
1＝4～5mm
　（CEJ在黑带内）
2＝6～8mm
　（CEJ在黑带上限与8.5mm之间）
3＝9～11mm
　（CEJ位于8.5～11.5mm刻度之间）
4＝附着丧失≥12mm
　（CEJ在11.5mm的刻度以上）
X＝排除区段
9＝不记录
＊15岁以下不做记录

乳牙	恒牙		状况
冠	冠/根		
A	0	1	无龋
B	1	1	有龋
C	2	2	已充填牙，有龋
D	3	3	已充填牙，无龋
E	4	—	因龋丧失
—	5	—	因其他原因丧失
F	6	—	封闭，涂料
G	7	—	桥基牙或冠、贴面/种植
—	8	8	未萌牙（冠）或未暴露牙的根
T	T	T	创伤（折断）
—	9	9	不记录

治疗
O＝无需治疗
P＝预防，制龋保健
F＝需窝沟封闭
1＝有1个牙面需充填
2＝有2个或多个牙面需充填
3＝需作冠修复
4＝贴面或修复贴片
5＝牙髓治疗及充填修复
6＝需拔牙
7＝需其他治疗，具体说明
8＝需其他治疗，具体说明
9＝不记录

登记号

续表

修复状况

0＝无修复体
1＝桥体
2＝一个以上桥体
3＝局部义齿
4＝桥体与局部义齿
5＝全口活动总义齿
9＝不记录

上颌　下颌
（164）□□（165）

修复需要

0＝无需修复
1＝需要一个单位修复体
2＝需要多个单位修复体
3＝需要一个或多个单位联合修复体
4＝需要总义齿修复（取代全口）
9＝不记录

上颌　下颌
（164）□□（165）

牙颌畸形

牙列（166）□□（167）
间隙　□（168）

切牙、尖牙和前磨牙丧失——上颌及下颌——填入牙数量
□（169）　□（170）　□（171）　□（172）

切牙段有间隙
正中有间隙（mm）

切牙段拥挤
0＝不拥挤
1＝1段拥挤
2＝2段拥挤

正中有间隙（mm）
0＝无间隙
1＝1个段有间隙
2＝2个段有间隙

最大上颌前牙
排列不齐（mm）

最大下颌前牙
排列不齐（mm）

𬌗

上前牙覆盖（mm）
□（173）

下前牙覆盖（mm）
□（174）

垂直前牙覆盖（mm）
□（175）

前后磨牙关系（mm）
□（176）
0＝正常
1＝半个牙尖
2＝整个牙尖

需要立即治疗与转诊

威胁生命状况　□（177）
疼痛或感染　□（178）
其他情况具体说明　□（179）
0＝无
1＝存在
9＝不记录

转诊
0＝无
1＝有
9＝不记录
□（180）

注释

人群调查的结果,推断总体人群的现患情况。前提条件是抽取的数量足够大,调查的数据可靠,这种调查方法的优点为:省时间、省劳力和省经费,且所得资料同样具有代表性。抽样的方法有:

1．单纯随机抽样 是最基本的抽样方法,也是其他抽样方法的基础。它是按一定方式以同等的概率抽样,称单纯随机抽样。可以使用抽签的方式,也可以使用随机数字表来抽取样本。

2．系统抽样 又称间隔抽样、机械抽样。将抽样对象按次序编号,先随机抽取第一个调查对象,然后再按一定间隔随机抽样。如一个学校有 1000 名学生,根据调查要求只需抽取 100 名学生作为调查对象,抽样比例为 10%。抽样时先对学生编号,可先在 1~10 号学生中随机抽取一个号,然后每隔 10 个编号抽取一个学生。

3．分层抽样 先将总体按某种特征分成若干个"层",即组别或类型等,再在每个层中用随机方式抽取调查对象,再将每个层所有抽取的调查对象合成一个样本,称分层抽样。常用的分层因素有年龄、性别、居住地、文化程度、经济条件等,将调查人群分成若干组。还可分成等比例(即按比例)和不等比例(即最优分配)两种分层随机抽样。

4．整群抽样 就是以整群为抽样单位,从总体中随机抽取若干群为调查单位,然后对每个群内所有对象进行检查。如:欲知道 20 所小学 10 000 名学生的龋患率,抽样比例定为 20%。由于学生太多,且分散在 20 所学校内,用单纯随机抽样的方法太麻烦,此时可随机抽取 4 所学校,再对抽到的学校学生全部进行调查,这样组织比较方便,使用于群间差异较小的调查单位。

5．多级抽样 又称多阶段抽样。在进行大规模调查时,常把抽样过程分为几个阶段,每个阶段可采用单纯随机抽样,也可将以上各种方法结合起来使用。我国进行的三次口腔健康流行病学调查就是采用这种方法,称为分层、不等比(或等比)、多阶段和整群抽样法。

（三）捷径调查

捷径调查是 WHO 推荐的调查方法。其目的是为了在较短时间内了解某群体口腔健康状况,并估计在该群体中开展口腔保健工作所需的人力和物力。由于这种方法只查有代表性的指数年龄组的人群(5、12、15、35~44、65~74 岁),因此这种方法经济实用,节省时间和人力,故称为捷径调查。

口腔流行病学调查方法很多,在使用时我们应根据不同情况加以选择。有时为了在调查前初步了解被调查群体患病特点,还会进行一些试点调查。试点调查(pilot survey)又称预调查。一般在开展大规模的流行病学调查以前,需要制订详细的调查计划,有关目标人群患病特点的资料对制订调查计划十分必要,这时须先进行小规模的试点调查,WHO 推荐先对有代表性的 1~2 个年龄组少数人群进行调查,通常为 12 岁组,加另一个年龄组,以获得少量的参考资料,以便制订调查计划。

六、样本含量

样本含量大小会影响调查效果,样本量小则抽样误差大,不易获得能说明问题的结果。样本量太大则造成浪费。样本含量的确定随所采用的流行病学方法类型不同而不同,依据调查对象的变异情况、患病率大小、要求的精确度和把握度大小而定。一般来说,调查对象变异大、患病率低,调查者对调查要求的精确度和把握度大,所需的样本含量就大,反之则小。现况调查样本含量估计常用以下公式:

$$N = \frac{t^2 PQ}{d^2}$$

t = 1.96,为方便起见设 t 值为 2。d 为允许误差,N 为受检人数,P 为某病预期现患率,Q = 1 - P,当允许误差 d = 0.1P 时,则

$$N = k \times Q/P$$

k 值是根据研究项目的允许误差大小而确定,当允许误差为 10%(0.1P)时,k = 400,当允许误差为 15%(0.15P)时,k = 178;当允许误差为 20%(0.2P)时,k = 100。表 31-2 根据不同的允许误差和预期现患率计算出需要的样本含量。

例:为了解某市 12 岁学生患龋情况,准备开展一

表 31-2 不同预期现患率和允许误差时的样本含量

预期现患率	允许误差			预期现患率	允许误差		
	0.1P	0.15P	0.2P		0.1P	0.15P	0.2P
0.05	7600	3382	1900	0.25	1200	533	300
0.075	4933	2193	1328	0.30	930	415	233
0.10	3600	1602	900	0.35	743	330	186
0.15	2264	1009	566	0.40	600	267	150
0.20	1600	712	400				

次口腔健康调查,从既往资料中,已知该市 12 岁学生恒牙患龋率为 52.1%,要求抽样误差为 10%,需要调查的人数为:

公式:$N = k \times Q/P$

今　$P = 52.1\% = 0.521$

　　$Q = 1 - P = 0.479$

　　$K = 400$

代入公式:$N = 400 \times 0.479/0.521 = 368$

需要调查 368 名学生。

七、误差及预防方法

影响口腔健康调查结果真实性的因素主要有随机误差和偏倚(或偏性)。随机误差是在抽样调查过程中产生的变异,由于机遇不同所造成,不能完全避免,但可测量其大小,并能通过抽样设计和扩大样本来加以控制,可以做到减少抽样误差。偏倚则是由于某些原因造成检查结果与实际情况不符,属于系统误差,应该而且可以设法防止,现将常见的偏倚种类和控制方法介绍如下:

(一)选择性偏倚

在调查过程中样本人群的选择不是按照抽样设计的方案进行,而是随意选择,由于调查对象的代表性很差,破坏了同质性,使调查结果与总体人群患病情况之间产生误差,称为选择性偏倚。如用医院病例说明社会人群患病情况,显然有误差。防止的措施就是在选择调查对象时,一定要严格按照流行病学抽样设计进行抽样。

(二)无应答偏倚

无应答偏倚实际就是漏查。在随机抽样时,属于样本人群中的受检者,由于主观或客观原因未能接受检查,如未接受检查的人数达到抽样人数的 30%,应答率仅有 70%,结果就难以用来估计总体的现患率。

防止的方法是在调查前做好组织工作,对受检者做好教育宣传工作,努力改善调查方式,使受检者积极配合。

(三)信息偏倚

在调查中虽然应答率很高,但在获得信息的过程中出现各种误差,结果产生了偏倚,称信息偏倚。主要来自三个方面:

1. 因检查器械等造成的测量偏倚　在龋病、牙周病流行病学研究中,各指数的应用是基于临床检查。因此,检查器械不规范,现场工作条件差,如光线不足等,都可造成系统误差。如检查龋病和牙周病时,按 WHO 要求使用 CPI 探针与使用临床用的 5 号尖探针,结果就会不同。

防止的办法是按规定使用标准检查器械,并保持稳定的环境条件。

2. 因调查对象引起的偏倚　在询问疾病的既往史和危险因素时,调查对象常常因时间久远,难以准确回忆而使回答不准确,这种偏倚称回忆偏倚。有时调查对象对询问的问题不愿意真实回答,使结果产生误差,这种偏倚称报告偏倚。如在调查个人收入情况时,常常得不到真实的回答。又如在调查口腔卫生习惯时,一些没有刷牙习惯的人有时不愿实说,而使记录不真实。

防止的办法是设计中尽量提供可能的回忆目标,对一些敏感的问题采用间接询问法、对象转移法等技术以保证信息的可靠。

3. 因检查者引起的偏倚　由于检查者的某种原因造成检查结果有误差,为检查者偏性。检查者偏性有两种:

(1)检查者之间偏性:一个调查队伍中往往有数名检查者,当他们对同一名受检者做口腔检查时,由于标准掌握不一致,导致结果有误差,为检查者之间偏性。

(2)检查者本身偏性:指一名检查者给一名病人(或健康者)做口腔检查时,前后两次检查结果不一致。

防止检查者偏性的办法是:①疾病的诊断标准要明确;②调查前要认真培训,对于诊断标准要统一认识;③调查前要做标准一致性试验。

4. 标准一致性试验　标准一致性试验也就是可靠度的检验,包括检查者本身可靠度检验和检查者之间可靠度检验。有多种方法可以用来评估检查者之间与检查者本身的一致性,最简单的方法是计算记分之间一致的百分比,即两名检查者对受试者检查时,给予相同记分的百分比。如果患病率低,如龋病,这种方法的可重复性差。更可靠的评估检查者之间一致性的方法为 Kappa 统计法。1960 年 Cohen 首次提出这种方法,1975 年她推荐使用 Kappa 值作为衡量检查者之间一致性的依据。1997 年 WHO 在第 4 版口腔健康调查基本方法中正式推荐此法。

具体做法是:选 15~20 名受检者,由检查者及 1 名参考检查者对受检者各做 1 次口腔检查,检查者于隔日上午再做 1 次检查,然后每个检查者的检查结果按相同牙位与参考检查者比较,观察检查者之间技术误差大小,检查者 2 次检查结果比较,观察本身诊断误差大小。Fleiss 并规定 Kappa 值的大小与可靠度的关系为:

0.40 以下	可靠度不合格
0.41~0.60	可靠度中等
0.61~0.80	可靠度优
0.81~1.0	完全可靠

例：选 15 名受检者，年龄在 10～15 之间，由 4 名检查者与 1 名参考检查者对 15 名受检者各作 1 次口腔检查。以 1 名检查者（检查者 A）对 4 颗第 1 恒磨牙检查结果为例，说明其可靠度（表 31-3）。

表 31-3　15 名受检者的 4 颗第 1 恒磨牙龋病检查结果

检查者 A		参考检查者		合计
		龋	非龋	
检查者 A	龋	23（a）	9（b）	32（p1）
	非龋	6（c）	22（d）	28（q1）
	合计	29（p2）	31（q2）	

公式　$k(\text{Kappa}) = \dfrac{2(ad - bc)}{p1q2 + p2q1}$

本例 a=23　d=22

a、d 为检查者 A 与参考检查者检查结果一致的牙数。

b=9　c=6

b、c 为两者检查结果不一致的牙数。

代入公式　$k = \dfrac{2(23 \times 22 - 9 \times 6)}{32 \times 31 + 28 \times 29} = 0.5011$

结论：检查者 A 第 1 恒磨牙龋病检查可靠度为中等。

检查者 A 的 Kappa 平均值应是以受检者 28 颗牙的检查结果，依次按上例计算出每颗牙的 Kappa 值，然后取其平均值。

在调查工作进行当中，负责调查质量的参考检查者应定期抽查每个检查者所查过的病人，以保证检查者始终如一地按照标准进行调查。

WHO 推荐的 Kappa 统计学原则相同，只是在计算 Kappa 值的方法表示上略有区别，简介如表 31-4。

表 31-4　Kappa 值计算表

检查者 2	检查者 1		
	正常	龋	合计
正常	a	c	a+c
龋	b	d	b+d
合计	a+b	c+d	a+b+c+d(=1)

a=两名检查者均认为正常的牙比例

b=检查者 1 认为正常而检查者 2 认为龋的比例

c=检查者 1 认为龋而检查者 2 认为正常的比例

d=两名检查者都认为是龋的比例

公式：$k = \dfrac{Po - Pe}{1 - Pe}$

Po=观察同意的比例，即（a+d）。

Pe=随检查机遇可望同意的比例，即（a+c）×（a+b）为正常牙，（b+d）×（c+d）为龋。

$$Pe = \frac{(a+c) \times (a+b) \times (b+d) \times (c+d)}{(a+b+c+d)2}$$

当完全同意时，k=1，完全不同意时，a+d=0，k=0，k 值 >0.8，表明一致性为优，0.6～0.8 为良，0.4～0.6 为中。

上例也可以用 WHO 推荐的 Kappa 值计算方法计算，将上例数据填入表内（表 31-5）。

表 31-5　15 名受检查的 4 颗第 1 恒磨牙龋病检查结果

检查者 A	参考检查者		
	正常（%）	龋（%）	合计（%）
正常	22（0.37）	6（0.10）	28（0.47）
龋	9（0.15）	23（0.38）	32（0.53）
合计	31（0.52）	29（0.48）	60（1.00）

代入公式：

$$Pe = \frac{(0.37+0.10) \times (0.37+0.15) \times (0.15+0.38) \times (0.10+0.38)}{(0.37+0.15+0.10+0.38)2}$$

$$= 0.4988$$

$$Po = 0.37 + 0.38 = 0.75$$

$$k = \frac{0.75 - 0.4988}{1 - 0.4988} = 0.5012$$

结论：检查者 A 第 1 恒磨牙龋病检查可靠度为中等。

八、数据的整理和统计

（一）数据整理

口腔流行病学的现场调查工作结束后，常会得到大量的数据资料，在这些资料中有许多数据需要进行统计学处理和分析，工作量极大。为了保证资料的完整性和准确性，就必须在统计分析前对收集到的资料进行认真细致的整理。整理工作一般分三步：

1. 核对　首先是对所有数据进行认真核对。资料收集以后，对调查表中的每一个项目都要仔细检查，一般项目中的性别、年龄、职业是否相符，口腔健康状况项目中是否有缺漏，有无不符合逻辑的错误，如在龋病检查中，明明在牙列状况一栏中某一个记录为"已填充牙有龋"，但在下面的治疗需要栏中却记录为"不需治疗"。有时在牙列状况一栏中看到右下颌牙列齐全，但在牙周健康状况项目中的右下象限却记录为"除外区段"。这些差错在流行病学调查的资料中常会看到，一经发现，需要及时纠正，以保证分析的结果不致发生偏差。

2. 分组　资料核对无误后，接下来的工作就是分组。分组就是把调查资料按照一定的特性或程度进行归类。常按不同地区及不同人群的特征，如性别、年龄、城乡、种族等分组。也可按照某种疾病的患病严重程度进行分组,常见的如按患龋牙数或牙周袋深浅分组。分组是口腔流行病学调查中进行统计分析的关键一步。在"同质"条件下进行恰当的分组可以正确反映疾病的流行特征,提示各种影响流行的因素,并能建立病因假设,而不恰当的分组可能会掩盖许多有用的信息。例如:口腔疾病常与年龄有很密切的关系,随着增龄变化,患病率也会随之而改变,如果我们在对调查资料进行分组时没有按年龄分组,就难以看出年龄可能对疾病的影响。另外,在对连续性变量进行分组时还必须考虑到变量分界点的选择,应按照习惯的分界点或国际上普遍使用的分界点作为分组标志,这样可以对统计的数据进行相互比较。例如,当我们对某一调查资料按年龄分组时,如果国际上普遍以每 10 岁为一组,而我们却以每 5 岁为一组,结果相互之间就难以比较。

3. 计算 资料分组后,就可以清点每组中的频数。人工整理时,可用计数法,将每一组中的频数相加。人工整理花时多,且误差大,尤其是在进行大规模的口腔流行病学调查时,变量多达几千万或更多,资料整理十分困难,因此,在有条件的地方可以使用计算机整理。计算机整理可以借助各种数据库软件,如 Epiinfo 等软件对于口腔流行病学研究非常有用。

(二)变量计算

在对口腔流行病学资料进行统计分析之前,必须首先确定所用的一些特定的统计指标,以便能定量地、简练地描述所收集到的数据的集中趋势与离散趋势。常用的统计指标有:

1. 平均数 分析计量资料常用平均数,它是反映一组性质相同的观察值的平均水平或集中趋势的统计指标。如调查某校学生口腔健康状况,其中 12 岁男生共检查 120 人,检出 108 颗龋,从 120 个变量中得出一个平均数,即为每人平均患龋数。

计算公式为:

$$\bar{X} = \frac{\sum x}{n}$$

$\bar{X}$ 代表平均数,式中的 $\sum$ 为求和的符号,x 代表变量(观察值),n 代表受检人数。

本例:$\bar{X} = 108/120 = 0.9$

120 名 12 岁男生,平均每人患 0.9 颗龋齿。

2. 标准差 标准差是用来说明一组观察值之间的变异程度,即离散度。如检查两组儿童患龋病情况,每组检查 8 人,其龋数为 24,龋均为 3,但每组患龋情况的分布不尽相同:一组为 3、4、2、2、5、3、4、1;另一组为 0、1、1、9、8、1、2、2,前组分布比较集中,即每人患龋的牙数变异较小,而后者比较分散,变异较

大。标准差的计算方法可直接用计算器的统计计算功能,将龋的频数分别输入,可立即得标准差;在不具备计算器的情况下,可用标准差加权计算法。适用于有较多相同观察值的资料。

上例 120 名 12 岁男生龋标准差计算方法见表 31-6。

表 31-6 标准差加权法计算表

分组 x	频数 f	fx	fx²
0	70	0	0
1	15	15	15
2	18	36	72
3	11	33	99
4	6	24	96
合计	120	108	282

$$\sum f = 120 \quad \sum fx = 108 \quad \sum fx^2 = 282$$

公式:

$$S(\text{标准差}) = \sqrt{\frac{\sum fX^2 - \left(\sum fX\right)^2/\sum f}{\sum f - 1}} \quad \sum f = n$$

$$S(\text{标准差}) = \sqrt{\frac{282 - (108)^2/120}{120 - 1}} = 1.25$$

120 名男生龋的标准差为 1.25。

3. 标准误 抽样调查中,使样本均数(或率)与总体均数(或率)之间出现差别的重要原因之一是存在抽样误差。标准误是用来表示抽样误差的大小。

(1)均数标准误计算公式为:

$$S_{\bar{x}}(\text{均数标准误}) = \frac{s}{\sqrt{n}}$$

如标准差为 1.25,样本含量为 120,则标准误的计算如下:

$$S = 1.25, n = 120$$

$$S_{\bar{x}} = \frac{1.25}{\sqrt{120}} = 0.11$$

(2)率的标准误计算公式为:

$$Sp(\text{率的标准误}) = \sqrt{\frac{p(1-p)}{n}}$$

P 代表样本率,n 为样本量。

如调查 200 名 18 岁青年患龋情况,其患龋率为 60%,标准误的计算如下:

$$Sp = \sqrt{\frac{60\% \times (1 - 60\%)}{200}} = 3.46\%$$

4. 可信区间 在抽样调查中,虽有抽样误差存在,但只要是随机样本,其样本均数(或率)围绕总体均数(或率)呈正态分布或近似正态分布,故可以用样

本均数（或率）和标准误对总体均数（或率）作出区间估计。区间估计有 95% 可信区间及 99% 可信区间，95% 或 99% 可信区间即总体均数（或率）有 95% 或 99% 的概率（或可能性）在此区间范围内。

样本观察例数在 100 例以上时，总体均数的 95% 可信区间为 $\overline{X} \pm 1.96 S_{\overline{X}}$，总体均数的 99% 可信区间为 $\overline{X} \pm 2.58 S_{\overline{X}}$。

如：$\overline{X} = 0.9$　$S_{\overline{X}} = 0.11$　$n = 120$

95% 可信区间的值：$0.9 \pm 1.96 \times 0.11$　即 0.68～1.12

99% 可信区间的值：$0.9 \pm 2.58 \times 0.11$　即 0.62～1.18

当 n 足够大，且 p 不接近零时，

总体率的 95% 可信区间为：$P \pm 1.96 \times Sp$

总体率的 99% 可信区间为：$P \pm 2.58 \times Sp$

5. 率　率是用来说明某种现象发生的频率或强度。在评价口腔疾病的患病状况时，常用率来表示人群中疾病状况的高低。率常用 100 为基数，计算公式如下：

$$率 = \frac{某现象实际发生数}{可能发生某现象的总人数} \times 100\%$$

6. 构成比　是用来说明某事物内部各构成部分所占的比重。以龋病为例，龋、失、补的牙数各占龋总数的百分比，即龋、失、补的构成比。计算公式如下：

$$构成比 = \frac{某一构成部分的个体数}{事物各构成部分个体数的总和} \times 100\%$$

一组构成比之和应为 100%。

例：检查某校 12 岁学生 120 人，他们患龋病情况：未治龋共 80 颗，龋失牙 7 颗，因龋而充填牙为 23 颗，其龋、失、补的构成比分别为：

龋 = 80/110 × 100% = 72.73%

失 = 7/110 × 100% = 6.36%

补 = 23/110 × 100% = 20.91%

口腔健康调查是口腔流行病学的基本内容。本节介绍了口腔健康调查的目的、项目、表格设计、指数和标准、方法、样本量的计算、误差和预防方法以及数据的整理和统计。要求掌握口腔健康调查的指数和标准、调查方法，熟悉样本量的计算方法以及误差的预防方法，了解数据的整理和统计分析方法。

（荣文笙　王伟健　杨是　徐韬）

第2节　口腔健康教育与口腔健康促进

一、口腔健康教育与口腔健康促进的概念

（一）口腔健康教育的概念

1. 健康教育的概念　健康教育（health education）是一门自然科学和社会科学相互渗透的交叉性学科，它吸收了医学、教育学、社会学、心理学、传播学等多种学科的内容而成为一门综合性学科。1981 年世界卫生组织（World Health Organization，WHO）提出："健康教育是帮助并鼓励人们有达到健康状态的愿望，知道怎样做才能达到这样的目的，促进每个人尽力做好本身或集体应做的一切，并知道在必要时如何寻求适当的帮助。"健康教育的定义较多，措辞上虽有出入，但是其共同点是通过信息传播和行为干预，增加公众的医学保健知识，树立健康观念，自愿采纳有利于健康的生活方式。

健康教育的目标是帮助人们寻求能够达到最佳健康状态的行为方式和生活方式。健康教育的目的是帮助人们理解健康的重要意义与与行为方式和生活方式的关系，以便作出有益于健康的选择并成为其自觉的行为实践。健康教育的本质是教育人们能够对自己的健康负责并且对周围的人有一定的影响。

2. 口腔健康教育的概念　口腔健康教育（oral health education）是健康教育的一个分支，WHO 在 1970 年提出："牙科健康教育的目的是使人们一生中都知道并保持牙齿和口腔健康。"它是以教育的手段调动人们的积极性，促使人们主动采取有利于口腔健康的行为，以达到建立口腔健康行为的目的。

口腔健康教育不能代替采取预防措施，它是让人们理解和接受各种预防措施所采取的教育步骤。例如：中国儿童口腔疾病综合干预项目拟针对学龄儿童采取窝沟封闭的方法预防第一恒磨牙窝沟龋，首先应使校方、教师和家长理解窝沟封闭的原理、作用、优点、治疗过程及经济效益，从而愿意接受此项措施。对于需要接受窝沟封闭治疗的学生，也需要采取不同的教育方式，促使学生愿意接受这项预防措施。还可以让已做过窝沟封闭治疗的学生现身说法，以解除其他学生的顾虑。

（二）口腔健康促进的概念

1. 健康促进的概念　1984 年 WHO 提出："健康促进（health promotion）是指为改善环境有利于保护健康，或使行为有利于健康所采取的行政干预、经济支持和组织保证等措施。"健康促进包括了健康教育、健康保护和疾病预防这三个部分，即健康促进是包括健康教育在内的一切有利于人类健康的政策、法规、环境及组织的集合，成为国家卫生服务的重要组成部分。

健康促进的领域包括五个方面：一是制定健康的公共政策，这不仅是卫生行政部门的职责，也需要各级政府和社会各界的共同参与，以有利于人们更容易作出健康的选择；二是创建支持性环境，以保证社会环境和自然环境有利于健康的发展；三是强化社区行动，调动一切积极因素，帮助社区成员认识自身的健

康问题并提出解决的方法；四是调整卫生服务方向，卫生服务的责任应该由个人、单位、社会团体、卫生专业人员、医疗保健机构、工商部门和政府共同承担，建立有利于促进健康的医疗保健服务体系；五是发展个人技能，即通过健康教育等措施帮助人们提高选择健康的技能，自觉地保护自身健康和生活环境。

2. 口腔健康促进的概念　口腔健康促进（oral health promotion）是健康促进的一个分支，是指为改善环境使之适合于保护口腔健康所采取的行政干预、经济支持和组织保证等措施。包括保证和维护口腔健康所必需的条例、制度与法律，也包括专业人员协助有关职能部门将有限的资源合理分配。促进口腔健康有很多措施，例如：自来水加氟、食盐氟化及其他氟化物的应用，窝沟封闭，控制含糖食品的摄入及采用糖的替代品等。

口腔健康教育是为了增加人们的口腔保健知识、理解、接受并实施预防口腔疾病的措施；而口腔健康促进是从组织上、经济上创造条件，并保证群体或个体得到适宜的预防措施。前者是后者不可缺少的内容之一，后者的开展也需要以前者为基础，两者的结合是实施有效的口腔预防措施必不可少的。一般说来，领导者和决策者在口腔健康促进中起了决定性的作用，而口腔专业人员则主要在制定有效的预防策略和开展健康教育环节起到主导作用，在实际工作中，需要相互促进，相辅相成。

二、口腔健康教育的原则与方法

（一）口腔健康教育的原则

口腔健康教育既有自然科学的属性，也有社会科学的特点。应把握其思想性、群众性、艺术性、实用性的原则。口腔健康教育的原则具体体现在以下三方面：

1. 把口腔健康教育纳入全身的健康教育中　口腔健康教育同样也应纳入健康教育之中。过去健康教育很少涉及口腔健康教育，卫生保健人员缺乏口腔保健的基本知识，因此造成文化程度很高的人群口腔健康的基本知识却十分贫乏。目前，由于我国口腔医务工作者缺乏，急需增加公众的口腔健康知识，以便提高他们自身口腔保健的责任感，逐渐摆脱牙疼才就医的被动局面，为从单纯治疗型向综合保健型转变打下基础。因此，在国家或地方的健康目标中，都应包括口腔健康目标。

国家或地方综合性的保健规划中，都应明确规定口腔保健项目。例如：学校保健的项目和健康教育应有口腔保健内容，要有考核和要求。应特别重视对学生进行口腔健康教育，因为他们正处在长知识、长身体的时期，学校也担负着建立学生健康行为的重任。学校是预防口腔疾病、增进口腔健康的最基本场所。这样就能真正体现口腔健康教育的群众性。

每一项口腔医疗和口腔保健服务都应包括口腔健康教育，也就是说，口腔健康教育应成为口腔保健服务不可分割的一部分。如果没有相应的口腔健康教育项目，则口腔保健项目较难持久与深化。其他，如窝沟封闭、氟化物漱口、局部涂氟等，都应有相应的口腔健康教育内容。另外，对制定口腔保健有关规定、制度或项目的人员和执行人员都应进行口腔健康教育，使他们能积极地参与和介入有关预防项目及措施。

2. 使用合格的口腔健康教育材料　口腔健康教育的材料内容应具有科学性、全面性、趣味性、针对性、艺术性几个方面的特点。

（1）科学性：健康教育材料的内容应该用词准确，注意知识性，并符合科学性，不一定体现最新的科研成果，但一定是公认准确无误的观点。特别是在借助大众传播媒介传播口腔健康知识时，更应倍加小心，不应将不准确又无最新科学信息的教育材料误传。例如：有的科普文章写"对六龄牙的保护"，虽然也从六龄牙的解剖特点上指出面窝沟多而深，菌斑易在此处积存，但又写道："六龄牙萌出后常因刷牙不认真而发生龋坏。"这就给读者一个不全面的信息，好像彻底地、认真地刷牙就可以预防六龄牙的龋坏。而事实上，六龄牙单靠刷牙是达不到预防龋坏的目的的，因为牙刷毛不能进入窝沟清除菌斑。最好的预防方法是在第一恒磨牙萌出后尽快做窝沟封闭；同时再建议使用氟化物来预防牙齿光滑面的龋，这样就较全面了。又如："用药物牙膏或磨毛牙刷（每根刷毛的顶端磨成圆形）刷牙可以使牙龈不出血"的提法也是不科学的，因为牙龈出血是牙龈已有炎症的表现，应及时就医，除去牙石、菌斑等刺激物，不能单靠用药物牙膏或更换牙刷，因为牙龈出血不是硬毛牙刷或未磨毛的牙刷所造成的。

（2）趣味性：对口腔健康教育材料的设计，还应有趣味性、思想性与艺术性，配有图片、动画等，可以增加健康教育材料的感染力。如针对儿童口腔保健的健康教育材料可以配有图片、拼音、儿歌、动画和游戏，可以吸引儿童的注意力，加深印象。如向公众讲解牙齿结构时，可以将牙齿比喻为大树，而牙周组织就是包埋树根的土壤，从而把口腔专业知识转化成简单易懂的容易被公众接受的科学常识。

（3）针对性：教材设计能够符合健康教育的对象特点，能够让受众理解和接受，符合针对性，即要适合特定年龄组的社会心理和不同人群的需求。例如，对青年人，特别是服务行业的青年人，可结合他们爱美的心理,讲清口腔卫生和健康在服务行业从业人员中的重要性,以及在社会交往中的作用,可以收到更好的效果。

健康教育材料的内容知识点完整且分配合理,符合全面性。在组织大型口腔健康教育活动中,更应重视教育材料的知识性和全面性,防止与整个活动主题相违背的内容。例如:"9月20日爱牙日活动",应以预防"牙病、爱护牙齿"等为主题,而不宜选择关于总义齿的教育材料。

(4)艺术性:口腔健康教育材料也应从公众要求美、健康、长寿的角度出发,表现出文、情、理三者结合的艺术性,易于使公众接受科学的知识。另外,教育材料还应从社会文明、民族自尊、培养一代新人的高度出发,赋以深刻的思想性。教育材料应多从正面引导,防止单纯恐吓式的教育。以劝导吸烟者戒烟为例,应多讲不吸烟的好处,如不吸烟、戒烟会使你身体健康、精力充沛、皮肤富有弹性、青春常在,而防止单纯以肺癌、死亡甚至骷髅画面来恐吓。

3.把口腔健康教育的任务作为目标 口腔健康教育的任务主要包括以下五个方面:

(1)提高社会人口腔预防保健的知识水平:破除不卫生、不文明的旧观念,建立口腔健康行为,不断提高生活质量,促进全民族的口腔健康。

(2)深化口腔健康教育内容、扩大教育面:增加卫生、医疗人员的口腔预防知识,强化口腔健康教育意识,提高口腔健康教育的能力。

(3)引起社会各方人员对口腔健康问题的关注:为寻求口腔预防保健资源作准备。

(4)争取各级行政领导与卫生行政领导的支持:以便合理分配有限的资源。制定方针、政策,推动防治方案顺利进行。

(5)传递最新的科学信息:积极参加新的口腔保健措施的应用和推广。

(二)口腔健康教育的方法

1.口腔健康教育的形式 口腔健康教育不仅仅是传播信息,如进行口腔卫生知识的科普宣传,还要考虑影响健康行为的心理、社会和文化因素,传统的观念与习惯,个人或群体对口腔健康的要求、兴趣等,以确定首先进行的口腔保健内容与相应的教育方式。一般采取五种教育方法。

(1)个别交谈:就口腔健康问题和预防保健问题与患者、领导、家长、居委会成员、保健人员进行交谈和讨论。由于此方式是双向的信息交流,交谈的针对性强,讨论比较深入,效果好。例如患者就医时的随诊教育,不只是医师单向传授知识,而是有问有答的双向交流。在交谈中,医师或保健人员都要设身处地

地去理解与帮助患者,做他们的良师益友,而不以教育者自居。口腔健康教育的任务就是要帮助人们在口腔保健方面学会自助,使人们在掌握有关知识后自觉地去行动。

(2)组织小型讨论会:组织小型讨论会,如座谈会、专家讨论会、专题讨论会、听取群众意见会等。参加者除卫生专业人员、决策者之外,应广泛吸收不同阶层的群众。如果预备推广一项口腔预防保健的新技术,则应组织讨论此项目的可行性,项目的推广价值、效益,公众接受的可能性及科学性等,这种会议要注意吸收不同观点的专业人员与新闻媒介参与。如果是一项具体口腔保健措施在学校中的实施,应该请校长、教师、家长与学生共同参加讨论。各种小型讨论会既是很好的教育方式,也是调查研究的好方法。

(3)借助大众传播渠道:借助大众传播渠道,如报刊、杂志、电视、电影、广播、街头挂图与橱窗等,传播新的口腔保健信息,反复强化口腔卫生知识,劝阻不健康的行为,如经常吃零食、不刷牙等不健康行为。其优点是覆盖面大,能较快地吸引公众注意力,使之集中到有待解决的口腔健康问题上来。20世纪60年代,美国为了有效地预防牙周疾病,开展了"牙周电视运动"。由于人们牙周健康知识的增长,个人掌握了有效的口腔卫生措施,牙周情况普遍改善,再通过大众传播的渠道,将以上的信息传递给公众,鼓励人们更加重视牙周自我保健。

1989年9月20日全国爱牙日前后,对北京市学生、教师、家长及街头咨询群众的抽样调查表明:48.4%的被调查者是从大众传播渠道获得口腔健康知识的;从幼儿园、中小学教师处获得者占22.6%;从父母处获得者占20.4%;而从口腔医师处获得者仅占7.5%。在当前口腔医务人员很少的情况下,更应注意发挥大众传播媒介的作用。目前我国广播、电视综合覆盖率分别达到了95.4%和96.6%,充分发挥广播、电视在口腔健康教育中的作用,会收到较好的效果。

(4)组织社区活动:组织社区活动,如组织街道居民区、乡村和社会团体与单位(工厂、学校、机关)的活动,主要使人们提高对口腔健康的认识,引起兴趣,产生强烈的口腔健康愿望,以便寻找口腔健康教育的资源。通常是帮助进行口腔健康调查,了解对口腔健康的需求,为制订计划打下基础,在制订计划的过程中有意识地对不同层次的人进行教育,以增强目标人群对实施教育计划的责任感。

每种方法都有其优缺点,且不能相互取代。在不同的情况下选择不同的方法,才能收到较好的效果。重要的是教育者对受教育者的真诚关怀。

2.口腔健康教育计划的步骤 口腔健康教育计

划是口腔保健计划的组成部分,它对口腔保健计划的实施起到推动与加强作用。计划实施是为了保证目标的实现,因此设计要全面、严谨。设计时要考虑以下6个步骤:

(1)确定有待解决的问题:目标人群存在的口腔健康问题,年龄、性别、受教育程度、经济水平以及他们的口腔健康知识、信念、态度与行为的情况,所能提供口腔保健服务的状况与群体本身对口腔健康的要求与迫切程度。

(2)确定目标:例如提高目标人群预防口腔疾病知识的目标,以美国2000年口腔健康目标为例,到2000年95%的学龄儿童与成年人懂得口腔疾病的初级预防方法。

(3)评估本项目实施的条件:如资金、设备、专业人力,同时还应考虑目标人群原有的口腔健康教育基础、要求程度,领导者及现行政策对本项目的支持程度等。

(4)确定内容与选择方法:围绕目标人群口腔健康问题的严重程度、客观可能提供的条件、人群主观的要求等因素综合考虑。自我口腔保健应是项目内容的主要部分。

(5)充分估计执行中的困难:充分估计项目执行过程中的困难,并提前做好准备解决方案。

(6)评估效果:对计划作必要的调整与修改。

以上6个步骤不必按顺序进行,应综合考虑,但要防止遗漏。

三、口腔健康促进的原则与实施

(一)口腔健康促进的原则

口腔健康促进的原则是与其担负的任务是紧密相连的。

1. 注重一级预防是基础 口腔健康促进应以口腔疾病的一级预防方法为基础。按疾病自然发展史,预防措施可以从疾病发展的任何阶段介入,即预防贯穿于疾病发生前到疾病发生后和转归的全过程,根据各个阶段的特点与内容,分为三级预防策略。

一级预防(primary prevention)是在疾病发生前所进行的预防工作,以阻止疾病的发生,维护社区群体的口腔健康,包括口腔健康教育及控制和消除相关危险因素,如:窝沟封闭、局部用氟等。一级预防也是口腔健康促进的主要任务。二级预防(secondary prevention)主要是在疾病发生的早期,早期发现、早期诊断、及时采取适当的治疗措施,终止疾病的发展进程或防止疾病的进一步发展,尽可能达到完全康复。包括定期口腔检查、龋齿的充填、牙髓治疗、牙周洁治等。三级预防(tertiary prevention)包括修复已形成的龋损并防止进一步的并发症,尽可能恢复原来的牙体形态和功能,例如对缺失牙的修复。

龋病的一级预防内容包括:①全身与局部应用氟化物:自来水加氟、学校水源氟化、服用氟化物制剂(如滴剂、片剂)、氟化物漱口后咽下、局部使用氟凝胶或氟涂料、使用含氟化物的洁牙剂、含氟溶液漱口;②窝沟封闭:对新萌出的易感恒牙应尽早封闭,如封闭剂脱落,应尽快重新封闭。

牙周疾病的一级预防内容包括:①有效地刷牙,早晚各一次,每次2分钟左右,提倡Bass法(即水平颤动法);②使用牙线、牙签清除牙齿邻面的菌斑;③使用化学药物或中药漱口,如氯己定,适用于特殊人群或某一时期;④定期口腔检查和洁治(每0.5~1年一次)。

2. 发挥领导部门的主导作用 在口腔健康促进中,应重视发挥行政领导和公共卫生机构领导的主导作用。这是因为在健康促进中,常常受到一些个人不能控制的因素的影响,例如:工作条件、市场上缺乏标准的保健用品,如合乎生理卫生要求的牙刷、含氟量恒定的牙膏、不同种类的牙线、牙签、含有糖代用品的食品与饮料及口腔保健药品(适合我国儿童服用的氟片、氟滴剂等)等。一些重大的口腔公共卫生措施,如自来水加氟、食盐氟化等,以及社会经济、文化影响下的观念和习惯的改变,单纯靠个人力量是不能完成的,需要各级卫生行政部门来制定有利于口腔预防保健事业的重大政策。例如自来水加氟,1958年已被WHO认可,称自来水加氟为实际而有效的口腔公共卫生措施。1981年,国际牙科联盟对世界上35个国家、2.1亿人口饮用加氟自来水进行了评价、推广。结合我国实际情况,如何实施氟化水源,应依靠政府卫生行政部门进行调查、研究,作出抉择。对于口腔卫生费用占总卫生费用的百分比以及各级口腔医务人员的构成、人力的培训等促进工作,行政领导起主要作用。

3. 把口腔健康促进的任务作为目标 口腔健康促进的任务主要包括以下五个方面:

(1)制定危险因素的预防政策:预防政策包括对相关的科学研究给予更多的支持,加强口腔信息监测系统建设,改善各地网络信息联通渠道。

(2)制定有效的、有相关部门承诺的政策:预防有上升趋势的口腔健康高危险因素,如2011年原卫生部公布修订后的《公共场所卫生管理条例实施细则》中新增加了"室内公共场所禁止吸烟"等规定。

(3)加强国际国内和各级部门间的合作:加强国际国内和各级部门间的合作可以增强控制口腔危险因素的能力,提高公众对口腔健康的认知程度和口腔疾病的预防意识。

(4)协调政府、社会团体和个人的行动:在口腔健康促进行动中，需要协调政府、社会团体以及个人的行动，为了口腔健康促进行动的目标共同努力。

（5）组织社区口腔健康促进示范项目：在组织社区口腔健康促进项目时，尤其关注社会弱势群体、儿童和老年人。

（二）口腔健康促进的实施

1. 口腔健康促进的途径　口腔健康促进的途径遵循口腔预防医学的三大途径：

（1）全民途径：在社区中开展口腔健康促进活动时，选择一种预防措施使得该社区所有人群都能从中获益。例如自来水氟化防龋，通过调整自来水中氟的浓度达到适宜水平改变社区人们生活的环境，使社区中每个人能从自来水氟化项目中获得预防龋病的益处。

（2）共同危险因素控制途径：许多不利于健康的因素，如不健康的饮食习惯、卫生习惯、吸烟、饮酒以及压力等不仅是口腔疾病的危险因素，也是其他慢性病的危险因素，因此需要口腔专业人员与全体医务人员一起通过采取控制和改变这些共同危险因素的方法，促进人们的口腔健康和全身健康。

（3）高危人群途径：人群中每个个体发生龋病的危险性是不同的，龋病的高危人群对整个人群的口腔健康影响较大，因此，在开展口腔健康促进活动时，选择针对龋病高危人群的预防措施和方法，预防和控制高危人群的龋病，从而提高整个人群的口腔健康状况。例如对有深窝沟的适龄儿童开展窝沟封闭预防龋齿。

2. 口腔健康促进的项目介绍

（1）WHO 全球口腔健康促进优先行动：2003 年世界卫生组织就全球口腔卫生的健康促进优先行动提出以下内容：①应用氟化物：WHO 支持在发展中国家广泛应用含氟牙膏，特别希望为社会弱势群体提供价格低廉的含氟牙膏；②调节饮食营养：包括：提供营养咨询，提高母乳喂养健康促进行动，提倡减少饮用含糖软饮料，提倡健康饮食，预防口腔癌的发生；③控制烟草：包括制订远离烟草计划以及采取戒烟控烟措施；④在校园中促进口腔健康：包括强化国家、教育和卫生部门的职能作用，开展学校口腔卫生项目，研究和提高学校口腔卫生项目水平；⑤促进儿童和老年人口腔健康：作为特殊人群和弱势群体，控制危险因素和提供口腔保健是关键；⑥建设口腔卫生体系：包括人力、物力和财力的投入，社区卫生中心的建设，口腔卫生信息网络的建立等。

（2）中国儿童口腔疾病综合干预项目：为了提高儿童口腔健康水平，原卫生部、财政部从 2008 年起设立了中国中西部儿童口腔疾病综合干预项目，支持在项目地区建立儿童口腔卫生工作机制，开展儿童口腔健康教育、基层口腔卫生专业人员培训，对适龄儿童进行口腔健康检查和窝沟封闭等。从 2013 年起项目增加了对东部地区开展儿童口腔疾病综合干预项目的指导工作。此项目的实施体现了我国政府对儿童口腔健康的重视，并探索了适合我国的儿童口腔卫生工作模式，提高儿童口腔健康水平具有重要意义。具体实施步骤包括：

首先制订项目计划，根据原卫生部、财政部对项目的要求和工作规范，确定了各级卫生行政部门为项目领导机构，并设立各级项目办作为项目管理机构，以及各级专家组为技术指导和监督机构。

项目实施过程包括：选择有资质的医疗机构承担项目，确定适龄儿童为服务对象，对专业人员进行培训，对公众、管理人员、学校老师、家长和儿童进行健康教育，对适龄儿童进行口腔健康检查，筛选适合牙齿进行窝沟封闭。

项目督导与评估是各级卫生行政部门分别对项目承担的医疗机构进行督导，督导组包括卫生行政部门、项目管理人员和专家组成员。卫生行政部门组织专家制定项目效果评估指标，适时对全国的项目适时效果进行评估。

四、口腔健康教育与口腔健康促进的评价

（一）口腔健康教育的评价

1. 评价的时间　评价是科学管理的重要措施，是项目成败的关键，应贯穿于项目的全过程。

（1）口腔健康教育前：在口腔健康教育之前，需要了解个人与社区的口腔健康需要与兴趣，收集、分析、整理行为流行病学的基线资料，以便有针对性并有效地开展口腔健康教育工作。

（2）口腔健康教育过程中：在口腔健康教育过程中，也需要及时了解项目进展情况，获取反馈信息，以便需要时适当及时地调整现行项目。

（3）口腔健康教育后：在口腔健康教育后，需要评价健康教育的效果，以便指导和改进口腔健康教育项目。

2. 评价的内容　对口腔健康教育的主要评价内容是观察人群中有关口腔健康的知、信、行的变化，对目标人群口腔健康知识、信念、态度与行为的评价，可从以下五个方面考虑：

（1）口腔健康意识的变化：口腔健康意识是人们对有关口腔健康问题的一种思维、感觉和心理上的综合反应，一般体现在发现自己存在口腔疾病后的反应，如对某项口腔保健的要求、对口腔健康知识及有关教育资料的需求等方面的变化。

（2）口腔健康知识的变化：口腔健康知识是促使行为改变所不可缺少的因素。知识是指对口腔健康信息学习的过程，而知识是行为的基础与动力。可采用

配对式、选择式、判断式的问卷来了解目标人群知道什么，不知道什么。如1989年9月20日（全国第1个爱牙日）前后，对北京市中小学生、家长、干部与街头咨询群众的抽样调查，采用了选择式了解公众口腔方面的知识。

（3）对口腔健康问题所持态度的变化：态度是行为的准备状态，是对人、对事、对物的心理与感情倾向及评价。因此，常用一对反义词来判断，如用"喜欢、不喜欢"，"热爱、不热爱"，"相信、不相信"。在用牙科审美指数（dental aesthetic index）调查人们对错𬌗畸形的态度时，就属于这种方法。先让被调查者看几种不同咬合关系的模型，然后让其逐一判断：好、不好；满意、不满意；美丽、丑陋；可爱、不可爱，共4对反义词。并将每对反义词分成不同的等级，如把满意与不满意分为：很满意、满意、有点满意、有点不满意、不满意、很不满意7个级别来判断。使用这种方法可以对口腔健康教育项目、预防措施、口腔健康教育者的工作等作出评价，以观察群体在健康教育前后态度的变化。

（4）口腔健康行为的变化：行为是对知道并相信的东西付诸行动，如个人有效的口腔卫生行为、就医行为、口腔疾病治疗之后的继续自我保健行为、选用预防措施的行为等。观察与调查项目实施前后的变化。行为的动力来自信念，信念是相信某种现象或物体是真实的。旧的不卫生信念诸如"刷牙与牙齿健康无关"；"人老掉牙是必然的"；"牙齿好坏是天生的，治也没用"等。如果强烈地持有这类信念，就不能促进口腔健康行为的建立。而坚信口腔健康科学知识的人，无疑会促进健康行为的形成。但知而不行的现象普遍存在，说明从知到行之间还有着十分复杂的心理变化，受各种因素的影响，实际体现了人们价值观的自相矛盾。大多数人都希望自己健康长寿而不希望有疾病或短命，但是当需要人们作出一些努力或放弃一些不良习惯以保持健康时，却很难付诸行动或难以长期坚持。帮助受教育者认识这种情况，促进愿望与行为的一致，是一项重要的健康教育任务，也是健康教育的难点所在。

观察行为的变化，一般多采用选择式、填空式、答题式的问卷进行调查，设计问卷时应注意准确性，以免统计分析时造成困难，例如：在问刷牙时，不要设计"天天刷、经常刷、偶尔刷、不刷"。因为天天刷与经常刷的界限不清，偶尔刷与不刷也无区别。所以可设计为"每天早晚一次、每天早上一次、每天晚上一次、每周2～3次、每月1～2次、不刷"，这样对刷牙行为调查就较为准确。

（5）社会环境变化：主要指口腔卫生方针、政策的变化。例如全国各级牙病防治机构的建立；口腔健康教育计划被主管行政部门认可，并通过指令性文件要求实施"学生龋病、牙周疾病的防治方案"；市场上提供了各种符合卫生标准的口腔保健用品；医疗服务单位增加了口腔预防保健的服务、扩大口腔检查号、扩大口腔洁治诊室或把洁治定为治疗口腔疾病的常规；建立口腔健康教育诊室等，都属于社会环境变化的范畴。社会环境变化在短期内不易显效，需要长期、连续扩大口腔健康教育的影响方能显效。

以上5方面是对教育效果进行评价的主要内容。评价方式可采取口腔健康教育者自我评价、目标人群评价、知情人评价等。

（二）口腔健康促进的评价

1. **评价的分类** 评价通常分为过程评价、影响评价与结果评价。

（1）过程评价：过程评价是评价项目实施的过程，它提出参与者对健康促进干预的理解与反应，确定支持或阻止这些活动的因素。因此，过程评价是评估可接受性的一种方法，也可以评估一项口腔健康促进项目的适合性与平等性。过程评价可应用一套定性研究方法，如个别深入访谈、观察等。

（2）影响评价：影响评价是在项目中最后的步骤。例如，一个学校口腔健康促进项目可以包括最后对项目的评论。可以邀请学生参与来确定项目开始后他们是怎样改变的以及项目将怎样影响他们未来的行为。因为容易进行，影响评价是普遍的选择。

（3）结果评价：结果评价是对项目所涉及的长期作用的评价，比较项目前后与健康有关的行为变化，还可以比较项目组与对照组人群的知信行、口腔健康状况及影响因素的变化。结果评价较为复杂，实施比较困难，花费也较多。

2. **评价的基本要素** 在所有的评价中有两个基本要素：确定标准和获取信息。用于判断健康促进干预的价值有不同的标准，包括：

（1）效果（effectiveness）：效果是指达到目标或目的的程度。

（2）适合性（appropriateness）：适合性是指干预与需要的相关性。

（3）可接受性（acceptability）：可接受性是评价项目是否采用了容易接受的方法。

（4）效率（efficiency）：效率是指项目时间、经费、资源花费是否恰当，是否获得了效益。

（5）平等（equity）：平等是指同等的需要和同等地提供服务。

3. **评价的内容** 对口腔健康促进的评价包括对三个组成部分的评价：

（1）对口腔疾病预防的效果评价：对口腔疾病预防效果的评价主要是观察口腔健康状况的变化以及受试者知信行的变化等。

（2）对口腔健康教育效果的评价：详见第四节第一部分的内容。

（3）对口腔健康保护的评价：对口腔健康保护的评价主要包括对健康投入、卫生工作方针、政策变化等的评价。

（司　燕　王鸿颖　徐　韬）

参 考 文 献

1. 胡德渝. 口腔预防医学. 第6版. 北京：人民卫生出版社，2012
2. 徐韬. 预防口腔医学. 第2版. 北京：北京大学医学出版社，2013

Practice of Stomatology
4th Edition

第 4 版

下篇
技 术 篇

第 32 章

牙体缺损的直接修复

第1节 基本原则

牙体组织缺损的修复涉及机械切割等操作,会造成不同的牙髓和牙周组织反应,必须遵循生物学的原则,在去除和控制病源的同时,尽可能地保护正常的健康组织。与此同时,还要考虑生物力学原则和美学原则,恢复牙齿的咀嚼功能和维持美观。

一、生物学原则

1. 去除病原物质,消除致病因素,停止病变发展。与牙体病损有关的病原物质包括口腔中的微生物和形成疾病的微环境,如与龋有关的牙菌斑,还包括病损部位的感染物,如感染坏死的牙本质。只有去除龋坏组织,才能消除刺激物,防止感染扩散和复发;同时,新形成的修复体及其周围,应不利于菌斑再积聚。

一般通过组织的硬度和着色程度判断病变的范围。正常的釉质和牙本质不能为一般的手用器械所去除,而脱矿牙本质较软常可用手用锐器去除。正常牙本质无明显着色,吹干后,表面仍有光泽。而发生龋之后,脱矿的牙本质可因细菌和口腔物质的进入而呈棕色,表面没有光泽。一部分慢性龋的病例,由于牙本质发生再矿化,牙本质着色范围大于细菌入侵范围。如果去腐后组织硬度接近正常组织,表面光泽正常,则不必强求去除所有着色牙本质。急性龋病变进展较快,牙本质着色范围较浅,脱矿牙本质较厚,可以通过适当的染液标示出细菌感染的牙本质,避免过多磨除未着色脱矿牙本质。

2. 保护健康组织 保护健康的牙体组织:牙体修复治疗中,需要进行适当的牙体预备以获取足够的固位形和抗力形,保证充填修复体的质量。但仍要记住保留更多的健康牙体组织。近几年随着粘接材料的广泛使用,充填修复材料和技术的发展,以及对牙体疾病的深入认识和预防措施的使用,牙体充填修复治疗的洞形预备越来越趋于保守,有利于保留更多的健康组织。

保护牙髓:可以损伤牙髓的刺激物为热和化学物质。机械切割牙本质时摩擦产生的热可造成成牙本质细胞核移位至牙本质小管,长时间的产热则有可能造成牙髓的炎症和坏死。其次,牙体治疗中过分干燥牙本质导致牙本质小管液体外流,也可造成上述组织学变化。再其次,切割器械对牙组织的过度压力,可能造成牙髓组织的过度反应。充填修复材料和垫底材料中的小分子物质可能通过渗透作用对牙髓造成损伤。

牙髓的存在对于维持牙齿功能的完整性具有十分重要的意义。牙体治疗过程中应当采取各种措施,减少对牙髓的刺激,最大可能保护活髓。进行洞形设计时,要避开髓角部位,避免意外露髓;去除腐质时,先去除离牙髓较远部位的腐质,及时清理磨除的牙本质碎屑,保持视野清楚;要在去除了大部分感染物质之后,再去除较深部位的病变组织。避免向髓腔方向加压,备洞时,采用间断磨除,勿加压;钻磨时,要使用锋利器械并充分冷却术区,减少产热对牙髓的损伤。注意要做到有效冷却,防止窝洞结构阻碍冷却水到达钻针尖端,导致钻针尖端温度过高。另外,要避免用气枪持续吹干窝洞;在用金属材料进行充填修复时,要使用合适垫底材料,采取保护牙髓的措施,防止因金属充填修复体导热,刺激牙髓。

保护牙周组织:当牙齿缺损位于龈下时,可以考虑使用器械将牙龈撑开,或者使用排龈线使牙龈暂时退缩,避免切割器械对牙龈的损伤。存在过长的牙龈时,可用电刀切除过长部分,但要注意电刀的正确操作,避免造成日后的牙龈退缩。牙体治疗中,为了避免血液和唾液对操作区的污染,通常会使用橡皮障来隔离手术区域。长时间使用牙龈收缩夹,有可能会造成牙龈组织的血运障碍,要注意使用时间不可过长。

唇颊舌侧的充填修复体,若轴面突度过小,咀嚼过程中食物对牙龈的冲击力增大,引起牙龈炎症;若轴面突度过大,牙龈则会缺乏来自食物的适当按摩作用,自洁作用差,菌斑易沉积。邻面充填修复体的不良邻牙接触关系会造成食物嵌塞,引起牙间乳头炎症,破坏牙周纤维,造成永久性牙周萎缩。充填修复体过高或咬合关系不良,可造成牙周膜过大压力或不正确方向的受力,引起牙周组织的病理性反应。

二、生物力学原则

1. 修复前的咬合检查　在牙体治疗前，应该仔细检查患者的咬合情况，适当进行咬合调整。如果充填修复治疗部位在后牙区，需要检查正中和侧方是否存在早接触。如果存在病理性早接触，并且引起口 - 颌系统结构改变，需要先调整咬合。如果该早接触发生在需要治疗的患牙，但未涉及充填修复部位，并且没有发现明显的病理学意义，则不需要进行咬合调整；若早接触涉及充填修复部位，无论是否造成口 - 颌系统病理性改变，均需进行咬合调整。另外，可以标示出正中和最大牙尖交错的咬合接触部位，在洞形设计时尽量避开咬合接触部位，尽可能保留患牙原有的生理面形态，即功能牙尖斜面，尽少破坏患牙的正中和侧方运动轨迹，避免因充填修复治疗造成新的干扰。如果牙体组织破坏较大，承担咬合力较重而且咬合接触区位于充填修复体上，可以考虑进行高嵌体或全冠修复。

对于前牙区的充填修复体，应仔细检查最大牙尖交错的咬合接触关系，确定前伸的引导牙位。如果患牙有明显磨耗，应事先进行咬合调整。

2. 牙体预备时的生物力学　考虑牙齿缺损修复的最直接目标是使修复材料与剩余牙齿组织形成良好的结合，有效地行使咀嚼功能和恢复美观。修复材料与牙齿的良好结合依赖于固位力。目前获得固位的方式有两种，即机械固位和粘接固位。获得机械固位需要进行适当的洞形预备，而粘接固位主要来源于材料与牙齿组织的微机械固位和化学粘接力。牙齿的功能是咀嚼，材料的耐磨性和抗力性是要求修复材料具备的主要性能。修复后牙齿的抗力性取决于窝洞的抗力形预备、材料的物理特性以及适当的厚度。修复体的美观性则主要取决于材料的光学特性及使用者的合理搭配与应用。

釉质是人体最硬的组织，其中96%重量比是矿物质。釉质的基本结构单位是釉柱，垂直起于釉牙本质界，止于牙齿表面，按照一定方向规则排列。釉质可承受较大的和釉柱方向一致的外力。当釉质下方有牙本质支持时，即使釉质有细小微裂纹存在，也不会从牙本质上剥脱。当牙本质缺失时，无基釉质极易崩失，因此，大多数学者主张备洞时去除无基釉质。在牙体治疗过程中要避免过度磨除牙本质，以免人为造成新的无基釉质。对于美观功能要求较高而承受合力较小的前牙充填修复部位，可适当保留无基釉质，采用粘接修复术保证充填修复体的美观性能。

洞形预备的主要目的是保证充填修复体的固位和强度，保证充填修复后的牙齿能够行使正常咀嚼功能。

根据修复材料的不同种类和剩余牙体组织的情况，在预备抗力形和固位形时要充分体现生物力学原则，在尽量保存牙体组织的基础上，保证充填修复效果。

抗力形：使充填修复体和剩余牙体组织在承受正常咬合力时不发生折裂的窝洞形状。

固位形：是防止充填修复体受力时从侧向或垂直方向脱位的窝洞形状，属于机械固位，是传统的银汞合金材料充填修复时的主要固位方式，可以单独使用或几种固位形结合使用，其目的是提供足够的充填修复体固位力。随着粘接充填修复材料的发展，粘接固位在充填修复体固位中起了重要作用，相对而言，充填修复体的机械固位形预备要求有所降低，在一定程度上保留了更多的牙体健康组织，是今后牙体充填修复治疗的发展方向。粘接固位取决于被粘接面积的大小，而不取决于粘接剂进入牙齿组织的深度。

对于牙体组织广泛破坏的活髓牙齿的修复，银汞合金充填无法保证固位时，除外直接粘接修复方法，还可以考虑高嵌体或全冠等间接修复方法。

3. 修复后的咬合调整　充填修复体的外形恢复完成后，承受咬合力的部位需要进行咬合调整，恢复正常的咬合关系。术后咬合调整一般分两次或数次完成。即刻咬合调整时，检查正中和侧方或前伸关系，去除明显咬合高点和干扰。前牙充填修复体在最大牙尖交错最好避免有咬合接触。注意检查后牙充填修复体是否改变了生理性运动引导斜面，避免因恢复后牙的咬合面美学形态而造成牙尖斜面陡度增加。修整抛光充填修复体时，注意保持牙尖斜面。银汞合金充填修复材料完全固化需24小时，因此，术后的即刻咬合检查让患者注意轻咬，避免充填修复体破裂。另外，如果患牙长期存在缺损时，恢复咬合接触后，患牙会有暂时咬合不适，需要几天的时间适应。

牙体缺损在修复之后，应该对充填修复体进行复诊和咬合调整。通常银汞合金充填修复体术后会有轻微膨胀，复诊时注意修整充填修复体边缘，重新检查调整正中、侧方和前伸的咬合关系。同时经过患者的咀嚼和进食，可以发现充填修复体的邻面接触关系是否理想，是否存在早接触等干扰。对于仍有咬合不适症状的患者，需慎重进行全面咬合检查和调整，可以分多次完成。另外，复诊时对充填修复体表面进行再次抛光，可以减少菌斑在充填修复体表面聚集，利于延长充填修复体的寿命。

三、美学原则

美学原则是牙体修复原则中不可或缺的重要部分。充分掌握和熟练应用各项美学原则，可以通过调整牙齿的阴影、颜色、色泽和形状等达到美学修复效果。牙齿美学包括形态美学和色彩美学。牙齿在容貌美和个性化表现中起着重要作用。因此,牙体治疗时,在遵循普遍美学原则的同时,也要兼顾个性化特征,要充分了解患者的特点,考虑患者可能的需求和期望值。除了普通的色彩学知识之外,医者还应了解下列原则:

1. 对称原则　对称原则是口腔颌面部进行美学修复的主要依据法则之一。人类颌面部结构基本呈中线对称,如果两侧结构出现明显的不对称,则会破坏容貌的美感。牙列的中线通过两中切牙之间,与水平面垂直,并且与面部中线一致。

临床上可以利用视觉原理达到较好的对称效果,如在充填修复牙齿缺损时,应该参照同名对照牙恢复牙齿外形特点。当患牙条件与同名对照牙不同时,如间隙过大或过小,龈缘过高或过低,无法完全按照对照牙来进行修复时,可以利用视错觉的一些技巧,使得患牙与对照牙"看上去"完全一致。当患牙与对照牙的牙面大小较为一致时,整体感觉上会产生对称美。

2. 协调原则　牙体美学修复的另一原则是协调原则。在进行美学修复时,应该详细分析患牙与邻牙和对牙,牙周组织以及邻近口腔颌面部结构的关系,同时要考虑患者的年龄和性别因素,以达到最佳协调效果。患者需求要得到充分的尊重和考虑。

第2节　无痛术和术野隔离

一、无 痛 术

焦虑、紧张和恐惧情绪是口腔科治疗中经常遇到的患者就诊时的表现,这些精神状态影响人对疼痛的反应阈值,增加治疗的困难。当今,在强调医学科学的社会心理特性时,尤其要使医务工作者认识到,治疗任何疾病的过程不仅是针对疾病本身的,还应该包括对患者全身心的关怀。有效地控制或消除患者的焦虑、紧张和恐惧情绪,既是医者良好素质和技术的体现,也是保证专项治疗顺利成功的初始步骤。消除患者的焦虑、紧张和恐惧情绪,是现代牙科治疗技术的重要组成部分。

解决患者上述情绪的方法除了医者良好的交流能力外,还需要无痛技术的使用。牙体修复时的无痛主要是局部麻醉。

（一）局部麻醉前的准备

1. 仔细询问患者全身疾病史、用药史、药物过敏史。对有心血管疾病者,慎用加有肾上腺素的药物。对有过敏史的患者,慎用普鲁卡因类药物。

2. 了解各类局麻药的作用特点和药物特性,避免过量用药。

3. 选择合适的麻醉方法,对有牙槽骨和黏膜炎症的牙齿尽可能不选择局部浸润麻醉。

4. 对过度紧张的患者、有过度饮酒史的患者,应适当加大局麻药的剂量(常用量的基础上增加 30%～50%)。

5. 需要麻醉牙髓神经时,可适当加大剂量(常用量的基础上增加 20%～30%)。

6. 为减少进针时的疼痛,进行注射麻醉前应先进行进针部位的黏膜表面麻醉。

（二）表面麻醉和局部浸润麻醉

1. 表面麻醉　适用于黏膜表浅麻醉。可用于局部麻醉注射麻药前对进针部位黏膜组织的麻醉和减少患者的恶心反射。

用于黏膜表面麻醉:使用前应隔离唾液,将药物凝胶(或用小棉球吸足药液)敷于欲麻醉的部位,3～5分钟后将药液拭去,令患者漱口。

用于抑制恶心反射:将药物均匀喷于咽及舌后部黏膜表面,嘱患者不得吞咽,数分钟后将多余药液吐出。

2. 局部浸润麻醉　适用于成人上颌单个牙的牙龈、牙槽骨、牙周膜和牙髓的麻醉,儿童上下颌单个牙的牙龈、牙槽骨、牙周膜和牙髓的麻醉。上腭部的浸润麻醉也可用于抑制恶心反射。注射针的斜面应和骨面平行进入组织,针头碰到骨面时应略回抽少许,避免进入骨膜下。注射麻药前需回吸无回血。注射药物需缓慢。根据不同需要确定药量。成年人、老年人,牙髓治疗和根尖手术时,用药量要略多一些。

3. 神经传导阻滞麻醉　适用于多个牙齿及牙周组织的麻醉。

二、术 野 隔 离

牙体治疗中保持术区干燥和牙髓治疗中避免术区的再感染对于保证疗效非常重要;唾液和软组织等在治疗过程中需要与术区隔离开。术野隔离在牙体牙髓疾病的治疗中是最基本的要求。常用的方法包括橡皮障术野隔离法和棉卷隔离法。

（一）橡皮障术野隔离法

橡皮障术野隔离法(图 32-1)是保持术区干燥最理想的方法。应用橡皮障可以有效隔湿,隔离感染,提供干燥、清洁的术野。可以有效地保护患者,避免误吞误吸,保护软组织。同时,可以方便医师操作,提高可视性,缩短手术时间,提高医疗质量。

1. 橡皮障材料和工具(图 32-2)

(1)橡皮布:为乳胶类材料制成,有不同的大小、厚度和颜色。商品多预先裁好成边长为 150mm 或 125mm正方形。厚度有 5 个规格:薄(0.15mm)、中(0.20mm)、

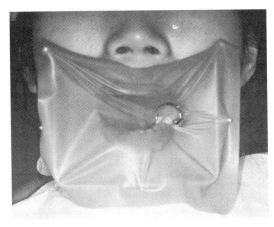

图 32-1　橡皮障术野隔离

厚（0.25mm）、加厚（0.30mm）和超厚（0.35mm）。厚的橡皮布不容易撕裂，弹力较大，在牙颈部的封闭性好，有利于提供更好的隔离效果，缺点是不容易就位，对固位装置的脱位力较大。前牙、刚萌出的牙、固位力差、牙颈部膨大或牙齿体积较大时可选用较薄的橡皮布。一般选择中等厚度的橡皮布即可。颜色可根据需要选择，黑色或灰色的橡皮布与牙齿对比强烈，可使视野更清晰，但易造成术者视觉疲劳。绿色或蓝色的橡皮布比较美观，临床较为常用，缺点是影响比色，应在安装之前完成比色。自然色或透明色的橡皮布具有半透明性，可用于需要拍摄 X 线片，其中性的色调也可用于需要比色时。橡皮障不宜长时间保存，老化的橡皮障会变脆，易撕裂。保存在低温环境中可以减缓材料老化。橡皮布可溶于氯仿等有机溶剂，在治疗时应避免药剂与橡皮布的直接接触。

（2）打孔器：一般由一个硬质的穿孔盘和打孔针组成，上有不同规格的孔，适用于不同大小的牙。打孔以前，应该先确定橡皮布上打孔的位置。有两种确定位置的方法，一种是采用预先穿好孔的模板，在要打孔的位置标记好；另一种方法是在橡皮障的中央略偏患牙一侧直接打孔。打出的孔边缘应连续光滑，避免孔边缘的微小撕裂或打孔不完全，否则容易在安装时撕裂。

（3）橡皮障夹：夹持在牙冠外形高点龈方的牙颈部，起到固定橡皮布的作用，同时可以牵拉橡皮布和下方软组织。由弓部和夹臂组成。弓部是保持夹子弹性的部分，连接两个夹臂，不宜过分展开，弓的位置一般朝向牙列远中。夹臂上的翼部可以用来预放橡皮布。卡环的喙部环抱牙齿，与牙颈部应有四点接触以保证固位稳定，是主要的固位部分。橡皮障夹有不同的类型，以适用不同的牙齿。医师可以根据治疗牙位、治疗项目、患者口腔情况以及所采用的橡皮障安装方式来选择。

（4）夹钳：由柄、喙和中央定位器组成。其喙部可以放入橡皮障夹翼部的孔中撑开架子，手柄中部有定位装置，将撑开的夹子固定住，以利握持和安装，便于在医师和助手间的传递。

（5）支架：用于撑开橡皮布，有塑料和金属两种材料，U 形和环形两种样式，弯曲度应与面部外形相适应。塑料支架用于拍摄 X 线片不显影，较为适合根管治疗时使用。

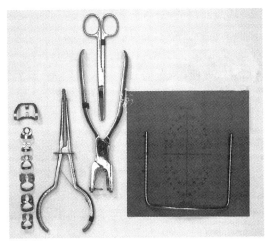

图 32-2　橡皮障的组成装置
1. 橡皮布　2. 橡皮障支架　3. 打孔器　4. 橡皮障夹钳
5. 橡皮障夹：a 前牙夹　b 磨牙夹　c 前磨牙夹

2. 橡皮障的使用　橡皮障安装之前首先需要确定需要隔离的牙齿和橡皮障的固定方式，然后再进行相应的准备。

（1）牙齿准备：使用前，尤其在进行牙体修复时，需洁治患牙，去除软垢、结石和增生的牙龈。去除有渗漏或锐尖的充填体，修整充填体悬突。对于缺损面积大的牙齿，需完成假壁的制作或安放正畸带环。对牙的邻接面要用牙线进行清洁，必要时用抛光带处理。这样做一方面有利于橡皮障在牙颈部的贴合度，另一方面有利于粘接修复的质量。要检查正中咬合时的关系，必要时作好标记，以方便牙体修复。牙体修复时，有时除了待修复的牙之外，也需暴露邻牙或同名对侧牙。

（2）准备橡皮障：橡皮布大小的选择应遵循安装完毕后，上缘应不遮盖鼻孔，下缘达颏下部，能够遮盖整个口腔。为了节省椅旁工作的时间，可以使用预先穿好孔的模板在橡皮障上作好标记，根据患牙的位置在相应部位打孔。多数打孔器为 5 个孔，一般情况下，最大的两个孔用于磨牙，最小的两个用于上下前牙，中间号用于前磨牙。临床上要根据固位牙的大小、安装方法和橡皮布的弹性灵活选择不同孔径。打好孔的橡皮障可在孔的内侧（靠近组织面一侧）涂一点水溶性润滑剂或普通牙膏，但不可用油剂。

（3）放置橡皮障：介绍3种常用的放置橡皮障的方法。

1）翼法：选择有翼的橡皮障夹，夹的翼部穿过橡皮布的孔并撑开，将橡皮障夹带着橡皮布一同固定到牙颈部，橡皮布用支架撑开。此法为口内操作时间最短的一种方法，因此最常用，特别是根管治疗仅需暴露一颗患牙时（图32-3）。

2）橡皮布优先法：将打好孔的橡皮布套入牙齿，然后用橡皮障夹钳将橡皮障夹固定到牙颈部，最后用橡皮障支架将橡皮布撑开即可。前牙需暴露多个牙齿时用此法较方便，固位时可不用橡皮障夹，只用弹性绳固定。缺点是橡皮障夹可能夹破橡皮布。

3）橡皮障夹优先法：将橡皮障夹直接夹在固位牙上，然后将橡皮布上的孔依次套过并暴露橡皮障夹的弓部、牙齿和橡皮障夹的夹臂。此方法只适用于无翼的橡皮障夹。需注意橡皮障夹上应系有保险绳并在安装过程中保证安全绳位于口外，以防止橡皮障夹的误吞误吸。如果操作时没有助手，最大的困难是唾液和操作时水的处理。临床上可以对弱吸头作一点改造，

将末端的塑料去掉1cm，将保留的金属丝弯成小钩，挂在橡皮障固定夹上。

当橡皮障就位后，要检查牙颈部边缘密合。理想的橡皮障与牙颈部牙面的关系是，孔周围的橡皮部边缘应该紧贴牙颈部，可以避免唾液进入术野。根管治疗使用冲洗药物前，可先用清水注在术区，观察水是否会渗到下方。如果有渗漏情况，可以酌情调整橡皮障夹、橡皮布或使用暂时封闭材料。注意不要影响患者的呼吸。如果操作时间较长或患者过敏，则最好在橡皮障与皮肤之间垫纸巾。

3. 取下橡皮障的方法　单个牙时，只需撑开夹子，直接取下即可。多个牙时，先松开夹子，然后将橡皮布从唇颊侧拉开，用剪刀将牙间的橡皮布剪断后取下。可用示指垫在剪刀下方，防止损伤黏膜。注意不要在牙间隙遗留橡皮布碎屑。

4. 辅助工具　橡皮咬合垫：长时间操作，患者很难主动保持张口状态，橡皮咬合垫有助于患者保持开口状态而不疲劳。牙线：可辅助橡皮布通过牙间隙。

（二）简易术野隔离技术

在无法进行有效的橡皮障隔离的时候，可采用较为简便的棉卷隔离和吸唾器隔离。

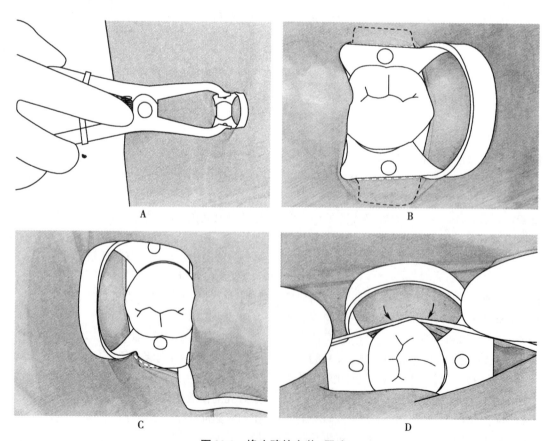

图32-3　橡皮障的安装：翼法

A. 橡皮障夹的翼套入橡皮布　B. 套有橡皮布的橡皮障夹夹于固位牙　C. 将橡皮布翻转到橡皮障夹翼的下方　D. 牙线辅助将橡皮布通过邻牙接触区

1. 棉卷隔离法 将消毒棉卷分别放在需治疗牙的颊舌侧和唾液导管开口处。术者可以用口镜压住舌侧的棉卷，用另一只手在拉开口角的同时压住颊侧的棉卷。也可以让助手用吸唾器协助压住舌侧的棉卷。在没有助手的情况下，还可以让患者用一只手的示指协助固定舌侧棉卷。

2. 吸唾器控湿 一般情况下，棉卷隔湿时需要同时用吸唾器不断地吸去口腔内的唾液。除了常规将弱吸管放在舌下的部位外，助手还可以辅助使用强吸管抽吸。长时间将吸唾器与黏膜接触时应在吸唾头下方衬垫棉纱，防止过度真空吸造成局部黏膜损伤。另外还有商品化多功能术野隔离工具，如将吸唾器头端外形改为挡板状结构，既可吸唾又能控制舌部的运动。

多数情况下，棉卷隔离加吸唾控湿可以满足治疗时隔湿的基本需要。但是，从安全性和无菌性两方面考虑，应推广使用橡皮障术野隔离法，尤其在进行根管治疗的操作时。

第3节 牙体治疗手术器械

一、手持器械

（一）手持器械的结构和材质

手持器械由3个部分构成：①工作端：为器械的功能部分，有刃或无刃；②柄：为器械的握持部分，其断面常呈正六边形，柄上有刻纹，以利握持；③颈：是连接柄与工作端的部分，较细小，有不同的长度和角度变化，以适于在不同的部位使用。一般由不锈钢制成，也有镍钛合金材质，用于粘接修复。

（二）手持切削器械

手持切割器械的工作端有刃，有切割作用。由于旋转机用器械的效率更高，手持切削器械仅用于去除龋坏组织以及窝洞的修整。

1. 挖匙 工作端呈圆形或卵圆形匙状，有大、中、小型号之分（图28-1）。挖匙的切割刃锋利，用于刮除龋坏和炎症组织以及暂时性充填材料；也可用于银汞合金充填体的刻形。

2. 凿 主要用于切削悬釉，又称釉凿。刃端形似凿子，刃幅分别为1.0mm、1.5mm及2.0mm三种宽度，分为直型、双弯及三弯三种。

（三）手持修复器械（图32-4）

1. 水门汀充填器 两工作端，一端为平滑面充填器，另一端为扁平状钝刀形，其扁平面与颈部和柄可在同一平面，也可垂直呈锄形，又称远中充填器，专用于牙齿远中面窝洞的充填。适用于水门汀类和牙色材料的采取、充填和修整。

2. 银汞合金充填器 工作端呈圆柱形，端面为平滑面或条纹网格。用于充填修复时填压银汞合金。

3. 树脂成形器 两端工作端为高度光滑的扁平状刻刀型，工作端扁而窄，工作面与颈部和柄可在同一平面，也可垂直呈锄形。用于直接粘接修复时树脂的采取和堆塑。材质有金属和聚酯类两种，金属器械工作端外表面可包被有钛涂层，便于树脂与器械分离。也可用于其他牙色材料的充填以及放置排龈线等。

4. 光滑器 工作端外形有多种，常为圆形或梨形，表面光滑。用于充填后的银汞合金充填体和树脂表面的填压、修整，可光滑表面，同时使充填体边缘与洞壁密合。小的光滑器还可以调整金属成形片的外形和凸度。

5. 雕刻器 工作端呈不同的外形，用于树脂或其他牙色材料固化前和银汞合金充填时雕刻外形。

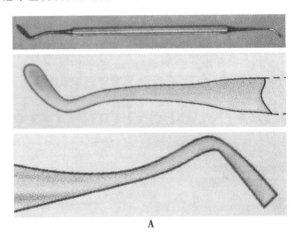

A

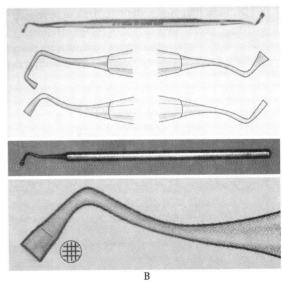

B

C

图32-4 手持修复器械

A. 水门汀充填器　B. 银汞合金充填器　C. 树脂成形器

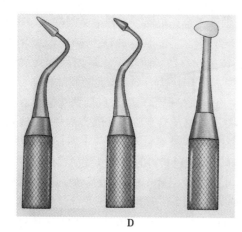

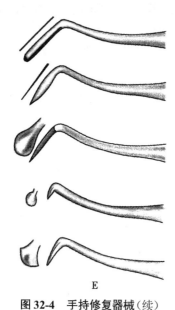

图 32-4 手持修复器械（续）
D. 光滑器　E. 雕刻器

6. 刻刀　用于去除邻面洞、V 类洞充填体表面和接触点下方龈外展隙多余的充填材料及外形的修整。弯月形的 12 号手术刀片最为常用。

（四）手持器械的握持方法

手持器械的握持方法有两种：握笔法和掌拇指法（图 32-5）。

1. 握笔法　拇指、示指和中指握紧器械柄，用无名指或无名指与小指共同作为支点。支点应牢固有力，口腔内工作时应尽可能将支点置于牙上。这种握持法运动幅度宽而准确，适用于精细工作，在进行牙体牙髓病的治疗操作时均用此法。

2. 掌拇指法　以手掌及四指紧握器械柄，用拇指作支点。这种握法多用在口外修整模型和义齿的操作。

二、机 用 器 械

（一）机头

机头（handpiece）也称为手机。

1. 按外形可分为直机头和弯机头两种。

（1）直机头：可安装长柄钻头进行切割或打磨。多用于调磨牙尖和在口腔外工作。

（2）弯机头：可安装短柄钻头进行切割或细锉。主要用于口腔内操作。

2. 驱动手机的动力可有不同，有电动马达和气涡轮手机两种。

（1）电动马达（electrical engine）：以电为动力，手机与电动机连接称为电动牙钻。通常转速为 10 000～40 000r/min。微型低速马达是以齿轮传动的电动牙钻，转速通常为 800～1500r/min。

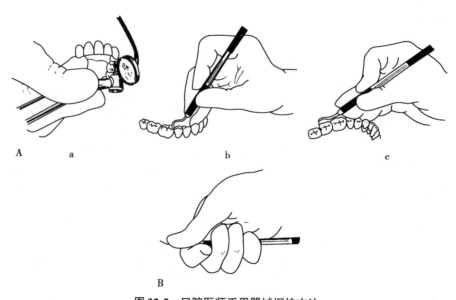

图 32-5 口腔医师手用器械握持方法
A. a. 倒握笔法，b、c. 握笔法　B. 掌拇指法

（2）气涡轮动手机：以压缩气流为动力，又称为气动手机。机头内部装有叶轮，它受到来自细微喷嘴中喷出的压缩空气所推动而高速旋转，一般转速为300 000r/min，最高转速可达到500 000r/min。气涡轮手机因转速高而有很高的切割效率，但同时产热也多；手机的转矩很小，切割时压力增大可使转速降低。因此，气涡轮手机的工作方式应为轻轻点磨，并伴有喷水冷却。

（二）机用治疗器械

1. 钻针

（1）结构：钻针一般由头、颈、柄三部分组成。头部为各种不同类型的工作端，经由颈部与柄相连。柄为将钻针装在手机上的部位，其作用是接受转动力，使钻针转动。与手机机头相接的方式随不同类型的钻针而不同，弯机头为栓式相接，气涡轮机头为摩擦夹持相接。

（2）型号：钻针柄部直径和长度的国际标准（ISO）见表32-1，钻针的型号见表32-2。

表 32-1 钻针柄部直径和长度的国际标准（ISO）

	直径	长度
直机头用钻柄部	2.35mm	44mm
弯机头栓式钻柄部	2.35mm	16mm、22mm、34mm
摩擦夹持式钻柄部	1.558~1.603mm	16mm、19mm

使用注意事项：①用时应保持其刃的锐利和刃槽的清洁，刃槽内的污物可用钢丝刷或粗纱布卷清除，刃缘变钝后不宜再用；②消毒钻针用的消毒剂要求具备防锈功能。

（3）分类：钻针工作端按材料不同分为钢钻针、碳钨钢钻、金刚砂钻针、石尖等；头部的基本外形有球形、倒锥形、平头圆柱形、尖头锥柱形、梨形等；依其功能不同分为切割钻及修形钻；在切削方式上分为刃（blade）切削和磨砂尖（point）切削两类。刃切削类钻针就是指牙科钻（dental burs），磨砂切削钻针则包括金刚砂钻针、石尖、橡皮磨光轮、抛光杯等（彩图32-6、彩图32-7A，见书末彩插）。

金刚砂钻针（diamond drill）：由三部分组成（图32-7B）：金属原材、不同大小颗粒的金刚砂和金属基质（镍、铬）。通过在液态金属基质中，用电镀法将金刚砂颗粒固定在金属原材上而制成。金刚砂颗粒有粗（150~125μm）、中（125~88μm）、细（88~44μm）和超微（44~36μm）颗粒之分。厂家通常用柄部的颜色环来标识头部不同粗细的颗粒：超微颗粒为黄色，细颗粒为红色，中颗粒为蓝色或无色，粗颗粒为绿色。颗粒更细的钻针金刚砂粒度为30~40μm（粗修钻）和15μm（精修钻）。

2. 抛光器械（彩图32-8，见书末彩插）

（1）抛光碟：为一面有研磨介质的塑料碟片，研磨颗粒主要为氧化铝，也有碳化硅、石英石、刚玉砂等。粒度分布从55~100μm粗颗粒到7~8μm超细颗粒不等，粗颗粒型可作为修形工具，细颗粒型用于抛光。使用时应遵循从粗到细依序进行的原则。修复体邻面抛光还有手用抛光条可供选用。

（2）抛光轮：工作端由有弹性的物质如橡胶制成，分布有氧化铝或金刚砂等研磨料涂层。有各种大小及形态，如火焰状、轮状、杯状、锥状、倒锥状和柱状等。颗粒有粗细之分，以不同的颜色加以区分。用于牙体修复体的平滑面和凸起部位的研磨与抛光。

（3）抛光刷：高分子刷毛浸渍有超细研磨颗粒，形状有杯状和尖状两种。主要用于牙体修复体的窝沟和

表 32-2 钻针的型号和工作端最大直径

工作端最大直径（mm）	0.5	0.6	0.8	0.9	1.0	1.2	1.4	1.6	1.8	2.1	2.3	2.5	3.1
ANSI/ADA* 编号													
锥形裂钻			168	169	170	171							
横刃锥形裂钻				699	700	701		702		703			
圆钻	1/4	1/2	1		2	3	4	5	6	7	8	9	11
倒锥钻		331/2	34		35	36	37		39	40			
银汞抛光钻													
圆形				7002	7003	7004		7006			7008		7010
针形			7901	7902	7903								
火焰形					7102	7104		7106			7108		
ISO 编号	005	006	008	009	010	012	014	016	018	021	023		

注：*ANSI/ADA 美国国家标准局/美国牙科学会

凹陷部位的研磨与抛光。

（4）布制抛光轮/盘：用于口内修复体的抛光、嵌体和冠修复体的口腔外抛光，可与抛光膏一起使用，用于修复体的最终细抛光。微填料树脂可用氧化铝抛光膏（粒度小于1μm）与布轮联合抛光；混合填料和纳米填料树脂可先用金刚砂抛光膏（粒度为1～10μm），再用氧化铝抛光膏与布轮联合抛光。

三、其他牙体治疗器械

（一）牙邻面成形系统（图32-9）

成形片是用金属或其他材料制成的薄片，用以形成临时洞壁，以利于填压充填料恢复牙齿外形，并防止出现悬突。多数复面洞的充填修复需使用成形片。

1.分段式成形系统　由豆瓣状金属成形片和环形金属固定夹组成（图32-9A）。成形片厚度较小（如0.0015英寸），外形设计为弧形，可更好地恢复邻面形态。金属固定夹的弹性可以起到很好的分牙作用，更好地恢复邻面接触关系。

2.普通金属成形系统　由金属成形片和成形片夹组成（图32-9B）。成形片为不锈钢薄片，带有两个小孔，厚度一般不超过0.038～0.05mm，主要用于银汞合金充填修复。安放时凸起部位朝向龈方，由成形片夹夹于小孔内固定。

3.环形金属成形系统（图32-9C）　常用的有8号金属成形系统，由8号成形片夹和长条形金属成形片组成，适于多面洞充填。Tofflemire成形系统除成形片夹的设计与之略有不同外，组成和适用范围基本相同。

4.透明成形系统　由透明聚酯成形片和固位工具组成。主要用于前牙缺损树脂修复的邻面成形。厚度为0.05mm。由于成形片透明，允许固化光线从多角度通过。可用楔子或手指固定，也有自带固位装置的系统可将透明成形片以环形安放（图32-9D）。

5.楔子　有木制和塑料制品，呈三棱柱形或锥柱形，与后牙邻间隙形态相适应。配合成形片使用，使成形片与牙面贴合，有助于充填物在龈阶处的密合和成形，防止产生悬突和间隙。用于涉及邻面的光固化复合树脂修复时，可选用透明导光楔子，允许固化光线从邻面和龈方通过，加强固化效果。

6.使用时的注意事项

（1）成形片必须适合患牙的情况，不适合时，应按患牙所需大小和形态修剪合宜。经过试用后，再用成形片夹安放固定。试用和安放时均不应损伤牙龈组织。

（2）邻面洞修复时，成形片应超过缺损部位的龈方，并用楔子使成形片紧贴牙面。

（3）当充填料固化或初步固化后，方可取出成形片，并应十分注意不损坏充填体。

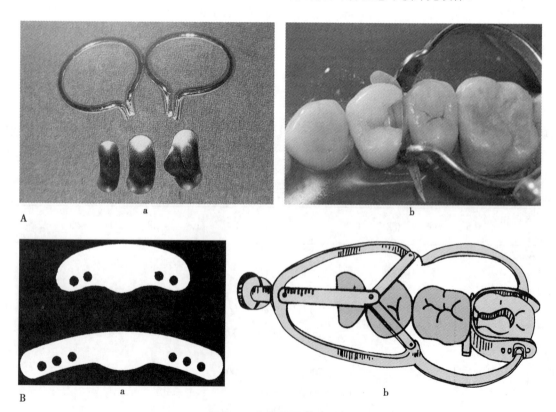

图32-9　各种邻面成形系统
A.分段式成形系统（a.成形片和成形片夹　b.临床应用）
B.普通金属成形系统（a.成形片　b.成形片夹）

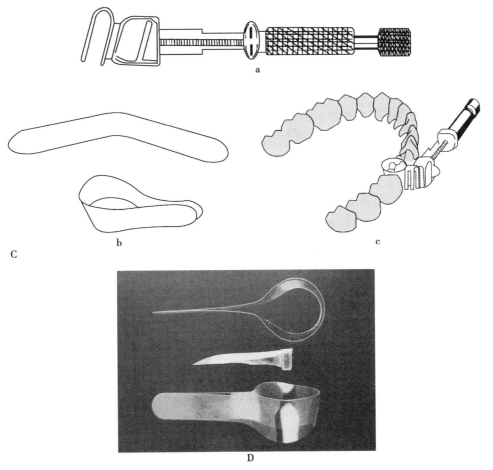

图32-9 各种邻面成形系统（续）
C. 环形金属成形系统（a. Tofflemire 成形片夹　b. 成形片　c. 临床应用）
D. 透明成形系统（a. 聚酯成形片　b. 导光楔子）

（二）银汞合金充填用辅助器械

1. 银汞合金输送器　由推压手柄、一定角度弯曲的输送套筒和弹簧栓头组成。将调制好的银汞合金分份放在输送套筒口内，通过推压手柄压缩弹簧栓头，将银汞合金推出，输送到牙齿所需充填的窝洞中。

2. 银汞合金调拌器　用于调制银汞合金。将混合后的银汞合金胶囊放入银汞合金调拌器振荡。

第4节　银汞合金充填术

银汞合金充填术是直接修复牙体缺损的常用技术，它采用牙体外科技术，去净龋坏组织并预备窝洞，再将银汞合金充填到窝洞中，以恢复牙齿的形态和功能。银汞合金充填术包括窝洞预备和银汞合金充填两大步骤。

一、适应证

1. 后牙或其他非美学区域的牙体组织缺损，可按照备洞原则形成抗力形和固位形者。

2. 牙髓治疗后需作全冠修复前的牙体缺损。

在如下情况时应慎用银汞合金修复：①后牙牙尖缺失、边缘嵴缺损范围较大且殆力过大者，宜作嵌体修复；②牙冠有劈裂可能的牙体缺损，如微裂，不宜作银汞合金充填；③牙髓治疗后牙冠缺损过大或所余牙体组织过薄，应考虑桩核冠修复；④汞过敏的患者禁用银汞合金修复。

二、窝洞预备

（一）窝洞的基本概念

窝洞是去净龋坏组织后、按一定形态要求经手术预备形成的洞。要求填入充填材料后，充填材料及牙齿均能承担正常咀嚼压力，不折断、不脱落。

1. 窝洞的结构　窝洞由洞壁、洞角和洞缘构成（图32-10）。

（1）洞壁：窝洞内的各壁称为洞壁。各以其在窝洞内的位置命名，如位于颊侧的洞壁称颊壁；位于近中的洞壁称近中壁；与牙长轴平行、覆盖牙髓的洞壁称轴壁；与牙长轴垂直、位于髓室顶的洞壁称髓壁；与牙长轴垂直、位于龈方的洞壁称龈壁,等等。

(2)洞角:洞壁相交构成的角称洞角。两壁相交构成线角;三壁相交构成点角。洞角以构成它的各壁联合命名,如轴壁和髓壁构成的线角称为轴髓线角;轴壁、舌壁和龈壁构成的点角称为舌轴龈点角,等等。

(3)洞缘:洞壁与牙面相交处构成窝洞的边缘即洞缘。洞缘是洞壁与牙面构成的洞角,也称洞缘角或洞面角。

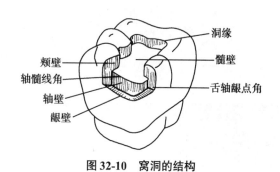

图 32-10 窝洞的结构

2.窝洞的命名和表示法 窝洞的名称以窝洞所在的牙面命名。如位于面的窝洞称为面洞;位于远中面及面的双面窝洞称为远中邻面洞。为方便临床记录,规定以各牙面英文名称的第一个字母表示(大写),即:切缘(incisal)—I、唇面(labial)—L、颊面(buccal)—B、舌面(lingual)—L、面(occlusal)—O、近中面(mesial)—M、远中面(distal)—D、腭面(palatal)—P,唇面和颊面又可统一用 F(facial)表示。如面洞记录为 O,近中邻面洞记录为 MO。

3.窝洞的分类 目前国际上通常采用 G.V.Black 分类法,它是根据龋损发生的部位,将龋损预备后的窝洞分为五类,并以罗马数字表示。

(1)Ⅰ类洞:任何牙面的窝沟、点隙处病损所预备的窝洞。

(2)Ⅱ类洞:后牙邻面病损所预备的窝洞。

(3)Ⅲ类洞:前牙邻面病损未累及切角时所预备的窝洞。

(4)Ⅳ类洞:前牙邻面病损已累及切角时所预备的窝洞。

(5)Ⅴ类洞:所有牙齿的唇(颊)舌面近龈 1/3 处的病损所预备的窝洞。

临床上还常采用一种按窝洞所包括的牙面数分类的方法,将仅限于一个牙面的窝洞称为单面洞,包括两个以上牙面的窝洞称为复面洞。

(二)窝洞预备的基本原则

窝洞预备时应同时遵循生物学原则和生物力学原则,应包括以下几点:

1.除尽龋坏组织,消除致病因素,停止病变发展。

2.保护健康牙齿组织备洞时应保护牙髓、牙周和黏膜组织不受损伤,尽量保存更多的健康牙体组织。

3.预备的窝洞要满足生物力学的要求,具备足够的固位形和抗力形。

由于银汞合金与牙体组织无化学结合,因此,预备的窝洞要同时兼备固位形和抗力形,以使充填体不致松动和脱落;同时充填体与牙齿组织都能承受正常咀嚼力,不致折裂或劈裂。

(1)窝洞的固位形:固位形是指能使充填体保留于洞内,承受咬合力后不移位、不脱落的特定形状。临床常用的固位形主要有以下几种:

1)侧壁固位:是最基本的固位形。它要求窝洞的侧壁应相互平行并具一定深度,使洞壁和充填体之间产生摩擦固位力。侧壁固位的窝洞呈盒状洞形,要求底平、壁直,点、线角清晰而圆钝(图 32-11)。

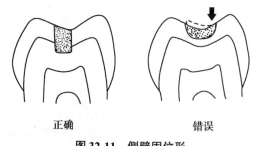

正确　　　　　　　错误

图 32-11 侧壁固位形

2)鸠尾固位:是邻面洞的一种固位形,它的外形酷似斑鸠的尾部,由狭窄的峡部和膨大的尾部构成,借助峡部的扣锁作用防止充填体侧向脱位(图 32-12)。鸠尾峡部宽度一般为颊舌牙尖间距的 1/4~1/3,并注意整个鸠尾的比例协调性;峡部的位置应在轴髓线角的靠中线侧。

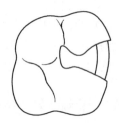

图 32-12 鸠尾固位形

3)梯形固位:是邻双面洞的邻面部分所采用的固位形,龈方大于𬌗方,以防止充填体向𬌗脱位。

4)倒凹固位:在洞底的点、线角处,向侧壁的牙本质制作倒凹或沟槽,使充填材料进入其中,以防止充填体的垂直向脱位。倒凹固位用于侧壁固位不足时的辅助固位,如浅碟形的窝洞(图 32-13)。

(2)窝洞的抗力形:抗力形是指使充填体和余留牙体组织能够承受正常咬合力的窝洞形态。抗力形的

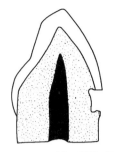

图 32-13　倒凹固位形

设计应使应力均匀地分布于充填体和牙齿,尽量减少应力的集中。设计原则如下:

盒状洞形:是窝洞最基本的抗力形,它要求窝洞的洞形应底平、壁直,点、线角清晰而圆钝。平整的洞底可使充填体在受到轴向咬合力时保持平稳状态,清晰而圆钝的点、线角可避免点、线处应力集中,以使内应力分布均匀。在预备邻面洞时,𬌗面的洞底与邻面的轴壁应形成阶梯。阶梯的设计不仅可保护牙髓,还可分散力,使力由𬌗面洞底与邻面龈壁共同承担。邻面龈壁在预备时应与牙长轴垂直,宽度不小于 1.0mm,如此方能承担力。另外,轴髓线角应圆钝,并且不与鸠尾峡部处于同一平面上,以免造成充填体自峡部折断。

窝洞应有一定深度,以使充填体有足够的厚度来承受正常的咀嚼压力。窝洞的深度依据不同的充填材料而定,银汞合金的最小厚度为 1.0mm。𬌗面洞承受的力较大,洞深要求为 1.5~2.0mm;邻面洞承受的力较小,洞深要求为 1.0~1.5mm。

洞缘外形线应圆缓,点、线角清楚而圆钝。尖锐的点、线角或洞缘线,可使充填体受咬合力后产生的应力集中在尖锐点、线角处的充填体和牙齿组织上,该处的充填体和牙齿组织之间,可产生较大的楔劈力,使抗力降低。

去除无基悬釉和薄壁弱尖,以增加牙齿的抗力。无基悬釉和薄壁弱尖极易在充填修复后折断或劈裂,先将其去除并用充填材料修复,如修复牙尖或整个𬌗面(牙尖覆盖),可防止因牙齿折断或劈裂带来不良后果。

(三)窝洞预备的基本步骤

1. 开扩洞口或寻入口　病变部位较隐蔽的龋洞,应首先开扩洞口或寻入口,使龋洞充分暴露,或为手术操作形成通路。可用裂钻或圆钻去除洞缘的无基釉质,依病变范围开扩,或用裂钻从龋洞一侧做沟,以形成手术通路。

2. 去除腐质　可先用挖匙除去洞内食物残渣和大部分腐质,然后用圆钻将洞缘周围腐质除尽,最后除尽洞底或近髓腔处的腐质。

3. 设计并预备洞形　除尽腐质后,依病变范围设计窝洞外形。窝洞应包括所有的病变部位,其颊(唇)、舌壁应达自洁区;窝洞的形态应符合固位形和抗力形的要求;预备过程中应尽可能多地保留健康的牙体组织。

4. 修整洞形、清洗窝洞　完成洞形预备后应仔细检查窝洞是否腐质已除尽,抗力形、固位形是否符合要求。修整洞缘釉质,使其与釉柱排列方向一致。彻底清洗窝洞,除去所有碎屑。

(四)各类窝洞预备的要点

1. Ⅰ类洞　Ⅰ类洞多为单面洞,也可为复面洞。典型的Ⅰ类洞洞形为后牙𬌗面洞。根据龋损范围用涡轮裂钻预备成底平、壁直的盒状洞形。传统的窝洞范围应包括与龋损相邻的深窝沟,现代的观点是将窝洞范围限定在龋损处,邻近的深窝沟可行窝沟封闭,以保留更多的健康牙体组织。窝洞深度应达到釉牙本质界下 0.2~0.5mm,若窝洞较深,不必将洞底磨平,用垫底材料将洞底垫平,以保护牙髓。𬌗面窝沟发生两个以上龋损时,去净腐质后若龋损之间距离≥1mm,则分别备洞,以最大限度地保存斜嵴或横嵴;否则将龋损合并成一个窝洞。用裂钻对窝洞进行修整,使窝洞外形线圆缓流畅。窝洞的洞底原则上与牙长轴垂直,但在牙尖高度差异较大的牙齿(如下颌第一前磨牙),为避免损伤高陡的髓角,洞底应与该牙的牙尖连线平行(图 32-14)。洞缘角呈直角,切勿形成小斜面。点、线角用小球钻修成钝角。大而浅的窝洞在窝沟部位的下方用 No.1/4 小球钻预备倒凹固位形。

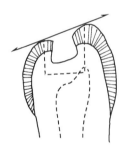

图 32-14　下前磨牙的Ⅰ类洞洞形
洞底呈与𬌗面平行的斜面。若做成水平洞底(虚线部分),不仅易穿露颊髓角,还可损伤舌尖

上磨牙腭沟或下磨牙颊沟的Ⅰ类洞由于不承受咀嚼压力,备洞时主要考虑固位形。去净腐质后用涡轮裂钻预备成底平、壁直的盒状洞形,如窝洞较浅,可在壁或龈壁上预备倒凹固,以增加固位力。

磨牙颊(腭)面龋损累及𬌗面或𬌗面龋损在去净腐质后距边缘嵴 <1mm,则须备成复面洞,备洞方法与Ⅱ类复面洞类似。

2. Ⅱ类洞　Ⅱ类洞多数预备成邻𬌗洞,少数为邻面单面洞或邻颊洞和邻舌(腭)洞。如患牙的邻牙缺失,或去净腐质后窝洞距𬌗面边缘嵴 >1mm 时,则可预备单面洞。

典型Ⅱ类洞为邻𬌗复面洞,由邻面洞和𬌗面洞两部分构成。窝洞预备时应先预备邻面洞,根据邻面洞的大小再预备𬌗面洞。邻面洞预备时用涡轮裂钻向颊舌方向扩展洞形,邻面窝洞应包括所有龋损并将颊舌壁扩展至外展隙(自洁区)。用涡轮裂钻扩展颊舌壁时易伤及邻牙,临床上可置一薄成形片遮挡来保护邻牙,但最好用手工器械(如釉质凿 enamel chisel)去除涡轮裂钻预备后遗留的悬釉。邻面洞外形呈向面略聚拢的梯形,龈壁平直,宽度为 1~1.5mm,轴壁与牙邻面弧度一致。用边缘修整器(margin trimmer)或倒锥钻去除龈壁无基悬釉,使龈壁洞缘的釉质壁向颈部倾斜(6°~20°)以与釉柱保持一致。用边缘修整器或裂钻将轴髓线角修整圆钝,使该部位的充填体增厚,加强抗折力。预备𬌗面洞时用涡轮裂钻自邻面从釉牙本质界下 0.5mm 处向𬌗面扩展,预备鸠尾固位形。𬌗面鸠尾榫做在窝沟处,鸠尾峡位于颊舌牙尖之间,在轴髓线角的靠中线侧。鸠尾峡部宽度一般为颊舌牙尖间距的 1/4~1/3,与鸠尾形最宽部的比例为 1:2 或 2:3(图 32-15)。

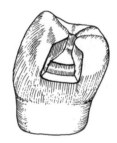

图 32-15　Ⅱ类洞的邻面洞形

3. Ⅲ类洞　Ⅲ类洞一般预备成复面洞。预备邻面窝洞时,用涡轮裂钻向切龈方向扩展并预备窝洞,邻面洞的外形呈唇方大于舌方的梯形,龈壁和切壁略向舌方聚拢,在边缘嵴处与舌面相连;龈壁长于切壁,唇壁与唇面平行,洞深 1~1.5mm。根据邻面窝洞的大小,在舌面预备与其相适应的沟槽或鸠尾固位形。对于较小的邻面窝洞不必预备舌面鸠尾固位形,可在切轴线角及龈轴线角处预备固位沟槽(图 28-17)。沟槽一般在牙本质内用 No.1/4 球钻制作,切勿造成悬釉。对于较大的邻面窝洞则在舌窝处制作鸠尾固位形,深度为 1~1.5mm,髓壁与舌面平行;一般不超过中线,不要损伤舌隆突、切缘,尖牙最好不伤及舌轴嵴;鸠尾峡宽度为邻面洞舌方宽度的 1/3~1/2;在舌面洞底与邻面洞底相连处制成阶梯,阶梯处线角应圆钝(图 32-16)。

随着粘接技术的发展,Ⅲ类洞现已不采用银汞合金充填,但备洞方法对非粘接性牙色材料的充填修复仍适用。

4. Ⅴ类洞　Ⅴ类洞多为单面洞,要求龈壁应与龈缘平齐且与龈缘弧度一致;或切壁一般为平行于切端

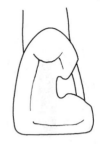

图 32-16　Ⅲ类洞的预备

或面的直线,有时因洞形较大需避让颊沟而制成与龈缘弧度一致的弯曲外形,使窝洞外形呈半圆形或肾形;近远中壁尽量在轴角以内,垂直于洞底并向外略敞开;洞底应与牙面平行呈凸形,洞深约 1~1.5mm。Ⅴ类洞一般采用倒锥钻或裂钻预备洞侧壁,预备过程中应使钻针始终与牙面保持垂直,深度一致,预备洞侧壁的同时用钻针的端面形成洞底凸度。可用在轴线角和龈轴线角处制作固位沟或倒凹,以利固位(图 32-17)。

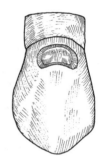

图 32-17　Ⅴ类洞的制备
Ⅴ类洞的外形

Ⅴ类洞现多用牙色粘接材料充填而不需进行窝洞预备。

三、银汞合金充填

(一)垫底

活髓牙在去净腐质后若洞底不平整,或洞底超过牙本质中层,均需通过垫底使窝洞达到标准洞形的要求,即底平、壁直和一定的深度。经过完善牙髓治疗的无髓牙,在进行永久性充填前也要垫底。垫底不仅能隔绝充填材料对牙髓的温度和化学刺激,还能形成一定洞形,如形成洞底、轴壁和台阶等,有支承充填体的作用。

垫底材料应有一定强度、能承受充填和咀嚼时的压力。常用的垫底材料主要是水门汀类,临床应用时应根据各种水门汀的性能与窝洞深度选择恰当的垫底材料。聚羧酸盐黏固剂因对牙髓刺激性小,可作为活髓牙单层垫底材料;磷酸锌黏固剂因刺激性较大,一般用于无髓牙的垫底。对近髓深洞,应双层垫底,即

先用氢氧化钙护髓剂覆盖近髓洞底，再用聚羧酸盐黏固剂垫至标准深度。水门汀类垫底材料均能在唾液中溶解，故所有的洞缘和洞壁上不可留有垫底材料。

备洞后若洞底仅达牙本质浅中层，则无需垫底，可直接进行银汞充填。

（二）调制银汞合金

目前常用银汞合金胶囊电动调拌器来调制银汞合金。方法是：将装有汞和银合金粉的胶囊两端加压，使中间的隔膜穿通，两者混合，然后将胶囊放到调拌机上震荡来完成银汞合金的调制。

将调制好的银汞合金放在清洁的橡皮布上，用手指揉搓挤出余汞，使之表面光亮、有握雪感后即可充填。充填应在 3~4 分钟内完成，如超过此限仍未应用，则弃之重调。废弃的银汞合金及挤出的余汞不可随意丢弃，应放入盛有 15cm 深、过饱和的盐水容器中。

（三）充填银汞合金

1. 检查清理窝洞　充填前应清洗并仔细检查窝洞，并调磨对牙或邻牙高陡的牙尖或边缘嵴。

2. 隔湿、干燥窝洞。

3. 安放成形片和楔子　邻洞应安放成形片和楔子。成形片的主要功能是代替缺失的窝洞侧壁，便于充填材料的加压成形，恢复患牙邻面的解剖形态和与邻牙的接触关系。

选择合适的成形片，用成形片夹将其固定于患牙上。成形片突出的一边向龈方，成形片的龈端应放置在窝洞龈壁的根方，使龈壁位于成形片之内。成形片的方边缘应略高于面，便于充填体边缘嵴的成形。

为使成形片与患牙颈部贴紧，防止填入银汞合金时造成充填体悬突，还需在成形片龈方外侧的牙间隙中安放楔子。将大小、形态适宜的楔子从外展隙大的一侧插入。插入时稍用力，要有一定的分牙作用，以补偿成形片的厚度，使去除成形片后的充填体恰好与邻牙接触上。

4. 充填银汞合金　用银汞合金输送器将银汞合金少量、多次地送入窝洞内，先用小头银汞合金充填器，以捻压方式将银汞合金填入点、线角和倒凹、沟槽内并压紧，再用大头银汞合金充填器将窝洞内的银汞合金压紧。复面洞应先充填邻面。应逐层填压银汞合金，一层压好后，将余汞挤出，再送入第二层，直至略超填，最后用光滑器自中央窝向洞缘挤压，压实洞内的银汞合金并使之与洞缘密合。

5. 雕刻充填体外形　充填银汞合金后应即刻进行雕刻。雕刻器的工作端 1/2 位于牙面，1/2 位于充填体上，以洞缘附近的牙面为着力点，沿洞缘方向移动雕刻器，除去多余的银汞，并按牙齿的形态，恢复窝、沟、尖、嵴等外形。初步成形后可让患者轻轻咬合，根据印迹进一步雕刻面外形，恢复面的窝沟和尖嵴。面修整及调整咬合时，应注意对牙有无高陡的牙尖、嵴或边缘嵴，切勿让患者用力咬合，以免充填体受力过大而折断。

装置成形片的邻面洞先用探针沿成形片将银汞合金按邻牙边缘嵴高度刮除，然后取出楔子，将成形片颊舌向拉松后沿邻面弧度紧贴邻牙向拉出。用探针检查修整邻面，发现悬突及时去除并恢复邻面的正常凸度。邻面修整时，探针应从充填体刮向颊、舌、龈方，勿从充填体下方向牙合方刮出，以防将充填体掀起撬断。

银汞合金充填体修整后应达到：①充填体的边缘应与相接的牙体表面平齐；②充填体的面应恢复其解剖生理形态，并与对牙尖窝相适应；③充填体的邻面无悬突，凸度正常，有良好的邻接关系，重建边缘嵴；④应按牙体解剖形态，正确恢复牙齿的外形高点、外展隙和接触区。

6. 抛光　嘱患者术后 24 小时之内勿用患侧咀嚼，24 小时之后可进行抛光。抛光前应进一步检查充填体，如有咬合高点、悬突，应磨除。选用形态适合的磨光钻，将充填体各部进行磨光。最后用橡皮杯蘸浮石粉抛光表面。

四、并发症及应对策略

（一）意外穿髓

意外穿髓多因不熟悉髓腔解剖或粗心大意造成。因此，要求术者应熟悉髓腔形态、髓角的位置，了解年轻恒牙髓腔大、髓角高的特点。工作中应有高度的责任感，小心细致。

备洞过程中若发现意外穿髓，应视穿髓孔的大小作相应处理。若穿髓孔细小，应立即隔离唾液，进行直接盖髓术；若穿髓孔较大，可视患牙情况行活髓切断术或其他牙髓治疗。

（二）术后疼痛

1. 出现冷热激发痛，但无自发性疼痛。出现冷热激发痛的原因多是由于窝洞预备时产热刺激牙髓而导致牙髓充血，此种情况一般数天后可自行缓解，无需作特殊处理。

银汞合金可传导温度刺激，若深洞未做垫底或垫底不当也可引起激发痛。此时，应去除充填体，重新垫底充填；或先用氧化锌丁香油水门汀安抚两周，待症状消失后再进行充填。

2. 出现自发性痛　出现自发痛的原因较复杂，应结合病史、疼痛性质和临床检查加以鉴别。

近期出现自发痛可能因术前对牙髓状态判断不准确，如将慢性闭锁性牙髓炎或牙髓坏死误认为是深龋；也可因深龋时未经垫底或垫底不妥导致牙髓炎。此时，应对患牙进行牙髓治疗。

对殆牙或邻牙有不同的金属修复体,可因电位差不同产生流电引起疼痛。此时,应改用非金属材料重新充填。

若充填后出现咬合痛,多因充填体过高,使牙周膜创伤所致。检查时可见银汞充填体表面有亮点,若及时调整咬合,可很快恢复。

(三)牙龈炎或牙周炎

充填体形成悬突、与邻牙无接触或接触区太大、外展隙过小等均可引起食物嵌塞。食物嵌塞和充填体悬突,可引起牙龈退缩、牙龈炎,甚至牙周炎。牙颈部的充填体,若表面粗糙,易积聚菌斑,也可导致牙龈炎。

发现充填体悬突,应及时去除。如解剖外形恢复不好,造成邻接关系欠佳或外展隙过小等而引起食物嵌塞,应调磨或重新充填。充填体的表面应高度抛光,以减少菌斑积聚。

(四)继发龋

窝洞预备时腐质未除尽,或充填体边缘渗漏,或有充填体悬突,均易在充填后发生继发龋。出现继发龋时,应重新治疗。

(五)充填体松动、脱落或折裂

主要是因为窝洞没有足够的固位形和抗力形,如:洞底不平、壁不直、鸠尾峡的宽度和深度不够等。充填材料的调制和使用不当,使材料的机械性能降低,也是原因之一。出现充填体松动、脱落或折裂时,应首先查明原因,重新充填修复时应采取相关改进措施。

(六)牙齿劈裂

主要是因为牙齿组织的抗力不够,如:无基悬釉、高陡的牙尖、薄壁弱尖。窝洞预备时应去除所有的无基悬釉;对高陡的牙尖进行调磨,去除薄壁弱尖,进行牙尖覆盖。牙齿折裂后,应视患牙缺损的范围,或重新充填,或进行冠修复,或拔除。

第5节 粘接修复术

不同于传统银汞合金的充填修复技术,粘接修复术旨在使修复材料与牙齿组织形成微机械锁合和化学结合,达到固位和抗力的目的,是口腔医学工作者追求的最佳牙体缺损修复技术。1955年,Buonocore正式提出用磷酸处理牙面,开创了近代的直接粘接修复技术。随着粘接剂和树脂类材料的发展,粘接修复技术趋向于成熟,得到了越来越广泛的应用。本章将粘接修复术与单纯的充填术分开来介绍,更有利于临床医师理解粘接修复的原理,更有利于临床上正确的应用,以获得最佳的临床效果。

目前用于直接粘接修复的材料有两类,即玻璃离子水门汀和复合树脂。玻璃离子水门汀类材料可以与牙齿中的矿物盐发生化学反应形成新的矿物盐,达到化学结合的效果,理论上是一种理想的修复材料。但由于存在一定的水溶解性,质地较脆,作为永久性的直接修复材料,应用范围较窄。口腔临床大量应用的是复合树脂类材料。复合树脂材料需要通过牙齿的表面处理,使牙齿矿物部分脱矿,然后借助树脂粘接剂渗入组织中,形成聚合良好的混合层,树脂通过与混合层的化学结合达到良好的粘接效果。随着材料学的发展,一些材料结合了复合树脂和玻璃离子材料特性,形成了新型的复合材料,应用于直接粘接修复术,如复合体、玻璃复合体和光固化玻璃离子。

一、复合树脂粘接修复术基本步骤

1.清洁牙齿表面 修复前需去净患牙及周围的菌斑和异物。

2.检查与记录咬合情况 以便在牙体预备时指导窝洞外形线的制备,避开咬合接触区,或者进行适当咬合调整。

3.比色 在自然光下,使用Vita比色板、复合树脂材料生产商提供的比色板或电子比色仪进行比色。

4.牙体预备 在去除腐质和预防龋病发展方面,应该遵循G. V. Black基本原则。去腐后的洞底可以保持自然状态,不必作平。一般不需要特别制备机械固位形。粘接无法提供足够固位力时,应适当制备固位形。

5.隔湿 有条件时应上橡皮障隔湿。无条件时,必须使用棉卷和吸唾器隔湿。以下的粘接和修复步骤必须是在完全有效隔湿的条件下完成。

6.护髓 对中等深度的窝洞不需要进行特殊的护髓处理。由于护髓剂使用影响牙本质粘接效果,对深窝洞也仅需在近髓处使用少量护髓剂。

7.粘接面处理 粘接面以牙本质为主,建议使用自酸蚀粘接剂;粘接面以釉质为主,建议使用酸蚀冲洗类(全酸蚀)粘接剂;粘接面既有釉质又有牙本质时,可以用磷酸选择性酸蚀釉质,然后使用自酸蚀粘接剂。

8.复合树脂堆塑和固化 树脂材料每次放置的厚度不要超过2mm,对于较大的缺损可参照图32-18的方法分层放置,分层固化。尽可能将光固化灯靠近树脂面,根据材料说明确定固化时间。同时要注意邻面洞的颊舌髓角不易为垂直照射的光所及,上了金属成形片也可能造成一些光照的死角。应在取下成形片后,从颊舌两个方向再光照固化。

9.修形和抛光 树脂固化后即可进行初步修形和抛光,1周后进一步抛光。可以选择粒度和形状不同的器材,总的原则是由粗到细,不要施加过大压力。

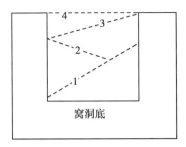

图32-18　分层充填，以减少聚合收缩

修形和抛光可以去除修复体表面的低固化层，提高光泽度及美观程度，而且对防止菌斑积聚有作用。

二、树脂粘接系统的原理及使用要点

根据基本粘接原理和使用步骤，粘接剂可以分为酸蚀冲洗类、自酸蚀类以及玻璃离子类粘接系统。目前临床最常使用的是酸蚀冲洗类两步法、自酸蚀类两步法和一瓶装一步法。

酸蚀冲洗类的牙本质粘接机制为，牙本质经磷酸酸蚀和冲洗后，表层牙本质基本完全脱矿，形成含大量微孔的胶原纤维网。在润湿的牙本质表面（防止脱矿胶原纤维网塌陷而变致密）使用预处理剂，牙本质表面由亲水性转化为憎水性。粘接剂充分扩散渗入脱矿牙本质中，经固化后，在牙本质小管内形成树脂突，粘接剂与脱矿牙本质胶原纤维网形成混合结构，称之为混合层。这些结构提供了粘接所需的微机械固位力。自酸蚀类粘接系统中的酸性单体能够溶解/改性玷污层，并且渗入下方牙本质，形成不同脱矿程度的胶原纤维网和牙本质小管。亲水性单体渗入胶原纤维网微隙和牙本质小管，亲水的羟氧基与暴露的胶原纤维结合，疏水的甲基丙烯酰基可与粘接单体共聚。粘接单体充分渗入脱矿微隙，形成混合层及树脂突，提供微机械/化学固位力。

1. 酸蚀冲洗类粘接系统　酸蚀冲洗类粘接系统对牙本质表面湿润度要求高，牙本质表面不能过干和过湿。临床上很难控制牙本质表面适度湿润，导致操作技术敏感性较高。临床使用时应注意：

（1）可与光固化、化学固化和双重固化复合树脂类充填材料配合使用，避免使用丁香油类垫底材料。

（2）磷酸酸蚀可以获得最佳的釉质粘接效果。一般用15%～35%正磷酸制成的凝胶，有颜色，可以控制和指示酸蚀范围。釉质的酸蚀时间一般为15秒，恒釉质不超过30秒。氟牙症患釉质氟含量高，抗酸性强，应延长酸蚀时间。牙本质的酸蚀时间一般为10秒，不要超过15秒。

（3）酸蚀后要用大量流水彻底冲洗去除酸蚀剂，冲洗时间长于酸蚀时间，保证将残余的酸冲净。

（4）去除多余水分，保持牙本质湿润。操作时，可用棉球或吸水纸轻蘸的方法，使牙本质表面呈现一个略有光泽的潮湿面。酸蚀脱矿的釉质应呈白垩色。

（5）预处理剂即取即用，用前混匀，用后盖紧瓶盖，防止溶剂挥发。

（6）粘接剂用前混匀，避免单体和填料分离。粘接剂应均匀涂布，不宜过厚，避免洞角处存留过多粘接剂，充分光照固化。

（7）多数粘接系统要求在涂布之后立即进行光固化，但为了粘接剂有效的渗入，实际上应该涂布后稍作停顿，让粘接剂充分渗入，然后再光固化10～20秒。个别系统特别要求涂布之后停留一定时间再光固化，目的是让多余的水分挥发或粘接剂有效的渗入。操作者一定要仔细阅读产品说明书，严格执行推荐的操作步骤。

2. 自酸蚀类粘接系统　自酸蚀类粘接系统操作简单、快捷且可有效避免治疗后敏感的发生。自酸蚀类两步法粘接系统的粘接效果明显优于自酸蚀类一步法粘接系统。临床使用时应注意：

（1）自酸蚀类粘接系统适用于以牙本质为主的粘接表面；应用于釉质粘接表面时，用磷酸进行预酸蚀或机械预备釉质表面可有效提高其粘接强度。

（2）自酸蚀类粘接系统影响化学固化复合树脂的聚合反应，不能配伍使用；避免使用丁香油类垫底材料。

（3）被粘接牙面不能过于干燥，亦不能存留大量液体。

（4）两步法操作时，先涂的是含弱酸的处理剂，起到脱矿、改变玷污层和活化粘接面，无需冲洗，少量的弱酸会被酸蚀溶解的矿物中和。需充分吹干处理剂去除水分和溶剂。然后使用粘接剂，保持均匀一致，避免洞角处存留。

（5）一步法操作时，充分吹干去除粘接系统的水分和溶剂。

（6）自酸蚀粘接系统的弱酸脱矿和粘接剂渗入，均需保证足够的作用时间，具体时间长短需根据产品说明书执行。

3. 影响粘接效果的因素

（1）牙组织成分和结构：釉质表面可能附有牙小皮和牙菌斑，要通过打磨去除这一层。釉质中含水分和有机质很少，主要的粘接作用发生在酸蚀后产生的微孔中。酸蚀后釉质表面的充分干燥对于获得良好的效果至关重要。牙本质的结构和成分比较复杂。酸蚀后过度的干燥会造成胶原塌陷，影响粘接效果并造成术后敏感。无论是使用那一种粘接系统，一定要仔细阅读和理解说明书的内容，按正确的步骤使用，才可获得好的效果。有时为了更好的粘接效果，可以结合利用磷酸和自酸蚀两个系统,如对釉质先用磷酸酸蚀,再使用自酸蚀系统等。

(2)玷污层:玷污层的存在是影响粘接效果的重要因素。磷酸体系是通过酸蚀和冲洗去除玷污层的。自酸蚀体系是通过体系中的有机物质溶解改变玷污层中的亲水成分,消除其不利影响的。除了严格遵循使用说明外,避免酸蚀和涂布粘接剂后的表面再次污染,是另外一个重要的因素。

(3)粘接剂渗入牙组织的程度:粘接剂能否与牙齿结构结合形成混合层还与粘接剂能否渗入并充满脱矿后的牙体组织中有关。一般在涂布粘接剂后要略作停顿,以利粘接剂充分渗入。有些体系特别指出要求停留的时间,一定要严格执行。

(4)操作不当:操作时,必须仔细遵守操作规程,仔细阅读产品说明书。在酸蚀冲洗吹干至充填固化树脂这个期间必须做到完全的控湿。

(5)聚合收缩:复合树脂在固化时发生聚合收缩,可导致充填修复体和洞壁之间产生应力,是影响粘接效果的间接因素。操作时应尽量减小粘接界面的聚合收缩应力。

三、复合树脂使用要点

1.对于光固化复合树脂,固化时可出现聚合不全现象。聚合不全的复合树脂中,一些小分子物质是潜在的致敏源。避免聚合不全的方法有:

(1)定期检查光固化灯强度,及时更换光源。

(2)用前清洁光固化灯照射头,保证其透光性。

(3)放置光固化灯时尽量靠近复合树脂,减少照射距离。

(4)采取分层充填,每层厚度不超过2mm为宜。

(5)注意光照时间,保证总光照强度达到16 000mW/cm², 即400mW/cm²光强的固化灯应照射40秒。

(6)当光固化灯照射头小于被照射复合树脂面积时,需进行多次重叠照射。

(7)在光源不易达到的部位,例如Ⅱ类洞的龈阶部位,应该多角度进行投照或使用导光设备,如透明楔子、透明成形片、小直径导光头等。

(8)深色和不透明复合树脂的照射时间应适当延长。

2.复合树脂固化时发生聚合收缩,通常聚合收缩率的大小取决于树脂基质的种类和比例。对于光固化复合树脂,聚合收缩朝向光源方向,在牙齿-材料粘接界面产生聚合收缩应力,可能导致界面粘接失败形成裂隙,发生微渗漏和继发龋。聚合收缩应力大小与材料、固化光源、窝洞大小和使用方法有直接关系。减小粘接界面复合树脂聚合收缩应力的方法有:

(1)初始层复合树脂不宜过厚,约0.5mm左右。

(2)可在粘接界面使用弹性模量较低的材料做衬层,形成弹性洞壁。

(3)采用分层充填技术,避免一次放置较大体积复合树脂,每层厚度不超过2mm为宜。

(4)采用斜形充填技术,减小C因素,即粘接面积和非粘接面积的比值。

(5)恢复后牙咬合面形态时,可单个牙尖依次恢复外形。

(6)使用光强变化的光固化模式,如软启动或脉冲式。早期用低强度光进行固化,复合树脂材料发生流动和弹性形变,缓解收缩应力。

(7)洞壁较薄时,可从洞壁外侧透过牙齿组织透照,使复合树脂向牙齿组织方向收缩。

(8)在光源不易达到的部位,例如Ⅱ类洞的龈阶部位,应该多角度进行投照或使用导光设备。

(9)可使用玻璃离子垫底,减少复合树脂使用量。

(10)可选择聚合收缩小或无聚合收缩的复合树脂。

3.操作时,应注意每层已固化的树脂表面切勿被血液或唾液污染。一旦被污染,应磨糙树脂表面,并涂布粘接树脂后再充填新的复合树脂。

4.复合树脂应避光保存,取用时应避免交叉感染,可使用一次性包装,如胶囊装。

5.复合树脂具有一定吸水性,固化后可即刻进行修形和抛光,1周后可进行再次修形抛光。

四、前牙直接粘接修复技术

前牙对于人类容貌美非常重要,因此对于前牙缺损的修复,不仅要恢复牙齿的切咬和发音功能,还要恢复牙齿的美观。

1.基本操作要点

(1)去净所有龋坏组织和变色深染牙体组织,避免残留变色组织影响修复体的美观。

(2)如果缺损未涉及唇面,则应尽量从舌侧入路,保留唇面的釉质。

(3)在洞缘处釉质表面制备约45°角的斜面,可呈波浪状和不规则形。洞斜面除了有助于增加粘接固位,还可以使修复体和牙齿组织过渡移行,界线不明显。

(4)要在上橡皮障隔湿之前、牙面保持湿润的情况下,对牙颈部、中间区和切端或咬合面分别进行比色。

(5)自然光是最佳光源,也可在标准光源下进行比色。比色时应瞬间比色(一般5秒内)。

(6)如果缺损贯通唇舌侧,需要在患牙舌侧使用具有遮色效果的牙本质色或牙体部色树脂,避免牙齿发"暗"。唇面缺损应使用具有半透明质感的釉质色树脂材料,以模拟天然牙的质地。

（7）在充填最外层釉质色树脂材料之前，使用辅助器械模拟天然牙齿上的细裂纹、发育叶和釉柱纹理等解剖特征，可以更加逼真地恢复患牙的形态。

（8）可以使用树脂调色剂，模拟牙齿的个性化特征，如白斑、发育线等。

（9）前牙修复体的修形和抛光对其美学效果至关重要。要注意修整切缘、发育叶、唇面角等结构与邻牙对称和协调。

2. 单色、双色和多色复合树脂修复技术　根据患者对美学修复的要求以及患牙的条件，可以选用单色、双色和多色复合树脂修复技术，相应的操作难度也由简到繁、操作时间由少到多、美学修复的效果也越来越逼真。

（1）单色复合树脂修复技术：如果缺损部位呈现单一色泽变化，用一种色号复合树脂即可完成前牙色和形的修复，称为单色复合树脂修复技术（图 32-19A）。一般用于患牙色泽、形态以及咬合关系等比较正常、患者对美学修复要求不太高的情况。

（2）双色复合树脂修复技术：如果缺损部位有色泽的变化，单一树脂无法完全模拟这种变化，需要两种色系的材料（如牙本质和釉质色）进行修复，称为双色复合树脂修复技术（图 32-19B）。多用于对美学修复有更高要求的患者。

（3）多色复合树脂修复技术：如果缺损部位除了有色泽的变化，还有许多个性化特征，如切端透明、特殊染色等，需要选择多种色系的复合树脂进行修复，称为多色复合树脂修复技术（图 32-19C）。多用于对美学修复要求非常高以及要求更加个性化修复的患者。

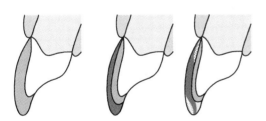

图 32-19　单色、双色和多色复合树脂修复技术

3. 模板技术　对于唇舌侧贯通牙体缺损，为了精确恢复舌面形态以及在多色分层修复时更好把握层次的厚度，可以使用舌侧背板技术（图 32-20）。恢复舌侧外形时，将舌侧印模背板放在患牙舌侧就位后，再放置复合树脂材料，有利于塑形和准确恢复咬合关系。

如果术前患牙舌侧形态正常，可以直接用硅橡胶印模材制作舌侧背板。如果有牙体组织缺损，可以不使用粘接系统用树脂材料直接恢复患牙舌侧形态，然后制作舌侧背板。还可以翻制石膏模型，在模型上恢复牙齿外形，再制作舌侧背板。

五、后牙直接粘接修复技术

后牙承担着较大的咬合力，修复后牙龋坏或牙体缺损时，首先要均衡考虑材料的固位、机械强度和耐磨性。除外基本操作步骤的考虑，还要考虑如何获得良好的邻面接触和咬合关系，更好地恢复患牙的咀嚼功能。

1. 基本操作要点

（1）后牙咬合面釉柱向窝沟方向聚拢，在咬合面洞缘常规预备时已经切割了釉柱，可以获得足够的粘接固位力，无需制备洞斜面。

（2）要重点检查咬合关系，尤其注意检查对颌牙功能牙尖在正中𬌗及非正中𬌗时的接触点是否位于窝洞边缘，洞缘线应避开咬合接触区。

（3）Ⅱ类洞邻面修复体，若所受𬌗力不大，可在颊轴线角及舌轴线角处制作固位沟。

（4）Ⅱ类洞邻面颊舌壁应尽可能地保留相邻牙的自然接触关系，可适当考虑向自洁区的扩展。颊舌侧壁的釉质边缘应制备 45°角洞斜面。

（5）当龈壁有足够的釉质时可制备短斜面。

（6）邻面成形与接触点的恢复是Ⅱ类洞直接粘接修复的难点，推荐使用邻面成形系统。成形片将牙龈隔离也可防止术中牙龈出血污染粘接面，有一定的龈缘隔湿的作用。

（7）可以在邻面复合树脂固化前通过适当的方式将患牙与邻牙分开，预留间隙，补偿成形片的厚度。常用的方法包括楔子和卡环分牙法。

（8）楔子使用时，从外展隙大的一侧适合的位置插入，稍用力，让牙齿适当分开。

（9）分段式成形片系统中，金属卡环分牙力量较大且持续，可确保形成良好的邻面接触。

（10）在酸蚀或涂粘接剂前放置成形系统，以防止酸蚀邻牙或与邻牙粘连。

（11）Ⅰ类洞的充填修复：可以采用逐一修复牙尖

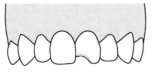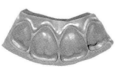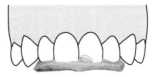

图 32-20　舌侧模板技术

的分层技术，每层厚度小于 2mm，依据牙尖位置与形态形成半锥形。

（12）Ⅱ类洞的充填修复：对于较大的缺损，可以选择先恢复邻面，再恢复𬌗面的方法，有利于恢复牙齿外形。

2. 预防性树脂修复技术 主要适用于后牙咬合面窝沟龋坏。主要技术特点为：去净窝沟处龋坏组织，不做过多牙体预备，酸蚀窝洞及窝沟釉质，使用粘接系统，窝洞处填入复合树脂，窝沟处使用窝沟封闭剂或者流动树脂进行封闭。随着高填料流动复合树脂的出现，可以使用不同流动性的流动树脂进行修复。

3. 三明治修复技术 主要适用于后牙邻面缺损龈壁位于釉质 - 牙骨质界下。主要技术特点为：龈壁第 1 层使用光固化玻璃离子材料，上方使用复合树脂材料。利用玻璃离子与牙齿的粘接性以及减少复合树脂材料的用量及产生的聚合收缩应力，达到良好的粘接和封闭龈边缘的目的。在龈壁使用窝洞处理剂后再使用光固化玻璃离子，可以提高边缘封闭效果。玻璃离子水门汀缓慢释放氟，对不易清洁的邻面具有防龋作用。

4. 隧道式修复技术 主要适用于后牙邻面龋损未波及边缘嵴。主要技术特点为：当邻面龋损距离边缘嵴超过 2.5mm 时，备洞时可以从𬌗面窝沟入路，保留边缘嵴。去除腐质后，用释氟材料修复邻面缺损，𬌗面用复合树脂类材料封闭入路。注意𬌗面至少要留出 2mm 左右的深度，保证复合树脂修复体的厚度和强度。也可以用玻璃复合体材料完成窝洞的充填修复。

六、修复体修补技术

运用粘接技术可以将复合树脂材料与旧的树脂、瓷和金属进行粘接，从而修复已有修复体的缺陷，如破损的树脂充填体、崩瓷的烤瓷冠等。修补旧的树脂修复体时，应确认原有的树脂修复体与其下方的牙体组织间没有继发龋坏、边缘缝隙以及微渗漏造成的着色，否则应去除原有树脂，重新充填。

旧树脂修复体边缘健康牙体组织的表面处理原则与前述相同，釉质和牙本质可以分别使用磷酸酸蚀粘接技术和牙本质粘接技术。旧的树脂表面可以使用树脂活化剂处理，瓷表面的处理可以使用瓷处理剂，贵金属的表面则需使用专用的金属处理剂进行处理，最常用的处理方式是硅烷化处理。处理完成后，涂粘接剂并光照固化，根据需要进行遮色后，再按照常规的树脂充填程序修复缺损即可。

七、玻璃离子水门汀粘接修复基本步骤

玻璃离子水门汀包括化学固化和光固化两类。后者由于加入了树脂成分，临床上初始固化可通过光引发剂即刻实现。而传统的化学固化玻璃离子水门汀临床上初始固化需 3～5 分钟，而完全固化则需要数小时。玻璃离子水门汀的基本修复步骤如下：

1. 清洁牙面和备洞 牙体预备的基本原则与复合树脂相同。因材料与牙体组织有化学粘接性，固位形的条件可以放宽，一般只需去净腐质，去除无基釉即可。

2. 清洗窝洞和吹干备好的窝洞 要用清水充分清洗，去除残余的组织和碎屑。然后，轻吹干窝洞，但要避免过度脱水。

3. 调制水门汀 为保障适当的调和比例和质量，现代用于充填的玻璃离子水门汀多制成胶囊，用时通过搅拌机混合。

4. 充填窝洞 一次性充填到位，避免过多的填压，边缘多余的材料可用潮湿的雕刻刀修整成形，调整咬合。表面涂保护漆或凡士林。

5. 抛光 应在 24 小时后进行。

伴随玻璃离子使用的除了隧道式充填技术和三明治技术，还有无创性修复技术。该技术主要适用于治疗条件较差的地区，当无法采用完全的牙体充填修复技术时，无创性修复技术是一种变通的方法，较之对龋坏的完全不干预，有着显著的治疗效果。同时，无创性修复技术还可以适用于因各种原因暂时无法接受系统牙体治疗的患者，达到停止病变进展的目的，待时机成熟，再进一步进行充填修复治疗。

八、粘接修复后可能出现的问题及其处理

1. 术后牙本质敏感 对于波及牙本质的活髓牙，使用自酸蚀系统可以大大减少术后敏感的发生。对于深龋要适当使用护髓材料。

2. 修复体边缘着色 可能与边缘修整不足有关，适当地打磨抛光既可。如果是继发龋，则需重新修复。修复体表面的着色多与抛光不足有关，应重新按照要求抛光。

3. 继发龋 应予重新治疗。

4. 充填体或牙齿近期的折断 应考虑适应证选择是否得当。

5. 充填体过度的磨耗 可在承担功能尖和窝的部位充填含较多填料的后牙树脂。

第6节 牙本质过敏症的治疗

一、牙本质过敏症治疗的一般原则

牙本质过敏症是许多牙体组织疾患共有的症状，其产生的基础是牙本质暴露，因此治疗前应首先明确

患牙产生牙本质暴露的原因。对于牙体硬组织的实质缺损，如龋病、磨损或楔状缺损等，应首先对原发疾病进行相应的牙体修复治疗。对单纯牙本质暴露、无明确牙体缺损者，可在检查出牙本质敏感部位后，用脱敏剂进行脱敏治疗。对反复脱敏无效且过敏症状严重的患牙，如：磨损较重或近髓者，可以考虑全冠修复或牙髓治疗；牙龈退缩根面暴露者，可行膜龈手术覆盖根面。本节主要阐述用脱敏剂进行牙本质过敏症的治疗方法，简称脱敏治疗。

二、脱敏治疗的方法

根据牙本质过敏症疼痛产生的流体动力学说，临床上可采用两种方法对牙本质过敏症进行脱敏治疗。

1. 封闭开放的牙本质小管　利用脱敏剂的反应产物以及材料的机械栓塞，或使牙本质小管内容物凝固变性，从而堵塞牙本质小管，隔离外界刺激。临床常用的此类脱敏剂包括：氟化物、各类钙盐、锶盐、氯化物、麝香草酚等。

2. 降低牙髓神经感受器的敏感性　利用脱敏剂中的某些成分，如钾离子可透过牙本质，导致牙髓感觉神经感受器周围的细胞外钾离子浓度增加，使其产生去极化现象，降低牙髓感觉神经感受器的兴奋性。临床常用的此类脱敏剂主要是各种钾盐，如硝酸钾、氯化钾、草酸钾、柠檬酸钾等。

三、常用脱敏剂的特性及其使用方法

目前尚无一种脱敏剂对牙本质过敏症有特效。下面介绍常用的脱敏剂的特性及其使用方法，可供临床选择。

1. 麝香草酚熨热法　麝香草酚能够与牙本质中的蛋白作用形成沉淀物，从而堵塞牙本质小管。由于麝香草酚对口腔黏膜有腐蚀性，因此该法适用于咬合面有敏感点患牙的脱敏治疗。

操作方法：①用探针准确找出敏感点，隔湿、清洁并吹干牙面；②将与敏感部位相应大小的、浸有50%麝香草酚酒精溶液的小棉片置于敏感区；③用相应大小的、烤热的充填器工作端熨烫小棉片，嘱患者呼气而勿吸气，同时用强力吸引器吸出熨烫时产生的烟雾。每个敏感点用同样方法处理3~4次，直至探诊原敏感点不再敏感为止。

2. 氟制剂脱敏法　氟离子可与钙、磷结合形成氟化钙和氟磷灰石，从而起到阻塞牙本质小管的效果。因该制剂对黏膜刺激较小，因此特别适用于牙颈部敏感区的脱敏治疗。临床常用的含氟制剂包括75%氟化钠甘油糊剂、0.76%单氟磷酸钠凝胶、氟化亚锡等。

操作方法：①隔湿、清洁并干燥患区牙面；②用小棉球蘸取药物反复涂擦敏感区2~3分钟，至敏感消失。药物与牙齿初接触时患牙可感酸痛，随后可逐渐减轻。

3. 双制剂脱敏法　制剂Ⅰ为含钾盐制剂，可使神经纤维去极化，降低神经纤维的敏感性；制剂Ⅱ为含钙盐和（或）锶盐制剂，可在牙本质上形成沉淀物，封闭暴露的牙本质小管。适用于各种原因引起的牙本质敏感的脱敏治疗。临床常用的产品是极固宁。

操作方法：①隔湿、清洁并干燥患区牙面；②用小棉球蘸取制剂Ⅰ于敏感区反复涂擦约10秒钟；③立即用同样的方法涂擦药液Ⅱ；④对较敏感者可重复1~2次。

4. 树脂类脱敏剂　常用材料包括树脂和玻璃离子类的保护漆和牙本质粘接剂。主要是利用材料覆盖牙本质表面，或渗入并堵塞牙本质小管。使用时应参照操作说明。

5. 硅钙磷酸盐　即生物活性玻璃，代表制剂是NovaMin。能在牙本质表面形成类羟基磷灰石层，并可进入开放的牙本质小管，达到脱敏效果。

6. 激光脱敏法　适用于多个牙面和牙颈部的点状过敏区。目前临床最常使用的激光是小功率脉冲型Nd:YAG激光。

操作方法：①隔湿并干燥患区牙面，用尖探针准确找出敏感点并用墨水标记；②用Nd:YAG激光器（功率为10~15W，光斑直径1~2mm）照射敏感点0.5秒，连续5次。如敏感区较大，可分区照射。

7. 家庭疗法　最常使用含有上述各种脱敏剂的牙膏刷牙。该法的特点是患者使用方便，但由于牙膏中含的脱敏剂浓度较低，因此起效较慢，需较长期应用方可见效，但仍不失为牙本质过敏患者自我护理的一种有效方法。

除使用上面提到的脱敏牙膏外，还可嘱患者通过咀嚼茶叶、大蒜、生核桃仁达到脱敏目的。

第7节　变色牙的漂白治疗

变色牙的漂白治疗主要通过氧化剂作用于牙齿外源性或内源性着色物，从而使牙齿颜色变浅。常用漂白剂有过氧化氢、过硼酸钠和过氧化脲。过氧化氢是最有效的脱色剂，常用30%~35%的过氧化氢水溶液及35%过氧化氢凝胶。高浓度过氧化氢对软组织有腐蚀性，接触后会有剧烈的烧灼感，临床应用时应避免与口腔黏膜接触。牙齿漂白技术可分为无髓牙漂白技术和活髓牙漂白技术。

一、无髓牙漂白技术

无髓牙漂白技术主要用于改善牙髓坏死或牙髓治疗后引起的牙齿变色，其临床疗效较理想，但疗效不持久，治疗后 1～5 年，50%～65% 的患牙可出现程度不同的颜色回退现象。

无髓牙漂白技术多采用冠内渐进漂白法，即将漂白剂放在髓腔内，多次复诊更换新鲜漂白剂，逐渐使沉积在牙本质小管内的着色物质氧化，使牙齿颜色逐渐变浅。漂白技术的操作步骤如下：

1. 确认完善根管治疗，记录牙齿初始颜色。

2. 安装橡皮障，保护牙龈。

3. 髓腔准备 去除原有充填物，尤其要注意去净牙色充填材料；去净髓角内残留的坏死牙髓及窝洞壁深染的牙本质，保留足够厚度的窝洞壁；去除部分根充物至釉牙骨质界下 2mm，用磷酸锌水门汀或玻璃离子水门汀等材料垫底，厚度至少 2mm，冠方高度与牙龈的附着上皮一致，以使脱色剂能渗入牙颈部 S 形的牙本质小管，脱去牙冠颈部的颜色。

4. 置入漂白剂 将过硼酸钠粉末用 30% 过氧化氢溶液或水调拌成黏稠糊剂，用输送器放入髓腔，干棉球蘸干压实，留出髓腔封闭剂的空间。注意漂白剂勿与龈黏膜接触。

5. 髓腔封闭 用和牙齿有粘接性的材料严密封闭髓腔，如玻璃离子水门汀，避免漂白剂泄漏。

6. 复诊 根据所用漂白剂的不同，确定复诊的间隔时间。每次复诊时均应记录牙齿颜色，一般需 3～6 次复诊。牙色漂白结束后的牙色可略白于同名牙。若牙色经多次复诊后未达到预定目标，且颜色变化已不明显时，应征求患者意见，终止漂白治疗。根据患者需求进行其他治疗，如贴面修复。

7. 完成 漂白治疗结束两周后，用适合牙色的复合树脂充填髓腔。

二、活髓牙漂白技术

活髓牙漂白技术适用于轻度着色的氟牙症或四环素牙以及牙齿增龄变色和异常着色等。四环素牙的染色区域是牙本质，脱色剂不易透过釉质达染色区，因此，治疗难度较大。活髓牙漂白技术不适用于牙本质过敏症患者、牙齿有大面积充填体、牙齿发育不全、髓腔过大或有裂纹、孕妇和哺乳期妇女、过氧化物制剂过敏者等。

活髓牙漂白技术可分为诊室漂白技术和家庭漂白技术。诊室漂白技术采用的漂白剂浓度远高于家庭漂白技术，特点是见效快，但有可能灼伤口腔软组织，而且长期疗效可能略逊于家庭漂白技术，因此，在临床医师指导下的家庭漂白技术应用更加广泛。

1. 诊室漂白技术 诊室漂白技术一般需治疗 2～6 次，每次 45～60 分钟，间隔 1～2 周。具体操作步骤如下：

（1）用橡皮杯蘸适量浮石粉和水清除牙面的菌斑，避免使用含有甘油或氟的清洁剂。

（2）在牙周软组织上涂布保护性软膏，用橡皮障隔离患牙并用打蜡牙线扎紧，或者使用光固化屏障树脂保护牙龈。如使用加热灯，应避免使用金属夹。

（3）根据厂家操作说明，将漂白剂涂在牙齿的唇面和邻面。可以选择专用辅助工具，增加漂白效果。

（4）治疗结束后，用强吸或干棉球去除牙面上的漂白剂，然后用温水冲洗干净，拆除橡皮障。勿用冷水降温，避免温差过大引起患者不适。记录牙齿颜色，询问有无牙齿敏感症状。

（5）用中性氟化钠糊剂涂布所有漂白过的牙面 3～5 分钟，并嘱患者在复诊间歇期使用含氟牙膏刷牙或用再矿化液含漱。建议患者在近两周内避免接触咖啡、茶等深色饮食。

2. 家庭漂白技术 家庭漂白技术的主要治疗步骤是患者在家进行，因此，术前应进行充分的医患沟通，让患者了解治疗程序、方法、可能出现的问题及在出现问题后应采取的合适措施等，与患者保持联系，及时回应患者反馈的问题，减少并发症的发生。

（1）制作个性化牙套：取印模，灌制和修整模型，然后在模型上压制牙套。要求模型基底平坦，与中切牙长轴保持垂直。这样使得压制的牙套更易与模型贴合。可以在模型上拟漂白牙齿的唇颊侧预留空间，形成漂白剂储存空间。

（2）修整并试戴牙套，使牙套边缘覆盖牙龈缘 1mm 以上，打磨光滑，避免牙套边缘对口腔软组织造成刺激。教会患者如何摘戴牙套、如何放置漂白剂。家庭漂白技术常用的漂白剂为 3% 过氧化氢或 10% 过氧化脲。

（3）医嘱：漂白剂用量适当，勿溢出牙齿范围，如有溢出应及时去除，以防吞咽；每次的戴用时间至少持续 4 小时（夜间戴用更合适），每天 2 次效果更好；每次漂白完成后将牙套及时冲洗、擦干，存放在阴凉处；出现牙齿过敏、牙龈炎症时，停戴 1～2 天，并与医师联系。漂白期间建议配合使用美白牙膏和含氟牙膏刷牙。

（4）疗程：总的疗程难以确定，一般需 1～6 个月。每 2 周请患者复诊一次，了解患者的操作是否正确，检查牙色改变状况、牙龈有无炎症、牙套有无缺陷等，发现问题及时解决。

变色牙漂白治疗与其他美学技术相比，优点是在治疗过程中对患牙创伤较小，可最大限度地保持牙齿硬组织的完整性；缺点是显效较慢，疗效不能持久，治疗效果不易预测。部分患牙在治疗后可发生颜色回复现象，治疗前应向患者说明。

三、漂白治疗的并发症

1. 牙根外吸收　牙根外吸收是无髓牙冠内漂白技术的主要并发症，发生率为 7%，原因不完全清楚，推测牙根外吸收的发生机制可能是强氧化剂经无牙骨质覆盖的牙本质小管（约 10% 的牙齿存在此种解剖缺陷）或有缺陷的牙骨质渗透到牙周组织，引起牙骨质坏死及牙周膜炎症，最终导致牙根外吸收。采取使用封闭性强的材料垫底至一定高度以形成保护层、用过硼酸钠等弱氧化剂代替强氧化剂以及不使用热催化技术等措施，以期减少此类并发症的发生。

2. 牙齿敏感　牙齿敏感是活髓牙漂白技术的主要并发症，约 2/3 的患者会出现轻微而短暂的牙齿敏感症状，但一般不会对牙髓造成实质性损伤，终止治疗后基本可恢复。为减少牙齿敏感症状的发生，可于漂白的术前和术后使用脱敏剂和氟化物。

3. 软组织损伤　高浓度强氧化剂（如 30% 过氧化氢）可使软组织烧伤，烧伤深度通常较浅，大量水冲洗后在创面上涂布防腐抗炎类药物，一般会很快恢复，不会遗留后遗症。家庭漂白时出现的软组织损伤多由于牙套不合适所导致，正常剂量的漂白剂不会造成明显的软组织损伤。

（王晓燕　冯　琳　董艳梅　谢毓秀　高学军）

参 考 文 献

1. 樊明文. 牙体牙髓病学. 第 4 版. 北京：人民卫生出版社，2012

2. 高学军，岳林. 牙体牙髓病学. 第 2 版. 北京：北京大学医学出版社，2013

3. Summitt JB, Robbins JW, Hilton TJ, et al. Fundamentals of Operative Dentistry: A Contemporary Approach. 3rd ed. Chicago: Quintessence publishing Co Inc, 2006

第 33 章

牙体缺损的修复治疗

第1节　牙体缺损的修复原则

牙体缺损的修复就是使用嵌体、贴面、部分冠、全冠、桩核冠等各种人工修复体恢复缺损的患牙的正常生理形态和功能。牙体缺损的修复要遵循生物原则、机械原则和美学原则。三原则贯穿于牙体缺损修复治疗的每个过程。这三条原则又是一矛盾的统一体，过分强调其中的某一原则就会影响其他原则的实现。在进行牙体缺损修复的设计时，要综合分析、具体评价。

一、生　物　原　则

由于各种病因造成的牙体缺损，患牙正常的形态和功能产生了障碍。缺损的牙体组织不能自我再生，需要使用各种修复体进行修复，恢复患牙正常的形态和功能。理想的修复体材料是与缺损的牙体组织有着相同的组成和结构的生物组织，但是目前修复牙体缺损的嵌体、贴面、部分冠、全冠和桩核冠等各种修复体是采用合金、瓷或复合树脂等材料制作完成的机械体。这种机械体需要在口腔这种生理环境中行使各种口腔生理功能，必须符合生物原则。

生物原则的意义是指修复体要满足对所修复牙及周围口腔组织的生理保健要求。

（一）尽量保存患牙牙体硬组织

牙体缺损的修复是一个有损伤的治疗过程，要使用高速涡轮机带动各种金钢砂钻针或钨钢钻针对牙体硬组织进行必要的磨除，即牙体预备，将患牙预备成具有特定形态的牙体预备体。

牙体预备要达到以下目的和要求：

1. 去除腐质等病变组织，防止病变发展。

2. 消除修复体的就位障碍，形成良好的就位道，使修复体可以顺利地戴入在牙体预备体上。倾斜牙齿可先行正畸矫正，避免为满足就位道的要求而磨除过多的牙体组织。

3. 开辟修复体所占据的空间，使修复体有一定的厚度，满足强度和美观的要求。应尽量选择磨牙少的修复体类型，如贴面较全冠磨牙少，部分冠较全冠磨

牙少。牙体预备应均匀磨除所选择的修复体类型和修复材料所要求的最小适合厚度。

4. 形成良好的固位形和抗力形预备体各相对轴面应互相平行，或𬌗（切）向聚合度不超过6度，避免聚合度过大而磨除过多的牙体组织及影响固位。

5. 磨改过长牙、错位牙等。

6. 预防性扩展，为了达到自洁，修复体的边缘应位于自洁区。

牙体预备在达到以上要求的基础上应尽可能少磨牙，尽量保存患牙的牙体组织。

（二）保护牙髓组织

健康的牙髓组织可以为牙体硬组织提供营养，可以防止根尖病变的发生。健康的牙髓组织还具有生理反馈功能，避免咬合力过大导致牙齿的折裂。牙体缺损修复中要最大限度地保护牙髓组织的健康。

牙体缺损修复的治疗过程会对牙髓产生不良的影响，包括牙体预备、印模制取、预备体消毒、修复体粘接等。其中最主要的牙髓损害来自牙体预备，牙体预备过程中对牙体组织的磨除就是在牙齿上进行的外科手术过程，是一个有创伤的治疗过程，会对牙髓产生不良的影响。术后会出现牙本质的敏感，甚至牙髓坏死、牙髓炎。

牙体预备时对牙体的磨除往往要进入牙本质。牙本质是一个有生命的组织，与牙髓关系密切，牙本质与牙髓可被看做是一功能性整体，称为牙本质-牙髓复合体。牙本质中存在大量的牙本质小管，牙本质小管中含有来源于牙髓的成牙本质细胞突起和牙本质小管液。不同部位的牙本质小管的密度有变化，越靠近牙髓牙本质小管的密度越大，管腔的直径也越大，牙体预备对牙髓的影响亦越大。

首先，牙体预备时高速钻针与牙体接触，导致摩擦产热，温度升高是对牙髓损害的主要因素。其次，牙体预备后牙本质的通透性增大。牙本质小管中的小管液存在由牙髓向釉牙本质界的正压力。牙本质被磨切后，牙本质小管开放，小管液渗出。越接近髓腔，牙本质小管密度越大，牙本质小管的直径也明显增大。因此，越接近髓腔，牙本质的通透性越大，各种物理、

化学以及细菌对牙髓的损害越明显。牙体预备后应马上使用牙本质粘接剂等封闭牙本质小管，降低牙本质的通透性。

化学刺激也是造成牙髓损害的因素。牙体缺损修复过程中对预备体的消毒、使用粘接水门汀的粘接，都会对牙髓产生化学刺激。

细菌是造成牙髓损害的另一因素。牙体预备应去尽腐质，修复体粘接前对预备体表面消毒，保证修复体边缘密合度，防止边缘继发龋的发生。

（三）保护牙周组织

牙体缺损修复在以下几个方面可以对牙周组织产生影响：

1. 修复体的边缘　修复体戴入到患牙的牙体预备体之上，修复体的组织面与预备体表面紧密接触，修复体组织面与预备体之间接触界面的外缘线是唯一可以与口腔环境发生沟通的区域，称为修复体的边缘。牙体预备体上与修复体边缘相对应的部位称为终止线。修复体与牙龈相近或接触的边缘称为龈边缘，它与牙周组织的健康关系密切。全冠的边缘均为龈边缘，部分冠、嵌体等的边缘除了龈边缘外，还可以有位于𬌗面、轴面的边缘。

（1）修复体龈边缘的位置：修复体龈边缘位置的设计关系到修复体的牙周组织保健、固位和美观等。修复体龈边缘根据其与牙龈嵴顶的位置关系可以分为：龈上边缘、平龈边缘和龈下边缘。龈上边缘位于牙龈嵴顶以上，不与牙龈接触，有以下优点：

1）边缘的牙体预备时不易损伤牙龈。

2）印模制取方便，不用排龈。

3）有利于牙周健康。

4）容易检查边缘的密合度等。

龈下边缘位于龈沟内，为牙龈所遮盖，优点是美观、固位好，但具有以下的缺点：

1）备牙时容易损伤牙龈。

2）取印模时需要排龈。

3）不易检查边缘的密合度。

4）容易造成牙龈的炎症和牙龈退缩。

从对牙周组织保健的角度，龈上边缘最好，而龈下边缘最差。修复体的龈边缘越接近龈沟底，越容易引起牙龈炎症。通常修复体的边缘尽可能放在龈上。但是在某些特殊情况下则需采用龈下边缘：

1）牙体缺损至龈下。

2）牙冠高度不足，需要增加固位力。

3）为了美观，前牙烤瓷熔附金属冠的唇面边缘要放在龈下。

4）牙颈部过敏，需要修复体加以覆盖。

5）邻面接触区较低至龈嵴顶。

即使设计龈下边缘，修复体的龈边缘也要尽可能离开龈沟底的结合上皮，减少对牙龈的有害刺激。一般要求龈边缘距龈沟底至少0.5mm。

（2）边缘的形态：修复体边缘形态，也就是预备体终止线形态的设计和选择要考虑到边缘密合度、修复体的材料的强度、修复体的美观、牙龈的健康等因素。

修复体的龈边缘形态主要有以下几种（图33-1）：

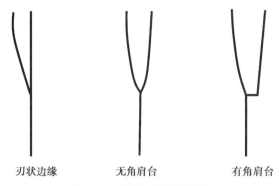

刃状边缘　　　无角肩台　　　有角肩台

图33-1　修复体的龈边缘形态

1）刃状边缘：采用这种边缘牙体组织磨除量少，但是修复体边缘的位置不易确定，边缘过薄，蜡型易变形，修复体边缘强度不足，只能用于强度高的金属边缘。刃状边缘仅有时用于倾斜牙齿或年轻恒牙，为了减少磨牙量；以及边缘位于难以制备的部位，如上磨牙远中邻面。

2）无角肩台：修复体边缘有足够的厚度，边缘的位置明确，容易制作。临床无角肩台牙体制备也较容易，可以使用圆头或鱼雷状的金钢石钻针制备。临床上常用于铸造金属全冠、部分冠以及烤瓷熔附金属冠的舌侧金属边缘，边缘的宽度一般为0.5mm。如增加无角肩台的宽度，形成所谓深无角肩台，也可用于烤瓷熔附金属冠的唇面边缘及全瓷冠的边缘。

3）有角肩台：修复体边缘有足够的厚度，一般为1.0mm，边缘位置明确，但需磨除牙体组织较多。常用于烤瓷熔附金属冠的唇面边缘及全瓷冠的边缘，为修复体提供足够的边缘厚度，达到强度及美观要求。由于90°的内线角可以造成应力的集中，可以改良为圆钝的内线角，减少牙体组织的应力集中。全瓷冠的有角肩台边缘一般为90°，烤瓷熔附金属冠的唇面有角肩台边缘可以为120°，减少边缘无基的薄弱牙体组织的产生。有角肩台边缘可以与斜面联合使用，称为有斜面的有角肩台，可以增加边缘密合度，保护边缘薄弱的牙体组织，适用于烤瓷熔附金属冠，不能用于全瓷冠。

（3）修复体边缘的适合性：修复体的边缘是修复体组织面与预备体之间接触界面唯一可以与口腔环境发生沟通的区域，修复体的边缘应与相邻牙体组织紧密贴合无间隙，而且形态协调一致。修复体边缘的密合可以防止粘接水门汀的溶解、继发龋的产生和菌斑的附着。修复体的边缘没有绝对的密合，制作精密的修复体可以将边缘微隙控制在数十微米。为了增加边缘的密合度，首先牙体预备体有一个清晰、光滑、连续的终止线，精确的印模和模型，精确的蜡型，铸造的精密度等等。

2．邻面接触区的建立　邻面接触区的要求包括邻接触区的位置、大小、形态和松紧度。其中邻接触区的松紧度是最重要的因素。临床常见的是修复体的邻面接触区过松，导致食物嵌塞。食物嵌塞则会导致牙周组织的炎症和邻面龋坏等。

3．修复体的轴面形态　正确恢复轴面的外形高点。轴面外形高点可以在咀嚼过程中为牙龈提供保护，食物对牙龈产生适当的按摩作用，有利于牙龈的健康。轴面外形过突，则食物在咀嚼过程中不能为牙龈提供按摩作用，牙颈部容易积聚菌斑。轴面外形过平，不能为牙龈提供良好的支持，咀嚼时食物对牙龈产生有害的撞击。

二、机 械 原 则

嵌体、部分冠、全冠和桩核冠等牙体缺损的各种修复体是采用合金、瓷或复合树脂等材料制作完成的机械体，它首先要符合机械力学的各种要求。修复体需要长期地固定在牙体组织上行使各种口腔生理功能，而不发生脱位、破裂，同时所修复牙也不能发生折裂、破坏。

机械原则就是要求修复体和所修复的患牙要建立良好的固位和抗力。

（一）固位

固位是指在预备体上就位良好的修复体，能够固定于其上，并在口腔内行使各种功能时能抵抗各种作用力而不发生移位和脱落的特性。

1．固位原理　牙体缺损的修复体的固位力主要来源于摩擦力、约束力和粘接力。

（1）摩擦力：是两个相互接触而又相对运动的物体间所产生的作用力。物体在滑动过程中所产生的摩擦力叫滑动摩擦力。当外力不大，两个相互接触的物体有相对滑动的趋势时所产生的摩擦力叫做静摩擦力。静摩擦力的大小对修复体的固位意义重大。

修复体要达到良好的固位，就需要尽量提高最大静摩擦力的大小，也就是需要增加两物体间的摩擦系数和正压力的大小。摩擦系数与两接触物体的材料和接触面的性质有关，接触面越粗糙则摩擦系数越大。因此，可以适当地增加修复体组织面和预备体表面的粗糙度。

增加修复体组织面与预备体之间的密合度可以增加正压力，从而可以增加修复体的摩擦固位。

（2）约束力：物体位移时受到一定条件限制的现象称为约束。约束加给被约束物体的力叫做约束力。

修复体的脱位可以分为两种形式：一种是反就位道方向的脱位（图33-2），另一种就是除了反就位道以外其他方向的脱位（图33-3）。对应着两种脱位的固位可以分为轴向固位和非轴向固位。

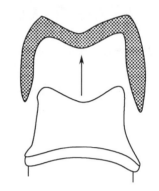

图33-2　修复体反就位道方向的脱位

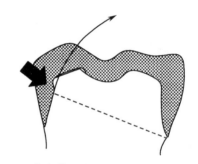

图33-3　修复体反就位道以外其他方向的脱位

轴向固位主要依靠摩擦力和粘接力。非轴向固位，也可称为抗旋转固位则要依靠预备体的固位形对修复体脱位的约束力。如图33-3所示：全冠修复体受到侧向力时，会产生旋转的趋势，以对侧的龈边缘为转动中心，以龈边缘之间的横截面直径为转动半径。箭头所指部位位于旋转半径以外的预备体阻挡脱位的发生，产生非轴向固位或抗旋转固位。当预备体结构完全位于旋转半径以内时，则不会产生抵抗旋转脱位的非轴向固位力。

（3）粘接力：粘接力是指粘接剂与被粘接物体界面上分子间的结合力。修复体需要使用粘接水门汀粘接在牙体预备体上。粘接力是修复体固位力的重要来源之一。粘接力的产生机制主要有机械嵌合和由粘接水门汀与被粘接物体间形成的共价键、离子键所形成的化学结合。

目前临床所使用的粘接水门汀主要有以下几类：①磷酸锌水门汀；②聚羧酸锌水门汀；③玻璃离子水

门汀；④树脂水门汀；⑤树脂改良玻璃离子水门汀；⑥复合体水门汀。

磷酸锌水门汀、聚羧酸锌水门汀和玻璃离子水门汀对牙体组织和修复体的粘接主要通过机械嵌合，玻璃离子水门汀可以与牙体组织中的钙离子有一定的螯合作用。三种粘接水门汀均可溶于酸性的唾液，修复体边缘暴露的水门汀会逐渐被溶解，产生边缘微漏。磷酸锌水门汀在聚合前酸度较高，要避免对牙髓的刺激。聚羧酸锌水门汀对牙髓刺激小，可用于近髓的牙体，但聚羧酸锌水门汀抗压强度较低，避免用于受力较大的修复体的粘接。玻璃离子水门汀强度高并可释放氟离子，有防止继发龋产生的作用，是目前常用的粘接水门汀。

树脂水门汀是近年来发展非常迅速的一种粘接水门汀，其粘接强度高、自身强度高、颜色美观、不溶于唾液，可用于固位性较差，需要提高粘接力的修复体的粘接。亦可用于贴面、粘接固定桥等以粘接固位力为主的修复体的粘接。但费用较高、操作较复杂、技术敏感度高。

树脂粘接水门汀对釉质的粘接主要通过使用磷酸等酸蚀，在釉质表面形成蜂窝状结构，粘接剂进入形成良好的机械嵌合。对牙本质的粘接较为困难，1982年，日本学者中林宣南提出了混合层理论，奠定了牙本质粘接的理论基础。首先通过酸蚀去除牙本质表面的玷污层，同时牙本质表面脱矿，形成数个微米厚的胶原纤维网状结构；然后同时具有亲水基团和疏水基团的粘接功能单体进入胶原纤维网，代替了酸蚀脱去的羟基磷灰石，与胶原纤维一起构成混合层。混合层的机械嵌合是牙本质粘接的主要机制。根据对牙本质表面的玷污层的处理方式的不同，牙本质粘接剂可以分为全酸蚀和自酸蚀两种模式。全酸蚀将玷污层完全去除，自酸蚀没有单独的酸蚀步骤，保留玷污层，将玷污层部分溶解。对合金、瓷等修复体的粘接可以在喷砂、酸蚀等表面粗化提高机械嵌合的基础上，使用偶联剂，在树脂粘接水门汀与合金、瓷之间形成牢固的化学结合。

树脂改良玻璃离子水门汀和复合体水门汀是近年新发展的粘接材料，目的是希望能结合玻璃离子水门汀释氟、钙离子螯合和树脂水门汀粘接强度高、不溶于唾液、可光照聚合等的优点。其临床应用有待于进一步的研究。

2.临床影响修复体固位的因素 修复体的固位形式主要可以分为包绕预备体表面的冠外固位和进入牙体内部的冠内固位。全冠等主要为冠外固位，嵌体、桩核等主要为冠内固位。临床影响修复体固位的因素主要有：

（1）预备体相对轴面的聚合度：预备体各相对轴壁应互相平行，或𬌗（切）向聚合度为6度。研究表明：预备体相对轴壁聚合度超过6度，固位力就会有明显的降低。聚合度越小，修复体与预备体之间的摩擦固位越大，对修复体脱位的约束力越大。如图33-4所示，聚合度过大，修复体可以在多个方向脱位；聚合度小，则修复体只可以反就位道方向脱位。

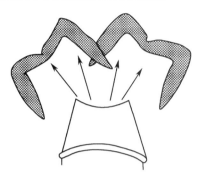

图33-4 聚合度与修复体脱位

（2）预备体的𬌗龈高度：预备体的𬌗龈高度越大，不仅修复体与牙体预备体之间的接触面积大，增加了摩擦力和粘接力。更重要的是预备体的𬌗龈高度越大，当修复体有旋转脱位的趋势时，预备体能够抵抗旋转脱位的能力越大。如图33-5所示：预备体的𬌗龈高度大，位于旋转半径以外的预备体部分越多。

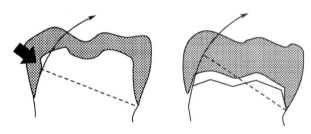

图33-5 预备体的𬌗龈高度对修复体固位的影响

（3）预备体的横截面直径：在预备体的𬌗龈高度相同的情况下，预备体的横截面直径越大，旋转脱位的旋转半径越大，预备体位于旋转半径之内的可以抵抗旋转脱位的部分越少（图33-6），其约束力固位越小。

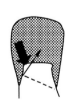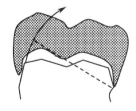

图33-6 预备体的横截面直径对修复体固位的影响

（4）增加辅助固位，为了增加修复体的固位，可以增加辅助固位形，如设计沟固位形、针道固位形和洞固位形固位。

1）沟固位形（图33-7）：

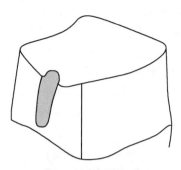

图33-7 沟固位形

一种常用的辅助固位形，如用于部分冠的邻轴沟，还可用于全冠的轴面用来增加固位。沟固位形可以增加修复体与预备体的接触面积，从而增加摩擦力和粘接力，但沟固位形主要的固位原理是增加了预备体对修复体的约束力，减少了修复体移位的自由度。如图33-8所示：图A中全冠受到侧向力时有旋转脱位的趋势，预备体的轴壁不能提供足够的约束。这时如图B增加一个沟固位形，沟固位形减少了旋转半径，可以为全冠提供额外的约束力，防止了全冠的旋转脱位。

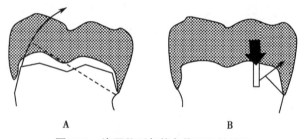

  A   B

图33-8 沟固位形与修复体固位的关系

沟固位形位于预备体的轴面，深度约进入牙体组织1mm，龈端形成1mm肩台。方向必须与修复体的就位道方向一致，两条以上的沟应互相平行。沟的形态为半圆形，沟的一侧轴壁必须清晰，抵抗脱位。

2）针道固位形：它是进入牙体内的一种固位形，固位能力强，常作为辅助的固位形。深度一般为2mm，应进入健康的牙本质内。针道固位形受力时在牙体组织内产生有害的拉应力，最好用于活髓牙，死髓牙的使用应慎重。在死髓牙针道的深度可适当加深。针道的直径一般为1mm。针道应放置在强壮的牙体内，避开髓角等易损伤牙髓的位置。前牙一般放置在舌面窝近舌隆突处（图33-9）。后牙可放置在牙尖间的沟窝处。针道的方向应互相平行，并且与修复体的就位道方向一致。

3）洞固位形：洞固位形是进入牙体内的具有特定形态的洞，又称箱状固位形，是嵌体的主要固位形：①深度：至少为2mm，洞越深固位越好。但过深会损害牙

髓，增加磨牙量，降低了牙体的强度。②洞壁：洞的所有轴壁都必须与就位道一致。相对轴壁平行或向洞口敞开2°～5°。③鸠尾固位形（图33-10）：为了防止修复体向邻面水平脱位，需要在𬌗面制备鸠尾固位形。鸠尾固位形的预备尽可能利用缺损区和发育沟，既达到固位的目的，又不影响牙体的抗力。鸠尾的峡部一般放在两个相对牙尖三角嵴之间，宽度为颊舌尖之间宽度的1/3～1/2。④洞缘斜面：洞固位形的洞缘是修复体边缘所在，为了增加边缘密合度和保护边缘的牙体组织，应制备斜面，特别是在𬌗面洞缘，一般为45°。

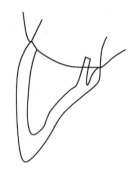

图33-9 前牙舌隆突处的针道固位形

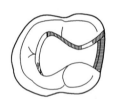

𬌗面观鸠尾

图33-10 鸠尾固位形

（5）选择性能良好的粘接材料：在良好的固位形设计的基础上，选择良好的粘接水门汀可以提高修复体的固位。近年来，牙科粘接技术发展很快，新的粘接材料不断出现，提高了粘接能力。对于固位性较差的修复体可以选用粘接力强大的树脂粘接水门汀，并对修复体表面进行粗化和偶联剂处理，提高粘接固位力。

（二）抗力

抗力是指预备体（或预备牙体）与在其上就位良好的修复体，在口腔内行使各种功能时，能抵抗各种作用力而不发生变形和折断的能力。抗力包括两个方面：其一为患牙的牙体组织的抗力；其二为修复体的抗力。

1. 患牙牙体组织的抗力 患牙牙体组织的抗力取决于剩余牙体硬组织的质和量以及牙体预备体抗力形的设计。保存剩余牙体组织的质，就是尽量保存牙髓的健康。失髓牙牙体组织其接受牙髓来源的主要血液供应丧失，仅剩牙周膜和牙槽骨的间接血供，牙齿

水分减少、弹性降低、脆性增加，机械性能下降。牙髓组织的丧失导致牙齿本体感觉的显著下降，当牙体受到过大咬合力作用时不能产生保护性的神经反射，有证据表明根管治疗后的牙齿的压力阈值比生活牙齿要高57%。因此，临床中可见失髓牙容易发生冠折和根折，而活髓牙较失髓牙可以更好地抵抗咬合力。

剩余牙体硬组织的量是决定牙体抗力的重要因素，在满足牙体预备要求的基础上应尽量少磨牙。牙体的抗力主要来源于健康的牙本质，没有牙本质支持的釉质，通常称为无基釉或悬釉，受力时容易折裂，应予以去除。

牙体预备体的抗力形就是预备体的形态能够防止牙体组织在受力时出现折裂。对于抗力形的设计要注意以下几点：

（1）预备体的两面相交的线角边缘部位容易出现薄弱的牙体组织和无基釉，应制备斜面，尤其是在嵌体𬌗面洞形的洞缘要制备洞斜面。

（2）处于咬合面的修复体边缘，即对应的预备体的终止线，是强度薄弱区，要离开咬合接触点。

（3）进入牙体组织内产生固位的修复体部分，如针道、固位沟、洞固位形，以及进入根管的桩，在受力时会对牙体组织内产生有害的拉应力。而釉质、牙本质等牙体硬组织是脆性的，能够抵抗较大的压应力，但不能抵抗拉应力。因此，在设计这些结构时应特别注意牙体的抗力，应放置在牙体组织强壮的部位。嵌体如剩余颊舌壁薄弱或为失髓牙，可以设计为能够保护剩余牙体组织的高嵌体。

2. 修复体的抗力　修复体的抗力是指修复体要求有良好的机械强度。为了提高修复体的强度应注意以下几点：

（1）选择机械性能良好的合金或其他修复体材料。

（2）牙体预备要磨除足够的牙体组织厚度，铸造金属全冠𬌗面磨除在功能尖至少1.5mm，非功能尖至少1.0mm。

（3）选择合适的龈边缘类型，龈边缘是受力时应力的集中区，要求有足够的强度。对于铸造金属全冠和部分冠，0.5mm宽的无角肩台是适宜的，而全瓷冠就要选择1.0mm宽的肩台。

（4）洞缘斜面的设计，合金修复体有良好的边缘强度，可以设计洞缘斜面。而瓷、树脂修复体边缘强度差，不能设计洞缘斜面。

三、美　学　原　则

随着人们对美的要求的提高，修复体不仅仅要求满足咀嚼功能的需要，还应达到美学的要求。例如很多斑釉牙、四环素染色等患者就医的主诉就是恢复牙齿的美观。因此，牙体缺损的修复还需要满足美学原则。

美观是烤瓷熔附金属冠和全瓷冠的最吸引人的一个优点，而美观恰恰是烤瓷熔附金属冠和全瓷冠设计、制作中最复杂、最困难的一个方面。所谓烤瓷熔附金属冠和全瓷冠的美观就是要求其能够最大限度地模拟天然牙的外观。影响烤瓷熔附金属冠和全瓷冠的美观因素主要有颜色、形态、排列、半透明性、表面质地和表面特征色等；反过来，两种修复体的制作、结构、成分等也会影响到颜色的特征改变，而且两者对颜色的影响也存在区别。这里重点讨论烤瓷熔附金属冠和全瓷冠的颜色、半透明性、表面质地和表现特征色。

1. 烤瓷熔附金属冠和全瓷冠的颜色　颜色是影响烤瓷熔附金属冠和全瓷冠的美观的一个主要因素，人们对此进行了大量的研究。颜色是非常复杂的一个物理现象，既具有其客观性，又受人的主观因素的影响。

（1）有关颜色的基本概念：

1）颜色的产生：没有光线则没有颜色，物体所表现出的颜色是由其反射出的可见光的波长决定的。不同波长的可见光在人眼中产生不同的颜色反应。物体的颜色受其物理性质、所处光源、周围其他物体的颜色以及人眼对颜色的感知能力等的影响。

2）光源：光源是影响物体颜色的重要因素。我们在临床工作中所使用的光源主要有以下三种：①自然光：常被用做标准光源。光谱分布均匀，但是也受时间、大气湿度等因素影响。晴天中午的非直射自然光是比较理想的烤瓷熔附金属冠和全瓷冠的选色用光源。②白炽灯：光谱中黄光成分较多而缺少蓝、蓝绿光线。③荧光灯：光谱中蓝光成分较多而缺少黄、橙光线。因此，在白炽灯及荧光灯下进行烤瓷熔附金属冠和全瓷冠的选色时要注意其影响。

3）人眼对颜色的感知：视网膜中的两种视细胞：视锥细胞和视杆细胞在对颜色的感知中所起功能不同。视杆细胞只感知光线的强弱，在暗环境中发生作用。视锥细胞可感知物体的颜色，在明亮环境中发生作用。视锥细胞可分成三种，分别对红光、绿光、蓝光敏感。

4）颜色的适应性：人眼对颜色的感知存在适应现象。随着人眼对某种颜色注视时间的增加，人眼对这种颜色的感知能力逐渐下降，而对其互补色的感知敏感性增加。所以，在选色时时间要短，不要长时间地注视。选色时可利用蓝色来增强人眼对黄色的敏感力。

5）同色异谱现象：在同一光源下两种物体具有相同的颜色但有着不同的光谱组成，这种现象被称为同色异谱现象。这种问题在烤瓷熔附金属冠和全瓷冠的选色时要加以避免，可在几种不同的光源下进行选色。

（2）颜色的描述：对颜色的描述方法很多，这里介绍两种常用的颜色描述系统。

1）孟塞尔系统（Munsell system）：是目前最常用的表色系统之一，临床上金瓷冠的选色就是基于此系统。孟塞尔系统将物体的颜色由其三种视觉特性来描述：

色调（hue）：又称色相。是颜色的基本特性，是由物体所反射光线的波长决定的。孟塞尔系统中有 10 种基本的色调即红（R）、黄（Y）、绿（G）、蓝（B）、紫（P）5 种主要色调和它们的 5 种中间色调：黄红（YR）、绿黄（GR）、蓝绿（BG）、紫蓝（PB）、红紫（RP）。每种色调又可分成 10 个等级。以下还可进一步分级。自然牙的色调一般为黄和黄红，范围为 6～9.3YR。

饱和度（chrome）：又称彩度。是指色调的深浅，即色调浓度的高低。饱和度最低为 0 即无色。每种色调可达到的最大饱和度不同。自然牙的饱和度一般为 0～7。

亮度（value）：又称明度。是指物体反射光线的强弱。孟塞尔系统的亮度值由黑至白有 0～10 共 11 个等级。自然牙的亮度值一般为 4～8。

2）CIE 颜色系统：是国际照明委员会（CIE）1978 年为定量地测量颜色而规定的一种标准色度系统。在此系统中颜色由三刺激值 L*、a*、b* 表示。L* 表示亮度。a*、b* 分别代表红绿度和黄蓝度，其两者的绝对值大小决定饱和度的大小。采用此系统颜色可以定量计算，此系统在牙科中多用于科研。

（3）自然牙的颜色：入射光线照在自然牙牙冠表面会产生反射、透射、吸收和散射，这些现象综合形成牙的颜色。牙本质色是自然牙颜色的主要来源，釉质的厚度和半透明性可影响牙的颜色。自然牙的颜色主要有以下特点：

1）自然牙的颜色存在性别差异，女性牙色的亮度高于男性，而饱和度较低，色调偏黄。

2）上前牙中，中切牙亮度最大，尖牙亮度最小，但尖牙的饱和度最高。

3）颜色在同一牙面上也存在部位特异性，中 1/3 代表牙色最好，切端和颈部色受周围组织影响较大。牙中 1/3 亮度较大，而牙颈部饱和度最大，切端饱和度最小。

4）颜色随年龄而变化，随年龄的增长，牙色改变明显，亮度逐渐降低，而饱和度逐渐增加，牙色逐渐变深，由白黄到黄橙到棕橙，并出现磨耗、染色等特征色。

5）中国人牙色与欧美人有差异，中国人牙色偏淡，亮度较高，牙色分布范围较窄。

2. 半透明性　半透明性是影响烤瓷熔附金属冠和全瓷冠的美观的另一个重要因素。自然牙的牙冠由釉质、牙本质、牙髓组成，入射光照至自然牙冠可产生透射现象。釉质的分布、厚度与质量是影响自然牙牙冠半透明特性的主要因素。全瓷冠的半透明性要优于烤瓷熔附金属冠。

（1）自然牙牙冠釉质的分布：Sekin 将自然牙牙冠中釉质的分布分成三类：

1）A 型：整个牙面覆盖一均匀的半透明釉质，半透明性分布均匀。

2）B 型：半透明性仅在切端明显。

3）C 型：半透明性在切端及两个邻面明显。

（2）自然牙的乳光现象（opalescence）：自然界中的一种宝石——蛋白石（opal）在反射光下会出现乳蓝色，在透射光下会呈现橙红色，这种现象称为乳光现象。蛋白石中乳光现象产生的原因是由其内部结构组成。蛋白石主要由球状的二氧化硅颗粒组成，颗粒之间的间隙内充满了水分子，这样光线进入蛋白石中会产生散射现象。在反射光下可见光经内部散射后只有波长较短的蓝光进入人眼而产生乳蓝色的外观。自然牙的釉质有着与蛋白石相似的内部结构。釉质主要由无机物组成，占约 95%。无机物以羟基磷灰石结晶的形式存在，组成釉柱。有机物含量很少，主要存在于柱间质，围绕在釉柱的周围。可见光进入釉质内同样会出现散射现象，造成肉眼所见的灰蓝色乳光效应。

为了更加真实地模拟自然牙，烤瓷熔附金属冠和全瓷冠在需要的情况下就要模拟釉质中的乳光效应。但乳光效应的模拟比较困难，临床上常常通过在切端瓷中内部上色来模拟灰蓝色的乳光现象。有的瓷粉中添加了高折射率的氧化物颗粒，可以模拟自然牙的乳光效应。

3. 烤瓷熔附金属冠和全瓷冠的表面质地　表面质地同样是影响烤瓷熔附金属冠和全瓷冠的美观的重要因素。

自然牙牙冠表面质地随年龄的增长变化很大：青少年自然牙牙面粗糙度较大，牙冠表面有明显的水平向的表面平行线以及切龈向的发育沟。随着年龄的增长，机械磨耗的产生，这些表面平行线及发育沟越来越不明显，牙面越来越光滑，亮度逐渐增高。

表面质地影响入射光线在牙面上的反射、散射和吸收。表面粗糙度增加可以减少牙面的亮度，同时还可能改变牙面的色调、饱和度及半透明性。因此，在烤瓷熔附金属冠和全瓷冠的制作时要准确地形成其表面的质地。根据不同的表面质地选择烤瓷熔附金属冠和全瓷冠的最后上釉、抛光的方法。

4. 表面特征色　自然牙牙面除了颜色、半透明性等以外，还具有一些独特的、个性化的视觉特征，包括隐裂、染色、磨耗面、钙化不全的白垩色斑点等等，我们将其称为表面特征色。表面特征色同样是影响烤瓷熔附金属冠和全瓷冠的美观的重要因素。Muia甚至将表面特征色和色调、饱和度与亮度并列形成新的四维牙色系统。金瓷冠中准确的表面特征色的模拟可使其显得更加真实,特别在中老年的自然牙齿中常可见到根外露、染色点、磨耗面、染色的修复体以及染色的裂纹等。医师的职责就是将这些特征色准确地记录在技工单上,为技师的制作提供明确的信息。当然这些表现特征色的设计要与患者一起进行。

(谭建国)

第2节　嵌体修复

嵌体(inlay)是一种嵌入牙体内部,用以恢复牙体缺损患牙的形态和功能的修复体。

牙体缺损的大小是决定牙体缺损修复体类型选择的主要因素。嵌体位于牙体内部,由牙体组织所包绕,其固位主要通过箱状固位形。嵌体只能修复缺损的牙体,不能为剩余的牙体提供保护。因此,嵌体要求有足够的剩余牙体组织保证固位和抗力。在牙体缺损的各种修复体中,嵌体所能修复的牙体缺损量最小。

一、嵌体的种类

1. 根据嵌体覆盖牙面的不同,可以分为单面嵌体、双面嵌体和多面嵌体。

2. 根据嵌体修复牙体缺损的部位的不同,可以分为𬌗𬌗面嵌体、颊面嵌体、邻𬌗嵌体等。

3. 根据制作嵌体材料的不同,可以分为合金嵌体、瓷嵌体和树脂嵌体等。

(1) 合金嵌体:制作嵌体的合金有金合金、镍铬合金等。金合金化学性能稳定、铸造收缩小、有良好的延展性和机械性能,是制作后牙嵌体的理想材料。

(2) 瓷嵌体:有传统的长石基的烤瓷嵌体,有使用金沉积制作金基底层的金沉积瓷嵌体,有白榴石增强和二硅酸锂增强的热压铸玻璃造陶瓷嵌体,有CAD/CAM加工的瓷嵌体等。具有天然牙的颜色和半透明性,美观性好。

(3) 树脂嵌体:制作嵌体的树脂是在技工室聚合的所谓硬质树脂,普通的复合树脂强度、耐磨性较差,不能用来制作嵌体。硬质树脂通过两类方法增加了强度和耐磨性:一是改良复合树脂组成成分,通过改变无机填料或加入玻璃纤维;二是改良聚合方法,通过加热、加压、在惰性气体中聚合等,减少树脂内气泡和表面的氧化阻聚层的形成。树脂嵌体具有操作简便,容易在口内修补、抛光,弹性模量与牙本质近似,不易折裂,对对颌牙磨耗小等优点,是一种良好的美学嵌体材料。

二、嵌体的适应证和禁忌证

能够采用充填法修复的牙体缺损原则上都可以采用嵌体修复。但与充填体相比,嵌体还具有以下优越性:

1. 可以更好地恢复咬合接触关系。充填体在口内直接完成,而嵌体是在口外模型上制作完成,可以更精确地恢复𬌗面形态和与对颌牙的咬合关系。

2. 可以更好地恢复邻面接触关系,恢复正确的邻面接触点的部位、大小、松紧等。

3. 合金嵌体具有更好的机械性能,能抵抗各种外力而不出现变形、折裂等。瓷嵌体和树脂嵌体具有更好的美学性能可以高度抛光,减少菌斑的附着。

因此,嵌体可以代替充填体,修复需要满足以上更高要求的牙体缺损患牙。

根据嵌体的固位和抗力特点,嵌体所能修复的患牙要求有较多的剩余牙体组织。牙体缺损大,剩余牙体组织不能为嵌体提供固位和保证自身的抗力,则在口内行使功能时容易产生嵌体的脱落或牙的折裂,为嵌体修复的禁忌证。

近年来,随着粘接技术的发展,小的前牙牙体缺损临床上一般采用复合树脂充填,可以达到良好的固位和抗力满足前牙美观、功能等要求。而嵌体则更适合于后牙的牙体缺损修复。

三、嵌体的修复设计

嵌体的洞形

1. 嵌体的洞形要求　与充填体的窝洞要求近似,但除了作预防性扩展、底平、壁直、点线角清楚等要求之外,还有以下特点:洞形无倒凹,充填体可以利用窝洞的倒凹固位,但嵌体是在模型上制作完成后戴入到制备的洞形内,要求所有轴壁不能有任何倒凹,否则不能戴入。嵌体洞形的相对轴壁要求尽量平行,或微向𬌗面外展6°,既保证嵌体的固位又方便就位。瓷嵌体的洞形可适当增加𬌗面外展度。

2. 预备洞缘斜面　当使用合金制作嵌体时,洞形的边缘特别是在𬌗面洞形的边缘预备45°的洞缘斜面(cavo-surface angle)。一是去除了洞缘的无牙本质支持的釉质,防止边缘牙体组织折裂;二是增加边缘的密合度,防止继发龋的产生。

无论是强度还是防龋,修复体的边缘是一薄弱区域。为了保护修复体的边缘和洞缘的牙体组织,嵌体𬌗面洞形的边缘应离开咬合接触点1mm。为了自洁,嵌体的邻面洞形的颊舌边缘应离开邻面接触点。

合金嵌体强度高,尤其是金合金有着良好的延展性,修复体边缘虽薄但不易折裂,可以制备洞缘斜面。但瓷嵌体和树脂嵌体强度不足，一般不能制备洞缘斜面。

3. 辅助固位　形嵌体的固位主要通过箱状固位形，固位力的大小主要取决于洞的深度和形态。为了增加固位，还可以增加钉固位形、沟固位形等。

邻𬌗嵌体，为了防止修复体向邻面水平脱位，需要在𬌗面制备鸠尾固位形。鸠尾固位形的预备尽可能利用缺损区和发育沟，既达到固位的目的，又不影响牙体的抗力。鸠尾的峡部一般放在两个相对牙尖三角嵴之间，宽度为颊舌尖宽度的1/3～1/2。

4. 对剩余牙体的保护　由于嵌体位于牙体内部，只能修复缺损的牙体，不能为剩余的牙体提供保护。咬合时，嵌体受力后将力传导至洞的侧壁，在剩余牙体内产生拉应力。釉质、牙本质是抗压而不抗拉的脆性材料，过大的拉应力会造成牙体折裂。后牙颊舌向的受力较多，剩余的邻面牙体对保证抗力非常重要。当剩余牙体组织薄弱，特别是MOD缺损，剩余的颊舌壁薄弱，则受力后容易产生牙体折裂。这时可采用高嵌体修复。

5. 高嵌体　高嵌体一般由MOD嵌体演变而来，覆盖整个𬌗面，可以减少咬合时牙体内部有害的拉应力的产生，保护剩余的牙体。高嵌体还可以恢复或改变患牙的咬合关系。

高嵌体要求有较高的强度，一般使用合金材料制作，但现在可用于制作全冠的高强度的二硅酸锂增强的热压铸造陶瓷、硬脂树脂等也可制作高嵌体。

6. 洞形的垫底嵌体　洞形预备要求底平，底平可使应力均匀分布。但去腐后洞底多为不规则状，可以使用垫底材料将洞底垫平。垫底材料很多，树脂、树脂改良玻璃离子、复合体类材料具有良好的强度，可以通过牙本质粘接剂与牙体粘接固位，可以光聚合，操作方便。树脂改良玻璃离子和复合体类材料还可以释氟，有一定的防龋性能。

7. 粘接水门汀的选择　嵌体的边缘线长，暴露的水门汀溶解后会出现边缘微漏，造成边缘的染色和继发龋。嵌体的粘接应使用不溶于唾液的水门汀。树脂类水门汀粘接力强，不溶于唾液。使用高强度的树脂类水门汀，还可以提高嵌体的抗力。瓷嵌体和树脂嵌体必须使用树脂类水门汀粘接。

四、嵌体的牙体预备

（一）邻𬌗嵌体的牙体预备

1. 𬌗面洞形的预备　预备前应用咬合纸仔细检查咬合接触点的位置，根据缺损大小和咬合接触点的位置，设计洞形的外形和扩展范围。

（1）首先去净腐质。

（2）使用短锥状钨钢钻针或金刚石针制备，洞的深度至少为2mm，洞越深固位越好，但牙体组织的抗力下降。洞形达到底平、壁直的要求，过深的洞可用垫底材料垫平。所有轴壁保持平行，或𬌗向外展6°，与嵌体就位道一致。洞形由缺损适当预防性扩展，包括邻近的点隙、发育沟等，使洞缘位于健康的牙体组织内，并且离开咬合接触点1mm。

制备鸠尾固位形，防止嵌体水平脱位。鸠尾的峡部一般放在两个相对牙尖三角嵴之间，宽度为颊舌尖宽度的1/3～1/2。

2. 邻面洞形的预备　使用平头锥状钨钢钻针或金刚石针制备邻面箱状洞形。邻面箱状洞形的颊舌轴壁和龈壁应离开邻面接触点，位于自洁区。两颊舌轴壁可外展6°，龈壁应底平，与髓壁垂直，近远中宽度至少为1mm。

邻面箱状洞形的三个轴壁和𬌗面洞形的三个轴壁应保持平行，与就位道方向一致。

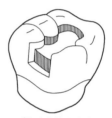

邻面观邻面肩台

图33-11　后牙邻𬌗嵌体盒形窝洞

3. 洞缘斜面的预备　合金嵌体需制备洞缘斜面；所有洞缘均应制备45°的洞缘斜面，去除洞缘的薄弱牙体组织，防止边缘牙体折裂；增加边缘的密合度，防止继发龋的产生。

洞缘斜面可使用火焰状钻针预备。𬌗面洞形的龈壁洞斜面预备时，钻针的方向与就位道一致并平行于邻牙邻面龈1/3。𬌗面牙尖高锐、牙尖斜度大时，可在洞缘预备无角肩台（chamfer）边缘代替洞斜面。

4. 最后精修完成。

（二）MOD高嵌体的牙体预备

1. 同邻𬌗嵌体预备𬌗面以及邻面洞形。

2. 𬌗面预备沿𬌗面解剖外形均匀磨除，功能尖磨除1.5mm，非功能尖1.0mm。在功能尖的外斜面咬合接触点以下约1mm处预备终止边缘，形态为直角肩台或无角肩台，宽度1mm，保证足够的强度。

五、嵌体的技工制作

临床上嵌体的牙体预备完成，制取印模，然后就转入技工室制作阶段。嵌体的技工室制作主要包括以下步骤：工作模型和代型制备，蜡型制作，包埋、铸造，最后打磨、抛光完成。

（一）工作模型和代型

制取工作印模后，使用人造石等模型材料灌注工作模型，技师将在此工作模型上制作嵌体。工作模型应再现与所修复牙齿有关的各种信息，工作模型需要满足以下要求：

1. 精确再现所修复牙的牙体预备体的形态。

2. 精确再现所修复牙的牙体预备体与邻牙等的关系。

3. 便于嵌体的蜡型制作。

4. 具有足够的强度和表面硬度。

5. 精确再现咬合关系。

为了便于蜡型的制作，工作模型上所修复牙的牙体预备体部分应能够从工作模型上取出，并能够精确地回位于工作模型上，这部分称为代型。制作活动代型的方法有代型钉、Pindex 系统和 Di-lok 托盘等方法。活动代型制作完成后要对其进行修整。将代型从模型中取出，用梨形或菠萝形钨钢钻距预备体边缘 0.5～1mm 修整代型根部，代型根面部分形态应近似天然牙，用球钻修整龈缘处石膏，暴露预备体边缘，最后用尖头手术刀完成对终止线的修整。用圆头雕刻刀平整终止线以下的代型根面部分，使其表面光滑。如果根面部分不平整，雕蜡型颈缘时会影响雕刻刀平滑经过，造成蜡型表面皱褶。

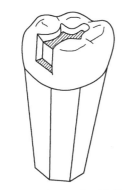

图 33-12　人造石代型修整完成

（二）蜡型制作

修整后的代型表面涂一层硬化剂，以防止蜡型制作中损伤模型，涂间隙剂以预留出粘接剂的空间。间隙剂厚 20～40μm，均匀涂抹于距终止线 0.5～1mm 以上的牙体预备体模型上。间隙剂干燥后表面涂一层分离剂，以便于制作完成的蜡型从石膏代型上取出。

蜡型就是制作修复体的熔模。蜡型用包埋材料包埋，加热将蜡型熔化挥发，形成铸模腔，将熔化的合金注入铸模腔内，冷却后形成铸件。嵌体蜡型常用嵌体蜡制作，嵌体蜡具有加热熔融后流动性好，不易剥脱、不易破损、光滑，冷却后较坚硬，便于精细雕刻等优

点，是一种理想的蜡型材料。

制作嵌体蜡型的方法有直接法、间接法和间接直接法三种。直接法是直接在口内预备的牙体预备体上直接制取嵌体蜡型。优点是免去了制取印模和模型等步骤，但口内制作蜡型操作不便，患者不适，一般只用于简单嵌体蜡型的制作，临床上很少使用。临床上常用的是间接法制作嵌体蜡型，即在工作模型和代型上进行蜡型制作。操作直观，可以精确地再现邻接面、边缘、钉洞固位型等复杂形态。

临床常用的有滴蜡法，用蜡勺熔蜡滴在代型上，充满嵌体洞型的点线角、钉洞和固位沟内，再次滴蜡时注意用热蜡刀烫熔上次所滴蜡之边缘，使每次滴的蜡完全熔解连接在一起，还能防止气泡形成。多次滴蜡，形成咬合面和邻接面形态。最后蜡型表面光滑精修完成。蜡型在反复加热及操作过程中，其内部会产生应力，应力一旦释放，将导致蜡型变形，所以为减小变形，蜡型不应离开代型，一旦从代型上取下，应尽快进行包埋铸造。

（三）包埋铸造

合金嵌体通常使用失蜡法铸造而成，包括三个基本步骤：首先用耐火的包埋材料包埋蜡型，称为包埋，其次加热使蜡型彻底熔化挥发，形成修复体铸型腔，称为焙烧，最后将熔化的合金注入铸型腔内形成铸件，称为铸造。

包埋前要在嵌体蜡型上安插铸道，铸道是熔化的合金进入铸型腔的通道。铸道一般选用一定粗度的蜡线制作，固定在蜡型的适当部位，单面嵌体一般在蜡型中央，双面嵌体安插在边缘嵴处（图 33-13）。

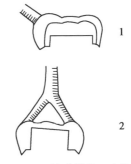

图 33-13　铸道针的正确位置
1. 铸道针挺插在蜡最厚的部位　2. 铸道针插在蜡型邻面最突出的部位

在距离蜡型约 2mm 的铸道上可加一扁圆形蜡球，在铸造中，当铸件收缩时补偿铸件体积的收缩，称为储金球。储金球的大小应与蜡型的体积相当。储金球应位于铸圈的热力中心处。

1. 包埋　目前临床上使用的包埋材料一般为磷酸盐类包埋材。选择相应大小的铸圈和铸造座，在铸

圈内侧距铸圈两端5mm处放置薄蜡片作为内衬,以利于包埋材膨胀,方便开圈,增加透气性,蜡型应放置于距铸圈底面5～6mm处,保证铸圈底部有足够厚度和强度,防止铸造离心力使熔融金属穿出,同时也保证了蜡型离开热力中心区(图33-14)。

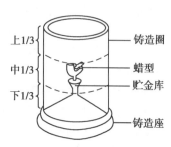

图33-14 蜡型在铸造圈中的位置

2. 焙烧 包埋材凝固1～2小时后将铸圈进行焙烧,目的是使蜡型彻底熔化挥发,形成修复体铸型腔,而且使包埋材受热膨胀,补偿铸件的收缩。

3. 铸造 铸圈焙烧完成后进行铸造。一般采用高频离心铸造机,将合金熔化,利用离心力将熔化的合金注入铸型腔内。熔铸后铸圈口朝上放于安全处,室温自然冷却,以减少铸件脆性和体积收缩。

(四)磨光和抛光

铸圈完全冷却后开圈,喷沙清除铸件周围的包埋材。使用树脂切盘切割铸道,切割时要尽量靠近铸件,但是不能破坏铸件。切割时一定要注意支点和自我保护,同时,也可准备冷水及时冷却切割时产生的高温。

磨除嵌体铸件组织面的铸造产生的瘤子、结节等,使嵌体在代型上顺利就位。调改咬合面和接触点,形成正确的咬合关系和邻接触关系,检查边缘是否密合。使用磨具由粗向细磨平嵌体表面,橡皮轮磨光,最后用毡轮或干抛光布轮蘸抛光膏进行抛光。将完成的嵌体送至临床试戴。

(谭建国)

第3节 瓷贴面修复

瓷贴面是应用粘接材料将薄层人工瓷修复体固定于患牙唇面,以遮盖影响美观的缺损、变色等缺陷的一种修复方法。由于此类修复可不备牙或少备牙(常选用),能最大限度地保留牙体组织,对牙髓刺激小,符合牙齿修复的生物学原则。作为一种保存性修复治疗手段,瓷贴面现已被广泛用于临床美学修复,尤其适于对年轻恒牙、髓腔较大的前牙进行修复。但是要在有限的厚度空间(1mm左右)做到遮色、自然的色泽层次感、切端的透明感和龈端向基牙的平滑过渡,对

临床医师和技师的要求很高。本节将针对瓷贴面在临床应用中常遇到的相关问题进行解答(图33-15A、B)。

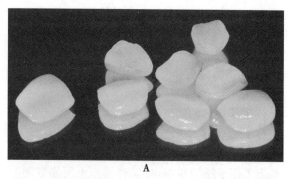

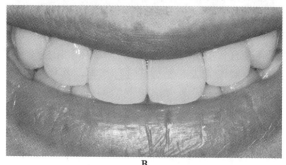

图33-15 瓷贴面修复
A. 瓷贴面修复体 B. 瓷贴面修复后

一、瓷贴面的种类

目前临床常用的瓷贴面修复体依制作方法不同主要分为3类,各有优缺点。

1. 传统烤瓷贴面 先用耐火材料制作代型,然后堆积瓷粉在烤瓷炉中焙烤制作完成。此种贴面能表达较丰富的个体形态和色泽特征,美观效果好,厚度0.2～0.5mm,因此能最大限度保存牙体组织,且有一定遮色能力。但脆性大、韧性差,受力后容易碎裂,材料在烧结时会明显收缩,贴面边缘不易掌控,对技师的要求很高。主要用于不磨牙或少磨牙的传统瓷贴面制作及近年新推出的微型瓷贴面修复(图33-16A)。

2. 铸瓷贴面 是采用失蜡铸造的方法制作瓷贴面。在各种全瓷修复体制作工艺中,铸瓷"通透"和"滋润"的微妙美学感觉最好。如果不满意通过外染色方法表达个体色泽特征,也可在唇面和切端烤制饰面瓷,以进一步提高美学效果。铸瓷贴面有较好的强度及韧性,透明度与釉质相近,使用时颜色更加自然。此外,由于热压可使瓷边缘更密合,多次加热(上色、上釉)还可使其强度增加,不易变形、收缩。但遮色效果较差,由于厚度不小于0.6～0.8mm,因此需磨除少量牙体组织(图33-16B)。

3. CAD/CAM 机加工瓷贴面 随着 CAD/CAM

技术的不断演进，有些系统可以用数控切削工艺制作玻璃陶瓷贴面，用外染色方法表达个体色泽特征；也有切削高强度材料内核再堆积瓷泥烤制饰面瓷的工艺，以为提高瓷贴面的强度及遮色效果。但贴面有限的厚度无疑对数控切削工艺的精度、制品强度和美学效果都提出挑战，为了丰富和提高瓷贴面的美观效果，常需制成较厚的贴面，故需磨除较多牙体组织（图 33-16C）。

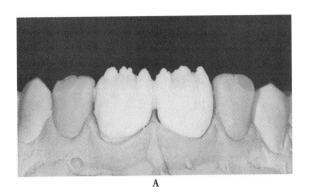

A

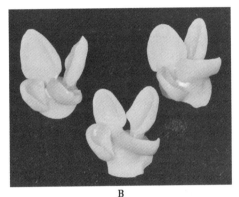

B

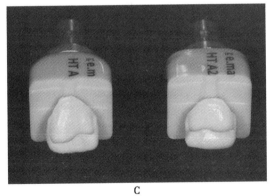

C

图 33-16　各种瓷贴面
A. 烤瓷贴面　　B. 铸瓷贴面　　C. CAD-CAM 瓷贴面

二、贴面修复的适应证

瓷贴面最初主要是用来遮盖轻度前牙变色及修复少量牙体缺损。近年，随着新型瓷材料和制作技术的诞生以及树脂粘接剂本身物理、化学性能的不断完善，瓷贴面修复的适应证也逐渐扩大（见图 33-18、19）。

（一）修复变色牙

牙齿变色可用瓷贴面修复，如氟斑牙、四环素牙、老龄变色牙及死髓变色牙等。临床实践证明：用瓷贴面修复氟斑牙效果最佳。因为氟斑牙变色主要发生在釉质表层，当完成瓷贴面牙体制备后，暴露的牙体颜色已基本接近正常，用瓷贴面覆盖容易获得理想的美学效果。瓷贴面修复中度以下四环素牙的效果也较理想，通过适当加厚瓷层或粘接层及合理应用不同颜色粘接剂即可完成。对重度四环素牙及单个死髓变色牙行瓷贴面修复有一定难度，因为瓷贴面较薄，其遮色能力有限，会有一定的透色现象发生。虽然用遮色粘接剂可适当缓解上述问题，提高修复后牙齿的亮度，但遮色粘接剂易使修复后的牙齿颜色过白，表现为缺乏层次。修复医师应对术后可能出现的问题有所预判，且应告知患者，在征得其同意的前提下再设计瓷贴面修复，否则应选用其他修复手段。

（二）修复轻、中度釉质缺损

釉质发育不全的前牙常伴不同程度牙体缺损及颜色异常。用瓷贴面较易遮盖此缺陷。但修复时常因贴面厚度不均而在同一牙面上有颜色不协调的现象。若能在贴面修复前用充填树脂填补牙体缺损、遮盖较深的变色，可纠正此现象。也可通过制作均匀厚度的瓷贴面，用粘接树脂在随后的粘接中直接完成修补。

（三）修复前牙间隙

可用瓷贴面关闭前牙间隙。临床有两点需特别注意：首先要预防出现牙颈部的黑三角。可通过调整接触点位置或接触区大小加以修正。其次需解决因关闭间隙而形成的牙体过宽，长宽比失衡。临床可通过加大切外展隙、调改近远中边缘嵴的位置及生成近远中斜面，并对其加深染色或加大邻面透明度，使之产生视觉反差加以解决。还可通过牙冠延长术调改牙冠的长宽比。

（四）修复轻度错位、异位及发育畸形牙

错位、异位及畸形牙在体积及形态上与对侧同名牙有不同程度差异，牙体预备时常需调磨较多牙体为瓷贴面提供适量空间。但若去除牙体过多会刺激牙髓，磨牙量不足又会影响外形。因此最好在修复前制作诊断蜡型或应用诊断饰面（mock-up）技术，以预测美学效果。此外还常需对邻牙进行适当调改，使左右形体对称。必要时还应采用牙龈手术及正畸治疗，以期达到牙齿及牙龈形态的协调。

（五）修复前牙牙体缺损

前牙牙体缺损一般常用瓷冠或复合树脂修复，但前者备牙较多；后者常发生修复体脱落、磨损及变色，远期效果不稳定。用瓷贴面修复可弥补上述缺陷。修复时应注重调整切端修补处透明度，适当应用外染色

715

或添加切端饰瓷,可再现原牙的美学效果。据研究报道,可用瓷贴面修复小于4mm的前牙牙体缺损。

三、瓷贴面适应证选择的注意事项与应对措施

(一)釉质严重缺损

严重釉质缺损应禁止使用瓷贴面,因为瓷贴面与基牙间并无机械固位,只能由树脂粘接剂与基牙粘接。实践证明,树脂粘接剂与釉质的结合效果最佳。瓷贴面修复的预备面,尤其是边缘应该位于釉质层,以为瓷贴面的长期预后提供保证。但若釉质严重缺损,瓷贴面与牙齿间的结合基础受到破坏,必然会影响瓷贴面的固位。

(二)牙列重度不齐

由于瓷贴面常规牙体预备量较少,不宜用于纠正较重的牙列不齐,尤其对美学效果要求高的病人,通常需先经正畸纠正后才可考虑贴面修复。但若仅有个别患牙排列不齐,且患者对牙齿排齐要求不高,可考虑瓷贴面修复。最好先制作诊断蜡形,让患者对未来效果有视觉预判。

(三)深覆𬌗、闭锁𬌗

当前牙深覆𬌗,下牙唇面严重磨损无间隙时,不宜立即用瓷贴面修复下前牙。应先对此类患者正畸矫正,并在完成正畸治疗后多戴一段时期保持器,以求牙列稳定。完成修复备牙后应先制作临时贴面修复体或下前牙软𬌗垫,以保存备牙间隙。

(四)副功能和口腔不良习惯

对有副功能和口腔不良习惯(如磨牙症、反𬌗及对刃𬌗)的患者应慎用瓷贴面修复。因为瓷贴面在切端受力时,粘接层界面上的剪切应力会明显提高,易破坏粘接剂的固位力。若此时设计瓷贴面修复应作好咬合调整。

四、瓷贴面修复的牙体预备

(一)瓷贴面修复是否需作牙体预备

瓷贴面的牙体预备是影响修复效果的关键因素之一,不同的预备方法及需要磨除的牙量也是学者们争论的问题。瓷贴面修复前先对基牙行少量牙体预备现正成为大多数医师的选择。因为:①少量牙体预备可增强粘接树脂与酸蚀后釉质的粘接力,尤其用粗糙金钢砂车针预备后效果更佳;②可为预防龈边缘形成过凸外形提供充分空间以及控制应力分布;③牙齿未经预备,由于边界不清会引起技工制作困难;④有利于引导贴面正确就位及粘接后的边缘修整。

(二)瓷贴面修复牙体预备的原则

瓷贴面牙体预备应服从口腔修复学有关牙体预备的各项基本原则。

1. 生物原则　牙体预备时应尽量保存牙体组织,预备面最好位于釉质层内,以减少因牙本质暴露而引发敏感等牙髓刺激症及边缘微漏而致继发龋。此外,完成的修复体还应保证对牙龈无刺激,其龈边沿应尽量设计在易清洁区。

2. 机械原则　由于瓷贴面主要依靠粘接固位,因此对固位形的要求不高,但为了提高固位效果,需尽量加大修复体与釉质的粘接面积。此外,还应保证基牙预备后不存在倒凹影响瓷贴面就位。预备体的边缘不应有尖锐的内线角,以分散修复边缘的应力。

3. 美学原则　牙体预备应均匀、适量,既保证足够空间以形成修复体的正确形态,使贴面修复后不致形成过凸的牙齿外形,又能使修复体的厚度保持均匀且具有足够的遮色效果。

(三)瓷贴面修复牙体预备的方法

1. 瓷贴面牙体预备方法的分类　根据瓷贴面在患牙切端交界面的不同设计,可分为开窗型(图33-17A)、对接型(图33-17B)和包绕型(图33-17C)三种基本类型。开窗型牙体预备主要用于牙体完整且无需修改冠长者,多用于上前牙。若需修改切端长度可选用切端对接型或包绕型预备。对接型牙体预备常用于下前牙及牙冠切端较薄者。包绕型牙体预备多用于牙冠切端有一定厚度者,如尖牙的修复预备。

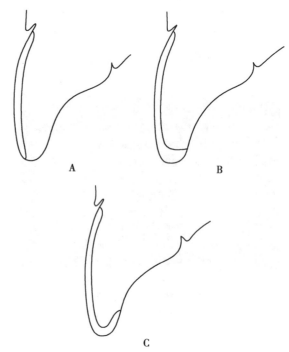

图33-17　瓷贴面牙体预备类型
A. 开窗型　B. 对接型　C. 包绕型

2. 瓷贴面牙体预备的步骤和操作要点　虽然根据不同情况瓷贴面牙体预备或有变化,但各部位预备的操作要点为:

（1）唇面制备：应依唇面外形为瓷贴面修复体提供均匀的 0.5～0.8mm 空间。磨除量应根据所选瓷贴面材料要求、患牙变色程度及牙齿排列程度决定。但应尽量保证预备面位于釉质层内。

（2）邻面制备：邻面预备的边缘应位于接触点唇侧，呈浅凹或无角肩台外形。对无接触点的患牙，瓷贴面可包括整个或部分邻面，临床实践证实前者感觉更舒适且易于自洁。

（3）切缘制备：①开窗型牙体预备：在完整保留舌侧牙体组织的前提下于切缘处制备一浅凹或无角肩台；②对接型牙体预备：均匀去除 1mm 以内的切端牙体组织；③包绕型牙体预备：切端去除 1mm 牙体组织，且向舌侧制备 0.5mm 浅凹或无角肩台。

实践证明：开窗型牙体预备对贴面的长期保存有利，但切端因存有部分牙体组织，会影响其透明度。在对接和包绕预备型上完成的贴面修复，其切端透明度能得到保障，美学效果较好，但磨除牙量较多。

（4）龈缘制备：瓷贴面龈端边缘应为浅凹型或无角肩台，位于龈上或近龈缘处。但在修复重度变色牙时，为美观需求也可设计龈下 0.5mm 边缘。

五、瓷贴面修复体的粘接

瓷贴面的粘接可分为 3 个阶段：口内试戴与外形调改；试粘贴面确定颜色；粘接固定。

1. 瓷贴面的口内试戴与外形调改　首先应确认贴面能否完全就位，可用高点指示剂检查组织面及修复体边缘，磨除干扰点，以保证修复体与预备面相吻合，且在边缘处无悬突。若因关闭前牙间隙而人为造成的修复体悬突，需将悬突与龈接触的部位调改成光滑外突形，且与龈组织轻压接触，以预防食物嵌塞及易于用牙线自洁。当单个贴面完全就位后，再戴入邻牙修复体。此时应重点检查相邻修复体间的接触是否恰当，以预防最终粘接时修复体无法完全就位。最后再确认及调改瓷贴面修复体的大小、形态、表面质地、排列及咬合等，直至符合要求。

2. 试粘贴面和确定颜色　瓷贴面修复后的颜色受许多因素影响，如：瓷贴面制作方法——分层堆砌或外染色；染色剂的选择和应用；瓷贴面修复体的厚度、表面形态及质地；不同颜色树脂粘接剂及遮色剂的应用等。

瓷贴面的厚度通常只有 0.5～0.8mm，而文献报道当瓷贴面厚度少于 1mm 时，基牙底色就将会影响瓷面颜色。因此，瓷贴面修复的颜色效果不仅要考虑瓷层的色调与明度，还应考虑粘接层的色调、明度及其与瓷层的匹配效果。临床应用发现：瓷贴面用树脂粘接后，修复体的明度较比色时暗。因此在用树脂粘接

瓷贴面前，应选用与其颜色匹配的水溶性试粘接剂试戴，以预览颜色效果。瓷贴面粘接树脂通常有多种颜色，以 3M 粘接剂为例，其遮色粘接剂的明亮度最高，A5 色粘接剂的饱和度最大。临床试戴时可根据需求选用粘接剂，还可将不同颜色粘接剂按比例混调后使用。当选出满意的粘接剂颜色效果后，试粘接剂用水冲洗即可清除。为获得更加自然的临床表现，在对多颗前牙行贴面修复时，邻近中线的修复体应用较白的颜色或粘接剂，而邻近余留真牙的修复体需选择稍深色的修复体或用透明粘接剂进行粘接，以预防完成修复后的牙列有明显的颜色阶梯表现。此外，遮色粘接剂最好不要单独使用，而应与其他颜色的粘接剂调和后再用，以确保贴面粘接后色彩自然。

在修复单个变色牙时，为使其颜色与未修复牙颜色协调，除应选择适当颜色粘接剂调色外，还可对修复体外染色以获取更自然的颜色表现。变色牙的基牙底色常为黄色、灰褐色、褐色。临床可用补偿色理论补偿预备体基牙的颜色。用颜色的加、减混合及补色原理，用着色剂将修复体的颜色作一些调整，如：加蓝色染料，可使色相向绿色偏移；加红色染料，可使色相向黄色偏移；加蓝、紫、红色染料，均可使修复体表面明亮度降低；加黄色染料可提高明亮度；加黄、红染料均可使修复体彩度增加，特别是黄色染料；加蓝、紫色染料可使修复体彩度降低，特别是蓝色染料等。

3. 瓷贴面的最终粘接固定　为提高瓷贴面与树脂粘接剂间的粘接强度，玻璃陶瓷类的瓷贴面修复体粘接前需用 5% 氢氟酸酸蚀组织面 1 分钟。而用氧化铝或氧化锆制成的瓷贴面则无需此过程；瓷贴面的组织面还应涂硅烷偶联剂及釉牙本质粘接剂，以使瓷贴面与粘接树脂间具有机械化学双重固位效果。对基牙牙面需用 37% 磷酸酸蚀 0.5～1 分钟，然后用清水冲洗干净。若基牙牙面均为釉质，吹干后即可行下一步操作；若有牙本质外露，则需对暴露处牙本质使用湿面球沾去积水，保持其表面湿润（湿性粘接理论，有益于减少术后敏感）。之后再涂釉牙本质粘接剂，最后用试色时选定的树脂粘接剂将瓷贴面固定于基牙上。当确认完全就位后，可先用毛刷祛除多余粘接剂，再光照固化瓷贴面；也可先将修复边缘光照 2～3 秒预固化，待祛尽多余粘接剂后再最后固化。临床应用证实后者更实用，且能预防在操作时修复体的移动。贴面固定后尤其要确保龈沟内粘接剂的清除，建议在粘接前于沟内置一排龈线，当完成初步固化及祛除多余粘接剂后再取出，以预防粘接剂滞留于龈沟。此外，各牙间应可通过牙线，必要时也可用金刚砂条分开牙接触，以利患者自洁。最后还需对瓷贴面进行调𬌗、抛光处理（图 33-18A、B，图 33-19A、B）。

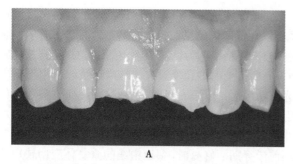

A

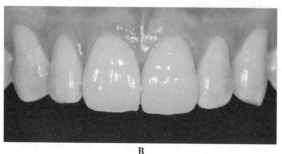

B

图33-18 瓷贴面修复牙体缺损
A. 牙体缺损修复前　B. 瓷贴面修复后

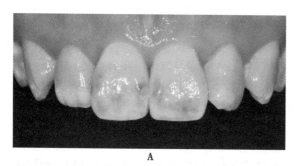

A

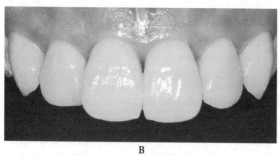

B

图33-19 瓷贴面修复氟斑牙
A. 氟斑牙修复前　B. 瓷贴面修复后

六、预后及注意事项

作为保存性修复治疗手段，瓷贴面已被广泛用于前牙美学修复，其美学效果已被广大患者接受，且长远疗效也已被临床应用证实可靠，有文献报道瓷贴面修复的10年成功率可达91%。但即便少量备牙，也可能会造成短期的术后敏感；且由于备牙量少，修复体不能做得太厚，某些形态特征不易被表达；其遮色能力也不如瓷冠类修复体。为获得完美修复效果，有时

还需要与其他治疗联合应用。如：漂白，牙龈、牙周手术，正畸等。在瓷贴面修复后还应尽量避免用其切割坚韧食物，以预防修复体受损；且应作好每天自我清洁，如：用牙线清洁等，以预防牙龈发炎；并应定期就医随访。

（樊 聪）

第4节 桩 核 冠

桩核冠是一种修复大面积牙体缺损的一种常用的修复方法，是利用冠桩插入根管内以获得固位的一种全冠修复体。应用桩核冠修复的牙，必须经过完善的根管治疗，并观察1～2周无症状时方可修复。

大面积牙体缺损是指患牙冠部硬组织大部缺失，甚至累及牙根。大面积牙体缺损牙齿由于牙冠剩余硬组织量很少，单独使用全冠修复则无法获得良好的固位。为了增加固位，根管则是一个可以利用的固位结构，可以将修复体的一部分插入根管内获得固位，插入根管内的这部分修复体被称为桩。利用桩为全冠提供固位的方法已经有了几个世纪的应用历史，早期的是桩和冠是一体的，出现于1878年的Richmond crown就是一个典型代表。这类利用桩插入根管内以获得固位的冠修复体被称桩冠。

目前所使用的桩核冠对传统的桩冠进行了改良，将桩和外面的全冠分开制作，各自独立，称为桩核冠。与早期的一体式的桩冠相比，桩核冠有以下优点：

1. 边缘密合度好。

2. 可以单独更换外面的全冠，而不需将桩取出。

3. 如果作固定义齿的基牙，可以更容易取得共同的就位道。

（一）适应证

1. 牙体大部缺损，不能用嵌体或其他冠类修复者。

2. 缺损累及龈下，牙根有足够的长度，牙周组织健康者。

3. 根管治疗后牙冠变色影响美观者。

4. 前牙畸形、错位、扭转，不宜用正畸方法治疗者。

5. 作固定桥的固位体。

（二）桩核冠的组成

为了更好地理解桩核冠的结构，按照功能的不同可以把桩核冠分为三个组成部分：

1. 桩　插入根管内的部分，利用摩擦力和粘接力等与根管内壁之间获得固位，进而为核和最终的全冠提供固位。是整个桩核冠固位的基础，固位是桩的主要功能。桩的另一个功能就是传导来自冠、核和牙冠剩余硬组织所承受的外力，桩可以改变牙根原有的应力分布模式。

根据材料的不同,桩可以分为:

(1)金属桩:包括金合金、镍铬合金、钛合金等。金属桩具有良好的机械性能,是最常用的桩材料,但美观性较差。

(2)瓷桩:主要使用强度较高的氧化锆。美观性好,但弹性模量较高,增加了根折的风险。

(3)纤维增强树脂桩:包括碳纤维桩、玻璃纤维桩、石英纤维桩等。玻璃纤维桩、石英纤维桩等具有与牙本质相近的色泽,美观性好。纤维增强树脂桩具有与牙本质相近的弹性模量,能减少桩修复后根折的风险。

根据制造方法,桩可以分为铸造桩和预成桩。铸造桩采用失蜡铸造法个别铸造完成,为桩核一体的金属桩核。预成桩则为预成的半成品桩,有不同的形态和大小,根据根管的具体情况选择使用,核的部分为树脂等材料,固定于预成桩上。

2.核 固定于桩之上,与牙冠剩余的牙体硬组织一起形成最终的全冠预备体,为最终的全冠提供固位。

制作核的材料有金属、银汞合金、玻璃离子水门汀、复合树脂等,金属核一般是与金属桩铸造为一体的金属桩核,强度好,桩与核为一体,不会发生分离(图33-20A)。银汞合金、玻璃离子水门汀、复合树脂等材料制作的核一般是与预成桩配合形成直接桩核,其中复合树脂具有强度高、美观和易操作等优点,并且可以通过牙本质粘接剂处理,与剩余的牙体组织形成良好的结合,增强了核的固位(图33-20B)。

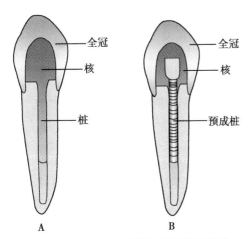

图33-20 铸造金属桩核和预成桩的组成

A. 铸造金属桩核(一体式) B. 预成桩＋树脂(银汞合金)核

3.全冠 位于核与剩余牙体组织形成的预备体之上,恢复牙齿的形态和功能。详见全冠一章。

(三)桩核冠的设计

牙体缺损修复体类型的选择主要取决于牙体缺损量的多少。当冠部牙体组织大部缺损时,只能采用桩核冠修复。这类牙体缺损由于结构上的特点存在两个修复上的难点:一是大面积的牙体硬组织缺损,剩余的牙体难以为全冠提供良好的固位;二是牙体硬组织的缺损往往累及牙髓,需要根管治疗。失去牙髓的营养和剩余牙体硬组织的减少导致牙齿强度的显著下降,修复后容易发生冠折、根折。因此提高固位力和抗力的设计是桩核冠修复成功的关键。

1. 剩余牙体硬组织的设计

(1)尽量保存剩余牙体组织:患牙的强度主要取决于剩余牙体组织的量,尽量保存剩余牙体硬组织是桩核冠修复中的基本原则。根据所选择的最终全冠修复体的要求对剩余牙体组织进行预备,然后去除龋坏、薄壁等,其余的则为要求保存的部分。这部分剩余牙体与核一起形成全冠预备体。

(2)牙本质肩领:剩余牙体硬组织的设计中一定要遵从牙本质肩领(ferrule)的要求。牙本质肩领是大面积牙体缺损桩核冠的修复中的一个非常重要的概念,要求最终全冠修复体的边缘要包过剩余牙体组织断面的1.5～2.0mm。影响桩核冠修复后远期效果的因素中,剩余健康牙体组织的量和牙本质肩领的意义远远大于桩、核或全冠材料的选择。牙本质肩领可以提高牙齿完整性,增强患牙的抗折强度,防止冠根折裂。

早在1878年Richmond Crown的设计中就体现了牙本质肩领的理念。1976年,Eissman和Radke第一次使用"ferrule effect"的术语来描述这一概念,认为将全冠边缘向龈方延伸2mm所形成的环绕于冠部牙面360°圆周的铸造金属环产生了这种保护作用。1990年,Sorensen和Engelman对ferrule的定义作了改进和完善:牙本质肩领就是包绕牙体预备体龈缘冠方剩余牙体组织的金属环,被包绕的牙体组织的相对轴面平行。其作用就是通过包绕剩余的牙体组织提高牙齿的抗力。

因此,桩核冠理想的牙本质肩领要达到以下要求(图33-21):

1)全冠的边缘位于健康的牙体组织之上。

2)全冠边缘所包绕的剩余牙体的高度至少为1.5～2mm。

3)全冠边缘所包绕的剩余牙体的相对轴面平行。

4)全冠边缘360°包绕剩余牙体。

5)全冠边缘不侵犯结合上皮。

(3)生物学宽度:当冠部牙体组织全部缺损或者缺损位于龈下时,剩余的牙体不能达到理想的牙本质肩领要求。为了获得牙本质肩领可以采用两种方法:一是手术去除一定的牙龈或牙槽骨,暴露根方牙体组织的牙冠延长术;二是通过正畸力将牙根向𬌗方牵引。牙冠延长术和正畸牵引一定要遵从生物学宽度的要求。

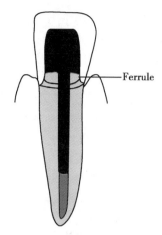

图 33-21　牙本质肩领

牙根表面传导从而减少根内应力集中，降低根折发生危险。因此，是否使用桩？使用什么材料的桩？还要根据冠部剩余牙体组织的强度和牙根的强度，满足修复后牙齿抗力的要求。

（2）桩的长度：桩的长度与固位和所修复的残根残冠的抗力都密切相关。适当增加桩的长度可以提高固位力和均匀分布应力。但过分增加桩的长度会导致过多地磨除根管壁牙本质，降低牙根的强度，破坏根尖的封闭。桩的长度取决于牙根的长度、牙根的锥度、牙根的弯曲度和牙根的横截面形态。

对桩的长度有以下要求（图 33-22）：

1）桩的长度至少应与冠长相等。

2）桩的长度应达到根长的 2/3～3/4。

3）在牙槽骨内的桩的长度应大于牙槽骨内根长的 1/2，达不到这一要求会导致根管壁在牙槽嵴顶区应力过度集中，容易发生根折。

4）桩的末段与根尖孔之间应保留 3～5mm 的根尖封闭区。根尖区侧枝根管多，根管充填难以完全封闭，桩进入根尖封闭区容易引起根尖周的病变。

生物学宽度是与修复学关系非常密切的一个重要的牙周学概念。生物学宽度是指牙周组织的龈沟底至牙槽嵴顶之间至少保留 2mm 的距离。这 2mm 的生物学宽度包含 0.97mm 左右的结合上皮和 1.07mm 左右的牙周纤维结缔组织。

生物学宽度的临床意义：2mm 的生物学宽度是保证牙周组织健康的基本条件。修复体龈边缘的位置一定不要过于向龈方伸展而造成结合上皮的损伤，破坏 2mm 的生物学宽度。在修复前的牙周治疗，如冠延长术、龈修整术等中，生物学宽度是决定其适应证选择、手术方案设计的重要因素。破坏了 2mm 的生物学宽度，即修复体龈边缘与牙槽嵴顶之间的距离小于 2mm，就会导致牙龈的炎症、退缩或牙周袋的形成。为了达到牙本质肩领和生物学宽度的要求，牙槽嵴顶以上要保留至少 4mm 的牙体组织。包括 2mm 的生物学宽度，1.5～2mm 的牙本质肩领和 0.5mm 的全冠边缘与龈沟底之间的距离。

2. 桩的设计

（1）桩的适应证：并非所有的大面积牙体缺损都需要在根管内使用桩。桩的主要功能是为核提供固位，当剩余的牙体不足以为核提供足够的固位时，则需要在根管内插入桩。

桩的另一个功能是传导来自冠、核和牙冠剩余硬组织所承受的外力，桩可以改变牙根的应力分布，弹性模量作为桩材料的重要参数之一对牙根的应力分布有重要影响。理想的桩应具有和牙本质相同的弹性模量，使作用力可以沿整个桩长均匀分布，并有利于应力向牙根表面传导，减小应力集中。铸造金属桩弹性模量高，应力往往直接传导到桩与根管壁牙本质的界面，使该处及桩末端应力集中，常导致不可修复性的牙根纵行或斜行断裂。纤维增强的复合树脂桩与常规铸造桩相比，除具有美观等优点，其更显著的特性就是具有与天然牙本质接近的弹性模量，有利于应力向

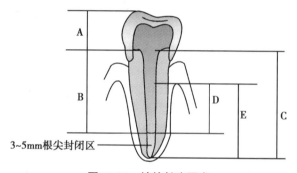

3～5mm根尖封闭区

图 33-22　桩的长度要求
A. 冠长　B. 根桩长度　C. 牙根长度，B≥A，B≈2/3～3/4C
D. 牙槽骨内的桩长度　E. 牙槽骨内的牙根长度，D≥1/2E

（3）桩的直径：桩的直径与桩的固位和牙根的抗力都有关系。增加桩的直径可以增加桩的固位和桩自身的强度，但是过分增加桩的直径必然要磨出过多的根管壁组织，造成根管壁薄弱，容易发生根折。桩周围的根管壁要求至少有 1mm 的厚度。所以，桩的直径取决于根管直径和根径的大小，理想桩的直径为根径的 1/3。

（4）桩的形态：桩的形态主要有柱形桩和锥形桩。根据桩的表面形态又可分为光滑柱形、槽柱形、锥形、螺纹形等。柱状的桩的固位要好于锥形桩，但由于牙根的形态一般为由牙颈部向牙尖逐渐变细的锥形，所以理想桩的形态应与根的形态一致，根据根管壁的厚度，桩的末端不要过于强调平行柱状，以避免磨除过多的根管壁，导致根管侧穿或根折。螺纹形的桩可以旋转嵌入根管内壁产生主动固位，在几种形态的桩中

固位最好。但由于在桩的旋入中可以在根管壁产生应力，增加了根折的风险，目前临床一般不再使用，在根管壁较薄弱时更应避免使用。

（5）桩的材料：选择桩的材料一是根据最终全冠的美观要求；二是要考虑桩对牙根抗力的影响。

当最终的全冠为全瓷冠时，全瓷冠的优点为半透明性好，金属桩核容易暴露金属色，影响全瓷冠的美学效果。桩核的材料则需要选择与牙本质颜色相似的，可选择玻璃纤维桩、石英纤维桩、瓷桩等。

不同的材料的桩其机械性能差异很大，镍铬合金桩和瓷桩的弹性模量远远大于牙本质，而纤维增强树脂桩的弹性模量与牙本质近似。弹性模量与牙本质近似的桩可以使应力在牙根内均匀分布，减少根折的风险。为了防止根折，则可选用弹性模量与牙本质近似的纤维增强树脂桩。但这类桩自身强度较低，而且在受力时变形较大，当牙冠剩余牙体不足时容易引起全冠边缘封闭的破坏甚至桩核的折断，因此纤维增强树脂桩应使用在冠部剩余牙体组织具有理想的牙本质肩领的牙齿。大面积牙体缺损剩余牙体组织越多，使用纤维增强树脂桩的可能性越大。

（四）桩核冠的修复步骤

1. 修复时机的确定　桩核冠修复的前提是需要对患牙进行完善的根管治疗。一般需要在根管治疗后观察 1～2 周，确认没有任何自发痛、叩痛等临床症状，原有的瘘管已经完全愈合，才可以进行桩核冠的修复。根据治疗前患牙的牙髓状况，需要观察的时间长短不同：

（1）原牙髓正常或有牙髓炎但未累及根尖者，观察时间可缩短，根管治疗 3 天后无临床症状，即可开始修复。

（2）有根尖周炎的患牙一般需要在根管治疗后观察一周以上，确认没有临床症状才可开始修复。

（3）根尖周病变范围过大的患牙，应在根管治疗后，等待根尖病变明显减小，并且无临床症状才可以开始桩核冠修复。

2. 牙体预备

（1）患牙牙体预备前必须拍摄 X 线片，了解牙根的长度、直径、外形，根管的形态、粗细，根管治疗的情况，以及根尖周和牙槽骨的情况等，以便确定桩的长度、直径等的设计。

（2）剩余牙体组织的预备：根据所选择的最终全冠修复体的要求进行剩余牙体组织的磨除，这时全冠的边缘还是可位于龈上或齐龈，待桩核戴入粘接后，最后全冠预备时再确定边缘的位置。然后去除薄壁、原充填物、龋坏组织等。尽量保存剩余的牙体组织。全冠的边缘应位于缺损断面的龈方 1.5～2.0mm，形成牙本质肩领。

（3）取出根充材料：根据设计的桩的长度去除根充材料，保留至少 3～5mm 的根尖封闭区。去除根充材料的方法有机械法和热力法，目前临床常用的是机械法。使用根管预备钻（Gates Glidden drill）等器械由细到粗去除设计桩长度的根充材料。

（4）根管的预备：使用根管预备钻（Peeso reamer）等器械由细到粗直到相应的根管直径，去除根管壁的微小倒凹，将根管壁修整平滑。

（5）精修完成：根管预备完成后，再次修整冠部剩余牙体组织，去除薄壁、无基釉等。如果采用铸造桩核则需要尽量去除髓室壁的倒凹，使之与桩的就位道方向一致。

3. 桩核的制作　桩核的制作方法可以分为直接法和间接法。直接法桩核就是使用预成桩和核材料在口内直接形成桩核。间接法桩核就是先在模型上或口内制作桩核的铸型，然后在技工室完成桩核的铸造。

（1）直接法桩核的制作：根管预备完成后选择与最后的根管预备钻直径相应的预成桩，调改预成桩的长度，使用水门汀粘接在根管内。然后使用核材料完成核的制作，临床最常用的核材料是复合树脂类。完成的核与保留的剩余牙体组织形成最终全冠的预备体外形。

直接法桩核可以在临床一次完成桩核的制作，减少患者的就诊次数。直接法桩核由于其桩和核分开制作，不需要为共同的就位道去除髓室壁的倒凹，保存了牙体硬组织，增加牙齿的抗力。在后牙单个桩固位不足时，可以不必考虑不同根管的方向不同而使用多个根管放置预成桩。

（2）间接法桩核的制作：间接法桩核首先要制作桩核的铸型，桩核铸型可以在口内直接完成，或是先制取印模、灌注模型后在模型上制作。最常用的是后者。

1）印模的制取：桩核的印模最好选用硅橡胶或聚醚橡胶等强度较高的印模材料。用气枪和纸捻将根管干燥后，使用螺旋充填器顺时针旋转将印模材导入根管内，然后根管内插入金属或塑料的加强钉，防止灌模时桩的印模弯曲变形。将注满印模材料的托盘就位于口内，完全凝固后取出，灌注工作模型。

2）铸型的制作：使用嵌体蜡或铸型树脂在模型上制作桩核的铸型。后牙就位道不一致的多根管可以采用分裂桩（multipiece post-and-core）的方法制作桩核。铸型完成后常规包埋、铸造，打磨、抛光。口内试戴、粘接。

4. 最终全冠的制作　桩核口内粘接完成后，进行全冠牙体预备，这时可最后确定边缘的位置。常规取印模、灌注工作模型，全冠技工制作，临床试戴完成后粘接。

（谭建国）

第5节 冠

冠是一种罩盖牙冠表面的固定修复体,用以恢复缺损牙的形态与功能。由于罩盖牙冠的范围不同,冠可以被划分为部分冠和全冠两种类型。部分冠的主要代表是3/4冠,而全冠根据材料不同可以有金属全冠、烤瓷熔附金属全冠、全瓷冠等多种类型。具体分型见表33-1。

一、3/4冠

3/4冠是罩盖牙齿的3个轴面及切面或𬌗面的金属修复体,可用于单个牙的牙体缺损修复,也可用于固定桥的固位体。其优点是切割牙体组织较嵌体窝洞少而表浅,对牙髓组织的影响小;𬌗面完全由金属覆盖能保护薄弱的牙尖不被折断,特别是无髓牙;龈缘线较全冠短,对龈组织刺激小;前牙暴露唇面有利于美观;如需测定牙髓活力,可在露出的牙面上进行;粘固时水门汀易被排出,修复体较容易就位。

由于3/4冠唇、颊面缺少金属环抱,修复体容易舌向脱位。因而要在患牙的两个邻面制作轴沟,以阻止其舌向脱位。轴沟对3/4冠的固位极为重要,轴沟越长、越宽、越深,其固位作用越好。但其长度不能超过邻面预备面,宽度不能影响牙体组织抗力,深度不能损伤牙髓组织,故此要求患牙应具有一定的长度和厚度。

但是,由于部分冠的美观效果不及瓷类修复体,而且部分冠预备的难度相对全冠大等原因,部分冠在目前应用较少。

(一)适应证

1. 牙齿邻面龋坏涉及𬌗面及切角者。

2. 𬌗面缺损较大,或患者𬌗力较大牙尖易折断者。

3. 需要恢复接触点及抬高𬌗面至应有的高度者。

4. 一般用于健康牙,也可用于经过完善治疗的无髓牙。

5. 在后牙可用于修复邻面、颊面、舌面的缺损。

6. 可用做固定桥的固位体及牙周病矫形治疗的固定夹板。

(二)适应证选择时的注意事项

3/4冠依靠轴沟、切沟或𬌗面沟增加固位作用,因此前牙唇舌径宽度不足、后牙冠部广泛缺损、临床冠高度不够者,就难以保证轴沟有足够的宽度与长度,在选择应用3/4冠时应严格注意。

(三)前牙3/4冠的牙体预备

1. 牙体预备的特点

(1)外形线:邻面唇侧外形线应置于自洁区,但邻面唇侧切除不宜过多,否则会过多地显露金属而影响美观。切缘的外形线不应延伸到唇面,否则在唇侧也会显露金属。因此,切面外形线应位于唇面与切面之交界处为好。龈边缘在不影响固位时应尽量采用龈上边缘,尤其当牙龈有萎缩、牙齿的釉牙骨质界外露等情况下。

(2)固位原则:前牙3/4冠的固位主要靠预备体轴面与修复体组织面之间的密切吻合,而轴沟与切沟对抵御倾斜与旋转脱位有着非常重要的作用。

临床要求轴沟与戴入方向一致。为了获得理想的固位并能顺利戴入,要求轴沟与唇面切2/3平行,两轴沟应彼此平行,并微向切端聚合约2°~5°。所有的轴壁应相互平行,如稍有聚合也应在2°~5°以内,否则会影响固位力。舌侧切磨不宜过多,要求保留舌隆突的外形,只要把倒凹去除即可,这样形成的舌轴壁与邻面平行,有利于固位。

2. 牙体预备的步骤和方法

(1)打开邻面:用细针状金刚砂车针以上下拉锯样动作小心通过邻面,通过邻面时注意不要伤及邻牙,并且邻面唇侧不宜偏唇侧较多,以免暴露金属。待全部打开邻面后再用细针状车针继续扩大磨除空间,使在以后邻面磨除时较粗的圆头锥形金刚砂车针(末端直径1.0mm)容易通过。

表33-1　冠类修复体的分类

冠类别	材料类型	具体材料	工艺类型	名称
部分冠	金属	贵金属	铸造	3/4冠、7/8冠
		非贵金属		
全冠	金属	贵金属	铸造	铸造金属全冠
		非贵金属		
	非金属	树脂	装胶等	临时冠
		全瓷	热压铸、计算机辅助设计与制作、玻璃渗透等	全瓷冠
	金属-非金属混合	金属、瓷粉	铸造、烤瓷	烤瓷熔附金属全冠
		金属、树脂	铸造、烤塑	金属树脂联合全冠

（2）切端磨除：预备上前牙时，用金刚砂车针由切端的唇缘斜向舌缘预备形成与牙长轴呈 45° 角的斜面，目的在于有足够厚度的金属保护切面，以免受外力时被折断，但切面的唇线应保留，以免显露金属影响美观。尖牙应根据其切面的外形磨成近中与远中两个斜面，下前牙可形成一个唇向斜面。

（3）舌面磨除：通常舌面分两部分磨除，先从切面到舌隆突顶均匀地磨除 0.5～1mm，要求保持舌面原有的解剖形态，即切牙为凹形，尖牙为两个斜面相交成中央嵴，一般用轮状或桃形金刚砂车针完成。然后再用末端直径为 1.0mm 的圆头锥形金刚砂车针磨除舌隆突顶到龈嵴顶的釉质，消除倒凹后与唇面切 2/3 平行，形成舌侧轴壁，以提供固位，边缘形成 0.5mm 的无角肩台。

（4）邻面磨除：用末端直径为 1.0mm 的圆头锥形金刚石针磨除近远中邻面，形成邻面 0.5mm 的无角肩台边缘，并与舌侧轴面边缘连续。

（5）切端沟的预备：切面沟是由唇、舌两个平面组成的直角沟，沟底位于唇侧平面舌侧的牙本质内，唇侧壁的高度为舌侧壁的 2 倍，其近远中外形与切面唇侧外形相一致，形成一个近远中连续的弧线。尖牙则可形成近中沟及远中沟，并相交于牙尖顶，通常用倒锥金刚石或倒锥钻完成，形成时倒锥底应向舌侧，要有良好的支持，从近中到远中作成 V 形沟，沟底位于近舌侧 1/3 处。

（6）轴沟的预备：为了使轴沟有足够的长度，要求其与唇面切 2/3 平行，两轴沟应相互平行，深达牙本质，位于邻面预备区唇 1/3 与中 1/3 之交界处。两轴沟间应环抱牙冠周径的 3/4，轴沟由切沟底到邻面预备面龈端内。轴沟的舌侧壁应与邻面呈直角，以抵抗部分冠向舌侧脱位。其唇颊壁应稍向外扩展，制备竖斜面，去除薄弱牙体组织。轴沟的深度在龈端一般为 1mm，在切端可稍深。

（7）精修完成：预备体完成后，可用钝的金刚砂车针、砂纸片等工具进行最后精修，使预备体点线角圆钝、光滑，龈边缘清楚、光滑连续（图 33-23）。当预备体符合临床要求后，即可制取印模。其他步骤同嵌体。

（四）后牙 3/4 冠的牙体预备

1. 牙体预备的特点　后牙 3/4 冠包括牙齿的𬌗面、近中面、舌面、远中面。但下颌第一磨牙由于向舌侧倾斜，倒凹较大，为了少切割牙体组织，有时可包括颊面。后牙 3/4 冠的就位道一般应与牙长轴平行，邻面预备区的颊缘应置于自洁区，轴沟应位于邻面预备面颊 1/3 与中 1/3 之交界处，这样两轴沟之间可包括牙周径的 3/4。轴沟应深达牙本质，长度应止于邻面预备面上并形成明显的龈肩；在固位力足够的情况下，龈缘一般形成龈上边缘；𬌗缘应超越颊缘达到颊面。

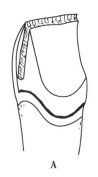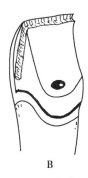

图 33-23　完成后的前牙 3/4 冠预备体
A. 完成后的前牙 3/4 冠　B. 完成后的前牙 3/4 冠，为了加强固位在舌隆凸处制备针道

2. 上颌后牙 3/4 冠牙体预备的步骤和方法

（1）𬌗面的磨除：用平头短锥状金刚砂车针制备深度指示沟，在舌尖及功能尖斜面约为 1.5mm，在颊尖约为 1.0mm。与铸造金属全冠𬌗面预备不同的地方是：颊尖舌斜面的指示沟由𬌗面中央向颊尖顶逐渐变浅。然后用车针磨除指示沟之间的残余牙体组织。

（2）舌面磨除：用末端直径约 1mm 的圆头锥状金刚砂车针在牙体舌面的中央及近远中舌轴线角处磨出三条定位沟。定位沟与 3/4 冠的就位道方向（牙体长轴）平行，其龈端形成深 0.5mm 的无角肩台。磨除定位沟之间的牙体组织，初步形成舌侧轴壁和舌侧龈边缘形态。然后在不影响邻牙的情况下尽量向邻面方向扩展磨除，使邻面磨除量减少到最少。

（3）打开邻面及邻面磨除：用细针状金刚砂车针以上下拉锯样动作小心通过邻面，通过邻面时注意不要伤及邻牙。待全部打开邻面后再用细针状车针继续扩大邻面磨除空间，使末端直径为 1.0mm 的圆头锥形金刚砂车针能顺利通过。接着用该车针继续磨除近远中邻面，形成邻面 0.5mm 的无角肩台边缘，并与舌侧轴面边缘连续。但是，邻面预备不应超过邻颊线角，特别是近中邻面，以免暴露金属。

（4）轴沟的制备：用末端直径为 1mm 的平头锥形金刚砂车针置于邻面预备面内靠近颊面的位置，钻针方向与就位道一致，垂直于邻面向牙体内磨除而形成轴沟。轴沟的深度在龈端为 1mm，轴沟舌侧壁与邻面形成直角，磨除轴沟颊侧壁出现的无基釉，使轴沟的颊侧壁向外扩展成一竖斜面。

（5）𬌗面沟的制备：用锥形金刚砂车针在颊尖的舌斜面制备一连接两邻面轴沟的𬌗面沟。𬌗面沟的制备主要是为了增强修复体的机械强度。

（6）颊尖反斜面的制备：为保护颊尖薄弱的牙体组织，由颊尖顶沿颊尖斜面磨制 0.5mm 宽的斜面，斜面的伸展不应超过颊尖外形至颊面，以避免暴露金属。

（7）精修完成：用细粒度的圆头锥形金刚砂车针

修整边缘,圆钝所有点线角。

(8)预备体完成后,如符合临床要求即可制取印模,其他步骤同嵌体。

3. 下颌后牙 3/4 冠的牙体预备 下颌后牙 3/4 冠的牙体预备与上颌后牙基本相同,但存在一些不同特点,表现为:

(1)下颌后牙颊尖为功能尖,为抵抗咬合力应增加此部分的金属厚度。应在颊尖颊斜面上制备殆面有角肩台或深无角肩台,肩台宽约 1.0mm,在殆接触区下至少 1.0mm,殆面肩台连接两侧邻面轴沟,与上颌后牙 3/4 冠的殆面沟的功能相似。

(2)下颌后牙牙冠一般较上颌后牙短,需增加固位。主要的方法有:3/4 冠的远中边缘可以适当向颊面伸展,并可在远中邻面及颊面远中制备两条轴沟等。

二、铸造金属全冠

由于受到美观因素的影响,铸造金属全冠一般只能用于后牙区牙体缺损的修复。根据金属合金材料的不同,铸造金属全冠可以分为贵金属铸造全冠和非贵金属铸造全冠。前者主要有金钯合金等,后者主要有镍铬合金等。由于贵金属合金的铸造性能、耐腐蚀性能、生物相容性等均比镍铬合金等非贵金属合金优越,因此,近年来它们的使用越来越广泛,有逐步取代镍铬合金的趋势。

(一)适应证

1. 牙体缺损严重,一般嵌体或部分冠均不能取得良好的固位者。

2. 全冠的外形线较短,且多数可置于牙龈缘以下,如患者的龋患率高,用全冠修复有防止继发龋的作用。

3. 牙冠畸形或轻度错位者,用全冠修复可改善其排列的情况、咬合关系及美观。

4. 邻接关系不好经常嵌塞食物者,可用全冠恢复接触点。

5. 低位牙、咬合接触不良者,可用全冠恢复咬合高度,建立正常的殆关系。

6. 牙体缺损形成薄弱的牙尖或无髓牙,用全冠修复可保护牙冠不被折裂。

7. 局部义齿的基牙外形不良者,或要放置殆支托的部位有较大的充填物者,需要改形及保护者,用铸造金属全冠修复不仅可增加卡环的固位,还可保护基牙不受卡环的磨损。

(二)适应证选择的注意事项

美观要求高、不愿显露金属的患者,即使是磨牙区也不宜采用铸造金属全冠;对某种金属元素过敏或可能影响头部磁共振成像的不建议采用此类修复体,尤其是含镍金属合金;牙冠过短等导致修复体固位力不足时也应注意避免使用此类修复体。

(三)铸造金属全冠的牙体预备

1. 牙体预备的特点 其预备原则及方法与后牙 3/4 冠的要求基本相同。特点如下:

(1)外形线:全冠的外形线最短。若固位力足够,铸造金属全冠的龈缘外形线建议常规置于龈上,尤其当牙龈萎缩、临床冠较长、轴面的突度过大时,更应考虑龈上边缘。

(2)固位原则:全冠的固位力取决于正确的牙体预备及全冠的良好密合度,要求各轴面相互平行,尽量保持或恢复临床冠的高度,保持和恢复殆面的解剖形态,必要时还要加深殆面沟、窝的深度,以增强固位力。当临床冠较短时还要考虑使用龈下边缘,或在轴面作辅助固位沟。

2. 牙体预备的步骤和方法 铸造金属全冠的牙体预备一般分 5 个步骤进行。

(1)殆面预备:在殆面预备之前务必先检查咬合关系,如有咬合低的情况,可适当减少预备量;如果修复牙为过长牙或明显超出正常殆曲线,应当在预备前先作调殆处理,使殆曲线正常后再做患牙殆面预备。殆面预备要注意有足够的预备量,殆面磨除还要依照解剖外形均匀地磨除,并且要形成功能尖斜面。殆面磨除时,首先要制备深度指示沟(图 33-24)。用平头或圆头短的金刚砂车针沿殆面沟嵴形成一定深度的指示沟,指示沟深度在功能尖为略小于 1.5mm,在非功能尖为略小于 1.0mm(留下少量后期修整的量)。然后磨除指示沟间的牙体组织。磨除时可以首先磨除殆面的近中或远中 1/2,保留另 1/2 作为对照,然后依照标准再磨除另 1/2 牙体组织。接着要制备功能尖斜面(图 33-25)。用金刚砂车针沿功能尖的外斜面磨除一定厚度的牙体组织,形成一宽斜面。功能尖斜面一般与牙体长轴大致成 45°。殆面磨除时,可用软蜡片等检查磨除量,并要

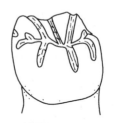

图 33-24 殆面深度指示沟的制备

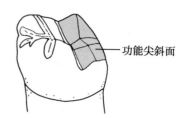

图 33-25 殆面磨除及功能尖斜面的制备

检查在正中殆、前伸殆以及侧方殆时殆面均应有足够的间隙。

（2）轴面预备：轴面磨除有五个基本目的：①消除倒凹；②与邻牙分离；③形成正确的就位道；④确保预备轴面的聚合度小于 6 度；⑤边缘形成光滑连续的、0.5mm 的无角肩台。轴面磨除一般分颊舌面和邻面两个部分进行。为了保护邻牙和有利于操作进行，一般要求先进行颊舌面预备，然后再进行邻面预备。

1）颊舌面的预备：首先预备轴面定位沟。用末端直径为 1mm 的圆头锥状金刚砂车针分别在颊、舌面的中央及近、远中轴线角处各制备三条定位沟（图 33-26）。定位沟与设计的全冠就位道（一般为牙体长轴）平行。定位沟的深度为金刚砂车针圆头的 1/2 进入牙体组织，其龈端恰好形成 0.5mm 宽的无角肩台。此时，定位沟同时确定了全冠的就位道、轴壁预备的方向和大致磨除量，也初步确定了边缘的位置和形状。接着进行颊舌面的磨除。用同一圆头锥状金刚砂车针磨除定位沟之间的牙体组织，同时在龈端形成深 0.5mm 的无角肩台。同殆面磨除的步骤类似，先磨除颊或舌面的 1/2，以另 1/2 牙体组织作为参考，然后再磨除另 1/2（图 33-27）。当颊舌面磨除进行到邻轴线角时要在不损害邻牙的基础上尽量向邻面扩展、预备，减少下一步邻面预备的量（图 33-28）。

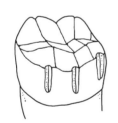

图 33-26　预备轴面定位沟

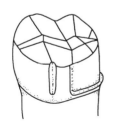

图 33-27　轴面磨除

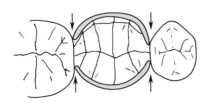

图 33-28　轴面磨除时尽量向邻面扩展

2）邻面预备：首先用一细针状金刚砂车针置于邻面接触点以内，用上下拉锯动作沿颊舌方向慢慢通过邻面。在通过邻面时，注意保护好邻牙不受损伤。当细针状车针在磨出足够的空间后，再用前面所用的圆头锥形金刚砂车针（直径为 1mm）修整邻面，形成宽 0.5mm 的邻面无角肩台边缘，并与颊舌面边缘连续。

（3）制备固位沟：当全冠固位力不够，例如牙冠较短时，可以在预备体的相应轴面如近远中面等制备出固位沟（图 33-29）。一般选用平头锥形金刚砂车针在牙冠的颊舌面或邻面磨出深 1mm、殆龈高约 3mm 的固位沟，其方向必须与全冠就位道相一致。

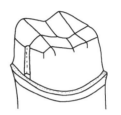

图 33-29　邻面固位沟的制备

（4）精修完成：用细粒度的圆头锥状金刚砂车针修整预备体的边缘，使之形成清晰光滑、连续的宽度为宽 0.5mm 的无角肩台，同时，用该车针修整各线角使之圆钝（图 33-30）。

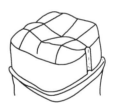

图 33-30　铸造金属全冠的精修完成

（5）预备完成之后，如符合临床要求，即可制取印模。

三、烤瓷熔附金属全冠（金瓷冠）

烤瓷熔附金属全冠，简称金瓷冠。它兼顾了铸造金属全冠强度高以及瓷冠美观效果好的优点，前后牙均可使用。它是目前临床应用最为广泛的全冠修复体之一。

（一）烤瓷熔附金属全冠的结构

烤瓷熔附金属全冠由金属基底冠（内冠）和瓷层（饰瓷）两部分组成。瓷层又分为不透明层、牙本质瓷和釉瓷（图 33-31）。

1.金属基底冠　也称金属内冠。它是增强金瓷冠瓷层强度的基础和保证，同时，通过与预备体的紧密贴合，它也构成了金瓷冠良好固位和边缘密合的基础。当修复的患牙牙体缺损较大时，还可以用基底冠恢复牙冠正确的解剖轮廓,使其上的瓷层厚度均匀一致,应力分布均匀,起到很好支持瓷层、防止瓷层折裂的作用。金属内冠的另外一项重要功能是内冠金属表面可形成氧化膜,它与瓷层形成牢固化学结合,是金瓷结合的重要组成部分,从而能有效防止瓷剥脱,为金瓷冠提供最佳强度。

2．不透明层 不透明层直接附着于金属基底冠表面,其基本功能主要有三个方面:与金属形成化学结合,是金瓷结合的主要机制;遮盖金属基底冠颜色;构成金瓷冠的基础色调。

3．牙本质瓷和釉瓷 牙本质瓷也称体瓷。牙本质瓷和釉瓷分别相当于天然牙冠的牙本质和釉质,覆盖在不透明层之上,构建天然牙的颜色特征和外形。

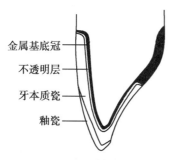

图 33-31 金瓷冠的基本结构

（二）烤瓷熔附金属全冠各结构的基本要求
（图 33-32）

1．金属基底冠的要求 金属基底冠的要求包括:①金属基底冠要能恢复牙冠正确的解剖形态轮廓;②金属基底冠要有足够的厚度,承托瓷部位的金属基底冠厚度至少 0.3mm;③能保证瓷层厚度均匀,牙体缺损过大部分应由金属基底冠自身弥补;④金属基底冠为瓷层提供足够的空间,唇面至少 1.0mm,切端 1.5～2.0mm;⑤瓷金结合边缘应离开𬌗接触区至少 1.5mm,瓷金交接呈直角端端对接,内线角圆钝;⑥金属基底冠表面形态光滑、圆凸,避免深凹及锐角,并无任何铸造缺陷。

2．不透明层的要求 不透明层应均匀地覆盖在金属表面。通常 0.2～0.3mm 厚的不透明层即可较好地遮盖金属底色,同时构成修复体的基础色调。

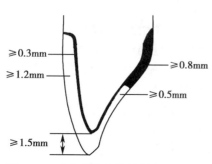

图 33-32 金瓷冠各结构的基本厚度要求

3．牙本质瓷和釉瓷的要求 精确地比色,选择最适合的瓷粉是牙本质瓷和釉瓷正确应用的基础。其次,牙本质瓷的厚度要求一般不小于 1.0mm,而且厚度要求均匀。釉瓷应用的位置和厚度要适当,要求最大程度地模仿患者的半透明特征。

（三）适应证

1．对美观要求较高的患者,在固位力及修复空间足够时,前后牙均可采用。

2．变色牙(如死髓牙、四环素牙和氟斑牙等)不宜用其他保存方法修复者。

3．畸形小牙、釉质发育不全等需改善牙冠形态者。

4．前牙错位、扭转等不宜或不能采用正畸治疗者,要求改善美观。

5．根管治疗后经桩核修复的残根残冠。

6．可用于单个牙牙体缺损的修复,也可作为固定义齿的固位体。

7．牙周病矫形治疗的固定夹板。

（四）适应证选择的注意事项

1．若其他相对磨牙少的修复方法可以满足患者美观、强度等方面的要求时不建议使用金瓷冠修复。

2．对前牙美观要求极高者,避免采用可能出现颈部灰线的金瓷冠类型。

3．对金属过敏者避免使用。

4．尚未发育完全的年轻恒牙避免使用。

5．牙髓腔宽大、髓角高耸等容易发生意外露髓的牙齿避免使用,必要时先作根管治疗后再行修复。

6．牙体过小无法提供足够固位和抗力者避免直接使用金瓷冠修复。

7．患者严重深覆𬌗、咬合紧,无法获得足够修复空间的。

8．有夜磨牙症患者不建议使用。

（五）金瓷冠的牙体预备

1．前牙金瓷冠的牙体预备 前牙金瓷冠的预备可以按以下顺序进行:①切端磨除;②唇面预备;③打开邻面;④舌侧轴面预备;⑤邻面预备;⑥舌面窝预备;⑦精修完成。具体方法可参照 3/4 冠以及铸造金属全冠部分,具体详述如下:

(1)切端磨除:切端磨除量为 2mm,若预备牙过长或低𬌗,磨除量还需参考邻牙或者以最终修复体切端长度来确定。切端磨除时,首先应制备切端深度指示沟,用平头锥形或圆头锥形金刚砂车针在切端预备出 2～3 条指示沟,深度约 2mm(图 33-33)。然后用同一车针磨除指示沟间的牙体组织,先磨除近中半或者远中半,将另外 1/2 作为磨除量的参考。

(2)唇面磨除:唇面磨除量为 1.4mm。磨除应分为两个面进行:切端部分(切 1/2 或 2/3)和龈端部分

（龈 1/2 或 1/3）（图 33-34）。切端部分磨除时应与其解剖外形相平行，龈端部分则应与就位道或牙体长轴相平行。先用平头锥形金刚砂车针制备深度指示沟，按照上述方向在唇面切端和龈端部分各预备出 2～3 条指示沟，指示沟深度约为 1.2～1.3mm（图 33-35），然后用同样的车针磨除沟间组织。在磨除龈端时要首先形成平齐龈的 1mm 直角肩台，待以后修整肩台时再磨除至龈下 0.5～1mm。同时，龈端部分磨除时要与牙体长轴大致平行，它与随后形成的舌侧轴面形成 6 度左右的聚合度，是 PFMC 固位稳定的基础（图 33-36）。另外，磨除至邻面接触区时要求车针在不接触邻牙时尽量向舌、腭侧扩展，为打开邻面打下基础。

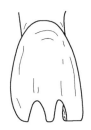

图 33-33　切端深度指示沟的制备

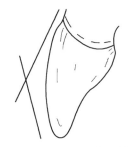

图 33-34　唇面分两个面制备

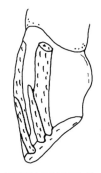

图 33-35　唇面深度指示沟的方向和深度

（3）打开邻面：用细针状金刚砂车针在不接触邻牙的情况下通过接触区，然后用同一车针继续磨除并进一步打开邻面，大致消除邻面倒凹并保证下步邻面预备时直径较大的平头或圆头金刚砂车针能够通过。

（4）舌轴面预备：用直径为 1mm 的圆头锥形金刚石针预备舌侧轴面，如同铸造金属全冠轴面预备一样

先制备 3 个指示沟，指示沟深度以在龈端形成 0.5mm 宽的无角肩台（chamfer）为准，方向与唇面龈 1/3 或牙体长轴平行以与唇面龈端预备面形成小于 6 度的聚合度（图 33-36）。然后磨除指示沟间组织形成舌侧轴面，边缘与龈齐或位于龈上，并形成宽度为 0.5mm 的无角肩台。

（5）邻面预备：用平头锥形或圆头锥形金刚砂车针分别从唇侧、舌侧扩展原有的唇、舌侧边缘，使最终唇舌侧边缘交汇在接触区偏舌侧。

（6）舌面窝预备：用小球形金刚砂车针做指示沟或形成 3 个指示窝，深度为 0.7～0.8mm，然后用轮状或桃形金刚砂车针磨除舌面窝达 0.7～1mm，磨除厚度在仅有金属的部分可为 0.7mm，在有瓷层的部分及在金瓷交界的全金属部分要适当增加使之至少达到 1mm，舌面窝磨除应基本与原有外形一致，如尖牙应注意舌嵴形态的保留，不应形成一个简单斜面。最后再检查前伸𬌗、侧方𬌗，确保磨除量足够。

（7）边缘预备：由于前牙金瓷冠唇侧边缘位于龈下 0.5～1mm，为保护牙龈免受预备时车针的损伤，在进行边缘预备前首先应通过排龈保护牙龈。再用直径为 1mm 的平头锥形金刚砂车针将唇侧边缘预备至排龈后的齐龈或龈下 0.5mm，并形成边缘为 1mm 宽的直角肩台，同时保证排龈线取出后牙龈正常的回弹而不损伤牙龈。

（8）精修完成（图 33-36、图 33-37）：应用细砂粒或钝的平头锥形或圆头锥形金刚砂车针修整各轴面及边缘，使各点线角圆钝、光滑、连续。并用钝的桃形车针修整并光滑舌面窝从而最终完成牙体预备。

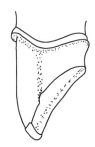

图 33-36　金瓷冠精修完成（唇面龈端部分与舌侧轴面的关系）

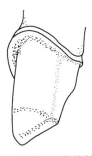

图 33-37　金瓷冠预备体精修完成

上述预备方法在临床常有一定的变通。如唇侧边缘可采用宽 1mm 的深无角肩台,邻面舌侧以及舌轴面可以采用刀状边缘。当采用这样的预备边缘时,一般只需要更换车针就可达到预备目的。

2. 后牙金瓷冠的牙体预备 后牙金瓷冠牙体预备的程序同后牙铸造金属全冠相近,可按照𬌗面、颊舌面、邻面、颈部边缘、精修磨光完成牙体预备。其牙体预备的要求则同前牙金瓷冠相近,也应按设计满足金瓷冠固位、强度、金瓷修复材料空间和美观方面的要求。

(1)𬌗面:后牙𬌗面预备量根据瓷覆盖设计不同有所变化:全瓷覆盖类型𬌗面需要磨除 2mm;部分瓷覆盖类型在金属覆盖部分磨除量同铸造金属全冠,在金瓷交界及瓷覆盖区磨除量则为 2mm;仅颊面烤瓷的金瓷冠类型其𬌗面磨除量同铸造金属全冠。𬌗面磨除一定要注意形成功能尖斜面。最后再次检查𬌗面,特别是功能尖在正中𬌗、前伸𬌗、侧方𬌗时均应有足够的修复空间。

(2)轴面:颊侧磨除量一般为 1.4mm。该厚度既可保证瓷的美观性能也能避免颊侧外形过突。上后牙颊侧𬌗 1/2 的外形常常颊倾,预备时要注意形成一定的舌倾斜度,否则该处的外形容易过突,龈 1/2 则需要与牙体长轴或就位道一致。下牙的舌侧一般较直,一般只需要注意与就位道平行即可。

(3)边缘:后牙金瓷冠的边缘设计比较灵活,如果不涉及美观问题,颊侧肩台边缘可以置于龈上,该部分金瓷冠结构可采用金属颈环形式。对于可能暴露金属的区域如上颌第一前磨牙,为了美观,肩台应当置于龈下,形成宽度为 1mm 直角肩台。对于后牙舌侧以及邻面的边缘预备可以采用 0.5mm 的无角肩台,甚至采用刀状边缘,该部分的金瓷冠结构采用金属颈环形式。

四、全 瓷 冠

全瓷冠是当前美观效果最佳的修复体,它全部由瓷粉经高温烧结而成。由于其内部结构无金属遮挡光线,因此,它可以自然逼真地模仿天然牙的颜色和半透明特征。但随着全瓷材料的发展,陶瓷材料的机械强度不断提高,使全瓷冠的应用范围越来越广泛,适应证也从过去单纯制作嵌体、贴面过渡到后牙全冠、固定桥等。由于其不含金属,全瓷冠边缘不会出现金属灰染现象,也不存在金属过敏的可能。但是不同全瓷材料具有不同的强度、断裂韧性和透明度,因此,在使用全瓷冠修复时一定要针对不同的全瓷材料选择合适的适应证。

(一)适应证

同金瓷冠。

(二)适应证选择时的注意事项

与金瓷冠相比,两者在适应证选择的注意事项方面具有相似性,但是全瓷冠有一定的特殊性。修复时基牙邻面及舌侧预备量较大,而且加上全瓷冠强度相对较弱,因此在选择全瓷冠时要注意以下情况:

1. 当𬌗面、轴面、边缘等不能达满足预备量要求时不建议使用,或当牙体过小无法提供足够固位和抗力者避免使用全瓷冠修复。

2. 预备牙缺损较大时全瓷修复体局部厚度大于 2mm 时避免直接使用,需要用桩核恢复后方可进行。

3. 其他保存修复方法可以满足患者美观等修复要求时不建议使用。

4. 预备牙有金属桩核时避免使用透明度较高的全瓷材料如热压铸全瓷材料。

5. 尚未发育完全的年轻恒牙避免使用。

6. 牙髓腔宽大、髓角高耸等容易发生意外露髓的牙齿避免使用,必要时先作根管治疗后再行修复。

7. 患者严重深覆𬌗、咬合紧,无法获得足够修复空间的。

8. 有夜磨牙症患者不建议使用。

(三)全瓷材料的选择

目前,全瓷材料种类繁多。按照材料增强晶相或者加工工艺的不同,全瓷材料可以被划分为多种类型(表 33-2)。由于不同类型的全瓷材料表现出不同的弯曲强度、断裂韧度以及透明度,因此,不同类型的全瓷材料有不同的适用范围。表 33-2 列举了不同全瓷材料的适应证范围。在临床应用中,修复医师应依据全瓷材料的上述特性正确选择全瓷材料。

(四)全瓷冠牙体预备的标准和要求

全瓷冠牙体预备的标准和要求与金瓷冠类似,预备方法也相似,但是全瓷冠在磨除量和边缘类型上具有特殊的要求。全瓷冠与金瓷冠预备量的对比见表 33-3。

(五)牙体预备

全瓷冠的牙体预备顺序、步骤与金瓷冠相似。不同之处主要表现在预备量上存在不同,边缘的设计上也存在一定的不同(表 33-3)。在全瓷冠预备时,请参考它与金瓷冠预备量的不同在相应步骤处更换适当形状的车针即可。

(六)计算机辅助设计与制作全瓷冠

使用计算机辅助设计与制作方法(computer-aided design and computer-aided manufacture,CAD-CAM)制作全瓷冠或修复体已成为当今比较成熟的技术。CAD-CAM 技术也被称为数字化技术。它是将光电子、计算机信息处理及自动控制机械加工技术用于制作嵌体、全冠等修复体的一门修复技术。它包括两大类系统:

表33-2 全瓷材料类型和适应证范围

加工或工艺类型	增强晶相	产品举例	适应证
烧结陶瓷	白榴石增强	Optec HSP	前牙冠、嵌体、贴面
铸造玻璃陶瓷	云母基	Dicor	前后牙冠、嵌体、贴面
粉浆涂塑、玻璃浸渗陶瓷	氧化铝	In-Ceram Alumina	前后牙冠、前牙三单位桥
	镁铝尖晶石	In-Ceram Spinnel	前后牙冠、嵌体、高嵌体
	氧化锆	In-Ceram Ziconia	前后牙冠、前后牙三单位桥
热压铸	白榴石基	IPS Empress	前后牙冠、嵌体、贴面
	二硅酸锂	IPS Empress Ⅱ	前后牙冠、前牙三单位桥（第二前磨牙之前）
浆沉积、玻璃浸渗陶瓷	氧化铝	Wol-ceram＋In-Ceram Alumina	前后牙冠、前牙三单位桥
	氧化锆	Wol-ceram＋In-Ceram Ziconia	前后牙冠、前牙三单位桥、套筒冠内冠
可切削玻璃陶瓷	云母基	Dicor MGC	前后牙冠、嵌体、贴面
	正长石	CerecVitabloc Mark Ⅱ	前后牙冠、嵌体、贴面
切削致密烧结陶瓷	镁铝尖晶石	Cerec 或 Celay In-Ceram Spinnel	前后牙冠、嵌体
	氧化铝	Cerec 或 Celay In-Ceram Alumina	前后牙冠、前牙三单位桥
	氧化铝	Procera Allceram	前后牙单冠、前牙三单位桥、贴面
	氧化铝/氧化锆	Cerec 或 Celay In-Ceram Ziconia	前后牙冠、前牙三单位桥
	氧化锆	Procera AllZirkon、Cercon、LA-VA、Everest BIO ZH	前后牙单冠、前牙三、四单位桥、套筒冠内冠

表33-3 全瓷冠与金瓷冠预备量的对比

预备区域	全瓷冠	金瓷冠
切端或𬌗面	1.5～2mm	1.5～2mm
唇面或颊面	1.0～1.5mm	1.4～1.5mm
舌面	1.0～1.5mm	0.7～1mm
唇颊侧边缘	宽 1.0mm 的直角肩台，内线角圆钝，位于龈下 0.5～1mm	宽 1.0mm 的直角肩台或深无角肩台，位于龈下 0.5～1mm
邻面边缘	宽 1.0mm 的直角肩台，内线角圆钝；位置为齐龈或龈上	邻面唇侧同唇侧边缘，可为直角肩台、深无角肩台等，位于龈下；邻面舌侧同舌侧轴面边缘，可为无角肩台或刃状边缘，位置为齐龈或龈上
舌侧边缘	宽 1.0mm 的直角肩台，内线角圆钝；位置为齐龈或龈上	0.5mm 无角肩台或刃状边缘；位置为齐龈或龈上

1. 全程数字化修复系统　主要流程步骤包括：牙体预备后制取口内数字化印模；在计算机屏幕上确认边缘、标记边缘，进行计算机辅助设计；将颜色匹配的可切削瓷坯（ceramic blanks）放入切削设备内，进行计算机辅助切削、制作；然后常规完成口内试戴、调改、染色上釉、粘接等程序。该系统可一次就诊完成修复。一般多适用于玻璃陶瓷类全瓷修复材料。

2. 数字化技工修复系统　目前更多的数字化系统属于此类，多用于高强度全瓷修复体的加工。其主要流程步骤包括：常规预备，取印模并灌注工作模型；代型修整；用专用扫描仪在口外扫描代型及模型（也可扫描修复体蜡型）；扫描数据显示于计算机屏幕上并

进行计算机辅助设计，再传输至切削仪；切削并烧结形成修复体基底冠或最终修复体，若此次完成的是基底冠，将基底冠返回技工室，涂塑、烧结相应的饰瓷并完成最终修复体；然后常规完成口内试戴、调改、染色上釉、粘接等程序。

CAD/CAM 技术或数字化技术不仅可用于制作全瓷冠，也可以用于制作瓷贴面、瓷嵌体、固定桥等；当然该技术也适用于制作金属全冠和金属烤瓷基底冠（钴铬合金及钛合金）。

（七）全瓷冠的粘接

全瓷冠的粘接首先需要考虑全瓷材料自身的组成成分和强度。一般情况下，全瓷冠需要使用树脂粘

接剂进行粘接以提高全瓷冠的强度和长期成功率。但是，全瓷材料中是否含有硅酸盐成分影响到树脂粘接的效果和粘接步骤。

1. 硅酸盐陶瓷或玻璃陶瓷 以白榴石、二硅酸锂等晶体为增强相的陶瓷如热压铸全瓷系统 IPS Empress 和 IPS Empress e.max 等基质中存在大量的长石玻璃相，属于硅酸盐陶瓷。该类陶瓷一般强度不高，因此，要采用树脂粘接来增加强度。由于硅酸盐陶瓷可以经氢氟酸酸蚀形成粗糙粘接面，利于形成机械锁结和降低表面张力，因此，酸蚀是此类陶瓷粘接的第一步；然后是粘接表面的硅烷化。硅烷偶联剂易与二氧化硅等以硅为主要成分的玻璃相结合形成稳定的硅氧烷，其另一端的有机功能团则与树脂中的有机物结合来提高粘接能力。经过上述步骤后即可采用树脂粘接剂按步骤完成粘接过程。

2. 非硅酸盐陶瓷 由于缺少硅酸盐成分，以氧化铝、尖晶石、氧化锆为主要成分的全瓷材料不易被氢氟酸酸蚀，而且也不易单纯进行硅烷偶联剂的涂布。因为硅烷偶联剂不易与该类瓷粘接面形成化学结合。尽管一些研究已经采用了一些特殊的硅涂层法，但目前并没有在临床广泛应用。但是，对于该类全瓷材料，由于含有磷酸酯基团的树脂粘接剂可与该类陶瓷粘接面上的氧化铝或氧化锆形成稳定的、耐久的化学结合，因此，该树脂粘接剂可能是目前氧化铝、氧化锆陶瓷粘接的一种简单、理想的选择。

五、临 时 冠

临时冠是牙体预备完成后到最终修复体戴用前这段期间所戴用的临时性全冠修复体。它是临时修复体的主要类型，临床应用的频率很高。虽然临时冠的戴用时间短暂，但是它对后期的正式或永久修复体的成功具有重要的作用。临时冠的主要功能有：①维持牙龈形态位置稳定，维护牙龈的健康；对于龈下边缘，牙体预备后，边缘牙龈由于失去了原有牙体组织的支持，很容易塌陷。这会给今后试戴修复体、保证边缘密合造成困难，并最终影响牙龈的长期健康。②临时冠可以为患者提供一定的美观功能，特别对于前牙区域的牙体缺损修复。③对于活髓牙预备体，临时冠的戴用可以起到隔离冷热、化学刺激，起到保护牙髓的作用。④临时冠可以稳定预备体和相邻牙的位置，防止预备后因接触力学平衡打破而使牙齿发生过萌及近远中向或颊舌向移位。⑤当多个牙缺损进行修复时，临时冠还可提供一定的咀嚼功能。⑥临时冠在修复时还可为修复体制作提供一定的诊断和提示作用，为最终修复体的美观、咬合关系等的修复提供诊断信息。⑦临时冠的戴用还有利于修复期间患者的发音以及社

交活动等。因此，临时冠的作用不能忽视，不能因其是临时、短期应用而降低标准。

临时冠的制作方法

1. 常用临时冠材料介绍

（1）预成冠：根据预成冠材料的不同，预成冠有聚碳酸酯和软质合金两种材料类型。前者的颜色接近天然牙，主要用于前牙和前磨牙；而后者为金属色，主要用于磨牙。由于预成冠有不同大小、形态的成品供选择，因此，临床选用非常方便。

（2）热凝甲基丙烯酸甲酯树脂：用该材料制作临时冠是传统的制作方法，一般要求在模型上间接制作。取印模、灌模型、雕刻蜡型、装胶等步骤使得该方法相对费时、烦琐。

（3）自凝甲基丙烯酸甲酯树脂：用自凝树脂制作临时冠也要求在模型上间接制作。虽然该方法避免了雕刻蜡型、装胶等步骤，但是直接用自凝树脂非常不易堆塑外形。

（4）双丙烯酸复合树脂（Bis-acryl composite）：该材料成分包括多功能的甲基丙烯酸基质和无机玻璃填料等。操作时只需要按比例调拌基质和催化剂两个组分即可获得糊状的混合物。该混合物很容易被注射到临时冠成型阴模区而形成临时冠雏形，待其凝固后即可修整成型。因此，该方法操作简便，临床可在口内一次完成。同时，由于其聚合时产热少，对牙髓组织刺激小，加上其颜色美观，有多种颜色供选择等优点，使之成为目前最常用的临时冠材料之一。

2. 临时冠的制作方法 根据临时冠是否能在口内直接制作可以把临时冠制作方法分为直接法和间接法。直接法指的是口内直接制作完成的方法，可一次完成；而间接法指的是在模型上间接制作完成临时冠的方法，一般需增加患者的就诊时间或就诊次数。

（1）直接法：

1）使用预成冠：在牙体预备完成后，选择大小、形态与预备体及修复空间相适合的预成冠，修改过长边缘等使之适合后用自凝树脂口内重衬形成临时冠雏形，然后修改边缘悬突、调磨外形、调𬌗、抛光完成。前牙、前磨牙一般选择牙色的聚碳酸酯预成冠，后牙选择软质合金预成冠。

2）使用双丙烯酸复合树脂：

a）制作成型阴模：制作成型阴模的方法有多种：①对于牙体预备前牙冠完整者可直接在口内制取印模，用雕刻刀修整去除部分倒凹即可作为成型阴模，印模材采用藻酸盐、硅橡胶初印等弹性印模材即可。②对于牙冠不完整者或有牙体缺损者可以在制取印模后，用雕刻刀修整形成牙冠阴模，修整时只需修整出大概轮廓即可。③对于牙体缺损者，也可在牙体预备

前先取研究模型,然后在模型上完成最终修复体的蜡型。再在模型上用印模材制取蜡型的印模,作为临时冠的成型阴模。

b)牙体预备完成后,按比例调和双丙烯酸树脂材料,在工作时间内将其注满预备牙的成型阴模内及其周围,注意避免形成气泡。然后将成型阴模完全就位,稳定约2~3分钟,在该材料成橡胶状时取出印模及临时冠雏形。如果牙预备体为树脂类材料,需使用凡士林等分离剂。

c)等待材料完全凝固后,从成型阴膜内取出临时冠。修整边缘及外形、调𬌗、抛光。

（2）间接法:

1)使用热凝甲基丙烯酸甲酯树脂制作:一种方法是在牙体预备前先制取研究模型,然后在模型上按照牙体预备的要求进行模型预备。再在模型上制作修复体蜡型,常规装盒、装胶、热处理、打磨、抛光形成临时冠雏形,待第二次就诊完成牙体预备后在口内试戴并调改就位,然后用自凝塑料重衬并调𬌗完成最终的临时冠。另一种方法是待整个牙冠预备体完成后取印模,灌模型,然后在该模型上制作热凝树脂临时冠。后一方法不能使患者马上戴上临时冠,对于龈下边缘、活髓牙的情况不适合。

2)使用自凝树脂材料:在全冠牙体预备完成后先制取印模并灌注模型,然后在模型上用自凝树脂直接堆塑临时冠的雏形,待其完全固化后调改边缘、外形并初步调𬌗,再在口内试戴并进一步调𬌗、抛光,完成最终的临时冠。该方法可一次就诊完成,但是需等待较长时间。

3.临时冠粘接 临时冠完成后,可采用临时粘接水门汀将其粘固在牙冠预备体上。常用的临时粘接剂是氧化锌丁香油水门汀。若今后要采用树脂类粘接剂进行正式或永久粘接,在临时粘固时要选择不含丁香油的临时粘接水门汀,以避免丁香油的阻聚作用。目前,很多临时粘接水门汀均由两组分膏剂(基质和催化剂)组成,调和粘接非常简便。临时粘接水门汀一般要求粘接力大小适当,在试戴正式冠时要使临时冠很容易取下,而且当临时冠取下后也很容易清除残留水门汀。另外,临时粘接水门汀对牙髓应无刺激,甚至对牙髓还可能有一定的保护作用。因此临时粘接是必不可少的步骤。

（周永胜）

第6节 包埋与铸造

从蜡型到最终修复体完成需要通过包埋和铸造的过程。

一、包 埋

包埋是用一种能够精确复制蜡型形态的材料将蜡型包裹后形成铸模的方法。包埋的用具包括铸道线、铸造座、铸造圈。

（一）铸道线

蜡型完成后要在修复体上做铸道线与铸造座相连。铸道线是铸造时金属材料从坩埚通向蜡型铸模的通道,蜡铸道线直径一般为2.0~2.6mm。铸道线放置的部位,要考虑蜡型容易从模型上取下,也要考虑铸造合金流入的方向。蜡线应与蜡型最厚处相连,一般放在牙尖上效果好,但应尽可能避免放置在咬合接触点上。

（二）铸造座

使用铸造座可确定蜡型在铸造圈内的位置,同时在铸造圈内形成熔化铸造合金的坩埚。在真空包埋时,最好用橡皮铸造座,一般为圆锥形,从而使熔化的铸造合金能够自然集中流进的铸造座。在铸造座的中央有放置铸道线的孔,孔内用软蜡把蜡型上的铸道线插入孔内固定。

（三）铸造圈

铸造圈的主要功能是使铸造包埋材料成形,便于制作铸模。现在多使用不锈钢铸造圈。铸造圈放在铸造座上后将蜡型放在铸造圈的中1/3的部位中央,并距铸造圈的周壁及顶端约有6mm的距离,使包埋材有合适的厚度。铸圈内壁放内衬,以便当包埋材膨胀时使增大的铸模得以缓冲。否则如果没有外在的空间,膨胀力作用于铸模,使铸件变形。内衬的厚度应按照铸造圈的大小决定,通常小型铸造圈须有1.2mm的厚度,中等铸造圈须有1.5mm的厚度,而大型铸造圈则须有2.0mm的厚度。采用无圈铸造时用硅胶、软塑料等作出铸型器,待包埋材凝固后去掉圈形成无圈铸造。

包埋材料的选择的要求是:应该能够准确复制蜡型的细微结构;必须有足够的强度抵抗温度和融化金属铸造时的力量;必须有足够的膨胀弥补合金的固化收缩。包埋材按结合剂分为石膏包埋材料、硅酸盐包埋材料和磷酸盐包埋材料,前者用于脱模铸造,后者用于带模铸造。按包埋烧温度有普通中温铸造包埋材料(用于熔点1080℃以下的合金)及高温铸造包埋材料;按照用途有非贵金属包埋材、贵金属包埋材、钛及钛合金包埋材。按升温速度可分为常规升温和快速升温包埋材。

包埋前首先应在蜡型上制作储金库,因为铸造合金在凝固时有一定的体积收缩,注入铸模中的铸造合金在最后的凝固部位由于收缩常发生铸孔。储金库做成球形安放在蜡型附近约1mm处。在包埋前还必须把蜡型清洗干净。常用的清洗剂是70%酒精及肥皂水,用软毛笔在蜡型上轻轻涂擦,反复多次,最后用清水洗净,把多余的水用气枪吹干,即可进行包埋。

包埋方法有多种,目的是为了得到光洁、没有气泡的铸造修复体。真空搅拌辅以手工或真空灌注可以取得良好的效果。包埋时先用真空搅拌机将包埋材搅拌均匀,在振荡器振荡下使包埋材从铸圈底部开始灌注,使之逐渐上升充满铸圈,并注意避免铸件出现气泡。

二、铸 造

铸造就是把熔化的铸造合金注入铸模内使其凝固,从而制成蜡型形态的铸造修复体。铸造方法有许多种,可按照铸造合金的种类进行选择。

牙科用的铸造合金(ADA)可分为高贵合金(60%高贵金属、40% 金)、贵合金(25% 高贵金属)、普通合金。通常用合金的主要金属描述合金,如金钯、银钯、镍铬合金。合金的最终选择受许多因素影响,如:价格、刚性、铸造性、易于完成和抛光、抗腐蚀、与瓷的结合能力等。

铸造时熔化合金也就是加热的过程。铸模需先预热:蜡型包埋后,只要包埋材料凝固就可以在100℃下进行充分的干燥。加热要缓慢均匀。最高预热温度因使用的铸造合金的不同而异,铸造合金按合金的熔化温度可分为高熔合金(1100℃以上)、中熔合金(500~1000℃)和低熔合金(300~500℃)。通常金合金是:Co-Cr 合金是 700℃;Ni-Cr 合金是 800~900℃,然后加热到该合金的熔化温度范围进行铸造。熔化合金的方法及热源有许多种,常用的乙炔吹管火焰的方法温度为 1000~1600℃,用于中低熔合金。高频感应熔化合金法用于中高熔合金。电弧熔金法是利用碳极电弧加热熔化,温度 2500℃,用于高熔合金。

铸造方法有以下几种:

1. 真空加压铸造法 是在铸模的坩埚内把铸造合金熔化,利用蒸汽压力、空气压力及燃烧气体的压力,把熔化的铸造合金压入铸模内。

2. 离心铸造法 是利用离心力使熔化的铸造合金注入铸模内的方式,其离心力由铸造机的转速、旋转直径、铸造合金的比重决定,其中影响最大的是转速。通常转速为 300~400r/min 时,铸造压力为 0.7kg/cm²。如为弹簧驱动式铸造机,则依靠弹簧的圈数调节铸造压力;如为电动式铸造机,则依靠电压调节铸造压力(图 33-38)。离心方式可以是水平式或垂直式两种。

3. 真空(吸引)铸造法 是从铸模的底面以负压的作用吸取铸模内的空气,把坩埚内熔化的合金吸入铸模内。通常用流水泵或真空泵进行减压。吸引铸造

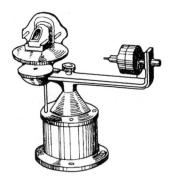

图 33-38 离心铸造机

的铸造压原则上不超过一个大气压,通常使用的负压是 53kPa 左右,铸造压则可达 0.9kg/cm² 以上。

4. 离心/压力铸造法 是利用离心力使熔化的铸造合金注入铸模内。利用较大压力的惰性气体在合金液表面加压,使合金液充满铸腔。

5. 离心/负压/加压铸造法 用于钛合金铸造。

铸造后,一般铸模需自然冷却到室温(钛合金采用速冷方式)。冷却后对铸件进行清理即去除包埋材料,取出铸造修复体。采用振荡法将大部分包埋材去掉,黏附表面的应用喷砂法去除。铸造修复体表面由于形成氧化膜而着色,贵金属可用酸洗法或超声波洗净器去除;非贵金属用喷砂方法去除。清洁铸件后切除铸道,常规磨平、磨光修复体,通常用手机以小切盘、小磨石、砂纸片、橡皮轮等磨具由粗到细顺序进行。最后以绒布轮蘸细磨料进行抛光。抛光后的嵌体表面光亮,从各个方面检查都不应看到微小的切痕。此时可消毒准备试戴。

(刘玉华)

第7节 试戴与粘接

修复体在技术室制作完成后,送至临床,由医师在患者口内进行修复体的戴入。经过口内试戴、磨光、抛光等处理,最后使用粘接水门汀将修复体固定在牙体预备体上,完成整个修复过程。

一、修复体的试戴

修复体的口内试合就是将技工制作完成的修复体在患者口内试戴,检查其是否符合各种对修复体的质量要求,对发现的问题进行调改,不能调改的则需要重新制作修复体。修复体口内试合时主要的检查内容有邻面接触区、边缘、稳定性、咬合等方面的检查。

1. 邻面接触区 首先应检查邻面接触区是因为它关系到修复体是否能完全就位、边缘密合度。修复体完全就位后调整咬合才有意义。修复体与邻牙的接触区的形态、大小、位置、松紧度应符合生理要求,

防止食物嵌塞，保护龈乳头的健康，维持牙列的稳定。邻面接触区的松紧度可以用细牙线检查，要求细牙线用力时勉强通过接触区。还可以使用专用的邻面接触检查片（contact gauge）检查邻接触的松紧度。邻面接触检查片一般有三个厚度：50μm、80μm 和 110μm。正常的接触区应在 50μm 以上和 110μm 以下，即 50μm 检查片可以顺利通过邻接触区，但 110μm 检查片不能通过。如 50μm 检查片不能通过邻接触区，则表明接触过紧。如 110μm 检查片可以轻松通过邻接触区，则表明邻接触区过松。邻接触区过紧可以通过调磨修复体的邻面改正，邻接触区过松金属修复体可以通过修复体邻面加焊来修改、烤瓷修复体通过邻面加瓷来完成。邻接触间隙过大则需返工重做。过松的邻接触区是引起食物嵌塞的主要原因。

2. 边缘　边缘的质量是修复体质量的关键，良好的边缘可以防止继发龋，防止牙龈炎症的发生。边缘的间隙应小于 30μm，边缘外型应与预备体龈边缘一致，无悬突、台阶等。边缘密合性不好应重新制作。

3. 稳定　修复就位后应该无翘动。全冠就位后如出现颊舌向的翘动，则可能在邻面接触区或邻面预备体边缘处存在支点，应予以调改。

如果确定修复体未能完全就位，首先检查修复体组织面有无明显的障碍，如铸造产生的金属小瘤等，如有则使用钻针磨除。然后可使用薄的咬合纸，或者专用的试戴剂，检查修复体组织面、预备体表面和邻面接触区的就位障碍点，确定障碍位置后加以调磨，直至修复体完全就位。由于牙体预备不符合要求而造成的固位不佳，需要重新牙体预备后重新制作修复体；由于修复体组织面与牙体预备体之间密合度轻度不足造成的固位不佳，如果边缘密合，可使用高强度的黏结水门汀增加固位。

4. 咬合　调𬌗使咬合基本合适，没有明显的高点。首先检查修复体是否完全就位，然后再进行调𬌗使咬合基本合适，没有明显的高点。在放入修复体之前先用合纸放在患者的上下牙之间标记患者原有的咬合点，修复体放入后应与原咬合点一致，并在正中𬌗、前伸𬌗、侧方𬌗时不应有咬合障碍点。值得说明的是，必要时可调患者对𬌗过锐的牙尖，但应事先与患者沟通。

5. 修复体外形、颜色　修复体的外形符合生理解剖要求，与邻牙、同名牙协调一致。烤瓷熔附金属冠、全瓷冠等美学修复体的颜色、半透明性等要与邻牙、同名牙协调一致，轻微的颜色差异可以通过表面上色的方法加以修改。

二、修复体的粘接

修复体口内试合完成，经过磨光、上釉、抛光等，

最后使用粘接水门汀将修复体粘接在患牙的牙体预备体上。对于较为复杂的病例可以先使用暂时粘接剂，暂时粘接修复体。待患者试用一段时间，无任何问题后，再进行永久粘接。暂时粘接剂多放在边缘，患者使用暂时粘接剂时修复体有可能脱落，如不按时就诊有可能继发龋。

永久黏固剂有磷酸锌水门汀、玻璃离子水门汀、聚羧酸水门汀。它们使用历史长，操作简单，价格较低；但可以溶于唾液，边缘处暴露的水门汀在口内可以被唾液慢慢溶解，导致边缘微漏产生继发龋。其中磷酸锌水门汀是传统的黏固剂；聚羧酸水门汀对牙髓刺激小，可用于近髓的患牙的粘接，但抗压强度较低；玻璃离子水门汀是一种临床常用的水门汀，强度较高，可以释氟，防止继发龋产生。而树脂改良玻璃离子水门汀粘接力强，不溶于唾液，有一定的释氟性，广泛应用于各类修复体的粘固。这三种水门汀不能用于贴面、嵌体等的粘接；树脂改良玻璃离子水门汀由于在聚合时有一定的膨胀，慎用于全瓷冠的粘接。

树脂粘接剂现在在临床上的使用越来越广，其粘接力强大，不溶于唾液，用于贴面、嵌体、全瓷冠、纤维桩等的粘接，也可用于固位不佳的修复体的粘接。但其技术敏感度高，操作相对复杂。特别是由于树脂粘接剂聚合后强度非常高，去除多余的粘接剂很困难，粘接前可以在修复体抛光面涂凡士林或先短暂光照固定（2 秒），在树脂粘接剂从流动状态刚变为凝固状态时去除多余的粘接剂水门汀后再完全固定，此时应使用轻微的力并稳定住修复体以避免修复体移位。

修复体试合满意后，清洁修复体组织面，75% 酒精消毒，气枪彻底吹干。为加强固位可以对修复体组织面喷砂处理，瓷修复体可以使用氢氟酸酸蚀处理，增加表面粗糙度，增加机械嵌合。使用树脂粘接剂时，根据修复体的材料不同，需要对修复体组织面使用金属前处理剂、硅烷偶联剂等，形成化学粘接。

粘接前还要对牙体预备体表面清洁，75% 酒精消毒，吹干。使用树脂粘接剂时，需要对牙体表面进行酸蚀、前处理及粘接处理。

修复体组织面和牙体预备体表面与处理完成后，调和粘接水门汀，分别放在修复体组织面以及牙体预备体表面、根管内，将修复体放入并完全就位，同时让多余的水门汀溢出。密合度非常高的全冠、桩核等，为方便水门汀的溢出，可以在组织面预备溢出沟。

待水门汀凝固后，仔细去除多余的水门汀。可以由橡胶抛光轮将修复体边缘进行进一步抛光。

粘接完成后再一次检查咬合，调改由于粘接形成的轻微咬合高点，最后抛光完成。

修复后还应对患者作定期随访，嘱患者认真作口

腔卫生维护,控制菌斑、防止根面龋,患者基牙出现疼痛、修复体松动要及时就诊。

(刘玉华)

参 考 文 献

1. 张震康,俞光岩. 实用口腔科学. 第 3 版. 北京:人民卫生出版社,2009

2. 冯海兰,徐军. 口腔修复学. 第 2 版. 北京:北京大学医学出版社,2013

3. 赵铱民. 口腔修复学. 第 7 版. 北京:人民卫生出版社,2012

4. Shillingburg HT, Sather DA, Wilson EL, et al. Fundamentals of Fixed Prosthodontics. 4th ed. Chicago: Ouintessence Publising Co., 2012

5. Rosenstiel SF, Land MF, Fujimoto J. Contemporary Fixed Prosthodontics. 4th ed. St. Louis: The C. V. Mosby Company, 2006

6. Naylor WH. Introduction to Metal Ceramic Technology. Chicago: Ouintessence Publising Co., 1992

7. 樊聪,冯海兰. 对瓷贴面粘接层的有限元应力分析. 实用口腔医学杂志,2003,19(4):308-311

第 34 章

牙髓及根尖周病的治疗

牙髓和根尖周疾病治疗应遵循的原则包括：努力保护与保存健康的牙髓组织，保存患牙，防治根尖周病变；治疗过程以清除或控制髓腔根管系统的感染为目标，防止和避免治疗步骤和所用药物对机体产生不良生物学作用，尽量保护和保存健康的牙体组织；尊重患者的知情权，所有的治疗和可能发生的并发症需告知患者，并在征得患者同意的情况下实施治疗。

牙髓和根尖周疾病治疗技术不断发展，保存活髓技术始终是牙髓病研究者和临床工作者追求的目标。根管治疗术是目前牙科界最主要的治疗牙髓根尖周的方法。牙髓病和根尖周病的手术治疗也是一种保存患牙的方法。随着根管治疗技术的提高和普及，古老的干髓术已为主流口腔医学界所废弃。

牙髓塑化治疗是 20 世纪 50 年代末在当时国内无条件进行根管内病源"彻底清除"治疗的情况下，北京大学口腔医学院老一辈学者以"无害化"思路，参考前苏联学者提出的液体充填技术，研究并在临床上广泛应用的牙髓病的治疗方法。原理是将处于液态未聚合的塑化剂导入已基本去除牙髓的根管内，使其渗透到牙髓组织及感染物质中，塑化剂聚合时将这些物质包埋，成为对人体无害的物质，以消除病源刺激物，防治根尖周病。这项技术曾经在我国应用广泛，但随着国内治疗条件的改善，现代根管治疗技术的引进，牙髓塑化治疗逐渐被根管治疗所取代，不作为牙髓病和根尖周病的首选治疗方法，临床上塑化治疗可以作为成年人后牙牙髓病和根尖周病在无条件做根管治疗或无法完成根管治疗操作时的替代治疗方法。

第 1 节　活髓保存治疗

活髓保存治疗是在牙髓损伤局限或可逆时，选择以保存牙髓、牙本质器官功能和活性为目的的治疗方法。一般仅适用可复性牙髓炎阶段或年轻恒牙。活髓保存治疗包括间接盖髓术、直接盖髓术和牙髓切断术。

一、常用的盖髓剂

盖髓治疗的成功基础在于牙齿自身生物矿化能力，牙髓自身的修复潜能。活髓保存术能否成功，除了适应证的正确选择和手术中控制感染和创伤外，盖髓剂也是一个很重要的因素。理想的盖髓剂应具备的性质包括：能够促进牙髓组织修复再生、与牙髓具有较好的生物相容性、较强的杀菌或抑菌作用、药效稳定、持久，便于操作。目前临床使用的盖髓材料尚不能满足盖髓剂理想性能的要求。目前，用于盖髓治疗的材料和药物包括：防腐抗炎剂、抗生素、酶类、无机三氧化物聚合物以及骨形成蛋白等。MTA 和氢氧化钙是最具疗效的盖髓剂。

【氢氧化钙】

1930 年，Hermann 首先使用氢氧化钙成功进行了盖髓治疗，观察到氢氧化钙覆盖活髓可以诱导形成修复性牙本质。其作用机制：强碱性药物可以在局部保持较高的 pH 环境，中和炎症所产生的酸性产物，利于消除炎症和减轻疼痛，抑制细菌生长。激活碱性磷酸酶的活性，促进硬组织形成，在形成牙本质桥的过程中作为刺激物或诱导剂，诱导修复性牙本质形成。但是氢氧化钙盖髓材料盖髓后 1～2 年，盖髓剂下方的坏死层逐渐降解，影响其远期封闭能力，造成微渗漏和牙髓再感染，强碱性氢氧化钙与牙髓创面接触，引起接触面组织迅速凝固性坏死和下方牙髓组织慢性炎症，有时会发生牙根内吸收和弥漫性钙化。

【无机三氧化物聚合物】

无机三氧化物聚合物是 1993 年 Lee 首次报道的牙髓治疗材料，1998 年通过 FDA 批准应用于临床。MTA 由多种亲水氧化矿物质混合形成，主要成分为硅酸三钙、硅酸二钙、铝酸三钙、铝酸四钙、氧化三钙和氧化硅酸盐以及少量的氧化物如三氧化二铋等。MTA 具有良好的封闭能力、生物相容性、诱导成骨性和 X 线阻射性，不会被吸收溶解，细胞毒性小，此外还有与氢氧化钙类似的强碱性及一定的抑菌性能。

临床主要应用MTA于直接盖髓术和活髓切断术，还可以用于穿孔修补、牙根内吸收的修补、根尖倒充填以及根尖诱导成形，具有良好的临床疗效。研究表明，与氢氧化钙相比，MTA直接盖髓后牙髓炎症反应轻，具有诱导矿化组织形成的特性，产生的牙本质桥与正常的牙本质桥相似，其效果比氢氧化钙更好。MTA在潮湿的环境中可以获得其最佳的强度和封闭性。

使用时将粉状MTA和蒸馏水以一定比例混合调匀，使用MTA枪或者其他放置器械将材料置于术区。混合初期为碱性凝胶，3小时后固化，pH值升至12.5。建议将未使用完的材料，存放于密封干燥之处，防止其接触水分硬固。用MTA材料盖髓，首先准备窝洞，然后在暴露的牙髓组织上铺置1～1.5mm厚的新鲜调制的MTA材料，在材料上方再放一个湿棉球，最后放置暂封材料。1周后再次复诊时，取出暂封物和棉球，用挖匙沿MTA材料边缘去除残余的粘连棉丝，器械尽量远离穿髓孔。确定MTA材料完全硬固后，在其上方根据临床需要制作永久修复体。灰色的MTA材料用于活髓切断术时可能会造成牙齿变色，新改进的MTA材料颜色为浅黄色，适用于前牙。这两种MTA材料组成的差异主要在于，灰色MTA的铁含量明显多于浅色MTA。

【粘接树脂材料】

近年来，复合树脂类粘接材料用于盖髓治疗研究较多，但是研究方法和所用材料不同，结果不尽一致。普遍认为，新型的牙本质粘接树脂类材料用于牙本质间接盖髓是安全有效的，但用于直接盖髓尚无定论。新型自酸蚀复合树脂类粘接材料用于盖髓治疗的优点在于有效的封闭性能，可以减少因盖髓剂微渗漏造成的盖髓失败。

氧化锌丁香油黏固剂是常用的间接盖髓剂。从现有的研究证据来看，不支持氧化锌丁香油黏固剂用于直接盖髓。

羟磷灰石等磷酸钙类生物材料，具有良好的生物相容性、生物降解性及骨传导性，但作为盖髓材料应用，研究结果并不一致。

二、间接盖髓术

【原理】

间接盖髓术的原理是将盖髓剂覆盖在接近牙髓的牙本质表面，以保存牙髓活力的方法。

【适应证】

1. 深龋、外伤等造成近髓的患牙。

2. 可复性牙髓炎的恒牙。

3. 无自发痛，去除腐质未见穿髓，但龋损极近髓难以排除慢性牙髓炎时，可以采用间接盖髓术作为诊断性治疗。

【操作步骤】

橡皮障隔离牙齿或用纱卷隔离唾液，消毒橡皮障和患牙。

1. 去腐 尽可能去净腐质，避免穿髓。对年轻患牙的急性龋，为避免露髓可以保留少量近髓处软化牙本质。

2. 放置盖髓剂和暂封剂 消毒棉球拭窝洞，放置盖髓剂于近髓处，用暂封材料如玻璃离子黏固剂暂封窝洞，或直接在窝洞中放入氧化锌丁香油水门汀。

3. 充填 观察1～2周后，如无症状，牙髓活力正常，可保留部分暂封剂垫底，作永久充填。曾保留有少许软龋的窝洞，可在6～8周后去尽软龋，行垫底充填。若患牙经盖髓治疗后对温度刺激仍敏感，可除去盖髓剂及暂封物，更换新的盖髓剂暂封，直到症状消失后再行永久充填（图34-1）。

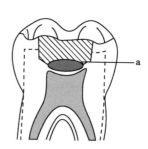

图34-1 间接盖髓术
a. 盖髓剂

【注意事项】

1. 窝洞近髓或有可疑穿髓点的部位，切勿探入和加压。

2. 两周内如出现自发痛则考虑行牙髓治疗。两周后症状减轻，但仍有遇冷不适者可继续观察两周，如症状不改善或加重，则行牙髓治疗。

3. 深龋与慢性闭锁性牙髓炎鉴别诊断不明确时，也可用氧化锌丁香油糊剂暂封，根据症状改变的动向辅助诊断。

【疗效判断】

成功：牙髓恢复正常，洞底近髓处形成修复性牙本质。

失败：牙髓的充血状态不能恢复正常，发展为牙髓炎。

治疗后 6 个月和一年复查,患牙无自觉症状,功能良好,临床检查无异常,牙髓活力正常,X 线片示根尖周组织正常,则为成功病例。

三、直接盖髓术

【原理】

直接盖髓术的原理是在严格消毒无菌条件下,用盖髓剂覆盖牙髓的露髓孔,以促进修复性牙本质形成,封闭露髓孔,保存牙髓活力。

【适应证】

1. 根尖孔尚未发育完全,因机械性、外伤或龋源性因素点状露髓的年轻恒牙。

2. 根尖已发育完全的意外穿髓或外伤性露髓,穿髓孔直径不超过 0.5mm 的恒牙。

【操作步骤】

橡皮障隔离术野,消毒橡皮障和患牙,术中使用无菌锐利的器械以减少牙髓再感染和受到刺激的机会。

1. 局部麻醉下,清除龋坏组织,制备洞形。

2. 一旦牙髓暴露,用生理盐水或次氯酸钠溶液冲洗窝洞。

3. 放置盖髓剂和暂封剂　消毒棉球拭窝洞,放置 MTA 或者其他盖髓剂于穿髓孔及周围 1~2mm 牙本质表面,用玻璃离子黏固剂暂封窝洞。

4. 永久充填　观察 1~2 周后,患牙无任何症状且牙髓活力正常,可除去暂封剂,然后作永久性充填(图 34-2)。如观察 1~2 周后,对温度仍敏感但无自发疼,可再观察数周,症状消失后行永久充填。如患牙盖髓治疗后出现自发疼、夜间痛等症状,表明病情向不可复性牙髓炎发展,应去除充填物,行根管治疗。

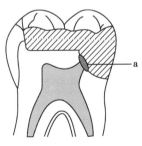

图 34-2　直接盖髓术
a. 盖髓剂

【注意事项】

1. 严格无菌操作,应用橡皮障隔离。尽量减少对髓腔的压力和温度刺激。

2. 牙髓出血的控制。

如果牙髓创面出血控制不好,容易导致盖髓失败。如牙髓出血多,不易控制,提示髓腔内压高,牙髓有炎症,建议选择其他牙髓治疗方法。临床上可以采用生理盐水棉球或 5.25% 次氯酸钠(NaClO)置于露髓孔处控制牙髓出血,不建议使用其他止血剂。

3. 直接盖髓术后,应定期复查,每 6 个月复查 1 次,直至 2 年。根据临床表现、牙髓活力测试及 X 线检查等判断疗效,如有异常应立即行根管治疗术。

4. 重度磨损或老年人的患牙,穿髓时不宜作直接盖髓术。

【术后组织变化和疗效判断】

成功:机械性、外伤性露髓的牙髓组织,因治疗前无炎症,修复愈合较好。首先在露髓处有血块形成,以后血块机化,成牙本质细胞样细胞形成修复性牙本质,封闭穿髓孔,其余部分牙髓组织正常,这种修复一般在术后 2 个月左右完成。

失败:直接盖髓后,牙髓发展为慢性牙髓炎,肉芽组织可引起牙内吸收,牙髓出现退行性变、钙变,甚至发生渐进性坏死,提示直接盖髓治疗失败。

术后如果患牙无自觉症状,功能良好,临床检查无异常表现,牙髓活力正常,X 线片见根尖周组织正常,穿髓孔处有或无,或有部分牙本质桥形成,均可列为治疗成功的病例。

四、牙髓切断术

【原理】

牙髓切断术的原理是在严格消毒条件下,切除髓室内有炎症反应的牙髓,断髓创面用盖髓剂覆盖,以防止根髓感染,保存根髓的活力和功能。

【适应证】

外伤性、机械性或龋源性露髓的年轻恒牙。

【操作步骤】

1. 局部麻醉,橡皮障或棉卷隔湿,严格无菌操作,清除龋坏组织,温生理盐水清洗窝洞。

2. 揭净髓室顶,用消毒后的锐利挖匙或球钻,由根管口略下方(约 2mm)切除冠髓,避免撕拉根髓,使牙髓在根管口处呈一整齐的断面。配合使用生理盐水冲洗组织断面,去除组织碎屑。

3. 放置盖髓剂和暂封剂　用小棉球蘸少许次氯酸钠溶液或 0.1% 肾上腺素,轻压齐整的牙髓断面控制出血。出血停止后,擦拭窝洞,将 MTA 或其他盖髓剂覆盖于牙髓断面上,厚度约 1mm,然后用玻璃离子黏固剂封闭窝洞(如使用 MTA 盖髓,上方放置湿棉球后再行暂封)。如果出血不止,多因断面不齐或牙髓有炎症。操作中不要使用气枪,以免造成组织脱水和损伤。

4.永久充填　盖髓术后可立即行永久充填。亦可暂封后观察 1～2 周,若无症状,则除去暂封剂后永久充填。(图 34-3)。

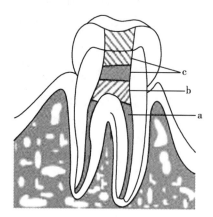

图 34-3　牙髓切断术
a.生活牙髓　b.盖髓剂　c.垫底及充填材料

【注意事项】

1.结合年龄和全身情况,严格选择适应证;年轻恒牙可适当放宽选择。

2.严格无菌操作,最好用橡皮障隔离。

3.去髓室顶和切断冠髓时,切忌压碎和撕裂根髓。

4.术中避免温度刺激,严防加压。

5.术后仍有明显自发痛和叩痛,应改作根管治疗。

6.年轻恒牙在牙根发育完成后,应进行根管治疗。

【术后组织变化和疗效判断】

牙髓切断术后,牙髓断面发生急性炎症反应或表层坏死。随着时间推移可出现三种组织变化:断面处形成牙本质桥,牙髓面有成牙本质样细胞形成的牙本质,封闭根管口,根髓保持正常活力;断面处形成不规则钙化物;断面处有部分牙本质桥形成,根髓已发展为慢性炎症,或发生内吸收。

治疗后 6 个月和 1 年、2 年复查,患牙无自觉症状,功能良好;临床检查无异常所见,牙髓活力正常或迟钝;X 线片可见根管口处有牙本质桥形成,根尖周组织正常,则为成功病例。

近年来,由 Iwaya 等提出的牙髓血运重建技术在治疗年轻恒牙的牙髓病和根尖周病方面引起国内外学者的广泛关注。牙髓血运重建技术是通过有效的根管

消毒,尽量保护牙髓干细胞、牙乳头间充质干细胞和牙周韧带干细胞,利用根管内血凝块提供良好的干细胞增殖和分化的微环境,以促进牙根继续发育的治疗方法。可使治疗后的患牙牙本质继续生成,进而促使根管壁厚度和牙根长度增加,降低患牙远期根折的风险。目前,这一技术尚未制定国际统一的临床操作规范,在临床上尚未普及;缺乏系统的长期临床随访资料,远期疗效有待进一步追踪观察。

(梁宇红　王嘉德)

第2节　根管治疗

【原理】

根管治疗是一种治疗牙髓病、根尖周病的有效方法,其核心是去除感染源,杜绝再感染的途径。它是通过机械和化学的方法预备根管,达到清创的效果,以消除感染源;同时将根管预备成一定形状,以方便冲洗髓腔和充填根管,通过严密地堵塞空腔从而达到防止再感染的目的。经过根管治疗,可防止根尖周炎的发生或促进原有根尖周病变的愈合,最终使患牙被保存下来,维护牙列的完整和咀嚼器官的功能。

【适应证】

1.不能保存活髓的各型牙髓炎、牙髓坏死、牙内吸收和各型根尖周炎。

2.外伤牙　牙根已发育完成,牙冠折断牙髓暴露者;或牙冠折断虽未露髓,但修复设计需进行全冠或桩核冠修复者;或根折患牙断根尚可保留用于修复者。

3.某些非龋牙体硬组织疾病

(1)重度的釉质发育不全、氟牙症、四环素牙等牙发育异常患牙需行全冠或桩核冠修复者。

(2)重度磨损患牙出现严重的牙本质敏感症状又无法用脱敏治疗缓解者。

(3)隐裂牙需行全冠修复者。

(4)牙根纵裂患牙需行截根手术的非裂根管。

4.意向性摘除牙髓的患牙。

(1)因义齿修复需要行根管治疗者,如错位、扭转或过长牙,义齿修复需要磨改牙冠可能累及牙髓,或牙体缺损过大,修复需要去除牙髓的患牙。

(2)因颌面外科需要,如某些颌骨手术所涉及的牙齿。

(3)移植牙,再植牙。

【根管治疗的基本器械】

1.光滑髓针　由工作端和杆部两部分组成,标准

光滑髓针全长52mm,用于探查根管情况、制作棉捻擦干根管以及根管封药和导入根管封闭剂(图34-4)。

2.拔髓针 拔髓针的大小和形状与光滑髓针相似,但针侧有许多倒刺,用于去除牙髓组织或取出棉捻,易于折断,操作要格外小心。

其直径按由细到粗的顺序分为000、00、0、1、2、3六种,光滑髓针和拔髓针亦可安放于髓针柄上使用(图34-4)。

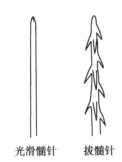

光滑髓针　拔髓针

图34-4 光滑髓针和拔髓针

3.根管扩大器和根管锉 ISO标准的根管扩大器和根管锉均由柄和工作端构成。工作端为不锈钢制成,其标准长度有21mm、25mm、28mm和31mm四种。工作端的刃部长度均为16mm(D_1-D_2)(图34-5),根管扩大器和根管锉的国际标准型号按器械刃端横断面直径的大小分型,并以固定的颜色在器械的塑料柄上标定(表34-1)。每支器械的标准化号码以尖端直径(mm)×100来表示,在60#之前,每号锉的直径较前一号增加0.05mm;60#以后,每增大一号,锉的直径就增加0.10mm,直至140#。手柄颜色6#、8#、10#分别为粉色、灰色和紫色,用于探查扩通狭窄细小的根管,从15#起分别以白、黄、红、蓝、绿、黑6种颜色标记为一组,装于一个包装盒内。45#～80#和90#～140#则为另外两组,分别重复上述6种颜色标记。器械锥度为恒定的0.02,即从工作刃尖端向柄部每移动1mm,其横断面的直径增大0.02mm。主要用于根管的机械预备。器械工作端带有一个小的橡皮止动片,为标记工作长度所用(图34-6)。根管扩大器刃端为螺旋状,每1mm有1/2～1个螺纹,横断面为三角形。在根管内

顺时针方向旋动时,有穿透缝隙和切割侧壁的能力,弹性好,带出残屑能力较差。根管锉的刃端有三种形状:K型、H型和鼠尾锉(图34-7)。K型锉刃端是由横断面为三角形、四方形或菱形的不锈钢丝拧制而成,根管锉侧壁切割能力强,但穿透能力较差。粗的K型锉和H型锉的切割刃为切削旋制所成。H型锉在根管壁上提拉时,侧壁切割能力强,易折断。

表34-1 根管扩大器和锉的国际标准型号

国际标准型号	刃尖端横断面直径(mm)	器械塑料柄颜色
6	0.06	粉
8	0.08	灰
10	0.10	紫
15	0.15	白
20	0.20	黄
25	0.25	红
30	0.30	蓝
35	0.35	绿
40	0.40	黑
45	0.45	白
50	0.50	黄
55	0.55	红
60	0.60	蓝
70	0.70	绿
80	0.80	黑
90	0.90	白
100	1.00	黄
110	1.10	红
120	1.20	蓝
130	1.30	绿
140	1.40	黑

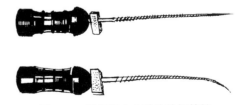

图34-6 装有橡皮止动片的根管锉

4.扩孔钻 G型扩孔钻(简称GG Bur或GGB)由工作端、颈部和柄部组成。长度为32mm或28mm(用于后牙),从小到大分为1～6号(刻于针柄上的圆圈数表示),相当于ISO标准的50#、70#、90#、110#、130#和150#锉的直径(即0.50、0.70、0.90、1.10、1.30、1.50mm)。

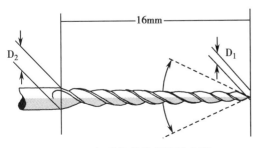

图34-5 标准规格的根管扩大器

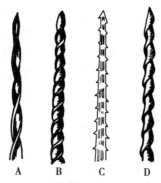

图 34-7 根管扩大器和各型锉
A. 根管扩大器 B. K型根管锉 C. 鼠尾根管锉 D. H型根管锉

扩孔钻用于在根管预备初始扩大根管口和敞开根管的冠部。使用扩孔钻时，钻速要求在 600～800r/min，进入深度只限于根管的直部，应小心提拉，忌用暴力，否则易发生器械折断或形成台阶和侧穿。

P钻：刃部较 GG Bur 长，尖端有安全头，较硬，不能弯曲。主要用于取出根管充填材料和桩道预备，转速要求在 800～1000r/min。

5. 镍钛旋转器械 柔韧性好，有记忆功能，可以较好地保持根管形态，减少穿孔和台阶的产生；且切削效率高，省时省力，近年来在临床得到广泛应用。不同厂家的镍钛锉使用时转速要求不一样，通常需要速度可调并能控制扭矩的马达配合使用，一般控制在 300～600r/min 之间。

机用镍钛器械种类繁多，主要介绍以下两种：

ProTaper 器械（Dentsply Maillefer）：每套器械包括 6 支锉，其中 3 支（Sx、S1 和 S2）为成形锉，Sx 用于根管冠 1/3 的开扩，S1 和 S2 尖端直径分别为 0.185mm 和 0.20mm；另外 3 支（F1、F2 和 F3）为完成锉，其尖端 3mm 的锥度分别为 0.07、0.08 和 0.09，尖端直径为 0.2mm、0.25mm 和 0.30mm。使用转速为 250～300r/min。其刃部特点是器械工作端的变锥度设计，器械主要切割部分的锥度加大以保证强度，其他部分锥度减小以增加弹性。横断面为凸三角形，切削效率高。成形锉的尖端具有部分切割能力。ProTaper Universal 的尖端改为无切割能力的引导性尖端，增加了直径为 0.40mm 和 0.50mm 的完成锉 F4 和 F5。F3、F4 和 F5 锉的横断面为凹三角形以增加弹性。

Reciproc（VDW）是以回旋方式工作的机用镍钛旋转器械，锉的运动方式根据平衡力法的原理采用回旋式设计，逆时针方向旋转较大角度（切割）和顺时针方向旋转较小角度往复进行。分为三个系列，每个系列只有一支锉，大锥度设计，根尖直径分别为 0.25mm、0.40mm 和 0.50mm。根管预备时根据根管的初始直径选择预备系列，以一支锉完成根管预备。

6. 螺旋充填器 由钢丝工作端及柄部组成（图 34-8），常用的国际标准号为 25-40 号，可安装在慢速弯机头上使用。使用时器械尖端距根尖狭窄部 2～3mm，顺时针方向旋转时，可将根管糊剂导入根管。

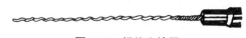

图 34-8 螺旋充填器

7. 根管充填加压器 有侧方加压器和垂直加压器两种（图 34-9）。侧方加压器工作端呈尖锥形，常用型号为 15～40 号。冷侧压充填时，用于扩展牙胶尖与根管侧壁间的缝隙，以达到三维致密充实的状态。

垂直加压器用于热垂直加压根管充填技术中，工作端长而细，前端平，作用是将软化的牙胶分段垂直加压充填，也用于侧方加压根充后的垂直致密加压。

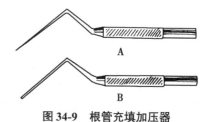

图 34-9 根管充填加压器
A. 侧方加压器 B. 垂直加压器

8. 根管治疗测量尺 不锈钢尺刻度间隔为 1mm，精确度约为 0.5mm。Endo bloc 根管工作长度测量尺上有不同孔径和长度的孔道，可迅速准确地标明工作长度。

9. 根尖定位仪 又称为根管工作长度测量仪。由主机、唇挂钩和夹持器组成。使用时夹持器与插入根管的器械相连，唇挂钩与口腔黏膜相连。当器械插入根管到达根尖狭窄部时仪器表盘就会显示相应的信号。体外测定此时器械与参考点的距离，作为工作长度的参考。戴有心脏起搏器的患者需要使用根尖定位仪，应咨询心脏病学专家。

现在临床常用的频率型根尖定位仪原理是用普通根管锉为探针测量在使用两种或多种不同频率时所得到的不相同的根管锉尖到口腔黏膜的阻抗值之差或比值，通过比较所获得的电阻和电容的信息来确定根管锉和根尖孔之间的距离。该差值在根管锉远离根尖孔时接近于零，当根管锉尖端到达根尖孔时，该差值增至恒定的最大值。

【临床操作】

根管治疗由根管预备、根管消毒和根管充填三大步骤组成，现代的观念更强调将根管清理、成形、消毒合为一体，强调机械预备和化学冲洗在实现去除感染目标中的作用；通过严密堵塞根管实现杜绝再感染。高质量地完成根管预备和根管充填是根管治疗成功的关键，而不合格的根管充填往往是由于根管预备不合格造成的。

根管治疗的临床操作应该严格遵循无痛和无菌的原则。无痛术和无菌术的具体操作步骤见下篇第33章。

一、髓腔进入和初预备

髓腔进入是根管治疗的首要步骤，其目的是获得无阻力进入根管根尖部的流畅的直线通道，以利对根管进行彻底的清洁和成形。髓腔进入和初预备包含两层含义，一是由牙冠外部进入髓室，要求能够直接到达、进入根管口；二是髓腔的冠部预备，通过对髓室的初步预备、改形，使清洁、成形根管的器械能够顺畅进入根管，髓腔的冠部预备又称为初预备。

髓腔进入和冠部预备的关键是入口洞形的设计和便宜形的制备。入口洞形的设计依据是髓腔的解剖形态，不同的牙齿应设计不同的入口洞形。洞形轮廓是髓腔外形在冠面的投影，确定各髓角或各根管口在拟进入的牙冠表面（通常是前牙舌面、后牙咬合面）的投影位置，其圆滑的连线即为进入洞口的外形。便宜形是为使所有根管口能够直接暴露在直视的入口视野中，根管器械能够无阻挡直线进入根管深部而设计的髓腔入路形态。进入根管的直线通路是指当器械进入到根管时，只有根管壁与器械相接触，入路的其他部分（如：髓室侧壁、入口洞缘）均不应阻碍器械的进入。因此，应将洞口敞开，将髓室侧壁修整改形，去除根管口的不规则钙化物，使冠部洞口和根管口形成漏斗形状，入路应预备成自洞口至根管口乃至根管冠段的连续、平滑、流畅的锥体形态，以引导器械顺利进入根管。在形成便宜形的过程中，有时需要切割掉一些健康的牙体组织，此时一定要兼顾剩余牙体组织的抗力强度，努力使丧失的牙体组织量达到最小。

（一）各组牙齿入口洞形和便宜形的操作要点

1. 上前牙组　一般只有一个根管，髓室与根管分界不明显，根管较粗大。除侧切牙根尖部向远中或舌侧弯曲外，其余根管大多无明显弯曲。根管的横断面为钝三角形，髓腔膨大部分在牙颈部近舌隆凸处。操作时，从舌面窝中央近舌隆凸处，垂直于舌面的方向钻入，穿通髓腔后，改成平行于牙长轴方向扩展。入口洞形：形态：切牙为底朝切缘、尖朝牙颈部的圆三角形，尖牙为椭圆形；部位：舌面窝中央，近远中边缘嵴之间（图34-10）。便宜形：直线进入的阻挡在舌隆突和切缘，操作时可于局部洞缘制作切槽以适应直线进

入。髓角处组织不能去净是最常见的问题。必须仔细去净所有髓腔内容物，包括：冠髓、着色牙本质和预备残渣，否则会引起牙齿变色。

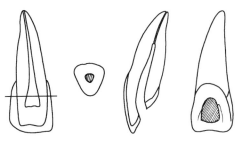

图34-10　上前牙髓腔进入

2. 下前牙组　冠根形状同上前牙组，但体积小，多为单根管，部分下前牙有两个根管。牙颈部处的根管横断面近远中径非常窄。操作时，用细裂钻从舌面中央平行于牙长轴方向钻入，切勿近远中向偏斜，以免牙颈部侧穿。入口洞形：形态：椭圆形；部位：舌面窝正中（图34-11）。便宜形：髓腔直线入路的投影穿过切缘，有时甚至投影在切缘的唇侧。所以，入口的唇舌向需有足够的扩展，以形成直线入路，预备时对切缘局部的损伤，可用牙色材料修复。

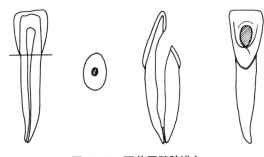

图34-11　下前牙髓腔进入

3. 上前磨牙组　牙冠的近、远中径向颈部缩窄，牙根颈部横断面呈椭圆形，颊舌径明显大于近远中径。牙根为扁根。上第一前磨牙多为颊舌二根，根分叉位置接近根尖部。上第二前磨牙多为一个扁根管。操作时，用细裂钻从𬌗面中央钻入，达牙本质后沿颊舌方向移动，从一侧髓角穿入髓腔，再扩向另一侧，注意钻针方向与牙长轴一致。入口洞形：形态：长椭圆形；部位：颊舌三角嵴中点之间，咬合面近远中向的中1/3（图34-12）。便宜形：髓腔扁长，入口的颊舌方向注意开够。牙冠颈部缩窄，近远中向宽度仅为牙冠接触区处宽度的2/3，尤其是近中颈部牙本质壁较薄，应警惕该部位的穿孔。髓顶应去净，不要将2个髓角处的穿髓孔误认为根管口。

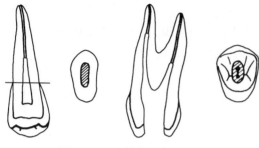

图34-12 上前磨牙髓腔进入

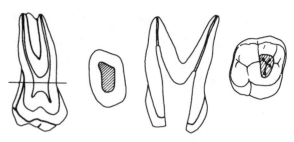

图34-14 上磨牙髓腔进入

4. 下前磨牙组 下前磨牙的牙冠向舌侧倾斜,多为1个根管,少部分牙有2个根管。操作时,从𬌗面中央窝偏颊侧处钻入,以平行于牙长轴的方向颊舌向扩展。入口洞形:形态:颊舌径略长的椭圆形或卵圆形;部位:咬合面颊尖至中央沟(图34-13)。便宜形:注意钻针钻入的位置要偏颊侧,避免从舌侧穿孔。

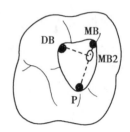

图34-15 上颌磨牙MB2根管口定位

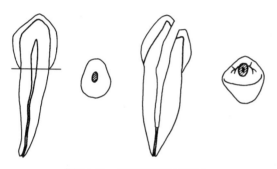

图34-13 下前磨牙髓腔进入

5. 上磨牙组 上磨牙略向近中倾斜,牙冠颈部的近、远中径缩窄,尤其是远中面向颈部收缩更为明显。有3个根,一般在每个牙根中有1个根管,但近中颊根较扁,有时出现2个根管,颊侧根管较细弯,腭侧根管较粗直。从牙颈部的横断面可见3~4个根管口,排列成三角形或斜方形。操作时,由中央窝钻入,到牙本质后,钻向颊侧和近中舌尖方向移动,从近中舌髓角进入髓腔,沿各髓角扩展。注意钻针勿向近、远中方向倾斜,避免牙颈部侧穿。入口洞形:形态:钝圆的三角形;部位:顶位于腭侧,底边位于颊侧,一腰在斜嵴的近中侧,与斜嵴平行,另一腰在近中边缘嵴内侧,与之平行(图34-14)。便宜形:去除髓室颈部牙本质凸起,形成直线到达各根管口的入路是该组牙初预备的重点。定位近中颊根的第二根管口(MB2)是该组牙入路预备的一个难点,MB2根管口通常位于近中颊根管口(MB)舌侧,可将圆三角形顶增宽呈梯形入口使器械更易于查找、发现MB2根管。定位MB2的方法:在MB根管口和腭侧根管口(P)的连线上,由远中颊根管口(DB)向MB-P连线引一条垂线,两线的交点即为MB2根管口的位置区域(图34-15)。

6. 下磨牙组 下磨牙牙冠向舌侧倾斜,髓腔却偏向颊侧。一般有2个根,即近中根与远中根。近中根较扁,往往含有颊、舌2个根管。远中根较粗,多只有一个粗大的根管,少数病例也有2个根管。下第二磨牙牙根有时在颊侧融合,根管在融合处也彼此通连,在颈部横断面根管呈"C"字形。操作时,由𬌗面中央偏颊侧钻入,沿近、远中和颊舌方向扩展,从一侧髓角进入髓腔,沿各髓角扩展。注意钻入的位置不要偏舌侧,避免发生舌侧颈部穿孔。入口洞形:形态:近远中径长,颊舌径短的钝圆角的梯形,其中近中边稍长,远中边稍短,舌侧洞缘在中央沟处;部位:咬合面近远中向中1/3,偏颊侧(图34-16)。便宜形:去除髓室内的颈部牙本质凸起,形成直线到达各根管口的入路是该组牙初预备的重点。在初始入口完成后,应根据根管口的位置再做便宜形的修整。如远中有2个根管,常易遗漏远中颊(DB)根管,DB根管口位于远中(D)根管口的颊侧偏近中。定位远中根管口时,可在近中二根管的连线中点向远中做垂线或顺着髓室底表面近远中向的暗线向远中探寻,若远中根管口恰好位于垂线之上或暗线的尽头,多数为一个远中根管;若远中根管口偏于垂线或暗线的一侧(多为舌侧),则还应在其对侧(颊侧)找到第四根管口(DB根管)(图34-17)。

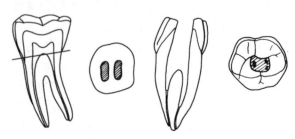

图34-16 下磨牙髓腔进入

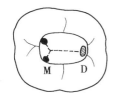 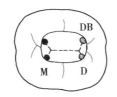

下颌磨牙远中1个根管口　　下颌磨牙远中2个根管口

图34-17　下颌磨牙远中根管口的定位

（二）髓腔进入和初预备的操作步骤

1. 确定患牙冠、根、髓腔的解剖位置。通过观察牙冠与牙槽骨的关系和与之相交的角度，确定牙齿的位置。在附着龈上进行叩诊有助于确定牙根的走行。仔细研读术前X线相，可估计髓腔的位置、大小、钙化的程度，根管的大概长度和近-远中向的弯曲度。术者通过对上述信息的了解和掌握，用以决定操作时钻针进入的长轴方向和深度。

2. 去除龋坏组织和修复体。

3. 设计入口洞形，穿通髓腔，揭净髓室顶。制备牙本质深洞，一般情况下最好选择在高耸的髓角处穿髓；若遇髓室较小、顶底相近甚至相接，可考虑从对应于最粗的根管口处穿入。穿通髓腔后，可沿各髓角相连的髓室顶线角将髓室顶完整揭除。操作要领是应用钻针侧刃向外提拉式切割牙本质，而非向根尖方向钻磨。揭除髓室顶的同时可去除冠髓。

4. 修整髓室侧壁，形成便宜形。前牙主要是去除入口切缘和舌隆突处的阻挡，后牙主要是去除髓室侧壁牙颈部的牙本质凸起，又称牙本质领。髓室内牙颈部的牙本质凸起常常会遮挡住根管口的位置，也妨碍根管器械进入根管。颈部牙本质凸起可采用小号球钻或超声工作尖去除。操作仍为向外提拉式动作。

5. 定位根管口　可循着髓室底色素标志查找根管口，也可寻找髓室底颜色有改变或牙本质不规则的迹象，根据这些线索在髓室底根管口的解剖部位稍用力探查能卡住牙髓探针（如DG-16）针尖的位点，以此确定根管口的位置和分布，通过观察探针进入的角度了解根管的走行方向。当髓腔钙化较重时，定位根管口发生困难时，应加强照明，辅助放大系统，如使用光纤照射仪、放大镜和显微镜，也可通过亚甲蓝染色髓室底，以发现那些未完全钙化的缝隙。

6. 去除根髓　根管粗大通畅有成形牙髓者可用与根管粗细相适应的拔髓针，斜插至近根尖区（离根尖狭窄部2~3mm处），作90°旋转，完整地一次拔除牙髓。冠髓已坏死者，先将1%~5.25%次氯酸钠溶液或2.5%氯亚明置入髓腔，从根管口开始分段渐进地除净牙髓。根管较细较弯曲时，拔髓针难以到达根尖1/3区，可用根管锉插入根管，轻微旋转搅碎牙髓，然后冲洗，反复数次可去净牙髓。

7. 探查、通畅根管，建立根管通路。选用小号K锉（08#，10#，15#）在距锉针尖端2~3mm处预弯，在冲洗液的伴随下自根管口向根管内以90°~180°轻微往返旋转进入，不要向根尖方向施压，预弯的器械尖端在不断地往返转动进入过程中可以绕过或避开根管壁上的不规则钙化物及台阶，顺利地到达根尖部，建立起根管的通路，为根管预备做好准备。这种用于探查根管的小号K锉又称为根管通畅锉（patency file）。在建立根管通路的操作期间，可伴随使用EDTA凝胶，还要以大量的冲洗液充分冲洗、充盈髓腔，冲洗液推荐用次氯酸钠溶液。

（岳　林）

二、根管预备

在完成髓腔进入并初预备到位后，开始进行根管预备。根管预备是采用机械和化学的方法尽可能地清除根管系统内的感染物质，包括：牙髓腔内所有的残髓、微生物及其产物以及感染的管壁牙本质，达到清理、成形根管的目的。

对牙髓已遭受不可复性损害的活髓患牙进行根管治疗又称为牙髓摘除术。该类患牙的根管深部尚未被感染，预备根管的主要任务是去除根管内的牙髓组织并成形根管，以利根管充填。因此，在临床操作过程中应特别注意避免将医源性感染带入根管深部，防止根尖周病发生。

根尖周病患牙的牙髓多已坏死，根管存在严重的感染。对此类患牙进行根管治疗，不仅要去除坏死牙髓，还要去净根管内的感染刺激源，即细菌及其毒性产物。彻底清洁根管系统后，再对根管进行严密的充填，将根管内的残余细菌封闭在根管中，使之丧失生长繁殖的条件，杜绝再感染发生的机会，从而为根尖周组织行使复再生功能提供有利条件，达到治愈根尖周病的目的。

根管再治疗病例多数与初始治疗中感染控制不足有关，应作为感染难以控制的根管对待。实施治疗前必须分析既往失败的原因，有效处置根管内感染。

1. 根管预备的原则和标准

（1）应在无痛、无菌的条件下操作，避免医源性的根管内感染或将感染推出根尖孔。

（2）根管预备应局限在根管空间内，所有操作必须在准确掌握工作长度的基础上进行，工作长度是指从牙冠部的参考标志点到达根尖狭窄处的距离。

（3）机械预备前，一定要让化学冲洗液先行进入根管；机械预备过程中，须伴有大量频繁的化学冲洗液浸泡、冲洗，同时辅助以化学螯合剂润滑。

根管清理、成形的标准：

（1）根管管径扩大，根管内及根管壁的绝大部分感染物被机械去除或化学溶解、冲出。

（2）根管形成从根管口至根尖狭窄部由粗到细的具有一定锥度的形态，利于根管冲洗和加压充填。

（3）保持根管原有的走行，避免出现根管偏移、过度切割和侧壁穿孔等并发症。

（4）保留根尖狭窄部的完整形态，在牙本质-牙骨质界的牙本质侧形成根尖止点，以利加压充填，限制超填。

上述内容的核心有两点，一是通过根管清创达到生物学清理目标，二是通过器械切削达到根管成形的机械学目标。总而言之，根管预备的最终目标是创造出一个利于根尖周组织发挥机体的免疫作用、保持健康或发生愈合的生物学环境。

2. 根管机械预备的常用技术和步骤 根管机械预备的主要技术有步退技术、冠向下技术和步进技术，现代的治疗观念更强调将髓室和根管冠部充分预敞，消除来自冠方对器械的阻力后，再行根管根尖部的预备。在临床实际操作中上述各方法的运用也不是截然分开的。

（1）步退技术：是最基本的根管预备方法，适用于直和轻度弯曲根管。技术要点包括：探查并通畅根管；确定工作长度和初锉；根尖部预备；根管中部逐步后退；根管上1/3预备（图34-18）。

操作步骤：探查并通畅根管，根管通畅锉是根管预备前的"侦察兵"，多采用08#或10#预弯的不锈钢K锉，用来探查根管的走向、弯曲程度及内容物，保持根管通畅。可依据术前X线片和根管通畅锉探查情况确定根管弯曲方向。

根管不通畅时，要将根管通畅锉预弯，尖端蘸上EDTA润滑剂，往返捻动旋转2～3次，然后短幅度提拉；重复上述操作，直到预弯的锉针达到工作长度，并能无阻力地进出根管。

确定工作长度和初锉：临床确定工作长度的方法包括电测法、X线片估测法、手感法等，临床上应结合应用。电测法是使用根尖定位仪测量工作长度，准确率高。X线片估测法其准确性很大程度上受拍照时X线光束与牙齿长轴和胶片的角度影响。平行投照技术较分角线投照准确，根管重叠的病例，可偏移20°投照。根管内插入根管锉作为诊断丝（常为初锉），拍摄X线片，可以帮助确定工作长度。

使用细的器械探查并充分通畅根管，从通畅锉开始逐号增大深入根管，能达到工作长度（即根尖狭窄部）且有紧缩感的最大号锉，称为初锉或初尖锉，它标志着根管预备前根尖直径的大小。

根尖部预备：从初锉开始，根尖部的预备每号锉都要达到工作长度全长，仍然采用捻转提拉法，直到器械在该位置变松，充分冲洗和回锉后更换大一号的根管锉。每根锉针进入根管前要准确定长、预弯，蘸取润滑剂。这一过程中，注意冲洗、润滑以及回锉，即在换下一号锉预备之前，可使用小号锉（通畅锉、初锉或前一号锉）再次进入根管到达全工作长度，以消除台阶、带出残屑、保持根管通畅。

完成根尖预备的最大号锉即为主锉或主尖锉，根尖预备完成后，主锉应顺利无阻力达到工作长度，但向根尖方施力时可以感觉到明显的阻挡感，表示有根尖止点形成。牙齿解剖差异导致不同根管的主锉也不一致，一般建议主锉比初锉至少大3个号（ISO标准锉针）。例如初锉为20#，主锉至少应为35#。在保证

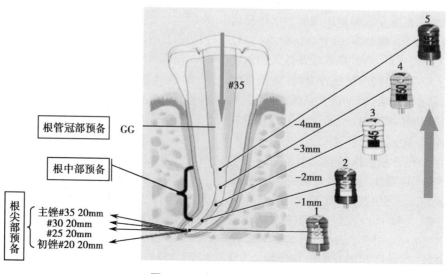

图34-18 步退技术根管预备

安全切割、避免过度预备的前提下，清除根管内的感染物。对于过于狭窄弯曲的根管，主锉至少应达到 25 号，以便于根管充填。将不同患者某一牙位的根管都预备到统一的大小是错误的，会造成根管的过度预备或预备不足。

根管中部预备：当根尖区预备完成后，每增大一号根管锉，进入根管的长度减少 1mm，称为步退 1mm。当主锉小于 60# 时，一般做 3～4mm 的后退预备。如果主锉大于 60 号，后退扩大 2 号即可。例如，主锉为 35#，工作长度为 20mm，逐步后退 1mm 从 40# 开始。顺序为 40#（19mm）-35#（20mm 回锉）-45#（18mm）-35#（20mm 回锉）-50#（17mm）-35#（20mm 回锉）-55#（16mm）-35#（20mm 回锉）。逐步后退时，每次都要用主锉回挫，以维持根管通畅，防止根管堵塞。也可以每次步退 0.5mm，预备后根管中部的锥度更大，更加利于之后的加压充填。

根管上 1/3 预备：常用 GG 钻（2#～4#）作冠部根管的预备，仅限于根管弯曲的上部。2#GG 钻应不超过工作长度 2/3，3#GG 钻进入深度比 2# 短 2～3mm；4# 仅用于根管口的成形。冠部根管扩大后，再用主尖锉回锉根管，以使管壁光滑，根管通畅。

步退技术的优点在于初学者易于掌握，对于大部分根管安全有效；缺点是从根尖部开始预备，随着锉直径增加，出现"活塞运动"，则导致残屑堵塞根尖或推出到根尖周组织；而且使用直径大的不锈钢器械预备弯曲根管，容易造成根管形态偏移，根管拉直，出现台阶、侧穿或工作长度丧失等缺陷。

（2）冠向下技术：依据外科清创原理，先使用直径较大的器械进行根管冠 2/3 预备，然后再用直径小的器械向下深入预备根尖区。多采用非 ISO 标准大锥度机用器械。

下面以 ProTaper Universal 为代表介绍旋转镍钛器械的临床使用方法。

组成：ProTaper 器械常用套装是 6 支，包括 3 支成形锉 Sx、S1、S2，用于根管口及根管中上段的初步成形；3 支完成锉 F1、F2、F3，用于根尖区的预备和完成。建议转速为 250～300r/min。

操作方法：髓腔初预备后，定位根管口，手用锉通畅根管，确定工作长度，并确定初锉，应用手用器械初步预备至少达到 #15。

Sx 用于开扩根管上部，保持轻压力，短幅啄击；成形锉 S1 和 S2 预备根管的冠 1/3 和中 1/3，均达到工作长度；F1、F2、F3 用于根尖区的预备和完成。完成锉 F1 预备至工作长度后，建议手用锉再次确认工作长度，并测量根尖直径；完成锉 1/3 预备。F1 预备后，如果 #20 手用器械恰好放入，感觉较紧，则表明根尖

预备完成，如果手用器械感觉是松的，则用 F2 继续预备。以此类推。完成预备。

使用机用旋转镍钛器械预备根管的注意事项：必须先使用手用不锈钢器械疏通根管，对于过度弯曲、双重弯曲、融合或有分叉的根管，可用手用器械代替机用器械。

预备过程始终保持轻柔的根向力并逐步深入，遇到阻力时采用提拉方式提出，不要在同一深度反复置入切割。进入困难时，应采用小号手用锉重新通畅。预备过程配合使用润滑剂，并进行频繁大量冲洗。

限定旋转速度和扭矩，严格计次，及时清理检查并更换器械，防止折断。

（3）步进技术：也被称为组合技术，结合了步退技术和冠向下预备技术特点。

预备要点在于先使用机用器械预备冠方根管，然后从根尖开始由小号到大号顺序使用器械预备根尖部根管（图 34-19）。

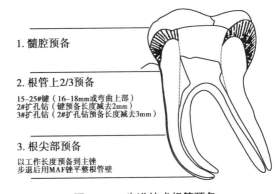

1. 髓腔预备

2. 根管上 2/3 预备
15～25# 锉（16～18mm 或弯曲上部）
2# 扩孔钻（锉预备长度减去 2mm）
3# 扩孔钻（2# 扩孔钻预备长度减去 3mm）

3. 根尖部预备
以工作长度预备到主锉
步退后用 MAF 锉平整根管壁

图 34-19　步进技术根管预备

操作步骤：冠部根管预备：髓腔初预备后通畅根管，形成顺畅的通路。再依次使用 K 或 H 锉 #15、#20、#25，预备根管的冠 2/3 部位，进入至根管弯曲部以上。忌向根尖向用力，向弯曲外侧预备，这种手法也被称为反弯曲预备手法。然后用 GG 钻 #2～#4 开敞根管上 2/3。

根尖区预备：同步退法的根尖预备步骤，不再赘述。

总之，对于各种切割器械和根管解剖的充分了解和认识，是选择合适的预备手法的基础。深刻理解根管治疗的相关概念，熟练掌握预备的操作手法和适应证，是在临床灵活运用各种根管预备技术的必要条件。

三、根管消毒

在根管治疗的过程中，机械预备和化学消毒是相辅相成、互为补充的两个重要步骤。机械预备时根管器械锉除被细菌感染的牙本质，同时使根管腔变得开敞和通畅，有利于化学药物到达根管深部发挥作用。

而在根管内使用化学消毒制剂，既能杀灭根管微生物，也能对根管器械起润滑作用，降低器械折断的风险。

1. 根管冲洗 是指在根管治疗过程中预备根管时，使用液态的根管冲洗剂对根管系统进行灌洗，从而达到杀灭微生物、溶解坏死组织、中和毒素、润滑和清洁根管壁以及机械冲刷等目的。

（1）目前临床上常用的根管冲洗剂包括抗菌剂次氯酸钠、氯己定以及金属螯合剂等。

1）次氯酸钠：是首选的根管冲洗剂，它具有高效、广谱杀菌、溶解坏死组织和中和细菌毒素的能力。次氯酸钠饱和溶液的有效氯浓度是 5.25%，依次稀释可以分别得到有效氯浓度为 2.5%、1% 和 0.5% 的次氯酸钠溶液。但次氯酸钠有刺激性气味、不能去除玷污层、对衣物纤维和皮肤黏膜有腐蚀性。在使用次氯酸钠溶液进行根管冲洗时，应使用橡皮障防护，避免药液灼伤牙龈和口腔黏膜，也要避免将次氯酸钠推出根尖孔之外造成根尖周组织损伤。

2）EDTA：口腔临床用作根管冲洗剂的 EDTA 是浓度为 17% 的 EDTA 二钠盐溶液。该冲洗剂并无任何杀菌效果，组织相容性好。其与次氯酸钠配合使用交替（并非同时）冲洗根管，可促进次氯酸钠的杀菌效果。次氯酸钠可溶解根管壁及表面玷污层中的有机物，而 EDTA 则通过对玷污层中无机物成分起螯合作用将玷污层清除并暴露牙本质小管。临床上还使用加有过氧化脲的 EDTA 凝胶作为根管治疗机械预备时的清洁剂和润滑剂。根管内长时间放置 EDTA 会造成根管牙本质壁的强度下降。

3）氯己定（商品名：洗必泰）：是一种阳离子表面活性剂，具有广谱抗菌的特性，配合次氯酸钠使用。常用剂型为 0.2%～2% 的葡萄糖酸氯己定溶液，抗菌性能稳定及长效。

4）过氧化氢（俗称双氧水）：是一种温和的广谱杀菌剂，常用浓度为 3%，但杀菌能力较弱，研究显示，过氧化氢与次氯酸钠如果联合应用，则会发生化学反应，削弱次氯酸钠的杀菌效果。

5）氯亚明：是广谱杀菌消毒剂，对细菌、病毒、真菌及芽胞均有杀灭作用。口腔临床常使用 2% 的氯亚明溶液作为根管冲洗剂，其有效氯的浓度为 0.5%，其杀菌效能不如次氯酸钠，起效时间慢，但刺激性较小。在具备橡皮障隔离条件的情况下，推荐使用次氯酸钠溶液作为常规根管冲洗剂。

（2）根管冲洗的操作要点：临床上最常用的冲洗器针头是 27 号或 30 号针头，专用的根管冲洗器针头的尖端设计成平头或盲端，开口设计在针管的侧方，避免将冲洗剂推出根尖孔。建议选择材质柔韧的针头，适应弯曲根管的走向，便于将冲洗剂送到根尖区域发挥最佳冲洗效果。

根管机械预备过程中，髓腔内应一直注满次氯酸钠冲洗剂，所有的机械预备过程都要在根管内有冲洗剂的湿润条件下进行。

冲洗器针头应尽可能接近根尖区，但也不能楔入太紧，以防止冲洗剂回流不畅。推送冲洗剂时动作要轻，防止将冲洗剂和根管内的碎屑推出根尖孔外。

冲洗要频繁大量，每更换一支根管器械，应使用大约 2ml 冲洗剂冲洗根管，整个机械预备过程中每个根管大约使用 10～20ml 冲洗剂；扩锉根管时可用根管锉蘸取 EDTA 凝胶进入根管伴随操作，以起到润滑作用。

如有条件，应使冲洗剂在根管内留置一定的时间（约 10～30 分钟），使复杂的根管系统内部能得到充分消毒。

（3）根管超声冲洗：超声配合化学药物冲洗，可以加强根管清洁和杀菌的效果。进行根管超声冲洗时，应选择无切割刃的细超声锉（15 号或 20 号）置于预备后的根管内，尽量不与管壁接触，器械进入根管的深度距工作长度 2～3mm。

连续超声荡洗法，每个根管连续荡洗 1～3 分钟。

间断超声荡洗法，每个根管间断荡洗 3 次，每次 20 秒，总计 1 分钟。超声荡洗的间隔用 2ml 新鲜次氯酸钠手用冲洗器冲洗根管。

（4）机械预备全部完成后的终末冲洗：应使用至少 2ml 次氯酸钠冲洗剂充分冲洗每个根管，再用 2ml EDTA 溶液冲洗 1 分钟以清除玷污层。每根管超声荡洗 1～3 分钟。严重感染病例和再治疗病例也可选用 2% 氯己定作为终末冲洗剂，使用前，应先用蒸馏水或 95% 乙醇冲洗根管以去除残留的次氯酸钠，防止形成棕褐色氯苯胺沉淀。在根管充填之前，可选择应用 95% 乙醇冲洗，每个根管用量 3ml，以干燥根管并降低管壁的表面张力，有利于根管封闭剂充分渗透和发挥封闭作用。

2. 根管封药 研究结果显示，根管治疗一次完成和多次完成的成功率并无统计学差异，因而提倡尽量通过一次疗程完成根管治疗。根管封药的适应证：患牙有根尖区急性炎症表现、炎症渗出明显的；因时间或其他因素所限无法一次完成根管治疗的；根尖孔未形成而牙髓发生坏死并发生根尖病变的。其目的是进一步杀灭机械预备后根管内残留的细菌，清除或减少感染根管中的细菌，对机械预备无法到达的管系统发挥消毒作用以及作为屏障防止来自冠方的渗漏。根管封药一般为 7～14 天。

诊间根管封药首选的药物是氢氧化钙制剂，其相容性好，使用安全，而且有刺激骨组织形成的功能，是使用最广泛的诊间根管消毒药物。氢氧化钙制剂具强碱性，有较强的杀菌作用，有效作用时间为 1～2 周。如需延长药物作用时间，应定期更换新的药剂直至完成整个治疗。氢氧化钙制剂只能用于髓腔和根管内，需要做好冠方封闭防止药剂泄漏到口腔环境。

酚类化合物用做根管内消毒药物已经有很长一段历史，该类药物包括甲醛、甲酚、樟脑酚等，近年来，考虑到酚类药物的安全性、有效性、毒性以及致敏性等，这类药物的应用越来越少，将来必会逐渐被淘汰而以其他更有生物活性的消毒剂取代。

四、根管充填

根管充填是直接关系到根管治疗成功与否的关键步骤，目标是以生物相容性良好的材料严密充填根管，消除空腔，封闭根尖孔，为防止根尖周病变的发生和促使根尖周病变的愈合创造一个有利的生物学环境。根管充填的目的：一是防止细菌再度进入已完成预备的清洁根管；二是防止根管内的残余细菌穿过根尖孔进入根尖周组织；三是防止根尖周组织的组织液渗入根管内未充填严密的空隙。渗入根管内的组织液可作为根管少量残余细菌的良好培养基，细菌由此获得营养后大量增殖，构成新的感染源，危害根尖周组织。

根管充填的时机：患牙无疼痛不适等自觉症状；检查患牙无叩痛、肿胀等阳性体征；根管已经过根管预备和消毒，干燥，无异味或渗出。

临床应用的根管充填方法有许多，目前采用较多的是冷牙胶的侧方加压技术和热牙胶的垂直加压技术。另外还有热塑牙胶充填技术、ThermaFil 载核热牙胶技术等等。以 ThermaFil 为代表的载核热牙胶充填技术是将带有硬塑芯的牙胶在加热炉中加热后直接放入根管中。其特点是根充省时、省力，但易超充，牙胶会从塑芯上剥脱。

1940 年，Grossman 提出了理想根管充填材料应具备的性质，包括易操作、液态或半固态、可以变硬、可封闭根尖和侧枝、无收缩、无渗漏、抑菌、不染色牙齿、不刺激根尖周组织、易取出、可消毒和 X 线阻射等。但迄今为止尚无一种根管充填材料可完全达到上述要求。现代根管充填技术主要是以牙胶为核心充填材料，辅以根管封闭剂来达到封闭根管系统的目的。

牙胶：天然牙胶加热至 56～64℃ 时，可呈熔融状，有流动性。用加热可流动的牙胶充填根管，可使牙胶能较好地适应根管系统的形态，封闭根管系统。牙胶在冷却变硬的过程中有收缩，需加压压紧。牙胶为生物学惰性材料，易于放入和取出，有 X 线阻射性。临床上根管充填用的牙胶尖中含有大约 20% 的天然牙胶，59%～75% 是氧化锌，另外还含有蜡和树脂，可增加牙胶尖的柔韧性。常用牙胶尖的类型有符合 ISO 从 #15～#140 的标准牙胶尖和锥度由小到大，有 9 种不同型号的非标准牙胶尖，非标准牙胶尖多用于热牙胶垂直加压技术，也可用做辅牙胶尖。

根管封闭剂：目前常用的根管封闭剂按其主要成分分为氧化锌丁香油封闭剂、氢氧化钙封闭剂、树脂类封闭剂和玻璃离子类封闭剂。随着新材料的进展，出现了硅树脂根管封闭剂和以 iRoot SP 为代表的生物陶瓷封闭剂。此外，MTA 因具有良好的封闭性、稳定性、抑菌性、生物相容性以及独特的硬固性能也用于根管充填。Resilon 作为一种合成的树脂聚合体，可以用于冷侧压充填、热垂直加压充填等各种根管充填方法。

（一）冷牙胶的侧方加压技术的操作步骤

1. 充填前的准备

（1）选择主牙胶尖：一般先选择与根管预备时主尖锉相同型号的牙胶尖，符合要求的主牙胶尖插入根管中可达工作长度，且向根管外拉出时有"回抽阻力"，可将此尖插在根管中拍摄 X 线片进一步确定是否符合要求（图 34-20）。

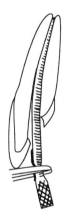

图 34-20　在根管内测量主牙胶尖

（2）侧压器的选择：可选用与根管预备时主尖锉相同型号或小一号的侧压器。所选侧压器在根管中应可较宽松地达工作长度，并与根管壁之间留有空间。理想深度是可达根尖 1～3mm。侧压器不应超出根尖狭窄部；如遇弯曲根管，可选用镍钛合金的侧压器。

（3）根管的准备：用 2.5%～5.25% 的 NaClO 与 17% 的 EDTA 结合超声冲洗交替冲洗根管。根管充填前用吸潮纸尖干燥根管系统。

（4）调制根管封闭剂：按所选用根管封闭剂的产品说明书要求的粉液比或双糊比进行混合调制根管封闭剂。

2. 根管充填

（1）导入根管封闭剂：可用纸尖、牙胶尖、锉或扩大器蘸上封闭剂将其涂布在根管壁上；也可将螺旋充填器或超声锉的尖端蘸上封闭剂置于根管中，通过机械旋转或超声震荡将封闭剂导入根管内。

（2）充填牙胶尖：将已选择好的主牙胶尖尖端蘸少许封闭剂，缓慢插入至标记的长度，使牙胶尖在此位置保持 20～30 秒以确保其根尖位置的稳定。沿主牙胶尖的一侧插入侧压器至标记长度（WL－1mm），并将主牙胶尖压向根管壁的一侧，停留 15 秒，以防牙胶的回弹。侧压器可旋转 180° 并施以侧向力进入根管，但在弯曲根管侧压器旋转应小于 90°，以防器械折断。侧压完成后，也应旋转侧压器，使其变松后再从根管中取出，以免将已充填的牙胶尖带出。在侧方加压形成的间隙中插入相应的辅牙胶尖，其深度应至侧压器进入的深度，其型号可与侧压器相同或小一号。直至侧压器只能进入根管口 2～3mm。每支辅牙胶尖放入前其尖端均应蘸少量封闭剂。

（3）髓室处理和冠部暂时封闭：用加热的垂直加压器齐根管口烫断牙胶尖，并在根管口向根方做垂直加压。用酒精棉球擦净髓室，暂封，拍术后 X 线片，判断根管充填的结果是否符合标准。

根管充填后应及时对冠部缺损进行修复，以免冠方渗漏引起根管系统再感染。氧化锌粘固粉对髓腔暂封时间一般不应超过 2 周。如冠部剩余牙体组织较多，有足够的抗力，可采用直接修复法，如复合树脂或银汞充填。如牙冠缺损较大，剩余牙体组织薄弱，充填后应建议患者进行全冠修复，或采用桩核冠修复，以防牙冠劈裂。

（二）热牙胶的垂直加压技术步骤

热牙胶垂直加压充填技术是 1967 年 Schilder 首先提出的一种充填方法，其特点是加热根管中的根充材料使其软化，进而通过向根尖方向垂直加压，促使充填材料更为致密地充填根管各解剖区域，达到严密封闭根管的效果。具体步骤如下：

1. 充填前的准备

（1）试主牙胶尖：使用热垂直加压技术应选择非ISO 标准、大锥度的牙胶尖，锥度和形态与所预备的根管尽可能相一致。所选主牙胶尖长度可比工作长度短 0.5～1mm，插入根管试尖时主牙胶尖在根尖 1/3 应与根管壁紧密贴合，有明显的"回抽阻力"；在根管中 1/3 和冠 1/3 也应尽可能与根管相贴合，如遇扁根管则可以加入辅尖，可拍 X 线片检查主牙胶尖是否符合要求。

（2）试垂直加压器：可选择 2～3 个垂直加压器，一个与根尖部 2～3mm 处相适合，另两个分别与根尖 1/3 和根中 1/3 相适合。要求垂直加压器既能到达所需要的长度，又不被卡紧。同时也选好携热器来加热

牙胶，至少可以达到距工作长度 3～5mm。

（3）根管准备：在根管充填前用 2.5%～5.25% 的 NaClO 与 17% 的 EDTA 结合超声冲洗交替冲洗根管，以进一步清洁根管并去除玷污层。用纸尖干燥根管。

根管封闭剂的调制方法同前。

2. 根管充填

（1）涂根管封闭剂：用纸尖沾少量根管封闭剂送入根管内，轻轻涂抹根管壁，使其薄薄覆盖所有的根管壁。

（2）充填根管的根尖 1/3：将主牙胶尖的尖端蘸一薄层根管封闭剂，轻轻插入根管中至标记好的长度（WL－1mm）；先用携热器的工作端将主牙胶尖齐根管口烫断，继而由冠部向根尖部边加热边加压，使携热器工作端进入根管，加热时间不宜超过 4 秒，随后停止加热并保持向根尖方向的压力片刻，再加热 1 秒，停留 1 秒，然后迅速取出并将包裹在携热器工作端的牙胶带出，再用手用垂直加压器压紧根管内已加热变软的牙胶；如此反复 1～2 次，至仅余根尖部 3～4mm 牙胶时，则完成根尖 1/3 的充填，可以拍 X 线片检查根尖部充填情况。注意：携热器工作端在根管内的加热时间不能过长，以免引起牙周膜的热损伤；加热变软的牙胶应使用垂直加压器压紧，以免出现气泡或缝隙；携热器工作端进入根管内的深度应达根尖冠方 3～5mm，既避免加热过深造成超充，也要避免加热不足造成根尖部充填不密合。

（3）充填根管的冠方：根尖部充填完毕，则可充填根管的冠方（或称回填）。如患牙需要桩核修复，则不需回填，可直接修复。

目前，回填技术一般采用热牙胶枪注射技术，其方法为：将牙胶置于热牙胶注射枪内加热到所要求的温度，将注射枪的工作端插入根管内与已充填牙胶相接，边注入流动的热牙胶，边回退，而后用手用垂直加压器压紧已注入的热牙胶，以免产生空隙；如此反复 1～2 次，直至填满根管至根管口。

（4）髓室的处理和冠部封闭：用酒精棉球擦净髓室，暂封髓腔。拍术后 X 线片，判断根管充填的结果是否符合标准。

（5）冠部缺损的修复：见前。

根管充填的判断标准：

理想的根管充填应该是致密的三维充填，恰达根尖狭窄部，并维持根管的自然形态。符合下列标准：充填物与根管壁紧密贴合，内部致密，无空隙；充填物末端到达根尖狭窄部，没有明显的超填和欠填。

根管充填后，常规拍摄 X 线片判断根管充填的效果，有以下几种表现（图 34-21）：

1. 恰填 根管内充填物恰好严密填满根尖狭窄

部以上的空间。X 线片见充填物距根尖端 0.5～2mm，根尖部根管无任何 X 线透射影像。

2. 超填　X 线片显示根管内充填物不仅充满根管，而且超出了根尖孔，充填物进入根尖周组织和（或）根尖周病损区。超填分为两种情况：根管内充填致密，根充物超出根尖孔，不需将根管充填物取出；根管内充填不致密，根充物超出根尖孔，由于根管系统未被严密充填，此种情况为根管充填不合格，应取出根充物重新进行根管充填。超填常会引起患牙术后不适、疼痛甚至肿胀，应尽量避免。

3. 欠填　X 线片显示根管内充填物距根尖端 2mm 以上，或在充填物的根尖部仍可见 X 线透射根管影像。

4. 根管充填不致密　在 X 线片上充填物虽已达根尖端 0.5～2mm，但是充填物稀疏、根充物内部或根充物与根管壁之间有空隙，或根尖 1/3 只有糊剂而无牙胶尖。

欠填以及充填不严密视为根管充填不合格，应将原根充物取出重新进行根管充填。超填会使根管治疗的成功率下降，还可能引起术后不适和疼痛。

【术中或术后并发症及其处理】

在根管治疗中，可能发生术中和术后的并发症，最重要的是预防和避免并发症发生，尤其是无法补救的并发症；一旦出现，应及时准确地识别问题，分析原因，找到恰当的处理策略，争取获得最佳的处理效果。

1. 根管锉或扩大器滑脱、误吸、误吞　使用根管器械时，术者要时刻提其防滑脱和误吞。当器械滑脱于口腔中时，术者不要慌张，将手指放入患者口中，务必不要让患者闭嘴，安全取出即可。如果滑脱在舌体人字缝前后，应立即使患者的头低垂，同时术者的工

作手指绝不要离开患者的口腔，用示指轻压患者舌根以利器械自行掉出口外。根管器械如掉入呼吸道，患者会感到憋气难忍，应立即送耳鼻喉科急诊，用气管镜取出异物。器械误入消化道时，患者无明显不适，应立即送放射科透视，以确定器械位于消化道内的部位，并住院密切观察。记录患者既往消化道疾病史，查大便潜血，同时大量进食多纤维的蔬菜和滑润食物，如韭菜、芹菜等，禁忌使用泻剂。每天透视一次，追踪器械在消化道的移动去向。如有大便应仔细查找，必须在粪便中找到误吞的器械。应用橡皮障隔离法可预防其发生。

2. 根管内器械断离　一旦发现器械折断，首先应拍摄 X 线片，确定断离器械停留的部位。如断离器械在根管内，未超出根尖孔，处理的最佳方法是取出断离的器械，可以在牙科手术显微镜下，采用超声波器械解除根管壁对嵌入器械的束缚，令其松动后再利用超声水流将断离器械冲出根管。也有一些特殊设计的套管器械帮助医师取出分离的器械。对于取出困难、操作风险大的情况，可以尝试使用小号器械旁路绕过断离器械的方法，形成旁路，继续完成根管治疗。当取出器械和旁路通过都不可能时，只能在断离器械的冠方根管进行预备和充填。旁路通过和留置根管两种处置方法都是将分离器械当做根充物的一部分留于根管中，应定期复查随诊。必要时，根尖手术可作为最后的选择。掌握正确使用器械的方法，及时更换锉针，废弃受损器械，是预防器械断离的关键。

3. 髓腔或根管壁侧穿　穿孔会妨碍根管治疗的顺利进行，也对疗效产生影响。发现穿孔后应及时、准确地予以定位并进行补救。穿孔的位置、大小和患牙的牙周情况、修补的时机决定了远期的预后。穿孔

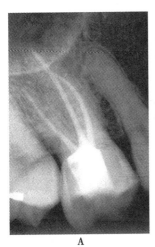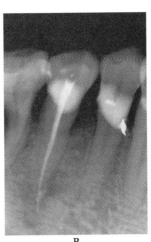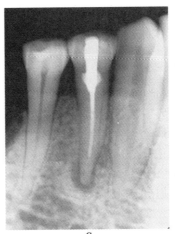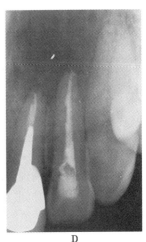

图 34-21　根管充填效果的判断标准
A. 恰填　B. 超填　C. 欠填　D. 不致密

位置高于牙槽嵴顶时,修补可以在髓腔内进行。而穿孔位置低于牙槽嵴顶与牙周膜相连或根管穿孔时,可在显微镜下修补穿孔。对于陈旧穿孔或者难以获得髓腔内操作入路的情况,可以考虑手术翻瓣的方法从牙齿外表面进行修补。侧穿在根管中、下部,首先应尝试寻找根管的原始出口位置,必须同时处理和封闭原始根尖孔和根尖穿孔两个出口。有时原始根尖孔已难以寻找,或者发生了根尖拉开的情况,可以将穿孔处看做一个较大的新的根尖孔进行封闭。发生于根中部及根尖部的穿孔,必要时可以手术的方法进行修补。修补材料的选择应本着两个原则:良好的封闭性和良好的生物相容性。目前最优的修补材料是 MTA。掌握髓腔解剖学知识和正确的预备技术是避免此类并发症的关键。

4. 诊间急症 在根管预备或充填后,多数患者会出现不同程度的不适或疼痛,但短时间会消失,若较轻疼痛和叩痛,可不作处理,待其自行恢复。只有少数患者以急性牙髓炎、急性根尖周炎形式表现出来,会出现自发痛、咬合痛、局部肿胀等症状,需要安排应急处理。处理原则为建立引流为主、辅以全身治疗,抗菌止痛。通过详细询问、进行详细的临床检查及影像学检查,确定疼痛的性质,并判断疼痛来源和病因,加以不同处理。局部治疗以建立引流为主,包括根管引流和局部切开引流。

(1)根管引流:重新打开髓腔和根管,清除感染物,包括没有去净的牙髓组织,用小号锉针通畅根管,使用化学消毒药物正确冲洗根管。多数情况下,根管内脓液或分泌物的引流只需要几分钟。最后在髓腔内封入消毒药物,以暂封材料封闭髓腔入口,防止冠部再感染。不建议长时间开放根管。

(2)切开引流:如果急性根尖周炎达到骨膜下或黏膜下脓肿阶段时,仅仅通过根管引流已经不能控制炎症扩散,须及时切开引流,必要时放置引流条。对于蜂窝织炎病例,即使未形成脓肿,也可以考虑切开,避免危及邻近组织器官。

全身治疗以抗菌止痛为原则,减轻疼痛症状为主。口服非甾体抗炎类镇痛剂(布洛芬、酮洛芬、氟比洛芬),对控制牙髓和根尖部疼痛很有效,安全性好。还可以酌情使用抗生素治疗,首选青霉素类广谱抗生素,可以与甲硝唑联合应用。抗生素使用是辅助手段,不能代替根管清理和分泌物引流。建议临床医师慎重使用抗生素。抗生素使用的适应证:患者出现全身症状,包括发热不适、并发蜂窝织炎、感染有扩散趋势;菌血症感染高危人群,如曾患心脏瓣膜病、免疫功能低下、糖尿病、风湿热、植入人工关节病人。

患牙根管充填完善或超填者,如出现疼痛,不必取出根管内充填物,可酌情考虑切开引流,同时服用消炎药和止痛药。明确病因才能有效处置,发生诊间急症的主要原因是感染扩散或理化刺激因素侵害。避免诊间急症发生的关键是应严格按照操作流程实施根管的清理成形和充填。

【术后组织反应与疗效判断】

1. 术后组织反应 拔除活髓时,根髓多在根尖狭窄附近撕断,组织断面出血并有血凝块形成,开始有炎症反应,白细胞渗出并以吞噬活动清除撕裂面上的坏死组织。继而周围组织的成纤维细胞和其他细胞移入血块,血块机化变成肉芽组织,再转化为纤维结缔组织,分化出成牙骨质细胞,在根面沉积牙骨质,最终封闭根尖孔。有时纤维组织也可变为瘢痕组织,称为瘢痕愈合。

慢性根尖周炎时,在根尖周形成炎性肉芽组织,但经过完善的根管治疗后,根管内感染已消除,病变区便可以恢复。先是炎症成分被吞噬细胞移去,肉芽组织逐渐纤维化。近牙骨质面分化出成牙骨质细胞,在根面逐渐沉积牙骨质;而在近骨面则分化出成骨细胞,在破坏的骨面形成骨质,逐渐将破坏区的骨质修复并形成硬骨板,此为理想的愈合。瘢痕结缔组织形成也是根尖周病变愈合的一种形式。

2. 疗效判断 活髓保存治疗的初步疗效判断在术后 6～12 个月进行,之后继续进行随访,监控疗效。疗效评定标准:患牙无自觉症状,临床检查无异常所见,牙髓活力测试结果正常;X 线片示根尖周组织正常,穿髓孔处或有部分牙本质桥形成,则视为成功。复查项目中有一项不正常者为失败。

牙髓及根尖周病根管治疗后疗效判断,可以在治疗后 3 个月、6 个月、1 年和 2 年进行动态的观察,评定疗效,观察到愈合过程的规律。我国牙髓病学会建议初步疗效判断可以在治疗后 2 年。疗效判断标准分为痊愈、有效和无效。痊愈:无自觉症状,临床检查无异常,功能良好,X 线片显示根尖周组织影像无异常;有效:无自觉症状,临床检查无异常,功能良好,X 线片显示原根尖周透射区明显减小;无效:有自觉症状,临床检查异常,功能不好,X 线片显示根尖周透射区不变或增大,或术前无根尖病变,术后出现根尖透射区。

第3节 根管再治疗

临床上采用非手术根管再治疗(以下简称再治疗)需要临床医师对患者口腔做全面、综合的诊疗评估,结合患牙的牙周条件和修复可能性、患者的全身状况和治疗需求,对再治疗难度进行分析,最终决定再治疗计划并实施再治疗。在进行再治疗前,应与患者充分沟通,包括患牙病情、治疗方法、可能的并发症、疗效及费用,在患者知情同意后,再开展治疗。超出医师技术能力的病例,需要进行转诊。

【适应证】

1. 根管治疗失败,出现临床症状体征和(或)原有病变扩大,或出现新的根尖周新病变,经评估可以通过再治疗改善根管治疗质量者。

2. 初次根管治疗质量不佳,患牙需要重新进行修复前。

3. 既往治疗为塑化治疗或其他治疗方法,因修复需要根管再治疗以获得桩道入路。

【技术和步骤】

根管再治疗的基本步骤与根管治疗一致,首先建立进入髓腔和根管的入路,接着进行根管再预备和根管再充填。与初次根管治疗不同的是,再治疗的牙冠和髓腔内常有修复体和修复材料,根管往往已被根管桩、根管充填材料或者其他异物阻塞,根管入路还可能存在台阶、侧穿、分离器械、根管堵塞等,在根管预备通路建立以及并发症的处理上对医师提出了更高的要求。

1. 髓腔入路的建立

(1)冠部入口的建立:再治疗前应去净所有的充填体及其周围的龋。如存在全冠,应尽量去除,这样有助于术者准确掌握牙齿长轴方向,减少侧穿或底穿的风险,正确评估牙体组织缺损情况,发现继发龋、牙隐裂以及遗漏根管等。如修复体边缘良好,能维持正常的咀嚼功能和美观,也可以考虑保留冠部修复体,但需要告知患者开髓洞形可能会对冠有一定程度的破坏。如果患牙存在桩核,应考虑建立冠部和根管入口的难度和风险,部分病例可选择显微根尖外科手术治疗。

(2)根管口定位和入口获得:再治疗患牙髓室内常充满冠核材料和根管桩。进入髓室后,在可视条件下逐层去净充填材料,充分暴露髓室底的解剖结构,维护髓室底完整性的同时,进行根管口定位、寻找遗漏根管。如果有根管桩,可以用超声器械将根管桩周围桩核材料去除,不要伤及暴露于髓室内的根管桩,根管桩的取出可采用专用的根管桩取出器械,如 Masserann Kit。

如根管内存在牙胶,髓室底干净,则容易定位根管口;而对于遗漏的根管,定位比较困难,可采取以下方法寻找遗漏根管。采用 X 线片检查,进行正位投照和偏移投照,观察不同角度情况下是否存在遗漏根

管。无论哪种投照角度的 X 线片上显示出根充影像偏向牙长轴的一侧,则表明可能遗漏根管。如果条件允许,CBCT 也有助于诊断和定位遗漏根管。上第一磨牙 MB 扁根内的第二个根管 MB2、下切牙舌侧第二根管、下颌第一磨牙远中舌侧根管、下第二磨牙 C 形根管的近中舌侧入口是最容易遗漏的根管。探查前应将开髓洞型充分预备扩展,用 DG16 探针在可疑根管口部位探察,寻找漏斗口被陷入"嗝住"的感觉。如果根管口被钙化的牙本质阻挡,可在显微镜下配合使用超声尖,去除钙化牙本质,为探寻遗漏根管提供突破性进展。另外,亚甲基蓝染色的方法,可帮助诊断遗漏根管。也可将次氯酸钠液滴入髓腔内,次氯酸钠与根管内残髓反应,从根管口处发泡,有助于确定遗漏和隐蔽的根管。

辨别、寻找遗漏根管时,显微镜超声技术的应用可提供照明和放大的视野,在良好的视野下操作。

2. 根管通路的建立　建立到达根管根尖段的通路,需要将根管充填材料以及可能存在的根管分离器械取出。

(1)去除根管充填物:最常见的根管充填材料包括牙胶和根管封闭剂。根充牙胶尖和封闭剂的取出多采用机械去除方法辅助结合化学溶解法。在较粗的根管中,根管冠 1/2 的根充物可采用 Pesso 钻或 G 钻快速取出。也可以使用超声工作尖去除根管口附近的根充物。用加热的器械如携热头插到牙胶的冠方,停留 1、2 秒可带出牙胶。随后将溶解剂如氯仿、四氟乙烯等,滴入根管口内;牙胶变软后,使用 15 号或 20 号手用不锈钢 K 锉可进入根管,取出根尖部残余的牙胶。根尖部的残余牙胶可以用纸尖/棉捻反复擦拭吸取,重复操作直至纸捻/棉捻上不再蘸有牙胶。也可用 H 锉探入到软化的牙胶中整根取出。再治疗用旋转器械直接钻入可取出软化的牙胶,效率高,能减少氯仿的使用量,但当原根管预备不足时旋转器械难以进入。化学溶剂使用时应避免超出根尖孔而导致术后不适症状。

当有机溶剂无法溶解根管内充填物时,在显微镜下可以使用超声器械将固化根充水门汀钻磨出来。对于酚醛树脂治疗的根管,可采用特殊的溶剂如 Endosolv-R(二甲基甲酰胺)配合超声器械和手用不锈钢器械清除。

(2)根管内断离器械的取出:显微镜、超声设备和套管是目前常用的取出分离器械的设备。首先制备进入根管口的直线入路,使用 G 钻制备通向折断器械冠部的直线入路。超声尖沿器械周围去除牙本质,施加超声环切技术制备出 1～2 毫米的间隙。通常此时折断的器械开始松动,逐渐地将震动超声尖插入器械和

管壁之间，折断器械会"跳"出。也可配合应用套管设备取出分离器械。

如果分离器械未取出，可以尝试旁路通过，或直接对器械断端上方根管进行清理成形和充填，注意定期复诊；如果器械出了根尖孔，必要时可行手术治疗。

（3）阻塞根管的疏通处理：拍摄多角度的 X 线片，观察牙根的弯曲情况。首先扩大根管冠方已通畅部分，并用次氯酸钠冲洗根管冠部。选用手用通畅锉 10 号或 15 号、08 号甚至 06 号，预弯锉尖端 2mm，做好止动片标记，配合用糊状 EDTA 螯合剂，将锉轻轻尝试滑进根尖区，在根管内阻塞区域各方向上反复探找，施用小幅提拉锉动作，旋转推进直至达到工作长度。

3．根管再预备和充填　根管再治疗预备和充填的基本原则与初次治疗一样，但是由于治疗情况复杂，需要临床操作者更为丰富的经验和精准操作。

第4节　显微根尖手术

当根管治疗不能达到预期效果，或者根本无法继续进行根管治疗或再治疗时，需要选择根尖手术的方式来消除炎症保留患牙。根尖手术是牙髓病治疗中最重要和常见的手术方法，包括根尖切除术、根尖搔刮术和根尖倒充填术。随着手术显微镜的应用，根尖手术在治疗方法、器械材料、疗效等方面都与传统手术方式有了显著的差异，也称之为显微根尖手术。

【适应证】

1．慢性根尖周炎，经根管治疗失败，不能正向进行根管再治疗或再治疗后失败的患牙。

2．根尖囊肿经非手术治疗后不愈者。

3．根管不通并伴有根尖周病变，包括：根管被继发性牙本质阻塞，钙化不通；根管内有器械分离，且不能取出或旁路通过；根管内形成不能疏通的台阶。

4．外伤牙齿在根尖 1/3 处折断，并继发慢性根尖周炎者。

5．根管治疗时，根管充填材料超填，长期疼痛者。

【禁忌证】

1．某些局部解剖因素，例如患牙牙根长过短，根尖切除后导致冠根比例失调；患侵袭性牙周炎患牙的支持骨不足等，不利于选择手术治疗。

2．患有系统疾病，全身健康状况较差的患者，例如凝血缺陷或血液病、糖尿病、需要透析的肾病、免疫系统损害等。

3．对手术极度恐惧和有严重心理障碍患者、长期或正在服用某种药物（如抗凝药物）的患者、怀孕头 3 个月和最后 3 个月内的孕妇等。

【术前准备】

1．全身健康状况检查　询问全身健康史，进行血液检查，包括血常规、血凝、血糖、传染性疾病筛查，测量血压，以排除手术禁忌的血液疾病和其他全身疾病。

2．口腔检查　患牙的牙冠形态，牙周袋深度，牙槽骨及周围组织的解剖外形；所涉及术区牙齿的牙周组织健康状况等。拍摄患牙的 X 线片，检查咬合情况。

3．准确地了解手术中可能涉及的重要解剖结构，如颏孔、下颌神经管、上颌窦和鼻底等，有条件时应拍摄 CBCT 片，以获得患牙及相邻组织结构的三维形态。

4．术前讨论具体的手术方案，医师须向患者简要、通俗地解释手术及其过程，交代有关事宜。

5．术前 3 天内不能服用阿司匹林等抗凝药物；术后 3 天内禁烟、酒；停止可能使血压升高的剧烈运动。术前测量血压、体温，给予氯己定含漱，或给予抗生素药物。

【手术步骤】（图 34-22）

显微根尖手术是在手术显微镜下实施根尖手术的各个关键步骤，显微镜为术者带来了放大的术野，清晰的照明，可以进行精细的操作。同时，由于显微配套器械的发展，超声治疗仪的使用以及新型倒充填材料的应用，使得显微根尖手术与传统手术方式相比有了显著的变化。具体手术步骤如下：

1．麻醉、消毒　根据患牙具体情况行局部麻醉术，局部消毒，铺放孔巾。

2．切口　根尖手术所需的切口有水平和垂直两种。水平切口有两种方式，一种是沿龈沟切开，另一种是自位于附着龈距牙龈边缘 5～7mm 处切开。水平切口的宽度应达到两侧健康邻牙，垂直切口的数目决定瓣是矩形瓣或三角形瓣，常位于在牙齿的近中或远中轴线角处，与水平切口相交近似成直角。注意垂直切口必须做在牙根面突起之间的凹陷处，不要越过根面。切口应深达骨面。

3．翻瓣　用骨膜分离器翻起龈骨膜瓣，暴露患牙根尖区牙槽骨板。

4．去骨　如骨板有破坏穿孔，可用高速涡轮裂钻沿穿孔处去骨，将穿孔扩大；如无穿孔需依据牙根的解剖外形，结合术前 X 线片或 CBCT 上测量的牙齿长度，确定根尖位置；在根尖区的骨板上先钻磨小孔，逐渐扩大、去骨，暴露病损区。利用显微镜的放大和照明，通过显微器械，最少只需去除直径 5mm 的骨质

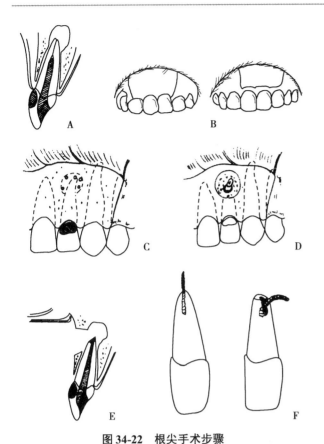

图 34-22　根尖手术步骤
A. 手术前根尖病变　B. 切口选择　C、D. 去骨，搔刮病变组织　E. 根尖切除，根尖倒充填

即可满足后续治疗的需要，创伤的减少有利于伤口的愈合与恢复。去骨的操作通常在低倍放大率（4 倍）下完成。

5. 刮除病变组织　用锐利挖匙沿破坏区骨壁搔刮病变组织。

6. 根尖切除　应尽可能以垂直牙长轴的方向切除牙根（0～10°角）。当牙根长度足够时，应至少切除3mm 的根尖。

7. 根尖截面检查　使用亚甲蓝对根尖截面染色，生理盐水冲洗后在显微镜高放大倍率下（16～25 倍），利用显微口镜对截面进行仔细检查，观察是否存在峡部、遗漏根管、微裂等。对于发现的峡部、遗漏根管等可以通过后续的根尖倒预备和充填进行治疗。如果存在微裂，则需要重新判断患牙的预后。

8. 根管倒预备　依据根尖截面检查结果，在显微镜下使用超声工作尖沿牙长轴方向对根管及峡部等存在感染的位置进行倒预备，预备深度至少3mm。

9. 根管倒充填　干燥根管后使用 MTA（三氧化物聚合体）进行倒充填。

10. 瓣复位、缝合　检查整个术区，以防遗留异物碎片；用生理盐水冲洗后，用挖匙轻刮骨创面，使新鲜血液充盈骨腔；瓣复位、5-0 或 6-0 单股缝线缝合。

11. 术后护理　局部冷敷，相应的颜面部可进行加压包扎。

【术后处理】

1. 切除的病变组织送病理检查。

2. 必要时术后给 3 天的消炎药、止痛药；氯己定口内含漱4 天，嘱患者休息。

3. 告知患者术后可能出现的反应，嘱患者防止撕裂或损伤黏膜瓣。

4. 5～7 天后拆线。

【注意事项】

1. 切口注意避开龈乳头，其下方应有骨组织支持。

2. 术中应注意保护龈骨膜瓣，不要过度牵拉或压挤。

3. 术中出血较多影响视野时，可用肾上腺素小棉球、止血剂或骨蜡止血。

4. 缝合时，注意对齐切口，防止创缘内卷。

【术后并发症及其处理】

1. 术后出血　为预防可嘱咐患者自行冷敷和加压 20～30 分钟，若不能控制出血，可用加压技术及给予止血药，必要时请内科医师会诊。

2. 术后肿胀　手术区邻近的颜面部轻～中度肿胀，或伴有体温升高不超过 38℃多为术后反应，一般发生在术后 3 天内，可不作处理，但应预先告知患者。患者体质较弱或年龄较大，术后酌情加大抗生素药量，并给以维生素C。

3. 局部感染　手术区局部感染或溢脓，除全身用消炎药之外，局部提前拆线，探查手术区有无坏死物及异物，可轻度搔刮，冲洗并填碘仿纱条；如有溢脓则开放引流。

【术后组织反应与疗效判断】

根尖手术后，根尖区的病变组织被清除，骨腔中充满新鲜血液，术后即形成血凝块。几天后即有新生的毛细血管和成纤维细胞长入，使血块变为新生的肉芽组织。最终由分化出的成牙骨质细胞和成骨细胞分别在根面沉积牙骨质，在骨腔壁上沉积牙槽骨。当骨腔为新生骨组织修复时，根尖部牙周膜组织重建。

手术后 6 个月～1 年复查病例，如患牙无自觉症状，功能良好；临床检查无异常，X 线片见根尖周区 X 线透射区消失，根尖周牙周膜重建，牙槽骨正常（图 34-23），或牙周膜间隙略增宽，硬骨板白线清楚者均为治疗成功的病例。

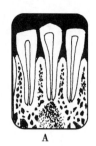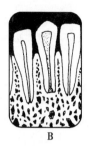

图 34-23 根尖手术成功病例

A. 手术前 X 线片　B. 手术后 2 年 X 线片

(梁宇红　岳　林　王祖华　王嘉德)

参 考 文 献

1. 樊明文. 牙体牙髓病学. 第 4 版. 北京：人民卫生出版社，2012

2. 高学军，岳林. 牙体牙髓病学. 第 2 版. 北京：北京大学医学出版社，2013

3. Hargreaves KM, Cohen S, Berman LH. Cohen's Pathways of the Pulp. 10th ed. St. Louis：Mosby, 2010

4. Ingle JI, Barkland LK, Baumgartner JC, eds. Endodontics. 6th ed. Hamilton：B. C. Decker, 2008

第 35 章

牙周治疗技术

第1节　牙周治疗的理念

在我国牙周疾病的患病率较高，对其治疗的整体水平却参差不齐，不少口腔从业人员对牙周病缺乏正规治疗的知识技能和积极预防的意识，有些还停留在单纯依靠药物或不彻底的洁治的阶段。建立正确的防治理念是开展正规牙周治疗的前提和基础。

牙周疾病多为慢性感染性疾病，早期症状不明显，很容易被缺乏主动就医意识的我国公众所忽视。牙周疾病的发生、发展存在着个体差异，目前我们还不具备在发病前确认易感个体的能力，也尚无法改变易感性，我们可控制的是牙周疾病的始动因素——牙菌斑。菌斑控制应贯穿于牙周治疗和维护的全过程。医师的责任：一是要指导患者掌握正确的菌斑控制方法；二是要消除菌斑滞留的因素，重建有利于菌斑控制的环境，最终目的是消除和控制炎症。

大量研究表明牙周炎与全身系统疾病有一定的相关性。口腔医师要有整体意识，治疗计划和实施过程都要兼顾局部和全身，开展有循证医学依据的治疗。治疗不应仅满足于症状的暂时消失，而应追求长期的疗效。即确保牙周支持组织的长期稳定。因此需要终生的维护。

在牙周治疗过程中，应特别强调医患间的沟通，在详细了解病史和检查之后要向他们讲明诊断、预后，并提出几种可供患者选择的治疗方案以及各自的费用、优缺点以及风险等，经讨论后作出决定。对于牙周治疗来说，沟通和告知的重点内容包括：①牙菌斑的危害以及自我控制菌斑的重要性，牙周治疗效果的获得不是只依赖医师的治疗；②牙周病的系统性综合治疗需时较长，且需要终生维护；③牙周治疗过程和治疗后可能出现的症状，如牙龈退缩、牙齿敏感等；④种植与保留真牙的选择等。

第2节　风险评估、预后判断和
治疗计划的制订

牙周炎常侵犯口腔内的多个牙，每位患者的病情

又各有不同，因此，治疗计划应建立在全面检查和评估的基础上，对全口牙齿的病情作出整体判断，才能据此制订出有针对性的、个性化的治疗计划。牙周疾病是多因素疾病，危险因素评估是牙周疾病临床评估的重要内容，也是预后判断和治疗计划制订应考虑的主要因素，同时对于一些可控制的危险因素，应进行积极的干预。所谓危险因素，是指经纵向的流行病学研究证实了的一些有可能增加疾病发生几率的因素，是指疾病的发生与该因素有一定的关系，但是尚无可靠的证据能够证明该因素的致病效应；当消除该因素时，疾病的发生概率可能随之下降，但疾病不一定能痊愈。危险因素对于像牙周病这样的慢性病病因研究具有较大的现实意义，许多因素与慢性病有一定程度的相关联系，但不如病原体和传染病之间那样具有明确的因果联系，因而称之为危险因素。

与牙周疾病相关的局部因素有：牙石、𬌗创伤、畸形舌侧沟等局部解剖因素、错𬌗畸形、食物嵌塞和不规范的牙科治疗。全身主要的危险因素包括：吸烟、糖尿病、性激素、遗传因素等（详见第5章和第6章）。

一、牙周疾病的预后判断

预后判断是医师在综合检查、危险因素评估和诊断的基础上，进行综合性分析，对疾病的结局、治疗效果和转归作出预测。

（一）判断预后应考虑的因素

1. 疾病的类型和严重程度　应从牙周袋深度、附着水平、骨吸收程度、牙齿动度等来综合评价牙周炎的严重程度。多项研究表明，深牙周袋和严重的附着丧失部位，易在以后发生新的破坏，严重的破坏本身是疾病加重的危险因素。累及多个牙面的复杂牙周袋要比简单袋预后差。

牙周病的类型直接影响预后，如牙龈炎的病因相对简单、病变局限，经彻底的治疗除去病因后可完全恢复健康，预后好。慢性牙周炎只要能彻底地控制局部刺激因素，其预后往往良好，一般的规律是对同样牙周破坏程度的患者来说，牙龈的炎症重、牙石及菌斑堆积多的患者，其预后相对较好，去除局部因素

可有效地停止骨破坏，取得较显著的疗效。而总体上讲，侵袭性牙周炎预后则相对较差。但经过规范、系统的治疗和定期的维护，侵袭性牙周炎同样也可以获得一个好的远期疗效。

2. 牙槽骨吸收的类型和程度　患牙的预后与该牙剩余牙槽骨的高度相关，当牙齿的一侧骨质丧失较多时，同一牙其余各面的骨高度对考虑该牙的预后就很重要。还需结合 X 线片所示的余留牙槽骨的形状、密度、骨硬板存在与否等综合考虑。角型骨吸收通过治疗很可能比水平吸收者新骨增加多。

3. 患者年龄　年轻患者若有严重的牙周组织破坏，可能提示其病情发展迅猛，须及时治疗和控制。另一方面，年轻者较年长者对复杂的牙周治疗（如手术等）的反应相对要好，愈合和再生能力强。

4. 患者的依从性　牙周疾患的预后很大程度取决于患者对保留自然牙的愿望，并同时具有保持良好口腔卫生的意愿和行为能力，是否能学会并坚持正确的口腔卫生措施，并能定期复查和复治，这些对预后有重要影响。研究表明，对不能控制菌斑、不能坚持定期复查者，牙周手术和种植牙等的长期效果均不佳。

5. 其他局部和全身危险因素　患者具有的危险因素越多，预后越差。危险因素是否能有效地控制也是决定预后的一个重要因素。例如口腔卫生习惯、不良修复体、吸烟、高血糖等属于可控因素，应列入治疗计划中予以控制和矫正。

（二）评价预后的标准

1. 定量评价　从疾病演进的过程评价，指标有缓解率、复发率、病残率等；从疾病终极状态评价，指标有治愈率、生存率、病死率等。牙周炎不可治愈，也不涉及生死的问题，用缓解率、复发率、病残率来评价牙周疾病比较符合实际。尽管牙齿丧失还没有被定义为残疾，但它与生活质量密切相关，从本质上讲牙齿丧失也是一种残疾。有些学者以失牙率作为评价牙周治疗远期疗效的首位指标。

2. 定性评价　大多数情况下，医师通过对以上影响预后因素的全面评价，可有以下几种不同的预后标准，它们可用于对个别牙的预后判断，也可用于对全口牙的总体预后判断。

（1）预后极佳：无骨丧失，局部刺激因素可消除并能使牙周组织恢复健康。患者合作，无系统性疾患及环境因素的影响。

（2）预后良好：可控制局部病原因素。虽有少量骨吸收，但余留足够的支持骨；或个别牙有Ⅰ度根分叉病变，患者的依从性好，无系统性疾患及环境因素的影响；或虽有系统性因素但已得到良好的控制。

（3）预后较差：中、重度骨丧失。牙齿松动Ⅰ度以上，根分叉病变Ⅱ度以上。有或无系统、环境因素，患者依从性较差。

（4）预后极差：重度骨吸收和深牙周袋，牙齿松动Ⅱ～Ⅲ度。局部病变不能控制和维护，全身及环境因素难以控制，属拔牙指征。

（三）基础治疗后对预后再评估

基础治疗后 2～3 个月，通过对患者的牙龈炎症及探诊后出血、牙周探诊深度、附着水平等的检查，来评估患者对治疗的反应。如果探诊深度变浅、探诊出血减轻或不出血，则预后可能较好；如果临床检查各项指标无明显改善，则总体预后不佳，但下此结论的前提是牙周治疗是规范、彻底的。再评估还应包括了解全身疾病的控制情况以及其他危险因素（如吸烟等）的改正情况。根据再评估的结果，确定下一步的治疗计划，如手术和修复治疗等。医师通过再评估也可检验和修改原先所做的预后评估，并据此对治疗计划作出必要和适当的调整。

二、治疗计划的制订

经过详细的临床检查明确了诊断，并对该患者的预后进行初步判断之后，应为其制订出个性化的、较全面的治疗计划。对牙龈炎的治疗除了清除菌斑牙石外，还需要找出局部和全身的促进因素，进行针对性的治疗和口腔卫生指导。对牙周炎的治疗相对复杂，在制订治疗计划时不但要考虑消除局部刺激因素，同时要考虑全身健康状况；不但要消除病因，还要矫正疾病所造成的软、硬组织病损；促进修复和再生。因此，必须制订出有针对性的、有步骤的全面计划，使治疗最终达到牙周组织健康、行使功能良好、满足美观需要的目标。治疗过程中还应根据患者对治疗的反应，随时对治疗计划进行必要的调整和修改。

（一）治疗应达到的目的

1. 去除病因、消除炎症　去除菌斑是消除牙龈炎症的关键，不但要在基础治疗阶段彻底清除菌斑、牙石及其他局部促进因子，还应在维护阶段定期进行专业洁治及必要的重复治疗，更重要的是让患者养成持之以恒地、彻底地清除菌斑的习惯。还应纠正各种局部刺激因素，使牙周破坏停止并防止复发。

2. 恢复牙周软硬组织的生理外形　因牙周炎造成的深牙周袋、牙龈退缩、骨缺损、牙齿移位、牙槽骨的外形改变等，应通过牙周非手术及手术治疗得到纠正。附着龈过窄、系带过短或其他影响牙周组织健康的状态也可以进行手术治疗。

3. 恢复功能、保持长久疗效　牙周治疗的最终目标是恢复健康的牙周组织，并能较长期地行使良好的功能，不仅仅注重暂时保留的牙数，而应考虑长期稳定的功能。在进行修复治疗时应针对患者的牙周情况作出合理的设计，如基牙和余留牙的条件及预后等。

4. 促进牙周组织的修复和再生 牙周常规治疗后，有一部分患牙的牙槽骨可以有一定程度的修复。牙周组织再生是指因牙周炎所破坏的牙周支持组织结构得以重建，有新的牙骨质、牙周膜及牙槽骨形成，称为再生性新附着。可通过手术，如植骨术或引导性组织再生术，也可联合使用生长因子等，可获得一定的再生效果。

5. 对于伴有全身疾病的牙周炎患者，治疗并严格地保持牙周健康，并与内科医师合作，纠正有关的危险因素，以促进全身健康。

（二）治疗程序

治疗计划是牙周病治疗的行动蓝图，它包括重建和维护口腔健康的一整套过程。其中包括多方面、多层次的治疗，需要有先后次序，分阶段进行。

第一阶段：基础治疗

牙周基础治疗适用于每位牙周病患者，它是最基本的治疗，也是其他后续治疗的基础。此阶段的任务是消除局部致病因素，使患者了解病因及建立良好的口腔卫生习惯的重要性，并掌握控制菌斑的具体方法，基础治疗结束后还要对疗效进行再评估。此阶段包括以下内容：

1. 向患者解释治疗计划 告知患者准确的诊断、病因、治疗计划、预后及如不及时治疗的后果等。应针对患者的病情、本人意愿及其他条件（如疗程、费用等）设计出一至数套可供选择的治疗方案，并与患者讨论，选择一个最合理可行的方案。

2. 急症治疗 牙周 - 牙髓联合病变、急性牙周脓肿、急性坏死性龈炎等急症，应根据情况在基础治疗前或基础治疗期间同时进行。

3. 口腔卫生指导 告诉患者清除菌斑的重要性及方法，教会患者正确的刷牙方法以及正确使用牙线、牙签、间隙刷等清除菌斑工具。

4. 拔除无望保留的牙齿 牙周治疗要有长期计划，不能单纯追求保留牙的数目，建立和维持长久的牙周健康对患者来说更有实际意义，保持较长时期的牙周健康比只考虑保留牙齿的数目更重要。应选择合适的时机拔除治疗无望或不利于整体治疗计划的牙。

5. 洁治术及龈下刮治术 其目的为清除龈上、龈下的菌斑生物膜和牙石。

6. 消除菌斑滞留因素及其他局部刺激 如去除充填物悬突、充填龋洞、纠正不良修复体、调𬌗、解除食物嵌塞、牙髓治疗等。

7. 纠正不良习惯 要告知患者吸烟对牙周炎的危害，吸烟者的牙周治疗效果较差，应该劝导患者戒烟。其他，如不正确的刷牙法、夜磨牙、不良咬合习惯等也

应予以纠正。

8. 调𬌗和松牙暂时性固定 应在经过洁治、刮治和根面平整，炎症控制后，进行咬合调整。可能还需对某些松动牙加以固定，可通过牙周夹板将松动的患牙连接，并固定在健康稳固的牙齿上，有利于牙周组织恢复健康。

9. 药物辅助治疗 对于经上述治疗反应不佳或伴有某些全身疾病者，可辅以抗菌药物治疗，包括口服及局部用药。

10. 疗效再评估 基础治疗结束后 2～3 个月应对治疗反应及疗效进行评估，对某些尚未达到健康标准的牙位可重复以上治疗。经过第一阶段治疗后患者即应进入维护阶段，部分需行手术治疗者可进入第二阶段。

评估的内容除了牙周组织的炎症消除情况和口腔卫生状况外，还应了解患者的全身健康状况，如糖尿病等疾病的控制状况、是否已戒烟及患者对控制菌斑和戒烟等的依从性等。

再评估后要将检查结果及病情评价向患者交代，并再次对口腔保健知识进行强化教育和具体指导，继续安排维护治疗。

第二阶段：手术治疗

基础治疗后 2～3 个月时对牙周组织状况进行再评估，包括菌斑控制情况、牙周袋探诊深度、附着水平、探诊后有无出血、牙槽骨的形态、牙龈缘的位置、附着龈的宽度、系带的位置等进行全面检查。

如果某些牙位的探诊深度仍在 5mm 以上且探诊仍有出血，或有根分叉病变，或牙龈及牙槽骨形态不良，则需进行手术治疗。牙周手术不但可在直视下彻底地清除感染组织，还可以根据病情选择不同术式，以纠正不良的牙龈外形、不良的牙槽骨形态、根分叉病变，还可进行牙周组织的再生性手术。

第三阶段：修复治疗及正畸阶段

修复和正畸治疗也是牙周炎治疗程序中的重要组成部分，但必须在全口牙周的炎症得到控制的条件下施行。此阶段一般在基础治疗后（或手术后）3 个月进行，此时牙龈的外形和龈缘位置已基本稳定。必要时在修复缺失牙时可同时固定松动的余牙。恰当的正畸治疗不但不会加重牙周病，还能有助于建立稳定平衡的𬌗关系及美观。此阶段除了修复和正畸治疗外，还包括种植牙修复。

第四阶段：维护期

维护期又称牙周支持治疗。牙周炎患者经过治疗后仍易复发，故应终生维护，养成良好的口腔卫生习惯；定期复查并进行专业的保健及治疗，以保持长期的疗效。因此，维护期是需要终生坚持的。维护期治疗有别于基础治疗，但两者又密切联系。一些早期、

轻型的牙周病患者（包括牙龈炎）中不需手术和修复治疗者，在基础治疗后即进入维护期。手术前后及修复阶段也需要对牙周情况进行复查和维护（图35-1）。

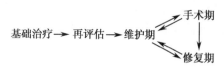

基础治疗 → 再评估 → 维护期 ⇄ 手术期 → 修复期

图35-1 牙周病患者治疗流程图

牙周治疗后的定期维护是保持长期疗效的关键，需要取得患者的配合（自我控制菌斑、定期复查）。大量的纵向临床研究结果表明，不定期复查者的牙周病变容易复发，甚至加重，最后导致前功尽弃，他们的失牙率明显高于定期坚持维护者。遗憾的是，只有一小部分患者能坚持定期维护性复查，因此，医师的职责不仅要给予良好的治疗，更应告知患者维护治疗的必要性，提高其自觉维护的依从性。

关于复查间隔期的确定，应根据牙周炎的类型、原先疾病的严重程度、患者的依从性、全身健康状况等综合因素确定，菌斑控制较差者最好在基础治疗后的6个月内，每隔1～2个月即复查一次，强化指导口腔卫生并专业清除牙菌斑。待病情稳定后，可延长至每6个月～1年复查一次。侵袭性牙周炎需比慢性牙周炎患者的间隔期缩短。以下情况者应缩短复查的间隔时间：①牙石形成较快；②探诊后出血的位点≥20%或某些部位多次检查始终有出血；③根分叉病变较难清洁者；④探诊深度≥5mm又不能进行手术的部位；⑤正在进行正畸治疗；⑥吸烟者；⑦有糖尿病等全身疾病的患者或有明确家族史者。

维护治疗包括以下内容：

1. 有针对性的口腔卫生指导（如菌斑控制的死角、推荐不同的工具等），包括戒烟、限酒等指导。

2. 做全口龈上洁治 对仍有深的牙周袋或出血处，应行龈下刮治和根面平整，这是最重要的措施，因为龈下清创可明显地搅乱菌斑生物膜，改变龈下菌群的成分，及时控制病情。

3. 牙面抛光 清除菌斑和色素，抛光后的牙面十分光滑，延迟菌斑、牙石再沉积。

4. 脱敏 对术后出现的牙根暴露及敏感区可用氟化物或硝酸钾类药物做脱敏治疗。

5. 对于有复发或加重的牙位，则应制订计划，进行必要的进一步治疗。

第3节 口腔健康促进和菌斑控制

牙菌斑是牙周病的主要病因刺激物，而且除去之后还会不断地在牙面重新形成，因此必须坚持每天彻底地清除菌斑，才能预防牙周病的发生和复发；对于已患有牙周病者，除了在治疗过程中彻底清除牙面的菌斑、牙石外，还必须掌握自我菌斑控制的方法，才能保证牙周治疗的顺利进行以及保持长期疗效。医护人员应在治疗一开始时即向患者说明菌斑的危害性以及控制菌斑的重要性，仔细耐心地教会患者控制菌斑的方法，并在治疗过程中随时进行检查和指导，针对患者的具体情况，向其推荐合宜的控制菌斑方法。这个过程就是口腔健康指导，尽管很耗时，但却很重要，每位医护人员都应该高度重视。健康促进是把健康教育和其他干预手段结合起来促使行为和环境改变，来改善和保护人们健康的一种综合策略。作为专业人员还应该积极向政策制定者建言，参与相关政策的制定，以获得政策和经济上的支撑，为预防牙周疾病创造一个良好的空间。

口腔健康指导要注意以下几点：①重视科学性：医师所讲的观点、方法应该是遵循科学依据的，避免误导患者和公众；②强调直观性：视觉上的冲击要好于平淡的语言，通过菌斑显示剂显示患者牙菌斑的部位和量，会加深其对菌斑的印象和认识；③注重趣味性：把复杂的理论用形象生动的语言表达出来，不用或少用学术词汇，让患者明白和执行才是最终目的；④具有针对性：口腔健康指导要有针对性，不能千篇一律，要开展个性化的宣教，例如针对不同大小的牙间隙，使用牙线或间隙刷、牙签等。

菌斑是薄而无色的，肉眼不易看清，尤其是患者自己更难于观察，因此可以用菌斑显示剂将其染色，便于观察。常用的菌斑显示剂为食用染料，如碱性品红等制成液体或片剂。医师可用小棉球蘸液体显示剂在每两牙相邻处轻轻挤压，使显示液流到牙面，染料即将菌斑着色。然后让患者漱口将多余的溶液漱去，牙面上遗留的着色部位即为菌斑。也可将显示液滴在患者舌尖，令其舔各个牙面约30秒，然后漱口，菌斑即可显示，菌斑着色较多之处，即为菌斑控制的重点区域。患者每次就诊时，医师也可用菌斑显示剂检查并记录其菌斑控制程度，并将结果反馈给患者，以鼓励其继续加强菌斑控制的努力。

清除菌斑的方法较多，目前仍以机械清除的效果最为确切，化学控制菌斑尚不完善，不能普遍使用。本节主要介绍几种机械控制菌斑的方法。

一、刷 牙

刷牙是自我清除菌斑的最主要手段，选用设计合理的牙刷和正确的刷牙方法能有效地清除菌斑，主张每天早晚各刷一次。主要强调每次刷得干净，而不过分强调次数。

（一）牙刷的选择

目前主要用尼龙丝制作刷毛，因其细而有弹性，经加工将毛端磨圆后，减少了对牙龈和牙齿的刺激。

牙刷头部不宜过大，以便在口腔的后部转动自如。成人牙刷的刷头长度为 25～32mm，宽度 8～10mm，刷毛高度 10～12mm，刷毛的直径 0.18～0.2mm，毛束以 3～4 排为宜。牙刷的柄应有足够长度，以利握持，有的呈一定角度，使用时较为方便。

近年来有一种电动牙刷，其刷毛束转动或作前后颤动，它适用于残障者，也适用于正常人，但对于掌握了正确刷牙方法的正常人来说，电动牙刷并不优于普通牙刷。

（二）刷牙方法

刷牙的方法很多，研究表明，只要应用得当，各种方法之间无显著差别。从保护牙周组织健康的角度，清除菌斑的重点区域为龈缘附近的牙面和邻间隙，因此，大多数人尤其是牙周病患者以水平颤动法（巴氏法）刷牙较为适宜，对于已有牙龈退缩者可使用竖转动法。

1. 水平颤动法　本法须选用软毛牙刷，以避免损伤牙龈。其要点如下：

（1）将刷毛放于牙颈部，与牙面呈 45° 角，毛端向着根尖方向，轻轻加压，使毛束末端一部分进入龈沟，一部分在沟外并进入邻面（图 35-2）。

（2）牙刷在原位做近远中向的水平颤动 4～6 次，此动作可将龈缘附近及邻面的菌斑揉碎并从牙面除下（图 35-2）。

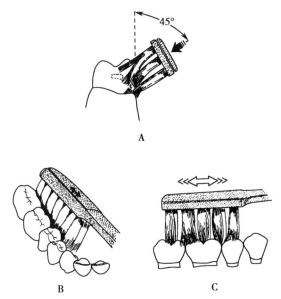

图 35-2　水平颤动法（巴氏法）
A. 刷毛以 45° 角指向牙龈，使部分刷毛进入龈沟和牙间隙
B. 轻压刷毛，作原位的前后颤动　C. 粭面稍施压力使刷毛深入点隙等凹处，作前后向颤动

（3）刷上下前牙的舌面时，可将牙刷头竖起，以刷头后部的刷毛放在近龈缘处的牙面，作上下的颤动（图 35-3）。

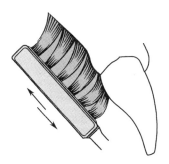

图 35-3　前牙舌面的刷法

（4）依次移动牙刷到邻近的牙齿，重复同样动作。全口牙齿应按一定顺序刷，并保证刷到每个牙面。每次移动牙刷时应有适当重叠以免遗漏（图 35-4），尤其在牙弓转折处。

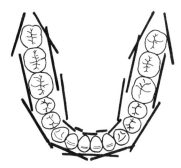

图 35-4　牙刷重叠放置的位置

本法也称为短横刷法，它有别于拉锯式的横刷法，后者是在牙颈部做大幅度的水平移动，非但刷毛不能到达龈沟和邻面，起不到清除菌斑的目的，还会损伤牙体组织，造成或加重楔状缺损。而水平颤动法则是强调原位小幅度颤动，并把重点放在菌斑易滞留处，这种方法清除菌斑效果好，且减少了对牙体的损伤。

2. 竖转动法　本法可选用中等硬毛的牙刷，也可用软毛牙刷。刷毛不进入龈沟，而是在牙龈缘及附近的牙面上。

（1）刷毛先与牙齿长轴平行，毛端指向牙龈，然后加压扭转牙刷，使刷毛与牙长轴呈 45° 角，并压迫牙龈使略显苍白。

（2）转动牙刷，使刷毛由龈缘刷向粭面方向，即上牙由上向下拂刷，下牙则由下向上拂刷（图 35-5）。

（3）每个位置转动刷 5～6 次，然后移动牙位。

以上两法也可综合运用，以取得较好的效果，但水平颤动法不可用硬毛牙刷。对于牙龈外形正常者（主要是儿童和年轻人），任何一种刷牙方法只要应用得当，均可达到效果。但对于邻面的菌斑，尤其是当患者因

759

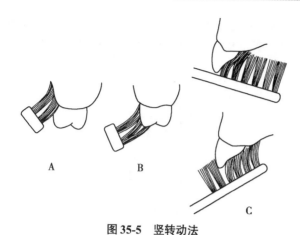

图 35-5 竖转动法

A. 刷毛以 45°角指向根方，放置于龈牙交界处，并轻轻压入牙间隙　B. 转动牙刷　C. 前牙舌面牙刷的放置及刷法

牙周疾病而使牙间隙暴露，或牙位不齐、戴有各种正畸装置或固定装置等，单纯刷牙是不够的，必须辅以其他方法，如牙线、牙签、牙间隙刷等，以彻底清除菌斑。

（三）牙膏

牙膏的功用主要是通过其中所含的摩擦剂和洁净剂来加强刷牙的机械清洁作用。其主要成分如下：

1. 摩擦剂　多采用不溶性的无机盐，如碳酸钙、磷酸钙、次碳酸钠、氧化铝、硅酸盐等。近年来也有采用高分子有机微粒者，以避免与牙膏中的有效成分起化学作用。摩擦剂的含量约占膏体的 30%～50%。颗粒太粗的牙膏易造成牙齿硬组织的损伤，尤其是牙骨质和牙本质比釉质更不耐磨损。

2. 洁净剂　多采用十二醇磺酸钠等。其作用为去污，略有灭菌作用，还能起发泡作用，增加刷牙时的舒适感。

其他成分为湿润剂（甘油、山梨醇等）、增稠剂（羧甲基纤维素、藻酸盐等）、矫味剂和色素等。

近年来含药物的牙膏受到一定的重视。含氟牙膏的防龋效果已得到充分肯定，但需采用不含钙的摩擦剂，以防其与膏体中的氟化物结合而降低了游离氟。其他药物如氯己定（洗必泰）、西吡氯烷（CPC）、三氯羟苯醚（三氯生）、二磷酸盐、氟化锶、锌盐及中草药等均曾被加入牙膏中，以期达到用化学方法减少菌斑和牙石的形成、脱敏、减轻牙龈出血和口臭等目的。它们的确切效果尚有待于严格的、有对照的临床试验来证实。但迄今为止，仍以刷牙等机械清除菌斑的效果最为确切肯定，牙膏（包括药物牙膏）起辅助作用。

二、牙　线

有人报告单纯刷牙只能清除菌斑的 70% 左右，牙齿邻面常遗留菌斑。可用牙线清除之，尤其对于牙间乳头无明显退缩的牙间隙最为适用。牙线是以多股细

尼龙丝组成的，不同于普通的丝线。

使用方法：①取一段长约 20～22cm 的牙线，两端打结形成一个线圈。②用双手的示指或拇指将线圈绷紧，两指间相距约 1～1.5cm（图 35-6），将此段牙线轻轻从𬌗面通过两牙之间的接触点。如接触点较紧不易通过时，可作颊、舌向拉锯式动作，即可通过。③将牙线紧贴牙颈部牙面，并包绕牙面使牙线与牙面接触面积较大，且能进入龈沟内。④将牙线贴紧牙面作上、下移动，刮除牙面上的菌斑（图 35-7），每个邻面刮 4～5 次，然后将牙线反绕到相邻牙齿的邻面，重复同样动作。⑤将牙线从𬌗面方向取出，依上法进入相邻牙间隙，逐个将全口牙齿的邻面菌斑彻底刮除。注意勿遗漏最后一个牙齿的远中面。每处理完一个区段的牙齿后，以清水漱口，漱净被刮下的菌斑。使用牙线清除邻面的菌斑效果很好，但需经过一段时间的练习才能掌握。配合使用牙线夹，会降低牙线的操作难度。（图 35-8）。

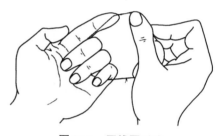

图 35-6 牙线圈形法

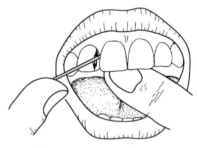

图 35-7 牙线的正确用法

1. 牙线应进入龈沟内　2. 牙线应包绕邻面，增加接触面积
3. 紧贴牙面作上下移动以清除菌斑

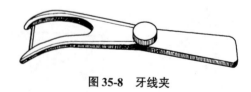

图 35-8 牙线夹

三、牙　签

在牙间乳头退缩或牙周治疗后牙间隙增大的情况下，可用牙签来清洁邻面菌斑和根分叉区。应选用硬质木制或塑料的光滑无毛刺的牙签，横断面以三角形

或圆形为佳，尖端渐细。用时将牙签以 45°角放入牙间隙，尖端指向粭面。以牙签的侧面紧贴牙齿邻面颈部，刮净菌斑并摩擦牙面，然后漱口。对于牙龈乳头无退缩者，不宜使用牙签。正确地使用牙签有利于清洁邻面而不损伤牙龈。

四、牙间隙刷

龈乳头退缩导致邻面有间隙，牙齿邻面外形不规则或根面为凹面时，清除根面菌斑的最佳方法为使用牙间隙刷。另外，牙间隙刷还适用于根分叉处的菌斑清除。选用直径适宜的牙间隙刷，将刷头顺牙间乳头方向伸入到牙间隙处或根分叉区，贴紧牙面做颊舌向移动，刷除菌斑（图 35-9）。一般在每晚睡前刷牙后使用牙间隙刷即可。

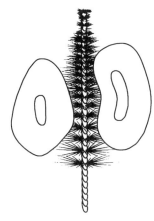

图 35-9　牙间隙刷的使用
邻面凹陷处的菌斑用牙间隙刷的清洁效果好

其他工具，如家用冲洗器可产生一定压力的水流，用于日常的口腔冲洗，能清除非附着的菌斑和软垢，尤其有利于清除牙刷等措施不易到达的部位，如清除正畸装置、固定义齿等部位的软垢。家用冲洗器的应用不能替代刷牙，只是作为刷牙的补充手段。

以上介绍的各种自我控制菌斑方法虽然有较好的效果，但需要长期坚持，因此，医护人员应在每次就诊和复查中加以督促和指导，使之成为患者自觉的保健行为。

第 4 节　龈上洁治术和龈下清创术

龈上洁治术

龈上洁治术是使用器械除去龈上牙石、菌斑和色素，并抛光牙面，延缓菌斑和牙石再沉积。但龈上牙石常常与浅的龈下牙石相连，因而在洁治时应同时去除龈沟内或浅牙周袋内的龈下牙石。对深层的龈下牙石，则待龈炎略减轻，出血减少时，再做龈下刮治。

洁治器械分为两类：有超声波洁牙机和手用洁治器，这两类器械的操作方法和工作效率并不相同，超声波洁牙机由于省时、省力而被普遍采用。

一、手用器械洁治法

（一）洁治器

1. 镰形洁治器　工作端的外形如镰刀，刀口的横断面为等腰三角形，三角形底与两腰相交形成两侧的刃口，使用的有效刀刃是镰刀前端。本器械适宜刮除牙齿唇舌面和邻面的菌斑及牙石，较细的尖端亦可伸进牙周袋内，刮除浅在的龈下牙石。

为了适应前牙及后牙的操作，前牙镰形器的工作头呈直角形或大弯形，其尖端与柄之间呈直线。后牙镰形器在颈部呈现两个角度，左右成对，其方向相反，适用于后牙的不同牙面（图 35-10）。

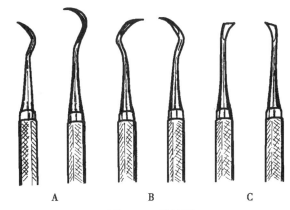

图 35-10　洁治器
A. 用于前牙的镰形洁治器　B. 用于后牙的镰形洁治器
C. 锄形洁治器

2. 抛光器具　扫描电镜下观察到洁治后的牙面有划痕，且常有遗留的色素和肉眼难辨别的细小牙石，需用抛光器抛光牙面，使菌斑不易再度堆积。常用的抛光器有杯状刷或橡皮杯轮，可置于手机上低速旋转，蘸抛光膏或牙膏抛光牙面。操作时应略施压力，使橡皮杯轮的薄边缘略伸入龈缘下，使颈部牙面光洁，消除划痕（图 35-11）。

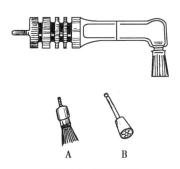

图 35-11　抛光用具
A. 抛光用的杯状刷　B. 橡皮杯轮

（二）洁治方法

以改良握笔法持洁治器，中指的指腹放于洁治器的颈部（图35-12），同时以中指或中指加无名指放在被治牙附近的牙面作为支点，将洁治器的刃口放在牙石的下方，紧贴牙面，刀刃与牙面形成80°角左右，再使用腕力，以有力的动作向𬌗面方向将牙石整块从牙面刮除。如牙石体积较大，则可分若干块刮除，但应避免层层刮削牙石。操作时应注意主要使用镰形器的前端（约2mm长），尖部必须随时紧贴牙面，以免损伤牙龈；中指的支点必须稳固，且尽量靠近工作区；刀刃与牙面的角度不宜过大或过小，否则将减低效率。

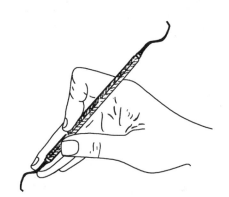

图35-12　洁治器握法及支点

全口洁治时，应有计划地分区段进行，以减少椅位调节、术者体位的移动及更换器械等，可节约时间，并避免遗漏牙面。一般可先用镰形洁治器从上颌或下颌某一侧最后一个牙的远中面开始，按顺序逐个对牙齿进行洁治，直到对侧最后一个牙。然后再调整椅位和头靠，进行另一颌的洁治。术者的体位也可在做完一组牙齿的某一侧后再进行移动，避免每个牙齿均移动术者体位。一般对牙石多、炎症较重的患者全口洁治术不可能一次全部完成，在第一次洁治后约一周时应复诊，此时由于牙龈炎症的减退，部分遗漏的牙石将显露清楚，便于彻底刮净。此外，在复诊时若见到有些部位的牙龈仍有炎症，则应仔细检查该处有无残留牙石，一般在邻面和轴角处容易残留牙石。

二、超 声 波 法

超声波洁牙机是一种高效去除牙石的器械，尤其对去除龈上大块牙石有省时、省力的优点。超声波洁牙机由超声波发生器和换能器两部分组成。发生器发出振荡，并将功率放大，然后将高频电能输出至换能器，即手机。手机将高频电能变换成超声振动，振动频率达2万～4.5万赫兹，振幅达254‰cm（1/1000时），通过换能器上的工作头高速振荡而除去牙石。超声器械有磁伸缩式和压电式两种不同的类型，换能器的工作原理不同，且工作尖的振动模式不同，磁伸缩式工作尖的振动是椭圆形，而压电式工作尖的振动是线性。

工作头有各种形状，可以更换，以便去除龈上、龈下不同部位、不同大小的牙石。用于清除龈下牙石及用于根分叉区的工作头，一般细而长，故有人将其称为细线器，有的设计成牙周探针状，有的为刮治器状，有的为直线形，也有的呈一定角度左右成对。这些工作头的特点是直径小（0.5mm），甚至小于刮治器工作端（一般为0.75mm），故可深入牙周袋内的龈下区以及较窄的根分叉区，清除这些部位的菌斑、牙石。此外，超声波洁牙机上还带有喷水系统，在启动工作头超声振动时，喷水系统同时向工作头喷水，形成雾状，一方面起到冷却工作头的作用，另一重要方面是形成空穴作用，即在喷雾的水滴内有细微的真空泡迅速塌陷而产生能量，对牙石、菌斑等产生冲刷作用，并将震碎的牙石和血污冲走。

在使用超声波洁牙机前，应先踩动开关，一方面是为了冲洗管路和手柄，以减少管路中的微生物量；另一方面是检查器械的工作情况，工作头有喷雾形成时，说明工作头超声振动正常，才能使用。使用时将工作头轻轻以15°角接触牙石，利用工作头顶端的超声振动波击碎牙石，不可使工作头尖端垂直指向牙面。对厚而硬的牙石可使用大功率，达到快速碎石的目的，而对细小的残余牙石则应减小功率，否则会造成牙面的损伤。在扫描电镜下观察到，小功率在釉质上造成的刻痕较细，大功率造成的刻痕宽，因此，大功率超声振动只能振击在牙石上，而不应在釉质或牙骨质表面迂回。

在去除大块坚硬的龈上牙石时，可采用分割手法，即用工作头将大块牙石分割成数块而使其碎落，或将工作头放于牙石与牙面结合处，使牙石从牙面分离碎裂；中小功率适用于牙面残留的细小牙石或烟斑，以短垂直来回或短水平来回移动的手法清除牙石。切忌将工作头停留在一点上振动，而造成牙齿表面的损伤。超声洁治时施力要轻，如施力过大，则产热过多，且效力下降；过大的功率也会产热，并使患者感到牙齿酸胀不适。如果工作时手机温度增高，可调节增加冷却水的量。

超声洁牙机工作时，喷雾中含有大量微生物和血污，造成对诊室环境的污染。可在术前让患者先用3%过氧化氢或0.12%氯己定含漱1分钟，术中使用吸唾器，以减少细菌的扩散。医务人员应加强防护，如佩戴防护眼镜、面罩等。

龈下清创术（龈下刮治术）

龈下清创术是用比较精细的龈下刮治器械除去附着于牙周袋内根面上的龈下牙石和菌斑，而没有特意地去除根面的牙骨质，又可称为龈下刮治术。根面平整则是用龈下刮治器械清除附着和嵌入牙骨质内的牙石，并刮除牙根表面受到毒素污染的病变牙骨质，从而形成光滑且平整的根面。龈下刮治与根面平整难以截然分开，在临床上往往在同一次治疗中完成，国外常将两者合并简称为 SRP（scaling and root planing）。本法的操作在牙周袋内进行，无法直视，全凭手指的触觉，且操作空间狭小，贴近袋壁软组织，因此，要求术者动作精确、轻柔，务求除石彻底，而又要使组织损伤最小，故难度较大而费时。

一、龈下刮治器械

为适应牙周袋内的操作，龈下刮治器比镰形洁治器窄而薄，工作端的横断面呈半圆形或新月形。工作端略呈弧形，其两个侧边均为刃口，可紧贴根面（图 35-13）。前、后牙的匙形器外形一致，只是在器械的颈部形成不同角度，以利不同牙位的工作，通常成对。

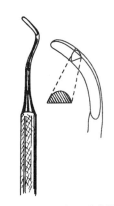

图 35-13　匙形刮治器

当今国际上普遍使用 Gracey 刮治器，与常规的通用型刮治器相比，其工作端虽均为匙形，但外形及结构、角度却不相同。两者的区别如表 35-1。

Gracey 刮治器有许多支，均为双头成对。一般使用其中的 4 支即可完成全口各部位的刮治（图 35-14）。

在使用过程中，只需将工作端露在牙周袋外面的部分（即器械的颈部）与牙齿长轴平行，则其刃缘必已与牙根面呈 70° 左右的角度，使刮治工作较为顺利和容易进行。

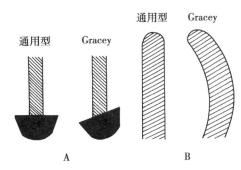

图 35-14　Gracey 刮治器的结构
A. 工作端与器械颈部的角度：通用型为 90°，Gracey 呈倾斜状　B. 工作端的侧刃形状：通用型两侧刃平行，均可使用　Gracey 两侧刃长度不等，只使用外侧的长刃

二、龈下刮治的方法

刮治前先用细直的探针探查龈下牙石的部位和大小，然后将匙形器沿牙根伸入袋内直达龈下牙石的根方。放入器械时应使工作端的平面与牙根面之间成 0° 角，到达袋底后，即增大角度至约 45°，以探查根面牙石，探到牙石根方后，即与牙面形成 70°～80° 角，刮除牙石。操作完成后，仍回到 0°，取出器械（图 35-15）。

龈下刮治时，要求支点稳当，刮的动作幅度要小，一般器械移动仅 2～3mm，以免滑脱或损伤软组织。刮的方向以向冠方拉动为主，也可做水平方向（适用于后牙颊、舌面）或斜向（适用于宽而浅的牙周袋）。这种多方向的小幅度刮治，可以避免遗留根面上的牙石（图 35-16）。匙形器的前端 1/3 始终保持与牙面紧贴，以避免对软组织的损伤，在操作时，应随着牙面外形而转动刮治器柄部的角度，以使匙端始终与牙面紧贴（图 35-17）。

在深牙周袋的龈下刮治时，除了刮除根面的牙石外，实际上刮匙也会将袋壁的一部分肉芽组织刮除，因此，较深牙周袋的刮治应在局麻下进行，以达到彻底和患者舒适的目的。

表 35-1　Gracey 刮治器与通用型刮治器的区别

	Gracey 匙形器	通用型匙形器
应用区域	由于工作端和颈部弯曲度的特殊设计，使每支刮治器具有区域特殊性，分别适用于不同牙齿的不同牙面	适用于每个牙齿的各个面
切刃角度	偏位刃缘，刃面与器械颈部呈 60°～70° 角（图 35-14）	非偏位刃缘，刃面与器械颈部呈 90° 角（图 35-14）
切刃缘的应用	仅应用单侧切刃缘，即长而大的外侧刃缘是工作缘（图 35-14）	两侧切刃缘都为工作缘（图 35-14）

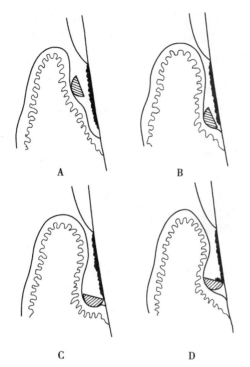

图 35-15 龈下刮治时刮治器的角度
A. 刮治器以 0°角放入牙周袋 B. 刮治器到达袋底 C. 改变刮治器角度,与刮治器成 80°角 D. 以 80°角刮除牙石

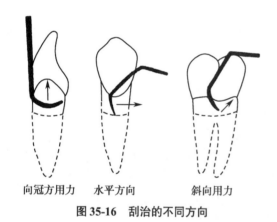

向冠方用力　　水平方向　　斜向用力

图 35-16 刮治的不同方向

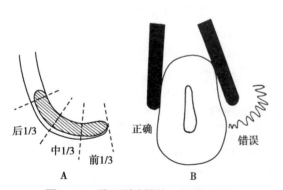

后 1/3　　中 1/3　　前 1/3

正确　　错误

A　　B

图 35-17 匙形刮治器的工作端及放置
A. 匙形刮治器主要使用前 1/3 部分 B. 刮治器的前端应时时紧贴根面

三、龈下超声刮治

有临床研究报告显示,对无保留价值的牙周病患牙采用超声器械和手工器械处理根面,结果两者的牙石残留量并无显著差别,在清除龈下菌斑和内毒素方面,两者的效果也相似,但也有研究表明用手工器械的牙石残留量较少。对深牙周袋和根分叉区则龈下细线器的除石效果优于手工器械。超声方法与手工方法治疗后的愈合反应也相似。在对根面损伤方面,大功率超声刮治对根面损伤最大,小功率超声刮治对根面损伤轻微,手工刮治损伤最小。由于我国公众牙周炎的严重程度较重,龈下牙石也较多,建议龈下清创术时超声器械和手用器械应联合使用。

四、龈上洁治和龈下清创术的注意事项

应告知患者洁治后可能出现的症状,如牙缝变大(因炎症消退,牙龈退缩)、牙齿短期内遇冷热敏感等。龈下清创术后 2 天内可能出现牙床发胀、咀嚼不适等症状。对牙体有充填物者,应告知存在牙周治疗中充填物脱落的风险。

超声器械不宜用于放置了无屏障功能的心脏起搏器的患者,以免因电磁辐射的干扰造成眩晕及心律失常等症状。对于日常服用阿司匹林等抗凝剂的患者,在征得内科医师同意的情况下,龈下清创等牙周治疗应在停服抗凝剂后进行。如果体内有心脏支架、人工关节者治疗前应预防性服用抗生素。

对于有肝炎、肺结核等传染性疾病者最好用手工器械刮治,若需使用超声器械,应在相对独立的诊室进行,并做好诊室和设备的消毒。研究表明,在使用超声洁牙机前令患者口含 3% 过氧化氢液,鼓漱 1 分钟后再行超声洁治,可大大减少喷雾中所含的细菌数,减少环境的污染。

五、洁治术和龈下清创术后的组织愈合

牙龈炎患者在彻底的洁治术后,牙龈炎症逐渐消退,约在一周后牙龈恢复正常的色、形、质,与牙面紧贴,龈沟变浅。在洁治过程中,沟内上皮和结合上皮可能有机械性损伤,但能在数天内迅速再生、修复。但组织的愈合程度和速度取决于牙石是否彻底除净,以及患者自我控制菌斑的措施是否得力。对于牙周炎患者则在行洁治术后,牙龈炎症只能部分地减轻,肿胀的消退以及龈缘的退缩可使部分龈下牙石暴露,有利于进一步刮治,而且出血也会减少,但彻底的痊愈则有待于龈下牙石的清除。

龈下清创术虽然主要是处理牙根面,但实际上牙周袋内壁上皮、结合上皮和结缔组织也被部分地刮除

或损伤,袋内有出血。术后 2 小时可见袋壁组织内有大量多形核白细胞,血管充血,水肿和少量坏死。术后 2 天袋内壁已开始有部分上皮覆盖,4～5 天后新的结合上皮在根方开始形成。根据不同的袋深度以及术前炎症的程度,上皮将在 1～2 周内完全修复。结缔组织的修复活动在术后 2～3 天时最活跃,并可持续约 4～6 周,而深牙周袋的组织完全修复过程则可能长达数月。

在临床上刮治后约一周即可见到明显效果,牙龈炎症消退,探诊不出血,牙龈致密,牙周袋变浅,附着增加,而且深牙周袋比浅牙周袋者好转的程度更大。这一方面是由于炎症消退后龈缘退缩,另一方面是由于袋底附近的结缔组织内有胶原纤维新生和修复,使探针不再能进入结缔组织。大部分患牙在刮治术后会有长结合上皮贴附牙根面,但很难形成牙周组织再生。

刮治术后袋内的菌群也发生很大变化。细菌数量明显减少,螺旋体及其他致病菌的比例显著降低。在口腔卫生良好者或每隔 3～4 个月定期复查、复治者,疗效能长期保持;但若菌斑控制不佳,则龈下菌群很快重新定植,并在约 2 个月内恢复到治疗前情况,炎症也将复发。刮治不彻底的患牙,炎症程度虽有一定减轻,袋深度也可减小,但袋底残存的菌斑、牙石仍会导致深部牙周组织的低度慢性炎症,使破坏过程仍缓慢地进展,有时甚至会引起急性牙周脓肿。此种患牙的牙龈表面貌似正常,但探牙周袋时仍可引起出血。如果龈下刮治后 6～8 周复查时牙龈炎症仍未能控制,或袋深仍≥5mm,则应努力寻找原因,一般需进行牙周手术。

洁治器械的琢磨

洁治器械在使用后会有磨损,使刃缘变钝,必须琢磨后再使用。锐利的刃缘在反射光线时呈一条直线,当刃缘呈一反射光的平面时,说明它已变钝。

琢磨首先要选用合适的磨石。磨石含有许多细粒的晶体,每粒晶体都是比铁还硬的切削单位。磨石的粗细、硬度、脆度和韧度,决定了琢磨的速度。一般粗磨石琢磨的速率较快,如刃缘有缺口,可先用粗磨石;如刃缘虽钝,但无缺口则可用细磨石。

一、琢 磨 原 则

1．磨石与欲磨器械刃面之间建立一定的角度,以器械工作头刃面的原来角度为标准。

2．琢磨是减少钝缘的刃面,因此,要磨整个刃面,而并非只在钝的刃缘处创造一个新的斜面,应保持工作端的原有外形。

3．磨时要随时滴水或滴油,使磨石保持湿润,避

免产生过度的热,损害钢质,影响刃缘的性质。

4．避免过度用力,压力太大会毁伤刃缘。

5．发现器械迟钝时立即琢磨,甚至在术中也不例外,这样做器械将更好用,使用时间也更长久。

二、琢 磨 方 法

镰形洁治器及匙形刮治器的刃面与侧面的交角为70°,故琢磨时器械侧面与磨石的交角应保持在110°。左手执持器械,支靠在桌边,右手执磨石,安好角度后磨石作上下移动(图 35-18、图 35-19)。

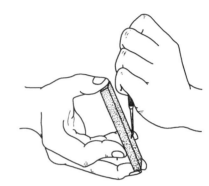

图 35-18 器械琢磨法
示磨石和器械的握持法

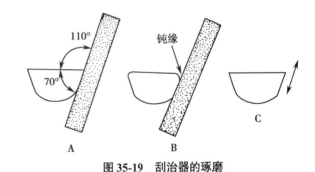

图 35-19 刮治器的琢磨
A．刮治器与磨石之间的角度为 110°角 B．刮治器的钝缘有待琢磨 C．琢磨完毕的刮治器恢复 70°角

琢磨过程中应检查刃缘是否锋利,如刃缘成一直线,或将刃缘刮塑料棒或术者指甲时感觉锋利,说明琢磨成功。

(栾庆先 沙月琴)

第5节 牙周手术的原则

牙周炎在经过第一阶段基础治疗后,炎症消退和得到控制,但仍可能遗留软、硬组织的缺陷,如有的部位牙菌斑不易清除、仍有≥5mm 的牙周袋、牙槽骨的外形不利于愈合、牙龈退缩影响美观和牙根敏感等,需要用手术方法纠正或进一步治疗,这是牙周病系统治疗的重要组成部分。

【发展简史】

正规的牙周手术治疗始于19世纪末至20世纪初,至今经历了切除性手术、重建性手术、再生性手术三个发展阶段。

早期人们认为牙周炎时牙周袋和其下方的牙槽骨都是"坏死的感染组织",在治疗时应彻底清除,因此提出的牙周手术为切除性手术。通过手术切除袋壁(牙龈切除术)或切除大部分袋壁,并在翻瓣术中去除感染的牙槽骨,如Widman(1918年)、Neumann(1920年)等提出的翻瓣术,目的都是消除牙周袋。但对附着龈窄而有深牙周袋、袋底超过膜龈联合的病例,采用上述方法会导致附着龈全部被切除,因此提出了根向复位瓣术(Friedman,1962),目的也在于消除牙周袋。

随着人们对牙周疾病认识的提高,认识到只要定期洁治,即使有4mm的袋存在,亦可保持良好的疗效,甚至有部分骨修复,病变停止,所以手术不必完全消除袋,只要使袋变浅,形成有利于菌斑控制的环境,能维持牙周组织健康即可。基于这种认识,在20世纪70年代,Ramfjord和Nissle提出了改良Widman翻瓣术。手术的目的不再是消灭袋,而是使袋变浅。此为重建性手术阶段。

在此基础上,人们还希望通过获得牙周组织结构的再生而使牙周袋变浅和治愈,1980年代,Nyman、Gottlow等提出了引导性组织再生术,目的是促使牙周附着结构的再生,即有新的牙骨质、新的牙周膜和新的牙槽骨形成,使再生性手术得以在临床应用并获得一定的疗效。虽然目前该疗效的把握性及预期性仍较小,但它是发展的方向。

此外,针对牙龈退缩、附着龈不足、牙龈过度显露等软组织异常,发展了牙周成形手术。20世纪末以来,有学者提出将这类手术称为牙周成形和美学手术。

【手术目的】

1. 暴露病变的根面和牙槽骨,便于在直视下彻底地清除根面的菌斑、牙石和病变组织。

2. 消除牙周袋或使牙周袋变浅,使易于保持清洁,减少炎症的复发。

3. 矫正因牙周病变所造成的软、硬组织缺陷和畸形,建立生理性的牙龈外形,便于患者自身控制菌斑,维护口腔卫生。

4. 促使牙周组织再生。

5. 恢复美观和功能需要以及利于牙齿的修复,如覆盖裸露的根面、增宽附着龈、改变系带附着位置、牙冠延长术等。

【手术时机】

牙周手术应在牙周基础治疗后6～12周,对患者进行全面的牙周检查和必要的X线复查后进行。基础治疗应包括口腔卫生指导、拔除不能保留的患牙、龈上洁治、龈下刮治和清创、炎症控制后必要的咬合调整,还应包括菌斑滞留因素的消除,如改正不良修复体、治疗食物嵌塞、充填龋洞、去除充填物悬突及进行必要的牙髓治疗。只有在完成上述治疗并复查后,评估患者对基础治疗的反应,并了解患者能否良好合作,能否有效控制菌斑,吸烟者是否愿意戒烟,全身健康状况如何等,才能决定是否需要手术和进行何种手术。

【手术适应证】

经基础治疗后口腔卫生良好,但仍具有下列情况者,可考虑手术治疗。

1. 刮治后牙周袋仍≥5mm,探诊出血或溢脓。

2. 牙槽骨外形不规则,有深的凹坑状吸收、骨下袋等,须手术修整骨外形,或进行植骨术,或进行引导性组织再生术。

3. 后牙的根分叉病变达2度或3度者,手术有利于彻底刮净牙石,暴露根分叉,或进行引导性组织再生术使病损修复,或进行截根、分根、半牙切除等。

4. MillerⅠ度、Ⅱ度及部分Ⅲ度牙龈退缩,可通过膜龈手术,解决美观问题。

5. 因外伤或其他原因导致临床牙冠过短,影响修复治疗,可通过手术方法,延长临床牙冠,以利于修复治疗。

6. 全身健康或慢性病处于稳定状态 如:高血压患者在血压控制稳定后,冠心病患者6个月内无急性发作者,在内科医师认为病情允许的情况下进行。风湿性心脏病患者,术前术后应用抗生素以控制感染,避免发生并发症。糖尿病患者应在血糖控制后才能手术,并注意预防感染。

应根据患牙的具体情况选择恰当的手术方法。

【手术禁忌证】

1. 患者依从性差 良好的菌斑控制是牙周手术治疗成功的决定性因素之一,如患者不重视或为弱智等,局部和全口菌斑控制不佳,则不进行手术治疗。

2. 局部炎症和病因未消除者。

3. 患有全身疾病,病情未控制者。

4. 吸烟对伤口愈合有不利影响。虽不是牙周手术的绝对禁忌证,但吸烟者术后疗效差,术后牙周袋深的减少及附着水平的改善均差于非吸烟者。

【基本要点】

1. 术前准备　术前一定要经过洁治、根面清创（刮治和根面平整）等基础治疗。患者必须掌握控制菌斑的方法，做到术区牙面无或仅有少量菌斑，而且术后能坚持清除菌斑。术前应向患者做好解释工作，让患者了解牙周手术是为了提供更有效控制菌斑及获得理想愈合的机会，使患者具有心理准备。术前一定要了解患者的全身健康状况，有无禁忌证；做必要的化验检查，如：血细胞分析、凝血功能、某些传染病的筛查等。术前还应详细检查和记录手术部位的牙周袋深度、附着水平、龈缘位置、附着龈宽度、牙松动度、咬合情况等临床指标。

2. 无菌操作　牙周手术和其他手术要求一样，应在严格的无菌操作下进行。

3. 局部麻醉　应用局部浸润麻醉或神经传导阻滞麻醉的方法，使手术达到无痛地顺利进行。

4. 低创操作　术中应尽量避免因机械、化学、温度和细菌等因素对牙周组织及对患者的损伤。例如：在翻开黏骨膜瓣时避免过度压迫软组织，避免术中龈瓣的撕裂；为保持术中视野清晰，术中使用吸引器而不使用干纱布擦拭，避免棉纤维留在伤口内；保持骨的湿润；术中冲洗时要用无菌生理盐水；缝合时确保软组织将骨完全覆盖等。

5. 缝合牙周　手术中对龈瓣的缝合方法，常用龈乳头间断缝合及悬吊缝合法。通过缝合，将龈瓣固定在所希望的位置上，使龈瓣与牙面贴合，颊舌侧龈瓣的乳头对接，龈瓣将颊、舌侧骨面及邻面骨完全覆盖。缝合技术见翻瓣术中的缝合部分。

6. 牙周保护剂（塞治剂）的应用　牙周塞治剂是牙周手术后的一种特殊敷料。牙周塞治剂分为含丁香油的和不含丁香油的两类。国内常用的含丁香油的塞治剂是由氧化锌和精制松香为主体的粉剂及含丁香油、麝香草酚的液体组成，在使用时调拌成硬糊状而成。不含丁香油的塞治剂以不饱和脂肪酸等代替丁香油，其优点是不发生过敏，且质地较细软，患者较舒适。塞治剂置于术区伤口表面，具有止血、止痛、保护伤口、固定软组织等作用。

7. 术后护理　①应向患者说明术后可能出现的疼痛反应，并给予止痛剂以备用。②术后菌斑控制是手术成功的最重要因素，应在术前教会患者适宜的菌斑控制方法。因术后短期内疼痛和不适常影响自我口腔卫生的维护，所以应让患者使用适当的抗菌剂漱口，如 0.12%～0.2% 氯己定含漱，每天 2 次。并且要让患者术后 1～2 天复诊，进行专业牙齿清洁，这是术后近期内最有效的机械性菌斑清除方法。③术后伤口组织的稳定是影响手术效果的另一个重要因素，除术中采用适当的缝合技术外，在术后愈合最初期应使边缘组织免受机械性创伤，如不用术区咀嚼食物等。一般术后 7 天拆线，如对术后伤口稳定有特殊要求，也可适当延迟拆线时间。④拆线后可对术区进行冲洗清洁，术区继续用氯己定含漱控制菌斑。在术后 4 周左右开始在术区让患者用软毛牙刷（最好用极细毛牙刷）轻轻地刷牙，用牙签清洁牙邻面，注意在早期不要用牙间隙刷，以免对邻面组织造成损伤。拆线后可每 2 周复查 1 次，检查菌斑控制情况，以后复查间隔时间可逐渐延长。⑤术后是否应用抗菌药，可根据手术种类、手术范围及患者的全身情况而定。

第6节　牙龈切除术

牙龈切除术是用手术方法切除增生肥大的牙龈组织或某些部位的中等深度牙周袋，重建牙龈的生理外形及正常的龈沟。牙龈成形术与牙龈切除术相似，只是其目的较为单一，是用手术方法修整牙龈形态，重建牙龈正常的生理外形。在临床实施过程中，两者常合并使用，无法将它们彻底区分开。

【适应证】

1. 增生、肥大的牙龈形成义齿周袋，经基础治疗后仍不消退者，如牙龈纤维性增生、药物性增生等。

2. 后牙区中等深度的骨上袋，袋底不超过膜龈联合，附着龈宽度足够者，可通过牙龈切除术使牙周袋变浅。

3. 位置基本正常的阻萌牙齿，冠周有龈片覆盖，可切除牙龈以利萌出。

4. 牙龈瘤及严重妨碍进食的妊娠瘤。

本法优点是手术简易，可建立生理深度的龈沟。但术后创面较大，愈合较慢；牙周袋切除后，牙根暴露，影响美观，且可能造成牙齿敏感、根面龋等，故不用于前牙的牙周袋。

【手术步骤】

1. 常规口周和手术区消毒，铺消毒巾。术者戴消毒手套。

2. 局部浸润麻醉　一般多用 4% 阿替卡因，也可用利多卡因于手术区牙龈移行部作浸润麻醉，腭侧行门齿孔或腭大孔阻滞麻醉。

3. 定袋底位置　用印记镊子无钩的一端放于袋内达袋底，有钩的一端置于龈表面，当夹紧镊子，有钩的一端刺入牙龈，形成一个出血点，该出血点与袋底位置一致。一般每个前牙定两点，后牙较宽可定三点（图 35-20）。

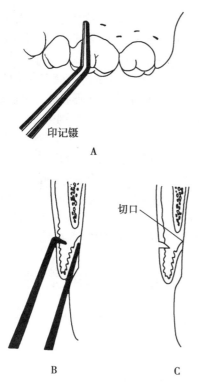

图 35-20　牙龈切除术的定点

A. 用印记镊将袋底定位　B. 印记镊平直的一端放入袋底，带钩的一端从牙龈表面刺入　C. 从定点的根方 1～2mm 处做切口，与根面成 45° 角

4. 切口位置　用斧形牙龈刀的后刃缘（或 15 号刀片）在印记出血点的根方 1～2mm 处，刀刃斜向冠方与牙长轴成 45° 角切入牙龈，直达袋底牙面（图 35-21）。角度大小可根据牙龈的厚薄来调整，龈组织较厚者，角度应调整小些，反之应调整大些。

切龈时，如每个牙的牙周袋底位置深浅较一致，可连续切口；如每个牙的袋底位置深浅不一致，或在腭侧龈，可每个牙间断地切除牙龈。切口必须一次切到牙面，切忌反复切割损伤组织，避免使龈缘呈锯齿状，若呈锯齿状则不利于组织愈合。

切断龈乳头可用柳叶形或三角形龈乳头刀，或用 11 号尖刀片亦可。

5. 用龈上洁治器（常用宽背镰形洁治器）刮除切下的龈组织，然后彻底刮净牙面残留的牙石及含有内毒素的牙骨质和病理肉芽组织。

6. 用眼科小弯剪刀或斧形刀修剪创面边缘，使牙龈形态呈逐渐向边缘变薄的正常生理外形。如牙龈表面不平整，也可用小弯剪进行修剪（图 35-22）。

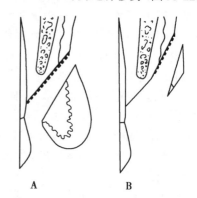

图 35-22　牙龈切除术创面的修整

A. 以 45° 角切除肥大的牙龈　B. 用小剪或龈刀修整创面使成生理外形

7. 生理盐水冲洗创口，纱布压迫止血后，外敷牙周塞治剂。用调刀将调好的塞治剂搓成两条，长度与手术野的长度近似，分别放在唇（颊）面和舌（腭）面，并将塞治剂轻轻压入每一牙间隙内。随即用唇（颊）舌进行整塑，使塞治剂薄而密贴创面，并让开系带。除去牙面上多余的塞治剂，以免妨碍咬合和导致脱落。

8. 术后处理　一般不用内服抗菌药，可给 0.12%～0.2% 氯己定含漱剂，每天 2 次，每次含漱 1 分钟。24 小时内手术区不刷牙，进软食。5～7 天复诊，除去牙周塞治剂，如创面愈合不理想，可再敷牙周塞治剂 1 周。

【术后的愈合】

牙龈切除术后创面有血块覆盖，数小时内有大量中性多形核白细胞移出覆盖血块，9～13 小时后上皮细胞开始由创缘向牙冠方向爬行，1～2 天时上皮的分裂活动达到高峰，2～5 天时上皮以每天向牙面 0.5mm 的速度生长，直到薄层上皮完全覆盖创面，但角化则需 2～3 周。创面的结缔组织再生略慢于上皮，术后 3～4 天时增殖达高峰，约 5～7 天时形成新的游离龈，此后上皮即开始向龈沟内生长，约在术后 4～5 周时形

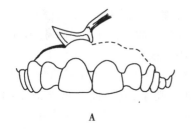 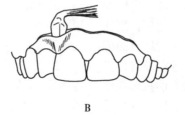 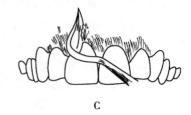

图 35-21　牙龈切除术的步骤

A. 用斧形龈刀沿定位点切除牙龈　B. 用柳叶刀分离牙龈乳头　C. 用斧形刀的中部刀刃修薄牙龈，也可用小弯剪修整

成新的结合上皮,以半桥粒体和基底板的方式与牙面牢固地结合。临床上约在牙龈切除术后 2 周时牙龈外观正常,建立正常的龈沟,但组织学上的完全愈合则需 5~6 周,龈沟液的量也在 5 周时恢复正常。如果手术时将原有的结合上皮完全切除,则愈合后附着水平略有丧失,牙槽嵴顶也有轻微的吸收。

第 7 节　翻　瓣　术

翻瓣术是用手术方法切开并翻起牙龈的黏骨膜瓣,切除袋内壁,在直视下刮净龈下牙石和肉芽组织,必要时可修整牙槽骨,然后将牙龈瓣复位、缝合,达到消除牙周袋或使牙周袋变浅的目的。近年来的研究表明,只要能坚持菌斑控制和定期复查、复治,即使保留 4mm 左右的牙周袋,也可长期保持牙龈健康。因此,不应过分强调消灭牙周袋,而是使牙周袋减少深度,以利医者和患者共同维护健康的牙龈。

【适应证】

应在基础治疗结束后 6~12 周时复查,确定是否需要手术。

1. 深牙周袋或复杂性牙周袋,经基础治疗后牙周袋仍≥5mm,且探诊出血者。

2. 牙周袋底超过膜龈联合界,不宜做牙周袋切除者。

3. 需修整骨缺损或行植骨术(或骨代用品)、种植体者。

4. 根分叉病变需直视下根面清创,并暴露根分叉,或需截除某一患根者。

【禁忌证】

在前面所述的牙周手术禁忌证(见第 36 章第 5 节),在此类手术中也是禁忌证。

【翻瓣术的类型、手术方法及术后护理】

翻瓣术包括四种基本的手术类型,包括改良 Widman 翻瓣术、嵴顶复位瓣术、根向复位瓣术、远中楔形瓣切除术。根据不同的情况选择不同的方法。

一、改良 Widman 翻瓣术

20 世纪初,Widman 等提出的翻瓣术是以消灭牙周袋为目的,采用的切口设计是将牙周袋壁切除,并在术中行骨修整,"切除病变的骨质",然后将龈瓣缝合于修整过的牙槽嵴顶水平。此法为原始的 Widman 翻瓣术,彻底消除了牙周袋,但却暴露过多的牙根,造成敏感、龋齿和美观问题。Ramfjord 和 Nissle(1974)提出采用内斜切口,保留较多的牙龈组织,尽量少暴露牙槽骨,不做骨修整,清创后将龈瓣复位到原来位置,尽量覆盖骨面,减少牙根暴露。此即改良 Widman 翻瓣术,是牙周翻瓣手术中最基本的方法。适用于前牙和后牙的中等或深牙周袋,不需作骨成形术者。目的是在直视下对病变处清创,因此,有人就将其称为"开放性清创(open debridement)"。其他的牙周翻瓣术都是在此基础上做了一些改变而已。

改良 Widman 翻瓣术的手术步骤如下:

1. 常规消毒,铺孔巾。传导阻滞麻醉或局部浸润麻醉。并在手术区每个牙间乳头作浸润麻醉,使乳头发白,可减少术中出血并加强麻醉效果。

2. 内斜切口设计　翻瓣术的切口应根据手术目的、需要暴露牙面及骨面的程度以及最终龈瓣复位的水平等因素来设计。

(1)水平切口:是指沿龈缘附近所做的近远中方向的切口,一般须包括术区患牙,并向近中和远中延伸,包括 1~2 个健康牙齿。内斜切口的优点是:①将袋内壁的上皮和炎症组织切除;②保留了牙周袋表面的附着龈;③使龈瓣边缘薄而易贴附牙面和骨面,愈合后牙龈外形良好。内斜切口共分三个步骤(图 35-23):

1)第一切口:也称内斜切口。一般在距龈缘 1~2mm 处进刀,使用 11 号或 15 号刀片。刀片与牙面成 10°角,刀尖指向根方,从术区一端的牙齿唇面开始,刀片以提插方式逐个牙移动,每次插入均达到牙槽嵴顶或其附近,并注意随时循牙龈的扇贝状外形改变刀片的方向,尤其在邻面处,应注意沿牙龈乳头外形切,而不得将乳头切除。

2)第二切口:又称沟内切口。将刀片从袋底切入,直达牙槽嵴顶附近。目的是将欲切除的袋壁组织(包括炎症肉芽组织、结合上皮及其下方的部分纤维结缔组织)与牙面分离。

3)第三切口:亦称牙间切口。在第二切口之后,可用钝剥离器或匙形刮治器插入第一切口处,将龈瓣略从骨面分离,以暴露第一切口的最根方。然后将刀片与牙面垂直,水平地切断已被分离的袋壁组织,除沿颊、舌面外,重点应伸入邻间隙,从颊舌方向将欲切除的牙间组织从牙面断离。

上述 3 个切口中,第一切口是关键切口。该切口与龈缘的距离需视手术目的而定(图 35-24)。如做改良 Widman 翻瓣术或根向复位瓣术,需尽量保留牙龈外侧的附着龈,故第一切口应距龈缘较近,甚至从龈嵴处切入;而在附着龈较宽的后牙,为了消除牙周袋,则可从距龈缘较远处切入。在牙龈肥厚增生的部位,也可用内斜切口与牙龈切除术合并,以保存部分附着龈(图 35-25)。

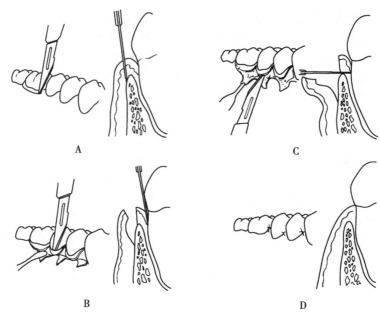

图35-23 内斜切口的步骤

改良 Widman 翻瓣术的标准步骤：A. 第一切口　B. 第二切口　C. 第三切口　D. 龈瓣原位复位

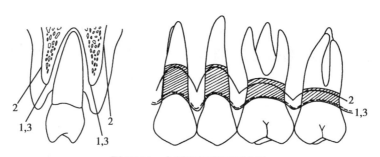

图35-24 内斜切口的不同水平

1. 改良 Widman 翻瓣术　2. 嵴顶原位复位瓣　3. 根向复位瓣

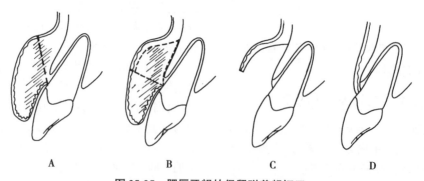

图35-25 肥厚牙龈的保留附着龈切口

A. 单纯作牙龈切除术将会损失过多的附着龈　B. 作保守的水平切除后，再用内斜切口切除过厚的牙龈结缔组织，保留附着龈　C. 形成薄的龈瓣　D. 将龈瓣复位，缝合

（2）纵行切口：为了更好地暴露术区，可在水平切口的近中端或两端做纵切口。一般避免在舌腭侧做纵切口。在唇（颊）面纵切口应位于比较健康的邻牙轴角处，将龈乳头包括在龈瓣内，以利术后缝合。纵切口禁忌位于牙间乳头中央或在唇颊面中央处（图35-26）。且应长达膜龈联合的根方接近移行沟处。在近、远中

侧均作纵切口时,应注意使龈瓣的基底部略大于龈缘处,略呈梯形,以利龈瓣的血运,这点在单个牙的翻瓣术时尤应注意。

纵行切口的目的是为了使龈瓣松弛,更好地暴露术区。改良 Widman 翻瓣术也可通过将水平切口延长 1~2 颗牙,从而达到龈瓣的松弛和术区的暴露,而不做纵行切口。

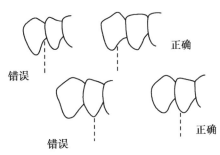

图 35-26 纵行切口的位置

3. 翻起龈瓣 用钝的骨膜分离器沿牙槽骨将骨膜连同龈瓣一同翻起,暴露病变区,翻起的是黏骨膜瓣,也称为全厚瓣。

在一些膜龈手术时,以及牙槽骨板很薄或有"开窗"时,为了保护牙槽嵴免于因暴露而吸收,可做半厚瓣,即龈瓣只包括表面上皮及下方的一部分结缔组织,深部的结缔组织连同其下的骨膜仍覆盖于牙槽骨上。改良 Widman 翻瓣术不用半厚瓣。

4. 刮除领圈组织及肉芽 用宽的镰形洁治器刮除已被分离的领圈状袋内壁及肉芽组织,此时出血即可明显减少,术野清晰。

5. 根面预备 在去除肉芽组织之后,应在直视下刮净牙根表面的牙石及含有内毒素的牙骨质,完成清创过程。注意根分叉区的牙石要刮净。在去除根面及根分叉部位的牙石时,多用手工器械,也可使用消毒灭菌的超声器械,以提高效率。

6. 修整软组织瓣并复位 清除和修剪龈瓣内面尤其是龈乳头内侧残留的肉芽组织和上皮,并观察龈瓣外形是否恰当,能否覆盖骨面。修剪完毕后,用生理盐水冲洗创口,仔细检查无残留牙石及肉芽组织后,将龈瓣复位在原来水平,用湿纱布在表面轻压 2~3 分钟,由根方压向冠方,挤压出多余的血液及空气,使瓣与骨面、牙面紧贴,其间仅有一薄层血块。

改良 Widman 翻瓣术的目的是尽量保存牙龈组织,故复位后龈瓣的龈缘位于牙颈附近的根面上(图 35-27),而且基本上能将邻面的牙槽间隔覆盖。

7. 缝合 龈瓣的缝合有多种方法,常用的方法是龈乳头处的牙间间断缝合和悬吊缝合。有时还可与水平褥式缝合联合使用。

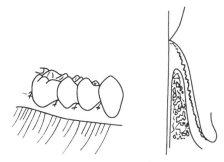

图 35-27 龈瓣原位复位于牙颈部
龈瓣原位复位于牙颈部,用于改良 Widman 翻瓣术

(1)牙间间断缝合:是在相邻牙的邻间隙处将颊、舌侧的龈乳头直接拉拢缝合。适用于颊、舌两侧龈瓣张力相等、龈瓣位置高低较为一致时。

(2)悬吊缝合:优点是利用牙齿来悬吊固定龈瓣,而不单纯靠颊舌侧的拉拢缝合。尤其适用于颊舌侧龈瓣高度不一致时,使龈瓣按所放置的水平紧密地贴合于牙与骨面,不易发生翘曲或过大张力。常用的悬吊缝合方法如下:

单个牙的双乳头悬吊缝合:利用手术牙来固定其近中和远中两个龈乳头,可用于单侧翻瓣或双侧翻瓣时。图 35-28 为单侧翻瓣时的双乳头悬吊缝合法。

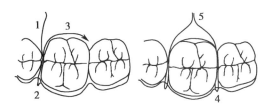

图 35-28 双乳头悬吊缝合

连续悬吊缝合:是将多个牙的颊、舌侧龈瓣分别悬吊于颊侧或舌侧各自的水平。

当手术区有多个牙齿,只有颊侧(或舌侧)单侧作翻瓣术,仅需缝合单侧龈瓣时,可用单侧连续悬吊缝合(图 35-29)。

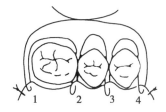

图 35-29 单侧连续悬吊缝合

当多个牙的颊、舌两侧的龈瓣复位高度不一致时,可采用双侧连续悬吊缝合(图 35-30)。缝线应在龈瓣两端的牙齿上环绕一周,以加强悬吊作用而避免拉扯颊舌侧的龈瓣。

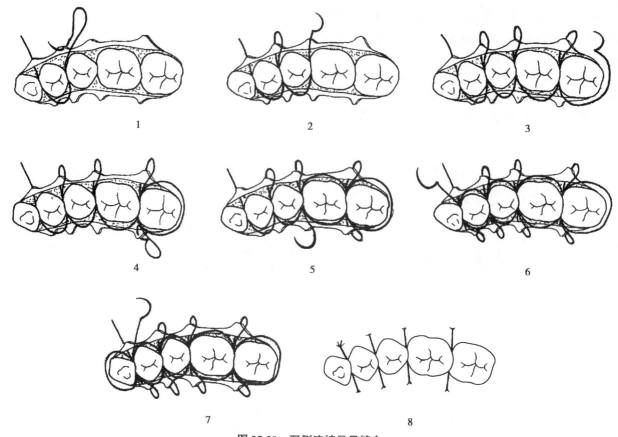

图 35-30　双侧连续悬吊缝合
注意应在两端的牙齿绕线，以避免将颊、舌侧的瓣相互牵扯

（3）水平褥式缝合：适用于两牙之间有较大缝隙或龈乳头较宽时，为使龈瓣能更好地贴合骨面，可在该乳头处作一水平褥式缝合（图 35-31）。此法可与连续悬吊缝合联合应用。

缝合完毕后，应仔细检查龈瓣是否密贴骨面、张力是否适中、龈缘有无卷曲、骨面是否均已覆盖等。若牙龈发白则表示张力过大。轻轻压迫片刻后检查龈瓣下方有无渗血。

8．放置牙周塞治剂　将塞治剂调成硬糊剂，用调刀将其搓制成多个小圆锥形。局部防湿止血后，先从颊侧将圆锥形的塞治剂逐个放入牙间隙内压住龈乳头，然后再用一长的细条放在颊面，舌侧按同法放置。如手术包括最后一个磨牙，则应将塞治剂弯成 U 形包绕远中。塞治剂放置后立即用唇、颊进行整塑。注意勿将塞治剂挤入龈瓣下方而影响伤口愈合。一般术后一周除去塞治剂，应先将其分割成若干小块，剪断与其粘连的缝线，然后再逐块拆除塞治剂，以免撕裂创口。近来有人报告，术后不用塞治剂，只要能控制菌斑，伤口也能正常愈合。

9．术后护理

（1）在面部与手术区相应处放置冰袋 6 小时，以减轻术后组织水肿。

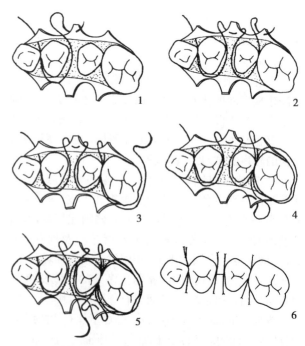

图 35-31　连续悬吊加水平褥式缝合
在牙间隙较大或龈乳头较宽处做水平褥式缝合

（2）手术后术区不刷牙，待术后 3～6 周软组织愈合后恢复正常刷牙，但口腔的其他部位第 2 天就要恢复刷牙。可用 0.12%～0.2% 氯己定液含漱，每天 2 次，以减少菌斑形成。

（3）若手术范围广，或同时进行骨成形、植骨等，可口服抗生素（阿莫西林等）4～5 天。

（4）一周拆线。拆线后即应对患者进行控制菌斑的指导，如牙间隙较大者可教以牙签或牙线的使用。

（5）术后 6 周内勿探测牙周袋，以免破坏愈合过程。

总之，改良 Widman 翻瓣术的特点是：①内斜切口能彻底除去袋内壁上皮及炎症肉芽组织；②翻瓣仅达牙槽嵴顶端处，不作骨修整，龈瓣复位时应尽量将邻间骨覆盖，不使骨质暴露，这些措施均是为了减少骨的吸收，增加新附着的机会；③手术结束时，健康的牙龈结缔组织能与牙面紧密贴合，有利愈合，而且牙龈退缩较少。

二、嵴顶原位复位瓣术

嵴顶原位复位瓣术适用于消除中等深度及深牙周袋以及需修整骨缺损者，尤其适用于上颌腭侧的牙周袋治疗，也适用于因根分叉病变而需暴露根分叉者，但均必须有足够的附着龈宽度。若附着龈过窄，不适宜此种手术。另外，由于此种手术在术后会有明显的牙龈退缩，若在前牙区进行，最终会带来美观问题，因此在前牙区尤其是前牙唇侧应尽量避免采用此种手术。

基本方法与改良 Widman 翻瓣术相同。

不同点在于：

1. 做内斜切口时距龈缘超过 1～2mm 的距离，目的是切除一部分袋壁牙龈。

2. 龈瓣复位时，也是原位复位，只是由于切除了部分袋壁，在原位复位时，龈瓣边缘位置刚刚覆盖牙槽嵴顶处。这样愈合后牙周袋较浅，但牙根暴露较多（图 35-32）。

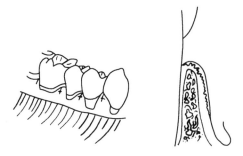

图 35-32　龈瓣复位于牙槽嵴顶

嵴顶原位复位瓣是通过切除部分袋壁后，将龈瓣复位于牙槽嵴顶，刚刚将牙槽嵴顶覆盖；而在根向复位瓣术时，不切除袋壁，是通过将龈瓣从冠方位置推向根方，复位于刚刚将牙槽嵴顶覆盖的位置上。

三、根向复位瓣术

根向复位瓣术包括有全厚瓣的根向复位瓣术和半厚瓣的根向复位瓣术。

全厚瓣根向复位瓣术适用于角化龈较窄而又有深牙周袋者，例如深牙周袋底超过膜龈联合界，或后牙有根分叉病变，需暴露根分叉而角化龈又过窄者，通过将全厚瓣推向根方在牙槽嵴顶处复位，既保留牙周袋外侧壁的角化龈，又使根分叉充分暴露，从而有利于患者自我清除菌斑。

半厚瓣的根向复位瓣术适用于前庭沟加深和加宽附着龈区，将在牙周成形手术一节中介绍（详见本章第 11 节牙周成形手术）。

全厚瓣手术方法：手术的基本方法同改良 Widman 翻瓣术，不同点如下：

1. 切口　①内斜切口应尽量保留牙龈组织，切口距龈缘不超过 1mm，或从龈嵴顶进入；②须做纵切口，纵切口要超过膜龈联合达移行沟处，以便于将龈瓣向根方复位。

2. 龈瓣的复位　将龈瓣推向根方，龈缘复位至刚刚覆盖牙槽嵴顶处（图 35-32）。

3. 缝合　先在纵切口处做错位缝合，即：将龈瓣上的膜龈联合线对位于原有膜龈联合线的根方，以保证龈瓣的根向复位；龈缘处做悬吊缝合。

4. 使用塞治剂，以保证龈瓣固位，不致向冠方移位。

四、远中楔形瓣切除术

远中楔形瓣术适用于最后一个磨牙的远中牙周袋，也适用于缺牙区间隙的近、远中牙周袋，尤其伴有骨下袋者。因患牙远中区病灶常与磨牙后垫相连，组织较松软，如果颊舌侧有一些附着龈者，则效果较好。需注意的是，凡属第二磨牙远中深袋，都必须在术前拍 X 线片，以确定没有低位阻生的第三磨牙存在，如果有低位阻生的第三磨牙则不是此类手术的适应证。另外，如果最后一个磨牙的远中区域没有角化龈，软组织难以固定和保持稳定，也不适宜手术。这种手术有其特殊性。

手术方法如下：

1. 常规消毒麻醉。

2. 在磨牙远中做颊侧和舌侧内斜切口，通过磨牙后垫，然后两切口汇合，形成楔形（图 35-33）。切口直达骨面。

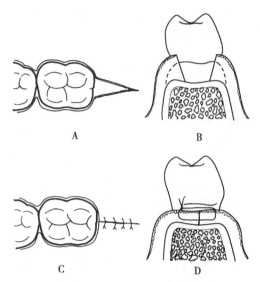

图 35-33　远中楔形瓣切除术

A. 在最后一个磨牙远中做通过磨牙后垫的颊侧和舌侧切口，两切口汇合形成楔形　B. 切除楔形组织并削薄龈瓣　C、D. 将龈瓣复位于骨嵴顶处，缝合

3．在磨牙周围做内斜切口，与远中切口相连，以利于黏骨膜瓣的翻起。如磨牙近中的牙也有牙周袋，可同时做内斜切口。

4．将楔形病变组织与下方骨组织分离并切除，再去除其他部位的炎症肉芽组织及袋上皮，平整根面。必要时作骨修整。

5．颊、舌侧瓣复位，将暴露的牙槽骨覆盖，并修整瓣的边缘以避免颊、舌侧瓣的重叠。远中作锚式缝合（图 35-34）。置牙周塞治剂。

锚式缝合：缝合时注意进针处应尽量靠近牙齿（图 35-34），以使龈瓣紧贴牙面，避免愈合后在牙齿邻面的牙龈形成一 V 形缺口。除适用于最后一个磨牙远中楔形瓣的缝合外，还适用于缺牙间隙相邻处的龈瓣闭合。

6．一周后去除塞治剂，并拆除缝线。

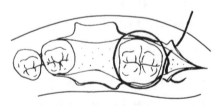

图 35-34　锚式缝合

【翻瓣术后的组织愈合】

1．几种愈合方式　牙周手术治疗的主要目的之一是将牙周袋变浅或消除。治疗后组织的转归有下列几种方式，它们常常是数种并存的：

（1）牙龈组织的炎症和水肿消退，使龈缘向根方退缩。同时，结缔组织内的炎症浸润消退，胶原纤维新生，使组织致密，探针不再能穿透结合上皮而进入结缔组织内，两者相加使临床上探诊深度减小。

（2）牙周袋切除术或在做内斜切口时切除部分袋壁，使袋变浅。

（3）根向复位瓣使龈沟底建立在牙槽嵴顶冠方不远处，从而使袋消除。

上述 3 种情况均可使牙周袋变浅或消失，其结果是使牙根暴露。这种结局有利于患者自我控制菌斑，保持牙龈的健康。但新形成的龈沟底均仍位于治疗前的水平或更向根方，也就是说牙周附着并未增加。

（4）长结合上皮愈合：翻瓣后复位的袋内壁与原来暴露于牙周袋内的牙根表面之间被一层长而薄的上皮所隔开。这种长结合上皮与牙根面之间也是以半桥粒体和基底板的方式连接，而且在菌斑控制良好的情况下，该处牙龈可以长期保持健康，只是由于根面有上皮覆盖，不能形成牙周附着结构的再生。临床上牙龈虽无炎症，龈沟也浅，牙槽骨还可有一定程度的修复，但组织学观察证明，在长结合上皮下方的结缔组织中只有与牙根面平行走向的胶原纤维，却无功能性排列的牙周膜纤维。这种愈合方式并非真正的再生性附着增加（图 35-35）。

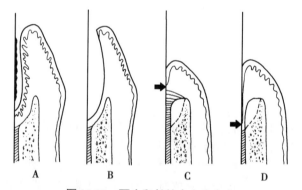

图 35-35　再生和长结合上皮愈合

A. 术前骨下袋　B. 术后当时　C. 长结合上皮：箭头示结合上皮的最根方位于治疗前水平，有部分新骨形成但无新牙周膜　D. 再生：箭头为结合上皮最根方位置，有新骨及新牙周膜形成

（5）牙周支持组织再生：是指在原来已暴露在牙周袋中的病变牙根的表面有新的牙骨质形成，其中有新的牙周膜纤维埋入，这些纤维束的另一端埋入新形成的牙槽骨内，新形成的结合上皮则位于治疗前牙周袋底的冠方，也就是说牙周支持组织有了真正的再生性修复（图 35-36）。它不同于再附着，后者是指原来未暴露于牙周袋内的正常牙根，当因手术或创伤等使牙龈剥离后，重新附着的过程，此时牙根上原来的胶原纤维束较容易与牙龈愈合。

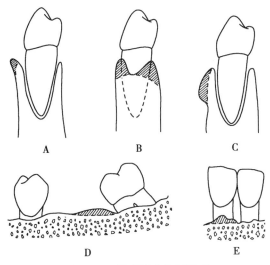

图 35-36　骨成形术和切除术
A. 除去浅的一壁骨袋或宽而浅的二壁骨袋　B. 邻面凹坑状吸收的修整　C. 骨嵴顶肥厚呈壁架状　D. 倾斜牙的深骨下袋　E. 高低不齐的骨缘

2. 愈合过程　翻瓣术后 24 小时内，龈瓣与牙面（或骨面）之间由血凝块连接，并且有大量中性多形核白细胞，渗出液也增多。术后 1～3 天，上皮爬行向龈瓣边缘并达到牙面。

术后 1 周，上皮已可附着于牙根面，瓣下方的血凝块已被来自结缔组织、骨髓腔或牙周膜的肉芽组织所替代。若龈瓣与牙（骨）面贴合不紧则炎症较重，愈合也慢。

术后 2 周，胶原纤维开始形成，并与牙面平行。此时牙龈外观虽已接近正常，但因胶原纤维尚不成熟，故龈瓣与牙面的连接仍较脆弱。术后 3～4 周时，上皮和结缔组织的重建均已完成，龈沟内有正常上皮衬里，结合上皮形成，牙槽嵴顶纤维也已呈功能性排列。

手术后牙槽骨的愈合过程取决于手术当时骨的暴露程度、是否做骨修整、术后骨面是否严密覆盖等因素。全厚瓣手术时骨面暴露，术后 1～3 天时骨面有表浅的坏死，随后有破骨细胞性吸收，在术后 4～6 天达高峰，然后逐渐减轻，导致约 0.5～1mm 的骨吸收。此后可有修复，在术后 3～4 周达高峰。在进行骨成形或术后龈瓣未能严密覆盖骨面者，骨的坏死和炎症较重，骨嵴高度降低，修复过程可长达 72 天。有人报告，半厚瓣法虽然将骨膜和一部分结缔组织留在骨面，但若该结缔组织太薄或骨膜直接暴露，则其后果与全厚瓣无异。只有在牙龈较厚时，半厚瓣的愈合过程才能比全厚瓣缩短。

3. 有利于组织愈合的措施

（1）彻底切除袋内壁上皮，防止上皮过早地与牙面接触。

（2）术中尽量少暴露骨面或缩短其暴露时间，手术结束时应尽量将龈瓣覆盖骨面，以减少骨吸收。改良 Widman 翻瓣术有此优点。

（3）根面平整要彻底，但应尽量保留近牙槽嵴处健康根面上的残余牙周膜纤维。

（4）龈瓣复位后要轻压，使其密贴牙面，减少血块厚度。

（5）术后防止感染及龈瓣从牙面剥离或撕裂。

第8节　牙周骨手术

牙周炎引起牙槽骨的病理改变，导致部分骨嵴吸收，同时也有部分区域的骨质异常地增生，因而失去了生理的外形。如边缘变钝变厚、高低不齐、垂直吸收形成骨下袋、邻面的凹坑状吸收等。而骨的形态直接影响牙龈的形态，由于骨的畸形，使牙龈也失去正常的生理外形，以致加重菌斑的堆积。因此要恢复正常的牙周软、硬组织的生理外形，必须在翻瓣术中同时消除并改正骨缺损和畸形，为良好的牙龈外形创造条件。

牙周骨手术包括切除性骨手术和重建性骨手术。切除性骨手术又分为骨成形术和骨切除术，而重建性骨手术是指植骨术。

骨成形术和骨切除术

骨成形术和骨切除术的目的都是修整骨的边缘部分，使之恢复或接近正常外形，骨成形术强调修整外形而不能除去支持骨，而骨切除术则可切除一部分起支持作用的牙槽骨。在手术中常两者联合应用，但尽量少去除支持骨。

【适应证】

1. 浅的一壁骨袋或宽而浅的二壁骨袋（图 35-36A）。

2. 邻面凹坑状吸收，骨再生能性较小，可切除较薄而低的一侧骨壁，形成斜坡状，或将颊舌两侧壁均除去，消除凹坑状外形（图 35-36B）。

3. 正常的牙槽骨外形应在移行至嵴顶处较薄，在有牙根的部位骨面较突起，而牙根之间区域的骨面略低凹（称为根间纵沟）。若牙槽骨嵴圆钝肥厚或突出呈壁架状，则需修整成形（图 35-36C）。

4. 向邻近缺牙区倾斜的牙齿，常在倾斜侧形成窄而深的骨下袋，必须将骨袋壁去除，修整成平缓的斜面，才能消除牙周袋（图 35-36D）。

5. 正常的外形应是邻间骨嵴较高，而颊舌面的骨嵴较低，且相邻牙齿的骨嵴顶高度较一致，若骨边缘线高低不齐或呈反波浪形者，则需加以修整成形，必要时可切除少量支持骨（图 35-36E）。

6. 根分叉病变需暴露分叉时，可做根向复位瓣。应修整分叉区根间过厚的骨缘，形成厚度适宜且有根间纵沟的外形，以利牙龈附着后的外形。

7. 牙齿折断，断端在龈下，因修复需要可作翻瓣术同时切除部分牙槽嵴顶，使临床牙冠延长而有利于修复工作，称为牙冠延长术（见本章第11节）。

【手术方法】

1. 用具 除翻瓣术所需器械外，应准备8号圆钻针或金刚砂石针、消毒的涡轮手机、骨凿或骨锉。因手机去骨时会产热，故用有冷却水的涡轮手机较好。若用普通手机，应有助手随时滴注生理盐水降温。

2. 翻起黏骨膜瓣，刮净根面牙石及肉芽组织，骨的外形充分暴露后，即可进行骨修整。用涡轮手机上的8号圆钻轻轻、断续地磨除肥厚及不齐的骨缘或一壁骨袋，使成平缓的斜坡状（图35-37）。在接近骨嵴顶处动作应由根方向嵴顶移动，注意避免降低骨的高度，还应避免损伤牙齿。在牙间和根间的骨面应形成生理性的纵凹沟。也可用骨凿修整骨缘（图35-38）。

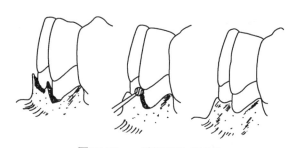

图35-37 一壁骨袋的成形术

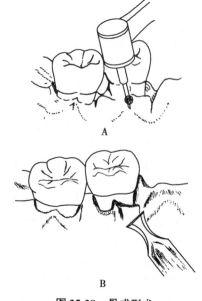

图35-38 骨成形术
A. 用圆钻做骨成形 B. 用凿修整骨边缘

近年有学者提出了一种保留根面附着纤维的骨切除术，即在骨切除术之前，利用放大系统（放大镜或显微镜）观察，通过探诊确定骨缺损内附着纤维的位置，将纤维冠方部分作为骨缺损的底部，参照此位置去骨。对于浅的骨袋和邻面凹坑状病损的骨切除术，可采用这种保留纤维的骨切除术。这种方法可以减少所切除的骨高度，使术后保留的骨高度较传统骨切除术略高一些，从而获得多一些的骨支持。

3. 骨成形或骨切除完毕后，用生理盐水冲洗手术区，并检查龈瓣与骨面外形是否适合并能覆盖骨面，遂可进行缝合和放塞治剂。

植 骨 术

植骨术，以前又称修复性骨手术，是采用手术的方法，在翻瓣术中将骨材料或骨替代品移植至骨缺损处，促使骨病变处新骨的形成，修复骨缺损，以达到理想的愈合。

【材料】

1. 自体骨 可取自口腔内的拔牙创、上颌结节、磨牙后区及颏部等处的骨质，也可取自口腔外的髂骨。但因从髂骨取骨痛苦较大，且远期效果欠佳，现已基本不用。

2. 异体骨或异种骨 有健康捐献者的新鲜冷冻骨、冻干骨、脱钙冻干骨、经特殊处理后只留下骨的框架结构的异种骨（商品名为Bio-Oss）等。

3. 骨代用品 β-磷酸三钙、羟基磷灰石、多孔羟基磷灰石、生物玻璃等。

【适应证】

二壁及三壁骨下袋、Ⅱ度根分叉病变。
窄而深的一壁骨袋。

【非适应证】

水平型骨吸收、浅而宽的骨袋、Ⅲ度和Ⅳ度根分叉病变。

【手术方法】

1. 常规消毒，麻醉（受骨区及供骨区）。

2. 受骨区的切口设计要保证黏骨膜瓣对受骨区的良好覆盖，可从龈缘作内斜切口，保留龈瓣长度，尽可能采用保留龈乳头切口。

保留龈乳头切口：在牙间乳头的近远中径较宽的前牙区或需做植骨术的后牙区，可将整个牙间乳头保持在某一侧的龈瓣上，而不是被分为颊、舌两部分。其优点是减少术后牙间乳头的退缩，有利美观，而且

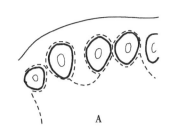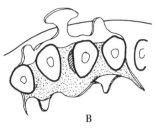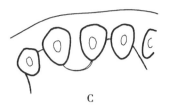

图 35-39　保留龈乳头切口

A. 虚线示切口，可将乳头保留在唇侧或舌侧的瓣上　B. 龈乳头已随瓣翻起，暴露下方的骨质　C. 瓣已复位

对邻面植骨处覆盖较严密，避免植入物脱落或感染。切口方法为将术区每个患牙均做环行的沟内切口，不切透牙龈乳头，一般将完整保留的牙间乳头连在唇（颊）侧瓣上。此时在腭侧距龈乳头顶端至少 5mm 处做一弧形切口，贯通其两侧邻牙的轴角，并用尖柳叶刀从弧形切口处伸入并指向唇面，切透该龈乳头基底部的 1/2～2/3，然后即可将该乳头从腭侧分离开，而通过该牙间隙被翻到唇（颊）侧，并随同唇侧龈瓣一起被翻起（图 35-39）。

3. 翻瓣暴露骨袋，刮净骨袋内的病理性组织及结合上皮。除净龈下牙石，平整根面，明确袋的形态及骨壁数目，然后将手术野冲洗干净。

4. 将准备好的植骨材料送入骨袋内，使植入物与骨下袋口平齐。

5. 将瓣复位缝合，一定要使龈瓣将植入材料严密覆盖。

【术后护理】

术后护理极为重要。基本与翻瓣术相同。只是术后伤口的稳定性更为重要，可根据具体情况适当延长拆线时间，如术后 10～14 天拆线。

第 9 节　再生性手术

牙周组织再生性治疗就是要通过手术使因牙周炎造成的牙周支持组织的破坏得以重建，即有新的牙骨质和牙槽骨形成，两者之间有新的牙周膜纤维将其连接，形成有功能性的牙周附着结构，这是牙周治疗的较高目标。本节主要介绍引导性组织再生术及其他一些促进再生的方法，如根面处理、釉基质蛋白的应用、生长因子的应用等，以及这些方法的联合应用。

引导性组织再生术

根据组织工程学原理，组织再生的三要素是种子细胞、支架材料和生长因子。牙周再生的种子细胞应具有繁殖和分化能力，能形成牙骨质、牙槽骨和牙周膜组织与结构的干细胞。

研究表明，牙周袋在治疗后的愈合过程中，参与的细胞来源有 4 种（图 35-40）：①口腔上皮；②牙龈结缔组织；③牙槽骨骨髓；④牙周膜细胞。

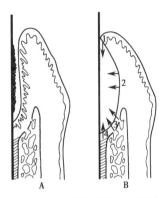

图 35-40　牙周组织再生的细胞来源

A. 未治疗的骨下袋　B. 术后能进入血凝块的细胞
1. 龈缘上皮　2. 牙龈结缔组织　3. 骨髓　4. 牙周膜

牙周组织再生能否形成取决于上述 4 种细胞的生长速度及条件。一般情况下上皮生长最快，很快达到牙面并沿牙根面向根方生长，结果形成长结合上皮，会妨碍再生的形成。若牙龈结缔组织细胞首先接触根面，则形成与根面平行的胶原纤维而不附着于牙骨质。若骨髓细胞先接触根面，则较容易发生牙根吸收或骨固连。由于牙周膜细胞内含有牙周膜干细胞，因此，只有在牙周膜细胞能优先向冠方生长，并分化出成牙骨质细胞，在根面沉积新的牙骨质，还分化成骨细胞和成纤维细胞，分别形成骨和新生的牙周膜纤维，两端埋入牙骨质和骨内，则牙周支持组织的再生得以形成。

引导性组织再生术（guided tissue regeneration，GTR）的目的是使由于牙周炎造成的已丧失的牙周支持组织再生，形成再生性愈合。在牙周手术中利用膜性材料作为屏障，阻挡牙龈上皮在愈合过程中沿根面生长，阻挡牙龈结缔组织与根面的接触，引导牙周膜细胞优先占领根面（图 35-41），因其内含有具有形成再生能力的牙周膜干细胞，从而在原已暴露于牙周袋内的根面上形成新的牙骨质，并有牙周膜纤维埋入，形成再生组织的新附着。

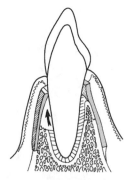

图35-41 引导性组织再生术原理

放入屏障膜,阻止伤口愈合过程中上皮和牙龈结缔组织与根面接触,让来源于牙周膜的细胞在原来暴露于牙周袋的根面上生长(箭头),从而形成牙周组织再生(右半侧)

【适应证】

1. 骨下袋 窄而深的骨袋为 GTR 的适应证,骨袋过宽则效果差。有研究报道三壁、二壁骨袋疗效好,但近来也有研究显示骨壁的数目与疗效不相关,窄而深的一壁骨袋也能获得良好疗效。

2. 根分叉病变 下颌牙的Ⅱ度根分叉病变为适应证,但需有足够的牙龈高度来覆盖根分叉区。对于这类病变,GTR 的疗效优于常规翻瓣术。上颌磨牙的Ⅱ度根分叉病变用 GTR 治疗,临床指标可有改善,但疗效结果不能肯定。对于Ⅲ度根分叉病变,一般认为不是适应证,但也有学者报告,对于术中发现的Ⅲ度根分叉病变,用 GTR 治疗下颌磨牙Ⅲ度根分叉病变,33% 达到了完全闭合,33% 达到部分关闭,另 33% 无改善。因此,用 GTR 治疗此类病变虽可获得一定疗效,但效果不确定。

3. 局限性龈退缩致根面暴露 即 Miller Ⅰ度、Ⅱ度、Ⅲ度龈退缩(Miller 龈退缩分度见第 36 章第 11 节)。

【非适应证】

1. 水平型骨吸收。
2. Miller Ⅲ度和Ⅳ度根分叉病变。
3. Miller Ⅳ度龈退缩。

口腔卫生差和吸烟患者的手术效果不佳,对这类患者也应慎重手术。

【屏障膜材料】

用于 GTR 的屏障膜材料应具有下列特征:①生物相容性;②阻止上皮细胞在根面移动生长;③在根面与膜之间能保存一定的间隙;④能与组织结合保证愈合过程中屏障膜位置的稳定;⑤具有临床可操作性。

屏障膜材料分为两类:不可吸收性膜和可吸收性膜。

不可吸收性膜:手术后愈合过程中,放置的膜不能降解吸收,需要第二次手术将膜取出。这类膜有醋酸纤维素滤膜(Millipore)、膨胀聚四氟乙烯膜(e-PTFE,Gore Tex)等。醋酸纤维素膜是最早在 GTR 中使用的膜,因其具有一定的细胞毒性,所以在临床应用不理想。膨胀聚四氟乙烯的分子结构稳定,不引起任何组织反应,e-PTFE 是目前临床应用较多的膜材料。

可吸收性膜:在愈合过程中可降解吸收,不需要第二次手术取出。这类膜有胶原膜、聚乳酸膜等。胶原膜是临床应用最多的膜材料,国内、国外均有商品化的胶原膜材料,在选择应用时应注意膜材料降解的时间,膜应保持完整未被吸收 6 周以上,如果降解吸收太快,则不利于达到满意的效果。

【手术方法】

1. 通过牙周基础治疗,将牙周感染控制、口腔卫生良好之后,才进行 GTR 术。术前患者用 0.12% 氯己定含漱 1 分钟。进行局部麻醉,注意在龈缘及牙间组织处不要过度浸润麻醉,以减少边缘组织的局部缺血。

2. 切口 做沟内切口或内斜切口,切口应做在龈缘处,尽量保存颊、舌和牙间的龈组织。切口应向近远中向延伸,包括 GTR 治疗牙的近远中至少一个牙,以能充分暴露骨缺损。只有在需要增加瓣的移动性时,才在颊侧做垂直松弛切口。要注意保护牙间乳头,在邻面尽量采用保留龈乳头切口,具体方法见第 8 节中的植骨术。

3. 翻瓣 翻起全厚瓣,根方应超过膜龈联合,瓣翻起的范围以充分暴露骨缺损及邻近骨质 2～3mm 为度。瓣的设计应保存牙间组织。

4. 根面清创 去除炎症肉芽组织,彻底地清理根面。可用刮治器、超声器械等。

5. 膜的选择和放置 选择适合于覆盖骨缺损形状的膜,可对膜进行适当修剪,膜放置时应能将缺损全部覆盖,并超过缺损边缘至少 3mm。膜材料应与缺损周围的骨质紧密贴合,避免膜的重叠或折叠。通过悬吊缝合将膜固定于牙齿上,保证膜在组织中的稳定。

6. 瓣的复位缝合 瓣应将膜完全覆盖。瓣缘应在膜边缘的冠方 2～3mm,为了将膜完全覆盖,龈瓣可作冠向复位,缝合时应首先在龈乳头处作纵向褥式缝合,或采用改良褥式缝合,以保证牙间隙处颊、舌侧瓣的闭合。

7. 若使用的是不可吸收性膜,在术后 6～8 周应第二次手术将膜取出。取膜手术时,切口的范围仅在膜所覆盖牙的近中到远中,将软组织轻轻翻起,用锐切除法将膜从瓣上分离下来,这一过程中重要的是不要损伤膜下方的新生组织。在取膜时常可见在膜材料的外表有袋形成,一定要去除这部分上皮,使龈瓣内侧新鲜的结缔组织创面与屏障膜下方的新生组织接触。瓣复位缝合时一定要保护这些新生的组织，并应将其完全覆盖。

【术后护理】

1. 应教会患者用软毛牙刷在术后区域轻轻地刷牙，并用 0.12% 氯己定含漱 4～6 周，控制菌斑，以减少感染的危险，保证理想的愈合。

2. 在术前即刻及术后 1～2 周全身使用抗生素，也有学者报告不使用抗生素也能获得良好的效果。

3. 在二次取膜手术后，应用氯己定含漱 2～3 周，2～3 周后可恢复刷牙和牙间清洁措施。定期复诊进行常规的牙周维护。

【影响疗效的因素】

1. 患者因素

（1）自我控制菌斑水平：菌斑控制好才能获得良好的临床效果。

（2）吸烟：吸烟患者 GTR 术后临床附着获得量少于不吸烟患者。

（3）牙列中存留牙的感染程度：存留的感染部位越多，临床附着改善得越少。

2. 骨缺损因素　骨袋的深度和宽度影响临床结果，深而窄的骨内袋缺损及下颌磨牙Ⅱ度根分叉病变的 GTR 治疗效果较佳。

3. 与 GTR 手术技术及愈合期有关的因素　瓣的良好设计、膜材料的正确放置、膜与根面之间间隙的保持、伤口的良好封闭及理想的术后菌斑控制是获得成功 GTR 治疗所必需的条件。当使用不可吸收性膜时，二次取膜手术后龈瓣对再生组织的完全覆盖也是一个重要因素。术后龈退缩、膜的暴露、可吸收膜的过早降解、术后感染尤其是牙周致病菌牙龈卟啉单胞菌、伴放线聚集杆菌等的存在，对 GTR 术后疗效具有不利影响。

其他促进牙周组织再生的措施

目前临床使用的牙周组织再生治疗方法很少能达到完全的再生，文献报道，再生手术后附着增加的程度不一，一般附着增加 1～3mm，效果好的能达到 4～5mm。学者们仍在不断地进行研究，努力找出能促进牙周组织再生的新方法。有些方法已进行临床应用试验，例如根面处理、生长因子的应用、釉基质蛋白的应用等，另外，将多种牙周组织再生方法联合应用，也呈现出良好的趋势。显微手术技术的应用，可减少手术创伤，改善血供，提高再生治疗效果。

1. 根面处理　除彻底地刮净根面牙石等刺激物和内毒素外，还可用四环素、乙二胺四乙酸（EDTA）等处理根面，除去因根面平整时所形成的玷污层，有利于诱导新牙骨质形成和胶原纤维与根面的附着，以提高形成新牙骨质的机会，促进新附着。

四环素具有抑菌、抑制胶原酶的作用，其水溶液可使牙面部分脱矿。乙二胺四乙酸（EDTA）是一种螯合剂，在 pH 为中性的条件下，能与羟基磷灰石中的钙离子络合，使根面脱矿，能有效去除根面玷污层，选择性地去除矿化组织，暴露根面胶原纤维。动物实验显示，EDTA 根面处理组的结缔组织附着情况优于枸橼酸处理组。在临床上使用 24% 的 EDTA 处理根面效果较好。EDTA 常与釉基质蛋白联合应用，先用 EDTA 处理根面，再将釉基质蛋白应用于牙周缺损处，可促进牙周组织的再生。这些根面处理可单独使用，也可与引导性组织再生术或植骨术联合使用。

2. 釉基质蛋白　釉基质蛋白是牙齿发育过程中 Hertwigs 上皮根鞘所分泌的蛋白，主要是成釉蛋白，在牙骨质形成前分泌于根面上，能诱导无细胞牙骨质的形成，因而被认为有利于牙周组织的再生。在国外已有商品化产品"Emdogain"。文献报告，用釉基质蛋白组与不用的对照组相比，有更多的新骨形成。动物实验和近来的人类组织学研究显示，术中在骨袋内应用釉基质蛋白，术后有新牙骨质、牙槽骨和牙周膜的形成，即有牙周组织的再生。因此，釉基质蛋白在牙周再生治疗中具有较好的应用前景。

在翻瓣手术中清创和根面平整后，用 24% 的 EDTA 处理根面 15 秒，然后用大量生理盐水冲洗干净，完全控制缺损内的出血，然后，将胶状的釉基质蛋白注入缺损区内，完全覆盖裸露的根面，注意避免血液和唾液的污染。之后龈瓣复位、缝合，关闭创口，应保证创口的完全闭合。

3. 多肽生长因子　血小板衍生生长因子、胰岛素样生长因子、骨形成蛋白、碱性成纤维细胞生长因子、转化生长因子等。将这些生长因子应用于牙周组织再生治疗中，可促进牙周膜中的细胞移动、增殖及胞外基质蛋白质的合成，使其沿根面向冠方生长，利于牙骨质和骨的形成。近来，有将富血小板血浆用于牙周组织再生治疗的报告，富血小板血浆含有多种生长因子，因此，可以认为是自身来源的生长因子。临床结果显示，富血小板血浆具有促进牙周组织再生的作用。

4. 多种方法的联合应用　单一的牙周组织再生治疗方法都有其各自的优点，但也有其局限性，目前已呈现出将多种方法联合应用的趋势。将植骨术与引导性组织再生术（GTR）联合应用，植入的骨材料可防止 GTR 术中膜的塌陷，并作为支架利于再生细胞的生长，发挥植骨术和引导性组织再生术的共同优势，进一步提高再生治疗的效果。在翻瓣、清创等处理后，先将植骨材料植入,再放入 GTR 的膜材料,膜材料要将植骨材料完全覆盖,然后再将龈瓣复位缝合,关闭创口。其他手术的要求、注意事项及术后护理与植骨术和 GTR 相同。

其他促进牙周组织再生治疗的方法,如生长因子等,也可与植骨术或 GTR 术等联合应用,共同发挥促进组织再生的作用,提高治疗效果。

第10节　根分叉病变的手术治疗

由于根分叉区的解剖条件使得彻底的根面清创和长期的菌斑控制比较困难却又十分重要。对Ⅱ度病变可用根向复位瓣术消除牙周袋,同时彻底暴露分叉处,然后指导患者用牙签、间隙刷等工具来清除该处的菌斑。在手术中还应该进行骨成形术,尤其是颊侧根间的骨板一定要修成倾斜,并磨出一条稍宽的根间纵沟,以利于食物的溢流而不致在此滞留。对Ⅱ度病变还可用引导性组织再生术治疗。对于Ⅲ度和Ⅳ度病变则常需下列手术来治疗。

截根术

截根术是指将多根牙中破坏最严重的一或两个牙根截除,以消灭病变、保留相对健康的牙根的方法。

【适应证】

1. 多根牙的某一或两个根(上颌磨牙)牙周组织破坏严重,而其余牙根病情较轻,牙齿松动不明显者。
2. 磨牙的一个根发生纵裂、横折等。
3. 磨牙的一个根有严重的根尖病变,根管不通或器械折断不能取出,影响根尖病变的治愈者。

【禁忌证】

1. 余留牙的牙根太短,或剩余的支持组织不足。
2. 根柱太长,根分叉部位接近根尖,所余支持组织不足。
3. 牙根之间距离过近或与邻牙的牙根过近,不宜截根。
4. 牙松动超过Ⅱ度,截除一根后将更松动。
5. 保留的牙根仍有深牙周袋,炎症未控制。
6. 患者不能认真实施口腔卫生措施,或截除患根后的形态仍不能有效地使用工具清洁病变区。
7. 保留的牙根有不能治愈的根尖周病变。

【手术步骤】

1. 术前应对患牙作牙髓治疗,并调𬤡以减轻该牙的咬合负担,也可缩减颊舌径。患者必须已经掌握正

确的菌斑控制方法,否则手术的长期疗效必定不佳。

2. 常规翻瓣,充分暴露分叉区,对拟保留的牙根做彻底的根面清创。

3. 截根　用消毒的涡轮手机,安装细裂钻切断并取出患根。要求将分叉处完全切去,切忌残存树桩状的根面倒凹。修整截根面的外形,使分叉区到牙冠形成流线型类似固定桥桥体的外形,以利于日后保持口腔卫生。在断面暴露的根管处备洞用银汞合金充填(图 35-42)。为了手术方便和缩短时间,在作牙髓治疗时可将需截除根的根管口稍扩大加深,从髓腔内填入银汞合金,以省去截根过程中的倒充填术。

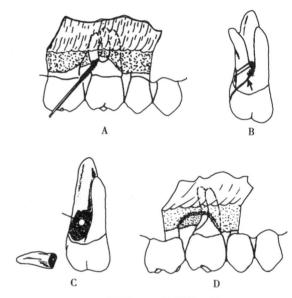

图 35-42　截根术
A. 用高速细裂钻将患根切断　B. 患根切断处及↑示应修整的外形,断面应成流线形　C. 做倒充填　D. 修整后的外形

4. 清洗创面　除尽残屑后,将龈瓣复位缝合,应尽量覆盖断根区的创面。放置塞治剂。

【术后愈合】

截根术后患牙会有较明显的松动,应嘱患者尽量少用患牙咀嚼,约 3~4 周后患牙将逐渐恢复到术前的稳固度。截根后牙槽窝的愈合与拔牙窝愈合过程相同。

半牙切除术

半牙切除术是将下颌磨牙的牙周组织破坏较严重的一个根连同该半侧牙冠一起切除的方法,使病变较轻或正常的半侧成为一个"单根牙",用做修复体的基牙。下磨牙融合根为禁忌证。根柱长的患牙因其分叉位置过于靠根方,也不是半牙切除术的适应证。

在牙髓治疗后,用涡轮机将患牙连同牙冠分割成二,将患侧 1/2 拔除,修整保存半侧的牙冠外形使呈

一单根牙状（图 35-43），以备日后作全冠修复并作为基牙。

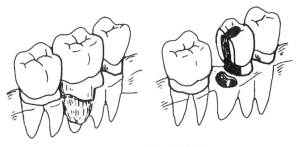

图 35-43 半牙切除术

分根术

若下颌磨牙的近远中牙槽骨均较好，仅在根分叉处有骨吸收和不易消除的深牙周袋，则可采用分根术。但根柱长的患牙，因其分叉位置过于靠根方，不是分根术的适应证。

用金刚砂钻或涡轮裂钻将患牙从根分叉部位将牙冠分开，分切为近、远中两半，形成两个独立的单根牙（图 35-44），对分开的牙冠进行外形修整，并以全冠修复外形，原根分叉部位成为两个单根牙的邻间隙，这样就使难以处理的根分叉病变变为两个"单根牙"邻面的病变，通过对牙邻面的菌斑清除方法而控制该区域的牙龈炎症，从而控制和消除原根分叉病变。

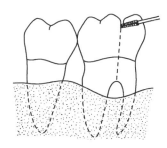

图 35-44 分根术

第 11 节 牙周成形手术

随着牙周病学的发展，牙周手术治疗的适用范围也有了很大的扩展，除了控制炎症、消除牙周袋、促进软硬组织修复和保持健康状态外，还用于解决与美容和修复有关的问题。目前，对这类手术的临床需求不断增加，手术方法在不断地改进和完善，并不断有新的方法提出。

牙周成形手术主要是解决牙周软硬组织结构的缺陷以及由其带来的与美学和（或）修复有关的问题。1957 年，Friedman 提出了膜龈手术的概念，定义为"设计用于保存牙龈、去除异常系带或肌肉附着、加深前庭沟深度的手术方法"。因为考虑到膜龈手术已超过了传统的仅涉及牙龈量和退缩缺损问题的治疗，还包括了改正牙槽嵴和软组织美学问题，所以，1993 年 Miller 建议称为"牙周成形手术"。1996 年世界临床牙周病学研讨会对牙周成形手术做了定义："用于预防或改正因解剖、发育、创伤或疾病引起的牙龈、牙槽黏膜或牙槽骨缺损的手术方法"。本节介绍的内容包括：牙冠延长术、增宽附着龈的手术、系带校正手术、覆盖裸露牙根面的手术以及加深前庭沟的手术。而有关改善牙龈显露过多和重建龈乳头的治疗技术见第 50 章。

牙冠延长术

牙冠延长术是通过降低龈缘位置，暴露健康的牙齿结构，使过短的临床冠加长，从而解决美观问题或利于牙冠的修复。牙冠延长的方法包括手术方法和正畸法，手术方法包括牙龈切除术、翻瓣术结合骨切除术。狭义的牙冠延长术是指翻瓣术结合骨切除术。

【适应证】

1. 龋损达到龈下或牙折裂达龈下，不利于修复体制作，需增加暴露健康的牙齿结构，以利于修复治疗。

但需注意，如果病损在龈下的位置过深（≥4～5mm），尤其病损位于邻面时，手术导致的骨高度降低过多，若位于邻面还会损害邻牙的骨支持，因此不是适应证。

2. 患牙牙根有足够的长度，在手术切除部分牙槽骨后，仍能保证足够的牙周支持。若牙根过短或短而细，则不宜行牙冠延长术。

3. 有些患者微笑时露出过多的上前牙牙龈，呈现"露龈笑"，影响美观。这种"露龈笑"可能是由于上颌突过长所致，也可能是上前牙临床冠过短造成。由于后一种原因引起者，即可通过此类手术来解决（详见第 50 章第 3 节）。

4. 修复体边缘在龈下，破坏了生物学宽度者，需手术重建生物学宽度，并暴露出一定的牙齿结构，以重新修复。

5. 临床冠过短，修复体难以固位，或无法粘贴正畸装置者。通过牙冠延长术可使临床冠延长，解决修复体的固位问题。

【手术方法】

在术前同样要消除牙龈炎症，进行口腔卫生指导，患者能较好地控制菌斑。术前准备工作遵循牙周手术治疗的原则。

1. 切口 在进行手术切口之前先探明牙断端的

位置及范围,在前牙,还应考虑术后龈缘的位置要与邻牙相协调,然后确定预期的术后龈缘的位置,根据术后龈缘的新位置而确定内斜切口的位置。若附着龈宽度不足,则需采用根向复位瓣术。

2. 翻瓣及刮治 沿切口翻开全厚瓣,除去残留的领圈牙龈组织,并刮除肉芽组织,暴露根面或牙根断面。

3. 观察骨嵴的位置 测量骨嵴顶与牙断缘的距离,如为前牙美容手术,则测量骨嵴顶到釉牙骨质界的距离以及中切牙、侧切牙、尖牙的协调关系。以判断是否需要进行骨切除。

4. 骨切除及骨修整 如果骨嵴顶距牙断缘的距离小于3mm,则需切除部分支持骨,一般骨嵴顶需降至牙断缘根方4～5mm处,以保证术后的龈沟深度为1～2mm,暴露的牙齿结构约为1mm,足以制备修复时所需的肩领。至少也要达牙断缘根方3mm处,使骨嵴顶的位置满足术后生物学宽度的需要。在骨修整时需注意,不仅要去除手术牙的骨质,还应使其与邻牙的骨嵴逐渐移行协调,以获得术后良好的牙龈外形(图35-45)。

5. 根面平整 骨切除术后要彻底根面平整,去除根面上残余的牙周膜纤维。

6. 龈瓣的修剪、复位及缝合 将龈瓣复位后观察其位置、外形和厚度,必要时做适当的修剪,龈瓣的厚度一定要适宜,过厚会影响术后牙龈缘的外形,过薄则可能会出现牙龈退缩。然后,将龈瓣复位并缝合于牙槽嵴顶处水平。采用牙间间断缝合,必要时可配合水平或垂直褥式缝合。

7. 放置牙周保护剂 对术区进行冲洗、压迫止血后,观察龈缘的位置及牙齿暴露情况,然后放置牙周保护剂。

8. 术后护理等事项 与翻瓣术和骨切除术相同。伤口愈合期间最好制作暂时冠,以利形成牙龈乳头,待6～8周后进行最终的牙冠修复。

增宽附着龈的手术

牙龈包括游离龈和附着龈,当有些牙的附着龈过窄时,易受附近牙槽黏膜及肌肉的牵拉而使龈缘与牙面分离。附着龈过窄还常伴有前庭过浅,有碍口腔卫

生的保持。对不能保持口腔卫生和局部健康和稳定的患者,可采用手术方法增宽附着龈,以支持龈缘。

增宽附着龈的方法主要是游离龈移植术,侧向转位瓣术和结缔组织移植术也具有增宽角化龈的效果(详见治疗牙龈退缩的手术)。在此介绍游离龈移植术。

游离龈移植术是将自体健康的上颌腭侧角化黏膜移植到患区,以加宽附着龈。可用于多个牙齿。

【适应证】

1. 附着龈窄,患者在刷牙和(或)咀嚼时有不适感。

2. 附着龈窄,预计正畸治疗后会导致牙槽骨裂和牙龈退缩,需在正畸治疗前预防性增宽和增厚角化龈。

3. 附着龈窄而薄,修复体的边缘需放置于龈下,在修复前或修复后需增宽角化龈,以便保持修复体边缘牙龈的健康和稳定。

4. 牙龈局限性退缩伴角化龈过窄,需在行根面覆盖术前先进行角化龈增宽术。

【手术步骤】

1. 常规消毒 局麻时注意勿将麻药注入受区,可用传导阻滞麻醉或术区四周浸润麻醉。

2. 受区准备 沿膜龈联合界作水平切口,勿切透骨膜,切口可长达3～4个牙位。沿切口向根方形成半厚瓣,并推向根方,将切口根方的黏膜边缘缝合固定于骨膜上,形成一个受区的创面。用锡箔剪成受区大小及形状,然后用浸有生理盐水的纱布覆盖创面。

3. 供区的准备 选择上颌前磨牙至第一磨牙腭侧的角化牙龈,距龈缘约2～3mm处用15号刀片作近远中向切口,按锡箔形状锐剥离切下一片半厚瓣的龈组织,厚度以1～1.5mm为宜,包括角化上皮及其下方少许结缔组织。在操作时,可以在锐剥离少许后穿进一针,并留长线,以便牵引此瓣,利于按所需厚度切取游离龈组织。若游离组织较厚,则应修剪除去腺体和脂肪。薄的游离龈组织有利于与受区密贴,并于移植后的最初几天内靠供区的组织液提供营养。太厚的游离龈组织则不利于营养的提供,且造成供瓣区过深的创面。修剪后将游离龈缝于受区,缝合前应清除受区

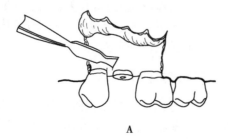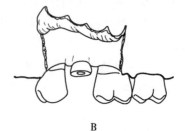

图 35-45 牙冠延长术

A. 切除手术牙周围的骨质 B. 骨嵴顶在牙断缘下4～5mm,并与邻牙骨嵴逐渐移行

的血凝块，使移植组织能与受区的结缔组织紧贴，以利愈合。

4．缝合 用细针和细线（5-0号或6-0号）将游离龈组织的两端缝于受区的骨膜上，只缝1～2针使其固位即可，根方不缝使呈"垂帘状"。用湿纱布轻压数分钟，排除组织下方的积血和空气。可以不放置塞治剂，也可在表面置锡箔后放牙周塞治剂。供区可用塞治剂保护伤口，或制作殆垫式托板以保护伤口。

5．术后 术后3天内应避免唇颊的剧烈活动，以免使组织移位，妨碍愈合。术后10天拆线，必要时可再放塞治剂1周。

游离龈移植后均会有一定程度的收缩。因此，在设计游离龈时应将组织做得大于受区。

系带修整手术

系带是黏膜折叠所形成的，其中通常包含一些肌纤维。系带将唇、颊或舌连接于牙槽黏膜和（或）牙龈及其下方的骨膜。如果系带附着位置过于靠近龈缘，则当唇颊活动时可牵拉龈缘，使该处易于堆积菌斑等刺激物，较易形成或加重牙周袋，也会妨碍翻瓣术的愈合，如果系带过于粗大，还会导致2个上中切牙之间形成间隙，甚至影响正畸治疗效果，对这些患者应行系带修整术或系带切除术。前者是将系带切断以改变其附着位置，不致妨碍龈缘；而系带切除术则将系带连同它与骨面的联系一起切除，例如上中切牙之间因粗大的唇系带相隔而出现较大间隙时可用此术。

【手术步骤】

1．局部浸润麻醉。

2．用止血镊夹住系带，镊喙方向直指移行沟。

3．在镊喙的上、下两侧各作一切口直达移行沟。两切口之间呈V形，止血镊所夹部分即被切除。

4．钝剥离创口下的纤维组织，使系带完全松弛，创口呈菱形（图35-46）。

5．沿系带纵行方向作间断缝合，如中间张力大，可作褥式缝合。一般不用塞治剂，一周拆线。

系带切除术常可与翻瓣术或游离龈移植术合并应用。

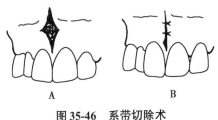

图35-46 系带切除术
A．切除系带 B．缝合

覆盖裸露牙根面的手术

此类手术的目的是用龈瓣覆盖因牙龈退缩所造成的个别牙的裸露根面，从而解决根面敏感和美观问题。

Miller于1995年将牙龈退缩导致牙根暴露的病变进行了分度：

Ⅰ度：龈缘退缩未达到膜龈联合处，邻面无牙槽骨或牙间乳头的丧失（图35-47）。

Ⅱ度：龈缘退缩达到或超过膜龈联合，但邻面无牙槽骨或牙间乳头的丧失（图35-47）。

Ⅲ度：龈缘退缩达到或超过膜龈联合，邻面牙槽骨或牙间乳头有丧失，位于釉牙骨质界的根方，但仍位于唇侧退缩龈缘的冠方（图35-47）。

Ⅳ度：龈缘退缩超过膜龈联合，邻面骨丧失已达到唇侧龈退缩的水平（图35-47）。

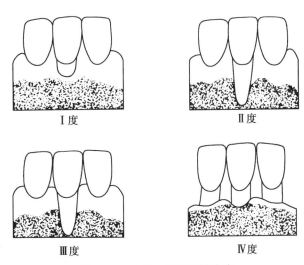

图35-47 Miller牙龈退缩分度

对Ⅰ度和Ⅱ度龈退缩，GTR治疗可获得根面的完全覆盖；对Ⅲ度龈退缩，根面可获得部分覆盖；Ⅳ度龈退缩则不是适应证。

对于Ⅰ度和Ⅱ度龈退缩，可采用引导性组织再生术、侧向转位瓣术或上皮下结缔组织移植术来治疗，Ⅰ度龈退缩有时也可以采用冠向复位瓣术治疗，如达到预期的效果，可获得根面的完全覆盖；对Ⅲ度龈退缩，根面可获得部分覆盖；Ⅳ度龈退缩则不是适应证。

一、侧向转位瓣术

【适应证】

1．个别牙的唇侧龈裂或牙龈退缩，部分牙根暴露但面积较窄者。

2．邻牙的牙周组织健康，牙槽骨有足够高度，可供给龈瓣，并侧向转移以覆盖裸露的根面。若邻牙没有充足的角化龈，则不是此类手术的适应证。

【手术步骤】

1. 常规消毒，局麻。

2. 受瓣区的准备 沿着牙龈缺损区的龈边缘约 0.5～1mm 处作一 V 形或 U 形切口，将所暴露根面周围的不良龈组织切除。注意切口线一定要在健康组织上（图 35-48）。

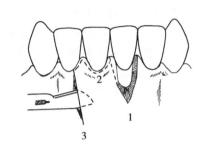

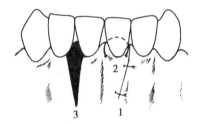

图 35-48 侧向转位瓣术
1. 受瓣区 2. 转移瓣的龈乳头 3. 供瓣区

3. 刮除根面与骨之间的一部分牙周膜，开放牙周膜间隙，以利细胞爬行附着根面。

4. 供瓣区的准备 测量受瓣区缺损的宽度，在患牙的近中或远中形成一相当于受瓣区 1.5～2 倍宽的黏骨膜瓣，高度与受瓣区相同。一般在距受瓣区创面包括 2 个牙龈乳头处，在健康牙龈上作垂直于骨面的纵行切口，翻起半厚瓣或全厚瓣（牙龈较薄时），将此瓣侧向转至受瓣区覆盖根面。如瓣的张力较大，可在切口的基底处稍作延长做松弛切口，以增加带蒂瓣的活动性，便于转移（图 35-48）。

5. 清洗创口，修剪牙龈乳头使与受瓣区的舌侧龈乳头相适应，即可缝合。供瓣区遗留创面可与受瓣区一起放置塞治剂。

6. 当牙根暴露区的近、远中径太宽，单侧瓣太窄不能完全覆盖，则需在近中和远中各转一带乳头瓣，两瓣在中线处缝合。将缝合在一起的龈瓣将裸露的根面完全覆盖，并且有部分覆盖在近中和远中两侧的牙龈组织创面上。有时两瓣连接的龈缘处需用悬吊缝合，固位，防止瓣滑向根方。用生理盐水湿润的纱布轻压龈瓣 2～3 分钟，使龈瓣与根面和创面贴合。

然后放置牙周塞治剂，也有将此法称为双乳头转位瓣术。

7. 术后控制菌斑，防止感染：用 0.12% 氯己定含漱，含漱 1 分钟 / 次，2 次 / 天。

8. 术后 10～14 天去除塞治剂，拆除缝线。

二、冠向复位瓣术

冠向复位瓣术是指在牙龈翻瓣术中，将带蒂的黏骨膜瓣或半厚瓣（黏膜瓣）复位时向冠方移位，复位至较原来龈缘位置更冠方的位置处。在牙周美容性手术中，主要用于治疗牙龈退缩导致的少量根面裸露。

【适应证】

1. Miller Ⅰ度龈退缩因牙龈退缩导致的少量根面暴露，一般 <4mm，且需邻面骨高度和牙龈高度正常，并有一定宽度的角化龈。

2. Miller Ⅱ度龈退缩单纯冠向复位瓣术效果不佳，与结缔组织移植术联合应用才能获得治疗效果。

若龈退缩深度达 4mm 以上，则不是此类手术的适应证。还应注意，如果牙龈的炎症未得到控制，则不是此类手术的适应证。

【手术步骤】

1. 麻醉 局部浸润麻醉。注意不要将局麻药注入术区牙龈。

2. 根面处理 在裸露的根面上用刮治器进行根面平整，清除根面上的菌斑、内毒素等。

3. 切口

（1）使用 15 号或 15C 刀片作切口。

（2）在龈退缩患牙的釉牙骨质界水平处先分别向近中和远中作短的水平切口，要距邻牙龈缘有一定距离，然后切口转向根方，作斜行的纵切口，形成根方较宽的梯形龈瓣（图 35-49A、B）。

（3）切口务必要超过膜龈联合，只有这样龈瓣才能向冠方移动。

（4）切口不切透骨膜，以便形成半厚瓣。

4. 翻瓣翻半厚瓣 刀片从纵切口处伸入牙龈，从根方向冠方移动，进行锐分离，将附着龈部分形成半厚瓣，再向根方进行分离，完成半厚瓣的翻瓣（图 35-49C）。

注意半厚瓣的翻瓣较难，对技术的要求高。并要注意龈瓣不能过薄，否则易发生坏死，导致手术失败。

5. 去除龈乳头表面上皮 用刀片将患牙近、远中龈乳头表面的上皮切除，或用弯剪刀将龈乳头表面的上皮剪除（图 35-49D）。

6. 龈瓣复位 将翻开的半厚瓣复位，并移向冠向复位，近、远中端的龈瓣覆盖在去除了上皮的龈乳头表面的创面上,龈瓣的中央部分移动复位至釉牙骨质界或釉牙骨质界的冠方,将裸露的根面完全覆盖。

7. 缝合

(1) 在龈乳头处采用间断缝合或联合使用悬吊缝合,在纵切口处作间断缝合,将冠向复位的龈瓣固定(图 35-49E)。

(2) 使用 5-0 或 6-0 或更细的一次性针带线的缝线进行缝合,缝线为可吸收缝线或不可吸收缝线均可。

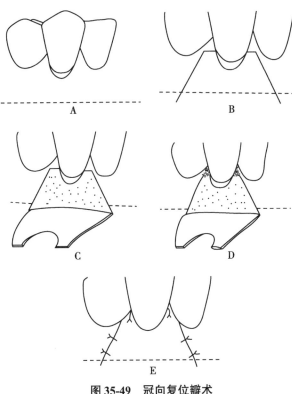

图 35-49　冠向复位瓣术
A. 牙龈退缩　B. 切口　C. 半厚瓣翻瓣　D. 去除龈乳头区的上皮,形成创面　E. 龈瓣冠向复位及缝合,将裸露的根面覆盖

8. 缝合后处理　用湿纱布轻压龈瓣。可放置牙龈保护剂,也可不用保护剂。

9. 术后处理　术后要控制菌斑,防止感染。常使用的是 0.12% 氯己定含漱液含漱,2 次 / 天,含漱 1 分钟 / 次。术后 7~14 天拆线。

三、半月形冠向复位瓣术

1. 麻醉　局部浸润麻醉。注意不要将局麻药注入术区牙龈。

2. 根面处理　在裸露的根面上用刮治器进行根面平整,清除根面上的菌斑、内毒素等。

3. 切口　用 15 号或 15C 刀片在牙龈缘的根方部分作切口,沿着扇贝形的游离龈缘弧度切,切口呈弧形,切口终止在龈乳头区域,但不能到达龈乳头顶部,

距龈乳头顶部至少 2mm(图 35-50A)。

4. 半月形龈瓣的制备　用柳叶刀或 15C 刀片从龈沟至切口进行锐分离,形成半月形龈瓣。龈瓣为半厚瓣,翻瓣时要特别注意,避免使组织穿孔。完成后的龈瓣可移动,但在龈乳头处仍然是连接的(图 35-50B)。

5. 龈瓣冠向复位　将可移动的半月形龈瓣推向冠方,复位在釉牙骨质界或其冠方,将裸露的根面完全覆盖(图 35-50C)。

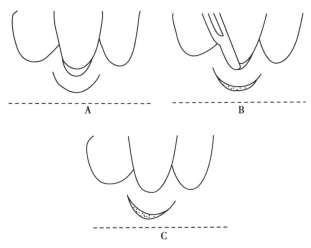

图 35-50　半月形冠向复位瓣术
A. 牙龈退缩及切口　B. 锐分离形成半月形龈瓣,为半厚瓣
C. 半月形龈瓣冠向复位,将裸露的根面覆盖

6. 轻轻压迫冠向复位的龈瓣 5~10 分钟,使其与根面贴合。一般不用缝合。在其表面放置牙周保护剂。

7. 术后处理　术后同样要控制菌斑,防止感染。常使用的是 0.12% 氯己定含漱液含漱,2 次 / 日,含漱 1 分钟 / 次。术后 7 天去除保护剂。

Miller Ⅰ度的牙龈退缩可采用此类手术治疗。但需注意,角化龈过窄不适宜此类手术。

四、结缔组织移植术

结缔组织移植术是 20 世纪 80 年代提出的一种覆盖裸露根面的膜龈手术,从自体健康的上颌腭侧龈黏膜处取结缔组织移植到患区,再通过半厚瓣的冠向复位,将移植的结缔组织覆盖。这种手术与游离龈移植术相比,造成的腭侧伤口小,术后牙龈的颜色与邻牙区也更相近,美观效果更好。因此,这种手术的应用在逐渐增多,可用于单个牙,也可用于一组牙。

【适应证】

Miller Ⅰ度和Ⅱ度牙龈退缩,单个牙或多个牙均可。Miller Ⅲ度牙龈退缩的裸露根面只能获得部分覆

盖。术区的牙龈需有一定的厚度，能做半厚瓣，且具有充足的血供。

【非适应证】

Miller Ⅳ度牙龈退缩。

【手术步骤】

1. 受植区 在被治疗牙的唇面距龈乳头顶部约2mm处做水平切口，在水平切口的近、远中末端做两个斜向纵切口，切口超过膜龈线。锐分离制备半厚瓣，直至半厚瓣能无阻力地复位至釉牙骨质界处。彻底刮净受瓣区根面，还可降低根面的颊舌向凸度。

2. 供区 从上颌前磨牙及磨牙的腭侧切取上皮下结缔组织。可在供区作矩形的三个切口，翻起一个半厚瓣，从瓣下方切取一块大小合适的结缔组织，可带一窄条上皮，随结缔组织移植至受区。也可仅作一个近远中向切口，切取上皮下的结缔组织，这种切口创伤小，愈合快。

3. 移植 将获取的结缔组织立即放在受区，覆盖根面，用可吸收的细缝线（5-0或6-0号线）将其缝合固定在骨膜和保留的龈乳头处。随即将受区的半厚瓣冠向复位，覆盖住结缔组织，缝合固定。

4. 将供区翻起的半厚瓣复位缝合 注意半厚瓣的复位应无张力。

5. 术区覆以锡箔和牙周塞治剂，以保护术区伤口。也可不用牙周塞治剂，保持局部清洁。

6. 术后10～14天拆线。

加深前庭沟的手术

前庭沟过浅会妨碍刷牙等口腔卫生措施的实施和可摘义齿的固位。如果同时伴有附着龈过窄，则不利于该区域牙周组织的健康稳定。

矫正前庭沟过浅的方法可采用根向复位瓣术，如果再同时联合游离龈移植效果会更佳。根向复位瓣术可以是全厚瓣或是半厚瓣。全厚瓣由于术后骨面暴露，疼痛症状明显，且有骨吸收的风险，应用较少。在此介绍半厚瓣的根向复位瓣术。

【手术方法】

1. 在膜龈联合处做水平切口，不切透骨膜，以便能形成半厚瓣，在切口的两端做斜向远中的纵形切口。

2. 向根方翻半厚瓣，并将导致移行沟过浅的附着位置过高的根方纤维和肌肉附着剥离开。

3. 将半厚瓣向根向移位，使前庭沟加深，将瓣的边缘缝合固定在根方的骨膜上。

4. 半厚瓣移位后留下的创面可用锡箔覆盖后放置牙周保护剂。也可从上腭切取游离龈片移植至此处创面，缝合固定（具体方法见游离龈移植术）。

5. 术后7～14天拆线。

（欧阳翔英）

第12节 调 𬌗

咬合创伤虽然不是引起牙周炎的直接原因，但它能加重和加速牙周炎的破坏进程，妨碍牙周组织的修复。因此，在牙周炎的治疗过程中应尽量消除咬合创伤、建立平衡的𬌗关系，以利于牙周组织的修复及功能的改善，总称为𬌗治疗。𬌗治疗的手段是多方面的，包括如用𬌗垫、牙体和牙列修复、正畸、正颌外科手术及拔牙等，其中也包括咬合调整，即调𬌗。选用何种方法要在综合分析患者的牙周状况、牙列状况、咬合关系、有无夜磨牙症及其个人背景和心理状态等的基础上而定，最终目的是建立起有利于牙周组织的功能性咬合关系。本节所介绍的调𬌗方法只限于磨改牙齿的外形，即选磨法，也称作牙冠成形术。这种方法是永久性的、不可逆地改变牙齿的外形和相互关系，因此，应特别认真地决策和细致地实施。

一般认为，有𬌗干扰或早接触并已引起了咬合创伤的病理改变者需要调𬌗。临床上表现为：牙槽骨高度正常或降低、牙齿松动度增加、牙周膜间隙增宽；或者是牙齿松动度持续性增加、牙周膜间隙不断增宽。对于虽然牙齿动度增加，且牙槽骨高度降低，但牙周膜间隙正常者，一般无需调𬌗。而且，选磨法仅适用于个别牙或一组牙程度不重的早接触或𬌗干扰，或某些垂直型食物嵌塞的治疗。

调𬌗一般应在牙周组织的炎症消除之后进行。因为有些牙齿因病变而有移位，当炎症消退后，患牙常可有少量自动复位，此时再进行调𬌗，比较准确。若不控制炎症而单纯调𬌗，将不能取得良好的疗效。对有明显咬合创伤的牙齿，在牙周手术前应进行调𬌗，以利组织愈合。关于调𬌗治疗在牙周炎治疗中的意义，尚存有歧义。一些学者报道调𬌗治疗有利于牙周附着的改善。

一、早接触点的选磨

（一）选磨的原则

首先教会患者进行正中𬌗位和非正中𬌗位（前伸𬌗和侧方𬌗）的咬合，通过视诊、扪诊、用咬合纸、蜡片及研究模型等检查，找出早接触点和咬合干扰点，并确定需磨除的部位。

确定选磨点的三条原则如下：

1. 若正中𬌗位有早接触，非正中𬌗位也有早接触，说明该牙的牙尖（或切缘）与对颌牙的窝和斜面均有早接触，应当调磨早接触的牙尖，在前牙则应调磨下牙的切缘。

2．若正中𬌗位有早接触，而非正中𬌗时正常，说明该牙牙尖与对颌牙的牙窝过早接触，而牙尖沿斜面滑行时则与其他牙齿协调一致。此时，应当磨除牙窝的早接触区，而不能磨牙尖，否则会破坏非正中𬌗关系。

3．若正中𬌗关系正常，而非正中𬌗位有早接触，说明该牙牙尖沿对颌牙的斜面滑行时有早接触，但正中𬌗位的尖窝关系协调。此时，只能调磨斜面上的早接触区，而不能磨改牙尖，否则会破坏正中𬌗关系。

以上三条原则适用于前牙和后牙，所不同的是前牙为下牙切缘与上牙腭面窝、嵴的关系，而后牙有4个尖同时对颌牙接触，须确定是1个牙尖或多个牙尖有早接触。

（二）选磨的方法

1．选择大小、形状合适的金刚砂车针或砂石轮、石尖，在有滴水冷却的条件下，中速转动，间断磨改，避免产热刺激牙髓。对于松动或有急性根尖炎的患牙，术者可用左手手指固定患牙，以减少不适。

2．一般先磨改正中𬌗位的早接触区。不要轻易磨改维持正常垂直距离的功能性牙尖（下牙的颊尖，上牙的腭尖），以保持正中𬌗位时上下牙最大的功能接触面积。

3．前伸𬌗时除注意取得前牙的多点接触外，后牙也不应有𬌗干扰。

4．侧方𬌗的磨改要兼顾工作侧与非工作侧。工作侧的高点大多位于上牙颊尖的斜面与下牙舌尖的斜面上，尽量磨改此两个牙面，以免影响上下牙间的正中关系（图35-51）。非工作侧的干扰多位于上牙腭尖的颊斜面和下牙颊尖的舌斜面。磨改时应十分小心，避免降低牙尖高度，因为该两牙尖均为工作尖。

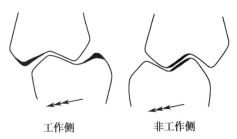

工作侧　　　　　非工作侧

图35-51　侧方𬌗时的调𬌗原则

5．选磨工作应分次完成，以免患者开、闭口肌疲劳，影响其进行正确的咬合运动，并避免因调磨过多而产生牙本质敏感或刺激牙髓。

6．选磨过程中应随时仔细检查，以防出现新的早接触点或不平衡。每次复诊时应先检查上次调𬌗的效果。必要时，在此基础上继续调磨。

7．选磨结束后，必须用硬橡皮轮将牙面抛光，以免因牙面粗糙而咬合时发生刺耳的声响。光滑的牙面也可减少菌斑堆积，避免发生龋齿。

8．新暴露的牙本质常有对温度敏感，1～2周后多能消失，症状严重者可脱敏治疗。

二、食物嵌塞的选磨

食物嵌塞分为水平型嵌塞和垂直型嵌塞。水平型嵌塞多是因为牙周炎造成的牙间乳头退缩、牙间隙增大而产生，选磨法对其无效。垂直型嵌塞则常由多方面因素造成（详见第5章第2节），选磨法只对一部分垂直嵌塞者有效，且可能复发，对一些严重的牙齿排列不齐者则无效。因此，首先应找出食物嵌塞的原因，决定哪些因素可以用选磨方法来消除。

1．**开沟法**　用金刚砂车针或细柱形石尖、薄刃状石，将发育沟加深、加宽，以形成食物的溢出道。适用于𬌗面磨损严重而致使原有的溢出沟消失所引起的食物嵌塞，多为后牙颊沟或舌沟（图35-52）。

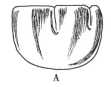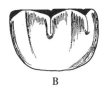

图35-52　开沟法

A．磨耗使𬌗面变平，沟消失　B．开沟并恢复牙尖外形，但不降低牙尖高度（黑色区为应磨除部分）

2．**恢复牙尖的生理外形**　当磨牙有不均匀的磨损时，常形成高陡锐利的上牙颊尖或下牙舌尖。这种高陡的牙尖不仅易造成咬合干扰，也可成为充填式牙尖，造成对颌牙牙齿间的食物嵌塞。另一种情况是由于重度磨损，使𬌗面成为平台状，失去了生理性尖窝形态。此时应用金刚砂车针或石轮将高陡的牙尖磨低，使其圆钝，并形成相应的颊（舌）沟。还应减小𬌗面的颊舌径，并重新磨出牙尖外形（图35-54）；对充填式牙尖也应加以改形。在任何选磨工作之中，均应注意恢复牙齿的球面外形，减少扁平的外形。但在磨圆牙面时应注意勿降低牙尖的高度（图35-53）。

3．**恢复和调整边缘嵴**　𬌗面的过度磨损使边缘嵴消失，或因种种原因使相邻两牙的边缘嵴高度不一致，均会造成食物嵌塞。可用金刚砂车针或石轮、石尖恢复边缘嵴或使相邻两牙的边缘嵴高度一致，但选磨法对此的调整是有一定限度的。

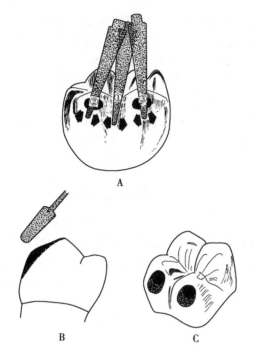

图 35-53　恢复球面外形
A.①开沟；②、③磨圆　B.磨圆时勿降低牙尖高度　C.全黑区为早接触点。磨圆时应向周围延伸数毫米（点状区）

4.恢复外展隙　当𬌗面和邻面重度磨损使接触区太宽，颊舌侧的外展隙也随之消失。此时，可用金刚砂车针或刃状石轮恢复外展隙，以防止食物嵌塞（图 35-54）。

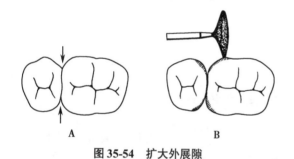

图 35-54　扩大外展隙
A.接触区太宽，颊、舌外展隙消失　B.用刃状石磨改牙齿，扩大外展隙

（康　军　和　璐）

第 13 节　松牙固定术

松动牙的固定术是通过牙周夹板或其他修复体将一组松动的患牙与相邻的稳固牙齿连接，形成一个咀嚼群体，从而增加松动牙对𬌗力的承受能力，减轻患牙的负担，使咬合得到相对的平衡，为牙周组织的修复和行使功能创造条件。一般先进行暂时性固定，待病情稳定或好转后，如有必要再制作永久性固定装置，如固定桥或可摘式义齿等。本章仅介绍暂时性固定方法。

一、适 应 证

1.外伤引起的松动牙，有保留价值者。

2.牙周炎常规治疗后炎症已控制，但牙齿仍然松动且影响行使咀嚼功能者。

3.牙周手术前，为预防术后初期牙齿松动加重，并有利于组织愈合，可在术前固定患牙。

二、暂时性固定方法

有不锈钢丝与复合树脂联合固定、强力纤维树脂夹板固定和粘接剂夹板固定等，可维持数周至数月或更长。多用于前牙，有时也可用于后牙。

（一）不锈钢丝与复合树脂联合固定法

先用直径 0.18~0.25mm 不锈钢丝在基牙上绕成双圈后，在邻面将钢丝扭结或做"8"字形交叉，然后将钢丝绕至下一颗牙，继续扭结或交叉直至另一侧的基牙，钢丝在此基牙上绕双圈并于邻间隙做扭结。注意钢丝的位置要位于牙齿接触点和舌隆凸之间，以免滑落到龈缘下。然后在钢丝上加复合树脂，起到加固钢丝和美观的作用。但应注意树脂勿充满牙间隙，不得妨碍菌斑控制（图 35-55）。

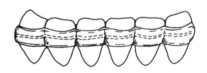

图 35-55　钢丝与复合树脂联合固定

为增强美观性，也有的直接把不锈钢丝放置在舌隆突上方，然后加上复合树脂固定。这种情况多在舌面中 1/3 相应的舌侧邻接点处用金刚砂钻磨出一浅沟，以刚好埋入钢丝为宜，然后用复合树脂覆盖钢丝，形成舌面的夹板。但对过于松动的牙齿本法的固定力不如上法强。

（二）纤维树脂夹板固定法

近些年有一些商品化的强力纤维或玻璃纤维强化树脂粘接夹板系统，不仅操作简单，增加了美观性和舒适性，抗折断性和抗拉性也都明显增强，主要用于前牙。

强力纤维是网状编织的聚乙烯纤维，经离子处理后降低表面张力，能与树脂发生多聚反应，形成整体的一薄层。操作方法如下：首先用橡皮轮或砂纸清洁牙面，用 35% 磷酸酸蚀舌面的中 1/3，冲洗并干燥、隔湿，在唇舌侧接触点附近以釉质粘接剂或少量树脂将牙齿位置固定，然后在舌面中 1/3 处放流动性树脂，再将浸润了粘接剂、避光保存的强力纤维放置其上，使纤维与牙面贴合，光敏照射固化后，在强力纤维表面添加树脂至完全覆盖纤维，光照固化，修整形态，调𬌗抛光。

玻璃纤维条是由数层超薄玻璃纤维组成的条带，具有牢固的化学结合、很高的抗挠曲强度。操作时，在需要固定的前牙邻接区对应的舌面磨出一条横行沟槽，其深度在1mm以内，宽约3mm，依次酸蚀、清洗、干燥、涂粘接剂及注入高强度流动树脂和放置超强玻璃纤维，光照后调拾、抛光。较适合于下前牙的固定，缺点是可能在沟槽部位易产生继发龋。

（三）树脂直接粘接固定法

近年有一种丙烯酸树脂类自凝粘接系统（如Super-Bond C&B粘接剂），可以像釉质粘接剂一样把松动牙和相邻的稳固牙直接粘接在一起，其粘接性更强，还可与金属、陶瓷等粘接，并有适度的韧性和弹性，适用于排列较整齐的牙齿。操作方法如下：清洁牙面后，酸蚀唇舌侧接触点附近的牙面，冲洗并干燥、隔湿；以单体∶催化剂＝4∶1的比例调制活化剂；用笔堆积方法，使笔尖上蘸取足够的活化液后与聚合物粉末混合，将树脂放置在前牙邻间接触点区域，将相邻的牙齿粘接在一起，达到固定的效果，并保留一定的龈间隙，以利清洁。自然光下待其硬化，修整表面形态并抛光调拾。因所用树脂量少而薄，且透明，异物感小，临床美学效果好。

三、注意事项

1. 一般钢丝结扎法只用于前牙，因后牙牙冠外形高点近拾面，钢丝不易固位，且固定力量不够大。纤维树脂夹板和Super-Bond C&B粘接剂夹板固定法多用于前牙，但后牙也可适当选用。

2. 在松动牙的两端应有稳固的基牙，一般多选用尖牙。

3. 结扎钢丝应位于舌隆突和接触区之间，防止钢丝滑入龈下。

4. 操作中应保持牙齿的正常位置，不可有牵拉、扭转等力量，以免造成新的创伤。结扎后应检查有无新的咬合创伤，必要时调拾。

5. 加强口腔卫生指导，教会患者在松牙固定的情况下如何控制菌斑，一般可用牙签或牙间隙刷清洁邻面，注意刷净舌侧牙面。

6. 使用树脂或粘接剂时，表面要抛光，不宜过厚，更不能充满牙间隙或形成悬突，以不妨碍邻面的菌斑控制为原则。

（康　军）

第14节　牙周脓肿的治疗

牙周脓肿是牙周炎的急性症状，出现牙龈肿胀、搏动性疼痛，叩痛、不同程度的牙齿松动和伸长，不敢咀嚼。通常发生在个别牙齿，但如炎症加重或全身抵抗力下降，可表现为多发性牙周脓肿，可伴有全身不适、淋巴结炎、不同程度的发热及白细胞计数增高。

一、急性牙周脓肿的治疗

急性牙周脓肿的治疗原则是消炎止痛、防止感染扩散及使脓液引流。急性症状缓解后，拍根尖X线片，确定患牙的病情，并制订下一步治疗方案。

1. 急性牙周脓肿的早期　应迅速改善全身症状并促使脓肿局限化。在脓肿初期脓液尚未形成前，可清除大块牙石，冲洗牙周袋，将防腐收敛药或抗菌药引入袋内，必要时全身给以抗生素或支持疗法。过早的切开引流会造成创口流血过多和疼痛。

2. 脓肿局限后　也就是脓液形成，出现波动时，应切开引流。根据脓肿的部位及表面黏膜的厚薄，选择从牙周袋内或牙龈表面切开引流。①如果脓腔接近牙周袋内壁，可用尖探针从袋内壁刺入脓腔引流；②如果脓腔接近表面黏膜，可在表面麻醉下，用尖刀片切开脓肿达深部，以使脓液充分引流。切开后用生理盐水彻底冲洗脓腔，并保证脓液能充分引流。切勿用过氧化氢溶液冲洗脓腔，以免因新生氧的气泡进入组织，引起剧痛。切开引流后的数天内应嘱患者用生理盐水或0.12%氯己定溶液含漱。

3. 降低咬合　对松动、伸长而咬合痛的患牙，应在手指固定患牙的情况下，用涡轮手机磨减拾面少许，使患牙能够对拾。

有人报道在急性牙周脓肿引流后的短期内，可尽早进行翻瓣手术，因为急性炎症改变了该区组织的代谢，有利于使骨质获得更多的修复。因此，在全身炎症适当控制的情况下选择亚急性牙周脓肿阶段作为牙周翻瓣手术的适应证，彻底消除牙周袋，获得新附着的机会较大。

二、慢性牙周脓肿的治疗

慢性牙周脓肿不必作切开引流，可在刮治的基础上直接进行牙周翻瓣手术。翻瓣术可采用内斜切口，暴露病损，除净根面的菌斑、牙石，排脓清创，弄清楚脓肿的部位及感染来源。因此，在刮净肉芽组织后应观察及探查骨板上有无窦孔，特别在根侧及根分叉区，如有骨破坏区，则需按骨成形或骨再生的方法处理。如单纯为软组织壁内的脓肿，则清创冲洗后便可复瓣缝合。近来有研究显示，牙周脓肿患牙在正规治疗和维护下能保留多年，拔除的牙多为根分叉病变或初诊时预后差者。

（康　军　曹采方）

第15节 牙周病的药物治疗

牙菌斑生物膜中的细菌及其产物是牙周病的始动因子,早在1890年,W.D. Miller即已提出用化学药物来预防和消除菌斑的设想。但牙菌斑是不断形成的,而化学控制菌斑和药物治疗不能长期使用,它只能作为辅助疗法之一,不能代替局部的基础治疗。

在牙周治疗中,使用抗菌药物的目的是辅助和补充机械治疗清除菌斑的作用。只有下述患者才考虑使用抗菌药治疗:①经过规范的牙周基础治疗后仍有支持组织的不断破坏;②对侵袭性牙周炎及其他类型的重症牙周炎等高危患者,可在基础治疗期间或之后使用抗菌药物;③某些有全身疾病的牙周炎患者,如糖尿病、风湿性心脏病等;④牙周脓肿、坏死性龈炎、重度牙周炎等严重牙周感染患者;⑤某些种植体周围炎患者。在用抗菌药物之前,应先进行洁治和刮治,以破坏菌斑生物膜并减少龈下细菌数量。有文献报告单纯用药不做刮治者疗效不如刮治组,或虽然能有一定效果,但其效果短暂。目前国际的共识是,药物治疗必须作为牙周基础治疗的辅助,这样才能达到良好的疗效。

一、局 部 用 药

基础治疗后局部用药的目的为预防和减少菌斑的形成,或延缓菌斑的再形成,以利恢复或保持牙周组织健康。局部药物治疗可避免或减少全身用药的副作用和使病变部位的药物浓度较高。

(一)含漱药物

可以在短时间内减少口腔内细菌的数量,一般需重复地使用。良好的含漱剂应能在口腔黏膜或牙面停留较长时间,并缓慢地释放。常用的含漱剂有如下几种:

1. 0.12%~0.2%氯己定液(氯己定) 是双胍类化合物,具有高效广谱杀菌作用,能吸附于细菌表面,改变细胞膜结构,破坏其渗透平衡,从而发挥杀菌作用。为目前所知效果最确切的化学控制菌斑药。它对革兰氏阳性和阴性菌、真菌都有强杀菌力。使用0.2%氯己定每天含漱2次,每次1分钟,能使菌斑明显减少,并能防止实验性龈炎的发生。含漱后,氯己定有一部分被口腔上皮所吸附而缓慢释放,停药后24小时作用即消失。该药毒性很小,不易产生耐药菌株,长期使用较安全。牙周手术后含漱,可减少菌斑形成,有利组织愈合;对因某些原因暂时不能行使口腔卫生措施者效果亦佳;但对牙龈炎患者若不清除牙石而单纯用氯己定含漱,则效果不明显。

本药的缺点是味苦;长期使用可使牙齿和修复体、舌背着色呈棕色,但停药后,经洁治、抛光,色素可消除;有的患者含漱后产生一过性的味觉改变;少数人有口腔黏膜充血不适、上皮轻度剥脱等症状,停药后均能自行消失。使用0.12%浓度的氯己定液可使副作用减少。

国内有甲硝唑与氯己定的复方含漱剂,用于牙周脓肿、急性坏死性龈炎等急性牙周炎症有较好的疗效。因含有甲硝唑成分,因此不宜长期应用。

2. 1%~3%过氧化氢液 过氧化氢是一种氧化剂,对厌氧菌有良好的抑制作用。在进行超声波洁治前,嘱患者先用3%过氧化氢液鼓漱1分钟,可大大减少洁治时喷雾中的细菌数,减轻对诊室环境的污染。

3. 0.05%~0.1%西吡氯烷(CPC)液 为阳离子季铵化合物,可与细菌的细胞壁上带负电荷的基团作用,从而杀灭细菌。其抗菌作用不如氯己定,但副作用也少。

4. 三氯羟苯醚液 是一种非离子性的广谱抗菌剂,其含漱剂具有抑制菌斑形成及抗炎的双重作用。含漱后在口腔内停留时间短,有报道用0.15%的三氯羟苯醚含漱4周后,患者的菌斑指数较对照组明显降低。

(二)涂布消炎收敛药物

20世纪前半期,在洁治术后,常在牙周袋内涂布消炎收敛药物。这类药物有较强的防腐消毒作用,缺点是刺激性强,使组织形成瘢痕愈合。研究证明,彻底的根面平整或刮治已能达到使袋变浅的目的,故目前已少用此类药。

1. 复方碘液(浓台氏液) 含碘化锌、碘片、甘油等。具有较好的收敛、杀菌作用,但有一定刺激性,由医务人员掌握使用。

2. 碘甘油 为刺激性较小的碘制剂,含碘化钾、碘、甘油等,具有一定的抑菌、消炎收敛作用。

3. 聚维酮碘 即碘伏,是一种低毒、安全、刺激性小的消毒剂,可置于脓肿引流后的牙周袋内,有较好的消炎作用。

(三)牙周袋冲洗药物

将冲洗器的钝针头放入牙周袋内约3mm,用药物冲洗牙周袋,药可达袋底附近,效果优于含漱。常用药物如下:

1. 0.12%~0.2%氯己定液(洗必泰) 具有高效广谱杀菌作用,是较常用的牙周袋内冲洗药物。但在牙周袋内有脓血的情况下,其作用的发挥受到一定影响。

2. 3%过氧化氢液 过氧化氢与组织中、血液或脓液中的过氧化氢酶接触时,立即释放出新生态氧,并产生大量气泡,有清创、止血、杀菌、除臭等作用,并可改变牙周袋内的厌氧环境,抑制和减少厌氧菌。洁治术、刮治及根面平整术后使用3%过氧化氢液冲洗牙周袋,有助于清除袋内残余的牙石碎片及肉芽组织。但在急性牙周脓肿时,切勿用过氧化氢溶液冲洗脓腔,以免因新生氧的气泡进入组织,引起剧痛。

3. 0.5%聚维酮碘　是碘与表面活性剂的结合物,对各种 G⁺、G⁻ 菌、病毒、真菌、螺旋体等均有杀灭作用。刺激性小,着色轻,用于冲洗牙周袋可改善局部牙龈炎症的状况。

(四)缓释及控释药物

1. 局部缓释制剂　是较新的局部用药剂型。以高分子材料制成的空心微管、纤维、薄膜或微球等为载体,内含抗生素或其他药物,置于牙周袋内,让药物缓缓地释放出来,达到局部抗菌的目的。优点为用药量少,局部浓度高,疗效好,而且可减少药物带来的副作用。需由医师放置。

(1)盐酸米诺环素(盐酸二甲胺四环素):制剂有可吸收的 2% 米诺环素软膏和不可吸收的 5% 米诺环素薄片。软膏状制剂贮存于特制的注射器内,注射器的头部纤细,可放入牙周袋的底部,边退边将软膏注满牙周袋,软膏遇水变硬形成膜状,可在牙周袋内缓慢释放其有效成分并持续一周,需每周重复放置,共 4次。该软膏与根面平整联合使用能提高疗效。

(2)甲硝唑:25% 的甲硝唑凝胶和 22% 的甲硝唑药棒。甲硝唑药棒是国内自行研制生产的一种牙周局部制剂,其载体是淀粉和羧甲基纤维素钠,对牙周脓肿和深牙周袋的治疗效果良好,但在牙周袋内有效浓度维持时间较短,约 2～3 天,从严格意义上讲,甲硝唑药棒不属于缓释剂。

2. 局部控释制剂四环素纤维　国外报道一种不可吸收的四环素控释系统,为直径 0.5mm 的线状。使用时将其填满在牙周袋内,7～10 天后取出。四环素还能被袋的软组织壁和根面吸收,以后再缓慢释放出来,也可延长药物作用时间。

二、全身用药

(一)全身用药的种类

1. 甲硝唑　是硝基咪唑类药物,最初该药用于治疗滴虫性阴道炎和肠阿米巴感染。1962 年,Shinn 在用该药治疗一位患滴虫性阴道炎的妇女时,意外地发现她所患的坏死溃疡性牙龈炎也痊愈了。目前,它是治疗专性厌氧菌感染最有效的药物之一。甲硝唑对人体无严重副作用。常规量服用 1 小时后,血清浓度达高峰,且能进入组织和体液,如唾液、龈沟液等,并能通过血脑屏障。它与大多数常用的抗生素无配伍禁忌,不引起菌群失调,不诱发双重感染,不易发生耐药菌株,故可重复使用。本药对兼性厌氧和微需氧菌的感染无效。

口服每次 0.2g,每天 3 次,一周为一疗程。常规用量时偶见副作用如恶心、口内不愉快味道、舌苔厚、肠胃功能紊乱、头晕等。长期服用可出现一过性白细胞减少、共济失调等症状,减量或停药后即可消失。妊娠和哺乳期妇女禁用,有血液疾病及肾功能不全者慎用,服药期间应禁酒。

2. 替硝唑　是硝基咪唑衍生物,与甲硝唑一样,是通过抑制细菌合成 DNA 而达到抗菌作用。替硝唑比甲硝唑的抗菌效果更强,其血中浓度高,半衰期长。一般服用方法为首日顿服 2g,以后每天 1g,共 3 天为一疗程。临床效果好,但副作用发生率较高,尤其是易出现一过性白细胞减少症。可通过改变服法,以减少副作用。每次口服 0.5g,每天 2 次,4 天为一疗程。

3. 奥硝唑　是继甲硝唑、替硝唑之后的第三代硝基咪唑衍生物。其抗菌活性较强,抗菌谱与前两代产品基本相似,对于甲硝唑的耐药菌株有较好的抗菌作用,不良反应发生率低,且症状轻微,一般表现为头晕和肠胃不适。成人口服每次 0.5g,每天 2 次,3 天为一疗程。

4. 羟氨苄青霉素(阿莫西林)　是半合成的 β- 内酰胺类抗生素,通过抑制细菌细胞壁的合成而具有杀菌作用。抗菌谱广泛,对 G⁺ 菌及部分 G⁻ 菌有强力杀菌作用。口服后吸收好。在牙周治疗中常与甲硝唑联合使用,用于治疗局限型和广泛型侵袭性牙周炎,可显著增强疗效。

阿莫西林加上克拉维酸后,能降解中间普氏菌、具核梭杆菌等细菌所产生的 β- 内酰胺酶,从而发挥对这些细菌的杀菌作用。对局限型侵袭性牙周炎和常规牙周治疗无效的牙周炎有效。阿莫西林口服剂量为每次 0.5g,每天 3 次,连续服用 7 天为一疗程;阿莫西林加克拉维酸片剂每次口服 750mg,每天 3 次。阿莫西林的副作用较少,偶有胃肠道反应、皮疹和过敏反应,用本品前须做青霉素皮肤试验,对青霉素过敏者禁用。

5. 四环素　为广谱抗生素,对骨的亲和力大,进入机体后分布较广,存在于唾液、龈沟液、泪液、肝、脾、骨髓和牙齿等组织内。口服后 5～6 小时龈沟液中浓度达高峰,且比血清中浓度大 2～10 倍。每天服用 1g,分 4 次服,连续服 2 周。据文献报道,对青少年牙周炎效果明显,但在我国由于对其耐药菌株多,临床疗效不太显著。

近年来一些研究表明,四环素族药物不仅有抑菌作用,而且还可抑制胶原酶的活性。有人将四环素的化学结构予以改变使其失去了抑菌作用,但它仍对牙周炎有治疗作用,用它处理根面也能促进牙周组织再生。

6. 螺旋霉素　是大环内酯类药物,对 G⁺ 菌抑制力强,对 G⁻ 菌也有一定抑制作用。螺旋霉素进入体内后,可分布到龈沟液、唾液、牙龈和颌骨中,且在这些部位的浓度较高。该药毒性小,副作用少,偶有胃肠道不适。口服每次200mg,每天4次,5～7天为一疗程。

7. 红霉素、罗红霉素 也是大环内酯类药物,其作用与螺旋霉素相似。此外,这两种药物还对衣原体和支原体有效。

（二）调节宿主免疫反应的药物

细菌引起牙周疾病,主要是通过激活宿主的免疫和炎症反应机制,宿主来源的酶、细胞因子和炎症介质等可导致牙周支持组织的破坏。宿主反应的程度和有效性对牙周炎的过程有重要影响,因此,近年来提出了宿主调节疗法,以阻断牙周组织的破坏。目前,在这方面的研究大都还处于体外研究或动物实验阶段,人类的临床研究为时尚短,尚需严密设计的临床研究来加以充分验证。另外,中医中药的应用也是宿主调节的重要治疗方法。

1. 小剂量多西环素的全身应用 四环素族药物（如多西环素）具有抑制胶原酶和基质金属蛋白酶活性的作用,可阻断牙槽骨吸收和结缔组织破坏。近年来研究显示,口服小剂量多西环素辅助洁治和根面平整,慢性牙周炎患者的临床指标的改善优于安慰剂对照组。但其长期安全性及有效性尚需进一步证实。

2. 非甾体类抗炎药物（NSAIDs） 前列腺素是牙槽骨吸收的刺激因子,在牙周炎病变进展过程中起着重要作用。在环氧化酶的催化下,花生四烯酸代谢为前列腺素,而非甾体类抗炎药物可阻断此酶的活性,抑制前列腺素的合成,阻止牙周炎时牙槽骨的吸收。目前还缺少足够的临床试验报告。

（三）中药的全身应用

根据中医的理论,肾虚则齿衰,肾固则齿坚。用于治疗牙周病的中药主要由补肾、滋阴、清热等成分所组成,目前已上市的中药主要有:以古方六味地黄丸为基础的补肾固齿丸等。据报道,固齿丸对重度牙周炎有较好的临床疗效,可减缓牙槽骨的吸收,延迟复发。中药通过调节宿主免疫,作为牙周病的辅助治疗,值得进一步的研究和发掘。

（康 军 徐 莉）

第16节 牙周炎的修复与正畸治疗

牙周炎可造成失牙和咬合紊乱,在炎症控制后,常需要修复缺失牙或用正畸手段恢复功能和美观。另外,修复治疗和正畸治疗与牙周健康有着十分密切的关系。要使所有的修复体行使良好的功能,都需要有健康的牙周组织;而设计完善、制作精良的修复体以及其所产生的功能性刺激又是维持牙周健康必不可少的基础。

修复工作开始前,牙周疾病必须已经治疗并得到控制,其理由如下:①牙周组织的炎症会损害基牙,从而缩短修复体的使用寿命;②牙齿松动及疼痛会妨碍修复体的咀嚼功能;③牙周炎的患牙常有移位,通过治疗,炎症消除后牙齿可有少量复位,龈缘位置和邻近的黏膜外形也会有改变,此时再进行修复体的设计将会更合理;④前牙修复体的龈边缘必须安置在龈沟内,而治疗后可出现牙龈退缩,使原有的修复体边缘暴露。

一、牙周炎患者的修复治疗

修复体的目的是重建咬合关系和提高咀嚼效率、防止邻牙或对颌牙齿的倾斜和伸长、消除食物嵌塞及改善美观等。在开始修复治疗前,应消除炎症,控制菌斑,消除明显的咬合创伤,必要时用手术改正不良的软硬组织异常。在设计和制作过程中应考虑下列问题。

1. 固定修复体的边缘位置 现代的观点主张将修复体的龈边缘尽量放在牙龈缘的冠方,以利清洁和防止对牙龈的刺激。但对前牙从美观的角度出发,必须放到龈下,则应遵循"不侵犯生物学宽度"的原则。生物学宽度是指从龈沟底到牙槽嵴顶的距离,约2mm左右,包括结合上皮的长度（平均0.97mm）和牙槽嵴顶冠方附着于根面的结缔组织的宽度（平均1.07mm）。修复体的龈边缘距牙槽嵴顶的距离必须大于生物学宽度,才能保证牙周组织的健康。如果修复体边缘侵犯了生物学宽度,就会出现牙龈红肿或者牙槽嵴顶吸收和牙龈退缩（图35-56）。因此,当必须将修复体边缘放在龈下时,不应超过龈沟深度的1/2,且边缘距龈沟底至少1mm。若临床牙冠过短不足以固位,或龋坏达根部,牙齿断折端在龈下数毫米,则可通过牙冠延长术延长临床牙冠并暴露断端,既利于修复,又能使修复体的龈边缘位置符合生物学宽度原则。

2. 冠部的外形和冠缘的密合 外形过突的修复体不利于牙龈健康,因为过突的外形高点与龈缘之间形成的三角地带,正是菌斑易堆积之处（图35-57）。因此,在颊、舌面靠近牙颈部处,比釉牙骨质界只突出0.5mm为宜,烤瓷全冠的牙体预备在此处也应留出足够的厚度,以免形成过突的冠外形。在根分叉处还应特别注意,当牙周炎治疗后,牙龈退缩,根分叉病变暴露在外,牙龈缘、牙颈部凹陷和根分叉病变的交汇处刚好形成一个易堆积菌斑的三角地带,故该处的冠外形应在颊舌面近颈处形成与牙龈外形相应的凹陷,以利自洁（图35-58）。修复体的颈部要与牙面非常密合,还不能过厚,更不能形成悬突,否则易造成牙龈炎症和牙槽骨吸收。即使十分密合的冠边缘,黏固剂也会在边缘形成一条细缝,日久后黏固剂溶解,在冠和牙

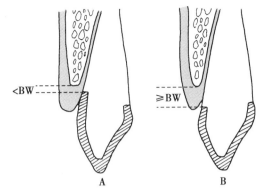

图 35-56 修复体龈端位置与牙周健康的关系

A. 修复体的龈边缘到牙槽嵴顶的距离小于生物学宽度，出现牙龈红肿和牙槽嵴顶吸收 B. 修复体的龈边缘距牙槽嵴顶的距离符合生物学宽度

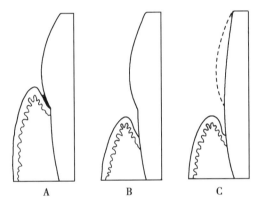

图 35-57 牙冠突度与牙龈健康的关系

A. 正常龈缘位于牙齿外形高点的略冠方 B. 牙龈退缩后，外形高点与龈缘之间易存留菌斑 C. 牙龈退缩处的修复体勿过突

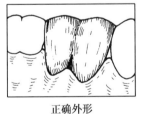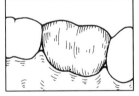

正确外形　　　　　不良外形

图 35-58 根分叉病变处的修复体外形

面间形成微隙，也容易存留菌斑。因此，避免过突外形、冠缘的密合、减少黏固剂等原则对维护牙龈健康很重要。

3. 龈外展隙的处理 修复体的邻接面很重要，因为它们决定着接触区的位置、外展隙的外形和大小等。修复体的制作应既能保留牙冠和牙龈的形态，又具有足够的龈外展隙（图 35-59）。牙周炎患者常有牙龈退缩，牙间隙较大，此处的修复体不应制作得太凸，应留出足够的间隙以利于牙签或牙间隙刷的进入进行清

洁。若牙间乳头退缩不严重，而修复体可重建成生理外形，并达到龈乳头的水平，则可关闭龈间隙，但修复体必须保持合理外形和接触区。

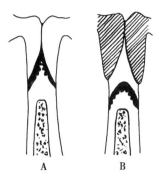

图 35-59 修复体与龈外展隙的关系

A. 正常的龈外展隙有乳头充满 B. 龈乳头退缩，修复体仍保留龈外展隙

二、牙周炎患者的正畸治疗

长期以来，人们认为牙周炎患牙的支持组织减少，不能承受正畸压力，故不主张对牙周炎患者进行正畸治疗。但已有学者证明，在没有炎症的情况下，对患牙施加生物限度以内的正畸力不会引起炎症和加重牙周组织的破坏，有时还能改善病情。

年龄也不是决定能否正畸的主要因素。虽然一般来说成年人和老年人骨质的改建较慢，又多有牙周炎、缺牙、颞下颌关节病及全身病等，加大了正畸治疗的难度，但近年来国内外通过牙齿简易矫治术（minor tooth movement, MTM），对成人的牙周炎患者施行正畸治疗表明，只要选择病例和方法得当，效果是肯定的。

（一）适应证及禁忌证

最常见的适应证为：①牙齿拥挤；②前牙病理性扇形移位、过长和出现间隙；③前牙深覆𬌗；④前牙折断达龈下，通过正畸方法将牙根牵引出来，必要时还需辅以牙冠延长术，以利修复；⑤后牙向近中倾斜可用正畸方法使其直立，同时近中的深骨下袋也可愈合；⑥牙齿排列过稀疏无接触；⑦消除咬合创伤，建立平衡稳定的咬合关系；⑧改善软组织外形，如前牙龈缘不齐，可通过正畸排齐牙，从而改正龈缘位置；⑨调整基牙位置，使前后基牙处于平行位置，修复时既可少切割牙体组织，又便于义齿就位。

主要的禁忌证是未经基础治疗的牙周炎，或虽经治疗但疾病仍处于活动阶段，炎症仍然存在，菌斑尚未控制者。此时若加上正畸力，将加速牙槽骨吸收，使牙周病情恶化。对牙槽骨吸收已超过根长 1/2 的患牙，应慎做正畸。

正畸治疗必须在牙周炎症已控制，致病因素和深牙周袋已消除，患者已掌握菌斑控制的方法，并能在

正畸治疗期间认真控制菌斑和定期复查牙周状况下才能开始。正畸治疗一般宜在牙周手术之前进行，以便确定牙周手术的必要性及方法。但有些患者先做牙周手术（如切除过长的牙龈或异常附着的系带等）会有利于正畸治疗，故需视具体情况而定。正畸在牙周骨手术后3～6个月再开始为宜。

（二）正畸治疗时牙周组织的变化

正畸治疗引起牙周组织的改变常常是可逆的。正是这种组织的吸收、改建和修复，促使牙齿向预定的方向移动。但正畸力量掌握不当可引起不可逆的损害。

1. 牙根吸收 正畸加力时，牙根的吸收很难避免，常发生在牙根边缘和根中1/3处，但吸收的量通常很少且不明显，能很快由含细胞的牙骨质所修复。如正畸加力过大或过快，可引起明显的甚至严重的牙根吸收，通常发生在根尖处，难以完全修复，常导致牙根持续性缩短，冠根比例失调。有少数患者还可发生牙颈部的牙根外吸收。

2. 牙槽骨吸收 若对未经治疗的牙周炎或牙周炎复发时做正畸治疗，将发生明显而快速的牙槽骨吸收。过大的正畸力还可使牙周膜和牙槽骨发生坏死。因此，对虽经治疗过的牙周炎患者正畸时力量仍宜轻，加力要慢，且应限制在生理限度以内，以避免牙周组织破坏，保证形成理想的牙移位。一般认为，将患牙压入牙槽窝易导致牙槽骨形成角形吸收或加深骨下袋、牙根吸收、牙髓改变，故对牙周炎患者施行压低治疗须慎重选择适应证。

3. 牙龈退缩 只要患牙在牙槽窝的生理范围内移动，一般不会引起牙龈退缩。但若正畸开始前，患牙的附着龈太窄或太薄，又未做附着龈增宽和增厚手术，正畸过程中可能发生牙龈退缩。若牙齿向唇侧移动或因改变牙轴而使牙根唇向倾斜，而唇侧骨板薄，也可能发生牙龈退缩。相反，将患牙舌向移动，或某些牙位不正的患牙排入正常牙列，可能改善原有的牙龈退缩。

（三）牙周炎患者正畸治疗时应注意的问题

1. 施力必须轻微 必须结合患牙的剩余牙周支持组织的量给予生理限度内小而缓的力，最好每3～4周复查一次。正畸力过大时可产生局部缺血，牙周纤维玻璃样退行性变，会阻止牙齿向受力方向移动。

2. 使用间断性加力 间断性加力的作用时间短，作用力迅速减小，有利于组织的恢复和重建，同时减少牙根吸收和牙髓损伤的危险。

3. 矫治器的设计要简单易清洁 矫治器的存在加大了刷牙难度，其边缘又易堆积菌斑。因此，正畸装置设计要简单，能不用带环最好，若必须用，要避免形成过长的边缘刺激牙龈发炎，托槽的位置不得距龈缘过近，粘接剂不要流出托槽范围以免使牙面粗糙。

4. 固位期宜长 正畸治疗结束后，甚至固位数月后，牙周纤维和牙槽骨还可以发生重新排列的变化，牙槽嵴顶的纤维和越隔纤维的生长速度也很慢，所以必须有较长的固位期，以防止复发。

5. 坚持牙周的维护治疗 正畸过程中，牙周炎患者必须定期进行牙周检查和维护治疗，维护间隔期视患者的牙周状况和菌斑控制情况来定，通常为2～3个月。

总之，只要正畸设计和加力恰当，患牙能保持无菌斑和炎症，牙周炎患牙的简易移动术是可以取得良好疗效的。

（康 军 曹采方）

第17节 种植体周围疾病的治疗技术

种植体的植入和上部结构义齿的修复完成，只是种植牙治疗的起始，后续的维护和监测则是保障种植修复发挥长期、良好功能的关键。种植体周围疾病应该从预防着手，在种植治疗前就要对患者的高危因素进行分析，治疗牙周炎，控制吸烟，强化口腔卫生，糖尿病患者控制血糖水平，在种植体植入后进行定期复查，一旦发生感染要及早治疗。这已经成为种植治疗成功的重要组成部分。

一、种植体周围疾病的预防

做好种植体周围组织的维护，对于预防种植体周围疾病的发生有着重要的意义。最近的一项对1497名患者的6283颗种植体的综述研究表明：种植体周围黏膜炎的发生率以个体计算为63.4%，以种植体为单位计算为30.7%，而种植体周围炎的发生率以个体计算为18.8%，以种植体为单位计算为9.6%。吸烟者为发生种植体周围感染的高危人群。该研究指出，为了减少发生种植体周围疾病的风险，在种植前的患者知情同意书中，必须包括定期进行维护的内容，尤其对于吸烟患者的种植治疗，更应重视定期维护。另一项包括23个种植体周围炎发病率研究的综述报告表明，种植后5～10年种植体周围炎的发病率为10%（以种植体为单位），吸烟和牙周炎病史与种植体周围炎的高发生率密切相关。因此，为了长期保持种植体健康稳定的状况，必须在种植前进行细致的检查、控制高危因素；在种植后进行定期维护，保证种植体周围组织的健康稳定。

有学者对牙周炎患者的种植体周围炎的发生率和种植体的预后进行了研究报告。对牙周炎和非牙周炎患者发生种植体周围炎几率比较的一项研究报告，103名患者的266颗种植体植入后5年复查，患有牙周炎的患者其发生种植体周围炎的几率是无牙周炎患者的 1.98 倍。有学者对牙周炎患者和非牙周炎患者种植治疗后 8 年的效果进行比较，结果表明牙周炎患者经过牙周治疗后，如果还有≥5mm 的牙周袋并伴有探诊出血，其植入的种植体发生种植体周围炎和种植体脱落的几率明显增高。对牙周炎患者的种植治疗应在牙周系统治疗完成后，牙周炎症得到很好控制的情况下进行。更为重要的是，牙周炎患者的种植体定期维护应和患者的牙周维护治疗相结合，才能有效地预防种植体周围炎的发生。因此，对于牙周炎患者进行种植体复查维护时，更要进行全口牙周情况的系统检查，并对牙周炎症位点进行相应的治疗以控制牙周状况。

主要包括如下内容：

1. 保持良好的口腔卫生　这对维护种植体周围组织的健康非常重要。患者应重视刷牙，同时应根据患牙情况选用牙线、牙缝刷、冲牙器或束状刷等工具有效地清洁牙齿和种植体的各个面，应反复向患者宣讲清洁邻面的重要性。尤其是对种植体支持的全口固定义齿，应重视被桥体覆盖的种植体的清洁，可以使用加粗的牙线、冲牙器等去除种植体周围可能滞留的食物残渣和菌斑。

2. 定期复诊　义齿戴入后 1、3、6 个月时复诊，一年内无异常者根据口腔卫生情况以后每 6 个月到一年复诊一次。复诊时全面细致地检查软、硬组织及上部修复体，在种植修复加载时和加载后一年时拍摄 X 线片，作为基线时的骨水平，以后每年拍摄 X 线片，观察骨组织的变化，必要时作微生物检查，及时发现感染的早期征象。

3. 定期洁治　每 6 个月~1 年做一次洁治，彻底清理种植体及天然牙表面的菌斑、牙石。

4. 抗菌药物含漱或龈下冲洗　患者除采用刷牙等机械方法清除菌斑外，也可在医师指导下选用适当的药物，如 0.12% 氯己定含漱或龈下冲洗。

二、种植体周围疾病的治疗

种植体周围疾病治疗的基本原则是彻底地去除菌斑、控制感染、消除种植体周袋、制止骨丧失、诱导骨再生。迄今为止，较为公认的预防和治疗种植体周围疾病的原则，是 2000 年由 Lang 等学者提出的 CIST 方案（cumulative interceptive supportive therapy）。该方案强调对种植体进行定期维护，对种植体周围疾病的预防和治疗统一考虑。根据维护过程中种植体周围组织是否存在疾病以及疾病的不同程度和严重性，选择维护或治疗方案，强调了对种植体周围疾病从非手术治疗到手术治疗的序列治疗过程。

在种植体植入后的定期维护中，主要依据下列临床指标，决定对种植体的简单维护或选择不同的治疗

方案：①是否存在牙菌斑；②在轻柔探诊检查时是否出血（BOP）；③是否有溢脓；④种植体周围探诊深度；⑤X 线片检查是否有种植体周围骨丧失。

（一）CIST 维护和治疗程序

CIST 维护和治疗程序如下：

1. 当种植体周围组织健康，无明显菌斑、牙石，无探诊出血、无溢脓、探诊深度≤3mm 时，该种植体周围组织稳定，无炎症风险，可以每年进行定期的检查。但复查的间隔和频率取决于患者的口腔卫生情况。

2. 治疗程序 A——机械清创当种植体有明显的菌斑、牙石堆积，种植体周围组织有轻度的炎症（BOP 阳性），但无溢脓，探诊深度≤3mm 时，可以进行机械清创的治疗。清除牙石时可以使用碳纤维工作尖的刮治器，清除菌斑可以使用橡皮杯和抛光膏。使用碳纤维工作尖清除种植体表面的牙石，不会对种植体表面造成损伤。应避免使用金属洁治器或刮治器以及超声金属尖，否则会造成种植体表面的划痕，更易引起菌斑的堆积。

3. 治疗程序 B——防腐剂（氯己定）治疗当种植体有明显的菌斑、牙石堆积，种植体周围组织有轻度的炎症（BOP 阳性），而且探诊深度达到 4~5mm 时，种植体可有溢脓或无溢脓，此时除应用程序 A 进行治疗外，还需结合一定的防腐剂治疗，包括每天使用 0.1%、0.12% 或 0.2% 的葡萄糖酸氯己定进行龈袋冲洗，或使用氯己定凝胶局部涂敷。

总体原则是应用机械清除和氯己定相结合的方法 3~4 周，以达到消除软组织炎症的目的。

4. 治疗程序 C——抗菌药治疗当探诊深度达到≥6mm 时，通常会有菌斑堆积和 BOP 阳性，也会大大增加厌氧菌的生长机会。此时 X 线片检查可见有支持骨的早期丧失，但种植体周围骨缺损仍≤2mm。此时需使用抗菌药来消除或减少细菌量，改善微生态系统。应在程序 A 和 B 之后，在氯己定治疗的末期结合使用抗菌药物，例如口服甲硝唑或奥硝唑（使用方法同牙周炎的治疗）。在控制软组织炎症后，种植体进入常规的维护程序进行定期复查。

在此阶段，除了可全身使用抗菌药物外，局部使用缓释抗菌药物也可达到临床治疗效果。局部缓释药物应能在局部以足够高的的浓度释放 7~10 天。

当种植体周围炎的骨缺损≤2mm 时，除可应用 A+B+C 的治疗程序外，近年来还有人报告应用 Nd:YAG、Er:YAG 激光、光动力或甘氨酸喷砂等方法来处理种植体粗糙的螺纹状表面，以彻底清除种植体表面的感染和微生物及毒素，尚需更多的临床研究进行验证。

5. 治疗程序 D——再生性或切除性手术治疗种植体周围炎的手术治疗应在前面所述几个阶段的治疗后

进行,此时感染得到控制、软组织无明显炎症、无溢脓且探诊深度有所减低,但种植体周围的骨缺损＞2mm,此时可考虑通过再生手术来恢复支持骨,或通过手术修整支持骨或软组织的形态,形成不易菌斑滞留的生理外形。

(二)手术治疗原则和方法

按照 CIST 治疗方案,如果种植体周围的骨吸收＞2mm,需进行手术治疗。手术方法包括切除性手术和再生性手术。

1. 切除性手术

(1)做内斜切口或沟内切口后翻起种植体周围组织瓣。

(2)用刮治器彻底刮除围绕种植体的袋壁肉芽组织,并清除菌斑及牙石。也可采用激光治疗仪清除肉芽组织及菌斑和牙石。

(3)彻底清洁种植体表面:由于骨吸收后暴露的种植体表面为粗糙面,如何彻底清除种植体表面的感染和微生物及毒素,是最棘手的问题。可用生理盐水反复冲洗或擦洗,也可用甘氨酸喷砂、Nd:YAG 或 Er:YAG 激光或光动力进行种植体表面处理,目的都是彻底清创,清除种植体表面毒素,恢复其生物相容性。应用激光或甘氨酸喷砂可处理种植体粗糙的螺纹状表面。

(4)修整牙槽骨,将黏骨膜复位、缝合。

也有学者报道,将暴露的种植体粗糙表面磨除,形成光滑表面,将种植体周围软组织瓣做根向复位,使这部分种植体表面暴露,以利于清洁,从而达到控制菌斑、防止疾病进展的效果。

2. 引导性骨再生术(GBR)

(1)翻起种植体周围软组织瓣,清除袋壁肉芽组织,彻底清创,去除毒素,恢复其生物相容性。这是治疗成功的关键之一。

(2)在有一定深度和宽度的骨缺损区可置入自体骨和(或)其他植骨材料,在贴近种植体的表面处植入自体骨,其他部位可放置其他植骨材料,以保持间隙。

(3)放置生物膜:应放在缺损区骨面上并超出缺损区边缘2～3mm,以保证膜完全覆盖骨缺损。

(4)术后要严密缝合切口。如果黏骨膜瓣在复位时张力过大,无法关闭切口,可采用骨膜减张切口,即在黏骨膜瓣的根方切开骨膜层,减小黏骨膜瓣的张力,使切口能够关闭,避免生物膜的暴露。

3. 其他手术 有些患者种植体颈部包绕的软组织无角化龈,且反复发生黏膜炎,对此类患者可做角化龈增宽的膜龈手术,在种植体周围重建附着龈,从而有利于种植体周围的菌斑控制。

4. 种植体的摘除 如果临床检查中发现种植体已经松动,X 线片看到整个种植体周围的低密度影像,

其周围的环形病损已达到整个种植体的长度,则应将种植体摘除。临床检查探诊深度可超过 8mm,有明显BOP 阳性,有溢脓,或者有瘘管或窦道。应用前述的治疗程序已经无法控制种植体周围炎症的进展,应及早摘除种植体。

如果种植体的位置不佳,骨吸收难以控制者,也可摘除原有种植体,待骨修复后重新种植。此时的种植体移除可采用略粗于种植体直径的环钻,将种植体和周围的少量骨质一同取出。也可采用专门设计用于取种植体的扭矩扳手,将种植体取出。

(周爽英 欧阳翔英)

参 考 文 献

1. 张勇,栾庆先. 牙周维护治疗在保持牙周长期疗效中的作用. 北京大学学报(医学版),2011,43(1):29-33

2. Berglundh T, LangNP, Lindhe J. Treatmentof peri-implant lesions//Lindhe L, Lang NP, Karring T. Clinical Periodontology and Implant Dentistry. 5th ed. Oxford: Blackwell Munksgaard, 2008

3. Cortellini P, Tonetti M. Focus on intrabony defects: guided tissue regenaration(GTR). Periodontol 2000, 2000, 22(1): 104-132

4. Cortellini P, Tonetti M. Regenerative periodontal therapy// Lindhe J, Lang NP, Karring T. Clinical Periodontology and Implant Dentistry. 5th ed. Oxford: Blackwell Munksgaard, 2008

5. Hallmon WW, Harral SK. Occlusal analysis, diagnosis and management in practice of periodontics. Periodontol 2000, 2004, 34(1): 151-164

6. Deas D, Mealey B. Response of chronic and aggressive periodontitis to treatment. Periodontol 2000, 2010, 53(1): 154-166

7. Moore J, Wilson M, Kieser J. The distribution of bacterial lipopolysaccharide(endotoxin)in relation to periodontally involved root surfaces. J Clin Periodontol, 1986, 13(8): 748-751

8. Okayasu K, Wang HL. Decision tree for the management of periimplant diseases. Implant Dent, 2011, 20(4): 256-261

9. Roccuzzo M, Bunino M, Needleman I, et al. Periodontal plastic surgery for treatment of localized gingival recessions: a systematic review. J Clin Periodontol, 2002, 29(Suppl3): 178-194

10. Walker C, Karpinia K. Rationale for use of antibiotics in periodontics. J Periodontol, 2002, 73(10): 1188-1196

11. Wang HL, Greenwell H. Surgical periodontal therapy. Periodontol 2000, 2001, 25(1): 89-99

第 36 章

麻　醉

第1节　局部麻醉

　　疼痛是一种不愉快的感觉和情感体验,同时伴有急性或潜在的组织损伤。口腔局部麻醉就是研究有效的控制口腔治疗时疼痛的一门学科。19世纪末期,能够镇痛而又无意识丧失的局部麻醉药问世,这一发现带来了临床医学和口腔医学领域的巨大进步,临床医学和口腔科的操作可以在无痛的过程中进行。

　　局部麻醉药是通过抑制周围神经末梢兴奋性或抑制神经冲动的传导使躯体的一部分区域感觉丧失,感觉丧失的同时并不伴有意识的丧失。

　　只有能产生短暂的、完全可逆的局部麻醉效果的方法和药物才能应用于临床。理想的局部麻醉药应具有以下特征:对组织无刺激性,对神经结构不产生永久的损害,全身毒性要小,注射或表面麻醉都有效,麻醉起效时间短,麻醉作用时间适当。现有的局麻药大部分满足以上要求。选择局麻药时作用时间是必须考虑的因素。同样,因为所有局麻药都会被吸收进入心血管系统,潜在毒性也是局部麻醉应注意的问题。

一、局部麻醉的神经生理

　　局麻药的作用机制是阻滞神经冲动的产生和传导,疼痛冲动无法传达到大脑,病人就感觉不到疼痛。

　　冲动产生和传导的基本原理:神经元(即神经细胞)是神经系统的基本单位,神经元分为两类:感觉神经元(传入)和运动神经元(传出)。感觉神经元包括树突、轴突和细胞体三个部分:周围部分由神经末梢的树突构成,树突对刺激产生应答,产生神经冲动,沿轴突向中枢神经的终端传递最终到中枢神经系统。感觉神经元的细胞体不参与冲动传递,而是为整个神经元提供代谢支持。口腔感觉的所有细胞体都位于三叉神经节内。轴突内有轴浆,连续的细胞膜将轴浆与细胞外液分隔开来。感觉神经的兴奋和传导主要是神经细胞膜的变化,轴浆提供细胞膜代谢的支持。

　　除了最小的轴突以外,所有的神经纤维均为有髓鞘神经。有髓鞘神经纤维被脂蛋白髓凝脂鞘螺旋包绕,是施旺氏细胞一种特有的形式。有髓鞘神经纤维髓凝脂的最外层每隔一定的距离就有一个收缩带,称朗飞结,在朗飞结处,神经纤维膜就直接暴露在细胞外液中。无髓鞘神经纤维同样被施万细胞鞘包绕,许多无髓鞘神经纤维共用同一个鞘。髓凝脂鞘绝缘的特性使得有髓鞘神经纤维比同等大小的无髓鞘神经纤维传导速度快得多。

　　神经细胞膜的动作电位:神经的功能传递以动作电位的形式出现,称为冲动。动作电位是细胞膜的短暂去极化,细胞膜对钠离子的通透性瞬时增加,冲动可由化学、热、机械或电的刺激而引发。神经细胞的局部兴奋使得细胞膜对钠离子的通透性增高,钠离子的快速内流引起了神经细胞膜的去极化,使它从原来的静息电位到达阈电位,达到去极化水平。当到达阈电位后,神经细胞膜对钠离子的通透性急剧增高使钠离子快速进入轴浆,达到去极化。在去极化末端,神经细胞的电位发生逆转。当神经细胞膜发生复极化时,动作电位就结束了。细胞膜对钾离子的通透性增加,使钾离子发生外流,导致更快的复极化,回到原来的静息电位。一旦刺激引发动作电位后,神经细胞在一定的时间内,不管刺激强度有多大,也不能对其他的刺激产生应答。这段时期被称为绝对不应期,它持续的时间几乎占了动作电位的大部分。在绝对不应期后是相对不应期,在这段时期只有比一般刺激强度更大的刺激才会引发新的冲动。相对不应期继续下降直到细胞正常的兴奋性恢复,这时细胞的复极化过程完成。动作电位整个过程仅需1毫秒:去极化0.3毫秒;复极化0.7毫秒。神经细胞膜上存在钠、钾的不同通道,钠通道靠近神经细胞膜的外侧,而钾通道位于神经细胞膜的内侧。

　　当刺激引发动作电位后,冲动沿轴突表面传导。冲动传导的能量来自神经细胞。冲动沿神经细胞膜传向中枢神经系统。冲动的传播因神经是否有髓鞘而不同。无髓鞘的神经纤维的冲动传导为慢传导过程。无髓鞘的C类神经纤维主要传导慢性疼痛、钝痛或定位不明确的疼痛。有髓鞘神经的冲动是跳跃式在朗飞结之间传导,跳跃式传导在粗的轴突上传导得更快。跳跃式传导从一个朗飞结传导到下一个朗飞结,传向下一个朗飞结的电流往往超过阈电位。如果冲动在一个朗飞结被阻,局部的电流足以跳过这个朗飞结而引发下一个朗飞结的膜电位达到阈电位发生去极化。局部麻醉药要想达到完全的阻滞,最小要覆盖 8～10mm 的神经。A-δ 类有髓鞘神经纤维的传导速度快,主要传导急性疼痛、尖锐或定位明确的疼痛。

局部麻醉降低了神经对刺激的反应性并阻断了冲动向中枢神经系统的传递。

二、局部麻醉药的药理学

目前我国口腔治疗常用的局部麻醉药有利多卡因、丁卡因、阿替卡因、甲哌卡因、丙胺卡因和布比卡因(表 36-1)。丁卡因和苯佐卡因用于表面麻醉,2.5% 丙胺卡因和 2.5% 利多卡因的合剂也可用于表面麻醉,其他的局麻药主要用于注射麻醉。普鲁卡因(现在很少使用)、丁卡因和苯佐卡因是酯类的局麻药,利多卡因、阿替卡因、甲哌卡因、丙胺卡因和布比卡因是酰胺类的局部麻醉药。罗哌卡因也是酰胺类的局麻药,低浓度时只麻醉感觉神经,不麻醉运动神经。口腔目前常用的局麻药都可以透过胎盘和血脑屏障。

局麻药注射到软组织后,会导致注射部位的血管扩张。普鲁卡因的血管扩张作用最强,丁卡因有部分血管扩张作用,可卡因最初为血管扩张,接着是强的持续的血管收缩作用。血管扩张使得局麻药物吸收入血的速度加快,降低了局部麻醉的效果和时间,增加

表 36-1　口腔常用的局部麻醉药的浓度、起效时间及半衰期

局部麻醉药	解离常数 pKa	pH	浓度	加肾上腺素的浓度	起效时间	半衰期 T1/2(h)
普鲁卡因 procaine	9.1	5～6.5	2%	1:10万	2～5min	6min
利多卡因 lidocaine	7.7	6.5	2%	1:5万 1:10万	2～4min	1.6
阿替卡因 articaine	7.8	4	4%	1:10万 1:20万	1～6min	45min
甲哌卡因 mepivacaine	7.6	4.5	2%	1:2万左旋异 肾上腺素	2～4min	1.9
丙胺卡因 prilocaine	7.9	6～7	4%	1:20万	2～4min	1.6
布比卡因 bupivacaine	8.1	3～4.5	0.5%	1:20万	6～10min	2.7
丁卡因 dicaine	8.6		1%～2%	1:10万 1:20万	10～15min	
苯佐卡因	3.5				1～2min	

表 36-2　局部麻醉药的作用时间、MRD、给药途径及毒性

局部麻醉药	作用时间	最大推荐剂量 MRD	用药途径	毒性
普鲁卡因 procaine	软组织15～30min	1g	注射	1
利多卡因 lidocaine	牙髓60min 软组织3～5h	4.4mg/kg 300mg/次	注射	2
阿替卡因 articaine	牙髓60～70min 软组织3～6h	7mg/kg 500mg/次	注射	2
甲哌卡因 mepivacaine	牙髓60min 软组织3～5h	4.4mg/kg 300mg/次	注射	2
丙胺卡因 prilocaine	牙髓60～90min 软组织3～4h	6mg/kg 400mg/次	注射＋利多表麻	2
布比卡因 bupivacaine	牙髓60～70min 软组织3～6h	1.3mg/kg 90mg/次	注射	8

了麻醉药的血药浓度和过量的危险。除了可卡因，局麻药口服后很少从胃肠道吸收。局麻药用于黏膜表面吸收的速率不同：气管黏膜的吸收几乎和静脉注射一样快（急救时气管内给肾上腺素），口腔黏膜则较慢。静脉注射局麻药临床上只用于室性心律失常的处理。

局麻药吸收入血后会分布到身体的各个组织。高灌注的组织麻醉药的血药水平高。局麻药在这些组织的血浆浓度与潜在的药物毒性有关（如：大脑）。局麻药从血中消除的速度称为消除半衰期。酯类和酰胺类局麻药的代谢不同，酯类局麻药在血中被血浆假性胆碱酯酶水解。酰胺类局麻药在肝脏通过肝脏氧化酶和肝微粒体酶代谢。肝功能和肝的灌注影响酰胺类局麻药的生物转化速度。肝血流低于正常（低血压，充血性心衰）或肝功能低下（黄疸）时，导致麻醉药血药浓度增加和潜在的毒性增加。肝功能衰竭或心脏衰竭时使用酰胺类局麻药是相对禁忌的。阿替卡因则不同，它的半衰期短，一部分药物在肝脏代谢，一部分在血中由血浆假性胆碱酯酶水解。局麻药及其代谢产物主要经肾脏排泄。一定比例的局麻药以原型的形式经尿液排出。肾脏损害的病人可能导致血药水平轻度升高和潜在毒性增加。肾功能不全是局麻药使用的相对禁忌证，如透析病人和肾炎病人。

局麻药全身作用和血药水平有关。血药水平取决于从给药部位摄取进入循环系统的速度，在组织中分布的速度及生物转化把药物从血液中消除的速度。局麻药很容易通过血脑屏障，对中枢神经系统产生抑制作用。中毒过量时，主要临床表现是广泛的强直阵挛性抽搐——惊厥。一些局麻药在低于产生惊厥的血药水平时，又有抗惊厥作用（利多卡因），可用于癫痫大发作和小发作的治疗（剂量同抗心律失常）。如果口腔内注射局麻药后最初的5～10分钟内发现兴奋或镇静的表现，应该警觉有无局麻药血药浓度升高及有可能会发生惊厥。局麻药的血药浓度进一步增加会出现更严重的中枢神经抑制，呼吸抑制，最后导致呼吸停止。

局麻药对心肌和外周血管有直接的作用。局麻药能改变心肌的电生理活动，产生和局麻药血药水平相关的心肌抑制，降低心肌的兴奋性，降低传导速度，降低收缩力。这种抑制作用被用来控制心律失常。利多卡因主要用于治疗室性期前收缩和室性心动过速，也作为高级心肺复苏生命支持的用药并用于治疗室颤引起的心脏停搏。局麻药血药水平超过治疗水平就会出现心肌收缩力下降和心输出量下降，导致循环衰竭。

大多数局麻药都有外周血管扩张作用，注射部位的血流增加会提高药物吸收的速度，反过来又使局麻药作用的时间和强度下降，增加治疗部位的出血，增加局麻药的血药水平。严重过量时，出现心血管衰竭，大量外周血管扩张，心肌收缩力和心率下降，布比卡因可能出现致命的室颤。

肌内注射和口内注射阿替卡因、利多卡因，能引起骨骼肌改变，这种改变是可逆性的，注射两周内肌肉能够完全恢复。

阿替卡因的亲脂性会减慢其进入神经细胞膜，增加局部停留的时间，出现神经损害作用。特别是在下牙槽和腭部注射时，注射后出现感觉异常，大多是暂时性的，是可恢复的。缓慢注射或防止注射入下牙槽神经内可避免出现感觉异常。

有异型血浆胆碱酯酶的人，可在注射丙胺卡因后出现高铁血红蛋白血症，降低红细胞的携氧能力，出现发绀。

药物的相互作用：中枢神经抑制药（如阿片、抗焦虑药、酚噻嗪类和巴比妥类药）和局麻药有协同作用，能增强局麻药的中枢神经抑制作用。联合使用局麻药和有共同代谢途径的药物会产生副作用，如酯类局麻药和去极化肌松药琥珀胆碱都需要血浆假性胆碱酯酶水解，一起使用有可能导致呼吸暂停延迟。诱导肝微粒体酶的药物（如巴比妥类药）可能改变酰胺类局麻药代谢的速度。肝微粒体酶增加能提高局麻药代谢的速度。

妊娠及哺乳期妇女使用局部麻醉药应权衡利弊，说明可能存在的风险。

三、血管收缩药药理学

加入局部麻醉药内的血管收缩药能够收缩局部血管，延缓局麻药的全身吸收使局麻的安全性提高。血管收缩作用可以延长药物的局部作用，增加局麻效能并提供良好的止血作用。同样，局部麻醉药的血管扩张特性可使血管收缩药的全身吸收增加。目前，临床上常用的血管收缩药是肾上腺素。

肾上腺素是人体内一种自然生成的儿茶酚胺类神经递质，有拟交感作用。肾上腺素可刺激肾上腺素能受体（儿茶酚胺受体），暂时性地影响血管壁的平滑肌，使血管收缩，减慢局部麻醉药吸收入血管内。加入血管收缩药可减慢局部麻醉药注射区域的血管的吸收，使更多的局麻药进入神经细胞膜并阻滞受体部位。

肾上腺素能受体分为两种类型：α和β。α受体主要功能是全身周围小动脉和静脉的平滑肌的收缩（周围血管收缩），β_1受体主管心脏的刺激，β_2受体主管平滑肌的松弛，如支气管舒张和血管舒张。α和β受体两者都可促发潜在的心律失常。

内源性儿茶酚胺的释放可能会超过肾上腺素的给药剂量，内源性释放能够增加外源性肾上腺素的影响。也有人认为外源性肾上腺素确实可以通过直接作用于肾上腺的肾上腺素能受体刺激内源性儿茶酚胺的释放。外源性肾上腺素作用于肾上腺髓质的突触前 β 受体，可能是内源性肾上腺素释放的原因。

血管收缩药的局部反应包括局部组织的缺血和坏死，全身反应（血管内注射时）会有动脉血压的升高、心悸、心律失常的改变，甚至出现室颤、心脏病发作及休克，甚至死亡。只有为了缩短治疗过程和提供更好的镇痛时才应当使用血管收缩药。使用血管收缩药时，应注意使用血管收缩药的最低有效剂量并要防止血管内注射。

肾上腺素给药后，首先出现的是周围血管的 α 血管收缩作用，使更多的局麻药结合到受体部位。然后，是 β_2 血管舒张作用。肾上腺素的作用在外科手术时可以观察到，首先 α 作用可以加深和延长麻醉效果及减少手术区的出血。手术后的 β_2 作用可以导致术后大约 6 小时的出血增加。

肾上腺素还是心肺复苏和全身过敏反应的首选药物。过敏反应时存在周围血管的扩张和支气管的痉挛。肾上腺素的 α 作用可使得周围血管收缩（逆转剧烈的血管的扩张），β 作用可使支气管舒张（解除呼吸困难）。

血管收缩药的浓度通常以稀释比率来表示，药物的毫克数比溶解后溶液的毫升数（mg/ml）。1∶1000 相当于 1g 肾上腺素溶解在 1L 溶液中，也可表示为 1000mg/1000ml = 1mg/ml（目前使用的肾上腺素药物的规格）。稀释比率 1∶100 000 相当于 1g 在 100L 溶液中，表示为 1000mg/100 000ml = 1mg/100ml（肾上腺素 1mg 加入 100ml 局麻药液中）。

健康病人局麻药中使用肾上腺素的最大剂量是每次 0.2mg。患有严重心血管疾病的患者，老年患者或有特殊药物相互作用存在时，最大剂量应减至 0.04mg，肾上腺素可降低胰岛素的降血糖作用，导致血糖水平升高。

肾上腺素的代谢是由肾上腺素能神经的再摄取，吸收的部分由儿茶酚 -O- 甲基转移酶和单胺氧化酶失活。

使用血管收缩药前应注意患者特殊情况的评估，例如，脑卒中病史、放射治疗和伴有潜在心血管疾病及脆性糖尿病病人。血压升高可使有脑血管病史（脑卒中）的病人，增加再次发生脑血管事件的风险。有放射治疗史的病人会有血管损伤，增加了骨坏死的风险。血管收缩药能够进一步损伤血管，使骨组织不能得到氧供、营养和骨形成细胞维持所需的活力。肾上腺素可减低胰岛素的降血糖作用。使用大剂量胰岛素的糖尿病人也就是脆性糖尿病病人，特别是有潜在心血管疾病时。这时使用胰岛素常常是无效的，会出现严重的高血糖和低血糖之间的交替发作。此时，应请临床医师会诊来帮助确诊病情。肾上腺素可以用于病情稳定的糖尿病人。

四、注 射 器 械

注射器械包括一次性注射器和针头，使用时将安瓿内的药液抽吸到注射器内后使用。目前口腔临床上更多使用的是后部置药、金属质地、卡局式（弹管式）安瓿型的可回吸注射器。将装有药液的安瓿卡在注射器中，安装好一次性使用的针头就可使用。注药前，操作者的拇指轻轻拉动指环，针叉松动，即可回吸。这种注射器可以反复消毒使用。局部麻醉药血管内注射的潜在风险很大，因此，口腔使用的注射器能够回吸是其使用的标准。

计算机控制的局部麻醉药注射系统是由计算机控制的舒适的、微量注射的给药仪器，并有与之匹配的一次性的注射针头、针杆和输药管。整个口腔区域范围内都可使用此系统进行舒适的局麻药注射，特别是腭部局部浸润及鼻腭神经阻滞注射时，可使病人舒服得多。比起操作者推注给药，注射系统给药的速度是匀速、慢速的。使用系统注射可以显著降低注射疼痛感，提高注射的舒适度，也减低了局麻药过量的毒性反应及肾上腺素入血过快引起的心血管反应，大大提高了用药的安全性。

用局麻注射仪行经腭侧的上牙槽前中神经麻醉：在上颌前磨牙之间腭侧龈缘至腭中线连线中点进针，麻醉切牙及前磨牙的终末神经丛，注射麻药 1.0～1.8ml 后可使得一侧上颌中切牙至第二前磨牙区域的牙髓、颊侧和腭侧牙龈、牙周组织麻醉无痛。

用局麻注射仪行经腭侧入路的上牙槽前神经麻醉：由鼻腭孔进针，深度约 0.6～1.0cm，注射麻药 1.0～1.8ml，可获得双侧切牙的牙髓麻醉和唇舌侧牙龈、牙周组织及黏骨膜的麻醉。

五、三叉神经的解剖

三叉神经是人体面部左右两侧牙齿、骨骼及口腔软组织主要的感觉神经，三叉神经也是最大的脑神经。它是由一支小的运动根和一支大的感觉根组成，运动根支配这个区域内的咀嚼肌和其他肌肉的运动。感觉根的三个分支负责整个面部的皮肤、颅内和口腔牙齿、黏膜的感觉。

三叉神经的运动根由感觉根与起源于脑桥和延髓髓鞘内的运动核两部分组成，形成一支小的神经根。在三叉神经节（也叫半月神经节）的区域，运动根与感觉根分开走向后、下方向，穿出卵圆孔后与感觉根的第三支走在一起，即下颌神经。三叉神经的运动纤维支配咀嚼肌（嚼肌、颞肌、翼内肌和翼外肌）、颌舌骨肌、二腹肌前腹、鼓膜张肌和腭帆张肌。

三叉神经的感觉根由位于三叉神经节内的神经节细胞的中央突组成，位于颞骨岩部前方表面的 Meckel 腔（三叉神经腔、半月神经凹）内。神经节呈扁平的半月形，约 1.0cm×2.0cm；它的凸起朝向前下，三叉神经的三个感觉支从此处发出：①眼神经（眼支）前行在颅内海绵窦外侧壁内到眶上裂的中间部分，经眶上裂出颅进入眶内；②上颌神经（上颌支）向下前行，经圆孔出颅进入翼腭凹的上部；③下颌神经（下颌支）几乎是直接下行出颅，与运动根一起穿出卵圆孔。混合形成一个神经干进入颞下凹内。

1. 眼神经 眼神经是三叉神经的第一支，是感觉神经，也是三叉神经中最小的一支，出颅后经眶上裂进入眶内。它提供了眼球、结膜、泪腺、鼻和鼻旁窦的黏膜部分、前额的皮肤、眼睑和鼻的感觉神经分布。

眼神经经眶上裂出颅前，分为三个主要的分支：鼻睫神经、额神经和泪腺神经。鼻睫神经沿眶上壁的中间边缘前行，发出分支到鼻腔，中止在鼻根的皮肤内。然后分为前筛骨神经和外侧鼻神经，内侧鼻神经（来自于前筛骨神经）提供鼻中隔前部和鼻腔侧壁的黏膜的感觉。睫状神经节含有感觉神经纤维经短睫状神经走行至眼球。有 2 或 3 支长睫状神经提供虹膜和角膜的感觉。滑车下神经提供泪囊皮肤和泪阜的感觉。后筛骨神经提供筛窦和蝶窦的感觉，外侧鼻神经提供鼻尖和鼻翼皮肤的感觉。额神经前行在眶区，分为滑车上神经和眶上神经。是眼支中最大的分支。滑车上神经提供神经分布到结膜、上睑中间部分的皮肤和前额下方及中间部分的皮肤。眶上神经提供上睑、顶骨后方的头皮以及枕顶缝的感觉。泪腺神经是眼神经的最小分支。它负责上睑的外侧部分和邻近的一小块皮肤的感觉。

2. 上颌神经 上颌神经自三叉神经节的中部，水平前行，穿圆孔出颅。穿过翼腭凹的最上部，走在蝶骨翼板和腭骨之间。在它穿过翼腭凹时，发出分支至蝶腭神经节，并分出上牙槽后神经和颧支。然后，侧转到上颌后面的神经沟内，经过眶下裂进入眶内。在眶内位于眶下沟内成为眶下神经，并前行进入眶下管内，经眶下孔到面部的前方表面，分出终末的分支，分布在面部，鼻、下睑及上唇的皮肤。上颌神经向四个区域发出分支：颅内，翼腭凹内，眶下管内及面部。

上颌神经从三叉神经节分出后立即分出颅内的一个小分支——中脑膜神经，与硬脑膜中动脉伴行，提供硬脑膜的感觉。

上颌神经在穿出圆孔后，在翼腭凹内分出几个小分支：颧神经、蝶腭神经和上牙槽后神经。颧神经经眶下裂进入眶内，又分为颧颞支和颧面支。颧颞支提供前额侧皮肤的感觉。而颧面支提供颊隆凸皮肤的感觉。在离开眶之前颧面神经有一些分支与眼支的泪腺神经形成交通支。这些神经分支携带来自蝶腭神经节的感觉纤维到泪腺。

蝶腭神经有 2 支短干连接到蝶腭神经节上，然后又重新分布成为几个分支。它们在上颌神经和蝶腭神经节之间形成交通支。来自于蝶腭神经节的交感神经节后刺激分泌纤维穿过这些神经，沿着上颌神经向后到颧神经，然后又分布到泪腺神经和泪腺。蝶腭神经的分支提供神经分布到四个区域：眶、鼻、腭和咽部。分出眶支到眶的骨膜及鼻支到上鼻甲和中鼻甲的黏膜、后筛窦的黏膜以及鼻中隔的后部。分出鼻腭神经穿过鼻腔顶部向下向前，在此处位于鼻中隔的黏膜和骨膜之间。鼻腭神经继续向下，到达鼻腔的底部，并发出分支到鼻中隔的前部和鼻底。然后鼻腭神经进入切牙管，穿过切牙管出切牙孔进入口腔。位于上颌中切牙后方 1cm 处的腭中线。左右鼻腭神经一起出切牙孔，提供上颌前部区域的腭黏膜的感觉。腭支是腭大神经和腭小神经。腭大神经（腭前神经）向下经翼腭管到达硬腭，出腭大孔（位于第二磨牙远端至腭中线 1cm 处）。继续前行，在硬腭的黏骨膜和骨组织之间，提供硬腭部的骨和软组织，前方至第一前磨牙区域的感觉神经分布。在第一前磨牙的位置，与鼻腭神经末梢有交通支。它也提供软腭一些部分的感觉神经分布。腭中神经和腭后神经一起出腭小孔。腭中神经提供软腭的感觉；部分的扁桃体区域由腭后神经支配。咽支是最小的神经，离开蝶腭神经节的后部，穿过咽管，分布到鼻咽部，然后到耳咽管。

上牙槽后神经：上颌神经进入眶下管之前，在上颌神经主干上分出 2 个或 3 个分支，向下穿过翼腭凹，到达上颌结节后方进入其内，提供感觉神经到上颌磨牙区域的颊侧牙龈、黏膜、上颌窦后或侧后壁，提供感觉神经到上颌窦黏膜、牙槽骨、牙周膜以及第一、第二、第三磨牙的牙髓组织，第一磨牙近中颊根除外。

在眶下管内，上颌神经分出上牙槽中神经和上牙槽前神经，在眶下沟和眶下管内，上颌神经称为眶下神经。

上牙槽中神经：上牙槽中神经提供感觉神经分布到上颌第一、第二前磨牙及上颌第一磨牙的近中颊根、牙周组织，颊侧软组织及前磨牙局部的骨组织。

上牙槽前神经：上牙槽前神经（眶下神经）出眶下孔之前发出，走行到上颌窦的前壁，提供神经分布到中切牙和侧切牙及尖牙的牙髓，牙周组织，颊侧牙槽骨和这些牙齿的黏膜。上牙槽前神经出眶下孔到面部分为：下睑支、鼻外侧支及上唇支，负责下眼睑、鼻侧面部皮肤及上唇的皮肤和黏膜的感觉。

上颌或下颌所有牙齿的牙根、牙槽骨、牙周组织区域的神经末梢呈网状结构分布，也称为牙神经丛。这些神经丛分布为：牙神经（通过根尖孔进入牙内的神经，分成许多小的神经进入牙髓）、牙间神经（分布到牙槽中隔、牙周膜、牙间乳头和颊侧牙龈）、牙根间神经（分布到根间和牙槽间隔，邻近牙根和根分叉处的牙周膜），并有相应的动脉伴行。

3. 下颌神经　下颌神经（下颌支）是三叉神经中最大的分支，一支大的感觉根和一只小的运动根组成的感觉和运动的混合神经。下颌支的感觉根从三叉神经的下角分出，运动根起源于位于脑桥和延髓髓鞘的运动细胞。两根神经根分别从颅内发出经卵圆孔，联合后出颅，主干行走了 2～3mm 后就分为一个小的前支（运动根）和一个大的后支（感觉根）。在出卵圆孔后，在主干发出 2 个分支——棘神经（下颌神经的脑膜支）和翼内肌神经。棘神经穿过棘孔再次进入颅内与脑膜中动脉伴行分布在硬脑膜和乳突小房。翼内肌神经是一支运动神经到翼内肌。它发出小的分支支配腭帆张肌和鼓膜张肌。

前支明显小于后支。它在翼外肌的下方前行一小段距离，然后到达翼外肌的外表面。经肌肉的两个头之间或绕过它的上缘，在此称为颊神经。在翼外肌的下面，颊神经发出几个分支：颞深神经（到颞肌）、嚼肌神经和翼外肌神经。颊神经也称为颊长神经，沿着颞肌的下部出现在嚼肌前缘的下方，继续在前外方向。在下颌第三或第二磨牙的咬合平面水平，它跨过升支前缘的前方穿过颊肌进入颊部。提供感觉分布在颊部皮肤。一些纤维进入磨牙后三角，提供到下颌磨牙的颊侧牙龈以及颊黏膜皱襞感觉。颊神经没有神经支配到颊肌；面神经有神经支配到颊肌。下颌磨牙颊侧表面软组织操作需要颊神经的麻醉。

三叉神经第三支的后支下行短距离后向内侧到翼外肌外侧，在这里发出分支到耳颞神经、舌神经和下牙槽神经。

耳颞神经走行在腮腺的上部并跨过颧弓的后部，发出一些分支，与面神经的交通支，提供感觉纤维到下列这些由面神经的运动分支支配区域的皮肤，面神经的运动分支包括：颞支、颊支、下颌缘支；与耳神经节的交通支提供感觉、分泌和血管运动纤维到腮腺；前耳支，支配耳轮、耳屏表面的皮肤；外耳道分支，支配耳道和鼓膜的皮肤；耳支到颞下颌关节的后部；颞支，支配颞部区域的皮肤。

舌神经是三叉神经第三支后支的第二个分支。它向内侧下行至翼外肌并在下颌升支和翼内肌之间下降至翼下颌间隙内。它向内侧前行到下牙槽神经，与之平行。然后继续向下向前，至翼下颌韧带（颊肌与咽上缩肌的腱状线）的深面和咽上缩肌附着的下面，到达舌根稍下方的侧面和下颌第三磨牙的后面。在这里舌神经刚好位于舌侧牙龈移行沟内的黏膜下方，然后它继续前行穿过舌肌，环向下内到下颌下腺导管至舌下腺的深面。

舌神经提供舌前 2/3、口底黏膜和下颌舌侧牙龈的感觉。鼓索神经（面神经的分支）提供味觉纤维。

下牙槽神经是下颌支的最大分支。它向内侧下行至翼外肌和舌神经的侧后方，到翼下颌韧带与下颌升支内侧表面之间的区域，它进入下颌孔水平的下颌管内。在整个的路径中都与下牙槽动脉（上颌动脉的分支）和下牙槽静脉伴行。动脉刚好位于神经之前。神经、动脉和静脉在下颌管内一起前行至颏孔，在颏孔处分出终末分支：切牙神经和颏神经。

X 线研究中，双下颌管的病例约占 0.95%。双下颌管的临床意义是它用常规技术进行下颌麻醉可能失败，还有可能双侧升支分别都是双下颌管。

下颌舌骨神经在下牙槽神经进入下颌管之前分出。它向下向前到升支内侧表面的下颌舌骨沟内并沿着下颌体部到达下颌舌骨肌。下颌舌骨神经是一支混合分支，运动分支到下颌舌骨肌和二腹肌的前腹。提供感觉神经纤维到颏隆突下、前表面的皮肤。在一些人中，下颌舌骨神经也可以提供部分下颌磨牙牙髓的神经支配，通常为下颌第一磨牙的近中根。

下牙槽神经发出牙神经丛经根尖进入牙髓，提供下颌磨牙的感觉神经分布。提供下颌磨牙颊侧牙周组织的感觉的是颊神经。

切牙神经保持在下颌管内并形成神经丛分布到下颌第一前磨牙、尖牙的牙髓组织，以及经牙神经丛分支分布到切牙的牙髓组织。颏神经从下颌管内出颏孔，提供感觉神经分布到颏部的皮肤及下唇的皮肤与黏膜。

双侧下颌神经在下颌中切牙处存在神经末梢交叉吻合。上牙槽前神经分布向后延伸、上牙槽后神经分布向前延伸，我国约有 1/3 的人上牙槽中神经缺如。颊神经分布向前延伸、颊神经参与支配下颌前磨牙和第一磨牙，颊神经也可被上牙槽后神经或下牙槽神经分支替代。舌神经在下颌舌侧牙龈分布仅止于尖牙，其余由对侧舌神经支配。下颌舌骨神经或颈皮神经上部的分支传入下颌骨、分布于下颌牙及牙龈。

上颌骨的前表面朝向前外方。下缘是与上颌牙齿的牙根相一致的牙槽突起。尖牙之上突出的部分，称为尖牙隆凸。尖牙隆凸的远端尖牙窝的上方是眶下孔，血管和眶下神经分出的末梢分支经过这里。上颌牙齿局部的骨组织呈多孔疏松的网状结构，使得上颌骨比下颌骨有更好的局麻效果。多处上颌牙齿根尖的骨组织，是像纸一样薄或呈开裂状的。

上颌磨牙后上方隆起的部分，称为上颌结节。它的后方表面有几个牙槽小管穿入，上牙槽后神经和血管在此穿行。上颌结节上方的表面是一个沟，朝向外侧并微微向上，上颌神经从这里经过。这个沟与眶下沟相连。

上颌骨的腭突呈厚的水平突出，形成大部鼻底和口腔的顶部。腭大孔是翼腭管的下端，腭前神经自此分出，并有血管伴行。在前方中央是切牙孔（鼻腭神经）的开口。

下颌骨是由一个弧形的体部和两个垂直的升支组成。下颌骨颊侧的皮质骨板是致密的，会影响浸润麻醉的效果。下颌前部牙槽突的骨组织的密度低。可以实施局部浸润麻醉。在第二前磨牙的部位，颏孔位于下颌体上下缘的中间部分，颏神经、动脉和静脉存在于此处的下颌管内。升支的外侧平坦而致密，咀嚼肌在此附着。下颌孔大约位于升支的内侧上下缘1/2处，是下颌管的入口，孔的前缘有一个突起的嵴，称下颌小舌，翼下颌韧带在此附着。下颌管在升支内斜向下向前。在体部水平向前走行，下牙槽神经、动脉和静脉进入下颌管内，分出小的分支到下颌后部的牙齿，最后到颏孔。

喙突切迹经常用来确定下牙槽神经阻滞时针头刺入的高度。当在下颌孔的位置水平切断时，能够看到下颌升支前部厚于后部。在下牙槽神经阻滞时这一点有重要的临床意义。在下颌孔水平，在针头刺入与升支骨组织之间的软组织的厚度平均约20～25mm。由于在升支前1/3处骨组织的厚度增加，软组织厚度会相应减少（大约10mm）。了解在触及骨组织之前软组织刺入的深度，能够帮助操作者确定针尖的正确位置。

六、局部麻醉技术

（一）局部浸润麻醉

局部浸润麻醉是将局部麻醉药注射到手术区组织内，麻醉这里的神经末梢，使该区域组织无痛。

口腔颌面部软组织浸润麻醉，适用于牙齿拔除、脓肿切开引流、外伤的清创缝合、小肿物的切除等软组织手术。常用0.5%～1%利多卡因、1～4%阿替卡因或利多卡因与罗哌卡因（酰胺类）的合剂。先在局部注射少许局麻药，使成一小皮丘，再沿手术切口分层注射。注射药液时可加一定的压力，使其在组织内形成张力性浸润，达到神经末梢的充分浸润，增强麻醉效果。进针时不应穿过感染区域和肿瘤组织，以防炎症的扩散和肿瘤细胞的种植。

在拔除上颌前牙和前磨牙、下颌切牙和乳牙时也可采用浸润麻醉。因为这些部位的牙槽骨骨质薄而疏松、多孔，麻醉药液能通过这些小孔渗透到牙根部神经

丛。常用药物是2%利多卡因或4%阿替卡因。注射方法是在手术区相应牙根处的唇颊黏膜皱褶处进针，先注入麻药少许，然后针尖沿骨膜面滑行至需拔除牙齿的根尖，注入麻药1～1.5ml。若需要麻醉几个牙齿的区域，可将针斜向前或后注射到各个牙齿的根部。当麻醉效果不好时，再由该牙齿的中部刺入到骨膜下，针尖沿骨面滑行到根尖处，注射麻药1ml（图36-1）。

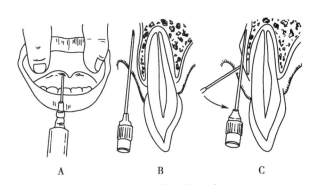

图36-1 局部浸润麻醉
A. 针刺点及其方向 B. 黏膜下浸润 C. 骨膜下浸润

（二）神经阻滞麻醉

神经阻滞麻醉也称传导麻醉，是将局部麻醉药注射在神经干的周围，使神经传导受阻，产生该神经分布区的麻醉作用。

在口腔颌面部，分布于颌骨和牙齿的神经分支均位于颌骨深部，尤其是下颌骨的骨组织结构致密，浸润麻醉效果差；瘢痕组织浸润麻醉注射困难，药液也不易扩散，麻醉效果不好；局部有炎症或肿瘤等病灶时，亦不宜用浸润麻醉。这些均以神经阻滞麻醉为佳。

神经阻滞麻醉用药量少，麻醉区域广，麻醉时间长，是拔牙和口腔颌面部手术常用的麻醉方法。

阻滞麻醉常用麻醉药物是2%利多卡因、2%甲哌卡因或4%的阿替卡因。

1. 上牙槽后神经阻滞麻醉 将局麻药注射在上颌结节处的上牙槽后神经孔附近，麻醉上牙槽后神经，使其分布的上颌窦黏膜后、外侧壁，第二、三磨牙及第一磨牙的远中颊根和腭根以及相应的牙周组织和颊侧黏膜、骨膜和牙龈无痛。又称上颌结节麻醉。

患者取坐位，头稍后仰，半张口，术者将患者口角和颊部尽量向外上方拉开，充分暴露上颌磨牙区。以上颌第二磨牙颊侧远中根部黏膜皱褶处为刺入点，针尖斜面向着骨面沿着骨膜面与上颌牙齿面成45°角向上、向后，同时向内推进，进针约2～2.5cm，回吸无血，注药1～1.5ml，3～5分钟显效（图36-2）。

上颌第二磨牙未萌出的儿童，由上颌第一磨牙远中根颊侧黏膜皱褶处进针，上颌磨牙脱落的成人可在颧牙槽嵴后1cm处进针。

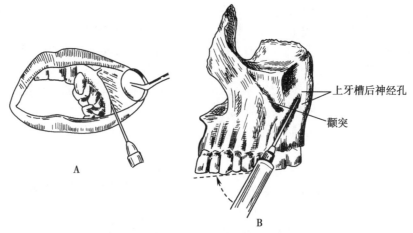

图 36-2　上牙槽后神经阻滞麻醉（口内注射法）

A. 针刺点及方向　　B. 标志示意图

操作时进针不宜过深及过上，以免刺破上颌结节后上部的翼静脉丛，引起血肿。如果进针方向不正确或向内转不够，使注入药液远离上颌结节可使麻醉失败。进针点太靠前，易被颧牙槽嵴阻挡，不能进针。

如果进针点有炎症或其他病灶时，可用口外注射法，在颧牙槽嵴后方颧骨下缘与上颌骨颧突所形成的角部位进针，直达骨面，然后针尖沿骨膜面向上、向内、向后进针 1.5～2cm，回吸无血，注药 2ml（图 36-3）。

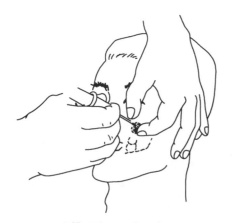

图 36-3　上牙槽后神经阻滞麻醉（口外注射法）

2. 腭前神经阻滞麻醉　将局麻药注射在腭大孔稍前处，麻醉出腭大孔前行的腭前神经，使其分布的前磨牙及磨牙腭侧牙龈以及黏骨膜产生麻醉效果。又称腭大孔麻醉。

腭大孔位于上颌最后磨牙的腭侧龈缘至腭中线间外 1/3 部位。如磨牙已脱落，腭大孔位于软硬腭交界前 0.5cm 处。肉眼观察，在腭大孔部位之黏膜上可以见到有一小的扁平窝。

让患者头后仰，大张口，充分暴露腭部，从上颌第二磨牙腭侧牙龈缘到腭中线连线之中点进针，自对侧下尖牙向上、后、外直对腭大孔稍前方刺入腭黏膜约 0.5cm，回吸无血，注药 0.5ml，3～5 分钟产生麻醉效果（图 36-4）。

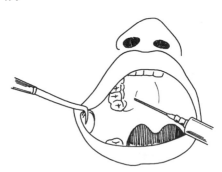

图 36-4　腭前神经阻滞麻醉

上颌磨牙缺失者，进针点应在软硬腭交界前 1cm 处。

腭大孔麻醉时注射部位不宜过于向后，局麻药的量不宜过大，否则同时麻醉出腭大孔向后的腭中、后神经，引起患者恶心、呕吐。如遇此种情况时令患者深呼吸，可减轻其症状，同时作好解释工作，以解除顾虑，消除紧张情绪。

3. 鼻腭神经阻滞麻醉　将局麻药注射在切牙孔内以麻醉鼻腭神经，使上前牙区腭侧牙龈及黏骨膜麻醉。又称切牙孔麻醉。

切牙管在腭中线上，斜向前下与中切牙的长轴平行，其下端开口在上颌左、右中切牙间腭侧的牙槽突后方约 6～7mm 处，称切牙孔。在切牙孔浅面有一前后向梭形的切牙乳突，是注射的标志。

操作时让患者头尽量后仰，大张口，暴露腭前部，自切牙乳头侧前方进针，在黏膜下注射麻醉药少许，然后转移针的方向，使与中切牙长轴方向一致，进针约 0.5～0.7cm，通过切牙孔达切牙管内，注药 0.2～0.3ml，3～5 分钟显效（图 36-5）。

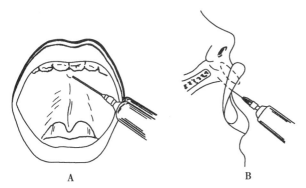

图 36-5 鼻腭神经阻滞麻醉
A. 针刺入点 B. 针刺入切牙孔方向

4. 上牙槽前神经阻滞麻醉 将麻醉药注射在眶下孔（管）内，麻醉上牙槽前、中神经和眶下神经的末梢支，使其分布的上前牙、前磨牙、第一磨牙近中颊根和相应的唇颊黏骨膜、牙周组织、上颌窦黏膜、鼻侧从下眼睑到上唇的皮肤和黏膜等组织产生麻醉效果。又称眶下神经阻滞麻醉。

用左手示指置于眶下缘中点下方 6～7mm 处的眶下孔部位，以示标记。在鼻翼外侧约 0.5～1cm 处刺入，注射麻药少许，然后向上、外、后直接刺入眶下孔内。有时先触及骨面不能进入孔内，应在此部位先注射少许麻药，然后将注射针退出少许，改变方向重新刺入，寻找眶下孔，直至无阻力时，表示已进入眶下管内，深入 0.8～1cm，回吸无血，注药 1～1.5ml，3～5 分钟显效（图 36-6）。

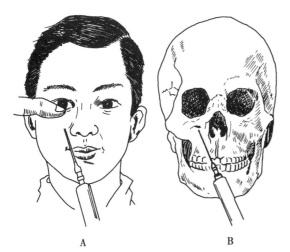

图 36-6 眶下神经阻滞麻醉（口外注射法）
A. 针刺入部位及方向 B. 针已进入眶下孔内

如用口内注射法，术者以左手中指扪得眶下孔，拇指及示指尽力将上唇牵往上前方。在上颌侧切牙根尖黏膜皱褶处刺入，针头往上、后、外的方向对准眶下孔直接进针，即可达眶下孔，直接进入眶下管较困难（图 36-7）。

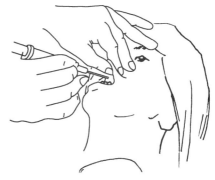

图 36-7 眶下神经阻滞麻醉（口内注射法）

5. 上颌神经阻滞麻醉 将局麻药注射在翼腭凹内，麻醉出圆孔的上颌神经，使其分布的一侧上颌及同侧鼻、下睑、上唇和软、硬腭获得麻醉。又称圆孔麻醉。

（1）经翼腭管进入翼腭凹的方法（又称翼腭管麻醉）：嘱患者头尽量后仰，大张口，由倒数第一磨牙近中距腭侧龈缘约 1cm 处刺入，由同侧进针经黏膜下达腭大孔附近时注药少许，寻其无阻力处，沿牙长轴平行方向推进注射针 3.5cm 左右，回吸无血、无气泡，注药 2ml，7～8 分钟显效（图 36-8）。

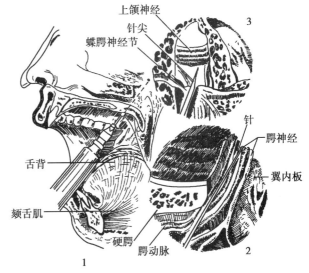

图 36-8 圆孔麻醉（经翼腭管进针法）

如触及骨面不能进入翼腭管，可稍改变进针点和进针方向，重新刺入。也有少数患者由于翼腭管弯曲而致注射针不能进入。回吸有气泡者，为注射针刺入点偏后，进入鼻腔，应退出，更换注射针头，向前移约 0.5cm，重新刺入。无磨牙患者可由软硬腭交界线前 0.7～0.8cm，距牙槽嵴约 1cm 处刺入。

（2）颧下翼突法：用 7～8cm 长的 7 号针头，从颧弓下缘，乙状切迹中点刺入。先做一皮丘，然后与皮肤垂直进针，直至针尖触及翼突外板为止，此时进针深度约 4cm。再将针退至皮下，使针尖向前上偏斜 15° 角，重新刺入至超过第一次进针长度 1cm 的深度，即可进入翼腭凹中圆孔附近。回吸无血，注药 4～5ml，5～10 分钟显效（图 36-9）。

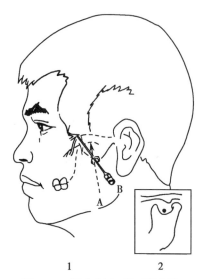

图 36-9 圆孔麻醉（颧下翼突法）
1. 进针方向：A. 达翼板 B. 达圆孔 2. 进针点

（3）颧下法：以眼眶外缘向下垂线与颧弓下缘交点刺入，向内、向上、向前的方向进针，抵达上颌结节后再沿骨膜面继续深入，进针约 3.5～4.5cm，回吸无血，注药 3～4ml（图 36-10）。

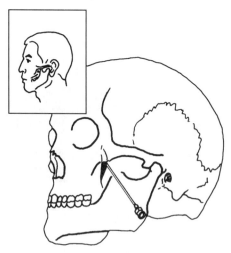

图 36-10 圆孔麻醉（颧下法）
左上图示进针点

6. **下牙槽神经和舌神经阻滞麻醉** 将局麻药注射在下颌升支内侧面的下颌孔（如图 36-13 示进针点）附近，麻醉下牙槽神经，使同侧下牙、牙周组织、下颌骨和第一前磨牙以前之颊唇侧牙龈及下唇麻醉；退针 1cm 左右再注射麻药于舌神经附近，麻醉舌神经，使同侧口底黏膜、舌侧牙龈及舌前 2/3 获得麻醉。又称翼下颌传导麻醉。

注射时令患者张大口，头稍后仰，使下颌牙平面与地面平行，将口角及颊部拉向外侧，显露出隆起的颊脂垫及其后方的翼下颌韧带。翼下颌韧带外侧的颊脂垫尖为进针点，从对侧下颌前磨牙间的咬合平面上 1cm 呈对角线的位置，使针尖向进针点刺入，针杆与下牙面平行，通过翼下颌间隙进针约 2～3cm，触及骨面，抽吸无血，注射 1～1.5ml，麻醉下牙槽神经。再退针 1cm 左右，注药 0.5～1ml，麻醉舌神经，3～5 分钟，患者就可感觉到同侧舌尖和下唇有麻木感（图 36-11、图 36-12）。

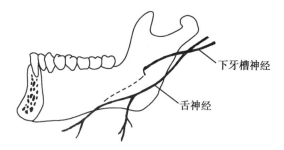

图 36-11 下牙槽神经和舌神经

如进针点标志不清楚，可用左手示指尖端置于磨牙后三角内，并触及内斜线，手指方向与下颌牙面平行，此手指尖端与翼下颌韧带之间的中点为刺入点（图 36-13）。

麻醉失败原因主要是进针点和进针方向不准确：①进针点偏高，进针方向太向上，使针尖超过乙状切迹，针尖不能触及骨面；②进针点低或进针方向向下，不与咬合平面平行，针尖的终点位于下颌小舌以下，不能麻醉下牙槽神经；③进针角度过小，使针尖不能触及骨面，超出下颌升支后缘，如注射麻醉药，则会注射于腮腺内，不但达不到预想麻醉效果，反而麻醉了面神经，造成暂时性面瘫；④进针点靠前，进针很浅就触及骨面（下颌骨升支前部），达不到下颌孔，因此失败。

舌神经阻滞麻醉：在下颌第三磨牙内侧牙龈沟处，舌神经仅位于黏膜下，在此处将针刺入黏膜下，回吸无血，注射麻药 0.5～1ml，2～3 分钟起效。但应注意口腔麻醉时，不要行双侧舌神经阻滞，那样病人会有窒息感。

7. **颊神经阻滞麻醉** 将局麻药注射在下颌升支前缘内侧颊神经干附近，以麻醉其分布的下颌第二前磨牙以后的颊侧牙龈、黏骨膜和颊部。

操作时令患者大张口，在颊黏膜上，腮腺导管口下、后 1cm 处刺入至黏膜下，向后进针达下颌升支前缘，注射麻药 0.5～1ml，2～3 分钟，即可产生麻效。如果拔除下颌单个磨牙时，可在其远中根颊黏膜皱襞处作黏膜下浸润麻醉。也可以在翼下颌传导麻醉过程中，针尖退至黏膜下注射麻药 0.5～1ml，麻醉颊神经。

8. **下颌神经阻滞麻醉** 将局麻药注射在卵圆孔

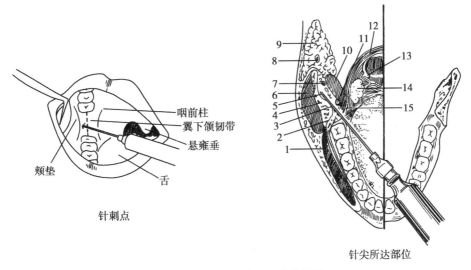

图 36-12　翼下颌传导麻醉的解剖

1. 颊肌　2. 外斜线　3. 内斜线　4. 下颌升支　5. 翼下颌间隙　6. 咬肌　7. 下牙槽动脉及神经　8. 下颌后静脉　9. 腮腺　10. 翼内肌　11. 舌神经　12. 咽上缩肌　13. 咽后柱　14. 扁桃体　15. 咽前柱

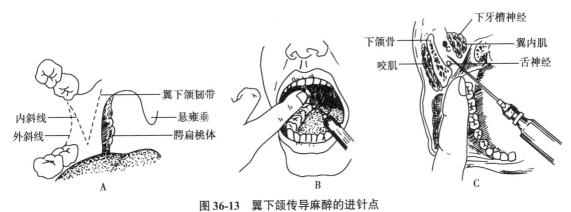

图 36-13　翼下颌传导麻醉的进针点

A. 解剖标志　B. 针刺点　C. 针已刺入翼下颌间隙

附近，麻醉出卵圆孔的下颌神经，使其支配的同侧下颌骨、下颌牙、舌、口底、下颌骨周围组织、颊部组织及颞部皮肤获得麻醉。又称卵圆孔麻醉。

（1）颧下翼突法：进针点同圆孔麻醉，为乙状切迹中点，在进针点注射麻药少许，然后与皮肤垂直刺入，直至针尖触及翼突外板为止。再将针尖退至皮下，再使针尖向后、上偏斜 15° 角，重新刺入至超过第一次进针长度 1cm 的深度，即达卵圆孔附近。回吸无血，注射麻药 4～5ml，5～10 分钟产生麻效（图 36-14）。

（2）前方进针法：口角外侧 3cm 处，相当于闭口时上颌第二磨牙之上为进针点。向卵圆孔部位进针，即从正面看是对着同侧"向前直视"的瞳孔后方，从侧面看是到达关节结节的连线上（相当于同侧瞳孔矢状线与双侧关节前结节的交点）。必要时可以伸一手指进入口腔内，在手指的指引下，注射针进入皮肤后，先

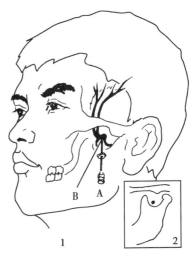

图 36-14　下颌神经阻滞麻醉（颧下翼突法）

1. 进针方向：A. 达翼板　B. 达卵圆孔　2. 进针点

807

经口腔黏膜下，而后经下颌骨升支与上颌结节之间，再向上、后引进，直到针尖到达平坦而坚硬的颞下间隙卵圆孔之前为止，从皮肤到卵圆孔外深度一般约为5～6cm。回吸无血，注射麻药4～5ml。

此进针法可直接进入卵圆孔内，当针尖刺中半月神经节时，有触电样异感放射到上下颌颜面，注射麻药2～3ml，异感当即消失，并使上下颌均产生麻效。此为半月神经节阻滞麻醉。如需作半月神经节阻滞麻醉时，在注射麻药前抽吸，如有脑脊液回流，阻滞应放弃。

（3）下颌神经阻滞 Gow-Gates 注射法：Gow-Gates 注射法可以麻醉下牙槽神经、舌神经、舌骨神经、颏神经、切牙神经、耳颞神经和颊神经。Gow-Gates 法较下牙槽神经阻滞成功率高，回吸不易有血。麻醉区域：中线以后的下颌牙，颊侧黏骨膜和同侧黏膜，舌前 2/3 和口底，舌侧软组织和骨膜，下颌骨体和升支下部及覆盖颧弓、颊后部和颞区的皮肤。

方法：选择长针头，在耳屏下切迹至口角连线上，相当上颌第二磨牙远中处，下颌升支近中的黏膜上进针，进针方向：髁颈外侧，翼外肌附着点的下方。针管放在前磨牙区口角处使针尖向前，再进针直到触及骨面。进针 2.5cm，注射麻药 1.8ml。病人维持张口 1～2 分钟，5 分钟后缓慢起效。注射后下唇刺痛或麻木，舌会刺痛或麻木。

（4）Vazirani-Akinosi 闭口下颌阻滞：麻醉的神经为：下牙槽神经、切牙神经、颏神经、舌神经和下颌舌骨神经。麻醉的区域包括：同侧下颌牙齿、下颌骨体和升支前部、颊侧黏骨膜和颏孔之前的黏膜、舌前 2/3 和口底（舌神经）和舌侧软组织和骨膜（舌神经）。适用于开口受限的病人。

麻醉方法：选择长针头，进针点为靠近上颌结节的升支内侧缘处软组织，此高度为上颌第三磨牙的黏膜与骨交界处，下牙槽神经、舌神经和下颌舌骨神经的部位，这些神经出卵圆孔向下走行到下颌孔（Vazirani-Akinosi 注射高度较 Gow-Gates 低，较下牙槽神经阻滞高）。斜面离开下颌升支骨面，朝向中线。将示指或拇指放在升支冠状切迹上，指示升支内侧面，有助于看到注射点和减少进针时的损伤，针管与上颌平面平行，针头在上颌第三（或第二）磨牙的黏膜龈结合处，向后并稍向外侧进针，使针靠着上后牙槽突，并与上颌平面平行，针斜面向中线，这样针穿越组织中就可偏向升支，针头就保持接近下牙槽神经。进针刺入2.5cm，回吸无血，注射麻药 1.5～1.8ml，唇、舌在 1 分钟显效，牙科治疗 5 分钟后可开始。

9. 耳颞神经阻滞麻醉　将局麻药注在颞下颌关节内侧，麻醉在此经过的耳颞神经，使其分布的腮腺区、耳廓前部、外耳道、鼓膜、颞下颌关节及耳颞区域

浅层皮肤产生麻效。

阻滞时以乙状切迹中点前 0.5cm 处为进针点，垂直进皮后，改变方向，与皮肤成 45° 角向后进针 3cm。回抽无血，注射麻药 3～5ml，5～10 分钟出现麻效。

10. 颈神经丛阻滞麻醉　将局麻药注射于第 2、3、4 颈椎横突附近，麻醉出椎间孔的颈脊神经，使其分布的颈部、枕部、乳突区、耳下缘、下颌骨下缘及胸肩后部产生麻醉效果。

阻滞时患者仰卧，去枕，垫肩，头转向对侧，以使胸锁乳突肌和血管向前移位，从而使颈椎横突暴露明显。首先于乳突尖下、后 1.5cm 处为第一进针点，横行刺入进针约 2～3cm 可遇骨质阻力（即第 2 颈椎横突），针尖稍离开骨膜，回吸无血及脑脊液时，注射麻药 3～4ml，麻醉第 2 颈脊神经。注射后将针尖退至皮下，重新取向下与皮肤成 45° 角进针，再次碰到骨质阻力，即触到第 3 颈椎横突，经回吸无误后注射麻药 3～4ml，以麻醉第 3 颈脊神经。以胸锁乳突肌后缘中点即颈外静脉与胸锁乳突肌的交叉点之上 1.5cm 处为第二进针点，横行刺入，进针约 2～3cm，遇到骨质阻力为第 4 颈椎横突，注射麻药 3～4ml，以麻醉第 4 颈脊神经。在退针到胸锁乳突肌的表面，即颈浅神经丛穿出处时，再注射麻药 4～5ml，麻醉颈浅神经丛，以确保麻醉作用的完全（图 36-15、图 36-16）。

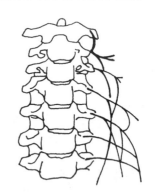

图 36-15　颈神经丛（深颈丛）

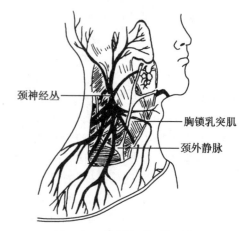

图 36-16　颈神经丛（浅颈丛）

颈神经丛阻滞麻醉时应注意并发症的发生。如注射麻药前必须回吸，避免注入血管或蛛网膜下腔，药液注入蛛网膜下腔是最严重的并发症，会引起全脊髓麻醉的危险，多因进针过深或进针方向与颈椎间孔开口方向一致。颈部椎间孔的方向是向前向下，因此进针不应从下向上和过分由前向后；膈神经主要由第 4 颈脊神经组成，同时接受第 3 和第 5 颈脊神经的小分支。颈神经丛阻滞常易累及膈神经，严重时可出现呼吸困难、胸闷，甚至出现轻微发绀，应给予吸氧；当针刺太深使迷走神经被阻滞时会出现发音嘶哑，呼吸困难；当颈交感神经被阻滞时会出现眼睑下垂、瞳孔缩小、眼球下陷、眼结膜充血、鼻塞、面部潮红等症状，此为 Horner 综合征。

（三）口腔常见手术局麻方法的选择

口腔颌面外科许多手术都可在局麻下进行，麻醉效果的好坏取决于局麻操作的准确程度和麻醉方法选择是否恰当。在手术中往往遇到该用的麻醉方法均已采用，但仍效果不好，这是因为局麻的操作不准确，若进行麻醉效果的检查是可以测出的。有时也是对某一麻醉方法效果的检查很满意，但在某些部位仍有疼痛，这是因为麻醉方法选择不恰当或不够，使某些需要麻醉而未进行麻醉的部位疼痛。由此可见，欲使一个手术麻醉效果好，不仅要熟练掌握每一个麻醉方法的操作技术，而且要熟悉神经解剖，以便选择恰当的麻醉方法。口腔颌面外科常见典型手术的麻醉方法选择举例如下：

1. 牙齿拔除术　以牙齿拔除为例，介绍常用的麻醉方法（表 36-3）。

2. 唇、舌系带延长术　局部浸润麻醉，但局麻药不宜注射太多，否则组织肿胀，不利于手术的进行。

3. 舌部小肿物切除术　舌前 2/3 为舌神经分布，可根据手术的需要作局部浸润麻醉或舌神经阻滞麻醉。一般小的深部肿物以舌神经阻滞麻醉比较好，不影响肿物的寻找。如用局部浸润麻醉，由于药物的注射，使肿物周围组织肿胀，致使肿物不易找到。表浅肿物切除以局部浸润麻醉为好，因可以使出血减少，而又不影响肿物的寻找。

七、局部麻醉的并发症

（一）局部并发症

1. 针头折断　一次性注射器使用以后，针头折断很少见。针头折断多发生在下牙槽神经阻滞及上牙槽后神经阻滞时，针头折断易出现在针尖处及针头与针座连接处。断针原因可能是针头在刺入前已被弯折，或者是针头刺入肌肉或触及骨膜时，病人突然摆动，移动的力量把针头折断，特别是针头事先受过弯折时容易发生。也有的医师将针头完全刺入软组织里，针头与塑料针座连接处折断。断针在儿科病人更易发生。

在组织内折断的针头可移位几毫米，数周后被组织包裹。局部或全身感染非常罕见。手术取断针如果不顺利，创伤更大，比断针留在组织里所产生的问题更多。但是，因为病人害怕针头移位，往往主动要求取出。针头折断容易出现医疗纠纷。

（1）预防：刺入软组织较深的操作要使用长针头或大号针头，针头刺入组织时不要进到塑料连接处，此处是容易断裂的部位。麻醉操作前要选择足够长的针头。针头刺入组织后不要改变进针方向，针头的过度侧向力也是断针的一个原因。改变进针方向时，应将针头拔出至黏膜下再重新进针。

（2）处理：断针时应保持冷静。让病人不要移动，操作者不要把手从病人口中移开，使病人保持张口或在口腔里放置咬块。如果残留部分可以看见，用针

表 36-3　牙齿拔除术常用麻醉方法

牙位	神经分布	麻醉方法（注意前面麻醉方法的名称有改变，这里要作相应改变）
上颌 321|123	上牙槽前神经 鼻腭神经	唇侧浸润麻醉或上牙槽前神经阻滞 腭侧浸润麻醉或鼻腭神经阻滞麻醉
上颌 54|45	上牙槽中神经 腭前神经	颊侧浸润麻醉或上牙槽前神经麻醉 腭侧浸润麻醉或腭前神经麻醉
上颌 6|6	上牙槽后神经（近中颊根为上牙槽中神经） 腭前神经	上牙槽后神经阻滞麻醉、颊侧局部浸润麻醉及腭前神经阻滞麻醉
上颌 87|78	上牙槽后神经 腭前神经	上牙槽后神经阻滞麻醉 腭前神经阻滞麻醉
下颌 4321|1234	下牙槽神经 舌神经	下牙槽神经阻滞麻醉和舌神经阻滞麻醉
下颌 8765|5678	下牙槽神经、舌神经 颊神经	下牙槽神经和舌神经阻滞麻醉 颊神经阻滞麻醉

持、止血钳或镊子将其取出。如果针头看不见，不能顺利取出时，不要切开探查。可以告知病人，并设法减轻患者的恐惧和担忧。将事件记录在病历中，保留针头的残余部分，立即报告上级医师或科室负责人来协助处理。应请口腔颌面外科医师会诊，再做处理。只有如下情况才考虑立即取出：针头位于组织表面，通过 X 线片和临床检查可以顺利定位，或者口腔颌面外科医师有把握取出断针。大多情况下，应在手术室全麻下取出断针。另外，即使断针位于表面，取出断针也有可能不成功。针头位于深部组织或者难于定位、取出困难时，允许滞留断针。一般情况下，断针滞留是没有危险的。

2. 持续麻醉或感觉异常 感觉异常或持续麻醉状态是麻醉超过预计时间，有时是几天甚至几个月。感觉异常在口腔外科或牙齿移植中多见，年轻人多见，可以是麻木或异样感觉，大多是部分感觉异常，严重时会有继发损伤。原因可能是神经被针头刺伤，特别是腭前神经阻滞麻醉时。也可是局麻药液混入酒精或消毒液引起神经水肿。舌、唇感觉异常最多，多在 4% 阿替卡因麻醉后。

（1）预防：严格遵守注射原则，仔细操作。

（2）处理：多数感觉异常在 8 周内可恢复而不需治疗。永久感觉异常很少见。多数情况下，感觉异常是轻微的，病人通常在治疗后第二天诉说有麻木感时，医师应亲自与病人进行交谈，向病人解释实施局麻后感觉异常可能会出现，即使在严格操作条件下病人的感觉异常也会发生。应对病人进行检查，确定感觉异常的程度和范围，并告知病人感觉异常一般要 2 个月后才会开始消除，若感觉异常持续，应每 2 个月为病人检查一次，可以观察一年或更长时间，病历中应做详细记录。如果感觉缺失在事后一年依然明显，建议与口腔颌面外科医师或神经科医师会诊。如需口腔治疗，应避免在原先受损神经的部位再次进行局麻注射。

3. 面神经麻痹 上牙槽前神经阻滞或上颌尖牙浸润时会出现面神经末梢的轻微麻痹现象。局麻药注射或浸润入腮腺深叶时，暂时性面神经麻痹可能发生。原因是下牙槽神经阻滞时针头向后偏离，进入腮腺内，注射麻醉药后发生暂时性面瘫。面瘫的持续时间相当于软组织麻醉的时间，持续时间不超过数小时，患者面部出现单侧麻痹，面部歪斜，眼睛不能闭合，眼睛的保护性反射被破坏。

（1）预防：严格遵守下牙槽神经阻滞的操作规范，暂时面瘫是完全可以避免的。

（2）处理：安慰病人。向病人解释这种情况是短暂的，持续数小时后可自行消除，没有后遗症。应去

除患者的隐形镜片，受累眼睛可使用眼罩，用手闭合眼睑，以保持角膜湿润。将情况在病历上记录。再次注射麻药没有禁忌，但做进一步的口腔治疗应当谨慎，应征得病人的同意。

4. 牙关紧闭 这是由于下颌肌肉的持续、僵直性痉挛，正常的张口受到限制。

（1）原因：局麻注射引起牙关紧闭，多由于颞下凹内肌肉或血管的损伤。混入酒精或消毒液的局麻药会引起组织刺激，导致牙关紧闭。有人认为局麻药本身可对骨骼肌产生轻微毒枝菌素改变，药液不管注射在肌肉内还是肌肉外都可引起肌纤维迅速坏死。大量出血可引起组织的刺激，出现牙关紧闭。反复注射损伤或注射后感染也可能导致牙关紧闭。出血也可引起疼痛导致肌肉痉挛和运动受限，如果不治疗会发生慢性运动受限、纤维化和瘢痕挛缩。感染也可因疼痛加剧引起运动受限，增加组织刺激和瘢痕。

（2）预防：使用锐利、消毒的一次性针头，适当地存储和使用局麻药，注意无菌技术，立即更换污染过的针头。采用无创穿刺技术，避免在同一部位重复注射和多次穿刺。使用神经阻滞代替局部浸润。

（3）处理：多在上牙槽后神经或下牙槽神经阻滞后次日出现张口困难，一般比较轻微。可嘱其热敷、温盐水含漱、服用止痛药或地西泮，有助于缓解牙关紧闭的不适感，必要时给予口服镇静药使肌肉放松。应嘱病人主动进行张口和闭口训练，每 3～4 小时进行 5 分钟的下颌侧方运动。咀嚼口香糖也是进行颞下颌关节侧方运动的方法。在病历上记录，在症状消除和病人感到舒适之前，避免在相关部位作进一步的治疗。如果疼痛和功能失常超过 48 小时未得以缓解，应考虑感染的可能。应给予抗生素，连续使用 7 天。并请口腔颌面外科医师会诊，与注射有关的牙关紧闭完全恢复需要大约 6 周时间。

5. 软组织咬伤 由于组织还处于麻醉状态，病人无意中咬伤，自身造成唇和舌的创伤。

（1）原因：年幼儿童、智力障碍患者最易发生。因为软组织麻醉持续的时间长，口腔治疗结束时，软组织麻木还未消退，容易咬伤。损伤可导致肿胀，会在麻醉效果消失时疼痛明显。年幼儿童及智力障碍患者更不能管理自己的行为。

（2）预防：应根据口腔治疗的时间，选择持续时间适当的局麻药。可在唇齿之间置入棉球或纱布卷，用牙线将其缠绕固定在牙齿周围来防止咬伤。

告诫病人或其监护人不要饮用热流食，不要咬唇或舌来检验麻醉是否消退。

（3）处理：对于自身造成唇、舌咬伤的病人必要时可给予止痛药，创面感染应使用抗生素，温盐水漱口

有助于减轻肿胀。用凡士林及润滑剂涂抹损伤的嘴唇可减少刺激。

6. 血肿局麻　注射过程中刺破血管引起，刺破动脉产生的血肿体积增长迅速，刺破静脉是否形成血肿，取决于受伤血管周围组织的致密度。

(1)原因：血肿易出现在上牙槽后神经阻滞或下牙槽神经阻滞时，直到血管外的压力超过血管内的压力，出血才会停止，产生凝结。下牙槽神经阻滞后发生的血肿通常只在口内能看到，上牙槽后神经血肿从口外可以看到。血肿可引起牙关紧闭和疼痛，血肿部位的肿胀和变色7～14天才能消退。

(2)预防：上牙槽后神经阻滞时穿刺不要过深，不要用针头在组织内作探针用。

(3)处理：出现血肿应立即处理，肿胀明显，应在出血部位直接压迫。多数情况下，血管位于皮肤和骨骼之间，压迫即可有效止血。下牙槽神经阻滞时可在下颌升支内侧面压迫，组织变色和肿胀在下颌升支内侧面。上牙槽前神经阻滞时，可直接压迫眶下孔的前方，临床表现是下眼睑下方皮肤变色。颏神经阻滞时，可直接在颏孔上压迫，在皮肤上或黏膜上按压，临床表现为颏孔处皮肤颜色改变或颏孔周围黏膜褶皱肿胀。上牙槽后神经阻滞引起的血肿最大，血流进入颞下窝内，手指可向内、上部方向按压黏膜褶皱的软组织，压到病人尽可能忍受。也可用冰块冷敷，增加局部压力，有助于血管收缩。血肿会持续7～14天，应避免在血肿部位进行治疗。

7. 注射疼痛　严格遵守无创伤注射原则可避免局麻注射疼痛。

(1)原因：操作粗暴，多次注射后针头会变钝，快速注射麻醉药都可导致组织损伤引起疼痛，从组织里拔出带钩的针头时，会产生疼痛。注射疼痛会增加病人的焦虑，可能会导致突然的意外移动，增加断针的风险。

(2)预防：选择恰当的注射方法，使用锐利的针头，注射前正确使用局麻药，缓慢注射麻醉药，确保药液温度适宜，过热或过冷的溶液更能引起不适。

(3)处理：无需处理。应采取措施防止发生局麻注射引起的疼痛。

8. 注射灼热感

(1)原因：局麻药注射中出现灼热感并不少见。首要原因是注射药液的pH值，配制好的药液的pH值大约为5，含有血管收缩要的溶液pH值大约为3。快速注射，尤其是腭部，会产生灼热感觉。或局麻药中混入酒精或其他消毒液。虽然局麻注射灼烧感很短暂，但可能预示着即将出现的疼痛。如果由溶液的pH值引起，麻醉后通常不会有明显的灼烧感。如果快速注

射、溶液污染或溶液温度过高引起，组织受损的可能性就更大，继而产生其他并发症，如麻醉后牙关紧闭、水肿或感觉异常。

(2)预防：注射中的灼热感，减慢注射速度会有帮助，理想的注射速度应是1ml/min，麻醉药应在室温下储存，不要储存在酒精溶液或其他消毒液中，为了使病人注射时更舒适，可于注射前"碱化"局麻药。局麻药的稳定性会随着溶液pH值的增加而降低，碳酸盐的局部麻醉药(pH增加)不易稳定且保质期短。

(3)处理：多数注射灼热感瞬间消失，一般不需要处理。如果水肿或感觉异常很明显，需要进行处理。

9. 感染　使用一次性无菌针头和玻璃药管以来，局麻后感染极为罕见。

(1)原因：注射后感染的主要原因是针头受到污染，针头触及口腔黏膜不可避免，一般口腔正常的菌群不会导致组织感染。通过感染部位注射局麻药，局麻药注射到感染组织，如果加压注射就可能将细菌带入邻近的健康组织里使感染扩散。针头或溶液进入组织更深处时，污染的针头或药液会导致感染，如果意识不到又未采取适当的治疗，感染可能导致牙关紧闭。

(2)预防：使用一次性无菌注射针头，避免针头污染，如果可能，避免用同一针头多次注射。正确保管和使用局麻药安瓿，一支安瓿只用于一个病人。使用前用一次性酒精擦拭消毒清洁，穿刺之前擦干注射组织并进行局部消毒。

(3)处理：感染很罕见，但当时认识不到。病人通常诉说注射后疼痛和治疗后1天或数天的功能异常，极少出现感染的明显症状。牙关紧闭的症状在保守治疗3天之内仍不好转，则应怀疑感染。一经确定感染后应对病人进行7～10天的抗生素治疗，在病历上记录病人的病情和处理方法。

10. 血管性水肿

(1)原因：血管性水肿是过敏病人对酯类局麻药的反应；遗传性的血管性水肿是另一种情况，表现是突然出现面部、手足、肠黏膜和呼吸道表面的水肿，口腔内的操作和局麻注射，可能会加速水肿发作，嘴唇、眼睑和舌常受累。血管性水肿严重的病人可死于喉头水肿引起的急性气道梗阻。由局麻引起的水肿很少严重到引起气道阻塞，多数情况下会导致水肿部位的不适。过敏病人表面麻醉可引起血管神经性水肿并危及气道的安全，舌、咽喉部的水肿会不断加剧，并出现可能危及生命的状况，需要积极处理。

(2)预防：正确保管和使用局麻药，用药前对病人进行病史评估。

(3)处理：尽量减轻水肿和去除水肿诱因。过敏引起的水肿可能致命，治疗方法包括肌内注射和口服

组胺拮抗药，与过敏治疗的医师会诊确定水肿的确切原因。如果水肿危及呼吸道，抢救同过敏的处理：让病人仰卧，开始 A-B-C（airway 气道、breathing 呼吸、circulation 循环）基本生命支持，呼叫急救医疗服务，给入肾上腺素 0.3mg（成人）、0.15mg（儿童）肌内注射，每 10～15 分钟可重复肌肉或静脉注射，直至呼吸困难消除，肌肉或静脉给抗组胺药和氢化可的松。气管完全阻塞，要准备进行气管插管或环甲膜切开术。在下次就诊时应评估病人的情况及确定反应的原因。

11. 组织坏死脱落　牙龈软组织局部缺血可以导致无菌坏死和组织脱落。

（1）原因：牙龈组织的局麻延迟时间过长，接受局麻的组织高度敏感，实施局麻的部位产生反应。无菌坏死继发于持续的局部缺血，局麻药含有去甲肾上腺素时易出现，好发生于硬腭或牙龈组织菲薄的区域，有时可有剧烈疼痛。

（2）预防：按要求使用局麻药，使用血管收缩药时，不要使用浓度过高的溶液。1:30 000 的去甲肾上腺素最有可能产生持续局部缺血，组织损伤和无菌坏死。肾上腺素（1:50 000）也会出现。

（3）处理：上皮脱落和无菌坏死一般可不进行处理，但应消除病人对此问题的顾虑。根据症状处理，可用药膏来减少局部的刺痛感。上皮脱落数天之内就可消除；无菌性坏死的消退可能需要 7～10 天。应将以上情况记录在病历中。

12. 注射后黏膜疱疹或溃疡　个别病人会在注射局麻药后发生溃疡，主要分布在注射部位周围，会有剧烈的疼痛。

（1）原因：口腔局麻注射后或口腔组织创伤后，可能出现反复的溃疡性口腔炎或单纯性疱疹。好发在口腔前庭，病因不详。单纯性疱疹由病毒引起，在软组织上形成小肿块，如硬腭组织。也有的患者已经有潜在问题存在于组织内，操作的器械可能引起组织创伤激发发病。

（2）预防：临床上无法完全防止发生在易感病人身上的口腔内损伤。口腔外单纯性疱疹可以预防或早期治疗。早期症状包括感染病毒的部位（如嘴唇）产生轻微灼热感或瘙痒。使用抗病毒药可缩短病程。

（3）处理：根据症状处理。疼痛是最初的主要症状，应消除病人的顾虑，告诉病人这种状况不是由于局麻注射的继发感染所引起，而是注射前组织里潜在的疾病恶化所致。如果疼痛不严重，无需处理。治疗主要是覆盖溃疡面，可用麻醉药止痛，涂抹利多卡因糊剂。可在病灶部位使用溃疡膏或丹宁酸制剂，大多数病人可在 6 小时内基本缓解疼痛。无论治疗与否，溃疡都要持续 7～10 天。应在病人的病历上记录。

（二）全身并发症

局麻药的全身并发症包括药物不良反应（药物过量、过敏）、晕厥、过度通气及低血糖等。要求操作者注射前仔细询问病史及用药史，进行身体评估，注射中遵守操作规范。

1. 药物过量　药物过量是某种药物在靶器官和组织的血药浓度过高导致的临床表现。药物过量反应是药物不良反应中最常见的。老人与儿童更容易发生，由于儿童的吸收、代谢和排泄功能尚未发育完全，老年人会有功能减退，使得药物的半衰期延长，循环的血药浓度升高，增加了药物过量的风险。不同病人对药物的反应有很大差别，反应过度者可能很小的药量就会导致惊厥。口服苯妥英钠、奎尼丁和抗抑郁药的病人，由于竞争蛋白结合位点，可能药量较低时就会出现局麻药的毒性反应。西咪替丁与局麻药竞争肝氧化酶，延长了利多卡因的生物转化，导致利多卡因血药浓度升高。妊娠期间肾功能可能受影响，药物的消除减慢，增加了过量的危险。肝肾功能不全会影响局麻药的分解和排除，导致局麻药血浓度升高。充血性心力衰竭降低肝脏的灌注，使得酰胺类药物的半衰期延长，增加了药物过量的风险。有肝病史但不需卧床的病人，酰胺类药物可以谨慎使用。如果肝功能损害严重，小剂量也有可能发生药物过量。

因此在临床上应使用局麻药的最低有效浓度和最小有效剂量；重视注射时的回吸；减慢注射速度，注射时间 >60 秒；加入血管收缩药；可降低严重药物过量的危险，减少局麻药的毒性反应。

原因：药物的生物转化减慢，肾脏排除的速度减慢，用药量过大，注射部位的吸收过快及意外血管内注射。

临床表现：药物过量的最先临床表现是困倦，严重时失去知觉甚至呼吸停止。利多卡因脑血药浓度大于 4.5μg/ml 时出现中枢神经系统中毒的表现，病人激动不安、话多和烦躁易怒。血药水平高于 7.5μg/ml 时发生惊厥，血药水平进一步升高，惊厥停止，出现全身神经系统衰弱状态，呼吸衰弱及呼吸停止。中枢神经系统不良反应出现很长时间后才会发生心血管系统不良反应。药物浓度提高（5～10μg/ml）可引起心电图轻微改变、心输出增加和外围血管扩张；超过 10μg/ml 时，广泛的外周血管扩张、心肌收缩力明显减弱、出现严重的心动过缓，可能发生心搏骤停。

处理：多数情况下药物过量反应是轻微和短暂的，是自限性的（药物的重新分布和生物转化），很少需要特殊治疗。严重且持续时间较长的，需要及时治疗。需要吸氧及抗惊厥的药物治疗。应注意不要将药物过量与局麻药过敏混淆。

严重药物过量反应：迅速发作（注射 1 分钟之内）

表现为意识丧失，伴有或不伴有惊厥，应将意识丧失的病人放置在仰卧位，双脚稍微抬高。从口腔去除注射器。出现惊厥时，应保护病人的双臂、双腿和头部，把衣服解开，立即呼叫紧急医疗服务，进行基本生命支持，保持气道通畅。如果没有酸中毒，惊厥可在1～3分钟内停止，一般可不进行抗惊厥治疗。如果惊厥发作时间过长（4～5分钟没有停止的迹象），应考虑使用抗惊厥药。首选的治疗方法是静脉内注射地西泮（5mg/min）或咪唑安定（1mg/min）直至惊厥停止。如果无法静脉穿刺，可给予咪唑安定5mg肌内注射（或0.25mg/kg，不大于10mg滴鼻）。2分钟内惊厥一般会停止，继续保持基本生命支持并直到急救医疗人员到达。惊厥持续或发生心搏骤停心肺复苏时，应考虑给入单次剂量20%的脂肪乳1.5ml/kg，注射时间不少于1分钟，再以维持剂量0.25ml/(kg·min)，5分钟后可重复此剂量，直至惊厥停止或循环稳定，脂肪乳最大剂量为12ml/kg。药物过量导致的心搏骤停应先给予脂肪乳再给肾上腺素。

缓慢发作（注射后5～15分钟）：轻度药物过量反应的临床表现是意识存在，话多且焦躁不安，伴随心率加快、血压升高和呼吸加快，一般在注射后5～10分钟发生。应马上停止口腔治疗，按需进行基本生命支持。保持气道和通气。应将意识清醒的病人放在舒适的位置上，让病人安静，通过鼻管或鼻罩给予吸氧来防止酸中毒，监测并记录生命体征。如果没有惊厥，病人意识清楚，应全面评估病人的身体及精神状况，确定完全恢复时，病人可以独自离开诊室。如果发生惊厥，立即呼叫紧急医疗服务，建立静脉通路，给予地西泮以5mg/min（咪唑安定为1mg/min）的速度静脉注射，也可考虑肌内或鼻腔内使用咪唑安定。维持基本生命支持直到急救医疗人员到达。出院前根据病人需要尽可能长时间进行恢复，并由内科医师进行检查确定下一步的处理。

药物过量反应是较常见的药物不良反应，通过对病人进行充分的治疗前评估和合理使用麻醉药，多数用药过量是可以预防的。处理时首要的是维持病人的气道通畅和充分的给氧。局麻药引起的惊厥短暂并得到了适当处理，不会产生永久性的神经或行为后遗症，惊厥导致的局部缺血性中枢神经损害并不一定出现。再次使用局麻药之前，应重新评估病人的情况。

肾上腺素过量：肾上腺素目前已成为局麻药中最常用的血管收缩药。肾上腺素过量极少发生。牙冠修复时肾上腺素用于排龈线（减少牙龈出血的止血剂），或发生血管内注射时，会发生过量的现象。排龈线每英寸大约含225.5μg的肾上腺素，牙科治疗使牙龈上皮细胞破损出血时，肾上腺素更容易吸收入血。出血的程度和持续时间，药物的吸收变化很大。美国牙科学会建议：不主张使用肾上腺素作为牙龈收缩药，其对有心血管病史的人也是禁忌的。

临床表现：心率加快，血压急剧升高，心脏节律障碍（室早、室速、室颤）。病人表现恐惧、焦虑紧张、烦躁不安，搏动性头疼，颤抖，出汗，虚弱，眩晕，面色苍白，呼吸困难，心悸。

处理：多数肾上腺素过量的持续时间不长，很少需要治疗；如果反应严重且时间长，需要进行处理。发生反应立即停止注射，随着药物代谢，内源性肾上腺素和去甲肾上腺素就会减少，病人会很快好转。含肾上腺素的排龈线，应该予以去除。应将意识清醒的病人放在舒适的位置，半坐或站立姿势。向病人说明不适会很快消退，焦虑不安是肾上腺素过量最常见的临床表现。应监测生命体征，每5分钟检查一次血压和心率；如果需要可以给氧，病人可能诉说呼吸困难，焦虑不安的病人可能出现过度通气，使症状加剧，导致手足抽搐时恢复时间一般较长。

2. 过敏 过敏是由于接触某种过敏原导致的一种高度敏感状态，再次接触过敏原发生反应的可能性增高。

酰胺类局麻药引起的危及生命的过敏反应非常少见。因为没有交叉过敏，对一种酰胺类局麻药过敏时可以使用其他酰胺类药物。酯类局麻药过敏，会发生交叉过敏，应禁用所有酯类局麻药。酯类的过敏发生率超过酰胺类。

较多的过敏是对亚硫酸氢钠过敏。亚硫酸氢钠是抗氧化剂，所有含血管收缩药的局麻药内都含有亚硫酸氢钠或间亚硫酸氢钠（纯的局麻药不含），有可能发生过敏反应。敏感病人推荐使用不含血管收缩药的局麻药。

肾上腺素过敏在人身上不可能发生，注射后出现心率过快、心悸、出汗，精神紧张，很可能是害怕注射的结果，引起内源性儿茶酚胺（肾上腺素和去甲肾上腺素）的释放，多数情况下，应处理对注射的恐惧和焦虑。

针头穿过药管一端的胶塞及药管另一端的隔膜（含乳胶），乳胶过敏原可能释放到局麻药液里（目前还无证据），注射后出现过敏。乳胶过敏日益引起关注，应重视乳胶敏感病人过敏反应的风险。

预防：应询问病史：有无药物过敏、哮喘、荨麻疹的病史。如果病人叙述有过敏史，医师应注意：病人过敏的药物不能再使用，可使用药效相同的替代药物。询问病史应让病人确切描述既往过敏发生时的情况及采取了什么治疗措施？患者的体位及事件发生的时间顺序？是否存在皮疹或呼吸困难？有无意识丧失及进行抢救？局麻药的名称、用量及是否含血管收缩药？过敏反应的症状：皮肤（瘙痒、皮疹、水肿）、消化系统（疼痛、腹泻、恶心、呕吐）、外分泌腺（流涕、流泪）、呼吸系统（气喘、喉头水肿）和心血管系统（血管扩张、血压过低）。应对过敏病人重新进行评估。

临床表现：即刻反应发生在注射后几秒至 1 小时内，迟缓反应可在几小时至几天后发生。即刻反应特别是 I 型过敏反应非常迅速。可出现皮疹和血管性水肿，血管性水肿多在 30～60 分钟内出现，是过敏原引起的局部性肿胀，常出现在面部、手足和外生殖器、唇、舌和咽喉。过敏的皮肤反应一般没有生命危险，但给药后迅速发生的皮肤反应可能是全身性反应的一个征兆。支气管痉挛是典型的呼吸道过敏反应，会出现呼吸窘迫、呼吸困难、气喘、面部潮红、发绀、出汗、心动过速、焦虑及使用辅助呼吸肌。喉头水肿是血管神经水肿向喉部的扩展，声带周围的软组织肿胀，阻塞呼吸道，危及生命。喉头水肿显示过敏发生在上呼吸道；支气管痉挛则是下呼吸道的过敏反应。危及生命的急性过敏反应是全身性过敏反应，数分钟内就可死亡，发生迅速，在 5～30 分钟内就可达到最大强度。全身性过敏反应会出现皮肤反应，肠胃平滑肌痉挛与泌尿生殖道和呼吸平滑肌痉挛（气管痉挛），呼吸窘迫及心血管衰竭，呼吸困难及休克。在即刻反应中，所有的症状都可能在极短的时间内出现，也可能只出现呼吸和心血管的症状。如果治疗迅速，反应可能会迅速停止，血压下降和喉头水肿有可能持续数小时或数天。尽管治疗及时，严重过敏反应期间随时可能死亡，一般继发于由喉头水肿导致的上呼吸道梗阻。

处理：注射后 60 分钟或更长时间后出现的即刻皮肤反应一般不会继续发展，不会危及生命。可给予口服抗组胺药，留在诊室观察 1 小时，确保反应没有继续发展，如有必要应进行会诊。口服组胺拮抗药后如果发生昏睡，不应让病人在没有陪护的情况下离开诊室。如有结膜炎、鼻炎、皮疹和红斑。需要进行更有效的治疗。

即刻出现的严重过敏反应的处理是肾上腺素和给氧。应立即终止口腔治疗，将病人放在舒适的体位，呼叫紧急医疗服务。通过面罩、鼻罩或鼻导管以 5～6L/min 的流量吸氧。出现喉头水肿或休克时，立即给予肾上腺素 0.3mg（儿童 0.15mg）肌内注射。支气管痉挛时可经气雾吸入器给予肾上腺素 0.3mg（儿童 0.15mg）或其他气管扩张药，如果支气管痉挛持续，应再次给予肾上腺素。如果意识丧失，应将病人放在仰卧体位，腿抬高。给氧，保持气道通畅，可肌内注射肾上腺素（成人 0.3mg，儿童 0.15mg），可根据需要每 10～15 分钟重复给药一次，直到医疗急救援助人员到达。如果不能保证呼吸道畅通，需要采用人工通气，可实施气管内插管或环甲膜切开术。连续监测病人的

生命体征，每 5 分钟记录一次病人的血压和心率，如果心跳停止，立即胸外按压，进行基本生命支持，直到病人的状况明显改善，才需要采用其他的药物治疗。过敏的临床改善表现为血压升高，支气管痉挛减弱。此时可给予组胺拮抗药和皮质类固醇防止症状的复发，给予肌内或静脉内注射盐酸苯海拉明 50mg 及氢化可的松 100mg，可阻止或减弱水肿和血管舒张。恢复期间，应密切监测病人的生命体征或转住院治疗。目前主张肾上腺素肌内注射。

过敏反应最常见的致死原因是青霉素注射和昆虫叮螫。局麻药导致的全身性过敏反应发生的可能性极小。

口腔诊室的急救箱内应备有肾上腺素，特殊病人为了尽快肌内或静脉注射，建议在急救箱内准备预先抽好肾上腺素的注射器。还应清楚肾上腺素的潜在风险（过量时出现心律失常）。

如果缺乏过敏的症状，如水肿、皮疹或支气管痉挛，则不需给予肾上腺素治疗。晕厥、药物过量、血糖过低、脑血管突发疾病、急性肾上腺功能缺乏或心搏骤停，都会引起意识丧失。在这种情况下，继续基本生命支持直至医疗援助人员到来，是最合理的处理方法。

3. 晕厥 晕厥也称血管抑制性晕厥、血管迷走性虚脱，是人体对不良刺激的一种精神心理反应，由迷走神经反射引起一时性脑缺血、脑缺氧，甚至短暂的意识丧失过程。晕厥不是局麻药引起的，而是患者精神心理的反应，可发生在局麻注射期间、口腔治疗期间及治疗后。

原因：精神紧张，恐惧心理，空腹或低血糖，高热，身体虚弱，疲劳或睡眠不足，天气闷热，室内通风不良、剧烈疼痛刺激或出血等。人体受到刺激后，血液直接进入腿部和上肢的骨骼肌来应付"战斗-逃避反应"。回到心脏和脑的血流量减少。脑血流轻微降低的体征和症状包括感觉发热、皮肤苍白或灰白、出汗，患者诉说感觉头晕、恶心，还会出现心动过速。心动过速使人体能够代偿心输出的下降和维持意识所需的最低限度的脑血流。进一步加重就会发生失代偿，出现严重的心动过缓（心率每分钟 20 次及心脏停搏的间期变长），血压下降，脑血流严重降低导致意识丧失。

症状：多见于局部麻醉时，注射或手术操作过程中，病人可诉说头晕、眼花、心慌、憋气、全身无力。出现面色及口唇苍白，出虚汗、冷汗，脉搏快而弱或先快后慢，血压可有暂时性下降，呼吸短促。严重者可意识丧失，失去知觉。患者面色苍白、大汗及意识丧失时会伴有心动过缓及血压下降。

处理：对精神紧张的患者，麻醉及手术前应做解释说服工作，使其消除对手术的恐惧心理，使情绪放

松。出现晕厥后应立即停止注射或操作,将患者放置在仰卧位,头低下肢抬高可明显增加静脉回流,松解颈部衣扣,安慰病人不要紧张,嘱其放松;可闻酒精、氨水,氨气吸入可刺激患者的肌肉运动,增加静脉血回流心脏及增加心输出和脑血流。给予氧气吸入及气道维持可确保血液的氧供。随着适当的体位和氧供,晕厥可自行恢复。患者的感觉好转,晕厥很快解除。没有失去意识的患者,如果医师和患者双方都同意,口腔治疗可以继续进行。密切注意血压、脉搏、呼吸变化。对于血压下降者,可予麻黄碱 10~30mg,静脉注射使血压上升。心动过缓者,可给予阿托品 0.25~0.5mg 肌内注射或静脉注射。严重晕厥、意识丧失者,应注意使其头颈部伸直,仰头提颏,保持呼吸道通畅,立即吸氧,刺激人中穴可帮助苏醒。一般意识可在10~15 秒内迅速恢复。发生了意识丧失不管时间长短、是否严重,口腔治疗应延期。镇静的患者不会发生晕厥。晕厥容易发生在直立坐位的体位。患者呈仰卧位时,意识丧失很少发生。晕厥发生后,功能恢复到正常状态大约需要 24 小时。在恢复期应给患者经鼻导管或鼻罩吸氧。还应监测和记录生命体征。如果在 10~15 秒内意识不能恢复,或者口腔医师感觉不像单纯晕厥时应立即启动紧急医疗服务。因为意识丧失还有许多其他的原因。

对患者进行观察并恢复一段时间(大约 1 小时)后,才能考虑离开。出现意识丧失的患者不允许单独离开诊室和驾驶。患者应由有行为责任能力的成人陪伴才能离开,一般晕厥发生时很少需要 EMS 救援或住院治疗。

老年人有高血压、冠心病或心肌梗死及脑梗死病史者,应警惕晕厥时潜在的并发症。

近年来,"直立倾斜试验"可对身体健康的晕厥患者进行诊断,用来鉴别晕厥易感者。

4. 过度通气 过度通气(过度换气)是因恐惧口腔治疗,由焦虑引起的一种呼吸失去控制的精神心理反应。患者的呼吸比平时更快和更深。大量的 CO_2 被呼出,导致低碳酸血症,患者感觉发冷和寒战,手指、脚趾和口周局部感觉冰冷、发麻。患者会有头昏眼花和胸部发紧的感觉(仿佛心绞痛时胸骨区的不舒适感)。这些会加重患者的恐惧、焦虑,并加剧呼吸的失控状况。持续的过度通气可以导致患者手、脚痉挛性收缩,也称为手足抽搐,严重时会出现意识丧失。年轻、女性患者更易出现过度通气。过度通气患者的生命体征大多是平稳的。

处理:过度通气的处理应着重解除患者的焦虑和提高血中 CO_2 的水平恢复到正常。常采用的方法是使患者自己的双手捂住口、鼻(或堵住一侧的鼻孔)达到简单的 CO_2 重复吸入。这样可以使温暖、湿润的呼出气体来温暖患者的双手——对恐惧的患者会有心理上的安慰,另外可提升患者血中 CO_2 的水平,缓解上述的症状和体征。

过度通气持续时,应当开放静脉,给予咪达唑仑或地西泮静脉注射,直到患者精神放松并且呼吸恢复正常。过度通气会有反复发作但不会危及生命。过度通气的症状完全恢复大约需要 24 小时。

5. 低血糖 低血糖在患有 1 型胰岛素依赖性糖尿病患者中并不少见。患有 2 型非胰岛素依赖性糖尿病的患者很少发生低血糖。糖尿病患者对高血糖的耐受性要超过低血糖。脑血糖降低可导致中枢神经系统功能降低,出现精神错乱、肌肉震颤、出汗、感觉发冷和心动过速。1 型糖尿病患者可提醒其治疗前吃些东西来减少低血糖的发生。患者出现低血糖时,可口服糖果或糖水,或静脉注射 5% 的葡萄糖升高血糖水平。当血糖水平下降太低时,会出现意识丧失,甚至抽搐。低血糖引起意识丧失和(或)抽搐时,需要紧急医疗救援及住院治疗。老年人低血糖时可很快出现意识丧失而没有其他症状。

处理:停止操作,尽快观察低血糖的体征和症状,将患者放置于舒适的体位。可给予患者口服葡萄糖等含糖饮料,一般来说中枢神经系统症状可很快恢复。如果医师与患者都同意,口腔治疗可以继续进行。如果低血糖持续或有意识丧失,应当立即呼叫救援医疗服务(emergency medical service,EMS)。将意识丧失的患者放置于仰卧位,如果需要,应立即进行基本生命支持,维持气道通畅是第一位的;开放静脉。给予 50% 的葡萄糖 30ml。意识应当很快恢复。儿童给予 25% 的葡萄糖 30ml。如果不能开放静脉或手边没有 50%(或 25%)葡萄糖,也可给予胰高血糖素 0.5~1.0mg 皮下、肌内或静脉注射。15 分钟意识可恢复。如果需要,每 15 分钟可重复。当对胰高血糖素无反应时,必须静脉给予 50% 的葡萄糖。患者意识恢复后,应对其进行监测直到 EMS 专业人员到达。低血糖发生意识丧失的患者,应住院治疗。

第2节 全身麻醉

随着现代医学的发展,麻醉学更关注的是以病人为中心,以安全为中心,更为舒适的医疗领域。

一、口腔颌面外科全身麻醉的特点及注意事项

由于口腔颌面外科手术的特点,颌面部解剖和功能上的特点,如属呼吸道开口处、血运丰富等,麻醉也有自己的特点。

1. 麻醉医师远离头部进行麻醉管理　由于口腔、颌面部手术区在头部，为避免麻醉操作与手术操作之间的相互干扰，麻醉医师要远离头部进行麻醉管理，此时看不到眼睛的瞳孔变化，只能根据血压、脉搏、呼吸及肌肉松弛的程度来判断麻醉深度，不利于气管内插管麻醉的管理，给麻醉管理带来麻烦。

2. 采用气管内插管分开口腔和呼吸道　气管内插管使口腔、颌面部手术区与呼吸道分开，除气囊充气外，纱布填塞咽腔的方法也多采用，来防止血液（冲洗液、骨渣及异物）误入气管内。但纱布填塞不要过紧过深。否则，手术后会因压迫过紧而出现咽喉水肿。填塞过深过小的纱布，还会被病人苏醒期吞咽时咽下。被咽下的纱布在术后数天内应严密观察纱布是否自消化道排出。

3. 气管内插管的固定要牢固　由于口腔颌面外科手术时需要经常移动病人头部的位置。麻醉医师又远离头部，不利于气管内插管的管理，术中移动病人头部时可将气管插管脱出，扭曲和插入过深而出现窒息或通气障碍。置入或撤出开口器时以及颌骨切除时都可将导管脱出。因此，要求气管插管的固定一定要牢固。经鼻腔的气管内插管固定较为牢固。因鼻腔可将导管夹紧，不易移动，术中不致发生导管脱出或插入过深。经口腔的气管内插管可将导管自舌根部就放置在非手术侧（而不是放在舌正中），使导管相对稳定地固定于一侧口周围皮肤。这样，在舌、咽及腭部手术时导管处于相对稳固状态，不致使导管脱出。

4. 应重视失血及失血性休克　口腔颌面部血液循环丰富，出血及渗血较多，有些手术是在大血管周围操作（如颈清扫术），术中不慎可发生大血管损伤。动静脉血管畸形手术时出血会很凶猛。整形修复的手术时间长，出血也不容忽视。上颌骨截骨或切除时需完全截骨后或颌骨切除后才能彻底止血，手术时间的长短决定失血量的多少。因此，口腔颌面外科手术时应严格计算失血量，重视血容量的补充。因口腔颌面部手术后病人进食困难，术后营养难以维持。老年肿瘤病人同时若伴有血容量不足与电解质紊乱，术后恢复会更加困难。因此，对老年手术患者术中出血的管理更应严格。

5. 口腔颌面外科疾病的影响　一些口腔颌面外科疾病常给麻醉诱导和气管内插管造成很大困难，清醒状态保持呼吸条件下，行经鼻腔或经口腔的气管内插管是经常采用的插管方法。

（1）张口受限或完全不能张口：上下颌、腮腺咬肌区、颞下凹及翼腭凹的肿物或间隙感染可侵犯开闭口肌群使张口受限。颞下颌关节强直可致张口受限或完全不能张口。颌间瘢痕挛缩、烧伤后瘢痕、口周畸形及放射治疗后的组织硬化都可造成张口受限。

（2）术前已有部分呼吸道梗阻的情况：舌根、口底、咽旁和腭部的较大肿物或严重的间隙感染都可部分地阻塞呼吸道。先天的小下颌畸形，严重颏后缩，可将舌根及口底组织向后压，使咽腔变窄（舌根至咽后壁的间隙变窄）出现呼吸道梗阻症状或同时伴有睡眠呼吸暂停综合征。腭裂伴有小颌畸形（Pierre Robin综合征）病人也可有部分的呼吸道梗阻。颌面部外伤、咽部、舌根、口底、下颌下区及上颈部的血肿可造成呼吸道的阻塞。这些部位的颌面部间隙感染、蜂窝织炎也可阻塞呼吸道。

（3）颏颈部烧伤后瘢痕：瘢痕可使颏颈、颏胸或颈胸粘连，头后仰受限或完全不能后仰。瘢痕可使气管移位。瘢痕时间长还可使气管软化，导致术后拔管后的窒息。放射治疗导致的组织硬化也会使患者出现张口受限或头后仰受限出现插管困难，以至于紧急环甲膜穿刺时因颈部组织放疗后的硬化，很难分清气管的位置。

（4）口腔内出血：口腔内手术后或外伤和口腔内血管瘤都可有大出血的紧急情况；口腔内的大出血常需全麻下止血；急诊外伤病人，如上下颌骨开放性骨折及软组织损伤、口腔颌面部出血明显或同时伴有咽、口底、舌根及颈部血肿时，气管内插管及呼吸道插管相当困难。

（5）再次手术的病人：口腔颌面外科手术后需再次手术的病人及外伤、烧伤后畸形需要行手术矫正的病人，都会伴有口腔、颌面及颈部解剖位置的改变或组织缺损造成的明显畸形。麻醉时可因张口受限、气管移位和面部塌陷造成面罩漏气及下颌托起困难等，而使麻醉及气管内插管出现困难。

（6）术后拔管：口腔颌面外科病人手术后更多的时候需要患者完全清醒后才能拔除气管内插管。手术后颌面部解剖位置改变，病人多需留置口咽或鼻咽通气道，个别病人需保留气管内插管。对疑有呼吸道问题者，床旁要作好紧急环甲膜穿刺及气管切开的准备。颌间结扎的患者床旁应备有钢丝剪，以备急用。

（7）术后吸痰：口腔内手术的患者，术后拔管前吸痰时应先吸除口咽部的血液及分泌物或组织碎屑，然后再吸除气管内的分泌物。否则，手术后吸痰刺激，患者呛咳时大吸气，会将口咽部存留的血液、分泌物及组织碎屑误吸入气管内，造成下呼吸道梗阻或气管内异物。

二、麻醉前准备及麻醉前用药

口腔颌面外科手术病人麻醉前准备应注意以下问题：手术前访视病人时应注意了解口腔颌面外科的疾

病情况,有无张口受限和开口困难;有无小下颌畸形和颏后缩;有无呼吸道梗阻的症状,睡眠时是否打鼾,有无睡眠时憋醒;口腔内病变有无出血或组织脱落的可能;6～13 岁儿童为混合牙列期间,有无松动快脱落的乳牙;二次手术患者颌面部的畸形情况;估计有无气管内插管困难。小颌畸形患者,如果患者大张口时可以看到悬雍垂或下颌前伸时前牙可至反咬颌或对刃咬颌关系,一般不会有插管困难,可行快速诱导插管。张口受限,术前已有部分呼吸道梗阻,颏颈瘢痕头后仰受限,口腔内有活动出血及气管移位的患者,应当在保持自主呼吸的条件下行清醒气管内插管。禁食时间:成人 6～8 小时,小儿禁清水 2～3 小时,禁母乳 4 小时,禁牛奶 6 小时。小儿估计会有插管困难时,应严格禁食水 6～8 小时,术前一天的晚上也只能吃些易消化的食物,避免插管时的反流和误吸。手术前已有部分呼吸道梗阻,不能平卧的病人,可先置入经口或经鼻的咽通气道使患者的呼吸道通畅能够平卧,再行麻醉处理或气管内插管,对特殊患者,为了保持呼吸道通畅,麻醉医师应在体位上对病人作出让步(不一定是仰卧位),同时应有紧急环甲膜穿刺、紧急环甲膜切开或紧急气管切开的准备。

麻醉前给药应注意的问题:对于严重小颌畸形、肿物或外伤导致的部分呼吸道梗阻患者,或伴有睡眠呼吸暂停综合征患者的麻醉前给药一定不能在病房实施给药。否则,容易加重呼吸道梗阻和缺氧,发生严重意外。这些病人的麻醉前给药应当慎重,应在手术室内,在麻醉医师的严密监护下,有复苏条件的情况下才能实施。

三、麻醉术中管理

由于口腔颌面外科手术时麻醉医师远离头部进行操作,给麻醉管理带来诸多不便。术中易发生气管导管脱出和气管导管扭曲,或导管斜面贴在气管侧壁上发生呼吸道梗阻。麻醉时可采用经鼻腔气管内插管,经鼻腔气管内插管因鼻腔的限制可将气管导管夹紧,使气管插管的固定相对牢固,不致发生导管自气管内脱出。但上颌骨手术时经鼻气管内插管会有妨碍,影响和限制上颌手术时的操作。并且,上颌骨切除时不慎可将气管导管劈裂或折断,只能采用经口腔的气管内插管,因此术中要加强管理,可将导管用贴膜粘牢或用缝线与邻近组织缝在一起来防止脱管。口腔颌面部手术中将患者的头部转动时,应注意气管导管的扭曲。如双侧颞下颌关节及颜面的手术,术中需要转动头部时尤其是头偏向右侧并后仰时,气管导管的斜面可贴在气管壁上使气流无法通过而出现呼吸道梗阻。因此转动患者的头部时应轻轻地将头转向一侧,调整

合适的位置并能保证气道通畅时方可进行手术。口腔内的手术,血液或分泌物可流入气管内造成误吸。因此,除气囊充气外,咽喉部可放入纱布填塞防止误吸,术中应避免麻醉浅呛咳时大吸气造成的误吸。术中应提醒手术医师及时清除咽喉部存留的血液和分泌物。若发生误吸时,应立即吸出。进入气管内的血块有时会堵塞一侧支气管,出现听诊一侧肺呼吸音弱或有痰鸣音,并同时伴有血氧饱和度的下降。此时,应当用长的吸痰管将血块或分泌物吸出。正颌外科术中可使用控制性降压技术,减少出血。

四、术后常见并发症及预防

口腔颌面外科手术后并发症与麻醉药物的影响(保护性反射待恢复)、手术的直接创伤及患者原有的病理生理变化有关。最常见的术后并发症是呼吸道梗阻。手术结束后拔管前,应常规检查口腔内有无渗血、血块及遗留物(如碎骨渣、脱落牙齿及纱布等)。一般应在患者完全清醒后拔管。患者完全清醒后,可自行调整舌咽的功能状态,可以主动将血液或分泌物咳出或咽下,保持呼吸道通畅。

1. 恶心、呕吐　恶心、呕吐与麻醉药物的影响及作用残留,气管插管、拔管和吸痰的机械刺激,手术后腭咽部结构上的不适及咽下的血液等因素有关。麻醉药量过大、手术时间长、麻醉时间长,都使术后恶心、呕吐的发生率增加。咽喉部手术、腭裂及咽成形手术,80% 发生恶心、呕吐,手术后若咽下渗出的血液,呕吐物常为咖啡色;斜视矫治手术恶心、呕吐的发生率为 85%,急诊手术禁食不够恶心、呕吐的发生率也会较高。

恶心、呕吐的预防:减少咽喉刺激,小儿应避免气体吹入胃内导致的胃胀气,维持呼吸循环稳定,适当镇痛。使用 $5-HT_3$ 受体拮抗剂,恩丹西酮(枢丹)或格拉斯琼(欧智宁)有较好的抗呕吐作用。术后及早拔管可减少恶心、呕吐,但应在保障呼吸道通畅的前提下。

2. 术后咽痛　口腔颌面外科手术时间长,气管插管放置时间长,手术操作在头部,头部位置不稳定,气管插管与气管黏膜总处于摩擦的状态,咽喉部水肿和损伤明显,术后病人感到明显的咽痛。另外,口腔颌面部软组织疏松,手术后水肿明显。舌根、咽旁及软腭的水肿向下蔓延也会波及到咽喉部。术中使用皮质类固醇和术后尽早雾化吸入可预防术后咽喉部的水肿。

3. 压疮及肢体麻痹　口腔颌面外科手术时间长,上肢外展或约束内收时间过长,手术操作又在病人的头部及上肢处,操作的影响及不慎,手术后病人可出

现副神经损伤及臂丛神经（或分支）损伤的症状，严重者会出现肩颈部麻木或上肢麻痹。口腔、颌面外科手术时间长的患者还会在受压部位出现红斑或压疮，如头的顶枕部、肩胛骨、脊椎、髂后上棘、尾骨及足跟处，手术时间长时经鼻气管内插管一侧的鼻翼旁也会出现受压的压疮。因此，对手术时间较长的病人应在可能出现压疮的部位垫上棉垫或海绵垫。术中约束病人要适当，双上肢不要过分内收或外展。手术当中应定时观察病人可能受挤压部位的情况，防止出现严重并发症。

4. 上呼吸道梗阻　上呼吸道梗阻是口腔颌面外科手术后常见的并发症。机械性上呼吸道梗阻最常见。上呼吸道梗阻的原因有：口腔内出血、血块、痰或分泌物堵塞，舌后坠，喉头水肿、喉痉挛或术后解剖位置的改变。下颌骨切除术后，口底及舌下的肌肉失去颌骨支撑，可出现严重的舌后坠。手术后应在没有渗血的情况下，吸净口腔内的血液、分泌物后再拔管。发生舌后坠时可用舌钳将舌牵出或手术结束前将舌留一缝线，缝线用胶布固定在口周，发生舌后坠时可以及时拉缝线将舌牵出。半侧下颌骨切除术后的病人，健侧的下颌骨因没有对侧的支撑，在肌肉作用下，可向后向内移位，出现舌后坠，导致呼吸道梗阻。尤其是在术后第一天，患者完全清醒后，行悬吊下颌的绷带包扎时，更会将健侧的下颌骨向后向内压，出现急性呼吸道梗阻。患者出现发绀，甚至意识丧失。此时，应立即剪开包扎的绷带，抢救者可将一只手的示指放在健侧下颌角处将下颌向前托起，将另一只手的示指放在健侧下颌骨的下前牙处向前向外拉，这样可将健侧下颌骨及口底组织和舌向前向外托出，解除呼吸道梗阻。对可能出现舌后坠的患者，可放置口咽或鼻咽的通气道。这种通气道可以保持气道通畅，并有利于血液及分泌物的吸出和经此通气道给氧。情况紧急时，紧急环甲膜穿刺（儿童穿刺针 ID2mm，成人 ID4mm）或紧急环甲膜切开术可以解除急性呼吸道梗阻，可为进一步的救治争取时间。颏部、双侧下颌骨切除或手术后缺损较大的患者应行气管切开术。颏部、双侧下颌骨切除后口底肌肉失去支持，口底组织和舌会向后坠而阻塞呼吸道。口腔组织缺损后由其他部位的组织瓣进行修复，组织瓣会明显水肿，严重影响舌咽的活动和功能，在水肿后呼吸道本身已经变窄的情况下，舌咽活动又有障碍，病人不能自行将痰或分泌物咳出或咽下，极容易发生上呼吸道梗阻。

喉痉挛是喉头肌肉痉挛使声门关闭而引起的急性上呼吸道功能性梗阻。常见的原因有：浅麻醉下拔管，婴幼儿插管后并发喉水肿，误吸酸性胃内容物，伴有喉头或呼吸道炎症及哮喘等。

喉痉挛症状：会有突然的呼吸困难，出现发绀、三凹现象，缺氧严重时会意识消失。喉痉挛轻度时会有轻度呼吸困难、轻度喉鸣音，此时有部分气流通过声门。中度喉痉挛时，呼吸困难加重，呼吸动作加大，吸气时喉鸣音明显增强，发绀加重，三凹更明显，通过声门的气流很少。重度喉痉挛时，无气流通过声门，没有喉鸣音，会有更加严重的发绀和明显的三凹现象，会有意识丧失。

喉痉挛处理：立即将下颌托起、吸氧，舌后坠严重可用舌钳将舌牵出，呼吸道梗阻严重者，必要时可行紧急气管内插管。痰或分泌物梗阻者应立即吸除。轻度喉痉挛时，立即给予托下颌及纯氧吸入或加压氧气吸入一般可以缓解。若喉痉挛仍不能缓解，可静脉注射琥珀胆碱使喉部肌肉松弛行气管内插管术，应注意的是强行气管内插管可解除一部分喉痉挛但也可使喉痉挛进一步加重而使插管失败。气管内插管困难时可以采用紧急环甲膜穿刺或紧急环甲膜切开术来解除急性上呼吸道梗阻。

5. 下呼吸道梗阻　下呼吸道梗阻在口腔颌面外科手术中、手术后都可发生。下呼吸道梗阻的原因包括：口腔内的出血，血液可直接误吸入呼吸道，血块、呕吐物的误吸，痰或分泌物阻塞小气道，脱落牙齿和骨渣等异物误入气管内和支气管痉挛。支气管痉挛为功能性下呼吸道梗阻，其他为机械性下呼吸道梗阻。下呼吸道梗阻未受到重视或未得到及时的纠正，还会发生术后肺不张、肺部感染或通气血流比例失调。

下呼吸道梗阻的症状有：患者出现呼吸困难，出现缺氧发绀或血氧饱和度的下降，肺部可闻哮鸣音，肺顺应性下降，严重时氧气吹入困难。

下呼吸道梗阻处理：立即给予纯氧吸入，误吸或异物误入时不要加压给氧，应用长吸痰管吸除血块和分泌物。异物误入时应立即行支气管镜检查将异物取出。支气管痉挛时可给入氨茶碱 125～250mg 静滴或给入地塞米松 5～10mg 静滴，解除支气管痉挛。呼吸道梗阻解除后应给入抗生素预防肺部感染。对有哮喘或慢性气管炎等慢性阻塞性肺部疾患病史的病人应高度重视，手术前应进行系统治疗控制病情稳定后再手术。经过系统治疗的病人，麻醉和手术的风险会大大降低。

（刘克英）

参 考 文 献

1. 张震康，俞光岩. 口腔颌面外科学. 第 2 版. 北京：北京大学医学出版社，2013

2. 张震康，樊明文，傅民魁. 现代口腔医学. 北京：科学出版社，2003

3. 张震康. 实用口腔科学. 第3版. 北京: 人民卫生出版社, 2009

4. Miller RD, 著. 麻醉学. 第6版. 曾因明, 邓小明, 主译. 北京: 北京大学医学出版社, 2006

5. Longnecker DE, Brown DL, Newman MF, 等著. 麻醉学. 范志毅, 主译. 北京: 科学出版社, 2010

6. MalamedSF, 著. 刘克英, 主译. 口腔局部麻醉手册. 第5版. 北京: 人民卫生出版社, 2007

7. Bassett KB, DiMarco AC, Naughton DK. 口腔局部麻醉学. 朱也森, 姜虹, 主译. 北京: 人民军医出版社, 2011

第 37 章

拔 牙 术

第 1 节 概 述

拔牙虽然为小手术，但它是口腔科门诊的常用基本手术，因此应予重视。一般拔牙术虽然容易掌握，但亦需要认真学习，例如欲达到拔牙创伤最小、并发症最少、拔牙完全无痛或合理地掌握拔牙适应证等，并非容易。为能更好地掌握拔牙术，医师不仅需要有较多的口腔专业基础理论及临床知识，而且要有一定的基础医学理论及医疗各科临床知识。对待拔牙应该像其他外科手术一样，在思想上要谨慎从事，技术上要精益求精，实践中要不断积累经验、有所创见而不应墨守成规。

在拔牙过程中或拔牙后，常发生血压、心率、体温、精神及心理变化，术中、术后常出现暂时菌血症及疼、肿反应，亦可能出现并发症。因此，虽然拔牙是污染手术，亦应遵守外科无菌原则，重视器械灭菌、手术区准备及手术操作常规。

牙齿为人体重要咀嚼器官之一，因此，对牙齿的拔除应持慎重态度。不仅要根据患牙本身情况决定是否应拔除，而且要根据患牙对局部及全身的影响以及患者的不同社会、经济条件等，进行综合考虑。例如，对急性牙髓炎一般应开髓后保存治疗，但在缺医少药的农村，则可能因无条件治疗而需要拔除；因缺牙要求作义齿修复者，对尚存的明显松动患牙，一般应予拔除，但当义齿固位条件很差而保留此牙有利于义齿过渡性固位时，亦可暂予保留。

拔牙的意义并不单纯是拔除无用之牙，而应将拔牙视为一种积极的治疗手段或防治措施，例如拔除残根、残冠，不仅可以去除体内病灶，而且当修复缺牙后，可改善咀嚼功能，可防止邻牙倾倒及对牙过长，还可以改善面容，有益于全身健康。

选择拔牙适应证时，还要有预防观点，例如对阻生智牙的拔除，不应仅限于已患急性冠周炎或已引起邻牙龋坏者，还应向患者进行宣教，做到预防性拔牙，即在未引起病变时即予拔除；对于多生牙或某些明显拥挤错位的牙齿，可根据正畸学及殆学原则，进行合理的预防性拔除，以减轻或消除错殆畸形。

为进一步掌握拔牙适应证，医师需要不断了解口腔医学各科临床业务的进展。许多过去认为应该拔除的牙齿，由于科技不断发展，保存牙齿的机会已有所增加。例如，由于口腔修复学的进步，某些残根可经根管治疗后做覆盖义齿；某些前牙断根可用矫正设备向外拉出后用桩冠修复；某些松动移位牙齿，可用正畸方法复位，再作牙周固定后继续保存；某些前牙缺损或错殆畸形，可用光固化树脂、烤瓷冠或外科正牙术进行修复或矫正。

近年来，随着口腔种植技术的推广和发展，对于拔牙创伤造成的骨吸收和牙槽嵴改建后的外形、丰满度以及软组织的厚度，甚至牙龈角化黏膜的宽度都引起了高度的重视。如何以更小的创伤拔除患牙，怎样减少骨吸收，哪些方法可以尽量维持牙槽嵴的形态是目前研究探讨的热点，也是牙槽外科为之努力的方向。

第 2 节 拔牙适应证

拔牙适应证不是绝对的，医师在考虑牙齿是否应拔除时，既应遵守一定原则，又要灵活掌握应用，必要时可请修复科、牙体牙髓科或正畸科医师会诊决定。

1. 牙体病 最常见拔牙原因为龋齿牙冠破坏过大或已成残根，不能再经牙髓治疗后修复牙冠缺损者。但以下情况可考虑保留：某些不松动的残根，为避免牙槽骨吸收及增进义齿功能，可经根管治疗后，做覆盖义齿；某些牙齿龋坏过大，经牙髓治疗及充填后容易崩裂者，可作套冠修复；前牙龋坏过大者可作光固化树脂修复或桩冠、烤瓷冠修复；某些牙冠纵裂者，亦可经牙髓治疗后用套冠修复。

2. 牙周病 牙齿已明显松动，牙槽骨吸收接近根尖部，或经常疼肿，无正常咀嚼功能者，应予拔除。但以下情况应考虑保留：患全口牙周病，多数牙仍存在，有时可作牙周固定；后牙经常疼、肿且牙周袋较深者，有时可作牙周袋切除术；有些牙齿虽然Ⅱ、Ⅲ度松动，但由于义齿固位需要，亦应根据修复科意见予以保留。

3. 根尖周病 根尖周病变广泛或牙已明显松动

无法用牙髓治疗或手术使其治愈者,应予拔除。但以下情况可考虑保留:较小的根尖病变或根尖囊肿,经根管治疗后常能痊愈,根管不通者,可在术中行根尖倒充;较大的根尖病变或囊肿,可经根尖手术(刮治、根尖切除)治愈;后牙根尖病变经牙髓治疗不愈者,可将其中之一根作截除术,亦可作再植术。

4. 阻生牙 各部位的阻生牙因无咀嚼功能,且易引起各种病变,多数应予拔除。但以下情况应考虑保留:埋伏于颌骨内的阻生牙,如果拔除时有可能损伤邻牙,可暂予保留,定期观察;下颌垂直位阻生智牙,已萌出达邻牙平面且有正常关系,仅远中有少许龈片覆盖,切除后可露出远中冠面者,可作龈片切除术;下颌前倾位阻生智牙角度不大而牙根尚未完全形成,复位后有正常关系者,可用牙挺向上挺出复位;下颌前倾位阻生智牙前倾角度未超过约45°,邻牙已经松动或龋坏不能长期保留者,可拔除邻牙,保留阻生齿做桥基牙。

5. 多生牙、错位牙 多生牙常见于上中切牙之间或上切牙腭侧,牙冠常过小畸形,需要拔除。多生牙拔除后遗留的间隙,15岁以下者常可自行消失,青年人则可根据间隙大小,作光固化修复或作正畸。错位牙拔除指征较复杂,已萌出的明显错位的智牙(常见下颌智牙颊侧错位,上颌智牙颊向倾斜)应予拔除;明显错位而又无关系的前磨牙亦应拔除。成人前牙错位明显,患者迫切要求正畸者,可作非手术矫治或外科正牙术。

6. 倾斜牙、过长牙 系指原来牙位正常,后因邻牙缺失、对牙缺失或创伤等原因致牙位倾斜或过长者。因邻牙缺失,牙齿向近、远中倾斜过多又无条件作正畸复位,而用义齿修复时缺少就位道者需要拔除;上、下颌智牙过长(常见于上颌智牙下垂),易引起食物嵌塞及创伤,应予拔除;因缺失后牙较久,使对牙过长,影响义齿修复,如不能将面磨低增大足够颌间隙者应予拔除;前牙深覆所致的下前牙过长,可作外科正牙术而予以保留。

7. 乳牙 乳牙除有与恒牙相同的咀嚼功能外,还对颌骨的成长发育及保持恒牙的萌出间隙有重要作用,因此对乳牙的拔除亦应慎重。在正常替牙过程中,松动的乳牙可自动脱落,不需拔除,但在萌出期过后的乳牙(乳牙滞留)有碍于下方之恒牙萌出者,应予及时拔除;乳牙龋坏过大或已成残冠、残根,但尚未达恒牙萌出后期,且无根尖周围病变或疼痛者,可暂予保留,有利于维持恒牙萌出间隙。乳牙滞留而下方缺失恒牙者,应暂予保留,常仍能使用多年;如果乳牙滞留而同名的恒牙错位或埋伏(常为尖牙)而估计不能再长入正常牙位者,有时可拔除乳牙,作恒牙移植术。

8. 病源牙、病灶牙 引起间隙感染、骨髓炎、颌骨囊肿等大范围病变的病源牙,常需拔除。但对于根尖囊肿,常应将病源牙保存作根管治疗;对于青少年的发育期含牙囊肿应尽量采用开放填塞法,使患牙能正位萌出,不应轻易拔除。偶有因风湿病、肾炎、眼病(如虹膜睫状体炎、视神经炎等)或不明原因的全身发热而转科要求拔除的病灶牙,经检查不能用保守治疗去除病灶者,应予拔除。但因病灶牙与全身病的关系,现在已不甚强调。

9. 正常牙 某些牙体、牙周、牙位均正常的牙齿,有时也可能拔除,例如当全口大多数牙齿缺失(或已明显松动无法保留),仅1~2个正常牙齿存在而不利于义齿修复者,应予拔除;因正畸需要,常应拔除正常的前磨牙或下切牙,以利于错位牙的复位。

10. 外伤前牙 外伤而牙根折断部位在牙颈部以下过多或冠根斜折,不能用桩冠修复者,应予拔除;牙根折断在牙根1/2以下部位或外科正牙术中的牙根纵折,常可自然愈合,应暂保留观察而不应即时拔除;颌骨骨折线上的牙齿,如果无继发感染、不影响骨折愈合或有利于骨折固定者可以保留,否则应予拔除。

11. 良性肿瘤 良性肿瘤已侵犯牙齿,因影响手术彻底切除而不能保留者(例如成釉细胞瘤或角化囊肿侵犯牙根者),应予拔除;有些良性肿瘤,如牙龈瘤,如果邻牙未移位、未松动,不应轻易拔除;颌骨中枢性血管瘤上方的牙齿,应禁忌拔除。

12. 放射治疗前颌面部及口咽部恶性肿瘤 在放射治疗以前,常需按放射治疗原则将通过放射线区的患牙拔除,以免因牙齿感染发生放射性骨髓炎。对于放射治疗前合适的拔牙时间,主张不一,一般认为在放射治疗前2周以前拔牙适宜,因为在放射线开始起作用后拔牙创已初步愈合,不会引起拔牙创感染。

第3节 拔牙禁忌证

有全身或局部某些疾患者,在拔牙时有可能发生严重并发症,应禁忌拔牙。拔牙禁忌证不是绝对的,应根据一般禁忌原则及不同具体情况决定。例如心脏病有慢性心力衰竭或心肌梗死后不久的患者,应属拔牙禁忌证,但如患者因牙痛而影响饮食、睡眠,或因疼痛而加重心脏病情者,则应在采取预防措施下将不能治疗的患牙拔除。

一、心 脏 病

一般心脏病可以安全拔牙,病情较重的心脏病应请内科医师会诊或协作,在心电监护下拔牙。心脏病病情较复杂、多变,为避免盲目拔牙,口腔科医师应提高对心血管病的认识,掌握一定的诊断、防治知识,不应完全依赖内科医师。应避免不问全身病史即予拔牙,例如有人曾为同一患者拔牙多次而竟不知其有心肌梗死;亦应避免对所有心脏病患者都拒绝拔牙,例如有人甚至将本属于正常范围的窦性心动过速或不全性右束支传导阻滞误认为是心脏病而拒绝拔牙。

心脏病的发生率,因年龄、地区不同而异。北京医科大学口腔医院门诊拔牙患者中,冠心病最多(78.7%),其次为风湿性心脏病(10.4%)、高血压性心脏病(4.1%)、心肌病(1.5%)、先天性心脏病(1.2%)、肺心病(0.9%)、其他(3.1%)。

门诊拔牙患者,可经过简单问诊、检查及心电图检查,得出初步诊断。心脏病自觉症状常有心悸、胸痛、气短、昏厥等,如有端坐呼吸、发绀、下肢水肿及稍活动即觉心慌、气短,常表示有严重心脏病。

冠心病多见于老年人,为冠状动脉粥样硬化、狭窄致心肌供血不足引起。常有心前区疼痛、压迫感及疼痛向肩部放射症状,休息或舌下含硝酸甘油等药物后可缓解症状。心电图检查,常有心肌缺血改变。严重冠心病常有心肌梗死或住院病史。拔牙时应注意预防发生急性心肌梗死、房颤、室颤等严重并发症。

风湿性心脏病多开始于学龄儿童及青年人,常为风湿热侵犯心瓣膜后的慢性后遗症,但不一定有典型的风湿热病史。病因不明,一般认为与溶血性链球菌感染引起的过敏反应有关。听诊常有二尖瓣及主动脉瓣杂音,叩诊及胸透常有心脏扩大。因拔牙患者约50%~80%有暂时性菌血症,有可能使已有病损的心瓣膜继发感染而引起预后严重的亚急性心内膜炎,因此,在拔牙前后,应常规使用抗生素预防。

高血压性心脏病多见于老年人。由于长期血压升高致左心室负担加重,从而因代偿使心肌肥厚、扩张引起心脏病。早期无明显心脏病症状,晚期则心脏扩大,可听到心尖部有收缩期杂音,严重者可出现左心衰竭。高血压性心脏病常并发冠心病,可同时有心绞痛或心肌梗死。拔牙时的防治措施与高血压病及冠心病相同。

肺心病多见于老年人,多由慢性支气管炎、阻塞性肺气肿引起。早期主要表现为肺部症状,如咳嗽、哮喘、呼吸困难及肺部啰音等,胸廓呈桶状。晚期因肺动脉压不断增高及右心室肥大,可出现右心衰竭,有颈静脉怒张、肝大、腹水、下肢水肿等症状。拔牙时应预防发生心肺功能衰竭,应使用青霉素、链霉素,预防肺部急性感染,必要时应吸氧。

先天性心脏病常在儿童期发现,为胚胎期发育异常所致。多为心房或心室间隔缺损,其次为动脉导管未闭、肺动脉口狭窄、法洛四联症等。有分流或肺动脉高压引起的特殊杂音,有发绀、心悸、气急、咳嗽、胸痛、头晕、易疲劳等症状。轻者预后较好,甚至可活到老年;重者如不经手术治疗,常难活到成年。拔牙时应预防发生亚急性细菌性心内膜炎,方法同风湿性心脏病。

心肌炎是由多种原因引起的心肌局限性或弥漫性炎症,其中以病毒性心肌炎常见。心肌炎轻者可无明显症状,重者有心脏扩大、心律失常、心力衰竭等。慢性心肌炎可以安全拔牙,重者应预防发生心脏性意外,方法同一般心脏病。

心脏病患者拔牙时应注意以下防治措施:

1. 术前了解患者的精神、心理状态很重要,对有恐惧心理的患者,应作好安慰、解释工作。应重视安静、良好的诊室环境,术中应绝对保证麻效良好,无疼痛刺激。

2. 病情较重者,应先经内科医师适当治疗,最好在心电监护下拔牙。

3. 用2%利多卡因(5ml以上)麻醉,可改善心律,对防治室性期前收缩有益,但对Ⅱ度以上的传导阻滞不宜应用。

4. 一般冠心病,术前可含服硝苯地平(硝苯地平)25~50mg、消心痛(硝酸异山梨酯)5~10mg或硝酸甘油0.3~0.6mg,或口服β受体阻滞剂(常用阿替洛尔25~50mg)等扩张冠状动脉药物。

5. 对于心瓣膜病(风湿性心脏病、先天性心脏病)及心瓣膜病术后患者,应预防发生亚急性细菌性心内膜炎。因为心内膜炎的病原菌主要为草绿色链球菌,该菌对青霉素最敏感,故在拔牙前5~15分钟,应常规肌内注射青霉素(或术前30分钟口服青霉素 V),并于术后继续用药2~3天。阿莫西林作为甲型溶血性链球菌的有效杀灭剂,胃肠道吸收好,有较高和持久的血药浓度。仅对青霉素过敏者,可以使用头孢唑啉或头孢曲松。如为β内酰胺类抗菌药物过敏可以使用大环内酯类的抗生素,如克林霉素、红霉素、阿奇霉素、克拉霉素等口服、肌注或静脉点滴。术前或术中出现以下情况者,应禁忌或暂缓拔牙。

1. 近期频繁发生心绞痛或急性心肌梗死后未超过6个月者,拔牙时有发生心肌梗死或再次心肌梗死的可能,应缓期拔牙。经心电图检查,如出现 Q 波或 ST 段弓背抬高,提示已出现心肌梗死,应禁忌拔牙。

2. 心功能衰竭、心功能Ⅳ级或临床表现有端坐呼吸、发绀、颈静脉怒张、下肢水肿时,应禁忌拔牙。

3. 心电图检查有 Lown 3 级以上(包括 3 级)室性期前收缩(如多源或多发性期前收缩、Q-T 间期延长、R 波落在 T 波上等),易导致室颤,应禁忌拔牙。

4. 双束支、三束支、Ⅱ度Ⅱ型房室传导阻滞,易发展为完全性房室传导阻滞，应禁忌拔牙。但已戴起搏器者，可以安全拔牙。

5. 病态窦房结综合征，尤其是快慢综合征类型，易出现较长间歇（≥2秒），有猝死危险，应禁忌拔牙。

6. 预激综合征出现房扑、房颤者，有猝死危险，应禁忌拔牙。

7. 心脏病合并高血压，血压≥180/110mmHg以上者，应经治疗降压后再拔牙。

血管收缩剂的使用可以提高局麻麻醉效果，延长麻醉时间，减少术中出血。但也存在加快心率、升高血压、减小心肌供血等副作用。目前临床上多主张在局麻药物中添加血管剂，但应控制剂量，成人每30分钟周期内，注入含1:100 000去甲肾上腺素的局麻药不要超过4ml，即去甲肾上腺素的总剂量应控制在0.04mg以内。注射速度也应当控制。

二、高 血 压

高血压是高血压病（原发性）、症状性（继发性）高血压的主要指征。原发性高血压病常见，多为中、老年人，是一种伴有血管、心脏、脑、肾等器官生理性或病理性变化的全身性疾病。症状性高血压少见，多为儿童及青年人，常继发于慢性肾小球肾炎、肾动脉狭窄、嗜铬细胞瘤等，故对儿童及青年高血压患者，应进一步确诊。

原发性高血压病病因不明。发病机制多认为是：在外界环境及内在因素作用下，大脑皮层功能紊乱，致全身细小动脉痉挛及阻力增高，从而导致血压上升。持续性的血压升高可致动脉硬化。脑动脉硬化可致脑出血、脑血栓；冠状动脉硬化可致冠心病；肾动脉硬化可致肾功能不良。

高血压患者一般可以安全拔牙，但血压过高者，由于拔牙时精神紧张、疼痛刺激等，有可能发生脑血管意外，因此与心脏病同样应引起重视。

我国目前确诊高血压标准：成年人收缩压≥160mmHg和（或）舒张压≥95mmHg，老年人可随年龄增长而稍提高。拔牙前血压≥180/110mmHg以上者，应经降压治疗后再拔牙。

高血压患者常无自觉症状，因此拔牙前除应询问病史外，对老年患者应常规测量血压。应了解高血压为原发性或继发性。对于有高血压自觉症状者如头痛、头晕、头胀等，或第三期高血压（已有脑血管意外、高血压脑病、左心衰竭、肾衰竭、眼底出血等），均属于拔牙禁忌证。临床常遇到的已有脑出血或脑血栓史及偏瘫症状者，如急需拔牙，应请内科医师会诊，在采取适当防治措施下拔牙。

应特别指出的是，有不少血压很高的患者，虽经术前降压药物治疗，血压降至24/14.7kPa（180/110mmHg）以下，但术中因精神紧张血压仍可上升很高，因此对于既往有血压过高史者应引起警惕。血压较高者，术前30分钟含服硝苯地平25～50mg，常可使血压迅速下降；如血压很高或用药后血压仍很高者，可再静脉注入地西泮10mg（1分钟注完）。使神志高度抑制后，患者因无恐惧感，血压常能明显下降，且仍能张口及答话，这种方法可使术中血压保持稳定，一般不会超过术前血压水平，术后30分钟内神志可完全恢复正常。

三、血 液 病

血液病常见者有贫血、白血病、血小板减少性紫癜、血友病等。轻型或慢性血液病，一般可以拔牙；重型或急性血液病，应禁忌拔牙。

1. 贫血 为多种疾病的主要症状。最常见为缺铁性贫血及出血性疾病（月经过多、功能性出血、消化道出血等），其次为溶血性贫血及骨髓再生障碍。贫血患者由于血液内缺少血红蛋白，携氧能力降低，一般表现为皮肤及黏膜苍白、疲倦、耳鸣、记忆力减退、食欲缺乏、容易气急。

缺铁性贫血除一般贫血症状外，常有口腔炎、舌炎、口角裂、慢性胃炎、皮肤干燥、易脱发及指甲异常。典型血象为小红细胞低色素性贫血，血清铁常低于14.3μmol/L（50μg/100ml）。再生障碍性贫血，是由于骨髓造血功能低下，除一般症状外，贫血为渐进性，有体表及内脏出血和反复感染。

一般轻度贫血，如出、凝血时间基本正常，血红蛋白不低于80g/L左右，可以拔牙。如为急性贫血或严重贫血，则应经内科医师治疗，待病情好转后再拔牙。贫血患者应预防术后出血，再生障碍性贫血还应预防术后继发感染。

2. 白血病 为血液系统的恶性疾病，其特点为骨髓及其他造血组织中的白细胞及其幼稚细胞异常增生，并侵犯各种组织及出现多种症状。可分为急、慢性两型，亦可按细胞类型分为淋巴细胞性及非淋巴细胞性。白血病可发生于任何年龄，急性型多为儿童、青年人，慢性型多为中、老年人。急性型起病骤急，有高热、全身痛、进行性贫血及出血倾向，有淋巴结、肝脾大及神经、关节症状。由于成熟白细胞减少，抗感染力差而容易发生感染。可出现皮肤或黏膜肿块、结节、皮疹、瘀血斑。常有牙龈肿胀及口腔溃疡。慢性型症状不明显，主要为贫血症状及肝、脾、淋巴结肿大，胸骨压痛及血象、骨髓象异常，白细胞计数常达（100～800）×10⁹/L。

白血病预后不良，急性期禁忌拔牙。慢性期可以拔牙，但应做好预防出血、感染措施。

3．血小板减少性紫癜 为出血性紫癜疾病中之常见者。可分为急性和慢性，以原发性慢性血小板减少性紫癜最多见。多发生于青年人，主要表现为皮肤出血点、瘀斑、黏膜及内脏出血，常有鼻出血及牙龈、口腔黏膜出血，可有轻度脾大。血象检查：血小板计数减少，出血时间延长，血块退缩及血清凝血酶消耗不良，血管脆性试验阳性。慢性者血小板多在（30～80）×10^9/L 之间，血小板在 50×10^9/L 以上者可无明显出血。

血小板减少性紫癜患者一般可以拔牙，但如有明显出血症状，应经内科医师治疗或输血后再拔牙。

4．血友病 为遗传性出血疾病。病因多数为缺少抗血友病球蛋白（第Ⅷ因子），少数为缺少血浆凝血活酶（第Ⅸ因子）。患者均为男性，但不直接遗传，女性为遗传者但不显现此病。临床特点为轻微损伤即出血不止，出血可达数小时至数周。常见为皮下、肌肉、关节出血，拔牙等小手术可出血不止。病情严重者 2 岁以前即可出现症状；中型或轻型患者，常在童年或青年时期因轻微损伤出血不止而被发现。血象检查：凝血时间延长，但出血时间、凝血酶原时间及血小板计数均正常。

血友病患者拔牙前应先经内科医师治疗，输新鲜血或凝血因子浓缩剂，使凝血因子达血浆正常含量的10%～25% 左右及凝血时间基本正常后再拔牙。对于血友病有牙龈出血的患者或已拔牙而出血不止的患者，除输血或凝血因子外，局部出血应使用明胶海绵、碘仿纱布或加各种止血粉压迫止血。

四、糖 尿 病

糖尿病为体内胰岛素缺乏引起的糖代谢紊乱病。主要表现为多吃、多喝、多尿三症状。化验检查：尿糖阳性及血糖增高。糖代谢紊乱亦引起蛋白质平衡失调。因蛋白质缺乏使机体抗体产生减少及白细胞吞噬作用下降，从而易发生感染。

糖尿病患者拔牙时血糖不应超过 8.88mmol/L（160mg/dl）。严重的糖尿病患者应经内科医师治疗，并在胰岛素控制下拔牙，亦应采取预防感染措施。

五、肝 病

肝病常见者为慢性肝炎及肝硬化。因肝脏不能利用维生素 K 合成有关的凝血因子，缺少凝血酶原及纤维蛋白原，拔牙后可出血不止。

血液检查如出、凝血时间正常，可以拔牙，否则应经内科医师治疗或给予维生素 K、C 等治疗，待病情好转后再拔牙。急性期及慢性肝炎活动期，不应拔牙。肝炎患者拔牙时更应注意预防交叉感染。

六、肾 病

肾病以慢性肾炎最常见，多见于成年人。多数病因不明，一般认为与链球菌感染引起的变态反应有关。临床表现症状常不明显，轻者可仅有蛋白尿，重者可有血尿、水肿、贫血、高血压，或出现尿毒症。

一般慢性肾炎可以拔牙，但术后应注射青霉素，以预防术后感染而致肾炎恶化。重症肾炎或急性肾炎，应暂缓拔牙。

七、甲状腺功能亢进

甲状腺功能亢进是由于多种原因引起的甲状腺素分泌过多所致的内分泌疾病。多发生于 20～40 岁女性。由于体内各组织代谢、氧化速度加快，主要表现为基础代谢率增高，并常有甲状腺肿大、突眼、易激动、多汗、失眠等症状，平举伸手时常有震颤。

拔牙前脉搏应不超过 100 次 / 分。因为精神刺激及感染可加重病情，因此，拔牙时应注意减少患者恐惧感，麻药中不加肾上腺素，注意预防术后感染。重症患者，应暂缓拔牙，以免引起甲状腺危象。

八、妊 娠 期

妊娠期一般可以拔牙，但拔牙时间宜在妊娠 3～6 个月时进行。因为妊娠前 3 个月有可能流产，妊娠后 3 个月有可能早产，尤其是有流产、早产史者，更应避免在此时期拔牙。如急需拔牙，应请妇产科医师会诊，作好预防措施，例如注射黄体酮可增加安全性。拔牙时应避免精神刺激，保证拔牙无痛，麻药中不加肾上腺素。

九、月 经 期

因月经期由于生理状况的变化出凝血状况可能有所改变，身体状况并非最佳，一般主张缓期作外科手术，但一般拔牙为小手术，故不受影响。如手术困难，可缓期进行。

十、急性炎症期

急性炎症期是否可以拔牙，应根据炎症性质、炎症发展阶段、细菌毒性、全身健康状况、手术难易等决定。例如急性蜂窝织炎、腐败坏死性龈炎、伴有急性上呼吸道感染、体弱、全身中毒症状明显或复杂阻生智牙等，拔牙可使急性感染扩散或加重患者痛苦，应暂缓拔牙；如果急性炎症已局限（例如急性根尖脓肿、骨膜下或黏膜下脓肿）、急性炎症发展已趋向缓和（例如急性蜂窝织炎及急性骨髓炎已达亚急性期）、急性冠周炎时可用简单挺出法拔除的阻生智牙等，拔牙不会扩散感染,而且拔牙有利于脓液引流及消炎、止痛,可明显缩短疗程。但急性炎症期拔牙后应复诊严密观察,继续抗菌、消炎治疗,预防感染加重。

十一、恶性肿瘤

恶性肿瘤上的牙齿或肿瘤周围邻近的牙齿,禁忌拔除,应在肿瘤手术时与肿瘤一起切除。如果单独拔牙易使肿瘤扩散,并使伤口不能愈合。特别应警惕有可能将早期牙龈癌误认为是牙周炎症而将牙拔除。恶性肿瘤经放射治疗后位于放射区的牙齿,在3~5年内应禁忌拔除,以免发生放射性骨坏死。如果牙齿周围已经感染而必须拔除,应减少拔牙创伤及用足量抗生素控制。

十二、抗凝药物治疗者

陈旧性心肌梗死、冠心病合并高血脂、血黏滞性增高、持续性房颤或有脑血栓病史的患者现多采用抗血小板药或抗凝剂降低血液黏滞度、防止血栓形成,以预防复发。对长期服用小剂量阿司匹林的患者考虑停药的风险比拔牙后出血的危害更大,拔牙前通常可以不停药,术后拔牙创内可置入碘仿海绵等止血药,并密切观察30分钟后,无活动性出血即可离开。对心瓣膜置换术、冠状动脉搭桥或成形术后的患者,可使用巴曲酶预防术后出血。对长期使用肝素的患者,如停药,药效需在5个半衰期后方可解除,通常肝素静脉注射6小时后、皮下注射24小时后,方可进行手术。使用法华林,如需停药应在术前2~3天。如停药可能导致危险的栓塞出现,不能停药的情况下,如果凝血酶原时间国际正常化比值(international normalized ratio,INR)控制在1.5~2之间,亦可考虑拔牙。也可采用肝素替代疗法。

第4节 拔牙前准备

一、心 理 准 备

拔牙患者常有恐惧心理,因此,医师在术前应尽量了解患者有无顾虑,必要时应给予适当解释及鼓励。医师应态度和蔼、作风稳重,这样才容易得到患者信任。对患者提出的各种疑问,应耐心答复。对于老、弱或有较重的全身病(如心血管病)患者,如果暂时不宜拔牙,亦应耐心解释,避免患者有不满情绪而影响病情。如果为复杂拔牙,术前应将手术过程向患者作简单解释。对于儿童患者,因为患儿最怕打针但喜欢鼓励,因此,对于替换期乳牙,常可不注射麻药而直接拔牙,这样常可避免患儿哭闹而能得到较好配合。

近年来,笔者提出舒适治疗的理念。为保障诊疗全过程中,能使患者在放松、舒缓的状态下接受治疗,是医师应该提供的。舒适治疗应当从诊疗环境、服务保障、交流语言、诊疗措施以及采用必要的辅助手段全方位实施。在牙拔除术进行过程中可以采用语言引导、心理暗示、行为管理,对患者,特别是精神高度紧张的患者或儿童患者进行疏导。镇静术的采用已经被国内口腔医师所接受,选择适宜的镇静技术使患者可以在相对舒适的状态下承受手术,并保证了手术在患者配合的情况下平缓实施。

二、术前询诊及检查

应简要地询问全身病史及口腔病史。对于年老、体弱患者,应询问有无高血压、心脏病、糖尿病等常见病史。应询问有无拔牙异常出血史,有无药物过敏史。对于妊娠及月经期,必要时亦应询问。

对于主诉要拔的牙,应检查松动度及有无急性炎症;应了解为什么要拔牙及主诉牙是否为拔牙适应证。为避免拔牙时损伤邻牙,应检查邻牙松动度及有无过大龋洞或充填修复体。除主诉牙外,应常规检查是否还有其他应拔除或应治疗的牙齿。对于要求拔牙后修复缺牙者,应作全面设计,向患者提出治疗计划,并记录于病历中。应常规检查智牙萌出情况,因为许多人的阻生或错位智牙,多数应作预防性拔除。

至于一次拔牙的合适数目,则应根据拔牙难易、患者健康状况及意愿决定。实际上一次拔牙数可不受限制,因为拔牙对机体创伤很小而主要是精神刺激,如果患者身体健康而拔牙又无困难,一次拔数牙,可少受精神刺激,而且可节省时间并提前修复缺牙。笔者认为,即使对于心血管病拔牙患者,因为诱发严重并发症的主要因素是精神紧张,而一次适当多拔牙可避免患者因多次拔牙而反复紧张,可能较多次拔牙更安全。

拔牙顺序亦无定规。一般可先拔一侧,再拔另一侧;先拔后牙,后拔前牙;先拔下牙,后拔上牙;先拔较容易的牙,后拔较困难的牙;先拔不易引起疼痛的牙,后拔有可能引起疼痛的牙。

对于阻生牙、多生牙、错位牙、某些畸形牙应在术前进行放射拍片检查,对其形态、位置、与邻近牙齿的关系、与重要解剖部位的毗邻关系先期判定掌握。

牙拔除术前,要进行必要的全身检查。对于较为复杂的拔牙术,应当做必要的化验检查。

三、患 者 体 位

应重视患者体位调节,以便于手术操作,减轻医师疲劳。如果拔上颌牙,患者头应稍后仰,使上颌牙弓与地面呈约45°角,患牙约与医师肩部同高;如果拔下颌牙,牙科椅应稍降低(或患者稍向前坐),使下牙弓与地面约平行,患牙约与医师肘关节同高。拔牙时,医师位置应根据所拔牙齿的位置及不同拔牙器械而异,医师一般应在患者右前方,亦可在患者右后方;拔左侧牙时,应使患者头稍向右转向医师,使操作方便。如果取仰卧位拔牙,应预防牙齿落入咽腔。仰卧位时,椅背与地面约为45°角。

四、手术区准备

口腔内有多种细菌存在,手术很难达到完全无菌,但决不能因此而忽视无菌操作的重要性,更不应将外界细菌带入口腔。所有进入口腔的器械、敷料,均应经过灭菌处理。拔牙前应嘱患者漱口,如果牙石过多,最好先行洁治。将口内麻醉点及拔牙区用1%~2%碘酊涂抹消毒。如果患者口腔卫生情况较好,亦可只漱口而不需用碘酊涂抹消毒注射点。如果为复杂拔牙而需要切开、翻瓣,最好将口周围用75%酒精擦拭3遍,铺无菌孔巾,戴无菌手套进行手术。

五、拔牙前注意事项

拔牙为门诊常见手术,稍不注意即可能发生医疗差错,所以医师对拔牙应十分重视。在拔牙前除应了解患者全身健康状况是否为拔牙适应证外,还要注意检查口腔局部情况,避免拔错牙齿。拔牙前要核对患者姓名、病历记录和应拔的牙位,更要注意所拔牙齿是否有拔牙指征,并要征得患者或家属同意。对于困难拔牙(尤其复杂阻生齿)可能发生多种并发症,应经患者签字同意后拔牙。对于有全身严重疾病者(如严重心血管病),应由患者或家属同意签字后拔牙。

较容易拔错的牙齿是正畸科要求拔除的正常牙(如正位的前磨牙、下切牙),或医师未将乳磨牙与前磨牙分清而拔错牙;其次是其他科医师在书写病历时写错牙位,而拔牙的医师又未仔细核对而拔错牙。老年患者可能会因年迈、耳聋等原因指错患牙而拔错牙,对老年患者建议采用以镜子对照指认确定的方式核对应拔牙齿,并向陪同人员说明。医师可能因诊断错误,将非病源牙误认为是急性牙髓炎而拔错牙;亦可能医师在拔牙时思想不集中,在上钳时夹错牙齿而将好牙拔除。

拔牙时为避免遗留残根、残片,对于有多个相邻牙的残根需要拔除者,拔牙前应检查牙根数目及牙位,应注意最容易遗漏龈下未露出或露出不多的残根。拔牙后应仔细核对牙数及牙根是否完整,注意断根与牙根吸收的区别。原有牙根纵裂或粘在牙龈上的残片,最容易遗留。对于可能有断根遗留但临床未能检查出者,应照X线片核对。

六、拔 牙 器 械

拔牙器械主要为牙钳、牙挺。辅助器械有口镜、探针、镊子、牙龈分离器、刮匙、骨膜分离器、骨凿、外科涡轮钻、拉钩、刀、剪、缝合器械等,可根据不同手术选用。

(一)牙钳

牙钳是牙拔除术所使用的最基本器械,也是所有拔牙器械中造成创伤最小的,因此牙钳应作为牙拔除术的首选器械。在熟练掌握各类牙钳的特点后,可按照患牙的形态、位置、方向,结合自己的临床经验,选择牙钳。适合就是准则。

根据牙冠、牙根形态不同,有多种牙钳(图37-1)。牙钳可分为钳喙、关节、钳柄三部分。握持牙钳时(图37-2),用右手将钳柄置于手掌中,钳柄的一侧贴掌心,以示指及中指把握另一侧钳柄,拇指置近关节处,无名指与小指伸入二钳柄之间,以便分开钳柄。夹住牙颈部后,无名指及小指退出二钳柄之间,与示指、中指同在一侧,紧握钳柄,即可进行各种拔牙动作。拔下后牙时,如果牙齿牢固难拔,亦可反手握钳(掌心向上)。

(二)牙挺

常与牙钳合用。最常用于拔除各种阻生牙、错位牙、残根、断根或各种牢固的牙齿不易单用牙钳拔除者。牙挺有多种(图37-3),常用者有以下几种:

1. 宽直挺 其挺喙微向背弯,用于挺出阻生智牙或其他磨牙。

2. 窄直挺 其挺喙亦微向背弯,用于挺出残根、大的断根或其他不易单用牙钳拔除的前牙或前磨牙。

3. 根尖挺 可分直挺与侧弯挺(成对),用于挺出深部断根。

4. 三角挺 为横柄,挺喙呈三角形,常与涡轮钻配合,用于挺出已用钻分开的牙冠或牙根,亦常用于下颌磨牙之一根已取出而另一根仍难取出者。

目前市场销售的“拔牙刀”亦是牙挺的基本外形。其挺刃部分更细、更薄,更便于插入牙周间隙。对减小损伤有益。

(三)骨凿

常用于拔阻生牙去骨及劈开牙齿,亦用于其他切开拔牙及牙槽骨整形。骨凿亦有多种(图37-3):劈开牙齿宜用刀状凿或薄刃的斜面凿;去骨宜用宽圆凿(刃应微向背弯)或单斜面凿;根周增隙宜用窄圆凿或窄单斜面凿(亦可用牙挺);劈开相连的后牙断根时,宜用矛头凿(凿刃呈尖、扁状),这样才容易将根分开。骨锤有铅制锤头及木制锤头两种,前者因分量重而较实用。

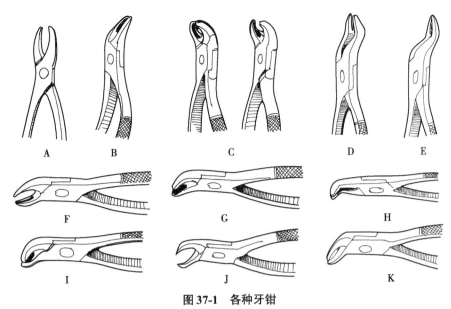

图 37-1　各种牙钳

A. 上颌前牙钳　B. 上颌前磨牙钳　C. 上颌第一、二磨牙钳（成对）　D. 上颌第三磨牙钳
E. 上颌牙根钳　F. 下颌前牙钳　G. 下颌前磨牙钳　H. 下颌第一、二磨牙钳　I. 下颌牛
角钳　J. 下颌第三磨牙钳　K. 下颌牙根钳

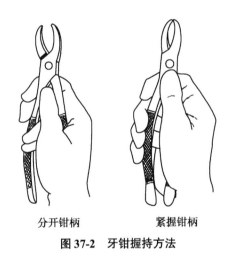

分开钳柄　　　　紧握钳柄

图 37-2　牙钳握持方法

目前市售的骨凿刃部常较厚，应适当磨薄后才好用。

（四）其他器械

1. 口腔动力系统　牙槽外科使用的动力系统是指通过各种类型的动力传动装置带动工作端完成切削骨、牙等硬组织的动力单元。

按照动力的来源可以分为气动、电动和超声传动。按照手机形态有直机头、弯机头、大角度机头。工作端有球钻、列钻、锯等。

气动机头主要是指口腔外科专用涡轮手机（图37-3）。由牙椅提供动力源。涡轮机转速可达到30万 r/min 以上，切割能力强，震动小。它的机头与手柄成角比标准牙科手机更倾斜，且手柄长。这样结构使手功能进入口腔后部，并且有利于钻针循阻生智牙的外缘去骨和上下方向截冠。大风轮保证大扭矩输出，提高切割能力。标准牙科手机对于拔除前部牙齿也可以使用。拔牙使用的涡轮机钻针一般长 25～30mm，长于其他牙科钻针，以保证对低位阻生牙齿可以横断切割。目前的涡轮机已经可以多孔柱状喷水，末端无气体喷出，避免了气肿的产生。具有防回吸装置，防止交叉感染。光纤手机可以保障深部操作的照明。

电动机头主要是普通外科动力和种植机。需要专门的动力集成单元，扭矩大。以使用直机头为主。易于水平向分牙。可使用球、列钻，钻头选择性好。部分电动手柄可以使用电动锯。可使用无菌生理盐水作为冷却液。

超声骨刀是近年使用于临床的动力系统。它是通过超声换能器将动能传输到工作端。配有各种不同磨削目的的特异型工作端。其磨削能力较弱，但因可以避免损伤口腔黏膜、上颌窦黏膜和神经，在特殊部位具有无可比拟的优势。

2. 冲出器可用骨凿改制（图37-3）　亦可用金属口镜柄代替。用于冲出不易用牙钳夹持或用牙挺不方便的舌向错位齿，亦用于冲出下颌舌向阻生智牙因倾斜度过大而不易用牙挺者，或其他牢固的牙齿已经拔松，但因牙根阻力过大仍不能脱臼者。

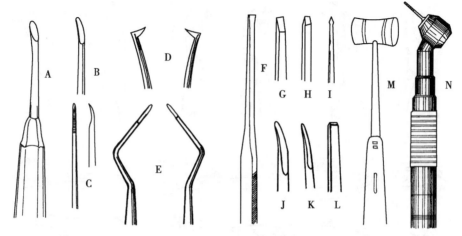

图 37-3　牙挺、骨凿、其他器械

A. 宽直挺　B. 窄直挺　C. 根尖直挺　D. 三角挺（成对）　E. 根尖侧弯挺（成对）　F. 刀状凿　G. 单斜面凿　H. 双斜面凿　I. 矛头凿　J. 宽圆凿　K. 窄圆凿　L. 冲出器　M. 骨锤　N. 外科涡轮钻

第5节　各类牙拔除术

牙齿的拔除方法及难易程度，与牙体形态、牙槽骨解剖及牙体、牙周病变情况有关。本节内容指各类已萌出的完整牙齿或牙冠已部分破坏的牙齿拔除方法（图 37-4～37-7）。

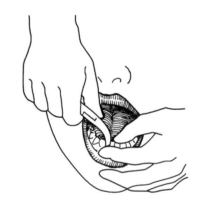

图 37-6　下颌前牙拔除

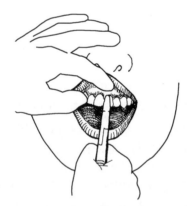

图 37-4　上颌前牙拔除

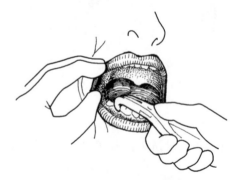

图 37-7　下颌后牙拔除

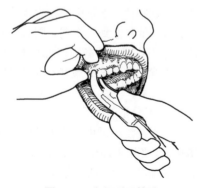

图 37-5　上颌后牙拔除

一、上颌切牙

上颌切牙均为单根。上颌中切牙的牙根较粗，横断面约呈圆形，唇侧骨板较薄，容易拔除。上钳后应缓慢扭转，待牙齿将松动时，同时向前下方拔出。上颌侧切牙的牙根形态与中切牙类似，但稍细小，牙根横断面约呈卵圆形，牙根可偏向远中，唇侧骨板有时比中切牙稍厚,亦容易拔除。拔除方法与中切牙基本相同,如果扭转牙齿时不易松动,可稍加唇腭向摇动力量。

二、上 颌 尖 牙

上颌尖牙为单根。牙根粗、长,横断面约呈三角形,牙根常稍偏向远中。唇侧骨板较薄,拔牙阻力稍大,用扭转力或再加唇腭向摇动,向前下方拔出。如果牙齿唇向拥挤错位,可从远近中面上钳。拔牙时如用力过猛或老年人牙根与骨板愈着,拔牙时可能同时将唇侧骨板折断带下,应将骨创边缘修整。

三、上 颌 前 磨 牙

上颌第一、二前磨牙的牙根形态类似。单根者横断面呈哑铃形。上颌第一前磨牙有半数以上的牙根分为唇、腭侧二根,或根尖 1/3 处分叉呈燕尾状。上钳后颊腭向摇动,一般不用扭转力或当颊腭向摇动无效时再适当加用扭转力。因根尖细小,用力稍大即容易折断牙根(折断在根尖部的细小活髓牙断根,取出困难者,可以留置不取)。颊侧骨板较薄,摇动牙钳时应多向颊侧用力,向外下方拔出。如牙根阻力较大,亦可加用牙挺,但远中应无邻牙阻挡。不少向腭侧错位的牙齿,如果无合适的牙钳、牙挺拔除,可试用冲出法,常可轻易将牙冲出。

四、上颌第一、二磨牙

上颌第一、二磨牙均为三根。颊侧二根短小,横断面平扁,腭侧根较长,横断面呈圆形。上颌第一磨牙三根分歧最大,颊侧骨板因有颧牙槽嵴增厚,拔牙阻力最大,常需用较大的摇动力,向外下方拔出。阻力较大者,如远中无邻牙阻力,亦可加用牙挺。拔除困难者或为牢固的死髓牙,可试用上牙牛角钳拔除或用切开拔牙法,但最好用涡轮钻先横断牙冠,再分根后拔除。上颌第二磨牙拔除方法基本相似,拔牙阻力较上颌第一磨牙小。上颌第一、二磨牙距上颌窦最近,掏取断根时,应预防将断根推入上颌窦。

五、上 颌 第 三 磨 牙

上颌第三磨牙的牙根形态多变,可为三根、二根或结合根、融合根。根尖常弯向远中或远中颊侧,牙冠亦常向远中及颊侧倾斜,且牙槽远中为游离端,故常容易拔除。最好用上颌第三磨牙专用牙钳,摇动时应同时向颊侧及后方加用旋转力,向外下方拔出。该牙亦容易用牙挺挺出,但阻力较大时,应忌用暴力,以免折断上颌结节。折断在根尖部的活髓牙根,因视野不清,掏取困难者,可以留置不取。

六、下 颌 切 牙

下颌切牙为单根,牙根扁平细小,唇侧骨板较薄,容易拔除。牙钳应唇舌向摇动,多向唇侧用力,向前上方拔出,应避免用力过猛而撞伤上切牙。该牙牙冠最窄,上钳及摇动时,如不注意易损伤邻牙。向舌侧错位的下颌切牙,有时用钳、用挺均不方便,亦可用冲出法。

七、下 颌 尖 牙

下颌尖牙的牙根形态与上颌尖牙类似,唇侧骨板较薄,拔牙阻力较上颌尖牙小。上钳后用摇动及稍加转动力量,向前上方拔出。唇向错位者,亦可从远近中面上钳。

八、下 颌 前 磨 牙

下颌第一、二前磨牙的牙根形态类似,均为单根。横断面呈扁圆形,牙根亦较细小脆弱,拔牙时容易断根。颊舌侧骨板均厚,拔牙阻力较下切牙大。拔牙方法与上颌前磨牙基本相同,唇舌向摇松后,向外上方拔出。不同的是此两牙根扁圆,可略加扭转再拔除。舌向错位牙的拔除方法,与上颌前磨牙腭侧错位者相同。

九、下颌第一、二磨牙

下颌第一、二磨牙一般为两个扁根。下颌第一磨牙偶尔远中根再分为颊、舌二根,舌根细小且常弯曲,拔牙时容易断根。下颌第二磨牙有时为结合根。下颌磨牙颊、舌侧骨质均坚固,拔牙阻力较大,拔牙时需用较大力量向颊舌侧摇动。如远中无邻牙阻力,亦可加用牙挺。拔除困难者或牢固的死髓牙,可试用下牙牛角钳拔除,无效再用涡轮钻断冠、分根后拔除。

十、下 颌 第 三 磨 牙

下颌第三磨牙常为二根,与第一、二磨牙的牙根形态类似,但根分歧较小,亦可为结合根或融合根。该牙颊侧因有外斜线而骨质最厚,但拔牙阻力不大。因为根尖常弯向远中,所以常可用牙挺向远中挺出,亦可挺松后再用牙钳拔出。如果该牙明显颊向错位,用牙挺时应预防第二磨牙受力过大而向舌侧脱位。

十 一、乳　牙

乳牙因牙根吸收,多数已露出牙槽骨以外,仅有龈黏膜与牙根粘连,拔牙常可不用麻醉,因为牙根脱离黏膜的撕裂疼很轻微,患儿在鼓励后常能忍受,而注射麻药反而常使患儿哭闹不止,难以合作。但是,牢固的乳牙拔除,仍需选用合适的麻醉。拔牙可专用小儿牙钳,亦可用前磨牙钳或牙根钳代替。挺出残根或断根时,应避免损伤恒牙胚。松动的牙根,常可用牙科镊子推出。

第6节 牙根拔除术

一、残根拔除术

多数残根因长期根周病变而比较松动,不少残根因不断被机体排斥、变短,所以容易用牙钳、牙挺拔除。残根上端虽有时低于周围牙龈,但仍常露出骨面外,所以多数仅用牙钳即可拔除。应注意的是用牙挺拔牙挤搓伤较大,所以能用牙钳拔除者,以少用牙挺为宜。

(一)钳拔法

用牙钳拔除残根与一般拔牙方法基本相同。为避免夹碎残根上端,应注意选择合适牙钳。对于前牙及前磨牙的残根,如较牢固,宜选用原有的切牙钳或前磨牙钳;对于后牙已分开的残根或前牙小残根,应选用牙根钳。

拔残根时为避免夹碎牙冠,夹钳不能太紧。在扭转、摇动或拔出时,为避免牙钳滑脱,应同时将钳喙不断向根端推进。

对于前牙或前磨牙牢固的残根,如果唇侧露出骨面不多而不能上钳时,亦可夹住唇侧牙槽骨边缘少许(2～3mm),将残根带骨边缘一起拔除。但为避免牙槽嵴损伤,此时最好先试用牙挺拔除。牢固的磨牙残根尚未分开者,可试用牛角钳拔除。无效再用涡轮钻拔除。

(二)挺出法

1. 插挺部位　牙挺应从牙颈部与较厚的牙槽骨壁间插入。插入时应先探找残根上端边缘,且小心勿使边缘破碎,然后顺根面插入。选择插挺部位应考虑有无牢靠的用力支点及是否用力顺手。最常用的插挺部位为牙根与根间隔之间,以根间隔为用力支点。后牙常从颊侧近中插挺,用力较为方便。有时亦可从牙槽壁较厚的下颌磨牙颊侧或上颌磨牙腭侧插挺。前牙或前磨牙的唇侧因为牙槽骨板较薄,不容易插挺,即使能插入,用力时亦容易使骨板折裂,或因牙挺滑脱致软组织损伤。对于较牢固的残根,有时需从多方面插挺,才能将残根挺出。

2. 用挺力量　插挺后多需向深部偏舌(腭)侧用力。用挺力量是旋转力(轮轴力)、楔力及撬力(单纯杠杆力)的灵活结合,不能单纯使用一种力量。开始时为楔力或旋转力而以楔力为主。牙挺旋转角度要

小,旋转频度要大,旋转目的是为能较快地楔入。待牙根稍松动后,再加用撬力,最后则以撬力为主。如果一开始牙挺旋转角度较大或过早使用撬力,均容易使残根上部折断,增加取根困难。

3. 分根法　牢固的多根牙连合部分尚未分开者,可用牙根挺从颊侧根分歧处横向用力插入,旋转牙挺后常能轻易分开牙根(图37-8),再分别挺出或拔出牙根。先挺出远中根,再挺出近中根、舌侧根。无效再用涡轮钻(图37-9)或牛角钳将牙根分开。用凿分根(图37-10)容易使牙根碎裂,增加取根困难,故宜少用。

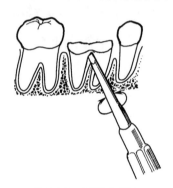

图37-8　牙挺分根法

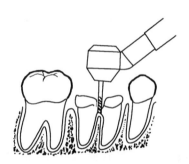

图37-9　涡轮钻分根法

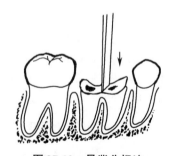

图37-10　骨凿分根法

4. 增隙法　因为增隙法创伤较大,应掌握适应证而不能滥用。对于牢固的牙根,不能插入牙挺者,可用增隙法,用锤连击牙挺柄部将其强行楔入,然后再挺松牙根。挺喙应薄锐并微向背弯,才容易楔入。如果牙挺不合适,亦可选用合适的圆凿(蛾眉凿)增隙。应注意增隙时勿损伤邻牙及牙龈。

二、断根拔除术

断根多发生在拔牙过程中,亦可由外伤引起。拔牙发生的断根,常与牙根形态(如根分歧过大、牙根弯曲、根端肥大等)、牙位(如阻生牙、错位牙等)及牙体病变有关,亦可能与医师经验不足、粗心大意或器械不合适有关。

断根后常引起患者恐惧,应作好解释及安慰工作。如果医师熟悉应用解剖,手术操作仔细,应能减少断根。在拔牙过程中,如估计因解剖因素断根不可避免,应尽量摇松或挺松后再断,因为松动后的断根掏取即较容易。

掏取断根应根据断根大小、部位、牙根形态、断面情况及其与下颌管或上颌窦的关系,判断取根难易及选择取根方法。必要时拍照 X 线片以进一步明确断根的位置和毗邻状况。首先患者体位要合适,光线要明亮,视野要清楚,止血要完善。最好在直视下操作,如不能直视,应借助于口镜反光,切忌盲目操作。取根方法如下:

1. 挺出法　断根位置较高者,可用牙根挺取出;断根位置较低者,需用根尖挺。插挺时挺喙应从断根斜面较高的一边插入,用力应缓慢,避免再折断斜面(图 37-11)。

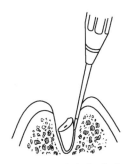

图 37-11　断根挺出法

2. 增隙法　如果用牙挺不能插入,可用增隙法。为容易增隙及预防断根向深部移位,可用窄圆凿,凿放入牙槽窝后,将凿刃稍向外移,沿牙槽内壁外之骨松质内轻轻凿入(图 37-12),此法较容易将断根凿松、取出。亦可用涡轮钻在牙槽窝内将根周骨质钻出一间隙(图 37-13),再放入牙挺挺出,但决不应钻除牙槽嵴边缘,以保持牙槽嵴原有高度。

3. 根间去骨法　磨牙断根有时需用凿或涡轮钻将根间骨隔去除至根断面以下,才容易取出断根(图 37-14)。如果一根已经取出,亦可用三角挺放入牙槽窝底部,挺尖针对断根,将断根连同根间骨一起挺出(图 37-15)。随着即刻种植技术的开展,保留牙槽间隔应当予以重视。

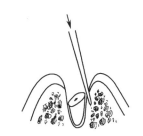

图 37-12　断根增隙取出法

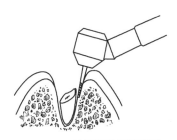

图 37-13　断根涡轮钻取出法

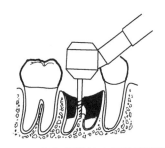

图 37-14　断根涡轮钻去根间骨取出法

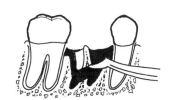

图 37-15　断根三角挺取出法

4. 探针取根法　根尖部折断,尤其是断根已松动者,可试用探针取根,即将牙科探针的大钩端用手稍捏直,插入根管孔,用力推入、拧紧,再向外将断根轻轻带出(图 37-16)。亦可用根管扩大针代替探针。

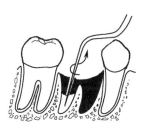

图 37-16　断根探针取出法

三、翻瓣去骨拔除术

各类牙齿、残根、断根不能用前述方法拔除者，可用翻瓣去骨法拔除。此法亦适用于磨牙牙髓治疗后的截根术。

1. 切开　常用角形切口。如果去骨较多亦可用梯形切口。横切口应沿牙龈沟，纵切口应在去骨界限外 2～3mm，使去骨后缝合线能落在正常骨面上而有利于创口愈合。纵切口末端应斜离患牙，有利于组织瓣血液供应。

2. 翻瓣　应从切口上端（牙槽顶）角部开始剥离、翻开黏骨膜瓣，操作应仔细轻柔，避免剥离器滑脱而损伤软组织。在下颌前磨牙区，切开、翻瓣时应避免损伤颏神经。

3. 去骨　用涡轮钻（或骨凿）去骨，去骨量应尽量保守，以能插入牙挺或能上钳拔除为度。一般去骨宽度应露出牙根全宽度，但不能暴露及损伤邻牙牙根。去骨高度一般不超过根长 1/2。然后插入牙挺或用牙钳拔除。如为多根牙，常需去除根间骨阻力。

4. 缝合　修整骨缘及用生理盐水冲洗后，放回黏骨膜瓣，严密缝合。前牙术后应从面部加压包扎 1 天，1 周拆线。

第7节　阻生牙拔除术

一、下颌阻生第三磨牙拔除术

（一）应用解剖

了解下颌阻生第三磨牙（简称智牙）及其周围组织的应用解剖，对于合理设计拔牙方法及预防、治疗术后并发症有重要意义。

1. 牙位　下颌阻生智牙在下颌体与下颌支交界处，低位阻生牙如果使用暴力，有可能使下颌骨折。下颌阻生智牙因萌出间隙不足，常不同程度地退居于下颌支前下缘内侧（图 37-18、图 37-19）。在 X 线片上，冠部常与下颌支前缘重叠，因此，判断智牙冠部后方骨界应根据临床检查，而 X 线片仅供参考。

下颌阻生智牙位置按长轴方向分类，可简化为垂直位、前倾位（向前）、水平位、舌向位、其他位（包括少见的远倾位、颊倾位、前下倾位、远离位）。据北京医科大学口腔医院外科门诊统计，前倾位占 43.7%，水平位占 25.3%，垂直位占 26.3%，舌向位占 3.8%，其他位占 0.9%。

笔者结合拔除方法，将常见的下颌阻生智牙（垂直位、前倾位、水平位）按牙位分为高、低两类，其指征如下：

（1）高位：冠部最高点（即垂直位之面、前倾位之远中牙尖、水平位之远中冠面）接近或高于第二磨牙平面；冠部骨覆盖较少（垂直位骨覆盖不超过冠周最突点[图 37-17A～C]；前倾位、水平位远中骨覆盖不超过牙颈部，颊侧骨覆盖不超过颊面最突点）。高位阻生齿如果根部骨阻力不大，常可用挺出法或劈开法拔除。

（2）低位：冠部最高点（即垂直位之平面、前倾位之远中牙尖、水平位之远中冠面）接近第二磨牙冠部 1/2 水平或以下，冠部骨覆盖较多（垂直位骨覆盖超过冠周最突点[图 37-17D～F]；前倾位、水平位远中骨覆盖超过牙颈部，颊侧骨覆盖超过冠部颊面最突点）。低位阻生齿拔除较困难，常需用去骨法拔除。

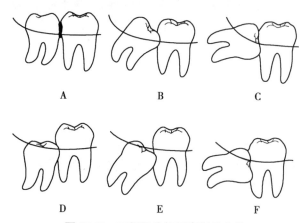

图 37-17　下颌阻生智牙高低位分类
A. 高位垂直位　B. 高位前倾位　C. 高位水平位　D. 低位垂直位　E. 低位前倾位　F. 低位水平位

2. 牙根形态　牙根形态多变，约 60% 为二根，约 35% 为结合根或融合根，少数为三根。根尖常有弯曲：垂直位根尖常弯向远中；前倾位、水平位根尖常弯向近中。牙根形态与拔牙难易有明显关系：根尖弯向远中、短根、锥形根、根尖未形成、根周围有炎性病变者，拔除较容易；根尖弯向近中、长根、三根、U 形根、根端肥大、根周围有骨愈着者，拔除较困难。

下颌阻生智牙牙根形态及牙位多数与对侧下颌智牙相似。因此，拔除一侧阻生齿后，其拔除方法及难易程度可供对侧阻生智牙拔牙时参考。

3. 周围组织

（1）颊侧：下颌阻生智牙颊侧为下颌支前下缘及外斜线，其间形成"骨性颊沟"，智牙冠周炎及拔牙后反应性渗出物，易沿颊沟及颊肌附丽向前下方之第一磨牙颊侧引流（图 37-18），形成局部肿胀、血肿或脓肿。颊侧骨质坚厚，为拔除复杂阻生齿时主要骨阻力所在及拔牙用挺时的有力支点。颊侧骨松质多，有利于拔牙时用增隙法解除根部颊侧骨阻力。

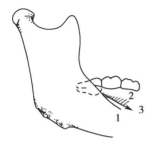

图 37-18 下颌支颊侧
1. 外斜线 2. 颊肌附丽 3. 智牙冠周渗出物引流方向

（2）舌侧：舌侧骨板较低、薄，拔牙时牙齿易向舌侧脱位。拔牙时舌侧骨板容易骨折，但绝不会波及邻牙舌侧。舌向位阻生智牙冠部常缺少舌侧骨板，有利于用冲出法向舌侧冲出。舌侧牙槽嵴以下 0.5～1cm 处有舌神经贴骨面经过（图 37-19），拔牙时应避免损伤舌神经。

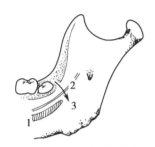

图 37-19 下颌支舌侧
1. 下颌舌骨肌 2. 舌神经 3. 智牙冠周渗出物引流方向

下颌智牙舌侧下后方为咽峡前部位，该处骨面向下外移行，黏膜下组织疏松，拔牙后舌侧渗出物或出血易向此处引流（图 37-19），形成咽峡前反应、血肿或脓肿。

（3）远中：远中外侧为磨牙后区，拔牙时之远中切口应斜向后外侧之磨牙后区骨面，才容易向外翻瓣。有人调查部分人此区有一不知名的小动脉出口，远中切口如果偏向舌侧，有可能切断此血管而出血增多。前倾位或水平位阻生牙之远中牙颈部骨覆盖较薄，拔牙时如果此处有骨阻力，可用增隙法推开而常不需去骨。

磨牙后区向上内侧骨面为颞嵴，有颞肌深腱之下端附丽，其内侧紧邻翼内肌前缘（图 37-20）。因此，拔牙后创伤反应或冠周炎扩散容易波及此肌腱及翼内肌，致反射性肌痉挛，为炎症性开口困难的主要原因。

（4）近中：前倾位、水平位阻生智牙近中与第二磨牙紧密接触，容易嵌塞食物致第二磨牙远中邻面龋及牙间骨吸收，最后常致第二磨牙过早丧失。牙冠下方之骨间隙，可供拔牙时插入牙挺，作为用力支点。

（5）冠部：冠周常有盲袋与口腔相通，盲袋内壁深

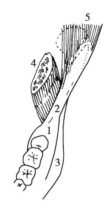

图 37-20 下颌支前面
1. 磨牙后区 2. 颞肌肌腱下端 3. 外斜线 4. 翼内肌 5. 颞肌

部的残余牙囊组织与牙颈部附着甚紧，拔牙时如未切开翻瓣，不易彻底分离，在拔出过程中应预防撕裂牙龈。

（6）根侧：由于阻生智牙牙根深在、常为融合根或根间隔很低，故拔牙后之牙槽窝明显大于其他下颌磨牙，使血块容易分解脱落，成为干槽症重要原因之一。根尖距下颌管最近，或直接与下颌管接触，偶尔下颌管可穿过牙根，故拔牙时，应预防损伤下牙槽神经。

（二）阻力分析及拔牙设计

拔牙阻力可分为冠部阻力（包括软组织阻力、骨阻力）、根部阻力（骨阻力）及邻牙阻力。冠部阻力与牙位高低及骨覆盖多少有关。根部阻力与牙位高低、牙位方向、牙根形态、根周有无病变有关。邻牙阻力不应仅根据阻生牙与邻牙接触情况决定，而主要与阻生牙牙位高低及牙根长短有关（图 37-21）。

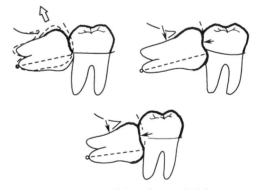

图 37-21 阻生智牙邻牙阻力分析

三图邻牙抵触情况相同，但左上图为高位智牙、短根，可以挺出；右上图为高位智牙，长根，有邻牙及远中骨阻力；下图为低位智牙，短根，有邻牙及远中骨阻力。

拔除阻生智牙之前进行 X 线检查应当作为常规。通过 X 线片可以更清楚地了解牙阻生情况、牙根形态、周围骨质的密度，有助于阻力的分析。X 线片可

显示下颌管与牙根的关系和距离，但应注意投照造成的重叠和失真。下颌管与牙根重叠时，易误认为根尖已突入管内。读片时，应同时注意邻牙情况，并关注周围是否存在其他病变，如有可疑之处，必须加拍其他投照位置以明确诊断，切不可贸然拔牙。

下颌阻生智牙常位于升支前下缘内侧，在下颌体侧位片和第三磨牙根尖片上，牙冠常不同程度地与升支前缘重叠，形成骨质压盖的假象，造成设计用去骨法拔牙。故判断冠部骨阻力时，主要应根据临床检查，尤其是术中所见牙位的高低和探查。

锥型束CT（CBCT）已普遍用于口腔检查。对于下颌阻生智牙CBCT可以更好地显示牙根与下颌管的位置关系。判定下颌第二磨牙远中根面是否存在吸收就有突出的优势。

拔牙设计应根据临床、X线片分析的阻力情况及患者年龄、医疗条件决定。拔牙设计原则如下：①各种高位阻生牙，根阻力不大者，可用挺出法拔除。②各种低位阻生牙，需用去骨法拔除。③高位前倾位、水平位阻生牙根阻力大者，如为分根且根分歧较高，可用劈开法拔除；如根分歧较低或为结合根、融合根，需用去骨法拔除。④高位前倾位、水平位阻生牙根阻力不大，但有邻牙阻力，或因邻牙龋坏、邻牙有大充填体或因第一磨牙缺失，拔牙时易损伤邻牙者，用冠部近中劈开法拔除。⑤舌向位阻生牙，如已萌出骨面且倾斜度不大者，用挺出法拔除；倾斜度较大者，用冲出法拔除。⑥各类阻生牙，需用去骨法者，最好用动力系统，以减少创伤及患者痛苦。

（三）拔除方法

拔除下颌阻生智牙，为减少出血，除用下颌阻滞麻醉外应加用冠周局部浸润麻醉，注射含肾上腺素麻药2～3ml。简单阻生牙如无软组织阻力，不需切开；如有软组织阻力，应适当做小切口；如需去骨拔牙，有多种切口，常用者为角形切口，远中切口应斜向后外侧，切口长度以翻瓣后视野清楚为度。如用涡轮钻拔

牙，远中切口近端应偏向第二磨牙远中舌侧角，以扩大手术视野，避免钻针卷进软组织。翻瓣时如果牙龈附丽较紧，可用刀、剪辅助将粘连处切开或剪开。翻瓣后用阻生牙专用拉钩或较宽的剥离器拉开。拔除方法，按不同牙位分述如下。

1. 垂直位

（1）挺出法：高位垂直位因牙根较并拢及根尖常弯向远中，多数可用挺出法拔除（图37-22A），或挺松后用牙钳拔除（图37-22B）。如远中阻力较大，应再将牙挺插入颊侧牙周间隙，向舌侧用挺（图37-22C）。

（2）牛角钳法：如根阻力较大不能挺出，试用牛角钳法，常可向上拔出（图37-22D）。如牙齿已松动而仍未能拔出，可再试用冲出法向舌侧将牙冲出（同舌向位）。

（3）凿骨法：低位垂直位或虽为高位，但根阻力甚大者，需切开翻瓣，用凿骨法将冠周最突点以上或根分歧间骨阻力去除（图37-23）。

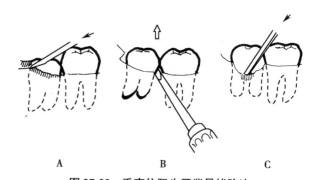

图37-23　垂直位阻生牙凿骨拔除法
A. 凿除冠周骨阻力　B. 挺出　C. 凿除根间骨阻力后挺出

（4）涡轮钻法：与凿骨法适应证相同。如仅有冠部骨阻力，将冠周骨阻力钻除（图37-24A），然后挺出。如冠部远中仍有阻力，将冠远中部劈除后再挺出（图37-24B、C）。如根部有骨阻力，从颊侧牙颈部钻沟后，用三角挺撬断牙冠，再分根挺出（图37-24D、E、F）。

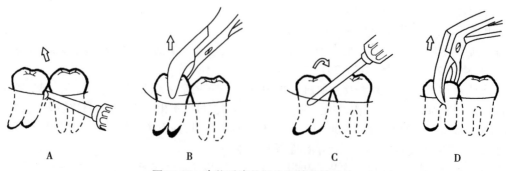

图37-22　高位垂直位阻生牙简单拔除法
A. 挺松后向上挺出　B. 挺松后用前磨牙钳拔出　C. 如不能挺出，再从颊侧向舌侧用挺　D. 如仍不能挺出，试用牛角钳拔出

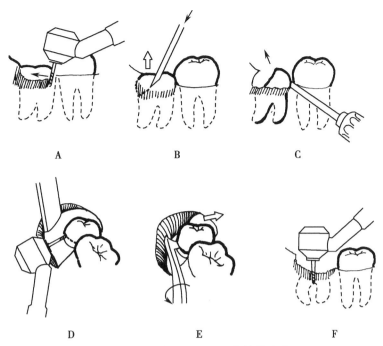

图37-24 垂直位阻生牙涡轮钻拔除法
A. 钻除冠周骨阻力　B. 如远中仍有骨阻力,劈除远中冠部　C. 挺出
D. 如有根阻力,从颊侧牙颈部钻沟　E. 挺断牙冠　F. 分开牙根

2. 前倾位

(1) 挺出法:高位前倾位如根阻力不大,多数可从近中冠下插挺将牙挺出。如仍有阻力,可再从颊侧牙周间隙插挺,向舌侧挺出。如已挺松但不能挺出,可再用冲出法(同舌向位)。

(2) 劈开法:高位前倾位如根阻力较大,但根分歧较高,可用凿置于近中颊沟底部,从正中劈开(图37-25A),分别挺出远、近中两半(图37-25B、C)。如劈开后挺断远中半冠,可先试挺出近中半冠根,再挺出远中根;如挺不出近中半冠根,可用增隙法取出远中根(图37-25D),再挺出近中半冠根。如仅将远中少部分冠劈除而未露髓,可再从舌侧正中发育沟试劈(图37-25E)。如劈冠露髓而未劈开牙根,可再用矛头凿(或窄凿)从髓室底劈开牙根(图37-25F)。如误将融合根或根分歧很低的牙冠劈除而断根不易取出者,最好用矛头凿(或窄凿)将断根逐块劈开取出(图37-25G),或用舌侧骨板截开法,从颊侧增隙后向舌侧挺出。

如近中邻牙阻力较大,或邻牙有大龋洞、充填体,邻牙为锥形根,或下第一磨牙缺失,而阻生牙又非正中劈开适应证,为预防损伤邻牙,可将智牙牙冠近中劈开(图37-25H),再分别挺出远、近中部分(图37-25I)。

(3) 凿骨法及涡轮钻法:低位前倾位或虽为高位,但根阻力较大者,需用去骨法,方法与下述水平位相同。

3. 水平位

(1) 挺出法与劈开法:高位水平位如牙根较短,亦可用挺出法拔除。劈开法适应证与前倾位相同,唯从正中劈开者,如近中半牙齿抵触于邻牙颈部不易取出,又无涡轮钻,可用矛头凿(或窄凿)纵劈下半牙冠(图37-25J、K),先将舌侧小部分牙冠劈开取出,再依次向外劈除其余部分牙冠,最后再取出断根。

(2) 凿骨法:如骨阻力不大,可从冠近中颊侧或远中用圆凿增隙后挺出。如骨阻力较大,可用分层去骨法(图37-26),以加快拔牙速度。①用宽圆凿(或单斜面凿)先将阻生牙与邻牙间颊侧骨皮质横断(图37-26A),再绕阻生牙颊侧凿除一层骨皮质。凿刃应稍斜向颊侧,凿骨应力求块大、凿次少,去骨宽度约3～4mm。②在第一层去骨界内,用潜挖法可轻易凿除第二层(骨松质),凿刃与牙面约呈15°角(图37-26B)。③用圆凿(或窄单斜面凿)贴牙根面增隙,可轻易凿入达根长1/2～2/3,即可去除根周骨阻力。如骨阻力不大,亦可不去第二层骨,在去除第一层骨皮质后,直接贴牙根面增隙即可。远中骨覆盖较薄,用增隙法推开骨皮质并向深部增隙,即可去除远中骨阻力(图37-26C)。最后将牙齿完整挺出(图37-26D)。阻生齿在去除冠部骨阻力后,如适于用前述劈开法者,可不再向深部去骨而加用劈开法,以减少创伤,节省时间。

(3) 涡轮钻法:适应证与凿骨法相同。用钻将冠周骨阻力去除后,牙根无阻力者,可直接挺出(图37-27A);牙根有阻力而根分歧较高者,可从正中劈开后挺出(图37-27B);如劈开失败,用钻分根后再挺出(图37-27C、D);

835

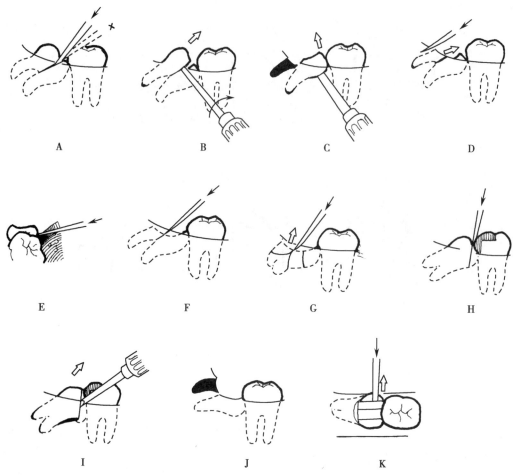

图 37-25 前倾位、水平位阻生牙劈开拔除法
A. 颊侧正中劈开（箭头为正确方向） B. 先挺出远中半 C. 再挺出近中半 D. 用增隙法取远中根
E. 从舌侧劈开 F. 从髓室底劈开 G. 逐块劈除断根 H. 从冠近中劈开 I. 挺出 J. 水平位劈开
已挺出上半牙齿 K. 再劈除下半牙冠后取根

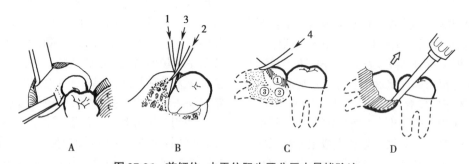

图 37-26 前倾位、水平位阻生牙分层去骨拔除法
A. 凿除颊侧骨皮质（第一层） B、C. 凿骨方向、深度、范围（正、侧面观）：1. 凿除颊侧骨
皮质（第一层） 2. 凿除颊侧骨松质（第二层） 3. 沿颊侧根面增隙（第三层） 4. 沿远中
根面增隙 D. 挺出

如根阻力是由于融合根，先将冠远中部劈除（图37-27E），横断牙颈部（图37-27F），用三角挺向上挺出牙冠（图37-27G），再在断根上钻孔，插入三角挺，向前挺出断根（图37-27H、I）；如牙位过低，冠周钻隙后无法劈除远中半冠者，可将整个牙冠横断或再纵断后分别挺出（图37-27J、K）。

4. 舌向位 舌向位倾斜度不大者，可用挺出法（与垂直位相同）；如倾斜度较大（如 45°以上）而挺出困难者，可用冲出法：用自制冲出器或金属口镜柄，置于颊侧牙颈部，与牙面呈约 15°角，用锤敲击 2～3次，牙齿即可向舌侧脱位（图37-28）。如牙冠舌侧有软组织阻力，应先切开、松解，预防将牙冲出至咽峡

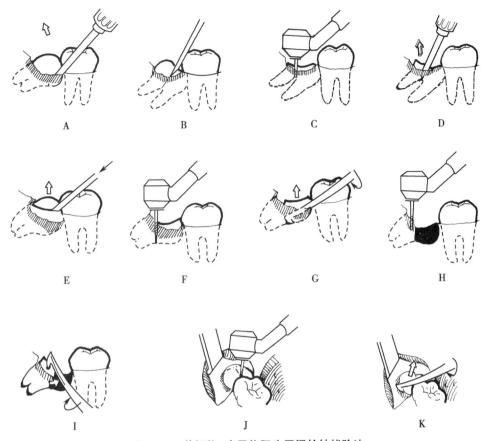

图37-27 前倾位、水平位阻生牙涡轮钻拔除法

钻除颊侧及远中骨阻力后：A. 挺出完整牙齿 B. 正中劈开后挺出 C. 正中劈开失败后用钻分根 D. 挺出 E. 融合根先劈除冠远中部 F. 横断牙冠 G. 挺出牙冠 H. 断根钻孔 I. 挺出牙根 J. 低位阻生牙先横断再纵断牙冠 K. 分别挺出冠、根

前黏膜下或深部间隙内。冠部有骨阻力者，需用去骨法拔除。

5. 其他位 远倾位及颊倾位如冠部无骨阻力，常可用挺出法拔除（拔除方法与垂直位相同）；如冠部有骨阻力，阻力常在颊侧或远中，需用去骨法拔除。前下倾位牙冠埋伏于骨内，牙根倾斜而位于下颌支内，用骨凿拔除困难最好用涡轮钻去骨、分开牙冠，再挺出冠、根（图37-29）。远离位阻生牙常埋于下颌支或下颌体内，需从口外下颌下切开、翻瓣、去骨。

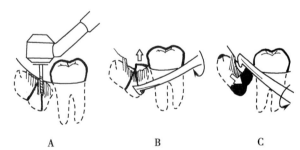

图37-29 前下倾位阻生牙涡轮钻拔除法

钻除冠周骨阻力后：A. 用钻垂直断冠，再横断牙颈部 B. 挺出牙冠 C. 在断根上钻孔，再挺出断根

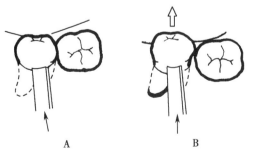

图37-28 舌向位阻生牙冲出法拔除

A. 将冲出器置于牙颈部 B. 向舌侧冲出

二、上颌阻生第三磨牙拔除术

上颌智牙其牙槽骨远中为游离端，所以虽萌出空隙常不足，却比下颌智牙阻生少见，萌出者常向颊侧或远中倾斜。上颌阻生智牙多为前倾位或垂直位，牙冠最低点常在第二磨牙颈部水平或以上。拔牙原因常为治疗第二磨牙远中面龋，或因拔除下颌阻生智牙时医师建议拔上颌阻生智牙，偶见有因智牙压迫邻牙牙

根引起疼痛而拔除者。根尖X线片检查,仅能了解大致的阻生位置,而骨覆盖及与邻牙重叠情况,常难清楚显示,需要在拔牙过程中进一步确定。

拔牙时应半张口,以保持颊侧有稍大的操作间隙。手术过程常难以直视,可借助于口镜反射照明。按临床应用可将上颌阻生智牙分为部分骨阻生及全部骨埋伏。拔除方法可分为挺出法及凿骨法两种。

(一)挺出法

适用于部分骨阻生牙。从第二磨牙远中由后向前做一小切口,长短以能通过智牙牙冠为度,再以第二磨牙颊侧远中沿牙间做一垂直小切口,长短以能插入牙挺为度。切开后用宽牙挺沿第二磨牙颊侧远中向后上方插入,常容易将阻生智牙向后下方挺出。如插挺困难,可用增隙法帮助插入。上颌阻生智牙因牙根常较并拢或为融合根,冠部虽可能有部分骨阻力,但骨覆盖较薄,有一定可让性,常能顺利挺出,或挺松后用牙钳拔除。

(二)凿骨法

适用于全部或大部分骨阻生牙。因牙位较深,口腔检查常看不出有阻生牙埋伏症状,应靠X线片诊断。远中切口可适当延长,近中切口需从第二磨牙颊侧或颊侧近中开始,并斜向前方,末端勿超过牙龈沟底(图37-30A)。翻瓣后用凿去除智牙颊侧骨质,以能暴露牙冠颊侧并能插入牙挺为止(图37-30B、C)。凿骨时应避免损伤邻牙牙根。挺出时应预防牙齿进入上颌窦或翼腭窝。

三、其他阻生牙拔除术

其他阻生牙较常见者为上颌尖牙及多生畸形牙,少见者为下颌尖牙及上、下颌前磨牙。拔除方法基本相同,以上颌尖牙为例叙述如下。

阻生尖牙,牙冠可露出于黏膜外、黏膜下,或完全埋伏于骨内。阻生方位不定,常呈斜位,亦可呈横位。牙冠常在原乳尖牙或侧切牙唇、腭侧或根尖部,可压迫邻牙使其移位或牙根吸收。无病变的阻生牙,如果唇腭侧无膨出、未压迫邻牙,而拔除又可能损伤邻牙者,可暂不拔除。

拔除阻生尖牙,应先照根尖X线片或加照片,以判断牙位及确定切开部位。临床检查如唇侧能触到骨性膨出,应从唇侧切口;如腭侧能触到骨性膨出,应从腭侧切口;如果唇、腭侧均无骨性膨出,为手术操作方便,应从唇侧切口。切口有弧形、角形、梯形等,应根据不同阻生牙位及不同手术范围选用。简单阻生牙(牙尖已露出黏膜外或牙冠虽在黏膜下但骨覆盖不多),沿露出的牙冠做小切口,用牙挺插入冠周骨内,以骨缘做支点,常可轻易将牙挺出。复杂阻生牙(骨覆盖较多或完全骨埋伏)则需要翻瓣去骨,方法如下:

1. 切开 翻瓣唇侧切口可根据个人习惯做成弧形(图37-31A)或L形。腭侧切口需从龈缘切开,切口远中常需达第一、二前磨牙区,切口近中最好绕过切牙乳头。如为一侧尖牙阻生,应从腭正中切开(图37-32A);如为双侧尖牙阻生,切口应全部从龈缘切开(图37-32B)。翻瓣应用锐剥离器,避免撕裂牙龈及黏膜,应注意腭黏膜较薄而脆弱,容易撕裂。

2. 去骨 最好用涡轮钻去骨,根据骨膨隆或参考X线片,先去除牙冠周围骨质,再插入牙挺拔除(图37-32A);如因牙根弯曲或牙位较深,可用钻将牙颈部横断,先挺出牙冠,再在断根上钻孔,插入三角挺,向冠侧挺出牙根。钻骨及挺出牙齿时,应注意勿损伤邻牙牙根。

3. 缝合 冲洗后严密缝合。如为唇侧切口,应在面部放敷料加压包扎一天,以免形成血肿后感染。

四、上颌前部埋伏多生牙拔除术

多生牙是指正常牙位和数量以外,因发育异常而出现的牙齿。多生牙多发生于上颌前部。埋伏多生牙在替牙期常因为恒牙迟萌或错位而发现,部分病例在前牙区X线检查时发现。埋伏多生牙除造成错𬌗畸形、邻牙牙根吸收、影响正畸治疗外,还可能引发牙源性囊肿。上颌前部多生牙埋伏偏于腭侧居多。

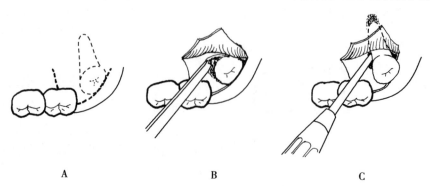

A   B   C

图37-30 上颌骨阻生智牙拔除术
A.颊侧切开 B.翻瓣、凿骨 C.挺出

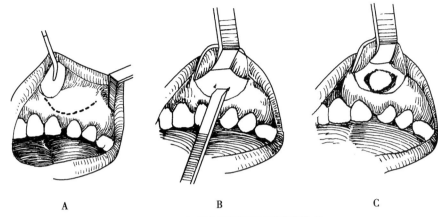

图 37-31　上颌尖牙骨阻生唇侧拔除术
A. 唇侧切开　B. 翻瓣、凿骨　C. 露出牙冠后挺出

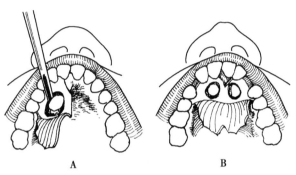

图 37-32　上颌尖牙骨阻生腭侧拔除术
A. 单侧阻生切开、凿骨、挺出　B. 双侧阻生切开、凿骨、挺出

（一）多生牙的定位

埋伏多生牙的定位是指术前通过辅助手段判定多生牙与正常恒牙或牙胚以及重要解剖结构的位置关系。是决定手术成败的关键。X 线片检查是必须进行的，不同的投照方式和技术所得到信息可以从不同的方位确定多生牙在颌骨的位置。

1．根尖片　根尖片是发现多生牙的常用手段。可以用来判定多生牙的基本位置，确定与邻近恒牙牙根近远中及上下的关系。投照角度好的根尖片通常显示的比例关系为 1∶1，参照邻牙冠根比例推断多生牙至牙槽嵴顶的，拟定打开骨窗的位置。单一根尖片不能确定唇腭方向的位置。建议将根尖片作为多生牙定位的必备投照片。

2．定位根尖片　通过不同的水平投照角度得到的影像，依据投影移动相对距离判定多生牙与对照牙的唇腭方向位置。此方法需要较为丰富的阅片经验。

3．全口牙位曲面体层 X 线片　可以提供多生牙与牙列的近远中向位置关系；也可大致判断上下位置，但有放大效应；上颌前部重叠影像较多，且由于选层的不同可能导致多生牙分辨不清。对于多个恒牙未萌出的病例适合用曲面体层进行筛查。

4．上颌前部横断片　可以用来判定唇腭侧的位置关系。但投照角度要正确。

5．锥形束 CT　是目前比较理想的判定埋伏牙位置的技术。可以在不同的轴向观察埋伏牙与邻牙的位置，还可以判断距唇腭侧骨表面的距离。但设计手术方案时，医师要运用三维判定的能力，对锥形束 CT 得到的二维图像和三维重建影像结合其他影像资料进行综合分析，确定多生牙拔除的入路和开窗位置。

（二）手术要点

1．麻醉　可选用局部浸润麻醉，对埋伏较深、位置较高的多生牙可采用眶下神经阻滞麻醉和鼻腭神经阻滞麻醉。儿童病人可以配合镇静术或全麻。

2．手术入路　位于邻牙唇侧的或邻牙牙根之间，可以选择牙槽突唇侧弧形切口或龈缘梯形切口。如位于邻牙腭侧，通常选用腭侧龈缘切口。对于埋伏位置较高、大部分位于邻牙根尖上方且偏腭侧的多生牙，唇侧入路可能比腭侧更易于暴露，易于操作。

3．打开骨窗　除非对多生牙位置和深度有较高把握，建议初始开窗时选用骨凿，如用钻去骨，深度掌握易发生偏差，磨过牙骨界面时可造成进一步手术的困难。骨凿可以在牙骨界面处形成清晰边界，待发现多生牙后再使用骨钻扩大骨窗比较安全。超声骨刀其多种曲度刀头对腭侧位置较高，埋伏较深的多生牙去骨开窗就有一定优势。

第8节　拔牙后反应及并发症

一、拔牙后反应

（一）疼痛

一般拔牙后常无疼痛或仅有轻微疼痛。复杂拔牙（长时间掏根、切开去骨、阻生智牙拔除等）由于创伤较大或牙槽窝神经末梢暴露等原因，术后 1～2 天内可能有明显疼痛（可称反应性疼痛），需服止痛剂才能止痛。反应性疼痛应与干槽症鉴别，后者拔牙窝空虚、腐臭，多发生于术后 2～3 天，如不处理疼痛可达 2 周。

预防及处理：减少术中创伤，下颌阻生智牙拔除后应常规给予止痛剂，少数疼痛严重用止痛剂无效者，可清创后填放碘仿纱条止痛（方法同干槽症处理），再无效可加封闭疗法或针刺疗法（主穴为合谷、下关）止痛。

（二）肿胀

肿胀反应与复杂拔牙时的切开翻瓣有关，因周围组织血管扩张、渗出、淋巴回流受阻，致使局部软组织呈松软性肿胀。肿胀于术后 0.5～1 天后逐渐显现。应指出少数患者虽然手术创伤不大，但肿胀反应明显，这可能与个人体质不同有关。肿胀部位因牙位不同而异，下颌阻生智牙拔除后肿胀常在下前颊部或咽峡前部，其他牙齿拔除后可出现在颊部、眶下、颏部或舌侧。反应性肿胀应与感染、血肿、麻药局部过敏相鉴别：感染时肿胀质地较硬，3～5 天后肿胀仍不消退或更加明显，有压痛及体温、血象等变化；血肿在术后数小时迅速出现，肿胀质地亦较硬，常同时有拔牙创出血，2～3 天后常出现皮下瘀血斑；麻药局部过敏，局部皮肤常有瘙痒感。

预防及处理：应减少手术创伤，局部浸润麻药内加适量激素（如地塞米松 2～5mg）及术后服用激素 1～2 天（如地塞米松 1.5mg，1 天 3 次），对减轻术后肿胀有明显效果。面部加压包扎一天或冷敷亦有效。加压包扎还可防止血肿及继发感染。如已出现明显肿胀，可外敷如意金黄散等中药膏，对止痛、消肿有明显效果。使用消炎、抗菌药物可预防继发感染。

（三）开口困难

多发生于拔除复杂下颌阻生智牙后，主要由于手术创伤较大，波及颞肌肌腱及翼内肌，因肌痉挛致反应性开口困难。反应性开口困难常在一周内消失或明显减轻。反应性开口困难应与间隙感染引起的开口困难相鉴别：间隙感染有明显的局部及全身症状，明显开口困难多在一周以上。

预防及处理：切开拔牙的翻瓣应大小适当，应减少磨牙后区创伤。如 2～3 天后开口仍很困难，可用热含漱（每天至少 10 次）或理疗，以加快恢复正常开口度。

二、拔牙后异常出血

主要为拔牙创异常出血，亦可为血肿或皮下瘀血斑。拔牙后正常者 5～15 分钟内出血应自动停止，如咬纱卷 30 分钟后仍出血不止，或患者回家后又因出血

而复诊，则为异常出血。如检查拔牙创虽已止血，但有突出的血凝块，可认为曾有异常出血。

异常出血的局部原因有炎症、手术创伤、牙龈撕裂、切口未缝合或缝合不当等。拔牙后患者过分漱口、吸吮拔牙创、过热饮食、过度活动等，亦可引起异常出血。全身原因常见为高血压，其次为血液系统异常。

拔牙异常出血多为毛细血管或小血管出血，出血量不大，最多不过几十毫升，但患者有时认为出血量很多，这常是由于反射性唾液分泌增加及漱口水混入血液所致。如果患者精神恍惚、面色苍白，常为精神因素或未进食所致，应予安慰、解释。

预防及处理：对复杂拔牙及怀疑有血液疾病的患者，术前应作血常规检查。术中应减少创伤，处理好拔牙创，嘱患者术后应注意事项。处理拔牙创出血应首先分析出血原因，检查出血部位。轻微渗血，最好填塞碘仿海绵，以后可自行脱落而不需再复诊；渗血较快或涌血者，需用碘仿纱条填塞，5～7 天后去除（如去除过早，因纱条粘连创面，可能再出血）；切口出血、因黏膜撕裂出血，应缝合止血；拔牙创边缘渗血，可敷止血粉，但不宜在拔牙窝内填放止血粉，因容易污染伤口，且影响拔牙创愈合；血液病引起的出血应对症处理，可给予促凝血药物（如凝血质、酚磺乙胺）或维生素 K、维生素 C 等，出血严重者应转专科处理。

对于拔牙后血肿或瘀血斑，应向患者适当解释，说明数天后可自行消退，血肿可用消炎、抗菌药物，预防继发感染。

三、干 槽 症

干槽症（亦称牙槽炎）为拔牙常见并发症，多发生于拔除下颌阻生智牙后。国外统计全口牙干槽症发生率约为 0.9%～4.4%。国内统计下颌阻生智牙干槽症发生率约为 10%。干槽症多发生于拔牙 2～3 天后，主要临床表现为牙槽内血块腐败、恶臭，疼痛严重；主要病理表现为牙槽壁骨炎及周围轻微骨髓炎。关于感染细菌，多认为是需氧菌和厌氧菌的混合感染，其中以链球菌及革兰氏阴性杆菌为主。关于病因仍有争论，多认为创伤及感染是主要原因。笔者观察，拔牙窝大应为下颌阻生智牙干槽症发生的更重要原因。Birn 经过实验及临床研究，认为纤维蛋白溶解为主要原因。

预防及处理：干槽症的预防应是多方面的，除在拔牙创内敷药外，术中应减少创伤及缩小拔牙创，术后应保护血凝块及注意口腔卫生。局部敷药因各人对病因的不同认识而有多种，诸如抗生素、抗纤维蛋白溶解药物等，均有一定疗效。笔者经多年及大量病例对比观察，认为碘仿海绵预防干槽症效果最好，可完全或基本消除干槽症。将浸泡晾干后的碘仿海绵剪成

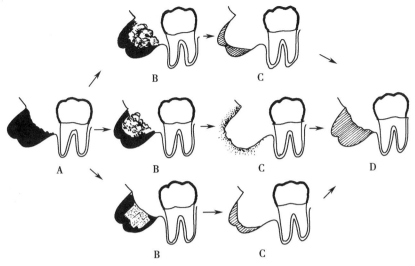

图 37-33　下颌阻生智牙干槽症预防示意图

上图：拔牙创正常愈合 A. 充满血块　B. 进入食物　C. 周围血块机化　D. 愈合
中图：发生干槽症 A. 充满血块　B. 进入食物　C. 发生干槽症　D. 愈合
下图：预防干槽症 A. 充满血块　B. 放碘仿海绵　C. 周围血块机化　D. 愈合

10~14 小块，每个拔牙窝放 1~2 块。因为碘仿防腐力很强，海绵可被血块吸附不会过早脱落，且能防止食物、唾液进入拔牙窝深部，故碘仿与海绵结合放入拔牙窝中心，既能从内部减少血凝块容积（等于缩小拔牙窝腔隙），又可防止周围血块腐败、脱落，从而能使血块正常机化，防止干槽症发生（图 37-33）。有人根据干槽症有厌氧菌感染，报告口服甲硝唑或拔牙窝放入甲硝唑，亦能取得良好效果。

治疗干槽症主要作用为去腐、止痛，碘仿纱条填塞法仍最常用。在局麻下用 3% 过氧化氢溶液棉球擦拭拔牙窝彻底清创（图 37-34），碘仿纱条应适当填紧，必要时可缝合拔牙创 1~2 针，以防纱条松脱而再度疼痛。如此处理后绝大多数可完全止痛或基本止痛，一般 10 天后去除纱条即可。去纱条后的空虚拔牙窝，因已有一层肉芽组织覆盖，即使有少部分骨面裸露，亦可不再换药，待拔牙窝逐渐长满肉芽组织。

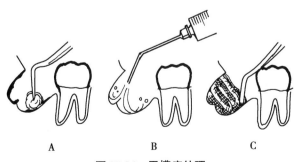

图 37-34　干槽症处理

A. 用 3% 过氧化氢液棉球擦拭拔牙窝　B. 冲洗　C. 严密填入碘仿纱条

四、拔牙创化脓感染

为慢性化脓性感染，深部常有小死骨块形成。其原因可能是拔牙前即有慢性根尖部感染灶，术后形成化脓性肉芽肿；亦可能是拔牙后遗留残片或有已折断但未分离的牙槽骨间隔，感染后形成死骨块。临床表现常在拔牙后 1~2 个月内，拔牙窝充满松软、鲜红的化脓性肉芽组织，触之易出血，刮之有脓液或有死骨块带出，一般无明显疼痛。

预防及处理：拔牙后应注意处理好拔牙创。根尖周围松软的感染肉芽组织应予刮除，勿遗留碎牙片、碎骨片。已折断但未分离的牙槽骨间隔应仔细检查、去除。拔牙创化脓感染经刮治及去除死骨后，均能顺利愈合，亦可在刮治后填放一次碘仿纱条。

五、前颊部感染

常见于拔除复杂下颌阻生智牙后。先表现为反应性肿胀或血肿，2~3 天后肿胀变硬、压痛明显。如龈颊沟变浅，颊部皮肤发红或有压痕，表示已有脓肿形成，应及时拆线，从口内原切口导脓，或从口内切开排脓。在未形成脓肿前，可外敷如意金黄散，以消肿、止痛或促脓形成。

六、咽峡前感染

咽峡前感染或可称咽峡前间隙感染，偶尔发生于拔下颌阻生智牙后。临床表现与咽峡前反应基本相同，表现为更严重的开口困难、咽下疼痛及下颌角前内侧压痛。由于开口困难不易检查，故易误诊、漏诊而拖延疗程。检查时可强行开口，用口镜将舌根向健侧拉开，如咽峡前区黏膜红肿、压痛、穿刺有脓（图37-35A），则应及时切开引流。切口应沿舌神经走向（图37-35B）。切开深度应仅达黏膜下，然后插入血管钳探查脓腔，以免损伤舌神经。

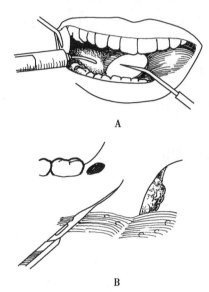

图 37-35　咽峡前感染穿刺及切开
A. 勉强开口，注射针从口前庭达咽峡前，作麻醉及穿刺
B. 沿舌神经走向做脓肿切开

　　咽峡前感染应与翼下颌间隙、咽旁间隙及扁桃体周围感染相鉴别：翼下颌间隙感染很少见，亦有开口困难，但咽峡前红肿不明显，翼下颌韧带处、下颌支后缘及乙状切迹处有明显压痛；咽峡前感染易误诊为咽旁间隙感染，后者整个咽侧壁及扁桃体向咽腔膨出，颈上部亦常有压痛，颈活动受限；扁桃体周围感染时，软腭亦明显红肿，腭垂偏向健侧。

七、其 他 感 染

　　包括拔牙后发生的牙槽窝周围黏膜下感染、周围软组织深部间隙感染及感染向全身扩散。感染扩散原因与术前已有潜在感染、手术创伤过大、体弱、拔牙适应证选择不当等有关。以往多将感染扩散归咎于急性期拔牙或注射针头污染，实际上更应重视拔牙前的潜在感染、全身健康状况及选择拔牙适应证是否得当。例如拔上颌第三磨牙后发生的颞下间隙感染，可能被认为是麻醉注射针污染，但实际常是由于根端感染在拔牙前已开始向上颌结节后的颞下间隙扩散，因间隙深在而术前未出现颊部肿胀，仅有轻度开口困难及上颌结节后区压痛，拔牙时容易被忽视。实际上这种并发症常是拔牙前已存在的上颌结节后骨膜下感染在麻醉注射刺激后的进一步扩散。

　　拔牙后亦可能发生（虽极罕见）全身性严重感染，如颅内感染、胸腔感染、败血症等，重者甚至可导致死亡。这种感染扩散不仅可发生于急性炎症期拔牙，亦可发生于普通拔牙后。其感染扩散原因仍有争论，有人认为是急性炎症期拔牙引起，有人认为是急性炎症期拖延拔牙引起。Martis 报告 1376 例急性期拔牙，术后有 3% 发生间隙感染，但他认为此感染多数在拔牙前即已潜在，并非拔牙直接引起，如果延迟拔牙，感染扩散机会将更多。

　　为避免感染向局部或全身扩散，除应注意选择拔牙适应证及尽量减少术中创伤外，还应注意拔牙创处理及术后预防。如果在急性炎症期拔牙，更应禁忌搔刮拔牙创，禁忌严密缝合，术后应继续复诊严密观察。

八、神 经 损 伤

　　复杂拔牙有可能发生神经损伤，最常见为拔下颌阻生智牙时的下牙槽神经损伤。主要是由于下颌管距阻生智牙根尖很近，在反复挺松弯曲的牙根或掏根时，可能搓伤神经；深部凿骨或增隙过深时，有可能损伤神经。舌神经损伤主要是由于拔阻生牙时未注意舌神经紧贴舌侧牙槽骨板，故可能凿伤神经，或分离断根的舌侧骨板时误伤神经。颏神经损伤主要是在切开拔牙或切开脓肿时切断神经引起。神经损伤后，复诊时主诉有麻木感，轻者为烧灼感、串痒感或刺痛感，后牙咬合时有垫高感。患者常不满意或认为是"事故"。医师可向患者解释：在术后数周、数月或最多 1～2 年后麻木及其他异常感常能痊愈。虽然仍有部分患者，即使长时期后，知觉仍恢复不全，但因知觉已基本恢复正常，且患者已经习惯，不会再有怨言。

　　预防及处理：拔下颌阻生齿以前最好于术前摄根尖 X 线片，了解下颌管与智牙根尖的关系，避免术中损伤神经。神经损伤后，多数可自行恢复正常。各种疗法，如药物（激素、维生素等）、理疗、针灸等，仅起辅助作用。严重的切断伤如果断端未移位，不需作吻合术。如果断端移位，可将神经周围软组织或神经膜相对地拉拢缝合 1～2 针即可。

九、断 根 移 位

（一）断根进入上颌窦

　　因上后牙距上颌窦很近，甚至少数根尖可直接位于窦黏膜下，或因病变而根尖已与上颌窦相通，拔牙时可能将断根推入上颌窦。断根进入上颌窦的诊断根据是：已知断根向深部移位、用牙科注射针可从拔牙窝刺入上颌窦、用手捏鼻鼓气有气体通入口腔、X 线片（常用根尖片）显示窦内有断根。移位断根多数在上颌窦内，亦可在窦黏膜下或颊侧骨膜下。进入上颌窦内之断根应予取出，因为上颌窦有菌及易感染环境，断根易成为局限性感染灶。如已有根尖周围感染，则更应取出断根，并刮除感染组织。

预防及处理：为预防断根进入上颌窦，除医师应提高拔牙技术及避免盲目掏根外，对于深部断根，最好不用锤凿而用涡轮钻从牙槽窝去骨取根，或从颊侧切开去骨取根。断根进入上颌窦后处理方法：①从牙槽窝去除根间隔取根，断根如未取出而上颌窦已通，将粗冲洗针头从牙槽窝插入，用大量生理盐水冲洗，或用粗针头从尖牙窝穿刺冲洗，均有可能将断根从牙槽窝冲出。取根后如上颌窦穿孔不大，用碘仿纱条敷于拔牙窝表面，缝合固定7～10天，待拔牙窝深部血凝块机化愈合；如穿孔较大，可按下法从颊侧做梯形瓣缝合牙槽窝。②从颊侧做梯形瓣，用涡轮钻（或凿）从根尖处开窗取根。取根后将梯形瓣基底骨膜切断，向腭侧拉拢缝合（见第32章）。最好不去除颊侧牙槽嵴，以免降低牙槽嵴高度而不利于义齿修复。③少数从颊侧开窗后取根困难者，可将梯形切口之近中切开线沿颊沟底向前延伸，从尖牙窝开窗取根。取根后，牙槽窝仍用颊侧梯形瓣封闭，不需作下鼻道对孔引流。

（二）断根进入舌侧软组织

多见于拔除下颌阻生智牙，断根或整个牙齿可进入舌侧黏骨膜下、咽峡前间隙、咽旁间隙或下颌下间隙。因舌侧骨板较低，舌侧下后方骨面凹陷，当盲目掏根或用钝凿暴力劈开牙齿时，可能将断根或牙齿推入舌侧软组织内。尤其是三根牙的舌侧远中根原已穿破舌侧骨板者，或舌侧骨板大块折裂时，更容易将断根推入。

预防及处理：应了解智牙舌侧骨板较低而且薄弱，用挺出、劈开或冲出法时，应控制力量。如果舌侧龈黏膜有阻力，应适当切开松解。深部折断的牙根，因常为活髓，掏取困难者，可以不取。处理方法：①移位于舌侧脱离牙槽不远的黏骨膜下断根或牙齿，可用刮匙或小血管钳轻巧地取出，或用手指从舌侧将断根或牙齿小心地推向牙槽窝内再取出。②移位于舌侧深部（多在咽峡前部位）的断根或牙齿，忌用手指从口内随意触摸，以免牙齿继续向深部滑入咽旁间隙或下颌下间隙。应先摄下颌支正、侧位X线片确定牙位。用地卡因喷涂咽侧行表面麻醉，再用稍多含肾上腺素麻药作局部浸润麻醉以减少出血。根据移位牙位置不同，在咽峡前部做直线切口，或沿第二磨牙舌侧远中龈缘向后做L形切口。用血管钳分离软组织探查移位牙齿，同时用手指从颌下内侧向上推紧软组织，以免牙齿再移位。③做适当切口，先将已折断的舌侧骨板取出，此时，因视野扩大，较容易取出移位牙齿或断根。④如牙齿移位很深无法取出时，可暂时留置，待

以后可能反复肿胀发炎或形成局限性脓肿时，牙齿常向黏膜下或皮下排斥移位，此时即容易切开取出。

（三）断根进入下颌管

断根进入下颌管外之骨松质内者，不必取出；如进入下颌管，可能压迫下牙槽神经出现下唇麻木，术后3～6个月内如麻木无明显恢复，应从颊侧切开，用涡轮钻开窗取根。

十、牙槽骨折及下颌骨折

拔牙时由于解剖、病理或技术原因，可能发生骨折。常见为唇侧骨板、上颌结节及下颌阻生智牙舌侧骨板骨折。大的骨折片如有黏骨膜粘连，原则上应复位缝合固定；黏骨膜已大部分脱离的骨折片，应去除及修整骨缘后缝合。下颌骨折多发生于下颌角部位，拔低位下颌阻生智牙或虽为高位阻生齿但根阻力很大者，尤其是老年人或下颌骨较小的妇女，如果使用暴力挺出或劈开牙齿，有可能发生骨折。骨折后仍可继续拔除牙齿，关系错位者应作颌间固定，以恢复正常关系。

十一、正常牙损伤

拔牙时粗心大意，有可能上错牙钳将正常牙拔除。拔除拥挤的下前牙、各种错位牙或下颌阻生智牙，如果夹钳未与牙长轴一致或用挺方法不正确，尤其是在未检查邻牙已松动的情况下，有可能使邻牙更松动或脱臼。挺出垂直位下颌阻生智牙、上颌智牙或拥挤错位牙时，邻牙常不可避免地受力较大，应注意控制用挺力量，勿使邻牙松动，必要时需用手指扶持邻牙，以感觉邻牙受力大小。如邻牙有较大龋坏或牙槽骨吸收较多，应更换拔牙方法，避免损伤邻牙。拔出牙齿时如果尚未充分松动而未控制拔出力量，有可能撞伤对牙（多见于拔下前牙时撞伤上前牙）。对于错拔或致松动的邻牙，应尽量复位固定，保存牙齿。

十二、软组织损伤

牙龈组织损伤常见于牙龈分离不彻底或拔牙带下骨折片时未及时分离黏骨膜。用牙挺时如未掌握好支点而向前滑脱，可刺伤软组织（常见于挺出上磨牙时刺伤腭黏膜）。

十三、颞下颌关节脱臼及损伤

颞下颌关节脱臼多发生于拔牙过程中，患者常有习惯性脱臼史。脱臼后应及时复位。有习惯性脱臼史者，拔牙时勿张口过大，医师更需用左手托住颏部，以控制开口度及下颌活动。

颞下颌关节损伤多见于拔复杂下颌阻生智牙，因

张口时间过久及劈、凿振动引起。症状多出现在拔牙后3~5天,因局部创伤引起的反应性张口困难恢复后才出现关节疼痛。这种损伤常轻微,1~2周后常可不治自愈,亦可行局部热敷或理疗。

十四、皮下气肿

皮下气肿多发生于拔下颌阻生智牙后,因拔牙时反复牵拉颊侧组织瓣、使用气涡轮钻或术后反复漱口,使气体进入软组织引起。常在术后复查时发现,表现为颊部肿胀,用双指触诊有捻发音。有时气体可向周围或颈上部皮下扩散,偶尔可达颈下部或胸腔。皮下气肿轻者可不处理,3~5天可自行消退;重者应注射抗生素以预防感染。

第9节 拔牙创愈合

认识拔牙创的正常及异常愈合过程,可以提醒医师拔牙时注意减少创伤,有助于诊断及预防拔牙并发症。

1923年,Euhler开始对狗进行拔牙创愈合实验,以后许多学者进行过很多动物实验及临床观察,对拔牙创愈合过程的观察结果基本一致,即动物拔牙创愈合时间比人快约1~2倍。

一、拔牙创愈合过程

(一)血块形成

拔牙后约5~15分钟,拔牙窝出血停止,形成血凝块,同时牙周膜及附近骨髓腔血管断端闭合、凝结。24小时内因纤维蛋白的网状聚合作用,使血凝块逐渐收缩,但仍附着于牙槽骨壁。同时牙龈边缘内卷、下陷,可保护血凝块。以后,残余牙周膜充血,牙槽附近骨髓腔内有轻度炎症反应,血凝块表面有纤维素渗出及少量白细胞浸润。

(二)血块机化

第3天,牙槽窝周围骨髓腔内炎症逐渐消退,牙槽窝血凝块从边缘开始出现肉芽组织增生过程,有毛细血管及幼稚成纤维细胞向血凝块内生长。肉芽组织增生在牙槽窝底部和牙槽边缘最活跃,约第7天,肉芽组织充满牙槽窝。对于肉芽组织的形成来源,其说法不一,有人认为牙槽壁上残留的牙周膜仅发生玻璃样变化而不参与形成肉芽组织,认为肉芽组织是从骨髓腔经牙槽骨板孔向血凝块内长入;另有人则认为牙周膜亦参与形成肉芽组织,但仅在牙槽板穿孔处的牙周膜有此作用。约第4天开始,即出现胶原纤维及结缔组织细胞,并逐渐向肉芽组织中心生长。约第20天,结缔组织可完全代替肉芽组织。

(三)骨组织形成及改建

约第7天,在牙槽骨内板及附近骨髓腔内,开始有破骨细胞及成骨细胞活动,并有新骨(未钙化)附着于原有骨小梁。约第14天,在新骨中心有点状钙盐出现。约第20天,在牙槽窝底部及周围开始有新的骨小梁出现。第38天,骨小梁充满牙槽窝至2/3。在骨形成过程中,早期未钙化的新骨不断被钙化的成熟骨代替、改建。牙槽嵴亦不断吸收、改建,这种过程可持续很久。在拔牙创愈合过程中,牙槽外的骨髓腔、骨膜下及下颌管周围,亦有不同程度新骨增生。因此,有人认为拔牙创的愈合过程,并非单一的牙槽窝骨修复,而是一系列较广泛、复杂的骨修复过程。

(四)上皮形成

第3~4天,上皮开始从拔牙创周围牙龈边缘长入创面,但上皮完全覆盖创面的时间与拔牙创大小等因素有关。临床观察,最早第14天,上皮可完全覆盖创面,迟缓者第35天仍未完全覆盖创面。

X线表现:拔牙创愈合虽然新骨形成较早,但骨愈合则很晚,只有在较晚期新骨被成熟骨逐渐代替时,才能在X线片上清楚显示。X线片显示骨成熟的时间很不一致,有人报告第18天即有组织钙化,100天时拔牙创影像与周围骨组织无明显差别;有人报告4~6个月时拔牙创影像与周围骨组织仍有明显差别;亦有人报告第一磨牙拔牙创影像在第15个月才与周围骨组织无差别。笔者观察100例下颌阻生智牙拔牙创6个月时全部清楚显影,以后才逐渐显示不清。

二、影响拔牙创愈合因素

拔牙创伤、拔牙窝大、拔牙后的血块过早脱落、拔牙窝遗留异物、拔牙窝放置敷料及年老等,均可使拔牙创愈合迟缓,或导致各种并发症,如干槽症、拔牙窝化脓性感染、拔牙窝骨坏死、纤维性愈合不良等。

(一)拔牙创伤

为使拔牙创能正常愈合,拔牙时应减少创伤,尽量少去骨,少用能使牙槽嵴降低的拔牙方法(如切开拔牙)及扩大拔牙窝的拔牙方法(如去除根间骨隔)。动物实验证明:用钳拔牙创伤最小,拔牙后无明显创伤反应;用牙挺或增隙法拔牙则创伤较大;用凿或钻拔牙创伤最大。使用高速涡轮钻拔牙,如果喷水不足,则因摩擦产热,可使周围骨组织烧伤,从而影响拔牙创愈合。

拔牙后牙槽窝内残余的牙周膜,有利于血凝块机化。因此,拔牙后切忌搔刮牙槽窝骨壁。只有在根尖部有松软的肉芽组织或出现瘘管时,才应予刮治。慢性根尖周病变时,纤维结缔组织为主要成分,常与周围骨组织粘连,不影响拔牙创愈合,不宜刮除。

（二）拔牙窝大小

拔牙创愈合快慢与拔牙窝大小有明显关系。例如下颌阻生智牙由于拔牙窝较大，拔牙创愈合时间明显延长。笔者观察，一般牙齿拔除后拔牙窝能充满血凝块，并能在第 7 天充满正常肉芽组织，但下颌阻生智牙拔牙后 24 小时，血块常不能充满拔牙窝，拔牙后第 7 天拔牙窝空虚者占 65.3%（尚不包括患干槽症者）。这说明多数下颌阻生智牙的愈合早期，常是在血凝块中心大部分脱落的情况下，肉芽组织从牙槽骨壁逐渐向空虚的中心生长，在较长时间内（甚至 1~2 个月）才能充满拔牙窝。因此，笔者认为拔牙窝大使血块容易脱落，应是下颌阻生智牙易患干槽症的重要原因之一。

（三）拔牙窝异物

为避免拔牙创感染，拔牙后应取出或冲净拔牙窝内可能遗留的碎骨片、碎牙片、牙结石等，应压缩已扩大或骨折的牙槽骨壁，缝合撕裂的牙龈。对于缝合后能缩小拔牙创及减少食物进入者，应适当缝合。

（四）拔牙窝放敷料

为预防干槽症或拔牙创出血，放于拔牙窝内的各种药物或敷料，虽然常有疗效，但对拔牙创早期愈合，均有不良影响。例如磺胺类药物、抗生素粉剂、氧化锌丁香油糊剂、各种止血粉、碘仿纱条等，均可破坏血凝块，增加局部炎症反应及异物反应，从而延迟拔牙创愈合时间。即使引起炎症反应较轻的止血海绵、氧化纤维素等，亦可延长拔牙创愈合。但一般认为，止血海绵引起的炎症反应，主要是因为海绵继发感染，而非海绵本身的作用。笔者观察，拔下颌阻生牙后，单纯使用明胶海绵（无碘仿），很容易因继发感染而增加干槽症。

（五）年龄及全身因素

年龄与伤口愈合有明显关系。有人观察幼鼠伤口的血管及纤维组织形成快于成年鼠。Amler 观察年轻人与老年人拔牙创在 10 天内愈合速度无差异，但 10~20 天时年轻人组拔牙创的修复明显增快。

年老、体弱或患有长期慢性消耗性疾病及重度营养不良患者，因缺乏各种营养物质（尤其是蛋白质）及维生素，可影响拔牙创愈合。糖尿病、血液病等，使拔牙创易于感染。局部慢性炎症引起的骨硬化，因供血减少，可使拔牙创愈合迟缓，或易发生干槽症。

三、拔牙创护理及复查

拔牙创上放置纱卷或纱布块，可以帮助止血及保护血凝块。患者当天应适当休息，勿作过多体力活动。拔牙后 30 分钟应吐出纱卷，如果咬纱卷时间过久

（几小时或 1 天），纱卷可变腐臭而使伤口感染。为防止拔牙创出血及血凝块脱落，拔牙当天应进流食或软食，食物及饮水勿过热。为保持口腔卫生，当天可轻轻漱口，但忌反复漱口或用力漱口。当天最好不要在拔牙侧刷牙及咀嚼。勿用舌舔或手指触摸拔牙创，以免破坏血凝块及促成感染。

患者复诊检查时，不同时期内的拔牙创表征如下：数天内拔牙创应充满血凝块，表面常覆盖以白色或污灰色渗出膜，为正常现象；一周时拔牙创应为肉芽组织，但下颌阻生智牙因拔牙窝大，拔牙创常空虚，常有食物积存；一个月时的拔牙创应为致密的结缔组织，并有正常黏膜覆盖，如果仍为肉芽组织，并且触之松软、易出血或有脓液，则为拔牙创化脓感染，应予刮治；2~3 个月时的拔牙创应完全愈合，且牙槽嵴吸收、改建已基本停止，可以作义齿修复；如果仍有明显的骨尖、骨嵴存在，修复前应作牙槽骨修整术。

（张 伟）

参 考 文 献

1. 邱蔚六. 口腔颌面外科理论与实践. 北京：人民卫生出版社，1998

2. 邱蔚六. 口腔颌面外科学. 上海：上海科学技术出版社，2008

3. 耿温琦. 下颌阻生智齿. 第 2 版. 北京：人民卫生出版社，2008

4. 蔡志刚，主译. Peterson 口腔颌面外科学. 第 2 版. 北京：人民卫生出版社，2011

5. 王文英，崔念晖，张伟. 阿司匹林对老年人拔牙术后出血影响的临床观察. 中华口腔医学杂志，2013，48（5）：262-265

6. Fonseca, Barber, Matheson. Oral and Maxillofacial Surgery. 2nd ed. Vol 1. St. Louis, Missouri: Saunders, 2009

7. Hupp, Ellis III, Tucker. Contemporary oral and maxillofacial surgery. 5th ed. St.Louis: Mosby, 2008：1-201

8. D Cardaropoli, G Cardaropoli. Preservation of the postextraction alveolar ridge: A clinical and histologic study. J Periodontic Restorative Dent, 2008, 28（5）: 469-477

9. Patel V, Moore S, Sproat C. Coronectomy - oral surgery's answer to modern day conservative dentistry. Br Dent J, 2010, 209（3）: 111-114.

10. Vignoletti F, Matesanz P, Rodrigo D. Surgical protocols for ridge preservation after tooth extraction. A systematic review. Clin Oral Impl Res, 2012, 23（Suppl 5）: 22-38

第 38 章

口腔颌面部手术

第1节　牙槽外科手术

义齿修复前手术

　　义齿修复前手术亦称修复前外科。活动义齿修复要求承担义齿基托的骨组织和软组织必须有良好条件，包括以下几点：

　　1. 有足够的骨组织支持义齿基托。

　　2. 骨组织有足够的软组织覆盖。

　　3. 无倒凹、无悬突。

　　4. 无尖锐的嵴尖或骨尖。

　　5. 颊、舌沟有足够的深度。

　　6. 无妨碍义齿就位及固位的系带、纤维条索、瘢痕、肌纤维、增生组织等。

　　7. 上、下颌牙槽嵴的关系良好。

　　在拔牙时就应考虑以后的修复问题，兼顾好对软硬组织最大限度的保存。提高拔牙水平应被视为义齿修复前手术的第一步。尽可能多地采取微创化的拔牙方法，减少对牙槽骨的损伤。对多个连续牙齿拔除

后，如有扩大的牙槽窝可以手指压迫牙槽窝内外侧的骨板，使扩张的牙槽窝复位，预防以后形成骨突或倒凹；对折断松动的牙槽骨去除修整应想到以后必须有足量的骨支持义齿基托等等。

【系带矫正术】

　　系带(或瘢痕索条)如在牙槽嵴上的附丽过于接近牙槽嵴顶部，会影响义齿的固位。如系带介于中切牙之间，也会影响正畸治疗，应完全切除，并包括切除深入骨中缝之间的纤维组织。这两种情况是不同的，前者称系带成形术；后者(为正畸目的)称系带切除术。

　　系带成形术的步骤如图38-1。也可以用Z成形术(图38-2)。

　　舌系带过短，亦影响义齿固位，应行舌系带切除术(图38-3)。

【鼻中隔降肌附着过低矫正术】

　　鼻中隔降肌肥大并附着过低，主要发生于两中切牙邻面之间，其肌纤维在上方呈扇形展开并与口轮匝肌交织在一起(图38-4)。牵拉上唇时，其宽广的扇形

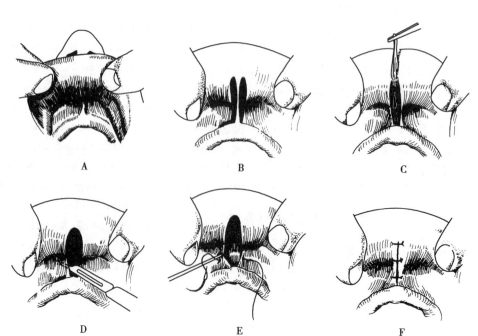

图38-1　唇系带成形术
A. 助手拉起上唇，暴露唇系带　B. 在系带牙槽骨附着处两侧切开黏膜，从附着处骨膜上锐性分离直到进入上唇处之上　C. 以钳夹下端，自下而上将其切除，骨膜即暴露，仍附着于牙槽骨　D. 将黏膜边缘从其下方组织游离　E. 将游离的黏膜拉向中线缝合。缝合时，牙槽骨部分应穿过骨膜，以保持唇沟的深度　F. 缝合完毕

A　　B　　C

D　　E　　F

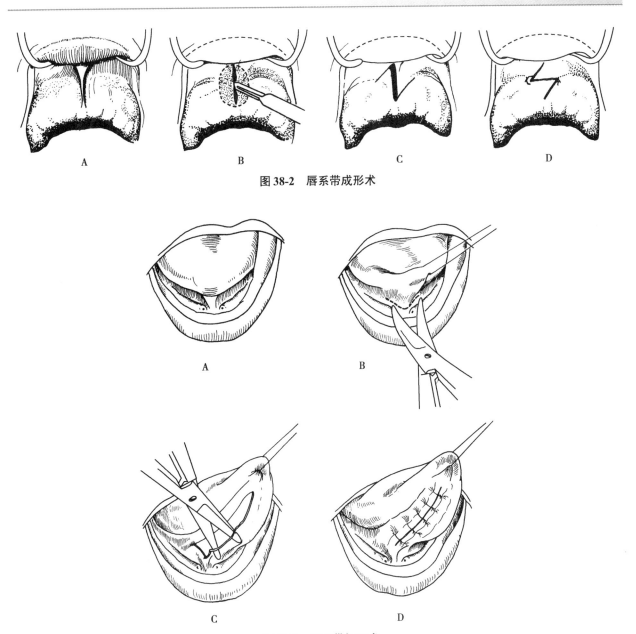

图 38-2　唇系带成形术

图 38-3　舌系带切开术

基底部变白,切牙乳头亦呈苍白。由于基底宽广,全部切除将使上唇变形,故手术时应只将其附着于牙槽突的部分上移(图 38-5)。

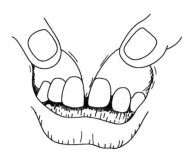

图 38-4　鼻中隔降肌附着过低,牵拉上唇时的情况

【牙槽骨修整术】

其目的为去除或矫正妨碍义齿修复的牙槽突上的骨尖、骨突、倒凹、锐嵴、上前牙槽嵴前突等。一般应在拔牙后 2～3 个月时进行,此时拔牙创已基本愈合,骨的吸收及改建活动已减慢。

小范围修整时,做弧形切口,弧形的顶端朝向牙槽嵴顶;切口大小以翻瓣后恰能显露所修整部位为度。大范围修整术的切口如图 38-6。

翻瓣从唇颊面骨板光滑处开始,用较薄、较锐利的骨膜分离器。牙槽嵴顶部因拔牙创愈合的关系,纤维组织或瘢痕较多,翻瓣较难。注意翻瓣时勿越过唇颊沟,以减轻术后肿胀。

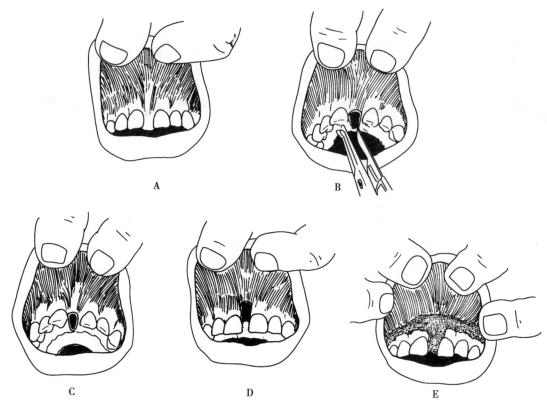

图 38-5　鼻中隔降肌附着过低矫正术

A. 示术前,肌纤维与致密的胶原组织融合并延伸至二中切牙之间　B. 将其从二中切牙间切断,直至骨面。有时并需向腭侧游离并切除　C. 在此肌的两侧沿其起始处切开,将其从附着的骨面上游离并上推　D. 上推至唇沟,在此处将其缝合于骨膜上　E.创面放置碘仿纱条

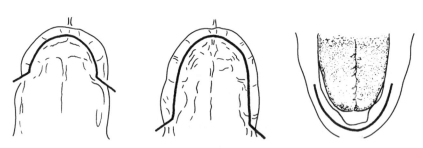

图 38-6　无牙颌大范围牙槽修整术的切口

用咬骨钳、骨凿或涡轮机钻(圆钻)去除骨突或骨尖。再以骨锉修平骨面。冲洗清除碎屑后缝合(图 38-7)。

修整舌侧骨突时,应注意避免使舌沟变浅,有时切口应位于舌侧(图 38-8)。

轻及重的上颌牙槽嵴前突,矫正法如图 38-9 及图 38-10。

【腭隆凸修整术】

修整方法如图 38-11。

注意与鼻腔穿通的问题。术前应摄 X 线片,观察其与鼻腔的关系。手术翻瓣时应注意避免将过薄的黏膜瓣撕裂影响愈合,去骨时勿将其整块凿除,用钻先将其分为小块,再凿除。

最好在术前做一腭护板(在石膏模型上去除腭隆凸后制作),术后戴上。或在术区放碘仿纱条,用丝线或不锈钢丝固定于两侧牙上加压。

如与鼻腔仅隔以一薄层骨板,为避免穿通,最好以涡轮钻(用圆钻)细心将其去除。

下颌隆凸如需修整时,原则与此相同,手术翻瓣时注意避免损伤过薄的黏膜瓣。

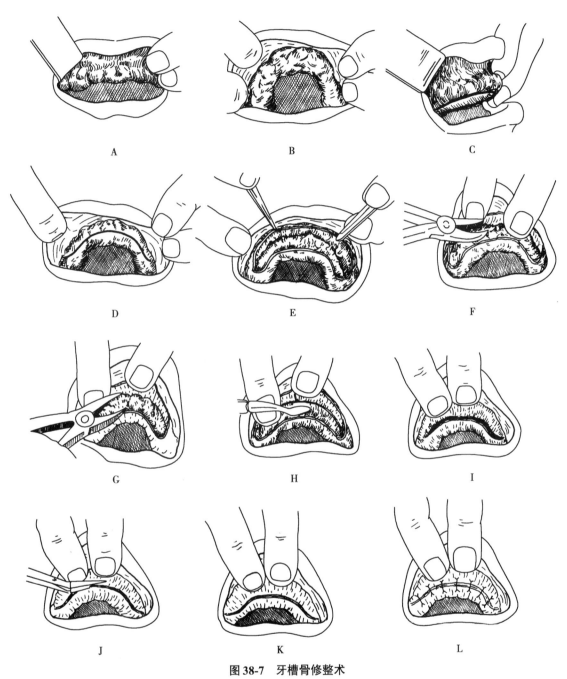

图 38-7　牙槽骨修整术

A、B. 示骨突情况　C、D. 切口　E. 切开并从骨面上游离　F、G. 以咬骨钳除去骨突　H. 用骨锉修平
I、J. 黏骨膜瓣复位,过多时修去　K. 修整后　L. 缝合

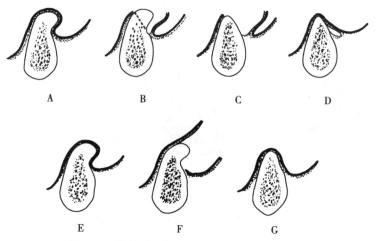

图 38-8 修整舌侧骨突时的不正确及正确方法
A. 临床情况 B. 在颊侧切开，修去骨突 C、D. 去骨突后缝合，舌沟变浅
E、F. 临床情况及舌侧切口 G. 缝合后可保持舌沟深度

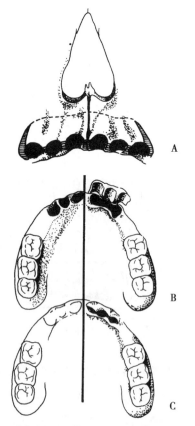

图 38-9 降低唇侧牙槽窝骨板以矫正轻度上颌前突
A. 虚线示牙槽骨板切断位置 B. 右侧示牙槽骨板凿断。左侧示牙槽中隔 C. 左侧示先将牙槽中隔去除，然后再凿断牙槽骨板。再以手指将凿断之骨板压向腭侧，使前突减轻

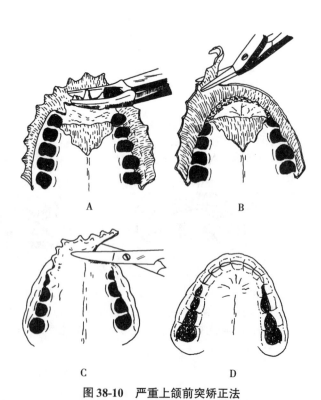

图 38-10 严重上颌前突矫正法
A. 咬去前突的骨质。示腭侧，唇侧已除去 B. 修去多余黏膜。示修整唇侧 C. 修整多余的腭黏膜 D. 缝合

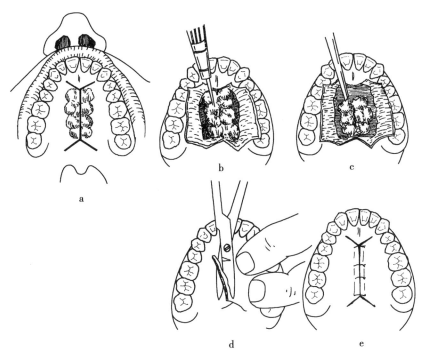

图 38-11A　腭隆凸修整术

a. 切口　b. 以钻将其分为小块　c. 以骨凿凿去　d. 修整骨面后再修整软组织　e. 缝合

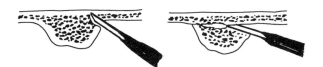

图 38-11B　凿除腭隆凸时骨凿的正确使用法（注意骨凿斜面的放置）

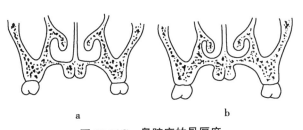

图 38-11C　鼻腔底的骨厚度

a. 示仅有一薄层骨板，极易穿通　b. 示骨板较厚

【上颌结节肥大修整术】

上颌结节肥大多见于无牙颌患者，大多数是由于过多的纤维组织引起。有的与上颌磨牙牙周病有关，或为无对的下垂磨牙远中软组织增生。在下颌磨牙无对而有上颌局部义齿，但未覆盖上颌结节区时，也可引起其肥大。

上颌结节肥大可使上、下牙槽嵴之间的间隙缩小，以致无足够空间容纳上、下颌义齿；或因肥大而在颊侧产生倒凹；或使牙槽部与升支内侧的间隙过小而不能容纳义齿；增生的纤维组织本身，由于其活动性，也影响义齿的固位。术前应考虑拍 X 线片确定上颌窦的位置，避免穿通上颌窦。

手术步骤如图 38-12。

缝合时，如果黏膜瓣冗余，可梭形切除部分，但应切腭侧瓣，以保持颊沟的深度。

【上颌结节成形术】

在上颌骨重度萎缩时，上颌结节可完全消失，使义齿固位不良。本法为使上颌骨后面与翼钩之间的深度增加，或在该处形成一沟，以利于义齿的戴入及固位。

图 38-13 示手术步骤。

851

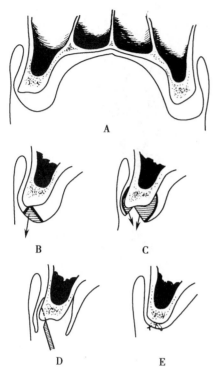

图 38-12 上颌结节肥大修整术

A. 上颌结节肥大。有骨突及过多软组织，无间隙可容纳义齿翼 B. 切口。注意颊腭侧切口方向 C. 除去过多软组织（水平线所示部位） D. 去除骨突 E. 复位缝合

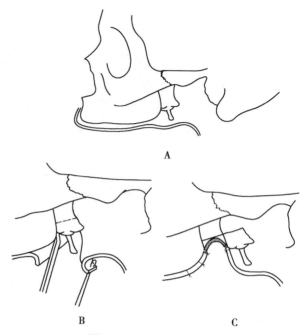

图 38-13 上颌结节成形术

A. 示上颌骨高度萎缩时，上颌结节消失 B. 在腭侧切开，暴露上颌骨与翼板交界区。骨凿放置于交界处并在虚线处凿断翼板 C. 翼板后移，黏膜瓣覆盖部分创面，形成新结节

【义齿性增生组织(缝龈瘤)切除术 】

不密合的义齿可引起颊沟（多发生于此部）产生纤维组织增生或瘢痕组织形成，应切除并以新义齿修复。

此种增生组织一般有三种情况，如图 38-14。

第一种情况为病变的基底附着于牙槽突或龈黏膜。手术切除（图 38-15）后应以衬有丁香油氧化锌糊剂之托覆盖至少一周。术中注意保持骨膜完整，覆盖愈合后瘢痕甚少。

第二类为病变位于颊、唇或口底黏膜，切除后游离黏膜可直接缝合。

第三类为唇颊沟的组织广泛增生，切除后多需作唇颊沟加深术。

【牙槽嵴顶增生组织切除术 】

多由于不良的义齿修复，引起骨吸收及软组织增生而致，大多发生于上下前牙部分，形成一软组织牙槽嵴顶。

上颌者，手术如图 38-16。

位于下颌者，步骤如图 38-17。

上颌手术时，前牙槽嵴高度的丧失不影响义齿固位（在后牙槽嵴有足够高度及颊沟有足够深度时）。下颌手术时，要保持较多的舌侧黏骨膜瓣，其切口选择应如图 38-17 所示，以保持舌沟及唇沟的深度。

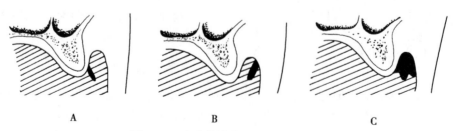

图 38-14 义齿性增生组织的三种情况

A. 基底完全位于牙槽突黏膜 B. 基底全部皆位于黏膜 C. 基底位于黏膜并使颊沟消失

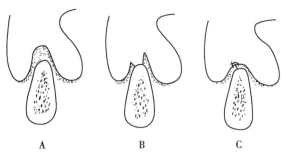

图 38-17　下颌牙槽嵴顶增生组织切除术

A. 临床情况　B. 切口及切除增生组织　C. 缝合

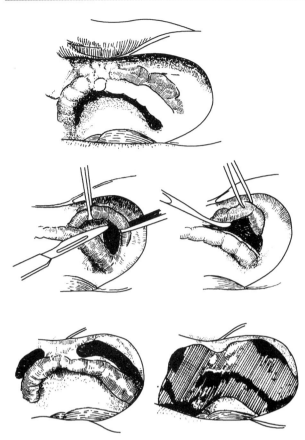

图 38-15　示基底全部附着于牙槽突及龈黏膜，切除后所遗之有骨膜的创面，以衬有丁香油氧化锌糊剂的基托覆盖

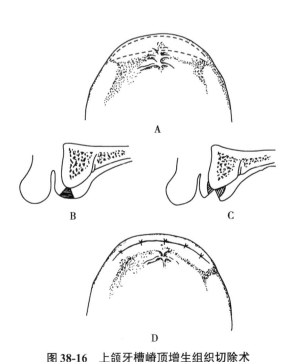

图 38-16　上颌牙槽嵴顶增生组织切除术

A. 切口　B. 切口方向及切除组织　C. 切除两侧（水平线所示）增生组织　D. 缝合

【唇颊沟加深术】

目的是改变黏膜及肌肉的附丽位置，使之上移（在上颌）或下移（下颌），从而相对地增高了牙槽嵴，增加义齿的稳定。

（一）上颌唇颊沟加深术

常用者有黏膜下前庭成形术及皮片（或黏膜）移植前庭成形术。

1. 黏膜下前庭成形术　适用于黏膜下无过多纤维组织增生并有足量黏膜可供延伸者。以口镜置于唇沟并向上推，如上唇明显随之向上，说明黏膜量不足。

做自鼻棘切至切牙乳头的正中垂直切口，用剪向两侧远中作黏膜下分离，直至上颌结节。先游离牙槽嵴顶黏膜，再沿唇颊面向上游离至所需高度。向远中分离至颧牙槽突时，如受阻而不能绕过，可在该处做一垂直切口，再由之分离至上颌结节。分离后，形成一骨膜上黏膜瓣。明显突出而妨碍义齿就位的前鼻棘，可将其凿除。

缝合切口，加高并重衬义齿至新形成的高度，戴入，以不锈钢丝穿过义齿及牙槽嵴固定至少 1 周。去除后，取印模，立即重衬义齿并戴入（图 38-18）。

2. 上颌皮片或黏膜移植前庭成形术　在附着黏膜与非附着黏膜交界处，从一侧颧牙槽突到另一侧颧牙槽突，切开黏膜。作骨膜上锐剥离，形成一黏膜瓣。前部的剥离应接近梨状孔（勿穿破鼻黏膜），妨碍义齿就位的前鼻棘可凿除。尖牙凹处游离应达眶下孔附近。

游离黏膜瓣的边缘拉向上缝合于骨膜上，形成新的牙槽嵴高度。暴露的创面用中厚或厚断层皮片移植，或用黏膜片移植。腭、颊、唇均可提供黏膜片。应用成品的脱细胞真皮基质组织补片移植可替代自体供区取皮（黏膜）。

以无菌锡箔测量应植黏膜区的大小，将此箔片置腭部，按其外形切取腭黏膜片。注意只切取黏膜，骨膜仍保留。可先掀起一端，以皮肤钩拉紧，然后剥离。供区渗血可以电凝或温盐水纱布压迫止血。黏膜片固

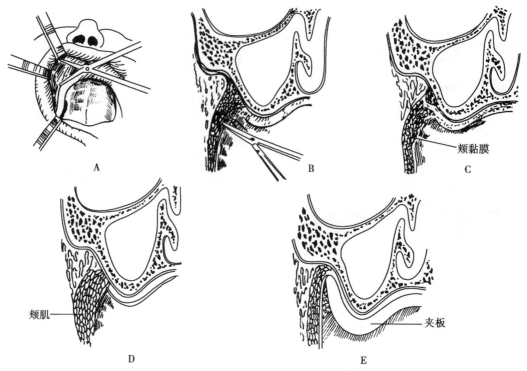

图38-18 上颌黏膜下前庭成形术
A. 正中垂直切开后,作黏膜下游离并切断肌肉附着处　B. 黏膜下潜行游离　C、D. 在骨膜上切断颊肌
E. 以夹板保持前庭沟深度

定缝合于骨膜上,特别注意高度处的缝合。加长义齿翼,衬碘仿纱布,戴入加压,以固定移植片。义齿用不锈钢丝穿过牙槽嵴固定于上颌。

亦可取颊黏膜片,每一侧约可供 4.5cm×1.5cm 大小。拉钩拉紧颊部,丝线横穿黏膜,进针口及出针口的距离与准备切取的黏膜片宽度相同。提起丝线,切取黏膜上皮全厚片。供区可拉拢缝合,缩小创面,盖碘仿纱条。

固定义齿 7 天后取下,清洗创口,再重衬后戴入,一般 2 周愈合。重衬时,义齿翼应较原有者短 1～2mm,避免刺激。

一般术后有 20%～30% 的收缩度,移植时应考虑其补偿问题。

移植后 4 周,做新义齿。

(二)下颌皮片或黏膜移植前庭成形术

方法似上颌者,但需作唇颊侧及舌侧。舌侧手术时,需降低颏舌肌、颏舌骨肌及下颌舌骨肌等的附丽;颊侧手术有损伤颏神经的可能。手术较复杂而效果不佳。如骨吸收不严重,不需切断并降低口底肌肉时,可行此术,否则,最好以牙槽嵴增高术代之。

【牙槽嵴增高术】

牙槽嵴增高术适用于颌骨高度萎缩,牙槽嵴延伸术不能解决义齿修复问题者。方法较多,介绍两种。

(一)植骨法

植骨可用髂骨或肋骨。肋骨移植现用者较少,因约有 50% 将被吸收。髂骨,无论是用松质骨还是皮质骨松质骨皆有者,效果都较好。植骨后应有良好固定,4 个月后再作前庭成形术及义齿修复。

从一侧磨牙后区到另一侧磨牙后区做牙槽嵴顶切口,掀起一全厚黏骨膜瓣,分离出颏神经,将其位置降低(用圆钻在颏孔下方作槽,将颏神经下移并放置于槽内),避免以后因加压使其损伤。从髂骨嵴取 8cm×3cm 骨段,再加上 25～30ml 网状骨髓。将骨块切成 1～1.5cm 宽的块(最好用摆动锯)。皮质骨应去薄,但勿完全除去。

在下颌骨移植床之皮质骨上钻多个小孔,然后植骨,用不锈钢丝穿下颌骨固定。通常移植骨块需切成三段植入。网状骨髓则植入移植骨块与下颌骨之间,以协助固定并增加接触面积。

用水平褥式连续缝合关闭伤口,注意应无张力。以间断缝合加强创口关闭,使完全与外环境隔离。

颊侧游离范围应广泛,使其松弛。必要时可切断舌侧下颌舌骨肌附丽,使舌侧瓣松弛。

上颌的手术方法相似。

(二)羟基磷灰石植入法

羟磷灰石植入牙槽嵴增高术近年来应用日益广泛,是一较好而有前途的方法。羟磷灰石有骨引导作用,如与有骨诱导作用的骨形态形成蛋白(BMP)结合使用,则效果更好。

在牙槽嵴正中做垂直切口,向两侧作潜行剥离,在牙槽嵴顶部形成隧道。向后剥离困难时,可在尖牙或前磨牙部做附加切口。以生理盐水调羟磷灰石及BMP(比例约为33:1,羟磷灰石用致密微粒型)。以特制注射器及针头注入,手指在外辅助成型后,关闭创口。

4个月左右,可形成一骨性连接的新牙槽嵴,故也可称为牙槽嵴再造术。

本法植入后的变形以及羟磷灰石不降解问题尚未完全解决,有其应用的局限性。

口腔上颌窦瘘修补术

【新鲜的口腔上颌窦交通】

拔牙时如怀疑已穿通上颌窦,宜作鼻吹气试验以证明之。让患者捏紧鼻孔(或以棉球紧塞鼻孔),在张口时,用力经鼻呼气。如已交通,则可闻空气经创口而出;或可置数丝棉纤维于拔牙创口处,如有空气逸出,则吹动棉纤维;如拔牙创有血存在,则空气逸出时有气泡形成。禁忌用器械探入窦内,或用液体冲洗以探查是否口腔已与上颌窦交通,因皆有引起上颌窦受口腔菌丛感染的危险。

如上颌窦无明显感染,可立即修复,以待血块机化,拔牙创愈合而封闭通道。

最简单的修复方法如图38-19。

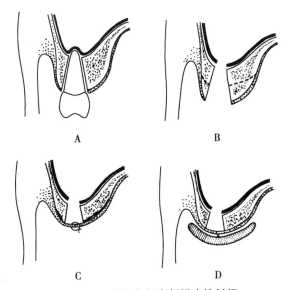

图38-19 口腔上颌窦新鲜瘘的封闭
A. 拔牙前情况 B. 拔牙后,瘘形成。按虚线部位去除部分牙槽骨,降低牙槽嵴高度,以利于将两侧黏膜拉拢缝合。缝合不能有张力 C. 两侧黏膜拉拢缝合 D. 上盖碘仿纱布数层并将其固定于邻牙,以保护创口

更好的方法是用颊瓣修复(图38-20)。

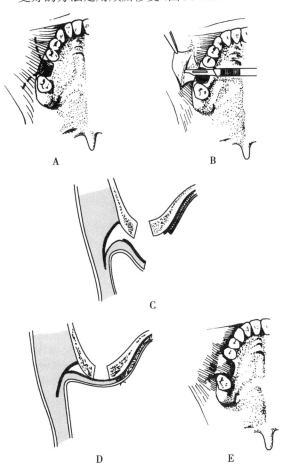

图38-20 颊瓣修复口腔上颌窦瘘
A. 切取一有宽广基底的颊瓣。在骨膜下剥离,越过前庭沟
B、C. 在瓣之基底部作水平切口,仅切断骨膜,使瓣松弛。切断时如出血,可用热盐水纱布加压止血 D. 水平褥式缝合 E. 缝合后,缝线在2周后拆除,用颊瓣有困难时,可用腭瓣(图38-21)

不论用何种方法关闭交通口,其表面必须覆盖保护。用碘仿纱条并固定于邻牙保护之即可。

术后应给予麻黄碱滴鼻液并告以正确使用:患者应仰卧,头垂于床沿处,使头部稍低于躯干,并稍偏向患侧。然后滴3滴溶液于患侧鼻内,至能觉出药味时再起立。每天2~3次,可减轻充血肿胀,保持上颌窦在鼻腔内的开口开放通畅。同时给以抗生素。

【口腔上颌窦瘘】

如已形成慢性瘘管,则应先消除上颌窦感染。可通过瘘口以温盐水冲洗上颌窦,每周2~3次,直至流出的液体清亮为止,同时给以麻黄碱滴鼻液及抗生素治疗。用抗生素时,应考虑到约有12%为厌氧菌感染,21%为厌氧及需氧菌混合感染。

治疗后瘘口常缩小,多可试用硝酸银液或三氯醋酸液烧灼瘘管上皮,或用小刀削去上皮,待其自然愈

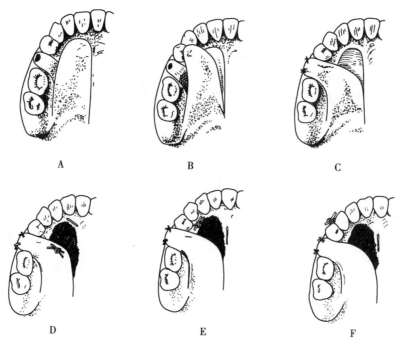

图 38-21　腭瓣修复口腔上颌窦瘘
A. 不正确操作　　B、C. 正确操作。应切除创口周的软组织（尤其是腭部）。
腭瓣旋转困难时，可在最困难处切除一小块 V 形组织。作褥式及间断缝合
D、E、F. 暴露骨面用碘仿纱布覆盖并固定，图示供选用的几种固定法

合。仍不愈合时，用前述颊或腭瓣关闭瘘口。术时应先切除一部分软组织，以保证覆盖瘘口之颊或腭瓣有骨质支持，切除注意事项如图 38-22。

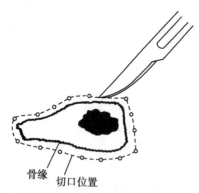

图 38-22　口腔上颌窦瘘修复前创口周之软组织切除
先确定骨缘，距骨缘 2～3mm 处切开软组织，翻转之，使能与转移之颊或腭瓣贴合，或切除之，目的为使转移瓣下方有骨支持

（章魁华　翟新利　张　伟　王恩博）

第 2 节　口腔颌面部创伤及外科手术

【颌骨骨折牵引复位颌间固定】

1. 适应证　上颌骨低位水平（Le Fort Ⅰ型）骨折；下颌骨闭合性单发和轻度移位的骨折，骨折线呈有利型。发生在单侧的髁突移位性骨折。骨折骨的牙齿条件可供栓结夹板。

2. 禁忌证　可能出现或伴发呼吸困难者，如全麻术后、心肺疾患、精神病患者，以及合并颅脑损伤或颅脑损伤康复期生活尚不能自理等，禁忌颌间固定。

3. 手术步骤　将牙弓夹板弯制成形，与牙齿唇颊面贴合。沿牙颈部水平放置，形成后牙的补偿曲线和斯皮曲线。用 0.3mm 钢丝将牙弓夹板拴在牙齿上，双侧第一磨牙间的每颗牙齿都要栓结，以便牵引力能均匀分布，防止个别牙受力过度集中。

前牙开𬌗，后牙早接触，或一侧开𬌗，另一侧早接触时，可在早接触区放置一块 2mm 厚的橡皮垫，然后牵引开𬌗区，使骨折复位。骨折复位后，进行牵引固定。牙齿承托区骨折牵引复位时，在牙弓夹板横跨骨折线处切断夹板（以便骨折能移动复位），然后作分段夹板牵引。牵引复位后，用钢丝作硬性固定。上颌骨骨折颌间固定以下颌为基础牵引上颌，牵引上颌时必须增加头𬌗固定，以便上托制动下颌。

下颌骨骨折固定 4～6 周，上颌骨骨折 3～4 周，髁突骨折 2～3 周。视骨折复杂程度可适当延长固定，或保留单颌夹板，继续固定 1～2 周。拆除牙弓夹板前，应仔细检查关系，同时复查 X 线片，检查骨折愈合和关节间隙的改变。

【髁突骨折切开复位内固定术】

1. 适应证 双侧髁颈移位性骨折，升支垂直高度降低，前牙开𬌗；髁颈脱位性骨折，咬合紊乱；髁颈下重叠移位或脱位性骨折；髁突矢状骨折，髁突残端外脱位。手术一般在伤后 12 小时内或骨折 5~7 天时进行为宜。

2. 手术步骤 髁颈高位骨折，取耳屏前弧形或手杖形切口，切口耳屏前部分的下缘不超过耳垂下，上缘止于耳轮角前方，切口斜行部分以 120°~150°角弧形或直线向前上，位于颞浅动脉额支后方。翻瓣应在颞深筋膜浅层，面神经颞支即位于颞浅筋膜和腮腺咬肌筋膜融合的结缔组织层下。深入髁突时，从腮腺后极和外耳道软骨之间进入，直达髁颈后缘。此过程中，会遇到来自颞浅动脉或面横动脉的分支以及向后伸入外耳道软骨裂隙的腮腺鞘纤维束，应注意处理。依关节囊表层向前翻起，切开关节囊暴露骨折。面横动脉常自髁颈深面穿出进入腮腺实质，遇该动脉，予以结扎处理。

经耳屏前切口入路者，可以发现关节盘均随骨折块移位，复位骨折块前，先将关节盘复位，并缝合固定。注意单纯经耳屏前入路复位骨折，由于手术空间很小，容易造成骨折块游离，致使骨折愈合等同于游离植骨，术后可能会出现骨吸收。

低位髁颈和髁颈下骨折，取颌后切口。切开皮肤、皮下，达咬肌表面。离断咬肌附着后份，上推咬肌暴露升支。为了扩展手术视野，可以游离腮腺下极并上推。同时切开升支后缘的腮腺鞘深筋膜增加软组织提拉程度。作为手术入路的另一种选择，也可以在耳垂下作颌后切口，沿腮腺咬肌筋膜表面先前翻瓣直至腮腺前缘，于面神经下颊支和下颌缘之间沿神经走向切开腮腺前缘 1~2cm 以增加视野，钝剥离拉开咬肌直达骨折部位。

骨折复位前，先用巾钳将下颌升支牵引向下，以扩展复位空间，再寻找骨折块，并将其牵拉向外，但要保留翼外肌附着不使骨折块游离。识别骨折线走行、骨折断面形状，并试作解剖复位，以确定骨折块回复路径和接骨板放置部位。在这一过程中，可能因强行剥离瘢痕和撕拉取骨时造成的上颌动脉出血。遇此情况，首先作紧急压迫止血，如果是血管破损，容易找到出血点，予以钳夹、结扎即可止血；如果血管断裂，血管断端缩入肌肉中，很难找到出血点，这时要积极采取颈外动脉结扎止血。

选择适当规格的小型接骨板，弯制成形。将接骨板先固定在骨折块上，待解剖复位并暂时性颌间固定后，再固定骨折线下方的升支段。注意每个骨段至少要固定两颗螺钉，每颗螺钉都要穿透对侧皮质骨，把持在双侧皮质骨上。髁颈骨折一般用单板放在髁颈后外侧缘固定（图 38-23A）。髁颈下骨折要用双板固定。一个放在髁颈后外侧缘，另一根放在髁颈前和乙状切迹外侧作张力带补偿固定（图 38-23B）。斜断面或矢状骨折可以直接用螺钉穿接固定。

经解剖复位和坚固固定后的髁突应能自如地随下颌运动，无任何障碍。下颌自然闭合时，𬌗关系自动恢复。关闭切口前，必须作此检查。术后一般无需颌间固定，但更多的情况是，为了稳定关节时需要 7~10 天的颌间弹性牵引。

有时，因髁突粉碎必须摘除，可能会造成升支垂直距离缩短。这时，可以考虑行升支垂直截骨提升进行关节成形。升支提升时，其上端要准确就位于关节窝内。

对于髁突陈旧性骨折，常常因骨折错位愈合和瘢

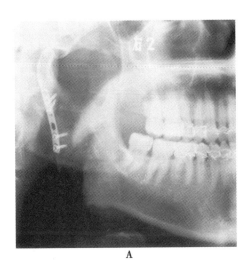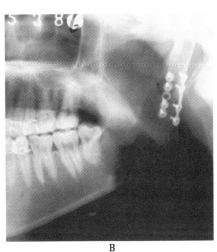

图38-23 髁突骨折坚强内固定
A. DCP 后缘固定 B. 小型接骨板双板固定

痕挛缩，复位困难，可以作升支垂直截骨，然后复位。方法是距升支后缘5～7mm，从乙状切迹中部向下达角前切迹，垂直截开升支全层骨。移开升支截骨块，在颞下窝下找到髁突骨折块，折断并将其复位于升支截骨块的骨折断面上。如果骨折断面呈斜面状，可以用2～3颗接骨螺钉将髁突与升支骨折断面加压固定。如果骨折断面是垂直横断面，则用两个小型接骨板连接固定。再将升支截骨块原位放回，并用小型接骨板坚固固定。这种方法术后会出现一定程度的髁突吸收。

【下颌角骨折切开复位张力带固定术】

1. 适应证　下颌角有利型或移位不大的骨折可以采用张力带固定。多发骨折、不利型或严重移位的骨折还需在下颌角下缘附加固定。下颌角斜面状骨折，可以采用拉力螺钉或皮质骨螺钉按拉力方式作穿接固定。

2. 手术步骤　采用磨牙后区角形切口，暴露骨折和外斜线。撬动远中骨折块，使骨折断面对合。仔细检查下方骨折线内是否有肌肉嵌顿，并予以清除。如果骨折线上牙齿移位，阻碍骨折复位，应予以拔除。外斜线处是张力部位，下颌角下缘是压力部位，张力部位经撬动复位后，压力部位可自动闭合。

由后外向前内的斜面状骨折（有利型骨折）可以用单颗拉力螺钉或皮质骨螺钉按拉力方式做穿接固定（图38-24A），固定部位一般只能容纳一颗螺钉，螺钉直径2.4mm，长度必须保证螺钉能把持在双侧皮质骨上。如果骨折呈垂直断面状或是由后内向前外的斜面状，用小型接骨板沿外斜线固定（图38-24B）。骨折线每侧至少用两颗螺钉固定，螺钉为单层皮质骨螺钉，一般不会伤及牙根和下牙槽管。对于不利型骨折或严重移位的、多发的和粉碎性骨折，仅作张力带固定

不足以维系骨折的稳定性，可以在张力带固定的基础上，经口外入路或经皮穿刺借助穿颊拉钩在下颌角下缘用接骨板作补偿固定。

张力带固定是将接骨板沿张应力轨迹（即下颌角外斜线）放置，以中和功能负载产生的弯曲应力，并将弯曲应力转化为轴向压力，从而建立稳定固定。张力带固定强度越高，距离"应力零位力线"越远，所产生的动力加压效能就越明显，固定稳定性也就越高。而且这种方法从口内入路，创伤小，不会损伤面神经下颌缘支。

【下颌体及颏部骨折切开复位内固定术】

1. 适应证　下颌体及颏部移位、粉碎、缺损性骨折。根据骨折类型，可选择多种固定技术。拉力螺钉固定适用于下颌骨层片状骨折、斜面状骨折和小骨块固定。要求骨折无缺损，断面可以紧密接触，并有足够的骨面支撑。小型接骨板坚强内固定适用于除大范围粉碎性骨折和骨缺损性骨折以外的所有类型的下颌骨骨折。

2. 手术步骤　除开放性骨折外，所有闭合性骨折均从口内入路。切口在颊侧移行沟上0.5cm黏膜处作水平切开，直达骨面。暴露骨折后，充分松解骨断端，并试作解剖复位。有牙颌需作暂时性颌间固定，用钢丝作硬性结扎。

拉力螺钉固定前，骨折断面、骨折片、骨折块必须达到解剖复位，并用复位器或骨夹钳保持骨折复位状态，直到固定完成。拉力螺钉形似木螺钉。螺钉无螺纹部分应固定在靠近钉头的骨块上，有螺纹部分固定在远离钉头的骨块上，钻孔直径等于螺钉杆直径。拉力螺钉可以独立使用，也可以与接骨板联合使用，辅助接骨板固定斜面状骨折，这时接骨板只起到平衡作用。

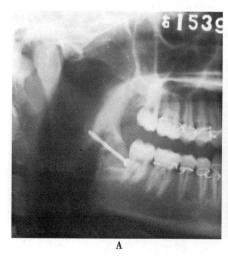
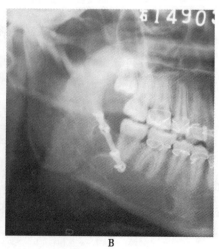

图38-24　下颌角骨折张力带固定
A. 拉力螺钉固定　B. 小型接骨板固定

拉力螺钉固定中,容易出现的问题是骨折片太薄或骨块太小,不能容接螺钉拉力旋紧时产生的挤压力,发生碎裂,手术中要注意避免。

小型接骨板固定时,按张应力线放置。小型接骨板刚度较弱,通常作双板平行固定,间距至少5mm。每根接骨板必须仔细弯制,使之与骨面精确贴合。如果采用锁定接骨板和螺钉,接骨板的弯制则需要精确贴合,而且固定稳定性较好。固位螺钉为2.0mm皮质骨螺钉,钻孔用1.5mm钻针,在冷却状态下低速钻孔,深度穿透外侧皮质骨即可。螺钉长度一般为6~8mm,单层皮质骨固定。在骨折线每侧至少固定两颗螺钉。

【上颌骨骨折切开复位内固定术】

1. 适应证 上颌骨中、高位骨折(Lefort Ⅱ、Ⅲ型骨折),伴咬合关系紊乱;低位和矢状骨折,骨折片有嵌顿,不能闭合性复位者。

2. 手术步骤 手术从上颌唇颊侧移行沟上0.5cm黏膜水平切口入路。上颌骨中、高位骨折常常伴有颧骨和眶底骨折,同期手术时需附加睑缘下切口和眉弓外切口(详见颧骨骨折切开复位内固定术)。

上颌骨骨折移位多数因外力所致,造成上颌骨后退、下垂或向一侧偏斜,伤后一周内的骨折,容易撬动复位。时间较长的骨折,发生纤维愈着,特别是骨折片有嵌顿时,复位有一定困难,可以剥离鼻底和鼻侧壁黏膜,沿鼻棘凿断鼻中隔与上颌骨连接,将上颌钳插入鼻底,牵引下降上颌,然后使之复位。

拼对𬌗关系,作暂时性颌间固定。托下颌向上,使骨折线闭拢,用"L"型小型接骨板沿颧牙槽嵴和梨状孔边弯制成形,与骨面贴合,进行固定。

上颌骨骨折复位一般不同时根治上颌窦,除非上颌窦已有感染,而且这种感染可能继发骨折感染,才考虑同期行上颌窦刮治术。

上颌骨骨折时常伴有眶底骨折,经上颌窦探查,如果发现眶底破裂,眶内容物下垂,需做睑缘下切口,复位眶内容物,修补眶底。

上颌骨陈旧性骨折最好在骨折3个月后择期手术,因为骨折未发生骨性愈合前行截骨手术,很容易形成双重骨断裂,影响复位和固定。Le Fort Ⅱ型截骨适用于上颌骨中高位陈旧性骨折继发面中部和鼻眶部后缩畸形,要求上颌骨高度基本正常,可整体移动。

陈旧性骨折手术前取牙印模作石膏模型,用蜡片取正中𬌗关系记录。单纯上颌骨骨折,选择非解剖式架上,直接转移𬌗关系;上、下颌联合骨折,特别是髁突有骨折移位时,应选择解剖式架,并借助面弓转移模型。在模型上做水平和垂直标志参考线,根据X线片提示的骨折线切割模型,恢复骨折前𬌗关系。注意,

有些长时间的陈旧性骨折,牙齿会产生不正常磨耗,有些在骨折发生时伴有牙齿移位并错位固着,它们都会影响𬌗关系拼对,需要在模型上调𬌗并标记调点。模型拼对完成后,在模型上制作唇弓和定位板,一般用单板即可。如果牙齿缺失较多,不能牢固地拴结唇弓,在取牙模型前应先作单尖牙和第一磨牙带环。

根据术前模型外科,按正颌Le Fort Ⅰ型截骨术式进行截骨。需要注意的是截骨线尽可能与原骨折线之吻合。中低位骨折的翼板多数在骨折时已有断裂,凿开翼上颌连接时会感到缺少支撑,不易完全断开,用力劈凿又容易造成翼板碎裂,血管损伤,引起出血。上颌骨骨折时常伴有鼻中隔断裂、扭曲和错位,继发不同程度的鼻塞,手术同期应尽可能从鼻底矫治鼻中隔。另外,鼻底黏膜多有损伤性瘢痕,剥离鼻底黏膜显露硬腭鼻腔面时,很容易造成黏膜撕裂,继发术后鼻出血。对于矢状骨折一侧骨块垂直移位,上颌水平截骨折断降下后,必须沿矢状骨折线分块。矢状骨折线腭侧黏膜常有裂痕,分块复位时很容易造成穿孔,形成创伤性腭裂,要严密缝合。

由于颅底平面与平面成45°角,上颌高位骨折通常沿颅底斜面向后下滑行移位。错位愈合后,面中1/3变长,后牙平面下降。对此,采用Le Fort Ⅰ型截骨矫治,必须通过磨短后部骨块,抬高后牙平面矫正错𬌗。

Le Fort Ⅱ型截骨采用头皮冠状切口或者双侧内眦旁弧形切口暴露鼻根区和眶内下缘。游离保护泪器和内眦韧带,用微型骨锯横行断开鼻额缝,绕过泪沟后方截开眶内侧壁,转向向外下截断眶下缘,再从口内截断颧上颌缝,上颌骨下份和翼上颌连接的截骨类似于Le Fort Ⅰ型截骨,最后用弯凿经鼻额缝向下、向后凿断鼻中隔骨部(筛骨垂直板和犁骨)与颅底连接。借助上颌持骨钳松解骨块,使Le Fort Ⅱ型截骨块整体向前移位,直到校准关系和面形。眶下、眶底局部凹陷和缺损用自体髂骨填充修补。

【颧骨骨折切开复位内固定术】

1. 适应证 颧骨骨折移位造成面部畸形、张口受限、眼功能障碍,应尽早切开复位,并行内固定。

2. 手术步骤 采用口内上颌移行沟上黏膜切口,根据需要可附加眉弓切口和下睑缘下切口。如果颧骨体粉碎性骨折或颧骨骨折伴发颧弓骨折移位,需做头皮冠状切口。在做眉弓切口时要注意在眶外缘内侧距颧额缝约10mm处有眶外侧结节,其内面附着睑外侧韧带、外直肌固定韧带、提睑肌腱膜和眼球悬韧带,暴露骨折时沿骨膜下分离,切勿撕脱。下睑缘下切口距睑缘下2~3mm,沿眶隔膜外向下至眶下缘途中,注意勿损伤眶隔膜,以免眶脂体脱出丢失。

颧骨骨折内陷移位，复位比较容易。用单齿钩经口内插入颧骨颞面，上提颧骨使之复位。如果颧颞缝分离，骨折间隙内常有软组织嵌顿，需经眉弓外切口暴露骨折，解除嵌顿，进行复位。颧骨骨折旋转移位，必须经口内、眉弓外、下睑缘下三处入路，多点协同复位，同时对位颧牙槽嵴、颧额缝、眶下缘。颧骨外移位，复位比较困难，尽可能广泛暴露骨折，找出骨折分离和嵌顿部位，撬动骨折块使之完全松解，然后复位。颧骨体粉碎性骨折或颧骨骨折伴发颧弓骨折移位，最好直接做头皮冠状切口充分显露骨折区，将骨折块逐个对接复位。

颧骨上颌突和颧弓前 2/3 有强大的咬肌起点附着，有向下、向后牵拉颧骨的力量，加上骨重力下垂作用，可以使复位后的骨折块发生再移位。颧骨位于面侧最突点，术后如保护不当，稍受外力也可发生再移位，所以颧骨骨折要求稳定固定。

如果骨折移位仅仅在下端内陷或外翘，复位后只固定颧牙槽嵴处即可，如果骨折内陷并有下垂，还必须固定颧额缝。对于有旋转移位的骨折，一定要作三点固定，包括颧牙槽嵴、颧额缝和眶下缘。

颧骨骨折错位愈合后，骨折线消失，很难沿原骨折线重新截开复位。可以选择颧骨截骨矫治术。

首先在颧弓段，参照骨折错位愈合线截开颧弓，截骨线斜行由前外向后内，尽可能形成较大的骨接触面。然后，分离眶外侧壁骨膜，同时经下睑缘下入路分离眶底骨膜，用脑压板保护眼球，沿眶外缘和眶下缘内侧 5mm，用微型摆动锯截开眶壁。上端于颧额缝处，参照骨折错位愈合线由前上向后下斜行截骨，与眶外侧壁截骨线相连，前端同样参照骨折线纵行截开眶下缘，与眶下壁截骨线相连。最后经口内入路，截开颧上颌连接，并沿颧牙槽嵴绕向颧骨颞面，用骨膜剥离器保护周围软组织，沿颞面弧形拐角用复锯向上截出一骨切口，插入骨凿，截开颧骨体，与上部眶壁截骨线相连。根据术前设计，并参照对侧颧骨外形，移动截骨块，摆正位置。截骨间隙的骨缺损区作游离植骨。

如果颧骨粉碎并错位愈合，颧骨体颊面塌陷或颧骨体下移内陷，外形隆凸消失，则应通过局部植骨矫治畸形；而颧骨颊面局部隆起，双侧外形不对称，可通过局部磨削去骨矫治畸形。

3. 颧骨陈旧性以及粉碎性骨折后，由于解剖标志的丧失，使用传统方法骨折复位难度较大，面型矫治效果往往并不能令人满意。数字化外科技术的出现和应用，使得这一类型创伤疾病的治疗更为精确可控。数字化外科技术是数字影像技术、立体定向技术、电子计算机技术和人工智能技术与外科医学相结合，以数字技术产品（图像软件、导航仪等）辅助外科诊疗的系列技术。其应用贯穿于疾病治疗的术前精确诊断、术前模拟规划、术中实时导航和术后效果验证。

通过计算机断层扫描技术可以获得患者的影像学数据，实现术前的精确测量。在计算机设计和计算机制造技术的基础上，使用数字化外科设计软件对患者面部数据进行相应的三维重建和分割，并模拟手术移动骨块位置，进行术前规划，设计相应复位导板。结合快速成型技术，制作三维头模和导板辅助手术。

然而，完美的术前设计并不意味着就可以在术中完美地实现，将术前设计精确地转移到实际手术中，并实现实时验证是其中最重要的一步。计算机辅助外科手术导航系统的出现有效地解决了这一问题。其原理是将患者术前面部数据输入导航工作站，通过定位器和示踪器将患者实时的面部情况和工作站中显示的面部数据进行匹配，从而实现术中动态追踪指示器相对患者解剖结构的当前位置，使其准确显示在导航工作站中患者的影像资料上。术者可通过显示器从各方位观察到当前的手术入路及各种参数，如角度、深度等，导航误差国内外报道均控制在 2mm 以内，从而实现术中精确定位，提高了手术效果的预测能力。

【全面部骨折整复术】

全面部骨折是指同时累及面上、面中及面下 1/3 的骨折。

1. 适应证 全面部骨折造成面部畸形、张口困难、咬合紊乱；全身情况稳定，无急性感染或高耐药致病菌感染；面部软组织无明显缺损。

2. 手术步骤 手术入路主要采用头皮冠状切口、经皮切口下睑下切口、上下颌前庭沟切口及颌后切口联合应用，以达到充分暴露骨折断端的目的。头皮冠状入路可以很好地暴露鼻眶筛区上份、眶上缘、眶外缘以及颧弓的骨折线，并且经耳屏前延长切口，可以暴露髁突。经皮切口的下睑下入路可以暴露眶下缘、眶底、眶外壁及眶内壁的下份。此类切口有很多种做法，彼此间的主要区别在于切口的高低位置和切口路径，临床最常用的睑缘下切口，做在睑缘下（睫毛下）2mm，并贯穿整个下睑长度，其优点是瘢痕小，且易于向外延长而暴露整个眶外缘。上下颌前庭沟入路切口瘢痕较隐蔽，手术入路相对简单安全，是完成上下颌骨骨折手术的主要入路。当合并低位的髁颈或髁颈下骨折时可考虑采用颌后入路。

全面部骨折涉及面部多骨，任何一块骨折块的微小复位失误都有可能导致其他骨折块的错误复位。所以，全面部骨折的手术整复必须遵循一定的复位顺序。在全面部骨折病例中，下颌骨骨折的严重程度大都较面中份骨折要低，对于大多数病例，应首先考虑"先下后上"的复位顺序，即首先复位下颌骨，完成面下 1/3 的高度、宽度以及突度的重建，并以此作为面中份骨折的复位参考。而髁突作为下颌骨的特殊部位，其骨折移位或脱位不仅可造成下颌骨高度及宽度的改变，还可造成咬合平面移位，在实现全面部骨折功能与外形的重建的复位顺序中，髁突应该放在首位。面中份骨折复位应遵循"由外向内"的顺序，即首先完成颧骨复合体的复位，重建面中份的外部框架，这样，面中部的宽度及突度得到重建，上颌骨骨折复位在骨折连接区也就有了参考标准，通过颌间固定与下颌骨建立咬合关系则可确定上颌骨复位的位置，最后，完成鼻眶筛区骨折的整复和眼眶重建。以上复位顺序我们可以总结为"先下、后上、再中间；由外向内、再局部"。

通常情况下，全面部骨折固定过程中，面上份及面中份的线性骨折选用微型钛板固定，而伴有骨缺损或粉碎性的骨折采用小型钛板固定，以使骨折复位获得良好的稳定性；而对于下颌骨骨折，通常选用四孔或多孔的 2.0 小型钛板固定，对于伴有骨缺损或粉碎的下颌骨骨折可考虑采用 2.4 重建板固定。

全面部陈旧性骨折通常会发生严重的骨折偏离，特别是骨折断端改建和丢失，使骨折块难以如同新鲜骨骼一样在手术中能够准确地进行复位。因此必须借助术前 CT 数据了解骨折的详细情况，在有条件的情况下，术前可利用数字外科设计技术及模型外科技术模拟手术过程，确定骨折块复位标准，并且术中配合导航技术实现全面部骨折的精确整复和重建，同时可以明显提高手术的安全性。

（张　益）

第3节　唾液腺外科手术及唾液腺内镜的应用

黏液囊肿切除术

【适应证】

发生于下唇、舌尖腹侧、口底或颊黏膜的黏液囊肿。部分囊肿在局部有瘢痕存在，与表面黏膜有粘连。

【麻醉】

局部浸润麻醉。为了避免注射麻药后，囊肿的界限变得不清楚，影响切口的设计，可以在注射麻药前，先用亚甲蓝标出切口。

【手术步骤】

1. 以左手指牵开并固定下唇，沿囊肿四周作纵向

的梭形切口（图 38-25）。口底的黏液囊肿切口应注意与下颌下腺导管走行方向平行，避免损伤导管。

2. 切开囊肿两侧黏膜，直达黏膜下层，显露囊肿。

3. 用小剪刀或手术刀在囊肿周围作锐剥离，完整切除黏液囊肿及其表面的部分黏膜，周围腺组织应尽量减少损伤（图 38-26）。

4. 修整创口内暴露的小黏腺。

5. 囊肿切除后，间断缝合黏膜创口。对齐即可，勿过紧。缝合完毕后应注意唇外形，保持两侧对称。

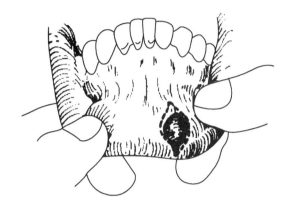

图 38-25　下唇黏液囊肿切除作纵向梭形切口

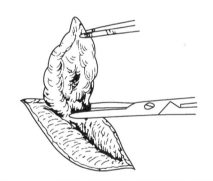

图 38-26　切除黏液囊肿及其表面的部分黏膜

【术后处理】

1. 保持口腔清洁，含漱剂漱口。

2. 术后 5~7 天拆线。

舌下腺切除术

【局部解剖要点】

舌下腺位于口底黏膜下及下颌舌骨肌间，前与对侧腺体接近，后接下颌下腺深份延长部。舌下腺导管部分直接开口于口底黏膜舌下皱襞处，因而和黏膜紧密相连；部分开口于下颌下腺导管。下颌下腺导管和舌神经在腺内关系密切；下颌下腺导管自后下向前上开口于舌系带旁，舌神经自后上外向前下行，在下颌下

腺导管下面（相当于第一、二磨牙处）绕向前上入舌。舌深静脉位于腺内侧后下行入面深静脉（图38-27）。

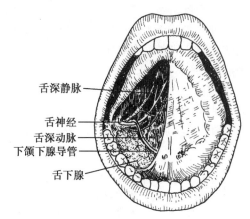

舌深静脉
舌神经
舌深动脉
下颌下腺导管
舌下腺

图 38-27　舌下区解剖示意图

【适应证】

1. 舌下腺囊肿。
2. 舌下腺良性肿瘤。

【麻醉和体位】

全身麻醉或舌神经传导阻滞加局部浸润麻醉下进行。取仰卧位。如果在坐位下进行，则以背后倾30°～45°为佳。

【手术步骤】

1. 切口　用开口器维持开口状态，用口镜或压舌板压舌向对侧，显露患侧口底，确认下颌下腺导管开口及舌下皱襞位置，在舌下皱襞作弧形切口，长约4～5cm。切口与牙龈缘平行，后方达第二磨牙近中（图38-28）。

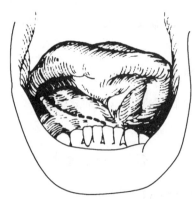

图 38-28　舌下腺切除手术切口

2. 切除腺体　如系舌下腺囊肿，切开黏膜前可在黏膜与囊壁或舌下腺之间浸润麻药，有利于分离。切开口底黏膜，显露舌下腺及囊肿。

舌下腺前份有分泌管通向黏膜表面及下颌下腺导管，用眼科组织剪剪断。自舌下腺表面分离周围组织，

提起舌下腺前端，继续分离舌下腺的深面及内侧面，同时分离靠近腺体的舌下腺囊肿的囊壁，分离切断后继续分离舌下腺后份，在其与下颌下腺前内相接处将其全部游离，如连接紧密不易分离，则可先钳夹后再剪离，遗留的残端予以缝扎。

3. 保护下颌下腺导管和舌神经　分离至第一磨牙水平时，注意保护下颌下腺导管和舌神经（图38-27），并注意慎勿伤及舌深静脉。如不慎将下颌下腺导管剪断，应将导管两断端游离并做好标记，手术结束时作导管端-端吻合，或将导管近腺端侧壁缝于黏膜一侧的切缘，形成新的开口，以免导管阻塞，切忌将导管结扎。

4. 创面处理　冲洗创面，仔细检查创口有无出血点，特别是舌下腺后部，须彻底止血。黏膜复位后缝合3～5针即可，不宜过紧过密，切勿将下颌下腺导管缝扎。创口内置橡皮引流条，应将其缝合固定，以免进入创口内。

【术后处理】

1. 术后1～2天，去除创口内引流条。
2. 保持口腔清洁，用含漱剂漱口，3次/d。
3. 术后7天，口底黏膜拆线。

【并发症的预防及其处理】

1. 急性下颌下腺肿胀　是因为下颌下腺导管被结扎所致，常在术后数小时内即发生。应将可疑缝线拆除，松解被结扎的导管。

2. 出血和血肿　舌下腺后内方深面有舌下动静脉分布到舌下腺的分支，分离不当可引起活泼性出血。严重者可紧急填塞纱布止血，然后助手将口底托起，调整好灯光，准备好吸引器，边撤纱布，边吸血，显露出血点，钳夹结扎出血的血管。术后如出现严重的继发性出血，必要时需作颈外动脉结扎。出现血肿时，应将其引流并严密注意患者呼吸，严重呼吸困难时需考虑气管切开。术中妥然止血，口底切口关闭时不宜过紧以利引流，这些措施有利于预防出血和血肿形成。

3. 舌神经损伤　由于手术分离解剖舌神经，术后可能出现短时期的麻木感，一般可逐渐恢复。可辅助给予维生素B_1及维生素B_{12}治疗。

下颌下腺切除术

【局部解剖要点】

下颌下腺位于下颌骨下缘和二腹肌前、后腹形成的下颌下三角内。腺体深面紧邻舌骨舌肌、舌下神

经、舌神经及下颌舌骨肌后份。浅面位于颈阔肌深面。腺体深面有一延长部绕下颌舌骨肌后缘向上,并由此发出下颌下腺导管与舌下腺后端紧邻。下颌下腺为颈深筋膜浅层完整包绕,和周围界限清楚。面动脉在二腹肌和茎突舌骨肌前缘伸出,绕行于腺体后上部的压沟,在咬肌附丽前下方复出,前上行分布于面部。

【麻醉和体位】

仰卧、头偏一侧并稍后仰,肩稍垫高。全身麻醉或局部浸润麻醉下进行手术。

【适应证】

1. 腺体内或腺体与导管交界处有唾液腺结石存在,引起临床症状者。

2. 长期反复发作的下颌下腺炎保守治疗无效,或腺体已严重纤维变性者。

3. 下颌下腺肿瘤。

【手术步骤】

下颌下腺切除术中要注意保护好三条神经以及处理好两处血管。三条神经是面神经的下颌缘支、舌下神经和舌神经,两处血管是面动脉的近、远心端和面静脉。

1. 切口 离下颌下缘 1.5～2cm 并与之平行,做长约 6cm 的切口,切开皮肤、皮下组织及颈阔肌。切开颈阔肌时应注意与皮肤垂直。

2. 结扎面动脉及面静脉,保护面神经下颌缘支。处理好这两条血管是保护好下颌缘支的关键。下颌缘支在下颌下缘处、面动脉的浅面(或深面)越过下颌缘上行至下唇。寻找血管的方法是在颈阔肌切开后,在咬肌附丽的下方找出下颌下淋巴结,面动脉及面静脉正走行于其前、后缘之间,顺动脉走行方向作钝分离,即可发现面神经下颌缘支(图38-29)。然后在淋巴结下缘水平分别结扎面动脉及面静脉。分离过程中若不慎伤及血管造成出血,切勿盲目钳夹,以免损伤下颌缘支。结扎血管后即可在此水平向前后切开组织,将皮瓣向上牵引,面神经下颌缘支随组织上移,不必作进一步分离解剖。

3. 游离腺体、结扎面动脉起始部,保护舌下神经。切开颈深筋膜,显露下颌下腺浅面,将腺体向上提起,钝、锐分离相结合逐步游离腺体。显露二腹肌腱,顺二腹肌前腹游离腺体前缘。游离腺体后缘时,以钝分离方法贴腺体剥离,此时可找到面动脉近心端,确认后予以双重结扎。舌下神经在面动脉下方,几乎和面动脉平行在二腹肌后腹及茎突舌骨肌前缘出现,在舌骨舌肌浅面向前上行入舌,和下颌下腺虽紧邻,但无

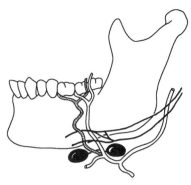

图 38-29 面神经下颌缘支和面动脉、面静脉、淋巴结关系模式图

直接关系。如不切断二腹肌腱,不打开舌骨舌肌,一般不致损伤。

4. 切断下颌下腺导管,保护舌神经。将腺体上内侧自下颌骨周围组织分开,充分显露下颌舌骨肌后缘并向前牵拉,将腺体尽量向外下方向牵拉,钝分离显露舌神经。在手术野舌神经呈 V 字形弯曲向上,V 字形的尖端下方可见下颌下神经节,有小分支进入腺体。将小分支剪断,舌神经即与腺体分离,V 字形消失呈浅弧形。进一步显露下颌下腺导管,将其游离至口底平面,即可钳夹,剪断,结扎。如系下颌下腺导管后部结石,断离结扎时应尽量顺导管追踪向前,以免存留结石。如系局部麻醉,分离下颌下神经节时,患者痛感较重并有明显的舌被牵拉感,特别是下颌下腺有慢性炎症时,组织粘连较紧,在断离下颌下腺导管时慎勿切断舌神经(图38-30)。

5. 经过以上处置,下颌下腺即可完整切除。冲洗创面,结扎活泼出血点。创口内置橡皮引流条,分层缝合颈阔肌、皮下组织及皮肤,然后加压包扎以消除空腔。亦可放置负压引流球,采用负压引流。

【术后处理】

1. 术后 24～48 小时撤除创口内引流条,加压包扎至拆线。如系负压引流,48 小时撤除引流,可以不再加压包扎。

2. 5～7 天后拆线。

3. 如为慢性下颌下腺炎,应用抗生素预防感染。

【并发症的预防及其处理】

1. 血肿 止血不完善或血管结扎不牢固所致,电刀切割组织时亦可因血凝块脱落而致继发性出血。严重的血肿可影响呼吸,应打开创口仔细止血。首先清除血凝块,探查活泼出血点,看清出血点后钳夹止血。面动脉近心端结扎线松脱可造成致命性出血,必要时可紧压出血点,延长下颌下切口,作颈外动脉结扎。

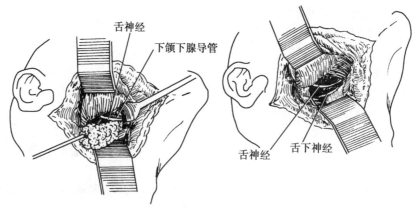

图38-30 下颌下腺切除术,显示舌神经、舌下神经、下颌下腺导管等的关系

2.呼吸困难及吞咽痛 双侧下颌下腺切除,特别是双侧舌骨上淋巴清除术者,由于手术涉及下颌舌骨肌、二腹肌及舌骨舌肌等邻近组织,术后反应性肿胀严重时,不但出现吞咽疼痛,而且可引起呼吸困难。应用激素可减轻肿胀反应。一般性的吞咽痛是术后常见现象,系下颌舌骨肌和舌骨舌肌等咀嚼肌术后肿胀反应所致,一般术后2～3天即好转。

3.神经损伤 主要是面神经下颌缘支和舌神经损伤,舌下神经损伤极罕见。神经若未切断,一般在3个月以内均能恢复正常功能,少数损伤严重者恢复时间延长。为促进神经功能恢复,可给予维生素 B_1 及维生素 B_{12},辅以红外线理疗或面肌功能训练等。

腮腺切除术

【局部解剖要点】

腮腺是一个不规则、有多个突起的单叶腺体。面神经出茎乳孔后斜向或水平向前进入腮腺,在腺内首先分成颞面及颈面两大主干,由此再分出各个分支,相互吻合在腺体交织成网状。面神经末梢分支按其分布支配范围不同,分为颞支、颧支、颊支、下颌缘支及颈支。腮腺也以面神经为界分为深、浅两部(通常称之为深、浅叶),浅部腺体较大,深部腺体小。面神经在腺体内并不是在同一平面上,上份位置较深,往下则位置较浅。颈外动脉自下向上走行于腺体深面,相当于下颌骨髁颈处分出上颌动脉及颞浅动脉。下颌后静脉在下颌支后缘后,并几乎与之平行下行,面神经位于其浅面。腮腺内淋巴结95%以上位于腮腺浅部,并分布于下颌后静脉周围及腺体后下部。

【麻醉和体位】

手术在全麻下进行。仰卧位,头部可垫枕,面部偏向健侧。

【适应证】

腮腺切除术根据切除范围可以分为3种术式:腮腺浅叶切除术、全腮腺切除术及部分腮腺切除术。不同术式有其相应的适应证。

1.腮腺浅叶切除术 是传统的手术治疗腮腺疾病最常用的术式,包括病变(如肿瘤)及腮腺浅叶切除,解剖面神经术,其适应证为:

(1)腮腺浅叶良性肿瘤。

(2)腮腺慢性炎症经保守治疗无效。

(3)腮腺瘤样病变。

2.全腮腺切除术 包括病变(如肿瘤)及全腮腺切除,解剖面神经术,其适应证为:

(1)腮腺深叶良性肿瘤。

(2)腮腺低度恶性肿瘤。

(3)体积较小、面神经未受侵犯的腮腺高度恶性肿瘤。

3.部分腮腺切除术 是指肿瘤及其周围0.5cm以上正常腮腺组织切除,对于适应证选择合适的患者,具有减轻面神经损伤及面部凹陷畸形、降低味觉出汗综合征的发生率、保留部分腮腺功能等优点。其适应证为:

(1)位于腮腺后下极的Warthin瘤。

(2)体积较小(1.5cm 直径以内)的腮腺浅叶多形性腺瘤或其他良性肿瘤。

【手术方法及步骤】

1.保存面神经、腮腺浅叶及肿瘤切除术

(1)切口及翻瓣:自耳屏前颧弓根部,顺皮纹(将耳屏向前轻推即可清楚显示)切开向下,绕过耳垂,距下颌支后缘1.5～2cm并与之平行向前下达下颌角下。切开皮肤、皮下组织及前下处的颈阔肌。翻瓣的方式有2种。传统的方式是在腮腺咬肌筋膜浅面翻瓣,皮瓣自筋膜浅层掀起,达腮腺前缘前约1cm。另一种方式是在腮腺咬肌筋膜的深面翻瓣,直接显露腺体结构,将腮腺咬肌筋膜包含在皮瓣中,使其在皮瓣与腮腺床之间形成一道屏障,隔离支配汗腺分泌的交感神经末梢和支配腮腺分泌的副交感神经末梢的错位再生,从而预防味觉出汗综合征的发生。翻瓣到达腮腺前缘后,应采用钝剥离,以免损伤面神经末梢支。

(2)显露面神经及腺体切除:显露面神经的方法有二:一是从末梢追踪至主干;二是从主干向末梢支分离。从末梢追踪至主干最常采用的解剖标志是腮腺导管,因其位置恒定并较粗大,易于寻找。显露腮腺导管的方法是用甲状腺拉钩牵拉皮瓣向前,腮腺前缘最突出处,约在颧弓下缘下1.5cm,顺腮腺导管走行方向钝分离,在其上或下方可以发现呈银灰色的面神经颊支(图38-31)。从主干分离解剖面神经常用的解剖标志是外耳道软骨三角突。显露的方法是拉耳垂向上,顺外耳道软骨下面及乳突间处分离腮腺上后缘。为扩大视野,可充分游离腮腺后缘,将腺组织向前牵拉。顺外耳道软骨向深部分离,显露外耳道软骨三角突,其尖端指向前下1cm处,即可找出面神经主干(图38-32)。

腮腺腺体组织和面神经之间常有一薄层纤维结缔组织,易于将其相互分开。解剖分离面神经应在神经浅面循其走行平行推进,切忌在某一点过深,以免深部出血而在止血过程中误伤面神经。分离腺体时如遇出血显著,宜压迫片刻看清出血点,切忌盲目钳夹,因为神经周围常有小血管伴行,有时稍加压出血即可自行停止。在加压止血时可在其他部位分离解剖,以缩短手术时间。应当强调的是,除非必需,一般应在面神经表面分离腮腺组织,而不宜将面神经从周围组织全部游离,以减少对神经的创伤。如分离解剖技术合适,常可见到一层富于毛细血管的筋膜包裹着神经。

解剖分离面神经就是切除腮腺及肿瘤的过程。由于腮腺是不规则、具多个突起的腺体,不可能将腺体全部切净,因此,在断离腺体时,应将一些小分支导

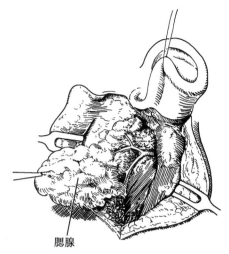

图38-32　从主干开始分离解剖面神经

管结扎,以防止残留腺体继续分泌而发生唾液潴留或腺瘘。

(3)腺体及肿瘤切除后,冲洗创面,结扎活泼出血点,置橡皮引流条或负压引流球。分层缝合皮下、皮肤,加压包扎。如系橡皮条引流,一般加压包扎一周;如系负压引流,加压包扎2天后即可撤除。

2. 保存面神经、全腮腺及肿瘤切除术　腮腺深叶肿瘤的切除是在解剖面神经切除浅叶的基础上,将面神经充分游离保护,在二腹肌后腹及茎突舌骨肌上缘寻出颈外动脉将其结扎切断,并在下颌髁颈附近结扎颈外动脉远心端。在下颌角及下颌支后缘处离断茎突下颌韧带。此时深叶腺体及肿瘤可以充分游离,在保护面神经情况下可将其摘除。

切除腮腺深叶肿瘤时确认二腹肌后腹及茎突是极其重要的,因为在其深面即为颈内动、静脉,应避免损伤。

有些腮腺深叶肿瘤瘤体较大,在摘除时需离断下颌骨,充分显露手术野,以利于肿瘤摘除。离断下颌骨的部位有三:一是在下颌支和下颌体交界处锯断;二是从"乙"状切迹斜向后下纵行截开下颌支;三是在

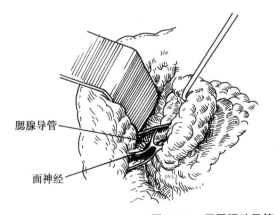

腮腺导管

面神经

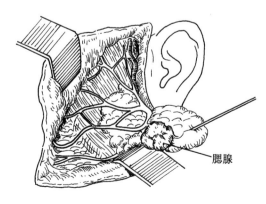

腮腺

图38-31　显露腮腺导管,从末梢开始解剖面神经

865

下颌骨体颏孔前方截骨。第一种截骨部位的缺点是锯断下牙槽神经可致永久性下唇麻木，第三种截骨部位既可充分显露肿瘤，又可避免下牙槽神经损伤。肿物摘除后应将下颌骨复位固定。

3. 保存面神经、部分腮腺及肿瘤切除术 部分腮腺及肿瘤切除术不同于单纯肿瘤摘除的剜除术，是一种根治性手术，但是适应证的选择应该恰当。

手术切口可较腮腺浅叶切除术短，如肿瘤位于耳前区，下方切口到下颌角下即可，不必向下颌下区延长。如位于腮腺后下极，上方切口绕过耳垂即可（图38-33）。

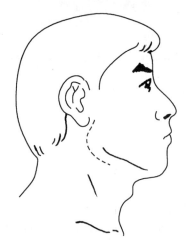

图38-33 腮腺后下部肿瘤部分腮腺切除术切口

翻瓣同腮腺浅叶切除，但较小，显示耳前区或腮腺下部腺体即可。

显露面神经，切除肿瘤及其周围部分正常腮腺是手术的主要过程。肿瘤位于腮腺后下极者，在咬肌表面、面神经下颌缘支离开腮腺处觅及下颌缘支，然后循其走行分离解剖至颈面干，将肿瘤及后下部腺体组织一并切除，保留颈面干前、上部腺体及腮腺导管（图38-34）。肿瘤位于耳前区者，可不刻意解剖面神经，而在肿瘤周围0.5～1.0cm正常腺体组织内分离切

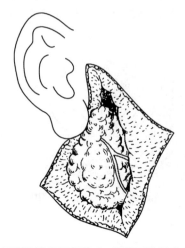

图38-34 显露面神经下颌缘支、颈面干及腮腺后下部肿瘤

除肿瘤及其周围组织。如涉及面神经，则将其相关部分解剖分离。

部分腮腺切除术常用于腮腺Warthin瘤的切除，根据Warthin瘤的临床特点，手术时应注意以下问题：①Warthin瘤的发生常和腮腺区淋巴结有关，而腮腺后下部以下颌后静脉为中心淋巴结较多，因此术中要将腮腺后下部腺体一并切除；②腮腺后缘、胸锁乳突肌前缘常有淋巴结存在，术中应将这一部分淋巴结清除，以免出现新的肿瘤。

该术式保留的腮腺组织较多，断离腺体组织时应细心分离并结扎分支导管，以免发生腺瘘。

冲洗创口，分层缝合并置负压引流或橡皮条引流，加压包扎。

【并发症的预防及其处理】

1. 唾液潴留或涎瘘 残留的腺组织继续分泌可致唾液潴留，自发破溃（大多从切口处）则形成涎瘘。术中分离和结扎分支导管以及缝扎残余腺体是最好的预防方法。一旦发生唾液潴留，可抽吸后加压包扎，一般1～2周后即有效。在此同时可口服小剂量阿托品，以抑制唾液腺分泌。如无效而有涎瘘形成，可考虑放射线治疗，一般给予10～15Gy，但对年轻人要慎用。

2. 面神经功能减弱或麻痹 轻柔操作可避免。但有些情况难免神经创伤，如肿瘤紧贴面神经或肿瘤位于腮腺深层组织时。只要面神经未被切断，3～6个月均能程度不等地恢复。为促进面神经功能恢复，可肌注维生素B_1及维生素B_{12}，并配合理疗和面肌功能训练。

手术中应特别注意对颞面干及其分支的保护，以免发生术后眼裂闭合不全而致角膜损伤。较为严重的面瘫睡眠时应戴眼罩。对恢复无望的病例可考虑眼裂缩小术，使眼裂能基本闭合而使角膜免受创伤或作静态修复性手术。

3. 耳垂麻木 常见，是耳大神经支配耳垂的末梢支被切断所致。术中分离保留耳大神经可避免或减轻耳垂麻木。

4. 味觉出汗综合征 又称Frey综合征，较常见，其发生率各家报告不一，有报告100%发生，大多数报告在70%左右。临床表现为在进食时术区某一部分有潮红出汗现象。其发生的原因是司分泌的节后副交感神经纤维长入到被切断的支配汗腺的节后交感神经纤维中，于是当味觉刺激或咀嚼活动时，副交感神经兴奋，出现了术区皮肤出汗和潮红现象。采用腮腺咬肌筋膜深面翻瓣以及部分腮腺切除术可以明显降低味觉性出汗综合征的发生率。

（马大权　俞光岩）

唾液腺内镜的应用

近些年，随着内镜技术的发展和新器械的开发，唾液腺内镜技术越来越广泛地用于唾液腺非肿瘤性疾病的诊断和治疗，并取得良好效果，成为治疗慢性阻塞性唾液腺炎、唾液腺结石症的常用方法。

【适应证与禁忌证】

1. 适应证 ①唾液腺结石症（非急性炎症发作期）：用于腮腺结石和下颌下腺结石，可通过内镜检查辅助结石诊断与定位，可内镜下用抓钳或网篮直接取石，亦可内镜辅助定位手术切开取石。②阻塞性唾液腺炎（非急性期）：可通过内镜检查明确阻塞因素；辅助阴性结石的诊断，导管狭窄的判断与定位；可内镜引导下，清理黏液栓子，冲洗导管；可内镜引导下，球囊扩张导管，解除狭窄；亦可内镜引导下，取出异物，切除息肉，缓解症状。

2. 禁忌证 绝对禁忌证为：①炎症或疾病急性发作期；②患者合并严重心脑血管疾病，全身情况复杂，无法耐受内镜检查和治疗。相对禁忌证为：①传染性疾病急性发作期：如急性肝炎等；②女性月经期。

【术前准备】

在应用内镜进行诊治前，应对慢性阻塞性唾液腺炎或唾液腺结石症患者进行必要的检查，多选择 X 线平片、B 超、唾液腺造影检查，必要时可选择 CT 或 CBCT 检查。

术前需完善必要的化验检查，如肝肾功能、乙肝两对半及血细胞分析。

还应注意患者的口腔卫生，采取必要的口腔清洁措施，防止术后感染。

术前配制冲洗液：100ml 生理盐水 + 5mg 地塞米松（必要时加用庆大霉素）。

【手术方法和术后处理】

1. 麻醉 腮腺内镜多采用局部浸润麻醉，下颌下腺内镜可采用舌神经传导麻醉 + 局部浸润麻醉。麻醉后局部消毒铺巾。

2. 器械准备 内镜器械装配，调整内镜方向，调整图像清晰度；将冲洗液充满连接管，彻底排空气泡。

3. 显露导管口，探针逐级扩张，插入内镜探头，内镜图像引导下，寻找导管方向，调整进入方向，逐级深入。

4. 发现结石者如果结石可以活动，试行钳夹或网篮套取，抓取成功后，牵引至导管口，必要时切开管口取出。发现导管狭窄者，内镜探头反复机械扩张，必要时球囊扩张；发现黏液栓子或息肉者，冲洗液反复冲洗，抓篮套取，毛刷清洁。

5. 内镜治疗结束后，为保持导管通畅，可在导管内留置塑料管作为临时支架，术后 1～2 周取出。

治疗结束后建议患者口服抗生素预防感染，加强漱口。术后每周复查一次，持续 2～3 周；术后 3～6 个月复查，必要时可重复唾液腺造影检查。患者术后应长期坚持自我保护疗法：按摩腺体，咀嚼无糖口香糖，温盐水漱口。

唾液腺内镜治疗作为一种微创的治疗方法，必要时可重复进行。

（张 雷）

第4节 颌骨囊肿手术

【适应证与术前准备】

术前 X 线摄片检查，以明确囊肿的范围及与邻近组织的关系（如囊肿与牙根、上颌管等的关系）。术前应排除颌骨中心性血管瘤可能。手术应在无急性炎症时进行。应考虑是否需同时行上颌窦根治术或植骨术。对于已有病理骨折或在手术后有发生骨折可能者，应事先做好骨折内固定或颌间结扎准备。多次手术后复发、骨质破坏过多的大型下颌骨囊肿（尤其是角化囊性瘤），可考虑病变下颌骨截骨术并立即植骨。对囊肿内可保留的牙，可于术前先进行根管治疗，待术中再行根尖切除；也可待术后根据牙髓状况决定是否进一步治疗。

对于巨大囊肿，或者囊肿已波及邻近重要器官时，全部摘除有可能造成骨折，或手术不易将囊壁全部刮除时，也可行袋形手术。袋形手术亦称成形性囊肿切开术。该手术消除了囊腔中的压力，囊肿可逐渐缩小，周围骨组织能随之生长，到适当的时候可以再做囊壁刮除术；有些病例囊肿能完全消退，不需再行手术。

【切口设计】

切口以能充分显露手术野，便于彻底清除囊壁为原则。接近牙槽突的下颌囊肿及上颌囊肿可在口内作切口；囊肿位于下颌骨体、下颌角及下颌升支，可在口外下颌骨下缘 1.5～2cm 处作切口，也可采用口内切口。口内入路摘除囊肿，无论是弧形或梯形切口，均以黏骨膜瓣必须能全部覆盖囊腔并有骨壁（超过囊腔 5mm 以上）支持为原则。

【麻醉和体位】

除小型囊肿及袋形手术采用局麻外，一般选用全麻,这样有利于术者彻底刮除囊肿。口内入路一般采用仰卧正位;下颌骨囊肿采用口外入路者,患者仰卧头偏向健侧。

【操作步骤】

　　口内切口除小型囊肿可在口腔前庭处切开外,其余建议采用沿龈缘切开的梯形切口。切开后,翻转黏骨膜瓣,用骨凿在骨壁最薄处开一小洞,然后用骨钳去除囊肿表面的骨质。如骨壁已破坏,囊膜与骨膜粘连时,应仔细分离或将粘连的骨膜一并切除,以免残留复发。用骨膜分离器或刮匙将囊膜自骨壁剥离,将囊肿全部摘除(图38-35),冲洗切口,止血后缝合。

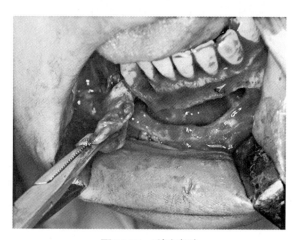

图38-35　刮除囊壁

　　下颌囊肿采用口外切口时,按切口线切开皮肤、皮下组织及颈阔肌,结扎面动脉及面静脉,注意保护面神经的下颌缘支。翻起骨膜,去骨后将囊肿摘除,然后分层缝合,放置引流,加压包扎。手术时尽可能保留下牙槽神经血管。囊肿范围过大,骨质缺损较多,可能发生骨折者,术后需作颌间结扎暂时固定;已发生病理骨折者,宜作内固定。

　　上颌囊肿如范围较广,手术时与上颌窦穿通,且上颌窦有炎症,可同时进行上颌窦根治术,将囊壁与上颌窦整个黏膜同时刮除,严密缝合口内切口,同时在下鼻道开窗,骨腔内填塞碘仿纱条,并从下鼻道开口处引出。

　　角化囊性瘤容易复发(文献报道其复发率为13.7%～62.5%),也可发生恶变,因此手术刮除要求更彻底。在刮除囊壁后用苯酚等处理骨壁,或加用冷冻疗法,以消灭子囊,防止复发。必要时还可考虑在囊肿外围切除部分骨质。如病变范围太大或多次复发的角化囊肿,应考虑截骨术,并立即植骨。

　　小型颌骨囊肿摘除后所遗留的空腔不需特殊处理;较大型的下颌骨囊肿刮治后的骨腔,可将遗留的骨腔

边缘尽量用咬骨钳或骨凿去除,使近圆形的骨腔变为似浅碟状的骨腔,这样可减小空腔,有利于愈合。

　　由于大多数囊肿刮治后的骨腔能任遗留在骨腔内的血块机化,最后骨化,改建成自体骨质,因此一般不必在骨腔内植入自体骨或生物材料等。

　　袋形手术即从口内在囊腔最薄处打开囊肿切除部分囊壁及黏膜,并将黏膜与囊膜相互缝合,使囊腔与口腔相通。术后配戴术前预制的带引流管的牙托(图38-36),以使术后引流通畅,便于冲洗,达到消除囊腔压力,促进囊肿缩小的目的。

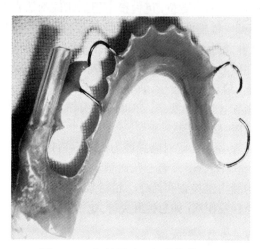

图38-36　保持引流通畅的带管牙托

【术后处理】

　　注意口腔卫生,防止食物残渣附着或残留在创口内。口外引流条一般在术后1～2天撤除,并加压包扎7～10天。口内或下鼻道引流之碘仿纱条可于3～5天后逐次抽除。口内创口不能一期缝合被迫开放填塞者,应注意换药直至骨腔壁上有肉芽生长、上皮覆盖为止。术后给抗菌药物。袋形手术术后可每隔1～2天冲洗一次。

(郭传瑛　马大权)

第5节　颌骨切除术

下颌骨切除术

【局部解剖要点】

　　下颌骨是扁平骨,分为垂直部分的下颌支和水平部分的下颌体,两侧下颌体在中线融合,构成弓形。下颌骨切除术中主要是离断附丽于下颌骨的肌肉。下颌骨的外侧面主要是附丽于下颌角的咬肌。内侧面由前向后有:附丽于颏棘的颏舌肌和颏舌骨肌、二腹肌凹的二腹肌前腹、内斜线的下颌舌骨肌、下颌角内侧

的翼内肌、下颌喙突的颞肌腱及髁突前的翼外肌。下颌骨的血运供给主要来自上颌动脉的下牙槽动脉支。上颌动脉是在腮腺内平下颌骨髁突颈起始于颈外动脉，前行经髁突颈深面入颞下凹，在翼外肌浅面入翼腭凹。围绕上颌动脉周围、翼内、外肌和颞肌间有翼静脉丛。因此，在下颌骨切除术中进行至此区域及断离下颌髁突时最易发生出血。

【下颌骨切除术式种类及术前准备】

下颌骨切除术一般是指包括下颌支及下颌骨体在内的一侧下颌骨切除。此外，根据病变性质及部位不同，尚有节段性下颌骨切除术、保留下颌骨下缘及下颌支后缘的矩形切除术以及下颌骨边缘性切除术等。为矫正因下颌骨切除术后的面容及功能畸形，尚可在下颌骨切除术同时进行一次植骨术。

下颌骨切除术如要切除下颌颏棘及其附丽肌肉，应酌情考虑作气管切开术，以防止舌后坠而发生机械性窒息。

下颌骨切除术前应予口腔洁治。恶性肿瘤切除下颌骨者，宜在术前做好斜面导板，以预防患侧瘢痕及健侧闭合肌群牵拉致健侧下颌偏移而影响咀嚼功能。拟行同时一次植骨者，宜在健侧制作牙弓夹板，以便正确对位咬合关系以及植骨后辅助固定。全麻要求经鼻腔插管。供骨区应在术前 3 天备皮，每天 1 次。

【麻醉及体位】

全麻或局麻。仰卧，头偏向健侧。

【手术步骤】

1. 一侧下颌骨切除术

（1）切口：起自耳垂下约 2～3cm，距下颌支后缘 2cm 左右，切开皮肤、皮下组织及颈阔肌，和下颌下缘平行并距其 2cm 左右向前切开达颏部。下唇切开与否视病情需要，如切开一般在唇正中作切口。

（2）翻瓣及显露下颌骨外侧面：在颈阔肌深面、颈深筋膜浅层内分离结扎面动脉及面静脉，保护面神经下颌缘支（参见下颌下腺切除术）。充分显露下颌骨下缘，切开骨膜，自骨面剥离。如系恶性肿瘤或良性肿瘤穿破骨膜，宜在骨膜外软组织剥离。在下颌角部断离咬肌附丽，自骨面剥离。下颌支后缘骨膜切开后，宜从骨面用骨膜分离器将其钝分离，直达髁突颈部，可以避免损伤下颌支后缘组织。充分显露下颌支外侧面，并将附丽于下颌喙突的颞肌腱剪断。这一点对下颌喙突有膨胀性病变者尤其重要，必须在断离前剪断喙突周围附丽肌，避免在摘除下颌骨时由于喙突骨质变薄、牵拉而裂断，残留部分组织由于颞肌向上牵引，

造成肿物切除不彻底而构成以后肿瘤复发的基础。出血腔隙用明胶海绵或纱布填塞。

（3）离断下颌骨：在颊侧牙龈缘切开，使之与口外相通，尽可能多地保存龈颊沟部黏膜。舌侧龈及骨膜是否预先分离，视不同情况而定。如计划一次植骨而舌侧并无显著性破坏，可事先平行于牙龈切开，并用骨膜分离器分离舌侧龈及骨膜达下颌骨下缘，否则宜在断开下颌骨后再断离舌侧组织。断离二腹肌前腹在下颌骨附丽时，宜钳夹后切断并缝扎止血。断骨部位宜在单尖牙与侧切牙间，其优点是不致损伤附丽于颏棘的肌组织，术后残留的健侧下颌骨患侧偏斜不明显，功能效果较佳。在前磨牙部位断骨如不植骨或其他代用品，健侧下颌将严重偏向患侧而无对𬌗关系。离断下颌骨，断端以骨蜡止血（图 38-37A）。

（4）切除下颌骨：下颌骨锯开后，用持骨钳或直接用手握持锯开的下颌骨向外牵开。边牵边断附丽于下颌体舌侧的下颌舌骨肌、残留于喙突内侧的颞肌腱（图 38-37B）。在下颌角内侧逐渐切断翼内肌，在接近下颌孔附近时钳夹切断下牙槽动脉并予双重结扎。然后将断离的下颌骨以下颌髁突为轴向外轻旋转，即可显露附丽于髁突的翼外肌以及颞下颌韧带，将其贴骨面剪断，自关节凹将髁突剥离（图 38-37C）。至此即可将下颌骨切除。在以下颌髁突为轴向外旋转时切忌用力过猛，以免扭断上颌动脉造成出血，如遇出血应尽快将标本取下，填塞纱布，压迫片刻后逐层去除，结扎活泼出血点。为能达到有效压迫止血目的，应在取出下颌骨前，将颞下凹区器械（主要是血管钳）全部撤走，否则难以压迫止血。

（5）创面处理：下颌骨切除后应检查标本的完整性，冲洗创面后结扎活泼出血点。缝合口腔黏膜，以褥式加间断缝合为佳，并在黏膜下层缝合数针。断离肌组织不必缝合，置橡皮引流条后直接缝合颈阔肌、皮下及皮肤，然后加压包扎。

2. 节段性下颌骨切除和一次游离骨移植　节段性下颌骨切除是指截除下颌骨的某一段，如下颌支、部分下颌体、下颌联合部等，同时取髂骨一次修复。髂骨移植修复下颌骨体效果最为理想，涉及下颌支者植骨效果较差，而颏部植骨，无论从功能及美容效果均难以达到理想要求。

口腔颌面部恶性肿瘤紧密邻接或累及下颌骨也常作节段性下颌骨切除。如口底癌切除部分下颌体、腮腺癌累及下颌支而将其切除等，这些情况同期植骨应慎重考虑。

节段性下颌骨切除步骤基本同前述一侧下颌骨切除术。为保证植骨手术成功，应注意以下几方面：①皮肤切口应离下颌下缘 3cm，即稍偏下一些，这样

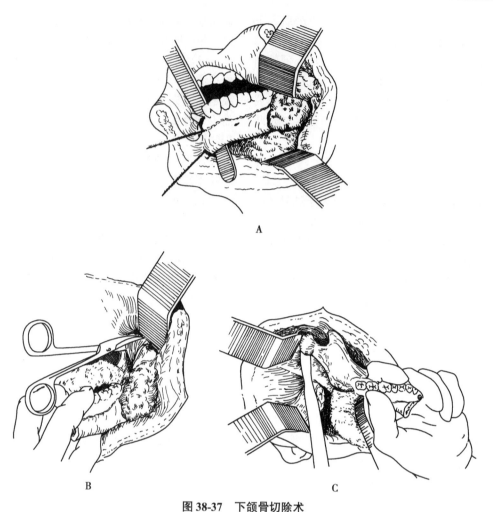

图 38-37 下颌骨切除术
A. 锯断下颌骨　B. 剪断喙突附丽肌肉　C. 离断髁突

可避免切口和植入骨块直接相通的可能性。不要切开下唇，保证软组织有良好血运。②尽量争取保存原下颌骨膜，有利于骨成活。尽量缩短口腔和术创相通时间，口腔黏膜及黏膜下要严密缝合，特别是在断端牙槽骨部位，不能使骨面外露。③以正常咬合关系作好健侧颌间结扎。植入骨块大小要适度，可采用嵌入式或嵌贴式固定。在对好健侧关系的前提下，如植入骨和受体骨间有缝隙存在可放入松质骨。④最好以残留之骨膜将植入骨包裹并缝合固定好，但缝合线不宜过多过紧。绝对避免植骨块周围有空腔存在，以减少感染机会。⑤如置橡皮引流条，引流条不宜和植入骨块相接。⑥颌间结扎固定可在 2 周后去除。适当的咀嚼活动刺激有利于骨生长。

3. 矩形下颌骨切除　有些下颌骨病变仅限于牙槽突水平部分，或虽达根尖水平以下但下颌皮质骨完好，可以作根尖水平或稍下的矩形切除。其优点是能维护患者正常面容，经义齿修复后，又能较好地恢复功能。

用电锯较易操作，如无此设备可先用牙科圆钻打孔，然后用裂钻连孔成线。由于牙槽骨下方之下颌骨较厚，不易将其舌侧板打开。因此，在用骨凿或骨刀劈开时要谨慎，避免用力过猛，造成拟保存之骨质折断。

【并发症的预防及其处理】

1. 呼吸困难　半侧下颌骨切除术后由于加压包扎过紧可致患者呼吸困难，可采取松解包扎和半坐位缓解症状。经以上处理仍不能缓解且有发展趋势者，可能有创内出血，应打开检查。如有窒息情况，须尽快剪开包扎敷料，牵舌向外或插入气管导管，紧急行气管切开术。

2. 感染　下颌骨切除术后在颌下凹部位易形成空腔而继发感染，在此区作良好的加压包扎极其重要。如虑及加压包扎过紧影响呼吸可作单眼式加压包扎。

同期植骨后感染常常导致植骨失败，而骨感染现象的临床表现较软组织出现为晚，一般在植骨术后 2～3 周。因此，临床上常在植骨术后持续应用抗生素 2 周，

3 周以后如无感染现象，才能表明同期植骨术后成功。此期如有感染现象并不表明植骨失败，常常是局限性的感染。经冲洗换药及简单搔刮术后，植入骨块仍可成活。但植骨术后高热不退，术区肿胀不断发展，白细胞计数居高不降，多形核白细胞比例增加并有中毒颗粒出现，表明植入骨块已成机体内异物，必须取出。

3. 涎瘘　下颌骨切除术后发生涎瘘有两种情况：一是由于腮腺创伤；一是由于切口愈合不良，形成口内、外相通的瘘道。前者通过加压包扎不难解决，后者则需再次手术。

切口愈合不良所致的口内、外瘘，首先要确定口内瘘口所在位置，有时口腔内瘘口甚小，不易找到，此时，可从口外瘘口注入 1% 亚甲蓝，仔细观察口腔内亚甲蓝溢出位置，确认后将其严密缝合。少数情况下可变外瘘为内瘘，此种情况多系口腔内创面大而无法缝合者，可在创面松填碘条，将皮肤瘘口缝合。

上颌骨切除术

【局部解剖要点】

上颌骨形态不规则，可分为体部及前、后、上、内四面，但这些面均无明确分界线。体部内为空腔称上颌窦。上颌骨无强大肌肉附丽，和邻骨有四处骨性连接：①前外上和颧骨的上颌突相接；②内上部按前后顺序依次和鼻骨、额骨、筛骨及腭骨的眶突相接，这些骨质同时构成眼眶内侧壁下半部；③上颌骨下部为牙槽突、腭突，与犁骨、腭骨的水平部相接；④后面为上颌结节或称颞下面，近中线部分和蝶骨翼突前面、腭骨垂直部分相接并共同构成翼腭管。上颌骨的血运供给来自上颌动脉，在翼腭凹内分出眶下动脉和腭降动脉以及上牙槽后动脉和蝶腭动脉。

上颌骨切除术就是要离断上述四处骨连接。保留眶板（上颌骨的上面）的部分上颌骨切除较简单，而作包括翼突在内的全上颌骨切除时，尚需切断附丽于翼突的翼内、外肌。

【麻醉和体位】

全麻，经口腔插管。仰卧位，咽后部宜填以纱布，防止血液及口腔分泌物顺气管插管下流。

【手术方法及步骤】

1. 上颌骨全切术（图 38-38）

（1）切口：自上唇鼻唇沟中线切开上唇，至鼻小柱基底时，转向外平行于鼻孔底切开，绕鼻翼在鼻背外侧向上切开达内眦下约 1cm，沿眶下缘平行睑裂切开达外眦下约 1cm 为止。此切口有多处拐弯，在拐弯处切口宜作圆弧形而非角形，以有利于美容及伤口愈合。将眶下缘处切口作于近睑缘处，以期伤口愈合后获得较好的美容效果，如切口选择过于偏向睑缘及眼轮匝肌膜受损，经长期随诊观察，下睑活动常受影响并有轻度睑外翻。

（2）分离皮瓣：在哪个层次翻瓣以及分离皮瓣的范围，视病变情况而定。在不影响彻底切除的前提下，可以在骨膜下掀开皮瓣。如骨膜不能保留，则争取保留面肌组织，以得到术后较好的功能效果。但当分离面肌组织时，因出血较多，宜用电切。在鼻唇沟附近的肌组织内，注意分离结扎面动脉，以及在内眦部注意结扎内眦动、静脉，有利于减少出血。在行皮下组织分离皮瓣术后面容将受严重影响，但有些病例为能根治，不得不这样做，有时甚至需将皮肤全层切除而应用皮瓣修复。

（3）断离骨连接：截除上颌骨，将易于出血的骨连接部位放在最后断离。从眶面及颞后确认眶下裂，导入丝锯将其锯开，并将鼻骨、额骨等连接部位离断，填入纱布止血。在断离上颌骨和翼突连接时，应通过 X 线片或 CT 仔细分析上颌窦后壁情况，如其完整，则可保留部分窦后壁而避免腭降动脉损伤，或在凿开窦后壁与翼突后将骨凿留置该处，迅速断开上颌骨腭突及腭骨水平部，取下标本。此时往往出血最迅猛，一方面要在断离标本前和麻醉医师取得联系，观察患者是否处于最佳血压状态以及是否作好输血准备；另一方

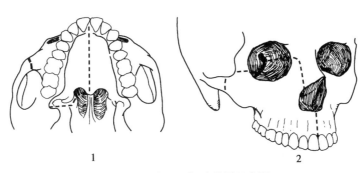

图 38-38　全上颌切除范围示意图

面要求术者以"稳、准、捷"的技术,尽快取下截除之上颌骨,并填塞止血。检查切除标本的完整性并将术区活泼出血点结扎。

（4）创面处理:冲洗创面,审视有无可疑残留瘤组织,彻底清创。从大腿或腹部取薄断层皮片修复创面,填塞碘仿纱布,戴上预制的上颌牙托,缝合切口。眼裂内置消炎眼药膏,做单眼颊面包扎,以加强皮片和皮瓣组织贴合,促进生长愈合。

2.保留眶板的部分上颌骨切除术（图38-39） 作上颌梨状孔水平的低位上颌骨切除,面部可以不作切口,如作切开,眶下的横切口是不必要的。水平断骨时尽量保留鼻腔底黏膜,上颌窦可开放,酌情刮除窦腔黏膜。如颊侧牙龈基本保留,也不必植皮护创。

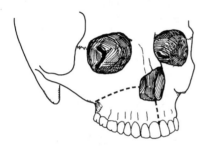

图38-39 保留眶板的低位上颌骨切除

如在眶下缘水平保留眶板,其手术操作同全上颌骨切除术。

3.包括翼突在内的全上颌骨切除术

（1）切口及分离皮瓣同全上颌骨切除术。

（2）横断咬肌、显露下颌喙突:以钳式开口器撑开口腔,顺颧弓下缘离断全部附丽于该部位咬肌,再紧贴下颌喙突离断附丽于该部位的颞肌腱,即可清晰显露喙突。自乙状切迹中点斜向前下锯断下颌喙突并将其摘除。

（3）结扎上颌动脉,凿断翼突:下颌喙突去除以后,即可在翼内、外肌浅面扪及从后向前走行的上颌动脉的搏动。顺其走行在翼内、外肌浅层筋膜内仔细分离,将其觅出并结扎、切断之。顺此断面可扪及翼内、外板后缘。先将翼外肌切断,然后用手指钝分离呈圆柱状的翼内肌,并紧邻翼内、外板间将其离断。此时,可扪及翼外板及颅骨,两者在术区通过触诊呈直角关系,确认后将翼突距颅底约1cm处从根部用骨刀凿开或用骨剪剪断,置明胶海绵及纱布填塞止血。

（4）断离上颌骨其他部位骨连接,其操作及创面处理同一般上颌骨切除术。

【并发症的预防及其处理】

上颌骨切除术的主要问题是断离骨体标本时出血

显著,要求术者尽快而稳妥地将标本取出。结扎颈外动脉对减少术中出血无太大帮助,而结扎上颌动脉显著有利于减少出血。

上颌骨的内上角部分由于骨质较薄,极易折裂而残存,眶板有破坏的病例应仔细审视,应将其全部切除。

分离上颌骨眶面时,应注意保护骨膜,如有破损应待上颌骨切除术后对位缝合好,勿使眶内容之脂肪组织外露,否则将致术后下睑水肿,损伤严重者长时间不易消退。

手术后应督促患者练习开口活动,否则瘢痕挛缩可致开口困难,不能顺利完成义颌修复,带来诸多生活及社会活动障碍。

手术后需作放射治疗者,应待创面所植皮片基本成活后开始,一般是在手术后3～4周。如在术后10天左右拆除口腔内碘仿纱条时皮片已基本成活,也可早日开始。

（马大权　张建国）

第6节　颈淋巴清扫术

【局部解剖要点】

颈部淋巴结主要分两大组,即沿颈内静脉走行的颈链和沿副神经走行分布的脊副链。颈淋巴清扫术基本上是在颈深筋膜深层,即椎前肌筋膜浅层进行。原则上是纵行的器官组织不可损伤,它包括颈总及颈内动脉、迷走神经、膈神经等。左侧尚应注意妥善处理胸导管,以避免乳糜瘘的发生。

颈淋巴清扫术是一种在筋膜间隙间的局部解剖术,除要求术者有良好外科基本操作技巧外,熟悉颈部的层次解剖和重要解剖结构的毗邻关系也是至关重要的。

【适应证】

口腔颌面恶性肿瘤最常用的颈淋巴清扫术有三种:经典性颈淋巴清扫术、改良性颈淋巴清扫术和肩胛舌骨肌上颈淋巴清扫术。传统的颈清扫术仍然是治疗临床上有明显转移淋巴结的标准术式。但该式的并发症高,不可滥用,其适应证有:N_3转移灶,多个多组淋巴结转移,颈部放疗后的复发灶,明显的淋巴结外扩散,转移累及皮肤。只要有合适的适应证,且不影响手术的彻底性,就应行保留重要解剖结构的改良性颈淋巴清扫术。单纯保留副神经就可明显减少颈清扫术的并发症。因此,只要副神经不被转移灶累及,即使是临床上可触及肿大淋巴结（淋巴结不粘连）也应常规保留。但对颈部淋巴结肿大者不宜保留胸锁乳突肌和颈内静脉。依原发灶所在部位的淋巴结引流特点而定，cN$_0$口腔癌病人只需行第Ⅰ、Ⅱ、Ⅲ区淋巴的清除术，即肩胛舌骨肌上颈淋巴清扫术。

【麻醉和体位】

一般选用全麻。患者仰卧头偏向健侧，患侧肩下垫小枕使锁骨上凹区抬起并使头部后仰。

【操作步骤】

经典性颈淋巴清扫术

1. 切口　最常用 Schobinger 切口或称类矩形切口，起自下颌下区，距下颌骨下缘 1.5~2cm 并与之平行切开，向后在乳突尖下 2cm 弯向下，沿斜方肌前缘稍斜向前下，越过锁骨近中线 1/3 处，达胸前部约 3~5cm。切开皮肤、皮下组织及颈阔肌。

2. 分离皮瓣　在颈阔肌深面、颈深筋膜浅层之间锐分离。颈阔肌在下颌下及锁骨上凹区清晰而易辨认，而在胸锁乳突肌上端，浅筋膜和颈深筋膜浅层直接相连，无颈阔肌组织，不要把胸锁乳突肌纤维当做颈阔肌切开。分离皮瓣向前，达胸锁乳突肌前缘即可，勿过分向中线剥离。皮瓣掀起后，可见颈外静脉自上向下外越过胸锁乳突肌，颈皮神经在胸锁乳突肌后缘中点越过后缘在其浅面向上、中、下各方向分布。

3. 切断胸锁乳突肌　在锁骨之附丽，结扎颈内静脉下端先切断呈圆锥形的胸锁乳突肌的胸骨头，然后在锁骨上缘切断其锁骨头。断离锁骨头时逐层切开肌纤维，结扎活泼出血点。推胸锁乳突肌组织向上，显露肩胛舌骨肌中间腱及下腹，将其切断、结扎并向上内牵引。在锁骨上 2cm 切开颈鞘，分离颈内静脉。在手术过程中，注意分开颈动脉和颈内静脉间的迷走神经，确认颈内静脉周围无重要解剖结构附着后，用 7 号、4 号及 1 号丝线结扎、切断。

4. 清除锁骨上凹脂肪及淋巴结　在切开颈内静脉同高的水平线切开锁骨上凹筋膜，用钝、锐分离方式，自椎前筋膜将脂肪垫组织推起。左侧者要注意勿损伤胸导管。受损的表现是在创面渗出液中可见到一些闪闪发光或是乳白色的液体，如有这种现象应将此区组织缝扎，直至此现象完全消失为止。在椎前肌筋膜层锐分离向上，此时可见臂丛、膈神经位于筋膜层深面。在带状肌外侧可见到纵行的舌下神经袢，可以切断。在颈后三角区切断副神经。在切断结扎甲状腺上或下静脉时，应距颈内静脉 1cm 而不是紧贴其结扎切断，以免滑脱出血。在舌骨体下缘切断肩胛舌骨肌上腹，迫近下颌下区。

5. 清除下颌下及颏下淋巴结，结扎颈内静脉上端　单纯颈淋巴结清除术可从下颌下区向后，手术操作如

下颌下腺切除术，切断二腹肌肌腱，在下颌支中 1/2 处结扎颈内静脉。如系颌颈联合根治术，则应先结扎断离颈内静脉，将下颌下区组织和颌骨联系在一起。

结扎颈外静脉上端，切断腮腺下极以及胸锁乳突肌在乳突的附丽，显露二腹肌后腹，将二腹肌切断，即可显示位于此肌深面的颈内静脉，将其结扎切断，继续向下颌下区推进。也可将胸锁乳突肌等组织向上牵拉并将二腹肌后腹切断拉向后，在相当于下颌支 1/2 水平将颈内静脉结扎，继续向下颌下及颏下区解剖。图 38-40 显示术后整个术区概貌。

6. 冲洗创面，结扎活泼出血点，置橡皮管（管上剪小孔数个）从肩部另作切口引出。分层缝合颈阔肌、皮下及皮肤。引流管接负压引流，可使颈部皮瓣与创面紧贴，但下颌下及腮腺区、锁骨上凹仍需适当加压包扎，防止积液及继发感染。

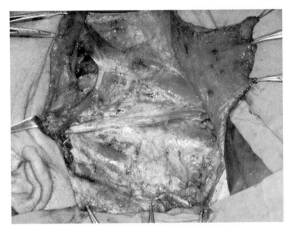

图 38-40　术后整个术区概貌

改良性颈淋巴清扫术（Ⅲ型改良性颈清扫术）

1. 切口　对口腔癌可采用改良 Schobinger 切口。

2. 分离皮瓣　同传统术式。

3. 游离胸锁乳突肌　沿胸锁乳突肌前、后缘分别纵行切开颈深筋膜浅层，在胸锁乳突肌深面潜行剥离，游离胸锁乳突肌。也可在锁骨上缘 1~2cm 处切断胸锁乳突肌，向上分离掀起，待清除完毕后再予缝合。这样有利于暴露，但如处理不当，可能造成该肌的部分萎缩。

4. 清除颈内静脉外侧区　在颈内静脉表面，沿其颈段全长切开颈动脉鞘，并充分游离颈内静脉、迷走神经及颈总动脉。将这些组织向前牵引，沿颈内静脉全长纵行切开其深面之筋膜。循椎前筋膜将颈内静脉外后侧区软组织，包括上自二腹肌后腹、下至锁骨上、外至斜方肌、内至颈内静脉这一区域内除副神经外的软组织全部切离。

5. 清除颈内静脉内侧区　将胸锁乳突肌、颈总动

脉、迷走神经及颈内静脉向外侧牵引，自颈内静脉深面起循椎前筋膜浅面向前内解剖至肩胛舌骨肌，向上至下颌下区。肩胛舌骨肌可保留或去除。

6. 切断腮腺下极并缝扎断端清除颏下及下颌下三角同传统术式。图38-41显示清除颈淋巴结组织后术区全貌。创面处理同传统术式。

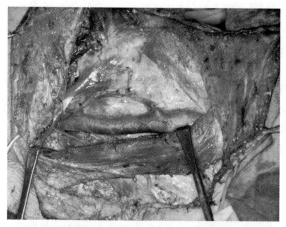

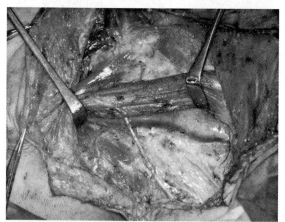

图38-41 清除颈淋巴结组织后术区全貌

肩胛舌骨肌上颈清扫术

1. 切口 切口始于乳突向下至舌骨，后向上至中线，在下颌角下离下颌角至少2横指。如果原发病灶能通过口腔切除，此切口即已足够；如果原发灶无法经口腔切除或是因为口内肿瘤需与颈部的标本一同切除，则切口应向上沿中线切开下唇。

2. 分离皮瓣 在切开颈阔肌时应注意避免损伤耳大神经和颈外静脉。可先向上翻瓣，找出面神经下颌缘支及后边的耳大神经和颈外静脉，予保留。颈支常需牺牲。

3. 游离胸锁乳突肌 沿胸锁乳突肌前缘纵行切开颈深筋膜浅层，在胸锁乳突肌深面潜行剥离，结扎至该肌肉的血管束，游离胸锁乳突肌中上2/3段。后界至少至胸锁乳突肌后缘。

4. 清除颈内静脉外侧区 将已游离的胸锁乳突肌尽量向后上牵开，在颈内静脉表面，从下向上切开颈动脉鞘，注意避开颈内静脉表面的淋巴结，充分游离颈内静脉、迷走神经及颈总动脉。将这些组织向前牵引，沿颈内静脉纵行切开其深面之筋膜。循椎前筋膜将颈内静脉外后侧区软组织，包括上自二腹肌后腹、下至胸锁乳突肌与肩胛舌骨肌交界处、后至胸锁乳突肌后缘、内至颈内静脉这一区域内除副神经及颈丛和分支外的淋巴结及软组织全部切离。

5. 清除颈内静脉内侧区 将胸锁乳突肌、颈总动脉、迷走神经及颈内静脉向后外侧牵引，自颈内静脉深面起循椎前筋膜浅面向前内解剖至肩胛舌骨肌，向上至下颌下区。注意保护舌下神经及其向前下行走的降支。

6. 切断腮腺下极并缝扎断端 清除颏下及下颌下三角同传统术式，但一定要注意保留面神经的下颌缘支。创面处理同传统术式。图38-42显示清除淋巴组织后术区全貌。

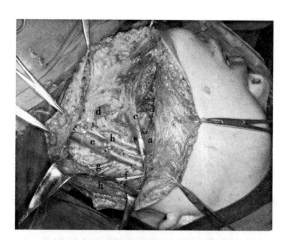

图38-42 清除淋巴组织后术区全貌

【并发症的预防及其处理】

根治性颈淋巴结清除术按前述方法仔细解剖操作，一般不致发生什么问题。主要是在结扎颈内静脉下端时，不要误伤迷走神经，断离颈内静脉时必须夹持完全后再切断，以免发生气栓。在分离至颈内、外动脉分叉部时，必要时可注射1%~2%普鲁卡因1~2ml，以预防颈动脉窦综合征的发生。断离腮腺下极时应做缝扎，以预防术后涎瘘的发生。功能性颈淋巴清扫术术后可能发生的并发症大体同传统颈淋巴清扫术，但因保留了副神经，一般术后肩综合征的发生率较低，程度也较轻。肩胛舌骨肌上颈淋巴清扫术的并发症很少，几乎不会出现严重并发症。

（郭传瑸 马大权）

第 7 节 放射性粒子组织间植入

【概述】

放射线治疗是恶性肿瘤综合治疗的重要方法之一，按照放射治疗的模式来分，包括了远距离和近距离放射治疗。近距离放疗指应用放射性核素技术在距离肿瘤组织 5cm 的范围内甚至在肿瘤组织内进行治疗。放射性粒子组织间植入放疗是近距离放射治疗的一种，其具有微创、局部控制率高、副作用小等优势；已在前列腺癌、乳腺癌、肺癌及头颈部恶性肿瘤的治疗中表现出明显疗效。

【局部解剖特点】

头颈部存在许多重要组织器官（如眼、耳、重要血管、神经等）及腔窦（如口腔、鼻腔、上颌窦等），且相互毗邻，所以相对于其他部位的放射性粒子组织间植入更复杂。头颈部放射性粒子组织间植入需要充分考虑局部解剖特点及器官耐受剂量。

【放射性粒子治疗适应证】

1. 唾液腺恶性肿瘤

（1）术后辅助放射治疗：术后肿瘤大部残留；手术切缘阳性；肿瘤接近切缘，未达到扩大切除者；肿瘤侵犯重要神经或其他器官，术中予以保留（如面神经、眼球）。

（2）单纯放射性粒子组织间植入：手术和（或）放疗后肿瘤复发者；由于全身健康条件不能耐受手术治疗者；主观意愿不接受手术者。

2. 口腔癌 主要应用于：外放射治疗后的局部提量治疗；手术和（或）外放疗后局部复发。

3. 转移性恶性肿瘤 全身其他部位恶性肿瘤转移至口腔颌面-头颈部者，如原发灶已得到控制，对转移灶可行手术联合放射性粒子治疗，或外放疗联合放射性粒子提量治疗；对全身健康条件不能耐受手术者，可选择单纯放射性粒子治疗。

【植入前计划设计及术前准备】

所有接受放射性粒子组织间植入治疗的患者必须制订术前治疗计划，确定相关治疗参数。包括靶区、预期的粒子分布、剂量分布，重要器官的接受剂量等。

治疗计划设计应用头颈部肿瘤近距离治疗三维立体治疗计划系统完成治疗计划设计。简要步骤如下：①影像数据输入。将 CT 或 MRI 等影像数据输入 TPS 治疗计划系统。②确定临床靶区、需保护重要组织器官、处方剂量（匹配周缘剂量）。靶区组成包括肿瘤密集区（GTV）、临床靶区（CTV）、计划靶区（PTV）等。其中肿瘤密集区（GTV）是指通过临床检查、CT 或其他影像学检查发现的大体肿瘤；临床靶区（CTV）通常定义为 GTV 加上可能受侵的亚临床病灶，比如淋巴结引流的一定区域（一般是肿瘤边界往外 1cm）；计划靶区（PTV）是综合考虑了 CTV 本身以及照射中患者的器官运动、摆位误差、治疗中靶位置和靶体积变化等因素而扩大的照射组织范围，专用于计划设计与执行（一般是 CTV 往外 0.5cm）。③确定植入针穿刺点、方向、深度及粒子分布。④剂量计算评估与优化。计算剂量分布情况，检验计划合理性，各项参数能否达到治疗要求。可通过调整粒子活度、数量、位置分布等参数使术前计划达到治疗需要。

对于非手术中植入的患者，可输出已完成的治疗计划，进行放射性粒子植入个体化引导模板设计，并利用 3D 打印技术获取模板。该模板与患者的面部形态相适应，以确定位置；同时，模板含有植入针穿刺点、方向、数目等信息，并能辅助确定植入深度。

【麻醉和体位】

一般选择全麻手术，对于体积较小的表浅肿瘤可选择局部麻醉。口腔插管或鼻腔插管应根据靶区位置（及引导模板位置）选择，以不妨碍穿刺植入针及安放引导模板为原则。患者体位应尽量与术前获取影像数据时体位一致，以减小软组织移位所带来的植入误差。

【植入方法】

根据放射性粒子组织间植入的时机，植入方法可分为：

1. 手术中植入 适用于病理诊断明确，靶区位置深在、周围解剖关系复杂；术中判断具备放射性粒子植入适应证。外科手术中直视下按治疗计划设计植入放射性粒子。

2. 手术后植入 手术后 1~6 周内，待切口完全愈合后进行放射性粒子组织间植入。

3. 非手术患者放射性粒子植入 根据治疗需要设计治疗方案后，按计划进行放射性粒子植入。

【植入步骤】

1. 依植入前确定植入针穿刺点；如已制作个体化模板，直接安放放射性粒子植入模板。

2. 按植入前计划插植全部植入针。不建议插植 1 支植入针后，立即植入粒子。

3. 依计划植入放射性粒子。植入前、植入中及植入后要对放射性粒子数目进行仔细核对。

4. 拔出插植针,止血。

5. 检测粒子针、手术敷料、手术器械及工作环境内有无粒子遗失。

【植入后计划及质量验证】

放射性粒子植入后计划及质量验证是对放射性粒子组织植入近距离治疗进行质量评价的重要步骤,一般在术后 1 周内进行。植入后计划验证需要明确粒子分布、剂量分布、靶区及重要组织器官接受的剂量。其对于评估粒子植入质量、预测并发症及预后具有重要意义。对于植入质量未达标者,可根据情况进行二次放射性粒子组织间植入。

【并发症的预防及其处理】

放射性粒子组织间植入治疗作为放射治疗的一种,在杀灭肿瘤细胞的同时对周围正常组织器官存在一定的损伤。但这种损伤通常是短期的轻度放射性损伤。靶区邻近头颈部体表皮肤黏膜处,可出现放射性 I~II 级损伤。一般无严重全身并发症;对患者外周血象、肝肾功能、免疫功能等均无明显损伤。

粒子植入后,随局部放射剂量增加,肿瘤细胞坏死,可出现局部疼痛不适,建议可止痛对症治疗。伴有感染者,可适当应用漱口水、抗生素等治疗。

【辐射防护】

总体说来,医护人员从事放射性粒子组织间植入手术及术后护理是安全的;接受的辐射剂量在国家规定的安全剂量标准内。但根据最优化放射防护原则,在进行放射性粒子组织间植入手术过程中,医护人员仍可采取适当的防护措施,如穿戴铅衣、铅眼镜、防护手套等;保持一定的操作距离;尽量减少暴露时间等。

(张建国)

第8节 先天性面裂畸形手术

唇裂修复术

【手术适应证】

唇裂手术为择期手术,没有绝对的适应证和禁忌证。但手术应在保证患儿的生命安全的前提下进行。在以下的几种情况下应慎重考虑手术问题:

1. 患儿体重低于 5kg,血红蛋白低于 $10g/mm^3$。

2. 患儿有先天性心脏病或其他系统性疾病。

3. 患儿患有血液性疾病。

4. 患儿急慢性上呼吸道及肺部感染,或其他不适于进行全麻手术的疾患。

5. 局部皮肤或黏膜状况不适于手术,如湿疹、鹅口疮、感染病灶或皮肤病等。

【术前准备】

唇裂手术最好选择气管内插管的全身麻醉。较大儿童或成人则可用局部阻滞麻醉结合使用镇静剂。术前准备包括以下几个方面:

1. 如果采取全身麻醉,应进行全身麻醉前准备。

2. 哺乳婴幼儿于术前 2~3 天尽量改用小匙或带有小勺的奶瓶喂养。

3. 术前常规检查,如:血常规,尿、便常规,肝、肾功能及免疫常规检查,胸部 X 线检查等。

4. 术前 1 天或当日酌情给予适量抗生素,预防术后感染。

5. 成人口周清洁,剪短鼻毛。

6. 常规术前 6 小时禁食水,婴幼儿根据年龄可于术前 4 小时喂少量葡萄糖水。

7. 术前 30 分钟给药,一般为阿托品及抗生素,以减少上呼吸道分泌物,防止喉痉挛,局麻手术患者术前可给苯巴比妥钠。

【常用的唇裂修复术】

1. 单侧唇裂修复术

(1)下三角瓣修复法(改良 Tennison 法):在健侧红唇缘上唇弓中央和两旁定 1、2、3 点为红唇的弓背,点 4 为健侧鼻孔底,相当于人中嵴的顶端,1~4 点的距离即健侧上唇的高度。在裂隙两侧平鼻翼基底水平线分别定 5、6 两点,使 5、6 缝合后形成的鼻底恰与健侧鼻孔底的宽度相等,连接 3~5,在 2 点上方定点 7,使 5~3~7 连线形成的角度约为 120°,3~7 点等于正常唇高 1~4 点减 3~5 的长度,点 7 不超过健侧人中嵴。在裂侧红唇由厚变薄处定点 8,在裂隙外侧皮肤上定点 10,使 6~10 等于 3~5,8~10 等于 3~7,再以 8 和 10 点为圆心,3~7 为半径各作圆弧相交于 9 点,即 8~9~10 为等边三角形。以上各点校正无误后,以小针将亚甲蓝刺入皮内定点。全层切开 5~3~7 及 6~10~9~8 后,将创面小出血点以止血钳夹住数分钟即可止血,必要时用细丝线结扎活泼出血点,也可用小功率美容电刀止血。完全性唇裂患者亦可龈颊沟处作横行减张切口,深达骨膜,在骨膜上剥离至鼻翼基底梨状孔边缘,一般裂隙宽大、鼻翼平塌者应剥离范围较广,以利于两侧组织在无张力下紧密接触。缝合时先缝合鼻底部,可在裂隙两侧鼻各作一矩形黏骨瓣翻转缝合或行瓦合式组织瓣缝合修复鼻底。再将三角组织瓣 8～9～10 插入 3～7 切口所形成的间隙内，黏膜、肌肉、皮肤分三层缝合，对位要求准确、平整。最后根据两侧红唇厚薄用嵌入或对偶三角瓣法交叉缝合，形成丰满的红唇（图38-43）。

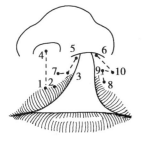
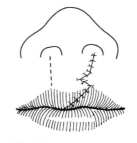

图 38-43　下三角瓣修复法

下三角瓣法的优点是定点准确，易于掌握，利用三角瓣交叉缝合可增加患侧唇应有的高度，由于创口不是直线瘢痕，术后收缩不明显，根据患侧唇短缩的程度，三角瓣的大小可灵活掌握。但此法修复鼻底矫正患侧鼻翼偏斜不够理想，由于手术时将患侧人中嵴切断，远期效果常有患侧上唇稍嫌过长、红唇缘稍低的缺点。

（2）旋转推进法（改良 Millard 法）：此法是在健侧做 A、C 两瓣，使 C 瓣旋转后与患侧的 B 瓣交叉移位缝合，以矫正鼻畸形并形成对称的上唇。

按前法在健侧红唇缘上定 1、2、3 点，点 4 为健侧鼻孔底的鼻小柱根部，相当于人中嵴顶端附近，但不应超过健侧的人中嵴，在裂隙健、患侧相当于鼻翼基底水平线的红唇皮肤交界处分别定出 5、6 点，在患侧红唇最厚处的唇缘定点 7，此点为患侧唇峰点，有时需根据健、患侧唇峰至口角距离的差距而稍内移。在患侧鼻翼根部相当于鼻底水平线的稍外方定点 8，此点高低常需灵活掌握，根据裂隙情况而定，一般裂隙宽，患侧上唇短的此点位置宜高，裂隙窄的 8 点可稍低（图38-44）。

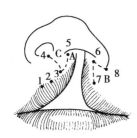
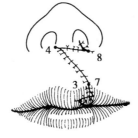

图 38-44　旋转推进法

定点后沿红唇缘切开 3～5 点，在 3～4 点间作弧形切口以增加 3～4 点线的长度，使修复后裂侧的人中嵴与健侧等长或稍长，此时，在健侧形成含有大部分

鼻小柱在内的 C 瓣和形成上唇自然弧度的 A 瓣，将 C 瓣旋转后可矫正鼻小柱畸形并封闭鼻底，A 瓣旋转后使唇部组织下降、唇弓复位。A、C 两瓣旋转后所留缺隙的宽度即为患侧唇 B 瓣的宽度，此时，根据裂隙宽度的需要校正并调整 8 点的高低，再将 8～6～7 全层切开，将 B 瓣插入 A、C 瓣之间。如为完全性唇裂，仍需在龈颊沟处作松弛切口并剥离鼻底，使鼻翼复位并减少缝合张力，各瓣旋转位置适当后分三层缝合，红唇交叉缝合。

旋转推进法的优点是切除组织少，鼻小柱及鼻翼畸形矫正效果较好，鼻底封闭好，并能形成近似正常人的人中嵴及唇弓。但此法灵活性较大，如掌握不好易形成患侧唇长度不足的缺点。近年来，国内、外学者均对此法进行改进，Millard 本人也对此法提出改进方案。为取得满意修复效果，定点时需注意：①健侧 A、C 两瓣旋转后所遗留缺损的大小是根据鼻小柱偏斜程度和患侧唇峰高低来决定的，因此，需先切开健侧使鼻小柱及唇峰复位，再确定所需患侧 B 瓣的大小和高度，遇患侧唇组织短小或裂隙宽的完全性唇裂，健侧 A、C 两瓣旋转角度大，7～8 的距离也应增大，此时需将 8 点上移或绕过鼻翼基部切开少许，以防唇峰高度不对称。如裂隙窄、患侧唇较长或不完全唇裂的 8 点可稍低，也可自 3～5 线中点的稍上方定点 9，切开 3～9～4 和 9～5 点，如此所形成的 C 瓣较小，将 B 瓣插入 A、C 之间分层缝合，效果满意（图38-45）。②切开 4～3 点时，如健侧上唇下降不够，可将 4 点向外延伸，但不能超过健侧人中，如长度仍不足，可按 Millard Ⅱ型方法将健侧鼻底点弧形向下延长，使唇峰两侧等高（图38-46）。修复不完全唇裂在应用 Millard Ⅱ型方法后，上唇高度仍不足时，可以在切口的下端加三角瓣来得到足够的长度。

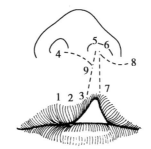
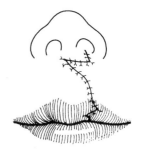

图 38-45　旋转推进法修复不完全唇裂

（3）口轮匝肌重建术（功能性唇裂修复术）：唇裂修复术中如何更好地缝合肌层，使术后获满意的外形及功能效果已逐渐受到重视。Randall（1974）及 Millard（1976）都提出从裂隙两侧切口处仔细解剖出部分口轮匝肌并精确对位缝合，以避免术后切口部位发生凹陷

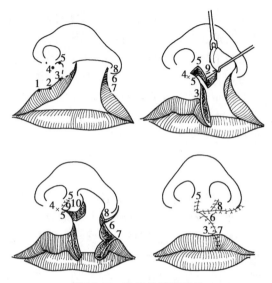

图 38-46　改良旋转推进法

畸形。Michiyoshi（1985）报道采用口轮匝肌重建形成人中嵴的手术方法；Nilcolau（1983）明确提出唇裂术中对口轮匝肌的根治性重建，并用于临床。Kernahan应用此法修复唇裂，称之为"功能性唇裂修复术"，近年来，国内也有这方面的报道。

根据 Nilcolau 等对正常人及唇裂患者的口轮匝肌的排列进行的解剖学观察，证实正常的口轮匝肌有深浅两部分纤维，深部的横行连续纤维为口唇环形括约肌，是口轮匝肌的主要部分。唇裂患者该肌纤维中断，但不发生扭转，复位时只要在黏膜下充分松解游离即可端端缝合。表浅层口轮匝肌起于面部表情肌，分上、下两束，下束鼻唇束插入皮肤形成人中嵴，部分短纤维终止于同侧人中嵴，而长纤维越过中线插入对侧人中嵴。上束鼻唇束插入前鼻嵴、鼻孔底边，深达鼻翼基部，唇裂患者表浅层口轮匝肌两束均发生方向改变，收缩时出现明显的患侧唇部隆起畸形及鼻孔扩大，解剖学研究为重建口轮匝肌、提高唇裂修复效果奠定了理论基础。

口轮匝肌重建术的手术方法：①首先按常规手术定点，一般应用 Millard 法更有利于分离及保存口轮匝肌，于裂隙两侧黏膜皮肤交界处切开，向下翻起黏膜瓣。②经裂侧创缘在皮肤与肌层间锐剥离，黏膜与肌肉间可用手术剪分离，剪断附丽在鼻翼、梨状孔外缘的鼻唇束，掀起位于鼻翼基底下方与骨膜紧连的鼻束附着，形成一个宽大的患侧肌瓣。③健侧：对靠近皮肤的浅层肌纤维应少作剥离以避免破坏正常的人中嵴、唇峰及人中凹，而与黏膜连接的深层肌肉应彻底分离。在前鼻嵴与唇珠位置可各形成一个小盲袋，以供缝入患侧肌瓣。④缝合两侧黏膜以封闭口腔侧创面，必要时需作龈颊沟松弛切口以利减小张力。⑤将

患侧肌瓣上端的鼻束向对侧缝合在前鼻棘的盲袋内，再将患侧鼻唇束肌瓣剪开形成上 2/3 和下 1/3 两个肌瓣，下瓣缝入健侧红唇小盲袋内形成丰满的唇珠，上瓣与健侧肌肉交叉缝合形成人中嵴的外形。⑥按设计切口形成的交叉皮瓣缝合皮肤层。术中也可用电刺激使肌肉收缩以利于寻找错位的肌束，此法手术后常有局部水肿或瘀斑，数天后可消退。

唇裂功能性修复因手术创伤较大，尤其对婴幼儿肌层纤细不易辨认，故宜应用于年龄较大患儿。手术应轻柔细致，尽量减少创伤，剥离层次精确无误，才能取得良好效果。

2. 双侧唇裂修复术　双侧唇裂的修复方法很多，目前基本分两大类，一类为利用前唇原长作为上唇的中央部；另一类为利用前唇作为修复后上唇的一部分，不足部分由裂隙两侧转移矩形瓣以增加上唇的高度。

（1）前唇原长修复术（图 38-47）：前唇较长者，在裂隙两侧定点 1、4，使缝合后两侧鼻孔大小适当并相等，在前唇缘相当于两侧唇峰位置定点 2，在两侧红唇由厚变薄处定点 5，使 4～5 等于 1～2，沿 1～2 切开皮肤和皮下组织并向下切开红唇黏膜和黏膜下组织，将其翻转作为衬里。将 4～5 作全层切开，将 1～4、2～5 各点相对按层缝合，将两侧红唇瓣交叉，红唇上如残存白唇应切除，黏膜适当修整后缝合，做出唇珠并使两侧对称。

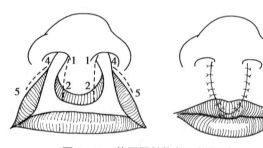

图 38-47　前唇原长修复双侧唇裂

（2）前唇加长修复术（矩形瓣法或 Barsky 法）：前唇过短时可用此法。按上法定出 1、2、4、5 各点，在 2～2 中点定点 3，自 4 画一线至 6，使 4～6 等于 1～2，在 4～6 点线上找点 7，使 6～7 等于 2～3，连线 5～7～6 接近直角，点 6 至红唇缘的距离应稍短于 5～7 的距离，以利于形成唇弓。按定点画线，切开唇组织，止血后，将 1 与 4 点、2 与 6 点、3 与 7 点相对缝合，如此作出上唇的高度为 5～7 加 1～2（5～7 约等于 1/3 唇高）。红唇修复方法同上（图 38-48）。该手术方法易出现上唇过紧过长的唇继发畸形。目前较少应用。

前唇加长修复术也可应用两侧上唇三角瓣插入前

唇以增高上唇(图38-49)。但要特别注意前唇的血运问题。

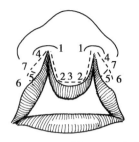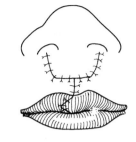

图38-48　矩形瓣修复双侧唇裂

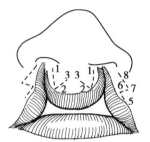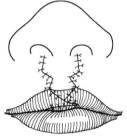

图38-49　三角瓣法修复双侧唇裂

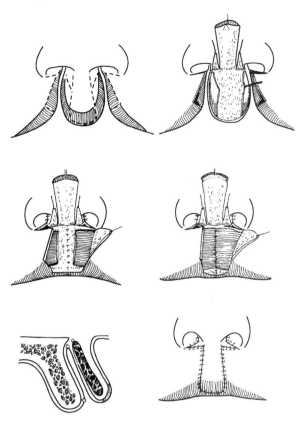

图38-50　双侧唇裂功能性修复法

(王光和　马　莲　孙勇刚)

由于双侧唇裂的前唇部缺少肌层,受两侧唇部肌肉张力影响,术后远期效果观察常显前唇明显增宽,故手术时前唇定点应较窄,可按人中嵴的宽度设计前唇宽度,前唇部两侧多余的皮肤可用以修复鼻小柱或鼻底。

遇双侧唇裂、前颌骨明显突出的婴幼儿,必要时进行术前弹性压迫法持续压迫前唇部,使前颌骨后退。而遇前颌突出同时有两侧腭骨内收、腭弓狭窄者,不能勉强后推,而应与正畸扩弓治疗同时进行。避免前颌骨截骨术。

(3)双侧唇裂的功能性修复:双侧唇裂前唇组织薄,常缺少肌层,术后不能形成口轮匝肌的功能。有人主张将前唇皮肤原长作为上唇的表层,将裂隙两侧的肌层游离后向中间拉拢缝合形成前唇部的肌层,并在前唇形成两个上三角瓣插入两侧鼻底,利用前唇黏膜层及两侧上唇黏膜层形成口腔前庭(图38-50)。

【术后处理】

唇裂术后创面可暴露,局部可应用利于伤口愈合的外用药或抗生素软膏。可用无菌透气纸胶带减少唇部张力并保护伤口。患儿未清醒前应平卧,头偏向一侧以利口腔分泌物流出,完全清醒后可给流食。术后伤口暴露,有血痂时可用盐水清洗,术后可给适量抗生素以预防感染,尽量避免患儿哭闹,视情况5~7天可拆线。

腭裂修复术

【手术适应证】

腭裂修复术属于择期手术,无绝对的禁忌证和适应证,但手术必须在保证患儿的生命安全的前提下进行。腭裂手术的主要目的是恢复腭部的正常解剖形态和腭咽闭合的功能,使之具有正常的语音及语言的功能,在全身其他情况允许的情况下,腭裂修复术应尽量在出生后8~18个月之间完成。但在以下几种情况应慎重手术:

1. 患儿同时伴有小下颌。
2. 患儿有先天性心脏病或其他系统性疾病。
3. 患儿有血液系统疾病。
4. 患儿急慢性上呼吸道及肺部感染,或其他不适于进行全麻手术的疾患。

【术前准备】

与唇裂基本相同,更应注意全身情况,是否为综合征的一种表征。应用全身麻醉,气管内插管。腭裂患者有扁桃体肥大和咽部增殖体一般不需处理。咽部增殖体可有助于腭咽闭合,如切除可能不利于发音的恢复。如扁桃体炎或脓肿经常发病,术前应予切除或

879

与腭裂手术同时切除。炎热季节行腭裂手术应注意预防患儿高热缺氧。如仍用奶瓶喂养的患儿需要改变喂养习惯,改为勺喂或带勺的奶瓶喂养。

患者平卧,头置后仰位,常规消毒铺巾。

【手术方法】

腭裂手术方法很多,但要求用一种方法使各类型腭裂患者完全恢复解剖形态及腭咽闭合功能则不易做到,为此,学者们对手术方法进行了不断地改进以达到闭合裂隙、延长软腭功能长度的目的。

常用的手术方法有以下几种:

1. 改良兰氏法(改良 Langenback 法或称双侧减张缝合术) 改良兰氏法是目前应用最广泛的修复腭裂的手术方法,其手术步骤如下(图 38-51):

(1)在腭部黏膜上沿两侧牙龈缘 3~5mm 处自单尖牙向后经上颌结节弯向后外方达舌腭弓外侧作松弛切口,并深达腭骨骨面,在上颌结节后方触及翼钩将其推断,使腭帆张肌减张,用骨膜分离器剥离黏骨膜瓣,并松解腭大血管神经束。

(2)剥开裂隙边缘:自裂隙前端至腭垂纵行切开黏骨膜和黏膜,将裂隙边缘组织稍加分离显露肌层。

(3)分离鼻腔黏膜:将剥离器自硬腭鼻腔面插入,并广泛分离,使鼻腔两侧黏膜松解相对缝合,尽量消灭鼻腔创面。

(4)剪断腭腱膜:在硬软腭交界处用弯剪刀剪断

腭腱膜,裂隙宽大者也需在硬软腭交界处的前方剪断鼻侧黏膜,使软腭鼻侧黏膜得到松解,将松弛的黏骨膜瓣向中央推移缝合。

(5)缝合:两侧黏骨膜瓣及软腭在中线按层缝合鼻腔侧黏膜、肌层及口腔侧黏膜。

(6)冲洗口腔,检查双侧松弛切口是否有出血,如果术中未损伤大血管及肌肉,止血彻底,并有效地减张。

(7)双侧松弛切口可直接缝合或放置明胶海绵后缝合。

为保证手术成功,术中需注意两侧黏骨膜瓣必须充分松弛,在无张力下缝合。为此需将腭大血管神经束自腭大孔中牵出一段或可在腭大孔周围沿血管神经束向前走行的方向,沿其两侧切开骨膜,用钝剥离法将血管神经束游离出 1~2cm,使软腭组织向中线松弛并后移;或可将腭大孔后内缘骨质凿除,使血管神经束向后内方移动,达到松弛黏骨膜瓣的目的。

改良兰氏法简便易行,是经典的最常用的腭裂修复术,此方法费时少,创伤小,如操作正确,有效地恢复肌肉环,可以获得良好的腭咽闭合。腭裂术后的发音效果与诸多因素有关,其中与手术年龄关系已成定论。手术年龄越大,术后语音恢复时间越长,达到正常发音水平的可能性的百分比下降。

为了解决手术时间与发音效果及生长发育之间的矛盾,国外及国内已陆续开展了修复唇裂同期修复硬腭(犁骨瓣修复术)或唇裂同期修复软腭(Delair)方

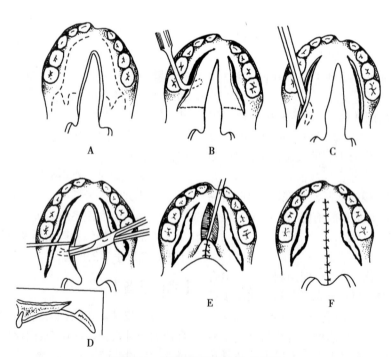

图 38-51 腭裂修复术的基本步骤
A. 切口示意 B. 剥离黏骨膜瓣 C. 凿断翼钩 D. 剪断腭腱膜
E、F. 缝合裂隙

法。力图在语音开始发育前完成腭部裂隙的封闭而最小程度地影响上颌骨的生长发育。

在一些应用此方法修复腭裂后不能或不能良好腭咽闭合的患者或软腭明显短，肌肉发育不良者，仍需同期软腭延长，或二期行咽成形。

2. 延长软腭的各种手术方法

（1）单瓣后推术：腭瓣后推术为 Dorrance 首先提出，后又有改进（图38-52）。在前牙槽嵴与腭骨后缘间作弧形切口至上颌结节后外方，剥离黏骨膜瓣，显露两侧腭大孔，分离腭大血管神经束，凿断翼钩，剪断鼻侧黏骨膜及腭腱膜，使软腭充分游离，将腭侧黏骨膜向后推移，剖开裂隙边缘，按层缝合鼻侧黏膜、肌层和口腔黏膜。将黏骨膜瓣前缘与硬腭后缘的软组织缝合，碘纱布敷料、缝扎固定黏骨膜瓣表面以保护创面。

此法目的在于增加软腭长度以缩小咽腔，适用于软腭裂患者，如不切断腭大血管神经束，鼻侧创面不进行植皮，不能获得足够的后推效果，且可能影响生长发育，故目前较少应用。

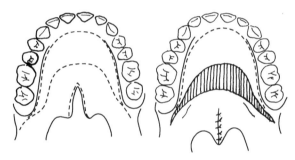

图38-52　单瓣后推术手术方法

（2）二瓣后推术（图38-53）：沿裂隙边缘和两侧牙槽嵴内侧作切口，再根据裂隙之长短，从切口前方裂隙顶端开始斜向单尖牙或侧切牙切开，掀起黏骨膜瓣，按基本手术操作方法凿断翼钩，剪断腭腱膜，游离血管神经束，剥离鼻腔黏膜，最后将两侧黏骨膜瓣向内、后推移按层缝合。为防止两瓣前端出现小裂隙，常在硬腭后缘、裂隙前端留一舌形小黏骨膜瓣，使蒂位于裂隙前缘，将小瓣向后翻转，形成两大瓣尖端之衬里，此法有利于伤口愈合及后推。

对单侧完全性腭裂，常需将健侧犁骨黏膜瓣向上翻转，使其创缘与患侧鼻腔黏膜缝合，以封闭鼻腔创面。

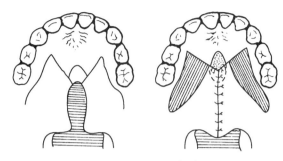

图38-53　二瓣后推术

（3）三瓣法（图38-54）：在健侧切取蒂在裂隙边缘前方的弧形黏骨膜瓣，其前后长度约为硬腭长度的 1/2 或略长，将此瓣向裂隙方向翻转与患侧裂隙鼻侧黏骨膜缘缝合，再按前法行二瓣后推术。此法适用于单侧完全性腭裂。如硬腭前端裂隙较宽，可在裂隙两侧各作一黏骨膜瓣向中间翻转缝合，或作两个蒂在腭前端的黏骨膜瓣，将其向中间旋转缝合，以闭合硬腭前端裂隙，后方行二瓣后推术。此法也称四瓣法修复，缝合时需注意四瓣相连处的闭合，防止遗留裂隙。由于在牙槽嵴前部剥离较广泛，骨裸露面较大，对上颌骨前部发育影响较大。

（4）腭部岛状瓣修复术：应用上述各种腭裂修复术后推软腭可在硬腭后缘鼻腔侧留有创面，术后瘢痕挛缩使软腭回缩，影响软腭长度。可利用岛状瓣法消灭鼻腔侧创面并延长软腭的长度。按二瓣后推术形成腭部两大黏骨膜瓣，将健侧瓣之血管神经束尽量剥离，在其前端切取所需大小之黏骨膜瓣，使剥离出之血管神经束成为此瓣的营养蒂形成岛状瓣。将此岛状瓣翻转使其黏膜面向鼻腔，缝合于硬腭后缘黏膜缺损区，再将两侧松弛后退的腭瓣逐层缝合（图38-55）。也有应用颊黏膜瓣旋转，缝于硬腭后黏膜缺损区以消灭创面。

以上的手术均因对上颌骨前部的黏骨膜瓣干扰较大，可能对日后的生长发育有一定的影响。

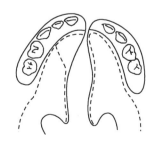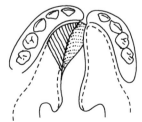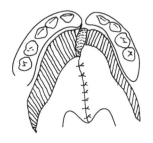

图38-54　三瓣法修复腭裂

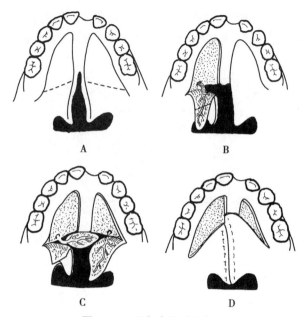

图 38-55 腭部岛状瓣修复法

A. 切口设计　B. 形成岛状瓣　C. 岛状瓣转移缝合　D. 缝合腭瓣

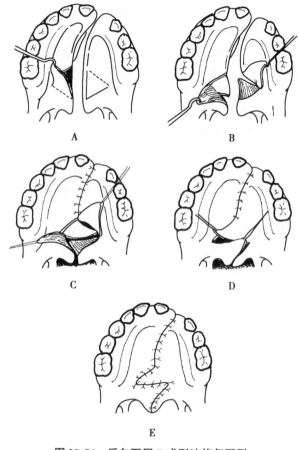

图 38-56 反向双层 Z 成形法修复腭裂

（5）软腭"Z"成形术修复法：为防止软腭后推手术后鼻腔侧黏膜长度不足及直缝瘢痕挛缩，可在鼻腔侧黏膜作附加切口，按"Z"成形原则切开、剥离，交错缝合以延长软腭。

反向双层"Z"成形腭裂修复术，主要目的是重建异位的腭帆提肌，以利实现腭咽闭合、恢复语音功能。用"Z"成形方法借软腭宽度来增加其长度，减少剥离硬腭黏骨膜并少作松弛切口，以减少对颌骨发育的影响，适用于修复腭部隐裂、软腭裂及裂隙较窄的不完全裂，可不需分离硬腭黏骨膜，仅用软腭"Z"成形术即可达到目的。近年来国内外均有报道。

手术方法（图 38-56）：于软腭口腔侧和鼻腔侧各作一方向相反的对偶三角瓣，两三角瓣中有一个带有肌层形成的黏膜肌瓣，另一个为黏膜瓣，黏膜瓣基底都向前，黏膜肌瓣基底向后，裂隙一侧由鼻侧黏膜瓣和腭侧黏膜肌瓣组成，另一侧由鼻侧黏膜肌瓣和腭侧黏膜瓣组成。切口设计在鼻侧和腭侧，位于同一水平上，但方向相反。三角瓣臂长根据裂隙宽度来定，裂隙宽时臂长应短些，以免因组织不足而难以封闭裂隙。一般剪开侧切口时黏膜肌瓣与裂缘呈 60°角，而黏膜瓣角度可大些，约 80°。缝合时若张力过大，可在翼下颌皱襞处作松弛切口，分离各瓣后，两侧组织瓣交错缝合，可达到延长软腭的目的，缝合时两侧黏膜肌瓣的肌层在软腭后方相对缝合，以恢复腭帆提肌的功能，此法如适应证选择恰当，操作准确可靠时可获较好功能效果。

【术后处理】

1. 同全麻术后护理。

2. 腭裂术后常规给予抗生素，静脉点滴或口服。

3. 术后 2 周内进流食，以后进半流食及软食，1 个月后可进普通饮食。需要用奶瓶喂养的患儿一个月后可使用普通奶嘴。术后应注意加强热量，给以足够的蛋白质。

4. 注意口腔卫生，成人给予漱口水，小儿可在饭后饮冷开水以代替漱口。

5. 术中如果应用可吸收缝线术后不需要拆线，可自行脱落，一般的丝线缝合于术后 2 周拆除，小儿不合作者可任其自行脱落。

6. 患者出院时应嘱其适当的时间复查，加强语音训练。对于语音发育完成后行腭裂手术的患者（5 岁以上者）术后 1 个月即可开始练习唇、舌、腭、咽部的肌肉活动，以期尽快改变腭裂音质。

【术后并发症及处理】

1. 出血　主要是由于术中止血不完善或术后患儿哭闹造成，经常发生在术后 3 小时内，血可从口或鼻流出或吞咽至消化道，应注意观察。鼻腭血管、腭大血管或黏骨膜瓣边缘出血,可直接压迫止血并给止血剂,如有活泼出血点需在麻醉下检查并止血,必要时需输血。有些因继发感染所致的出血或全身系统病引发的出血出现较迟。

2. 上呼吸道梗阻　主要由喉头水肿和血肿导致,较少见。也可由于粗暴的气管插管及手术创伤,手术时间过长,使用开口器过度压迫舌根所致。经常发生在术后 6 小时内,应注意预防,必要时需做气管切开。

3. 术后腭部裂孔　发生率为 2%～3%,多发生于硬软腭交界处,其次为腭垂。形成裂孔的原因多由于术者经验不足,两侧黏骨膜瓣松弛不够,缝合张力过大所致,偶有因术后严重感染或外伤所致。一旦发现裂孔,不宜立即手术修复,小的瘘孔有时可自愈,经久不愈的瘘孔需待 6 个月后行二期手术治疗。

4. 感染及黏骨膜瓣坏死　少见。常由于鼻腔侧创面发生的局部感染或黏骨膜瓣血运障碍所致,预防方法除改进手术操作技术,注意口腔清洁外,可给予全身及局部抗生素。

5. 偶有诉耳痛者,为咽鼓管周围组织肿胀所致,术后 3～4 天即可消失,无特殊处理。

6. 腭咽闭合不全　发生率为 5%～40%,受不同因素的影响,手术年龄越大发生腭咽闭合不全的几率越高。

(王光和　马　莲　孙勇刚)

咽成形术

【手术适应证】

咽成形术属于择期手术,应在患者全身状况良好的情况下进行,有两种情况需要行咽成形手术,即咽腔过大或咽腔过小,在本章节所提及的咽成形术主要是矫正咽腔过大继而引起的发音不清,具有以下几方面情况者可考虑行咽成形术矫正咽腔的形态。

1. 腭裂术后 1 年以上,患者有明显的过高鼻音及鼻漏气。

2. 患者语音发育已经基本完成(4 岁以上)。

3. 无明显的智力障碍及语音语言学习障碍,可接受语音训练者。

4. 以过高鼻音及鼻漏气为主的发音不清及语音障碍。

5. 经客观检查证实在发音时有腭咽闭合不全的存在。

对于患有综合征或小下颌的患者施行咽成形术时应慎重。

【术前准备】

1. 与腭裂修复术的术前准备基本相同,应用全身麻醉,气管内插管。

2. 术前进行头颅侧位 X 线片(静止及发"衣"音时)及鼻咽纤维镜的检查。评价腭咽闭合的状态,闭合类型、运动类型等。

3. 需要行咽成形术的患者如扁桃体肥大,可同期或术前行扁桃体摘除术。

4. 患者平卧,头置后仰位,常规消毒铺巾。

【手术方法】

咽成形术有多种,常应用于腭裂术后腭咽闭合不全、先天性腭咽闭合不全,有时与腭裂修复术同时进行。

1. 咽后壁瓣成形术　适用于修复软腭和腭垂短缩、咽腔前后径大、咽侧壁运动良好者。在咽后壁切取带咽上缩肌的黏膜肌瓣,将其翻转缝于软腭上,黏膜肌瓣的长宽因人而异,一般约(1.5～2cm)×(4～6cm),小儿可根据情况酌减。咽后壁瓣的蒂宜在上方,黏膜肌瓣可做的较长与软腭接触面加大,缝合后无张力;缝合后咽瓣收缩时牵引软腭向后上方形成良好的腭咽闭合;蒂部创面位于上方,不易感染;吞咽进食时也不致造成创伤,有利于伤口愈合。

操作方法:

(1) 咽后壁内注入含肾上腺素的 0.5% 普鲁卡因,切开瓣的两侧,在椎前筋膜浅层分离。

(2) 在瓣的顶端穿一牵引线以利于切断瓣的远端,翻起咽后壁黏膜肌瓣。

(3) 咽后壁的取瓣区直接拉拢缝合。

(4) 按前述方法行腭裂修复或切开软腭裂隙后,将咽后壁瓣缝于软腭和腭垂的鼻腔面上。

咽后壁瓣的蒂应做在相当于第一颈椎或软腭水平,使咽瓣收缩时能上提软腭,腭咽闭合部位与腭帆提肌收缩在同一水平,为达到良好发音创造条件(图 38-57)。

为消灭咽后壁瓣蒂部的创面,以防术后挛缩,有人将咽后壁瓣折叠成褥垫式,去除其顶端小条表层黏膜,将其缝于软腭鼻侧创面上。也有人认为形成咽瓣切口时,将支配咽瓣内肌肉的咽丛神经切断,可致术后瓣内肌肉萎缩而无收缩功能,因此提出应用双向咽后壁瓣法修复腭裂,即在咽后壁做 S 形切口形成两个方向相反的横向黏膜肌瓣,蒂宽 15～20mm,瓣长 30～35mm,将二瓣旋转,相对缝合于软腭裂隙之鼻腔面及口腔面,供区直接拉拢缝合。

也有人提出应用咽后壁倒 T 形瓣与软腭缝合,以提高软腭,消除软腭鼻腔侧创面,收到较好效果。

2. 腭咽肌瓣成形术　利用括约肌成形法进行功能性修复,适用于腭咽闭合不全、咽腔横径过大、软腭动度好,但咽侧壁动度差者。在两侧咽腭弓前面各做

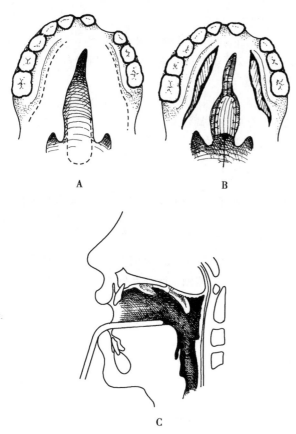

图 38-57　咽后瓣成形术
A. 切口设计　B. 腭瓣缝于软腭鼻侧面　C. 咽后瓣成形侧面观

一蒂在上的黏膜肌瓣，与咽后壁上形成的蒂在上的短瓣缝合，借助腭咽肌、软腭及咽后壁肌肉的动度形成括约肌环状收缩，以达到满意的腭咽闭合。

此手术方法不宜与扁桃体摘除同期进行，如果需要进行扁桃体摘除，应在术前进行。

操作方法（图 38-58）：

（1）在腭咽弓前外侧黏膜及黏膜下作切口，自扁桃体窝最上端向下长约 4cm。

（2）用窄骨膜剥离器深入黏膜切口分离腭咽肌束，肌瓣内应含有完整的腭咽肌，在分离至上端接近软腭后外侧时应仔细，防止用暴力损伤进入腭咽肌的血管和神经。

（3）在舌根水平作横切口，将已分离的肌束提起，平行切开其内侧黏膜，形成蒂在上的黏膜肌瓣。取瓣区创口压迫止血、间断缝合。同法形成对侧瓣。

（4）局部浸润麻醉后在咽后壁相当于环椎结节水平处形成 1cm×2cm 左右蒂在上的黏膜肌瓣，压迫止血。

（5）将已形成的两侧黏膜肌瓣的黏膜及肌层相对缝合，将此黏膜肌环向后上翻转，使其创面与咽后壁瓣腹侧创面相对，贯穿缝合 2 针，将黏膜肌瓣的边缘与咽后壁创缘紧贴缝合，使咽后壁突起形成横嵴，只留有较窄的腭咽腔，为取得较好发音效果创造条件。

应用此法行二期咽成形术时，一般不切开软腭，如与腭裂修复术同期进行，则应先行腭咽肌瓣成形术再行腭裂修复术。

3. 咽后壁增高术　利用自体组织或植入体，增加咽后壁向前的突度，以补偿软腭的长度不足而造成的腭咽闭合不全，适用于软腭动度好、长度不足的轻度腭咽闭合不全，植入法因长期效果不稳定现较少应用，现经常应用咽后壁瓣翻卷法进行咽后壁的增高。

操作方法：

（1）同咽后壁瓣成形术的咽后壁瓣形成步骤，其宽度由腭咽闭合不全时两侧咽侧壁间距离决定，长度由发音时咽后壁至软腭的距离决定，高度由发音时软腭抬高的最高水平决定，一般在第一颈椎或以上的水平。

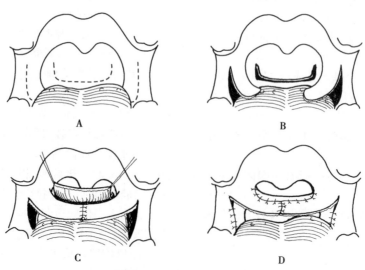

图 38-58　腭咽肌瓣成形术
A. 切口示意　B. 腭咽肌瓣形成　C. 缝合　D. 术毕

884

（2）用 11 号尖刀将已形成的咽后壁瓣表面的黏膜去除，保留黏膜下的其他组织。

（3）将咽后壁瓣向已去除黏膜层的黏膜面翻卷 2～3 圈，然后用缝合线固定于与蒂为同一水平的咽后壁上，一般需 3～4 针。

4．腭再成形术　此手术严格讲不应属咽成形术部分，因为此手术为腭裂修复术后进行，并且是为改善腭咽闭合的目的，因此在此部分进行叙述。此手术适应于由于初次腭裂修复术未能有效形成腭部肌肉环，而造成的腭咽闭合不全，鼻咽纤维镜的典型表现为软腭鼻腔黏膜面的 V 形缺损。

操作方法：基本方法同兰氏修复术，松弛切口不需向前过长延伸，一般到 5|5 的远中即可，软腭中央需重新剖开，找到肌肉并剪断腭腱膜。因为是再次手术，其难度较大，特别是在松解上颌结节处的瘢痕组织，当松解步骤完成后，接三层缝合：黏膜层、肌层和口腔黏膜层。

【术后处理】

1．同全麻术后护理。

2．术后可给予抗生素，静脉点滴或口服。

3．术后一周内流食，以后半流或软食一周，两周后可进普食。如为腭再成形术，进食要求同腭裂修复术。

4．注意口腔卫生。成人给予漱口水，小儿可在饭后饮凉开水代替漱口。

5．一般缝线不需拆除，让其自行脱落。

6．术后一个月进行复查，必要时可开始语音训练，一般肌肉的完全恢复在术后 3～6 个月。

【术后并发症及处理】

1．出血　需在术中彻底止血，术后恢复期应密切观察患者是否有频繁的吞咽动作。在行咽成形时应注意是否有血管的走行变异（如腭 - 心 - 面综合征），如有术后出血应在全麻下进行止血，还要结合应用止血药物，必要时输血；如系全麻苏醒期的出血，应注意误吸问题。

2．呼吸道梗阻　术后即刻发生是因为咽部的肿胀、出血等，要注意观察患者，特别在术后 24 小时内，应备吸引和气管切开包，可应用适量的激素减少术后的组织肿胀。如组织瓣过大，轻者可以引起打鼾，重者可引起阻塞性睡眠呼吸暂停低通气综合征，必要时应再次行手术矫正。

3．过高鼻音或过低鼻音　由于手术矫正不足或矫治过度造成，可再行手术治疗。

（王光和　马　莲　孙勇刚）

牙槽嵴裂植骨术

【手术适应证】

1．年龄在 9～11 岁，其尖牙牙根形成 2/3 或 1/2 的唇腭裂或唇裂、牙槽嵴裂的患者。

2．上颌骨发育不足，需行外科正颌手术进行矫正的唇腭裂患者。

3．患侧鼻底塌陷畸形唇腭裂或唇裂患者。

4．口腔前庭鼻瘘或腭部口鼻腔前部瘘的唇腭裂或唇裂患者。

5．牙齿咬合紊乱，排列不齐需进行正畸的唇腭裂或唇裂患者。

【术前准备】

1．同其他口腔颌面外科手术的常规术前准备。

2．常规全身麻醉的术前准备。

3．同正畸医师会诊，决定植骨区的滞留乳牙、多生牙、畸形牙及错位牙的处理，如有牙齿需要拔除，可在至少术前两周或在行植骨术时同时进行。

4．术前正畸的准备　大部分患者无需进行术前正畸，对于由于切牙错位而影响手术操作的患者，需要术前正畸，为获得良好的手术视野创造条件。

5．术前一周药物漱口，牙周洁治，至少术前 3 天开始避免戴用义齿、义托等。

6．术前 X 线片拍照，拍照内容包括全口牙位曲面体层 X 线片、上颌前部咬合片及上颌 CT。

7．术前的研究模型记录和术前幻灯记录（正面像、侧面像、仰头位及正侧位像）。

【手术方法】

1．唇颊黏膜瓣和腭黏膜瓣的形成　沿牙槽嵴裂隙缘并分别沿牙龈缘向前方及后方延伸（图 38-59）。

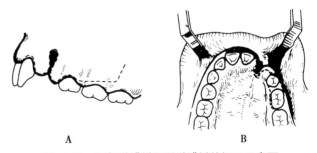

图 38-59　唇颊黏膜瓣和腭黏膜瓣的切口示意图
A. 唇颊黏膜瓣的形成　B. 腭部黏骨膜瓣的形成

2．唇颊黏膜瓣的骨膜松解　唇颊黏骨膜瓣形成后需要划开骨膜达到松解黏骨膜的作用。

3. 形成植骨床　剪断裂隙侧口腔及鼻腔间的连接黏膜，向上方剥离鼻底黏膜，向下方剥离腭侧黏膜，去除多余的肉芽组织(图38-60)。

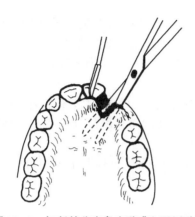

图38-60　切断并分离鼻底黏膜和腭侧黏膜

4. 可吸收线严密缝合鼻底及腭侧伤口，形成严密封闭的植骨床。

5. 将剪碎的髂骨松质骨放入植骨床内，并压紧。

6. 关闭创口　要在无张力的状态下严密关闭创口(图38-61)。

牙槽嵴植骨的供骨区可以有多个，如颅骨、下颌骨、胫骨等。但是，髂骨是最常用的供骨区，通常用髂骨的松质骨。在放入受骨区之前应将其剪碎。

【术后处理】

1. 手术清醒后可进流食，3天后半流食，一般在2周左右可恢复正常饮食。

2. 术后常规应用抗生素，有条件者可联合用药。静脉点滴5天后改口服继续应用2天。

3. 术后48时开始由专业护理人员进行口内清洁，患者本人也需要应用漱口水进行自洁。

4. 鼓励患者早期下床活动，无特殊情况术后7天出院。避免剧烈活动1个月。

5. 口内伤口如需要拆线，应该在术后2周进行。髂骨区术后1周拆线。

【术后并发症及处理】

1. 出血、疼痛、肿胀　与其他口腔颌面外科术后相同，通常为即刻并发症，出血部位通常发生在唇颊瓣的松弛切口部位，可加压止血，必要时缝合止血。疼痛主要发生在髂骨区，可应用镇痛泵止痛。肿胀主要发生在手术区域的面颊区，为分离唇颊瓣所致，术后72小时开始消退，对于肿胀严重者可应用激素进行治疗。

2. 伤口裂开　一般发生在术后7～14天，主要是由于伤口张力过大或感染。伤口全部裂开的少见，单侧牙槽嵴植骨的患者易发生在颊侧，而双侧牙槽嵴植骨者易发生在腭侧切牙孔处。伤口裂开后可见植入骨暴露，不需进行清创，应保持口腔清洁，全身继续应用抗生素，减少唇颊运动。一般情况下伤口可自行愈合或缩小。如果已有死骨形成，可取出死骨，直至有血液渗出。

3. 术后感染　植骨术后的感染通常发生在术后20～30天，表现为鼻内渗出物增多，异味，植入骨暴露，碎骨排出，产生的原因主要是植骨床封闭不严。处理方法相对保守，应用抗生素，局部取出死骨，表面暴露的部分可用碘仿纱条覆盖。一般术后2个月可以痊愈。

4. 植入骨吸收　植入骨的吸收通常由于术后急、慢性感染，缺乏功能性刺激及不适当的手术操作造成。由局部因素造成的植入骨吸收通常发生在术后4～8周，而由于缺乏功能性刺激的植入骨吸收通常发生在3～6个月。术后6个月后植骨区的牙槽嵴的高度趋于稳定。对于植入骨严重吸收的病例，待术后6个月，牙槽嵴高度稳定后，需进行二次植骨手术。

（王光和　马　莲　孙勇刚）

鼻畸形修复术

【手术适应证】

鼻畸形修复术为择期手术，没有绝对的适应证和禁忌证，但一般应在鼻部发育基本完成后再行彻底的鼻畸形矫治，如果鼻畸形严重或者已经对患者的心理造成

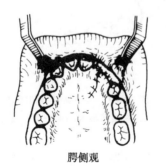

腭侧观

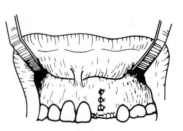

正面观

图38-61　创口关闭示意图

影响,应尽早手术。术前需要慎重考虑如下几点问题:

1. 全身系统性疾病。

2. 局部皮肤和鼻腔黏膜不适合手术,如存在感染灶、皮肤病或过敏性鼻炎等。

【术前准备】

唇裂继发鼻畸形手术修复时间相对较长,手术同期可以矫治鼻中隔偏曲,一般需要开放式入路整复,建议全身麻醉。

1. 如采取全身麻醉,应进行相应全麻术前准备。

2. 常规术前检查血常规、尿便常规、血生化免疫、胸片及头颅 CT。

3. 口鼻腔清洁,剪鼻毛。

【单侧唇裂鼻畸形修复术】

单侧唇裂继发鼻畸形的特点主要为裂隙侧鼻翼鼻尖塌陷、下外侧软骨外下移位和中线偏斜,手术以矫治鼻翼塌陷和中线偏斜为主。手术过程如下:

1. 鼻腔消毒和局部麻醉　碘伏棉签双侧鼻腔清洁消毒,以 1：100 000 肾上腺素的 0.5% 利多卡因或 4% 阿替卡因(必兰)行鼻腔浸润麻醉并收缩血管。注射时,应均匀注射于鼻中隔、鼻背、鼻翼、鼻尖和鼻小柱,鼻中隔的注射一般遵循先从后下、后上、前下和前上,可以避免前份注射后的出血影响后份注射视野。局部浸润注射于皮肤和骨软骨结构之间,尽量减少对于表层皮肤外形的影响。局部浸润后,轻柔摁压鼻部 1～2 分钟可使麻醉剂扩散更加均匀,以及减轻局部浸润引起的外部畸形程度。

2. 鼻腔缩血管处理　可以使用缩血管制剂(羟甲唑啉或麻黄碱)浸泡脱脂棉、棉签或海绵后填塞鼻腔,收缩鼻腔黏膜血管,减少术中出血和使术野清晰,利于解剖分离组织层次。

3. 常规消毒面部及鼻腔,铺巾,显露眼部。

4. 切口设计

(1)横跨鼻小柱切口:于鼻小柱中下 1/3 交界处行横跨鼻小柱切口,可以在中线处做一倒 V 型三角切口或台阶样小切口,以利手术后缝合精确定位、减轻直线瘢痕收缩程度及隐蔽瘢痕。

(2)双侧软骨下切口:于双侧下外侧软骨尾端下缘处切开鼻前庭鼻翼皮肤,一般位于鼻前庭有毛和无毛区交界处,向上外牵开鼻翼缘即可清晰显示下外侧软骨尾端。

切口沿着下外侧软骨尾侧边缘,而不是在鼻孔边缘,切开暴露鼻端和外侧脚。切口不应置于鼻孔边缘和鼻大翼软骨外侧脚之间外侧的软组织三角区内。此处的软组织三角区由并列的两层皮肤构成,两层皮肤

之间无软骨结构支撑,仅有一层疏松的蜂窝组织结构,任何切于此处的切口都将可能导致术后鼻翼缘出现凹陷,最好避免在此处切开。

(3)鼻小柱两侧皮肤转折内侧切开,连接横跨鼻小柱切口和双侧软骨下切口。

5. 组织剥离　以小弯剪刀自一侧的鼻小柱侧方切口钝锐分离至对侧,翻起鼻小柱皮瓣,显露内侧脚尾端。内侧脚穹隆处软骨浅面向两侧钝锐剥离,显露外侧脚外侧近梨状孔处;即可清晰显示整个下外侧软骨。单侧唇裂继发鼻畸形裂隙侧的下外侧软骨穹隆外侧会有明显的塌陷畸形、外侧移位,以及穹隆处两侧分离;而双侧唇裂的下外侧软骨两侧分离明显。

剥离范围:①软骨性支架畸形:双侧上、下外侧软骨浅面,至鼻骨下缘;②软骨性和骨性支架畸形:双侧上、下外侧软骨浅面,至鼻根。剥离一般在软骨和骨面浅面。

6. 鼻中隔软骨切取　内侧脚间切开入路,仔细锐分离至前隔角,鼻中隔软骨右侧切开至软骨,分离黏软骨膜,显露鼻中隔软骨右侧,上至与上外侧软件连接处,下至上颌骨鼻中隔嵴,后至筛骨垂直板和犁骨交接处后方;保留背侧和尾端 L 形软骨各约 8mm 宽,以 11 号刀片切开软骨,剥离对侧黏软骨膜,范围同上,切取后下份鼻中隔软骨或骨性鼻中隔备用。游离保留的尾端鼻中隔软骨,剪除下端偏曲过长部分,置于中线处,矫治鼻中隔偏曲。

7. 鼻小柱支撑物隧道的制备　内侧脚间沿中线向下钝锐剥离至骨膜浅面,偏曲的前鼻棘可以凿除或将之青枝骨折后推至中线处,但如果不凿除,可能术后前鼻棘仍会偏离至原发位置。

8. 软骨瓣制备　唇裂继发鼻畸形的矫治均需置放鼻小柱支撑物、下外侧软骨和上外侧软骨 onlay 软骨瓣,以及鼻骨下方至鼻尖处软骨瓣。

(1)鼻小柱支撑物:切取的鼻中隔软骨较直的部分作为支撑鼻尖的鼻小柱支撑物,一般需要 2.5cm 的长度,可选择鼻中隔软骨下份近上颌骨鼻中隔嵴处的较厚部分。

(2)下外侧软骨 onlay 软骨瓣:需要 1cm×0.5cm 的软骨,修整呈外侧脚形状后,于凸起表面刻痕,使其弯曲与外侧脚贴合紧密。

(3)鼻背软骨瓣:制备条形软骨瓣,置放于鼻根或鼻骨下缘至上外侧软骨头端间及鼻尖处,修整侧缘圆滑,以免皮肤较薄的病人术后触及软骨尖锐的边缘,引起不适。

(4)上外侧软骨 onlay 软骨瓣:单侧唇裂继发鼻畸形的上外侧软骨部分亦有不同程度的塌陷畸形,需要置放材料支撑鼻背侧方中份,一般此处的软骨瓣制备

呈三角形以与下方三角形的上外侧软骨贴合。

（5）鼻小柱盾形软骨瓣：制备呈梯形的上宽厚下窄薄形软骨，置于内侧脚尾端，调节鼻小柱和鼻尖的旋转度。

（6）鼻尖 onlay 软骨瓣：以一层或多层的软骨置于鼻尖处抬高其高度。

9. 软骨瓣缝合技术　软骨瓣缝合固定一般以水平褥式贯穿缝合。

先将鼻小柱支撑软骨瓣置于中线处制备的内侧脚间隧道内，调节其位置改善鼻尖旋转度和高度，以黏膜针头穿通穹隆部皮肤、双侧内侧脚和软骨瓣，固定三者位置。若裂隙侧下外侧软骨抬高受限，需要在下外侧软骨尾端 L 形切开，松解张力抬高穹隆处至两侧对称；缝合软骨下切口皮肤时，需要对称切开软骨下切口尾端皮肤，形成 Z 瓣交叉缝合封闭此处的松解切口。

以 5-0 PDS Ⅱ缝线水平褥式贯穿缝合双侧下外侧软骨穹隆部和鼻小柱支撑软骨瓣，鼻小柱基部处亦以水平贯穿褥式缝合固定。

下外侧软骨 onlay 软骨瓣亦以水平贯穿褥式缝合固定，使其弯曲与外侧脚贴合紧密，线结于软骨瓣与下外侧软骨之间，需要至少三针彻底固定其位置。

鼻背软骨瓣水平贯穿褥式缝合固定于鼻中隔软骨腹侧保留的 L 形软骨和上外侧软骨，下端与下外侧软骨头端缝合固定，抬高软骨性鼻背。

应用 5-0 或 6-0 PDS Ⅱ缝合线固定软骨瓣，一般鼻尖处的软骨瓣以 6-0 PDS Ⅱ缝合固定，以减轻线结对外形的影响。

10. 鼻背截骨　若鼻畸形存在鼻背过宽、偏曲或驼峰鼻，需要对鼻背截骨矫治骨性畸形。

截骨术在鼻畸形消减术时应用。鼻骨侧方截骨的目的包括消除开放的鼻顶、矫治偏移的鼻骨和缩窄宽的鼻底。

截骨术主要有两种类型：侧方和中线截骨。鼻骨侧方截骨可在不同水平，典型的侧方截骨下方在梨状孔边缘，结束于鼻骨的上或下方；因此，截骨线经常称为低至低截骨线或者低至高截骨线。可通过内部入路和外部入路施行截骨。

鼻背中线处截骨的视野较易显露，侧方上颌骨额突截骨需要于下鼻甲尾端基部（梨状孔边缘）切开，上颌骨额突浅面剥离隧道，剥离范围以仅能通过定位凿即可，鼻腔内避免剥离，以避免截断的鼻背骨性支架缺乏血供坏死。

鼻中隔两侧的中线截骨以骨凿劈开至鼻根部，上颌骨额突以引导凿截骨至内眦水平。根据需要内收或外扩鼻背骨性支架，矫治鼻背骨性畸形。

11. 关闭鼻小柱和软骨下切口　复位鼻部皮瓣，以 6-0 Prolene 线缝合横跨鼻小柱切口，5-0 Vicryl Rapide 线缝合软骨下切口，4-0 Vicryl 线连续贯穿褥式缝合双侧鼻中隔黏软骨膜消灭空腔。

12. 鼻孔过大过小和鼻翼基部内收畸形的处理　根据鼻孔大小情况选择 Z 瓣修复鼻孔形态，调节鼻翼基部位置，改善外形。

13. 鼻腔及外鼻的处理　鼻中隔两侧以硅胶鼻中隔夹板贯穿褥式缝合固定，鼻腔填塞浸有庆大霉素的医用膨胀海绵止血，鼻前庭置放鼻模支撑鼻翼塑形。鼻部皮肤表面以 3-M 医用透气胶条固定加压覆盖，以石膏或铝质鼻夹板固定鼻背骨性支架。

【双侧唇裂鼻畸形修复术】

双侧唇裂继发鼻畸形的特点主要为双侧鼻翼和鼻尖塌陷、下外侧软骨外下移位、鼻小柱过短、鼻底宽大和鼻头圆钝，手术以矫治鼻翼塌陷、抬高缩小鼻尖和缩窄鼻底为主。手术过程与单侧唇裂继发鼻畸形不同步骤如下：

1. 鼻小柱下方 V 形切口　对于部分鼻小柱过于短小的双侧唇裂继发鼻畸形，为延长鼻小柱，可于鼻小柱下方上唇皮肤 V 形切开，上推皮瓣 Y 形缝合，以 V-Y 延长鼻小柱。

2. 鼻小柱支撑物　大部分双侧唇裂继发鼻畸形需要强有力的鼻小柱支撑物支撑鼻尖，制备时若软骨质软，可用双侧软骨瓣作为支撑，或者凿取骨性鼻中隔作为鼻小柱支撑物，可用坚固内固定技术固定骨瓣。

3. 软骨下切口尾端的 Z 瓣　鼻小柱支撑软骨瓣 / 骨瓣置于中线处，调节位置改善鼻尖旋转度和高度，固定穹隆部皮肤、双侧内侧脚和软骨瓣 / 骨瓣三者位置后；双侧唇裂患者的下外侧软骨抬高一般均受限，需要在下外侧软骨尾端 L 形切开，松解张力抬高穹隆处至两侧对称；缝合软骨下切口皮肤时，需要对称切开软骨下切口尾端皮肤，形成 Z 瓣交叉缝合封闭此处的松解切口。

4. 鼻背截骨　双侧唇裂鼻畸形一般都存在鼻背过宽、偏曲或驼峰鼻，可根据需要行骨性支架截骨改善外形。

5. 鼻孔过大和鼻翼基部内收畸形的处理　双侧唇裂鼻畸形的鼻孔一般都过大，可通过纵向切除鼻底瘢痕，缝合复位鼻底肌肉位置来缩小鼻孔；根据鼻翼基部内收情况，选择 Z 瓣修复鼻孔形态，调节鼻翼基部，改善外形。

【术后处理】

1. 手术清醒后 6 小时后可进流食，术后第二天正常饮食。

2．术后常规应用抗生素3天,根据手术剥离范围程度给予口服或静脉途径。

3．术后4~6天,撤除鼻腔医用膨胀海绵,清洁鼻腔血凝块和痂皮。

4．鼻小柱伤口1周拆线,鼻前庭和鼻中隔两侧可吸收缝线不需拆线;拆除鼻背3-M医用胶条;鼻背截骨患者的鼻夹板一般在术后2周左右拆除。

【术后并发症及处理】

1．出血、肿胀和眶周瘀斑 与口腔颌面外科其他手术相同,通常为即刻并发症,出血部位通常发生在鼻中隔软骨取骨创面,一般通过鼻腔填塞膨胀海绵后甚少发生,如果形成鼻中隔血肿,必要时切开引流。术中出血较多时,可在剥离的鼻中隔黏软骨膜一侧做纵向小切口,以防止鼻中隔血肿并继发感染形成脓肿。术后三天内局部肿胀逐渐加重,术后72小时开始消退,对于肿胀严重者可应用激素进行治疗,一般肿胀在2周~1个月内消退,外形评价需要3~6个月后进行。鼻根处剥离过广或者上颌骨额突截骨缩窄鼻背后容易出现眶周瘀斑。

2．头痛和头晕 术中鼻中隔软骨切取时,可能同时凿取筛骨垂直板或骨性鼻中隔,术后会出现头痛,需要鉴别是否存在颅底骨折。术后鼻腔填塞后,副鼻窦的引流不畅也会出现头痛和头晕,一般在撤除鼻腔填塞物后明显好转。

3．伤口裂开 撤除鼻腔填塞膨胀海绵时,容易会出现鼻前庭切口裂开,根据裂开程度判断是否需要缝合。

4．术后感染 鼻畸形修复术后如果存在局部的血肿,很容易造成感染的发生,需要术后鼻腔填塞和鼻外部敷料加压减少感染的发生。

5．鼻中隔穿孔 单侧唇裂患者鼻中隔软骨切取时,鼻中隔偏曲严重的易出现黏软骨膜破损,一般一侧的黏软骨膜破裂不会出现穿孔,若两侧均出现破裂,需要仔细缝合破损处,以防发生鼻中隔穿孔。

（罗 奕）

第9节 口腔颌面部软硬组织缺损的修复与重建

皮肤移植术

（一）皮肤的组织学特点

皮肤移植是修复口腔颌面部缺损常用的方法之一。皮肤覆盖身体的全部体表,是身体的重要器官之一,它具有感觉、分泌排泄及调节体温、阻止病菌侵入机体、防止体液及电解质丢失等功能。皮肤的厚度随身体部位不同而有所差异,如躯干和背部皮肤较厚,而眼睑和上臂内侧皮肤较薄。同一肢体的皮肤外侧较内侧为厚,如大腿外侧皮肤厚约1.13mm,内侧约为0.95mm。皮肤的质地、色泽和毛发分布等特征,越相接近的部位越相近似。在修复颌面部组织缺损选择供皮区时应考虑到这些特点。

皮肤由表皮和真皮组成,真皮下为皮下组织(图38-62)。表皮由上皮细胞组成,可分为四层:基底细胞层、棘细胞层、粒细胞层和角质层。各层细胞均由基底细胞层通过丝状分裂逐渐演化形成。表皮与真皮层紧密结合,程度不等的表皮突起深入真皮中,真皮乳突又伸入表皮突起之间。真皮通过基膜与基底细胞层紧密相接。当表皮缺损时,真皮内上皮细胞的有丝分裂成为表皮再生的主要来源。真皮由胶原纤维、弹力纤维、网状纤维和基质组成。胶原纤维和弹力纤维使皮肤具有韧性和弹性,能耐受一定的弹力和挤压。在皮肤移植后,植皮区的外形和功能情况,与移植皮片所含真皮组织的厚度密切相关,皮片所含真皮越厚,植皮区外形及功能恢复越理想。

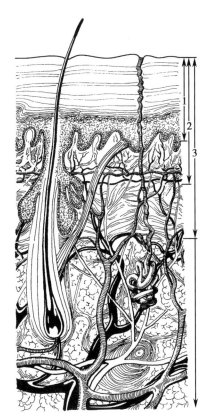

图38-62 皮肤组织解剖和皮片分类
1．表层皮片 2．中厚皮片 3．全厚皮片

（二）游离皮肤移植的分类

游离皮肤移植是自身体某一部位切取不带皮下脂肪的游离皮片,移植于皮肤或黏膜缺损的创面上,以

达到消灭创面、恢复功能及改善外形的目的。根据切取皮片的厚薄分为三类。

1. 表层皮片　仅含表皮层及少量真皮乳头层。厚度约 0.2～0.25mm（0.008～0.010 吋）。此种薄皮片生活力强，取皮区能自行愈合。但由于皮片薄，缺乏真皮弹力纤维，皮片成活后收缩明显，色泽暗，表面有时皱缩，外观差，且不能耐受外力摩擦及挤压。临床上多用以覆盖大的肉芽创面，以达到尽早消灭创面的目的。表层皮片具有在同一供皮区可多次取皮的优点，隔数周可取一次，但因新生表皮较脆弱，切取时需特别小心。

2. 中厚皮片　厚度包括皮肤的表皮层和部分真皮层。约占全层皮肤厚度的 1/3～3/4，相当于 0.3～0.875mm（0.012～0.035 吋）。由于皮片内含较厚的真皮纤维组织，移植成活后收缩较表皮皮片小，质地较柔软，耐受一定的摩擦，取皮区能够自行愈合，但不能重复取皮。中厚皮片兼有表皮皮片及全厚皮片的优点，而成为颌面部缺损修复中应用最广泛的一种皮片。多用于覆盖大的新鲜创面，如灼伤瘢痕切除后，或大型肿瘤切除后的创面。口腔、鼻腔及眼窝内的黏膜缺损或大的肉芽创面也可用薄的中厚皮片修复。

3. 全厚皮片　包括皮肤的表皮层及全部真皮层，是游离植皮中效果最好的一种皮片。移植成活后挛缩程度最小，质地柔软，活动度好，能耐受摩擦，色泽变化也较小，但皮片移植成活的条件较前两者为高。抗感染力弱，移植于口腔、鼻腔及眼窝内，皮片成活困难，一般只适用于面部较小的皮肤缺损新鲜创面。取皮区不能再生上皮故需缝合，如取皮区创面大则仍需植皮以消灭创面。

4. 带真皮下血管网的全厚皮片　带真皮下血管网的游离皮片是日本的冢田贞夫于 1979 年首先报道，国内吴伯刚、陈宗基等人也介绍了应用此法获得成功的经验，并进行了实验观察。此种皮片较全厚皮片有更大的优越性，甚至有时可代替血管吻合的皮瓣而无臃肿的缺点。保存真皮下血管网的游离皮片比全厚皮片稍厚，带有少量脂肪组织及完整的真皮下血管网，此血管网在血液循环重建中起到积极的决定作用。皮片的切取方法及供皮区处理均与全厚皮片相同，只是带真皮下血管网的皮片移植后固位和加压包扎很重要。加压不稳影响血运的建立，易形成花斑状皮肤。据上述学者报道，此种皮片成活率高，愈合后质地柔软，色泽较好，不起皱，不臃肿，术后收缩不明显，感觉恢复也较早。效果优于全厚皮片移植。

1986 年，步兵红在动物实验和临床上比较了保存真皮下血管网皮肤移植及全厚皮片移植愈合过程的变化。认为，保留真皮下血管网的皮肤移植与全厚皮片移植成活机制基本一致。从临床疗效来看，早期前者的柔软性、可移动性优于全厚皮片，近期、晚期两种皮片颜色、质地、收缩等变化相似。较厚的带真皮下血管网皮片更多地出现花斑并变硬，且适应证相对严格，不宜在颜面广泛应用，也不能代替血管吻合的皮瓣。带真皮下血管网游离植皮需掌握适应证及手术技巧，推广应用尚待进一步探讨。

（三）取皮区的选择及厚度的决定

颌面部植皮应考虑到皮肤颜色、质地应与面部近似，一般来说，应选择与颜面部邻近的部位。全厚皮片多切取耳后、锁骨上部或前臂内侧的皮肤。如需移植大块皮肤时，可自大腿内侧切取中厚皮片移植。口腔内植皮应选自毛发较少的部位，切取薄中厚皮片移植。如为肉芽创面则宜用表皮皮片或薄中厚皮片移植。

（四）皮片移植术后的生长过程

皮片移植后 24～48 小时内，为创面渗出血浆中之纤维素所粘连，并靠血浆维持活力。根据移植皮片的厚薄，于术后 48～72 小时内皮片与创面的毛细血管逐渐沟通，术后 4～5 天，自创面有成纤维细胞生长与皮片中的纤维细胞相接连。术后第 8 天，血液循环已基本建立，皮片可呈淡红色，术后 10 天皮片下形成一层纤细的皮下结缔组织，植皮完全成活。

影响皮片成活的因素很多，如术中止血不完善、皮片下血肿、固位不良、敷料压力不均匀、创面遗留瘢痕血运差、伤口感染等均能影响皮片与创面间血运的建立，甚至造成皮片坏死。因此，术前准备、术后护理及无菌、无创技术的基本原则均应严格遵守。

（五）皮片成活后的组织变化

皮片成活后其下产生的大量纤维结缔组织逐渐发生挛缩，使皮片成活后 1～2 个月内出现不同程度的收缩，皮片越薄，收缩越明显，在松软部位或创面上遗留瘢痕组织。在感染创面上植薄皮片，皮片成活后收缩亦较明显。一般手术后 2～3 个月，皮片下逐渐生长一薄层脂肪组织，纤维组织层逐渐被吸收变软，此时皮片又渐变软而活动，移植皮片与周围皮肤相接处也渐变平整。小儿植皮后，皮片能随身体发育而生长。

皮片移植成活后神经纤维即开始由创面向植皮片生长，于术后 3 个月感觉逐渐恢复，至一年左右感觉可完全恢复，以痛觉、触觉恢复较快，冷热感觉恢复较慢。毛囊、汗腺、皮脂腺功能在植皮后呈退化现象，数月后开始再生，其恢复程度也视皮片厚度而定。在皮片成活后应涂少量油脂以防皲裂，并应注意防止冻伤、烫伤或外伤。

（六）各种皮片的切取方法

游离植皮术是口腔颌面外科常用的手术方法，所植皮片一般分为表皮皮片、中厚皮片及全厚皮片 3 种。

【术前准备】

1. 全身情况 患者一般情况良好,无手术禁忌证,如有贫血、脱水等情况,应在术前及时纠正。

2. 局部情况

(1)植皮区:应于术前1天洗澡、洗头,备皮,必要时作口腔清洁。如植皮区为瘢痕挛缩区,应于术前2～3天开始准备,每天用肥皂和清水洗净,瘢痕内的污物可用汽油或乙醚擦净,用酒精湿敷,手术当天再用1%苯扎溴铵(苯扎溴铵)或酒精消毒后备用。

如植皮区为肉芽创面,须注意引流通畅,每天用温的生理盐水湿敷1～2次,有条件时可作创面细菌培养和药物敏感试验,根据药敏结果选用抗菌药物湿敷,及时控制创面的感染。拟植皮覆盖的肉芽组织,必须颜色鲜红,分泌物少,肉芽无水肿,质地坚韧细致,周围无炎症而有新生上皮。如肉芽创面明显水肿时,可用2%～3%盐水湿敷,加压包扎,以促使水肿消退。

(2)供皮区:选好供区后于术前一天备皮,备皮范围应大些,以防取皮时污染。术前用1%苯扎溴铵或75%酒精消毒,不宜用碘酒等刺激性杀菌剂,以免皮肤受损,影响皮片的成活。

【各种皮片的切取方法】

1. 手法取皮 可应用刀片、剃须刀、手术刀或滚轴刀。其切取皮肤的原则基本一致,只是滚轴刀有调节厚薄之刻度,临床上使用方便可靠,使用时可旋转调好厚度。一般取表皮片时调半格,取中厚皮片时调1～2格,但切取的厚度与受力刀片的角度有关(图38-63)。

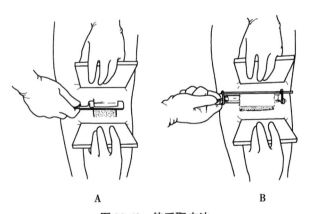

图38-63 徒手取皮法

A. 手术刀取皮法 B. 滚轴刀取皮法

常规消毒铺单,由助手用两块薄木板或手掌将供皮区向相反方向压平,术者用涂有液状石蜡的取皮刀压紧皮肤,使刀面与皮肤约呈15°角,作拉锯式动作切取皮片,动作要轻快,中间不停顿,否则力量不均匀会使所取皮片厚薄不一致。所取皮片的厚度,决定于刀刃与皮面间的角度,角度越大,取的皮片越厚。

2. 切皮机取皮法(图38-64) 常用的鼓式取皮机由10cm×20cm的半圆形鼓、能左右滑动的刀柄、调整刀片与鼓面距离的螺旋及机架组成。取皮时将刀片夹于刀柄上,旋转螺旋以调节刀片与鼓面的距离,将鼓面向上固定于机架上,用干纱布及乙醚擦干鼓面,在鼓面上和取皮区均匀地涂一薄层胶水,1～2分钟以后,待胶水干而黏合力最大时,将鼓面前缘紧压于皮肤上。约30秒后稍提起取皮鼓即可见鼓已与皮肤粘紧,将鼓缘微向上翘,将刀柄靠近鼓的边缘作拉锯动作切取皮肤,边切边向后旋转鼓面直至切取下所需大小之皮片,以剪刀或取皮刀将皮片剪断,将鼓面向上固定于机架上。取生理盐水纱布一块,敷于皮片上,由皮片一端夹着湿纱布由鼓面将皮片卷下,如此皮片表面的胶即由纱布隔开,而皮片不致自行黏着形成皱褶。

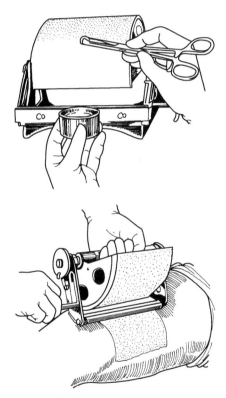

图38-64 取皮机取皮术

表皮皮片和中厚皮片可用手法取皮或切皮机取皮。

近年来,各种类型的电动取皮机已广泛用于断层皮片移植手术。电动取皮机切取的皮片形状规整,宽度为5cm、10cm、15cm等,厚度均匀,标尺刻度可精确到0.025mm。电动取皮机操作技术要点同传统取皮器械,但使用方便,手术时间短。

3. 全厚皮片切取法(图38-65) 一般用手法取皮。术前先用布片或玻璃纸按所形成缺损的形状裁剪好,放于取皮部位,用亚甲蓝按模片将轮廓画出,沿所画

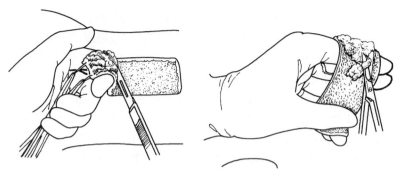

图 38-65　全厚皮片切取法

线做切口深达皮肤全层,自一边皮下浅层剥离少许,用丝线穿过皮缘作牵引,以示指顶于皮面上用手术刀沿皮下脂肪表层剥离,使皮片不带脂肪,将全层皮片切下。必要时可用剪刀将所带脂肪由皮片上剪除。

【术后处理】

1. 取皮区的处理　切取表皮皮片或中厚皮片后,用凡士林纱布敷盖,外加数层干纱布及棉垫,用绷带适当加压包扎,防止滑脱。术后如无疼痛、体温不高、局部无渗出则不必更换敷料。视所取皮片厚度,敷料可在2～3周后撤除,创面愈合。若换药时油纱布仍与创面粘连而又无感染时,则不可将油纱布勉强撕脱,否则造成新的创面,可延迟愈合,形成瘢痕。如发生感染应及时更换敷料。

切取全厚皮片时,可将创口两侧作皮下潜行分离并拉拢缝合。如应用全厚皮片修复颜面部大的创面时,可按皮纹或面部自然皱褶部位将创面分为几个区域,各取布或玻璃纸模型,拼接成长条形,在供皮区取全厚皮片,取皮后创面仍可拉拢缝合,但术前要对受区及供区作好仔细设计。

2. 植皮区的处理　在新鲜创面上植皮,要注意彻底止血,小出血点用止血钳夹住片刻即可止血,渗血可用温盐水纱布加压止血,避免过多的结扎血管,以防线头形成皮片下异物。皮片覆盖创面上,边缘行间断缝合,每隔数针留一长线头,缝合后皮片上放数层生理盐水纱布,上敷大网纱,用所留之长线头将敷料结扎于皮片上,使皮片得到均匀的压力固定。如无感染症状,可于术后8～10天撤除敷料,此时皮片多已成活。如术后有体温升高、疼痛等症状,说明皮片有感染的可能,要及时打开敷料,可用抗生素湿敷,如处理及时可避免皮片全部坏死。

骨移植术

骨移植术在颌面外科应用很广,最常用于上、下颌骨缺损的修复。修复颧骨、鼻骨、额骨等处,因对功能要求不高,可应用骨或代用品移植。上颌骨切除后,用修复体代替植骨,可恢复面部外形及咀嚼功能。而下颌骨折后的不连接或骨缺损、下颌骨肿瘤切除后的器官再造,则必须应用植骨术以恢复其外形及功能。供骨源可分为自体骨、异体骨和异种骨。

自体植骨的方式有带蒂植骨、游离植骨及吻合血管的游离骨瓣移植。带蒂植骨可应用以颞肌为蒂,带喙突修复上颌眶下缘缺损;以胸锁乳突肌带部分锁骨修复下颌骨等。由于其应用范围窄,目前已不常用。游离植骨一般多用整块骨移植,行下颌骨再造,也可用碎骨块填充凹陷畸形。吻合血管的游离骨瓣移植有腓骨瓣移植修复上下颌骨、髂骨瓣移植修复下颌骨等(见本章上下颌骨修复)。

【骨移植的术前准备】

1. 全身情况良好,无手术禁忌证,全身及局部无炎症病灶。

2. 植骨床的软组织应无瘢痕,以便有良好的血运。如无足够的周围软组织覆盖植骨区,应于术前先用皮瓣修复,6个月后再行植骨。如有条件,优先选择吻合血管的游离复合骨瓣移植。

3. 为保证植骨块与受骨面的稳定接触,以便更好地恢复骨的连续性,必须有良好的固定。术前应做好术后固定的准备工作,最好外固定与内固定相结合同时进行。

4. 保持口腔卫生,防止术后感染。应于术前全口牙齿洁治,病牙尽早治疗或拔除。

5. 选择适当的供骨区,术前备皮3天。

【手术方法和术后处理】

1. 游离骨切取术　主要介绍髂骨切取术和肋骨切取术。

(1)髂骨切取术:常用于下颌骨缺损的修复,一般在病变同侧切取髂骨;也常用于牙槽突裂植骨等其他缺损畸形的修复。

患者仰卧，于手术侧臀部垫枕，使髂嵴部充分抬起显示清楚，将髂嵴上的皮肤向内侧下压后，沿髂嵴切开皮肤，前起髂前上棘，后部根据所需髂骨长度而定。切口经皮肤、皮下组织及肌层直达骨膜，当松开向内侧压推的皮肤后，切口即回复至髂嵴外后方，如此形成的切口瘢痕不在骨缘上，并能防止损伤股外侧皮神经。在髂嵴适当部位的骨膜上做 H 形切口直达骨面，用骨膜分离器分离骨膜，显露髂前上棘和髂骨适当部位，根据需要用骨凿或骨锯等切取所需大小、厚薄、长短的骨块，一般多保留其内侧骨板及髂前上棘，仅切取外板，也可切取全层骨嵴。由于髂骨维持骨盆上份的外形，且其内面光滑易于分离，而髂嵴外侧有臀肌紧密附着，操作不便，故有主张切取髂嵴内侧骨板者。切骨后用骨蜡止血，按层严密缝合骨膜、皮下组织及皮肤，伤口内放置橡皮引流条，术后采用腹带加压包扎，48 小时后除去腹带及引流条，切下的骨块用盐水纱布包好备用（图 38-66）。

当髂骨作为牙槽嵴植骨术的供区时，需要的是松质骨，其取骨方法同上述略有不同，详见王光和主编的《唇腭裂序列治疗》一书。

（2）肋骨切取术：患者侧卧，于手术侧腰背部垫枕以显露腋中线。如需用小块肋骨时，可直接在第 7 肋前端切取；如需切取较长肋骨以修复一侧下颌骨时，常取自第 7、8、9 带肋软骨的长条肋骨，以肋软骨形成关节头。沿肋骨方向切开皮肤、皮下组织和肌层，切口大小应超过所需肋骨的长度 1～2cm。显露肋骨，沿肋骨中央做骨膜切口，至两端各附加一垂直切口，使骨膜切口呈 H 形。用骨膜剥离器紧贴肋骨沿肋前外肌方向，在骨膜下仔细剥离肋骨上、下缘，剥离上缘时，骨膜剥离器应由后向前推移，剥离下缘时则应由前向后推移。如此顺肋间肌方向剥离，可避免损伤肌纤维、肋间血管和神经，或撕脱胸膜。将已分离的肋骨提起，内面放置骨膜剥离器以保护深层组织，将所需肋骨的两端用骨剪剪断取下（图 38-67）。仔细检查有无穿破胸膜，如不慎伤及胸膜，应将其严密缝合，冲洗伤口，放置橡皮引流条，分层缝合骨膜、肌层、皮下及皮肤。为减轻疼痛，可将肋间神经切断，或用长效麻醉药作肋间神经封闭。

2. 游离骨瓣移植术 随着显微外科技术的提高和发展，国内外已逐步开展带血管蒂的复合游离骨瓣移植，一次修复面颈部大块组织缺损。游离骨瓣可利用带肋间血管的复合肋骨瓣修复下颌骨及周围软组织，也可用带股动脉分支的游离髂骨瓣移植。游离腓骨瓣移植也是近来开展较多的一项修复技术可对上下颌骨进行修复，详见本章上下颌骨修复部分。

（1）游离肋骨瓣移植：国外应用游离骨瓣修复下颌骨缺损的报告中以肋骨瓣居多，一般取第 9、10 肋后段或前段，分别以主动脉分支肋间后动脉及乳房内动脉分支肋间前动脉为营养动脉，回流静脉为各自伴行静脉。切取肋骨前段的前入路体位方便，但因血管

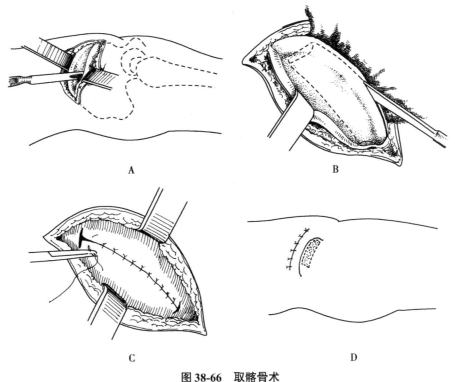

图 38-66 取髂骨术
A. 切开并剥离骨膜　B. 切取髂骨　C. 缝合骨膜　D. 缝合切口

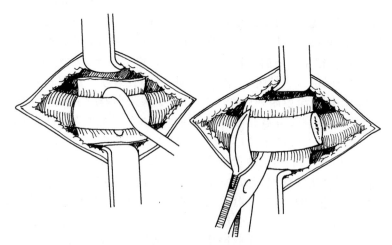

图 38-67 取肋骨术

细、静脉壁薄,有时需切取部分软骨找出乳房内动脉,操作难度大,有穿入胸腔的可能,术后并发症多。有人主张取第 9、10 肋间后血管为蒂,其血管管径稍大,易于切取及吻合。为解决静脉回流问题,可在吻合肋间静脉的同时再选一皮下静脉与受区附近的一支静脉吻合,即吻合一支动脉、两支静脉,血供较可靠。

(2)游离髂骨瓣移植:髂骨的血供主要来自股动脉分支旋髂浅动脉、髂外动脉分支旋髂深动脉、旋股外侧动脉升支和臀上动脉。根据我们解剖学及临床观察,以用旋髂浅血管或旋髂深血管做血管蒂为宜,前者为骨膜血管,后者属骨营养血管。游离髂骨瓣移植方法为:

1)供区:于同侧或对侧腹股沟韧带中点下方约 5cm 处,沿股动脉体表投影向上至髂嵴做弧形切口。以旋髂浅血管为蒂时,则于腹股沟韧带中点下方 1cm 左右暴露股动、静脉及其分支旋髂浅动静脉,在皮下组织和缝匠肌腱膜深面循血管蒂解剖,直至髂前上棘。以旋髂深血管为蒂时,则于腹股沟韧带中点上方,腹横筋膜深面暴露髂外动、静脉及其分支旋髂深动、静脉。切开腹外斜肌腱膜和腹内斜肌,在腹内斜肌和腹横肌之间循血管蒂解剖,直至髂嵴前部,可见血管蒂在髂前上棘后方 3～4cm、髂嵴上缘下方约 1cm 进入髂翼内侧。

解剖血管蒂时,切断、结扎全部肌支,并保留少量血管蒂周围组织,以免损伤血管。

按下颌骨缺损的大小及形状,用骨凿切取髂骨骨块。

2)受区:先解剖出供吻合用的动、静脉,切断、结扎并做好标志。病变下颌骨切除后,根据缺损范围修整骨断端。

3)移植修复:将髂骨瓣置下颌骨缺损区,使骨端贴附,用相应的骨固定材料和技术固定后,再行供、受区血管吻合,分层关闭供受区创面,受区伤口置橡皮引流条,用纱布棉垫覆盖,包扎时压力适中,以免压迫血管蒂。供区伤口常规包扎(图 38-68)。

血管吻合注意事项见游离皮瓣部分。

【游离骨瓣的临床评价】

1. 骨成活率高,抗感染力强。 由于游离髂骨瓣血运丰富,易于成活,为受区组织条件差的骨缺损修复提供了切实可行的方法。临床及动物实验均已证明,在术前经过 50Gy 照射的受区,进行游离骨瓣移植,仍可获满意结果。游离骨瓣还可为广泛的下颌骨缺损提供充足的骨量,髂骨瓣可长达 15cm。

重建的血液循环使游离骨瓣具有较强的抗感染能力,这对上下颌骨植骨有重要意义。

2. 骨愈合快,吸收少。 骨的生长或愈合与局部血液循环有密切关系,游离骨瓣由于血运丰富,而具有愈合快、吸收少的特点,一般于术后 3～4 周即呈牢固的临床愈合,术后 4 周 X 线检查多已发生骨性愈合。远期随诊,X 线检查髂骨瓣除有正常的外形改建外,未见明显吸收。由于骨瓣愈合快,缩短了术后下颌制动时间,减少了患者痛苦及因颌骨固定可能造成的并发症。

3. 游离髂骨瓣血管蒂的选择 髂骨瓣以松质骨为主,易于成活,可形成较大骨瓣。用同侧髂骨瓣修复半侧下颌骨可获得较好外形。以髂前上棘为下颌角,髂前下棘为髁突,髂嵴上缘为下颌下缘,并可将咬肌、翼内肌断端与骨瓣周围肌肉缝合重建附丽,用于行下颌骨半侧再造优于其他骨瓣。

以旋髂浅、深血管为蒂均可形成可靠的骨瓣,两血管蒂长相似,均为 7cm 左右,但旋髂深血管解剖变异小,血管外径(动脉 2.1mm、静脉 1.7mm)较旋髂浅血管(动脉 1.5mm、静脉 1.9mm)为大,宜首选之。

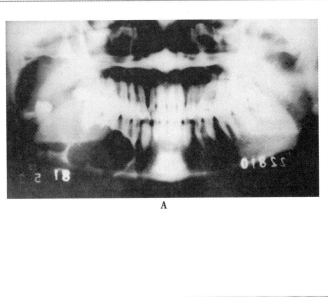
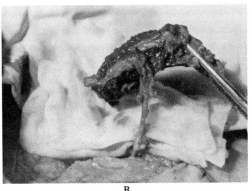
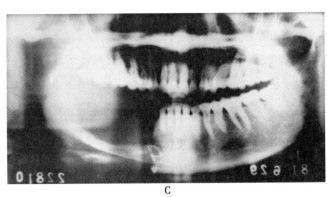
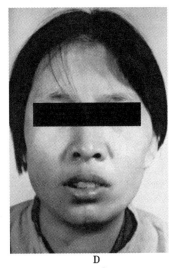

图 38-68　下颌骨成釉细胞瘤患者，利用游离髂骨瓣修复下颌骨缺损
A. X 线片示下颌骨病变　B. 髂骨瓣已形成　C. 游离植骨术后　D. 术后正面像

游离骨瓣移植后，为检查血管吻合是否通畅，除临床症状观察外，可采用术后颈外动脉造影显示血管通畅情况（图 38-69）。也可应用核素骨显像技术，如植骨段呈放射性浓聚，证明局部血运丰富（图 38-70）。

游离骨瓣手术的取骨区无明显后遗症，拆线后即可行走，一般无明显感觉或运动障碍。

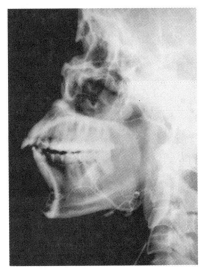

图 38-69　游离髂骨瓣移植术后 2 周血管造影示吻合区血流通畅

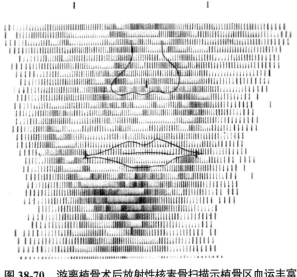

图 38-70　游离植骨术后放射性核素骨扫描示植骨区血运丰富

游离骨瓣移植虽较一般植骨具优越性，但要求技术及设备条件较高，手术时间较长，供区创伤较大，故需创造条件，有选择性地应用游离骨瓣移植修复下颌骨缺损。

其他各种组织移植

【软骨移植】

软骨是一种良好的填充物和支持材料，质韧，易雕刻成形。软骨中无骨髓腔，缺乏血管和淋巴管，在组织液中即可生活。软骨移植后靠间质内的血浆供给营养并与周围组织发生纤维粘连。由于软骨内层生活能力最强，故在移植时需将骨膜全部切除，有时需将软骨表层削除。临床上软骨移植在颌面部主要用于：①填充骨凹陷畸形：如鼻梁、前额、眼眶、颧骨、颏部等；②作软组织的支架：如鼻再造、耳廓再造、睑板、气管、喉头的修复等；③颞下颌关节成形术。软骨移植多用自体软骨，也可用异体软骨。自体软骨多取自第6、7、8肋软骨及其联合部。取软骨方法与取肋骨相同，只是切口多采用胸骨旁与软骨长轴方向大致平行的切口。如需用小块软骨修复睑板、鼻翼等，可取自耳廓、鼻中隔等部位。异体软骨多取自胸腔手术后取下的肋软骨或新鲜尸体。软骨取出后可冷藏保存，一般在无菌瓶中放入生理盐水，再将软骨置入，放于 $-6\sim-4℃$ 冰箱中保存；或置于70%的酒精瓶内，放于室温中保存即可；也可置于1:1000硫柳汞液中，放于4℃冰箱内保存，每周更换液体一次。

自体软骨移植后易成活而不变质，很少发生坏死及吸收，但植骨床必须血运良好。异体软骨植入后有弯曲变形问题，有人主张移植前将软骨行热处理以防弯曲，软骨植入后的吸收变形常与感染有关。

根据有关实验研究结果，多数学者认为软骨移植后，虽可成活且无明显吸收，但似不能继续生长、改建，故儿童期软骨移植术宜慎用。

【真皮移植】

真皮是去除表皮后的皮肤，含真皮乳头层、网状结构、毛囊、皮脂腺、汗腺等，质地致密坚韧，移植后易于成活。在颌面外科常用于皮下凹陷畸形的充填，如眼睑、眶上、鼻唇颊等处的凹陷，也用于颞下颌关节成形术后填塞骨断端空隙，以防止粘连复发；作为吊带用可修复上睑下垂及面神经麻痹畸形；颈淋巴清扫后作真皮移植以保护颈动脉等。

供区应选择真皮厚、无毛发处，如胸腹、背、大腿外侧等。真皮内有毛囊、汗腺为细菌密集隐蔽之处，术前应注意供区严格备皮、消毒。因真皮成活后约吸收 $15\%\sim20\%$，故切取真皮时需比实际缺损区稍大。

切取真皮法：用滚轴刀或切皮机按需要量先将表皮层皮片掀起，再切取真皮全层，止血后将表皮层缝回原处，加压包扎。如所需真皮量较少，可同时切除表皮皮片，创缘直接拉拢缝合。为增加真皮的厚度，常将真皮脂肪层一起切取，形成复合脂肪移植，也可将真皮折叠填入组织凹陷区。

真皮移植后2周，毛囊可发生上皮样囊肿，但可自行破裂，被巨噬细胞和单核细胞所吞噬，1~2年后为纤维组织所代替，皮脂腺、毛囊退化，汗腺、立毛肌可长期存活，真皮内的胶原纤维、弹力纤维和网状纤维也能长期存活。

【黏膜移植】

黏膜有不易角化和自洁的功能，颌面外科临床上多用以修复眼睑结膜、唇红缺损、鼻中隔及腭部组织缺损等。其移植分游离移植及带蒂移植两种。黏膜来源较少，多取自口腔颊部前庭沟附近，也可取自唇、舌、鼻中隔、眼睑、阴道等处。因取材面积有限，黏膜移植在临床应用不多。因黏膜较薄，一般均取全厚层，如带有少量脂肪组织，应小心加以修剪，动作要轻巧，尽量减少不必要的损伤，并在切取后立即移植。切取黏膜的面积应较缺损面积稍大，以弥补黏膜取下时的收缩，供区创面可直接拉拢缝合，黏膜移植方法与植皮相同。

取腭部全厚黏膜移植进行龈颊沟成形，有助于改善牙种植手术后的局部软组织条件，目前得到越来越多的应用。

带蒂黏膜移植常用于修复唇及颊部缺损，如以舌或唇黏膜瓣带蒂转移修复红唇缺损、咽后壁黏膜瓣、腭大血管岛状黏骨膜瓣、双蒂腭黏骨膜瓣等修复腭部缺损。带蒂黏膜瓣也必须在无张力下转移缝合，术后给予抗生素并进流食。

【脂肪移植】

单纯游离脂肪移植术后吸收约 $40\%\sim50\%$，严重时可达80%，不易掌握最终外形，且易感染，故临床应用较少。一般应用真皮脂肪游离或真皮脂肪筋膜瓣带蒂移植。自从开展显微外科以来，可进行吻合血管的游离真皮脂肪瓣移植，如应用大网膜游离移植及游离腹股沟真皮脂肪瓣移植等，效果良好。

脂肪移植在颌面修复中主要用于颜面部凹陷畸形，如半侧颜面萎缩，或肿瘤切除后颜面部的畸形。目前还常用于口腔颌面部微小畸形的矫正。

真皮脂肪带蒂移植多先做成皮管，将皮管远端上皮切除后进行转移填充至缺损区，由于皮管血运良好，易于成活，术后吸收少，术后 3～4 周行断蒂术。

面颊部小型凹陷畸形，也可应用口内黏膜切口暴露颊脂垫，切取部分颊脂垫组织带蒂移植至组织缺损区，手术一次完成，效果良好。

【筋膜移植】

筋膜为坚韧的结缔组织，抗感染力强，移植后反应小，易于成活，在颌面修复手术中多应用筋膜游离移植。常用于面瘫的筋膜悬吊术、先天性上睑下垂矫治术，也可用于颞下颌关节强直成形术骨断端间隙的充填，以防止关节面粘连，以及修补硬脑膜或颅骨缺损等，在填充颞下颌关节间隙时也可用带蒂颞筋膜移植。

游离筋膜移植多取自大腿外侧阔筋膜，此部位筋膜厚，韧性最大且数量较多，适合于做筋膜片带用。其他部位，如颞筋膜、上臂筋膜等，均较薄而很少使用。

筋膜切取方法：大腿阔筋膜与深层肌肉之间有疏松脂肪组织，切开皮肤及脂肪组织即可显露筋膜层，按需要大小切取筋膜片，伤口依次缝合，加压包扎。如有筋膜切取器则较方便，可取成筋膜条备用。

【神经移植】

神经移植主要为修复周围神经缺损。在头颈部修复手术中，神经移植主要用于外伤或腮腺恶性肿瘤切除后面神经缺损的修复，有时也用以修复舌下神经、迷走神经、下牙槽神经。

由于神经极易变性，因此，神经的整复手术以手术时行即刻整复效果较好。如神经损伤不超过 3～6 个月，局部无瘢痕，肌肉未萎缩，血供良好的，行后期修复，也可获得较好疗效。供移植用的神经应选择切除神经后对供区影响较小的部位，头颈部一般切取耳大神经及腓肠神经。耳大神经为颈丛皮支的一个最大分支，外径 2～3mm，自胸锁乳突肌后缘中点向前上斜越胸锁乳突肌表面向下颌角方向走行，到达腮腺时分为前、中、后三支，分别分布于腮腺、咬肌下部、耳廓和乳突部皮肤。由于其位置与手术区接近，移植时可不另加切口。腓肠神经较粗位于小腿后面，腓肠静脉的下方，沿跟腱外侧缘下行，分支很少，可分成若干神经束以备移植吻合。腓肠神经切取后造成的局部麻木区很小。

在行神经吻合时横断面的轴突应作准确的端端对合，不可扭转、折叠或张力过大，断端间不能夹有其他纤维组织。用带有细丝线的 7-0～9-0 无损伤针缝合，最好借助手术显微镜或放大镜进行吻合，以使轴索间对合正确，注意针线只能穿过神经鞘膜及其靠近的神经束膜，不能穿过神经纤维。一般在神经断端的前、后、左、右 4 点作定点缝合，再根据需要在各点间加间断缝合，最后将神经周围的疏松组织移至神经周围以防止愈合后的粘连。也可采用透明胶纸或静脉包绕吻合口，防止瘢痕长入和神经瘤的发生。一般认为术后 10～14 天神经近端轴索开始伸入移植的神经内，每天生长 1～2mm，伸入神经断端远侧段后，每天可生长 3～5mm。如面神经缺损用耳大神经移植修复者，于数月至一年内面肌的功能可完全恢复。在修复混合神经时，需注意两断端不能扭转，以防错接而致手术失败。可先用细丝线做标记，或吻合时用电极确定感觉纤维和运动纤维的位置。

【代用品植入】

头颈部的组织缺损，有时植入自体组织不易获得好效果，或患者不能耐受长时间的手术，或取材受限，可选用合适的代用品植入。

理想的组织代用品应具备以下条件：①物理机械性能好：有一定的强度和弹性，不被软组织改变其性能，能代替机体内的器官和组织；②生理性能好：对人体无毒，无异物反应，无致癌性，不发生变态反应及过敏反应；③生物性能好：能长期在体内耐老化，不变形；④易于彻底灭菌：不因蒸煮、干燥灭菌、药液等消毒而变性；⑤易于加工成型；⑥使用方便，价廉，易得。术者必须熟悉代用品的性能，选好适应证，并应具备熟练的无菌、无创外科技术，才能取得良好的修复效果。

常用的各类代用品有以下各类：

1. 金属类　如金属钛制成的骨钉、骨板修复下颌骨缺损，或各种形状的钛网修复颅骨缺损等。

2. 高分子化合物　高分子化合物多为 20 世纪 60 年代以来发展起来的合成材料：

(1) 聚甲基丙烯酸甲酯：用于做人工下颌、鼻中隔支架等，因强度较差，现已少用。

(2) 有机玻璃：多用于修补颅骨缺损，易塑形。使用前煮沸消毒 30 分钟或在 75% 酒精或 1:1000 苯扎溴铵中浸泡 2 小时，在有机玻璃上钻孔后修补骨缺损。钻孔后有助于结缔组织长入以连接皮肤和硬脑膜，使有机玻璃不易移动，并有利于皮瓣血供的建立。

(3) 聚四氟乙烯：其物理机械性能、生理性能和生物性能均好，其固体可代替下颌骨，液体可注入咽后壁以改进因腭咽闭合不全所致的语音不清，薄膜可用于颞下颌关节成形术，以防术后继发粘连。

(4) 医用硅橡胶：属有机硅化物聚合体的一种，纯度较高，不含毒素，只加少量配合剂，如硫化剂等。目前国内外使用的硅橡胶，经在动物体内埋藏或植入后，从组织学方面证实其与无菌手术创的正常反应相似，早期可有毛细血管增生和淋巴细胞浸润，其后出现成纤维细胞和纤维组织。埋藏后的硅橡胶周围形成一层纤维薄膜，与硅橡胶不粘连，机体对其有很好的耐受性，文献上也很少有致癌的记载。

硅橡胶能耐受反复高压灭菌而不变质，海绵状硅橡胶最好不用煮沸灭菌，因其含无数微孔，杂质能隐藏其中。硅橡胶不因放置时间长而蒸发变质，也不会变软、变脆。因其属介电体，表面易形成静电，尘埃、棉絮易被吸附带入组织内引起异物反应。因此，在消毒前要用干净的软毛刷，蘸中性肥皂充分拭洗，禁用合成洗涤剂，洗净后再用大量蒸馏水冲洗。消毒前用镊子或血管钳夹持，不能用手拿取，也不用纱布或棉垫包裹，将其放入两个相扣合的弯盘或小杯内，用布包好，在200℃干燥热消毒器内灭菌，或行高压消毒30分钟。在国外应用的有各种不同型号的硅橡胶，包括液态的，热硫化型和室温硫化型软硬度不同的管状、膜状，弹性固体和海绵多孔硅橡胶。目前我国各地生产的软硬度不等的和多孔海绵状医用硅橡胶疗效与国外相似，而液态硅橡胶质量仍不稳定，有待进一步提高。

由于医用硅橡胶的性能良好，易于加工成型和灭菌，使用方便，因而是目前应用最广泛的代用品。在颌面部成形修复方面，现已应用于：①鞍鼻的修复；②修复面部凹陷、小颌畸形、颜面半侧萎缩、上颌骨发育不全、咽成形等；③颞下颌关节成形术时，形成关节帽以防止关节粘连；④耳廓再造及鼻再造时，代替骨及软骨支架；⑤做成人工喉头、人工角膜、鼓膜、人工塑料牙等；⑥制作颌面部大型缺损的赝复体及腭裂患者的语音矫治器等；⑦腭咽闭合不全发音不清者，于咽后壁软腭水平填入硅橡胶块或注入液态硅橡胶，可缩小咽腔，改进发音。

应用硅橡胶修复的注意事项：①受区无炎症病灶，软组织血供好，无硬瘢痕，如皮肤薄且紧，血运差时，硅橡胶易穿破皮肤影响疗效。②术前选好适应证及硅橡胶品种，根据需要修剪硅橡胶消毒备用。如应用海绵状硅橡胶填充软组织缺损，因其有一定压缩性，术后其外围形成的纤维囊将压缩一定的体积，故植入体应较实际体积稍大。③手术剥离范围要适当，剥离范围过大，埋藏物可移位变形。剥离时需注意勿损伤面神经，可在皮下剥离而不深入肌层，也可贴骨面剥离。④预防术后并发症：利用硅橡胶移植并发症很少，如偶有因软组织薄而被硅橡胶穿破，可将露出皮肤部分剪除，伤口仍能很快愈合。术后应加压包扎2周以防血肿或积液，如有皮下积液，应在无菌条件下穿刺抽液后再加压包扎，一般经1~2次穿刺后即可痊愈，不影响疗效。⑤固定硅橡胶不与周围组织粘连：

应用弹性固体硅橡胶时可在硅橡胶支架上钻多数孔眼，使周围组织长入孔内以利于固定及引流。实践证明植入的硅橡胶数年后仍不难取出，其周围组织不易牢固长入，仅在其周围形成一层纤维膜。为使硅橡胶固定于组织内，国外多采用硅橡胶黏合剂，涤纶网或涤纶丝绒黏着于修复体表面，再植入体内。

3．羟基磷灰石　人工骨羟基磷灰石是一种磷酸钙材料，其化学成分、晶体结构、物理性能、化学性能都与人的正常骨的无机物相似。它构成骨的60%~70%，釉质的98%。近年来，羟基磷灰石已成为学者们研究的重要生物材料。动物实验和临床应用研究都已证明，该材料具有极好的生物相容性，没有老化现象，材料周围细胞无死亡、溶解和变性，无局部和全身炎症及异物反应，不溶血、不致敏、不致癌。组织学方面，羟基磷灰石为正常骨的沉积和维持提供了一个持久的基面，其表面新骨直接沉积是靠一种直接的化学粘接机制。羟基磷灰石植入机体后，不但植入体本身不被吸收，且可以防止周围骨的吸收。大量的研究工作已证明羟基磷灰石是一种理想的植入材料。美国有关机构已批准羟基磷灰石作为人工骨材料，并已形成商品生产供医疗使用。Kent于1978年首先应用微粒型羟基磷灰石于牙槽嵴增高加宽术。1986年，Waite等成功使用微粒型羟基磷灰石行颧弓发育不足整复术。1988年，王大章等报道由华西医科大学口腔医学院与四川大学物理系合作研制的用合成结晶法制成的致密多晶羟基磷灰石新型人工骨材料，在组织成分和结构上与人体骨组织钙盐一致，实验证明此材料有如下特点：①纯净的羟基磷灰石晶体，不含其他掺杂物或杂质，结晶结构是100%羟基磷灰石六方晶相，无其他杂相；②生物机械性能好，具有极高致密度和极好的抗压强度；③材料颗粒均匀，形态规则，呈圆或卵圆形，表面光滑，无尖锐棱角，无微孔；④稳定性好，不溶解，不降解，1250℃温度以下不发生相变与分解。目前此项材料已较广泛应用于临床各领域，包括：①整复严重萎缩的牙槽嵴，增加牙槽嵴的高度和宽度，为义齿修复创造较好条件；②整复上颌牙槽嵴裂及炎症或外伤后造成的单侧上颌骨量不足两侧不对称畸形；③颌骨囊肿刮治后骨腔的充填；④鞍鼻整复；⑤牙周病患者牙周骨的缺损等。

基础研究和临床应用研究显示了致密多晶羟基磷灰石是一种生物学性能优越的人工骨材料，与其他骨代用品相比有以下优越性：①具有极好的生物相容性，不引起炎性或异物反应，机体组织将其作为自身成分看待，不引起正常骨矿化过程的改变，能通过自然的成骨和骨改建过程与骨牢固地结合；②具有骨引导作用，能发挥骨生长引导特性，使骨组织长入不植骨就不会有新骨形成的部位，为新骨沉积提供一个适宜的物理基质环境，并能促进骨缺损修复；③致密多晶羟基磷灰石与骨组织形成直接的骨性结合，不形成纤维被囊分隔，这种骨性界面结合使其与骨组织结合成一功能性整体以修复骨缺损和恢复其功能。目前该材料已在国内各地推广应用。

然而，各种人工种植材料的化学成分、结构和生物力学性能等与骨组织仍有一定差别。学者们也证实了羟基磷灰石材料有骨引导能力，而没有骨诱导能力，并开始注重复合种植材料的研究。1979 年，Urist 首先报道由骨基质中成功地提取了骨形态形成蛋白（BMP），为复合种植材料的应用提供了条件。

骨形态形成蛋白是一种具有骨诱导作用的非胶原性疏水糖蛋白，能诱导血管周围的未分化间充质细胞形成骨和软骨。但 BMP 没有支架，必须在载体的协同作用下才能发挥骨诱导作用。将骨诱导作用与引导材料相结合在理论上是符合种植材料要求的。近年来实验和临床资料都证实了羟基磷灰石与骨形态形成蛋白结合应用的优越性，具有广泛的临床应用前景。

【皮肤软组织扩张术的应用】

皮肤软组织扩张术（皮肤扩张术）是指用硅橡胶制成的组织扩张器经手术埋植于缺损区外围的皮下、筋膜或肌层下，定期、定量注入生理盐水，使硅胶囊逐渐充盈膨胀，将局部皮肤及软组织扩展伸张，从而为修复组织缺损、组织植入或再造器官等整形手术提供额外的皮肤软组织。1976 年，Radovan 首先设计以硅橡胶制成的扩张器用于临床获得成功，同年，Austard 设计自行膨胀的扩张器进行了动物实验并用于临床。我国自 1985 年以来也陆续报道应用进口和国产皮肤软组织扩张器获得满意效果。由于皮肤扩张术能提供与缺损区组织色泽、质地、厚度相近似的充裕皮肤组织，既可修复缺损，又不增加新的供区瘢痕，因此，近年来在国内、外已日益受到重视和逐步推广应用。

皮肤软组织扩张器系用硅橡胶制成，可分为两种类型。

1. 可控式扩张器　定期、定量注入生理盐水进行扩张，为 Radovan 设计。扩张器由扩张囊、导管和注射壶三部分组成：①扩张囊：为主体部分。有不同容量、规格、型号的商品，根据需要供选用。②注射壶：由此注入扩张液体，呈乳头状，其基底为含有金属的平板或硬塑料板，直径约 2cm，以防穿刺针穿透。注射壶内有特制的瓣膜系统，注入液体后能自行封闭，液体不致由针孔外溢。③导管：为连接注射壶与扩张囊的硅胶管。

使用扩张器时将三部分全部埋入皮下，定期经皮肤向注射壶注入生理盐水，经导管流入扩张囊，使其膨胀。

2. 自行膨胀的扩张器　由 Austard 设计，是一种由半渗透性硅橡胶膜制成的封闭囊，内含一定容量的氯化钠饱和溶液，使囊壁内外产生渗透压差，细胞外液经囊壁渗入囊内使囊逐渐膨胀。应用此型扩张器不需多次注入生理盐水，但其缺点为不易控制膨胀速度，一旦囊液外溢，可招致周围组织坏死，故目前较少应用。

手术操作方法：需分两期进行。第 1 期扩张器埋植术：根据软组织缺损的部位、范围及局部条件在缺损外围选择合适的扩张部位及相应容量的扩张器。扩张囊的基底应与缺损的大小近似，必要时可同时选 2～3 个扩张部位用于同一受区。埋植手术的切口应位于日后将形成皮瓣的游离缘或受区瘢痕边缘，可能时应与扩张囊的方向垂直以减少切口缝合后的张力。埋植的深度可按需要分别植于皮下、深筋膜下、肌层深面或帽状腱膜下等不同平面。潜行锐性剥离形成腔隙的范围以略大于扩张囊的直径为宜。在囊的另一侧剥离出容纳导管与注射壶的间隙，注射壶与扩张囊相距约 4～6cm，其距离不可太近，以免穿刺时误伤囊壁而导致液体外溢。注射壶应埋植于易于显露便于注射的较浅部位，可将其与周围组织缝合一针以制动，分层缝合切口。

切口愈合后（一般为术后 2 周）注入生理盐水，先用手触摸注射壶并固定之，经皮肤穿刺，当针尖触及壶底时即可缓慢注入生理盐水。用量以表面皮肤稍呈苍白为度，过量时适当回抽减压，避免压力过大影响皮肤血运。通常每 5～10 天注射一次，每次注射量为扩张囊容量的 10%～20% 或 10～30ml。注入后患者稍感不适，经 24～48 小时后表面皮肤变软，能触及扩张器。一般扩张的皮肤呈现粉红色，表明血运正常。需要扩张的皮肤面积视缺损的大小而定，通常需扩张皮肤的面积为缺损区的 2 倍，1/2 用于修复缺损，1/2 用于闭合供区。一般所需扩张时间为 3～8 周。

第 2 期：当皮肤扩张达到要求时进行第 2 次手术。经原切口取出扩张器，切除缺损区瘢痕或病变组织，将扩张后的皮肤形成推进或旋转皮瓣，修复缺损区。如形成的皮瓣不易展平或面积不够时，可将皮瓣底层由纤维结缔组织所形成的囊壁作多处横行、纵行切开，并可切除扩张囊腔周围所形成的环形瘢痕组织，但这些操作须以不损伤皮瓣血运为原则。

皮肤扩张术的用途很广，头皮、颜面、颈部、躯干及四肢等需要修复或再造而局部供区皮肤不足时，均可考虑应用。头皮较大的秃发瘢痕，将扩张器埋于帽状腱膜下，可达到其他方法不易收到的好效果；颈部可埋于皮下或颈阔肌深层；面部埋置于皮下，同时需注意勿损伤面神经。

皮肤软组织扩张器一般为一次性使用。

应用扩张术的并发症可有血肿、感染、血运障碍、扩张器外露等。为尽量减少或杜绝并发症的发生，保证手术成功，需严格掌握手术适应证，认真选定扩张部位、切口位置、扩张囊大小，术中注意无菌操作、止血、扩张皮肤的血运。由于扩张术获得的用于修复缺损的皮肤组织、色泽、质地与缺损区近似，血运好，有感觉，且不遗留新的供区瘢痕，手术操作简便易行，故为整形修复手术提供了一个新的技术。

肌皮瓣成形术

对于口腔颌面部的大型组织缺损，还可用带血管蒂的各种肌皮瓣修复。身体表面的骨骼肌多数情况下是由一根较粗的节状动脉供给，使肌肉的大部分得到营养，肌肉的残余部分则由1～2根较细的血管来辅助其营养。其主要的节状动脉在骨骼肌深面，发出肌皮支自肌层垂直穿出，经深筋膜的浅面吻合成血管网，自血管网分出更细的分支血管到达皮肤及皮下，营养其表面的皮肤。根据节状动脉分出的肌皮血管在皮下形成血管网营养其上皮肤的解剖特点，各种肌皮瓣得以成功地利用（图38-71）。临床应用的肌皮瓣可分为两种类型：一种是蒂内带有血管、肌肉和皮肤的肌皮蒂皮瓣，这种肌皮瓣转移后需行二期断蒂手术；另一种是蒂内不带皮肤只带营养血管和肌肉的肌蒂皮瓣，经过皮下隧道可一期转移修复缺损。肌蒂皮瓣临床应用时，可将肌蒂表面的皮肤回植于供区，将皮瓣经隧道转移至缺损区即可，遇到蒂不够长时，还可制备成游离肌皮瓣进行修复。根据组织缺损的厚度，肌皮瓣的远端可带肌肉，也可不带肌肉，仅为皮肤、皮下组织及筋膜。

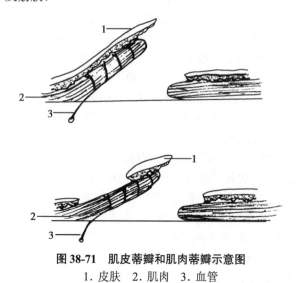

图38-71 肌皮蒂瓣和肌肉蒂瓣示意图
1. 皮肤 2. 肌肉 3. 血管

目前临床上常用于修复面颈部缺损的肌皮瓣有颈阔肌肌皮瓣、胸锁乳突肌肌皮瓣、胸大肌肌皮瓣、斜方肌皮瓣、背阔肌肌皮瓣、舌骨下肌群肌皮瓣等。

1. 颈阔肌肌皮瓣 颈阔肌肌皮瓣是由颈部皮肤与颈阔肌所构成。颈阔肌位于颈部浅筋膜中，为一皮肌，与皮肤贴附密切，薄而宽，约呈四边形，起自胸大肌及提口角肌表面的筋膜，由下外斜向上内方，越过锁骨及下颌骨下缘而止于口角。两侧肌纤维在颈中部的解剖关系有三种类型：两侧肌肉在颏下区2cm内相连，其余部分彼此分离，这种关系最为常见；此外，尚有自颏下缘至舌骨水平相连及两侧肌肉基本不相连两种情况。颈阔肌主要由面动脉的颏下支及颈横动脉的浅支供血，由肌皮穿支及真皮下血管网供应其表面的皮肤。采用颈阔肌肌皮瓣修复缺损较颈阔肌皮下蒂皮瓣血运更可靠，如设计合理、操作细致可保证肌皮瓣成活。

肌皮瓣的设计及切取：首先需准确预测缺损面积的大小及蒂的长度。在兼顾血运的前提下设计肌皮瓣及口腔颌面部手术切口。根据缺损情况设计不同方向的肌皮瓣切口（图38-72）。

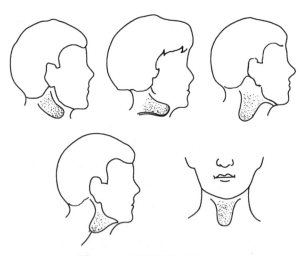

图38-72 颈阔肌肌皮瓣切口

颈阔肌肌皮瓣常用于修复口腔内组织缺损，根据缺损及肌皮瓣的不同位置，采用不同的转瓣方式。可将蒂部皮肤剥除，保留真皮下血管网，经皮下隧道将肌皮瓣转移至口内缺损区。如为洞穿性缺损，可与其他皮瓣合用修复。颈阔肌肌皮瓣大小及长宽比例以2:1为宜。有报道此瓣可达（10～14cm）×5cm大小。颈部创面可拉拢缝合或中厚皮片覆盖。

颈阔肌肌皮瓣的优缺点：此肌皮瓣血运丰富，成活力较强，可一期修复缺损；肌皮瓣质地柔软，薄而无毛或少毛；若与颈淋巴清扫术同时进行，只需在颈侧肌皮瓣切口下方附加一弧形切口，颈部创面多可直接闭合。但此肌皮瓣较薄，取材范围有限，不足以修复大型组织缺损及充填凹陷畸形。有颈淋巴清扫及颈外动脉结扎手术史、大剂量放疗及颈部瘢痕患者均不宜应用。

2. 胸锁乳突肌皮瓣 是利用胸锁乳突肌一端为蒂，游离起另一端，以肌蒂携带一个与周围皮肤、皮下组织、颈阔肌完全离断的皮瓣岛进行修复。早在1955年，Owen首先报道应用胸锁乳突肌的肌皮瓣来修复颜面缺损。1963年，Bakamjian用此肌皮瓣整复腭部恶性肿瘤广泛切除后的缺损。以后国内外均陆续应用胸锁乳突肌瓣、肌皮瓣或带骨的复合瓣来整复头颈部及下颌骨缺损畸形，取得良好效果。据Ariyan的研究，此肌上部血运来自颈外动脉系统枕动脉的胸锁乳突肌支；中部来自甲状腺上动脉的胸锁乳突肌支；下部则为甲状颈干的肌支所供应。此血管分布情况在颈动脉造影中也可看到。胸锁乳突肌的各肌支间有毛细血管互相交通，故在游离肌肉一端后，仍可由另一端得到足够的血运以维持肌皮瓣的成活。在形成胸锁乳突肌肌蒂皮瓣时，如能保存两组肌支（上及中部或下及中部），血运会更有保障。

胸锁乳突肌皮瓣的蒂可位于上部，也可放在下部，但修复口腔颌面部组织缺损时以蒂在上部更为有利。因为口腔颌面部恶性肿瘤切除时常需行颈淋巴清扫术，在清扫锁骨上三角时，常难以保证甲状颈干胸锁乳突肌支的完整。肌皮瓣向前旋转修复缺损时，颈动脉分叉部将失去保护。而蒂位于上部者，既可用胸锁乳突肌覆盖颈动脉分叉部，又可松解胸前壁皮肤，以覆盖下颈部瓣供区创面，从而不需植皮。

胸锁乳突肌皮瓣设计时应通过各种检查方法准确估计所需切除组织的范围及畸形程度，再测量缺损区各创缘距乳突尖下2cm的最长距离，以及皮瓣转移时肌瓣是否需要折转等，依此定出胸锁乳突肌蒂皮瓣的最下界，再按缺损面积计算皮瓣长度与宽度。皮瓣下端不宜越过锁骨下2cm，如皮瓣过长可因血供不足而坏死。一般在选用此瓣前，先以乳突尖下2cm之点为轴心，以此点至锁骨间的距离为半径，向前做弧线，凡是在此弧线以内的凹陷性缺损均可利用此瓣修复。

胸锁乳突肌由颈深筋膜浅层包绕，将该肌连同表面的筋膜一并分离时，因有筋膜覆盖深部结构，故较安全。在分离及转移皮瓣时，应注意勿使皮肤与肌瓣脱离。颈阔肌（颈浅筋膜）与胸锁乳突肌（颈深筋膜浅层）之间仅为疏松结缔组织连接，皮瓣的血运也依赖此间的穿支。形成岛状肌皮瓣及通过皮下隧道时，也需注意勿使皮肤与肌瓣分离。

胸锁乳突肌皮瓣宽6～7cm时，供区可直接拉拢缝合，如需宽皮瓣，可将其向前延伸至中线，向后至斜方肌前缘，皮瓣可宽达12～14cm，一般此瓣为6cm×24cm。肌皮瓣远端如超过锁骨下2cm则需行皮瓣延迟术。

切取胸锁乳突肌皮瓣时，先分离下部的皮肤和筋膜，切断胸锁乳突肌的锁骨头，向上在颈深筋膜中层的浅面分离，在相当于锁骨上5cm处，结扎切断甲状腺上动脉至肌肉的血管。枕动脉的分支分别自颈动脉球和第2颈椎水平发出，在肌肉内与副神经伴行，故可将肌皮瓣分离至第2颈椎水平。一般可用此肌皮瓣修复耳前、鼻侧、唇颊部的软组织缺损，也可经下颌骨内侧覆盖口底及咽侧创面、硬软腭及口咽部缺损。此方法简便易行，但已有颈淋巴转移的患者，不宜应用此瓣。

3. 胸大肌皮瓣 胸大肌位于胸廓前上部，起于锁骨内侧半的前面、胸锁关节、胸骨前面、六个肋软骨的前面和腹直肌前鞘，呈扇形止于肱骨大结节嵴。血供主要来自胸肩峰动脉，并由胸最上动脉和胸外侧动脉补充。胸肩峰动脉自腋动脉发出，穿过喙锁胸筋膜分为四支，其中胸肌支为供给胸大肌的主要血管，自肩峰至胸骨剑突画一线，该动脉（胸肌支）即紧靠此线的外侧并与之平行走行于胸大肌的深面，手术时易于辨认（图38-73）。根据这一解剖特点，以胸大肌为蒂的肌皮瓣可成功地用于修复口腔颌面部的大型组织缺损。

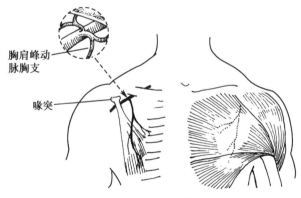

图38-73 胸大肌血供示意图

由于胸大肌具有固定的知名血管供给，血运丰富，是临床应用最多的肌皮瓣。经临床证明此瓣有以下优点：

（1）胸大肌的主要供应血管位置恒定，易于解剖，操作简便易行。因其血运丰富，可切取较大且厚的组织瓣，不需作延迟手术。

（2）胸大肌皮瓣蒂较长，活动度大，皮瓣转移后无张力，不需作低头位姿势固定。颞部、颊部、口底、咽侧壁、下颌下及颈部的大型组织缺损均可用此瓣即刻修复，特别适用于恶性肿物切除后的一期修复。

（3）胸大肌皮瓣取材面积大且厚，可充填面部凹陷，消灭空腔。如去除其表皮层可作为真皮脂肪肌肉垫充填面颈部凹陷畸形。由于带有血管神经束，可防止术后肌皮瓣失用性萎缩。

（4）胸大肌皮瓣穿过锁骨上方皮下隧道，经过颈部向上转移至缺损区，其肌肉蒂可替代颈清扫手术切除的胸锁乳突肌，保护深部组织并使颈部恢复丰满外形，适用于恶性肿瘤根治术后的修复。

（5）如肌皮瓣宽度不超过7～8cm，供区创面可拉拢缝合不需植皮。此法操作简便，术后对供区功能无影响，胸部瘢痕也较隐蔽。一般肌皮瓣切口正落于乳晕内缘，术后乳头位置变化不大。但对年轻妇女及胸部多毛的男性应慎重使用。

（6）皮瓣制备可与头颈部肿瘤切除分两组同时进行，术中不需变换体位，节省了手术时间。

（7）胸大肌皮瓣可同时切取肋骨及肋软骨，作为复合组织瓣修复骨及软组织缺损，也可与其他皮瓣联合应用，修复洞穿性缺损。

（8）如胸大肌皮瓣的血管蒂不够长，可制备为带血管蒂的游离皮瓣。因胸肩峰动脉的肌皮支位置较恒定，可进行血管吻合。

适应证：

（1）适用于修复肿瘤切除后面颊、舌、口底、咽侧壁、下颌下及颈部大型组织缺损的即刻修复。

（2）将胸大肌皮瓣折叠或与其他皮瓣联合应用，可即刻修复面颊部大型洞穿性缺损。

（3）胸大肌皮瓣大且厚，去除其表层皮肤，可作为真皮脂肪肌肉垫充填面颈部凹陷畸形，因其带有血管、神经，可防术后收缩变形。

手术方法：胸大肌血供主要来自胸肩峰动脉的胸肌支，按血管走行方向，于前胸部设计肌皮蒂的部位及肌皮瓣的位置（图38-74）。在蒂的部位即前胸部沿肩峰至剑突连线的外侧做切口，切开皮肤、皮下组织

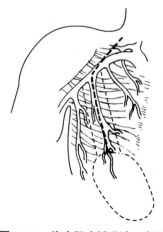

图38-74　胸大肌皮瓣设计示意图

和深筋膜，按胸大肌纤维方向钝性分开肌束，将切口内侧肌肉从胸壁上剥离，以拉钩向上拉起肌层即可。在其深面找到主要血管神经束（在肌层深面可以手指触及动脉搏动），沿血管走行方向向上、下延长切口，此时，可在直视下注意保护血管神经束，再按设计切开皮瓣下方切口及内侧切口。解剖过程中常需切断结扎乳房内动脉、胸廓内动脉、胸外侧动脉等分支。胸大肌皮瓣的蒂部皮肤切口也可做成一条直线，切开皮肤皮下组织后，向两侧剥离，再在肌层切取肌蒂及肌皮瓣。

掀起肌皮瓣后，将肌肉蒂尽量向基部解剖，并由肌皮瓣的上缘两侧向上逐渐缩窄，仅保留血管束周围有2～3cm宽的肌肉组织，保护好血管神经束主干，其近中分支可结扎切断。为保证皮瓣有更大的活动度，可将基部内外侧肌纤维从锁骨面锐分离，形成一个只有血管神经肌肉蒂的岛状肌皮瓣，将此皮瓣向上翻转修复面颈部缺损。一般胸大肌下端肌肉止点以下仍可携带4～5cm皮瓣，但其近端必须带有部分肌肉，且皮瓣下端应包括部分腹直肌鞘膜等皮下组织，以保证皮下血管网的功能，避免皮瓣远端坏死。供区可拉拢缝合，必要时植皮或胸腹部推进皮瓣消灭创面。

胸大肌皮瓣修复面颈部缺损，可应用以下几种方法：①以肌肉和皮肤为蒂的肌皮蒂皮瓣：蒂部创面需暂用中厚皮片覆盖，修复面颈部组织缺损后需行二次断蒂手术；②仅以肌肉层为蒂的肌蒂皮瓣：可经颈部皮下隧道或颈淋巴清扫术切口转移至面颈部缺损区，手术一次完成，常用以修复颊、舌、口底等部位恶性肿瘤切除后的缺损；③切取胸大肌连同其深面的一段肋骨形成带肌蒂的肌皮肋骨复合组织瓣：一次转移修复缺损；④胸大肌皮瓣与其他组织瓣合用或制备成双皮岛胸大肌皮瓣：以修复面颊部大型洞穿性缺损；⑤如胸大肌皮瓣的肌蒂不够长，可制备成吻合血管的游离肌皮瓣（彩图38-75，见书末彩插）。

术中注意问题及术后处理：

（1）术前应根据需要选择不同类型的胸大肌皮瓣，将皮瓣设计好并在胸前部标记其范围。能一次修复的尽量做隧道皮瓣。皮瓣设计应遵守整形外科原则，远端不得超过胸部中线，否则需作延迟手术。皮瓣延伸方向主要是向内侧，而不是外侧和下方。

（2）肌蒂皮瓣必须设计在营养血管能达到的范围以内，皮瓣远端应带有部分肌肉组织以保证血液供给。一般不超出肌肉所在范围之外3～4cm，且此部分皮瓣应与腹直肌鞘膜一并掀起。解剖肌蒂不宜过宽，如过宽则影响蒂的长度和活动度，经锁骨上转移时也显得臃肿。

（3）肌皮瓣转移时应注意消灭空腔，特别是锁骨

上、下区及下颌下区肌皮瓣蒂部易留有空腔,手术时应将肌皮瓣蒂与颈部组织床固定几针,使其与颈部贴合,术后留置引流24～48小时,颈清扫术后留置负压引流有助于消灭空腔。

(4)术后应用抗生素控制感染,胸大肌皮瓣血运丰富,抗感染力强,但因面颈部肿瘤常有继发感染,口腔卫生差,易导致术后感染,必须注意预防以保证皮瓣一期愈合。如有感染应及时引流,以防感染扩散。

4. 斜方肌皮瓣　斜方肌位于颈部和背上部的皮下,为三角形的扁肌,底向脊椎,尖向肩峰。起自上颈线内侧、枕外隆凸、颈韧带和胸椎的棘突,止于锁骨的外 1/3、肩峰和肩胛部。血供主要来自颈横动脉,其分支在斜方肌的基部沿脊柱外侧走行,如颈横动脉细小或缺如,可以肩胛血管代替。斜方肌皮瓣即自斜方肌的前缘至颈中线,皮瓣的长宽比例为 3∶1,如超过此比例时则需迟延手术。皮瓣顶端可达肩胛外侧嵴,供区创面可拉拢缝合或植皮。

斜方肌受副神经支配,在此肌上部的外侧可及副神经的一大分支,沿斜方肌在其深面走行,分离肌皮瓣时应注意保护。临床上斜方肌皮瓣可用于修复咽后上部约8cm宽的缺损,并可修复扁桃体窝、颊黏膜、颈前部、颞窝,向后可达对侧颈中部或乳突窝的缺损。肌皮瓣宽 6～10cm,长可达 30cm,一般为 8cm×24cm。作颈淋巴清扫术的患者,须将颈清扫的水平切口下移以防止肌皮瓣坏死。

根据临床需要,斜方肌瓣可设计上方、侧方、下方三种类型。上方及侧方斜方肌瓣尚可包含肩胛冈,形成肌皮骨瓣修复下颌骨缺损。

5. 背阔肌皮瓣　背阔肌为胸背部的一块三角形板状肌,表面与皮肤紧密相连,深面通过筋膜与肋骨骨膜相连,各层组织之间有丰富的穿通血管,使肌、皮、骨三者形成一个完整的血液循环通路。背阔肌的营养血管为肩胛下血管的分支胸背动、静脉。根据胸背动脉供应背阔肌的外 2/3 的解剖特点,肌皮瓣应位于该肌的外 2/3 处,第 6～10 肋间区。切取皮瓣的范围可较肌肉宽出 2～3cm,一般为 20cm×15cm 左右。

胸背血管管径粗,动脉约 2～4mm,静脉 2.5～4.5mm,自肩胛下血管分出的胸背血管至进入背阔肌的距离一般在 10cm 左右,因而可有一个较长的血管以形成肌肉蒂或供游离移植。带肋骨时多切取第 7 或第 8 肋骨。此区解剖变异不大,易于制取组织瓣。

手术可分两组进行,一组作肿瘤根治术或畸形区受植床的准备,另一组制备背阔肌肌皮瓣。切取肌皮瓣时,先在腋窝后壁处触及血管搏动,沿肌肉前缘纵行切开皮肤、皮下组织,牵开肌肉,显露胸背血管神经束,沿此血管束向近心端解剖即为肩胛下血管及其伴

行神经,此时可找出肩胛下血管的前分支,并予结扎切断,可见胸背血管下降几厘米后进入背阔肌。此时可按设计大小切取肌皮瓣,瓣的下端可达髂嵴上方,但最好不低于髂嵴上 5cm。如欲取骨肌皮瓣时,先将组织瓣的下端与前后缘切开至肋间肌浅面,再切取肋骨。带蒂肌皮瓣可经皮下隧道或不经隧道转移至胸、肩、颈、面、口底等部位,颈短患者也可转移至面上部或颞部,或制备成游离肌皮瓣进行修复。

由于背阔肌主要附丽在后肋,如需形成复合骨肌皮瓣时,可切取的肋骨较长,约 10～15cm,且在骨内侧作楔形切除后成形方便,修复后的外形也较满意,故可应用此骨肌皮瓣修复双侧下颌体部及颏部缺损。由于背阔肌骨肌皮瓣与胸大肌骨肌皮瓣同属于骨膜供血,故在切取复合组织瓣时不能显露肋骨的外侧面,并避免强力牵拉组织瓣,以防损伤肌筋膜与肋骨膜间的穿通支,否则会影响肋骨的存活。

6. 舌骨下肌群肌皮瓣　舌骨下肌群由胸骨舌骨肌、胸骨甲状肌、甲状舌骨肌及肩胛舌骨肌组成。该肌皮瓣只包括胸骨舌骨肌、胸骨甲状肌及肩胛舌骨肌上腹。为了保护喉上动、静脉及喉上神经,一般不包括甲状舌骨肌。肌皮瓣的动脉供应来自甲状腺上动脉,该动脉各分支中除喉上动脉及甲状腺后支外,甲状腺前支、环甲支、舌骨下支及胸锁乳突支均有小分支供应舌骨下肌群,术中需注意保护。舌骨下肌群肌皮瓣向上翻转后适合于修复腭、舌及颊部恶性肿瘤切除后的组织缺损。

手术方法:肌皮瓣的位置及大小根据缺损部位而定。缺损位于一侧者,肌皮瓣设计在缺损侧颈部;缺损位于中线两侧者,可设计位于颈中部的双侧肌皮瓣。皮瓣大小一般不超过(4～5cm)×10cm。内切口在颈中线,外切口与之平行,上切口在舌骨水平,下切口在锁骨上缘下 4～5cm。先由远端分离,将胸大肌筋膜及胸锁乳突肌胸骨头部分包括在肌皮瓣内,肌皮瓣掀起达锁骨及胸骨切迹上缘时,结扎、切断颈前静脉,并离断胸骨舌骨肌及胸骨甲状肌,将肌肉断端与皮肤缝合以防止肌肉与皮肤分离。继续在甲状腺筋膜浅面分离,达甲状腺上极时,切断甲状腺动脉后支,将其远端留于甲状腺侧;前支在中线切断,并将其从甲状腺分开留于胸骨甲状肌深面,此分支有多根细小分支进入胸骨甲状肌。向上分离,在断胸骨甲状肌甲状软骨处止点时,注意勿损伤喉上神经外支及环甲支动脉,应在中线切断、结扎,并将其留在胸骨舌骨肌一侧。手术时从中线切开,从内侧向外侧分离,并先断胸骨舌骨肌在舌骨的止点,有助于上述分离。在切取肌皮瓣外侧部分时,要防止损伤颈神经襻。临床无淋巴结转移时,可保留颈内、外静脉以利肌皮瓣的静脉回流。

肌皮瓣的蒂部可去除部分上皮，经下颌下部隧道向上翻转，一期修复缺损区。肌皮瓣宽度不超过4cm者，供区可拉拢缝合。在切取舌骨下肌群肌皮瓣时，若想保持瓣的运动神经支配，防止肌肉萎缩，应在上、下端将瓣离断时，尽量不牵拉、钳夹瓣的中段，以便完好地保留进入胸骨舌骨肌、胸骨甲状肌的舌下神经祥的分支，使肌皮瓣转移至口腔后获得良好的功能。

舌骨下肌群肌皮瓣距口腔近，转移方便，且肌皮瓣厚度适当，质量好，适于修复腭、舌、颊部组织缺损。但由于其肌束及血管、神经解剖均较精细，必须熟悉解剖，操作轻柔仔细，保证肌皮瓣的血供，否则肌皮瓣易形成坏死或部分坏死，影响疗效。

游离前臂皮瓣成形术

前臂皮瓣是杨国凡、李吉等于1979年在国际上首先创用的一种多功能性皮瓣，又称中国瓣。临床应用分前臂桡侧皮瓣和前臂尺侧皮瓣两种：在我国前臂桡侧皮瓣较常用，它通常以桡动脉和头静脉为血供，偶尔也有以桡静脉为回流静脉；前臂尺侧皮瓣则主要以尺动、静脉为血供，也有采用贵要静脉为回流静脉的，欧美白种人群因为皮肤汗毛较重，多选择尺侧瓣。

前臂皮瓣位置表浅，解剖恒定，易于切取；血管蒂长，管径较粗；特别是皮下脂肪较少，皮瓣薄而柔软，利于成形，抗感染能力强，适用于游离移植修复各种原因造成的颌面部及颈部的大、中型软组织缺损，特别对舌、口底及面颊部缺损的修复应为首选。其主要缺点是切取皮瓣要牺牲前臂一条主要血管，且在前臂留有明显瘢痕。

【手术方法】

前臂主要静脉头静脉、正中静脉及贵要静脉均透过皮肤清晰可见，桡动脉搏动直至前臂1/2尚可触及。先以亚甲蓝标出动、静脉位置，再根据缺损大小范围画出皮瓣的大小、形状及蒂的位置（彩图38-76，见书末彩插）。前臂驱血后，于上臂上止血带（压力：53kPa），按术前画好的皮瓣范围，切开皮肤、皮下，达肌膜浅层。在肌膜层上自两侧向中间分离翻瓣至近血管蒂处，仔细辨认创面细小血管分支，予以切断、结扎。松止血带，待前臂充血缓解后，自皮瓣远端边缘解剖桡动、静脉及头静脉，并切断、结扎。静脉位于深筋膜浅层，一般不易损伤，桡动脉在前臂下半部位置较浅，只有皮肤和筋膜覆盖。沿桡动脉，在其深面向上臂方向解剖，该血管开始走行于肱桡肌腱尺侧并与之紧紧伴行，至前臂中部逐渐向深部走行，常需将血管周围软组织与皮瓣深面缝合固定，以免牵拉损伤其细小皮支。仔细结扎所有肌支，至皮瓣近端边缘后，向上臂

方向延长皮肤切口，继续解剖血管蒂至需要的长度为止。检查动、静脉血流情况，以温盐水纱布包裹皮瓣，暂不断蒂备用。前臂创面从下腹部取中厚皮片或全厚皮片覆盖，以碎纱布或碘纱打反加压包扎。

于面颈部受区仔细解剖出供吻合用的血管，常用的为面动脉及面静脉或颈外静脉，切断结扎（近心侧勿用血管钳）作好标志，肿瘤切除后，创面冲洗，彻底止血。

于适当部位剥离供受区血管外膜（长约0～5cm），皮瓣断蒂，将皮瓣与受区创缘缝合数针固定后，受区血管上血管夹，形成断端。在手术显微镜或放大镜下用9-0尼龙线行血管吻合。吻合完成后，检查血管是否通畅，注意将皮瓣深面与受区创面仔细缝合，以免产生空腔。缝合创缘前再次检查血管通畅情况，妥善安排血管蒂的位置，放置橡皮条或负压引流，注意负压引流管应远离吻合血管并妥善固定，包扎压力适当以免压迫血管蒂。由于前臂皮瓣的诸多优点，因此，它适合于修复舌（图38-77、图38-78）、颊、口底及皮肤（图38-79）等缺损，成活率高，外形及功能效果均较满意。颊部的洞穿性缺损应用前臂折叠前臂瓣也可获得良好效果（图38-80）。在口内的皮瓣可发生黏膜化生（图38-78）。

【术后处理】

术后酌情头部制动72小时，皮瓣成活良好，术后3～5天可根据引流量，并在停用扩容药物后去除引流管，皮瓣用于口内时，鼻饲7天。术后给抗生素。其他同微血管外科游离组织瓣移植术后常规处理。

上颌骨重建术

【上颌骨缺损重建的历史沿革】

几十年来，大型上颌骨缺损的修复均通过赝复体的阻塞作用完成。在复杂的重建技术发展以前，赝复体是恢复上颌骨功能和美观的唯一手段。赝复体是一种中空的阻塞器，利用上颌残留牙齿的固位，充填上颌骨切除后形成的创腔，同时能一定程度恢复患者的咀嚼功能和外形。赝复体要求剩余上颌骨有足够的软硬组织支持，对于超过中线或双侧的大型上颌骨缺损往往显得无能为力。随着种植技术的发展，应用颧骨种植体和磁性固位体制作全上颌赝复体修复上颌骨缺损已经成为现实，但仍存在一些不可避免的缺陷，如需要经常清洁、不能完全封闭口鼻腔瘘、不能完成吸吮功能、无法在柔软的组织面戴用、固位不佳和口腔卫生维持困难等。

自体组织移植是上颌骨缺损修复的合理选择，可

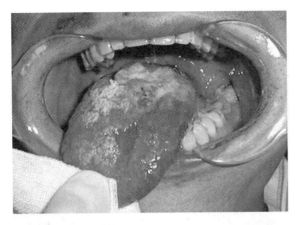
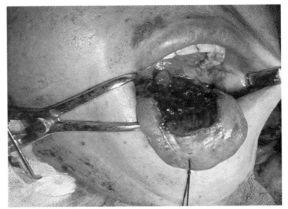
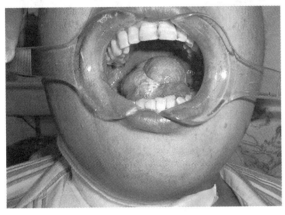

图38-77 前臂皮瓣用以修复舌正中缺损
左上图:舌盲孔舌癌 右上图:舌癌切除后舌正中缺损
左下图:修复后10天

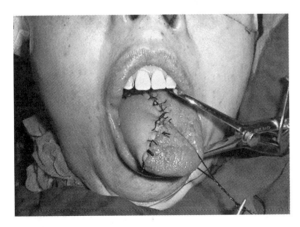
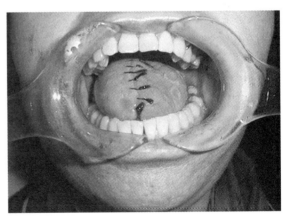
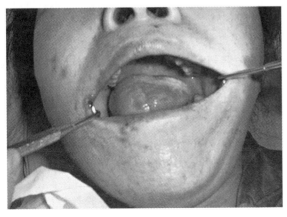

图38-78 前臂皮瓣用以修复肿瘤切除后的舌
左上图:缺损修复后即刻 右上图:修复后10天,开始
有上皮黏膜化生 左下图:修复后30天,上皮完全黏膜
化生

905

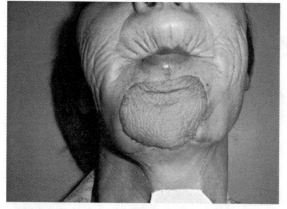

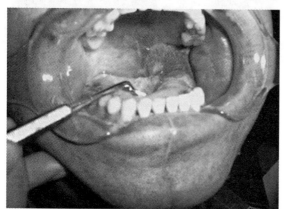

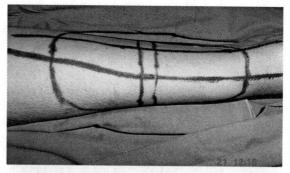

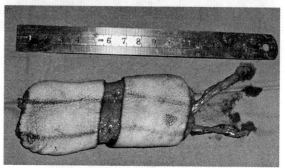

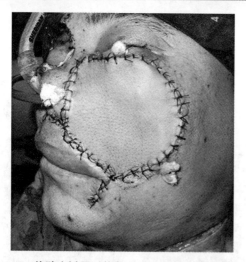

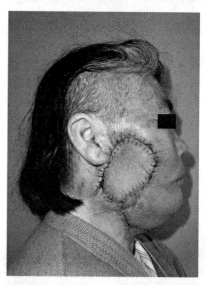

图 38-80 前臂折叠皮瓣用以修复面颊部软组织洞穿性缺损
上图：前臂折叠瓣的设计　中图：前臂折叠瓣的制备　下图：修复面颊部皮肤洞穿性缺损

图 38-79 前臂皮瓣用以修复口腔颌面部各类软组织缺损
上图：修复颏部皮肤缺损　中图：修复咽颊部缺损　下图：修复面颊部皮肤缺损

以避免赝复体修复的各种缺陷，并且是永久性的。自体组织移植修复上颌骨缺损经历了从简单到复杂，从应用局部组织瓣、带蒂皮瓣和肌皮瓣到游离复合组织瓣，从修复小型缺损到修复大型缺损，从单纯消除创腔到功能性修复的发展阶段。早期的额瓣、上唇瓣、咽部瓣及舌瓣等局部组织瓣只能局部转位，受其旋转弧度及组织量的限制只能修复小型缺损。后来，随着带蒂组织瓣的出现和应用，胸三角皮瓣、胸大肌皮瓣、

颞肌瓣、背阔肌皮瓣、胸锁乳突肌皮瓣及斜方肌皮瓣等均应用于上颌骨缺损的修复。虽然它们能满足大型上颌骨缺损修复的要求，但是移植组织过于臃肿，不易塑形，若要完成骨性重建尚需结合颅骨、肋骨及髂骨等非血管化骨移植，很难达到理想的修复效果。

近 20 年来，显微外科技术的发展为上颌骨及面中份缺损的修复带来了一场革命。各种游离组织瓣，如前臂皮瓣、肩胛瓣、腹直肌皮瓣、腓骨瓣及髂骨瓣等，

尤其是游离复合骨瓣的应用，使上颌骨缺损的修复从单纯的创腔充填进入到功能性修复阶段。而且，随着坚固内固定技术、牙种植体技术及骨牵引技术的发展和应用，上颌骨缺损的功能性修复技术日趋成熟。

【上颌骨缺损修复的目标及上颌骨缺损的分类】

由于上颌骨特殊复杂的解剖结构和生理功能，理想的上颌骨重建应达到以下要求：①消灭空腔和口鼻瘘，达到封闭性修复；②恢复咀嚼、语言等面中份基本功能，完成功能性义齿修复；③为面中份诸多重要结构提供足够支持；④恢复外形。简而言之，上颌骨缺损的修复要完成功能和外形的恢复，但实际上这是一项富有挑战性的临床工作。

不同程度的上颌骨缺损需要不同组织量的组织瓣进行修复，因而有必要对上颌骨的缺损进行分类，以指导临床治疗。Corderio等依据切除范围将上颌骨缺损分为四类：Ⅰ类缺损为上颌骨部分切除后的缺损，仅波及上颌窦的一或两个壁；Ⅱ类缺损为上颌骨次全切除后的缺损，包括上颌窦两个壁以上的缺损，但眶底完整；Ⅲ类缺损为包括眶底在内上颌骨全切除后的缺损，根据眼球是否保留又分为Ⅲa（保留眼球）和Ⅲb（不保留眼球）两个亚类；Ⅳ类缺损为上颌骨及眼眶切除后的缺损。

2010年，Brown对其提出上颌骨缺损分类进行改进，新分类包含垂直和水平两个方向缺损情况。垂直方向分为六类：Ⅰ类为上颌骨低位切除，无口腔上颌窦瘘；Ⅱ类为上颌骨次全切除，保留眶底；Ⅲ类为上颌骨全部切除，不保留眶底；Ⅳ类为上颌骨扩大切除，不保留眶内容物；Ⅴ类为眶上颌缺损，包括眼球，不累及牙槽突及腭部；Ⅵ类为鼻上颌缺损。在水平方向分为四个亚类：①单纯腭部缺损；②面积不超过1/2的单侧缺损；③面积不超过1/2的双侧缺损或前部缺损；④面积大于1/2的缺损（图38-81）。

【用于上颌骨缺损修复的常用游离组织瓣】

1. 游离前臂皮瓣　前臂皮瓣由我国杨果凡于1978年发明，最早应用于四肢瘢痕挛缩的治疗，但很快就被应用到头颈缺损的修复与重建。前臂皮瓣具有很多优点：解剖恒定，制备简单；血管口径粗大，血管吻合容易成功；血管蒂长，避免了静脉移植；供区远离头颈部术区，允许实施"双组手术"；皮瓣组织菲薄而质地优良，适于口腔内组织修复；通过吻合皮瓣与受区的感觉神经，可恢复皮瓣感觉功能；可以携带一片桡骨，用于颌骨重建。其缺点为切取皮瓣要牺牲前臂一条主要供血动脉，而且前臂创面须植皮，留有明显瘢痕，影响美观。

小型上颌骨缺损，如腭部缺损，可应用前臂皮瓣来修复，其组织菲薄及良好顺应性，允许日后成为义齿的承托区。"三明治"式前臂桡骨瓣修复次全切除术后的上颌骨缺损，即桡骨重建上颌牙槽突，皮瓣折叠分别修复口腔面和鼻腔面黏膜，但桡骨骨量过小，难以满足牙种植的要求。折叠前臂皮瓣还可用于封闭上颌骨缺损后的口鼻腔瘘，能较好地恢复语言及进食功能，但由于未行骨性修复，无法行义齿修复，且外形稍差。对于无残余上颌牙的高龄患者，由于术后无法戴用腭托，折叠前臂皮瓣修复不失为一种合理的选择。

2. 游离大腿前外侧皮瓣　游离大腿前外侧皮瓣最早由我国的宋业光于1984年介绍，其后国内外学者对该皮瓣作了详细的解剖学和临床应用研究，并使其成为常用的游离皮瓣供区之一。皮瓣的制备简单，血

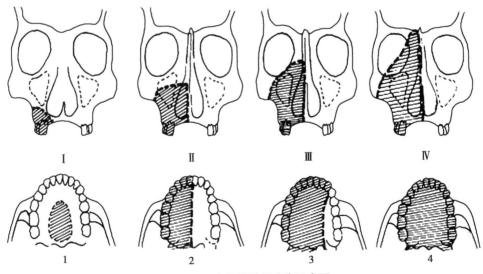

图38-81　上颌骨缺损分类示意图
Brown JS. Lancet Oncology. 2010

管蒂长，可开展"双组手术"，供区的病变较小，对于宽度 8cm 以下的皮瓣，供区可以直接拉拢缝合，所遗留的瘢痕相对较为隐蔽。由于其皮肤穿支血管解剖变异较大，这也是影响该皮瓣广泛应用的主要原因。

大腿前外侧皮瓣组织量较前臂皮瓣丰富，适用于大型上颌骨缺损的修复，通过折叠可修复上颌骨眶区大型缺损，不仅能充分充填空腔，而且术后获得良好的语音及吞咽功能，部分患者还能完成传统义齿的修复。目前，大腿前外侧皮瓣已成为上颌骨缺损重建最为常用的软组织皮瓣。

3. 游离腹直肌皮瓣　以腹壁下动、静脉为蒂的腹直肌皮瓣在头颈部大型缺损修复中占据十分重要的地位。该组织瓣的血管蒂可靠，解剖恒定，制备时无需改变患者体位，允许实施"双组手术"。其组织量丰富，适于大型缺损，如全舌、上颌骨及颅底缺损等修复。其潜在的供区并发症切口疝可以通过聚丙烯酸膜片修复腹直肌前鞘而得以解决。由于腹部脂肪堆积，腹直肌皮瓣修复上颌骨缺损显得臃肿，在一定程度上影响外形和功能的恢复。目前，不带肌肉的腹壁下动脉穿支皮瓣克服了腹直肌皮瓣臃肿的缺点，逐步取代了腹直肌皮瓣进行上颌骨缺损的重建。

4. 游离背阔肌皮瓣　以胸背动、静脉为蒂的背阔肌皮瓣是可用于头颈重建的面积最大的游离组织瓣。与腹直肌皮瓣一样，其解剖恒定，制备简便，血管口径大，组织量丰富，非常适于头颈部大型缺损的修复。相对腹直肌皮瓣而言，肥胖对背阔肌皮瓣的影响更小，不会过于臃肿。背阔肌皮瓣在上颌骨缺损修复中用途广泛，不仅能完全充填空腔，而且能非常好地恢复面颊部的外形。但是，背阔肌皮瓣制备时需要侧卧位，头颈重建手术中无法实施"双组手术"，因此，限制了该皮瓣在头颈重建中的广泛应用。

5. 游离肩胛骨皮瓣　以旋肩胛动、静脉为血管蒂的肩胛骨皮瓣也是头颈重建常用的皮瓣，其优点是：血管蒂长，血管口径大，皮岛与骨块间有很大旋转度，特别适用于颧弓眶底和腭部的同时重建。由于肩胛骨皮瓣制备时必须采用侧卧位，在头颈重建手术中无法实施"双组手术"，这也限制了该皮瓣的广泛应用。由于肩胛骨的形态和厚度，不易塑形和难以满足种植体要求是其缺点，现在已较少应用于颌骨重建。

6. 游离髂骨瓣　以旋髂深动、静脉为血管蒂的游离髂骨瓣常用于下颌骨缺损的重建，它具有血管解剖恒定、血管口径大、骨量充足、适于种植体植入、可开展"双组手术"等优点，游离髂骨瓣修复上颌骨缺损可以得到良好的功能恢复。但髂骨瓣也存在不易塑形和皮岛臃肿等缺点，而且其血管蒂过短，很难充分达到上颈部进行血管吻合。随着游离腓骨瓣的进一步推

广，游离髂骨瓣的应用已经越来越少。

7. 游离腓骨瓣　游离腓骨瓣最早由 Taylor 于 1975 年报告，随后应用于长骨缺损的修复。直到 1989 年，Hidalgo 才首次报告应用于下颌骨缺损的重建，1993 年 Sadove 报告应用于上颌骨缺损重建。目前，游离腓骨瓣已被认为是上颌骨缺损骨性重建的最佳选择。其优点主要包括：①血管蒂长，通过切取较为远端的腓骨，可以达到延长血管蒂的目的，使其很容易通过口内隧道到达上颈部；②血管口径大，腓骨瓣是所有游离组织瓣中血管口径最大者，游离移植非常容易吻合成功；③腓骨瓣可以根据需要制备成各种形式的复合瓣，其中腓骨修复骨缺损，皮岛或肌肉可修复黏膜缺损；④腓骨瓣制备简单，供区并发症少；⑤腓骨瓣供区远离头颈部，可以实施"双组手术"；⑥腓骨可以根据需要作多处截骨后行三维塑形，恢复牙槽突的形态。

随着三维成像、虚拟手术及手术导航等各种数字化外科技术的应用，游离腓骨瓣结合各种预成形的钛网能精确修复各类上颌骨缺损，良好恢复外形和上颌骨及面中份的各项生理功能，进一步提高了治疗效果（彩图 38-82，见书末彩插）。

腓骨复合组织瓣上颌骨重建术的注意事项：

（1）供区的选择应为同侧小腿，腓骨就位固定后，踇长屈肌肌膜正好位于口腔侧，以修复腭部软组织缺损。

（2）术前按照手术设计，完成模型外科，制作手术模板，为术中腓骨就位与固定的位置提供明确的参照依据。

（3）由于腓骨瓣血管蒂是从上颌经下颌骨内侧至上颈部进行血管吻合，要求血管蒂长，其长度要明显长于腓骨瓣下颌骨重建。因此，要求腓骨瓣上端截骨线尽量靠上，通过去除尽量多的上端骨段以获得尽可能长的血管蒂。

（4）手术操作顺序：先腓骨瓣就位固定，后血管吻合，避免在腓骨瓣就位时过度牵拉已经完成的血管吻合口。

（5）避免血管蒂局部受压：下颌骨内侧的血管蒂隧道至少达两指；术区放置引流管时与血管蒂应有一定距离，并进行固定，保证不因体位改变而出现引流管位置改变；术中充分止血，避免出现血肿而压迫血管蒂。

（6）术后严格头部制动，避免颈部过度运动，影响血管蒂。

（7）术后对腓骨瓣进行严密观察，一旦发生血管危象，应立即抢救探查。

由于游离腓骨复合瓣修复上颌骨缺损技术难度较大，手术创伤也较大，种植义齿修复治疗周期长，因

此，应严格掌握适应证。目前手术适应证主要包括：①良性肿物或创伤导致的上颌骨缺损；②上颌骨恶性肿瘤病变比较局限，手术可以达到彻底根治者；③双侧全上颌骨缺损，如不作骨性修复，将遗留十分严重的面部畸形和功能障碍者；④肿瘤切除术后2年以上无复发拟行二期修复者；⑤年轻患者，有修复上颌骨缺损要求者。

8. 双游离瓣移植　对于某些复杂的上颌骨缺损，单一的游离组织瓣往往无法同时满足恢复功能和外形的要求，可以采用双游离瓣进行修复。同时应用游离腓骨瓣和前臂皮瓣可进行面中份大型软硬组织缺损的重建，用游离腓骨瓣重建牙槽突，用前臂皮瓣或大腿前外侧皮瓣修复较大范围的黏膜和皮肤缺损。一般而言，如果能用一个游离组织瓣完成修复要求，应尽量避免采用两个游离瓣。

与传统赝复体修复方法相比，应用自体游离组织瓣修复上颌骨缺损有其很大的优越性。无论是哪种组织瓣，其均能完好地封闭口、鼻腔瘘和口腔上颌窦瘘，使得患者能恢复正常的吞咽和进食功能，解除了患者在吞咽、进食和语言方面的问题，提高了患者的生活质量，这与赝复体相比，是巨大的进步。对于无牙和双侧上颌骨缺损的患者，赝复体由于难以固位而无法对此类缺损进行修复。游离组织瓣则不受此限制，借助于血管吻合技术，远离受区的游离组织瓣可以良好地修复上颌骨缺损。腓骨复合组织瓣上颌骨重建的患者由于上颌骨缺损得到了三维骨性重建，不仅可以进行传统义齿修复，而且结合牙种植技术可以进一步达到上颌骨功能性重建的最终目的。即便是软组织皮瓣，只要上颌余留牙条件允许，依然可以进行传统义齿修复。

目前，我们选择头颈修复重建最常用的三种皮瓣：前臂皮瓣、大腿前外侧皮瓣和腓骨瓣来进行上颌骨重建，主要原因是其具有很高的可靠性。此外这三种组织瓣还具有以下共同优点：①血管蒂长，很容易通过口内隧道到达上颈部而无需血管移植；②血管口径大，游离移植时很容易吻合成功，并且吻合口不易发生血栓；③供区远离头颈部，可在仰卧位完成制备，开展"双组手术"；④制备简单快速，手术创伤小，术后供区并发症小。

至于选择何种游离组织瓣来进行上颌骨缺损的修复，这要根据上颌骨缺损的具体情况和患者的全身状态来决定。高龄患者通常全身情况不佳，耐受手术的抵抗力弱，而前臂皮瓣相对手术创伤小，手术时间短，适于高龄患者。前臂皮瓣多用于小型上颌骨缺损，大腿前外侧皮瓣则更多用于大型上颌骨缺损，腓骨瓣适用于各类上颌骨缺损的骨性重建。

下颌骨缺损的功能性修复与重建

下颌骨是颅面骨中最大和最粗壮的骨，也是颅面骨中唯一能动的骨，是口腔颌面部多组开、闭口肌群及部分表情肌附着的主要部位，也是下颌牙齿生长发育的骨床。其主要功能为形成面下1/3外观的骨支架，参与咀嚼、吞咽及咬合等主要功能，它的缺损无疑将造成生活质量的下降。因此，下颌骨缺损的修复一直是临床普遍关注的问题。

【下颌骨缺损的分类方法】

目前，国内外存在多种针对下颌骨缺损的分类方法，各有各的侧重点和局限性，尚未有通用统一的分类手段。学者们多根据临床需要或学术要求采取不同的分类方法进行科学研究，不同的学者提出了不同的分类方法，但相互之间的可比性较差。国际上比较认可的分类方法包括David分类、HCL分类、Urken分类等。

1. HCL分类（1989）　Jewer等提出的HCL分类，不单纯依据缺损大小进行分类，而是考虑到髁突和下颌正中区等缺损对修复难度的影响，很好地反映了下颌骨缺损的修复难度。此法在国际上较为通用，也是许多其他分类方法的参考依据。HCL分类法将下颌骨缺损分成3大类：H表示包括髁突在内的任何长度的一侧下颌骨节段性缺损，不过中线；L表示不包括髁突、不过中线的任何长度的下颌骨节段性缺损；C表示双侧下颌尖牙之间的下颌骨中部缺损。将HLC进行不同组合就构成了各种亚类的缺损类别。

后来，同研究小组的Boyd综合考虑功能、美观和重建难度等因素对修复方案选择的影响，提出HCL和oms分类法（1993）。其中，HCL代表不同程度的骨组织缺损，与传统HCL分类一致。oms代表伴随的软组织缺损：o表示骨缺损不伴皮肤或黏膜缺损；m表示骨缺损伴黏膜缺损；s表示骨缺损伴皮肤缺损；sm表示黏膜及皮肤同时缺损。此分类方法把骨缺损与软组织缺损都考虑在内，对临床修复方案的制订具有更大的指导意义。

2. Urken分类（1991）　此法将下颌骨缺损按解剖部位、功能、外形3个因素进行分类。C表示髁突缺损；R表示升支缺损；B表示体部缺损；S^H表示半侧颏部缺损，包括两侧尖牙之间的下颌骨缺损。

【下颌骨缺损修复重建的目的】

对于口腔颌面部组织缺损的修复，经历了"4R"阶段：①切除阶段：由于早期外科修复技术水平有限，对于颌面部肿瘤或畸形的治疗仅停留在切除治疗水平，直接拉拢关闭手术创口，对患者术后的生理功能损害较大；②修复阶段：随着外科技术的发展，对于颌面部较大范围的组织缺损，逐渐出现使用游离皮片、带蒂皮瓣、血管化皮瓣等修复手段，尤其是血管化皮瓣的广泛应用，将颌面组织缺损的修复水平大大提升了一个层次；③重建：随着人们生活水平的提高，患者对术后生存质量的恢复提出了更高的要求，生存率与生存质量并重，因此，重建患者咬合、咀嚼、美观、吞咽、言语、表情等功能成了临床医师追求的共同目标；④再生：器官缺损的再生性治疗是目前国际上热门的研究方向，虽然组织工程技术尚未在临床上广泛开展，多数研究还停留在实验室阶段，但是可以预见，此项技术必将会把颌面缺损的修复重建水平提升到一个新的高度。

传统观点认为，颌面组织缺损在选择修复重建的方式时，应遵循所谓的阶梯性原则，即如果简单的修复方法可以关闭伤口，则不选择复杂的修复手段。如直接缝合、游离皮片移植可以实现创口修复，则不选择局部皮瓣或带蒂皮瓣等。但是，现代修复性功能性外科提出，下颌骨缺损的修复重建不仅需恢复下颌骨的连续性及面部外形，还要重建患者的咀嚼、吞咽、语言等生理功能，包括咀嚼肌的再附着、感觉功能的恢复及咬合功能重建等，达到牙-颌-肌肉-神经反射的协调及功能统一，即所谓的功能性重建。

2011年，Baker等提出了下颌骨形态和功能重建的金标准，包括：①恢复缺损的形态和体积，并确保有独立的血供，恢复上下颌关系、下颌骨的运动和对软组织的支持；②良好的复位和稳定的固位，为早期修复奠定坚实的基础；③同期修复唇、颊、舌、口底等软组织缺损，恢复吞咽、语音等功能；④尽量减少或避免感觉和运动神经的损伤；⑤同期种植重建咬合功能。这代表了下颌骨缺损修复重建的外科发展方向，个性化重建、精确重建、三维重建、功能性重建是未来下颌骨修复重建的发展方向，这也为口腔颌面外科医师提出了更高的要求。

【下颌骨缺损修复重建的原则】

理论上各种原因造成的下颌骨连续性破坏或垂直向骨量不足都是下颌骨修复重建的适应证。近30年来，随着肿瘤基础科学、诊断学和治疗学的发展，尤其临床综合治疗的广泛应用，大大提高了肿瘤患者的5年生存率，下颌骨肿瘤治愈率的提高为早期重建提供了前提和依据。因此，下颌骨术后缺损应行一期重建，过去主张二期重建以便监测肿瘤复发的观点逐渐被抛弃。目前观点认为，一期修复比二期修复具有更多的优点：①对缺损的即刻修复有助于保护重要的

组织或器官，以减少术后并发症的发生；②有助于早期恢复基本解剖结构和形态，利于后续综合治疗的实施，早日恢复生理功能；③有利于术后康复，消除或减少患者因遗留缺损而导致的心理障碍和精神损伤；④节约医疗资源和经费开支。一期修复不仅对肿瘤患者是必要的，对外伤患者也是可行的，已成为口腔颌面部缺损的首选。恶性肿瘤已累及下颌骨，如果外科手术能保证切除肿瘤至正常边界者，可考虑一期进行修复与重建，而对于部分恶性程度较高或术中无法达到正常边界的肿瘤，则应采取审慎的态度。

现代口腔肿瘤缺损的修复重建已不再拘泥于阶梯性重建的原则。显微外科技术的发展使游离皮瓣与区域皮瓣同样可靠，对于有一定临床经验的外科医师，游离皮瓣移植的成功率已高达95%以上。目前，重建术式的选择主要考虑能否为患者带来最佳外形和功能重建，当然，除此之外还需要综合考虑患者年龄、全身情况、需求、经济状况、疾病分期及预后等多种因素。也有学者认为，对于恶性程度高、复发倾向明显的病例以及儿童和高龄患者，仍需慎重选择下颌骨修复的方式，应充分考虑患者的全身情况和生长发育等因素。

总结下颌骨修复重建的主要原则包括：①术区无感染；②受区条件良好；③移植骨与受区骨接触面积大；④移植骨制动必须持久可靠；⑤移植骨形态与位置应处于功能位置；⑥植骨后符合义齿修复要求与条件。

【下颌骨缺损的功能性修复与重建的类型】

1. **按修复时机划分** 可分为同期修复和二期修复。

2. **按修复结果划分** 可分为两种：

（1）姑息性修复：即简单建立下颌骨的连续性。

（2）功能性修复：即除要建立下颌骨的连续性以外还应为建立良好的咬合关系准备充足的骨床。

3. **按修复方法划分**

（1）自体下颌骨骨处理后再植：对于临界瘤、低度恶性肿瘤或可疑恶性肿瘤侵犯的下颌骨在肿瘤切除后对保留骨段行冻干、煮沸、微波、放射及化学处理后重新植回原部位。

（2）失活的异体或异种骨：目前使用已很少。

（3）自体其他部位非血管化游离植骨。

（4）带蒂旋转骨肌皮瓣：胸大肌带第5肋骨、胸锁乳突肌带部分锁骨。

（5）自体血管化游离植骨：血管化髂骨移植、血管化肋骨移植、血管化桡骨（尺骨）移植、血管化腓骨移植、血管化胫骨移植、血管化肩胛骨移植。

（6）骨牵引成骨：下颌升支牵引成骨、下颌骨水平向牵引成骨、下颌骨垂直向牵引成骨以及移植骨段二期牵引成骨。

（7）重建板及其他代用品植入。

（8）预成网托加松质骨植入。

【常用的下颌骨缺损的功能性修复与重建技术】

针对下颌骨缺损的修复重建方法包括非血管化游离骨移植、血管化游离骨移植、带蒂骨（肌）皮瓣移植、生物材料植入及组织工程骨修复等。骨移植供区包括腓骨、髂骨、肩胛骨、肋骨、桡骨、尺骨和颅骨等，其中腓骨和髂骨是主要供骨区，肩胛骨在欧美国家也有较多应用。

（一）非血管化游离骨瓣移植

19 世纪末 20 世纪初，Bardenhewer 和 Skyoff 先后报道了自体骨游离移植技术。第二次世界大战期间，下颌骨修复重建技术得到了迅猛发展，至 20 世纪 50、60 年代，非血管化游离骨移植修复下颌骨已成为常规方法。

非血管化游离骨移植的主要优点包括操作简单、手术创伤小、时间短、费用低、易于开展及并发症少等，所以是基层医疗单位常选择的修复手段。但是，它也存在明显的局限性：移植骨成活依赖受区的血供，愈合时间长，抗感染能力差，不能修复软组织缺损等。因此，受植区感染，有严重瘢痕，软组织不足或血液循环不佳等，都可导致移植成功率明显较低，均为手术禁忌证。除此以外，经过临床长期观察发现，非血管化游离骨移植后，移植骨吸收现象突出，特别是牙槽突高度下降明显，有学者认为与游离骨的愈合方式爬行替代相关。但移植骨的吸收程度则受多种因素影响，包括植骨床的血运、手术创伤、骨供区来源和离体时间等，因此，有学者认为行游离骨移植手术应"矫枉过正"。

目前用于非血管化游离骨移植的主要供骨区有髂骨、肋骨、颅骨等，除了成形的块状骨外，也有学者尝试使用钛网支架包裹松质骨颗粒进行游离骨移植，但长期疗效不明确。游离骨移植成功后可很好地恢复下颌骨的连续性，患者的面部形态得到改善，但由于骨量有限，有时难以实现义齿修复，咬合、咀嚼功能重建困难。

1. 游离髂骨移植（彩图 38-83，见书末彩插）　髂骨粗大，髂嵴部皮质较厚，成形性强，骨量充足，具有一定的高度和宽度，有利于恢复下颌骨外形和种植体植入，适合于修复下颌骨体部和颏部小范围缺损。移植成功的关键在于适应证的掌握：保证受区无感染或坏死性炎症，受区有足够的软组织并严格保护，术中减少髂骨离体时间，严密关闭创口，保证口腔自洁作用，适当使用抗生素等。

但是，对于范围较大，特别是涉及弯曲部位的下颌骨缺损（如颏孔、下颌角区），采用髂骨移植难以获得满意外形，主要原因在于髂骨外形与下颌骨不匹配，术中需要花费大量时间对移植骨进行塑形、拼对，很难恢复至左右对称的正常面型。而且，由于骨量和形状限制，牙槽突形态不能很好恢复，义齿固位困难。

适应证：

（1）适用于单纯下颌体部或升支部的单一区段的缺损，其中对体部缺损长度少于 5cm 者有着良好的修复效果。

（2）对于软组织量充分的方块缺损或用于牙槽嵴增高的病例可以应用。

（3）不宜用于腓骨移植的特殊人群。

（4）髂骨可提供所需骨量的。

优点：

（1）手术操作简便。

（2）髂骨可提供相对充分的骨量。

（3）术后手术瘢痕隐蔽，恢复较快。

（4）供骨区并发症较少。

（5）骨质更适合于种植修复。

缺点：

（1）可提供骨量在长度上明显不足。

（2）成形不易。

（3）抗感染能力差。

（4）远期如无功能性刺激常常有骨吸收。

手术操作注意事项：

（1）适应证应选择适当，受区一定要有充足的软组织量。

（2）供骨骨段离体时间应尽量短。

（3）骨断端应严格贴合，骨间固定应坚固。

（4）术后最好行颌间固定 1～2 周，以保证植骨的稳定性。

（5）口腔侧黏膜要严密缝合，以防唾液渗入。

2. 游离肋骨移植　自体肋骨形态与下颌骨类似，具有足够的长度，来源丰富，常取第 6、7、8 肋骨，并可同时带部分软骨及骨膜，修整后的肋软骨关节面可恢复髁突的功能。因此，肋骨适合修复半侧下颌骨及升支缺损，肋软骨替代髁突，移植后不被吸收，不会造成颞下颌关节强直，是关节重建的首选材料。但是，由于肋骨高度不足，难以进行义齿修复或牙齿种植。

3. 其他形式游离骨移植

（1）钛网支架 + 松质骨颗粒：除块状骨外，也有学者报道使用松质骨颗粒加骨髓细胞进行游离骨移植，具体操作是采取髂骨碎松质骨充填于预制的钛网支架托盘内，修复下颌骨缺损。此法具有成骨快、抗感染能力强、易于塑形、对取骨区影响小等优点。

（2）骨再植：将截除的病变下颌骨，经煮沸或高压、冷冻、放射处理后重新植入原处。此法具有治疗与修复一次手术、能保持下颌骨外形、损伤小等优点，但再植骨易遭受感染，无成骨功能。

（3）异体骨、异种骨移植：异体骨和异种骨取材广泛、易塑形，但抗原性强，经冻干、脱矿后抗原性减少，但由于缺乏活性物质，没有骨诱导作用。朱慧勇等用去骨髓的异体骨复合自体骨髓应用于临床和动物实验，宿主骨与移植骨愈合好，外形与功能恢复满意。

（二）带蒂骨（肌）皮瓣移植

过去，常用于下颌骨重建的带蒂骨肌皮瓣包括：带肋骨或胸骨的胸大肌皮瓣，带颅骨的颞肌筋膜瓣，带肋骨的背阔肌皮瓣，带肩胛骨的斜方肌皮瓣等。由于带蒂皮瓣与头颈部缺损匹配较差，移动距离受限制，功能恢复效果有限，而且供区易暴露，一般无法双组手术，术后并发症较多，所以使用率已明显减低。随着显微外科技术的进步，血管化游离骨移植已取代带蒂皮瓣逐渐成为下颌骨重建的主要手段。但是，当受区血管基础条件较差时，尤其对于受区放疗后、存在血管病变的患者，带蒂骨皮瓣仍具有不可替代的作用。

（三）血管化游离骨瓣移植

1975 年，Taylor 首次报道使用旋髂深动静脉为血管蒂，行游离髂骨瓣移植修复下颌骨缺损，随后，血管化游离骨移植技术迅猛发展，供骨区由髂骨扩展到肋骨、肩胛骨及腓骨等区域，修复形式也由单一骨缺损发展至复合组织缺损。近年来，多数文献报道血管化游离组织瓣移植的手术成功率普遍已超过 90%，血管危象发生率约为 5%，但抢救成功率高于 50%。

血管化游离骨瓣移植适合多种复杂类型下颌骨缺损的修复重建，具有众多突出优点：①血供明确，不依赖于受植床，抗感染能力强，尤其适用于放射性骨坏死的患者，亦可用于肿瘤术后放疗的患者，为下颌骨恶性肿瘤切除术后早期重建创造条件；②组织量充足，可满足包括皮肤、肌肉及骨组织等复合缺损一期修复的要求；③移植骨的愈合过程类似于骨折的愈合过程，无需新生骨的"爬行替代"，骨吸收不明显，有利于种植体的骨结合；④供骨区位于身体的隐蔽部位，可尽量减轻体表暴露区的继发性畸形。因此，多数学者认为是下颌骨缺损修复重建的理想方法，但是，血管化骨瓣移植手术时间长，手术难度、创伤大，费用较高，对高龄、体弱患者应慎用。

1. 血管化游离腓骨移植（彩图 38-84，见书末彩插）

适应证：

（1）适用于下颌骨各解剖区的复合缺损，其中对下颌前部及双侧体部三区的复合缺损有着良好的修复效果。

（2）对于同时伴有软组织缺损的病例，腓骨肌皮瓣有着其不可替代的优越性。

（3）理论上讲，腓骨为膜化成骨，在保留血运和骨膜的基础上，对于未发育成熟的少年儿童应用该技术后，腓骨应该随年龄的增长而发育。但目前无论从临床或是动物实验都未经证实，因此，我们主张少年儿童还是慎用腓骨修复下颌骨。

（4）下肢血管未受过损伤，下肢三束主血管均存在。

优点：

（1）供骨量足，基本可以满足下颌骨各种类型的缺损修复。

（2）腓骨有良好的可塑性，可以较好地塑形成角恢复下颌骨的外形。

（3）腓骨血运确定，血管管径粗于吻合，并且与颈部受区血管管径匹配。

（4）可以同时制备带肌肉和皮肤的骨肌皮瓣，同时修复受区的软组织缺损。

（5）腓骨解剖变异较少，易于切取。

（6）下肢远离头颈部受区，利于开展双组手术，提高了手术成功的几率。

（7）成活后远期很少出现移植骨段的吸收。

缺点：

（1）需牺牲下肢一束知名血管束，并破坏小腿外侧多束肌肉附着，可引起下肢无力及外踝稳定性不足等缺陷。

（2）术后下肢外侧留较长手术瘢痕，对特殊职业要求及年轻女性患者慎用。

（3）国人腓骨高度不足，移植后直接行修复有一定困难，多需辅助其他手术，从而造成治疗时间延长，费用增加。

（4）对手术技巧要求较高，术后护理相对困难，卧床时间相对较长。

手术操作注意事项：

（1）手术设计要合理，切口设计注意保护腓神经，以及腓骨下段保留足够长度以保证外踝稳定性。

（2）为保证血管蒂的长度，取骨范围应足够。

（3）成形时应注意保护各骨段骨膜及血管蒂以免损伤。

（4）为保证血运最短骨段不应少于 2.5cm，特别是最远端骨段更应保证一定长度。

（5）成形后各骨段间应密切贴合。

2. 血管化游离髂骨肌皮瓣 Taylor 等用旋髂深动静脉为蒂的髂骨瓣移植成功后，血管化髂骨瓣移植已成为下颌骨修复重建中常用的组织瓣之一，最适于下颌骨节段性缺损的修复。该组织瓣的优点：①移植骨瓣血运丰富，抗感染能力强；②骨量丰富，有利于种植体植入；③具有一定自然弯曲度，适合于下颌骨体部和颏部缺损；④可携带股外侧皮神经修复下牙槽神经；⑤供区位置隐蔽，可截取的骨量最大可达16cm。但是，由于髂骨不易塑形，多次截骨会影响髂骨瓣的成活，因此，对需要复杂塑形的病例，应限制使用。另外，髂骨瓣携带的皮肤、软组织与髂骨附着紧密，过于肥厚，不适于作为口内衬里。一般认为，血管化游离髂骨瓣适用于颏部、下颌骨体部小范围节段性缺损，下颌骨体部合并小范围升支缺损及下颌骨体部方块截骨后的缺损。

3. 血管化游离肩胛骨肌皮瓣 肩胛骨瓣可供选择的血管蒂多，有旋肩胛血管、胸背血管及肩胛下血管3组，可根据受区重建需要选择1～2组血管蒂进行血管吻合，手术设计及操作具有较大的灵活性。肩胛骨主要依靠众多细小的肌骨膜动脉均匀分布供血，属弥散的血供类型。肩胛骨瓣血管蒂较长，血管口径粗，骨源丰富，抗感染能力强，成活率高。骨瓣的长宽厚与下颌骨相近，且含密质骨和松质骨，可携带肌肉、皮肤等进行复合缺损修复。但是，由于供区与头颈部邻近，进行双组手术操作不方便，因此手术时间较长。另外，在制备骨瓣的过程中，需切断多块肌肉，损伤稍大。

（四）生物材料修复

目前，临床上用于下颌骨重建的生物材料包括钛金属、生物陶瓷、人工高分子材料等，其中下颌重建钛板的应用越来越广泛。钛金属作为优良的生物材料，特点突出：密度小，质量轻，强度高，易塑形，机械性能稳定，抗腐蚀性好及组织相容性优良等等。

运用重建钛板进行下颌骨重建，优点众多：可精确塑形固定，缩短手术时间，无供区并发症，可即刻恢复口腔功能，为二期游离骨瓣修复创造良好的局部条件，带关节头的钛板尚可修复半侧下颌骨缺损，无排斥反应等。但是，重建后的下颌骨，由于功能性应力作用可能导致钛钉松动，钛板断裂。如果软组织覆盖不够，尤其是对于放疗术后的患者，易导致钛板外露，因此有学者建议辅以软组织瓣联合修复。重建钛板适用于多次复发的恶性病变导致的下颌骨缺损，作为姑息性修复治疗，亦适用于全身情况难以耐受血管化骨皮瓣修复的病例。其缺点也很突出，例如：可塑性差，外形常常不能令人满意；常有异物反应，术后感染率较高；远期效果不佳，常有钢板穿破皮肤或黏膜形成感染病例；非功能性重建，如肿瘤不复发常需二期修复。手术操作注意事项：固定应坚固，成形时不宜过于追求完美，以免术后穿破皮肤或黏膜，应以建立支架为目的（彩图38-85，见书末彩插）。

除了重建钛板外，也有学者尝试在个性化钛网中填充骨松质修复下颌骨缺损，但由于长期疗效不确定，目前文献报道较少。

（五）牵引成骨技术

牵引成骨技术的特点是在骨再生的同时，伴有功能性软组织的延伸，包括血管、神经、肌肉、皮肤及骨膜等等，称为牵引组织生成。研究表明，牵引成骨的新骨生成，同时具有胚胎发育、新生儿骨生长和骨折愈合的生物学特征。下颌骨在牵引成骨过程中，新生骨小梁由少至多，从幼稚到成熟，新骨生成过程持续活跃，牵张期新骨生成速率快于固定期。一般认为，牵引成骨技术的优点包括：①手术程序简单、风险小，甚至可在局麻下进行；②成骨质量好，形态和大小可控；③儿童患者颌骨的延长，给因骨量不足而萌出困难的牙胚创造条件；④无需供区手术，避免了供区并发症；⑤效果稳定可靠，复发率低；⑥部分放疗后患者也可应用。缺点包括：相对手术费用较高，术后住院时间延长，需二期手术取出牵引器。

牵引成骨技术适用于：5～60岁人群；单纯髁突或升支部分缺失；下颌体部方块切除部分缺损；无牙颌体部的区段缺损（最好不大于4cm）；其他骨移植后垂直骨量不足时增高牙槽嵴。

手术操作中应注意：手术关键要在术后尽量严密关闭口腔黏膜创口，防止唾液渗入保证成骨质量；垂直牵引时，如切开骨后，下缘过于菲薄可加钛板固定；牵引器植入方向应慎重；行骨切开时应注意保护一侧黏骨膜的情况下保证骨完全断开，便于牵引。

牵引器有内置式和外置式两种，牵引方向有单向、双向和多向，牵引方法有间断牵引和连续牵引。简单的剩余骨端单焦点截骨牵引，往往不能满足需要的新生骨量，近年来，学者们提出了双焦点和三焦点及传送牵引成骨的概念，牵引器也得到不断改良。目前牵引成骨技术不但应用于矫正颅颌面部畸形，而且被试用于腭裂、创伤及肿瘤术后的骨缺损等各个领域。由于手术创伤较小，因此被列为微创外科范畴，受到临床医师的青睐。王兴等认为，牵引成骨治疗颌骨缺损有以下优点：手术简单，无需植骨；能够获得足够的牙槽嵴高度和骨量；伴有软组织增长；感染和吸收率较低（彩图38-86，见书末彩插）。

（六）组织工程方法

从仿生学的角度出发，研究具有"结构仿生"的组织材料是当今生物医学材料发展的重要方向。随着医学的发展，生命科学与工程科学交叉融合产生了新的学科——组织工程学。组织工程学主要致力于组织器官的形成和再生修复，其最大特点是形成的组织器官与机体的组织结构相同，最终目的是达到无损伤的组织器官修复与功能重建。

对于下颌骨缺损而言，组织工程方法主要研究体外构建人工骨，目的在于获得具有精确外形和功能结构的骨组织。其研究的内容包括种子细胞（成骨细胞）、支架材料、生长和分化因子（骨诱导因子）及骨组织构建等等：种子细胞决定再造组织的类型和功能，支架材料形态决定再造组织的形状。种子细胞可取胚胎骨、骨膜、松质骨、间充质干细胞等，其中以松质骨取骨最为方便。支架材料作为种子细胞外基质替代物及再生组织工程的框架，其特性直接影响种子细胞的生物学特性，影响细胞生存、迁移、增殖和功能代谢，最终决定骨组织构建的成败。支架材料分为两类：①人工合成材料，如钙磷陶瓷、聚乳酸、聚羟基乙酸等；②天然生物衍生材料，如天然骨、胶原、珊瑚骨等。因此，依赖于组织工程技术，可以实现骨组织缺损的再生性修复，而且通过对支架材料形态的控制，可以再造特定形状的下颌骨。组织工程技术为下颌骨缺损的修复重建提供了新的思路，但是目前研究仅限于动物实验，将其推向临床应用还有一系列问题需要解决。

【下颌骨功能性修复与重建的展望】

综上所述，关于下颌骨功能性修复与重建在过去的一个世纪中取得了巨大的进展，发展到今天重建颌骨的目的已不仅仅在于恢复其连续性，而是要恢复口 - 颌系统的功能和美观效果即功能性重建。近年来，随着显微外科的发展和口腔种植学的发展，已经使下颌骨的功能性重建不再可望而不可即，尤其是骨牵引成骨技术在该领域的应用使下颌骨重建后的功能更完美，外观更漂亮。尽管如此，这些技术或多或少地都存在着其自身的不足，特别是自体骨移植手术修复下颌骨缺损都将造成供区不同程度的缺损畸形，并且手术难度大、持续时间长。因此，人类还在继续寻求更加简单、有效的修复方法。

目前，骨组织工程的研究主要集中在骨的生物特性研究，通过两种方法解决骨缺损的修复问题：一是通过人自身的生物功能进行骨骼的再生或植入带有骨生长因子的小块异种骨诱导骨生长，这些方法效果较好，但时间长、见效慢，只适合于小块缺损骨的修复；另一种方法是用人造材料（塑料、金属、陶瓷）制成替代骨植入人体，这种方法可以解决大块骨缺损的修复。但是，由于这些替代骨在内部结构（如不能形成骨松质）、生物活性和可降解性方面的不完备性，植入人体后，与人的组织相容性差，特别是在下颌骨重建后这些代用品无法解决义齿修复恢复患者的口 - 颌系统功能的问题，因而修复效果不甚理想。因此，如何培养出具有生物活性且有相应骨硬度的替代骨是目前骨组织工程亟待解决的问题。毛天球教授领导的科研小组在这方面作了大量的尝试，他们先后尝试用羟基

磷灰石、珊瑚以及鸵鸟骨等代用品，并在动物实验中培养出了小块的下颌骨，但该骨块的承重能力如何还有待于进一步研究。

人工替代骨应满足以下几方面的要求：①替代骨形状要与被替代骨形状基本一样，以利于保持与原有其他器官的匹配；②替代骨内部要具有与原骨组织相近的骨髓腔和骨质组织结构（如：外环骨板、哈佛骨板、内环骨板和间骨板），以保证替代骨成骨后的结构，恢复良好的功能；③骨骼的材料要有可降解性，可以逐渐被人体再生骨组织所替代（目前常用的金属材料，如钛合金，难以实现这一要求）；④为了使替代骨很快与人体微循环组织联通，促进骨组织的生长，在替代骨内部应植入骨生长因子。

快速原型制造技术（RP）在医学上的应用是国际上一个新的研究方向。人造骨骼的成型过去主要靠机加工和粉末烧结的方法实现，近年来快速成型技术的发展，可以实现由 CT 数据到金属骨骼的快速制造，很好地解决替代骨的外形与被替代骨一致性的问题（图 38-87）。将来这种将成型、材料、生物活性综合起来进行人体骨骼制造方法的研究，有可能为解决下颌骨缺损的修复开创新的途径。

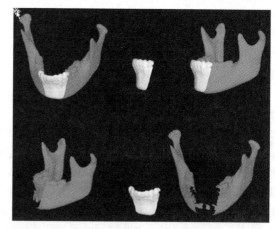

图 38-87 快速原型制造技术（RP）在下颌骨缺损修复中的应用

唇颊部缺损畸形的修复

唇颊部由于外伤、灼伤、感染或肿瘤切除，可形成不同程度和类型的缺损畸形和功能障碍，需根据病因及组织缺损的性质、范围，采取不同的修复方法。唇颊部组织松软、富有弹性、血供丰富，伤口易于愈合，修复手术效果较好。尤其老年人组织更松弛，应用推进或旋转皮瓣修复比青年人更有利。老年人手术瘢痕也不明显，供区的选择范围更大。唇颊部手术多与口腔相通，属污染手术，但无菌操作仍很重要，应避免感

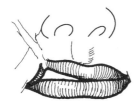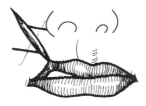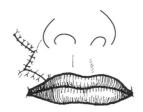

图 38-88　用对偶三角瓣法修复索条状瘢痕唇外翻

染以致组织坏死，术前需注意口腔卫生，必要时应先行牙齿洁治术。

（一）唇缺损畸形

唇缺损畸形按组织缺损的性质和部位大体可分为表层皮肤缺损、黏膜缺损和唇全层组织缺损。

1. 表层皮肤缺损　畸形多因切除唇部痣、血管瘤或瘢痕后形成，常用游离植皮、局部皮瓣或邻位皮瓣修复。

（1）局部皮瓣修复：由于索条状瘢痕引起的轻度唇外翻，周围皮肤正常者，常采用对偶三角瓣法修复，可获理想效果。将索条状瘢痕切除，在切口两旁形成两个方向相反的三角形皮瓣，然后易位缝合，可延长唇的高度，纠正唇外翻（图 38-88）。也可根据唇外翻的宽度作 V 形切开，在皮下作锐剥离，使瘢痕松解，唇缘复位，呈 Y 形缝合（图 38-89）。

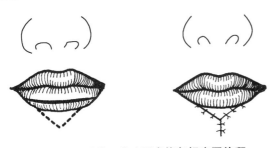

图 38-89　用"V-Y"改形术修复轻度唇外翻

缺损范围不大者，可用创面邻近的正常皮肤局部推进以修复唇部皮肤缺损（图 38-90）。

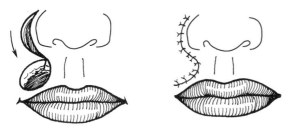

图 38-90　用局部推进皮瓣修复唇皮肤缺损

（2）全厚皮片植皮修复：如唇部皮肤瘢痕范围较大，其周围皮肤不适于作局部皮瓣修复者，可选用全厚皮片植皮。将唇部瘢痕彻底切除，唇红复位至正常位

置，根据创面形状及大小剪一模型，按照模型于耳后、锁骨上区或上臂内侧切取全厚皮片，植于皮肤缺损区。皮片应较缺损区稍大，以补偿术后的收缩（图 38-91）。术后需加压固定并预防感染。

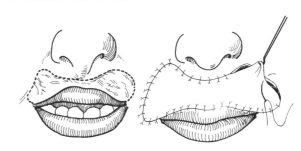

图 38-91　全厚植皮术修复唇皮肤缺损

（3）邻位皮瓣修复法：临床上常采用鼻唇沟部位皮瓣修复上唇或下唇组织缺损，可采用一侧或两侧鼻唇沟瓣。皮瓣上端可达内眦下 1cm 处，切取皮瓣后伤口缝合线留在鼻旁，瘢痕不明显（图 38-92）。修复后唇部皮肤色泽优于游离植皮的皮片。

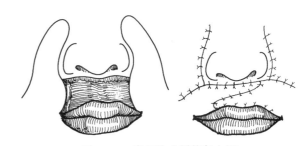

图 38-92　鼻唇沟皮瓣修复上唇

唇部瘢痕形成的口角歪斜，可利用对侧唇组织形成邻位皮瓣修复，即应用对偶三角瓣移位法以上唇组织修复下唇，或以下唇组织修复上唇（图 38-93）。

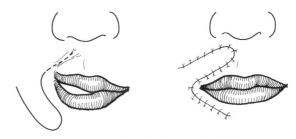

图 38-93　利用邻位皮瓣矫治口角歪斜

915

2. 唇黏膜缺损　唇黏膜缺损多应用邻近的唇颊黏膜瓣或舌瓣修复。如上唇中部唇红缘缺损，可用下唇缘黏膜瓣旋转 90° 修复，瓣内可含黏液腺和部分肌层，术后 10 天断蒂修整唇缘（图 38-94）。也可采用对侧唇黏膜瓣旋转至缺损区一次修复缺损。唇组织不足时，切口可延至颊黏膜形成唇颊黏膜瓣。旋转黏膜瓣不能修复的大型黏膜缺损，可在口腔前庭部形成黏膜管状瓣，取瓣区直接拉拢缝合，或移植皮片或黏膜。二期手术将管状黏膜瓣一端切断移植至缺损区，2 周后再断另一端修整唇缘（图 38-95）。大的红唇缺损也可用上唇或下唇的双蒂黏膜瓣修复（图 38-96）。

应用舌瓣修复唇红缺损时应注意蒂的位置。修复上唇黏膜时舌瓣蒂在下方，修下唇时蒂在上方。黏膜瓣长宽比例一般为 3～4∶1。切开黏膜和少许肌层，在肌层内剥离，充分止血后缝合于唇缺损区，供区直接缝合（图 38-97）。

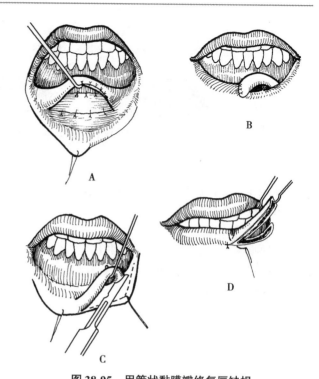

图 38-95　用管状黏膜瓣修复唇缺损
A. 下唇前庭沟形成管状黏膜瓣　B. 管状瓣一端修复缺损
C、D. 管状瓣断蒂修整唇缘

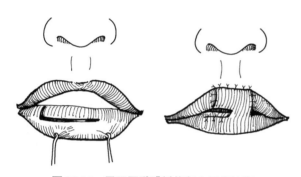

图 38-94　用下唇黏膜瓣修复上唇缘缺损

3. 唇全层缺损　由于外伤或肿瘤切除可形成唇全层缺损，后者常需同期进行修复，外伤后的唇缺损常伴有瘢痕挛缩。术前需正确估计瘢痕切除唇组织复位后缺损的范围，以便选择适当的供区及修复方法。

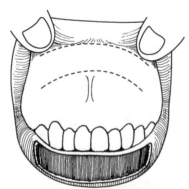

图 38-96　上唇双蒂黏膜瓣修复下唇

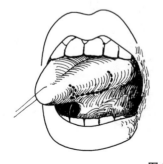
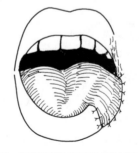
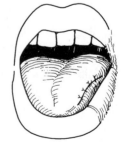

图 38-97　用舌瓣修复唇黏膜缺损

修复的原则应是尽量利用剩余的唇组织修复缺损，如不可能时可用对侧唇组织修复；如唇组织不够可用邻位组织瓣修复，尽量不利用远位皮瓣修复，尤其是下唇缺损。因远位皮瓣缺乏肌肉组织，术后易收缩、变形、功能障碍。

（1）直接拉拢缝合：直接拉拢缝合法适用于唇缺损不超过全唇长度的 1/4～1/3、一般缺损在 1～1.5cm以内者，否则拉拢缝合后会造成上、下唇宽度不协调的继发畸形。为防止缝合后的直线瘢痕挛缩，可在白唇部切口两侧皮肤层做二附加切口，形成对偶三角瓣，移位后缝合。

（2）局部旋转推进组织瓣：上唇中部的部分缺损可用两侧上唇组织做滑行瓣推移修复。较大的中部缺损可在鼻翼基底至鼻唇沟部全层切开，由鼻唇沟向下呈弧形切开至口角水平以下，将两个全厚组织瓣向内旋转修复上唇缺损（图 38-98）。口腔前庭处黏膜需做大切口以利组织瓣的松弛推移。

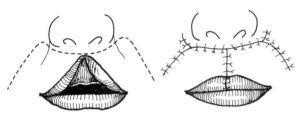

图 38-98 鼻唇沟旋转皮瓣修复上唇

上唇中部的大型缺损也可应用两侧扇形组织瓣修复，鼻唇沟瓣移位后两口角皮肤遗留的继发畸形可用两个附加切口，作对偶三角瓣成形术修整。扇形瓣修复术后可形成小口畸形，需行二期口角开大术（图 38-99）。

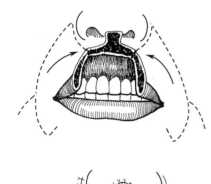

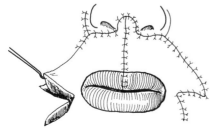

图 38-99 扇形瓣修复上唇中部大型缺损

（3）交叉唇瓣修复法：当唇中部缺损 1/3～1/2 时，最常应用交叉唇瓣法修复。可利用下唇组织修复上唇，也可用上唇修复下唇。应用唇冠状动脉为蒂形成带蒂组织瓣转移修复对侧唇组织，由于带有知名血管，组织瓣血供丰富，易成活，术后外形及功能均满意。手术分两期进行。

首先根据唇缺损区的长度及高度在健侧设计一三角形或矩形唇瓣，使瓣的长度与缺损区相等，而宽度为缺损区的 1/2。如缺损区周围为瘢痕组织，皮肤缺乏弹性，则设计的唇瓣可稍宽些，使修复后上下唇宽度大致相同。唇瓣蒂应位于缺损区中部，以减少唇瓣转移后蒂的张力和旋转度。手术时沿设计画线将唇瓣全层切开，只保留蒂部与健侧唇相连，注意蒂部切口只切至红唇缘或稍超出红唇缘，冠状动脉位于近黏膜侧，慎勿损伤之。充分止血后，唇瓣旋转 180°，移植于缺损区，将红唇缘对齐后，分三层缝合（图 38-100）。术后形成两个口裂，可由此用吸管进食。伤口暴露，注意口腔清洁，术后 2 周可行断蒂手术。断蒂时需根据缺损区的需要决定切开的部位，修整上、下唇缘后缝合。如术后口裂较小，可在手术同时或后期行口角开大术。

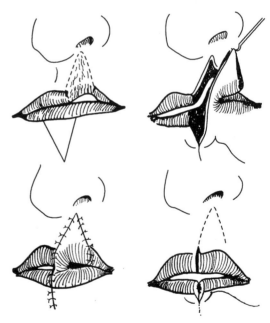

图 38-100 交叉唇瓣修复法

偶有上唇中部人中及弓背尚残存的上唇缺损病例，为保留正常人中外形，可先将唇中部复位，在下唇做两个唇交叉瓣修复上唇缺损（图 38-101）。此法可用于双侧唇裂术后畸形，上唇人中结构完整而唇组织不足的患者。应用上唇修复下唇时，也可在上唇人中两侧做两个唇瓣以修复下唇，以保存上唇中部的轮廓。

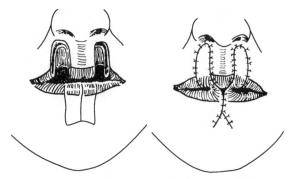

图 38-101　交叉唇瓣修复上唇两侧缺损

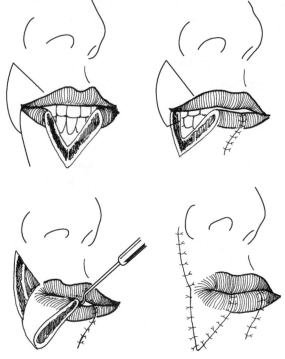

图 38-102　交叉唇瓣加下唇瓣修复法

对于下唇较大缺损的修复可应用交叉唇瓣加下唇瓣法修复。为保留人中将唇交叉瓣做在上唇外侧，在保留口角的原则下将下唇一侧全层切开移至中央缺损区，再将上唇瓣转移修复下唇外侧（图 38-102）。

（4）交叉唇瓣和鼻唇沟瓣修复上唇：大块全层缺损修复可应用交叉唇瓣与鼻唇沟瓣结合的方法修复（图 38-103）。

（5）颊部组织瓣修复上唇：小的侧方缺损可用鼻唇沟瓣修复，大的全层缺损可用两个颊部皮瓣修复（图 38-104）。缺损侧颊部形成短的水平皮瓣翻转形成上唇衬里，外侧形成长的垂直皮瓣，旋转修复外层缺损，供区拉拢缝合。此法缺乏肌肉组织，适用于修复上唇，如修复下唇应尽量有肌肉控制以恢复其功能。

大范围的下唇缺损修复较困难，可用双侧大的矩形全层颊瓣推进修复（图 38-105）。由口角侧方切开，经皮肤和表情肌浅层至耳屏前 1.5cm 处，切口分离至咬肌前缘，不切开腮腺筋膜，面动脉及面静脉分别结

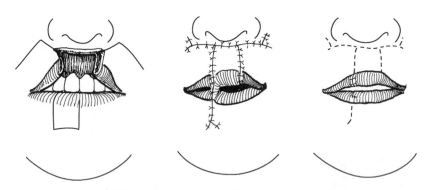

图 38-103　交叉唇瓣加鼻唇沟瓣修复法

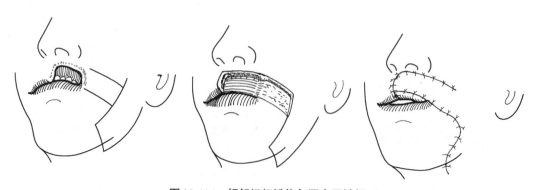

图 38-104　颊部组织瓣修复唇全层缺损

扎、切断，切开至腮腺导管口下，找出导管并插入细塑料管以保护之。后切口由后端垂直向下至下颌角下缘。皮瓣由腮腺咬肌筋膜翻起，在水平切口上方 1cm 处分离出两个小黏膜瓣，翻转黏膜以形成红唇缘。

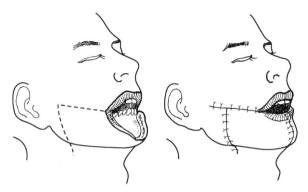

图 38-105　双侧颊部矩形瓣修复下唇缺损

黏膜的垂直切口与咬肌前缘平行，下缘到达龈颊沟至下颌骨骨膜，在龈缘下切开，为的是掀起更多的黏骨膜作为颊瓣的衬里。口腔前庭创面可待以后植皮修复。此瓣在后界与腮腺咬肌筋膜完全游离，下颌下腺暴露在此区。

对侧用同法进行，两个组织瓣在中线缝合修复下唇。

应用此法修复下唇功能并不理想，但比应用远位皮瓣为佳，尤其适用于老年组织松弛的患者。如修复的下唇中部组织不足形成凹陷，可用上唇交叉唇瓣，可取得较好的外形及功能效果。

4. 小口畸形　由于口周灼伤或感染后的瘢痕挛缩可导致小口畸形，一般口腔黏膜多未受损。修复方法很多，以应用邻近黏膜组织瓣修复效果较好，常用的是口角开大、唇颊黏膜滑行推进修复法。在正常口角位置定点，稍大于口角位置画线，做一平行切口，深及黏膜层，根据需要将瘢痕皮肤切除，将唇颊部黏膜充分剥离，横行切开后，向外滑行翻出与皮肤缝合（图 38-106）。为防止口角瘢痕挛缩，可将黏膜层作横 Y 形切开，即沿口角做横切口，近皮肤切口外缘时将黏膜做一三角瓣，向外翻出形成新口角，再将上、下唇黏膜瓣翻出与皮肤缝合（图 38-107）。

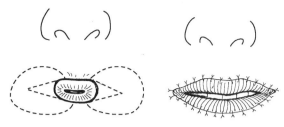

图 38-106　唇颊黏膜瓣修复口角

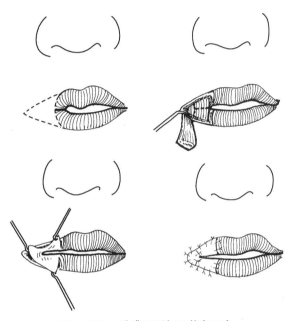

图 38-107　黏膜 Y 形切开修复口角

如唇黏膜组织不足时，可在同侧颊部切取蒂在后部的上、下两个颊部黏膜瓣，形成叶状黏膜，蒂位于颊中部且需一定宽度。将两黏膜瓣向口外翻转与皮肤缝合形成红唇。黏膜瓣区创面可直接拉拢缝合（图 38-108）。

（二）颊部缺损畸形

颊部组织缺损可单独存在，但常与唇部缺损同时存在。根据组织缺损部位可分为表层皮肤缺损、黏膜层缺损及全层洞穿性缺损，应按缺损的不同情况选用不同的手术方法。

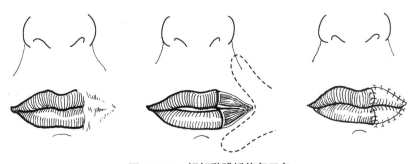

图 38-108　颊部黏膜瓣修复口角

919

1. **表层组织缺损** 根据缺损形成的原因、大小、形状，决定修复的方法。面颊部小的缺损可直接拉拢缝合，较大缺损，如拉拢缝合，可导致器官移位，则需选用分期切除术、"Z"成形术、皮瓣转移或植皮术等进行修复。面颊部的瘢痕挛缩常使口角、鼻翼、眼睑等移位，手术前应充分估计瘢痕松解后真实缺损创面的大小，选择合适的供区及修复方法，一般可对照健侧面部标志估计缺损范围。

(1) 游离植皮修复法：面颊部表层组织缺损不适于应用局部皮瓣修复者，多选用全厚皮片移植。可由耳后或锁骨上区取皮，色泽与面部相似。大范围皮肤缺损可用分区全厚植皮或中厚皮片移植，也可应用带真皮下血管网的全厚皮片移植。

(2) 局部皮瓣修复法：利用邻近部位的正常皮肤形成皮瓣，旋转推进修复缺损区。供区可用植皮或另一皮瓣进行修复（图38-109、38-110）。

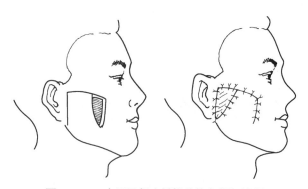

图38-109 应用局部皮瓣推移修复颊部缺损

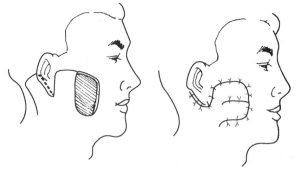

图38-110 应用耳前、后皮瓣修复颊部缺损

(3) 动脉岛状皮瓣修复法：多选用带颞浅动脉的额部岛状皮瓣修复。因术后额部留有植皮瘢痕，一般用于面颊部恶性肿瘤切除后的修复。

(4) 游离皮瓣修复法：颊部较大肿物切除后，邻近皮瓣不足以修复缺损，可选用游离皮瓣。常用的前臂皮瓣薄且软，适合修复面颊部软组织缺损，又因其血运丰富，抗感染力强，可用于有继发感染的病例（图38-111）。

(5) 管状皮瓣修复法：外伤或灼伤瘢痕切除后的

大面积创面可用远位皮管修复，因需多次手术，色泽也不够满意，故现已较少应用。

2. **黏膜缺损** 颊部黏膜缺损可形成瘢痕挛缩，开口受限。颊部瘢痕切除或肿瘤切除后较小型的黏膜缺损，可行中厚皮片游离移植，术后应坚持开口锻炼，防止皮片挛缩。大型缺损，尤其是伴有颌后区及口咽部黏膜缺损者常需应用带颞浅血管的额瓣经颧弓下隧道转移，功能效果较好。为避免额部瘢痕，也可用颞顶筋膜岛状瓣或游离皮瓣修复。

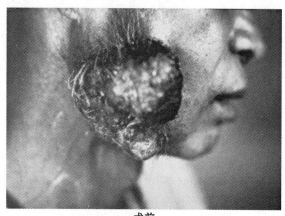

术前

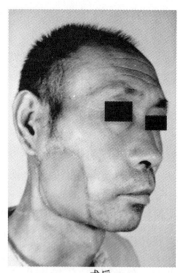

术后

图38-111 颊部钙化上皮瘤继发感染患者，利用前臂游离皮瓣修复颊部缺损

3. **洞穿性缺损** 唇颊部洞穿性缺损修复较复杂，常需几种修复方法联合使用。

(1) 局部皮瓣修复法：小型洞穿性缺损可将周围组织翻转做衬里，另取一局部皮瓣覆盖其表面，供皮瓣区可拉拢缝合。

(2) 折叠或瓦合皮瓣修复：可用局部或邻位皮瓣做衬里，远位皮瓣覆于衬里之上，如用额瓣做衬里，颈阔肌皮瓣或胸大肌皮瓣覆盖其表面；也可用带双皮岛的胸大肌皮瓣，折叠修复洞穿性缺损；或用游离皮瓣与额瓣或肌皮瓣修复洞穿性缺损；可一次手术获得较好外形及功能效果。

（3）远位皮管修复皮管修复法：虽手术次数多，疗程长，但对一些范围大的洞穿性缺损仍不失为一个良好可行的修复手段，皮管远端可行折叠或植皮后修复缺损区。

鼻缺损畸形的修复

鼻畸形可为先天性的，但大部分是由于外伤、感染或肿瘤切除后形成的缺损和畸形。由于鼻位于面部正中，即使轻度畸形也会影响外观并增加患者的心理负担，大的缺损畸形可影响呼吸及语音功能。畸形缺损程度不同手术方法不同。

（一）鼻表层组织缺损

鼻背部较小的肿物或瘢痕切除后的创面可直接拉拢缝合。鼻根部皮肤松弛，拉拢缝合效果好。鼻尖、鼻翼部皮肤松动性很小，不能勉强缝合，创面较大的需用全厚皮片或带真皮下血管网的皮片修复。如缺损范围较大且深，单纯植皮不能获得满意效果，可应用局部皮瓣修复。两侧鼻旁软组织松软，适于形成局部皮瓣修复鼻背缺损（图38-112）。

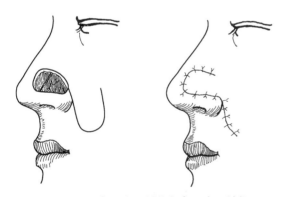

图38-112　鼻唇沟皮瓣修复鼻翼表层缺损

（二）鼻尖和鼻翼缺损

鼻翼上方较小的瘢痕可按"Z"成形术使瘢痕松解、鼻翼复位（图38-113）。瘢痕广泛者，需在彻底切除瘢痕组织后植全厚皮片或用局部皮瓣修复。外伤所

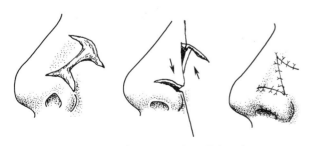

图38-113　鼻翼瘢痕松解"Z"成形术

致的鼻翼边缘缺损，可将鼻翼边缘剖开，在皮下组织内向上及两侧剥离达鼻骨以上及梨状孔边缘，在鼻骨与鼻软骨交界处，切开鼻软骨及黏膜层，将软骨向下推移，使鼻孔、鼻翼复位，皮肤层缺损可植全厚皮片或局部皮瓣修复。鼻翼、鼻尖部分缺损者，也可将瘢痕切开，翻转瘢痕瓣做衬里，用耳垂复合游离植皮修复。

一侧鼻翼部分全层缺损宽度不超过1cm者，以用耳轮复合游离组织瓣修复为宜。耳廓移植瓣的切取及移植方法：首先切除鼻翼瘢痕或肿瘤，于缺损区周围鼻软骨之上及下面潜行分离皮肤及鼻腔黏膜，深约0.3cm，创缘修整形成新鲜创面，修整游离出的软骨边缘，以便插入耳廓软骨，增加移植片与受区的接触面。按缺损形状及大小裁剪样模，在耳轮或耳轮脚部画出切取组织瓣的范围，画线稍大于缺损区，用11号刀片切取复合组织瓣，用生理盐水纱布包好备用。耳廓取瓣区皮肤分两层缝合，不缝合软骨层。将复合游离组织瓣移植于鼻翼缺损部位，先将鼻翼内侧创缘与移植瓣内侧皮肤缝合，再缝外侧皮肤。同样，软骨不需缝合，鼻孔内、外放碘仿纱条固定（图38-114）。

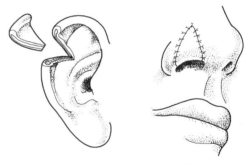

图38-114　利用耳轮复合游离瓣修复鼻翼全层缺损

耳廓复合组织瓣游离移植手术要求技术熟练、迅速、准确，尽量减少组织创伤，一般在新鲜创面上按无菌、无创技术操作，移植后均能成活。移植术后的组织瓣初呈白色缺血状，后变暗紫色，2周后颜色变正常，有时术后组织瓣呈黑褐色，5～6天后表面黑痂脱落，颜色又逐渐恢复，有时表面生长小水疱，但不影响瓣的成活。

鼻翼全层缺损范围较大者不宜应用上述方法，可在缺损区局部翻转皮瓣做衬里，鼻唇沟部做旋转皮瓣或皮下蒂瓣修复表层皮肤。大的鼻翼缺损应用颞浅动脉为蒂的额部岛状皮瓣修复，也可获较好效果。常用的是额部镰刀状皮瓣，其远端可折叠修复鼻翼，也可先掀起皮瓣远端植入耳廓皮肤及软骨形成复合组织瓣，术后2周再行移植修复鼻翼。由于镰刀状皮瓣蒂部位于头皮内，只根据需要切取额部上方皮瓣，断蒂修复后头皮仍复位缝合，术后瘢痕不明显（图38-115）。

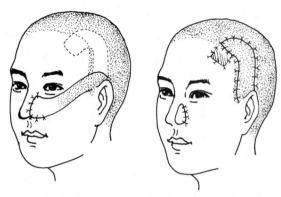

图 38-115 利用额部镰刀皮瓣修复鼻翼缺损

（三）鼻小柱畸形及缺损

鼻小柱歪斜多见于唇裂术后的继发畸形，单纯的鼻小柱歪斜可用"Z"成形术修复。鼻小柱缺损可为部分缺损或全部缺损，并常伴有鼻翼、鼻尖和鼻中隔缺损畸形。

单纯鼻小柱缺损可用耳轮或耳垂修复，手术时将缺损区纵行切开向两侧分离，瘢痕彻底切除形成新鲜创面，按缺损大小取耳轮或耳垂游离移植于缺损区，缝合后压迫敷料固定。两鼻孔填纱条，10 天后拆线（图 38-116）。

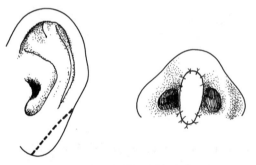

图 38-116 利用耳轮皮瓣修复鼻小柱

鼻小柱全缺损时宜用鼻唇沟皮瓣修复。手术方法：在鼻唇沟部形成约 1.8cm×5cm 的单蒂皮管，上起自内眦下方鼻背部，下至口角水平。皮管蒂可在上方，也可在下方，将其一端移植于鼻尖部创面上，最好与鼻中隔黏膜创面缝合。鼻唇沟创面拉拢缝合，3 周后断蒂，将皮瓣缝于上唇基底的皮肤创面上形成鼻小柱。老年人皮肤较松者选用此法效果满意（图 38-117）。

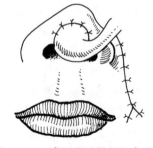

图 38-117 鼻唇沟皮管修复鼻小柱

鼻小柱缺损同时伴上唇缺损者，可在应用下唇交叉瓣修复上唇时，将下唇瓣远端向下延长，包括部分额部皮肤。唇瓣向上旋转修复上唇的同时，用皮瓣远端修复鼻小柱。局部无合适组织可利用的，也可在上臂内侧、颈部，第一、二掌骨间形成小皮管修复鼻小柱。

（四）鞍鼻畸形

正常东方人鼻梁较低平者不应属鞍鼻畸形，为改善面容可行单纯隆鼻术，植入软骨或代用品支架可达到美容效果。由于外伤、感染等因素引起的鞍鼻多指鼻梁明显塌陷畸形，可分单纯鞍鼻及复杂鞍鼻。

单纯鞍鼻畸形患者鼻部皮肤及黏膜均正常，只是鼻骨不同程度凹陷畸形，鼻尖正常或稍低平。治疗时可在塌陷部位行骨、软骨或代用品支架植入，鼻尖部低平者可将植入体修成 L 形以抬高鼻尖。

较重的鞍鼻畸形，鼻部皮肤完整，鼻梁明显塌陷、鼻短缩、鼻端翘起、鼻孔朝天、鼻唇沟加深，有的面中 2/3 发育差，呈"碟形脸"畸形。此型畸形不能单纯用上法修复，常需先行广泛切除挛缩的鼻中隔软骨，自鼻骨尽量向上作骨膜下分离，并横行切断骨膜，松解侧鼻软骨与鼻翼软骨间的纤维粘连，使骨软骨支架下牵复位。软骨及鼻腔黏膜缺损，可切取耳甲复合组织片移植。皮肤缺损可用局部皮瓣或额部皮瓣修复。

鼻背皮肤完好，鼻骨及黏膜层瘢痕挛缩的病例，可用内嵌植皮法修复，在上颌口腔前庭相当梨状孔下缘做横行切口，在梨状孔及鼻梁部广泛分离并切除瘢痕组织，使外形恢复，创面用游离植皮覆盖，将中厚皮片创面向上，其下缘与牙槽嵴切口黏膜边缘缝合，皮片敷于鼻内侧创面上，填敷碘仿纱条，打包加压固定，一般 10 天后更换敷料。如皮片生长良好，可放置预制的赝复体支撑固位，赝复体以卡环固定于上颌牙。3～6 个月后皮片已不收缩变形，可更换永久性赝复体。如有前牙不齐或缺失可同时修复，外形效果满意。

（五）鼻大部或全部缺损

由于严重外伤、感染或肿瘤切除引起的鼻大部或全部缺损，须应用皮瓣行全鼻再造术。常用的方法为前额皮瓣和远位皮管鼻再造术。

1. 额部皮瓣修复法 前额皮瓣鼻再造术的设计方法很多，需根据缺损大小及额部情况决定皮瓣蒂的位置。如前额较宽可应用额正中皮瓣；前额狭窄者则须设计斜形皮瓣或大的镰刀状皮瓣修复（图 38-118）。前额正中皮瓣包括两侧滑车上、眶上、内眦及鼻背动脉，其血运丰富，可旋转 180° 修复鼻缺损，不需行延迟手术，方法如下：

（1）形成鼻腔衬里：在鼻缺损……画线形成局部皮瓣……

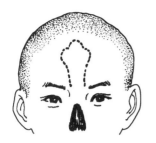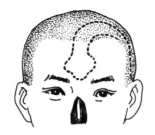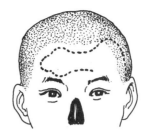

图 38-118 额瓣设计示意图

缝合形成鼻腔衬里，如有鼻中隔存在，则应将鼻中隔由中线切开形成两侧软骨膜瓣，与翻转的局部皮瓣缝合形成衬里。

（2）形成支持结构：鼻的解剖外形以骨性和软骨性支持结构作为基础。在进行大型鼻缺损修复时，必须重建支持结构。①鼻背支持结构：多以鼻中隔软骨、肋软骨、肋骨、髂骨或颅骨作为供区，根据缺损范围制成符合局部解剖形态要求的支架，植于鼻背上方，以防止内、外层软组织挛缩变形，并增加鼻突度，构成鼻背亚美容单位的骨性基础。②鼻侧壁支持结构：一般取骨性及软骨性鼻中隔，修整成与鼻侧壁外形大小相适应的移植体，恢复鼻侧壁骨性解剖结构。③鼻小柱支持结构：取 4mm 宽鼻中隔软骨或耳甲软骨，制成鼻翼软骨形状，一端与残余内侧脚固定，另端按外侧脚解剖位置与鼻腔衬里组织缝合。另取 4mm×9mm 软骨，连接于重建鼻翼软骨相当两侧穹隆部之间，以增加鼻小柱支持结构的稳定性和鼻端突度。④鼻翼支持结构：多以 4mm 宽鼻中隔软骨或耳甲软骨，剪成鼻翼软骨形状，内侧与鼻端支持结构固定，外侧延伸并包埋于相应部位软组织中。

术前应对支持结构缺损范围及需要修复的区域作出明确判断，并应尽量使重建的支持结构符合原有的解剖形态和位置，最大限度恢复外鼻的轮廓和对称性，并维持鼻腔气道的通畅。

（3）按缺损的大小剪成样模，将样模放于前额部，按逆转设计法画出前额瓣的大小及位置，皮瓣应稍大于缺损区。皮瓣远端呈三叶形以形成鼻尖、鼻小柱及鼻翼，其最大横径约为 6～7.5cm。切开皮瓣，在帽状腱膜层掀起皮瓣并向下旋转 180°，将皮瓣远端折叠形成鼻翼、鼻尖及鼻小柱，将皮瓣边缘的表皮切除约 3mm，并与鼻腔创缘呈嵌入式缝合，此时，应注意使鼻尖、鼻小柱位于正中，鼻孔及鼻翼两侧对称。

（4）额部供瓣区植中厚或全厚皮片，加压包扎。

（5）冲洗伤口后用裹有碘仿纱条的橡皮管填塞鼻孔，鼻两侧加压成形包扎。

（6）术后 3 周断蒂。也可采用隧道式皮瓣法将此手术一期完成，在两眉间皮瓣蒂部做一横切口，切开皮肤浅层，向鼻缺损方向潜行分离形成隧道，额瓣翻转由隧道穿过，修复鼻缺损，手术一次完成，不需行二期断蒂术。

由于额部皮瓣血供丰富可靠，与正常鼻的颜色和质地相似，术后收缩不大，皮瓣薄且硬韧，易于折叠及成形，疗程短，术后效果好。只是额部留有明显瘢痕是其缺点，女性患者有时可以前额发型遮盖，如患者不愿应用额部皮瓣，也可选用远位皮管修复。

2. 应用皮管鼻再造术 皮管修复全鼻缺损常用于面部大面积烧伤患者。可应用上臂皮管、胸肩峰皮管或腹部皮管。上臂皮管薄且软，易成形，色泽较好，转移方便，但取材范围不能过大，一般切取 8cm×16cm 皮瓣形成皮管，供区需植皮。术后 3 周行二期手术，切断皮管远端，在鼻根部两内眦间稍上方做一弧形皮肤切口，翻起皮瓣使其创面大小与皮管断端相当，并与皮管断端缝合，用石膏绷带将上臂与头部固定以保证皮瓣的愈合。3 周后切断皮管另一端，翻向额部，切除皮管上的缝合瘢痕，将皮管剖开，小心剪除皮瓣上的皮下脂肪组织，保护好真皮下血管网，将皮瓣远端折叠形成鼻尖、鼻小柱及鼻翼（图 38-119）。

在鼻缺损区周围组织上切开形成局部皮瓣，将其翻转缝合形成鼻腔衬里，如已有鼻腔衬里则只需在缺损区周围切开形成创面，在相当于鼻小柱基底部形成舌形瓣，其蒂在上方以备与新形成之鼻小柱缝合。将皮瓣再造的鼻端缝合于创面上，缝合时先缝鼻腔内创面，形成鼻小柱、鼻孔及鼻翼。再造的外鼻需较正常的宽大约 1/3，以备术后收缩。

应用胸肩峰皮管或腹部皮管行鼻再造术时取材方便，但需先行转移至前臂近腕部，再由腕携带转移至鼻部，皮管设计应较长，一般约 8cm×12cm，其皮肤色泽不如上臂皮管。

应用皮管全鼻再造可避免应用额瓣遗留的供区瘢痕，取材面积大是其优点，但皮肤色泽、质地均不及额部皮瓣。术后收缩大，需术后姿势固定，疗程长，患者痛苦较大。近年来有采用游离皮瓣修复鼻缺损的报道，应用显微外科技术，一次手术即可完成鼻再造，术后如外形有缺陷仍可二期手术作些小的修整。

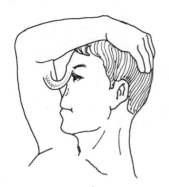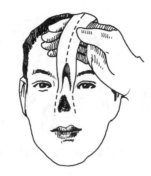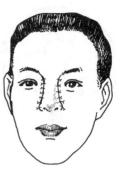

图 38-119 利用上臂皮管鼻再造示意图

（孙勇刚 蔡志刚 彭歆 张杰 张雷 王洋）

第 10 节 面神经麻痹矫治术

面瘫畸形的手术治疗，目的在于不仅要获得面部的静态表情自然、对称，更重要的是要能保持表情运动时的对称与协调。较早应用于面瘫的矫治手术包括肌筋膜悬吊术和肌瓣转位术等静态非神经化的矫治技术。自 1932 年 Ballance 及 Duel 使周围神经修复术规范化以来，近二十余年，许多新技术应用于面神经外科领域，面神经与其他邻近部位的运动神经吻合术、自体神经移植术、血管化神经移植术、跨面神经移植术、血管化游离肌肉移植术及血管神经化游离肌肉移植术以及非神经组织移植修复面神经缺损的技术已广泛应用于面神经外科领域，并获得良好效果。但对其疗效及功能评价的研究资料却很有限，至今尚无统一的标准。

面瘫的静态矫治术

面瘫的静态矫治手术主要包括筋膜悬吊、真皮悬吊、组织代用品植入和肌瓣转位术等方法，该法近期有较好的静态恢复，但远期纤维挛缩，悬吊松弛，效果欠佳，目前已少用。Pary 创用的肌筋膜悬吊术经历了由静态性悬吊到动力性悬吊一系列改进，至今仍不失为一种简单而有效的方法。因该术式为非动力化的，它主要适用于对永久性、难治性面瘫的矫治，特别是对于面瘫后的严重上睑下垂和口角歪斜在静态时能起到一定的矫治目的。但用肌筋膜作悬吊的术后容易发生筋膜萎缩、张力减低，因而疗效难以持久，目前随着生物材料的发展，已有许多高弹性的生物材料代替肌筋膜用于该手术。该术式的不足在于其不能解决表情运动时不对称畸形，仍为姑息性治疗手段。

肌瓣转位法则试图用邻近的其他肌肉代替表情肌行使面部表情功能，经排除额肌、颈阔肌和胸锁乳突肌的应用价值后，肯定了颈肌瓣、颞肌或咬肌瓣提拉

眼睑和口角的可行性。颞肌及其筋膜移转的长度是足以矫正眼与口的畸形的。May 等应用颞肌瓣治疗 224 例面瘫，随访 13 年，效果良好，特别适合于眼睑闭合不全者。McCarthy 认为该法的优点是：①消除了无血供组织（筋膜）易坏死、缺损、萎缩、滑动及伸展性差的缺点；②可直接将肌肉插入要矫正的部位，充填萎缩的面部；③若面肌尚有功能，可将颞肌与之交叉，提高了颞肌的支配神经长入面肌的机会。颞肌瓣转移目前更适用的是带血管、神经的邻位肌瓣转位术，多用带血管、神经的颞肌肌束矫治面瘫后的眼睑不能闭合畸形，实际上它已将以前的静态矫治技术发展为动态的。而且颞肌筋膜提供了足量的肌筋膜组织，可同时行眼、口角、鼻翼等多部位的静态悬吊。该方法的主要缺点是：破坏了颞肌的完整性，主要靠在手术当中的处理来尽量减少供区凹陷畸形的发生；面部通常有切口瘢痕，Brunner 曾将之改良经口内途径移转肌瓣，避免了面部瘢痕；长期效果其动态效果仍然欠佳，还不能达到表情肌功能的真正恢复。

利用颞肌瓣转位矫治面瘫手术的关键在于：①切取颞肌筋膜瓣时一定要切取足够的长度，如图 2 所示如颞肌筋膜不够长，可延长切取部分帽状腱膜；②蒂部应保持一定的宽度以保证血运和神经支配；③在保证血运和神经支配的基础上，充分游离蒂部以获得充足的组织量；④与面肌的贴附最好是面与面的接触，禁忌仅做点对点的缝合；⑤矫正量应略大于正常范围，以避免术后悬吊不足或下垂复发；⑥悬吊高度可以通过调整瓣的蒂部获得，先完成面肌与瓣的缝合，然后牵拉瓣的蒂部直至获得理想的位置后，再将瓣的蒂部与周围组织严密缝合固定；⑦如患者年轻，面部萎缩部明显可选择部分颞肌而不用全层颞肌，对于面部肌肉萎缩明显的患者，通常选择切取全层颞肌以获得良好的术后丰满度；⑧颞部缺损畸形可采用残余颞肌回旋封闭缺损的方法，也可用人工皮片填充缺损；⑨面部切口应尽量短小，而且应注意选择隐蔽的部位。

邻位其他运动神经转接术矫治面瘫

指应用舌下神经、副神经、舌咽神经或膈神经等其他面神经的邻位运动神经转位修复患侧面神经的方法，多用舌下神经、膈神经和副神经。应用副 - 面神经吻合治疗面瘫，术后可能产生舌肩连带运动及颈肩连带运动；膈 - 面神经吻合，术后静止时出现面部抽搐，当深呼吸、咳嗽及大声说话时面部出现明显不对称，伴半膈麻痹等畸形；而舌下 - 面神经吻合术后，患者获得静态下良好的肌张力及一定的运动功能，但随后易产生半侧颜面萎缩、舌萎缩及自主怪相等畸形。因此，这种方法适用于早期病例，在肌肉尚未萎缩，无退行性病变时方可获较好效果。尤其适用于即刻的面神经损伤，面神经主干缺损较多，其近心端不能被利用，而远心端神经组织结构正常的病例。多见于腮腺区恶性肿瘤侵犯面神经近心端时，或是尚需作选择性颈淋巴清除术者。该法可使瘫痪的面部恢复一定的运动功能，遗憾的是神经转位后表情肌并非由面神经支配，术后往往出现表情运动的不自然和不对称。最好在术后其他病情稳定后再行横跨面部的面神经移植，将对侧面神经活力引入患侧，以期获得良好的表情运动功能，首期手术仅使受损神经远端保持活力，并且在完成首期手术后配合以恰当的功能训练将使表情肌不至于迅速萎缩。

鉴于以上特点，目前该术式临床应用已经很少，但在应用时仍应注意以下问题：①一定是在面神经主干不能暴露的情况下的姑息手术；②在选择供区神经时首选对供区功能影响不大的，比如舌下神经降支；③如迫不得已必须选择副神经时切忌将副神经主干切断，可寻找其支配胸锁乳突肌分支或将神经劈开用其部分，以免造成副神经支配功能的丧失；④由于端侧吻合技术的发展，如面神经残端为多个断端时常可选用该技术；⑤术后应加强面肌的表情功能训练，以防止表情肌的萎缩，从而巩固效果；⑥要使表情肌功能恢复到最接近正常，在保证表情肌不发生萎缩的前提下，尽早行跨面神经移植手术。

神经修复术矫治面瘫

20世纪70年代以来，随着显微外科技术的发展，面瘫的矫治技术向前迈了一大步，特别是各种不同的面神经修复技术为面瘫患者带来了福音。

1. 神经吻合术 是面神经外科修复手术均需采用的基本技术，适用于较新鲜的神经损伤，且神经缺损短直接缝合无张力，神经断端损害轻，有良好的神经受植床的病例。按照吻合方法的不同又分为神经外膜缝合术、神经束膜缝合术和神经外膜 - 束膜联合缝合术，其中以神经束膜缝合术效果为佳，但在实际操作中有一定困难。该法是所有面神经修复技术中效果最佳的，但应注意在行神经吻合术的神经断端应保证新鲜，神经色泽应明亮，外膜及束膜结构明显。如为嵌压损伤、压榨损伤或神经撕裂伤，神经断端一定要修整至符合以上要求。近来的研究表明，神经端侧吻合技术对神经功能恢复没有明显的影响，为神经直接吻合术提供了更加广泛应用的理论基础。

神经吻合术是面神经外科的最基本手术，在面神经颅外段损伤的病人中大多数需选择该术式。其手术操作及术后指导要点在于：①首先应该对面神经颅外段的解剖关系有清楚的了解，对于每个分支的分布区域及解剖层次应牢记在心；②手术通常为探查性手术，手术入路多选择原创伤切口；③寻找神经断端时最好在原创伤范围内，部分延期手术创口瘢痕粘连明显者可于创口两侧正常组织内分别寻找到未受损伤部分神经，再沿神经走行方向解剖至神经断端；④在粘连明显，术区内很难辨别神经断端时，最好追踪神经至面神经总干或主分支，直至能够证明其为损伤神经的远心端或近心端；⑤应注意在行神经吻合术的神经断端应保证新鲜，神经色泽应明亮，外膜及束膜结构明显，如为嵌压损伤、压榨损伤或神经撕裂伤，神经断端一定要修整至符合以上要求；⑥神经吻合应在无张力情况下进行，而且要对位准确，并应保证吻合口基底有正常组织支撑；⑦神经吻合后吻合口部位应妥善保护，防止在术后关闭创口时造成二次损伤；⑧最好有充分的软组织覆盖吻合神经部位，术后加压要适当；⑨术后给予神经营养药物，并在术后一定时间指导患者做面肌功能训练。

2. 自体神经移植术 即在神经缺损处移植一段自体的感觉神经来恢复受损神经的连续性。多在神经缺损长、不能直接吻合时使用，植入神经可来自于耳大神经、腓肠神经、股外侧皮神经及前臂的感觉神经。其中以耳大神经为首选，因其与面神经位置邻近，往往在同一术区即可获得，而且耳大神经多有分支，适合于修复多支面神经损伤，即使没有分支，因其神经干粗大，可将其纵行分成多束。其次是腓肠神经，它可以提供足够的可利用的神经段，特别是为横跨面神经移植提供了足够的供体神经。

横跨面神经移植也是一种自体神经移植矫治面瘫的手术方法，是将一段游离自体神经移植于面部，一端与健侧面神经分支相吻合，另一端通过面部皮下隧道引至患侧用以支配患侧的表情肌运动，由此使患侧表情肌能够接受面神经核的冲动。该法适用于患侧面神经不能利用，但表情肌尚未萎缩，且组织床血运尚佳的病例。最近观点认为，在患侧表情肌尚未变性萎缩前，应尽快利用同侧邻近的神经，如舌下神经，与面神经进行吻合，意在尽可能减少表情肌丧失神经支配的时间；与此同时，实行横跨面部神经移植，待数月后应用移植的神经取代舌下神经，建立双侧同步运动。该法最大限度地保护和利用了患侧面部的表情肌，具有一定的优越性。若患侧面肌已萎缩变性，失去再生能力，横跨面部的神经移植即需结合吻合血管神经的游离肌肉移植完成功能重建。

3. 神经植入术 是指将移植神经的末梢端直接植入受损表情肌的一种神经修复方法。适用于面神经末梢段缺损而无法施行吻合术，表情肌尚未完全萎缩时，一般在神经损伤后 6 个月内。但神经植入的总体效果仍低于直接吻合，并且将神经植入未完全丧失神经支配或已完全萎缩并纤维化的肌肉很难发生再支配效应，因此，应严格掌握该法的适应证。

4. 血管化的神经移植 是在横跨面神经移植技术基础上，使被移植神经同时伴有血供的一种神经修复方法。适用于患侧面神经不能利用，表情肌尚未萎缩，受区有大量瘢痕、血运差的病例。常用腓肠神经带小隐静脉，将小隐静脉两端分别与健侧的动脉相接，患侧与静脉相接，使该段移植小隐静脉动脉化，以供给跨面移植的腓肠神经。

游离肌肉移植矫治面瘫

1. 游离肌肉移植矫治面瘫 1971 年，Thompson 首先以拇、趾短伸肌游离移植来提高眼口的对称性；将肌腱悬吊于颧弓上，肌腹环绕口轮匝肌来矫正口角畸形；以肌腱环绕眼轮匝肌，肌腹埋于颞肌来矫正眼睑畸形。1974 年，Haklius 将该法改良并推广，在口角畸形及眼睑畸形矫治中获得良好效果。Thompson 认为手术成功的因素在于：①必须在移植前两周切断肌肉的运动神经；②保持肌肉的完整性；③去神经的肌肉必须移植在有正常神经支配及血供的肌肉中且紧密接触，以利神经再生。其原理是：肌肉去神经后一系列变化允许肌肉在缺氧环境下存活相当长的时期，此期可重建血运，并从邻近正常肌肉获得神经支配。该法不用行血管吻合，肌肉及神经再生可靠，手术简单，病程短，供区损伤小，受区无臃肿，患者易接受，是恢复面瘫动态外观的有效方法。适于晚期面瘫，面肌已萎缩，面神经难以恢复者。

2. 神经血管化游离肌肉移植矫治面瘫 20 世纪 70 年代开始，Tamai 和 Harri 等人先后在动物和人完成了吻合血管神经的肌肉游离移植手术。20 世纪 80 年代至今则推广至胸小肌、前锯肌、股直股、背阔肌、腹直股及拇、趾短伸肌的应用。

该技术为晚期面瘫患者表情肌已发生萎缩的唯一

可行的功能性矫治方法。供肌源常用胸小肌、股薄肌和背阔肌等，其中以背阔肌最常用，神经为胸背神经，血管为胸背动、静脉。其他还有报道用其他供区血管神经化的游离肌肉移植。McCarthy 认为，血管吻合游离移植肌肉结合面神经搭桥治疗面瘫的优点是：通过健侧面神经来支配患侧面部表情肌运动；缺点是：①至少有两次长时间的大手术；②两个供区均留有瘢痕；③面部运动两年后方可恢复；④前额及口周仍有运动失调及紊乱运动；⑤眼睑不可完全闭合。因为该术式存在神经吻合口瘢痕阻碍生长问题，且当神经长入期间，肌肉萎缩而不能起替代作用。尽管如此，对于晚期面瘫治疗该法仍可供选择，只是选择供区肌肉要注意应保证肌肉有一定的横截面和体积，有一个较稳定可靠的神经血管蒂，最好供肌可供分成若干个相对独立的神经化肌束运动单位，以适应再造面肌的需要；还应注意要易于切取，对供区的形态功能影响要小。

非神经组织移植修复面神经缺损

自体神经移植是周围神经损伤后神经修复最常用的方法，如上所述，作为修复神经缺损，它是一种最为有效的方法。但该法需从其他供区获得感觉神经，从而可能引起供区的感觉丧失或痛性神经瘤形成；并且自体神经来源以及在神经长度、直径等方面与缺损区神经要求均有一定的限制。而异体神经移植由于存在免疫排斥等问题，临床应用须待进一步研究。近年来，人们试图寻找能替代自体神经的非神经组织移植来修复神经缺损，重建神经连续性，恢复神经功能。同样在面神经修复领域非神经组织移植有着广阔的前景。

非神经组织移植物一般分为两类：一类为生物性的非神经组织移植物，如自体静脉、变性骨骼肌及肌腱的假性滑膜鞘、腱桥与腱管、筋腱膜膜管及人羊膜基底膜等假性滑膜鞘管；另一类为非生物性的非神经组织移植物，如硅胶管、PGA 管等。生物性的又分为自体、异体及复合组织移植物。

（蔡志刚）

第11节 牙-颌-面畸形的正颌外科矫治

Le Fort Ⅰ型截骨术及分段 Le Fort Ⅰ型截骨术（折断降下技术）

【适应证】

截骨线在 Le Fort Ⅰ型骨折部位，使包括腭板在内的上颌骨牙槽突完全与上方骨质离断，充分向下移动,称折断降下(downfracture)。并可从鼻腔面及上颌窦面根据需要将上颌骨再分成数段,以与下颌牙列建立良好的关系。彻底去除影响移动的骨干扰,游离的上颌骨可向上、下、前、后及左右侧方移动,因而有广泛的适应证。可矫正面中 1/3 三个维度方向的过长、不足或两侧不对称。分段 Le Fort Ⅰ型截骨术更可矫正上颌牙弓宽度不调或开𬌗畸形。

【手术操作】

手术在经鼻气管插管,全身麻醉下进行;术中还应该配合控制性低血压技术。手术区域以 0.5% 利多卡因含 1:10 万肾上腺素行局部浸润。

在两侧第一磨牙远中之间的前庭沟稍偏颊侧水平切开黏骨膜,以利于伤口缝合及愈合。沿骨膜下分离切口上方组织瓣,暴露上颌窦前壁、梨状孔及颧牙槽嵴。在此嵴后方沿上颌窦后壁骨面隧道式剥离黏骨膜,直达翼上颌连接。自鼻腔侧壁、鼻底及鼻中隔上剥离鼻腔黏骨膜,注意保持其完整,如有穿破,折断降下上颌骨后应予缝合。

在梨状孔边缘及颧牙槽嵴处的骨面上用钻做垂直参考线,用以在固定之前核对上颌骨前后方向移动的距离。在根尖上 3～5mm 做水平骨切口。可先用钻做数点标志,再用摇摆锯、来复锯或钻完成截骨。颧牙槽嵴后方的骨切口可用来复锯或薄凿完成。如需向上移动上颌骨,需做两个水平骨切口,其间去骨量即为上移距离。上颌窦内壁的切口需与外壁切口保持一致,常用凿完成,操作时在骨壁与鼻腔黏骨膜间插入一分离器,以保护黏骨膜不受损伤。鼻腔侧壁的后份有翼腭管通过,手术时应尽量避免损伤管内的腭降动脉。

截断鼻中隔与腭板鼻嵴的连接后,用特制的弯凿截断水平骨切口以下的翼上颌连接。此时,术者另一手的示指需触摸相对的腭黏膜,掌握凿子的进度,以保证腭黏膜完整。凿子必须放在翼上颌连接的下份,不得损伤上颌动脉及其重要分支,否则可能导致致命的出血。截开上颌骨各处连接后,可用手指的压力将上颌骨折断下降,也可用上颌把持钳将其最后离断,并使之充分活动。去除干扰移动的骨质。如上移上颌骨,需切除一部分鼻中隔甚至切除部分下鼻甲,以保证术后不发生鼻中隔偏曲以及保证呼吸通畅。如需分段移动上颌骨,则从上颌骨的鼻侧面将骨段截开,必须保持腭侧软组织蒂完整无损。进行牙根间截骨剥离唇颊侧牙龈时,注意保持其完整性,并注意牙根走向,勿损伤切口两侧的牙(图 38-120)。

将上下颌进入咬合导板并行颌间结扎,即可按设计方案移动上颌骨,此时用手指轻轻加力,上颌即可

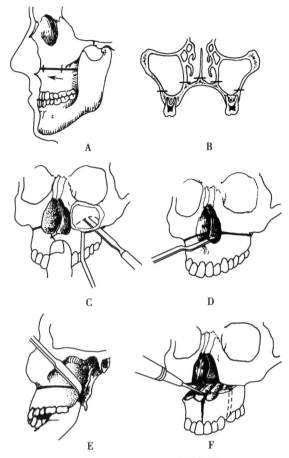

图 38-120 Le Fort Ⅰ型截骨
A. 水平骨切口及垂直参考线 　B. 上颌骨各壁截骨部位
C. 截断上颌窦内壁及后壁 　D. 截断鼻中隔与腭板的连接
E. 最后截断上颌骨与翼板的连接 　F. 折断降下上颌后,自鼻面将骨段再分段截开

保持在新的位置上。如有阻力必须解除,充分地游离移动的上颌骨段是保证术后稳定性的关键之一。然后进行骨内固定。目前广泛采用的坚固内固定(internal rigid fixation)技术,通过微型钛板及螺钉固定移动后的上颌骨。按照上颌骨的生物力学特点,微型钛板放置于两侧梨状孔边缘及颧牙槽嵴处。如为分段截骨,每个骨段至少需有一个钛板固定。截骨线两侧钛板至少各含两枚螺钉。弯制的钛板必须与移动后骨段完全贴合。坚固内固定稳妥可靠,可有效地控制复发,减少颌间固定时间,方便患者生活。但坚固内固定后的骨段很难再移动,操作需严格、准确,保证良好的关系。仔细检查确认无活动性出血后,缝合软组织创口。

【并发症及其预防】

1. 出血　在离断翼上颌连接时如操作不当,可损伤上颌动脉或其主要分支(如蝶腭动脉)而造成严重出血。翼上颌连接的平均高度是 14.6mm,翼上颌连接的下缘距上颌动脉为 25mm。将离断翼上颌连接的

宽度设计为 15mm 在临床上是安全而实用的。如果需要进行高位的 Le Fort I 型截骨，而患者翼上颌连接较长，可在颧牙槽嵴处形成一台阶以降低上颌后壁的水平切口。截开时弯凿勿向上，以免损伤血管。必须先截断其他骨壁，最后离断翼上颌连接。万一严重出血，应快速离断两侧翼上颌连接，折断降下上颌骨，在明视下止血。可采用止血钳夹、电灼、压迫止血等方法。如果局部止血不成功，可结扎上颌动脉甚至颈外动脉。出血过多应补充血量。

2. 移动的牙 - 骨段血供不足　行 Le Fort I 型截骨时，移动的牙 - 骨段主要靠腭侧的软组织蒂供血，必须保持其完整性。在离断翼上颌连接及截开腭板时要用手指触摸腭侧黏膜，避免器械进入过深而损伤腭侧黏骨膜。前庭沟处的水平软组织切口不要越过两侧第一磨牙，其后的软组织也是一个血供来源。保持牙龈黏骨膜的连续性可增加其附近硬组织的血供，对术后牙髓组织愈合及牙周组织的健康有利。

下颌升支矢状劈开截骨术

【适应证】

此术式将下颌升支矢状劈开，升支内侧板与下颌体相连接称为远心骨段。外侧板与髁突、喙突相连接称为近心骨段。由于远心骨段可前、后及旋转移动，能够矫正下颌前突、后缩及偏斜等各种下颌畸形；还可以方便地应用坚固内固定技术，且效果肯定，故该手术有广泛的适应证。

【手术操作】

手术在经鼻气管插管，全身麻醉下进行；手术区域以 0.5% 利多卡因含 1:10 万肾上腺素行局部浸润。

在下颌第一磨牙至第三磨牙远中前庭沟稍外侧做切口。自切口前端深切至骨面，即达外斜线处。沿其向后上切开骨膜，经升支前缘直达喙突根部。不要

切开颊肌上份肌纤维，以免颊脂垫疝入术野。在相当于下颌孔稍上的水平，分离升支内侧骨膜至下颌孔后方。外侧骨膜分离仅限于磨牙区的外侧板及下缘。保留咬肌部位的骨膜附着。若剥离过广，可导致近心骨段末端坏死，骨愈合延缓。

在下颌孔上方用粗裂钻做内侧水平骨切口，从下颌孔后方至升支前缘，切入深度约为该处升支厚度的 1/2。应根据患者下颌 X 线片及解剖学知识确定下颌孔位置。不必解剖暴露下牙槽神经血管束，以免损伤及出血。为了顺利地将升支矢状劈为内外两片，在升支前缘稍内侧做矢状切口继而沿外斜线转向前下外，在下颌第一磨牙（后退下颌时）或第二磨牙（前移下颌时）处转为垂直切口，直达下颌下缘。先用来复锯或钻切透骨皮质，继而用薄锐的平凿逐渐劈开。器械进入的方向与外侧板平行。最后用较宽而微弯曲的骨凿劈开，并以宽刃骨刀沿其纵轴旋转，使两骨段逐渐分离。不可用力过猛以免造成骨段意外骨折。骨切口的下、后缘必须完全离断，使近、远心骨段之间充分活动。以同样步骤完成对侧下颌的操作后，将远心骨段按计划移动就位于咬合导板内，完成颌间结扎，此时下颌已经达到设计的位置。下颌后移者需切除重叠的外侧骨板。近心骨段尤其是髁突应尽量保持在原来位置。可用小型钛板越过前方截骨线（外斜线附近）作单皮质固定；也可用 3 个金属螺钉在升支下份作双皮质固定将两骨段固定在新的位置上。应避免螺钉进入时损伤下牙槽神经血管束。缝合伤口（图 38-121）。

【并发症及其预防】

1. 出血　颊动脉出血位置表浅，可结扎或电灼止血。面动脉及下颌后静脉出血常由于操作时凿子失控造成。准确细致的操作，保持器械在骨膜下进行，可避免上述损伤。准备作下颌升支内侧的水平切口剥离肌肉时亦应尽量在骨膜下进行，以免造成肌肉内出血或损伤下牙槽血管束。肌肉出血可用明胶海绵及纱条

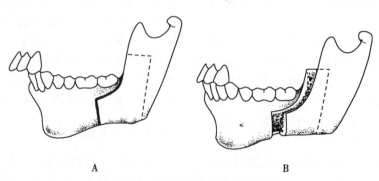

图 38-121　下颌升支矢状劈开截骨术

A. 下颌后缩，实线为外侧截骨线，虚线为内侧截骨线　B. 远心骨段前移，矫正了下颌后缩

压迫止血。水平骨切口要保持在下颌孔以上，以免损伤下牙槽神经血管束。损伤而未完全断裂下牙槽动脉可造成严重出血，应结扎或将其完全离断，离断后血管收缩常可自动止血。下颌升支矢状劈开截骨术剥离的范围较广，经验不足者，往往过多地牵拉和揉搓损伤软组织，造成术后广泛的组织水肿。如止血不完善，术后血肿加上组织水肿，可影响呼吸道通畅，应予重视。

2. 下牙槽神经损伤　是下颌升支矢状劈开最容易发生的并发症。可因直接损伤、过分牵拉、骨段移位时的挫伤挤压、术后下颌管内水肿及不适当的固定引起。为了避免操作失误而损伤下牙槽神经，应了解下颌管的解剖结构。Bell 等的研究指出，在下颌角前外侧骨板与下颌管之间有松质骨，而在下颌角部两者之间无松质骨存在。在此区矢状劈开难于掌握其深度，容易损伤管内的下牙槽神经，应格外小心。

3. 近心骨段骨折　最容易产生骨折的部位在下颌角区域。多因皮质骨截开不彻底或旋转裂开两骨段时用力不当所致。少数病例下颌升支很薄，甚至内外侧皮质骨之间几乎没有松质骨存在，对这种病例进行下颌升支矢状劈开手术时，更应十分小心，既要截骨充分，又不可截骨过分，因为两者皆可造成下颌骨的意外骨折。

4. 近心骨段移位　继发颞下颌关节症状升支矢状劈开术比垂直截骨术后髁突移位者少，但仍有发生。矢状劈开后，近心骨段需保持原来位置，然后固定。将近、远心骨段在升支后缘的劈开线前移至下颌孔与升支后缘之间，可保留一部分翼内肌附着在近心骨段上，与颞肌的牵引力相拮抗，避免近心骨段及髁突移位。

口内入路下颌升支垂直截骨术

【适应证】

此术式操作简单，损伤小，术后反应小，不容易损伤下牙槽神经血管束，适用于下颌前突的矫正。因为不易进行坚固内固定，故目前较少采用。由于截骨术后近心骨段及髁突有短期的前下移位，减轻了颞下颌关节内压力，促使颞下颌关节症状缓解，因而有颞下颌关节症状的患者可选用此式。

【手术操作】

手术在经鼻气管插管，全身麻醉下进行；手术区域以 0.5% 利多卡因含 1:10 万肾上腺素行局部浸润。

软组织切口位置与升支矢状劈开术大致相同。不剥离升支内侧骨膜，只在外侧行骨膜下剥离，暴露升支外侧面，上至乙状切迹下至下颌角前。将专用的双切迹光导纤维拉钩固定于升支后缘。以长柄锄状摆动锯在相当于下颌孔以后的部位，自乙状切迹至下颌角前垂直截开。先将骨切口中份全层切开，然后向下、再向上摇摆移动，完成切口。分离近心（包含髁突的）骨段下份的软组织附着，将远心骨段后移，重叠于近心骨段的内侧。保持髁突位于关节凹内。根据需要切除一部分近心骨段下端外侧骨板，以减少重叠后的突度，并且避免近心骨段尖端缺血性坏死。以同样步骤完成对侧下颌的操作后，将远心骨段按计划移动就位于咬合导板内，完成颌间结扎，此时下颌已经达到设计的位置。缝合软组织伤口（图38-122）。

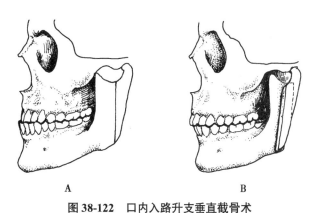

图 38-122　口内入路升支垂直截骨术
A. 下颌前突，升支垂直截骨部位　B. 远心骨段后移矫正下颌前突

【并发症及其预防】

1. 髁突移位　继发颞下颌关节症状是下颌升支垂直截骨最常见的并发症，主要由于近心骨段移位引起。由于近心骨段术后重叠于远心骨段外侧，髁突与关节窝的关系势必产生某种程度的改变。加之在术后 3 个月内翼外肌使髁突有向前下移位的趋势。轻度髁突移位经过颞下颌关节的改建，可建立新的髁突与关节窝关系。过度的髁突移位，将产生颞下颌关节症状。应在完成下颌后推以后，将髁突尽量放置于关节窝内。另一个要点是剥离近心骨段后内侧的翼内肌附着时，不要剥离过多，这样不但有助于保持髁突在关节窝内的正确位置，也可避免近心骨段末端发生缺血性坏死。

2. 近心骨段骨折　如果乙状切迹暴露不充分或拉钩放置过低，可将下颌后缘误认为乙状切迹，形成错误的截骨线。改正上述两个缺点并在切割过程中不断检查截骨线走向可避免截骨线走向后缘。未完全离断近、远心骨段即用暴力凿、撬，可能发生髁突颈骨折，必须在骨段完全离断后再撬动，且不可滥用暴力。

水平截骨颏成形术

颏是鼻、唇、颏关系协调的基础,是容貌美的重要标志。在生物从低级到高级,从类人猿到现代人,随着大脑越来越发达,咀嚼器官(主要是牙齿和颌骨)越来越退化,颜面结构发生了显著的变化。最主要的变化是前额突出,双唇后退,颏的突度和轮廓愈加明显。颏的发育也是人类进化的结果。颏部的各种发育异常会使容貌的整体美受到破坏。

水平截骨颏成形术常对面部美容起着"画龙点睛"的作用。

就中国人的容貌结构特征而言,以眶耳平面作为水平标志线,过软组织鼻根点和鼻下点分别做一垂直于它的垂线,美貌青年人群中男性的颏前点靠近过软组织鼻下点的垂线,而女性则位于两条垂线之间而稍靠近过鼻根点的垂线。男性的鼻唇沟相对较女性深。以 Rickens 设计的连接鼻尖点和颏前点的"审美平面"(esthetic plane)来评价,美容人群中男女性的双唇均位于该平面的后方约 1~2mm,下唇较上唇相对靠前。上唇高(从鼻下点到上唇下缘距离)与下唇颏高(上唇下缘到颏下点距离)之比大约为 1:2。颏中点与面中线重合,两侧颏结节和颏旁区对称。

【适应证】

1. 颏后缩畸形 颏后缩畸形是东方人群中常见的颜面畸形。

2. 颏前突畸形 单纯的颏前突畸形在东方人群中并不多见。

3. 颏过长畸形 是指下唇颏高与上唇高比例失调,显得过长,从而使面中份与面下份的比例关系失调。

4. 颏过短畸形 与颏过长畸形相反,颏部发育不足称为小颏畸形。

5. 颏部不对称畸形 颏部不对称畸形包括颏在三维方向上的各种不对称。最多见的有颏中线偏离面中线、两侧下颌骨下缘高度不一致造成的颏中线歪斜,颏下缘一侧高一侧低,两侧颏结节突度不一致等。

【手术操作】

1. 麻醉 口内进路的水平截骨颏成形术可采用经鼻气管插管全身麻醉,亦可采用下颌神经传导阻滞麻醉加局部浸润麻醉。颏部畸形复杂,颏部骨段移位大,或采用较为复杂的术式,预计手术操作时间稍长者,最好选择气管插管全身麻醉。而术式较简单,颏部骨段移位小,患者心理承受能力较强者可选择局部麻醉的方法,且术前应向患者仔细交代术中可能有震动感、牵拉感或轻微疼痛,使其理解和配合。

2. 软组织切口 软组织切口于双侧下颌第一前磨牙间口腔前庭靠唇侧黏膜处,距前庭沟约 5mm。切开黏膜后,刀片稍倾斜,以保留部分颏肌于下颌前部的外侧骨板上,为关闭切口时的颏肌对位缝合创造条件。在下颌单尖牙根尖下约 5mm 处切开骨膜,剥离暴露骨面,一般不剥离颏部下缘的软组织附着,并尽可能保留截骨线下方的软组织附着(图 38-123)。

3. 截骨 截骨标志线应与眶耳平面平行,位于双侧颏孔下方约 5mm,距下颌下缘约 10~15mm。用一细裂钻或小圆钻完成标记。然后再于颏中线处及双侧单尖牙根方做与截骨标志线相垂直的对位标志线,对位标志线应跨越截骨标志线。使用矢状锯、摆动锯或来复锯沿截骨标志线截骨。当截骨至舌侧骨板时操作要轻柔准确,以免过多损伤舌侧软组织,导致术后口底血肿及重度肿胀(图 38-124、38-125)。

4. 对位固定 完成截骨后,根据术前设计的颏部骨段移动的距离与方向,将颏部骨段移动至适当位置并固定之。固定方法有两种:一为钢丝结扎固定法:将

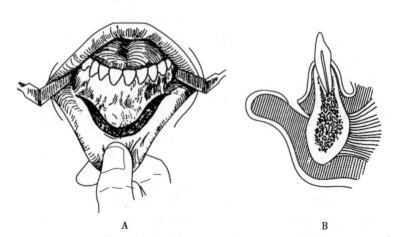

图 38-123 水平截骨颏成形术口内切口示意图
A. 口内黏骨膜切口位置 B. 矢状剖面示意图

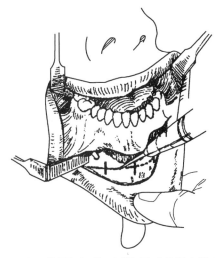

图38-124 水平截骨标记线（虚线）及对位标志线（三条短粗的实线）

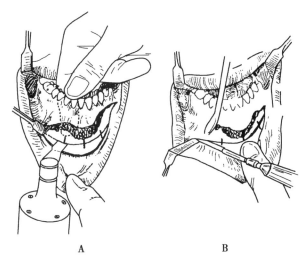

A   B

图38-125 沿着已做好的截骨标志线截骨

A. 使用摆动锯截骨   B. 使用来复锯截骨

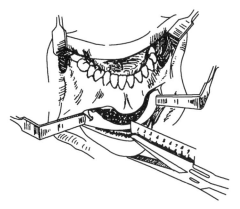

图38-126 牵拉颏部骨段向前，确定前徙距离

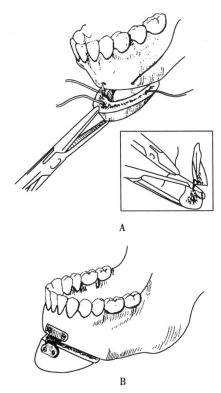

A

B

图38-127 对位固定

A. 使用钢丝"8"字结扎固定法固定颏部骨段   B. 使用钛板钛钉固定颏部骨段

颏部骨段上的结扎孔备于舌侧骨板上，截骨线上方的牙骨段的结扎孔备于唇侧骨板，于正中及两侧单尖牙下方各备一个钢丝结孔，然后先将钢丝由颏部骨段骨孔穿入，由舌侧面穿出，再于上方结扎孔由唇侧穿入出骨断面。然后拉紧钢丝，测量骨段的移动距离后，即可拉紧结扎。二为钛板钛钉固定法：采用钢丝结扎固定法多为"8"字形钢丝结扎。随着坚固内固定技术的发展，人们专门为颏部截骨设计了固定的钛板及螺钉，使固定更为稳定，利于骨段的愈合（图38-126、38-127）。

5. 缝合 一般应保证两层缝合，即颏肌的对位缝合和黏膜的对位缝合。颏肌的对位缝合，是防止术后下唇外翻，下前牙暴露过多的关键步骤。需在中线及双侧单尖牙部位缝合颏肌。黏膜的缝合应注意避免黏膜内卷，影响伤口愈合。缝合时仔细确定唇中线，准确对位缝合，以免下唇不对称（图38-128）。

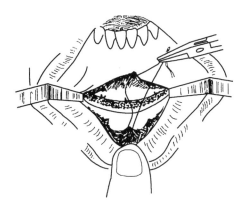

图38-128 颏肌的对位缝合

6.加压包扎 采用如图38-129所示的加压包扎方法可有效地防止术后血肿形成，并有利于术后软组织塑形。一般情况下，颏唇沟部位的适当加压应持续2周左右，这样下唇外翻的并发症即可避免。

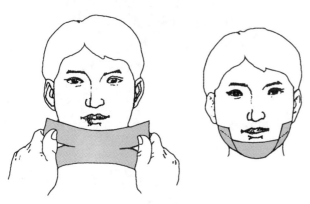

图38-129 加压包扎示意图

【术中术后并发症及其预防处理】

1.出血 水平截骨颏成形术术中，可能会遇到明显的出血。舌侧软组织损伤和截骨时骨髓腔的渗血是主要的出血原因。预防措施有：截骨时给予低血压控制麻醉；及时结扎活跃的软组织出血点；用骨蜡填塞骨创面的活跃出血点；避免截骨时间过长以及舌侧口底软组织的损伤。

2.颏神经损伤和唇颏部麻木不适感 不适当的牵引暴露以及截骨线设计位置过高，均可损伤颏神经导致术后较长时间的下唇颏麻木。一般情况下不必要过多解剖颏神经，以免解剖过程中的损伤以及解剖后颏神经暴露时更易因牵拉而损伤，截骨线的位置设计要适当，术中应避免粗暴牵拉，处处保护颏神经。局部的麻木及感觉异常可能是暂时的，也可能是持久性的，因此，在术前应向患者充分说明。当然，术中的轻柔准确操作，仔细保护颏神经对避免这一并发症来说是十分重要的。

3.骨段骨折 水平截骨颏成形术的截骨线常常向两侧延伸至第一磨牙相对应的下颌下缘。截骨线长，加之骨皮质密度高，截骨时如工具不锋利，难度较大。术者应有充分认识和准备，尽可能使用来复锯将两侧骨质充分截开，则可避免骨折的并发症。

4.感染 一般情况下，术后伤口的感染并不多见。发生感染后，除全身使用抗生素治疗外，更重要的是局部处理。每天应使用过氧化氢溶液、生理盐水冲洗伤口2～3次，表面覆盖碘仿纱条。一般在1～2周内局部会有新鲜肉芽组织生长，上皮重新覆盖，伤口Ⅱ期愈合。口内切口常规术后应每天两次冲洗清洁口腔，以维护口腔的清洁。采用带广泛软组织蒂的水

平截骨颏成形术，局部骨的感染坏死或是缺血性骨坏死的情况已极为罕见。

5.口底血肿 产生的主要原因是操作时损伤口底软组织而造成术后局部软组织渗血。术中若发现软组织活跃出血应及时结扎止血，对于广泛的渗血亦应使用明胶海绵或止血纱布填塞压迫并作适当观察，当渗血不多时再行关闭切口，以避免造成术后口底血肿。严重的口底血肿会使舌体向上抬高并向后压迫移位导致呼吸道的障碍，甚至发生窒息，对此应予高度重视。

【术后颏部骨段的稳定性以及颏部形态的改建】

带广泛软组织蒂的水平截骨颏成形术，为颏部骨段愈合提供了血运保障，减少了颏部骨段的骨吸收。无论是钢丝结扎固定还是坚固内固定都保证了骨段间的稳定。颏部的改建主要表现为截骨线锐利边缘的部分吸收使其更加光滑圆钝，在颏部骨段前徙后形成的台阶间隙处将有新骨的沉积，使其成角形态变成光滑的曲线形态。非常重要的是颏前点处骨的吸收极少。

下颌前部根尖下截骨术

【适应证】

下颌前部根尖下截骨术是一种很有价值的辅助手术。下颌后缩伴深覆盖或下颌前突伴深反覆盖在行升支手术矫正畸形时，常需辅以下颌前部根尖下截骨术，降低下前牙高度，才能获得理想的咬合关系；前牙开𬌗有时需采用此术式升高下前牙骨段。前牙深覆时可选择此术式下降下颌骨前部牙骨段；双颌前突有时采用拔除上、下颌第一前磨牙，行上颌前部截骨术和下颌前部根尖下截骨术，后推上、下前牙骨段矫正双颌前突畸形。

【手术步骤】

于下颌前部前庭沟稍外处水平切开软组织，其长度视移动的牙骨段大小决定，一般为两侧前磨牙之间。切开黏膜后应斜向下方切开肌肉组织，以使一部分颏肌保留在移动的牙骨段上。在接近水平骨切口部位切开骨膜，行上、下剥离，并向两侧剥离至垂直骨切口的远中。如果需要，可按计划拔除牙齿并截除与之相应的骨质。在垂直骨切口处剥离颊侧牙龈黏骨膜至牙槽嵴顶，注意保持黏骨膜的完整性。用矢状锯或细裂钻完成垂直骨切口，截骨时需用另一只手的手指感觉骨锯或骨钻的深度，以刚刚截透舌侧骨皮质为好，勿使之穿破或损伤舌侧的黏骨膜。在尖牙根尖下3～5mm处做水平骨切口，连接两侧垂直骨切口。需上移

下颌前部牙骨段者，在水平间隙中植骨；需下移者按设计在水平间隙处去骨。后移牙骨段至预定的位置时，常在骨切口的舌侧板处有障碍，此时，可将游离骨段轻轻撬起，去除多余骨质，使骨段就位于殆板中，结扎下颌唇弓，视需要作骨内固定，分层缝合颏肌及黏膜（图38-130）。

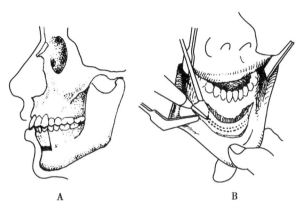

图38-130　下颌前部根尖下截骨术
A. 前牙深覆，截骨下降下前牙-骨段　B. 软组织及骨组织切口

【并发症及其预防】

1. 移动的牙骨段部分或全部坏死　是下颌前部根尖下截骨术最容易发生的严重并发症，多由血供不足引起。下颌前部牙骨段较小，其舌侧营养蒂细弱，如操作不慎可损伤或撕裂之，造成骨段缺血性坏死，特别是仅含有下颌切牙的小骨段，其舌侧蒂中常不含有肌肉组织，操作时更应轻柔以免造成舌侧黏骨膜蒂撕裂或与牙骨段分离。

2. 牙髓坏死、牙根及牙周组织损伤　常发生在骨垂直切口两侧的邻牙。行牙间垂直截骨时，应根据牙槽突表面牙根的形态和X线片上牙根的形态和位置，确定临床牙根的位置，采用尽可能细的钻针或薄的锯片避开牙根进行截骨操作，避免损伤牙根。行根尖下截骨术的水平截骨时，截骨线应距尖牙根尖5mm以上，以保持牙髓的血供。剥离牙龈时动作要轻柔，剥离的范围尽可能小，尽可能保持牙周组织附着。

下颌角成形术

【适应证】

下颌角成形术包括下颌角三角形去骨术、改良矢状劈开去骨术和咬肌成形术。重度下颌角咬肌肥大畸形，面下部的宽度明显增加，肥大的下颌角向后下方突出，应行下颌角三角形去骨术予以矫正。中、轻度的下颌角咬肌肥大畸形，其面下部的宽度有所增加，

但其下颌角的侧方轮廓尚为正常，行改良矢状劈开去骨术减小面下部的宽度即可。如果患者的咬肌亦有肥大畸形，可同期行咬肌成形术予以矫正。

【手术操作】

口外下颌下入路下颌角成形术术后面颈部皮肤遗留瘢痕，并有可能损伤面神经下颌缘支，影响治疗效果，临床上已经很少采用。本文重点介绍口内入路下颌角成形术的手术方法。

1. 下颌角三角形去骨术　在下颌升支前缘稍外侧处与外斜线的走行方向相一致，切开黏骨膜。切口的上端一般不超过上颌磨牙水平，下端可至下颌第二磨牙相对的附着龈下5mm的黏膜处。然后沿升支外板表面行骨膜下剥离，显露下颌角并剥离咬肌的附着。用特制的拉钩（Shea拉钩）钩住下颌角后缘，用直角摆动锯截去全层下颌角，截骨的范围自下颌角前切迹至升支后缘，升支后缘的截骨高度一般不应超过升支高度的1/2。离断骨块后剥离其内侧翼内肌附着将骨块游离取出（图38-131）。

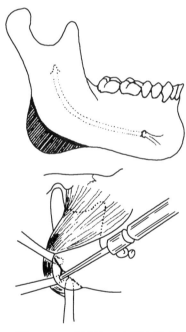

图38-131　下颌角三角形去骨术

2. 改良矢状劈开去骨术　切口及剥离范围同三角形去骨术。在下颌咬合平面水平，于升支外板表面用裂钻自升支前缘至后缘行水平截骨，截透外层骨板即可。沿外斜线向前下方行矢状截骨至下颌第二磨牙的颊侧，再由此向下颌下缘行单层骨皮质截骨。用骨凿沿截骨线去除下颌角区域的外侧骨板（图38-132）。

3. 咬肌成形术　完成下颌角截骨去骨后，用拉钩显露咬肌的前缘，确定咬肌的切除范围，自咬肌前缘稍

后开始切除部分紧贴升支的内层咬肌,高度不宜超过升支高度的1/2,厚度不可达咬肌的表面。边切除咬肌边结扎止血,切除咬肌的厚度应较为均匀(图38-133)。

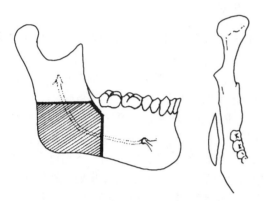

图38-132 下颌角改良矢状劈开去骨术

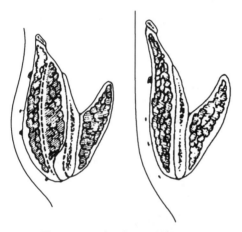

图38-133 咬肌部分切除成形术

充分止血后,用生理盐水冲洗术区,缝合黏膜伤口,口外加压包扎,术后给予抗生素治疗预防感染。

【并发症及其预防】

1. 术中出血及术后血肿 咬肌的血运非常丰富,增生肥大时血运更加充沛,血管较正常粗大。因此,术中切忌盲目粗糙,宜边分离边止血,活跃的动脉出血即刻予以结扎,慢性渗血可电凝止血。术中止血一定要充分,否则易发生术后血肿。术后局部应行加压包扎,防止术后血肿的发生。一旦发生术后血肿应即刻打开伤口引流血块,重新止血并加压包扎。

2. 腮腺导管、面神经及下牙槽神经的损伤 分离切除部分咬肌时务必在咬肌的内层进行,不宜累及咬肌表层,避免损伤面神经分支。咬肌的肥大部分主要位于下颌升支高度的下1/2,故切除肌肉的范围不应过高,这样可避免损伤腮腺导管及面神经颞面支。

行下颌角三角形去骨术时,截骨线应避开下颌管。

行改良下颌角矢状劈开去骨术时,截骨深度应以截透下颌外侧骨板为限,去除骨外板时骨凿应紧贴骨外板的内面,避免损伤下牙槽神经血管束。

3. 意外骨折 术中严格按术前设计截骨线截骨,并经常检查截骨线的方向,发现偏差应及时调整;截骨不充分时切忌暴力凿劈、撬动。一旦发生意外骨折,应保证患者咬合关系不变并行骨内坚固内固定。

4. 术后颜面左右两侧不对称 多数患者术前均有不同度的面部不对称,术前应仔细检查,并向患者明确说明,对手术的利弊应使患者了解。术中可通过调整两侧骨和肌肉组织切除的量部位予以矫正。

下颌骨体部截骨成形术及下牙槽神经解剖术

【适应证】

由于半侧颌骨肥大畸形患者患侧下颌骨体部的高度较对侧明显增高,且其下缘呈弓形下垂,造成两侧下颌骨明显不对称,需行下颌骨体成形术,自患侧下颌下缘向上切除部分骨质,恢复两侧下颌骨的对称性。

【手术操作】

1. 口外入路 行患侧下颌下切口,显露下颌骨下缘,切开骨膜做骨膜下剥离,显露下颌骨体部及颏孔。将软组织内颏神经做部分解剖游离,减轻术中牵拉对其的损伤。根据术前决定的去骨范围,用裂钻将截骨线标记在下颌骨颊侧骨板表面上。用裂钻或来复锯截透颊侧骨板,并将其纵向分成数小段,然后用骨凿轻轻将其分块取下,暴露其内侧的骨松质和下颌管。若下颌管位于截骨线之下,需将下牙槽血管神经束游离,然后再去除与颊侧截骨线相对应的舌侧骨板。修整截骨线边缘后,将下牙槽血管神经束置于截骨断面下,用骨膜、肌肉等软组织覆盖。

2. 口内入路 自患侧龈颊沟内行口内切口,自骨膜下剥离暴露骨面,显露下颌下缘及颏孔,解剖部分软组织内的颏神经,减轻术中牵拉对其的损伤。用拉钩将下颌颊侧软组织瓣提起,暴露患侧下颌体部骨质,如上口内入路法操作,完成患侧下颌骨体成形术。

【并发症及其预防】

1. 出血 由于手术操作不当,损伤下牙槽血管所致,可将损伤血管结扎或电凝以止血。

2. 下牙槽神经损伤 手术操作不适宜所致,可出现下唇永久性麻木。术前应根据X线片及CT资料,准确判断下牙槽血管神经束位置,术中轻柔操作,注意避免损伤之。

颌骨牵引成骨术

早在 1905 年，意大利学者 Codivilla 就曾成功地尝试过肢体长骨（股骨）的牵引延长，但使其成为一项可以成功应用的临床技术则归功于前苏联学者 Ilizarov 在 20 世纪 50 年代所进行的大量实验和临床研究工作，这些研究奠定了牵引成骨的理论基础以及临床应用的基本原则和技术细节。

颌骨牵引成骨技术是在肢体长骨牵引成骨基础上发展起来的，但由于颌骨解剖的复杂性及其对容貌结构的重要性，直到 1992 年美国学者 McCarthy 才首次报告使用口外牵引装置完成了 4 例儿童患者的下颌骨延长。1995 年，可通过口内入路安放的颌骨牵引器的出现开启了内置式颌骨牵引成骨的新阶段。颌骨牵引成骨被认为是 20 世纪口腔颌面外科领域具有里程碑意义的新进展，它的出现和应用为常规临床技术所难以矫治的诸多复杂牙颌面畸形开辟了新的思路和途径。

【基本原理】

对生物活体组织逐渐施加牵引力可以使其产生张力，而这种张力可以刺激和保持这些活体组织的再生与生长，Ilizarov 将之称为"张力拉力法则"。牵引成骨是指在牵引力的作用下，在截开骨段间产生持续缓慢的作用力，促使骨组织和骨周软组织再生，从而在牵开骨段间形成新骨并导致骨周软组织同步生长。因此其不仅可矫正骨骼畸形，还可同步矫正伴发的软组织畸形，从而有利于减少复发，提高各类畸形的矫治效果。

牵引力的稳定性是保证骨牵开间隙内新骨生成的先决条件。骨段间轻微动度的存在将导致大量纤维结缔组织和少量软骨组织生成，从而影响新骨生成。只有在良好稳定的条件下才会在牵开骨间隙内生成新骨。

牵引的速度和频率是保证牵引区新骨生成的另一重要因素。Ilizarov 的研究提示最佳牵引速度为 1mm/d，每天 4 次，每次 0.25mm。在 1mm/d 的牵引速度下，牵引次数越多，越有利于新骨生成。牵引速度过快，会产生骨不连接，过慢则可能导致过早骨愈合，需行再次截骨。

【颌骨牵引器】

所有牵引器均由固定装置和牵引装置两部分组成。固定装置必须确保截骨线两端骨段间具有良好的稳定性，可分为牙支持式和骨支持式。牙支持式是通过带环、唇弓、舌杆等装置将牵引装置固定于牙齿上，但其有牙齿移动、骨移动不等量、牙齿易发生倾斜移位等缺点。骨支持式即通过固定针、螺钉或种植体将牵引装置固定于颌骨上，其稳定性好、易获得预期效果。牵引装置一般由螺杆和螺旋轨道组成。按照预定的速度和频率旋转螺杆，牵引装置连同固定于牵引器上的骨段便会沿螺旋轨道移动，在截开骨段间产生张力，刺激骨组织的生长（图 38-134～38-137）。

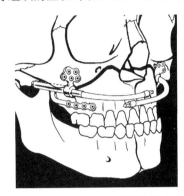

图 38-134　上颌骨牵引器及其安放

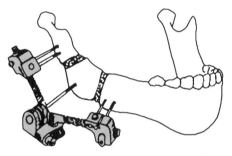

图 38-135　口外安放的多向牵引器示意图

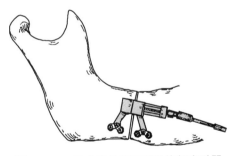

图 38-136　口内安放的下颌骨体部牵引器

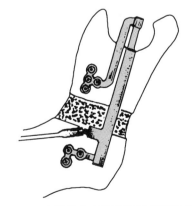

图 38-137　下颌骨升支牵引器及其安放示意图

【临床分期】

颌骨牵引成骨在临床上从截骨、安放牵引器到完成牵引成骨、拆除牵引器，一般有三个临床分期：间歇期、牵引期和稳定期。

间歇期是指从安放牵引器到开始牵引的时间，一般为5～7天。

牵引期是指每天按照一定速度和频率进行牵引达到设计牵引幅度所需要的时间。如计划牵引25mm，牵引速度为1mm/d，牵引期即为25天。

稳定期是指从完成牵引到拆除牵引器的这段时间，其目的是在牵引器的稳定作用下让牵引区生新骨进一步钙化、成熟并在生物力学作用下发生改建。国际上普遍认为上颌骨的稳定期应在3～4个月，下颌骨应在2～3个月。但根据北京大学口腔医学院的经验，中国患者稳定期应适当延长，上颌骨可为4～6个月，下颌骨应为3～4个月。这可能与国人的饮食习惯和营养状况有关。

【适应证】

1. 小下颌畸形　各类原因导致的重度小下颌畸形是牵引成骨矫治的最佳适应证，它可使下颌骨延长达20mm以上，不仅可有效矫治患者严重的牙颌面畸形，而且对伴发的阻塞性呼吸睡眠暂停低通气综合征也具有非常好的治疗效果。

2. 半侧颜面发育不全综合征　半侧颜面发育不全是临床矫治的一大难题，不仅其颌骨畸形的矫治受到骨骼条件的限制，而且伴发的软组织发育不全也使手术难度增加。牵引成骨技术的应用使这类畸形的矫治可以提前到儿童甚至婴儿期。虽然有长期随访研究表明儿童患者早期牵引成骨矫治后畸形有复发，需再次手术矫治，但早期矫治会大大减轻畸形程度，有利于患者的心理发育，同时也为成年后的进一步矫治创造了更为有利的条件。

3. 上下颌牙弓重度狭窄　上下颌骨牙弓重度狭窄常导致牙列重度拥挤不齐，以往矫治此类畸形主要依靠正畸的牙弓扩展技术和减数拔牙以达到排齐牙列的目的。颌骨牵引成骨应用于上下颌牙弓扩展后，不仅避免了常规扩弓的牙齿倾斜移动和较高的复发率，而且实现了真正意义的增加牙弓骨量和快速扩弓，为不拔牙矫治重度牙列拥挤不齐提供了可能。

4. 下颌骨缺损、缺失的牵引成骨重建　利用"双焦点"和"三焦点"牵引成骨原理，治疗肿瘤切除或外伤导致的下颌骨部分缺失已在临床成功应用。其原理是在下颌骨缺失的一侧或两侧先形成一个或两个长约1.5cm的移动骨段，在特殊设计的双焦点或三焦

点牵引器作用下不断向对侧或缺失中心移动，最终与对侧骨段接触并在压力下愈合，而在牵开骨间隙处形成新骨，从而达到不需植骨而重建颌骨缺失的目的（图38-138）。

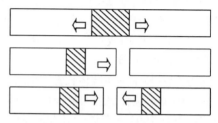

图38-138　三种牵引成骨方式示意图
上：单焦点牵引方式　中：双焦点牵引方式　下：三焦点牵引方式

5. 垂直牵引成骨　重度牙槽骨吸收萎缩患者重建缺失牙槽骨、恢复牙槽骨垂直高度是一个临床难题。垂直牵引成骨的出现为这一难题的解决提供了简便易行而有效的新手段，而且在重建植入的腓骨瓣上也可成功实施垂直牵引成骨，从而使其满足种植修复的需要。

6. 上颌骨发育不全　上颌骨发育不全是许多颅颌面综合征及唇腭裂术后患者的主要临床症状，因受颌骨移动幅度的限制，常规正颌外科矫治效果常不理想，且术中需大量植骨，术后复发率较高。而上颌骨牵引成骨可使上颌骨前徙达15mm以上，因软组织被同步牵引延长，术后复发率大大降低。

7. 颞下颌关节牵引成骨重建　颞下颌关节强直不仅影响患者的口颌系统生理功能，还常伴发严重的牙颌面畸形及不同程度的OSAS。以往的治疗手段大多为解除关节强直，恢复患者开口功能，游离植骨矫治骨骼畸形，但术后复发率较高。牵引成骨重建颞下颌关节的优点是可有效恢复患侧升支高度，不需植骨，有利于患者颜面畸形的矫治；术后2～3天即可开始强迫性开口训练，因而复发率较低。

【手术操作】

1. 截骨线的设计　术前应根据X线片、CT及三维头模，仔细设计截骨部位和截骨线方向，并根据不同畸形矫治的需要选择合适的牵引器。

2. 切口　根据患者年龄、颌骨大小、牵引器安放部位等选择不同的手术切口。上颌骨牵引、牙槽骨垂直牵引、上下牙弓扩展及成人下颌骨体部牵引多采用口内黏骨膜切口，也可采用口外切口。儿童下颌骨牵引及颞下颌关节强直的牵引成骨重建多采用下颌下皮肤切口。牙间截骨时，可采用口内外联合切口。

3. 截骨　截骨前应就牵引器安放位置及方向作

出精确准备。首先按术前设计摆放好牵引器，修改牵引器固定臂，使之完全贴合于颌骨的表面形态，然后备好至少 3 个固定螺孔后再开始截骨。上颌多采用 Le Fort Ⅰ型截骨，下颌截骨除下颌管所在部位仅截开颊侧骨皮质外，其余部位均作全层骨质截开，下颌管所在部位的舌侧骨皮质则靠轻柔的撬动裂开。

4. 牵引器安放　按照截骨前准备好的螺孔固定牵引器。

5. 试牵引　固定好牵引器后试行牵引，对张力过大或截骨不充分的应补充截骨。

6. 冲洗缝合切口。

7. 拆除牵引器　应根据 X 线片观察到的新骨生成、改建情况，决定拆除牵引器时间。根据患者畸形矫治需要，其他矫治手术也可与牵引器拆除同期进行。

【并发症及其预防】

1. 皮肤瘢痕　口外入路会遗留皮肤瘢痕，影响外观。尤其是外置式牵引器，因牵引过程中会在软组织中滑行，造成明显的瘢痕疙瘩，常需再次手术切除。

2. 感染　牵引器加力杆须暴露在外以便于旋转加力，移动牵引骨段，这就造成截骨牵引区与外界相通，增加了感染机会。为克服此缺点，一是采用促进牵引区新骨生成的方法，缩短牵引期和稳定期；二是采用可灵活拆卸的加力杆，在加力完成后可方便地去除，以封闭牵引区与外界的通道。当感染发生后，可采用每天局部清洗、换药，必要时全身应用抗生素。如感染持续存在，可考虑早期拆除牵引器，去除感染肉芽组织，采用坚固内固定稳定牵引区，保持间隙，以保证新骨顺利生成。

3. 疼痛　牵引期由于持续张力的存在，对周围组织如神经、肌肉等会产生过度牵拉而产生明显疼痛，尤其是在牵引延长 5mm 以上后，某些患者的疼痛症状会较明显，可给予常规剂量镇痛剂减轻痛苦，如不能缓解，可考虑适当减慢牵引速度。

4. 神经损伤　常见于下颌骨体部牵引病例。其原因一是在截骨过程中操作不当，直接损失了下牙槽神经；二是牵引速度过快，对神经的牵拉超出了其生理承受范围，神经出现了不可逆的退行性变。另外，采用下颌下切口时，可能会损伤面神经下颌缘支，造成口角歪斜。

5. 牵引区成骨不良或纤维性愈合　牵引区的稳定是保证新骨生成的重要条件，牵引区的微动会使成骨方式由膜内成骨转变为软骨内成骨，延长骨钙化时间。若动度继续增加会使牵引区平行排列的胶原纤维出现扭曲、断裂等，干扰新骨生成，从而导致牵引区成骨不良，甚至出现纤维性愈合和假关节形成。另外，

如牵引区存在持续感染，也会破坏局部新骨形成的微环境，导致成骨不良。

6. 咬合错乱　上下颌骨的整体或部分移动必然会导致位于其上的牙齿位置发生变化，改变原有的咬合关系，出现咬合错乱。因此，术前设计治疗方案时必须考虑颌骨牵引可能造成的牙齿变化，并与正畸医师会诊，根据患者病情决定术前术后正畸治疗方案。这对于稳定咬合关系，完善治疗效果，减少复发具有重要意义。

7. 牵引器故障　在牵引加力过程中，由于局部阻力过大、牵引器本身设计缺陷、材料应力疲劳、加力人员操作不当等原因，可能会造成牵引器固定装置出现折断，牵引区回缩，或者牵引杆折断，不能继续加力。若出现以上情况应立即更换牵引器，继续加力至术前设计的位置。

（王　兴　张震康　张熙恩　伊　彪
李自力　王晓霞）

参 考 文 献

1. 马大权，郭传瑸. 舌癌的择区性颈清扫术. 中华耳鼻咽喉头颈外科杂志，2005, 40（6）：478-479

2. Brown JS, Shaw RJ. Reconstruction of the maxilla and midface: introducing a new classification. Lancet Oncology, 2010, 11（10）：1001-1008

3. Hanasono MM, Silva AK, Yu PR, et al. A Comprehensive Algorithm for Oncologic Maxillary Reconstruction. Plastic and Reconstructive Surgery, 2013, 131（1）：47-60

4. 彭歆，毛驰，俞光岩，等. 游离组织瓣修复上颌骨缺损 65 例临床分析. 中国口腔颌面外科杂志，2003, 1（1）：9-12

5. Futran ND, Mendez E. Developments in reconstruction of midface and maxilla. Lancet Oncology, 2006, 7（3）：249-258

6. 蔡志刚，郭传瑸. 口腔颌面部缺损修复与重建 30 年回顾. 中华耳鼻咽喉头颈外科杂志，2011, 46（5）：358-361

7. May M. Schaitkin BM（ed）. The Facial Nerve. May's Second Edition. New York：Thieme Inc, 2000

8. May M, Drucker C. Temporalis muscle for facial reanimation. A 13-year experience with 224 procedures. Arch Otolaryngol Head Neck Surg, 1993, 119（4）：378-384

9. 卢旭光，蔡志刚，彭歆，等. 周围性面神经断裂伤的外科治疗. 北京大学学报（医学版），2011, 43（1）：155-161

10. Yetiser S, Karapinar U. Hypoglossal-facial nerve anastomosis: a meta-analytic study. J Laryngol Otol, 2010, 124（1）：23-25

11. 俞光岩. 口腔颌面外科学手术精要与并发症. 北京：北京大学医学出版社，2011

第 39 章

数字外科技术在口腔颌面外科的应用

第1节 数字外科基本概念与技术

数字医学是计算机信息技术与生命科学结合产生的交叉学科，包括一切与医学领域融合并促进生命科学发展的计算机信息技术。数字外科学又称计算机辅助外科，是数字医学的分支领域，主要涵盖外科学、计算机图形处理学、精密制造等学科的内容。其核心内容是利用数字化手段为术前诊断、手术设计和手术实施提供支持。

数字化外科学技术通过 CT、MRI、三维扫描等获取手段，将"真实人"转变为"数字人"；在虚拟世界中，借助软件进行诊断、手术规划；设计完成后，采用计算机辅助制造、导航、手术辅助机器人作为信息载体及执行工具，将虚拟规划的信息传递到手术台上，保证设计信息能够精确地执行在手术中。医学流程与数字化技术存在对应关系（图 39-1）。

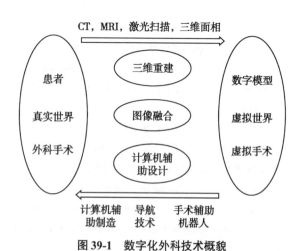

图 39-1 数字化外科技术概貌

目前，数字外科技术体系包括四大支柱技术，即计算机辅助设计、计算机辅助制造、计算机导航和手术辅助机器人技术。下面将分别简介。

一、计算机辅助设计技术

1. 三维重建技术　三维重建是指对三维物体建立适合计算机表示和处理的数学模型，是在计算机环境下对其进行处理、操作和分析其性质的基础，也是在计算机中建立表达客观世界的虚拟现实的关键技术。

2. 图像分割技术　图像分割是根据目标与背景的先验知识，将图像中的目标、背景进行识别、标记，将目标从背景或其他伪目标中分离出来的过程。

图像分割分为基于边界分割和基于阈值分割两大类。基于阈值分割，是在医师选取特定阈值后，软件将 CT 数据中不满足阈值范围的像素点全部去掉，留下所需要的像素点。这种分割方法速度快、大部分由程序自动完成，重复率高，常用于骨、皮肤等组织的分割，但不能用于阈值接近的组织的分割。另一种分割算法为基于区域进行分割，即基于人为设定或计算机自动识别的边界，将数据分为两个或多个部分。如将血管、软组织肿物从 CT 数据中提取出来的过程就是区域分割（彩图 39-2，见书末彩插）。

3. 图像融合技术　图像融合是将来自相同或不同成像设备采集的同一组织或器官的相关图像，经过适当的空间配准和叠加，加以必要的变换处理，使其在空间位置、空间坐标上达到匹配。融合后的图像达到了信息互补，增加了信息量，形成一个综合解剖结构和功能信息的新图像（彩图 39-3，见书末彩插）。

图像融合在手术虚拟规划中应用广泛，常用的融合包括术前术后数据的融合、骨骼牙齿数据融合、皮肤纹理数据与骨骼数据的融合等。

4. 镜像技术　镜像技术是指基于任意平面，将三维数据进行左右或上下翻转。该技术在临床中具有重要的应用价值。对于半侧缺损或畸形的患者，以正常侧为标准修复患侧形态是手术设计快速、有效的方法（彩图 39-4，见书末彩插）。

5. 医学图像数据库　数据库是按照数据结构来组织、存储和管理数据的仓库。数据模型是数据库系统的核心和基础，所以通常也按照数据模型的特点将传统数据库系统分成网状数据库、层次数据库和关系数据库三类。数据库在口腔颌面外科的应用目前主要见于临床信息管理、流行病学研究、临床科研、医学影像存储与传输系统以及专家系统等。

二、计算机辅助制造技术

计算机辅助制造技术是指在机械制造业中,利用电子数字计算机通过各种数值控制机床和设备,自动完成离散产品的加工、装配、检测和包装等制造过程的技术。

目前在医学工程中最为常用的技术为快速成型技术,是国外 20 世纪 80 年代后期发展起来的一门新兴技术,是在计算机的控制下,根据物体的 CAD 模型或 CT 数据,不借助其他设备,通过材料的精确堆积,制造原型的一种基于离散、堆积成型原理的新的数字化成型技术,集中体现了计算机辅助设计、激光加工、数控和新材料开发等多学科、多技术的综合应用。此外,快速制造技术也是医学工程中常用的技术,它是指用快速成型的母模来快速复制模具,进行铸造加工。

三、计算机辅助导航技术

是指医师在术前利用医学影像设备和计算机图形学的方法,对患者多模式的图像数据进行三维重建和可视化处理,获得三维模型,制订合理、精确的手术计划,开展术前模拟。在术中通过注册操作,把三维模型与患者的实际体位、空间中手术器械的实时位置统一在一个坐标系下,并利用三维定位系统对手术器械在空间中的位置实时采集并显示,医师通过观察三维模型中手术器械与病变部位的相对位置关系,对患者进行导航手术治疗。

导航辅助手术的优势主要有:①通过手术导航,医师有限的视觉范围得到延伸。通过在外科手术中引入图像的引导,能够有效地提高手术精度、缩短手术时间、减少手术创伤、降低手术风险。②全程数字化的手术导航系统有利于网络传输与数字存储,不但可以进行诊疗全过程记录与回放,还可实现远程手术协作及手术规划仿真与教学。

计算机辅助导航系统使外科手术迅速、安全、准确。导航系统的数字化、实时化和智能化是未来的发展方向。当然,目前手术导航系统仍处在发展阶段,在使用中仍存在很多实际问题,需要结合医师的经验及计算机技术、数字化医学图像设备的进步逐步完善。

目前,颅颌面外科手术导航系统一般由计算机工作站、定位装置、示踪装置和显示器组成(图 39-5)。

四、手术辅助机器人系统

手术辅助机器人是医疗机器人的重要组成部分,它与真正的自动化机器人有所区别,不能独立进行手术,但是可向手术者提供有用的机械化帮助。目前,这些机器人仍然需要外科医师来操作。机器人辅助手

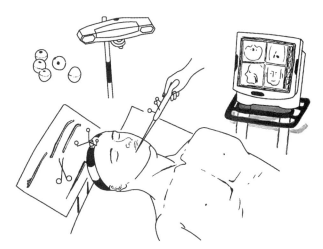

图 39-5　导航系统的组成

术的主要优势在于机器人能够实现较人手更为精准的手术操作。目前商业化的机器人系统包括达芬奇手术系统、ZEUS 机器人手术系统和 AESOP 机器人系统。医用机器人的组成主要包括医师控制台、床旁机械臂系统和成像系统三个部分。我国在医疗机器人领域的研发工作也取得了重要进展,目前已有用于颅颌面外科的机器人系统,但仍处于模型及动物实验阶段,今后有可能用于临床,造福患者。

第 2 节　数字化外科技术在口腔颌面外科领域的应用实例

近年来,数字化外科技术在口腔颌面外科领域得到日益广泛的应用,其应用涵盖了口腔颌面部缺损重建、创伤修复、正颌外科、颅底外科、面侧深区肿瘤穿刺类手术等各个方面。下面就其主要应用领域予以简介。

一、数字外科技术在颌骨缺损修复重建中的应用

目前,血管化骨移植已成为颌骨缺损修复的常规手段,但是由于颌骨形态复杂、个性化强,如何精确地恢复其外形并为进一步的功能重建奠定基础,对于外科医师极具挑战性。近二十年来,数字化外科技术已逐步应用到这一领域中,为实现颌骨缺损的精确修复提供了新的思路和有效手段。总的来说,数字化外科技术在颌骨缺损修复重建中的应用可以分为两个主要范畴:计算机辅助术前设计和图像引导导航手术。外科医师可利用基于图像处理和可视化技术的三维软件完成手术设计,并通过外科导航技术将虚拟设计转化为真实手术,从而达到精确重建颌骨缺损的目的。

1. 术前设计　计算机辅助手术设计将 DICOM 数据导入计算机,在三维手术设计软件中进行虚拟手术

设计。根据手术需要，可以进行图像三维重建、图像分割、镜像操作、移植骨段塑形和就位等虚拟操作（彩图 39-6，见书末彩插）。设计完成后，根据虚拟手术设计方案，利用快速成型技术，打印生成截骨导板、塑形导板和就位导板，用于引导真实手术（彩图 39-7，见书末彩插）；并可打印颌骨三维模型，在模型上预先弯制固定用钛板。

2. 导航引导手术　在手术操作中，利用术前制作的导板指导移植骨段的塑形和就位，并用导航探针进行实时定位，引导手术按照术前设计方案准确实施（彩图 39-8，见书末彩插）。

二、数字化外科技术在眼眶重建中的应用

颧骨、上颌骨骨折均可合并眼眶骨折、眶壁缺损，患者出现眼球内陷、复视等症状，影响美观和功能，需要进行眶壁重建手术。手术的难点主要包括：①修补体的形态和位置是影响手术效果的重要因素，精确修复难度较大；②手术中暴露眶壁的操作可能损伤视神经，导致术后视力下降甚至失明，是手术的主要风险。

数字化技术的应用解决了上述难题。对于该类疾病的数字化技术应用流程包括：

1. 术前虚拟设计　采用图像分割技术，将健侧完整的眶壁结构从颅骨中分离出来。定义正中矢状面，将健侧眼眶镜像至患侧。在二维、三维图像上调整镜像图像与缺损边缘骨骼达到最佳吻合（彩图 39-9A，见书末彩插）。分割镜像后的缺损区域，打印塑形模板，按照模板塑形用于眶底重建的钛网（彩图 39-9B，见书末彩插）。

2. 术中导航　患者进行注册后，导航工作站可实时显示探针位置。在剥离过程中，随时使用探针置于剥离部位，导航工作站可实时显示它与视神经的位置关系。放置钛网时，使用探针置于钛网边界，探测它在术中的位置与设计位置是否吻合（彩图 39-9C，见书末彩插）。

三、数字化外科技术在颅底肿瘤诊治的应用

与口腔颌面外科相关的颅底区域主要为颅底 - 颞下 - 咽旁区。该区位置深在、解剖结构复杂，有重要的血管神经出入颅底，穿行其中；而且其外侧有下颌升支、腮腺及面神经遮挡，不易暴露。因此，术中如何避免损伤重要解剖结构、准确定位病变是手术成功的关键。数字外科导航技术为颅底区肿瘤的定位及重要解剖结构的保护提供了很大的帮助，其应用大大提高了颅底外科手术的安全性和准确性。

导航技术在颅底肿瘤中应用主要包括穿刺活检术和术中导航手术两个部分。

（一）导航技术在颅底肿瘤穿刺活检术中的应用

术前获得肿瘤的病理学信息有助于手术医师制订治疗方案，穿刺活检术是目前以微创手段获得病理结果的主要途径之一。而导航技术的发展为深部组织穿刺活检术提供了可靠的辅助工具。

1. 术前设计　颅底肿瘤患者行增强 CT 薄层扫描（层厚 <0.4mm），于导航设计软件中将肿瘤、颅骨及颈内动脉、颈内静脉进行三维重建，观察三者之间的空间位置关系（彩图 39-10A，见书末彩插）。设计穿刺路径，避免损伤颈内动脉及颈内静脉。常用穿刺途径为经乙状切迹和经颌后凹两种（彩图 39-10B，见书末彩插）。

2. 导航引导穿刺　术前头部固定头带，进行注册定位，注册包括患者和穿刺针。活检时，先以导航引导，确定皮肤进针点；穿刺进入深部组织后，可通过工作站图像显示实时观察穿刺针的进针深度和角度。按设计的轨迹到达肿瘤与正常组织边界处，判断穿刺针弹射范围安全（彩图 39-10C，见书末彩插），然后穿刺获得标本（彩图 39-10D，见书末彩插）。

（二）导航技术在颅底肿瘤手术中导航技术的应用

颅底肿瘤涉及咽旁、颞下凹、翼腭窝等间隙，判断肿瘤与颅底区主要血管的关系是手术中的关键。各种颅底肿瘤手术入路的主要目的之一是寻找合适的解剖标志和路径，以避开重要的血管和神经。术前设计和术中导航能够帮助术者避开重要血管结构，寻找肿瘤，并验证肿瘤是否完全切除。

术前设计：与穿刺活检术患者的准备工作相似，颅底肿瘤患者行增强 CT 薄层扫描（层厚 <0.4mm），于导航设计软件中将肿瘤、颅骨及颈内动脉、颈内静脉三维重建，观察三者之间的空间位置关系。设计手术入路，如为恶性肿瘤累及骨质，还需设计出需要扩大切除的范围（彩图 39-11A，见书末彩插）。

术中导航：由于手术时间较长、术中需要频繁变换头位，故常采用有创头架固定定位支架以防搬动患者变换头位时定位支架移位。根据术前设计的手术入路，切开暴露肿瘤，以导航探针引导下寻找颈内动脉，判断肿瘤范围，明确肿瘤与颈内动脉和周围颅骨的关系（彩图 39-11B，见书末彩插），逐步切除肿瘤；肿瘤切除后再次以导航探针判断肿瘤是否完全切除（彩图 39-11C，见书末彩插）。

（郭传瑸　刘筱菁　王 洋）

参 考 文 献

1. Bell RB, Weimer KA, Dierks EJ, et al. Computer planning and intraoperative navigation for palatomaxillary and mandibular reconstruction with fibular free flaps. J Oral MaxillofacSurg, 2011, 69（3）: 724-732

2. Tepper OM, Sorice S, Hershman GN, et al. Use of virtual 3-dimensional surgery in post-traumatic craniomaxillofacial reconstruction. J Oral MaxillofacSurg, 2011, 69(3): 733-741

3. Caskey CF, Hlawitschka M, Qin S, et al. An open environment CT-US fusion for tissue segmentation during interventional guidance. PLoS One, 2011, 6(11): e27372

4. Hassfeld S, Muhling J. Computer assisted oral and maxillofacial surgery--a review and an assessment of technology. Int J Oral MaxillofacSurg, 2001, 30(1): 2-13

5. Shaffer DW, Kigin CM, Kaput JJ, et al. What is digital medicine? Stud Health Technol Inform, 2002, 80: 195-204

6. Metz LN, Burch SM. Computer-Assisted Surgical Planning and Image-Guided Surgical Navigation in Refractory Adult Scoliosis Surgery: Case Report and Review of the Literature. Spine, 2008, 33(9): 287-292

7. 张晓硌, 周良辅, 毛颖, 等. 虚拟现实环境下颅底肿瘤术前计划的制定. 中国神经精神疾病杂志, 2008, 34(3): 10-13

8. 刘筱菁, 贺洋, 巩玺, 等. 计算机导航技术在口腔颌面部创伤整复中的应用. 中华口腔医学杂志, 2012, 47(11): 645-650

9. 段星光, 郭传瑸, 陈超. 颅颌面外科辅助手术机器人系统. 机器人技术与应用, 2011(4): 38-42

10. 郭玉兴, 彭歆, 刘筱菁, 等. 导航技术在颅底-颞下区肿瘤手术中的应用. 中华口腔医学杂志, 2013, 48(11): 645-647

第 40 章

可摘矫治器的矫治技术

第1节　一般可摘矫治器

　　一般可摘矫治器是指可由医师或患者可自由摘戴的矫正装置。主要依靠卡环及口腔黏膜的吸附作用进行固位，并依靠其上附加的弹簧实施矫治力以矫正错𬌗畸形。随着现代正畸矫治技术的发展，可摘矫治器以其独特的结构和作用力的特点，适用范围也日渐变窄，往往成为固定矫治器应用过程中的简单补充。

一、一般可摘矫治器的组成

　　可摘矫治器由固位装置、加力装置和连接装置三部分组成。

（一）固位装置

　　固位装置的作用就是使可摘矫治器可以稳定地戴在口内，不发生脱位。可摘矫治器只有固位良好，才能发挥作用。常见的固位装置有卡环和邻间钩（图40-1）。卡环包括单臂卡（图40-2）、箭头卡、连续卡环等。卡环臂与牙体紧密接触，起固位作用，连接体埋入基托内。

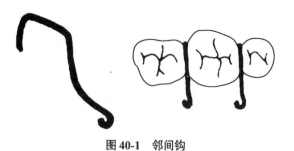

图 40-1　邻间钩

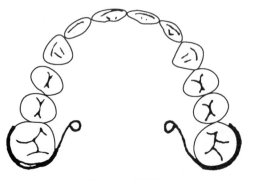

图 40-2　单臂卡

（二）加力装置

　　加力装置是可摘矫治器对错位牙施加矫治力的部分，主要由各种弹簧组成。常见的各种加力装置如下：

　　双曲舌簧：多放置于切牙舌侧牙颈部，双曲舌簧的平面与切牙舌面垂直，可针对舌腭侧错位的牙齿施以使其唇向移动的力，连接体埋入基托（图40-3）。

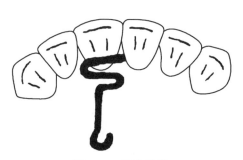

图 40-3　双曲舌簧

　　双曲唇弓：主要用于内收前牙散隙，或减小覆盖，唇弓中段位于前牙唇面中部，在尖牙龈方弯制倒 U 型曲（图40-4），末端越过咬合面埋入基托中。

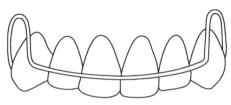

图 40-4　双曲唇弓

　　扩弓簧（分裂簧）：根据所放位置的不同，可以起到开拓间隙扩大牙弓的作用。扩弓簧位于腭侧基托内，沿腭中缝分别在第一、二前磨牙处和第一、二磨牙处放置，腭前部的基托割断（图40-5）。

（三）连接部分

　　连接部分的作用主要是将可摘矫治器的加力部分和固位部分连接成一个整体，并起到辅助固位的作用。连接体通常由塑料基托构成，也可以辅以腭杆或舌弓。

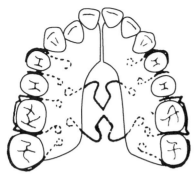

图 40-5　扩弓簧

二、一般可摘矫治器的适应证

1. 对于乳牙期、替牙期患者无法使用固定矫治器但又必须早期矫治的错𬌗畸形，可以应用可摘矫治器早期开展治疗。

2. 仅需要有限的牙齿移动，以倾斜移动为主，如个别牙齿的位置改变，牙弓的扩展或乳牙期与替牙期的前牙反𬌗。

3. 替牙期破除不良习惯。

4. 作为固定矫治器的辅助装置。如用𬌗垫矫治器可以有效地打开咬合或解除𬌗干扰。

三、一般可摘矫治器优缺点

（一）优点

1. 患者可自行摘戴，操作简单，便于清洁，不易形成龋坏及牙周问题。

2. 一般不会产生过大的矫治力，不会造成牙髓牙周的损伤。

3. 对于乳牙期、替牙期患者无法使用固定矫治器时，应用可摘矫治器可以早期开展治疗。

4. 制作简单，价格低廉，可随时添加或修改零件，方便使用。

（二）缺点

1. 疗效的取得依赖于患者的配合，否则很难发挥作用。

2. 对于牙齿移动的控制较差，复杂病例难以取得满意的疗效。

四、常见可摘矫治器及其应用

（一）上颌𬌗垫矫治器（图 40-6）

主要用于乳牙期或替牙期前牙反𬌗患者纠正前牙反𬌗。主要由卡环、邻间钩、上前牙腭侧舌簧、基托和两侧后牙𬌗垫组成。

对于矫治前牙反𬌗的𬌗垫舌簧矫治器，𬌗垫的厚度以上下前牙离开 0.5～1.0mm 为参考；加力时需将舌

簧加力使上前牙唇向移位；反𬌗解除后可逐渐分次磨低𬌗垫。

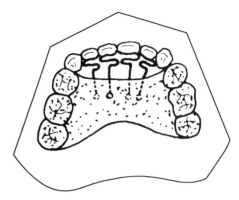

图 40-6　上颌𬌗垫舌簧矫治器

（二）平面导板矫治器（图 40-7）

适用于前牙过高、后牙过低所形成的深覆𬌗病例。在前牙舌侧基托的前缘加厚形成平面导板，此导板与𬌗平面平行，咬合时下前牙咬在导板上，上下后牙离开 1.5～2.0mm，可借助咬合力使下前牙作压低移动，而下后牙因无咬合力作用可伸长，从而以达到解除深覆𬌗。

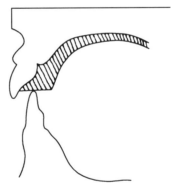

图 40-7　平面导板矫治器

（三）斜面导板活动矫治器（图 40-8）

适用于上颌正常、下颌后缩的远中错𬌗。在上颌活动矫治器上前牙舌侧基托前缘做一斜向后下的斜

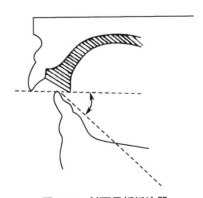

图 40-8　斜面导板矫治器

面导板,当下前牙咬在斜导板前斜面时后牙离开3~4mm为宜,殆间距离加高,颌面肌肉张力增加,肌肉为了恢复原有的张力而发生收缩,此收缩力通过斜面的作用,可引导下颌骨或下牙弓向前移动,以纠正下颌后缩畸形。由于后牙无咬合接触,后牙逐渐升高,待建立后牙新的尖窝接触关系后,下颌位置就会稳定。

(谷 岩)

第2节 功能性矫治器

功能性矫治器是一种可摘矫治器,本身并不产生任何机械力,在口内的固位一般也不严格,其作用是通过改变口面肌肉功能促进发育和颅面生长,从而矫治形成中的错殆畸形。大多数功能性矫治器具有以下特点:①利用肌肉力影响牙齿和骨骼;②上、下牙列打开、咬合分离;③下颌向前(或向后)移位;④吞咽时上、下唇紧密闭合;⑤选择性改变牙齿的萌出道。

一、分 类

(一)根据作用原理

1. 简单功能性矫治器 此类矫治器直接将肌力传递到牙齿,可以单独使用,但多作为其他矫治器的组成部分,例如,上颌斜面导板、平面导板、下颌塑料联冠式斜面导板、唇挡等。详见本章第1节。

2. 肌激动器类(activators) 这类矫治器通过改变下颌位置刺激咀嚼肌兴奋,由此产生的力通过矫治器传递至牙齿、颌骨,起到功能性颌骨矫形作用。根据下颌移位的程度,此类矫治器又分为肌张力型(下颌移位较少,矫治器的作用依赖于肌肉、腱膜的静止张力)和肌动力型(下颌移位较多,利用肌肉活动移动牙齿、改变骨形状)。

3. 功能调节器(function regulator) Fränkel矫治器。这类矫治器虽然也改变下颌位置,但其主要作用部位在牙弓之外的口腔前庭,矫治器通过唇挡和颊屏改变口周肌肉动力平衡而影响牙弓颌骨的发育。

(二)根据摘戴方式

1. 可摘功能矫治器 大部分功能矫治器可以由患者自己摘戴,例如肌激动器、双殆垫矫治器(twin block)、功能调节器等。此类矫治器不能全天戴用,疗程较长,多用于年龄较小的替牙期儿童。

2. 固定功能矫治器 如咬合前移矫治器(Hebst)。固定功能矫治器24小时戴用,疗程短、见效快,用于年龄较大的恒牙早期患者。

二、适 应 证

从病因学分析,功能性矫治器主要适用于口面肌肉功能异常所引起的功能性错殆畸形。对早期轻度骨性错殆,当促进正常的口面功能活动能为颅面骨骼和牙殆发育提供有利环境时也可以使用。

从生长发育观点看,功能性矫治器适宜替牙期患者,恒牙早期和乳牙期也可以使用,但当面部生长完成时其疗效明显受限。

以错殆类型分析,功能性矫治器主要用于矫治长度不调,既用于安氏Ⅱ类错殆,也用于安氏Ⅲ类错殆;还可用于矫治高度不调,对深覆殆效果较好,也可用于开殆;用于后牙的宽度不调时效果较慢。但功能矫治器不适于单纯牙列拥挤、牙齿错位以及拔牙病例。

三、治 疗 程 序

(一)诊断

通过牙模分析,临床口面功能分析和X线头影测量分析,确定患者错殆类型、错殆形成的主要因素、畸形所涉及的部位及严重程度,评价患者的生长发育阶段,从而正确地选择适应证和制订矫治计划。

(二)设计

根据各种检查资料,决定咬合重建的标准,选择功能性矫治器类型以及对患者的预后进行估计。

(三)咬合重建

从矢状、垂直和横向三个方位设计好下颌的新位置,并在口内用殆蜡将这一位置记录下来,这一过程称为咬合重建。殆蜡将牙模转移至殆架后,矫治器将在这一新位置关系上制作,整个治疗过程中下颌将保持在这一位置上建立新的殆关系。咬合重建是所有功能矫治器成功治疗的关键。

(四)技工室制作

大多数功能性矫治器不需要特殊的技工室设备。但需要强调矫治器必须在殆架上制作完成;有的矫治器要求必要的模型预备。

(五)临床治疗

1. 试戴期 功能性矫治器初戴时很少需要调整。教会患者摘戴和注意事项,逐日增加戴用时间,1~2周后复诊,作局部修改调整。

2. 矫治期 矫治器全天或夜间戴用,戴用时间越长,矫治效果出现越快。每6周复诊。矫治期一般分为三阶段。

(1)肌肉调整期(1~4个月):肌肉逐渐习惯于新位置,息止矢状不调得以调整,但吞咽、咀嚼时下颌多回到原始位置。

(2)牙槽反应期(5~8个月):牙槽骨的生长使后牙或前牙垂直开殆逐渐关闭,上下前牙位置逐渐矫正,咬合可表现双重殆并逐渐稳定。生长快速期的合作病例,若错殆简单,此期可能完成矫治。

（3）颌骨反应期（9～12 个月）：牙𬌗关系基本正常后继续戴用矫治器，以期颌骨反应继续进行，收到最大的骨骼效果。

3. 保持期　一般不需要保持。但若牙齿移动较多或颌间关系不调严重时，可酌情保持 3～6 个月。

（六）二期治疗

功能性矫治器治疗完成后常常使用固定矫治器排齐牙列，完成精细的𬌗调整。

四、常用功能性矫治器

（一）肌激动器

肌激动器（activator）又称 Andresen 矫治器，因有颌骨矫形作用故又称颌骨功能矫形器。适用于替牙期以下颌后缩为主的安氏Ⅱ¹错𬌗的矫治。

1. 构造　矫治器由塑胶基托和钢丝组成（彩图 40-9，见书末彩插）。

塑胶基托在上、下颌相连接处形成两个功能部分：下切牙塑胶帽和后牙牙导面。下切牙塑胶帽有两种设计，若塑胶帽仅仅盖住下切牙，则在阻挡下切牙垂直萌出的同时不影响其唇向移动；若不需要下切牙唇向移动，塑胶帽应包盖过下切牙切缘 1/3（图 40-10）。

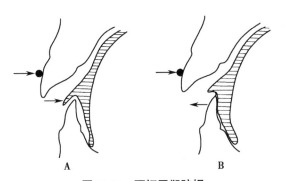

图 40-10　下切牙塑胶帽

A. 限制下切牙唇向移动　B. 允许下切牙唇向移动

后牙牙导面用来控制、引导后牙的垂直萌出（图40-11、40-12）。

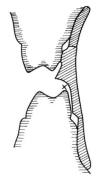

图 40-11　后牙牙导面——调整上、下后牙萌出比例

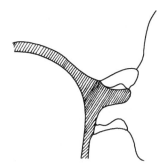

图 40-12　后牙牙导面——阻止上后牙萌出

双曲唇弓可将肌肉的矫治力传导至上前牙，如果缓冲上前牙腭侧基托，上前牙在唇弓的作用下将向腭侧倾斜移动。

2. 原理　肌激动器的矫治力来源于咀嚼肌，在口内的松散固位也主要依靠咀嚼肌。在未戴入矫治器时，整个咀嚼肌群处于平衡状态。矫治器戴入后，下颌因矫治器牙导面的引导被迫向前、向下固定在新的位置上，咀嚼肌群的平衡被打破，下颌下肌群和提下颌肌群被牵拉。下颌下肌群被牵拉后反射性地拉下颌向后，由于下颌 - 矫治器 - 上颌已联为一体，这一向后的力通过牙导面和唇弓传至整个上牙弓和上颌，使其向前的发育受到抑制。与此同时，下颌本身虽受到向后的拉力，但其位置被固定，因此矫治器对下牙弓施以向前的推力，促进其向前的发育（图 40-13）。提下颌肌群被牵拉而产生的收缩力使矫治器在口内得以固位，同时有利于下颌在新位置上的稳定。由于下前牙被塑胶帽盖压而后牙𬌗间无塑胶阻挡，这一收缩力还有助于抑制下前牙萌出和刺激后牙萌出，使深覆𬌗得以矫治。

自然状态上、下后牙垂直萌出的方向不同，上后牙向下、向前，下后牙垂直向上。肌激动器通过后牙牙导面控制上、下后牙的垂直萌出差异可以调整磨牙关系。在Ⅱ类错𬌗的治疗中，抑制上后牙的垂直升长而促进下后牙自由萌出，有利于建立Ⅰ类磨牙关系。相反，对于Ⅲ类错𬌗，应当抑制下后牙垂直升长促进上后牙自由萌出（图 40-14）。

肌激动器所产生的肌力是一种矫形力，实验证明，下颌每向前移动 1mm，可产生约 100g 的力；若下颌垂直打开 8mm，将产生高达 500g 以上的肌肉牵拉力。

3. 咬合重建

（1）矢状方向：下颌向前移动，两侧移动相等距离。下颌前移的数量，多以磨牙关系达到中性为准，一般为 3～5mm，若远中深覆盖严重，下颌应分次前移。Ⅱ类错𬌗的亚类，下颌一侧向前移动，一侧基本保持原位置。

（2）垂直方向：下颌垂直打开一般应超过息止𬌗间隙。垂直打开的多少与前牙覆𬌗、覆盖及患者的年

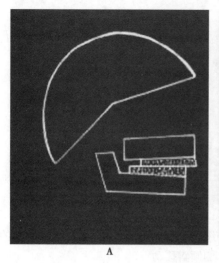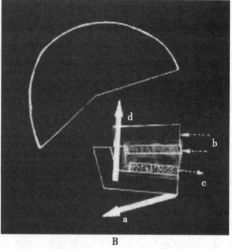

图 40-13　肌激动器工作原理
A. 未戴矫治器　B. 戴矫治器
a. 下颌下肌群收缩力　b. 抑制上颌牙弓向前发育的力　c. 促进下颌牙弓向前发育的力
d. 提下颌肌收缩力

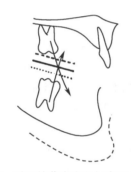

图 40-14　后牙的萌出方向与磨牙关系调整
—后牙萌出方向　——自然萌出的𬌗平面
---- 抑制上后牙升长、促使下后牙萌出，在较高水平建𬌗，使
Ⅱ类磨牙关系向Ⅰ类调整
……抑制下后牙升长、促使上后牙萌出，在较低水平建𬌗，
使Ⅲ类磨牙关系向Ⅰ类调整

龄有关。覆𬌗越深，垂直打开越大，反之亦然。覆盖较大，下颌前移多，垂直打开不宜过大；覆盖较小，下颌前移较少，垂直打开应适当增加。

在设计Ⅱ类病例下颌前移和垂直打开的数量时有一个原则，下颌在两个方向上移动之和应能激活足够的但又不过分的肌肉活动。肌肉活动不足将影响疗效，但过度增加肌肉的活动并不能增加矫治作用，患者也不易耐受。大多数病例下颌前移 5mm 左右，磨牙至中性或偏近中关系。咬合打开超过息止𬌗间隙 2mm，磨牙区分开 4mm 左右。覆盖过大时可以分次前移下颌。

（3）中线考虑：牙齿原因和骨骼原因造成的中线偏斜不是功能性矫治器的适应证。𬌗干扰等功能因素造成的下颌偏斜，在咬合重建时应使上、下中线保持一致（图 40-15）。

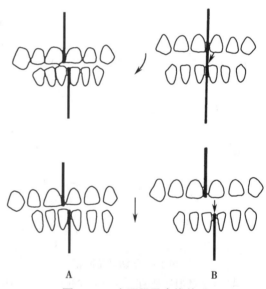

图 40-15　上下牙弓中线关系
A. 真性下颌偏斜：息止颌位和习惯𬌗位时上下牙弓中线均不一致　B. 功能性下颌偏斜：息止颌位时上下牙弓中线一致，习惯𬌗位时，两者不一致

咬合蜡完成之后放在牙模上检查其与上下牙弓的接触是否紧密，核对并记录下颌前移的数量，切牙区及磨牙区垂直分开的数量，上、下牙弓中线的对称性。如果与设计有任何不符，应重新取𬌗蜡直至建立正确的咬合关系（图 40-16）。

4. 临床使用　患者在 1～2 周试戴期内能适应并将矫治器保持在口内正确位置。肌激动器影响发音、咀嚼，一般夜间戴用，每天 10～12 小时。疗程一般 1 年左右。每 6～8 周复诊，复诊时检查：

（1）牙导面与牙齿的接触：后牙塑胶导面与牙齿

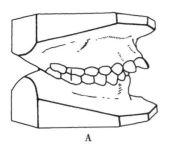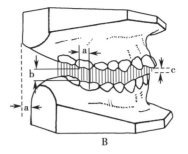

图 40-16　咬合重建

A. 原始咬合　B. 重建咬合

a. 下颌前移量　b. 磨牙区垂直打开量　c. 前牙区垂直打开量

的摩擦滑动,在接触处形成"光亮区"。上颌导面的"光亮区"应在近中龈侧,以刺激上后牙朝远中𬌗向萌出(图 40-17)。下颌牙导面的"光亮区"在远中龈侧以刺激下后牙朝近中𬌗向萌出。所有对矫正不利的"光亮区"应当选磨去;缺乏"光亮区"说明牙导面与牙齿没有接触,矫治器的作用不能发挥,应当在不改变下颌位置的前提下重衬。

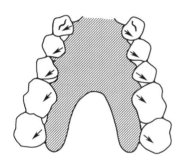

图 40-17　上后牙与牙导面的接触

(2)检查后牙导面是否影响乳牙的替换和第二恒磨牙的萌出。凡影响牙齿萌出的塑胶部分应当磨牙;相反,如有某些牙齿萌出过多或希望阻止其萌出,可在有关牙齿的𬌗面增加塑胶𬌗垫。

(3)调整唇弓与上切牙唇面接触,必要时缓冲上切牙腭侧基托使之腭向移动。一旦上切牙位置合适,其腭面用白凝塑胶重衬以保持其位置。下切牙位置用塑胶帽控制。

5. 口外弓 - 肌激动器　肌激动器刺激下后牙的萌出以矫治前牙深覆𬌗。由于下后牙的萌出造成𬌗平面和下颌平面的顺时针旋转、面高增加,这有利于Ⅱ类低角病例的面形改善,但对于Ⅱ类高角病例却十分不利。此外,肌激动器虽然可以促进下颌向前生长,但对上颌的抑制作用却较弱。因此,替牙期安氏Ⅱ类Ⅰ分类错𬌗,如果下颌平面角较大,或者对𬌗并上颌(牙弓)前突,宜使用口外弓 - 肌激动器,口外弓用以抑制上颌向前生长,并可对上磨牙进行垂直控制(彩图 40-18,见书末彩插)。

口外弓置于尖牙近中或远中,采用高位牵引,方向通过上颌和上牙弓的阻抗中心之间,使牵引力均匀分布于切牙和磨牙区域。牵引力每侧 200~400g,每天 12 小时。上颌前突较明显时,可以适当加大牵引力,每天戴用时间也宜延长,以产生最大的上颌反应。上下后牙之间的塑胶要完整保留,起到夹板作用防止牙伸长。

(二)双𬌗垫矫治器

1. 构造　上𬌗垫覆盖磨牙和第二前磨牙𬌗面,并在第二前磨牙的近中边缘嵴处形成向近中的斜面,斜面与𬌗平面成 45° 角。下𬌗垫覆盖尖牙和前磨牙区𬌗面,在第二前磨牙远中边缘嵴处形成向远中 45° 的斜面。上下𬌗垫在第二前磨牙区 45° 斜面的咬合接触关系将下颌引导并保持在前伸位置。下颌从后缩位前伸后,上牙弓宽度常显不足,为此上颌可附分裂簧扩大上牙弓宽度(彩图 40-19,见书末彩插)。

2. 咬合重建　遵循功能性矫治器的原则。下颌一般前移 5~7mm,第一前磨牙区咬合打开 3~5mm,同时纠正因𬌗干扰和不良习惯所致的下颌中线偏斜。

3. 临床应用　对伴有前牙深覆𬌗的Ⅱ类病例,4~6 周后即可分次磨低上𬌗垫使下磨牙萌长,一般经 4~6 次复诊将上颌垫全部磨除,使上、下磨牙建𬌗。以后的 2~3 次复诊中再分次磨除下𬌗垫,使前磨牙建𬌗。

磨低𬌗垫时要注意保持上、下𬌗垫间 45° 角的咬合斜面接触。对伴有前牙开𬌗倾向的病例𬌗垫须保留至前牙建立正常覆𬌗关系后再磨除。当上、下𬌗垫全部磨除后,大多数病例下颌的位置已经稳定。

双𬌗垫矫治器全天戴用,对骨产生持久的功能刺激,因此不仅用于替牙期,也可用于恒牙早期Ⅱ类患者。由于后牙区𬌗垫的作用,对Ⅱ类高角患者的垂直控制十分有利。

(三)咬合前移器(Hebst)

由 Hebst E 在 20 世纪初设计,20 世纪 70 年代经 Panchez 改良,重新在正畸临床中使用。

1. 原理　矫治器利用与牙齿相关联的一套金属

销、管将下颌保持在前伸位置并在该位置上行使功能,持续的功能刺激使肌肉、牙和骨骼迅速得以改建。在所有功能性矫治器中,咬合前移器与前移下颌的经典动物试验最一致。

2. 构造 由一套左右相同的金属销、管组成,插销和套管的末端有螺孔,螺钉穿过螺孔与焊接在支抗牙(上颌第一磨牙、下颌尖牙)带环上的螺帽相连接组成关节,因而戴用时下颌功能运动不受阻碍(图40-20、彩图40-21,见书末彩插)。

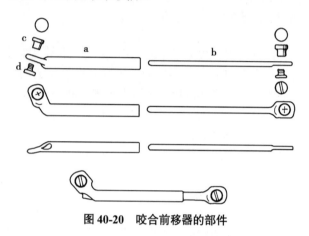

图40-20 咬合前移器的部件

3. 咬合重建 下颌前移至上、下前牙至对刃关系,中线与息止位中线一致。

4. 临床使用 咬合前移器适用于年龄较大的恒牙期安氏Ⅱ类下颌后缩病例,矫治效果快,特别是对不合作的患者,一般6个月可以矫正矢状不调。由于矫治器对后牙的垂直控制作用较差,增加下面高的作用不明显,因而适于覆𬌗不深的Ⅱ类患者。如果患者覆𬌗较深,拆除咬合前移器后多需要用肌激动器保持,使后牙建𬌗。此外,矫治器由牙齿支抗,下前牙唇倾的副作用较明显。

初戴矫治器会有咀嚼肌酸痛,颊部因摩擦红肿,甚至咀嚼困难,但这些症状在一周后会逐渐消失。若下颌一次前移不足以得到中性磨牙关系,在治疗2~3个月之后,可以使下颌进一步前移,为此,只要简单地在插销上加一节适当长度的套管即可。

(四)功能调节器Ⅲ型(FR-Ⅲ)

功能调节器(function regulator)由德国 Fränkel R 在20世纪60年代设计,故又称为 Fränkel 矫治器,简称FR。20世纪70年代传入北美并经过改良,改良后的FR有4种不同类型的设计。其中,用于矫治安氏Ⅱ类和Ⅰ类错𬌗的FR-Ⅱ在北美比较常用,矫治安氏Ⅲ类错𬌗的FR-Ⅲ在我国使用较多。

1. FR-Ⅲ构造(彩图40-22,见书末彩插、图40-23)

(1)塑胶部分:①上唇挡:位于上颌切牙上方的前庭沟处,左右各一。其作用是消除上唇对上颌的压力,同时牵拉邻近的骨膜,刺激牙槽骨唇面的骨沉积。②颊屏:左右各一。由上颌前庭沟底延伸至下颌前庭沟底,远中盖过最后一颗牙齿,近中达尖牙的远中。颊屏的上颌部分与上牙槽间有3mm的空隙,可以消除颊肌对上颌侧方的压力而使其扩展。颊屏的下颌部分与下牙槽相贴合,颊肌压力可传达到下颌而抑制其生长。

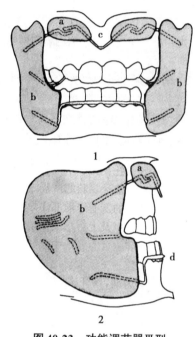

图40-23 功能调节器Ⅲ型

(2)钢丝部分:①唇挡连接丝:将左右两侧的唇挡和颊屏连接成一体。②下唇弓:将两侧颊屏的下部连成一体,与下前牙唇面相贴,协助维持下颌的后退位置。③前腭弓:由颊屏引出,从上尖牙与第一前磨牙间的𬌗间隙通过𬌗面,在前腭部形成弓形,弓的前部紧贴上切牙舌隆凸的𬌗方。前腭弓的作用是将矫治力传递至上前牙同时限制其萌出。④腭弓:由颊屏引出,从最后一颗磨牙的远中龈部通过。腭弓在腭中线处形成稍向前凸的曲,当牙槽宽度增加而与颊屏接触时,此曲可用来向外侧稍稍扩展颊屏。⑤𬌗支托:上、下𬌗支托保持必要的咬合打开,以利前牙反𬌗的矫治。

位于上颌部分的所有钢丝部件,包括前腭弓、腭弓、𬌗支托以及上唇挡连接丝的设计都做到不影响上颌和上颌牙弓向近中方向的移动。

2. 工作原理 FR-Ⅲ的主要作用部分在口腔前庭,它利用唇挡和颊屏选择性地阻挡唇、颊肌对上颌的作用力,刺激有关前庭沟处骨膜的增生;同时以颊屏和唇弓限制下颌,从而调整上、下颌骨的生长。FR-Ⅲ通过𬌗重建使下颌位置向后、向下改变,咀嚼肌受刺激产生类似于Ⅲ类牵引的矫治力,但与肌激动器相比,这种来自咀嚼肌的矫治力并不起主导作用。下颌位置的保持和后牙萌出的控制依赖下唇弓和𬌗支托,而不像肌激动器那样由牙导面完成。

功能调节器治疗成功取决于矫治器的合适。为此,准确的印模十分重要,要选择合适托盘,或者使用个别托盘。工作模型上需要进行加深前庭沟等必要的准备。矫治器必须在𬌗架上制作完成。

3. 咬合重建　下颌尽可能后退。咬合打开以解除前牙反𬌗为准,磨牙区分开 2～3mm,反覆𬌗深者可能较此为大,前牙开𬌗者应较小。功能因素造成的下颌偏斜应予以矫治。

4. 临床应用　试戴 1～2 周后检查与唇挡颊屏相邻的前庭沟和系带是否有压迫,检查戴矫治器时唇的封闭状态与发音,轻度唇闭合不全和语言不清在患者进行有意识地训练后会很快消失。大多数患者很难按要求全天 24 小时戴用,但每天至少应戴用 12 小时。

前牙反𬌗一般在治疗 3 个月左右解除,此时应当去除上颌𬌗支托。磨牙建𬌗在 6～9 个月时,1 年左右可以结束治疗。对于上颌发育不足较明显的病例,在治疗过程中,随着上牙槽向前的发育,唇挡与牙槽逐渐贴近,此时可适当前移上唇挡以增加对上颌生长的刺激。

除了用于Ⅲ类错𬌗的早期矫治,功能调节器Ⅲ型还可以作为Ⅲ类错𬌗前方牵引矫治后的保持。

（曾祥龙）

第 41 章

固定矫治器的矫治技术

固定矫治器是口腔正畸矫治器中的一种主要类型，这类矫治器是黏着在牙上，患者自己是不能取下的。方丝弓细丝弓矫治器、直丝弓矫治器和舌侧矫治器成为当今固定矫治技术中的主要矫治器。

固定矫治器的最大特点是：①能有效地控制牙齿移动的方式。特别对于牙齿的转矩移动有很大的控制力。而可摘矫治器，移动牙齿的主要方式为倾斜移动。②具有较大的支抗，可以防止支抗牙的移位，保证了矫治疗效。③可以有效地关闭矫治过程中所余剩的间隙。④由于患者自己不能取下矫治器，因而对一些合作较差的患者仍可保证矫治效果。

第1节 方丝弓矫治技术

方丝弓矫治器（edgewise appliance），edgewise 原词有"沿边"、"沿切"的意思，方形弓丝主要通过其边缘与托槽槽沟间的作用而施力。方形矫治弓丝是这类矫治器的一个重要特点，因而称之为方丝弓矫治器。虽然自提出方丝弓矫治器以来，在方丝弓矫治器的组成材料、附件形式、矫治步骤等方面均有所发展和变化，但是这些改变仍然没有离开方丝弓矫治器的基本原理。因而方丝弓矫治器是其他矫治器的基础。

一、方丝弓矫治器的组成部分

方丝弓矫治器主要由带环、托槽、矫治弓丝、末端管及其他一些附件所组成。

（一）带环

方丝弓矫治器的绝大部分部件已由黏合材料直接黏着于牙上。带环（band）具有良好的固位作用，要求与牙齿密贴地黏着。带环边缘应不妨碍咬合，对牙龈无刺激。目前带环大部分用在后牙上（图41-1）。

（二）托槽

托槽（bracket）是方丝弓矫治器的重要组成部分，弓丝通过托槽而对牙施以各种类型的矫治力。其基本结构为，在中部有容纳弓丝的水平槽沟（slot），槽沟的宽度及深度有两类：一类是宽为 0.046cm（0.018 英寸），深为 0.064cm（0.025 英寸）；另一类是宽 0.051cm

（0.022 英寸），深 0.070cm（0.028 英寸）。两种类型的托槽为配合相应规格的方形弓丝所用（图41-2）。托槽之两端，有为固定弓丝所用的结扎丝沟。临床上目前常用于方丝弓矫治器的托槽，按其形态及制作材料可分为不同种类。

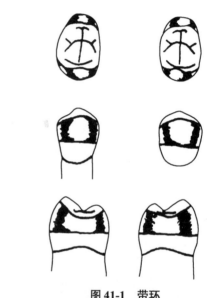

图 41-1 带环

0.046cm × 0.064cm　　0.051cm × 0.070cm

（0.018英寸×0.025英寸）（0.022英寸×0.028英寸）

图 41-2 常用的两种不同规格槽沟的托槽

1. 按托槽形态分

（1）单托槽：单托槽为仅有一对托槽翼，是较早使用的一种，Tweed 矫治技术常使用单托槽。在前牙上使用的单托槽较窄，而使用在后牙上的较宽。单托槽的主要缺点是对于扭转牙的矫治有一定困难（图41-3）。

（2）双托槽：为有两对托槽翼，两对托槽翼之间约有 0.13cm（0.05 英寸）间隙。这类托槽对于扭转牙的矫正有较好的功能，这是目前最为广泛应用的一类托槽（图41-4）。

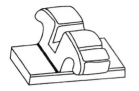

图41-3 单托槽

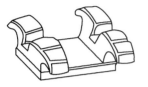

图41-4 双托槽

（3）舌侧托槽：这类托槽是用在牙齿舌面上的，其形态及槽沟方向等完全与以上的用于唇面的托槽不同，而专为舌侧矫治技术而设计。舌侧托槽矫治器可使牙面不露金属托槽及弓丝。但对严重错𬌗较难以此矫治技术完成（彩图41-5，见书末彩插）。

（4）自锁托槽：不用结扎丝结扎，弓丝与托槽间的摩擦力较小（图41-6）。

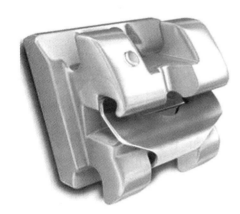

图41-6 自锁托槽

2. 按不同的制作材料来分

（1）金属托槽：主要由不锈钢材料制作，能制作出极高精度，具有足够的矫治时所需的强度，由于由金属制作因而外观欠佳。黏合剂将托槽直接黏合在牙上。

（2）复合树脂托槽：复合树脂托槽大都使用透明的高强度塑料制成。也有在塑料托槽的槽沟部分衬以金属槽以增强其强度。

（3）陶瓷托槽：以高强度的生物陶瓷作为托槽的材料，这类托槽也是直接黏合托槽，其特点是，既具有金属托槽的强度，又具有透明与牙色相似的色泽。

3. 托槽的位置 托槽在牙面的位置必须正确，否则会影响矫治的结果。由于牙齿的形态及轴倾程度等

不同，以及不同的矫治原则，如拔牙矫治与不拔牙矫治，这些对于托槽的位置也有不同的要求。

（1）高度：托槽位置的高度是指由牙尖或切缘至托槽槽沟的𬌗向底面间的距离（图41-7）。

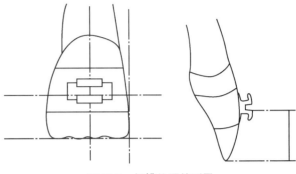

图41-7 托槽位置的测量

一般常用高度如下：

$$\frac{6541}{7654} \ \Big| \ \frac{1456}{4567} \quad 4.5mm \qquad \frac{3}{3} \ \Big| \ \frac{3}{3} \quad 5.0mm$$

$$2 \ \Big| \ 2 \quad 4.0mm \qquad \frac{}{21} \ \Big| \ \frac{}{12} \quad 4.0mm$$

近远中位置：托槽的中心与牙冠的唇、颊面中心一致。

（2）轴倾度：正常的牙齿排列中，牙齿的长轴有一定的倾斜度。因而托槽的位置亦需考虑有一定的轴倾度。另外，在拔牙矫治中，要求牙齿保持良好的平行移动，这对托槽在牙面上的轴倾度也是十分重要的（图41-8、41-9）（表41-1）。

表41-1 一般常用的托槽轴倾度

牙位		不拔牙病例	拔牙病例	牙位		不拔牙病例	拔牙病例
1	1	2°	2°	1	1	0°	0°
2	2	4°	4°	2	2	0°	0°
3	3	0°	6°	3	3	0°	6°
4	4	0°		4	4	4°	
5	5	0°	0°	5	5	4°	4°
6	6	0°	0°	6	6	6°	6°
7	7	0°		7	7	6°	6°

应用托槽直接黏合于牙齿舌面，而称为"舌侧正畸"，主要是避免了金属托槽的显露而改善了外观。

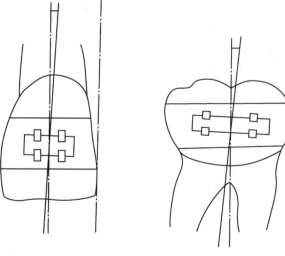

图 41-8　托槽的轴倾度

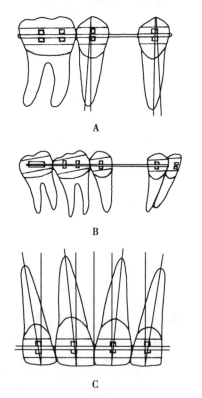

A

B

C

图 41-9　托槽轴倾的意义

A. 使间隙两侧的牙根平行移动　B. 使后牙作后倾支抗
C. 使前牙有正常的轴倾

（三）颊面末端管

在矫治的支抗牙上（一般为最后一个牙）常粘有带环，而在带环的颊面常焊接一金属颊面管来代替托槽。颊面管主要使唇弓末端插入并使之固定。方丝弓矫治器的颊面管为方形，管径与矫治方形弓丝相配合。颊面管的类别有单一的方型颊面管，也有圆形颊面管与方形颊面管同时焊接的，此时圆形颊面管多用于口外唇弓的插入。另亦有两个方形颊面管与圆形管同焊的三位一体的颊管，两方形颊管可分别插入主弓及辅弓用。在颊面管上常附有拉钩，以作牵引和利用末端结扎时用（图 41-10）。

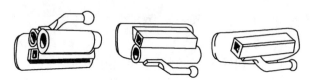

图 41-10　常用各类颊面末端管

（四）矫治弓丝

方丝弓矫治器所使用的矫治弓丝要求有良好的弹性，一般由不锈钢丝、钛镍合金丝及含铜镍钛丝等制成，也有由多根细的金属丝编织而成，这类弓丝更具有良好的弹性。在方丝弓矫治器的矫治过程中，并不是在所有步骤中全使用方形弓丝，而有一些步骤特别是第一阶段排齐牙齿的步骤中全需使用圆形弓丝（round wire），而第二、第三阶段则多使用方形弓丝（rectangular wire）。所使用的弓丝的规格，一方面取决于所使用托槽的槽沟规格，另一方面亦取决于矫治的内容（表 41-2）。

（五）其他附件

方丝弓矫治技术应用中，常使用一些小拉钩、纽扣状小拉钩等作为矫治的附件（图 41-11）。

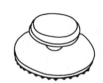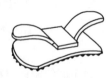

图 41-11　纽扣状附件及舌侧小拉钩图

表 41-2　常用圆形及方形弓丝的规格种类（1 英寸 = 25.4mm）

弓丝规格 ＼ 槽沟规格	0.018 英寸	0.022 英寸
圆形弓丝	0.014 英寸 0.016 英寸	0.014 英寸　0.016 英寸 0.018 英寸　0.020 英寸
方形弓丝	0.016 英寸 × 0.022 英寸	0.019 英寸 × 0.026 英寸
	0.017 英寸 × 0.022 英寸	0.020 英寸 × 0.026 英寸
	0.017 英寸 × 0.025 英寸	0.021 英寸 × 0.025 英寸
	0.018 英寸 × 0.022 英寸	0.0215 英寸 × 0.0275 英寸
	0.018 英寸 × 0.025 英寸	0.0215 英寸 × 0.028 英寸

二、方丝弓矫治器的特点和基本原理

（一）方丝弓矫治器的主要特点

1. 控制矫治牙的移动方向　正畸治疗主要是通过施力于矫治牙使其移至需要的位置而建立正常的𬌗关系。若牙齿的移动过程能够得到有效的控制，则必然缩短治疗时间，并有良好的治疗效果，同时可减少或消除牙周组织的损害。方丝弓矫治器能使牙齿作近中、唇颊舌向及𬌗向等各方面的移动，并且在牙齿移动时能作到控根移动，即牙齿除能作根冠相反方向移动的倾斜移动外，也能作根冠同一方向移动的整体移动，及牙冠相对固定而只移动牙根，或根尖相对固定只移动牙冠。其上述作用的原理在于所有牙上均有托槽，而方形弓嵌入槽沟后基本与之吻合，牙作水平的近远中移动时槽沟沿弓丝滑动。在前牙作唇舌向移动时，方丝弓沿方形末端管滑动；在牙作𬌗向移动时，弓丝对槽沟壁施加使牙升高或压低的力；在作控根移动时（以上前牙舌向移动为例），当弓丝前部作适当的牙根舌向转矩后再嵌入槽沟施以转矩力时，使牙根舌向移动及牙冠唇向移动；当同时以后牙作支抗施于前牙舌向移动的颌内牵引力时，则产生前牙倾斜移动即冠舌向移动、根唇向移动。而当此两种力同时施于牙上，并在两个力的大小间作不同的调节时，即可使牙作整体移动或只是牙根移动或只是牙冠移动的控根移动。当然，控根移动只是相对而言并非绝对，施力于生物体终究不同于机械体，但方丝弓矫治器对于牙齿的控根移动其效果是肯定的。

2. 充足的支抗　方丝弓矫治器的另一特点是，由于每个牙上均有托槽而弓丝嵌入槽沟后经结扎丝固定，而使牙弓由弓丝连成一整体，具有较大的支抗，而能减少支抗牙的移位。在上下牙弓分别成一整体的情况下进行颌间牵引则有利于牙弓及颌骨位置关系的矫治。

以上两个特点的呈现又都与弓丝及托槽槽沟均为方形且互能吻合有关。具有4个面的方形弓丝以其扁平的体部插入槽沟内，两个较大的面垂直于牙长轴，弓丝与槽沟间有较大的接触面及较小的可动度，这有别于圆形弓丝的点接触及可旋转滑动，因而能充分发挥矫治力作用。

（二）方丝弓矫治器移动牙齿的基本原理

1. 形变力　方丝弓矫治器使牙齿移动有两个原理：一是使被弯曲矫治弓丝的形变复位。具有良好弹性的矫治弓丝，当被弯曲成各种形态时，便有趋于回复到原来位置的作用，而当这种弓丝的原来位置与理想的牙齿移动位置相一致时，亦即通过已弯曲成各种形态及弯制成各种弹簧，加力单位，将发生形变的弓丝结扎在矫治牙上，此时，弓丝有回复到原来位置的作用，也就对矫治牙产生矫治力而发生需要的移动。

2. 外加力　应用保持性弓丝作为固定和引导，保持性弓丝是指本身不具有形变能力而与牙弓形态相一致的弓丝。这类弓丝结扎在支抗牙或需矫治的牙上，对牙齿的移动能起引导和控制作用。而这一类弓丝的作用力是需要外力的，最常用的是借助于橡皮弹力牵引圈或螺旋弹簧，而使矫治牙移动或改正颌间关系。

三、方丝弓矫治器矫治弓丝弯制的基本要求和方法

矫治弓丝的常规序列弯曲

方丝弓矫治器在矫治弓丝的弯制中，有一些要求和方法是常规的，有三个常规序列弯曲。这三个序列弯曲，是按矫治牙作不同方向移动的需要而设计的。

在矫治弓丝弯制前，若取材于非预成的牙弓形态弓丝的直丝，则需要使用弓丝弧度形成器，先形成具有一定牙弓形态的弧度，并确定弓丝的中点（即中切牙中缝点），然后调整弓丝弧度使与牙弓基本形态图上的弧度完全一致，且弓丝完全保持在一个水平上。

1. 第一序列弯曲（first order bend）　第一序列弯曲是在矫治弓丝上作水平向的一些弯曲，主要有两种基本型的弯曲。

（1）内收弯（inset）：所成弯曲的弧度向内凹。具体的弯制方法是用小尖头技工钳夹紧需作内收弯曲部位，在钳子的近中侧将弓丝向舌侧弯，远中侧则向唇、颊侧弯。该部位即呈内收弯。

（2）外展弯（offset）：所成弯曲的弧度向外凸。具体的弯制方法是与内收弯的弯制方法相反，即在钳子的近中侧将弓丝向唇、颊侧弯，而远中侧向舌侧弯。

上颌矫治弓丝的第一序列弯曲包括在两侧中切牙与侧切牙间弯制内收弯以及在两侧侧切牙与尖牙间，两侧第二前磨牙与第一恒磨牙间的外展弯（图41-12）。在弓丝末端插入末端管的部位向舌向弯曲，弓丝末端之舌向弯曲度，则根据牙位及矫治力的大小而定（图41-13）。

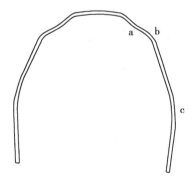

图41-12　上颌弓丝上的内收弯和外展弯
a. 内收弯　b、c. 外展弯

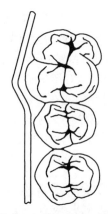

图 41-13　上第二前磨牙与第一恒磨牙间的解剖关系而需作外展弯

下颌弓丝的第一序列弯曲包括在两侧侧切牙与尖牙间，第一前磨牙近中面后移 0.5mm 处，及第二前磨牙与第一恒磨牙邻接部位后移 1mm 处作外展弯，而无内收弯。弓丝末端亦需作向舌侧的弯曲（图 41-14）。

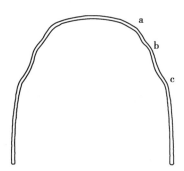

图 41-14　下颌弓丝上的外展弯
a、b、c. 外展弯

下颌弓丝开始弯制时，其前部的基本弧度应离开上颌弓丝前部弧段 1mm，以使适应上下前牙间存在的正常覆盖关系。这样完成第一序列弯曲的上下弓丝能完全谐调一致（图 41-15）。

所有第一序列的弯曲均为水平方向的弯曲，因而弯制后的弓丝应完全保持水平，而不应出现任何其他

方向的扭曲。

经第一序列弯曲完成后的上下颌弓丝代表正常牙弓形态的自然弧度。矫治弓丝可以利用其弹力对轻度舌、唇、颊向错位及扭转的牙进行矫治。对于较严重错位牙的矫治，则需在此弓丝的基础上另外添加各种矫治弹簧后才能完成。而弓丝的末端舌向弯，可以防止矫治过程中支抗磨牙的近中向扭转。

2. 第二序列弯曲（second order bend）　第二序列弯曲是矫治弓丝在垂直向的弯曲，这类弯曲可使牙升高或压低，亦可使牙前倾或后倾。第二序列弯曲有后倾弯（tip fack bend）、末端后倾弯（terminal tip back bend）、前倾弯（tip forword bend）及前牙轴倾弯（artistic positioning bend）。

后倾弯的弯制方法是，将小尖头技工钳夹住所需作后倾弯的部位，在钳子远中将弓丝向龈向弯曲约 30°。而于钳子近中部则将弓丝向𬌗向弯 30°。而前倾弯的弯制方法，只是钳子近远中所弯的方向与后倾弯相反，钳子远中向𬌗向弯而近中向龈向弯。末端后倾弯则在弓丝插入末端管的部位作向龈向的弯曲。在上下颌弓丝弯制以上各弯方法相同（图 41-16）。

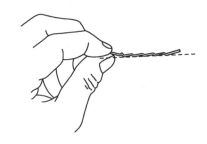

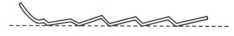

图 41-16　上颌弓丝完成后倾弯的形态

第二序列弯曲中选用后倾弯还是前倾弯一般按不同类别的错𬌗而定。因为后倾弯可以使后牙升高，前

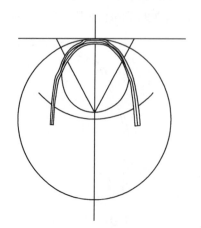

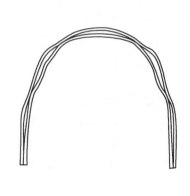

图 41-15　上下弓丝弯制后的谐调关系

牙压低，同时有防止支抗牙前倾的作用力，因而在前牙深覆𬌗，或要移动前部牙齿向后的一些病例中选用，此弯放置的部位常在第一、第二前磨牙及第一恒磨牙的部位。而末端后倾曲也有防止末端支抗牙前倾的作用，也在前牙深覆𬌗及矫治前牙移动向后的病例中常规应用。而前倾弯的应用与后倾弯相反，可有压低后牙、升高前牙作用，故常用在前牙开𬌗的病例。

在第二序列弯曲中，上颌弓丝还包括有切牙区的轴倾弯。轴倾弯只在上中切牙和侧切牙部位弯制，使矫治过程中切牙保持正常𬌗时的轴倾度，以维持切牙的良好外观。

轴倾弯的弯制方法是以小尖头技工钳夹于上颌矫治弓丝之中点（上中切牙中缝处），在钳子的近远中均作𬌗向弯曲，然后钳子移至弓丝的中切牙与侧切牙之间的部位，在钳子近中部弯向龈向，而钳子远中部弯向𬌗向。而这一𬌗向的弯度应大于龈向的弯度，因正常𬌗侧切牙的轴倾度大于中切牙的轴倾度（图41-17）。而下切牙一般不作轴倾弯，因为正常𬌗下切牙的轴倾角不大。

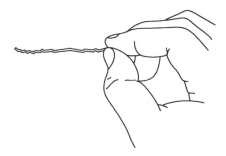

图41-17 上切牙的轴倾弯

第一、第二序列弯曲，在方丝弓矫治器的应用中，可在圆形弓丝或方形弓丝上弯制。

3. 第三序列弯曲（third order bend） 第三序列弯曲只能在方形弓丝上完成。这类弯曲是在方形弓丝上作转矩（torque），而使产生转矩力，转矩力的应用主要为：对矫治牙作控根移动，使牙根作唇颊、舌向的移动，同时可在拔牙矫治病例中使牙齿移动时保持牙根间平行。

转矩可分为根舌向转矩（lingual root torque）及根唇（颊）向转矩（labial root torque）。由于转矩力本身存在一对力偶，故根舌向转矩亦即为冠唇向转矩（labial crown torque），而根唇（颊）向转矩亦即为冠舌向转矩（lingual crown torque）。当对牙齿施以根舌向转矩力时可使牙根舌向移动及牙冠唇向移动。而对牙施以根唇（颊）向转矩力时，可使牙根唇（颊）向移动及牙冠舌向移动。

在矫治弓丝上作转矩弯曲时，需要有两把专用的转矩形成钳，在作根舌向转矩时，将两把钳，以钳头相对的方向夹住弓丝需进行转矩弯曲的部位，左手持钳夹于所需加转矩力弓丝之远中侧，钳头方向应向唇侧，右手将钳子夹于所需加转矩力弓丝之近中侧，钳头方向应向舌侧，两钳子的头部相互靠拢，以左手钳子夹紧固定不动，右手钳子在夹紧弓丝的情况下向龈向旋转，而使产生转矩。转矩的大小与所作旋转的程度有关。这样弯制的转矩为根舌向转矩（图41-18）。而若在左手钳子夹紧时固定不动，右手钳子在夹紧弓丝的情况下作𬌗向的旋转，则产生的转矩为根唇向转矩。

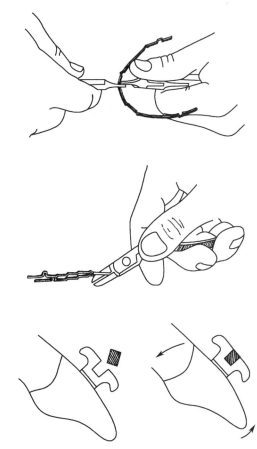

图41-18 方形弓丝转矩的弯制

转矩弯曲可在弓丝的前牙段、后牙段或局部牙位进行，转矩的性质是根据牙齿需要移动的方向而定。

第三序列弯曲即转矩弯曲是方丝弓矫治器中的一个重要特征，是对牙齿进行控根移动的关键步骤。以控制上切牙的根向舌侧移动为例（图41-19），在矫治弓丝上作了根舌向转矩弯曲后，方形弓丝与托槽之方形槽沟间已从原来的方向一致而改变为形成一定的转矩角，弓丝需稍作旋转后才能插入槽沟。当弓丝插入托槽后由于弓丝的根舌向转矩力而使牙根向舌侧移动而牙冠唇向移动，这种牙齿移动的转动中心比牙齿倾斜移动时转动中心的位置更靠近牙冠。假设转动中心的位置与牙切缘间距和根端间的距离之比为 5:4，则当牙冠向唇向移动 5mm 时，牙根将向舌侧移 4mm。若同时在牙冠上施以使牙冠向舌向、牙根向唇向的倾斜移动矫治力，由于转动中心一般在牙根根尖 1/3 处，切缘至转动中心距与根尖至转动中心距之间的比为 5:1，因而当使牙冠舌向移动 5mm 时，则根尖唇向移动 1mm。而这一使牙齿倾斜移动的矫治力与上述转矩共同作用在牙齿上时，则牙冠部可因使唇移 5mm 的力与使舌移 5mm 的力相互抵消而不作移动；而牙根部则因舌移 4mm 之力与使唇移 1mm 之力相减使牙根舌向移动 3mm，从而达到控根移动的目的。因此，转矩弯曲为了控根移动，往往要在牙上与另一个矫治力共同作用才能达到牙根移动而牙冠不动的目的。

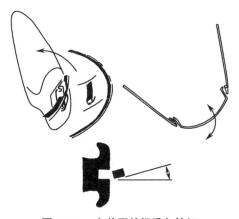

图 41-19 上前牙的根舌向转矩

总结方丝弓的三个序列弯曲，可见第一序列弯曲在水平方向进行，第二序列弯曲在垂直方向进行，第三序列弯曲是进行转矩扭转（图 41-20）。

四、方丝弓矫治器的基本矫治步骤

1. 第一阶段——排齐和整平 排齐是指水平方向上矫治错位的牙齿（包括颊舌向、近远中向和扭转错位等），形成正常的牙弓形态。整平指的是在垂直方向上矫治牙齿的高低和牙弓不正常的殆曲线。排齐和整平常同时开始，有时整平牙弓所需时间较长，对一些

严重的深覆殆或开殆病例，整平的过程应贯穿矫治的始终。只有经过排齐和整平后方可进入第二阶段。矫治弓丝的使用应遵循"从软到硬、从细到粗、从圆到方"的原则。

（1）排齐牙齿：在排齐的过程中，牙齿的移动主要是唇舌向、近远中的倾斜移动和扭转。此期多使用刚度小、回弹性好、作用范围大的镍钛丝，对一些错位较严重的牙齿，弓丝不用完全入槽，只需轻轻带上或仅结扎一个翼即可。用镍钛丝将牙弓排齐后，再换用 0.40mm 或 0.45mm 带有第一序列弯曲的不锈钢丝。

排齐牙齿的原理是利用弓丝形变产生的回复力作用于牙齿使其移动，同时利用牙齿相互作用（即相互支抗）而使拥挤的牙齿散开。在排齐前牙时会造成前牙唇倾，对于拔牙病例这样会增加后牙支抗的负担。故此时弓丝末端应在紧靠颊面管后端处回弯以控制牙弓长度，通过拔牙间隙来解除前牙拥挤。对于严重拥挤的病例，应先扩展拥挤处的间隙再行排齐。对于扭转的牙齿应在早期进行过矫正。轻度的扭转可通过将高弹性弓丝结扎入槽来矫正，较严重的扭转错位可在牙的舌侧放置舌侧扣，通过交互牵引来纠正。这时应用较粗的不锈钢丝，且在错位牙的邻牙处弯置阻挡曲。

（2）整平殆曲线：整平殆曲线应根据不同的错殆畸形机制和患者的生长发育而采取不同的方法。这里主要讨论深覆殆患者牙弓的整平。对于前牙段牙槽过长或下颌平面角较大而生长发育已停止的深覆殆患者，整平应以压低前牙为主；对于后牙段牙槽过低或下颌平面角较小的深覆殆患者，则可以升高后牙为主。整平牙弓可用以下方法：

1）摇椅形唇弓：上颌唇弓用加大的 Spee 曲线唇弓，下颌则用反 Spee 曲线唇弓。如此可通过压低前牙和升高后牙来整平牙弓的殆曲线。这种方法适用于一般的患者，但不适用于下颌平面角较大而生长发育已基本停止的患者。

2）多用唇弓：多用唇弓绕开尖牙和前磨牙，仅与第一磨牙和四个切牙发生作用。对前牙施加压入力，只要使用得当，前牙压低的比值大于摇椅形唇弓。对下颌平面角较大的病例适用。

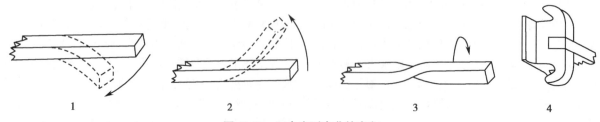

图 41-20 三个序列弯曲的方向

1. 第一序列弯曲：水平向　2. 第二序列弯曲：垂直向　3. 第三序列弯曲：转矩扭转　4. 弓丝嵌入槽沟

3）平面导板：主要通过后牙升高来配合方丝弓矫治器共同整平殆曲线。适用于下颌平面角较低的病例。

4）J形钩：通过J形钩在尖牙近中部位进行高位牵引从而利用口外力来压低上前牙，适用于上颌前部牙槽过高，有露龈微笑的患者。

另外，如果患者牙弓狭窄则需在排齐整平前矫治，常用的扩弓方法有打开腭中缝和单纯扩展牙弓。如有埋伏阻生牙也应在此期通过外科开窗正畸牵引到位。如有后牙锁殆可通过扩大牙弓和上下后牙交互牵引来解除。

2．第二阶段——关闭拔牙间隙和磨牙关系的调整 在第二阶段通过前牙的适度内收及上下颌前后牙齿移动的协调配合，获得正常的覆殆覆盖和磨牙关系，同时减少牙弓凸度，改善软组织侧貌。这一阶段是矫治过程的关键，应控制好前后牙移动的比例以及牙齿移动后的正常位置。

（1）关闭拔牙间隙：方丝弓矫治技术中常用的间隙关闭方法是关闭曲法，具体的方式有两种。其一是先在圆丝上用滑动法整体后移尖牙，再使用方丝利用关闭曲完成4个切牙的后移和控根；其二是在方丝上应用关闭曲一次完成6个前牙的后移和控根。

远中移动尖牙一般采用弹力牵引使尖牙在弓丝上滑动。应注意在牵引前需完全排齐和整平牙弓，选用较粗的不锈钢圆丝或方丝作为稳定弓丝，牵引力不宜过大（80～120g为宜），牵引位置尽量靠近龈向，防止上下颌尖牙的咬合干扰等。用于关闭间隙的方丝应选择0.018英寸×0.025英寸或0.019英寸×0.025英寸的不锈钢方丝。

当通过内收前牙来关闭拔牙间隙时，应控制其唇舌向的倾斜度。只有当前牙倾斜度大而且所需内收距离小时，才可使用圆丝或在方丝上不加前牙区转矩。当前牙较直立或需内收距离较大时，应使用带有前牙转矩的方丝来内收前牙，从而对前牙进行控制移动，这一点很重要。

（2）矫治磨牙关系：正畸拔牙的目的之一是为调整磨牙关系提供间隙。因此，异常磨牙关系的矫治是第二期的一个重要目的。

3．第三阶段——牙殆关系的精细调整 此阶段所进行的是牙殆关系的精确调整，但对于最终牙殆关系的确立和稳定有重要的意义。

4．第四阶段——保持方丝弓矫治器 去除后应进行保持，可采用不同的方法。活动保持器常用Hawley保持器，牙齿正位器或改良的功能性保持器。固定保持器为固定唇弓或舌弓，可长期保持，一般多用于下颌前牙区。

保持时间根据患者年龄、错殆种类和程度、矫治方法和矫治持续时间等因素不同而有较大差别。一般至少应保持1.5年，成人保持时间相应延长。

方丝弓矫治技术从矫治设计到保持结束是一个连续的过程，在临床工作中应重视矫治过程的每一个环节，并在其中不断探索和实践，从中总结经验和教训，使矫治水平不断提高。另外，任何一种矫治技术都不是孤立存在的，临床医师应该能将不同技术融会贯通，灵活掌握，从而使矫治后患者达到功能与形态的统一并保持长期的稳定。

（傅民魁）

第2节　低摩擦力固定矫治器及技术

一、概　　述

当今正畸学界学者们提倡轻力矫治的理念。要达到轻力矫治行之有效，首要的是减小矫治系统的摩擦力。自20世纪90年代后期，国际上陆续推出了一些新的固定矫治器，其改进或更新的方向之一是减少托槽槽沟的摩擦力，以便有利于实现轻力矫治。

1997年，Kusy等提出滑动摩擦力（resistance to sliding，RS）可包括三部分：经典摩擦力（classical friction，FR）、约束力（elastic binding，BI）和刻痕阻力（physical notching，NO），根据托槽与弓丝倾斜成角（θ）与临界角（θc）的关系，又可以划分两种状态或范围：被动状态或范围（passive frictional configuration）的滑动和主动状态或范围（active frictional configuration）的滑动或移动，前者为θ<θc，后者指θ≥θc；不同状态下滑动摩擦力的大小及组成不同（图41-21）。

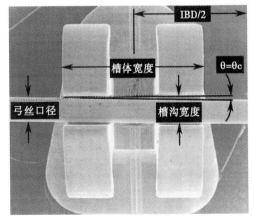

图41-21 托槽与弓丝倾斜成角（θ）与临界角（θc）的关系

已证实，当弓丝在槽沟内处于θ<θc的被动状态或范围时，弓丝与槽沟之间处于低摩擦力被动状态，所要克服的滑动摩擦力只是结扎丝或结扎皮圈的结扎摩擦

力,这时滑动摩擦力 RS=μFn(μ:摩擦系数;Fn:结扎丝或结扎圈的正压力)。然而,在 θ≥θc 的主动状态时,弓丝将出现弧形弯曲,弓丝与槽沟之间的摩擦力显著增加,Kusy 称之为约束力(elastic binding, BI),结扎摩擦力可忽略不计,这时滑动摩擦力 RS≈BI(BI:约束力)(图 41-22);如果弓丝发生不能恢复的褶曲,则会出现牙齿停止移动的刻痕阻力(physical notching, NO),则滑动摩擦力 RS=NO(NO:刻痕阻力)(图 41-23)。

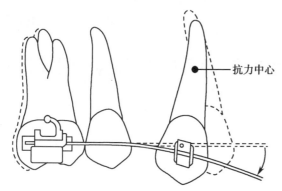

图 41-22 θ≥θc 的主动状态,弓丝与槽沟之间的摩擦力为约束力

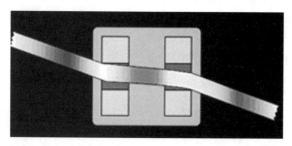

图 41-23 θ≥θc 的主动状态,弓丝与槽沟之间形成使牙齿难以移动的刻痕阻力

这意味着,消除结扎摩擦力及设法扩大托槽槽沟的被动状态或范围,以便避免进入摩擦力较大的主动状态,均是减少摩擦力有利于牙齿移动的重要措施。因此,可以将减少上述一种或两种摩擦的托槽或矫治器称为低摩擦力矫治器。传统方托槽的被动低摩擦力范围很小,例如 MBT 双翼托槽的临界角 θc≈2.6°,而且具有结扎摩擦力,在拔牙病例的牙齿移动中,主要处于主动高摩擦力范围;换言之,上述两个摩擦力均存在于传统方托槽。然而,自锁托槽消除了结扎摩擦力,Begg 细丝弓矫治器及 Tip-Edge 托槽显著扩大了槽沟的被动状态或范围,传动矫治器不仅消除了结扎摩擦力,而且明显扩大了槽沟的被动状态或范围,均可属于低摩擦力固定矫治器。下面分别介绍 Begg 矫治器、Tip-Edge 矫治器、传动矫治器及技术(自锁托槽参见本章第四节)。

二、Begg 细丝弓矫治器及技术

Begg 细丝弓矫治器及技术由澳大利亚的正畸先驱 Begg 医师于 20 世纪 50 年代研发的。该矫治器及技术与方丝弓矫治器及技术形成了当时正畸临床的两大支柱。

1. Begg 托槽　该托槽含有一个竖槽沟及一个竖管(图 41-24)。槽沟接纳圆丝,竖管可插入栓钉。这种托槽的最大特点是容许牙齿在持续轻力作用下,实施大范围的倾斜移动(图 41-25)。这意味着低摩擦力的被动范围显著增加,以至于该矫治器可消除约束力(BI)。

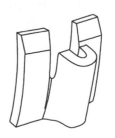

图 41-24 Begg 托槽

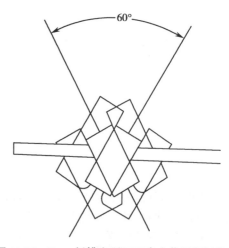

图 41-25 Begg 托槽有利于牙齿大范围倾斜移动

2. Begg 矫治技术原理

(1)𬌗的生理磨耗:Begg 研究了石器时代晚期的澳洲土著人的牙𬌗情况。他发现这些土著人具有广泛的𬌗面及邻面磨耗,随着牙齿磨耗,牙弓特别是下牙弓不断向前调位,牙尖磨平,覆𬌗消失,以至于前牙对刃,后牙近于安氏Ⅲ类𬌗关系,第三磨牙的迟萌或阻生得到避免。他和其他学者认为,这些石器时代人类的磨耗𬌗实例反映了人类真正的牙𬌗情况而非病理现象,进而认为这种磨耗𬌗应是人类唯一的实际正确𬌗,而现代人教科书上的"正常𬌗"是不正确的。但 Begg 指出把错𬌗患者的牙齿矫治成磨耗𬌗是不现实的,而是应该把一些有价值的措施结合到正畸中去。例如,

在安氏Ⅰ类和安氏Ⅱ类错𬌗的矫治中，Begg 主张将前牙矫治成对刃关系；对于牙量大于骨量的错𬌗，减数是必要的等。

（2）差动力（differential force）：当单根的前牙和多根的后牙之间使用轻力牵引（例如 2 盎司）时，前牙可相对快速倾斜移动（图 41-26），而后牙几乎不动。如果较大的力应用于同一情况，则后牙趋向于近中移动，而前牙运动受阻。这就是差动力现象。

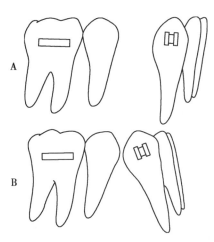

图 41-26　倾斜移动
A. 牙齿移动前　B. 倾斜移动后

3. Begg 矫治技术特点　鉴于 Begg 托槽可消除主动高摩擦力，即约束力，根据差动力原理，Begg 技术可以借助于持续轻力（例如 2 盎司），使前牙产生快速而大范围的倾斜移动。由于是轻力矫治，口内支抗行之有效，从而可以避免繁琐的使用口外力支抗。这对于矫治较疑难的减数病例十分有利。虽然现今已很少使用 Begg 矫治器及技术了，但是该技术的轻力矫治及过矫正理念等仍具有现实意义。

4. Begg 矫治器及技术的局限性　Begg 技术仅适用圆丝，因此牙齿移动的精确性不如方丝弓技术。虽然前牙借助于控根辅弓实施有效的转矩矫治，但缺乏最终的精确度。牙齿倾斜移动后，还需要弯制繁琐的正轴簧止轴；显然背离了直丝弓时代操作便捷的理念。

三、Tip-Edge 直丝弓矫治器及技术

Tip-Edge 直丝弓矫治器及技术是美国 Kesling 医师于 20 世纪 80 年代末研发出来的。该矫治器融合了传统直丝弓矫治器及 Begg 矫治器的优点，实现了在方托槽上实施类似于 Begg 托槽较大范围的倾斜移动。

1. Tip-Edge 托槽及 Tip-Edge Plus 托槽　Kesling 将传统方托槽槽沟对角处除去了两个楔形三角，形成 Tip-Edge 托槽（图 41-27），这可使槽沟的被动低摩擦力范围显著增加，其临界角可达到 θc≈17°～28°（前一

数据为双翼托槽，后者为单翼托槽）；即使在拔牙病例牙齿移动范围较大的矫治中，仍可使牙齿移动处于被动低摩擦力范围，从而可以实现依靠口内支抗，实施轻力矫治。

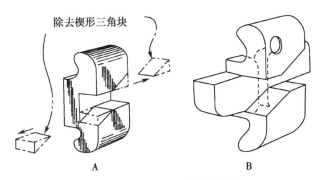

图 41-27　Tip-Edge 托槽的设计
A. 除去对角处的楔形三角　B. Tip-Edge 托槽

Tip-Edge 托槽槽沟的正常宽度为 0.022 英寸（约 0.56mm），最大宽度为 0.028 英寸（约 0.71mm）（图 41-28），换言之，托槽容纳弓丝的槽沟大小为 0.022 英寸 × 0.028 英寸，它具有自行增加垂直空间（可达 0.028 英寸）以利于牙冠倾移的特点。这可使 0.016 英寸（约 0.40mm）的初始圆弓丝较容易地结扎纳入倾斜错位牙的托槽槽沟内，病人感觉较舒适。该托槽槽沟的低摩擦被动范围明显加大，容许牙冠沿着一方向倾斜移动，且托槽槽沟有一中央嵴（central ridge，CR），由 0.022 英寸槽沟壁与 0.028 英寸槽沟壁相交形成（图 41-29），可使 0.016 英寸（约 0.40mm）的初始圆弓丝较容易地与中央嵴形成单点接触，因而牙齿移动的摩擦力大为降低。尖牙可自由倾移 25°，其他牙可倾移 20°。牙齿到位后，进行原位正轴矫正。这种设计还易于在治疗期间更换弓丝，例如，弓丝从 0.016 英寸（约 0.40mm）更换到 0.022 英寸（约 0.56mm）逐渐变粗时，不会使弓丝变形或发生弯曲。0.022 英寸的弓丝槽沟决定了用正轴簧使牙齿达到的最终近远中倾斜角度。如果使用方弓丝，也是利用 0.022 英寸的弓丝槽沟控制转矩矫正。Tip-Edge 托槽槽沟内分别预成了有关各牙冠近远中倾斜范围、最终的牙冠轴倾斜度和最终的牙根转矩度数（表 41-3）。

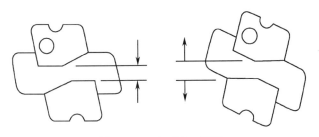

图 41-28　Tip-Edge 槽沟
左：0.022 英寸槽沟　右：0.028 英寸槽沟

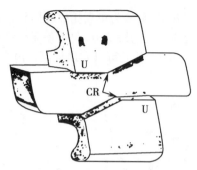

图 41-29　槽沟中央嵴（CR）

表 41-3　Tip-Edge 托槽沟预成角度值（槽沟宽：0.022 英寸）

上颌	初始近远中冠倾斜度	最终近远中冠倾斜度	最终根转矩度
中切牙	20°（远中向）	5°	12°
侧切牙	20°（远中向）	9°	8°
尖牙	25°（远中向）	11°	−4°
第一前磨牙	20°（远中或近中向）	0	0
第二前磨牙	20°（远中或近中向）	0	−7°
下颌			
中切牙	20°（远中向）	2°	−1°
侧切牙	20°（远中向）	5°	−1°
尖牙	25°（远中向）	5°	−11°
第一前磨牙	20°（远中或近中向）	0°	−20°
第二前磨牙	20°（远中或近中向）	0°	−20°

在托槽基础部分增加了口径为 0.020 英寸（约 0.50mm）的横圆管，能够插入镍钛圆丝，进行牙齿正轴，从而可以避免使用弯制比较困难的正轴簧及特殊的 Tip-Edge 皮圈，不仅有效，而且实施比较方便。符合直丝弓时代的便捷理念，有利于推广该技术。该横圆管与竖管处于同一平面，形成"+"形状，Kesling 将改进的托槽称为 Tip-Edge Plus 托槽，简称 Plus 托槽（图 41-32）。

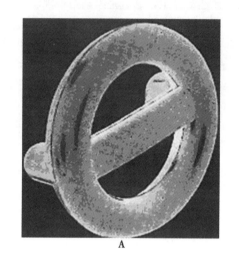

A

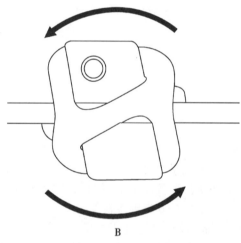

B

图 41-31　Tip-Edge 弹力圈
A. 弹力圈包含横梁及舌侧突起　B. Tip-Edge 弹力圈可维持牙齿直立

Tip-Edge 直丝弓托槽在持续轻力作用下，倾斜移动牙齿的性能方面明显优于传统的方托槽和传统的直丝弓托槽；但是，在矫治后期正轴时，需要弯制烦琐的正轴簧（图 41-30），与便捷的直丝弓理念相悖；正轴后，还需要使用只有在 TP 公司才能买到的 Tip-Edge 皮圈（图 41-31），保持正轴效果，给国内正畸医师带来一定的不便。这在一定的程度上，影响了该矫治器及技术的推广和普及。

21 世纪初，Kesling 对 Tip-Edge 托槽又进行了改进，

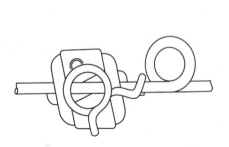

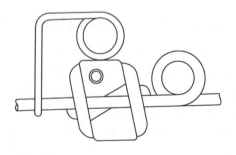

图 41-30　正轴簧
左：逆时针 Tip-Edge 正轴簧　右：Begg 正轴簧用于同一牙齿的情形

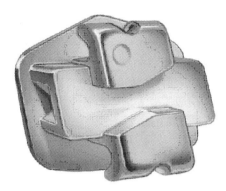

图41-32 Tip-Edge Plus 托槽

2. Tip-Edge 矫治技术原理 Kesling 发现，在美国，正畸医师普遍习惯于使用方托槽，但是，方丝弓技术比较强调牙齿整体移动，故所需要的牵引力较大，导致需要口外力加强支抗等问题；相比之下，Begg 细丝弓技术提倡使用持续轻力，先使牙齿大范围倾斜移动，然后再正轴，达到间接的整体移动，这就是所谓的差动牙移动（differential movement），不需要烦琐的口外支抗。根据这些事实，Kesling 设想在方托槽上实现差动牙移动，从而设计出 Tip-Edge 托槽。该托槽及技术既遵循了 Begg 细丝弓技术的原理，即磨耗殆及差动力；又包含了传统直丝弓托槽及技术的特点，即遵循了预成数据的直丝弓理念，可以使用直方丝弓，便捷地完成有效的转矩矫治。

3. Tip-Edge 矫治技术特点 实践表明，在临床上正确地应用 Tip-Edge 矫正技术可以矫治成功各类型的错殆畸形，包括相当疑难的骨性牙颌畸形。该技术把整个矫治过程一般分为三期，下面以需要减数四个第一前磨牙的错殆畸形为例，介绍具体的矫正程序。

第Ⅰ期

1. 矫治目标

（1）打开前牙咬合到对刃关系。

（2）解除拥挤，排齐前牙。

（3）矫正后牙反殆或锁殆或扭转等。

（4）如果可能，调整磨牙关系。

在第一期开始时，每个牙齿的牙冠就应该朝着它最终位置的方向移动。在这一期必须让弓丝产生轻微的矫治力，在与轻微的颌间牵引力共同作用下，使前牙迅速地移动。这种轻微的力量不会损害口内支抗，因此不需要口外力支抗。

上述四个矫治目标中，打开前牙咬合至对刃关系最为重要，最后一个目标——调整磨牙关系最不重要。换言之，如果磨牙关系尚未调整至中性，而其他目标已经完成，则可以进入第Ⅱ期。但是，当前牙咬合尚未打开时，一般不应该进入第Ⅱ期。显而易见，打开前牙咬合至对刃关系应是结束第Ⅰ期矫治的标志。

2. 完成第Ⅰ期矫治目标的措施

（1）用 0.016 英寸（约 0.40mm）硬不锈钢丝（以澳大利亚不锈钢圆丝为佳）制作带牵引圈的唇弓，在磨牙颊面管的近中约 5mm 左右处弯制足够的打开咬合后倾曲；当唇弓无力时，唇弓前端处于口腔前庭上方底部附近即可，随着唇弓前段置入槽沟，即产生压低上前牙的力，以打开咬合和保持支抗磨牙的直立位置。同时，每侧要维持约 2 盎司（约 56.70gm）的Ⅱ类颌间牵引（图41-33），要求患者昼夜 24 小时戴此牵引皮圈，每天更换一次（如果是Ⅲ类牙颌畸形，则应进行持续的Ⅲ类牵引）。适当的颌间牵引对于协同打开咬合，同时使六个前牙一齐舌向或远中倾移，以在打开咬合的同时，减少前牙覆盖，是必不可少的措施。

施以前牙压入力的量取决于弓丝无力时前端位置至中切牙托槽槽沟之间的距离。

对处于生长发育快速期的儿童患者，这时的Ⅱ类牵引将有助于调整磨牙关系。

（2）可用多股瓣状丝排齐牙齿。也可用弹力线从舌向错位牙的托槽竖管中穿过，直接与主弓丝相结扎，以逐渐使舌向错位牙排齐。

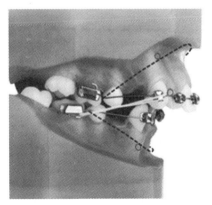
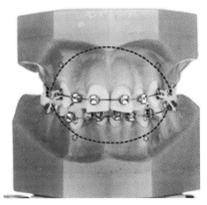

图41-33 第Ⅰ期矫治措施（虚线为后倾弯无力时，唇弓的状态或位置）
左：侧面观 右：正面观

当前牙排齐后,应立即用结扎丝或结扎皮圈进行尖牙结扎,即将唇弓上的牵引圈与尖牙托槽结扎在一起。

(3)改变唇弓的宽度或配合交互牵引,以矫正后牙反𬌗或锁𬌗等。必要时可进行快速扩弓,保持一定的稳定阶段后,再装上 Tip-Edge 矫正装置。

第Ⅰ期大至需要 6 周~6 个月不等,取决于牙颌畸形的具体情况。可以每 4~6 周复诊一次。

第Ⅱ期

1. 矫治目标

(1)保持所有在第Ⅰ期所取得的矫治结果。这包括:①前牙达到对刃关系;②前牙排列整齐而无间隙;③后牙反𬌗或锁𬌗得到矫正;④对于处在生长发育期的儿童患者,磨牙关系可能得到调整。

(2)关闭后牙剩余间隙。

(3)必要时,调整磨牙至中性关系。

2. 完成第Ⅱ期矫治目标的措施

(1)换用 0.020 英寸(约 0.50mm)的不锈钢硬圆丝,弯制成带牵引圈的直丝唇弓。其支抗后倾曲的角度或弧度要适当减小,以维持前牙对刃关系,保持牙弓形态和磨牙直立为原则。

(2)作尖牙结扎。

(3)进行上下颌的颌内牵引(图 41-34)。如果希望前牙继续后移,则牵引力可维持在 2 盎司(约 56.70gm)左右。如果需要后牙前移,以关闭剩余拔牙间隙和调整磨牙关系,则牵引力应加大到 6~10 盎司(约 170~

280gm)。必要时,使用方丝弓并进行尖牙结扎,以加强前牙支抗,阻止前牙进一步后移。这里需要注意的是,应避免使前牙达到过于舌倾的程度。如果需要,继续作Ⅱ类颌间牵引,牵引力仍维持 2 盎司。

第Ⅱ期一般需要 6 周~4 个月不等。在非拔牙病例中,可不设立第Ⅱ期。

第Ⅲ期

1. 矫治目标

(1)保持第Ⅰ、Ⅱ期所取得的所有结果。这包括:①前牙对刃关系;②全牙弓排齐且无间隙;③Ⅰ类或中性磨牙关系。

(2)获得所有牙齿的理想轴倾度或倾斜度(包括近远中的倾斜度和唇舌向或颊舌向的冠倾度)。

2. 完成第Ⅲ期目标的措施　有以下几种方法可分别达到第Ⅲ期目标。

(1)如果使用 Tip-Edge Plus 托槽,则可应用 TiNi 圆弓丝插入托槽的横管内,由细到粗逐步更换,进行正轴矫治(图 41-35)。与此同时,将 0.0215 英寸×0.028 英寸直方丝弓置入托槽宽阔的槽沟内,方丝弓末端打弯,锁住磨牙颊面管,以保持牙弓连续(无间隙),不做尖牙结扎。随着正轴矫治行之有效,直方丝弓由宽阔的槽沟进入 0.022 英寸的槽沟内,几乎充满槽沟,而 0.022 英寸的槽沟内预成了预期要达到的转矩度及近远中倾斜度,从而使牙轴得到较理想的原位调整(图 41-36)。

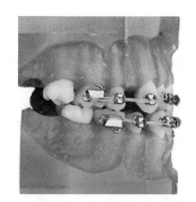
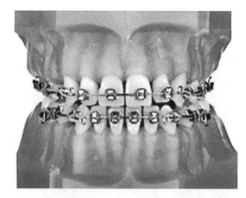

图 41-34　第二期矫正措施

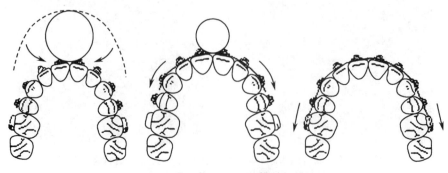

图 41-35　TiNi 圆丝插入 Plus 托槽基部横管的方法

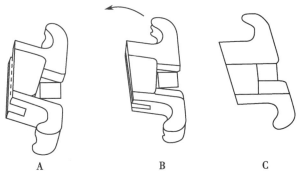

图41-36　第三期的方丝转矩矫治的作用机制
A. 方丝入槽初　B. 控根中　C. 转矩矫治完成

（2）如果使用第一代 Tip-Edge 托槽，则需要采用 Tip-Edge 正轴簧或 Begg 正轴簧，进行正轴矫治，以获取预期的牙齿近远中倾斜度（图41-30）。与此同时，将与0.022英寸槽沟大小基本一致的0.0215英寸×0.028英寸的直方丝弓置入宽阔的槽沟内，方丝弓末端打弯，锁住磨牙颊面管。其转矩矫正机制如同 Tip-Edge Plus 托槽。最后需要装置上 Tip-Edge 皮圈，以保持疗效。

（3）使用0.022英寸的硬不锈钢圆弓丝与正轴簧及前牙控根辅弓（图41-37）相配合，矫正牙齿近远中倾斜度和切牙唇舌向轴倾度。然后再更换成0.0215英寸×0.028英寸的方弓丝作进一步的近远中冠倾斜度和转矩度调整。最后装置上 Tip-Edge 皮圈。需要提醒的是，前牙控根辅弓在实施过程中，虽然有效，但缺乏适度的转矩控制。

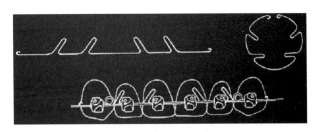

图41-37　应用控根辅弓进行切牙转矩矫正
左上：第一步弯制　右上：第二步弯制　下：置入前牙槽沟内，产生切牙转矩力

与其他固定矫治器一样，错𬌗畸形矫治后需要保持。与一般直丝弓矫治器及技术相比，Tip-Edge 矫治技术的矫治可缩短疗程，故保持时间应适当延长。

四、传动直丝弓矫治器及技术

1. 传动直丝弓矫正技术的发展背景　自从1925年 Angle 公布 edgewise 矫治器，已经80余年了，固定矫治器及其矫正技术发生了巨大的变化。20世纪40年代，Tweed 将 Angle 发明的、仅用于不拔牙原则的 edgewise 矫治器改进到既可用于不拔牙矫治，又适于拔牙矫正

的成熟地步。后来又改良成 Tweed-Merrifield edgewise 矫正技术，可称之为标准方丝弓技术，成为整个 edgewise 矫治器系统的基础。20世纪50年代，Begg 异军突起，发明了与 edgewise 系统完全不同原理的差动细丝弓矫治器，即 Begg 细丝弓矫正技术，它是差动技术的基础。到20世纪60年代，这两种技术已成为正畸领域固定矫正技术的两大支柱。这两类技术的显著不同之一体现在牙齿移动的方式和作用力上。Edgewise 系统追求牙齿整体移动，用力相对较大，稳定性能好。Begg 系统则强调在持续微力作用下，实现快速而较大范围的牙移动（即先倾移，后正轴）。在许多病例的治疗上，两者均能达到杰出的结果，可谓异曲同工。

在20世纪70年代初期，Andrews 在最佳自然𬌗六标准理念的基础上，创立了直丝弓矫治器及其技术。直丝弓矫治器的突出优点是临床操作十分便捷，深受正畸医师的欢迎。但是，其牙齿移动并没有什么优势，托槽槽沟的被动范围仍比较小，仍需要施以比较大的口内牵引力，对支抗的要求甚至更高。因此，学者们对直丝弓矫治器进行了不断的改进。设法降低托槽的滑动摩擦力，使实施轻力成为可能，是直丝弓矫治器改革的重要方面。

到了20世纪80年代末，Kesling 提出了 Tip-Edge 直丝弓矫治器及其技术。虽然该技术的托槽形状类似于 edgewise 托槽，但是其槽沟的被动低摩擦范围明显加大，可以在持续轻力作用下，比较容易地产生较大范围的远中倾斜移动；只是还存在结扎摩擦力。Tip-Edge 托槽使所有牙齿均较大范围的快速倾斜移动，使多数熟悉应用双翼宽托槽控制牙齿移动的医师不太习惯甚至有些无所适从。Tip-Edge 托槽要求矫治末期使用充满槽沟的粗方丝弓，这对初学者或缺乏经验的正畸医师而言，可能有一定的安全隐患。

随着制作工艺的改进，自锁托槽近些年越来越引人注目。该托槽的一大优势就是消除了结扎摩擦力。然而，自锁托槽槽沟的低摩擦被动范围仍然相当小，在拔牙病例矫治移动牙齿的过程中，很容易进入高摩擦的主动范围。因此，自锁托槽的最佳适应证是不拔牙病例，对于拔牙病例仍面临着加强支抗的问题，例如借助种植体支抗等。自锁托槽槽体较窄，不利于牙齿排齐的矫治和结果的稳定。

2. 传动矫正技术的原理
（1）尖牙位置的特殊性：尖牙处于牙弓的拐角或转弯处，是近远中倾斜度最大、牙根最长的牙齿，远中整体移动阻力最大。然而，由于牙根最长，牙冠被施于远中力后，却最易发生向后倾移趋势。只是，传统方托槽的设计，难以使该牙齿产生有效的倾斜运动，从而妨碍整个前牙迅速而有效地远中移动。换言之，

如果尖牙的高效倾斜移动解决了，其他牙的移动将迎刃而解！

（2）传动力及传动效应（transmission effect）：牵引力通过唇弓作用于中切牙牙冠唇面，随着中切牙舌向移动，该力通过牙冠邻面接触点转变为传动力，逐个传给每一牙冠的邻面接触点，直到最后一个牙，最后这个牙齿的牙冠近中邻面接触点受力后，必然有远中移动的倾向。这一个牙齿一旦发生远中倾斜移动，前面的牙可随之一起向后倾移；我们称之为传动效应（图41-38）。由于是倾斜移动，起始传动力只需50～60gm即可。因此口内支抗足矣。这与拱桥受力原理一致（图41-39）。

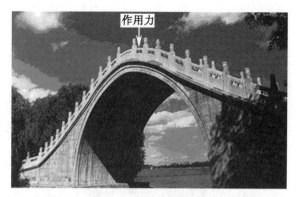

图41-39　拱桥受力原理

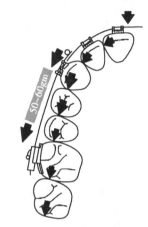

图41-38　传动力及其传动效应

3．传动直丝弓矫治器设计

（1）传动托槽（transmission bracket）：一副传动托槽由结构不完全相同的尖牙托槽及其他牙托槽组成。

1）尖牙托槽（图41-40A）：其槽沟类似于Tip-Edge托槽，被动低摩擦范围显著增大，有利于牙齿大范围倾斜移动；托槽基部有一"十字"形的沟管，如果将TiNi弓丝插入其基部横管，可进行有效的正轴矫正。竖管根据需要可插入各种附件。其独特之处在于托槽水平两翼之间有一台阶，高出槽沟底部，当对角线斜结扎（也称自锁结扎）时，可避免结扎丝与弓丝接触，可产生自锁滑动效果（彩图41-41，见书末彩插）；当紧结扎时，两个宽翼可有效地保证牙齿排齐及扭转的矫正。显然，这种设计模式不仅兼具Tip-Edge托槽和自锁托槽的优点，克服了各自的不足。

2）其他牙托槽（图41-40B）：其槽沟类似于传统直丝弓托槽。除槽沟外，其他结构如同尖牙托槽。

3）托槽槽沟预成数据设计：对于与外观关系密切的上前牙即上切牙和上尖牙托槽槽沟，参考最佳自然𬌗，坚持高标准设计预成数据；其他牙托槽槽沟的数据，结合矫治后满意𬌗的平均值、支抗需求及错𬌗类型等，科学设计。以置于0.019英寸×0.025英寸方丝为基础进行设计，分为标准型及Ⅲ型，前者适于安氏Ⅰ、Ⅱ类牙颌畸形，Ⅲ型适于安氏Ⅲ类牙颌畸形。

标准型（近远中倾斜度/转矩度，Tip/Torque）：

U7	U6	U5	U4	U3	U2	U1
1.5/-10	1.5/-10	3/-7	3/-7	13/-3	6/16	4/22
6/-30	6/-30	2/-20	2/-15	1.5/-10	1/-2	1/-2
L7	L6	L5	L4	L3	L2	L1

Ⅲ型（Tip/Torque）：

U7	U6	U5	U4	U3	U2	U1
8/-12	8/-12	5/-5	5/-5	14/0	6/15	4/24
0/-35	-2/-35	-2/-25	-2/-25	0/-10	0.5/-5	0.5/-5
L7	L6	L5	L4	L3	L2	L1

（注：U：上颌牙，L：下颌牙）

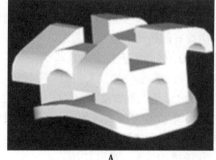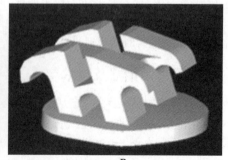

图41-40　传动矫治器托槽基部具有横管及竖管，尖牙托槽（A）槽沟与其他牙托槽（B）槽沟不同

（2）支抗磨牙颊面管：上颌牙为双管，龈向是圆管长度为 6.0mm 以上，直径为 0.71mm，方管位于𬌗方，与传统的一致。下牙为单方管，上下方管与托槽槽沟应处于一个水平。

4. 传动直丝弓技术矫正程序（以矫治需要减数四个第一前磨牙的安氏Ⅱ类 1 分类病例为例）

第一期

（1）矫治目标：

1）牙量骨量不调的矫正（排齐前牙）。

2）垂直向的矫正（打开咬合到正常覆𬌗）。

3）水平向的矫正（矫治深覆盖正常覆盖）。

（2）一期措施：

1）使用 0.016 英寸口径的硬不锈钢圆弓丝做唇弓利用托槽竖管结扎或配合 TiNi 辅弓，排齐前牙（图 41-42）。

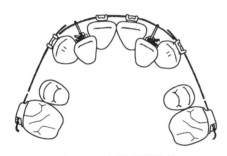

图 41-42　托槽竖管结扎

2）使用硬不锈钢主弓，在距磨牙颊面管近端 3～5mm 处弯制合适的后倾弯，当唇弓无力时，前端可达口腔前庭底部，有助于打开前牙咬合（图 41-43）。

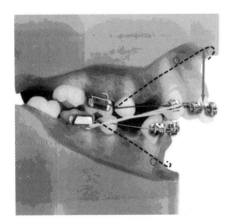

图 41-43　打开前牙咬合措施

3）采用合适的Ⅱ类牵引（50～60gm），有助于打开咬合和前牙远中移动矫治；如果是Ⅲ类牙颌畸形，则进行Ⅲ类牵引。

4）采用托槽对角线结扎，可使之呈自锁托槽滑行状态（图 41-41）。

第二期

（1）矫治目标：

1）保持第一期结果。

2）关闭剩余间隙。

3）调整磨牙关系至中性。

（2）第二期措施：

1）使用 0.016″硬不锈钢圆丝或细方丝，作为唇弓。

2）采用"Z"字形牵引，即上下牙弓合适的颌内Ⅰ类或水平牵引，加上合适的颌间Ⅱ类牵引（50～60gm）。如果希望前牙继续舌向移动，则上下牙弓颌内牵引力为 60gm 左右；假如想让后牙前移，以调整磨牙关系并关闭剩余间隙，颌内牵引力可在 200gm 左右。

第三期

（1）矫治目标：

1）保持第一、二期结果。

2）牙齿近远中轴的调整（tip）。

3）牙齿唇（颊）舌向轴的调整（转矩矫正）（torque）。

（2）三期措施：

1）使用钛镍圆弓丝，由细到粗，逐步置换，插入托槽基部横管内，进行尖牙等牙齿的正轴；可将预成的 TiNi 圆弓丝，从中央克断，然后从牙弓中央分别插入托槽的横管即可。

2）首先采用 0.016×0.022″直方丝弓，开始转矩矫正，每次复诊逐步置换更粗的直方丝弓，直至直观效果满意为止。

5. 病例报告（彩图 41-44，见书末彩插）　×××，女，18 岁，下颌前突合并部分前牙反𬌗，右侧磨牙关系为超完全近中，左侧为完全近中磨牙关系，下颌不能后退，第三磨牙已萌出，软组织侧貌为Ⅲ类凹面型；被视为手术适应证或非手术不可；然而，患者及家属拒绝手术，希望非手术矫治，否则宁肯不治。鉴于此，与患者签署知情同意书，采用传动直丝弓矫正技术进行非手术矫治，减数 2 个下 4 和 2 个上 5。经过约一年 4 个月矫治，取得满意疗效：前牙覆𬌗正常，磨牙关系基本中性，侧貌为Ⅰ类直面型。

（林久祥）

第3节　直丝弓矫治器

20 世纪 60 年代，Andrews 研究了 120 名未经正畸治疗的正常𬌗恒牙列，于 1972 年提出了正常𬌗六项标准（six keys to normal occlusion）。在此基础上设计出直丝弓矫治器。直丝弓矫治器是 20 世纪正畸学领域的突破性进展之一。矫治器用托槽定位牙齿，减少了弓丝弯制，避免了因弓丝弯制误差造成的牙齿往返移动，使牙齿定位更精确、迅速，从而提升了矫治质量、缩短了疗程；由于矫治力使用更合理、治疗程序更为简洁，简化了临床操作，缩短了就诊时间。

Andrews 直丝弓矫治器经过 Roth、Bennett、McLaughlin 等医师的改进（Roth set-up, MBT Appliance），矫治器由多种系列发展成单一系统，设计更为简洁合理，矫治技术也日趋成熟，将方丝弓矫治技术支抗控制下在方形弓丝上的牙齿整体移动与 Begg 矫治技术细丝轻力、组牙滑动有机地结合在一起，形成了独具特色的风格。北京大学口腔医学院正畸科经过 20 多年的应用与研究，发展出基于中国人牙齿特征的 Z2 直丝弓矫治器。

一、直丝弓矫治器的理论基础

Andrews 正常𬌗六项标准（six keys to normal occlusion）是𬌗的最佳自然状态，是直丝弓矫治器的理论基础，也是正畸治疗的目标。

（一）磨牙关系

上颌第一恒磨牙近中颊尖咬合于下颌第一恒磨牙近中颊沟上；同样重要的是上颌第一恒磨牙的远中颊尖咬合于下颌第二恒磨牙近中颊尖的近中斜面上，上颌尖牙咬合于下颌尖牙和第一前磨牙之间（图 41-45）。

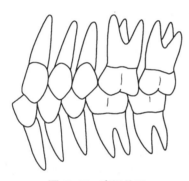

图 41-45　磨牙关系

（二）牙齿近、远中倾斜（冠角、轴倾角）

牙齿临床冠长轴与𬌗平面垂线所组成的角为冠角或轴倾角（tip），代表了牙齿的近、远中倾斜程度（图 41-46）。临床冠长轴的龈端向远中倾斜时冠角为

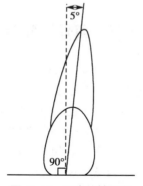

图 41-46　牙齿的轴倾角

正值，向近中倾斜时冠角为负值。正常𬌗的冠角大都为正值（图 41-47）。

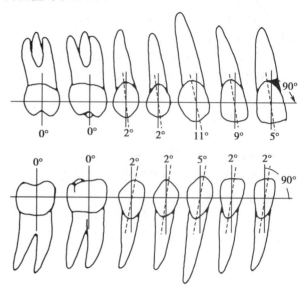

图 41-47　正常𬌗的轴倾角为正值

（三）牙齿唇（颊）—舌向倾斜（冠倾斜、冠转矩）

牙齿临床冠长轴的唇（颊）舌向倾斜度称为冠倾斜或冠转矩（torque）。不同牙齿有不同的冠转矩：上切牙冠向唇侧倾斜而下切牙冠接近直立（图 41-48）；从尖牙起，上、下后牙牙冠都向舌侧倾斜，磨牙比前磨牙更明显，下颌比上颌为甚（图 41-49）。

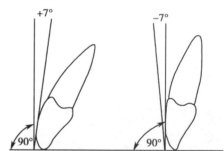

图 41-48　冠转矩

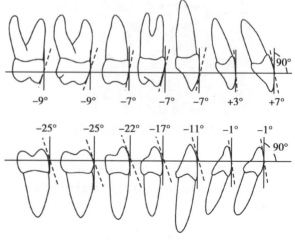

图 41-49　正常𬌗的冠转矩

（四）牙齿旋转

正常𬌗应当没有不适当的牙齿旋转。后牙旋转后占据较多的近远中间隙；前牙正好相反，占据较少的近远中间隙（图 41-50）。

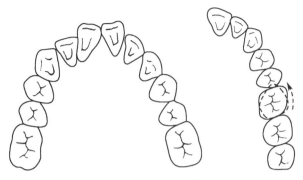

图 41-50　牙齿旋转

前牙旋转占据较少的间隙，后牙旋转后占据较多的间隙

（五）牙间隙

正常𬌗牙弓中牙齿都保持相互接触，无牙间隙存在。

（六）牙𬌗曲线

正常𬌗的纵𬌗曲线较为平直，或稍有 Spee 曲线，Spee 曲线深度在 0～2mm，上、下牙弓𬌗面有良好的𬌗接触（图 41-51B）。Spee 曲线较深时，上颌牙齿可利用的𬌗面受限，上颌牙弓间隙不足以容纳上颌牙（图 41-51A）。整平较深的 Spee 曲线将使下牙弓的周径和弓长增加。颠倒的 Spee 曲线为上颌牙齿提供的𬌗面过大，上牙的间隙过多（图 41-51C）。

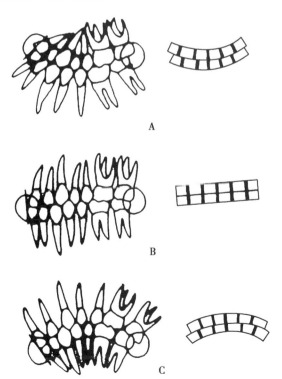

图 41-51　Spee 曲线

未经正畸治疗的正常𬌗群体中牙𬌗可能存在着某些差异，但却都符合上述六项标准，偏离其中任何一项或几项，即会造成𬌗关系异常。

其后，Andrews 提出面部协调的 6 项要素（six elements to），其中的要素 6 为正常𬌗 6 项标准的内容。Andrew 将面部协调 6 要素作为正畸诊断标准，也是他认为的最佳矫治目标。

二、直丝弓矫治器的原理

正畸治疗包括牙弓内（intra-arch）和牙弓之间（inter-arch）的治疗。弓内治疗确定牙齿在所处牙弓中的正确位置；弓间治疗协调上下牙弓之间及其与颅面之间的关系。方丝弓矫治器通过在弓丝上弯制三种序列弯曲定位牙齿、完成弓内治疗。Andrews 直丝弓矫治器根据正常𬌗的研究结果设计每一颗牙齿的托槽，各牙齿托槽底厚度不同并与牙齿近远中、龈向的曲度一致，托槽内预置有不同的轴倾角、转矩角，只要托槽位置正确，随着弓丝更换，弓内治疗由托槽自动完成。

（一）消除第一序列弯曲

正常牙齿在牙弓中的唇（颊）-舌位置有所差别，各个牙齿的冠突度都不相同，这种差别在上牙弓较下牙弓更明显。例如，上颌侧切牙较靠舌侧、冠突度较小；尖牙较靠唇侧、冠突度较大（图 41-52）。方丝弓矫治器在弓丝上弯制第一系列弯曲使牙齿到位并保持在这一位置，直丝弓矫治器通过托槽底的不同厚度完成这种牙齿移动（图 41-53）。

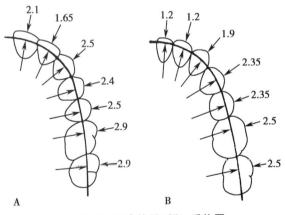

图 41-52　牙齿的唇（颊）-舌位置

上颌第一磨牙近中颊尖与远中颊尖的颊侧连线与牙齿接触点连线成 10°角；下颌第一恒磨牙两连线平行，以此设计磨牙带环颊面管的补偿角（offset）（图 41-54）。

（二）消除第二序列弯曲

以上颌尖牙为例，轴倾角为 11°。方丝弓矫治器在黏着托槽时将托槽向近中适量倾斜或在弓丝上弯制第二序列弯曲使牙齿达到这一位置。直丝矫治器上颌

967

尖牙的托槽槽沟预置了11°角，弓丝纳入槽内后自动产生11°的向远中倾斜的力，当弓丝恢复原来的平直形状时牙齿就完成了所需要的移动，冠向远中倾斜11°（图41-55）。直丝矫治器的托槽，根据不同牙齿的位置，在槽沟上加入了不同的近远中倾斜角度（图41-47）。注意此角依据临床冠确定而不是整个牙长轴。

（三）消除第三序列弯曲

正常上颌尖牙牙冠稍向舌侧倾斜，转矩角 −7°。方丝弓矫治器在方丝上弯制第三序列弯曲，加转矩力使牙齿产生控根移动。Andrews 直丝弓托槽在托槽底部入 −7°角度。当方丝纳入槽内后，将受扭曲而产生使牙冠舌向倾斜 7°的力，直至牙齿达到这一位置时，弓丝恢复直线并不再受扭力（图41-56）。不同牙齿托槽上内置的转矩角见图41-49。同样，此角度是依赖临床冠长轴而不是牙根长轴。

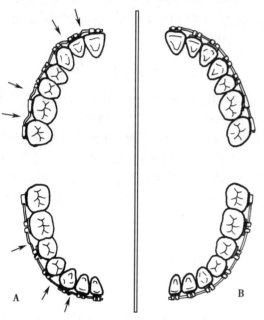

图41-53 牙齿唇（颊）-舌位置的确定
A. 方丝弓矫治器 B. 直丝弓矫治器

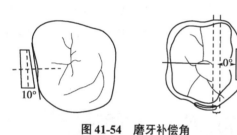

图41-54 磨牙补偿角

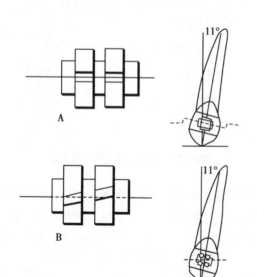

图41-55 上尖牙轴倾度的确定
A. 方丝弓矫治器 B. 直丝弓矫治器

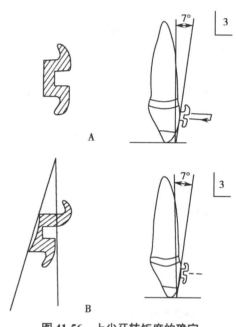

图41-56 上尖牙转矩度的确定
A. 方丝弓矫治器 B. 直丝弓矫治器

三、直丝弓矫治器设计

（一）Andrews 直丝弓矫治器

1970 年，Andrews 设计出标准直丝弓托槽（standard SWA），用于 ANB 角＜5°的不拔牙病例，托槽所包含的角度数据源自于他的正常𬌗标准。此后设计出拔牙病例用托槽（translation SWA），根据支抗的需要，在托槽上增加了不同的抗倾斜（anti-tip）和抗旋转（anti-rotation）成分，以防止拔牙隙两侧牙齿在受牵引移动时发生倾斜、旋转（图41-57）；并根据 ANB 角的大小设计出三种不同的切牙托槽（表41-4、41-5）。

使用 Andrews 直丝弓矫治器，首先要根据拔牙或不拔牙选择"标准式"或"拔牙式"；其次要根据患者 ANB 角的大小区分使用三种不同类型的切牙托槽；最后对拔牙病例还要根据支抗的大小确定三种不同型式的尖牙与后牙托槽。Andrews 的初衷是使他的矫治器能做到"全程式化"并适合于每一个特定的患者，但 12 种不同托槽系列、每一系列中每个托槽的设计又各不相同，如此繁杂的系统使临床很难使用推广。20 多年后，他对矫治器进行了改进，推出 Andrew2 直丝弓矫治器。

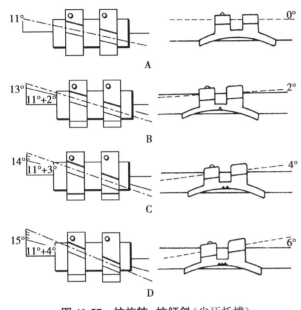

图 41-57　抗旋转、抗倾斜（尖牙托槽）
A. 标准式　B. 弱支抗　C. 中度支抗　D. 强支抗

表 41-4　Andrews 直丝弓矫治器托槽（不拔牙用）

		轴倾角（tip）	转矩角（torque）
上颌	I1	5°	2°（ANB≥5°） 7°（0°＜ANB＜5°） 12°（0°≥ANB）
	I2	9°	−2°（ANB≥5°） 3°（0°＜ANB＜5°） 8°（0°≥ANB）
	C	11°	−7°
	P1	2°	−7°
	P2	2°	−7°
	M	5°	−9° 4°（ANB≥5°）
下颌	I1	2°	−1°（0°＜ANB＜5°） −6°（0°≥ANB）
	I2	2°	4°（ANB≥5°） −1°（0°＜ANB＜5°） −6°（0°≥ANB）
	C	5°	−11°
	P1	2°	−17°
	P2	2°	−22°
	M1	2°	−30°
	M2	2°	−35°

表 41-5　Andrews 直丝弓矫治器托槽（拔牙用）

			不拔牙托槽	拔牙托槽		
			（标准 SWA）	最小支抗	中度支抗	最大支抗
C （远中移动）	上颌	抗倾斜	11	13	14	15
		抗旋转	0	2	4	6
	下颌	抗倾斜	5	7	8	9
		抗旋转	0	2	4	6
P1 （远中移动）	上颌	抗倾斜	2	2	4	6
		抗旋转	0	4	5	6
	下颌	抗倾斜	2	4	5	6
		抗旋转	0	2	4	6
P2 （近中移动）	上颌	抗倾斜	2	0	−1	−2
		抗旋转	0	2	4	6
	下颌	抗倾斜	2	0	−1	−2
		抗旋转	0	2	4	6
M （近中移动）	上颌	抗倾斜	5	3	2	1
		抗旋转	10	12	14	16
	下颌	转矩	−9	−13	−14	−15
		抗倾斜	2	0	−1	−2
		抗旋转	2	0	−1	−2

（二）Roth 直丝弓矫治器

1. 正畸治疗的功能𬌗目标　Roth 是功能𬌗的倡导者。功能𬌗是下颌功能运动时𬌗的状态，是正常𬌗的动态标准，也是正畸治疗的目标。

（1）正中𬌗：即最大尖窝接触位时髁突应位于关节凹正中位置。

（2）正中𬌗时后牙接触均匀、受力均衡，𬌗力尽可能沿长轴方向；前牙应稍稍分离（0.005″），形成后牙对前牙的保护。

（3）前伸𬌗时 6 个上前牙与 8 个下前牙接触，后牙稍稍分离，形成前牙保护后牙。

（4）侧方𬌗时仅工作侧尖牙接触，其余牙齿分离，即尖牙保护。

Roth 和 Williams 重视下颌的正确位置，他们将𬌗学 - 修复学的相关理论和𬌗架 - 𬌗垫以及𬌗重建等技术引入正畸临床，发展出一整套诊断、治疗流程（RW 技术），用于确定下颌位置是否偏移和纠正偏移，使正畸治疗最终达到功能、生物美学、稳定的矫治目标。

2. Roth 直丝弓矫治器（Roth Set-Up）　Roth 根据功能𬌗目标和多年临床应用 Andrews 直丝弓矫治器的经验，于 1976 年对 Andrews 托槽进行了改良。Roth 改良的直丝弓托槽是一种过矫正的拔牙托槽（表 41-6），其主要设计思想为：

（1）一种托槽系列适合于大部分患者。

（2）托槽所包含的角度可以完成牙齿三方位的轻度过矫正。

（3）允许牙齿轻微倾斜移动，而不像 Andrews 托槽那样完全整体移动牙齿。

（4）切牙托槽的位置稍靠切缘，以省去弓丝的代偿弯曲。

在矫治技术上，托槽粘接的位置与 Andrew 略有差别；将矫治过程分为"牙齿松解期"、"工作期"和"牙齿定位期"；推荐使用双匙孔曲（double key loop），可以用关闭曲关闭拔牙间隙，或者配合使用改良 Asher 面弓、以滑动法整体后移 6 颗前牙关闭拔牙隙。

（三）MBT 直丝弓矫治器

1997 年，McLaughlin、Bennett 和 Treviri 根据自己多年使用直丝弓矫治器的经验，特别是使用他们提出的滑动法关闭拔牙间隙的新的矫正需要，发展出 MBT 直丝弓矫治器。

1. 托槽设计（表 41-7）　MBT 托槽与 Andrews-Roth 托槽主要差别在于：

（1）减小上、下前牙特别是尖牙的轴倾角。

（2）增大上切牙根舌向转矩角和下切牙冠舌向转矩角。

（3）增大上磨牙冠舌向转矩角。

（4）减小下尖牙和后牙特别是磨牙冠舌向转矩角。

（5）上第二前磨牙托槽底减薄。

2. 托槽位置　托槽置于临床冠中心，但根据研究结果进行了少许调整；提出托槽粘接高度的 5 组数据（表 41-8），供正畸医师根据患者临床冠大小进行选择；使用相应托槽定位器确定托槽高度，光固化粘接。

MBT 使用卵圆、方圆、尖圆三种标准弓形；矫治技术上强调弱而持久的矫治力；治疗第一阶段采用尖牙 8 字结扎和弓丝末端回弯防止治疗初期前牙唇倾和覆𬌗加深的副作用；第二阶段滑动法关闭间隙独具特

表 41-6　Roth 直丝弓矫治器托槽设计

	上颌							下颌						
	I1	I2	C	P1	P2	M1	M2	I1	I2	C	P1	P2	M1	M2
底厚（mm）	0.7	1.3	0.7	0.7	0.7	0.3	0.3	1.3	1.3	0.7	0.4	0.4	0.4	0.4
轴倾角（°）	5	9	13	0	0	0	0	2	2	7	−1	−1	−1	−1
转矩角（°）	12	8	−2	−7	−7	−14	−14	−1	−1	−11	−17	−22	−30	−30
旋转（°）			4	2	14	14				2	4	4	4	
			近中	远中	远中					远中	远中	远中	远中	

表 41-7　MBT 直丝弓矫治器托槽设计

	上颌							下颌						
	I1	I2	C	P1	P2	M1	M2	I1	I2	C	P1	P2	M1	M2
轴倾角（°）	4	8	8	0	0	0	0	0	0	3	2	2	0	0
转矩角（°）	17	10	−7	−7	−7	−14	−14	−6	−6	−6	−12	−17	−20	−10
旋转（°）						10	10							
						远中	远中							

表 41-8　MBT 托槽黏着高度

| | 上颌 | | | | | | | 下颌 | | | | | | |
	I1	I2	C	P1	P2	M1	M2	I1	I2	C	P1	P2	M1	M2
A	6.0	5.5	6.0	5.5	5.0	4.0	2.0	5.0	5.0	5.5	5.0	4.5	3.5	3.5
B	5.5	5.0	5.5	5.0	4.5	3.5	2.0	4.5	4.5	5.0	4.5	4.0	3.0	3.0
C	5.0	4.5	5.0	4.5	4.0	3.0	2.0	4.0	4.0	4.5	4.0	3.5	2.5	2.5
D	4.5	4.0	4.5	4.0	3.5	2.5	2.0	3.5	3.5	4.0	3.5	3.0	2.0	2.0
E	4.0	3.5	4.0	3.5	3.0	2.0	2.0	3.0	3.0	3.5	3.0	2.5	2.0	2.0

*C 为常用数据；B、A 适于牙齿较大患者；D、E 适于牙齿较小患者

色，将方丝弓技术支抗控制下在方形弓丝上的牙齿整体移动与 Begg 技术细丝轻力、组牙滑动有机地结合在一起。由于简洁、高效，MBT 矫治技术为越来越多的正畸医师所使用。

（四）基于正常𬌗中国人牙齿特征的 Z2 直丝弓矫治器

20 世纪 80 年代末，北京大学口腔医院将直丝弓矫治器引入正畸临床。20 世纪 90 年代初生产出国产 Roth 直丝弓托槽和磨牙颊面管，并对 MBT 矫治技术进行了广泛应用与深入研究。由于种族差异的存在，使用西方人数据的矫治器对中国患者进行矫治时会影响矫治质量，或者需要在弓丝上加入额外的补偿曲，降低了直丝弓矫治器的效率。1997 年北京大学口腔医学院完成正常𬌗中国人牙齿形态的研究，2003 年根据研究结果设计出矫治器，再经过临床应用、评价并加以改进，发展出基于正常𬌗中国人牙齿特征的直丝弓矫治器——Z2 矫治器（表 41-9）。

Z2 矫治器托槽预置的数据与西方人的主要差别为：

1. 第一序列弯曲上颌侧切牙、中切牙之间托槽底厚度相差较小，上颌第二前磨牙与第一磨牙之间托槽底厚度相差较大；上颌第一、第二磨牙颊管的补偿角较小，下颌第一磨牙颊管补偿角从 0 改为 -4°；去除了尖牙和后牙托槽的抗旋转角。

2. 第二序列弯曲上、下切牙和尖牙的轴倾角较小。

3. 第三序列弯曲上切牙托槽的正转矩角较大，上、下尖牙的负转矩较小。

4. 在上颌侧切牙、上下尖牙的托槽上增加了"槽沟补偿角"。

5. 所有托槽底在近远中方向和龈𬌗方向都是弧形，其弧度依据对正常𬌗中国人牙齿临床冠中心形态的研究结果。

四、直丝弓矫治技术

直丝弓矫治技术包括五个要素，即：托槽、托槽位置与粘接、弓丝与弓形、矫治程序、矫治力与支抗。以 Z2 矫治技术为例。

表 41-9　Z2 矫治器设计

牙位	槽底厚（mm）	轴倾（度）	转矩（度）	磨牙补偿角	槽沟补偿角	槽底水平曲率半径（mm）	槽底垂直曲率半径（mm）
U1	1.0	4°	11°			10	15
U2	1.4	6°	7°		5°	7	15
U3	1.0	7°	3°		3°	4	12
U4	1.2	2°	−7°			3	9
U5	1.2	4°	−7°			3	9
U6	0.7	2°	−11°	8°		12	15
U7	0.7	−2°	−11°	8°		12	15
L1、L2	1.4	0°	0°			10	15
L3	0.8	0°	−3°		5°	4	12
L4	0.9	3°	−15°			3	9
L5	0.95	4°	−23°			3	9
L6	0.66	4°	−32°	−4°		12	15
L7	0.7	4°	−32°	0°		12	15

（一）托槽

Z2 托槽是一种 0.22 槽沟系统的直丝弓托槽（彩图 41-58，见书末彩插），其内置的数据来源于正常𬌗中国人的研究结果并经过临床验证与改进。

Z2 矫治器针对 28 颗牙齿，第二磨牙颊面管作为常规部件。对于大多数病例，只要条件允许，宜尽早将第二磨牙加入到矫治器系统。这是因为：

1. 越来越多的青少年因后段牙弓拥挤造成第二磨牙萌出问题：轻者扭转、倾斜，正中𬌗上、下第二磨牙虽接触，但前伸𬌗和侧方𬌗发生干扰；重者颊、舌向错位，形成锁𬌗；更有一些患者下颌第二磨牙骨内埋伏阻生、完全不能萌出。

2. 某些错𬌗，例如前牙开𬌗、后牙锁𬌗、骨性Ⅲ类以及颞下颌关节病等与后段牙弓拥挤有关，正畸治疗中常常需要矫治第二磨牙。

3. 出于增强支抗和整平牙弓的考虑，许多错𬌗患者的矫治中需要将第二磨牙加入到矫治器系统。

种植支抗的问世大大减少口外弓的使用，Z2 矫治器第一磨牙不再使用带环而使用粘接式颊面管，简化了临床操作。

（二）托槽位置与粘接

直丝弓矫治器将托槽置于牙齿的临床冠中心（彩图 41-59，见书末彩插）。正确的托槽位置可以在最大限度减小弓丝弯制的情况下使牙齿的位置和排列更接近 6 项标准，是直丝弓矫治器取得高质量治疗结果的保证。

直丝弓技术以往有两种方法确定托槽位置：Andrews 目测定位法和 MBT 定位法（表 41-8）。前者简便易行却存在误差，后者定位精确但耗时耗力。

根据临床使用和国情，Z2 矫治技术采用目测法确定托槽位置，提倡使用光固化粘接。即：目测牙齿临床冠中心—局部酸蚀—托槽中心对准临床冠中心、托槽中轴与临床冠长轴一致—光固化粘接。托槽粘接完成后逐一检查，一旦发现位置有误者应立即重新粘接。

（三）弓丝与弓形

1. 标准弓形 方丝弓矫治技术和早期的直丝弓矫治技术都使用单一的标准弓形。但是人类牙弓形态存在较大的变异，正畸治疗若改变了患者的牙弓形态，复发的可能性将增大。MBT 技术推荐三种弓形，但与国人牙弓形态有较大差异。Z2 矫治技术的三种标准弓形源于正常𬌗中国人，适合不同牙弓形态的中国患者（图 41-60）。

临床使用细圆丝（镍钛或不锈钢）时，所有患者可以统一用 M 弓形。随着治疗的进展，对弓形的要求也逐渐严格：使用镍钛方丝时要根据患者的牙弓形态选择不同的弓形；到不锈钢方丝时，还要根据患者的下颌原始牙模进行个别调整，确保弓丝形状与牙弓形态相似，并在模板上检查弓丝对称性，上颌弓形应较下颌宽 2mm。

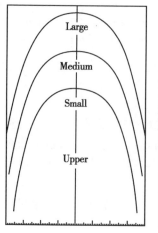
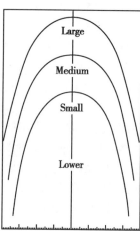

图 41-60 Z2 标准弓形

2. 弓丝使用顺序 遵从"从软到硬、从圆到方、从细到粗"的原则。对大多数患者，Z2 矫治器推荐的弓丝顺序为：

第一阶段：0.014NT（或 016NT）
　　　　　0.016 × 0.022NT（或 016ss）
　　　　　0.019 × 0.025NT
第二阶段：0.19 × 0.025ss
第三阶段：0.016ss（或 0.021 × 0.025NT）

（四）矫治程序

1. 第一阶段——排齐整平 直丝弓矫治器由于前牙托槽轴倾角的原因造成治疗初期前牙唇倾和覆𬌗加深。MBT 技术采用减小前牙轴倾角、尖牙 8 字结扎和弓丝末端回弯防止这种前牙的不利移动。Z2 矫治器上、下 6 颗前牙托槽内置的轴倾角为中国人数据，比 MBT 托槽进一步减小，治疗初期前牙的不利移动很小。但对于尖牙牙冠远中倾斜的患者，尖牙 8 字结扎和弓丝末端回弯仍列为常规（彩图 41-61，见书末彩插）。

初始弓丝的选择视牙列拥挤的程度，一般为 014NT 或 016NT 用以排齐。后继可采用 0.016 × 0.022NT 继续排齐；如果以控制覆𬌗为主，则用 0.016ss 较适宜。然后使用 0.019 × 0.025NT 弓丝继续排齐整平，初步建立转矩向不锈钢方丝过渡。根据需要弓丝上都可加 2～3mm 摇椅。

对于牙齿严重拥挤不齐的病例，初始弓丝可以用刚度更低的热激活镍钛丝，同时推荐使用低摩擦结扎圈。低摩擦结扎圈（彩图 41-62，见书末彩插）将托槽槽沟变成一个封闭的管道，弓丝在内可以自由滑动，加速了牙齿的排齐。北京大学口腔医学院正畸科研究证明,低摩擦结扎圈在减低矫治器系统摩擦力上不亚于自锁托槽。

整平牙弓广泛使用摇椅弓,无论圆丝或方丝、无论镍钛还是不锈钢材质,都可以做成摇椅形。需要注意的是摇椅弓在压低前牙的同时使之唇倾,这对于大多数患者是不利的(彩图41-63,见书末彩插),可以用弓丝末端回弯防止。还要注意方丝加摇椅后整个弓丝都产生了正转矩,摇椅越深、转矩越大。因此,在摇椅超过3mm时或者使用全尺寸方丝时,要去除上后牙和下前牙的正转矩,以防止不利的牙齿移动。

Z2矫治器常规包括第二磨牙,有利于牙弓的整平。

对于大多数患者,随着弓丝的更换,到0.019×0.025ss后,牙弓会逐渐整平。对于较严重的深覆𬌗,应当根据垂直面形进行不同的垂直控制:低角患者使用平面导板升高后牙,高角患者以多用唇弓或种植支抗压低前牙。

开𬌗患者要直立、压低磨牙,可采用镍钛摇椅方弓配合前牙垂直牵引,也可以用种植支抗,在关闭开𬌗的同时调整Spee曲线。

第一阶段需要解决的其他问题包括牙弓宽度不足的扩展、埋伏牙助萌、锁𬌗以及中线偏移的矫正等。

2.第二阶段——滑动关闭间隙(sliding mechanic) 滑动关闭间隙由MBT提出:在0.019×0.025″ss方丝上,尖牙托槽近中置牵引钩,使用50~150g颌内牵引力,一次完成6个前牙的后移和控根。Z2矫治技术沿用此种方法(彩图41-64,见书末彩插)。

以往使用滑动法关闭间隙时,在理论和实践上存在几个误区:

(1)"滑动法需要克服摩擦力,因而比关闭曲法消耗更多的后牙支抗"。北京大学口腔医学院正畸科的临床研究结果不支持这一假设,移动牙与支抗牙是相对的,摩擦力大小与支抗无关。研究还证明,与关闭曲法相比,滑动法更有利于覆𬌗打开后的维持,对切牙转矩和尖牙位置的控制更好,还可节省椅旁操作时间,患者感觉也较舒适。

(2)滑动法根据临床经验提出,对究竟什么样的弓丝、多大的牵引力合适缺乏研究。以往临床应用中,一些医师为方便滑动,不自觉地减小了弓丝的尺寸,同时增大牵引力,这样反而阻碍了滑动的顺利进行。北京大学口腔医学院正畸科建立了全牙列牙齿-牙周组织-直丝弓矫治器-弓丝的整体三维有限元模型,采用非线性计算方法,对不同尺寸不锈钢弓丝、不同大小牵引力滑动关闭间隙进行了比较,综合考虑滑动阻力、牙周膜Von mises应力分布、前后牙齿移动趋势,证明0.019×0.025″ss弓丝、150g牵引力是滑动关闭间隙的最佳组合。

(3)临床使用中常出现的另一个问题是在牙弓尚未充分整平时就开始关闭间隙。由于牙弓整平不够,滑动阻力较大,常规牵引力拉不动,企图以加大牵引力克服阻力,结果牙齿倾斜、旋转加重,弓丝阻力更大,滑动更难进行。针对这一问题,Z2矫治技术强调牙弓完全整平:排齐阶段后期使用0.019×0.025镍钛方丝作为过渡弓丝,初步建立转矩,以便0.019×0.025″的不锈钢方丝顺利入槽。不锈钢方丝放入后要被动结扎至少1个月,为三方位整平牙弓提供时间,直至整条弓丝完全平直、可以在槽沟内自由滑动。然后方可开始弹性向后结扎,以150g牵引力、每月1mm的速度关闭间隙。通过托槽预置的转矩角,配合摇椅弓产生的转矩补偿,完成切牙的转矩控制。

(4)一步法与两步法:北京大学口腔医学院正畸科的研究证明,两步滑动与一步滑动比较支抗磨牙前移减少0.25mm,然而却多4个月时间,实际意义并不大。对于间隙紧张、支抗要求极严的患者,Z2矫治技术推荐使用种植钉支抗。

3.第三阶段——完成 直丝弓矫治器托槽内置有三个序列弯曲,一旦第一根弓丝结扎入托槽后,牙齿即向最终位置移动,整个治疗是一个缓缓向完成阶段过渡的过程,如果处理得当、治疗顺利,第三阶段仅需要小量的工作。

完成阶段的工作主要是牙齿排列、𬌗关系的完善、转矩调整。牙齿位置调整通过重黏托槽或小量弓丝弯制完成。尖窝关系的完善要根据不同情况进行不同类型的颌间牵引。关于转矩控制,Andrews、Roth使用全尺寸的不锈钢弓丝,但矫治力过大。MBT为了滑动关闭间隙的需要,使用的最大尺寸弓丝减小到0.019×0.025,对牙齿的转矩控制减弱,完成阶段常需要弯制弓丝、增加额外的转矩。

北京大学口腔医学院正畸科的研究证明,完成阶段使用0.021×0.025英寸的镍钛方丝2个月以上,可以使托槽预置的转矩充分表达。

因此,Z2矫治技术的完成弓丝有两种选择:使用0.016ss,通过少量弓丝弯制或颌间牵引调整牙齿位置、完善咬合关系;或者使用0.021×0.025NT,对牙齿特别是前牙的转矩进一步控制。

(五)矫治力与支抗控制

Z2矫治技术采用轻力矫治,整个矫治过程中矫治力都小于200g。虽然矫治力较方丝弓技术小,但仍然遵从方丝弓矫治技术支抗设计与支抗控制的原则。

支抗设计是根据错𬌗畸形的类型和矫治需要,选择不同类型的支抗(弱、中、强、绝对支抗),需要在矫治设计时加以确定。支抗控制是根据支抗设计选择应用颌内、颌间、颌外、种植体等具体措施,做到该动的牙动、不该动的牙不动,支抗控制是支抗设计的实施,贯穿矫治全过程。

Z2 矫治器在托槽设计上进一步减小了前牙托槽的轴倾角,并且矫治器系统常规包括第二磨牙,这有利于后牙支抗的维护。矫治初期采用尖牙 8 字结扎和弓丝末端回弯,拥挤严重时使用热激活镍钛丝和低摩擦结扎圈排齐;矫治中期强调牙弓完全整平、使用 150g 的轻力滑动关闭间隙;这些措施使磨牙的支抗得到有效保护。

Z2 矫治技术仍然使用方丝弓技术口内增加支抗的传统方法,例如 TPA、Nance 弓、舌弓、颌间牵引等,但口外弓增强支抗的方法基本被放弃。需要强支抗的患者,使用微螺钉种植支抗,简单、有效,又不依赖患者合作,不仅在矢状方向上效率高于口外弓,而且在牙齿的垂直控制上起到口外弓不可能完成的作用,对于高角、前牙开𬌗、深覆𬌗的矫治有特殊的效果。

经 6 年临床应用与研究证明,Z2 矫治器可以进一步减少弓丝弯制、提高矫治质量(病例报告详见书末彩图 41-65)。

女,15 岁,要求矫正前牙不能咬合。从出生至今有吮右手示指习惯。

诊断:牙型安氏Ⅱ类 1 分类,双侧后牙反𬌗;骨型Ⅱ类,下颌平面角适中。

矫治设计:不拔牙矫治。破除不良习惯;上颌快速扩弓;Z2 矫治器,摇椅镍钛方弓、前牙垂直牵引。疗程 24 个月。

经过 40 多年的发展,直丝弓矫治器形成了多种多样的类型,最近广泛使用的自锁托槽矫治器也都包含有直丝弓矫治器的基本特征。直丝弓矫治器已经成为今天国内外正畸临床使用最多的矫治器。

(曾祥龙)

第 4 节　自锁托槽矫治技术

一、自锁托槽矫治技术概述

自锁托槽,是指不需要借助结扎丝或弹力结扎圈来连接弓丝与托槽,而是通过托槽自身的特殊结构完成结扎的一类托槽。自锁托槽是当今口腔正畸学领域的一个热点,近几年来,国内越来越多的正畸医师开始应用自锁托槽,很多人认为自锁托槽是一项最近几年才新兴起来的矫治技术,实则不然,自锁托槽的历史最早可追溯至 20 世纪 30 年代初。

早期的自锁托槽均体积较大且价格昂贵,没有被当时的矫正医师理解和接受,因此未能在临床上推广开来。20 世纪 70 年代中期以后,自锁托槽才真正

开始进入较快发展的时期,各种自锁托槽被相继推出,其中最具有代表性的就是加拿大开业医师 Herbert Hanson 于 1976 年发明的 SPEED 矫治器。经过多年的发展和应用,SPEED 矫治器成为自锁托槽矫治器的一个典范。巨大的商业成功,重新激发了正畸医师对自锁托槽的关注。此后,一系列具有不同特点的自锁托槽相继问世。

1996 年,美国医师 Damon 设计出滑道式的直丝弓自锁托槽矫治器,并以自己的名字命名。该矫治器通过刚性的金属外壁的滑动提拉实现对弓丝的自结扎。Damon 医师还提出了 Damon 矫治理念。由于该矫治器突出的优势,使其一问世就受到了广大正畸医师极大的关注。迄今已发展到第五代自锁托槽 Damon Q 托槽和陶瓷材质的 Damon Clear 托槽。

近两年,自锁托槽更是得到快速发展,很多正畸公司都推出了自己品牌的自锁托槽。

自锁托槽矫治技术是当代直丝弓矫治技术的一个分支,基本矫治步骤与直丝弓矫治技术大致相同,在当代固定矫治技术体系中也占有不可或缺的地位。

二、自锁托槽的组成及特点

自锁托槽矫治器最大的特点就是通过自身的自锁结构替代传统结扎方式对弓丝的固定,减小矫治系统的摩擦力,使矫治效率增加,但是不同的自锁托槽其自锁结构不尽相同,根据其自锁结构的特点,可将其分为两大类。

(一)被动式

目前大多数的自锁托槽属于此类,通过自身具有的刚性的自锁结构来锁定弓丝,弓丝放入槽沟后,不与托槽发生持续的相互作用,也就是当牙齿完全排齐后,弓丝不再受到来自托槽自结扎产生的正压力,因此称为"被动式"自锁托槽。大多数自锁托槽矫治器的设计属于此类,如 Damon、SmartClip、Vision LP 等等。

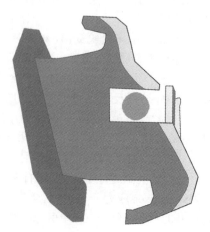

图 41-68　被动式自锁矫治器示意图

（二）主动式

也称弹簧夹式，这类自锁托槽通过自身包含的具有良好弹性的弹簧夹来锁定弓丝。弓丝放入槽沟后，弹簧夹可能发生移位或形变，而与弓丝发生相互作用，向牙齿施加持续、轻柔的扭正力、转矩力等，因此被称为"主动式"自锁托槽。SPEED矫治器是主动式自锁托槽（图41-69）的典型代表，Quick托槽、In-Ovation托槽也属于此类。

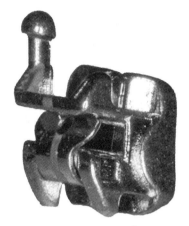

图41-69　主动式自锁矫治器-speed

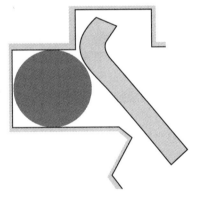

图41-70　主动式自锁矫治器示意图

（三）自锁托槽的优点与不足

与传统结扎托槽相比，自锁托槽具有很多优点，但并不一定都能在临床应用过程中体现出来，有些优点的体现，还依赖于医师的经验和正确使用。归纳总结自锁托槽的优点包括：

1．节省支抗　因为矫治系统的摩擦力较低，应用自锁托槽可以实现轻力矫治，体现差动力效应，继而节省后牙支抗。

2．减小疼痛和不适　因为可以实现轻力矫治，患者感觉更加舒适，疼痛感小，初戴矫治器或每次复诊更换弓丝后常没有疼痛感，或仅有轻微不适。

3．矫治效率高。

4．改善美观。

5．口腔卫生易于维护。

6．治疗安全。

7．复诊间隔时间延长。

任何矫治器都有自身的优点和不足，自锁托槽当然也不例外，我们在临床应用中要清楚这一点。与传统结扎托槽相比，自锁托槽的局限与不足包括：

1．托槽宽度小　很多自锁托槽设计为单翼，或者近远中宽度较小，这在临床上会带来以下影响：

（1）托槽粘接困难。

（2）前牙的垂直向控制不是很容易。

（3）获得理想的牙齿三维控制较困难。

2．自锁结构的变形及损坏　自锁托槽本身在设计上结构精细，自锁结构（滑盖或弹簧夹）在某些情况下（如受咬合力或不正确的开关等）可能发生变形甚至损坏，影响使用，需要改为钢丝结扎，或者更换新的托槽。

3．弓丝容易滑动　自锁托槽矫治系统的摩擦力低，弓丝在槽沟内很容易滑动，有时会从末端窜出或滑脱等，因此需要弓丝末端回弯、辅以阻挡曲、可夹紧的防滑管或光固化树脂球等。

三、自锁托槽矫治技术不拔牙矫治步骤及应用技巧

目前针对自锁托槽争论最多的就是拔牙矫治和不拔牙矫治。在临床矫治设计中，有关拔牙、不拔牙矫治有其各自的适应证。我们要正视自锁托槽，既不能夸大它在矫治中的作用，也不能贬损它的价值，自锁托槽矫治技术并不能成为正畸临床矫治设计的主导因素，换句话说，自锁托槽仅仅是一种固定矫治的手段，正畸医师借助它来实现设计的矫治目标，它本身不能成为决定矫治方案尤其是拔牙与否的主要因素。

应用自锁托槽矫治技术，同传统的直丝弓矫治技术并没有本质的区别，不拔牙矫治过程也大致分为牙列的排齐整平阶段、调整颌间关系阶段、精细调整阶段和保持阶段。

（一）排齐整平阶段

一般先后使用镍钛圆丝和镍钛方丝。

1．镍钛圆丝　初始弓丝的选择一般视牙列的拥挤程度而定。对于严重拥挤不齐的牙列，可以选择0.012英寸的热激活镍钛圆丝作为初始弓丝；轻中度拥挤的牙列，可以选择0.014英寸的热激活镍钛圆丝作为初始弓丝，而一些没有拥挤的牙列也可以直接采用0.016英寸的热激活镍钛圆丝作为初始弓丝。由于初始弓丝很细，弹性很好，矫治系统的摩擦力很低，很轻的矫治力就可以启动牙齿的移动，获得牙列的初始排齐。对于牙列中牙齿扭转的完全解除，不可能仅依靠初始弓丝来完成，初始弓丝主要解除前牙的扭转以

及部分后牙的扭转，为接下来更换第二组弓丝做好准备。对于初始弓丝也需要有足够的耐心，让其在上下牙弓中有充分的作用时间，一般至少持续10～20周。

2. 镍钛方丝　矫治过程中的第二组弓丝可以直接选择高弹性的热激活镍钛方丝。对于主动式自锁托槽，一般选择0.016英寸×0.022英寸的热激活镍钛方丝，对于被动式自锁托槽，一般选择0.014英寸×0.025英寸或者0.016英寸×0.025英寸的热激活镍钛方丝，弓丝的颊舌径尺寸与槽沟的深度之间差距很小，这样可以尽可能减小弓丝与槽沟间的余隙，有利于牙齿扭转的快速矫正。第三组弓丝一般选择0.019英寸×0.025英寸的热激活镍钛方丝，继续排齐整平上下牙列，为矫治第二阶段采用硬度大的不锈钢工作弓丝做好充分准备。第二组弓丝的作用时间一般持续4～6周，第三组弓丝的作用时间一般持续8～10周，以上下牙列中托槽槽沟内的镍钛方丝完全直线化为该阶段结束的标志，最终实现所有牙齿的完全排齐，矫正所有扭转，并获得牙齿转矩度、轴倾度的基本表达，获得个体化弓形的进一步确立。

（二）调整颌间关系阶段

该阶段又称为工作弓丝阶段，采用硬度大的不锈钢方丝，一般采用0.019英寸×0.025英寸的不锈钢方丝，偶尔也使用0.018英寸×0.025英寸的不锈钢方丝。该阶段的矫治目的是在前一阶段的基础上确立最终的上下颌弓形，同时进行颌间关系的调整。一般通过摇椅形唇弓打开前牙咬合，而对于不拔牙病例，则可以通过Ⅱ类或Ⅲ类颌间牵引、推磨牙向远中或拉上/下牙列整体向远中移动等手段调整上下牙弓间的矢状向关系。

（三）精细调整阶段

该阶段可以继续使用上一阶段的不锈钢工作弓丝作为结束弓丝，如果弓丝上需要加补偿曲或个别牙转矩，也可以更换为0.019英寸×0.025英寸甚至全尺寸的TMA弓丝。该阶段的目的是按正常𬌗六项标准和功能𬌗目标对牙齿及𬌗关系进行精细调整。

（四）保持阶段

主动治疗结束后进入该阶段。保持的具体时间因错𬌗程度、治疗方法、生长发育状况等而存在较大的个体差异，保持器的种类包括活动保持器和固定保持器，前者常用的就是Hawley保持器和压膜保持器，而后者一般用于牙齿位置不稳定或需要较长时间保持的病例。

四、自锁托槽矫治技术拔牙矫治步骤及应用技巧

确定一个正畸患者是否需要拔牙矫治的客观因素有很多，比如牙齿拥挤度、前牙唇倾度及突度、骨面型、软组织侧貌等等，当应用自锁托槽矫治时，这些因素也同样需要加以考虑，但最重要的、首先要考虑的应该就是软组织侧貌。

应用自锁托槽进行拔牙矫治，它的优势在于能够更加简洁高效实现滑动机制关闭拔牙间隙。因为自锁托槽属于"低摩擦矫治系统"，能够实现轻力矫治，而轻力的使用，可以快速、安全地移动牙齿，从而更好地实现"差动力"效应，节省后牙支抗，较明显的内收上下前牙，改善凸面型患者的软组织侧貌，这一点已经被一些研究所证实。

应用自锁托槽进行拔牙矫治时，可以考虑到它节省支抗的特点，对于中等支抗甚至一些强支抗要求的患者，即使应用滑动法整体内收前牙，我们也可以考虑不采用辅助支抗控制的手段，即不借助口外力、TPA、Nance弓等手段，但在治疗过程中要始终注意轻力的使用，即使同时完成六个前牙的整体后移，关闭间隙也很有效，支抗也可以获得较好的维持。

应用自锁托槽矫治技术，只是为我们节省后牙支抗提供了一个前提，但并不意味着只要使用自锁托槽就一定能够节省后牙支抗，绝不是为我们的治疗上了一个"保险"，如果想充分体现它的这一优势，还有赖于正确合理的使用。整个矫治过程中应该使用比传统直丝弓矫治技术小得多的矫治力，在这种很轻的矫治力作用下，才有可能支抗牙不发生或少发生移动而移动牙较多地发生移动。而对于一些需要超强支抗控制的患者，仍需要借助微螺钉种植体来实现绝对的支抗控制，才有可能实现真正所谓的支抗零丢失。

应用自锁托槽矫治技术进行拔牙矫治，能够最大程度体现滑动直丝弓的矫治理念，矫治过程大致分为牙列的排齐整平阶段、关闭拔牙间隙（拔牙病例）、调整颌间关系阶段、精细调整阶段和保持阶段。

（一）排齐整平阶段

一般先后使用镍钛圆丝和镍钛方丝。

1. 镍钛圆丝　初始弓丝的选择一般视牙列的拥挤程度而定。同不拔牙矫治。

2. 镍钛方丝　该阶段也同不拔牙矫治。第二组弓丝直接选择高弹性的热激活镍钛方丝。第三组弓丝一般选择0.019英寸×0.025英寸的热激活镍钛方丝，继续排齐整平上下牙列，为矫治第二阶段采用硬度大的不锈钢工作弓丝做好充分准备，该阶段以上下牙列中托槽槽沟内的镍钛方丝完全直线化为该阶段结束的标志，最终实现所有牙齿的完全排齐，为下一阶段应用滑动法关闭拔牙间隙做好准备。

（二）关闭拔牙间隙（拔牙病例）、调整颌间关系阶段

该阶段又称为工作弓丝阶段，采用硬度大的不锈钢方丝，一般采用0.019英寸×0.025英寸的不锈钢方

丝,偶尔也使用 0.018 英寸 ×0.025 英寸的不锈钢方丝。该阶段的矫治目的是关闭牙列中的间隙,同时进行颌间关系的调整。对于拔牙病例,可以采用一步滑动法整体内收上下前牙关闭间隙,通过摇椅形唇弓打开前牙咬合,通过Ⅱ类或Ⅲ类颌间牵引调整上下牙弓间的矢状向关系。由于矫治系统的低摩擦环境,很轻的矫治力就可以使牙齿快速移动,但要始终注意轻力的使用,一般采用 50~100g 左右的轻力,而且不要频繁加力,复诊间隔周期可以为 8~10 周甚至更长,较大的矫治力和过于频繁加力只会导致支抗丧失,牙齿失控。

（三）精细调整阶段

该阶段的目的是按正常𬌗六项标准和功能𬌗目标对牙齿及𬌗关系进行精细调整。如果治疗初托槽粘接定位准确,治疗过程中支抗的控制也很好,这一阶段需要完成的工作量就很少。在精细调整阶段,还要特别注意防止由于摩擦力低牙齿容易移位导致牙列间隙的出现,拔牙病例尤其明显,采用弓丝末端回弯或者被动结扎或者链状皮圈的使用等手段都可以较好地稳定牙齿的位置。

（四）保持阶段

主动治疗结束后进入该阶段。由于牙齿移动较快,疗程可能缩短,因此应注意治疗结束后的保持,对于拔牙病例,可以采用改良的 Hawley 保持器,有利于拔牙间隙关闭后的保持。

（周彦恒）

第5节　多曲方丝弓矫治技术

一、多曲方丝弓技术简介

多曲方丝弓（multiloop edgewise arch-wire,MEAW）矫治技术,是由美籍韩裔正畸医师 Young H. Kim 于 1967 年提出,该技术采用 0.018 英寸槽沟的标准方丝弓托槽,使用 0.016 英寸 ×0.022 英寸的不锈钢方丝。在矫治弓丝上一般从两侧尖牙至第一磨牙弯制 L 型曲,故称之为多曲方丝弓矫治技术(图 41-72)。根据报道,多曲方丝弓矫治技术对于开𬌗及Ⅲ类错𬌗最为有效。

二、多曲方丝弓技术理论基础

多曲方丝弓技术在尖牙至第一磨牙均弯制 L 型曲,通过每个 L 型曲能够对于每个牙齿的移动进行三维控制,从而将牙齿移动到所需的位置。另外,弯制 L 型曲大大增加了弓丝的长度,因而增加了弓丝的弹性,使得矫治力量更为柔和。Kim 认为,后牙近中倾斜是造成前牙开𬌗和反𬌗的原因之一,因此多曲方丝弓技术中,将弯制的 L 型曲依次向后倾斜,以达到直

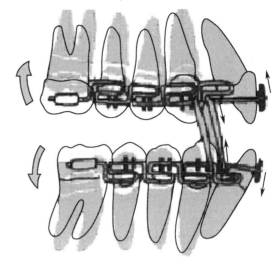

图 41-72　多曲方丝弓矫治器

立后牙的目的,为了达到良好的矫治效果,必须配合使用必要的颌间牵引,包括短Ⅱ类牵引、短Ⅲ类牵引、垂直牵引等等。

三、多曲方丝弓技术的诊断特点

多曲方丝弓技术治疗成功首先要有正确的诊断,Kim 通过对 874 例错𬌗畸形患者进行的头影测量分析,提出了对于诊断颌骨不调程度的两个指数:①上下颌骨前后向不调指数 APDI,即:APDI = 面角 +AB 平面角 + 腭平面 - 眼耳平面角。中国人恒牙初期正常𬌗 APDI 的均值为 81.10°±4.04°,当 APDI>81.10° 则有Ⅲ类骨面型倾向,APDI 值越大,骨性Ⅲ关系越严重。当 APDI<81.10° 则有Ⅱ类骨面型倾向,APDI 值越小,骨性Ⅱ关系越严重。②上下颌骨垂直不调指数 ODI,即:ODI =AB 平面 - 下颌平面角 + 腭平面 - 眼耳平面角。中国人恒牙初期正常𬌗 ODI 的均值为 72.83°±5.22°,当 ODI<72.83° 则有开𬌗或开𬌗倾向,ODI 值越小,骨性开𬌗可能性越大。当 ODI>72.83° 则有前牙深覆𬌗或深覆𬌗倾向,ODI 值越大,深覆𬌗的可能性越大。

拔牙与否是正畸治疗中的一个重要问题,Kim 通过研究发现拔牙组的 APDI 和 ODI 均小于非拔牙组,APDI 和 ODI 较大者倾向于不拔牙矫治。Kim 于 1992 年提出了拔牙的综合因素(CF),即:CF = APDI+ODI,CF>152 时倾向于不拔牙,而 CF<152 时倾向于拔牙。Kim 提出的另一个与拔牙相关的指数是拔牙指数(EI),拔牙指数是将综合因素(CF),上下前牙突度及上下唇突度与审美平面(E-Line)的关系(EL-LP)综合考虑,拔牙指数(EI)计算方法:当上下中切牙角大于 130° 时,

$$EI = APDI+ODI+\frac{|上下中切牙角-130|}{5}$$

$$-(上唇突度 + 下唇突度)$$

其中 |上下中切牙角 −130|：表示上下中切牙夹角与130之差的绝对值；上唇突度：上唇突点位于 E 线（E-line）的唇侧为"+"，舌侧为"−"单位为毫米；下唇突度：下唇突点位于 E 线（E-line）的唇侧为"+"，舌侧为"−"单位为毫米。白种人的 E 线（E-line）为鼻小柱中点至颏前点，蒙古人的 E 线（E-line）鼻顶点至颏前点。

150————————————155
拔牙矫治　　　临界病例　　　不拔牙矫治

四、多曲方丝弓技术的治疗特点

多曲方丝弓技术特别注意后牙段的拥挤与前倾，并认为这是导致前牙开𬌗与Ⅲ类错𬌗的原因，在拔牙牙位选择上，多考虑拔除上颌第二磨牙和下颌第三磨牙，这样便于远中移动上颌第一磨牙，缓解后牙段拥挤和直立前倾的后牙，有利于前牙开𬌗和反𬌗的矫治。

多曲方丝弓技术在弓丝弯制也有特点，一般从侧切牙远中开始每侧弯制五个 L 型曲，上下弓丝的模式图见图 41-73。多曲方丝弓只有在排齐整平后才开始使用，一般多曲方丝弓 L 型曲要做 3～5° 一定梯度的后倾弯，治疗中根据需要配合短颌间牵引及垂直牵引。

（贾绮林）

第6节　舌侧矫治技术

一、舌侧矫治技术的概述及进展

随着成人正畸需要的增加，美观托槽已越来越多地被正畸医师广泛采用。病人为了追求治疗过程中的美观效果，常会要求以美观矫治器进行治疗，如透明塑料托槽、透明陶瓷托槽等。但不管采用何种透明程度和材料的托槽，却难免从唇侧看到矫治器。因此，唇侧完全不可见矫治器 - 舌侧矫治器，是最理想的美观矫治器。由于矫治器粘接在牙齿舌侧，托槽、弓丝等均在舌侧，唇颊侧牙面上与平常人并无两样，完全不妨碍患者的日常生活及社会活动，达到了完全的美观效果，进而也散发出该种矫治器的真正魅力。随着近年数字化技术的出现，个体化舌侧矫治技术也开始发展起来。舌侧矫正技术经过三十多年的发展和临床应用，已成为一种成熟的技术，为广大的成年患者及正畸医师所偏爱。

1976 年，Dr. Kurz 与 Dr. Alexander Wildman 一道，同 ORMCO 公司合作研制非方丝弓的舌侧矫治器，并于同年底 Dr. Kurz 获得美国专利局世界上第一个固定舌侧矫治器的专利。1978 年，Dr. Kurz 和 ORMCO 公司一起仔细研究了牙齿的舌侧形态，以进一步减小托槽背板的大小，并便于舌侧粘接，同时研究牙弓形态，制作舌侧牙弓弓形图，以建立舌侧的控根和牙齿轴倾度的控制。1979 年，ORMCO-KURZ 舌侧矫治器正式推出并投入生产。与此同时，日本正畸医师 Dr. Kinya Fujita 经过多年实践于 1979 年 12 月在美国正畸学杂志上发表文章，以舌侧矫治器和蘑菇形弓丝治疗错𬌗畸形，取得良好效果，证明了舌侧矫正技术的可行性和科学性。

至今，Kurz 舌侧矫治器已经生产出了第八代舌侧矫治器，矫治器也做得越来越小，越来越让患者舒适。

2001 年，德国医师 Dr. Wichmann 发明了个体化舌侧矫治器，其原理利用数字化铸造技术，根据患者的牙齿制作托槽底板，这样可以大大减小舌侧托槽的厚

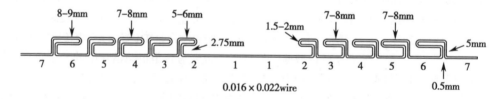

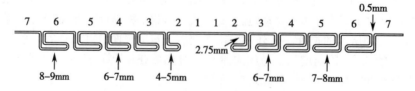

图 41-73　多曲方丝弓弓丝的弯制

度，增加患者的舒适度。该技术经过 10 余年的发展，其制作技术和精度已经炉火纯青。

我国自 20 世纪 90 年代初期引进舌侧矫治技术，至今已经发展近 20 年，该技术已经变得越来越成熟。而 2011 年，拥有自主知识产权的国产铸造舌侧矫治器 eBraces 在我国广州推出，该种矫治器也是采用数字化铸造技术及 3D 打印技术，以不锈钢作为原材料，根据患者数字化模型来设计和制造个性化矫治器，取得良好的效果，会对我国舌侧矫治技术的发展起到极大的推动作用。

二、舌侧矫治技术的种类及特点

舌侧矫治技术经过近 40 年的发展，正畸理论趋于成熟，硬件的发展更是百花齐放，已经开发出多种各具特色的舌侧矫治器。

（一）水平槽沟舌侧矫治器

这类舌侧矫治器的槽沟方向与唇侧矫治器相同，为水平方向。使用方形弓丝的时候，弓丝较宽的面位于龈𬌗向，而弓丝较窄的面位于唇（颊）舌面。Ormco 公司的 STb 舌侧托槽是这类矫治器的代表，也是世界上应用最为广泛的舌侧矫治器。

方丝的弯制和使用与唇侧方丝弓矫治器相似。由于水平槽沟的特点，方形弓丝截面的水平向宽度较大，关闭拔牙间隙时，对水平弯曲效应的抵抗作用更强一些（图 41-74）；而方形弓丝截面的龈𬌗向宽度较小，关闭拔牙间隙时，对垂直弯曲效应的抵抗作用稍弱一些，因此，弓丝需要较多的垂直向弯曲以抵抗弯曲效应。水平槽沟舌侧托槽的槽沟通常开口于舌侧面，弓丝从槽沟的舌侧进入，水平向就位。

STb 舌侧托槽强调了轻力的原则和轻力的使用。托槽体积较小，大大增加了托槽间距，提高了矫治弓丝的弹性。槽沟唇向底面近远中两侧有微小台阶，结扎丝与槽沟之间形成 0.016 英寸 × 0.016 英寸的类似于自锁托槽的管状结构，使用直径小于 0.016 英寸的镍钛圆丝排齐时，弓丝与槽沟点状接触，摩擦力大幅下

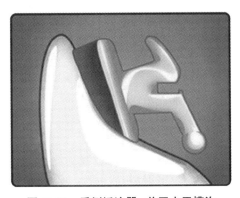

图 41-74　舌侧矫治器 - 前牙水平槽沟

降，实现了低摩擦力矫治。STb 托槽取消了其前辈第七代 Kurz 舌侧矫治器前牙托槽的咬合板，使操作者的视野更清楚，可以清楚地观察弓丝的就位情况。

（二）垂直槽沟舌侧矫治器

与水平槽沟矫治器不同，这类舌侧矫治器的槽沟为带状弓形式。弓丝较宽的面位于唇（颊）舌向，弓丝较窄的面位于龈𬌗向。Forestadent 公司的 3D 舌侧托槽使用的就是这种带状弓设计。

使用方丝的时候，由于弓丝截面的垂直向宽度较大，关闭间隙的时候，对垂直弯曲效应的抵抗作用更强一些；而方丝截面的水平向宽度较小，关闭间隙时，对水平弯曲效应的抵抗作用稍弱一些，因此，弓丝需要较多的水平向弯曲以抵消弯曲效应。垂直槽沟舌侧托槽的槽沟通常为𬌗向开口，弓丝就位时，从槽沟的𬌗向入槽（图 41-75）。操作者视野清楚，可以非常清楚地判断弓丝是否完全就位。由于这种矫治器的特点，槽沟的舌面和唇面都有坚硬的槽沟壁，牙齿扭转通过槽沟壁与弓丝的交互作用而得到矫正；但是，槽沟的𬌗向面并无坚硬的槽沟壁，矫正牙齿倾斜的难度相对稍大，通常需要一些特殊的结扎方式来实现。

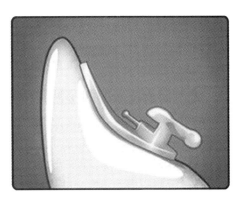

图 41-75　舌侧矫治器 - 前牙垂直槽沟

（三）舌侧自锁托槽矫治器

自锁托槽的出现为正畸医师展现了一片新的天地，由于摩擦力大幅降低，使得矫治所需的力值也随之下降，轻力矫治的原则得到贯彻。舌侧矫治技术中，托槽间距减小使得在使用同样尺寸弓丝的前提下，矫治力陡然增高，因此需要采取措施有效地降低矫治力。自锁舌侧托槽矫治器是自锁托槽与舌侧矫治技术的有机结合。Adenta 自锁舌侧托槽和 Harmony 舌侧自锁是这类矫治器的代表。

舌侧自锁托槽分为被动式（passive）和主动式（active）两类，主动式舌侧自锁托槽为主。排齐阶段使用直径较小的弓丝时，两种舌侧托槽槽沟与矫治弓丝为点接触，摩擦力显著降低，可以有效降低矫治力。关闭间隙阶段，舌侧矫治技术需要对前牙进行更加可靠的控

制。使用 0.016 英寸不锈钢方丝时，主动式舌侧自锁托槽进入交互作用状态（interactive），托槽的弹簧夹（clip）对矫治弓丝的作用力使其紧贴槽沟底部，实现矫治弓丝对牙齿更强的控制和托槽底板数据更充分地表达。舌侧自锁托槽多通过弹簧夹的关闭实现弓丝的结扎，有效缩短了椅旁时间。

（四）个体化舌侧矫治器

个体化舌侧矫治器是借助于计算机辅助设计和计算机制造技术，根据患者的牙殆形态个别制作的一种矫治器。通过扫描获得牙齿舌面形态，根据牙齿的舌面形态设计每颗牙齿的底板，并在其上设计托槽。托槽体通常较为小巧，更贴近牙齿的舌侧面，有助于降低患者的不适感。托槽底板较大，能够提供较强的粘接强度，但是底板与牙齿之间的边缘线较长，对患者的口腔卫生提出了更高的要求。因为托槽体部更接近牙齿舌面，所以弓丝形状受牙齿舌面形态的影响而变得相当不规则。但是，这种矫治器通过机械臂弯制弓丝，提供每位患者需要的预成矫治弓丝，有效地降低了医师弯制弓丝的难度。由于这个流程都是通过计算机技术和工业化手段实现，因此，矫治器的制作和矫治弓丝的弯制的精度和效率。

2001 年，德国医师 Dirk Wiechmann 首先发明了个体化舌侧矫治系统，取名"Incognito"。并矫治完成了大量的病例证明了这种矫治系统的可靠性和矫治效能。

三、舌侧矫治技术的间接粘接技术

间接粘接技术是由 Cohen 和 Silverman 于 1972 年发明的。是舌侧矫治技术不可缺少的步骤。舌侧矫治器采用间接粘接技术，是因为：①牙齿舌侧形态不规则，常需要通过舌侧托槽的背板来补偿；②牙齿舌侧形态变异较大，需选择合适的托槽背板厚度和控根角度；③操作者很难在椅旁直视并确定舌侧托槽的倾斜度和高度；④很难在直视下完成牙齿舌侧面的矫治器粘接；⑤舌侧矫治技术要求托槽位置更为精确，因为通过唇弓的弯曲很难来补偿托槽位置不准确，而且非常费时。

间接粘接技术包括病例准备、实验室粘接过程和临床粘接过程。

（一）病例准备

1．患者需做充分的牙周洁治和刮治，去除牙结石和软垢等。

2．若患者牙齿舌隆突过大，不便于托槽置放，宜用磨石磨改舌隆突。

3．患者舌侧面过于凹陷，如铲形牙（东方人多见）可用复合树脂修复。然后再采取印模。

4．烤瓷金属冠修复患者，牙齿舌侧面带有金属暴露，这些冠需用暂时塑料甲冠代替，正畸治疗结束再进行烤瓷冠修复。

5．上颌侧切牙畸形舌侧窝，宜先光敏复合树脂充填。

6．牙齿舌侧面银汞充填宜先去除，采用光敏树脂修复。

7．导致牙齿移动的治疗过程如分牙、拔牙、活动矫治器等应延至所有舌侧矫治器粘接完成后再进行。

8．若患者由活动矫治器或其他正畸治疗转为舌侧矫正治疗时，宜用保持器暂时保持现有的位置。

9．完成上述工作后，以藻酸盐材料采取印模，要求所有牙齿的舌侧面清晰而准确，模型边缘一般需要延伸至龈黏膜交界处。

10．模型采取后宜即刻灌制硬度大的细石膏模型。

（二）实验室粘接过程

1．石膏模型干燥变硬后，涂上一层分离剂。

2．舌侧托槽高度确定以牙列中舌侧牙冠最短的牙齿为基准。一般而言，舌侧托槽基底距牙龈缘 1.5mm 或以上，上切牙切缘至上切牙托槽的咬合平板距约为 2mm。

3．在模型上牙齿的唇颊面上标出牙齿长轴。

4．在模型上牙齿舌侧面标出托槽高度和倾斜度的标准线。采用 ORMCO 公司的控根 / 轴倾度测量仪（torque/arguation reference guide，TARG）。

5．用水溶性暂时黏合剂将托槽依据前述的记号粘于石膏模型的牙齿上。

6．若个别牙上的矫治器附件位置不当，可拿下托槽，托槽背板用丙酮清洗，再涂上分离剂，然后粘上托槽。

7．托槽稳固后，用黏度较小的硅橡胶制成间接性转移托盘。

8．转移托盘硬固后，连同模型置入水中约 10 分钟，便于取下托盘。

9．间接转移托盘应经过修整和调磨。

10．牙列中线应在托盘上标出。

11．间接转移托盘完成后，应用丙酮清洗托槽背面，清除暂时性黏合剂和分离剂残余，然后临床备用。

（三）临床粘接过程

1．器械及材料准备

（1）转移托盘。

（2）复合树脂充填器。

（3）釉质黏合剂。

（4）吸唾器、三用枪。

（5）舌挡板。

（6）镊子、口镜探针和洁治器。

（7）开口器。

（8）牙线、棉球等。

（9）低速手机和橡皮杯。

（10）牙面抛光剂、丙酮、阿托品等唾液抑制剂、酸蚀液及涂抹刷。

2. 粘接托槽前过程

（1）先试转移托槽，使其充分就位。

（2）若患者唾液过多，可服用唾液分泌抑制剂如阿托品等。

（3）保持健康牙龈。

（4）酸蚀时，避免伤及牙龈。

（5）酸蚀后应充分冲洗牙齿舌侧面。

（6）干燥牙齿表面，并涂抹渗透液。

3. 间接粘接过程

（1）牙齿准备并酸蚀牙面。涂抹黏合剂液体成分。

（2）转移托盘上的托槽网板上涂抹黏合剂液体。

（3）涂黏合剂于托槽背板上。

（4）转移托盘放置于牙冠上，约 30～40 秒钟内充分就位。

（5）托槽放置约 3 分钟，保持不动。

（6）上颌托盘应在牙弓上置约 10 分钟，此时可以准备下牙弓。

（7）粘接下牙列托槽时，去除上颌转移托盘。

四、舌侧矫治技术的治疗原则机制

舌侧矫治技术治疗过程分为四期：

第 I 期：整平和排齐牙列，打开咬合，纠正扭转。

第 II 期：控根治疗。

第 III 期：内收前牙关闭间隙。

第 IV 期：完成期。

（一）第 I 期

整平、排齐牙列、控制扭转和打开咬合。

1. 第 I 期的治疗目标

（1）开始时尽可能轻力。

（2）为患者提供一个适应期。

（3）纠正牙齿扭转。

（4）排齐整平上下颌牙弓，利于进一步更换弓丝。

（5）给予必要的转矩控制。

（6）建立后牙段支抗单位。

（7）口外弓或横腭杆增强必要的后牙支抗。

（8）减小前牙深覆𬌗。

（9）为扭转或重叠而无法粘托槽的牙齿提供间隙。

2. 弓丝选择　开始的整平和排齐弓丝多为 0.0155 英寸（0.39mm）的多股麻花弓丝 0.0175 英寸（0.44mm）的 Rospond 弓丝、0.014 英寸（0.36mm）镍钛弓丝、0.016 英寸（0.41mm）TMA 弓丝。如果需要早期转矩力，则可选用 0.016 英寸 × 0.022 英寸（0.41mm × 0.56mm）D-Rect 弓丝。

3. 扭转牙的纠正

（1）前牙托槽的双折叠弹力或钢丝结扎技术，利于扭转的纠正。

（2）过度拥挤牙齿需要开展足够的间隙。

（3）弓丝完全结扎入槽沟。

4. 严重拥挤的纠正

（1）粗而硬的弓丝作唇弓最少 0.016 英寸（0.41mm）不锈钢圆丝，拉尖牙向远中，为拥挤的切牙产生间隙，然后再用细而弹性好的柔软弓丝作唇弓，排齐牙列，纠正拥挤。

（2）打开的螺簧推尖牙向远中，为拥挤前牙开展间隙。

（3）J 钩拉上颌尖牙向远中，为中切牙和侧切牙提供间隙，解除牙列拥挤。

5. 前牙咬合打开

（1）前牙深覆𬌗得以纠正。

（2）后牙咬合分开后，利于牙齿扭转的纠正，磨牙的直立，反𬌗及锁𬌗的纠正。口外弓推磨牙向远中（后）等。

（二）转矩控制

舌侧矫治器托槽已有转矩度存在，只需根据不同的转矩需要，选择不同大小的方丝，对牙齿施以转矩力。

1. 在第 I 期整平排齐牙列过程中，如需要对牙齿施以转矩力，则 0.0175 英寸 × 0.0175 英寸（0.44mm × 0.44mm）TMA 方丝或 0.016 英寸 × 0.022 英寸（0.41mm × 0.56mm）D-Rect 弓丝。

2. 在第 I 期整平排齐结束后，若需要更多的转矩，则用 0.016 英寸 × 0.024 英寸（0.41mm × 0.56mm）的不锈钢方丝来施以转矩力。如需要的转矩度较大时，则用 0.017 英寸 × 0.025 英寸（0.43mm × 0.64mm）TMA 方弓丝或不锈钢方丝来施以转矩力。

（三）内收前牙、关闭间隙

舌侧矫治器内收前牙和关闭牙列间隙与传统唇侧矫治器基本一致，可以采用关闭曲法、滑动法或两者的结合。

1. 支抗预备横腭杆或口外弓常规应用于拔牙病例，以预备磨牙支抗，防止磨牙近中颊向扭转，消除牙弓左右向异常作用力而致牙弓宽度改变。

2. 压低上前牙采用高位牵引头帽，配合 J 钩，拉尖牙向远中，或配合弓丝关闭曲，内收前牙时，压低上前牙。还可采用高位牵引头帽配合上颌前部塑料𬌗板，压低上前牙。

3. 拉尖牙向远中。

（1）唇弓为 0.016 英寸（0.41mm）或 0.016 英寸 × 0.022 英寸（0.041mm × 0.56mm）不锈钢圆丝或方丝。

（2）链状圈拉尖牙向远中。

（3）镍钛拉簧拉尖牙向远中。

注意：①在尖牙向远中时，尖牙应用钢丝折叠结扎；②切牙应"8"字结扎在一起；③为了增强后牙支抗，第二前磨牙和第二恒磨牙紧紧结扎在一起。

4. 内收切牙，关闭拔牙隙。

（1）唇弓应为 0.016 英寸 × 0.022 英寸（0.41mm × 0.056mm）或 0.017 英寸 × 0.025 英寸（0.43mm × 0.64mm）不锈钢方丝或采用 0.017 英寸 × 0.025 英寸（0.43mm × 0.64mm）TMA 方丝。

（2）采用滑动机制内收前牙关闭间隙（颌内 I 类牵引力）。

（3）采用关闭曲法内收前牙，关闭间隙。

（4）采用 I 钩 - 高位牵引头帽装置内收上前牙，关闭间隙，同时可压低上前牙。

（5）间隙关闭后，可采用 0.016 英寸 × 0.022 英寸（0.4mm × 0.56mm）不锈钢方丝或 0.017 英寸 × 0.025 英寸（0.43mm × 0.64mm）TMA 方丝进一步整平牙列，并辅以转矩控制。

5. 6 个前牙一起内收，关闭间隙。

（1）唇弓或 0.016 英寸 × 0.022 英寸（0.41mm × 0.56mm）或 0.017 英寸 × 0.025 英寸（0.43mm × 0.64mm）不锈钢方丝，或 0.017 英寸 × 0.025 英寸（0.43mm × 0.64mm）TMA 方丝。唇弓的后牙段可通过减径处理，利于弓丝的滑动，不至于损失前牙转矩控制。

（2）后牙段支抗控制：口外弓或横腭杆，或者种植体支抗来加强支抗。

（3）牵引力大小：轻力。

6. 中线的纠正

（1）牙弓内牙齿的移位：单侧弹力牵引或螺旋弹簧。

（2）颌间牵引调整。

（四）完成及牙列精细调整阶段

1. 唇弓

（1）0.016 英寸 × 0.022 英寸（0.41mm × 0.56mm）不锈钢方丝。

（2）0.017 英寸 × 0.025 英寸（0.43mm × 0.64mm）TMA 方丝。

（3）0.016 英寸（0.41mm）TMA 圆丝。

（4）0.018 英寸（0.46mm）TMA 圆丝。

2. 颌间牵引

（1）Ⅱ类或Ⅲ类颌间牵引。

（2）尖牙和第二恒磨牙的颌间牵引较为有效。

（3）上下颌间垂直牵引及𬌗精细调整。

3. 保持与唇侧矫治器治疗后的保持基本一致。一般而言，在尽可能的条件下，使用固定舌侧保持器。

保持的时间宜尽可能长，且在保持过程中要注意口腔卫生保健。

（周彦恒）

第7节 口外力矫治装置

在正畸治疗中，许多情况下，单纯依靠口腔内组织所能提供的抗基，不能满足矫治力或支抗的需求。因而，设法依靠以口腔外部的颅面骨骼为支持，提供稳定的抗基或通过特定装置产生较大的矫治力，是必要的。这种以口腔外某部位作为抗基，再通过一定装置产生的矫治力或支抗力叫做口外力，而产生和传递口外力的装置被称为口外力矫治装置。

一、发 展 简 史

19 世纪末，Angle、Case 等首先使用口外力使上前牙舌向移动。20 世纪 30 年代后，口外后方牵引装置开始得到发展和推广应用。各种改良设计相继出现。对于口外后方牵引装置的作用机制的研究亦取得了长足的进展，逐步使之趋于完善。

1944 年，Openheim 提出了向前方牵引上颌的设计装置。但直到 20 世纪 60 年代末，口外前方牵引的设计方引起重视。从此，有关口外前方牵引的实验研究和临床应用不断得到发展。至 20 世纪 90 年代，口外前方牵引已成为正畸临床上矫治上颌发育不足或后缩畸形的重要手段之一。

二、口外力装置的一般特点

口外力矫治装置是一种复合装置。主要由口内部分和口外部分组成。口内部分一般为各种矫治器或矫治部件（包括可摘矫治器和固定矫治器）。口外部分包括支抗部分、连接部件或传导部件和力源部件。

口外力矫治装置的突出优点是：充分利用了颅面部某些部位诸如额、颊、顶、枕、颈等的强大支抗能力，为正畸牙齿移动和整形力矫治提供了充分的支抗力，从而扩大了正畸矫治的适应证范围，显著地提高了矫治效果。

口外力装置不仅可用于加强支抗，有效地移动牙齿，更重要的是可用来抑制或促进上下颌骨的生长发育，改变骨骼的生长方向，从而改善上下颌基骨的关系，产生整形作用。显然，口外力装置的整形作用与功能性矫治器一样，只限于生长发育期的患者。

至今，口外力矫治装置的各种设计仍未尽完善，还存在着戴用时间受限、作用力不持续、戴用不太舒适、戴用时有碍美观、影响患者合作等不足之处。因而有待于进一步改进和完善。

三、口外力装置的种类

口外力矫治装置可根据其作用力的方向，将其分为口外前方牵引装置、口外后方牵引装置和口外垂直牵引装置3种类型。每一类型的口外力矫治装置又可按照其结构形式、作用力的合力方向等分为若干种。

口外力矫治装置的类型

口外后方牵引装置

高位口外牵引装置（简单头帽牵引装置）

低位口外牵引装置（颈带牵引装置）

中位或水平口外牵引装置（复合头帽牵引装置）

头帽颏兜牵引装置

口外前方牵引装置

改良颏帽口外前方牵引装置

面具式口外前方牵引装置

面架式口外前方牵引装置

口外垂直牵引装置

面弓垂直牵引装置

垂直颏帽牵引装置

四、高位口外牵引装置

高位口外牵引装置又称简单头帽牵引装置。

（一）组成和制作（图41-76）

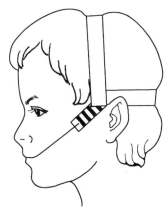

图41-76　高位口外牵引装置

1. 简单头帽　属于顶枕联合支抗部件。它由两条带子分别绕过头顶部和枕部，于两侧耳廓前上方连接而成。其连接处可以附有挂钩或纽扣等。

2. 弹力带　属于力源部件。使用橡皮筋或普通市售弹力带均可。

3. 面弓　属于连接部件。可分为对称面弓、不对称面弓、复合体面弓和J形钩等。

（1）对称面弓：包括内弓和外弓。

1）内弓：为一与牙弓形态相一致的粗唇弓，由0.9mm或1.0mm硬不锈钢丝弯制。根据不同需要，内弓可有多种形式，常用者为推磨牙向远中或作用于全牙列的内弓（图41-77）。该内弓在插入磨牙颊管的近中管口处形成U形或欧米伽阻挡曲等，可用作推磨牙向远中。

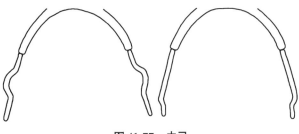

图41-77　内弓

2）外弓：是由口内伸向口外的一对连接臂，一般用1.2mm粗的硬不锈钢丝弯制而成（图41-78）。按外弓臂的长短分为长外弓、中长外弓和短外弓，三者分别终止于第一恒磨牙远中、第一恒磨牙区及第一恒磨牙近中处。外弓与内弓的相应部位焊接即形成完整面弓。

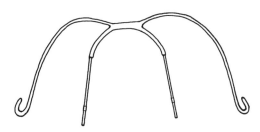

图41-78　附有内弓的外弓

对称面弓只用于传递双侧对称的作用力。

（2）不对称面弓：其基本组成与对称面弓相同。所谓不对称是指通过改变面弓的结构，而对牙弓两侧产生不对称的作用力，它随着结构形不同，其作用也不尽相同。

1）长短臂不对称面弓：将对称面弓的一侧外弓臂延长，当在两侧施以相等牵引力时，则可在长臂侧的内弓产生大于对侧的远中向作用力（图41-79）。

2）不对称焊接面弓：指将内外弓焊接部位移向一侧，而外弓臂的末端仍处于对称位置，则焊接侧可获得较大的远中作用力（图41-80）。

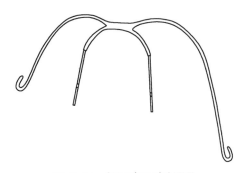

图41-79　长短臂不对称面弓

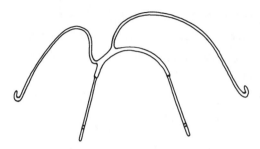

图 41-80　不对称焊接面弓

3）旋轴不对称面弓：将内外弓的连接部位移向一侧，但不是通过焊接，而是用一可转动的直轴将内外弓连在一起，从而传递不对称的作用力（图 41-81）。制作时，可将外弓上的一竖轴从方垂直插入内弓上的一垂直管内，轴超出管外的部分冲压成帽状，以防轴从管中脱出。

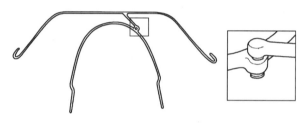

图 41-81　旋轴不对称面弓

以上 3 种不对称面弓各具优缺点。长短臂面弓由于长臂侧牵引力线角度增大，而容易使支抗部件滑向该侧，故对支抗部件的稳定性要求提高。不对称焊接面弓虽能产生不对称作用力，但难以使牙弓两侧获得较大的远中向作用力差值。3 种不对称面弓在产生不对称远中作用力的同时，均产生颊舌向分力，其分力大小分别为：长短臂面弓最大，不对称焊接面弓次之，旋轴不对称面弓最小。由此可见，旋轴不对称面弓具有对支抗部件的稳定性要求较低、颊舌向分力最小等优点，但制作较为复杂。

（3）复合体面弓：在面弓上连接其他正畸附件者称为复合体面弓。常用者为合并前牙板、前牙夹板、后牙垫等的面弓。也有直接连于可摘矫治器基托上的面弓。

复合体面弓的优点在于，除了能起到普通面弓的作用外，还可产生其他正畸作用。

（4）"J"字形钩：是比较常用的一种口外力装置的连接部件，相当于外弓（图 41-82）。用 1.2mm 硬不锈钢丝弯成 J 形，其长度视情况而定。其用途广泛，可用于各种口外后方牵引装置中。其使用和制作均简单而方便，但是稳定性有限，而且双侧不是一整体而缺乏相互支持，易压迫面颊软组织；如使用不当，还可刮伤口面部组织。

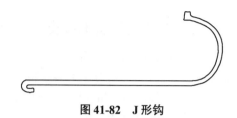

图 41-82　J 形钩

4．口内部件　包括固定矫治器、可摘矫治器和功能矫治器等。连接口外牵引装置的口内装置或矫治器，均要求具有良好的固位、足够的强度和支持能力。

（二）作用原理

该装置的牵引力主要是向上向后，因而可以抑制上颌骨向前生长。随着施力点的改变还可抑制上颌骨前部或后部的垂直向生长。对牙齿而言，这种向上向后的力可压低和远中移动上后牙。当做用于前牙时，除了可使之舌向倾移外，如果使作用力线处于切牙抗力中心的唇侧，也可使上切牙产生根舌向转矩移动。

（三）适应证

高位牵引装置适用于牙性或骨性安氏 II 类错𬌗。

在不拔牙病例中，可用于抑制上颌骨的向前生长，调整上颌平面的倾斜度，推上磨牙向远中。

在拔牙病例中，除上述作用外，还可内收尖牙及切牙、关闭拔牙间隙、加强上磨牙支抗等。

但是在 II 类错伴有下颌平面角过小，下颌逆时针方向旋转生长时，则不能使用该装置作用于上磨牙。另外，该装置对上颌的整形作用仅限于乳牙期、替牙期和恒牙初期的患者。

（四）临床应用

当用作控制上颌向前生长时，可选用对称面弓，使内弓与所有前牙接触，并设法使作用力均匀地分布于全牙列。

当用于增强磨牙支抗或推磨牙向后时，内弓就位后，其前部应离开前牙。这种方法不宜用于短面型的深覆病例或下颌平面角过小的安氏 II 类错，因为该方法在使磨牙远中移动的同时，伴有磨牙压低移动而使下颌易发生向上向前的旋转。

如果要想使上磨牙牙冠远中移动，则应使牵引力线通过磨牙抗力中心的下方；如欲使磨牙牙根远中移动，则需使牵引力线经过磨牙抗力中心的上方。这可通过调整外弓的臂长或内外弓在矢状平面的夹角来实现。

当利用 J 形钩做连接部件时，其施力点多位于牙弓的前部。如将 J 形钩挂于固定矫治器前磨牙或尖牙近中的主弓或托槽上，可使这些牙远中移动。如果挂于主弓的牵引圈内，则可内收上前牙。当用于加强磨牙支抗时，J 形钩也挂于牵引圈内。如果使 J 形钩作用于切牙夹板上,则可产生切牙的根舌向转矩作用。

高位口外牵引头帽的牵引力大小因矫治目的而异。抑制上颌的向前生长或推上磨牙向后时,牵引力每侧为 500～800g;也有人主张欲取得上颌快速整形效果,可增加至 1200～2000g。远中移动前磨牙或尖牙的牵引力多为每侧 150～300g;而压低和内收 4 个切牙的力可在 100～150g。

高位口外牵引装置要求每天戴用 14 小时以上,至少不得少于 12 小时。如果用作加强磨牙支抗,可根据需要每天戴用 8 小时、10 小时或 12 小时。要嘱咐患者,摘戴时应注意安全。

五、低位口外牵引装置

低位口外牵引装置又称颈带牵引装置。

（一）组成

由颈带、橡皮圈、连接部件和口内部件组成(图41-83)。如果连接部件为面弓,又称 Kloehn 面弓。若连接部件为 J 形钩,则称为 J 形钩低位口外牵引装置。

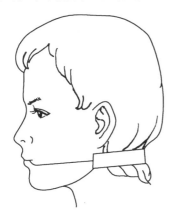

图 41-83　低位口外牵引装置

（二）作用原理

该装置的牵引力是向下向后的,因而在作用于上颌时,不仅可抑制上颌的向前生长,使上牙弓及上磨牙远中移动,而且还有促进上颌垂直向生长和使上牙伸长的作用。其中,上磨牙可因牵引力线在矢状平面上的高低位置不同而表现为牙冠的远中移动或牙根的远中移动。

当做用于下颌时,除了可使下磨牙远中移动外,还有压低作用。该装置几乎不对下颌直接产生整形作用,但可通过上下后牙伸长或压低以及使上颌平面倾斜,而使下颌发生旋转,从而对下颌起到间接整形作用。

（三）适应证

面弓低位牵引与 J 形钩低位牵引的适应证有所不同。

面弓低位牵引适用于下颌平面角较小的安氏Ⅱ类错𬌗。其中,可抑制上颌的向前生长,推上磨牙向后,或加强拔牙病例的上磨牙支抗。该面弓低位牵引也可用于下颌平面角较大的Ⅲ类错𬌗,这时可推下磨牙向后或加强拔牙病例的下磨牙支抗。该面弓低位牵引装置不宜用于下颌平面角较大的安氏Ⅱ类错𬌗及下颌平面角较小的Ⅲ类错𬌗。另外,颈带稳定性有限,不宜与长短臂面弓联合使用。还应注意,面弓低位口外牵引对上颌的整形作用只发生于生长期患者。

"J"字形钩低位口外牵引多用于加强磨牙支抗、牵引前磨牙和尖牙远中移动以及内收切牙。但是,伴有上颌平面的顺时针方向旋转的Ⅱ类错𬌗或深覆𬌗,不宜在上颌使用该装置;伴有下颌平面角过大或有开𬌗倾向或下前牙已出现补偿性舌倾的Ⅲ类错𬌗,则不要在下颌使用 J 形钩低位口外牵引。

（四）临床应用

颈带牵引装置较为常用。可根据需要来选面弓式或 J 形钩式的低位口外牵引。

由于固位问题,面弓低位口外牵引装置一般不与可摘矫治器联用。如果用作抑制上颌生长,而要求内弓起作用时,应与上前牙接触;当用作加强磨牙支抗时,内弓不要与前牙有接触。如果要使磨牙牙冠或牙根远中移动,则可改变外弓臂的长度以及外弓与内弓之间在矢向的角得以实现。

"J"形钩低位口外牵引装置在与固定矫治器联用移动前磨牙和尖牙向后时,可将"J"形钩直接挂于被移动牙近中的主弓丝或托槽牵引钩上。当内收切牙时,"J"形钩应挂于侧切牙远中的主弓丝牵引环上,并且主弓丝在磨牙管近中不加阻挡曲,以利于弓丝向远中滑动。当用于加强磨牙支抗时,除了"J"形钩要挂于牵引环上外,磨牙管近中要弯制阻挡曲。如果不需要同时使切牙舌向移动,还应使主弓和前部离开切牙而不入切牙托槽。

"J"形钩低位牵引在上颌不能与可摘矫治器联用,但在下颌与活动或固定矫治器均可连接。

低位牵引装置的牵引力大小、戴用时间及其注意问题与高位牵引装置基本类同。

六、中位口外牵引装置

中位口外牵引装置又称复合头帽牵引装置或水平口外牵引装置。

（一）组成

1. 复合头帽　它是在颈带和简单头帽的基础上,再增加一根正中矢向枕顶带,使之成为顶 - 枕 - 颈三部位联合支抗部件。其上附有挂钩或纽扣(图41-84)。

复合头帽的稳定性较颈带和简单头帽为好,因而在使用较大口外力或不对称牵引力时,多选用这种头帽。目前国内已有预成可调式复合头帽面市。

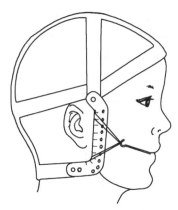

图 41-84 中位口外牵引装置

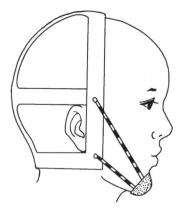

图 41-85 头帽颏兜牵引装置

2．橡皮圈、面弓、J 形钩及口内部件 其中，面弓可以是对称面弓、不对称面弓或复合体面弓。

（二）作用原理

该装置的牵引力线基本与平面平行，极少产生垂直向分力，因此，可以有效地抑制上颌骨的向前生长，而不致使上颌平面出现旋转；推磨牙向后时也基本不伴有伸长或压低作用。如果使用带前牙板的复合体面弓，可以起打开咬合的作用；当使用不对称面弓时，则可产生双侧磨牙不对称的远中移动。

（三）适应证

该装置可与各种口内矫治器配合使用，用于加强后牙支抗。当处于生长期的Ⅱ类错𬌗患者不存在上颌平面旋转时，该装置可用来抑制上颌的向前生长发育，推磨牙向后以调整磨牙关系，内收唇倾的上前牙。在拔牙病例中，可用于牵引尖牙向后、内收切牙和关闭拔牙间隙等。

（四）临床应用

中位牵引装置用途比较广。在使用对称面弓或 J 形钩时，临床应用与高位牵引和低位牵引装置大同小异。由于其几乎不产生垂直分力，故临床上更容易控制。只是在用于下颌时，应注意下颌运动对牵引力方向的影响。

使用不对称面弓推磨牙向后时，可伴有磨牙的颊舌向移动倾向，因此，应选择较合适的不对称面弓，如旋轴不对称面弓，必要时可利用口内矫治器，例如活动托或固定腭弓等，来对抗这种不利作用。

使用复合体面弓打开咬合时，可附加其他可产生各种牙移动的正畸附件。

中位牵引装置的戴用时间及方法等类同高位牵引装置。

七、头帽颏兜牵引装置

（一）组成（图 41-85）

1．头帽和弹力带 类同简单头帽或复合头帽。

2．颏兜 包括软颏兜和硬颏兜两种。软颏兜由比较结实的布料制作而成；硬颏兜由自凝树脂或普通塑料制作而成。后者多用于制作预成颏兜。硬颏兜厚达 2～2.5mm，形状与颏部一致，上面还有散在透气孔。

（二）作用原理

这是一种作用于下颌的纯口外装置。该装置对颏部的向后牵引力，不仅能抑制下颌的向前生长，还可影响升支的垂直生长、下颌角的改变及下颌与颅面的关系，从而对下颌起到整形作用。当牵引力线通过颞下颌关节前上方时，还可助长下颌的逆时针方向旋转；当牵引力线通过颞下颌关节或其下方时，则有利于下颌发生顺时针方向的旋转。此外，通过下颌角上方的牵引力均可伴有不同程度的下颌角变小趋势，即所谓基骨内的逆时针旋转。

（三）适应证

主要用于生长发育期的安氏Ⅲ类骨性错𬌗，应尽早地使用之。例如乳牙期、替牙期可单独使用之。该装置对恒牙早期病例的作用有限，常需配合其他矫治器治疗。

（四）临床应用

当该装置用于下颌平面角较大的或伴有开𬌗倾向的Ⅲ类骨性错𬌗时，牵引力线应通过颞下颌关节的前上方。这时可选用简单头帽，并用一根弹力带连于头帽与颏兜之间。

当用于下颌平面角较小，或下颌呈水平生长型，或呈向前向上旋转生长型时，牵引力应通过髁颈部或其下方位置。若还合并较深的反覆𬌗时，则牵引力应通过下颌升支的下 1/3 处，以免造成下颌角的继续变锐而出现下颌基骨内的向上旋转倾向；这时要选用复合头帽，并用两根弹力带从颏兜连向头帽的不同位置。通过调节两弹力带的牵引力比值，可调整牵引力合力的方向。

一般该装置使用的牵引力每侧为 500g 左右。在年龄稍大的患者，可根据颞下颌关节耐受的程度适当增加力值；而在年龄较小者，牵引力可从每侧 150～300g 开始，在 1～2 个月中逐渐增至 500g 左右。

需要向患者强调的是，每天戴用不得少于 12 小时，如果每周戴用 100 小时以上则更好。

八、改良颏帽口外前方牵引装置

（一）组成（图 41-86）

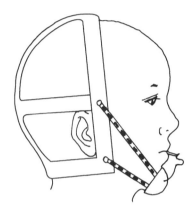

图 41-86 改良颏帽口外前方牵引装置

1. 简单头帽或复合头帽、连于头帽与颏兜之间的弹力带、前方牵引的橡皮圈及口内矫治部件（活动矫治器或固定矫治器）。

2. 带有前方牵引臂的颏兜 该颏兜为硬质部件，既起支抗作用，又产生矫治作用。由颏兜向上伸出两条粗 1.2～1.5mm 的硬不锈钢丝臂，其上端形成牵引钩，这就是前方牵引臂。

橡皮圈可挂于牵引臂与磨牙或尖牙区的牵引钩之间。

（二）作用原理

该装置可同时产生牵引上颌向前和下颌向后的作用。换言之，它可助长上颌向前生长，使上颌前移和上前牙前倾，同时可抑制下颌向前生长。

通过调节头帽与颏兜间弹力带的方向，还有使下颌产生不同旋转的作用，如果弹力带的牵引力线通过颞下颌关节前上方，则有利于下颌向上向前旋转，如果其牵引力线在关节后下方通过，则可助长下颌向下向后旋转。这可根据需要而选择。

（三）适应证

该装置主要适于上颌后缩合并下颌前突且处于生长期的安氏Ⅲ类骨性错𬌗患者。一般认为用于乳牙期和替牙期较为合适。Cozzani 认为应早至 4 岁开始，以便使牵引力的方向与上颌的生长发育方向取得一致。此外，早期矫治也便于调节下颌的生长方向。

（四）临床应用

该装置向前牵引的力值一般要求维持在 500g 左右，这个力刚好达到 Bass 所称产生上颌整形作用的最

佳力值；同时，该力值与牵引下颌向后的力所形成的力矩可达到平衡以保证颏兜的稳定。

该装置的前方牵引力方向和施力点位置直接影响上颌的旋转方向和生长方向，因此，要根据不同需要，适当调整颏兜前方牵引臂的高度。要求患者每天戴用该装置至少 12 小时，有条件者应尽量延长戴用时间。

九、面具式口外前方牵引装置

（一）组成（图 41-87）

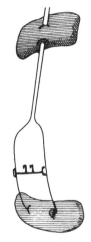

图 41-87 面具式口外前方牵引装置

1. 橡皮圈和口内部件（活动矫治器和固定矫治部件）。

2. 组合面具 包括硬质颏兜和额垫以及其两者之间的金属支架。

其硬质颏兜和额垫在此只用做支抗部件。两者通过金属支架连接形成组合支抗部件，即面具支架。该支架在两侧耳屏前各形成一向外向后的方形曲，用于调节面具的垂直高度。在支架与口裂同水平位置有一横梁，其上形成两个牵引钩。当然，牵引钩也可为从颏兜伸出的垂直臂（图 41-88）。

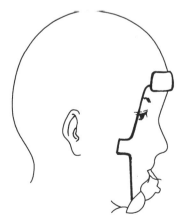

图 41-88 面具式口外前方牵引装置（改良型）

金属支架与额垫或颏兜的连接可以是可调的或固定的；但是，不能同时是可摘的。

（二）作用原理

该装置对上颌施加向前的牵引力可使上颌周围的所有骨缝发生不同程度的改建。其中以额颌缝、腭颌缝、翼腭缝的改变较为明显，表现为骨缝分开、增宽，有新骨形成，从而使整个上颌向前移动，并伴有上颌垂直向移动。随着牵引力和牵引方向的不同，还可发生上颌旋转。

该装置对下颌的影响较小，但有可能使下颌发生旋转移动而有利于面形的改善。

（三）适应证

该装置适于各种原因引起的面中部后缩畸形，包括上颌发育不足的安氏Ⅲ类骨性错𬌗、唇腭裂术后合并上颌后缩者等。

（四）临床应用

应用该装置时要注意调整牵引力的方向和口内施力点的位置。例如：对下颌平面角较小、反覆𬌗较深的Ⅲ类错𬌗，施力点应放在上磨牙部，向前向下方向牵引，这样可使上颌在前移的同时也产生面部垂直高度的增加，从而使下颌向下向后旋转，而有利于错𬌗的矫治。如果是下颌平面角较大的长面型且反覆𬌗较浅者，则施力点应移至尖牙近中，进行向前向下方向的牵引。这样可促进上颌前部向下移动，使上颌产生顺时针方向旋转，以补偿下颌的顺时针旋转生长，而改善Ⅲ类骨性错𬌗。如果下颌发育正常，则施力点位置于上颌前部，使牵引力方向与𬌗平面平行较为合适。

面具牵引装置就位后，其金属支架应离面部4～5mm，前方牵引钩应向前离开上下唇2mm左右。向前牵引力的大小有不同观点。在实验研究中，300g、500g、1000g和3000g均呈现阳性结果。临床上一般采用500～1000g，这可视患者的年龄及耐受程度而加以调节。由于牵引力较大，因而口内部件的固位是非常重要的。挂橡皮圈时，应先挂口内端，后挂口外端；而摘下时则相反。

该装置的戴用时间与改良颏帽牵引装置相同。

十、面架式口外前方牵引装置

（一）组成

1. 橡皮圈、口内部件等　与面具式前方牵引装置相同。

2. 面架　这是面具的简化形式。它与面具的不同在于连接额垫和颏兜之间的金属支架稍有不同。可以因各人的偏好制成面架和牵引钩（图41-89）。

（二）作用原理、适应证及临床应用

与面具式口外前方牵引装置相同。

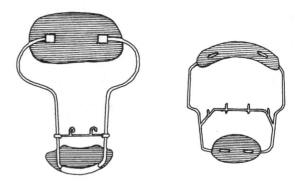

图41-89　面架式口外前方牵引装置

十一、面弓垂直牵引装置

（一）组成（图41-90）

由头顶帽、面弓、口内部件及连接面弓与头帽的橡皮圈组成。其中，面弓与口内的连接可以是磨牙带环颊管或上颌垫活动矫治器等。

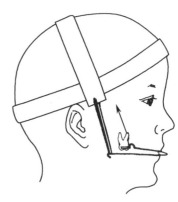

图41-90　面弓垂直牵引装置

（二）作用原理

主要是控制上颌的垂直向生长，压低上后牙，促进下颌的向前向上旋转生长。

（三）适应证

适用于下颌平面角较大并伴有前牙开𬌗或有开𬌗倾向的安氏Ⅱ类和Ⅰ类错𬌗。

（四）临床应用

使用该装置时，面弓内外弓臂的长短应随所需压低的牙齿而调整。如果单独压低上磨牙，则内弓插入磨牙颊管，外弓终止于磨牙处；如果同时压低磨牙和前磨牙，内外弓应终止于后牙段的中点偏后的位置。

用于压低单个磨牙时，每侧牵引力为150～300g，而压低后牙段时，可增至300～500g。戴用时间同前。

十二、垂直颏帽牵引装置

（一）组成

该装置可由头顶帽和颏兜用垂直弹力带连接而成。也可由绕过头顶和颏下的环形弹力带与环绕额枕的带子连接而成（图41-91）。

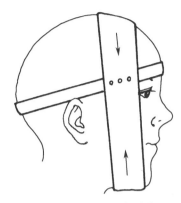

图41-91　垂直颏帽牵引装置

（二）作用原理

该装置可抑制下颌的垂直向生长，控制下颌向下向后的旋转生长，牵引力经接触传至上颌，也可影响上颌的垂直向生长和压低上后牙。

（三）适应证

适用于下颌角较钝并伴有前牙开𬌗或有开𬌗倾向的安氏Ⅰ类和Ⅱ类骨性错𬌗，尤其适于下颌垂直向生长大于水平向生长的生长型病例。

（四）临床应用

该装置实际上是一种顶-颏交互支抗装置。如果增加环形弹力带或头帽和颏兜的面积，则可使牵引力分布更为广泛。

牵引力值应在颞下颌关节的耐受范围内，一般为500g或更大。戴用时间同前。

如果同时戴用上颌𬌗垫矫治器，则更有利于垂直牵引力传向上后牙而对其产生压低作用。

（林久祥）

第8节　种植体支抗及其临床应用

一、概　述

在传统的治疗方案中，常用的控制支抗手段除了组牙支抗外，还会采用口外弓、颌间牵引、横腭杆、Nance弓、唇挡、舌弓等方法来加强支抗。而这些支抗控制手段往往需要患者配合，口外弓、J钩等装置也只有对那些依从性较好的患者才能取得良好效果。横腭杆（transpalatalarch，TPA）、Nance弓等附加的口内装置也会增加患者的不适，不利于口腔功能的正常行使，也不利于口腔卫生的维护。尽管采用各种支抗加强手段，仍然难以避免支抗牙齿的少量移动，因此对于一些需要超强支抗控制的患者，传统的支抗控制手段不能满足治疗对支抗控制的要求。随着治疗技术的

不断进步，医师和患者都对治疗结果有了更高的期望和要求，对于那些需要患者长期戴用的口外支抗也越来越难以接受。这样一来，寻求良好的支抗控制就变得越来越重要。正是在这一背景下，种植体支抗出现了。

种植体支抗就是利用钛的生物相容性，植入牙槽骨内，形成部分或者全部的骨融合，以承受矫治力，达到加强支抗的目的。因为种植体支抗体在牙槽骨中基本不发生移动，也不需要患者的配合，因此种植体支抗在临床上应用以来，就得以迅速发展和传播。尤其是微螺钉种植体支抗的广泛应用和大力推广，种植体支抗已经开始成为最为简洁而有效的支抗手段。

早在20世纪60年代瑞典著名学者Branemark教授生物钛骨结合理论的提出及应用种植体修复缺失牙技术的发展和普及，开始有学者尝试将修复种植体用来移动牙齿。因为种植体的材料最常见的是钛金属，由纯钛制成的种植体在经过表面喷砂酸蚀处理，并通过精确的手术植入骨内后，可与周围的骨组织形成紧密的骨结合。与骨组织结合后的种植体可以承受一定的应力而不会松动脱落。由于种植体与骨组织紧密结合，不存在成骨及破骨细胞活动，即使在长时间应力作用下，种植体也不会在骨组织内移动。这一点已为众多动物实验及临床应用证明。正是修复种植体的骨融性特点，种植体能承受一定的矫治力，从而作为良好的支抗体。至此，越来越多的正畸医师不断尝试应用种植体作为移动牙齿的支抗体，使治疗结果不必依赖于患者的配合，并在一些应用常规方法不能取得满意效果的疑难病例治疗过程中获得成功，从而开辟了种植体支抗的新纪元。事实上，早在1945年，Gainsforth应用Vitallium螺钉进行了最早的种植体支抗的动物实验。1969年，Linkow首先将刃状种植体作为正畸支抗应用于临床，并获得了良好的疗效。

除了应用依靠骨结合固位的种植体作为支抗外，不经过表面处理的钛合金以及不锈钢微螺钉也可用做正畸支抗。此种种植体一般为螺钉状，旋入骨组织后主要依靠机械力固位，尽管与周围骨组织不会形成完全的骨性结合，仍然可以承受一定的应力，能够满足正畸支抗的需要。经过近年的临床应用，种植体支抗技术日趋成熟，已经在正畸临床上得以广泛应用。

二、种植体支抗的分类

在20世纪八九十年代，各国正畸医师为了论证种植体支抗在正畸临床上的应用进行了大量研究，包括动物实验及临床病例报告，用做支抗单位的种植体在材料、外型、植入位置、手术时机等方面均有了较大的发展，种植体支抗的应用范围也越来越广

阔。至今曾在临床上应用过的支抗种植体包括以下几种：牙种植体（prostheticimplant），磨牙后区种植体（retromolar implant），骨内种植体（orthoimplant），骨膜下种植体（onplant），钛板种植体（miniplate），微螺钉种植体（microscrew，miniscrew）及可吸收种植体（biodegradableimplant）等等。

（一）牙种植体

牙种植体即普通的用做修复缺失牙的种植体，植入于缺牙区的牙槽嵴内，种植体的选择由缺失牙的位置决定，正畸治疗结束后在种植体上部安装永久修复体以修复缺失牙。牙种植体作为正畸支抗应用最早，1989 年，正畸医师 Van Roekel 在治疗一例接受了种植体修复的患者时，应用种植体与骨组织骨结合后可长期承受一定的拉力而不会移动的特性，利用种植体作为移动牙齿的支抗单位，取得了常规方法所难以达到的效果。因为在正畸后需要在种植体上部安装永久修复体以修复缺失牙，所以在正畸前就知道正畸后缺牙区的位置，也就是种植体的植入位置是十分重要的。牙种植体做支抗只适用于有缺失牙并需要修复的成年病例，种植体植入 3～6 个月后经二次手术，制作暂时修复体后才能用做正畸支抗。对于缺失牙患者，不失为好的支抗体选择。而对于因为缺失牙无法进行正畸治疗的患者，则是更佳的支抗选择。前期时可以用种植体做支抗，正畸治疗结束，则可以修复缺失牙，达到一箭双雕的目的（彩图 41-94，见书末彩插）。

（二）磨牙后区种植体

磨牙后区种植体植入位置位于下颌磨牙后三角区域，或上颌磨牙后区域，最初由 Roberts 等尝试，应用纯钛螺钉作为种植体植入磨牙后区下颌升支底部并与𬌗平面成 45° 角，该种植体长 6.7mm，直径 3.85mm，在种植体末端 1.7mm 范围内锥度为 1°，待骨结合后作为支抗整体移动下颌第二、三磨牙向远中移动，以直立近中倾斜的磨牙，获得良好效果（彩图 41-95，见书末彩插）。还可以用来作为支抗移动整个牙列向后。应用上颌磨牙后区种植体可以进行应用常规手段难以实现的牙齿移动，为疑难病例的矫治提供了有效手段。

（三）骨内种植体

骨内种植体植入位置多选择上颌硬腭区，可位于腭中缝区或者切牙孔后方腭中缝两侧。Wehrbein 等报告上颌腭中缝具备足够的垂直骨量植入支抗种植体。骨内种植体大多是由纯钛制成，外形为圆柱形，表面呈螺纹状，经过酸蚀喷砂处理表面。例如瑞典 straumann 公司出产的 orthosystem 产品，包括种植体部分、颈部结构及上部基台三部分结构。其种植体部分直径为 3.3mm，长度为 4mm 或 6mm。种植体经植入后直接加载上部结构而暴露于口腔中，不需要缝合软组织。3 个

月后种植体与骨组织融合，取模制作横腭杆，将两侧上颌牙齿与种植体联为一体，从而起到加强支抗的作用。种植体使命完成后可在局麻下取出，腭部创口可以自行愈合，不需特殊处理。骨内种植体植入后脱落率较低，可以长期承受较大的应力，因此可以应用于加强支抗及推磨牙向后。但因为在植入腭部后需要三个月的骨融合期，并制作特殊的支抗装置，将两侧磨牙连接在一起；矫治完成后需要再次手术取出种植体，相对而言较为复杂，因此应用越来越少（彩图 41-96，见书末彩插）。

（四）骨膜下种植体

骨膜下种植体植入于上颌腭中缝处，其作用与骨内种植体基本相同。最早由 Block 和 Hoffman 提出。该种植体外形似一粒纽扣，直径约 8～10mm，由纯钛制成，与骨膜相贴的一面粗糙并经羟基磷灰石喷涂表面以利于骨结合（彩图 41-97，见书末彩插）。经外科手术将种植体植入于骨膜与颌骨之间，术后需要加压 10 天以促进骨结合。种植体植入后 4 个月经二次手术暴露，取印模制作上部结构，将种植体与两侧磨牙联为一体。与骨内种植体相比，骨膜下种植体的植入过程较容易，但需要二次手术暴露制作上部结构。有报道其脱落率较高，而且在植入后愈合期间即使骨结合失败也不易发现，如果二期手术时才发现骨结合失败，就会让患者白白等候 4 个月。因此使用也越来越少。

（五）钛板种植体

钛板种植体一般植入于上下颌骨颊侧后牙根尖区。经外科在植入区域作黏骨膜层切开翻瓣术后植入，钛板由微型螺钉固定于颊侧皮质骨上，种植体大部分位于骨膜下，仅有小部分经由手术切口暴露于口腔内以承受正畸力。钛板及微螺钉均由纯钛制成，目前国内已有专门用于加强正畸支抗的钛板种植体产品。钛板种植体植入后可以即刻受力，与前几种不同，为正畸医师及患者节省了宝贵的时间。Umemori 等应用这种种植体作为支抗压低下颌后牙治疗成年开𬌗患者，获得了良好疗效。钛板种植体由多枚钛螺钉固定，固位较好，可以承受较大的矫形力。由于种植体位于骨膜下，在其作为正畸支抗的使命完成后，需要二次手术取出。

（六）微螺钉种植体

微螺钉种植体一般植入于后牙颊侧牙槽嵴上，位于两邻牙牙根之间，是种植体支抗领域应用最为广泛的一种。近年来，这一技术得到了广大正畸医师的关注，并对其进行了较为深入的研究，开发出了多种成熟的种植体支抗系统。此种种植体一般由钛合金制成，具有良好的生物相容性，同时也具有足够的硬度，可以保证在旋入的过程中不会发生折断。种植体直径

一般介于1～2mm，长度6～10mm左右，为一体式结构。种植体头部大多为规则的多角形，可以和专用的螺刀吻合，有些顶部还有穿结扎丝的孔。种植体骨内部分外形呈螺纹状，一般不作表面处理。

微螺钉种植体最大的优点在于操作简单，植入方式有自攻及助攻两种。助攻式植入手术需要首先在局麻下应用低速手机或者手动钻针穿通骨皮质全层，再用螺刀旋入种植体。助攻型微螺钉种植体由于预先钻透坚硬的骨皮质，在植入微螺钉时要容易得多，而且对牙根的伤害也会减到最低。因为种植体在碰到牙根或者上颌窦皮质骨时，就无法选入，可以更改方向后继续旋入。而自攻式植入则是利用种植体的锐利尖端以及手动螺刀施加的压力穿透骨皮质并旋入预定位置。自攻式植入方法操作更加简单，而且对设备的依赖性更小，但是对医师操作有较高的要求，在旋入的过程中既要保持较大的压力，同时也要严密控制旋入的方向，而且锐利的尖端容易发生折断。没有经验的医师甚至会对邻近的牙根造成创伤。绝大多数情况下，正畸医师不需要外科医师的帮助，能够独自完成种植体的植入及取出工作。在取出种植体的过程中，由于创伤很小，甚至不需要局部麻醉。微螺钉种植体植入后可以即刻受力，但为了让软组织能够充分愈合，一般选择植入后两周左右开始加力。与前几种用做正畸支抗的种植体相比，微螺钉种植体价格较低，而且不需要复杂的手术，可以有效降低治疗成本，因而目前已经得到广泛应用。

（七）可吸收种植体

可吸收种植体是由Glatzmaier等发明。种植体体部是由α-聚乳酸酯制成，上部结构包括金属基台及固位螺丝。种植体植入骨内9～12个月后可以自动降解，分解成CO_2、ATP和水，而不必手术移除。种植体与骨内种植体一样通过横腭杆与两侧后牙相连，起到加强支抗的作用。此种种植体支抗因为成本过高在临床应用较少。

三、微螺钉种植体支抗的适应证及治疗计划的确定

微螺钉型种植体植入手术简单，创伤较小，易于被患者接受。理论上适用于所有需要支抗控制的情况。尤其适用于那些应用传统手段难以达到支抗控制效果的病例，以及那些不愿戴用口外弓、横额杆等附件的患者。临床上常见的适应证有以下几种：

（一）改善面型、要求最大限度回收前牙的患者

应用种植体支抗，可以实现治疗过程中后牙矢状位置的不动，使拔牙间隙全部为前牙内收所占据，从而最大限度地改善凸度。在这种情况下，一般选择将

种植体植入于每侧的第二前磨牙与第一磨牙之间。因为此类患者治疗计划常常是拔除四个第一前磨牙，选择第二前磨牙的远中植入，即有利于控制施力的方向，又有利于术者的操作（彩图41-98，见书末彩插）。在特殊的病例比如第二前磨牙或磨牙状况欠佳而第一前磨牙状况良好的情况下，应用种植体支抗可以拔除病损牙保留健康牙，而不必担心支抗控制问题。

（二）需要压低牙齿的情况

由于对颌牙的缺失，导致末端磨牙的伸长，影响了正常的功能运动，并给修复造成了巨大的困难。应用传统的手段在弓丝末端弯制水平曲压低牙齿效果不够理想，而且复杂的弓丝弯制也不利于口腔卫生的维持。在需要压低的牙齿的颊侧及舌侧植入种植体，应用链状圈直接施加压入力，可以有效压低磨牙，同时避免了伸长近中邻牙的副作用（彩图41-99，见书末彩插）。

对于那些由于前牙过长，导致唇齿关系不协调，露龈笑的患者，应用种植体支抗植入于前牙牙根之间，通过链状圈对前部弓丝直接施加压入力，可以简单有效地解决这一问题，而不需患者的配合（彩图41-100，见书末彩插）。

（三）不对称缺牙导致中线控制困难的病例

例如一侧缺失第一磨牙，对侧拔除第一前磨牙的患者，应用传统手段，在关闭间隙的过程中需要长期挂用颌间牵引，才能保持中线。应用种植体支抗，可以拉后牙向前，在间隙关闭的过程中不必担心中线问题（彩图41-101，见书末彩插）。

（四）需要推磨牙向后者

应用传统的支抗控制手段，很难实现这种牙齿移动，而且即使实现，在推磨牙向后的过程中也难以避免前牙的唇倾，增加了前牙的往复运动。应用种植体支抗，可以在前牙不动的情况下实现磨牙的远中移动，效率较高，而且不需要患者配合，减轻了患者的负担，使治疗进程更容易控制。

应用常规支抗控制手段有时需要依靠患者的配合，如果患者不能很好地配合戴用口外弓等支抗控制装置，将会导致支抗丢失。拔牙间隙已经或接近关闭，但磨牙关系尚未得到纠正。应用种植体支抗推磨牙向远中可以重新获得间隙，用于内收前牙并纠正磨牙关系（彩图41-102，见书末彩插）。

（五）其他

下颌后牙阻生时，可以应用种植体支抗植入于升支将近中阻生的磨牙直立。接受舌侧正畸的正颌手术患者可以利用植入于上下牙槽骨的种植体进行颌间结扎。

在应用种植体支抗患者的治疗计划制订过程中，可以大胆地设计牙齿各个方向的移动而不必拘泥于传

统的支抗控制理念。应用种植体支抗可以扩大正畸治疗的适应范围,取得以往不能实现的良好效果。

四、微螺钉种植体支抗的临床应用步骤及特点

(一)微螺钉种植体支抗临床应用步骤

1. 选择适宜的临床适应证 根据患者的畸形及牙齿移动方式,选择适宜的适应证和合适的种植体(参见本节第三部分)。

2. 植入种植体 根据需要采用助攻或者自攻式微螺钉种植体,选择适宜的植入方式,植入微螺钉。

3. 临床应用 微螺钉支抗微螺钉一般在植入两周后再行加力,这样可以让微螺钉再植入后得以恢复,然后将牙齿通过链装圈或者弹力结扎丝固定于种植体支抗上,以获得良好的支抗控制,并取得满意的矫治效果。

4. 拆除微螺钉 临床上微螺钉支抗使用完成后即可拆除微螺钉。采用微螺钉植入工具反方向拧螺丝,即可取出微螺钉。拆除的伤口2~3周后会完全长好。

(二)微螺钉种植体支抗的应用特点

微螺钉种植体植入和拆除方便,能达到绝对的支抗,因此应用越来越广泛。种植体植入后可以即刻受力,但一般两周后开始加力,目的是预防感染,并让软组织充分愈合。力量一般以200g左右为最宜。施力方式可以通过链状圈结扎丝或者改良的镍钛拉簧。在内收前牙的过程中,由于镍钛拉簧施加的是持续的力量,与常用的链状圈结扎丝不同,因此根据我们的经验,应该严格掌握力量的大小。内收力量过大一方面容易导致种植体脱落,另一方面也会导致前牙的舌倾,因此适当增加前牙冠唇向转矩。

对于那些需要借助种植体加强后牙支抗,以最大限度回收前牙的患者,我们选择在治疗开始即植入种植体。在排齐的过程中,应用链状圈结扎丝以轻力拉尖牙向后,结扎丝的远端与种植体相连,其作用类似于滑动直丝弓技术中的 Lace back(彩图41-103,见书末彩插),直至排齐后换为不锈钢方丝,再更换为镍钛拉簧内收前牙,也可以继续应用链状圈结扎丝关闭间隙。由于镍钛拉簧的力量持续稳定,应用种植体支抗及镍钛拉簧,可以适当延长就诊间隔时间(彩图41-104,见书末彩插)。

在应用的过程中,应该密切关注患者的口腔卫生情况。种植体与拉簧连接的部分容易积存食物残渣,长期不良口腔卫生会导致种植体周围的炎症,最后导致种植体脱落。在术后一周软组织愈合的时间里,尤其应该加强口腔卫生的维护。除了应用漱口液以外,还应指导患者应用冲牙器或冲洗针清洁种植体周围区域,在刷牙时应该小心避免刷柄对种植体的撞击。

(周彦恒)

参 考 文 献

1. Roberts WE, Helm FR, Marshall KJ, et al. Rigid endosseous implants for orthodontic and orthopedic anchorage. Angle Orthod, 1989, 59(4): 247-256

2. Odman J, Lekholm U, Jemt T, et al. Osseointegrated implants as orthodontic anchorage in the treatment of partially edentulous adult patients. Eur J Orthod, 1994, 16(3): 187-201

3. Block MS, H offman DR. A new device for absolute anchorage for orthodontics. Am J Orthod Dentofacial Orthop, 1995, 107(3): 251-258

4. Kanomi R. Mini-implant for orthodontic anchorage. J Clin Orthod, 1997, 31(31): 763-767

5. 欧阳莉,傅民魁,周彦恒. 正畸治疗中高角病例的垂直向控制. 中华口腔正畸学杂志, 2008, 15(4): 1-3

6. Kesling PC. Tip-Edge Plus Guide and differential straight-arch technique. 6th ed. Wwstville: TP Orthodontics Inc, 2003

7. 林久祥,许天民,主编. 现代口腔正畸学—科学与艺术的统一. 第4版. 北京: 北京大学医学出版社, 2012

8. 林久祥,主编. 口腔正畸学. 北京: 北京大学医学出版社, 2012

9. 林久祥. 传动直丝弓矫治器及技术的研发和临床初步应用. 中华口腔正畸学杂志, 2011, 18(2): 61-67

10. Lin JX, Gu Y. Preliminary Investigation of Nonsurgical Treatment of Severe Skeletal Class III Malocclusion in the Permanent Dentition. The Angle Orthodontists, 2003, 73(4): 401-410

11. Harradine NWT. Self-ligating brackets and treatment efficiency. Clin Orthod Res, 2001, 4(4): 220-227

12. Andrews LF. The six keys to normal occlusion. Am J Orthod, 1972, 62(62): 296-309

13. Andrews LF. Straight Wire: the concept and appliance. LA Wells, 1989

14. Roth RH, The Straight-Wire Appliance 17 years later. J Clin Orthod, 1987, 21(9): 632-642

15. Mclauhlin RP, Bennett JC, Trevisi HJ. 曾祥龙,许天民,主译. 系统化正畸治疗技术. 天津: 天津科技翻译出版公司, 2002

16. 曾祥龙,黄金芳. 预成序列托槽直丝弓矫治器临床应用(附30例报告). 中华口腔医学杂志, 1992, 27: 359-360

17. 曾祥龙,傅民魁,张正朴. 整体直丝弓托槽与磨牙颊面管的研制与应用. 中华口腔医学杂志, 1995(1): 49-51

18. 杨新海,曾祥龙. 正常牙合中国人牙齿形态和位置的研究. 北京医科大学学报, 1998, 30: 528-531

19. 陈琳,高雪梅,曾祥龙. 依据中国人正常牙合牙齿特征的直丝弓矫治器的应用研究. 中华口腔医学杂志, 2008, 43: 78-82

第 42 章

固定义齿

第1节　固定义齿的组成和类型

一、固定义齿的组成

固定义齿是由固位体、桥体、连接体组成的。

（一）固位体

固位体是使桥体与基牙连接在一起的结构，一般是在桥基牙上制作的嵌体和冠类修复体。桥体所承受的殆力是通过固位体而为基牙所承受和支持。成功的固定义齿要求有健康的基牙作为生理基础，有良好固位力的固位体作为条件。若固位体的固位不良，虽然基牙健康，也难以发挥固定义齿应有的效果。金属、烤瓷、全瓷等全冠类修复体是最常用的一种类型，这种类型的固位体的固位力也最强。

（二）桥体

桥体是恢复缺失牙形态和功能的人工牙。它的一端或两端与固位体相连，并借固位体取得与基牙间的良好固位，以达到发挥正常功能的目的。制作桥体的材料有金属、非金属（树脂与瓷），或金属与非金属联合使用。

（三）连接体

连接体是固位体与桥体相连接的部分。其连接方式有固定连接与活动连接两种类型。前者可用整体铸造法或焊接法形成不动连接体，最为常用；后者可形成栓道式或关节式连接体。

二、固定义齿的类型

固定义齿的分类方法很多。临床上更常用的分类是根据固定桥的结构分类，分为双端固定桥或完全固定桥、半固定桥、单端固定桥三种基本类型。任意两种结构组合为复合固定桥。

（一）双端固定桥（完全固定桥）

双端固定桥是指桥体两侧均有基牙与固位体，都是固定连接体。固定桥所承受的殆力是通过两端的基牙传导到各基牙的支持组织，故双端固定桥能承受较大的殆力，是临床上广泛应用的一种固定桥。这种固

定桥已连接成整体，当一侧基牙受力时，外力可沿桥体、连接体、固位体、基牙传递到颌骨上并使力分散到另一侧的基牙及其支持组织上（图 42-6）。牙齿的转动中心移到两基牙间的缺牙区的牙槽骨内，相当两根端中 1/3 和根尖 1/3 交界部位的连线上。两端基牙在受力时，大部分的牙周膜及其牙槽骨均受均匀的牵引力，这种均匀而较小的外力足以维持和促进牙周组织的健康，是完全符合生理要求的（图 42-1）。

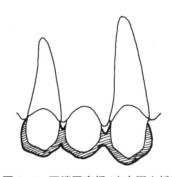

图 42-1　双端固定桥（完全固定桥）

（二）半固定桥

桥体两端均有基牙与固位体，其连接体的方式，一侧为固定连接，另一侧为活动关节式连接（图 42-2）。用于解决多基牙固定桥或复合固定桥的连接为整体结构和解决共同就位道的问题。有的学者认为，由于连接方式不同，影响两侧基牙受力也不同，认为固定连接侧基牙受力大于活动关节侧的基牙受力，并认为活动关节有应力中断作用。故要求固定侧的基牙要选择条件好的多根牙。但也有学者研究发现，当半固定桥桥体中央受轴向力时，两侧基牙支持组织所受的应力并无显著性差异，没有发现"应力中断作用"。

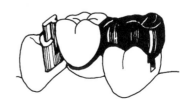

图 42-2　半固定桥

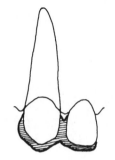

图 42-3　单端固定桥

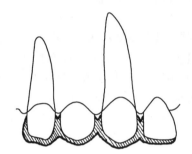

图 42-4　复合固定桥

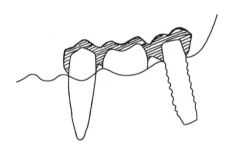

图 42-5　种植体基牙固定桥

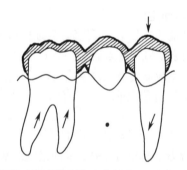

图 42-6　双端固定桥基牙的运动方式（一端基牙受垂直外力时的反应）

（三）单端固定桥

单端固定桥是指桥体仅一侧有基牙且与固位体为固定连接（图 42-3）。单端固定桥多用于解决缺牙间隙较小、承受力不大的缺牙修复，并且基牙要有足够的支持力。如用尖牙作基牙修复间隙小的侧切牙，且桥体在牙尖交错位和侧方运动时都不应有咬合接触，桥体近中与中切牙有防止唇舌向运动的设计。因为只有

一侧有基牙，桥体所受力和杠杆扭力均由基牙承担。因此，单端固定桥的基牙容易发生创伤性牙周损害，使基牙松动、倾斜移位，或牙槽骨吸收等现象。故要严格选择适应证，切忌使基牙负荷过重产生病理性损害（图 42-7）。

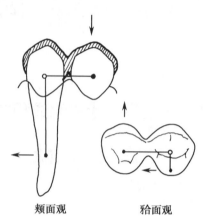

颊面观　　　　　殆面观

图 42-7　单端固定桥的基牙运动方式（单端固定桥体受力的杠杆作用）

（四）复合固定桥

复合固定桥是将两种或三种简单固定桥联合使用，例如在双端固定桥的一端再连接一个半固定桥或单端桥（图 42-4）。

复合固定桥一般包括四个或四个以上的牙单位，常同时包括前牙和后牙，形成不同程度的弧形。当承受外力时，各个基牙受力反应不一致，可以互相支持或互相制约，起到固位和支持作用。反之，也可影响到固定桥的固位而使之松动。复合固定桥包括基牙数目多而且分散，为多基牙修复，要获得共同就位道较为困难，常要妥善配合使用活动连接体。

（五）特殊的固定桥类型

1. 种植固定桥　种植体固定桥是利用人工材料制成的各种形状骨内种植体，植入颌骨内或牙槽窝内作为固定桥的支持和固位端，然后制作固定桥，修复牙列缺损（图 42-5）。关于种植桥基牙固定桥的适应证、材料与方法等详见种植义齿章节。

2. 粘接固定桥　粘接固定桥是利用酸蚀、粘接技术将固定桥直接粘固于基牙上，修复牙列缺损，其固位主要依靠粘接材料的粘接力，而牙体制备的固位形为辅助固位作用。关于粘接固定桥的适应证、材料与方法等见第四节。

（刘玉华　徐　军）

第 2 节　固定义齿的设计

固定义齿是由固位体、桥体、连接体三部分组成的。

一、固位体的选择

固定桥功能的发挥，首先要求有良好的桥基牙以及固位体与基牙间的良好固位。若固位体的固位力差，虽然基牙良好，固定桥也难以发挥应有的修复效果。

（一）良好的固位体应具备的条件

1. 有良好的固位形与抗力形能抵御各方向的外力而不松动、不脱落、不变形或破裂。

2. 能保护牙体、牙髓和牙周组织的健康，并能预防病变的发生。

3. 在不影响固位与抗力作用的原则下，应尽量少切磨牙体组织。

4. 能够恢复基牙的解剖形态与生理功能。

5. 能取得共同就位道。

6. 材料具有良好的理化性能和力学性能，不易腐蚀、变色、老化，不易折断，有良好的生物相容性，不刺激牙髓、牙周组织。

（二）各类固位体的适应证

传统的固位体有三种类型：冠内固位体、冠外固位体、根内固位体。

1. 冠内固位体　包括近中𬌗、远中𬌗和近远中𬌗嵌体与高嵌体等。嵌体类固位体要有与桥体相连接的邻面。这类固位体现已用的很少，因为它不仅外形线长，而且固位力低、抗力差。只适合缺牙间隙小，两基牙邻近间隙恰好有缺损、龋坏或充填体，只需稍加修整即可获得邻𬌗洞型者。

2. 冠外固位体　包括部分冠与全冠。冠外固位体是固定桥最理想、最常用的固位体，其固位力强，边缘线短。部分冠多采用 3/4 冠，后牙偶用 7/8 冠或近中半冠。其牙体磨除量比全冠少，固位力比嵌体好，但对牙体制备技术要求高，取得共同就位道比全冠要困难。全冠为临床上应用最广、固位力最强的修复体，包括金属全冠、金属烤瓷全冠、金属树脂全冠、全瓷冠。前牙固定桥要满足病人的美观要求，多选用金属烤瓷冠或全瓷冠。后牙固定桥着重恢复咀嚼功能，铸造金属全冠最耐用；而金属烤瓷冠或全瓷冠应用于前磨牙和美观要求高病人的后磨牙。对固位体的选择应考虑其固位力大小要与固定桥功能作用相一致。基牙牙冠、牙体组织的量，牙体预备后的抗力强度及美观要求等因素均应综合考虑。此外，还应考虑患者的年龄、口腔卫生情况及患龋率等因素。

3. 根内固位体　即桩冠自桩核冠产生后桩冠直接做固位体已很少了。因为用桩冠，它的就位道只能沿根管方向，另一基牙预备体必须与该牙根管的就位道一致，容易切割牙体组织过多。而桩核冠的核在一定程度上可与桩成不同方向（图 42-8），核上再采用全冠固位体与其他基牙上的固位体形成就位道，因此，核较容易与另一基牙预备体获得共同就位道，更符合保存原则。

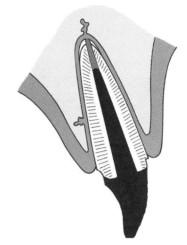

图 42-8　桩核冠中的桩和核成不同方向

二、固位体设计及牙体预备过程中应注意的事项

1. 提高固位体的固位力　必须明确认识到固定桥固位体的固位力要求应高于个别牙的修复体的固位力。固位体固位力大小取决于基牙的条件、固位体的形式和基牙预备体的质量是否符合要求。选用全冠固位体时，各基牙轴面的聚合度不宜过大，近、远中轴壁应接近平行，并与就位道方向一致。冠内固位体的洞型要有足够的深度，点、线、角要清晰，有防止侧向移位的固位形和抗力形，如鸠尾形和针道等。3/4 冠固位体要求各轴壁接近平行，各轴沟要在片切面范围内有足够的长度与深度，轴沟的舌壁要清晰。

2. 固位体　固位力大小应与𬌗力大小，桥体长度、弧度相适应，桥体越长，弧度越变曲。𬌗力大者，要求固位体的固位力也越大。

3. 双端固定桥　两端固位体的固位力应近似，若相差悬殊，则固位力差的一侧固位体易松动脱落。若一侧固位体松动，另一侧固位良好，往往不易被察觉，松动侧的基牙易产生继发龋，甚至发展成牙髓炎后才被发觉，造成固定桥修复失败及基牙龋坏。因此，对固位条件差的基牙进行预备时，应加强辅助固位装置，或增加基牙数目以增强其固位力。增加基牙时，第二基牙的固位体应比原基牙固位体的固位力大，因为第二基牙的固位体比原基牙的固位体承受更大的脱位力。

4. 各固位体之间要有共同就位道牙冠严重缺损的死髓牙，在经过彻底的牙髓治疗后，牙周支持组织健康良好,有足够的支持力时,也可选作桥基牙。此时,固位体的设计,需先将残根、残冠制成在根管内插入固位体时,其根管方向与其他固位体之间不易取得共同就位道时,需先做桩核粘固在根管内,然后修整桩核预备体使之与其他基牙取得共同就位道,再做一个冠外预备体。部分冠各轴沟的方向要与就位道方向一致(图42-9)。

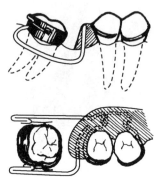

图42-9 矫正倾斜基牙47

5.倾斜基牙的固位体设计,可用正畸法使倾斜基牙复位后再做固定桥(图42-9);也可设计为改良或3/4冠作固位体(图42-10)。

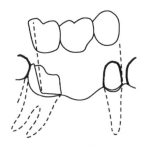

图42-10 在倾斜基牙47上,做近中3/4冠固位体取得共同就位道

三、桥体的设计

桥体是固定桥修复缺失牙的部分。它的设计要考虑缺牙间隙、咬合、牙槽嵴情况、基牙与固位体的选择,还要考虑功能与美观、坚固、舒适、卫生保健等要求。桥体应具备以下条件:

1.正确恢复缺失牙的形态与功能。

2.有足够的机械强度及化学稳定性。

3.有良好的组织相容性及表面光洁度。

4.有利于基牙及牙-颌系统的健康。

5.美观、舒适。

6.桥体的宽窄、长短、形态应与基牙和固位体的条件相适应。

可从桥体的𬌗面、龈面和轴面三方面来考虑桥体的设计。

一、桥体𬌗面的设计

桥体的𬌗面即前牙的切嵴、舌面和后牙的𬌗面是功能面,它是直接接触食物,并对食物进行切割、捣碎、研磨的部分,因此,其制作是否合理,对固定桥的修复质量和效果关系很大。现重点分析桥体𬌗面的设计。

(一)正确恢复缺失牙的𬌗面形态和关系

应根据缺失牙的解剖形态,参照邻牙𬌗面磨损程度和与对𬌗牙的关系,塑造𬌗面的沟、窝、尖、嵴,以充分达到机械效果及建立协调的关系,避免形成过锐的尖、嵴。要有一定的外展隙和邻间隙。这样才能符合口腔生理功能的要求,使固定桥受力时,减少对基牙的非轴向力,有利于基牙健康。

(二)𬌗面面积大小要恰当

咀嚼效能与𬌗面大小及咬合接触面积有关。在一定的咬碎食物的压强条件下,𬌗面积大者,咀嚼效能高,基牙承受的力大;反之,亦然。为了减轻基牙负担,可通过缩小𬌗面的颊、舌径,扩大外展隙来适当减少𬌗面的接触面积。但是,究竟缺失牙的𬌗面应该恢复多少,目前还难作确切的回答。一般来讲,减少工作尖的工作斜面及牙尖高度是有效措施。其减少的量应视其基牙的支持条件、桥体跨度大小、𬌗力大小、桥的类型、饮食咀嚼习惯等因素不同而不同。总的概念是桥体所恢复的功能负荷应在基牙牙周膜生理耐受值范围之内,既能恢复良好的咀嚼功能,又不损伤基牙健康。

在临床设计时,需结合患者的年龄、缺牙部位、牙齿磨损情况、咬合关系、饮食习惯、桥的类型等具体情况,对𬌗面面积作适当缩减。如恢复一个后牙的双端固定桥的桥体,可减少𬌗面总面积的10%～30%。缺牙数目愈多,𬌗力愈大,而支持条件差者,则应该相应减少的较多些。

(三)咬合接触强度要得当

除了咬合接触面积以外,还有接触点的分布及接触力的大小问题。

1.咬合接触要多点接触,应力分布要均匀多点接触可使𬌗力分散,避免造成𬌗力集中在某一区域,造成基牙负担过重,或使桥体加大挠曲变形,损害基牙。咬合接触点的位置要在功能尖及接近𬌗面中心的区域,形成尖窝交错多点咬合接触,切忌只有边缘嵴接触,以减少杠杆扭力及过大拉、压应力的产生。除正中𬌗外,还要注意非正中𬌗时无早接触现象。

2.咬合接触强度要分配合理,除了要注意接触点分布的部位以外,还要注意在咬合时产生的接触强度的大小。有研究表明接触强度的分布规律是磨牙区的接触强度最高,其次为前磨牙区,再次为尖牙,切牙在牙尖交错位时无接触或有轻微接触,并由后向前递减。故当恢复缺失牙时,其桥体的咬合接触强度要小于远中的基牙,可略大于或等于近中的基牙。当近中基牙条件不好时,更要减少桥体的接触强度,使支持力强的磨牙的接触强度与桥体接触强度间的梯度增大。

(四)桥体要有足够的厚度以抵抗挠曲变形

桥体在承受力时,会产生屈应力反应,但当𬌗力不足以破坏屈应力平衡之前,桥体不会发生弯曲变形。如𬌗力继续增大,将会出现桥体的挠曲变形,达到一定程度时,会损伤基牙健康或破坏固定桥。因此,桥体要有一定的抗弯强度。

1. 影响桥体挠曲变形的因素

(1)𬌗力大小:这是使桥体弯曲变形的主要因素,没有𬌗力的作用,桥体是不会发生弯曲变形的。

(2)桥体的厚度、长度与宽度:在相同条件下,桥体弯曲变形量与桥体厚度的立方和宽度成反比,而与长度的立方成正比。若受力与桥体长度不变时,桥体厚度减半,其挠曲变形量为原来的8倍(图42-11)。若桥体截面积和受力大小不变时,其长度增加一倍,桥体挠曲变形量为原来的8倍(图42-12)。

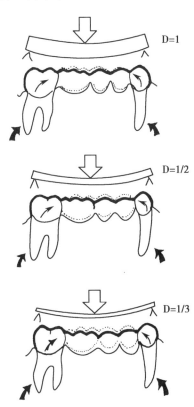

图 42-11 桥体厚度与弯曲变形量的关系

桥弯曲变形量与其厚度的立方成反比,当桥体长度不变时,若桥体厚度减少 1/2 时,其弯曲变形量为原来的 2^3 倍;若减至 1/3 时,其弯曲变形量为原来的 3^3 倍。

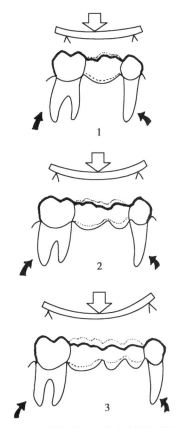

图 42-12 桥体长度与弯曲变形量的关系

桥体弯曲变形量与其长度的立方成正比,如:①桥体长度 L = 1,其桥体弯曲变形量为 1^3;②桥体长度 L = 2,其桥体弯曲变形量为 2^3;③桥体长度 L = 3,其桥体弯曲变形量为 3^3。

(3)桥体材料的机械强度:若𬌗力超过材料的弹性限度,桥体就会发生变形或折断。

如桥体制作不当,双端固定桥发生挠曲变形时可有以下临床现象:桥体和固位体之间出现裂缝或连接体折断。桥体𬌗面折断。邻间隙增宽,固位体或基牙发生松动。

2. 提高桥体抗挠曲强度的措施

(1)选用具有一定机械强度的材料制作桥体。

(2)适当增加桥体金属部分的厚度:后牙桥体主要恢复咀嚼功能;铸造桥体可采用增加桥体颊舌径厚度的方法。

(3)将𬌗力适当减轻:包括减少𬌗面面积及减小牙尖斜度等措施。

二、桥体龈面的设计

桥体龈面是指桥体与缺牙区牙槽黏膜相接触或相对的部分。固定桥修复缺失牙应在拔牙3个月后进行,这时牙槽骨比较稳定。桥体龈面与牙槽黏膜接触部分,应呈无压力接触,以起咀嚼按摩作用,但无积存食物残渣、激惹黏膜现象。若压力过大可能会加速牙槽嵴的吸收，反而增加空隙，更易积存食物，导致炎症。

根据桥体与牙槽嵴黏膜的关系可分为接触式桥体与悬空式桥体。

（一）接触式桥体

接触式桥体是临床最常用的一种桥体形式。接触式桥体又分为鞍式、改良盖嵴式桥体、球型、卵圆型。

鞍式桥体舌感觉最舒适，但难以保持清洁。目前，临床多采用改良盖嵴式桥体（图42-13）。改良盖嵴式使桥体的唇、颊与黏膜接触，舌侧加大近远中邻间隙，使与牙槽嵴的接触面积逐渐缩小，颊舌向不越过剩余牙槽嵴颊舌向中分线，从而使龈端与剩余牙槽嵴的唇颊侧呈近似"T"型接触，这样设计唇、颊侧满足美观要求，舌侧不易积存食物残渣，便于保持清洁。

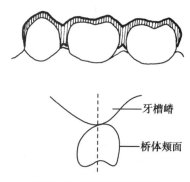

图42-13　改良盖嵴式桥体

球形桥体仅在牙槽嵴顶与桥体有接触，龈端与黏膜呈球面接触，近远中向、颊舌向均为凸面，十分易于清洁。球的直径可大可小，根据剩余牙槽嵴的宽度、原缺失牙颊舌径宽度而定，由于它不如改良盖嵴式易于恢复唇颊侧外形，所以适合美观要求低时，如下颌磨牙。

卵圆型是用在上颌前牙的一种美观性桥体，易清洁，但需要医师掌握相关的临床方法，得到病人的配合。

制作桥体龈面的材料应高度磨光，以免菌斑聚集导致黏膜发炎。在选用材料有金属烤瓷全瓷和树脂。当𬌗龈径小时可采用金属材料制作。

桥体龈端唇、颊的颈曲线应与邻牙协调（图42-14）。

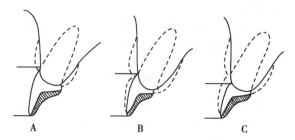

图42-14　前牙桥体颈缘排列情况
A. 桥体显得过长　B. 桥体长度适中　C. 桥体显得过短

（二）悬空式桥体（图42-15）

又称卫生桥。龈面不接触黏膜，约有5mm以上的间隙。悬空式桥体因其影响美观，不能应用于前牙区与前磨牙区，应用于磨牙区也影响舒适感，仅可用于剩余牙槽嵴吸收较严重且外形恢复不良或有系带异常附着等个别情况，一般采用金属材料制作。

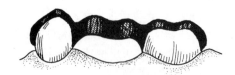

图42-15　悬空式桥体（卫生桥）

三、桥体轴面的设计

桥体轴面外形要满足美观要求，利于自洁并与邻牙、对𬌗牙相协调。制备时的要求有以下几点：

1. 正确恢复唇（颊）、舌面的外形　高点不可过突或过平坦，前牙尤为侧重美观。有合理的凸度及外展隙，以便发挥对龈组织的保健作用。

2. 正确恢复接触点及邻间隙　便于自洁，防止食物嵌塞。在正常情况下，邻间隙充满龈乳突，牙齿缺失后，牙间乳突也随之降低或消失。在恢复桥体外形时，仍要留出邻间隙，绝不能让桥体完全充满。为了使固定义齿获得良好的自洁作用，可扩大舌侧邻间隙，而不至于妨碍美观。个别牙槽嵴吸收过多的病例，可用龈色瓷材料，用以恢复丧失了的牙槽嵴。

3. 前牙桥体　需要在大小、形态、颜色、排列等方面均与同名牙对称，与邻牙协调。若遇缺牙间隙过宽或过窄等情况时，可采取以下措施：

（1）若缺隙过宽时：轻者可加大邻间隙及增加桥体唇面突度，通过视觉的误差，以达到改善美观的目的。重者则酌情增加一个小牙，小牙放在近中或远中，可事先征求患者的意见。

（2）若缺隙过窄时：可通过适当调磨基牙的邻面以加宽间隙，并减小桥体唇面的突度。或排成适当的重叠或扭转状态，使人感到桥体形态接近自然、正常。

（3）唇面形成发育沟可使感觉牙冠较长；形成近远中向的横纹，可使人感觉牙冠较宽或较短。

4. 正确处理桥体　唇面与龈组织接触的颈缘线，如果处理不当，将影响美观。牙齿拔除后，牙槽骨吸收情况不等。牙槽骨吸收较多者，排牙时要注意使颈缘线与邻牙相协调，并保持桥体的正常长度，可采用将桥颈部略排向舌方，同时将唇面颈1/3到中1/3的突度增大的方法。如过分向舌向倾斜，就会显得桥体过短；若排在原天然牙的位置，则显的桥体过长（图42-15）。

四、连接体的设计

连接体是连接桥体与固位体的部分。有两种连接方式：固定连接体和活动连接体。

（一）固定连接体

固定连接体是固位体与桥体完全连接成一个不活动的整体。除半固定桥的活动连接端使用活动连接体以外，各种类型的固定桥都需用固定连接体。连接体形态为卵圆形，它的高度应为3～4mm。连接体过大不利于清洁。

按制作方法分为整体铸造连接体及焊接连接体。

整体铸造法即在制作桥的蜡型时，便将固位体与桥体的蜡型连接在一起，进行整体包埋、铸造。铸造成的固定桥的桥架便已将固位体与桥体连接成整体。焊接法是将分别做好的桥体与固位体，按一定要求，用焊金焊接在一起，此时两者间保持0.25mm的间隙使焊金流入。

（二）活动连接体

活动连接是将固位体与桥体通过关节式或栓道式连接体相连接，主要用于半固定桥的活动连接端。活动关节的形式多种多样，要求用耐磨性能好的合金材料制成。目前国外多为配套的成品栓道与栓体，使用时，将其分别包埋在固位体与桥体蜡型内铸造而成。

（刘玉华　徐　军）

第3节　固定义齿治疗步骤

在检查诊断后，患者完成了牙体牙周治疗等准备工作后便可开始进行固定桥的修复。目前，常用的固定桥有金属-烤瓷桥、金属-烤塑桥、金属桥、全瓷桥四种。金属桥适用于龈径小、𬌗力大、美观要求不高的情况下；金属-烤瓷桥和金属-烤塑桥适用于除此以外的其他多数情况。铸瓷全瓷桥适用于磨牙以前的三单位固定桥修复；氧化锆全瓷桥的强度最多满足于后牙四单位固定桥（整体跨距不超过40mm）的修复。

选择材料时还有两个注意事项：对𬌗牙的磨耗和颈缘灰线问题。每个人的牙质不同，耐磨性能有很大差异，一般能根据年龄、牙齿的磨耗情况、进食习惯、牙体预备时对牙齿硬度程度的感觉，作出判断。修复体咬合接触面材料的选择应尽量与患者牙体组织的耐磨性相一致，选择的材料不耐磨，固定桥磨耗过快；选择的材料太耐磨，将对𬌗牙磨耗过多。几种材料按照从不耐磨到最耐磨的顺序为：树脂→金合金→Ni-Cr合金→瓷。金属长期应用后腐蚀不可避免，都会在颈部牙龈上产生着色，尤以Ni-Cr合金为甚，所以前牙应尽量不用Ni-Cr合金或辅以肩台瓷制作边缘以减少对美观的影响。

治疗步骤（以金属-烤瓷桥为例）：

（一）基牙的预备

固定桥是两个或多个基牙，单个基牙预备的方法和要求与做金属-烤瓷冠时基本相同，一个单冠，可简称为唇舌近远中4壁一个就位道，而一个双端桥则起码为8壁一个就位道，明显增加了就位难度，如为双基牙则有可能为12壁、16壁一个就位道，切不可为使就位道容易获得，而加大预备体聚合度，它既易露髓又易引起抗力下降。如经验不足，可取模型口外观察，口内观察应注意让口镜尽可能远放并平行移动，从颊舌侧观察近远中面是否平行，从𬌗面观察颊舌面是否平行，预备修整时注意车针方向。

（二）印模、模型的制取与记录

基本同做冠时的方法，单冠预备后多数情况下不影响模型的对位，在固定桥制作中𬌗记录则很重要，常见的如缺失预备后，必须有𬌗记录才能确立正确的𬌗关系。𬌗记录材料包括红膏、石膏、自凝树脂、硅胶等，𬌗记录应为硬组织间的记录即基牙𬌗面与对𬌗牙𬌗面间的记录，而不要取牙槽嵴与对𬌗牙𬌗面的记录。其后可采用面弓转移、上𬌗架的手段使技工制作更准确。

（三）暂时桥的制作

分直接法和间接法：直接法是取预备前的印模以记录患者原基牙形态并刮除桥体部分的印模材料，预备后将暂时桥材料调拌注入印模后再次将印模完全放入口内就位即可；间接法是预备后取印模灌模型，在模型上制作暂时桥。暂时桥的作用是防龋、护髓、防过萌、防牙移位、维持牙龈张力。暂时桥应用暂时性黏固剂黏固。

（四）固定桥的试戴

核对就位道并非完全有把握时，可试戴桥架，检查就位是否顺利、固位是否好、边缘是否密合等，完全合适后，比色、送技工室烤瓷，下次再戴。如对就位道完全有把握时，可一次完成，即取印模后比色，下次直接戴。

试戴的内容基本同冠类修复体，不同处是桥体外形、龈端外形应合乎要求，修改完成后，上釉、抛光，根据牙髓情况选择相应的水门汀黏固。活髓牙要考虑消毒剂、水门汀对牙髓的刺激。不要涂酒精，要用温热的风吹干或干棉球擦拭，选择刺激小的水门汀黏固。

（刘玉华　徐　军）

第4节　粘接桥的设计与制作

传统固定桥修复存在一个明显的缺点，即需要磨除大量的天然牙体组织，对于活髓牙还存在损伤牙髓的可能，从而使一些患者难以接受。1955年，Buonocore提出的釉质酸蚀技术极大地提高了树脂与釉质之间的粘接强度,这在减少牙体组织磨除量的同时,又为修复体的固位效果提供了基础。1973年,Rochette首次将金属翼板粘接桥应用到下前牙缺失的修复中,揭开了口腔固定修复微创伤治疗的帷幕。

粘接桥是一种利用树脂粘接到牙体组织(主要是釉质)的修复体。基牙和固位体的粘接面经过酸蚀处理为粘接树脂提供了机械固位力。早期固位体设计为翼状的金属舌板,翼板上打漏斗状孔(Rochette bridge),粘接树脂进入孔中获得机械锁结固位。后来的马里兰桥(Maryland bridge),采用金属翼板粘接面的酸蚀处理,增强了树脂固位力,因此无需制备金属翼板的固位孔。

粘接桥主要通过树脂粘接剂将修复体粘接固定在基牙上,固位体小、薄,因此具有少磨牙或不磨牙、设计灵活等优点。口腔临床中越来越多地采用了这种微创伤的治疗方法,极大地减少了患者的痛苦,同时降低了医师的操作难度。但是,由于粘接树脂的粘接强度和耐久性尚有一定的限制,粘接桥的远期成功率仍低于传统的固定修复方法。相信随着修复材料、粘接材料和粘接技术的不断进步,粘接桥修复具有良好的发展前景。

依所使用材料的不同,可以将粘接桥分为三类:金属(或金属烤瓷)粘接固定桥、玻璃纤维强化复合树脂粘接桥和全瓷粘接桥。

一、金属粘接桥

(一)金属翼板粘接桥

金属翼板粘接桥是指以铸造金属为支架、金属翼板作为固位体、烤瓷熔附金属(或者烤塑)为桥体的粘接固定桥。据多数报告金属翼板粘接桥的远期粘接成功率较低是其主要缺点,其应用范围有逐渐缩小的趋势。

1. 金属翼板粘接桥的优缺点　同传统固定桥相比,金属翼板粘接桥具有以下优、缺点:

(1)优点:磨除牙体组织少,明显减少了牙髓暴露的危险,不需要局部麻醉。多采用龈上边缘,对牙周组织影响小。操作简便,快速。

(2)缺点:脱落率较传统固定桥高,使用寿命较短。禁忌证较多,易透金属色。

2. 金属翼板粘接桥的适应证与禁忌证

(1)适应证:少数牙的非游离端缺失(可用于1~2个前牙缺失以及单个后牙缺失的修复);患者要求固定修复且拒绝大量磨牙;牙周夹板治疗;重建前牙切导斜面;其他特殊需要的过渡性修复。如儿童个别恒前牙缺失,为保持间隙,防止邻牙移动,起到间隙保持器作用。

(2)禁忌证:缺牙间隙过大、缺牙数目过多;患龋率高者;重度深覆𬌗时,不能用于上前牙缺失的修复;

基牙倾斜较大,牙长轴不一致;基牙临床冠短于4mm;要求改善基牙美观时;基牙有大面积龋坏和充填物,或基牙为死髓牙时,不可用此技术;基牙外形及排列异常,缺牙间隙需要调整时;有紧咬牙、夜磨牙等口腔副功能;唾液难以控制、影响粘接的患者。

3. 金属翼板粘接桥的基牙固位体的设计　金属翼板粘接桥与传统固定桥之间的主要区别在于固位体部分。金属翼板粘接桥基牙固位体的设计共包括三个部分:环抱部分、支持部分和辅助固位部分。

(1)环抱部分:从𬌗面观,固位体的邻面和舌侧包绕牙冠不能小于180°(彩图42-16,见书末彩插)。应该尽可能增大环抱面积,以增加釉质粘接面积,从而提高修复体与基牙之间的粘接强度。基牙近缺隙侧预备导平面,以确定唯一的就位道。

(2)支持部分:前牙舌面的隆突上支托和后牙𬌗面的𬌗支托可以防止修复体龈向移位,可明显减少树脂粘接剂层中的应力,有助于粘接成功率的提高。此外,支持部分还可起到修复体就位终止点的作用。

可以设计多个支托或杆状支托以提高粘接桥的使用寿命。后牙粘接桥可以通过将C形卡抱固位体的设计改变为D形固位体设计,增加固位体的强度,即减少因固位体的弹性变形引起的粘接桥脱位(图42-17)。

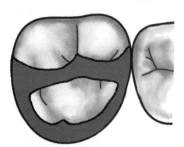

图42-17　D形卡抱固位体

(3)辅助固位部分:基牙邻面轴沟是最常用的辅助固位结构,即在基牙近、远中邻面上预备与修复体就位道方向平行的轴沟。辅助固位结构可抵抗支架的舌向移位,防止义齿在功能状态下旋转脱位,能够显著增加粘接桥的固位力,延长粘接桥的使用寿命。

如果基牙原来存在𬌗面、邻面或邻𬌗面充填体,可以全部或部分去除原有充填物,形成箱形固位形。

4. 金属翼板粘接桥的临床及技工室操作步骤

(1)基牙预备:从基牙磨除量的角度看,粘接桥是固定桥修复中保留牙体组织最多的修复方式,牙体预备量仅为常规全冠修复的1/4~1/2。

1)前牙预备(图42-18):

舌面预备:舌面预备出0.5mm间隙(下前牙磨除可以相对少一些),切端边缘距切缘1~2mm。

轴面预备:近缺隙侧邻面片切,略超过邻唇面角;

远缺隙侧磨除至邻面接触点舌侧。无角肩台距游离龈约1～2mm。注意邻面不要备成平面，要适应邻面弧度均匀磨除，并确保形成共同就位道。

预备轴沟：近缺隙侧邻面轴沟位于邻唇面角舌侧，远缺隙侧邻面轴沟位于接触区的舌侧，平行于就位道且互相平行。轴沟应有清晰的末端及龈壁，且位于釉质内。

预备支托窝：最后，在舌隆突上预备1～3个支托窝。

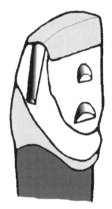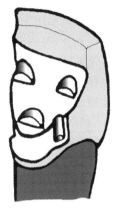

图 42-18　前牙牙体预备形式

2）后牙预备（图42-19）：设计C形固位体时，后牙预备与前牙预备方法类似。将基牙邻颊轴面角、近缺隙侧邻面、远缺隙侧接触点舌侧邻面和舌面突度降低至龈上1～2mm，粘接面𬌗龈高度不小于2mm，并在基牙𬌗面近缺隙侧制备出𬌗支托窝，𬌗支托窝应充分利用𬌗面窝沟及无咬合区，可适当增加1～2个𬌗支托窝，近远中预备相互平行的轴沟。基牙𬌗龈方向应取得共同就位道。

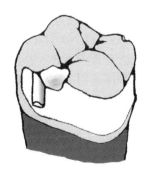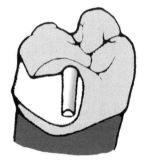

图 42-19　后牙牙体预备形

设计D形固位体时，仅需在C形固位体预备的基础上，沿𬌗面中央窝沟作近远中向预备，连接近远中邻面预备部分即可。

（2）临床比色，记录患者牙齿颜色特征。制取印模。

（3）灌注硬石膏主模型，翻制耐火模型。在耐火模型上制作粘接桥金属支架，在主模型上试戴，检查边缘，调𬌗，修整外形。

（4）金属支架的临床试戴要求金属支架戴入后，边缘密合，不下沉，不摆动，不脱位，基牙切端不透露金属色，无𬌗干扰。试戴结束后，将支架返回技工室。

（5）金属粘接面的处理：粘接桥经过超声清洗后，金属翼板组织面需要适当的处理以确保将来良好的粘接效果。金属粘接面处理方法较多，目前最常用的是氧化铝喷砂法。

（6）桥体非金属部分的制作桥体非金属部分可采用不同的修复材料（瓷、复合树脂）进行恢复。修复体制作完成后，将粘接桥送到临床。

（7）粘接桥试戴后调整，抛光，超声清洗以保证金属粘接面的清洁。

（8）粘接固定基牙经酸蚀处理，用光-化学双重固化或化学固化复合树脂将粘接桥粘接固定。粘接剂的选择及严格粘接操作尤为重要，原因在于：选择与粘接金属相匹配的粘接剂才可能有可靠的粘接，严格按照粘接材料的使用说明操作才能保证最后良好的粘接效果。目前，主要有下面两种具有代表性的粘接剂：

1）Super-Bond C&B：含有4-META组分，能与镍铬合金氧化物发生化学粘接，大大提高粘接力。

2）Panavia EX（Kuraray）：含有化学成分MDP，能与镍、铬、钴的氧化物发生化学粘接，从而可以使粘接力明显提高。

（9）医嘱树脂粘接剂需要72小时才可完全聚合，在这一段时间内，嘱患者进食相对软的食物，避免过热或过冷的刺激，且不要使用含酒精的漱口剂，以避免影响树脂粘接材料良好的聚合。

金属翼板粘接桥失败的最常见原因是粘接失败，具体表现形式为松动或脱落。因此，应叮嘱病人勿用修复处咀嚼过硬食物，以避免产生过大𬌗力，并说明定期复查的重要性。应保证每6个月或一年复查一次，发现问题随时就诊。

二、无冠粘接桥

无冠粘接桥（crownless bridge works，简称CBW）是由荷兰和德国学者研究开发，CBW结合机械固位和粘接固位的固定修复技术。其原理为，首先将特制固位钉粘接到缺牙区两侧基牙的邻面（深度为1.65mm），桥体部通过栓道形式插入缺牙间隙侧的栓体（固位钉的暴露部分）上，同时将舌侧金属翼板粘接到基牙上达到固位目的。为了避免暴露金属，颊舌向观，固位钉位于邻面正中稍偏舌侧处；𬌗龈向观，固位钉位于基牙邻面中1/3。固位钉粘固时注意相互平行，两侧栓附着体的侧壁应该具有共同就位道。与传统粘接桥相比，CBW由栓体（固位钉上）-栓道（桥体中）起到主要的机械固位作用，与仅靠粘接固位相比，能显著提高粘接桥的固位效果。实验室研究表明，CBW的结构强度能满足咀嚼负荷的要求。

CBW 主要适用于单个前牙和前磨牙缺失的修复。下颌中切牙邻面中 1/3 釉牙本质较薄不适合采用 CBW 修复。CBW 临床应用观察时间较短，尚无长期的随访结果。

三、非金属粘接桥

金属粘接桥存在着固有的缺点：金属颜色对美观性（特别是前牙区）有一定的影响，金属支架会妨碍桥体区的透光性，基牙切端有可能产生金属透色，使美观要求高的患者难以接受；金属粘接桥远期粘接成功率低，在后牙区表现尤为明显。这使金属粘接桥的进一步推广应用受到了较大的限制。学者们一直在寻找其他的粘接固定修复方式，纤维强化复合树脂粘接桥（fiber-reinforced composite resin-bonded fixed partial denture，简称 FRC-RBFPD，纤维树脂粘接桥）和全瓷粘接桥应运而生，其中有关纤维树脂粘接桥的实验室和临床应用研究较多。

（一）纤维树脂粘接桥

纤维树脂粘接桥是指，通过纤维强化复合树脂（fiber-reinforced composite，简称 FRC）形成复合体用以制作加强支架，并以复合树脂建立修复体外形的一种粘接桥修复技术（彩图 42-20，见书末彩插）。目前多用玻璃纤维强化复合树脂制作粘接桥，如 StickTech 的玻璃纤维。除了具有金属粘接桥对天然牙损伤少的优势，纤维树脂粘接桥与之相比，还具有粘接成功率较高、美观效果好、操作简便、易于口内修理等优点。

1. 纤维树脂粘接桥的优缺点　同金属翼板粘接桥相比，纤维树脂粘接桥具有以下优、缺点：

（1）优点：①纤维树脂粘接桥与天然牙之间的粘接成功率高。这主要由于纤维强化复合树脂的刚性相对较小，可以减少粘接剂层的破坏性应力，从而减少脱落的机会。②属于无金属修复，美观效果好。③复合树脂可以减轻对对𬌗天然牙的磨耗。④设备要求低，制作简便。⑤易于进行口内修理，延长使用寿命。⑥动态性治疗方式。由于牙体预备少或未作牙体预备，需要时可以拆除改为其他修复方式。

（2）缺点：①修复体强度较低；②需采用复合树脂恢复外形，修复体表面抛光效果较瓷材料差。

2. 纤维树脂粘接桥的适应证与禁忌证

（1）适应证：主要适用于少数牙缺失的修复（1～2 个前牙缺失以及单个后牙缺失）；基牙不松动，为活髓牙，牙冠完好或有邻𬌗面龋或充填物，牙冠不短于 4mm；患者要求固定修复且拒绝大量磨牙；对于美观要求较高、拒绝含金属修复体的患者尤其适用。

（2）禁忌证：存在以下情况的患者：缺牙间隙大（缺失多于 2 个前牙或多于 1 个后牙）、基牙牙冠短于 4mm、基牙为死髓牙、唾液难以控制、对𬌗有未上釉的瓷修复体、有口腔副功能、酗酒、对树脂过敏，应避免使用纤维树脂粘接桥修复。基牙外观差（如着色），希望修复缺失牙的同时改善基牙的美观，不适用纤维树脂粘接桥修复。

3. 纤维树脂粘接桥的固位方式　分为表面粘接固位和洞型粘接固位。表面粘接固位用于前牙基牙；洞型粘接固位多用于后牙基牙，也用于有充填物的前牙基牙。设计形式相应地分为翼板固位、嵌体固位和翼板-嵌体混合固位（尖牙缺失）的纤维树脂粘接桥。临床也有采用纤维强化树脂的全冠固为体。

4. 纤维树脂粘接桥的纤维支架设计形式

（1）传统支架设计：一束或两束近远中向的单向连续纤维束连接前后基牙。这一设计形式在前后牙粘接桥中均有应用。力学研究表明，这种支架设计能够满足前牙粘接桥的强度要求；对于后牙其强度相对不足。

（2）改良支架设计：改良支架设计主要用于后牙粘接桥。在近远中向纤维支架的基础上在桥体区增加颊舌横向纤维（图 42-21）。实验研究和三维有限元研究证明，加强效果显著。

5. 纤维树脂粘接桥的临床及技工室操作步骤

（1）牙体预备：纤维树脂粘接桥修复方式灵活多变，现只介绍基本牙体预备方法。

1）前牙预备：前牙区多采用翼板粘接固位，主要为舌面预备，要确保将来翼板有不小于 0.8mm 的厚度。可适当磨除近缺隙侧的舌侧窝边缘嵴，有利固位翼的伸展。如果间隙足够可以不作牙体预备。

采用洞型粘接固位时，标准预备形式为Ⅲ类嵌体洞型。通常需要预备深 1～2mm 或调磨少量的对𬌗牙，邻面肩台宽度 1mm 以保证技师制作时纤维的放置。

2）后牙预备：箱形洞形是临床常用的预备形式，基牙预备体一般参照嵌体洞形的预备原则。

在前后基牙完好或缺损较小时，通常采用的预备量为：𬌗面洞形深 2～2.5mm，前磨牙颊舌向宽 3mm，磨牙颊舌向宽 4mm，近远中向长 3.5～4.5mm；邻面高 3.0～4mm；邻面龈阶深 1mm，近远中宽 1～1.5mm。

后牙修复时，如果有足够的𬌗间隙，可以很少量的牙体预备以利于修复体的制作和粘接。

当基牙牙体缺损较大时，要保证去除龋坏组织及原有充填物，并按标准修整洞形完成预备。必要时可用复合树脂部分充填以修整洞形。

一般将边缘置于龈上或平齐牙龈，龈上 1.5～2mm 是较为理想的位置，必要时也可以采用龈下边缘。

（2）临床比色，记录患者牙齿颜色特征。制取印模。

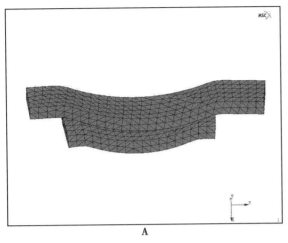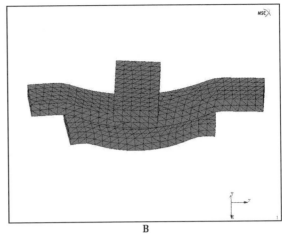

图 42-21 纤维支架设计形式
A. 两束近远中向纤维支架 B. 两束近远中向纤维和一束颊舌向纤维支架

（3）在模型上制作义齿。注意保证纤维表面不受污染，以确保复合树脂与纤维结合良好，纤维的加强作用能够得以发挥，从而使修复体具有最高的强度。

（4）试戴，调𬌗，修整外形，抛光。

（5）粘接可选择的粘接剂类型较金属翼板粘接桥多，也应严格按照所选择粘接剂的使用说明操作。修复体粘接面的处理较金属翼板简单，仅需用金刚砂车针（金刚砂粒度为 40～55μm）打磨粗糙，以增加粘接面积，保证良好的粘接效果。

（6）医嘱：同金属翼板粘接桥。

（二）全瓷粘接桥

全瓷粘接桥的牙体预备方式与纤维树脂粘接桥类似，目前最常见的制作方法为，以氧化硅铸造陶瓷或氧化锆制作加强支架，以长石瓷恢复桥体外形。

与前面介绍的两种粘接修复方法相比，全瓷粘接桥无论在生物相容性方面，还是在美观效果方面，都具有很大的优势。由于铸瓷的脆性较大，容易出现折裂现象，主要应用于𬌗力相对较小的切牙区。氧化锆全瓷材料的强度较好，但是粘接效果较铸瓷差。

四、单端粘接桥

单端粘接桥又叫悬臂梁粘接桥，即仅选择单侧一个基牙作为修复体粘接固位的粘接桥，仅能用于单个切牙缺失和后牙缺牙间隙不大的修复（两单位单端粘接桥）。前面介绍的四种方法均可采用单端粘接桥。

对于前牙粘接桥，单端固定较双端完全固定的修复方式具有更高的粘接成功率。原因在于，双端固定的粘接桥行使功能时，两侧基牙之间由于动度不一致，会导致粘接界面产生有害应力，这对固位体的粘接不利，从而造成临床中粘接失败率较高。简单悬臂梁粘接桥与之明显不同，单端固定具有全固定粘接桥所没有的自由运动特性，使不利的牙间应力得以避免，学者们认为这是其临床成功率较高的主要原因。由于单颗基牙负担较重，所选基牙牙根、牙周条件良好，不松动。

1. 单端金属翼板粘接桥 两单位单端金属翼板粘接桥的固位翼设计对粘接桥的成功率十分重要。后牙固位翼设计，由包绕轴面约 180℃ 的舌侧翼板、邻面板及贯穿𬌗面近远中的嵌体部分相连组成的"D 型"固位体固位，部分𬌗面加 1～2 个针道辅助固位。前牙固位的舌侧翼板，低于切缘 1～2mm，舌隆突及舌面近远中边缘嵴内侧共设计 3 个针道或阶台，增强固位力和对𬌗向里的抵抗。金属翼板（如果舌侧翼板不覆盖𬌗面）的厚度大于 0.8mm，如果桥架使用贵金属，或者修复较大的缺牙间隙的时候，需要相应增加固位体的厚度；连接体处厚度大于 1mm。采用针道、阶台等辅助固位型，以减少粘接桥金属翼板和基牙间粘接层的界面应力，提高粘接桥的成功率。桥体与对𬌗的咬接触设计为轻接触。有研究报道，20 件修复体，观察时间为 15～53 个月（平均 34 个月），1 件粘接桥脱落，占修复体总数的 5%。

2. 全瓷单端粘接桥 全瓷单端粘接桥主要采用铸瓷和氧化锆两种材料，由于氧化锆粘接桥的设计要点与金属翼板粘接桥类似，此处主要介绍单端铸瓷粘接桥。

单端铸瓷粘接桥除具有磨牙少的优点外，其突出特点是美观效果好、粘接强度高（彩图 42-22，见书末彩插）。由于铸瓷粘接桥无法达到过高的强度，病例应选择：单颗切牙缺失，覆盖较大或覆𬌗较浅的单颗上切牙缺失；患者要求采用美观效果好的无金属固定修复体；基牙牙根、牙周条件良好，不松动。其余参考金属翼板粘接桥适应证的选择。

临床治疗时应注意，预备基牙邻近缺牙间隙的边缘嵴区，以减小粘接修复后连接体舌侧的突起，并确保连接体区的厚度；预备龈上肩台，可保证边缘密合性，并为修复体就位确定较好的终止点。切牙单端铸瓷粘接桥可用双重固化或光固化粘接剂。术后嘱患者要严格避免咬硬物及大力量咬合，此乃保证修复体远期效果的关键。

五、其他形式的粘接桥

1. 半固定式金属粘接桥 半固定式金属粘接桥一般适用于单个牙缺失的修复，如用来修复两个以上牙缺失时，其脱落率较高。有些学者提出了在粘接桥中引入非刚性连接体，允许其在承受载荷时产生一定的动度，以利调整从而减小加在树脂层的应力，降低脱粘接的发生。在后牙修复两个缺失牙时，修复体中前磨牙的固位体与栓体连接，栓道与桥体连接，通过栓体与栓道将两部分连在一起。非刚性连接体可以选择性地将负荷加在远中基牙上，使前磨牙基牙的负荷减小，有利于基牙的保护。在粘接桥使用非刚性连接体另一个优点就是对于缺乏共同就位道的基牙可以减少预备量。近年有临床报道，粘接桥使用非刚性连接体修复 2 个缺失后牙，20 例修复体平均使用时间为28.8 个月，最长使用时间为 42 个月，有 1 例远中固位体发生脱落。

2. 分段式粘接桥 韩国学者以"尽可能减少磨除基牙的牙体硬组织"为出发点，发明了可以利用基牙邻面倒凹加强固位的分段式粘接桥（human bridge，HB）。HB 由 3 个部分组成，两个独立的固位体和一个独立的桥体（彩图 42-23，见书末彩插）。HB 根据基牙本身的牙体硬组织倒凹设计固位体，利用固位翼的弹性进入基牙的倒凹区，并且保证边缘紧密贴合。粘接桥的两个固位体就位方向不同，而在固位体上制作的连接体有共同的就位道，不但确定了桥体就位方向，而且保证了顺利就位；固位翼与牙面之间、固位体的栓体和桥体的栓道之间树脂粘接，同时也形成了机械锁结，以上联合作用能够减少脱粘的发生。北京大学口腔医院对 148 件 HB 临床应用效果进行了观察，随访观察 6～36 个月，平均 26 个月，后牙 HB 的完全存留率（95%）明显高于前牙修复体。这可能与后牙基牙能产生更有效的前述的三种固位效果有关。

六、粘接桥失败形式及处理

与传统固定桥类似，粘接桥修复后同样可能出现问题，如崩瓷（主要指金属粘接桥）、继发龋、基牙预备后敏感（主要发生于后牙非金属粘接桥）及龈炎等问题，处理方法与传统桥相同。对于粘接桥，较特殊的是固位体脱粘及修复体折裂问题。

（一）脱粘

脱粘往往表现为修复体松动和脱落。

1. 单侧脱粘 在前牙区，可以磨除脱粘侧固位翼，将双端粘接桥改为单端粘接桥。在后牙区，可以通过一定的方法（如超声震动法）将修复体完整取下，重新粘接。如果不能取下修复体，金属粘接桥则应拆除重做。重新粘接时，牙体预备面及修复体粘接面均需一定的处理以确保良好的重粘效果。

纤维树脂粘接桥无需拆除可在口内修理，磨除松动固位体和少量𬌗面（后牙）或舌面（前牙）桥体材料，粘接牙面和桥体处理后，加以纤维和复合树脂，光照固化即可完成。

2. 双侧脱粘 如果粘接桥可以完整取下，没有损坏和变形，可以重新粘接。否则应重新制作修复体。

（二）折裂

金属翼板粘接桥折裂的形式表现为崩瓷，处理方法同传统固定桥。

树脂粘接桥折裂往往有两种形式：饰面树脂崩脱、连接体折裂。只要破坏程度较轻且纤维结构没有破坏，都可以在口内修理。但是，如果饰面树脂崩脱严重或纤维结构遭到破坏，应将修复体拆除重做。

全瓷粘接桥折裂主要发生于连接体区，很难再行修理。前牙粘接桥的双侧折裂及后牙粘接桥的折裂均应拆除重做。但对于前牙双端粘接桥，如果仅单侧折裂，可以改为单端粘接桥继续使用。

如果修复体设计、制作、粘接均没有问题，而病人的粘接桥却反复多次由于发生脱粘、折裂而失败，则应考虑改用传统固定桥修复。

对于现有的粘接桥，脱粘和折裂（全瓷和玻璃纤维强化复合树脂粘接桥）是造成修复体失败的主要原因。根据临床研究报告，多数粘接桥为半永久性修复。因此，粘接桥并不能完全取代传统固定桥修复，而是对已有固定修复方法有益的补充。粘接桥主要是因为少磨牙或不磨牙的突出优点受到医师和患者的青睐。

（谢秋菲）

第 5 节 固定义齿戴用后可能出现的问题和处理

一、固定义齿戴用后可能出现的问题

固定义齿的寿命是由多种因素决定的。固定义齿修复的生理基础是基牙，基牙的代偿功能可随着年龄、局部和全身健康状况等有所变化。因此，固定义齿给基牙带来的额外负担，在一定的时期内是属于生理范围的，没有引起病理性改变。但当机体抵抗力下降

时，有时便会超出基牙的生理限度，使牙周支持组织发生病理性损害。这就会影响固定义齿的使用寿命。此外，在检查、诊断、适应证的选择、设计和修复体的制作过程中等各个环节也难免有不当之处，这些都可能成为固定义齿出现问题的原因。常出现以下现象：

（一）基牙的病变

1. 基牙疼痛　由于基牙负担过重，可造成牙槽骨吸收、龈退缩、牙根暴露，使牙颈部对冷、热、酸、甜等刺激敏感，有酸痛感。若因固位体边缘不密合、固位体松动等产生了继发龋，初始时为过敏，继而引起牙髓炎、根尖病变，出现剧烈疼痛。口内有不同材料的充填体或修复体时，在唾液中可产生电位差，有时也可引起基牙刺痛感。

2. 基牙龈炎　由于固位体边缘不密合，刺激牙龈发炎；或因接触点不良，食物嵌塞；桥体龈端与组织不密合或压迫过紧导致牙槽嵴吸收形成间隙，使桥体底部积存食物残渣；桥体形态恢复的不正常，往往过凸造成缺乏自洁作用等都容易产生基牙牙龈炎。有时邻间隙内的黏固剂没有清理干净，也可刺激牙龈发炎。修复体的边缘粗糙，易聚集菌斑，也造成龈炎的发生。

3. 基牙松动或移位　产生基牙松动、移位的主要原因是基牙负担过重，使牙周支持组织遭受过大的机械刺激，引起牙槽骨吸收所致。造成基牙负担过重的原因可能为基牙牙周组织本身的条件较差、桥体过长、设计时基牙数量不足、患者机体代偿能力失调等，这些都可能降低基牙牙周组织的耐受力，使其不能承受额外的负荷，而出现松动、移位。

4. 基牙继发龋病　由于固位体边缘不密合或冠边缘短、固位体松动，或固位体被磨穿，导致黏固剂的溶解，或进入细菌、菌斑、食物残渣，或口腔卫生不好、自洁作用差等原因都可导致基牙发生继发龋，严重时可发展为牙髓病变或坏死。

（二）固定义齿松动或脱落

其原因有以下几点：

1. 固位体设计不当　如双端固定桥两端的固位体的固位力相差悬殊，在咀嚼运动时，固位力差的一侧固位体容易与基牙脱离，出现松动现象。当一侧基牙松动时，也会影响另一端的固位体发生松动。固定桥所受的𬌗力不均匀，𬌗力集中的一侧，固位体也易发生松动。复合固定桥的中间桥基牙选用冠内固位体时，𬌗面未被覆盖，其固位体也易松动。

2. 基牙预备不当　基牙预备体不能满足固位要求，如全冠预备体的各轴面过分向方聚拢，因而失去轴面的固位力；3/4冠轴沟的深度、长度不够，沟的位置、方向不符合要求等，都可降低固位体的固位力，使固位体松动或脱落。

3. 固位体制作中的工艺缺陷　如铸造冠的蜡型变形、边缘不密合、固位体翘动。

4. 材料不符合要求及技术上的缺陷　如材料的机械强度不足、金属厚度不足、黏固剂变质、黏固剂粉末和液体调拌比例不当等。

（三）固定义齿的破坏

固定义齿使用一段时间后，可能出现破损现象，如桥体瓷牙面折、桥体塑料牙面脱落、固位体𬌗面被磨穿或折裂等。

固定义齿戴入后，应定期复查，大约每 6~12 个月复查一次。这样，可以及时发现问题，及时处理，以延长固定桥的使用寿命。

二、固定义齿的修理

首先要进行详细的检查，仔细分析造成固定桥失败的原因，针对问题，去除原因，决定修理计划。

（一）拆除固定桥的方法

割裂固位体取桥：当确定该桥必须拆除重做时，或完整的固位体不易取下时，则应采取将固位体割裂的方法取出固定桥。其方法为先在全冠颊面切口，其深度只达水门汀层，不可过深伤及牙面；其长度要将龈缘切开，但不可伤及牙龈组织，可越过𬌗面达到舌面；将切口两侧的冠向两侧分开，然后顺就位方向将桥取下或用取冠器将固定桥取出。注意施力方向，不要使基牙感到不适。

（二）修理固定桥的方法

找出固定桥的失败原因后，可根据情况制订修理方案。如重新黏着固定桥、重新焊接连接体、重做桥体支架或配牙面等。若因固位体穿孔或边缘不密合、接触点不良，或基牙龋坏，引起了基牙牙体、牙髓病或牙周病变者，将固定桥拆除后，需先治疗基牙的病变，必要时，还需拔除不符合要求的基牙，然后，重新制作固定桥。若因基牙负担过重而受损伤引起固定桥失败者，可增加基牙数目，减轻基牙负担，重新制作固定桥。如一端固定桥基牙损伤严重，不能再作基牙者，可将固位体和桥体分离，将另一固位体单独黏固，拔除病变的基牙，再用可摘义齿修复缺失牙。

固定桥的修理不能看成是单纯技术操作问题，更重要的是要找出原因，加以克服，才能作出正确的处理，提高固定义齿的修复质量。

（刘玉华　徐　军）

参 考 文 献

1. 张震康，俞光岩. 实用口腔科学. 第 3 版. 北京：人民卫生出版社，2009
2. 冯海兰，徐军. 口腔修复学. 第 2 版. 北京：北京大学医学出版社，2013

第 43 章

可摘局部义齿

患者经过详细的口腔检查及各种治疗后，如拔除松动牙及残根，治疗龋齿、牙周病、黏膜病等，将口腔内不利于可摘局部义齿修复的因素已去除，即可制定初步的修复计划。理想的可摘局部义齿，既要有美观的外形，又要恢复良好的功能，保持各部分咀嚼器官的长期健康，治疗和设计较为关键。如余留牙基本是健康的，排列正常，关系良好，口腔组织又无其他疾患和异常，则不需要作任何治疗，即可开始修复。

有的患者认为，缺失几个牙后，除前牙缺失影响美观与发音外，对咀嚼影响不大，并不急于修复。若牙齿缺失后长时间不修复，邻牙会向缺牙间隙处倾斜、移位，对颌牙伸长，可造成食物嵌塞、咬合创伤等，导致龋病和牙周病等。因此，对于牙列缺损的患者，应当及时予以修复。

第 1 节 修复前的口腔检查和准备

一、口腔检查

（一）口内检查

1. 缺牙检查 应检查缺失牙的部位和数目。缺隙区牙槽嵴的情况，包括牙槽嵴的丰满度、形态，有无倒凹和骨尖，拔牙伤口愈合情况等。

2. 余留牙检查

（1）牙体缺损、龋坏部位、范围，与牙髓关系，有无探痛和叩痛。

（2）松动度、牙周袋深度、临床冠长度、牙石、牙龈有无红肿、出血。

（3）牙冠形态、排列位置、咬合关系。

3. 软组织黏膜的厚度、弹性、色泽。有无溃疡、感染、肿物等。系带附着位置是否正常。

4. 唾液分泌的量和黏稠度。

5. 现存修复体形态是否符合设计原则，有无磨损、缺损。修复体各部分是否密合，咬合磨耗情况。固位、稳定和支持情况。义齿的功能状况是否正常。

（二）颌面部检查

应检查颜面的对称性、丰满度、面下部高度（垂直距离）。对颞下颌关节和咀嚼肌检查：①下颌运动异常：开口度，开口型；②有无关节弹响；③有无关节区、咀嚼肌、头颈部肌肉扪痛。

（三）X 线片检查

1. 余留牙牙髓、根尖周、治疗情况、牙周（牙周膜宽度、牙槽骨高度）、冠根比等。

2. 牙槽嵴骨质量、残根、阻生齿。

（四）研究模型检查

1. 余留牙的缺损、形态、排列、咬合关系。

2. 软硬组织形态。

3. 模型观测、确定就位道、RPD 初步设计。

二、修复前的准备（治疗计划）

（一）拆除不良修复体

修复治疗开始前应尽早拆除不良修复体，尽快消除其对患者的损害。同时，可以及时发现余留牙和其他组织存在的病变，及时处理，使受到损伤的组织尽快恢复。

（二）义齿修复前的外科治疗

拔除无法保留的余留牙，以及牙槽嵴骨尖修整、系带附着位置矫正等。

（三）义齿修复前的牙体、牙髓治疗

余留牙的楔缺、龋病、牙髓炎、根尖炎等的治疗，以及需要进行大量调磨或改形修复的余留牙或基牙进行牙髓失活等。

（四）义齿修复前的牙周治疗

余留牙洁治、刮治等牙周系统治疗，以及牙周手术等。

（五）正畸治疗

对于余留牙排列、咬合异常者，应进行修复前正畸治疗，以改善修复条件，获得更好的修复效果。

（六）黏膜病治疗

对于存在白色念珠菌感染、义齿性口炎、溃疡等黏膜病变，以及口干症等疾病者应及时治疗。

（七）基牙及余留牙的牙体缺损修复、固定和种植义齿修复

对于基牙或其他余留牙存在牙体缺损，或存在基

牙形态异常等情况，需在可摘局部义齿修复前进行桩冠或全冠修复，以利于可摘局部义齿的固位体发挥作用。对于适合固定或种植义齿修复的缺隙，应先进行修复。固定义齿还可稳固孤立的余留牙，改善可摘局部义齿的修复效果。

（八）暂时性义齿修复

对义齿修复前的准备治疗周期较长，不能马上进行正式义齿修复的患者，为了减小对咀嚼、发音和美观的影响，可先进行即刻义齿或暂时义齿修复。待条件成熟时再进行正式义齿修复。

（杨亚东）

第2节 可摘局部义齿的组成部分和设计原则

可摘局部义齿由人工牙、基托、固位体和连接体组成。

一、人 工 牙

（一）功能

人工牙代替缺失牙，恢复咀嚼、发音和外形，并可防止余留牙倾斜、移位和咬合关系紊乱，维持和恢复面下部的垂直高度。

（二）材料和种类

1. 塑料牙成品 塑料牙质轻，韧性好，抗冲击力强，美观，易于磨改。塑料牙与塑料基托结合强度高。塑料牙在缺牙间隙较小，排牙较困难的情况下，均可应用，临床最常用。其缺点是易污染着色，且易磨损。由复合树脂制作的多层色硬质树脂牙有很好的美观效果和较高的硬度和耐磨性。

2. 瓷牙成品 瓷牙光泽好，近似天然牙，不易污染变色，硬度高，耐磨损。但脆性大，易折断，且不易调改和磨光，比塑料牙重。与塑料基托只能靠机械结合，其结合强度不如塑料牙。可摘局部义齿极少使用瓷牙。

3. 金属𬌗（舌）面牙 由树脂和金属制成。用于缺隙窄、咬合紧的情况，用金属增加强度，避免折断。必要时也可采用全金属后牙。

二、基 托

（一）功能

1. 基托覆盖在缺牙的牙槽嵴上，人工牙排列其上，也可将义齿的各个部分连接成整体。

2. 义齿人工牙承受的𬌗力，通过基托传导和分布到基牙和牙槽嵴组织。

3. 修复牙槽骨、颌骨及软组织的缺损。

4. 通过基托与黏膜间的吸附力，基托与基牙、余留牙间的摩擦力，可增强义齿的固位与稳定。

（二）材料

1. 塑料基托材料 为甲基丙烯酸甲酯，美观，质轻，可修复软硬组织缺损，制作简便，便于修补和重衬。缺点是强度差，易折断，体积大，温度传导性差，舒适性差。

2. 金属基托材料 有钴铬合金、纯钛或钛合金、金合金等。强度高，不易折断，可高度磨光，热传导性能好，体积小，厚度薄，覆盖组织少，感觉舒适，易自洁。缺点是制作复杂，不易调改，不能进行重衬处理。

（三）设计原则

1. 基托的伸展范围 基托的伸展范围与义齿的支持类别有关。

（1）牙支持式义齿基托：伸展范围较小，铸造支架式义齿基托位于缺隙前后基牙之间的区域，胶连式义齿基牙舌腭侧为基托对抗时，舌腭侧基托的伸展范围应包括缺隙前后1~2个余留牙，或者所有余留牙的舌腭侧。

（2）混合支持式义齿基托：游离端牙槽嵴需承担部分𬌗力，此处基托应尽量伸展。唇颊舌侧伸展至黏膜皱襞区，下颌游离端后缘盖过磨牙后垫的1/2，上颌游离端远中覆盖上颌结节，至翼上颌切迹，甚至覆盖整个硬腭。

（3）黏膜支持式义齿基托：除让开余留牙的唇颊侧外，其余部分应在不影响周围组织正常功能活动的前提下尽量伸展，以扩大基托面积，增加支持和分散𬌗力。

2. 基托的厚度 金属基托厚约0.5mm，塑料基托厚约2mm。位于黏膜返折处的基托边缘应适当加厚。牙槽嵴缺损较多时需加厚基托恢复外形和面部丰满度。牙槽嵴丰满，唇颊侧较突时，基托应较薄，或去除唇颊基托。

3. 基托与余留牙的关系 基托应尽量让开余留牙的唇颊舌面，离开龈缘4~6mm，便于余留牙自洁。如果基托的边缘需与余留牙接触，如作为颊侧卡环的对抗臂，或者为了获得余留牙的支持，则基托边缘必须与后牙舌面的非倒凹区轻轻接触，或位于前牙的舌隆突上。基托与余留牙轴面接触可防止食物嵌塞，但不可接触过紧，以免导致牙齿移位。基托覆盖龈缘的部分必须缓冲，避免压迫。

4. 基托的组织面 基托组织面应与黏膜贴合。骨性隆突部位的黏膜较薄，此处基托组织面应做缓冲处理，以免接触过紧而导致压痛。游离缺失者，应通过取功能性印模，使义齿就位后游离端基托与黏膜密切接触，避免因黏膜弹性导致义齿基托翘动。

5．基托的磨光面 唇颊舌侧基托应形成一定的凹斜面，可辅助义齿固位并防止积存食物。基托与天然牙之间，不要形成明显的界限。唇颊侧托应作出牙根部突起的形态。

三、固 位 体

（一）功能

固位体有支持、固位和稳定的作用，可限制义齿垂直的和水平的动度，使义齿固定于牙槽嵴上。

（二）固位体应具备的条件

1．有固位作用，保证义齿不致脱位。

2．对基牙和牙周组织无损伤。

3．摘戴义齿时，对基牙应无侧向压力。

4．不损伤软硬组织。

5．显露的金属要少，以免影响美观。

6．各固位体间和固位体的颊舌侧卡臂间，应有交互对抗作用。

（三）固位体的种类

按固位体的作用不同，可分为直接固位体和间接固位体。

1．直接固位体 最常用的是卡环，有支持、固位和稳定作用，防止义齿𬌗向脱位，位于邻近缺牙间隙的基牙及其他基牙上。

2．间接固位体 辅助直接固位体，保持义齿稳定和平衡的装置。防止义齿翘动和旋转。

（四）卡环

1．卡环的结构

（1）卡臂为卡环的游离部分，有一定的弹性，卡臂的一端与卡体相连接，卡臂越靠近卡体的部分越坚硬，越靠近卡臂的尖端弹性越大。固位卡臂尖位于基牙唇颊舌侧的倒凹区内，起固位作用，防止义齿𬌗向脱位。

（2）卡体为卡环的坚硬部分，位于基牙的非倒凹区，与支托和卡臂相连接，有支持和稳定义齿的作用，可防止义齿侧向移位。

（3）支托放置在基牙𬌗面近远中的边缘嵴、上前牙舌隆突、下前牙切缘上的支托窝内。如咬合过紧或因牙齿移位致上下颌牙齿边缘嵴交错时，可在上后牙颊沟或下后牙舌沟内放置支托。支托窝的底应与基牙长轴近于垂直，支托的组织面（底面）成球面，与支托窝成球凹接触，既保证了支托与支托窝位置稳定，又使义齿所承担的𬌗力经支托，能顺基牙长轴传递，有利于保护基牙的支持组织，不致使基牙倾斜移位。

支托的作用为：①传递义齿垂直向力至基牙上，起支持作用。可保持卡环在基牙上的位置，防止义齿龈向移位；②使卡臂在基牙上保持正确的位置；③当正中𬌗时，上下牙𬌗面间的间隙较大，也可考虑用𬌗支托恢复咬合接触；④可防止嵌塞食物；⑤可作为间接固位装置，辅助固位。

2．卡环与观测线的关系 当牙冠长轴和水平面是垂直关系时，如用分析杆和牙冠的轴面接触，其接触点称为外形高点，是牙齿解剖的外形高点。如将牙冠按原有的关系转动一周，牙冠各轴面上，多数接触点的连线，形成外形高点线，它是牙冠周径最大的部分。由外形高点线向𬌗面或颈部的周径都逐渐缩小。如牙冠的长轴和水平面不是垂直关系时，再将牙齿转动一周，所形成的连线，则不是解剖的外形高点线，此线称为观测线。观测线以上向𬌗面聚拢，称为非倒凹区，以下向颈部聚拢，称为倒凹区（图43-1）。

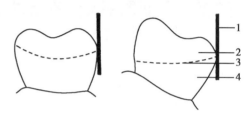

图43-1 基牙上的观测线将牙面分成倒凹区与非倒凹区

1．分析杆 2．非倒凹区 3．观测线 4．倒凹区

卡环的卡体和卡臂的较坚硬部分，应位于非倒凹区，否则卡环就不能就位。卡臂弹性较大的部分，应位于倒凹区，否则就没有固位作用。

观测线随着牙齿的倾斜度不同而改变。非倒凹区和倒凹区的位置随着观测线的改变而有所不同的。观测线有三种基本类型：

一型观测线：为基牙向缺隙相反的方向倾斜时，所画出的观测线。在基牙的近缺隙侧距𬌗面远，倒凹区小；远缺隙侧距𬌗面近，倒凹区大。

二型观测线：为基牙向缺隙方向倾斜时，所画出的观测线。近缺隙侧观测线距𬌗面近，倒凹区大；远缺隙侧距𬌗面远，倒凹区小。

三型观测线：为基牙向舌侧或颊侧倾斜时，所画出的观测线，缺隙侧与远缺隙侧观测线均距𬌗面近，倒凹区都较大，非倒凹区小。

基牙上的卡环也随观测线的不同，而相适应地形成三种基本类型，如一型观测线设计Ⅰ型卡，二型和三型观测线则分别设计Ⅱ型和Ⅲ型卡（图43-2）。

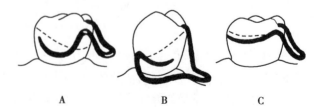

图43-2 三种基本类型观测线与三种基本类型的卡臂

A．Ⅰ型卡 B．Ⅱ型卡 C．Ⅲ型卡

临床上，在下颌后牙的颊面和上颌后牙的颊舌面，易出现一型或二型观测线，下颌牙舌面和个别上颌牙颊面，易出现三型观测线。当出现这种观测线时，卡环的设计也随之发生变化。

一般将具有𬌗支托、颊舌侧卡臂的卡环称为三臂卡。双臂卡是颊舌侧有金属卡臂，不放置𬌗支托。单臂卡是只有基牙唇颊侧金属卡臂，舌侧用基托起对抗臂作用。因此，单臂卡与无支托的双臂卡无支持作用。另一种单臂卡是由基牙的颊面通过颊、𬌗、舌外展隙进入基托的卡环，称为隙卡，具有支持作用。

3．卡环的固位原理　卡环之所以能发挥固位作用，是靠卡臂的弹性部分。当义齿就位（戴入）时，卡臂张开（弹性变形），卡臂尖从基牙𬌗方的非倒凹区向龈方经过观测线进入倒凹区。就位后，卡臂恢复原来形状，与基牙贴合。当义齿受到脱位力的作用，沿与就位方向相反的方向运动，卡臂尖从倒凹区滑向非倒凹区时，卡臂发生弹性变形，对牙面产生正压力，使牙面与卡臂尖之间产生摩擦力，这种摩擦力可阻止卡臂滑脱，从而使卡环产生固位作用。

4．卡环的设计原则

（1）卡环各部分应保持在基牙上相应部位，密合，不变形。在摘戴义齿时，颊舌侧卡臂侧向力平衡（对抗臂抵抗固位臂对基牙的侧向压力）。

（2）卡臂的长度应绕过基牙周径的 2/3，以防止基牙移位。

（3）义齿应容易摘戴，在行使功能时不会脱位。卡环固位臂尖进入倒凹深度适中，固位力不宜过大，否则卡环在摘戴时产生较大的张力，易损害基牙。

（4）义齿就位后，卡环对基牙应无侧向力。只有义齿在有脱位倾向时，才发挥应有的固位作用。

5．卡环的类型　卡环按制作方式可分为铸造卡环和不锈钢丝弯制卡环两种。铸造卡环有以下几种：

（1）圆环形卡环：又称 Aker 卡环。固位卡臂尖从𬌗方进入倒凹区，为拉形固位。卡臂包绕基牙的三个轴面和四个轴角，即包绕基牙牙冠的 3/4 以上。适用于健康、牙冠外形好的基牙，最常用，固位、支持、稳定作用均好。

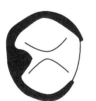

图 43-3　圆环形卡环

圆环形卡环的几种变体：

1）圈形卡环：主要用于上、下颌远中孤立的磨牙上。如向近中颊侧倾斜的上颌磨牙和向近中舌侧倾斜的下颌磨牙，倒凹位于基牙近缺隙侧（近中）。圈形卡有近、远中两个𬌗支托，远中辅助𬌗支托有防止基牙继续倾倒的作用。在无倒凹侧的两𬌗支托之间有辅助臂增强支持作用。从远中𬌗支托到卡臂尖端是弹性部分（图 43-4）。

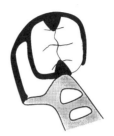

图 43-4　圈形卡环

2）回力卡环：固位卡臂尖位于基牙唇颊面远缺隙侧倒凹区，卡臂在基牙远中面与𬌗支托相连，再转向基牙舌面的非倒凹区，舌侧对抗臂末端通过小连接体向下与基托或大连接体相连。由于𬌗支托不直接与基托相连，人工牙承受的𬌗力通过基托和连接体迂回传导至基牙，可减轻基牙负担。多用于远中游离缺失的前磨牙（图 43-5）。

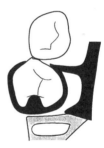

图 43-5　回力卡环

3）对半卡环：用于前后均有缺隙的孤立前磨牙或磨牙。对半卡颊舌侧有两个相对的卡臂和近远中两个𬌗支托，其支持和固位作用较好。

4）延伸卡环：卡臂从邻近缺隙的基牙延伸至其邻牙，卡臂尖进入邻牙的倒凹，有夹板固位作用。适用于邻近缺隙的基牙健康状况或无固位倒凹者。

5）联合卡环：为两个卡环通过共同的卡体相连而成。多用在非缺牙侧两个相邻的基牙上，卡体位于两个牙间的𬌗外展隙。

6）尖牙卡环：从近中切支托顺尖牙舌面近中边缘嵴向下到舌隆突，再向上经远中边缘嵴到远中切角，绕到唇面，卡臂在唇面近中进入倒凹区。主要用于下颌尖牙。

（2）杆形卡环：卡臂从龈方进入基牙倒凹区，属于突点下卡环，推形固位。

杆形卡环有相对独立的颊或舌侧臂，卡臂从金属支架、基托内的固位网或大连接体伸出，经牙龈到基牙下方，再向上进入倒凹区（图43-6）。杆形卡环的变异形式有U形卡、T形卡、I形卡、L形卡、C形卡。杆形卡环弹性好，与基牙接触面积小，对基牙的损伤小，美观，基牙可保持生理运动。缺点是稳定作用不如圆环形卡环，易积存食物，不易修理。杆形卡臂应垂直通过龈缘，避免压迫龈缘，前庭沟应有足够深度，基牙下方不能存在组织倒凹。

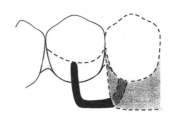

图43-6　杆形卡环

用不锈钢丝弯制卡环具有操作简便，固位力好，坚固耐用，美观、价廉的优点。

（1）弯制三臂卡：由两个弯制钢丝卡臂和铸造支托组成。

（2）弯制圈形卡：适应证与铸造圈卡相同。上颌牙设计圈形卡时，卡臂的游离端放在颊侧，腭侧应有部分基托支持，以减短卡臂，且可加强圈形卡的固位力和稳定性。下颌牙设计圈形卡，卡臂的游离端放在舌侧，卡臂较长，弹性大，稳定性能较差。

（3）弯制隙卡常用于修复上、下前牙的义齿上，或一侧牙缺失，在另一侧基牙上设计隙卡。

卡环的组合应用：

（1）混合型卡环：根据观测线不同，颊舌侧用不同型的卡臂（如颊侧I型卡，舌侧III型卡），或颊舌侧分别用铸造（对抗臂）和锻丝卡臂（固位臂）。

（2）RPI卡环：由近中𬌗支托、邻面板、I杆组成的，主要用于游离缺失的末端基牙（前磨牙）。

1）近中𬌗支托：游离端缺失的末端基牙如果采用远中𬌗支托，当鞍基下沉时，𬌗支托形成支点，位于基牙近中倒凹的卡臂尖对基牙产生向𬌗方的作用力，造成的扭力可损伤基牙。而采用近中𬌗支托时，支点前移，鞍基和卡环同时下沉，卡环和基牙脱离接触，且由于有前方邻牙的支持，基牙所受的扭力小。同时位于基牙近中邻面的近中𬌗支托的小连接体，有对抗义齿向远中脱位的作用。

2）邻面板：在基牙的远中面预备与义齿就位道平行的导平面，义齿邻面板与导平面接触，其摩擦力可增强义齿的固位，导平面的面积越大，固位力越好。当义齿游离端下沉时，邻面板也随之下沉，但与基牙脱离接触。用邻面板固位对组织的损害小，在水平方向的稳定性好，并可使倒凹减至最小，防止积存食物。邻面板常用于基牙的邻面与舌面，但在倾斜的牙面不宜预备导平面和使用邻面板，否则基牙会受到扭力。

3）I杆：I杆和基牙接触少，较美观，对基牙的扭力和损伤小，固位作用较好（图43-7）。

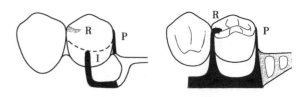

图43-7　RPI卡环

（3）RPA卡环：由近中𬌗支托、邻面板、颊侧圆环形固位卡臂组成。适用于基牙颊侧前庭沟较浅，或基牙下方存在组织倒凹，无法放置I杆者。要求基牙排列正常，观测线在牙冠中部，颊面近远中均有倒凹区。圆环形卡臂卡体部分必须正好位于观测线处，当游离端下沉时，卡臂能同时向龈方移动。如果卡体位于非倒凹区，游离端下沉时卡体处会形成支点，基牙将受到扭力。

（五）间接固位体

1．功能　辅助直接固位体，保持义齿稳定和平衡。防止游离端义齿以支托或支托连线（支点线）为轴发生翘动、摆动、旋转和水平移动，减少因义齿转动造成的对基牙的损害。常用的间接固位体有各种支托、连续卡环、附加卡环、基托和舌板、腭板等部分大连接体等。

2．间接固位体的设计原则

（1）卡环必须有良好的固位作用，使支托保持在支托窝内，否则不能发挥间接固位作用。

（2）间接固位体与义齿游离端应位于支点线的对侧。远中游离缺失者，间接固位体应位于前部；前方游离缺失者，间接固位体应位于远中；单侧游离缺失者，间接固位体应位于牙弓的对侧。

（3）间接固位体距离支点线越远，平衡作用越好。

（4）间接固位体不宜放在切牙上，以免将切牙推向唇侧。

（5）间接固位体应有足够的坚硬度。

四、连 接 体

（一）大连接体

大连接体是将义齿位于牙弓两侧的部分相连接的部件，为金属铸造。

1．功能

（1）将各部分连接成整体。

（2）人工牙承受的𬌗力通过大连接体传导到牙弓

对侧,分散到所有的支持组织。

(3)坚硬的大连接体可增强义齿的强度,使义齿在行使功能时不变形、不折断。

(4)减小基托面积,减少组织覆盖,易于自洁,减轻异物感,使患者感觉舒适。

2.设计原则

(1)有一定的宽度和厚度,以保证足够的强度和硬度。

(2)边缘应圆滑,与周围组织移行,使患者感觉尽量舒适。

(3)不压迫黏膜,硬区处缓冲,边缘应远离龈缘。

(4)不妨碍唇、颊、舌等软组织的活动。

3.大连接体的种类与设计要求

(1)腭杆:

1)前腭杆:位于上颌硬区之前,腭皱襞之后。厚1mm,宽6mm。距上前牙舌侧龈缘6mm以上。

2)后腭杆:位于上颌硬区之后,颤动线之前。两端微弯向前至第一、二磨牙之间。厚1.5～2mm,宽3～4mm。牙支持式义齿,后腭杆与黏膜轻轻接触。混合支持式义齿,后腭杆需离开黏膜0.3～0.5mm,防止基托下沉后腭杆压迫黏膜。

3)侧腭杆:位于上颌硬区两侧,与牙弓平行。离开后牙腭侧龈缘4～6mm。可单侧或双侧应用,连接前、后腭杆,形成前后腭杆联合。

4)中腭杆:位于上腭中部(上颌硬区),厚1mm,宽6mm。

(2)宽腭杆:由于腭杆较窄而厚,支持作用差,舒适性差。因此,上颌大连接体更多采用宽腭杆。宽度8～10mm,厚度0.5～1mm。较腭杆宽而薄,支持作用好,更舒适。也可分为前、中、后和侧宽腭杆,可单独或联合应用,如前后宽腭杆联合。

(3)腭板:宽且薄,相当于金属基托,厚度0.5～1mm。腭板前缘离开前牙舌侧龈缘6mm,或位于前牙舌隆突上。

1)前腭板:位于上腭前部。

2)全腭板:覆盖整个上腭到后堤区。

3)U形腭板:避开明显的上腭隆突,又称马蹄形腭板。

(4)舌杆:为下颌义齿的大连接体。横截面形状为半梨形,上缘薄、下缘厚,边缘圆钝,厚度平均为2mm,宽度为4～5mm。位于下颌牙舌侧下方,上缘距舌侧龈缘至少3～4mm。因此,如果采用舌杆,龈缘至口底的深度至少要有7～8mm(图43-11)。舌杆的位置越低越好,但不能妨碍舌的运动。舌杆与牙槽嵴黏膜的关系根据牙槽嵴舌侧外形,有三种情况:①垂直型:杆与黏膜轻轻接触;②斜坡型:牙支持式者,杆与黏膜轻

轻接触,混合支持式义齿,杆应让开约0.3～0.4mm;③倒凹型:杆应让开倒凹区,不影响义齿摘戴。

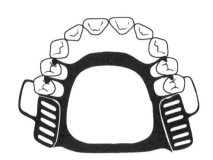

图43-8　腭杆

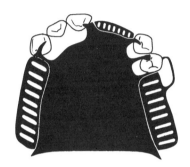

图43-9　全腭板

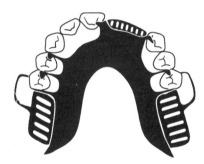

图43-10　U形腭板

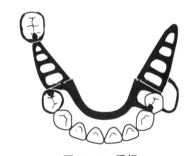

图43-11　舌杆

舌杆的禁忌证:①口底浅;②前牙向舌侧严重倾斜;③有明显下颌隆突不能手术去除者。

(5)双舌杆:由舌杆和位于下前牙舌隆突上的连续杆组成。连续杆宽2mm,位于下前牙舌面的中1/3处,与前牙贴合且不进入倒凹区,有支持和间接固位作用(图43-12)。

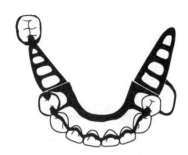

图 43-12 双舌杆

（6）舌板：相当于舌隆突杆与舌杆相连续的金属板，厚度为0.5mm，下缘加厚且圆钝（图43-13）。

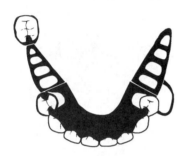

图 43-13 舌板

舌杆的适应证：①口底浅，舌侧软组织附着高（口底到龈缘的距离在7mm以下）；②下颌隆突明显者；③前牙松动需用夹板固定者；④舌侧倒凹过大不宜用舌杆者。

（二）小连接体

小连接体是指卡环、支托和间接固位体等与大连接体或鞍基相连接的部分，有传导和分散验力，辅助固位和稳定的作用。根据其位置可分为两种：

1. 暴露在外的小连接体　一般位于牙齿的邻间隙内，呈锥形，与大连接体垂直连接，不能进入倒凹区，不压迫黏膜，避免干扰舌的运动，与组织面贴合。此外还有位于基牙缺隙侧邻面，连接卡环的小连接体，以及杆形卡臂的引伸臂和圈卡的辅助支持臂等。

2. 包埋在塑料基托内的小连接体　铸造支架义齿的网格状小连接体，用于将金属支架与塑料基托及人工牙相连接，并增加基托强度。还包括胶连式义齿弯制卡环和支托的小连接体等。

（杨亚东）

第3节　基牙预备

一、余留牙的调磨

（一）验曲线异常的调改

过度伸长的牙，无条件正畸治疗者，可磨短，形成较均匀的横验曲线和纵验曲线曲度。为避免牙本质过

敏，应作脱敏处理。调磨过多者应先牙髓失活。调磨后的牙冠应保持正常的解剖形态和邻接关系，验面形态及牙尖斜度与其他余留牙协调一致，必要时做冠修复。

（二）余留牙形态调磨

调磨因磨耗不均导致的余留牙形态的异常。如锐利的后牙边缘嵴和前牙切缘，过长的牙尖，高度不一致的相邻后牙边缘嵴。

（三）余留牙调验

去除正中验早接触点及前伸和侧方验干扰点。去除接触过紧、过大的牙尖斜面。

二、基牙的预备

（一）基牙轴面调磨

磨除基牙轴面过突或倾斜导致的过大倒凹，降低观测线高度，使固位卡臂尖进入基牙轴面龈1/3处的倒凹内，有利于基牙健康，便于义齿就位。同时，避免因基牙缺隙侧邻面倒凹过大，导致戴义齿后出现食物嵌塞和不美观。

（二）导平面预备

为了增强义齿的固位和稳定，应在基牙的缺隙侧邻面，和与义齿垂直向小连接体接触的基牙轴面，预备与义齿就位道方向一致的导平面。非游离缺失者，导平面的高度为基牙邻面验龈高度的2/3（从边缘嵴开始）；游离缺失者，末端基牙远中邻面导平面（RPI卡环邻面板对应部位）为邻面高度的1/2（2～3mm）。

（三）支托窝预备

1. 支托窝预备要求

（1）验支托窝的预备：后牙验支托窝一般位于基牙验面的近中或远中边缘嵴处。如果基牙过度磨耗，咬合过紧，牙本质过敏，无法预备近远中验支托窝时，也可利用无接触关系的自然间隙，如上颌磨牙验面的颊沟，或下颌磨牙验面的舌沟处。

铸造验支托窝外形为圆三角形，边缘嵴处最宽，向验面中央窝方向逐渐变窄。支托窝宽度为磨牙验面颊舌径的1/3，前磨牙验面颊舌径的1/2。支托窝长度为磨牙验面近远中径的1/4，前磨牙验面近远中径的1/3。支托窝边界清楚，但无垂直向侧壁，底面预备成匙形（浅凹形），深度为1～1.5mm，底面最深处位于圆三角形的中心，支托窝底与基牙长轴接近于垂直。邻面与支托窝底所成线角要圆钝。

支托窝应预备在釉质上，也可放在修复体上。如果在基牙要预备支托窝的部位牙体组织薄弱或有大充填体，或者基牙需要改形或保护，可作冠或嵌体修复，并将支托窝做在修复体上，但在基牙预备时必须为支托窝预备出足够的间隙。

（2）舌隆突支托窝的预备：舌隆突支托窝用于上

颌尖牙和切牙。位于舌隆突上方,舌面颈 1/3 与中 1/3 交界处,支托窝底低于舌隆突,侧面观呈底部圆钝的 V 字形。舌隆突支托窝深度为 1～1.5mm,唇舌径宽 1.5～2mm,近远中长度 2.5～3mm。

(3) 切支托窝的预备:下颌的尖牙和切牙的舌隆突不明显,难以预备舌隆突支托窝,可在下颌尖牙的近中切嵴或下切牙的切端预备切支托窝。切支托窝底由唇舌两个凹斜面组成,使切支托骑跨在切端,切支托的作用力与牙长轴方向一致。而不要使切支托与切端呈斜面接触,否则会导致基牙倾斜或移位。切支托窝深 1～1.5mm,宽约 2mm,不要过于靠近切角。

2. 支托窝的预备方法　用直径 1.5～2mm 的球形或相同直径的末端圆钝的柱形金刚砂车针,在釉质上磨出所需的支托窝外形与深度。然后用橡皮轮磨光,以防发生龋齿。

(四) 隙卡沟预备

1. 隙卡沟的预备要求　隙卡沟位于相邻牙𬌗面间的𬌗外展隙处,通过加深加宽𬌗外展隙,以容纳隙卡,其深度与宽度应以隙卡需要的粗度为准。隙卡沟底圆钝,在接触点之上,无楔入作用,以免使相邻牙受侧向压力而移位。

铸造隙卡沟宽度和深度为 1～1.5mm,并在两相邻牙的边缘嵴处预备𬌗支托窝,以加强支持。颊、舌外展隙应适当扩大,以容纳铸造隙卡的卡体部分位于外展隙内,避免外形过突。

不锈钢丝隙卡沟的深度和宽度为 0.9～1mm。前磨牙隙卡直径 0.9mm(20 号钢丝),磨牙隙卡直径 1mm(19 号钢丝)。颊舌外展隙转角应圆钝,以利卡环的弯制。

隙卡沟应尽量利用天然间隙,以减少磨牙。同时,隙卡沟必须要有足够的宽度和深度,以免影响隙卡的强度或者影响咬合接触。

2. 隙卡沟的预备方法　将直径 0.9mm 或 1mm 的柱形金刚砂车针,沿颊舌向置于相邻两牙的外展隙处,磨切两牙的釉质,注意不要破坏接触点。达到深度和宽度要求后,再磨切基牙的颊舌轴角处,扩大颊舌外展隙,圆钝隙卡沟底颊舌转角处。最后用刀状橡皮轮磨光。

(杨亚东)

第4节　印模和模型

一、印　　模

(一) 印模的种类

1. 解剖式印模　是在义齿承托组织处于静止状态时所取得的印模,为无压力印模。用大小合适的成品托盘,选用适宜的印模材料,按正确的印模方法取得的印模,可以准确地记录余留牙和剩余牙槽嵴及黏膜的解剖形态。根据此印模制作的义齿戴入口内,在上下牙无接触时,义齿的各部分,如卡环、基托等,与余留牙和其他软硬组织贴合,但不产生压力。对于牙支持式义齿,因义齿在发挥功能时,𬌗力绝大部分由基牙承担,基托和牙槽嵴仅保持一定的接触关系,因此,可采用解剖式印模。

黏膜支持式的义齿同样适宜采用解剖式印模。黏膜支持式义齿在发挥功能时𬌗力主要由黏膜和黏膜下的骨组织承担,为了加强它的支持,基托的覆盖面积越大越好,使黏膜单位面积的负荷相对地减小。但基托的伸展应以不妨碍承托区周边组织的正常生理功能活动为原则。因此,取印模时必须作"功能修整"。即在取印模时整塑有关肌肉组织的一种操作方法,模仿周边组织的正常生理活动,使印模充满皱襞区而不变形。由患者自己来做各种动作,如大张口、吞咽、将舌向前伸并向左右摆动等动作。此外,术者可轻拉唇、颊部,上颌者应向前、向下拉动,下颌者则应向前、向上拉动,患者须与术者充分配合,才能取得良好的印模。

为了使功能修整作得好,印模边缘伸展适宜,可先制作个别托盘,其优点如下:

(1) 托盘外形合适,唇颊舌侧翼的高度、宽度合适。在取印模时,不会因托盘边缘过长而使印模边缘过度伸展,也不会因托盘边缘过短,而使印模伸展不足。所以,用个别托盘取得的印模更准确。

(2) 印模的厚度均匀,确保印模的准确性。

(3) 个别托盘是按照患者的口腔情况特制的,易于准确地进行功能修整。

2. 功能性印模　是在牙槽嵴黏膜受到功能性压力下,发生一定程度变形状态下的印模。功能性印模适用于基牙和黏膜共同支持的义齿,如单侧或双侧游离端义齿,此种义齿在功能作用时,基托游离端下沉的程度较基牙多,不同程度的下沉使基牙受到向远中的扭力。因此,取压力印模,可以弥补基托远端下沉过多的问题。

(二) 取印模的方法和注意事项

1. 体位　患者应处于舒适自然的体位,医师位于患者的右前方或后方。在取上颌印模时,为了避免印模材料流向咽部而导致恶心,患者应直坐。取下颌印模时,下牙列的平面应与地平面近于平行。

2. 选择托盘　用弹性印模材料取印模,要用有孔托盘,使材料由孔穿出,而得到固位,使印模不至脱落。取得一个准确的印模,必须选用大小合适的托盘,尽可能与所需取得的组织面的大小、形状相符合,并且与组织面间有足够的空隙,以容纳印模材料。取牙齿缺失印模所用的托盘,底部是平面形,边缘较高。

(1)宽度:托盘的唇颊侧翼,应宽出牙弓约3～4mm。

(2)长度:应包括整个牙弓,非游离端者,托盘盖过最后一个余留牙;游离端者,上颌应包括上颌结节区,下颌应包括磨牙后垫。

(3)高度:唇颊舌侧翼的高度,以短于黏膜皱襞区2～3mm为宜。托盘边缘短时,可用基托蜡片将托盘边缘加高,使印模边缘有托盘支持。如托盘过大,或印模材料的量较多时,可妨碍皱襞区的活动,使黏膜变位,印模边缘伸展过多。当义齿完成后戴牙时,因基托伸展过长,需要大量的磨改。若托盘边缘处的印模无支持,灌注模型时易变形,因此,托盘的大小、唇颊翼的高度,一定要合适。腭穹隆较高者,可用蜡片将腭穹隆的对应部分垫高些,可使印模在各部位,都有比较均匀的厚度。下颌托盘不应妨碍舌的活动,或压迫舌系带。

若成品托盘不合适,可根据口腔具体情况,加以调改,或用蜡片加高。当缺失牙很多,如游离缺失者,需要取功能性印模,则应制作个别托盘。使功能修整更为准确,易于取得压力印模,且印模更加清晰准确。

3.个别托盘的制作 先用成品托盘和藻酸盐印模材取初印模,灌注石膏模型。模型经填倒凹和组织面缓冲处理,用2mm厚基托蜡片覆盖余留牙及其下方牙槽骨,并在尽量分散的三个余留牙的𬌗面或切端处开3mm×3mm窗,暴露石膏模型牙面。模型组织面涂分离剂,将2～3mm厚的自凝树脂均匀铺设在模型表面,制作个别托盘,并在托盘前部添加手柄。托盘边缘短于前庭沟底和口底黏膜返折3mm,游离端后缘达到翼上颌切迹和磨牙后垫。自凝树脂硬固后,将个别托盘从模型上取下,经打磨修整后,在托盘边缘添加3mm宽的印模膏,用于边缘整塑。也可用2mm厚的光固化树脂膜铺设个别托盘并光固化。

4.用弹性印模材料取工作和对颌印模

(1)取上颌印模时,将调好的印模材料,放入有孔托盘内,术者右手持托盘,左手用口镜将患者口角拉开,将托盘从右侧口角斜行旋转进入口内,托盘柄对准面部中线,前后位置适当时,向上后施以压力使之就位,进行肌肉功能修整。用镊子取出排向软腭的多余印模材料,以防患者作呕。印模凝固后取下。

(2)取下颌印模:取印模前告诉患者,托盘放入口内后,练习一次伸舌动作。将盛有印模材料的托盘放入口内,对准牙弓压下,让患者将舌抬起、前伸,同时口闭小些,使肌肉放松,医师用手牵拉颊部向上前内,功能修整边缘时,动作要轻,舌勿过分向前、向侧方活动。抬舌动作可在取印模前先教患者练习。

(3)当托盘就位后,应用手指固定,防止移动,直至印模材料完全凝固为止。

(4)取出印模:由口内取出印模的时间要合适,应掌握好印模材料的凝结情况,过早取出,可因印模材料未凝固而粘于牙上。若在口内停留时间过长,会给患者带来不适。取出印模时,先取脱后部,再沿前牙长轴方向取下,取出的方向应和牙长轴相一致,不应上下搬动。动作要快,如慢慢地向下取,则印模在有倒凹的部位有可能撕裂或变形。

5.合格印模的标准

(1)基牙、余留牙及缺隙部位的牙槽嵴形态清晰、完整,支托窝、隙卡沟完整清楚。

(2)经肌功能修整后的印模边缘伸展到位,圆滑、完整,唇、颊、舌系带切迹清楚。

(3)游离端缺失时,上颌后缘中部腭小凹、两侧上颌结节及翼上颌切迹、下颌磨牙后垫,印迹完整清楚。压力印模组织面中印模材完整,厚度适中。

(4)印模无气泡,印模材无脱模。

二、模 型

(一)灌注模型的方法与要求

1.灌注模型前,应仔细检查印模,要求印模完整,表面印迹清楚,注意检查印模与托盘是否有分离现象。

2.将印模冲洗干净,甩去水分。严格按照正确的水粉比例调拌石膏,抽真空排出气泡,使石膏有足够的强度和一定的流动性。灌模型时应先取少量调好的石膏,放在印模组织面最高处,用手持托盘柄,轻轻振动底部,使石膏缓缓流至印模各处,同时将气泡排出。逐渐加添石膏至一定的厚度并包住印模边缘。

3.下颌模型应灌出口底部分,不要形成马蹄形,以防模型折断。上下颌模型基底的厚度不少于10mm。

(二)分离模型

待石膏完全硬固后,用手握紧托盘柄,顺模型上石膏牙的长轴方向,轻轻用力将印模松动后取下。应注意脱模方向,避免用力过大,以免损坏模型和石膏牙折断。脱模后检查模型有无破损、断牙和气泡,并立即处理。

(三)修整模型

去除模型牙面和组织面小瘤,用石膏打磨机修磨,使模型侧面和底面平整,模型基底和边缘有足够厚度。

(四)标准模型的要求

1.模型组织面完整清楚,无气泡和小瘤。

2.模边缘完整清楚,有足够厚度。

3.模型基底有足够的厚度,最薄处约为1cm,下颌模型应灌出舌侧口底部,勿呈马蹄形。模型侧面和底面平整。

4. 上下颌模型余留牙咬合关系与口内一致。

(杨亚东)

第5节 模型观测

观测模型是制作可摘局部义齿的重要步骤之一。经过观测器对模型观测后，可检查模型上的基牙或其他组织与分析杆的位置关系，各基牙和组织倒凹情况，确定可摘局部义齿的就位道，并画出各基牙的观测线，以便根据观测结果确定义齿设计方案。

一、模型观测的目的

（一）选择和确定义齿的就位道

可摘局部义齿在口内就位和摘出，必须沿一定的方向和角度。可摘局部义齿至少有2个或2个以上的基牙，各个基牙上的卡环必须在同一方向戴入，义齿才能就位。就位道是义齿进入缺隙时，义齿和基牙或余牙的接触面，使义齿按照一定的轨道就位，即从义齿与天然牙接触时开始，至义齿完全就位所经过的路径，称为义齿就位道；摘下义齿时，则与此方向相反。如果义齿各部分没有共同就位道，除固位卡臂尖以外的部分进入软硬组织倒凹，或固位卡臂尖进入倒凹过深，则义齿将不能就位或摘下，或就位和摘出困难。如果大量磨改义齿勉强就位，可能会造成义齿与基牙、余留牙不密合，固位力差、积存食物、影响美观等现象，并给基牙和组织带来损害。

可摘局部义齿的就位方式有两种：

1. 平行就位　在选择可摘局部义齿就位道时，使固位体、基托和其他组成部分，在就位的过程中，与口腔软硬组织接触的部分，能彼此在同一方向，保持平行关系，当义齿就位时，有可能同时顺利地达到应在的位置。大多数可摘局部义齿，需要采取此种方式就位。

2. 旋转就位　当可摘局部义齿就位时，它的一端先行就位，然后以此端为中心，另一端以旋转方式就位。

（二）确定导平面的位置

导平面是指相互平行且与义齿就位道方向一致的基牙缺隙侧邻面及其他与义齿坚硬部分接触的余留牙轴面部分形成一定高度、与就位道方向一致的平面，义齿相应部位与导平面密切贴合，可增强义齿的固位和稳定，引导义齿沿就位道戴入和摘出，消除义齿与余留牙之间的间隙，避免食物嵌塞和影响美观。

（三）确定软硬组织倒凹

通过模型观测，确定基牙和承托区组织的倒凹区和非倒凹区。确定可利用的基牙固位倒凹的位置和深度（固位卡臂尖应进入的位置），既保证卡环的固位作用，又不会对基牙造成损害。同时确定应调整、避开或消除的基牙和软硬组织倒凹。

（四）辅助制订修复治疗计划

根据观测结果和临床检查结果，确定可摘局部义齿设计，包括卡环和连接体类型选择、义齿各部分的位置和伸展范围等。同时确定义齿修复前需要进行的软硬组织形态修整，余留牙的外形调改、修复，以及基牙预备等内容。

二、模型观测器

模型观测器的主要部件是垂直测量杆和可调节与垂直测量杆的角度关系的模型观测台（图43-14）。石膏模型固定于观测台上，与垂直测量杆保持固定的关系。观测器的垂直测量杆通过水平臂和垂直臂与底座平台保持垂直关系，并可上下移动。模型观测台在底座平台上可水平移动，与垂直测量杆之间作相对平行移动，观测台上的万向转轴可调节模型与垂直测量杆的角度关系。

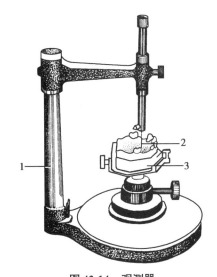

图43-14　观测器
1. 支架　2. 分析杆　3. 观测台

固定在垂直测量杆末端，与垂直测量杆方向一致的测量工具：

1. 分析杆　一根粗细均匀的细金属杆，可确定模型各面沿某一方向的平行关系以及各面侧向最突点（外形高点）的位置。

2. 描记铅芯　当模型与垂直测量杆成某一特定角度时，用描记铅芯替换分析杆，在保持铅芯侧面与模型突面接触的情况下使模型（观测台）和垂直测量杆上的铅芯相对移动，可在模型表面画出一条显示外形高点的观测线。观测线龈方的区域称为倒凹区，观测线𬌗方的区域称为非倒凹区。当改变模型倾斜角度，使模型与垂直测量杆的角度关系改变时，即义齿就位道方向改变时，观测线位置也将改变，基牙及组织的倒凹区和非倒凹区的位置和倒凹的深度都将改变。

3. 倒凹测量尺 用于确定基牙轴面固位倒凹的位置和深度的工具。常用规格有 0.25mm、0.50mm 和 0.75mm 三种，即倒凹测量尺末端水平突出部分的宽度分别为 0.25mm、0.50mm 和 0.75mm。使用时先将倒凹测量尺的侧面与基牙外形高点接触，然后将垂直测量杆及倒凹测量尺向上提起至水平部边缘（唇部）也与牙面接触，如果使用的是 0.25mm 的倒凹测量尺，则此处（唇部接触位置）倒凹的深度就是 0.25mm。

4. 蜡刀 固定于垂直测量杆上可用于蜡型修整和模型填倒凹时的修整。

三、研究模型观测

研究模型观测是在义齿修复治疗开始之前的口腔检查阶段，先取印模，灌制研究模型进行观测。根据研究模型观测结果，确定义齿的就位道和义齿的初步设计，并确定基牙预备和修复等口腔准备计划。

（一）确定义齿就位道

可摘局部义齿通常必须沿一定的方向戴入和摘出，称为义齿的就位道。在模型观测器上，垂直测量杆的方向即代表义齿就位道方向。研究模型观测开始时，首先将模型水平固定在观测台（或底座）上，调整观测台（或垂直臂）倾斜角度，使模型的𬌗平面与垂直测量杆垂直，用分析杆测量余留牙的平行关系，余留牙和其他组织倒凹的位置。然后，通过调整模型倾斜角度，确定最佳的义齿就位道。

1. 决定就位道的因素

（1）导平面：相互平行且与义齿就位道方向一致的基牙邻面及其他与义齿坚硬部分接触的余留牙轴面。导平面可引导义齿就位，与义齿相应部位密切接触，具有辅助义齿固位和稳定作用，同时，可防止义齿与基牙之间食物嵌塞。因此，在确定就位道时必须考虑基牙近缺隙侧邻面及其他余留牙轴面的方向，尽量使其与就位道方向一致，易于形成导平面，减少磨牙量，有利于义齿的固位和稳定，避免基牙邻面的干扰或义齿就位后出现过大的间隙。必要时需磨除基牙邻面过突的部分，预备出与就位道方向一致的导平面。

（2）固位倒凹：相对于特定就位道方向而存在的基牙倒凹区，义齿固位卡臂尖进入此区，起固位作用。就位道方向改变时，固位倒凹的位置和深度也随之改变。因此，卡环的固位作用取决于就位道的方向。

（3）余留牙与组织的干扰性倒凹：义齿无法进入的余留牙和组织倒凹区，影响义齿伸展和与组织的密合，可能存在于小连接体和卡体经过的牙面以及骨隆突下方。可通过改变就位道方向，或者通过手术、拔

牙、调磨干扰牙面，或用修复体改变余留牙形态等措施来去除干扰。

（4）美观因素：为了减少卡环金属的外露，可通过调整就位道方向，改变固位倒凹的位置，使卡环尽量位于基牙牙面远中龈向区域。当有前牙缺失时，就位道方向应有利于人工牙与相邻余留牙的接触关系，避免出现间隙而影响美观。

2. 模型倾斜的作用 在观测器上通过调整模型倾斜角度来调节基牙固位倒凹的方法有均凹法和调凹法。

（1）均凹法：通过调整模型前后、左右倾斜角度，改变模型与分析杆的角度关系，即选择不同就位道方向，调整缺隙前后及牙弓两侧基牙倒凹的大小，增大过小倒凹，减小过大的倒凹，即平均倒凹的大小，使就位道与缺隙前后及牙弓两侧基牙牙长轴的角平分线方向一致。尽可能使各基牙均获得有效的固位倒凹，充分发挥各基牙的固位作用以及固位体之间的交互对抗作用和义齿的跨弓稳定作用。

（2）调凹法：将模型向一侧倾斜，使倒凹集中于缺隙一侧的健康基牙的有利位置，以利于卡环设计和义齿的固位。利用调节倒凹法，使义齿就位道改变为斜向就位，使义齿所受脱位力方向与就位道不一致，以防止义齿脱位。利用调凹法，还可消除组织倒凹的干扰，有利于基托的伸展。

义齿的就位方向与倾斜模型的关系：

（1）前牙缺失：若牙槽骨丰满，唇侧有较大的倒凹时，应将模型向后倾斜，可减少唇侧牙槽骨的倒凹，义齿则由前向后斜向就位。若唇侧倒凹不大，不影响义齿就位，模型则向前倾斜，使倒凹集中在基牙的近中侧，固位较前者好。

（2）后牙缺失：缺隙前后均有基牙时，应根据基牙健康状况来决定模型的倾斜方向。如基牙的牙体和牙周情况较好，且稳固时，则将模型向后倾斜，使固位作用好的Ⅰ型卡放在缺隙后端的磨牙上。这样，义齿是由前向后就位。如缺隙后端基牙不健康，而前端基牙较好时，模型可向前倾斜，使Ⅰ型卡放在缺隙前的健康基牙上，义齿则由后向前就位。如缺隙前后的基牙有显著的倒凹时，则将模型向前或向后倾斜，使倒凹平均，义齿和基牙间不致有过大的间隙，则义齿可向前或向后就位（图43-15）。

（3）后牙为游离端缺失：无论是单侧或双侧游离缺失，均将模型向后倾斜，增加基牙的远中倒凹，用Ⅱ型卡或 T 型卡固位，防止义齿翘动，减轻基牙的负担，义齿则由前向后就位。

（4）前后牙缺失：前部和后部均有缺牙时，模型可向后倾斜，使前部倒凹减小，则前牙与人工牙间的缝隙减小，义齿由前向后就位；如前牙倒凹较小，将模型

平放，不作倾斜，义齿的就位方向与力方向一致；前牙全部缺失兼后牙缺失时，应根据倒凹情况、基牙位置而定，一般是向固位差的一方倾斜，如后部基托易脱位，模型就应向后倾斜。可选择理想的卡环增加固位。

（5）一侧牙缺失，另一侧牙舌侧倒凹明显者，模型应向有牙侧倾斜，以减小舌侧的倒凹，义齿则由缺牙侧向有牙侧就位。

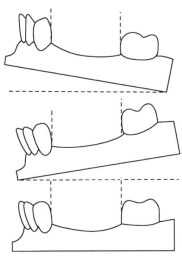

图 43-15 模型作不同程度的倾斜（纵虚线为分析杆的方向）

（二）描记观测线

确定义齿最佳就位道后，将垂直测量杆上的分析杆换成描记铅芯，沿余留牙和组织侧面画出观测线，标示出基牙与组织的倒凹区与非倒凹区的位置。

（三）记录模型与观测器的位置关系

义齿最佳就位道确定后，模型与垂直测量杆的角度关系，也就是义齿就位道方向，必须通过在模型上做标记的方式记录下来，以便在需要再观测时能够在观测器上将模型按原就位道方向定位。定位标记方法有三点定位法和平行线定位法。三点定位法是锁定垂直测量杆的高度，用描记铅芯的尖端在模型组织面上确定三个尽量分散的等高点，尽量避开义齿支架的位置，可画上十字和圆圈以易于辨认。当需要重新观测时，将模型上回到观测器上，通过倾斜模型，直至分析杆的尖端在同一高度上与此三点均能接触，即可恢复模型的原始位置和原始就位道。平行线定位法是用雕刻刀抵住分析杆，分别在模型底座的两侧和后面刻三条平行于垂直测量杆（即就位道）方向的标记线。模型重新上观测器时只要调整模型倾斜角度，使分析杆与三条标记线平行，即可恢复模型的原始位置。无论是研究模型还是工作模型，均应在观测后进行位置标记，以便于再观测。位置标记还可以转移至复制模型（比如耐火材料模型）上，按原就位道对复制模型进行观测。

四、工作模型观测

（一）确定义齿最终就位道

工作模型应作为一个新模型重新进行观测，研究模型观测时确定的就位道方向可能要作适当调整，根据导平面、固位倒凹、余留牙与组织干扰和美观因素，确定义齿的最终就位道，并进行工作模型定位标记。

（二）描记观测线

用描记铅芯画出基牙和软组织外形的观测线。描记时使铅芯的侧面与外形高点接触，铅芯尖端与高点下方牙龈接触，以确定倒凹位置和填倒凹的范围。

（三）测量基牙固位倒凹深度

固位卡臂末端的弹性由卡臂的材料、形态和长度决定，而卡环固位力取决于卡臂的弹性、卡臂尖进入倒凹的深度和倒凹的坡度。因此，固位倒凹的深度应根据卡环的具体设计决定。采用钴铬合金铸造卡臂时，应使用 0.25mm 的倒凹测量尺；采用钢丝弯制卡臂时使用 0.75mm 的倒凹测量尺。用倒凹测量尺在工作模型上确定并记录固位卡臂尖进入基牙倒凹的位置。然后，可以将义齿支架的设计准确地画在工作模型上。此标记最好能够在模型复制时清晰准确地转移到耐火材料模型上。

（四）工作模型填倒凹

除固位卡臂尖外，义齿坚硬部分所经过的倒凹区均应该用蜡填平，使其表面与义齿就位道方向平行，此操作称为填倒凹。导平面龈方和所有大小连接体经过的倒凹区在填倒凹后应在观测器上用蜡刀或其他平行工具修整，去除多余的填倒凹蜡，以保证义齿与导平面贴合，并避免在倒凹区产生过大的间隙。此外，为操作方便和避免翻模型困难，对于义齿不涉及的唇颊面和舌侧远中也应填倒凹。

五、模型观测器的其他作用

在进行可摘局部义齿基牙修复时，可利用观测器根据确定好的义齿就位道来确定修复体外形，以便在修复体上直接形成导平面，获得有利的观测线类型和固位倒凹。模型观测器还可以用于沿就位道方向平行放置附着体和其铸件。

（杨亚东）

第6节 确定咬合记录与模型上𬌗架

一、确定咬合记录

咬合记录是确定上下颌正中𬌗关系和垂直距离的一种记录，以便将缺失牙较多的上下颌模型按照口内原有的咬合关系准确对合。前部牙缺失较多时，记录用以确定人工牙排列位置及与唇部的位置关系，以恢复丰满度。

缺牙较少时借余留牙使上下颌模型准确地对合者，不需要作𬌗记录。缺牙较多，余留牙无对𬌗关系者，或者虽然在口内能确定准确的咬合关系，但在模型上咬合关系不稳定者，均需要确定咬合关系记录。

1. 后牙为非游离端缺失，缺牙较多，余留牙虽有保持上下颌垂直关系的牙，但在模型上难以准确地确定咬合关系者，可采用𬌗蜡记录法来确定。

（1）根据缺隙大小，将蜡片烤软，卷成长方形蜡条。

（2）放在患者的缺隙部位，对准牙弓和牙槽嵴的正中。

（3）嘱患者上下颌两侧牙齿同时闭合在正中𬌗位。

（4）蜡硬固后取出，冷却，在口内核对准确无误。

（5）将𬌗蜡置于模型缺隙处，使上下颌模型稳定咬合在正中𬌗位置。

2. 单侧或双侧游离缺失，或有较长的非游离缺隙，余留牙在口内能维持准确的正中𬌗者，可采用𬌗托（暂基托加蜡堤）取正中𬌗记录。

（1）用自凝树脂、光固化树脂或烤软的基托蜡片在模型上制作暂基托，基托的伸展可略小于义齿基托。

（2）将蜡片烤软，卷成长方形蜡条置于暂基托上缺隙部位形成蜡堤，长、宽、高度，约和缺牙处相等，蜡堤表面烫软后将蜡堤放入口内就位，让患者咬合在正中𬌗位。

（3）取出冷却，在口内核对准确。

3. 上下颌牙齿大部缺失，且无对𬌗牙维持垂直距离和正中𬌗关系者，或者对𬌗牙严重磨耗，垂直距离降低，义齿需抬高垂直距离者，需采用𬌗托确定正中𬌗和垂直距离。

（1）先在模型上制做𬌗托（暂基托＋蜡堤）。

（2）在口内试戴，修整上颌蜡堤唇颊侧丰满度，确定蜡堤𬌗平面，前部位于唇下 1～2mm，与瞳孔连线平齐，后部约与鼻翼耳屏线平行。

（3）调整下颌蜡堤高度，利用息止颌位确定面下部垂直高度（息止颌位时鼻底至颏底距离减 2～3mm）。

（4）适当降低上下颌蜡堤高度，在上下颌蜡堤之间放置咬合记录材料，如烤软的蜡或硅橡胶咬合记录材料，使者咬合在正中𬌗位。方法与全口义齿确定颌位关系相似。

（5）必要时上颌蜡堤唇面上画中线和口角线等排牙标志线。

二、模型上𬌗架

（一）𬌗架的种类

1. 简单𬌗架　又称铰链式𬌗架，上、下颌体之间为铰链轴。上下颌之间只能绕铰链轴旋转作上下开闭运动，不能模拟前伸和侧方运动。

2. 平均值𬌗架　上下颌体之间有近似于颞下颌关节的髁导盘，髁球可在固定倾斜角度的髁槽内旋转和滑动，使下颌不仅可作上下开闭运动，而且可前伸和侧方咬合接触滑动运动。髁导斜度为正常人的平均值（前伸髁导 25°，侧方髁导 15°），不能调改。由于存在个体差异，平均值𬌗架模拟下颌运动的准确性较差。

3. 半可调𬌗架　髁导和切导斜度均可调节，可确定与每位患者个体相一致的髁导和切导斜度，模拟下颌前伸和侧方运动较准确，是最适合于修复临床应用的𬌗架。半可调𬌗架的典型代表是 Hanau H 型𬌗架。

（二）模型上𬌗架的方法

1. 上简单𬌗架和平均值𬌗架的方法

（1）上下颌模型按𬌗记录对准关系，用蜡或火柴棍固定，平稳无翘动。

（2）将石膏模型浸湿，避免模型与固定在𬌗架上的石膏分离而脱落。

（3）调和石膏放置在下颌体的架环上，将下颌模型置于其上。模型的中线应位于𬌗架前方正中，𬌗平面水平，并位于𬌗架上下颌体的中央。迅速以石膏调刀修整固定模型的石膏。

（4）下颌模型固定好后，将上下颌模型按咬合记录对合。再调拌石膏，将上颌模型固定在上颌体上。

2. 面弓转移上半可调𬌗架（方法见全口义齿相关章节）。

（杨亚东）

第7节　可摘局部义齿的制作

一、铸造金属支架的制作

（一）精密铸造技术的特点与要求

熔模精密铸造技术，是口腔修复技术工艺学中重要内容之一，其造型的自由度较大，金属铸件可达到较高的精密度。它有别于现代工业上的熔模精密铸造技术，如生物科学性、人体适应性、造型结构方法、设计原理、工艺精度、材料设备等，已形成具有专业特点和自成系统的口腔修复金属铸造技术。

1. 根据设计与要求，对修复体的各部结构，可分为整体铸制或分解铸制。铸件表面光洁度较高，在制作修复体原型时，可自由成型，故能设计制作各种复杂结构的铸件。并应根据要求，选择合适的铸造合金，相应的耐火材料及熔铸设备等。

2. 如设计合理，工艺精度要求严格，制作的各类修复体结构简单，佩戴舒适，坚固、美观、温度传导性能较好。

3. 铸造模型（耐火材料模型）和铸造体蜡型的形态和结构应准确无误，否则经铸制成型后，不易修改。

4. 铸造修复体属复杂结构的异形铸件，为保持铸造后体积的稳定性，应利用耐火材料制模时的湿膨胀和铸模耐火材料烧烤时的热膨胀，补偿铸造合金的收缩量，以达到铸件体积的精确度。

模型材料和铸模材料，为模型石膏和以石英为基料的耐高温铸模材料。模型石膏凝固后的线膨胀为0.15%～0.5%，有时还可增加。耐火材料中 β 石英被加热到870℃时，转化为 α 磷石英，其线膨胀约5%，故可补偿铸造合金在熔铸过程中的体积收缩。但在工艺过程中，由于多方面因素的影响，其膨胀量会有一定的变化。故其体积的精度，除依靠以上材料的膨胀性作为基础外，还需利用工艺过程中的精确度及有关规范加以协调。

5. 要使铸造修复体达到质量标准，操作者应掌握设计原理，严格的工艺规范、冶金学基础知识、造型艺术及熟练的技巧等，才能获得满意的效果。

（二）可摘局部义齿铸造支架的制作

1. 工作模型观测与义齿设计 通过工作模型观测，确定义齿就位道，描记观测线，确定基牙固位倒凹深度，卡环、大小连接体等各部分的位置，用变色笔将义齿设计准确描绘在工作模型上，作为制作铸造蜡型时的主要依据。

2. 工作模型的填倒凹与缓冲处理 用填倒凹蜡填补模型上牙和组织的不利倒凹部分，包括除基牙上固位倒凹外所有妨碍模型复制后脱模的倒凹部分。卡环臂下缘处制作卡环托台。在铸件结构中，如有需离开牙槽嵴黏膜的塑料基托小连接体时，应在工作模型上用0.5～1.0mm 厚的薄蜡片，均匀地衬垫一层，使小连接体能包在塑料基托中（图43-16）。

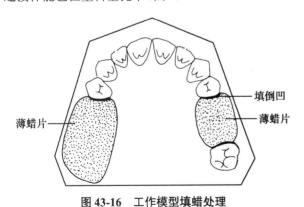

图43-16 工作模型填蜡处理

3. 翻制耐火材料模型 耐火材料模型，是制作铸件蜡型的基础，其质量好坏，直接影响铸件的精确度。

翻制时，先将填蜡处理后的石膏工作模型浸水后放入专用的复制型盒内，再将熔化好的琼脂加热到55℃左右，灌注至模型盒内。应掌握好琼脂的温度，如温度过低，流动性差，易造成灌注不全、变形和失真，温度过高，则使填倒凹蜡和衬垫蜡片软化变形，影响复制模型的精确度。

待琼脂完全凝固成型，将型盒倒置，去掉底盖，将原始模型取出，即成一清晰的琼脂印模。要掌握好取模时间，如过早取模，琼脂尚未凝固成型，取出过晚，琼脂会有较大的收缩变形。取出原始模型后，应立即灌注耐火材料，以防收缩变形，造成铸件失败。

翻制耐火材料工作模型的阴模材料除琼脂以外，还可采用硅橡胶，成本较高，但准确性更好，应用越来越多。

将磷酸盐耐火材料粉加专用调和液，按商品要求的配比，在真空条件下调拌，以免发生气泡调拌。然后将调拌好的耐火材料灌注到琼脂或硅橡胶阴模内。待耐火材料完全凝固后取出。

4. 制作铸件蜡型 将工作模型上的义齿设计移画至耐火材料模型上，包括卡环、基托、大小连接体等。用铸造蜡制作义齿支架蜡型。

铸造蜡型的制作方法：

（1）滴蜡法：用烧热的蜡刀蘸熔化的铸造蜡，滴在所需要的部位，至一定的形态和体积。再用雕刻刀按设计要求，雕刻成应有的形态和结构。最后，用吹灯火焰将表面吹熔一层，使表面光滑平整，减少铸件毛坯的加工时间。

（2）预成件组合法：将各种形态的蜡预成件，如卡环形、杆形、各种网状、片材和线材等，用火焰加热软化后，放在所需要的部位，用热蜡刀熔接成一整体，经修整后吹光。

（3）综合法：义齿支架蜡型的部分结构采用预成件，而其他部分采用滴蜡法，此法较常用。

5. 铸道系统的形成 义齿支架蜡型完成后，需与铸道系统相连，再用耐火材料包埋，经加热焙烧失蜡后形成铸模腔。铸造时熔化的液态合金通过铸道系统，进入并充满整个铸模腔。铸道系统包括浇注口、铸道、贮金库和排气道等部分。

铸道系统通常用蜡制成，铸道线有不同的粗细，根据铸件体积大小和形状，选择铸道的位置和方向。如用正置铸道方法，需用1～5支直径为1～2mm 的铸道线。反置铸道方法，用1～3支直径为3～5mm 的铸道线。侧置铸道方法，可用1支较粗的铸道线，为5mm 宽的扁形蜡条。

铸道的粗细、数量、安插位置等，与多种条件因素有关，如铸件结构复杂、体积大者，可将铸道加粗或多放,以保证合金材料充满铸件。

铸道的各连接处,必须粘接牢固,以免在包埋时破损或断裂。为了防止铸件形成缺陷,可在近铸道上用熔蜡做成球状,形成铸模后,此处称为贮金库,在铸造时补偿铸件的收缩。必要时可再增加排气道,使熔化的合金更容易进入铸模腔细微的末端,以保证铸件的完整(图 43-17～43-19)。

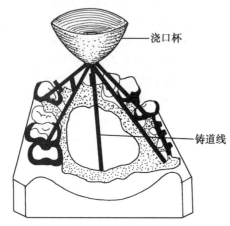

图 43-17　正置铸道线法

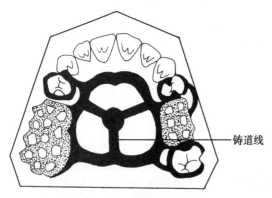

图 43-18　反置铸道线法

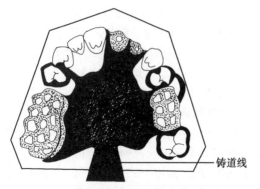

图 43-19　倒置铸道线法

6. 蜡型包埋　包埋前应仔细检查义齿支架蜡型的质量,如结构形态是否符合设计要求、铸道系统的设计是否合理、有无粘接不牢或断裂处、光洁度如何

等。不符合要求时,必须立即修整。

(1)脱脂:为使包埋材料易于附着在蜡型表面,避免包埋时产生气泡,应先用毛笔蘸肥皂水、75% 的酒精,或专用清洁剂喷刷全部蜡型表面,进行表面脱脂,然后用清水冲净。

(2)耐火材料包埋:

1)两次包埋法:铸模无气泡,铸件精细光洁,并可节约内层包埋材料。内层包埋应选精质的耐火材料,先以毛笔将调好的耐火材料逐层涂布在蜡型表面,约 2～3mm,涂时勿产生气泡。如用硅酸盐类耐火材料,应将粗石英砂,撒布在蜡型表面的湿耐火材料上,然后放入氨气容器内约 10 分钟,以加速硬固。如此反复涂布 2～3 次,其厚度为 2～4mm,内包埋即完成。与铸圈壁间的外层包埋材料,可选用成本较低的普通耐火材料。

2)一次包埋法:直接将调好的耐火材料,注入铸圈内,轻轻振动以排除气泡。

7. 铸模的烘烤和焙烧　铸模在铸造前,必须经过低温烘烤后,再继续用高温焙烧至 900℃ 左右,目的是将铸模内的蜡熔尽,并获得铸模的最大膨胀,以保证熔金顺利注入。待铸模内耐火包埋材料完全凝固,并初步干燥后,将铸模浇口向下,放入烤箱内,缓慢加热至充分烘干。通常在 2～3 小时内,逐渐加热至 900℃,保持 20 分钟左右,再进行铸造。加热时不可过快,否则耐火材料中的水分因在短时间内大量蒸发,导致铸模破裂。

8. 铸造合金的熔化和铸造　熔铸前应作好充分的准备,如铸造合金的选择、适合的坩埚,铸造设备的性能、热源条件等,并应熟练掌握其性能和操作要点。

钴铬合金熔点在 1100℃ 以上,可选用加热温度较高的高频离心铸造机,碳棒电弧熔铸器。

(1)离心压力铸造法:是在离心压力的作用下,将被熔化的合金迅速充满铸模腔内,经冷却、结晶、凝固成型,而获得铸件毛坯的一种方法。

(2)真空充压铸造法:利用铸造炉内的真空负压作用,将熔金吸入铸模腔内,然后充气加压,使熔金受到持续压力后,充满整个铸模。优点是在真空条件下熔化金属,可减少铸金表面的氧化,消除铸件中的气孔,所制成的铸件致密度高,机械性能好,不需要选择铸造力的方向。

9. 熔铸后处理　铸模完全冷却后,去除耐火材料,按下列步骤处理:

(1)喷砂处理:用喷砂机清除铸件毛坯表面存留的耐火材料及氧化层皮。用适当压力的压缩空气,使150 目左右的人造金刚砂,以每秒钟 50～80m 的高速度喷射到铸件表面。在喷砂过程中,应随时改变铸件位置，使各部分均能喷到。

（2）切割铸道线：逐一将与义齿支架铸件连接的铸道切除。切割时切勿损伤铸件。

（3）机械研磨成型：按照由粗到细的顺序，用各种形状的磨石、金刚砂磨头、砂纸片、橡皮轮等，对铸件毛坯进行研磨成型和机械抛光。经研磨后的铸件，需在工作模型上试戴，调整至戴入合适。

（4）电解抛光：在电解槽内注入与义齿支架材料相配合的专用电解液，将铸件完全浸入电解液内，并用夹具固定在正极电源上，电解槽为负极。铸件与负极相距约3～6cm。电解时间约4～6分钟，并可视铸件大小等条件，酌情加以调节。

电解抛光即通过电化学作用后，将铸件表面熔蚀一层，以提高铸件表面的光亮度，效果的好坏，与电解液的成分、温度和电流强度有关。经电解抛光的铸件，光洁度好，美观，戴入口内，可减少菌斑的附着，对口腔有保健作用。电解抛光后的义齿支架应冲洗洁净，放回到工作模型上进行排牙等步骤完成义齿制作。

（三）义齿支架铸造缺陷及原因分析

1. 孔洞类缺陷 在铸件中常出现气孔、缩孔、缩松等缺陷，严重者需返工重新制作。

（1）气孔：发生在铸件内部或表面，为圆形或不规则的形状，大小不等的光滑孔眼，内壁一般较光滑。

原因分析：①金属成分问题，铸造合金质量不合要求；②耐火材料质量不合要求，含有过多挥发性气体材料；③铸模焙烧温度低，排气性差；④铸道系统安置不当；⑤坩埚不干净。

（2）砂孔和渣孔：砂孔是在铸件内部或表面，有充塞着型砂的孔眼；渣孔的形状不规则、不光滑，有氧化物残渣充塞在孔内。

原因分析：①铸造时耐火材料被熔化的合金冲坏；②砂粒掉入铸模腔内；③氧化物过多，合金质量不合格。

（3）缩孔、缩松：为铸件内部或表面出现形状不规则的孔洞，有时出现凹陷现象。

原因分析：①铸件合金量不足，在凝固过程中未得到足够的金属补偿；②耐火材料质量不合格；③铸道系统安置不当，或温度不合适。

2. 铸件毛坯上出现多余的突起、飞边和毛刺

（1）突起、飞边和毛刺为铸件表面多出的薄片金属或突起物。增加对铸件清理的工作量，外观较差。

原因分析：①温度过高，铸型有开裂；②外力振坏铸模；③耐火涂层过薄，开裂。

（2）粘砂、胀砂为铸面表面局部胀大，形成瘤状。

原因分析：①耐火材料质量不合格；②有气泡；③铸模未烧好。

3. 浇注不全

（1）冷隔为铸件上有未熔接在一起的流痕。

原因分析：①铸模/合金温度低；②铸造压力不够。

（2）浇注不足为铸件有不同程度的缺损。

原因分析：①铸造合金量不够；②金属液流失。

二、钢丝卡环和连接杆的弯制

可摘局部义齿卡环的制作方法有两种，即金属铸造法和不锈钢丝弯制法。可根据不同的设计和要求选用，有时可用一种方法完成，有时两种方法合用，发挥各自的优点，如卡臂用弯制法，而支托、间接固位体、连接体等用铸造法制作。胶连式义齿也可采用弯制的预成金属连接杆。

（一）材料

1. 不锈钢丝 根据不同基牙的部位和作用，选用不同型号的不锈钢丝。

（1）18号：直径为1.2mm，稍锤扁后，埋入基托，可起到加固作用，有时也用来弯制𬌗支托。

（2）19号：直径为1.0mm，可制作磨牙卡环。

（3）20号：直径为0.9mm，可制作前磨牙的卡环。

2. 成品连接杆 预成的金属腭杆和舌杆，用于胶连式义齿，有不同的宽窄、长短等型号。可根据牙弓的宽度、长短选择。

（二）弯制卡环的常用器械

1. 尖形钳钳头为尖形，钳刃一侧钝一侧锐，用以弯制卡环的钝角或锐角，固定已形成的卡臂，使其在弯制中不变形。

2. 平头钳钳头为长方形，钳口中有一凹槽，可用来夹住钢丝，将其并拢时用，平头钳主要为弯制和修改卡环和连接杆的辅助钳。

3. 半圆钳形成卡环的弧度，或改变卡臂的弧度。

4. 刻断钳用于剪断钢丝。

（三）卡环的弯制方法和注意事项

1. Ⅰ型卡臂

（1）先将一段不锈钢丝调直，右手握钳，左手持钢丝，由卡臂尖开始弯，钳的钝缘在下，夹住钢丝末端向外下方旋，并用左手拇指向下按压钢丝，形成所需的弧度。

（2）将弯好的弧度用右手固定在牙面上，在要弯卡体的部位，用铅笔画标记线，用钳夹住向下弯，弯曲的角度为锐角，但卡体不能进入倒凹区。

（3）弯制连接体：将弯好卡臂的钢丝倒置，使卡体向下，离开组织面约1～2mm，作水平方向的弯曲。

（4）剪断多余的钢丝，将卡臂尖尖端磨扁、圆钝。

2. Ⅱ型卡臂

（1）用尖形钳形成第一弧度后，在需转弯处，用铅

笔画线,用右手持尖钳将锐刃对着记号,左手下压钢丝使弯制成锐角,再用半圆钳夹住第一弧度,凸面向下,凹面向上,右手持钳外转,左手握紧钢丝,沿半圆钳弯制第二弧度,要求卡臂尖在倒凹区转角处,即在基牙外展隙不要抵住邻牙,在观测线上第二弧度离开龈缘5mm,与牙槽突点接触进入缺隙处,离开组织面约1mm左右。卡体处不应妨碍与咬合。

（2）连接体弯制同Ⅰ型卡臂。

3. 圈形卡环

（1）卡臂尖自颊侧（上磨牙）或舌侧（下磨牙）的近中邻面外展隙倒凹区开始弯制。

（2）由于弯制圈形卡的卡臂较长,弹性较大,易变形。应将非倒凹侧卡臂全部或部分包埋于塑料基托内（基托对抗）。

（3）形成卡体、连接体与Ⅰ型卡臂相同。

4. 隙卡

（1）卡臂在基牙颊侧部分的弯制与Ⅰ型卡臂相同。

（2）其𬌗面部分要紧贴于𬌗外展隙的隙卡沟内,不应影响咬合关系。

（3）舌侧连接体部分离开黏膜1mm并弯曲。

5. 注意事项

（1）严格按照观测模型后所设计的卡环类型及部位弯制。卡臂1/2位于倒凹区,卡臂尖进入倒凹深度为0.75mm,卡体应在非倒凹区,不应妨碍对𬌗关系。

（2）卡环的连接体应离开组织面约1～2mm；并使末端形成水平弯曲,以便埋在基托中防止转动。

（3）在基托内将连接体适当延长,有加固作用。

（4）钢丝避免多次反复的弯曲和扭转,要减小钳夹痕迹,以免卡环易折断。

（5）卡臂尖不应顶住邻牙。

（6）不要损伤模型,支架的各组成部分,应放在模型的正确位置上。

（四）连接杆的弯制方法和注意事项

1. 连接杆的弯制方法

（1）腭杆：

1）在模型上画出杆的位置,上颌后腭杆的两侧末端位于第一、二磨牙之间的腭侧,中部微凸向后。

2）弯制先从杆的中部开始,逐步向一端,然后向另一端调整至合适。其弧度应与腭隆突一致,游离端义齿腭杆和组织面应离开约0.5mm的空隙,以免义齿下沉时压迫黏膜。

3）杆的两端磨薄,并磨些小缺口,以利将杆的两端包埋在塑料基托中固定。

（2）舌杆在模型上画出连接杆的位置,其弯制与上颌后腭杆相同。

2. 弯制连接杆的注意事项 弯制时不应损伤模型,否则与口腔组织不贴合。避免反复弯曲和扭转,连接杆形成后,应适当磨光。

三、人工牙的选择和排列

（一）选牙

人工牙多为成品牙,有塑料牙、瓷牙、金属𬌗/舌面牙,以及自行雕塑蜡牙后,直接与基托同时填塞塑料、热处理后形成的塑料牙。可摘局部义齿多用塑料人工牙。

在制作可摘局部义齿过程中,选择人工牙很重要,应根据缺隙的大小、宽窄,邻牙的外形和颜色、面型及对牙的情况进行选择,尤其是前牙的形态、大小和颜色,应注意美观。选牙应考虑以下几方面：

1. 颜色 应与患者的邻牙与对牙的颜色相协调,否则影响美观。可用比色板比色,注意前后牙的颜色应一致。

2. 外形 应与邻牙或对侧同名牙的外形协调,并与面型相适应。若上下前牙全部缺失,应参考面型、颌弓形和颌间距离等情况来选择人工牙。

3. 大小 应根据缺隙的大小和缺牙数目而定。如缺隙过小时,需将人工牙的近远中径和颊舌径进行磨改,以适应需要。如龈距小,𬌗力又大,可用金属𬌗面牙。如对牙排列不齐,无法排列塑料牙时,则自行雕刻蜡牙。注意人工牙应与对侧一致,人工牙的长度亦需与天然牙的长度相谐调。缺失牙较多时应按全口义齿选牙原则选择人工牙。

（二）排牙

1. 排列前牙 前牙的功能是切割食物、发音、保持面部丰满度与美观。

（1）个别前牙缺失可参照邻牙、对侧同名牙和对𬌗牙的唇舌向、切缘的位置和扭转度,应与天然牙对称和谐调。

（2）前牙缺失较多或上下前牙全部缺失排牙时应注意上中切牙之间的中线与面部中线一致,以免影响美观。若下中切牙之间中线与面部中线不一致,对美观影响小些。唇舌向及近远中向的倾斜度,应参照邻牙和对𬌗牙,与其排列相对称。

（3）如牙槽嵴丰满,可不放唇侧托较为自然,需在石膏模型的牙槽嵴唇侧,相当于人工牙的嵴盖部,先将石膏刮去约0.5～1.0mm,使人工牙的嵴盖部紧贴于牙槽嵴的唇侧,义齿戴入后,可取得美观与紧密贴合的效果。

（4）缺隙过宽：多数情况是由于天然牙存有间隙,在不影响关系的情况下,可选稍大于对侧的人工牙,或加一小牙,也可使牙间留有小的间隙,或加大人工牙近远中向的倾斜度。

（5）缝隙过窄：此情况不能按正常的位置与数目排列人工牙，可将人工牙作不同程度的扭转、倾斜或与邻牙重叠，或采取减径、减数的方法处理。

在缝隙过宽或过窄时，有时需征求患者意见，并参照旧义齿人工牙的排列方式。

（6）若前牙为反殆关系，或上颌前部牙槽骨萎缩较严重，与对殆牙呈反殆关系，可将上颌人工牙稍向唇侧排列，尽可能排成正常或对刃殆，或磨减下前牙切缘，使排成浅覆殆关系，若无条件时，则排成反殆关系。

（7）若为深覆殆关系，仅少数前牙缺失，上前牙的排列只注意与邻牙和对殆牙谐调即可。若为重度深覆殆关系，则应适当磨除下前牙切缘，或做金属基托。若缺牙较多时，可将上前牙适当地向后排，以减小覆盖，但不可过多，以免影响面型。

（8）若上前牙缺失过多，咬合不正常，或需满足患者特殊要求的，可在模型上做暂基托，排好前牙后，在口内试戴，以校正人工牙的位置、形状与颜色，并征求患者的意见。

2.排列后牙　可摘局部义齿的后牙，以恢复咀嚼功能为主。

（1）上下颌骨位置与咬合关系正常者：

1）个别后牙缺失：如缝隙正常，龈距离较大者，宜排塑料人工牙。可先将人工牙的嵴盖部及卡体障碍处进行磨改，尽量避免破坏人工牙的外形，也可用裂钻在人工牙上磨成沟、槽，使与卡体、支托、连接体处相适应，然后以蜡固定。根据对殆牙进行调殆，使与之有大面积接触。如遇天然牙磨耗较重，或多已无牙尖，人工牙也应与其相适应。最后，再将殆面雕刻出食物排溢道。

2）多数后牙缺失：上下颌缺牙在10个以上，牙槽嵴正常无过度吸收，剩余牙虽少，但仍有良好的咬合关系，排牙时应注意上下颌牙的尖窝交错关系。若只有1~2对殆牙齿有咬合关系，并能维持垂直高度，排牙时应注意前牙的位置、倾斜度、扭转度与建立适当的覆殆、覆盖关系，上下后牙排成尖窝交错关系，且有一定的覆盖关系，以防止咬腮。

3）若上下颌双侧后牙为游离端缺失，应按全口义齿排牙原则进行。殆平面约平分颌间距离，有适当的纵横殆曲线，而达到正中殆、前伸殆和侧方殆平衡。人工牙尽量排在牙槽嵴顶上，形成正常殆。如果上下颌弓宽度明显不协调，后牙可排成反殆。

（2）上下牙齿间隔缺失：

1）牙齿间隔缺失：有时基牙和余牙倾斜、移位、伸长而造成咬合紊乱，需根据面下部垂直高度，重新建立咬合关系。并应根据余牙情况，磨改人工牙，使之相适应。

2）牙齿相继缺失：缺牙后长期未修复，牙槽嵴吸收不均匀，在同一颌骨上，与殆平面的距离可形成左高右低，或者相反；在上下颌骨间，可造成一侧牙槽嵴上低下高或相反，都给排牙带来困难。经确定颌位关系后，排牙时容易使殆平面偏斜，故应注意与殆平面的关系，否则不易建立平衡殆，影响义齿的固位与稳定。

四、基托形成

（一）完成基托蜡型与要求

1.基托伸展的范围　应根据缺牙情况和不同的设计而定。如缺牙数目少，义齿为基牙支持时，基托可尽量小些。基托颊侧近远中的伸展，以缺牙间隙的近远中天然牙为界。缺牙数目多，义齿主要由黏膜支持，或远中游离缺失时，基托应适当扩大。上颌应包括上颌结节，并延伸至翼上颌切迹。下颌应覆盖磨牙后垫的1/2。基托边缘伸展应不妨碍义齿的戴入及周围组织的活动，还应有良好的边缘封闭，避免食物的滞留和嵌塞。

2.基托蜡型的厚度　基托的厚度要求是坚固和舒适，一般约为2mm。基托太厚，则相应地缩小了口腔内的空间，舌运动受限，发音不清晰，不舒适。基托过薄，使埋入基托内的支架容易外露，也易折断。唇颊侧基托的厚度可影响患者的面形和美观，应能恢复面部丰满度，不妨碍唇颊部肌肉和黏膜的活动。若唇侧牙槽嵴过于丰满，可不要唇侧托。在上颌硬区、下颌舌隆突和下颌舌骨嵴区的基托应稍厚，以利于该区组织有压痛时作缓冲。唇颊舌基托边缘应有一定厚度，以保持义齿的边缘封闭。舌侧基托边缘应位于天然牙的非倒凹区，接触龈缘部分应缓冲，以免压迫。

3.基托蜡型的外形　唇颊腭舌面应形成凹形面，以适应唇颊组织的功能活动，并有助于义齿的固位。唇颊面还应模拟牙根突度，舌侧应雕出龈缘线。

4.人工牙与基托的连接　人工牙的颈缘应雕刻出清楚、自然的龈缘，应与相邻天然牙的颈缘线相一致。

5.基托蜡型的完成　基托边缘用蜡封闭，以免装盒时，石膏进入基托和模型间，影响与组织的密贴。用小棉球蘸少许酒精，轻擦蜡型表面，或用吹灯火焰光滑蜡型。在蜡型制作过程中，不能改变卡环、人工牙或金属支架的位置。

（二）装盒

装盒的目的是在型盒内形成蜡型的阴模，以便填塞塑料，形成塑料基托。装盒的要求是卡环、人工牙、支架必须包埋牢固，经热处理后不变位，蜡型应尽量暴露，下层型盒与模型包埋时，石膏不能有倒凹，且上下型盒容易分开。具体方法如下：

1.将义齿蜡型完成后置冷水中浸泡，切去模型的石膏基牙和余牙的牙尖或切缘，切削石膏模型的周边和底面，将其放在型盒下半部的中央至型盒底，模型上蜡型的边缘与型盒下半部的边缘平齐。型盒内壁应涂少许凡士林，便于开盒时型盒与包埋石膏分离。

2. 调拌石膏注入型盒的下半部，约为全部容积的2/3左右，然后将模型放入型盒，用石膏将卡环、连接体及基托蜡型边缘包埋住，石膏表面呈斜坡状，切忌形成倒凹，型盒下半部的边缘应全部露出。

3. 石膏硬固后，在石膏的表面涂藻酸盐石膏分离剂，将型盒上半部放好，注入调好的石膏于型盒内，边注入边振动，使石膏流至各处，并排出气泡。注满石膏后，盖上型盒盖压紧，去除溢出的石膏，洗净型盒。

4. 如遇缺隙较小，卡环不易包埋，前后牙有唇颊侧基托时，可将石膏基牙削去，使卡环悬空，模型仍包埋在型盒下半部的石膏内，蜡托除边缘包埋外，人工牙和卡环不用石膏包埋。涂分离剂，放型盒上半部并注入石膏，开盒去蜡后，人工牙和卡环等，都倒置于上半部的型盒内，分别在上下型盒内填塞塑料。采用此方法，应注意塑料的量要够，否则不易开盒，若再次检查容易出气泡，型盒要压紧，飞边不能过厚，否则影响人工牙的长度。由于支托翻到上半盒，处理不当时，支托易高，影响其就位和妨碍咬合。

（三）开盒、冲蜡

1. 型盒中石膏硬固后，将型盒浸入沸水中数分钟，使蜡型受热变软。用石膏刀在上下型盒之间轻轻撬动使之分开。

2. 开盒后，取出已软化的基托蜡，用沸水冲净型盒中的余蜡，修整石膏型腔的锐利边缘，待型盒内石膏表面变干时，在石膏表面涂藻酸盐石膏分离剂，保证义齿组织面光滑，容易与石膏分离，但分离剂不可涂得过多，亦不可涂在连接体和人工牙上。

（四）填胶

1. 用毛笔蘸单体，擦净连接体和人工牙上的分离剂和其他杂质，同时湿润人工牙埋入基托内的部分。

2. 热凝塑料基托粉的重量 依据基托蜡的重量再加20%～30%。将塑料基托粉放入有盖的调和杯内，按2～2.5∶1的粉液比例，滴入单体，使塑料粉呈湿砂状，立即搅拌均匀，经稀糊期、粘丝期到面团期时，取出，用手揉匀成条状。

3. 以手指压塑胶条于型盒中的石膏空腔内，牙冠和基托要分别填塞，填塞量应比实际需要量稍多些。在上下型盒之间隔以玻璃纸，将上下型盒对合轻轻压紧，使塑料在压力下填塞、填够，再打开型盒，去掉玻璃纸和多余的塑料，检查人工牙和连接体是否移位、塑料是否够量，如有不足之处要加添塑料。必要时可滴入少许单体使之湿润，以便新旧塑料易于结合，最

后关盒加压，直到上下型盒完全密合为止，再将型盒放在煮盒夹上夹紧。注意不要遗失人工牙或卡环，不要有石膏碎屑和杂质掉进塑料内。

4. 填胶时常发生的问题和原因

（1）产生气泡：①如填塞过早或塑料填塞不足，易产生散在性气泡；②如热处理太快，基托腭侧和舌侧最厚处，易产生大气泡；③如单体过多，调拌不匀，表面易有气泡。

（2）固位体移位：①未将固位体包埋牢固；②开盒时石膏折断；③填塞时塑料过多过硬。

（3）咬合增高：①塑料填塞过多；②型盒未压紧。

（4）基托颜色不一致的原因：①塑料调拌不匀或塑料过硬；②单体挥发；③操作者的手和所用的器皿不干净；④多次增添塑料。

（5）人工牙与基托结合不好：①单体挥发；②填塞不紧或塑料不足；③关盒时在人工牙嵴盖部和基托上未加单体。

（五）热处理、开盒

热处理是将型盒在一定压力和温度下，使塑料完成聚合作用。型盒与型盒夹放入冷水或温水中慢慢加热，水煮沸后，再保持30分钟，待其自然冷却后取出开盒。型盒完全冷却后，用石膏刀撬开，使上下型盒稍分开，再用小锤敲打型盒底的周围，使包埋石膏及模型自型盒内脱出。削减石膏时，要先剪义齿周围的石膏，再剪模型石膏，注意剪刀分力的方向。削减下颌义齿的石膏时，不能从舌侧剪，要尽量使剪刀与牙槽嵴方向垂直，否则易使义齿折断和舌杆变形。还应注意勿使支架变形。

（六）磨光

义齿完成后需要仔细磨光，使其磨光面呈平滑光亮的外形，其边缘圆钝，使不刺激口腔软组织、舒适、美观和易保持清洁。

1. 磨光方法

（1）除净义齿表面及组织面黏附的石膏和塑料小瘤。

（2）用大石轮磨去多余部分的塑料飞边、基托上的小瘤，再用磨头和砂布卷等打磨，由粗至细，基托边缘应磨圆钝，勿呈刃状，基托磨光面外形合适。

（3）用布轮、鬃毛轮蘸湿磨光砂，在磨光机上磨光。最后用干布轮蘸磨光粉进行抛光。使用布轮时，勿磨损人工牙的外形，并应顺布轮转动方向打磨，否则卡环容易被打变形。

（4）卡环、连接体、人工牙及基托磨光面，要高度磨光。

（5）基托组织面去除石膏及小瘤，不应磨光，以免影响义齿的贴合。

2．磨光时的注意事项

（1）在抛光过程中，对义齿各部分必须严加保护，勿磨损，维持磨光砂的湿度，忌干磨，否则会产生高热，损伤塑料表面。

（2）打磨时卡环勿挂在布轮上，否则义齿易甩出，伤及操作者并使义齿变形折断。

（3）磨除义齿组织面和基托邻接基牙处的倒凹，以利就位。

（杨亚东　方彭年）

第 8 节　初戴和复诊

一、义 齿 初 戴

1．检查义齿形态　基托边缘应圆钝，基托形态正确、无变形，组织面无突起的塑料小瘤及残存的石膏。义齿基托未进入基牙及组织倒凹区。义齿支架和卡环无变形，卡臂尖圆钝。

2．戴入前应将基托近龈缘处缓冲，磨除进入基牙邻面倒凹和组织倒凹的部分。戴入时，如不易就位，不应强行戴入，以免造成患者不适和难以取下。

3．就位时应按就位道方向戴入，如前后牙缺失，从前向后方向戴入，使前牙与邻牙紧密接触，避免天然牙和人工牙之间有缝隙，影响外观和嵌塞食物。如后牙缺失，可由前向后或由后向前戴入，有时一侧先就位，然后另一侧再就位，或同时就位。

4．如就位困难，可在义齿与余留牙之间放薄咬合纸，找到义齿上有咬合纸印记的阻碍就位障碍点或接触过紧的部位，然后用磨头磨除。

二、义齿戴入后的检查与调改

（一）义齿就位

义齿戴入后，检查卡环、连接体和基托等各部分与组织是否贴合，有无间隙，有无翘动和松动。卡环固位力是否适当。基托边缘伸展是否适当，是否妨碍周围组织活动。义齿各部分有无变形，有无压痛和不适。

（二）人工牙排列和戴义齿后的外观

人工牙牙冠的长度、颈缘线的位置与邻牙是否一致。人工牙排列的倾斜度、牙弓的弧度及颜色和形态是否与邻牙、对殆牙协调。戴义齿后的唇颊组织丰满度是否正常等。

（三）咬合关系

在正中殆位，天然牙及人工牙是否均有接触，前伸及侧方殆时有无干扰。前后牙均应有正常的覆殆、覆盖关系。缺失牙较多者，特别是游离缺失者，人工牙应有前伸和侧方殆平衡。游离缺失的义齿，应避免殆力集中在游离端处，勿使基牙或牙槽嵴负荷过重。

（四）义齿调改

义齿戴入后翘动者，应找到支点进行缓冲，使义齿完全就位贴合。在义齿组织面涂布压力指示剂后将义齿戴入，如发现压迫部位，应进行缓冲，避免压痛。基托边缘过长应适当磨短。如咬合高，应用咬合纸确定咬合早接触和干扰部位，进行选磨调殆。卡环不密合，固位欠佳者，可少量微调，但要避免过度调改导致卡臂折断。调改后的义齿应抛光处理。

义齿各部分存在不贴合、变形，游离端明显翘动等缺陷，不能调改者，应重新修复。

三、戴牙指导（医嘱）

教会患者正确地摘戴、使用和维护义齿的方法，养成良好的口腔卫生习惯。

1．初戴义齿常有异物感和不适，发音不清晰，咀嚼不便，恶心欲呕，一般经耐心戴用 1～2 周即可适应。

2．初戴义齿最好不要吃硬的食物，前牙不宜切咬较硬的食物，先练习吃软食，逐渐适应。

3．摘戴义齿应沿一定的方向，不宜用大力摘戴义齿，或用牙咬着使义齿就位，以免卡环变形，无法戴入或松动。

4．饭后和睡前应刷牙并清洗义齿，避免食物残渣、软垢积存。义齿可用专用清洁剂浸泡、刷洗，也可用牙刷蘸牙膏轻轻刷洗，切忌用开水或腐蚀性清洁液洗刷、浸泡。晚上睡觉时可将义齿取下，清洗干净后浸泡在冷水中保存。

5．如有黏膜压痛、破溃，应及时复诊调改。如疼痛明显，可暂时取下义齿，浸泡在冷水中，复诊前数小时应戴上义齿，便于医师准确地发现痛点，较易修改。切忌患者自行修改。

6．如义齿发生裂纹或折断时，应及时复诊修理。

7．戴义齿后定期复诊检查，及时发现和处理义齿使用中出现的问题，使义齿保持良好的功能状态，避免对剩余组织的损害。

四、戴义齿后可能出现的问题和处理

（一）疼痛

1．基牙疼痛　排除牙体、牙髓、牙周等问题。常见原因有支托窝预备过深，牙本质敏感；卡环过紧、卡臂变形、变位，卡环设计不当，或基牙选择不当，导致基牙负担过重，扭力、侧向力过大。牙本质敏感者可脱敏处理，卡环过紧、变形者可酌情修改，必要时重新修复。

2．黏膜疼痛　基托进入组织倒凹，义齿摘戴时压

1025

迫、擦伤黏膜者，应磨除进入倒凹部分。义齿戴入后疼痛的原因有基托边缘伸展过长；基托组织面小瘤；骨尖、骨隆突处基托压迫过紧；咬合高点或干扰，导致局部压力过大或支持组织受力不均衡；游离端基托伸展范围过小，牙槽嵴低平，黏膜薄弱，殆力过大等。应首先检查基托伸展，磨除过长的基托边缘；调整咬合，去除咬合高点和干扰；缓冲压痛处基托组织面；牙槽嵴支持能力差者，可人工减径或减数，减小咬合力。因印模不准确、模型缺损、义齿变形、基托范围过小等导致的黏膜压痛，应重新修复。

（二）固位不良

1. 卡环各部分的位置不当如卡臂不贴合、卡臂尖未进入基牙倒凹区；基牙无固位倒凹，卡环固位力不够。可酌情调改，如无法调改，应重新设计和修复。

2. 基托与黏膜不贴合，影响吸附力的作用基托伸展过长或不足，如伸展过长时，颊舌或基托周边的组织活动时，义齿可松动或脱落。可磨短过长的基托边缘，基托过短者应重新修复。

3. 人工牙的排列不当如覆殆过深，在前伸运动时，上颌义齿则前后翘动。后牙排列在牙槽嵴的颊侧或舌侧，当咀嚼食物时，影响颊舌的正常活动，致使义齿松动。可先调殆，如无法解决，应重新排牙。

4. 硬区处的基托缓冲不够如上颌隆突区，可成为支点，使义齿翘动，可缓冲消除支点。

（三）义齿摘戴困难

如卡环坚硬部分进入倒凹区，卡环过紧，塑料基托义齿支架与基牙接触过紧，或进入倒凹区，患者未掌握摘戴义齿的方向等，均能造成义齿摘戴困难。这时，必须调改卡环位置，缓冲基托，指导患者摘戴义齿。如卡环进入倒凹区，不能修改时应重做。

（四）咀嚼功能不良

初戴不适应者，经过一段时间的使用，可逐渐改善。如义齿咬合面的形态不好，咬合低，接触关系不良，固位不良，翘动不稳定，均可导致咀嚼功能不佳。可酌情调改，改善咬合接触关系，增强固位和稳定。如无法调改，应重新修复。

（五）食物嵌塞

义齿与基牙及软组织间有少量食物残渣积存不可完全避免，需要患者加强口腔卫生和义齿的清洗，防止天然牙发生龋病和牙周病。如基托与基牙、软组织不密贴，卡环与基牙不贴合，义齿就位道设计不当，基牙和余留牙调改不足，填倒凹过多和磨除基托过多造成不应该有的空隙，均可造成食物嵌塞。可自凝塑料局部衬垫，消除过大的间隙，使基托密合。如无法解决，需重新修复。

（六）发音不清

初戴义齿后，口腔原有空间相对变小，舌活动受限，可有暂时性不适应，发音不清。经过一段时间的使用，会逐渐习惯，恢复正常。如果上下前牙的覆盖关系过大而影响发齿音或唇齿音，可重新排牙，改善前牙覆盖关系。

（七）咬腮、咬舌

1. 咬腮　多由于后牙颊侧的覆盖过小所致。老年患者肌肉松弛，或颊脂垫肥厚者更容易咬腮。可适当磨减下颌义齿后牙颊侧加大覆盖或重新排牙。颊脂垫肥厚者可加厚上颌后牙颊侧基托。

2. 咬舌　多因舌侧覆盖过小，下颌后牙过于排向舌侧，或殆平面过低造成的，可磨减上后牙舌侧，或重新排牙。

（八）恶心

多数因初戴不适应，口腔原有空间相对变小，舌活动受限，患者敏感，异物感明显，可逐渐适应。上颌义齿后缘伸展过长、过厚，黏膜不贴合，或前伸殆干扰导致基托前后翘动，刺激黏膜而引起恶心。可调磨基托后缘，组织面重衬，调殆。下颌游离端义齿舌侧基托后缘过度伸展、过厚，或人工后牙过于偏舌侧，使舌活动受限，也可导致恶心。可调磨基托，磨改人工后牙舌侧或重新排牙。

（杨亚东）

第9节 义齿修理

可摘局部义齿由于多种原因，发生损坏，如基托裂纹和折断，卡环、支托折断或脱落，人工牙折裂、脱落。如该义齿经过修理后，还能继续使用者，则应设法修理。

一、基托折裂的修理

1. 先将义齿洗净擦干，折裂缝拼对好，以502胶水黏固，或用数根火柴棍横过断面，然后用热蜡将其两端固定于义齿上。

2. 将调好的石膏灌注在基托的组织面，并形成模型。

3. 石膏硬固后，将基托折断处的两侧部分磨除呈斜坡状，并达组织面，切勿损坏石膏模型。

4. 基托内可加钢丝1～2根，用18号扁钢丝弯好，以蜡固定，恢复断裂处基托外形和厚度，按常规装盒-去蜡-填塞塑料-热处理，直到完成。也可用室温固化塑料涂塑完成。

义齿修好后，应戴入口内检查，如遇咬合不平衡、基托不密合等情况，再根据情况调殆和重衬等。

二、卡环、支托折断的修理

1. 凡支托、隙卡沟间隙不足而折断者，应重新进行牙体预备。

2. 将义齿戴入口内，完全落实后，取印模灌注模型。

3. 将残留的卡体及部分连接体磨除，并将邻近的塑料牙或基托磨去一部分，形成沟状，以便固定连接体。

4. 弯制卡环或支托，使末端进入基托上已预备好的沟内，按常规热处理；或用室温固化塑料在模型上修理，也可直接在口内完成。

三、人工牙折断或脱落的修理

1. 磨除残留的人工牙，注意保留基托唇侧龈缘。

2. 选择适当大小、颜色及外形的人工牙，磨改嵴盖部，排牙，装盒装胶热处理。或用自凝树脂直接粘固在义齿上。戴入口内调𬌗。

四、于旧义齿上加牙、加卡环的修理

1. 如需增加卡环或支托，在口内应磨出卡环的间隙，或支托窝。

2. 将义齿戴入口内，用蜡填补缺失牙处的空隙，使蜡与基托及邻接组织密合。

3. 取印模、灌模型。

4. 将人工牙与卡环准备好，加热固化或室温固化塑料法，完成修理。

五、义齿𬌗低的修理

由于义齿下沉或使用磨耗，造成人工牙与对𬌗牙失去接触关系，可用蜡恢复𬌗面高度，雕好外形后装盒，热凝树脂修复，或在口内用室温固化树脂直接恢复咬合。

六、义齿基托重衬

义齿与组织间因某种原因出现间隙，如戴义齿后，牙槽骨不断吸收，或在制作时塑料变形而出现间隙，应作重衬处理，以避免食物嵌塞和因基托翘动，咬合不平衡，而导致基托破损或折断。

（一）直接重衬法

1. 将义齿洗净、擦干，组织面均匀磨除一层，使之粗糙，并滴单体使溶胀。

2. 在患者口内需重衬区的黏膜上，涂凡士林分离剂。

3. 调好室温固化塑料至糊状时，均匀涂布在基托的组织面。将义齿戴入口内，落实后，检查义齿的卡环和支托的位置是否正确，基托边缘作功能修整，多余的塑料从基托边缘压出，使形成良好的边缘封闭。

4. 在塑料尚未完全硬固时，取出义齿，待完全硬固后，按常规磨光。应注意必须在塑料未完全硬固前取出义齿，以免塑料进入倒凹区变硬后，义齿不易取出。

5. 义齿取出后，可放入温水中，直至完全硬固。

6. 打磨去除多余的树脂并抛光边缘。

（二）间接重衬法

1. 将义齿清洗干净，除去基托组织面、硬区、隆突区的倒凹，组织面均匀磨除一层。

2. 在组织面放终印模材料，放入口内就位后，嘱患者作正中𬌗咬合，切勿改变咬合关系。

3. 在正中𬌗咬合下，作主动或被动的功能运动，以修整唇颊舌侧边缘，材料硬固后取出义齿。

4. 去除多余的印模材料，组织面灌注石膏模型，不要将义齿与模型分离，直接装盒。开盒后去除义齿组织面的印模材料，装胶，按常规热处理。

（杨亚东 高 勰）

第10节 牙周炎的修复治疗

牙周炎的修复治疗是牙周炎综合治疗的方法之一，是通过修复学的方法改善患牙的松动、移位、咀嚼无力等症状，促进牙周炎的愈合或终止、延缓牙周炎的发展。

牙周炎修复治疗的方法主要包括调𬌗、正畸矫治和牙周夹板固定等。牙周炎修复治疗的目的，就是消除创伤因素，分散咬合力，建立协调的𬌗关系；固定松动牙，修复缺失牙，控制病理性的牙齿松动；使牙周组织获得生理性休息，促进牙周组织的愈合；恢复咀嚼功能，改善全身健康。

一、牙周炎修复治疗的生理基础

和人类其他的疾病一样，对牙周炎的治疗也是从消除病因和减轻症状两方面入手。

牙周炎为多因素致病的疾病，包括局部因素和全身因素。局部因素中菌斑细菌及其产物是牙周炎的主要病因，是引起牙周炎的必不可少的始动因子。消除细菌及其引起的炎症是牙周炎治疗的主要手段。但是，𬌗创伤（occlusal trauma, trauma from occlusion）与牙周炎的关系也引起学者的广泛关注。𬌗创伤是指由于咬合关系不正常，或咬合力量不协调，导致牙齿所受的𬌗力过大或异常，超出了其耐受范围而引起的牙周支持组织损伤。关于𬌗创伤在牙周炎的发生、发展中的作用，早在20世纪初已开始进行研究。目前关于𬌗创伤与牙周炎的关系公认的观点是：细菌是牙周炎的始动因子，疾病的本质是炎症及其导致的牙周组织破坏，而炎症扩展至牙周组织的途径和破坏的程度，则受到骀力的影响。在炎症存在的情况下，骀创伤可以加速牙周的破坏，骀创伤是一个重要的促进因素。在炎症和创伤都存在时，需要同时消除两种因素，才能彻底治疗牙周炎。牙周炎修复治疗的目的之一就是消除骀创伤。另外，当牙周炎的基础治疗，如洁治、刮治等完成后，虽然可以消除炎症因素，但是牙周炎症导致的牙槽骨吸收、牙齿松动、移位等症状依然存在，造成牙齿牙周组织对外力的耐受阈下降，以及导致骀力的异常，造成继发性骀创伤。再者，松动、移位的牙齿不能行使正常的咀嚼功能，影响患者的身体健康。这些问题也都需要采用牙周炎修复治疗的方法来解决。

因此，牙周炎的修复治疗是牙周炎综合治疗的重要方法之一，牙周炎的基础治疗主要是为了消除牙周炎症，而牙周炎的修复治疗主要关注于骀力对牙周组织的影响。

（一）牙周夹板固定的生物力学原理

牙周夹板是牙周炎修复治疗的主要方法，为了明确牙周炎修复治疗的功能效果，避免在治疗中产生损害，必须了解和掌握夹板固定的生物力学原理，特别是牙齿在承受各种不同方向应力时的反应。

牙齿所受的力基本上有两类：垂直力（轴向力）与水平力（侧向力）。垂直力使绝大多数牙周膜纤维都受到牵张。但当牙齿受到水平或侧向力时，牙齿产生转动。单根牙以根尖 1/3 和根中 1/3 相交处为支点，向受力方向转动移位。牙周膜受力不均，使一侧牙周纤维受到拉力，另一侧受到压力。正常牙周膜抵抗垂直力能力大于侧向力，周书敏等（1981）的研究表明：牙齿的垂直力与侧向耐力比值为 2.7～3.9：1。因此，应减少和避免牙齿受到不良的侧向力。

当多根牙受侧向外力时，其转动中心在牙体中轴的根部，在骨中隔内。例如，当下颌磨牙受到由远中向近中方向的外力时，该牙的近中根压向牙槽窝，而远中根则向骀面升起。此时牙周膜纤维大部分受着牵引力，因此，多根牙对于侧向外力的耐受性大于单根牙的耐受性。当然，过大的侧向外力，如超过其根周组织的耐受力，同样也会产生骨质吸收，导致牙齿松动或移位。

牙周炎的修复治疗是为了减少有害的侧向力。牙周夹板固定的基本原则，就是将多数单根牙连接成一个新型的"多根巨牙"。这样，当受到倾斜外力时，牙根再也不会发生像单根牙那样的倾斜运动，而像是一个多根磨牙，可以改变牙齿受力运动的形式，分散骀力，即由多数牙根的牙周膜纤维，共同抵御此种外力。夹板固定的功能，是通过一个固定器，使几个牙齿连接成一个牢固的整体，形成一个新的咀嚼单位。

在咀嚼过程中，牙齿同样也产生颊、舌向的运动。

若将一组牙固定在一起，当这组牙齿的转动中心连线为直线式时，这些牙受到颊舌向外力时，仍然以转动中心连线这一共同转动轴顺着颊舌方向倾斜移位。其倾斜结果虽与未固定前没有本质上的区别，然而机械外力为多个牙所分担，就可以减少每个单独牙的负担。不过应力的分布仍主要集中在牙根尖部及牙颈部等部位，而不像夹板固定后受近 - 远中方向外力时，应力被分散到牙根各部。因此，夹板固定对抵御颊舌向外力的能力不如对近远中向外力的抵御有效。

但是，当将中线左右两侧夹板连接起来，形成弧形夹板时，这样可减少牙齿在颊舌向的移位。

夹板顺着牙弓外形设计为弧形则较直线形更为有利。如用夹板固定上颌前牙，夹板中的中切牙受到外力 P，其旋转中心 CC 穿过两侧尖牙根尖 1/3 附近，而其他牙则环绕此旋转中心而运。由于夹板呈弧形，中切牙与侧切牙位于旋转中心的前面，弓形弧度越大，则旋转中心距各牙的距离越远，因而使牙齿受力方向发生改变，即基牙运动方向发生改变，使牙齿更趋于整体地向根尖方向运动。

根据以上理论，在临床上固定松动牙时，应尽量将固定夹板设计成弧型，即顺着牙弓外形制成。这样，不但可以求得良好的固定效果，同时也可以增加牙周支持组织的耐受力，从而减少创伤。

（二）牙周组织的代偿功能

人类牙颌器官和牙周组织，在正常生理情况下有一定潜力。牙颌器官所能发挥的咀嚼力较日常咀嚼食物所需咀嚼力要大 2～3 倍。这就说明平时咀嚼食物所需力量，仅为牙周组织耐受力的 1/3～1/2。因此，每个牙齿均有很大的功能潜力。这种潜力在一定条件下，可以产生代偿作用。

牙周炎修复治疗的基本原理，就是通过夹板固定，使基牙充分地发挥其牙周组织的潜力，以代偿功能不全的患牙，减轻患牙的骀力负担，使其能够得到生理性休息，从而达到组织的修复和愈合。

（三）促进牙周组织的愈合

牙周炎患牙一旦松动以后，尽管除去了病因，但在咀嚼过程中，因松动牙的动度很大，牙周组织得不到生理性休息，牙周组织的愈合和再生也就比较困难。甚至正常的咬合力也超出了患牙牙周的耐受范围，造成继发性骀创伤。如果能将松动牙固定，限制其动度，消除其创伤，分散其骀力，减轻每个牙齿的负担，使松动牙的牙周组织能够得到生理性休息，便可以促进松动牙周组织的修复和愈合。此种治疗原理与骨折固定而使骨迅速愈合是完全一样的。

（四）建立协调的骀关系

建立协调的骀关系是治疗牙周炎的重要环节之

一。牙周炎修复治疗的主要方法为调𬌗及夹板固定。由于患牙的松动、移位，可使协调的𬌗关系遭到破坏，造成创伤。利用调𬌗的方法，消除创伤𬌗，建立上下颌间的功能性关系，以利牙周健康。它的主要目的是清除有害的𬌗力，均匀地分散𬌗力，使更多的牙齿承受负荷，建立功能性刺激，以维持和促进牙周组织的健康状态，从而停止或减慢牙周组织的破坏过程。某些比较复杂而较严重的创伤𬌗，不能单纯利用调𬌗达到预期效果者，必须用夹板固定。在用夹板固定的同时，还应恢复牙冠的外形和邻接点，矫正倾斜移位的松动牙并对缺失牙予以修复。对于因𬌗面过度磨耗而致面部垂直距离过低，以及患有深覆𬌗、闭锁𬌗、磨牙症的患者，在用夹板固定的同时，均应予以修复或矫治。

（五）改善全身健康

牙周炎患者常因牙齿松动，导致咀嚼功能降低而影响胃肠消化及摄取营养的作用，因而损害全身健康。牙周炎修复治疗的重要目的之一，就是通过夹板固定松动牙，提高咀嚼效能。

二、牙周炎修复治疗的方法

牙周炎修复治疗是牙周炎综合疗法之一，是在消除炎症的基础上进行治疗。牙周炎修复治疗方法包括调𬌗、正畸疗法和牙周夹板固定等。

（一）调𬌗

1. 调𬌗的目的和要求

（1）调𬌗的目的：调𬌗就是调磨患牙的创伤性牙尖或边缘嵴，改善牙体外形，消除早接触和𬌗干扰，从而消除创伤𬌗，建立功能性𬌗，恢复对牙周组织的生理性刺激，以维持牙周组织的健康。

（2）调𬌗的要求：

1）牙周炎的修复治疗之前，应先控制炎症，治疗牙周袋和骨袋。因为炎症会影响牙周组织的恢复，因而可以降低调𬌗的效果。牙周炎患牙经常出现移位，如在炎症未消除之前调𬌗，当炎症消退后，牙的位置有改变，还必须再次调𬌗，否则就不能保持稳定的𬌗关系。

2）牙齿的松动和骨内牙周袋的形成与创伤𬌗有明显关系者，应先行调𬌗。

3）炎症和创伤𬌗都很明显，则消炎和调𬌗同时进行。

2. 调𬌗的适应证

（1）患牙有𬌗创伤，需要调磨引起𬌗创伤的过高牙尖等，消除早接触和𬌗干扰（图43-20）。

（2）某些𬌗关系，虽然没有造成明显的𬌗创伤，但可能是一种潜在的创伤因素，也需要进行调磨。例如：

1）下颌由正中关系位到牙尖交错位有明显的向前滑动，并伴有侧向偏斜者（图43-21）。

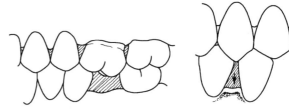

伸长牙的边缘嵴　　　　楔状牙尖

图43-20　应调磨的边缘嵴与牙尖

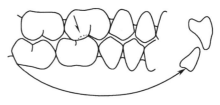

图43-21　正中𬌗位的𬌗障碍

远中舌尖的近中斜面为早接触点，（小箭头所示）致使下颌向前偏斜（大箭头所示）

2）侧方运动时非工作侧有𬌗干扰。

3）上下后牙尖间关系过紧，影响下颌功能运动者。

4）深闭锁𬌗者。

（3）牙齿形态上的异常，不论有无牙周或其他损伤，均应予以调𬌗。例如：

1）如调磨因不均匀磨耗而造成的尖锐的牙尖和边缘嵴，减小牙齿所受侧向力。

2）磨改杵臼式牙尖，防止食物嵌塞。

3）调磨重度磨耗所造成的过宽的𬌗台。

4）过长牙。

5）畸形牙、扭转牙、移位牙等。

（二）正畸疗法

正畸疗法是牙周炎综合治疗的重要方法之一，它可以使松动移位牙复位，改变牙长轴及其受力方向，消除创伤𬌗，有利于牙周组织的恢复和愈合。

（三）牙周夹板

牙周夹板（periodontal splints）是一种治疗、固定松动牙的矫治器，它将多个松动牙连接在一起，或将松动牙固定在另外牢固的健康牙上，使成为一个新的咀嚼单位。夹板固定可以分散𬌗力，减轻牙周组织的负荷，使患牙得到生理性休息，最终达到组织愈合与修复的目的。因此，夹板固定是牙周炎修复治疗的重要方法，也是必要的措施。

1. 牙周夹板治疗的适应证

（1）牙周炎症已消除。

（2）牙槽骨高度降低，牙齿松动度进行性增加。

（3）单个牙或一组牙进行性松动度增加导致咀嚼无力不适。

2. 良好的夹板应具备的条件

（1）固位力强，固定效果好，并能抵御各个方向的外力。

（2）制作和使用简便，应以少磨牙为原则。

（3）对口腔软组织无刺激作用。

（4）符合口腔卫生条件，有自洁作用。

（5）不妨碍牙周其他治疗的进行。

（6）舒适、美观。

3. 牙周夹板的分类　牙周夹板一般可分为暂时性与恒久性夹板两类。暂时性夹板使用时间短，戴入后经观察如治疗效果良好，可考虑换用恒久性夹板。恒久性夹板一般固位力强，固定效果良好，使用时间较长。但操作方法复杂，一般需要切割一定的牙体组织。

（1）暂时性夹板：暂时性夹板是利用结扎的方法或其他比较简单的器械，将松动牙暂时固定。暂时性夹板的固定效果不如恒久性夹板效果好，使用时间也较短；一般只有几周或几个月。其优点是操作简便，价格较低廉。

1）暂时性夹板的适应证：

①固定急性牙周炎的患牙。

②固定因外伤造成的松动牙。

③减轻或避免因调𬌗或牙周外科手术给患牙带来的外力，使不致因外力刺激而给患者造成痛苦。

④在制作恒久夹板的过程中，为了防止牙周组织继续受损害，可先用暂时性夹板固定。

⑤为了了解牙周炎修复治疗的疗效，可先使用暂时性夹板治疗，经观察如效果良好，再换恒久性夹板。即以暂时性夹板作为过渡性治疗措施。

2）暂时性夹板的种类和制作方法：

①结扎固定法：利用牙线、尼龙线、外科丝线、软细不锈钢丝等作为结扎材料，用连续结扎的方法，将多数松动牙固定在邻近的健康基牙上。因后牙的解剖形态不适宜结扎，结扎方法仅适用于前牙。结扎法固定效果较差，只能用作暂时固定，一般1～2周就应更换。

②粘接固定法：在相邻牙的邻面接触区使用高强度的树脂水门汀将松动牙粘接固定在一起。该方法操作简便，不影响牙齿的形态，舒适度好，但固定效果一般。

③光固化树脂夹板：牙齿表面先进行粘接处理，然后将复合树脂粘接在牙面上，将多个松动牙连接在一起。该方法操作简便，最适用于下前牙的固定，不影响咬合和美观。但强度一般，为了增加强度，可采用预成的玻璃纤维带埋于树脂内，增加固定效果。

（2）恒久性夹板：恒久性夹板是利用一种比较坚固的修复体，使多个松动牙相连而得到夹板固定的效果。恒久性夹板的使用时间较暂时性夹板为长，其固定效果也较暂时性夹板为好。

1）恒久性夹板的适应证：

①经暂时性夹板治疗，证明疗效良好者，可换用恒久性夹板。

②牙周炎症基本消失或控制，牙齿松动需要长期固定。

③牙齿位置一般正常，各牙长轴接近平行。

其他凡适应于可摘式局部义齿或固定义齿修复的条件者。

2）恒久性夹板的种类与制作方法：恒久性夹板可分为可摘式恒久夹板和固定式恒久夹板两种类型。

①可摘式恒久夹板：凡患者可自行摘戴的夹板，均称可摘式夹板（图43-22）。此类夹板易于保持口腔卫生，并便于进行其他牙周治疗。制作时，切割牙体组织少。可摘式夹板与可摘式局部义齿相似，在有无缺牙的情况下均可采用。除了可摘式局部义齿的各种组成结构外，可摘式夹板还设计有足够的松动牙固定装置：

固定卡环：一般为金属铸造。固定卡环不同于常规的起固位作用的卡环，卡环的任何部分均不应进入倒凹区，卡环臂位于导线之上，卡环的颊舌两臂相互作用，起到固定松动牙的作用。

双翼钩：用于相邻两前牙之间的切外展隙处，一般为金属铸造，一个双翼钩固定两个松动前牙。前牙的双翼钩对美观有一定的影响。

颊钩：类似于前牙的双翼钩，位于相邻两后牙之间，钩端位于两后牙的颊外展隙处。

𬌗垫：用于需要升高垂直距离，恢复咬合关系，同时固定松动牙。由于牙列的𬌗面均为𬌗垫所覆盖，可以达到分散𬌗力、消除创伤的目的。

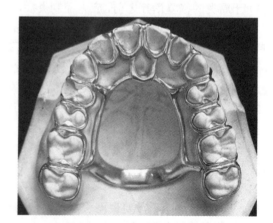

图43-22　上颌可摘式恒久性夹板

可摘式恒久性夹板基托伸展的范围和可摘局部义齿基本相同。但要求基托与牙齿接触的部分，一定要位于牙的外形高点处，并十分密合。在龈乳头处的基托，则要有足够的缓冲。这样既能使夹板获得固定松动牙的较好效果，又可以避免刺激龈组织。

②固定式恒久性夹板：固定式恒久性夹板类似于常规的固定义齿，设计原理和制作方法与全冠、固定桥相同。一般选择全冠为固位体，数个松动牙上的全冠采用整铸法或焊接法连接在一起，形成联冠。如有缺牙，则设计成桥体。

固定式恒久性夹板的全冠固位体的龈边缘一般位于龈上，保留正常的邻间隙以利于自洁，适当减小牙尖斜度、增加溢出沟、加大外展隙，减小侧向力。为了达到良好的固定效果，夹板最好跨过牙弓的中线，形成弧形夹板。

固定式恒久性夹板的固定效果良好，如设计得当，可以使牙齿抵御来自各个方向的外力。但操作技术较复杂，需切磨较多的牙体组织，有可能损伤牙髓，且价格较昂贵。

③固定-可摘联合式夹板：常用的为套筒冠式夹板。这种夹板固定效果类似于固定式夹板，并且易于清洁，便于牙周卫生的保持。是一种良好的夹板类型。缺点是牙体磨除量较大，制作复杂，价格较昂贵。

④粘接翼板式夹板：类似于粘接桥，用于前牙区的牙周夹板。位于被固定牙舌侧的金属翼板连接在一起，采用树脂水门汀粘接固定于牙齿之上。此类夹板牙齿磨除量少，美观好，操作较简便。随着粘接技术的提高，已经成为一种半恒久式或恒久式的夹板固定方法。

（周书敏 谭建国）

第11节 覆盖义齿

覆盖义齿（over dentures）是指义齿的基托组织面直接覆盖在健康牙或经过治疗的牙冠或牙根或种植体上的义齿，本节仅包括覆盖在天然牙根或牙冠上的义齿。种植覆盖义齿见种植义齿一章。

一、覆盖义齿修复的生理学基础

这可从牙槽骨的吸收与保存、感觉功能和咀嚼功能三方面论述。

（一）牙槽骨的吸收与保存

1. 牙齿、牙槽骨和牙槽嵴生理上的依存关系　牙槽骨是随着牙齿的生长与发育而逐渐形成的，一旦牙齿拔除后，牙槽骨就发生吸收，形成牙槽嵴。这说明牙齿与牙槽骨是相互依存的。

2. 牙槽嵴的吸收与全口义齿的戴用　戴用全口义齿，𬌗力通过基托传到牙槽嵴，会引起牙槽嵴的持续性吸收。戴用时间愈久，牙槽嵴吸收愈多。戴用全口覆盖义齿，牙槽骨的吸收较前者为少。这是由于义齿得到牙齿支持组织的支持，减轻了局部牙槽嵴的𬌗力负担，致使牙槽嵴吸收缓慢。

（二）感觉功能

覆盖义齿修复可以保存天然牙的生理辨别能力，因为它得到天然牙的支持。施于义齿上的力，可以通过刺激牙周韧带本体感受器，将信息传入神经中枢，及时做出相应的反应。牙周韧带、咀嚼肌和颞下颌关节韧带感受器都具有很强的生理辨别能力，如对𬌗力的大小、位置的改变及物体的性状、大小等的辨别。实验证明，戴全口覆盖义齿者的辨别能力远较全口义齿者灵敏而精确。

（三）咀嚼功能

由于覆盖义齿可借助牙冠或牙根得到较好的固位、稳定与支持，能使患者很快地适应，恢复口腔功能。Ressin（1978）对有天然牙者，全口覆盖义齿佩戴者及全口义齿佩戴者进行的咀嚼效能测定，说明天然牙的咀嚼效率最高，其次为全口覆盖义齿，而全口义齿最低。

二、覆盖义齿的适应证与禁忌证

（一）适应证

1. 凡牙根情况良好，牙齿因龋病、外伤、严重磨耗、釉质发育不全等原因，致使牙冠大部缺损或成残根者。

2. 牙槽骨吸收不超过根长1/2，但根周情况稳定者。

3. 已做完善根管治疗的残根，牙周炎症控制，根面不低于龈缘水平。

在选用覆盖义齿基牙时，一般多保留前牙，特别是尖牙，亦可选用前磨牙及磨牙最好分布在牙弓两侧。以2～4个牙齿为宜。

（二）禁忌证

1. 存在牙体、牙髓或牙周疾患未经治愈或未做完善处理者。

2. 身体健康状况差，对维护口腔卫生有困难或患有全身性疾病，如糖尿病患者。

三、覆盖基牙的预备

1. 在基牙严重磨耗而牙冠尚有足够的高度，牙髓退行性改变，息止𬌗间隙较大，需升高垂直距离者，或先天缺牙伴有小牙畸形时。基牙是活髓牙，在牙体预备时，牙冠有3～5mm高度，要适当修整牙冠外形，消除轴面的倒凹，磨除尖锐的边缘嵴，使之圆滑并加以磨光直接做为基牙，此方法简单、省时、价廉，但需要保持口腔卫生，加强防龋措施，预防基牙龋坏。

另一种方法，为了预防覆盖基牙的龋坏，保留活髓牙，取得对覆盖义齿的侧向支持，可将基牙牙冠磨短到龈上3～4mm处，基牙轴面微聚拢，𬌗面应形成钝圆形。制作双重冠，内冠粘接在基牙上，外冠借助固位部分固定在覆盖义齿基托的组织面内，利用内外冠之间的摩擦力固位（详见固定－活动联合修复一节）。此方法操作复杂、费时，费用较高。

2. 牙齿因龋齿形成残根、残冠，未到龈下者；牙齿硬组织发育不全；牙周病的牙齿，要改变冠根比例者。错位牙、倾斜牙，经过根管治疗后，截短牙冠，磨除至龈上 0.5～1mm，根面呈圆顶状。根管长度大于4mm，用铸造法制作金属根帽，根帽应覆盖整个根面，边缘要密合，用于保护根面。也可直接将修整后的根管口用银汞合金或树脂充填，作为覆盖基牙用。此种方法简单，并且节省修复需要的𬌗间距离，但要注意根面至少要高出牙龈 1 mm 左右，以免发生龈缘炎。

3. 在金属根帽上加各种附着体在一些特殊情况下，可在覆盖基牙上加附着体，以增加覆盖义齿的固位力。这种方法适用于牙槽骨有严重吸收，全口义齿固位困难的患者，或由于基托刺激易引起恶心反应或因基托的存在影响发音，而需要减小基托面积的患者。

目前较广泛使用的附着体多为预制的成品。常用于覆盖义齿的附着体为按扣式附着体、杆式附着体、磁性附着体（详见固定－活动联合修复一节）。

四、覆盖义齿的制作

在取印模前，按设计预备好覆盖基牙，包括银汞合金或树脂充填根管口，制作双重冠、根帽、附着体等。然后按一般义齿制作方法制作覆盖义齿。

完成覆盖义齿时应注意覆盖义齿与基牙间、基托组织面与金属根帽之间以及双重冠之间应保留有约1mm 的𬌗面间隙。或戴义齿时，将基托组织面相对基牙处进行缓冲，以免义齿受力下沉后，基牙受力过大。如采用附着体时，可在义齿完成后并初戴后，在基托组织面将覆盖基牙相对处的塑料磨除，然后将附着体阴型或磁性固位体按其上下相互关系套合在一起，置于基牙上，用自凝塑料将其固定于基托的组织面内。

覆盖义齿的基托常规要做加强处理，应用金属基托或用金属网加强。否则，塑料基托易折断。

五、覆盖义齿戴后应注意事项

1. 全口覆盖义齿戴牙后应注意调𬌗，使达到平衡𬌗。

2. 应注意口腔卫生，刷洗义齿的组织面和根面，去除菌斑，防止继发龋和牙龈炎的发生。

3. 定期复查，了解义齿使用情况、基牙健康状况，需要时做涂氟防龋。如有缺牙区牙槽嵴吸收，组织面不贴合，应作重衬处理。

（冯海兰）

第 12 节 固定－活动联合修复

固定－活动联合修复（fixed-removable prosthese）是指用附着体或双重冠技术来修复牙列缺损的方法。其固位体的一部分固定在口腔中，另一部分与可摘义齿相连，故又称固定－活动联合修复体。利用这种方法，可以使牙列缺损的修复形式多样化，如用于分段固定桥的连接，可以减少固定桥的长度，减少不平行就位道基牙的牙体预备；用于可摘局部义齿，可以比卡环式义齿固位力提高；用于固定义齿与可摘义齿的连接，可以减少卡环暴露，增加美观效果；用于覆盖义齿，可以保护基牙，延缓牙槽嵴吸收；还可用于种植义齿的上部结构。总之，是一种能结合铸造技术、烤瓷技术和种植技术的固定－活动联合修复方法。

一、附　着　体

附着体（attachment）是一种直接固位体，它是由阴阳两部分组成的精密嵌合体，其中一部分固定在口腔中余留牙的牙根、牙冠或种植体上，另一部分与人工修复体相连，两者之间靠不同的机械方式连接。

（一）附着体的分类

1. 根据附着体的精密程度　可将附着体分为精密附着体（precision attachment）和半精密附着体（semi-precision attachment）。

2. 根据附着体与基牙的关系　可将附着体分为冠内附着体（intracoronal attachment）和冠外附着体（extra-coronal attachment）。

3. 根据附着体的坚硬程度　可将其分为硬性（rigid）附着体和弹性（resilient）附着体。一般情况下，精密的、冠内的附着体属于硬性附着体；半精密的、冠外的附着体属于弹性附着体。

4. 根据附着体的不同形状　可分为栓道式附着体、球和窝形（ball socket）附着体、杆式附着体（bar attachment）和按扣式（stud）附着体等。

5. 根据应用途径　常将附着体分为两大类：一类用于口腔内余留牙较多时，此类包括各种冠内、冠外附着体；另一类用于口腔内余留牙较少、需作覆盖义齿时，此类包括按扣式附着体、杆式附着体、辅助附着体（auxiliary attachment）、双重冠固位体（telescopic crown retainer）和磁性固位体（magnetic retainer）等。

（二）常用附着体的特点

1. 冠内附着体　冠内附着体包括一个突起（flange）的阳型和一个沟槽状（slot）的阴型，又称为栓体和栓道。有些冠内附着体为鸠尾状的突起及鸠尾状的凹形（图 43-23、图 43-24）。突起的栓体部分用来与可摘义齿相连,或用于分段固定桥时与连接冠相连;沟槽状的栓道与固位冠相连,外表不突出于牙冠的外形(故称为冠内附着体),两者在修复体两部分间提供硬连接。

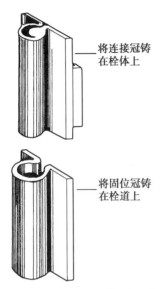

图 43-23　圆筒式滑动 CM 附着体(瑞士产 NO21-01-2)

将连接冠铸在栓体上

将固位冠铸在栓道上

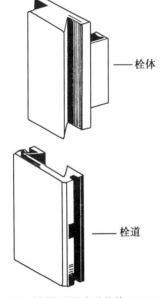

栓体

栓道

图 43-24　鸠尾形滑动附着体(NO21-03-2)

(1)冠内附着体的适应证:冠内附着体是预成附着体中最多用的一种类型,只要基牙牙冠外形允许,就可考虑使用。牙冠外形的条件是:垂直高度大于 4mm,有足够的颊舌径。主要适用于以下情况:

1)作为固位体(retainer):用于牙列单侧或双侧的游离或非游离缺损时。冠内附着体特别适用于提供游离端义齿的固位和稳定,提供义齿和基牙冠之间紧的、硬的连接。当双侧游离缺失时,口内余留几个前牙,用一般卡环式可摘局部义齿效果不好且患者不希望在前牙上暴露卡环。用冠内附着体,则可在基牙远

中放置栓道,在可摘义齿的相应部位放置栓体,义齿戴入时,栓体滑入栓道,唇颊侧不暴露卡环,义齿固位稳定性也好。

当单侧游离缺失牙较多时,修复体需要双侧的支持。这增加了可摘义齿的体积,同时暴露卡环,影响美观。使用附着体可在缺牙侧及对侧基牙冠或固定桥中放置附着体阴型,在可摘局部义齿的相应部位放置阳型。此种方法尤其适用于当基牙需全冠修复时。需要注意两侧附着体彼此平行。

当牙列非游离缺损,而基牙又不足以承担普通固定桥,或缺牙区牙槽嵴缺损较多,用一般固定桥难以美观修复时,可在两端基牙近缺隙侧放置冠内附着体,再做一带有附着体阴型的可摘义齿。这样义齿不仅美观,也可自行摘戴清洗。

2)作为连接体(connector):还可用于固定修复的以下情况:

①修复体难以在口腔中取得共同就位道(如远中基牙向近中倾斜时),可将修复体分段制作,分别固定,其间用附着体相连。

②制作长的固定桥时,为减少铸件收缩造成的误差,可将铸件分段,其间用附着体相连。

③远中基牙估计预后不好时,将固定桥分段,用附着体连接后段。当远中基牙拔除后,余下的栓道用于与可摘义齿相连。

(2)冠内附着体固位力的调节:由于冠内附着体在义齿反复摘戴过程中易于磨损,固位力会逐渐下降,有些类型的附着体具有一定的调节能力。比如通过调节栓道侧臂张开的程度,或调节焊接栓体到连接冠上的位置等方法来调节固位力大小。

当牙齿形态的影响使附着体固位力受限时,可增加辅助固位装置,如弹簧、螺钉等。不能调节摩擦力的附着体一般不适于应用在可摘义齿修复时,只能用于固定修复中的连接部位。

2.**冠外附着体**　附着体的机械固位装置部分或全部位于基牙牙冠外者为冠外附着体。冠外附着体应用时不受基牙大小的影响,而主要受牙槽嵴高度与宽度的影响。主要用于游离端缺损,也可用于非游离端缺损。需要注意的问题是附着体龈端的菌斑控制,由于附着体突出于牙冠外,食物残渣易于聚集。另外,冠外附着体对基牙可能造成较大的扭力,需同时应用两个基牙作联冠,并可在基牙近中安放辅助固位体。

3.**杆式附着体**　是指在口内两个金属冠之间连接金属杆(图 43-25),覆盖义齿的组织面放置固位卡,当义齿就位时,杆卡锁合使义齿固位。

这种附着体常用于覆盖义齿。用杆式附着体义齿(bar-joint denture)能保护和加强余留牙,能延缓患者

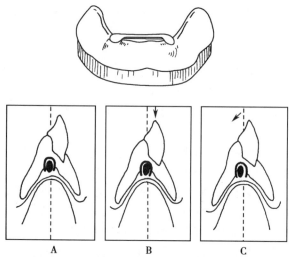

图43-25 Dolder 杆式附着体及杆关节义齿剖面
A. 无功能状态　B. 垂直外力作用下　C. 侧向力作用下

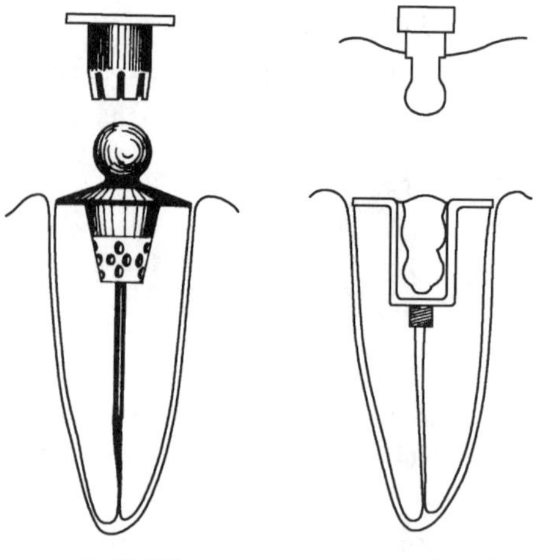

Dalbo附着体　　　　Zest附着体

图43-26　按扣附着体

成为无牙颌的时间。它的主要功能是：通过直杆，对余留牙起夹板作用；使义齿的咀嚼压力通过杆传到基牙上；通过杆卡连接，使义齿固位和稳定。

一般常用于以下两种情况：牙弓两侧各余留1～2个牙，通常是尖牙或前磨牙；或者后牙区余留2个分开的牙，常是磨牙和前磨牙。前者金属杆置于前端，后者金属杆置于一侧后牙区。任何时候均不能将杆斜跨到尖牙区域。

杆的外形与牙弓形态、基牙位置及牙槽嵴形态有密切关系。理想的条件是将杆置于牙槽嵴顶，唇舌侧均有一定间隙。一般情况下，杆与牙槽嵴应保持平行关系，而固位卡应安放在杆的平坦部位。金属杆组织面与牙槽嵴顶间间隙应大于2mm，利于食物排溢及清洁。

舌侧基托一般应该用金属基托或用金属网加强，不仅使义齿结实，且能扩大舌头的活动空间。两基牙牙根方向不一致时，可用螺钉将金属杆分别固定在基牙冠上。

用杆式附着体做覆盖义齿，较普通全口义齿固位力有明显提高，其舒适程度和咀嚼效能也有明显提高。

4. 按扣式附着体　按扣式附着体是各类附着体中最简单的一种。它包括一个固定在根面上的球型或柱型金属突起及一个放在覆盖义齿组织面与突起相适合的碗扣状凹型，或者是球型在义齿组织面，凹型在根管内（图43-26）。当义齿就位时，突起和凹型嵌合在一起，增加覆盖义齿的支持、固位和稳定。

由于这种附着体的体积小，结构简单，适于在多种情况下应用。甚至在口内仅有1个残根时也可应用。影响这种修复方法远期效果的主要因素是牙周健康问题。因为根帽边缘易对牙周刺激，以及覆盖义齿

易造成食物残渣聚积，所以保持口腔卫生及牙周健康是至关重要的。

选择病例时主要考虑颌间距离及唇舌向空间问题。一侧牙弓一般选择1～2个残根安放按扣式附着体，如果附着体利用太多，不仅制作复杂，不易清洁，而且会使义齿坚固性下降。

5. 辅助式附着体　用于辅助其他方法增加固位的附着体，称为辅助式附着体。分为弹簧型（plunger attachment）和螺钉型（screw retainers）两类：

（1）弹簧型附着体：这种附着体是简单而有效地改善双重冠固位力的一种方法，也可以用于杆套之间的固位以及其他可摘义齿的修复中。

弹簧型附着体包括一个翼，或称之为"撞针"（plunger）及另一个可压迫成分。最简单的系统是"mini-pressomatic unit"。

（2）螺钉型附着体：这种固位方式允许医师定期拆下义齿进行清洁及检查，并允许对义齿进一步修改。可以将其用于两层套筒冠之间的固位、用于不平行基牙的两固定桥之间的连接、用于杆式附着体中金属杆与全冠之间的连接等。

6. 磁性固位体（磁性附着体）　磁性固位体是指利用金属磁体的磁性辅助修复体固位的装置。

目前常用的磁性附着体由相互吸引的两部分组成：一部分固定于义齿组织面，一般为永磁体（assembly）；另一部分为支撑板（keeper，又称衔铁），固定于口腔的牙根内，为永磁体或可被磁化的软磁合金。一副义齿可有1～4个单位的磁性附着体，基牙可为任何牙齿，但以尖牙和前磨牙最好。基牙原则上要求根长10mm以上，松动度Ⅰ度以内，牙槽骨吸收在根长的1/3以内，经过完善的根管治疗，无牙周炎症。

支撑板在牙根内的固位方式常用的有两种：①根管内固位：将基牙截冠至齐龈缘，将根面预备成与支撑板预成品形状相符合的窝洞，用黏固剂将其黏固于窝洞内，使之略高于根面；②铸造根帽固位：用可铸造的软磁合金制成根帽（或者用铸接方式将支撑板预成件与铸造根帽制作在一起）覆盖整个根面，有利于基牙的防龋和牙周健康。

磁性附着体用于全口覆盖义齿有良好的临床效果，可提供足够的固位力，能显著缩短患者的戴牙适应期，可基本消除义齿在功能运动中对基牙产生的侧向力，易于清洁，且不暴露卡环和金属。磁性附着体还可用于局部覆盖义齿和颌面缺损的修复。

二、双重冠（套筒冠）

双重冠修复体是指含有两层套筒冠的修复体。其中内冠固定在口腔中，外冠固定在可摘义齿的相应部位，靠内外冠之间的摩擦力产生固位，有时内外冠之间还需增加辅助固位装置。

（一）双重冠修复体的分类

1. 根据患者的取戴方式分类

（1）患者自行摘戴式：此种类型是最多用的一种，常用于口内少数余留牙做覆盖义齿时。需要注意的问题有就位道、颌间距离和内冠的设计。内冠设计决定义齿的就位道，也决定所能提供的支持、固位和稳定。

（2）术者摘戴式：用螺钉辅助固位，必要时术者可将义齿取下。允许治疗计划有一定余地，也可定期清洗，但制作复杂。

（3）固定式：可用此形式将牙固定成一组。将内冠相连，外冠做成单个的，或内冠是单个的，而外冠连为一组。能减轻部分牙的松动度。

2. 根据内冠外形分类

（1）平行壁双重冠：内冠外形垂直。

（2）锥形双重冠：内冠外形为锥形，向𬌗方聚拢，一般轴壁聚拢度为6度。

（3）缓冲型双重冠：内冠近龈方垂直，𬌗方为锥形。

（4）卵圆型双重冠：内冠外形为卵圆形。

（5）不规则型双重冠：内冠外形不规则。

3. 根据内冠外的覆盖方式分类 分成全覆盖式和部分覆盖式两类。

4. 根据有无辅助固位方式分类 分为单纯摩擦固位型和增加辅助固位型两类。较多见的是用弹簧附着体增加双重冠的固位。

（二）双重冠修复体的适应证

制作双重冠修复体较应用附着体相对简单，不需要特殊的附着体预成件，适应证广。主要用于以下情况：

1. 口腔余留牙较少时的复杂牙列缺损 口腔余留牙较少时不仅余留牙条件不好，如残根残冠、伸长倾斜、牙周炎症、冠根比例不协调等，而且往往伴有𬌗关系紊乱。如果作常规的可摘局部义齿修复，首先需要调改基牙外形，有时还需将基牙失活，大量调改，或将基牙做全冠或桩核冠，然后再作可摘局部义齿修复。而作双重冠修复则可将活动、固定两部分作整体设计，在调改基牙的同时，改善冠根比例，制作内冠，然后做双重冠修复体的活动部分，这样不仅利于建立𬌗关系，而且美观不暴露卡环，义齿固位稳定性也好。因此，也常用于𬌗重建及需要抬高咬合作𬌗垫修复时。

2. 颌骨及牙列缺损 包括先天性牙列缺损，如唇腭裂患者、外伤或肿瘤术后的颌骨和牙列缺损患者。这些患者的余留牙往往位置异常，固位形差，用一般卡环固位往往效果不好。而用双重冠固位则设计灵活，外形美观，固位稳定性好。

（三）双重冠修复体的优缺点

1. 基牙的保护作用 内冠对基牙有防龋作用，同时，内冠的高度磨光，使菌斑不易附着，使基牙易于保持良好的卫生状态，有利于牙周组织的健康。另外，此种修复方法当义齿戴入后能将基牙连为整体，起到牙周夹板的作用，避免基牙单独受力，使基牙和牙槽嵴受力均匀。

2. 良好的固位力 根据基牙的多寡，可通过调节内冠的聚拢度来调节义齿的固位力。许多研究者的观察证实，义齿的固位力能得到很好的保持。

3. 义齿的美观效果 减少卡环的金属暴露，牙列又可整齐排列，从而达到美观效果。

4. 患者心理易于接受 由于减少拔牙，延缓了患者成为无牙颌的时间，使患者易于接受。当基牙拔除后，又较易改为全口义齿。

5. 缺点 制作较一般义齿复杂、覆盖义齿对口腔卫生的保持带来困难、义齿取下后暴露金属冠影响美观。

三、临床应用的注意事项

附着体形态、种类、功能不一，依照各生产厂家的使用说明有不同的使用要求。然而，无论使用附着体还是双重冠，在临床及技工操作过程中仍有其共性问题，也就是与常规义齿不同的需要特别注意的有关事项。

（一）口腔检查、治疗计划及修复体设计

在口腔检查前要了解患者需求及一般身体状况。由于使用固定-活动联合修复方法需要的花费及时间较制作常规义齿多，所以曾用一般修复方法效果不

好,且经济、时间允许的患者,可考虑使用。而年老体弱以致生活不能自理或手残疾不能自行取戴义齿者不适于使用。口腔检查的重点有以下几项内容:

1. 口腔卫生状况。

2. 基牙状态 基牙数目、形态、牙周状况及龋坏程度均为治疗设计的考虑因素。用 X 线牙片观察牙周及根尖状态。

通常牙弓两侧选择固位力大小相等的附着体,基牙数目尽可能相等,一般每侧 1~2 个基牙。基牙形状不利固位者,要调改外形,必要时需将牙髓失活并进行完善的根管治疗后,大量调改外形。尤其对牙冠过长、冠根比例不适当者,经失活并根充治疗后,可予以截冠,安放合适的附着体,或使用双重冠。

选作基牙的牙应该牙周健康,或经牙周治疗炎症得到控制后方可开始修复治疗。对有一定松动度的牙,如有足够的根长及根周骨组织高度,可经截冠改善其冠根比例并经牙周治疗后,观察其松动度在Ⅱ度以内,仍可选作基牙。经临床观察,有轻度松动的基牙,在使用杆式附着体或双重冠的牙周夹板作用下,松动度明显减低或消失。

3. 颌间距离 在患者初次就诊进行口腔检查时,要取研究模型并确定垂直距离及正中关系,将模型上𬌗架,认真分析。

4. 缺牙区游离端鞍基长度及牙槽嵴状态 缺牙区游离端鞍基长者,要注意减少对基牙的扭力。可选择弹性附着体,并注意跨过中线区的修复体要有足够的强度。牙槽嵴黏膜松软时要取加压印模,防止基牙负荷过大。

(二)基牙预备

应用附着体的牙体预备共有三种类型:根内预备、冠内预备及冠外预备。

1. 根内预备 使用按扣式附着体或磁性附着体时需进行根内预备,为取得最大的固位和稳定,要注意以下几点:

(1)根据牙根情况尽可能沿长根桩。

(2)根面降至牙龈水平,以便减小支点,扩大附着体安放空间。

(3)为增加固位,预备颈部肩台斜面。

(4)为防止旋转,可在根管口处制作凹槽。

2. 冠内预备 应用冠内附着体时需进行冠内预备。预备出的空间应比附着体大约宽 0.6mm,深 0.2mm,以便铸造完整和安装正确。牙冠的舌、腭侧壁要留出足够的空间,以便安放对抗臂。另外,还要注意牙预备的箱形与其他基牙的总就位道平行。

3. 冠外预备 安放冠外附着体和制作双重冠的牙体预备与常规全冠牙体颈备基本一样。预备的牙体各壁应接近平行,使冠取得最大的固位。牙冠要有足够的高度,以满足冠外附着体的要求。

(三)义齿制作

义齿制作中与常规义齿主要的不同点是需要准确安放附着体。目前国际通用的各种附着体均为预成件,有金属预成件、塑料预成件或金属-塑料预成件。

金属预成件在使用时,首先将其放在预定位置固定好,用焊接方法使之与金属冠桥或可摘义齿的金属支架连接在一起。塑料预成件往往是用铸模材料做成,在制作时,将附着体的阴、阳两部分铸模分别与冠桥蜡型或可摘义齿支架蜡型固定在一起,整体包埋铸造。金属-塑料预成件常是弹性附着体,使用时,将金属阳型与金属冠焊接在一起,塑料阴型固定在可摘义齿的组织面。塑料阴型有尼龙成分,具有一定弹性,使附着体的阴、阳两部分间能产生一定动度。

制作义齿所需的技工设备包括一个平行研磨仪(paralleling/milling machine)。这种仪器的主要功能有三点:①作为观测仪确定就位道;②将附着体或附着体的替代件的位置校准并精确排列;③根据修复体类型修改蜡型或研磨金属冠使之互相平行或保证其轴面应有的角度。

四、义齿的戴入及随访

复杂的修复体最好用暂时黏固剂黏固几天,允许再次修改并抛光,同时能观察菌斑控制情况。永久黏固时一般要在所有修复体就位情况下使黏固剂硬固。去除多余材料后即将可摘义齿部分戴入,嘱患者 24 小时不要摘下可摘义齿。24 小时后再进一步调𬌗,修改。

用模型向患者讲解义齿摘戴方法,双侧的修复体需两侧同时取,如仅从一侧取,会对基牙产生很大的扭力。

教会患者清洁义齿的方法,附着体的两部分均要用牙刷刷,不要积存食物残渣。清洁时,可用间隙刷和牙线。一般患者一周后会使用,一周后再照 X 线牙片,作为今后观察的基线资料。以后,常规每 6 个月检查一次,以便及时发现义齿和基牙的问题。随诊时需及时检查口腔卫生、基牙的健康状况以及义齿使用情况,如果义齿组织面不贴合,要及时重衬,以免对基牙造成不适当扭力。

(冯海兰)

参 考 文 献

1. 张震康,俞光岩. 实用口腔科学. 第 3 版. 北京:人民卫生出版社,2009

2. 冯海兰,徐军. 口腔修复学. 第 2 版. 北京:北京大学医学出版社,2013

3. Phoenix，Rodney D，Cagna，David R，Defreest，Charles F，et al. Stewart's Clinical Removable Partial Prosthodontics. 4th ed. Chicago：Quintessence Publishing Co. Inc，2008

4. Alan B. Carr，Dvid T. Brown. McCracken's Removable Partial Prosthodontics. 12th ed. St. Louis：The Elsever Mosby，2011

5. 杨亚东，姜婷译. McCracken 可摘局部义齿修复学. 北京：科学出版社，2003

第 44 章

全 口 义 齿

无牙颌是指因各种原因导致的上颌或（和）下颌牙列全部缺失后的颌骨。其中，仅有上颌或下颌牙列缺失，而对颌为完整或有缺损的牙列，称之为单颌牙列缺失。

牙列缺失的无牙颌患者失去了牙齿对食物的切割和研磨作用，影响食物在口腔内的初步消化，并会增加胃肠消化负担。无牙颌患者的发音功能也会受到影响。由于失去了牙齿对面下 1/3 高度的维持和对唇颊软组织的支持，会出现面下 1/3 高度变短、软组织塌陷、皱纹加深、口角下垂等面容苍老的改变。随着时间的推移，无牙颌患者的牙槽嵴、口腔黏膜、颞下颌关节和肌肉神经系统会发生进一步的退行性或病理性改变。以上改变会进而影响患者的心理状态，甚至社交活动。

对无牙颌患者的常规修复治疗方法是采用全口义齿修复。全口义齿是采用人工材料替代缺失的上颌、下颌或上下颌完整牙列及相关软硬组织的可摘义齿修复体。

全口义齿由基托和人工牙组成。靠义齿基托与无牙颌黏膜组织紧密贴合及边缘封闭产生的吸附力和大气压力，使义齿吸附在上下颌牙槽嵴上，恢复患者的缺损组织和面部外观，恢复咀嚼和发音功能，义齿基托覆盖下的黏骨膜和骨组织承担义齿的咬合压力。

进行全口义齿修复的主要步骤有制取印模、模型、颌位记录、转移颌位关系到𬌗架上、选牙、排牙、试戴、义齿完成、初戴、复查与修改。

第 1 节 印 模

印模是用可塑性印模材料取得的无牙颌牙槽嵴和周围软硬组织的阴模。准确的印模，要反映口腔解剖形态和周围黏膜皱襞和系带的功能活动状态，以取得义齿的良好固位作用。

一、印模的要求

（一）精确的组织解剖形态

印模应获得精确的义齿支持组织的解剖形态，以保证义齿基托与支持组织密合。同时，在切牙乳突和骨性隆突的部位，应缓冲压力，避免戴义齿后压痛或形成支点。对磨牙后垫、松软黏膜等组织活动性较大的部位，应防止压力过大而使其变形，可在个别托盘的组织面相对应部位多刮除些印模材料，或在托盘上钻孔，在取印模时，使多余的印模材料自孔流出，以缓冲压力。

（二）适度的伸展范围

在不影响系带和肌肉等周围组织功能活动的前提下，应尽量扩大印模的范围，这样既可以增大义齿基托与组织的吸附面积，从而增强义齿的固位力，又可以增大支持组织的范围，减轻局部压力。

无牙颌印模的范围、印模边缘要与运动时的唇、颊、舌侧黏膜皱襞和系带相贴合，还要充分让开系带，不妨碍唇、颊和舌系带的功能运动。印模边缘应圆钝，有一定的厚度，其厚度为 2～3mm。上颌后缘的两侧要盖过上颌结节到翼上颌切迹，后缘的伸展与后颤动线一致。下颌后缘盖过磨牙后垫约 6mm，远中舌侧边缘向远中伸展到下颌舌骨后间隙，下缘跨过下颌舌骨嵴，不应妨碍口底和舌运动。

（三）边缘封闭

取印模时，在印模材料可塑期内进行边缘整塑，即利用牙槽嵴周围组织的肌功能运动，使印模边缘记录口腔前庭和口底黏膜皱襞，以及唇、颊、舌系带在功能运动时的形态和位置，以保证义齿基托边缘与功能运动时的黏膜皱襞和系带相吻合。如此，义齿基托边缘既不会妨碍周围组织的功能运动，又能形成良好的边缘封闭，有利于义齿的固位。

二、印模的种类

根据取印模的次数而分，可分为一次印模法和二次印模法，一次印模法是选用合适的成品托盘和藻酸盐印模材，一次完成工作印模。此方法虽简便，但难以进行准确的边缘整塑，印模准确性差。二次印模法是先采用成品托盘加印模膏或藻酸盐制取初印模，然后灌注石膏模型，在模型上制作与特定患者个体的无牙颌形态相适应的印模托盘，称为个别托盘，最后用个别托盘加终印模材取得终印模。此方法印模准确性好，是临床上普遍采用的方法。

依照是否对软硬组织进行选择性加压，可分为解剖式印模和功能性印模；解剖式印模又称为静态印模，是在黏膜没有功能变形的状态下取得的印模。取印模时，采用流动性好的印模材和有孔托盘，对黏膜无压力或只有微小压力。

功能性印模又称压力印模，是在软组织受到功能性压力变形状态下的印模，对印模范围内的不同区域采取不同的压力，适当减小缓冲区的压力，故又称为选择性压力印模。

三、取印模方法

（一）开口式印模法

是指在患者张口的情况下，医师用手稳定印模在位而取得印模的方法。

1. 一次印模法　是在患者口中一次完成工作印模的方法。先选择合适的成品托盘，若托盘边缘短，可用蜡或印模膏加长、加高边缘。如患者腭盖高，在上颌托盘中央加适量的印模膏，在口中试戴托盘后，用藻酸钠印模材料在患者口中取印模。此方法简便，但难以进行准确的边缘整塑。目前一般仅用于制取制作个别托盘的初模型。

2. 二次印模法　是在患者口中制取二次印模完成工作印模的方法。此法操作步骤多于一次印模法，但容易掌握，所取得的印模比较准确。

（1）取印模前的准备：

1）调整体位：将椅位调整到合适的位置，既要使患者感觉舒适，又要便于医师操作。

2）选择托盘：成品无牙颌托盘多为无孔托盘，上颌托盘为半椭圆形，覆盖牙槽嵴和上腭，下颌托盘仅覆盖牙槽嵴，为马蹄形。需根据患者颌弓的形态、宽度和长度，牙槽嵴的宽度、高度及腭盖的高度选择托盘。托盘的宽度应比牙槽嵴宽2～3mm，周围边缘高度应离开黏膜皱襞2～3mm，唇颊舌系带处呈切迹。上颌托盘后缘两侧应伸至翼上颌切迹，腭侧至颤动线后3～4mm。下颌托盘后缘应盖过磨牙后垫。选用的成品托盘如果边缘不合适，可适当修改，边缘稍短时，可用蜡片或印模膏加长。

（2）操作方法一：成品托盘加印模膏取得初印模，然后将初印模修改成个别托盘，再加流动性较好的藻酸盐印模材取得终印模。具体方法如下：

1）将印模膏放置在60～70℃的热水中软化。取适量软化的印模膏放置在托盘上，用手指轻压，使印模膏表面形成牙槽嵴形状的凹形。

2）取上颌印模时，医师在患者的右后方，右手持盛有印模膏的托盘，左手示指拉开患者的左口角，将托盘旋转放入患者口中；取下颌印模时，医师在患者的右前方，右手持托盘，左手示指拉开患者右口角，将托盘旋转进入患者口中。应使托盘柄对准面部中线，托盘向无牙颌加压，使托盘就位。

3）边缘整塑：保持托盘稳定不动，在印模膏具有良好的可塑性（流动性）的情况下，通过牙槽嵴周围软组织的功能运动，确定印模边缘的正确位置和形态。印模边缘的功能整塑包括被动功能整塑和主动功能整塑。

被动的功能整塑是由医师牵拉患者的肌肉来模仿组织的功能运动，如医师先牵拉患者上唇向下，然后分别牵拉两侧颊部肌肉向下前内方向，进行上颌印模唇颊侧边缘整塑（整塑唇颊系带及唇颊前庭黏膜皱襞）；医师先牵拉患者下唇向上，然后分别牵拉两侧颊部肌肉向上前内方向，进行下颌印模唇颊侧边缘整塑。

主动的功能整塑是患者在医师的指导下自主进行的功能运动。如嘱患者闭口作吸吮动作，可整塑上下颌唇颊侧边缘；伸舌舔上唇，并用舌尖分别舔两侧口角，可整塑舌系带及口底黏膜皱襞处印模边缘；嘱患者做闭口咬合动作，可整塑远中颊角区；嘱患者微闭口时下颌左右侧方运动，可整塑上颌颊侧后部边缘厚度。

整塑可分段进行。将印模用冷水冲凉硬固后，从口内取出，然后逐段地在酒精灯上烤软印模边缘，浸热水后，再放入口内整塑。边缘伸展不足的部位，可添加适量印模膏，软化后重新整塑。

4）将印模膏初印模的组织面及边缘均匀刮除一层（1～2mm），去除组织面的倒凹，切牙乳突和有骨性隆突等需要缓冲的部位应适当多刮除一些。

5）将经过修整的初印模作为个别托盘，用冷水冲洗并擦干。将调拌好的藻酸盐终印模材加入个别托盘内，旋转放入患者口内，轻轻加压，使之就位并保持托盘稳定，然后及时进行边缘整塑，直至终印模材完全硬固。

6）将印模从口内取出，检查印模质量。由于终印模与黏膜组织紧密贴合，边缘封闭好，吸附力大。此时不可强力脱模，可先向印模边缘吹气或滴水，破坏边缘封闭后，即可容易将印模取下。终印模表面应完整，无气泡和缺损，组织文理清晰，终印模材厚度适中、均匀，无印模膏暴露。

（3）操作方法二：目前国际上常用的制取二次印模的方法是先用成品托盘加藻酸盐印模材取初印模（或者以方法一的终印模作为初印模），并灌注石膏模型，然后在石膏模型上制作树脂个别托盘，再用此个别托盘加终印模材取得终印模。

1）取初印模：调拌藻酸盐印模材置于所选择的成品托盘上取初印模，并进行适当边缘整塑。

2）用初印模灌注石膏模型。

3）制作个别托盘：

①确定个别托盘的边缘：在石膏模型上，用变色铅笔沿前庭沟底和下颌舌侧黏膜皱襞沟底画一条虚线，上颌后缘线为腭小凹后 4mm，下颌后缘线包括整个磨牙后垫。在此虚线内向牙槽嵴方向 2mm 处，再画一条实线，此线即为个别托盘的边缘。

②在属于缓冲区的部位（如切牙乳突、上颌隆突、下颌隆突）适当涂蜡进行缓冲。有倒凹的部位应填倒凹。

③模型表面涂布凡士林或藻酸盐分离剂。

④调拌适量的专用自凝树脂，压成 2mm 厚的片状，再铺塑在模型上，沿模型上所画的实线去除多余的部分，在前部牙槽嵴顶中线部位添加手柄，手柄的位置不要妨碍上下唇的活动。个别托盘也可采用普通的自凝树脂直接在模型上用撒布法制作。还可采用光固化树脂制作，方法是先将 2mm 厚的预成光固化树脂片在模型上压塑成型，去除多余的部分，然后在光固化灯下照射，即可硬固。

⑤待树脂硬固后，将个别托盘从模型上取下，对托盘边缘进行打磨修整。

4）边缘整塑：用上述方法制作的树脂个别托盘的边缘应距离前庭沟底和下颌舌侧口底黏膜皱襞 2mm 左右，将专用的边缘整塑印模膏棒烤软后粘在托盘边缘，并在 60℃ 左右水浴中浸泡以保持其可塑性和避免过热，然后放入患者口内进行边缘整塑。边缘整塑的方法与方法一所述相同，可分段进行。边缘整塑时必须保证托盘完全就位和稳定不动，印模膏不能进入托盘组织面与黏膜之间，进入组织面的印模膏可用锐利的雕刻刀刮除。完成边缘整塑的个别托盘应具有良好的边缘封闭和固位力。

5）取终印模：调拌终印模材，用调刀将其均匀地涂布于托盘整个组织面，直至托盘边缘的外侧。将托盘旋转放入口内，轻压就位并保持稳定，在印模材硬固前，进行边缘整塑。待印模材硬固后，从口内取出。常用的终印模材有各种低黏度的橡胶类印模材、氧化锌丁香油糊剂和印模蜡等。

（二）闭口式印模

先在口中取上、下颌初印模，灌注石膏，形成初模型（研究模型），在模型上用光固化树脂制成上、下颌暂基托。要求暂基托固位好、平稳、不变形。在上颌基托上形成𬌗堤，基托加𬌗堤形成𬌗托。𬌗堤平面的前部在上唇下缘露出约 2mm，并且平行于瞳孔连线，后部平行于鼻翼耳屏连线。测量面部下 1/3 垂直高度，垂直高度要比要求的距离约低 2mm，所低的距离是二次印模材料的厚度。确定下𬌗托的高度和形成正中𬌗位记录，先取下颌终印模，再取上颌终印模，采用氧化

锌丁香油糊剂印模材取终印模。嘱患者咬在正中颌位时，借咬合力使印模材料分布均匀，而不会使压力过于集中在某一区域。让患者作吹口哨、噘嘴唇、舌前伸和左右摆动，以主动方式完成印模边缘的整塑。闭口式印模法操作步骤多，技术要求高，此法常用于全口义齿重衬。

第2节 模 型

全口义齿模型是灌注模型材料于无牙颌印模内形成的无牙颌阳模。

由初印模灌制的模型称为初模型，用于制作个别托盘。由终印模灌制的模型称为工作模型，用于制作暂基托和全口义齿，为了防止工作模型磨损，保证义齿制作的准确，工作模型最好采用硬石膏灌制。

工作模型应准确反映印模所记录的无牙颌组织形态和边缘组织的功能运动状态。工作模型最薄处不能少于 10mm，边缘宽度 3mm，包过印模边缘外侧 3mm 高。工作模型的灌注方法有围模灌注法和二次灌注法两种。

（一）围模灌注法

1. 用缓慢流动的自来水冲净印模组织面的唾液并用面巾纸吸干水分。如果唾液黏稠不易冲净时，可先撒布少量干石膏粉后再用水冲净。

2. 在终印模外侧，沿其边缘下方 3mm 处黏固一条直径 3mm 的黏蜡条，下颌舌侧用一片基托蜡片黏固于舌侧边缘的黏蜡条上，蜡片长度与印模后缘平齐。

3. 将印模组织面向上，用一片长方形软金属片或基托蜡片烤软后围成封闭的圆筒状包于印模外侧，与黏蜡条完全黏固在一起。印模组织面最高处至圆筒上缘的距离应大于 10mm。

4. 按水粉比例要求调拌适量的石膏，有条件时最好采用真空搅拌，以避免产生气泡。先取少量石膏置于印模的最高处，用震动器或手动轻轻震动，使石膏慢慢向下流动，逐渐添加石膏，使其先完全覆盖印模组织面，避免出现气泡和缺损，最后将石膏完全灌注于圆筒内，石膏厚度不能少于 10mm。

5. 待石膏充分硬固后，先去除围模部分，然后将模型与印模置于 60~70℃ 的热水中，待印模边缘的印模膏软化后，将印模与模型分离。

采用围模灌注法制作的模型厚度适宜，外形整齐，特别是能够准确反映印模边缘的形态和位置。

（二）二次灌注法

1. 将印模冲洗干净并吸干水分，用变色笔沿印模边缘外侧下方 3mm 处画线。

2. 调拌适量的石膏，用调刀取少量石膏置于印模

组织面最高处，轻轻震动，使石膏先覆盖整个印模组织面和边缘至画线处，然后继续灌注石膏至适当厚度，并使石膏表面保持凹凸不平的状态，将印模组织面向上放置至石膏充分硬固。

3．重新调拌适量的石膏，将其堆放于水平放置的玻璃板上，将部分灌制完成的印模和模型上下翻转，石膏面向下水平置于新调拌的石膏上，并使石膏包至印模边缘画线位置，宽度大于 3mm，模型最薄处的厚度大于 10mm。

4．待石膏充分硬固后，将模型与印模置于 60～70℃的热水中，待印模边缘的印模膏软化后，将印模与模型分离。

（三）模型修整

模型灌注完成后应进行适当打磨修整，模型的底面、外侧和边缘应平整、光滑。

1．模型底面应与预想的𬌗平面平行，最薄处的厚度应不小于 10mm。

2．模型边缘应高于前庭沟底 3mm，边缘水平、连续，宽度均匀达 3mm。

3．模型侧面应平滑、连续，与底面垂直。

4．下颌模型舌侧部位应平整，高于舌侧黏膜皱襞 3mm。

5．在模型底面的前部中线处和后缘两侧，分别制作三点定位沟，以便于模型在𬌗架上的复位。

（四）后堤区的制作

全口义齿的后堤是上颌义齿基托后缘向组织方向高出的部分，当义齿在口内就位后，义齿后堤与软硬腭交界处的黏膜组织紧密接触，防止空气进入，形成良好的后缘封闭，有利于义齿的固位。

形成后堤区的方法有两种：一种方法是在取印模时利用后缘整塑在终印模上确定并记录后堤区的位置和深度；另一种方法是通过模型修整形成后堤区。后一种方法中最简单的做法是先在上颌工作模型上从腭小凹向两侧翼上颌切迹连线，沿此线做 V 字形切迹，深度为 1～1.5mm，然后沿此切迹向前 5mm 范围内，将石膏模型部分刮除，越向前、越近中线和牙槽嵴刮除越少，使之与上腭的黏膜面移行（图 44-1）形成弓形后堤区，然而，石膏的刮除量应根据每位患者的具体情况作出判断，如刮除的石膏多了，当义齿下沉后压迫后堤区黏膜破溃；如刮除的石膏少了，则后堤区封闭不好，使上颌总义齿易从后缘部位脱位。更准确的做法是医师在口内先确定颤动线的位置，然后用口镜柄或"T"形充填器按压黏膜组织，确定后堤区的前后范围和深度，再用变色笔在黏膜上标记后堤区的范围，通过终印模将后堤区的位置直接转印到工作模型上，再根据所测深度在模型上刮出后堤区。

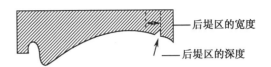

图 44-1　后堤区的形成

第3节　颌位关系记录

当天然牙列存在时，上下颌骨位置关系由天然牙的咬合接触而保持。牙列缺失后，上下颌骨失去了牙齿的咬合支持和稳定，因此，无牙颌患者用全口义齿作咬合重建。借助于代替天然牙列的𬌗托，确定上下颌骨的垂直距离和水平位置关系，将位置关系记录下来，称之为颌位关系记录。

一、确定垂直距离

天然牙列在正中时，鼻底至颏底的距离，也就是面部下 1/3 的距离，称之为垂直距离。牙列缺失和牙槽嵴吸收后，上下颌牙槽嵴顶之间出现一定的颌间距离。确定全口义齿的垂直距离，是通过测定鼻底至颏底的距离来确定颌间距离。颌间距离等于全口义齿所要恢复的高度。

确定垂直距离是借助于上下𬌗托实现的。托由基托和蜡𬌗堤两部分组成。上下𬌗托间以𬌗平面相接触。

（一）确定垂直距离的方法

1．息止颌位法　无牙颌患者采用全口义齿修复后，应与天然牙列一样，在息止颌位时上下人工牙列之间也应该存在相同的息止𬌗间隙。通过测量无牙颌患者息止颌位时的垂直距离，然后减去 2～3mm 的息止𬌗间隙，即可得到该患者的咬合垂直距离。息止颌位法是确定无牙颌患者垂直距离最常用的方法。此外还可以采用或参考其他一些方法。

2．面部比例等分法　研究表明，人的面部存在大致的比例关系，其中垂直向比例关系有二等分法和三等分法。二等分法是指鼻底至颏底的距离（垂直距离）约等于眼外眦至口角的距离。三等分法是指额上发迹至眉尖点，眉尖点至鼻底，鼻底至颏底三段距离大致相等。

3．面部外形观察法　垂直距离恢复正常者，正中𬌗咬合时上下唇自然闭合，口裂平直，唇红厚度正常，口角不下垂，鼻唇沟和颏唇沟深度适宜，面部比例协调。

4．拔牙前记录法　在患者尚有余留天然牙维持正常的正中𬌗咬合时记录其垂直距离，或记录面部矢状面侧貌剪影，保留在病历中备用。

具体方法为：用蜡片根据患者侧面轮廓刻画出鼻尖→鼻底→上唇→口裂→下唇→颏唇沟→颏底外形，

将形成的侧面轮廓放在病历上，用铅笔沿轮廓外形画在病历纸上，在做全口义齿确定垂直距离时，可用蜡片按所留的记录复制。

也可用铝丝（10A 保险丝）沿患者侧面轮廓，弯制成软组织的正确形状，然后放在硬纸板上，用铅笔沿着铝丝画出侧面轮廓，用剪刀剪去侧面轮廓部分，再将纸板与患者侧面贴合，进行修整使之完全符合。其优点是制作容易、准确、价廉、易于保存、有助于恢复患者原有面容。

5. 参考原有的义齿患者戴用过义齿，因人工牙磨损而使垂直距离降低时，可根据情况，升高垂直距离，在牙列面上加蜡调整至适宜的垂直距离。

此外还有发音法、吞咽法，参考患者的舒适感觉等方法。临床上需要结合不同的方法，互为参考。

（二）垂直距离恢复的不正确的临床表现

1. 垂直距离恢复得过大　表现为面部下 1/3 距离增大，上下唇不能自然闭拢，勉强闭合上下唇时，颏唇沟变浅，颏部皮肤呈皱缩状，肌肉紧张力增加，容易出现肌肉疲劳感。如垂直距离过大，义齿的高度偏大，肌肉张力增大可使牙槽嵴经常处于受压状态，患者感到牙槽嵴压痛，久之可使牙槽嵴因受压而加速吸收；由于息止𬌗间隙过小，在说话和进食时可出现人工牙相撞的"嗒嗒"声；由于张口度变小，常需张大口进食，义齿容易脱位，咀嚼效能亦有下降。

2. 垂直距离恢复得过小　表现为面部下 1/3 的距离减小，唇红部显窄，口角下垂，颏唇沟变深，颏部前突。戴垂直距离过小的全口义齿，从外观上看去患者像没戴义齿似的，息止𬌗间隙偏大，咀嚼肌的张力减低，咀嚼时用力较大，咀嚼效能减低。

二、确定正中关系位

正中关系是下颌对上颌的水平位置关系。

正中关系位是在垂直距离确定后，下颌对上颌的最后关系，受颞下颌关节韧带的限制，比较恒定，具有重复性，可以被记录，基本不受缺牙的影响。全口义齿的最广泛接触关系建立在正中关系位。Posselt 等报告天然恒牙列中，有 90% 的人最广泛接触关系是在正中关系之前方，即正中与正中关系不一致。因此，在垂直距离确定后，下颌处于正中关系及其前方约 1mm 范围内，均可建立上下颌的正中位（图 44-2）。同时，由于天然牙的正中𬌗位与人体的正中关系位之间的这种不一致性，我们在全口义齿的设计和制作中，应在𬌗型设计上提供一定的"宽容度"，有利于患者𬌗关系的适应和调整。

（一）确定正中关系困难的原因

确定正中关系时，最重要也是最困难的工作就是

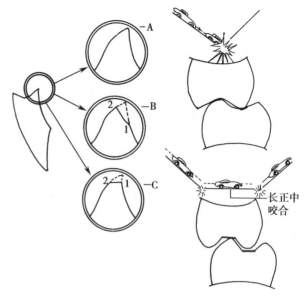

图 44-2　确定正中关系位
A. 正中𬌗与正中关系一致　B. 正中𬌗在正中关系之前　C. 长正中咬合，可提供牙尖与中央窝之间有自由运动的区域。1. 正中𬌗　2. 正中关系

使下颌进入最后退位置。患者因缺牙时间较长，用上下颌前部牙槽嵴顶挤压食物，久之形成下颌习惯性前伸，髁突、韧带位置也随之改变。患者精神过于紧张，初次镶牙患者难以理解下颌最后退位置，所以当医师嘱患者闭口使下颌进入最后退的位置时，前伸肌肉没有完全放松，而后退的肌肉已经收缩，肌肉缺乏协同作用，造成下颌后退困难。曾戴过全口义齿的患者，由于人工牙磨损，造成垂直距离减低和咬合关系改变，形成前牙对刃或反𬌗，下颌向一侧偏斜，也易出现下颌后退困难。

（二）确定正中关系的方法

临床上，确定正中关系的方法主要包括下面 2 类：

1. 哥特式弓描记法　由于正中关系位为下颌后退的唯一最后位置，因此下颌在前伸和左右侧方运动过程中的任何其他颌位（又称非正中关系位）一定位于正中关系位的前方。哥特式弓描记法利用𬌗托将描记板和描记针分别固定于患者的上颌和下颌，当下颌作前后运动和左右侧方运动时，描记水平面内各个方向的颌位运动轨迹，获得一个"V"字型图形，因其形状像欧洲哥特式建筑的尖屋顶，因此称为"哥特式弓"。当描记板固定于上颌，描记针固定于下颌时，描记板上的哥特式弓尖端向后。当描记板固定于下颌，描记针固定于上颌时，哥特式弓尖端向前。哥特式弓的尖端即代表正中关系，当描记针处于此尖端时下颌的位置即为正中关系位（图 44-3）。哥特式弓描记法有口内描记法和口外描记法，口外法是将描绘部分自患者口内延伸出来，在口外描绘（图 44-4）。

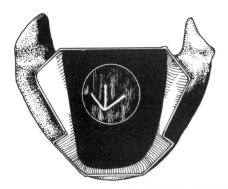

图 44-3 口内描绘装置所描绘的哥特式弓图形

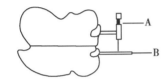

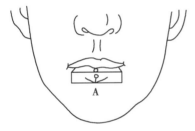

图 44-4 用口外描绘装置确定正中关系
A. 描绘针 B. 描绘板

2. 直接咬合法 直接咬合法是利用𬌗托上的蜡堤和𬌗间记录材料，设法使患者下颌后退并直接咬合在正中关系位的方法。有很多方法可以帮助患者下颌退回至正中关系位。

（1）卷舌后舔法：临床上常在上𬌗托后缘正中部位黏固一个小蜡球，嘱患者小开口，舌尖向后卷，舔住蜡球的同时慢慢咬合。因为舌向后方运动时，通过下颌舌骨肌等口底肌肉的牵拉可使下颌后退至正中关系位。

（2）吞咽咬合法：在做吞咽动作时下颌通常需要退回至正中𬌗位。因此，在确定正中关系时可让患者边做吞咽动作边咬合。

（3）后牙咬合法：当下颌退回正中𬌗位时，咀嚼肌可以充分发挥作用，患者感觉舒适。可嘱患者有意识地直接用后牙部位咬合，或者医师可将手指置于𬌗堤后部，让患者轻咬，体会咬合能用上力量时下颌的位置，然后医师将手指滑向𬌗堤颊侧，上下𬌗堤即可自然咬合在正中关系位。

（4）诱导法：在确定正中关系时应使患者处于自然、放松的状态，避免因精神紧张而导致肌肉僵硬和动作变形。采用暗示的方法，比如嘱患者"上颌前伸"或"鼻子向前"，可反射性地使其下颌后退。也可结合吞咽咬合法或后牙咬合法，同时医师用右手的拇指和示指夹住患者的颏部，左手的拇指和示指分别置于下𬌗托后部颊侧，右手轻轻向后用力，逐渐引导下颌后退。

（5）肌肉疲劳法：在确定正中关系前，嘱患者反复做下颌前伸的动作，直至前伸肌肉疲劳，此时再咬合时下颌通常可自然后退。

除了上述方法，还有学者采用肌监测仪以确定垂直距离和正中关系。1971 年，Jankelson 发明了肌监测仪。该仪器放出微量直流电，通过放置在面部左右两侧耳屏前方乙状切迹处，有导电膏的电极，刺激三叉神经、面神经，使与下颌运动有关的肌肉松弛，首先经过一定时间较温和的电刺激后，可获得准确的息止颌位，此时可确定息止颌位垂直距离。然后可采用直接咬合法确定正中关系，或者再加大刺激强度，直接确定正中关系位。严格来说，采用肌监测仪直接确定的颌位，或者采用吞咽咬合法、后牙咬合法和肌肉疲劳法等方法确定的颌位并不是正中关系位，而应该是升下颌肌群肌力闭合道的终点，或称肌位，通常位于正中关系位的稍前方。

三、颌位记录的方法和步骤

无牙颌患者的颌位关系记录通常借助上下𬌗托来完成，𬌗托由基托和蜡𬌗堤两部分组成，利用蜡𬌗堤恢复垂直距离，借助上下𬌗堤平面的定位锁结来记录正中关系。𬌗托不仅要记录垂直距离和正中关系，还要利用𬌗堤确定全口义齿人工牙的排列位置和选择人工牙的参考标志，包括义齿𬌗平面、前部丰满度以及𬌗堤唇面的一些标志线。

（一）𬌗托的制作

𬌗托的基托部分相当于义齿的基托，用于承载𬌗堤，并保证𬌗托在口内和模型上的固位和稳定。基托分为暂基托和恒基托两种。暂基托只用于制作𬌗托，排列人工牙和形成义齿基托蜡型，最终由热凝树脂的义齿基托所替换。制作暂基托常用材料有基托蜡片、虫蜡板、自凝树脂和光固化树脂。恒基托是由热凝树脂提前制作好的义齿基托，先用于制作𬌗托，然后在其上排列人工牙，是最终完成的义齿的一部分，不被替换。恒基托与组织更密合，有利于确定颌位关系时𬌗托的固位和稳定，以及以后在口内试排牙，但义齿完成时的二次装胶和热处理容易使恒基托变形，导致义齿固位力降低。

1. 暂基托的制作

（1）自凝树脂和光固化树脂暂基托：需先将工作模型填倒凹和涂布分离剂，以免损伤模型。暂基托的制作方法与制作个别托盘相似,厚度约 2mm,边缘伸展与模型一致。树脂硬固后从模型上取下,打磨光滑。

（2）基托蜡片暂基托:将两片 2mm 厚的基托蜡片烤软后黏和在一起,然后将两层蜡片置于模型上轻轻按压,使蜡片与模型表面紧密贴合,切除边缘多余部分,用冷水冲凉后从模型上取下。此方法简单方便,但蜡片极易受热变形,影响𬌗托固位和颌位关系记录的准确性。因此,最好在基托内埋设钢丝,以增加其强度,同时避免将𬌗托在患者口内放置时间过长,应及时从口内取出,用凉水冷却。

2. 𬌗堤的制作

（1）将蜡片烤软卷成条状,弯成与颌弓形态一致的弓形,压在暂基托上牙槽嵴的位置形成蜡堤,用热蜡刀将蜡堤与基托黏固,切除蜡堤远中过长的部分。

（2）修整𬌗堤高度。上𬌗堤前部高度（基托边缘至蜡堤𬌗平面）约为 20～22mm,向后逐渐降低,上颌结节部位高度约为 16～18mm。下𬌗堤平行于下颌牙槽嵴的平均平面,高度至磨牙后垫中点。上下𬌗堤前部宽度为 5mm,后部宽度为 10mm。

（3）修整唇颊面形态,使蜡堤唇颊面至基托边缘为一个平滑的表面。前部蜡堤唇面应位于切牙乳突中点前方 8～10mm。

3. 调整𬌗托 唇面丰满度将上𬌗托戴入患者口内,检查患者在自然、放松状态下面部的丰满度,上唇是否塌陷或过突,左右是否对称。可通过在上𬌗托唇面添蜡或去除的方法,来调整𬌗托对上唇的支持,获得满意的丰满度。

4. 确定𬌗平面 最终确定的𬌗平面前部位于上唇下缘下方 1～2mm,并与瞳孔连线平行（图 44-5）,𬌗平面后部与鼻翼耳屏线平行（图 44-6）。可将𬌗平面板置于上𬌗堤𬌗平面上,检查𬌗平面的位置,然后进行相应调整。

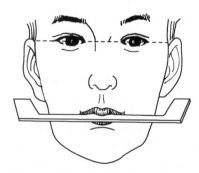

图 44-5 𬌗平面前缘与瞳孔连线平行

（二）确定垂直距离

升起治疗椅靠背,让患者上身坐直,保持头颈部直立,目光平视。用笔在患者鼻底和颏底处皮肤表面各

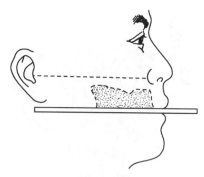

图 44-6 𬌗平面与鼻翼耳屏连线平行

做一标记点,将上𬌗托戴入患者口内,使其精神放松,上下唇轻轻闭合,用垂直距离测量尺测得患者息止颌位时的垂直距离。为使患者消除紧张,可教其反复练习发唇音,或做吞咽动作。息止颌位垂直距离减去 2～3mm 即为该患者的咬合垂直距离。

将下𬌗托戴入患者口内,检查上下𬌗托咬合时的垂直距离。通过调整下𬌗托蜡堤高度,使上下𬌗托轻轻咬合时达到所确定的咬合垂直距离,同时上下𬌗堤平面能够均匀接触。

（三）确定正中关系（图 44-7）

在上𬌗托蜡堤后部𬌗平面上左右两侧分别切出前后两条不平行的 V 字形沟,深约 3mm,蜡堤表面及 V 字形沟内涂一层凡士林。在上𬌗托后缘中线处黏固一个直径约 5mm 的蜡球。将下𬌗托蜡堤𬌗平面后部（相当于尖牙部位以后）2mm 厚的部分切除。

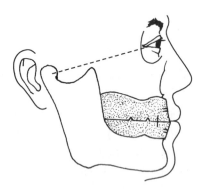

图 44-7 上下𬌗托形成并取得正中关系记录

先将上𬌗托戴入患者口内,在下𬌗托蜡堤后部添加加热软化的印模膏或蜡等咬合记录材料,然后将其迅速戴入口内,采用卷舌后舔法、后牙咬合法等前述方法,使下颌后退咬合至上下𬌗托前部蜡堤轻轻接触为止。待咬合记录材料硬固后,将上下𬌗托从口内取出,检查上下𬌗托对位情况,咬合记录材料应该固定于下颌蜡堤上,与上颌蜡堤对位准确、稳固。

如果采用哥特式弓描记法确定正中关系,可先制作上𬌗托确定丰满度和𬌗平面,然后下颌只做暂基托,或者上、下颌均重新制作暂基托,将描记板和描记针分别固定于上下暂基托。描记装置应位于暂基托正中相当于前磨牙区的位置，描记板与水平面平行，描记针与描记板中央垂直接触。将上下暂基托戴入口内，根据已经确定的垂直距离调整描记针高度，检查并确认下颌做前伸和侧方运动时上下暂基托之间无干扰。嘱患者在保持咬合接触情况下反复进行下颌前伸、后退和左右侧方滑动，然后将暂基托从口内取出并观察描记板上的哥特式弓印记。将描记针锁定装置的圆孔对准哥特式弓尖端并固定，再重新戴入口内，嘱患者下颌后退咬合，描记针进入锁定装置的圆孔内，此时上下颌即处于正中关系位。将调拌好的印模石膏从唇颊侧注入上下暂基托之间的空间内，待石膏硬固后就可以保持上下暂基托间的位置关系，此时可将石膏连同上下暂基托一起取出。

（四）颌位关系验证

颌位关系记录完成后还需要分别对垂直距离和正中关系进行验证，以保证其准确性。

1. 垂直距离的验证　将上下𬌗托戴入口内，检查是否存在前述的垂直距离异常的表现。比如面部比例是否协调，上下唇闭合情况，口角是否下垂，面部皮肤和肌肉的紧张程度，息止𬌗间隙大小，发齿音的清晰程度，触诊咬合时颞肌收缩程度，患者是否感觉舒适，咬合是否有力。

2. 正中关系的验证

（1）髁突触诊法：医师将双手小指指肚向前插入患者外耳道内，感觉下颌闭合时髁突是否撞击手指，两侧撞击力度是否相同。如果感觉不到髁突的撞击或力度微弱，说明下颌可能没有完全退回到正中关系。如果两侧撞击力度不一致，说明下颌可能发生偏斜。

（2）颞肌触诊法：医师将双手示指置于患者两侧颞部，感觉咬合时颞肌收缩是否有力，收缩力度左右是否对称。

（3）观察咬合时上下𬌗托是否稳定，上下𬌗堤接触是否均匀，𬌗托间有无滑动、翘动或扭转等现象。

第4节　𬌗堤唇面标志线和选牙

确定颌位关系记录后，以蜡刀在上下蜡𬌗堤的唇面上刻画标志线，用做选择人工牙大小、长度的依据，同时可指示人工牙排列的位置。

一、𬌗堤唇面标志线（图44-8）

1. 中线　在上𬌗堤唇面标记的中线应与整个面部中线一致，此线将是义齿人工牙排列的中线，即两个上中切牙近中接触点的位置。确定面部中线时，应参考眉尖点、鼻根点、鼻尖、鼻小柱、人中、唇珠和颏底等多个参照点，确定出左右均衡的面部中线。根据整个面部正面形态，面部中线可以是一条直线，也可能是一条轻度弯曲的曲线。

2. 口角线　当上下唇轻轻闭合时，将口角的位置标记在上𬌗堤唇面，口角线应与𬌗平面垂直。

3. 唇高线和唇低线　在患者微笑时，将上唇下缘和下唇上缘的位置分别标记在上下𬌗堤的唇面，称为唇高线和唇低线。

二、选　牙

（一）人工牙的选择

目前临床上采用的全口义齿人工牙在质地、形态、大小、色泽等方面可有不同的选择，医师应参考患者的意见，为其选择适当的人工牙。

1. 人工牙的材料制作　人工牙的材料主要有陶瓷和丙烯酸树脂两种。瓷牙与树脂牙比较，两种各有优缺点。瓷牙的优点是硬度高，耐磨损，色泽和质感与天然牙近似。但瓷牙脆性大，易崩损，不易磨改，而且瓷牙与基托没有化学结合。瓷牙的前牙盖嵴面有固位钉，后牙盖嵴面有向内凹陷的固位槽，与树脂基托之间形成机械方式结合。临床常用的树脂牙的成分为甲基丙烯酸甲酯。树脂牙的优点是质量轻，韧性好，修复

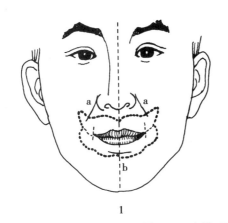

1

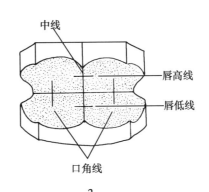

2

图44-8　中线、口角线、唇高线、唇低线

间隙不足时易于磨改，方便排牙，而且树脂牙与基托为同种材料，依靠化学结合，连接牢固。缺点是硬度和耐磨损程度较差，色泽和质感上与天然牙有一定的差异。但目前新出品的采用甲基丙烯酸甲酯复合树脂的人工牙在硬度、耐磨损程度和质感上有相对大的提高。

2. 人工牙的大小和形态

（1）人工前牙：前牙的大小指其宽度和高度，上颌前牙可根据颌位关系记录上颌蜡堤唇面上的标记线来确定，上颌蜡堤唇面上两侧口角线之间的距离约为 6 个上前牙的总宽度。上前牙的高度可根据唇高线（微笑线）来确定，唇高线至𬌗平面的距离为中切牙切 2/3 的高度。下前牙大小应与上前牙对应，并结合前牙的覆𬌗覆盖关系决定，唇低线至𬌗平面的距离为下中切牙切 1/2 的高度。

人工前牙的形态通常指其唇面的几何形态和唇面突度。选择前牙形态时，最好根据患者原来天然牙的形态，比如拔牙前记录、模型、照片、拔除的离体牙等，否则应参考患者的面部形态，人工前牙形态应与面型协调一致。

上前牙唇面可分为三种基本类型：

1）方圆形：上颌中切牙的牙颈部较宽，唇面平坦，近、远中边缘近乎平行，切角近于直角。

2）尖圆形：上中切牙唇面呈圆三角形，近中切角较锐，牙颈部较切端明显缩窄，唇面较突。

3）卵圆形：上中切牙唇面颈部较切端稍窄，唇面较平坦，近、远中边缘向颈部缩窄不明显，两切角圆钝。

人类面部正面形态和倒置的前牙唇面形态基本一致。方圆形前牙适用于额部较宽，两颊侧面平行，下颌宽阔，下颌角明显的方圆形面部者。尖圆形前牙适用于面部上宽下窄、下颌角不明显、额部尖突、瘦消的患者。卵圆形前牙适用于面型圆突、额部和下颌下缘圆润的患者（图 44-9）。

（2）人工后牙：人工后牙的大小指其颊面高度及其𬌗面的近远中宽度和颊舌宽度。人工后牙的颊舌径通常小于天然牙，以减小义齿支持组织受力。人工后牙的大小一般只选择颊面高度和近远中宽度。后牙的颊面高度短于前牙，但前磨牙的高度应与前牙（尖牙）协调，不宜过短。人工后牙的近远中总宽度应小于尖牙远中面至磨牙后垫前缘的距离。

人工后牙的𬌗面形态可分为解剖式牙和非解剖式牙两种基本类型。

1）解剖式牙：人工牙𬌗面形态与天然牙相似，有牙尖和窝沟，在正中𬌗上下牙可形成有尖窝交错的广泛接触关系，在非正中𬌗可以实现平衡咬合。与刚萌出的天然牙相似的解剖式牙的牙尖斜度为 33° 和 30°。也有的人工牙模拟老年人的𬌗面磨耗，牙尖斜度略低，

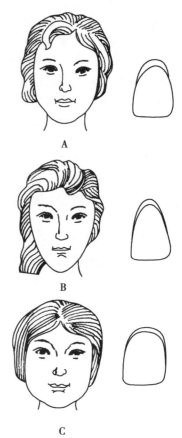

图 44-9 牙形应与面型协调
A. 卵圆形 B. 尖圆形 C. 方圆形

约为 20° 左右，又称为半解剖式牙。牙尖斜度大的解剖式牙咀嚼效率高，但咬合时通过牙尖作用于义齿的侧向力也大，对于牙槽嵴低平或呈刃状者，不利于义齿稳定和支持组织健康。某些特殊形式的解剖式牙与天然牙略有不同，如舌向集中𬌗后牙的上牙舌尖较大而颊尖缩小，下牙的中央窝宽阔，易于达到侧方𬌗平衡，侧向力小。

2）非解剖式牙：人工牙𬌗面形态与天然牙不同，无尖𬌗𬌗面仅有窝沟而无牙尖上下后牙为平面接触。线性𬌗的上颌人工后牙为平面牙，下牙𬌗面呈嵴状（图 44-10）。非解剖式牙的侧向力小，有利于义齿的稳定和支持组织的健康，而且正中𬌗咬合时有较大的自由度，适用于上下颌骨关系异常或牙槽嵴条件较差者。非解剖式牙为平面咬合，因此排牙简单，可以不

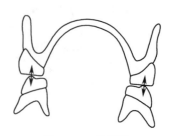

图 44-10 线性𬌗

使用可调节𬌗架。但非解剖式牙的咀嚼效能和美观效果一般不如解剖式牙。

舌向集中𬌗是适用于牙槽嵴重度吸收无牙颌患者的一种改良𬌗型。舌向集中𬌗的概念最初是由 Payne 提出，后来又经过很多人的改进。这一概念的目的是结合解剖式𬌗型后牙（易于排列和调整）与非解剖式𬌗型后牙（具有一定的正中𬌗自由度）的优点。舌向集中𬌗咬合接触点数量较解剖式𬌗型明显减少，正中𬌗时只有上颌义齿后牙舌尖与对𬌗的下颌后牙中央窝接触，而颊尖脱离接触，每对上下对𬌗后牙只有一个正中支持。为了使上牙舌尖能在下牙中央窝内完全自由地移动，下牙中央窝必须宽阔，而颊尖脱离接触可以简化工作侧和平衡侧的平衡接触关系（图44-11）。

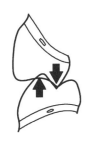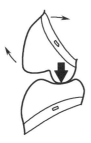

图44-11　舌向集中𬌗

3. 人工牙的颜色　选择人工牙的颜色应考虑患者的年龄、肤色和性别。年龄越大，牙齿颜色越暗。女性肤色较白者，牙齿颜色通常也较白。年龄大且肤色暗者，不宜选择较白的人工牙。

在选择人工前牙时主要考虑人工牙的大小、形态和颜色，并应考虑患者的要求。选择后牙时应根据牙槽嵴健康状况选择适宜的人工后牙𬌗面形态和牙尖高度，根据后部牙槽嵴近远中长度和颌间距离大小选择人工后牙的大小。牙槽嵴低平或刃状者，宜选择牙尖斜度低的解剖式牙或选择非解剖式牙，并减小人工牙的颊舌径。后牙颜色应和前牙协调一致。

第5节　面弓记录与上𬌗架

为了便于排牙，需将上下托固定在𬌗架上。𬌗架应能保持上下颌弓的垂直距离和正中关系，可模仿人体的开闭口、前伸和侧方运动。面弓转移是将上𬌗托固定在面弓上，借面弓将患者上颌对颞下颌关节的位置关系转移至𬌗架上。上𬌗架是将就位于上下𬌗托上的模型用石膏固定在𬌗架上。在口内取得前伸记录再将患者髁突的运动轨迹转移至𬌗架上。在排牙过程中，根据𬌗架所做的运动修改排牙，使在𬌗架上完成的全口义齿戴入口中后，在下颌运动过程中的咬合接触关系能够符合或接近患者的口腔情况。

一、𬌗　架

𬌗架是一个模拟人体上下颌和颞下颌关节结构的机械装置，可以在一定程度上模拟下颌的功能运动。𬌗架通常是由固定上下颌模型的上、下颌体以及连接上下颌体的关节结构所构成。𬌗架最早出现于1805年（Gariot 𬌗架），至今已有200年历史。随着口腔生理学对人类下颌运动规律的认识逐渐深入，𬌗架的结构和功能逐步得到完善。

在全口义齿修复治疗的临床工作中，需将上下颌模型固定在𬌗架上，就是将带有上下𬌗托的上下无牙颌模型用石膏固定在𬌗架上，以便保持上下颌模型间的颌位关系。利用𬌗架进行人工牙的排列并调整上下颌人工牙的咬合接触关系。在𬌗架上完成的全口义齿戴入口中，能符合或接近患者的实际情况。

根据𬌗架关节结构模拟下颌运动的程度，可以将𬌗架分为以下四种形式：

1. 铰链式𬌗架　铰链式𬌗架的上、下颌体之间为铰链轴。上下颌之间只能绕铰链轴旋转作上下开闭运动，而不能模拟下颌前伸和侧方运动。

2. 平均值𬌗架　平均值𬌗架的上下颌体之间有近似于颞下颌关节的髁球与固定倾斜角度的髁槽结构相连接，髁球可在髁槽内旋转和滑动，从而使下颌不仅可作上下开闭运动，而且可近似模拟前伸和侧方咬合接触滑动运动。髁槽倾斜角度即髁导斜度按正常人的平均值设计（前伸髁导25°，侧方髁导15°）。由于存在个体差异，平均值𬌗架模拟下颌运动的准确性较差。

3. 半可调𬌗架　半可调𬌗架的髁导和切导斜度均可调节，可确定与每位患者的实际情况相一致的髁导和切导斜度，模拟下颌前伸和侧方𬌗运动较准确，是最适合于修复临床应用的𬌗架。

使用这类𬌗架需用面弓转移颌位关系，前伸髁导斜度是从患者口内取得的前伸𬌗记录在𬌗架上进行调节而得出的；侧方髁导斜度是用 Hanau 公式计算得出的。这类𬌗架的髁间距是固定的，其距离为110mm，不能调节成与患者相同的髁间距，不能从侧方𬌗记录来调节出侧方髁导斜度，故称之为半调式𬌗架。半可调𬌗架的典型代表是 Hanau H 型𬌗架。

Hanau H 型𬌗架主要由上、下颌体和侧柱三部分组成（图44-12）。

（1）上颌体：其前部有贯穿上颌体前端并可维持上、下颌间距离的切导针及固定针的螺钉。上颌体中间部位的下面有架环和固定架环于上颌体的螺钉。上颌体 T 字形后部的两端有髁杆和套在髁杆外侧相当髁突的髁球，髁球在侧柱上端的髁槽内。

（2）下颌体：相当于人体的下颌，其前端有切导

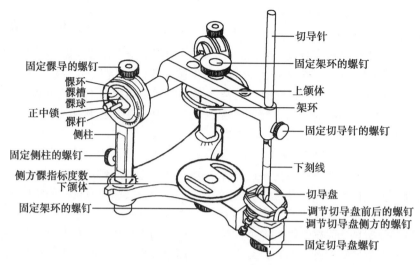

图 44-12　Hanau H 型殆架

盘，H 型的切导盘呈半球状，位于下颌前端的切导凹内，球面向下，剖面向上。剖面由两个斜面构成，相交于中央成一浅的中央沟。当调节前伸切导斜度时，切导针沿中央沟前后滑动，当调节侧方切导斜度时，切导针在侧斜面上滑动，但两侧斜面会相互影响。在正中殆时，导针的尖端落在切导面的中央。H2 型切导盘两个斜面是分开的，由两个侧翼构成，代表左右侧方切导，两侧翼之间的区域代表前伸切导，两侧翼各有一个调节螺丝，不用时切导盘呈一平面，用时可分别调侧翼斜度，两侧可互不干扰。Hanau H 型殆架下颌体中部有架环和固定架环于下颌体上的螺钉，后部有两侧柱凹以容纳侧柱。两侧柱的前内方的下颌体上面刻有侧方髁导斜度和固定侧柱的螺钉。

（3）侧柱：在殆架后部的两侧，相当于下颌升支，用以支持上颌体。当两个侧柱平行时，侧方髁导斜度为 0°，若向内侧旋转，其最大斜度为 20°。侧柱上端有一圆形的髁环，髁环前部的外侧面有前伸髁指标刻度（−40°～+80°）。髁环内面与髁导盘相接。髁导盘中部有一髁槽，槽内容纳一髁球，髁球中心为髁杆穿过。髁导盘髁槽的前方有一刻线表示髁槽的中分线。当髁槽处于水平位置时，刻线指向前伸髁指标的 0°，表示前伸髁导斜度为 0°。髁导盘的后上方附有一螺钉，螺钉穿过髁环上面槽形孔可改变髁槽的方向，扭紧螺钉可固定髁槽方向。松开螺钉，前后向搬动螺钉可改变髁槽的方向。当髁槽呈后高前低位时，前伸髁导斜度为正度数；髁槽呈水平面时则为 0°；髁槽呈前高后低位时，则为负度数。髁导盘外面有一正中锁，固定正中锁的螺钉松开时，锁条可向后转动，髁球也做前后向滚动。当正中锁的锁条抵住髁杆的后面扭紧螺丝，可使髁球挨着髁槽前壁固定不动，侧柱下端嵌入下颌体的侧柱凹内。

4. 全可调殆架　全可调殆架对下颌运动的模拟比半可调殆架更精确，这类殆架因具有可调节髁间距和类似颌关节凹形态的髁导设计装置，它可记录和复制不同个体的髁道，可模拟迅即侧移等下颌运动特征，还可利用运动面弓将患者下颌三维运动特征转移至殆架上，在殆架上形成准确模拟患者髁道特征的个体髁导。用这种殆架时，需将描记器安装在患者的面颌部。描记器上附有 6 套描绘针和描迹板，在两侧髁区各有一套水平和垂直的描绘针和描迹板；两侧口角区的前方各有一套水平的描绘针和描迹板，用以记录髁突的所有边缘运动。然后将这些运动记录转移到殆架上复制出来，这就是说，髁导是由患者本人描绘产生的。因此。这类殆架又称为颌型殆架（图 44-13）。

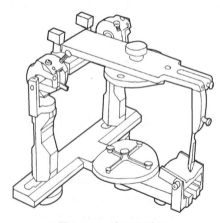

图 44-13　全可调殆架

二、面弓转移上殆架

（一）面弓与面弓转移

面弓是确定上颌与颞下颌关节之间位置关系的装置。面弓转移上殆架就是将上颌与颞下颌关节之间的位置关系转移至殆架上，使固定于殆架上的上颌模型与殆架的髁球之间的位置关系与人体一致，以避免因转动中心位置的差异而导致的全口义齿人工牙在殆架上的咬合接触关系和接触滑动运动轨迹与义齿戴入口内后的实际情况不一致。

以与 Hanau 殆架配套的 Hanau 面弓为例，面弓主要由殆叉和弓体两部分组成（图44-14）。弓体呈 U 形，弓体前部有固定殆叉的定殆夹，殆叉固定在上颌殆托的蜡堤上，与蜡堤殆平面平行，殆叉柄穿过定殆夹与弓体连接，定殆夹可调节并固定殆叉与弓体的位置关系。在弓体 U 形开口处有横杆，可内外滑动和锁紧，以便将弓体后部固定。面弓转移是确定并转移髁突铰链轴与上颌的位置关系，应先在患者两侧颞下颌关节处皮肤确定髁突铰链轴的位置，然后利用面弓将髁突铰链轴点与上颌的位置关系固定。由于确定和固定铰链轴点较为烦琐，而外耳道与髁突铰链轴位置相对固定（经验轴点），临床上常利用外耳道固定面弓，在弓体后端横杆处有耳塞，将两侧耳塞插入外耳道。

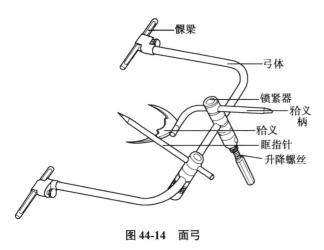

图44-14 面弓

（二）面弓转移上殆架的意义

在全口义齿修复中，准确定位上颌牙弓与髁突的相对位置关系是关键步骤。上颌模型与殆架的髁球以及眶耳平面之间的位置关系应与患者的上颌牙弓与实际铰链轴和眶耳平面之间的位置关系一致。工作模型与殆架开闭运动铰链轴之间位置关系的准确定位，能尽可能地减少由于闭合弧的偏差所造成的上下颌义齿咬合关系的偏差。因此，通过面弓转移定位可以提高上述位置关系的准确性，减少最终义齿咬合关系的偏差。

（三）面弓转移上殆架的方法

1. 调整殆架　将切导针固定在零刻度，使上下颌体平行；切导盘调至水平，两侧前伸髁导斜度固定为25°，髁球紧贴髁槽前壁并扭紧正中锁；侧方髁导斜度调为15°。

2. 面弓固定与转移　将烧热的殆叉插入并固定于上颌殆托的蜡堤上，殆叉中线与殆托中线对齐。然后将固定好殆叉的上殆托戴入患者口内就位，使患者咬合在正中关系位。松开面弓弓体上定殆夹和耳塞横杆处的螺丝，将殆叉柄插入定殆夹，弓体两侧耳塞完全插入外耳道内，调整两侧耳塞横杆长度一致后拧紧固定螺丝。然后在确定殆托无脱位的情况下，拧紧定殆夹螺丝，将殆叉与弓体稳固固定。

松开耳塞横杆螺丝，将耳塞从外耳道抽出，再将面弓与殆叉和上殆托整体取下。然后将耳塞与殆架髁杆后方的定位杆对合，调整两侧耳塞横杆长度一致后拧紧固定螺丝。调整面弓前部高度，使殆堤平面（殆平面）与殆架的上颌体平行。

3. 模型上殆架（图44-15）　打开殆架上颌体，将上颌石膏模型戴入殆托。然后调拌石膏，将上颌模型固定在殆架上颌体的架环上。待石膏硬固后，拆除面弓及殆叉，取下殆叉时可先用酒精灯烧热殆叉柄，待与殆叉接触的蜡软化后，则可较容易地将殆叉与蜡堤分离。然后将殆架上下翻转，利用颌位关系记录对位上下殆托和模型，用同样方法将下颌模型固定在下颌体的架环上。用此方法上殆架时模型与架环固定连接，模型不能方便地直接从殆架和架环上取下和复位。为了便于义齿制作完成后重新上殆架调殆，可采取模型分段式上殆架（split mounting）。方法是：首先要将上下颌石膏模型底面修平整，在模型底面各预备三条放射状 V 形定位沟，底面涂布分离剂（凡士林），模型侧面用透明胶带围绕一周，胶带高出模型底面1cm，然后调拌石膏置于模型底面和殆架架环之间。采用分段式模型上殆架使模型和固定模型的石膏之间可分离，可将模型随时取下，然后又能够完全准确地对位回原来位置，可在塑料义齿完成后将义齿与模型上回殆架上进行选磨调殆。

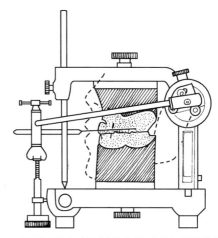

图44-15 用面弓借助上殆托将上颌对颞下颌关节的位置关系转移到殆架上

三、确定髁导斜度

下颌运动过程中,髁突在关节凹内运动的路径称为髁道。髁道又分为前伸髁道和侧方髁道,下颌在做前伸运动时髁突在关节凹内向前下方运动的路径称为前伸髁道,前伸髁道与眶耳平面的夹角称前伸髁道斜度,下颌在做侧方运动时非工作侧髁突向前向内向下的运动路径称为侧方髁道。髁导是指𬌗架上髁球的运动轨迹,前伸髁导斜度是髁槽与水平面的夹角,侧方髁导斜度为髁槽与矢状面的夹角。采用可调节𬌗架时,应将患者的髁道斜度转移至𬌗架,在𬌗架上确定患者的髁导斜度。

(一)确定前伸髁导斜度

Christensen 发现,真牙列者当前伸髁道斜度呈正度数时,下颌前伸至前牙切端相对时,上下颌后牙𬌗面之间出现一前小后大的楔形间隙,前伸髁道斜度越大,此楔形间隙也越大,这一现象称为克里斯坦森现象。无牙颌患者下颌前伸运动时上下𬌗托𬌗堤平面之间同样存在此现象(图 44-16)。利用上下𬌗托可取得前伸颌位记录,即在上下𬌗托的𬌗堤表面涂布分离剂后在下𬌗托𬌗平面加上烤软的蜡片或其他咬合记录材料,嘱患者下颌前伸约 6mm 并轻轻咬合,待软蜡硬固后将𬌗托及蜡记录从口内取出。

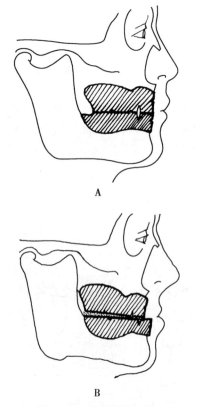

图 44-16　前伸颌位记录
A. 上下𬌗托形成后,下颌所处的位置　B. 前伸颌位记录占据了 Christensen 间隙

松开𬌗架髁导盘上的正中锁和固定髁槽的螺丝,将上下𬌗托分别与𬌗架上的模型对合,调节上颌体向后(模拟下颌前伸),使上下𬌗托和前伸颌位记录基本对合。然后扳动一侧髁槽固定螺丝,调节髁槽倾斜角度由最大至最小,当髁槽倾斜角度较大时前伸颌记录的前部接触而后部分离,当髁槽倾斜角度较小时前伸颌记录的后部接触而前部分离。在调节髁槽角度从大到小的过程中,前伸颌记录前后均同时接触时髁槽的倾斜角度即为患者的前伸髁导斜度,拧紧髁槽固定螺丝将前伸髁导斜度固定,然后同样方法调出并固定另一侧前伸髁导斜度(图 44-17)。

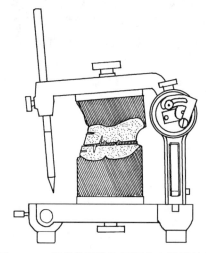

图 44-17　用前伸颌位记录调节出髁导斜度

(二)确定侧方髁导斜度

侧方髁导斜度可以采取与确定前伸髁导斜度相似的侧方颌记录来确定,但更简便的方法是根据前伸髁导斜度,利用如下的 Hanau 公式计算得出。

$$侧方髁导斜度(L)=\frac{前伸髁导斜度(H)}{8}+12$$

例如:前伸髁导斜度为 24°,代入公式计算,则侧方髁导斜度为 15°。

四、确定切导斜度

下颌从正中咬合做前伸运动时,下前牙切缘沿上前牙舌面向前下方运动的路径称为切道,切道与眶耳平面的夹角为切道斜度。𬌗架的前部有切导盘,可调节前后和侧方倾斜角度,切导盘与水平面的夹角为切导斜度前伸和侧方运动时切导针沿切导盘滑动,用来控制人工前牙排列的覆𬌗覆盖关系。当上下前牙排好,形成较小的切道斜度后,松开固定切导盘的螺钉,推切导针使上颌体后退至上下前牙切缘接触位,调节切导盘使切导针前后移动时,切导盘一直与切导针下端保持接触关系。扭紧螺钉,固定切导盘,此切导盘表面斜度就是要求得到的度数。也可以先确定切导斜度(如10°),当切导针顺切导盘面向后上方滑动时,使排列的前牙达到切缘接触。

第6节 人工牙的排列

为了达到面容美观、发音清晰和良好的咀嚼功能,保护无牙颌组织健康,需结合患者口腔情况,按一定的原则排列人工牙。

一、排 牙 原 则

(一)美观原则

1. 恢复面部丰满度。

2. 体现患者的年龄、性别和其他个性特征 人工牙列的弧度应与颌弓形态一致,颌弓型和面型一致,可分为方圆型、尖圆型和卵圆型三种。人工牙特别是上前牙排列位置应能够支撑唇颊侧软组织,排列上前牙的参考标志有以下几点:①上中切牙唇面至切牙乳突中点距离一般为8~10mm(图44-18),年龄大、牙槽嵴吸收严重者,此距离应适当缩短;②两侧上尖牙牙尖顶连线通过切牙乳突中点或后缘(年老者及牙槽嵴吸收严重者)(图44-19);③上尖牙唇面与腭皱的侧面通常相距10mm;④上前牙唇面与前庭沟和切缘连成的平面平行;⑤上前牙切缘在唇下露出2mm,年老者、上唇长者露出较少。

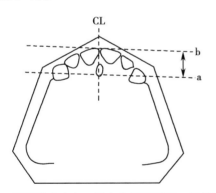

图44-18 切牙乳突中点 a 到上中切牙唇面 b 间的距离 ab,ab 为 8~10mm,CL 为中线

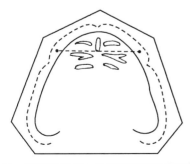

图44-19 切牙乳突与上尖牙牙尖顶连线间的关系

人工牙排列可参考患者拔牙前记录或照片,尽量模仿原有天然牙排列,可排列成有轻度拥挤、扭转,有一定的磨耗,以及颈缘位置处理等,体现患者的年龄、性别等个性特征,避免排列过于整齐,导致无个性的、千篇一律的"义齿面容"。

(二)组织保健原则

全口义齿的不稳定会损害义齿支持组织的健康,而人工牙的排列位置与咬合接触关系直接影响义齿在功能状态下的稳定。因此,为保护支持组织健康,人工牙的排列应满足以下原则:

1. 人工牙的排列应不妨碍唇、颊、舌肌的功能活动。

2. 人工牙列的𬌗平面应大致平分颌间距离,𬌗平面距牙槽嵴愈远,产生脱位力矩越大,义齿固位越不好。𬌗平面的倾斜度对义齿的固位和稳定有影响。𬌗平面若呈前低后高,咬合时上颌义齿有被推动向前的力量;如𬌗平面呈前高后低,咬合时下颌义齿则有被推动向前的力量。𬌗平面与牙槽嵴平行,并且两侧后牙在同一水平面上,有利于义齿的固位(图44-20)。

3. 人工牙的排列位置在垂直方向上应尽量靠近牙槽嵴顶。

4. 上下人工牙要形成正常的覆𬌗、覆盖关系,正中𬌗、侧方𬌗和前伸𬌗平衡。

5. 前牙浅覆𬌗、浅覆盖,正中𬌗前牙不接触。

人工牙应处于唇颊舌肌的内外作用力相平衡的位置。人工牙至上下牙槽嵴顶的距离相等,避免人工牙距离一侧(上或下)牙槽嵴顶过远,由于力臂增大,将导致义齿承受的脱位力增大。人工后牙的功能尖位于牙槽嵴顶上,可使𬌗力沿垂直方向传导至牙槽嵴。人工牙排列过于偏向牙槽嵴顶的唇颊侧,将导致义齿功能时以牙槽嵴顶为支点的侧向力矩增大,损害牙槽嵴健康,导致过度骨吸收。上下颌人工牙正常的覆𬌗与覆盖关系可避免功能时咬唇颊舌,正中𬌗和前伸、侧方功能运动过程中有平衡𬌗接触可避免因存在早接触和𬌗干扰而导致义齿不稳定和支持组织受力不均衡。对于牙槽嵴支持条件差者,为避免侧向力对支持组织的损害,应适当降低牙尖斜度。前牙浅覆𬌗、浅覆盖关系易于达到前伸𬌗平衡,正中𬌗前牙不接触可避免上颌前部牙槽嵴受力过大,特别是对于上颌后缩或下颌前突,人工牙排列偏上颌牙槽嵴顶唇侧者。后部牙槽嵴宽度明显不协调,上颌过窄或下颌过宽者,必要时后牙可排反𬌗关系。

(三)咀嚼功能原则

在保证支持组织健康的前提下,全口义齿人工牙的排列应尽可能地恢复患者的咀嚼功能,提高咀嚼效率。

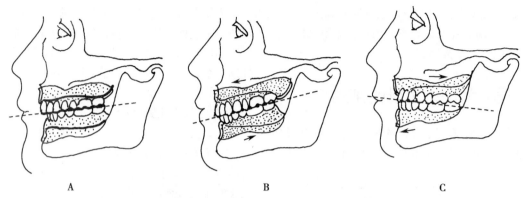

图 44-20　𬌗平面与牙槽嵴的位置关系

箭头方向表示义齿承受𬌗力后,义齿移动的方向　A. 𬌗平面与牙槽嵴基本平行　B. 𬌗平面前低后高　C. 𬌗平面前高后低

1. 在支持组织健康条件允许的情况下,尽量选择解剖式人工牙。

2. 最广泛的尖窝接触关系和𬌗平衡。

二、排 牙 方 法

(一)画标志线

由于在排牙时模型表面上排牙需参考的一些无牙颌解剖标志将被基托和蜡堤覆盖,因此在排牙前首先需要将以下参考标志线的延长线画在石膏工作模型基底的边缘和外侧面(图 44-21)。

1. 中线和口角线的延长线。

2. 通过切牙乳突中点的横向连线。

3. 后部牙槽嵴顶连线的延长线。

4. 磨牙后垫前缘垂直于牙槽嵴顶连线的延长线。

5. 磨牙后垫高度中点的水平延长线。

6. 在上下颌模型基底侧面分别画出与牙槽嵴顶距离相等的连线。

(二)排列前牙

1. 上颌前牙(图 44-22)

(1)中切牙:位于中线两侧,接触点与中线一致,切缘平齐𬌗平面,颈部微向舌侧和远中倾斜,唇面与𬌗堤平面平行。

(2)侧切牙:近中与中切牙接触,切缘高于𬌗平面 0.5~1mm,颈部向舌侧和远中倾斜程度大于中切牙,唇面稍向远中旋转,与𬌗堤平面平行。

(3)尖牙:近中与侧切牙接触,牙尖与𬌗平面平齐,颈部微突并稍向远中倾斜,近远中倾斜程度界于中切牙与侧切牙之间,唇面向远中旋转,与𬌗堤平面平行。

2. 下颌前牙

(1)中切牙:近中接触点与中线一致,切缘高出𬌗平面约 1mm,颈部微向舌侧倾斜,近远中向直立,与上中切牙覆盖约 1~2mm。

(2)侧切牙:近中与下中切牙接触,切缘高出𬌗平

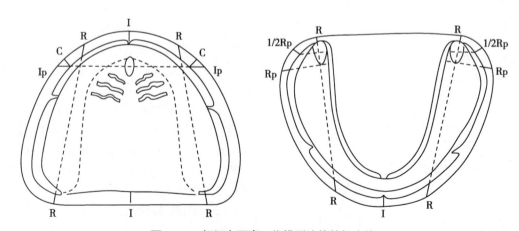

图 44-21　标记在石膏工作模型边缘的标志线

中线(I),口角线(C),通过切牙乳突中点的横线(Ip),后部牙槽嵴顶线(R),磨牙后垫前缘(Rp),磨牙后垫高度 1/2 水平线(1/2Rp)

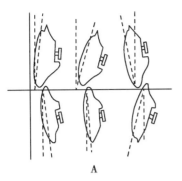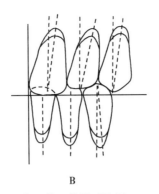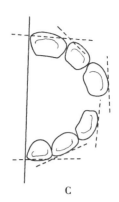

图 44-22 人工前牙的排列位置
A. 邻面观 B. 唇面观 C. 切端观

面约 1mm，唇舌向直立，颈部微向远中倾斜，与上中切牙和上侧切牙覆盖约 1～2mm。

（3）尖牙：近中与下侧切牙接触，牙尖高出殆平面约 1mm，颈部向远中和唇侧倾斜，与上侧切牙和上尖牙覆盖约 1～2mm。

（三）排列后牙

排列后牙时应尽量使其功能尖，即上牙舌尖和下牙颊尖，排在牙槽嵴顶上。因此，在排列后牙前应根据模型边缘的标记，在上下殆堤平面画出牙槽嵴顶线。

1. 上颌后牙

（1）第一前磨牙：近中与上尖牙远中邻面接触，颊尖与殆平面接触，舌尖高于殆平面约 1mm，舌尖并对应牙槽嵴顶连线，颈部微向颊侧倾斜。

（2）第二前磨牙：近中与第一前磨牙接触，牙长轴垂直，颊、舌尖均与殆平面接触，舌尖对应牙槽嵴顶连线。

（3）第一磨牙：近中与第二前磨牙接触，舌尖对应牙槽嵴顶连线，颈部微向近中和腭侧倾斜，近中舌尖与殆平面接触，近中颊尖和远中舌尖高于殆平面约 1mm，远中颊尖高于殆平面约 1.5mm。

（4）第二磨牙：近中与第一磨牙接触，舌尖对应牙槽嵴顶连线，颈部向近中和腭侧倾斜程度大于第一磨牙，近中舌尖高于殆平面 1mm，近中颊尖高于殆平面 2mm，远中颊尖高于殆平面 2.5mm。

尖牙牙尖与排列好的上颌后牙颊尖应形成一条连续、光滑、向上弯曲的曲线——补偿曲线（图 44-23）。两侧同名后牙的颊、舌尖相连，也形成一条连续、光滑、向上弯曲的曲线——横殆曲线。

2. 下颌后牙 根据上颌后牙排列位置排列下颌后牙，使其形成具有正常覆殆、覆盖，上下牙尖窝交错最广泛接触的中性殆关系。下颌后牙牙尖连线也应形成与上牙相对应的纵向的司皮曲线（Spee's curve）和横殆曲线。

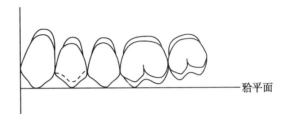

图 44-23 上颌后牙牙尖与殆平面的位置关系

为了保证下颌后牙排在牙槽嵴顶上，下颌后牙的中央窝应位于尖牙牙尖与磨牙后垫中心的连线上（图 44-24）。为了使上下后牙殆平面平分颌间距离，除参考殆堤平面（鼻翼耳屏线）外，还应参考画在上下颌模型侧面的平行于牙槽嵴顶位置的参考线，第二磨牙的殆面应位于磨牙后垫高度的 1/2 或 2/3。同时，后牙殆平面不能低于或过高于舌侧缘位置。

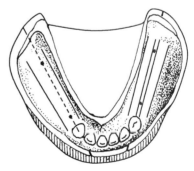

图 44-24 下后牙中央窝位于尖牙牙尖与磨牙后垫中心的连线上

后部牙槽嵴宽度明显不协调者，如果上下牙槽嵴顶连线与水平面夹角小于 80° 时，后牙应排成反殆关系，即将上下颌后牙上下左右交叉换位排列。

三、平 衡 殆

在正中关系位上完成人工牙的排列后，还应采用殆架模拟下颌前伸和侧方运动，形成前伸和侧方殆平衡。

1053

1. 前伸殆平衡　当下颌前伸至上下前牙相接触，两侧后牙颊尖有一个或多个接触，为三点（前牙切缘相对，第二磨牙颊尖接触）或多点接触的前伸殆平衡。

2. 侧方殆平衡　下颌作侧向运动时，随着髁突作前、内、下方向滑动和旋转，使两侧后牙间呈一定的接触运动。工作侧上下后牙呈同名牙尖接触，平衡侧上下后牙呈异名牙尖接触（上舌尖与下颊尖接触），有利于义齿的稳定和固位。

四、平衡殆理论

（一）前伸平衡殆学说

前伸平衡殆有五个影响因素，即髁导斜度、切导斜度、牙尖斜度、补偿曲线曲度、定位平面斜度。当五因素处于协调关系时，有一个因素增大或减少时，可用另一个因素作适当的改变，其他三个因素处于不变或有的因素稍加改变来重建协调殆关系，即达到殆平衡。五因素中一个因素改变，另一个因素随变，又达到平衡殆要求，这样可形成十个定律。

1. 五因素

（1）髁导斜度：殆架髁槽与水平面的交角。髁导斜度多数约为25°（图44-25）。

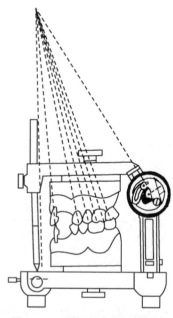

图 44-25　髁导斜度和切导斜度

（2）切导斜度：殆架切导盘面与水平面的交角。前牙根据美观、发音、功能、固位的要求将上下前牙排成覆盖大些，覆殆小些，使切道斜度小些，容易达到前伸殆平衡。切道斜度形成后，松开固定切导盘的螺钉，调节切导盘面至前牙切缘相对并回到正中殆过程中切导针与切导面都接触的位置。切导斜度不宜大于15°。

（3）牙尖斜度：上后牙颊尖的远中斜面或下后牙颊尖的近中斜面与各自颊尖底的交角为牙尖斜度。后牙牙尖顶至牙尖底的垂线距离为牙尖高度。牙尖高度增加，牙尖斜度也增大，反之，则皆小。上后牙颊尖远中斜面和下后牙颊尖的近中斜度称为牙尖工作斜面。牙尖工作斜面与水平面的交角为牙尖工作斜面斜度（图44-26）。

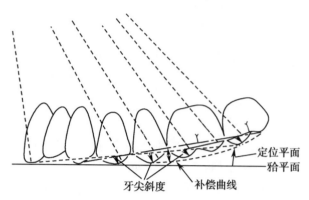

图 44-26　补偿曲线、定位平面斜度和牙尖斜度

（4）补偿曲线曲度：上颌后牙颊尖顶连接形成凸向下的曲线为补偿曲线，补偿曲线两端点间的连线与补偿曲线间最大的直线距离，表示补偿曲线曲度。

（5）定位平面斜度：上中切牙近中切角至两侧第二磨牙近中颊尖顶相连而成的三角平面为定位平面。定位平面与鼻翼耳屏线相交角度为定位平面斜度。

前伸殆平衡要求髁导斜面、切导斜面和牙尖工作斜面的法线相交在一点，即通过旋转中心，也就是要求髁槽、切导面、牙尖工作斜面为同心圆的一段截弧时，就表示取得了前伸殆平衡。

这些因素间的关系：①髁导斜度与切导斜度成反变关系；②髁导斜度、切导斜度均与牙尖工作斜面斜度成正变关系；③牙尖工作斜面斜度与补偿曲线曲度、牙尖斜度、定位平面斜度成正变关系；④补偿曲线曲度、牙尖斜度、定位平面斜度，其中一因素不变，两因素成反变关系。五因素间这种成正反变关系就构成了十定律。

2. 十定律

（1）髁导斜度增大，补偿曲线曲度也增大。

（2）髁导斜度增大，定位平面斜度也增大。

（3）髁导斜度增大，牙尖斜度也增大（向后逐渐增大）。

（4）髁导斜度增大，切导斜度减小。

（5）补偿曲线曲度增大，定位平面斜度减小。

（6）补偿曲线曲度增大，牙尖斜度减小。

（7）补偿曲线曲度增大，切导斜度也增大。

（8）定位平面斜度增大，牙尖斜度减小。

（9）定位平面斜度增大，切导斜度也增大。

（10）切导斜度增大，牙尖斜度也增大（向前逐渐增大）。

3. 五因素十定律的运用　当做前伸运动时，如前牙切缘接触，后牙不接触，是由于补偿曲线曲度偏小或切道斜度偏大。①采取增大补偿曲线曲度，将上后牙牙长轴向近中倾斜，同时也要增大 Spee 曲线使两个曲线吻合。并要求有良好的正中𬌗。②减小切道斜度，采取降低下前牙或将下前牙向舌侧移动，减小覆𬌗或增大覆盖。

当做前伸运动时，如后牙接触，前牙不接触，是由于：①补偿曲线曲度偏大；②切道斜度过小所致。通常采取减小补偿曲线曲度或增大切道斜度，将下前牙向上移动增大覆𬌗。

（二）侧方平衡𬌗理论

1. 与侧方平衡𬌗有关的因素　为平衡侧髁导斜度、侧向牙尖工作斜面斜度、切导侧斜度。

（1）平衡侧髁导斜度：为𬌗架作侧方运动时，髁球在髁槽中滑动，髁槽呈前内 - 后外方向，前内 - 后外方向与𬌗架矢状面平行的侧柱交角名为平衡侧髁导斜度。

（2）切导侧斜度：为切导盘面上的左右侧斜面与水平面的交角。

（3）侧方牙尖工作斜面斜度：工作侧指上颌后牙颊、舌尖的舌斜面或下颌后牙颊、舌尖的颊斜面；平衡侧指上颌后牙舌尖的颊斜面和下颌舌尖的颊斜面。以上各面在侧方运动时相摩擦称之侧方牙尖工作斜面，其与水平面的交角为侧方牙尖工作斜面斜度。横𬌗曲线曲度的改动就是改变侧方牙尖工作斜面斜度。改动横𬌗曲线时，通常以上舌尖或下颊尖为轴来改动后牙颈部的颊舌向倾斜。

2. 侧方平衡𬌗学说　要求平衡侧髁导斜度、侧方牙尖工作斜面斜度及切导侧斜度三者法线交于一点，即旋转中心。平衡侧髁导斜面、侧方牙尖工作斜面和切导侧斜面三者是同心圆上一段截弧，但由于同心圆的半径较大，加上侧方运动的范围较小，约 3mm，因此，截弧几近于直线。当上述截弧的外切线的法线交于一点时，即达到侧方𬌗平衡（图 44-27）。

3. 侧方平衡学说的运用

（1）平衡侧牙尖不接触、工作侧牙尖接触：这是由于平衡侧的横曲线在上下后牙都偏小。可以平衡侧的上舌尖为轴，抬高上颊尖，然后重排下后牙使之呈正中接触。如作平衡侧时，上舌尖与下颊尖仍不接触，可上升下颊尖至上舌尖接触，回到正中位，如有早接触点，调整下后牙中央窝。

（2）工作侧颊尖不接触、平衡侧牙尖接触：颊尖不接触，因为上后牙的横𬌗曲线偏大或因下后牙横𬌗曲线偏小。减小上后牙的横𬌗曲线，以上舌尖为轴，下降上颊尖与下颊尖接触，如回到正中位，下颊尖为早接触点，可调磨上牙中央窝。或升高下颊尖与上颊尖接触，回到正中位检查，如有早接触可调磨上牙中央窝。

（3）工作侧舌尖不接触：由于横𬌗曲线在上后牙偏大或下后牙偏小，可采取升高下后牙舌尖，如回到正中有早接触，可调磨中央窝。

五、异常颌位关系的排牙

（一）上颌前突

轻度上颌前突，要磨改上前牙盖嵴部，使之尽量紧贴牙槽嵴，下前牙切缘略向唇侧倾斜。

上颌前突明显者，尽量将上前牙盖嵴部磨薄使

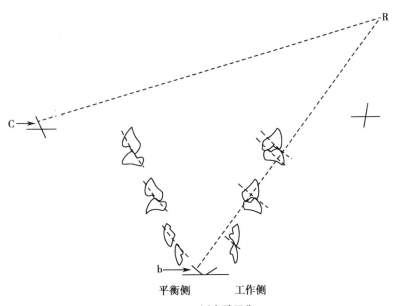

图 44-27　侧方𬌗平衡
平衡侧髁导 C、切导侧斜面 b 及牙尖工作斜面分别为同心圆的一段截弧

之紧贴牙槽嵴,并在上前牙腭侧基托加厚,使前伸下颌时,下前牙与腭侧托有接触。下颌常需少排一个切牙。唇侧托应尽量薄,以利于美观。特别严重者可不做唇侧基托或手术切除牙槽骨后再做义齿。

（二）下颌前突

轻度下颌前突者,可将上前牙略向唇侧排列,下前牙向舌侧倾斜,使前牙排成浅覆盖,或排成对刃。

严重下颌前突者应排成反𬌗关系,上颌后牙可略向颊侧排,下后牙可略向舌侧排,但不应影响舌活动和义齿的固位。如排成反𬌗关系,即上下左右后牙相互交换位置排列。下颌多排一个中切牙或上颌少排两个前磨牙（Gysi法）,使人工牙更接近牙槽嵴,有利于义齿的固位。

（三）上颌弓大于下颌弓

轻者可按正常关系排列,将上后牙适当排向腭侧,下后牙排向舌侧。严重者,应选无尖牙,使上颌牙舌尖与下颌颊尖接触,或减少下颌牙数目。

第7节 试 戴

全口义齿试戴是在义齿排牙和基托蜡型完成后,将义齿蜡型放入患者口内试戴。义齿蜡型试戴的目的是为了发现义齿存在的问题,以便及时修改或返工。以避免义齿最终完成时才发现问题而无法修改,造成全口义齿的最终失败。

一、检 查 基 托

义齿蜡型戴入口内后应先检查基托是否贴合,有无翘动、扭转。基托边缘伸展是否合适,是否过度伸展而影响肌肉和系带活动,或基托过厚影响面部丰满度。

二、检 查 外 观

检查面部丰满度,面部比例是否协调、自然、美观。

上下牙弓的中线与面部中线是否一致,前牙的大小、形态、颜色是否与面形、肤色和谐,左右是否对称;上前牙的𬌗平面与瞳孔连线是否平行;上前牙应露在上唇下缘约2mm;上尖牙应排在口角处;下前牙及下第一前磨牙与下唇唇缘平齐。两侧后牙的𬌗平面应在一个水平面上。

上下前牙的排列应恢复唇的丰满度,上前牙切2/3部分应充分支撑唇部,以恢复外观（图44-28）。下前牙应向唇侧倾斜,下后牙不应偏向舌侧,下颌𬌗平面不能过高,否则影响舌的运动,使下颌义齿易脱位。如发现不合适处,应及时进行修改,并征求患者的意见。

三、验证颌位关系

（一）验证垂直距离

在无牙颌患者的颌位关系记录一节曾经介绍过义齿垂直距离恢复过高和过低的临床表现,义齿蜡型戴入口内后,可根据患者的:①面部比例是否协调;②口唇闭合和软组织形态;③息止𬌗间隙大小;④最大开口度（最大开口时上下前牙切缘距离）大小;⑤说话时是否有义齿撞击音和齿音的清晰度等标准,来判断是否存在垂直距离恢复过高和过低的情况。

（二）验证正中关系

验证正中关系是否正确有以下几种方法:

1. 髁突位置检查 医师与患者面对面,将双手小指伸入患者外耳道内,嘱患者做正中咬合,用小指指肚感觉两侧髁突有否撞击指肚,两侧力度是否相同。如果未感觉髁突撞击,说明两侧髁突均未退回至生理后位。如果两侧撞击力度不一致,说明下颌偏斜。

2. 颞肌收缩力度检查 医师将双手手指分别放在患者的两侧颞部,嘱患者反复做正中咬合动作,若能感到双侧颞部肌肉收缩的明显动度,且两侧肌肉收缩的动度一致,说明下颌已退回到正中关系。否则说明下颌前伸或偏斜。

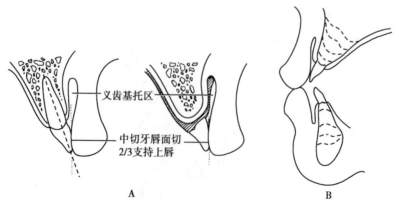

图44-28 上前牙排列应恢复上唇的丰满度

A. 中切牙唇面切2/3应支持上唇 B. 前牙的排列必须与唇的外形谐调

3. 口内咬合关系检查 口内检查义齿正中咬合时是否上下牙齿尖窝交错咬合关系良好，有无偏斜、扭转、对刃、开𬌗等异常，有无义齿后部基托早接触和干扰。

4. 义齿重新上𬌗架检查 在下颌后牙𬌗面加一薄层烤软的蜡片，或用其他咬合记录材料，使患者咬合至正中关系，但不要完全咬穿𬌗蜡，然后将𬌗蜡与义齿重新放回𬌗架上检查正中咬合是否准确。

四、检查人工牙排列与美观效果

（一）前牙

检查牙齿的形状、大小、排列位置、中线、𬌗平面、切端及龈缘位置，前牙与上下唇的位置关系和丰满度，笑线位置，上下牙的覆𬌗、覆盖关系。

（二）后牙

1. 𬌗平面是否平分颌间距离，𬌗平面与舌侧缘的位置关系是否正确。

2. 人工牙是否排列在牙槽嵴顶上，下颌后牙是否偏舌侧而干扰舌运动。

3. 正中𬌗咬合接触是否均匀稳定，有无明显早接触和义齿翘动，人工牙的覆𬌗覆盖关系是否正常。

五、发 音 检 查

（一）唇音

当前牙的唇舌向位置和唇侧基托厚度异常时，会影响唇音 B、P 的清晰程度。

（二）唇齿音

发唇齿音 F、V 时，上中切牙切缘与下唇干湿线接触。如果上前牙过长或过短，均影响发唇齿音的清晰程度。

（三）舌齿音

发舌齿音 Th（英语）时，舌尖位于上下前牙切缘之间。如果上前牙过于偏唇侧或前牙覆盖过大，会影响发音清晰度。

（四）舌腭音

发舌腭音 D、T 时，舌尖位于上前牙的腭侧，与上腭轻轻接触。如果前牙唇舌向位置异常，或上总腭侧基托前部厚度过厚，会影响发音清晰度。

（五）齿音

发齿音 S、Ch 时，上下前牙切缘接近。如果前牙唇舌向位置异常，比如下前牙过于偏舌侧，覆盖过大，垂直距离过高或过低（息止𬌗间隙过小或过大），或因人工后牙排列过于偏舌侧，舌侧基托过厚等，均可影响发音清晰度。

（六）哨音

上颌义齿的牙弓在前磨牙位置狭窄，上前牙舌面及腭侧基托表面过于光滑，由于气道狭窄，说话时气流快速通过会产生哨音。

对于义齿试戴中发现的问题，如果是垂直距离和正中关系错误时，应重新确定颌位关系，然后重新上𬌗架调改后再试戴。如果是人工牙排列和基托形态的问题，可直接在义齿蜡型上修改。

第8节 全口义齿完成

一、蜡型的完成

（一）将义齿蜡型固定在工作模型上

如果是暂基托，应与模型密贴，边缘厚度为 2.5～3mm；缓冲区，如上颌硬区、上颌结节颊侧倒凹区、下颌隆凸、内斜嵴，应当适当地加厚约 2～2.5mm，厚薄尽量均匀一致。边缘伸展到模型移行沟内，用热蜡刀将蜡基托固定在模型上。模型不能浸湿，否则蜡型不能与模型封严而有缝隙，装盒时石膏可从缝隙处进入蜡基托与模型之间。开盒除蜡后，应去除附着在模型表面上多余的石膏，否则影响义齿的固位。

（二）牙龈外形的形成

在牙齿的唇、颊面上，用蜡刀形成牙龈缘形状，牙冠露出的长短要协调，牙间乳头充满牙间隙。

（三）磨光面外形的形成

在蜡模上相当于牙根的位置，形成牙根的长度和突度，上尖牙最长，侧切牙最短，中切牙居两者之间。下尖牙最长，中切牙最短，侧切牙居两者之间。后牙的颊、舌或腭侧面形成凹面，适合颊、舌的活动，以利于义齿的稳定，然后使蜡型光滑。

（四）腭皱的形成

在上腭前部形成腭皱，使更加符合生理要求，有利于发音和增加真实感。形成腭皱的方法，可用铸造基托蜡或锡箔纸，放在终模型上，离开上前牙和前磨牙腭侧龈缘 2mm，后界到第二前磨牙的远中面，形成腭皱的蜡印迹。也可选择腭弓高度合适、腭皱形态好的模型，在模型上涂肥皂水，灌入人造石，翻制出腭皱的阴模，将基托蜡烤软，放在阴模上（阴模浸湿），印出腭皱的形态；牙齿排好后，切去腭侧原有蜡基托，先在牙槽嵴的腭侧和其他需加厚基托的部位适当加蜡，再将有腭皱形态的蜡基托放置在模型的腭侧部位，使其与模型贴合。去除多余部分，并将蜡封牢。

在形成蜡型时，切忌碰动人工牙，以免影响上下颌牙齿咬合关系。蜡型完成，应将义齿重新放到𬌗架上，检查咬合关系。

二、装 盒

先选型盒，要求上下型盒对合良好、完整，下半盒的活动底板要紧密嵌合，不能翘动不平。如果是暂基托制作的全口义齿，应将带有义齿的模型用水浸泡后进行磨削，使模型与型盒大小、高低相适合。注意模型不宜太薄，上颌要防止腭盖部石膏磨穿，下颌要防止模型折断。如果是恒基托制作的义齿蜡型，先调石膏，注入义齿基托的组织面，并且无气泡。将模型包埋固定于下半盒内，石膏表面尽量没有倒凹，将基托蜡型和人工牙列全部暴露出来，在下颌两侧后缘及舌侧应呈斜坡状，否则开盒时，易造成模型折断。下半盒石膏凝固后，涂肥皂水，罩上半型盒（不加盖），然后沿后缘的型盒壁慢慢注入石膏，同时振动型盒，防止在牙间隙藏有气泡，注满石膏后加盖。

三、开盒、除蜡

开盒、除蜡的方法同可摘局部义齿，除蜡时应注意有无松动的人工牙。将蜡去净后，再将牙齿放回型盒的上半盒的人工牙的阴模内。

四、填　塞　塑　料

填塞塑料的方法同可摘局部义齿，因全口义齿的基托面积大，需要塑料的量较多，填塞的塑料量要足够，所加的压力要均匀，避免塑料出气泡和人工牙变位。热处理、开盒、磨光和可摘局部义齿相同。

第9节　全口义齿的初戴和戴牙指导

一、全口义齿初戴

全口义齿完成后初次戴入患者口内后应进行必要的检查和修改，并应就义齿使用中应注意的问题以及义齿戴用后可能出现的问题和处理方法，对患者进行必要的指导。

（一）义齿就位检查

在全口义齿戴入前，应检查义齿是否清洁、光滑。戴入前应去除残留的石膏、组织面树脂小瘤。义齿应轻轻戴入，避免进入倒凹的基托擦伤黏膜组织，如果有基托边缘进入组织倒凹的部分，应适当磨除。义齿就位后应检查基托密合程度和固位力，组织硬区部位的基托组织面缓冲是否充分，有无黏膜压痛和义齿翘动。如果缓冲不足，应利用压痛定位糊确定部位，进行基托组织面缓冲处理。如果基托明显不密合，固位差，翘动明显，无法通过缓冲处理解决时，应考虑可能有基托变形，或印模和模型不准确所致，应重新制作义齿。

（二）检查基托

1. 基托边缘伸展检查　基托边缘伸展是否合适，有无过度伸展或过短，是否妨碍系带和唇颊舌肌运动，边缘有无压痛，大张口时义齿是否容易脱位。如果确定基托边缘过长，可确定部位后适当磨短。如果发现基托边缘明显伸展不足，导致吸附面积减小和边缘封闭差，义齿固位不良时，最好重新修复。

2. 磨光面形态检查　基托磨光面形态是否正常，是否影响义齿固位和外观。唇侧基托过厚会影响丰满度，颊舌侧基托磨光面应呈一定的凹面，否则影响义齿的固位，过度的凹面可能导致积存食物。

（三）颌位关系检查

检查方法见全口义齿试戴，如果发现颌位关系异常，则需重新修复。

二、咬合检查与选磨调𬌗

在确认颌位关系正确之后，还需要检查咬合关系，确定正中𬌗、侧方𬌗和前伸𬌗时是否为平衡𬌗。完善的平衡𬌗接触关系应该是，正中𬌗时上下前牙不接触，上下后牙尖窝交错，上下后牙功能尖（上后牙舌尖和下后牙颊尖）均分别与对𬌗牙中央窝或边缘嵴接触；侧方𬌗时，工作侧上牙颊尖舌斜面均与下牙颊尖颊斜面接触，上牙舌尖舌斜面与下牙舌尖颊斜面接触，平衡侧上牙舌尖颊斜面与下牙颊尖舌斜面接触；前伸𬌗时，上前牙切端及其舌斜面与下前牙切端及其唇斜面接触，有无早接触、𬌗干扰或低𬌗，然后进行选磨调𬌗。选磨是根据咬合检查的结果，调磨正中𬌗的早接触点，以及侧方𬌗和前伸𬌗时的牙尖干扰，使达到正中𬌗、侧方𬌗和前伸𬌗平衡接触关系。

全口义齿即使采用面弓转移上可调节𬌗架排牙，取得了平衡𬌗。但义齿制作过程的任何步骤都可能产生误差，使得完成的义齿在口内不能达到咬合平衡。因此，咬合检查和选磨调𬌗是全口义齿修复不可缺少的步骤。

（一）调𬌗的方式

咬合检查与选磨调𬌗分为口内调𬌗与上𬌗架调𬌗两种方式。将完成的义齿戴入患者口内进行咬合检查，根据咬合印记调𬌗时，由于全口义齿为黏膜支持，口内咬合检查时义齿有一定的动度，咬合检查结果的准确性和可重复性较差，使得口内调𬌗的准确性差。因此，正确的做法是将义齿重新上𬌗架调𬌗。

重新上𬌗架调𬌗的方法有两种。一种是在义齿装胶、热处理后，打开型盒时保持模型与义齿不分离，然后根据𬌗架上保留的模型对𬌗记录将模型连同义齿重新固定在𬌗架上，并进行选磨调𬌗。用此种方法可去除因蜡型制作、装盒、装胶等处理时导致的人工牙变位，垂直距离增高等误差。但如果是在颌位关系确定和面弓转移上𬌗架等步骤中出现的误差，则无法去除。

另一种方法是将完成的义齿戴入患者口内，重新取得颌位关系记录，然后再重新上𬌗架调𬌗。

（二）咬合检查

咬合检查的目的是确定正中𬌗、侧方𬌗和前伸𬌗咬合接触滑动过程中存在的早接触、𬌗干扰和低𬌗的部位。所谓早接触是指当正中𬌗多数牙尖不接触时个别牙尖的接触，𬌗干扰是指侧方和前伸𬌗接触滑动过程中多数牙尖不接触而个别牙尖的接触，低𬌗是指多数牙尖接触而个别牙尖不接触。咬合检查通常是将咬合纸置于上下牙之间，然后在咬合接触的部位会染色显示咬合印记，医师根据咬合印记判断需要调磨的部位，调磨后重新进行咬合检查。经过反复检查和调磨，最终达到平衡𬌗接触。咬合检查应用不同颜色的咬合纸，在正中𬌗、侧方𬌗和前伸𬌗分别进行。正中𬌗检查时应使上下牙在小开口范围内做快速叩齿动作，前伸𬌗检查时下牙从正中𬌗向前接触滑动至前牙切缘相对，侧方𬌗检查时下牙从正中𬌗向工作侧接触滑动至工作侧颊尖相对。

（三）调𬌗注意事项

1. 保持垂直距离，避免调𬌗降低垂直距离。

2. 保持𬌗面形态，避免调磨过多而将人工牙𬌗面的牙尖和沟窝形态磨除。调𬌗工具应使用小的磨头或大号球钻。

3. 调𬌗时应单颌调磨，每次调磨量要少，每次调磨后重新咬合检查时调磨过的接触点应保持接触，即"原地点重现"，避免使高度变成低𬌗，越调磨接触点越多，逐渐达到多点接触甚至完全接触平衡𬌗。调磨应顺沿接触点的走向。

（四）选磨调𬌗的步骤

1. 正中𬌗早接触的选磨　正中𬌗早接触可分为支持尖早接触和非支持尖早接触。对于上牙颊尖和下牙或下牙舌尖与上牙的早接触，应按照 BULL 法则（buccal-upper，lingual-lower），调磨非支持尖，即调磨上后牙颊尖和下后牙舌尖。对于支持尖早接触，即上牙舌尖或下牙颊尖分别与对𬌗牙中央窝和近远中边缘嵴之间的早接触，应结合侧方𬌗平衡侧接触情况，如果正中𬌗有早接触的支持尖在作为平衡侧时也存在𬌗干扰，则调磨支持尖。如果作为平衡侧时无𬌗干扰，则调磨与支持尖相对的对𬌗牙的中央窝或𬌗边缘嵴。

2. 侧方𬌗𬌗干扰的选磨　工作侧的𬌗干扰发生在上后牙颊尖舌斜面和下后牙颊尖颊斜面之间，或上后牙舌尖舌斜面与下后牙舌尖颊斜面之间。同样应按照 BULL 法则，调磨非支持尖。平衡侧的𬌗干扰发生在上后牙舌尖的颊斜面和下后牙颊尖的舌斜面之间。应结合正中𬌗，如果平衡侧𬌗干扰牙尖在正中𬌗存在早接触，则调磨此牙尖，否则分别少量调磨上下功能尖

的干扰斜面，避免降低牙尖高度。对于侧方𬌗工作侧前牙的干扰，应选磨下前牙的唇斜面或上前牙的舌斜面，避免磨短上前牙。

3. 前伸𬌗𬌗干扰的选磨　前伸𬌗后牙的𬌗干扰发生在上颌后牙远中斜面与下颌后牙近中斜面，调磨应同时遵守 BULL 法则和 DUML 法则（distal-upper，mesial-lower），即分别调磨上牙颊尖远中斜面和下牙舌尖近中斜面。对于前伸𬌗前牙𬌗干扰，应选磨下前牙的唇斜面或上前牙的舌斜面，避免磨短上前牙（图 44-29）。

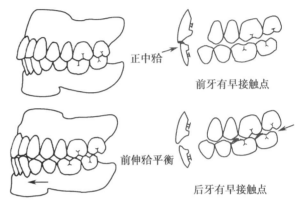

图44-29　前伸𬌗早接触点的选磨

关于反𬌗牙列的选磨，上颊尖和下舌尖为支持尖，而上舌尖和下颊尖为非支持尖，故选磨部位与正常𬌗者相反（图 44-30、图 44-31）。

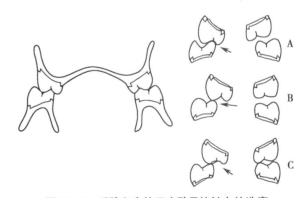

图44-30　反𬌗义齿的正中𬌗早接触点的选磨
A. 下颌舌尖与上颌中央窝有早接触　B. 如再作工作侧时，上颊尖与下舌尖又有早接触，应磨减下舌尖　C. 如再作工作侧时，下舌尖没有早接触，右下舌尖与对应的中央窝有早接触，应磨中央窝

三、戴牙指导

为了使患者尽快地适应义齿，发挥义齿的功能，医师应对患者进行必要的指导和帮助，使其对义齿的使用和维护有正确的认识和了解。为此，在全口义齿初戴时，应对患者作如下医嘱：

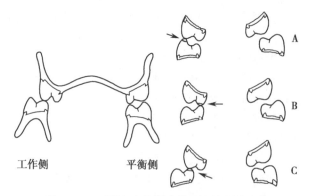

工作侧　　　　平衡侧

图44-31　反𬌗义齿的侧方𬌗早接触点的选磨
A.如平衡侧的上下颊尖有早接触应磨减下颊尖　B.如平衡侧的上下舌尖有早接触应磨减上舌尖　C.如工作侧的上颊尖与下舌尖有早接触应磨减下颊尖

1.增强使用义齿的信心　初戴义齿时可能会有异物感、恶心、发音不清楚、不会用义齿咀嚼等不适现象。要事先让患者了解义齿初戴可能出现的问题,使其对此有足够的心理准备,使患者建立适应和学习使用义齿的信心,尽量将义齿戴在口中练习使用。身体健康情况好、适应能力强的患者,义齿初戴的不适感较轻,一般能较快地掌握义齿的使用,咀嚼功能可很快恢复。体质弱、口腔条件较差、年龄大、适应能力较差的患者,对义齿的掌握和咀嚼功能的恢复较慢。

2.纠正不正确的咬合习惯　因长期缺牙而没有及时修复,或因长期戴用不合适的旧义齿的患者,可能存在下颌习惯性前伸或偏侧咀嚼习惯。在初戴义齿时,患者常常不容易咬到正确的正中𬌗位,而影响义齿的固位和咀嚼功能的恢复。应教会患者通过练习,能够自然咬合到正中𬌗位。对于存在舌后缩习惯而影响下颌义齿固位和稳定的患者,应教会其通过练习用舌尖舔下前牙舌侧来矫正舌后缩习惯。

3.进食问题　口腔条件差、适应能力差而又有不良咬合习惯的患者,在初戴的前几天,可先适应义齿的存在,逐渐克服不适感,并练习正中咬合。待初步习惯后,再用义齿咀嚼食物。开始时先吃较软的、小块食物,咀嚼动作要慢,尽量用两侧后牙同时咀嚼食物,尽量避免用前牙咬切大块食物。锻炼一段时间后,再逐渐吃一般食物。

4.保护口腔组织健康　进食后应及时摘下义齿,用冷水冲洗或用牙刷刷洗等来清洁义齿,以免食物残渣存积在义齿的组织面,刺激口腔黏膜。睡觉时应将义齿摘下,使无牙颌承托区组织能得到适当的休息,有利于组织健康。如由于义齿刺激造成黏膜破损时,应摘下义齿使组织恢复,并及时请医师修改义齿,切忌患者自行修改义齿。

5.义齿的保护　最好能做到每次饭后都刷洗义齿,或每天至少应用义齿清洁产品彻底刷洗清洁一次。刷洗时应特别小心,以免掉在地上摔破义齿。义齿不戴用时应将其浸泡在清水中,不要长期在干燥环境下保存义齿。义齿可用软毛牙刷和不含摩擦剂的牙膏清洁,或定期用义齿清洁剂浸泡,避免用强酸、强碱浸泡。硬毛牙刷和摩擦剂颗粒大的牙膏刷义齿,容易使义齿表面出现划痕,易于菌斑附着,因此用义齿清洁产品浸泡,然后轻轻刷洗对义齿深部附着细菌的灭菌和清洁更有利。

第10节　戴全口义齿后可能出现的问题及修改

一、全口义齿初戴后的复查安排

全口义齿初戴后的一个月是患者适应义齿的关键期,也是医师根据患者戴牙感受进行调整的重要时间段,在一定程度上决定了患者对义齿成败的判断。医师有责任在这段时间内为患者提供复查,调改义齿,在某些病例中可能甚至需要多次复诊才能达到较满意的效果。医师通常可按以下时间表进行复查:

1.24~72小时第一次复查。

2.一周后第二次复查。

3.全部满意后每6~12个月复查一次。

二、戴全口义齿后可能出现的问题和处理

初戴全口义齿或戴用一段时间后,由于各种原因,可能出现问题或症状,要及时进行修改,以便保护口腔组织的健康和功能的恢复。口腔软组织具有弹性,义齿戴用后,由于𬌗力的作用,出现下沉现象,在骨尖、骨棱、骨突部位易出现黏膜破溃和疼痛。有时由于患者耐受性很强,仍坚持戴用义齿,进而可造成更大的损伤。因此,全口义齿戴用后,应定期复查,以便及时发现问题,进行修改。

（一）疼痛

戴用义齿后出现的疼痛现象可能有两种类型,一种是定位明确、局限的疼痛,多数情况局部黏膜红肿、溃疡,或黏膜灰白。另一种是定位不明确的或弥散的疼痛,黏膜表现不明显或为弥散的黏膜红肿。

1.原因

(1)导致定位明确、局限的疼痛的原因:

1)全口义齿基托组织面在无牙颌缓冲区,比如在牙槽嵴上存在骨尖、骨棱的部位,以及上颌隆突、颧突、上颌结节颊侧、切牙乳突、下颌隆突、下颌舌骨嵴等部位,未进行充分缓冲处理,导致局部组织压力过大,出现黏膜红肿、压痛,甚至溃疡。

2）义齿基托边缘伸展过长，妨碍周围组织功能运动，在移行皱襞、系带部位可造成黏膜红肿、破溃或组织切伤。

3）义齿基托进入组织倒凹内，在义齿戴入或取下时，基托边缘压迫倒凹区上方组织，造成此部位黏膜擦伤。

4）人工牙存在局限性咬合高点，导致正中𬌗或侧方𬌗时此部位基托下方组织压力过大。正中𬌗局限性咬合高点的压痛部位常位于牙槽嵴顶，侧方𬌗局限性咬合高点的压痛部位常位于牙槽嵴的侧斜面。

5）由于取印模时压力不均匀，石膏模型有破损，或义齿基托组织面存在树脂瘤，可导致局部压力过大，出现压痛。

（2）导致定位不明确或弥散的疼痛的原因：

1）义齿人工牙咬合关系不平衡或正中关系错误，咬合时义齿不稳定，翘动或扭转，导致义齿支持组织受力不均，常出现定位不明确或广泛的、弥散性黏膜压痛。

2）牙槽嵴呈刃状或过度低平，尤其是下颌牙槽嵴，其主承托区范围过小，不能承受较大的咀嚼压力，其抵抗侧向力的能力更差，容易出现定位不明确或广泛的、弥散性黏膜压痛。如果义齿基托不能充分伸展，承托面积减小时更容易导致压痛。

3）垂直距离恢复过高时，由于肌肉紧张，肌张力大，戴义齿时间较长后可能出现广泛的、弥散性黏膜压痛。

4）印模不准确，或由于义齿制作的问题，使基托与组织不密合，导致承托组织压力不均衡而出现压痛。

2．处置方法　对存在疼痛的患者进行处置前必须明确其出现疼痛的原因，针对不同情况采取相应的处置方法。对于局部定位明确的黏膜压痛，通常可通过局部缓冲处理来解决。如果黏膜局部有红肿或溃疡者，可先将黏膜表面和义齿基托组织面擦干，在黏膜红肿或溃疡部位涂布甲紫，再将义齿戴入，甲紫会印在基托组织面上。利用此方法可确定基托压迫的部位，用桃形磨头将印有甲紫处的基托组织面或边缘磨除少许。然后将义齿重新戴入口内并施加一定的压力，以检查缓冲是否适当，如果缓冲不够可重复进行，直至压痛消失或明显减轻。对于黏膜肿胀明显者应避免过度缓冲，以免黏膜肿胀消退后基托与组织不密合或边缘过短。对于黏膜局部红肿不明显者，可以用压力指示剂（pressure indicator）（氧化锌压痛定位糊剂或硅橡胶）确定局部压力过大的部位。在擦干后的义齿基托组织面上均匀涂布一层压力指示剂，将义齿戴入口内就位后嘱患者咬合，或在后牙𬌗面施加一定的垂直向压力，然后将义齿取出。在基托组织面上压力过大的部位压痛指示剂被挤压变薄或消失，此处就是需要缓冲的部位。

对于因咬合不平衡导致的压痛，应进行选磨调𬌗，使其达到多点接触平衡𬌗。正中关系错误，垂直距离过高，基托边缘过短和基托明显变形者，应重新制作义齿。基托轻度变形者，可将基托组织面磨除一层后进行重衬处理。

对于牙槽嵴刃状和过度低平，不能承受咀嚼压力者，可采取后牙减数、选磨调𬌗以减小侧向力、基托组织面加软衬等措施。也可重新制作义齿，通过扩大基托伸展范围，人工牙减数、减径，改变𬌗型（舌向集中𬌗或线性𬌗），基托组织面加软衬等措施，增强义齿的稳定性和组织支持能力，减小咀嚼压力，以避免出现压痛。

（二）固位不良

全口义齿固位不良是指义齿戴入口内后容易松动或脱落，无法正常行使功能。固位不良的表现和原因有以下几种情况：

1．初戴不适应　固位和稳定是全口义齿恢复功能的基础，而其影响因素是多方面的。下颌义齿基托吸附面积、边缘封闭效果和稳定性均不如上颌义齿，因此全口义齿固位不良常见于下颌义齿，尤其是当下颌牙槽嵴低平时。初戴义齿时，由于明显的异物感，舌运动空间减小（特别是存在舌体肥大或舌后缩情况时），唾液增多，功能运动时神经肌肉协调性改变等会导致全口义齿的固位和稳定性较差。此时，可通过坚持戴用，适应义齿的存在，通过调整咀嚼运动习惯和神经肌肉协调性，使义齿周围组织学会控制义齿使其稳定，义齿的固位程度可很快加强。

2．义齿就位后无明显吸附效果，在静止状态下容易松动脱落。

由于基托与承托区黏膜组织不密合，基托边缘伸展不足，边缘封闭不好，使基托与黏膜之间不能产生足够的吸附力和大气压力。处置方法是基托组织面重衬，加长基托边缘，或重新制作义齿。

3．当口腔处于休息状态时，义齿固位尚好，但张口、说话、打呵欠时义齿易脱位。

这是由于基托边缘过长或过厚，唇、颊、舌系带区基托边缘缓冲不够，人工牙排列的位置不当，过于偏向牙槽嵴顶的唇颊或舌侧，或者义齿磨光面外形不好等原因，影响周围组织的运动。对于基托边缘或磨光面形态造成的固位不良，可通过磨改基托来解决。人工牙排列位置异常者，可重新排牙或重新制作义齿。

4．义齿固位尚可，但在咀嚼食物时，容易松动脱位。

这是由于义齿人工牙咬合不平衡，存在明显的早接触和𬌗干扰，或上下颌义齿后部基托之间以及后部基托与对颌人工牙之间有早接触和干扰，均可导致咀嚼时义齿翘动,破坏了基托的边缘封闭。处理方法是进行选磨调𬌗,消除人工牙及基托间的早接触和𬌗干扰,达到平衡𬌗。

(三)恶心

部分患者由于初戴义齿不适应,异物感明显,常有恶心和唾液增多的现象,坚持戴用数天后可缓解。

除初戴不适应以外,导致恶心最常见的原因是上颌义齿基托后缘过长或基托后缘与黏膜不密合。过长的基托后缘刺激软腭,或后缘基托与黏膜间有唾液刺激黏膜所致。由于前伸𬌗不平衡,义齿后端翘动而刺激黏膜,也可引起恶心。上颌义齿基托后缘过厚,而刺激舌根部,下颌义齿舌侧基托后缘过长、过厚,人工后牙排列偏舌侧,挤压舌,也可引起恶心。对于基托后缘过长或过厚者,可适当磨改基托。如果基托后缘不密合,可以用自凝树脂重做后堤。人工牙咬合不平衡者应调𬌗。人工牙排列位置偏舌侧者,可适当调磨人工后牙舌面,或重新排牙。

(四)咬唇颊、咬舌

如果是因为义齿初戴不适应,义齿使用不熟练,肌肉协调性差,偶尔出现咬颊或咬舌现象,戴义齿数天后即可适应。

如果经常出现咬唇颊舌现象,最常见的原因是人工牙的唇颊侧或舌侧覆盖过小。人工后牙𬌗平面过低,位于舌侧缘下方时,易导致咬舌现象。此外,由于后牙缺失时间过久,颊脂垫肥厚者,也容易出现咬颊,特别是在人工牙后方上下颌义齿基托间间隙很小时,此处也会咬颊。对于人工牙覆盖小者,可通过调磨人工牙来加大覆盖。调磨上后牙颊尖舌斜面、下后牙颊面和颊尖的颊斜面,加大颊侧覆盖,调磨上后牙舌面、舌尖舌斜面和下后牙舌尖颊斜面,加大舌侧覆盖。人工后牙𬌗平面过低者应重新排牙。颊脂垫肥厚者可加厚上颌义齿颊侧基托,将颊部组织推向外侧。基托咬颊处可磨薄基托,加大上下颌义齿基托间间隙。

(五)咀嚼功能差

因初戴不适应、疼痛、固位不良、恶心或咬唇颊舌等,使患者无法用义齿进行正常咀嚼,通过短期的适应,或其他问题得到解决后,咀嚼功能应能够恢复。

除上述原因外,导致全口义齿咀嚼功能不好常见的原因有:①咬合关系不良导致上下颌人工牙咬合接触面积小;②在调𬌗时磨除过多,使人工后牙失去了应有的尖凹解剖形态;③垂直距离过低导致咀嚼无力,或垂直距离过高导致咀嚼费力,咀嚼肌易疲劳;④人工后牙𬌗平面过高,咀嚼时舌肌易疲劳。对于咬合接触差者,可通过调𬌗来增加𬌗面接触面积。人工牙𬌗面形态差者,可磨改人工牙𬌗面形态,恢复尖凹解剖外形和食物排出道。垂直距离异常者应重新制作义齿,恢复正确的垂直距离。后牙𬌗平面过高者也应重新制作义齿或重新排牙,调整后牙𬌗平面位置。

(六)发音问题

最常导致发音不清楚的原因是义齿初戴不适应,可很快自行克服和恢复。如因人工牙排列的位置不正确或义齿基托形态异常导致的发音不清或有哨音,应根据具体发音异常的情况,确定原因后(参考第十节发音检查),修改基托形态和人工牙排列位置。

(七)心理因素的影响

在义齿修复前和义齿初戴时应使患者充分了解其自身条件,义齿修复与适应的过程,功能恢复的程度等,使患者对义齿初戴后可能出现的问题有足够的认识和心理准备。还应使患者了解不同个体或同一个体不同时期的自身条件和修复效果的差异,尽量消除患者对全口义齿修复的错误认识以及不切实际或过高的期望,避免患者对医师的误解和不信任。全口义齿修复效果的好坏既取决于医师的技术和患者的自身条件,同时还需要患者积极主动的配合。

(八)义齿性口炎

义齿性口炎是指戴义齿的患者,在义齿基托下的黏膜所产生的局部或弥漫性炎症,多发生在女性,上颌多于下颌。常见在腭部黏膜呈猩红色,或点状出血,红斑,有假膜,除去假膜呈溃疡面,严重的可伴有颗粒状乳头增生。常合并口角炎和舌炎。由于老年人皮肤弹性降低,义齿垂直距离减低,牙齿排列位置不当,使口角区皮肤产生皱褶,长期受唾液浸渍,而易感染真菌,口角区皮肤呈粉红色,皲裂,呈湿白、糜烂。舌乳头萎缩,光滑或有纵裂。患者自觉有口干、烧灼感,不敢吃刺激性食物。

病因是口腔卫生不良、夜间戴义齿、创伤、义齿基托与组织不密贴或过紧、关系不正确、不平衡造成的黏膜创伤,使黏膜抵抗力降低,易于白色念珠菌的感染。

治疗:停戴义齿,将义齿浸泡在2.5%碳酸氢钠溶液中,不戴义齿时口含制霉菌素50万U,每天3次,每次一片,含化口服维生素B_2、维生素C。口角用克霉唑软膏和金霉素软膏交替涂敷。一个疗程为2周,一般需1~2个疗程,本病容易复发。

对不合适的义齿,应进行调𬌗、重衬或重做义齿。平时应认真刷洗义齿和保持口腔卫生。

第11节　全口义齿修理

全口义齿在使用过程中,常由于多种原因造成损坏,如义齿基托折裂、人工牙的折裂或脱落、基托不密贴等,经过修理后,义齿仍可继续使用。

一、基托破裂和折断的修理

（一）原因

1. 不慎意外摔坏或咬过硬食物造成。

2. 由于骀力不平衡，或人工牙排列在牙槽嵴的外侧，形成不利的杠杆作用致使基托折裂。

3. 基托过薄。

4. 义齿戴后，牙槽骨吸收，使基托组织面与组织不密贴，义齿翘动。

（二）修理方法

根据不同折断情况和部位，采取以下的方法进行修理。

1. 唇、颊侧基托折断　可将唇或颊侧基托折断处准确对合，用粘接剂黏固。如不能对合时，可用蜡或印模膏放在基托折断的部位，在口内恢复缺损的基托外形，然后灌注模型，待石膏硬固后，将义齿从模型上取下，将折断处两侧基托磨成斜面，并加宽破裂线，深度达到组织面。模型上涂分离剂，然后将义齿放回模型上，用自凝塑料修理；也可用蜡恢复后装盒，用热硬塑料修理。

2. 上下颌义齿折断　在上颌义齿自唇系带至两个中切牙之间易向腭侧裂开或折断，经电测法测试在动态下唇系带部位基托是压应力，与平面呈45°角方向；在44颊尖顶连线中线部位是拉、压应力交替，为应力集中区。下颌义齿折断是在唇与舌系带部位，由于义齿基托在此部位面积窄小。将折断面擦洗干净，并将502胶放在断面上，折断的义齿对合粘接成整体；也可用火柴杆数根横贯折断线，两端用蜡固定。固定后戴入口中，检查义齿是否合适，如合适调拌石膏灌注模型。石膏凝固后，将义齿从模型上取下，加宽基托的折断面并达到组织面。模型上涂分离剂，然后将义齿按原来位置放好。如组织面有倒凹，义齿不能从模型上取下时，可将折断处两侧基托磨去一部分，深达组织面，但不能损坏石膏模型。为了加强基托的坚固性，可横过裂缝放置扁形不锈钢丝或铸造钴铬合金网，以提高塑料基托的抗折力，减少基托折断。然后用蜡恢复基托外形，经过装盒等步骤，义齿修理完成。也可直接用自凝塑料放在折断处进行修理，待塑料硬固后，将义齿与模型分离后进行打磨和磨光。

在修理过程要注意，将基托的断面面磨除后，放回模型上时位置要准确，特别是下颌基托面积较窄小，基托磨除后，两断端难以复位，容易造成修理的失败。特别要注意基托组织面不要进入塑料，以免影响义齿的就位和固位。

二、人工牙折断和脱落

如果是塑料牙，将折断的人工牙及舌侧基托磨除，保留原来的唇侧龈部基托，以免唇侧新旧塑料颜色不一致，影响美观。注意涂单体时不宜过多，以免塑料发生龟裂现象。如果是瓷牙，可用吹灯的小火焰在折断牙的周围加热，使塑料变软，用蜡刀将折断的瓷牙撬出。也可用裂钻从舌侧龈缘处去除塑料，并将折断瓷牙去除。按照义齿上人工牙的形状、颜色、大小选择相近的人工牙，经磨改后按要求排列在牙弓上，用蜡将其与邻牙的唇面黏着固定，用常规方法热处理。或用调拌好的室温固化塑料，从舌侧磨去的基托部位填入，待塑料硬固后，去除黏蜡，磨光后完成。如需修补的牙齿数目较多，可按要求将人工牙排好，用蜡固定，再用石膏做模型，除蜡后，将牙固定在唇侧模型内，用热硬塑料按常规方法处理。

后牙破裂、折断或脱落的修理方法，与修理前牙的方法基本上相同，要注意咬合关系，修好后要进行调骀。

三、全口义齿重衬

重衬是在全口义齿的组织面上添加一层树脂，使基托组织面与周围的组织紧密贴合，增加义齿的固位力。义齿戴用一段时间以后，由于牙槽骨吸收，义齿固位不好；或义齿初戴时，固位不好；或义齿折断后修理基托不密贴，均需要进行重衬。

重衬前，应检查正中关系是否正确，非正中关系应无早接触点和干扰点。应先进行选磨调骀，戴义齿后应没有压痛部位和黏膜破溃。

（一）直接法重衬

将义齿刷洗干净，并除掉义齿组织面上的软垢和色素。边缘如过长应将过长边缘磨短。将组织面均匀地磨去一层，使其粗糙。为了避免塑料粘在牙面和磨光面上，可在牙面和磨光面上涂些凡士林。在基托组织面和周围边缘上涂上单体。患者口腔黏膜上涂上分离剂。将胶粘早期的室温固化塑料放在组织面上，将义齿戴入患者口中就位，嘱患者咬在正中位，去除被挤出的多余塑料。嘱患者作各种功能运动，进行肌肉功能性整塑，为防止取下义齿时扭动变形，可让患者漱口，使义齿松动后取下。检查组织面和边缘是否有欠缺的地方，可在缺损部位加上塑料，再戴入口中。也可在上颌后缘放少量塑料，作吞咽动作而达到后缘封闭。等室温固化塑料硬固后，将义齿浸泡在温水中3～5分钟，然后将边缘及表面磨光。最后将义齿戴入患者口中，检查义齿的固位、平稳和咬合情况，并作必要的修改。

用直接法重衬时，事先要询问患者有无药物过敏史，因在口内采取大面积的室温固化塑料重衬时，易引起过敏反应。重衬时，应即时将义齿摘下来，避免室温固化塑料硬固时放热烧伤黏膜。用直接法重衬之前,可先用印模材料取闭口式印模,了解组织面与组织不密合的情况,以便于确定放置室温固化塑料的量。

（二）间接法重衬

适用于义齿基托边缘短,组织面和组织之间不密,面积较大,患者对室温固化塑料过敏者,可采用间接法重衬。首先将义齿刷洗干净,将组织面均匀磨去一层并去除组织倒凹区。然后调拌弹性印模材料,放在义齿组织面,戴入患者口内,嘱患者咬在正中位,作自动的肌肉功能性整塑。放置的印模材料的量不宜过多、过稠,以免增加垂直距离和影响正中关系。待印模材料凝固后,嘱患者漱口或从唇侧边缘滴水,破坏边缘封闭后,从口内取出义齿。去除边缘过多的印模材料,然后直接装盒。在组织面应先注满石膏,不应有气泡,否则第二次热处理后易造成义齿变形。也可以灌注石膏模型。如上颌口盖处基托过厚,可将腭侧基托磨除,并去除印模材料后,铺蜡托使之光滑和装盒,其他制作步骤按常规方法。

（三）自凝软衬材料重衬

自凝软衬材料是一种柔韧、具有弹性的高分子材料,能与义齿基托牢固连接,能在口腔内直接重衬,无刺激性,具有弹性和柔软性。适用于刃状牙槽嵴和黏膜较薄的无牙颌患者。全口义齿进行软衬后可增加义齿的固位,消除压痛和其他的不适感,并提高咀嚼效能。重衬前将义齿刷干净,擦干,将基托组织面均匀磨掉一层,然后涂软衬单体。将一定比例的粉和单体调和,至呈糊状即可使用。将糊状混合物均匀地涂布在基托的组织面上,然后放置在口内,嘱患者咬在正中位,并作肌肉功能性整塑,取出义齿,检查表面是否光滑、清晰,如有不够处需添加材料。补衬时,先将组织面表面擦干净,重新调和软衬材料,放入口内约 15 分钟,即可凝固定型,用锋利的刀具去除多余的软衬材料。其缺点是不宜抛光。软衬材料一般在 3～6 个月后,还需重新作重衬。

第12节 单颌义齿

上下颌牙列缺失（全口无牙颌）是天然牙列因牙齿缺失导致的最终结果,在其演变过程中,会出现单颌牙列缺失,而其对颌可能为完整的天然牙列或有牙列缺损。单颌全口义齿是指修复单侧（上颌或下颌）牙列缺失的全口义齿,其对颌可能为完整的天然牙列,也可能为采用固定义齿或可摘局部义齿修复的牙列缺损。单颌全口义齿修复的难度要大于上下全口义齿。

一、单颌全口义齿修复中的问题

与全口义齿比较,单颌全口义齿修复的难点主要表现在以下两个方面:

（一）无牙颌支持组织负荷大

天然牙和无牙颌的负荷能力相差较大,其殆力耐受值分别为 56.75kg 和 9.08kg,两者的比值约为 6：1。因此,天然牙通过单颌全口义齿作用于无牙颌牙槽嵴的殆力较大,容易导致压痛和牙槽嵴的过度骨吸收。此外,由于牙列缺失后骨吸收导致无牙颌弓与对颌牙弓前后位置和宽度的不协调,常常导致单颌全口义齿的人工牙不能排列在牙槽嵴顶位置,也会增加牙槽嵴的负担。

（二）单颌全口义齿的固位和稳定

单颌全口义齿依靠基托吸附力和大气压力固位,而其对颌的天然牙由牙周膜固定在牙槽骨内,如此相差悬殊的固位条件使得单颌全口义齿更容易脱位。而对于单颌全口义齿来说,更困难的是其很难获得满意的稳定效果。我们知道,全口义齿的咬合平衡是其获得稳定的重要保证,在制作义齿时可以根据平衡殆的需要来调整人工牙的排列位置和倾斜角度,而天然牙列不存在平衡殆,不需要利用平衡殆来保持牙列的稳定。因此,根据对颌天然牙列的殆曲线和牙尖斜度来排列单颌全口义齿的人工牙时,难于达到平衡殆的要求,尤其是当天然牙列存在过长、下垂、倾斜、错位、磨损、深覆殆等殆曲线异常的时候。无牙颌弓与对颌牙弓位置关系不协调,单颌全口义齿的人工牙不能排列在牙槽嵴顶位置,也会对单颌全口义齿的稳定产生不利的影响。

此外,由于对颌天然牙列的存在,患者容易保持原有的咀嚼习惯,而不利于单颌全口义齿的稳定和支持组织的健康。

二、单颌全口义齿修复要点

（一）天然牙调殆

调磨过高、过锐的牙尖和边缘嵴,改善殆曲线和殆面形态。需要调磨较多的过长、下垂牙,必要时需先作牙髓失活。低位牙需采取牙体缺损修复方法恢复殆曲线。

对颌缺牙较多,而余留牙健康情况较差时,可考虑采用覆盖义齿修复,有利于义齿达到平衡殆。

（二）人工牙排列与咬合关系

为了使单颌全口义齿尽可能达到平衡殆,在排牙时应注意减小前牙覆殆,以利用获得前伸平衡。后牙尽量排在牙槽嵴顶上,必要时可排反殆。可修改后牙殆面形态,增大正中自由的范围,获得近似于舌向集中殆的效果,以减小侧向殆力。

（三）控制咬合力

为了减轻对颌天然牙对无牙颌的咬合负担,可通过以下措施来减小咬合力,同时增强无牙颌组织的支持能力。比如人工牙减径或减数,降低牙尖斜度,义齿基托充分伸展以分散殆力，单颌全口义齿基托组织面加软衬等。

（四）增加义齿基托强度

由于单颌全口义齿受殆力较大，人工牙排列可能偏离牙槽嵴顶，义齿不易稳定等问题，或颌间距离短时，导致义齿基托容易折裂。常见义齿中线纵裂。义齿制作时应在树脂基托中增加金属网来增加基托的抗折强度。

由于对颌天然牙硬度大、殆力大，义齿人工牙磨耗快。因此，在选择义齿人工牙时最好选用质地较硬、耐磨的硬质树脂牙，或采用金属殆面牙。

（五）采用种植体帮助固位

下颌单颌全口义齿由于基托面积小，牙槽嵴呈马蹄形，以及常见的剩余牙槽嵴中、重度吸收，义齿修复后常出现固位力差、疼痛等问题，应向患者建议采用种植覆盖义齿的修复方法，可以有效地改善义齿的戴用效果。

第13节 即刻义齿

即刻全口义齿是在口内余留天然牙拔除前制作，在拔牙后即刻戴入的全口义齿。即刻全口义齿可以作为过渡性修复（暂时义齿），只在拔牙创愈合期间内短期使用，以后再重新修复；也可以在拔牙创愈合后，经过重衬处理，作为正式义齿长期使用。

一、即刻全口义齿的优点

1. 可以避免因缺牙而影响患者的面部形态美观、发音和咀嚼功能，不妨碍患者的社交活动和工作。即刻全口义齿尤其适用于演员、教师、公众人物及其他对自身形象要求较高的患者。

2. 拔牙后立即戴入义齿，可起到压迫止血，有利于血凝块形成，保护伤口免受刺激和感染，减少拔牙后疼痛，促进拔牙创愈合等作用。

3. 利用患者余留天然牙的正中殆咬合关系，易于取得即刻全口义齿的正确的颌位关系。

4. 即刻义齿在拔牙后支持面部软组织，保持原有的咬合垂直距离、肌肉张力和颞下颌关节状态不变，患者易于适应义齿的使用。

5. 采用即刻义齿修复可参照患者余留牙的形态、大小和颜色，选择相近似的人工牙，并可参照天然牙排列的位置和牙弓形态来排列人工牙，使义齿修复后尽可能恢复患者缺牙前的外观。

二、即刻全口义齿的缺点

1. 由于余留天然牙的存在，印模的准确性较差。

此外，由于需在石膏模型上刮除余留牙以及拔牙后牙槽嵴形态变化，使得义齿基托密合性较差。

2. 由于不能进行义齿蜡型试戴，即刻义齿戴入前患者不能准确了解修复后的外观情况。

3. 与常规全口义齿修复相比，即刻全口义齿修复技术较复杂，患者复诊次数和费用增加。

三、即刻全口义齿的禁忌证

1. 全身健康状况差，不能耐受一次拔除多个牙和长时间治疗的患者。

2. 拔牙禁忌证的患者，如患有牙槽脓肿、牙周脓肿等。口腔内存在其他感染、溃疡、肿物等病变的患者。

3. 对即刻全口义齿修复的治疗过程、费用以及戴牙后可能出现的不适等问题不能接受的患者。

四、即刻全口义齿修复治疗步骤

（一）检查与治疗计划

即刻义齿修复前应了解患者全身健康状况、口内牙齿缺失和余留牙状况。如余留牙松动度、牙周袋深度、牙槽骨吸收程度，有无牙槽脓肿和牙周脓肿，余留牙咬合关系，有无咬合干扰和正中殆偏斜，缺牙区牙槽嵴形态，黏膜状况情况等。

应先治疗严重的感染病灶，去除牙石，调殆去除咬合干扰。殆干扰严重的倾斜、移位后牙，常导致正中殆偏斜，影响颌位关系确定，可考虑先行拔除，待拔牙创初步愈合（3～6周）后，再开始即刻义齿修复。

（二）印模技术

由于天然牙的存在，使即刻全口义齿印模的边缘整塑和印模准确性受到一定程度的影响。即刻全口义齿的印模技术有以下三种方式：

1. 成品托盘印模 采用成品有牙列托盘，在游离端缺隙处加印模膏取初印模，以此作为个别托盘，再加藻酸盐印模材取得终印模。此法简单，但印模的准确性差。

2. 个别托盘印模 先用成品有牙列托盘加藻酸盐印模材取初印模，灌制石膏模型后，用自凝树脂制作覆盖余留牙和缺隙牙槽嵴的个别托盘（见可摘局部义齿个别托盘制作），经过边缘整塑后，用硅橡胶、藻酸盐等终印模材取终印模。

3. 联合印模 先用成品有牙列托盘加藻酸盐印模材取初印模，灌制石膏模型后，用自凝树脂制作覆盖缺隙牙槽嵴（包括上腭）的个别托盘，或只空出余留牙的个别托盘。经过边缘整塑，在个别托盘上加终印模材取得牙槽嵴处功能性印模，保持个别托盘在牙槽嵴原位不动，再用成品有牙列托盘加印模材取得包括牙槽嵴和余留牙的完整印模。

（三）颌位关系记录

首先在工作模型上制作暂基托，并在缺牙区基托上放置适当高度的蜡堤，根据余留牙排列位置确定𬌗平面和唇侧丰满度。如果患者口内余留牙能够维持正常的咬合垂直距离和正中𬌗关系，可将蜡堤烫软后让患者咬合在正中𬌗位，以记录上下颌颌位关系。如果患者口内的余留牙不能维持正常的垂直距离和正中𬌗关系，需利用上下𬌗堤恢复正确的垂直距离，并确定正中关系位。在记录颌位关系时必须明确上下颌余留牙之间无𬌗干扰和正中𬌗偏斜，如果余留后牙存在𬌗干扰，应在取印模前先调𬌗或将有干扰的余留牙先行拔除，以确保记录正确的颌位关系。对于上前牙缺失或排列位置异常的患者，还应在𬌗堤唇面记录中线、口角线和唇高线。

（四）模型修整与排牙

即刻全口义齿修复的特殊之处是在拔牙前取印模和灌制石膏模型，因此在义齿制作前需要对工作模型进行修整，即将需要拔除的余留牙刮除，并修整牙槽嵴形态。

模型修整时，首先将石膏牙在平齐两侧牙龈乳头处削除，然后修整其唇颊侧和舌腭侧斜面，形成圆钝的牙槽嵴形态。由于上颌牙拔除后拔牙窝唇颊侧组织塌陷相对较多，舌腭侧组织很少塌陷。下颌与此相反，拔牙窝舌侧组织塌陷较多。因此，上颌牙的唇颊侧和下颌牙的舌侧应适当多削除一些石膏。一般情况下，牙龈健康的上颌余留牙唇颊侧可刮除 2～3mm，舌腭侧不超过 2mm。牙槽骨吸收较多，有牙周袋者，应将牙周袋袋底的位置（牙周袋深度）画在模型石膏牙的唇颊侧，牙槽嵴修整磨除至画线处。

石膏牙削除和牙槽嵴修整可一次全部完成，然后开始排列人工牙。如果需要复制余留牙（特别是余留前牙）的形态和排列位置时，可逐个牙分别进行。先选择或调改好与余留牙大小、形态相同的人工牙，在削除一个石膏牙并进行局部牙槽嵴修整后，将人工牙排列在相同的位置上。人工牙的排列应遵循全口义齿的排牙原则，达到平衡𬌗。

（五）完成义齿

根据全口义齿蜡型制作要求完成义齿基托蜡型，经过装盒、装胶、热处理、打磨、抛光等步骤，完成义齿制作。最终完成的义齿在戴入患者口内前应浸泡在消毒溶液内备用。

（六）拔牙与义齿即刻戴入

即刻义齿制作完成后，可进行外科手术拔除余留牙，并同时进行牙槽嵴修整术，去除牙槽嵴上的骨突和明显的组织倒凹。

外科手术完成后，将即刻义齿从消毒液中取出，冲洗干净，以免义齿黏附的消毒液刺激伤口，然后将义齿戴入患者口内就位。如果戴入时有压痛或不能就位，可检查并磨改基托进入组织倒凹部位，使义齿能够顺利就位，然后进行初步调𬌗。

（七）术后护理

1. 患者在术后 24 小时内不宜漱口和摘下义齿，否则不利于止血和拔牙窝内血凝块的形成。由于术后组织水肿，义齿摘下后重新戴入比较困难，还会刺激伤口引起疼痛。患者在术后 24 小时内应进流食或软食，避免吃较硬、过热的食物。

2. 术后 24 小时后复诊，摘下义齿，了解和检查患者戴用义齿情况，缓冲义齿压痛区，调𬌗。

3. 术后一周内，或在肿胀消退前，夜间戴用即刻义齿，以免因伤口夜间肿胀，导致次日早晨义齿就位困难。但患者应在饭后摘下义齿清洗并漱口，以保证拔牙创伤口的清洁。清洗后应马上重新将义齿戴入。术后一周拆除缝线后，患者可开始在夜间不戴用义齿。

（八）复诊与基托重衬处理

患者戴即刻义齿后应定期复诊检查，如果出现疼痛或其他不适，应及时复诊处理。随着拔牙创愈合，牙槽嵴骨组织改建和吸收，即刻全口义齿戴用一段时间后，基托组织面可能与牙槽嵴黏膜不密合，影响固位和支持。即刻全口义齿一般需要在初戴后 3～6 个月内进行基托组织面重衬处理。即刻义齿经过重衬处理后，可以作为正式的义齿，长期使用。也可以在牙槽嵴骨组织形态基本稳定后，重新制作全口义齿。

（冯海兰　潘韶霞）

参 考 文 献

1. 张震康，俞光岩. 实用口腔科学. 第 3 版. 北京：人民卫生出版社，2009

2. 冯海兰，徐军. 口腔修复学. 第 2 版. 北京：北京大学医学出版社，2013

第 45 章

口腔种植修复

第1节 概　　述

口腔种植学是 20 世纪口腔医学领域最伟大的成就之一，是口腔医学领域具有里程碑意义的重要进展。它不仅为一系列常规修复临床难题的解决提供了新的技术手段，受到口腔医师的重视，也因其良好的功能及其美观、舒适的优势，日益受到广大缺牙患者的欢迎，成为这类患者缺失牙齿修复的首选。有人说它为人类提供了类似于真牙的第三副牙齿，称其为口腔医学领域的一场革命。

一、口腔种植的简要历史回顾及骨结合理论的诞生

早在 19 世纪初期，人们就开始尝试将异种材料植入缺失牙部位，以代替缺失牙齿的牙根，在其上方安装人工制作的义齿。1807 年，Maggiolo 使用金属金，做成牙根形状的口腔种植体植入，但仅仅使用了 14 天便告失败。之后，有很多人开始尝试将不同的材料如金、银、陶瓷和象牙等做成牙根形状的植入物，用于牙齿缺失的种植修复，但仍然是以脱落失败而告终，因为当时的人们还不认识机体排异的免疫反应。

1906 年，Greenfield 使用铱铂和纯金制作外形为空篓圆柱状的牙种植体，并在口腔种植体的上方制作了类似的"固定基台（fixed abutment）"。他首先用环形钻在缺失牙部位制备口腔种植体植入的窝洞，植入自己制作的口腔种植体，几周之后在基台上安装人工牙冠。这种尝试已经有了一些现代口腔种植的味道。但其昂贵的造价无法使其大量应用。即使如此，这样的尝试还是很快引起了牙医们及牙科商家的极大关注。一时间出现了各种各样的牙种植体并纷纷申请了专利。但是这些专利产品缺乏科学理论的支持，基本属于盲目的尝试，且具有浓厚的商业利益驱动背景。因此，终于因其大量的失败在口腔种植的发展历史上成为匆匆过客，没有使其成为成熟使用的临床技术，也难以形成口腔种植学科。

1937 年，Strock 用钴铬钼合金制作成一段式螺旋状口腔种植体，并用狗作为实验动物进行动物实验研究。植入 115 周后，对其进行组织学研究观察。Strock 发现口腔种植体与骨之间呈现出粘连状态，它将这样的骨 - 口腔种植体界面称为 Ankylosis（粘连）。在此基础上他将这种一段式口腔种植体应用于临床，其中一颗左侧上颌中切牙的种植义齿使用了 15 年。Strock 是在口腔种植的历史上第一个获得牙种植体在人体内的长期存留的学者。同时它也是第一个采用组织学方法研究口腔种植体 - 骨界面结构的学者。Strock 的工作在口腔种植的发展历史上具有开创性的意义，但是它使用的制作口腔种植体的材料，都是极其昂贵的金属，这就使希望这项技术成为实用临床技术变成一种奢望，加之其治疗周期常达几年之久，这也是医师和病人都无法接受的。

Brånemark 教授是一位瑞典解剖生理学家。1966 年，他在哥德堡大学（University of Gothenburg）进行一项骨折愈合过程中血运重建的研究。他使用金属钛制作固定于实验动物骨骼上的窥管，用以观察局部血运情况。当实验结束回收标本时，发现钛金属窥管与骨组织牢固地结合在一起，在显微镜下看到钛金属与骨细胞紧密嵌合。Brånemark 教授称这种状态为"Osseointegration 骨结合"。Brånemark 教授的这一发现被口腔医学界公认为是现代口腔种植发展的基础。这一理论也被称之为骨结合理论（Osseointergration）。成为引领现代口腔种植发展的基本理论。同时Brånemark 教授清醒地认识到钛金属与骨组织牢固结合的现象，对开发口腔种植体具有重要的应用价值。

1965 年，第一个螺钉状的"Brånemark 口腔种植体"被植入患者口腔。Brånemark 教授严谨地设计了临床观察、疗效分析的方案。1977 年，他所领导的研究小组报告了口腔种植体植入后随访 10 年的效果。1981 年报告了 15 年的随访观察分析。Brånemark 教授报告的口腔种植病例数量之多，观察时间之长，成功率之高，对现代口腔种植学的诞生及学科发展起到了至关重要的作用。因此 Brånemark 教授也被口腔医学界称之为现代口腔种植之父。

二、中国口腔种植的发展

中国口腔种植的起步较晚，大体上可以分为三个阶段。20世纪80年代到1995年是起始阶段。这个时期，由于缺乏广泛深入的国际交流，缺乏对现代口腔种植理念的深入了解、缺乏对规范培训的认识，走了不少弯路。实际上是重复国际上20世纪50～60年代的错误。当时没有一家国际知名品牌的口腔种植体进入中国市场。大量国内制作的质量不很合格的口腔种植体充斥在各级口腔医疗机构。那时也没有国家的注册准入制度，口腔种植呈现一片混乱的景象。许多口腔医师都加入口腔种植大军，自然结局是大量种植失败病例随之而来，有关口腔种植的医疗纠纷不断。这不仅损害了口腔种植的声誉，也使曾经从事这一工作的医师饱受打击和困扰。1995～2005年的十年间，以中华口腔医学杂志编辑部的名义召开的珠海口腔种植义齿学术工作研讨会为标志，开始了中国口腔种植医师与国际同行之间广泛深入的学术交流，中国医师也开始认识到对从事口腔种植的医师进行严格规范培训的重要意义和价值。应该说这一阶段是中国口腔种植规范起步的新阶段。从事口腔种植的口腔医师们开始了解并理解现代口腔种植的理念，接受规范的系统培训，选择质量合格的口腔种植体，几个国际知名的口腔种植体系统在此期间也陆续进入中国市场。这十年间中国有志从事口腔种植的同道们积极走出国门，积极参加一系列高水平的国际学术会议，也邀请到了大多数全球范围内知名的口腔种植专家到我国讲学。其中包括现代口腔种植之父Brånemark教授、欧洲骨结合学会创始人Spiekermann教授等。这些工作使我国口腔种植医师在很短的时间里，走过了国外同道几十年走过的路，使中国口腔种植临床工作的质量在较短时间里赶上了国际先进水平。2002年成立了中华口腔医学会口腔种植专业委员会，从而进一步促进了中国口腔种植学术的交流进步与发展。2005年以后到现在的这段时间，应该说是中国口腔种植的稳步快速发展的阶段。越来越多的口腔专科医院、口腔诊所开展口腔种植，越来越多的口腔医师进入口腔种植队伍。这个时期的标志性事件就是我国六所大学里为本科生开设了《口腔种植学》课程，口腔种植被卫生部正式列入口腔临床诊疗科目的二级专科。

尽管我国的口腔种植已经取得了长足的发展，但是我们也要清楚地看到与发达国家甚至一些发展中国家相比较尚存在较大差距。主要表现在两个方面：一是口腔种植临床工作在全国范围内开展还不很普遍，二是质量仍有待进一步提高。特别是在最近3～4年内没有接受规范培训而盲目种植的情况时有发生，种植失败的病例似乎有所增加。因此，进一步强调规范化培训、严格监管开展口腔种植的人员和基础设施就显得非常重要。2013年4月，国家卫生与计划生育委员会制定颁布了《口腔种植技术管理规范》，要求在全国执行这一技术管理规范。这一规范对从事口腔种植的医疗机构的资质、条件，从事口腔种植的医师需要具备的基本条件，开展的种植技术都提出了一系列具体要求，这对进一步规范中国口腔种植必将起到极大的促进作用，也会对口腔种植的健康发展起到积极的促进作用。

进入21世纪以后的中国口腔种植呈现出一片蓬勃发展的大好景象，越来越多的国际知名品牌口腔种植体源源不断进入中国市场，中华口腔医学会也自2012年开始连续三年以"中国口腔种植年"作为其年会主题，进一步推动口腔种植在中国的规范健康发展。口腔种植体在中国市场的销售量也以每年30%～40%的增速在增长。口腔种植修复已经被越来越多的口腔医师和牙齿缺失的患者所接受，选择这一修复方式的患者越来越多。在西方发达国家这一比例已达牙齿缺失患者的50%左右。我国的口腔种植修复也从几家大型口腔专科医院迅速扩展到大多数口腔专科医院、综合医院的口腔科以及一些条件较好的民营口腔医疗机构。但是在我们这样的人口大国，如同口腔医学的整体发展一样，仍面临着极其艰巨的任务与挑战。我们要在规范的基础上普及推广口腔种植，发展口腔种植学科。同时也要努力促进高质量国产种植体品牌的研发与上市。口腔种植领域的专家们也要不断深入研究临床上遇到的各种新问题，在基础与临床研究领域创造更多的优秀成果，惠及我们的患者，也为这一学科在全球范围的进步与发展作出中国学者的贡献。

第2节 口腔种植的适应证与禁忌证

一、适 应 证

随着口腔种植学科的发展以及现代医学的进步，口腔种植治疗的适应证与禁忌证范围在不断变化。总的来说，口腔种植治疗的适应证范围在不断拓宽，而禁忌证范围则在不断缩小。最初，口腔种植仅被用于常规全口义齿所难以修复的复杂无牙颌患者的治疗。其后，逐渐被应用到可摘局部义齿难以解决的牙列缺损病例。随后，口腔种植被进一步应用于为基牙支持不足的牙列缺损患者提供固定修复方式，以及为单牙缺失患者提供避免邻牙预备的固定修复方式的治疗。另一方面，新的种植理念和新型种植系统的开发，减少了口腔种植对于局部骨质骨量的要求，减小了局部禁忌证的范围。目前,一般来说,在生理解剖、精神心理及社会因素条件具备的前提下,绝大多数牙列缺损、牙列缺失的患者均可考虑采用口腔种植治疗,对于保守治疗困难以及预后不佳的牙体缺损患者亦可考虑采用口腔种植治疗。

二、禁忌证

口腔种植治疗包括有创手术,甚至复杂的软硬组织重建手术,因此在为牙列缺损、牙列缺失患者提供在结构、形态与天然牙接近的修复方式的同时,既要注意保证修复的功能、美学以及长期效果,还应注意避免治疗过程中可能为患者带来的全身和局部风险,不应危害患者生命安全和健康,不应加重患者全身系统性疾病,不应损失患者的邻近器官及重要组织结构。

口腔种植治疗中严格意义上的绝对禁忌证并不多见,禁忌证多为相对而言。因此,国际上,学者们常用风险因素来进行口腔种植治疗的术前评估。风险因素可以分为全身风险因素和局部风险因素两类。

(一)全身因素

对于多数全身系统性疾病,口腔种植医师可以通过病史和检查,进行独立判断。对于较复杂的全身系统性疾病,口腔种植医师需要与内科医师共同会诊,合作解决。但作为手术及治疗的实施者,口腔种植医师有责任作出最终决定。

1. 年龄因素　对于高龄患者,年龄本身并不是口腔种植的禁忌证。随着现代医学的进步、人均期望寿命的延长以及老龄化的进展,老龄人口的绝对数量和相对数量都在增长。同时,随着人们对于生活质量要求的提高,口腔种植医师将面临相当一部分的高龄患者。对于高龄患者,除了可能伴有的全身系统性疾病之外,还应对其生理、心理及社会特点及状态有所了解。一般来说,60 岁以上的患者各项生理功能及耐受手术和治疗的能力逐渐下降,并且这种趋势随着年龄的增长逐渐明显。

口腔种植治疗通常应在患者成年,颌骨、牙槽骨生长发育完成后进行。由于牙槽骨的垂直向生长,尤其在前牙区,仍然有一定比例的成年患者在种植修复完成后若干年会出现邻牙较修复体过长的现象。对于外胚层发育不良症的患者,考虑到咀嚼功能及其对颌骨生长发育的作用,以及修复对于患者生理、心理的作用,可在患者的青春期前进行口腔种植修复,口腔种植的修复体需要根据患者的生长发育阶段性更换。

2. 高血压及心脑血管因素　未控制的高血压将增加口腔种植治疗中心脑血管疾病发生的风险,如心绞痛、心肌梗死、脑血管意外等。控制良好或高血压Ⅰ期(140～159/90～99mmHg)的患者可以接受绝大多

数种植治疗。但对于较复杂的外科手术,则需要术前系统评估风险。对于收缩压在 180～209mmHg 及舒张压在 110～119mmHg 的患者,应视为手术禁忌。

近期发生的心肌梗死,手术后再次发生的风险大大增加,因此被认为是手术的绝对禁忌。对于心肌梗死的患者,治疗后 3～6 个月的手术刺激可能会造成患者不可控的血管收缩、心律失常等,通常应在治疗稳定后 6～12 个月后考虑种植治疗。不稳定性心绞痛,尤其是在 60 天内发生的,在查清前不宜手术。对于行冠脉支架治疗的患者,需术后稳定 6 个月以上,再考虑口腔种植治疗。

对于亚急性细菌性心内膜炎的患者,口腔菌库来源的一过性菌血症是感染的主要病因。因心脏瓣膜疾病行置换瓣膜置换者,增加了细菌性心内膜炎的发生风险,种植手术通常应在心脏手术稳定 1 年以上。种植手术及种植体周围疾病增加了上述感染的风险,术前需预防性使用抗生素。

3. 血液性疾病　红细胞疾病主要包括红细胞增多症和贫血两类。原发性红细胞增多症,多发生于老年人,预后差,不宜选择复杂的口腔种植治疗。口腔种植治疗对于大多数的贫血患者不是禁忌,但对于重度贫血(Hb<60g/L)建议血液科先行对症对因治疗。

白血病按照起病的缓急可分为急、慢性白血病。临床上常按病变细胞系列将白血病分为急性淋巴细胞白血病、急性髓细胞白血病、慢性粒细胞白血病、慢性淋巴细胞白血病等。虽然近些年白血病的治疗及预后已大为改观,但对于口腔种植治疗来说白血病被视为禁忌。

血小板计数低于 100 000/mm³ 被认为是外科手术的禁忌证。正常的初期止血需要外周血的血小板计数值大于以上数量并且血小板功能正常。血小板疾病会因血小板的数量和质量的缺陷引起出血。除此以外,其他作用于血管收缩、血小板聚集、凝血蛋白、纤维蛋白形成和纤维蛋白溶解等环节的疾病均可能影响止血,造成患者的出血倾向。目前常用凝血酶原时间和部分促凝血酶原激酶时间检测出血倾向。前者检测外源性凝血途径效率,正常值为 11～14 秒。后者检测内源性凝血途径效率,正常值为 25～40 秒。

心脏瓣膜置换、深部静脉血栓、心肌梗死、脑卒中、房颤、不稳定性心绞痛的患者,通常长期服用口服抗凝药物。目前证据表明口腔种植手术前需要停用抗凝药。对于停药,口腔种植医师需要与内科医师沟通,权衡凝血与血栓形成可能对于患者的利弊。

4. 内分泌性疾病　糖尿病可造成患者微血管改变,组织愈合能力下降,感染风险增加。未控制的糖尿病被认为是口腔种植的禁忌。正常的血浆血糖水平

为 80～120mg/dl，糖尿病以高血糖为特征。糖化血红蛋白（HbA1c）是血糖与血清白蛋白非酶促反应结合的产物，反映前 1～3 周的平均血糖水平，6%～6.5% 被认为正常，超过 8%，提示患者血糖控制差。糖尿病患者行口腔种植 HbA1c 不应超过 7%。一般来说，糖尿病病史时间越长，种植失败率则越高。

可控制的甲状腺疾病不是口腔种植的禁忌。但对于未控制的甲状腺功能亢进患者，手术刺激可能致使甲亢加重，交感神经活动功能加强而致危象，危及生命。

5. 骨组织疾病　骨质疏松症不是口腔种植的禁忌证，但骨质疏松和骨质减少不利于初期稳定性和骨结合的获得，增加了治疗的风险。内分泌紊乱如甲状旁腺功能亢进症等引起钙磷代谢失衡，在骨形成和骨吸收失衡得到有效控制前不宜采用口腔种植治疗。其他骨组织疾病如纤维性结构不良、畸形性骨炎、多发性骨髓瘤等目前被认为是口腔种植的禁忌证。

6. 药物和化疗　随着老龄化的进展和现代医学的进展，为提高生活质量选择口腔种植的癌症患者数量显著增加。目前，对于抗癌药物与种植关系的研究较少，尚没有科学证据证实化疗是种植的禁忌证。但由于化疗药物的细胞毒性作用，口腔种植医师对此应采取十分谨慎的态度。对于其他如自身免疫性疾病需要长期、大量使用皮质激素和免疫抑制剂的，目前认为是口腔种植的禁忌证。近年来，抗骨质疏松二膦酸盐药物导致颌骨骨坏死的副作用引起国际口腔种植医师的重视。目前多数报道认为口服用药发生颌骨骨坏死的机会较低，而静脉用药则较高，后者不建议采用口腔种植治疗。

7. 其他禁忌　神经及精神疾病患者。患者有严重心理障碍，精神、情绪极不稳定的。患者对治疗有不现实的计划和要求的。患者对于治疗的理解、动机及依从性存在问题的。不良的生活方式，如患者营养过差、节食、严重缺乏运动、口腔卫生差、过度嗜烟嗜酒及吸毒。处于特殊时期，如妊娠期的患者。

（二）口腔局部因素

口腔种植治疗的口腔局部绝对禁忌证不多见。多数局部风险因素可以通过术前牙周、牙体牙髓、正畸治疗及组织增量处理进行改善。

1. 未控制的牙周病及口腔黏膜病变。牙槽骨存在病理性改变未完善治疗的，如局部的残根、异物、肉芽肿、囊肿及炎症反应。

2. 咬合创伤、有夜磨牙等口腔副功能的患者接受口腔种植治疗的并发症发生率更高。咬合关系异常的，应通过正畸治疗、正颌外科纠正不良的咬合关系及颌骨位置关系。开口度过小，口腔种植治疗操作无法进行的。

3. 因自身免疫性疾病或长期服用药物所引起的口干综合征，不利于自洁，易导致种植体周围炎的发生。

4. 颌骨经过放射治疗的，由于骨细胞及血管受损，组织愈合和再生能力降低，易导致种植治疗失败。

第3节　口腔种植外科基本技术

一、种植术前准备

（一）种植术前常规准备

常规种植手术，在术前准备方面与阻生齿拔除等牙槽外科手术相类似。在本章的前一节，对于种植治疗适应证及禁忌证的判断，是术前检查评估的重要一环。对于没有明显手术禁忌病史的患者，术前还需要进行血液检查，包括血常规及出凝血功能、肝肾功能、血糖以及各种传染病的血清学检查。根据以上检查结果，可以初步判定患者大体健康状况，如果检查结果中出现外科手术禁忌证，则应该调整治疗计划。

术前要对患者的口腔卫生状况进行评估，并进行必要的牙周基础治疗。对余留牙齿尤其是邻牙的龋病及牙髓炎进行及时治疗，避免术后的邻牙疼痛与术区反应性疼痛的混淆；对殆牙伸长或咬合关系不良的患者，通过正畸科会诊，明确正畸-种植联合治疗计划。虽然吸烟影响种植体骨结合的具体机制到目前还不十分清楚，但其导致种植体早期骨结合成功率降低的现象已经被大量文献证实。告知患者抽烟对种植治疗的风险，较复杂的种植手术前，患者最好停止吸烟，手术后还应戒烟至少 4 周左右，这样就可以明显降低由于吸烟导致的各种手术并发症的出现。

在种植手术前，医师要充分与患者沟通，讲明治疗方案、风险、注意事项等等，说明可能发生的并发症及对应措施。请患者签署知情同意书等相关医疗文件。

（二）预防性使用抗生素

种植手术在口腔内这样一个非清洁区域进行，属于清洁-污染切口的手术，而且种植手术又属于外源性植入物手术，一旦发生植入物感染会导致较为严重的后果，因此建议预防性使用抗菌药物。预防性使用抗菌药物的主要目的是防止愈合初期软组织和骨组织发生感染。另外，手术时间长短也与术后感染的发生密切相关，且被认为是影响术后感染发生率的第二大危险因素（第一危险因素为术区细菌污染）。预防性抗菌药物的应用因人而异，应根据患者的基本情况、既往病史、种植手术方案的不同尤其是手术复杂程度等制订个性化的术前抗菌药物应用方案。尤其是对于一些难度较大、手术时间较长的骨扩增手术，术前预防性抗生素的应用尤为必要。建议在术前 0.5～1 小时应用抗菌药物，首量可以加倍，以确保手术时达到最佳的药物浓度。术后，是否延长抗菌药物的使用时间应该根据患者健康情况、手术复杂程度、手术并发症的风险和危害大小来综合考虑。

口腔感染属混合性感染，通常采用广谱抗生素如头孢菌素类抗菌药物（β-内酰胺类抗菌药物）与对厌氧菌及原虫有独特的杀灭作用的替硝唑联合应用。常规手术采用口服剂型。对于复杂手术，可以考虑静脉剂型。当患者对β-内酰胺类抗菌药物过敏时可选用红霉素。另外，林可霉素类及喹诺酮类药物在口腔科的应用越来越多，其中克林霉素以及第三、四代喹诺酮类抗菌药物可有效杀灭厌氧菌，可以用于预防和治疗上颌窦植骨后感染。

（三）无菌手术原则

有学者认为口腔本身就是有菌环境，种植手术只需要按照清洁手术的原则实施即可，不需要严格的消毒、铺单和穿无菌手术衣。然而，为了尽可能消除术中污染导致的术后种植体感染、确保种植手术的高成功率，目前我们还是建议种植手术应该严格按照无菌手术的原则来进行。而对于骨增量手术更应严格无菌观念。用于种植外科治疗的应当是独立的诊疗间，诊疗间外应当设置手臂清洁及消毒设施。手术室内要按照规范严格消毒，种植相关手术器械包括种植机导线高温高压消毒。术者消毒应该按照常规外科手术的原则进行。

患者在消毒前戴帽遮发。牙种植手术属于口内手术，消毒区域包括全部口腔以及面部的部分区域，面部与口腔内应该分别消毒。对于骨增量手术，面部消毒范围应有一定的扩大，一般可以上至眶上缘平面，下至颈上线，两侧至耳前线，以保证足够的安全消毒范围为原则。常规种植手术，面部及口内消毒可采用氯己定液，广谱消毒剂，刺激性小。75%酒精也常应用，但消毒力较弱。对于复杂手术，建议面部消毒采用碘伏，并用75%酒精脱碘。消毒后以消毒巾包头，术区铺消毒巾并达到足够的层数以防污染。二期手术可简单铺洞巾。而对于复杂手术，尤其是骨增量手术，在术野周围铺巾后，再用消毒的中单和大单遮盖全身，术区周围最少3~4层，外周至少2层。

二、种植外科手术的基本程序

种植外科操作需轻柔、准确与精细，手术应避免损伤鼻底、上颌窦黏膜及下牙槽神经管等重要结构，而且必须保证种植体安放的位置与方向正确。

为此，手术前要通过影像检查对种植位点的颌骨进行精确的测量。目前国际上有多种专为种植修复设计的头颅CT软件，尤其是今年来锥形束CT（CBCT）越来越普遍地应用于种植领域。可精确测量上下颌骨每一部位的颌骨高度与宽度，对于复杂牙列缺损、缺失的诊断测量提供更为准确和全面的信息。临床上若采用全口牙位曲面体层X线片来测量，则特别注意排除X线片的放大率。具体作法是在每一需作种植的缺失牙部位用蜡片黏固一直径大小确定的钢球（作者使用5mm直径钢球）然后拍片，再测量X线片上钢球的垂直向、水平向高度与宽度以及该部位颌骨X线片上的高度与宽度，使用计算公式，计算颌骨该部位的实际高度与宽度，其计算公式为：

颌骨实际高度（宽度）=X线片上颌骨测量高度（宽度）×钢球实际直径/X线片上钢球测量高度（宽度）

这一测量对在靠近鼻底、上颌窦以及可能累及下牙槽神经管的部位十分重要。精确测量一方面可精确选用适当长度的种植体，合理利用颌骨高度，同时可为避免这些重要结构损伤提供精确数据。

在多个牙缺失的情况下，特别是上前牙缺失需行种植修复的情况下，为保证种植体植入的位置与方向准确，应事先由修复医师设计制作种植引导模板。手术时，外科医师严格按照模板确定的位置与方向植入种植体。此类模板可分为用透明塑料压制的简单模板，用原可摘式义齿改制的模板，或用专用金属套筒制作的精确模板。

Brånemark经典的种植外科程序采用两期手术完成。Ⅰ期手术为植入种植体后，用黏骨膜瓣完全覆盖种植创面，并使种植体在无负重条件下于颌骨内顺利产生骨结合（上颌一般需5~6个月，下颌需3~4个月），然后行Ⅱ期手术，暴露种植体顶端，并安装愈合基台。最近十余年来，随着种植体表面处理的改善以及种植技术的不断提高，越来越多的临床病例采用一阶段手术，种植体植入后获得较好的初期稳定性，直接安放愈合基台。

种植手术的基本操作程序因不同种植体系统而不同，大体上可因冷却系统设计的不同分为内冷却系统和外冷却系统，冷却的目的是为了保证种植外科手术操作中的钻孔、扩洞、预备螺纹、旋入种植钉等过程中局部温度不超过42℃，从而保证骨细胞的活性不受损伤，有利于骨结合。内冷却系统即喷水装置与各种种植床预备钻头中心部位相通，操作过程中冷却水流可从钻头中心喷出，冷却效果好，可提高钻速，节省时间。目前的种植系统多采用内冷却系统。现将常规种植外科的基本程序介绍如下：

（一）第一次手术（种植体植入术）

1. 手术步骤与方法

（1）切口：局麻下，采用牙槽嵴顶正中切口，切开黏骨膜。

（2）翻瓣：用骨膜剥离子紧贴骨面小心翻起黏骨膜瓣，注意避免损伤黏骨膜造成穿孔，充分暴露牙槽嵴顶，用咬骨钳修整骨面，去除锐利的骨嵴，注意不要过多暴露牙槽骨，以免因过分剥离黏骨膜而破坏血运，同时要保护颏神经血管束。

（3）预备种植窝：按预先设计，根据牙槽骨的骨量选择适宜的种植体及相应的系列钻头。使用种植用的高速钻，采用厂家建议的转速，通常在 800～1600r/min，不宜超过 2000r/min。大量生理盐水冲洗，先用圆钻定位钻孔，再用导航钻、裂钻逐步扩孔，而后预备洞口处肩台。种植窝的预备，常规遵循序列备洞的原则。对于骨质疏松的患者，则考虑级差备洞。

（4）预备螺纹：对于骨质较硬的种植位点，需要进行攻丝预备螺纹。而骨质密度较低的患者慎用。可采用反角手机，采用慢速 15～20r/min，同样用大量生理盐水冲洗。也可以通过手动扳手和攻丝钻，预备螺纹。

（5）植入种植体：将种植体缓缓植入并小心加力旋紧，避免用力过度造成骨折或破坏螺纹。注意种植体植入的扭矩。若扭矩过大，可以将种植体取出放好，重新预备种植窝洞。对于自攻性强的种植体，可以不取出种植体，利用种植体的螺纹攻丝，必要时结合反转，避免扭矩瞬间多大而造成种植体或传送螺丝的折裂。可用金属剥离子叩击种植体，发出清脆声响，表示种植体与其周围骨床紧密相连。确认种植体就位良好后，拧入顶部的覆盖螺帽，彻底冲洗术区，间断缝合黏骨膜，缝合时务使骨膜层包括在内，并在无张力情况下，将种植体顶部完全覆盖。

2. 术中注意事项

（1）种植体之间要尽量保持相互平行，尽量避免向唇、舌侧偏斜，可用方向指示器置入已备好的种植窝内，作为定向标志杆。

（2）减少组织损伤至关重要，根据有关研究，骨组织在 47℃时仅 1 分钟即可造成坏死，因此，术中要用大量生理盐水冲洗降温。在预备种植窝时，应使用专用系列钻，不要过度用力下压钻头，以减少骨组织的热损伤。术中要注意保护颏神经血管束，勿穿入上颌窦、鼻底。分离黏骨膜时要适度，以免破坏血运。

（3）预备好螺纹后，种植窝底的血块不要去除，待植入种植体后再用生理盐水冲洗手术区域，以免生理盐水被压入骨髓腔内。

3. 术后处理　术后嘱患者咬纱布卷至少 1 小时，使用抗生素 10 天，给予漱口水含漱，保持口腔卫生，2 周内暂不戴义齿，术后 7 天拆除缝线，定期复查。两周后重新戴入义齿，相应种植骨床部位应作适当磨改缓冲，以免使种植体过早负重。

（二）第二次手术（种植基台连接术）

手术步骤与方法：

1. 根据第一次手术记录、X 线片及触诊，用探针探得覆盖螺丝帽的部位。

2. 局麻下，在螺帽上方近远中向切开牙龈，切口应尽可能位于螺帽中心。切口要小，长度不要超过螺帽区。

3. 用旋转切孔刀多次旋转，环形切除螺帽表面的软硬组织。

4. 用螺丝刀小心旋拧，卸下覆盖螺帽，在覆盖螺丝与种植体之间常有薄层结缔组织长入，应予以彻底清除，以免影响种植基台固位。

5. 依黏骨膜的厚度，选择适宜长度的种植基台，在固位钳的配合下，拧入种植基台，种植基台顶部应高出其周围牙龈 1～2mm，以利于保持口腔卫生。旋紧种植基台，以金属剥离子叩击种植基台，听到清脆的声响，表示种植体与其周围骨床已紧密结合为一体。

6. 严密缝合种植基台之间的切口。

第4节　引导骨再生技术

一、GBR 技术基本原理

骨组织有独特的再生能力，骨组织形成的两个基本前提：充分的血供和良好的机械支撑。

骨缺损的修复通常从骨缺损的边缘开始，骨细胞在母骨的表面形成网状骨，逐渐向缺损的中央扩展，修复的速度取决于再血管化和成骨恢复的速度以及骨缺损的大小。但软组织的修复速度较快，可占据骨缺损区，影响骨缺损的完全修复。在骨缺损区，用膜盖住骨缺损，此膜起屏障作用，阻止软组织中的成纤维细胞及上皮细胞长入及产生竞争性抑制，同时又可保护血凝块的稳定，维持血凝块充填的间隙，允许具有骨生成能力的细胞缓慢进入骨缺损区内继而修复骨缺损（彩图 45-2，见书末彩插）。

引导骨再生的屏障膜通常与骨移植材料联合应用，两者具有协同作用，膜稳定骨移植材料，而骨移植材料支撑膜，防止膜的塌陷，可更好保证骨组织的再生空间，骨移植材料本身具有引导骨再生的能力。

二、膜的材料及类型

（一）膜本身应具备的条件

Scantlebury 提出引导组织再生膜在口腔中应用，必须具备下面 5 个方面的条件：①生物相容性；②阻挡细胞性；③维持骨生成空间；④组织亲和性；⑤临床上易操作性。Mcginnis 认为理想膜的特征为：有生物惰性、具有足够的强度及硬度维持血凝块充填骨缺损间隙，同时又具有一定柔软性利于临床操作、价格合理、一次手术操作过程。

（二）膜的类型

1. 不可吸收性膜

（1）不可吸收性 Gore-Tex 膜：又称聚四氟乙烯膜（expended polytetrafluorethylene，e-PTFE）。聚四氟乙烯膜是一种惰性材料，包括在临床中应用较为广泛的 Teflon（e-PTFE，Gore-Tex Periodontal and Bone Regenerative Membranes，Gore and Associates，Flagstaff，AZ），有良好的生物相容性，不易发生组织排斥反应。在临床应用不可吸收性膜时，往往需要使用钛钉固定增加膜的张力或同时使用植骨材料，可以占据膜下方的空间，以获得更大的骨再生量。若增加膜的硬度或使用钛支架加强，则无需额外使用植骨材料。

（2）纯钛膜：是一生物相容性非常好的薄膜，可塑形，有较好的强度，能维持较大的骨修复空间，有微孔和无微孔两种。

不可吸收性膜可以设计成不同的大小和形状，以适应骨缺损的大小和形态，另外阻挡软组织的能力较强，在组织中可持续较长的时间，几个月甚至数年。但使用不可吸收性膜，需在术后 6～12 个月进行二次手术将膜取出，一定程度上限制了其在临床中的应用。

2. 可吸收性膜　可吸收性膜的产品主要有两大类：天然生物材料（胶原膜）和合成聚合物类（酯与乙交酯共聚物膜）。

胶原是研究较透彻的生物材料，它是一种含羟基脯胺酸并且有螺旋结构的纤维蛋白，多年来胶原一直被用做外科手术缝合线及止血剂。目前对天然生物材料制成的胶原膜研究较多，其产品主要有 Bio-Gide 膜。

Bio-Gide 膜由 I 型胶原和 III 型胶原制作成一双层膜，外层为致密层（孔径 0.5～2.0μm），而内层为多孔空疏松层（孔径 30～100μm）。同软组织接触的致密层具有良好的细胞隔离功能，可阻止结缔组织及上皮细胞长入膜保护区内，而同骨缺损接触的多孔层由疏松分布的胶原纤维组成，起到稳定血凝块作用，并使骨细胞能附着其上。另外，纤维的特殊分布使膜的抗拉强度增大不易被撕裂，可用膜固定钉及缝线缝合固定，从而避免在机械力作用下发生移位。

可吸收性生物膜在组织内经过一段时间会分解，若分解较快，可能会导致成骨不全。另外，可吸收性生物膜的支撑力较差，可能会塌陷进入骨缺损区，不利成骨。因此，可吸收性生物膜可能更适合轻度或中度的骨缺损。

三、植骨材料的选择

GBR 操作程序常规要求应用骨充填材料，同膜有协同作用，可提高疗效和可预期性。Buser 等人认为和屏障膜联合应用的骨充填材料应具备以下特性：支撑膜防止膜塌陷；起支架作用利于新骨长入；具有刺激新骨从受植区长入；能提供机械性保护来抵抗来自表面软组织的压力；保护新生成的骨，防止其吸收。

自体骨被认为是目前最可靠的骨充填材料，它提供了活性的骨细胞，可直接成骨，此外，含有丰富的骨形成蛋白（bone morphogenic protein，BMP），Urist 于 1980 年就已证实 BMP 对成骨细胞的成骨起关键作用。

GBR 膜技术所需要骨量较少，可直接从口内获得。取材部位通常为：种植术区周围、颏部、磨牙后区、上颌结节、前鼻嵴等区域。此外，临床研究已证实膜内成骨的颌骨移植后吸收率仅为 0～25%，保留骨量多。这主要归功于膜内成骨的颌骨移植后再血管化速度明显快于软骨成骨来骨，同一胚胎组织发育而来的骨能很快结合，不需要通过形成软骨这一中间过程。

骨代用品（异体骨、异种骨、人工合成骨），近年来，骨代用品同自体骨联合应用，治疗种植体周围骨缺损的效果较好，骨代用品临床上应用方便，其缓慢替代过程，更利于维持骨再生空间，保证成骨效果。

一些动物实验及临床研究表明，膜所提供并维持的足够大的骨再生修复空间是 GBR 生物膜技术成功的至关重要的因素。有人发现由于来自表面软组织压力，膜可向骨面塌陷，从而使骨再生空间丧失。一些学者研究证实膜下充填骨移植材料可防止膜塌陷，并利于新骨生成。其中 Mellonig 在回顾性研究中观察了 47 例患者，其中 89% 的人采用 DFDBA 与 e-PTFE 膜联合应用，完全获得成功，并认为 DFDBA 具有骨引导作用和骨诱导作用。其他学者也报道膜与骨移植材料联合应用修复骨缺损时新骨生成量大。一些学者采用自体骨移植（从口内取骨）与膜联合应用效果也非常好。此外，个别学者报道了应用加强型膜，可较好地维持骨再生空间。但多位学者赞成膜下充填骨移植材料，既可防止膜塌陷，还可增加骨的生成量。

通常要求膜既有足够的硬度，又有一定的可塑性。膜放置的范围应超出骨缺损区边缘 2～3mm 以上，并与骨面紧密贴合，用专用钉或种植体覆盖螺帽等方法固定膜，可防止膜移位及塌陷。膜下充填足够的骨移植材料，并且压实，可有效支撑膜，保持膜的稳定。膜的稳定对成骨效果和防止软组织瓣裂开有双重作用。Phillips 等人发现在骨愈合的早期，微小动度会影响细胞的分化。在骨折愈合的早期，有 10～20μm 的微动，就会使间充质细胞转化为成纤维细胞而不是成骨细胞。作者本人在临床中发现，Ⅱ期术中取出钛膜时见膜与新生骨之间有一薄层结缔组织，其厚度与膜的大小、稳定性有直接的关系。

Bio-Oss 人工骨是一种从牛骨中提取，经过特殊处理加工，除去蛋白和其他有机成分，高纯度并且保持多孔天然骨无机结构，同人体骨的结构几乎相同的生物移植材料。许多学者的实验及临床研究证实，Bio-Oss 有非常好的生物相容性，能满足骨引导材料的标准。关于 Bio-Oss 人工骨颗粒同种植体表面如何接触，Berglundh 等学者作了这方面的动物实验研究，发现 Bio-Oss 人工骨颗粒不与种植体表面直接接触，它们之间有约 0.5mm 宽的正常矿化骨，组织学定量及定性观察，Bio-Oss 人工骨区种植体与对照正常骨区种植体的骨结合完全一样。

应用 Bio-Oss 人工骨应注意的问题：

保证植入骨缺损区 Bio-Oss 人工骨颗粒稳定，防止被血液冲走、移位，纤维组织包裹；种植体周围的骨缺损在应用 Bio-Oss 颗粒充填时，最好同引导骨再生膜联合应用，膜能有效地防止其移位、活动，同时其支撑膜，维持骨再生空间；通常要求 Bio-Oss 人工骨与自体骨混合后应用，若单独应用 Bio-Oss 人工骨最好采用自体血混合，以保证其成骨效果；Bio-Oss 颗粒在体内愈合越长，其改建得越好。一例钛膜下 Bio-Oss 人工骨愈合 10 个月，在制备种植窝洞时，钻头的感觉如同正常骨，并且血运丰富。而 Bio-Oss 人工骨愈合 6 个月者，人工骨颗粒明显，钻孔时，感觉骨质稍软；Bio-Oss 骨的慢替代率，对植骨区有稳定作用。愈合 6～10 个月后的硬组织切片显微镜下观察发现：Bio-Oss 人工骨颗粒存在，个别区域 Bio-Oss 人工骨颗粒边缘有吸收现象，Skoglund 动物实验观察 44 个月；Piattelli 临床观察 4 年的组织学切片，Bio-Oss 人工骨颗粒仍存在于植骨区中，但随着时间的推移，Bio-Oss 人工骨颗粒的数量逐渐减少。

四、GBR 膜技术应用的适应证和临床操作技术

（一）适应证

1. GBR 膜技术主要解决以下几方面的问题

（1）拔牙后牙槽嵴保存。

（2）种植术前牙槽骨局部骨缺损或骨量不足。

（3）种植术中种植体周围骨缺损（种植体颈部裂开性骨缺损、即刻种植种植体颈部周围骨缺损、种植体根尖部穿孔性骨缺损等）。

（4）种植体周围炎引起的种植体颈部骨缺损。

2. 种植术中应用 GBR 膜必须满足以下条件

（1）种植体植入术中出现的种植体周围骨缺损的形状、大小未影响种植体获得良好初期稳定。

（2）种植体植入的位置及方向均理想。

（二）禁忌证

1. 全身状况不能接受种植及植骨手术。

2. 局部有急性或慢性炎症。

3. 邻牙牙周病。

4. 局部牙龈及黏膜病变。

（三）种植体周围骨缺损应用 GBR 膜技术的临床操作要点

1. 术前准备 0.2% 氯己定漱口三次，30 秒 / 次。服用抗生素及止痛剂。

2. 手术切口及软组织瓣局麻下，首先行牙槽嵴正中偏腭侧 2～3mm 横向切口，然后在近远中作向颊侧的垂直向缓冲切口，掀起全层软组织瓣，刮净骨面上残余软组织，充分暴露种植术区。

3. 种植体植入 经观察测量局部牙槽骨的条件能满足种植体植入，遵循种植外科手术原则，逐级备洞，植入种植体，保证每一种植体均具有良好的初期稳定性，种植体良好的初期稳定性是骨结合的先决条件。

4. 种植体周围骨缺损的范围及大小，是能否进行骨增量的重要因素。在骨缺损周围的骨面上，用小球钻钻孔，造成出血骨面，利于成骨，新骨形成主要取决于暴露的骨面和骨髓腔。

5. 植骨膜下充填自体碎骨或人工骨移植材料，防止膜塌陷，维持骨再生空间。少量自体骨可从种植术区周围、较大量的骨从颏部、磨牙后外斜线区获得。首先用松质骨覆盖种植体暴露部位，然后再植上皮质骨或人工骨；或少量自体骨与人工骨混合后移植。

6. 膜的放置 根据骨缺损的大小，选择一块膜并进行修剪，对于不可吸收钛膜，采用膜塑形器塑成理想形状，保证膜边缘超出骨缺损边缘 2～3mm 以上，同时距离邻牙有 1～2mm。对于可吸收膜，通常采用双层膜技术。

7. 膜固定 可吸收性膜可用缝合线、种植体上的覆盖帽以及膜钉固定。钛膜用种植体上的覆盖帽和 4～6 个膜钉固定。

8. 软组织无张力下关闭切断软组织瓣骨膜，使黏骨膜瓣在充分缓冲无张力条件下，褥式加间断缝合关闭术区。

9. 预防感染及合理使用 临时义齿术后一周内服用抗生素，并用氯己定漱口液漱口，3 次 / 天，维持到术后 2 周。原义齿在术后 2 周内不能戴用，2 周以后，在充分缓冲覆盖种植体部位的基托的情况下，方可使用。要求定期复诊，术后 6～8 个月进行种植Ⅱ期手术。Ⅱ期手术后 8 周，可进行种植修复。

五、GBR 技术和其他植骨技术联合应用的原则

（一）骨劈开技术

常规种植要求牙槽突唇舌向骨厚度最小值为 6mm，但对具有一定牙槽突宽度，即大于 3.5mm，小于 5mm 的牙槽突，可采用骨劈开技术，即劈开牙槽突，使牙槽突唇侧骨板向唇侧移位后，完成种植体的植入。骨劈开技术多用于上颌前牙美学区，唇侧骨板逐渐向唇向移位，在移动过程中唇侧骨板可能会发生绿枝性骨折，唇侧骨板易发生骨吸收；有时唇侧骨板的厚度小于 2mm，不能满足种植美学的要求，这些情况下都需要植人工骨颗粒状碎骨加厚唇侧骨板，再应用膜技术，保证植骨效果。

（二）自体骨块外置法水平或垂直植骨术

牙槽骨的宽度及高度不满足种植要求，即牙槽突唇舌向厚度小于 3.5mm；牙槽骨萎缩吸收，或局部骨缺损，垂直方向上骨量小于 8mm 的条件下，通常采用外置法植骨术来解决骨量不足问题。此技术的特点是把移植的骨块贴在牙槽突的唇侧，加厚牙槽突；或把骨块置于萎缩吸收的牙槽嵴顶上，加高牙槽突。此技术存在的问题：移植的骨块与受植骨床不能完全紧密贴合，它们之间存在一定的间隙，需用自体碎骨或颗粒状人工骨充填，再用膜覆盖整个植骨区，防止碎骨和块状骨块的吸收。实验和临床研究显示未用膜保护的自体骨块会有不同程度的表面吸收或颗粒状碎骨的吸收及移位。因此，与引导骨再生膜技术联合应用，一方面可以最大限度地保存移植骨块的骨量，稳定骨块周围的碎骨，防止骨吸收；另一方面用碎骨塑形牙槽骨，三维方向重建，保证种植修复后的软组织的美学效果。

六、风 险 防 范

（一）软组织瓣裂开及膜暴露

在 GBR 膜的临床应用中，常发生软组织瓣关闭困难，术后又易出现软组织瓣裂开，从而导致膜暴露并继发感染。

伤口裂开，膜暴露会影响骨缺损修复效果，Becker 认为膜一定要维持到种植Ⅱ期手术时取出，可保证种植体周围骨缺损有明显的骨修复。膜暴露，早期取出，会影响骨缺损修复效果，Simion 报告生物膜早期暴露而取出后，骨缺损修复仅占原骨缺损面积的 41.6%，而未暴露者 96.6% 的原骨缺损面积可得到修复。

许多学者的研究发现不可吸收性生物膜导致软组织瓣裂开率较高。并且生物膜的过早暴露及取出，会导致膜下新骨生成量明显减少。而可吸收性生物膜软组织瓣裂开率较低，并且裂开后的软组织瓣有自行愈合的趋势。

2 周内出现软组织瓣裂开及膜暴露，需手术重新关闭软组织瓣；若 4～6 周后出现软组织瓣裂开及膜暴露，植骨量不大且患者的口腔卫生条件好，可直接取出不可吸收膜，安装愈合基台进行种植体暴露术。

（二）感染

术后出现感染，需立即取出膜和移植的骨组织，骨再生区进行清创处理后，关闭术区，4～6 周后再重新植骨及应用膜技术。

（三）骨量生成不足

当种植二期手术中取出膜时，发现骨生成量不足，需再次考虑应用 GBR 膜技术。

第5节 上颌窦植骨与种植技术

一、上颌窦解剖结构

上颌窦是最大的副鼻窦，左右各一，容易受呼吸道感染影响而发炎。呈金字塔型（锥型），其底部为鼻腔侧壁，尖端突向上颌骨颧突。后壁是上颌骨颞下面。上牙槽后神经血管即经过上颌窦后壁向下转至上颌窦底壁。上颌窦顶壁是菲薄的眶下板，与眼眶相邻。眶下神经管即经由眶下板至上颌窦前壁，开孔于眶下孔。眶下管发出分支至上颌窦底相当于前磨牙根方，其中走行上牙槽中神经和血管。

上颌窦的容积因人而异，成人一般在 4.5～35.2cm³，平均 15.0cm³。随着年龄增长以及缺牙上颌窦腔会因气化作用而渐渐增大。上颌窦腔 80% 的人是无菌的，剩下 20% 也只检测到很少的细菌。上颌窦有时分为两个或者多个骨性分隔，会增加手术难度，容易发生上颌窦膜穿孔。

上颌窦黏膜称为 Schneiderian 膜，直接与空气相接触，组成第一道免疫学屏障。因而经常由于呼吸道感染而致窦内黏膜处于轻度炎症及反应性水肿状态。Schneiderian 膜是多层柱状上皮，由纤毛细胞和杜状细胞、基底细胞、杯状细胞、基底膜组成。厚约 0.13～0.5mm。杯状细胞可以产生黏液湿润黏膜，保护纤毛上皮，维持黏液纤毛的活动。在裂孔周围有浆液腺和管状腺。分泌物中浆液成分主要是水、蛋白和碳水化合物，黏液成分包括糖蛋白和黏多糖。微小的上颌窦黏膜穿孔不会影响纤毛的运动和排除分泌物，但较大的穿孔和炎症会使分泌物积聚。纤毛上皮的排除能力只限于灰尘或者空气中的颗粒物质，对于残根则无能为力。当排泄孔堵塞而且上颌窦内分泌物过多无法及时排除会引起上颌窦炎。当发生上颌窦炎时可使用抗生素，并在下鼻道人工引流。

二、上颌窦植骨术基本原理

临床上，上颌后牙区缺牙后常常存在剩余骨垂直高度不足的问题，导致无法植入理想长度的种植体，进而影响种植的长期效果。早期这种严重吸收上颌骨重建方法有 Onlay 植骨、Lefort Ⅰ型截骨术后三明治法植骨，但如果龈距离正常或者缩窄，再采用上述方法会使龈颌距离进一步减少，将使修复上部结构不可能，而上颌窦底植骨术作为增加上颌骨后部垂直骨高度的有效手段，又不会减少龈颌距离，有效地解决了上述难题，为种植修复创造了条件，有着明显的优点。

上颌窦提升植骨术是指选择一个可以进入上颌窦腔的入路，完整无损的剥离起上颌窦底区域的上颌窦黏膜，并使其向上移位，然后在上颌窦底黏膜与上颌窦底之间植入自体骨或骨替代材料，同期或二期植入牙种植体。上颌窦提升植骨技术分为上颌窦外侧壁开窗植骨种植技术和经牙槽嵴顶的上颌窦内提升植骨种植技术。

上颌窦外侧壁开窗植骨种植的适应证主要有：①牙槽突剩余高度≤6mm；②牙槽突宽度正常；③无上颌窦疾病病史；④上颌窦区域没有解剖结构异常。

上颌窦内提升植骨种植的适应证主要有：①牙槽突剩余高度≥7mm，并且≤9mm；②牙槽突宽度正常；③无上颌窦疾病病史；④上颌窦区域没有解剖结构异常。

全身禁忌证有：①上颌区域有放疗史；②脓毒症；③重度医疗脆弱患者；④尚未识别的系统疾病；⑤过度酗酒者；⑥严重吸烟者；⑦心理障碍患者。

上颌窦底植骨术成功重要因素之一包括能否选择具有较好性能的移植材料。理想的移植材料应是无毒，无抗原性，无致癌性，容易获取，费用不高，有一定的硬度，易于成形，一定的抗感染能力，组织相容性好。

目前在口腔种植中常使用的移植材料来源主要为自体骨、异体冻干骨、人工合成骨、异种骨等。按一定比例混合应用在临床上较多见，可以充分发挥自体骨的骨诱导性和骨替代品的良好骨引导性。另外，自体骨移植后会有吸收，文献报道髂骨移植后 3 个月吸收4%，6 个月吸收可达 40%，颏骨抗吸收能力较好。并且自体骨的获取需要开辟第二术区，许多患者不愿意接受；而骨替代品则吸收缓慢，在混合应用时可以作为支架保持空间容许新骨长入。因而应用替代品、异体骨或者异种骨来完全替代或者部分替代自体骨联合作为移植材料更受患者和医师欢迎，临床效果肯定。通常认为自体骨混合替代材料愈合时间约 6 个月左右，形成的新骨量已经比较充足，骨质改建也比较成

熟，可以考虑二期种植或者种植体暴露术；单纯骨替代材料需要 8 个月左右，但异体冻干骨需要的愈合时间要 12 个月或更长。

根据术前骨高度，临床上一般遵循如下原则：上颌窦底剩余骨量小于 3mm 时采用少量自体骨和骨替代品为佳，剩余骨量大于 3mm 时可应用单纯骨替代品作为骨移植材料，上述条件一般应在植骨 4～5 个月时二次植入种植体。而上颌窦底剩余骨高度大于 3mm 时可以在植骨同时考虑同期种植，其取决于种植体植入后的初期稳定性。

三、上颌窦外侧壁开窗植骨基本技术

1. 手术切口 手术切口一般从牙槽嵴顶正中或偏腭侧切口，并在颊侧缺牙区做两条松弛切口。然后向上翻起黏骨膜瓣，充分暴露拟上颌窦开窗区（彩图 45-3，见书末彩插）。

2. 用直径 3.5mm 球钻在上颌窦外侧骨壁上开窗，其窗口下缘应高于上颌窦底约至少 2mm。在接近上颌窦黏膜时，改用超声骨刀去除剩余骨组织达上颌窦黏膜层（彩图 45-4，见书末彩插）。

3. 细心向上方分离抬起上颌窦底黏膜，并使开窗后的薄骨片连同抬起窦底黏膜一起向内旋转形成植骨区域的顶盖（彩图 45-5，见书末彩插）。

4. 检查黏膜未见穿孔，经牙槽嵴顶入路，逐级备洞完成后，先经侧壁开窗入路在已抬起的上颌窦黏膜与窦底至空间内侧部分置入骨替代品，然后植入相应长度的种植体。种植体必须有良好的初期稳定性（彩图 45-6，见书末彩插）。

5. 必要时可从上颌结节处取少量自体骨。将骨块在骨磨里粉碎后混入一定比例的骨替代品（彩图 45-7、彩图 45-8，见书末彩插）。

6. 然后将骨替代材料或混合的植骨材料植入种植体周围，为防止植骨材料移位也可在窗口覆盖胶原膜，复位黏膜瓣，关闭伤口（彩图 45-9，见书末彩插）。

7. 愈合 6～7 个月后行种植体二期暴露术，进而完成种植修复。

8. 种植体支持的烤瓷冠修复体侧面观和咬合面观（彩图 45-10，见书末彩插）。

四、上颌窦内提升植骨种植基本技术

1. 局麻下牙槽嵴顶切口，翻起黏骨膜瓣，暴露牙槽嵴顶。

2. 球钻定点，2mm 先锋钻确定种植方向，深度距上颌窦底 1～2mm，即达到窦底皮质骨，根据骨质情况，采用不同直径的钻序列制备窝洞至终末钻，深度距上颌窦底 1～2mm。

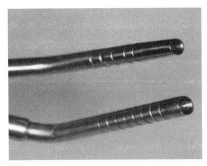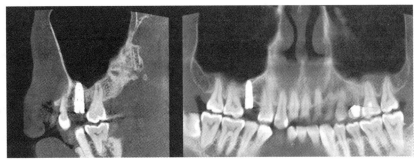

图 45-11　冲击法植入种植体后 5 个月 CT 片示上颌窦底与种植体之间有新骨形成

3. 选用专用上颌窦内提升骨冲击器，顶端为凹形，直径 3.5～5.0mm，逐级预备，轻轻敲击，造成窦底骨质青枝性骨折，连同上颌窦底黏膜向上抬起 2～5mm，植入相应长度的种植体。如骨质为 Ⅳ 类骨，则采用差级备洞，最终预备洞形直径小于植入种植体直径，增加种植体的初期稳定性。

4. 同时直接安装愈合基台，软组织瓣对位缝合，种植体直接暴露于口腔，不需进行 Ⅱ 期手术，愈合 4 个月后进行修复（图 45-11）。

五、上颌窦底植骨术的并发症及其处理

1. 术中并发症

（1）黏膜穿孔：最容易出现的术中并发症是上颌窦底黏膜穿孔。上颌窦黏膜非常薄，窦底黏膜在制备骨窗、剥离黏骨膜、植入材料及植入种植体时均可能发生穿孔。但较少发展为上颌窦炎，这可以借其解剖结构解释。发生率与术者的临床经验、手术技巧，局部解剖结构（窦底骨性分隔等不规则形态），以及窦底黏膜与口腔黏膜直接接触相关。相关上颌窦黏膜穿孔发生率报道不一，但最高可达 56%。通常穿孔容易发生于上颌窦底分隔附近、窦底转折处、骨窗青枝骨折处以及开窗口的前上象限内侧黏膜。

上颌窦底植骨术的目的是将骨材料植于上颌窦黏膜与窦底之间，术中要尽最大努力避免上颌窦黏膜的穿破，但上颌窦黏膜质地菲薄，容易穿破。迄今为止，世界上也没有明确肯定的方法来处理上颌窦植骨术中的黏膜穿孔。但有两点是达到共识的，第一，上颌窦底的黏膜必须完全抬起，因为一旦植骨材料位于上颌窦黏膜之上，则植骨材料无法与上颌窦底骨组织相愈合，且极易感染。第二，任何穿孔都必须在一定时间内关闭，以防止植骨材料落入上颌窦腔内。

若穿孔小于 5mm，建议首先充分抬起穿孔周围黏膜，使穿孔周围黏膜无张力后自然重叠，然后用可吸收胶原膜盖住穿孔，再行植骨术。若穿孔大于 5mm 时，则植骨材料极易进入上颌窦腔，引起感染，一般建议采用显微外科技术缝合大于 5mm 穿孔，或中止手术。

上颌窦内提升植骨种植术由于经牙槽嵴顶入路，手术视野受限，微小的上颌窦黏膜穿孔很难在临床上发现，临床上常采用捏住患者鼻翼鼓气检查上颌窦底黏膜是否完整，如发生穿孔可选择短种植体植入或愈合 3 个月后再行外侧壁开窗植骨种植手术。

目前有文献经鼻上颌窦腔内照明技术，可以减少术中穿孔的发生率，另有内镜监视—侧方基底隧道技术可以同步监测窦底黏膜状态，有无穿孔以及穿孔的大小、形状，并可进行修补。另外，可在内镜下更准确地将移植材料植入窦底种植区。

（2）术中出血：术中明显出血多发生于骨壁开窗过程中，器械损伤上颌骨外侧壁上的血管束时。出血会使术野不清楚，建议使用少量骨蜡准确封闭位于骨壁中的小血管束后继续抬起上颌窦黏膜；出血还可发生在暴露抬起上颌窦黏膜过程中，由于炎症粘连、解剖变异等原因造成黏膜撕裂，所以在抬起窦底黏膜过程中出血明显增多，应该警惕黏膜损伤，及时予以处理。

（3）良性阵发性姿势性眩晕症：常见于上颌窦内提升植骨植骨术，因为在用骨挤压器和锤子敲击上颌窦时，震动的力量传导内耳椭圆囊中的耳石室之脱落，手术患者过度仰躺也容易使脱落的耳石漂流到半规管的内淋巴液中，刺激到三半规管而诱发眩晕。主要症状为：当快速转动头部时，如患者从手术椅上迅速坐起来时，会有短暂眩晕感及眼部震颤的现象，通常 1～6 个月症状会自动消失。

（4）邻牙损伤：上颌窦开窗过大易造成邻牙损伤，术前应仔细阅读 X 线结果，定位解剖结构，设计手术入路，避免盲目过大开窗是避免邻牙损伤的有效方法。

2. 常见术后并发症

（1）伤口感染及裂开：伤口感染及裂开会引起移植材料的漏出，并可能引起移植材料感染而失败。上颌窦黏膜的终末血运解剖特点一般不会出现大出血而致窦腔淤血堵塞窦口；由于窦口位置比较高，即使术后窦黏膜水肿，颗粒状移植材料移位一般也不会引起窦口阻塞。另外，由于上颌窦底植骨后，窦底抬高，反而更加有利于引流。但若患者术前存在上颌窦病理性

改变如黏膜炎性增厚,一旦窦口发生堵塞,引流不畅,则可能会发展为上颌窦炎,进一步导致移植材料感染,最终手术失败。上颌窦炎发生率在文献中报道情况,发生率报道情况不一,并且多以一过性炎症为主,可高达20%左右。上颌窦黏膜穿孔并不会直接导致上颌窦炎,但有文献报道上颌窦底植骨后上颌窦炎发生多在窦膜穿孔后未修补的病例。

(2)术后上颌窦囊肿:临床不多见,有文献报告上颌窦底植骨后发生囊肿的病例。通常认为并不是上颌窦底植骨直接引起上颌窦囊肿,而多是临床漏诊,即术前既已有病变,而手术刺激对囊肿可能有促进的作用。术前诊断已存在的上颌窦囊肿,有人认为是绝对禁忌证,但有报道认为不应一概而论,应根据其位置、大小、性质决定处理方法。较小的上颌窦囊肿一般不影响上颌窦底植骨,但直径大于10mm且恰好位于植骨区域的囊肿被认为是禁忌证,应考虑摘除后再行植骨术,以避免囊肿穿破引起植骨感染。

3.并发症的处理

(1)术后抗生素应用7～10天。

(2)术后应告知病人避免在上颌窦腔内增加任何负压与正压,例如用吸管吸水,或用力从鼻腔排出分泌物。

(3)术后伤口裂开较为常见,多为缝合时软组织存在一定张力。缝合时做松弛切口,可以使软组织无张力关闭。同时应告知病人术后不能戴任何义齿直到软组织伤口完全愈合,约7～10天。以及嘱病人进软食。小的伤口裂开可以进行伤口冲洗,直到完全愈合。

(4)引导骨再生膜暴露后,一般需要取出,因其易被污染,造成骨块或种植体丢失。

(5)上颌窦口的堵塞会导致上颌窦分泌物的排除不畅或堵塞,造成感染。所以术前CT认真分析、诊断患者上颌窦结构可以避免此并发症。同时,术中应限制上颌窦底植骨高度在20mm之内,以避免堵塞上颌窦腔及上颌窦开口,以保持上颌窦腔的正常生理状态。

第6节　种植义齿修复原则与技术

一、种植义齿修复基本原则

种植修复的目的是通过种植体支持的修复体,有效稳定地恢复缺牙区的功能和美观。植入种植体是种植义齿的基础而不是目的,不能进入"为了种植而种植"的误区。因此,种植修复的计划和方案制订应根据修复所需全面考虑,实行修复导向的种植。而种植体上部的结构和修复体的设计和制作应要求在保护口腔软硬组织健康的前提下,尽量延长种植体稳定地支

持义齿行使功能的时间,使种植体和修复体在与口颌系统协调的状态下达到长期的成功存留。

种植义齿修复的基本原则:

1.建立并保持口颌系统健康　在种植修复过程中,应对口颌系统健康状况进行全面检查和评价,及时去除影响口颌系统健康的疾病和潜在的致病因素。使种植义齿修复建立在适合患者个体生理和心理条件并符合生物力学原理的基础之上。只有在健康的口颌系统基础上才能达到有效、良好、稳定、持久的种植义齿修复效果。也就是说,在进行种植义齿修复时,不能仅仅关注缺牙区域的解剖条件,更重要的是需要全面关注口颌系统的健康情况,对于已经存在或可能危害口颌系统健康的隐患或不良口腔习惯等给予足够的认识和重视,及时治疗各种各类口腔疾病,建立良好的口腔卫生习惯,对于危害口颌系统的不良因素给予扭转或阻断。使种植义齿建立在健康良好的口颌系统基础上,从而达到种植义齿长期稳定良好的效果。

2.在缺牙区建立功能美观良好的种植修复体,有效持久地恢复功能和美观。根据缺牙区的骨质骨量情况、咬合关系、黏膜条件、𬌗力大小,确定种植体植入的位置、数目和分布,选择适合的固位方式,合理地选择修复材料,制定有利于种植体长期稳定性,合理分散𬌗力,达到种植体长期存留目的种植修复方案并规范实施,使种植修复体有效持久恢复缺牙区的功能和美观。

3.不损伤口腔软硬组织及余留天然牙　种植修复应以不损伤口腔软硬组织和剩余天然牙为前提。种植修复体的建立需正确恢复缺失牙轴面外形、突度,正确建立外展隙、邻间隙;合理建立接触区形态,适当增大接触区面积,修复体应边缘密合、高度抛光,设计余留清洁空间,易于自洁并方便患者对种植修复体进行机械清洁。保持口腔软硬组织和余留天然牙的健康。

二、单牙缺失种植义齿修复

单牙缺失是牙齿缺失中较为常见的类型,病因多为龋坏、非龋疾患、牙周疾患、外伤、先天缺牙、固定修复失败等。单牙缺失后通常有三种修复方法可以选择:可摘义齿修复、固定义齿修复、种植义齿,这三种修复方法各具特点。种植修复经过40余年的发展,在单牙缺失、多牙缺失、无牙颌的种植修复中均取得了可靠的临床效果。其优势是由植入颌骨内的"人工牙根"——种植体来支持上方的牙冠,种植牙承受𬌗力的模式接近天然牙受力方式;不需将缺牙区所承受的𬌗力分散到邻牙或黏膜上;种植修复对邻牙干扰最小、不需对邻牙进行过多调磨且无需摘戴、咀嚼效率与固定义齿接近;异物感较小,患者容易适应和接受。单

牙缺失邻牙健康的情况下，采用种植义齿修复缺失牙越来越成为更多患者的首选办法。

单牙缺失虽然是种植修复中缺失牙数最少的一类牙齿缺失类型，但是，单牙缺失种植修复不等同于简单种植修复。单牙缺失的种植修复之中也常常可见复杂病例。为了有针对性的更好地掌握种植修复技术，可以根据缺牙部位不同，将单牙缺失种植修复分为：前牙美学区域单牙缺失的种植修复和后牙单牙缺失种植修复。相比较而言，后牙的单牙缺失种植修复更多考虑牙齿咀嚼功能的恢复；前牙美学区域的单牙缺失种植修复时需更多考虑种植修复的美学效果。

（一）前牙单牙缺失的种植修复

前牙缺失的种植修复的主要目的是恢复患者缺牙区的美观、发音、功能。

1. 术前检查前牙单牙缺失　种植修复前首先需要进行术前检查，术前检查包括椅旁临床检查和放射学检查。椅旁临床检查内容：口腔卫生情况、缺牙区牙槽嵴丰满度、缺牙间隙大小、邻牙健康状况，前牙覆𬌗覆盖情况，笑线高低，牙龈生物学类型。放射学检查常规使用曲面体层片和锥型束 CT（CBCT），评价种植术区的骨质和骨量（骨高度和宽度）和牙槽突形态。

术前检查的目的是尽量多地收集患者的临床信息，这些信息除了包括患者的临床条件，还需要通过充分的有效的沟通交流，了解患者的要求和期望以及患者对前牙美学效果的理解和期待。在充分收集信息的基础上，需要进行综合评估。尤其是需要进行前牙种植修复术前的美学风险评估。

美学风险评估主要指标包括：

（1）骨质骨量：骨量充足者美学风险小；水平骨量不足者需确定植骨方案，预计种植体植入后可以获得足够的初期稳定性时可以采用引导骨再生技术（guided tissue regeneration，GBR）；当水平骨缺损严重，种植体植入无法获得初期稳定性时需先进行外置法植骨，二期种植。垂直骨量不足及水平和垂直骨量均不足的情况下美学风险较高，可采用骨环技术、GBR 技术等增加垂直骨高度，改善种植术区条件。

（2）邻牙健康状态：邻牙存在牙周问题或已戴有修复体的情况美学风险较高。

（3）牙龈生物型：薄龈生物型牙龈退缩的风险较高。

（4）笑线：高笑线者属于高美学风险的患者。

（5）患者期望值：期望值高的患者对美学效果满意度通常较低，属于高风险类型。

进行美学风险评估可以帮助医师初步估计患者种植修复后的美学效果，客观地和患者进行沟通，对于临床条件欠佳、美学风险较高的患者需结合患者的临床条件和期望值高低，进行再次医患沟通。在得到患

者理解和认可的情况下方可开始治疗过程。

2. 前牙单牙缺失修复方案的确定　修复方案的制订需在术前进行，根据未来修复体的位置、形态进行种植体的植入。修复方案包括：①未来修复体的固位方式选择：粘接固位还是螺丝固位；虽然粘接固位和螺丝固位各有特点，但螺丝固位在前牙修复体穿龈形态、避免粘接剂存留等方面具有优势，因此，目前多以螺丝固位为主。不同种植系统亦有不同的设计理念，需根据种植系统的特点综合考虑。②永久修复的材料选择：全瓷修复或烤瓷修复；在患者种植体位置理想、天然牙牙色正常、患者个人条件允许等条件合适的情况下，全瓷修复以其透光性佳、生物相容性好等特点，能够达到较理想的美学效果。但并非前牙种植修复一律均考虑全瓷材料。在符合适应证的条件下，烤瓷修复也可达到理想的美学效果。③种植过程的不同阶段过渡义齿的合理使用。在种植前和植入种植体后选用不同的临时修复体作为过渡义齿使用。尤其应发挥种植体支持的过渡义齿对牙龈软组织的塑型作用。

术前制订修复计划后，应将治疗计划告知患者得到患者的同意，方可开始治疗。值得注意的是，修复方案制订后并非绝对不可改变。在整个治疗过程中，根据治疗的进展、新情况的出现，可能需要对修复设计做一些调整，以更适合患者的临床情况。需适当地向患者说明。

3. 正确的种植体植入位置轴向　正确的种植体三围位置是前牙种植修复美学效果的基础和保证，种植体植入的位置和轴向出现偏差将大大影响种植修复的美学效果，甚至导致种植修复的"美学失败"，即虽然种植体达到了牢固的骨结合，但唇侧牙龈不断退缩或"黑三角"进行性增大，种植修复的美学效果无法接受。

（1）种植体近远中向位置：缺牙间隙大小正常时，应尽量将种植体植入到缺牙间隙正中的位置，至少与邻牙牙根间至少保持 1.5mm 距离。如果过于偏向一侧，种植体在愈合和长期使用过程中发生的骨改建将导致种植体和邻牙间的牙槽骨发生吸收，导致牙龈乳头的高度不断降低，"黑三角"日益增大。

（2）唇舌向位置：种植体应植入到修复体外形高点腭侧，约 1.0～1.5mm 的范围之内，过于偏唇侧将导致唇侧骨板不断吸收致唇侧牙龈逐年退缩，修复体颈部暴露；过于偏腭侧，将导致唇侧悬突过大，不易清洁，同时修复体腭侧凸突过厚，异物感明显，影响发音。

（3）冠根向位置：垂直向无明显骨缺损时，种植体植入平台应位于同名牙的釉牙骨质界根方 1mm 处，唇侧黏膜龈缘下 2～3mm。不同类型的种植系统对植入深度的要求略有不同。具有平台转移特点的种植体宜

植入于牙槽嵴顶根方 1mm。非平台转移的种植体植入时平齐牙槽嵴顶。有明显的水平或垂直骨量不足时应采用植骨技术给予纠正，使种植体植入到理想的位置。

（4）种植体的轴向：理想的种植体轴向应位于近远中向的正中，与未来的修复体长轴平行；唇舌向须避免过于向唇侧或舌腭侧倾斜。过度倾斜将无法形成理想的种植修复体穿龈形态，甚至难以修复。

4. 前牙美学修复中过渡义齿的选用　前牙美学区域过渡义齿的类型和特点：

（1）压膜过渡义齿：可摘方式的过渡义齿，其特点是通过覆盖数个邻近的天然牙临床冠的硬质塑料膜稳定于口腔内，恢复缺牙区的形态。优点是利用邻近的天然牙支持义齿，对种植术区的桥体组织面缓冲，使该部分悬空。因此，压膜过渡义齿对种植术区无压迫，无打扰；不妨碍种植术区的恢复和不影响植骨效果。制作工艺和方法简单快捷，无需磨除天然牙。缺点是影响咬合功能，且需每天摘戴和清洁，对患者来说不够方便舒适。不能用于对牙龈软组织的塑型。

（2）简单托过渡义齿：可摘义齿的一种，通过基托和卡环固位使义齿固位和稳定。种植术后需缓冲桥体组织面，使其对种植术区无压迫可使用。简单托作为过渡义齿的优点是不影响咬合，制作简单快捷。缺点是需要缓冲调改至桥体组织面对术区无压迫和干扰，必要时可软衬。不够舒适美观。

（3）粘接桥过渡义齿：利用邻牙舌面和临面的牙体组织，采用单翼或双翼金属固位体将固定的临时义齿黏固到邻牙上，恢复缺牙区的外形和美观。优点是较为美观舒适，无需摘戴，无需磨除邻牙，对牙龈组织有一定的维持作用。缺点是有粘接桥脱落的风险，如果粘接桥脱落则需要再粘接；患者在种植不同时期需取下粘接桥，再粘接等过程，临床过程较为烦琐。

（4）种植体支持的过渡义齿：当牙齿拔除后未植入种植体或种植体植入后尚处于愈合期内只可采用压膜过渡义齿、粘接桥或简单托义齿作为过渡义齿。在种植体植入后完成了愈合过程或种植体植入时获得了足以进行即刻修复的初期稳定性时，可以采用种植体支持的临时冠作为过渡义齿。其优点为可以对种植体周围的软组织起较好的塑型作用，达到较自然的软组织美学效果，无需摘戴，舒适方便，多选用螺丝固位方式，无修复体脱落风险。对患者正常的社会生活无妨碍。

5. 前牙软组织美学效果评价指标（PES）　对于前牙修复美学效果的好坏的客观评价较为困难，Fürhauser 医师于 2005 年提出了针对单牙种植修复的美学评价指标即红色美学评分（pink esthetics score）。其办法是对前牙软组织美学进行主观评价。评价项目包括：近中牙龈乳头、远中牙龈乳头、牙龈高度、龈缘形态、牙龈颜色、牙龈质感、牙槽嵴外形。每项分为 0、1、2 评分：2 为最佳，0 为最差。最高分 14 分。根据美学评价标准可以对前牙种植后软组织美学效果进行主观评价。

（二）后牙单牙缺失种植修复

后牙缺失种植修复的主要目的是恢复患者的咀嚼功能。后牙单牙缺失最多见于六龄齿的缺失。六龄齿是口腔内最早萌出的恒牙也是最常见缺失的恒牙。它的近远中径在 8～12mm 之间。

1. 术前检查、制订方案　后牙缺失种植修复前需要临床检查和放射学检查。包括：缺牙区骨质骨量，缺牙间隙，咬合空间，邻牙健康状况、松动度、有无充填体、附着龈宽度等。放射学检查常规采用曲面体层片，必要时采用锥形束 CT 进行局部骨量和形态的检查。

（1）根据放射学检查，确定种植方案，对于特定部位缺牙情况，根据骨量情况，需合理选择上颌窦底提升植骨、下牙槽神经移位、骨引导再生或模板定位下植入种植体，避开重要解剖结构。

（2）临床检查所见的邻牙倾斜移位，对颌牙过长等需考虑适当调磨或正畸办法对邻牙和对颌牙进行调整，以符合种植修复的要求。

2. 种植体的选择　种植体植入方案确定：种植体直径的选择，在缺牙间隙 8～14mm 不宜选用直径小于 4mm 的种植体，对于缺牙间隙≥16mm 的情况应考虑植入 2 颗种植体。

3. 修复方案

（1）固位方式的选择：针对垂直向咬合空间不足，临床冠短的情况，预计有效粘接高度小于 4mm，则需采用螺丝固位方式，避免修复体脱落。

（2）修复体设计：正确恢复缺失牙的轴面外形和突度，建立正确的外展隙；建立良好的邻面接触区，适当增大接触区面积，形成面式接触。咬合面以形成正常的窝沟点隙，𬌗力大或骨质不良或种植体短等不利因素存在时，为避免咬合力过大对种植体产生不良影响，需对种植修复体适当减径。

三、单牙缺失种植修复的咬合控制

种植修复体与天然牙的固定修复有本质区别，由于种植体和骨之间的骨性结合使得种植体不具有类似天然牙的生理动度，而同一牙列中的天然牙在受力后有一定的生理动度，包括冠根向的下沉，下沉量单颌大约 28μm。事实上，天然牙的生理动度存在较大的个体差异。种植修复要保证种植体长期稳定行使功能，就必须取得天然牙和种植牙以及口颌系统之间的协调。因此，恰当的咬合调整非常重要。既要种植修复体发挥较好的功能，又能在其缺乏反馈机制的条件下保证种植体长期成功存留。

目前，临床最常用的咬合检测工具仍为咬合纸，但仅仅使用咬合纸检查早接触点进行咬合调整远不能满足种植修复调𬌗的需要和要求。种植修复的咬合调整需结合咬合纸检查和检测提示、医师的经验和患者的感觉综合分析实施才能较好地完成调𬌗过程，达到相对平衡的咬合状态。调𬌗完成后，要求达到正中𬌗多点轻接触、前伸𬌗和侧方𬌗无早接触，下颌运动无干扰。

调𬌗步骤：

1. 种植修复体就位前，使用检测用的专业咬合纸检查患者天然牙咬合状态。包括种植修复体近远中邻牙、对侧同名牙的咬合松紧度。观察患者咬合的稳定性。

2. 种植修复基台或种植修复体完全就位后，正中𬌗时调整为修复体与对𬌗牙多点轻接触。使邻近的天然牙达到与戴牙前咬合的松紧程度相当。在此基础上，当患者正中𬌗紧咬牙，种植修复体和对𬌗牙有多点咬合接触；患者正中𬌗正常咬合时，种植修复体和对颌牙之间使用专业检测咬合纸检测，咬合纸有一定阻力下完整通过。

3. 前伸𬌗、侧方𬌗种植修复体无早接触、下颌运动时无障碍。

调𬌗过程除医师采用咬合纸检查和观察以外，不可忽视患者的咬合感受。由于每位患者天然牙动度和下沉量不同、咬合力大小差异、口颌系统的敏感性不同，完成初步调𬌗后患者的感受也不相同。需要在调𬌗前、调𬌗过程中、基本完成调𬌗后询问患者的感受。特别是当患者的感受和咬合纸检测结果出现矛盾时，应注意仔细观察分析，找到原因，作出适当的调整。如经过反复观察和咬合检测，疑为患者感觉异常或将异物感误认为咬𬌗不适时，可先戴牙观察 2～4 周，复诊时再次检测咬𬌗情况，确认必要时再进行咬𬌗调整。

对单个缺牙作种植义齿修复时咬合调整的原则和方法，不完全适用于以种植义齿修复多个牙缺失及全牙列缺失的情况。

第 7 节　种植义齿修复

一、牙列缺损的种植修复

牙列缺损的种植修复可以分为种植固定义齿修复和种植可摘义齿修复两种，在临床上以种植固定义齿修复最为常见。

（一）牙列缺损的种植固定义齿修复

种植固定义齿可以分为：种植体支持的单冠，种植体支持的联冠和种植体支持的固定桥。

1. 种植体支持的单冠修复　种植单冠常用于修复单颗天然牙的缺失和同牙列间隔性的单颗天然牙缺失。当然，也可以用于相邻的多颗天然牙的缺失。

而当相邻的多颗天然牙缺失时，采用种植单冠修复设计，则所需要植入的种植体的数目比较多。对种植体的植入位置要求也比较高。

种植单冠修复时如果采用粘接固位的方式，则基台的轴面高度至少要 4mm。

种植单冠修复时如果采用纵向螺丝固位的方式，在前牙区，固位螺丝的穿出点最好位于舌隆突处。而在后牙区，固位螺丝的穿出点最好位于𬌗面的中央。

2. 种植体支持的联冠修复　种植联冠常用于修复后牙区相邻的多颗天然牙的缺失。尤其是当对𬌗为天然牙列时或是当患者的咬合力比较大时的修复。

3. 种植体支持的固定桥　种植固定桥常用于修复相邻的多颗天然牙的缺失。种植固定桥修复所需要的种植体的数目相对较少，对种植体的植入位置也增加了变通的余地，有时采用该种设计可以避开局限性的不宜种植的区域。

当然，在修复设计时，还需要尽量使种植体呈面式分布，而种植体呈直线分布的固定桥则比较适宜用在咬合力不太大的区域。

固定桥近远中方向的距离较短时，应该尽量避免设计为单端固定桥。后牙区双端固定桥修复时桥体的跨度不宜超过 1 个牙单位，前牙区双端固定桥修复时桥体的跨度不宜超过 2 个牙单位。复合固定桥修复时，应避免设计为较长的悬臂。

（二）牙列缺损的种植可摘义齿修复

与牙列缺损的种植固定义齿修复相比较，种植可摘义齿修复的临床应用则不甚广泛。后者常用于修复缺失天然牙的数目相对较多，缺牙区域相对较为集中的牙列缺损。

当传统的可摘义齿修复难以获得足够的固位或者支持，患者又能够接受可摘义齿修复方式时，可以通过在缺牙区的关键位点植入 2～3 颗种植体，与剩余的天然牙形成面式的支持或固位。

缺失天然牙的数目较多，又需要进行咬合重建时；或者伴有颌骨缺损时，也可以选择此种修复方式。

该设计所需要植入的种植体数目比较少，修复体与种植体的连接方式有多种（详见种植覆盖义齿）。

牙列缺损的种植覆盖义齿修复时，需要注意义齿的就位道方向应该与剩余的天然牙相协调。

二、牙列缺失的种植修复

和牙列缺损的种植修复一样，也可以分为种植固定义齿修复和种植可摘义齿修复两种。

（一）牙列缺失的种植覆盖义齿修复

1. 牙列缺失种植覆盖义齿修复的功能 种植覆盖义齿由于有种植体发挥固位的功能和部分的或者是全部的支持的功能。与常规的总义齿相比较，其修复效果有以下不同：

（1）由于种植体的上部结构为义齿提供固位，使得患者在行使各种口腔功能时，义齿更不容易发生松动和脱位。

（2）义齿的稳定性得以改善，在功能运动的状态下更不容易发生翘动，提高了咀嚼效能。

（3）基托伸展范围随着种植体的数量的增加而逐渐减小，也在不同程度上减轻了异物感，提升了义齿的舒适度。

（4）由于咬合更加有力，增加了患者的可食用食物的硬度和品种，使其饮食结构发生变化；人工牙的磨耗速度加快，修复体损坏发生的几率上升。

2. 种植覆盖义齿与天然牙支持或固位的覆盖义齿的比较

（1）种植覆盖义齿的种植体的数量和位置可以预先设计，而天然牙覆盖义齿的基牙则很受患者剩余牙的数量、位置、剩余的牙体组织强度、牙髓的健康状况和根管治疗状况和牙周的状况的限制。

（2）周密考虑、合理的设计的种植覆盖义齿的近期和远期修复效果均是可以预测的；而天然牙作为覆盖义齿的基牙会因龋坏或牙周疾病对其影响而使义齿的近期和远期修复效果都难以预测。

（3）种植体与附着体的连接方式是用特定的扭矩通过螺栓或者是基台本身带有的螺纹结构而拧紧固定的；而绝大多数的天然牙与附着体的连接方式则是通过粘接剂粘接固定的。

（4）种植覆盖义齿的基牙（也就是种植体）位置不会发生变化，使用种植覆盖义齿的患者，如果由于某种原因间隔一段时间（数天，数周，甚至更久）之后再戴义齿时，不会感到义齿戴入的阻力增加或是义齿不能完全就位；而在同样的情况下，某些种类的天然牙的覆盖义齿的基牙位置却会在停止戴用义齿的时间段内发生一些变化，导致患者再戴义齿时，轻者能感觉到义齿戴入的阻力增加或有不适感，重者会感到基牙疼痛，甚至义齿根本无法再就位。最常见于天然牙支持的套筒冠式覆盖义齿和球帽式覆盖义齿。

3. 牙列缺失种植覆盖义齿的适应证

（1）牙列缺失的槽嵴骨吸收严重，预计常规修复的效果不佳者。

（2）以往有传统义齿修复的经历，希望进一步改善修复体的功能者。

（3）上颌牙列缺失，不能耐受义齿腭部的基托者。

（4）牙列缺失伴有部分颌骨缺损者。

（5）符合种植条件的牙列缺失患者，其牙槽嵴的软、硬组织的缺损严重，需要用义齿的唇或颊侧翼基托恢复唇或颊丰满度时。

（6）受患者自身的局部解剖条件或全身健康状况或其经济状况的限制，种植体植入的位置或者种植体植入的数量不适合种植体支持的固定修复条件时。

（7）具有一定的口腔卫生维护能力者。

4. 牙列缺失种植覆盖义齿的禁忌证

（1）牙列缺失龈𬌗间距过小，又不具备通过降低牙槽嵴骨的高度来获得足够的龈𬌗间距之条件者。

（2）口腔卫生维护能力完全丧失者。

5. 牙列缺失种植覆盖义齿的支持方式

（1）种植体支持为辅，黏膜支持为主的支持方式。

（2）种植体与黏膜共同支持式。

（3）种植体支持式。

6. 种植覆盖义齿的附着形式

（1）应用在种植覆盖义齿的附着形式有很多种，虽然与天然牙覆盖义齿的附着形式相比较还存在着一些不同，但是发挥的作用却是相同的。目前临床上可用于种植覆盖义齿修复的附着形式主要有：杆卡式附着、球帽式附着、按扣式附着、磁性附着、套筒冠式和切削杆式。

（2）当种植体与其中的球帽式附着的基台、按扣式附着的基台、磁性附着的基台和套筒冠的内冠（基台）发生连接之后，每个种植体在基台这个层面具有独立特性（unsplinted）；而当种植体与杆卡式附着的杆或者是切削杆发生连接之后，相连接的几个种植体在基台这个层面便具有连接特性（splinted）。

7. 影响附着方式选择的因素

（1）种植体的数量及其分布。

（2）对颌牙的状况。

（3）牙列缺失后的剩余牙槽嵴的状况。

（4）龈𬌗间距。

（5）附着体固位力的大小及其持久度。

（6）患者双手的灵活性。

（7）医师本人的偏好。

（8）义齿加工制作的复杂程度、义齿修理和更换配件的复杂程度等。

（二）牙列缺失种植固定义齿修复

1. 牙列缺失种植固定修复的适应证

（1）比较协调的上下颌弓之间的关系。

（2）不需要义齿基托的唇颊侧翼来恢复唇颊侧的丰满度。

（3）适当的颌间距离（interarch distance）。

（4）较为理想的种植体的位置。

2. 牙列缺失种植固定修复的类别 牙列缺失种植体支持的固定义齿可以分为单冠、联冠和固定桥,而联冠或固定桥既可以是一个整体,也可以分成数段。

(1)牙列缺失的种植的单冠修复:其特点是可以最大限度地模仿天然牙列的状态。正是由于在每一个种植体上修复了一个独立的牙冠,因此使牙线通过相邻的两个种植修复体之间的接触点成为可能。从而提高了患者对修复体在心理上的认同感。可以满足部分患者尽最大的可能恢复其所缺失的天然牙列的愿望。

单冠修复比固定桥修复时所需要植入的种植体数目更多。

对种植体位置的要求极高。种植体位置在任何方位的偏差,都会影响最终的修复效果。因此,在进行种植手术之前,需要进行缜密的设计并制作精细的手术模板。

(2)牙列缺失种植的联冠修复是由2个或2个以上种植体共同支持的,在基台层面或修复体层面相连的2个或2个以上单位的冠。联冠修复可以避免由某一个种植体独自承受最大的水平向的负荷。提高了种植体的机械力学性能,降低了固定基台的螺丝松动、螺丝折断、基台折断等种植修复后的并发症的发生率。通常在后牙区使用。尤其适用于机械强度较低的种植体或种植系统。但是联冠的日常清洁和维护不如单冠的那样方便。因此,在修复体制作时,需要注意在相连的两个牙冠的连接处的龈端,预留出可以允许牙间隙刷通过的空间,以便于患者对修复体颈部的日常清洁和维护。

(3)牙列缺失种植的固定桥修复:是由种植体支持的固定桥。固定桥可以减少植入的种植体的数目,在临床上,有时是为了避开在某些不适于种植的区域进行种植或避免施行过于复杂的手术,减小手术创伤。

迄今为止,种植固定修复所需要的种植体数目至少是4颗。最具代表性的是"all-on-four"修复设计。

(4)上述几种修复方式也可以联合应用。

3. 牙列缺失种植固定修复的固位方式 种植修复体与基台或种植体的连接方式有螺丝固位、粘接固位或是两者结合应用。

(1)纵向螺丝固位:纵向螺丝通道及其开口的位置则取决于种植体或其上的基台的方位。因此,在实施种植手术之前,需要对种植体植入的方位进行精心的设计,并制作手术模板,以确保在种植手术中种植体被植入更为理想的方位,从而使螺丝通道的开口位于最佳位置。如果螺丝通道的开口偏离了最佳位置,则会影响到修复体的美学效果。或是影响到修复体的强度。某些种植系统,提供了配套的不同角度的角度基台。在临床上,可以利用角度基台来改变螺丝通道

及其开口的方位。

(2)横向螺丝固位:与纵向螺丝固位的修复体相比,其美学效果更好。保持了修复体后牙𬌗面的解剖形态的完整性。

但是,修复体加工工艺更为复杂,临床操作难度有所增加,还需要专用安装水平螺丝的工具。

在前牙区,横向螺丝的存在有可能增加修复体舌面的凸度,导致舌侧的异物感更加明显,而舌侧突起的龈端倒凹又增加了患者清洁的难度。

由于该修复方式的上述特点,所以在临床上很少使用。

(3)粘接固位:是指种植修复体通过粘接剂固定于基台上而获得的固位。其固位力受下列因素的影响:①基台轴面的聚合度;②基台轴面的高度及其表面积;③基台表面的光洁度;④粘接剂的种类。

(4)选择修复体固位方式时需要考虑的因素:①修复体制作的难易程度及其制作成本。②支架的被动就位。③固位力。④咬合。⑤美学效果。⑥义齿戴入过程中的考虑:螺丝固位的修复体,需确认其完全就位后,再锁紧固位螺丝。粘接固位的修复体,则需要注意彻底清除多余的粘接剂。⑦可恢复性(retrievability):是指将修复体能够被非破坏性地或完整地自种植体或基台上拆卸下来,并能够再次安装于原处的特性。

总之,两种固位方式各有其特点。在临床上,除了考虑上述诸因素之外,还要根据所使用的种植系统、患者自身的条件、修复的目的、临床医师的观念及其偏爱等因素综合评估之后作出选择。

第8节 种植修复并发症

种植并发症按照发生的不同阶段可以分为:外科并发症和修复并发症。种植外科并发症包括出血与血肿、神经损伤、上颌窦穿孔、邻牙损伤、种植体初期稳定性差、颌骨骨折、器械误吞误吸、水肿、软组织裂开、术后感染、急性上颌窦炎、种植体松动等。种植修复后并发症包括种植体位置与轴向不佳、修复部件折断或松动、修复体崩瓷、美学并发症、功能并发症、种植体脱落等。本节主要介绍临床上常见的并发症、预防及处理。

一、种植外科常见并发症

(一)术中出血

如果病例选择适当,术前准备充分,切口设计合理,操作规范,种植术中大出血十分罕见,文献报道与种植手术相关的出血并发症发生率为24%。颌骨松质血供丰富,备洞过程中可能出血,但一般植入种植体后出血即可停止。较大的出血应考虑较大血管的损

伤。常见有：下颌后牙区种植时备洞过深而伤及下牙槽神经管内的血管束造成出血；或备洞钻头穿出了下颌后牙区舌侧骨皮质，尤其是在下颌前磨牙或第一磨牙区舌下动脉紧靠黏膜，当该处使用锐利器械或牙科钻针不慎损伤口底黏膜时，可累及舌下动脉而导致较为严重的出血，有时舌下动脉缺如，由颏下动脉的穿支代替，则单纯结扎舌动脉将不能止血。下颌前部出血主要是备洞时钻针穿出舌侧骨皮质损伤了下颌前部舌侧的颏下动脉，如未能及时止血而形成口底血肿，导致窒息，甚至威胁患者生命。上颌种植体植入时出血多为备洞时损伤了腭降动脉或腭大动脉，多见在上颌磨牙后区域及翼上颌处植入种植体用钻头备洞或翻瓣时锐利器械损伤所致。

处理：如为备洞过深损伤下牙槽神经管，则可植入较大直径的稍短些的种植体即可止血。如为损伤舌下动脉则需按压下颌骨内侧第三磨牙远中根方止血，如压迫仍不能止血则需结扎舌动脉。如仍不能止血，则按压面动脉在下颌骨下缘内侧向外转折处的压迫点上，即咀嚼肌附着处前缘下颌骨体外侧面。如能止血，说明损伤的是颏下动脉或存在颏下动脉穿支，则需结扎面动脉。上颌出血一般只需植入种植体并压迫止血即可。

预防：术前精确设计，术中严格控制种植体的位置、方向与深度，避免穿出下颌舌侧皮质骨，上颌预备洞形采用骨挤压器预备种植体洞形。

（二）神经损伤

种植手术中损伤了下牙槽神经、颏神经、舌神经，导致术后即刻出现感觉发生变化，包括相应神经支配区域感觉缺失、感觉迟钝及感觉异常，发生率为7%。常见原因有：手术创伤过大，局部阻滞麻醉操作、下牙槽神经移位术、备洞时器械损伤神经，或种植体过长压迫了神经等（图45-13）。

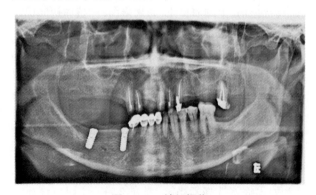

图45-13　神经损伤

处理：取出或旋浅压迫神经的种植体，给予维生素B族药物，配合理疗。

预防：熟悉专用器械及深度刻度，规范操作，术前

精确设计种植体的长度。后牙区种植时最好采用局部浸润麻醉，舌侧翻瓣范围不宜过大，切口设计要避免损伤神经，种植体植入的深度及钻预备的深度术前要根据曲面体层片确认距离神经管上缘至少2mm，如曲面体层片上神经管位置不清楚，则需要加拍计算机断层片（CT或CBCT）确认神经管位置及上方骨量。在颏孔区植入种植体时要确认颏孔位置并在其前方至少5mm植入种植体。

（三）上颌窦黏膜穿孔

多见于上颌后牙区种植时骨量不足，钻头或种植体穿破上颌窦黏膜进入上颌窦腔。临床上表现为病人自述术后鼻腔有少量出血或血块。少数病人可引起上颌窦炎症。

处理：给予抗生素并密切观察。因种植穿破上颌窦黏膜而引起上颌窦炎较为少见，国际上有报告为2%～3%。若无上颌窦炎症表现则无须取出种植体，否则需取出种植体。对于较小的穿孔，对上颌窦黏膜充分松解后，用可吸收胶原膜修补覆盖在穿孔处，继续完成植骨（彩图45-14，见书末彩插）。如黏膜穿孔开较大，可先行关闭伤口，愈合3个月后再于原上颌窦开窗部位重新开窗，提起上颌窦黏膜，重新植骨种植。

预防：术前精确测量上颌窦底骨量，特别是注意排除X线放大率，计算种植体长度，术中精细操作，避免器械或种植体损伤上颌窦。

（四）植入种植体初期稳定性差

影响植入骨内的种植体能否形成稳固的骨结合而不是"纤维愈合"的主要因素之一是植入时种植体有无初期稳定性。多见于预备种植体洞形时钻针方向未能保持统一方向提拉，导致预备的洞形直径大于植入种植体直径，使植入的种植体无法稳定的就位。

处理：如垂直向还有足够骨量，可以将洞形向深处预备一些，将种植体植入深一些以获得初期稳定性，如无法进一步预备洞形，则更换大直径种植体以增加种植体与骨组织接触面积。如植入种植体达不到同期连接愈合基台暴露在口腔内的扭矩要求，则可考虑安放愈合帽，关闭伤口埋入愈合6个月左右再进行二期手术暴露种植体。

预防：预备种植体洞形时应采用种植系统配套的专用钻，逐级备洞，保持每次钻针方向都是同一方向且为轴向预备。

二、种植修复常见并发症

（一）单牙缺失种植修复常见并发症

种植体支持的单冠修复是一种可靠有效的修复单牙缺失方法，种植体10年存留率达94.9%，冠存留率为89.%，并发症有机械力学并发症、生物学并发症及

美学并发症，发生率分别为 8.8%、7.1%、7.1%，最常见的生物力学并发症包括基台和螺丝松动，如发生需重新锁紧基台及螺丝，必要时更换新的部件（彩图 45-15，见书末彩插）。生物学并发症的预防包括种植前患者应保证口腔牙周健康，治疗口内存在的疾患并定期行种植修复后的维护与随访。美学并发症的预防包括术前正确的诊断与修复设计、成功的外科手术与修复技术以及定期的维护与随访。如发生美学并发症，可通过外科及修复技术进行补救，但长期效果不肯定。

（二）多牙缺失种植固定桥修复常见并发症

虽然种植固定桥修复多牙缺失 10 年种植体与修复体的存留率很高，分别为 93.6% 和 86.7%，但修复后的并发症发生率也非常高，为 33.6%，常见的有生物学并发症，修复体崩瓷、软组织并发症、基台或螺丝松动与折断、修复体失去固位力、螺丝孔充填物脱落等（彩图 45-16，见书末彩插）。医师需根据患者具体口腔条件选择合适的材料与修复部件，合理设计固定桥架，以减少并发症的发生。当然，定期的随访与维护是必需的。

（三）无牙颌种植修复常见并发症

无牙颌种植修复分为固定修复和覆盖义齿修复，金属 - 树脂材料的固定修复常见并发症包括基台螺丝松动与折断、修复螺丝松动与折断、饰面材料折断、支架折断、修复材料的磨耗及美学并发症，15 年累计发生率分别是 13.4%/6.3%、15%/11.7%、66.6%、8.8%、43.5% 及 9%，对于金属 - 瓷材料的固定修复尚缺少长期随访研究。覆盖义齿修复常见并发症有义齿折断、破损，修复部件包括固位基台、基台螺丝、修复体螺丝松动或折断，但修复设计不同，植入种植体数目不同，从植入 1 个、2 个、3 个、4 个或更多种植体，目前尚无长期系统分析数据，但总的说来，下颌覆盖义齿在改善咀嚼功能、增加义齿固位力与舒适度、改善口颌功能及提高生活质量方面明显好于上颌覆盖义齿，覆盖义齿与固定义齿相比修复并发症发生率高达 4～10

倍。上颌最少需要 4～6 个种植体，下颌最少需要植入 2 个种植体才能保证可靠的临床效果。无牙颌种植修复需要长期、定期的维护，包括患者自身维护及专业维护。并发症的处理：磁性附着体固位力最低且需要最多的维护，多为磁性附着体破损或折断；球帽比杆式固位覆盖义齿需要更多的调改与维修，包括球帽附着体、杆卡的更换和维修，这与植入种植体数目无关；切削杆和双套冠固位覆盖义齿很少需要调改与维修（彩图 45-17，见书末彩插）。

三、种植义齿维护

种植义齿的维护分为专业维护与家庭维护。修复后前 2 年需每 3 个月、之后每 6 个月复查，之后每年复查一次，复查的项目包括口腔卫生、天然牙牙体与牙周情况、种植体周围软组织牙周健康状况、修复体及咬合情况等，每年拍摄 X 线片评估种植体周围骨吸收量。根据患者情况进行相应咬合调整及种植体周围炎症的处理，尤其是在种植修复 5 年以上种植体周围炎发病率明显增高，应及早处理，预防或减缓炎症的发展。种植修复体的咬合要保证前伸与侧方运动时无干扰，正中咬合时 60μm 咬合纸可以抽出来，以缓冲天然牙受力时牙周膜的缓冲下沉。种植修复完要根据具体患者口腔条件和修复体设计，给予患者个性化的口腔卫生维护指导，包括牙刷、牙线、间隙刷、冲牙器的使用等。

（胡秀莲）

参 考 文 献

1. 林野. 口腔种植学. 北京：北京大学医学出版社，2014
2. 刘宝林. 口腔种植学. 第 2 版. 北京：人民卫生出版社
3. Branemark PI, Zarb G, Albrektsson T. Tissue-integrated prostheses. Chicago: Quintessesnce, 1985
4. Jan Lindhe, et al. Clinical periodontology and implant dentistry. 4th ed. Oxford: Blackwell Munksgaard, 2003

第 46 章

颌面缺损的赝复

颌面赝复学是口腔修复学的一个重要组成部分。它是研究和利用口腔修复学的原理和技术以及一些特有设计技巧，结合颌面缺损的具体情况，修复或部分修复患者的面容和咀嚼、吞咽等生理功能。有时为了使颌面部的外科手术获得良好效果，也需要本学科的配合治疗。

由于造成颌面缺损的病因不同，其所形成的影响也不相同，表现为咀嚼和吞咽功能、语言功能、吸吮功能、呼吸功能、美学功能等不同程度地受损，同时患者的心理和精神健康也受到显著的影响。

第 1 节　颌骨缺损的赝复

近年来，随着口腔颌面外科技术、牙种植技术以及数字化外科技术的发展和逐渐普及，颌面部缺损的外科修复重建向个性化、精细化和准确化迈进，大量血管化移植骨和组织瓣的应用使得颌骨的连续性和轮廓得到保持，具有口鼻腔穿通的颌骨缺损患者也逐步减少，与此相对应的颌骨缺损的赝复变得更加容易，因此，外科重建修复技术的进步为广大颌面缺损患者带来了福音。但是，因医疗技术因素、经济因素、患者疾病进程等多方面因素影响，不能在颌骨切除同期接受组织瓣移植的患者仍大量存在，因此，传统颌骨缺损修复的任务依然艰巨。

一、颌骨缺损赝复的特点

与牙列缺损、牙列缺失相比，颌面缺损患者往往具有张口受限、支持组织显著不足、缺损范围更大、赝复体不易获得固位等缺点。上述缺点使得颌骨缺损赝复具有以下特点：

（一）制取印模的特点

颌骨缺损患者的印模制取存在两个困难：①患者往往有张口受限；②印模制取的范围较大，尤其是深度。因此，需要采用一些特殊的印模制取方法。

1. 个别托盘印模法　该方法较常用。使用时，可选择略小些的局部义齿托盘盛烫软的印模膏在口内先形成包含缺损区的初印，将初印修刮去除约 2mm，这样形成的个别托盘即可用于制取终印模（图 46-1）。

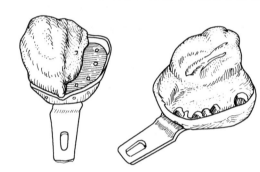

图 46-1　个别托盘印模

A. 使用成品托盘加印模膏形成个别托盘　B. 个别托盘承托弹性印模材料取得上颌骨一侧缺损的终印模

2. 集零为整印模法　先选用部分局部义齿托盘，通过印模膏加大腭侧的覆盖面积，用来衬印弹性印模材，在托盘未覆盖的余牙处，涂抹印模石膏，印模石膏与局部托盘搭附而形成一完整的印模；先分开取下石膏印模，然后再取下局部托盘印模，将两种材料的印模拼对黏着在一起，集零为整完成整个印模（图 46-2）。

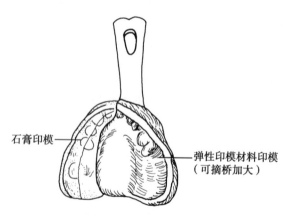

石膏印模

弹性印模材料印模（可摘桥加大）

图 46-2　集零为整印模

3. 连接恒基托合成印模法　由于口裂过小，用上法取得一侧余牙和部分腭面印模，灌模型，先形成部分恒基托，试戴恒基托，取恒基托在位的另一侧余牙和软组织印模，此法是用两次印模接力式形成完整的恒基托（图 46-3）。

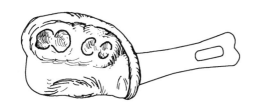

第一次取半侧印模

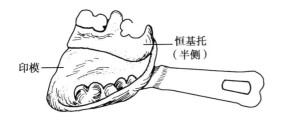

第二次取另侧印模（半侧恒基托在位）

图 46-3　连接恒基托合成印模

4. 无托盘石膏印模法　当牙列变形，个别牙齿倾斜，舌头紧贴余牙舌侧，口裂较小时，可借助自制叉形推舌器推舌向后少许，将调好的印模石膏用石膏调刀涂在余牙和黏膜上，印模硬固后，以手指推动印模边缘使印模破裂，分块取出印模，冲净，拼对，可用 502 胶粘接成完整的印模（图 46-4）。

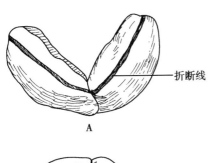

折断线

A

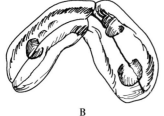

B

图 46-4　无托盘石膏印模

A. 印模背面　B. 印模组织面

5. 分层印模法　此法是俞家振提出的，用于患者上颌骨一侧和同侧眼球摘除，义眼需要阻塞器义齿支持的情况。用常规方法不能取得完整印模，即使取得完整印模，也不能自口中取出，因为印模过高过大。方法：先用烫软的印模膏取得腭穿孔部的初印模和弹性印模材料终印模。修去印模下端过多部分，用局部义齿托盘取得余牙和牙齿周围软组织的印模，两次印

模分别取出，拼对在一起，可用 502 胶粘接两次印模成为一个完整的印模（图 46-5）。

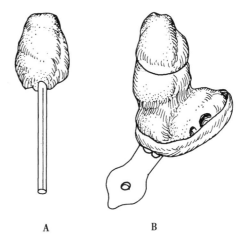

A　　　　　　B

图 46-5　分层印模

A. 腭穿孔的深层印模　B. 深层和浅层的印模粘接在一起

（二）固位设计的特点

由于颌骨缺损大，除充分利用各种常用的卡环和基托外，还需采用其他形式的固位装置。

1. 卡环固位　除了一般卡环，如间隙卡环、连续卡环、圈形卡环之外，常设计为联合卡环和夹板卡环、改良式箭头卡环及悬锁卡环等以利用多基牙固位。若基牙的外形不利于形成有利的倒凹，可通过全冠等形式对基牙临床冠进行改形；当基牙较少时，可对剩余的多个基牙形成联冠从而保护基牙并提供更持久的固位。

2. 种植体固位　种植技术是颌骨缺损修复中重要的固位和支持设计方法。种植体可具有多种上部结构，其中杆卡式、磁性附着体式和螺丝固定式上部结构最为常用。

3. 磁性附着体固位　磁性附着体性能稳定，使用方便，可用于解决颌骨缺损修复体的固位问题。用法包括：①在基牙上放置磁性附着体为整个赝复体提供固位；②在种植体上安放磁性附着体提供固位；③阻塞器与义齿间设置磁性固位休，可利用磁力帮助义齿固位；④利用磁性固位体为有颊 - 面 - 颌骨等联合缺损的修复体不同部件之间提供满意的固位效果。

4. 组织倒凹固位　在部分上颌骨缺损患者，弹性阻塞器或充气式阻塞器可部分进入组织倒凹区获得良好固位；若使用弹性基托材料，也可使修复体唇颊翼部分进入余留牙槽嵴唇颊侧或上颌结节有明显骨性倒凹的区域。

5. 义齿基托　形成"中空式"腭穿孔部分的基托体积较大，重量较大，为了减轻基牙的负担和基托重量造成的修复体脱位，应将修复体伸入穿孔的基托尽量制成"中空式"。

6. 制作颧颊翼义颌与颧颊翼咽鼻突义颌　当上颌骨一侧出现大型缺损时,在缺损侧颧突根部用颧颊沟成形术形成颧区,义颌在此侧做颧颊翼,利用颧区承力,变单侧支撑为双侧支撑,从而增加其稳定性的颧颊翼义颌。当上颌骨双侧大型缺损致完全缺乏义齿承力与固位条件时,可采用颧颊翼咽鼻突义颌修复。

7. 下颌体截除后,形成的全口义齿两后端形成"插柄"插入咬肌和翼内肌间手术形成的盲囊中,取得固位(图46-6)。

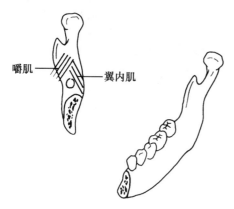

下颌骨部分截除(示意图)

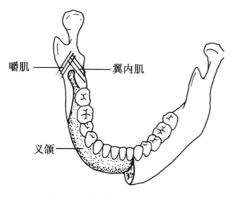

"插柄式"义颌在位(示意图)

图46-6　下颌骨部分截除和"插柄式"义颌修复

(三)恒基托的试戴

由于颌骨缺损患者取印模较困难,印模的准确性常受影响,因此,试戴恒基托成为操作常规。试戴恒基托时应仔细检查卡环的固位及位置的准确性,检查基托的伸展和贴合度;若发现卡环、基托等部件存在缺陷,应在试戴步骤及时修改或修理。

(四)咬合设计

1. 颌位关系记录　使用恒基托取得正中𬌗位记录非常必要;完成正确的𬌗位记录后,还需制取恒基托和蜡记录在位的印模,目的是为了取得基牙和余牙的印模,灌制模型,上𬌗架,以便更准确地排牙等。

2. 咬合的设计　在颌骨缺损修复中,需尽可能恢复患者的咬合功能和咀嚼功能。因此,在修复时需对患者原有的咬合关系进行全面的检查和设计:若发现有早接触或𬌗曲线不良等,需进行调𬌗处理;对于无咬合关系的天然牙需采用全冠修复以恢复其咬合功能;对于多个牙无咬合接触者,可采用联冠进行修复,必要时也可采用𬌗垫修复,此时应尽量采用铸造𬌗垫恢复咬合关系。总之,在患者进行颌骨缺损修复前,口内原有咬合关系的改善是必要的。

3. 试排牙　由于颌面缺损患者咬合常是紊乱的,在𬌗架上排列的人工牙,往往达不到最终的修复效果。因此,在患者口中进行试排牙非常必要。此步骤可以参考患者意见进行修改,尤其是前牙排双重牙列时。试排牙需重点检查咬合关系,患者颜面部的外形恢复程度等。

二、颌骨缺损的修复原则

1. 早期系列修复　颌骨缺损不仅使口腔颌面部的形态和功能受损,而且给患者带来很大的精神痛苦。因此,尽早进行修复治疗是非常必要的。同时,手术后立即戴上腭护板、颌导板等预成修复体,可保护手术区创面免受污染、减少瘢痕挛缩、减轻面部畸形程度并及早恢复部分生理功能,而且对患者在心理上还可起到一定的安慰作用。系列修复的原则体现在术前制作预成修复体保护手术创面,术后拆线后戴用暂时性修复体减少瘢痕挛缩和部分恢复功能,术后2个月待创面完全愈合制作永久性修复体以最大程度恢复形态与功能。

2. 以恢复生理功能为主　颌骨缺损应以尽量恢复咀嚼、语音、吞咽、吸吮以及呼吸等生理功能为主。在恢复生理功能的基础上,再尽量考虑如何最大程度地恢复面部外形。

3. 保护余留组织　除不能治愈的残根或过度松动的牙必须拔除,骨尖骨突的修整,不能利用反而妨碍修复的瘢痕组织需切除外,应尽量保留剩余组织。

4. 要能有足够的固位与承力的条件　颌骨缺损后,其修复体固位与承力的条件部分甚至全部丧失,设计新的方式,用做义颌的固位与承力至为重要,而且必须两者兼顾,才能使义颌就位并稳定地行使功能,此为义颌成功的关键。

5. 轻巧、使用方便、舒适耐用　修复体的重量对固位是不利的。因此,义颌要尽可能设计制作得轻巧,不能过厚,阻塞部分应做成中空形式甚至开顶式以减轻重量。义颌还要做到容易摘戴、使用方便、舒适耐用。

三、上颌骨缺损的赝复设计

由于颌骨缺损时间、部位、范围及余牙情况不同,其对功能的影响不同,义颌的赝复设计也有所不同。

1．腭护板　腭护板也被称为即刻外科阻塞器或即刻义颌。是在手术前预制,在外科切除术后即刻戴上的修复体。它需要经常进行修改,以适应缺损区组织愈合时的快速变化。腭护板主要是在手术后初期恢复和保持基本的口腔功能。

腭护板的制作:术前取印模和灌注模型。在模型上将手术区牙列刮除,并刮除降低牙槽骨高度、唇颊侧宽度,这样做是为了适应手术后颊黏膜的收缩变小。弯制卡环,形成蜡托,形成硬塑料护板,浸于 0.1% 苯扎溴铵消毒液中备用(图 46-7)。

2．少数牙缺失、牙槽嵴部分缺损、口鼻未穿通、𬌗关系正常　修复设计时适当增加卡环数目和充分伸展基托。有时对修复的牙进行减力措施,如人工牙减径、加深𬌗面沟和窝、增大食物排出道。上述设计的目的在于减小每个基牙的负担、使基托覆盖的软硬组织受力相对减小和增加人工牙面对食物的穿透力等。

3．硬腭穿孔的赝复设计　当硬腭有穿孔、口鼻穿通,赝复设计以基托覆盖穿孔,用 3～4 个卡环即可。

4．腭裂造成前颌骨变形,唇裂缝合后上唇内陷患者前颌骨常因腭裂而致发育不全,上颌前牙数目不足且多有倾斜,以致呈前牙反𬌗。赝复设计为前牙双重牙列以支撑上唇,前牙排列成浅覆𬌗和浅覆盖。制作设计重点为试恒基托和试排牙于口中,参考患者意见,排牙要适当支撑出上唇。

5．上颌骨一侧缺损的赝复　上颌骨一侧缺损一般表现为前小后大的"卵圆"形腭穿孔,口鼻相通。修复设计时需充分利用多数余牙安放卡环,以增大固位力和减小基牙负担;同时,充分利用腭穿孔处软组织倒凹帮助固位。穿孔处的软组织倒凹可以使阻塞器获得固位,阻塞器伸入腭穿孔的部分可用硅橡胶制成。由于硅橡胶弹性较大,便于摘戴而不至于造成软组织损伤,同时也能减小对软组织的压伤。

6．上颌骨两侧缺损的赝复　此类病例修复的主要困难是义颌的固位问题。义颌形成"中空式",以减轻重量利于固位等。当颌骨仍有存留且有余留牙时,应尽量利用剩余的余留牙提供固位与支持,同时也应注意保护余留牙;当颌骨仍有存留且为无牙颌时,应尽量利用剩余的健康颌骨植入 3 颗以上种植体提供支持与固位,若没有种植的条件,则该情况需视为双侧上颌骨缺失的情况。当双侧上颌骨均缺失时,充分利用软组织倒凹显得尤为重要。在取得义颌的固位方面,席应忠等制作的义颌除了伸入鼻腔组织倒凹外,还采用鼻孔插管,通过鼻孔插入义颌前部以增加固位(图 46-8)。孙廉(1979)曾报道将义颌伸入鼻前庭和鼻咽腔部分使义颌获得固位(图 46-8),利用基托伸到鼻前庭底和鼻咽腔底的突起部增加固位力(图 46-8)。孙廉等还利用"前压突"使义颌获得固位。

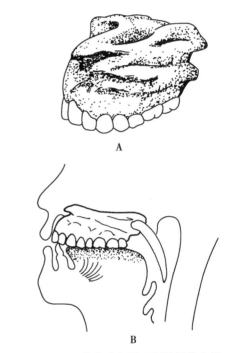

图 46-8　修复上颌骨两侧缺损的义颌
(采自北京医学院口腔系编著的《实用口腔矫形学》)
A．上颌骨两侧缺损修复的义颌　B．上颌骨两侧缺损的义颌在位(示意图)

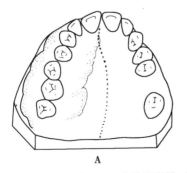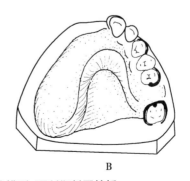

图 46-7　术前取印模、灌注模型、预制塑料腭护板
A．上颌右侧肿瘤(术前)虚线表示手术切除预计范围　B．预制塑料腭护板

义颌具有"前压突"和鼻咽突起能获得足够的固位。"前压突"形成法：试阻塞器恒基托时，将阻塞器前壁相当于前鼻突和鼻小柱处钻一约20mm的椭圆形孔，自恒基托的内面黏着一块烤软的印模膏，阻塞器恒基托带入口内就位，以手指按压印模膏，形成"前压突"。当即觉得恒基托固位良好，等印模膏变硬后，取出恒基托，略加修整。形成蜡𬌕记录：以棉花或湿纸填塞于阻塞器内腔，恒基托下周缘黏着烤软的蜡片卷成的蜡棍，取正中𬌕位记录并且恢复适当的面下1/3的距离，取出义颌的蜡𬌕堤，修整，冲洗干净，再试于口中；下次试牙，按中空式义颌常规完成"中空式"义颌（图46-9）。

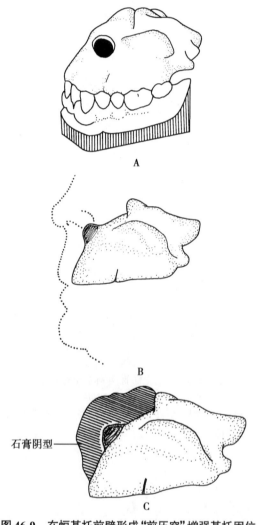

图46-9　在恒基托前壁形成"前压突"增强基托固位
A. 在义颌恒基托前壁钻一椭圆形洞　B. 形成"前压突"，用烫软的印模膏自洞的内侧压向前，形成固位的"前压突"
C. 利用石膏阴型，形成自凝塑料的"前压突"

石膏阴型

7. 制作颧颊翼义颌与颧颊翼咽鼻突义颌　周继林、洪民（1980年）提出，当上颌骨一侧大型缺损时，在缺损侧颧突根部用颧颊沟成形术形成颧区，义颌此侧做颧颊翼，利用颧区承力，变单侧支撑为双侧支撑，从而增加其稳定性的颧颊翼义颌。当上颌骨双侧大型缺损致完全缺乏义齿原承力与固位条件时，提出用颧颊翼咽鼻突义颌修复。即双侧作颧颊沟成形术，义颌双侧做颧颊翼，用以承力；作口鼻道成形术，义颌前方做鼻突，伸入鼻前庭底，用以固位；后方做咽突，伸入软腭上方的咽腔，用以固位。此法经长期观察，效果良好。

周继林、洪流等（2001年）提出，在颧颊区成形术后再在该区作种植，或在颧颊区成形术中种植，设计成颧颊翼和种植体共同承力，种植体固位的颧颊翼种植体义颌。因颧颊区成形术可使该区软组织变薄，且义颌可添加颧颊翼，故种植体可在扩展的颧区中部下方垂直向上，略向前倾10°左右植入颧弓根部，能最充分地利用颧骨的骨量（该植骨区骨量的厚度起码有约2cm，可选择所需要的足够长度的种植体）。如此可达到与义颌基底相连，而且种植体长轴方向与力方向基本一致，受到的是垂直力，避免了不利的侧方力；而且种植体的位置基本能与常规义齿的颧颊翼缘等高。可不用金属支架而用颧颊翼直接利用整个颧区承力，使种植体上的压强可因压力被分散而减低。颧颊翼种植体义颌的设计使以前在缺损腔内直接向颧骨斜向种植所存在的不利因素都可得到纠正，肯定可使咀嚼功能的恢复达到满意的效果，且疗效也能持久。

8. 腭咽腔阻塞器——语音球的制作　当先天性腭裂患者的腭裂隙过宽，软腭过短，手术无法达到腭咽闭合，或全身条件不具备手术要求时，可考虑用阻塞器修复腭缺损，可以帮助进食、吞咽，若同时形成"语音球（speech bulb）"，可有助于发音等。语音球的大小是在鼻咽镜的帮助下，经过在口内多次修改完成的。语音球过大，妨碍气流通过，可呈开口呼吸，并且在腭咽部活动时产生压迫和疼痛；语音球过小，可因腭咽部闭合不全，仍有浓重的鼻音。

四、下颌骨缺损的赝复

下颌骨缺损的修复原则与上颌骨缺损基本一致。但下颌骨缺损修复具有一定的特殊性。因此，建议在手术同期或尽早通过植骨恢复下颌骨的连续性。当下颌骨因各种原因导致其失去连续性且不宜同期植骨时，应早期预防余留骨段的移位和组织瘢痕挛缩，即术前应常规制作预成翼状颌导板等，同时避免造成𬌕关系紊乱和进食困难。

1. 颊翼下颌导板的制作　下颌骨的一侧摘除，为防健侧骨段向内倾斜和移位，在健侧下颌骨段的牙列上形成树脂夹板，夹板的前后端有不锈钢丝连接。夹板的外侧连接一高达上颌黏膜皱襞的树脂板，与龈组织接触的板面要磨改,使其稍与龈组织离开,以免张闭口过程中刮伤龈组织(图46-10)。颌导板为下一步植骨创造条件。弹性翼腭托颌导板:周继林等提出做上颌基托下垂有两条钢丝连接的颌导板附贴于健侧下颌后牙的舌侧面,调动钢丝可改变颌导板与下牙舌侧面的距离,这种颌导板的固位力分散,有利于基牙的保护。用于下颌骨缺损后继发畸形的预防和矫治。弹性翼分为单侧翼和双侧翼两种。一侧下颌骨缺损时用单翼,下颌骨颏部缺损时用双翼(图46-11)。

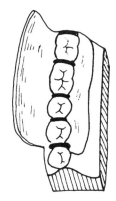

图46-10 颊翼下颌导板

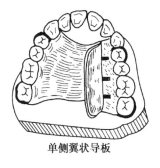

单侧翼状导板

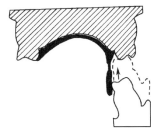

上颌单侧翼状导板使下颌断骨段沿导板滑行(示意图)

图46-11 弹性翼腭托颌导板
(引自周继林等的论文)

2.部分牙槽骨和牙齿缺失的赝复 此时,下颌骨仍保持连续性,设计修复体时要注意适当增加固位体并注意修复牙齿的减数或减径措施。

3.下颌骨不连续缺损的赝复 下颌骨不连续缺损,首先要做手术重建连续后才能进行修复。条件允许时可做种植体固位的义颌。目前外科重建技术与骨种植技术同步发展,把种植体植入移植骨中已有较高的成功率。原则上种植体基台需比周围软组织高出3~4mm,这样易维持种植体清洁,而且不能有深的种植周袋,这样种植体不易失败。种植体是否应植入移植骨里也取决于缺损侧的运动和感觉神经状况,运动和感觉神经未损伤者才可用种植修复。不能种植时可用可摘局部义齿修复。

五、颌面外科重建术后的修复

近年来,颌骨切除后的外科重建技术取得了长足的进步。经外科修复重建后,颌骨的连续性得到较好地保持,口鼻腔穿通等不利情况大大减少,患者的面部外形及生活质量得到了很大的提高。但是因患者仍然存在着不同程度的牙列缺损或牙列缺失,移植骨不能完全恢复到原有的牙槽嵴高度,因此其咀嚼、发音和外形等功能仍有待进一步改善。对该类患者进行义齿修复需考虑以下因素:①移植骨的形状和高度仍然不足,其对修复体的支持能力和固位作用较弱;②表面皮瓣的厚度较厚,弹性大,未能形成使义颌固位稳定所不能缺少的唇颊沟,义颌受力后移位幅度大,对基牙产生的扭力大,易损伤基牙;③表面皮瓣的厚度不利于在移植骨上的种植修复,往往需要进一步削薄皮瓣;④在植骨同期种植还是待植骨稳定后种植,其长期预后仍然有待进一步观察。

第2节 面部器官缺损的赝复

一旦眼、鼻、耳等面部器官出现缺损,其对患者生活质量及心理健康的影响是巨大的。高质量的修复体应当在大小、形状、颜色和质感等方面高度仿真模拟患者的真实器官,因此,面部器官的赝复难度很大、要求很高。

面部缺损应遵循修复原则包括:早期修复;尽可能恢复面部的正常外形;要有足够的固位;修复体要轻便、舒适耐用。

一、眼缺损的赝复

眼睛是表达思想感情的器官,因此,义眼的修复具有相当的难度。

为了提高义眼的修复质量,需了解一些解剖特征。如:上眼睑约覆盖眼球的3/4。上眼睑最高处在中、内1/3交界处,而下眼睑最低处在中、外1/3交界处(图46-12)。此外,从侧面观:上眼睑缘较下眼睑缘靠前些,并且眼球的角膜的前缘呈上向前倾斜、下向后凹的弧线(图46-13)。

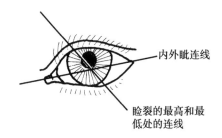

内外眦连线

睑裂的最高和最低处的连线

图46-12 内外眦连线和睑裂的最高和最低处的连线

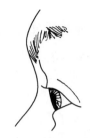

图 46-13   角膜表面呈上前下后的倾斜位（侧面观）

1. 眼球摘除后的义眼制作   上下眼睑内陷，义眼制作的目的是弥补缺陷，力争义眼与健侧眼睛对称，大小、形状、颜色近似，达到容貌中器官的比例和谐美、对称美，使人产生美感，解除患者认为有缺陷的忧虑。

义眼的制作步骤：

（1）选择眼窝托盘：要求有孔托盘较眼窝小些，托盘为薄的金属片或树脂片（约 2mm 厚），托盘背面固着一扁柄，柄位于托盘背面的上 2/3 和下 1/3 交界处。

（2）取眼窝印模：以托盘承托弹性印模材料，引入眼窝，轻轻按压，嘱患者连续作闭眼动作，必要时添加弹性印模材料于托盘的背面，要求恢复上下眼睑的正常突度，而且眼睑要能接触，要检查上眼睑较下眼睑向前突些（图 46-14）。

（3）灌注模型：灌注法同制作石膏阴型，也就是将眼窝印模内面灌制石膏阴型下部，模型面与印模边缘平齐。模型边缘处做三角形切口。常规灌制阴型上部。灌注阴型上部之前，用烤软的蜡片包缠托盘柄，目的为托盘柄从阴型上部中容易拔出。将托盘柄孔修成外大内小漏斗形注蜡孔。

（4）灌出眼窝蜡型：将熔蜡从漏斗灌入，形成眼窝蜡型。

（5）试眼窝蜡型：检查蜡型伸展和眼球突度，必要时以蜡增加伸展不足处，修去边缘伸展过长和过厚处，增减成合适的厚度。

（6）将蜡型放回石膏阴型下部；如果边缘加大较多，应将蜡型内面涂薄层弹性印模衬印，重新灌注模型于型盒下部中，然后完成型盒上部。

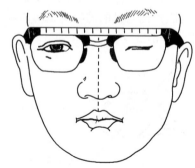

图 46-14   利用塑料眼镜框黏附米尺测出健眼的瞳孔和虹膜的水平距离，再将瞳孔的上下距离画于中线上

（7）除蜡、填塞白色树脂、热处理、形成白色树脂眼球。

（8）试戴树脂白色眼球：修改眼球的边缘和突度。

（9）义眼瞳孔定位：通常采用"临床定位法"：画出面部中线，笔者常用北条健三提出的确定中线的方法（通过内眦间连线的中点和上唇点的连线为中线）。依中线测出健眼瞳孔至中线的水平距离。按照通过健眼瞳孔中心的水平线与中线的交点，作出义眼瞳孔的定位（图 46-14）。

（10）确定义眼的瞳孔和虹膜的范围：测量健眼瞳孔和虹膜的大小，确定义眼瞳孔和虹膜的范围[图 46-15（1）]。

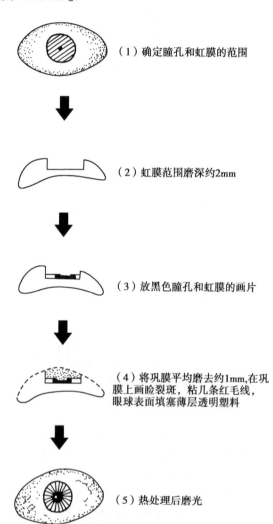

（1）确定瞳孔和虹膜的范围

（2）虹膜范围磨深约2mm

（3）放黑色瞳孔和虹膜的画片

（4）将巩膜平均磨去约1mm，在巩膜上画睑裂斑，粘几条红毛线，眼球表面填塞薄层透明塑料

（5）热处理后磨光

图 46-15   义眼制作的步骤

（11）磨出虹膜凹面：以金刚砂石自瞳孔处磨深约 2mm，要求底平，凹边缘要略小于虹膜实际范围。将瞳孔大小用黑色画片粘在虹膜凹底[图 46-15（2）]。

（12）试白色眼球：修改虹膜凹周缘至合适大小。

（13）画出虹膜：在白色图画上用油彩颜料绘出虹膜（中国人虹膜多呈棕褐色）。用较大的黑纸贴于虹膜画纸背面作瞳孔。放虹膜画纸和瞳孔黑纸于虹膜凹中。试合适，取出虹膜画纸和瞳孔黑纸纸片［图46-15（3）］。

（14）将虹膜凹用弹性印模材料填平：要恢复黑眼球的合适突度。

（15）装盒、开盒。

（16）磨去一薄层巩膜：磨减约1mm，为最后填塞的透明树脂表层留出间隙［图46-15（4）］。

（17）巩膜画面睑裂斑和黏短红细毛线模仿血管。必要时在巩膜面上画些颜料模仿健侧巩膜。

（18）填塞透明树脂：分离剂最好用锡箔。

（19）热处理。

（20）义眼粗磨后试戴。

（21）试戴修改后，再磨光［图46-15（5）］。戴义眼。

2．眼球萎缩的义眼制作　眼球患病萎缩，丧失视力，眼睑略内陷。

义眼制成薄片状贴附于萎缩的眼球面上。做法同1。由于这种眼球能随眼肌活动，增添义眼的逼真效果，因此这种义眼深受患者欢迎。

3．眼球摘除但保存了眼肌正常附丽的义眼制作　眼球摘除时，将上、下、内、外四条眼肌分别穿过一个预制的"馒头形"的树脂孔球（或硅橡胶球）的底孔，然后将四条肌肉末端结扎在球前面的凹槽内（图46-16），球前面包被有黏膜，形成小黏膜隆突于眼窝内。义眼薄片制法同上。眼肌活动，树脂球活动，带动义眼活动，这种义眼看上去很逼真（图46-16）。

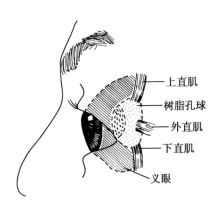

图46-16　眼肌穿过塑料孔球并结扎于球前面凹槽中，外被黏膜，义眼贴附于树脂孔球外面的黏膜隆突上

另外，近年来，我国眼科专家已成功地用腹部脂肪块与眼肌连接，外被黏膜，形成小隆突，将义眼薄片贴附在黏膜隆突上，义眼随眼肌活动而活动，效果较用树脂孔球更好。

二、鼻缺损的赝复

鼻子位于面部正中，决定着整个面部的均衡，鼻的形态能决定面部的美或丑。

1．美鼻的标准

（1）鼻梁的理想高度：侧面观，二目平视时，做鼻梁延线，做一条"从额部至上颌的连线，垂直于地面。"上述二线的交角呈30°～33°的突出角为鼻的理想高度（图46-17）。

（2）沿鼻小柱作延线与上述垂线的前下交角称上向角。上向角为95°～110°（图46-17）。

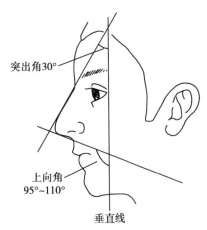

图46-17　美鼻的角度

（引自杉山正宽的《人体美的塑造美容整形漫谈》）

（3）鼻尖形态稍窄且略成圆形。

（4）鼻子位于面部三等分之中份。

（5）鼻唇角成95.7°为黄种人的鼻底和上唇表面的交角（图46-18）。

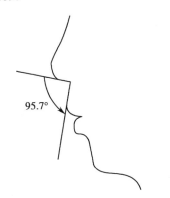

图46-18　黄种人的鼻唇角为95.7°

2．义鼻的制作　鼻缺损最好采用手术修复，当不能用手术修复时，可采用义鼻修复。但义鼻的颜色不易做到与邻接的皮肤协调，义鼻边缘不易密合。

（1）取印模：可用印模膏形成个别托盘（带柄），托盘盖过缺损周围健康组织一部分；取鼻缺损区印模时印模材料切勿堆放过多，防止误吸。

（2）灌注模型。

（3）在石膏模型上雕塑义鼻蜡型：雕塑最好参照患者术前的正侧面照片，或参照患者兄弟的鼻子雕塑义鼻蜡型；有时需取得有类似鼻子外形的健康人的鼻

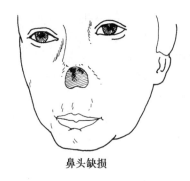 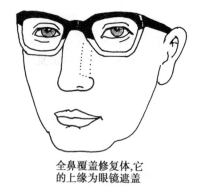

鼻头缺损

全鼻覆盖修复体,它的上缘为眼镜遮盖

图 46-19　鼻头缺损的赝复

部印模作为参考,通过灌注熔蜡形成鼻部阳型蜡型。

(4)试义鼻蜡型:增减蜡型与面部的贴合面,注意在与软组织的贴合面,要稍熔蜡使其贴合紧密而有轻压力。注意义鼻边缘最好要位于鼻周自然沟中。

(5)以义鼻蜡型取得鼻缺损处和邻接缺损的有关组织面的印模,修剪伸入组织倒凹的过多处,用剪刀剪断弹性印模边缘,可免印模变位。

(6)灌注石膏模型,待石膏硬固后,修整石膏面至合适程度。

(7)装盒、填塞合适颜色的硅橡胶。

(8)试戴义鼻:义鼻可用眼镜架固定,但其非最佳固位方法,因为眼镜架会因出汗而易滑脱,使义鼻易于离位。因此,常用的固位方法是采用黏着固位结合眼镜架固位的方法(图 46-19)。

三、耳缺损的赝复

义耳修复涉及外耳,对外耳结构要加深了解。

一般外耳长度约等于鼻根至鼻底的距离。耳的倾斜度与鼻根点到鼻唇角顶的连线接近平行。如果有健耳存在,按照健耳的长度、倾斜度、宽度和高度则不难制作义耳(图 46-20)。

义耳的制作步骤:

1．取患耳余部的印模将外耳道用棉球堵塞,如果想用外耳道插管固位时,可将接近外耳道口约 10mm 处不堵塞。通常个别涂抹弹性印模材料于残耳部,迅速插火柴棍于印模的外面,外面涂抹调好的石膏做弹性印模支座,取下印模。

2．灌注模型。

3．取健耳印模同法。灌注石膏模型。

4．在残耳模型上制作义耳底板通过蜡型制作、装盒、填塞热硬树脂、热处理,形成残耳树脂底盘。

5．试残耳树脂底盘修改合适。

6．残耳树脂底盘上黏着义耳蜡型按照患者健耳的形状、大小类似的健康人的耳部取弹性印模,灌注熔蜡形成的蜡耳,用热蜡刀烫多补少地将蜡耳黏着在树脂底盘上。通常义耳蜡型可较健耳略小些,切忌偏大。

7．装盒调配颜料于树脂中,填塞树脂,热处理形成树脂义耳,义耳填塞材料最好使用硅橡胶。李连生报道使用有机颜料配色,效果良好。

8．义耳试戴修改至合适程度。

9．义耳的固位常用松香乙醚熔剂黏着,较眼镜架或发卡固位方便,而 Branemark 等曾用种植体固位(图 46-21)。

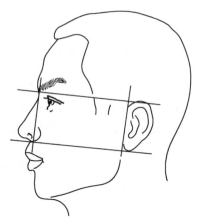

图 46-20　鼻与耳的关系

鼻根至鼻唇角顶的连线约与耳前界平行,鼻根至鼻底的长度与耳上下距离大致相等

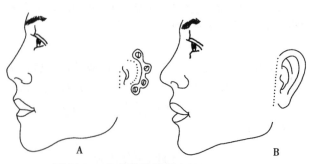

图 46-21　依靠与种植体连接固位的义耳

A．硅橡胶义耳,固位依靠穿过皮肤和骨的种植体　B．硅橡胶义耳在位

第3节 数字化颌面缺损修复

颌面缺损具有的特点和难点包括：①缺损区往往深在且形状不规则；②缺损区常伴有瘢痕组织并导致张口受限，为患者制取印模困难；③缺损区形成口鼻腔穿通或多部位的穿通，制取印模困难，常易造成误吸误咽；④面部器官具有立体、镜像对称的特点，制作时对医师和技师的经验技术和操作技能依赖性高；⑤若伴有多器官联合缺损时，修复难度更高，等等。数字化修复技术恰好能弥补上述不足，且在颌面缺损修复方面显示出巨大优势：①计算机存储和运算数据快速便捷；②CT 数据、多种面部扫描数据可直接应用于数字化修复，可避免印模制取时遇到的张口受限、印模材误吸误咽等风险；③对不规则形状、立体对称形状、多器官联合缺损的复杂设计非常准确快捷；④快速成型技术具备设计与制作一体化的特点，可直接加工出不同形状、任意复杂的三维几何实体（包括阴形型盒等）等特点；等等。因此，数字化颌面缺损修复技术可摆脱对医师和技师经验技术的依赖，呈现广阔的应用前景。

下面以一例左侧上颌骨伴鼻及周围软组织缺损病例来介绍颌面部缺损的数字化修复流程（图46-22）。

1．临床检查，制订治疗方案。

2．常规方法制作 上颌义颌加可摘局部义齿恢复上颌硬腭区形态，注意考虑与面部硅橡胶赝复体的衔接，制作适当的固位型。

3．颜面部软组织的三维扫描和重建 戴入上颌义颌，采用 CT 扫描、结构光扫描或激光扫描等三维扫描技术获取并三维重建面部软组织三维图像。

4．赝复体的三维设计 颜面部缺损根据计算机辅助设计（computer-aided design，CAD）方案可分为两大类。一类是缺损的组织器官局限于面中线一侧，即具有对称性特征，如眼眶和耳缺损。此类患者主要是通过镜像对称的方法，将健侧的健康组织器官对称到缺损侧，从而完成赝复体的设计。另一类是缺损组织器官跨过面中线，不具有对称性，如鼻缺损等，此时需要通过建立数据库或从健康人获得该缺损组织器官的外形数据，再经过修改，完成不对称赝复体的设计。通过镜像对称或数据库的方法，用三维设计软件（如 Geomagic Studio）设计面部赝复体或其阴模的三维形态。

5．赝复体或其阴模的数字化制作 由于模型形态结构复杂，目前多采用快速成型技术制作赝复体的蜡型或树脂阴模。

6．制作硅橡胶赝复体 赝复体蜡型包埋装胶，或直接用树脂阴模制作出硅橡胶赝复体。

（洪 流 周永胜）

参 考 文 献

1. 张震康，俞光岩. 实用口腔科学. 第3版. 北京：人民卫生出版社，2009

2. 冯海兰，徐军. 口腔修复学. 第2版. 北京：北京大学医学出版社，2013

3. HouYue-zhong, Huang Zhi, Ye Hong-qiang, et al. Inflatable hollow obturator prostheses for patients undergoing an extensive maxillectomy: a case report. Int J Oral Sci, 2012, 4（2）: 114-118

4. 叶红强. 颜面部大面积缺损的高精度数字化修复. 北京大学博士学位论文，2012

第 47 章

物理疗法在口腔科的应用

应用自然界和人工的各种物理因素作用于机体，以达到治疗和预防疾病的方法，称为物理疗法（理疗）。研究物理疗法的作用机制、方法、操作技术、适应证和禁忌证等称为物理治疗学（理疗学）。物理疗法种类很多，如：声、光、电、热、磁和生物反馈等。各种物理因子对机体所产生的治疗作用是多种多样的，但总的来说，它可以帮助消炎、镇痛，同时也可有助于机体免疫功能的提高，所以物理疗法是促进、维持与恢复人体各种功能的一种良好手段。其作用机制是通过各种物理因子直接作用于机体组织、细胞，除此以外，还通过神经、体液起反射作用。因此，口腔一些疾病也可以通过各种物理疗法治愈或改善其功能。

第1节 电 疗 法

直流电药物离子导入疗法

一、原理和特点

（一）原理

利用直流电电场的作用，使药物离子经过皮肤和黏膜进入人体，达到治疗的目的，称为直流电药物离子导入疗法。其原理是利用直流电场（或低频脉冲电场）作用和电荷同性相斥、异性相吸的特性，使无机化合物或有机化合物药物离子、带电胶体微粒进入人体。实际应用时，如药物有效成分带正电荷，则将药物溶液浸湿的纱布、滤纸或绒布置于正极衬垫之下；反之则置于负极衬垫之下。

（二）特点

药物导入疗法虽然也是给药的方法之一，但它具有许多独特的优点，具体如下：

1. 药物在局部的浓度高、作用强 特别适宜浅表病灶。

2. 有局部和全身双重作用 导入的药物离子一部分贮存在局部，另一部分则由血液和淋巴液带至全身。

3. 有药物和直流电的双重作用 如阳极导入 Ca^{2+} 时，不仅 Ca^{2+} 有解痉镇痛作用，直流电阳极也同样具有镇痛作用。两者在治疗过程中常有相加或协同的作用。

4. 进入体内的为纯药物离子 即能起主要药理作用的部分，如青霉素钠盐（或钾盐），由负极导入的主要是青霉素，而不是整个化合物。

5. 导入的药物在局部形成离子堆 作用时间长，排出缓慢。

6. 导入的离子有趋向性 如亲骨元素钙、氟导入后，在骨、牙齿中沉积较多。

7. 不损伤皮肤，患者无痛苦。特别是口服或注射副作用较大的药物，更宜采用此法。

二、操作技术和注意事项

（一）操作技术

1. 机器与用具

（1）机器：可以从干电池或从交流电源经过整流器装置获得直流电作为医用电源。目前的电子管或晶体管直流电疗机都有变压、整流、滤波等部分，通过这些电路很容易将交流电变成医疗用直流电流。如口腔科常用的牙髓活力测定仪、直流感应电疗机等。

（2）用具：

1）电极（金属板和衬垫）：金属板为导体，以铅板为宜，因其质软、导电性能好、可塑性大、化学性质稳定、价格便宜。铅板一般厚度为 0.25～2.0mm，较大面积处可稍厚，根据治疗部位需要可制作成各种形状，如长椭圆形、半面具形或针状。电极板边缘要圆钝，不得有锐角，也不能有裂隙，以免电流分布不均；电极要经常刷洗，以除去附着的电解产物。衬垫要用吸水棉织物（纱布、双面线等）制作，以吸附电解产物，同时可密切接触皮肤和黏膜，使电流均匀分布。潮湿的衬垫可湿润皮肤，增加体表的导电性。衬垫厚度为 0.5～1cm 左右，衬垫面积比铅板边缘大 1～2cm。为了应用方便，可制作成各种形状，衬垫后方可做成口袋状，将铅板放入。使用前，衬垫应消毒、洗涤、煮沸、拧干，备用。

2）导线与夹子：导线的作用是把电流从直流电疗机引向电极板。要求质地柔软、坚固耐用，一般用聚氯乙烯作绝缘包皮的细导线，为了治疗方便可制成分支导线。习惯上以红色导线与阳极相连，其他颜色导线接阴极，以便工作中识别，不会造成阴阳极连接错误。

夹子的作用是把导线连接在电极板上，通常采用鳄鱼头金属夹，外露部分包以绝缘物，避免与皮肤接触引起烧伤。金属板过小可将导线直接焊接在电极板上。

2. 有效电极（主电极）和无效电极（副电极）的作用　在治疗过程中，除因电流量或极性的差异达到不同疗效外，也可因电极面积不同而产生不同的作用。面积小的电极为有效电极时，电流密度大，引起药物反应强；而面积大的电极即无效电极则相反，只起通路作用。所以，应将有效电极放在治疗的局部，无效电极放在颈后部或前臂处（图47-1）。

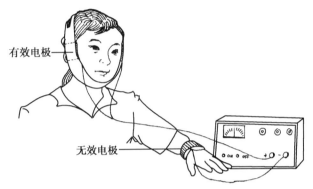

图 47-1　颞下颌关节区导入法（有效电极放置关节区，无效电极放置前臂）

3. 电流密度　电流密度指每平方厘米面积衬垫上的电流量而言。有效电极一般为 $0.05\sim0.1\text{mA/cm}^2$。电极面积较小时，电流密度可稍增大，儿童为 $0.02\sim0.08\text{mA/cm}^2$。通电时还需要参照患者的耐受量，以有针刺感而无灼痛为宜。对牙本质敏感症患者应以轻度感觉或无感觉之间的电流量为宜，约为 $0.5\sim1\text{mA}$，以免长期刺激造成牙髓不可逆的损害。

4. 治疗时间　一般通电时间为 15～20 分钟，每天或隔天一次，连续 10 次为一疗程。

5. 治疗方法

（1）颌面部：有效电极面积为 $7\text{cm}\times10\text{cm}$，无效电极面积为 $10\text{cm}\times15\text{cm}$，适用于颞下颌关节疾病、下牙槽神经损伤、面神经麻痹、颌面部瘢痕软化、腮腺炎、下颌下淋巴结炎等（图47-2、47-3）。

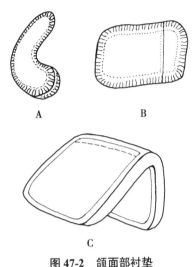

图 47-2　颌面部衬垫
A、B. 颌面部有效电极衬垫　C. 颌面部无效电极衬垫

（2）口腔内衬垫法：有效电极衬垫面积为 $2.5\text{cm}\times5\text{cm}$，无效电极面积为 $7\text{cm}\times10\text{cm}$ 或 $10\text{cm}\times15\text{cm}$，适用于牙本质敏感症、牙龈和牙周疾病（图47-4）。

（3）口腔内水浴法：用特制口浴电极，放入口腔内。适用于全口牙本质敏感症、头面部放射治疗后的全口牙齿表层脱矿、猖獗龋、釉质矿化不良、牙龈和牙周疾病等。

口浴电极如图47-5。用塑料制成匙形，中空，匙内嵌有金属丝（不锈钢丝即可）电极。此电极与匙柄端导线焊在一起。制作口浴电极需达到两点要求：①外壳需用绝缘材料，以保护口腔黏膜不被电极烧伤；②金属电极只能空悬在外壳内，外壳需留有小孔，以利药

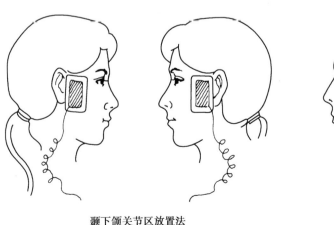

颞下颌关节区放置法　　　　　　　　半面具法

图 47-3　颌面部衬垫放置法

液自由通过，或用几个棉絮捻通过外壳塑料孔以利于药物流通。

（4）根管电解疗法：针形电极放入髓腔或根管口处，适用于根尖周病损而根管不通者。

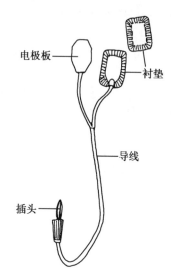

图 47-4　口腔内衬垫与电极

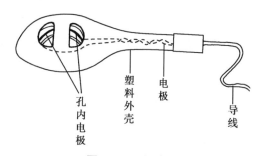

图 47-5　口浴电极

（5）操作常规：

1）检查患者皮肤有无知觉障碍或破损：如有知觉障碍者，应严格注意电流量；局部表皮有破损者，应贴以胶布或涂以凡士林油加以保护。

2）根据治疗部位，选择金属电极及衬垫：金属板应平坦、衬垫要微温而湿润，以导线连于电疗机的输出端。

3）将治疗药物均匀洒在衬垫上，以湿润为宜。贵重药物可洒在纱布或滤纸上，以免浪费。药物衬垫紧密贴合治疗部位，可借助于牙齿咬合、绷带、尼龙搭扣、沙袋等固定。

4）检查治疗机，各指针及输出钮应均在零位，电位器开关指向正确，导线连接极性正确无误，带正电荷药物由正极导入，反之从负极导入。打开机器开关，使电流调节逐步升至所需治疗量，并参照患者的感觉以针刺感或蚁走感而不痛为宜。

5）治疗完毕，应缓慢向逆时针方向转动旋钮，将

电流降至零位，再关闭开关。取下电极与衬垫，检查皮肤有无损伤。

6）药物离子选择原则与口腔科常用药物：①药物必须能电离，电离度高才可以被导入体内；②必须选择用量较小而又在局部应用即能生效的药物；③导入药物的极性必须明确；④药物成分应是提纯的，不含其他杂质，否则寄生离子会干扰药物的导入；⑤药物制剂（水溶液）的性质在室温下应稳定，若易变质的可每天临时配制或保存于冰箱内；⑥药物水溶液的 pH 值应合适，阳极导入药物 pH 值不宜过小，阴极导入药物 pH 值不宜太高，否则会刺激皮肤或导致酸碱烧伤；⑦抗生素导入时需注意 pH 值的变化，因 pH 值剧烈变化会使抗生素的效价减低或失效，如青霉素、四环素在酸性和碱性溶液中都易失效，因此，导入时为防止电极区电解产物堆积使 pH 值剧烈变化，增加疗效，需用非极化电极。链霉素、土霉素对 pH 值变动的耐受力强，不必用非极化电极。青霉素和链霉素导入前应做皮试。

非极化电极的制作如图 47-6。第 1 层将抗生素溶液浸湿的纱布放在治疗部位；第 2 层为普通衬垫；第 3 层为 5% 葡萄糖液浸湿的纱布；第 4 层为普通衬垫；第 5 层为铅板电极。第 2、3 层起到吸收电解产物及缓冲作用。

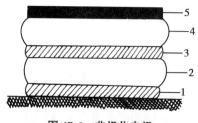

图 47-6　非极化电极
1. 药垫　2. 普通衬垫　3. 5% 葡萄糖缓冲液垫　4. 普通衬垫　5. 铅板电极

（二）注意事项

1. 治疗前　将金属电极板擦拭干净、压平；衬垫应按药物种类和极性分别洗涤、煮沸、消毒，备用，每个衬垫只供一种药物使用。

2. 治疗时　衬垫微温、拧干，铅板从衬垫后方开口放入，口腔内电极应放在绒布衬垫之间。工作人员经常巡视电流表指针情况，若超过治疗规定强度，应及时降低；若不足则应调至所需强度。每次治疗最好做到专人、专床、专机和定时。

3. 治疗结束　应检查治疗部位皮肤。由于电极下酸碱产物的刺激使局部皮肤发痒、粗糙，为了保护皮肤可用酚甘油制剂（甘油 28ml，酒精 14ml，1% 酚 1ml，加蒸馏水至 100ml）涂擦。

三、临 床 应 用

（一）根管消毒

适用于根管不通畅但根尖周有病损者，或已作过根管治疗但充填物不能全部取出，或根管内器械折断等。离子导入法可达到根管消毒的目的，但应在急性炎症控制的情况下进行（图47-7）。

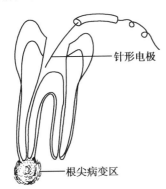

图47-7 根管内离子导入法（针形电极）

1. 碘离子导入疗法 方法为隔离唾液，擦干根管，于根管内注入碘剂，插入针状电极，阴极通电，使电流缓慢上升至患牙有麻刺感觉时为止。用此时的电流量求得通电时间 =30（常数）÷mA。实验证明，时间与导入量不成正比，因此，一般可小于此数。通电完毕，将电流表缓慢减至零，仍在隔离唾液条件下取出电极，封入碘剂棉捻或棉球，1～2 天内即可充填根管。有邻面洞时需做假壁，以免与牙龈形成短路，烧伤软组织。

2. 氢氧离子导入法 方法同上。阴极放入根管内，不加电解液，使组织液电解产生 OH^-，利用 OH^- 的强碱性（pH=12）杀菌。此法的杀菌力比碘离子大 5 倍，但不如碘离子作用时间长。通电时间 =6（常数）÷mA。电解后即可充填根管。

（二）牙周组织疾病

去除牙石后，牙周组织仍有慢性炎症存在时，可用口腔内衬垫法将15% Ca^{2+} 以正极导入，或用口内水浴法将 5% 维生素 C 溶液以阴极导入，通电量为 1～2mA，每天或隔天一次，每次 15～20 分钟，连续 10 次为一疗程。

（三）牙本质敏感症

适用于多个牙咬合面过度磨耗或多个牙颈部暴露、头面部放射治疗后引起的牙齿广泛脱矿、釉质矿化不良等引起的牙齿敏感症患者。

咬合面敏感者以 2% NaF 水溶液洒在口内衬垫两面上，患者上下牙咬住衬垫，非作用极衬垫置于前臂，阴极导入。通电量为 0.5～1mA，每次 10～15 分钟，每天或隔天一次，连续 10 次为一个疗程。若咬合面有金属充填体或金属冠套，应用蜡或油纱布覆盖，或涂抹凡士林绝缘以保护牙髓。

牙颈部敏感者以 2% NaF 水溶液洒在衬垫的一面上，贴敷在牙颈部，衬垫靠近唇颊侧的一面缝以塑料薄膜绝缘。若牙齿邻面敏感，应用口内水浴法，非作用极置于前臂，阴极导入。通电量为 0.5～1mA，每次 10～15 分钟，每天或隔天一次，连续 10 次为一个疗程。

放射治疗后或釉质矿化不良所造成的多个牙齿多个牙面敏感者可采用口内水浴法。先漱口去除食物残渣，请患者含药液充满口腔，将口腔电极放至舌下，凸面向上；非作用电极固定于前臂，缓慢上升电流至 1～2mA，每次 15～20 分钟，每天一次，连续 10 次为一个疗程。药液可根据需要采用 2% NaF 溶液（阴极导入），或15% $CaCl_2$（阳极导入），也可两种药液交替导入，可促进牙齿再矿化，降低牙齿敏感性。

（四）颌面部急、慢性炎症

可根据临床病情选用各种抗生素或碘剂，也可在应用药物离子导入前配合超短波治疗，以加强炎症区域药物离子的作用。注意药物极性（表 47-1），抗生素导入时应用非极化电极。

表 47-1 口腔科常用的药物（离子）**的极性、浓度和适应证**

作用物质	药物名称	浓度	极性	治疗作用	适应证
钙（Ca）	氯化钙	5%～15%	+	提高交感神经系统张力，降低毛细血管及淋巴管通透性，有解痉挛、镇痛、消炎、脱敏作用	颞下颌关节功能紊乱病，牙本质敏感症，釉质钙化不全
氟（F）	氟化钠	2%	−	氟离子进入釉质表层可抗酸，进入牙本质可阻断神经冲动传导	防龋、牙本质敏感症，釉质钙化不全
碘（I）	碘化钾	2%～10%	−	促进炎症产物吸收，软化瘢痕、松解粘连	颌面部瘢痕，术后粘连，炎症浸润块
锌（Zn）	硫酸锌	0.5%～1%	+	有收敛防腐作用，促进上皮生长及溃疡愈合	经久不愈的创口，慢性炎症
	氯化锌	5%～10%			
普鲁卡因	盐酸普鲁卡因	2%～5%	+	镇痛	神经痛

续表

作用物质	药物名称	浓度	极性	治疗作用	适应证
水杨酸	水杨酸钠	2%～10%	－	解热镇痛、抗风湿	风湿性颞下颌关节炎、肌炎
青霉素	青霉素钠盐 青霉素钾盐	5000～10 000U/ml	－	对革兰氏阳性球菌及阴性球菌有抑菌杀菌作用	颌面部炎症
四环素	四环素	5000～10 000U/ml	＋	广谱抗生素	颌面部各种炎症
维生素 B_1	盐酸硫胺	100mg/ml	＋	调节神经功能	面神经炎、神经痛、下牙槽神经损伤
维生素 C	抗坏血酸	5%～10%	－	增加组织对感染的抵抗力	牙周牙龈疾病
维生素 B_{12}	维生素 B_{12}	100μg/ml	＋	参加核蛋白的代谢过程,对神经髓鞘的恢复有重要影响	面神经炎、面神经损伤、神经痛

（五）神经疾患

面神经麻痹,常见原因为 Bell 面瘫、颌面部外伤、颌面部手术后引起。可根据病因采用超短波与碘离子或维生素 B_1、B_{12} 导入配合,或多功能神经肌肉治疗仪与维生素 B_1、B_{12} 导入配合。若经过 10～20 次治疗后神经功能仍未完全恢复,可采用电体操疗法。

（六）瘢痕组织软化

颌面部因外伤、烧伤、术后粘连等遗留瘢痕组织,不仅影响美观,而且影响颌面部功能。治疗可先应用红外线局部照射 15～20 分钟,使周围组织血液循环改善,再应用颌面部衬垫法,阴极导入 I^-,连续 10 次。若瘢痕较硬或面积较大,可治疗两个疗程。也可采用超声波治疗,或两种方法交替进行。

（七）颞下颌关节病

翼外肌痉挛型采用颌面部衬垫置于双侧颞下颌关节区,Ca^{2+} 导入可解痉镇痛,药物导入前可配合超短波或红外线疗法。翼外肌亢进型可采用 2% 普鲁卡因导入,目的在于调节神经功能、镇痛。对类风湿性与风湿性颞下颌关节炎可采用 10% 水杨酸钠导入。通电量 1～2mA,每次 20 分钟,10 次为一个疗程。

超短波疗法

一、生物效应

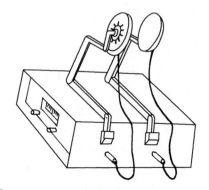

图 47-8　DL-C 五官科用超短波电疗机（50W）

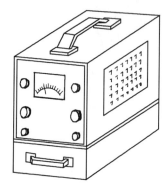

图 47-9　五官科用超短波治疗机（80W）

（一）热效应

人体内介质在超短波电场的作用下,组织内的离子呈振荡性运动（无极分子及偶极分子将随着电场的变化而移动）。在克服介质中的黏滞性和互相摩擦要消耗电能,此电能转变为热能,又称内生热。

（二）消炎作用

1. 改善血液和淋巴循环血管通透性增高使局部白细胞和抗体增加,使炎症病灶迅速局限,病理性产物和细菌毒素迅速排除。

2. 在超高频电场作用下,病灶组织 pH 趋向碱性,可减轻或消除局部组织酸中毒,被治疗的局部钙离子增加、钾离子减少,可降低局部组织的兴奋性,减少局部渗出液,有利于炎症的吸收和消散。

3. 从动物实验证明,小剂量超短波影响单核 - 吞噬细胞系统功能,增强其吞噬能力。这一作用出现在 24 小时之后,这种后作用对抗炎起了良好的效果。吞噬能力和吞噬指数在实验组动物比对照组增加 150% 左右。大剂量超短波可以促使坏死组织发酵与自溶作用加强,使脓液易于形成和排出。

4. 增强结缔组织再生能力,肉芽组织生长良好,因而可以使炎症局限和加速创口愈合。

5. 在超短波作用下可改变细菌生长环境,间接抑制细菌的生长与繁殖。至于超短波是否有杀菌作用和使细菌毒素减弱的作用尚待进一步的实验证明。

（三）镇痛作用

超短波具有镇痛作用，这一点已为大量临床实践所证实。但由于引起疼痛的原因颇多，机制也较复杂，所以超短波镇痛作用也是由多方面因素造成的。当超短波电场影响人体组织器官时，多数是通过神经体液调节完成的。镇痛作用与机体原有状况，特别是与神经系统的原有状况有关。当神经兴奋性增高时，高频电场刺激下可达到抑制状态，而在抑制期间给予刺激，又使兴奋性升高。

超短波剂量的大小也影响镇痛的效果。一般来说，小剂量超短波作用可使神经组织的兴奋性和传导性升高，而大剂量则发生抑制；但当急性炎症状态时，大剂量反而使疼痛加剧，小剂量则起缓解作用。小剂量超短波可刺激神经纤维再生，并恢复其传导功能，而大剂量则相反。

二、操作技术和注意事项

（一）操作技术

1. 电极分长方形和圆形两种，每种均有大、中、小三套，选用原则以包括病区在内为准。

2. 电极放置法与电场强度分布有关，应以电磁力线能穿透全部病区为准。放置方法分三种：

（1）单置法：一极放置在需要治疗部位，另一极放置于相对应的面颊部。例如 |4 根尖炎，治疗电极置于 |4 根尖区，皮距 1cm，另一电极放置于对侧面颊部，皮距 3～4cm。面神经麻痹治疗时，治疗电极放置于患侧乳突处，皮距 2cm，另一电极放置于对侧面颊部，皮距 3～4cm。此时电磁场强度范围较大（图 47-10）。

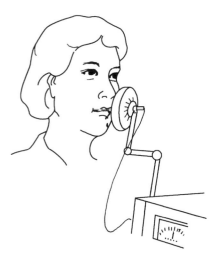

图 47-10 电极的单置法

（2）并置法：两个电极在同一平面上，两电极间距离必须大于电极直径。此时，两电极相邻近边缘之间

浅层组织电场强度最大，口腔科患者较少用此法。

（3）对置法：两个电极分别位于治疗部位的两侧，如颞下颌关节治疗时，两个电极放置于双侧颞下颌关节处（图 47-11），皮距 1～1.5cm。注意电极放置位置应与被治疗部位的体表平行（图 47-12）。

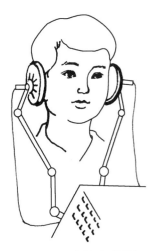

图 47-11 电极的对置法

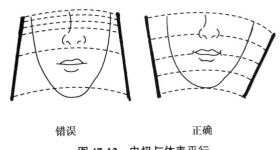

错误　　　　　　正确

图 47-12 电极与体表平行

3. 治疗间隙　间隙是指电极与皮肤之间的距离。一般在口腔科常用小功率治疗机，皮距为 1～2cm，不得大于 4cm。上前牙部位应注意鼻尖电磁力线干扰，可适当地加大间隙（图 47-13）。

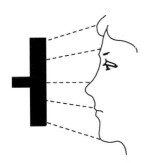

图 47-13 单置法应注意鼻尖

4. 剂量确定　临床应用时可将一些条件固定，如使用的机器功率固定、皮距相对固定、电极大小固定，仅用通电时间长短并参考氖灯亮度及患者感觉来调整剂量。

无温量:患者无温热感,氖灯管亮度若明若暗,电流35~40mA,通电时间8~10分钟,适用于急性炎症和儿童患者。

微温量:患者有微温感,氖灯管亮度弱,电流40~45mA,通电时间10~15分钟,适用于一般炎症。

温热量:患者有温热感,氖灯管明亮,电流45~50mA,通电时间15~20分钟,适用于慢性炎症。

（二）注意事项

1. 操作时病变区要干燥,防止烫伤。儿童不能哭泣,因眼泪最易引起面部烫伤。

2. 治疗室必须用木板地或用橡皮垫绝缘,患者坐、卧均用木制床椅,除去治疗部位附近的金属物品,如耳环。口腔内的金属冠套、充填物等,对此种疗法并不属禁忌。

3. 治疗中仪器导线不可交叉、互碰或接触患者身体。

4. 根据患者病情变化随时调整剂量,治疗过程中必须经常询问患者的感觉,如述过热应减少输出量,如头晕心慌应停止治疗。

5. 使用金属夹板和骨牵引处一般不宜进行治疗。

三、临床应用

（一）适应证

1. 急、慢性根尖周炎 在炎症早期应用小剂量(无温量),可使炎症消散吸收。若已化脓,超短波治疗可促进脓肿局限。在超短波治疗后24小时之内,不要切开引流,否则易出血多。若发现已切开或自行破溃的出口(或瘘管)狭窄,脓液黏稠不易排出,可应用大剂量(温热量),促使脓液变稀,易于排出。接近愈合期的伤口可改用小剂量,促使上皮生长。一般用单置法,每天或隔天一次,连续3~5次。

2. 颌面部间隙感染、第三磨牙冠周炎、急性骨膜炎、骨髓炎、腮腺炎及颌面部疖肿等均可应用,操作方法及原则同上。

3. 超短波有促进涎液分泌作用,所以也可试用于涎液腺分泌障碍引起的口干症等。

4. 腮腺、颞下颌关节碘剂造影后引起局部肿胀和疼痛,可用微温量超短波治疗帮助消肿、镇痛。

（二）禁忌证

恶性肿物、活动性结核、心血管系统代偿功能不全、有出血倾向及使用人工心脏起搏器的患者禁用。

第2节 光 疗 法

光疗法是利用各种光,主要是不可见光,如:红外线、紫外线等的光辐射能来治疗疾病的方法。

红外线疗法

一、生 物 效 应

从太阳光谱中可以知道,波长从760~4000nm的一段称为红外线,它属不可见光。主要由热光源产生,因热作用强又称为热辐线。按其波长和穿透力又分为长波红外线和短波红外线。

（一）对血液循环和组织代谢的作用

红外线被组织吸收后主要产生热能,由于热作用可使局部毛细血管扩张充血,血流加快,而形成红斑,称为热力红斑。红斑界限不明显,分布不均匀,停止照射30分钟后可消失。红斑处血液循环加速,代谢旺盛,可加强组织再生能力和细胞活力,有利于炎症产物的消散与吸收。

（二）镇痛解痉作用

红外线热作用可使周围神经兴奋性降低,疼痛感觉减轻。对肌组织有松弛作用,使交感神经兴奋性降低,因此,可缓解肌痉挛。

（三）消炎作用

红外线无杀菌力,但可以使白细胞浸润、单核-吞噬细胞系统吞噬能力增强,提高机体免疫能力,降低机体敏感性。

二、操作技术和注意事项

（一）操作技术

患者取卧位,灯距为30~50cm,口腔科常用功率为600W的碳棒式红外线灯,立地式垂直对准治疗部位;红外线剂量大小可根据患者感觉、局部皮肤温度和工作人员用手试验等结合起来判断。如遇瘢痕组织、知觉迟钝就应适当调整灯距,避免烫伤。每次治疗时间为15~30分钟,每天一次,连续10次为一疗程。

（二）注意事项

1. 治疗时要保护眼睛和耳部,避免因长时间直接辐射引起晶状体混浊、耳廓烫伤或鼓膜充血性疼痛,因此,需用双叠小毛巾或有孔单遮盖眼睛和耳朵。

2. 由于面部经常接受太阳照射,所以一般治疗时红斑不十分明显,若红斑明显,说明过热。对有皮肤知觉障碍的患者,要经常询问和观察局部皮肤反应情况,防止烫伤。

三、临 床 应 用

（一）适应证

适用于各种类型特别是慢性炎症,如面神经炎、咀嚼肌纤维组织与颞下颌关节炎。对外伤后的扭伤、骨折、脱臼后软组织肿胀也有很好的作用。

急性创伤时一般不用红外线,待24～48小时局部毛细血管渗血停止后,方可用红外线。对咀嚼肌群痉挛、手术后组织粘连等,可先用红外线照射再配合直流电药物离子导入,可加强解痉作用及防止面部瘢痕形成。

（二）禁忌证

恶性肿物切除术后、局部血液循环障碍、出血倾向者及炎症急性期。

紫外线疗法

一、生物效应

（一）红斑反应

用一定量紫外线照射皮肤,一般经过2～6小时后被照射的局部皮肤逐渐潮红,出现红斑。12～24小时后红斑反应达最高峰,以后逐渐消退。红斑反应与照射剂量有关,剂量越大红斑越明显。紫外线红斑与红外线红斑不同,紫外线红斑的潜伏期长,持续时间也长,与正常皮肤界限清楚,边缘整齐,红斑均匀,颜色由淡红至紫红,局部表皮轻度肿胀,温度升高,伴有瘙痒、烧灼感、疼痛等。紫外线照射后出现红斑的机制尚不十分清楚,早年认为是由于皮肤接受紫外线照射后上皮细胞释放组胺与组胺类物质,使真皮内血管扩张,渗透性增加。黏膜结构与皮肤不完全相同,唇、颊、软腭和口底黏膜处无角化层,粒细胞层也不像皮肤粒层明显,所以产生的组胺物质少,口腔黏膜上皮薄,血管丰富,因此,黏膜的红斑出现快,消退也快,敏感性比皮肤低。

红斑反应的主要作用是消炎、止痛、刺激与破坏作用。小剂量紫外线可以刺激组织生长,促使伤口和溃疡面的愈合;大剂量紫外线照射可破坏组织,使坏死组织剥离,对感染伤口有清洁作用。

（二）杀菌作用

紫外线能抑制细菌及病毒生长,甚至可将其杀死。其原理是由于细菌的蛋白质分解和变性,DNA合成明显受到抑制以及细菌的氧化酶活性降低的结果。

（三）抗佝偻病作用

主要是紫外线的中波段(275～320nm)作用于皮肤上的7-去氢胆固醇等物质,使它变成维生素D_3,从而使机体内吸收和形成的维生素D增加,促进钙、磷代谢,增强骨骼及牙齿的矿化。

（四）脱敏作用

紫外线照射后可促进维生素D的形成,机体对钙的吸收也增多,钙离子对降低血管渗透性和神经兴奋性均有作用,这样有利于减轻过敏反应。

二、操作技术和注意事项

（一）操作技术

1. 颌面部皮肤的生物剂量是在测定50～100名健康人的上臂内侧面,产生一度红斑所需的时间,取其平均值作为临床应用的红斑剂量,具体测定方法见理疗学专著。

2. 口腔黏膜的红斑剂量是根据实验的结果,用1～1.5倍本人上臂内侧的皮肤红斑剂量,当做一个口腔黏膜红斑剂量较为合适。

3. 颌面部炎症可作同心圆照射,24小时后观察,如皮肤有潮红、灼痛、脱屑等可考虑隔天一次。

4. 口腔黏膜照射时,应使光线中心通过石英导子,对准病损区,如病损面积大,可不加石英导子直接照射,灯距30cm,照射时间为30秒～1分钟不等,可根据病情和照射后反应情况增减。

（二）操作步骤及注意事项

1. 启燃紫外线灯1～2分钟。

2. 患者及工作人员佩戴保护镜。

3. 非照射区用白布遮盖。

4. 生物剂量随时调整:机器应每6个月～1年用紫外线强度辐射仪测定一次,检查其辐射能衰减程度,如衰减多可重新测定皮肤生物剂量,相应调整黏膜生物剂量。

三、临床应用

（一）适应证

1. 早期急性蜂窝织炎 局部红肿尚不十分严重时,照射2～3个生物剂量,每天一次,1～3次后可作同心圆扩大照射,剂量可减少,一周左右即可痊愈。必要时也可与超短波、抗生素配合治疗。

2. 经久不愈的创面 除外恶性肉芽肿、癌后,可先用大剂量(2～4个生物剂量),使坏死组织自溶、脱落,当长出新鲜肉芽组织,表皮有向中央生长趋势时,照射0.5～1个生物剂量,促进上皮生长,如骨髓炎、植骨后感染、癌瘤手术后不能直接缝合的大创面等。

3. 唇痈 在大量抗生素控制危急症状后,配合紫外线照射,用0.5～1.5个生物剂量作同心圆扩大照射。

4. 口角炎、唇炎、复发性口腔溃疡、糜烂型扁平苔藓等 可以采用小剂量0.5～1.5个生物剂量。每天一次,帮助消炎止痛、促进愈合。

[注]红斑剂量为一个治疗剂量单位,亦称为一个生物剂量。口腔一个黏膜红斑剂量是指红斑呈微红色,不高出黏膜表面,无自觉症状。

（二）禁忌证

心力衰竭、心脏瓣膜疾病、进行性心肌疾病、肾炎、进行性肾结核、尿毒症、进行性肺结核等。

某些皮肤疾病，如红斑狼疮、日光性皮炎、色素沉着性干皮症、皮肤萎缩、皮肤角化症、早老性皮肤疾病等，照射后往往使病损加剧。

治疗前服用过磺胺或局部应用磺胺、伊红、奎宁、亚甲蓝、硫胺素等药物，应于停药若干时日后再接受紫外线照射，因为这些药物可加强皮肤对紫外线的敏感性。

（陈　永　罗桂云）

参 考 文 献

郭万学. 理疗学. 北京：人民卫生出版社，1984

第 48 章

口腔颌面部医学影像学检查

医学影像技术通过 X 线、电磁场、超声波等能量与人体相互作用，以影像的方式表现人体组织器官的形态、结构及功能，为临床诊断治疗提供影像学信息。1895 年 11 月 8 日，德国 Wurzburg 大学的物理学教授伦琴（Wilhelm Konrad Rontgen）发现了 X 线，1901 年，他被授予诺贝尔物理学奖。口腔医师在 X 线被发现后很快就意识到 X 线为牙疾病的诊断提供了新的检查方法。X 线的发现使口腔医学发生了巨大变化，放射线检查成为口腔颌面部疾病诊治过程中不可或缺的检查技术。在放射线被发现后的一百多年中，各种各样的影像学技术不断产生和进步，20 世纪 60 年代开始，随着电子技术和计算机技术的发展，相继出现了 X 线电视（X-ray television）、X 线计算机体层成像（computed tomography，CT）、数字减影血管造影（digital subtraction angiography，DSA）、磁共振成像（magnetic resonance imaging，MRI）、超声成像（ultrasonography）、发射型计算机体层扫描（emission computed tomography，ECT）、计算机 X 线成像（computer radiography，CR）、数字 X 线成像（digital radiography，DR）、正电子发射体层成像（positron emission tomography，PET）等医学影像技术，口腔放射学发展成为综合了多种成像手段的口腔颌面部医学影像学科。而介入放射学在口腔颌面部的应用正在使口腔颌面医学影像学发展成为一个临床学科。

第1节 X线平片检查

X 线平片为口腔颌面医学影像学检查最常用的检查方法，影像空间分辨率高，包括口内片和口外片两种：根尖片、𬌗翼片、咬合片等胶片置于口内的投照方法称为口内片；胶片置于口外的投照方法称为口外片，如第三磨牙口外片、下颌骨侧位片、下颌骨后前位片、下颌骨升支切线位片、鼻颏位片、颧骨后前位片、颧弓位片、颅底位片、颞下颌关节侧斜位片、髁突经咽侧位片、X 线头影测量片等。口腔颌面部解剖结构复杂，形态不规则，投照方法特殊，因此，需要借助头面部一些体表标志和定位标志线。常用的定位标志线包括：

听眶线：外耳孔与同侧眶下缘的连线。
听眦线：外耳孔与同侧眼外眦的连线
听鼻线：外耳孔与同侧鼻翼下缘的连线。
听口线：外耳孔与同侧口角的连线。
听眉线：外耳孔与眉尖的连线。

一、根 尖 片

根尖片检查是牙及牙周组织疾病诊断中最常用的检查方法，是检查牙形态、髓腔、根管、根尖周及牙槽骨状况等的可靠方法，根尖片的投照方法分为分角线法及平行投照法两种。

1. 持片器 使用持片器是保证根尖片投照质量的有效方法（图 48-1）。使用持片器投照，胶片位置较稳定，使被检查牙位于胶片中心；可避免手指扶持胶片容易造成的上颌磨牙影像变形，如颊侧根变短、腭侧根变长；而且投照过程中口腔处于闭合状态，颌舌骨肌松弛，胶片易于就位，患者感觉较舒适；胶片边缘易于保持与磨牙咬合面平行；在持片器的辅助下，球管方向易于定位；在连续拍片时，持片器有助于保持投照重复性；持片器也有助于对患者的辐射防护。目前，我国在根尖片投照中已普遍使用了持片器，但在前牙根尖片投照时，由于用手指扶持胶片比较方便及省时，部分单位仍沿用手指扶持胶片的方法。

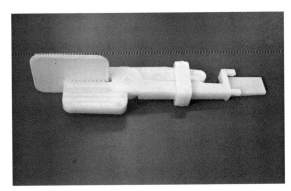

图 48-1 根尖片持片器

2. 根尖片分角线投照技术 使用分角线技术投照时，X 线中心线与被检查牙的长轴和胶片之间的分角线垂直，技术操作较简便。患者坐在椅子上呈直立姿势，头部应有稳定的头托支持，矢状面与地面垂直。投照上颌后牙时，听鼻线与地面平行；投照上颌前牙时，头稍低，使前牙的唇侧面与地面垂直；投照下颌后牙时，听口线与地面平行；投照下颌前牙时，头稍后仰，使前牙的唇侧面与地面垂直，胶片入射面贴于被检查牙的舌（腭）侧面。投照前牙时，胶片竖放，边缘要高出切缘约 7mm；投照后牙时，胶片横放，边缘高出咬合面约 10mm，以避免牙冠影像超出胶片。

牙排列不整齐、颌骨畸形时，可根据牙和胶片的位置改变中心线垂直角度。儿童或老年无牙患者上腭低平，口底较浅，中心线垂直角度应适当增加。使用数字成像设备时，因传感器或影像板难以与被检查牙贴合，也应当适当增加垂直角度。X 线中心线向牙近、远中方向所倾斜的角度称为水平角度，中心线应与被检查牙邻面平行，以避免邻牙影像重叠。偏心投照法是中心线对准被检查牙，从其近中或远中投照，可辅助判断其颊舌向关系，或辅助观察某一牙根或根管的情况。

投照根尖片时，X 线中心线需通过被检查牙根的中部，其在体表的位置如下：①投照上颌牙时，以外耳道口上缘至鼻尖连线为假想连线，X 线中心线通过部位分别为：投照上中切牙通过鼻尖；投照上单侧中切牙及侧切牙时，通过鼻尖与投照侧鼻翼之连线的中点；投照上单尖牙时，通过投照侧鼻翼（图 48-2）；投照上前磨牙及第一磨牙时，通过投照侧自瞳孔向下的垂直线与外耳道口上缘和鼻尖连线的交点，即颧骨前方；投照上第二磨牙和第三磨牙时，通过投照侧自外眦向下的垂线与外耳道口上缘和鼻尖连线的交点，即颧骨下缘；②在投照下颌牙时，X 线中心线均在沿下颌骨下缘上 1cm 的假想线上，然后对准被检查牙的部位射入（图 48-3）。

3. 根尖片平行投照技术　根尖片平行投照技术是使 X 线胶片与牙长轴平行，X 线中心线与牙长轴和胶片垂直，投照时采用长遮线筒，使射线近似平行，X 线图像可较真实地显示牙及牙周结构的形态和位置关系，影像失真较小（图 48-4）。

4. 正常图像　牙由釉质、牙本质、牙骨质及牙髓构成，牙周组织包括牙周膜、牙槽骨和牙龈。釉质 X 线密度最高，呈帽状覆盖在冠部牙本质表面；牙本质构成牙主体，X 线影像密度较釉质稍低；牙骨质覆盖于牙根部牙本质表面，X 线影像无法与牙本质区别；牙髓腔显示为低密度影像；牙槽骨的 X 线密度比牙低。上颌牙槽骨骨小梁呈交织状，X 线片显示为颗粒状，下颌牙槽骨骨小梁呈网状结构，牙间骨小梁多呈水平方向排列；骨硬板围绕牙根，显示为均匀、连续的高密度线条状影像；牙周膜显示为包绕牙根的连续的低密度线条状影像（图 48-5）。

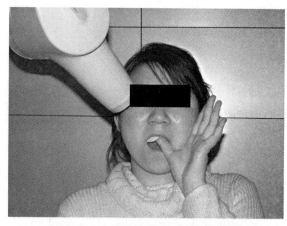

图 48-2　上颌尖牙根尖片投照示意图

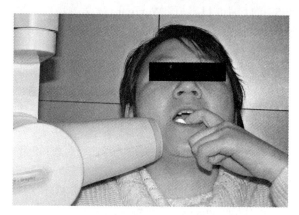

图 48-3　下颌前磨牙根尖片投照示意图

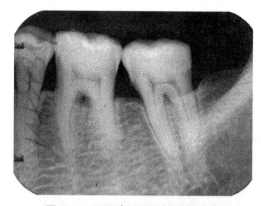

图 48-4　下颌磨牙平行投照根尖片

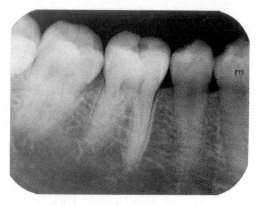

图 48-5　正常下颌磨牙根尖片

二、𬌗翼片

患者头的矢状面与地面垂直，投照切牙位时听鼻线与地面平行，投照磨牙位时咬合平面与地面平行，患者咬住翼片。中心线以 +8° 角通过切缘或咬合平面上方 0.5cm 射入，X 线与被照牙邻面平行。

𬌗翼片投照角度小，影像失真小，多用于观察邻面龋、髓腔、牙槽嵴顶等（图 48-6）。

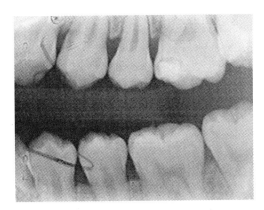

图 48-6　𬌗翼片

三、上颌前部咬合片

头矢状面与地面垂直，听鼻线与地面平行。胶片长轴与头矢状面平行，置于上、下颌牙之间，患者轻轻咬住胶片。X 线中心线向足侧倾斜 65° 角，对准头矢状面，由鼻骨和鼻软骨交界处射入胶片中心（图 48-7）。

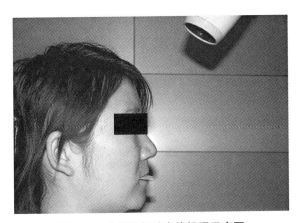

图 48-7　上颌前部咬合片投照示意图

四、上颌后部咬合片

患者位置同上颌前部咬合片，胶片尽量向后并向被检查侧放置，胶片长轴与头的矢状面平行，嘱患者轻轻咬住胶片。X 线中心线向足侧倾斜 60° 角，水平角度与被检查侧前磨牙邻面平行，对准被检查侧眶下孔的外侧射入（图 48-8）。

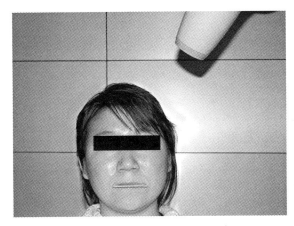

图 48-8　上颌后部咬合片投照示意图

五、下颌前部咬合片

患者矢状面与地面垂直，头部后仰，胶片与地面呈 55° 角，胶片置于上下颌牙之间，尽量向后放置，胶片长轴与头矢状面平行，并使胶片长轴中线位于两下中切牙之间，嘱患者轻轻咬住。X 线中心线以 0° 角对准头矢状面，由颏部射入（图 48-9）。

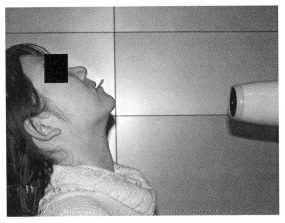

图 48-9　下颌前部咬合片投照示意图

六、下颌横断咬合片

用于检查下颌下腺导管结石时，患者头矢状面与地面垂直，听鼻线与地面垂直，胶片放置与下颌前部咬合片相同，X 线中心线对准头矢状面，经两侧下颌第一磨牙连线中点垂直胶片射入（图 48-10）。用于检查一侧下颌骨时，将胶片向被检查侧平移，胶片外缘超出颌骨颊侧边缘约 1cm，中心线平行于被检查部位牙长轴射入胶片中心。

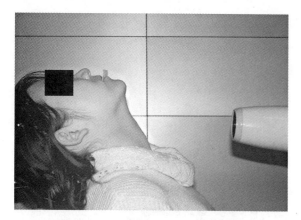

图 48-10　下颌横断咬合片投照示意图

七、第三磨牙口外片

　　口内片投照第三磨牙时，可能造成患者恶心、不适，尤其对于儿童患者较困难，可使用口外片投照。患者被检查侧靠片，下颌骨体长轴与暗盒平行，听鼻线与地面平行，矢状面与暗盒成 45°～50° 角，暗盒下缘与下颌骨体下缘相平齐，暗盒与地面成 75°。X 线中心线以 0° 角对准对侧下颌角后方 1cm 再向上 1cm 处射入（图 48-11）。

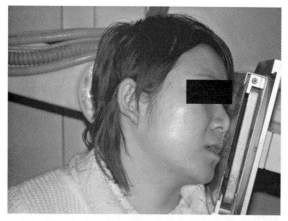

图 48-11　第三磨牙口外片投照示意图

八、华特位（鼻颏位片）

　　患者面向暗盒，头正中矢状面与暗盒垂直，并与暗盒中线重合，头后仰，听眦线与胶片成 37° 角，鼻根对准暗盒中心。中心线经鼻根部垂直射入胶片中心，焦点胶片距离为 100cm（图 48-12）。

　　鼻颏位片主要用来观察鼻窦的情况，在上颌骨肿瘤、炎症及外伤时常用。两侧上颌窦对称显示于眼眶之下，呈倒置的三角形，颞骨岩部投影于上颌窦底的下方（图 48-13）。

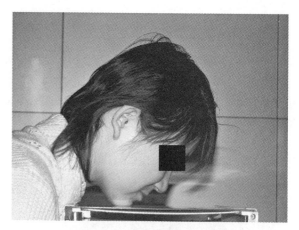

图 48-12　华特位投照示意图

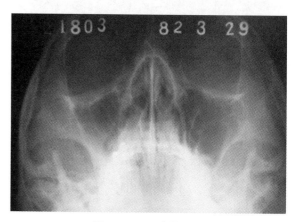

图 48-13　正常华特位

九、颧骨后前位片（铁氏位）

　　听眦线与暗盒呈 30° 角，下颌颏部紧靠暗盒中心下方 1cm 处，中心线向足侧倾斜 10°～15° 角。对准头顶部射入暗盒中心处，其他条件同鼻颏位片（图 48-14）。鼻腔外下呈倒置三角形低密度影像为上颌窦，上颌窦外下壁与喙突间的间隙为颌间间隙。

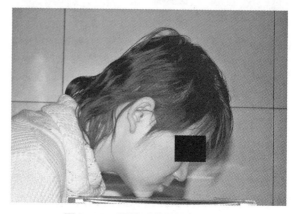

图 48-14　颧骨后前位投照示意图

十、颅底位片（颏顶位）

患者正中矢状面与暗盒垂直并与暗盒中线重合，听眶线与暗盒平行。暗盒上缘超出前额部5cm，下缘超出枕外隆凸。中心线经两侧下颌角连线中点垂直射入胶片中心，焦点胶片距离为100cm（图48-15）。可显示颅底轴位影像，颞骨岩部呈八字形显示于颅中窝处，位于枕骨大孔前外方，其内显示内耳道；颞骨岩锥前外侧依次可见破裂孔、卵圆孔和棘孔。枢椎齿突影像位于枕骨大孔内，双侧颧弓可同时显示（图48-16）。

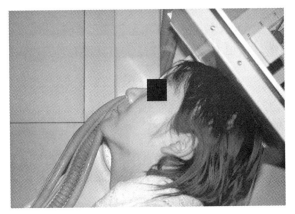

图48-15　颅底位头照示意图

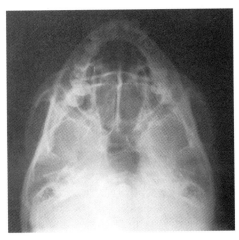

图48-16　正常颅底位

十一、颧弓位片

患者位置与颅底位相同，头部后仰，使听鼻线与暗盒短轴平行，颧骨置于胶片中心，中心线对准颧弓中点，与暗盒垂直射入胶片中心。焦点胶片距离为100cm。可清楚显示颧骨、颧弓的影像（图48-17）。

十二、下颌骨侧斜位片

临床上根据矢状面与暗盒的角度和中心线入射点不同可分为下颌骨升支侧斜位片、下颌骨体侧斜位片和下颌骨尖牙位片。投照下颌骨体侧斜位时，被检查

侧靠片，下颌体长轴与暗盒平行，暗盒与地面呈65°～70°角。中心线以0°角对准对侧下颌角下方1cm处射入，焦点胶片距离为40cm（图48-18）。下颌骨升支侧斜位片可清楚地显示下颌骨升支、髁突及部分磨牙区（图48-19），下颌骨体侧斜位可清楚地显示下颌骨体磨牙区，下颌骨尖牙位则以观察下颌骨尖牙区最为满意。

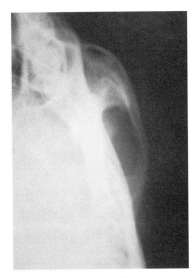

图48-17　正常颧弓位

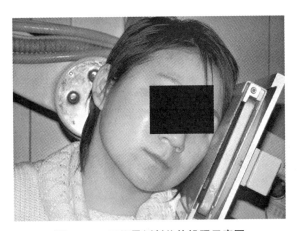

图48-18　下颌骨侧斜位片投照示意图

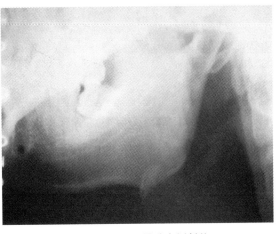

图48-19　下颌骨升支侧斜位

1109

十三、下颌骨后前位片

患者正中矢状面对暗盒中线，并与暗盒垂直。上唇置于暗盒中心，中心线对准上唇，与暗盒垂直。焦点胶片距离为100cm（图48-20）。可显示上下颌骨后前位影像，常用于双侧对比观察下颌升支各部病变。

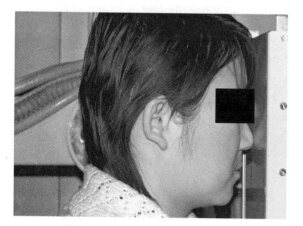

图48-20 下颌骨后前位投照示意图

十四、下颌骨开口后前位片

患者正中矢状面对暗盒中线，并与暗盒垂直。听眦线与暗盒垂直，鼻根部放于暗盒中心，嘱患者尽量张大口。X线中心线向头侧倾斜25°角，通过鼻根部射入暗盒中心。焦点胶片距离为100cm（图48-21）。此片可使髁突影像避开重叠，显示较清晰，常用于观察双侧髁突内外径向的病变（图48-22）。

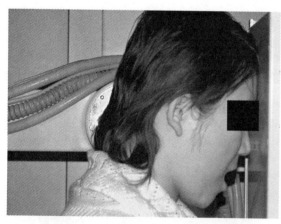

图48-21 下颌骨开口后前位投照示意图

十五、下颌骨升支切线位片

患者面向胶片，被检查侧下颌升支位于胶片中心，暗盒上缘包括髁突。被检查侧升支颊侧骨板与暗盒垂直，中心线对准被检查侧下颌升支后缘中部，与暗盒

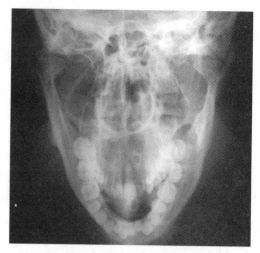

图48-22 正常下颌骨开口后前位片

垂直射入胶片中心。此片可显示一侧下颌升支后前切线位的影像，下颌升支外侧密质骨板呈直线致密而整齐的影像。

十六、颞下颌关节侧斜位片（许勒位，颞下颌关节经颅侧斜位）

可使用颞下颌关节摄影定位架拍摄两侧开、闭口位片，共四张同摄于一张胶片上，以便于两侧对比读片。目前多拍摄双侧关节正中咬合位片。受检查侧靠片，将定位架耳塞放进外耳道内，头矢状面与暗盒平行，听眶线与听鼻线之分角线与地面平行，中心线向足侧倾斜25°角，对准对侧的外耳道口上方5cm处射入（图48-23）。

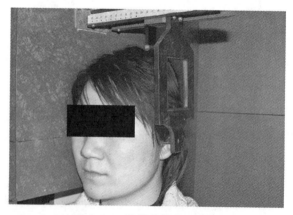

图48-23 许勒位投照示意图

许勒位可显示颞下颌关节外侧1/3侧斜位影像，可以显示关节窝、关节结节、髁突及关节间隙。两侧颞下颌关节形态对称。成人髁突有连续不断的、整齐、致密的薄层密质骨边缘。髁突运动正常时，在开口时一般应位于关节结节顶点后方5mm至关节结节顶点前方10mm之间。正常成人颞下颌关节上间隙最

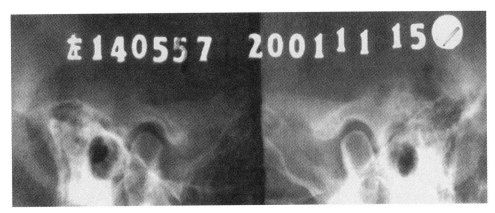

图 48-24　正常许勒位

宽,后间隙次之,前间隙最窄,两侧关节间隙对称。关节结节一般为弧形突起,曲线圆滑。关节窝底亦有密质骨边缘与关节结节相连续(图 48-24)。

十七、髁突经咽侧位片

此摄影方法可避免髁突与颅骨影像重叠,常规将两侧髁突同摄于一张胶片上。暗盒与地面垂直,患者受检查侧靠片,髁突位于胶片中心,头矢状面与胶片平行;听鼻线和地面平行。投照时患者半张口。X 线中心线向头侧、枕侧各倾斜 5° 角射入(图 48-25)。用近距离投照。X 线球管窗口贴于对侧乙状切迹处。此片可清楚地显示髁突前后斜侧位影像。正常髁突表面圆滑,有一薄层均匀、连续、致密的密质骨边缘(图 48-26)。

十八、X 线头影测量片

放射检查应用于口腔正畸的诊断早在 1900 年就已由 W.A.Price 提出,X 线头影测量溯源于人类学颅骨测量研究,1931 年,Broadbent-Bolton 头颅固位装置的出现,保证了 X 线 - 患者 - 胶片位置关系的可重复性,

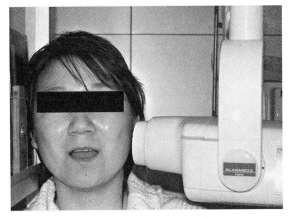

图 48-25　经咽侧位投照示意图

实现了头颅侧位的标准化投照,使口腔颌面部结构的准确测量和对照研究成为可能。X 线头影测量术对于分析颅 - 颌 - 面部生长发育、错𬌗畸形的诊断、治疗设计、追踪观察和疗效评价是非常重要的,定位头颅后前位可显示冠状位影像信息,有助于观察颅 - 颌 - 面部结构的对称性。目前 X 线头影测量术已成为口腔正

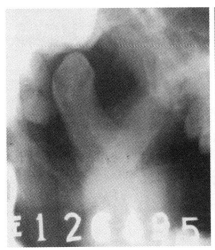
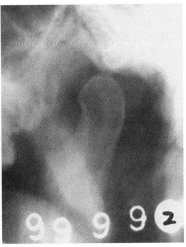

图 48-26　正常经咽侧位

畸、正颌外科等临床工作中不可或缺的检查方法。

投照 X 线头影测量片的设备包括 X 线源、头颅固位装置、胶片暗盒和持片架（或 CCD 探测器、IP 板等），目前许多曲面体层机带有头颅固位装置，可投照头影测量片。

将头颅定位装置两侧耳塞放进患者外耳道口内，头矢状面与地面垂直，并与暗盒平行，听眶线与地面平行。患者轻轻咬在正中𬌗位。X 线垂直于患者头矢状面投照。投照正位时，患者体位与投照侧位完全相同，只是将头颅定位装置转动 90°，患者面向暗盒（图 48-27）。

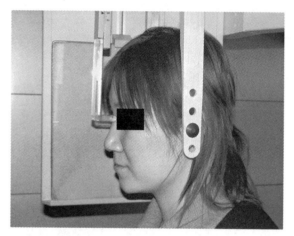

图 48-27　头影测量片投照示意图

第 2 节　体层摄影检查

平片 X 线影像是人体三维结构的重叠平面像，1921 年，法国人 A.E.Bocage 提出体层摄影的理论，体层摄影指将需要显示的层面清楚地显示，而使非显示层面模糊的摄影方法。1930 年，意大利人 Vallebona 开始应用于临床，1951 年，法国人 Massiot 研制了多轨迹体层摄影装置。1939 年，我国谢志光教授在国内自制体层机并应用于临床。口腔颌面部常用的体层摄影检查方法包括上颌侧位体层、上颌后前位体层、颞下颌关节侧位体层、矫正颞下颌关节侧位体层及曲面体层等，目前，平面体层摄影已多被 CT 检查取代。

曲面体层摄影可分为上颌曲面体层、下颌曲面体层及全口曲面体层三种。

1. 全口曲面体层片　投照时患者颏部置于颏托正中，前牙切缘咬在咬合板槽内，头矢状面与地面垂直，听眶线与听鼻线的分角线与地面平行，用颏托和颞夹固定头部，将装好胶片的暗盒固定在胶片架上，即可投照。

2. 下颌骨位曲面体层片　投照时患者听鼻线与地面平行，其余体位同全口曲面体层摄影。

3. 上颌骨位曲面体层片　患者听眶线与地面平行，其余体位同全口曲面体层片。

曲面体层片可同时显示双侧上、下颌骨及全口牙列（图 48-28），常用于观察多发病变、范围较大的病变、颌面骨病变的筛查等。目前，许多曲面体层机可进行与颌骨长轴垂直方向的轴位体层，多用于种植放射学检查（图 48-29）。

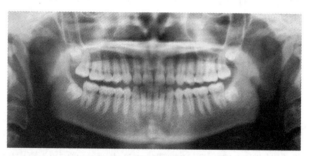

图 48-28　正常曲面体层片

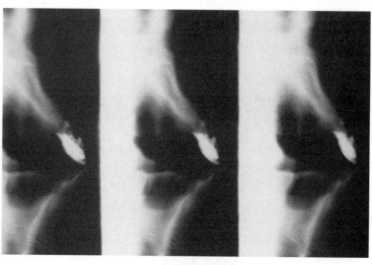

图 48-29　颌骨轴位体层片

第3节 造影检查

口腔颌面部有些组织结构缺乏 X 线或影像信号对比，平片无法显示。利用对比剂改变组织器官的天然对比，观察其形态和功能的检查方法称为造影检查。口腔颌面部常用的普通造影检查包括唾液腺造影、颞下颌关节造影、血管瘤瘤腔造影及窦腔、窦道、瘘管造影等。数字减影造影检查是电子计算机技术、X 线摄影和造影技术相结合的检查方法。普通造影像有许多解剖结构的重叠，影响诊断。数字减影造影术将造影影像数字化，与造影前影像的数字化信息相减，将差值信号转换成影像，消除了造影剂以外的其他影像，只需要少量对比剂就可以获得清晰的影像。数字减影血管造影可选择性进入分支血管进行造影和栓塞、化疗等治疗。

一、唾液腺造影

唾液腺造影技术已有 100 年的历史，1904 年，Charpy 在离体腮腺中注入汞作为造影剂，进行 X 线检查；1913 年，Arcelin 在人体下颌下腺导管中注入铋检查下颌下腺结石；1921 年，Sicard 和 Forestier 提出碘化油用于人体造影检查后，1925—1926 年，Barsony、Uslenghi、Carlsten 等人开始报告碘化油在腮腺造影中的应用。新型造影剂的出现使唾液腺造影技术得以在临床推广应用，造影器械和技术不断改进，造影插管从 Barsony 使用的金属插管，发展为橡胶插管，1959年，Liverud 开始使用塑料插管。在唾液腺造影技术发展过程中，人们曾将唾液腺造影和体层技术、干片摄影、立体摄影、放大摄影、数字减影、CT 等成像技术结合，进行技术改进，提高唾液腺造影的诊断能力。尽管已有多种现代影像技术应用于唾液腺疾病的诊断，唾液腺造影作为直接显示导管系统的直观检查方法，在以导管系统改变为主要征象的疾病诊断中仍具有不可替代的作用。唾液腺造影一般只限于腮腺及下颌下腺，因为腮腺和下颌下腺有较大的导管口可供注射造影剂。

（一）常用造影剂

1. 复方泛影葡胺（Urografin） 复方泛影葡胺的结构为离子型单体，性状为无色透明或呈微黄色的水溶液，黏稠度低，流动性好，含碘量高，耐受性较好，常用于各种唾液腺疾病的造影检查。制剂浓度有 60% 和 76% 两种。

2. 非离子型碘造影剂 是一种较泛影葡胺副反应小和更为安全的造影剂，原主要用于血管造影和增强 CT 检查，目前市场上已有较小包装的非离子造影剂出售，并已开始用于唾液腺造影。

3. 碘化油（Lipiodol，Iodatol） 碘化油呈澄清微黄色黏稠油状，流动性差，表面张力大，不溶于水，分子含碘量 37%～41%，制剂浓度为 40%。常用于慢性复发性腮腺炎、唾液腺瘘等疾病的造影检查。

（二）适应证和禁忌证

唾液腺造影适用于唾液腺慢性炎症、导管阴性结石、舍格伦综合征（Sjogren syndrome）、唾液腺良性肥大、唾液腺瘘等腺体自身疾病的检查，也适用于确定唾液腺周围病变与唾液腺的关系。唾液腺肿瘤也可以用唾液腺造影的方法检查。

对碘过敏者及唾液腺急性炎症者不宜进行唾液腺造影检查。

（三）造影技术

导管口局部黏膜消毒后，用扩张器扩张导管口，将造影导管插入导管口。缓慢注射造影剂，拍片。造影剂用量需根据病变性质、患者年龄和反应情况决定。

（四）投照技术

注入造影剂后应立即投照，对非肿瘤性疾患，可拍侧位片及功能片，功能片是在拍摄充盈相造影片后，用 2.5% 柠檬酸或枸橼酸刺激舌背前 1/3 处，漱去口腔内造影剂，在拍摄充盈相造影片后 5 分钟，再拍摄唾液腺侧位片。

拍摄下颌下腺造影侧位时，可利用头颅定位仪投照，头矢状面与暗盒平行，下颌颏部尽量前伸，下颌体长轴与暗盒长轴平行；中心线对准对侧下颌角，垂直于暗盒投照。

（五）正常图像

从唾液腺导管口注入的造影剂，依次充盈唾液腺主导管、叶间导管、小叶间导管、小叶内导管，根据造影剂注入量的不同，可显示充盈程度不同的造影像，可显示最细小导管的造影像称为导管充盈像；继续注入造影剂可使腺泡充盈，使整个腺体呈均匀的造影剂充盈像，称为腺泡充盈像。唾液腺造影片上，导管走行方式、分支导管数目、腺体形态、副腺体等表现个体差异很大。

1. 腮腺造影侧位片 导管口位于上颌第二磨牙相对颊黏膜处，主导管斜向后下走行，约半数人有副腺体。导管系统在腺体内逐级分支，逐渐变细，主导管及分支导管边缘光滑（图 48-30）。儿童的分支导管较稀少，老年人导管管径可以变宽。

2. 腮腺造影后前位片 腺体紧贴下颌升支外侧，外缘呈弧形，腺泡充盈均匀。主导管自导管口向外侧伸延；在离下颌升支外缘约 1cm 多处转向后方并向上、下逐级分支。

3. 下颌下腺造影侧位片 导管口位于舌下区前

部,主导管由前上向后下方向走行,副腺体多在主导管下方。至下颌角前向下弯曲形成膝部,并分出分支导管。下颌下腺分支导管较少,短而粗,腺体外形似倒置梨形。

4. 唾液腺分泌功能片 给予酸刺激后,细小分支导管逐渐变得模糊,随着时间推移,较粗大的分支导管和主导管影像变淡,逐渐消失。在拍摄唾液腺造影片后 5 分钟,拍摄唾液腺分泌功能片,水溶性造影剂应全部排空。采用腮腺造影的方法检查腺体分泌功能主观性强、干扰因素较多,因此,准确评价唾液腺功能状况,应行唾液流率检查和核医学检查。

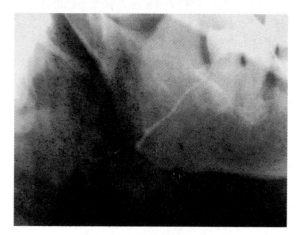

图 48-30 正常腮腺造影片表现

(六)数字减影唾液腺造影

数字减影唾液腺造影可消除重叠影像的干扰,使造影图像更为清晰,并可观察造影剂注入的连续过程,有助于副腺体、腮腺与下颌骨升支重叠部分病变、导管阴性结石等病变的诊断。

二、颞下颌关节造影

NΦrgaard 于 1947 年首次报道成功应用颞下颌关节造影,自 20 世纪 60 年代以后,颞下颌关节造影逐渐成为颞下颌关节病临床的一项重要的检查方法。其对颞下颌关节盘位置及关节盘穿孔等病理改变的诊断曾发挥过重要作用。自 20 世纪 80 年代中期以来,随着磁共振检查在临床工作中的不断普及,并在对关节盘移位等病变的诊断方面逐步取代关节造影检查。但由于磁共振检查对于关节盘穿孔诊断的敏感度较低、很难实现实时动态观察、价格相对较高、设备仍不够普及等原因,磁共振检查目前仍不能完全取代关节造影检查。

颞下颌关节造影分为关节上腔造影和下腔造影,按造影剂不同亦可分为单纯碘水造影及双重造影。所谓双重造影是指造影时所使用的造影剂为 20%～30% 泛影葡胺水溶液及无菌空气。由于双重造影操作较繁杂,临床已很少应用。

(一)适应证和禁忌证

适应证:凡临床检查疑有关节盘穿孔、关节盘移位、关节盘附丽松弛及关节囊扩张等病变时,均可行关节造影检查。

禁忌证:对碘过敏、关节局部皮肤感染及患有出血性疾患和使用抗凝药物的患者一般亦宜避免关节造影检查。

(二)造影技术

1. 关节上腔造影 常规碘酒、酒精消毒局部皮肤,于大开口位,耳屏前 1cm 处进针,针尖朝向前、上内,抵达关节结节后斜面。将穿刺针稍向后退,注入少许 2% 利多卡因,如无阻力且可回吸,一般可确认针已进入关节上腔。吸出已注入关节上腔的利多卡因后,注入 20%～30% 泛影葡胺水剂 1.0～1.2ml,必要时可适当增加造影剂,一般不超过 50%。进行双重造影时,首先注入 30% 泛影葡胺 0.3～0.4ml,然后注入无菌空气 0.5～1.0ml。

2. 关节下腔造影 常规碘酒、酒精消毒局部皮肤,于患者保持小开口体位下进行穿刺。左侧关节下腔造影时,穿刺点相当于髁突后斜面两点处,右侧关节下腔造影时,穿刺点相当于髁突后斜面十点处。穿刺针直抵髁突后斜面,可见针尖随髁突活动,然后将针尖向上、向内滑入关节下腔,注入 2% 利多卡因(约 0.1～0.3ml),如无阻力且可回吸,则一般可确认针已进入关节下腔。吸出所注入的利多卡因后注入 20%～30% 泛影葡胺水剂 0.5～0.8ml,必要时可适当增加造影剂,一般不超过 30%。进行双重造影时,可首先注入 30% 泛影葡胺水剂 0.2～0.4ml,然后注入无菌空气 0.2～0.4ml。

3. 数字减影关节造影 一般多仅行关节上腔造影。其穿刺技术与前述关节上腔造影技术相同,但在确认针进入关节上腔后,将留置针头与充满造影剂的延伸导管连接,导管后端连接 2ml 注射器。在减影造影过程中,应嘱患者不得移动头位,否则会影响减影造影图像的质量。

(三)正常图像

1. 关节上腔碘水造影 关节上腔碘水造影一般拍摄关节侧位体层闭、开口位片,许勒位片及前后位体层片。其中对临床诊断帮助较大的为前三种图像。关节上腔造影侧位体层闭口位片和许勒位闭口位均可见上腔造影剂呈"S"形,前后造影剂分布均匀,中间较窄。造影剂下缘为关节盘本体部及其颞前后附着的上缘影像。关节盘本体部位于关节结节后斜面和髁突前斜面之间,呈低密度影像,关节盘后带位于髁突横嵴之上。于许勒位闭口造影图像上，尚可见 1/2 月形影像遮盖部分髁突，为关节上腔中部和内侧造影剂形成的图像。关节上腔造影侧位体层开口位片上，关节上腔前部造影剂基本消失，而后部造影剂扩张明显。髁顶部与关节盘中带相对应。在前后位闭口体层片上，关节上腔造影剂呈圆弧形，内侧造影剂较外侧稍多。髁突与造影剂之间主要为关节盘所占据，呈低密度影像，中间及内侧较宽，外侧较窄（图 48-31）。

2. 关节下腔碘水造影　关节下腔造影一般仅拍摄关节侧位体层闭、开口位片。由于造影剂影像与颅骨影像重叠，关节下腔造影许勒位闭口片常常由于图像混乱，影响判读而缺乏诊断价值。

关节下腔造影侧位体层闭口位片可见造影剂覆盖于髁突表面，髁顶部造影剂影像较薄。关节盘位于造影剂上缘与关节窝顶之间，呈低密度影像。关节盘后带位于髁顶上方。关节下腔造影侧位体层开口位片，髁突后部造影剂形态类似半个心脏，而髁突前部造影剂基本消失，关节盘中带与髁顶部相对应（图 48-32）。

数字减影关节造影正常图像特征与关节上腔造影许勒位闭口片基本相同。由于数字减影造影图像消除了颅骨影像重叠的干扰，使造影剂图像更为清晰，对关节盘穿孔，特别是关节盘小穿孔的诊断具有重要价值。

近年来由于口腔颌面锥形束 CT（cone beam computed tomography，CBCT）在临床上的应用日益广泛，CBCT 关节造影的方法在临床上的应用不断增多，其正常图像基本特征与关节造影体层片类同，但可提供较传统的关节造影体层摄影更多的诊断资料。

三、瘤腔造影

瘤腔造影用于检查口腔颌面部血管畸形病变范围及血液回流情况，多采用 60% 泛影葡胺为造影剂，根据病变大小及回流速度决定造影剂用量。造影前需作碘过敏试验。

造影时患者取卧位，穿刺点可选血管瘤的远心部位，也可采用两点穿刺。确认有回血时，注入造影剂。一般均需拍摄正、侧位片，曝光范围应包括全部病变区及回流静脉。

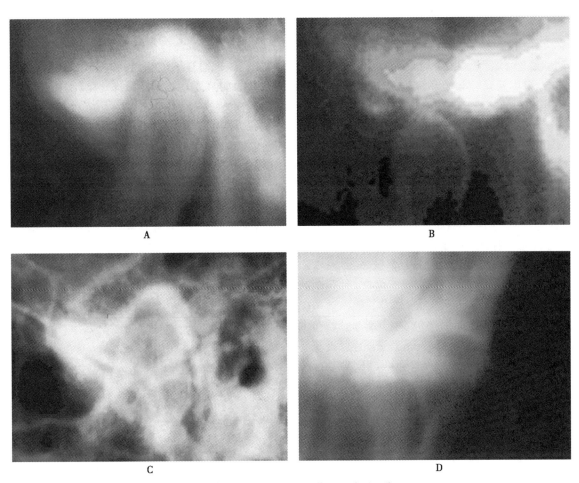

图 48-31　正常颞下颌关节上腔造影图像
A. 关节侧位体层闭口位片　B. 关节侧位体层片开口位片　C. 许勒位闭口片　D. 关节前后位体层片

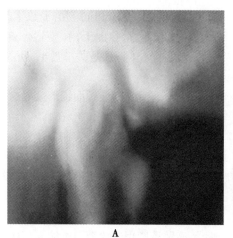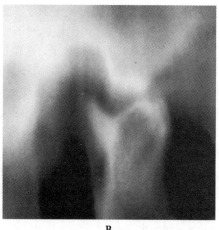

图 48-32　正常颞下颌关节下腔造影图像
A. 关节侧位体层闭口位片　B. 关节造影侧位体层开口位片

四、窦道、瘘管造影

临床上多用于检查鳃裂瘘、甲状舌管瘘等疾病以及炎症、损伤造成的窦道或瘘管；用以诊断窦道或瘘管的范围和走行方向，可直接从窦道或瘘管口注入造影剂，一般采用40%碘化油。

五、数字减影选择性动脉造影术

动脉造影术是通过观察动脉主干及其分支的走形、分布、范围及动静脉循环等情况，从而对头颈部血管性病变和肿瘤进行定位和定性诊断。口腔颌面部病变一般行选择性颈外动脉造影（selective external carotid arteriography），且有时需要行颈外动脉分支超选择性造影（superselective arteriography）。对涉及颈内动脉及椎动脉的病变，则需行颈内动脉及椎动脉造影。因头面部结构复杂，为避免重叠，并提高图像清晰度，目前常规采用数字减影血管造影技术。

数字减影选择性动脉造影术的适应证包括：①头颈部脉管性疾病，如动静脉畸形、动静脉瘘、动脉瘤和混合型血管畸形等；②头颈部高血运肿瘤，如颈动脉体瘤、颈静脉球瘤、鼻咽纤维血管瘤及其他术前考虑为血运丰富的良、恶性肿瘤；③观察头颈部肿物与大动脉的关系及颅内 Willis 环情况。禁忌证包括严重高血压、动脉粥样硬化、糖尿病及严重心、肝、肾功能障碍者。

1. 操作技术　常规采用 Seldinger 技术经股动脉插管。在腹股沟中点附近触摸股动脉搏动最强处，距此远心端 2cm 处皮肤切开约 2mm 长小切口，以使穿刺针和导管进入时无阻力。穿刺成功后应有持续喷血，此时将短导丝经穿刺针插入动脉，一般导丝应插入血管 20cm 左右。若导丝送入血管无阻力则表明其

在动脉主干内位置良好，则可拔出穿刺针，否则应在透视下调整。然后经导丝送入大小合适的动脉鞘，动脉鞘的作用在于方便反复置换导管，且可反复注入肝素盐水冲洗。选择性动脉插管应选择大小、形态合适的导管，如 4～6F 多用途导管或椎动脉导管，一般双侧颈总动脉、椎动脉均可直接插入；若主动脉弓明显迂曲左侧颈总动脉较难旋入，可采用 Cobra 导管。颈外动脉分支超选择性插管多需采用导丝引导，进出导丝应在透视监视下进行，操作应轻柔，遇阻力不可强行进入，特别是对于动脉粥样硬化者更应慎重。一般导丝在体内停留时间不宜超过 90 秒，否则易形成血栓。造影剂分为离子型和非离子型，非离子型造影剂反应相对较小，为目前临床上主要应用的造影剂。造影完成后，股动脉穿刺点压迫 10～15 分钟，加压包扎。

2. 正常图像　颈外动脉造影（图 48-33）可观察颈外动脉各个分支的走形、数目、分布等情况。颈外动脉共有 8 个分支，自下而上为甲状腺上动脉、咽升动脉、

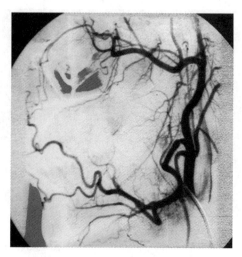

图 48-33　颈外动脉造影正常图像

舌动脉、面动脉、枕动脉、耳后动脉、颞浅动脉与上颌动脉。其中上颌动脉、面动脉及舌动脉与口腔颌面部病变关系密切，常需超选择性插管。另外，因上颌动脉、枕动脉及咽升动脉与颅内血管可能存在吻合支，在超选择性造影图像中应对其分支进行仔细分析。对于病变区的血管，应连续观察其动脉期、微血管期及静脉期。颈内动脉在颅外段一般无分支，其形态光滑均匀，走形固定，但入颅后迅速发出多个分支，其中尤以眼动脉较为重要，应仔细分析其与颌面部病变的供血支是否形成交通。椎动脉在入颅前可发出多个分支，应分析其与颌面部病变是否有关。

第4节 口腔颌面锥形束CT检查

口腔颌面锥形束CT（cone beam computed tomography，CBCT）由意大利工程师 P.Mozzo 研制成功并率先于1998年介绍了由意大利 Q.R 公司生产的成品机型 NewTom 9000。几乎与此同时，日本的口腔颌面放射学家 Y.Arai 教授也进行了相关研究，并于1999年报道了其命名为"Ortho-CT"的口腔颌面锥形束CT样机。与螺旋CT相比，口腔颌面锥形束CT具有空间分辨率较高、辐射剂量相对较低、体积较小、价格相对较低等优点。但是，因其密度分辨率较低，对软组织成像能力差，在临床应用中不能完全取代螺旋CT，特别是对口腔颌面颈部涉及到软组织的病变的检查，仍应采用螺旋CT。

一、CBCT的基本组成和工作原理

1. 基本组成 CBCT机主要由硬件和软件两部分组成。硬件部分主要包括：① X射线源和影像探测器组成的影像拍摄系统；②固位支架；③作为软件操作系统和图像显示、储存载体的计算机系统。对于患者采用仰卧位或坐位进行拍摄的CBCT机，还分别包括

诊疗床或可移动座椅。软件部分则主要用来操控影像拍摄系统，完成图像的采集、传输以及在三维角度，即矢状位、冠状位和轴位的重建和三维立体图像的显示。

2. 基本工作原理 CBCT的图像采集是其图像拍摄、摄取系统围绕所扫描兴趣区旋转360°。在这一过程中，X射线呈锥形发出，通过人体组织，投照到对侧的面积影像探测器。探测器将接收到的图像信号经模拟-数字、数字-模拟转换器转换后，以数字图像显示在电脑屏幕上。在旋转一周后所获取的原始图像资料基础上进行轴位、矢状位和冠状位的重建。这与传统医用CT的扇形投照和在轴位图像的基础上进行三维重组的概念是不同的。

二、口腔颌面锥形束CT检查

口腔颌面锥形束CT经过十余年的发展，其成像质量和功能不断完善，已从主要应用于局限性病变的单一功能机型，发展到可提供不同扫描视野、不同扫描分辨率，可以满足口腔医学临床多种需要的多功能机型。现在，口腔颌面锥形束CT依据不同的临床需要，在实际应用中主要采用大视野、中视野及小视野三种扫描模式（图48-34）。

1. 大视野扫描 一般来说，扫描视野 >15cm×15cm 的CBCT检查定义为大视野扫描。大视野扫描主要是为了满足正颌外科和正畸治疗对恢复面型和牙齿排列而必须进行的头部各组织器官间位置关系测量的需要。现在，有关CBCT在正畸治疗中的应用，争议比较大。由于没有确切证据表明，应用CBCT大视野图像设计的治疗计划和治疗效果优于现在临床中常用的头影测量正、侧位平片检查，再考虑到CBCT大视野扫描所致患者有效剂量是头影测量正、侧位平片检查的几倍至上百倍，而正畸治疗中大多数患者是对X射线较为敏感的儿童和青少年，所以现在国际口腔颌面放射学界普遍不赞同单纯为正畸治疗而进行的大

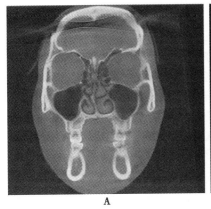
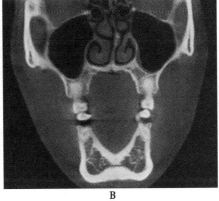
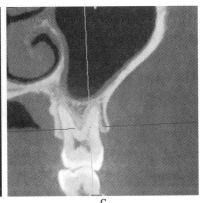

A   B   C

图48-34 口腔颌面锥形束CT扫描方式
A. 大视野扫描（颅颌面冠状位） B. 中视野扫描（上颌窦冠状位） C. 小视野（左上第一磨牙冠状位）

视野 CBCT 检查。

2. 中视野扫描 现在一般将扫描视野在 10cm×10cm～15cm×15cm 之间的 CBCT 检查定义为中视野扫描。中视野扫描主要应用于上、下颌多数牙齿、牙槽骨病变和多处或较大颌骨病变等。由于应用中视野扫描时，CBCT 图像的空间分辨率相对比较低，所以一般只在多数牙缺失需要进行种植治疗以及对颌骨病变定位时应用。对于分辨率要求较高的牙及牙周疾病的检查，则一般采用小视野拍摄。

3. 小视野扫描 小视野扫描的范围 <10cm×10cm，主要应用于局限性病变的诊断，如颞下颌关节紊乱病、根尖周病变、牙体牙髓病、牙周炎、根折、多生牙及阻生牙的定位等。在临床应用中应注意，并不是所有的 CBCT 检查对疾病的诊断都有帮助，也不是在体素值最小时扫描得到的图像一定能够提高疾病诊断的准确性。研究表明，与根尖片相比，CBCT 在诊断牙邻面龋和𬌗面龋上没有优势；扫描所选用体素大小对诊断牙邻面龋和𬌗面龋也没有帮助。这就要求临床医师在进行 CBCT 检查时一定要注意适应证的选择。

第5节 螺旋CT检查

CT（computed tomography）是计算机体层摄影的简称。英国工程师 G.N. Hounsfield 于 1971 年 9 月研制出世界上第一台 CT 机，1972 年分别在英国放射学年会和北美放射学年会上宣布 CT 的诞生。1979 年，Hounsfield 和解决了 CT 图像重建数学方法的 Cormack 共同获得了诺贝尔医学生理学奖。1989 年螺旋 CT 问世，并逐渐由单层扫描方式发展为多层螺旋扫描方式。多层螺旋 CT（multislice spiral CT，MSCT）的迅速发展，使得 CT 在提高扫描速度的同时，不断改善影像分辨率，成为目前医疗中不可缺少的影像学手段。CT 可准确地定位病变的部位和大小，观察病变与周围组织结构的关系；可在 CT 引导下进行穿刺活检和介入性治疗；可辅助进行外科导航手术、放射治疗；可进行各种定量计算；通过增强扫描，可了解组织与病变的血供情况、病变与血管的关系；可通过三维成像技术重建人体解剖的三维图像。

一、CT 的基本结构、成像原理和基本概念

1. 基本结构 CT 的硬件结构包括：数据采集系统和图像处理系统，数据采集系统有扫描机架、X 线球管、发生器、准直器、探测器、对数放大器、模数转换器、接口电路等。图像处理系统包括：计算机、阵列处理机、存贮设备、数模转换器、图像显示器、接口电路等。

扫描机架分为转动部分和固定部分，转动部分包括 X 线球管及其冷却系统、准直器、探测器、高压发生器等；固定部分包括扫描机架和驱动系统等。X 线球管为大功率旋转阳极 X 线球管。管电流 100～600mA，球管热容量 3～7MHu。CT 扫描时穿过人体的 X 线和电信号之间的能量转换是由探测器完成的，分为固体探测器和气体探测器两种。固体探测器为半导体探测器，由稀土陶瓷闪烁体吸收 X 线后发出的光信号直接耦合到光电管，放大后传送到测量电路，A/D 转换输入计算机，获得原始扫描数据。

2. 基本原理 CT 是利用人体组织对 X 线吸收差异的原理进行成像的。X 线在穿透物质时其强度呈指数规律衰减，遵循 Lambert-Beer 吸收定律：$I = I_0 e^{-\mu d}$；I_0 为入射 X 线强度，I 为衰减后的 X 线强度，μ 为接受 X 线照射组织的线性吸收系数，d 为均匀物质的厚度，e 为 Euler 常数（2.718）。I、I_0 和 d 均可测定求得，因此，可得出该物质的吸收系数。

CT 检查中，X 线束对一定厚度的层面进行扫描，由探测器接收该层面上各个不同方向人体组织的 X 线衰减值，经模-数转换器输入计算机，设定人体组织是由大量不同等密度单元体组成的，计算出每个单元体的线性吸收系数矩阵，再将矩阵中的数值经过数-模转换，用不同的灰阶等级在显示器中呈现。CT 原始数据转化为 CT 图像的过程称为重建。在原始横断面图像的基础上，重新组合或构筑形成其他图像的处理过程称为重组，如多平面图像重组、曲面重组等。

3. CT 值 CT 值的单位为 Hu（Hounsfield Unit）。CT 值的计算以水为标准，各组织与它比较得出一个相对值。空气的 CT 值为 −1000Hu，脂肪组织 CT 约为 −100Hu，水的 CT 值为 0Hu，软组织 CT 值介于 20～60Hu 之间，密质骨 CT 值为 1000Hu。

4. 窗位与窗宽 CT 中的像素以灰阶的形式反映密度的差异，必须根据不同的检查部位和显示要求正确设置窗宽、窗位才能够充分利用有限的灰阶反映密度的差异。窗宽（window width）是指图像中灰阶所包括的 CT 值范围，在此范围内的组织均以不同的模拟灰度显示，CT 值高于此范围的组织均显示为白色，低于此范围内的组织均显示为黑色。窗位（window level），是此 CT 值范围的中心值。

5. 螺旋 CT 螺旋 CT 是指在扫描过程中 X 线管连续旋转并产生 X 线束，同时扫描床在纵轴方向连续匀速移动，扫描区域 X 线束运行的轨迹呈螺旋状。螺旋扫描是通过滑环技术与扫描床连续移动相结合而实现的，滑环装置由一个连续移动的转子和一个供电系统组成，滑环装在固定部分，电刷装在移动部分，电刷沿滑环移动，供电系统经滑环和电刷向 X 线管供电。

螺旋扫描 X 线管连续旋转，扫描时间缩短；所获得的投影数据是沿纵轴的连续数据，可提取任意层面的投影数据进行重建；并可提高三维重组和多平面重组的图像质量。螺旋 CT 中容积扫描采集的不是一个层面的数据，而是一个器官或部位的容积数据。多层螺旋 CT 由于探测器数目的增加，在一次 360° 扫描中可以对更大范围的结构进行数据采集，加快了扫描速度。

6. 增强 CT 扫描　静脉注射含碘对比剂后进行 CT 扫描称之为增强扫描，不使用对比剂的扫描称为平扫。增强 CT 扫描的目的在于：①改善图像密度分辨率：增加病变组织与正常组织之间的对比，有利于病变的显示与观察；②显示血管结构：对于颈部血管结构的显示更加有利于疾病诊断；③显示肿瘤的血供状况，作为肿瘤定性诊断的参考依据之一，对于同一兴趣层面设定时间在注射对比剂后进行多期相重复扫描，动态监测 CT 值变化曲线可绘制时间 - 密度曲线，判断病变的血流动力学变化。

二、口腔颌面部 CT 检查

1. 常规检查　口腔颌面部常规 CT 检查扫描时患者取卧位，身体中央矢状面与扫描中心线重合，听眦线垂直于水平激光定位线，双外眦连线与水平激光定位线重合，以保证轴位图像双侧对称。直接冠状位扫描时，患者取卧位，头过度后伸，注意使头部正中线位于正中，双侧对称。由于多层螺旋 CT 中可获得多平面重组的冠状位与矢状位图像，因此，直接冠状位扫描仅于需要改变检查体位以避开口内金属义齿伪影对兴趣区的影响时采用。

口腔颌面部 CT 检查推荐采用螺旋扫描方式。管电压≥120kV，管电流≥100mA，扫描层厚 2～3mm，视野（FOV）16～20cm，矩阵≥512×512；骨算法与软组织算法重建；重建轴位，并依据病变重组冠状位或矢状位；重建层厚 1～3mm，重建间隔≤重建层厚。窗宽 / 窗位：软组织窗为 250～400HU/30～50HU；骨窗为 1500~4000HU/500·-700IIU。

增强 CT 扫描推荐使用自动注射器，注射非离子型碘对比剂，用量 1.5～2ml/kg，注射速率 2.0～3.0ml/s，延迟扫描时间及多期相扫描依病变及设备情况而定。

正常图像：

横断面：经颅底平面扫描可见颅中窝底的卵圆孔、破裂孔，后方可见枕骨基底部及两侧颞骨岩部，前方可显示筛窦和蝶窦。在颧弓和颞骨鳞部、蝶骨大翼之间可见颞肌影像。经上颌窦上部平面扫描可显示上颌窦腔和窦壁，鼻腔，翼内、外板，翼腭窝、翼外肌、髁突和颞下窝等。经上颌窦中部平面扫描可显示鼻咽腔、下颌升支、咬肌、茎突、乳突及腮腺等。经上颌窦

底部扫描时，可显示上颌窦底部、腮腺、翼内肌、咬肌、咽旁间隙及咽腔等结构。横断面平扫后三维重组图像则可根据需要显示口腔颌面部解剖结构或病变的立体图像。

冠状面：经鼻咽腔平面冠状面图像可显示颅中窝底部、蝶窦、茎突、下颌角、咽缩肌、翼内肌、腮腺、咽旁间隙等；经上颌窦后部冠状面图像可显示上颌窦、鼻腔、鼻甲、后组筛窦、眶后间隙及颞肌等结构；经上颌窦中部冠状面图像可显示上颌窦及其诸骨壁、眶下裂、筛窦、口咽部及上、下牙槽突等结构。

2. 唾液腺检查

（1）腮腺：腮腺 CT 检查根据病情可行平扫、增强扫描或腮腺造影 CT 检查。推荐采用螺旋扫描。

1）横断位：患者仰卧，以眶耳线为基线，自此线平行向下扫描至舌骨体水平。如为肿瘤性疾病时，应将扫描范围扩大至颈廓入口水平。扫描层厚：2～3mm。FOV：18～20cm，矩阵：512×512。软组织窗成像，窗宽 / 窗位：250～400Hu/30～50Hu。

2）冠状位：螺旋扫描中冠状位图像可由横断位图像重组获得。当患者口腔内金属伪影影响成像效果时，可采用直接冠状位扫描的方法。患者俯卧或仰卧，头过伸，作侧位定位像。在定位像上设定扫描平面垂直于眼眶下壁与外耳道上缘连线，或平行于下颌支后缘。扫描范围从乳突尖至下颌支前缘前方 1cm。

3）正常图像：在相当于下颌升支内侧下颌小舌平面的横断面图像上，显示腮腺形态较完整，呈近似三角形并向外突出，腮腺由颈深筋膜浅层所覆盖，浅叶向前延伸于咬肌表面，向后与胸锁乳突肌及二腹肌后腹相邻（图 48-35）。深叶向内延伸至下颌升支内侧，与咽旁间隙相邻，前界为翼内肌，后界为茎突及茎突诸肌，深面为二腹肌后腹。颈外动脉和下颌后静脉在升支后方穿越腮腺，颈内动静脉位于腺体和茎突内侧。CT 横轴位图像中以下颌后静脉作为区分腮腺

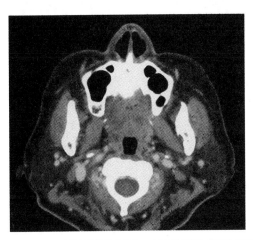

图 48-35　口腔颌面部横断面 CT 正常图像（腮腺层面）

浅叶与深叶的解剖标志。正常腮腺组织 CT 值常介于 −40Hu～40Hu 之间。儿童、低体重指数患者的腮腺组织中脂肪含量较少，腮腺结构致密，CT 值较高，且在增强 CT 中可明显强化。老年和肥胖患者的腮腺中脂肪组织含量增多，其 CT 值下降，其强化程度亦减低。

（2）下颌下腺：下颌下腺 CT 检查可行平扫、增强扫描或造影 CT 检查。推荐采用螺旋扫描方式进行。

1）横断位：患者仰卧，听眦线垂直于检查床，作侧位定位像。在定位像上设定扫描平面平行于硬腭，扫描范围从硬腭至甲状切迹下 2cm。如为肿瘤性疾病时，应将扫描范围扩大为颅底至颈廓入口水平。扫描层厚 2～3mm。FOV：16～18cm；矩阵：512×512。用软组织窗成像，窗宽/窗位：250～400Hu/30～50Hu。

2）冠状位：螺旋扫描中冠状位图像可由横断位图像重组获得。患者口腔内金属伪影影响成像时，可采用直接冠状位扫描的方法进行。患者俯卧或仰卧，头过伸，作侧位定位像。在定位像上设定扫描平面垂直于硬腭，扫描范围从颈椎前缘至下颌骨颏部。

3）正常图像：在横断面 CT 图像上，下颌下腺显示为圆钝三角形或圆形，位于下颌角的下前方，腺体大部分位于下颌舌骨肌的下面或浅面（图48-36）。下颌下腺后面与腮腺由筋膜分隔。下颌下腺密度较均匀，平扫 CT 值一般介于 20～40Hu 之间，同一患者中下颌下腺 CT 值和强化程度一般高于腮腺。

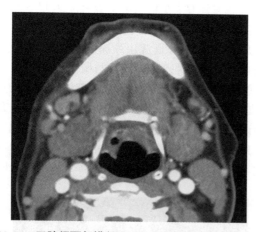

图48-36 口腔颌面部横断面 CT 正常图像（下颌下腺层面）

3. 颞下颌关节检查

（1）检查方法：颞下颌关节 CT 检查可根据病情行平扫、增强扫描或颞下颌关节造影 CT 检查，推荐采用螺旋扫描方式。对于颞下颌关节的 CT 观察应包括横断面、冠状面、矢状面和三维重组等多种图像。在颞下颌关节紊乱病关节间隙及骨质结构的观察中，需使重组矢状面垂直于髁突内外径，使重组冠状面平行于髁突内外径。对于颞下颌关节肿瘤或复杂骨折的显示，以双侧颅底对称的冠状位图像更利于对比观察。

由于进行颞下颌关节螺旋 CT 检查的主要目的是明确或排除关节及关节周围结构的占位性病变。因此，在进行鉴别诊断需要排除面深部占位性病变时，其扫描范围应自颅底至下颌下缘 1cm，横断面平扫最好进行连续薄层扫描，以保证图像质量。在疑有关节或其周围组织占位性病变时，应进行增强扫描。

口腔颌面锥形束 CT 与多层螺旋 CT 相比具有图像空间分辨率较高、辐射剂量较低的优点，使其在颞下颌关节疾病的检查和诊断中发挥愈来愈重要的作用。对于颞下颌关节紊乱病的检查一般已不再采用螺旋 CT 检查。

（2）正常图像：正常颞下颌关节横断面、冠状面、矢状面均以过关节中部平面显示关节结构最为完整，可见关节骨性结构表面光滑，密质骨板厚度均匀、完整（图48-37）。关节造影后 CT 扫描经关节矢状位、冠状位中间层面图像特点与关节造影侧位体层片及前后位体层片大致相同，但由于关节造影 CT 检查可同时提供多个层面的图像，从而更有利于病变分析，图像质量亦明显优于关节造影体层片。

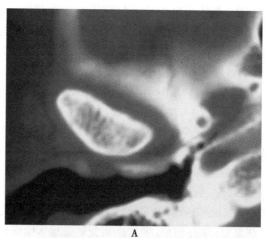

A

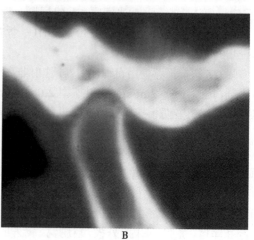

B

图48-37 正常颞下颌关节平扫图像
A. 横断面 B. 矢状面

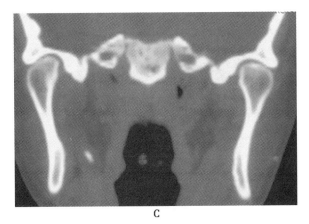

图48-37 正常颞下颌关节平扫图像（续）
C. 冠状面

第6节 磁共振成像检查

磁共振成像是利用磁共振理论，在现代计算机技术、微电子技术和超导技术的基础上实现的医学影像学检查技术，在口腔颌面部疾病诊断中已得到广泛应用，成为口腔颌面部医学影像学诊断中不可或缺的检查方法。1946年，哈佛大学的Purcell和斯坦福大学的Bloch首次发现物质的磁共振现象，二人因此获得1952年诺贝尔物理学奖。美国纽约州立大学的Damadian于1971年发现肿瘤组织的氢原子具有特殊的弛豫时间常数；1973年，英国学者Paul Lauterbur获得了第一幅二维磁共振图像；2003年，Lauterbur和英国科学家Peter Mansfield共同获得诺贝尔生理医学奖。20世纪80年代，磁共振技术开始应用于临床诊断。

磁共振成像的主要优点是以射频脉冲作为成像能量源，对人体没有辐射损害；软组织分辨力好；便于进行轴位、冠状位、矢状位及任意方位的层面成像；可进行多参数成像，提供受检查部位的T_1加权像、T_2加权像及质子加权像；可观察被检查组织的功能、组织化学、生物化学等非形态学改变。

一、口腔颌面部常规检查

选用头部专用线圈，患者仰卧，听眶线与床面垂直。矢状定位光标位于面部中线，轴位扫描线应和听眶线平行；冠状位扫描线应和听眶线垂直。扫描的中心位置确定应视临床检查和病变的具体情况而定。轴位检查的范围一般在蝶鞍至环状软骨的区域之间，冠状位的检查范围一般在上颌窦前壁至颞骨乳突的区域之间，必要时也可适当扩大检查范围。

二、唾液腺

1. 腮腺检查 使用头部线圈，患者仰卧，轴位扫描线和听眶线平行，冠状位扫描线和听眶线垂直，扫描的中心位置确定应视临床检查和病变的具体情况而定。以矢状位作定位像，常规检查采用冠状位和横断位扫描。唾液腺轴位的检查范围一般在舌骨下缘至蝶鞍之间。唾液腺冠状位的检查范围一般在上颌窦前壁至颞骨乳突之间。必要时也可适当扩大检查范围。增强检查方法常用于唾液腺肿瘤的检查。

2. 下颌下腺检查 使用头部线圈或前颈线圈。患者仰卧，线圈绕患者颈部或置于颈前，下颌下区和口底置于线圈中心。纵向定位线居中，水平定位线通过双侧下颌角。以矢状像为定位像，常规扫描采用冠状位和横断位。

3. 磁共振唾液腺造影 静态液体具有长T_2弛豫时间的特性，在重T_2加权序列上，静态液体（如：唾液）呈高信号，而实质器官和快速流动的液体（如：血液）表现为低信号。磁共振水成像技术已开始应用于胰胆管成像、泌尿系统成像、椎管成像等，磁共振唾液腺造影是利用水成像技术显示唾液腺导管系统影像，不需要注射造影剂，适用于唾液腺造影插管困难的患者，但空间分辨率较差。

4. 颞下颌关节磁共振检查

（1）检查技术：进行颞下颌关节磁共振检查最好使用专用的表面接收线圈。无专用表面线圈时，也可使用头线圈，但其图像质量远不如应用表面线圈者。一般对颞下颌关节检查，均应获取闭、开口矢状位（或斜矢状位）、闭口冠状位（或斜冠状位）T_1及T_2图像，如有需要，最好同时获取质子密度图像，其在显示关节盘形态方面往往优于T_1及T_2图像。此外，Gd-DTPA增强磁共振扫描图像可更清楚地显示关节盘双板区的炎性病变。

（2）正常图像：颞下颌关节矢状位（或斜矢状位）正常图像：一般以经关节中间层面显示关节结构最为清晰、完整。关节盘本体部呈中、低信号影像，关节盘双板区呈中、高信号影像，关节盘本体部与关节盘双板区之间有清楚的分界，闭口位时可见关节盘位于关节结节后斜面与髁突前斜面之间，髁顶部与关节盘后带相对应。关节盘相对髁顶部的前后关系不同个体之间可稍有差异，但一般盘分界线角（关节盘后带与双板区之间的分界线与髁突十二点位垂线之间的夹角）在±10°之内。开口矢状位（或斜矢状位）图像可见关节盘本体部前、中、后三带显示更为清晰，双板区被拉伸变长，关节盘中带与髁顶部相对应。髁突、关节窝及关节结节密质骨板均为低信号影像，而髁突及关节结节内骨髓则显示为高信号（图48-38）。此外，于髁突前方尚可见翼外肌上、下头影像。

颞下颌关节闭口冠状位（或斜冠状位）正常图像：

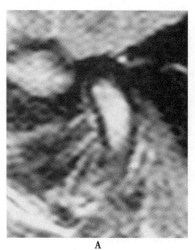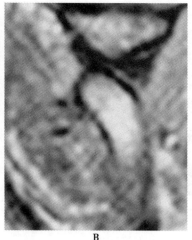

图48-38　正常颞下颌关节矢状位磁共振图像
A. 闭口位　B. 开口位

可显示髁突与关节盘内 - 外径向的影像,一般亦以经过关节中间层面的冠状面或斜冠状面显示关节结构最为清晰、完整。关节盘内外端分别附于髁突内、外极上,一般中间及内侧关节盘较厚,而外侧较薄(图48-39)。

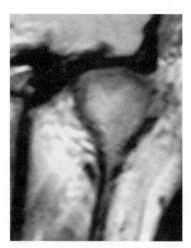

图48-39　正常颞下颌关节冠状位磁共振图像

第7节　超声检查

一、超声检查技术原理

　　超声检查是应用高频声波作为成像能量源的检查方法,用于医学诊断的超声波频率多在2～10MHz之间。当电压施加于换能器中的压电晶体时,压电晶体产生超声波,传入人体组织的超声波在遇到组织中的声学界面时发生反射形成回声,回声被换能器拾取,转换为电信号并放大,显示为声像图。超声检查在口腔颌面部的应用得益于高频换能器的出现,口腔颌面部

组织位置表浅,适于使用高频换能器,如5～7.5MHz换能器。

二、检 查 方 法

　　1. 唾液腺检查　患者仰卧,充分暴露受检区,直接扫查,分别作纵、横切面检查。

　　2. 颈部淋巴结检查　取仰卧位,充分暴露颈部,直接扫查。可以对称部位作为对照,应进行纵、横等多切面检查,取淋巴结最大长径,测量同一切面的最大长径及横径,观察淋巴结的部位、形态、包膜、内部回声及与周围组织的关系。

三、唾液腺正常声像图

　　腮腺无明显包膜,边界不清楚,腺体回声均匀、细密,较周围组织稍高。横切面可见浅叶及部分深叶腺体,并可见下颌升支的线条状强回声。

第8节　核医学检查

一、核医学检查技术简介

　　1. 放射性核素显像技术特点　核医学是采用核技术诊断、治疗和研究疾病的学科,核医学是核技术的重要组成部分,全世界生产的放射性核素总量90%以上用于医学领域。核医学包括诊断和治疗两大部分,诊断核医学按放射性核素是否引入受检者体内分为体内检查和体外检查,体内检查根据是否成像分为显像和非显像两种。放射性核素显像(radionuclide imaging)将含有放射性核素的药物引入人体,由于这些放射性药物可以发射出穿透组织的核射线,用核医

学显像仪器显示其放射性分布、聚集及代谢情况，以达到诊断疾病的目的，具有灵敏、特异、简便、安全、用途广泛、能早期发现病变等特点。放射性核素显像不仅能显示形态学改变，而且能反映组织器官的功能变化；选用特定显影剂可显示特定脏器或病变，有较高的特异性；核素显像可提供数字化信息，便于定量测定各种参数。

2. 核医学仪器 各种放射性探测仪器基本部件是γ闪烁探测器，对体内放射性进行探测，形成脉冲信号，输送到电子测量或计算机进行计数和处理，得到所需要的显示。核素显像装置的发展经历了放射性核素扫描仪（isotope scanner）、γ照相机、单光子发射计算机体层显像仪（single photon emission computed tomography，SPECT）和正电子发射型计算机体层仪（positron emission tomography，PET）四个时期，推进了核显像技术的临床应用，现在已有单光子发射计算机体层和CT相结合的扫描仪，可同时显示人体组织的解剖形态学和生理、生化功能状态。

（1）γ照相机：γ照相机由探头、支架、电子线路、计算机和显示装置组成，体内放射性由γ闪烁探测器进行探测，形成定位脉冲信号由计算机采集处理，显示为脏器或病变的放射性药物浓度变化影像。

（2）单光子发射计算机体层显像仪：单光子发射计算机体层显像仪有多种类型，包括单探头、双探头和三探头系统，基本类型是旋转型γ照相机，由γ闪烁探测器围绕人体自动旋转，对体内γ光子进行连续多角度探测，并由计算机处理、重建成为各种体层影像。

（3）正电子发射型计算机体层仪：高能正电子成像技术利用回旋加速器生产的带正电子的放射性核素注入体内产生的湮没辐射γ光子作为成像基础。正电子是与电子类似的一种粒子，带一个正电荷，它只能瞬态存在，很快与组织中的负电子结合发生湮没辐射，产生两个能量相等、方向相反的511KeV γ光子，可构成人体各部位的影像。正电子发射体层是正电子成像的先进方法，图像质量好，灵敏度高，空间分辨率好，适用面广，可获得全身各部位的体层像。医学诊断采用的正电子放射性核素有^{18}F、^{11}C、^{15}O、^{13}N，这些正电子放射性核素是构成人体组织的基本元素，这些元素及其标记化合物的代谢过程反映了人体组织的生理、生化功能变化。

3. 放射性核素显像方式

（1）静态显像：显像剂引入体内后，在脏器或病变处浓度达到相对稳定状态时进行显像，可采集足够的放射性计数，因此成像清晰，可用做观察脏器或病变位置的形态、放射性分布、功能状态等。

（2）动态显像：显像剂随血液灌注脏器过程中，人体组织细胞不断摄取、排泄显像剂，脏器内的放射性计数及分布随时间变化，用显像装置连续采集多幅影像，可反映不同时相的动态影像，并可计算特定兴趣区的放射性计数，生成时间-放射性曲线，得到各种定量参数，如唾液腺的摄取指数等。

（3）多相显像：动态显像与静态显像联合进行，如静脉注射骨骼显像剂后进行动态显像，得到局部骨骼动脉灌注和血池影像，延迟3小时后再进行静态显像反映骨代谢情况。

二、唾液腺检查

1. 成像原理及适应证 1953年，Rowlands在研究甲状腺功能时，发现唾液腺有摄取放射性碘的功能；1960年，Richards首次提出^{99m}Tc在医学中的应用；1965年，Borner报告高锝酸盐用做唾液腺检查。静脉注入$^{99m}TcO_4^-$后，显像剂随血液循环到唾液腺，唾液腺导管上皮细胞摄取$^{99m}TcO_4^-$，并可随唾液分泌至口腔。静脉注射放射性核素后1分钟为脉管期，腺体无明显摄取；此后为摄取期，至给药后20～50分钟达到摄取峰值；最后是排空期，给予酸刺激后5分钟，放射性核素可从腺体内排空。尽管各种现代医学影像学检查方法不断进步，核素显像仍被认为是对唾液腺功能进行定量检查的首选方法，它可同时对双侧多个大唾液腺腺体进行检查，适用于唾液腺炎症、自身免疫病、唾液腺部分切除术后腺体功能评价、部分唾液腺肿瘤、唾液腺发育异常等检查，对唾液腺造影困难或需要确定先天性唾液腺缺失或异位者尤为适用。

2. 检查方法

（1）静态显像：注射显像剂后20～30分钟进行正位和两侧的侧位显像，用25%柠檬酸刺激舌前部，5分钟后再次显像，观察腺体分泌情况。

（2）动态显像：取前位，注射显像剂后以每30秒一幅的速度连续采集40～60分钟，给予酸刺激，并继续采集5分钟。可分别采取腮腺和下颌下腺为兴趣区，得到时间-放射性曲线，并计算摄取指数、分泌指数、摄取率、分泌率等参数。

3. 正常图像 在静态正位像上，正常腮腺位于面部两侧，腺体内放射性分布均匀，两侧大致对称，腮腺的内下方为下颌下腺，呈圆形放射性聚集区，两侧对称，较腮腺稍小。颈部可见两侧对称的甲状腺高活性区。

三、颌骨检查

1. 成像原理及适应证 骨组织由无机盐和有机物组成，无机盐占骨组织干重的2/3，主要成分是羟基磷灰石晶体，晶体表面积可达300m^2/g，是多种离子交换场所，^{99m}Tc 标记的磷酸盐化合物可通过化学吸附与晶体表面结合，沉积在骨骼内，特异性显示骨骼影像。骨骼的放射性核素计数与局部血流灌注及代谢活跃程度有关，局部血流增加、代谢旺盛、成骨活跃、新骨形成时呈异常放射性浓聚；血供减少、发生溶骨时呈异常放射性减低。因此，颌骨核素显像适用于骨肿瘤、代谢性骨病、骨髓炎、移植骨的血供和成骨活性等检查。

2. 检查方法

（1）三相显像：骨骼三时相显像是在注射显像剂后用三个不同时段的影像显示局部骨骼动脉血流、血池和骨代谢的方法。弹丸式静脉注射显像剂后以每 2～3 秒一幅的速度连续采集 1 分钟，得到动脉血流灌注影像，称为血流相；以 1 幅 / 分钟采集 4 幅静态图像，称为血池相；3 小时后进行局部静态显像，称为延迟相。

（2）静态骨显像：静脉注射显像剂后 2～3 小时进行颌骨局部显像。

3. 正常图像　放射性核素对称、均匀分布，鼻咽部及鼻窦区血流量较高，放射性也相对较浓聚。松质骨血供丰富，代谢活跃，放射性聚集较密质骨高。

（马绪臣　张祖燕　傅开元　李　刚　孙志鹏）

参 考 文 献

1. 张震康，俞光岩. 实用口腔科学. 第 3 版. 北京：人民卫生出版社，2009

2. 马绪臣. 口腔颌面医学影像诊断学. 第 6 版. 北京：人民卫生出版社，2012

3. 马绪臣. 口腔颌面锥形束 CT 的临床应用. 北京：人民卫生出版社，2011

4. 唐光健，秦乃珊. 现代全身 CT 诊断学. 第 3 版. 北京：中国医药科技出版社，2013

5. White SC, Pharoah MJ. Oral Radiology: Principles and Interpretation. 6thed. St Louis: Mosby Inc., 2009

第 49 章

口腔医学美学治疗技术

第1节 颌面部美容外科技术

美容外科是整形修复外科的重要分支。不同年龄、性别、阶层的人，有其不同的容貌美的主观要求和客观标准。扎实的医学美学理论知识和精湛的美容外科操作技能，是理想的美容外科手术的重要前提。在实施美容外科手术时，切忌机械套用或拘泥于所谓的标准化术式。通过美容手术确可使青年人的面部缺陷或中老年人的增龄化面容得到一定程度甚至比较明显的改善。目前开展较多的有睑成形术、除皱术、隆鼻术、皮肤磨削术等。

一、面部皮肤松弛症的外科治疗

年轻而和谐的外貌是以面颈部各种组织结构之间的均衡关系为基础的。随着年龄的增长，皮肤、脂肪、肌肉和骨之间固有的均衡关系逐渐破坏，皮肤胶原纤维、弹力纤维，变性、萎缩、断裂。继之表情肌弹力减弱，深层肌肉萎缩，骨质吸收，松弛的皮肤不再适应于组织量已经减少的肌性和骨性支持结构。脂肪在面部、下颌下、颏下等部位异常堆积。这一系列进行性改变在临床上表现为增龄老化征象。

为了延缓和改善面颈部的老化征象，人们一直在进行不懈的探索和努力，在诸多方法中，外科手术占重要位置。这类手术一般称为面部皱纹切除术（rhytidectomy）或面部提紧术（face lifting）。20 世纪 70 年代以前，这类手术多只限于皮肤层，效果有限且不持久，可称之为第一代手术，现已基本淘汰。目前应用的是第二代手术，主要解剖层次是皮肤和浅层肌肉筋膜系统。浅层肌肉筋膜系统（简称 SMAS）是一连续的纤维肌肉网，覆盖面颈部表情肌，并分出大量纤维与深面的肌肉及上方的真皮交织，称为面部肌肉运动的起点和支撑面。这便是面部提紧术可对真皮 - 肌肉连接产生效果的解剖学依据。皮肤和浅层肌肉筋膜系统向上达额肌、眼轮匝肌，与帽状腱膜相连接；在面部与腮腺咬肌紧密相贴，形成一层较厚的筋膜结构；向下覆盖颈阔肌。事实上，此层组织属头颈部浅筋膜的一部分。

多数呈现老化面容的人都适于用外科手术方法进行治疗。一般面颈部提紧术效果可维持 10 年左右。故较适宜的手术年龄为 45~55 岁，若手术年龄过早，则真正衰老时将需要更多次的手术，而第二次、第三次手术的难度和并发症都大大增加。

每个患者的情况和要求都具有一定的特殊性，标准化的术式不可能适合所有的病例。此外，面部老化现象可能在某一局部较为突出或较受患者本人的重视，但在实施外科治疗时，应把面部老化作为整体现象来考虑，局部的单一手术难以达到理想的治疗效果。

（一）面部皮肤提紧术

【适应证】

面部皮肤提紧术（face lifting）的适应证为面颊部皮肤增龄性松弛下垂，致皱纹增多、鼻唇沟加深、颌颈角不明显、面部失去应有的轮廓和线条。

【手术方法】

患者平卧位，肩下垫起，颈部悬空以便更清楚地显示面颈部的解剖轮廓，若只抬高头部，将使局部外形严重失真。颞部及耳后乳突区备皮，头面、耳廓、颈部、上胸部消毒。

切口：颞部发际内呈弧形下降至耳轮脚，紧贴耳前皱襞达耳屏。可做耳屏前切口或经耳屏内缘做耳屏后切口，继续向下绕过耳垂基部，沿耳后皱襞向上，达皱襞上 1/3 时以 60° 角呈曲线进入枕部，长约 6cm，枕部切口也可紧靠发际边缘。

伤口愈合后仅在耳屏前或上下方可见 2cm 左右线状瘢痕（图 49-1）。

解剖皮瓣时，耳前、耳后区要在直视下进行锐剥离，颊部和颈部可通过观察皮下移动的剪刀掌握潜行剥离层次，最好仍在直视下进行锐剥离，以免损伤深部结构。整个皮瓣在腮腺咬肌筋膜和颈浅筋膜层分离（图 49-2）。浅层肌肉筋膜瓣的处理主要有两种方式：一是形成整体 SMAS 瓣，作大范围的潜行剥离，但一般不超过腮腺前缘，上方不超过颧弓前方，直至有充分活动度，不被腮腺和颧弓牵拉为止。在耳前要保留一条宽约 1cm 的浅筋膜肌肉组织,以便筋膜瓣与这条剩余的组织缝合,避免直接牵拉耳廓使之向前下移位;另一种方式是作 SMAS 局部切除或折叠等处理。皮瓣分离后,在颧弓下、耳前区将腮腺咬肌筋膜分离并切开,切除 1～2cm 宽的一条筋膜,创缘拉拢缝合,也可根据腮腺咬肌筋膜的松弛程度将其向后上方直接折叠缝合,这样可对面下部产生向后方牵拉的效果。

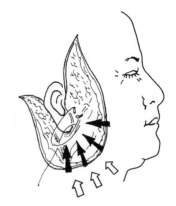

图 49-3　皮瓣及 SMAS 的提拉方向

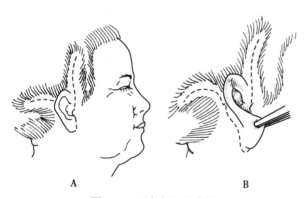

图 49-1　面部切口示意图
A. 面部除皱术切口　B. 外耳后切口

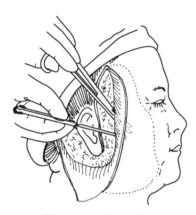

图 49-2　皮瓣剥离范围

皮瓣不必立即关闭,伤口内填塞纱布,以同法作对侧,然后拉出纱布,观察有无血肿或出血。最后将两侧面部皮瓣向后上提紧,两侧方向对称,力量要一致,观察确定产生面部最好的外形改善的移动方向和范围(图 49-3)。先在耳轮脚和耳后皱襞顶端各缝合一针以定位,然后将耳前、耳垂下和乳突区多余皮肤在无张力情况下分别切除。伤口分两层缝合。注意耳垂位置应在下颌后缘下颌下角的连线上,枕部发际线要对齐。

术毕在两侧乳突区发际内放置负压引流管,加压包扎,48 小时后去除敷料和引流。一般耳前切口无张力,4～5 天拆线,耳后皮瓣缝合张力较大,10～12 天拆线。

【并发症】

血肿:文献报告发生率为 10%。面部美容手术血肿发生率并未随手术范围扩大和时间延长而增加。术中要注意止血。术后小血肿可用 16 号针头吸出。较大血肿也不宜用滚压法挤出,以免损伤皮肤,可切开一小口进行引流。

疼痛:术后数天至数月内,面部可有紧绷不适感或轻微疼痛。如有剧烈疼痛提示有血肿存在。

神经损伤:由于神经解剖位置的变异,神经损伤的可能性始终存在,以耳大神经最易损伤,术者应熟悉神经解剖位置以避免损伤。

皮肤坏死:耳后区为皮肤坏死好发部位。术前设计及术后护理应充分考虑到保证耳后区皮肤血供问题。耳后组织瓣蒂部要有足够宽度,在直视下解剖分离。皮瓣牵拉力量适度。缝合不能有张力,避免加压包扎。术后患者须保持颏颈部角大于 90°,以减少耳后皮肤张力,改善局部血运。

(二)老化面容的骨膜下入路手术治疗

骨膜下入路手术是各类改善面容增龄性变化外科方法的新发展。这类手术自眼眶、上颌骨、颧骨和鼻骨作全部软组织的骨膜下剥离,颊、额、鼻唇沟、外眦和眉毛均可游离,使软组织与下方骨支架之间重新建立更符合形式美、容貌美学准则的相互关系。Jorge M 等人于 1988 年报道,4 年中用骨膜下入路法手术 105 例,认为是一种极有效的方法。

(三)眼袋整形术

眼袋是由于眼睑皮肤随着年龄的增长而逐渐松弛,局部组织增多堆积、膨大突出所导致的畸形,使面部失去青春的光彩而显困倦、憔悴。

眼袋多发生于 40 岁以上的中老年人,部分年轻人有先天性家族因素。各种病理因素造成的眼睑水肿不属于整形术治疗对象。

关于真性眼袋的病因,有三种观点:①眶隔无力;

②眼轮匝肌萎缩；③皮肤松弛。其中任何一种因素存在均可导致眼袋发生。但一般多有两种或三种因素并存，称之为眶前支持结构分离。

关于眶脂肪的病因学意义有不同看法，从而外科处理方法也有很大区别。一种观点认为脂肪增生，手术重点在于切除多余脂肪；另一种观点认为脂肪移位，处理原则是将脂肪还纳到正常解剖位置并加以固定。

眼袋多发生于下睑，少数可同时或单独发生在上睑。单独存在于上睑者常为年轻人，特别是东方民族，俗称单眼皮型"水泡眼"。

【手术方法】

1. 下睑眼袋整形术

（1）麻醉：应用 1% 利多卡因加肾上腺素局部浸润麻醉，每侧约 2～3ml。

（2）切口：在睑缘下 3mm，自泪点稍内侧至外眦作弧形切口，再稍向外下方顺眼角皱纹延长约 5mm（图 49-4）。

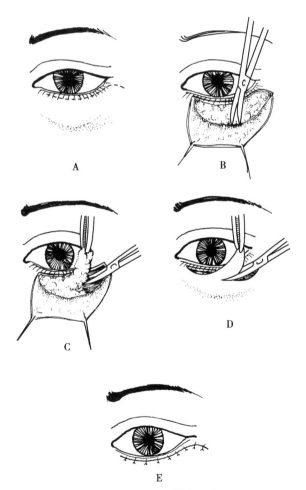

图 49-4 下睑眼袋成形术

A. 切口　B. 剥离下睑皮瓣　C. 剪除多余脂肪　D. 剪除多余皮肤　E. 缝合

沿切口下缘向下作皮下潜行锐剥离至眶下缘水平，用小拉钩牵拉皮瓣边缘，暴露眼轮匝肌，在眼袋最突出部位，顺肌纤维方向切开或剪开眼轮匝肌，稍作剥离，即可见菲薄的眶隔和下方的脂肪组织，然后横行切口眶隔，此时脂肪组织多能自动脱出，轻压眼球有助于脂肪的暴露。先将中央脂肪拉出，切除其大部分，残端电凝处理。切除量根据眼袋大小决定，但不可全部切除，以免造成睑下区凹陷。处理内侧脂肪团时，需注意中央和内侧之间有一部分为下斜肌所分隔，在此处一般不作锐性深部分离，以免损伤肌纤维与腱膜。内侧脂肪切除量与中央部相等。外侧脂肪球位置较深，这部分脂肪不可切除过多，以免引起较明显的侧方塌陷。眶隔可不缝合，可剪除一条眼轮匝肌。

皮瓣复位、缝合在睑成形术中是关键的步骤，皮肤切除较多可造成睑外翻。确定皮肤切除量有两种方法：①术前用无齿小镊在睑缘下 3mm 处夹持皮肤，夹持的宽度以下睑皮肤平展而不形成睑外翻为度。测量并标记出要切除的皮肤范围。②关闭伤口前，夹持皮瓣边缘向上轻轻牵拉，皮瓣覆盖上部创缘的部分即为应切除的多余皮肤。切除后每侧眼睑皮肤间断缝合 5 针，也可作皮下缝合。有人建议将皮肤和眼轮匝肌作为一层翻瓣，较常规皮瓣对下睑创伤小，眼睑平整，术后发生血肿、瘢痕等并发症可能性小。

术后一般不作包扎，可冷敷 48 小时，5 天拆线。并发症较轻微，偶可见形成皮下瘢痕小结，但 6～8 周可自行吸收。老年人因眼轮匝肌松弛，张力减弱，术后 2～3 个月内可有轻度睑外翻。

2. 上睑眼袋整形术　上睑眼袋整形术基本手术步骤与下睑相似，但由于解剖部位的差异，上睑眼袋手术尚具有其特殊性。

年轻人的上睑臃肿，眼裂变小，多为眶内脂肪过多、泪腺下垂造成的，单纯行眼袋整形可达到治疗目的。但并非所有上睑臃肿、皮肤松垂都是眼袋整形的适应证。眉毛的位置是重要的判断指标，明显的眉下垂引起继发性上睑组织拥挤，将眉毛抬高到正常位置后，可看出上睑并不臃肿，这类病例适合作眉抬高术而不是眼袋整形。而多数上睑皮肤松垂的老年人合并额和眉下垂，除行睑整形外，必须行额部手术才能获得面上 1/3 较好的美容效果。

上睑眼袋合并泪腺脱垂者，术中须将位于眶外上方的泪腺纳入眶缘内，将其外膜与眶缘骨膜缝合。经这一处理，上睑外侧的臃肿状态可以得到明显改善。

二、隆 鼻 术

鼻子位于面部中央，决定整个面部的均衡，鼻子的形态、高度决定着鼻子的美丑。外鼻的解剖形态和美学标准有很大的种族差异性。容貌美在于整体的高度协调，东方人面部缺乏立体感，多数人外鼻具有鼻梁低、鼻幅宽、鼻尖圆钝的特点，在一定程度上影响了美貌。外鼻成形和美容手术种类繁多是美容整形手术常见的方法之一，也是较为成熟的手术方法。常用的隆鼻术是通过自体组织或组织代用品的植入来增加鼻背、鼻端高度，改善鼻外形的一种美容外科手术。

外鼻位于面中 1/3，呈三棱锥体状。鼻长度一般指鼻根点（正中矢状面鼻根部最凹点）到鼻尖点（鼻端前部最凸点）的距离。临床常用鼻根点到鼻下点（鼻唇角顶点）之间的距离（鼻高度）作为实际鼻长，约为 55～62mm。鼻根部高度为 5～7mm，宽度为 15～16mm。鼻背（内眦连线至鼻尖点）的高度、角度具有重要美学意义，高度为 11～12mm，倾斜角（鼻面角或突出角，鼻背线与垂直线的夹角）约为 30°。两侧鼻翼外缘之间的距离为 35～38mm，与内眦间距、口裂宽度与面宽的比例分别是 1:1、1:1.5 和 1:3.5～4.2。鼻唇角为鼻小柱和上唇之间的转折角，一般为 90°～120°（图 49-5），正面观时常可显露出部分鼻孔。鼻孔长轴倾斜度（长轴线与水平线内侧夹角）亚洲人明显大于欧洲人而小于非洲人。鼻额角为鼻背与额部在眉间形成的交角，以 120° 为正常。骨性鼻背起点，多数位于鼻中轴线上眉头间点与内眦间点距离的中上 1/3 处，此处成为植入体上端的黄金点。

鼻背解剖的层次特点：鼻背的组织层次由浅入深为皮肤、浅筋膜层、鼻背 SMAS 筋膜、筋膜下疏松层、骨膜及软骨膜、鼻骨及鼻外侧软骨等（图 49-6）。

皮肤：鼻尖和鼻根部的真皮层较厚，而鼻背部的真皮层相对薄些但厚度较一致。鼻部皮肤在鼻根部和大部分鼻背薄而活动，但鼻尖和鼻翼部较厚，中含很多皮脂腺和汗腺，与深部纤维脂肪组织连接紧密，手术时不易用钳夹止血，多采用压迫止血法。

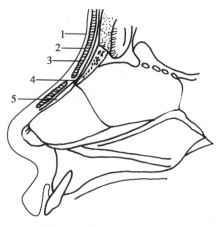

图 49-6 鼻背软组织模式图

1. 皮肤 2. 浅筋膜 3. 降眉间肌 4. 鼻肌 - 降眉间肌腱膜
5. 腱膜下疏松组织

浅筋膜层：从鼻尖到鼻根，此层结构的厚度较一致，但鼻根部相对较厚。浅筋膜内有大量的脂肪细胞，可见较多的纤维组织由真皮经皮下脂肪层直接与鼻背 SMAS 筋膜粘连形成紧密结合，呈网格状将脂肪分割成小隔。

鼻背 SMAS 筋膜：又称鼻背筋膜，由鼻背的表情肌（降眉间肌、鼻肌、上唇鼻翼提肌等）及其筋膜共同构成，是面部 SMAS 筋膜与鼻背的延续。从鼻尖到鼻根，因不同部位含有的肌肉不同及肌肉的厚度不同，此层结构的厚度也不一致，以鼻尖最薄而鼻根部最厚。鼻背筋膜向上延续为帽状腱膜。内眦动脉走行于鼻背两侧并紧贴鼻背筋膜的深面。

筋膜下疏松层：是鼻背筋膜与骨膜之间的一薄层疏松结缔组织。

鼻骨：上端窄而厚，下端宽而薄，植入物充填时，上端易歪斜。

鼻背筋膜下疏松层的解剖特点：是在鼻背 SMAS 筋膜的深面有一薄层疏松结缔组织，有时含有少许脂肪组织（主要在鼻根部）。因鼻背筋膜与骨膜之间无紧密连接，而成为一潜在间隙，有的学者称之为鼻背筋膜后间隙，此间隙向上延续为帽状腱膜下间隙。在鼻根部两侧因有降眉肌、皱眉肌附着于额骨鼻突骨膜而此间隙变窄。此层结构是鼻背表情活动时组织滑动的基础。在鼻背软骨部，此层结构较致密，鼻背筋膜与软骨膜的连接较紧密。

鼻背解剖分为软骨部和骨性部。软骨部主要由左右各一块鼻外侧软骨组成，向上与鼻骨相连。骨性部由两块鼻骨、额骨鼻突和上颌骨鼻突共同构成，鼻骨小而薄，位于鼻背中央近鼻根部的中线两侧，鼻骨外侧为上颌骨鼻突，向上为额骨鼻突。在鼻背骨与骨之间、软骨与软骨之间、骨与软骨之间均为缝隙连接，其

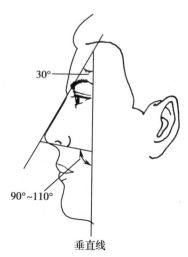

30°

90°~110°

垂直线

图 49-5 美鼻标准

表面的骨膜较薄并伸入到缝隙连接中,因此,鼻背的骨膜(软骨膜)是由几部分组成,并不完整连续。额骨鼻突位于鼻根部的上部,其骨膜较易掀起,但将整个鼻背的骨膜完整地掀起几乎是不可能的。

【适应证】

各种原因造成的鼻骨、鼻软骨解剖异常,从而致外鼻形态缺陷者,多可行隆鼻术矫治,包括:鼻面角大于35°、鼻背低平;鼻面角虽正常,但鼻背部塌陷;鼻背形态正常,但鼻端塌平;鼻唇角过大或过小,表现为鼻尖上翘或低垂等。

【术前准备】

手术的目的是在鼻塌陷部皮下与鼻骨间组织内行软骨、骨或组织代用品支架充填,以改善鼻部外形。

术中应用的隆鼻材料在不断地改进。软骨组织是较理想的材料,自体软骨较异体软骨为佳。软骨易雕刻成形,不易吸收,但术后可能发生软骨移位后的外鼻弯曲变形。肋软骨适于作鼻背充填。耳甲软骨、鼻中隔软骨取材方便,结构、形态与鼻翼软骨相近,多用于矫治鼻端畸形。骨组织可取自髂骨、尺骨鹰嘴、胫骨等部位,虽无排异问题,且抗感染力强,但供区损伤较大,雕刻成形较难,术后易发生扭曲变形,且增加供区的痛苦和瘢痕,因此,除严重鼻畸形而无其他理想充填材料外,往往不被患者所接受。异体骨移植效果不稳定,有吸收可能。人工骨粉塑形不能十分精确且植入量难以精确估计,无法满足美学意义上的塑形。聚四氟乙烯材料也存在雕塑不够精确,特别是鼻尖部的形态不够完美等缺陷。液体硅胶注入法由于材料性能尚不稳定,发生并发症后不易取出,因此,液体硅胶注射隆鼻已被否定。硅胶假体虽易塑形,但最大缺点是术后肿胀明显,甚至发生严重的排斥反应,同时还存在假体外露、感染和形态异常等并发症。高分子医用硅橡胶是理想的材料,性能稳定,刺激性小,质地合适,便于塑形,长期保存在组织内不会变形;手术操作方便,患者痛苦少。现临床常用的为固体的各种型号的成品鼻支架,分大、中、小等,带鼻尖、鼻翼、鼻小柱等,可为L形。术前应根据石膏面型进行植入物形态设计,简单病例也可于术中直接雕塑。医用硅胶表面易形成静电,尘埃、棉絮易被吸附,带入组织内可引起异物反应,因此,清洁时应戴橡胶手套。先用中性脂皂洗刷,清水洗净后煮沸消毒,或高压蒸汽消毒。忌用酒精浸泡消毒。MEDPOR人工材料是由多孔高密度聚乙烯化合物制成的外科植入材料,已广泛用于颅面部整形、眼眶整形,其优点在于材料具有良好的组织相容性,理化性质相当稳定,无气化、老化或其他的

毒性反应。且由于有细密孔隙,植入体内1～3周就有组织长入孔隙内,表面贴合较好,不需作内外固定。该材料易塑形,用手术刀就能对鼻假体作雕刻,经80～100℃的生理盐水中塑形,冷却后在体温下保持所塑形态不变,植入后外观过渡自然,不留雕琢痕迹。

【手术方法】

双侧眶下孔传导麻醉加局部浸润麻醉。在两侧鼻翼内缘并越过鼻小柱做蝶形切口,或在一侧鼻翼及鼻小柱内缘做鼻前庭弧形切口。在鼻翼软骨、鼻骨与皮肤之间作潜行剥离。鼻端部皮肤厚韧,与下方组织连接紧密,需用手术刀或小弯剪刀作锐性剥离;鼻背、鼻根部皮肤较薄而富于活动性,用蚊式钳即可顺利完成剥离。剥离范围应基本与充填体形态、大小一致。剥离范围过大,术后肿胀明显,且不利于充填体固定;范围过小,局部张力大,血液循环不良,严重时可发生皮肤坏死。

隆鼻材料的置放层次主要为以下四种:

1. 皮下浅筋膜层(图49-7) 此层脂肪细胞多,制备隧道时自鼻尖至鼻根部及两侧均无明显的阻力。浅筋膜层隆鼻的特点:剥离器械表层皮肤组织薄,甚至隐约可见在皮下移动的器械轮廓;假体置入后,两侧移动度较大,固定不良,常具有透照性;假体轮廓显露可分辨;术中局麻时加有血管收缩药物,以及血管则脂肪组织内移动度较大不易损伤,术中、术后出血较少。

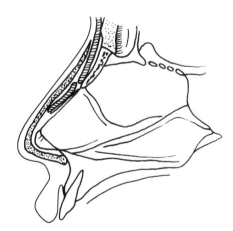

图49-7　皮下浅筋膜层隆鼻模式图

2. 鼻肌-降眉肌间肌腱膜浅层(图49-8) 为增加假体表面组织厚度,增强稳定性,常在剥离时,将器械尖端向下,自鼻端向鼻根剥离。此法操作可在鼻中隔软骨中隔角及鼻外侧软骨表面纵向分离时遇到阻力,似有组织粘连之感,继续向上则阻力消失,可沿光滑的基底直至鼻根,然而横向剥离时仍有阻力。

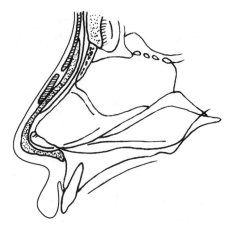

图 49-8　鼻肌 - 降眉间肌腱浅层隆鼻模式图

　　腱膜浅层隆鼻操作时的特点：①鼻根部两侧剥离有阻力，是因为受腱膜两侧包裹肌纤维的限制所致；②鼻根上部腔穴较窄，此系由肌肉的宽度所决定，即使操作中将肌纤维撕裂，仍不无阻力及狭窄感，因此，假体放置在此层内比在浅筋膜层的稳定性好；③剥离时，虽然在两处遇有阻力，但于其浅面并无紧张压迫感，假体放置过程中，多无需器械引导；④腔穴以浅的组织层厚度增加；⑤出血少，这与血管主要分布在浅筋膜及腱膜下疏松组织层有关。

　　3. 鼻肌 - 降眉间肌腱膜深层（腱膜下疏松组织层）（图 49-9）　腱膜在鼻骨与鼻外侧软骨结合部变薄，并与骨膜及软骨膜黏附，腱膜深层存在完整的疏松组织层，在此层进行剥离，易将腱膜与骨或软骨膜分开，术中采用弯眼科剪或手外科剪，在鼻中隔软骨中隔角水平以上任何部位向骨或软骨表面锐性剪断腱膜，即可使器械进入腱膜深层，紧贴软骨膜及骨膜表面向上剥离。

　　阻力相对较小；②器械尖部可触及鼻骨下缘的骨缝；③器械位于鼻骨骨膜表面时，基底硬，虽向上剥离自如但有涩滞感；④表层组织厚度大，置入假体后鼻外触摸有真实感，如同触摸正常鼻梁；⑤多需器械引导方向方可置入假体。还可以在腱膜深浅两层同时剥离出两个完全分离的腔穴，择优选用。

　　腱膜深层隆鼻，因腔穴基底平整，表层组织厚，压力大，假体放置后具有良好的稳定性，外观逼真、自然、不透照等优点。但有时术后鼻睑部发生淤血斑的情况增多，主要有以下原因：腱膜下血管位于胶原纤维中，移动性小，术中操作容易随纤维的撕裂而伤及血管；前筛动脉终末支从鼻骨下缘骨缝穿出在中线于腱膜下疏松组织内下行，剥离腔穴时需要跨越骨缝，易伤及血管。

　　4. 骨膜下层　有人主张切开并剥离鼻骨骨膜，使充填体与骨面直接相贴。根据临床的经验，在骨膜下的剥离是难于实现的，因为骨膜容易被分破。但有研究表明，使用专用的隆鼻器械进行骨膜剥离是可行的。利用这种器械，可在骨膜下形成较完整的隧道，而用普通的刀剪却难于实现。如果骨膜下的植入不致使骨膜破裂，将是更好的植入方法，因为从生物力学的角度来看，骨膜更厚，而且坚韧致密，应力也不容易松弛，其固定作用明显好于深筋膜，假体埋在骨膜下更为稳固，但手术操作比较困难。

　　总之，筋膜浅层隆鼻术和腱膜深层隆鼻术具有互补性（图 49-10），在鼻下部 1/2 选择腱膜浅层剥离，当腔穴越过鼻骨下缘后再进入腱膜深层，可以使假体放置更具稳定性、隐蔽性、出血少。当然，如此操作需要较好的解剖学知识和熟练的技术。

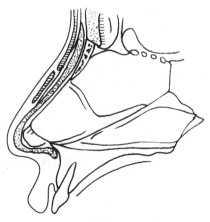

图 49-9　鼻肌 - 降眉间肌腱膜深层（腱膜下疏松组织层）隆鼻模式图

　　明确解剖层次正确的临床观察：①器械前面有紧张压迫感，似存在致密、缺乏弹性的组织，但侧方剥离

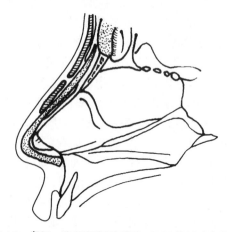

图 49-10　鼻肌 - 降眉间肌腱膜浅、深层兼用隆鼻模式图

　　剥离完成后，将雕塑好的充填体自切口植入，反复观察外形并作必要修整。充填体周缘应逐渐变薄，以免出现"台阶"样外观。如需抬高鼻端，则根据术前

设计,选用或制作 L 形充填体,鼻端部支架须植入两侧鼻翼软骨内侧脚之间,末端置于前鼻嵴之上并缝合固定,以免造成鼻小柱偏斜及因鼻端组织的压力引起的充填体上端外翘。如需行鼻翼整形术,则宜取用耳甲软骨或鼻中隔软骨,根据需要植入适当大小形态的软骨,以增加相应部位的高度或厚度。检查无活跃出血后,缝合伤口。鼻部可用压迫敷料或印模膏夹板固定一周。5～7 天拆线。术后可出现眼睑水肿,一周内多自行消退。有时发生眶下区出血,数天后呈黄色瘀斑,两周内可吸收(图 49-11)。

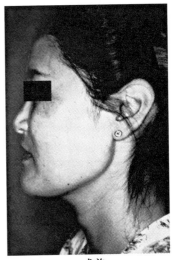

术前

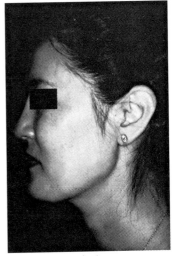

术后

图 49-11　隆鼻术

【注意事项】

　　1. 应用硅橡胶植入时鼻部软组织应血供良好,无瘢痕挛缩,皮肤不宜过紧或过薄。

　　2. 剥离时注意层次,切忌穿破皮肤或黏膜,边剥离边压迫止血,防止血肿发生。

　　3. 剥离腔大小要合适,两侧对称,植入鼻支架后皮肤不过紧,又不致移动或留空腔。

　　4. 硅橡胶移植体植入前,可用尖刀片于植入物上修剪出多数小孔,以利于引流及固定。

　　5. 应严格掌握无菌操作,如术后有异物反应,应取出换用自体骨移植。

　　6. 在隆鼻术中可改进假体上端形状,将其雕刻 V 形切迹,与制备的间隙上原形状相适合,有助于假体的固定而不易晃动。

三、皮肤磨削术(擦皮术)

　　皮肤磨削术又称擦皮,是应用快速旋转的磨头摩擦皮肤,去除面部病变皮肤的表皮和少许真皮层以改善面容的手术方法,是整形美容治疗手段之一。国外应用此法已有百年历史,我国 20 世纪 50 年代有少数单位使用,直至 20 世纪 80 年代得以广泛使用。

【适应证】

　　1. 天花后遗留的瘢痕擦皮术是目前治疗天花瘢痕较理想的方法。浅的瘢痕经 2～3 次磨削可获较好效果,深而散在的瘢痕效果较差,有时经 5～6 次磨削面容才有改进。

　　2. 痤疮瘢痕效果较好,应在痤疮静止 6 个月后行擦皮术。

　　3. 爆炸伤或擦伤造成的弥散性异物沉着斑浅在的行 2～3 次擦皮手术效果好,深在而局限的病损常需行剔出或切除缝合术。摩擦时可用高渗盐水冲洗,使组织液外渗,促进异物排出。

　　4. 外伤或手术后遗瘢痕愈合较好的伤口遗留缝线瘢痕经磨削后可使瘢痕不明显。灼伤后非增生性的小瘢痕也可行擦皮术。

　　5. 色素痣雀斑或先天性表浅的咖啡斑可行擦皮术治疗,病变浅的效果好。但应注意术后可能复发。

　　6. 水痘瘢痕小而浅散在的瘢痕效果好。深而孤立的瘢痕常需先行切除缝合术,6 个月后再行磨削使瘢痕不明显。

【禁忌证】

　　1. 局部皮肤有感染者如单纯性疱疹(身体任何部位)、脓皮病、痤疮等。

　　2. 慢性放射性皮炎及灼伤瘢痕由于缺少皮肤附件不能生长上皮,创面不易愈合。

　　3. 青年扁平疣由于术后可产生播散,故应慎重使用。

　　4. 有瘢痕体质的患者。

　　5. 其他全身性疾病如凝血机制异常者。

【磨削器械】

1. 磨皮机　理想的磨皮机要求具有以下特点：

（1）电机功率大、转速快、噪声低。实际有效功率应在 100W 以上，有效转速在 10 000～15 000r/min，电压 220V，电机噪音应控制在 65dB 以下。

（2）易于消毒：软轴和机头部分应易消毒以保证无菌操作。连续手术时应备有两套装置以交换消毒使用。

（3）冷却设备：磨皮机的机头上应装有能喷洒消毒冷却水装置。如无此设备可用注射器装盐水冲洗。

2. 磨头　为擦皮术的主要工具。

（1）钢磨头：各种型号和规格的圆锥形和圆柱形钢制磨头。

（2）牙科用各种型号和规格的碳化硅磨头、金刚石磨头或钢砂轮、钢丝刷等。

【麻醉】

一般多应用眶上、下神经，颏神经阻滞麻醉加局部浸润麻醉，全面部皮肤磨削术时也可应用全身麻醉。

【手术方法】

选用合适型号的圆锥形或圆柱形磨头磨除病变区的表皮及部分真皮乳头层。进行全颜面部擦皮术时，可将面部分为五区：额部、双眼睑部、左颊部、右颊部及面中、下 1/3 部，分区进行磨削。

摩擦方法：根据部位和病变情况选用不同摩擦方法：①平推：主要用于额部、面颊部等平坦部位。将磨头的尾部抬高约 10°～15°，使磨头工作面均匀地接触皮面，适当加压向前后推磨。②斜磨：多用于鼻唇沟、颏唇沟、发际等处。磨头尾部抬高 30°，使磨头前半部接触皮面进行斜磨。③点磨：常用于个别麻斑的磨削，用磨头尖进行点磨并向四周展磨；④圆磨：磨头作螺旋式推进摩擦，使磨面平滑而不出现压痕。边磨边用生理盐水冲洗创面，以降低摩擦时产生的热，同时用吸引器吸除带有皮肤碎屑及砂粒的液体。磨上、下眼睑，口周时，磨头的长轴要与之垂直，以防损伤眼球及红唇。术后要用生理盐水冲洗创面，用带有抗生素的凡士林油纱覆盖创面，加压包扎。

摩擦深度要适当，摩擦过浅不能起治疗作用，过深则破坏真皮层，术后形成瘢痕。一般表皮层不出血，磨至真皮乳头浅层时呈密集均匀点状出血，如呈片状出血或出现白色的 Langer 线时则表示深度已达真皮乳头层的大部或全部，不能继续深磨，否则术后形成瘢痕。

【术后处理】

创面愈合过程与摩擦的深度有关，术后 2～3 天已过渗出期即可去除外敷料。如磨削创面渗出明显，次日需要更换敷料。一般术后 5 天去除外层敷料，内层油纱待 10 天后自行脱落。

术后 1 个月左右皮肤逐渐出现色素沉着，多在 3～6 个月后消退。为预防色素沉着可采取以下措施：

1. 术后 3 个月内每天服用维生素 C 2g，维生素 C 是既可减轻黑色素形成又无副作用的药物。

2. 3 个月内避免风吹日晒，每天可涂防晒霜及护肤膏，如人参霜等。禁用刺激性的肥皂及化妆品。

3. 3 个月内禁食刺激性食物，禁酒。

4. 术后不使用磺胺类、四环素族、氯丙嗪等光化药物。

5. 短期内不接触光化学剂和皮肤致敏物，如生漆等。

【并发症】

1. 色素沉着　多数患者术后出现皮肤色泽加深。色素沉着的出现率因人种而异，白种人低，黄种人高。查元坤等报道 1700 余例擦皮术患者，术后色素沉着的发生率为 17%。一年后多可消退。需严格掌握适应证，并于术前向患者说明有发生异常色素沉着的可能性。

2. 瘢痕增生　多发生在 1～3 个月内，常见于口周、眉间及皮肤薄嫩区。应注意在此部位摩擦的深度，以减少瘢痕的形成。增生的瘢痕可在一年后平复，注射普鲁卡因、泼尼松龙可取得较好效果。

3. 痤疮样损害　较常见，一般经 7～10 天可自行消退。

4. 红斑　术后 2～3 周大部分患者可程度不同地出现红斑，经 1～3 个月可自行消退。

四、唇裂术后鼻唇畸形的外科整复

唇裂术后鼻唇畸形的整复，患者就诊目的和临床诊治都具有明显的美容外科特征，详见第 39 章第 9 节。

（孙勇刚）

第 2 节　修复美学技术

一、美 学 原 则

亚里士多德说："美是统一与和谐。"口腔医学治疗中的"美"与其他所有和"美"有关的工作一样，有着共通的、普遍的美学原则。

（一）整齐与节奏

这是形式美的几条法则中最基本的一条，一般来讲，凡是被人们认为美的事物，都会同时具有一定的一致性和反复性。其中，整齐的一致性是基础，有节奏的反复性是关键。

完全零乱混杂的事物很难体现出美感。一致性体现的是整齐的美感，但是只有整齐又有可能沦为呆板。在整齐的基础之上，需要用节奏来调节，节奏就是有规律的反复，或者说具有整齐性的反复。节奏在人体中可以表现在生物节律中，比如人的心率、呼吸、各项新陈代谢等生理活动都有着一定的节奏，如果这些节奏被改变或者被破坏，就说明人体的生理状况可能处于特殊时期或者出现了问题。节奏在人体中更可以表现在空间关系上。比如，女性的人体美正是来源于身体各部分的膨大与内缩、突起与凹陷相互交叠形成的美妙曲线，给人以富有活力、具有生命力的节奏美。

口腔美学也可以体现出整齐与节奏的特性。牙齿整齐才会美，每个选择美学修复的患者都希望通过治疗使自己的牙齿能变得很整齐，但是过分的整齐的、缺乏节奏感的牙列，会使人显得呆板、没有活力，甚至苍老。牙齿也需要在整齐中蕴含节奏，能够体现出整齐与节奏原则的口腔美学特征包括上前牙的多项排列特征，如切缘曲线、牙龈曲线、切端曲线、接触区及切外展隙等。

1. 上前牙切缘曲线　上中切牙切缘与上尖牙的牙尖位于略为向下弯曲的曲线上，侧切牙的切缘在此曲线上方约 1mm，形成"长 - 短 - 长 - 短 - 长"富有节奏的变化。针对女性患者，为了让人看起来更温柔，可以降低尖牙的牙尖高度，上前牙的切缘曲线向下的弯曲度就会加大，侧切牙的切缘有可能在此曲线上，切缘曲线形成"V 字型"的节奏感。

上前牙切缘曲线节奏感在年轻恒牙列中可以明显地观察到，随着年龄的增长，上中切牙逐渐被磨耗、变短，这种节奏感越来越不明显，人也就会显得苍老。

2. 上前牙牙龈曲线　一般来讲，上颌中切牙的牙龈顶点与上尖牙的牙龈缘顶点大致在同一水平线上，上侧切牙的牙龈缘顶点低于这条连线 1mm 左右，这样也形成"高 - 低 - 高 - 低 - 高"的节奏感；有些牙龈曲线是"V 形"，也就是从两侧尖牙到两侧中切牙的牙龈顶点位置逐渐降低，形成"V"的形状，"V 形"牙龈曲线的好处是上中切牙不会显得太长、太大。有时两侧牙龈曲线即使不能完全对称，如果分别均能符合美学原则而两侧协调时，也是可以接受的，否则就是不美观的。

3. 上前牙切端曲线　即从殆向观察，上中切牙、侧切牙、尖牙切端形成的曲线。通常，上中切牙的颈部向舌侧和远中倾斜，两侧的中切牙的唇面基本在一个平面上；侧切牙颈部向舌侧和远中倾斜的程度大于中切牙，唇面略向远中倾斜；尖牙的颈部微凸并稍向远中倾斜，近远中倾斜程度介于中切牙与侧切牙之间，唇面向远中旋转。美观的前牙列的上前牙切端的连线经常不在一条连续的曲线上。两侧上中切牙的切端、尖牙的牙尖可以形成一条弓向前的曲线，而侧切牙的切端会略向舌腭侧偏离，形成"前 - 后 - 前 - 后 - 前"的节奏感。

4. 接触区及切外展隙　天然牙的接触区从中切牙近中开始，直到尖牙远中，各牙齿之间接触区位置逐渐移向龈方，因此形成的切外展隙逐渐增大，从正面看，各切外展隙的形态形成"大 - 小 - 大"的节奏感。在进行前牙美学修复时，很多时候为了达到关闭龈外展隙的黑三角间隙，需要将接触区向龈方延长，形成一个较长的接触面，以致修复体龈外展隙的形态与天然牙有所区别，应当尽量做到与天然牙相似。

（二）对称与均衡

对称与均衡是美学中的重要概念。对称是指物体左右、上下或前后形体上的均等；均衡是指形体不一定完全相等，但量上大体相当。

对称在建筑中应用得很多，东西方的传统建筑大部分为了体现其庄重与稳重，都采用了对称的建筑手法。但是，也有些著名的建筑依据具体情况，在不对称的情况下，达到了很好的均衡感，同样给人雄伟、辉煌的美的感受。从美学角度上讲，完全的无序给人的感觉是混乱，但完全的对称有时会带来过于死板的感觉。在整体基本对称的基础上，在一定程度上体现出不完全对称但具有均衡感的状态，会让人感觉比完全的对称有变化、更灵活、更生动。

从口腔颌面部实际情况讲，大部分人的面形都是不完全对称的，而且也并不是仅仅对称就会被认为是最漂亮的，所以没有必要，也没有理由要求前牙修复体达到完全的对称。很多文献中都已论述，如果两侧人工牙齿排列完全对称，可能会显得不自然，又称之为"义齿面容"。为了达到更加生动、逼真的美学效果，总义齿排牙时可以人为地使两侧牙齿排列存在轻微差异，以获得更自然的外表。

在实际的前牙美学修复设计中，如果修复上中切牙，条件允许的情况下应该尽量达到对称效果；而对于其他前牙，有时会故意设计轻微的、具有均衡感的不对称，而达到更加活泼的效果；在有些基牙位置条件有限、不可能做到对称的情况下，也可通过形成不对称的均衡感来解决。

（三）比例与协调

比例是美学中最形象的概念，是用数学方法来描述美。美学中的比例指事物整体与局部或者局部与局部之间的关系。事物符合美学标准的比例称之为"协调"。

西方美学研究中最著名、最重要的比例关系是黄金分割率，即把一条线分为两部分，此时长段与短段之比恰恰等于整条线与长段之比，其数值比为 1.618∶1 或 1∶0.618，并且长段的平方等于全长与短段的乘积。

口腔中也存在很多比例关系，可以归纳出很多美的标准。早期的口腔美学研究者曾经机械地套用黄金分割率，认为口腔内的各种指数都应当符合黄金分割率。现代的更深入的研究表明，这种认识是片面的、不科学的。口腔内存在很多有一定的规律可循的比例关系，但这其中有些比例符合黄金分割率，有些不符合。与美学修复相关的重要牙齿的比例关系包括：

1. 上前牙正面投影宽度比例　从正面观察各上前牙宽度，也就是各前牙在冠状面上的投影宽度，这是与美学修复关系重大的比例关系，是美学设计时需要关注的一个比例关系。

一般来讲，中切牙正面投影宽度与侧切牙正面投影宽度的比例大体等于侧切牙正面投影宽度与尖牙正面投影宽度（尖牙正面投影宽度指尖牙近中边缘嵴到唇嵴的正面投影宽度，因为唇嵴及以后的牙体处于阴影之中）的比例，这个比例就是上前牙正面投影宽度比例指数。曾有观点认为上前牙正面投影宽度比例应达到黄金比例，现代的观点认为只有 17% 的天然牙列这一比例符合 0.618 的黄金分割比例，而大部分天然牙列的上前牙正面投影宽度比例为 66%～78%，并且大部分人认为这一比例指数符合 70% 的天然牙列最美观。

2. 上中切牙轮廓比例　整个牙列中对美学效果影响最大的是上前牙区，其中重点中的重点就是上中切牙。如果患者在微笑或者大笑时能够暴露牙龈，就必须要考虑每颗牙的整体轮廓，尤其是上中切牙的轮廓，也就是上中切牙的长宽比例。传统的观点曾经机械的套用黄金分割率，认为上中切牙的外形轮廓为长宽比例应该是 0.618 的黄金矩形。但是，0.618 的比例使牙齿看起来过于细长，在很多情况下并不适合。现代的观点认为，长宽比例 66%～80% 的上中切牙形态较适宜，其中 78% 的长宽比例看起来最协调。

3. 切牙黄金指数　指下颌切牙与上颌切牙切缘宽度之比一般为黄金指数 0.618，即下颌切牙的宽度时上颌切牙宽度的 0.618。在进行美学修复设计时，这个指数可以为计算、确定上、下前牙的宽度提供一定的参考。

（四）调和与对比

调和与对比反映了矛盾的两种状态，也是美学中的重要概念。调和是在差异中趋向于"同"（一致），它们结合在一起使人感到融合、协调，在变化中保持一致；对比是在差异中趋向于"异"（对立），他们在一起对比使人感到鲜明、醒目、振奋、活跃。

口腔美学修复中对于"调和与对比"的效果主要也是体现在色彩上。很多文献中已经指出，天然牙列的各个牙齿颜色不是完全相同的，而是存在一定的色差。在进行全部前牙美学设计时应进行多颜色设计，使每个牙齿间颜色有微小差异，整体保持"高度调和、微小对比"的美学效果，使修复体牙列富有层次感及动感。而在进行个别前牙及部分前牙美学修复时，如果两侧邻牙存在明显色差时，修复体应设计成为颜色的自然过渡，获得"调和"的美学效果。

（五）和谐——多样统一性

多样统一是形式美的基本规律，也是形式美的更高形态的反映。"统一性"体现事物的共性或整体联系，但是仅仅有"统一性"就有可能使修复体墨守成规、"千人一面"；"多样性"体现事物的个性，要在"统一性"的基础上努力创造出属于每一个患者的个性。

具体到牙齿的美学修复设计中，除了"统一"的美学原则之外，要根据患者的性别、年龄、性格等因素进行特殊设计，努力体现出个性特征：

1. 中切牙代表年龄"age"　年轻人的中切牙切端未经磨耗，形态饱满、圆润，发育叶形态清晰；随着年龄的增大，中切牙切端开始发生磨耗，切端开始出现上中切牙斜向内上方、下中切牙斜向下外方的磨耗面。

2. 侧切牙代表性别"sex"　男性的侧切牙略宽，与中切牙的比例相对较小，且牙颈部较宽，切端较直、接近直线形，整体形态更接近方形；女性的侧切牙较窄，与中切牙的比例相对较大，且牙颈部较窄，而切端近似由两个小斜线组成，形态更接近卵圆形。

3. 尖牙代表个性"personality"　尖牙牙尖长、尖，性格显得外向，使人感觉彪悍、强硬；尖牙牙尖短钝、内收，性格显得内向，使人感觉温柔、贤淑。

（六）美的形式与美的内容统一

对于包括牙齿在内的口腔来讲，其功能不仅仅是美观，还包括咀嚼、吞咽、发音等更基本、更重要的功能。在进行美学修复、美学设计时，不仅要从美观的角度进行考虑，还有时刻保证功能的顺利实施，并且保证修复后天然牙、修复体都可以长期存在、长期应用，以保证各项功能的长期应用。美观要服从于功能。

（刘　峰）

二、固定修复美学设计方法

在美学修复中，第一步也是最重要的一步就是牙齿美学修复设计，特别是在采用贴面、嵌体、全冠等固定修复体进行的牙齿美学修复中。美学修复中要进行牙体预备，是有创的治疗，修复治疗过程一旦开始就无法逆转，特别是在修复体粘接完成后患者对美学修复结果不满意，则只能拆除修复体重新修复。

在牙齿美学修复设计中，医师首先要详细、准确地了解患者对牙齿美观的主观要求，然后通过面部美学分析、唇齿美学分析、牙齿美学分析和牙周软组织美学分析等明确患者口腔内客观存在的牙齿美学缺陷，最后结合主客观的检查，根据患者自身个性特点综合得出适合患者的牙齿美学修复设计方案。

然而，完成的牙齿美学修复设计后不能只医师自己理解，必须将牙齿美学修复设计直观、形象、准确地表达出来，才能使患者理解对其所做出的美学修复设计，结合患者的个体要求，经过口腔内的模拟试戴，修改形成最终的牙齿美学修复设计。临床上常用的牙齿美学修复的表达方法有：

1. 数码图像分析　拍摄美学修复前患者口腔及牙齿的数码照片，这些数码图像不仅可以准确记录患者的病例治疗资料，还可以表达很多设计思想。

早期的图像分析是采用 Photoshop 等图像处理软件在修复前的数码照片上将牙齿美学设计的修复后的牙齿形态、大小、美学特征等再现出来，用于进行医患交流和医技交流。近年来非常流行的数字化微笑分析（digital smile design，DSD）是利用 Keynote 或 Powerpoint 等制作幻灯片的软件，进行牙齿、牙龈等的线条图勾勒，再把设计想法进行形象化表达的方法，非常有利于进行美学设计的医患、医技、医医沟通。

数码图像的分析不仅可以表达美学修复牙齿的形态、表面特征等美学要素，还可以表达牙齿的切龈向和近远中向正畸移动的效果、牙冠延长术后的龈缘位置和形态等。利用数字化扫描也可进行三维设计。

2. 诊断蜡型　制取患者的研究模型，采用专用的牙色蜡将美学修复设计的修复后牙齿形态、大小、排列、龈缘的位置和形态等在研究模型上再现出来，用于医患交流和医技交流。诊断蜡型还可以用于制作临时修复体和口内诊断饰面的成型阴模的制作，将诊断蜡型模型复制成硬石膏模型，在此硬石膏模型上使用硅橡胶、热塑透明压膜等材料制作成型阴模。

3. 诊断饰面　将美学修复设计再现于患者口内，使患者能够更加直观地预先看到治疗完成后的牙齿美学修复效果。简单的牙齿美学病例可以直接用树脂在口内制作直接法诊断饰面。复杂的牙齿美学病例可以首先制作诊断蜡型，翻制成硬石膏模型，采用硅橡胶、热塑透明压膜等材料制作成型阴模，然后采用双丙烯酸树脂临时冠材料或者流动树脂在口内复制出诊断饰面（mock up）。对于一些非常薄的诊断饰面，为了使其能够在牙齿上良好固位，制作时可以在牙齿唇面中央用磷酸点酸蚀或点状涂布牙本质粘接剂。

4. 临时修复体　临床通常是首先将研究模型上的诊断蜡型制作成型阴模，在牙齿预备完成后采用双丙烯酸树脂临时冠材料在口内复制出临时修复体，抛光完成后使用临时粘接水门汀粘接。也可在牙体预备后制取藻酸盐印模，使用代型硅橡胶快速制取牙齿预备体模型，使用成型阴模在口外间接完成临时修复体制作。

5. 模型外科　对于牙齿的切龈向或近远中向位置改变较大，需要首先进行正畸或者正颌的病例，可以制取治疗前的研究模型，在研究模型上分离需要改变位置的牙齿，按照修复设计重新排列后用蜡固定牙齿位置。

综上所述，做好美学修复，牙齿美学分析和美学设计是最关键的问题。针对每一位牙齿美学缺陷的病例，根据各种牙齿美学标准去检查、分析，发现患者的牙齿美学问题，然后根据理想的牙齿美学参数结合患者的主观美学要求做出正确的牙齿美学修复设计。然后通过数码图像、诊断饰面、诊断蜡型、临时修复体和模型外科等方法将美学修复设计直观、形象、准确地表达出来，患者充分理解美学设计，并通过美学和功能的试戴后，修改确定最终的美学修复设计。最后严格按照确定后最终美学修复设计进行牙齿预备、印模制取、修复体技工制作和修复体粘接，这样才能获得理想的牙齿美学修复效果。

（谭建国）

三、固定修复美学技术要点

在口腔修复时，美观效果显得越来越重要，保持、改善或创造一个美观的修复效果是口腔医师的基本职责之一。下面结合临床实践探讨与美学修复相关的技术要点。

（一）美学修复材料的选择

美学修复通常被认为是用美学修复材料来重建牙冠的颜色、外形并使其与周边组织协调。目前在临床常用的美学修复材料主要分为 3 类：金瓷、全瓷及树脂类美学修复材料。

金瓷修复体是由不同金属铸造成的内冠及其外层的饰瓷组成。其特点为坚固耐用，适用于口内任何部位，多单位缺牙的修复及对变色牙的遮色。可以表达某些特殊的颜色效果，如牙龈色及乳光效果等。但也正是由于其含有金属，修复后易发生牙龈变色，影响美观；且少数人对某些金属有过敏反应，影响健康。此外，其对光的通透效果较差，不易完全模拟天然牙齿的颜色。是目前较为普及的美学修复材料。

全瓷修复体不含金属内冠，其内层是由与牙齿颜色相近的材料制成，修复后牙龈表现更加自然；其半透明度与天然牙近似，并可模拟某些特殊颜色效果（乳光、荧光等），使用后较金瓷修复体更美观；且具有较好的生物相容性，已被广泛用于前牙美学修复。但其远期修复成功率低于金瓷冠。根据制作材料不同又可分为：①硅基瓷：包括玻璃陶瓷、铸瓷等。其特点为半透明效果最佳，但遮色效果及强度稍差，主要适合前牙美学区单冠、瓷贴面或较短固定桥的修复。②多晶体瓷：包括氧化铝、氧化锆全瓷等。采用 CAD/CAM 研磨技术制作高强度氧化铝、氧化锆内冠，再添加外层饰瓷完成全瓷修复体或直接研磨完成全氧化锆修复体。其特点为坚固、耐用，且可通过加厚内冠或添加遮色瓷层来提升遮色效果，更适用于后牙区单冠、较长固定桥的修复及前牙重度变色牙和金属桩核的修复。其中全锆冠主要适用于后牙功能区。但氧化铝、氧化锆修复体的美学表现不如硅基瓷修复体。

复合树脂类材料可经直接或间接的方式修复患牙。但此类材料的强度较低，易磨损，变色，美学表现及持久性不如瓷材料，通常被用于临时修复或过渡修复。近年，随着制作技术的不断更新和完善，瓷粉类添加材料被加入树脂中，使复合树脂修复的适用范围不断扩大，可被用于直接充填或制作单冠，简单固定桥，嵌体及种植体的上部结构等。此外，可用于 CAD/CAM 研磨的树脂材料也被用于临床，其长远疗效有待进一步观察。

（二）牙齿制备时的美学考虑

牙体预备是固定修复的重要环节，许多临床修复失败的病例也都与牙体制备不良有关，且常会影响美学修复效果。例如：当牙体制备量不足，就不能为最终修复体提供适当空间，会造成修复体局部过突或底色外露，影响外形和颜色表现；基牙肩台宽度及形态与选用美学修复材料不符，易引起牙龈变色；当预备体龈边缘位置设计不当时，会造成修复体边缘外露或牙龈炎症、出血等影响最终美学效果。因此，为美观目的而作的修复体（冠桥、贴面和嵌体）牙体预备在遵循常规修复 3 大原则的基础上，还应具有美学修复的一些特点。

首先，牙体制备前应对患者行美学疗效评估。因为要求行美学修复患者的基牙多为活髓，且常伴有某些位置的异常（如间隙、拥挤、倾斜等）。因此，备牙前应仔细了解患者对美学效果的要求，并评估单纯行牙体制备能否获取适当修复空间，例如：可先在模型上备牙及制作诊断蜡型，以预判修复效果，并告知患者；必要时应先行其他前期治疗（如：正畸、牙周手术等）后再行备牙操作。

牙体制备时应在尽量保留牙体组织的前提下确保有利于形成最佳美学效果所需要的空间，建议可参考诊断蜡型，并制作 index 以检查备牙量，或使用 mock-up 技术（见前述）；当患牙存在严重的变色问题时，边缘需要置于龈下以避免美学效果受损；当采用全瓷材料时，肩台的宽度要充分、连续、完整以确保修复体强度等。在可能的情况下边缘线最好置于易于磨光，且方便患者清洁的区域。

受创后的牙龈、牙周组织出血会使印模边缘的完整性和清晰度受损，从而有损于修复体与基牙的边缘密合，影响美观。在牙体预备时应重视对牙龈、牙周组织的保护，尤其在前牙区行龈下制备时要预防损伤沟底上皮，并强调牙龈乳头区域边缘线的形态和位置应与牙龈外形一致。建议在行龈下制备时先在龈沟内放置一排龈线将牙龈推开，既可起到扩展视野的效果，又可预防在备牙时损伤游离牙龈和沟底上皮。

（三）临时美学修复体

临时修复体在美学修复时不仅可用于短期恢复牙齿的外形，预判修复效果；而且还可用于诱导牙龈成形及指导牙体制备。

行美学修复的牙齿多为前牙，且常存在形态、位置及排列异常；当牙齿行修复制备后其外形也会发生明显变化，影响外观，临床需制作临时美学修复体。医师可依照患者对美学效果的要求对修复体的外形行适当调改。例如：可通过调改长度来恢复自然的宽/长比；调改宽度来探查其与邻牙间在牙列中的比例关系；调改厚度以预判丰满度等。多颗上前牙修复前还可以通过制作临时修复体来预判其完成修复后微笑曲线的形态及其与周边软组织间的关系，让患者对未来的美学效果有一定感性认识，然后用永久修复材料复制其外形、位置，完成最终修复。

在美学修复时为获得完美修复效果，既需要恢复原有牙齿的外形和颜色，还需要维护牙龈健康，并使修复体与牙齿周边的软组织保持协调。例如：可通过微调临时修复体颈部突度来调改牙龈缘的位置；通过调改临时修复桥体组织面来塑形牙龈缘的外形及诱导牙龈乳头成形等，有时还需采用牙龈手术结合临时修复来维护牙龈健康，诱导牙龈成形。临时修复体用于指导牙体制备，即 mock-up 技术。

（四）美学修复体的粘接

目前，全瓷修复材料已在临床广泛使用，尤其美学表现较好的硅基瓷常被选择用于制作贴面或冠、桥修复。但是硅基瓷的强度较差（易破碎）且透明度大（易透色）等，临床应用受到一些限制。为弥补强度不足，建议使用树脂粘接剂粘接此类修复体。已有许多文献证实，当硅基瓷用树脂粘接后形成的复合体强度较前者本身有显著提高。但若使用金瓷或多晶体瓷修复，由于其本身的强度已足以承受咬合力，可选择常规水门汀类粘接剂。

在全瓷修复时，基牙的底色也常易影响到修复体的颜色表现，可通过常规遮色处理或选用适当粘接剂来调改美学效果。通常树脂粘接剂包含多款颜色（透明、遮色、A1、A2、A3 等），当基牙底色正常时应使用透明或低色度的树脂粘接剂，但若底色较重则需遮色或调色，尤其在修复单个变色牙时，为使其颜色与未修复牙的颜色协调，常需用树脂粘接剂调色，并结合外染色处理，应用颜色的加、减混合及补色原理以获取更自然的颜色表现。

（樊　聪）

四、活动修复美学技术

（一）适应证选择的美学考虑

1. 有利于恢复组织缺损　当缺失牙数目多，甚至有组织缺损时，对患者美观的恢复难度较大。种植、固定义齿修复较为困难，活动义齿可利用其树脂基托恢复缺损的组织，修复因组织缺损造成的面部塌陷。

2. 过渡性（暂时）修复的美观作用　由于拔牙后组织愈合、修复前准备、修复治疗周期等原因，在这个过程中采用过渡性（暂时）义齿修复，比如即刻义齿，可部分恢复缺失牙的功能（尤其是美观功能），保护剩余组织。避免拔牙后不能及时修复而影响患者的工作和生活。

3. 简单、有效的美容义齿　对于某些因颌骨发育、牙齿位置、排列、咬合等导致牙齿、面部形态不美观者，如果无条件进行效果更佳，但耗时、价高的整形手术、正畸等治疗者，可采用简单、廉价的美容义齿修复。

（二）活动修复治疗方案设计中的美学考虑

对于较为复杂的修复病例，活动修复通常在治疗的最后阶段完成，但整个治疗过程均应有正确的考虑与设计。

1. 美学参考信息的记录和保留　治疗前应保留和记录患者必要的美学信息。比如拔牙前取寄存模型，可记录天然牙的形态、大小、排列、咬合。还应记录面部垂直距离和丰满度、天然牙颜色等。这些将作为以后进行义齿修复的重要参考，尤其有利于义齿修复时恢复患者原来的美观。

2. 修复方案的选择与设计　在制订修复方案时，根据效果和可行性选择种植、固定和活动修复方法。对于前部缺牙可考虑美观效果更佳的种植或固定修复。涉及固定活动联合修复者，应同时做好固定义齿设计和活动义齿初步设计，注意两者功能与美学效果

的协调和长期保持。修复准备阶段和修复过程中应进行过渡性暂时义齿修复。

（三）面部丰满度和面下1/3高度的恢复

1. 面部丰满度　对于无牙颌和多数前牙缺失者，应适当恢复上下唇的支持，形成自然的面部形态，避免丰满度不足或过突。形成正常的唇齿关系，以利美观和发音。

2. 垂直距离　对于无牙颌和上下颌交错缺失导致的后牙咬合支持丧失，以及余留牙重度磨耗致咬合垂直距离降低，需要确定准确的垂直距离，恢复正常的面部形态。避免垂直距离恢复过低或过高造成的。

（四）活动义齿的美学设计与制作

1. 就位道选择的美观要求　活动义齿就位道的选择除了应有利于获得固位与稳定所需的导平面和基牙固位倒凹外，还应考虑美观因素，因为义齿就位道的方向会影响义齿修复后的美观效果，尤其是存在前部缺隙时。义齿的就位道应有利于义齿与组织密合和基托伸展，避开软硬组织倒凹的干扰，避免义齿与余留牙间出现间隙。

2. 避免暴露金属　活动义齿的固位体、连接体等部分通常采用金属制作，以保证强度和弹性。义齿设计与制作时应尽量避免金属部分的暴露而影响美观效果：①应尽量避免在前牙放置卡环；②后牙卡环的卡体置于颊外展隙内，卡臂尽量向下靠近龈缘；③使用钢丝卡臂比铸造卡臂美观效果更好；④E 形和 C 形美学卡环可显著减少金属暴露；⑤杆形卡臂比圆环形卡环暴露金属更少；⑥采用牙色或透明卡环样的固位装置替代影响美观的金属卡环；⑦在可摘局部义齿和覆盖义齿上采用附着体或套筒冠，能够更有效地避免金属暴露，美学效果好；⑧位于舌腭侧前部的金属连接体或基托应避开牙间隙，以免暴露金属；⑨树脂基托内的网状小连接体不要向唇颊侧伸展过多，以免唇颊侧基托和人工牙颈部透金属颜色。

3. 人工牙选择与排列　活动义齿人工牙是恢复美观的主要部分。颜色、形状、大小应与余留邻牙协调一致。唇面形态和患者面型一致。颜色应与患者的肤色、年龄相称。人工牙的高度应根据缺隙的龈切（𬌗）距和邻牙高度选择。人工牙的宽度应与余留牙一致。

全口义齿和多数前牙缺失的可摘局部义齿，人工前牙中线应与患者面部中线一致。应参考眉间点、鼻尖、鼻底、人中沟、唇珠、颏底等多点确定。对于部分前牙缺失者，如中线左右偏移，应维持原中线位置，为使中线居中而两侧人工牙宽度相差过大者，美观效果不佳。

确定𬌗平面和人工前牙切端的位置时，除参考上唇下缘、瞳孔连线、鼻翼耳屏线外，还应注意形成适当

的笑线，即微笑时上前牙切端及后牙牙尖连接成一条突向下的曲线，与上唇下缘一致。选择人工前牙的高度时，除了参考殆龈间隙大小外，还应参考唇高线和唇低线，尽量避免出现露龈微笑的现象。

4. 义齿基托的美学设计　唇颊侧基托与黏膜颜色相近，形成正常的牙龈、龈乳头形态和龈曲线，龈缘位置与余留牙协调，模拟正常的牙龈和牙槽嵴黏膜的形态。恢复组织缺损和正常的面部丰满度。

（杨亚东）

第3节　牙周美学治疗技术

一、牙周美学治疗的基本原则

健康的牙龈组织是体现牙周美观效果的基础，也是前牙美学治疗必要的前提。健康的牙龈具有独特表面特征，如正常的颜色、点彩、形状结构等（彩图49-12，见书末彩插）。同时，根据美学一般原则，牙龈形态和牙冠形态一样均应左右对称和协调一致。口腔各科治疗，尤其在前牙美学治疗中，均应深入理解牙周组织解剖结构和其固有的美学特质，有助于临床医师更准确地作出诊断、治疗计划以及对于效果的评估。以下重点阐述牙周美学治疗相关的基本原则。

（一）牙周组织健康是牙周美学治疗的基础

牙周组织健康是美观的前提和基础。只有通过积极的牙周治疗（包括消除炎症、恢复生物学宽度等），在控制牙周炎症和进行性破坏后，才能针对已造成的美学缺陷，如龈缘退缩和龈乳头缺陷、牙齿移位等，进行美学治疗。同时针对先天性附着龈不足、前庭沟过浅以及影响边缘龈健康的异常系带等不利于健康的牙周解剖结构进行检查、分析并进行改变和修正，使之符合生理外形和美观，也是美学治疗的内容。

临床上针对牙周组织健康，但牙龈显露过多、龈缘线不对称、龈乳头缺陷（"黑三角"）等影响上前牙区唇齿龈协调和美观等问题，需在维护牙周健康前提下采取多学科治疗。

（二）和谐的牙龈形、线、点

牙龈附着于唇、舌侧牙颈部和牙槽骨表面，牙龈乳头呈锥形充满牙齿邻面，牙龈边缘和龈乳头边缘形成龈缘曲线，呈与釉牙骨质界一致的连续"抛物线"，即扇贝状外形特征（彩图49-13，见书末彩插）。健康的牙龈其厚度从附着龈至游离龈逐渐变薄。游离龈缘及其下方的牙槽嵴顶应与釉牙骨质界的外形一致（彩图49-14，见书末彩插）。在前牙区龈缘曲线起伏明显，到后牙区则趋向平缓。扇贝状牙龈外形因牙齿在牙弓中的排列和位置、牙齿形状、邻接触的位置不同而有所差异。

1. 牙龈生物型　又称牙周生物型。根据牙龈的厚度、角化龈的宽度、临床牙冠的宽长之比将牙龈生物型分为两种基本类型：厚平型牙龈和薄扇型牙龈。厚平型牙龈多见于正常萌出和临床冠萌出不足的情况，其龈缘曲线较平缓，龈乳头偏"矮"，牙冠较宽，形态多为方圆形、颈部凸起不明显、接触区相对大，而且靠近根方。厚平型牙龈的附着龈相对较宽，颊侧皮质骨较厚，且邻间骨嵴顶与唇侧骨嵴顶落差相对小（约2mm）；薄扇型牙龈多见于临床冠萌出完全或过多的情况，扇贝状龈缘线较显著，龈乳头偏"高"，一般牙冠较窄，牙齿形态多为锥形牙冠、颈部凸起明显、邻面接触区小且靠近牙齿切端，薄扇型牙龈的附着龈相对窄，颊侧骨壁较薄易出现骨开裂或骨开窗，且邻间骨嵴顶与唇侧骨嵴顶落差相对大（约4mm）。

2. 龈缘顶点（gingival zenith）　是指龈缘曲线位于每个前牙唇面最根方的点（彩图49-13），作为特殊的标志点，龈缘顶点具有方向性，即近远中向和冠根向。在近远中方向上，上颌中切牙和尖牙的龈缘顶点多位于牙长轴的偏远中，呈现左右对称，上颌侧切牙和下颌切牙的龈缘顶点多位于牙长轴上，即与牙长轴重合。在冠根方向上，同侧的上颌中切牙和尖牙龈缘顶点通常在同一高度或尖牙龈缘顶点略偏根方，侧切牙的龈缘顶点绝大多数比中切牙和尖牙更近切缘方向约0.5～1mm。牙齿排列整齐的情况下，两侧牙龈位置与牙冠形态一样且对称，两个中切牙的龈缘顶点应在同一水平线上。

3. 龈缘顶点连线（gingival line，GL）　指上颌中切牙和尖牙的龈缘顶点连线（彩图49-13）。美学研究表明，双侧龈缘顶点连线应对称平衡，且与上颌切端曲线及下唇曲线平行；而且还应该与口角连线、瞳孔连线平行，或垂直于中线。如果不平行，则会缺乏美学平衡感，严重时需用牙周手术或（和）正畸治疗首先进行矫正。

微笑时上前牙牙龈显露量一般应不超过3mm；同时牙冠的宽长比合适，如对于上颌中切牙，理想的宽/长比应该在0.78～0.85之间，如一个8mm宽的中切牙的长应该在10～11mm，上颌尖牙的长度应等于或稍短于中切牙，其龈缘顶点的位置遵循上述原则。

（三）牙间龈乳头充满邻间隙并和牙冠协调自然

典型的扇贝状牙龈外形中，龈乳头由边缘龈和部分附着龈构成，呈锥形充满相邻两牙接触区根方的楔状隙中。在前牙美学区，龈乳头形态和充满与否，不但与相邻牙冠外形关系密切，同时，还受到邻牙接触区面积和位置，邻间牙槽骨水平等多种因素的影响。牙龈乳头未充满邻间隙就会出现"黑三角"（彩图49-15，见书末彩插）。

通过间接测定研究发现，当两牙接触区根方到邻间骨嵴顶的距离(图 49-16)小于 5mm 时,98% 的龈乳头将充满牙间隙。当此距离为 6mm 时,只有 56% 的龈乳头充满空间。如果此距离≥7mm,则仅有 27% 或更少的龈乳头充满空间,易出现"黑三角"。国内初步研究显示,上颌前牙区牙龈乳头高度平均为 4mm 左右,是以中切牙龈乳头为中心,其高度向两侧逐渐递减。

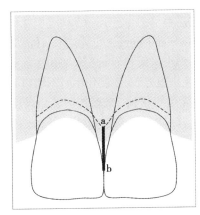

图 49-16　邻间骨嵴顶(a)至相邻牙接触区的根方(b)的距离 ab 对龈乳头充满与否关系密切

前牙牙龈乳头缺失会出现"黑三角",是患者经常提出要求予以解决的美容问题。临床上要维持牙龈乳头形态,必须考虑牙槽骨的高度、相邻牙齿的牙冠外形和接触区位置,解决"黑三角问题"是牙周病学、口腔修复学、正畸学及口腔种植学共同的临床问题。

综上,要体现美观效果的牙周组织特点,首先要控制牙龈炎症,拥有健康的牙周组织;维持和重建扇贝状牙龈外形、保持双侧龈缘曲线的对称平衡,并使上中切牙和尖牙龈缘顶点位于牙长轴远中,还要使牙间龈乳头充满邻间隙并和牙冠协调自然。

二、增进牙周美学效果的临床技术要点

(一)改善牙龈过度显露的技术

"露龈笑"是指自然情况下或微笑时上前牙过多的牙龈显露,因其影响美观困扰众多患者。"露龈笑"可因上颌骨垂直距离过长或解剖牙冠的不全显露,即被动萌出不足引起;还可能与上唇过短或下唇过度地向上覆盖有关。由于它可能由多因素共同作用引起,因此需要多种治疗手段协同作用。

临床上常见因解剖牙冠未完全暴露导致"露龈过多"和临床牙冠较短而宽的特点而影响美观。美学牙冠延长术(彩图 49-17,见书末彩插)可以同时解决上述两个问题。治疗目标在于改善过度的牙龈显露和表达合适比例的牙冠外形,使两者协调一致。

基于上述目的,实施改善牙龈过度显露的牙冠延长术的要点在于:

1. 充分的术前检查
(1)牙周健康状态。
(2)相应附着龈高度、牙冠的类型、测量临床牙冠的长和宽、解剖牙冠的长度、相邻牙的接触区在牙冠的冠根向位置、唇侧及邻间骨嵴顶的位置及其与釉牙骨质界(CEJ)的关系。

2. 手术设计和选择　延长临床牙冠和减少牙龈显露的冠延长术可以根据具体情况仅切除牙龈组织,也可进行翻瓣术伴或不伴骨手术。前提是至少要在术后达到保留 2~3mm 的附着龈组织。具体术式的选择主要取决于导致露龈笑的几种不同情况:

(1)解剖牙冠形态正常(长度正常),但被动萌出不足。

1)附着龈宽度 >3mm 且骨嵴顶距 CEJ 2mm:只做牙龈切除 / 成形术,使解剖牙冠充分暴露,术后附着龈宽度应达 2~3mm。

2)附着龈窄或牙槽骨外形不佳(过突、过厚):采取翻瓣结合骨成形术(去骨突,使嵴顶距 CEJ 达到 2mm),术后龈缘位于嵴顶冠方约 3mm,即 2mm 生物学宽度和 1mm 龈沟深度。

(2)解剖牙冠过短,若切除牙龈会使牙根暴露,术后须以修复治疗恢复美观,该情况分以下两类:

1)前牙覆𬌗关系和切导正常者,通过切除性手术延长临床牙冠并暴露牙根面,后续修复体覆盖暴露的根面,延长临床牙冠。

2)前牙为深覆𬌗关系,且当上下前牙对刃时,后牙颌间隙较大,则可以通过截除切端部分牙冠长度(此法慎用,因须做根管治疗)或正畸压入,手术并延长临床冠暴露牙根面,后续修复体覆盖暴露的根面,改善牙龈过度显露,延长临床牙冠。

从美学角度考虑,在牙周手术基础上,此类情况后续修复治疗应需要将冠边缘放置于龈缘根方,为保护牙周组织健康,应尽量遵循以下原则:①龈沟深度 <1.5mm 时,可将修复体边缘放在龈缘下 0.5mm 处。②龈沟深度在 1.5~2mm 时,可将边缘放在龈沟 1/2 处。即使术后牙龈有退缩的危险,还是不至于暴露边缘。③龈沟深度若 >2mm,特别是唇面,考虑做龈切术使龈沟降到 1.5mm 或以下,然后按第一条原则处理。因深龈沟存在时,游离龈缘很不稳定,应减少龈沟深度再确定龈下冠边缘位置设定。

(3)若过度牙龈显露是由于上颌骨垂直距离过长,而牙冠形态和牙龈外形正常者,则需正颌外科手术解决。

3. 涉及骨处理的手术要点　牙龈缘的位置是由其下方牙槽骨的位置和厚度决定的,牙槽嵴位于或接近釉牙骨质界或者骨缘较厚时,牙龈会覆盖更多的解剖牙冠。通常情况下,骨的厚度正常且牙槽嵴位于釉

牙骨质界根方 2mm 的情况时，唇侧的龈缘位于牙槽嵴顶冠方约 3mm 的位置，即 2mm 的生物学宽度和 1mm 的龈沟深度，此时，临床牙冠显露正常。因此，手术应按上述要求调整好骨的位置和厚度，否则，将导致切除的牙龈组织反弹。

精确的骨手术须在翻开全层黏骨膜瓣，有良好的视野和操作空间的情况下，按照符合生理形态的原则，围绕牙根外形进行骨切除术和骨成形术。在美学冠延长术中，主要进行唇侧翻瓣，注意保护龈乳头以防止其退缩出现"黑三角"。在骨切除和成形术中：

（1）使用大号球钻或棒槌钻去除唇侧过厚过多的骨，然后用小球钻、骨凿和刮匙修整牙槽嵴顶的位置并移行，以降低牙槽嵴顶的高度，使骨嵴顶与唇面釉牙骨质界平行协调达到 2mm 的正常距离。

（2）尽量保持邻间牙槽嵴的高度以支撑其上的牙龈乳头。与唇侧龈缘顶点相应处骨嵴顶位置相比，邻间正中骨嵴顶一般偏向冠方 2～3mm，同时使骨嵴顶与邻面釉牙骨质界弧度平行协调达到 2mm 内的正常距离。

（3）在保持牙槽骨在牙根表面有足够厚度的前提下。前牙唇侧面两个相邻牙根间应依照牙根外形进行骨成形，形成两牙根间纵沟使之符合生理外形，未来附着其上的牙龈表面与牙齿长轴成 45°角，利于菌斑的清洁。

（4）上前牙区域不同牙齿骨切除和骨成形时应注意参照遵循同颌中切牙、侧切牙、尖牙的相应牙龈外形、龈缘线和龈缘顶点确定要求，以获得双侧对称协调的骨嵴顶及外形要求。

修整后的骨形态和骨嵴顶位置与未来牙龈组织形态和位置相协调，并可展现完整的临床牙冠。

4．龈瓣处理　骨处理后应将龈瓣复位观察，并做适当的修整，使龈瓣厚度适宜，因为龈瓣过厚会影响术后牙龈缘的外形，龈瓣过薄可能出现牙龈退缩。通常采用牙间间断缝合法将龈瓣复位并缝合于牙槽嵴顶处水平，必要时可配合水平或垂直褥式缝合，使龈瓣充分紧贴骨面。术后医嘱应重点强调控制菌斑和避免龈瓣移位，以促进软组织的再附着（彩图 49-17）。

（二）多学科合作重建牙龈乳头

牙龈乳头的丧失，常被称为"黑三角"，是临床常见的美学难题。龈乳头是由其下方的牙槽骨和两个接触的邻牙所形成并维持的。牙周炎引起的骨丧失和邻牙接触的丧失，均可以使牙间组织的支持情况发生改变，从而引起龈乳头高度减少或丧失。另外，在没有骨丧失的情况下，由于牙冠外形和接触区位置不佳也可导致"黑三角"形成。

临床上针对"黑三角"问题，通常采取以下方法：

1．单纯正畸或修复治疗　正畸治疗采取邻面片切结合关闭邻间隙，修复治疗则通过冠修复和贴面治疗，这两方面治疗均可以改变牙冠外形和相邻牙接触区位置，从而解决"黑三角"问题。

2．牙周手术治疗　旨在使邻间牙槽骨和牙龈组织的冠向增量。在临床实践中应用不同的技术增加牙间牙龈的量，均需遵循一个原则，即为移植组织提供充足的血供。目前血供最好的是带蒂瓣。以下介绍几种龈乳头重建手术：

（1）Pouch and tunnel 外科技术：Han 等报道了一种使用半月形带蒂瓣和 pouch 来增加龈乳头高度的技术，即在龈乳头根方 5mm 制作半月形切口并分离半厚瓣，结合结缔组织移植，来增加龈乳头高度。但因为没有骨支持，这种技术只能减小邻牙间的空隙。

（2）保留龈乳头切口结合带蒂结缔组织移植技术：在腭侧龈乳头根方 3～5mm 处半月形切口保留龈乳头并向颊侧翻瓣，同时从一侧后牙腭侧移植带蒂结缔组织，并旋转穿越邻间覆于邻间及颊侧牙槽嵴，以增加龈乳头高度。该技术也只能减小牙间的空隙。

（3）牙间的结缔组织和骨移植结合：Azzi 等报道了一些使用各种外科技术重建丧失的龈乳头的成功案例，所有这些病例应用了 pouch and tunnel 原则的龈瓣设计，并将结缔组织和自体骨移植结合起来，为结缔组织和骨在牙齿邻间移植提供最大程度的血供。

近年来有研究表明，龈乳头重建术可以借助生物调节器的组织工程学技术。有研究报道，自体的成纤维细胞可以用来注射到牙间乳头，来修复有缺陷的龈乳头。

3．牙周手术和修复技术联合治疗　在牙周软硬组织手术基础上，通过贴面和改变冠外形（用树脂或瓷贴面增加牙冠宽度）来改变外展隙，使接触区位置向根方改变，以创造牙龈乳头生长和充满邻间隙的条件。通常邻间骨嵴顶与牙冠接触区之间的距离，一般以 4～5mm 为宜（图 49-16），此处修复体边缘可以放在龈下 1～1.5mm（其龈沟深度应为 2～3mm），使龈乳头充满邻间隙。

牙周手术后，在邻间骨嵴顶和邻牙接触点之间距离过大的情况下，利用临时修复体或永久修复体的边缘刺激可以一定程度诱导牙龈乳头生长。在牙周手术中尽量保留邻间隙的牙槽骨嵴顶高度，并在术后即刻或两周后制作临时修复体引导无炎症的牙龈乳头生长，并间隔一定时间不断调整临时修复体外展隙形态和接触区位置，引导龈乳头能够按照未来修复体的外形充满邻间隙、消除"黑三角"（图 44-7）。此过程一般可"诱导"1～2mm 的龈乳头。上述诱导牙龈乳头生长的过程中，患者需严格实施口腔卫生，避免炎症发生（图 49-18）。

（三）增进根面覆盖的技术

参见第 36 章牙周手术。

（胡文杰）

第 4 节　口腔美学摄影技术

医学摄影是一种以医学为题材、拍摄目的为用于医学工作的摄影技术，涵盖临床摄影、解剖摄影、显微镜下摄影、病理摄影、科学实验摄影等。医学摄影是医学研究、疾病防治、医学教学工作中形象信息收集、存储、交流的重要手段。口腔医学领域同样需要进行摄影工作，尤其是在口腔美学治疗领域，对摄影技术的要求更为严格。口腔美学摄影技术已经成为口腔美学治疗中必不可缺的组成部分。

一、临床摄影器材

标准的口腔临床摄影器材由机身、微距镜头、微距闪光灯三部分组成。为了使拍摄口内各种影像时操作更方便、视野更清晰，还要应用一些牵拉器、反光板、背景等辅助器材。

（一）机身

虽然目前的消费类数码相机的功能越来越强大，单电数码相机的发展势头也很猛，但是在目前的阶段，口腔临床摄影的首选仍然是单反数码相机。

首先，单反数码相机的感光元件面积整体来讲仍然是最大的；其次，单反数码相机可以根据不同的拍摄需要选择最适宜的镜头，临床摄影中推荐应用的微距镜头，成像反差大、清晰、相场平直、畸变很小，同时具有足够远的拍摄距离，方便布光，因此容易获得很好的拍摄效果；第三，应用单反数码相机和微距镜头时，可以利用接环将专用的微距闪光灯连接在镜头的前部，这样就可以使被摄物体接受到光源的均匀照射，达到良好的曝光效果。

单电数码相机有可能在未来成为数码相机的主流，但目前还很难选购到适合口腔摄影的镜头和闪光灯，因此将单电数码相机常规应用在临床还需等待。

（二）闪光灯

口腔临床摄影需要通过较小光圈、较快快门速度来获得足够景深、对焦清晰的影像，这就要求有适合的辅助光源提供照明，以达到适宜的曝光量，应用于镜头前方的微距闪光灯是最适合的选择。

环形闪光灯通过接环直接安放于镜头前方，可以为被摄对象提供充足的照明。由于环形闪光灯的光线角度与被摄对象几乎垂直，在拍摄正面微笑像、全牙列咬合影像、上前牙正面像等口腔临床影像时，会在中切牙唇面位置留下较大范围的环状光斑。这种影像特点有利于表现牙齿的表面结构、指导技师进行仿真修复，但同时这种影像会将治疗后的微小缺陷真实甚至夸张地表现出来，在某种程度上不利于术后效果的展示。

双点闪光灯通过接环支架将闪光灯固定于镜头前方的两侧，闪光灯的光线角度与被摄对象基本呈 45° 或更灵活的角度，因此拍摄出的影像光斑外移到边缘嵴位置，更能突出牙齿真实的外形特点拍摄的前牙区影像更美观。但由于颊部软组织的遮挡，采用双头闪光灯拍摄全牙列影像时，有时会在影像角部或侧方形成暗影，在拍摄后牙影像时甚至会有一侧的光线完全无法进入口腔，造成这些影像无法顺利拍摄。

（三）微距镜头

在胶片相机时代，口腔临床摄影最适合应用的微距镜头是 100mm 焦段（Nikon 为 105mm，Canon 为 100mm，Sigma 为 90mm 等等）。进入数码相机时代后，大部分口腔临床摄影工作者仍然采用 100mm 焦段的微距镜头。

采用 DX 格式的数码单反相机拍摄时，所选择的放大比例、拍摄距离都与采用胶片相机有所区别。沿用胶片相机时代的 100mm 焦段微距镜头，与采用胶片单反相机拍摄比较，在达到相同的拍摄范围时，应用 DX 数码单反相机所采用的放大比例较小、拍摄距离略大，这并不会给临床拍摄带来困难，也不会影响拍摄的临床效果，因此 100mm 焦段微距镜头一直以来仍是口腔临床数码摄影的首选镜头。

近年来，各照相机厂商都推出了新型号的 60mm 焦段的微距镜头，其成像质量良好，并且由于焦距较短因此容易获得较大景深的影像，同时还具有重量较轻、利于持握的优点。但是镜头焦距减小后拍摄距离缩短的问题比较突出，造成拍摄很多影像时都距离被摄物体比采用 100mm 微距镜头时近很多，搭配环形闪光灯通常可以，搭配双点闪光灯则有时会造成布光不良问题。

（四）背景板和牵拉器

1. 人像背景　应当使用均一的背景，以避免对诊断产生干扰。自然的蓝、灰、黑、白色是最值得推荐的。

2. 牵拉器　用于牵拉开唇、颊组织，暴露口内软硬组织。塑料牵拉器成本较低，临床上较常应用。

3. 反光板　为了拍摄各种口内影像，需要应用各种形状的反光板。𬌗面反光板用于拍照上下颌牙弓𬌗面影像；颊侧反光板用于拍摄颊侧咬合影像；舌腭形反光板用于拍摄后牙舌、腭侧影像。

4. 口内背景板　黑背景板可以屏蔽不需要的口腔组织，避免拍摄背景混乱。灰背景板不影响对颜色的观察，可以减小颜色信息方面的医技交流偏差。

1141

二、口腔美学摄影拍摄基本技术

口腔临床影像的拍摄者是医师或助手,影像应该体现医师的设计及治疗思想,拍摄者应正确掌握口腔临床摄影的拍摄规范,熟练使用相机和拍摄辅助工具,熟练掌握各种口腔临床影像的拍摄参数及正确的拍摄方法,并指导助手正确准备用物,指导助手正确配合拍摄过程。拍摄者应该根据患者的实际情况决定拍摄的影像,即全面留取资料,又不过分增加患者配合的痛苦。助手也应该具有一定的口腔临床摄影知识,熟悉临床摄影辅助工具的使用方法,手法轻柔,态度坚定,能够帮助拍摄者安抚患者,得到患者的配合,配合临床影像的拍摄过程。

(一)拍摄前准备

1. 和患者交流,营造和谐医疗环境,签署拍摄影像知情同意书。

2. 根据病例实际情况,确定需要拍摄哪些临床影像,并且确定拍摄顺序。

3. 检查相机处在正常工作状态,保证基本设置正确。

4. 准备好所有的拍摄辅助用品,放置在方便取用的位置。

(二)拍摄程序

1. 确定拍摄内容,换算成正确的拍摄比例,调整镜头至该拍摄比例。

2. 根据拍摄比例选择适宜的光圈,控制景深。

3. 根据拍摄比例和光圈,选择适宜的快门速度及闪光灯强度,控制曝光量。

4. 调整患者至适宜拍摄并且舒适的体位。

5. 拍摄者和助手到达适宜拍摄的位置。

6. 助手有效应用牵拉器、反光镜,清晰暴露视野,保持拍摄区清洁、干燥。

7. 拍摄者用眼睛直接、形象化地构图,存在问题时指导助手调整。

8. 利用取景器构图,注意布局与视角。

9. 应用手动对焦方法,前后调整照相机与被摄物的距离,精确对焦,拍摄。

10. 迅速放大、检查拍摄影像的构图、对焦等情况,如有问题马上重新拍摄。

(三)拍摄范围和拍摄比例的控制

构图范围的标准是全面与简洁。全面是指构图中要将需要反映的信息全部包括;简洁是指构图中要有意识的控制拍摄范围,将不必要的信息舍弃掉。如果拍摄范围过大,主体就会淹没在繁杂的前景与背景中,不能传递有效的信息。

拍摄比例也称放大比例,是拍摄影像大小和物体实际大小之间的比例关系。如果在光电传感器上成像的大小是物体的实际大小,形成的影像叫做1:1的影像;成像大小是物体实际大小的1/2,形成的影像叫做1:2的影像,以此类推还会有1:3、1:18等等各种不同拍摄比例的影像。

拍摄范围还与光电传感器面积直接相关。胶片单反相机的胶片面积和全画幅(FX格式)数码单反相机的光电传感器面积均为36mm×24mm;口腔临床摄影通常采用的DX格式单反数码相机,各品牌感光元件面积还有微小差异,Nikon DX格式相机的感光元件面积为24mm×16mm,其长和宽均为FX格式的2/3,因此采用Nikon DX格式相机拍摄的影像的拍摄范围与FX格式的拍摄范围之间存在1.5:1的差异;而佳能DX格式的光电传感器面积更小一些,为22.3mm×14.9mm,与FX格式之间的差异为1.6。

根据自己采用的拍摄器材的实际情况,可以将临床常用影像按照拍摄比例进行归纳总结,如采用Nikon D300s机身(DX格式)时,面部肖像拍摄比例为1:18,微笑影像为1:2.4,上前区牙列影像为1:1.8,个别牙影像为1:1,等等。

(四)曝光与景深的控制

曝光量就是投射到光电传感器(CCD或CMOS)上的光量值。如果光电传感器吸收过多的光线,会导致曝光过度,影像偏亮;如果光电传感器吸收的光线太少,会造成曝光不足,整个影像偏暗。

影响曝光量的基本因素包括四方面:光圈,快门,光源强度(闪光灯),ISO。曝光参数的设置要遵守以下原则:

1. 为了获得最好的影像质量,ISO通常设为较低值。

2. 口腔临床摄影要求有足够的景深,因此需要采用尽量小的光圈进行拍摄,一般设定为1/22以下的小光圈。

3. 口腔临床摄影由于体位限制,不方便应用三脚架,为了防止由于拍摄时手抖动造成的影像模糊,一般口腔数码摄影的快门速度应当快于1/100秒,最好达到1/125~1/180秒。

4. 配合适宜的闪光灯强度,达到适宜曝光量。

初步拍摄后,如果影像曝光不足,可以通过减小光圈指数(增大光圈),或者减慢快门速度,也可以加大闪光灯强度,达到增加曝光量的目的;相反地,如果认为影像曝光过度,可以增大光圈指数(减小光圈),或者加快快门速度,也可以减小闪光灯强度,以达到减弱曝光量的目的。

口腔美学摄影中建议采用全手动曝光模式(M)或光圈先决模式(A)。

（五）拍摄体位

拍摄面部肖像时，不要让患者坐在牙科椅上，否则很容易造成头部的偏斜，要让患者站立或端坐在椅子上，保持头、背、肩部正直，这样拍摄得到的影像才能正确反映美学平面与水平面的关系；拍摄近距离口外影像时，可以仍然保持前一体位，也可以让患者躺在牙椅上，调整至45°的位置，也要保证头肩部正、直；拍摄口内影像时需要让患者躺在牙椅上，调整至45°的位置，在这个位置可以拍摄大多数的口内像；拍摄上牙弓殆面影像、前牙弓殆面像时可将椅位进一步放低、放倒，使患者几乎平躺。

根据患者的不同体位，拍摄者和助手要分别找到既方便拍照，又舒适的体位。拍摄者持握相机的方法是否得当，对于能否拍清晰的照片直接相关。在拍摄临床影像时，初学者不应单手拍照，稳妥的方法是以双手持握相机。

（六）牵拉和暴露

拍摄口内影像时通常都需要使用牵拉器，以便充分暴露视野。过大的牵拉器不易放入患者口内，也会加重患者的不适感；过小的牵拉器虽然有利于放置入口腔，但不利于视野的暴露，嘴唇可能形成哑铃型，影响拍摄后影像的效果。为了充分暴露口内软、硬组织，需要用牵拉器将唇、颊组织全部牵拉开。牵拉器要尽量离开牙齿，这样可以使颊侧间隙得到更好的暴露，光线可以达到后牙，有利于使前后牙的影像都能够清晰。

采用黑背景拍摄牙列影像时，需要使用牵拉器牵拉唇、颊组织，上颌向斜上方、下颌向斜下方，尽量多地暴露牙龈组织，也要避免中部牙龈形成"哑铃型"。患者张口不要过大，能够将黑色背景板顺利置入即可。

拍摄牙弓殆面影像，同样需要使用牵拉开唇、颊组织，再配合使用反光板，尽量使整个牙弓都能得到反射。当患者口腔较小或者口唇不够柔软时，可以采用小号的牵拉器或者钢丝式牵拉器，也可以使用经过自己改良的牵拉器。放置反光板时，需注意反光板后端不要过于接近拍摄侧牙弓的牙齿，否则很有可能形成双重影像。也要避免反光板和对颌牙面摩擦，以免损坏反光板表面。

所有的口内影像拍摄时，都要尽量保持视野的清洁、干燥。助手放置好牵拉器，可请患者自己进行牵拉，助手用三用枪把牙齿轻轻吹干。如果应用反光板，必须要注意用轻柔的空气气流去除反光板上的水雾，否则会影响到影像的清晰度。在应用前将反光板在温水中浸泡一下，也可以预防水雾形成。

（七）构图和对焦

临床影像应采用十字形中心对称构图布局，即将拍摄主体安排在影像正中位置，并且保持横平竖直。对于严谨的临床医疗影像来讲，这种布局形式是最规范、最严谨的。针对口腔美学治疗病例来讲，这种构图形式的影像用于美学观察、分析时，不会造成人为误差。

口腔美学摄影一般要求采用平直的视角，防止发生变形。通常情况下，相机镜头要在水平方向上和所要拍摄的肖像或牙面平行。当相机与被摄物体的垂直角度发生变化，镜头位置过高或过低时，会拉长或压缩影像。但在一些特殊情况下，有时会有意拍摄一些非标准视角的影像。

对焦有两种方式：自动对焦与手动对焦。自动对焦方式是在一个随机的拍摄距离下，相机通过自动调整镜头的伸缩比来对焦，这个过程中改变了拍摄比例，也改变了构图范围；而手动对焦方式是不改变镜头的伸缩比，即不改变拍摄比例的情况下，通过向前或向后移动相机、找到最适宜距离、使影像最清晰的对焦方法。

自动对焦方式是不可取的，首先口腔临床摄影对象颜色相对均一，不利于自动对焦的准确；更重要的是，自动对焦过程会伴随拍摄比例、拍摄距离的改变，以及和曝光参数之间的不匹配，最终造成构图范围和曝光量两方面的不准确。

拍摄规范的口腔临床影像适于应用手动对焦方式。具体的操作方法为：首先将机身和镜头都调整到手动对焦模式，拍摄时根据拍摄需要首先确定拍摄范围，继而换算为对应的拍摄比例，之后根据拍摄比例确定并调整一系列的曝光参数——光圈、快门速度、闪光灯强度，同时根据拍摄比例换算出对应的拍摄距离，将相机置于近似这个距离的位置上，再前后微调相机与被摄物体之间的距离，直到物体完全清晰，按下快门。这种拍摄方法最大优势是能够同时保证构图范围的标准化和曝光量的标准化，是一种科学的摄影方法。

三、口腔美学摄影常用影像

口腔临床影像包括很多种，每种影像所能够强调的、重点表现的内容不同，其拍摄方法也不同。为了给初学者以指导，同时也利于国际上的学术交流，美国美容牙医协会（AACD）欧洲美容牙科学会（ESCD）都制订过口腔美学临床影像的标准，中华口腔医学会口腔美学专业委员会（CSED）也在2016年制订了自己的口腔美学影像规范，从事美学相关专业的初学者可以首先掌握这些影像的拍摄。在实际拍摄中，受到患者配合和时间的限制，我们要根据患者具体情况、应用目的选择拍摄。在具有一定的拍摄经验后，很多时候也可以根据不同的目的和需要，突破规范，拍摄最能够体现自己治疗思想的影像。同时，很多时候由于条件所限很难拍摄得到非常标准的影像，在日常临床工作中也不必强求，只要能够符合拍摄原则、满足临床工作的需要即可。

不同的拍摄设备对应的拍摄参数是不同的，实际拍摄时，拍摄范围控制准确是最重要的，在此基础上，可以首先以推荐的拍摄参数为参考，然后调整、总结出最适合自己设备的拍摄参数。为了给后期精确的旋转、裁切预留出制作空间，在确定自己每张影像的拍摄比例时，可以将拍摄范围确定的较规范影像略大一点点。

（一）面部肖像

1. 正面部肖像（彩图 49-19，见书末彩插） 主要用于观察面部的对称性以及美学平面与颅颌面的关系，这对于美学修复患者和正畸患者都有重要意义。如果面部和牙齿存在不对称，影像中应能够再现。建议采用均质的背景，可以避免混乱背景对观察的影响，一般推荐蓝色或灰色。

拍摄时患者站立或端坐在椅子上，但不要坐在牙科椅上，因为很可能造成坐姿不正。患者要保持头、背、肩的直立，不要偏斜，瞳孔连线应与水平面平行。头发应当向后梳，暴露两耳，以免因发型影响对面部的观察。影像的构图包括整个面部，鼻子大约在正中间。

拍摄时一定要保持相机的水平，以患者瞳孔连线作为校正平面，以免造成面部不对称等假象；也不要有意依靠相机去补偿患者本身存在的面部不对称或牙齿倾斜等问题，以免将存在的问题掩盖。可以拍摄微笑和自然放松两种肖像。

2. 侧面部肖像（彩图 49-20，见书末彩插） 本影像也是评价美学修复患者和正畸患者的重要影像。根据此影像可以评价颅颌面的发育情况、软组织轮廓，对比两侧照片时还可以发现面部的不对称。

拍摄时患者同样站立或端坐在椅子上，保持头、背、肩的直立，不要偏斜。头发应当向后梳，暴露耳朵。构图包括整个侧面部，以髁关节位置作为影像的中心。参考条件同正面部肖像。

成功的口腔美学治疗完成以后，一般医师和患者之间已经不再只是医患关系，更应该成为很好的朋友关系。此时，可以为患者拍摄一组很有美感的术后美姿影像。

（二）近距离口外影像

1. 口唇休息位影像（图 49-21a） 本影像并未收录于 AACD 标准中，但也是口腔美学中一种非常必要的影像在 ESCD、CSED 规范中均收录了这一影像。拍摄时患者仍为站立或端坐体位，上颌及口唇放松，口周肌肉应当没有紧张的感觉。为了使患者的口唇达到放松，可以让患者发出"Me"音，也可以让患者轻舔上唇，然后恢复。

构图时应以上中切牙或上中切牙相应区域为中心，包含两侧完整的口角，两侧口角连线应当基本平分照片。鼻子和下巴不要在构图以内，但人中要能见到。

通过本影像可以观察唇型、前牙对唇的支持情况以及上前牙和下唇干湿线之间的关系；上前牙在口唇休息位时暴露的情况也是非常重要的信息，很多人在这个位置不暴露上前牙，也有一些人上前牙会暴露1～3mm。

2. 正面微笑影像（彩图 49-21b，见书末彩插） 本影像是美学修复中最重要的影像之一。利用这张影像可以观察患者微笑时暴露的牙齿数量和牙龈情况（主要是上前牙和牙龈的情况，下前牙经常是看不到的），还可以观察下唇曲线和上颌切缘曲线间的关系；与口唇静止位相比较，还可以看到嘴唇的运动范围；术前术后正面微笑影像对比是反映治疗效果最重要的影像之一。

拍摄时患者仍保持站立或端坐体位，头、肩部要正直，相机与水平面平行，以便使影像能够正确地反映出美学平面与水平面的关系。拍摄者应引导患者展示自然的微笑；如果患者不能做到自然微笑，可以让患者发出"E"音，可以达到与微笑相似的效果。患者的面部肌肉应当充分放松。

构图时以中切牙为焦点，标准构图要包含患者的双侧口角和整个唇部，口唇上下包括同等量的皮肤，这种规范构图的影像有利于术前分析。要有足够的景深以使暴露出来的牙齿都得到清晰地展现，影像的水平中线为上颌牙齿的切端连线，垂直中线应当是上唇人中；如果患者存在中线不正、𬌗平面倾斜等美学缺陷，都应在影像上客观反映，以利于术前的美学分析和美学设计。

3. 侧面微笑影像（彩图 49-22，见书末彩插） 本影像也是口腔美学治疗中重要的美学分析和展示影像，这张影像可以更清楚地记录患者微笑时暴露的牙齿数量和牙龈情况，同时各牙齿轴向倾斜度、切缘之间的相互位置关系以及切外展隙形态都可以清楚地看到，更有利于对侧切牙、尖牙的形态、排列进行分析，还可以从侧方观察上前牙和下唇之间的关系。

拍摄时患者体位与正面微笑影像相同。标准构图中对侧的中切牙唇面要能够清晰地看到，对侧的侧切牙唇面尖牙近中面也要能隐约看到。与正面微笑影像类似，这张影像的对焦中心、拍摄范围以及拍摄角度都可以根据患者口腔具体情况、治疗范围和表现重点的不同有所变化。

（三）口唇牵拉影像

1. 全牙弓咬合影像（彩图 49-23，见书末彩插）　本影像是对牙齿组织和软组织的整体印象，各牙齿的位置、角度以及长度之间的关系都能够看到，可以全面展现牙龈曲线、出软组织健康程度和存在的美学问题。

拍摄时患者端坐或者呈 45° 体位躺在牙科椅上，由助手进行双侧牵拉。牵拉器要尽量拉开嘴唇，同时使嘴唇和颊黏膜完全离开牙齿。这样最大限度地暴露颊侧间隙，全牙列的牙齿、软组织才可以最大程度地暴露。

构图时以上中切牙为中心，包含全牙列的牙齿、软组织，尽量嘴唇要排除在外，还要尽量少暴露牵拉器。影像的水平中线是上颌前牙的切端连线，垂直中线是面部中线。尽管牵拉器会导致软组织有一定变形，但上唇人中仍然可以成为确定面部中线的参考。

医师在患者的正前方进行拍摄，相机要和𬌗平面平行，要避免倾斜相机或者在垂直方向上有角度（偏上或偏下），以避免产生𬌗平面的不对称。

使用拉钩牵拉时患者会不自主地向上仰头，很容易造成拍摄者视角过低的问题，拍摄时应嘱患者有意识地稍微低头，可以很好地保证拍摄视角的平直。助手也要注意控制牵拉器尽量向上提，一方面利于光线进入口腔、避免"哑铃型"的口唇影像拍摄效果，还可以患者因牵拉器压迫牙龈组织而抬头造成的拍摄视角变化。

2. 全牙弓非咬合影像（彩图 49-24，见书末彩插）　也称全牙列小开口像，是 AACD 标准中推荐的影像CSED 规范中也借鉴收录了这一影像，其体位、拍摄方法、拍摄条件与全牙列咬合影像方法相同。唯一不同的是，患者上下牙之间要打开一定间隙，这样可以使下前牙切端全部暴露出来。

本影像是评价下牙列及上下颌牙弓间关系的重要影像。下前牙唇面和切端及下后牙颊尖都得到清晰展现，可以分析下前牙形态、排列以及牙龈水平和形态。两侧𬌗平面如果存在不对称，也可以从中发现。

3. 全牙弓非咬合侧方影像（彩图 49-25，见书末彩插）　AACD 标准中推荐的拍摄影像，拍摄条件与全牙弓咬合影像方法相同，一般拍摄左右两侧。患者体位保持与全牙弓非咬合影像相同，上下颌牙齿仍轻微分离，使上下颌前牙切端都可以看到，是观察、评价下颌侧切牙、下尖牙及下后牙的良好视图。

构图时以拍摄侧的侧切牙唇面为中心，影像的垂直中线是侧切牙唇面，水平中线是上颌前牙的切端连线。在影像中要尽量少地摄入唇红及牵拉器。

4. 前牙区咬合影像　本影像是口腔美学相关治疗中最常应用的影像之一，如果仅仅是针对前牙区进行的美学治疗，拍摄这张影像比拍摄全牙列咬合影像重点更为突出。

前牙区咬合影像是评价前牙区各牙齿位置关系、突度关系以及轮廓的最佳视图。前牙区存在的牙齿扭转、各外展隙形态等形态排列特点和缺陷都可以清晰地看到，同时前牙区牙龈高度、软组织健康状态比全牙弓咬合影像更清楚。

这张影像的拍摄体位与全牙弓咬合影像相同，只是构图范围较小，一般要到双侧第一前磨牙，完整包括双侧尖牙，不能有唇、颊组织以及牵拉器。拍摄时相机要和𬌗平面保持平行，以避免影像偏斜或视角错误。拍摄时也应嘱患者稍低头，如果拍摄视角错误，就会拉长或缩短上前牙长度，同时改变前牙覆𬌗覆盖关系。

5. 上颌前牙正面影像（彩图 49-26，见书末彩插）　上前牙的高放大比例影像，可以最清晰完整地表现前牙列的现状或治疗后的美学效果，也是口腔美学相关治疗中常应用的影像之一。按照 AACD 标准，构图以内应包含 4～6 颗上前牙，CSED 规范要求这张影像应包含双侧上前磨牙区域以便为后期数字化微笑设计做好素材准备。拍摄时需要采用专用的黑色背景，可以起到遮挡下前牙列的作用。

6. 下颌前牙正面影像　可以最清晰完整地表现下前牙列的现状或治疗后的美学效果，其拍摄方法与参考方法和上前牙列正面影像大体相同，也应当采用专用黑色背景。构图以内应包含 6～10 颗下前牙，下颌中切牙在照片正中。

7. 上颌前牙侧面影像　如果治疗重点集中在上颌侧切牙、尖牙区域，则应拍摄上颌前牙侧面影像，可以最大程度地展现上颌侧切牙、尖牙的各种细节特征以及牙龈状况，也可以清晰地看到上颌前牙远中切角形态、边缘嵴形态、接触点位置以及切外展隙的特点。

拍摄这张影像时患者头部转向对侧 45°，将拍摄侧牵拉器尽量向远中牵拉，对侧牵拉器略向中间移动，使拍摄侧的侧切牙、尖牙及第一前磨牙暴露在视野中心。构图以侧切牙唇面或侧切牙和尖牙之间为影像中心，其他拍摄方法和参考条件与上颌前牙正面影像相同。

8. 1∶1 个别牙影像　为了捕捉牙齿的微观美学信息，可以在器材能达到的情况下，拍摄更大放大比例的影像，相应构图范围会更小。无论前牙还是前磨牙区域，都可以拍摄唇舌侧的 1∶1 影像。把个别牙最大程度地放大，可以清晰地看到各种细节特征以及牙龈健康状况。

拍摄该影像时使用小拉钩和黑色背景板，拍摄时注意调整背景板角度，尽量不要造成背景板与闪光灯成垂直角度,以避免背景板反光。

9. 上、下颌牙弓𬌗面影像(彩图 49-27,彩图 49-28,见书末彩插) 拍摄本影像时需要应用牵拉器和反光板,牵拉器的大小必须合适,过小的牵拉器易导致嘴唇塌陷,过大的牵引器易造成牵引器多余影像。要根据患者𬌗弓的大小选择合适大小的反光板,过小的反光板易造成反光不全、影像缺损,过大的反光板会造成置入困难。

拍摄时助手必须努力将患者的唇、颊组织向外充分牵拉,尽量使包括第二磨牙的远中的整个牙弓全部暴露出来;让患者尽量张大嘴,反光板尽量靠近对颌牙齿,反光板不能抵住拍摄侧的后牙的咬合面,这样可以避免出现非反射的牙齿影像、避免形成双重影像。

在上、下颌牙弓𬌗面影像中可以反映牙弓形态、牙齿排列、切端位置等美学信息,是进行口腔美学相关治疗前测量、计算、美学设计的重要影像,也是综合治疗前反映已经存在的充填体、磨耗情况等问题的重要影像。

10. 上、下颌前牙牙弓𬌗面影像 本影像构图更简洁、重点更突出,是前牙美学相关治疗中经常用到的影像。

其拍摄方法、体位与上、下颌牙弓𬌗面影像非常接近,只是拍摄比例放大,构图范围减小,相应的拍摄条件要有一些调整。根据病例实际情况,构图范围一般为前牙区域,有时可以缩小为切牙区域,也有时可以扩大到一部分前磨牙区域。通过这一影像可以评价、测量上颌前牙的排列、切缘位置,还可以表现上前牙唇面的表面形态,可以对美学修复的设计起到重要作用。CSED 规范中收录了这一影像,并且建议拍摄时拍摄角度向唇侧倾斜,以有利于反映唇侧牙龈轮廓、牙槽骨轮廓,这对于前牙区的种植治疗、牙周治疗的美学表现是非常重要的。

11. 颊侧咬合影像(彩图 49-29,见书末彩插) 完整的颊侧咬合影像构图以第二前磨牙为中心,包括整个牙列。通过本影像,可以清楚地看到后牙形态、排列及𬌗关系。对于牙列缺损患者,还可以观察对颌牙的过长、邻牙的倾斜问题,评价骨吸收等情况。

患者呈 45°坐在牙椅上,先大张口,助手置入颊侧反光板,用反光板牵拉拍摄侧唇颊组织;助手再帮助患者置入牵拉器,然后由患者自行牵拉对侧唇颊组织,最后让患者进行咬合。反光板尽量深入到远中,以便能将颊黏膜尽量牵拉开,暴露出更多的后牙。当对牙龈美学效果捕捉的需求并不强烈时,也可以采用颊侧牵引器直接拍摄,拍摄难度会大大降低。

12. 前牙颊侧咬合影像 由于受到颊侧黏膜的牵拉能力的限制,很多时候想获得完整的颊侧咬合影像

是非常困难的。对于前牙美学治疗的病例,可以拍摄前牙区的颊侧咬合影像。

根据病例特点、口腔大小和牵拉能力等实际情况决定拍摄范围和拍摄比例,再根据拍摄比例调整拍摄条件。拍摄时要选择适宜大小的反光板,一般以尖牙为构图中心。

13. 个别后牙影像 为了反映个别后牙存在的问题,或者反映术后治疗效果,有时需要拍摄后牙的个别牙影像。很多牙周治疗都需要拍摄这张影像。通过本影像可以观察后牙的形态、牙体破坏情况、牙周组织健康、根分歧病变等等,也可以看到修复体的舌、腭侧情况。

拍摄时患者呈 45°坐在牙椅上,助手首先置入牵拉器,将其置于可以将口唇组织牵拉起来的位置后,可由患者自行牵拉;助手之后再置入反光板,拍摄者通过用肉眼构图协助助手找到合适的反射角度。根据需要确定拍摄构图范围和拍摄比例,一般以 1:1~1:2 的比例拍照。

(四)美学信息医技交流影像

1. 表面结构影像(彩图 49-30,见书末彩插) 表面结构是牙齿表面形态上的细节特征,按照结构的大小分为表面形态和表面纹理。在美学仿真修复中,要尽量使表面结构与邻近牙齿相协调,正确捕捉、再现表面结构是高水准美学修复中不容忽视的重要因素。拍摄时建议采用环形微距闪光灯,在镜头和闪光灯与目标牙齿唇面垂直的位置拍摄。

个别牙的切端影像也可以表现牙齿的表面形态,拍摄方法与前牙列牙弓𬌗面影像类似,拍摄时注意以切端为中心,唇、舌侧平均分配,可以最大范围地表现牙齿的表面结构。

拍摄要点:吹干目标牙齿;在相机与目标牙齿表面垂直的位置拍摄。

2. 切端半透明性影像(彩图 49-31,见书末彩插) 半透明性是从透明到不透明之间的梯度。修复体的半透明性与邻近牙齿半透明性正确匹配也是十分重要的。

在拍摄反映切端半透明性的影像时,一方面要注意减弱口腔内部反射光,另一方面要注意减弱牙齿表面反射光,维持牙齿的正常透射效果。建议采用黑色背景,这样所有照射到背景上的光都被吸收,不会被反射,可以避免反射光的影响,使牙齿的半透明性在影像中得以保留。黑背景还会增加牙齿与背景间的对比,可以帮助医师、技师敏锐地发现天然牙或修复体的一些细微特征。

拍摄要点:采用黑色背景;湿润目标牙齿;将相机偏离与目标牙齿表面垂直的位置拍摄。

3. 颜色信息影像(彩图 49-32,见书末彩插) 牙

齿的颜色信息包括基础颜色、颜色分布和颜色层次，其中临床影像对于颜色分布的表达是最有意义的。任何一张清晰的临床影像都可以直观地表现牙齿颜色分布，医师只需再手工绘制非常简单的比色图，就能够准确地反映简略颜色分布信息。

但数码影像表现颜色信息有其局限性。首先相机颜色本身会有偏差，再者颜色的再现受显示器影响，因此一般不能直接根据临床影像指导基础颜色。虽然有一些颜色校正工具可以帮助我们在电脑上看到真实的颜色，但操作比较复杂，还不能方便地应用于临床。

临床上可以做到的，是通过一些拍摄方法，让影像在一定程度上反映牙齿基础颜色与比色板的差距。影像反映的只是天然牙与最接近比色板之间的色差，这样就可以帮助技师能够更准确地理解天然牙的颜色。当然，这需要一个前提，就是拍摄前临床医师能够准确地辨别与天然牙颜色最接近的比色板。

拍摄要点：选择最接近目标牙齿的色板，也可以是最接近的两块比色板；采用中性灰色背景；比色板与目标牙齿切端对切端排列，留有小间隙；比色板表面与目标牙齿表面平行；相机与目标牙齿和比色板的唇面略成一定角度，以减小表面反射光；构图时要包含比色板的色号，尽量减小牙龈组织，或者转交技师前进行后期裁切。

4. 发音分析影像 在口腔美学治疗临床中常常会见到因外伤、磨耗等原因造成的前牙长度不足需要恢复，或者因前牙唇倾、舌倾而需要纠正角度的病例。捕捉特定位置的发音影像，对于分析和把握前牙的位置关系是一种直观、快捷的方式。这些影像的具体拍摄方法和正面微笑、侧面微笑等影像接近。以下几种发音与前牙美学修复关系甚为密切。

"Me"音：判断切牙休息位时暴露长度，上下唇垂直间隙。

"E"音：判断切牙长度暴露长度。

"F/V"音：判断切牙长度与唇舌向位置关系。

"S"音：判断牙位与垂直距离。

四、口腔美学摄影的临床意义

1. 保存病历资料 保留病历影像资料是口腔临床摄影最基本的作用，也是很多临床医师学习临床摄影的最初动机。留取完整的病例资料是很多后续工作的前提条件，完整的病例资料包括很多的内容，不仅是术前资料、术后资料，也应该包括很多术中步骤。

2. 医患美学信息沟通 通过以往病历资料的展示，可以使患者了解各种美学治疗方式的方法与效果；通过术前状况的拍摄、在电脑屏幕上的演示，可以使患者更加轻松地、精确地、全面看到自己口腔内

的情况、存在的病变、医师的治疗思路，有利于医患之间就美学问题进行沟通。

3. 美学治疗方案设计 美学治疗的特殊性在于必须在治疗开始前进行周密的设计，确定治疗的美学目标。良好的美学摄影资料、结合模型、放射资料等，可以帮助临床医师更精确地分析患者的美学缺陷，确定治疗方案以及数字化美学设计。在需要进行多学科共同设计的复杂病例中，美学摄影资料更可以在医技交流和医医交流中发挥重要作用。

4. 法律依据 把影像资料作为常规病例资料的一部分，在必要时也可以成为保护自己的重要法律依据。

（刘　峰）

参 考 文 献

1. 张震康，俞光岩. 口腔颌面外科学. 北京：北京大学医学出版社，2007

2. Frederick J Menick. Nasal Reconstruction: Art and Practice. St Louis Mo: Saunders，2009

3. Mauro Fradeani. Esthetic Rehabilitation in Fixed Prosthodontics. Chicago: Quintessence，2004

4. Michael Cohen. Interdisciplinary Treatment Planning: Principles，Design，Implementation. Chicago: Quintessence，2008

5. Galip Gürel. The Science and Art of Porcelain Laminate Veneers. Berlin: Quintessence，2003

6. Pascal Magne，UrsBelse. Bonded Porcelain Restorations in the Anterior Dentition: A Biomimetic Approach. Quintessence，2002

7. Gerard J Chiche，AlainPinault. Esthetics of Anterior Fixed Prosthodontics. Chicago: Quintessence，1994

8. Rafi Romano. The Art of the Smile: Integrating Prosthodontics，Ortho dontics，Peri-odontics，Dental Technology，and Plastic Surgery in Esthetic Dental Treatment. Chicago: Quintessence，2005

9. Phoenix Rodney D. Stewart's Clinical Removable Partial Prosthodontics. 4th ed. Chicago: Quintessence Pub，2008

10. 刘峰. 口腔美学修复牙体预备. 北京：人民卫生出版社，2013

11. 刘峰. 口腔美学修复临床实战. 北京：人民卫生出版社，2007

12. 徐军. 口腔固定修复的临床设计. 北京：人民卫生出版，2006

13. Newman MG，Takei HH，Klokkevold PR，et al. Carranza's Clinical Periodontology. 11[th]ed. Philadelphia: WB Saunders Co，2012

14. 张艳玲，张豪，胡文杰，等. 自然微笑分析方法的建立及其

初步应用研究. 中华口腔医学杂志,2012,47(3):169-173

15. 曹洁,胡文杰,张豪,等. 应用锥形束 CT 分析上颌前牙区龈乳头形态的初步研究. 中华口腔医学杂志,2013,48(10):581-583

16. 韩科,刘峰. 美容口腔医学. 北京:人民卫生出版社,2010

17. Tarnow DP, Magner AW, Fletcher P. The effects of the distance from the contact point to the crest of bone on the presence or absence of the interproximal dental papilla. J Periodontol,1992,63(12):995-956

18. 乐迪,张豪,胡文杰,等. 牙周探诊法判断牙龈生物型的初步研究. 中华口腔医学杂志,2012,47(2):81-84

19. Pasquale Loiacono, Luca Pascoletti. Photography in Dentistry: Theory and Techniques in Modern Documentation. Chicago: Quintessence, 2012

20. Bengel, Wolfgang. Mastering digital dental photography. Chicago: Quintessence, 2006

21. 刘峰. 口腔数码摄影. 第 2 版. 北京:人民卫生出版社,2011

第 50 章

口腔护理四手操作

第1节 概 论

一、概 述

四手操作牙医学（four-handed dentistry）或称四手操作坐位牙医学（four-handed sit-down dentistry）的观点及操作准则已被国际口腔界所接受，逐渐成为标准化的牙科操作模式，并在实践中收到了比较理想的效果。四手操作是指在口腔诊疗活动的全过程中，医、护组合成为一个整体（dental team），密切配合，共同高效率、高质量地完成诊疗任务，同时工作中又能更好地维护医护人员的身心健康。几十年来，虽然口腔治疗领域引入了大量的新技术，但在提高工作效率、减轻工作压力方面，四手操作依然起着不可替代的作用。

（一）四手操作的历史

20 世纪 50 年代以前，大部分牙科操作均由口腔医师独自完成，工作姿势为站立位，为看清口腔这一狭小的治疗区，口腔医师常常不得不采取扭头、弯腰、曲背等强迫体位，而这种强迫体位破坏了身体的平衡操作位置，久而久之，很容易产生疼痛及骨骼、肌肉系统和神经系统的疾病。至 20 世纪 60 年代，随着牙科设备的不断改进，气动高速涡轮、强力吸引器、消毒设备以及能使患者仰卧的牙科综合治疗椅相继出现，人体工程学（ergonomics）不断发展，四手操作坐位牙医学也逐渐发展起来，并为国际口腔界所公认。美国牙科医师 Beach 提出了"平衡的家庭操作位"（balanced home operating position，B.H.O.P.），并开始在临床应用，从而改变了牙科医师长期处于弯腰、扭颈等强迫体位的工作状况，减少了牙科医师颈椎、腰背部疾病及精神上的疲劳的现象，缩短了病人就诊及治疗时间，提高了工作效率及质量。1985 年，Beach 又在平衡的家庭操作位概念的基础上提出了"本体感觉诱导理论（proprioceptive derivation，PD）"。该理论的核心观点是"以人为中心，以零为概念，以感觉为基础"，要求人体的各部位在治疗过程中始终处于一种自然、舒适、没有紧张的平衡状态，在这种姿势与体位下进行

精细操作，既保护了医师免受不良姿势造成的损害，又保证了护士的工作效率，同时最大限度地发挥人体的潜能，提高工作效率，使治疗达到最大功效。从而促进了四手操作的发展，为口腔医护人员正确的操作姿势和体位提供了理论基础。

（二）四手操作的概念

"四手"指的是医师和护士的两双手。四手操作是指在口腔治疗全过程中，医师、护士采取舒适的坐位，病人采取放松的仰卧位，医师与护士密切配合形成一个整体，医、护双手同时在口腔治疗中完成各种操作，平稳而迅速地传递所用器械及材料，共同完成全部的口腔诊疗操作过程，从而提高工作效率及医疗质量。四手操作经过了长期的口腔医疗实践检验，是一种得到国际口腔界公认的标准化操作模式。治疗过程中患者取仰卧位，医师、护士分别坐在治疗椅旁相对固定的活动区域，并在此区域内进行操作。医师大部分时间为坐位，诊疗中所需的各种物品、器械，均由训练有素、坐在治疗椅旁的护士递送，以便最大限度地提高诊疗工作效率及质量，并减少医护在精神及身体上的疲劳。同时，这种操作可缩短患者就诊时间，使患者感到舒适，还可改善医患关系，有利于消除患者的恐惧心理。

（三）四手操作的优点

1. 缓解操作者的身心疲劳。

2. 医护密切配合，减少了无效劳动，充分发挥技术，最大限度地保证医疗质量，提高了工作效率。

3. 充分体现了以人为本、以患者为中心的服务理念，使医师、护士和患者的关系更加舒适、和谐，并有利于消除患者的恐惧心理，增进医患关系。

4. 可有效落实预防交叉感染的防控措施。

二、四手操作的基本原则

（一）工作简化原则

四手操作形成了一整套规范化程序，减少了不必要的器械设备的使用，简化了操作步骤及动作，充分体现了工作简化的原则。随着医疗器械设备的不断更新、医疗技术的持续发展，这些规范化的程序在未来的实践中还将得到进一步的完善和发展。

（二）节力原则

四手操作要求治疗过程中所需的器械和材料，依其治疗步骤，按照就近原则，预先摆放在适当的位置上。工作平台、器械车、托盘、器械及设备均应按照方便使用、操作舒适的原则进行设计安排。以上各项措施的合理设计都减少了医师和护士在操作过程中身体运动的时间、次数和距离，体现了节力原则。

（三）以人为本的原则

四手操作技术的应用，既保证了患者在舒适的环境下接受治疗，又有利于维护医师和护士的身心健康，充分地体现了以人为本的原则。

（四）医护密切配合原则

四手操作强调的是团队精神，要求医师与护士密切配合，形成一个整体，用医师的双手加上护士的双手共同高质、高效地完成诊疗工作。

三、四手操作中护士的职责

为充分发挥四手操作的优势，护士应履行下列职责：

1. 以人道主义精神和高度的责任心对待工作、对待患者，努力学习专业知识，熟练掌握专业技能，主动积极配合医师的各项工作。

2. 作好接诊前的各项准备工作，维持治疗区域的清洁，确保诊疗设备的完好，根据需要将常用器械物品有序摆放，随时准备接待患者。

3. 主动热情接待患者，协助患者就位，准备好各种防护用品，为患者系好胸巾及戴好护目镜，指导患者含漱口腔消毒溶液，在患者被告知的前提下调节椅位，调整灯光，解除患者的恐惧心理。

4. 保证治疗区域视野清晰，随时调节灯光，正确使用吸引装置，吸除患者口腔内的液体及碎屑，协助医师牵开并保护口角及软组织。

5. 诊疗中，要熟知操作程序，及时准确地传递治疗所需器械、材料，与医师默契配合，使医师感到得心应手。

6. 治疗后，向患者交代注意事项，酌情预约复诊时间。按物品分类的有关规定处理用物，对一次性使用的注射器、敷料等，按照医用垃圾处理规范的要求统一处理；对于可重复使用的口腔器械进行清洗、消毒、灭菌；定期清洁、保养医疗设备。在各项操作过程中，应注意防止交叉感染。

四、四手操作中医、护、患的位置、体位及活动区域

在实施四手操作中，患者为仰卧位，医、护分列于患者两旁，坐位操作。这种合理的位置关系及体位有利于获得良好的视野，保证医、护、患的安全与舒适，提高工作效率。医、护有其各自相对固定、互不干扰的活动区，从而有利于医、护之间的密切配合。为描述方便，假以患者口腔为时钟钟面的中心，标定医师、护士、患者的位置及活动区域（图50-1、图50-2）。

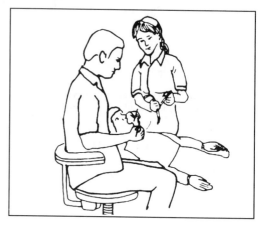

图50-1 四手操作中医师、护士的位置

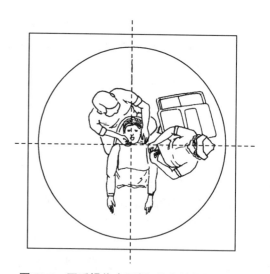

图50-2 四手操作中医师、护士的位置及分区

（一）患者区（传递区）

4～7点为患者区。在护士的引导下，患者就坐于治疗椅上，护士告知患者后，再缓慢下降椅背至水平位，调整患者体位及头位。该区也被称为传递区，因为器械材料的传递主要在患者胸部上方进行，这样可避开患者的视线。就位后，患者的头部应高于医师的大腿平面，平医师的肘部。

（二）医师区

7～12点为医师区（右利手）。医师在此区内可对患者口腔各部进行诊治。根据B.H.O.P.的原则，医师应采用舒适的直立坐位，臀部坐于整个椅面上（而非坐于椅面边缘），背靠椅背，大腿与地面平行或膝部略

高,前臂与地面平行,肘部靠近躯体,颈背垂直,双眼微向下视,医师的眼睛距患者口腔应大于 35cm。

(三) 护士区

12～4 点为护士区。其中,12～2 点又称静止区,中心泵、三用枪、治疗车、器械柜、吸引器等常放置于此区。护士的主要工作区在 2～4 点的区域,护士应采取相对直立、颈背放松的坐位背靠于 3 点的位置上。座椅应尽量靠近治疗椅,并将座椅调至比医师略高出 7～10cm 的位置,以保证视野清晰。护士的大腿应朝向患者的头部,并与座椅面平行。调整好座椅的靠背,使背部舒适地靠于椅背上。双脚踏于座椅脚踏板或地面上。这样,护士既可看到患者口腔的各个象限,随时观察到医师的操作过程,在不干扰医师操作的情况下,密切配合医师的治疗,又能最大限度地减少自身的疲劳,提高工作效率。

五、四手操作技术

(一) 口腔器械的握持及传递

1. 握持　稳定的器械握持对于有效地控制运动和维持稳定的支点都是很重要的。在治疗中,口腔器械及材料的交换十分频繁,这就要求护士既能高效、准确、及时地进行器械传递,又能尽量减少身体的疲劳和压力。

规范的握持要求既牢固而又不僵硬,以保证握持稳固、灵活,并减轻手及前臂的疲劳。经常使用的握持方法有四种,分别为握笔式、改良握笔式、掌握式及掌拇握式。其中,握笔式或改良握笔式为最常用的方法。

(1) 握笔式:拇、示两指握持器械的工作端,中指侧面置于器械下方作为支持。此法常用于镊子、探针的握持。

(2) 改良握笔式:基本的器械握持方式,此种握持方式力量大、稳定性强。其握持方法为:以无名指为支点,用拇、示两指及中指的指腹握持在器械柄上。

(3) 掌握式:器械柄握于掌心,拇指沿器械柄指向工作端,其余四指环绕握于器械柄上。三用枪及拔牙钳常采用此法握持。

(4) 掌拇握式:拇指沿器械工作端的轴向放置,其余四指将器械柄紧握于掌心。这种握持法要求四指用力弯曲的程度更高,更贴近掌心。此法常用于直凿的握持。

2. 传递与交换　为提高工作效率,常常需要护士将治疗器械及时、准确地递交给医师,同时从医师的手中接过已用器械,此过程即器械的传递与交换。传递应在患者的颏下至上胸区域(传递区)内进行,这样既可避开患者的视野,减轻患者的紧张、焦虑情绪,又可避免医护在交换器械时发生器械脱落而伤及患者

颜面的情况,保证了患者的安全。此外,这种传递方法可减少不必要的运动,使医师的双眼专注于治疗。器械交换时,医护双方要默契配合,医师应在治疗前预先告知护士治疗所需物品,护士也应当熟悉操作步骤,预先准备好下一步所需的器械材料。还需要说明的是,在不违反原则的情况下,护士要尽量照顾到医师的工作习惯,尤其要注意医师是否为左利手。此外,还要注意避免在传递过程中发生交叉感染。

护士用左手传递器械,常用的有握笔式传递法和掌 - 拇握式传递法。其中前者更为常用,即护士以左手的拇指、示指、中指握持器械的非工作端传递器械,医师用拇指和示指以握笔式接过器械。当使用完器械后,医师轻轻将该器械自患者口内移出,提示护士进行器械交换。在交换器械时,护士常采用平行器械交换法,即护士用左手拇指、示指和中指握持新器械的非工作端,且新器械应平行并稍高于(约 2～3cm)医师用过的器械;护士张开小指、无名指接过医师手中用过的器械(正确的接过部位应是器械非工作端)并握于手掌中;待收回用过的器械后,护士轻轻降低左手将新器械交于医师的手中。在传递与交换过程中,要掌握"先接后递"的原则。若治疗上牙,在传递牙科手机时,应将手机的钻头朝上;治疗下牙时,应将钻头朝下。传递三用枪时,应握持喷口,将手柄交于医师。此外,双手器械交换法是指护士左右手同时使用,接过并传递不便进行单手交换的器械。

(二) 吸引技术

保持视野的清晰是口腔治疗必备的条件,而使用正确的吸引技术,及时吸除水、唾液和碎屑是维持口腔视野清晰、解除患者不适的重要方法,也是有助于保持诊室清洁、提高工作效率的一项重要技术。

1. 吸引器的作用

(1) 吸净口腔内唾液、血液、水和碎屑。

(2) 通过牵拉、推开口内软组织,确保口腔内的操作空间,提供最佳的操作视野,同时起到保护黏膜的作用。

(3) 减少高速涡轮手机、超声波等产生的细菌气溶胶。

(4) 电刀切割时,利用吸引器可吸除使患者不舒服的异味。

2. 吸引器头握持方法　吸引时护士右手用改良握笔式或倒掌拇握持式(拇指向上)握持吸引器。连接吸引器的软管应置于护士右臂下方邻近身体处。

3. 注意事项

(1) 吸引力要适当:吸引力过大可能会造成软组织的损伤,而吸引力过小则会导致吸除不净,影响治疗效果。

（2）吸引器头的位置：应将吸引器头置于既有利于吸除唾液碎屑，又不妨碍医师工作的位置上，以保持清晰的操作视野，同时又不致引起患者不适。注意不可将吸引器头置于软腭或咽部，以免引起患者恶心。

（3）注意与医师的密切配合：吸引时注意不要干扰医师的操作，护士应先将吸引器头置于口腔内，而后医师再把口镜和手机放入口内。吸引器头应快速、准确地放置于医师操作的相应部位，此外，还可用吸引器头的侧面牵开舌与颊部。

（4）吸引器头斜面的放置：放置吸引器头时，斜面应平行于牙的颊舌面。

（5）冷却水的吸除：勿将冷却钻头的水在没有发挥冷却作用之前吸除。

（6）保持吸引器的通畅：注意勿使吸引器紧贴黏膜，保持吸引器头部与软组织呈一定角度，以避免损伤黏膜和封闭吸引器管，勿使连接吸引器的软管打死折，并要随时清除管道的堵塞物，以保持吸引器的通畅。

（李文秀　李秀娥）

第2节　根管治疗护理配合技术

一、评　估

1. 评估患者对根管治疗术的目的、治疗过程、注意事项、并发症以及治疗费用的认知程度。

2. 评估患者的全身状况（如有无心脏病、高血压、过敏史等）、急性期体温状况。

二、治疗前准备

1. 用含消毒液湿巾擦拭治疗中可能触及的工作台面、设备表面、诊椅表面等，准备各种防护套、防护贴。

2. 常规用物　检查器、口杯、高速和低速手机、侧方开口冲洗器等。

3. 局部麻醉用物　表面麻醉剂（必要时）、碘伏棉签、直径0.3mm或0.5mm针头、麻醉药、注射器等。

4. 多功能根管治疗车（图50-3、50-4）　包括根管长度测量仪、热加压仪、热牙胶注射仪、机用预备减速马达、超声根管治疗仪等。

5. 橡皮障器械包（图50-5）　内有橡皮布、橡皮障支架、打孔器、橡皮障夹、橡皮障夹钳等。

6. 根管治疗器械包（图50-6）　内有口镜、普通探针、牙周探针、根管口探针（DG16）、普通镊子、牙髓镊子、三用枪头、机用预备减速手机、长柄垂直加压器、长柄侧压器、常规吸引器及细头（直径为4mm）吸引器管、磨砂玻璃调拌板、调拌刀、充填器、根管长度测量尺、牙胶尖测量尺、剪刀、清洁台、药杯、污物杯、测量

仪连线和唇挂钩、棉球、纱卷、纱布等。

7. 钻针器械盒　包括裂钻、金刚砂车针、开髓钻、短柄和长柄球钻、安全金刚砂钻针、K锉、H锉、C锉、扩大锉、扩孔钻（G钻）、短柄侧压器、短柄垂直加压器、螺旋充填器等。

8. 材料及药品　如口腔含漱消毒溶液、根管冲洗液、根管润滑剂（EDTA）、根管消毒剂、根管封闭剂、牙胶尖、吸潮纸尖、暂封剂等。

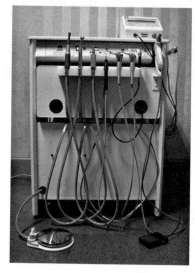

图50-3　多功能根管治疗车

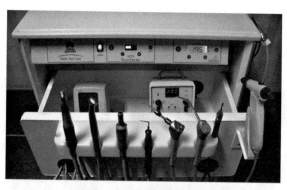

图50-4　多功能根管治疗车

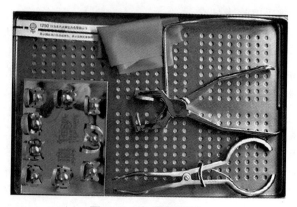

图50-5　橡皮障器械包

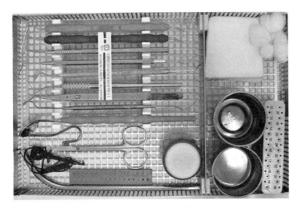

图 50-6　根管治疗器械包

三、术前护理配合

1. 将 X 线片放置于观片灯上。

2. 常规治疗护理　配合核对患者信息,安排患者就诊;铺无菌台,套好各种防护套,根据需要贴敷防护贴;为患者系胸巾,嘱患者用 3% 过氧化氢液漱口,清洁口腔;医护患戴防护镜。

3. 打开多功能根管治疗车上各种仪器,检查是否能正常运转,并安装各种手柄及工作头。

4. 打开根管治疗器械包,安装高低速手机、三用枪头、吸引器管;将 2.5%～5.25% 次氯酸钠倒入清洁台内,冲洗液倒入药杯。

5. 调节椅位　一般将患者的头、颈、背调节成直线,治疗上牙时,头托尽量向后仰,上牙平面与地面垂直。当头托无法调节时,将头垫放置在患者的颈后部;治疗下牙时,下牙平面与地面尽量平行,头垫的上缘尽量与患者头顶平行,嘱患者尽量低下颏。

四、术中护理配合

(一)局部麻醉护理配合

1. 用物　表面麻醉剂、碘伏棉签、麻醉药、注射器等。

2. 心理护理　告诉患者使用表面麻醉剂可减轻注射点的疼痛感,嘱其尽量放松。

3. 操作　与医师核对麻药名称、浓度、剂量、有效期,将表面麻醉剂、碘伏棉签、抽好麻醉药的注射器按顺序递给医师,注射后要严密观察患者是否出现用药后不良反应。

(二)橡皮障隔湿护理配合

1. 用物　橡皮布、橡皮障支架、打孔器、橡皮障夹、橡皮障夹钳、弹性固位线或牙线、纱布、开口器等。

2. 心理护理　告知患者使用橡皮障可以提供干燥、清洁和消毒的术野,可以有效保护患者免受器械或药液所致的损伤,同时又能方便医师操作,缩短手术时间,提高治疗质量。

3. 操作

(1) 试橡皮障夹:根据牙位选择适当的橡皮障夹置于患牙上,橡皮障夹应与牙颈部尽量密合,以稳固、不晃动为宜。

(2) 橡皮布定位和打孔(图 50-7):将橡皮布暗面朝向术者为正面,并在左上角打孔定位;将橡皮布用"十"字法分为四等份,标出垂直中线和水平线,在垂直中线上距橡皮布上边缘 2.5～3cm 处定为上前牙的位置;再将橡皮布竖分为三等份,左右竖线与水平线交界处定为左、右后牙的位置。下牙自水平线向垂直中线方向打孔(比治疗牙位多打 1～2 个孔),上牙从垂直中线向水平线方向打孔。若治疗多个牙,需按弧线方向依次打孔,孔距 3～5mm。患牙越偏远中,小孔越靠近橡皮布水平线。

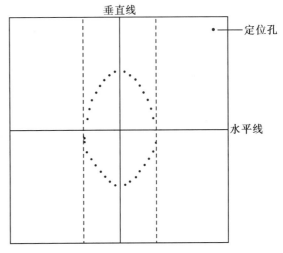

图 50-7　橡皮布定位和打孔

(3) 橡皮布的安置方法:将橡皮障夹套入橡皮布已打好的孔中撑开小孔,将橡皮障夹钳前喙插入橡皮障夹的翼孔中并锁上保险,橡皮障夹弓形侧始终在牙齿的远中,翻转橡皮布,将橡皮障夹钳手柄递给医师,医师松开保险将夹子固定到相应牙位。护士协助医师将小孔周边的橡皮布置于橡皮障夹翼部下方,用牙线将两牙邻面的橡皮布压入牙颈部。

(4) 纱布的放置:选择与橡皮布大小一致的纱布,在与橡皮布相一致的水平线的中 1/3 处,在纱布上剪出"一"字形开口。将橡皮布从纱布的开口处穿出,使纱布垫在患者皮肤与橡皮布之间,以减轻患者不适感,防止发生由橡皮布引起的皮肤过敏。

(5) 开口器放置:在患牙对侧的磨牙处,放置简易开口器固定开口度,以减轻患者因长时间开口所致的面部肌肉和关节的疲劳。

(6) 橡皮障支架放置:医护同时轻拉橡皮布左、右两侧,将其固定于橡皮障支架上。

（7）橡皮障安装注意事项：用橡皮障夹钳撑开夹子时用力不宜过大，以免夹子崩断；橡皮布应以足够的张力固定于橡皮障支架上，确保橡皮布不起褶、不破裂。橡皮障应完全覆盖患者的口腔，但不宜盖住患者的鼻子和眼睛。

（三）开髓护理配合

1. 用物　高速手机、裂钻或开髓钻。

2. 操作　将裂钻或开髓钻安装于高速手机上。医师开髓时，护士需用三用枪随时吹干口镜上的水雾，并用细头（直径 4mm 为宜）吸引器管吸净橡皮障夹周边碎屑及冷却水；在医师停止钻牙后，护士需用三用枪协助吹干患牙，保持术区清洁和干燥。

（四）揭髓室顶护理配合

1. 用物　高速、低速手机，短柄、长柄球钻，安全金刚砂钻针。

2. 操作　同开髓护理配合。

（五）冲洗护理配合

1. 用物　侧方开口冲洗器、药杯。

2. 冲洗液　临床常用的冲洗液为 0.9% 氯化钠溶液、2.5%～5.25% 次氯酸钠溶液、3% 过氧化氢溶液、2% 氯胺 -T、17% 乙二胺四乙酸二钠溶液（EDTA）等。

3. 操作　选择螺旋接口（避免针头滑脱造成患者损伤）的侧方开口冲洗器抽取冲洗液后递给医师，并用细头吸引器管及时吸净冲洗液。在传递冲洗器时，护士应持冲洗器的中间部位，将冲洗器针栓朝向医师，以防止医护传递时误伤彼此。

（六）拔髓护理配合

1. 用物　两根拔髓针、髓针柄或有柄拔髓针、纱卷。

2. 操作　将备好的拔髓针递给医师，同时准备好第二根拔髓针交替使用，并协助医师用纱卷清除拔髓针上的牙髓组织。

（七）根管预备护理配合

1. 使用 K 锉完成根管预备时的护理配合

（1）用物：低速弯手机、根管锉、扩孔钻（2 号、3 号、4 号）、根管长度测量尺、根管测量仪、唇钩、侧方开口冲洗器、药杯、清洁台、污物杯、根管润滑剂（EDTA）、冲洗液。

（2）操作：

1）探测根管：探查根管通畅程度，初步测量根管长度。将 10 号 K 锉递给医师探查根管通畅程度，连接根管测量仪和唇挂钩，打开电源，将唇钩挂于患牙对侧口角处。将探针递与医师调整橡胶止动片的位置，传递尺子测量根管长度。

2）初步预备根管：将 10 号、15 号 K 锉、扩孔钻（2 号、3 号、4 号或 4 号、3 号、2 号）顺序插入清洁台递

给医师。医师用 10 号、15 号 K 锉进行根管初步预备；扩孔钻（2 号、3 号、4 号）进行根管上 2/3 预备，每使用一只扩孔钻，都要先用 10 号 K 锉疏通根管并冲洗根管，护士要传递冲洗液并及时吸引。

3）确定根管工作长度：将 15 号 K 锉递给医师插入根管，确定根管工作长度（也可拍 X 线片诊断）。护士用尺子准确测量并记录数值。

4）预备根管：按医师要求至工作长度或步退长度后，将 15 号→40 号 K 锉按顺序递给医师。

（3）注意事项：每更换一次不同型号的根管锉，护士都要将冲洗液递给医师冲洗根管，并及时吸引。如果护士协助冲洗，注意冲洗时不能加压，冲洗器应疏松置于根管内，以便于冲洗液顺利回流。研究显示，若冲洗器针头卡入根管内过紧，会影响液体回流，根管内的碎屑可堵塞根尖或冲出根尖孔，造成根尖周的并发症。

2. 使用机用镍钛锉完成根管预备护理配合（以 ProTaper 为例）

（1）特殊用物：机用预备减速马达和手机、镍钛锉。

（2）操作：

1）探测根管：同 K 锉完成根管预备护理配合。

2）初步预备根管：同 K 锉完成根管预备护理配合。

3）按 S1→Sx→15 号→S1→S2→F1→F2→25 号→F3 顺序插入清洁台递给医师。使用 S1、Sx 扩展根管冠上 2/3（可不测量工作长度）；使用 15 号 K 锉确定工作长度，连接根管测量仪和唇钩，协助测量并准确记录根管长度，测量出其余 S1、S2、F1、F2 镍钛锉的工作长度，并按顺序递给医师；F2 使用后，护士将 25 号 K 锉递与医师测量根尖直径，如根尖直径较大，则用 F3 完成根管预备。

（3）注意事项：用镍钛锉预备根管时，护士要备好根管润滑剂（EDTA）并协助医师将其注射到根管口（注射器头为一次性使用）。注意每更换一次根管锉，护士都要将冲洗液递给医师冲洗根管并及时吸干冲洗液。

（八）根管封药护理配合

1. 用物　吸潮纸尖、光滑髓针、污物杯、玻璃板、充填器、低速手机、螺旋充填器。

2. 材料和药品　甲醛甲酚（FC 溶液）、樟脑酚（CP 溶液）、氢氧化钙糊剂、暂封用氧化锌。

3. 操作

（1）干燥根管：将吸潮纸尖递给医师蘸干根管内液体，并将用弃的吸潮纸尖放于污物杯中。

（2）根管封药：用甲醛甲酚或樟脑酚封药时，用镊子夹取棉捻蘸少许药液递给医师放入根管内；如用氢氧化钙糊剂封药，护士将氢氧化钙糊剂调好后放于玻璃板上，递给医师用螺旋充填器导入根管内。

（3）暂封：根据患牙缺损大小用充填器取适量暂封氧化锌递给医师进行根管封药。

（4）将橡皮障夹钳递给医师，协助卸去橡皮障装置。

（九）根管充填护理配合

1. 用冷侧压法充填根管护理配合

（1）用物：吸潮纸尖、牙胶尖、牙胶尖测量尺、磨砂玻璃板、调拌刀、侧压器、清洁台、垂直加压器、螺旋充填器。

（2）材料和药品：根管封闭剂。

（3）操作：

1）调拌根管封闭剂：严格按照根管封闭剂产品说明书要求的调拌时间、粉液比或双糊比进行混合，用旋转或推拉方法研磨，调制好的封闭剂应为光泽、细腻、无颗粒、奶油状糊剂。

2）干燥根管：护士用左手反复将卷好棉捻的光滑髓针或纸捻递给医师擦干根管，并用右手持污物杯接取用过的棉捻或纸捻，直至擦干根管为止。

3）试主尖：递牙胶尖尺给医师，测量主尖达工作长度。

4）试侧压器：依工作长度减1mm的长度来调整侧压器上橡胶止动片位置。

5）充填根管：护士持牙髓镊子夹住主牙胶尖末端，将尖端蘸少许根管封闭剂递给医师，将封闭剂均匀涂布在根管壁上后放入主尖；用平行传递法在接镊子的同时将侧压器递给医师实施侧压；然后将副牙胶尖尖端蘸少许根管封闭剂递给医师；反复递送副牙胶尖和侧压器，直至侧压器只能进入根管口下2mm左右停止。

6）烫断牙胶：护士将在酒精灯上加热后的充填器头或加热仪手柄递给医师烫断根管口牙胶，同时用强力吸引器排除烫断牙胶时产生的烟雾；护士接过充填器，并将垂直加压器递给医师进行加压；在收回垂直加压器的同时将棉球递给医师擦净髓腔内的根充糊剂。

7）封药：根据患牙缺损大小用充填器取适量暂封氧化锌递给医师进行根管封药，或直接行永久充填。

2. 用热牙胶垂直加压及热牙胶注射技术充填根管护理配合

（1）特殊用物：

1）System B热压仪工作尖：04、06、08、10、12表示工作尖锥度，数字越大表示锥度越大。

2）Obtura Ⅱ热牙胶注射仪工作尖：20号、23号、25号表示工作尖的直径，数字越大表示直径越大。

3）长柄垂直加压器：1号、2号、3号、4号，数字越大，加压器直径越大。

（2）特殊仪器：包括System B热压仪及Obtura Ⅱ热牙胶注射仪。System B选择为使用键和触摸键模式，温度设为200℃，功率在10档位。使用Obtura Ⅱ热牙胶注射仪时，要根据牙胶熔点来调节Obtura Ⅱ温度，使用时须安装隔热保护套，以防止烫伤。

（3）操作：

1）调拌根管封闭剂、干燥根管、试主尖等几项操作同冷侧压法根管充填护理配合。

2）试System B工作尖：护士首先将System B递给医师试工作尖，然后递探针调整橡胶止动片位置。注意要使System B工作尖的锥度与主牙胶尖的锥度保持一致，并以工作尖止于根管狭窄处、距根尖5～7mm为宜。

3）封闭根尖：护士协助将试好工作长度的主牙胶尖尖端切除0.5～1mm，然后持牙髓镊子夹住主牙胶尖末端，将尖端蘸少许根管封闭剂递给医师，将封闭剂均匀涂布在根管壁上后放入主牙胶尖；用平行传递法在收回镊子的同时将System B递给医师烫断根管口上部牙胶，护士接过System B后，首先将大号的垂直加压器递给医师，从根管口向根方加压；然后反复递送System B和垂直加压器，直至System B工作尖的橡胶止动片距牙面参照点1mm处；最后将小号垂直加压器递给医师压实根尖1/3处的牙胶，完成根尖1/3充填。在每次使用System B工作尖和垂直加压器后，须马上擦净，以保持工作尖的洁净；切忌用锐利器械刮拭System B工作尖。操作时护士需用强力吸引器排除System B使用时产生的烟雾。

4）充填根管：将Obtura Ⅱ热牙胶注射枪递给医师注射热牙胶，护士接回Obtura Ⅱ热牙胶注射枪后，先将小号长柄垂直加压器递给医师压实热牙胶，然后反复递送Obtura Ⅱ热牙胶注射枪和长柄垂直加压器，直到将充填牙胶压至根管口下2～3mm时，将大号垂直加压器递给医师压实根管口牙胶，完成根管充填。Obtura Ⅱ热牙胶注射枪和垂直加压器使用完毕后，应立即用纱布擦净，以保持其洁净。建议用预弯器预弯Obtura Ⅱ热牙胶注射枪工作尖，以防工作尖折断。

5）暂封：依患牙缺损大小用充填器取适量暂封氧化锌递给医师行根管暂时封闭，或直接行永久充填。

（十）根管显微镜治疗护理配合

1. 特殊用物　包括如下的器械和仪器及设备：

（1）器械：橡皮障器械包、根管口探针（DG16）、牙髓镊子、单面反射口镜、显微口镜、显微冲洗器（stropoko）、显微吸引器、显微根管锉、MTA输送器、超声根管预备仪等。

（2）仪器及设备：显微镜系统、根管治疗车、录像摄像系统。

2. 特殊操作

（1）打开显微镜、录像摄像开关。

（2）打开根管治疗车上各种仪器,检查是否能正常运转,并安装各种手柄及工作头,根据各工作尖的不同功率、温度进行调整。

（3）显微镜准备:将显微镜调至距术区合适的位置,固定脚轮(可移动式显微镜);然后将显微镜调至低倍焦距,使工作区域置于视野中央,固定所有旋钮。注意旋钮固定不能过紧,以方便术中上、下调整焦距,以镜体不自由下落为宜。

（4）传递器械:在行显微根管治疗时,医师的眼睛一般不离开镜头、双手不离开患者的口角。护士在传递器械时,应用左手的小指先轻碰一下医师的右手,先有一定的接触,即给予医师"传递信号",再传递器械,并在确认医师拿稳器械后,再行松手;同时要使器械的工作尖朝向患牙,以保证医师接过器械后便能使用;使用过的器械需用浸有 75% 酒精的纱布及时清洁。

（5）超声根管治疗护理配合:超声根管治疗仪在显微根管治疗中应用非常广泛,它可用于寻找钙化根管口、取出根管异物或进行根管荡洗等。当医师长时间在无水的情况下进行操作时,护士要用气枪冷吹超声工作尖,以降低振动产生的高温,防止发生超声工作尖的损伤或患牙牙周膜的热损伤。注意,在吹气降温时,应避免遮挡医师的镜下视野。

（6）保持术区清洁干燥:在行显微根管治疗时,所有的牙位均需通过口镜来间接观察。护士要及时吹净口镜,以保持视野清晰。在清洁、干燥根管时,可使用显微冲洗器或显微吸引器,其工作尖可置于髓腔内,以吸净或吹干根管内液体。使用显微冲洗器时,应注意避免吸引大块碎屑,以防堵塞。单面反射口镜需用柔软的 75% 酒精纱布擦拭,以避免划痕、影响反射效果。

（7）协助医师收集资料:按照医师要求,使用显微镜所携带的录像机或照相机对病例进行录像或拍照。

五、术后护理

当 X 线片显示患牙根管充填为恰填时,向患者解释近几天可有轻度疼痛或不适感,此反应为机体的正常反应,若疼痛剧烈可随时就诊。嘱患者避免用患牙咀嚼,并为患者预约复诊的时间。

（一）器械整理和消毒

1．取下橡皮障、手机、三用枪头及各类锉和钻针,进行常规高压灭菌。

2．诊椅、治疗区域消毒用含消毒液的湿巾擦拭诊椅及治疗台表面。

（二）器械的维护

1．各种慢速车针的维护 使用后用钢刷或超声清洗器除去螺纹中的碎屑。因碳钢材质器械在高压灭菌后会变黑生锈,建议使用干热灭菌法对此类器械进行灭菌。

2．镍钛锉的维护 任何根管器械都有可能因金属疲劳而发生断裂,因此要严格限制器械的使用次数。研究显示,镍钛锉的使用次数不应超过 10 个根管的治疗。用后要检查螺纹是否变形、拉长,一旦发现有任何缺陷应立即丢弃,不可再次使用。建议将镍钛锉放置于专用架进行保存,以免损伤锉尖。

（李秀娥 严 红）

参 考 文 献

1. Paul JE. A Manual of Four-Handed Dentistry. Chicago: Quintessence Publishing Co., Inc, 1980

2. Anderson PC, Pendleton AE. The Dental Assistant. 7th ed. USA: Delmar, a division of Thomson Learning, Inc, 2001

3. Novak DE. Contemporary Dental Assisting. USA: Mosby, Inc. 2001

4. Finkbeiner BL. Four-Handed Dentistry Revisited. J Contemp DentPract, 2000, 1（4）, 74-86

5. Glenner RA. How it evolved the general dentist-early 1960s. J Hist Dent, 2000, 48（2）: 75-77

6. 王嘉德, 高学军. 牙体牙髓学. 北京: 北京大学医学出版社, 2005

7. 赵佛容. 口腔护理学. 第 2 版. 上海: 复旦大学出版社, 2009

8. 樊明文. 牙体牙髓病学. 第 2 版. 北京: 北京大学医学出版社, 2005.

9. 王欢, 魏克立. 口腔新技术新疗法. 北京: 中国科学技术出版社, 2005

第 51 章

龋病预防的适宜技术

20 世纪，口腔预防医学对人类最大的贡献之一就是发现了氟化物能够预防龋病。工业化国家龋病患病状况显著下降的主要原因之一是氟化物的广泛适宜应用。氟化物广泛地存在于自然界中，氟是人体健康所必需的一种微量元素。氟化物的防龋机制主要是促进釉质再矿化、抑制釉质脱矿以及对致龋微生物产生作用。氟化物的防龋作用主要是通过维持口腔中一定浓度的氟来实现的。菌斑内形成的"氟库"是氟化物的重要储存库，唾液、口腔软组织及釉质表面也存在松散结合形式的氟。

应用氟化物防龋分为全身和局部应用，不同方法有其各自的特点。全身用氟包括饮水氟化、食盐氟化、牛奶氟化、氟片和氟滴剂。全身应用氟化物在口腔中也有重要的局部作用，氟化物通过唾液腺分泌进入唾液，一部分留在唾液中，提高了唾液中氟离子的浓度；另一部分则进入"氟库"储存。目前，我国没有全身用氟的方法，本章主要介绍局部用氟预防龋齿的方法。

氟化物预防牙齿邻面和平滑面龋的效果优于对窝沟点隙龋的预防。在氟化物广泛应用的情况下，龋病更多地发生在牙齿的窝沟点隙区域。因此，氟化物和窝沟封闭联合应用可以更好地预防龋病。

第 1 节　氟化物防龋的局部应用

局部用氟是采用不同方法将氟化物直接用于牙齿表面，以提高牙齿的抗龋力。通常分为个人使用和专业人员应用。可以个人使用的氟化物制剂含氟浓度较低，也比较安全，包括含氟牙膏、含氟漱口水。需要专业人员应用的局部用氟方法包括局部涂氟、含氟涂料、含氟凝胶及含氟泡沫。

局部用氟的适用范围较广，既适用于未实施全身用氟的低氟地区或适氟地区，也可与全身用氟联合使用，以增强防龋效果。在高氟地区也可以根据个体的实际情况进行使用。同时，局部用氟适用于大多数人群，尤其多用于儿童、青少年或龋病高危人群。氟化物局部应用的防龋效果可达 20%～40%，特别对平滑面龋的预防效果更明显。

局部用氟的使用频率应该根据个体的患龋状况或患龋风险来决定。龋高危个体建议每 3 个月使用一次，一般人群每 6 个月使用一次。针对口腔内有活动性龋的个体，首次采取局部用氟措施时，建议在 2～4 周内连续使用 4 次，之后每 3 个月使用一次。需要定期评估个体的患龋风险，调整局部用氟的使用频率。牙齿萌出时釉质尚未发育成熟，萌出后的 2 年是釉质的成熟期，这期间采用局部用氟的措施能够取得更好的防龋效果。

一、局 部 涂 氟

局部涂氟是一种用不同浓度的氟化物溶液涂布牙面的防龋方法。

（一）常用产品

1. 2% 氟化钠（NaF）溶液（氟离子浓度：9200mg/L）。

2. 8% 和 10% 氟化亚锡（SnF_2）溶液（氟离子浓度：19 500～24 300mg/L）。

3. 1.23% 酸性磷酸氟（APF）溶液（氟离子浓度：12 300mg/L）。

（二）使用方法

1. 清洁牙面，邻面使用牙线清洁，棉球隔湿，吹干。

2. 用棉球或棉签蘸取氟化物溶液反复涂布牙面 3～4 分钟。

3. 取出隔湿棉球，30 分钟内不漱口、禁食水。

（三）注意事项

1. 局部涂氟需要专业人员在诊室或有条件的社区口腔卫生服务中实施。

2. 涂药前一定要清洁好牙齿，口腔卫生很差的病人要先接受洁治。

3. 涂药的整个过程中注意隔湿。

4. 操作时药液不宜过多，注意不要将药液涂到牙龈或口腔黏膜上。

5. 要掌握涂布含氟溶液的使用量，氟化物溶液的急性中毒剂量因使用对象的年龄而异，酸性磷酸氟的成人中毒剂量约 12.5ml（250mg NaF），1～12 岁儿童则为成人剂量的 1/3～1/2。因此，涂布时要特别注意使用量，成人全口涂布用药量必须为 2ml 以内，通常 1ml 为宜。

6. 氟化亚锡溶液味苦涩,有金属味道,对牙龈有刺激作用,还可使牙齿变色,不宜儿童使用。另外,氟化亚锡溶液不稳定,使用时要新鲜配制。

二、含氟涂料

含氟涂料是一种加入了氟化物的有机溶液,涂布在牙面上预防龋病的方法。

常用的含氟涂料产品有 Duraphat、Duraflor、Fluor Protector 及含氟的 Copal Varnish 等几种,氟离子浓度为 1000~22 600mg/L。使用之后在口腔内的潮湿环境中,牙面上的含氟涂料可以在几分钟之内凝固,涂膜一般可以保持 24~48 小时。含氟涂料所需剂量小,操作时间短暂,很快凝固,因此,尽管含有的氟化物浓度很高,也减少了吞咽的危险,很少发生呕吐。

（一）使用方法

1. 清洁牙面,邻面使用牙线清洁,棉球隔湿,吹干。

2. 用小刷子、探针或棉签将含氟涂料直接涂抹于牙面上。

3. 涂布后的 2~4 小时内最好不进食,可以喝水或进流食,当晚不刷牙,以保证涂料与牙面的最长时间接触。

（二）注意事项

1. 使用之前,详细阅读产品说明书,并按照说明书的指示操作。

2. 溃疡性牙龈炎、口腔炎、支气管哮喘的患者禁用,或对产品中的成分过敏的患者禁用。具体禁忌证参考产品说明书。

3. 针对儿童,在使用含氟浓度高的涂料时,要特别注意用量,具体用量一定要参考产品的使用说明书。

三、含氟凝胶

含氟凝胶是一种含有氟化物的凝胶。专业人员常使用的是 1.23% 的酸性磷酸氟凝胶(氟离子浓度:12 300mg/L)。

（一）使用方法

1. 患者体位 身体坐正,头部略向前倾,以避免上颌托盘内的凝胶流出刺激咽部。

2. 选择合适的托盘 托盘的大小应适合牙列,能覆盖全部牙齿,有足够的深度覆盖过牙颈部并接触到牙槽脊黏膜。

3. 装入含氟凝胶 托盘内的含氟凝胶要适量,做到既能覆盖全部牙齿,又避免凝胶过多使患者感到明显不适或被咽下。

4. 放置托盘 将装有含氟凝胶的托盘放入上下牙列,嘱患者轻咬使凝胶布满牙面和牙间隙,保留 4 分钟。

5. 操作过程中始终使用排唾器。

6. 取出托盘后,拭去黏附在牙面上的残留凝胶。

7. 30 分钟内禁食、禁水、不漱口。

（二）注意事项

1. 应用含氟凝胶过程中,专业人员不得离开患者。

2. 含氟凝胶用于体重 10~20kg 的儿童时,用量可达到可能的中毒剂量,因此,含氟凝胶不适合学龄前儿童使用。

3. 严格操作,使用吸唾装置,尽量减少氟的误吞摄入。

四、含氟泡沫

含氟泡沫是一种含有氟化物的泡沫。含氟泡沫的氟浓度和 pH 值与含氟凝胶相同,但由于是泡沫,使用量明显少于凝胶。有研究报道使用含氟凝胶和含氟泡沫后釉质对氟的摄取相近,但含氟泡沫的用量只有含氟凝胶的 1/5~1/4,因而使用更安全。

含氟泡沫的使用方法和注意事项与含氟凝胶相同,不同的是学龄前儿童可以使用含氟泡沫,但要注意用量,每次使用量控制在 0.6~0.8g 之间。

关于含氟泡沫防龋效果的研究较少,这方面还需要更多的临床研究。

五、含氟漱口液

含氟漱口液是指用氟化钠、氟化亚锡、氟化胺等氟化物配成的漱口液。氟化钠漱口液因价格便宜和味道易于接受最为常用。

（一）使用方法

1. 0.2% 氟化钠漱口液每周使用 1 次;每次使用 10ml;含漱 1 分钟后吐净,30 分钟内禁食水、不漱口。

2. 0.05% 氟化钠漱口液每天使用 1 次;每次使用 10ml;含漱 1 分钟后吐净,30 分钟内禁食水、不漱口。

（二）注意事项

1. 含氟漱口液不适宜 6 岁以下的儿童使用。

2. 漱口时要鼓动两颊以保证漱口液能接触所有牙面。

3. 含氟漱口液可以个人在家使用,但儿童需要在家长的监督下使用。

4. 含氟漱口液适用于学校的防龋项目,但需要在专业人员或老师的监督下使用,漱口液的发放要有专人负责,计量要准确,每个儿童要有自己的小口杯,并使用定时器计时。

5. 除了选用现成的含氟漱口液产品,还可以自行配制,但要有专人配制,搅拌要彻底,避免沉淀,浓度要准确以保证安全、有效。

第2节　窝　沟　封　闭

牙齿的窝沟点隙是龋病的好发部位,一方面点隙裂沟的解剖形态使得致龋菌及其代谢产物容易滞留;另一方面点隙裂沟的深度使得自我口腔卫生措施或牙科专业清洁都难以达到。我国 1995 年进行的第二次全国口腔健康流行病学调查结果显示,12 岁年龄组儿童中窝沟龋占 90.32%,下颌第一磨牙龋和上颌第一磨牙龋分别占总龋数的 57.0% 和 22.2%。因此,预防窝沟龋的发生非常重要。

窝沟封闭又称点隙裂沟封闭,是指不去除牙体组织,在牙齿咬合面、颊舌面的点隙裂沟涂布一层粘接性树脂材料,保护釉质不受细菌及代谢产物侵蚀,达到预防龋病发生的一种有效防龋方法。窝沟封闭使用的粘接性树脂材料称为窝沟封闭剂。当牙面的窝沟被封闭之后,原存于窝沟中的细菌的营养来源被断绝,新的细菌也不能进入,一方面起到了预防龋病发生的作用,另一方面也能阻止已存在的早期龋损继续发展。除了氟防龋外,窝沟封闭在龋病预防措施中起到了非常重要的作用。

一、窝沟封闭的适应证与非适应证

(一)窝沟封闭的适应证

1. 窝沟深,特别是可以插入或卡住探针的(包括可疑龋)。

2. 口腔内其他牙,特别是对侧同名牙患龋或有患龋倾向。

牙萌出后达到𬌗平面即适宜作窝沟封闭,一般是萌出后 4 年之内。乳磨牙在 3～4 岁,第一恒磨牙在6～7 岁,第二恒磨牙在 11～13 岁为最适宜封闭的年龄。釉质发育不全,窝沟点隙有早期龋损,𬌗面有充填物但存在未作封闭的窝沟,可根据具体情况决定是否作封闭。总之,封闭的最佳时机是牙齿完全萌出,龋齿尚未发生的时候。

(二)窝沟封闭的非适应证

1. 牙面无深的点隙沟裂、自洁作用好。

2. 患者不合作,不能配合正常操作。

3. 牙齿尚未完全萌出,牙龈覆盖部分牙面。

二、窝沟封闭的操作方法与步骤

窝沟封闭的操作可分为清洁牙面、酸蚀、冲洗和干燥、涂布封闭剂、固化、检查六个步骤(图 51-1)。封闭是否成功完全依赖于每一个步骤的认真操作,这是封闭剂完整保留的关键。

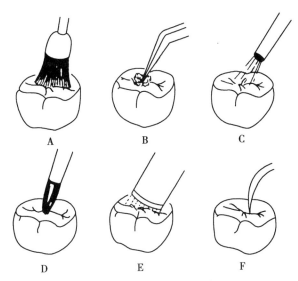

图 51-1　窝沟封闭的操作步骤

(一)清洁牙面

酸蚀与封闭前首先应对牙面,特别是窝沟作彻底清洁,方法是在低速手机上装好锥形小毛刷或橡皮杯,蘸上适量清洁剂刷洗牙面(也可不用清洁剂,只是蘸湿后刷净牙面)。清洁剂可以用浮石粉或不含氟的牙膏,要注意不使用含有油质的清洁剂或过细磨料。彻底冲洗牙面后应冲洗漱口,去除清洁剂等,再用尖锐探针清除窝沟中残余的清洁剂。如果有条件,最好在放大装置(4 倍)下检查窝沟情况,对于点隙沟裂有可疑龋的,可以采用空气喷磨法,或用最小号球钻或金刚砂钻磨除龋坏釉质。

(二)酸蚀

清洁牙面后即用棉纱卷或棉球隔湿,将牙面吹干后用细毛刷、小棉球或小海绵块蘸上酸蚀剂放在要封闭的牙面上。酸蚀剂可为磷酸液或含磷酸的凝胶,酸蚀面积应比接受封闭的范围略大,为牙尖斜面的 2/3。一般认为凝胶使酸蚀区较好地固定在某一部位。应轻轻操作,以保证酸蚀的釉质表面接触到新鲜的酸。

恒牙酸蚀时间一般为 20～30 秒,乳牙酸蚀 60 秒(参考封闭剂产品说明书的要求进行)。注意酸蚀过程中不要擦拭酸蚀牙面,因为这会破坏被酸蚀的牙釉面,降低粘接力。放置酸蚀剂时要注意酸的用量适当,不要溢出到口腔软组织,还要注意避免产生气泡。

(三)冲洗和干燥

酸蚀后用蒸馏水彻底冲洗,通常用水枪或注射器加压冲洗牙面 10～15 秒,边冲洗边用排唾器吸干,去除釉质表面的酸蚀剂和反应产物。如用含磷酸的凝胶酸蚀,冲洗时间应加倍。冲洗后立即交换干棉卷隔湿,随后用无油无水的压缩空气吹干牙面约 15 秒,也可采用挥发性强的溶剂,如无水酒精、乙醚,辅助干燥。封闭前保持牙面干燥,不被唾液污染是封闭成功的关键。压缩空气干燥牙面较用洗耳球干燥牙面的封闭脱落率低。使用棉卷可起到很好的隔湿作用，还可采用专门提供的三角形吸湿纸板放置在颊黏膜侧或使用橡皮障等。在很大程度上，隔湿也依赖患者的合作。

酸蚀牙面干燥后呈白色雾状外观，如果酸蚀后的釉质没有这种现象，应重复酸蚀。操作中要确保酸蚀牙面不被唾液污染，如果发生唾液污染，则应再冲洗牙面，彻底干燥后重复酸蚀。

（四）涂布封闭剂

采用自凝封闭剂时，每次封闭前要取等量 A、B 组分（分别含有引发剂和促进剂）调拌混匀。调拌时要注意掌握速度以免产生气泡，影响固化质量。自凝封闭剂固化时间一般为 1～2 分钟，通常调拌 10～15 秒，完全混匀后在 45 秒内即应涂布，此后自凝封闭剂进入初凝阶段，黏度增大，流动性降低，故调拌和涂布要掌握好时机，在初凝阶段前完成。涂布后不要再污染和搅动。

光固化封闭剂不需调拌，直接取出涂布在牙面上，如连续封闭多颗牙，注意不宜取量过多，因为光固封闭剂在自然光下也会逐渐凝固。

涂布方法：用细刷笔、小海绵或制造厂家的专用供应器，将封闭材料涂布在酸蚀牙面上。注意使封闭剂渗入窝沟，使窝沟内的空气排出，并放置适量的封闭材料以覆盖牙齿需要封闭的酸蚀面。在不影响咬合的情况下尽可能有一定的厚度。如果涂层太薄就会缺乏足够的抗压强度，容易被咬碎。

（五）固化

自凝封闭剂涂布后 1～2 分钟即可自行固化。光固化封闭剂涂布后，立即用可见光源固化灯照射。照射距离约离牙尖 1mm，照射时间要根据产品类型与可见光源性能决定，一般为 20～40 秒。照射的部位要大于封闭剂涂布的部位。

（六）检查

封闭剂固化后，用探针进行全面检查，了解固化程度，粘接情况，有无气泡存在，寻找遗漏或未封闭的窝沟并重新封闭，观察有无过多封闭材料和是否需要去除，如发现问题及时处理。如果封闭剂没有填料可不调，如使用含有填料的封闭剂，又咬合过高，应调整咬合。封闭后还应定期（3 个月、6 个月及一年）复查，观察封闭剂保留情况，脱落时应重作封闭。

对已完成封闭的儿童应作好记录，以便复查。

三、有关窝沟封闭效果的几个问题

（一）唾液污染酸蚀釉面

在进行封闭时，酸蚀后唾液污染是封闭剂脱落的主要原因之一。唾液污染酸蚀后的釉面，形成新的

获得性膜，阻止了封闭剂与釉质表面的化学及机械结合。可溶性膜又形成了细菌及代谢产物渗入的间隙，造成了龋易感的条件及封闭剂脱落的原因。因此，操作中出现唾液污染，应重新酸蚀，并加强隔湿，再行封闭。

（二）酸蚀与龋病的易感

封闭剂脱落后，酸蚀面是否使龋的易感性增强，是我们关注的问题。目前研究证明，封闭剂脱落后，局部釉质表面比未封闭处耐酸，患龋也较少。可能是釉质微孔中保留了树脂突的封闭作用。但不能就此不作处理，还应再次作封闭。

（三）早期龋的封闭

研究证明早期龋做封闭，可使龋停止发展。至于封闭剂是否可替代早期龋充填，还要进一步探讨。不过，龋损是否长期停滞发展，还应看封闭后，龋损处存留菌斑及酸性代谢产物是否不易清除，菌斑长期滞留仍有致龋危险。

（四）开展窝沟封闭，有效减少龋病发生

窝沟封闭是减少窝沟龋的有效措施。不需要特殊贵重设备，操作简便，对患者省时、省钱、无牙组织损伤。但这项工作还有待普及与加强管理，包括：提高口腔专业人员对窝沟封闭的认识；大力培养初级口腔技术人员开展窝沟封闭；健全社区防治，为窝沟封闭开展创造条件；将窝沟封闭作为健康教育的内容。

第3节 预防性树脂充填

预防性树脂充填是一种窝沟封闭与窝沟龋充填相结合的预防性措施。该方法仅去除窝沟处的病变釉质或牙本质，根据龋损的大小，采用酸蚀技术和复合树脂材料充填早期窝沟龋，并在牙殆面上涂布一层封闭剂。由于不采用传统的预防性扩展，只去除少量的龋坏组织后即用复合树脂材料充填龋洞，而未患龋的窝沟使用封闭剂保护，这样就保留了更多的健康牙体组织，是一种预防早期龋进一步发展的微创治疗方法。

一、预防性树脂充填的适应证

1. 窝沟有龋损能卡住探针。
2. 深的点隙窝沟有患龋倾向，可能发生。
3. 沟裂有早期龋迹象，釉质混浊或呈白垩色。

二、预防性树脂充填的分类

基于龋损范围、深度和使用的充填材料，可将预防性树脂充填分为三种类型。

A 类：需用最小号圆钻去除脱矿釉质，用不含填料的封闭剂充填。

B类：需用小号或中号圆钻去除龋损组织，洞深基本在釉质内，通常用流动树脂材料充填。

C类：需用中号或较大圆钻去除龋损组织，洞深已达牙本质，用复合树脂材料充填，其余正常窝沟做封闭。

三、预防性树脂充填的操作步骤

预防性树脂充填除了去除龋坏组织和使用粘接剂进行树脂充填外，其操作步骤与窝沟封闭相同。

1. 用手机去除点隙窝沟龋坏组织，圆钻大小依据龋坏范围而定，不作预防性扩展。

2. 清洁牙面，彻底冲洗干燥、隔湿。

3. C型酸蚀前将暴露的牙本质用氢氧化钙遮盖。

4. 酸蚀𬌗面及窝沟。

5. C型在窝洞内涂布一层粘接剂后用后牙复合树脂充填；B型用流动树脂材料或加有填料的封闭剂充填窝洞，固化后在𬌗面上涂布一层封闭剂；A型用封闭剂涂布𬌗面窝洞及窝沟。

6. 术后检查充填及固化情况，有无漏涂、咬合是否过高等。

操作中术者应该特别注意避免唾液污染酸蚀后的牙面以及保持酸蚀面的绝对干燥。

（王文辉　郑树国　徐　韬）

参 考 文 献

1. 胡德渝. 口腔预防医学. 第6版. 北京：人民卫生出版社，2012

2. 徐韬. 预防口腔医学. 第2版. 北京：北京大学医学出版社，2013

3. 葛立宏. 儿童口腔医学. 第4版. 北京：人民卫生出版社，2012

附 录 1

口腔科常用药物

药物在口腔疾病治疗中发挥着重要的作用，口腔科临床用药分为全身用药和局部用药。口腔疾病多为局部性病变，且口腔和外界直接相通，局部用药十分方便，因此局部用药在口腔疾病治疗中占有重要地位。本附录内容主要介绍口腔科常用的局部用药。

第1节 防龋药物

防龋药物应具备以下条件：①能预防龋齿发生；②使初龋停止发展；③使用简便，易于普及。

氟化钠甘油糊剂

【处方组成】

氟化钠 15g

甘油 5g

【药理作用】

适量的氟能置换牙齿羟磷灰石的羟基，形成不易被酸溶解的氟磷灰石结晶；较高浓度的氟可抑制致龋细菌合成胞内、胞外多糖及其产酸的能力；抑制糖蛋白在釉质表面的黏附，从而阻碍牙菌斑的形成。因此，低浓度的氟对增强发育中的牙齿结构、萌出后的预防龋齿均有疗效。

【用途】

用于预防龋齿，也用于牙本质敏感症。

【用法】

牙面用乙醇脱水，吹干，用小棉球蘸药涂擦 2~3 分钟，每周 1 次，4 次为 1 个疗程，每年 1 个疗程。也可将牙齿干燥后，将本品涂于牙面，以橡皮轮研磨牙面使生热并渗透药物。

【注意事项】

能缓慢腐蚀玻璃，应放置于塑料容器内。

氟化钠溶液

【处方组成】

氟化钠 2g

纯化水加至 100ml

【药理作用】

同氟化钠甘油糊剂。

【用途】

同氟化钠甘油糊剂。

【用法】

局部涂擦。使用前清洁牙面，隔湿，吹干牙面，用浸泡药液的棉球涂擦牙面，保持湿润 4 分钟。涂擦后 30 分钟内不漱口，不进食。每周 1 次，4 次为 1 个疗程。根据乳、恒牙萌出的时间和患龋规律，可在 3 岁、7 岁、10 岁和 13 岁各进行 1 个疗程，直到恒牙全部萌出。每人 1 次最大用量以 1~2ml 为宜。

酸性磷酸氟

酸性磷酸氟系氟化钠和磷酸组成的防龋剂，剂型有溶液和凝胶两种。

【处方组成】

液剂：氟化钠 2g

8.5% 正磷酸 1.15g（0.68ml）

4.6% 氢氟酸 0.72g

纯化水加至 100ml

凝胶剂：氟化钠 2%

正磷酸 0.68%

羧甲基纤维素钠 5%

左旋薄荷脑适量

【药理作用】

酸性磷酸氟的 pH 为 3.2。由于其弱酸性，可使釉质中的钙、磷溶解呈多孔状,有助于氟化物进入釉质深层并滞留其中。溶解的钙、磷与氟结合沉淀生成氟磷灰石,从而增加釉质中氟磷灰石的含量。酸性磷酸氟中的磷有稳定磷灰石的作用,其酸性可使釉质释放钙和磷,而有磷酸盐存在时可阻止钙、磷的过度释放。

【用途与用法】

主要使用凝胶。凝胶一般用托盘局部应用。使用时先清洁牙面、隔湿、吹干,用适合口腔大小的泡沫塑料托盘装入适量凝胶,分别置于上下颌弓,轻轻咬动,使凝胶布满牙面并挤入牙间隙及窝沟内,停留4~5分钟后取下托盘,30分钟内不漱口、不进食饮水,使药物在牙面上停留的时间延长。第1年每季度使用1次,第2年每6个月使用1次。酸性磷酸氟溶液涂擦的用法同2%氟化钠溶液。

氟化亚锡溶液

【处方组成】

氟化亚锡 8g

纯化水加至 100ml

【药理作用】

氟化亚锡具有氟离子和亚锡离子的双重抗龋作用。亚锡离子可阻止细菌黏附于牙面,减少菌斑形成,还可与变链菌细胞膜上的酸性物质发生作用,选择性抑制变链菌。氟化亚锡与牙接触时间延长后,会形成一层不溶性磷酸锡、氟化钙和磷酸氟化物。

【用途与用法】

局部使用,防龋效果优于2%氟化钠溶液,涂擦方法同2%氟化钠溶液。也可配制成0.1%溶液含漱,每天1次。

再矿化液Ⅰ号

【处方组成】

氯化钙 8.9g

氟化钾 0.2g

磷酸二氢钠 6.6g

氯化钾 11.1g

纯化水加至 1000ml

【药理作用】

防龋。

【用途与用法】

治疗早期釉质龋。牙面涂擦或含漱,每天数次。

第2节 窝洞消毒剂

窝洞消毒剂应具备以下条件:①杀菌力强、渗透性大,能在短期内杀灭龋洞内的细菌;②不损害牙髓组织;③不使牙齿着色。

樟脑苯酚溶液

【处方组成】

樟脑 6g

乙醇 1ml

苯酚 3g

【药理作用】

本品为樟脑与苯酚的混合制剂。樟脑有镇痛作用和弱的防腐作用,与苯酚合用可减轻酚的腐蚀作用,加强渗透作用。苯酚是原浆毒,使细菌蛋白变性,起杀菌作用,对革兰氏阳性和革兰氏阴性菌有效。对真菌亦有杀灭作用,但对芽胞、病毒无效。本品还有止痛作用。

【用途与用法】

1. 窝洞及根管消毒。用医用棉球蘸药置龋洞或根管中。在根管消毒时,可以用小棉球蘸药放在根管口,用暂封剂密封3~5天;也可用消毒纸捻或棉捻蘸药封入根管内。

2. 用于减轻逆行性牙髓炎时的疼痛。用医用棉球蘸药置入牙周袋内。

麝香草酚乙醇溶液

【处方组成】

麝香草酚 5g

乙醇加至 20ml

【药理作用】

本品防腐作用大,刺激性小,能渗入牙本质小管内。对坏死组织有分解作用。有轻微的镇痛作用。

【用途与用法】

1. 窝洞消毒。用医用棉球蘸取本品,涂布窝洞,然后吹干。

2. 根管消毒。根管预备后,拭干根管,用棉捻蘸药,封入根管内。

3.牙本质敏感症时脱敏。用医用棉球蘸取本品,置于敏感的牙面上,用灼热的充填器熨烫,同时嘱患者向外呵气,以免吸入蒸汽。

【注意事项】

密闭瓶口,以免乙醇挥发。

第3节　根管消毒剂

根管消毒剂应具备以下条件:①能快速消除和破坏根管内的细菌,不易产生耐药性,对多种细菌有效;②能中和或破坏根管内的毒性物质;③能在血液、浆液、脓液或其他有机物中保持有效浓度,药效维持时间长;④对根尖周组织无刺激和毒性作用,不危害宿主组织的生理功能;⑤能有效地渗透到根管、牙本质小管、侧支根管内和根尖周组织;⑥较稳定,便于贮存;⑦不使牙着色。

曾经普遍使用的酚类根管消毒剂均具有原浆毒,能引起细胞结构破坏或功能损伤,这种毒性对宿主细胞和细菌细胞是非选择性的。如医师使用不当,可能造成严重的根尖周组织损伤,影响愈合。因此,建议将氢氧化钙糊剂作为根管消毒的首选药物,放弃使用酚类消毒剂。

氢氧化钙糊剂

【药理作用】

氢氧化钙的药理作用在于其抗微生物活性。绝大部分根管内细菌不能生存于氢氧化钙的高度碱性环境中。感染根管中的细菌在直接接触氢氧化钙后短时间内就被消灭。氢氧化钙还能诱导组织矿化修复。它可以使新形成的毛细血管通透性下降,减少细胞间液产生,提高组织间钙离子的浓度。pH 的升高可以中和炎症过程中产生的酸性物质,消除破骨细胞产生的乳酸,抑制酸性磷酸酶,抑制根尖炎性吸收,阻止硬组织的进一步破坏。

【用途与用法】

氢氧化钙糊剂是一种作用缓慢的抗菌剂,作用时间可达 1 周以上。使用时用注射器直接注入根管内。根管填满糊剂后,用氧化锌丁香油糊剂封闭根管口。

【注意事项】

导入根管内时,要注意将糊剂均匀充填至全根管,以发挥最大效果。根管口封闭一定要严密。

碘仿糊剂

【药理作用】

本品具有消毒、杀菌、收敛和止痛作用。实验研究表明,碘仿糊剂对需氧菌和厌氧菌均有较好的抑制作用和杀灭作用,尤其是厌氧菌作用更强。本品对组织无刺激作用,并能吸收渗出液,使创面干燥,还能促进肉芽组织新生和创口愈合。

【用途与用法】

1.根尖区组织有大量渗出物、叩痛经久不消的患牙。棉捻蘸碘仿糊剂封入根管中,或将糊剂直接封入根管中,留置 10～14 天。

2.砷制剂引起的牙龈或根尖区组织坏死。碘仿糊剂敷于坏死的牙龈处。

3.根尖周围的化学性坏死。碘仿糊剂封入根管中。

【注意事项】

少数患者对碘有过敏反应。

第4节　根管冲洗剂

根管冲洗剂应具备以下条件:①冲洗碎屑作用;②润滑作用;③杀菌作用;④组织溶解作用;⑤去除玷污层作用。

次氯酸钠溶液

【处方组成】

使用水溶液,最常用浓度为 5.25%,较低浓度的为 2.5%、1.25%。

【药理作用】

本品与水作用生成次氯酸。次氯酸分解产生新生态氧,通过氧化和抑制细菌的巯基破坏其代谢,起杀菌作用。与水生成的氢氧化钠对有机组织有较强的溶解作用,能溶解坏死的牙髓组织,起到清洗和消毒根管的效果。

【用途与用法】

根管冲洗。冲洗用溶液的浓度为 1%～5%,浓度高时对黏膜有刺激,一次 1～2ml,边冲洗边吸引,冲洗时不可加压,针头不可堵住根管,以免溶液超出根尖孔,损伤根尖周围组织。为使药液达到根尖 1/3 处的根管,应在根管预备充分通畅后使用。

【注意事项】

溶液应避光、避热、密闭保存。高浓度溶液对局部组织有刺激性,建议在橡皮障隔离条件下使用。

氯己定溶液

【药理作用】

氯己定的抗菌谱广,对革兰氏阳性菌效佳,对革兰氏阴性菌和真菌亦有效。氯己定对牙表面的无机和有机物有高度的亲和力,可较长时间停留在牙体组织上,使得其抑菌时间可持续1周。氯己定对根尖周组织无毒性,与次氯酸钠溶液的联合使用可得到更强的抑菌能力。

【用途与用法】

使用0.2%～2%氯己定溶液直接冲洗根管。

乙二胺四乙酸二钠溶液

【处方组成】

乙二胺四乙酸二钠 17g
5M氢氧化钠溶液 9.25ml
纯化水加至100ml

【药理作用】

乙二胺四乙酸二钠能与各种二价和三价金属离子形成稳定的螯合物,其作为根管冲洗剂,可螯合牙本质中的钙,软化根管内的牙本质壁、去除牙本质玷污层。乙二胺四乙酸二钠还有一定的抑菌作用,能与细菌生长所必需的金属离子螯合,切断细菌的营养而抑制其生长。

【用途】

对于狭窄根管、根管钙化或根管内异物可用乙二胺四乙酸二钠溶液来处理。此外,根管预备后,根管壁的玷污层可能影响根管治疗充填的密合度,用次氯酸钠溶液冲洗根管后,再用乙二胺四乙酸二钠溶液冲洗根管,可去除玷污层,使可塑性根管充填材料和黏结性根管充填糊剂渗透进入牙本质小管,增进根管充填的密合度。

【注意事项】

本品螯合作用非常强,使用5分钟后可穿透和软化牙本质深度20～30μm,因此必须小心使用,以防止根管壁侧穿或根管偏移。被软化的牙本质必须及时清除,以免存留在根管内封闭根管,影响最后的根管充填。

过氧化氢溶液

【处方组成】

常用浓度为3%。

【药理作用】

过氧化氢遇到组织中的过氧化氢酶时,立即分解而释出新生态氧,具有杀菌、消毒、防腐、除臭和除污的作用。但其作用时间短(仅在产生氧气泡时有效),且受有机物的影响,故杀菌作用较弱。主要用以清洗污秽的创面,因气泡能将创伤或根管中的脓块、血块及坏死组织松动而排出。但因产气快,在深部腔、窝中有引起栓塞及扩大感染的危险。

【用途】

可用于根管冲洗。可与次氯酸钠溶液交替冲洗,边扩大根管边冲洗。在冲洗细窄的根管时,压力不可过大,并应使气泡有逸出的通路。否则大量气泡进入根尖孔外的组织,引起疼痛和感染扩散。

氯胺-T溶液

【处方组成】

氯胺-T 2g
纯化水加至100ml

【药理作用】

本品是一种具广谱杀菌作用的消毒药,对细菌繁殖体、病毒、真菌及细菌芽胞都有一定的杀灭作用。对健康组织无刺激性。与次氯酸钠比较,对有机物缺乏任何溶解作用。

【用途】

根管冲洗和消毒。

【用法】

感染坏死的牙髓。在拔髓前可滴入少量本品,用光滑髓针或拔髓针进入根管,反复振荡,或用本品冲洗,防止将感染物推出根尖孔外。在根管器械预备后,用本品冲洗根管,或用棉捻蘸本品擦洗根管壁。

【注意事项】

避光、密闭保存。

第5节　根管充填剂

根管充填剂应具备以下条件：①不刺激根尖周组织；②体积稳定，长期不变性；③具有封闭根管壁和根尖孔的能力，无气孔且不可渗透，不被组织液破坏和溶解；④抑菌；⑤X线阻射；⑥不使牙齿变色；⑦便于充入根管，如有必要，容易从根管中取出。

氢氧化钙及其制剂

氢氧化钙作根管充填剂较为普遍，且具有较好疗效，它可使肉芽组织纤维化，类牙本质和类牙骨质的形成活跃，同时可促进牙槽骨增生。根充后根尖周的结缔组织修复良好。

【药理作用】

参阅本附录第3节中氢氧化钙糊剂和第7节中氢氧化钙。

碘仿糊剂

【处方组成】

碘仿 3.0g
氧化锌 3.1g
凡士林 3.7g
丁香油酚 0.2ml

【药理作用】

碘仿本身并无杀菌作用，当其遇到醇、醚、脂肪和某些细菌的产物时，缓慢分解产生游离碘，从而产生杀菌作用，并使细菌产物氧化。化脓创面的渗出物中有大量脂肪类物质，可促使其释出游离碘，故碘仿对创口为良好的消毒剂和除臭剂，其消毒作用持久。碘仿对组织无刺激作用，能减少创面的渗出物，并促进其吸收，使创面干燥，并可使肉芽组织生长，促进伤口愈合。

【用途】

可用做暂时根充剂。如根尖区有大量渗出，叩痛久不消失者，可用碘仿糊剂封入根管中 10～14 天，对减少渗出、促进根尖区炎症消退有明显效果。碘仿纱条用于干槽症、脓腔以及术后的空腔填塞，可防腐、除臭、止痛和促进愈合。亚砷酸引起的化学性坏死（龈乳头或根尖区组织）可用碘仿解毒。

【用法】

蘸于棉捻上封入根管，或直接填入根管中。

【注意事项】

避光、密闭保存。

氧化锌丁香油糊剂

【处方组成】

粉——氧化锌
液——丁香油

【药理作用】

氧化锌丁香油糊剂可普遍用做根充剂，再加入牙胶尖，弯曲根管宜用银尖。优点是使用方便，必要时也便于取出。本糊剂具有组织亲和性，无明显收缩，牙胶尖易于压缩，不变质。X线阻射，不刺激尖周组织。

【用途与用法】

取氧化锌与丁香油调匀成糊剂状，用螺旋充填器低速送入根管内，也可用光滑髓针将糊剂送入根管内。

第6节　牙髓失活剂

牙髓失活剂应具备以下条件：①牙髓失活过程中不引起疼痛；②对牙本质无损害；③牙髓失活效果好，拔髓时无痛；④对周围组织安全，封药无吸收或吸收缓慢。

复方三氧化二砷糊剂

【药理作用】

三氧化二砷是强烈的原生质毒类药物，能与细胞酶系统的巯基（-SH）结合，破坏细胞的氧化过程，使组织坏死。作用于组织后首先使血管扩张、充血，形成血栓，血管破裂出血。同时也作用在神经末梢，使轴索和髓鞘破坏。

【用途与用法】

牙髓失活。取约粟米大小一点，置于露髓处，严密封闭，封药时间24～48 小时内，必须及时取出。

【注意事项】

本品含毒性药品，不得内服。本品的使用剂量、放入位置、封药时间对其疗效影响极大。本品作用强且无自限性，使用最多 24～48 小时即可使牙髓失活，故在 48 小时内必须取出，以防继续破坏深部组织，产生药物性根尖周炎，甚至引起牙周组织坏死等。窝洞一定要严密封闭，防止药物不慎溢出破坏牙龈组织和牙槽骨、牙周膜。过敏禁用。前牙、乳牙或根尖孔未形成的牙齿禁用。

金属砷

【处方组成】

金属砷 1.0g
盐酸丁卡因 1.0g
苯酚适量
棉块适量

【制法】

将金属砷研细，加盐酸丁卡因混合，再加苯酚研成糊状，然后将棉块浸入。

【药理作用】

盐酸丁卡因具有止痛作用，苯酚有防腐止痛作用，棉块为赋形剂，金属砷为原生质毒类药物，作用比三氧化二砷缓慢，与牙髓接触后，氧化为三氧化二砷，再作用于牙髓，产生与三氧化二砷相似的作用，主要是使牙髓充血、栓塞而失去活力。金属砷作用缓慢安全，不易产生化学性根尖周炎。

【用途与用法】

适用于乳牙牙髓失活。封药时间一般为 2～4 天，一般成人封药 5～8 天。

【注意事项】

金属砷的渗漏会导致牙周组织的坏死，严重者会导致牙槽骨的坏死。

多聚甲醛牙髓失活剂

【药理作用】

高浓度多聚甲醛具有原生质毒性、神经毒性，能引起毛细血管内皮细胞发生损害，平滑肌麻痹充血、扩张、出血，神经麻痹，最终牙髓逐渐坏死。由于甲醛有凝固蛋白作用，牙髓为干性坏死，可保持无菌。

【用途与用法】

多聚甲醛作用缓慢，封药时间为 2 周左右，封药时间延长，因此适用于乳牙。

【注意事项】

多聚甲醛的渗漏会导致牙周组织的坏死，若神经损伤可引发感觉异常。释放的甲醛通过根尖孔，可引起尖周炎症反应或组织坏死。若应用在乳牙列，有可能损害继承恒牙胚。失活剂释放的甲醛可能导致患者出现过敏反应。

第 7 节　活髓保存剂

活髓保存剂应具备以下条件：①对牙髓组织有良好的生物相容性，无毒性和刺激作用；②能促进牙髓组织的修复再生；③有较强的杀菌或抑菌作用；④有消炎作用；⑤有较强的渗透性；⑥药效稳定、持久；⑦有一定强度，使用方便。

氢氧化钙

【处方组成】

氢氧化钙处方种类较多，均由氢氧化钙、赋形剂和其他添加剂组成。赋形剂可分为水性赋形剂、黏性赋形剂和油性赋形剂。水性赋形剂包括：纯化水、0.9% 氯化钠溶液、林格液、局麻药、甲基纤维素和羧甲基纤维素等溶液。黏性赋形剂包括：甘油、聚乙二醇、丙二醇等。油性赋形剂包括：橄榄油、樟脑对氯酚和醋酸间甲酚酯等。为了能在 X 线片上显示，通常在糊剂中添加硫酸钡、碳酸铋、碘仿等 X 线阻射材料。

Dycal 是氢氧化钙的代表产品，由两组分组成，用时，取甲、乙组分等量混匀。

甲组分：
氢氧化钙 51.0%
氧化锌 9.2%
硬脂酸锌 0.3%
氨磺酰乙基甲苯 39.5%
乙组分：
二氧化钛 45.1%
钨酸钙 15.2%
硫酸钙 0.6%
1,3- 丁二醇水杨酸酯 39.1%

【药理作用】

氢氧化钙的药理作用取决于其化学性能，即强碱性和释放氢氧根离子，表现在抗菌作用和诱导矿化组织形成两方面。

氢氧化钙为强碱性（pH 9～12），绝大部分根管内细菌不能生存于氢氧化钙的高度碱性环境中。感染根管中的细菌在直接接触氢氧化钙后短时间内就被消灭。

氢氧化钙诱导矿化组织形成的机制目前尚未明确。当氢氧化钙作用于牙髓组织后，直接接触的牙髓组织发生坏死形成一层坏死层,邻近的牙髓组织可能出现炎症反应。经过一段时间后,在坏死层下方形成新的矿化组织沉积,即形成修复性牙本质,在组织切片上表现出牙本质桥样结构,牙髓封闭。修复性牙本质的形成表明牙髓细胞受到信号刺激后发生分化,新分化的细胞分泌牙本质基质并发生矿化。

【用途与用法】

将氢氧化钙粉剂与合适的赋形剂混合后均匀调拌,用器械将糊剂直接覆盖于牙髓穿孔处或牙髓切断面。也可直接使用商品化的糊剂。

【注意事项】

盖髓术和活髓切断术均需要无菌操作,严格防止细菌污染。使用药物时切勿加压,以免对牙髓造成新的损伤。暂封后窝洞应用暂封材料严格密封。

第8节 抗牙本质敏感药

抗牙本质敏感药应具备以下条件:①对牙髓无刺激;②能消除或减轻牙本质敏感症所引起的疼痛;③不刺激口腔软组织;④疗效稳定而持久;⑤不引起牙变色;⑥操作方便。

硝酸钾

【处方组成】

以一种含硝酸钾的水性凝胶为例:
硝酸钾 3%
氟离子 0.11%

【药理作用】

钾离子可降低感觉神经敏感性。凝胶剂型可延长钾离子的作用时间。

【用法】

使用患者定制的托盘。将凝胶注入托盘内,戴入口内 2～4 小时。

草酸钾

【处方组成】

使用 30% 的草酸钾溶液。

【药理作用】

草酸钾同时具有阻塞牙本质小管和降低牙髓神经敏感性的作用。草酸钾作用于牙面后,与牙本质中的钙离子发生反应,产生草酸钙晶体,进入并阻塞牙本质小管。钾离子具有降低牙髓神经敏感性的作用。

【用法】

使用时,隔湿、擦干牙面,用 75% 乙醇棉球涂擦以脱水、脱脂,吹干。使用小棉球蘸 30% 草酸钾在牙面反复涂擦 2 分钟,然后用 3% 草酸氢钾再反复涂擦 2 分钟即可。

氟化钠甘油糊剂

【处方组成】

见本附录第 1 节中氟化钠甘油糊剂。

【药理作用】

氟化钠可与牙本质中钙离子反应,产生氟化钙晶体,阻塞牙本质小管。

【用途与用法】

氟化钠甘油糊剂不使牙变色,对局部无刺激性,适用于牙颈部的脱敏。使用时,隔湿、擦干牙面,用 75% 乙醇棉球涂擦以脱水、脱脂,吹干,用小棉球蘸糊剂涂擦牙面 2～3 分钟,每周涂 1 次,4 次为 1 疗程。

复合脱敏剂

将脱敏药物和高分子化合物 2- 羟乙基甲基丙烯酸酯(HEMA)混合,共同发挥作用,故称为复合脱敏剂。

【处方组成】

以 Prep-Eze 和 Gluma 为例。
Prep-Eze:
苯扎氯铵 5%
氟化钠 0.5%
HEMA 35%
Gluma:
HEMA 361mg
戊二醛 51mg
纯化水 588mg

【药理作用】

复合脱敏剂主要药理作用是通过 HEMA 与暴露的牙本质小管内的蛋白质发生化学聚合,导致牙本质小管物理性封闭。苯扎氯铵为抑菌剂,可抑制暴露牙面上的细菌。氟离子具有抗牙本质敏感作用。戊二醛具有固定牙本质小管内蛋白质的作用。

【用法】

清洁牙面后，将脱敏剂在敏感的牙面上涂擦30～60秒，用气枪轻轻吹干牙面，牙面失去光泽。然后用水冲洗。如果效果不明显，可重复使用。为增强效果，可在涂擦脱敏剂后再使用牙本质封闭剂。

第9节　口腔黏膜病用药

维A酸乳膏

【药理作用】

具有较强的角质溶解作用，可抑制黏膜上皮过度角化，调节上皮增生及更新。

【用途】

用于斑块型口腔扁平苔藓和口腔白斑。

【用法】

擦干局部病损，并隔离唾液，将本品适量涂于病损表面，一天1次。

氨来呫诺糊剂

【药理作用】

动物口服表明，本品具有抗过敏和抗炎作用，可抑制速发型和延迟型过敏反应。体外研究表明，本品可潜在性地抑制肥大细胞、嗜碱性粒细胞和中性粒细胞释放组胺和白细胞介素，可能是通过增加炎性细胞内环磷酸腺苷的含量而产生膜稳定效应，或抑制钙离子内流。

【用途】

用于免疫系统正常的成人及12岁以上青少年的口腔溃疡。

【用法】

挤出少量糊剂于棉棒上，涂在溃疡表面，用药量以覆盖溃疡面为准。一天4次，一疗程3天。最好于三餐后和睡前80分钟清洁口腔后用药。

曲安奈德口腔软膏

【药理作用】

本品是一种皮质类固醇，具有显著的抗炎、止痛及抗过敏作用，可以迅速缓解口腔疼痛、炎症和溃疡。本品软膏基质具有黏附作用，可使药物与病损长时间紧密接触，保护覆盖创面，并使类固醇更好地发挥药效。

【用途】

用于口腔黏膜的急、慢性炎症，包括复发性口腔溃疡、糜烂型扁平苔藓，口炎创伤性病损，如义齿造成的创伤性溃疡、剥脱性龈炎和口腔炎。

【用法】

挤出少量药膏（大约1cm），轻轻涂抹在病损表面使之形成薄膜，不要反复揉擦。最好在睡前使用，这样可以使药物与患处整夜接触。如果症状严重，每天须涂2～3次，以餐后为宜。

地喹氯铵含片

【药理作用】

本品为阳离子表面活性剂，具有广谱抗菌作用，对口腔和咽喉部的常见致病细菌和真菌感染有效。

【用途】

用于急性咽喉炎、慢性咽喉炎、口腔黏膜溃疡和牙龈炎。

【用法】

口含，一次0.25～0.5mg，每2～3小时1次，必要时可重复用药。

【注意事项】

对本品过敏者禁用。本品应逐渐含化，勿嚼碎口服。

西地碘含片

【药理作用】

本品系将碘利用分子分散技术制成的氧化分子态西地碘，在唾液作用下迅速释放碘分子可直接氧化和卤化菌体蛋白质，对多种细菌繁殖体、真菌、芽胞、病毒等均有杀灭作用。临床验证结果表明，西地碘片的杀菌抗感染作用可靠，并具有收敛，消除黏膜水肿，止痛作用快、清除口腔臭味，促进口腔溃疡黏膜愈合等功能，供口腔、咽喉局部用药，对口腔黏膜无刺激性。

【用途】

用于慢性咽喉炎、白念珠菌感染性口炎、口腔黏膜溃疡、慢性牙龈炎、牙周炎及糜烂型扁平苔藓等。

【用法】

口含，一次 1.5mg，一天 3～5 次。慢性口腔溃疡 1 周为 1 个疗程。

制霉菌素片

【药理作用】

本品可与真菌细胞膜上的甾醇相结合，产生细胞膜通透性的改变，以致重要细胞内容物漏失而起抗真菌作用。口服不吸收，几乎全部自粪便中排出。局部外用也不被皮肤和黏膜吸收。

【用途】

用于口腔黏膜念珠菌病，如鹅口疮（雪口）、义齿性口炎、真菌感染引起的菱形舌、萎缩型和增殖型念珠菌感染等。

【用法】

一次 50 万 U，一天 3 次，饭后含化并咽下，连用 14～30 天。如不能耐受该药的特殊味道，或出现消化道症状，可在含化后将药吐出。

碳酸氢钠溶液

【药理作用】

本品呈弱碱性，能中和酸。水溶液含漱能消除和分解残留凝乳或糖类，使口腔呈弱碱性环境，能减少局部酸性刺激和抑制某些细菌生长。

【用途】

主要用于口腔黏膜较广泛的、表浅的轻度念珠菌感染。

【用法】

3%～5% 碳酸氢钠溶液，饭后含漱，一次 10ml，一天 3 次。

甲紫溶液

【药理作用】

本品属三苯甲烷类抗菌性染料。对某些革兰氏阳性菌，特别是葡萄球菌有杀菌作用，还对一些致病性真菌如念珠菌有效。对革兰氏阴性菌作用较差，对抗酸菌或芽胞没有作用。抗菌活性随 pH 升高而升高。能与坏死组织结合形成保护膜起收敛作用。

【用途】

用于口腔黏膜及唇部溃疡、糜烂、疱疹等渗出较多的病损和白念珠菌感染引起的口炎。

【用法】

涂布于病损处，一次适量，一天 2～3 次。

【注意事项】

不可长期应用，因有致癌可能。长期或反复使用本品治疗口腔念珠菌病，可因摄入本品而导致食管炎、喉炎、喉头阻塞和气管炎，还可引起恶心、呕吐、腹泻和腹痛等症。

第 10 节　牙周病用药

碘甘油

【处方组成】

碘 2g

碘化钾 2g

纯化水 2ml

甘油加至 100ml

【药理作用】

本品具有防腐、收敛和轻微腐蚀作用。其中的碘能氧化细胞质的活性基团，并与蛋白质的氨基结合，使之变性，从而杀死细菌。本品对细菌、真菌、病毒均有杀灭作用。

【用途】

用于牙龈炎、牙周炎及冠周炎等。

【用法】

用 0.9% 氯化钠溶液冲洗牙周袋（龈袋），擦干后，用探针蘸本品送入牙周袋（龈袋）内，然后用干的医用棉球擦去多余药液，避免刺激邻近黏膜组织。

牙周塞治剂

【处方组成】

粉——氧化锌 1g

松香 1g

鞣酸 0.1g

液——丁香油

【药理作用】

氧化锌有轻微的收敛和防腐作用。松香可增加黏性，使糊剂易于贴附牙面和牙龈上。鞣酸有收敛作用。

【用途】

牙龈切除术、龈瓣翻治术后，敷于牙龈和牙颈部，以保护创面和止血，防止肉芽组织增生和止痛。

【用法】

在消毒洁净的玻璃板上，将粉和液调至面团状。分成小块，形成锥形，逐块放入牙间隙中，并在颊（舌）侧连成薄层，覆盖创面，注意勿妨碍唇、颊、舌系带的活动和咬合。

菌斑染色剂

【处方组成】

碱性品红 1.5g
纯化水 1ml
乙醇加至 100ml

【药理作用】

牙菌斑经过染色后较易被观察和定量。除了用碱性品红外，还可用2%四碘荧光素钠或其他染料。

【用途与用法】

用作菌斑检查，确定菌斑指数。检查时先让受试者用清水认真漱口，然后用本品染牙面，再用清水漱口，牙面菌斑被染成红色。根据染色面积大小来确定牙菌斑的量。

枸橼酸溶液

【药理作用】

牙周手术中，用饱和枸橼酸溶液处理暴露的牙根面，使牙面轻度脱矿，暴露穿通纤维，这将有助于与龈瓣内新生的胶原纤维发生新的连接。它还可以降解根面的内毒素，有利于牙周膜来源的成纤维细胞贴附根面生长。

【用途】

用于牙周手术中处理暴露的牙根面。

【用法】

通常使用50%的枸橼酸饱和溶液。先将小的医

用棉球蘸上本品放置于手术区已刮治过的牙根面上，2～3分钟后除去棉球，牙根面用 0.9% 氯化钠溶液冲洗后缝合龈瓣，或进行其他操作如植骨、引导组织再生术等。

【注意事项】

因枸橼酸饱和溶液的 pH 很低，操作中应避免药液接触牙槽骨和软组织。

盐酸米诺环素软膏

【药理作用】

将米诺环素制成牙周袋内局部使用的缓释软膏制剂，随着基质的缓慢降解，使米诺环素缓慢释放，可使局部药物浓度保持较高且持久（一般维持1周）。

【用途】

中、重度牙周炎在龈下刮治后，牙周袋内放入本品，可提高疗效，减少复发。急性冠周炎在局部清洗后，盲袋内放入本品。

【用法】

将本品注入牙周袋内，直至充满，一周 1 次，连用4 周。

甲硝唑棒

【药理作用】

对口腔内，尤其是牙周袋内的革兰氏阴性厌氧菌有很强的杀灭作用。局部制剂为细棒状，放入牙周袋后，局部药物浓度较高，龈下菌群中产黑色素拟杆菌群、牙密螺旋体、具核梭杆菌等明显减少或消失。

【用途】

用于牙周炎的辅助治疗，急性牙周脓肿、急性冠周炎，口腔内的慢性窦道（源于根尖周围炎或牙周病变等）。

【用法】

根据牙周袋的深度和范围，用牙科镊折取药棒置于牙周袋或窦道等病变处。一次 1～2cm，每 1～2 天1 次，共放置2～3 次。

浓替硝唑含漱液

【药理作用】

替硝唑的抗微生物作用及机制与甲硝唑基本相

仿。对脆弱拟杆菌等拟杆菌属、梭杆菌属、梭菌属、消化球菌、消化链球菌、韦容球菌属及加德纳菌等具抗菌活性，2～4mg/L 的浓度可抑制大多数厌氧菌。

【用途】

用于牙周炎，尤其是侵袭性牙周炎的辅助治疗。

【用法】

取本品 2ml，加入温开水 50ml 稀释后含漱，约 1 分钟后吐弃。成人一次 2ml，一天 3 次；儿童用量减半。

第11节 含 漱 剂

氯己定溶液

【药理作用】

本品有广谱杀菌、抑菌作用。抗菌谱包括革兰氏阳性和阴性菌、真菌（如白色念珠菌）以及某些病毒（如 HIV、HBV 等）。对革兰氏阳性菌作用比革兰氏阴性菌更强。本品的作用机制为吸附于细菌胞质膜的渗透屏障，使细胞内容物漏出而发挥抗菌作用。低浓度有抑菌作用，高浓度则有杀菌作用。0.12% 或 0.2% 氯己定每天 2 次含漱，可显著抑制牙菌斑的形成，减少唾液中的细菌达 80%，减轻牙龈的炎症。在抑制牙菌斑方面为已知各种局部用药物的金标准。

【用途与用法】

用于机械清除牙菌斑有困难者，预防和减少牙菌斑的形成，如口腔内手术前和手术后、颌间结扎患者、正畸患者、龋易感者、全身疾病（如白血病）预防发生口腔感染、弱智和残障者、刷牙不彻底者等；作为辅助用药用于义齿性口炎，也可将义齿浸泡于氯己定溶液中；用于复发性口腔溃疡的发作期；用于超声波洁牙前含漱 1 分钟或冲洗龈缘，可减少气雾中的微生物，避免诊室空气污染和减少治疗过程中的菌血症；用于牙周袋内冲洗，加强刮治的效果。

乳酸依沙吖啶溶液

【处方组成】

乳酸依沙吖啶 1g
纯化水加至 1000ml

【药理作用】

本品为一种碱性染料，为染料类消毒防腐药，能抑制革兰氏阳性菌和少数革兰氏阴性菌的繁殖，在治疗浓度时对人体组织无毒，无刺激性。

【用途】

用于糜烂、水肿、充血等范围较大、渗出较多的口腔黏膜溃疡。用于牙龈炎、牙周炎的辅助治疗。用于各种唇炎、扁平苔藓、盘状红斑狼疮、渗出性多形性红斑、药物过敏等唇部有厚痂糜烂病损需要湿敷者。

【用法】

含漱：一次 10ml，一天 3 次，饭后口腔含漱 1～3 分钟。

湿敷：唇部有厚痂糜烂需要湿敷者，用医用纱布或棉球蘸药液至饱和状态覆盖于病损处，一次 20～30 分钟，一天 1～3 次。如湿敷用纱布或棉球所蘸药液因蒸发而干燥，则须更换新蘸药纱布或棉球。

西吡氯铵含漱液

【药理作用】

本品为阳离子季铵化合物，作为表面活性剂，主要通过降低表面张力而抑制和杀灭细菌。体外试验结果表明本品对多种口腔致病菌和非致病菌有抑制和杀灭作用，包括白色念珠菌。含漱后能减少或抑制牙菌斑的形成，具有保持口腔清洁、清除口腔异味的作用。动物实验结果表明本品对口腔黏膜无明显刺激性。

【用途】

用于口腔白色念珠菌感染，减少或抑制牙菌斑形成，还可用于口腔日常护理及清洁口腔。

【用法】

刷牙前后或需要使用时，一次 15ml，强力漱口 1 分钟，一天至少使用 2 次。

聚维酮碘溶液

【药理作用】

聚维酮碘是碘以聚乙烯吡咯烷酮（PVP）为载体，经反应生成的聚维酮碘复合物。以干燥体计算含有效碘 9%～12%。PVP 性质稳定，有极好的生理惰性和生物相容性，具有成膜、黏合、解毒、慢性释放以及水溶性强的特点，对微生物降解性良好，是广谱杀菌剂。碘可直接卤化菌体蛋白质，与蛋白质的氨基酸结合，而使菌体的蛋白质和酶受到破坏，微生物因代谢功能发生障碍而死亡。聚维酮碘为广谱强效杀菌剂，对细菌、病毒、真菌、原虫和芽胞都有效,大多数微生物不会对元素碘耐药。

【用途】

用于口腔炎、咽喉炎、口腔溃疡、牙周炎、冠周炎等口腔疾病,还可用于口腔手术前的消毒以及日常的口腔消毒保健。

复方硼砂溶液

【药理作用】

本品具有消炎止痛作用。硼砂遇甘油生成酸性较强的甘油硼酸,再与碳酸氢钠反应,生成甘油硼酸钠,呈碱性,有除去酸性细菌分泌物作用,清洁口腔并杀菌,少量苯酚具有轻微的局部麻醉和抑菌作用。

【用途】

用于口腔炎、咽喉炎及扁桃体炎等口腔消毒。

【用法】

含漱。一次 10ml,加温开水 90ml 稀释后含漱,一天 4 次。

第 12 节　离子导入药剂

离子导入是指以电导法使药物在短时间内定向进入作用部位达到预期的治疗目的。根据同性相斥的原理,药物离子借助于电极导入在局部形成药物离子堆,达到较高浓度能较长时间发挥其作用。同时亦可利用药物对皮肤与血管内感受器的刺激,产生全身性反射作用,起到综合治疗效果。离子导入具有选择性和定向性,即只允许预期具药理作用的离子直接进入病灶区,减少药物副作用。此法能使难于通过渗透的药物离子进入到深层组织。

主要用于根管消毒,牙周组织疾病,颌面部急、慢性炎症,面神经麻痹,增殖性瘢痕,下牙槽神经损伤,牙本质敏感等各种口腔疾患。

碘化钾溶液

【处方组成】

碘化钾 10g
纯化水加至 100ml

【药理作用】

导入碘离子使局部呈现碘的消毒杀菌作用。

【用途与用法】

用于根管和根尖组织的抗菌消炎。隔离唾液,擦干根管,于根管中注入电解质,插入银制针状电极,阴极通电,使电源缓慢上升至病人有感觉时为止。

【注意】

本品禁用于对碘过敏者。根管内有坏死组织或脓液不得使用离子导入碘,否则易引起根尖部肿胀疼痛加剧。

氯化钙溶液

【处方组成】

氯化钙 15g
纯化水加至 100ml

【药理作用】

导入钙离子有消炎止痛解痉等作用。

【用途与用法】

用于颞下颌关节功能紊乱。

第 13 节　局部麻醉药

盐酸利多卡因注射液

【药理作用】

本品为中效酰胺类局麻药,局部麻醉作用较普鲁卡因强,维持时间比它长 1 倍,毒性也相应加大。

【用途】

用于表面麻醉、浸润麻醉和阻滞麻醉,也用于直流电药物离子导入镇痛。

【用法】

1. 表面麻醉。黏膜疼痛或拔除极松动的牙齿,取医用棉球,蘸取 2% 本品溶液成饱和状态,贴敷于患区表面,1 分钟后起效,约可持续 15 分钟;或用 2% 本品溶液含漱,一次 10ml,含漱 2~3 分钟,一天 3 次,餐前使用。

2. 浸润麻醉。软组织和牙槽突小手术,用 0.25%~0.5% 的浓度,一次适量;拔牙、牙髓治疗、牙槽突手术、牙周治疗等,骨膜浅面注射,用 1%~2% 的浓度,一次 0.5~2ml。

3. 阻滞麻醉。拔牙、牙槽突手术、牙髓治疗,用

2% 的浓度，一次 2ml；原发性三叉神经痛，一次 2% 利多卡因 1ml + 维生素 B$_{12}$ 0.5mg，封闭三叉神经分支，一周 1～2 次，连续 5～7 次。

4. 离子导入。2% 盐酸利多卡因注射液，以直流电正极导入利多卡因离子。

复方盐酸阿替卡因注射液

【药理作用】

本品为酰胺类局麻药，与利多卡因相比，易在组织内扩散，局麻效能强，毒性低于利多卡因。适于阻滞麻醉，可阻断沿注射部位神经纤维的传导。添加 1:10 万肾上腺素可延缓麻醉剂进入全身循环，手术部位出血少。在黏膜下注射后 2～3 分钟出现麻醉效果，可持续约 60 分钟。

【用途】

用于拔牙、牙髓治疗及牙周治疗时的浸润麻醉，或阻滞麻醉。

【用法】

注射剂量必须根据手术需要酌定。对于一般性手术，通常给药剂量为 0.85～1.7ml。盐酸阿替卡因最大用量按体重不得超过 7mg/kg。在下颌磨牙的牙髓治疗时，如局部浸润的镇痛效果不完全，可将本品约 0.2～0.3ml 直接注入患牙的牙周膜间隙，以增强镇痛效果。

盐酸甲哌卡因注射液

【药理作用】

新型酰胺类局部麻醉药。它作用于感觉及运动神经纤维，见效快，药效持续时间长，能有效阻碍神经传导。在麻醉剂中加入肾上腺素可减缓本品在人体内的运行速度，以确保麻醉时间和效果，并在一定程度上减少了用量。本品与利多卡因或普鲁卡因相比，毒性更小。

【用途】

用于口腔局部浸润麻醉或神经阻滞麻醉。

【用法】

区域注射。成人常用量一次 1.8～5.4ml（3%），推注速度不超过每分钟 1ml。具体情况视麻醉范围及所用麻醉技术而定。一周不超过 1 次。

盐酸丁卡因溶液

【药理作用】

长效酯类局麻药。脂溶性比普鲁卡因高，渗透力强，局麻效能较普鲁卡因高 5～10 倍，但毒性较普鲁卡因大 10 倍。

【用途】

口腔黏膜表面麻醉。

【用法】

取医用棉球，蘸取 1%～2% 本品溶液成饱和状态，贴敷于病变局部 1～3 分钟，药效可维持 30～60 分钟。一次限量为 40mg。

双氯芬酸钠喷雾剂

【药理作用】

本品为非甾体抗炎镇痛药，具有减轻炎症递质致炎、致痛的增敏作用、解热作用，可抑制炎症渗出，减轻红肿。

【用途】

用于复发性口腔溃疡及扁桃体切除术后局部止痛。

【用法】

局部喷雾。成人一次 3～4 揿，每 2～3 小时 1 次。

第 14 节　消　毒　液

消毒液应具备以下条件：①杀菌力强，能在短时间内达到消毒目的；②无腐蚀性，不使器械生锈、变质；③对皮肤、组织无损伤、无刺激性；④经济、方便。

戊二醛溶液

【药理作用】

本品对革兰氏阳性菌和革兰氏阴性菌均具有迅速的杀菌作用，对结核分枝杆菌、某些真菌和病毒，包括乙肝和艾滋病病毒也有效，对芽胞有缓慢杀菌作用。水溶液在 pH 为 7.5～8.5 时，抗菌效果最佳，该溶液在 14 天内可保持其化学稳定性。本品溶液 pH 值较低时更稳定。

【用途】

主要用于医疗器械的浸泡消毒与灭菌。将本品的 2% 水溶液 pH 值调整至 7.5～8.5，可用于内镜、口腔诊疗器械、体温表、橡胶、塑料制品和其他不能加热器械的消毒,金属器械需加 0.5% 亚硝酸钠以防锈蚀,完全浸泡 10~20 分钟,对于经初步仔细清洗过的器具可起到迅速消毒作用,但通常需要浸泡 10 小时以上才能达到完全灭菌的效果。

次氯酸钠消毒液

【药理作用】

本品是一种含氯消毒剂。对细菌、病毒、芽胞均有高效、迅速的杀灭作用,特别对甲、乙型肝炎病毒消毒效果可靠。

【用途】

原液有效氯含量 4%~7%。适用于一般物体表面消毒、食饮具消毒、果蔬消毒、织物消毒、血液及黏液等体液污染物品消毒、排泄物消毒。

【用法】

有效氯含量 100~250mg/L 溶液,可用于清洁物体表面擦拭、浸泡、冲洗消毒。有效氯含量 400~700mg/L 溶液,可用于非清洁物体表面擦拭、浸泡、冲洗、喷洒消毒。有效氯含量 5000~10 000mg/L 溶液,可用于血液、黏液等体液污染物品的覆盖浸泡消毒。

苯扎溴铵溶液

【药理作用】

本品是一种快速广谱杀菌药,低浓度对各种革兰氏阳性和革兰氏阴性细菌即有杀菌作用,革兰氏阳性菌更为敏感,而对后者则需较高浓度。本品对芽胞、结核分枝杆菌和铜绿假单胞菌无效。有抗真菌作用,对某些病毒有效。

【用途】

手术前皮肤消毒、黏膜和伤口的清洗消毒、创伤和烧伤感染的治疗,手术器械的消毒和保存。

过氧乙酸溶液

【药理作用】

本品为酸性强氧化性消毒药,遇有机物放出新生态氧而起氧化作用,能杀灭各种病原微生物。

【用途】

0.5%~2.5% 浓度可用于消毒室内表面、病房用

品、医疗器械、水果、蔬菜、餐具、纺织品、皮肤等。

碘伏

本品系碘和聚合物载体相结合的一种疏松复合物。可作为载体的化合物有很多,如表面活性剂、聚合物、淀粉水解产物、某些氨基酸等。聚维酮碘是碘以聚乙烯吡咯烷酮为载体,经反应生成的复合物,是碘伏中较为常用的一种。

【药理作用】

参阅聚维酮碘溶液。

【用途】

用于皮肤消毒、黏膜冲洗,医务人员刷手、泡手,注射、手术部位皮肤消毒,还可用于治疗皮肤黏膜细菌性感染,也用于公共卫生和食品工业中的消毒。

第15节　其他常用制剂

骨蜡

【处方组成】

白蜂蜡 80~90g
凡士林 20g

【制法】

调匀后高压灭菌,备用。

【用途】

手术中涂于骨的创面止血。

碘仿纱条

【处方组成】

碘仿 100g
纯化水 300ml

【制法】

因碘仿遇高温即还原而失效,故不能用高压灭菌,必须在无菌条件下制作。制作者应按手术常规消毒双手,并戴无菌橡皮手套,所用材料、器械均应事先灭菌,最好在手术室内或无菌隔内制作。

将碘仿和纯化水放入无菌盆内,再将消毒肥皂(可事先将肥皂泡于 75% 乙醇中 1 小时)放入盆中研磨,使碘仿与水逐渐混合均匀,至呈糊状为止。将预先折叠好的消毒纱条放入盆内,轻轻挤压,使碘仿混

合液均匀地浸入纱条内。将纱条绕成小卷，用多层布包好，放高压锅内烘干（0.75kg 压力，5 分钟后即取出）。注意不可使压力过高，时间过长，否则碘仿变为黑色灰烬。制作完毕的纱条，应密封存放在消毒罐内备用。

　　另一种较简易的制作法是：先用 2 倍于碘仿的乙醚溶解碘仿，然后倒入与碘仿等量的 75% 乙醇和甘油（甘油应事先消毒好）。将纱条放入混悬好的碘仿溶液中搅拌，使纱条完全浸透。将碘仿纱条卷好，放入玻璃罐内（勿用搪瓷器皿），盖口上要用橡皮条封好，放阴暗处保存。此法较省时间，但需用乙醚和甘油。全部操作过程仍应严格遵守无菌原则。

【用途】

填塞于干槽症的拔牙窝内或颌面部手术后开放的伤口中，可压迫止血、防止感染、保护创面，促进牙周组织生长，以利伤口的愈合，并可减少换药次数。

（郑利光）

附 录 2

口腔常用材料及应用

随着口腔医学的发展，口腔材料在口腔疾患治疗中所起的作用越来越受到关注。同时，不断涌现出来的新技术、新疗法，也对口腔材料提出了越来越高的要求；不断进入市场的新材料，也在有力地促进着口腔治疗方法与手段的革新和完善。

口腔临床治疗和修复过程中使用的口腔材料，几乎涵盖了社会生活中使用的各类人工材料，其中包括：高分子及其聚合物材料、陶瓷和水门汀等无机非金属材料、性能稳定的金属材料、各种复合材料。

第1节 印模材料

印模材料是取制印模所用的材料。分为弹性和非弹性两大类，每一类又分为可逆性和不可逆性。弹性印模材料塑形后具有弹性，可取制倒凹区印模。非弹性印模材料塑形后不具有弹性。可逆性印模材料能反复使用。不可逆性印模材料塑形后不能恢复原有状态。弹性印模材料有水胶体和弹性体印模材料。水胶体印模材料有藻酸盐和琼脂印模材料。弹性体印模材料包括硅橡胶、聚醚橡胶、聚硫橡胶印模材料。非弹性印模材料有印模膏、氧化锌-丁香酚印模糊剂、印模石膏和印模蜡。

一、藻酸盐印模材料

为弹性不可逆性水胶体印模材料，适用于局部义齿、全口义齿初印模及正畸印模等一般的工作印模，不适用于冠桥印模。有粉剂和糊剂两种剂型。

（一）组成及固化反应

由藻酸盐、胶凝剂、缓凝剂、填料、增稠剂等组成。基质是藻酸盐，有藻酸铵、藻酸钾、藻酸钠。胶凝剂硫酸钙。缓凝剂磷酸三钠、无水碳酸钠等可减缓凝胶的形成，延长工作时间。填料硅藻土、滑石粉等可充实体积，增加强度和硬度。增稠剂硼砂等增加溶胶的稠度，调节流动性，提高韧性，并加速凝固。反应指示剂可指示反应过程，便于临床观察。防腐剂麝香草酚、甲醛可延长贮存时间。稀释剂水使藻酸盐溶胀成水胶体。其固化反应是：可溶性的藻酸钠与胶凝剂硫酸钙反应成为不溶性的具有弹性的藻酸钙凝胶，材料从线性分子结构变成交联的网状结构。

（二）性能

溶胶态印模材料流动性好、细腻、可流至口内细微部位。凝固后具有弹性可从倒凹中取出。凝固时间2～5分钟。缓凝剂多、胶凝剂少、水温低则凝固慢。压缩强度大于0.35MPa。水胶体印模材料含大量水，在贮存过程中失水或吸水后会发生收缩和膨胀，影响印模的尺寸和精度。因此，临床取印模后应在15分钟内立即灌注模型。

藻酸盐印模材料细节再现性有限，在从倒凹取出时，永久形变大，其弹性及精度不如琼脂及硅橡胶和聚醚橡胶印模材料，不能用于嵌体、冠及桥。该印模材与许多环氧树脂代型和个别人造石材料不匹配。在潮湿及高于室温时，印模粉不稳定。

（三）应用

使用时按比例调和粉剂与水；糊剂与胶结剂按1:1～2:1体积比调和。调节水温可调整工作及固化时间。贴碗壁用力充分调和材料30秒～1分钟。在口内3分钟左右凝固。用带孔托盘取制印模，取模动作应快。在托盘与口腔组织之间应至少有3mm厚的材料。取印模后，用冷水冲去唾液并消毒后立即灌制模型。可浸于次氯酸钠液或碘仿中消毒。

二、琼脂水胶体印模材料

弹性可逆性水胶体印模材料。琼脂与水构成胶体，在30～50℃为凝胶状态，加热后（60～70℃），变成溶胶状态或液态。该转变可反复进行。由溶胶态转变成凝胶态的温度称为胶凝温度。琼脂印模材的胶凝温度在37～45℃之间。按应用可分全口或局部牙弓印模用、冠桥用、复模用琼脂印模材料。按包装分为托盘型和注射型琼脂印模材料。

（一）组成

琼脂是组成基质，占8%～15%（w/w）。溶剂水占80%～90%。1%～2%的硫酸钾可加速模型石膏的固化。少量硼砂可使琼脂胶体溶液增稠并改善凝胶的强度，延缓模型材料的固化。此外，还有防腐剂、颜料和香料。

（二）性能及应用

琼脂印模清晰，准确性高，弹性好可反复使用，为热塑性材料，可用于无深倒凹的全口及局部印模。主要用于取冠桥印模和技工室中复制模型。该材料具有水胶体失水收缩、吸水膨胀的性质，取模后应立即灌注模型，或暂放于 100% 相对湿度下的保湿器中 1 小时或浸于 2% 硫酸钾溶液中。取印模时需用带孔托盘。琼脂印模可浸于稀次氯酸钠或戊二醛中消毒。

琼脂水胶体是最常用的复制印模材料（参见复制印模材料）。

三、硅橡胶印模材料

具有良好的流动性、可塑性、弹性、韧性和强度，印模清晰、精确性高、体积变化小，易脱模。是理想的印模材料。按其反应特性分为缩合型和加成型两种。

（一）缩合型硅橡胶印模材料

又称缩合型室温硫化硅橡胶印模材料。有两组分或三组分糊膏或糊膏-液体形式。主要用于取制冠和桥修复体的精密印模，对个别嵌体印模最理想。

1. 组成及凝固反应　基质糊剂中含带羟端基的高分子量聚二甲基硅氧烷，交联剂硅酸烷基酯，30%～40%的无机填料（高稠度型占 75%），以增加强度。催化剂糊剂或液剂中有辛酸亚锡或月桂酸二丁锡催化剂及油性稀释剂和增稠剂。在催化剂作用下，聚二甲基硅氧烷与交联剂硅酸烷基酯反应，交联成具有良好弹性及韧性的三维网状聚合物而凝固，有副产物乙醇生成。

2. 性能及应用　在口内 3～6 分钟凝固。催化剂量多、温度及湿度高均可缩短凝固时间。材料固化后 24 小时线收缩率 0.2%～1.0%。取模后 1 小时内应立即灌注模型。采用二次印模方法，即先用高稠度材料取第一次印模，再在其上加少量低稠度材料取第二次印模，可减少总收缩量。硅橡胶有憎水性，灌注石膏较困难，灌模前印模需非常干燥。印模可经高压煮沸灭菌。拉伸强度 4～6MPa，抗撕裂强度 1～2MPa。弹性好，弹性恢复至少为 96.5%。

（二）加成型硅橡胶印模材料

又称乙烯基硅橡胶或聚乙烯基硅氧烷橡胶。适合制取冠、桥等铸造修复体的精密印模和局部义齿印模。产品为双组分糊状。

1. 组成及凝固反应　基质糊剂中含带羟基及侧链基团的聚甲基乙烯基硅氧烷，可经加成反应聚合。缓聚剂可延长工作时间和固化时间。催化剂糊剂中含催化剂氯铂酸和交联剂含氢硅油。其凝固反应是在催化剂的作用下，聚甲基乙烯基硅氧烷和交联剂发生交联反应成为网状大分子结构的橡胶。加成反应速度快，反应完全。

2. 性能及应用　因反应后无副产物生成，其体积变化、尺寸稳定性和印模的精确度优于缩合型硅橡胶。24 小时尺寸变化为 0.1%。可于取模后 1 周内灌注模型，还可多次灌注模型。印模上可电镀铜及银。将印模在灌注代型前放置 1 小时，在灌注环氧代型前放置一夜，可避免代型上出现气泡。乳胶手套及橡皮障中的硫可阻碍聚合反应。可浸于次氯酸钠、含碘消毒剂、苯酚、戊二醛中消毒。

四、聚醚橡胶印模材料

为精密型印模材料。用于制取无严重倒凹区的精密印模，其精确度高于聚硫和缩合型硅橡胶印模材料。因其韧性大，工作时间短，只能用于制取少数牙的印模。多为两组分膏剂，分装于金属管中。

（一）组成及凝固反应

基质糊剂含低分子量的带有环胺基端基的不饱和聚乙烯醚，填料胶体二氧化硅，增塑剂邻苯二甲酸酯类或乙二醇醚，可调节黏稠度并改善凝固后的弹性。催化剂糊剂含烷基芳香磺酸酯、填料及增稠剂。其凝固反应是在催化剂作用下不饱和聚乙烯醚的环胺基开环，发生离子聚合交联反应，使低分子量的聚乙烯醚交联成高分子量的聚醚橡胶弹性体。无副产物生成。

（二）性能及应用

凝固时间 5～7 分钟。尺寸稳定，体积变化小，24 小时收缩 0.3%。聚醚橡胶具亲水性，可吸水膨胀，故取模后应立即灌注模型材料。它具有比其他印模材料更高的韧性、刚性及硬度。流动性及柔韧性差，不易制取倒凹大而复杂部位的印模。弹性恢复为 98.5%，介于聚硫及加成型硅橡胶，从口内或代型上不易取下印模，抗撕裂强度差。

因工作时间较短，故应快速调和。印模可镀银，使代型精确。因材料坚韧或材料厚度不足 4mm，取模时可能会发生撕裂。印模精确。易灌注人造石。但工作及固化时间短。固化后坚硬。有苦味。可浸于次氯酸钠中消毒，但在消毒液中不能久放。

五、印模膏

是一种热塑性的非弹性可逆性印模材料。

（一）组成

由 35%～40% 的萜二烯树脂或松脂，24%～50% 填料如滑石粉，7% 蜡，3%～8% 的硬脂酸和颜料组成。萜二烯树脂和蜡具有热塑性。

（二）性能及应用

印模膏具热塑性，遇热变软，遇冷变硬，该过程可逆。加热后印模膏具可塑性但流动性差，黏性大。硬固后无弹性，不能制取倒凹处印模，也不宜作为功能印模材料。其硬固后坚硬，可作为无牙颌的初印模或个别托盘，再用其他印模材料取二次印模。还可制取颌面缺损或口腔畸形部位的印模。

印模膏热传导性差，印模取出后冷却不彻底易发生变形。在固化冷却过程中收缩达 0.3%～0.4%。印模放置在热的环境下会发生尺寸变化。故印模取出后应尽快灌模。应选择坚硬托盘。使用时将印模膏浸于 55～70℃的水浴或烤箱中加热软化，在 45～55℃时放入口中，冷却硬化后取出。可浸于次氯酸钠、戊二醛中消毒。消毒后可反复使用。

六、牙科复制（印模）材料

在体外制取修复体及正畸模型复制体用的印模材料。可用于制备原模型的印模，如取制人造石或铸造包埋模型的印模。

牙科复制材料可分为热（塑）可逆和不可逆两类，再分为水胶体和非水性两型。可逆性有琼脂水胶体、可逆性聚氯乙烯凝胶；不可逆性有藻酸盐水胶体、硅橡胶、聚醚橡胶。可逆性材料的优点是可被反复使用多次。缺点为需立即灌注模型。

琼脂复制印模材料是最常用的复制材料。其组成中含水比琼脂印模材料多。使用时，先将琼脂复制印模材加热成溶胶后，将需复制的模型放于复模盒中，模型距型盒壁约 2cm，待溶胶达 52～55℃接近胶凝温度时从型盒的一侧注入复模盒内。待琼脂凝固后，尽快取出模型，还可在琼脂印模内灌注第二付模型。琼脂水胶体复制印模材料可反复应用 20 余次。

（林　红）

第 2 节　模 型 材 料

制作模型的材料主要包括模型蜡和模型石膏以及其他代型材料。口腔模型是口腔组织的阳模。

一、模　型　蜡

制作蜡型及记录咬𬌗关系的牙科蜡。包括基托蜡和铸造蜡。

模型蜡主要由石蜡、蜂蜡及少量硬蜡组成。有不同的软化点。在组成中添加 3%～5% 的 EVA 塑料，称 EVA 塑料蜡，可改善蜡的性能。所有模型蜡都具热尺寸变化和放置时易于变形的缺点，影响修复体的精度。

（一）基托蜡

用于制作义齿基托、颌堤、人工牙和正畸矫治器的蜡型。或用于检查记录咬合关系。常为片状，商品名为红蜡片。一般分为冬用（软化点 38～40℃，深红色）

和夏用（软化点 46～49℃，粉红色）。由石蜡（70%～80%）、蜂蜡（12%～20%）、适量棕榈蜡、树脂等组成。

基托蜡质软、韧而不脆，易雕刻成形，加热变软后有可塑性，火撩后表面光滑。蜡型完成后应立即装盒，以防蜡的残余应力使蜡型变形。

（二）铸造蜡

采用失蜡铸造技术制作修复体时，用于制作如嵌体、基托、固位体等蜡型的牙科蜡。分软蜡和硬蜡。软蜡用于间接技术，硬蜡用于直接技术。从应用上可分为铸造支架蜡和嵌体蜡。

嵌体蜡有在口内直接制作蜡型的直接嵌体蜡和在模型上制作蜡型的间接嵌体蜡。

铸造支架蜡与嵌体蜡的组成类似，均由不同比例的石蜡、地蜡、蜂蜡、树脂和其他蜡组成。软蜡比硬蜡的流变性大，易雕刻。在 40～45℃柔软易弯与模型贴合。在 500℃或 700℃的炽灼残渣量小于 0.1%。铸造蜡具有较高的线胀系数，蜡型放置时有变形的趋势。当温度升高和贮存时间延长时，变形增加，此现象与在蜡成型过程中产生的残余应力的释放有关。因此蜡型制作后应尽快包埋，或暂放于冰箱中冷藏，以防影响蜡型的精度。

铸造蜡有片、块、柱、棒、条或粒状以及预成形（橘皮样片状、卡环、杆等）或尺寸不同的蜡线。

除模型蜡外，还有起辅助作用的过程蜡（围盒蜡、应用蜡和粘蜡）和印模蜡。印模蜡仅用于无倒凹区的无牙颌。用于记录咬合关系的称为咬合记录蜡。

二、模　型　石　膏

模型石膏是最常用的口腔模型材料，有熟石膏、人造石、高强度人造石、高强度高膨胀人造石四类，ISO 将模型石膏分为Ⅱ型、Ⅲ型、Ⅳ型和Ⅴ型。Ⅱ型石膏为活动修复及正畸模型的模型材料，Ⅲ型、Ⅳ型和Ⅴ型石膏用于冠桥修复的代型材料。Ⅰ型石膏为印模石膏。模型石膏应有良好的流动性和可塑性，凝固后尺寸稳定，能精细复制口腔组织形态，压缩强度大，表面硬度高，与印模材料不发生反应。

（一）模型石膏的制造和特性

生石膏（二水硫酸钙）是制造牙科石膏的原料。加热煅烧时，生石膏失水变成半水硫酸钙。模型石膏均是由生石膏按不同工艺加热煅烧失去 1.5g 分子水而成。

$$CaSO_4 \cdot 2H_2O \rightarrow 2(CaSO_4 \cdot 1/2H_2O)$$

1. 熟石膏　又称煅石膏、普通石膏、β 型石膏、Ⅱ型石膏，由生石膏在常压下经开放式加热（110～120℃）脱水煅烧而成。主要成分为 β 半水硫酸钙占 80%～85%，部分未脱水的二水硫酸钙占 5%～8%，部分过度脱水的无水硫酸钙占 5%～8%，以及其他杂质。煅石膏的晶体疏松，密度小，粒易结块，孔隙率高，强度和硬度低，调和时需水量多。混水率 0.4～0.5，凝固膨胀小于 0.3%。

2. 人造石　又称硬质石膏、α 型石膏、普通人造石、Ⅲ型石膏，由生石膏在 0.1MPa 压力下经密闭式加热（123℃）脱水煅烧而成。主要成分为 α 半水硫酸钙，纯度高。人造石的晶体形状规则呈棱柱状，结晶致密，孔隙率低，强度和硬度高。调和时需水量少。混水率 0.25～0.35，凝固膨胀小于 0.2%。

3. 高强度人造石　又称超硬石膏、改性 α 型石膏、改良人造石、Ⅳ型石膏，由生石膏在 0.2～0.3MPa 压力下经密闭式蒸汽加热（135～145℃）脱水煅烧而成。主要成分为 α 半水硫酸钙，纯度更高。晶体不变形，表面积小，强度和硬度更高。混水率 0.22～0.24，凝固膨胀小于 0.1%。

4. 高强度、高膨胀人造石　又称石膏代型材料，Ⅴ型石膏，凝固膨胀可达 0.3%，可补偿合金的铸造收缩。它具有最大的压缩强度，表面硬度和耐磨损性。

（二）模型石膏的固化反应

模型石膏与水混合后，半水硫酸钙 $CaSO_4 \cdot 1/2H_2O$ 转变成二水硫酸钙 $CaSO_4 \cdot 2H_2O$ 而凝固。针状的二水硫酸钙晶体彼此互相挤压交织成网，成为致密坚硬的固体。

固化反应放热。反应速度随温度升高而加快。固化初期，反应速度慢，生成物呈稀膏状，适合灌注模型。随后生成物逐渐变稠而后析出结晶，具一定的可塑性，最后硬化。

（三）性能及影响因素

1. 混水率（W/P）　水与石膏粉的比例称为水粉比，通常以水的体积除以半水硫酸钙粉的重量表示，所得数值称混水率，如 100g 熟石膏与 40ml 水混合，混水率为 0.4。

水粉比是影响石膏固化后理化性能的重要因素。高水粉比使固化时间延长、强度和硬度降低、孔隙率增加。

2. 固化时间　从调和开始至材料硬固的时间，约（10±3）分钟。杂质多、半水硫酸钙的粒度小、粉液比大、长时间快速调和可加快固化。0～30℃随水温升高凝固加快，30～50℃水温对凝固速度无影响，50～80℃随水温升高凝固变慢，80℃以上石膏不凝固。

3. 固化膨胀　石膏在由半水硫酸钙转变为二水硫酸钙时，产生体积膨胀，影响修复体的精度。低水粉比、适当延长混合时间可增大固化膨胀率。2 小时固化膨胀量模型石膏应小于 0.3%，人造石小于 0.2%，高强度人造石小于 0.1%。

（四）应用注意事项

严格按各类石膏的混水率进行调和。先将水放入橡皮碗中，再缓慢将石膏粉加入，待水将粉末浸湿后，进行调和。在振荡器上灌注模型，可减少气泡。

三、其他模型材料

如易熔合金类、树脂类、耐火模型用包埋材料等，以及制作代型的模型材料。

1. 代型 - 包埋材料　该材料既可作为代型材料，又可作为包埋材料，蜡型制作后，与代型一起包埋于该包埋材料中，可避免蜡型的变形。

2. 树脂代型材料　如环氧树脂。代型强度高，耐磨性好，细节再现好，体积变化小，尤其适用于制作烤瓷套冠。

3. 电镀代型材料　在印模表面电镀沉积一薄层金属，精确复制组织细节，再在其内灌注人造石。这样制作的代型强度、硬度和耐磨性均高，可在代型上直接打磨、抛光修复体。制作电镀代型的关键是选择可以电镀的印模材料并加以处理，并选择合适的电解液。

（林　红）

第 3 节　义齿基托聚合物与义齿软衬材料

一、热固化型义齿基托聚合物

通过加热方法引发聚合的义齿基托材料，亦称热凝义齿基托树脂或热固化型义齿基托树脂，是应用最广泛的基托材料。

（一）组成

由粉剂和液剂组成。

1. 液剂　即牙托水，主要组成：

（1）甲基丙烯酸甲酯（MMA）：主要成分，亦称单体。无色透明、易挥发、气味刺鼻。在加热、光照、过氧化物及室温条件下可以自身聚合，储存时宜放棕色瓶于凉处。

（2）阻聚剂：2,6- 二叔丁基对甲酚，白色或微黄色晶体，亦称抗氧剂。防止单体在贮存、运输过程中聚合。

（3）交联剂：双甲基丙烯酸乙二醇酯（GDMA），增强义齿基托的机械强度，减小溶解性及在应力下产生的裂纹。

2. 粉剂　即牙托粉，主要组成：

（1）聚甲基丙烯酸甲酯（PMMA）：主体成分。由甲基丙烯酸甲酯单体经悬浮聚合制成的粉状聚合物，或聚甲基丙烯酸甲酯（PMMA）及其他丙烯酸酯类的共聚物,以改善基托的性能。

(2)引发剂:过氧化苯甲酰。当温度升至60～80℃时,分解产生自由基,引发单体聚合。

(3)增塑剂:常用邻苯二甲酸二丁酯,软化牙托粉微珠,使牙托水迅速扩散到微珠中,提高基托的韧性,降低磨损性。

(4)颜料:红色和蓝色纤维,模仿动脉和静脉血管,使基托更似牙龈的颜色。

(二)制作过程与聚合机制

1. 制作过程 按照说明书量取粉和液,将牙托粉倒入牙托水中,待粉的颗粒被液剂润湿,调和并轻磕打容器,释放气泡,盖盖防止单体挥发。从粉、液混合到硬固,经历了:湿砂期、糊状期、黏丝期、面团期、橡胶期、硬固期。其中面团期是装盒的关键时期,此时材料柔软、不粘器械。装盒过早,单体尚未使牙托粉充分溶胀,材料黏性大,易粘器械,基托易带有气泡;装盒太晚,材料的塑性变差,不易充满型盒中的空隙,且在型盒加压时,易破坏模型,导致型盒内基托变形。操作时将足够的面团充满型盒,多余的材料和气泡能被挤出型盒,降低气孔率。材料装盒后加热固化。可在水浴或者空气加热炉中加热型盒。将型盒置水浴中1.5～2小时(根据型盒内充填物的体积而定)缓慢、匀速升温至水的沸点,保持30～60分钟;或将水浴缓慢升温至70℃,保温1小时,再升至100℃保温30分钟,自然冷却至室温,使应力得以释放,避免基托变形。若快速升温水浴达到100℃,会产生大量气泡;若温度低,会有过多的残余单体存在。

在制作义齿基托的过程中,从粉、液开始混合到材料装盒的时间称为工作时间。从粉、液开始混合到材料变硬的时间称为固化时间。

2. 聚合机制 当粉、液混合后,聚合粉中分子量小的溶解,分子量大的溶胀,液体黏度变稠。同时,当型盒加热到60～80℃时,引发剂分解产生自由基,引发单体发生聚合反应。

(三)性能

热固化型义齿基托无毒,无刺激性,残余单体含量少,具有较好的生物相容性和物理机械性能,颜色接近于口腔组织,且价格低廉。缺点是固化产生聚合收缩会影响基托的尺寸;石膏包埋使基托产生内应力,造成基托变形;基托聚合物的热膨胀系数远大于瓷牙,长期的口腔环境温度变化,导致瓷牙和基托结合松动;对温度的传导性差,影响口腔感觉功能。

二、化学固化型义齿基托聚合物

在室温引发聚合的义齿基托材料,亦称自凝义齿基托树脂或室温固化型义齿基托树脂。

(一)组成

由粉和液组成。

1. 液剂 即自凝牙托水,主要组成:

(1)甲基丙烯酸甲酯(MMA):单体,主要成分。

(2)促进剂:有机叔胺,加速聚合反应。

(3)交联剂:使多个线性的单体分子交联成网状结构的大分子,反应时减少单体蒸发,防止气泡产生。缺点是使基托难溶于单体,对基托修复带来困难。

(4)阻聚剂:防止牙托水在运输、存放过程中发生聚合。

2. 粉剂 即自凝牙托粉。主要组成:

(1)聚合粉:聚甲基丙烯酸甲酯(PMMA)的均聚体或丙烯酸酯类共聚体。其颗粒比热凝型的小,便于牙托水在短时间内浸润牙托粉。

(2)引发剂:过氧化苯甲酰,与液剂中促进剂组成引发体系,引发单体聚合。

(二)聚合机制

室温下粉、液按比例混合后,过氧化物与促进剂胺相遇,引发单体聚合。反应物很快达到面团期,并伴随明显的放热现象。

(三)性能及应用

和热固化型义齿基托聚合物相比,化学固化型颜色稳定性、与义齿粘接性差、机械性能较低,残余单体、气泡较多,吸水量及溶解性稍大。主要用于正畸矫治器、个别托盘、衬垫、义齿急件的修补。采用加压聚合的方法,可减少聚合时间,降低残余单体及气泡含量,提高机械强度。

三、其他义齿基托材料

(一)光固化型义齿基托聚合物

由基质、填料、光引发体系组成。基质为双甲基丙烯酸氨基甲酸酯,填料为丙烯酸树脂微珠或二氧化硅粉末,樟脑醌-胺组成光引发体系。在400～500nm波长的可见光照射下,樟脑醌分子分解出自由基,引发基质聚合。

材料为单组分包装,操作方便,固化时间短,不经光照不固化,工作时间充分。聚合时不产热。但固化深度有限,基托较厚的部位需多次光照,固化器的价格较高。

(二)注塑成型义齿基托聚合物

粉、液两组分,分为加热固化型和常温固化型。加热型是将粉、液调和物在一定的压力下注入型盒,100℃恒温35分钟固化成型。常温固化型是将粉、液调和后,待面团期注入型盒,在一定压力和室温条件下固化成型。此法精确度、抗冲击强度等机械性能较高,残余单体少。缺点是价格较贵,固化后仍可能有塑性变形和裂纹。

（三）微波固化型义齿基托聚合物

用微波加热的方法使材料在型盒内固化。微波的穿透力强，经照射后，材料内部温度升高，引发单体聚合。特点：对型盒的每一面照射2分钟，固化快，室温下冷却后开盒。其性能与热固化型相似。

（四）耐冲击型义齿基托材料

在粉剂中加入丙烯酸弹性体共聚物可以提高基托的抗冲击和断裂韧性，国际标准（ISO 20795-1）规定最大应力强度因子不低于2000MPa、总断裂功不低于900J/m^2。

四、义齿软衬材料

在义齿基托制作完成以后，将其贴于基托组织面的材料，起到部分吸收并均匀分布咀嚼力；提高义齿基托与牙槽嵴的密合性；帮助义齿基托固位并提高咀嚼功能；使过敏或受伤的黏膜组织恢复正常的作用。这种材料适合于义齿垂直距离和咬关系没有发生很大改变、牙槽嵴吸收较多、缺少由于黏膜覆盖而导致固位不良或配戴义齿反复疼痛的患者。

理想的软衬材料应柔软且有弹性；能均匀分布支持义齿基托的软组织所受到的负荷；与基托有足够的黏附性；使用中不易变形、具有一定的韧性和强度；细菌不宜生存。

临床上分为永久性软衬材料和临时性软衬材料。

（一）丙烯酸酯类义齿软衬材料

分为热凝型、自凝型和光固化型。

1. 热凝型丙烯酸酯类软衬材料　由粉、液两组分组成。粉剂和液剂成分同热固化型义齿基托聚合物。不同的是液剂中加入能软化聚合物的增塑剂。粉、液混合，待到面团期，对基托加衬，水浴加热。得到的软衬与基托有很好的黏附性，在冷水中可以被抛光，在口腔中能保持弹性。临床可作为永久性义齿软衬材料。

2. 自凝型丙烯酸酯类软衬材料　成分同热凝型丙烯酸酯类软衬材料，不同的是液剂中加入叔胺促进剂。粉、液混合后，将凝胶状混合物涂于义齿组织表面，患者戴上义齿后，材料被挤压到组织各个部位，待固化后，取下稍加修整即可。自凝型材料在口腔内完成固化反应，反应过程中放热。固化后的凝胶开始很软，具有黏弹性，使用一段时间后，与基托的黏附强度下降甚至脱落。临床作为临时性义齿软衬材料，建议3天或1~2周更换一次，直至受伤的黏膜组织恢复正常。

丙烯酸酯类软衬材料的优点是与义齿有较好的黏附性，冷却条件下可以抛光，减少细菌的附着和生存。但使用一段时间后，吸水和溶解值增加，软衬层变形，降低了和义齿基托的黏附性，而增塑剂渗出，会使材料逐渐变硬、变色、产生异味及细菌繁殖。

3. 光固化型丙烯酸酯类软衬材料　单组分，组成同光固化型义齿基托聚合物，并加有增塑剂。取好的模型经光照固化。操作方便，固化时间短，但价格较贵。

（二）硅橡胶义齿软衬材料

分热凝型和自凝型。

1. 热凝型硅橡胶软衬材料　多为单组分的膏状或凝胶状剂型。使用时将糊剂涂于基托上，口腔取模后，去除挤出的材料，经加热、修整，得到具有弹性的衬层。其交联度较高，抗撕裂强度及老化性能好，可用做永久性软衬材料。

2. 自凝硅橡胶软衬材料　分为双组分和单组分糊膏剂型。双组分由基质糊剂和催化剂糊剂组成。双组分调和后在口腔内成型并固化，得到弹性体。反应类型分缩合型和加成型。缩合型伴随固化反应产生小分子副产物，发生尺寸变化，加成型具有一定的尺寸稳定性和精确度，但价格较高。单组糊剂膏状，装于密闭容器中，使用时从容器中挤出，接触空气聚合成弹性体。

硅橡胶义齿软衬材料的黏弹性好，能吸收冲击力和缓冲咀嚼力。但抗撕裂能力低，与基托黏附性差。在基托组织面上需涂粘接剂或涂硅烷偶联剂，提高衬层与基托的粘接强度。由于表面不能抛光，易生真菌。真菌加速材料老化和着色，是导致全口义齿患者患义齿性口炎的重要原因。

（三）义齿软衬材料的清洁

软衬材料的微生物黏附是一个较严重的问题。有效的方法是用清洁剂浸泡义齿及软衬，并配合机械法或微波消毒。可以用0.2%氯己定溶液或次氯酸盐溶液浸泡，能减少50%菌群黏附，但长期使用清洁剂易使义齿软衬产生褪色变形。

（郑　睿）

第4节　树脂基充填材料及粘接材料

树脂基充填材料指由高分子树脂基质、无机填料、引发体系及遮色剂和紫外线吸收剂等成分组成的牙体修复材料，又称复合树脂。20世纪60年代问世，经过不断改进，使其具有天然牙的色泽；良好的生物安全性能、物理机械性能和耐磨性能；较低的热膨胀系数和聚合收缩性能；具有X射线阻射性。成为既可用于前牙美观修复，又可用于后牙应力承受区的牙体缺损的修复，取代银汞合金的首选材料。按填料粒度可分为混合填料、超微填料、纳米填料型，按固化方式可分为光固化、化学固化、双固化型。

一、光固化型复合树脂

单糊剂型：由树脂基质、填料、光引发剂及紫外线吸收剂等组成。

成分：树脂基质包括黏稠的树脂和稀释剂。黏稠树脂为双酚 A 甲基丙烯酸缩水甘油酯（BIS-GMA）或双甲基丙烯酸氨基甲酸酯（UDMA），稀释剂为双甲基丙烯酸三甘醇酯（TEGDMA）。光敏系统为樟脑醌和叔胺，在 400～500nm 波长可见光照射下引发聚合反应。特点不光照不聚合，工作时间充足。不足是固化深度有限，必要时分层充填固化；聚合收缩使修复体的边缘及龈下易产生裂隙。应注意定期检查光源能量，以保证聚合程度。

二、化学固化型复合树脂

双糊剂型，两糊剂均含有树脂基质、填料、阻聚剂及遮色剂和紫外线吸收剂等成分。一糊剂含过氧化物引发剂；另一糊剂含叔胺促进剂。两糊剂调和，室温聚合。主要用于口腔内光源不易达到、无法进行光固化的修复。缺点是双糊剂在调和过程中易混入气泡，影响修复体的强度和透明性。两糊剂一旦调和，化学反应开始进行，操作者必须在工作时间内完成充填和成形。

三、双重固化型复合树脂

双糊剂型，两糊剂调和即发生固化，再经外部光源照射达到完全固化，双重固化可达到最大聚合转化率。引发体系由过氧化物、樟脑醌和叔胺共同组成。

复合树脂临床应用需注意：化学固化时会引起温度升高，在修复体近髓处，应使用氢氧化钙类盖髓剂；避免使用含丁香酚的盖髓剂，因为丁香酚会影响树脂的固化和颜色稳定性；光固化型在充填较大的龋洞时，应分层充填固化，防止洞底固化不完全引起远期牙髓炎症。

四、特殊用途的复合树脂

指在原有复合树脂基础上开发的制作桩核、牙冠、嵌体以及对各类龋洞修复的特殊用途的材料。其树脂的基质无大变化，主要在填料的粒度大小、形状、含量等方面作了改进。

（一）可流动型复合树脂

低黏稠度的复合树脂。特点：易操作，具有 X 线阻射性，便于对龋齿诊断。可用于牙颈部病损的修复、儿童牙科及其他较小的不承受压力的龋洞的充填修复。

（二）可压缩型复合树脂

填料为纤维状、多孔或具有特殊表面微细结构的颗粒。由于填料颗粒之间的互相作用，使材料具有可压缩性。光固化，聚合收缩低、刚性较大、X 线阻射并有与银汞合金相似的磨耗率。

（三）间接修复用复合树脂

用于制作复合树脂冠、嵌体、黏着于金属基底上的复合树脂贴面以及非金属桥。在代型上制作，采用光、热、压力或真空等多种手段使之固化成形，修复体固位时采用聚合物基黏固材料，其优点是免除材料在口腔内聚合收缩。

（四）桩核用复合树脂

分化学固化、光固化或双重固化型。材料有蓝色、白色或不透明色，有些含有氟化物或纤维增强。树脂桩核成型容易，可以即刻进行修复，有较高的刚性，通过粘接剂黏着于残存的釉质和牙本质上，在烤瓷下面具有良好的色泽。操作时注意某些自凝型复合树脂桩核材料与一些光固化型粘接剂是不相容的。

五、复　合　体

复合体是单组分、光固化、不含水、经聚酸基团改性的复合树脂。它结合了复合树脂与玻璃离子水门汀的双重化学性质。

（一）组成及固化机制

由可析出氟的硅酸盐玻璃和聚酸基团改性的双甲基丙烯酸酯树脂组成。部分玻璃粉颗粒表面是经过硅烷化处理的，以利于与树脂基质结合。固化反应分两步，通过光照引发单体发生聚合反应，当材料与唾液接触，聚酸基团与玻璃粉中的金属离子发生酸碱反应，进一步硬化。

（二）性能

复合体的物理机械性能略低于复合树脂，适于压力较低的承受区的修复，如Ⅲ类和Ⅴ类洞的充填及乳牙修复，使用粘接剂能与牙体组织更好粘接，美观性好，氟化物释放量及释放周期均少于玻璃离子水门汀及聚羧酸水门汀。

六、聚合物基粘接材料

用于口腔临床治疗和预防的粘接材料。可将各种修复材料（如复合树脂）、修复体（如牙冠、嵌体、固定桥等）、矫治器附件等黏着在经过处理的牙齿表面或窝洞内；也可作为窝沟封闭剂，直接涂抹在儿童牙齿的窝沟裂隙，降低龋齿发病率。

（一）釉质粘接剂

是在口腔临床治疗或预防中，将口腔修复材料及修复体与牙齿的釉质进行粘接的材料。主要用于修复体的边缘封闭，限制继发龋发生；防龋用窝沟封闭剂；在前牙的美观修复中粘接贴面；在正畸治疗中，粘接正畸附件等。

1. 组成与应用液剂型，主体成分与复合树脂的树脂基质相似，并含有聚合引发体系、稳定剂等；糊剂型，在上述成分中加入少量无机填料，用于黏着固位冠、桥修复体。有光固化型、化学固化型和双重固化型。光固化型为液剂或糊剂的单一剂型，近年来，在粘接剂基质中加入一些新的功能单体，使材料除用于牙齿与树脂粘接，还可用牙齿与金属或陶瓷的粘接，并产生既与釉质又与牙本质粘接的"全粘接"通用型粘接剂。

2. 酸蚀技术　粘接前，要对釉质表面进行酸蚀处理。酸蚀剂为 35%～37% 的磷酸溶液或凝胶。恒釉质的酸蚀时间不超过 30 秒，乳牙、新生恒牙和氟斑牙适当延长酸蚀时间。酸蚀后用水冲洗牙面、无油压缩空气将牙面吹干，被酸蚀的部位呈白垩色，然后涂粘接剂粘接。粘接剂与釉质的粘接机制主要是机械锁合。处理后的釉质表面形成"蜂窝"状孔隙层，树脂渗入并固化于其中，形成一个由树脂突与剩余釉质互相交叉的树脂化釉质层，从而达到机械锁合。

（二）牙本质粘接剂

用于复合树脂充填龋齿窝洞之前，洞壁牙本质层的预处理，以提高充填固位力，同时可以封闭牙本质小管，防止继发龋的发生。有液剂和含有微细填料的糊剂。

1. 组成与剂型　分酸处理剂和牙本质粘接剂两组分；牙本质调节剂、预处理剂和粘接剂三组分及自酸蚀单组分三种剂型。

2. 牙本质粘接技术　牙本质备洞处理后，在表面产生碎屑、唾液、胶原蛋白及食物残渣形成的污染层。牙本质调节剂通常是酸性液体，能清除污染层及牙质小管口的污染栓，并使管间牙本质脱矿；然后涂预处理剂，改变牙本质对树脂的排斥作用；最后涂粘接剂，使树脂渗入并聚合于牙本质小管、管间牙本质和管周牙本质中，在牙本质与树脂的界面形成一个树脂渗入的增强的牙本质层，称之为混合层，其粘接强度可达 20MPa 以上。粘接过程采用湿粘接技术，牙本质表面保持润湿，即不要将牙本质完全吹干，使粘接材料渗入到潮湿的牙本质中表面，完成粘接。

（三）口腔聚合物基粘接材料的各种应用

1. 与金属粘接　金属基底的表面进行预处理，通过传统的电镀、喷砂的方法达到机械固位。与贵金属合金的粘接可经过镀锡处理、高温下热处理或将合金表面用氧化铝喷砂粗化、清洁、氧化硅涂层、硅烷化处理、涂预处理剂，然后进行粘接。

2. 与银汞合金的粘接　优点是备洞无需具备太多的固位力形态，粘接剂有助于减少边缘泄漏。将粘接剂涂于备好的窝洞之中，在其固化之前将银汞合金压入，或在粘接剂中加入少量 PMMA 粉增稠。粘接剂层与未固化的银汞合金达到充分的混合，形成微机械锁合，完成粘接。

3. 与陶瓷的粘接　修复体的表面须经过预处理。常用的方法是用粒度为 50μm 的氧化铝颗粒喷砂，使其表面粗糙化；或用 5%～9% 氢氟酸水溶液使其表面酸蚀。此法对陶瓷有作用，但对铝基陶瓷和氧化锆陶瓷无效。经预处理后的陶瓷修复体的粘接面涂酸性硅烷水溶液，之后用粘接（黏固）材料与牙体组织粘接在一起。

4. 间接复合树脂的粘接　指在技工室完成的复合树脂嵌体、高嵌体、贴面等修复体对牙体组织粘接。首先对修复体表面预处理，如氧化铝颗粒喷砂，氢氟酸酸蚀，使树脂修复体中的玻璃填料部分地溶解，或涂预处理剂，提高粘接表面的浸润性。粘接剂渗入修复体固化，与树脂修复体产生分子链结构缠绕，达到粘接。

5. 陶瓷和复合树脂的修补　用复合树脂材料修补损坏的陶瓷或复合树脂修复体。先用钻针将损坏的陶瓷或复合树脂表面磨至 1～1.5mm 深度。然后对残留的陶瓷修复体用硅烷水溶液作表面处理；残留的复合树脂修复体用 50μm 氧化铝粉摩擦后，用 MMA 和硅烷作表面处理，最后用复合树脂粘接恢复修复体原有的形态。

（四）骨粘接剂

1. 甲基丙烯酸酯骨水泥　粉、液两组分组成，化学固化，具有消毒抗菌作用。粉液按比例调和后，5～10 分钟固化。用于骨折固定、骨缺损修复、人工骨关节固位、粘接等。由于固化放热对周围组织产生破坏，以及游离单体可能进入血液循环，导致患者血压下降以致心搏骤停，其应用受到一定限制。

2. 磷酸钙骨水泥　又称羟基磷灰石骨水泥，以各种磷酸钙盐为主要成分，在生理条件下具有自固化性能及降解活性、骨引导活性的无机材料。由粉、液两组分组成，粉剂中含有酸性的磷酸钙（如磷酸二氢钙）、碱性的磷酸钙（如磷酸三钙）、促凝剂（如氟化钙、磷酸二氢铵、氯化铵等）及少量羟基磷灰石作为晶种。液剂的主体成分是水，也可以是体液或血液。粉、液调和成糊状注入修复部位，在体内 10～60 分钟凝固，生成难溶于水的磷酸钙，最终转化为稳定的羟基磷灰石晶体。操作简便，可以根据缺损部位任意塑形，固化过程中放热量小，对周围组织无热损害，并具有降解活性及骨引导活性。

（五）软组织粘接剂

1. 氰基丙烯酸酯粘接剂　由 α- 氰基丙烯酸酯及少量阻聚剂、增稠剂组成的单组分瞬时固化型粘接剂。当暴露于潮湿的空气中，甚至在被粘物体表面极微量水分作用下，即可聚合固化。用于手术皮肤切口的粘接、外伤软组织的粘接及血管和拔牙创口的粘接。固化后的粘接剂在水中或在体内可以缓慢降解，降解产物有一定毒性，目前已较少使用。

2. 血纤维蛋白粘接剂 采用患者自身的血液制取的粘接剂。由两种液剂组成。两液剂混合后，交联形成网络结构，从而生成粘接力很强的血纤维蛋白网络。有效粘接力可维持2周左右，在此期间伤口愈合，同时粘接剂能被机体完全降解吸收。具有良好的生物相容性，无毒副作用，无免疫排斥问题，适用于自身凝血功能障碍或服用抗凝血药物的患者，还可用于显微外科手术中代替缝合以及人工骨修复材料的赋形。

（郑 睿）

第5节 水 门 汀

水门汀适用于各种修复体的黏固，乳牙和恒牙的充填、窝洞的暂封、衬层、盖髓、根管充填、窝沟封闭及修复体桩核等。按用途分为修复用（restorative）、粘接用（luting）、衬层（base or liner）用水门汀。粘接用水门汀又称黏固剂。

一、磷酸锌水门汀

是氧化物粉末（主要为氧化锌）与磷酸水溶液反应而固化的水门汀。主要用于衬层、粘接和充填。

（一）组成

由粉、液组成。粉剂由氧化锌（75%～90%）、氧化镁（8%～10%）、填料及其他微量成分如氧化铋（<1%）组成。液剂主要是正磷酸（45%～55%）水溶液，加入氧化铝（2%～3%）和氧化锌（0～3%）与正磷酸形成缓冲体系，延缓反应速度。

（二）固化反应

为酸碱放热反应。

$$2ZnO + 2H_3PO_4 + 4H_2O \rightarrow 2ZnHPO_4 \cdot 3H_2O \rightarrow$$
$$Zn_3(PO_4)_2 \cdot H_2O + 3H_2O + 热量$$

反应形成多孔、不溶于水的无定形磷酸锌基质，包裹着未反应的氧化物颗粒。固化反应放热并伴随体积收缩。

（三）性能及应用

工作时间3～6分钟，固化时间5～14分钟。固化速度受粉/液比例、调和温度和方式影响。在冷的厚玻璃板上调和可以延长工作时间。水门汀凝固后即可承受一定的咀嚼应力，最大压缩强度达130MPa。水门汀在水中发生溶解，在酸性下溶解性增加。线收缩率0.04%～2.0%。溶解和收缩可造成修复体与牙齿之间

出现微漏导致细菌侵入形成继发龋、修复体松动、脱落。

磷酸锌水门汀与牙齿之间的粘接是机械嵌合作用。新调和的水门汀呈酸性，pH 1～2，1小时后pH达4，24小时后pH 6～7，48小时近中性。游离酸刺激牙龈，若剩余牙本质较薄，磷酸渗透入牙本质小管内可刺激牙髓，引起牙髓炎症。牙髓正常时，该反应是可逆的，5～8周后可恢复正常。但若牙髓已受损，该反应为不可逆的，可造成牙髓坏死。故深龋时应有护髓措施，如用树脂洞衬、洞漆、氢氧化钙和氧化锌丁香酚水门汀垫底。粉液比越低，材料的刺激性越大。黏固修复体用水门汀的薄膜厚度应小于25μm。薄膜厚度取决于粉的粒度，其次为粉/液比或水门汀的稠度，并与粘接时施加的力和施力的方式有关，与修复体形状是否能使水门汀容易从边缘挤出也有关。磷酸锌水门汀为热和电的不良导体，可用于龋洞衬层材料（深龋间接衬层，中龋直接衬层）或高强度垫底材料，可隔绝热、电等对牙髓的刺激。还可做为暂时或较长期性的充填修复材料和根管充填材料。

（四）临床操作

使用窄的不锈钢调刀在宽、厚的冷玻璃板上大面积调和。将粉分成小、大、小三份，逐份加入液剂中。开始先将一少部分粉加入液剂中调和，使液剂缓慢中和，产热少、热易分散。之后加入大量粉，此时酸减少，放热也少。最后，再加入剩余的少量粉，以获得理想的稠度。调和时间60～90秒。

二、氧化锌丁香酚水门汀

主要用于窝洞的衬层、护髓和暂封。不含丁香酚的氧化锌水门汀主要作为根管封闭剂、牙龈组织保护剂、外科敷料和用于修复体的暂时粘接。

（一）组成

有粉-液型或糊剂-糊剂型。粉剂的基质成分为氧化锌（69%）（w/w），有消毒和收敛作用。其他为树脂（29.3%）、硬脂酸锌（1%）、醋酸锌（0.7%）。液剂基质为丁香油（85%）（主要成分是丁香酚），橄榄油（15%）增加黏性与韧性。改性的氧化锌丁香酚水门汀组成如下：

1. 聚合物增强氧化锌丁香酚水门汀粉为80%氧化锌、20%聚甲基丙烯酸甲酯（PMMA）或聚苯乙烯。液为丁香酚。该水门汀强度高，粘接性强，可用于黏固修复体和窝洞垫底以及窝洞暂时充填。

2. EBA-氧化铝增强氧化锌丁香酚水门汀粉为70%氧化锌和30%氧化铝（W/W），松香减少脆性和薄膜厚度。液含62.5%的正乙氧基苯甲酸（EBA）和37%的丁香酚。该水门汀强度高，粘接性强。

3. 无丁香酚的氧化锌水门汀丁香酚为自由基聚

合阻聚剂，可阻碍复合树脂的聚合反应。将丁香酸酯或 n- 己基香兰酸酯溶于正乙氧基苯甲酸中取代丁香酚，成为不含丁香酚的氧化锌水门汀。

（二）固化反应

粉液调和后，在水的存在下，丁香酚与氧化锌反应生成了丁香酸锌螯合物而固化。并包裹了未反应的氧化锌颗粒或丁香酚。水多、温度和湿度高可加速凝固。对 EBA 改性水门汀，EBA 与氧化锌螯合，形成丁香酚锌晶体，使强度提高。

（三）性能及应用

固化时间 4～6 分钟。固化速度受粉末粒度、粉液比、含水量及环境温度和湿度的影响。粒度小、粉液比大、含水多、温度和湿度高则固化快。含 5%（w/w）水时 15 分钟内可凝固。临床可用小棉球蘸水加压成型。该水门汀与牙齿间主要是机械嵌合，粘接强度低。其溶解性大，易溶于水和唾液。对牙髓刺激性小，对炎性牙髓和暴露的牙本质有镇痛和安抚作用，可促进继发性牙本质生成。游离的丁香酚具有一定的抗菌作用，但丁香酚可能是潜在的过敏原。

该水门汀可隔绝冷热刺激，具 X 射线阻射性，常作为深龋洞充填时双层垫底的底层材料；改性的水门汀可用于窝洞的暂时充填、根管充填、口腔手术后和牙周手术后软组织塞治以及修复体黏固。在使用黏合剂或复合树脂类材料时，应选用其他衬层材料（如氢氧化钙）或不含丁香酚的氧化锌水门汀，以防丁香酚的阻聚作用。可在纸板上调和。EBA- 氧化铝改性水门汀应在玻璃板上用不锈钢调铲用力调和。

三、聚羧酸锌水门汀

是经氧化锌与聚丙烯酸水溶液或聚链烯酸反应而固化的水门汀。是第一个能与牙体硬组织形成化学粘接的牙科水门汀。主要用于窝洞的高强度衬层、金属修复体的黏固、正畸带环的粘接和窝洞的充填。

（一）组成

有粉 - 液、单组分粉剂、胶囊型。粉剂氧化锌（55%～90%）为基质，氧化镁（1%～5%）和氧化铝（10%～40%）及少量填料增加强度，氟化物改善机械性能并释放氟。液剂为聚丙烯酸（32%～42%）水溶液或丙烯酸与其他有机酸，如衣康酸或马来酸的共聚物。

在粉剂中加入 15%～18% 冻干的聚丙烯酸粉，为水固化型聚羧酸锌水门汀（单一粉剂型），使用时粉与水调和。

（二）固化反应

氧化锌与聚丙烯酸经酸碱中和反应生成聚丙烯酸锌络合交联网状结构，并包裹未反应的氧化锌颗粒。温度高，固化反应加快。

（三）性能及应用

固化时间 6～9 分钟。在冷玻璃板上调和或（或）在冰箱中保存粉剂，可减缓固化反应速度。聚羧酸锌水门汀与釉质、牙本质具有一定的化学粘接作用，其羧基与牙齿的钙产生螯合并与牙表面的羟基形成氢键。与釉质大于与牙本质的粘接强度。与牙齿之间还有机械嵌合作用。它对不锈钢、银汞合金、钴 - 铬合金、正畸托槽等也有良好的粘接作用，其粘接力大于磷酸锌水门汀。

聚羧酸锌水门汀固化 24 小时后压缩强度为80MPa。拉伸强度比磷酸锌水门汀高。口腔内溶解率较磷酸锌水门汀低，在水中的溶解率为 0.1%～0.6%，含氟化物时，溶解率增加。水门汀在固化时发生收缩。聚丙烯酸为弱酸，分子链长，不易渗透入牙本质小管，对牙髓的刺激性小，但可引起暴露牙髓的炎症反应，因此不能直接盖髓。可释氟的水门汀具有防龋作用。

聚羧酸锌水门汀主要用于黏固冠、桥或嵌体等修复体及正畸带环。可作为深龋和银汞合金充填时直接衬层使用以及儿童乳牙龋齿的充填治疗。

（四）临床操作

充填用粉 / 液调和比 1∶1～2∶1（胶囊型的可机械调和）。可在纸板或玻璃板上调和 30～60 秒。将玻璃板冷至 4℃，工作时间可延长至 10～15 分钟。粘接用水门汀初始稠度大于磷酸锌水门汀。应及时清除残留在调和器具、修复体边缘和牙体上的水门汀，以防水门汀固化后难以去除。

四、玻璃离子水门汀

玻璃离子水门汀（GIC）或玻璃离子体水门汀，是经硅酸铝玻璃粉与链烯酸水溶液反应而固化的水门汀。反应形成含有离子键聚合体的材料，可用于充填、粘接、垫底衬层及窝沟封闭。它兼有硅水门汀的释氟防龋性能以及聚羧酸锌水门汀与牙齿的粘接性和生物相容性。常用于Ⅲ、Ⅴ类洞充填、暂时充填、窝洞的高强度垫底材料、合金修复体的粘接固位和正畸带环的粘接。

（一）组成

有粉 - 液、单组分粉剂和胶囊型。

粉由可析出离子的氟铝硅酸钙（盐）玻璃组成。主要成分为石英、氧化铝、氟化物及磷酸盐等。含钡玻璃等使水门汀具有 X- 线阻射性。液为约 50%（w/w）的聚烯烃酸水溶液或丙烯酸与衣康酸或马来酸的共聚物的水溶液。

水固化型玻璃离子水门汀，为单一粉剂型，是将经真空干燥的聚烯烃酸，以粉末的形式加入到玻璃粉中，使用时用水或稀的酒石酸水溶液调和。

金属增强的玻璃离子水门汀又称金属陶瓷水门汀，其粉内加入细小的金属或合金粉颗粒，强度比玻璃离子水门汀明显改善。有些是将银合金粉混入玻璃粉。

（二）固化反应

属于酸碱反应，粉液调和后约 5 分钟凝固。粉液调和后，玻璃颗粒表面 Ca^{2+}、Al^{3+} 先后与聚羧酸分子配位络合反应形成交联的聚酸盐凝胶网络基质，将未反应的玻璃颗粒包裹。水门汀需经 2 周固化反应才完全。

（三）性能及应用

固化时间 3～9 分钟。固化后水门汀呈半透明性，与牙齿颜色匹配。热膨胀系数与牙齿相近，为热和电的不良导体。在唾液中有轻微溶解，在酸性环境中溶解性增加。固化初期，水门汀易吸水溶解；若长时间暴露于空气中也易脱水收缩发生皲裂。充填用水门汀强度高。24 小时压缩强度大于磷酸锌水门汀，弹性模量小于磷酸锌而高于聚羧酸锌。固化后 24 小时～1 年间，压缩强度不断增加。金属增强的水门汀的强度和耐磨性有较大提高。

玻璃离子水门汀对釉质、牙本质和金属及合金具有良好的粘接性能，其粘接机制与聚羧酸锌水门汀相似。其薄膜厚度小于磷酸锌水门汀，边缘封闭性好，适于粘接。该水门汀在体内可以长期释放 F^-，具有防龋作用。氟释放率随时间逐渐降低，但水门汀可从含氟环境中再摄取 F^-。生物相容性好，对牙髓的刺激性低于磷酸锌水门汀但高于聚羧酸锌水门汀和氧化锌丁香酚水门汀。水门汀在固化过程中的 pH 小于 3，可对牙髓造成刺激，因此若牙本质厚度小于 1mm，应使用氢氧化钙衬层。玻璃离子水门汀对暴露的牙髓有刺激，不能直接盖髓。

临床可用做各种修复体及正畸带环的粘接、预防龋齿的窝沟封闭材料。因与牙齿有一定的化学性粘接，故不需严格的窝洞制备，用稀聚丙烯酸（15%～25%）处理牙本质，可不备洞直接充填水门汀。还可用于玻璃离子水门汀 - 复合树脂叠层修复技术或称"三明治"技术、微洞技术、隧道技术及非创伤性充填治疗（ART）技术。但因其强度较低，不能用于承力区的充填修复如恒牙Ⅱ、Ⅳ类洞，但可用于Ⅲ、Ⅴ类洞、楔状缺损和乳牙龋洞的充填。其在牙颈部的固位比复合树脂好。叠层修复技术明显减少了微漏的发生，尤其在Ⅱ类洞的邻面部位，玻璃离子水门汀可显著降低邻面继发龋的发生率。

（四）临床操作

按厂家规定的粉液比在玻璃板或纸上调和。先将一部分粉加入液中，用硬调刀调和，再加入剩余粉，调

和 30～60 秒。胶囊包装的于机器上调和约 10 秒。室温工作时间约 2 分钟，于冷玻璃板（3℃）调和，工作时间可延长至 9 分钟，但压缩强度也随之下降。在固化期间，玻璃离子水门汀对水很敏感，吸水及失水均易造成表面龟裂。应使用橡皮障隔湿，用成型片塑型并保护修复体表面，初凝后（约 7 分钟）取下成型片，用隔湿剂如洞漆、凡士林或光固化树脂黏合剂涂于修复体表面，24 小时后可修整修复体边缘并抛光。快凝产品，可在 10 小时后抛光。

五、树脂改性的玻璃离子水门汀

1988 年问世。是一种操作简便、兼具玻璃离子水门汀低线胀系数、低收缩率和长期释放氟，并具有复合树脂良好的抗断裂、耐磨和易抛光性能的新型玻璃离子水门汀。也称为光固化水门汀，即经多种反应包括酸碱反应和光激活的聚合反应而固化的水基水门汀。光固化水门汀多作为垫底衬层和充填用。据固化反应，分为两类，Ⅰ类可经光照固化，也可在无光照时固化；Ⅱ类只能经光照固化。

（一）组成

由粉、液组成。粉为可析出离子的硅酸盐玻璃，同玻璃离子水门汀。液剂主要由聚羧酸、甲基丙烯酸酯树脂、甲基丙烯酸羟乙酯（HEMA）、水和引发体系组成，聚羧酸与玻璃粉反应，酸碱中和固化；甲基丙烯酸酯树脂，如 Bis-GMA，可经聚合反应固化；HEMA 为共溶剂，并参与聚合反应；水使酸离子化。化学固化体系中的引发剂为抗坏血酸 /H_2O_2 和硫酸铜系统，光聚合固化体系中的引发剂为樟脑醌 / 乙基 4-N,N 二甲基氨基苯甲酸。

（二）固化反应

为双重固化，既有玻璃离子水门汀的酸碱固化反应，又有树脂的聚合反应。聚合反应是 HEMA/Bis-GMA 加上光引发剂及（或）化学引发剂经光固化及（或）化学固化形成聚 HEMA/Bis-GMA 基质。聚丙烯酸水凝胶和聚甲基丙烯酸羟乙酯凝胶彼此缠绕形成互穿聚合物网络。两种凝固反应互相独立，互不干扰。酸碱反应在调和开始时即发生了，在光聚合反应完成后酸碱反应仍在进行。

（三）性能与应用

性能优于玻璃离子水门汀，工作时间可控，早期强度迅速增加，对潮湿的敏感性小，无需涂保护层，固化后即可抛光。固化后的水门汀压缩和抗张强度提高，分别约为 200MPa 和 20MPa。与经 10% 聚酸处理过的牙本质表面有很强的粘接力。还可直接与树脂粘接，用于玻璃离子水门汀 - 复合树脂叠层修复技术。可释放氟离子，早期释氟高，在含氟环境中，还可再摄氟。

抗折性能、透明性和美观均显著改善。但该水门汀的固化收缩率较大，生物相容性也较玻璃离子水门汀差。

临床应用范围及操作与玻璃离子水门汀相似。可用于根面龋和龋患高危人群。

六、氢氧化钙水门汀

主要成分为氢氧化钙和螯合剂。主要作为护髓、盖髓材料和窝洞的低强度垫底材料。

（一）组成

多见双糊剂型。糊剂 A 基质为氢氧化钙（占 32%～40%）和氧化锌，参与固化反应，促进继发性牙本质生长，加速剂硬脂酸锌，赋型载体乙烯甲苯磺酰胺。糊剂 B 含水杨酸乙二醇酯螯合剂，参与固化反应，硫酸钙、氧化锌和二氧化钛填料以及具有 X 线阻射性的钨酸钙或硫酸钡填料。光固化型氢氧化钙水门汀，基质含氢氧化钙、硫酸钡、甲基丙烯酸酯单体或 Bis-GMA 或 UDMA 和光聚合激活剂。

（二）固化反应

氢氧化钙与螯合剂水杨酸酯反应生成无定形的二水杨酸钙螯合物而固化，氧化锌也参与固化反应与螯合剂反应生成螯合物。水或加速剂可以加快固化反应速度。

（三）性能及应用

固化时间 3～5 分钟；有水存在时几秒钟即可固化。光固化型氢氧化钙水门汀的固化时间可控。氢氧化钙水门汀强度低，固化后强度逐渐提高，24 小时后可达 20MPa。弹性模量低。溶解性较大，当有边缘泄漏存在时，可全部溶解。光固化型的溶解性降低。氢氧化钙 pH 值 9.2～11.7，呈强碱性，有很强的抑菌和抗菌作用，并有助于龋坏牙本质的再矿化。当直接覆盖暴露的牙髓时，可加速继发性牙本质和牙本质桥的形成、促进窝洞底钙化。光固化型一般无抗菌性。

氢氧化钙水门汀不能用于支撑较大承力区的修复体，主要用于深龋护髓和直接或间接盖髓。其抗菌性使其可用于有龋坏牙本质的间接盖髓，其上再用高强度垫底材料充填。此外，氢氧化钙糊剂还可作为根尖尚未发育完成的年轻恒牙的暂时性根管充填材料，促进根尖的发育。洞底有氢氧化钙水门汀时，对窝洞壁进行酸蚀或涂洞漆应小心，有时会破坏氢氧化钙水门汀。

（林　红）

第6节　根管充填封闭材料

能对根管进行尖端封闭或冠状封闭，预防口腔液体进入根管而造成细菌滋生的材料。根管充填封闭材料应具有良好的生物相容性；有杀菌、消炎作用；充填后不会与根管壁之间留有间隙；X 射线阻射；长期保存在根管内而不被吸收；不引起牙体组织颜色发生变化。

一、固体根管充填材料

有牙胶尖、银尖及塑料尖。后两者较少用。

牙胶尖的主要原料是马来乳胶（古塔波胶）。牙胶尖生物性能好，细胞毒性低，有一定的压缩性和 X 线阻射性，容易从根管中取出。使用时，将其填压到根管中，并配合糊剂型的根管充填材料（如氧化锌 - 丁香酚水门汀或氢氧化钙水门汀）达到封闭根管的目的。但其弹性小，不能进入形态复杂的根管。

另一种使用方法是将牙胶尖加热软化成为流动性的胶体，通过专用注射器注入到形态复杂根管中充填。

牙胶尖消毒采用 5% 的次氯酸钠溶液浸泡。避免用丙酮或乙醇浸泡，因吸收溶剂发生溶胀。牙胶尖暴露于日光下，会氧化并发脆。

二、糊剂型根管封闭材料

可以与牙胶尖一起使用，充填于牙胶尖与根管壁之间，并进入弯曲细小的根管及侧、副根管，起到固定牙胶尖，充填、封闭根管的目的。

（一）氢氧化钙根管封闭材料

临床常用的封闭材料。氢氧化钙具有收敛性和强碱性，能有效地杀灭细菌，杀菌能力和氢氧根离子的浓度有关。不刺激根尖组织，不使牙齿变色，生物稳定性好，并在根尖形成牙骨质。不足之处是溶解性高，充填一段时间后在冠部或根尖部可能造成微漏。

（二）碘仿糊剂

碘仿根充后能缓慢释放出游离碘，有抑菌、杀菌作用。该材料不固化，易导入和取出。超出根尖孔的部分可在 2 周内被组织完全吸收。但不能严密封闭根管，可引起牙体组织颜色改变。

（三）氧化锌 - 丁香酚根管封闭材料

最常用的根管封闭材料。具有杀菌、X 射线阻射，并对根管壁有较好的贴合效果，充填后逐渐硬固，有持续消毒作用，充填超出根尖的部分可逐渐被吸收。由于会有游离的丁香酚，有可能引起组织炎症。

（四）根管糊剂

临床常用的配方为，粉：氧化锌 2g、麝香草酚 1g。液：甲醛溶液 1ml、三甲酚 3ml、甘油 1ml。粉、液调成糊状，24 小时逐渐变硬。硬固后仍有消毒作用，超出根尖孔的部分在 2 周内可被吸收。

（五）水门汀类根管封闭材料

树脂水门汀、玻璃离子水门汀、氢氧化钙水门汀、氧化锌 - 丁香酚水门汀都可作为根管封闭材料。优点是固化快，生物稳定性好，生成的聚合物具有一定的柔韧性和较高的尺寸稳定性，但聚合收缩会影响尖端封闭的效果。其中树脂水门汀由于游离单体缘故，会有一定的刺激性，一旦完全固化，炎症消失。

（六）矿物三氧化物凝聚体（MTA）

主要用于活髓切断、根尖诱导成形术、髓室底穿孔及根管侧穿修补、根管倒充填术等。具有良好的生物相容性，抗细菌和抗真菌活性，诱导根尖周组织愈合。固化时间较长，固化过程中伴有轻微的体积膨胀，使其具有优异的边缘封闭作用。固化后的材料抗压强度较低，有强碱性，X线阻射性。

三、液体根管充填材料

常见的有酚醛树脂，又称塑化剂。分二组分或三组分，混合至溶液转为棕红色并产热时，吸入带有弯针头的注射器内，慢慢注入髓腔。聚合后的酚醛树脂与根管内残存的病变牙髓组织及感染物质塑化为一体，消除病原体使之成为对人体无害的物质。同时，封闭根尖孔及侧、副根管，防止根尖周病变。材料聚合前抑菌性强，对组织有一定的刺激性，聚合后抑菌能力减弱，对组织刺激性不强。不宜用于前牙，以免渗入牙本质小管，造成牙齿变色，影响美观。

（郑　睿）

第7节　陶瓷材料

陶瓷结构中有玻璃相、晶体相和气相。其性能与所含晶体相的性质和数量有关。玻璃相为非晶态结构的低熔点固体，包绕着晶体相，可降低陶瓷的抗裂纹扩展能力，增加陶瓷的透明性。所含气孔为气相。气孔率、气孔尺寸分布和气孔形态对性能有明显影响。陶瓷中的化学键有共价键及离子键，因此陶瓷的强度高、硬度和脆性大。临床常采用烧结、表面涂层、铸造、切削等技术将陶瓷制成修复体。

口腔陶瓷按熔点可分为高熔（1315～1370℃）、中熔（1090～1260℃）、低熔（870～1060℃）和超低熔陶瓷。按应用分为烤瓷（包括传统烤瓷和金属烤瓷）、全瓷修复材料、陶瓷牙及种植陶瓷等。

一、传统烤瓷材料

烤瓷是指在口腔修复体制作工艺中，直接采用各种粉状瓷料经过烧结加工制作烤瓷修复体或金属烤瓷修复体的一种工艺过程，所用瓷粉称为烤瓷粉。可用于制作嵌体、冠、牙面及金属冠桥等修复体。

（一）烤瓷的种类

按熔点范围分为：高熔烤瓷（1200℃～1450℃）、中熔烤瓷（1050℃～1200℃）和低熔烤瓷（850℃～1050℃）。超低熔烤瓷（<850℃）。

高熔烤瓷用于制作成品瓷牙及成品瓷牙面。中、低熔烤瓷用于全瓷冠。低熔烤瓷用于冠桥金属烤瓷修复体。超低熔烤瓷一般与钛及钛合金相匹配，用于金属烤瓷修复体，因两者收缩系数均较低。

（二）烤瓷材料的基本原料组成

主要由长石、石英、白陶土、助熔剂、着色剂、遮色剂等原料组成。长石（主要为钾长石和钠长石）融化后形成玻璃基质。石英悬浮于玻璃基质中增加强度。白陶土提高韧性、不透明性和可塑性。硼砂、碳酸盐等助熔剂降低长石的熔融温度。金属氧化物着色剂使瓷粉着色，增加修复体的自然色感。

（三）长石质烤瓷

以长石和二氧化硅为基本成分，又称传统烤瓷材料。白榴石为其主晶相，故也叫白榴石烤瓷。

1. 组成　由长石、石英、助熔剂等组成，各组分含量（质量分数）在高熔烤瓷中石英占29%，助熔剂10%，长石61%。低熔烤瓷中石英12%，助熔剂28%，长石占60%。中熔烤瓷的组成介于以上两者之间。

一般高熔烤瓷的强度、耐溶解性、透明性及在反复烧结时精确度的保持性较好。且易修复、填补、着色或上釉。

2. 性能　长石质烤瓷的许多物理机械性能与釉质相似。其压缩强度172MPa（釉质400MPa），弯曲强度65MPa；弹性模量为83GPa（釉质84GPa）；线胀系数12×10⁻⁶/K，与釉质（11.4×10⁻⁶/K）相似。烧结后的烤瓷布氏硬度400（釉质300），且耐磨性与釉质相当。色泽美观，在口腔内化学性能稳定，惰性，生物相容性好。适合修复牙体缺损、缺失。可用于金属冠及固定义齿用陶瓷，全瓷冠、嵌体、贴面和陶瓷牙。但脆性大，拉伸强度低，临床应用受限。

3. 制作注意事项　采用真空烧结法将烤瓷粉制成修复体，塑形时需将体积放大13%～20%，以补偿烧结后修复体的收缩。烧结后可对修复体进行修改、补瓷，但烧结次数和温度对强度和颜色有影响。最后对修复体上釉烧结完成修复体制作。

传统烤瓷材料由于烧结后体积收缩大，强度差，质脆易折，主要用于制作烤瓷全冠修复体，很少用于制作嵌体及其他修复体。已逐渐被金属烤瓷修复及全瓷修复所替代。

二、金属烤瓷材料

金属烤瓷修复技术是将烤瓷烧结在金属上，用韧性极好的金属补偿单纯烤瓷强度不足的缺点。制成的修复体称为金属烤瓷修复体，所用的陶瓷材料称为金属烤瓷粉。

（一）金属烤瓷粉的性能要求

应能与金属形成牢固的结合。与金属的线胀系数相匹配，与金属的相同或比金属小 $0.5 \times 10^{-6}/℃$。软化温度低于金属的熔化温度。烧结温度低于金属的熔点。色泽美观，能遮盖金属基底冠的颜色。机械强度尤其是比例极限和弹性模量高。

（二）组成

金属烤瓷粉的基本组成也是长石、石英、陶土等，于 800～1000℃烧结粉碎而成，为低熔陶瓷。按审美要求，有遮色瓷、体瓷或本质瓷和釉质瓷等。各瓷中成分含量有所不同。组成中白榴石可调节线胀系数；遮色瓷中的 SnO_2、In_2O_3、Fe_2O_3 可促进瓷粉与金属结合；ZrO_2 和 SnO_2 为遮色剂，遮挡金属的色泽；TiO_2 等着色剂调节色彩。釉质瓷中 SiO_2 的含量高，以提高透明度

（三）金属烤瓷材料与烤瓷合金的结合

烤瓷与合金之间有四种结合方式，即化学、机械、范德华力和压应力结合。

1. 化学结合 占结合力的 1/2。其中原子扩散形成的结合已得到共识。烤瓷合金中的 In_2O_3、SnO_2、NiO 等金属氧化物在合金表面形成氧化膜，与烤瓷中的金属氧化物之间相互作用，形成原子结合。氧化物之间还以离子交换的方式、氧化还原反应等产生结合。临床经特殊的氧化处理使合金表面形成稳定的氧化膜，烤瓷熔附于该氧化膜并与之牢固结合。

2. 压应力结合 占结合力的第二位。烤瓷的线胀系数一般比合金的略小。瓷粉烧结后产生冷却收缩，冷却过程中合金的收缩量略大于烤瓷，因而使烤瓷承受一定的压力。陶瓷内部的压应力构成了合金与陶瓷的结合力。

3. 机械结合 借烤瓷合金凹凸不平的表面，与烤瓷形成机械锁结而固位。可喷砂处理使合金表面粗糙。该结合力所占比例仅次于压力结合。

4. 范德华力结合 是相邻分子或原子之间的引力形成的。合金表面的氧化膜提高了烧结过程中陶瓷的润湿性，使烤瓷与合金的分子之间更加接近，而产生范德华力结合。这种力属于弱电力，在金瓷结合强度中仅占极小部分。

（四）金属烤瓷修复体制作要点

1. 选用与烤瓷材料匹配的金属（线胀系数匹配、烤瓷烧结温度与金属熔点匹配、两者之间能良好润湿），用常规铸造工艺制作金属冠核。

2. 对金属冠核表面进行预处理，以获得与瓷粉良好的结合。可采用物理、机械、化学方法清洁金属表面，以利瓷粉在金属表面的流动和润湿。对金属表面粗化处理，以利金 - 瓷间的机械嵌合。在空气中预氧化，使金属表面产生氧化膜，以利与瓷的化学结合。

3. 在金属冠核上烧结不透明瓷，之后再烧结体瓷和龈瓷，试戴后上釉烧结。

三、全瓷修复材料

全瓷修复材料克服了传统烤瓷材料弯曲强度低的弱点，而较金属烤瓷修复体更加美观。大多数全瓷修复材料仍是在传统烤瓷材料和技术的基础上的改性和改进。全瓷材料含晶体多，可达体积的 90%。晶体的性质、数量和粒度分布直接影响全瓷材料的机械性能和光学性能。其透明性与其晶体相及玻璃基质的折光指数的匹配有关。

（一）烧结全瓷材料

采用烧结技术制作全瓷修复体的全瓷材料。

1. 氧化铝基烤瓷 在长石质烤瓷玻璃基质中含 35%（体积分数）[40%～50% 质量分数]以上氧化铝晶体的陶瓷，其主晶相为 αAl_2O_3。

氧化铝质烤瓷由外层透明瓷和高强度的内层核瓷或底层瓷组成。外层透明瓷分为体瓷料和釉瓷料，烧结温度 900～950℃，氧化铝结晶体的含量少于核心部材料。后者烧结温度为 1050℃，含 40%～50%（质量分数）、粒度 $<30\mu m$ 的 α- 氧化铝晶体，能更有效地预防裂纹扩展。氧化铝质烤瓷透明性差，只能用于制作全瓷冠的核心部分（核瓷、底层）及烤瓷罩冠的内层，其外表面再烧结上强度较低但透明度较好的牙本质瓷及釉质瓷。压缩强度可达 148MPa，弯曲强度 118MPa，弹性模量 123GPa，线胀系数 $5.6 \times 10^{-6}/K$。

2. 白榴石增强长石质烤瓷 在长石质烤瓷中加入 45% 体积分数的四方晶系白榴石作为增强相。弯曲强度及压缩强度增加。可用于嵌体、高嵌体及低应力的冠和贴面。它仅有一较小的不透明层（核），修复体透明性好，弯曲强度高，但边缘适合性稍差，不能用于后牙修复。

3. 镁基核瓷 成分基本同氧化铝质烤瓷，但是由镁代替了铝，玻璃基质中含镁结晶，强度明显提高。烧结后未上釉的镁核瓷的弯曲强度 131MPa。线胀系数大为 $13 \times 10^{-6}/K$～$14.5 \times 10^{-6}/K$。上釉后因釉料浸渗入孔隙中，压缩强度可达 269MPa。适合于制作大多数前牙冠。但不能用于桥体制作。金属烤瓷粉可熔附于镁核瓷上。

（二）热压全瓷材料

又称注射成型玻璃陶瓷或预压陶瓷，是采用注射成型法（热压工艺，在高温高压下使材料成型的工艺）将陶瓷在熔化状态加压注入型腔，制作全瓷修复体的陶瓷。热压可避免瓷体中大孔隙的存在，并促进玻璃基质中晶相的分散。热压成型后瓷的密度高，晶体粒

子小，机械强度可达最大。用于制作全瓷冠、嵌体、高嵌体、贴面及固定局部义齿。

1. 白榴石基热压成型全瓷材料 在长石质烤瓷中含 35%～55% 体积分数的白榴石晶体。瓷块是预瓷化的玻璃陶瓷，加热制成圆柱状或块状。使用时于特殊的真空液压系统下将预瓷化的玻璃块在高温下软化、高压挤压注射入型腔中成型。成型后的陶瓷中含白榴石晶体。强度较长石质烤瓷提高，但仍较其他全瓷材料低。修复体制作后采用上色上釉技术或涂层技术，将贴面烤瓷附于其上进行调色。

2. 焦硅酸锂基热压成型全瓷材料 在长石质烤瓷的基础上含 60% 体积分数的焦硅酸锂长形晶体主晶相。采用失蜡技术，将材料于 890～920℃下热压成型。热压成型后瓷体的弯曲强度高达 350MPa，断裂韧性 3.2MPa·m$^{0.5}$，可制作多种修复体，如前牙冠、贴面、嵌体、高嵌体及固定局部义齿。修复体边缘适合性好，在修复体上采用涂层技术，烧结上线胀系数匹配的玻璃。美观，仿真，耐磨性近釉质。但不透明，在后牙区修复体易折断。修复体制作需特殊设备。

3. 尖晶石注射成型冠核陶瓷 主晶相为铝镁尖晶石，主要制作全瓷冠的冠核，可改善边缘密合性。

（三）玻璃浸渗陶瓷

又称粉浆涂塑全瓷材料。是先制作一多孔陶瓷修复体，随后浸渗上玻璃。即在耐火代型上涂塑烤瓷粉浆液，形成冠核。之后将其连同耐火代型一起于高温下烧结，形成一个多孔冠核。再在此多孔冠核上浸渗玻璃，即在高温下使熔融的玻璃经毛细管作用渗入瓷粉颗粒之间的孔隙中，形成复杂的网状交联结构。最终修复体孔隙少，缺陷小，韧性大，物理机械性能好。

1. 氧化铝基玻璃浸渗陶瓷 氧化铝达 90%，晶体粒度 0.5～3.5μm。陶瓷弯曲强度达 450MPa。可制作高强度修复体，如冠核、全瓷及固定局部义齿短桥、单个牙冠、贴面、嵌体及高嵌体以及前牙三个单位的固定桥。修复体美观，边缘密合性好。耐磨性类似釉质。但冠核不透明，不能被常规酸蚀及硅烷处理。

2. 尖晶石及锆基玻璃浸渗陶瓷 尖晶石基比氧化铝基玻璃浸渗陶瓷具有更高的断裂模量和透明性。以镁铝尖晶石为主晶相的玻璃浸渗尖晶石陶瓷，含痕量 α-氧化铝，以改善透明性。其组成中含 67% 氧化铝，33% 氧化锆。弯曲强度低，但透明性好。另一种是含四方晶系锆及铝的玻璃浸渗锆尖晶石陶瓷，弯曲强度可高达 600MPa，但不透明。可制作前牙三个单位的固定桥。

（四）可切削陶瓷

1. 可切削陶瓷材料 能够用普通金属加工机械进行车、刨、铣、钻孔等工艺加工的特种陶瓷。可借助特殊设备将陶瓷加工切削成嵌体、高嵌体、贴面。有硬切削和软切削两种。

硬切削陶瓷是在陶瓷完全烧结状态下进行切削，修复体直接被切削成型。硬切削陶瓷有长石质、白榴石基、焦硅酸锂基、云母基玻璃陶瓷、玻璃渗透前的粉浆涂塑陶瓷。

软切削陶瓷是在陶瓷部分烧结状态下进行切削，随后再完全烧结。软切削技术需要先加工一个放大的修复体以补偿随后的烧结收缩。适用于难以加工的完全烧结的陶瓷。陶瓷块是预烧结的氧化铝、尖晶石或氧化锆陶瓷，被切削制成冠或固定局部义齿，之后再进行高温烧结或玻璃浸渗。边缘密合精确性为 50μm。

2. 可切削陶瓷修复体制作技术

（1）CAD-CAM 技术：用计算机辅助设计计算机辅助切削工艺将可切削陶瓷制成修复体的技术。用于制作精确的贴面、冠、嵌体及高嵌体的组织面。不需取印模，一次就诊完成。但设备昂贵，修复体边缘精确性差，与牙体之间有约 100～150μm 的间隙。手工调磨修整𬌗面外形及抛光。

（2）复制切削技术：先制作一个硬树脂模型，再用类似配钥匙的仪器切削陶瓷块，制作出与树脂模型一致的瓷修复体。可制作嵌体、高嵌体及贴面。需取印模，不能一次就诊完成，且设备昂贵。修复体边缘准确性同传统烤瓷烧结技术。

（3）技工室 CAD/CAM 技术：在技工室用 CAD/CAM 技术制作修复体。设备昂贵，不能一次就诊完成。修复体边缘精确度差。

（五）铸造陶瓷

可用失蜡铸造工艺成型的陶瓷。多采用玻璃陶瓷作为铸造陶瓷材料。修复体制作主要包括两大步骤，先将铸造陶瓷材料经失蜡铸造工艺以玻璃态成形，再将修复体进行结晶化热处理使之产生结晶相而瓷化成玻璃陶瓷修复体。其结晶颗粒呈针状或板状等，可以防止裂纹扩展，提高强度，且色泽逼真。用于制作全冠、贴面、全瓷固定局部义齿、陶瓷冠核、嵌体及高嵌体。

目前主要有两大类：

1. 云母系玻璃陶瓷 主晶相为硅氟云母。有 K_2O-MgO-Al_2O_3-SiO_2-F_2 系列（国产）或 K_2O-MgF_2-MgO-SiO_2-ZrO_2（Dicor）系列。其晶化前玻璃体含二氧化硅（SiO_2）较多，晶化后生成物的主晶相为硅氟云母。

2. 磷灰系玻璃陶瓷 主晶相为磷灰石。

又可分为主晶相为磷灰石的 MgO-CaO-SiO_2-P_2O_5-F 系统（如 Cerapearl）和主晶相为偏磷酸钙的 CaO-Al_2O_3-P_2O_5 系列。其晶化前玻璃体含较多 P_2O_5 和 CaO，晶化后生成物是磷灰石类结晶。

铸造陶瓷的物理机械性能如硬度、导热率、折光率、透明性、强度等均与釉质接近。各种性能均优于传统的以长石为主晶相的瓷牙。修复体与牙齿的密合性好。但色泽不够理想，需经表面着色和黏固剂颜色调整修饰；修复体的制作复杂、费时。

常采用磷酸盐类包埋材料包埋，用无型圈铸造法铸造。在结晶化热处理过程中应注意成核剂、成核温度、结晶化温度和时间以及结晶化热处理升温速度。这些因素影响修复体中结晶形成的数量、质量和性能。

（林 红）

第8节 金属材料

一、铸造合金

（一）贵金属铸造合金

1. 铸造用金合金

（1）组成：铸造用的金合金包括：20K、18K、16K、14K 金合金及金铂合金等。另外，还包括用于金属烤瓷的金合金。部分金合金的成分构成见附表2-1。

（2）热处理：可以通过热处理调整金合金的机械性能。包括软化热处理和硬化热处理。

1）软化热处理：把材料放入电炉中，700℃±10℃加热 10 分钟后，水中急冷。

2）硬化热处理：硬化热处理的温度和时间与合金的组成有关，应按照使用说明书的要求进行热处理。

（3）铸造用金合金的分类：ADA 标准中按照金合金的硬度分为Ⅰ型、Ⅱ型、Ⅲ型、Ⅳ型四个型号（附表 2-2）。

2. 铸造用金银钯合金 主要用于制作冠、嵌体、桥体等修复体。成分一般为：金 20%、钯 20%、银 48%～58%、铜 10%～18%、锌 0～3%。合金的熔点 900～1000℃，拉伸强度和延伸率在不同状态下分别为：软化状态 510～530MPa，15%～20%；硬化状态 770～860MPa。硬度（HB）分别为：软化状态 140～165；硬化状态 250～266。

金银钯合金的软化热处理是在 700℃加热 5 分钟或在 800℃加热 3～10 分钟后，水中急冷；硬化热处理是在 450℃保温 20 分钟后缓冷，或用 30 分钟从 450℃降至 250℃，然后缓冷。

3. 铸造用银钯合金 不含金的银钯合金可以作为金银钯合金的廉价代用品。这种合金的种类与组成见附表2-3。

银钯铟合金具有Ⅱ型或Ⅲ型金合金的拉伸强度，延伸率不足 10%，主要用于嵌体和单冠。银钯铜合金

附表 2-1 部分金合金商品的化学成分

	Au	Ag	Cu	Pd	Pt	Zn	其他
金铂合金	65～77	5～16		1～6	1～11		
20K	83.5	5～6	9～20				
18K	75.0	4～9	9～10	6			
16K	67.7	9～14	14～16	3			
14K	58.3	8～27	12～19	3～6		2～5	
烤瓷金合金	77～88	1～3	11～28	1～8	4～16	1～7	In、Sn

附表 2-2 四种型号金合金的性能

合金类型	软硬程度	用途	屈服强度（MPa）	延伸率（%）
Ⅰ	软	嵌体等修复体	<140	18
Ⅱ	中	嵌体及贴面	140～200	18
Ⅲ	硬	冠、短跨度固定局部义齿	201～340	12
Ⅳ	极硬	薄壁冠、长跨度固定局部义齿、可摘局部义齿	>340	10

附表 2-3 铸造用银钯合金的化学成分

种类	组成（%）					
	Ag	Pd	Cu	Sn	In	Zn
Ag-Sn-Zn	65～76	—		6～22	—	8～18
Ag-In-Zn	6871	0～2		—	22～24	5～7
Ag-Pd-In	48～67	10～25	0～4		16～20	0～5
Ag-Pd-Cu	55～58	25～29	8～18	—		0～8

的拉伸强度约为 300～580MPa，可用于制作嵌体、桥体，但质量受铸造技术的影响较大。

4. 铸造用银合金　银合金中的银约占 60% 以上。银合金主要分为两种：第一种为银铟合金，含铟不大于 5%；第二种为银钯铟合金，含钯 10% 以下，铟 5% 以上，拉伸强度 290MPa 以上，延伸率 3% 以上。

银铜合金中含 10%～20% 的铜，可经热处理硬化，机械性能较好，但耐蚀性差，易变色，只适用于要求必要强度的基牙固位体和桩钉。

（二）非贵金属铸造合金

1. 镍铬铸造合金　属于高熔合金，一般熔点为 1230～1330℃。

（1）合金以镍为主要成分，铬 7%～19%，铜 0～19%，锰 0.4%～24%，硅 0～5.1%，铟、钼、钴、铁等小于 10%。

（2）性能：铸造用镍铬合金的各种性能如附表 2-4 所示。

附表 2-4　铸造用镍铬合金的性能

编号	硬度（Hv）	屈服强度（MPa）	拉伸强度（MPa）	延伸率（%）
A	316	559	732	1.0
B	237	348	416	2.4
C	208	330	416	6.4
D	211	334	554	4.1
E	144	245	343	7.9
F	282	—	210	0.3

2. 钴铬铸造合金　也是高熔点合金。

（1）组成：一般市售的钴铬合金化学组成为：钴 40%～85%、铬 10%～28%、镍 3%～28%、锰 0～7% 及钼、钛各占百分之几。

（2）性能：钴铬合金的机械性能见附表 2-5。

3. 铸造钛及钛合金

（1）纯钛：密度为 4.5g/cm³，熔点为 1677℃，屈服强度约 441MPa，延伸率约 20%。同时纯钛还具有耐腐蚀、耐高温等特点，并具有良好的弹性。市售的纯钛分为 4 个等级，它们之间的区别在于氧（0.18%～0.40% wt）和铁（0.20%～0.50% wt）的含量。这些微小的含量差别会对材料的物理机械性能产生明显的影响。

钛表面可形成厚度约为零点几纳米的非常稳定、致密的氧化层，被破坏后可以在大约几纳秒内恢复。

（2）钛合金：口腔材料中使用的钛合金主要是 Ti-6Al-4v，它是在纯钛中加入 6% 铝和 4% 钒，在标准中的牌号为 TC4，钛合金强度可达 950MPa，热处理后可达 1200MPa，与钴铬合金的强度接近。

二、锻制合金及金属制品

（一）碳素钢

指铁碳合金中含碳量在 0.02%～2.11% 范围的一类铁基合金。加入镍、铬、钼等其他元素可使铁碳合金具有其他特殊性能，一般被称为特殊钢。

碳素钢的重要特点是可以通过热处理改变合金的性能。

碳素钢在口腔科有较多应用，例如钳子、剪刀、雕刻刀等技工用的工具，都是经过热处理提高强度和硬度的钢制品。这类工具的刃口如遇火焰加热，会使组织发生变化，硬度降低，刃口功能下降。

（二）不锈钢

在碳素钢中加入铬、镍金属元素，可使钢的耐腐蚀性能得到明显改善，一般将这种钢称为不锈钢。不锈钢按照金属组织结构可以分为铁素体不锈钢和奥氏体不锈钢。

1. 铁素体不锈钢　铬含量为 12%～30%，一般不含镍或含少量镍，抗应力腐蚀性能好，但抗冲击韧性差，抗点蚀性差，对晶间腐蚀敏感。经淬火热处理铁素体不锈钢的布氏硬度可达 600MPa，且耐腐蚀性不改变。但加工性能较差，在口腔环境中的耐腐蚀性差，因此在口腔材料中除用于制作金属冠外，一般不使用此类不锈钢。

2. 奥氏体不锈钢　含铬 18% 和镍 8% 的不锈钢是最典型的奥氏体不锈钢，通常被称为 18-8 不锈钢。奥氏体不锈钢在较宽的温度范围内都具有很高的强韧性，并富于延展性，易于采用锻制加工，但不能通过热处理提高硬度。这类不锈钢的耐蚀性和耐酸性都优于铁素体不锈钢。

（三）镍铬合金

镍铬合金板（也称白合金片）具有良好的塑性，因此具有理想的加工性能。主要用于有缝焊接冠或无缝冠。镍铬合金丝有较好的弹性，易于进行钎焊，所以也用于卡环、正畸丝等。

1. 成分　镍铬合金板中含有镍 83%～90%、铬 5%～8%、铜 1%～6%、铁 0.4%～0.5%；用于卡环和

附表 2-5　钴铬合金的机械性能

合金	0.2% 屈服强度（MPa）	拉伸强度（MPa）	延伸率（%）	密度（g/cm³）	硬度（Hv）	弹性模量（GPa）
Co-Cr	460～640	520～820	6～15	7.5～7.6	330～465	145～220

正畸制品的镍铬合金中含有镍77%～80%、铬11%～14%、铁2%～8%，另外也添加铜、钼、钒等元素。

2．性能 镍铬合金板的拉伸强度可达392～441MPa，延伸率可达30%～45%，属于比较软的合金，但与金合金、金银钯合金相比，虽然耐磨性较好，成形性仍略显不足。镍铬合金丝的耐热性略高于不锈钢丝，但略低于钴铬合金丝。镍铬合金的机械性能见附表2-6。

附表2-6 镍铬合金的机械性能

加工状态	拉伸强度	弹性模量（GPa）	延伸率（%）	硬度（Hb）
退火	610	213	25～35	142～157
变形加工	1132	—	0～1	201～225
强变形加工	1373	—	0	—

3．合金的焊接 在进行正畸用镍铬合金丝的焊接时一般采用钎焊。为了使焊接时输入的热量对合金丝的弹性影响最小，应尽量采用熔点低、流动性好的银合金焊料和低熔焊剂。

镍铬合金卡环的钎焊多采用流动性好的金合金焊或银合金焊，并采用含有氟化物，可以去除氧化铬钝化层的焊剂。焊接中应尽量减少输入热量对卡环弹性的影响。

（四）镍钛合金

是一种具有特殊变形特性的合金，是由镍、钛构成的金属间化合物。化学成分见附表2-7。

通过不同的热处理方法，合金依据特有的热弹性型马氏体相变，可以表现出形状记忆效应和超弹性特性。

1．形状记忆效应 镍钛合金的形状记忆效应是指在较低的温度环境中，使合金的形状产生塑性变形，当合金处于较高温度环境时，其变形可以恢复到原始状态。

2．超弹性特性 镍钛合金的超弹性是指在合金发生变形时，其应变远高于胡克定律所对应的值。

三、烤瓷合金

用于制作金属烤瓷修复体的合金。

（一）分类

1．贵金属烤瓷合金 包括：金合金、金铂钯合金、金钯合金、金钯银合金、钯银合金、钯铜合金。

2．非贵金属合金 包括：镍铬合金、钴铬合金、钛合金。

（二）组成及性能

贵金属烤瓷合金的化学成分见附表2-8，机械性能见附表2-9。非贵金属烤瓷合金的化学成分见附表2-10，机械性能见附表2-11。

附表2-7 医用镍钛合金的化学成分

元素	Ni	C	H	O	Fe	杂质总量	Ti
（wt%）	54.5～56.3	≤0.050	≤0.003	≤0.050	≤0.400	≤0.050	余量

附表2-8 贵金属烤瓷合金的化学成分（Wt%）

合金	Au	Pt	Pd	Ag	Cu	其他	贵金属总含量	颜色
Au-Pt-Pd	84～86	4～10	5～7	0.2	—	Fe, In, Re, Sn 2-5	96～98	黄
Au-Pd	45～52	—	38～45	0	—	Ru, Re, In 8.5, Ga1.5	89～90	白
Au-Pd-Ag	51～52	—	26～31	14～16	—	Ru, Re, In 1.5, Sn 3～7	78～83	白
Pd-Ag	—	—	53～88	30～37	—	Ru, In 1～5, Sn 4～8	49～62	白
Pd-Cu	0.2	—	74～79	—	10-15	In, Ga 9	76～81	白

附表2-9 贵金属烤瓷合金的机械性能

合金	极限拉伸强度（MPa）	0.2%屈服强度（MPa）	弹性模量（GPa）	延伸率（%）	维氏硬度（kg/mm²）	密度（g/cm³）	铸造温度（℃）
Au-Pt-Pd	480～500	400～420	81～96	3～10	175～180	17.4～18.6	1150
Au-Pd	700～730	550～575	100～117	8～16	210～230	13.5～13.7	1320～1330
Au-Pd-Ag	650～680	475～525	100～113	8～18	210～230	13.6～13.8	1320～1350
Pd-Ag	550～730	400～525	95～117	10～14	185～235	10.7～11.1	1310～1350
Pd-Cu	690～1300	550～1100	94～97	8～15	350～400	10.6～10.7	1170～1190

附表2-10　非贵金属烤瓷合金的化学成分（Wt%）

合金	镍 Ni	铬 Cr	钴 Co	钛 Ti	钼 Mo	铝 Al	钒 V	铁 Fe	铍 Be	镓 Ga	锰 Mn	铌 Nb	钨 W	硼 B	钌 Ru
Ni-Cr	69～77	13～16	—	—	4～14	0～4	—	0～1	0～2	0～2	0～1	—	—	—	—
Co-Cr	—	15～25	55～58	—	0～4	0～2	—	0～1	—	0～7	—	0～3	0～5	0～1	0～6
Ti	—	—	—	90～100	—	0～6	0～4	0～0.3	—	—	—	—	—	—	—

附表2-11　非贵金属烤瓷合金的机械性能

合金	极限拉伸强度（MPa）	0.2%屈服强度（MPa）	弹性模量（GPa）	延伸率（%）	维氏硬度（kg/mm²）	密度（g/cm³）	铸造温度（℃）
Ni-Cr	400～1000	255～730	150～210	8～20	210～380	7.5～7.7	1300～1450
Co-Cr	520～820	460～640	145～220	6～15	330～465	7.5～7.6	1350～1450
Ti	240～890	170～830	103～114	10～20	125～350	4.4～4.5	1760～1860

1. 贵金属合金

（1）金铂钯合金：由附表2-9可知，这种合金具有较高的刚性（弹性模量）、强度、硬度及理想的延伸率，但是合金的抗蠕变性能稍差。合金的铸造温度相当高；虽然钎焊性能很好，但仍需注意，因为钎焊温度仅比合金的熔点低50℃。最后，虽然合金中含有铂和钯，但合金的颜色仍然是黄色的。

（2）金钯合金：这种合金比Au-Pt-Pd合金具有更高的强度、刚性和硬度，并具有更高的延伸率和铸造温度。由于合金具有较高的铸造温度，所以具有良好的钎焊性能。合金的密度较低，这将减少合金进入铸道的（惯性）力，因此，需要更加注意铸造过程的控制。

（3）金钯银合金：由于加入了银，合金中的钯含量少于金钯合金。合金仍具有良好的耐腐蚀性能。机械性能与金钯合金近似。

（4）钯银合金：合金中不含金，含有适度的银，在五种贵金属烤瓷合金中，钯银合金的贵金属含量是最低的。除密度较低以外，合金的性能与金钯银合金近似。

（5）钯铜合金：合金具有较高的钯含量，并含有10%～15%的铜。合金具有较高的强度和硬度、适中的刚度和延伸率以及较低的密度。合金的颜色为白色。

2. 非贵金属合金

（1）镍铬合金：这类合金比贵金属合金硬，但具有比较低的屈服极限。镍铬合金也具有较高的弹性模量，并且能够做成较薄的基托或支架。它们具有很低的密度（7～8g/cm³）和比较高的铸造温度。

（2）钴铬合金：强度和硬度高于贵金属合金和镍铬合金，并具有与镍铬合金大致相同的密度和铸造温度。其铸造和钎焊都比贵金属合金更困难。

（3）钛合金：纯钛和Ti-6A1-4V可能将成为重要的金属烤瓷修复材料，但是1760～1860℃的铸造温度

和易于被氧化的性质，显示出其加工困难的特性。一般钛及钛合金的机械性能低于其他非贵金属合金，但具有显著低的密度和明显高的铸造温度。

非贵金属合金中的铍（Be）对合金与陶瓷的烧结起促进作用。对合金的晶粒细化和提高铸造性能都有较明显的效果。但铍具有一定的毒性，含铍合金的使用正受到限制。使用含铍合金时，应在铸造和打磨过程中注意对粉尘污染的防护。

（三）必要的特性

金属烤瓷合金应具备以下必要的特性：

1. 熔点（固相点）范围应在1100～1400℃之间，理想的是1200～1300℃之间。

2. 布氏硬度应达到150HB以上，理想的硬度是烤瓷完成后达到180HB以上。

3. 拉伸强度应在390MPa以上，理想的拉伸强度是烤瓷完成后达到490MPa。

4. 延伸率应为2%以上，理想的延伸率是烤瓷完成后达到5%以上。

5. 热膨胀系数（室温→600℃）应为（13.5～14.5）×10^{-6}/℃。

6. 经氧化处理后生成的氧化物颜色应为无色、灰白色或很淡的其他色，而且氧化物呈极薄的膜状。

7. 电化学性能稳定，在口腔环境下不变色。

8. 与陶瓷的烧结不但牢固，而且符合审美的要求。

9. 铸造性能和铸造精度优良。

四、金属的钎焊与熔化焊

口腔修复及正畸治疗中，经常需要用焊接的方法连接金属修复体或金属矫治器的部件。焊接是指把金属加热到适当的程度，加压或不加压，用或不用充填材料，使金属结合在一起的技术。焊接分为非熔化焊和熔化焊两种。

非熔化焊也称钎焊，焊接时母材（也称被焊金属）不发生熔化，通过钎料（熔点低于被焊金属的特制合金）的熔化与凝固使被焊金属连接在一起。按照钎料的熔点，钎焊被分为两种：低于 430℃ 的称为软钎焊；高于 430℃ 的称为硬钎焊。

（一）钎焊

钎焊是通过加热使充填金属熔化后，利用液态金属在固体表面的润湿和毛细现象，使液态金属充盈在被焊金属之间，冷却固化后达到连接被焊金属的目的。

1. 钎料　钎焊时用作充填被焊金属之间的缝隙，形成钎焊缝的充填金属称为钎料。钎焊是通过钎料的作用达到焊接目的，因此钎料必备的性能有：①熔点低于母材 100℃ 以上；②在口腔中不发生腐蚀和变色；③流动性好，与母材表面有良好的润湿性；④颜色与母材相近；⑤具有与母材近似的强度。

牙科常用的钎料主要有：金基钎料、银基钎料及金银钯基钎料等。金基钎料耐蚀，不褪色，被广泛用于冠、桥修复体。银基钎料一般用于正畸矫治器。牙科的金或银基钎焊一般都采用专用的喷枪加热。

（1）金基钎料：典型金基钎料的化学成分和熔化温度见附表 2-12。

金基钎料的机械性能与其热处理后的状态有关，软质金基钎料的强度和硬度低于硬质金基钎料，但其延伸率大于后者（附表 2-13）。

（2）金银钯钎料：用于金银钯合金的钎焊连接。金银钯钎料是在金 - 银 - 钯 - 铜四元合金中添加了少量降低熔点的锌。钎料中金元素与钯元素之和约占 30%～35%，熔化温度比银基钎料高，超过 800℃；耐腐蚀性也较好。

（3）银基钎料：主要用于银合金、不锈钢、镍铬合金、钴铬合金等非贵金属的钎焊。其熔点较低，对容易因加热而氧化的非贵金属合金的钎焊有利，但与金基钎料和金银钯钎料相比耐腐蚀性较差。银基钎料的化学成分和熔化温度见附表 2-14。

2. 钎剂　钎剂也称焊媒、焊药，是钎焊时必不可少的辅助材料。其作用是清除钎料和被焊金属表面的氧化物，并保护被焊金属和液态钎料在钎焊过程中免于氧化，改善液态钎料对被焊金属的湿润性。

对钎剂性能的要求：

（1）熔化温度应比钎料低 50℃ 左右。

（2）能够清除被焊金属表面的氧化物。

（3）能够防止金属表面的再次氧化。

（4）易于去除，不腐蚀被焊金属。

适用于金钎焊、银钎焊的典型钎剂配方见附表 2-15。

附表 2-12　典型金基钎料的化学成分和熔化温度

| 钎料 | 成分（wt%） | | | | | 熔化温度 |
	Au	Ag	Cu	Sn	Zn	（℃）
1	80.9	8.1	6.8	2.0	2.1	868
2	80.0	3.8	8～12	2～3	2～4	746～871
3	72.9	12.1	10.0	2.0	2.3	835
4	65.0	16.3	13.1	1.7	3.9	799
5	60.0	12～32	12～22	2～3	2～4	724～835
6	45.0	30～35	15～20	2～3	2～4	691～816

附表 2-13　典型金基钎料的机械性能

钎料	拉伸强度（软质 / 硬质）（MPa）	比例极限（软质 / 硬质）（MPa）	延伸率（软质 / 硬质）（%）	布氏硬度（软质 / 硬质）（kg/mm²）
1	259	142	18	78
3	248/483	166/424	7/<1	103/180
4	303/634	207/532	9/<1	111/199

附表 2-14　银基钎料的化学成分和熔化温度

钎料种类	Ag	Cu	Ni	Zn	Mn	Cd	熔化温度（℃）
1	40	28	5	15	1	Au 10 Si 1	760～780
2	63	27		10			700～730
3	50	15.5	3	15.5		16	—

使用时，一般将各成分的材料混合，加入适量的无水乙醇、煤油、机油、凡士林等，调成糊状使用。

用于不锈钢丝、镍铬丝钎焊的钎剂含有氟化物，能够有效地去除铬氧化膜。使用的是氟化钾、酸性氟化钾、硼砂、硼酸等材料的混合物。

附表2-15　几种典型钎剂的配方

用途	组成
金钎焊、金银钯钎焊	（1）无水硼砂粉末55%，硼酸35%，硅10% （2）无水硼砂粉末50%，硼酸50%
银钎焊	（1）硼氟化钾60%，氟化钾20%，氯化钾10%，偏硼酸钠10% （2）无水硼砂粉末70%，氯化钾30% （3）无水硼砂粉末20～80%，氯化钾10～50%，氟化钠10～50% （4）无水硼砂粉末20～80%，氟化钠10～50%，氯化钠10～50%

（二）熔化焊

是熔化焊接的简称，也称熔焊，在牙科修复体和矫治器上都有广泛的应用。熔焊是指通过加热和加压，并使被焊金属发生局部熔化后形成牢固连接的方法。由于牙科修复体和正畸矫治器体积小，形状不规则，金属的熔化只允许在很小的局部发生，所以牙科使用的熔焊方法主要是电阻焊、激光焊接。

1. 电阻焊　是利用被焊金属之间的接触电阻进行焊接的。在电流经过金属的接触点时，产生的电阻热使接触部位及邻近区域发生熔化，同时通过电极施加的压力，将被焊金属焊接在一起。导电性能极佳的金属（如金合金）不适于采用电阻焊。牙科技工室中采用的电阻焊电流一般为250～750A，电流做功时间为1/50～1/25秒左右。

一般多采用点电极进行电阻焊焊接，所以电阻焊一般也被称为点焊。

2. 激光焊接　是以激光束为能源的焊接方法。按照能量注入方式可分为连续激光焊和脉冲激光焊。激光焊工艺可分为熔化焊和小孔焊两种形式。熔化焊时，功率密度不高，一般小于$10^5 W/cm^2$，使金属表面熔化，但温度不超过沸点。小孔焊需要功率密度足够大，一般大于$106W/cm^2$。在激光束照射下金属表面急剧熔化并气化，形成凹坑，激光束进入凹坑并不断深入，直至贯穿板厚形成小孔。金属在小孔前方熔化，流动至小孔后方重新凝固而形成焊缝。

激光焊的优点是：功率密度高，热影响区窄，应力变形小，可用于高熔点金属和陶瓷的焊接。激光焊特别适合于焊接体积小、形状复杂的修复体和矫治器，焊接薄金属片，厚度可小至0.1mm；焊接细金属丝，直径可小至0.02mm。也适用于易氧化、不宜钎焊的非贵金属材料焊接和不同金属之间的焊接。

五、银汞合金

牙科银汞合金是由汞与银、锡、铜（有时加入少量锌）的合金粉末发生反应形成的合金。合金粉末呈细屑状或球形颗粒状，称为牙科银合金粉。汞与牙科银合金粉混合初期，具有可塑性，便于牙齿窝洞的充填。由于银汞合金的银灰色金属光泽和其产生的腐蚀作用会导致牙齿发生变色，一般仅用于后牙牙体缺损的修复。

（一）牙科银合金粉的成分

主要是银、锡、铜和少量的铟、钯、铂、锌及汞等元素。含锌银合金粉与汞混合及充填时，更需要隔湿，否则充填体会在牙齿窝洞内产生过大的后期膨胀。见附表2-16。

附表2-16　银合金粉的主要成分

金属元素	银	锡	铜	铟	钯	铂	锌	汞
含量，%（m/m）	≥40	≤32	≤30	≤5	≤1	≤1	≤2	≤3

银合金粉按其含铜量的不同，分为低铜银合金粉和高铜银合金粉。低铜银合金粉的铜含量低于6%，银含量为68%～70%。

银合金粉中的银-锡化合物Ag_3Sn在正确操作下与汞反应，固化期间的尺寸变化很小。此外，减少锡，增加银，会缩短固化时间。

（二）银汞合金的性能

见附表2-17。

附表2-17　银合金粉的主要性能

银汞合金	抗压强度（MPa）		蠕变（%）	抗拉强度/7天（MPa）	尺寸变化（μm/cm）
	1小时	7天			
高铜银汞合金					
屑状球状混合型	118	340～390	0.45	43	−1.9
纯球状型	250～290	440～520	0.05～0.09	50～60	−8～−9
传统低铜银汞合金					
屑状型	45～140	230～370	1.5～6.3	50	−19.7
球状型	90～130	300～380	0.5～1.3	60	−10～−15

（三）影响银汞合金性能的因素

1. 合金成分的影响　银、铜发挥强化作用，锡降低强度。

2. 银合金粉与汞调和比例的影响　银合金粉／汞比增加，压缩强度提高。即汞量减少，强度增加。

3. 调和时间的影响

（1）在一定限度内，调和时间越长，强度越高。

（2）调和不充分时，充填性差，内部易有空隙。

4. 充填压力的影响　充填压力与抗压强度成正比。

5. 粒度的影响　银合金粉的粒度越大，抗压强度越小。

（郑　刚）

第9节　铸造包埋材料

采用失蜡铸造工艺制作口腔铸造修复体前，需用铸造包埋材料包埋蜡型。

一、石膏类包埋材料

又称中熔合金铸造包埋材料，适用于铸造熔化温度在1000℃以下的中熔合金。

（一）成分

主要成分是二氧化硅（SiO_2）55%～75% 和硬质石膏25%～45%。还有着色剂和少量用于调整固化时间的成分。二氧化硅随着温度的变化发生急剧膨胀。包埋材料利用这种膨胀特性弥补铸造合金在凝固时发生的收缩。在600～700℃之间膨胀率较高。

作为结合剂的石膏与水发生反应并固化后，在高温下会发生体积变化，所以，石膏类包埋材料必须避免在700℃以上的铸造过程中使用。

（二）水粉比与固化时间

包埋材料与水的比例称为水粉比。水粉比是影响包埋材料使用性能的最重要因素。W/P = 0.35 表示35ml 水与100g 包埋材料的混合比例。一般包埋材料的混合比例大约在0.35～0.40 之间。水粉比大于这个数值范围时，流动性增加，材料易于调和和流动，也可以增加包埋材料的透气性，但使固化时间延长，一般会导致固化膨胀、热膨胀特性及机械性能下降。

（三）固化膨胀

石膏类包埋材料均具有固化膨胀的特性，二水石膏的针状结晶交错生长，使材料整体在结晶过程向外部膨胀。二氧化硅粒子的存在，使针状结晶易于生长，即增加了材料的膨胀倾向。

（四）吸水膨胀

在石膏和包埋材料的固化过程中，存在吸水膨胀的膨胀机制。吸水膨胀是一般固化膨胀的延续。

吸水膨胀量的大小与二氧化硅的含量成正比；二氧化硅粉末的粒度越小吸水膨胀越大，硬质石膏的固化膨胀大于普通石膏。在包埋材料的操作过程中也可以对吸水膨胀进行调解：水粉比越小，浸泡开始时间越早，浸泡时间越长，注水量越多，固化后的膨胀量就越大。

（五）热膨胀

包埋材料固化后，其主要成分是石英和二水石膏。加热过程中，二氧化硅发生同素异构转变，产生膨胀。

金合金铸造时，铸型的最佳温度范围为600～700℃。如果超过700℃，冷却过程中会发生铸型破坏。加热失蜡后的铸型不应在中途被冷却，以便避免包埋材料的再次加热。

（六）机械强度

包埋材料在加热或铸造的过程中强度过高，会难以从铸件表面清除。

包埋材料的压缩强度与石膏的种类有关。采用硬质石膏取代普通石膏，强度明显提高。其压缩强度也与水粉比有关，水粉比越大，强度越低。包埋材料冷却到室温后，强度显著降低。

（七）粉末粒度与透气度

包埋材料的粉末粒度越细，铸件的表面就越平滑，吸水膨胀量也越大。

铸造过程中，熔融金属进入铸型时，铸型内的空气若不能顺利排出，就会使熔融金属不能完全充满铸型。包埋材料固化后的孔隙度大小决定了铸型的透气性。粒子尺寸一致性比较好的包埋材料具有良好的透气性。石膏添加量越少，水粉比越大，铸型的透气性越好。

（八）耐热性

耐热就是要求材料在高温下，不发生热分解和性能下降等破坏现象。考虑到石膏在750℃左右会发生急剧收缩，石膏包埋材料的铸造温度应低于700℃。

（九）操作注意事项

调和包埋材料时，确保达到既定的水粉比。调和时使用的水，应是在室温下保存的水。如果使用水温较低的水，会使蜡型过度收缩，导致铸件的尺寸精度难以保证。

进行铸造操作时，应避免快速加热。升温至700℃的时间至少应为1小时。应避免在700℃以上继续加热。

包埋材料的加热过程不能间断，中途停止加热后再加热，会导致铸件内部裂纹增多。

包埋材料中的石膏吸潮后，特性会发生变化，所以包埋材料应保存在密闭防潮的容器中。

二、磷酸盐类包埋材料

又称高熔合金铸造包埋材料,适用于铸造熔化温度在1000℃以上的高熔合金。

磷酸盐包埋材料的结合剂系统是通过磷酸二氢铵($NH_4H_2PO_4$)与碱性氧化镁(MgO)的酸碱反应构成的。可溶性磷酸盐在水中与有限可溶性氧化镁的表面发生反应,在包埋材料基质中,形成一种能使填充物粒子牢固结合的结合剂。室温条件下的化学反应式为:

$$NH_4H_2PO_4 + MgO + H_2O \rightarrow NH_4MgPO_4 \cdot 6H_2O + H_2O$$

磷酸盐包埋材料可以用水调和,也可以用专用液体调和。磷酸盐包埋材料用硅溶胶混悬液调和所产生的固化膨胀大于用水调和的膨胀效果。用硅溶胶调和的包埋材料可以产生整体吸水膨胀,仅用水调和,这种包埋材料的吸水膨胀就非常小。用硅溶胶替代水调和磷酸盐包埋材料也可以有效地增加包埋材料的强度。

归纳生产厂家的实验资料得到的数据是:固化膨胀0.7%～1.1%,热膨胀1.1%～1.4%,综合膨胀2.0%～2.3%。这些都大于石膏类包埋材料的膨胀率,可以充分弥补镍铬合金等高熔合金的铸造收缩(2.0%～2.2%)。

三、硅胶包埋材料

(一)组成

包括正硅酸乙脂包埋材料和硅溶胶包埋材料两种类型。后者常以硅溶胶混悬液的形式与硅酸盐包埋材料合用。下面仅介绍前者。

正硅酸乙脂包埋材料是使用正硅酸乙脂做结合剂的高温包埋材料。所采用的是含约28%二氧化硅的原硅酸四乙脂[$Si(OC_2H_5)_4$],加水分解后,生成硅溶胶并固化。其反应式如下:

$$Si(OC_2H_5)_4 + 4H_2O \rightarrow Si(OH)_4 + 4C_2H_5OH$$

反应得到硅溶胶与乙醇的化合物。由于水的反应速度较慢,一般使用以盐酸作催化剂的调和液。耐火材料采用方石英和石英,并添加少量的氧化镁作为固化调和剂。使用时,将这些粉末与上述调和液混合后使用。

(二)固化反应和加热反应

正硅酸乙脂的加水分解反应中,通过$SiO_2 \cdot 2H_2O$变换,可以形成硅化合物的聚合体。这种化合物硅含量高,耐火能力强,固化时间为10～30分钟。氧化镁的含量越多固化越快。

(三)膨胀与强度

由于不仅是耐火材料,在结合剂中也含有硅,所以热膨胀量和综合膨胀量均较大。但由于结合剂为凝胶,所以强度较低。

(四)透气性

因加热后耐火材料中硅粒子的空间被结合剂的硅微粒堵塞,所以透气性不如石膏包埋材料。

四、模型包埋材料

(一)应用范围

用于直接用包埋材料灌注模型,在模型上制作蜡型。铸造时,模型无需取下,模型与蜡型一起包埋。

(二)组成

主要成分是耐火材料和结合剂。耐火材料采用方石英和石英,结合剂采用硬质石膏、超硬质石膏或磷酸盐。使用时加水调和,但用硅溶胶混悬液调和可以得到较高的强度和较大的膨胀量。

(三)特性

模型包埋材料既是包埋材料又可以做成模型。所以,模型材料应该在室温下有足够的强度大于石膏类模型材料。模型包埋材料与铸件的结合比较紧密,这给铸件表面清理造成困难。

模型包埋材料的固化膨胀率为0.8%～1.2%。700℃下的热膨胀率,石膏类包埋材料为0.8%～1.0%,模型包埋材料为0.7%～1.3%。

(四)操作注意事项

模型包埋材料的强度、膨胀系数等重要特性随水粉比、调和液(硅溶胶)的浓度、结合剂的种类等条件变化。在模型与包埋材料之间,因固化膨胀和热膨胀系数的不同,会产生间隙或飞边、毛刺等铸造缺陷。

(郑　刚)

第10节　种植材料和颌面赝复材料

口腔种植材料是指植入到口腔颌面部组织内替代缺失的牙齿、缺损的骨组织以及骨组织畸形的矫正,以恢复生理外形和功能的生物材料。主要有人工牙根和人工骨植入材料。

目前认为成功的牙种植体-骨界面有三种结合形式,即纤维骨性结合、骨性结合、生物化学性结合。纤维骨性结合界面指种植体与骨组织之间存在未钙化的纤维结缔组织,植入骨组织6个月后,纤维层厚度在光镜下小于0.03mm的材料才能作为种植材料。骨性结合界面是指在光学显微镜下,种植体与周围排列有序的有活性的骨组织直接接触,无纤维组织介于其间。结合力主要依靠机械嵌合。骨性结合又称为骨整合或骨融合,该理论由瑞典的Branemark教授于1977年提出。生物化学性结合界面指种植材料表面成分与骨组织之间形成在分子或离子水平上的结合。材料通过表面可控的有选择的化学反应,与组织形成生物化学性结合界面。结合力依赖于化学键，是一种理想的骨结合界面。

牙种植体除了需与骨组织形成牢固稳定的界面外，穿经牙龈的牙种植体还需与牙龈组织形成稳定的结合，形成良好的上皮附着和良好的龈缘封闭。

一、口腔陶瓷种植材料

（一）分类

根据生物陶瓷材料的性质和在生物体内引起的组织反应类型，可分为以下三大类：

1. 生物惰性陶瓷　在生物体内几乎不发生化学变化或仅发生极小反应的陶瓷，与机体组织可形成稳定的界面。引起的组织反应是材料周围形成厚度不同的包囊性纤维膜。

典型材料有：氧化铝（多晶和单晶）、氧化锆、碳素、高结晶羟基磷灰石、碳化硅、氮化硅陶瓷等。

致密生物惰性陶瓷与组织间为机械锁合，与骨之间为纤维骨性结合界面。组织可长入多孔陶瓷表面或内部交连的孔隙中。当陶瓷孔径为 $5\sim15\mu m$ 时，纤维结缔组织可以长入；孔径 $40\sim100\mu m$ 时，骨组织可以长入；孔径大于 $100\mu m$ 时，矿化骨组织可以长入。陶瓷内部的孔需呈三维彼此相通的空间，保证组织的营养供应。孔隙率在 30% 左右。

2. 生物活性陶瓷　能在材料界面上诱发特殊生物反应，在材料和组织间形成化学键性结合的生物陶瓷。植入骨后可引导骨组织形成，与骨形成化学性结合。

主要有低结晶羟基磷灰石陶瓷和生物玻璃或生物玻璃陶瓷两大类。前者如羟基磷灰石、氟磷灰石、锆 - 羟基磷灰石陶瓷等。后者如 $45S_5$ 生物玻璃、含钙磷生物玻璃陶瓷（$MgO\text{-}CaO\text{-}P_2O_5\text{-}SiO_2$ 系）、硅玻璃陶瓷、硅酸钙玻璃陶瓷，这类材料表面不是羟基磷灰石，但可在生理环境中发生化学反应，在其表面形成羟基磷灰石层。

生物活性陶瓷与组织间借陶瓷表面的磷灰石与组织发生选择性化学反应而结合，与骨组织呈骨性界面结合。植入体和组织间达到界面结构及功能的连续性。应力通过植入体直接传递至周围组织。

3. 可吸收性生物陶瓷　又称生物降解性陶瓷，在生理环境作用下被降解和吸收，并被周围新生组织所替代的陶瓷。如磷酸三钙陶瓷（TCP），有 α-TCP 和 β-TCP、铝酸钙陶瓷（$CaO\text{-}Al_2O_3$）等。

口腔种植陶瓷又可按其结构划分为致密型和多孔型。前者的孔隙率小于 5%，后者的孔隙率大于 5%。多孔型陶瓷又可按孔径分为大孔型和微孔型陶瓷。

（二）口腔种植陶瓷材料的性能

与自然骨比较，种植陶瓷的弹性模量过高，在受力时，应力不能得到分散和缓冲，易造成种植体周围应力集中，组织吸收和破坏，造成种植失败。且脆性大，在生理环境中抗疲劳破坏性能较差。较少单独用于种植体，常作为金属表面涂层材料。陶瓷与组织形成的界面与陶瓷的组成和结构、力学性质以及机体的反应有关。例如，有孔比无孔、圆钝比角形植入体引起的组织反应小，发生肉瘤的可能性小，而块状较颗粒或粉末状植入体易发生肉瘤。

（三）临床应用

口腔种植陶瓷主要用于制作人工牙根、人工骨。

如钛表面等离子喷涂羟基磷灰石种植体。陶瓷人工骨材料可制成块型和颗粒型和粉末型、多孔泡沫型。将骨形态发生蛋白与陶瓷人工骨复合，可缩短骨愈合的过程。如用于牙槽嵴增高加宽、牙槽突裂的整复、颌骨腔性骨缺损的整复、牙周骨缺损的整复等。

（四）几种常用的口腔种植陶瓷

1. 羟基磷灰石陶瓷　由羟基磷灰石（HA）构成的一种磷酸钙基生物陶瓷。羟基磷灰石分子式为 $Ca_{10}(PO_4)_6(OH)_2$，Ca/P 原子比为 1.67。陶瓷的强度与其相组成、结晶度和孔隙度等有关。致密陶瓷的压缩强度可达 $400\sim917MPa$，但抗弯强度仅 $80\sim195MPa$。多孔陶瓷的强度随孔隙率呈指数下降。断裂韧性和抗疲劳性能较差。高结晶度致密纯羟基磷灰石陶瓷在体内能保持化学稳定，多孔及低结晶度陶瓷则呈一定程度的降解。

磷灰石类材料植入骨内能传导成骨，且与新骨形成骨键合，结合强度高。新骨可以沿植入体表面或内部孔隙外延生长。与软组织相容性好，可用于穿皮器件。

羟基磷灰石陶瓷可用于制作人工骨、牙种植体、骨充填材料、人工关节等。但只限于能承受一定压力部位的修复。更多将之制成复合材料，以增加高强度生物惰性陶瓷（如 Al_2O_3、ZrO_2 陶瓷）的生物活性，如羟基磷灰石增强聚乙烯复合材料，使材料力学性能与骨相匹配；或作为金属表面的涂层材料以缩短骨愈合时间，并用于承力区。

2. 生物玻璃　能诱发特殊生物学反应，实现一定生物功能的玻璃。主要以 $Na_2O\text{-}CaO\text{-}SiO_2\text{-}P_2O_5$ 体系为基础如 $45S_5$ 生物活性玻璃。植入体内后材料表面轻度溶解并通过一系列离子交换和溶解 - 沉淀反应，在表面形成羟基磷灰石层，从而与组织形成化学键性结合。生物活性与其组成有关。生物玻璃强度低（抗弯强度 $60\sim125MPa$），断裂韧性差，弹性模量 $40\sim98GPa$，仅用于非承力区的人工骨或作为涂层材料，涂覆于钛合金表面用于牙种植。

3. 生物活性玻璃陶瓷　是组成中含磷灰石微结

晶相，或虽自身不含磷灰石结晶，但在体内能与组织液反应而在其表面生成羟基磷灰石的玻璃陶瓷。结晶相可以是一种或几种，占总体积的50%～90%，晶粒0.1～几个微米。如Ceravital、A-W和可切削生物活性玻璃陶瓷等。物理机械性能取决于结晶相的成分、数量、晶粒尺寸和分布以及玻璃相的组成。

作为人工骨材料，颗粒状用于牙槽嵴重建，粉末用于牙根管治疗。其韧性低、脆性大，不能直接用于承力区，可作为金属材料的涂层用于人工牙根。

4. 氧化铝生物陶瓷　由高纯度（>99.5%）的α-氧化铝构成的一种近于惰性的生物陶瓷。α-Al$_2$O$_3$为主晶相。有多晶体和单晶体。多晶氧化铝陶瓷强度大、硬度高，摩擦系数小，适于制作对耐磨性要求高的人工关节和关节白等。单晶氧化铝陶瓷的机械强度、耐酸碱性、生物性能更优，在应力下不易出现微裂纹和裂纹扩展。氧化铝陶瓷拉伸强度低，在体内可发生老化和疲劳破坏。弹性模量远高于骨组织，植入体内后可能发生应力屏蔽效应而影响与组织间的力学相容性。单晶氧化铝陶瓷表面非常光滑，在其表面存在一层水化膜，在体内与糖蛋白等以氢键结合，可制作牙种植体颈部，能加强与龈组织的附着性。

二、口腔金属种植材料

主要有不锈钢、钴基合金、纯钛及钛合金。机械性能好，可保证种植体的精度和强度，但与骨组织的弹性模量差异较大，易在界面上形成应力集中。目前以钛和钛合金为主。

（一）纯钛

钛是银灰色金属，密度4.5g/cm^3，熔点1677℃，破坏强度240～550MPa，屈服强度170～480MPa，弹性模量约100GPa，延伸率约20%。其电化学腐蚀性和生物性能良好。钛的低密度、低弹性模量和高强度使其具备了在牙科广泛应用的基础。钛本身具有高度化学活性，但其表面极易氧化形成惰性稳定致密的钝化膜（以TiO$_2$为主），该氧化膜生物相容性好且稳定，并使钛具备良好的耐腐蚀性。纯钛能与骨及牙龈形成骨性结合和半桥粒附着。

市售纯钛（cp Ti）有4个等级（TA0、TA1、TA2和TA3），区别仅在于氧（0.15%～0.40%wt）和铁（0.15%～0.40%wt）的含量。但各材料的物理机械性能不同。

（二）钛合金

钛合金牙种植体主要是Ti-6Al-4V（含Al 5.5～6.8%，V 3.5～4.5%），还有Ti-Zr、Ti-Mo、Ti-Ni等。钛合金的高温拉伸强度和室温拉伸塑性高，工艺塑性好，可采用热处理强化，但焊接性能较差，淬透性较小。强度达950MPa，热处理后可达1200MPa。

（三）牙种植体表面改性

金属种植体表面改性可提高种植体-组织界面整体的结合，促进应力向周围组织的传导。可采用表面喷砂之后酸蚀以提高表面粗糙度、表面喷砂之后酸蚀再用溶液处理以促进成骨、表面羟基化以提高亲水性、表面电化学阳极氧化使表面形成多孔氧化层、表面涂层使磷酸钙基材料沉积、表面附着生物介质如短肽和结合重组蛋白等以提高与骨组织的结合。

三、口腔高分子类种植材料

如丙烯酯、聚四氟乙烯、聚枫、聚酯等高分子聚合物。可用于金属人工关节头表面。可降解性聚合物如甲壳素以及聚乳酸类材料如聚乳酸（PLA）、聚乙醇酸（PGA）、乳酸-乙醇酸共聚物（PLA/PGA）等，用于制作可降解的骨折内固定材料。高分子聚合物种植材料的缺点是易老化和降解。

四、颌面赝复材料

颌面赝复材料是用于外伤、肿瘤术后、先天畸形等造成的颌面部组织缺损，包括头颈部组织器官，如鼻、耳、眼和眼窝等部位组织缺损缺失，用于恢复组织、器官外形的材料。理想的颌面赝复材料应具有良好的生物相容性，其颜色、光泽、质感必须和皮肤相匹配，并具有和皮肤相近的弹性、抗撕裂性，使材料能随面部的表情活动产生相应的变化。

（一）聚甲基丙烯酸甲酯

曾是制作颌面修复体的主要材料。主要成分和制作与义齿基托用聚甲基丙烯酸甲酯相同。有热凝型和自凝型。缺点是硬而重，缺少皮肤的质感，不能与面部一起协调运动。

（二）增塑型聚氯乙烯

主要成分为聚氯乙烯、增塑剂、交联剂、紫外线稳定剂。产品为悬浮液，在金属模具中被加热至150℃，聚氯乙烯颗粒在溶剂中溶解形成黏稠的液体，冷却至室温固化，形成的塑性体在室温下具有弹性和柔软性。该材料耐腐蚀，有一定的抗剪切和抗张强度。但耐热、耐光性差，易变色。当增塑剂逐渐从修复体内析出后，修复体失去弹性而变硬。

（三）聚氨基甲酸酯

简称聚氨酯。在引发剂作用下，二异氰酸酯和多元醇反应生成具有弹性、多孔的聚氨酯树脂。聚氨酯的塑型温度为100℃。此种赝复体有弹性和柔软性，仿真感强。受力后最大伸长率可达422%，有良好的抗撕裂能力和剪切强度。但不能随着温度的改变产生与皮肤同样的弹性和颜色变化，且性能稳定性差，抗张强度较低。

（四）硅橡胶

有热固化型和室温固化型。有良好的温度稳定性，理想的弹性，受力时所产生的变化与面部组织的弹性相适应。临床使用时，需采用硅氧烷粘接剂固位。

1. 热固化型硅橡胶 经加热硫化而硬固的硅橡胶。主要成分为聚二甲基乙烯基硅氧烷及带有 0.5% 乙烯基支链的硅氧烷的共聚体。引发剂为 2,4- 过氧化二氯苯甲酰，填料是烧结的甲基硅烷。引发剂经热分解产生自由基，引发共聚物聚合，生成具有三维结构的大分子链的弹性体。赝复体的制作加工温度约 220℃。复杂的部位可分成 3~4 个模型部位来完成。经染色使弹性体与皮肤颜色、光泽相匹配，然后用粘接剂固位于患处。热固化型硅橡胶的伸长率可达 441%，在同类产品中其抗张强度最高，达 5.87MPa。当修复体随病人的面部运动时，可以满足不同部位受力时需要的变化。

2. 室温固化型硅橡胶 又称室温硫化硅橡胶。主要成分是含有乙烯基的硅氧烷，采用铂氯酸为催化剂，在室温下即可固化。其伸长率 445%，受力后有较大的形变和抗剪切能力。在运动情况下比热固化型更柔软，抗张强度略低于热固化型。由于有良好的物理机械性能，且容易着色和加工，所以比其他颌面赝复材料应用更普遍。

（林 红）

第 11 节 预防保健材料

主要指预防龋齿、保持口腔卫生和健康的材料。

一、窝沟点隙封闭剂

又称窝沟封闭剂，流动性好，能封闭牙齿窝沟点隙，预防龋齿。

（一）树脂基封闭剂

能进入酸蚀后的釉质微孔内形成树脂突，与釉质形成机械结合，经光固化或化学固化。

1. 组成 由基质树脂、稀释剂、阻聚剂、聚合反应引发剂、促进剂、颜料、填料等组成。基质树脂为含端乙烯基的丙烯酸酯树脂，如 Bis-GMA、UDMA，占 30%~50%（质量分数）。稀释剂占 50%~70%，以降低黏度提高流动性，如双甲基丙烯酸三甘醇酯。无机填料如粒度为 0.04μm 的气相 SiO_2 改善机械性能和耐磨性。光固化常用光敏剂为樟脑醌 CQ，光敏促进剂为胺活化剂如 N,N- 二甲氨基甲基丙烯酸乙酯，在可见光（波长 430~490nm）照射后引发树脂聚合。化学固化常用过氧化苯甲酰引发剂，有机叔胺促进剂（如 N,N- 二羟乙基对甲苯胺），阻聚剂 2,6- 二叔丁基对甲

苯酚。着色剂如钛白粉，使封闭剂呈乳白色，便于识别范围。有些含氟。

2. 性能 光固化封闭剂为单组分，经光固化灯照射 20~40 秒后固化，工作时间可控。化学固化封闭剂双组分液剂调和后约 4~6 分钟固化。封闭剂的黏度应在 500~2500cP 内。V 形的窝沟点隙，封闭剂容易浸润渗透，口小底大形，则不易渗透。其固位与龋患率有关，三年涂膜保留率应大于 80%，固位率与封闭剂的耐磨性能、硬度和与釉质的粘接性能有关。

3. 临床应用 釉质用 35%~49% 磷酸酸蚀 1 分钟，水洗，吹干。于窝沟点隙处涂封闭剂。经光照或化学固化。通过封闭窝沟点隙阻断细菌和食物残渣的进入和滞留，并阻断已进入其内细菌的营养来源，达到对可疑龋和初期龋封闭治疗的目的。此外，用于洞衬剂可封闭窝洞壁的牙本质小管，减少外界因素对牙髓的刺激。

（二）玻璃离子封闭剂

能释 F^-，与釉质和牙本质黏附性好。但太黏稠，临床固位率低。用于宽度大于 100μm 的点隙。防龋机制主要是水门汀的氟化物的沉积作用。也可用树脂改性的玻璃离子。

二、含氟防龋材料

氟离子可替换牙齿中羟基磷灰石的羟基，变成氟磷灰石，后者较前者更具耐酸能力，能防止细菌产酸造成的龋齿。氟防龋效果与氟化物浓度和接触时间成正比。

（一）含氟充填材料

1. 玻璃离子水门汀 能持续释 F^-，并能从周围再摄 F^-，有效预防龋齿。防龋能力与修复体周围釉质中摄 F^- 量、修复体或牙表面周围溶液中氟化物的含量及维持的时间有关。它特别适用于偏远地区的高龋危儿童，采用非创伤性修复治疗术，去除软的龋坏组织，再用粘接性和耐磨性好的富氟的玻璃离子充填，使龋患部位再矿化。

2. 含氟树脂基充填材料 在树脂基材料中添加可析出 F^- 的玻璃填料或可溶性稀有金属氟化合物如 YbF_3 使材料可释氟，已用于正畸托槽的粘接。与窝沟封闭剂结合可进行预防性树脂充填，即对早期窝沟龋不做预防性扩展，仅去除龋坏组织后用含氟树脂充填，再于𬌗面涂窝沟封闭剂，减少边缘微漏的发生，预防早期龋齿。

3. 含氟银汞合金 在银汞合金内加入氟化锶，可释放 0.5% 的氟。

（二）含氟涂料

又称氟化物漆、氟保护漆或防龋涂料。将 5% 氟化钠或 1% 双氟硅烷等溶于有机溶剂如含乙醇或丙酮

的树脂中,涂于牙面上,待有机溶剂挥发后,留下一薄层含氟化物的树脂贴膜。氟化物可有效地局部应用于牙齿表面达数小时至数周。防龋功效与氟化物漱口水相似。可用于龋患率高的儿童和青少年以及老人根面龋。一年用两次即可。

(三)含氟凝胶

凝胶中加入 0.5% NaF、0.1% Sn_2F、0.5% 及 1.23% 的 APF[主要成分是酸性磷酸氟(APF),即 pH 3～4,含氟化钠的 0.1M 磷酸溶液]等。在 APF 溶液中加入发泡剂,称为含氟泡沫或氟化物泡沫。局部应用防龋。

(四)含氟漱口液

如 0.2% 或 0.05% NaF 溶液,或氟化亚锡或氟化铵。每天或每周使用可使患龋率降低 20%～50%。儿童在成人监督下使用。

三、牙膏及洁牙剂

与牙刷一起使用清洁牙齿表面,去除菌斑和食物残渣。洁牙剂有粉(牙粉)、固体、膏状。主要组成如下:

1. 摩擦剂 去除菌斑、色素和沉积的矿化物,如焦磷酸钙、二氧化硅、三氧化二铝。摩擦力是牙膏和洁牙剂最重要的特点,与摩擦剂的粒子数量、尺寸、硬度和形状有关。

2. 功效成分

(1)防龋剂:预防龋齿,如氟化物(单氟磷酸钠、氟化亚锡、氟化钠等),儿童用氟化物应低于 600ppm。以及使釉质再矿化的成分等。

(2)脱色剂:含少量过氧化物,使牙齿脱色改善美观。

(3)脱敏剂:可堵塞牙本质小管的重金属盐或颗粒或使胶原变性的戊二醛等,阻断外界刺激。

(4)抗结石剂:如焦磷酸四钠(或钾),阻止羟基磷灰石晶体的生长,控制矿物沉积,预防牙周疾病。

(5)药物:如止血药物等。

3. 其他胶体结合剂、润湿剂、去垢剂、防腐剂、矫味剂、黏度稳定剂、色素等。

四、口腔保护器

戴于牙弓上,保护牙齿、牙弓及颌面部组织,以防组织在运动中发生损伤的器械。已常规用于橄榄球、拳击等运动中。

(一)口腔保护器的性能要求

由具有回弹性的材料制成,能覆盖牙弓的所有牙齿。抗撕裂性好,能有效吸收冲击力。与口腔组织密切贴合固位好。能有效保护牙齿、牙龈和唇部组织。边缘光滑、舒适、安全。不妨碍呼吸及讲话。易清洁,无异味。

(二)口腔保护器的分类

1. 商品口腔保护器在商店购买,价廉,与口腔组织密合性差,保护作用小,不易固位。配戴时需紧闭下颌,以保持其就位。

2. 口内成型的口腔保护器相对便宜,可经常更换。在商店购买,于热水中软化,塑形于牙齿上。有外硬内软型或热塑型。外硬内软型外层为聚氯乙烯壳,内充填软衬,软衬为增塑的丙烯酸酯或硅橡胶。但固位性逐渐变差。

3. 模型上制作的口腔保护器或称定制的口腔保护器在真空下用一张柔韧的热塑性聚合物薄片制成,如聚醋酸乙烯 - 聚乙烯共聚物。固位好,密合,舒适,柔韧,说话容易,寿命长,还可戴于戴有正畸矫治器或正在萌出牙齿的牙弓。可保护舌、唇、颊和上牙锐缘的碰撞,减轻上前牙受损机会。但相对贵一些。

4. 双颌口腔保护器覆盖上下牙弓,下颌骨固定于最大呼吸位置,允许足够的经口呼吸。

(三)使用注意事项

保护器应保持湿润,以保持韧性及回弹性。清水清洗。

(林 红)

第12节 辅助材料及常用制品

一、切削材料

(一)切削原理

牙科治疗中,主要使用手持式旋转切削工具(电动及气动手机)进行窝洞制备以及修复体表面的切削、研磨、抛光等操作。因此,应了解以下有关旋转切削的理论:

1. 转动速度与线速度 转动速度即切削研磨体(钻针等)每分钟旋转的圈数。线速度为切削/研磨体刃部最大直径上任意一点每分钟移动的距离。

旋转计算公式如下:$V = \pi Dn$

式中:V 为线速度(mm/min);D 为刃部最大直径(mm);n 为转动速度(r/min,r 为转动圈数)。

2. 切削压力与产热 在切削活体牙及加工修复体时,应避免切削产热。切削压力越大产热量越高。在高速切削状态下,较小的切削压力,也可获得高效率的切削,但高速摩擦也会导致产热加剧,所以仍需在水冷条件下进行。

(二)切削材料

1. 金钢石钻针及磨轮 金钢石具有极高的硬度和良好的热稳定性,非常适于切削牙体硬组织。金刚石钻针是将金刚石微颗粒,用电镀的方法,固定在具有某种外形的金属切削端表面上。切削时，金刚石颗粒与被切削物体高速接触，颗粒与工具表面的连接需非常牢固。金刚石钻针表面容易被切削物淤塞。一般只能用于在冷却水冲刷的条件下，切削牙体硬组织、陶瓷等硬而脆的材料，不宜加工金属、塑料等韧性、塑性较大的材料。

金刚石钻针分为低速（转速小于 20 000r/min）钻针和高速钻针两种。切削端形状有圆柱形、球形、倒锥形、杯形等。

2. 金刚砂钻针及磨头　金刚砂是指刚玉（Al_2O_3）、碳化硅（SiC）等物质的颗粒，而不是金刚石颗粒。金刚砂与陶瓷结合剂按一定比例混合，可以制成不同形状、粒度、硬度的钻针或磨头、磨轮、磨片。钻针的切削端是用粘接剂结合在钻针柄上的，所以使用时应避免施加弯曲力。磨片较薄，使用时，施加的横向力过大易折裂。金刚砂颗粒具有较高的硬度、强度和耐磨性，但抗冲击强度较差。因此，在切削过程中，颗粒因冲击而破断，形成新的尖锐外型。同时，由于粘接固定方式也较脆弱，在切削过程中，可通过颗粒的脱落，避免磨头表面的淤塞，提高研磨效率。

3. 碳化钨钻针　钻针的切削端是用碳化钨（WC）硬质合金制作的。其尖锐的切刃有明确的排列方向，排屑槽可使碎屑顺利排出，避免刃部淤塞。碳化钨钻针也有低速，高速之分，主要用于切削牙本质及金属制品。

碳化钨硬质合金具有硬而脆的特性。除切削用的钻针外，碳化钨钻针中也有抛光用的钻针，特点是切削刃的数量多。

4. 钢钻针　一般用工具钢制作，用于切削、研磨牙本质。缺点是不耐磨、寿命短，不适用于高速切削。切削端外形与碳化钨钻针类似。有圆形、反锥形、圆筒形等。

二、研磨材料

（一）研磨原理

1. 研磨的定义及目的　在牙科领域，研磨特指减小表面粗糙度的抛光加工过程。研磨方法除电解研磨、化学研磨外，主要采用借助磨料的机械研磨方法。

2. 影响研磨效率的因素　决定研磨效率的有四个主要因素：被研磨物体材料的性质，磨料的物理特性（如磨料的粒度、强度、硬度和形态），粘接剂的粘接强度，研磨压力及研磨的运动速度。

另外，研磨操作应遵守循序渐进的原则，研磨时，按照磨料的硬度，从硬到软逐级顺序研磨，或按照磨料的粒度，从大到小逐次顺序进行。

（二）研磨材料

1. 氧化锡　将氧化锡（SnO_2）与水、甘油等调成腻子状，用于在口腔内抛光牙组织或修复体。

2. 氧化铬　氧化铬（Cr_2O_3）经与脂类混合固化成抛光膏，呈绿色。适用于各种金属材料的抛光。

3. 氧化铁　将红色的 Fe_2O_3 细粉末与硬脂酸混合做成抛光膏，俗称"红铁粉"，用于贵金属抛光。

4. 碳酸钙　各种粒度的 $CaCO_3$ 白色粉末，加水、甘油做成抛光膏使用，也是牙膏中的磨光剂。

5. 浮石粉　主要成分为 SiO_2，同时含有 Al_2O_3、Fe_2O_3、Na_2O、K_2O 等。颗粒硬度较低，常用于抛光软、中硬度的金合金，也用于研磨牙体组织，对釉质无损伤。

6. 硅藻土　呈白色或淡黄色。是一种中等硬度的抛光剂。

7. 砂　主要成分为 SiO_2，以不同粒度用于对修复体表面进行喷砂处理。

8. 石榴石　化学成分复杂，是一种含有 Mg、Fe、Mn、Ca、Al、Cr 等元素的硅酸盐矿石。常用于研磨硬质合金。

9. 刚玉　主要成分为 Al_2O_3 和 Fe_2O_3。硬度仅次于金刚石，筛分出不同粒度的粒子，粘在耐水纸上，制作成各种标号的水砂纸。

10. 碳化硅　碳化硅（SiC）俗称金刚砂，无色晶体。硬度为莫氏 9°。粉状颗粒用于制作砂纸、砂轮等研磨、切削工具。

11. 碳化硼　碳化硼（B_4C）为有光泽的黑色晶体。硬度接近金刚石。可制成各种切削、研磨工具。

12. 金刚石　为碳（C）的结晶体，硬度为莫氏10°。金刚石微粒可制成各种切削、研磨工具，是切削釉质最有效的切削材料。

三、研磨抛光工具

在对牙齿或修复体的研磨操作中，还经常使用一些抛光工具，用以提高研磨效率和质量。

1. 抛光轮　用布或皮革制成的圆盘。多用于修复体的研磨，一般配合含有氧化铁、氧化铬的抛光膏使用。

2. 毡轮　用毛毡制成的磨轮。硬度大于布或皮革制抛光轮。需与研磨材料配合使用。

3. 锥形毡轮　用毛毡制成。一般装在砂轮机上使用。利用其圆锥外形，可以方便地研磨、抛光上颌总义齿的内表面。

4. 毛刷轮　用猪鬃或马鬃制作的抛光轮。有各种尺寸和软硬之分。一般配合以浮石、硅藻土、石英砂、碳酸钙等研磨材料使用。

5. 橡胶磨杯　用软橡胶制成的杯状抛光轮。磨杯内壁的沟槽可起到保持磨料的作用。一般与用水、甘油混合的各种粉末研磨材料配合使用。主要用于在口腔内研磨修复体和牙体硬组织。

四、分 离 剂

分离剂的主要作用是在两种相同的或不同的材料之间或材料与模具间形成隔离膜，使材料与材料或材料与模具不发生粘连。在各种操作过程中，需根据不同情况，选择适当的分离剂。见附表 2-18。

附表 2-18 各种牙科分离剂

作用	材料
石膏分离剂 （分离石膏与石膏）	钾皂溶液 藻酸盐水溶液 水玻璃
树脂分离剂 （分离石膏与树脂）	藻酸盐水溶液 聚乙烯醇水溶液
蜡分离剂 （分离包埋材料与蜡）	水 甘油 乙二醇
其他分离剂 （分离金属与非金属）	硅油 凡士林

（一）钾皂

钾皂水溶液是负离子类表面活性剂，涂在石膏表面后，与 Ca^{2+} 发生反应生成不溶性金属皂类物质。但这种分离膜溶于树脂单体，因此不能充当石膏与树脂间的分离剂。

（二）水玻璃（硅酸钠）

硅酸钠与石膏表面的 Ca^{2+} 反应，形成硅酸钙薄膜，在石膏与石膏之间发挥分离作用。一般使用 30% 的水溶液。浓度过高，会使石膏表面变粗糙。

（三）藻酸盐

藻酸盐分离剂是含 2%～3% 藻酸钠的水溶液。将其涂在石膏表面后，与 Ca^{2+} 发生反应，形成不溶于水和树脂单体的藻酸钙薄膜，这层薄膜即可在树脂与石膏之间产生分离作用。操作时应注意：

1. 涂布分离剂时，按顺序均匀涂一层即可，不宜用力来回涂擦，否则可能将已形成的不溶性藻酸钙薄膜擦掉。

2. 涂布分离剂前树脂应已达到面团期，同时要将模型表面的水分及残余模型蜡彻底清除。否则，未达面团期的树脂与水接触，有可能使聚合后的树脂变色，表面发生龟裂。

（四）聚乙烯醇

部分皂化的聚乙烯醇（PVA）是一种具有造膜性质的结晶型聚合体。虽然 PVA 形成的膜耐水性欠佳，但具有透明、强度、韧性和化学稳定性高等特点，PVA 水溶液可作为加压常温固化树脂的分离剂使用。

（五）甘油、乙二醇

甘油和乙二醇的分子中均含有亲水基团，涂布在石膏表面后，亲水基排布在分离膜表面，对疏水的蜡起分离作用。

五、常 用 制 品

（一）成品牙

1. 合成树脂牙　又称树脂牙或塑料牙，是临床使用最广泛的一种人造牙。

合成树脂牙的特点和性能：

1）特点：可分为单个合成树脂牙、合成树脂牙列和合成树脂牙面。有单色和多层色的。多层色更接近于天然牙齿色。牙的内部有一定的强度和韧性，外部有较高的硬度。

2）性能：合成树脂牙与义齿基托的结合除机械固位外，还会产生化学结合。合成树脂牙较瓷牙轻、软、有韧性、耐冲击性高、易打磨抛光和调𬌗。但发生热变形的温度较低，故在制备蜡型时不要靠近火焰，以免发生永久变形。

2. 成品陶瓷牙　由陶瓷材料制成的人造牙称陶瓷牙或瓷牙，有各种规格和色号。

按𬌗面形态分为解剖式、半解剖式和无尖瓷牙；按固位形式分为无孔瓷牙、有孔瓷牙、固位钉瓷牙；按加工形式分为双层瓷牙、多层瓷牙；按色泽又分为各种色型。还可以全口牙、牙列和单个牙包装。

成品陶瓷牙的生物相容性好，外观接近自然牙。其耐磨性和机械强度高。但脆不耐冲击，外形难以修改及抛光。与丙烯酸义齿基托之间结合差，需借助瓷牙的固位钉和固位孔实现机械固位。此外，陶瓷牙的密度大，质量重，咬𬌗时有声音，是其缺点。

成品瓷牙面，用于瓷贴面修复。

（二）修复用金属制品

1. 根管钉（桩）　根管钉一般采用不锈钢、纯钛或其他金属合金制作。有的根管钉表面带有螺纹，可以用自攻方式固定在根管内；也有的根管钉为光滑或有槽的表面，可以用粘接的方法固定。根管钉与牙冠修复体连接的一端，为了获得可靠的结合，被做成便于固位的结构。根管钉被做成各种不同直径和长度尺寸的规格，供临床选用。

2. 磁性固位体　是一种利用铁磁性材料的磁力提高义齿固位力的修复装置，由磁铁和衔铁两部分组成。一般是将磁铁安装在义齿的组织面，将与磁铁配套的衔铁固定在基牙的相应位置。义齿就位后依靠磁铁对衔铁的吸引力，使义齿的固位力得到增强。磁铁采用永磁合金材料制作，磁铁与衔铁之间的吸引力可达约 7N。

附表 2-19　正畸丝截面尺寸对照表

类型	制式	尺寸			
圆形弓丝	英制（inch）	0.014	0.016	0.018	0.020
	公制（mm）	0.36	0.41	0.46	0.51
方形弓丝	英制（inch）	0.018×0.025	0.019×0.025	0.021×0.025	
	公制（mm）	0.46×0.64	0.48×0.64	0.53×0.64	

3. 附着体　修复治疗中使用的附着体是一类利用精密机械加工的特殊几何结构和紧密配合效果，实现修复体与基牙可靠联结的固位机构。

附着体的两部分依靠凹凸部位装配结合后，为了防止其松动，可以采用多种形式将两者锁固，实现义齿的稳定、可靠固位。常用的固位形式有：摩擦固位、可调节摩擦固位、卡式固位、螺钉固位和栓锁固位等。附着体的主体结构一般是用金属制作的，但为了使紧密配合的部位便于拆卸，有些附着体在这些部位也采用有一定弹性的塑料。

（三）正畸用金属制品

正畸科使用的金属制品采用的原材料一般为 1Cr18Ni9（18-8 不锈钢）奥氏体不锈钢。用于制作正畸丝的金属材料包括不锈钢、镍钛合金等。

1. 带环　带环的壁厚一般为 0.12～0.18mm；直径系列按照磨牙的大小设计，一般有 30～32 个尺寸供选择；环圈的高度一般在 4～5mm 范围内变化，颊舌侧高于近远中侧。

临床使用时，需要在带环的颊侧或舌侧焊接颊面管等正畸附件，所以要求带环材料具有良好的焊接性能。

2. 颊面管　颊面管一般是焊接在带环的颊侧，用于固定正畸丝的矫治器附件。颊面管的底座用于与带环连接，孔径与被固定的正畸丝有较好的配合，外形圆滑，无尖角、锋棱，避免对患者口腔黏膜产生刺激和伤害。

3. 托槽　是正畸矫治器的重要组成部分，一般是用粘接剂直接粘在牙齿的表面，用于固定正畸丝，使正畸丝产生的弹性回复力或扭矩可以通过托槽传递给牙齿，达到正畸矫治的目的。托槽的中部有容纳正畸弓丝的水平槽沟，槽沟的宽度按照正畸弓丝的尺寸分为两类：0.46mm（0.018 英寸）槽沟和 0.56mm（0.022 英寸）槽沟。

4. 正畸丝　是对所有用于正畸治疗的合金丝的总称。按照材料可分为：不锈钢丝、镍钛合金丝和钛丝等种类。按照功能可以分为：矫正弓丝和结扎丝。按照截面形状可以分为：圆形弓丝和方形弓丝。按照正畸丝的特性还可以分为：热激活镍钛丝和超弹性镍钛丝。

在正畸临床应用中，正畸丝的直径尺寸系列习惯上以英寸为单位，常用的正畸丝截面尺寸见附表 2-19。

（郑　刚）

第13节　口腔材料标准

一、我国现行有效的口腔材料标准

见附表 2-20。

二、国际标准化组织（ISO）口腔材料标准

见附表 2-21。

附表 2-20　我国现行有效的口腔材料标准列表

（更新至 2014 年 1 月 28 日）

序号	标准号	标准名称
1	GB/T 9937.1-2008	口腔词汇第 1 部分：基本和临床术语
2	GB/T 9937.2-2008	口腔词汇第 2 部分：口腔材料
3	GB/T 9937.3-2008	口腔词汇第 3 部分：口腔器械
4	GB/T 9937.4-2005	牙科术语第 4 部分：牙科设备
5	GB/T 9937.5-2008	口腔词汇第 5 部分：与测试有关的术语
6	GB/T 9938-2013	牙科学牙位和口腔区域的标示法
7	GB 17168-2013	牙科学固定和活动修复用金属材料
8	GB 30367-2013	牙科学陶瓷材料
9	YY 0270.1-2011	牙科学基托聚合物第 1 部分：义齿基托聚合物
10	YY 0271.1-2009	牙科水基水门汀第 1 部分：粉 / 液酸碱水门汀

序号	标准号	标准名称
11	YY 0271.2-2009	牙科水基水门汀第2部分：光固化水门汀
12	YY 0272-2009	牙科学氧化锌/丁香酚水门汀和不含丁香酚的氧化锌水门汀
13	YY 0300-2009	牙科学修复用人工牙
14	YY 0303-1998	医用羟基磷灰石粉料
15	YY 0304-2009	等离子喷涂羟基磷灰石涂层钛基牙种植体
16	YY 0305-1998	羟基磷灰石生物陶瓷
17	YY 0315-2016	钛及钛合金人工牙种植体
18	YY 0462-2003	牙科石膏产品
19	YY 0493-2011	牙科学弹性体印模材料
20	YY 0494-2004	牙科琼脂基水胶体印模材料
21	YY/T 0496-2016	牙科学铸造蜡和基托蜡
22	YY 0621-2008	牙科金属烤瓷修复体系
23	YY 0622-2008	牙科树脂基窝沟封闭剂
24	YY 0623-2008	牙科材料可溶出氟的测定方法
25	YY/T 0624-2016	牙科学正畸弹性体附件
26	YY/T 0625-2016	牙科学正畸丝
27	YY 0710-2009	牙科学聚合物基冠桥材料
28	YY 0711-2009	牙科吸潮纸尖
29	YY 0714.1-2009	牙科学活动义齿软衬材料第1部分：短期使用材料
30	YY 0714.2-2016	牙科学活动义齿软衬材料第2部分：长期使用材料
31	YY 0715-2009	牙科学银汞合金胶囊
32	YY 0717-2009	牙科根管封闭材料
33	YY 0769-2009	牙科用磷酸酸蚀剂
34	YY 1026-2009	牙科学汞及银合金粉
35	YY 1027-2001	齿科藻酸盐印模材料
36	YY 1042-2011	牙科学聚合物基修复材料
37	YY/T 0112-1993	模拟口腔环境冷热疲劳试验方法
38	YY/T 0113-2015	牙科学复合树脂耐磨耗性能测试方法
39	YY/T 0127.10-2009	口腔医疗器械生物学评价第2单元：试验方法鼠伤寒沙门杆菌回复突变试验（Ames试验）
40	YY/T 0127.11-2014	口腔医疗器械生物学评价第11部分：盖髓试验
41	YY/T 0127.1-1993	口腔材料生物试验方法溶血试验
42	YY/T 0127.12-2008	牙科学口腔医疗器械生物学评价第2单元：试验方法微核试验
43	YY/T 0127.13-2009	口腔医疗器械生物学评价第2单元：试验方法口腔黏膜刺激试验
44	YY/T 0127.14-2009	口腔医疗器械生物学评价第2单元：试验方法急性经口全身毒性试验
45	YY/T 0127.15-2009	口腔医疗器械生物学评价第2单元：试验方法亚急性和亚慢性全身毒性试验：经口途径
46	YY/T 0127.16-2009	口腔医疗器械生物学评价第2单元：试验方法哺乳动物细胞体外染色体畸变试验
47	YY/T 0127.2-2009	口腔医疗器械生物学评价第2单元：试验方法急性全身毒性试验：静脉途径
48	YY/T 0127.3-2014	口腔医疗器械生物学评价第3部分：根管内应用试验
49	YY/T 0127.4-2009	口腔医疗器械生物学评价第2单元：试验方法骨埋植试验
50	YY/T 0127.5-2014	口腔医疗器械生物学评价第5部分：吸入毒性试验
51	YY/T 0127.6-1999	口腔材料生物学评价第2单元：口腔材料生物试验方法显性致死试验
52	YY/T 0127.7-2001	口腔材料生物学评价第2单元：口腔材料生物试验方法牙髓牙本质应用试验
53	YY/T 0127.8-2001	口腔材料生物学评价第2单元：口腔材料生物试验方法皮下植入试验

续表

序号	标准号	标准名称
54	YY/T 0127.9-2009	口腔医疗器械生物学评价第 2 单元：试验方法细胞毒性试验：琼脂扩散法及滤膜扩散法
55	YY/T 0244-1996	口腔材料生物试验方法短期全身毒性试验：经口途径
56	YY/T 0268-2008	牙科学口腔医疗器械生物学评价第 1 单元：评价与试验
57	YY/T 0269-2009	牙科正畸托槽粘接材料
58	YY/T 0270.2-2011	牙科学基托聚合物第 2 部分：正畸基托聚合物
59	YY/T 0463-2011	牙科学铸造包埋材料和耐火代型材料
60	YY/T 0495-2009	牙根管充填尖
61	YY/T 0515-2009	牙科学银汞合金的腐蚀试验
62	YY/T 0516-2009	牙科 EDTA 根管润滑 / 清洗剂
63	YY/T 0517-2009	牙科预成根管桩
64	YY/T 0518-2009	牙科修复体用聚合物基粘接剂
65	YY/T 0519-2009	牙科材料与牙齿结构粘接的测试
66	YY/T 0520-2009	钛及钛合金材质牙种植体附件
67	YY/T 0521-2009	牙科学骨内牙种植体动态疲劳试验
68	YY/T 0522-2009	牙科学牙种植体系统临床前评价动物试验方法
69	YY/T 0523-2009	牙科学牙种植体开发指南
70	YY/T 0524-2009	牙科学牙种植体系统技术文件内容
71	YY/T 0525-2009	牙科学口腔颌面外科用骨填充及骨增加植入性材料技术文件内容
72	YY/T 0526-2009	牙科学口腔颌面外科用组织再生引导膜材料技术文件内容
73	YY/T 0527-2009	牙科学复制材料
74	YY/T 0528-2009	牙科金属材料腐蚀测试方法
75	YY/T 0631-2008	牙科材料色稳定性的测定
76	YY/T 0632-2008	牙齿漂白材料过氧化物含量的测定方法
77	YY/T 0823-2011	牙科氟化物防龋材料
78	YY/T 0824-2011	牙科氢氧化钙盖髓、垫底材料
79	YY/T 0825-2011	牙科学牙齿外漂白产品
80	YY/T 0826-2011	牙科临时聚合物基冠桥材料

附表 2-21　国际标准化组织（ISO）口腔材料标准列表

（更新至 2014 年 1 月 28 日）

序号	标准编号	英文名称
1	ISO 10139-1-2005	Dentistry-Soft lining materials for removable dentures-Part1：Materials for short-term use
2	ISO 10139-1-2005 Cor1：2006	Dentistry-Soft lining materials for removable dentures-Part1：Materials for short-term use
3	ISO 10139-2-2009	Dentistry-Soft lining materials for removable dentures-Part2：Materials for long-term use
4	ISO 10271-2011	Dental metallic materials-Corrosion test methods
5	ISO 10451-2010	Dental implants systems-Contents of technical file
6	ISO 10477-2004	Dentistry-Polymer-based crown and bridge materials
7	ISO 10873：2010	Dentistry -- Denture adhesives
8	ISO 11609：2010	Dentistry -- Dentifrices -- Requirements，test methods and marking
9	ISO 11953：2010	Dentistry -- Implants -- Clinical performance of hand torque instruments
10	ISO 12836：2012	Dentistry -- Digitizing devices for CAD/CAM systems for indirect dental restorations -- Test methods for assessing accuracy

序号	标准编号	英文名称
11	ISO 13017：2012	Dentistry -- Magnetic attachments
12	ISO 13078：2013	Dentistry - Dental furnace - Test method for temperature measurement with separate thermocouple
13	ISO 14233-2003	Dentistry-Polymer-based die materials
14	ISO 14356-2003	Dentistry-Duplicating material
15	ISO 14801-2007	Dentistry-Fatigue test for endosseous dental implants
16	ISO 15841-2014	Dentistry-Wires for use in orthodontics
17	ISO 15854-2005	Dentistry-Casting and baseplate waxes
18	ISO 15912-2006	Dentistry-Casting investments and refractory die materials
19	ISO 16059：2007	Dentistry -- Required elements for codification used in data exchange
20	ISO 16408-2015	Dentistry—Oral hygiene products—Oral rinses
21	ISO 16409：2006	Dentistry -- Oral hygiene products -- Manual interdental brushes
22	ISO 16498：2013	Dentistry -- Minimal dental implant data set for clinical use
23	ISO 1942：2009	Dentistry -- Vocabulary
24	ISO 20126-2012	Dentistry-Manual toothbrushes-General requirements and test methods
25	ISO 20127-2005	Dentistry-Powered toothbrushes-General requirements and test methods
26	ISO 20795-1：2013	Dentistry -- Base polymers -- Part 1：Denture base polymers
27	ISO 20795-2：2013	Dentistry -- Base polymers -- Part 2：Orthodontic base polymers
28	ISO 21563：2013	Dentistry -- Hydrocolloid impression materials
29	ISO 21606：2007	Dentistry -- Elastomeric auxiliaries for use in orthodontics
30	ISO 22112-2005	Dentistry-Artificial teeth for dental prostheses
31	ISO 22254-2005	Dentistry-Manual toothbrushes-Resistance of tufted portion to deflection
32	ISO 22674-2006	Dentistry-Metallic materials for fixed and removable restorations and appliances
33	ISO 22794：2007	Dentistry -- Implantable materials for bone filling and augmentation in oral and maxillofacial surgery -- Contents of a technical file
34	ISO 22803-2004	Dentistry-Membrane materials for guided tissue regeneration in oral and maxillofacial surgery- Contents of a technical file
35	ISO 24234-2015	Dentistry-Mercury and alloys for dental amalgam
36	ISO 27020：2010	Dentistry -- Brackets and tubes for use in orthodontics
37	ISO 28158：2010	Dentistry -- Integrated dental floss and handles
38	ISO 28319：2010	Dentistry -- Laser welding
39	ISO 28399：2011	Dentistry -- Products for external tooth bleaching
40	ISO 28888：2013	Dentistry -- Screening method for erosion potential of oral rinses on dental hard tissues
41	ISO 29022：2013	Dentistry -- Adhesion -- Notched-edge shear bond strength test
42	ISO 3107：2011	Dentistry -- Zinc oxide/eugenol cements and zinc oxide/non-eugenol cements
43	ISO 3950-2009	Dentistry-Designation system for teeth and areas of the oral cavity
44	ISO 4049-2009	Dentistry-Polymer-based filling，restorative and luting materials
45	ISO 4823：2015	Dentistry-Elastomeric impression materials
46	ISO 6872-2015	Dental ceramic
47	ISO 6873-2013	Dental gypsum products
48	ISO 6874-2015	Dental resin-based pit and fissure sealants
49	ISO 6876-2012	Dental root canal sealing materials
50	ISO 6877-2006	Dentistry-Root-canal obturating points
51	ISO 7405-2008	Dentistry-Preclinical evaluation of biocompatibility of medical devices used in dentistry-Test methods for dental materials

续表

序号	标准编号	英文名称
52	ISO 7491-2000	Dental materials-Determination of colour stability
53	ISO 7551-1996	Dental absorbent point
54	ISO 9333-2006	Dentistry-brazing materials
55	ISO 9693 AMD 1-2005	Metal-ceramic dental restorative systems AMENDMENT 1
56	ISO 9693-1：2012	Dentistry -- Compatibility testing -- Part 1：Metal-ceramic systems
57	ISO 9693-1999	Metal-ceramic dental restorative systems
58	ISO 9917-1-2007	Dental water-based cements-Part1：Powder/liquid acid-base cements
59	ISO 9917-2-2010	Dental water-based cements-Part2：Light-activated cements
60	ISO/TR 11175-1993	Dental implants-Guidelines for developing dental implants
61	ISO/TR 14569-1：2007	Dental materials -- Guidance on testing of wear -- Part 1：Wear by toothbrushing
62	ISO/TR 15300-2001	Dentistry-Application of OSI clinical codification to the classification and coding of dental product
63	ISO/TR 15599-2002	Digital codification of dental laboratory procedures
64	ISO/TR 15599-2002 Cor1：2003	Digital codification of dental laboratory procedures
65	ISO/TR 28642：2011	Dentistry -- Guidance on colour measurement
66	ISO/TS 11405-2015	Dental materials-Testing of adhesion to tooth structure
67	ISO/TS 13498：2011	Dentistry -- Torsion test of implant body/connecting part joints of endosseous dental implant systems
68	ISO/TS 14569-2：2001	Dental materials -- Guidance on testing of wear -- Part 2：Wear by two- and/or three body contact
69	ISO/TS 22911-2005	Dentistry-Preclinical evaluation of dental implant systems-Animal test methods

附 录 3

口腔科常用设备的使用及维护

口腔医学是一门实践性很强的应用学科，它的发展过程在很大程度上依赖于口腔设备和器材的发展水平。口腔医师要通过使用口腔设备器材来完成对疾病的诊断和治疗。因此，口腔设备是口腔医学发展必不可少的基本条件和物质基础。

随着口腔医学的发展和科学技术的进步，口腔设备器材向着高速度、高精密、多功能、数字化等方面发展；因此，现代口腔设备对使用者的素质提出了更高的要求，口腔常用设备的正确使用和维护也就成为口腔医师的必备知识和必修课程。

第1节　口腔设备的使用条件及环境要求

一、人机工程学的理论基础

口腔医师是通过使用和操作专用设备和器材来完成口腔疾病诊疗的。口腔诊疗又是一个极其精细的操作过程，很多治疗要求精度仅在<0.2mm范围内。为了进一步提高治疗效果，最大限度地减轻患者的痛苦，各方面专家在设计和研制口腔设备时，开始注意到了人的主导地位，以人为中心，注重环境条件。因此，人与机器及周围环境的关系，成为口腔医学专家和工程技术人员关心的重点。

人机工程学是研究人在工作环境中的解剖学、生理学、心理学等诸方面因素，研究人-机器-环境系统中的交互作用的各个组成部分（效率、安全、健康、舒适等）在工作条件下、在家庭中、在闲暇时间内如何达到最优化的一门学科。口腔综合治疗台患者椅长与宽应根据人体的身高和宽度决定，患者椅垫厚度适当、与人体生理性弯曲一致，头托大小适度、前后可移、厚度适当，这些都是人机工程学理论对口腔设备的要求。

许多学者在口腔领域人机工程学研究中提出如"医师的坐位治疗"、"患者的平卧位治疗"及"四手操作"等理论，其中最具代表性的是美国口腔医师 Dr.Beach 的"固有感觉诱导"（proprioceptive derivation）理论，简称 PD 理论。PD 理论的核心观点是"以人为中心，以

感觉为基础"，基本观点是要求按人的固有感觉规范一系列的操作姿势和体位以适应这一感觉的要求设计口腔设备。PD 理论的基本操作原理，是通过人的本体感觉诱导，使操作者在人体的各个部位都处于最自然、最舒适的状态，在肌肉放松、情绪平和的姿势与体位下进行精细操作，既保证了动作的精确和稳定，又保持操作者的轻松不疲劳，从而最大限度地提高工作效率。

二、操作姿势和治疗体位

1. 口腔医师的正确操作姿势　口腔医师的基本操作姿势为坐位。一般采取双肩自然下垂，头部前倾30°左右，前臂自然抬起在胸前外展幅度不超过10°，腕部伸屈小于10°，第7颈椎与第4腰椎的连线与地面基本垂直。如附图 3-1 采取的姿势，医师的知觉和平衡感觉都处于最佳状态，也是在生理条件下进行精细操作的最佳体位。

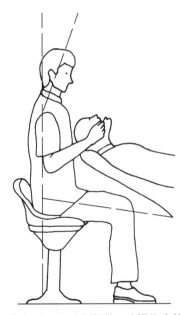

附图3-1　口腔医师的正确操作姿势

2. 患者的诊疗体位
（1）在治疗时患者取坐位或平卧位。

（2）头托的外形尽量适应患者的头部外形，并能牢固地定位，以使患者头部可左右作45°转动（附图3-2）。

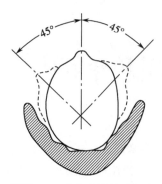

附图3-2　患者头部转动角度

（3）患者头部前后的俯仰是靠椅背的角度来调节的。其调节幅度从自然休息位到上颌的颌平面与地平面成110°角，可张口三指左右（附图3-3）。

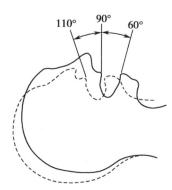

附图3-3　患者口腔张开角度

（4）为使患者口腔的治疗部位达到手术者最佳操作体位，口腔治疗椅应能使患者身体平稳升降，椅背倾斜角度灵活并确定位置后稳固不松动。

3.诊疗工作区的划分和要求　医师和助手有他们各自的、互不干扰的工作区域，以保证通畅的工作线路和相互密切配合。器械和材料应放置于医师和助手伸手可及的工作范围内。

（1）口腔医师工作区范围在8～1点位（附图3-4），同时在这个区域内还要设置治疗中常用的牙科手机等器械。

（2）助手工作区范围在1～5点位，同时在这个区域内还要放置吸引器、三用枪等器械。

（3）器械传递区范围在5～8点位，此区域也是器械盘常常停放的位置。

三、诊室基本环境要求

口腔诊室是治疗口腔疾病的主要场所，口腔综合治疗台为诊室内的基本设备，诊室的环境要达到以下基本要求：

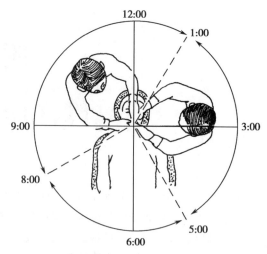

附图3-4　诊疗工作区的划分

1.诊室面积及空间布局要合理。通常一台口腔综合治疗台占用诊室的面积为10m²左右。口腔边台距医师位置不超过80cm，以方便医师取用器械。洗手盆要在方便医护使用位置。通道要方便患者进出和医护操作（附图3-5、3-6）。

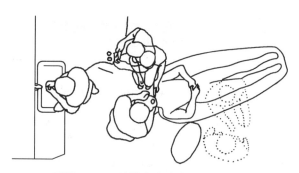

附图3-5　口腔综合治疗台的周围布局

2.诊室内及手术区照明要符合生理标准。手术灯的亮度应为9000～24 000Lux，恒定色温为5500K，近似日光。光场为10cm×20cm，精确的分界既可保证照明定位方便，又不刺激患者眼睛。室内环境照明亮度要与手术区作业面的亮度差在1∶10之内，以避免因光线反差过大造成医师眼肌疲劳。

3.诊室要预先埋设电源线、上水管道、供气管道、负压管道和排水管道等于口腔综合治疗台位置。上水管道要安装阀门以便维修。每台口腔综合治疗台的电源线要安装有漏电保护器。

4.空气压缩机要远离诊室或加防护措施，以防噪声污染。同时，诊室要设置空气消毒装置，并保持良好的通风，室内空气新鲜。

5.诊疗椅位间设置隔板，避免相互影响。并设置足够的患者候诊室或候诊区，附属设施要齐全，面积要恰当，布局要合理（附图3-6）。

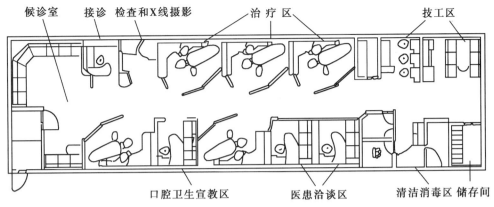

候诊室 接诊 检查和X线摄影 治疗区 技工区

口腔卫生宣教区 医患洽谈区 清洁消毒区 储存间

附图3-6 口腔诊室的整体布局

四、口腔供气系统及负压抽吸系统

（一）口腔供气系统

1. 空气压缩机 医疗机构一般根据口腔综合治疗台数量、需气量等综合选定使用小型空气压缩机、中型空气压缩机或空压机组。供气方式可以选择独立供气或集中供气，集中供气适用规模较大的口腔医院、门诊部、综合医院的口腔中心，管道一般使用不锈钢管，如果管路距离较长，在管路较低的位置设排污口。

空气压缩机按润滑方式分含油式空气压缩机和无油式空气压缩机。无油式空气压缩机提供的气体洁净干燥。如果选用含油式空气压缩机，过滤系统和管理措施一定要完善。

口腔供气系统一般由空气压缩机、储气罐、一级过滤器、冷冻干燥机、二级过滤器、供气管道等组成（附图3-7）。空气压缩机构造相对简单，橡胶、塑料零件较少，故故障率低。空压机房面积要适合，空压机组周围环境应保持清洁、干燥、无腐蚀性气体，通风良好，避免阳光直射，设有地漏，配有消音降噪措施，接地良好。

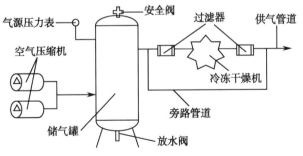

气源压力表 安全阀 过滤器 供气管道

空气压缩机

冷冻干燥机

储气罐 旁路管道

放水阀

附图3-7 口腔供气系统组成示意图

2. 需气量计算 压缩空气是口腔综合治疗台等口腔设备的重要动力源。每台口腔综合治疗台（中央负压）需要的压缩空气的压力和流量可以按0.50MPa、

55L/min估算。若有20台口腔综合治疗台，同启率按60%计算，那需要的供气量约20台×55L/min×60%＝660L/min。

3. 口腔科供气的要求 气源质量关系到口腔治疗效果，口腔科用压缩空气最好无油、干燥、清洁。若使用含油压缩空气在吹干牙齿表面作复合树脂材料修复时，由于牙齿表面有油膜会使修复失败；若使用含水压缩空气，则会对口腔设备气动、气控组件产生锈蚀作用，从而大大降低设备的使用寿命；若使用含尘埃杂质压缩空气，则会造成口腔设备升温、磨损、管道堵塞等。

（二）负压抽吸系统

以往可以在口腔综合治疗台机箱内配备负压发生器实现患者口腔含菌空气和液体的吸引及分离，缺点是易造成诊室空气污染而且吸力相对较小。近些年大多采用的是利用负压抽吸系统直接将患者口腔含菌气雾、液体、颗粒物等污染物通过管道抽吸到分离罐，分别处理重金属、空气、液体，大大减少诊室污染。

1. 负压抽吸系统 真空负压泵是产生负压吸引的动力源，是及时把口腔治疗过程中产生的液体、粉末、气雾等污染物吸入负压系统处理的设备。

负压抽吸系统按工作方式可分为干式、湿式和半干半湿式系统。干式系统的气液分离罐设在口腔综合治疗台内，管道中只是通过负压气体，管路相对干燥；这种方式去掉了体积较大的集中分离罐，使系统体积减小，外观美观，但分离效果较差，使用中加大了清洗分离罐的频率。湿式系统是将患者口腔中的液体和气体的混合物通过管道直接抽进负压泵再予以分离。半干半湿式系统是以上两种系统的结合，主管道内为气液混合物，气液混合物经集中分离罐将液体分离，集中分离罐与负压泵间的管道内相对干燥。

半干半湿式负压抽吸系统主要由负压泵、气水分离罐、过滤器、重金属分离器、控制器、负压抽吸管道组成（附图3-8）。

1213

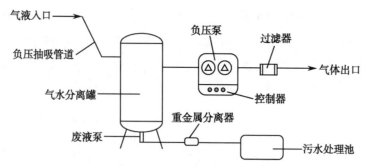

附图3-8 负压抽吸系统组成示意图

2.抽吸量计算 口腔科用的负压与病房医疗带所需负压不同,口腔科的负压是低负压值、高流量,而病房医疗带的负压是高负压值、低流量。每台口腔综合治疗台所需抽吸压力及抽吸量可以按 0.01MPa、300L/min 估算。若有 20 台口腔综合治疗台,同启率按 60% 计算,那需要的抽吸量约 20 台 ×300L/min×60%＝3600L/min。

（罗 奕 赵国栋）

第2节 口腔基本设备使用及维护

口腔基本设备主要指口腔综合治疗台和口腔治疗用牙科手机。它们在口腔诊疗活动中,使患者处于安全、舒适的体位,为医师提供各种必需的检查、诊断和治疗设备,使医师、护士、患者和器械处于优化的空间位置关系,使得医疗过程快捷、高效、准确、无误。

一、口腔综合治疗台

口腔综合治疗台是目前最基本的口腔设备,基础配置一般为:高速手机 2 支、低速手机 1 支、三用枪 2 支、强吸 1 支、弱吸 1 支,在实际工作中可根据需要适当增减配置。

（一）结构组成

口腔综合治疗台主要由地箱、附体箱、器械盘、牙科手术椅、冷光手术灯以及脚控开关等部件组成（附图3-9）。

（二）工作原理

口腔综合治疗台内部主要为气路、水路和电路三个系统（附图3-10）。

1.气路系统 口腔综合治疗台主要以压缩空气为动力,通过各种控制阀体,供高速涡轮手机、气动低速手机、三用枪等用气。

2.水路系统 口腔综合治疗台的水源以净化的自来水为宜,供牙科手机、三用枪、患者漱口、冲洗痰盂及吸唾用。有的使用独立蒸馏水罐,只供牙科手机和三用枪用水。

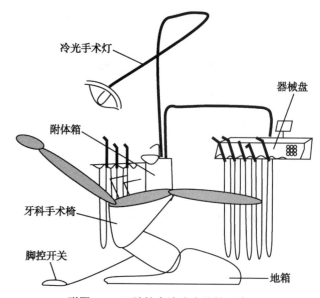

附图3-9 口腔综合治疗台结构示意图

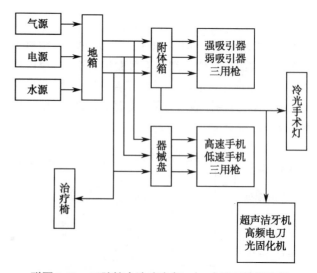

附图3-10 口腔综合治疗台气、水、电路工作示意图

3.电路系统 口腔综合治疗台采用交流电,电压为 220V、频率为 50Hz。控制电压一般在 36V 以下。

电动牙科手术椅主要靠电动机运转驱使传动机构工作使其椅座或椅背向所需的方位运动（附图3-11）。

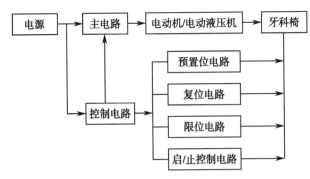

附图 3-11 电动牙科手术椅电路示意图

当椅位达到所需合适位置时，手或脚离开开关，主电路立即断电，电动机停止转动，椅位固定。以微电子控制为核心的控制电路，可实现多种预置位设置，以满足多种治疗椅位的预设，一般至少可以预设四个椅位。

（三）日常使用

口腔综合治疗台采用芯片控制，所有系统功能已事先设定，各功能按钮均设置在控制面板上或采用脚控开关控制。控制面板上，以各种符号表示，包括牙科手机旋转及电动马达正反转、手术灯开关、漱口杯注水、观片灯、辅助功能键开关等。医师通过简单的按钮操作，实施对全机及各系统的控制。具体操作时，首先打开空气压缩机电源开关，产生压力为 0.5～0.7MPa 的压缩空气；之后打开地箱上的总控制开关，接通电源、气源和水源，然后进行各部分操作。主要的操作有牙科手术椅的操作、器械盘和手机的操作、冷光灯的操作、漱口水的操作、痰盂、吸唾器的操作。

（四）日常维护及保养

1. 定期检查电源，电压、水压和气压必须符合口腔综合治疗台工作要求，管路必须畅通。

2. 弱吸器和强吸器在每次使用完毕，必须吸入一定量的清水，以清洁管路、负压发生器等组件，防止其堵塞和损坏。下班前拔出吸唾过滤网，倒掉污物，清洗干净后装好，防止漏气。

3. 每天治疗完毕都应用洗涤剂清洗痰盂。打开冲盂水阀，用清水清洗痰盂及下水管道 3～5 分钟。不得使用酸、碱等具有腐蚀性的洗涤剂，以防止损坏管道和内部组件。定期清洗痰盂管道的污物收集器。

4. 使用涡轮手机前后，应将其对准痰盂，转动并喷雾 1～2 秒，以便将牙科手机尾管中回吸的污物排出。

5. 器械盘的设计载荷重一般为 2kg 左右，切记勿在器械盘上放置过重的物品，以防破坏其平衡，造成器械盘损坏或固位不好。

6. 冷光手术灯在不用时应随时关闭。

7. 工作完毕，应将椅位放至适当位置，器械盘放至患者椅上方。

8. 每天工作完毕，应关掉气、水阀门，断开电源开关，以保证安全使用。

二、口腔治疗用牙科手机

口腔治疗用牙科手机根据不同用途，有多种类型。根据手机转速不同可进行如下分类：高速涡轮手机、低速手机、变速手机。

（一）高速涡轮手机

高速涡轮手机又称气动涡轮手机，是以洁净的压缩空气作动力，压缩空气通过手机导气管进入机头部推动涡轮旋转（附图 3-12），带动夹轴及其夹持的车针高速旋转，从而实现对牙体的钻、压、切、削以及对修复体的修整，转速可达 30 万～45 万 r/min。

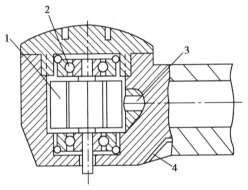

附图 3-12 高速涡轮手机结构示意图
1. 涡轮 2. 滚珠轴承 3. 导气管 4. 水雾导管

1. 组成及分类 高速涡轮手机主要由机头、手柄、接头组成，机头又由机头壳、涡轮转子、后盖组成，涡轮转子是高速涡轮手机最核心的部件。高速涡轮手机按治疗用途分：迷你型（儿童、成人后牙区用）、标准型、转矩型；按连接方式分：螺旋式、快插式；按装卡车针方式分：螺旋式、挤压式、按压式；按喷水方式分：一点式、两点式、三点式、四点式；按轴承类别分：普通轴承、陶瓷轴承；按手柄材质分：铜质电镀、钛合金、塑料；按特殊功能分：带光纤（附图 3-13）、普通型。

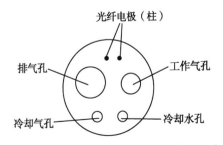

附图 3-13 带光纤高速涡轮手机接头截面示意图

2. 高速涡轮手机的正确使用

（1）严格选用高质量的车针。

（2）压缩空气最好无油、无水、无杂质。手机的工作压力应严格地调节在产品规定的极限值以下。

（3）手机应轻拿轻放，避免磕碰。

（4）手机使用时需要正确用力，应轻压、点动，避免作业面过热或加大对轴承的磨损。

（5）未安装车针时严禁空转手机，以免夹簧在松弛状态下高速旋转受损。

（6）为防止交叉感染，牙科手机应进行严格的消毒。手机消毒前应加注清洗润滑剂。

（二）低速手机

1. 组成及分类 低速手机有低速气动马达手机和电动马达手机。低速气动马达手机由气动马达（附图3-14）和与之相配的直机头或弯机头（附图3-15）组成。电动马达手机由电动马达、直机头或弯机头、控制电路组成。气动马达转速一般在8500～27 000r/min，扭矩在100～1100g/cm；电马达转速一般在1000～40 000r/min，扭矩达400g/cm以上。直手机可用于修整修复体、少量磨牙、抛光等；弯手机可用于去腐、抛光、

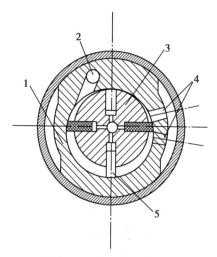

附图3-14 气动马达示意图
1. 马达定子 2. 进气口 3. 马达转子 4. 排气口 5. 滑片

较精细地调整修复体等。

2. 低速手机正确使用

（1）气动马达的压缩空气的压力不能超过说明书的额定值。应保证压缩空气不含油、水和其他杂质。每天工作完毕应将马达擦拭干净。每天工作完毕，应从马达尾部进气口注入3～5滴润滑油或用清洗润滑剂对准尾部进气口喷射一次，时间一秒钟。

（2）使用电马达打磨操作时要保持电马达的清洁，不可用力过猛，以免使电机超载而发热。另外，绝对不能给电马达注油润滑。

（3）应选用合格的高质量磨石和车针。

（4）在机头未上车针或测试车针时，手机绝对不能旋转。

（三）变速手机

电动马达除了可以配合等速直机头和等速弯机头外，还可以配合各种型号的增速或减速手机，这样电马达的应用范围比以前有了较大扩展。所谓变速手机也就是指电动马达配备增速手机或减速手机，变速手机也属于电动马达手机。

1. 配备增速弯手机 增速弯手机有1:2、1:3、1:5等多种。电动马达搭配1:5增速弯手机后，可进行牙体硬组织切割及钻磨，并且具有低噪音、扭矩大、转速稳定及转速可调的优势。目前电马达配1:5增速手机能取代部分气动涡轮手机。

2. 配备减速弯手机 常用的减速弯手机有4:1、16:1、32:1、64:1、128:1、256:1、1024:1等减速比。可以根据实际治疗需求进行选择：根管治疗可选择32:1的减速弯手机；镍钛根管治疗用64:1、128:1的减速弯手机；种植手术可选择16:1的减速弯手机；抛光用4:1和16:1的减速弯手机。当然，为了更好地控制，在根管治疗、镍钛根管治疗、种植手术等治疗中也常选用专用马达，即根管治疗机、镍钛马达、种植机。

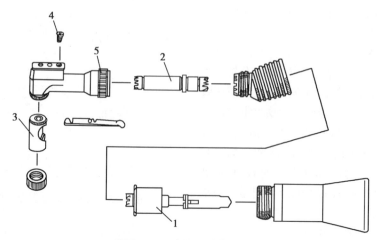

附图3-15 弯机头结构示意图
1. 转子组合件 2. 中间齿杆 3. 筒夹 4. 螺丝钉 5. 螺丝母

（范宝林 张长江）

第3节　口腔常用设备使用及维护

一、光固化机

光固化机是口腔诊疗必备的设备之一,在牙体修复、美容等方面有着广泛的应用。目前主要有卤钨灯和LED灯两种光源的光固化机,其基本特性都是能够输出特定波长的有效光,使光敏复合树脂快速固化。

(一)卤钨灯光固化机

1.结构组成　卤钨灯光固化机主要由稳压电源主机和集合光源手机两大部分组成。其主机主要包括稳压电源、电子元件组成的触发开关、定时器、声响报警、冷却风扇等控制电路;集合光源手机主要包括卤钨灯泡、滤光器、光导棒、冷却风扇、触发开关及手机连接线。

2.工作原理　接通电源后,主机处于备用状态。用于治疗时,按动手机上的触发开关,启动稳压电源输出电压激励灯泡发光,由滤光器把有效波长380~530nm范围内的光透射并耦合到光导棒,使有效光束传输到治疗部位。

手机里的冷却风扇与光源同步启动,将光源产生的热量向后排出机体。关闭光源后,冷却风扇要延时3~5分钟后自动停止,使灯泡充分冷却,以延长灯泡的寿命。

定时报警电路每间隔20秒钟有一声响报警,提示一个光照周期结束,满足光固化照射时长时,再次按动触发开关,关闭光源。

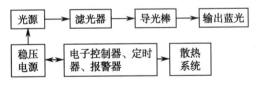

附图3-16　卤钨灯光固化机工作原理示意图

(二)LED灯光固化机

目前LED灯光固化机在临床上应用越来越普及,LED灯属于半导体冷光源。其发光特点是光谱比较纯,波长范围在420~480nm,峰值波长为465nm。光源发热少,无需散热风扇,光源寿命长。

1.结构组成　其主要由电源适配器或充电器及锂离子电池作为电源、微电子控制器、LED灯、导光棒等组成。

2.工作原理　LED灯光固化机的微电子控制器、LED灯、开关等装配成一体构成操作的手机。使用时只要触动手机上的开关就可发出有效光,由导光棒传导到治疗部位,实现复合树脂快速固化之目的。

(三)日常使用

1.按使用说明书的要求,将手机、光导棒等附件装配好,接通电源。

2.为保护医师眼睛,戴好护目镜。将光导棒前端靠近被照部位,其间距保持约2mm。按动触发开关,光导棒末端发出蓝色光束,可进行光固化照射。启动工作时,有声响提示,以后每隔一个照射周期就发出一声提示音。

3.卤钨灯光固化时间选择,依据光固化树脂材料本身的厚度,一般来说,材料厚度<2mm时,选择20秒的光照时间,随着材料厚度增加,可适当增加光照周期。

4.LED灯光固化机具有全功率、渐进、脉冲、预热四种工作模式,可根据需要灵活选择。

(四)日常维护及保养

1.使用卤钨灯光固化机时,避免手机剧烈振动,灯丝在高温状态下更易断裂。光照结束后,要等冷却风扇自动停转以后,再关闭电源。

2.要保持光导棒端面清洁,如被树脂污染应及时用酒精棉球擦拭干净。

3.要定期监测输出光的强度,避免因光强度减弱使复合树脂固化不全,影响治疗效果。

4.遇到复杂问题,要请专业人员维修,避免问题扩大。

二、超声洁牙机

超声洁牙机是利用振荡频率超过20kHz的超声波振动进行洁治和刮治的口腔医疗设备。主要应用于牙周疾病的治疗、洁牙美容等领域。超声洁牙机的优点是:高效快速、创伤轻、出血少及省时省力,既减轻了患者的痛苦,又降低了医务人员的劳动强度。

(一)结构组成及工作原理

1.结构组成　主要由超声波电子振荡器、超声振动换能器、工作头、冷却水系统及脚控制开关五部分组成。

(1)超声波电子振荡器:由具有锁相功能的电子线路组成的电子振荡器,其频率为(28.5 ± 0.5)kHz。

(2)换能器:是能把超声振荡电信号转换为同频机械振动的手柄(也称为手机)。常见的换能器结构有压电陶瓷和磁滞伸缩两种,其材质、结构和工作原理都有区别。

(3)工作头:为便于治疗操作,工作头有不同的形态可供选择。

(4)冷却水系统:由一定压力的水源、通水管路、电磁开关及水雾调钮组成。

(5)脚踏开关:脚控洁牙机的启动/停止。

2.工作原理　由电子振荡器产生约 28kHz 的超声波电信号,经手柄换能器转换为同频微幅机械振动,激励工作头产生振动,振动的工作头将牙垢、菌斑等击碎松动。冷却水从工作头水孔中喷出,受工作头超声振动的作用被击碎成雾状,具有冷却、冲洗等功能。

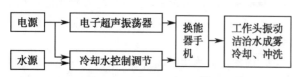

附图 3-17　超声洁牙机工作原理示意图

（二）日常使用

1.按随机说明书将机器各附件正确安装到位。

2.选择清洁的水源,以防管路堵塞。

3.通电后,将调水钮开到最大处,踏下脚控开关直到工作头出水,细调水钮至冷却水成为雾状,机器处于备用状态。

4.洁治时,输出功率调钮调至功率 1/2 处,特需较大功率时,应缩短操作时间,以免工作头和换能器超负荷工作。

5.洁治效率是靠高频微幅机械振动来完成,无需人为施加过大的压力,否则易使工作尖断裂。

6.妥善保护好换能器手柄、工作头,避免磕碰。

7.避免无水状态下洁治,否则易灼伤患者并损伤牙齿、工作头和换能器。

（三）日常维护及保养

1.长时间不用时应及时断电,妥善保管好换能器和工作头易损部件。

2.遇到振幅变小或无力时,要检查洁治头是否松动、是否磨损严重或输出功率设置是否恰当。

3.遇到无水雾时,要先看水源、水量调节是否过小。

4.遇到复杂问题,要请专业人员维修,避免问题扩大。

三、牙科种植机

牙科种植机是牙科种植床成型修复手术的一种专用设备。选择合适的种植机及所配套的种植床成型刀具,可减少骨损伤、提高种植体与种植床的配合度。高品质的种植机对种植体的精确植入及种植体骨愈合具有重要意义。

（一）结构组成与工作原理

1.结构组成　牙科种植机主要由控制系统、动力系统（马达、机头等）、冷却系统三部分组成。

（1）控制系统:由可调稳压电源、可预设转速、正反转、预置电参数、设置数码显示参数的操作键盘及冷却水量调节钮等组成。采用以微控制芯片为核心的

设计方法,可实现程序化自动控制,具有预设参数的记忆功能,可预设多种工作模式,便于操作。

（2）动力系统:主要由把电能转换成动能的手机马达、种植手机组成。

1）手机马达:要求 0～40 000r/min 无级变速连续可调,输出扭矩大,尤其在低速区具备较高的力矩输出能力。

2）种植手机:种植手术常常需要极低的转速（<100r/min）以保证高精度地预备种植床。为保证低速区有较大的输出力矩,常采用机械减速手机以获得更高的输出力矩。牙科种植机备有多种减速比的手机,如 1:1、2:1、8:1、16:1、20:1、32:1、64:1 等。

（3）冷却系统:由灭菌的水源、蠕动泵、输水管组成。冷却系统是为消除钻削时摩擦产热对种植床骨壁造成灼伤,同时还具有清洗种植床的功能。

2.工作原理　通过操作参数设置键盘及数码显示屏,设置预想的马达转速及与手机匹配的减速比,由马达转向选择开关选择转向,利用脚控或手动切换开关启动马达驱动机械减速手机运转,以实现种植床的切削功能。

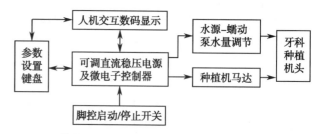

附图 3-18　牙科种植机的工作原理示意图

（二）日常操作

1.按种植机操作说明书要求,连接电源、冷却水源及脚控开关等必要部件,要保证无菌操作,满足临床要求。

2.接通电源,电源指示灯亮,机器处于备用状态。

3.选择恰当的减速比手机连接马达,设置转速及与所选手机匹配的减速比。

4.调节冷却水量达到预想状态。

5.装入选定的切削钻具。在口外试运转正常后,将手机移入术区开始工作。

6.使用前应仔细阅读操作说明书,按说明书要求安全操作设备。

（三）日常维护及保养

1.清洁保养前应关闭电源。

2.保持整体洁净,禁用脂溶性、腐蚀性溶剂擦拭。

3.马达、手机按说明书定期保养。

4.切削钻具应与手机匹配,禁用尺寸超差、偏心、

粗钝的钻具，以免在高速大扭矩工作时损害设备，影响手术精度。

5．牙科种植机是以微电子控制为核心，遇到严重故障，请专业人员检查维修，避免故障扩大。

四、口腔显微镜

显微镜在口腔临床治疗中的新应用，可以给医师提供较好的检查和治疗手段，在口腔临床上主要用于根管的检查和治疗；借助显微镜，医师可查看以往肉眼难以查看到的细微情况，改善医师诊断及治疗过程的姿态，降低医师的劳动强度，保护医患健康，有利于提高诊断水平和治疗效果。

（一）结构组成与工作原理

1．结构组成　口腔显微镜主要由支撑底座、支架、控制箱、悬臂、镜头支架和镜头组成。

（1）底座：用于支撑和移动整个显微镜。底座由配重铁、带制动的脚轮组成。

（2）支架：用于安装控制箱、悬臂、镜头等附件。根据显微镜的安装方式，支架可分为悬吊式、壁挂式和落地式。

（3）控制箱：用于安装电源、光源。

（4）悬臂：用于安装镜头支架和镜头，可在水平方向旋转，在垂直方向上下移动，用来调节镜头的宏观位置。悬臂带锁定机构，防止悬臂位移。

（5）镜头支架：安装镜头，显微镜头部关节可任意调节角度、位移，提高口腔内的检查视野范围。

（6）镜头：是口腔显微镜的主要工作部件，由物镜、目镜、照明系统、助手镜（图像采集接口）及调整旋钮等组成。

2．工作原理　主要是光学原理，冷光源的冷光由光导纤维传送到物镜和被摄物体，观察的物体经物镜由分光镜送到目镜和助手镜或摄像系统，调节焦距和放大倍率以清晰观察物体，锁定镜头，即可开始治疗。

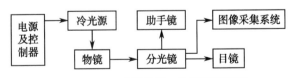

附图3-19　口腔显微镜工作原理示意图

（二）日常操作

1．对于可移动显微镜，移动前要先打开底盘脚轮锁定装置，移动后要锁紧锁定装置。

2．取下防尘罩，接通电源，打开灯光。

3．将镜头移向被观察物体，调节焦距、放大倍数、光强及光斑。

4．被观察物体清晰成像后，锁定镜头，开始检查和治疗。

5．使用完后，关闭光源，复位镜头及附件，盖上防尘罩，待散热风扇停止工作后，关闭总电源。

（三）日常维护及保养

1．口腔显微镜属于光学设备，应按光学设备的要求进行保养维护，注意清洁及保持镜头干燥，应使用专用镜头纸或清洗液擦拭镜头，用完后及时盖上防尘罩以保护镜头。

2．开机后先检查光源，如灯不亮，可检查电源、灯泡、保险丝；使用过程中灯泡损坏，要及时切换到备用灯泡。结束工作后要及时更换损坏的灯泡。

3．关机前将灯泡亮度调到最小，关闭光源，待充分冷却后关闭电源。

4．口腔显微镜是结构复杂的精密光学设备，遇有复杂问题应请专业人员维修，避免问题扩大。

五、热牙胶充填器

热牙胶充填器是能把可加至热熔融态的牙胶充填入根管的专用设备。热牙胶充填过程涉及到多种充填器械的组合应用，主要有垂直加热加压充填器和注射式热牙胶充填器。为降低设备成本，提高效率，便于临床操作，有的生产厂家把垂直加热加压充填器和注射式热牙胶充填器整合为一台设备。

（一）垂直加热加压充填器的结构组成与工作原理

1．结构组成　主要由电源主机、连接线、加热手柄、加热笔尖等组成。

2．工作原理　主机电源采用交流电源或直流电源或可充电锂电池方式供电。主机内配置有微电子控制器，可通过面板设置加热体的工作温度。设定温度范围在100～600℃之间，常用温度一般在200～250℃。用连线把主机与加热手柄连接，装好加热笔尖，通电后，利用手柄的启动开关，可使加热加压笔尖在数秒内达到预设温度。

3．日常操作

（1）连接主机与手柄、加装适用的加压加热笔尖，接通电源。

（2）按下待用按钮启动手柄预加热。检查显示屏温度设置和笔尖模式，根据工作需要进行合理调整。

（3）按下接触弹簧式开关启动手柄加热。加热时有声光提示。先边加热边加压，在根管内将笔尖向根尖方向移动。一般情况下，在距根尖5～7mm处停止加热，但保持加压。

（4）再加热1秒，将笔尖退出根管。

（5）使用完毕，将模式切换到待机模式或关闭电源。

（6）笔尖在使用前要消毒；鉴于笔尖快速升温且

温度较高，操作时小心谨慎，以免烫伤；使用中（热态），要擦拭笔尖，必须用干纱布，禁用酒精棉球或湿布擦拭。

（二）注射式热牙胶充填器的结构组成与工作原理

1. 结构组成　注射式热牙胶充填器主要由电源主机、笔式充填器、注胶针头、专用扳手、隔热保护罩、温度设置按钮、数字化显示屏等组成。

（1）电源主机：为热牙胶充填器提供能源，依据热牙胶充填器的结构及功能的差异，主机可以是带有适配座的充电器，也可以是带有自动控制功能的控制器。

（2）充填器：具有加热牙胶、微型马达加压驱动热牙胶注射充填的功能，带有注射启动/停止的手控开关。笔式充填器内置有温度控制器，通过设置键可设定不同的工作温度。充填器带有数码温度显示窗，便于温度监控。

（3）注胶针头：注射牙胶针头，把加热至熔融状态的牙胶导入根管。

（4）隔热防护罩：防止热牙胶充填器高温部件对患者和医师的伤害。

2. 工作原理　利用内置的加热装置把牙胶加热至熔融状态，由内置的微型马达驱动装置给熔融态牙胶加压，通过注射针头把热牙胶射入根管以达到充填根管的目的。

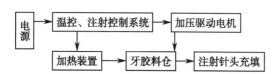

附图3-20　注射式热牙胶充填器工作原理示意图

3. 日常操作

（1）使用前要选择适当的注射针头加装到充填器头部。把热熔牙胶材料装载到充填器手柄内。调节加热温度为200℃，使充填器处于备用状态。

（2）对预备好的根管，先用主牙胶尖和根充糊剂，采取垂直加压技术封闭根尖，以免过冲或欠充。

（3）启动注射式热牙胶充填器加热开关，把热牙胶加温到预设的适当温度。口外启动加压注射开关，待注射针头尖端有热牙胶挤出时，停止加压注射，把注射针头移入根管内适当位置，再次启动加压注射开关，直到注满根管，停止注射。

（三）日常维护及保养

1. 注射式热牙胶加压充填器内部结构比较复杂且精密，因此要严格按操作说明书使用、维护，以延长使用寿命。

2. 每次使用结束，要及时清洁，在热态时卸下注射针头，避免冷态下阻力大影响卸载针头。

3. 热牙胶未充分加热时不能启动注射开关，避免马达过载而损坏。

4. 及时装载热牙胶材料，避免无牙胶材料状态下启动加热开关，易导致干烧损坏加热部件。

5. 每位患者都要更新注射针头及热防护罩，避免医源感染。

6. 热牙胶充填器，多采用微电子控制技术来提高温度控制精度，电路结构比较复杂。遇到复杂问题，要请专业维修人员处理，避免问题扩大。

六、口腔CAD/CAM计算机辅助设计与制作系统

口腔CAD/CAM（computer aided design and manufacture）是以计算机辅助设计与制作系统为核心的口腔修复体"微型加工中心"。可以在临床诊室利用"微型加工中心"系统完成相应修复体的设计和制作。主要用于嵌体、贴面、多面嵌体、全冠及简单固定桥的制作。它可加工复合树脂、陶瓷和金属修复体。随着科学技术的发展，其加工能力会不断提高。

（一）结构组成及工作原理

1. 结构组成　CAD/CAM计算机辅助设计与制作系统主要由数字印模采集系统、计数机人机交互设计系统和数控加工系统三部分组成。

（1）数字印模采集处理系统：主要由光学传感器或触摸传感器装置、控制板和显示器组成，完成数字印模的基础数据建立。

（2）计算机人机交互设计系统：主要由计算机、图像处理软件和输入/输出设备组成。

（3）数控加工系统：由同步多轴数控铣床、冷却设备及控制板组成。

2. 工作原理　由光学传感器按设计要求采集预备体和周围组织的结构，再由专业软件处理后生成三维图像，即完成预备体形态的数字化印模。可利用编辑软件对数字化印模图像设计出修复体的数控加工数据，把数控加工数据传递给数控铣床后，加工出精密的修复体。

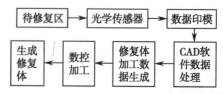

附图3-21　CAD/CAM计算机辅助设计与制作系统工作原理示意图

（二）日常操作

CAD/CAM计算机辅助设计与制作系统，是一套高精设计、数控加工设备在口腔修复领域的应用，因此，

医师在使用前要进行设计、操作等方面的培训，要严格按操作规程操作设备，以实现修复体的精密制作。

（三）日常维护及保养

1. 光学探头每次使用要消毒并擦拭干净。

2. 定期更换冷却液。

3. 定期更换加工刀具，以免影响加工精度或延长加工时间。

4. 数控加工结束后要及时清理，保持清洁。

5. 遇到复杂故障要请专业技术人员维修，避免故障扩大。

七、口腔激光治疗机

口腔激光治疗机是集光、电于一体的高新技术医疗设备，主要用于龋齿、窝沟封闭、牙齿过敏、牙周炎、冠周炎、口腔溃疡和囊肿等口腔疾病的治疗，具有良好的镇痛、止血、消炎效果。口腔激光治疗机性能稳定，使用安全，操作方便。

（一）钕∶钇铝石榴石（Nd∶YAG）脉冲激光治疗机

1. 结构组成

结构组成：口腔激光治疗机主要由脉冲激光电源、激光发生器、引导光源、导光系统、控制及人机交互设置显示系统组成。

1）脉冲激光电源：由电子线路组成，主要为储能电容器充电，为泵浦灯提供电源。

2）激光发生器：主要包括激光工作物质、泵浦灯、聚光腔、光学谐振腔及冷却系统。

①激光工作物质：为钕-钇铝石榴石晶体，俗称激光棒。可激发波长为1064nm的脉冲激光或连续式激光。

②泵浦灯：通常用脉冲氙灯作为泵浦灯。泵浦灯是一个宽带光谱激光源，仅少数固定的光谱峰被钕离子吸收，作为激发激光的能量。

③聚光腔：把泵浦灯发射的光反射后聚集于激光工作物质上，以提高能量转换效率。

④光学谐振腔：可由全反射和部分反射（输出镜）两个反射镜组成。它影响输出光的模式及转换效率。

⑤冷却系统：主要通过水冷却方式来冷却泵浦灯管壁、激光晶体及聚光腔。

3）引导光源：能把不可见的工作激光，引导到手术操作区的同光路可见指示光源。

4）导光系统：把激光束及引导光束传导于手术区。

5）控制及人机交互设置显示系统：口腔激光设备具有功能预设、工作状态实时监控及信息反馈等功能。

2. 工作原理　接通电源后，给储能电容充电，充电电压达到预置值后，使泵浦灯放电。泵浦灯产生的光通过聚光反射腔反射汇聚到激光晶体上。激光晶体

吸收光能后产生离子数反转，激发高能级原子向低能级跃迁，产生激光信号。激光信号由光学谐振腔的多次反射，通过激光晶体时产生受激辐射，光得到迅速放大，从输出镜输出激光。该激光通过聚焦透镜汇聚耦合到光纤内，在光纤内全内反射后传输到光纤末端输出激光。激光对被照射的组织产生热效应、压强效应、光化效应和电磁效应，从而达到治疗的目的。

（二）铒激光治疗机

铒激光治疗机依据工作介质的差别，可分为Er，Cr∶YSGG（铒铬钇钪镓石榴石）激光和Er∶YAG（铒钇铝石榴石）激光，其激光波长可为2780nm或2940nm，都属于红外线不可见光。

1. 铒激光的结构组成与工作原理

（1）结构组成：铒激光治疗机与脉冲Nd∶YAG激光治疗机均属于固体激光，其结构类似。两者主要的区别在于：

1）因激光工作介质不同，产生的激光波长（铒激光2780nm、Nd∶YAG 1064nm）不同，故激光谐振腔和聚光腔的设计也不尽相同。

2）因其激光波长不同，导致激光传输方式的差异。铒激光治疗机目前主要采用与激光发生器连接的中空波导管和手机末端较短的一段光纤输出激光；而Nd∶YAG激光治疗机的激光输出完全用光纤完成。

（2）工作原理：铒激光治疗机和脉冲Nd∶YAG激光治疗机的工作原理类似，产生激光的原理相同。铒激光传输是激光先通过中空波导管，在其内部管壁进行内反射，在中空波导管的末端，经聚焦透镜将激光聚焦耦合到输出光纤内，通过光纤的全内反射传输到光纤末端，输出治疗激光。波长为2940nm的激光在水的吸收峰上，极易被水强烈吸收，对软组织的作用深度浅，对健康组织损伤小，但凝血效果差。由于水强烈吸收激光能量，水会形成微爆破效应，产生机械力，从而实现对硬组织的剥离。见附图3-22。

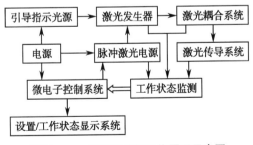

附图3-22　激光治疗机工作原理示意图

2. 日常操作使用之前，有关操作人员必须先经过有关的操作培训，必须认真阅读使用说明书，严格按操作说明书的操作步骤操作。

（1）接通电源，连接好相关的部件，启动电源，等

待激光治疗机自检,自检无误后,根据治疗目的进行必要的参数、功能等设置,使机器处于备用状态。

(2)每次治疗结束将设备置于待机状态,以方便下次启用。

(3)关机前,要使设备先进入待机状态,再关断电源。

(4)输出光纤是易损件,不用时要及时卸下安全存放,以延长使用期。及时拧上激光窗口的防护盖以防污染,影响激光输出效果。

3.日常维护及保养　口腔激光治疗机是精密的光学及先进的机电控制设备,日常要按厂商的要求进行维护保养。遇有重大问题,要请具有专业资质的技术人员处理,避免问题扩大。

(吴书彬)

参 考 文 献

1. 张志君. 口腔设备学. 成都:四川大学出版社,2008,1:83-95
2. 范宝林,罗奕. 在医院医疗用楼改建中医学装备部门的工程配合. 中国医学装备,2013,10(1):44-46

附 录 4

口腔医疗中的医院感染预防与控制

第1节 概 述

口腔医疗中的医院感染在过去近百年来并没有得到充分的认识，直到20世纪70年代，国内外学者开始重视病毒性肝炎与口腔医学的关系。特别是艾滋病的发现，引起了国内外各医疗学术团体和卫生管理部门对经血传播疾病的重视。1986年、1987年、1988年，美国疾病控制中心（National Center for Chronic Disease Prevention and Health Promotion，CDC）、世界卫生组织（WHO）、美国牙医学会（American Dental Association，ADA）等国家和组织分别对口腔医疗中的感染控制问题提出了管理指南和建议书。我国从20世纪90年代开始注意口腔医疗的感染控制工作，20世纪90年代末推行牙科手机一人一用一灭菌的工作，到2002年原卫生部颁布的《消毒技术规范》中增加一节口腔科感染控制基本内容。随着社会经济与口腔医学的发展，越来越多的人开始重视口腔的预防保健，而我国口腔疾病患病率高达97.6%，口腔诊疗服务的需求量非常大。2011年我国卫生事业发展统计公报中显示全国传染病上报病毒性肝炎1 372 344例、艾滋病20 450例。经血传播疾病发病率的不断上升，从公共卫生的角度看，给提供口腔诊疗服务的机构提出严格的要求，庞大的口腔就诊患者中是否携带传染性疾病这一点是未知的，如果在口腔诊疗过程中控制不严，极易导致患者的医源性感染与口腔医务人员的职业暴露。口腔是个有菌的环境，自婴儿出生起，就开始有各种微生物定植，目前已鉴定的微生物多达400多种，数量也大得惊人，有120亿个微生物。这些微生物寄居在口腔的各个部位，一般情况下并不致病，与机体处于正常平衡状态。只有细菌数量、寄居部位或机体免疫应答发生改变时，这些细菌才会成为机会致病菌引起疾病。鉴于口腔的这些特点，口腔的诊疗操作与其他专业有很大的区别，几乎所有的操作均是在有菌的环境下进行，即便是口腔内的手术也不是绝对的无菌操作。所以，感染控制重点在于避免患者间、医患间的交叉感染和医务人员的职业暴露。口腔诊疗的各个环节均需要所有从事诊疗服务人员（口腔科医师、护士、技工、管理人员等）的共同参与，才能将措施确实有效地落实到位。

医院感染是指住院病人在医院内获得的感染，包括在住院期间发生的感染和医院内获得出院后发生的感染，但不包括入院前开始或入院时已存在的感染。医院工作人员在医院内获得的感染也属医院感染。医院感染根据患者在医院中获得病原体的来源不同，分为外源性感染和内源性感染。口腔医疗中发生的医院感染，大部分为外源性感染。外源性感染，也称交叉感染，病原体来自患者体外，即来自其他住院病人、医务人员、陪护家属和医院环境。外源性感染可以通过加强消毒、灭菌、隔离等措施和宣传教育等得到预防和控制。内源性感染又称自身感染。病原体来自患者自身，如皮肤、口咽、肠道、泌尿生殖道等的正常菌群或外来已定植菌。当人体免疫功能下降、体内生态环境失衡或发生细菌移位时即可发生感染，如免疫缺陷患者接受口腔侵入性操作时容易导致细菌性心内膜炎。内源性感染发生机制较复杂，涉及病人基础疾病、诊疗措施等多种因素。所以，内源性感染的预防很难做到。目前，国内外许多专家学者对内源性感染的预防展开各项研究。

口腔医院感染的发生可以通过如下途径获得：直接接触血液、唾液或患者污染的物品；间接接触受污染物体（消毒灭菌质量不合格的医疗器械、设备、物体表面）；结膜、鼻腔及口腔黏膜接触到已感染病人近距离喷出的含有病原体的飞沫；吸入悬浮于空气中长期存活的病原体等。通过以上途径感染的患者和医务人员国内外均有个案报道。2009年我国颁布了《血源性病原体职业接触防护导则》，规定了血源性病原体职业接触的预防控制措施、个人防护用品以及职业接触后的评估、预防及随访等要求。口腔医疗中提倡"普遍预防"的理念，即将所有来源于人体的血液或体液的物质都视为感染了HBV、HCV、HIV或其他病原体。工作中应采取标准预防，即针对医院所有患者和医务人员采取的一组预防感染措施。包括手卫生，根据预期可能的暴露选用手套、隔离衣、口罩、护目镜或防护面罩，以及安全注射。也包括穿戴合适的防护用品处理患者环境中污染的物品与医疗器械。

第2节　口腔诊疗器械的消毒灭菌

一、口腔诊疗器械的消毒灭菌管理

口腔诊疗器械是用于预防、诊断、治疗口腔疾患，可重复使用的器械、用具和物品，不包含一次性使用的器械与物品。口腔器械的正确处理是保障医疗安全的基础。器械的清洗、消毒、灭菌是一系列复杂的过程，需要有专门的设备、适当的操作空间与经过培训的专业人员。

（一）口腔器械处理基本原则

按照器械可能导致感染的危险程度，将口腔诊疗器械分为三个等级，即高、中、低三个级别。工作当中可以按照给出的定义对所用器械进行分类。

1. 口腔器械医院感染危险程度分级

（1）高度危险口腔器械：是指穿透软组织、接触骨、进入或接触血液或其他无菌组织的口腔器械。

（2）中度危险口腔器械：是指接触黏膜或破损皮肤，不穿透软组织、不接触骨、不进入或接触血液或其他无菌组织的器械。

（3）低度危险口腔器械：是指不接触患者口腔或间接接触患者口腔，参与口腔诊疗服务，虽有微生物污染，但在一般情况下无害，只有受到一定量的病原微生物污染时才造成危害的口腔器械。

各类器械的医院感染危险程度分类与消毒、灭菌、储存见附表4-1。

2. 口腔器械处理要求

（1）口腔器械应达到一人一用一消毒/灭菌。

（2）高度危险口腔器械应达到灭菌水平。

（3）中度危险口腔器械应达到灭菌水平或高水平消毒。

（4）低度危险口腔器械应达到中或低水平消毒。

3. 口腔器械储存　消毒灭菌后的器械可以根据其危险程度、使用频率等选择合适的外包装或储存区域。对于储存器械的外环境应保持清洁、干燥。高度危险的器械应无菌保存，可以选择附表4-2所列材料包装及储存期限。门诊量较大，器械使用频繁的部分高危口腔器械，如拔牙钳、牙挺、洁治器、牙周探针等可以裸露灭菌，灭菌后使用带盖的不锈钢容器盛装，但应立即使用，最长不超过4小时。清洁区应配备物品存放柜（架）或存放车，并应每周对其进行清洁消毒。目前国内外尚无关于中、低度危险器械消毒/灭菌后储存方式和储存时间的研究，这类器械传播疾病的危险程度低，欧洲一些国家对于这类器械一般不包装，消毒/灭菌后直接置于清洁干燥的容器内或器械车内保存，每周对储存的区域和器械进行彻底的清洁消毒。为避免工作中出现拿错或过期使用等问题，诊室内器械车储存的器械按照危险程度与包装材料的不同分开放置，并标有便于区分的标识。

附表4-1　口腔诊疗器械医院感染危险程度分类与消毒、灭菌、储存

危险程度	口腔器械分类		消毒、灭菌水平	储存要求
高度危险器械	拔牙器械：拔牙钳、牙挺、牙龈分离器、牙根分离器、牙齿分离器、凿等		灭菌	无菌保存
	牙周器械：牙洁治器、刮治器、牙周探针、超声工作尖等			
	根管器具：根管扩大器、各类根管锉、各类根管扩孔钻、根管充填器等			
	手术器械：包括种植牙、牙周手术、牙槽外科手术用器械、种植牙用和拔牙用牙科手机等			
	其他器械：牙科车针、排龈器、刮匙、挖匙、电刀头等			
中度危险器械	检查器械：口镜、镊子、器械盘等		灭菌或高水平消毒	清洁保存
	正畸用器械：正畸钳、带环推子、取带环钳子、金冠剪等			
	修复用器械：去冠器、拆冠钳、印模托盘、垂直距离测量尺等			
	各类充填器；银汞合金输送器			
	其他器械：牙科手机、卡局式注射器、研光器、吸唾器，用于舌、唇、颊的牵引器，三用枪头、成形器、开口器、金属反光板、拉钩、挂钩、橡皮障夹、橡皮障夹钳等			
低度危险器械	调刀：模型雕刻刀、钢调刀、蜡刀等		中、低度水平消毒	清洁保存
	其他器具：橡皮调拌碗、橡皮障架、打孔器、牙锤、聚醚枪、卡尺、抛光布轮、技工钳等			

注1：种植牙用和拔牙用牙科手机灭菌后无菌保存，其他用途牙科手机灭菌后清洁保存

附表4-2　包装材料无菌有效期

包装类型	纺织材料和牙科器械盒	一次性纸袋	一次性皱纹纸和医用无纺布	一次性纸塑袋
有效期（天）	7	30	180	180

（二）口腔器械处理区

口腔器械的集中处理有利于消毒、灭菌质量的保证。器械处理区应有独立的房间，在房间内根据工作流程划分出功能区域，如回收清洗区、保养包装区与灭菌区、物品存放区等。需要注意的一点是回收清洗区与保养包装区间应有物理屏障，如在两区间设防水喷溅的隔水板，以避免污染包装材料。

1. 设备配备　根据口腔诊疗服务开展的具体情况配备一定数量的灭菌器、超声清洗机、热清洗消毒机和自动注油养护机等。设备的配备可以减少人力资源的配置和职业暴露伤的发生。

2. 回收清洗　口腔的器械种类多，结构复杂，为保证清洗质量，建议选择机械设备进行清洗。器械在使用后，如不能及时转运到器械处理区，应浸泡在含酶清洁剂或清洁水内，保持器械上污染物不干燥，特别是牙科小器械使用后即刻进行预浸保湿，便于后期污染物的去除。牙科小器械一般比较锐利，而且体积较小，极易划伤手，临床工作中应首选超声清洗机进行清洗，如确需手工清洗时，需借助长柄的工具进行刷洗，尽量避免职业暴露。中、低度危险的口腔器械，除牙科手机外，使用后可直接放入热清洗消毒机内进行清洗消毒，清洗消毒后放入清洁干燥的容器内备用。

3. 检查保养　清洗干燥后的器械可通过目测或使用带光源放大镜进行检查，对清洗不合格的器械应重新处理。损坏或变形的器械应及时更换，特别是对一些钻针、扩大针、牙科手机夹持部位进行检查，以避免发生治疗过程中器械折断与车针飞出等危险。牙科手机需要在每次使用后进行清洁润滑，根据使用的牙科手机品牌选择适宜的清洁润滑油，牙科手机除轴承需要注油外，夹持车针的部位（卡盘或称三瓣簧）需至少每天注油1次，以保证夹持车针的牢固性。

4. 消毒与灭菌　口腔诊疗器械的灭菌首选压力蒸汽灭菌，不建议选用化学制剂浸泡或化学蒸气灭菌。ISO-13060明确定义容积小于60L的为小型灭菌器，小型高压灭菌器在国内外口腔领域应用广泛，因更适用于口腔器械包装小、周转快等的特点。但其缺点是对于口腔的一些碳钢、钨钢等材质的器械有腐蚀，这部分器械更适合干热灭菌。口腔常用金属小器械、各类调拌刀、正畸用钳子等也适合干热灭菌，牙科手机不宜选用干热灭菌。灭菌过程中应注意，无论选

择何种类型的灭菌器，首先要仔细阅读使用说明书，根据说明书来撰写一个便于操作的流程，并培训操作人员。这个流程中包括开关机、灭菌设备的基本维护、灭菌程序的选择、灭菌参数的观察、灭菌物品的正确装载等。中低危的器械可首选热力消毒，对于不耐热的口腔器械可选择化学消毒剂，热力消毒和化学消毒的方法和要求可参考《医疗机构消毒技术规范》WS/T367。

5. 消毒与灭菌　物品放行消毒或灭菌后直接用于患者的器械应在消毒或灭菌后由专人检查各项消毒灭菌参数，合格后方可用于患者。①消毒物品放行：机械热力消毒应检查额定参数（温度、时间），所得参数符合要求，消毒物品可放行；化学消毒剂消毒物品时应符合WS/T367《医疗机构消毒灭菌规范》的消毒时间、浓度要求，物品可放行。②灭菌物品放行：每一灭菌周期结束后应检查所有物理参数、化学指示物，所得数据、指示物的显示与规定灭菌参数一致时，灭菌物品方可放行；灭菌周期的各种监测或参数不合格时不应放行，应查找灭菌失败原因，重新调整后再进行物理、化学监测，合格后灭菌器方可再次使用，必要时做生物监测，并应记录全过程。

第3节　口腔门诊医疗环境的医院感染管理与控制

一、口腔门诊的建筑布局与感染控制

口腔门诊的建筑布局与医院感染控制的关系密切。国外在规划口腔门诊时会邀请环境卫生学、职业病方面的专家参与设计，使得布局更合理，更符合安全的需要。口腔诊疗的特点是在诊疗过程中会产生大量的微生物气溶胶及粉尘，而微生物气溶胶根据其粒子直径大小可进入呼吸道的不同部位，直径在$1\sim4\mu m$的粒子，大部分可以直接达到肺泡，造成感染。口腔内大约有400种以上微生物，这些微生物在诊疗过程中通过牙齿机械备洞或预备、超声洁治、义齿打磨等操作时将产生的气溶胶及粉尘释放到空气中，污染了诊室内的空气。这些均增加了长时间在诊室中工作的医务人员和接受治疗患者的院内感染机会。所以，口腔门诊的合理布局是维护医患双方的健康与安全。口腔门诊应按照开展诊疗项目对建筑布局进行合理设计。建筑内至少应包括诊疗区（诊室、放射室等）、器械处理区、医疗辅助区［压缩空气设备区、负压吸引设备区、医疗废物暂存区和（或）污水处理区］、候诊区域等。口腔门诊在设计时首先要考虑到空气流通和空气净化问题。第二，诊疗区域与候诊区域要分开设置。第三，诊室内两台牙科椅位之间应有物理隔

断,隔断高度≥1800mm,或不加隔断两台牙科综合治疗台头枕间距≥2400mm;牙科综合治疗台尾部距墙宜≥500mm。且每牙科综合治疗台诊疗区域的净使用面积不能少于 6m²,这些建筑卫生学要求对于感染控制都具有实际意义。

二、口腔诊疗环境管理

环境因素的影响是决定感染发生、发展与转归的重要条件。口腔的诊疗环境在医疗过程中会受到不同程度的污染,而成为一些微生物的寄居地,虽然没有确切的研究证明疾病的传播与其有直接的联系,但是物体表面上的细菌会通过医务人员手或其他交叉接触而传播到清洁的物体表面或器械上,增加了患者和医务人员罹患疾病的几率。口腔诊疗环境包括诊室空气环境、环境物体表面。环境物体表面又分为临床接触面和非临床接触面。临床接触面即诊疗操作过程中常触及和容易被污染的物体表面(如牙科综合治疗台),非临床接触面(如地板、墙壁、洗手池、办公桌等)很少传播疾病,所以不像临床接触面那样要求严格。

(一)口腔诊室空气

口腔诊室内应保持通风良好,可采用自然通风或机械通风。自然通风不能满足时,可采用机械通风设施加强室内的通风换气,或自然通风和机械通风相结合的复合通风。采用机械通风和集中空调系统应满足 WST368 及《公共场所集中空调通风系统卫生规范》的要求。口腔手术诊室或污染严重诊室宜安装空气净化消毒装置。口腔诊室在诊疗过程中通过牙齿预备、超声洁治、义齿打磨等操作产生大量的气溶胶及粉尘,污染了诊室内的空气,而微生物气溶胶根据其粒子直径大小可进入呼吸道的不同部位,比如接诊一位流行性腮腺炎患者,病毒可以通过唾液或飞沫传播给在诊室内的人员。另外,诊疗过程中产生的粉尘与刺激性气体等能够损害呼吸道黏膜,降低屏障作用,进而导致疾病。口腔诊室的空气流通在呼吸道疾病的传播中有重要意义。目前,大部分口腔诊室采用紫外线灯作为空气消毒的主要方法,实际上紫外线只适用于无人状态下的室内空气消毒,不适合持续污染的口腔诊疗环境。口腔诊室的空气质量可以通过在中央空调送风系统中加装空气消毒过滤装置、无中央空调通风系统的可以使用静电吸附式空气消毒器或其他方式(能够在有人状态下使用的消毒净化设备)来解决诊室内持续的空气污染问题。

(二)环境物体表面

环境的物体表面清洁消毒策略应考虑以下因素:①直接接触病人的可能性;②手接触的频率;③受环境微生物(如污物、灰尘、水)等污染的可能性。任何

物体表面在消毒前的清洁都是必要的,清洁是减少微生物负荷、增强消毒剂杀菌效果的保障。临床接触面与患者接触多、污染程度高,除需要彻底的清洁外,还需进行有效的消毒。非临床接触面在没有明显的血液、唾液污染的情况下使用清洁剂对物体表面进行清洁即可,如有明显的污染可以选用中低水平的消毒剂进行消毒。国外口腔诊所常采用经过 FDA 认证的清洁消毒剂,这种消毒剂是表面活性剂、消毒剂和抑菌剂的复合制剂,它既可以去污,又能够对微生物起到很好的杀灭效果,而且对牙科综合治疗台表面相容性较好。国内目前也有合成的清洁消毒制剂,但是含氯制剂对牙科综合治疗台表面、椅位表面等有腐蚀和漂白作用,所以在选择表面消毒剂时要详细阅读使用说明或参考生产厂推荐使用的消毒剂。

1. 临床接触面 口腔操作过程中产生的喷雾、飞沫及医务人员戴手套接触患者唾液、血液后直接触摸治疗台的操作台面、灯的开关、调灯把手以及牙科手机、吸唾器、三用枪、洁治器等的连接部位,以上部位会被不同的带菌者污染,这些物体表面应在每个患者间进行清洁消毒,对于不能充分清洁消毒的表面,可选用防水材质的屏障进行防护。需要强调的是使用隔离膜也不能完全代替清洁消毒,因隔离膜有时会被尖锐的器械刺破而污染到物体表面,所以即使用隔离膜也应对表面进行清洁消毒。

2. 非临床接触面 如地面、周围台面、牙椅(患者/医师)、墙壁等使用一般清洁剂进行清洁即可。当如这些表面有明显的血液、唾液等污染物时,再选择中低水平消毒剂进行清洁消毒。

3. 口腔诊室治疗区域内不应放有非必需的设备和材料。口腔辅助材料应使用带盖的容器盛装,摆放时应远离治疗区,避免治疗过程中被污染。

三、口腔设备感染控制

口腔医学的发展使得口腔设备的品种不断增多,这些设备在使用中会直接或间接地接触患者口腔,设备及连接的导线等在诊疗环境下也容易受到污染。在本次治疗中不涉及的设备应尽量存放于清洁干燥的器械柜内,以减少其被污染的机会。

1. 光固化机(光敏固化灯)是用于聚合光固化复合树脂修复材料的卤素光装置。光固化机前端使用时可能碰到口腔黏膜或被唾液污染,使用后应使用 75% 酒精或生产厂家推荐的清洁消毒剂对其表面进行擦拭消毒,也可以使用透明的隔离膜来避免交叉污染。另外,光固化灯产生卤素光对眼睛有损伤,在使用过程中医务人员应戴防护目镜,同时注意保护患者的眼睛。

2. 牙髓活力测定器是口腔诊疗中用于判断牙髓

活力的仪器。测试仪的探测棒尖端进入口腔，容易被污染，进入口腔的电极应采取中水平的消毒处理，需注意不能采取浸泡消毒，以免损坏电路。

3. 根管长度测定仪是用于测定根管长度的仪器。测量用具可高温灭菌后清洁保存，或采用中水平消毒剂消毒，仪器表面使用中性的清洁剂进行擦拭。

4. 超声洁牙机是利用频率为 20kHz 以上的超声波振动进行洁治和刮治牙石、牙菌斑的口腔医疗仪器。超声洁牙机、电源线等在每个患者使用后进行清洁，如有明显血液、唾液污染时可使用中水平消毒剂进行消毒，洁牙手柄和工作尖为可卸部分，并且多为金属材质，可选择高温高压灭菌。

四、口腔治疗用水的感染控制

口腔治疗用水根据用途分为冷却高速转动牙科机头用水、超声洁牙用水、漱口水、三用枪用水，牙体预备冲洗用水等。根据使用中的危险程度分为两个等级，无菌水主要用于口腔颌面外科手术，如种植牙、使用机器设备辅助拔牙等；非无菌水主要用于牙科综合治疗台，如牙体预备、牙科手机的冷却降温等，非无菌水卫生要求细菌总数≤100CFU/ml，符合生活饮用水标准。

微生物的生命离不开水，因为水是细胞的重要组成部分，也是一种起着溶剂和运输介质作用的物质，参与细胞内水解、缩合、氧化和还原等反应。在有些情况下，由于水与溶质或其他分子结合而不能被微生物所利用的水称为结合水，而可以被微生物利用的水称游离水。游离水的多少可用水活度 a_w 来表示。纯水的活度是 1.00，微生物能在 a_w 值为 0.63～0.99 之间的培养基中生长。水活度低会降低微生物的生长。牙科综合治疗台供水可以选择软化水加消毒装置，降低水活度或使用冷却沸水，减少牙科水系统的生物膜形成。

（一）牙科综合治疗台水系统去污措施

牙科综合治疗台水系统污染，一是因为系统中的水静止而造成原水的细菌繁殖，还有治疗过程中患者血液或唾液回吸到管路系统中。下列减少污染的措施可根据具体配备情况选择单独使用或相结合使用：①仔细阅读生产厂商给出的使用说明，并检查重要参数；②可以使用消毒设备对水系统进行消毒，但此消毒设备必须经过卫生部门批复，对牙科设备无腐蚀作用，并能够有效降低水中的微生物；③如果消毒设备是后安装的，就要消除已经生成的细菌性生物膜，以便能够保持低微生物的初始状态；④向牙科综合治疗台输送水的设备必须安装防回吸阀，并加强防回吸阀的日常维护，以保证其工作的有效性；⑤每天工作前

（不带有传动装置）对所有出水点放水冲洗 1～2 分钟，这样可以减少水静止时产生的微生物聚集繁殖的数量；⑥治疗患者前（带有传动装置）应排水、气数秒，以排除器械多余的油，避免治疗过程将多余的油注入患者口腔；⑦每个患者治疗结束后，则需要冲洗 20～30 秒，以便能够将回吸的污物充分排出；⑧选用自动清洗消毒的牙科综合治疗台；⑨独立储水罐供水的要定期更换储水罐内水，并对储水罐进行清洁和消毒。

（二）牙科综合治疗台水系统监测

德国每隔 12 个月进行 1 次微生物采样，但是考虑到我国各地水质与温度等的变化较大，建议每隔 6 个月或每季度对供水系统进行 1 次微生物检测。如在治疗过程中怀疑感染病例因水污染引起，应立即取水样进行微生物检测。检测指标细菌菌落总数应≤100CFU/ml，不得检出总大肠埃希菌与致病菌。德国微生物监测指标中除总细菌数外，军团菌不应超过 1KBE/ml。

五、口腔诊疗中需注意的其他感染控制问题

（一）印模消毒

一直是许多口腔医务人员比较困惑的问题，因为有些印模为藻酸盐材料，吸水性强，在采用浸泡消毒后会膨胀影响后期义齿制作的精度。印膜取出后的继续制作环节与口腔技工联系紧密，而不存在对其他患者造成交叉感染的危险。我们控制的环节可以关口后移，放到职业防护上。从患者口腔取出的印膜即刻使用流动水冲洗，冲洗可以祛除大量的唾液和细菌，然后直接制作石膏模型，在此期间操作人员应带手套和口罩，如需要对石膏模型进行打磨，操作人员应戴防尘口罩，避免粉尘的吸入。

（二）口腔吸唾器使用中需注意的问题

临床操作中常出现吸唾器吸到软组织（如口腔内壁或舌体），这样导致吸引器的负压突然封闭，移开后压力迅速变化会将已吸走的冷却水、血液和唾液反流到患者口腔内，这样会造成患者口腔内的污染，还有可能导致污物吸入气管等危险。有研究表明，如果吸引装置高于患者口腔吸唾部位，污物在重力的作用下也会回流到患者口腔内。因此治疗过程中要特别注意吸引器的放置位置。

（三）放射感染控制

口腔放射包括口内 X 线片和口外 X 线片照射。口内拍片时是将胶片直接放于患者口内或使用持片夹固定后放于口腔内被照射部位，照射完成后从患者口腔内取出胶片送暗室冲洗，这一过程涉及到患者的手和唾液，操作者的手、公用持片夹和胶片冲洗等环节的污染。每个患者使用的持片夹应进行中水平以上消毒，对患者进行口内操作和传送口内牙片的口腔放射

工作人员应戴隔离手套，并于每个患者间更换；患者口含放射装置部位应使用隔离套，避免患者间唾液的交叉污染。

六、口腔职业暴露伤的预防

国内外有许多关于职业暴露的例子及研究。口腔医务人员在执业中血源性暴露风险更高，由于传染病的潜伏期问题，传染病感染者从外表无法辨别，却具有传染性，医务人员在临床工作中面对更多的是潜在的传染源。为减低职业暴露的危险，口腔医务人员应在操作过程中采取标准防护，对接触的任何污物、使用后的器械等均视为传染源。还要了解职业感染危险——高危险环节、学会如何预防、如何正确紧急处理，配合医学随访。

1. 口腔职业暴露的传播途径　①直接接触有感染源的血液、唾液；②结膜、鼻腔及口腔黏膜接触到已感染病人近距离喷出的含有病原体的飞沫；③吸入悬浮于空气中长期存活的病原体；④被污染的口腔器械刺伤。

2. 职业暴露源　艾滋病病毒、乙肝病毒、丙肝病毒、流感病毒、麻疹病毒、流行性腮腺炎病毒、风疹病毒、巨噬细胞病毒、疱疹病毒、结核分枝杆菌、其他呼吸道病毒和细菌等均是口腔医务人员在职业过程中常见的暴露源。

3. 口腔医务人员的职业暴露方式　常发生在以下几个环节：①被病人的牙齿刮伤；②口腔治疗时支点不稳，如牙周手工洁治/刮治时被器械划伤；③治疗过程中被放置不当的污染器械划伤；④进行飞沫操作时，患者血液、唾液喷溅到眼睛里；⑤回收处理污染的口腔器械被扎伤、划伤；⑥同事间配合操作，传递器械时划伤、刺伤；⑦特殊设备导致的刺伤，如口腔无痛注射仪（single tooth anesthesia，STA）由于麻药与注射针之间传送药液的距离大，针的放置位置固定在仪器旁，这种结构经常被医务人员忽视，在使用后回针、卸针时极易造成误伤。

4. 口腔医务人员在职业暴露预防中需要注意以下几点：①采用标准防护，根据治疗过程中产生的污染情况佩戴合适的口罩、帽子、防护眼镜/面罩、手套等；②落实手卫生，即便戴隔离手套也应洗手；③非急诊口腔疾患可延期治疗，如结核患者的洁牙、正畸等；④使用橡皮障或治疗前氯己定类制剂漱口，减少飞沫与喷溅的微生物含量；⑤进行侵袭性操作时，保证足够的光线；⑥借助工具处理污染的锐利器械；⑦采用间接传递锐利器械的方式，如放在台面，由需要者自取；⑧使用容易导致职业暴露的仪器设备时要详细阅读使用说明等。

口腔门诊医院感染管理工作的重要性不言而喻，感染的发生会出现在以上任何一个环节中。特别是经血传播疾病流行的今天，医务人员在诊疗操作过程中极易发生意外损伤，医护人员就有可能感染传染性疾病。同样，口腔的诊疗器械、物品如果消毒不严格，就诊的患者也存在发生医源性感染的危险，使治疗疾病的场所成为传播疾病的场所。感染控制工作不仅仅是制度的建立，更重要的是口腔医务工作者要有强烈的感染控制意识，充分认识医院感染的危害性及控制医院感染的重要性，克服无所谓和怕麻烦的错误思想，从被动接受感染控制变为主动参与感染控制。目前，我国除《医疗机构口腔诊疗器械消毒技术操作规范》外，尚未制定较全面的口腔门诊感染控制的管理法规文件，缺少对口腔医务人员感染控制知识培训的指标和对如何保证牙科综合治疗台用水质量、评估牙钻等口腔小器械重复使用的功能、测定印模材料有效的消毒方法等一系列的循证医学数据和规章制度，所以口腔门诊的感染控制工作，任重而道远，需要在今后的工作中不断探索和研究，提出科学的解决办法，以保障口腔患者的医疗安全。

（李自力　刘翠梅　沈曙铭）

中英文对照词汇表

IgG4 相关系统病	IgG4-related systemic disease，IgG4-RSD
IgG4 相关唾液腺炎	IgG4-related sialadenitis
X 线头影测量	cephalometric radiography
X 线头影测量分析	cephalometric analysis

A

| 鞍基 | saddle |

B

拔髓针	barbed broach
白斑	leukoplakia
白塞病	Behçet's disease，BD
白塞综合征	Behçet'syndrome
白色角化症	leukokeratosis
白色念珠菌病	candidiasis
斑	macule
瘢痕性类天疱疮	cicatricalpemphigoid
半侧颌骨肥大畸形	hemifacial hyperplasia
半侧颜面发育不全	hemifacialmicrosomia
半侧颜面萎缩	hemifacial hypotrophy
半精密附着体	semi-precision attachment
半调节式𬌗架	semi-adjustable articulator
苯妥英钠（又称大仑丁）	phenytoin，dilantin
鼻根点	N.nasion
鼻翼耳屏线	Ala-tragus line
扁平苔藓	lichen planus
不可复性牙髓炎	irreversible pulpitis

C

残髓炎	residual pulpitis
差动牙移动技术	differential movement
欠填	underfilling
超填	overfilling
成人复发性腮腺炎	recurrent parotitis of adult
成人牙周炎	adult peridontitis，AP
成形片及成形片夹	matrix and matrix holder
出血指数	Bleeding Index，BI
初锉	initial apical file，IAF
传统颈淋巴清扫术	classical neck dissection，CND
创伤性溃疡	traumatic ulcer
垂直距离	vertical dimension
垂直牵引成骨	vertical distraction
唇裂	Cleft lip
唇疱疹	herpes labialis
瓷贴面	porcelain laminate veneer

磁共振唾液腺造影	MR sialography
磁性固位体	magnetic retainer
挫入	Intrusive luxation

D

大连接体	major connector
大疱	bulla
大疱性表皮松解症	epidermolysisbullosa
大疱性类天疱疮	bullous pemphigoid，BP
大唾液腺导管闭锁	salivary gland atresia
大唾液腺先天缺失	congenital absence of salivary gland
带环	band
带状疱疹	herpes zoster
单纯疱疹病毒	herpes simplex virus，HSV
单纯性骨囊肿	simple bone cyst
单纯性龈炎	simple gingivitis
诞生牙	natal tooth
倒锥钻	inverted bur
低龄儿童龋	early childhood caries，ECC
低位半侧偏头疼	lower-half migraine
地图舌	geographic glossitis
第二序列弯曲	second order bend
第三序列弯曲	third order bend
第一、二鳃弓综合征	first and second branchial arch syndrome
第一序列弯曲	first order bend
玷污层	smear layer
垫底	basing
蝶鞍点	S.sella
冬眠疗法	hibernation therapy
动静脉畸形	arteriovenous malformation
动脉瘤性骨囊肿	aneurysmal bone cyst，ABC
短面综合征	short face syndrom
对刃𬌗	edge to edge bite
多导睡眠图监测	polysomnography，PSG
多形红斑	erythema multiforme

E

鹅口疮或雪口	flush
额外牙	supernumerary tooth
恶性肉芽肿	malignant granuloma
腭裂	cleft palate
儿童复发性腮腺炎	recurrent parotitis of children
耳点	P.porion
耳廓	auricula
耳颞神经综合征	auriculotemporal syndrome
二级预防	secondary prevention

F

反𬌗	cross bite
反覆盖	cross overjet
方丝弓矫治器	edgewise appliance
方形弓丝	rectangular wire
放射性核素扫描仪	isotope scanner
放射性核素显像	radionuclide imaging
放射性口炎	radiation stomatitis
放射性黏膜炎	radiation mucositis

放射治疗	radiation therapy
非典型面部疼	atypical facial pain
非霍奇金淋巴瘤	non-Hodgkin lymphoma
非甾体类抗炎药物	Non-steroid anti-inflammatory drugs，NSAIDs
肺炎球菌性口炎	pneumococcal stomatitis
分裂桩	multipiece post-and-core
奋森口炎	Vincent stomatitis
奋森龈炎	Vincent gingivitis
丰满度	fullness
氟牙症	dental fluorosis
氟中毒	fluorosis
附着丧失	attachment loss
附着水平	attachment level，AL
附着体	attachment
复发性阿弗他口炎	recurtentaphthous stomatitis，RAS
复发性阿弗他溃疡	recurrent aphthous ulcer，RAU
复发性瘢痕性口疮	recurrent scarring aphthae
复发性坏死性黏膜腺周围炎	periadenitis mucosa necroticarecurrens
复发性口疮	recurrent aphthae
复发性口腔溃疡	recurrent oral ulceration，ROU
复合体	compomer
复杂冠折	Complicated crown fracture
副肿瘤天疱疮	paraneoplastic pemphigus，PNP
覆𬌗	overbite
覆盖	overjet
覆盖义齿	overdentures

G

杆式附着体	bar attachment
杆式附着体义齿	bar-joint denture
干髓术	pulp mummification
干燥综合征	Sjögren syndrome
高嵌体	onlay
哥特式弓	Gothic arch
个别正常𬌗	individual normal occlusion
根管锉	file
根管倒充填术	retrograde filling
根管扩大器	reamer
根管扩孔钻	Gates Glidden drill
根管通畅锉	patency file
根管治疗	root canal therapy，RCT
根尖切除术	apicectomy
根尖手术	apical surgery
根尖狭窄区	apical constriction
根尖周组织疾病	periapical diseases
根舌向转矩	lingual root torque
根折	root fracture
根周牙骨质结构不良	periapicalcemental dysplasia
工作长度	working length
功能调节器	function regulator
功能性颈淋巴清扫术	functional neck dissection，FND
沟纹舌	fissured tongue
骨成形术	osteoplasty
骨结合	osseointegration
骨劈开技术	bone splitting
骨切除术	ostectomy

骨纤维异常增殖症	fibrous dysplasia of bone
骨性强直	bony ankylosis
骨引导能力	osteoconductive ability
骨硬化病	osteopetrosis
骨诱导能力	osteoinductive ability
固定 - 活动联合修复	fixed-removable prosthese
固定性药疹	fixed drug eruption
固位体	retainer
固位形	retention form
关节成形术	arthroplasty
关节点	Ar.articulare
关节松解术	Arthrolysis or joint release
冠唇向转矩	labial crown torque
冠根折	Crown-root fracture
冠内附着体	intracoronal attachment
冠舌向转矩	lingual crown torque
冠外附着体	extracoronal attachment
冠折	crown fracture
光滑髓针	smooth broach
光化性唇炎	actinic cheilitis
硅烷偶联剂	silane coupling
硅橡胶	silicon rubber
国际抗癌协会	UICC
国际牙科联盟	FDI
过大牙	macrodontia
过小牙	microdontia

H

汉 - 许 - 克病	Hand-Schuller-Christian disease
行为管理	behavior management
核	core
𬌗架	articulator
𬌗平面	occlusal plane
𬌗型	occlusal pattern
颌颈联合根治术	jaw-neck commando resection
颌面缺损的矫形修复	maxillofacial prosthetics
黑色素瘤	melanoma
横纹肌肉瘤	rhabdomyosarcoma
红斑	erythroplakia
红斑性天疱疮	pemphigus erythematosus
后鼻棘	PNS. posterior nasal spine
呼吸紊乱指数	respiratory disorder index，RDI
滑动法关闭间隙	sliding mechanic
化脓性肉芽肿	pyogenic granuloma
化学消毒剂	chemical agents
坏死性溃疡性牙龈炎	necrotizing ulcerative gingivitis，NUG
坏死性溃疡性牙周炎	necrotizing ulcerative periodontitis，NUP
坏死性溃疡性龈口炎	necrotic ulcertivegingivo-stomatitis
坏死性牙周病	necrotizing periodontal diseases
坏死性龈口炎	necrotizing gingivostomatitis
环孢素	cyclosporine
环磷酰胺	cyclophosphamide，CTX
混合层	hybrid layer
活髓切断术	vital pulpotomy
获得性免疫缺损综合征	aquired immunodeficiency syndrome，AIDS
霍纳综合征	Horner syndrome

霍奇金病	Hodgkin disease

J

机头	handpiece
机遇性感染	opportunistic infection
肌电图	electromyography，EMG
肌激动器	activatior
肌监测仪	myo-monitor
肌上皮瘤	myoepithelioma
基底细胞腺瘤	basal cell adenoma
基托	base plate or denture base
畸形中央尖	dens evaginatus，bnormal central cusp
即刻种植技术	immediate implant
急性根尖脓肿	acute apical abscess，AAA
急性根尖周炎	acute apical periodontitis，AAP
急性化脓性腮腺炎	acute suppurativeparotitis
急性坏死溃疡性龈炎	acute necrotizing ulcerative gingivitis，ANUG
急性假膜型念珠菌病	acute pseudomembranous candidiasis
急性牙髓炎	acute pulpitis
疾病控制中心	center of disease control（CDC）
计算机导航	computer assisted navigation
计算机辅助设计	computer assisted design
计算机辅助外科	computer assisted surgery CAS
计算机辅助制造	computer assisted manufacture
家庭漂白技术	at-home bleach technique
家族性多发性牙骨质瘤	familial multiple cementoma
甲基丙烯酸甲酯	methyl methacrylate，MMA
甲基丙烯酸甲酯树脂	polymethyl methacrylate resin
甲状旁腺功能亢进	hyperparathyroidism
甲状舌管囊肿	thyroglossal tract cyst
假膜性口炎	pseudomembranousstomatitis
假性腮腺炎	pseudo parotitis
坚固内固定	internal rigid fixation
间接盖髓术	indirect pulp capping
间隙卡环	embrasure clasp
肩胛舌骨肌上颈淋巴清扫术	supraomohyoid neck dissection
简化口腔卫生指数	Oral Hygiene Index-Simplified，OHI-S
健康教育	health education
浆细胞瘤	plasmacytoma
浆细胞性肉芽肿	plasma cell granuloma
交叉感染	exogenous infection，cross infection
接触性口炎	contact stomatitis
结缔组织移植术	connective tissue graft
结合牙	concrescence of teeth
结节	nodule
结节病	sarcoidosis
结扎	laceback
金刚砂钻针	diamond drill
紧咬牙	clenching
茎突综合征	Styloid syndrome
精密附着体	precision attachment
颈外动脉分支超选择性造影	superselective arteriography
静脉畸形	vanous malformation
静脉注射镇静	intravenous sedation
巨唇	macrocheilia
巨大型牙骨质瘤	gigantiform cementoma

巨颌症	cherubism
巨细胞瘤	giant cell tumor，GCT
巨细胞肉芽肿	giant cell granuloma，GCG
巨细胞修复性肉芽肿	giant cell reparative granuloma
聚甲基丙烯酸甲酯	poly-methyl methacrylate，PMMA
菌斑性龈病	dental plaque-induced gingival disease
菌斑指数	plaque index，PLI

K

卡波西肉瘤	Kaposi sarcoma
卡环	clasp
卡马西平	Tegretol，carbamazepine
开大垂直曲	open vertical loop
开大带圈垂直曲	open vertical helical loop
开口印模法和闭口印模法	open mouth impression method and close mouth impression method
烤瓷熔附金属全冠	porcelain-fused-to-metal crown
颏点	Pg
颏顶点	Gn.gnathion
颏前点	Po.pogonion
颏下点	Me.menton
髁顶点	Co.condylion
可复性牙髓炎	reversible pulpitis
可摘局部义齿	removable partial denture
口服镇静	oral sedation
口角炎	commissural cheilitis
口腔败血症	oral sepsis
口腔健康促进	oral health promotion
口腔健康教育	oral health education
口腔结核	oral tuberculosis
口腔黏膜癌前病变	precancerous lesions of the oral mucosa
口腔念珠菌病	oral candidiasis，oral candidosis
口腔卫生指数	oral hygiene index，OHI
口腔修复学	prosthetic dentistry，prosthodontics
快速成型技术	rapid prototyping technique RP
眶点	O.orbitale
溃疡	ulcer

L

朗格汉斯细胞病	Langerhans cell disease，LCD
朗格汉斯细胞肉芽肿	Langerhans cell granulomatosis
朗格汉斯细胞组织细胞增生症	Langerhans cell histiocytosis，LCH
勒 - 雪病	Letterer-Siwe disease
类天疱疮	pemphigoid
理想正常𬌗	ideal normal occlusion
连接体	connector
连续卡环	continuous clasp
联合卡环	combined clasp
链球菌性口炎	streptococcal stomatitis
良性黏膜类天疱疮	benign mucosa pemphigoid
裂纹舌或皱褶舌	rugae tongue，lingua plicata
裂钻	fissure burs
邻面接触检查片	contact gauge
淋巴管畸形	lymphangioma
淋巴乳头状囊腺瘤	papillary cystadenomalymphomatosum
颅底点	Ba.basion
颅骨 - 面骨发育不全综合征	craniofacial dysostosis

露龈微笑   gum smile
螺旋充填器   paste carrier
落叶性天疱疮   pemphigus foliaceous

M

埋伏牙   embeded tooth
脉管畸形   vascular malformation
慢性闭锁性牙髓炎   chronic closed pulpitis
慢性唇炎   chronic cheilitis
慢性根尖周炎   chronic apical periodontitis，CAP
慢性溃疡性牙髓炎   chronic ulcerative pulpitis
慢性萎缩型念珠菌病   chronic atrophic candidiasis
慢性牙髓炎   chronic pulpitis
慢性牙周炎   chronic periodontitis，CP
慢性龈炎   chronic gingivitis
慢性龈缘炎   chronic marginal gingivitis
慢性增生性牙髓炎   chronic hyperplastic pulpitis
慢性增殖型念珠菌病   chronic hyperplastic candidiasis
慢性阻塞性腮腺炎   chronic obstructive parotitis
毛舌   hairy tongue
眉间点至鼻下点   G-Sn
梅毒   syphilis
梅 - 罗综合征   Melkersson-Rosenthal syndrome
糜烂   erosion
面部比例指数   FPI
面部皮肤提紧术   face lifting
面部皱纹切除术   rhytidectomy
面弓   face bow
面型预测分析   visual treatment objective，VTO
灭菌   sterilization
模型外科   model surgery
膜性口炎   membranous stomatitis
磨损   abrasion
磨损指数   tooth wear index，TWI
磨牙症   bruxism
末端后倾弯   terminal tip back bend

N

奶瓶龋   bottle caries
囊腺癌   cyst adenocarcinoma
囊腺瘤   cystadenoma
内毒素   endotoxin
内收弯   inset
内吸收   internal resorption
内源性色素沉着   endogenous pigments
内源性牙齿着色   intrinsic stain of tooth
内源性因素   endogenous factor
尼古丁   nicotine
尼氏征   Nikolsky sign
逆行性牙髓炎   retrograde pulpitis
黏膜下纤维性变   submucous fibrosis
黏膜血疱   mucosal hematoma
黏液表皮样癌   mucoepidermoid carcinoma
黏液囊肿   mucocele
颞下颌关节   temporomandibular-dental articulation
颞下颌关节强直   TMJ ankylosis

颞下颌关节紊乱病	temporomandibulardisorders
颞下颌关节综合征	tempromandibular joint syndrome
牛牙症	taurodontism

P

帕金森综合征	Parkinson syndrome
盘状红斑狼疮	discoid lupus erythematosus，DLE
抛光钻	polishing bur
疱	vesicle
疱疹性口炎	herpetic stomatitis
疱疹样阿弗他溃疡	hepetiform ulcer，HU
皮样和表皮样囊肿	dermoid and epidermoid cyst
漂白技术	bleaching techniques
平衡𬌗	balanced occlusion
葡萄球菌性口炎	staphylococcal stomatitis

Q

牵引成骨	distraction osteogenesis，DO
前鼻棘	ANS.Anterior Nasal Spine
前倾弯	tip forward bend
前牙轴倾弯	artistic positioning bend
嵌体	inlay
切除性骨手术	resective osseous surgery
切除性手术	resective surgery
切缘	incisal
侵袭性牙周炎	aggressive periodontitis，AgP
轻型阿弗他溃疡	minor aphthous ulcer，MiAU
丘疹	papule
球菌性口炎	coccus stomatitis
龋均	DMFT
龋样病损	caries-like lesion or carious lesion
全瓷冠	all-ceramic crown
全冠	crown
全口义齿	complete denture
全酸蚀	total etching
全脱出	avulsion

R

热塑牙胶充填技术	thermoplastisized gutta-percha
热牙胶垂直加压技术	thermo-vertical compaction
人工牙	artificial teeth
人类免疫缺陷病毒	human immunodeficiency virus，HIV
日光性唇炎	solar cheilitis
融合牙	fused teeth
肉芽肿性唇炎	granulomatosa cheilitis
乳头状囊腺癌	papillary cystic adenocarcinoma
褥疮性溃疡	decubital ulcer
软组织鼻下点	Sn

S

鳃裂囊肿	branchial cleft cyst
三维重建技术	3D reconstruction
色素痣	pigmented nevus
上唇高度	Sn-Stms
上颌前突	maxillary protrusion
上皮附着	epithelial attachment

上牙槽缘点	Spr.superior prosthion
上牙槽座点	A.subspinale
上中切牙点	UI.upper incisor
舌杆	lingual bar
舌痛症	glossodynia
舌系带切开术	lingual frenotomy
舌下腺囊肿	sublingual cyst ranula
舌灼痛	glossopyrosis
舍格伦综合征	Sjögren syndrome
社区牙周指数	CPI
神经纤维瘤病	neurofibroma，Von Recklinghausen disease
生物调节器	bionator
生物学宽度	biological width，BW
试戴	try in
手术辅助机器人技术	surgical assisted robotic system
手术模板	surgical template
手 - 足 - 口病	hand-foot-mouth disease
术前、术后正畸治疗	pre-and post-orthodontic treatment
树脂改良玻璃离子水门汀	resin modified glass ionomer cement
数字医学	digital medicine
双侧平衡𬌗	bilateral balanced occlusion
双生牙	geminated teeth
双重冠固位体	telescopic crown retainer
双重牙列	double dentition
水门汀充填器	cement condenser
水平曲	horizontal loop
阻塞性睡眠呼吸暂停低通气综合征	obstructive sleep apnea and hypopnea syndrome，OSAHS
顺铂	cisplatin
四环素牙	tetracycline teeth
四手操作牙医学	four-handed dentistry
髓石	pulp stone
髓针柄	broach handle

T

探诊深度	probing depth，PD
套筒冠	telescopic crown
天疱疮	pemphigus
天疱疮细胞	Tzanck cell
头颅定位仪	cephalometer
头影测量标志点	cephalometric landmarks
托槽	bracket
脱粘	debonding
唾液腺发育异常	developmental abnormality of salivary gland
唾液腺良性肥大	benign hypertrophy of salivary gland

W

挖匙	spoon excavator
外科正牙术	surgical orthodontics
外伤	trauma
外吸收	external resorption
外源性色素沉着	exogenous pigments
外展弯	offset
外置法植骨	onlay bone graft
味觉出汗综合征	Frey syndrome
喂养龋	nursing caries
窝洞预备	cavity preparation

窝沟封闭又称点隙裂沟封闭	pit and fissure sealant
无创性修复技术	atraumatic restoration technique，ART
无牙畸形	anodontia

X

吸暂停及低通气指数	apnea and hypopnea index，AHI
息止𬌗间隙	free way space
膝状疱疹	ramsay hunt syndrome
系带成形术	frenoplasty
系带切除术	frenoctomy
系统性红斑狼疮	systemic lupus erythematosus，简称 SLE
下颌骨升支矢状劈开截骨术	sagittal split ramus osteotomy，SSRO
下颌后退接触位	retruded contact position
下颌角点	Go.gonion
下颌 - 面骨发育不全综合征	mandibulofacial dysostosis syndrome
下颌前突	mandibular protrusion
下颌姿势位	mandibular postural position，MPP
下切牙点	Li.lower incisor
下牙槽神经	inferior alveolar nerve，IAN
下牙槽缘点	Id.infradentale
下牙槽座点	B.supramental
先天缺失牙	congenital anodontia
先天性梅毒牙	congenital syphilitic teeth
先天愚型	Down syndrome
纤维骨性强直	fibro-osseous ankylosis
纤维瘤	fibroma
纤维强化复合树脂	fiber-reinforced composite
纤维强化复合树脂粘接桥	fiber-reinforced composite resin-bonded fixed partial denture
纤维性强直	fibrous ankylosis
涎瘘	salivary fistula
腺淋巴瘤	adenolymphoma
腺泡细胞癌	acinic cell carcinoma
腺泡状软组织肉瘤	alveolar soft part sarcoma
腺性唇炎	cheilitis glandularis
腺样成釉细胞瘤	adenoameloblastoma
腺样囊性癌	adenoid cystic carcinoma
消毒	disinfection
小连接体	minor connector
小下颌畸形	mandibular micrognathia
楔状缺损	wedge shaped defect
楔子	wedge
新生牙	neonatal tooth
修复前外科	preprosthetic surgery
选磨	selective grinding
血管瘤	hemangioma
寻常性天疱疮	pemphigus vulgaris

Y

牙本质过敏症	dentin sensitivity
牙本质肩领	ferrule
牙本质桥	dentin bridge
牙槽嵴增高术	ridge augmentation
牙齿变色	tooth discoloration
牙齿外源性着色	extrinsic stain of tooth
牙齿震荡	concussion
牙根吸收	root resorption

牙根纵裂	vertical root fractures
牙骨质瘤	cementoma
牙冠成形术	crown plasty
牙冠延长术	crown lengthening
牙尖交错𬌗	intercuspal occlusion，ICO
牙尖交错位	intercuspal position，ICP
牙瘤	odontoma
牙内吸收	internal resorption of dentin
牙酸蚀症	dental erosion
牙髓坏死	pulp necrosis
牙髓炎	pulpitis
牙髓摘除术	pulpectomy
牙微裂	tooth micro-fracture
牙龈瘤	epulis
牙龈脓肿	gingival abscess
牙龈退缩	gingival recession
牙龈萎缩	gingival atrophy
牙龈炎	gingivitis
牙龈增生	gingival hyperplasia
牙龈指数	gingival index，GI
牙源性角化囊性瘤	keratocystic odontogenic tumor
牙源性角化囊肿	odontogenic keratocyst
牙周病	periodontal diseases
牙周炎	periodontitis
牙周医学	periodontal medicine
亚脱位	subluxation
氩离子激光	argon laser
严重的联合免疫缺陷病	severe combined immune deficiency，SCID
炎症	inflammation
眼 - 口 - 生殖器综合征	oculo-oral-genital syndrome
咬合前移矫治器	Hebst
药品不良反应	adverse reaction of antibiotics
药物过敏	drug allergy
药物性口炎	stomatitis medicamentosa
药物性牙龈增生	drug induced gingival hyperplasia
一级预防	primary prevention
医院焦虑抑郁量表	Hospital Anxiety and Depression Scale，HADS
医嘱	instruction to patient
遗传因素	genetical factor
遗传性乳光牙本质	hereditary opalescent dentin
乙二胺四乙酸	EDTA
义齿性口炎	denture stomatitis
义眼	artificial eye
异位萌出	ectopic eruption
异位唾液腺	heterotropic salivary gland
抑郁焦虑压力量表	Depression Anxiety and Stress Scale，DASS
翼上颌裂点	Ptm.pterygomaxillary fissure
阴囊舌	scrotal tongue
银汞合金充填器	amalgam condenser
银汞合金输送器	amalgam carrier
龈成形术	gingivoplasty
龈切除术	gingivectomy
引导性组织再生术	guided tissue regeneration，GTR
印模	impression
永磁体	assembly
游离龈移植术	free gingival graft

游走性舌炎	migratory glossitis
釉质发育不全	enamel hypoplasia
釉质裂纹	enamel infraction
釉质 - 牙本质折断	enamel-dentin fracture
釉质折断	enamel fracture
釉珠	enamel pearl
预成桩	prefabricated post
原位癌	carcinoma in situ
圆形弓丝	round wire
圆钻	round bur

Z

再生性手术	regenerative surgery
再植	replantation
早发性牙周炎	early onset periodontitis，EOP
增生性龈炎	hyperplastic gingivitis
增殖性天疱疮	pemphigus vegetans
粘接水门汀	cement or luting agent
长面综合征	long face syndrome
长正中	long centric
诊室漂白技术	in-office bleach technique
正常𬌗六项标准	six keys to normal occlusion
正角化型	orthokeratotic type
正中𬌗	centric occlusion，CO
正中关系	centric relation occlusion，CRO
正中关系位	centric relation position，CRP
正中菱形舌炎	median rhomboid glossitis
正中自如	freedom of centric
支撑板	keeper
直接盖髓术	direct pulp capping
直丝弓矫治器	straight wire appliance 简称 SWA
植骨术	bone graft
痣样基底细胞癌	nevoid basal cell carcinoma
中性区	neutral zone
肿瘤	tumor
肿瘤密集区	gross target volume GTV
种植基台连接术	abutment operation
种植体植入术	the operation of implant placement
种植体周围黏膜炎	peri-implant mucositis
种植体周围炎	peri-implantitis
重衬	relining
重建性手术	reconstructive surgery
重型阿弗他溃疡	Major aphthous ulcer，MjAU
主锉	master apical file，MAF
铸造桩	custom cast post
转矩	torque
桩	post
锥形冠	conical crown
锥形牙	peg-shaped tooth
自伤性溃疡	fatitial ulcer
自身感染	endogenous infections，autogenous infections
自酸蚀	self-etching
阻塞器	obturator
钻针	bur，drill

（刘云松）

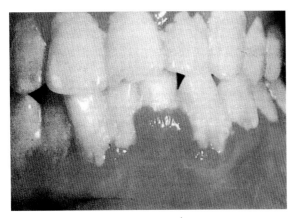

彩图 5-15　妊娠期龈炎

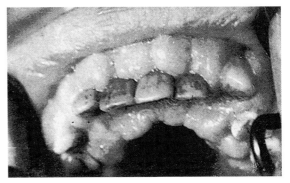

彩图 5-19　牙龈纤维瘤病

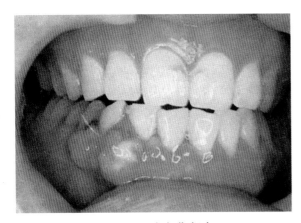

彩图 5-16　妊娠期龈瘤

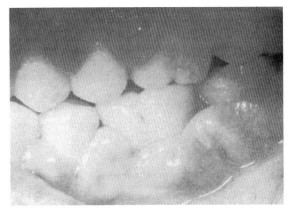

彩图 5-20　白血病时的牙龈肿胀

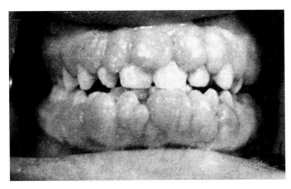

彩图 5-17　苯妥英钠引起的牙龈增生

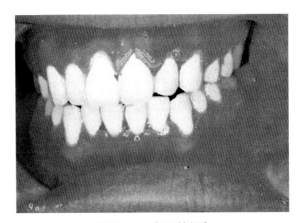

彩图 5-21　坏死性龈炎

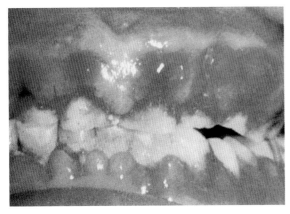

彩图 5-18　硝苯地平引起的牙龈增生

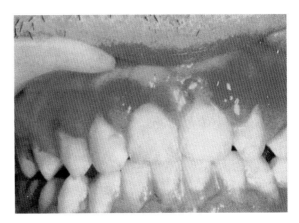

彩图 5-22　浆细胞龈炎

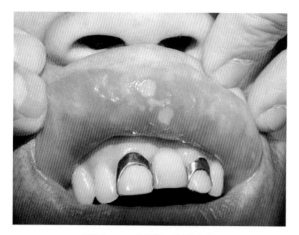

彩图 8-3　轻型阿弗他溃疡

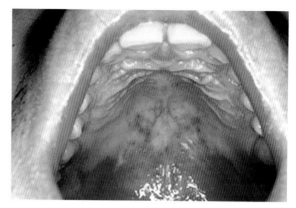

彩图 8-7　球菌性口炎

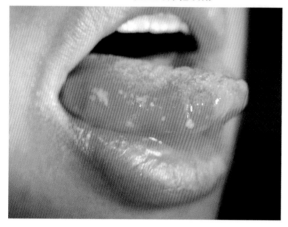

彩图 8-4　疱疹样阿弗他溃疡

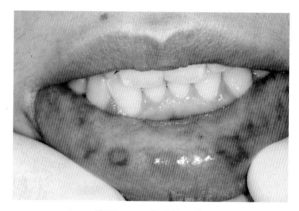

彩图 8-8　卡他性口炎

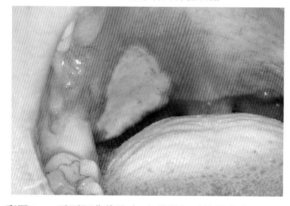

彩图 8-5　重型阿弗他溃疡（复发性坏死性黏膜腺周围炎）

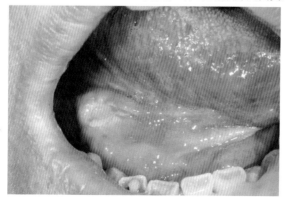

彩图 8-6　创伤性溃疡

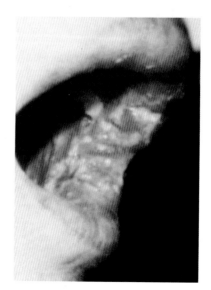

彩图 8-9　结核性溃疡（左侧口角联合区和颊）

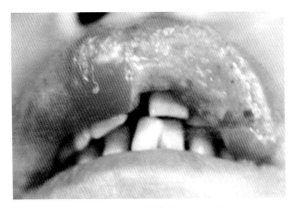

彩图 8-10　结核性溃疡（上唇）

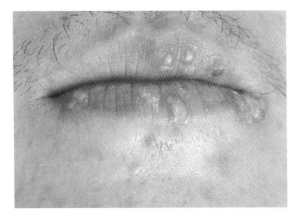

彩图 8-14　唇疱疹

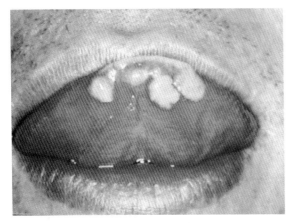

彩图 8-11　口腔二期梅毒（舌腹）

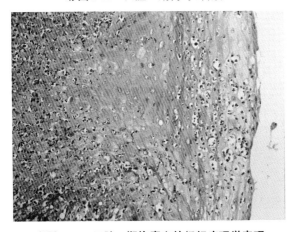

彩图 8-12　口腔二期梅毒斑的组织病理学表现

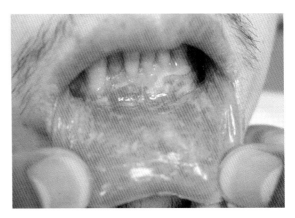

彩图 8-15　急性假膜型念珠菌病

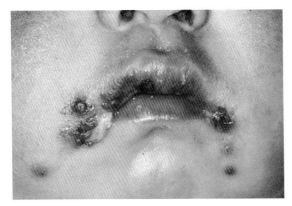

彩图 8-13　疱疹性口炎

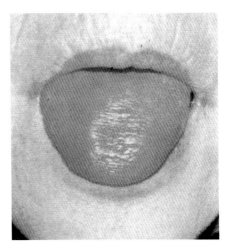

彩图 8-16　急性红斑型念珠菌病

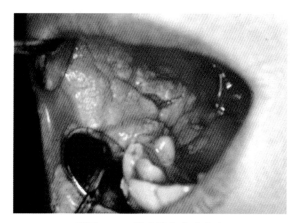

彩图 8-17 增殖性白念珠菌病

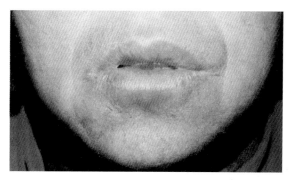

彩图 8-21 结节病

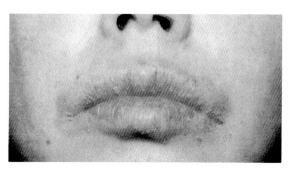

彩图 8-18 慢性唇炎

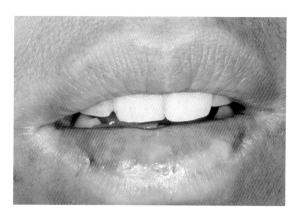

彩图 8-22 光化性唇炎

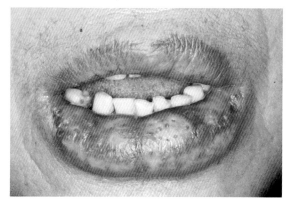

彩图 8-19 腺性唇炎

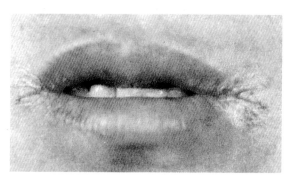

彩图 8-23 口角炎

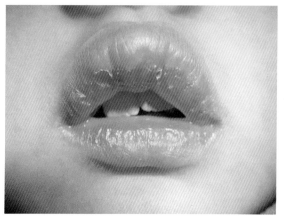

彩图 8-20 肉芽肿性唇炎

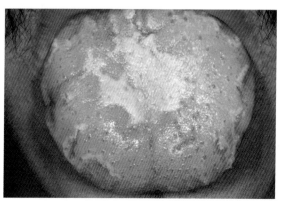

彩图 8-24 地图舌

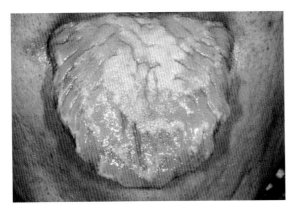

彩图 8-25　沟纹舌

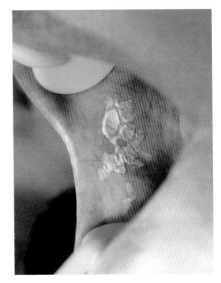

彩图 8-28　白斑（右颊）

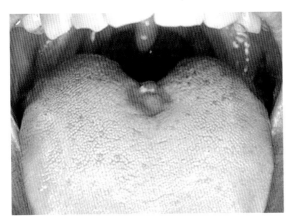

彩图 8-26　正中菱形舌

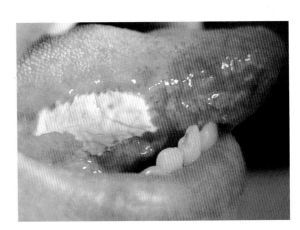

彩图 8-29　白斑（右舌缘）

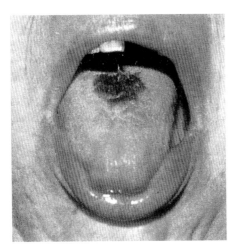

彩图 8-27　毛舌

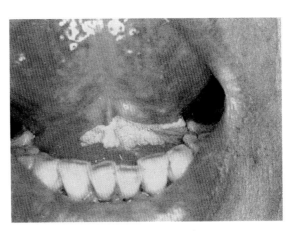

彩图 8-30　白斑（口底）

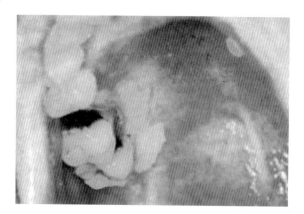

彩图 8-31　白斑(龈)

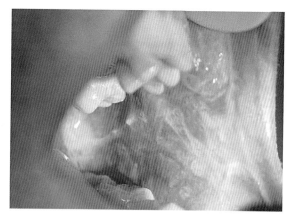

彩图 8-34　口腔扁平苔藓(左颊)

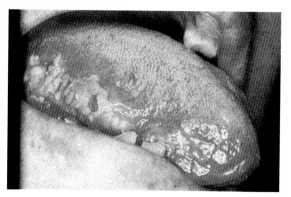

彩图 8-32　白斑癌变(舌腹)

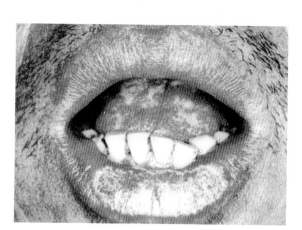

彩图 8-35　扁平苔藓(唇)

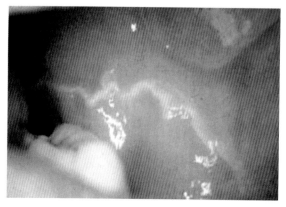

彩图 8-33　白色水肿

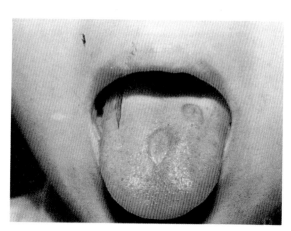

彩图 8-36　扁平苔藓(舌)

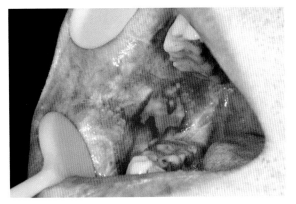

彩图 8-37 扁平苔藓（糜烂型）

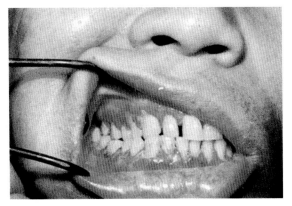

彩图 8-38 扁平苔藓（龈）

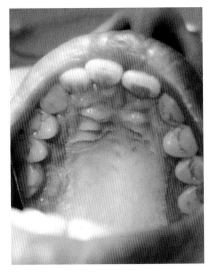

彩图 8-39 口腔扁平苔藓（上颌）

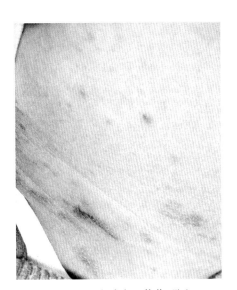

彩图 8-40 皮肤扁平苔藓（腹部）

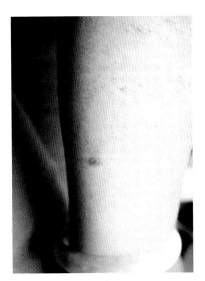

彩图 8-41 皮肤扁平苔藓（左前臂）

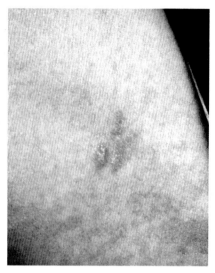

彩图 8-42 皮肤扁平苔藓（左颈）

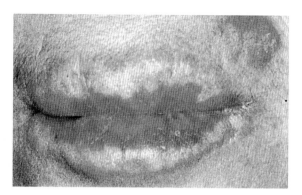

彩图 8-45 盘状红斑狼疮

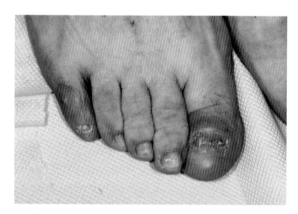

彩图 8-43 扁平苔藓（指甲）

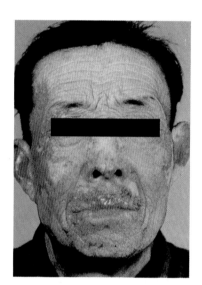

彩图 8-46 盘状红斑狼疮

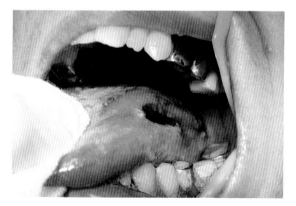

彩图 8-44 口腔扁平苔藓癌变

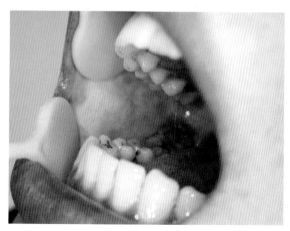

彩图 8-47 口腔黏膜下纤维化

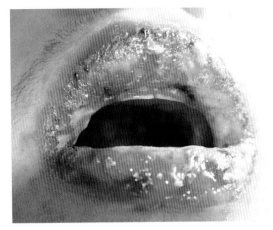

彩图 8-48　多形红斑口唇损害

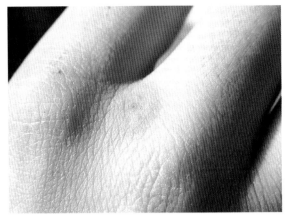

彩图 8-50　多形红斑皮肤损害（手背靶形红斑）

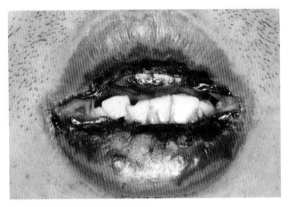

彩图 8-49　多形红斑

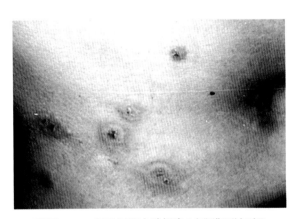

彩图 8-51　多形红斑皮肤损害（右腰靶形红斑）

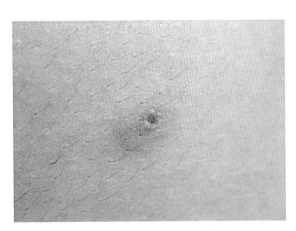

彩图 8-52　多形红斑皮肤损害（前胸靶形红斑）

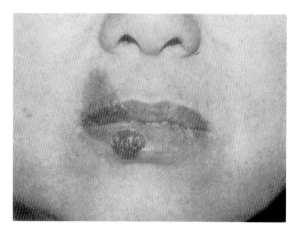

彩图 8-53　药疹

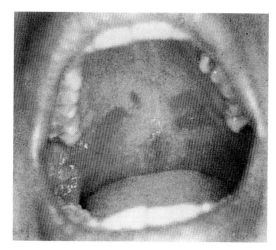

彩图 8-56　寻常性天疱疮（腭）

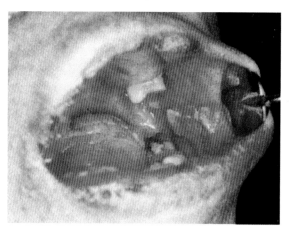

彩图 8-54　寻常性天疱疮（颊）

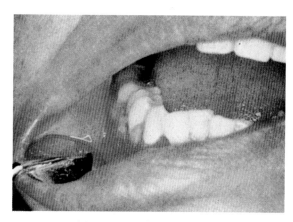

彩图 8-57　寻常性天疱疮（龈）

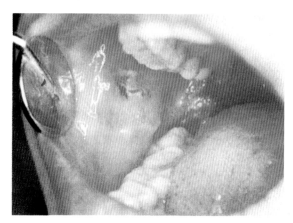

彩图 8-55　寻常性天疱疮（颊、腭）

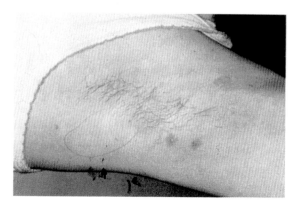

彩图 8-58　寻常性天疱疮（皮肤）

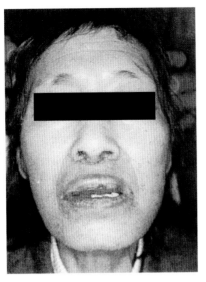

彩图 8-59　增殖性天疱疮（口唇表现）

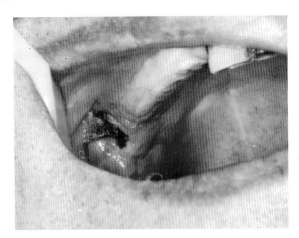

彩图 9-41　双膦酸盐相关性骨坏死一期病变，死骨长期暴露

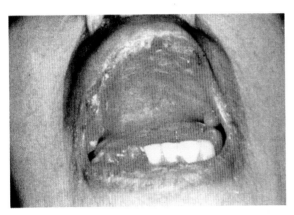

彩图 8-60　增殖性天疱疮（开口像）

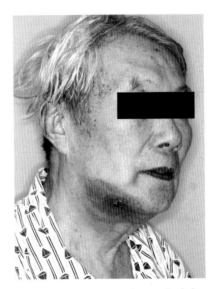

彩图 9-42　双膦酸盐相关性颌骨坏死三期病变，口外瘘口

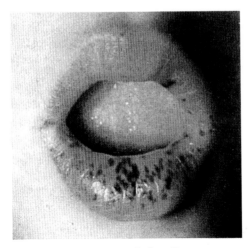

彩图 8-61　色素沉着

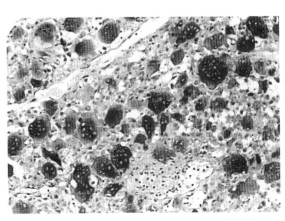

彩图 10-1　颌骨巨细胞病变中大量破骨细胞样多核巨细胞（×100）

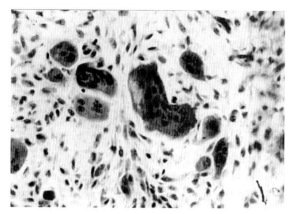

彩图 10-2　颌骨巨细胞肉芽肿中多核巨细胞呈 TRAP 阳性表达,表现破骨细胞特征(×400)

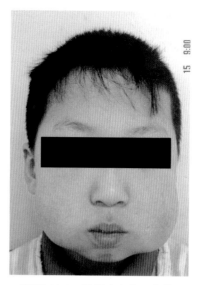

彩图 10-4　巨颌症患者正位像
双侧下颌对称性肿胀,下颌角处明显丰满

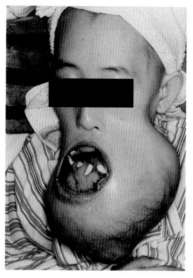

彩图 10-3　甲状旁腺功能亢进棕色瘤
颌骨明显膨隆,颌面部畸形,牙松动、移位

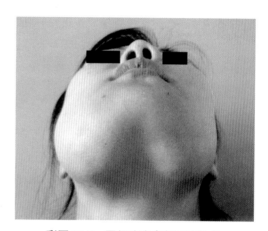

彩图 10-5　巨颌症患者颏下正位像
双侧下颌下肿大

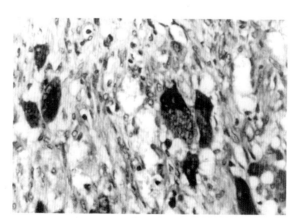

彩图 10-8　颌骨动脉瘤性骨囊肿病变中大量破骨细胞样多核巨细胞呈 TRAP 阳性表达(×400)

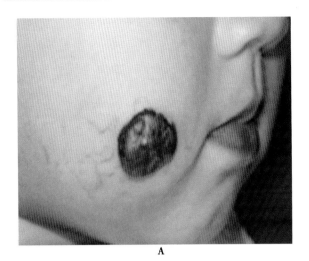

A

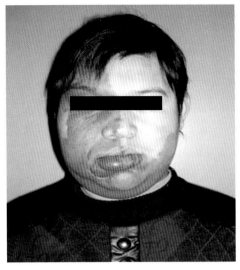

彩图 11-11　Ⅲ型微静脉畸形

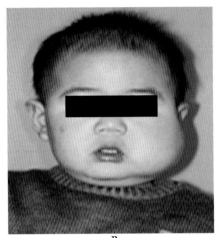

B

彩图 11-9　血管瘤
A. 浅表血管瘤　B. 深部血管瘤

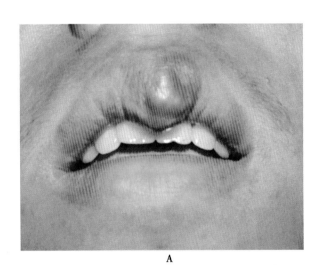

A

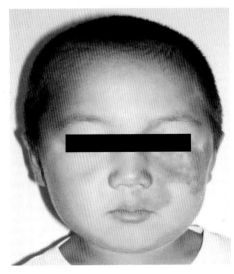

彩图 11-10　Ⅰ型微静脉畸形

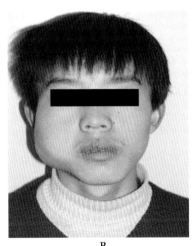

B

彩图 11-12　A. 上唇部静脉畸形　B. 右咬肌区静脉畸形

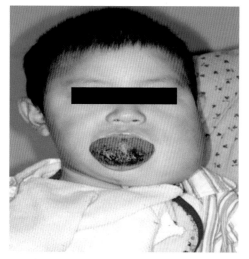

彩图 11-14　舌部微囊型淋巴管畸形

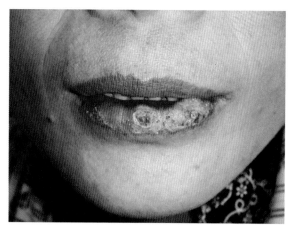

彩图 12-3　下唇癌

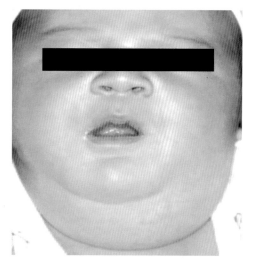

彩图 11-15　大囊型淋巴管畸形

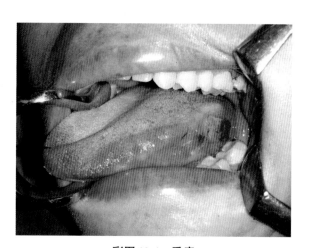

彩图 12-4　舌癌

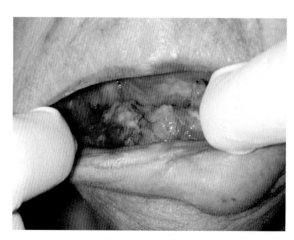

彩图 12-7　牙龈癌

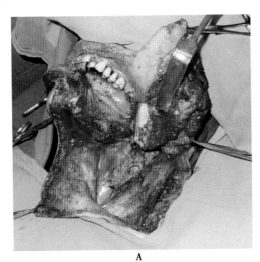 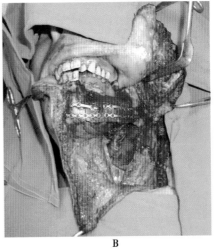

A   B

彩图 12-9　下牙龈癌累及颌骨以腓骨瓣修复

A. 下牙龈癌颌骨区段切除后缺损　B. 腓骨肌皮瓣修复颌骨缺损

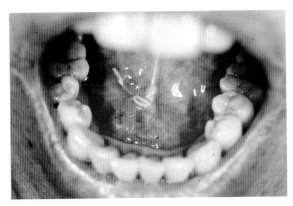

彩图 12-10　口底癌

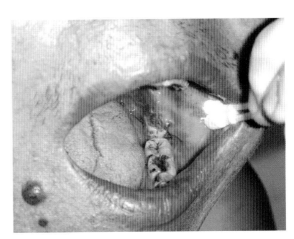

彩图 12-12　磨牙后区癌

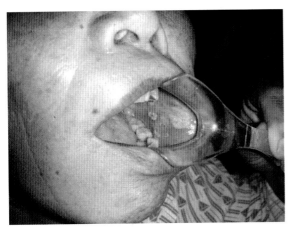

彩图 12-11　颊癌

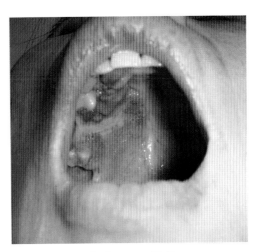

彩图 12-14　腭癌

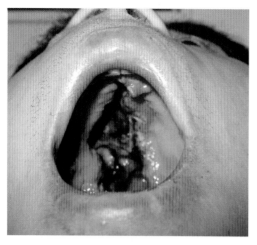

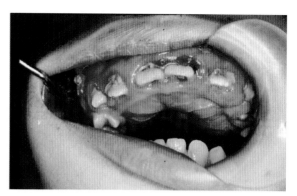

彩图 12-19　结外型非霍奇金恶性淋巴瘤

彩图 12-18　上腭中线恶性肉芽肿

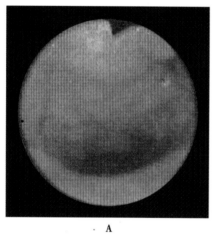

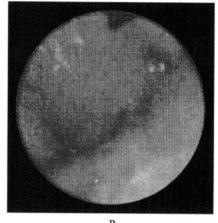

A

B

彩图 14-20　鼻咽内镜示腭咽闭合情况
A. 静止位　B. 发"i"音时腭咽闭合

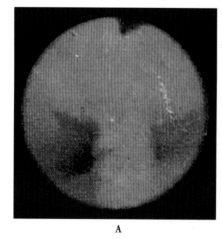

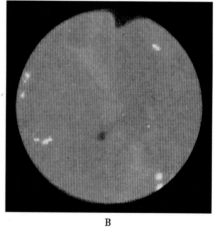

A

B

彩图 14-21　咽后壁瓣修复术后鼻咽纤维镜下所见
A. 静止位示咽后壁瓣及两侧间隙　B. 发"i"音时以咽侧壁运动为主,腭咽闭合完全

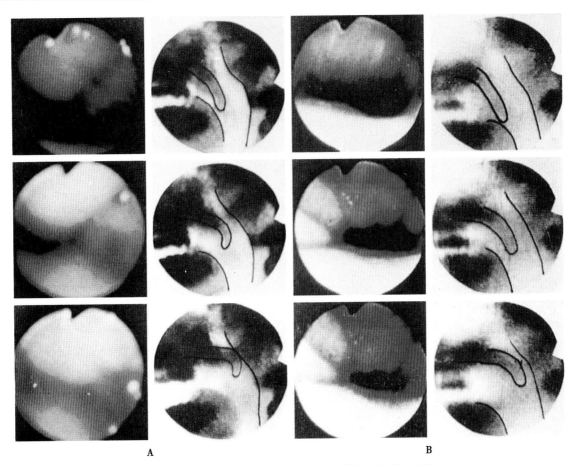

彩图 14-22　头颅侧位 X 线片与鼻咽纤维镜动态观察对比
A. 发"i"音时显示腭咽闭合完全　B. 发"i"音时显示腭咽闭合不完全

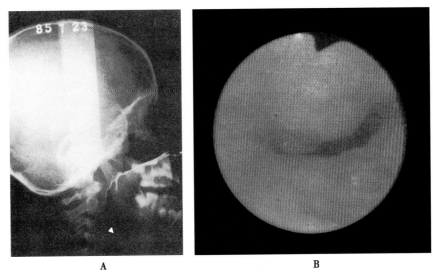

A　　　　　　　　　　　　　　　B

彩图 14-23　头颅侧位 X 线片与鼻咽纤维镜对照观察
A. X 线片示软腭与咽后壁接触,但发音欠佳　B. 鼻咽纤维镜示腭咽闭合不全

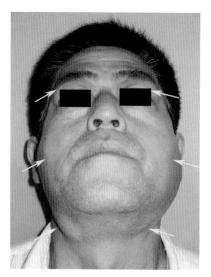

彩图 16-23　IgG₄ 相关唾液腺炎
泪腺、腮腺及下颌下腺肿大

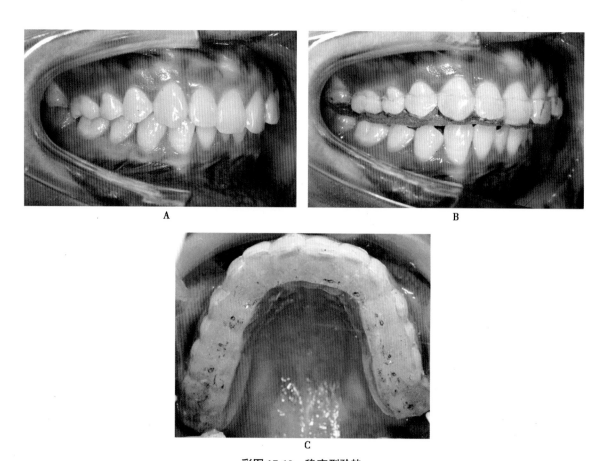

A

B

C

彩图 17-10　稳定型𬌗垫
A. 𬌗垫戴入前　B. 𬌗垫戴入，只升高咬合　C. 𬌗垫平面与对颌牙呈点和面的接触，无尖窝形态

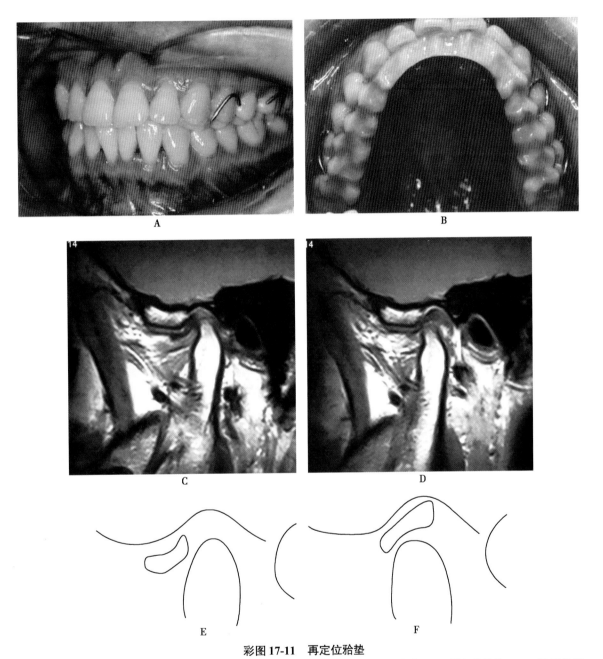

彩图 17-11 再定位𬌗垫

A. 戴入后使下颌前移 B. 𬌗垫的咬合面,前牙区为一斜面,后牙区有浅的尖窝 C. 戴入𬌗垫前,MRI 显示关节盘前下移位 D. 戴入𬌗垫后,MRI 显示关节盘复位 E. 关节盘前下移位示意图 F. 戴入𬌗垫后关节盘复位的示意图

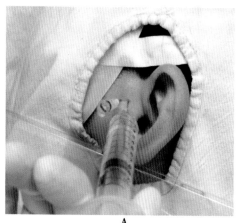

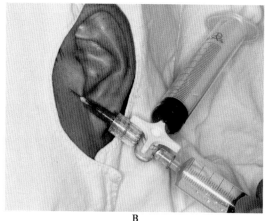

A

B

彩图 17-12　关节腔冲洗法

A. 双点冲洗法　B. 三通阀门冲洗法

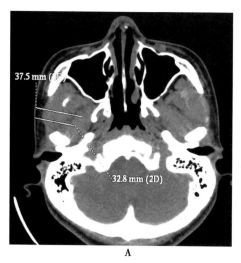

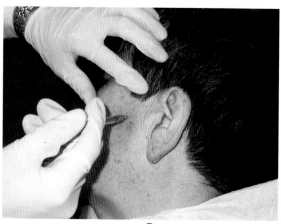

A

B

彩图 17-20　口外法经颧弓和乙状切迹三角区注射肉毒素

A. 注射前 CT 定位和测量　B. 口外法翼外肌注射进针点

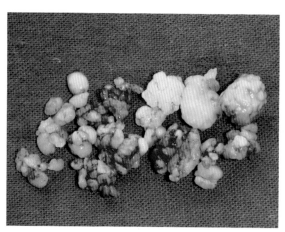

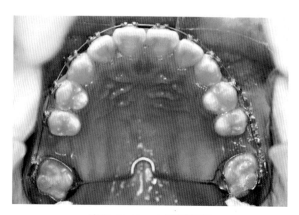

彩图 19-15　上颌横腭杆

彩图 17-22　滑膜软骨瘤病大体标本所见：关节腔内存在大量的白色半透明的软骨样结节，呈砂粒状或簇状，大小不等

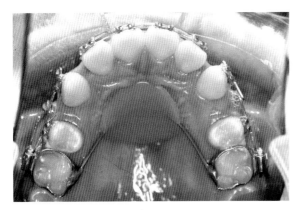

彩图 19-16　上颌 Nance 弓

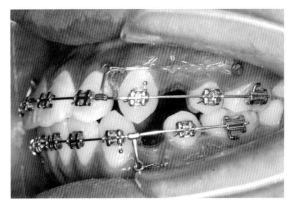

彩图 19-17　种植体支抗

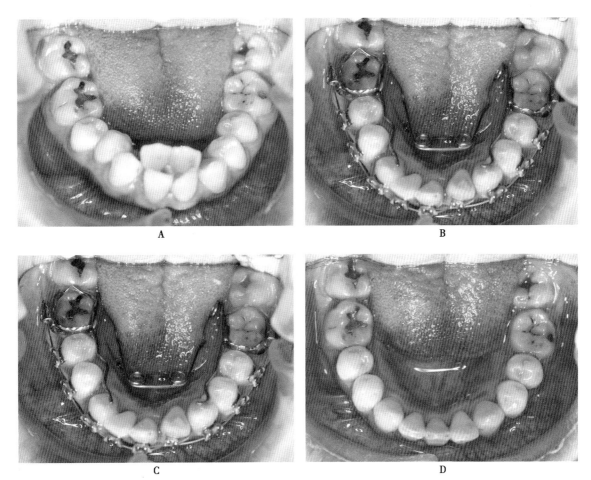

A

B

C

D

彩图 19-18　下颌牙弓狭窄,拔除 1 颗下切牙,使用四角簧扩弓器扩宽牙弓,提供间隙排齐牙列
A. 治疗前　B. 拔除 1 颗下切牙后安装四角簧扩弓器　C. 10 个月后下颌牙列扩宽,拥挤解除,安装固定矫治器排齐牙列　D. 治疗后

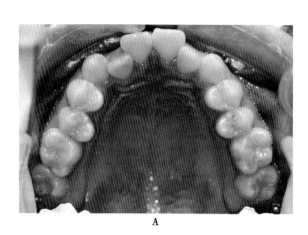

A

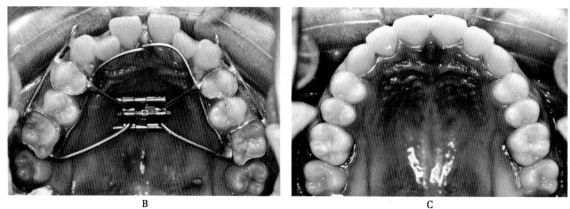

B   C

彩图 19-19　上颌中度拥挤，牙弓前部狭窄，使用 Helix 螺旋扩弓器扩宽牙弓，提供间隙排齐牙列
A. 治疗前　B. 安装 Helix 螺旋扩弓器　C. 治疗后

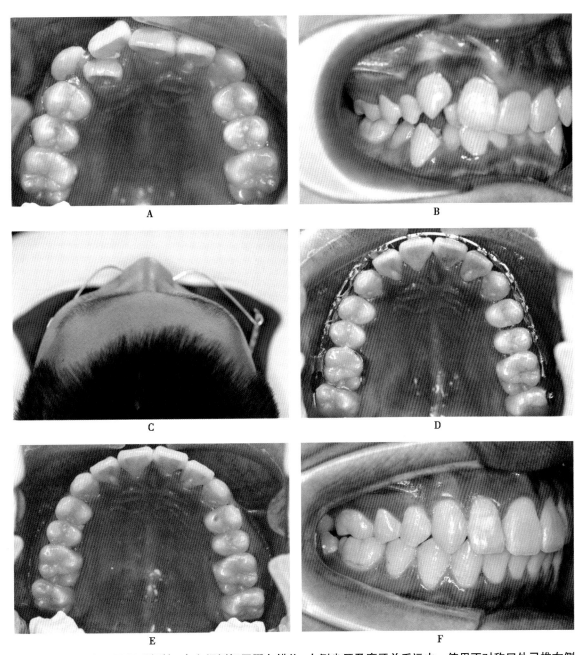

A

B

C

D

E

F

彩图 19-20 上颌牙弓严重拥挤,右上颌侧切牙腭向错位,右侧尖牙及磨牙关系远中。使用不对称口外弓推右侧磨牙向远中,局部配合 NiTi 推簧,提供间隙排齐牙列,调整磨牙关系到中性

A. 治疗前上颌重度拥挤   B. 治疗前右侧尖牙及磨牙关系远中   C. 戴用不对称口外弓推右侧磨牙向远中   D. 固定矫治器排齐牙列   E. 治疗后牙列排齐   F. 治疗后磨牙及尖牙关系中性

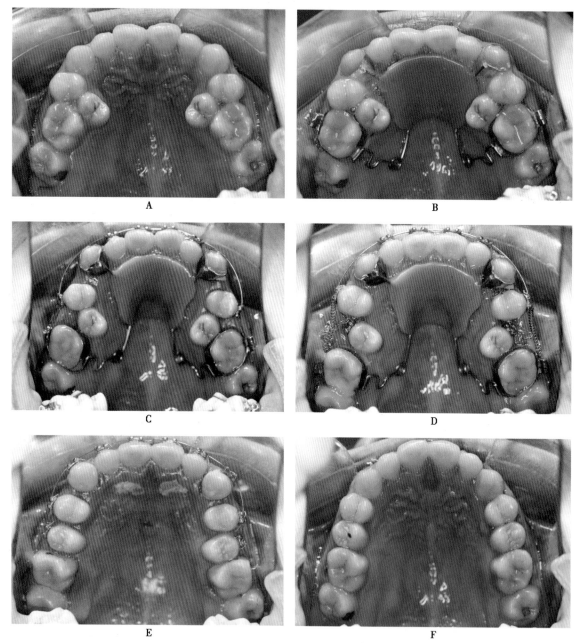

A

B

C

D

E

F

彩图 19-21　上颌重度拥挤，两侧第二前磨牙腭向错位，使用摆式矫治器推磨牙向远中，颊侧配合局部 NiTi 推簧，矫正磨牙扭转，同时提供间隙，排齐牙列

A. 治疗前　B. 安装摆式矫治器　C. 摆式矫治器配合局部 NiTi 推簧矫正第一前磨牙及磨牙扭转，并开辟间隙
D. 待间隙足够时牵引腭向错位的第二前磨牙逐步入列　E. 固定矫治器排齐牙列　F. 治疗后

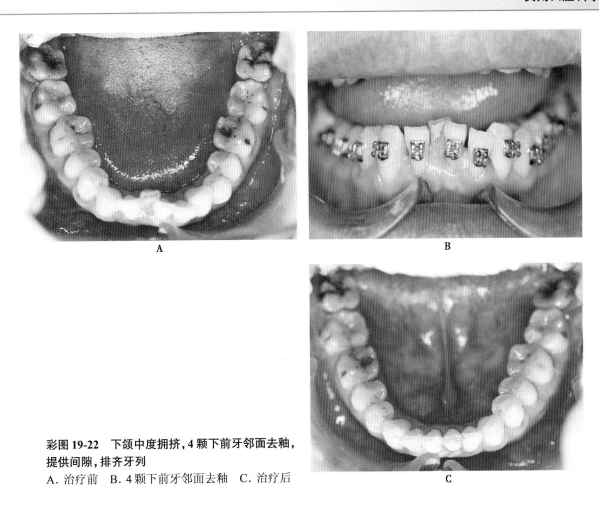

彩图 19-22 下颌中度拥挤，4 颗下前牙邻面去釉，提供间隙，排齐牙列

A. 治疗前　B. 4 颗下前牙邻面去釉　C. 治疗后

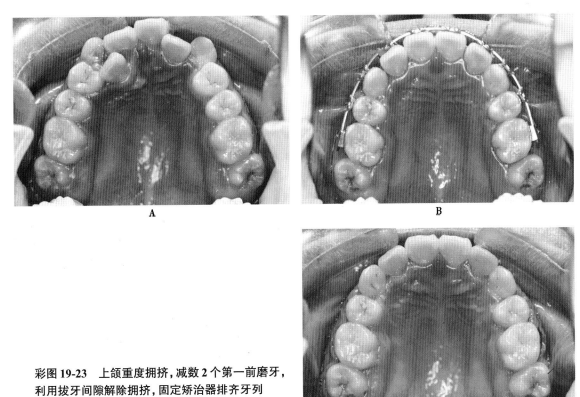

彩图 19-23 上颌重度拥挤，减数 2 个第一前磨牙，利用拔牙间隙解除拥挤，固定矫治器排齐牙列

A. 治疗前　B. 利用拔牙间隙解除拥挤，排齐牙列
C. 治疗后

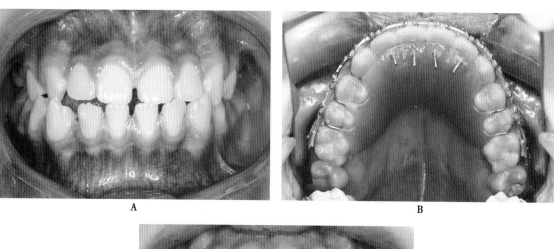

A
B

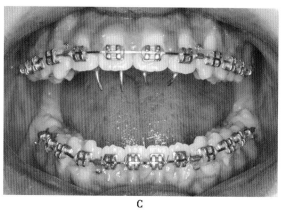

C

彩图 19-24 不良习惯造成的牙间隙的矫治

A. 治疗前上下牙列间隙 B. 舌刺配合固定矫治器 C. 间隙关闭

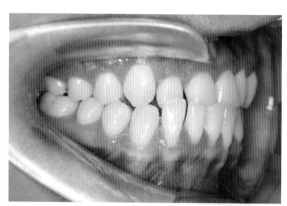
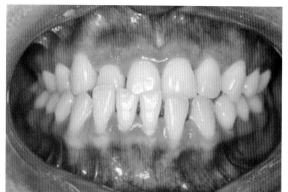

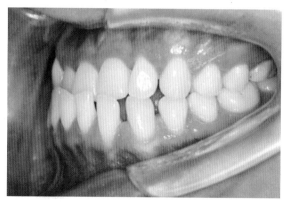

彩图 19-30 后牙反𬌗,下颌中线偏斜

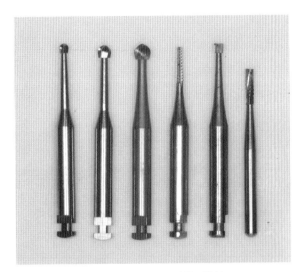

彩图 32-6　机用不锈钢钻针

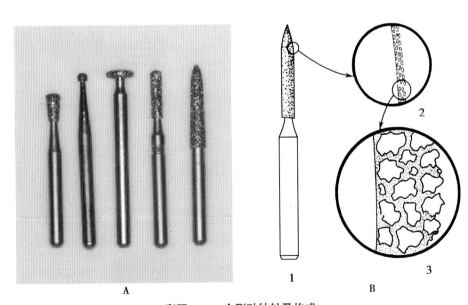

彩图 32-7　金刚砂钻针及构成
A. 不同类型的金刚砂钻针　B. 钻针构成
1. 金属原型　2. 不同大小颗粒的金刚砂　3. 金属基质

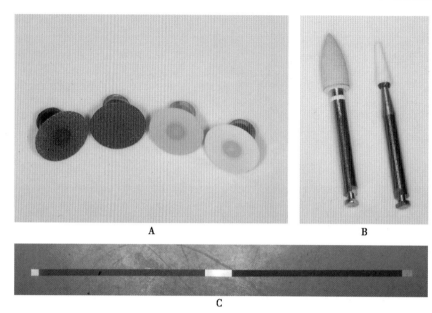

彩图 32-8　各种抛光器械
A.抛光碟　B.抛光钻　C.抛光砂条

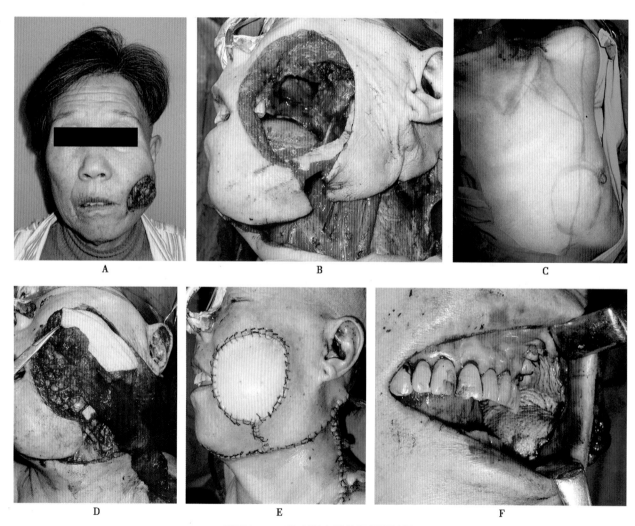

彩图 38-75　胸大肌皮瓣修复颊部缺损
A.左颊部复发性鳞癌　B.中部切除后形成颊部洞穿性缺损　C.左胸大肌皮瓣切口示意图　E.胸大肌皮瓣修复左颊部皮肤缺损　F.游离大腿前外侧皮瓣修复左颊部黏膜缺损

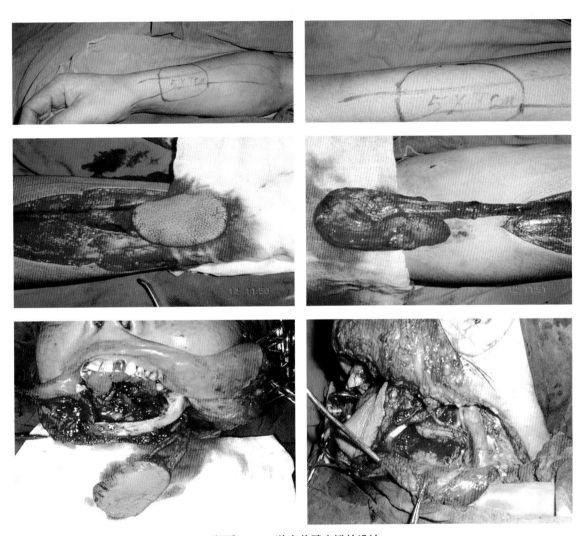

彩图 38-76　游离前臂皮瓣的设计
上图: 前臂皮瓣的设计,上线为头静脉,下线为桡动脉　中图: 前臂皮瓣已游离　下图. 吻合血管及皮瓣就位

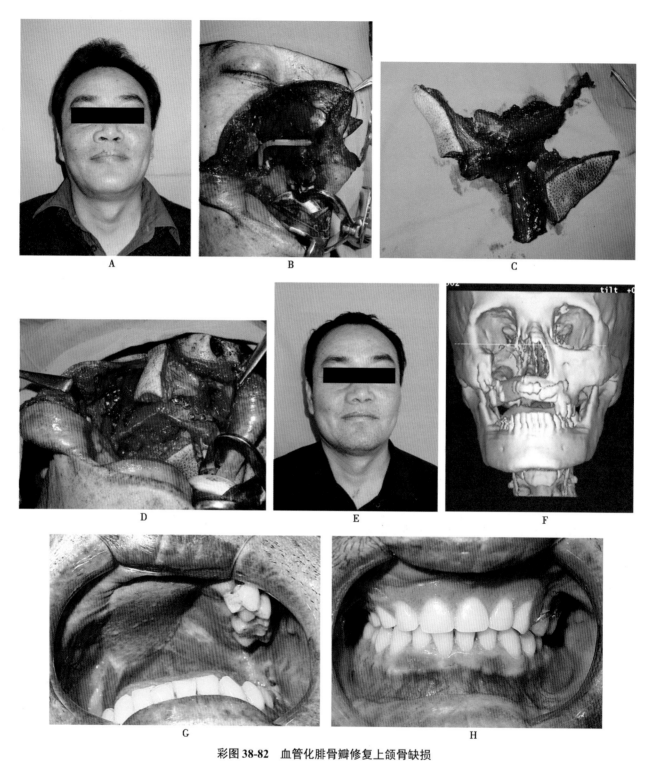

彩图 38-82 血管化腓骨瓣修复上颌骨缺损
A. 术前正面像 B. 术中缺损 C. 已备好的腓骨肌皮瓣 D. 腓骨肌皮瓣植入后 E. 术后正面像 F. 术后三维螺旋 CT
G. 术后口内像 H. 完成活动义齿修复后

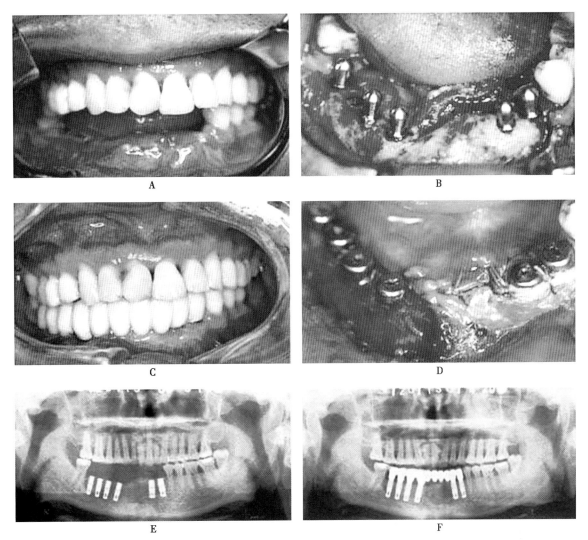

彩图 38-83　游离髂骨 onlay 植骨后直接种植固定加固定义齿修复

A. 植骨完成后口内像　B. 种植完成后　C. 完成固定义齿修复后咬合像　D. 种植基台植入后　E. 种植体植入后曲面体层片　F. 固定义齿修复后曲面体层片

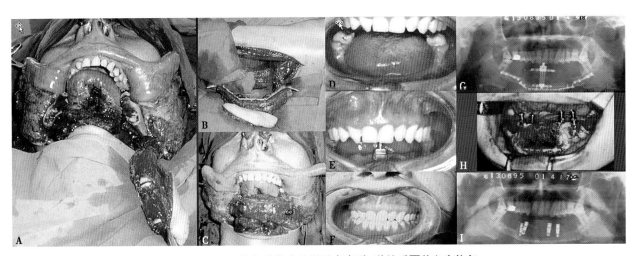

彩图 38-84　血管化腓骨移植后垂直牵引，种植后覆盖义齿修复

A. 缺损及腓骨就位前　B. 腓骨瓣成形后　C. 腓骨瓣就位后　D. 腓骨成活后上下颌间隙过大　E. 腓骨垂直骨牵引完成后　F. 义齿修复完成后　G. 腓骨牵引成骨完成后曲面体层片　H. 拆除牵引器同期植入种植体后　I. 种植完成后曲面体层片

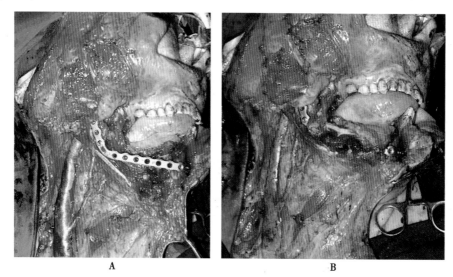

彩图 38-85 重建板在下颌骨重建中的应用

A. 2.4cm 重建钛板植入 B. 以局部软组织包裹钛板防止外露

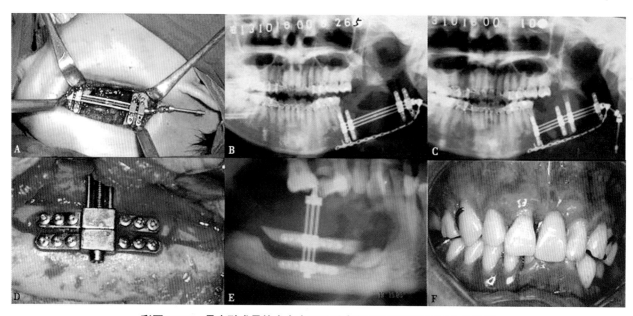

彩图 38-86 骨牵引成骨技术在水平及垂直向下颌骨缺损修复中的应用

A. 水平双向牵引器植入 B. 牵引开始前曲面体层片 C. 牵引完成后曲面体层片 D. 垂直骨牵引器植入 E. 牵引过程中曲面体层片 F. 牵引完成后义齿修复

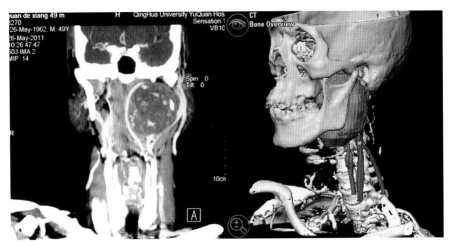

彩图 39-2　区域分割实例

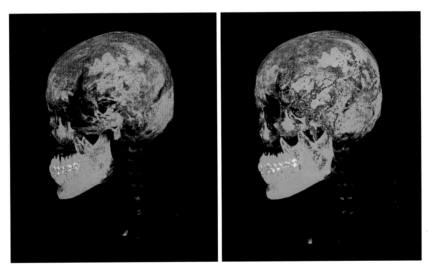

彩图 39-3　来自 CT 的骨结构和 MRI 的血管融合

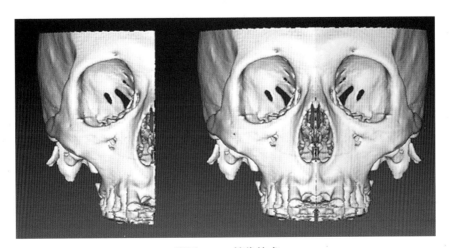

彩图 39-4　镜像技术

左：健侧颅骨（白色）　右：以正中矢状面为镜像轴，将白色颅骨翻转到对侧（黄色），
生成左右对称的颅骨结构

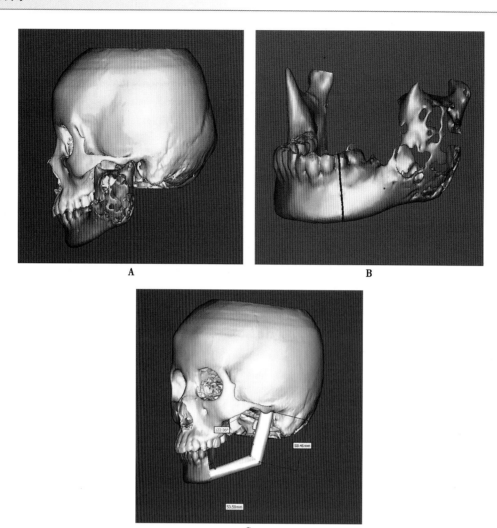

彩图 39-6　虚拟手术设计

A. 重建三维图像　B. 模拟截骨　C. 模拟腓骨移植修复下颌骨缺损

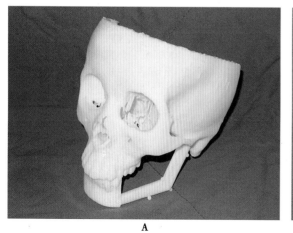

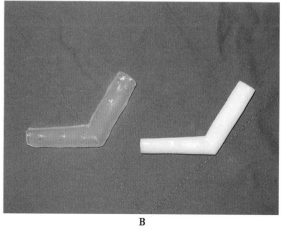

彩图 39-7　手术导板设计

A. 打印三维模型　B. 制作腓骨截骨模板和塑形模板

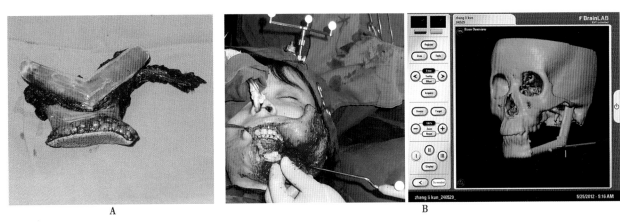

彩图 39-8 导航引导手术

A. 导板指导移植骨段的塑形和就位 B. 导航引导腓骨瓣就位

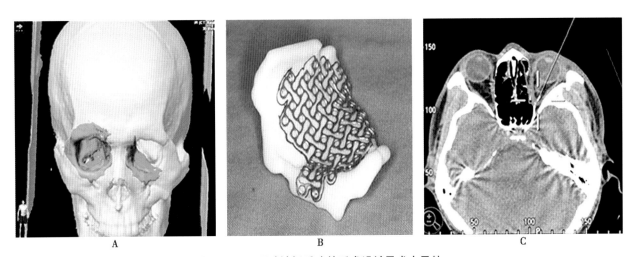

彩图 39-9 眶壁缺损重建的手术设计及术中导航

A. 将健侧眼眶镜像到患侧 B. 在打印的塑形模板上塑形钛网 C. 导航引导下放置钛网

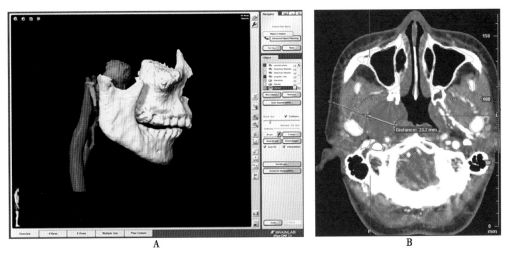

彩图 39-10 导航引导下颅底肿瘤穿刺活检术

A. 分割数据得到骨组织、肿瘤、颈部血管图像 B. 设计穿刺路径

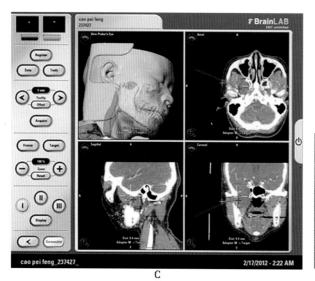

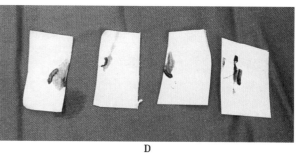

彩图 39-10 导航引导下颅底肿瘤穿刺活检术（续）

C. 术中在导航引导下按照规划路径进针　D. 得到穿刺的肿瘤组织标本

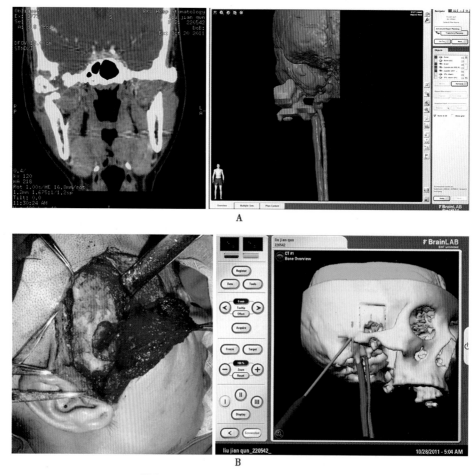

彩图 39-11 导航引导下颅底肿瘤切除术

A. 分割得到骨组织、肿瘤、颈部血管关系　B. 术中引导下手术切除

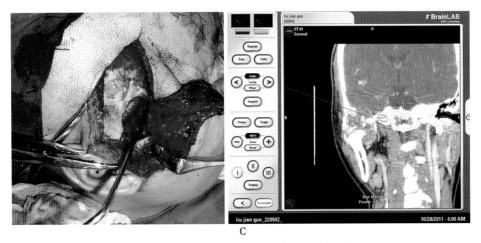

C

彩图 39-11　导航引导下颅底肿瘤切除术（续）

C. 肿瘤切除后验证切缘

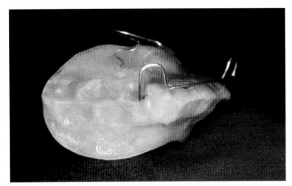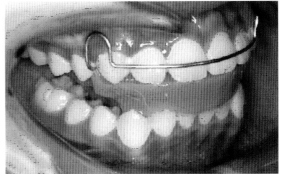

彩图 40-9　肌激动器

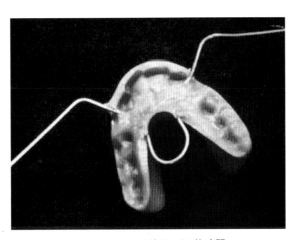

彩图 40-18　口外弓 - 肌激动器

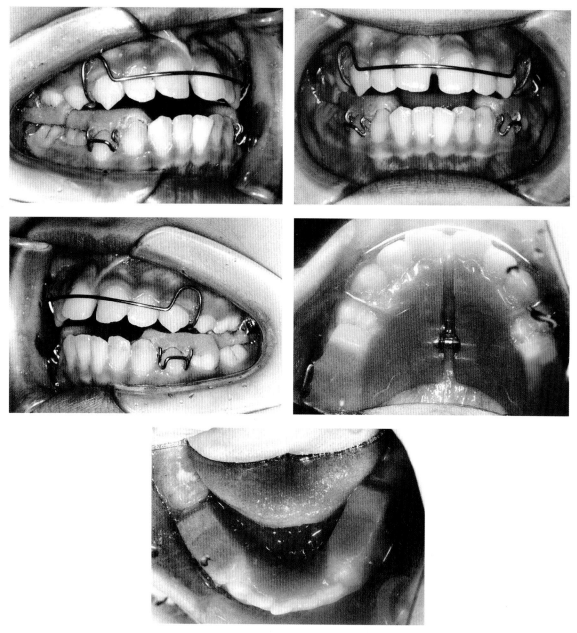

彩图 40-19　双𬌗垫矫治器（附有上颌分裂簧）

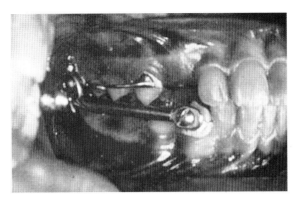

彩图 40-21　咬合前移器的戴用

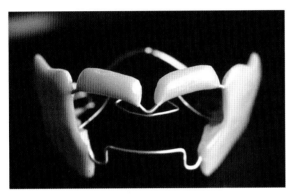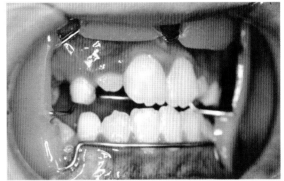

彩图 40-22　功能调节器Ⅲ型

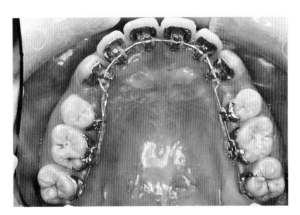

彩图 41-5　舌侧托槽

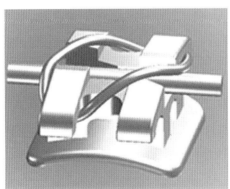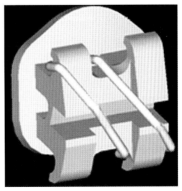

彩图 41-41　传动托槽斜结扎，即自锁结扎

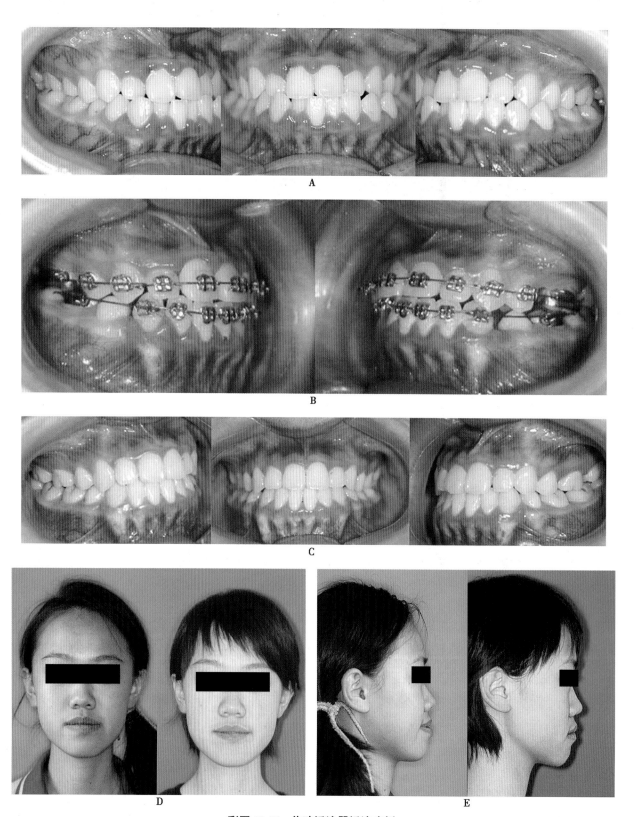

彩图 41-44　传动矫治器矫治病例
A. 矫治前𬌗像　B. 矫治中　C. 矫治后𬌗像　D. 正面像，左：矫治前，右：矫治后　E. 侧面像，左：矫治前，右：矫治后

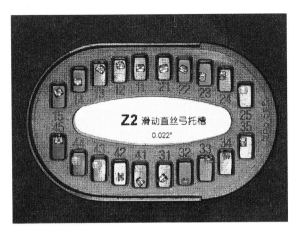

彩图 41-58　Z2 矫治器

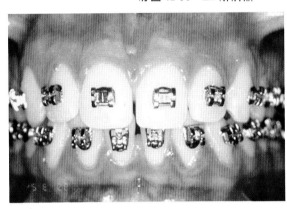

彩图 41-59　托槽位置

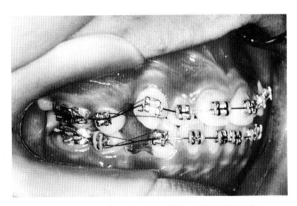

彩图 41-61　尖牙向后结扎和末端弓丝回弯

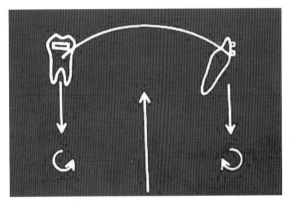

彩图 41-63　摇椅弓力学原理

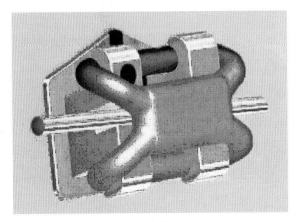

彩图 41-62　低摩擦结扎圈 slide

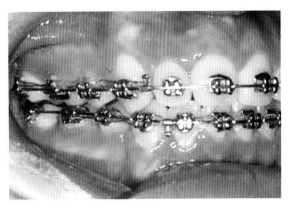

彩图 41-64　Z2 矫治技术 - 滑动法关闭间隙

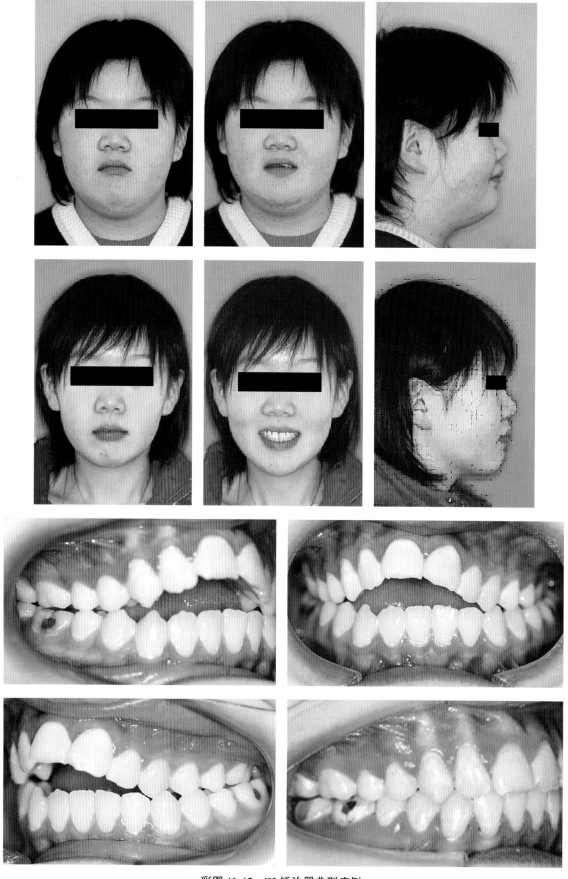

彩图 41-65 Z2 矫治器典型病例

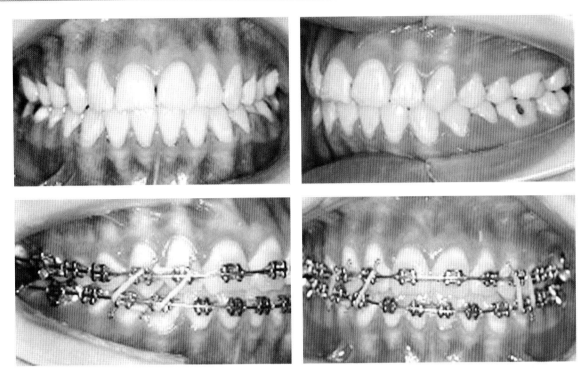

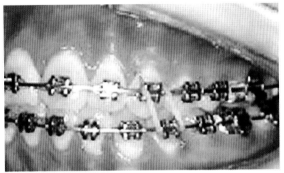

彩图 41-65　Z2 矫治器典型病例（续）

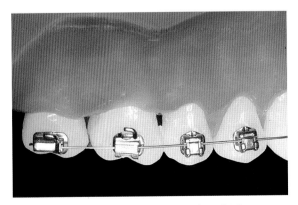

彩图 41-66　自锁矫治器口内示意图

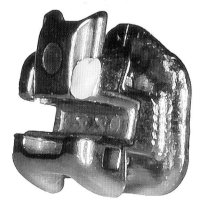

彩图 41-67　被动式自锁矫治器 -Damon MX

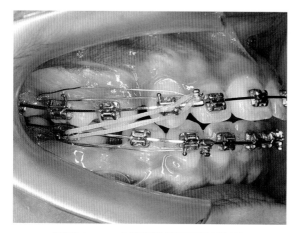

彩图 41-71　自锁矫治器用于拔牙矫治

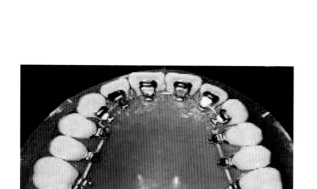

彩图 41-74　传统舌侧矫治器

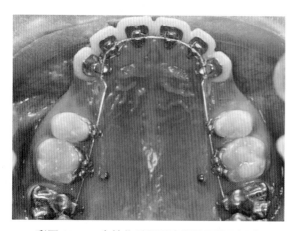

彩图 41-77　个性化舌侧矫治器用于拔牙矫治

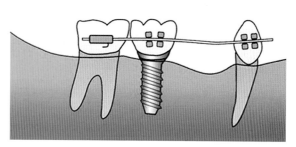

彩图 41-94　以牙种植体作为支抗，应用于正畸治疗中的示意图

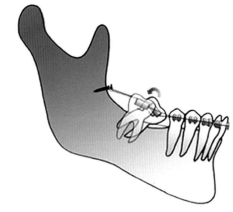

彩图 41-95　应用磨牙后区种植体作为支抗，植于下颌升支底部并与殆平面成 45° 角，直立近中倾斜的第二磨牙

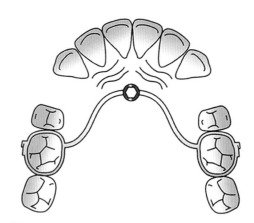

彩图 41-96　orthosystem 种植体支抗系统示意图

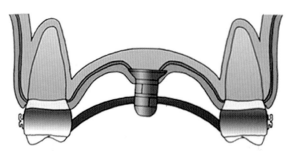

彩图 41-97　骨膜下种植体支抗示意图

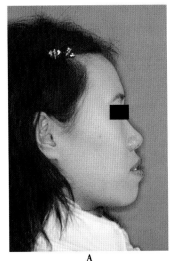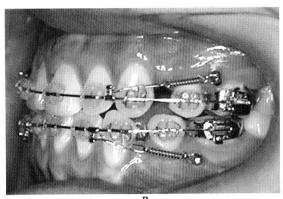

彩图 41-98　为改善突度，应用种植体支抗内收前牙

A. 患者侧貌　B. 治疗中内收前牙口内像

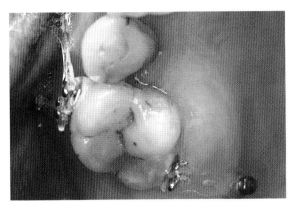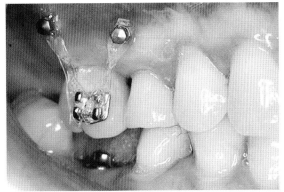

彩图 41-99　应用种植体压低后牙

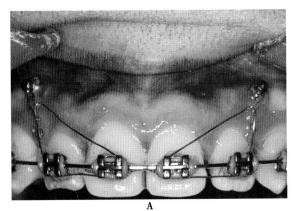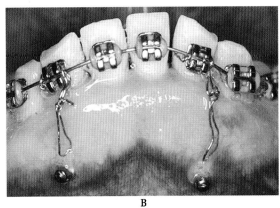

彩图 41-100　应用种植体压低前牙

A. 压低上前牙　B. 压低下前牙

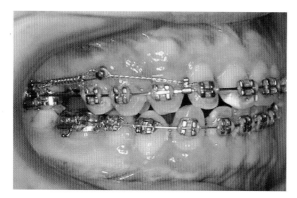

彩图 41-101　应用种植体拉后牙向前

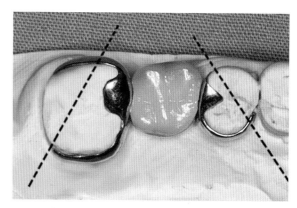

彩图 42-16　后牙金属翼板粘接桥殆面

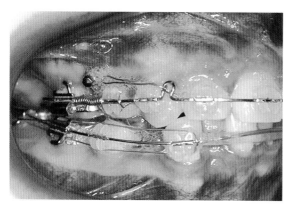

彩图 41-102　应用种植体支抗推磨牙向后

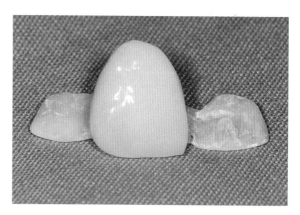

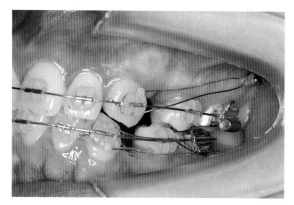

彩图 41-103　在排齐的过程中,应用种植体轻力拉尖牙向后

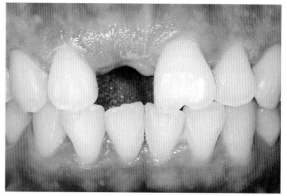

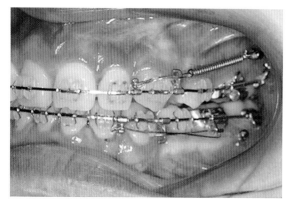

彩图 41-104　应用镍钛拉簧或链状圈结扎丝加力

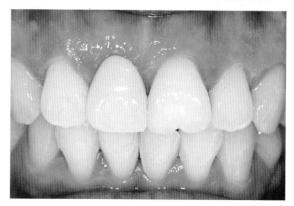

彩图 42-20　纤维强化复合树脂粘接桥修复上前牙缺失

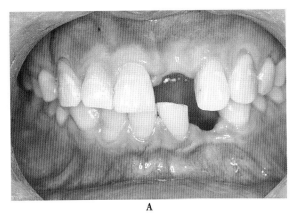

A

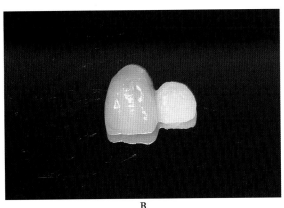

B

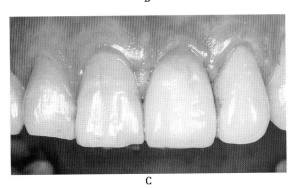

C

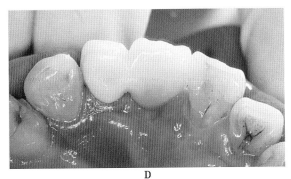

D

彩图 42-22　单端铸瓷粘接桥修复上前牙

A. 修复前正面观　B. 单端铸瓷粘接桥　C. 修复后正面观
D. 修复后舌面观（由张磊医师提供图片）

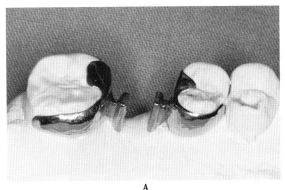

A

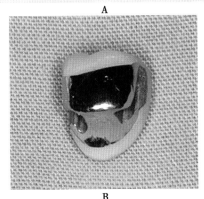

B

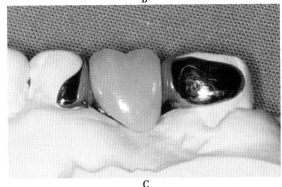

C

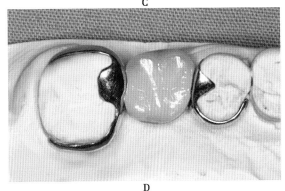

D

彩图 42-23　分段式粘接桥修复右上第一磨牙

A. 固位体与桥体分离　B. 桥体龈面观　C. 固位体与桥体
连接颊面观　D. 固位体与桥体连接𬌗面观（由彭东医师提
供图片）

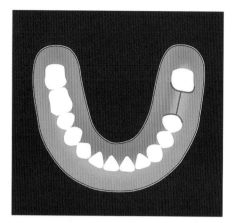

彩图 45-1　牙槽嵴顶正中切口

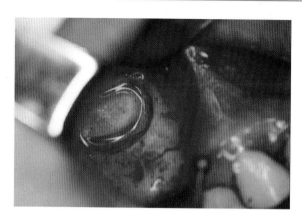

彩图 45-4　球钻打开圆形骨窗

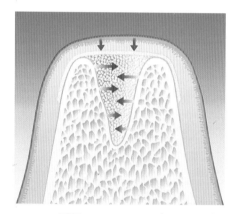

彩图 45-2　GBR 示意图

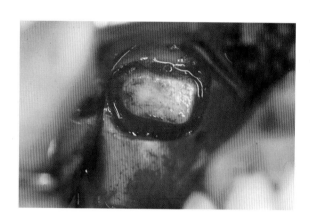

彩图 45-5　上抬上颌窦黏膜,骨片内旋

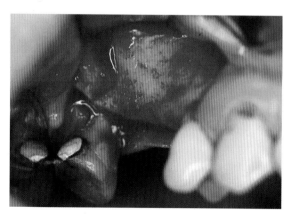

彩图 45-3　上颌窦外提升手术切口

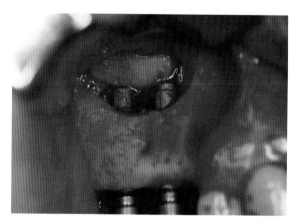

彩图 45-6　逐级备洞后植入种植体

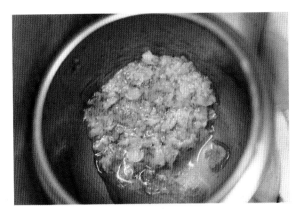

彩图 45-7　自体骨

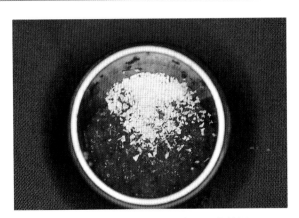

彩图 45-8　自体骨与骨替代品混合使用

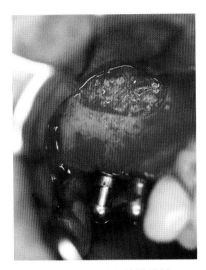

彩图 45-9　植入植骨材料

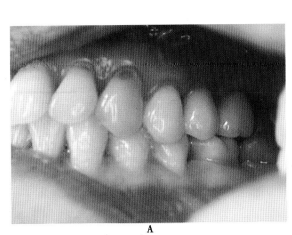

A

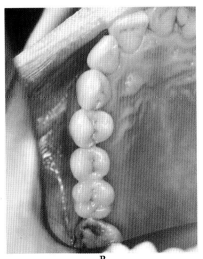

B

彩图 45-10　A.修复体侧面观　B.修复体𬌗面观

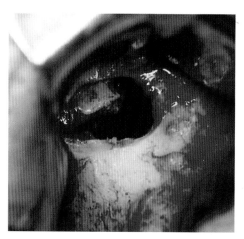

彩图 45-12　术中出现的较大黏膜穿孔

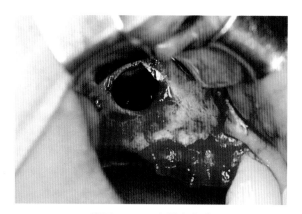

彩图 45-14　上颌窦穿孔

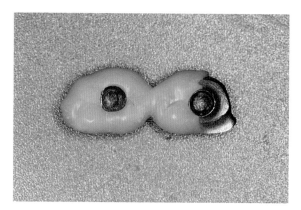

彩图 45-16　种植联冠修复体修复后 8 年崩瓷

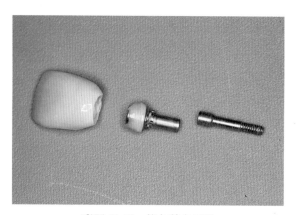

彩图 45-15　修复基台折断

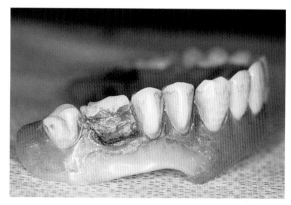

彩图 45-17　无牙颌双重冠固位覆盖义齿修复后 5 年可见义齿基托与人工牙折断

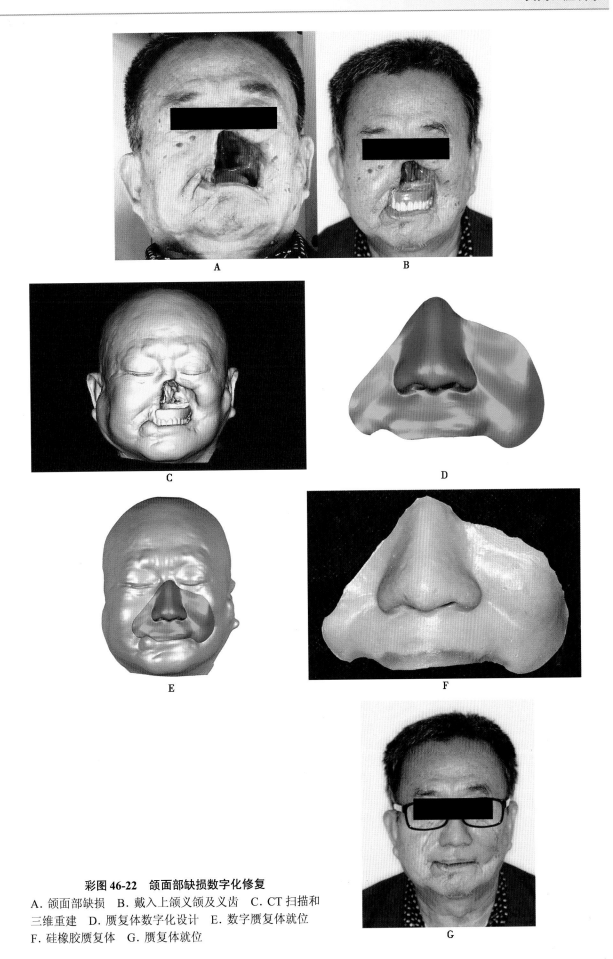

彩图 46-22　颌面部缺损数字化修复

A. 颌面部缺损　B. 戴入上颌义颌及义齿　C. CT 扫描和
三维重建　D. 赝复体数字化设计　E. 数字赝复体就位
F. 硅橡胶赝复体　G. 赝复体就位

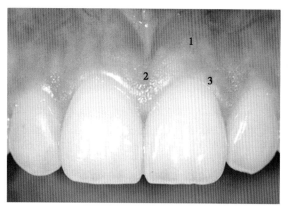

彩图 49-12 健康牙龈的表面特征。牙龈形态左右对称并和牙冠外形相协调

1. 牙龈呈粉红色 2. 牙龈点彩 3. 牙龈缘呈扇贝状

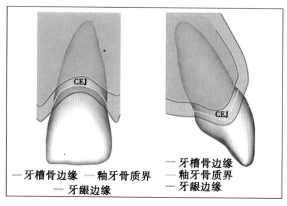

彩图 49-14 平行协调的牙龈边缘、CEJ 和骨嵴顶三者关系

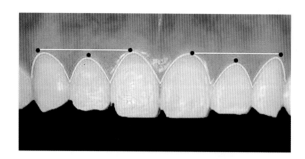

彩图 49-13 上前牙的龈缘曲线和龈缘顶点

上前牙龈缘曲线呈扇贝状；中切牙和尖牙的龈缘顶点位于牙长轴偏远中并呈左右对称特点；中切牙和尖牙龈缘顶点的连线略高于侧切牙龈缘顶点

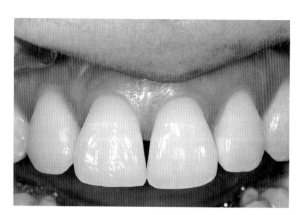

彩图 49-15 牙龈乳头

未充满邻间隙导致的"黑三角"。该病例黑三角形成原因：牙冠窄长、接触区小且位置靠近切缘，龈外展隙过大，估计牙槽嵴顶与接触区的距离也较大

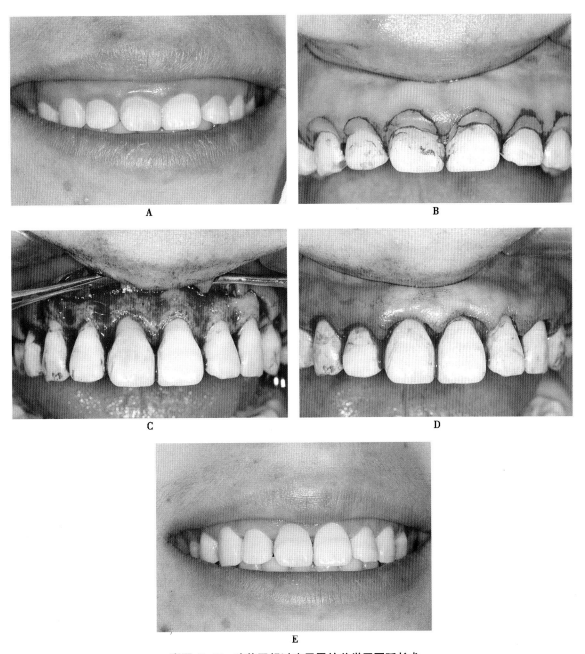

彩图 49-17　改善牙龈过度显露的美学牙冠延长术

A. 解剖牙冠长度正常，但被动萌出不足，使牙龈过度显露　B. 内斜切口切除部分牙龈　C. 翻瓣暴露解剖牙冠，去骨和成形　D. 龈瓣修剪后复位　E. 术后 2 个月效果

（胡文杰医师提供）

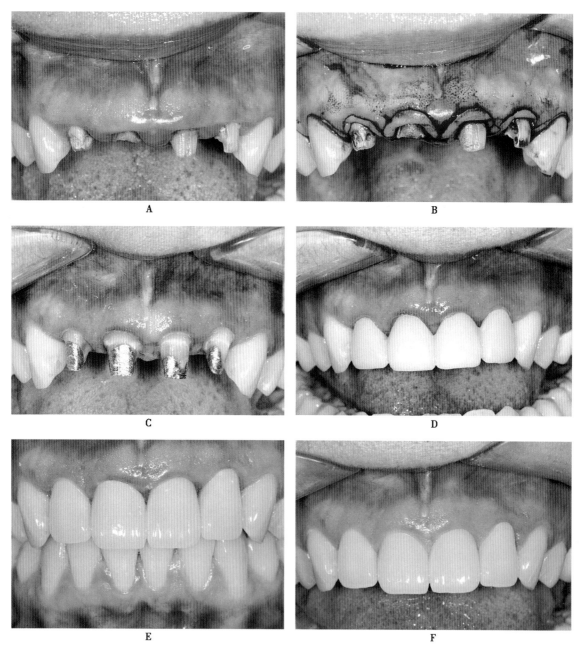

A   B   C   D   E   F

彩图 49-18 上前牙残根牙冠冠延长术后，临时修复体结合永久修复诱导牙龈乳头生长

（胡文杰医师提供）

A. 牙冠延长术前 B. 内斜切口切除部分牙龈、保留龈乳头并行骨切除和骨成形 C. 牙冠延长术后 2 周 D. 临时冠诱导龈乳头成形 E. 永久修复体创造龈乳头继续生长和维持的空间 F. 术后 11 个月后牙龈乳头充满邻间隙

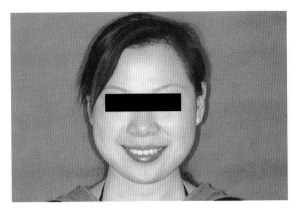

彩图 49-19　正面部肖像

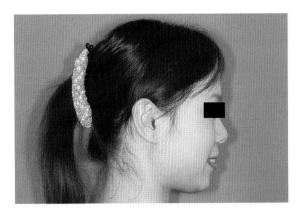

彩图 49-20　侧面部肖像

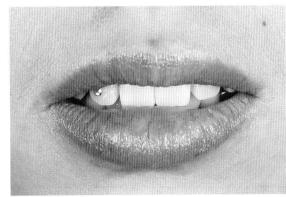

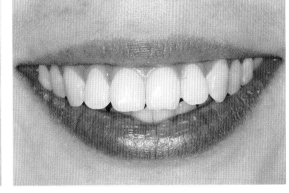

彩图 49-21　正面微笑影像

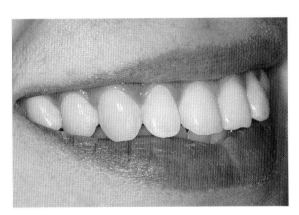

彩图 49-22　侧面微笑影像

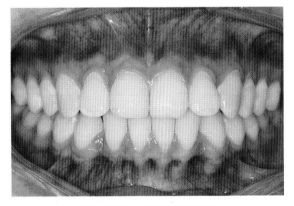

彩图 49-23　全牙弓咬合影像

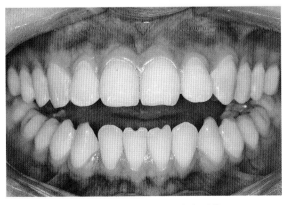

彩图 49-24　全牙弓非咬合影像

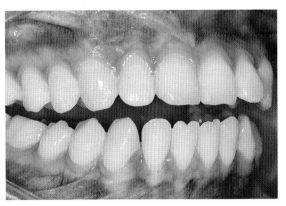

彩图 49-25　全牙弓非咬𬌗侧方影像

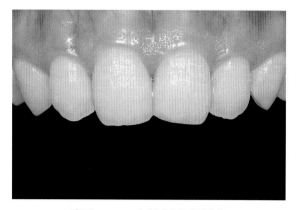

彩图 49-26　上颌前牙正面影像

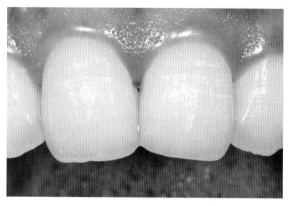

彩图 49-30　表面结构影像

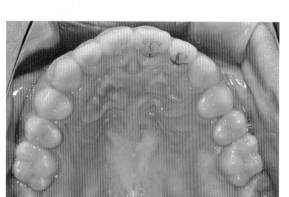

彩图 49-27　上颌牙弓𬌗面影像

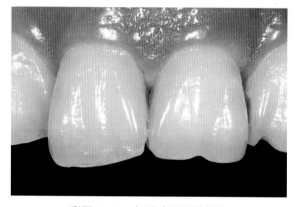

彩图 49-31　切端半透明性影像

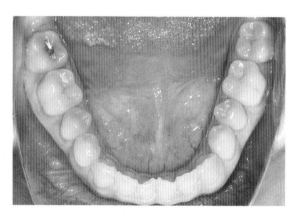

彩图 49-28　下颌牙弓𬌗面影像

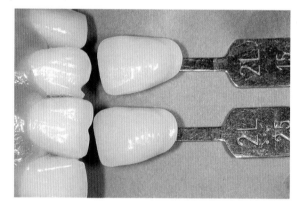

彩图 49-32　颜色信息影像

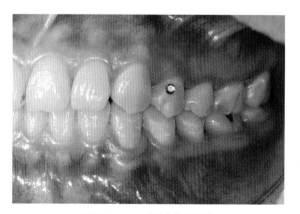

彩图 49-29　颊侧咬合影像